Hagers Handbuch

der pharmazeutischen Praxis

5., vollständig neubearbeitete Auflage

Herausgeber
F. von Bruchhausen, S. Ebel, A. W. Frahm, E. Hackenthal, R. Hänsel,
K. Keller, E. Nürnberg, H. Rimpler, P. Surmann, H.-U. Wolf, G. Wurm

Wissenschaftlicher Beirat
R. Braun, S. Ebel, G. Franz, P. Fuchs, H. Gebler, G. Hanke,
G. Harnischfeger, H. Sucker

Die Einzelbände des Gesamtwerks haben die Titel:

Band 1
G. Wurm (Hrsg.)
Waren und Dienste
ISBN 3-540-52142-9

Band 2
E. Nürnberg, P. Surmann (Hrsg.)
Methoden

Band 3
H.-U. Wolf (Hrsg.)
Gifte

Band 4–6 (3 Teilbände)
R. Hänsel, K. Keller, H. Rimpler (Hrsg.)
Drogen

Band 7–9 (3 Teilbände)
F. v. Bruchhausen, S. Ebel, A. W. Frahm,
E. Hackenthal (Hrsg.)
Stoffe

Band 10
Register

E. Nürnberg   P. Surmann (Hrsg.)

Methoden

Bearbeitet von

W. Baumann, D. Baumgarten, I. Benes, S. Bernotat, P. M. Bersier,
J. Bertram, C. Beyer, H. Blume, M. Bornschein, N. Buschmann,
W. Dammertz, M. Dittgen, H. Egermann, H.-J. Förster, M. Folger,
J. Friese-Jones, G. Gauglitz, J. Goede, W. Heers, W. Henninger,
C.-D. Herzfeldt, J. Hocke, Th. Kämpchen, K. Klokkers-Bethke, K. Knop,
K.-A. Kovar, K.-H. Kubeczka, H. Lahl, E. Lamparter, H. Langlouis-Gau,
J. Lingnau, B. C. Lippold, C.-M. Lommer, C. Müller-Goymann,
B. Nürnberg, E. Nürnberg, P. Pachaly, M. Passlack, J. Ploschke, T. Rades,
H. Raezke, T. Redeker, B. Reyer, R. Rößler, H. Rüdiger, M.-W. Scheiwe,
D. Schenk, G. Schepky, W. Schneider, P. Schwarze, J. Setter, E. Spingler,
H. Stricker, P. Surmann, J. Teifke, H. Ungeheuer, B. Unterhalt, M. Van
Ooteghem, C. Votteler, H. Wätzig, R. G. Werner, R. Westermeier,
Th. Wimmer, A. Wolff, J. Ziegenmeyer

Mit einem Geleitwort des wissenschaftlichen Beirats

Mit 912 Abbildungen und 281 Tabellen

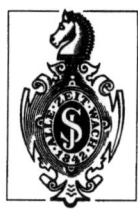

Springer-Verlag
Berlin Heidelberg New York
London Paris Tokyo
Hong Kong Barcelona
Budapest

Professor Dr. E. Nürnberg
LS für Pharmazeutische Technologie
Friedrich-Alexander-Universität
Cauerstraße 4
8520 Erlangen

Professor Dr. P. Surmann
Institut für Pharmazeutische Chemie
Universität Würzburg
Am Hubland
8700 Würzburg

Gesamtwerk

ISBN-13:978-3-642-64761-1   e-ISBN-13:978-3-642-61249-7
DOI: 10.1007/978-3-642-61249-7

CIP-Titelaufnahme der Deutschen Bibliothek
Hagers Handbuch der pharmazeutischen Praxis / Hrsg. F. von Bruchhausen ... - 5., vollst. neubearb.
Aufl. - Berlin ; Heidelberg ; New York ; London ; Paris ; Tokyo ; Hong Kong ; Barcelona ; Budapest:
Springer.
ISBN-13:978-3-642-64761-1
NE: Bruchhausen, Franz von [Hrsg.]
5., vollst. neubearb. Aufl.
Bd. 2. *Methoden /* E. Nürnberg ; P. Surmann (Hrsg.). Bearb. von W. Baumann ... - 1991
ISBN-13:978-3-642-64761-1
NE: Nürnberg, Eberhard [Hrsg.]; Baumann, W.

Die Wiedergabe von Gebrauchsnamen, Warenbezeichnungen usw. in diesem Werk berechtigt auch
ohne besondere Kennzeichnung nicht zu der Annahme, daß solche Namen im Sinn der Warenzei-
chen- und Markenschutzgesetzgebung als frei zu betrachten wären und daher von jedermann benutzt
werden dürften.

Produkthaftung: Für Angaben über Dosierungsanweisungen und Applikationsformen kann vom Verlag keine Gewähr übernommen werden. Derartige Angaben müssen vom jeweiligen Anwender im
Einzelfall anhand anderer Literaturstellen auf ihre Richtigkeit überprüft werden.

Satz, Druck- und Bindearbeiten: Appl, Wemding
14/3111-54321 - Gedruckt auf säurefreiem Papier

Geleitwort

Seit über 100 Jahren ist „Hagers Handbuch der Pharmazeutischen Praxis"
ein anerkanntes und umfassendes Nachschlagewerk für alle, die sich in
Apotheken, in der pharmazeutischen Industrie, in pharmazeutischen
Hochschulinstituten und Untersuchungslaboratorien mit Arzneimitteln
und ihren Ausgangsstoffen beschäftigen.

Hans Hermann Julius Hager wurde am 03. Januar 1816 als Sohn des
Regimentsarztes Dr. Johannes Hager in Berlin geboren. Wie sein Vater
wollte er Arzt werden, doch dieser veranlaßte ihn, den Apothekerberuf zu
ergreifen, wahrscheinlich weil es im Haus Hager finanziell nicht zum
besten bestellt war. Mit 16 Jahren begann er seine Lehrzeit in der Löwen-
Apotheke in Salzwedel. 1838 erhielt er eine Anstellung in einer Apotheke in
Perleberg, in der sich sein wissenschaftliches Talent entfalten konnte, so
daß er 1841, ohne vorher ein Studium absolviert zu haben, mit Glanz das
Staatsexamen bestand. Im darauffolgenden Jahr erwarb er die Stadt-Apo-
theke in Frauenstadt in Niederschlesien. Schon während seiner Lehrzeit
veröffentlichte er einen „Leitfaden für stöchiometrische Berechnungen",
während der Zeit als Apothekenleiter in Frauenstadt erschien das „Handbuch der pharmaceutischen Recepturkunst" als Vorläufer seiner späteren
„Technik der pharmaceutischen Receptur". Es folgten 1855 und 1857
Kommentare zu der preußischen, sächsischen, hannöverschen, hamburgi-
schen und schleswig-holsteinischen Pharmakopöe unter dem Titel „Die
neuesten Pharmakopöen Norddeutschlands" in zwei Bänden. Da seine
Bücher ein unerwartetes Echo fanden, verkaufte er seine Apotheke, um
sich als freischaffender Autor ganz der pharmazeutischen Schriftstellerei
zu widmen.

Seit 1859 wohnte er in Berlin, richtete sich dort ein Privatlaboratorium
ein und gab bereits im ersten Jahr seines Berlinaufenthaltes die „Pharma-
ceutische Centralhalle" heraus, eine unabhängige Fachzeitung, die vorwiegend der wissenschaftlichen Pharmazie gewidmet war und 109 Jahrgänge
erlebte.

Andere Beispiele seines literarischen Schaffens sind das „Manuale phar-
maceuticum", das bis 1891 sechs Auflagen und von 1902 bis 1931 drei weitere Auflagen erlebte, die „Adjumenta varia chemica et pharmaceutica"
von 1860, ein „Lateinisch-deutsches Wörterbuch der Pharmakopöen" von
1863 und 1869 eine vergleichende Untersuchung der englischen, französischen, deutschen, schweizerischen und russischen Arzneibücher. Ab 1860
gab er den „Pharmazeutischen Kalender" heraus, 1863 folgten die „Indu-
strieblätter", die vor allem das Geheimmittelunwesen bekämpfen sollten.
1866 folgte Hagers Buch über das „Microscop und seine Anwendung", das
bis 1920 zwölfmal aufgelegt worden ist.

Um abseits der Großstadt ungestörter arbeiten zu können, kaufte er sich
1871 ein kleines Landhaus, die Pulvermühle bei Fürstenberg a. d. Oder.

Hier kommentierte er in den Jahren 1873 und 1874 die Pharmacopoea Germanica und setzte seine 1860 begonnene fruchtbare Zusammenarbeit mit dem Verleger Julius Springer in der Herausgabe von „Hagers Handbuch für die Pharmazeutische Praxis" fort.

Obwohl seine Bücher eine außergewöhnlich große Verbreitung fanden, konnten sie den Autor nicht vor einer allmählichen Verarmung retten. 1881 mußte er die Pulvermühle verkaufen und nach Frankfurt/Oder übersiedeln. Dort richtete er sich wiederum ein Laboratorium ein. Aus finanziellen Gründen war er dann 1896 gezwungen, auch dieses wieder aufzugeben. Er zog zu seinem Sohn nach Neuruppin. Dort ist er dann 1897 völlig verarmt gestorben.

1876 erschien die erste Auflage des Hager, Handbuch für die Pharmazeutische Praxis mit zwei Teilbänden, die wegen der großen Nachfrage nachgedruckt werden mußten. Schon 1880 folgte der erste Ergänzungsband, weitere Ausgaben des Werkes erschienen in den Jahren 1880, 1882, 1883, 1886, 1887, 1888, 1891 und 1893. Der „Hager" wurde in allen Auflagen von der Fachöffentlichkeit mit großem Lob aufgenommen und fand reißenden Absatz. Es war das Verdienst von Hermann Hager, jede Substanz, Droge oder Zubereitung, die er beschrieb, in mehreren Mustern in seinem Laboratorium selbst untersucht zu haben.

Seit dem Erscheinen der 4. Auflage sind über 20 Jahre vergangen, eine Zeit, in der die pharmazeutischen Wissenschaften eine rasante Entwicklung durchgemacht haben. Mit der Internationalisierung des Arzneimittelwesens ist der Bedarf an Informationen über die eigenen Grenzen hinaus zunehmend gestiegen. Neue Untersuchungs- und Bestimmungsmethoden sind in die pharmazeutische Analytik, neue Darreichungsformen, neue Arzneistoffe und Diagnostika in die Therapie eingeführt worden.

Der Springer-Verlag hat sich daher entschlossen, dieser Entwicklung mit der neu konzipierten 5. Auflage gerecht zu werden. Die Fülle wissenschaftlicher Erkenntnisse und Daten mußten im „Hager" auf ca. 10 000 Druckseiten komprimiert werden, die in fünf Sachgebiete mit insgesamt neun Bänden geteilt wurden. Als 10. Band wird ein Gesamtregister aller Bände erscheinen.

Als Herausgeber konnten für die einzelnen Bände gewonnen werden:

Band 1
Gisela Wurm, Essen
Waren und Dienste

Band 2
Eberhard Nürnberg, Erlangen; Peter Surmann, Würzburg
Methoden

Band 3
Hans-Uwe Wolf, Ulm
Gifte

Band 4-6
Rudolf Hänsel, München; Konstantin Keller, Berlin; Horst Rimpler, Freiburg
Drogen

Band 7–9
Franz von Bruchhausen, Berlin; Siegfried Ebel, Würzburg;
August Wilhelm Frahm, Freiburg; Eberhard Hackenthal, Heidelberg
Stoffe

Band 10
Register

Die Bände erscheinen in der Reihenfolge ihrer Fertigstellung, beginnend
mit Band 1. Zu jedem Band gehört ein Sachverzeichnis, das um den Inhalt
des jeweils neu erschienenen Bandes ergänzt wird.

Zu Beginn eines jeden Bandes sind ein Inhaltsverzeichnis, ein Gesamt-
abkürzungsverzeichnis sowie das Verzeichnis der Standardliteratur abgedruckt. Spezialliteratur ist am Ende der Monographie angegeben, in der sie
zitiert wird. Die Auswahl der in den einzelnen Monographien aufgeführten
Handelsprodukte und Fertigarzneimittel stellt kein Werturteil dar, sie sind
lediglich als Beispiele aufzufassen und sollen den Arzneistoff für den Leser
näher charakterisieren. Kombinationsarzneimittel werden nur in Ausnahmefällen genannt.

Pharmazie und Medizin sind als Wissenschaft ständig in Fluß. Soweit in
diesem Werk eine Dosierung oder eine Applikation erwähnt wird, darf der
Benutzer zwar darauf vertrauen, daß Autoren, Herausgeber und Verlag
größte Mühe aufgewandt haben, daß diese Angaben dem Wissenstand bei
Fertigstellung des jeweiligen Bandes entsprechen. Dennoch ist jeder Leser
aufgefordert, insbesondere bei der Anwendung von Fertigarzneimitteln,
die Gebrauchsinformationen zu prüfen, um in eigener Verantwortung festzustellen, ob die hier gegebenen Empfehlungen für Dosierung und Beachtung der Kontraindikationen gegenüber den Angaben im „Hager" noch
dem Stand der Erkenntnisse entsprechen.

Der Band 1 „Waren und Dienste" enthält den derzeitigen Stand des Wissens auf den Gebieten „Verbandmittel, Mittel und Gegenstände zur Kran-
ken- und Säuglingspflege, ärztliche Instrumente, Säuglingsernährung,
Schädlingsbekämpfung und Pflanzenschutz, Impfschemata, Diagnostika,
ältere Prüfmittel und Reagenzien, Rezepturvorschriften, Tierarzneimittel
und Heil- und Mineralwässer".

Der Band 2 „Methoden (der pharmazeutischen Technologie und der
pharmazeutischen Analytik)" beschreibt allgemeine Meßtechniken, die
Parameter der Stoffbeschreibungen, die Qualitätskontrolle, die Grundoperationen zur Herstellung und die Bewertung von Arzneimitteln und deren
Darreichungsformen.

Der Band 3 „Gifte" informiert über Suchtstoffe, Giftpflanzen und Gift-
tiere, Biozide sowie deren Reaktionen im Stoffwechsel, Vergiftungssym-
ptome, Krankheitserscheinungen und ihre Therapie mit Antidoten.

Die Bände 4 bis 6 behandeln das große Gebiet der Arzneipflanzen, Drogen und andere Rohstoffe biologischen Ursprungs, gegliedert nach Gattungen. Hierbei handelt es sich um biologische Ausgangsstoffe, die in der
Therapie mit Arzneimitteln angewandt werden, aber auch solche, die in der
Reformwaren-, Gewürz- und Parfümindustrie und in den besonderen medizinischen Therapierichtungen eine Rolle spielen. Neben den üblichen
Arzneibuchdrogen der europäischen Staaten und der USA sind auch wichtige Drogen des Handels aufgenommen.

In den Bänden 7 bis 9 werden die wichtigsten Daten chemisch definierter Stoffe oder Stoffgemische dargestellt. Dazu gehören Synonyma, Zugehörigkeit zu bestimmten Arzneibüchern, Kriterien der Verschreibungspflicht, Strukturformeln, Angaben zur Synthese und Löslichkeit, Eigenschaften, Identitäts-, Reinheits- und Gehaltsbestimmungen, zur Stabilität, Lagerung, Anwendung sowie eine ausführliche Darstellung der Pharmakologie und der medizinischen Anwendung.

Der Herausgeberbeirat dankt den Herausgebern der einzelnen Bände und den über 300 Autoren für ihr unermüdliches Engagement und die ungeheure Arbeit, die solch ein umfangreiches Werk, wie der 10-bändige Hager, macht. Der Herausgeberbeirat dankt dem Springer-Verlag für seine Bereitschaft, das Wagnis eingegangen zu sein, die 5. Auflage des Hager herauszugeben.

Juli 1990   Wissenschaftlicher Beirat
R. BRAUN, S. EBEL, G. FRANZ
P. FUCHS, H. GEBLER
G. HANKE, G. HARNISCHFEGER
H. SUCKER

Vorwort

Neue Arzneiformen und Herstellungsverfahren sowie moderne Untersuchungsmethoden und die stets steigenden Anforderungen an die Qualitätssicherung erfordern eine zeitgemäße, zusammenfassende Darstellung. In dem völlig neu konzipiert vorliegenden Handbuch soll dem auf den Gebieten der Entwicklung, Herstellung, Untersuchung bzw. Prüfung und Beratung tätigen Fachmann die Möglichkeit zur praxisorientierten, umfassenden und raschen Information gegeben werden.

Der 2. Band des Hagers Handbuch der Pharmazeutischen Praxis in der 5. Auflage enthält die Methoden der pharmazeutischen Technologie und Analytik. Die Darstellung der einzelnen Methoden erfolgt in einem Zusammenhang, der dem zeitlichen Ablauf bei der Herstellung eines Arzneimittels entspricht. Folgerichtig sind deshalb in einem Band technologische und analytische Abschnitte eng miteinander verknüpft. Alle Prozeßschritte erfordern eine genaue meßtechnische Erfassung, so daß zunächst die Anwendung von Meßgeräten sowie Theorie und Einsatz von Sensoren behandelt werden. Mit dem Wareneingang, sei es vom Anlieferer oder aus der eigenen Produktion, beginnt die Stoffbeschreibung. In diesem Abschnitt werden ausgehend von der Probenahme physikalisch-chemische Eigenschaften und ihre Erfassung erläutert, und es werden die analytischen Methoden dargestellt, die zur Identifizierung erforderlich resp. brauchbar sind; es folgen die analytischen Möglichkeiten zur Reinheitsprüfung und zu Gehaltsbestimmungen. In dieser Dreiteilung - Identität, Reinheit und Gehalt - liegt es begründet, daß einige Methoden mehrfach angeführt werden; die detaillierte Beschreibung erfolgt dann dort, wo der Schwerpunkt der Anwendung liegt. Unter den anderen Punkten werden jeweils die Besonderheiten beschrieben. Mit dieser Darstellung soll es dem Praktiker möglich sein, direkt dort, wo er sich gerade dem Arbeitsablauf entsprechend im Text befindet, die nötigen Informationen zu bekommen ohne gleich blättern zu müssen. Die Wichtung einzelner Methoden hinsichtlich ihrer Einsatzschwerpunkte basiert auf Erfahrung der Herausgeber und Autoren.

Während die Abschnitte Verarbeitung und Arzneiformen im wesentlichen technologische Aspekte behandeln, sind im letzten Teil Qualitätskontrolle alle Wissensgebiete untrennbar verflochten: Neben Statistik werden Inprozeß- und Endkontrollen besprochen, wobei außer analytischen auch physikalische, physikalisch-chemische und mikrobiologische Methoden Eingang finden und auch gesetzliche Anforderungen (Eichgesetz) und Fragen der Stabilität und Bioverfügbarkeit erörtert werden.

Ein besonderes Anliegen ist die Darstellung des Standes der Technik unter Berücksichtigung neuer Arzneibücher und moderner Entwicklungen, wie z. B. der Gentechnologie sowie eine Darstellung der Methoden zur modernen Arzneigewinnung und der instrumentellen Analytik. Außer dem

DAB 9 mit seinen Nachträgen - verbunden mit der PhEur - sind die Vorschriften des ÖAB 90, der Helv.VII, der BP 88, der USP XXII/NF sowie,
obwohl nicht mehr offizinell, des Arzneibuches der früheren DDR berücksichtigt.

Außer den klassischen Methoden der pharmazeutischen Technologie
und Analytik werden zusätzliche Sachgebiete ausführlich besprochen, wie
z. B.:

- Thermische Untersuchungsverfahren
- Polymorphie und Röntgendiffraktometrie
- Brennbarkeit und Explosionsschutz
- Immunchemische Methoden
- Gentechnologisch hergestellte Arzneimittel
- Blutzubereitungen
- Beeinflussung der Arzneiwirkung
- Verpackung
- Validierung von Verfahren

Im Bereich der Analytik wird der neueste Stand der NMR-Spektroskopie,
Chromatographie, einschl. HPCL, incl. Detektoren und SEC, Ionenchromatographie, Rechnergesteuerte Titrationssysteme, Fließinjektionsanalyse, Messung der Radioaktivität, Gegenstromverteilungen, Isotachophorese, Polarographie und Tensammetrie vorgestellt. Als besonderer Abschnitt
ist der Teil Qualitätskontrolle, der für den Apotheker besonders wichtig ist,
anzusehen.

Der vorliegende Band wurde von kompetenten Spezialisten aus Behörde, Hochschule, Industrie und Krankenhausapotheke geschrieben. Es ist
daher unvermeidlich, daß teilweise Überschneidungen und in einigen wenigen Fällen Wiederholungen resultieren. Für eine möglichst klare Darstellung seines Teilgebietes haben wir den Autoren die Freiheit der Stoffwahl
soweit möglich überlassen.

Unser Dank gilt den Autoren, Herrn Dr. P. Heinrich, Frau J. Hermann
und Herrn St. Zürn vom Springer-Verlag, Herrn Dr. P. Fuchs, Institut für
Arzneimittel des Bundesgesundheitsamtes Berlin, Herrn Dr. D. Schenk,
Erlangen und Frau K. Nürnberg für ihre fachliche Beratung, wertvollen
Hinweise und tatkräftige Mithilfe bei der Verwirklichung des vorliegenden
Bandes.

Das beiliegende kumulierende Sachregister erschließt die Bände 1 Waren und Dienste und 2 „Methoden". Den gegenüber Band 1 veränderten
Erfordernissen ist durch ein erweitertes Verzeichnis der Abkürzungen und
der Standardliteratur Rechnung getragen.

Last but not least hat Frau B. Blümer-Schwinum, Wesel, durch nimmer-
müden Einsatz bei der Erfassung der unterschiedlichsten Manuskripte
zum Gelingen des Werkes entscheidend beigetragen; hierfür sprechen wir
ihr unseren herzlichen Dank aus.

Erlangen, Würzburg im Juli 1991   EBERHARD NÜRNBERG
                                     PETER SURMANN

Inhaltsverzeichnis

Kapitel 3
Verarbeitung von Stoffen

Kapitel 4
Arzneiformen

Kapitel 5
Qualitätskontrolle

Abkürzungsverzeichnis

AAS	Atomabsorptionsspektroskopie		d	Dublett
Abb.	Abbildung		dän.	dänisch
Abk.	Abkürzung		DC	Dünnschichtchromatographie, Dünn-
abs.	absolut			schichtchromatogramm
AChE	Acetylcholinesterase		DCCC	Tröpfchengegenstromverteilung
Ac₂O	Acetanhydrid		DCF	Denomination commune française
Akt.	Aktivität		dest.	destillatus (destilliert)
alkal.	alkalisch		dgl.	dergleichen, desgleichen
allg.	allgemein		d. h.	das heißt
AMG	Arzneimittelgesetz		dil.	dilutus (verdünnt)
Anm.	Anmerkung		Diss.	Dissoziation
anorg.	anorganisch		diss.	dissoziiert
Ant.	Antagonist		div.	diverse
anschl.	anschließend		D, L	Konfigurationsbezeichnungen
Anw.	Anwendung		DLM	Dosis letalis minimum
Appl.	Applikation		DMF	Dimethylformamid
ApBetrO	Apothekenbetriebsordnung		DMSO	Dimethylsulfoxid
aq.	wasserhaltig, mit Wasser solvatisiert		Dos.	Dosierung, Dosis
ASK	Arzneimittel-Stoffkatalog		dt.	deutsch
asymm.	asymmetrisch		ED	mittlere Einzeldosis
Aufl.	Auflage		EG-Nr.	Stoffe und Zusatzstoffe nach Zusatzstoff-
auss.	ausschließlich			Zulassungsverordnung
bakt.	bakteriell		Eig.	Eigenschaft
BAN	British Approved Names		einschl.	einschließlich
bas.	basicum (basisch)		Elh.	Elementarhilfe
Bd.	Band		Elim.	Elimination
Beh.	Behandlung		elim.	eliminieren, eliminiert
belg.	belgisch		engl.	englisch
ber.	berechnet		entspr.	entspricht, entsprechend
Best.	Bestimmung		entw.	entweder
best.	bestimmt		Erkr.	Erkrankung
betr.	betrifft, betreffen, betreffend		Errb.	Erregbarkeit
Bez.	Bezeichnung		Erythr.	Erythrocyten
bez.	bezogen		Est.	Erstarrungstemperatur
biol.	biologisch		et al.	et alii
Biotr.	Biotransformation		etc.	et cetera
Biov.	Bioverfügbarkeit		Eth	Diethylether
BRS	Biologische Referenz-Substanz		EtOH	Ethanol
BTM	Betäubungsmittel		evtl.	eventuell
BuOH	Butanol		Exp.	Experiment
bzgl.	bezüglich		exp.	experimentell
Bzl.	Benzen (Benzol)		Extr.	Extractum (Extrakt)
bzw.	beziehungsweise		EZ	Esterzahl
ca.	circa, ungefähr		Fbg.	Färbung
CAS	Chemical Abstracts Services		FIA	Fließinjektionsanalyse
CCD	Gegenstromverteilung		finn.	finnisch
CD	Circulardichroismus		Fl.	Flüssigkeit
ChE	Cholinesterase		fl.	flüssig
chem.	chemisch		Flor.	Flores (Blüten)
chron.	chronisch		FM	Fließmittel
conc.	concisus (geschnitten)		Fol.	Folia (Blätter)
Cort.	Cortex (Rinde)		Fp.	Flammpunkt
crist.	cristallisatus (kristallin)		Fruct.	Fructus (Früchte)
CRS	Chemische Referenz-Substanz		frz.	französisch

FT	Fourier Transformation		m	Multiplett
GC	Gaschromatographie		*m*	meta
gem.	geminal		männl.	männlich
ges.	gesättigt		MAK	Maximale Arbeitsplatzkonzentration
Gew.	Gewicht		max	maximal
GFC	Gelfiltrationschromatographie		med.	medizinisch
ggf.	gegebenenfalls		MeOH	Methanol
GKl.	Giftklasse/Giftklassifizierung		Metab.	Metabolisierung
Gl.	Gleichung		MHK	Minimale Hemmkonzentration
Glyc.	Glycerol 85%		min.	minutus (zerkleinert)
GPC	Gelpermeationschromatographie		MPLC	Mitteldruckflüssigkeitschromatographie
grch.	griechisch		MS	Massenspektrum, Massenspektrometrie
HAc	Essigsäure		Mus.	Muskulatur
H. I.	Hämolytischer Index		Nachw.	Nachweis
holl.	holländisch		nat.	natürlich
hom.	homöopathisch		n. B.	nach Bedarf
HPLC	Hochdruckflüssigkeitschromatographie		Nd.	Niederschlag
Hrsg.	Herausgeber		NFN	Nordiska Farmakopenämnden
HWZ	Halbwertszeit		NIR	Nahes Infrarot
hygr.	hygroskopisch		NMR	Kernmagnetische Resonanz
i	iso		norw.	norwegisch
i. a.	intraarteriell		*o*	ortho
i. c.	intracutan		o. a.	oder anderes auch, oben angegeben(e)
IC	Ionenchromatographie		OHZ	Hydroxylzahl
IE	Internat. Einheit		opt.	optisch
i. m.	intramuskulär		ORD	Optische Rotationsdispersion
Ind.	Indikator		org.	organisch
Indk.	Indikation		Ox.	Oxidation
indiv.	individuell		*p*	para
Inf.	Infusio (Infusion)		p. a.	pro analysi
inhal.	inhalativ/inhalatorisch		par.	parenteral
Inj.	Injektion		p. c.	percutan
Inkomp.	Inkompatibilitäten		PEG	Polyethylenglycol (Macrogol)
INN	International Nonproprietary Name (Internationaler Freiname)		Pet	Petrolether
			pH	negativer dekadischer Logarithmus der Hydroniumionenkonzentration
Int.	Intensität			
Inter.	Interaktion		phad.	pharmakodynamisch
IP	Isoelektrischer Punkt		phak.	pharmakokinetisch
i. p.	intraperitoneal		p. o.	per os
IR	Infrarot		pol.	polnisch
irr.	irreversibel		port.	portugiesisch
isl.	isländisch		POZ	Peroxidzahl
it.	italienisch		ppm	Teile je Million Teile (parts per million)
i. v.	intravenös		prim.	primär
IZ	Iodzahl		Pro.	Prophylaxe
jug.	jugoslawisch		PrOH	Propanol
KG	Körpergewicht		pul.	praktisch unlöslich
KIndk.	Kontraindikation		pulv.	pulveratus (pulverisiert)
Komb.	Kombination		pur.	purus (rein)
Komm.	Kommentar		PSC	Präparative Schichtchromatographie
Konj.	Konjugation		q	Quartett
konst.	konstant		qual.	qualitativ
Konz.	Konzentration		quant.	quantitativ
konz.	konzentriert		quart.	quartär
korr.	korrigiert		R	Reagenzien/Lösung europäisch (DAB 9)
krist.	kristallisiert, kristallin		Rad.	Radix (Wurzel)
l	löslich		RCCC	Rotating locular counter current chromatography
LD$_{50}$	Letaldosis (50%)			
Leuk.	Leukocyten		reag.	reagierend
Lign.	Lignum (Holz)		Red.	Reduktion
ll	leicht löslich		regelm.	regelmäßig
LM	Lösungsmittel		rel.	relativ
LPLC	Niederdruckflüssigkeitschromatographie		res.	resistent
			Rf.	Retentionsfaktor
Lsg.	Lösung		Rg.	Reagenz

Rhiz.	Rhizoma (Rhizom)	ther.	therapeutisch
Rkt.	Reaktion	ther. M.	therapeutische Maßnahmen
RN	Reagenzien/Lösung national (DAB 9)	THF	Tetrahydrofuran
R, S	Konfigurationsbezeichnung nach CIP	tierexp.	tierexperimentell
Rst	Rst-Wert (Standard)	Titr.	Titration
rum.	rumänisch	titr.	titratus (eingestellt)
russ.	russisch	TMS	Tetramethylsilan
RV	Urtitersubstanz (DAB 9)	Tol.	Toluen (Toluol)
s	Singulett	tox.	toxisch, toxikologisch
s.	siehe	Toxk.	Toxikokinetik
S.	Seite	Tr.	Tropfen
s. a.	siehe auch	tsch.	tschechisch
SC	Säulenchromatographie	türk.	türkisch
s. c.	subcutan	UA	Unverseifbare Anteile
schwed.	schwedisch	u. a.	und andere, unter anderem
Sdt.	Siedetemperatur	Übpf.	Überempfindlichkeit
sek.	sekundär	ung.	ungarisch
Sem.	Semen (Samen)	Ungt.	Unguentum (Salbe)
SL	Systemnummer der Stoffliste	unk.	unkompliziert
sl	schwer löslich	USAN	United States Adopted Names
sll	sehr leicht löslich	usw.	und so weiter
Smt.	Schmelztemperatur	u. U.	unter Umständen
SmtEut	eutektische Schmelztemperatur	UV	ultraviolett
s. o.	siehe oben	UW	unerwünschte Wirkungen
sog.	sogenannt	Vak.	Vakuum
Sol.	Solutio (Lösung)	Verb.	Verbindung
sol.	solutus (gelöst)	verd.	verdünnt
span.	spanisch	Verg.	Vergiftung
Spec.	Species (Teemischung)	Verm.	Verminderung
spez.	spezifisch	Vert.	Verteiler
ssl	sehr schwer löslich	Verw.	Verwendung
ssp.	Subspecies	vet.	veterinärmedizinisch
Stip.	Stipites (Stiele)	vgl.	vergleiche
Stoffw.	Stoffwechsel	VgS.	Vergiftungssymptom(e)
s. u.	siehe unten	Vis	sichtbares Licht
Subl.	Sublimation	Vol.	Volume(n)
subl.	sublimatus (sublimiert)	vomed.	volksmedizinisch
subt.	subtilis (fein)	Vork.	Vorkommen
Supp.	Suppositorium (Zäpfchen)	Vorschr.	Vorschrift
Sym.	Symptom	VVol.	Verteilungsvolumen
symp.	symptomatisch	weibl.	weiblich
symm.	symmetrisch	WHO	Weltgesundheitsorganisation
Synth.	Synthese	WKM	Wirkmechanismen
synth.	synthetisch	wl	wenig löslich
Sz	Substanz	Wst.	Wirkstoff
SZ	Säurezahl	z. B.	zum Beispiel
t	Triplett	Zers.	Zersetzung
T	Teil(e)	zit.	zitiert
Tab.	Tabelle	ZNS	Zentralnervensystem
TD	mittlere Tagesdosis	z. T.	zum Teil
Temp.	Temperatur	Zus.	Zusammensetzung
tert.	tertiär	zus.	zusammen
tgl.	täglich		

Standardliteratur und verbindliche Kürzel

AB-DDR Minister für Gesundheitswesen der DDR (1987), Arzneibuch der DDR, 2. Ausgabe, Akademie-Verlag, Berlin

Ana Florey K (Hrsg.) (1972-1986) Analytical Profiles of Drug Substances Bd. 1-15, 1. Aufl., Academic Press, New York London

APr Dinnendahl V, Fricke U (1982) Arzneistoffprofile Bd. 1-5, 1. Aufl. mit 5 Ergänzungslieferungen 1983-87, Govi-Verlag GmbH Pharmazeutischer Verlag, Frankfurt/Main

Arg 66 Famacopea Argentina 1966

Belg VI Pharmacopee·Belge VI (1982), J. Duculot-Gembloux

BHP 83 British Herbal Medicine Association (1983), British Herbal Pharmacopoeia, Megaron Press, Bournemouth

BP 88 British Pharmacopoeia XLI (1988), Her Majesty's Stationary Office, London

BPC 79 The Pharmaceutical Codex (1979), The Pharmaceutical Press, London

BPVet British Pharmacopoeia (Veterinary) und Nachträge (1977)

Brasil 3 Farmacopea dos Estados Unidos do Brasil (1976)

BAz Bundesanzeiger, herausgegeben vom Bundesminister der Justiz

BVetC53 British Veterinary Codex (1953)

CFT Benigni R, Capra C, Cattorini PE (1962) Piante Medicinali, Chimica, Farmacologia e Terapia, Inverni & Della Beffa, Mailand

ChinP IX The Pharmacopoeia Commission of PRC (1988) Pharmacopeia of the People's Medical Publishing House, Beijing

CRC Duke IA (1986) CRC-Handbook of Medicinal Herbs, 3. Print, CRC-Press, Boca Raton

CsL 3 Pharmacopoea Bohemoslovenica III (1970) und Nachtrag (1976)

DAB 9 Deutsches Arzneibuch 9. Ausgabe (1986) Wissenschaftliche Verlagsgesellschaft, Stuttgart, Govi-Verlag GmbH, Frankfurt/Main

DAB 9 N 1 1. Nachtrag 1989 zum Deutschen Arzneibuch 9. Ausgabe 1986, Wissenschaftliche Verlagsgesellschaft, Stuttgart, Govi-Verlag GmbH, Frankfurt/Main

DAB 9 N 2 2. Nachtrag 1990 zum Deutschen Arzneibuch 9. Ausgabe 1986, Wissenschaftliche Verlagsgesellschaft, Stuttgart, Govi-Verlag GmbH, Frankfurt/Main

DAC 86 Bundesvereinigung Deutscher Apothekerverbände (1986), Deutscher Arzneimittel-Codex 1986 mit Ergänzungen, Deutscher Apotheker Verlag, Stuttgart, Govi-Verlag, Frankfurt/Main

Dan IX Pharmacopoea Danica IX (1948) und Nachträge

Disp Dan Dispensatorium Danicum (1963) und alle Nachträge bis 1973, Hrsg. von Danmark, Farmakopekommissionen, Kopenhagen Busck

EB 6 Ergänzungsbuch zum Deutschen Arzneibuch, 6. Ausg. (1941), Dr. Hans Hösel, Deutscher Apotheker Verlag, Berlin

Egypt 84 Egyptian Pharmacopoeia 1984

FEu Tutin TG, Heywood VH, Burges NA, Valentine DH, Waleters SM, Webb DA (Hrsg.) (1964-1980) Flora Europaea Vol. I-V, At the University Press, Cambridge

FNBelg V The Belgian National Formulary V (1977)

FNFr Formulaire Nationale de France I (1974) und Ergänzungsband (1976)

GHo Treibs W (Hrsg.), Gildemeister E, Hoffmann F (1956-1968) Die ätherischen Öle Bd. 1-8, 4. Aufl., Akademie Verlag, Berlin

HAB 1 Homöopathisches Arzneibuch, 1. Ausgabe (1978), 4. Nachtrag (1985), Deutscher Apotheker Verlag, Stuttgart, Govi-Verlag, Frankfurt/Main

HAB 34 Homöopathisches Arzneibuch (1934), Verlag Dr. Willmar Schwabe, Berlin

Hag List PH, Hörhammer L (Hrsg.) (1977) Hagers Handbuch der Pharmazeutischen Praxis, 4. Aufl., Bd. 1-8, Springer-Verlag, Berlin Heidelberg New York

Heg Conert HJ, Hamann U, Schultze-Motel W, Wagenitz G (Hrsg.) (1984-1987) Hegi G, Illustrierte Flora von Mitteleuropa, Bände I-VI. 3. Aufl., Verlag Paul Parey, Berlin Hamburg

Helv VII Pharmacopoea Helvetica VII (1987), Eidgenössische Drucksachen- und Materialzentrale, Bern

Hgn Hegnauer R (1962-1989) Chemotaxonomie der Pflanzen, Bd. I-VIII, Birkhäuser Verlag, Basel Stuttgart

Hisp IX Farmacopea Oficial Espanola IX (1954)

Hop Hoppe HA (1975-1987) Drogenkunde Vol. 1-3, 8. Aufl., W. de Gruyter Verlag, Berlin New York

HPUS 78 Homoeopathic Pharmacopeia of the

	United States VIII (1978) mit Supplement A (1982)	Mar 29	Reynolds JEF (Hrsg.) Martindale (1989) The Extra Pharmacopeia, 29. Edition, The Pharmaceutical Press, London
Hung VII	Lang B (Hrsg.) (1986) Pharmacopea Hungarica VII, Akademiai kiado, Budapest	MB	MB Formulary (1959), Apotekarsocietetens Förlag, Stockholm
IndP 85	Ministry of Health & Family Welfare (1985), Pharmacopoeia of India III, Publications & Information Directorate (CSIR), New Dehli	MC	De Stevens G (Hrsg.) (1963-1985) Medicinal Chemistry Vol. 1-20, Academic Press, New York London
Ital 9	Farmacopea Ufficiale della Repubblica Italiane IX (1985), Instituto poligrafico e zecca dello stato, Rom	Mex P 52	Farmacopea Nacional de los Estados Unidos Mexicanos (1952)
Jap XI	The Pharmacopeia of Japan 11th Edition (1986) The Society of Japanese Pharmacopoeia, Yakuji Nippo, Ltd., Tokyo	MI	Windholz M, The Merck Index (1983) 10. Auflage, Merck & Co. Inc., Rahway New Jersey
Jug IV	Pharmacopoea Jugoslavica IV (1984)	Ned 9	Nederlandse Farmacopee IX (1983-87), staatsuitgeverij/'s-gravenhage
Kar 58	Karrer W (1958) Konstitution und Vorkommen der organischen Pflanzenstoffe - exclusive Alkaloide, Birkhäuser Verlag, Basel Stuttgart	Nord IV	Pharmacopoea Nordica, Editio Danica, IV (1975), Udgivet i medfor af lov om apothekervaesenet, Kopenhagen, und Ergänzungsbände
Kar 81	Karrer W, Huerlimann H, Cherbuliez E (1981-1985) Konstitution und Vorkommen der organischen Pflanzenstoffe - exclusive Alkaloide Erg. Band, Teile 1 und 2, Birkhäuser Verlag, Basel Stuttgart	Norv V	Pharmacopoea Norvegica V (1939)
		ÖAB 81	Österreichisches Arzneibuch (1981), Bd 1-2, Österreichische Staatsdruckerei, Wien
Kir	Kirk RE, Othmer DF (1978-1984) Encyclopedia of Chemical Technology, Bd. 1-25, 3. Aufl., Interscience Publ. (John Wiley & Sons Inc.), New York	Pen	Penso G (1983) Index plantarum medicinalium totius mundi eorumque synonymorum, O. E. M. F., Mailand
		PF X	La Commission Nationale de Pharmacopee (1988), Pharmacopee Française X, L' Adrapharm, Paris, und Supplements
Kle 78	Kleemann A, Engel J (1978) Pharmazeutische Wirkstoffe: Synthesen, Patente, Anwendungen, Ergänzungsband 1982-1987, 1. Aufl., Georg Thieme Verlag, Stuttgart New York	PhEur	Europäisches Arzneibuch, 2. Ausgabe
		PI 1	WHO (1979) Pharmacopoea Internationalis, Vol. 1, Berger-Levrault, Frankreich
		PI 2	WHO (1981) Pharmacopoea Internationalis, Vol. 2, Presses Centrales, Schweiz
Kle 82	Kleemann A, Engel J (1982) Pharmazeutische Wirkstoffe: Synthesen, Patente, Anwendungen, 2. Aufl., Georg Thieme Verlag, Stuttgart New York	PI 3	WHO (1988), Pharmacopoea Internationalis, Vol. 3, Presses Centrales, Schweiz
		Pol IV	Farmakopea Polska IV (1965)
Kol	Kolthoff IM, Elving PJ (Hrsg.) (1959-1980), Treatise in Analytical Chemistry, Interscience Publishers Inc., New York	Portug 46	Farmacopeia Portuguesa VI (1946) und Ergänzungsbände 1961 und 1967
Kom	Hartke K, Mutschler E (Hrsg.) (1986) Kommentar zum Deutschen Arzneibuch 9. Ausg., Bd. 1-3, Wissenschaftliche Verlagsgesellschaft, Stuttgart	Pro	Prous JR (Hrsg.) (1976-1988) Drugs of the Future Vol. 1-13, JR Prous S. A. Publishers, Barcelona
		RoD	Roth L, Daunderer M (Hrsg.) (1985) Gifte, Krebserzeugende gesundheitsschädliche und reizende Stoffe, Ordner 1-4, Ecomed-Verlag, Moderne Industrie, München
LBö	Landolt-Börnstein (1961-1986) Zahlenwerte und Funktionen aus Naturwissenschaften und Technik (Gruppe 1: Vol. 1-9, Gruppe 2: Vol. 1-17, Gruppe 3: Vol. 1-22, Gruppe 4: Vol. 1-5, Gruppe 5: Vol. 1-4, Gruppe 6: Vol. 1-2), Springer-Verlag, Berlin Heidelberg New York	Rom IX	Farmacopeea Romana, Editia A, IX-A (1976), Editura medicala
		Ross 9	Gosudarstwiennaja Farmakopoea IX CCCR, Nationale Pharmakopöe Nr. 9 der UdSSR
LHi	Fiedler HP (1979) Lexikon der Hilfsstoffe, 3. Aufl., Editio Cantor, Aulendorf	Ross 10	Gosudarstwiennaja Farmakopoea X CCCR, Nationale Pharmakopöe Nr. 10 der UdSSR
MAK	Henschler D (Hrsg.) (1972-1988) Gesundheitsschädliche Arbeitsstoffe. Toxikologisch-arbeitsmedizinische Begründung von MAK-Werten, Verlag Chemie, Weinheim	SG	Bundesamt für das Gesundheitswesen, Schweizer Giftliste, Ausg. 1987, Eidgenössische Drucksachen- und Materialzentrale, Bern
Man	Manske RHF, Rodrigo RGA, Brossi A (Hrsg.) (1950-1988) The Alkaloids Vol. 1-33, Academic Press, San Diego New York Berkeley Boston London Sydney Tokio Toronto	Svec 46	Svenska Farmakopen XI (1946)
		TurkP	Türk Farmakopesi (1974)
		Ull	Bartholome E, Bickert E, Hellmann H (Hrsg.) (1972-84) Ullmanns Enzyklopä-

die der technischen Chemie Bd. 1-25, 4. Aufl., Verlag Chemie, Weinheim

USD 60   United States Dispensatory (1960)

USP XXI   United States Pharmacopeial Convention (1985), The United States Pharmacopeia USP XXI - NF XVI

USP XXII   United States Pharmacopeial Convention (1989), The United States Pharmacopeia USP XXII - NF XVII

Wst   Weast RC, Selby SM (1987/88) CRC-Handbook of Chemistry and Physics, 68. Ed., The Chemical Rubber Co., Cleveland Ohio

Zan   Zander R, Encke F, Buchheim G, Seybold S (1984), Handwörterbuch der Pflanzennamen, 13. Aufl., Eugen Ulmer, Stuttgart

Zem   Herz W, Griesebach H, Kirby GW, Tamm Ch (Hrsg.) (1938-1989) Zechmeister L, Fortschritte der Chemie organischer Naturstoffe, Bände 1-54, Springer-Verlag, Heidelberg

Physikalische Größen

Größe	Zeichen	Größe	Zeichen
Absorption	$A_{1\,cm}^{1\%}$	Fläche	A
- spezifische		Frequenz	f, ν
Absorption, Koeffizient		Geschwindigkeit	υ
- dekadischer	$\alpha(\lambda)$	Geschwindigkeitsgefälle	D
- molarer dekadischer	$\kappa(\lambda)$	Geschwindigkeitskonstante	k
Absorptionsvermögen	A, D_i	Gleichgewichtskonstante	K
Aktivität	a	Impuls	p
Aktivitätseffizient	f	Kapazität	C
Arbeit	w, W	Kraft	F
Avogadro-Konstante	L, N_A	Kopplungskonstante	J
Beschleunigung	a	Ladungszahl	z
Boltzmann-Konstante	R	Länge	l
Brechzahl	n	Leistung	P
Chemische Verschiebung	δ	Lichtgeschwindigkeit	c_o
Chemisches Potential	μ	magn. Flußdichte	B
Dichte	ρ	Masse	m
- relative	d	Massengehalt	ω
Dielektrizitätskonstante (Permittivität)	ε	Massenkonzentration	β
Dielektrizitätszahl (Permittivitätszahl)	ε_r	Molalität	b
Diffusionskoeffizient	D	molare Leitfähigkeit	Λ
Druck	p	Molmasse	M
elektr. Dipolmoment	p_e	Oberflächenkonzentration	Γ
elektr. Leitfähigkeit	γ	Oberflächenspannung	σ, γ
elektr. Feldkonstante	ε_o	Osmotischer Druck	Π
elektr. Feldstärke	E	Periodendauer	T
elektr. Ladung	Q	Plancksche Konstante	h
elektr. Oberflächenpotential	χ	relative Atommasse	A_r
elektr. Potential		relative Molekülmasse	M_r
- äußeres	ψ	Schubmodul	G
- inneres	V, Φ	Schubspannung	τ
elektr. Spannung	U	Stoffmenge	n
elektr. Widerstand	R	Stoffmengenkonzentration	c
elektrochem. Durchtrittsfaktor	α	stöchiometr. Faktor	ν
elektrochem. Potential	μ	Stromstärke	I
elektromot. Kraft	E	Temperatur	
elektrokin. Potential (Zetapotential)	ζ	- Celsius-T.	t
Energie	w, W	- thermodynamische	T
- innere	U	Überführungszahl	t
- freie	A	Überspannung	η
- kinetische	E_{kin}	Viskosität	
- potentielle	E_{pot}	- dynamische	η
Enthalpie		- kinematische	ν
- freie	H	Volumen	V
- spezifische	G	Volumenkonzentration	σ
Entropie		Wellenlänge	λ
- molare	S	Wellenzahl	$\tilde{\nu}$
Fallbeschleunigung	g_u	Winkelgeschwindigkeit	ω
Faraday Konstante	F	Zeit	t

Autorenverzeichnis

Prof. Dr. WOLFRAM BAUMANN
Universität Mainz
Fachbereich Chemie
Jakob-Welde-Weg 26
6500 Mainz

Dr. DIETER BAUMGARTEN
Landesamt für Meß- und Eichwesen
Abbesstraße 5-7
1000 Berlin 10

Dr. IWAN BENES
Stadtspital Trimeli
Klinik f. Nuklearmedizin
und Radiotherapie
Birmensdorfer Straße 497
CH-8063 Zürich

Dr. SIEGFRIED BERNOTAT
TU Braunschweig
LS f. Mechanische
Verfahrenstechnik
Volkmaroderstraße 4-5
3300 Braunschweig

Dr. PIERRE MARTIN BERSIER
Ciba-Geigy Basel
F. 1055, 3.54
CH-4000 Basel

Priv.-Doz. Dr. JÜRGEN BERTRAM
Tapiauer Allee 24
1000 Berlin 19

Dr. CHRISTIAN BEYER
LS für Pharmazeutische Technologie
Auf der Morgenstelle 8
7400 Tübingen

Prof. Dr. HENNING BLUME
Zentrallabor Deutscher Apotheker
Ginnheimer Straße 20
Postfach 53 60
6236 Eschborn/Ts.

Doz. Dr. MANFRED BORNSCHEIN
Humboldt-Universität zu Berlin
Wissenschaftsbereich Pharmazie
Goethestraße 54
O-1120 Berlin

Dr. NORBERT BUSCHMANN
LS f. Analytische Chemie
Anorgan.-Chem. Institut
Wilhelm-Klemm-Straße 8
4400 Münster

Dr. WOLF DAMMERTZ
Bundeswehr München
Zentrales Institut des
Sanitätsdienstes
Schleißheimer Straße 418
8000 München 45

Prof. Dr. MICHAEL DITTGEN
Ernst-Moritz-Arndt-Universität
Sektion Pharmazie
Friedrich-Ludwig-Jahn-Straße 17
O-2200 Greifswald

Prof. Dr. HERBERT EGERMANN
Universität Innsbruck
Inst. f. Pharm. Technologie
Josef-Möller-Haus
Innrain 52
A-6020 Innsbruck

Dr. HANS-JOACHIM FÖRSTER
Boehringer Ingelheim KG
Abteilung Forschungsanalytik
Postfach 2 00
6507 Ingelheim

Dr. JUTTA FRIESE-JONES
58 Palace Road
Crouch End
GB-London N 88 Q P

Prof. Dr. GÜNTER GAUGLITZ
Universität Tübingen
Institut für Physikalische
und Theoretische Chemie
Auf der Morgenstelle 8
7400 Tübingen 1

Dr. JOACHIM GOEDE
ASTA Pharma AG
Postfach 10 01 05
6000 Frankfurt 1

WOLFGANG HEERS
Hüls AG, Werk Witten
FEA 28/Anwendungstechnik Fette
Pharma Vorprodukte
Postfach 12 69
5810 Witten

Prof. Dr. WOLFGANG HENNINGER
Spessartstraße 15
1000 Berlin 33

Dr. CLAUS-DIETER HERZFELDT
Johann-Wolfgang-Goethe-Universität
Institut für Pharm. Technologie
Georg-Voigt-Straße 16
Postfach 11 19 32
6000 Frankfurt/M.

Dr. JÜRGEN HOCKE
Universität Marburg
Institut für Pharm. Chemie
Marbacher Weg 6
3550 Marburg

Dr. THOMAS KÄMPCHEN
Universität Marburg
Institut für Pharm. Chemie
Marbacher Weg 6
3550 Marburg

Dr. KARIN KLOKKERS-BETHKE
Görlitzer Straße 16
6074 Rödermark

Dr. KLAUS KNOP
Universität Düsseldorf
Inst. f. Pharm. Technologie
Universitätsstraße 1
4000 Düsseldorf

Prof. Dr. KARL-ARTHUR KOVAR
Pharmazeutisches Institut
Auf der Morgenstelle 8
7400 Tübingen

Prof. Dr. KARL-HEINZ KUBECZKA
Universität Hamburg
Institut für Angew. Botanik
Abteilung Pharmakognosie
Bundesstraße 43
2000 Hamburg 13

Dr. HERBERT LAHL
Institut für Pharm. Chemie
Hittorfstraße 58-62
4400 Münster

Dr. ERICH LAMPARTER
Boehringer Ingelheim KG
Abteilung Pharm. Forschung
Postfach 2 00
6507 Ingelheim

Dr. HELGA LANGLOUIS-GAU
c/o Dr. Karl Thomae GmbH
Abt. Biotechnische Produktion
Birkendorfer Straße 65
Postfach 17 55
7950 Biberach

Dr. JOSEF LINGNAU
Bayer AG
Pharma Produktion/ GMP Referat
5090 Leverkusen

Prof. Dr. BERNHARD C. LIPPOLD
Lehrstuhl für Pharm. Technologie
Universitätsstraße 1
4000 Düsseldorf

Dr. CLAUS-MICHAEL LOMMER
Auf dem Laut 13
5400 Koblenz

Prof. Dr. CHRISTEL MÜLLER-GOYMANN
Philipps-Universität
Institut für Pharm. Technologie
Ketzerbach 63
3550 Marburg

Prof. Dr. EBERHARD NÜRNBERG
Friedrich-Alexander-Universität
LS f. Pharm. Technologie
Cauerstraße 4
8520 Erlangen

Dr. Dr. BERND NÜRNBERG
Institut für Pharmakologie
Thielallee 69-73
1000 Berlin 33

Prof. Dr. PETER PACHALY
Institut für Pharmazie
Kreuzbergweg 26
5300 Bonn

Dr. MICHAEL PASSLACK
BASF AG
ZHV/S B 9
6700 Ludwigshafen

Dipl.-Ing. JÜRGEN PLOSCHKE
Bayer Forschungszentrum
Aprather Weg, Geb. 460
5600 Wuppertal

Dr. KURT-PETER RAEZKE
Gamma Analysen Technik
Friedhofstraße 26
2850 Bremerhaven-Lehe

Dr. TAMO REDEKER
Physikal.-Techn. Bundesanstalt
Bundesallee 100
3300 Braunschweig

Dr. BERND REYER
Universität Würzburg
Institut für Pharmazie
Am Hubland
8700 Würzburg

Dr. RICHARD RÖSSLER
c/o Pfrimmer Kabi GmbH & Co. KG
Hofmannstraße 26
Postfach 28 40
8520 Erlangen

Prof. Dr. HAROLD RÜDIGER
Universität Würzburg
Institut für Pharmazie
Am Hubland
8700 Würzburg

Dr. MAX-WERNER SCHEIWE
Fa. Trommsdorf GmbH & Co.
Postfach 14 20
5110 Alsdorf

Dr. DETLEF SCHENK
Universität Erlangen
Lehrstuhl für Pharmazeutische
Technologie
Cauerstraße 4
8520 Erlangen

Dr. GOTTFRIED SCHEPKY
c/o Karl Thomae GmbH
Postfach 7 20
7950 Biberach

Prof. Dr. med. WALDEMAR SCHNEIDER
DRK Blutspendedienst
Feithstraße 180-186
Postfach 3 60
5800 Hagen 1

Dr. PETER SCHWARZE
c/o Fa. E. Merck
Leitung Pharma Qualitätskontrolle
Frankfurter Straße 250
6100 Darmstadt

Dr. JÜRGEN SETTER
DRK Blutspendedienst
Institut Hagen
Postfach 3 60
5800 Hagen 1

Dr. EWALD SPINGLER
Rebgartenstraße 18
CH-4124 Schönenbuch

Prof. Dr. HERBERT STRICKER
Institut für
Pharmazeutische Technologie
Im Neuenheimer Feld 366
6900 Heidelberg

Prof. Dr. PETER SURMANN
Universität Würzburg
Inst. f. Pharm. Chemie
Am Hubland
8700 Würzburg

Dr. JÜRGEN TEIFKE
TU Braunschweig
Inst. f. Therm. Verfahrenstechnik
Volkmaroderstraße 4-5
3300 Braunschweig

Dr. HANS UNGEHEUER
Hohenweg 39
3550 Marburg

Prof. Dr. BERNARD UNTERHALT
Institut f. Pharm. Chemie
Hittorfstraße 58-62
4400 Münster

Prof. Dr. MARC VAN OOTEGHEM
Universitätsplein 1
B-2610 Wilrijk

Dr. CHRISTINE VOTTELER
c/o Dr. Karl Thomae GmbH
Qualitätskontrolle
Meß/-DV-Dienste
Birkendorfer Straße 65
Postfach 17 55
7950 Biberach

Dr. HERMANN WÄTZIG
Universität Würzburg
Institut für Pharmazie
Am Hubland
8700 Würzburg

Prof. Dr. ROLF G. WERNER
c/o Fa. Dr. Karl Thomae GmbH
Abt. Biotechn. Produktion
Birkendorfer Straße 65
Postfach 17 55
7950 Biberach

Dr. REINER WESTERMEIER
ITC Elektrophorese-Technik
Böblinger Straße 23
7250 Leonberg

Dr. THOMAS WIMMER
c/o Fa. Merz & Co. Frankfurt
Eckenheimer Landstraße 100-104
6000 Frankfurt/Main

Prof. Dr. ARMIN WOLFF
Fachhochschule für Technik
Albstadt-Sigmaringen
Standort Sigmaringen
Anton-Günther-Straße 51
7480 Sigmaringen

Priv.-Doz. Dr. JOCHEN ZIEGENMEYER
Bundesgesundheitsamt
Institut für Arzneimittel
Seestraße 10
1000 Berlin 65

Kapitel 1

Allgemeine Meßtechnik

1 Anwendung von Meßgeräten

D. BAUMGARTEN

Die Genauigkeit von Meßgeräten hat in vielen Fällen eine nicht unerhebliche Bedeutung. Als alleiniges Merkmal für eine große Meßgenauigkeit wird vielfach eine hohe Auflösung der Anzeige angesehen. Erscheint die Anzeige dann nicht nur analog in Form von Skalenstrichen und Zeigern, sondern digital mit möglichst vielen Stellen hinter dem Komma, so meint der Anwender ein besonders präzise anzeigendes Gerät vor sich zu haben. Dies kann jedoch ein Trugschluß sein.

Grundsätzlich ist jedes Meßgerät fehlerhaft, d. h., der angezeigte Wert stimmt mit dem wirklichen nicht überein. Nur in seltenen Fällen werden Ist- und Sollwert identisch sein. Dies hängt u. a. von den Fertigungstoleranzen ab, die bei der Herstellung der Meßgeräte zugelassen und unvermeidbar sind. Da gerätebedingte Meßfehler also nicht vermeidbar sind, ist zu klären, wie groß Fehler sein dürfen, um ein Meßgerät als tauglich einstufen zu können. Als Richtwert gilt für die zulässige Abweichung des Istwertes vom Sollwert die kleinste angezeigte Einheit. Bei Analoganzeige entspricht dies dem Wert zweier benachbarter Skalenstriche (Skalenteilungswert), bei digitalen Anzeigen einem Ziffernschritt der kleinsten angezeigten Einheit.

Bei Meßgeräten, die der Eichpflicht unterliegen, sind die Fehlergrenzen in der Eichordnung geregelt. Dabei wird unterschieden zwischen *Eichfehlergrenzen* (sie gelten bei der Eichung des Gerätes) und *Verkehrsfehlergrenzen* (sie gelten für den anschließenden Betrieb). In der Regel sind die Verkehrsfehlergrenzen doppelt so groß wie die Eichfehlergrenzen. Der Verwender eines Meßgerätes sollte sich bezüglich seiner Forderungen an den Verkehrsfehlergrenzen orientieren.

1.1 Zeitmessung

Für exakte Zeitmessungen im Kurzzeitbereich (z. B. bis 1 h) werden *Stoppuhren* benutzt. Der kleinste angezeigte Wert sollte nicht größer als 0,01 s sein. Bei den heute üblichen elektronischen Stoppuhren ist die Meßgenauigkeit in der Regel so groß, daß eine gesonderte amtliche Prüfung nicht erforderlich ist. Es ist zweckmäßig, eine von der Physikalisch-Technischen Bundesanstalt zugelassene Uhr zu verwenden. Diese ist an dem Zulassungszeichen in Form eines stilisierten „Z" mit eingetragener Zulassungsnummer im oberen und unteren Feld des Zeichens erkennbar. Der Fehler einer Stoppuhr läßt sich in einem 24-Stunden-Test im Vergleich mit einer Uhr aus Rundfunk oder Fernsehen selbst ermitteln. Nach dieser Zeit sollte die Abweichung von der Anzeige der Vergleichsuhr nicht größer als 40 s sein. Die Einheit der Zeit ist die Sekunde (s).

1.2 Massenbestimmung

Massenbestimmungen erfolgen mit Hilfe von Waagen. Während bei älteren Waagen mechanische Systeme verwendet wurden, sind moderne Waagen mit elektronischen Meßsystemen ausgestattet. Anstelle von *Massevergleichen*, wie dies bei Balkenwaagen der Fall ist, werden bei elektronischen Verfahren *Kraftvergleiche* durchgeführt. Da bei diesen Waagen die Erdanziehung in der Regel einen Einfluß auf das Meßergebnis hat, sind hochauflösende Waagen für ein Gebiet bestimmter geographischer Breite justiert. Wird die Waage an einem Ort aufgestellt, dessen Breite von dem der Justierung zugrunde gelegten abweicht, so muß das Gerät neu justiert und geeicht werden. Bei vorgegebener Meßgenauigkeit setzt die richtige Auswahl von Waagen Kenntnisse über deren Fehlergrenzen voraus. Da umfangreiches Wissen hierzu beim Anwender in der Regel nicht zu erwarten ist, wird auf die Waagenproblematik nachfolgend näher eingegangen.

Während früher die Eichfehlergrenzen die Waagenbauart berücksichtigten - d. h. Balkenwaagen und Waagen mit digitaler und analoger Anzeige wurden unterschiedlich behandelt -, ist dieses System 1975 aufgegeben worden. Statt dessen kam es zur Einführung des Eichwertes. Dieser entspricht entweder dem Teilungswert der Waage, oder er muß bei Waagen ohne Anzeigeeinrichtung einer Tabelle entnommen werden. Dieses System, das anhand von Tabellen eine Zuordnung einer Waage zu einer Genauigkeitsklasse ermöglicht und anhand von Tabellen den zulässigen Eichfehler herausfinden läßt, ist für den Waagenfachmann sicher ideal. Für den Anwender im Labor ist die Auswahl geeigneter Waagen für Wägeprozesse mit vorgegebener Wägegenauigkeit jedoch sehr erschwert. Die nachfolgenden Ausführungen sollen für Fein- und Präzisionswaagen eine schnelle Übersicht bezüglich der eichrechtlich zulässigen Waagenfehler ermöglichen. Wann Waagen als Fein- bzw. Präzisionswaagen einzuordnen sind, zeigt Tab. 1.1. Sind bei einer Waage der Eichwert und die Höchstlast bekannt, so läßt sich die Anzahl n der Skalenteile berechnen. Damit kann die Waage dann den Bereichen Fein- oder Präzisionswaage zugeordnet werden. Handelsübliche Feinwaagen in eichfähiger Ausführung haben als kleinsten Eichwert 1 mg (s. Spalte 2 Nr. 4). Waagen, um unter Spalte 2 Nr. 1 bis 3 fallen, werden in der Regel nicht in eichfähiger Ausführung angeboten. Diese werden vorwiegend in Laboratorien, in denen Eichpflicht nicht besteht, verwendet. Folgende Beispiele sollen die Einordnung einer Waage verdeutlichen:

Beispiel 1:
Höchstlast der Waage: 400 g
Eichwert: 2 mg
Anzahl der Skalenteile: $n = 400\ g : 2\ mg = 200.000$ Teile.
Die Waage ist folglich als Feinwaage einzuordnen (Spalte 2 Nr. 4 der Tab. 1.1), denn $n = 200.000$ Skalenteile ist in Spalte 2 Nr. 5 nicht mehr enthalten.

Tabelle 1.1. Kenndaten bei selbsteinspielenden bzw. halbselbsteinspielenden Fein- und Präzisionswaagen

1	2	3	4	5	6	7
Waagenart	Nr.	Höchstlast Max	Untere Grenze der Mindestlast Min	Teilungswert d oder d_d	Anzahl der Skalenteile n	Eichwert e
Feinwaagen	1.		d	$d \leq 0{,}005$ mg	$10 \leq n$	d
	2.	1 mg $\leq$ Max	$10\ d$	$0{,}01$ mg $\leq d \leq 0{,}05$ mg	$100 \leq n$	d
	3.	10 mg $\leq$ Max	$50\ d$	$0{,}1$ mg $\leq d \leq 0{,}5$ mg	$100 \leq n$	d
	4.	100 g $\leq$ Max	$50\ d$	1 mg $\leq d$	$100.000 \leq n$	d
Präzisions- waagen	5.	1 g $\leq$ Max ≤ 500 g	$10\ d$	1 mg $\leq d \leq 5$ mg	$200 \leq n \leq 100.000$	d
	6.	10 g $\leq$ Max ≤ 50 kg	$50\ d$	10 mg $\leq d \leq 500$ mg	$1.000 \leq n \leq 100.000$	d
	7.	5 kg $\leq$ Max	$50\ d$	1 g $\leq d$	$5.000 \leq n \leq 100.000$	d

Tabelle 1.2. Die zulässigen Fehler (Eich- bzw. Verkehrsfehler) richten sich nach der Anzahl der Eichwerte für die Nettolast. Die Höchstlast der Waage ist dabei ohne Interesse. Hat eine Waage eine Höchstlast von von 5 g und einen Eichwert von 0,1 mg, so entsprechen der Höchstlast 5.000 mg/0,1 mg = 50.000 Skalenteile = 50.000 e. Die Waage hätte demnach von der Mindestlast bis zur Höchstlast für jede Nettolast einen zulässigen Eichfehler von $\pm 0{,}5\ e = \pm 0{,}05$ mg. Beträgt die Höchstlast 10 g, so entsprechen der Höchstlast 10.000 mg/0,1 mg = 100.000 Skalenteile = 100.000 e. Der Eichfehler beträgt insofern für eine Nettolast zwischen der Mindestlast und 5 g = $\pm 0{,}5\ e$ und zwischen 5 g und 10 g = $\pm 1\ e$.

Genauig-keits-klasse	Eichfehlergrenze $\pm 0{,}5\ e$ Verkehrs-fehlergrenze $\pm 1\ e$		Eichfehlergrenze $\pm 1\ e$ Verkehrs-fehlergrenze $\pm 2\ e$	Eichfehlergrenze $\pm 1{,}5\ e$ Verkehrs-fehlergrenze $\pm 3\ e$
	für steigende Belastungen m	für fallende Belastungen m	für Belastungen m	für Belastungen m
Feinwaagen I	Min $\leq m \leq 50.000\ e$	$50.000\ e \geq m \geq 0$	$50.000\ e < m \leq 200.000\ e$	$m > 200.000\ e$
Präzisions-waagen II	Min $\leq m \leq 5.000\ e$	$5.000\ e \geq m \geq 0$	$5.000\ e < m \leq 20.000\ e$	$m > 20.000\ e$

Beispiel 2:
Ist die Höchstlast der Waage 200 g und der Eichwert der Waage 5 mg, so beträgt $n = 200$ g : 5 mg = 40.000 Skalenteile.
Die Waage ist eine Präzisionswaage, denn sie fällt dann unter Spalte 2 Nr. 5 der Tab. 1.1 ($n < 100.000$). Die Mindestlast (Min) einer Waage, unterhalb der nicht gewogen werden darf, ergibt sich aus Spalte 4:
Beispiel 1: Min = $50 \cdot d = 50 \cdot 2$ mg = 100 mg.
Beispiel 2: Min = $10 \cdot d = 10 \cdot 5$ mg = 50 mg.
Die Höchstlast (Max) ergibt sich aus Spalte 6. Allerdings ist dann die Einschränkung durch Spalte 3 zu beachten.

Beispiel 1:
$n_{min} = 100.000$, n_{max} = unbegrenzt.
Für n_{min} gilt:
Max = $n_{min} \cdot d = 100.000 \cdot 2$ mg = 200 g.
Da bei Feinwaagen die Anzahl n der Skalenteile nach oben unbegrenzt ist, ist die Höchstlast nach oben nicht begrenzt. Waagen mit 2 mg Teilungswert und 50 t Höchstlast wären somit theoretisch möglich.

Beispiel 2:
$n_{min} = 200$, $n_{max} = 100.000$.
Für n_{min} gilt:
Max = $n_{min} \cdot d = 200 \cdot 5$ mg = 1 g.
Die Höchstlast von 1 g ist nach Spalte 3 für Präzisionswaagen zulässig.
Für n_{max} gilt:
Max = $n_{max} \cdot d = 100.000 \cdot 5$ mg = 500 g.

Präzisionswaagen mit 5 mg Teilungswert gibt es folglich nur für Höchstlasten von 1 bis 500 g.

Fehlerarten. Die Eichordnung unterscheidet zwischen dem Eichfehler und dem Verkehrsfehler, da sich Meßgeräte i. allg. durch den Gebrauch in ihrer Meßgenauigkeit nicht verbessern. Der Verkehrsfehler entspricht dem Doppelten des Eichfehlers. Für den Benutzer, der sehr genaue Wägeergebnisse erzielen möchte, ist es daher zweckmäßig, die Auswahl geeigneter Waagen anhand der zulässigen Verkehrsfehler zu treffen. Damit besteht eine sehr große Wahrscheinlichkeit, daß innerhalb einer Eichperiode größere Fehler, als sie der Verkehrsfehlergrenze entsprechen, nicht auftreten werden. Die in der Eichordnung für Fein- und Präzisionswaagen aufgeführten Fehlergrenzen sind entsprechend der nachfolgenden Tab. 1.2 gestaffelt und richten sich nach der *Belastung m* der Waage. Die Belastung entspricht dabei nicht der Gesamtbelastung der Waage (Nettolast + Taralast), sondern der reinen Nettolast.
Berechnet man anhand der Tab. 1.2 die Verkehrsfehlergrenzen für die einzelnen Waagen, so lassen sich diese Werte in Abhängigkeit von der jeweiligen Nettobelastung graphisch auftragen. Die Zuordnung zwischen der geforderten Genauigkeit bei einer vorgegebenen Nettobelastung und der realisierbaren Wägegenauigkeit in Abhängigkeit vom Eichwert der Waage wird damit schnell optisch erfaßbar (Abb. 1.1 und 1.2).

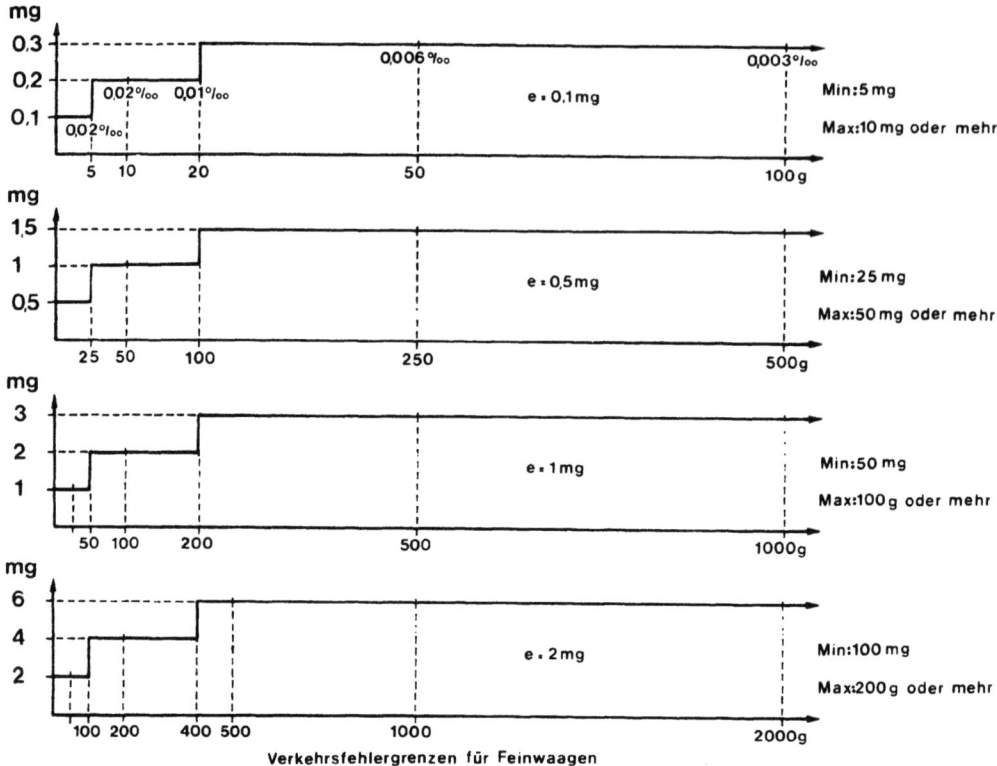

Verkehrsfehlergrenzen für Feinwaagen

Abb. 1.1. Verkehrsfehlergrenzen für Feinwaagen mit den Eichwerten $e = 0,1, 0,5, 1$ und 2 mg. Waagen mit $e = 1$ und 2 mg sind in eichfähiger Ausführung erhältlich. Waagen mit kleinerem Eichwert als 1 mg werden derzeit in eichfähiger Ausführung nicht angeboten.
Jeweils rechts der Graphik ist die Mindestlast (Min) der Waage angegeben, darunter der Bereich der zulässigen Höchstlast (Max). Bei einem Eichwert von $e = 1$ mg muß die Waage mit der kleinsten Belastbarkeit eine Höchstlast von mindestens 100 g aufweisen. Nach oben ist die zulässige Höchstlast bei Feinwaagen nicht begrenzt. Theoretisch könnte eine 50-t-Waage einen Eichwert $e = 1$ mg aufweisen. Technisch ist dies allerdings nicht realisierbar

Anwendungen in der Praxis. Mit Hilfe eines Pyknometers ist an einem Erzeugnis die Dichte zu bestimmen. Das Pyknometer hat ein Volumen von 100 ml und wiegt ca. 60 g. Bei einer geforderten Wägegenauigkeit von ± 1 ‰ bezogen auf das Erzeugnisvolumen und einer erwarteten Dichte von 1,4 g/ml ergibt sich ein zulässiger Verkehrsfehler von 100 ml · 1,4 g/ml $\times 0,001 = 140$ mg.
Bei einem Bruttogewicht von 200 g, zusammengesetzt aus 140 g des Nettogewichts des Erzeugnisses und 60 g Taragewicht des Pyknometers, ist folglich eine Waage mit mindestens 200 g Höchstlast erforderlich. Der Verkehrsfehler darf bei 140 g nicht größer als ± 140 mg sein.
Geeignet wäre in diesem Fall eine Präzisionswaage mit einem Eichwert von 100 mg, da für derartige Waagen bis 500 g ein Verkehrsfehler von nur ± 100 mg zulässig ist (Abb. 1.2). Beabsichtigt man, die Erzeugnismenge zu verringern, die Genauigkeit jedoch beizubehalten, so wird eine Waage mit kleinerem Eichwert erforderlich werden.
Der Bezug des Verkehrsfehlers auf das Nettogewicht ist nur dann zulässig, wenn das Taragewicht zuvor auf derselben Waage ermittelt wurde. Wurde das Taragewicht zu einem früheren Zeitpunkt auf einer anderen Waage ermittelt, so ist es zweckmäßig, den zulässigen Verkehrsfehler auf das Bruttogewicht zu beziehen.
Werden mehrere Komponenten für ein Produkt auf einer Waage nicht getrennt nacheinander abgewogen, sondern bereits beim Abwägen in einem Behälter gemischt, so ist die Auswahl der Waage dafür entscheidend, ob die geforderte Genauigkeit eingehalten wird.

Beispiel:
Es sollen drei Komponenten eingewogen werden:
Nettolast Komponente A: 600 g ± 350 mg,
Nettolast Komponente B: 10 g $\pm\ \ 10$ mg,
Nettolast Komponente C: 150 g $\pm\ \ 50$ mg,
Gesamteinwaage: 760 g.

Für die Komponente A wäre bei einer geforderten Genauigkeit von ± 350 mg eine Waage mit einem Eichwert $e = 100$ mg ausreichend. Für die Komponente C müßte hingegen eine feinere Teilung von 50 mg vorliegen. Die Komponente B könnte auf beiden Waagen nicht mit der geforderten Genauigkeit

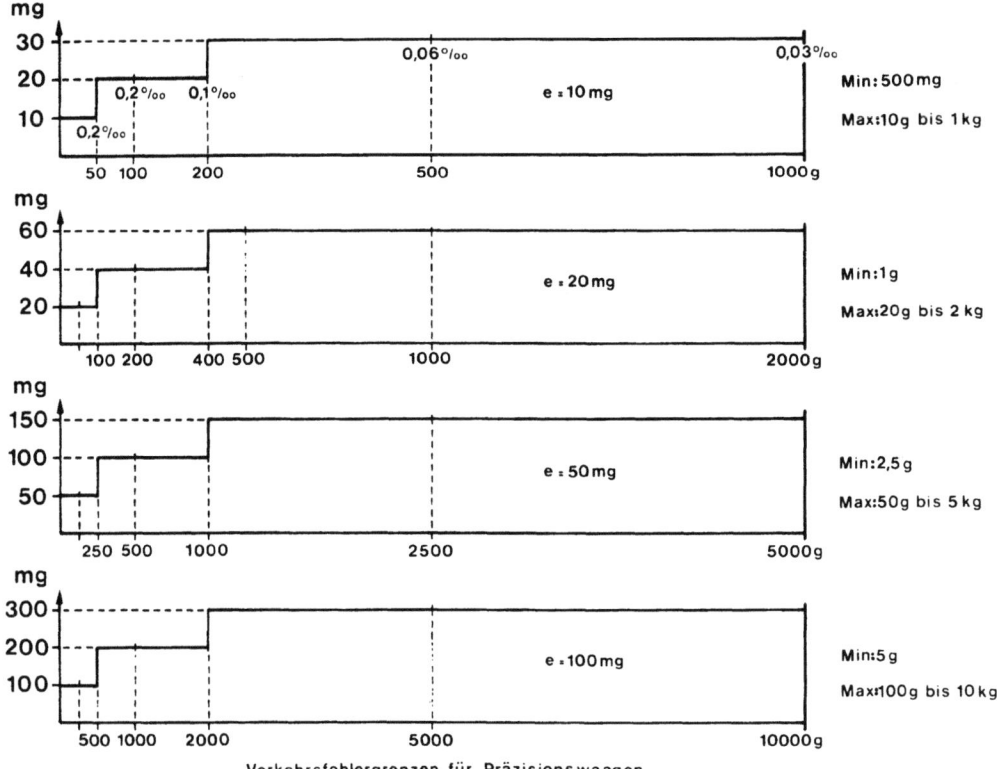

Abb. 1.2. Verkehrsfehlergrenzen für Präzisionswaagen. Der grundlegende Unterschied zu Feinwaagen liegt in der Begrenzung der Höchstlast bei vorgegebenem Eichwert. So darf eine Präzisionswaage mit $e = 50$ mg eine Höchstlast (Max) aufweisen, die zwischen 50 g und 5 kg liegt. Eine 6-kg-Waage ist daher nicht zulässig

bestimmt werden, so daß hierfür eine Waage mit $e = 10$ mg erforderlich wäre (Abb. 1.2). Für die Komponenten A und C wäre diese Waage zwar viel zu aufwendig (ca. 1.000 g Höchstlast bei $e = 10$ mg), der Vorteil läge aber darin, nur eine Waage zu benötigen. Bestehen keine Vorgaben für die Genauigkeit der Wägeergebnisse, so reicht in der Praxis die Einhaltung der Vorschriften über die Mindestlast aus. Danach muß eine gewogene Komponente mindestens der Mindestlast entsprechen.

Wird eine Präzisionswaage mit $e = 100$ mg eingesetzt (Abb. 1.2 unten), so liegt die Mindestlast bei 5 g. Diese Mindestlast gilt für den gesamten Wägebereich. Das bedeutet, daß grundsätzlich Massen von weniger als 5 g nicht gewogen werden dürfen. Dabei ist es unerheblich, ob die Waage auf „Null" steht oder bereits eine Vorlast von 100 g aufweist. Zwei Komponenten mit beispielsweise 100 g und 4 g dürfen auf der angegebenen Waage nicht abgewogen werden.

Die Ausführungen machen deutlich, daß der Einsatz von Waagen einige Überlegungen erfordert, wenn hohe Genauigkeiten angestrebt werden. Die Aussagen orientieren sich dabei an den gesetzlich vorgegebenen Verkehrsfehlergrenzen für Waagen. Es besagt allerdings nicht, daß eine Waage im Einzelfall meßtechnisch nicht viel engere Fehlergrenzen einhält. Das ist aber ohne Bedeutung, weil die Anwendung geeichter

Waagen immer durch gesetzliche oder andere Regelungen bedingt ist und der Anwender sicher sein will, die Anforderungen einzuhalten. Bei der Orientierung an den Verkehrsfehlergrenzen kann er davon ausgehen.

1.3 Kraftmessung

Kräfte lassen sich auf verschiedenen Wegen erzeugen, z. B. mit Hilfe von Federn, hydraulischen oder pneumatischen Systemen oder Gewichten. Die Einheit der Kraft ist das Newton (N).

Bei Federn entsteht die Kraftwirkung durch die Verformung des Federmaterials. Ein Einfluß der Erdanziehung auf das Meßergebnis besteht daher nicht. Federdynamometer messen die Kraft daher unabhängig von der jeweiligen geographischen Breite. Die Prüfung der Meßgenauigkeit erfolgt mit Hilfe von Gewichten. Gewichtsstücke erzeugen allerdings eine von der Erdanziehung abhängige Gewichtskraft G:

$G = m \cdot g$, mit

m = Masse des Gewichtsstückes in kg,

g = Erdbeschleunigung in m/s².

Die Masse 1 kg erzeugt bei einer Erdbeschleunigung von 9,81 m/s² eine Gewichtskraft von

$$G = 1 \text{ kg} \cdot 9,81 \text{ m/s}^2 = 9,81 \text{ kg} \cdot \text{m/s}^2$$
$$= 9,81 \text{ N}.$$

Der Wert 9,81 m/s² für die Erdbeschleunigung gilt nur für eine bestimmte geographische Breite und eine bestimmte Höhe über dem Meeresspiegel. Für eine exakte Justierung eines Dynamometers muß der Wert g entsprechend genau bekannt sein. In der Praxis reicht in den meisten Fällen der Bezug: 1 kg hat ein Gewicht von 10 N.

1.4 Druckmessung

Unter dem Druck p versteht man den Quotienten aus der Kraft F und der Fläche A, auf die die Kraft wirkt:

$$p = F / A.$$

Die Druckeinheit ist das Pascal (Pa):

$$1 \text{ Pa} = 1 \text{ N/m}^2.$$

Da Angaben in Pascal meist sehr hohe Zahlenwerte ergeben, wird häufig die Einheit bar verwendet.

1 bar = 1.000 mbar = 100.000 Pa.

Weiterhin gilt:

$$1 \text{ bar} = 10 \text{ N/cm}^2.$$

Dies entspricht etwa der früher üblichen Atmosphäre (atm):

1 atm = 0,981 bar.

1.5 Volumenbestimmung

Die Volumenbestimmung von flüssigen oder festen Körpern setzt voraus, daß eine bestimmte Temperatur für die Bestimmung zugrunde gelegt wird. Da sich das Volumen eines Körpers temperaturabhängig ändert, führt eine Vernachlässigung dieser Eigenschaft zu erheblichen Meßfehlern. Grundsätzlich gelten 20 °C als Bezugstemperatur.

Flüssigkeiten. Volumen von Flüssigkeiten können durch Ablauf aus Gefäßen bekannten Volumens (Pipetten, Büretten o. ä.), durch Eingießen in entsprechende Gefäße oder durch Wägung bestimmt werden. Während die Volumenbestimmungen das Volumen unmittelbar ergibt, ist dies bei der Wägung nur mittelbar möglich. Voraussetzung ist die Kenntnis der Dichte des Produktes. Will man eine ausreichende Meßgenauigkeit erreichen, so sollte die Dichte mit einer Genauigkeit von 2 ‰ bekannt sein. In der Regel ist dies erreichbar.

Glasmeßgeräte. Um bei den Volumenbestimmungen Verfahrensfehler zu vermeiden, sind grundsätzliche Kenntnisse über die Prüfung und Anwendung von Glasmeßgeräten erforderlich.

1. Glasmeßgeräte werden i. allg. mit *Wasser* kontrolliert. Werden die Geräte für andere Flüssigkeiten

verwendet, so können daraus Meßfehler resultieren.

2. Der Flüssigkeitsstand wird bei durchsichtigen Flüssigkeiten an der Unterkante des Meniskus abgelesen. Eingestellt wird auf die Oberkante des jeweiligen Skalenstriches. Undurchsichtige Flüssigkeiten werden am Wulstrand abgelesen.

3. Beim Entnehmen von Flüssigkeit dürfen sich im Glasrohr keine Schlieren oder Tropfen bilden. Derartige Meßgeräte müssen mit entsprechenden Mitteln gereinigt werden.

4. Geräte auf Ausguß bzw. Ablauf tragen die Bezeichnung „Ex". Bei diesen ist sichergestellt, daß das ausgelaufene Volumen dem angezeigten entspricht. An der Wand haftende Flüssigkeit wird insofern ausgeglichen. Das jeweilige Leervolumen des Gerätes ist folglich größer als der angezeigte Wert.

5. Geräte auf Einguß entsprechen in ihrem Volumen dem angezeigten Wert. Sie tragen die Bezeichnung „In". Werden sie zum Ausguß benutzt, so ist das auslaufende Volumen kleiner als der angezeigte Volumenwert.

6. Pipetten auf Ausguß werden in den Klassen „A" und „AS" ausgeführt. Für richtige Meßergebnisse müssen jeweils bestimmte Handhabungen eingehalten werden:
Bei der *Verwendung auf vollständigen Ablauf* liegt die Pipettenspitze beim Ablauf an der Gefäßwand an. Das Restvolumen muß in der Pipettenspitze verbleiben, ausblasen der restlichen Flüssigkeit ist nicht zulässig, da sonst ein zu großes Volumen abgegeben wird.
Klasse „A": Nach der Meniskuseinstellung in der Pipettenspitze wird die Pipette von der Gefäßwand entfernt (keine Wartezeit).
Klasse „AS": Nach Meniskuseinstellung in der Pipettenspitze 15 Sekunden Wartezeit. Danach wird die Pipette von der Gefäßwand entfernt.
Bei der *Verwendung auf teilweisen Ablauf* wird die Flüssigkeit bis 10 mm oberhalb der zum Volumen gehörenden Marke abgelassen, dann:
Klasse „A": 3 Sekunden warten, danach ablassen bis zu der zum Volumen gehörenden Marke, Pipettenspitze dann sofort von der Gefäßwand entfernen.
Klasse „AS": 15 Sekunden warten, danach ablassen bis zu der zum Volumen gehörenden Marke, Pipettenspitze dann sofort von der Gefäßwand entfernen.
Die Ablaufgeschwindigkeit bei Pipetten wird durch die Pipettenspitze beeinflußt. Ein Abbrechen der Spitze, um schnellere Ablaufgeschwindigkeiten zu erreichen, bedeutet ein Zerstören des Meßgerätes. Derartige Geräte sind nicht mehr verwendbar.
Bezüglich des *Meßfehlers* ist folgendes zu beachten:
Geeichte oder konformitätsgeprüfte Pipetten und Büretten halten in bezug auf das abgegebene Flüssigkeitsvolumen nur dann die eichrechtlichen Bestimmungen ein, wenn

- die Flüssigkeit ohne Schlierenbildung auf der Gefäßinnenwand abläuft,
  keine Ablagerungen auf der Gefäßwand vorhanden sind,

- die Pipettenspitze einwandfrei, d. h. nicht beschädigt ist,
- das Verfahren der vorher beschriebenen Anwendung einschließlich der Wartezeiten eingehalten wird,
- die Temperatur 20 °C beträgt.

7. Meßkolben sind auf Einguß justiert. Meßzylinder für ein Volumen und Meßzylinder mit einer Skala sind bis zu einem Volumen von weniger als 100 ml nur auf Einguß justiert. Bei größeren Volumen sind Justierungen sowohl auf Einguß (In) wie auf Ausguß (Ex) möglich. Es ist ferner möglich, Meßzylinder für Ein- und Ausguß zu justieren. Es befinden sich dann zwei entsprechend gekennzeichnete Marken übereinander.

8. Bei den genannten Meßgeräten (Pipetten, Büretten, Meßzylinder, Meßkolben) gilt, daß die bei der Prüfung zulässigen Fehler bei Justierung auf „Ausguß" zwei- bis dreimal so groß sein dürfen wie bei Justierung auf „Einguß".

Die bei der Prüfung zulässigen Eichfehlergrenzen befinden sich in Anlage 12 der Anlage zur Eichordnung (Anlageband zum Bundesgesetzblatt Teil I Nr. 43 vom 20. August 1988).

Volumenbestimmung mit Hilfe der Erzeugnisdichte. Das Volumen V eines Körpers hängt ab von seiner Dichte ρ_0 und seiner Masse m.

$$V = \frac{m}{\rho_0}, \text{ mit}$$

m = Masse in g,
ρ_0 = Dichte in g/ml bei 20 °C.

Ist die Erzeugnisdichte bekannt, so läßt sich aus dem Wägewert des Erzeugnisses das Erzeugnisvolumen wie folgt berechnen:

$$V = 0,99985 \cdot \frac{W}{\rho_0 - \rho_L}, \text{ mit}$$

W = der von einer Waage angezeigte Wert in g (Wägewert),
ρ_0 = Erzeugnisdichte in g/ml,
ρ_L = Luftdichte (0,0012 g/ml).

Die Gleichung berücksichtigt den Auftrieb des Erzeugnisses in Luft.

1.6 Dichtebestimmung

Die Dichtebestimmung erfolgt mit Hohlkörpern bekannten Volumens (*Pyknometer*), in die das Erzeugnis luftblasenfrei eingefüllt werden muß. Es werden sowohl Glas- als auch Metallpyknometer eingesetzt. Sie sind geeicht erhältlich. Die Dichte berechnet man wie folgt:

$$\rho_0 = 0,99985 \cdot W/V_0 + 0,0012 \text{ (g/ml), mit}$$

W = der von der Waage angezeigte Wert des Pyknometerinhalts in g (Wägewert),
V_0 = Volumen des Pyknometers bei 20 °C.

Die Konstanten berücksichtigen den Luftauftrieb für Gewichtsstücke der Dichte ρ_G = 8 g/ml. Die Dichtebestimmung muß bei 20 °C erfolgen.
Als weitere Dichtemeßgeräte dienen *Aräometer*. Bei der Justierung dieser Geräte wird bei undurchsichtigen Flüssigkeiten am oberen Wulstrand abgelesen und bei durchsichtigen Flüssigkeiten im Flüssigkeitsspiegel. Ferner ist die Oberflächenspannung einjustiert, d. h., die *Oberflächenspannung* der Flüssigkeit muß bekannt sein, um ein passendes Aräometer einsetzen zu können.
Da die Temperatur bei Dichtebestimmungen ein wichtiger Einflußfaktor ist, sollten die Skalenwerte der Thermometer mit denen der Aräometer wie folgt abgestimmt sein:

Skalenwert des Aräometers (g/ml)	Skalenwert des Thermometers mindestens (°C)
0,0002	0,2
0,0005	0,5
0,001	1
0,002	1

Nach dem Dichtewert eines Stoffes ist es in der Pharmazie üblich, die *relative Dichte* (d_{20}^{20}) anzugeben. Hierbei handelt es sich um das Verhältnis der Dichte des betreffenden Stoffes bei 20 °C zur Dichte von Wasser bei 20 °C. Ferner wird auch die *relative Dichte* (d_4^{20}) verwendet. Hierbei wird das Verhältnis Erzeugnisdichte bei 20 °C zur Wasserdichte von 4 °C in Relation gesetzt. Nähere Angaben hierzu enthält das DAB 9.

1.7 Eichrechtliche Vorschriften für Meßgeräte

Meßgeräte zur Bestimmung der Masse, des Volumens, des Druckes, der Temperatur, der Dichte oder des Gehalts müssen geeicht sein, wenn sie bei der Herstellung oder Prüfung von Arzneimitteln verwendet oder so bereitgehalten werden, daß sie ohne besondere Vorbereitung in Gebrauch genommen werden können (§ 3 Eichgesetz, EichG).
Für andere Meßgerätearten, die für die o. g. Bestimmungen nicht verwendet werden können, gibt es demnach keine Eichpflicht.
Keine Eichpflicht besteht bei der Herstellung und Prüfung von Arzneimitteln für:

- Meßgeräte bei der maschinellen Herstellung einzeldosierter Arzneimittel im Sinne des § 2 AMG,
- Temperatur- und Druckmeßgeräte, soweit sie nicht zur Bestimmung physikalischer Kennzahlen von Arzneimitteln verwendet werden,
- Meßgeräte bei der qualitativen Prüfung von Arzneimitteln, soweit sie nicht auch zur Ermittlung der quantitativen Zusammensetzung der Arzneimittel verwendet werden.

1.8 Eichrechtliche Vorschriften für Fertigpackungen

Fertigpackungen mit Arzneimitteln unterliegen bezüglich der Füllmengenanforderungen (Gesamtinhalt) dem Eichrecht (EichG, Fertigpackungsverordnung, FPV). Die Kennzeichnung der Arzneimittelbestandteile richtet sich nach dem AMG. Ob Arzneimittel nach Volumen oder Gewicht zu kennzeichnen sind, entscheidet der Hersteller. Lediglich bei Erzeugnisses in Aerosolform ist die Kennzeichnung nach Volumen verbindlich vorgeschrieben. An die Nennfüllmenge der einzelnen Fertigpackungen werden folgende Anforderungen gestellt:

- Einhaltung des Mittelwertes (alle Fertigpackungen müssen im Mittel die Nennfüllmenge (netto) enthalten - § 15 EichG,
- Einhaltung der Toleranzregelungen - § 22 und § 24 FPV, bei Nennfüllmengen unter 5 g oder ml gilt nur die Mittelwertforderung.

Die Abfüllung ist vom Hersteller zu kontrollieren und die Meßergebnisse sind aufzuzeichnen - § 27 FPV. Arzneimittel unterliegen nicht einer Grundpreiskennzeichnungspflicht. Demzufolge können beliebige Nennfüllmengenwerte benutzt werden.

2 Sensoren

J. HOCKE

2.1 Grundlagen[4]

Sensoren sind die „Sinnesorgane" der Meß- und Regeltechnik. Ganz analog zu den Sinnesorganen in biologischen Systemen haben sie die Aufgabe, Zustände der Umwelt zu erfühlen, d. h. die meist nichtelektrischen Meßgrößen in elektrische Signale umzuwandeln. Ein Sensor stellt somit eine Meßkette dar, bestehend aus dem eigentlichen *Fühler*, der mit dem Meßobjekt in Kontakt gebracht wird, und dem *Geber*, der die elektrische Ausgangsgröße erzeugt. Durch die enormen Fortschritte in der Halbleitertechnik hat sich das Spektrum der Sensorbauelemente gewaltig erweitert. Während man früher lediglich einfache Temperatursensoren zur Verfügung hatte, existiert heute eine unüberschaubare Vielfalt von Sensoren für beinahe jede physikalische Größe. Die folgende Auswahl berücksichtigt sowohl kommerziell erhältliche Sensorelemente als auch Neuentwicklungen; die Auswahl ist rein subjektiv getroffen und erhebt keinen Anspruch auf Vollständigkeit. Grundsätzlich kann man Sensoren in die zwei großen Gruppen der aktiven und passiven Sensoren einteilen: *Aktive Sensoren* erzeugen das Ausgangssignal unmittelbar. Sie geben ohne äußere Energiequelle elektrische Leistung ab. Diese Leistung muß vom Meßobjekt aufgebracht werden, das damit belastet wird. Daraus resultiert ein systematischer Meßfehler.

Wollte man beispielsweise mit Hilfe von aktiven Sensoren statische Messungen durchführen, also Meßwerte erfassen, die keiner oder fast keiner zeitlichen Änderung unterliegen, so wäre das überhaupt nur dann möglich, wenn im stationären Zustand ständig Leistung vom Meßobjekt an den Sensor abgegeben würde. Diese Bedingung ist z. B. bei einem Kraftaufnehmer nicht erfüllt. *Passive Sensoren* dagegen benötigen zum Betrieb eine äußere Energiequelle. Damit entfällt der beschriebene Leistungstransport. Die Rückwirkung auf das Meßobjekt läßt sich beliebig klein halten. Somit können statische Messungen durchgeführt werden. Die Meßgröße beeinflußt lediglich eine elektrische Größe, wie Widerstand, Kapazität, Induktivität usw.

Bei Meßgrößen, bei denen kein direkter Einfluß auf irgendeine elektrische Größe besteht, bleibt nur die Umformung über nichtelektrische Zwischengrößen. Bekanntestes Beispiel dafür ist der Beschleunigungsaufnehmer. Zwar wäre es denkbar, einen geeigneten Meßwert für die Beschleunigung durch zweimalige analoge Differentiation eines Wegsignales zu erhalten, doch wird dieses Verfahren in der Praxis nicht angewandt. Vielmehr führt man die Beschleunigungsmessung auf eine Kraftmessung zurück, oder man verwandelt noch ein zweites Mal in eine Wegmessung.

2.2 Optoelektronische Sensoren [1-10]

Optoelektronische Bauelemente haben die Eigenschaft, elektromagnetische Strahlung entweder zu emittieren, wenn ihnen Strom zugeführt wird, oder aber sie zu absorbieren und in elektrisch meßbare Größen umzuwandeln. Im ersten Fall handelt es sich um *Strahlungsemitter*, z. B. Lumineszensdioden, Laserdioden usw., im zweiten Fall um *Empfängerbauelemente*, wie Photodioden, Phototransistoren etc. Optoelektronische Sensoren verhalten sich im Gegensatz zu Strahlungspyrometern, die im wesentlichen die Gesamtheit der einfallenden Strahlung ohne Rücksicht auf ihre spektrale Zusammensetzung erfassen, selektiv. Ihre Empfindlichkeit ist abhängig von der Lichtwellenlänge. Somit richtet sich die Auswahl eines Sensors nach dem geplanten Einsatzgebiet, d. h. dem Wellenlängenbereich UV, Vis oder IR. Die früher verwendeten Vakuumröhren (Photozellen etc.) sind heute, von wenigen Ausnahmen abgesehen, fast ausschließlich durch Halbleitersensoren ersetzt. Dabei kommt der Photodiode die größte Bedeutung zu. Der Photowiderstand ist weitgehend verdrängt.

Licht

Photodiode und Photoelement.[1-5] Sie werden in elektronischen Schaltungen durch das Schaltzeichen in Abb. 1.3 dargestellt.
Von der elektrischen Betriebsart her unterscheidet man den *Diodenbetrieb*, d. h. mit angelegter Vorspannung, und den *Elementbetrieb* ohne Vorspannung. Für den Diodenbetrieb ist eine äußere Spannungsquelle erforderlich (Abb. 1.4).

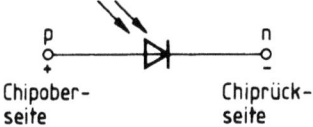

Chipober-
seite

Chiprück-
seite

Abb. 1.3. Schaltsymbol einer Photodiode bzw. eines Photo-
elementes, die wohl am häufigsten verwendeten lichtelektrischen Sensoren. Die Bezeichnungen weisen auf elektronenarme (p-) bzw. elektronenreiche (n-) Halbleiterschichten hin.
Aus[2]

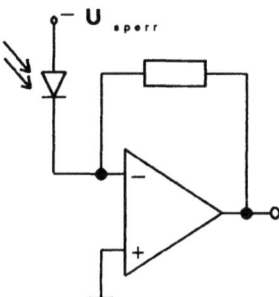

Abb. 1.4. Betriebsweise als Photodiode: Die Diode wird mit
der Sperrspannung U_{sperr} vorgespannt. Bei Beleuchtung fließt
ein lichtproportionaler Strom, der durch den Operationsverstärker in eine entsprechende Spannung gewandelt wird.
Nach[5]

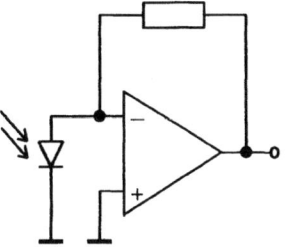

Abb. 1.5. Photoelementbetrieb: Die Photodiode wirkt als
lichtproportionale Stromquelle. Der Photostrom wird durch
den Operationsverstärker in eine proportionale Spannung gewandelt. Nach[5]

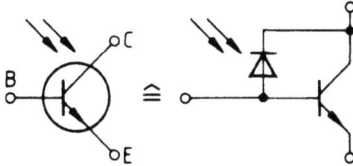

Abb. 1.6. Schaltzeichen und Ersatzschaltbild eines Photo-
transistors. B Basis-, C Kollektor-, E Emitter-Anschluß. Aus[2]

Bei absoluter Dunkelheit fließt lediglich ein minimaler temperaturabhängiger *Leck-* oder *Dunkelstrom*,
der bei Siliciumdioden in der Größenordnung einiger
pA bis nA liegt. Dadurch ist eine untere Grenze für die
erfaßbare Lichtintensität gegeben. Bei Beleuchtung
steigt der Strom stark an. Dieser *Photostrom* ist der Beleuchtungsstärke direkt proportional. Daher eignen
sich Photodioden sehr gut zu quantitativen Lichtmes-
sungen. In der Praxis wird dies bei Spektralphotometern angewandt.
Im Elementbetrieb wirkt die Photodiode als *Stromge-
nerator*, der die Strahlungsenergie in elektrische Energie umwandelt. Wird der äußere Stromkreis geschlossen, fließt ohne zusätzliche Spannungsquelle ein
Photostrom, was als photovoltaischer Effekt bezeichnet wird. Dieser Strom ist proportional zur Beleuchtungsstärke und zur beleuchteten Fläche. Die Leer-
laufspannung dagegen, d. h. die Potentialdifferenz
über der unbelasteten Photodiode ist flächenunab-
hängig und wächst annähernd logarithmisch mit der
Beleuchtungsstärke. Bei 1.000 Lux beträgt sie etwa
0,5 V. Die Betriebsweise einer Photodiode als lichtproportionale Stromquelle zeigt Abb. 1.5. Der Operationsverstärker hat die Aufgabe, den Photostrom in eine entsprechende Spannung zu wandeln.
Da das auftreffende Licht zunächst die oberste Halb-
leiterschicht durchdringen muß, UV-Licht dort aber
stark absorbiert wird, nimmt die Empfindlichkeit von
Siliciumphotodioden im kurzwelligen Bereich stark
ab.

Phototransistoren.[1-5] Wie das Ersatzschaltbild (Abb.
1.6) zeigt, kann man sich den Phototransistor aus der

Kombination eines Transistors mit einer Photodiode
aufgebaut denken. Dem Transistor kommt dabei die
Aufgabe zu, den Photostrom der Diode zu verstärken.
Ohne Beleuchtung fließt nur ein kleiner Rest- oder
Dunkelstrom, der sich aus dem Sperrstrom der Photodiode, multipliziert mit dem Stromverstärkungsfak-
tor β des Transistors ergibt. Bei Lichteinfall addiert
sich zu dem Sperrstrom der Photostrom hinzu. Beide
Ströme zusammen werden um den Faktor β verstärkt
und ergeben den Ausgangsstrom des Transistors.
Die Stromverstärkung β kann Werte zwischen 100
und etwa 500 annehmen. Ein Phototransistor zeigt damit eine 100 bis 500mal größere Empfindlichkeit als
eine vergleichbare Photodiode. Allerdings ist β seinerseits stromabhängig, so daß der lineare Zusammenhang zwischen einfallender Strahlungsintensität und
Kollektorstrom im Unterschied zur Photodiode nur
in einem sehr kleinen Bereich gegeben ist. Der Signal-
Rausch-Abstand liegt beim Phototransistor nicht
günstiger als bei der Photodiode, da der Sperrstrom
ebenso wie der Photostrom verstärkt wird.
Aufgrund ihrer hohen Empfindlichkeit werden Phototransistoren überwiegend in Lichtschranken zur Positionsbestimmung u. ä. eingesetzt.

Photomultiplier.[6,7] Während die Arbeitsweise der zuvor
beschriebenen Photohalbleiter auf dem *inneren photoelektrischen Effekt* beruht, nutzen Photomultiplier,
auch *Photo-Sekundärelektronen-Vervielfacher* genannt, den *äußeren photoelektrischen Effekt* aus. Vorläufer des Photomultipliers ist die heute nur noch
selten verwendete Vakuum-Photozelle: In einem
evakuierten Quarzglaskolben befinden sich zwei Elektroden, eine Photokathode sowie eine, um die Kathode
nicht abzuschatten, ringförmige Anode. Fällt nun
Licht durch den Anodenring auf die Kathode, werden,
sofern die Lichtenergie höher ist als die erforderliche

Austrittsarbeit, Elektronen aus dem Kathodenmaterial herausgelöst und zu der ca. 100 bis 200 V positiveren Anode hin beschleunigt. Es fließt ein Photostrom. Anders als bei den Photohalbleitern spielt sich dieser Effekt unmittelbar an der Kathodenoberfläche ab. Der Elektronenaustritt wird durch die höhere Energie der UV-Lichtquanten begünstigt, so daß Photozellen den Photohalbleitern in bezug auf die Empfindlichkeit im UV-Bereich überlegen sind. Damit wird verständlich, warum Spektralphotometer, die bis in den kurzwelligen UV-Bereich hinein messen sollen, noch bis vor wenigen Jahren ausschließlich mit Photozellen bzw. Photomultipliern ausgerüstet waren. Erst in jüngster Zeit sind auch für diesen Bereich ausreichend empfindliche Photohalbleiter auf dem Markt.

Bei genügend hoher Beschleunigungsspannung sind die auf die Anode prallenden Elektronen in der Lage, ihrerseits Sekundärelektronen aus dem Elektrodenmaterial herauszulösen. Damit pro auftreffendem Elektron möglichst viele solcher Sekundärelektronen emittiert werden, um also einen hohen *Sekundäremissionskoeffizienten* zu erzielen, beschichtet man die Anode mit Be-Cu- oder Sb-Cs-Legierungen. Die Sekundärelektronen werden ebenfalls beschleunigt und von einer weiteren Sekundäremissionselektrode, deren Potential wiederum ca. 100 V über dem der ersten Anode liegt, aufgenommen (Abb. 1.7).

Durch Kaskadierung mehrer solcher Sekundäremissionselektroden, man nennt sie hier *Dynoden*, erreicht man eine sehr hohe Stromverstärkung etwa um den Faktor 10^8, je nach Dynodenzahl und Gesamtbetriebsspannung. Die Betriebsspannung liegt im kV-Bereich. Mit Hilfe einer einfachen Spannungsteilerkette werden die erforderlichen Teilspannungen für die Dynoden erzeugt (Abb. 1.8).

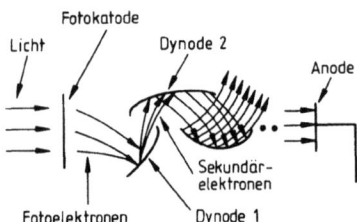

Abb. 1.7. Beschleunigte Photoelektronen lösen beim Auftreffen auf eine vorbeschichtete Elektrode eine größere Anzahl von Sekundärelektronen aus diesem heraus. Durch Aneinanderreihung (Kaskadierung) mehrerer solcher Sekundäremissionselektroden (Dynoden) läßt sich eine hohe Stromverstärkung erzielen. Aus[5]

Wegen ihrer hohen Stromverstärkung werden Photomultiplier überall dort eingesetzt, wo geringste Lichtmengen zu erfassen sind, also z. B. in Szintillationszählern oder in Densitometern zur Auswertung von Dünnschichtchromatogrammen.

IR-Strahlung

Pyroelektrische Detektoren.[8-10,19] Beim pyroelektrischen Effekt handelt es sich um eine in Ceylon und Indien bereits seit Tausenden von Jahren bekannte Erscheinung: wirft man Turmalinkristalle in Glutasche, so ziehen sie zunächst umliegende Ascheteilchen an, um sie kurz darauf wieder abzustoßen. Durch Kaufleute wurde diese Beobachtung zu Beginn des 18. Jahrhunderts zusammen mit den ersten Turmalinkristallen, die wegen dieser Eigenschaften auch *Ceylonsche Magnete* genannt wurden, nach Europa gebracht. Die elektrische Natur dieser Erscheinung besteht in einer Polarisierung der Kristallflächen beim Erhitzen. Die gleiche Polarisierung kann auch durch Druckeinwirkung erzielt werden. Diesen Effekt nennt man den *direkten piezoelektrischen Effekt*.

Lange Zeit galt der pyroelektrische Effekt als reine Laborkuriosität ohne praktische Nutzanwendung. Erst sehr spät erkannte man, daß er sich zum Bau von äußerst leistungsfähigen, robusten und dazu preiswerten Strahlungsdetektoren ausnutzen läßt. Besonders im fernen IR-Bereich sind derartige Detektoren allen anderen Nachweiseinrichtungen überlegen. Sie arbeiten ohne Kühlung und sind bei Raumtemperatur einsetzbar. Ihr Aufbau ähnelt dem eines Kondensators, nur daß hier ein bestimmtes Detektormaterial als Dielektrikum verwendet wird. Treffen IR-Strahlen auf dieses Material, so wird es polarisiert und induziert Ladungen auf den Kondensatorplatten.

Bei dem Dielektrikum eines Kondensators handelt es sich um einen Isolator, dessen Moleküle unter dem Einfluß eines elektrischen Feldes Dipolcharakter annehmen oder von vornherein Dipoleigenschaften besitzen. Ohne äußeres Feld sind diese Dipole völlig irregulär verteilt. Erst durch Anlegen eines elektrischen Feldes richten sich die Moleküle in Feldrichtung aus. Nach Abschalten des Feldes geht diese Ausrichtung völlig reversibel in den ungeordneten Zustand über. Bestimmte Materialien haben jedoch die Eigenschaft, diese Polarisation auch nach Abschalten des Feldes beizubehalten. Solche Stoffe nennt man *ferroelektrisch*. Sehr ausgeprägt ist dieser Effekt bei manchen Kristallen, wie z. B. Calcium- oder Bariumtitanat, Strontiumbariumniobat oder Triglycinsulfat. In jüngster Zeit werden metallisierte Polymerfolien aus Polyvinylidendifluorid (PVDF) eingesetzt.

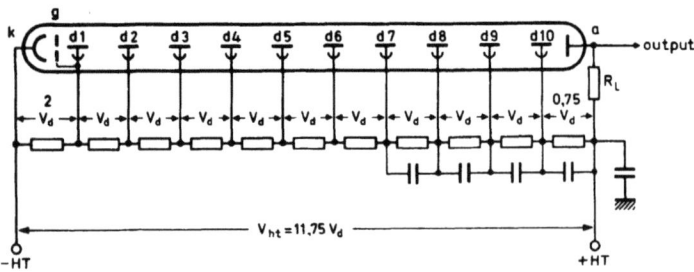

Abb. 1.8. Mit Hilfe eines mehrstufigen Spannungsteilers werden aus der Betriebshochspannung *HT* die einzelnen Dynodenspannungen V_d gewonnen. *k* Kathode, *g* Gitter, *a* Anode, *d*1 bis *d*10 Dynoden, R_L Anodenwiderstand. An der Anode wird das analoge Ausgangssignal abgegriffen. Aus[6]

Die Monomereinheit des PVDF besteht aus zwei Kohlenstoffatomen, an die jeweils zwei Wasserstoffatome und zwei Fluoratome gebunden sind. PVDF läßt sich also, was seinen Aufbau anbetrifft, zwischen den bekannten Polymeren Polyethylen (PE) und Teflon (Polytetrafluorethylen, PTFE) einordnen (Abb. 1.9).

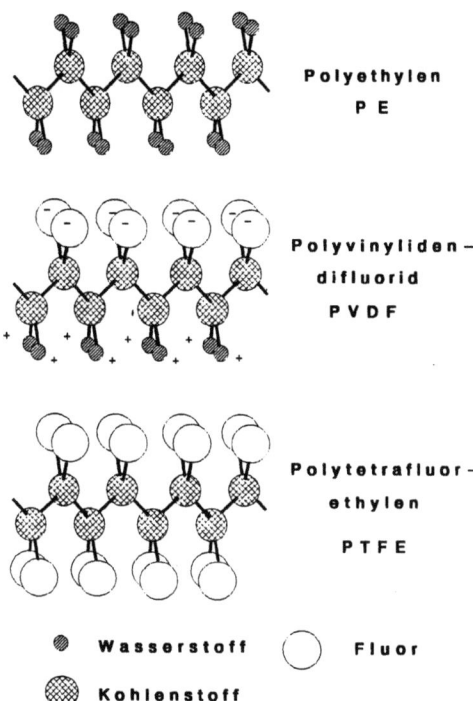

Polyethylen

P E

Polyvinyliden – difluorid

P V D F

Polytetrafluor – ethylen

P T F E

Wasserstoff   Fluor

Kohlenstoff

Abb. 1.9. Räumliche Anordnung der Atome im Polyvinylidendifluorid (PVDF) im Vergleich zu Polyethylen (PE) und Polytetrafluorethylen (PTFE). Nach[10]

Polarisiert wird entweder durch *Kodensatorpolung* oder durch *Koronapolung*. Im ersten Fall wird die Folie zwischen den Platten eines Kondensators oder den aufgedampften Elektroden einem elektrischen Feld einer Feldstärke von etwa 30 bis 200 MV/m ausgesetzt (Abb. 1.10). Die polarisierte Folie wird *Elektret* genannt.

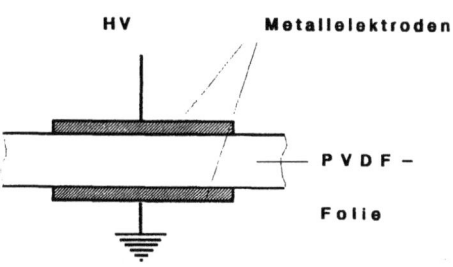

Abb. 1.10. Anordnung zur Polarisierung einer PVDF-Folie nach der Methode der Kondensatorpolung (s. Text). *HV* Hochspannung. Nach[10]

Die Polarisierungsdauer liegt dabei zwischen einigen Sekunden und einigen Tagen, je nach Feldstärke und Temperatur. Bei der *Thermoelektretmethode* (Polarisierung bei erhöhter Temperatur) wird die Folie erwärmt und im elektrischen Feld wieder abgekühlt.
Sehr hohe elektrische Feldstärken und damit kurze Polarisierungszeiten erreicht man mit der Koronapolung. Die Folie liegt dazu auf einer geerdeten Metallelektrode, über der sich eine Metallspitze unter hoher elektrischer Spannung befindet. Zwischen Spitze und Folie wird häufig noch eine Gitterelektrode eingeschoben, um einen gleichmäßigen Feldlinienverlauf zu erzielen (Abb. 1.11).

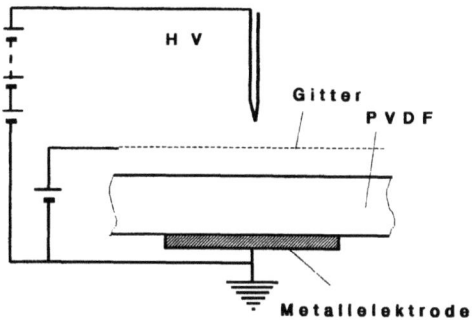

Abb. 1.11. Anordnung für die Koronapolung (s. Text). *HV* Hochspannung. Nach[10]

Oberhalb einer gewissen Temperatur, der sog. ferroelektrischen Curie-Temperatur, geht die Polarisation wieder verloren. Aber auch unterhalb dieser Temperatur zeigt die Polarisation eine meßbare Temperaturabhängigkeit, z. B. werden die Gitterabstände der Atome verändert, was sich in einer Änderung der elektrischen Polarisation äußert. Zur Ableitung der Ladungen bzw. Ladungsänderungen werden an gegenüberliegenden Flächen Elektroden angebracht. Pyroelektrische Detektoren reagieren nur auf Temperatur- oder Strahlungs*änderungen*.
PVDF-Folien zeigen außer dem erwähnten pyroelektrischen auch noch einen ganz ausgeprägten piezoelektrischen Effekt, so daß sie ebenso zur Kraft- und Druckmessung sowie in Mikrophonen oder Kopfhörern eingesetzt werden.

2.3 Sensoren für mechanische Größen

Der Begriff *mechanische Größen* beschreibt Größen, die die Beanspruchung eines Materials kennzeichnen, also Kraft, Drehmoment, Druck, mechanische Spannung und Dehnung – man bezeichnet sie auch als *kinetische Größen* – sowie die sog. *kinematischen Größen*, also Größen, die sich auf die Geometrie einer Struktur bzw. deren Veränderung, also Weg, Winkel, Position, Geschwindigkeit, Beschleunigung usw. beziehen.

Kraft[4,11-13,16]

Die genannten kinetischen Größen lassen sich alle auf dem Umweg über die Dehnung messen. Unter *Dehnung* versteht man ganz allgemein die relative Längenänderung einer Strecke. Erfolgt sie im Sinne einer Verlängerung, spricht man von positiver und im Sinne einer Verkürzung von negativer Dehnung oder Stauchung. Bei einer Längenänderung durch Einwirkung einer Kraft spricht man von mechanischer Dehnung, wird sie durch Temperaturänderung hervorgerufen, von Wärmedehnung. Um von der ursprünglichen Länge *l* des Körpers unabhängig zu sein, gibt man immer die relative Längenänderung an, die für jedes Teilstück gleich ist, und bezeichnet

$$\frac{\Delta l}{l} = \varepsilon \tag{1}$$

als die Dehnung ε.
Im Gegensatz zur *Deformation*, die die absolute Längenänderung beschreibt und demzufolge die Dimension *Länge* besitzt, handelt es sich bei der Dehnung ε um eine dimensionslose Größe.

Dehnungsmeßstreifen.[4,11-13,16] Das wohl verbreitetste Sensorelement zur Erfassung von Materialdehnungen ist der Dehnungsmeßstreifen (DMS), der in zahlreichen Varianten gebräuchlich ist. An erster Stelle sind die metallischen DMS zu nennen, daneben werden noch Halbleiter-DMS, Dünnfilm-DMS, kapazitive DMS, spannungsoptische DMS und andere verwendet. Beim metallischen DMS handelt es sich um einen Ohm-Widerstand, dessen Wert sich mit der jeweiligen Dehnungsbeanspruchung ändert.
Ein elektrischer Leiter besitzt den Widerstand *R*:

$$R = \frac{\rho \cdot l}{A} \tag{2}$$

ρ = spezifischer Widerstand,
l = Länge des Leiters,
A = Querschnitt des Leiters.

Wird dieser Leiter durch eine längs einwirkende Kraft um das Element Δl gedehnt (Abb. 1.12), so verringert sich gleichzeitig sein Querschnitt *A*:

$$\frac{\Delta A}{A} = -2\mu \cdot \frac{\Delta l}{l} = -2\mu \cdot \varepsilon \tag{3}$$

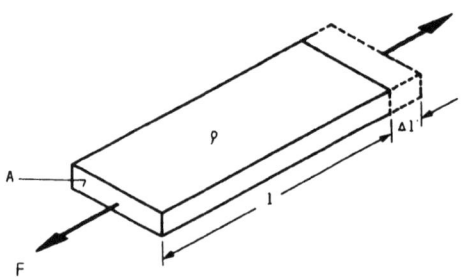

Abb. 1.12. Einfluß der Dehnung auf die Geometrie eines Leiterstreifens durch die Kraft *F*. *A* Querschnittsfläche, *l* Länge bzw. Δl Längenänderung, ρ spezifischer Widerstand des Streifens. Der besseren Übersichtlichkeit wegen wurde die Querkontraktion nicht eingezeichnet (s. Text). Aus[4]

Tabelle 1.3. Querkontraktionszahlen μ einiger Werkstoffe. Nach[11]

Werkstoff	(μ)
Aluminium-Legierungen	0,33
Columbium	0,38
Glas	0,22
Gummi	0,5
Gußeisen, grau	0,25
Inconel	0,29
Kupfer	0,33
Mangesium	0,35
Messing	0,33
Molybdän	0,32
Monel	0,32
Nickel	0,31
Platin	0,39
Rhenium	0,49
Silber, geglüht	0,37
Silber, hart	0,39
Stahl	0,28
Baustahl, warm gewalzt	0,26
17-7 PH	0,28
PH 15-7 Mo	0,28
Invar, 36 % Ni	0,29
XCrNi 18.9 (SS 304)	0,305
XCrNiMo 18.12 (SS 316)	0,33
Titan	0,34
Vanadium	0,36
Wolfram	0,284
Zircaloy 2	0,39

μ ist die sog. *Querkontraktionszahl.* Tab. 1.3 zeigt die Querkontraktionszahlen für verschiedene Metalle.
Mit der Beanspruchung des Materials ändert sich auch sein spezifischer Widerstand ρ, da die Beweglichkeit der freien Ladungsträger von der Gitterstruktur abhängt. Diesen sog. *piezoresistiven Effekt* zeigen Halbleitermaterialien, wie z. B. Germanium oder Silicium. Er ist bei diesen besonders ausgeprägt und überwiegt gegenüber dem der Längenänderung und Querkontraktion. Allerdings ist die Charakteristik stark nichtlinear, so daß der Proportionalitätsfaktor β nur bei sehr kleinen Werten von ε gilt:

$$\frac{\Delta \rho}{\rho} = \beta \cdot \varepsilon \tag{4}$$

Mit Hilfe der Fehlerfortpflanzungsrechnung läßt sich die relative Widerstandsänderung ermitteln:

$$\frac{\Delta R}{R} = \frac{\Delta \rho}{\rho} + \frac{\Delta l}{l} - \frac{\Delta A}{A} \tag{5}$$

$$\frac{\Delta R}{R} = \varepsilon \cdot \beta + \varepsilon + \varepsilon \cdot 2\mu \tag{6}$$

$$\frac{\Delta R}{R} = (\beta + 1 + 2\mu) \cdot \varepsilon = S_\varepsilon \cdot \varepsilon \tag{7}$$

Die Dehnungsempfindlichkeit S_ε wird in der Literatur auch häufig als *k*-Faktor bezeichnet.
Die Dehnungsempfindlichkeit sowie der Temperaturkoeffizient für verschiedene Materialien sind in Tab. 1.4 angegeben. So besitzt beispielsweise ein DMS aus Konstantan einen *k*-Faktor von 2,1. Negati-

Tabelle 1.4. Dehnungsempfindlichkeit S_ε und Temperaturkoeffizient α_{20} einiger Widerstandsmaterialien. Aus[4]

Material	Zusammensetzung	S_ε	α_{20} (‰/K)
Weicheisen		+4,2	+6,6
Nickel		-12	+4,6
Platin		+4,8	+3,9
Konstantan	45 % Ni, 55 % Cu	+2,1	±0,04
Iso-Elastic	36 % Ni, 52 % Fe, 8 % Cr + Mn, Si, Cu, Mo	+3,5	+0,2
Manganin	84 % Cu, 12 % Mn, 4 % Ni	+0,47	±0,02
Silicium (monokristallin)	je nach Dotierung	-150 bis +150	-1 bis -10

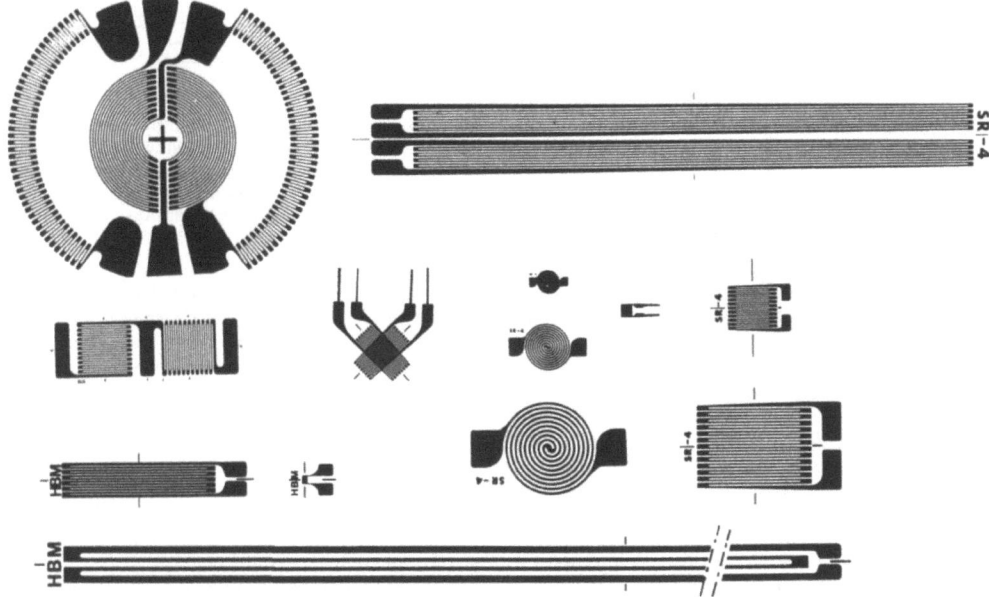

Abb. 1.13. Verschiedene Ausführungen von Dehnungsmeßstreifen. Nach[11,16,58]

ve k-Werte bedeuten, daß der Widerstand bei Stauchung des Materials zunimmt. Wegen des piezoresistiven Effektes hat Silicium eine extrem hohe Dehnungsempfindlichkeit.

DMS sind in zahlreichen Ausführungen im Handel (Abb. 1.13).

Früher verwendete man meist einen in eine Kunststoffolie eingebetteten oder zwischen zwei Papierlagen fixierten, mäanderförmig geführten Widerstandsdraht. Heute werden hauptsächlich Folienstreifen benutzt.

Die besondere Form der Leiterführung verleiht dem DMS eine Vorzugsrichtung mit maximaler Empfindlichkeit (Pfeilrichtung in Abb. 1.14). Senkrecht dazu liegt die Empfindlichkeit um ca. zwei Zehnerpotenzen niedriger. Dies wird erreicht, indem man die Zonen, die bei quer angreifenden Kräften gedehnt oder gestaucht werden, besonders dick auslegt.

Mit Hilfe eines Spezialklebstoffes werden diese Streifen auf dem Meßobjekt fixiert, wobei an den Kleber gewisse Anforderungen zu stellen sind. Zum einen muß er die elastischen Verformungen des Werkstük-

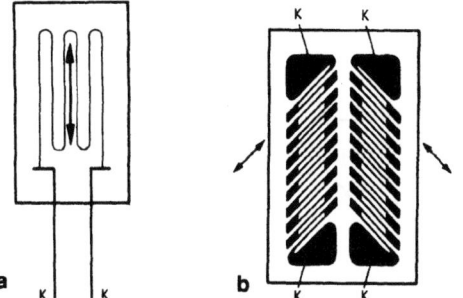

Abb. 1.14 a, b. Dehnungsmeßstreifen. **a** Gitterstreifen, **b** Folienstreifen als Gruppen-DMS zur Dehnungsmessung in zwei verschiedenen Richtungen; K Anschlüsse; die Pfeile zeigen die Richtung maximaler Dehnungsempfindlichkeit. Aus[4]

kes mitmachen ohne zu reißen, zum anderen darf er aber auch nicht plastisch verformbar sein, damit der DMS unter Belastung nicht kriecht. Eine dadurch bedingte Drift läßt sich mit dem Klebeverfahren leider nicht völlig ausschließen. Für Langzeitmessungen, bei denen sich eine solche Drift störend bemerkbar macht, schweißt man den DMS direkt auf das Material auf.

Der oben gezeigte Zusammenhang zwischen Dehnung und Widerstandsänderung ist nur im elastischen Bereich gültig. Die maximal zulässige Dehnung liegt bei ca. 10^{-3}. Oberhalb dieser Proportionalitätsgrenze treten irreversible Dehnungen auf. Das Material beginnt zu fließen. Strenggenommen weist die Kennlinie innerhalb des gesamten zulässigen Bereiches eine Abweichung von der theoretischen Linearität auf, die bei sehr kleinen Dehnungen allerdings häufig vernachlässigbar ist, sich andererseits aber auch leicht kompensieren läßt. Bei Halbleiter-DMS muß dagegen mit Abweichungen im %-Bereich gerechnet werden.

Eine weitere Fehlerquelle stellt die Temperaturabhängigkeit dar. Wie aus Tab. 1.4 ersichtlich, sind die Eigenschaften der verwendeten Widerstandsmaterialien alle mehr oder weniger temperaturabhängig. Dazu kommt noch die Wärmedehnung des Meßobjektes, die ebenso wie die zu messende Kraft auf den DMS übertragen wird. Sind beide Effekte gegenläufig, kompensieren sie sich selbst. Für einige gängige Applikationsmaterialien sind solche temperaturkompensierte DMS erhältlich, bei denen der erforderliche Temperaturgang durch die Wahl einer geeigneten Widerstandslegierung eingestellt ist.

Besser geeignet ist die passive Kompensationsmethode, bei der ein zweiter DMS senkrecht zu dem aktiven aufgebracht wird. Dieser unterliegt dem gleichen Temperatureinfluß, wird aber (fast) nicht durch die Meßgröße beansprucht (Abb. 1.15).

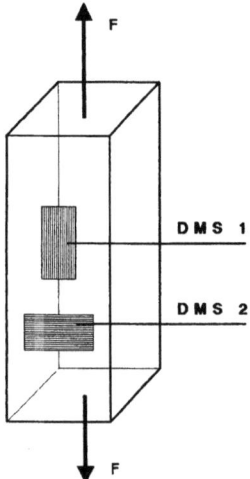

Abb. 1.15. Zur Kompensation des Temperatureinflusses werden zwei Dehnungsmeßstreifen (DMS) senkrecht zueinander am Meßobjekt befestigt. Durch die angreifende Kraft *F* wird nur ein DMS beeinflußt, durch Temperaturdehnung dagegen beide. Nach[12]

Differentialprinzip. Können an dem Prüfling zwei DMS so angeordnet werden, daß sie durch die einwirkende Kraft gegensinnig, durch Temperatureinwirkung jedoch gleichsinnig beeinflußt werden, erzielt man außer der beabsichtigten Temperaturkompensation als willkommenen Nebeneffekt eine größere Steilheit und höhere Linearität. Abb. 1.16 zeigt einen

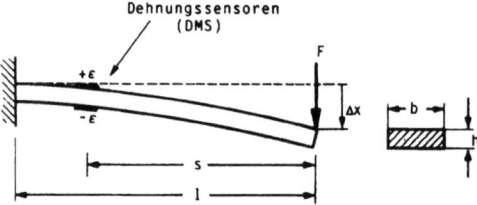

Abb. 1.16. Nach dem Differentialprinzip instrumentierter Biegebalken (Blattfeder). *l* Länge, *b* Breite und *h* Materialstärke der Blattfeder, *F* angreifende Kraft, *s* Plazierung der DMS vom Ende der Blattfeder aus gemessen, Δ*x* Auslenkung der Feder, ε positive bzw. negative Dehnung. Aus[4]

Biegebalken, der im Bereich größter Dehnung sowohl auf der Ober- als auch auf der Unterseite mit jeweils einem DMS versehen ist. Bei mechanischer Beanspruchung durch die Kraft *F* wird ein DMS gedehnt ($+\varepsilon$) und der andere gestaucht ($-\varepsilon$), während sich Temperaturdehnungen auf beide gleichsinnig auswirken. Schaltet man beide DMS zu einem Spannungsteiler zusammen, erhält man eine temperaturunabhängige Ausgangsspannung U_{a}, da das Teilerverhältnis bei Temperaturänderungen immer gleich bleibt. Im einfachsten Fall wird ein derartiger Spannungsteiler mit konstanter Gleichspannung gespeist.

Da die Änderung der Spannung U_{a} in der gleichen Größenordnung liegt wie die Widerstandsänderung der DMS, muß das Signal zur Weiterverarbeitung erst noch verstärkt werden. Dabei ist die Bandbreite des verwendeten Verstärkers ein wesentliches Kriterium. Soll die beschriebene Anordnung zu statischen Messungen benutzt werden, wird hierfür ein Gleichspannungsverstärker eingesetzt. Diesem kann jedoch U_{a} als Eingangssignal nicht direkt zugeführt werden, da U_{a} etwa halb so groß ist wie die Betriebsspannung des Spannungsteilers; die Widerstände beider DMS sind ja annähernd gleich groß. Diesem Spannungs*offset* ist das sehr kleine Nutzsignal überlagert. Bei gleichspannungsgekoppelten Verstärkerstufen würde dieser Offset ebenso verstärkt werden wie das Nutzsignal. Der Verstärker wäre damit völlig übersteuert, wenn der Offset nicht unmittelbar am Verstärkereingang gegenkompensiert würde.

Die Kompensation dieses Offsets erfolgt einfach über eine Differenzbildung. Mit Hilfe eines zweiten gleichdimensionierten Spannungsteilers wird die ursprüngliche Schaltung zur Wheatstone-Brücke ergänzt (Abb. 1.17).

Der zweite Spannungsteiler kann aus passiven Widerständen aufgebaut sein, er kann aber auch ebenfalls aus DMS bestehen. Je nachdem, wieviele aktive Elemente die Brücke enthält, unterscheidet man folgende Brückentypen (Abb. 1.18):

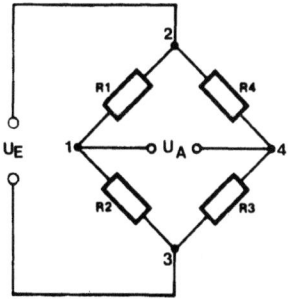

Abb. 1.17. Durch zwei Festwiderstände wird der Spannungsteiler zur Wheatstone-Brücke ergänzt. An den Punkten 2 und 3 der Brücke wird die Speisespannung U_E angelegt. An der Meßdiagonalen 1 und 4 entsteht die Ausgangsspannung U_A. Sie hängt vom Verhältnis der Einzelwiderstände $R1/R2$ und $R3/R4$ ab. Aus[12]

- Viertelbrücke (Abb. 1.18 a): ein aktiver DMS, ohne Temperaturkomensation;
- Zweiviertelbrücke (Abb. 1.18 b): zwei aktive DMS, ohne Temperaturkompensation, doppelte Empfindlichkeit;
- Halbbrücke (Abb. 1.18 c): zwei aktive DMS, mit Temperaturkompensation;
- Vollbrücke (Abb. 1.18 d): vier aktive DMS, mit Temperaturkompensation und doppelter Empfindlichkeit.

Benachbarte Elemente kompensieren dabei einander, diagonal angeordnete addieren sich bei gleichsinniger Beanspruchung. Abb. 1.19 zeigt als Beispiel einen mit vier DMS instrumentierten Stempel einer Tablettenpresse. DMS 1 und 3 dienen dabei der Kraftmessung, DMS 2 und 4 der Temperaturkompensation.

Ganz allgemein ist eine solche Brückenschaltung nicht nur auf vier Elemente beschränkt, sondern darüber hinaus beliebig erweiterbar. Abb. 1.20 zeigt einen dreiachsigen Kraft-Momenten-Sensor, wie er vom Institut für Automatisierung der Deutschen Forschungs- und Versuchsanstalt für Luft- und Raumfahrt e.V. (DFVLR) entwickelt wurde. Jede zwischen den Ringen übertragene Kraft und jedes Moment er-

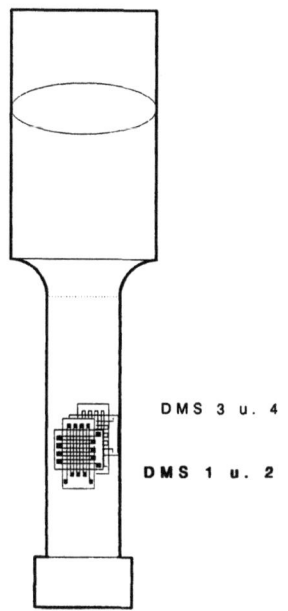

DMS 3 u. 4

DMS 1 u. 2

Abb. 1.19. Stempel einer mit vier DMS instrumentierten Tablettenpresse

zeugt ein Biegebelastungsmuster der Stützen und Speichen, das von acht DMS-Paaren erfaßt wird. Acht Halbbrücken liefern die Ausgangsspannungen U_1 bis U_8 (Abb. 1.21), aus denen mit Hilfe einer Auswerteelektronik die sechs Belastungsgrößen F_1, F_2, F_3, M_1, M_2, M_3 berechnet werden.

Durch ihre Eigenschaft, räumlich simultan auftretende Kräfte und Momente zu erfassen, spielen diese Kraft-Momenten-Sensoren in der Automatisierungstechnik eine wesentliche Rolle. So ist es z. B. möglich, einen Roboter mit der menschlichen Hand in allen sechs Freiheitsgraden zu kommandieren.

Rauschen und andere Störspannungen. Die Ausgangssignale von DMS-Brücken sind sehr klein und müssen daher hoch verstärkt werden. Dieser Verstärkung sind durch allgegenwärtiges Rauschen verschiedener

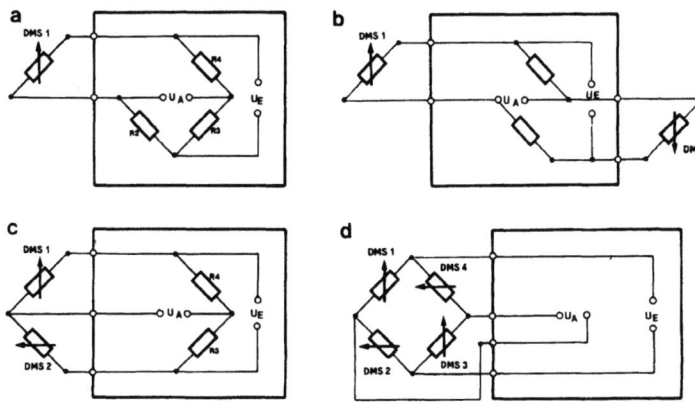

Abb. 1.18 a-d. Schaltung als **a** Viertel-, **b** Zweiviertel-, **c** Halb- und **d** Vollbrücke. Aus[12]

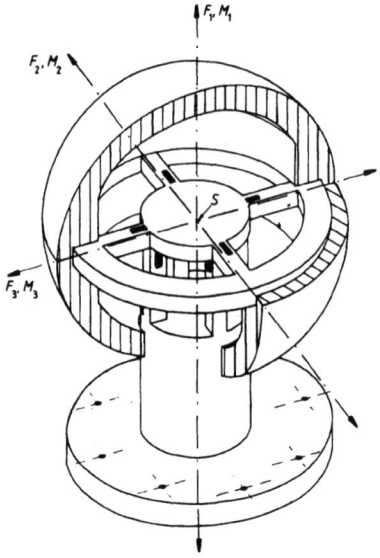

Abb. 1.20. Dreiachsiger Kraft-Momenten-Sensor. Die DMS sind an den Speichen und Stützen angebracht; F_1, F_2, F_3 Kräfte, M_1, M_2, M_3 Momente, S Achsen-Schnittpunkt. Aus[4,13,58]

Der piezoelektrische Effekt wurde außer an Turmalin auch an anderen Kristallen, wie z. B. K-Na-Tartrat, Quarz und verschiedenen polykristallinen Keramiken, wie Ba-Titanat, Pb-Zirkonat-Titanat oder auch Li-Niobat beobachtet. Ihr Vorteil gegenüber Quarz liegt in ihrer um mehrere Größenordnungen höheren Empfindlichkeit. Dafür haben sie aber einen höheren Temperaturkoeffizienten, außerdem weisen diese Materialien eine *Hysterese* auf, liefern also bei zunehmender bzw. abnehmender Krafteinwirkung unterschiedliche Meßwerte. Sie sind, im Gegensatz zu Quarz, ferroelektrisch, im polarisierten Zustand piezo- und pyroelektrisch, d. h. durch Temperaturänderungen werden zusätzliche Ladungen erzeugt. Quarz ist außerdem hysteresefrei. In jüngster Zeit werden Polymere, wie z. B. Polyvinylidendifluorid (PVDF) verwendet.

Piezoelektrische Bauelemente sind heute aus der modernen Technik nicht mehr wegzudenken. Schwingquarze zur Frequenzstabilisierung, Mikrophone, Kopfhörer, Hochtonlautsprecher, Tonabnehmer, Feuerzeuge, Homogenisatoren, Vernebler, Ultraschall-Reinigungsbäder und natürlich Meßwertaufnehmer für mechanische Größen sind nur einige Anwendungsbeispiele aus dem riesigen Spektrum.

Piezoelektrischer Effekt bei Quarz. Abb. 1.22 zeigt den vereinfachten Kristallaufbau eines SiO_2-Kristalls.

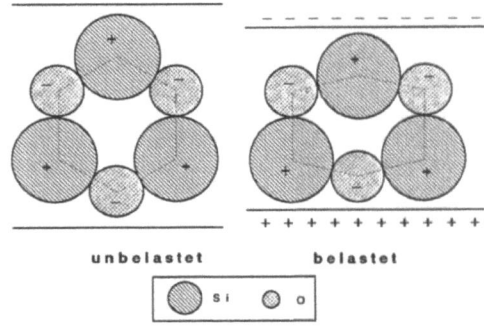

Abb. 1.22. Vereinfachter Kristallaufbau eines SiO_2-Kristalls. Durch Krafteinwirkung werden die negativen und positiven Gitterpunkte so verschoben, daß die Symmetrie gestört wird und sich eine Oberflächenladung aufbaut. Nach[17]

Ursachen Grenzen gesetzt. Neben thermischem Rauschen überlagern sich dem Nutzsignal zahlreiche periodische und aperiodische Störspannungen. Die Summe dieser Störspannungen kann mehrere Größenordnungen höher liegen als das eigentliche Nutzsignal. Ohne geeignete Maßnahmen, das Signal vom Rauschen zu trennen, wäre eine Auswertung in der oben gezeigten einfachen Art nicht sinnvoll.

Als Lösung bietet sich der *Lock-in-Verstärker* an, besser unter der Bezeichnung *Trägerfrequenzbrücke* bekannt, der in der Lage ist, Signale hervorzuheben, die völlig vom Rauschen überdeckt sind.

Piezoelektrische Kraftaufnehmer.[4,16,19,20] Bei den piezoelektrischen Sensoren handelt es sich im Gegensatz zu den passiv arbeitenden DMS um aktive Elemente, d. h. sie erzeugen direkt ein elektrisches Ausgangssignal, ohne daß hierzu eine Stromversorgung notwendig ist.

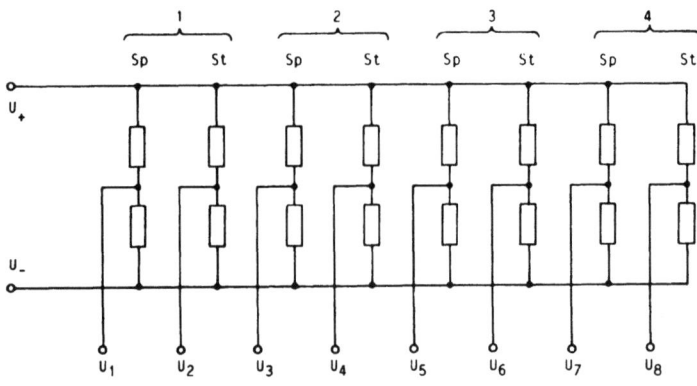

Abb. 1.21. Zusammenschaltung der Dehnungsmeßstreifen des Kraft-Momenten-Sensors nach Abb. 1.20; Sp Speichen, St Stützen. Aus[4]

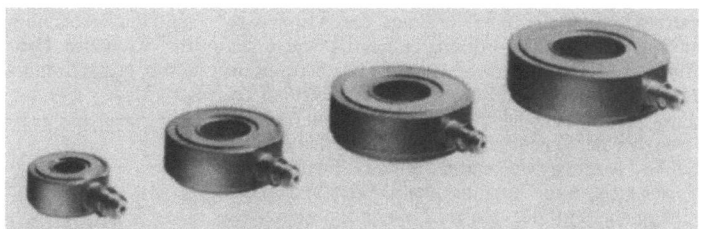

Abb. 1.23. Ringförmige piezoelektrische Kraftsensoren.
Aus[17], Photo: Fa. Kistler

Durch Krafteinwirkung werden die negativen Gitterpunkte gegenüber den positiven so verschoben, daß
das Gleichgewicht der Ladungen gestört wird. Dadurch baut sich eine Oberflächenladung auf, die
durch beiderseits aufgebrachte Elektroden abgeleitet
werden kann.
Welche Flächen sich jeweils aufladen, hängt vom Kristallschnitt ab. Baut sich die Ladung in Richtung der
einwirkenden Kraft auf, spricht man vom *Longitudi-
naleffekt*, steht das elektrische Feld senkrecht dazu,
vom *transversalen Piezoeffekt*. Daneben kommen
noch Scherungseffekte vor. Für Sensoranwendungen
wird meistens der longitudinale piezoelektrische Effekt ausgenutzt.
Abb. 1.23 zeigt piezoelektrische Kraftaufnehmer, wie
sie beispielsweise zur Messung von Preßkräften in Ta-
blettenpressen eingesetzt werden.
Wird ein Quarzkristallplättchen durch die Kraft F
belastet (Abb. 1.24), so resultiert eine elektrische Polarisation.

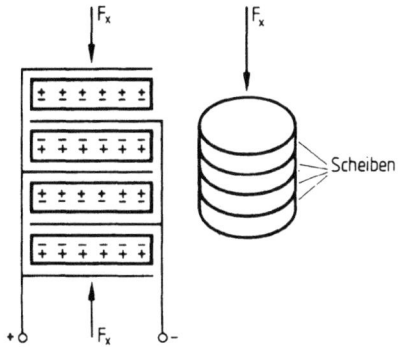

Abb. 1.25. Zur Erhöhung der Ladungsausbeute werden mehrere Quarzplättchen übereinander angeordnet und elektrisch
parallelgeschaltet. F_x einwirkende Kraft. Aus[20]

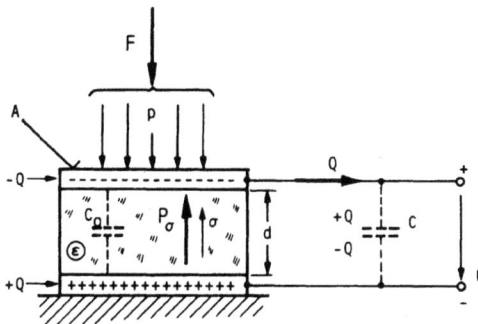

Abb. 1.24. Wirkungsweise eines piezoelektrischen Sensors. A
Oberfläche, C Leitungskapazität, C_0 Kapazität des Kristalls, d
Kristalldicke, ε Dielektrizitätskonstante, F Kraft, P_σ elektri-
sche Polarisation, σ mechanische Spannung, Q elektrische
Ladungskomponenten. U ist die an C auftretende elektrische
Spannung. Aus[4]

Wie sich mathematisch zeigen läßt[4], ist sowohl die
verschobene Ladungsmenge Q als auch die auftretende Spannung U an den Elektroden der einwirkenden
Kraft F proportional. Dabei ist es gleichgültig, wie
sich der Druck auf die Angriffsfläche verteilt. Als
Maß für die Kraft kann also sowohl Q als auch U verwendet werden. Um bei gleicher Fläche und einwir-
kender Kraft größere Ladungsmengen zu erzeugen,
also die Empfindlichkeit zu steigern, ordnet man viele

dünne Quarzplättchen übereinander an (Abb. 1.25).
Dabei werden immer Elektroden mit gleichnamiger
Ladung zusammengeschaltet.
Die klassische Methode, um aus einem Ladungssignal eine Spannung zu machen, stellt der *Ladungsverstärker* dar. Der Begriff, obwohl in der Literatur immer wieder verwendet, ist unglücklich gewählt. Hier
wird keine Ladung verstärkt, d. h., es wird nicht aus einer kleinen Ladung eine größere gemacht, sondern
das Ladungssignal wird in eine proportionale Spannung gewandelt. Somit sollte man einen derartigen
Meßsignalumformer besser als *Q/U-Wandler* bezeichnen. Sein Umsetzungsfaktor wird in V/nC bzw.
V/pC angegeben.
Das Prinzipschaltbild eines *Q/U* -Wandlers zeigt
Abb. 1.26. Es handelt sich dabei um einen analogen

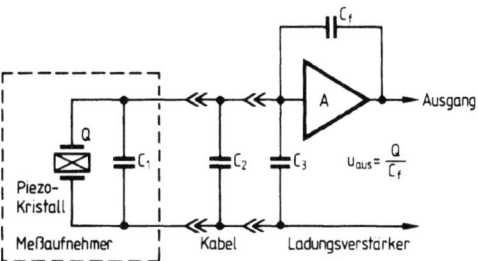

Abb. 1.26. Schaltbild eines Ladungsverstärkers. A Operationsverstärker, C_1 Kapazität des Quarzes, C_2 Kabelkapazität,
C_3 Eingangskapazität des Verstärkers, C_f Integrationskondensator. Aus[20]

Integrierer. Als Operationsverstärker kommen nur extrem hochohmige Typen in Frage, deren Eingangsströme in der Größenordnung einiger fA liegen. Der Eingang des Operationsverstärkers A liegt virtuell auf Massepotential, so daß die vom Quarz erzeugte Ladung quantitativ abgeleitet wird. Es fließt ein Entladestrom. Da der Verstärker im Idealfall einen unendlich hohen Eingangswiderstand besitzt, fließt dieser Strom nicht in die Eingangsklemme des Verstärkers hinein, sondern lädt den im Gegenkopplungszweig liegenden Integrationskondensator auf die Spannung U_C auf. An den Kondensator werden hohe Anforderungen bezüglich des Isolationswiderstandes und des thermischen Verhaltens gestellt. Für die Ausgangsspannung U_a gilt:

$$U_a = U_C = \frac{Q}{C_f} \qquad (8)$$

Da die Kapazität des Integrationskondensators C_f konstant ist, ist U_a direkt proportional Q und damit ein Maß für die auf den Piezosensor einwirkende Kraft. Die Größe der Kapazität von C_f bestimmt die Empfindlichkeit des Umsetzers. Die Ausgangsspannung U_a des Operationsverstärkers ist niederohmig und läßt sich ohne Probleme weiterverarbeiten.

Für die Methode der *Spannungsauswertung* wird der Quarzaufnehmer über ein hochisolierendes, verlustarmes Anschlußkabel mit einem extrem hochohmigen Verstärker (Spannungsfolger) verbunden, der eine niederohmige Ausgangsspannung liefert, die dann leicht weiterverstärkt werden kann. Allerdings ist diese Art der Signalverarbeitung problematisch (Abb. 1.27).

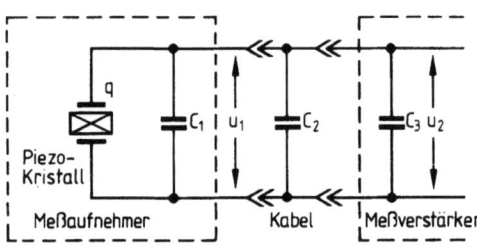

Abb. 1.27. Schaltung für Spannungsbetrieb (s. Text). Aus[20]

Der Quarzkristall mit den beiden Elektroden stellt einen Kondensator mit der Kapazität C_1 dar. Zu dieser addiert sich die Kapazität C_2 des Anschlußkabels sowie die Eingangskapazität C_3 des nachfolgenden Meßverstärkers. Der Zusammenhang $U = Q/C$ macht deutlich, daß U von der Summe aller beteiligten Kapazitäten abhängt. Je kleiner dabei die Gesamtkapazität ist, desto höher ist die Empfindlichkeit. Gerade die Kabelkapazität kann aber je nach Versuchsaufbau variieren (Länge des Kabels, anderer Kabeltyp etc.), so daß jede Änderung des Aufbaus und der elektrischen Verschaltung eine Kalibrierung der gesamten Anlage nötig macht.

Umgehen läßt sich das Problem dadurch, daß man einen geeigneten Feldeffekttransistor (FET) als Span-

nungs- oder *Sourcefolger* (Drain, Source und Gate sind die Bezeichnungen der Transistoranschlüsse) in das Gehäuse des Meßwertaufnehmers integriert (Abb. 1.28). Damit ist die Verbindung zwischen Sen-

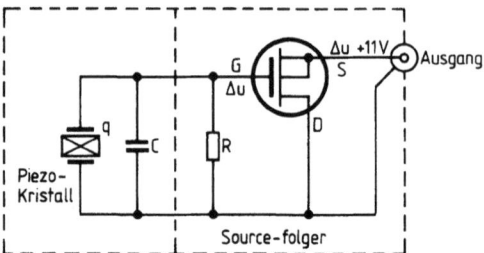

Abb. 1.28. Schaltung eines Piezosensors mit integriertem Feldeffekttransistor. Der an dem Arbeitswiderstand R auftretende Spannungsabfall ΔU ist gleich der Gate-Spannung (G) und damit auch gleich der Source-Spannung (S). Die Verstärkung ist 1, die Ausgangsspannung ist niederohmig. Aus[20]

sor und erster Verstärkerstufe mit allen interessierenden Kapazitäten vom Hersteller vorgegeben, so daß der Zusammenhang zwischen erzeugter Ladungsmenge und abgegebener Spannung vom weiteren Versuchsaufbau unabhängig ist (ICP-Konzept vom PCB-Piezotronics Inc., ICP = Integrated Circuit Piezoelectric).

Für die Weiterverarbeitung liefert der Piezosensor mit integriertem FET die gewünschte niederohmige Ausgangsspannung ($< 100\,\Omega$), die damit unempfindlich gegen äußere Störeinflüsse ist.

Druck

Piezoresistive Drucksensoren.[4,14-18] In vielen Bereichen der industriellen Meßtechnik werden heute monolithische Absolut- oder Differenzdruckaufnehmer eingesetzt, die den piezoresistiven Effekt ausnutzen. Kernstück eines solchen Sensors ist ein ca. 2,5 x 2,5 mm^2 großer Siliciumchip aus n-leitendem Material. In dieses Substrat wird durch Dünnätzen einseitig eine Vertiefung eingeätzt (kreisförmig oder in Form eines langgezogenen Rechtecks oder Quadrates), so daß eine dünne Druckmembran stehenbleibt. Dicke und Form dieser Membran bestimmen die Empfindlichkeit des Sensors. Unter Druckeinwirkung (einseitig = Absolutdruck, beidseitig = Differenzdruck) verformt sich die Membran (Abb. 1.29). Dabei werden die äußeren Bereiche auf der Membranoberseite gedehnt, während es im inneren Bereich zu einer Stauchung kommt. Dazwischen liegt ringförmig eine Zone ohne Deformation. Durch Ionenimplantation ist in die Oberseite der Membran als dehnungsempfindliches Element eine p-leitende Widerstandsbahn in Form eines gestreckten Ringes eindiffundiert. Diese Widerstandsbahn bildet mit der Membran eine monolithische Einheit, so daß das bei aufgeklebten DMS unvermeidliche Kriechen nicht auftritt. Im Bereich der spannungsneutralen Zone ist diese Bahn an vier Stellen kontaktiert, so daß sich vier zusammenhängende Teilwiderstände ergeben, die als Wheatstone-Brücke arbeiten.

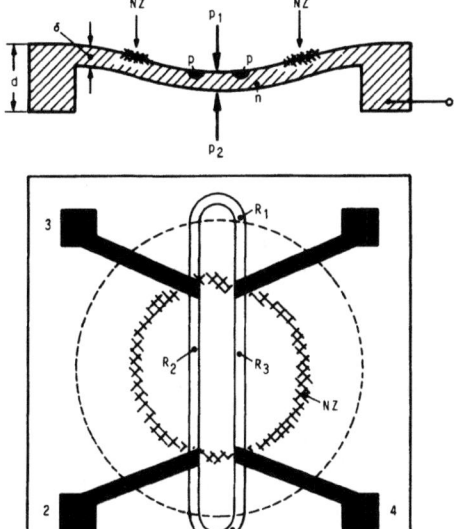

Abb. 1.29. Prinzipieller Aufbau eines monolithischen Differenzdrucksensors; 1 bis 4 Anschlüsse, d Dicke des Siliciumsubstrates, δ Dicke der Druckmembran, n,p n- bzw. p-dotiertes Silicium, NZ spannungsneutrale Zone, p_1, p_2 angreifende Drücke, R_1 bis R_4 Teilwiderstände. Aus[4]

Werden im gezeigten Beispiel R_1 und R_4 gedehnt, werden R_2 und R_3 in gleichem Maße gestaucht. Die Vollbrücke arbeitet also exakt gegenläufig, wobei eine druckproportionale Ausgangsspannung entsteht. Die Brücke kann mit Gleich- oder Wechselspannung betrieben werden. Wird die Speisespannung bei 1 und 2 zugeführt, steht die Diagonalspannung bei 3 und 4 an.
Abb. 1.30 zeigt einige praktische Ausführungsformen. Die erhältlichen Sensoren erstrecken sich über einen sehr weiten Druckbereich. Je nach Bauform sind sie für die verschiedensten Medien geeignet. Ungeschützte Sensorchips lassen sich nur in einer trockenen, nichtaggressiven Atmosphäre einsetzen. Für aggressive Gase oder Flüssigkeiten ist eine Trennmembran zum Schutz des Chips vorgesehen, wobei das Volumen zwischen Chip und Trennmembran mit einer inerten Flüssigkeit, z. B. Siliconöl, gefüllt ist.

Drehmoment[16]

Die Messung von Drehmomenten ist immer dann wichtig, wenn es gilt, die Belastung einer Antriebswelle zu erfassen. Dabei sind die Meßverfahren recht unterschiedlich. Häufig wird z. B. die Torsion gemessen. Dazu sind speziell ausgerichtete DMS-Meßgitter im Handel, die im Winkel von 45° gegen die Achsrichtung aufgebracht werden. Die Übertragung der elektrischen Meßwerte erfolgt entweder über Schleifringe (Kollektoren) oder über ein Telemetriesystem.
Abb. 1.31 zeigt einen berührungslosen Drehmoment-

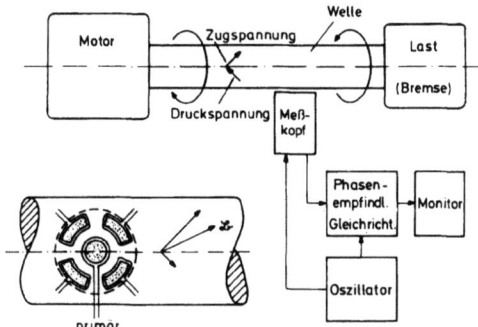

Abb. 1.31. Berührungsloser Drehmomentsensor, der die Torsion einer Welle über die damit verbundene Änderung der magnetischen Permeabilität mißt (Bild der Fa. AEG). Aus[16]

sensor zur Erfassung von Drehmomenten in Stahlwellen. Ein halber Ferrit-Schalenkern ist zentral mit einer Primärwicklung versehen, die als Erregerspule dient. Auf den vier Jochsegmenten sind Sekundärwicklungen angebracht. Die vier Spulen sind zu einer Brücke zusammengeschaltet und mit der üblichen Auswerteelektronik (Lock-in-Verstärker) verbunden. Auf der Oberfläche einer Welle, die ein Drehmoment überträgt, bauen sich Zug- und Druckspannungen auf. Diese Vektoren stehen senkrecht aufeinander und bilden mit der Achsrichtung einen Winkel von 45°. Mit diesen mechanischen Spannungen sind magnetische Permeabilitätsänderungen verknüpft. Der Sensor wird so justiert, daß die gegenüberliegenden Spulen um 45° gegen die Achsrichtung verdreht sind. Die Primärspule wird mit ca. 100 kHz erregt. Ohne Drehmoment breitet sich das Magnetfeld in der Welle

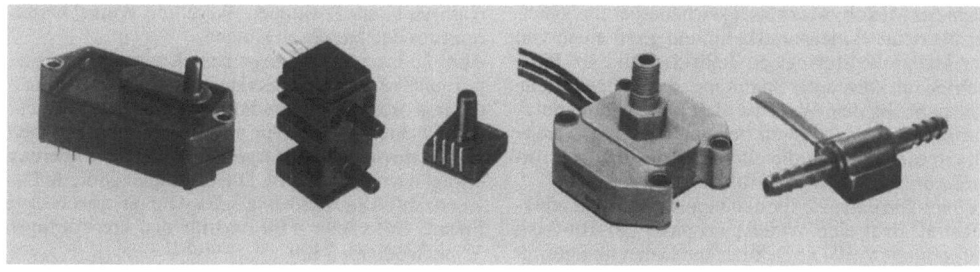

Abb. 1.30. Einige Ausführungsformen piezoresistiver Drucksensoren. Aus[15]

nach allen Richtungen gleichmäßig aus. Somit sind auch die in den äußeren Spulen induzierten Wechselspannungen gleich groß. Da die Spulen paarweise gegeneinandergeschaltet sind, ist die resultierende Ausgangsspannung null.

Das ändert sich, sobald die Welle mit Zug- und Druckspannungen belastet wird. Die unterschiedliche Permeabilität in den betrachteten Richtungen führt zu unterschiedlichen induzierten Spannungen in den vier Spulen. Es resultiert eine Brückenausgangsspannung als Maß für das Drehmoment.

Der Sensor ist unempfindlich gegenüber Temperaturschwankungen, arbeitet berührungslos im Abstand von 0,5 bis 1 mm und erfordert dadurch bei seiner Montage keinen Ausbau der Welle.

Position

Grenzwertmelder. Häufig genügen zur Positionsbestimmung sog. Grenzwertmelder, die lediglich ein Ja-Nein-Signal erzeugen. Im einfachsten Fall sind das Miniaturschalter, die z. B. von auf einem Fließband vorbeilaufenden Werkstücken betätigt werden und so den weiteren Produktionsablauf steuern. Von dieser rein mechanischen Art und Weise wird jedoch nur noch in Ausnahmefällen Gebrauch gemacht.

Das wohl verbreitetste Prinzip ist die berührungslos arbeitende *Lichtschranke.* Sie besteht aus einem optischen Sender (vorwiegend Leuchtdiode LED bzw. IR-LED) und einem entsprechenden Empfänger (Photodiode). Beide sind meist im selben Gehäuse untergebracht, einmal direkt gegenüber als *Gabellichtschranke,* deren Lichtstrahl vom Objekt unterbrochen wird, oder nebeneinander als *Reflexlichtschranke.* Im letzen Fall muß der zu registrierende Gegenstand ein ausreichendes Reflektionsvermögen besitzen. In ähnlicher Weise funktionieren auch optoelektronische Niveausonden zur Füllstandskontrolle.

In den Fällen, in denen eine einfache Ja-Nein-Entscheidung zur Positionserkennung nicht ausreicht, sondern eine kontinuierliche Information über Position, Positionsveränderungen, Wege und Winkel gefordert ist, werden lineare Wegsensoren mit unterschiedlichem Arbeitsprinzip eingesetzt.

Weg, Winkel

Potentiometrische Sensoren.[4,22,23] Das Potentiometerprinzip stellt das wohl einfachste und kostengünstigste Verfahren dar, Weg- oder Winkelinformationen in elektrische Signale umzusetzen. Abhängig von der Lage des Meßobjektes bewegt sich hierbei ein Schleifer über eine Widerstandsbahn und greift einen von der Meßgröße abhängigen Teilwiderstand ab. Beim Betrieb mit konstanter Spannung ist die abgegriffene Teilspannung dem Weg bzw. dem Winkel direkt proportional. Am längsten bekannt sind gewickelte Drahtpotentiometer, die allerdings die heutigen Anforderungen nicht mehr erfüllen.

Cermet-Potentiometer bestehen aus einem Keramiksubstrat, dem eine Widerstandspaste auf Ru-Basis aufgesintert wird. Die elektrischen Daten sind gut, allerdings nutzen sich die Schleifer auf der sehr harten und rauhen Widerstandsbahn schnell ab.

Durchgesetzt haben sich *Leitplastik-Potentiometer.* Hierbei wird auf ein elastisches Filmmaterial eine Harz-Graphit-Mischung aufgetragen und thermisch gehärtet. Leitplastik-Film-Potentiometer stehen hier stellvertretend für andere Leitplastik-Technologien.

Induktive Wegsensoren.[24,25] Den prinzipiellen Aufbau induktiver Wegsensoren, sog. *LVDT* (LVDT = Linear Variable Differential Transformer), zeigt Abb. 1.32. Es handelt sich um einen Transformator mit einer Primär- und zwei identischen, gegeneinandergeschalteten Sekundärwicklungen. Über einen verschiebbaren Eisenkern wird die Kopplung zwischen der Primär- und den beiden Sekundärspulen verändert. Steht der Eisenkern genau in der Mitte, werden genau gleiche Sekundärspannungen induziert, jedoch mit umgekehrter Phasenlage. Damit heben sich beide Spannungen auf (Nullposition). Wird der Kern nun nach einer Seite hin verschoben, werden die Sekundärspannungen ungleich. Die resultierende Ausgangsspannung ist damit ein Maß für die Strecke, um die der Eisenkern verschoben wurde. Aus der Phasenlage ergibt sich die Bewegungsrichtung. Wie man Abb. 1.32 leicht entnehmen kann, ist die induzierte

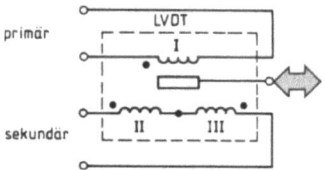

Abb. 1.32. Prinzipieller Aufbau eines induktiven Wegaufnehmers (LVDT). I Primärspule, II und III Sekundärspulen. Die Punkte kennzeichnen jeweils den Wicklungsanfang. Aus[25]

Spannung von Wicklung II phasengleich mit der Primärspannung, da die Wicklungsanfänge - in der Zeichnung durch Punkte markiert - auf derselben Seite liegen. Die Spannung der Wicklung III ist jedoch um 180° phasenverschoben. Hier liegen die Wicklungsanfänge auf entgegengesetzten Seiten. Beim Nulldurchgang des Kernes findet also ein *Phasensprung* statt.

Digitale Optometer.[26,27] Eine neue Produktgruppe auf dem Halbleitersektor stellen die *LAE* (Large Area Electronics) dar. Es handelt sich um großflächige Halbleiterbauelemente, mit denen es möglich ist, lineare oder kreisförmige Photodiodenstrukturen zu realisieren, um Positionen, Wege und Winkel berührungslos detektieren zu können.

Abb. 1.33 zeigt eine Längs- bzw. Kreisanordnung eines solchen digitalen Detektors. Er besteht aus parallel angeordneten Photodiodenstreifen mit abwechselnd lichtempfindlichen und lichtunempfindlichen Zonen, die schraffiert dargestellt sind. Die Codierung erfolgt nach dem sog. BCD-Code (binär codierte Dezimalzahl). Die Auflösung beträgt für das abgebildete lineare Optometer 4 Bit und für den kreisförmigen Winkelcodierer 5 Bit.

Bewegt sich eine spaltförmige Lichtquelle über dieser Anordnung, liegen an den Ausgangsleitungen die ent-

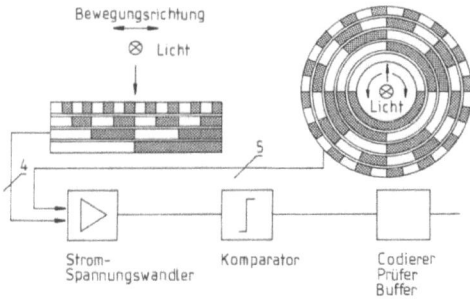

Abb. 1.33. Digitales Optometer zur berührungslosen Längen- bzw. Weg- und Winkelmessung (s. Text). Aus[26,27]

sprechenden Bit-Muster an. Ein bei Bedarf nachge-schalteter Digital-Analog-Wandler liefert ein orts-abhängiges Spannungssignal. Die Codierung ist ein-deutig, so daß sich sowohl die Position als auch der Weg und die Bewegungsrichtung leicht erkennen las-sen.

PSD-Sensoren.[21,27] Eine Alternative zum digitalen Optometer stellen die optischen Silicium-Postions-Detektoren, PSD (= Position Sensitive Detector), dar. Sie sind in ein- oder zweidimensionaler Ausfüh-rung erhältlich. Ein PSD ist prinzipell wie eine groß-flächige Diode aufgebaut (Abb. 1.34). Die p- und

lassen sich berührungslos Wege, Winkel, Positionen, Entfernungen und Füllstände von pulverigen Gütern überwachen. PSD werden z. B. in Autofocus-Kame-ras zur automatischen Entfernungseinstellung ver-wendet.

Magnetfeldsensoren.[28-33] *Hall-Generatoren* und *Feld-platten* zählen neben DMS-Aufnehmern zu den am vielseitigsten einsetzbaren Sensoren. Ihre Anwen-dung erstreckt sich auf alle physikalischen Größen, die in einem direkten Zusammenhang mit der magne-tischen Flußdichte stehen. Indirekt lassen sich die me-chanischen Größen Weg, Winkel, Position, Drehzahl, Geschwindigkeit etc. mit ihnen erfassen, wobei die Umsetzung in ein elektrisches Signal über das Ma-gnetfeld erfolgt.

Die Funktionsweise beider Sensorfamilien basiert auf dem *Hall-Effekt*, der sich seinerseits aus der *Lo-rentz-Kraft* erklären läßt: Ein Magnetfeld übt auf ein sich bewegendes Elektron eine Kraft aus, deren Vek-tor senkrecht zur Bewegungsrichtung und senkrecht zur Richtung der magnetischen Feldlinien steht. Läßt man einen Strom I durch eine bandförmige Leiterfo-lie fließen, die senkrecht von einem Magnetfeld B durchsetzt wird, so werden die Ladungsträger durch diese Lorentz-Kraft seitlich abgelenkt und an einem Rand der Folie angehäuft. Zwischen diesem und dem gegenüberliegenden Rand, also senkrecht zur Stromrichtung, entsteht ein Potentialunterschied, die *Hall-Spannung* U_H (Abb. 1.35). Sie ist proportional

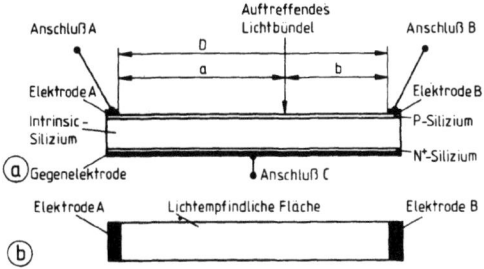

Abb. 1.34. Aufbau eines optoelektronischen Positionsdetek-tors (PSD) für lineare Messungen. Die Enden der lichtempf-findlichen Strecke D sind mit den Elektroden A und B verse-hen. Die Rückseite ist über die gesamte Fläche kontaktiert und dient als Gegenelektrode. Aus[21,27]

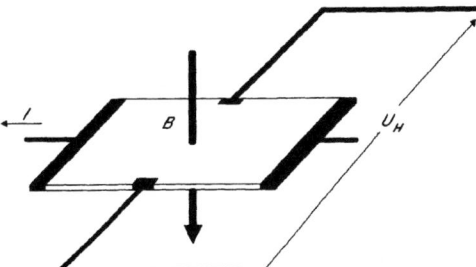

Abb. 1.35. Funktionsprinzip eines Hall-Sensors (s. Text). Nach[32]

(oder) n-Schicht haben einen hochkonstanten Flä-chenwiderstand. Sie sind an zwei oder vier Kanten mit ein bzw. zwei Elektrodenpaaren kontaktiert. Ein zwi-schen Elektrode A und B auftreffender Lichtpunkt löst einen Photostrom aus, der sich in die Teilströme I_A und I_B aufteilt. Da der Flächenwiderstand der Schicht einheitlich ist, ist die Höhe jedes Teilstroms abhängig von der Entfernung des Lichtpunktes von der jeweiligen Elektrode. Somit läßt sich durch eine relativ einfache Analogrechnerschaltung zu jedem Zeitpunkt die genaue Lage des Lichtpunktes zwi-schen den Elektroden ermitteln.

In der Praxis wird auf dem zu erfassenden Objekt ein Lichtpunkt abgebildet. Ein PSD mit vorgeschalteter Optik registriert die Bewegungen. Auf diese Weise

zur magnetischen Flußdichte. Ein Hall-Generator benötigt damit vier Anschlüsse. Als magnetfeldsensi-tive Materialien werden verschiedene Halbleiter ein-gesetzt.

Die *Feldplatte* nutzt einen weiteren durch die Lorentz-Kraft bewirkten Effekt aus. Durch die Querablen-kung der Ladungsträger wird nämlich gleichzeitig die tatsächliche Wegstrecke, die sie von der Eintrittselek-trode bis zur Austrittselektrode zu durchlaufen haben, länger und der verfügbare Leiterquerschnitt kleiner. Als Folge davon steigt der elektrische Widerstand an, ohne daß jedoch der spezifische Widerstand des Ma-terials beeinflußt wird.

Im Betrieb werden die Magnetfeldsensoren einem magnetischen Vorspannfeld ausgesetzt, das z. B. durch einen kleinen Permanentmagneten erzeugt wird. Bei Annäherung eines weichmagnetischen Körpers (Eisenteil) wird das vorgegebene Magnetfeld beeinflußt. Auf diese Weise lassen sich berührungslos Drehzahlen und Geschwindigkeiten ermitteln. Zur Messung linearer Positionen und Wege wird die Bewegung eines Permanentmagneten erfaßt.

Geschwindigkeit, Drehzahl

Zur Messung dieser Größen werden indirekt arbeitende Sensoren eingesetzt, d. h. primär werden andere Größen gemessen, aus denen dann auf die Geschwindigkeit oder die Drehzahl rückgeschlossen werden kann. Wegen ihrer Verschleißfreiheit sind berührungslose Meßsysteme von besonderer praktischer Bedeutung.
Die einfachste Methode zur Geschwindigkeits- oder Drehzahlmessung arbeitet mit einer *Lichtschranke*. Dazu wird das Meßobjekt mit regelmäßigen schwarzweißen Strichmarkierungen versehen. Bewegen sich diese Markierungen an einer Reflektionslichtschranke vorüber, erzeugt diese eine Impulsfolge, deren Frequenz der Geschwindigkeit bzw. der Drehzahl direkt proportional ist. An die Stelle der Lichtschranke kann auch ein magnetischer Sensor treten, der das Vorbeilaufen der Zähne eines Zahnrades registriert. Diese Anordnungen sind allgemein als *Tachogeneratoren* bekannt. In Kombination mit Elektromotoren dienen sie der Drehzahlregelung oder -stabilisierung (z. B. beim Rotationsverdampfer, Magnetrührer, Dragierkessel etc.).

Strömung, Durchfluß[4]

Auch hierfür werden nur indirekt arbeitende Sensoren verwendet. Die klassische Methode, *Strömungsgeschwindigkeiten* in Gasen oder Flüssigkeiten zu bestimmen, ist die Messung mit einem *Anemometer* oder einer *Flügelradmeßsonde*. Dabei wird eine Drehbewegung in elektrische Signale umgesetzt. Das strömende Medium versetzt ein Flügelrad in Drehung, dessen Flügel kontaktlos und damit reibungsfrei, z. B. optisch, abgetastet werden. Die Frequenz der entstehenden Impulse ist zunächst ein Maß für die Drehzahl, aus der die Strömungsgeschwindigkeit oder die Durchflußmenge leicht ermittelt werden kann.

Hitzdraht-Anemometer kommen ohne bewegte Teile aus. Bei diesem Verfahren wird ein dünner Platindraht von einem konstanten elektrischen Strom durchflossen, der ihn auf eine Temperatur erhitzt, die bei Gasen um etwa 50 bis 200 K oder bei Flüssigkeiten um etwa 10 bis 40 K über der Temperatur des strömenden Mediums liegt. Je höher die Strömungsgeschwindigkeit ist, desto mehr Wärme wird abgeführt. Da der elektrische Widerstand des Drahtes temperaturabhängig ist, die Stromstärke aber konstant bleibt, muß der Spannungsabfall mit zunehmender Strömungsgeschwindigkeit kleiner werden. Von Vorteil ist die hohe Ansprechgeschwindigkeit des Sensors. Es lassen sich damit auch schnelle Turbulenzen einer Strömung erfassen. Die Linearität ist allerdings weniger gut, weshalb häufig das *Konstant-Temperaturverfahren* angewendet wird. Dabei wird der Heizstrom so geregelt, daß die Temperatur und damit der Wider-

stand des Drahtes konstant bleibt. Die abfließende Wärme wird also durch Nachregelung des Stromes ständig kompensiert. Die jeweilige Heizleistung ist ein Maß für die Strömungsgeschwindigkeit. Da die Wärmeabfuhr aber auch von der Temperatur des Mediums abhängt, muß diese zur Korrektur des Meßergebnisses herangezogen werden. Thermische Anemometer enthalten daher zusätzlich einen Temperatursensor.
Soll neben der Strömungsgeschwindigkeit auch noch die *Strömungsrichtung* erkannt werden, ordnet man zwei Temperatursensoren vor und hinter einem Heizelement an. Bei ruhendem Medium breitet sich die Wärme des Heizelementes nach allen Seiten gleichmäßig aus. Die zu einer Wheatstone-Brücke zusammengeschalteten Temperatursensoren erwärmen sich ebenfalls gleichmäßig. Damit wird die Ausgangsspannung der Brücke gleich Null. Setzt nun eine Strömung ein, wird das Wärmeprofil nach einer Richtung hin verzerrt. Der in Strömungsrichtung liegende Sensor erwärmt sich mehr als der andere. Die Brücke wird in einer Richtung verstimmt. Kommt die Strömung aus der Gegenrichtung, kehren sich die beschriebenen Vorgänge und damit auch das Vorzeichen der Brückenausgangsspannung um.

Beschleunigung[4]

Theoretisch läßt sich die Beschleunigung aus dem Weg- bzw. Geschwindigkeitssignal durch ein- bzw. zweimalige Differentiation erhalten. Jedoch hat diese Methode keine praktische Bedeutung. Vielmehr wird umgekehrt der Weg oder die Geschwindigkeit durch Integration eines Beschleunigungssignales ermittelt. Mit Hilfe von Beschleunigungsaufnehmern erfassen z. B. Navigationsrechner in Flugzeugen oder Raketen sämtliche Flugbewegungen und errechnen daraus den gegenwärtigen Ort.
Beschleunigungsaufnehmer arbeiten nach dem Trägheitsprinzip. Dabei übt eine träge Masse m, man spricht auch von *seismischer Masse*, unter dem Einfluß einer Beschleunigung a eine Kraft F auf ihre Unterlage aus, die mit einem Kraftsensor gemessen wird (Abb. 1.36).

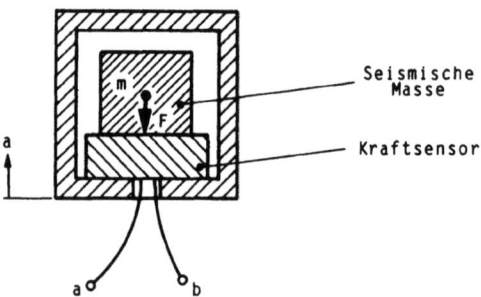

Abb. 1.36. Seismische Beschleunigungsmessung mit Hilfe einer Beschleunigungs-Kraft-Umformung. Durch die Beschleunigung a übt die Masse m eine Kraft F auf den Kraftsensor aus. Aus[4]

Das elektrische Ausgangssignal des Sensors ist also zunächst ein Maß für die auf ihn einwirkende Kraft:

$$F = m \cdot a \tag{9}$$

F = auf den Sensor einwirkende Kraft,
m = seismische Masse,
a = Beschleunigung.

Je nach Einbaulage des Beschleunigungsaufnehmers wirkt auf den Kraftsensor zusätzlich das Gewicht der seismischen Masse ein. Werden Dehnungsmeßstreifen als Kraftsensoren eingesetzt, kommt es dadurch zu einer Nullpunktsverschiebung des Meßsignales. Bei piezoelektrischen Kraftaufnehmern ist das wegen ihrer Unempfindlichkeit gegenüber statisch einwirkenden Kräften nicht der Fall. Die Masse m geht als Proportionalitätsfaktor in die Gleichung ein, bestimmt also die Steigung der Sensorkennlinie und damit die Empfindlichkeit.
Ein anderes Verfahren zeigt Abb. 1.37. Die seismische Masse ist hierbei an einer Feder befestigt. Wirkt eine

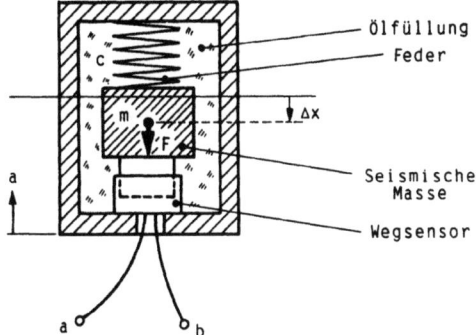

Abb. 1.37. Seismische Beschleunigungsmessung durch Beschleunigungs-Weg-Umformung (s. Text). Aus[4]

Kraft F in der gezeigten Richtung auf die Masse m ein, wird die Feder um das Element Δx gedehnt. Ein Wegsensor liefert daraus das elektrische Signal. Für die Auslenkung der Feder gilt das Hook-Gesetz:

$$\Delta x = \frac{F}{c} \tag{10}$$

$$\Delta x = \frac{m \cdot a}{c} \tag{11}$$

Δx = Auslenkung der Feder,
c = Federkonstante,
F = einwirkende Kraft,
m = seismische Masse,
a = Beschleunigung.

Das Wegsignal und damit das elektrische Ausgangssignal des Sensors ist der Beschleunigung wiederum direkt proportional. Die Empfindlichkeit der Anordnung wird durch den Quotienten m/c bestimmt. Die in der Abb. 1.37 gezeigte Ölfüllung des Sensorgehäuses dient zur Viskositätsdämpfung, denn jedes Federelement hat eine bestimmte Eigenfrequenz, die sich bei der Messung störend bemerkbar machen würde.

2.4 Temperatursensoren

Ohne Kenntnis der Temperatur ist in keinem Gebiet der Technik eine sinnvolle Prozeßsteuerung möglich. Temperaturabhängigkeiten können einerseits sehr störend sein, lassen sich andererseits aber auch zu Meßzwecken ausnutzen, wie etwa die Widerstandsänderung von Metallen. Der Einsatz von Präzisions-Platinmeßwiderständen ist eine seit Jahrzehnten bewährte Meßtechnik. Andere Meßtechniken nutzen die Temperaturabhängigkeit der Schwellspannung an pn-Übergängen von Halbleitern, die Thermospannung zwischen verschiedenen Metallen oder die Abhängigkeit der Schwingfrequenz eines Quarzes von der Temperatur aus.

Widerstandsthermometer.[34,35,41-43] Der spezifische Widerstand von Metallen ist eine temperaturabhängige Größe. Mit steigender Temperatur nehmen die Gitterschwingungen der Metallatome zu. Damit vermindert sich die Beweglichkeit der Leitungselektronen, der elektrische Widerstand nimmt zu. Bei Abkühlung wird die Behinderung entsprechend geringer, der Widerstand sinkt, bis er im Bereich der Supraleitfähigkeit schließlich Null wird. Die Temperaturabhängigkeit drückt sich im *Temperaturkoeffizienten* aus, der in diesem Fall ein positives Vorzeichen besitzt.
Unter dem Temperaturkoeffizienten versteht man die durch eine Temperaturänderung hervorgerufene relative wiederholbare und auf 1 K bezogene Änderung des *Nullast-Widerstandswertes* bei einer Temperatur T. Er wird in %/K angegeben. *Nullast* bedeutet dabei, daß der Widerstand unter so geringer elektrischer Belastung gemessen wird, daß auch bei beliebiger Belastungsminderung keine merkbare Widerstandswertänderung auftritt. Bei zu hoher Meßlast würde sonst der Widerstandswert durch die Eigenerwärmung verfälscht werden.
Reine Metalle, wie Fe, Al, Ni, Pt etc., besitzen einen positiven Temperaturkoeffizienten. Aber auch einige polykristalline keramische Werkstoffe auf der Basis von Ba-Titanat zeigen dieses Verhalten. Nur steigt bei diesen der Widerstandswert bei zunehmender Temperatur sprunghaft an, sobald eine bestimmte Temperatur überschritten wird. Der positive Temperaturkoeffizient ist sehr groß. Diese Bauelemente werden als *Kaltleiter* bezeichnet.
Bekannte Temperaturmeßwiderstände sind z. B. Pt 100, Pt 500 und Ni 100. Die Bezeichnung weist dabei auf den Nennwiderstandswert bei 0 °C hin. Der Temperaturkoeffizient beträgt für Pt + 0,39 %/K, für Ni + 0,55 %/K. Wie die Widerstand-Temperatur-Tabelle (Tab. 1.5) am Beispiel eines Pt 100 zeigt, verläuft die Kennlinie nicht exakt linear. Der Koeffizient wird mit zunehmender Temperatur immer kleiner. Man spricht vom degressiven Charakter der Widerstandskennlinie. Iridium-Meßwiderstände zeigen dagegen progressiven Charakter der Kennlinie.
Zur Linearisierung genügt im einfachsten Fall ein parallelgeschalteter Festwiderstand. So ergibt sich aus einem Iridium-Meßwiderstand von 103,74 Ω und einem Parallelwiderstand von 2.780 Ω der geforderte Nennwiderstand von 100 Ω mit einem linearen Tem-

Tabelle 1.5. Widerstand-Temperatur-Tabelle für einen Pt-100-Meßwiderstand. Nach[40]

$T(°C)$	$R(\Omega)$	Ω/K
−200	18,56	0,42
−150	39,72	0,42
−100	60,28	0,41
− 50	80,32	0,40
0	100,00	0,39
+ 50	119,40	0,39
+100	138,50	0,38
+150	157,31	0,37
+200	175,83	0,37
+250	194,07	0,36
+300	212,02	0,36
+350	229,69	0,35
+400	247,08	0,35
+450	264,17	0,34
+500	280,98	0,33
+550	297,50	0,33
+600	313,72	0,32
+650	329,60	0,31
+700	345,40	0,31
+750	360,60	0,29
+800	375,60	0,29
+850	390,40	0,29

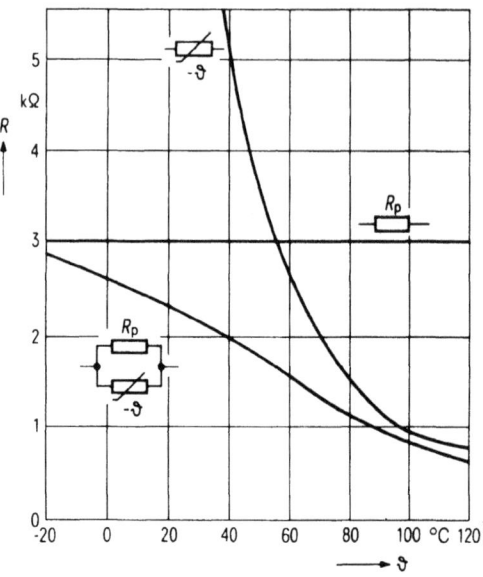

Abb. 1.38. Aus der stark gekrümmten Widerstandskennlinie eines Heißleiters resultiert durch Parallelschalten eines praktisch temperaturunabhängigen Festwiderstands R_p eine Kennlinie mit nur noch leicht s-förmiger Krümmung. Aus[39]

peraturkoeffizienten von 0,3925 %/K. Die maximale Abweichung von der Linearität beträgt dabei ±0,3 K im Bereich von 0 bis 400 °C.

Früher wurden meist in Glasröhrchen eingeschmolzene, drahtgewickelte Meßwiderstände verwendet. Die Forderungen nach immer kleineren Bauformen, kürzeren Ansprechzeiten, kleineren thermischen Massen und nicht zuletzt günstigeren Preisen werden von der heute üblichen Dünnschichttechnik optimal erfüllt. Ein Aluminiumoxid-Dünnschichtsubstrat wird mittels Kathodenzerstäubung mit Pt oder Ir beschichtet. Ein Laserstrahl strukturiert die Schicht mäanderförmig und kalibriert den elektrischen Widerstand auf den Nennwert. Die Abmessungen solcher Dünnschicht-Meßwiderstände betragen nur noch ca. 2 x 2 mm² bei einer Dicke von 1,5 mm.

Die Messung des Widerstandes erfolgt am einfachsten mit dem Konstantstromverfahren. Dabei wird der Meßwiderstand von einem konstanten Strom durchflossen. Nach dem Ohm-Gesetz ist der Spannungsabfall dem Widerstand direkt proportional. Bei einigen Handmeßgeräten ist die Höhe des Konstantstromes so festgelegt, daß sich ein Ausgangssignal von 1 mV/K einstellt.

Heißleiter.[34,39,43] Die auch als *Thermistoren* bezeichneten Sensoren zeigen den im Vergleich zu Widerstandsthermometern umgekehrten Widerstandsverlauf. Es handelt sich um Halbleiterwiderstände aus polykristalliner Mischoxidkeramik mit negativen Temperaturkoeffizienten zwischen − 2 und − 6 %/K. Damit reagieren sie auf Temperaturänderungen etwa zehnmal empfindlicher als reine Metalle.

Bei der Temperaturmessung mit Heißleitern stört vielfach die starke Nichtlinearität der Widerstandskennlinie. Die Linearisierung erfolgt auf einfache Weise durch Parallelschalten eines Festwiderstandes. Die resultierende Kennlinie besitzt eine leicht s-förmige Krümmung (Abb. 1.38).

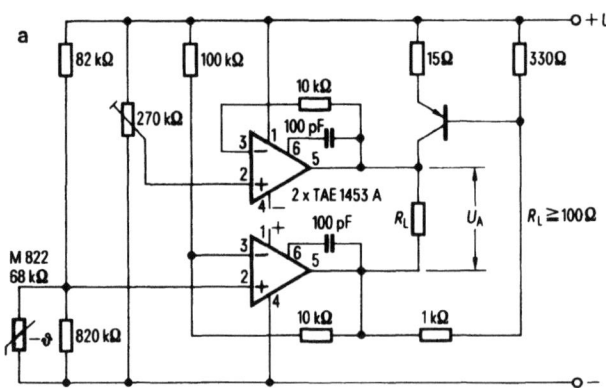

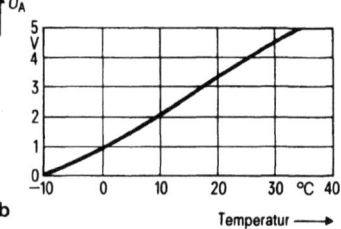

Abb. 1.39 a, b. a Linearisierung der Heißleitercharakteristik mit zusätzlicher Verstärkung, **b** Ausgangsspannung U_A am Lastwiderstand R_L als Funktion der Temperatur. Aus[43]

Der Wendepunkt sollte in der Mitte des Arbeitstemperaturbereiches liegen. Die linearisierte Signalspannung darf nicht oder nur wenig belastet werden. Um sie weiter zu verstärken, werden meist Operationsverstärker eingesetzt. Eine einfache Schaltung mit der zugehörigen Kennlinie zeigt Abb. 1.39.

Für den Einsatz von Heißleitern ergibt sich in allen Bereichen der Technik eine Vielzahl von Anwendungsmöglichkeiten:

- Kalorimetrie,
- differentialthermometrische Titration,
- Niveauregelung von Flüssigkeiten, z. B. flüssigem N_2,
- Wärmeleitfähigkeitsmessung von Gasen,
- Strömungsgeschwindigkeitsmessung von Gasen oder Flüssigkeiten,
- Körper- und Hauttemperaturmessung,
- Regelung von Temperaturverläufen,
- Begrenzung von Einschaltströmen.

Silicium-Temperatursensoren.[34,36,37] *Dioden und entsprechend geschaltete Transistoren* eignen sich hervorragend als elektronische Temperatursensoren. Bei konstantem Strom zeigt die Durchlaßspannung über einen weiten Bereich einen linearen Temperaturverlauf. Dabei läßt sich die Kennliniencharakteristik durch Veränderung des Konstantstromes variieren und damit den jeweiligen Erfordernissen anpassen. So beträgt die Steigung der Temperatur-Spannungs-Kennlinie einer Siliciumdiode etwa − 2 mV/K. Durch Serienschaltung mehrerer Dioden läßt sich die Empfindlichkeit erhöhen. Mit Transistoren lassen sich je nach Beschaltung positive oder negative Temperaturkoeffizienten erzielen. Damit kann man die Temperatureinflüsse in Halbleiterschaltungen entsprechend kompensieren.

Beim Einsatz *integrierter Halbleiter-Temperatursensoren* kommt man mit einem Minimum an externen Bauelementen aus. Sie sind entweder für die Celsius- oder die Kelvin-Skala kalibriert und liefern eine der Temperatur direkt proportionale Ausgangsspannung von 10 mV/K. Je nach Ausführung können sie im Temperaturbereich von − 55 bis + 150 °C eingesetzt werden.

Thermoelemente.[44,45] Die Thermospannung zwischen zwei verschiedenen Metallen hängt von der thermischen Bewegung der Elektronen ab. Unterschiedliche Metalle besitzen unterschiedliche Mengen freier Elektronen. Verbindet man die Metalle miteinander, dann diffundieren aus dem Metall mit der größeren Menge mehr Elektronen in das andere Metall hinein als umgekehrt (Abb. 1.40). Ähnlich dem osmotischen Druck entsteht hierbei ein Elektronendruck, also ein elektrisches Potential, die Thermospannung. Sie ist abhängig von der Temperaturdifferenz zwischen „kalt" und „heiß". Die bei einer Differenz von 1 K auftretende Thermospannung nennt man die Thermokraft α des Thermoelementes. α ist materialabhängig.

Halbleiterthermoelemente zeigen besonders hohe Thermospannungen. Der schematische Aufbau ist in Abb. 1.41 dargestellt. Der eine Schenkel besteht aus

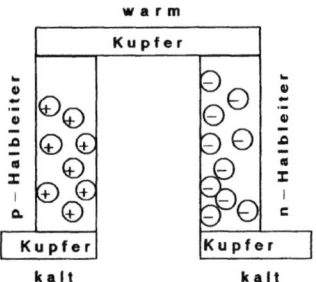

Abb. 1.41. Schematische Darstellung eines Halbleiterthermoelementes. Nach[44]

einem p-dotierten Halbleiter, der andere ist n-dotiert. Beide Schenkel sind über eine Kupferbrücke miteinander verbunden, die erhitzt wird. An den gegenüberliegenden kalten Kontaktstellen wird die Thermospannung abgegriffen.

Wegen ihres eingeschränkten Meßbereichs eignen sie sich weniger zur Temperaturmessung. Die größere Bedeutung kommt ihnen als Peltier-Element zur Kälteerzeugung zu.

Thermoelemente zur Temperaturmessung bestehen je nach zu überstreichendem Meßbereich aus unterschiedlichen Werkstoffkombinationen, sog. Thermopaaren:

- Eisen / Konstantan,
- Kupfer / Konstantan,
- Chromel / Alumel (Legierungen),
- Wolfram + 5 % Rhenium / Wolfram + 26 % Rhenium,
- Platin + 6 % Rhodium / Platin + 30 % Rhodium.

Da Temperaturen üblicherweise auf 0 °C bezogen werden, schaltet man zwei gleiche Thermoelemente so in Serie, daß sich ihre Thermospannungen subtrahieren. Eines dient als Meßstelle, das andere befindet sich in einem Eisbad und dient als 0°C-Referenzstelle. Die resultierende Spannung an den Anschlußklemmen ist dann direkt proportional zur Temperatur der Meßstelle, bezogen auf 0 °C (Abb. 1.42). Diese Anordnung bietet zudem den Vorteil, daß beide Anschlußklemmen des Meßinstruments mit dem gleichen Metall Kontakt haben. Zwangsläufig entstehen dabei zwei neue identische Thermoelemente, deren Spannungen sich aber gegenseitig aufheben, sofern beide auf derselben Temperatur gehalten werden. Die Temperatur der Referenzstelle kann auch von 0 °C abweichen, z. B. bei 25 °C liegen. In diesem Fall wird durch das Referenzthermoelement eine zu hohe

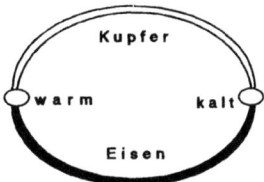

Abb. 1.40. Der von Sebeck entwickelte thermoelektrische Stromkreis. Nach[44]

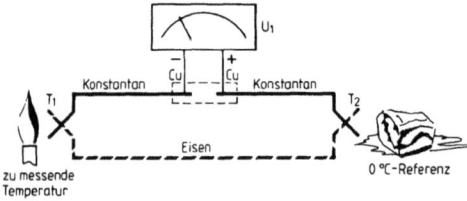

Abb. 1.42. Prinzipielle Meßmethode: ein zweites Thermoelement sorgt für eine auf 0 °C bezogene Ausgangsspannung. Aus[45]

Spannung subtrahiert, die anschließend wieder hinzuaddiert werden muß. Die Temperatur der Referenzstelle muß zusätzlich gemessen werden. Der Vorteil dabei ist lediglich, daß man diese Temperatur frei wählen kann und nicht an ein Eisbad gebunden ist.

In den letzten Jahren sind integrierte Schaltungen auf dem Markt, bei denen man auf das zweite Thermoelement völlig verzichten kann. Da diese sog. *Kaltstellenkompensation* über den gesamten Meßbereich gesehen völlig linear arbeitet, Thermoelemente aber eine gewisse Nichtlinearität aufweisen, resultiert ein systematischer Meßfehler, der allerdings häufig vernachlässigt werden kann. Für hochgenaue Messungen muß jedoch die Temperaturkennlinie linearisiert werden.

Quarz-Temperatursensoren.[38,46-48] Schwingquarze werden als frequenzstabilisierende Bauelemente in der Hochfrequenztechnik oder als Zeitnormal bei der Zeitmessung eingesetzt. Als äußerst störend erweist sich dabei die starke Abhängigkeit der Resonanzfrequenz von der Temperatur. Aus diesem Grund werden hochgenaue Quarzoszillatoren durch aufwendige Thermostaten präzise temperiert. Umgekehrt nutzt man gerade diese Temperaturabhängigkeit zur Präzisionsmessung von Temperaturen aus. Quarz-Temperatursensoren liefern als Ausgangssignal eine Frequenz. Das macht sie für den Einsatz in der Mikroprozessortechnik besonders geeignet, da die bei analog arbeitenden Meßverfahren immer notwendige Digitalisierung der Ausgangsspannung hierbei entfällt.

Abb. 1.43 zeigt einige Ausführungsformen. Es handelt sich um Subminiaturquarze in Metall- oder Keramikgehäusen. Die Quarze werden mit einem einfachen digitalen Oszillator angesteuert, der auch im selben Gehäuse integriert sein kann. Als Ausgangssignal steht entweder die Nennfrequenz des Quarzes direkt zur Verfügung oder aber die um einen bestimmten Faktor geteilte Frequenz. Je nach Kristallschnitt des Quarzes ergeben sich unterschiedliche Temperaturkoeffizienten und mehr oder weniger gekrümmte Kennlinien. Früher wurde sehr viel Wert auf ein lineares Ausgangssignal gelegt, das sich nur mit erheblichem Fertigungsaufwand erreichen ließ und zusätzlich auf Kosten der Empfindlichkeit ging. Heute läßt sich eine Linearisierung einfacher und preiswerter auf elektronischem Wege durchführen, so daß auf spezielle Kristallschnitte verzichtet werden kann. Vielmehr werden Quarze eingesetzt, deren Herstellungsprozeß sich kaum von dem serienmäßig hergestellter Schwingquarze unterscheidet. Diese haben zudem den Vorteil höherer Empfindlichkeit. Es lassen sich Temperaturkoeffizienten von 100 ppm/K erreichen, die absolute Genauigkeit liegt bei ± 0,1 K.

Weitere Vorteile der Quarzsensoren sind ihre Langzeitstabilität mit < 50 mK im ersten Jahr, die störsichere Signalübertragung, bei der die Kabellänge keinerlei Einfluß auf das Meßergebnis hat, die einfache Signalauswertung, die sich auf die Messung der Zeitintervalle zwischen den einzelnen Impulsen beschränkt, und der günstige Preis.

2.5 Feuchtesensoren

Neben der Temperatur ist die Luftfeuchte sicher die am meisten interessierende und gemessene Größe. Außer ihrem reinen Informationswert im häuslichen

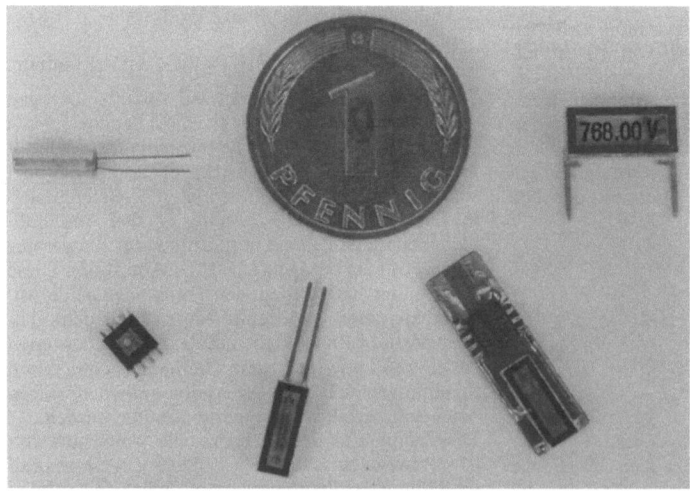

Abb. 1.43. Verschiedene Ausführungsformen von Quarz-Temperatursensoren im Größenvergleich

Bereich, in Büros und Geschäftsräumen, spielt sie im Bereich der modernen Technik eine ganz bedeutende Rolle, sei es in der Meteorologie, der Umwelttechnik oder bei Fertigungsprozessen, z. B. in der Computertechnik oder der pharmazeutischen Verfahrenstechnik. In vollklimatisierten Räumen dienen Feuchtesensoren beispielsweise zur Kontrolle und Regulierung eines vorgegebenen Sollwertes.

Während das bekannte *Haar-Hygrometer* auf rein mechanische Weise eine Anzeige erzeugt, die nur mäßigen Genauigkeitsanforderungen genügt, werden heute elektrische Sensoren eingesetzt, die ein der relativen Feuchte proportionales Ausgangssignal liefern.

Psychrometer. Im Unterschied zum klassischen Assmann-Aspirationspsychrometer mit zwei Quecksilberthermometern werden heute zwei *Thermistoren* benutzt. Der eine ist mit einem Mullstrumpf versehen und wird durch ein Wasserreservoir feucht gehalten, der andere bleibt trocken und dient als Referenz. Bei nicht mit Wasserdampf gesättigter Luft wird dem feuchten Thermistor Verdunstungswärme entzogen, so daß er sich abkühlt. Die Temperaturdifferenz zwischen trockenem und feuchtem Thermistor ist ein Maß für die relative Luftfeuchtigkeit. Bei mit Wasserdampf gesättigter Luft ist diese Differenz gleich Null. Sie wird um so größer, je geringer die Luftfeuchtigkeit ist.

Damit die beschriebene Anordnung zufriedenstellend funktioniert, muß die Luft mit einer gewissen Geschwindigkeit an den Thermistoren vorbeiströmen.

LiCl-Feuchtesensor.[49] Ein weiteres klassisches Meßprinzip ist im LiCl-Feuchtesensor verwirklicht: ein Pt-Temperaturmeßwiderstand (Pt 100) wird mit einer Lage Glasgewebe umgeben, das mit LiCl durchsetzt ist. Das Glasgewebe ist mit einer bifilaren Wicklung aus zwei sich nicht berührenden, blanken Drahtwendeln versehen, an die eine Wechselspannung angelegt wird (Abb. 1.44).

Nimmt das LiCl aus der Luft Wasserdampf auf, so erhöht sich die elektrische Leitfähigkeit zwischen den Elektrodenwendeln. Es fließt ein Strom, der den Sensor aufheizt. Dadurch kann absorbiertes Wasser verdunsten - die Leitfähigkeit geht zurück. Es kommt zur Einstellung eines Gleichgewichtes zwischen atmosphärischem und absorbiertem Wasser. Die Temperatur, die sich in diesem Gleichgewichtszustand automatisch einstellt, ist ein Maß für den Feuchtigkeitsgehalt der Umgebungsluft. Sie wird von dem Pt-Meßwiderstand registriert.

Taupunkt-Hygrometer.[4] Für hochgenaue und reproduzierbare Messungen bedient man sich fast ausschließlich des Taupunkt-Hygrometers (Abb. 1.45). Die zu untersuchende Luft wird von einer Pumpe angesaugt und über ein Filter auf einen Metallspiegel ge-

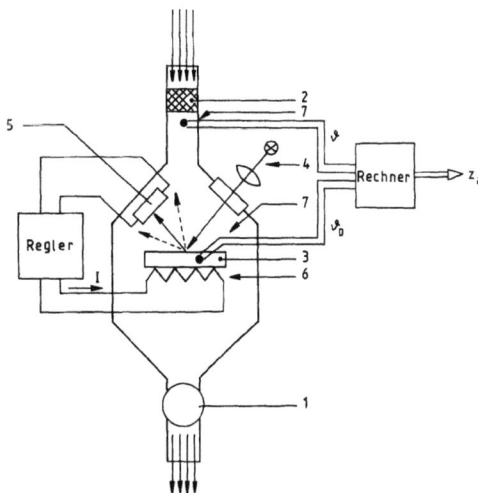

Abb. 1.45. Taupunkt-Hygrometer. 1 Saugpumpe, 2 Filter, 3 Taupunktspiegel, 4 Lichtquelle, 5 Photowiderstand, 6 Peltier-Kühlelement, 7 Temperaturfühler. Aus[4]

leitet. Durch ein Peltier-Element wird der Spiegel soweit abgekühlt, daß er gerade beschlägt, d. h. bis die Taupunkttemperatur erreicht ist. Das beginnende Beschlagen wird von einer Reflektionslichtschranke erkannt. Mit ihrer Hilfe wird die Spiegeltemperatur eingeregelt. Im eingeregelten Zustand erhält man so die Taupunkttemperatur der Luft, also diejenige Temperatur, bei der gerade die Wasserdampfsättigung erreicht ist. Aus der Taupunkttemperatur sowie der aktuellen Lufttemperatur läßt sich die relative Feuchte ermitteln.

Kapazitive Feuchtesensoren.[50-54] Sie bestehen aus einer beidseitig mit einem Goldfilm bedampften Kunststoffolie. Dabei stellt die Folie das Dielektrikum eines Plattenkondensators dar, die beiden Goldfilme dessen Elektroden. Unter dem Einfluß der Luftfeuchtigkeit ändert sich die Dielektrizitätskonstante des Folienmaterials und damit die Kapazität des Kondensators, die gemessen wird.

Resistive Feuchtesensoren.[54] Beeinflußt die relative Feuchte den elektrischen Widerstand eines Materials, spricht man von resistiven Feuchtesensoren. Diese Sensorelemente zeichnen sich durch niedrigen Innenwiderstand, hohe Linearität sowie sehr gute Reproduzierbarkeit aus.

Da neben der relativen Feuchte die Kenntnis der jeweiligen Temperatur wichtig ist, sind Feuchtesensoren auch in Kombination mit einem Temperatursensor als Feuchte-Temperatur-Meßeinheit erhältlich.

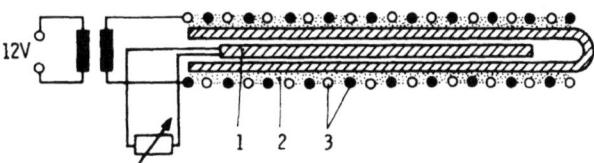

Abb. 1.44. Mechanischer Aufbau eines LiCl-Feuchtesensors. 1 Pt-Meßwiderstand, 2 Glasgewebe, 3 Elektrodenwendeln. Aus[49]

2.6 Chemische Sensoren

Chemische Sensoren dienen dazu, qualitative und quantitative Aussagen über die Zusammensetzung von Flüssigkeiten und Gasen zu machen. Ihre Aufgabe ist es dabei, möglichst selektiv die Aktivität einer Ionensorte oder den Partialdruck eines Gases in ein elektrisches Signal umzuwandeln. Die Technik der elektrischen Konzentrationssensoren gehört zu den umfangreichsten und am schnellsten fortschreitenden Teilgebieten der Sensortechnik überhaupt. Aus diesem Grunde können im folgenden Abschnitt auch nur einige wenige zukunftsweisende Ausführungsbeispiele exemplarisch dargestellt werden.

Zur kontinuierlichen Meßwerterfassung sind kurze Ansprechzeiten, Langzeitstabilität und gutes Temperaturverhalten von besonderer Bedeutung. Die den einzelnen Sensoren zugrundeliegenden Meßprinzipien sind unterschiedlich, je nachdem ob in Gasen oder in Lösungen gemessen werden soll. Für eine direkte Erfassung der Konzentration bzw. der Aktivität kommen vor allem die aus der Elektrochmie bekannten *Elektrodenpotentiale* in Frage. Bei Gas-Sensoren spielt die Einstellung von Absorptions- und Desorptionsgleichwichten eine Rolle, was zu erheblichen Hystereseerscheinungen führen kann. In Gasen bilden sich ferner durch das Fehlen der elektrischen Leitfähigkeit undefinierte Potentialverhältnisse aus, die eine unerwünschte Langzeitdrift des Ausgangssignals verursachen.

In Elektrolyten liegen die Verhältnisse am günstigsten. Durch die elektrische Leitfähigkeit der Lösung sind die Potentialverhältnisse definiert. Damit ist die Potentialmessung an einer vollständigen galvanischen Kette möglich. Heute benutzt man in großem Umfang ionensensitive Elektroden, insbesondere *Glaselektroden*. In bezug auf Stabilität, Genauigkeit und Auflösung entsprechen sie weitgehend den Anforderungen, die von der modernen Analytik an sie gestellt werden. Allerdings haben sie auch einige nicht unerhebliche Schwachstellen. Zwar ist das unzureichende Temperaturverhalten durch die Entwicklung temperaturkompensierter Elektroden verbessert worden, doch bleiben weiterhin der hohe Innenwiderstand, der bruchanfällige Aufbau und die hohen Fertigungskosten. Mit der Entwicklung des ionensensitiven Feldeffekttransistors (ISFET) steht ein Sensortyp zur Verfügung, der diese Nachteile nicht hat.

Ionensensitive Feldeffekttransistoren.[4,55-58] Bedingt durch den hohen Innenwiderstand der Glaselektrode sowie durch die Forderung, Potentiale stromlos zu messen, müssen die hierfür verwendeten Spannungsmeßgeräte einen extrem hohen Eingangswiderstand besitzen. Erreicht wird dieser durch spezielle Feldeffekttransistoren, sog. MOSFETs in der Eingangsstufe des Meßinstruments, die als Impedanzwandler arbeiten. MOSFET steht für Metal-Oxide-Semiconductor-Field-Effect-Transistor und gehört als Bauteilbezeichnung heute zum Standardvokabular der Elektroniker. Ähnlich einer Elektronenröhre benötigt ein MOSFET zum Durchsteuern der Drain-Source-Strecke so gut wie keinen Steuerstrom. Es genügt lediglich die Aufladung des Gates, um den Drain-Source-Strom zu beeinflussen.

Bei der klassischen Glaselektrode muß das sich an der Glasmembran ausbildende elektrochemische Potential zunächst durch ein spezielles Ableitsystem und eine mehr oder weniger lange Kabelverbindung dem Gate des Eingangstransistors zugeleitet werden. Läßt man Ableitsystem und Kabelverbindung weg und integriert die potentialausbildende Membran, die in direktem Kontakt mit dem Elektrolyten steht, unmittelbar mit dem metallischen Gateanschluß, so kommt man zum *ISFET*, dem ionensensitiven Feldeffekttransistor. Die Größe der sensitiven Fläche beträgt nur noch ca. $0,5 \times 0,5$ mm^2. Die Impedanzwandlung erfolgt unmittelbar am Meßort.

Dadurch können, bauartbedingt, sogar extrem hochohmige Materialien eingesetzt werden, was bei den klassischen Elektroden nicht möglich war. Als Beispiele seien Siliciumdioxid, Siliciumnitrid, Aluminiumoxid, Natrium-Aluminium-Silicatglas und Tantalpentoxid genannt. Wie bei den klassischen Elektroden wird die Ionenselektivität des Sensors durch die Wahl des Schichtmaterials bestimmt. Für pH-Messungen hat sich besonders Tantalpentoxid bewährt, für pNa-Messungen Natrium-Aluminium-Silicatglas. Zur Messung von Calcium-Ionen werden organische Materialien eingesetzt.

Ebenso wie bei der herkömmlichen Meßkette ist neben dem eigentlichen ionensensitiven Sensorelement eine *Bezugs- oder Referenzelektrode* erforderlich, durch die das Potential des Elektrolyten festgelegt wird. Als Referenzsystem kann ein sog. *Bezugs-ISFET* dienen, der dann mit dem eigentlichen *Meß-ISFET* in Differenzschaltung betrieben wird. Es kann aber auch eine Ag/AgCl-Elektrode mit dem ISFET integriert werden. Man bezeichnet sie hier auch als Steuerelektrode, da über sie die Gate-Spannung gesteuert wird. Aufbau und Schaltzeichen eines ISFET zeigt Abb. 1.46. Man erkennt deutlich die Analogie zum MOSFET, aus dem er hervorgegangen ist.

Die Abb. 1.47 und 1.48 zeigen typische Ausgangssignale in Abhängigkeit vom pH- bzw. pNa-Wert. Im Falle des pH-sensitiven Tantalpentoxid-Sensors beträgt die Steigung der Geraden 59,2 mV/pH-Einheit. Damit entspricht sie innerhalb des Meßfehlers der theoretischen Nernst-Steilheit. Der Na-ISFET liefert im pNa-Bereich 1 bis 4 eine Steigung von 57 mV/pNa-Einheit. Bei Langzeitmessungen über mehrere Tage beträgt die Drift des Ausgangssignals weniger als 0,1 mV/Tag.

Gassensoren.[4,58-61] Gassensoren werden besonders im Bereich der Umweltanalytik immer häufiger eingesetzt. Wenn auch die Selektivität auf bestimmte Gase oft noch gering ist, so sind doch bereits zahlreiche Sensortypen, deren Arbeitsweise sowohl auf physikalischen als auch chemischen Effekten beruht, im Handel. Für einfache Anwendungen, bei denen eine reduzierte Genauigkeit und Selektivität tolerierbar sind, werden elektrochemische Zellen, Wärmetönungssonden, Wärmeleitfähigkeitszellen und Halbleitersensoren eingesetzt. Im Bereich hochwertiger Analytik werden nach wie vor Spektralphotometer mit entsprechend konstruierten Gasküvetten verwendet.

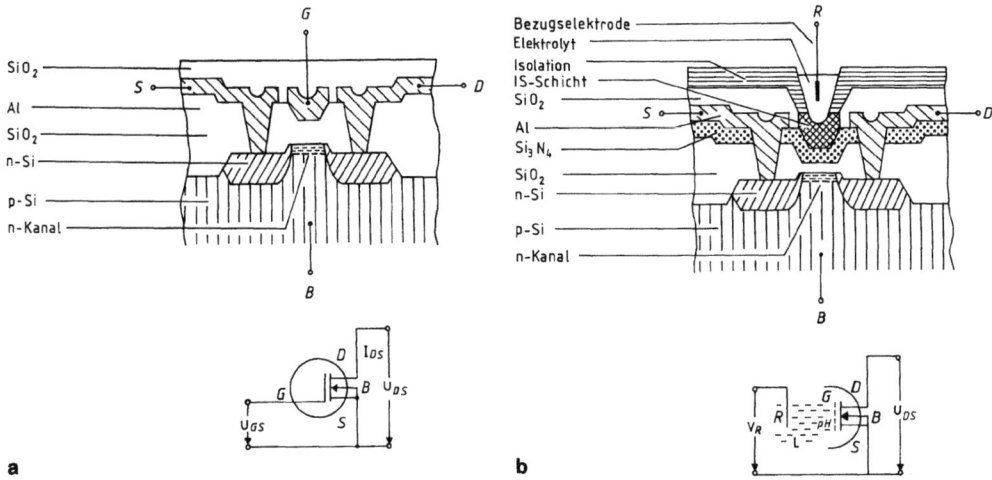

Abb. 1.46 a, b. a Aufbau eines n-Kanal-MOSFET mit Schaltzeichen, **b** Aufbau eines n-Kanal-ISFET mit symbolischer Darstellung. G Gate, S Source, D Drain, B Basismaterial oder Substrat, U_{GS} Spannung zwischen Gate und Source, U_{DS} Spannung zwischen Drain und Source, I_{DS} Drain-Source-Strom, R Referenzelektrode, V_R Potential der Referenzelektrode bezogen auf Source-Potential, L Meßlösung. Aus[55]

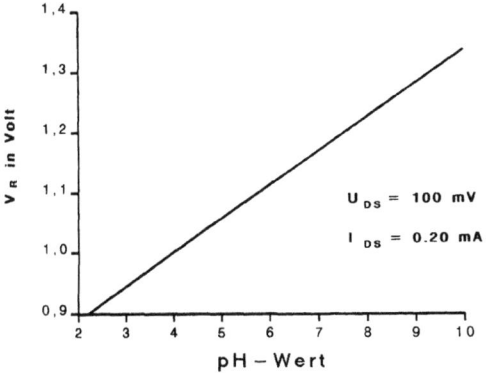

Abb. 1.47. Ausgangssignal V_R eines Ta_2O_5-pH-ISFET als Funktion des pH-Wertes bei 25 °C. Nach[55]

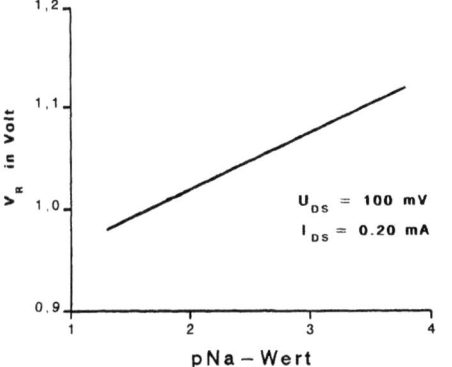

Abb. 1.48. Ausgangssignal eines Na^+-ISFET als Funktion des berechneten pNa-Wertes bei 25 °C (pNa = $-\lg a_{Na^+}$). Nach[55]

Elektrochemische Zellen. Der prinzipelle Aufbau elektrochemischer Zellen zur quantitativen Bestimmung von Gasen, wie CO, CO_2, O_2, NO_x etc., ist aus der Voltammetrie bekannt. Es handelt sich um eine Dreielektrodenzelle mit Arbeits-, Gegen- und Referenzelektrode sowie einer gaspermeablen Membran, die die Diffusion des Gases in den Elektrolyten gestattet. Die Zusammensetzung der Elektrolytlösung richtet sich nach dem zu messenden Gas. Zur Bestimmung der Stickoxide wird meist verdünnte H_2SO_4, zur Sauerstoffmessung 0,2molare KCl-Lösung verwendet (Abb. 1.49).

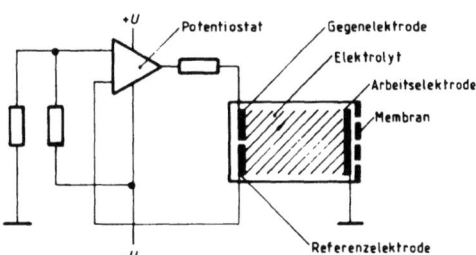

Abb. 1.49. Aufbau und Funktionsprinzip eines elektrochemischen Sensors. Aus[58]

Eine Regelschaltung, aus der Voltammetrie als *Potentiostat* bekannt, sorgt für ein konstantes Potential der Arbeitselektrode. Je nach der zu bestimmenden Gasart wird die Höhe dieses Potentials so gewählt, daß entweder eine elektrochemische Oxidation oder eine Reduktion ablaufen kann. Der dabei fließende Strom ist der Konzentration des Gases direkt proportional. Das Signal-Rausch-Verhältnis der nachfolgenden Auswertelektronik muß entsprechend gut sein, da sich die Ströme im nA- bzw. unteren µA-Bereich bewegen. Außerdem muß die Temperatur erfaßt und bei der Auswertung mit berücksichtigt werden, da es sich ja um einen elektrochemischen Stoffumsatz handelt, der mit Diffusionsvorgängen und Adsorptions-Desorptions-Schritten verbunden ist, die alle temperaturabhängig sind.

Je nach Konstruktion lassen sich diese Meßzellen auch zur Bestimmung von Gasen in Flüssigkeiten einsetzen, z. B. im medizinischen Bereich bei der Bestimmung von CO_2 und O_2 im Blut.[59]

Wärmetönungssonden oder Pellistoren. Abb. 1.50 zeigt den schematischen Aufbau eines Sensors, mit dem

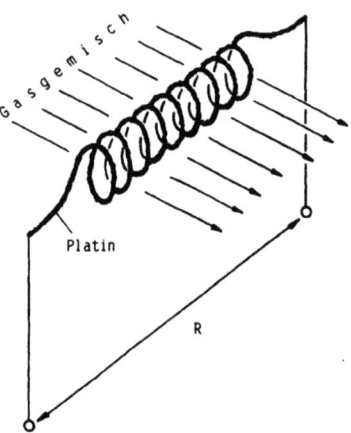

Abb. 1.50. Wärmetönungssonde zum Nachweis brennbarer Gase. Aus[4]

sich die Gesamtkonzentration aller brennbaren Anteile eines sauerstoffhaltigen Gasgemisches messen läßt.

Er besteht aus einer aufgerauhten oder platinierten Platinwendel, an der das Gas vorbeiströmt. Der Platindraht wird elektrisch auf eine Betriebstemperatur von etwa 300 bis 500 °C aufgeheizt. Durch die katalytische Verbrennung der oxidierbaren Anteile erhöht sich die Wendeltemperatur und damit der elektrische Widerstand. Diese Temperaturerhöhung ist ein Maß für das Verhältnis der Verbrennungswärme zur Wärmekapazität des Gasgemisches und damit bei gegebener Zusammensetzung für die Konzentration der brennbaren Anteile.

Es können auch zwei Meßwendeln in Brückenschaltung eingesetzt werden, von denen eine mit einem aktiven Katalysator beschichtet ist. Durch einen relativ hohen Brückenstrom werden beide Wendeln aufgeheizt. Mit einem solchen Sensor läßt sich z. B. CO noch in einer Konzentration von 1 ppm nachweisen.

Wärmeleitfähigkeitszellen. Sie werden als Detektoren in Gaschromatographen eingesetzt. Das zu untersuchende Gas strömt an einer elektrisch aufgeheizten Platinwendel vorbei, deren Temperatur etwa 40 K höher liegt als die Gastemperatur. Je nach der Zusammensetzung des Gases ändert sich dessen Wärmeleit-

fähigkeit und damit die Temperatur der Wendel. Bei CO_2 beobachtet man eine Temperaturerhöhung, da die Wärmeleitfähigkeit gering ist. Bei H_2 dagegen kühlt der Meßdraht infolge der hohen Wärmeleitfähigkeit stark ab. Im Gemisch heben sich beide Effekte auf, so daß die Methode unbrauchbar wird. Überhaupt arbeitet das Verfahren recht unspezifisch und ist nur für binäre Gasgemische geeignet, wie sie in der GC nach der Auftrennung durch die Säule vorliegen.

Halbleiter-Gassensoren. Die Wirkungweise von Halbleiter-Gassensoren beruht auf der Wechselwirkung von Gasen mit Metalloxid-Halbleiteroberflächen. Durch Physisorption werden die Gasmoleküle zunächst adsorbiert, also durch schwache Van-der-Waals-Kräfte gebunden. Im Falle eines Elektronenaustauschs zwischen den Gasmolekülen und dem Halbleiter kommt es zur Chemisorption und damit zu einer Änderung der Anzahl der beweglichen Ladungsträger im Halbleiter, dessen Leitfähigkeit sich dadurch ändert.

Gegenüber Gasen mit gleichem Wechselwirkungsmechanismus zeigen sich die Halbleiter-Gassensoren wenig selektiv. Hohe Konzentrationen von Halogenverbindungen, Schwermetallen und Siliconen, auch in Form von Aerosolen, können die Sensoren vergiften. Feuchtigkeit ist ebenfalls ein großes Problem. Wasserdampf wird gleichfalls adsorbiert und erzeugt die beschriebenen Leitfähigkeitsänderungen. Gleichzeitig wird die Empfindlichkeit gegenüber dem zu messenden Gas deutlich herabgesetzt. Durch Beheizen kann man dem Feuchtigkeitseinfluß entgegenwirken.

Entscheidend für die Funktion ist die Wahl des geeigneten Halbleitermaterials. Organische Halbleiter reagieren sehr gut mit oxidierenden und reduzierenden Gasen. Allerdings ist die Leitfähigkeitsänderung häufig irreversibel. Gebräuchlich sind Halbleitermaterialien auf der Basis von Sn- oder Zn-Oxid. Hinsichtlich ihrer Verwendbarkeit werden ferner die Oxide von Ti, Co, W, Pt und Ni, aber auch Ba- und Sr-Titanat untersucht.

Optochemische Gassensoren. Die Funktionsweise dieser neuen Sensorgruppe beruht auf dem photometrischen Prinzip. Ähnlich einer Lichtschranke besteht der Sensor aus einer lichtemittierenden Diode (LED) mit gegenüberliegendem Phototransistor. Dazwischen befindet sich eine transparente Kunststoffolie mit aufgebrachter Sensorschicht. Diese reagiert z. B. auf Lösungsmitteldämpfe mit einer Änderung der Lichtabsorption. Die Reaktion ist voll reversibel, die Reaktionszeit sehr kurz. Durch Wahl der Sensorschicht, wobei auch enzymatische Reaktionen ausgenutzt werden können, wird das Einsatzgebiet des Sensors bestimmt.

Piezoelektrische Gasdetektoren. Piezoelektrische Kristalle in Form von Schwingquarzen werden heutzutage in zahllosen Bereichen der Technik als Frequenz- und Zeitstandards eingesetzt. Ihre Frequenzkonstanz liegt im ppb-Bereich. Die absolute Frequenz wird durch zahlreiche Faktoren, wie Kristallschnitt, Geometrie und Masse des Quarzplättchens etc. beeinflußt. Um die Massenabhängigkeit der Quarzfrequenz zur Gasdetektion auszunutzen, wird der

Schwingquarz mit einer Substanz beschichtet, in der sich das zu messende Gas gut löst. Hier bietet sich z. B. das breite Spektrum stationärer Phasen aus der GC an. Je nach Konzentration des Gases löst sich mehr oder weniger davon in der Beschichtung und führt dadurch zu einer mehr oder weniger großen Massenänderung. Die daraus resultierende Frequenzänderung ist ein Maß für die vorliegende Gaskonzentration. Durch die Auswahl der Beschichtungssubstanz wird die Selektivität des Sensors bestimmt. Hier ergeben sich besondere Schwierigkeiten dadurch, daß der Sensor reversibel mit kurzer Zeitkonstante reagieren und eine möglichst hohe Selektivität aufweisen soll. Die letzte Bedingung ist häufig nicht erfüllt, so daß der Einsatz auf die Detektion binärer Gasgemische, z. B. in Gaschromatographen, begrenzt ist. Dort wird der Sensor vor allem bei solchen Gasgemischen eingesetzt, die sich mit den herkömmlichen Detektoren nur schwer oder überhaupt nicht erfassen lassen.

Literatur

1. Fa. Siemens (1981/82) Datenbuch: Opto-Halbleiter
2. Fa. Siemens (1985/86) Druckschrift: Si-Fotodetektoren
3. Fa. AEG-Telefunken (1981/82) Datenbuch: Optoelektronische Bauelemente
4. Germer H, Wefers N (1985) Meßelektronik, Bd. 1, Hüthig, Heidelberg
5. Lemme H (1987) Optische Halbleitersensoren. In: Elektronik-Sonderheft Nr. 246: Sensoren II, Franzis, München, S. 5-8
6. Fa. Valvo (1985) Datenbuch: Fotovervielfacher, Elektronenvervielfacher, -Einzelkanäle, -Vielkanalplatten
7. Siebert HP (1987) Fotomultiplier. In: Elektronik-Sonderheft Nr. 246: Sensoren II, Franzis, München, S. 17-20
8. Siebert HP (1972) Pyroelektrische Strahlungsdetektoren. In: Elektronik 6, Franzis, München, S. 217-219
9. Israel H (1982) Aufspüren von Infrarotstrahlen. In: Funkschau 4, Franzis, München, S. 61-65
10. Schilling D (1986) PVDF, ein polymerer Werkstoff mit neuartigen elektrischen Eigenschaften. In: Informationsschrift der Universität Konstanz zur Hannover-Messe 1986
11. Hoffmann K (1987) Eine Einführung in die Technik des Messens mit Dehnungsmeßstreifen. Fa. Hottinger Baldwin Meßtechnik GmbH (Hrsg.), Darmstadt
12. N.N. (1988) Dehnungsmeßstreifen. In: Elektor Nr. 226, Heft 10, Elektor, Aachen, S. 64-69
13. Schott J (1983) 3-dimensionaler Kraft-Momentenfühler mit dezentralisierter Signalaufbereitung. Hausinterne Veröffentlichung der Deutschen Forschungs- und Versuchsanstalt für Luft- und Raumfahrt e.V., Weßling/Obb.
14. Binder J, Hagen H, Merta F (1985) Silizium-Drucksensoren für den Bereich 2 kPa bis 40 MPa. In: Siemens Components 23, Heft 2 u. 3
15. Piezoresistive Drucksensoren, Honeywell Geräte-Information Nr. D114
16. Lemme H (1987) Mechanische Größen elektrisch messen. In: Elektronik-Sonderheft Nr. 241: Sensoren I, Franzis, München, S. 5-13
17. Weißler GA (1987) Sensoren unter Druck. In: Elektronik-Sonderheft Nr. 241: Sensoren I, Franzis, München, S. 53-58
18. Hencke H (1987) Piezoresistive Druckaufnehmer: Aufbau, Beschaltung und Einsatz. In: Elektronik-Sonderheft Nr. 241: Sensoren I, Franzis, München, S. 63-67

19. Tichy J, Gautschi G (1980) Piezoelektrische Meßtechnik, Springer, Berlin Heidelberg New York
20. Vieten M (1987) Quarz-Sensoren mit eingebautem Ladungsverstärker. In: Elektronik-Sonderheft Nr. 241: Sensoren I, Franzis, München, S. 71-74
21. Si-Positions-Detektoren. Applikationsschrift der Fa. Vistek Optoelektronik Vertriebs-GmbH, Starnberg
22. Eißler W (1987) Leitplastik-Potentiometer als Weg- und Winkelsensoren. In: Elektronik-Sonderheft Nr. 241: Sensoren I, Franzis, München, S. 14-24
23. Berthold G (1987) Potentiometrische Sensoren als Weggeber und Stellungsmelder. In: Elektronik-Sonderheft Nr. 241: Sensoren I, Franzis, München, S. 25-30
24. Blaesner W (1987) Integrierte Ansteuerschaltung für induktive Wegaufnehmer. In: Elektronik-Sonderheft Nr. 241: Sensoren I, Franzis, München, S. 31-33
25. NE 5521, Ansteuerschaltung für induktive Wegaufnehmer. Applikationsschrift der Fa. Valvo, Hamburg
26. Digitales Optometer, Datenblatt der Fa. Heimann GmbH, Wiesbaden
27. Siebert HP (1987) Optoelektronische Positionsdetektoren. In: Elektronik-Sonderheft Nr. 241: Sensoren I, Franzis, München, S. 34-38
28. Teichmann W, Flossmann W (1987) Hallgeneratoren und Feldplatten. In: Elektronik-Sonderheft Nr. 246: Sensoren II, Franzis, München, S. 53-58
29. N.N. (1987) Physik der Feldplatte. In: Elektronik-Sonderheft Nr. 246: Sensoren II, Franzis, München, S. 62-64
30. Petersen A (1987) Magnetoresistive Sensoren. In: Elektronik-Sonderheft Nr. 246: Sensoren II, Franzis, München, S. 65-68
31. Anwendungen der Magnetfeldsensoren KMZ 10. In: Valvo Technische Information Nr. 861105
32. Hirschmann G (1986) Berührungslose Positionsmessung mit Hallsensoren. In: Siemens Components 24, Heft 2, S. 46-48
33. Hall-Effekt-Positionssensoren aus ionen-implantiertem GaAs. In: Siemens Sonderdruck Nr. 11805 B/2405
34. Paese RA (1987) Temperatursensoren. In: Elektronik-Sonderheft Nr. 258: Sensoren III, Franzis, München, S. 6-11
35. Jacques H (1987) Platin- und Iridium-Dünnschichtmeßwiderstände. In: Elektronik-Sonderheft Nr. 258: Sensoren III, Franzis, München, S. 12-18
36. Meyer M (1987) Temperaturmessung mit Si-Sensoren. In: Elektronik-Sonderheft Nr. 258: Sensoren III, Franzis, München, S. 19-22
37. Lange L (1987) Linear zwischen Eis und kochendem Wasser. In: Elektronik-Sonderheft Nr. 258: Sensoren III, Franzis, München, S. 23-26
38. Thermopack, Quarz-Temperatursensoren. Datenblatt der Fa. ETA Groupe de Fabriques d'Ebauches, CH-2540 Grenchen
39. Fa. Siemens (1986/87) Datenbuch: Heißleiter
40. Fa. Linseis Firmenschrift: Handbuch der Temperaturmessung
41. Diehl W (1986) Temperatursensoren mit besonderen Eigenschaften. In: Sonderdruck der Fa. Degussa-Meßtechnik, Nr. 8212
42. Datenblatt: Platin-Meßwiderstände, Fa. Degussa
43. Wetzel K (1985) Temperaturmessung mit Heißleitern. In: Siemens Components 23, Heft 6, S. 234-236
44. Fa. Philips Firmenschrift: Temperaturmessungen mit Philips Miniatur-Mantel-Thermoelementen, Hamburg
45. Krause M (1987) Temperaturmessung mit Thermoelementen ohne Eisbad. In: Elektronik-Sonderheft Nr. 258: Sensoren III, Franzis, München, S. 27-32
46. Priess U (1987) Schwingquarze als hochauflösende Temperaturfühler. In: Elektronik-Sonderheft Nr. 258: Sensoren III, Franzis, München, S. 37-40

47. Brendecke H (1987) Temperatur-Sensoren mit mikropro-zessorlesbarem Ausgangssignal. In: Elektronik-Sonder-heft Nr. 258: Sensoren III, Franzis, München, S. 41–44
48. Quarz-Temperatursensoren, Datenblatt der Fa. ETA, Groupe de Fabriques d'Ebauches, CH-2540 Grenchen
49. Wiegleb G (1986) Sensortechnik, Franzis, München
50. Sensor zur Messung der relativen Luftfeuchte, Fa. Valvo-Technische Informationen Nr. 790423
51. Kramp G (1987) Digitale Luftfeuchte-Meßschaltungen. In: Elektronik-Sonderheft Nr. 258: Sensoren III, Franzis, München, S. 50–54
52. MiniCap I, Sensoren für relative Feuchte, Datenblatt der Fa. Panametrics, Vertrieb: Fa. Sensortechnics GmbH, Puchheim
53. Feuchtemessung mit Humicap, Fa. Vaisala-Firmenschrift, Fa. Driesen + Kern, Tangstedt
54. Feuchte-Temperatursensoren (1985) Datenblatt der Fa. Ruf (Ruwido), Höhenkirchen
55. Klein M, Kuisl M, Ricker T (1983) Technisches Mes-sen 50: 381–388
56. Klein M, Kuisl M (1984) VDI-Berichte 509: 275–279
57. Klein M (1986) Ionensensitiver Feldeffekttransistor mit Natrium-Aluminium-Silikatschicht zur Messung der Na$^+$-Ionenkonzentration in wäßrigen Lösungen. Vortrag auf der 3. Fachtagung Sensoren – Technologie und An-wendung, Bad Nauheim
58. Schanz GW (1986) Sensoren – Fühler der Meßtechnik, Hüthig, Heidelberg
59. Schindler GJ, Riemann W (1977) Elektrochemische Multimeßsysteme für Physiologie und Medizin. Sonder-publikation aus dem Institut für Angewandte Physiologie der Philipps-Universität Marburg
60. Lampe U. Weiler KH (1987) Gassensoren auf Metalloxid-Halbleiterbasis. In: Elektronik-Sonderheft Nr. 258: Sen-soren III, Franzis, München, S. 60–64
61. Siebert HP (1987) CO-Sensor für den ppm-Bereich. In: Elektronik-Sonderheft Nr. 258: Sensoren III, Franzis, München, S. 65–70

Kapitel 2

Stoffbeschreibung

1 Probenahme

P. SCHWARZE

Eine der Grundvoraussetzungen für die zuverlässige Aussage von Untersuchungsergebnissen und damit für die Qualitätssicherung (QS) von Arzneimitteln ist die Probenahme. Sie ist unter der Verantwortung der Qualitätsorganisation in allen nationalen und internationalen Gesetzen und Richtlinien zur Zulassung und Überwachung von Arzneimitteln verankert und wesentlicher Bestandteil der Qualitätsplanung.
Die Probenahme in pharmazeutischen Betrieben ist außerordentlich vielgestaltig. Sie ist in allen Bereichen der Entwicklung und Herstellung von Arzneimitteln angesiedelt und läßt sich nach produktspezifischen und produktneutralen Kriterien[1] gliedern (Abb. 2.1).

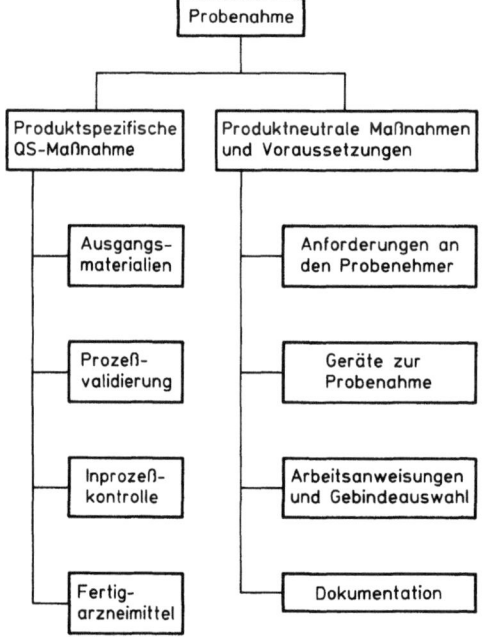

Abb. 2.1. Gliederung der Probenahme nach produktspezifischen und produktneutralen Kriterien. Nach[1]

Es lassen sich keine allgemeingültigen Standards für die Probenahme aufstellen. Sie richtet sich vielmehr nach dem Zweck, dem sie in jedem einzelnen Fall dienen soll.
Folgende Pharmakopöen enthalten allgemeingültige Probenahmepläne:

1. Das *DAB 9* macht unter „Allgemeine Methoden" nur Angaben zu Art und Umfang der Probenahme von Drogen. Sie entsprechen laut Kommentar den im Drogengroßhandel und der pharmazeutischen Indu-

strie seit langem üblichen Verfahren beim Musterziehen:

- Bei Mengen bis zu 1 kg eine Probe aus der gut durchmischten Gesamtmenge.
- Bei 1 bis 5 kg drei etwa gleich große Proben aus dem oberen, mittleren und unteren Bereich des Behältnisses. Nach Mischen eine Probe für die Prüfungen verwenden.
- Bei mehr als 5 kg drei Proben von jeweils mindestens 250 g aus dem oberen, mittleren und unteren Bereich des Behältnisses. Nach Mischen eine Probe für die Prüfungen verwenden.

Umfang der Probenahme:
Bei mehr als drei Behältnissen Probenahme nach der Formel $\sqrt{n} + 1$.

2. Die *USP XXII* stellt im allgemeinen Teil unter Punkt <561> Anforderungen an die Probenahme von Drogen, die detaillierter als im DAB 9 sind und eine nützliche Hilfe bieten („Vegetable Drugs - Sampling and Methods of Analysis"). Aufgrund der unterschiedlichen morphologischen Struktur von Pflanzendrogen kann es sich bei einer derartigen Monographie nur um eine allgemeine Empfehlung handeln, die in sinnvoller Weise an den Einzelfall angepaßt bzw. abgewandelt werden muß. Hierauf wird in der Einleitung auch ausdrücklich hingewiesen. Es wird zwischen groben Proben aus den Gebinden, den Laborproben und den Analysenproben unterschieden.

Probenahmeplan für die Gebinde

Anzahl der Gebinde pro Charge (N)	Anzahl der Gebinde für die Probenahme (n)
1 bis 10	alle
11 bis 19	11
> 19	$n = 10 + (N/10)$

Laborproben. Herstellung der Probe durch wiederholtes Vierteln der Gebindeprobe. Das Vierteln besteht darin, daß die Probe in geeigneter Weise gemischt, in einem ebenen, quadratisch gestalteten Haufen angeordnet und diagonal in vier gleichgroße Segmente geteilt wird. Die zwei gegenüberliegenden Teile werden wiederum sorgfältig gemischt. Der Prozeß kann - wenn notwendig - wiederholt werden, bis die erforderliche Menge erhalten wird. Die Größe der Laborprobe soll so bemessen sein, daß alle notwendigen Prüfungen durchgeführt werden können.

Proben für die Prüfung. Wenn nicht anders in der individuellen Drogen-Monographie vorgeschrieben, wird die Laborprobe erneut durch Vierteln auf die für die Prüfung benötigte Menge soweit verkleinert, daß diese noch für die Durchführung der Analyse repräsentativ bleibt. Bei sehr groben Drogen muß eine Mahlung und eine anschließende Siebung des Probengutes vorgenommen werden.
Die USP XXII gibt hiermit einen recht guten Anhaltspunkt für die Behandlung von Drogen bei der Probenahme.

3. Die *Helv VI* macht noch Angaben zur Probenahme, die jedoch in der Helv VII nicht mehr erscheinen. Trotzdem werden diese noch in vielen Fällen als allgemeine Richtlinie für die Probenahme verwendet:

Gesamtzahl der Packungen	Anzahl der Packungen, aus denen Proben zu entnehmen sind
2 bis 5	mind. 2
6 bis 10	mind. 3
11 bis 25	mind. 4
26 bis 50	mind. 5
51 bis 100	mind. 8
über 100	mind. 10

Der *EG-Leitfaden* einer guten Herstellungspraxis für Arzneimittel (GMP) vom Januar 1989 führt in Kapitel 6 „Qualitätskontrolle" zur Probenahme aus: Die Probenahme sollte nach genehmigten schriftlich festgelegten Verfahren erfolgen, die folgende Angaben enthalten:

- Methode zur Probenahme,
- einzusetzende Ausrüstung,
- zu entnehmende Probemenge,
- Anweisungen für jede erforderliche Unterteilung der Probe,
- Art und Zustand des zu verwendenden Probebehältnisses,
- identifizierende Kennzeichnung von Behältnissen, aus denen Proben gezogen werden,
- alle einzuhaltenden Vorsichtsmaßnahmen, insbesondere bei der Probenahme von sterilen oder gefährlichen Materialien,
- Lagerungsbedingungen,
- Anweisungen für die Reinigung und Aufbewahrung der Probenahmeausrüstung.

Referenzproben sollten für die Material- oder Produktcharge, der sie entnommen wurden, repräsentativ sein.

Der GMP-Leitfaden und die ergänzenden Leitlinien der EG werden die GMP-Regeln der WHO ersetzen, die in der amtlichen Begründung und Kommentierung der Betriebsverordnung für pharmazeutische Unternehmer die fachliche Grundlage bilden. Die Mitgliedstaaten der Pharmazeutischen Inspections-Convention (PIC) werden ebenfalls in ihren einzelnen Richtlinien diesen GMP-Leitfaden als Basis für die Überwachung pharmazeutischer Herstellungsbetriebe übernehmen.

Im Kommentar der Pharma-Betriebsverordnung zum GMP-Fragebogen werden Empfehlungen zur Probenahme von Arzneistoffen ausgesprochen.[7] Die vorgeschlagenen Probenahmepläne lehnen sich an die erwähnten Pharmakopöen an. Bei dem Umfang der Probenahme wird zwischen Wirk- und Hilfsstoffen unterschieden.[7] Bei Wirkstoffen soll aus jedem Gebinde eine Probe genommen werden, um wenigstens die Identität des Gebindeinhalts bestätigen zu können. Die Vollanalyse kann auch aus einer reduzierten Probenzahl durchgeführt werden. Bei Hilfsstoffen kann man sich unter bestimmten Voraussetzungen auf eine geringere Anzahl von Proben beschränken, wenn es sich z. B. um Produkte von Monoherstellern in bedruckten Spezialgebinden wie Stärke- oder Zuk-

kerarten handelt. Hierbei spielt die Lieferantenbewertung eine elementare Rolle. Dieser für die QS wesentliche Aspekt wird auch Eingang in die ergänzende Leitlinie zum EG-GMP-Leitfaden finden, die sich mit der Probenahme von Ausgangsstoffen und Packmaterialien befaßt:

Die Identität und Qualität einer kompletten Charge von Ausgangsmaterialien kann normalerweise nur gesichert werden, wenn individuelle Proben aus allen Gebinden genommen werden und an jeder Probe eine Identitätsprüfung vorgenommen wird. Eine Ausnahme kann in den Fällen in Betracht gezogen werden, in denen eine festgelegte, validierte Vorgehensweise zur Bewertung von Lieferungen beschrieben ist, welche die Identität des Inhaltes in jedem Gebinde garantiert. Die Validierung sollte mindestens folgende Aspekte berücksichtigen:

- Art und Stellung des Lieferanten oder Herstellers sowie ihr Verständnis der GMP-Anforderungen der Pharmazeutischen Industrie.
- Die Bedingungen, unter denen Ausgangsmaterialien hergestellt und geprüft werden.
- Das QS-System des Herstellers.
- Die Art des Ausgangsmaterials und dessen Einsatzzweck.

Es ist bei dieser Vorgehensweise zu unterscheiden, ob Ausgangsmaterialien vom Hersteller direkt oder von Händlern bezogen werden, bei denen die Quelle der Herstellung nicht oder unzureichend bekannt ist. Diese Frage bestimmt wesentlich das Ausmaß der Probenahme.

Die Proben, die für die Identitätsprüfung gezogen wurden, können für weitere Analysen (Gehalt/Reinheit) gemischt werden. Die Anzahl der Proben, die zu einem Mischmuster vereinigt werden, richtet sich nach folgenden Parametern, die von der Qualitätskontrolle festgelegt werden müssen:

- Art des Materials,
- Kenntnis des Lieferanten,
- Wirksamkeit und Toxizität des Arzneistoffs,
- potentielle Verunreinigungen
- Empfindlichkeit und Präzision der analytischen Methoden zur Erfassung von Verunreinigungen (Nachweis- und Bestimmungsgrenzen),
- für die Herstellung des Arzneipräparates relevante physikalische Eigenschaften wie Korngröße, morphologische Eigenschaften, Viskosität, Quellverhalten etc.

Alle Gesetze, Richtlinien und Empfehlungen entbinden Arzneimittelhersteller jedoch nicht von einer individuell angelegten Planung der Probenahme auf der Basis des beabsichtigten Verwendungszwecks der Ausgangsmaterialien und der Zielsetzung einer bestimmten Probenahme. Qualität ist nicht nur prüfbar, sondern in hohem Maße organisierbar. Dies geschieht durch eindeutig festgelegte Abläufe und Funktionen bei Annahme, Lagerung und Behandlung der Ausgangsmaterialien zur Vermeidung von Verwechslungen, Untermischungen und wechselseitiger Kontamination. Eine alle Faktoren berücksichtigende Organisation hat eine direkte Auswirkung auf den Umfang der Probenahme. Sie liefert damit nicht nur den erforderlichen Beitrag zur QS, sondern trägt dazu bei, die hiermit verbundenen Kontrollen in einem wirtschaftlich vertretbaren Rahmen zu halten. Der nachfolgend dargestellte Muster-Probenahmeplan für Arzneistoffe eines Unternehmens berücksichtigt die wesentlichen Anforderungskriterien und ist in einer verbindlichen Anweisung festzuschreiben:

Probenahme von Arzneistoffen für die Eingangsprüfung

1. *Einleitung*
Jeder eingehende Rohstoff (Eigenherstellung/Kaufware) wird vor seiner Freigabe analytisch untersucht. Dies macht eine Probenahme erforderlich.

2. *Zielsetzung*
Es ist sicherzustellen, daß nur den Forderungen entsprechende Arzneistoffe freigegeben werden. In diesem Sinne ist die sorgfältige Musterziehung nach den vorgegebenen Richtlinien unbedingte Voraussetzung für die Richtigkeit und Aussagekraft der späteren Analysenergebnisse.

3. *Vorgehen*
a) *Räumlichkeiten:* Diese müssen sauber, trocken und so beschaffen sein, daß eine Fremdkontamination der Ware während der Musterziehung ausgeschlossen ist.
b) *Bereitstellung der Ware:* Die zur Probenahme bereitgestellten Waren müssen so deutlich voneinander getrennt werden, daß sowohl eine Verwechslung bei der Probenahme als auch eine gegenseitige Kontamination auszuschließen ist. Die Gebinde müssen bereits visuell geprüft und ggf. gereinigt worden sein. Die Warenbegleitpapiere müssen vorliegen.
c) *Probenahmegeräte:* Es sind prinzipiell nur speziell gereinigte oder nur einmal verwendbare Geräte zu benutzen.[2-4] Eine Anweisung für die Reinigung der Probenahmegeräte muß vorliegen.
- Für feste und pastenförmige Substanzen: Musterlöffel aus Edelstahl oder Kärtchen aus Kunststoffmaterial. Für die Probenahme von Pulvern und Granulaten aus tieferen Schichten Spezialstechheber aus Edelstahl. Bei entsprechender Anweisung Löffel, die ausschließlich für Aromen verwendet werden dürfen.
- Für zähe, pastenförmige Substanzen: Halbrundes Edelstahlrohr, das an einer Seite zu einer Spitze ausgezogen ist und am anderen Ende einen Handgriff hat.
- Für Flüssigkeiten: Stechheber aus Glas; bei entsprechender Anweisung muß die Probenahme vom Boden des Gefäßes möglich sein; weiterhin Pipetten für Aromen und Tinkturen.
- Für mikrobiologische Prüfungen: Spezialbehälter mit eingebautem Löffel für einmalige Verwendung. Bei sehr voluminösen Substanzen sterilisiertes Glasgefäß mit Schraubdeckel und sterilisierte Löffel.
d) *Vorbereitungen:*
- Persönliche Vorbereitungen: Sauberkeit von Händen und Kleidung wird gefordert. Schutzhauben sind zu tragen. In speziellen Fällen, die in den individuellen Probenahmeplänen aufgeführt sind, sind

Sicherheitsvorkehrungen zu treffen: Schutzhelm, Atemschutz, Schutzbrille, Schutzhandschuhe.
- Probenahmegefäße: Die notwendige Anzahl der Gefäße aus Glas, Kunststoff oder beschichteten Papierbeuteln werden mit der Artikelnummer, Artikelbezeichnung, Chargennummer, fortlaufender Probenahmenummer und ggf. Gefahrensymbolen beschriftet.
- Probenahmegeräte: Aus dem Vorrat entnimmt der Probenehmer die notwendige Anzahl der vorgeschriebenen Probenahmegeräte und überprüft sie visuell. Beim Transport muß durch geeignete Verpackung eine Kontamination von Gefäßen und Geräten ausgeschlossen sein.
- Quarantäne-Etiketten: Der Probenehmer stellt eine ausreichende Zahl von Quarantäne-Etiketten bereit. Dies kann bei voll EDV-gesteuerter Lagerhaltung entfallen.
e) *Probenahme:*
Als erstes muß der Probenehmer die Angaben auf den Warenbegleitpapieren mit denen auf den gelieferten Gebinden vergleichen.
Der Probenehmer öffnet die Gebinde so, daß die Ware dabei nicht verunreinigt oder verstreut wird. Sind im speziellen Probenahmemodus des betreffenden Arzneistoffs keine besonderen Angaben gemacht, so ist eine gemäß allgemeinem Probenahmeplan entsprechende Anzahl von Mustern zu ziehen. Gegebenenfalls muß nach Anweisung zusätzlich die gleiche Anzahl Sterilmuster gezogen werden.
Sind im speziellen Probenahmemodus des betreffenden Arzneistoffs keine Angaben gemacht, so sind die Proben bei Festsubstanzen wenige cm unter der Oberfläche, bei Flüssigkeiten vom Boden des Gebindes zu ziehen.
Bereits während der Probenahme ist auf ein einheitliches Erscheinungsbild der Ware in bezug auf Geruch, Farbe und Korngröße sowohl innerhalb eines Gebindes als auch zwischen verschiedenen Gebinden zu achten.
Nach der Probenahme sind alle geöffneten Gebinde wieder sachgerecht zu verschließen. Dabei muß sichergestellt werden, daß keine Substanz ausläuft sowie keine Feuchtigkeit und Verunreinigungen in die Ware gelangen kann.
Der Quarantänestatus aller Gebinde ist mit Etiketten zu kennzeichnen, sofern keine voll EDV-gesteuerte Lagerung vorliegt. Die bemusterten Gebinde sind entsprechend der fortlaufenden Numerierung der Probengefäße zu kennzeichnen. Die Entnahme nachträglicher Proben muß auf Gebinden und Probengefäßen kenntlich gemacht werden.
Es werden spezielle Begleitformulare für die Proben geführt, die alle notwendigen Informationen sowohl zur eindeutigen Rückverfolgung der Probenahme als auch für das analytische Laboratorium sowie die Protokollierung von Beobachtungen bei der Probenahme enthalten. Diese Formulare sind nach Abschluß der Prüfungen Bestandteil der Chargendokumentation.

4. *Freigabe/Beanstandung*
Nach Abschluß der Prüfungen sind die Quarantäneetiketten zu entfernen und bei Gutbefund durch die Qualitätskontrolle durch Freigabeetiketten, bei Beanstandung durch spezielle Etiketten zur Sperrung der

Ware zu ersetzen. Dies kann bei voll EDV-gesteuerter Lagerhaltung entfallen, sofern diese hinsichtlich ihrer Sicherheit validiert ist.

Diese Arbeiten können nur von qualifizierten, erfahrenen Mitarbeitern geleistet werden, die fortlaufend geschult und auf dem aktuellen Kenntnisstand gehalten werden.

Probenahme für Packmaterialien

Die Organisation und Grundprinzipien für die Probenahme von Arzneistoffen lassen sich im wesentlichen auch auf die Packmittel übertragen. Allerdings stehen hier die Prüfungen auf variable und attibutive Größen praktisch gleichgewichtig nebeneinander. Im ersten Fall handelt es sich um eine messende Prüfung.[5,6] Bekannte Stichprobenpläne für die Variablenprüfung sind z. B. in dem Military Standard 414 enthalten.[7] Die attributive Prüfung klassifiziert Größen nach gut und schlecht. Einer der am häufigsten verwendeten Stichprobenpläne ist der Military Standard 105 D.[8] Ein wichtiges Hilfsmittel speziell bei der Packmittelprüfung ist die Operationscharakteristik oder Annahmekennlinie. Mit ihr läßt sich die Trennschärfe zwischen guter und schlechter Qualität darstellen. Die Aussagewahrscheinlichkeit und die Trennschärfe zwischen Ausschuß- und Gutanteil hängen direkt mit dem Stichprobenumfang zusammen.[5,6] In Publikationen zur Qualitätssicherung von kosmetischen und pharmazeutischen Packmitteln sind individuelle Fehlerbewertungslisten für alle gängigen Packmittel aufgeführt.[6] Diese werden auf der Basis eines für das individuelle Packmittel erarbeiteten Fehlerklassenplans in Zusammenarbeit mit dem Verpackungsbetrieb und dem Packmittellieferanten erstellt und führen zu den Bestellspezifikationen als Grundlage für den Lieferungsvertrag. Im Falle von Packmitteln spielt das Vertrauensverhältnis zu dem Lieferanten eine entscheidende Rolle. Bei kontinuierlichen Herstellungsverfahren ohne fest abgrenzbare Klassifizierung nach Chargen kommt der zielgerichteten Probenahme während des Prozesses eine besondere Bedeutung zu. Verpackungstechnische Parameter wie Härte, Elastizität, Verformbarkeit und Abmessungen haben direkten Einfluß auf die Verschlußdichte einer Packung und damit auf die Stabilität des Arzneimittels. Festgeschriebene und dokumentierte Probenahmeverfahren während des Prozesses sind sicherer in ihrer Aussagekraft als noch so sorgfältig angelegte Stichprobenpläne für das Gesamtlos bei der Eingangskontrolle.

Bei der Verarbeitung von Kunststoffteilen und Elastomeren ist der Packmittelhersteller auf eine gleichmäßige Zusammensetzung der Rohmaterialien des Vorlieferanten angewiesen. Die Abmachungen zwischen diesen beiden Partnern müssen in die Gesamtbewertung der Packmittel mit eingehen. Veränderungen in der Zusammensetzung der Grundmaterialien können erhebliche Einflüsse auf das fertige Packmittelteil haben. Hierdurch bedingte Undichtigkeiten durch beschleunigte Alterungsprozesse können z. B. zum Eindringen von Keimen in Injektionspräparate mit Elastomerenverschluß führen. Solche Abweichungen sind häufig bei der Probenahme und entsprechenden Eingangsprüfungen ebensowenig festzustellen wie durch Änderungen von Zuschlagsstoffen in den Rohmaterialien bedingte Wechselwirkungen mit den Arzneimitteln.

Bei positiver Bewertung der Lieferqualität kann mit dem Packmittelhersteller das Verfahren der sog. Lieferantenstichprobe auf der Basis der Bestellspezifikationen vereinbart werden. Anhand dieser separat gelieferten Stichprobe können beim Verarbeiter der Packmittel Identitätsprüfungen und spezielle anwendungstechnische Kontrollen durchgeführt werden, z. B. Durchstechbarkeits- und Fragmentationstests bei Elastomerenverschlüssen. Diese Vorgehensweise hat den Vorteil, daß hygienisch verpackte Großgebinde von Packmittellieferungen nicht für eine Probenahme geöffnet werden müssen.

Probenahme für Inprozeß-Kontrollen und Fertigarzneimittel

Ein standardisierter und validierter Prozeß sollte dazu führen, daß nur wenig Inprozeß-Kontrollen erforderlich sind. Er ist elementarer Bestandteil für den Freigabeentscheid durch die Qualitätskontrolle, die dementsprechend die Probenahmepläne für die Prozeßvalidierung mit festlegt. In diesem Stadium ist der Umfang der Probenahmen und Prüfungen auf allen als kritisch erkannten Prozeßstufen hoch. Probenahmen bei der ausführlich zu dokumentierenden Prozeßvalidierung dienen im wesentlichen der Feststellung des Einflusses der verschiedenen Verfahrensschritte auf die Homogenität, Reinheit und Stabilität des Arzneimittels. Die Auswirkung von Mischertypen, Mischzeiten, Preßdruck und -geschwindigkeit, Homogenisierungsverfahren, Wärmeentwicklung während der Herstellung u. a. werden durch Variieren derartiger Prozeßbedingungen mit Hilfe individuell angelegter Probenahmen an verschiedenen Stellen des Mischgutes überprüft. Die Größe derartiger Proben sollte das Gewicht oder Volumen der Einzeldosis der jeweiligen Darreichungsform nicht wesentlich überschreiten, um speziell bezüglich der Homogenität eine sichere Aussage zu erhalten. Eine besondere Rolle spielt die Probenahme bei der Überwachung von mittels aseptischer Verfahren hergestellten Arzneimitteln. Eine Grundlage hierfür liefert die entsprechende FDA-Richtlinie vom Juni 1987, die in den allgemeinen Anforderungen die Erstellung von Probenahmeplänen und Testverfahren für die mikrobiologische Überwachung von Ausgangsstoffen, Arzneimittelbehältnissen, Verschlüssen, Inprozeß-Materialien und des Arzneimittels vorsieht. Proben sind den Stellen zu entnehmen, in denen Einzelbestandteile und Produkt der Umwelt ausgesetzt sind. Dies setzt eine entsprechend organisierte Probenahme und hierfür besonders geschulte Mitarbeiter voraus.

Die Probenahme für die Fertigarzneimittel richtet sich danach, ob diese unverpackt als Bulkware oder verpackt vorliegen. In der Praxis ist es sinnvoll, die Proben während der laufenden Produktion zu entnehmen. Dies ermöglicht die Verfolgung der Gleichmäßigkeit des Gesamtprozesses durch Probenahme nach verschiedenen Zeitabständen zur Überprüfung hierfür charakteristischer Parameter wie Gleichmäßigkeit des Gehaltes. Die gesammelten Einzelproben können dann zu einem Mischmuster für die Prüfung auf Konformität mit der Gesamtspezifikation vereinigt werden. Eine solche Verfahrensweise eignet sich auch besonders für die fortlaufende Überwachung der Haltbarkeit eines Präparates. Eine zu einem bestimmten Zeitpunkt in ausreichendem Umfang gezogene Probe kann für die Bestimmung des Startwertes und die Einlagerung für die Stabilitätsprüfung verwendet werden. Damit wird vermieden, daß während der gesamten Herstellung einer Charge auftretende, noch zulässige Gehaltsschwankungen die Haltbarkeitsaussage beeinflussen bzw. verfälschen. Dies kann in Anbetracht der eng gesetzten Toleranzen für die Haltbarkeitsgewährleistung von Bedeutung sein.

Von den fertig verpackten Arzneimitteln wird zum Schluß eine Probe zur Überprüfung der Identität und Konformität der Angaben zu Chargenbezeichnung, Lagerungshinweisen und Laufzeit genommen. Eine ausreichend bemessene Probe wird als Referenzmuster aufbewahrt.

Literatur

1. Altenschmidt W, Hasler C, Möller H (1988) Probenahme bei der Qualitätssicherung von Arzneimitteln, Paperback/APV, Band 20, Wissenschaftliche Verlagsgesellschaft, Stuttgart
2. Kiger IL (1975) Pharm Ind 37:975–980
3. Gschwind G (1981) Probenzug in Ausgangsmaterialien für die Arzneimittelherstellung, Paperback/APV, Band 1, Wissenschaftliche Verlagsgesellschaft, Stuttgart, S. 99–112
4. ISO-Norm 8213 vom 15.07.1986: „Chemical products for ind. use - Sampling techniques - Solid chemical products in the form of particles varying from powders to coarse lumps."
5. Feltkamp H, Fuchs P, Sucker H (1983) Pharmazeutische Qualitätskontrolle, Thieme, Stuttgart New York, S. 47–53
6. Jarsen D, Kesper F (1984) Qualitätssicherung von Pharmazeutischen Packmitteln, Band 12, Editio Cantor, Aulendorf
7. Oeser W, Sander A (1985) Pharma-Betriebsverordnung, Grundregeln für die Herstellung von Arzneimitteln (GMP), Kommentar, Wissenschaftliche Verlagsgesellschaft, Stuttgart

2 Eigenschaften

2.1 Sensorische Prüfungen

C.-M. LOMMER

Für den Hersteller von Produkten, die der Verbraucher mit seinen Sinnen beurteilt, entstehen besondere Probleme, wenn er seine Produkte testen oder verbessern will, da ihm die objektive Meßgröße fehlt, mit der die sensorische Qualität beurteilt werden kann.

Es gibt kein Meßgerät, welches die Sinneseindrücke eines Individuums in objektiven Skalenteilen wiedergibt. So müssen die sensorischen Eindrücke verschiedener Testpersonen durch geeignete Testsysteme und -auswertungen zu einer weitgehend objektiven und verallgemeinerbaren Bewertung führen. Solche neutralisierenden Auswertungen sind notwendig, da selbst ein und dieselbe Testperson bei mehrfacher Prüfung

eines Produktes zu unterschiedlichen Aussagen kommen kann. Dies ist abhängig von der Ausgeruhtheit der Testperson, von den Mahlzeiten, die unmittelbar vor der Produktprüfung eingenommen wurden, und ob der Prüfer Raucher oder Nichtraucher ist.

Beim Deutschen Institut für Normung (DIN) wurde ein Arbeitsausschuß „Sensorik" gebildet, der sich mit der Normung von sensorischen Prüfungen befaßte. Aus diesem Arbeitskreis sind eine Vielzahl von Normen hervorgegangen, die in Tab. 2.1 aufgeführt sind.

Tab. 2.1. DIN-Normen zur sensorischen Prüfungen. Bezugsquelle: Beuth-Verlag GmbH, 1000 Berlin 30

DIN-Normen	Inhalt
DIN 10950	Allgemeine Grundlagen der sensorischen Prüfung
DIN 10951	Sensorische Prüfverfahren; Dreiecksprüfung
DIN 10952 Teil 1	Sensorische Prüfverfahren; Bewertende Prüfung mit Skale; Prüfverfahren
DIN 10952 Teil 2	Sensorische Prüfverfahren; Bewertende Prüfung mit Skale; Erstellen von Prüfskalen und Bewertungsschemata
DIN 10953	Anwendung sensorischer Prüfverfahren
DIN 10954	Sensorische Prüfverfahren; Paarweise Unterschiedsprüfungen
DIN 10955	Sensorische Prüfungen; Prüfungen von Packstoffen und Packmitteln für Lebensmittel
DIN 10956	Sensorische Untersuchungsgeräte; Universal-Prüfgläser und Deckel; Anforderungen, Verwendungshinweise
DIN 10959	Sensorische Prüfverfahren; Bestimmung der Geschmacksempfindlichkeit
DIN 10960	Sensorische Untersuchungsgeräte; Prüfgläser für Wein
DIN 10962	Raum für sensorische Prüfungen (Prüfraum); Anforderungen
DIN 10963	Sensorische Prüfverfahren - Rangordnungsprüfung

Aber nicht nur national, sondern auch international werden innerhalb der *International Organization for Standartization (ISO)* in der Arbeitsgruppe „sensory analysis" die sensorischen Prüfungen durch Normen erfasst.

Sinneseindrücke

Visuelle Eindrücke. Bei den visuellen Eindrücken werden Farbe und Form (äußere Gestalt und äußere Beschaffenheit) sowie Struktur (Gefüge) als Ausdruck der inneren Beschaffenheit unterschieden. Andere visuelle Eindrücke sind z. B. Opaleszenz, Glanz, aber auch Trübung.[1]

Olfaktorische Eindrücke. Alle Merkmale eines Produktes, die mit der Nase erfaßt werden, sind unter dem Begriff olfaktorische Eindrücke zusammengefaßt. Dazu gehört in erster Linie der Geruch, also der Eindruck, der beim Einziehen von Luft durch die Nase erweckt wird. Man unterscheidet dabei den *An-*

fangsgeruch, der nur kurz anhält, vom nachfolgenden *Hauptgeruch*, der den Typ der Geruchsrichtung festlegt. Häufig findet man noch einen *Nachgeruch*, der nach Verflüchtigung von Anfangs- und Hauptgeruch verbleibt.

Zu den sonstigen olfaktorischen Eindrücken gehört die Wirkung flüchtiger Stoffe, die z. B. erst beim Kauen oder durch die Wärme der Mundhöhle freigesetzt werden und sozusagen rückwärts, also vom Rachen in die Nase aufsteigen. Im Bereich der Parfümindustrie werden von den Parfümeuren der Anfangsgeruch als *Kopfnote*, der Hauptgeruch als *Mittelnote*, *Körper* oder[1] *Fond* und der Nachgeruch als *Ausklang* bezeichnet.[1]

Gustatorische Eindrücke. Alle mit Zunge, Mundhöhle und Rachen wahrnehmbaren Merkmale eines Produktes, die sinnesmäßig wahrgenommen werden, sind als gustatorische Eindrücke einzustufen. Dies bedeutet natürlich, daß der Geschmack der Hauptfaktor dieser Eindrücke ist, wobei man wieder zwischen *Anfangs-*, *Haupt-* und *Nachgeschmack* unterscheidet - analog zum Geruch. Aber auch die Temperatur des Prüfmaterials, die man beim Essen empfindet, zählt zu den gustatorischen Eigenschaften. Ebenso gehören Empfindungen wie adstringierend dazu.

Unter den sonstigen gustatorischen Eindrücken muß auch der Begriff *Flavour* erwähnt werden. Dieser Begriff ist im Normenausschuß „Sensorik" wie folgt definiert worden:

Flavour umfaßt die Gesamtheit der Sinneseindrücke, die vom olfaktorischen und gustatorischen Organ sowie haptisch mit Zunge, Mundhöhle und Rachen empfangen werden.

Es ist dies ein kritischer Punkt bei der sensorischen Prüfung, da man beim Verzehren eines Produktes eben den Flavour wahrnimmt, also das Zusammenwirken von Geruch, Geschmack und haptischen Eindrücken. Andrerseits wäre es meist für die Beurteilung sehr günstig, wenn man zwischen Geruch, Geschmack und Eindrücken differenzieren könnte. Hier hilft nur eine intensive Schulung der Prüfergruppe.

Haptische Eindrücke. Unter haptischen Eindrücken versteht man Reize, die mit Hand sowie der Empfindung der Zunge, der Mundhöhle und des Rachens, an denen keine Geschmacksreize beteiligt sind, wahrgenommen werden können.

Auditive Eindrücke. Die Bedeutung der auditiven Eindrücke, also der akustischen, mit dem Ohr wahrnehmbaren Reize, ist für die sensorische Analyse eines Produktes gering, aber dennoch nicht ganz zu vernachlässigen. Dies geht aus Versuchen hervor, bei denen zahlreichen Testpersonen Tonbandaufnahmen der Geräusche, die beim Zerdrücken von 18 verschiedenen Produkten entstehen, vorgeführt wurden. Die Testpersonen sollten aus einer vorgelegten Liste der 18 Lebensmittelprodukte jeweils vier auswählen, die als Quelle für das Geräusch in Betracht kommen könnten. Dabei wurden, um einige Beispiele zu nennen, reife Äpfel, Bonbons und frischer Sellerie relativ häufig identifiziert, während unreife Pfirsiche und blanchierte Karotten sich durch ihre Geräusche offenbar nicht zu erkennen gaben.[1]

Sensorische Prüfverfahren

Die Norm DIN 10950 unterscheidet grundsätzlich zwischen zwei Gruppen von Prüfungen.

1. Unter objektivierten Prüfungen faßt man die sogenannten analytischen Prüfungen zusammen, bei denen Prüfer oder Sachverständige bestimmte Prüfproben nach genauen Vorgaben untersuchen.
2. Bei den subjektiven Prüfungen haben die Prüfpersonen nur die Aufgabe, ihre persönliche Einstellung im Hinblick auf vorgegebene Kriterien anzugeben. Am bekanntesten hiervon ist die sogenannte Beliebtheitsprüfung.

Gemeinsam ist beiden Gruppen, daß Probenauswahl, Probenzubereitung und Prüftechnik gleichartig sind; der prinzipielle Unterschied liegt nur in der Fragestellung.

Die sensorischen Prüfverfahren werden in vier Gruppen eingeteilt:

1. Unterschiedsprüfungen,
2. Beschreibende Prüfungen,
3. Bewertende Prüfungen,
4. Schwellenprüfungen.

Die meisten Prüfverfahren können als analytische oder als hedonische, d. h. subjektive Prüfungen angelegt werden.

Prüfraum. Um eine sensorische Prüfung weitestgehend von allen subjektiven, äußeren Einflüssen abzukoppeln, hat der Normenausschuß Sensorik in der DIN 10962 einen Prüfraum beschrieben.

Nach DIN 10962 muß die Lage des Prüfraums so eingeplant sein, daß während der Durchführung sensorischer Prüfungen keine Unterbrechungen und Störungen auftreten. Seine Größe sollte so ausgelegt sein, daß ausreichend Platz für zehn Prüfer vorhanden ist, von denen jeder eine Tischbreite von 80 cm zur Verfügung haben sollte. Von Bedeutung ist auch die Sitzordnung; zwar kann man durchaus auch im Stehen prüfen, sitzt ist aber zweckmäßiger, weil eine sensorische Prüfung ruhig und gelassen vorgenommen werden soll. Man unterscheidet dabei zwischen:

- Kabinen, die nach drei Seiten vollständig abgegrenzt sein müssen,
- dem Sitzen an Einzeltischen, die zweckmäßigerweise mit Seitenwänden versehen werden sollten, und
- dem Sitzen am Großtisch, wobei runde Tische, ggf. mit einem drehbaren Innenteil, zu bevorzugen sind. Auch hier muß durch Anbringen von Stellwänden zwischen den einzelnen Prüfplätzen deren Trennung bewirkt werden.

Die DIN-Norm weist ausdrücklich daraufhin, daß die Bewegungsfreiheit des Prüfers ausreichend groß sein soll, um ein Gefühl des Beengtseins zu vermeiden. Dies würde die Sicherheit der getroffenen Entscheidungen beeinträchtigen.

In Abb. 2.2 ist der Grundriß eines Bewertungsraums, wie er eingerichtet sein sollte, wiedergegeben.

Der Prüfraum sollte bezüglich der Farbgebung seiner Einrichtungsgegenstände neutral sein, damit Farben des Raums die Farben des Prüfguts nicht beeinflus-

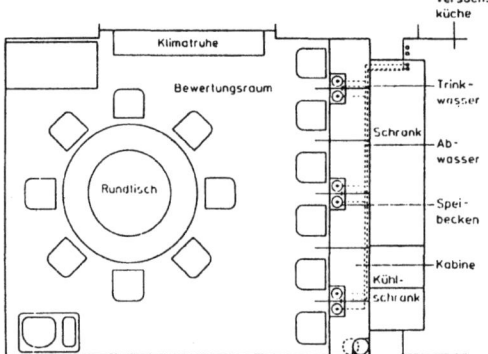

Abb. 2.2. Grundriß eines vorbildlichen Prüfraums

sen. Zur Beurteilung der Farben des Prüfguts ist es wesentlich, daß das Licht eine gleichmäßige Helligkeit im Prüfraum gewährleistet. Die spektrale Strahlendichteverteilung sollte der eines mittleren Tageslichtes entsprechen. Eine direkte Sonneneinstrahlung in den Prüfraum muß vermieden werden.

Vorteilhaft wäre die Ausstattung des Raums mit einem Klimagerät, das eine Justierung auf 20 bis 22 °C und eine relative Feuchte von 60 bis 75% rel. Feuchte gestattet. Allerdings darf dieses keinen allzugroßen Lärm verursachen und keine Geruchsstoffe in den Raum abgeben. So ist auch darauf zu achten, daß die Einrichtung keinen zu starken Eigengeruch aufweist.

Paarweise Unterschiedsprüfung. Die paarweise Unterschiedsprüfung wurde früher auch als Duo-Test bezeichnet und stellt eines der ältesten Prüfverfahren und eines der einfachsten dar. Seine Durchführung ist in der DIN 10954 geregelt. Danach handelt es sich um ein Verfahren zum Feststellen sensorischer Unterschiede oder auch Übereinstimmungen zwischen zwei Prüfmustern. Dabei kann der Unterschied in der Art des Prüfmusters liegen oder nur in der Ausprägung bzw. Intensität bestimmter Merkmale. Die Fragestellung kann also sehr verschieden sein:

1. Es kann die einfache Frage gestellt werden, ob überhaupt ein Unterschied zwischen den beiden Untersuchungsproben erkennbar ist.
2. Es kann gefragt werden, welche Probe in einem Merkmal stärker ausgeprägt ist, wobei das Merkmal (Süße, Säure, Konsistenzkriterien etc.) vorgegeben wird.

Sehr häufig wird die paarweise Unterschiedsprüfung auch in der Form einer Beliebtheitsprüfung angelegt, d. h., es wird gefragt, welche Probe bevorzugt wird. Die DIN-Norm weist auf die Bedeutung der Art der Probenentnahme hin. Sie legt für die Anzahl der Prüfpersonen fest, daß zweckmäßigerweise mindestens sieben geschulte Prüfer einzusetzen sind. Bei der Frage nach der Beliebtheit müssen mindestens 30 Laien verfügbar sein. Ein Prüfraum gemäß DIN 10962 (s. o.) wird empfohlen.

Je nach Prüfzweck und / oder Prüfgut sind vor der Durchführung Zubereitungsart der Proben, Probenmenge, Anzahl der Proben, ggf. Maskierung bestimmter Merkmale und Temperatur der Proben festzulegen. Das Untersuchungsmaterial soll mit Zahlen verschlüsselt werden, und zwar für jede Prüfung neu, auch wenn sich das Prüfgut innerhalb der Probenpaarreihe wiederholt. Grundsätzlich wird verlangt, daß die Prüfpersonen über den Zweck der Prüfung unterrichtet sind; das festzustellende Merkmal muß entweder vor der Prüfung beschrieben werden oder den Prüfpersonen bekannt sein. Es ist vorteilhaft, vor der eigentlichen Musterprüfung Tests mit entsprechenden typischen Proben durchzuführen.

Bei der Durchführung der paarweisen Unterschiedsprüfung ist darauf zu achten, daß die Probenpaare - es wird praktisch immer eine Probenpaarreihe durchgeprüft, um die für eine statistische Auswertung notwendige Zahl der Urteile zu bekommen - stets gleichartig aufgestellt und dargereicht werden, so daß die Prüfpersonen keine Schlüsse auf das Prüfgut ziehen können. Es müssen also identische Prüfgeräte (z. B. Gläser) verwendet und eine gleichartige Aufstellung der Prüfmuster vorgenommen werden; allerdings soll die Reihenfolge der Prüfmuster innerhalb der Probenpaare zufallsmäßig wechseln. Zur Prüftechnik wurde festgelegt, daß jedes Probenpaar in der gleichen Reihenfolge zu prüfen ist, also entweder von links nach rechts oder auch von rechts beginnend.

Aus den bereits erwähnten drei möglichen Fragestellungen ergeben sich für die Prüfung unterschiedliche Prüfsituationen, für die in der Norm spezielle Formulare zum Eintragen der Urteile vorgeschlagen werden. Die statistische Sicherung kann anhand einer der DIN-Norm beigefügten Tabelle erfolgen.

Dreiecksprüfung. Der Triangel-Test, wie die Dreiecksprüfung früher und auch heute noch oft genannt wird, gehört zu den ältesten und sehr häufig angewendeten sensorischen Prüfverfahren. Sie ist dadurch gekennzeichnet, daß gleichzeitig Proben dargereicht werden, von denen jeweils zwei identisch sind; die abweichende Probe ist von den Prüfpersonen festzustellen. Die Norm legt wiederum die Bedingungen fest für:

- Probenentnahme,
- Kenntnisgrad und Eignung der Prüfpersonen; es kommen nur Prüfer, Sachverständige und Sensoriker in Frage,
- Anzahl und Sitzordnung der Prüfer, wobei mindestens fünf geschulte Prüfpersonen je Prüfung verlangt werden,
- Geräte und Hilfsmittel wie Prüfraum,
- die zu verwendenden Prüfgefäße.

Auch die Angaben zur Vorbereitung und zum Verschlüsseln der Proben sowie über die Vorabsprache sind identisch mit DIN 10954. Was die Dreier-Probengruppen anbetrifft, welche Proben A und B enthalten, so können sechs verschiedene Aufstellungsmöglichkeiten realisiert werden:

AAB, ABA, BAA, ABB, BAB, BBA.

Diese Anordnungen sollen nach einem Zufallssystem getroffen werden. Durch das Aufstellen der Proben im Dreieck wird die Zufälligkeit der Anordnung besser sichtbar gemacht. Innerhalb einer Prüfung müssen die Proben A und B insgesamt in gleicher Anzahl vorgelegt werden. Es wird auch hier empfohlen, in jeder Dreier-Probengruppe in gleicher Reihenfolge zu prüfen. Ausdrücklich wird sogenanntes „Rückprüfen" innerhalb der Probengruppen als zulässig erklärt. Die Fragestellung lautet immer: Welches ist die abweichende Probe? Sie kann je nach der Problemstellung noch erweitert werden, z. B. hinsichtlich Art und ggf. Intensität der Abweichung. Die Norm gibt wiederum Empfehlungen für Formulare sowohl für die einfache als auch für die erweiterte Dreiecksprüfung; eine Tabelle für die statistische Auswertung ist ebenfalls enthalten.

Beschreibende Prüfungen

In DIN 10950 sind drei Arten von beschreibenden Prüfungen definiert, die alle auf eine möglichst weitgehende Aufgliederung der Merkmalseigenschaften zielen:

Einfache beschreibende Prüfungen. In frei zu wählenden Worten wird der sensorische Eindruck - sowohl insgesamt als auch eines bestimmten Merkmals eines Produkts - von einer, meist jedoch von mehreren Prüfproben beschrieben. Sensorische Standards sollten möglichst als Bezugsprobe vorliegen.

Profilprüfungen. Die Merkmalseigenschaften einer oder mehrerer Prüfproben werden umfassend nach Geruchs-, Geschmacks- oder Texturteilskomponenten beschrieben. Die Worte sind frei zu wählen oder vorgegeben, und zwar in der Reihenfolge ihres Auftretens (Merkmalsausprägung nach der Zeit) und nach ihrer jeweiligen Intensität (Merkmalsausprägung nach Intensität).

Verdünnungsprüfung. Hier unterscheidet man zwei Variationen, die Verdünnungsprüfung und die Verdünnungsprofilprüfung. Bei der einfachen Verdünnungsprüfung haben die Prüfpersonen festzustellen, bei welchem Verdünnungsgrad eine Geruchs-, Geschmacks- oder Textureigenschaft nicht mehr wahrgenommen wird. Die Verdünnungsprofilprüfung erhöht die Genauigkeit der Profilprüfungsgenauigkeit. Diese wird dann angewendet, wenn sensorische Eindrücke bei der Ausgangskonzentration nicht unterscheidbar oder erkennbar sind. Zur intensiveren Beschreibung dieser Verfahren muß auf die Fachliteratur verwiesen werden.

Bewertende Prüfungen

Den beschreibenden Prüfungen stehen die bewertenden Prüfungen gegenüber. Ziel aller bewertenden Prüfungen ist es, die Prüfprobe insgesamt oder aber auch hinsichtlich einzelner Merkmale zu bewerten. Ebenfalls als Bewertung anzusehen ist, wenn eine Klassifizierung im Sinne einer Einordnung in Qualitätskategorien, in Qualitätsklassen oder Qualitätsbereiche vorgenommen wird.

Rangordnungsprüfung. Sinn dieses Prüfverfahrens nach DIN 10963 ist es, zwei oder mehrere Proben aufgrund eines vorgegebenen Kriteriums in eine Rangfolge zu bringen. Die Zahl der Proben darf maximal zwölf betragen, die Probenreihe kann in beliebiger Reihenfolge aufgestellt und beurteilt werden; man kann auch eine Probenreihe mehrfach mit verschiedener Verschlüsselung darreichen. Rang 1 erhält die

Probe mit der stärksten oder aber schwächsten Ausprägung des zu prüfenden Merkmals oder der Merkmalseigenschaft. Hat der Prüfer den Eindruck, daß zwei Proben im Hinblick auf das zu beurteilende Merkmal gleichwertig sind, so hat er zwar eine Rangfolge aufzustellen, aber unter „Bemerkungen" einzutragen, daß nach seinem Eindruck die zwei Proben gleich sind; bei der statistischen Auswertung kann dies dann entsprechend berücksichtigt werden.

Man verwendet das Verfahren zur relativ schnellen Einteilung von Produkten, z. B. nach Art und Ausprägung einzelner Merkmale, Merkmalseigenschaften oder aber auch bzgl. des Gesamteindruckes. Auch zur Schulung und Auslese von Prüfpersonen ist es sehr geeignet, ebenfalls zum Vorsortieren von Prüfmustern für andere Prüfverfahren.

Gemäß der individuellen Entscheidung des Prüfers erhalten die Muster Rangzahlen R, die tabellarisch auf den Prüfer und das Muster bezogen zusammengefaßt werden.

Zieht ein Prüfer aus einer Mustergruppe A, B, C, D und E das Muster D den anderen Mustern vor, dann erhält dieses Muster die Rangzahl $R = 1$. Ist das Muster A seiner Meinung nach in zweiter Präferenz geeignet, erhält es die Rangzahl $R = 2$.

Zur Auswertung werden die Rangzahlen R_A bis R_E addiert und eine Rangsumme S_R gebildet. Dabei können zwei Extremfälle auftreten:

1. Die Rangsumme ist für alle Muster gleich, d. h., es ist keine Übereinstimmung festzustellen.
2. Die Rangsummen bilden eine Folge von $m, 2m, 3m$ .. $i\, m$, worin m die Anzahl der Prüfer bedeutet, d. h. alle Prüfer sind in der Ranggebung einer Meinung.

Um einen Beweis für die Signifikanz des Testergebnisses anführen zu könne, muß eine Nullhypothese H_0 über die Art und Weise der Vergabe der Rangzahlen durch die Prüfer als Arbeitsgrundlage aufgestellt werden.

H_0. Die Prüfer vergeben die Rangzahlen willkürlich, d. h. es besteht keine Übereinstimmung im Panel und es wird kein Muster bevorzugt. Zur Überprüfung der Nullhypothese wird ein von definierter Übereinstimmungskoeffizient W bestimmt.[2,3] W ist definiert als

$$W = \frac{12 \cdot S_w}{m^2 (n^3 - n)} \qquad (1)$$

S_W = Summe der Quadrate der Abweichungen von dem Mittelwert der Rangsumme S_R,
m = Anzahl der Prüfer,
n = Anzahl der Muster.

Für Werte von $n = 3$, $m = 3(1)10$; $n = 4$, $m = 3(1)6$, $m = 3$ können die Werte für W den „Biometrics Tables for statisticians", Vol. 1 entnommen werden.[4]

Für andere Werte kann statt der tatsächlichen Verteilung von W eine von Näherung zur W-Verteilung verwendet werden,[5] wonach dann W annähernd χ^2 verteilt ist. Die Prüfgröße für W ist dann χ_W^2 und es gilt:

$$\chi_W^2 = \frac{\mu}{(\nu - 1)} \qquad (2)$$

$$W = \frac{12\, S_W}{m \cdot n(n + 1)}$$

Wertet man nach der Gl. 2 aus, kann die Chi-Quadrat-Verteilung, mit der man bekanntlich die Signifikanz eines statistisch ermittelten Ergebnisses beurteilen kann, für $f = n - 1$ Freiheitsgrade verwendet werden. Die Annahme oder Ablehnung der Nullhypothese H_0 wird dann unter der Wahl der Fehlerwahrscheinlichkeit gemäß den χ^2-Tabellenwerten verfolgen. Ist der berechnete Wert größer als der Tabellenwert, dann wird die Nullhypothese H_0 verworfen, d. h. es wird ein bestimmtes Muster im Panel bevorzugt. Es ist das Muster mit der niedrigsten Rangsumme S_R.[1,6,7,8]

Literatur

1. Fricker A (1984) Lebensmittel – mit allen Sinnen geprüft, Springer, Heidelberg
2. Kendall NN (1970) Biometrical Tables for staticians, Cambrigde University Press
3. Babington NN, Smith NN (1970) Biometrical Tables for staticians, Cambridge University Press
4. Pearson ES, Hartley HO (1970) Biometrical Tables for staticians, Cambridge University Press
5. Friedmann NN (1970) Biometrical Tables for staticians Cambridge University Press
6. Retzlaff G, Rust G, Waibel J (1978) Statistische Versuchsplanung, 2. Aufl., Verlag Chemie, Weinheim
7. Nürnberg E, Lommer CM (1984) Dtsch Apoth Ztg 124: 2170–2175
8. Schmidt P (1979) Arbeitsunterlage für den APV-Kurs „Lösungen", Mainz

2.2 Charakterisierung von Pulvern

C. BEYER

2.2.1 Bestimmung der Teilchengröße

Die eindeutige Größenbeschreibung eines unregelmäßig geformten Teilchens ist praktisch unmöglich. Als Ersatz für die Teilchengröße wird häufig ein „Äquivalentdurchmesser" benutzt: der Durchmesser einer Kugel, die dieselben physikalischen Eigenschaften wie das zu messende Teilchen besitzt. Daher muß bei der Angabe eines Äquivalentdurchmessers immer auch das physikalische Feinheitsmerkmal des Teilchens angegeben werden, das gerade betrachtet bzw. gemessen wird.

Feinheitsmerkmale können sein:

- geometrische Größen wie Längen (verschiedene Arten von Durchmessern wie der Feret- oder der Martin-Durchmesser), Flächen (Oberflächen, Projektionsflächen),
- Volumina,
- die Masse,
- die Sinkgeschwindigkeit in Flüssigkeiten oder Gasen oder
- Störungen eines elektrischen oder elektromagnetischen Feldes, z. B. Lichtstreuung oder Röntgenabsorption.

Die Bestimmungsmethoden von Teilchengrößen kann man außerdem danach einteilen, ob die Teilchenzahl, das Teilchenvolumen oder die Teilchenmasse bestimmt wird.

Teilchengrößenverteilungen

Im allgemeinen wird man zur graphischen Darstellung einer Verteilung die Mengenanteile, z. B. einen Massenanteil, auf der Ordinate und das Feinheitsmerkmal, z. B. die Teilchengröße x, auf der Abszisse auftragen.

Zwei Darstellungsarten sind sehr verbreitet:
Die Verteilungsdichtekurve $q_r(x)$ gibt für jede Teilchengröße x ihren Anteil an der Gesamtmenge an. Die Fläche unter der Kurve ist immer 1, entsprechend 100 % Gesamtmenge. Stellt man die Verteilungsdichtekurve mit Merkmalsklassen

$$\Delta x = x_2 - x_1$$

auf, erhält man ein Histogramm.
Die Verteilungssummenkurve $Q_r(x)$ gibt den Mengenanteil aller Teilchen mit Größen kleiner oder gleich x an. Sie ist bei der kleinsten Teilchengröße 0 und bei der größten Teilchengröße 1 (Abb. 2.3).

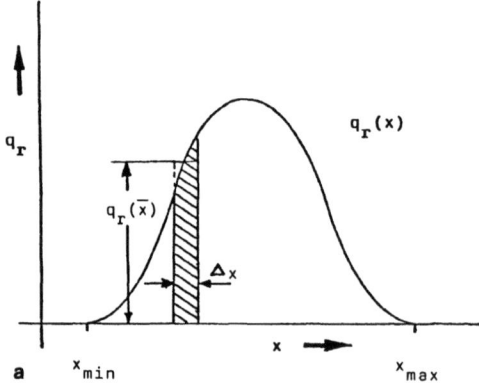
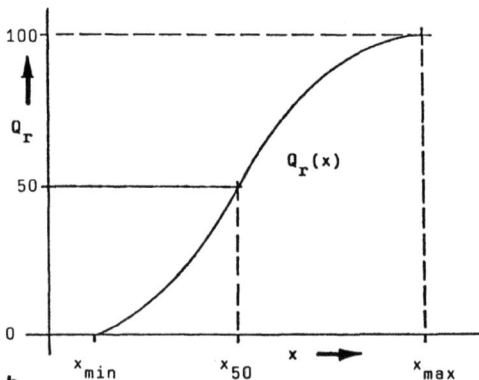

Abb. 2.3 a, b. a Darstellung einer Verteilungsdichtekurve $q_r(x)$ für eine·Teilchengröße x. Δx ist das Teilchengrößenintervall, für das die Häufigkeit $q_r(\bar{x})$ beobachtet wurde. **b** Darstellung einer Verteilungssummenkurve $Q_r(x)$. Die Teilchenhäufigkeiten werden aufsummiert, so daß jeder Punkt der Kurve angibt, welcher Anteil der Teilchen an der Gesamtheit kleiner als x ist. Aus[1]

Die Verteilungssummenkurve kann in die Verteilungsdichtekurve übergeführt werden, indem man die Verteilungssummenfunktion differenziert. Umgekehrt ist die Umwandlung durch kumulative Darstellung der Verteilungsdichtekurve möglich.

Um die Abhängigkeit einer pulvertechnologischen Eigenschaft, wie z. B. die Fließfähigkeit oder die Agglomerationsneigung, von dem gemessenen Feinheitsmerkmal kürzer beschreiben zu können, werden als Ergebnis der Messung nicht die gesamte Kurve, sondern nur die Parameter angegeben, die die Kurve vollständig charakterisieren.

Oft folgen Merkmalsverteilungen einer mathematischen Funktion, so daß die Ergebnisse nach Eintragen in spezielle „Netze" eine Gerade ergeben, die dann durch zwei Parameter beschrieben werden kann.

Das bekannteste Netz ist das RRSB-Netz von Rosin, Rammler, Sperling und Bennett. Die dazugehörende Funktion ist die Durchgangssummenfunktion $D(x)$ bzw. die Rückstandssummenfunktion $R(x)$:

$$R(x) = 1 - D(x).$$

Die Rückstandssummenfunktion stellt die Summe aller Teilchenmassen mit Teilchen größer oder gleich x dar:

$$R(x) = e^{-\left(\frac{x}{x'}\right)^n}$$

mit x' als dem Lageparameter, für den

$$R(x) = e^{-1} = 1/e = 0{,}368$$

ist. Der Lageparameter ist demnach die Teilchengröße, bei der 36,8 % aller Teilchen größer oder gleichgroß bzw. 63,2 % aller Teilchen kleiner als x' sind. Der zweite Parameter, mit dem die Gerade im RRSB-Netz und damit die gesamte Verteilung vollständig beschrieben werden kann, ist die Steigung der Geraden n, die die Breite der Verteilung beschreibt. Man erhält n durch zweimaliges Logarithmieren als Faktor:

$$\ln(\ln 1/R) = n \cdot \ln x - n \cdot \ln x' + \ln(\ln e)$$

Die beiden letzten Glieder sind Konstanten, so daß sich eine Geradengleichung ergibt.

Im RRSB-Netz findet man n, indem man die Gerade verschiebt, bis sie durch den eingezeichneten Pol verläuft. Am Randmaßstab kann man dann direkt n als Maß der Breite einer Verteilung ablesen (Abb. 2.4).

Neben der einfachen Beschreibung einer Teilchengrößenverteilung durch nur zwei Parameter hat das RRSB-Netz den Vorteil, daß es einen breiten Teilchengrößenbereich erfaßt und Rückstand wie Durchgang auch im Randbereich gut ablesbar sind.

Eine andere Art von Verteilungen sind die Normalverteilungen. Sie sind dadurch gekennzeichnet, daß die Meßwerte symmetrisch um den Mittelwert verteilt sind. Daher ist der Mittelwert auch der häufigste. Hier ist die Standardabweichung s das Maß für die Breite

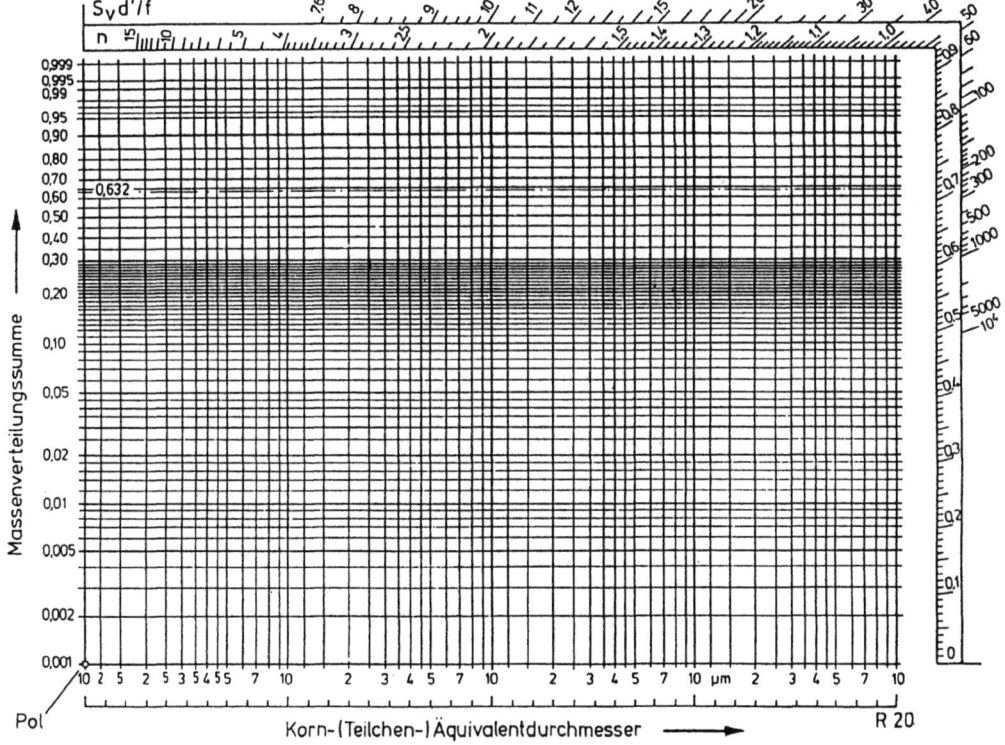

Abb 2.4. RRSB-Körnungsnetz: Die Teilchengröße wird auf der logarithmisch geteilten Abszisse, die Massenverteilungssumme auf der doppelt logarithmisch geteilten Ordinate aufgetragen. n auf dem Randmaßstab bedeutet die Geradensteigung, das Merkmal für die Breite der Teilchengrößenverteilung. Aus[2]

der Verteilung, das Maß für die Streuung. Bekannt sind die Gauß-Normalverteilung und die Logarithmische Normalverteilung.
Die Gauß-Verteilung wird durch

$$F(x) = \frac{1}{s \cdot \sqrt{2\pi}} \cdot e^{-\frac{1}{2}\left(\frac{x-\bar{x}}{s}\right)^2}$$

beschrieben, wobei P$\bar{x}$ für den Mittelwert und s für die Standardabweichung steht. Für die Gauß-Normalverteilung gilt, daß 68 % aller Meßwerte innerhalb des Bereichs Mittelwert $\pm s$, 95,5 % innerhalb des Bereichs Mittelwert $\pm 2\ s$ und 99,7 % innerhalb des Bereichs Mittelwert $\pm 3\ s$ liegen. Mittelwert und Standardabweichung charakterisieren damit die Verteilung vollständig.
Eine Logarithmische Normalverteilung nach[3] ist eine unsymmetrische Verteilung, die in eine symmetrische übergeht, wenn man log x als Abszissenwert aufträgt oder ein logarithmisches Papier benutzt. Wird zusätzlich als Ordinate nicht die Häufigkeit, sondern die Summenhäufigkeit aufgetragen, ergibt sich eine Gerade. Sie kann durch die Teilchengröße x bei 50 % Durchgang und den Steigungsparameter beschrieben werden.

Bestimmung der Teilchengröße an Einzelteilchen

Diese Methode setzt voraus, daß die Partikeln einzeln und nacheinander gemessen werden. Als Maß erhält man die Teilchenanzahl, das Feinheitsmerkmal ist die Teilchengröße.
Es gibt Verfahren, die Teilchen direkt oder an einer Abbildung zu messen. Die ersteren werden als unmittelbare, die letzteren als mittelbare Bestimmungsverfahren bezeichnet.
Bei den unmittelbaren Bestimmungsverfahren müssen die Teilchen einzeln und nacheinander, d. h. in geringer Konzentration der Zähleinrichtung zugeführt werden. Die Gesamtzahl ausgemessener Teilchen kann bei manuellem Betrieb nur klein sein, was hohe Anforderungen an die Probennahme und an die Präparation stellt. Teilchen, deren Größe unter der Nachweisgrenze liegen, werden leicht vernachlässigt, was zu gröberen Verteilungen führt. Mit größeren statistischen Fehlern muß daher bei manueller Zählung gerechnet werden. Unmittelbare Bestimmungsverfahren sind außerdem auf einen relativ engen Teilchengrößenbereich von 1:15 bis 1:30 beschränkt.
Die Messung beruht meist auf der Störung eines elektrischen oder elektromagnetischen Feldes durch das Teilchen.
Bei den automatisch ablaufenden Bestimmungsverfahren wird ein Impuls registriert, dessen Höhe zur Teilchengröße in einem bekannten Zusammenhang steht.
Bei den mittelbaren Bestimmungsverfahren wird an einer Abbildung gemessen. Das bedeutet einen Informationsverlust. Dafür sind Maßstabsänderungen, Speicherung und Vervielfältigung der Abbildung möglich. Der Meßbereich erweitert sich durch Einsatz der Elektronenmikroskopie auf bis zu $1:10^5$.

Manuelle mikroskopische Messung.[4] Die Präparation der Probe stellt hohe Anforderungen: Es dürfen z. B. keine Entmischungen durch eine Flüssigkeitsströmung stattfinden, die feine Partikeln wegspült. Möglichkeiten sind die Abscheidung auf einem Membranfilter, das später durchsichtig gemacht werden kann, die Abscheidung auf einem Impaktor, Verfestigung der Probe in einem Gel oder in einer Schmelze, oder das Verdampfen des Dispersionsmittels. Ausgewertet wird mit dem Okularmikrometer, mit Doppelbildokularen oder mit einem auf das Bild projizierten, variablen Lichtfleck, dessen Durchmesser beim Zählen mitregistriert wird.

Automatische mikroskopische Bestimmung. Bei den automatischen mikroskopischen Zähleinrichtungen ist ein kontrastreiches Bild sehr wichtig. Danach wird das Bild zeilenweise abgetastet. Anhand des gespeicherten Hell-Dunkel-Musters der Vorzeile wird elektronisch festgestellt, wann eine Teilchenmessung abgeschlossen wurde und ob eine neue begann. Dies setzt den Zähler in Gang. Aus den Sehnenlängen können die verschiedenen Teilchendurchmesser errechnet werden.
Die mikroskopischen Verfahren liefern Anzahldichteverteilungen. Nur wenige Teilchen sind zugleich, d. h. in einem Bild erfaßbar. Oft muß an mehreren Bildern gemessen werden. Die vollautomatische Bildanalyse ist mit Geräten möglich, mit denen eine ausgefeilte elektronische Bildverarbeitung realisiert werden kann.

Automatisch arbeitende Zählgeräte. Beim *Coulter-Counter* handelt es sich um ein automatisch arbeitendes Zählgerät, das die Störung eines elektrischen Feldes benutzt, um ein der Teilchenquerschnittsfläche proportionales elektrisches Signal zu gewinnen. Der Coulter-Counter mißt Teilchen im Bereich von 0,4 bis 1.200 µm. Es wird eine Suspension der Teilchen in einem Elektrolyten benutzt, die durch eine Öffnung gesaugt wird. In der Öffnung befindet sich ein elektrisches Feld, welches von zwei Elektroden erzeugt wird, die sich innerhalb und außerhalb der Meßzelle befinden. Man arbeitet mit einer Wechselspannung von bis zu 110 V. Verschiedene Öffnungsweiten können gewählt werden. Die Teilchengrößenobergrenze darf maximal 30 % der Öffnungsweite betragen, um einen sicheren Teilchentransport durch die Öffnung zu gewährleisten. Wird ein einheitlicher Elektrolyt verwendet und nur mit einer Öffnungsweite gemessen, ist der Teilchengrößenbereich auf etwa 1:30 begrenzt. Dafür erhält man gut reproduzierbare Ergebnisse. Es können auch polare organische Dispergiermittel wie Isopropanol oder Aceton verwendet werden.
Die Meßanordnung ist empfindlich gegen elektrische Störimpulse, z. B. solchen von thyristorgeregelten Thermostaten.
Eine neuere Entwicklung benutzt zwei Öffnungen, eine vorgeschaltete engere und die eigentliche Meßöffnung. Dadurch wird erreicht, daß die Teilchensuspension durch ihre Mitte strömt und Verstopfungen ausgeschlossen sind.
Das Gerät wird mit monodispersen Latices, also Dispersionen gleichgroßer, kugelförmiger Partikeln aus Polystyrol oder ähnlichem, oder auch polydispersen Suspensionen geeicht.

Die dritte Möglichkeit einer Eichung kann sogar mit einer Suspension unbekannter Verteilung vorgenommen werden, wenn keine Teilchen unterhalb der Nachweisgrenze vorhanden sind, die Feststoffkonzentration genau bekannt ist und mit einem ähnlichen Material wie bei der späteren Messung geeicht werden kann.

Das *Durchflußphotometer* benutzt die Lichtabsorption der Teilchen als Maß für die Teilchengröße. Daher muß die Teilchengröße deutlich größer als die Wellenlänge des Lichts sein, d. h. es können Teilchen von 2 bis 9.000 µm gemessen werden. Für Teilchen dieser Größe ist der Lichtintensitätsverlust durch das Teilchen proportional zur Querschnittsfläche des Teilchens.

Liegt der Teilchendurchmesser in der Größenordnung der Wellenlänge des Lichts, bestimmt die Mie-Streuung (s. Laserstreulichtmethode) mit ihren Oszillationen der Streulichtintensität die Messung. Diese Oszillationen können durch weißes Licht und eine große Apertur des Detektors von z. B. 30 bis 50° gemildert werden, sofern man für diesen Teilchengrößenbereich nicht die sog. 90°-Streuung (s. u.) ausnutzt.

Zur Messung werden die Teilchen einzeln durch eine Lichtschranke gesaugt. Die Intensitätsabnahme des Lichts während der Teilchenpassage wird registriert. Sie ist der Teilchenquerschnittsfläche proportional.

Die Geräte werden vor allem zur Reinraumüberwachung und für Staubmessungen eingesetzt. Probleme treten auf, wenn Teilchen transparent sind. Statt Licht kann in diesem Fall auch Röntgenstrahlung benutzt werden.

Streulichtzählgeräte messen das von Partikeln ausgehende Streulicht unter dem Winkel von 90° mit weißem Licht. Im Bereich der Mie-Streuung ist der Zusammenhang zwischen Streulichtintensität und Teilchengröße nicht mehr eindeutig. Bei weißem Licht besteht die Möglichkeit, daß sich Maxima und Minima der Mie-Oszillationen aufheben. Außerdem sind diese Oszillationen bei Streulichtwinkeln von 90° weniger ausgeprägt. Aus der Lichtintensität wird nach Kalibrierung mit Latexpartikeln die Teilchengröße errechnet. Es besteht allerdings die Gefahr, mehrere Partikeln gleichzeitig zu messen. Dies kann durch stärkere Verdünnungen vermieden werden.

Laserzählgeräte zählen und messen Partikeln mit Hilfe von Laserlicht der Wellenlänge 786 nm. Dieses wird mittels einer Linse auf 1 µm fokussiert. Im Gegensatz zu der sonst üblichen Technik kann als Probengefäß ein Becherglas oder eine durchsichtige Rohrleitung benutzt werden. Die Probe wird zum Homogenisieren ständig bewegt. Zusätzlich wird der Laserstrahl durch elektrisches oder pneumatisches Bewegen der Linse in der Probenflüssigkeit um maximal 3 mm sinusförmig bewegt. Trifft er auf ein Teilchen, wird das zurückgestrahlte Licht von einem stereoskopischen Detektor empfangen und in ein elektrisches Signal verwandelt. Aus der Steilheit der Anstiegsflanke wird ermittelt, ob sich das Teilchen im Brennfleck befand. War das der Fall, wird aus der Pulslänge seine Größe, d. h. sein Durchmesser in Abtastrichtung gemessen.

Bei diesem Meßverfahren handelt es sich also im Gegensatz zu anderen Lasergeräten um eine Zeit-, nicht um eine Intensitätsmessung.

Der Vorteil dieser Technik besteht darin, daß in line und in unverdünnter Dispersion gemessen werden kann. Auch die Farbe der Partikeln spielt keine Rolle.

Laserstreulichtmethode.[6] Lichtstreuung ist der Oberbegriff für die Ablenkung von Lichtwellen durch Brechung, Reflexion oder Beugung an Partikeln. Je nach Größe der streuenden Teilchen unterscheidet man die Raleigh-Streuung, die Mie-Streuung und die Fraunhofer-Streuung.

Die *Raleigh-Streuung* findet an Molekülen mit einer „Teilchen"obergrenze von 20 nm statt.

Die *Mie-Streuung* setzt Partikeln voraus, die wenig kleiner bis genauso groß sind wie die Wellenlänge des Lichts. Im Gegensatz zur Raleigh-Streuung bekommt das Licht bei der Mie-Streuung mit zunehmender Teilchengröße eine Vorzugsrichtung. Es konzentriert sich um einen Streuwinkel von 0°, also in Vorwärtsrichtung.

Die *Fraunhofer-Streuung* ist an Teilchen, die größer als die Wellenlänge des verwendeten Lichts sind, zu beobachten. Dies ist der Bereich der geometrischen Optik.

Teilchengrößenbestimmungen mit der Steulichtmethode benutzen vorwiegend die Fraunhofer-Streuung, also die Streuung des Lichtes an einer begrenzenden Kante eines Teilchens. Durch Interferenz entstehen Beugungsfiguren. Da auch schon im Bereich der Mie-Streuung Beugungsfiguren entstehen, beginnt der Teilchengrößenmeßbereich der Streulichtgeräte manchmal schon bei Teilchengrößen unterhalb der Lichtwellenlänge.

Für die Bestimmung der Teilchengröße ist es wichtig, daß die Streuwinkel mit abnehmender Teilchengröße größer werden. Der Radius des ersten Interferenzminimums r_0 läßt sich nach

$$r_0 = \frac{1,22 \cdot \text{Brennweite Linse} \cdot \text{Wellenlänge Licht}}{\text{Teilchendurchmesser}}$$

berechnen.[1]

Gleichzeitig nimmt die Lichtintensität mit der 4. Potenz des Teilchenradius ab. Monodisperse Partikeln, also solche gleicher Größe, erzeugen aus eingestrahlten Licht konzentrische Beugungsringe. Bei polydispersen Partikeln, also Partikelgrößenverteilungen, überschneiden sich Minima und Maxima, so daß eine mit dem Beugungswinkel stetig abfallende Intensitätskurve resultiert.

Es gilt, die winkelabhängige Intensitätsverteilung des gestreuten Lichts zu messen. Man benutzt einen Helium-Neon-Laser mit der Wellenlänge 633 nm, dessen Strahl aufgeweitet wird, um eine größere Zahl von Partikeln in der Probe zu beleuchten. Gestreutes und ungestreutes Licht trifft dann auf eine „Fourier-Linse", die das ungestreute Licht in ihrem Brennpunkt fokussiert und damit eliminiert (Abb. 2.5). Das gestreute Licht wird abhängig vom Streuwinkel und damit von der Partikelgröße auf einen Detektor fokussiert, der aus 31 mit Photodioden bestückten Halbringen besteht. Die Breite der Halbringe wächst logarithmisch nach außen. Dies führt zu logarithmisch geteilten Kornklassen. Die Fourier-Linse hat zusätzlich die Eigenschaft, alles aus einer Richtung kommende Licht auf einen Punkt der Bildebene zu konzentrieren, so daß die Position der einzelnen Parti-

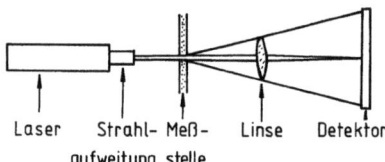

Abb. 2.5. Meßanordnung zur Teilchengrößenmessung mit der Laserstreulichtmethode. Ein Laserstrahl wird aufgeweitet und an den Partikeln gestreut. Eine Fourier-Linse fokussiert das Streulicht auf den Detektor. Aus[5]

keln und ihre Bewegung im Laserstrahl keine Rolle spielen.

Durch Linsen verschiedener Brennweite oder durch Verschieben der Meßzelle kann der Meßbereich verändert werden. Unter 0,5 μm befindet man sich im Bereich der Mie-Streuung. Hier müssen zwei zusätzliche Parameter bekannt sein: der Brechungsindex der Dispersionsflüssigkeit und der Lichtabsorptionskoeffizient. Außerdem machen sich zwei Probleme besonders bemerkbar:

1. Das von kleinen Partikeln gestreute Licht nimmt in seiner Intensität rapide mit der Teilchengröße ab. Dies bedeutet, daß das Signal-Rausch-Verhältnis des Detektors sich verschlechtert.
2. Kleine Partikeln streuen das Licht um größere Winkel. Daher sind größere und damit teurere Linsen erforderlich.

Das Problem der großen Linsen wird dadurch gelöst, daß man die Fourier-Linse vor die Probe stellt und damit im konvergenten Strahl mißt. Eine solche Anordnung nennt man „Reverse Fourier Optik".

Bei dieser Anordnung muß die Lage der Probe bezüglich der Linse und des Detektors genau bekannt sein. Daher enthalten die Geräte Einrichtungen zum manuellen oder automatischen Justieren des Detektors nach Linsenwechsel oder Einstellhilfen für die Meßzelle.

Außerdem sollten sich die Partikeln bei dieser Meßtechnik nur in einer Ebene befinden, d. h. die Meßzelle muß so dünn wie möglich sein.

Bei den Geräten sind gewöhnlich folgende Arten der *Probenzuführung* möglich:

1. *Suspension/Emulsion.* Die Probe wird mittels Ultraschall in einem Vorratsbehälter desaggregiert und von einem kleinen Rührer homogen gehalten. Vom Vorratsbehälter wird die Suspension dann durch die Meßzelle gepumpt. Bei Emulsionen ist zu beachten, daß die Fraunhofer-Streuung streng genommen nur für lichtundurchlässige Teilchen gilt. Lichtdurchlässige Teilchen würden das Licht brechen und zu völlig anderen Streuwinkeln führen, so daß keine Beziehung zwischen Teilchengröße und Streuwinkel mehr bestünde.
2. *Pulver.* Einige Geräte bieten Trockendispergiereinrichtungen an. Das Pulver wird einer Prallflächenkaskade dosiert zugeführt, im freien Strahl durch das Laserlicht geblasen und abgesaugt. Bei leicht dispergierbaren Stoffen kann man es auch im freien Fall durch den Meßstrahl leiten.
3. *Aerosole.* Die meisten Geräte erlauben es, einen Ae-

rosolnebel durch den Strahlengang zu schicken. Synchronisatoren, die den Meßstart mit dem Erscheinen des Aerosols synchronisieren, sind erhältlich.

Bei der *Auswertung* werden alle Geräte von Computern gesteuert, die auch die z. T. umfangreichen Berechnungen der radienabhängigen Intensitätsverteilung des Lichts in eine Häufigkeitsverteilung der Partikelgrößen oder in eine Summenhäufigkeitsverteilung übernehmen. Menügeführt werden am Computer alle Einstellparameter und die Art der Darstellung der Meßergebnisse, z. B. als Tabelle oder als Graphik, gewählt.

Photonenkorrelationsspektroskopie (PCS). Die PCS ist ein Meßverfahren für Partikelgrößen unterhalb der Wellenlänge des verwendeten Lichts, mißt also im Bereich der Mie-Streuung (s. Laserstreulichtmethode). Daher wird nicht wie im engeren Vorwärtsstreubereich gemessen, sondern bei größeren Winkeln. Viele Geräte messen nur bei einem Winkel von 90°, manche ermöglichen es, bei verschiedenen Winkeln zu messen.

Die PCS beruht darauf, daß Partikeln dieser Größe durch die Brown-Molekularbewegung oszillieren. Kleine Partikeln bewegen sich stärker als große. Bestrahlt man eine Probe suspendierter Partikeln mit Licht, werden die Partikelbewegungen als Fluktuationen der Lichtintensität meßbar. Aus diesen Fluktuationen kann man auf die Partikelgröße zurückrechnen. Dazu wird eine „Korrelationsfunktion" $C(\tau)$ bestimmt. Sie ist eine Exponentialfunktion, deren zeitliches Abklingen durch die Diffusionskonstante des streuenden Teilchens D bestimmt wird:[7]

$$C(\tau) = e^{-2 \cdot D \cdot K^2 \cdot \tau}$$

Dabei bedeutet τ die Zeit und K eine Konstante:

$$K = \frac{4 \cdot \pi \cdot n}{\lambda} \cdot \sin\frac{\theta}{2}, \text{ mit}$$

n = Brechungsindex des Dispersionsmediums,
θ = Streulichtwinkel
λ = Wellenlänge des verwendeten Lichts.

$C(\tau)$ ist also bei konstantem Meßwinkel eine Funktion von D.

Der Partikelradius R wird aus D berechnet:

$$R = \frac{k \cdot T}{6 \pi \cdot D \cdot \eta}, \text{ mit}$$

k = Boltzmann-Konstante,
T = absolute Temperatur,
η = Viskosität des Dispersionsmediums.

Unterschiedlich große Teilchen ergeben verschiedene Korrelationsfunktionen. Für ein Teilchenkollektiv erhält man eine Überlagerung der Funktionen. Diese Überlagerung ergibt die mittlere Partikelgröße und einen durchschnittlichen Diffusionskoeffizienten. Die ungehinderte Diffusion der Partikeln ist Voraussetzung, daher müssen die Proben ausreichend verdünnt werden. Eine behinderte Diffusion würde eine geringere Diffusionskonstante und damit einen größeren Partikelradius bewirken.

Die Verdünnung auf Konzentrationen zwischen 3 und 10 % beseitigt auch die sonst störende Mehrfachstreuung des Lichts. Sie würde schnellere Fluktuationen und damit kleine Teilchen vortäuschen.

Obwohl die meisten Geräte mit einem konstanten Winkel von 90° messen, kann es wichtig sein, auch bei anderen, besonders bei kleineren Winkeln, messen zu können: Unter vielen kleinen Partikeln können sich sonst wenige große „verstecken".

Wird nur die Streulichtintensität gemessen, erhält man eine durchschnittliche Partikelgröße. Mißt man die Fluktuationen, erhält man nach aufwendiger Berechnung Partikelgrößenverteilungen.

Die Berechnung der Korrelationsfunktion ist der zentrale Teil der rechnerischen Auswertung, der vom „Korrelator" erledigt wird, welcher ein Teil der Auswertelektronik ist. Man geht so vor, daß man die zeitliche Änderung der Lichtintensität einer Partikel mißt. Dabei spielt die Meßzeit $\Delta\tau$ eine wichtige Rolle. Zu groß gewählt, senkt sie zwar den statistischen Meßfehler, kann aber schnellen Änderungen nicht folgen. Zu klein gewählt, ist es umgekehrt. Dieses Problem wird folgendermaßen umgangen: Man mißt im sich schnell ändernden Teil der e-Funktion mit kleinen, später mit größeren Meßzeiten und minimiert so beide Fehler. Einen nach diesem Prinzip arbeitenden Korrelator nennt man „Multi-Tau-Korrelator".

Es ist außerordentlich schwierig, Informationen über die genaue Funktion, insbesondere des Korrelators, zu erhalten. Eine Einführung findet man in[8].

Laser-Doppler-Anemometrie (LDA). Dieses Verfahren mißt Partikelgeschwindigkeiten. Ein Laserstrahl wird dazu in zwei Teilstrahlen zerlegt und diese im Meßvolumen zur Interferenz gebracht. Eine Partikel passiert das Muster paralleler Interferenzstreifen und streut dieses Licht. Ihre Geschwindigkeit wird aus den Helligkeitsschwankungen des Streulichts berechnet, die ein Photodetektor auffängt.

Phasen-Doppler-Anemometrie (PDA). Die PDA ist eine Weiterentwicklung der LDA. Sie mißt gleichzeitig die Partikelgröße, die Partikelgeschwindigkeit und die Partikelkonzentration. Ähnlich der LDA wird ein Interferenzstreifenmuster im Meßvolumen erzeugt. Optisch durchsichtige Partikeln fokussieren nun das Streifenmuster, so daß danach ein divergentes Bündel entsteht. Zwei Photodetektoren fangen das Licht dieses Bündels auf. Die auf die Detektoren treffenden Lichtstrahlen unterscheiden sich durch die Phasenlage des Lichts, sofern der Detektorabstand nicht größer als der Abstand der Lichtmaxima ist (Abb. 2.6). Aus dem Phasenunterschied kann die Partikelgröße berechnet werden. Ein großer Detektorabstand ergibt Phasenverschiebungen, die sich sehr stark mit dem Partikeldurchmesser ändern und daher eine hohe Auflösung ermöglichen. Andererseits ist der Meßbereich durch Partikeln begrenzt, deren Phasenverschiebung 360° ergibt. Ein dritter Photodetektor, in größerem Abstand angeordnet, beseitigt diese Beschränkung, indem er die Mehrdeutigkeit des ersten, hochempfindlichen Detektorpaares beseitigt.

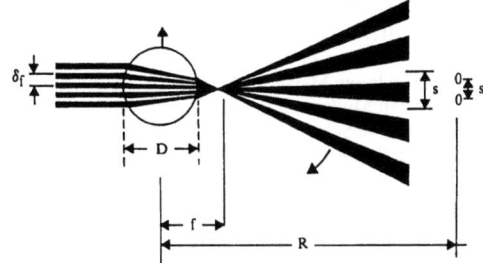

Abb. 2.6. Die sich bewegende, lichtdurchlässige Partikel mit dem Durchmesser D wird von einem Bündel von Lichtstreifen mit dem Abstand δ_f durchstrahlt. Dieses Bündel wird im Abstand f fokussiert. Im Abstand R sind die Detektoren 0 mit dem Abstand s' angebracht. Sie „sehen" die Interferenzstreifen, die hier den Abstand s haben, also vorüberziehen. Aus der Geschwindigkeit der Hell-Dunkel-Folge kann bei bekannter Geometrie der Anordnung D errechnet werden, wenn s' kleiner als s ist. Aus[9]

Messung von Teilchenkollektiven in ruhenden Flüssigkeiten

Im Gegensatz zu den o. g. Methoden werden bei den *Sedimentationsverfahren* nicht einzelne Teilchen, sondern Teilchenkollektive gemessen. Gewöhnlich wird anstelle der Teilchengröße die Sinkgeschwindigkeit in einer Flüssigkeit oder seltener in einem Gas als Maß für die Teilchengröße benutzt. Man erhält anstelle des Teilchendurchmessers den Äquivalentdurchmesser x_s einer Kugel mit der gleichen Sinkgeschwindigkeit v_s.

Das Stokes-Gesetz,

$$x_s = \sqrt{\frac{18\,\eta\cdot v_s}{\rho_p - \rho_{fl}\cdot g}}\ ,\ \text{mit}$$

ρ_p = Partikeldichte,
ρ_{fl} = Flüssigkeitsdichte und
g = Erdbeschleunigung,

das die Sedimentation von Teilchen in Flüssigkeiten und Gasen beschreibt, gilt streng genommen nur, wenn ein kugelförmiges Teilchen in einer unendlich ausgedehnten, ruhenden Flüssigkeit oder in einem Gas sedimentiert, wobei die Strömungsgeschwindigkeit während der Sedimentation laminar sein muß. Dies wird durch die Reynold-Zahl Re gekennzeichnet, die nicht größer als Re = 0,25 sein soll. Damit sind wichtige Voraussetzungen der Sedimentationsverfahren gekennzeichnet:

Die Flüssigkeit, die nicht mit dem Feststoff reagieren, ihn insbesondere nicht lösen darf, muß eine Dichte haben, die kleiner als die des Feststoffes ist. Sie darf auch keinerlei Bewegung, z. B. Konvektion oder Temperatur- oder Dichteunterschiede zeigen. Dichteunterschiede können auch durch eine höhere Feststoffkonzentration c_v entstehen. c_v darf daher gewöhnlich 1 Vol.-% nicht übersteigen.

Unter diesen Bedingungen läßt sich die Sinkgeschwindigkeit eines Teilchens und damit sein Äquivalentdurchmesser x_s berechnen.

Der Meßbereich der Sedimentationsverfahren ist im Schwerkraftfeld durch die Brown-Molekularbewegung, der Teilchen unter 1 µm merkbar unterliegen, sowie durch lange Meßzeiten für kleine Teilchen und die zu kurzen Meßzeiten für große Teilchen begrenzt. Ersetzt man die Schwerkraft durch die Fliehkraft, die leicht mehr als das Tausendfache der Schwerkraft betragen kann, können auch feinere Teilchen durch Sedimentation gemessen werden. Der Meßbereich erweitert sich bis in den nm-Bereich.

Die Teilchengröße ist für Partikeln in Luft bei ca. 10 µm begrenzt. Die Teilchenabmessungen liegen dann bereits in der Größenordnung der mittleren freien Weglänge der Luftmoleküle. Das Stokes-Gesetz ist aber nur für Kontinuumsströmung definiert, was bedeutet, daß die Luft als Kontinuum angesehen wird.

Um Komplexbildungseffekte zu vermeiden, die die Sedimentationsgeschwindigkeit erhöhen, sollte die Feststoffkonzentration 1 %, bei Teilchen größer als 10 µm 0,1 % nicht übersteigen.

Bezüglich der Flüssigkeitskonvektion zeigt sich, daß regelmäßige Bewegungen beim Dispergieren, insbesondere Rotationsbewegungen, vermieden werden sollten. Dann kann man mit Abklingzeiten der Flüssigkeitsströmungen von weniger als 20 s bei einer Photometerküvette und 2 min bei einer Pipette rechnen.

Ferner ist eine Temperaturkonstanz von ≤ 0,01 °C/min erforderlich, wenn man Teilchen im µm-Bereich messen will. Für Meßzeiten von wenigen Stunden genügt auch ein größeres Wasserbad als Wärmepuffer. Besonders ist auf Sonnen- und andere Lichteinstrahlung sowie auf das Verdampfen der Flüssigkeit an der Oberfläche zu achten. Dies kann man am besten durch eine dünne, mit Wasser nicht mischbare Flüssigkeitsschicht niedrigen Dampfdrucks verhindern.

Einbauten in das Sedimentationsgefäß sind problematisch, da feststoffarme Zonen unterhalb feststoffreichen auftreten können. Dies führt zu Dichtekonvektionsströmungen, die die Sedimentationsgeschwindigkeit bei weitem übersteigen können. Die Dichte einer Suspension ρ_s ist

$$\rho_s = \rho_{fl} + (\rho_{fest} - \rho_{fl}) \cdot c_v.$$

Bezüglich des Einflusses wandnaher Zonen, die die Sedimentationsgeschwindigkeit der Teilchen vermindern, und bezüglich des Einflusses von Abweichungen der Teilchen von der Kugelgestalt zeigt sich, daß hier Korrekturen, von extremen Bedingungen abgesehen, nicht notwendig sind. Die Fehler sind kleiner als 1 % bei einem Verhältnis Teilchengröße zu Gefäßdurchmesser von kleiner als $1 : 2 \cdot 10^{-3}$.

Die Feststoffkonzentration kann durch Wiegen oder durch Absorption von Strahlung bestimmt werden.

Pipettenverfahren. Das Pipettenverfahren geht auf Andreasen zurück und hat sich als ein bewährtes Verfahren mit wenigen Verbesserungen bis heute gehalten. Es liefert die Volumenverteilungssumme aus der bei einer bestimmten Zeit in einer definierten Höhe der Pipette gemessenen Feststoffkonzentration und der Anfangskonzentration. Die Theorie, das Gerät und eine Beschreibung der Messung sind in[10] enthalten (Abb. 2.7).

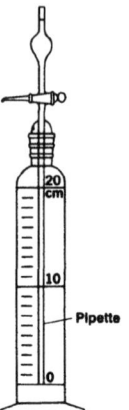

Abb. 2.7. Andreasen-Pipette zur Partikelgrößenbestimmung durch Sedimentation im Schwerefeld. In dem Glaszylinder sedimentieren die Partikeln durch die Schwerkraft. In festgelegten Zeitabständen werden durch die Pipette, die genau 20 cm tief in die Flüssigkeit ragt, Proben der Suspension entnommen und ihr Feststoffgehalt bestimmt. Aus der Entnahmezeit wird bei festliegender Sedimentationsstrecke die Partikelgröße errechnet.

Photosedimentometer. Mit dem Photosedimentometer wird die Feststoffkonzentration aus der Absorption des Lichts gewonnen, das man in der Meßebene durch die Suspension schickt. Es gilt das Lambert-Beer-Gesetz

$$\ln (I/I_0) = \ln T = -A_v \cdot c_v \cdot L, \text{ mit}$$

T = Transmission,
A_v = auf das Feststoffvolumen bezogener Streuungsquerschnitt des Feststoffes,
c_v = Feststoffvolumenkonzentration,
I_0 = Lichtintensität vor,
I = nach Passieren der Suspension und
L = Schichtdicke der Küvette.

Der Streuungsquerschnitt A_v ist nur dann gleich der geometrischen Projektionsfläche, wenn die Teilchen im Vergleich zur Lichtwellenlänge groß sind. Um zu vermeiden, daß Streulicht kleinerer Partikeln auf die Photozelle gelangt, sollte das Gerät mittels Blenden nur Licht registrieren, das um weniger als 1° gestreut worden ist.

Die Vorteile des Photosedimentometers sind eine störungsfreie Messung und seine hohe Empfindlichkeit. Niedrige Feststoffkonzentrationen und der Einsatz von wenig Probenmaterial sind möglich.

Das Problem des Photosedimentometers liegt im Extinktionskoeffizienten, dessen Abhängigkeit von der Teilchengröße und der Apertur des Gerätes bekannt sein muß. Ist das nicht der Fall, muß das Gerät mit einer Suspension bekannter Verteilung geeicht werden. Zur Bestimmung einer Partikelkonzentration genügt es, über dem Küvettenboden die Lichtabsorption zu messen. Beschleunigen kann man die u. U. langen Meßzeiten bei feinen Partikeln, indem man die Lichtabsorption an mehreren Höhen der Küvette mißt und die Umsetzung der Intensitäten in Partikelgrößen dem Rechner überläßt. Das Lumosed der Fa. Retsch benutzt dafür eine Halogenlampe, deren Licht über drei Spiegel auf verschiedenen Höhen durch die Küvette geschickt wird. Die Intensitätsänderungen werden von drei Sensoren aufgenommen. Da die Küvette bei der Leermessung ohne Probe an den gleichen Positionen wie bei der folgenden Sedimentation durchstrahlt wird, entfallen mögliche Ungenauigkeiten der Küvette. Das Gerät ist mit einer Eichoption ausgestattet. Geeicht wird mit einem Referenzpulver bekannter Größenverteilung, dessen Meßwerte gespeichert werden. Bei der späteren Analyse werden die Extinktionskoeffizienten automatisch als Eichkonstanten errechnet.

Bei einem Gerät der Fa. Fritsch wird die ebenfalls große Küvette mit 200 ml Inhalt mittels einer Lichtemissionsdiode (LED) von unten nach oben abgetastet.

Röntgensedimentometer. Durch die kurze Wellenlänge der bei diesem Verfahren verwendeten Röntgenstrahlen entfallen die Probleme der Abhängigkeit des Extinktionskoeffizienten von der Partikelgröße. Da die Strahlungsabsorption gemessen wird, sind aber bei Stoffen mit Atomen niedriger Ordnungszahlen höhere Konzentrationen erforderlich.

Das Microscan der Fa. Quantachrome, vertreten durch die Fa. Pabisch, München, verfügt über eine „Auto-Feed"-Option: Sechs Proben können automatisch nacheinander gemessen werden. Röntgenstrahlen variabler Intensität tasten die stillstehende Probe ab.

Fliehkraftsedimentometer. Für die Sedimentation im Fliehkraftfeld gilt die Stokes-Formel:

$$x_s = \sqrt{\frac{18\,\eta \cdot \ln r/r_i}{(\rho_P - \rho_{fl}) \cdot \omega^2 \cdot t}}\ , \ \text{mit}$$

x_s = Äquivalentdurchmesser einer Kugel,
r = Radius der Zentrifuge,
r_i = Radius der Suspensionsoberfläche,
ρ_P = Partikeldichte,
ρ_{fl} = Flüssigkeitsdichte,
ω = Winkelgeschwindigkeit.

Die Sedimentation im Fliehkraftfeld unterscheidet sich in mehrerer Hinsicht von der im Schwerkraftfeld:

- Sie kann für kleine Teilchen angewendet werden, wobei 0,1 bis 5 μm üblich sind.
- Die Beschleunigung ist abhängig vom Ort des Teilchens im Gerät und
- die Teilchen sedimentieren auf divergenten Bahnen.

Die Partikelkonzentration wird photometrisch während des Laufes der Zentrifuge oder mit Hilfe einer Abschäleinrichtung gemessen.

Eine Kombination der bewährten Andreasen-Pipette mit der schnelleren Fliehkraftsedimentation verwirklicht die Analysette 21 der Fa. Fritsch. Das einfach gebaute Gerät läßt die Probe in einer 150 ml fassenden Meßkammer rotieren. Zwei Geschwindigkeiten sind wählbar. Sechs gleichlange, mitrotierende Kapillaren saugen während der Sedimentation 10-ml-Proben ab, die standardmäßig analysiert werden. Durch bereitgestellte Tabellen oder Programme für einen DOS-Rechner werden die Daten ausgewertet.

Stärker automatisiert sind die Geräte SA-CP2 und SA-CP3 der Fa. Shimadzu. Die Probe befindet sich in einer Küvette mit 10 ml bzw. 3 ml Inhalt, die um eine waagerechte Achse rotiert und deren Lichtabsorption während des Laufes der Zentrifuge gemessen wird. Die Drehzahl wird beim CP2 durch Synchronisation mit der Netzfrequenz geregelt, beim CP3 wird sie vom Computer kontrolliert. Hier kann sie zusätzlich während des Laufes erhöht werden, was die Meßzeit verkürzt.

Beide Geräte messen alternativ auch bei stehender Küvette, also traditionell mit Hilfe der Schwerkraft.

Die Joyce-Loebl Disc Centrifuge ist ein bewährtes Gerät mit ausgereifter Technik. Die Probe wird mit der „Buffered-line-start"-Technik aufgegeben, um Dichtekonvektionsströmungen zu verhindern: Eine kleine Menge Dispersionsflüssigkeit wird vor dem Start auf eine geeignete Sedimentationsflüssigkeit geschichtet und die Zentrifuge kurz beschleunigt. Dadurch verteilt sich die Dispersionsflüssigkeit und diffundiert 1 bis 2 mm in die Sedimentationsflüssigkeit hinein. So entsteht ein kurzer Dichtegradient, der eine stabile Überschichtung erlaubt. Während der Sedimentation kann die Küvette durch Beleuchtung mit einer Stroboskoplampe beobachtet werden, damit man mögliche Dichtekonvektionsströmungen erkennen kann.

Sedimentationswaage. Die Bestimmung einer Teilchengrößenverteilung mit der Sedimentationwaage gehört zu den kumulativen Verfahren. Die Menge sedimentierter Teilchen wird in Abhängigkeit von der Zeit mit Hilfe einer Waage registriert, deren Waagschale sich in der Sedimentationsflüssigkeit befindet. Es wird eine Verteilungssummenkurve gewonnen (Abb. 2.8).

Bringt man die Waagschale innerhalb des Sedimentationsgefäßes an, besteht die Gefahr einer Dichtekonvektionsströmung: Unterhalb der Waagschale ist die

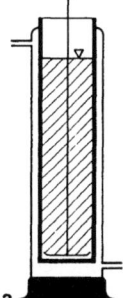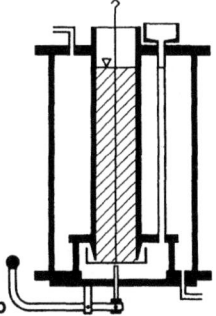

Abb. 2.8 a, b. a Prinzip einer Sedimentationswaage. In dem von einem Thermostatiermantel umgebenen Sedimentationszylinder sedimentieren die Partikeln auf eine Waagschale. **b** Verbesserte Sedimentationswaage: Die schraffiert gezeichnete Suspension wird nach unten von der Waagschale begrenzt, die ihrerseits auf allen Seiten von Suspendierflüssigkeit umgeben ist. Dadurch können keine instabilen Dichtegradienten entstehen, weil die Suspension zwar in den Ringspalt am unteren Rohrende eindringen kann, sich jedoch immer unterhalb der spezifisch leichteren Suspendierflüssigkeit befindet. Aus[1]

Suspensionsdichte geringer als oberhalb. Man beseitigt diesen Fehler, indem man die Waagschale so positioniert, daß sie den Sedimentationszylinder nach unten abschließt und dennoch allseits von der Sedimentationsflüssigkeit umgeben ist (Abb. 2.8b).
Eine Beschreibung des Geräts und der Auswertung ist in[11] enthalten.

Messung von Teilchenkollektiven in strömenden Gasen

Bei einer Sichtung erhält man nur zwei Fraktionen, deren Trenngrenze experimentell zu bestimmen ist. Je nach Art der Kraft, die das Teilchen dem Luftstrom entgegenbewegt, unterscheidet man Schwerkraftsichter und Fliehkraftsichter bzw. nach der Art der Luftführung den Zick-Zack-Sichter.

Schwerkraftsichter. Ist die Sinkgeschwindigkeit des Teilchens gleich der Luftgeschwindigkeit, ist die Trenngrenze erreicht. Als Luftgeschwindigkeit wird die mittlere Geschwindigkeit der Luft angenommen. Die tatsächliche Geschwindigkeitsverteilung im Rohr ist uneinheitlich. Die Sichtung ist beendet, wenn sich das Gewicht des Grobgutes nicht mehr ändert.
Ein Problem besteht in der Ausbildung eines Strömungsprofils in langen Rohren. Randnahe Schichten bewegen sich mit geringeren Geschwindigkeiten. Die eigentliche Trennung findet an dem Ort statt, an dem das Rohr die größte Weite hat. Unterhalb dieser Stelle kann ein Teilchen die wandnahe, verlangsamte Strömung nicht mehr durchqueren und abgeschieden werden. Neuere Konstruktionen berücksichtigen dies mit kurzen Trennzonen, z. B. die Analysette 8 der Fa. Fritsch: Die Trennzone ist nur 1 cm lang.

Fliehkraftsichter. Die Methode ist wegen der erhöhten Zentrifugalkraft für Teilchen zwischen 3 und 40 μm geeignet. Der Aufbau ist dem einer Luftstrahlmühle ähnlich. Trenngrenzen müssen empirisch ermittelt werden, da sich die Geschwindigkeit des Grobgutes nicht genau berechnen läßt.

Zick-Zack-Sichter. Dieser Sichtertyp besteht aus geraden, rechteckigen Rohren, die unter stumpfen Winkeln aneinandergefügt sind. An den Knicken reißt die Strömung unter Verwirbelung ab. Das Grobgut rutscht abwärts, wobei anhaftendes Feingut entfernt wird. Das Verfahren hat trotz weniger Trennstufen im einzelnen Rohrabschnitt eine hohe Trennschärfe.

Impaktoren. Impaktoren scheiden Partikeln aus der Luft oder anderen Gasen ab. Kaskadenimpaktoren wie der PI der Fa. Retsch dienen der Luftüberwachung, aber auch der Laboranalytik. Im Impaktor wird das Material im Größenbereich von ca. 3 bis 30 μm in sieben Fraktionen zerteilt (Abb. 2.9). Die einzelnen Stufen sind so angeordnet, daß die partikelhaltige Luft von oben eintritt, abgelenkt wird und durch den Düsenring gegen den äußeren Abscheidering beschleunigt wird. Dort wird die Luft unter Abscheidung der Teilchen umgelenkt, strömt in einer zweiten Ebene von außen mäanderförmig nach innen und scheidet die für jede Stufe charakteristische Kornklasse ab. Der Luftdurchsatz wird von einer Begrenzerdüse konstant gehalten.

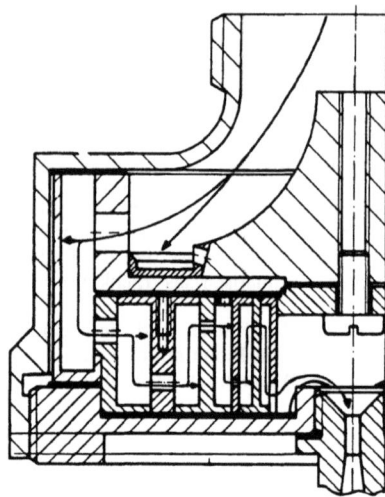

Abb. 2.9. Längsschnitt durch den Impaktor. Die staubhaltige Luft tritt von oben in den Impaktor ein, wird unter Abscheidung von Staubteilchen umgelenkt und strömt von außen mäanderförmig nach innen. Aus[12]

Das auf den Impaktionsringen abgeschiedene Material wird gewogen und daraus die Kornverteilung bestimmt.
Für die Teilchengrößenmessung im Labor gibt es einen Zerstäuber, der dem Impaktor das Pulvermaterial zuführt.

Siebverfahren – Trennverfahren

Die Siebanalyse gehört zu den Trennverfahren, weil sie Fraktionen liefert, deren Mengenanteile bestimmt werden.

Analytische Trenngrenze. Wird nur ein Trennungsschritt durchgeführt und überschneiden sich die Normalverteilungen der Häufigkeiten beider Fraktionen, definiert man die Trenngrenze als die Korngröße x_a, bei der die „Fehlaustragsflächen" I und II gleich sind (Abb. 2.10).
Als Trenngrenze kann genaugenommen nicht die Maschenweite gelten, da die angegebenen Maschen-

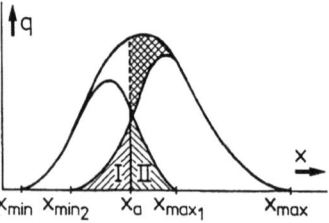

Abb. 2.10. Ist die analytische Trennung eines Partikelgemisches nicht vollständig, überschneiden sich im Verteilungsdichtediagramm die Flächen. Die Trenngrenze x_a wird dann so definiert, daß die Fehlaustragsflächen I und II gleich groß sind. Aus[1]

weiten oft nicht eingehalten werden. Die Trenngrenze wird besser mit einem Testmaterial bekannter Korngrößenverteilung geprüft.

Für praktische Zwecke kann der mittlere Teilchendurchmesser der Fraktion als Trenngrenze angenommen werden.

Handsiebung. Im DAB 9 werden unter V.1.4 die Anforderungen an Siebe genannt, DIN 4187, 4188 und 4195 beschreiben die deutsche Siebnorm, ASTM E 11–70, TYLER und BS 410 andere Siebnormen.[13] Abweichungen von den Siebmaschenweiten kann man visuell erkennen, wenn man das Sieb unter kleinem Winkel gegen das Licht betrachtet. Kette und Schuß sollen rechtwinklig verlaufen. Die Größe der Maschenweiten ist i. allg. normalverteilt.

Beim Sieben ist eine Relativbewegung der Probe zum Sieb erforderlich: Bei Siebmaschinen wird das Sieb, bei der Luftstrahlsiebung das Teilchen bewegt.

Soll eine Probe in einem Trennungsgang in mehrere Fraktionen zerlegt werden, stellt man die einzelnen Siebe zu einem Siebturm zusammen.

Einflußgrößen auf das Ergebnis sind bzgl. des Verfahrens die Art der Bewegung, die eingesetzten Siebhilfen, die Verteilung der Maschenweiten und bzgl. des Siebgutes die Aufgabemenge, die Teilchenform, die Teilchengrößenverteilung, die Agglomerationsneigung sowie die Verstopfung der Maschen. Maßnahmen zum Sieben hygroskopischer Güter sind die Verwendung konditionierter Luft bei einer Luftstrahlsiebung oder die Probentrocknung vor und nach dem Sieben. Gegen elektrostatische Aufladung hilft ein Antistatikum, bei klebrigen Proben hochdisperse, hydrophobe Kieselsäure.

Maschinensiebung mit dem Luftstrahlsieb. Es wird nur jeweils ein Trennungsschritt vollzogen, d. h. nur ein Sieb pro Trennung verwendet. Die Partikeln werden durch einen Luftstrom bewegt. Der beim Alpine-Gerät aus einer rotierenden Schlitzdüse dicht unterhalb des Siebes austretende Luftstrom bewirkt ein kontinuierliches Freiblasen des Siebgewebes und eine Bewegung der Partikeln (Abb. 2.11). Durch den Kunststoffdeckel kann der Siebvorgang beobachtet werden. Die Siebzeiten verkürzen sich beträchtlich und liegen meist unter 2 Minuten. Man beginnt zweckmäßigerweise mit dem feinsten Sieb. Ein Filter oder ein Zyklon scheidet den Austrag ab, so daß mit dem Zyklon in Grenzen auch präparativ gesiebt werden kann. Aus einem Filter kann das Feingut nicht zurückgewonnen werden. Das Verfahren ist für die Trockensiebung agglomerierender Pulver geeignet. Es können Siebmaschenweiten bis 10 μm verwendet werden.

Naßsiebung. Eine Naßsiebung ist besonders für Teilchentrennungen zwischen 10 und 500 μm geeignet oder wenn eine starke Agglomerationsneigung besteht.

Für den Teilchengrößenbereich 5 bis 100 μm gibt es von der Fa. Retsch und der Fa. Alpine ein Siebgerät. Das Alpine-Gerät arbeitet mit einem „Langwellen-Prüfsiebvibrator", das Gerät von Retsch mit Ultraschall. Die Mikrosiebe bestehen aus elektrogalvanisch bearbeitetem Reinnickelblech. Sie haben quadratische, konischen Öffnungen mit einer Toleranz von ±2 μm. Die Siebe sind in einen Plexiglas-

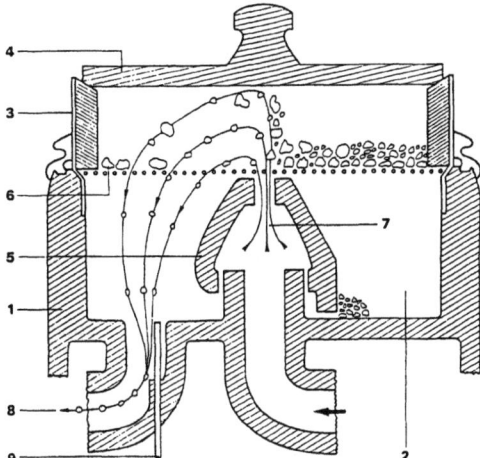

Abb. 2.11. Querschnitt durch das Luftstrahlsieb (Fa. Alpine): Im Gehäuse 1 dreht sich in der Auffangschüssel 2 die Schlitzdüse 5. Sie bläst den Luftstrahl 7 durch das Siebgewebe 6 in die Siebtrommel 3, die vom durchsichtigen Deckel 4 verschlossen wird. Große Partikeln bleiben auf dem Siebgewebe 6 liegen, kleine verlassen durch den Austritt 8 das Gerät und werden entweder durch ein Filter oder einen Zyklon abgeschieden. Der Unterdruck kann bei 9 gemessen werden. Aus[14]

ring eingeschraubt und mit Radialdichtungen versehen. Sie können deshalb zu einer Siebsäule zusammengesteckt werden.

Die Säule wird in ein Ultraschallbad getaucht, das in der niedrigen Stufe mit 50 W Leistung der Siebung, mit 100 W Leistung der Reinigung dient. Die Kavitation des Wassers bewegt die Partikeln und verhindert so das Verstopfen der Sieböffnungen. Zur Bestimmung des Siebrückstandes wird dieser vom Sieb abgespült.

2.2.2 Bestimmung der Teilchenoberfläche

Grundlagen und Definitionen

Die Definition einer Oberfläche setzt voraus, daß feststeht, bis zu welcher Feinheit Rauhigkeiten und Poren beachtet werden. Eine Definition im atomaren Bereich wird sinnlos, d. h. eine „wahre" Oberfläche gibt es nicht. Daher muß eine Angabe der Oberfläche auch das angewandte Verfahren einschließen.

Die spezifische Oberfläche O_v ist die Oberfläche bezogen auf das Teilchenvolumen v, die spezifische Oberfläche O_m bezieht sich auf die Teilchenmasse m. Durchströmungsverfahren zur Bestimmung der Oberfläche benutzen die Eigenschaft einer Teilchenpackung, einem Gasstrom einen Widerstand entgegenzusetzen, der von der Teilchengrößenverteilung abhängt. Photometrische Methoden hingegen messen das von den Teilchen absorbierte Licht. Die Sorptionsverfahren benutzen die Monoschicht eines adsorbierten Gases als Maß für die Oberfläche. Das Quecksilberintrusionsverfahren bestimmt Größe und Verteilung der oberflächlichen Poren des Materials.

Die Ergebnisse der Durchströmungsverfahren sind nur mit Einschränkungen mit den Ergebnissen anderer Verfahren vergleichbar, da sich die Verfahren zu stark unterscheiden.

Die spezifische Oberfläche läßt sich auch aus der Teilchengrößenverteilung errechnen: Im RRSB-Körnungsnetz (s. Bestimmung der Teilchengröße, Abschnitt Teilchengrößenverteilungen, Abb. 2.4) ist neben der Geradensteigung ein Randmaßstab für die spezifische Oberfläche angegeben, dessen Benutzung eingeschränkt ist, weil im RRSB-Netz die Meßwerte der Teilchengröße gerade im feinen Bereich von der Geraden abweichen. Die feinen Teilchen tragen aber besonders viel zur Größe der Oberfläche bei. Daher ist die Benutzung des Randmaßstabes nur erlaubt, wenn die Gerade auch im feinen Teilchengrößenbereich durch Meßpunkte gesichert ist. Extrapolationen in den feinen Bereich sind nicht zweckmäßig, weil es sich beim RRSB-Netz nur um eine angenäherte Darstellung eines Meßergebnisses handelt.

Permeationsmethoden

Grundlage des Verfahrens ist eine Probe bekannter Porosität ε, die aus einem Material bekannter Dichte durch Komprimieren auf ein definiertes Volumen hergestellt wird. Die Probe wird von einem Gas durchströmt. Dabei muß eine Kontinuumsströmung gewährleistet sein, d. h. die Teilchen müssen Porenweiten haben, die wesentlich größer als die mittlere freie Weglänge der Gasmoleküle sind. Nur dann ist die Viskosität des Gases η der maßgebliche Widerstand bei der Durchströmung. Wenn die Gasmoleküle nur mit den Porenwänden und nicht mit anderen Gasmolekülen wechselwirken, spricht man von Knudsen-Diffusion.

Die Kontinuumsströmung der Luft gilt für Teilchen $> 10\ \mu m$, d. h. spezifische Oberflächen bis 6.000 cm^2 pro cm^3 können bestimmt werden.

Oberflächenbestimmung mit Kontinuumsströmung. Die Strömungsgeschwindigkeit v/t eines Gases im laminaren Bereich, d. h. bei Reynolds-Zahlen Re < 1, berechnet sich nach der Kozeny-Carman-Gleichung:

$$\frac{v}{t} = \frac{1}{S_v^2} \cdot \frac{A}{\eta} \cdot \frac{\Delta p}{K \cdot L} \cdot \frac{\varepsilon^3}{(1-\varepsilon)^2},\ \text{mit}$$

A = Querschnittsfläche und
L = Länge des Pulverbettes,
η = Viskosität des Gases,
Δp = Druckdifferenz,
K = Konstante für Teilchenform und -größe,
ε = Porosität.

Dichte und Viskosität des Gases müssen konstant sein, was im Gegensatz zu Flüssigkeiten nur bei kleinen Druckdifferenzen Δp der Fall ist.

Für Absolutmessungen muß K für jeden Stoff bestimmt werden. Normalerweise hat K den Wert 5 $\pm$ 0,5, gültig für ε zwischen 0,35 und 0,75 bei einem Meßfehler von $\pm$ 15 bis 20 %. Der Quotient $\varepsilon^3/(1-\varepsilon)^2$ kann nach neueren Untersuchungen durch $\varepsilon^{4,55}/(1-\varepsilon)$ ersetzt werden, der den Zusammenhang besser beschreibt.[15,16]

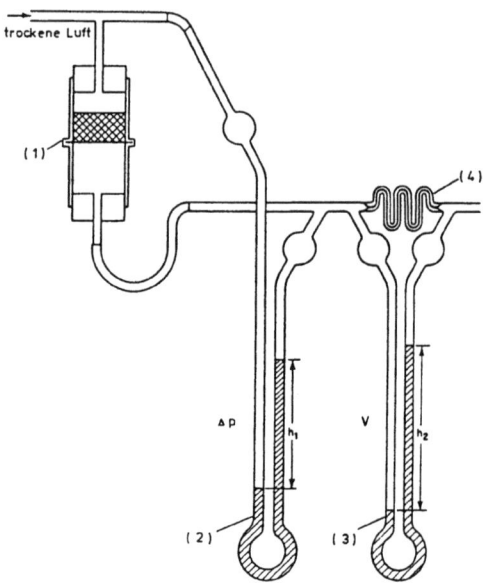

Abb. 2.12. Skizze eines Geräts zur Bestimmung der Oberfläche nach dem Prinzip der Gaspermeation mit konstanter Druckdifferenz. Das Pulver wird in einer Menge eingewogen, die dem Zahlenwert seiner Dichte entspricht und auf genau 1 cm^3 verdichtet wird (1). Der Druckabfall Δp der strömenden Luft wird mit dem Manometer (2), der Volumenstrom V durch den Druckabfall an der Kapillare (4) mit dem zweiten Manometer (3) gemessen. Aus[1]

Ist ε bekannt, kann z. B. mit dem Fisher-Sub-Sieve-Sizer die spezifische Oberfläche O_v für eine konstante Druckdifferenz Δp aus dem Volumenstrom v/t berechnet werden (Abb. 2.12).

Beim einfacheren Blaine-Gerät verändert sich die Druckdifferenz während der Messung: In einem U-förmigen Glasrohr wird eine Flüssigkeit in einem der Schenkel hochgesaugt. Das Gas wird nun mit Hilfe dieser Flüssigkeit durch die Probe gesaugt, wobei sich die Flüssigkeitsspiegel ausgleichen[17] (Abb. 2.13). Während beim Fisher-Sub-Sieve-Sizer ein Feststoffvolumen von genau 1 cm^3 gemessen wird, muß beim Blaine-Gerät die Einwaage der Probe so bemessen werden, daß ein Pulver der Porosität von 0,5 entsteht. Im DAB 9 N 1 ist unter V.5.5.3 „Bestimmung der spezifischen Oberfläche durch Gasdurchströmung" ein Verfahren beschrieben, das nach dem Prinzip des Blaine-Geräts arbeitet. Das DAB-Gerät unterscheidet sich vom Blaine-Gerät als nicht ein U-Manometer verwendet wird, sondern die Flüssigkeit in einen Auffangbehälter gelangt. Dadurch verändert sich der Unterdruck praktisch nicht.[19]

Oberflächenbestimmung mittels Knudsen-Diffusion. Da die Bedingungen der Knudsen-Diffusion nur bei sehr kleinen Drücken erfüllt sind, wird bei der Bestimmung der Oberfläche auf den Druck Null extrapoliert. Ein Gerät, das die Knudsen-Diffusion benutzt, ist das Micromeritics Knudsen-Flow-Permeameter. Die damit ermittelten Oberflächen entsprechen etwa den mit den Sorptionsmethoden bestimmten Flächen.

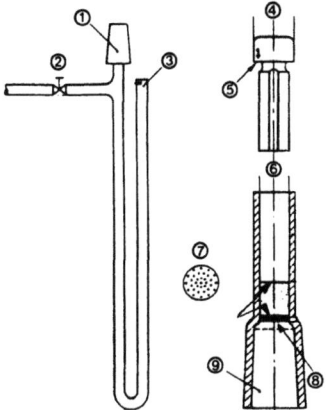

Abb. 2.13. Bestimmung der Oberfläche nach Blaine. Auf ein Manometer (1)-(3) wird ein Aufsatz (9) aufgesteckt, der die komprimierte Probe aufnimmt. Sie stützt sich auf die Siebplatte (7) und wird mit dem Kolben (4) auf ein festes Volumen verdichtet, wozu der Kolben einen Anschlag (5) hat. Nach Anlegen eines Unterdrucks durch Ansaugen der im U-Manometer befindlichen Flüssigkeit durch das Ventil (2) wird Luft durch die Probe gesaugt und die dafür erforderliche Zeit bestimmt. Aus[18]

Photometrische Methoden

Das Lambert-Beer-Gesetz lautet:

$T = e^{-A_v \cdot c_v \cdot L}$, mit

T = Transmission,
A_v = Extinktionsquerschnitt des Feststoffes,
c_v = Teilchenvolumenkonzentration und
L = Schichtdicke.

Wegen des an den Teilchen gebeugten Lichts kann man nicht die geometrische Projektionsfläche des Teilchens in das Lambert-Beer-Gesetz einsetzen. Es wird ein Extinktionsquerschnitt A_v verwendet, der zur Projektionsfläche P proportional ist: $A_v = K \cdot P$. Der Faktor K heißt Extinktionskoeffizient und hängt von der Wellenlänge des Lichts und dem Strahlengang des Photometers ab. Wegen der Abhängigkeit von der Wellenlänge des Lichts wird gewöhnlich weißes Licht verwendet. Für ein Weitwinkelphotometer und weißes Licht wird ab einer Teilchengröße von 10 μm K ca. 1. Für Photometer mit kleinem Öffnungswinkel sind die Zusammenhänge zwischen Teilchengröße und Extinktionskoeffizient komplizierter, dafür eliminieren sie das an den Teilchen mehrfach gebeugte Licht bis zu wesentlich höheren Teilchenkonzentrationen c_v.

Die volumenbezogene Oberfläche O_v ergibt sich aus der Transmission:

$O_v = -\dfrac{4 \cdot \ln T}{L \cdot c_v}$, mit

T = Transmission,
c_v = Feststoffvolumenkonzentration.

Sorptionsmethoden

Grundlage der Sorptionsverfahren ist die Annahme, daß die Oberfläche von einer monomolekularen Gasmolekülschicht belegt wird. Ist die Fläche bekannt, die ein Molekül belegt, kann aus der Gasmenge die Oberfläche bestimmt werden.

Die Schwierigkeiten bestehen darin, festzustellen, unter welchen physikalischen Bedingungen die Belegung genau monomolekular ist, welchen Flächenbedarf das Adsorbatmolekül hat, ob er unabhängig von der Oberfläche und wie groß die adsorbierte Gasmenge ist.

Untersuchungen über die Beziehung zwischen dem Gasdruck und der an dem zu messenden Material adsorbierten Gasmenge gehen auf Brunauer, Emmet und Teller zurück. Sie stellten die sog. BET-Gleichung auf:

$$\frac{p}{V(p_s - p)} = \frac{1}{V_m \cdot C} + \frac{C-1}{V_m \cdot C} \cdot \frac{p}{p_s}$$

Das Gasvolumen V wird bei einem Druck p pro g Substanz adsorbiert. p_s ist der Sättigungsdampfdruck des Gases bei der Meßtemperatur, V_m das Gasvolumen bei monomolekularer Belegung und C eine Konstante, in die die Bindungsenergie eingeht.

Trägt man die linke Seite der Gleichung auf der Ordinate und p/p_s auf der Abszisse auf, erhält man eine Gerade $y = a + bx$, deren Parameter a man aus dem Ordinatenabschnitt der gemessenen Funktion und b aus deren Steigung bestimmen kann. Aus a und b lassen sich danach die Größen V_m und C bestimmen:

$$a = \frac{1}{V_m \cdot C} \quad \text{und} \quad b = \frac{C-1}{V_m \cdot C}$$

Die massebezogene Oberfläche O_m ist jetzt eine Funktion von V_m:

$$O_m = \frac{A_m \cdot N_A}{M/\rho} \cdot V_m$$

A_m, der Flächenbedarf des Adsorbensmoleküls, N_A, die Avogadro-Konstante und M/ρ, das molekulare Volumen des Gases bei Normalbedingungen, ergeben die Größe der belegten Oberfläche für die adsorbierte Gasmenge.

Bei der Messung einer Isotherme sollte im Idealfall im Diagramm bei vollständiger monomolekularer Bedeckung ein Plateau entstehen. Die Oberfläche wird erst dann bimolekular belegt, wenn sie vorher vollständig monomolekular belegt wurde. Eine Extrapolation des geradlinigen Anfangsteils der Kurve ergibt dann V_m, den Ordinatenabschnitt. Da sich die Wechselwirkungsenergien mit dem Adsorbat bei Belegung der ersten und der folgenden Lagen nur wenig voneinander unterscheiden, findet man mehr oder minder ausgeprägte Mehrschichtadsorption von Anfang an. Daher ist der erste, unscharfe Knickpunkt der Isotherme, der sog. B-Punkt (Abb. 2.14), nur eine grobe Abschätzung der spezifischen Oberfläche. Die Extrapolation aus fünf Meßpunkten des geradlinigen Teils der Kurve im Druckbereich $p/p_s = 0{,}1$ bis $0{,}3$ liefert nach DIN 66131 die spezifische Oberfläche.

Die Gasmengen V können direkt aus der zugeführten Gasmenge, z. B. beim DEN-AR-mat von der Fa.

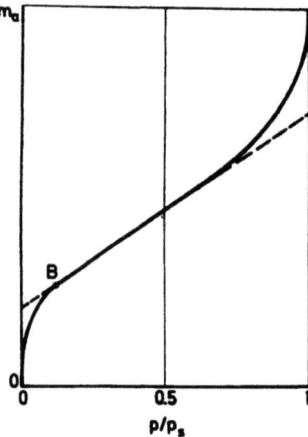

Abb. 2.14. Wird die adsorbierte Gasmenge m_a gegen das Verhältnis des herrschenden Drucks p zum Sättigungsdruck p_s aufgetragen, beginnt der lineare Bereich der gemessenen Kurve beim B-Punkt. Er dient zur ersten Abschätzung der spezifischen Oberfläche. Aus[20]

Ströhlein, aus der Druckerniedrigung des Gases durch die Probe, z. B. bei Geräten der Firmen Micromeritics, Grimm, Carlo-Erba, beim AREA-meter der Fa. Ströhlein, oder aus der Gaskonzentration des desorbierenden Gases, z. B. beim Gerät der Fa. Quantachrome, ermittelt werden.

Bei der letzteren Methode wird ein Gemisch aus einem inerten, nichtadsorbierenden Trägergas, wie z. B. Helium, und dem Adsorptiv, z. B. Stickstoff, zugeführt. Aus der Differenz der Stickstoffkonzentration vor und nach Passieren des Adsorbens wird die adsorbierte Menge errechnet. Zur Konzentrationsbestimmung wird ein Wärmeleitfähigkeitsdetektor benutzt.

Gewöhnlich wird nur ein Punkt der Geraden nahe an der oberen Gültigkeitsgrenze der BET-Gleichung gemessen und der Koordinatenursprung als zweiter Punkt der Geraden angenommen. Da für die meisten Meßgase $C \gg 1$ ist, wird $a = 1/V_m \cdot C$ nahezu 0. Geräte, die nach dieser Methode messen, heißen Einpunktgeräte.

Der Fehler der Methode ist um so geringer, je näher p/p_s im Bereich 0,08 bis 0,35 liegt. In diesem Druckbereich finden i. allg. keine chemischen Bindungen des Meßgases an die Probe statt.

Voraussetzung für die praktische Durchführung ist, daß die Feststoffoberfläche sauber, d. h. frei von allen Gasen und Dämpfen ist, die sie aus der Umgebungsluft aufgenommen hat. Dazu wird die Probe durch „Spülen" mit trockenem Inertgas oder durch Erhitzen und/oder Evakuieren „ausgeheizt". Danach wird sie auf die Temperatur von flüssigem Stickstoff gekühlt. Die Poren eines Feststoffes müssen besonders beachtet werden. Stark abhängig von ihrer Größe und ihrem Durchmesser findet in ihnen eine Kondensation des Meßgases statt. Dies bewirkt, daß die BET-Gerade nicht durch den Ursprung geht, was aber Voraussetzung für die Konstruktion der Geraden bei Verwendung von Einpunktgeräten ist.

Neben den Oberflächen können die Geräte meist auch die Porengrößenverteilung messen. Nachdem das Gas sich in einer Monoschicht auf den Oberflächen niedergeschlagen hat, wird es Mehrfachschichten ausbilden. In Poren führt dies abhängig vom Porendurchmesser zur Kondensation des Gases. Man läßt es bis zur vollständigen Kondensation auf der gesamten Oberfläche einströmen und reduziert dann schrittweise den Gasdruck, wodurch das Gas desorbiert. Nach der Kondensation und Desorption bei konstanter Temperatur ist eine vollständige Isotherme aufgenommen, einschließlich einer Hysterese zwischen beiden Vorgängen. Aus der Kurvenform wird dann die Porengrößenverteilung errechnet.

Quecksilberintrusionsverfahren

Das Verfahren beruht auf der Eigenschaft des Quecksilbers, die meisten Stoffe nicht zu lösen und sie nur schwer zu benetzen. Sein Kontaktwinkel θ beträgt ca. 140°. Die schlechte Benetzung verhindert, daß es in Poren einer Substanz eindringt. Das ist nur unter Druck möglich, wobei der Druck p und die Porenweite r umgekehrt proportional sind:

$$r = \frac{2\sigma \cdot \cos \theta}{p}, \text{ mit}$$

σ = Oberflächenspannung des Quecksilbers.

Bei 1.000 hPa, etwa dem normalen Luftdruck, kann Quecksilber also in Poren von ca. 7,5 µm eindringen. Das Probengefäß wird evakuiert und mit Quecksilber aufgefüllt. Nun wird das Vakuum aufgehoben, wodurch das Quecksilber in die Poren eindringt. Während des Druckanstiegs wird die Volumenverminderung des Probengefäßes registriert. Um anschließend auch das Eindringen in feinere Poren zu messen, wird das Gefäß unter hohen Druck gesetzt, damit auch die Poren unter 7,5 µm gefüllt werden. Bei $4 \cdot 10^8$ Pa dringt es in Poren bis 1,9 nm ein. Wird bei einem Druck eine Volumenänderung, also eine Quecksilberpenetration registriert, unterbricht man die Druckerhöhung, um zum Gleichgewichtszustand zu gelangen und dem Quecksilber Gelegenheit zu geben, in die Poren zu penetrieren.

Nach der Druckanstiegsphase wird der Druck wieder erniedrigt. Das dabei teilweise aus den Poren austretende Quecksilber wird volumetrisch erfaßt und der entsprechenden Porengröße zugeordnet. Abhängig vom Kontaktwinkel und der Porenstruktur bleibt ein Teil des Quecksilbers in den Poren zurück. Aus der Volumenänderung bei gleichzeitig registriertem Druck wird die Porengrößenverteilung errechnet.

2.2.3 Bestimmung der Dichte

Definitionen

Wahre Dichte (ρ). Quotient aus Masse und Volumen eines Körpers.

Röntgendichte. Dichte, die man aus Daten der Röntgenstrukturanalyse errechnet.

Normdichte. Dichte eines Stoffes beim physikalischen Normzustand 0 °C und 1013,1472 hPa.

Rohdichte. Dichte eines Feststoffes unter Vernachlässigung seiner geschlossenen Hohlräume.

Relative Dichte (DAB 9). Quotient aus der Dichte der Substanz und der Dichte einer Bezugssubstanz. Die relative Dichte ist dimensionslos. Zwei Temperaturen, die Meß- und Bezugstemperatur, müssen angegeben werden, z. B. d_{20}^{20}

Scheinbare Dichte. Der Begriff wird nicht einheitlich gebraucht und kann folgendes bedeuten:
Dichte eines Feststoffes nach Schüttung und/oder genormter Verdichtung. Man unterscheidet Schütt- und Stampfdichte.
Man versteht darunter auch die Dichte eines Feststoffes ohne Berücksichtigung geschlossener Poren und Poren mit Radien, in die Quecksilber bei Atmosphärendruck nicht mehr eindringt.
Alle scheinbaren Dichten schließen das Vorhandensein von luftgefüllten Hohlräumen ein.

Schüttdichte. Quotient aus dem Gewicht eines Schüttgutes und seinem Volumen nach lockerer Schüttung.[21]

Stampfdichte. Quotient aus dem Gewicht eines Schüttgutes und seinem Volumen nach[22]:
Das in einen Meßzylinder eingefüllte Material wird durch normierte Schläge verdichtet, bis sich das Volumen nach mindestens 1.250 Schlägen um nicht mehr als 2 ml für 100 g Einwaage ändert.

Porosität (ε). Anteil von zugänglichen Hohlräumen in einem Schüttgut.

Dichte von Feststoffen

Der problematische Punkt einer Dichtebestimmung ist stets die Ermittlung des Volumens, welches bei Flüssigkeiten noch relativ gut bestimmt werden kann. Die Ermittlung der wahren Dichte, die man oft meint, wenn es um die „Dichte" die Rede ist, ist komplizierter, wenn es um die Dichte von festen Stoffen geht.

Wahre Dichte. Die Dichte ist in der Pulvertechnologie ein wichtiger Parameter, da die Fließeigenschaften von ihr mitbestimmt werden. Der Anteil geschlossener Hohlräume kann durch Zerkleinern vermindert werden.
Zur Dichtebestimmung benutzt man eine Flüssigkeit, die zum Messen des Restvolumens dient, das nicht vom Feststoff ausgefüllt wird. Dieses Restvolumen errechnet man aus dem Flüssigkeitsgewicht und seiner Dichte. Von der Flüssigkeit muß nicht nur ihre genaue Dichte bekannt sein, sondern sie soll auch das zu messende Pulver möglichst gut benetzen, nicht quellen lassen, auch nicht spurenweise lösen. Der Nachteil bei der Verwendung einer Dispersionsflüssigkeit ist neben den o. g. Punkten, daß Poren nicht immer miterfaßt werden und daß es an den Grenzflächen zwischen Pulver und Flüssigkeit zu Änderungen der Dichte kommen kann.
Als Verdrängungsflüssigkeit wird häufig Quecksilber verwendet, obwohl seine Dichte größer als die der Probe ist. Seine hohe eigene Dichte, eine damit verbundene hohe Meßgenauigkeit und die Tatsache, daß praktisch alle Substanzen in ihm unlöslich sind, stellen Vorteile dar.

Für die Bestimmung der Rohdichte eines Feststoffes ρ_s mit Hilfe einer Verdrängungsflüssigkeit braucht man ein Flüssigkeitspyknometer. Vier Wägungen sind dazu erforderlich:

1. Masse des leeren Pyknometers: m_1,
2. Masse des Pyknometers, gefüllt mit Verdrängungsflüssigkeit: m_2,
3. Masse des Pyknometers, teilweise gefüllt mit dem Feststoff: m_3,
4. Masse des Pyknometers, gefüllt mit Flüssigkeit und Feststoff: m_4.

Unter der Annahme, daß die Dichte der Luft ρ_L sich während der Messung nicht verändert hat und daß immer dieselbe Flüssigkeit mit der Dichte ρ_{Fl} bei der gleichen Temperatur verwendet wurde, gilt:

$$\rho_s = \rho_L + \frac{m_3 - m_1}{(m_2 - m_1) - (m_4 - m_3)} \cdot (\rho_{Fl} - \rho_L)$$

Die Dichte der Flüssigkeit ρ_{Fl} erhält man durch

$$\rho_{Fl\,20°C} = \frac{(m_2 - m_1) \cdot 0,998203}{m_{Fl}}$$

wobei m_{Fl} das Gewicht der Flüssigkeit ist.
Bei der Dichtebestimmung werden häufig folgende Fehler gemacht:

- Temperaturfehler: Nichtbeachten der Thermokonvektion durch erhöhte Temperatur des Wägegutes, z. B. durch die Handwärme.
- Volumenfehler: Da der Schliff eines Pyknometers die Reproduktion des Volumens gewährleisten muß, darf er beim Füllen nicht mit Pulverteilchen belegt sein. Der geringe Öffnungswinkel des Schliffs würde zu großen Volumenänderungen führen. Sorgfältiges Füllen und wiederholte Versuche mit Mittelwertbildung sind deshalb zu empfehlen.
- Trocknungsfehler: Das Pyknometer muß sorgfältig abgetrocknet werden, insbesondere auch der Ringraum zwischen Stopfen und Schliff, damit sein Gewicht korrekt ermittelt wird.
- Benetzungsfehler: Die im Pulver vorhandene Luft muß durch die Flüssigkeit verdrängt werden. Dies kann durch vorsichtiges Einfüllen der Flüssigkeit unter leichtem Vakuum geschehen, ohne daß der Feststoff aufgewirbelt wird.

Gasvergleichspyknometer erfassen auch alle offenen Poren, besonders wenn Helium als Meßgas benutzt wird. Es dringt in alle Poren ein und wird nicht adsorbiert (Abb. 2.15).
Grundlage der Geräte ist das Boyle-Mariotte-Gesetz

$$p \cdot V = konst.$$

Sind Druck p_1 und Volumen V_1 eines Gases bekannt, läßt sich bei konstanter Temperatur das Volumen V_2 errechnen, das es bei dem Druck p_2 einnimmt.
Ein Gasvergleichspyknometer besteht aus einem Meßgefäß und einem Kompressionszylinder.
Ein in das Meßgefäß gebrachter Feststoff, dessen Volumen bestimmt werden soll, verkleinert das Leervolumen um V_x.
Am Meßkolben lassen sich die Volumenänderungen als Kolbenwege dx ablesen, so daß die Volumenänderungen durch dx ersetzt werden können.

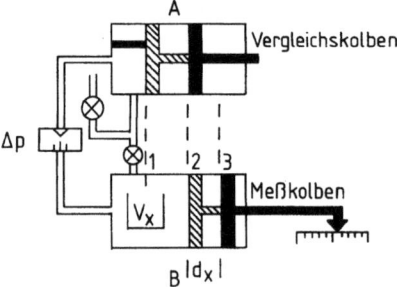

Abb. 2.15. Schematische Zeichnung des Beckman-Pyknometers. Komprimiert man im Zylinder A den Vergleichskolben bis zum Anschlag bei 1, bewegt sich der Meßkolben um den gleichen Betrag von der Position 1 zur Position 2. Die nun in die Meßkammer eingebrachte Probe mit dem Volumen V_x verkleinert den Raum in der Meßkammer um V_x, so daß sich der Meßkolben auf die Position 3 bewegt. Das Volumen zwischen 2 und 3 entspricht dem Probenvolumen und kann auch als Weg d_x abgelesen werden. Aus[14]

Fehlermöglichkeiten sind vor allem eine Erwärmung des Gerätes.

Ferner sollten besonders feinteilige Pulver mit Teilchengrößen unter 1 μm nicht mit Luft gemessen werden. Dies führt zu Druckabweichungen, da Wasserdampf aus der Luft adsorbiert wird.

Auch das *Fekrumeter*, ein Feststoffdichtemesser nach Krutsch, beruht auf dem Boyle-Mariotte-Gesetz.

In einer Vergleichsmessung mit Luft werden zwei Volumina eines Meßgefäßes bestimmt, einmal mit, einmal ohne Feststoff. Dazu wird ein Unterdruck erzeugt, der je nach Volumen des Meßgefäßes verschieden groß ausfällt. Auch hier gilt

$$p \cdot V = \text{konst.}$$

Aus den Drücken bei der Leermessung und bei der Substanzbestimmung wird nach Korrekturen, die Luftdruck und Gerät betreffen, eine Volumendifferenz und damit das Feststoffvolumen errechnet.

Bei allen bisherigen Methoden zur Dichtebestimmung steht man vor dem Problem, daß geschlossene Hohlräume nicht mitbestimmt werden können. Zwar sind durch Zerkleinerung des Materials große Fehler vermeidbar, aber spätestens im molekularen Bereich wird eine weitere Zerkleinerung unbrauchbar, ja schädlich: Zerkleinern erzeugt Gitterstörungen, also kleinste Aufweitungen des nun nicht mehr regulären Gefüges der Molekülanordnung. Daher mißt man selbst unter Vermeidung submikroskopischer Hohlräume stets Dichten, die Gitterstörungen einschließen. Die *Röntgenstrukturanalyse* gestattet es nun, die Abmessungen der Elementarzelle der Moleküle und damit ihr Volumen genau zu bestimmen. Aus der Feststoffdichte, bestimmt nach einem der o. g. Verfahren mit dem Resultat ρ, der Molmasse des Feststoffes M und dem röntgenographisch ermittelten Volumen der Elementarzelle V, welches multipliziert mit der Avogadro-Konstanten N_A das Volumen eines Moles ergibt, erhält man die Anzahl der Moleküle pro Elementarzelle N:

$$N = \frac{\rho \cdot V \cdot N_A}{M}$$

Für N errechnet man gewöhnlich keine ganze Zahl. Da N aber nur ganzzahlig sein kann, wird auf- oder abgerundet. Für ρ ergibt sich damit ein leicht korrigierter Wert ρ_x, die Röntgendichte. Diese kann man als wahren Wert der Dichte ansehen.

Scheinbare Dichte. Von großer praktischer Bedeutung in der Pharmazie ist die Schütt- und Stampfdichte.

Das Füllen der Matrizen bei der Kapsel- und Tablettenfabrikation erfordert die genaue Kenntnis der *Schüttdichte* ρ_s. Man bestimmt sie durch Einschütten von z. B. 100 g des zu messenden Materials in einen Meßzylinder und Ablesen des Volumens. Vorsichtiges Glattstreichen des Schüttkegels ist erlaubt. Selbstverständlich beeinflußt die Art des Einschüttens das Ergebnis ein wenig.

Der Kehrwert der Schüttdichte heißt Schüttvolumen.

Die Porosität ε kann man aus

$$\varepsilon = 1 - \rho_s / \rho$$

berechnen.

Die *Stampfdichte* ρ_{st} wird nach DIN 53 194 durch normierte Schläge bestimmt, bis sich das Volumen nach mindestens 1.250 Schlägen um nicht mehr als 2 ml für 100 g Einwaage ändert.

Der Quotient aus Stampf- und Schüttvolumen heißt Haussner-Faktor und ist ein Maß für die Kompressibilität eines Pulvers.

2.2.4 Bestimmung der Feuchte

Definitionen

Wasserdampfpartialdruck. Der Wasserdampfpartialdruck p_d eines Gasgemisches ist der Druckanteil des Wasserdampfes am Gasgesamtdruck.

Absolute Feuchte in Luft. Die absolute Feuchte f in Luft ist der Wasserdampfanteil in Luft. Dieser Wasserdampfanteil kann als Masse pro Volumeneinheit ausgedrückt werden, z. B. in g/m^3, gleichbedeutend mit ppm, d. h. in Gewichtsteilen Wasser pro eine Million Gewichtsteile Probe.

Relative Feuchte. Die relative Feuchte φ (%) ist das Verhältnis zwischen der absoluten Feuchte f und der bei der herrschenden Lufttemperatur gegebenen Sättigungskonzentration f_s des Wassers. Die relative Feuchte kann auch durch das Verhältnis des Wasserdampfpartialdrucks p_d zu seinem Sättigungsdruck p_s, ausgedrückt in %, definiert werden.

Gleichgewichtsfeuchte. Die Gleichgewichtsfeuchte ist die Feuchte der Luft, die sich im Gleichgewicht mit einer Feststoffprobe befindet.

Taupunkt. Der Taupunkt τ (°C) ist die Temperatur, bei der der Wasserdampfpartialdruck p_d gleich dem Sättigungsdampfdruck p_s wird. Beim Absenken der Lufttemperatur auf den Taupunkt beginnt Wasserdampf als Tau zu kondensieren. Der Taupunkt läßt sich für Temperaturen oberhalb 0 °C und bekanntem Luftdruck aus dem Wassergehalt der Luft berechnen. Der Taupunkt steigt mit dem Luftdruck.

Wassergehalt in Flüssigkeiten und festen Stoffen. In einer Flüssigkeit oder in einem Feststoff ist die Feuchte der Anteil der Wassermasse an der Gesamtmasse.

Bestimmung der Feuchte in Luft

Unter dem Begriff Feuchte bezgl. Luft versteht man wasserdampfhaltige Luft. Im Englischen gibt es die Unterscheidung durch die Begriffe humidity, der für wasserdampfhaltige Gase verwendet wird, und moisture für Wasser in festen, halbfesten oder flüssigen Stoffen.

Man sollte im Deutschen die Begriffe „Feuchte" für wasserdampfhaltige Gase und „Wassergehalt" bei Flüssigkeiten und Feststoffen verwenden.

Das Mollier-Diagramm (Abb. 2.16) gibt den Zusammenhang zwischen der relativen Luftfeuchte φ, dem Wassergehalt der Luft, der Lufttemperatur T und dem Wärmeinhalt der feuchten Luft wieder.

Hygrometrie. Zur Bestimmung der Feuchte in Luft können als *Farbindikatoren* Stoffe wie Cobaltnitrat verwendet werden. Sie ändern ihre Farbe durch Einbau von Kristallwasser, beim Cobaltnitrat z. B. von blau nach rosa.

Haar- und Folienhygrometer nutzen die Längenänderung eines Materials in feuchter Luft aus.

Die Längenänderung eines Haarhygrometers beträgt ca. 2 % bei einer Änderung der relativen Feuchte von 5 auf 95 %. Sie wird über eine Mechanik auf Zeiger übertragen.

Der Vorteil eines Haarhygrometers liegt in seiner geringen relativen Längenänderung mit der Temperatur. Sie beträgt nur etwa $3 \cdot 10^{-5} /°C$. Daher ist keine Temperaturkompensation erforderlich. Ein Nachteil ist die Hysterese von etwa 5 % relativer Längenänderung zwischen 30 und 90 % relativer Feuchte. Außerdem wird das Haar bei ständiger Einwirkung geringer Feuchte durch die mechanische Spannung, der es ausgesetzt ist, auch ohne Feuchte gedehnt. Diese Dehnung kann nur durch gelegentliches „Regenerieren" in feuchter Luft wieder beseitigt werden. Die Anzeigegenauigkeit beträgt etwa 3 bis 5 % relative Feuchte.

Folienhygrometer müssen nicht regeneriert werden, zeigen aber eine größere thermische Ausdehnung, die eine Kompensation erfordert.

Beide Hygrometer werden zum Messen der Klimafeuchte und für die Bestimmung der Gleichgewichtsfeuchte in Schüttgütern verwendet.

Thermometrie. Zur *Taupunktmessung* wird eine Meßzelle nach Abb. 2.17 verwendet. Ein Peltier-Kühler kühlt die Zelle. Das Beschlagen des Spiegels durch Wasserdampf wird mit Hilfe einer Photozelle registriert. Eine Gegenheizung wird vom Signal der Photozelle mit einer Genauigkeit von 0,1 °C so gesteuert, daß der Spiegel gerade meßbar beschlägt.

Fehlermöglichkeiten sind andere kondensierbare Gase wie Lösungsmittel, aber auch Stäube, die den Spiegel beschlagen. Als Abhilfe fungiert eine automatische „Abtauung" des Spiegels mit anschließen-

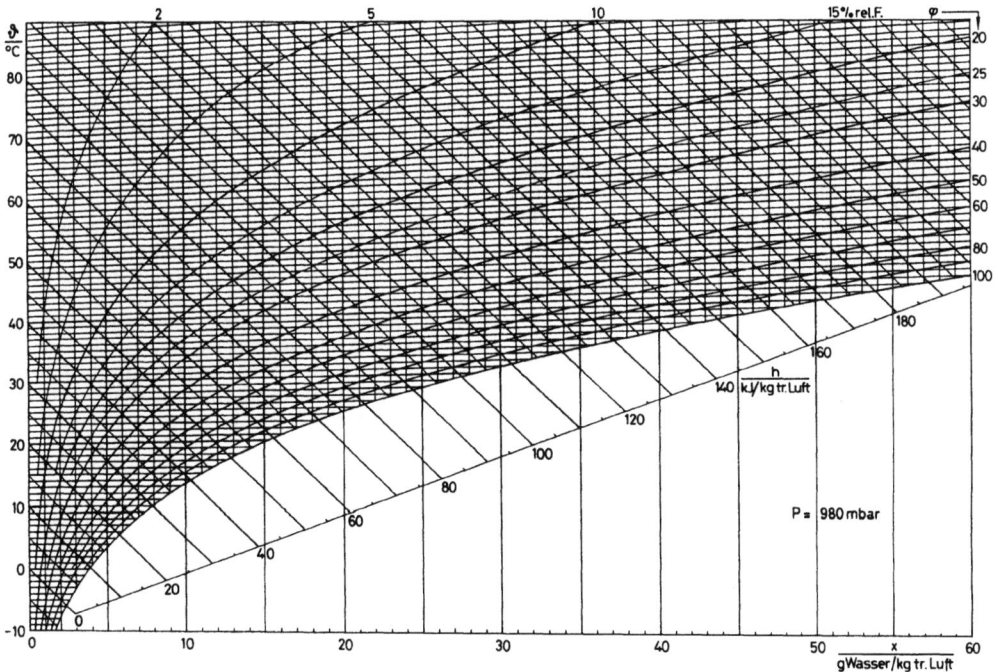

Abb. 2.16. Das Mollier-Diagramm beschreibt den Zusammenhang zwischen der Temperatur (Ordinate) und dem Wassergehalt der Luft (Abszisse). Oberhalb der Sättigungskurve, im schraffierten Bereich, kann man für jede Temperatur und jede relative Feuchte (auf dem Randmaßstab) den Wassergehalt der Luft ablesen, ebenso vom Wassergehalt und der Temperatur auf die relative Feuchte schließen. Zusätzlich ist der Energiegehalt pro kg trockene Luft (auf der schrägen Skala) ablesbar. Aus[23]

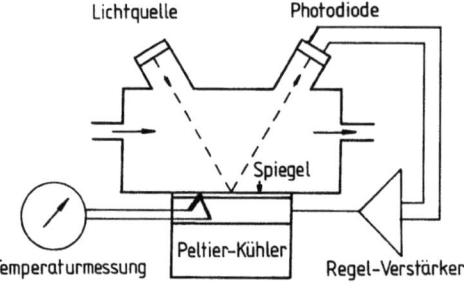

Abb. 2.17. Skizze eines Taupunktmeßgeräts. Das zu messende Gas, z. B. die Luft, durchströmt die Meßzelle, deren Boden einen Metallspiegel enthält. Dieser wird von einem Peltier-Element gekühlt. Mit Hilfe eines Regelverstärkers wird er zusätzlich beheizt. Der Wasserdampf der Luft schlägt sich auf dem Spiegel nieder, wenn er gerade Taupunkttemperatur hat. Ein Niederschlagen wird mit einer Lichtquelle und einer Photodiode registriert und die Heizung so verstärkt, daß die Niederschlagsbildung gerade aufhört. Die Regelstrecke Photodiode-Regelverstärker wird so eingerichtet, daß die Spiegeltemperatur gerade gleich dem Taupunkt ist. Nach[24]

der Messung des verbleibenden „Niederschlags". Zur Feuchtemessung mit Sensoren s. Kap. 1,2.

Bestimmung des Wassergehalts fester Stoffe

Bei Wasser in festen Stoffen kann es sich um

- Konstitutionswasser (Lösungs- oder Kristallwasser),
- Zellwasser (Innenkapillarwasser),
- Haftwasser (Adsorptionswasser),
- Zwischenraumkapillarwasser oder
- Tropfwasser (Zwischenraumwasser) handeln.

Direkte Methoden. Die Methoden der Trocknung, der azeotropen Destillation und der Karl-Fischer-Titration sind im DAB 9, V.3.5.6, V.6.10 und V.6.22, beschrieben.

Die *Calciumcarbid-Methode* beruht auf der selektiven chemischen Reaktion von Wasser mit Calciumcarbid zu Acetylen.

Die Probe wird mechanisch innig mit Calciumcarbid vermischt und erhitzt, um auch eingeschlossenes Wasser freizusetzen. Die sich proportional zu dieser Wassermenge entwickelnde Acetylenmenge wird mit einem Präzisionsmanometer gemessen. Die Reaktion ist spezifisch für Wasser. Da der Partialdruck des Wassers im überstehenden Luftraum in Gegenwart von Calciumcarbid immer 0 ist, beeinflußt er die Druckmessung nicht. Die Trockenheit der Reaktionspartner ist außerdem wichtig für ihre rasche, agglomeratfreie Durchmischung. Nichtwässerige flüchtige Bestandteile reagieren nicht mit Calciumcarbid und schlagen sich an den kalten Teilen der Apparatur nieder.

Indirekte Methoden. Wenn von Messungen der Feuchte in festen Stoffen die Rede ist, meint man die Bestimmung der Gleichgewichtsfeuchte. Dabei ist zu bedenken, daß die unterschiedliche Bindungsenergie

von Wasser an Feststoffen gleichen Wassergehalts zu verschiedenen Meßergebnissen der Gleichgewichtsfeuchte führen kann. Man spricht daher auch von Wasseraktivität.

Für die *Bestimmung der Wasseraktivität* kommen daher die Meßprinzipien für Feuchte in Luft in Frage (s. dort).

Spektroskopische Methoden beruhen auf der Tatsache, daß Wasser Licht im Infrarotbereich bei 1,93 µm absorbiert. Sendet man Infrarotlicht dieser Wellenlänge auf eine genügend dicke Schicht Pulver oder Granulat, bestimmt der Wassergehalt die Intensität der absorbierten Strahlung. Eine Eigenabsorption des Pulvers kann von den Geräten berücksichtigt werden. Dazu mißt man abwechselnd bei 1,93 µm und einer anderen Wellenlänge, bei der die Absorption unabhängig vom Wassergehalt ist.

Auch die Mikrowellenstrahlung eignet sich als Maß für den Wassergehalt in Granulaten, Pasten, Fasern und Folien, insbesondere für die kontinuierliche Überwachung eines Herstellungsprozesses.

2.2.5 Bestimmung der Fließeigenschaften

Fließcharakteristik

Gut fließende Schüttgüter sind eine Voraussetzung für die Fertigung exakt und gleichmäßig dosierter Kapseln und Tabletten. Interpartikuläre Haftkräfte können das Fließen nachhaltig behindern. Sie gehen auf Van-der-Waals-Kräfte, elektrostatische Abstoßung und besonders auf Haftkräfte durch Flüssigkeitsbrücken zurück. Diese entstehen, weil jedes Teilchen eine mehr oder weniger dicke Schicht von Wassermolekülen aus der Luftfeuchte adsorbiert. Bei großen Materialmengen treten zusätzlich hohe Belastungen auf kleinen Flächen auf. Dann kann eine Schmelzhaftung, vielleicht sogar ein Sintern der Substanzen hinzukommen.

Bei den Partikeln spielen für die Fließcharakteristik vor allem ihre Größe und Größenverteilung, aber auch ihre Form und Oberflächenbeschaffenheit, ihr Wassergehalt und ihre elektrostatische Aufladbarkeit eine Rolle. Materialien mit Teilchengrößen von mehr als 300 µm sind meist freifließend. Bei Teilchengrößen zwischen 50 und 300 µm treten mehr oder weniger behebbare Fließstörungen auf, Teilchen unter 50 µm fließen i. allg. nicht. Enge Kornverteilungen sind günstiger als breite mit einem großen Feinanteil. Ein zugesetzter Fließverbesserer vermindert die Kontaktflächen zwischen den Partikeln, verbessert das Gleiten oder adsorbiert den oberflächlichen Flüssigkeitsfilm.

Haft-, Gleit- und Rollreibung spielen beim Fließen von Schüttgütern eine große Rolle: Ist einmal die Haftreibung der Partikeln überwunden, bleibt wegen der niedrigeren Gleit- oder Rollreibung das Material in Bewegung.

Läßt man aus einem zylindrischen Gefäß mit trichterförmig zulaufender, verengter Öffnung ein Schüttgut ausfließen, beobachtet man den sog. Massenfluß, wenn sich die Oberfläche des Schüttgutes nicht wesentlich verformt und alle Teilchen in Bewegung sind. Das Gut fließt restlos aus. Bildet sich dagegen ein

Krater, fließt nur das Material im mittleren Bereich, was als Kernfluß bezeichnet wird. Randständiges Gut bleibt in Ruhe, bricht aber eventuell später irregulär zusammen.

Schon aus der Verdichtbarkeit eines Pulvers kann man Schlüsse auf die Fließfähigkeit ziehen: Materialien, deren Schütt- und Stampfdichte (s. 2.2.3) sich stark voneinander unterscheiden, werden weniger gut fließen als solche, die sich kaum verdichten lassen.

Bestimmungsmethoden

Böschungswinkel. Läßt man ein Schüttgut auslaufen, bildet sich auf ebener Fläche ein Kegel, dessen Winkel zur Ebene häufig als Maß für die Fließeigenschaften dient. Die Methode ergibt nur bei frei fließenden Materialien reproduzierbare Ergebnisse.

Der Kegel kann durch zwei grundsätzlich verschiedene Methoden erzeugt werden:
Entweder bildet er sich aus zu Ruhe kommenden Teilchen, oder überschüssiges Material fließt nach Beseitigung eines Hindernisses von ihm ab. Im letzten Fall besteht er aus Teilchen, die in Ruhe waren und bleiben. Da im ersten Fall die kinetische Energie des Teilchens das Zur-Ruhe-Kommen und im zweiten Fall die höhere Haftreibung das In-Bewegung-Setzen erschwert, werden sich die Bestimmungsmethoden im Ergebnis niederschlagen.

Bei der *Bestimmung des Böschungswinkels mit bewegten bzw. ruhenden Teilchen* läßt man das Schüttgut aus definierter Höhe auf eine ebene Fläche fließen und bestimmt aus dem Durchmesser und der Höhe des Kegels den Böschungswinkel (Abb. 2.18 a).

Läßt man das Material auf einen Zylinder rieseln, erspart man sich das problematische Bestimmen des Durchmessers (Abb. 2.18 b). Man kann auch das Schüttgut so lange ausfließen lassen, bis eine bestimmte Höhe, z. B. die bis zur Auslauföffnung, erreicht ist und braucht dann nur den Durchmesser zu bestimmen.

Neigt man eine Partikeloberfläche, z. B. in einem durchsichtigen, rechteckigen oder zylindrischen Gefäß, bis die Teilchen sich bewegen, befindet man sich im Übergang der Methoden, je nachdem, ob man den Neigungswinkel der gerade noch ruhenden oder der zur Ruhe gekommenen Teilchen mißt (Abb. 2.18 f).

Als gut reproduzierbar gilt eine Methode, bei der zwei mit der Probe gefüllte Zylinder gleichen Durchmessers aufeinandergestellt werden. Der obere wird vorsichtig abgehoben, überschüssiges Material fließt aus und die Höhe des Kegels wird bestimmt (Abb. 2.18 c). Läßt man die Teilchen aus einem rechteckigen, schmalen Gefäß in der Mitte aus einem Schlitz auslaufen, bleiben in den Ecken zwei Böschungen stehen, deren Winkel direkt am Gerät abgelesen werden kann (Abb. 2.18 d).

Fließgeschwindigkeit. Unter der Fließgeschwindigkeit eines Schüttgutes versteht man die Materialmenge, die pro Zeiteinheit unter definierten Bedingungen ausfließt.

Man bestimmt die Fließgeschwindigkeit entweder durch Vorgabe der Materialmenge oder der Auslaufzeit. Die jeweils andere Größe wird gemessen und der Quotient aus Materialmenge und Zeit gebildet.

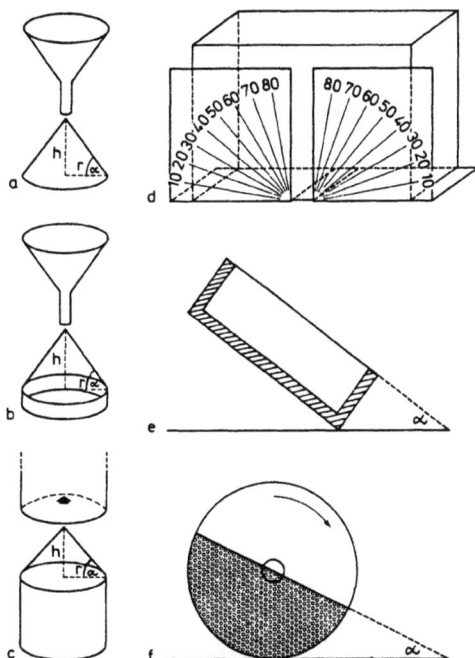

Abb. 2.18 a–f. Methoden zur Bestimmung der Fließeigenschaften. **a** Bestimmung des Böschungswinkels eines Pulvers, das durch einen Trichter ausgelaufen ist. **b** Derselbe Versuch, man läßt das Pulver auf einen Zylinder mit bekanntem Durchmesser rieseln. **c** Das Pulver befindet sich in einem hohlen Zylinder, den man vorsichtig von einem weiteren Zylinder gleichen Durchmessers abhebt. **d** In einem durchsichtigen Behälter läßt man das Pulver aus einem Schlitz im Boden auslaufen und bestimmt den Böschungswinkel direkt durch Ablesen an einer Skala. **e** Neigt man einen Behälter, der das Pulver gestrichen voll enthält, langsam zu einer Seite, läuft das Pulver bei einem bestimmten Winkel spontan aus. **f** In einem durchsichtigen Zylinder läßt man das Pulver langsam rotieren, indem man den Zylinder rollt. Man beobachtet gleichmäßiges Fließen über die schräge Oberfläche. Aus[25]

Von Bedeutung für die Fließgeschwindigkeit ist vor allem die Größe der Auslauföffnung: Bei Teilchen ab 200 µm Größe ist die Fließgeschwindigkeit annähernd dem Kubikwurzel des Durchmessers proportional. Aber auch Form und in geringerem Maß die Höhe des Behälters bestimmen die Fließgeschwindigkeit mit.

Registriert man die ausgelaufene Menge bezgl. der Zeit, z. B. mit einer elektronischen Waage, erhält man eine Gerade, deren Steigung die Fließgeschwindigkeit ergibt. Registriert man die in der Zeiteinheit ausfließenden Mengen mittels eines Rechners, kann man Schwankungen der Fließgeschwindigkeit nach Differenzieren als Standardabweichung angeben. Je kleiner sie ausfällt, desto gleichmäßiger fließt die Probe.

2.2.6 Bestimmung des Aufsaugvermögens

Bedeutung

Das Aufsaugvermögen von Pulvern ist von Bedeutung, wenn man Flüssigkeiten in Form trockener Pulver lagern oder verarbeiten will, vor allem aber dient es zur Charakterisierung von Puderhilfsstoffen. Das Aufsaugvermögen wird durch die Enslin-Zahl gekennzeichnet, die angibt, wieviel ml Flüssigkeit je Gramm Pulver aufgenommen werden können. Das Verfahren stammt aus der Mineralienprüfung.

Bestimmung

Zur Ermittlung der Enslin-Zahl wird ein zylindrisches Gefäß benutzt, das mit einer Fritte verschlossen ist. Es wird mit der gewünschten Flüssigkeit gefüllt und kann thermostatiert werden. Das Gefäß ist über ein Rohr mit einer kalibrierten Kapillare verbunden, auf der man Volumendifferenzen bis zu 0,01 ml ablesen kann. Dabei ist wichtig, daß die Kapillare auf der gleichen Höhe wie die Fritte liegt (Abb. 2.19).

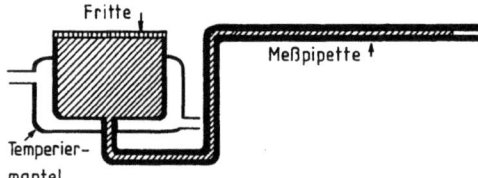

Abb. 2.19. Verbesserte Enslin-Apparatur zur Bestimmung des Aufsaugvermögens von Pulvern. Ein temperierbares Gefäß ist mit Wasser gefüllt, mit einer Meßpipette verbunden und mit einer Fritte verschlossen. Auf diese wird eine gemessene Menge des zu bestimmenden Pulvers gleichmäßig verteilt. Die aufgesaugte Wassermenge wird abgelesen.

Nach Füllen des Geräts mit der Meßflüssigkeit wird die Fritte vorsichtig aufgelegt und am Kapillarrohr der Flüssigkeitsstand abgelesen. Eine gemessene Menge des Pulvers wird in möglichst gleichmäßiger Schicht auf die Fritte gestreut. Nach Gleichgewichtseinstellung wird an der Kapillare erneut abgelesen. Die Art der Pulverpackung auf der Fritte kann das Ergebnis beeinflussen.

Literatur

1. Leschonski K (1986) Lehrgangsskript zum 8. Clausthaler Kursus „Grundlagen und moderne Verfahren der Partikelmeßtechnik"
2. DIN Deutsches Institut für Normung e.V. (1976) DIN 66 145 Darstellung von Korn-(Teilchen-)größenverteilungen; RRSB-Netz
3. DIN Deutsches Institut für Normung e.V. (1974) DIN 66 144 Darstellung von Korn-(Teilchen-)größenverteilungen; Logarithmisches Normalverteilungsnetz
4. Nürnberg E (1990) DAB 9, 1. Nachtrag 1989, Kommentar zu V.5.5 Teilchengrößenbestimmungen und zu V.5.2. Teilchengrößenbestimmung mit dem Mikroskop
5. Heuer M, Leschonski K (1985) Erfahrungen mit einem neuen Gerät zur Messung von Partikelgrößenverteilungen aus Beugungsspektren, Reprint zum 3. Europäischen Symposium „Partikelmeßtechnik", S. 515–538, Hrsg. NMA, Nürnberg, VCH Verlagsgesellschaft, Weinheim, veröffentlicht in Part Charact 1/1985
6. Leschonski K (1987) Erzmetall 40:83–90
7. Müller BW, Müller RH (1983) Pharm Ind 45:1150–1153
8. Hendrix M, Leipertz A (1984) Phys Unserer Zeit 15:68–75
9. Saffmann M (1989) Tech Mess 56:298–303
10. DIN Deutsches Institut für Normung e.V. (1983) DIN 66 115 Partikelgrößenanalyse; Sedimentationsanalyse im Schwerefeld; Pipetteverfahren
11. DIN Deutsches Institut für Normung e.V. (1973) DIN 66 116 Korn-(Teilchen-)größenanalyse; Sedimentationsanalyse im Schwerefeld, Sedimentationswaage
12. Firmenschrift Fa. Retsch Haan (3/1985)
13. DAB 9 (1986) V.1.4, V.5.5.1
14. Katalog pharmazeutischer Hilfsstoffe (1974) Hrsg. von den Firmen Ciba-Geigy, Hoffmann-La Roche und Sandoz, Deutscher Apotheker-Verlag, Stuttgart
15. Rumpf H, Gupte AR (1971) Chem Ing Tech 43:367–375
16. Molerus O, Pahl MW, Rumpf H (1971) Chem Ing Tech 43:376–378
17. DIN Deutsches Institut für Normung e.V. (1977) DIN 66 127 Bestimmung der spezifischen Oberfläche pulverförmiger Stoffe mit Durchströmungsverfahren; Verfahren und Gerät nach Blaine
18. Firmenschrift der Fa. Ströhlein, Kaarst (1989)
19. Nürnberg E (1990) DAB 9, 1. Nachtrag 1989, Kommentar zu V.5.5.3
20. Robens E (1987) GIT Fachz Lab 2/87:102, GIT Fachz Lab 3/87:155
21. DIN Deutsches Institut für Normung e.V. (1976) DIN E 53 912 Prüfung von Tensiden; Bestimmung der Schütt- und Rütteldichte von Pulvern und Granulaten
22. DIN Deutsches Institut für Normung e.V. (1975) DIN 53 194 Prüfung von Pigmenten und anderen pulverförmigen oder granulierten Erzeugnissen; Bestimmung des Stampfvolumens und der Stampfdichte
23. Stahl PH (1980) Feuchtigkeit und Trocknen in der pharmazeutischen Technologie, Steinkopff, Darmstadt
24. Ullmann Encyklopädie der technischen Chemie (1972–1984), 4. Aufl., Verlag Chemie, Weinheim
25. Hofer U (1983) Trockene Füllgüter. In: Fahrig W, Hofer U, Die Kapsel, Wissenschaftliche Verlagsgesellschaft, Stuttgart, S. 87

Weiterführende Literatur

Teilchengrößenbestimmung:
- Alex W (1972) Dissertation Karlsruhe
- Bachalo WD (1980) Appl Opt 19:363-370
- Broßmann R (1966) Dissertation Karlsruhe
- DIN Deutsches Institut für Normung e.V. (1963) DIN 4185 Teil 1 Siebböden; Begriffe und Kurzzeichen für Gewebesiebböden
- DIN Deutsches Institut für Normung e.V. (1975) DIN 4185 Teil 2 Siebböden; Begriffe und Kurzzeichen für Lochplatten
- DIN Deutsches Institut für Normung e.V. (1965) DIN 4185 Teil 3 Siebböden; Begriffe und Kurzzeichen für Siebböden, ausgenommen Gewebe- und Lochsiebböden
- DIN Deutsches Institut für Normung e.V. (1977) DIN 4188 Teil 1 Siebböden; Drahtsiebböden für Analysensiebe, Maße
- DIN Deutsches Institut für Normung e.V. (1977) DIN 4188 Teil 2 Siebböden; Drahtsiebböden für Analysensiebe, Anforderungen und Prüfung
- DIN Deutsches Institut für Normung e.V. (1976) DIN 4195 Siebböden; Siebgewebe aus Seide oder Chemiefasern, Maße
- DIN Deutsches Institut für Normung e.V. (1978) DIN 66 100 Körnungen; Korngrößen zur Kennzeichnung von Kornklassen und Korngruppen
- DIN Deutsches Institut für Normung e.V. (1985) DIN 66 111 Partikelgrößenanalyse; Sedimentation im Schwerefeld, Grundlagen
- DIN Deutsches Institut für Normung e.V. (1985) DIN 66 111 Teil 1 Partikelgrößenanalyse; Sedimentationsanalyse; Grundlagen; Auswertegleichungen zur Mengenmessung im Fliehkraftfeld
- DIN Deutsches Institut für Normung e.V. (1984) DIN 66 118 Partikelgrößenanalyse; Sichtanalyse, Grundlagen
- DIN Deutsches Institut für Normung e.V. (1983) DIN 66 119 Partikelgrößenanalyse; Sichtanalyse mit Schwerkraft-Gegenstromsichter
- DIN Deutsches Institut für Normung e.V. (1983) DIN 66 120 Partikelgrößenanalyse; Sichtanalyse mit Fliehkraftsichter
- DIN Deutsches Institut für Normung e.V. (1974) DIN 66 141 Darstellung von Korn-(Teilchen-)größenverteilungen; Grundlagen
- DIN Deutsches Institut für Normung e.V. (1981) DIN 66 142 Teil 1 Darstellung und Kennzeichnung von Trennungen disperser Güter; Grundlagen
- DIN Deutsches Institut für Normung e.V. (1981) DIN 66 142 Teil 2 Darstellung und Kennzeichnung von Trennungen disperser Güter; Anwendung bei analytischen Trennungen
- DIN Deutsches Institut für Normung e.V. (1981) DIN 66 142 Teil 3 Darstellung und Kennzeichnung von Trennungen disperser Güter; Auswahl und Ermittlung von Kennwerten bei betrieblichen Trennungen
- DIN Deutsches Institut für Normung e.V. (1974) DIN 66 143 Darstellung von (Korn-)Teilchengrößenverteilungen; Potenznetz
- DIN Deutsches Institut für Normung e.V. (1982) DIN E 66 160 Messen disperser Systeme; Begriffe
- DIN Deutsches Institut für Normung e.V. (1985) DIN E 66 161 Partikelgrößenanalyse; Begriffe, Formelzeichen, Einheiten
- Durst F, Melling A, Whitelaw HH (1987) Theorie und Praxis der Laser-Doppler-Anemometrie, Braun, Karlsruhe
- Emmerichs M, Ioos E (1985) Mehrstufiger Impaktor zum Bestimmen der Feinheit luftgetragener Stäube, Maschinenmarkt 89, Sonderdruck der Fa. Retsch, Haan
- Hermes K, Kesten U (1981) Chem Ing Tech 53:780-786
- Johne R (1966) Chem Ing Tech 38:428-430
- Koglin B (1971) Chem Ing Tech 43:761-764
- Koglin B, Leschonski K, Alex W (1974) Chem Ing Tech 46:563-566
- Lauer O (1963) Feinheitsmessungen an technischen Stäuben, Firmenschrift Fa. Alpine AG, Augsburg
- Lauer O (1968) Verfahrenstechnik 3:99-105
- Leschonski K, Alex W, Koglin B (1974) Chem Ing Tech 46:23-26, 101-106
- Leschonski K, Johne R (1966) APV-Infomationsdienst 12:52-66
- Leschonski K, Röthele S, Menzel U (1984) Part Charact 1:161-166
- Rehn B (1989) Optischer Partikelgrößenanalysator zur on-line Messung von Aerosolen, Hydrosolen, Tropfen und Gasblasen, Firmenschrift Fa. Polytec GmbH, Waldbronn
- Rose HE (1950) Eng Eng 169:350-351, 405-408
- Rumpf H, Alex W, Johne R, Leschonski K (1967) Ber Bunsenges Phys Chem 71:266-270
- Schulz-DuBois EO (1983) Photon Correlation Techniques, Springer Series in Optical Science, Berlin Heidelberg New York
- Staudinger G, Hangl M, Pechtl P (1986) Part Charact 3:158-165
- Pitsch H (1988) Korngrößenbestimmung, Labo-Pharma 3:1-6
- Wagner J (1986) Chem Ing Tech 58:578-583

Bestimmung der Oberfläche:
- Ayyüce AB (1984) Dissertation, Braunschweig
- Dees PJ, Polderman J (1981) Powder Techn 29:187
- DIN Deutsches Institut für Normung e.V. (1975) DIN 66 126 Teil 1 Bestimmung der spezifischen Oberfläche pulverförmiger Stoffe mit Durchströmungsverfahren; Grundlagen, laminarer Bereich
- DIN Deutsches Institut für Normung e.V. (1973) DIN 66 131 Bestimmung der spezifischen Oberfläche von Feststoffen durch Gasadsorption nach Brunauer, Emmet und Teller (BET); Grundlagen
- DIN Deutsches Institut für Normung e.V. (1975) DIN 66 132 Bestimmung der spezifischen Oberfläche von Feststoffen durch Stickstoffadsorption; Einpunkt-Differenzverfahren nach Haul und Dümbgen
- Lowell S, Shields JE (1984) Powder Surface and Porosity, Chapman & Hall, London
- Møller N, Seth PL, Setnikar I, Thoma K, Traisnel M (1986) Pharm Ind 48:775-779
- Seifert J, Emig G (1987) Chem Ing Tech 6:475
- Straube B (1985) Dissertation, Mainz

Bestimmung der Dichte:
- Hartke K, Hartke H (1986) DAB 9 Kommentar zu V.6.4.N1 Dichte
- Krischner H (1980) Einführung in die Röntgenfeinstrukturanalyse, 2. Aufl., Vieweg, Braunschweig Wiesbaden

Bestimmung der Feuchte:
- Ebel S (1987) DAB 9 Kommentar zu V.3.5.6 Karl-Fischer-Methode
- Hartke K (1987) DAB 9 Kommentar zu V.6.10. Bestimmung von Wasser durch Destillation, zu V.6.22.N1 Bestimmung des Trocknungsverlusts von Extrakten und zu V.6.22.N2 Bestimmung des Trockenrückstandes
- Köblitz Th, Körblein G, Ehrhart L, Peter S (1985) Pharm Ind 47:104-112
- Lück W (1964) Feuchtigkeit, Grundlagen, Messen, Regeln, Oldenbourg, München

Bestimmung der Fließeigenschaften:
- DIN Deutsches Institut für Normung e.V. (1974) DIN
  53 916 Prüfung von Tensiden; Bestimmung der Rieselfähigkeit von Pulvern und Granulaten, Verfahren nach Pfren-
  gle

Bestimmung des Aufsaugvermögens:
- Lehmann H, Koltermann M (1962) Ber Dtsch Keram Ges
  39:222-226

2.3 Thermische Verfahren

D. SCHENK

In allen Arzneibüchern finden sich neben chemischen
auch physikalische Methoden zur Charakterisierung,
Reinheitsbestimmung und zum Identitätsnachweis.
Von besonderer Bedeutung sind traditionsbedingt
solche Verfahren, die mit einer gut erkennbaren Änderung des Aggregatzustands verbunden sind wie
z. B. der Schmelzpunkt für den Übergang fest-flüssig
oder der Siedepunkt für den Übergang flüssig-gasför-
mig. In zunehmendem Maße finden aber auch solche
thermischen Analysenverfahren, die sich z. B. in der
Polymerchemie etabliert haben, Eingang in die pharmazeutische Analytik zur Charakterisierung von
Reinsubstanzen, Zubereitungen oder Packmaterialien. Insbesondere bei festen oder halbfesten Stoffen
können Verfahren wie die mechanische, dielektrische
oder dilatometrische Thermoanalyse eingesetzt werden.

Grundlagen

Die Analytik fester Substanzen muß sich nach dem inneren Aufbau der Probe richten, die die beiden Extre-
ma amorph oder kristallin haben kann oder beliebige
Mischungsverhältnisse zwischen diesen beiden Zuständen.

Kristalliner Aufbau. Er ist gekennzeichnet durch eine
regelmäßige Anordnung der Bausteine in einer
Raumgitterstruktur mit einem definierten Abstand
der einzelnen Gitterebenen sowie definierten Längen
der drei Raumachsen und der Winkel der Raumachsen zueinander. Im Fall einer nichtionischen organischen Verbindung bestehen die Kristallgitterbaustei-
ne aus Molekülen, die zu jedem benachbarten
Baustein nur niedrige Bindungskräfte (van der Waals-
Kräfte, Wasserstoffbrückenbindungen) aufweisen.
Diese Kristalle sind weich und zeigen relativ niedrige
Schmelzpunkte, da schon bei niedrigeren Temperaturen die Schwingungsenergie größer ist als die Bindungsenergie. Bei ionischen Substanzen sind die Bindungskräfte größer und die Schmelzpunkte liegen
wesentlich höher, um schließlich bei Kristallgittern,
die aus Atomen aufgebaut sind (z. B. Metalle), die
höchsten Werte anzunehmen.
In Idealkristallen ohne Kristallbaufehler (wie z. B.
Leerstellen, Verunreinigungen, Versetzungen durch
mechanische Einflüsse, Strahlenschäden) haben alle
Bausteine die gleiche Bindungsenergie, so daß hier
ein Schmelz*punkt* bei einer definierten Temperatur
auftritt. Bei dieser Temperatur ist die feste Substanz

im thermodynamischen Gleichgewicht mit ihrer
Schmelze.
Realkristalle hingegen zeigen eine Vielzahl von Kri-
stallbaufehlern, so daß selbst bei einer chemisch reinen Substanz ein Schmelz*bereich* resultiert. Chemische Verunreinigungen bewirken eine Verbreiterung
des Schmelzbereichs und eine Verschiebung zu tieferen Temperaturen. Dieser Effekt kann zur Reinheits-
bestimmung z. B. mit Hilfe der DTA-Methode genutzt werden.

Amorpher Aufbau. Hingegen stellt dieser den Zustand
einer nichtgeordneten erstarrten Schmelze dar. Die
Bindungskräfte sind in diesem Fall noch niedriger
und uneinheitlicher, so daß beim Erwärmen selbst
hochreiner Substanzen ein über einen breiten Temperaturbereich verlaufender allmählicher Übergang in
den flüssigen Zustand stattfindet. Bei mäßiger Temperatureinwirkung auf eine amorphe Substanz (Tempern) kann ohne vorheriges „Schmelzen" eine Kristallisation stattfinden.
Durch Tempern können auch mechanische Kristallbaufehler, wie Versetzungen oder Leerstellen, repa-
riert werden, so daß anschließend ein engerer
Schmelzbereich ermittelt wird.

Lösungsmittelreste, Hydrate. Die Anwesenheit von
Lösungsmittelresten oder das Vorliegen von Hydraten oder Solvaten hat ebenfalls einen Einfluß auf die
physikalischen Eigenschaften einer Substanz. Man
findet daher in den Arzneibüchern detaillierte Angaben zur Vorbereitung (Trocknung) vor Durchführung
der Schmelzpunktbestimmung, allerdings ohne den
Hinweis auf eine mögliche Beeinflussung der Ergebnisse durch das Tempern der Substanz. Ebenfalls unberücksichtigt bleibt bei dieser Vorgehensweise die
Tatsache, daß viele Arzneistoffe Polymorphieerschei-
nungen zeigen. Auch hier kann durch (selbst mäßige)
Temperatureinwirkung die Umwandlung von einer
Modifikation in eine andere erfolgen, so daß letzlich
die untersuchte Probe physikalisch-chemisch nicht
identisch mit der Ausgangssubstanz ist. Diese Gefahr
besteht auch bei der mechanischen Zerkleinerung eines groben Kristallpulvers.

Zersetzung. Während des Schmelzens eines (Ideal)
Kristalles steigt die Temperatur des Systems Schmelze / Feststoff so lange nicht weiter an, wie noch Feststoff vorhanden ist. Die aufgenommene latente
Schmelzwärme (angegeben in J/g oder J/Mol) wird
beim Abkühlen und Erstarren der Schmelze als Er-
starrungswärme wieder abgegeben. Schmelztemperatur und Erstarrungstemperatur einer kristallisierenden Substanz sind identisch. Viele organische
Substanzen schmelzen unter (teilweiser) Zersetzung,
so daß die Bestimmung der Erstarrungstemperatur
nicht als Kennzahl zugänglich ist. Zersetzungsprodukte haben den selben Einfluß wie Verunreinigungen und beeinflussen somit Schmelz- und Erstarrungstemperatur. Das Prinzip zur Bestimmung
der Erstarrungstemperatur findet daher fast ausschließlich Anwendung zur Bestimmung der Gefrierpunktserniedrigung von Lösungen (→ Kap. 4, Lösungen).
Zur Charakterisierung solcher Stoffe, die nicht oder
nur teilweise kristallisieren, aber als galenische Hilfs-

oder Grundstoffe eine große Rolle spielen (wie z. B. Hartfett oder andere Fette oder fettähnliche Produkte), haben sich in den Arzneibüchern zwei weitere Methoden etabliert: die Bestimmung des Tropfpunkts und die der Erstarrungstemperatur am rotierenden Thermometer. Diese beiden Verfahren bestimmen in Analogie zum Schmelz- bzw. Erstarrungspunkt die Gebrauchseigenschaften der untersuchten Substanzen.

Die Bestimmungsmethoden der Arzneibücher sind ohne großen apparativen Aufwand durchführbar. Sie liefern jedoch nur dann reproduzierbare und vergleichbare Ergebnisse, wenn die Arbeitsvorschriften genau eingehalten werden. Es empfiehlt sich daher, die jeweilige Methode durch Vermessen von Referenzsubstanzen auf apparative und individuelle Fehler (visuelles Erfassen des Ereignisses) wiederholt zu überprüfen. Der Schmelzpunkt der Referenzsubstanz soll im Bereich der zu untersuchenden Probe liegen. Während das DAB 9 nur in einer Fußnote einen allgemeinen Hinweis auf die Bezugsquelle der von der WHO herausgegebenen Referenzsubstanzen gibt, machen andere Arzneibücher konkrete Temperaturangaben und erleichtern damit die Auswahl einer geeigneten Referenzsubstanz (Tab. 2.2).

Tabelle 2.2. Referenzsubstanzen verschiedener Arzneibücher

| Bezeichnung | Schmelzpunkt bzw. -interval (C°) | | | | |
	ÖAB	Helv	BP	USP	DAB
p-Nitrotoluol			53		
Azobenzol	66,5- 68	69		+	
Naphthalin			81		
Vanillin		83		+	+
Benzil	93,5-95	96			+
Phenanthren			100		
Acetanilid	113 - 115	116	116	+	+
Benzoesäure			123		
Phenacetin	133 - 135	136		+	+
Adipinsäure			153		
Benzanilid	161 - 163	165			+
Sulfanilamid		166		+	+
Anissäure			185		
Salophen	189 - 192	192			+
Sulfapyridin		193		+	+
Dicyandiamid	208 - 210	210			+
2-Chloranthrachinon			211		
Saccharin		229			+
Coffein		237		+	+
Carbazol			246		
Phenolphthalein	260 - 265	263			+
Anthrachinon			286		

+ Substanz wird ohne Temperaturangabe genannt.

Bezugsquellennachweis der Arzneibücher: Helv: Centre OMS des Substances Chimiques de Référence, Apotekens Kontrollaboratorium BP 30019, Stockholm 30; BP: National Physical Laboratory, Teddington TW11 OLW; DAB und DAC: Apotekens Central-Laboratorium, Box 3045, S-17103 Solna 3, Schweden; USP: USP Reference Standards, 12601 Twinbrook Parkway, Rockville, Md. 20852

Schmelztemperatur

Melting Point, Melting Range or Temperature, Schmelzpunkt. Das DAB 9 läßt die Bestimmung des Schmelzpunkts nach der Kapillar-Methode durchführen, falls nicht in der Monographie die Sofortschmelzpunkt-Methode vorgeschrieben wird.

Kapillarmethode. Das DAB 9 verwendet etwa 70 mm lange, einseitig geschlossene Kapillaren aus Hartglas mit einer Wandstärke von 0,10 bis 0,15 mm und einer lichten Weite von 1 mm als Aufnahmegefäß für die Substanz. Die Kapillaren werden, nachdem die feingepulverte und zuvor 24 Stunden im Vakuum über Silikagel getrocknete Untersuchungssubstanz in einer etwa 3 mm hohen kompakten Säule eingefüllt wurde, so an einem Thermometer befestigt, daß ihr unteres Ende das Thermometer berührt und die Substanzsäule sich auf der Höhe des Quecksilbergefäßes des Thermometers befindet (Abb. 2.20). Als Heizbad dient ein durchsichtiges 150-ml-Becherglas von 50 mm Durchmesser mit einer Rührvorrichtung, das gefüllt ist mit einer geeigneten Heizbadflüssigkeit wie z. B. Silikonöl für höhere Temperaturen. Die früher übliche Verwendung von Schwefelsäure als Heizbadflüssigkeit ist gefährlich und obsolet.

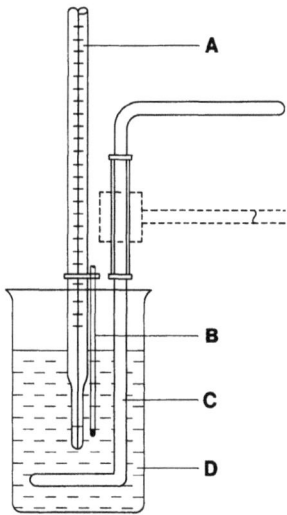

Abb. 2.20. Vorrichtung zur Bestimmung der Schmelztemperatur nach der Kapillarmethode; A Themometer; B Kapillare; C Heizbad; D Rührer

Das Thermometer wird so in das Heizbad eingetaucht, daß sich sein unteres Ende mindestens 25 mm vom Boden des Becherglases befindet. Das DAB 9 schreibt die Eichung dieser Apparatur mit Hilfe geeigneter Substanzen bekannten Schmelzpunkts vor. Bis zu einer Temperatur von 10 °C unterhalb des zu erwartenden Schmelzpunkts soll die Badflüssigkeit unter Rühren genügend schnell erwärmt und die weitere Aufheizgeschwindigkeit dann auf etwa 1 °C pro Minute eingestellt werden. Wenn diese Aufheizgeschwindigkeit erreicht ist und sich die Temperatur 5 °C unterhalb des zu erwartenden Schmelzpunktes befindet, wird die an dem Thermometer befestigte Kapillare in die Heizbadflüssigkeit getaucht. Die Temperatur, bei der das letzte Substanzteilchen schmilzt, wird abgelesen.

Die USP XXI arbeitet zusätzlich auch mit Kapillaren, die mit einer zuvor bei höchsten 10 °C für mindestens 2 Stunden gelagerten Substanz gefüllt, anschließend bei höchsten 20 mm Quecksilbersäule im Vakuumexsikkator während 3 Stunden getrocknet und dann sofort zugeschmolzen wurden.

Das ÖAB 81 gestattet bei Stoffen mit Schmelzpunkten oberhalb 100 °C die Verwendung zugeschmolzener Kapillaren. Dazu wird die Substanz auch ohne vorherige Trocknung in ein evakuierbares Schmelzpunktröhrchen eingefüllt, das Röhrchen evakuiert, 15 Minuten lang in heißes Wasser eingestellt und in evakuiertem Zustand verschmolzen. Als Temperierbad verwendet das ÖAB einen Langhalsrundkolben von 6 bis 7 cm Durchmesser, in den ein unten verschlossenes Rohr mit einem inneren Durchmesser von ca. 20 mm eingeschmolzen ist. Das Thermometer mit der substanzbeschickten Kapillare wird in dieses innere, als Luftbad wirkende Rohr eingeführt und der Rundkolben so weit mit Badflüssigkeit aufgefüllt, daß der Quecksilberfaden des Thermometers nicht über die Flüssigkeitsoberfläche hinausragt.

Offene Kapillarmethode. Beidseits offene Kapillaren, die mit 80 mm Länge, 1,4 bis 1,5 mm äußerer und 1,0 bis 1,2 mm innerer Durchmesser andere Maße aufweisen als die zur Bestimmung nach der Kapillarmethode vorgeschriebenen, verwendet das DAB 9 zur Bestimmung des Steigschmelzpunkts bei solchen Substanzen, die keinen klar definierten Schmelzpunkt zeigen, sondern ein allmähliches Erweichen wie z. B. feste Fette. Für eine Bestimmung müssen 5 Kapillaren so gefüllt werden, daß die Substanz jeweils eine Säule von 10 mm Höhe bildet. Bei dieser Untersuchungsmethode kommt der Probenvorbereitung eine besondere Bedeutung zu. Wünschenswert wäre es, die Substanz in kaltem Zustand in die Kapillaren einzufüllen, um die bekannten Polymorphie-Effekte, die beim Abkühlen von Fettschmelzen auftreten, auszuschließen. In jedem Fall sind jedoch die Angaben in den Einzelmonographien hinsichtlich der Probenvorbereitung und Lagerungsbedingungen (Zeit und Temperatur) der gefüllten Kapillaren genau einzuhalten, um mit dieser Konventionsmethode vergleichbare Ergebnisse zu erzielen.

Ebensowichtig ist das genaue Einhalten der Verfahrensweise bei der eigentlichen Durchführung der Bestimmung für die Vergleichbarkeit und Reproduzierbarkeit der Ergebnisse. Jeweils eine Glaskapillare wird an einem Thermometer mit einer Skalierung von 0,2 °C so befestigt, daß sich die Substanzsäule auf der Höhe des Quecksilbergefäßes befindet. Das Thermometer wird 1 cm über dem Boden eines weiten Becherglases befestigt und Wasser bis zu einer Höhe von 5 cm über dem Boden des Becherglases eingefüllt. Das Wasser wird gleichmäßig um 1 °C pro Minute erwärmt. Die Temperatur, bei der die Substanz in der Kapillare zu steigen beginnt, wird notiert und als Schmelztemperatur der Mittelwert der Bestimmung

an allen 5 Kapillaren angesehen. Da das Aufsteigen der Substanz in der Kapillare abhängig ist von dem hydrostatischen Druck der Wassersäule und der Adhäsion des Fettes an der Glaswandung, kommt bei dieser Untersuchungsmethode der Eintauchtiefe der Kapillare in das Wasser des Temperierbades eine entscheidende Bedeutung zu.

Neben den in den Arzneibüchern beschriebenen Einfachapparaturen gibt es kommerzielle, nach der Kapillarmethode arbeitende Geräte, bei denen die Temperaturgrenzwerte und die Heizrate elektronisch geregelt werden und der Schmelzprozeß an mehreren Kapillaren gleichzeitig optisch, z. B. durch Photozellen, ermittelt wird.

Sofortschmelzpunkt. Als Wärmeüberträger dient bei dieser Methode ein inerter, elektrisch oder mit einem Gasbrenner beheizter Metallblock mit hochglanzpolierter Oberfläche, in den seitlich in einem Abstand von ca. 3 mm zur Oberfläche ein Thermometer eingesetzt werden kann. Das DAB 9 macht keine weiteren Angaben zu den Abmessungen des Blocks, so daß man auf die Angaben des DAB 7 zurückgreifen kann (Abb. 2.21). Ab 10 °C unterhalb des zu erwartenden Schmelzpunkts wird der Block gleichmäßig um 1 °C pro Minute erwärmt. In regelmäßigen Abständen wird eine kleine Probe der gepulverten und nötigenfalls zuvor getrockneten Substanz auf die Oberfläche des Blocks in der Nähe des Quecksilbergefäßes des eingesetzten Thermometers aufgestreut. Nach jedem Aufstreuen wird die Metalloberfläche gereinigt. Es wird die Temperatur abgelesen und als t_1 notiert, bei der die Substanz sofort schmilzt, sobald sie das Metall berührt. Der Aufheizvorgang wird beendet und während des Abkühlens weiterhin Substanz auf die jeweils gereinigte Oberfläche des Blocks aufgestreut und die Temperatur t_2 abgelesen, bei der die Substanz aufhört, sofort zu schmelzen, sobald sie das Metall be-

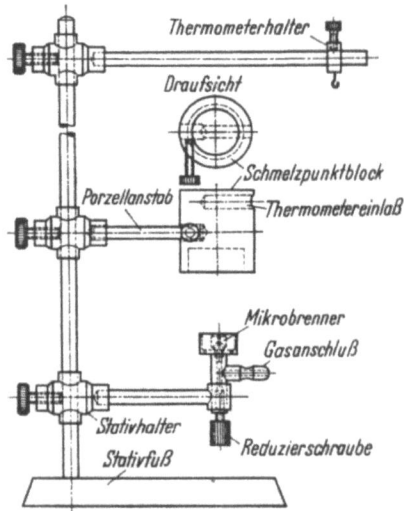

Abb. 2.21. Vorrichtung zur Bestimmung des Sofortschmelzpunktes

rührt. Als Schmelzpunkt gilt der Mittelwert der beiden Temperaturen t_1 und t_2.

Diese Bestimmungsmethode ist vorteilhaft für solche Substanzen, die während der Untersuchung durch längere Temperatureinwirkung möglicherweise eine thermische Schädigung (Zersetzung oder Polymorphieumwandlung) erleiden könnten.

Kofler-Heizbank. Das Prinzip dieser Apparatur zur Bestimmung des Schmelzpunktes, Mischschmelzpunktes oder der eutektischen Temperatur besteht darin, daß ein schmaler, länglicher Metallblock an einer Schmalseite elektrisch erwärmt wird (Abb. 2.22). Durch Wärmeleitung baut sich in Längsrichtung des Metallblocks ein (linearer) Temperaturgradient auf, der in einem Gleichgewicht mit der Raumtemperatur steht. Zur Erreichung konstanter Temperaturen muß das Gerät daher vor der ersten Messung ca. 40 Minuten in Betrieb sein und sollte sich in einem möglichst gleichmäßig temperierten Raum befinden. Die Temperatur des Blocks kann über einen auf einer Skala verschiebbaren Zeiger abgelesen werden und muß gegebenenfalls mit entsprechenden Eichsubstanzen, die in der Nähe des zu erwartenden Schmelzpunkts der Untersuchungssubstanz schmelzen, geeicht oder justiert werden. Die feinpulverisierte Probe wird in dünner Schicht in einem schmalen Streifen an der Stelle auf den bereits erwärmten Block aufgestreut, die dem Temperaturbereich des zu erwartenden Schmelzpunktes entspricht. Der Temperaturzeiger wird genau auf die Grenze zwischen geschmolzener und fester Substanz eingestellt und so die Schmelztemperatur ermittelt. Bei sich zersetzenden Substanzen kann sich diese Grenze kontinuierlich zu tieferen Temperaturen verschieben. Man liest daher den Wert ab, der sich 10 Sekunden nach Aufstreuen der Substanz einstellt. Auch polymorphe oder pseudopolymorphe Substanzen sind mitunter auf der Kofler-Heizbank gut zu charakterisieren, wenn ein Substanzstreifen über einen sehr weiten Temperaturbereich aufgestreut wird. So kann eine Substanz, die in einer metastabilen Modifikation (oder z. B. als Hydrat) vorliegt, zunächst einen Schmelzpunkt bei niedriger Temperatur auf dem Block zeigen, aus der Schmelze wieder auskristallisieren und nun bei höherer Temperatur der stabilen Modifikation (oder der hydratfreien Form) einen Schmelzpunkt aufweisen. Diese Umwandlungen können spontan ablaufen, aber auch längere Zeit in Anspruch nehmen. Da bekanntlich eine Substanz durch längere Temperatureinwirkung geschädigt

werden kann, sind die Ergebnisse der Schmelzpunktbestimmung nach der Kapillarmethode oder mit dem Mikroskopheiztisch möglicherweise deutlich niedriger als nach der Methode mit der Kofler-Heizbank oder dem Metallblock nach DAB.

Schmelztemperatur-Mikrobestimmung DAC 86. Die Bestimmung des Schmelzbereiches wird mit einem Heiztischmikroskop im Durchlicht bei einer 60 bis 100fachen Vergrößerung durchgeführt. Etwa 0,1 mg Substanz werden auf einem Objektträger durch Andrücken und Verschieben des Deckglases leicht verrieben. Gröbere Kristalle sind vorher zwischen zwei Objektträgern zu verreiben (AB-DDR). Die Substanz wird vor der Bestimmung nicht getrocknet und zu Beginn des Erhitzens darf die Temperatur der Heizplatte nicht höher als 25 °C sein (AB-DDR). Die Temperatur wird schnell auf etwa 10 °C unterhalb des zu erwartenden Schmelzpunktes gebracht (DAC) und sodann mit etwa 4 °C je Minute erhöht. Bei Substanzen, die unter Zersetzung schmelzen, wird die Temperatur im Schmelzbereich um 4 bis 6 °C pro Minute gesteigert (DAC). Es werden die Temperatur, bei der die Substanz zu zerfließen beginnt, als untere und die Temperatur, bei der die Substanz völlig geschmolzen ist, als obere Grenze für den Schmelzbereich nach AB-DDR ermittelt. Der Mittelwert dieser beiden Temperaturen entspricht nach DAC der Schmelztemperatur. Für die Beobachtung des Verschwindens der letzten Kristallreste in den Schmelztropfen empfiehlt ÖAB die Verwendung von gekreuzten Polarisationselementen.

Die Schmelzpunkte organischer Salze können in aller Regel nicht direkt bestimmt werden. Vielmehr muß zunächst die Base oder Säure isoliert und getrennt untersucht werden. Neben der Ausfällung beschreibt das ÖAB für sublimierbare Substanzen eine Methode der *Mikrosublimation,* die unter Zuhilfenahme des Mikroskopheiztisches durchgeführt werden kann. Das Salz wird mit 2 Tropfen Salzsäure zur Gewinnung der organischen Säure bzw. 3 Tropfen Natriumcarbonatlösung zur Gewinnung der organischen Base in einen Hohlschliffobjektträger versetzt und verrieben. Es wird, wenn nicht anders angegeben, bei 80 bis 90 °C getrocknet und anschließend ein Glasring von 3 bis 5 mm Höhe auf den Hohlschliffobjektträger aufgelegt. Als Vorlage dient ein Deckglas, das den Glasring vollständig bedeckt. Auf diesem Wege werden zwei bis drei Sublimate gewonnen, deren Schmelzpunkt anschließend mit dem Heiztischmikroskop bestimmt wird.

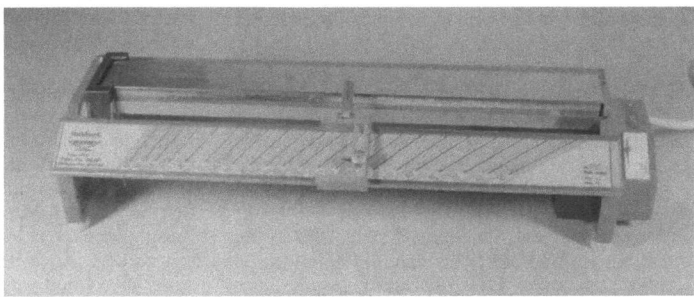

Abb. 2.22. Kofler-Heizbank

Bei der *mikroskopischen Bestimmung* des Schmelzpunktes ist nach ÖAB auf folgende Erscheinungen
Rücksicht zu nehmen:

1. *Sublimation:* Viele Stoffe bilden Sublimate, die sich
   an der Unterseite des Deckglases ansetzen. In zahlreichen Fällen ist Form und Aussehen dieser neu
   gebildeten Kristalle kennzeichnend. Durch verzögerte Keimbildung bedingt, bilden sich bei manchen Stoffen an Stelle von Kristallen Tropfen am
   Deckglas, die aus unterkühlter flüssiger Phase bestehen und keinesfalls mit dem Schmelzvorgang in
   Verbindung gebracht werden dürfen.
2. *Hydrate:* Bei diesen sieht man unter dem Mikroskop bei Temperaturen unter 100 °C, infolge des
   entweichenden Kristallwassers, meist eine Trübung oder Schwarzfärbung der ursprünglich klaren
   Kristalle im durchfallenden Licht. In anderen Fällen beobachtet man das Schmelzen des Hydrats,
   bei weiterem Temperaturanstieg ein Wiedererstar-
   ren und schließlich das Schmelzen der wasserfreien
   Form. In vereinzelten Fällen sind beide Vorgänge
   nebeneinander zu beobachten.
3. *Polymorphie:* Manche Präparate können vollständig oder teilweise in einer instabilen Modifikation
   vorliegen. Vielfach findet dann während des Erhitzens eine Umwandlung in die stabile Modifikation
   statt, und die Bestimmung des Schmelzpunktes bietet keine Schwierigkeiten. Tritt jedoch keine Umwandlung ein, so schmelzen die instabilen Kristalle
   beim Schmelzpunkt der instabilen Modifikation,
   so daß unter Umständen zwei oder mehrere
   Schmelzpunkte zur Beobachtung gelangen. Nähere Angaben findet man bei den betreffenden Stoffen.
4. *Flüssigkeit:* Substanzen mit besonders hohem
   Dampfdruck können sich vor Erreichen des
   Schmelzpunkts vollständig verflüchtigen. In diesen
   Fällen wird für die Bestimmung entsprechend
   mehr Substanz verwendet und das Präparat erst etwa 10 bis 15 °C vor Erreichen der zu erwartenden
   Schmelztemperatur auf den Apparat aufgelegt.

Eutektische Temperatur

Die beim Schmelzen eines Gemisches zweier nicht
identischer Substanzen auftretende Schmelzpunkterniedrigung erreicht bei einem bestimmten Mischungsverhältnis der beiden Komponenten (eutekti-
sches Gemisch, Eutektikum) ihren größten Wert
(Abb. 2.23). Der Schmelzpunkt dieses Gemischs
(eutektische Temperatur) ist so scharf wie der einer
einheitlichen Substanz. Alle übrigen Gemische zeigen
ein mehr oder weniger breites Schmelzintervall, dessen untere Grenze jedoch immer bei der eutektischen
Temperatur liegt. Da diese für ein bestimmtes Stoff-
paar eine charakteristische Konstante darstellt, kann
sie, wenn eine der beiden Komponenten bekannt ist
(Testsubstanz), zur Identifizierung der anderen dienen. Bei der Bestimmung ist es nicht notwendig, daß
die beiden Stoffe in dem Mischungsverhältnis des Eutektikums vorliegen (ÖAB).
Wird eine homogene Schmelze, die aus 80% A und
20% B besteht und den Schmelzpunkt T_f hat (in der
Graphik mit dem Pfeil markiert), unter ihren

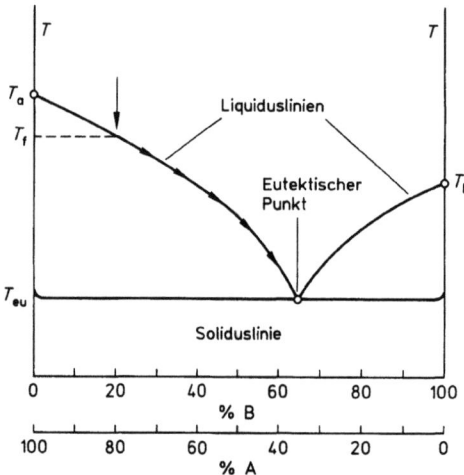

Abb. 2.23. Schematische Darstellung eines eutektischen
Zweistoff-Schmelzdiagrammes; T_a. Schmelzpunkt der reinen
Komponente A; T_b. Schmelzpunkt der reinen Komponente
B; T_f. Schmelzpunkt einer Mischung von 80% A und 20% B;
T_{eu}. Schmelzpunkt des Eutektikums. Nach[3]

Schmelzpunkt abgekühlt, so kristallisiert zunächst A
aus. Die Zusammensetzung der Schmelze, die immer
reicher an B wird, folgt der Liquiduslinie bis zur eutektischen Temperatur, bei der A und B gleichzeitig
auskristallisieren
Die Durchführung der Bestimmung erfolgt nach
ÖAB und DAC ebenfalls mit dem Heiztisch-Mikro-
skop. Zur Vorbereitung werden ungefähr gleiche
Teile der Substanz und der vorgeschriebenen Testsubstanz in einem Mörser oder zwischen zwei Objektträgern verrieben. Mit etwa 0,1 mg dieser Mischung
wird die Bestimmung durchgeführt. Bei Erreichen der
eutektischen Temperatur schmilzt ein Teil des Gemischs und bildet Tröpfchen, in denen sich noch Kristalle der überschüssigen Komponente befinden können. Der Schmelzbeginn entspricht der eutektischen
Temperatur und darf von dem in der Monographie
angegebenen Werten um nicht mehr als ± 2 °C abweichen (DAC, ÖAB).

Mischschmelzpunkt. Ähnlich wie bei der Bestimmung
der eutektischen Temperatur wird nach ÖAB der
Schmelzpunkt einer Verreibung zwischen der zu untersuchenden Substanz mit einem Muster gesicherter
Identität ermittelt. Sind die beiden Substanzen identisch, so schmilzt die Mischung bei derselben Temperatur und unter gleichen Erscheinungen wie die Einzelsubstanz. Handelt es sich um zwei verschiedene
Stoffe, so beginnt ein Teil der Mischung schon bei tieferer Temperatur (nämlich der eutektischen Temperatur) zu schmelzen. Das ÖAB weist ausdrücklich
darauf hin, daß es zu einer Vortäuschung nicht
vorhandener Identität kommen kann, wenn die beiden Substanzen Mischkristalle bilden können oder
wenn stark begrenzte Mischbarkeit der flüssigen Phasen vorliegt. Auch bei Substanzen, die unter Zersetzung über einen weiten Temperaturbereich schmel-

zen, müssen die Ergebnisse vorsichtig interpretiert werden.

Der Mischschmelzpunkt kann sowohl mit dem Mikroskopheiztisch als auch nach der Kapillarmethode bestimmt werden. Wird die Kapillarmethode angewendet, so wird neben der Kapillare mit der Mischung eine Kapillare mit der zu untersuchenden Substanz und eine weiter Kapillare mit der Substanz mit gesicherter Identität an dem Thermometer befestigt und die Schmelzpunkte der drei Substanzproben gemeinsam ermittelt. Das Gemisch darf nicht tiefer schmelzen als die beiden Einzelkomponenten.

Bestimmung des Lichtbrechungsvermögens der Schmelze

Zur Bestimmung vermischt man nach ÖAB die Substanz auf einem Objektträger mit einigen Stäubchen eines Glaspulvers von bekanntem Brechungsindex (Tab. 2.3), schmilzt und bestimmt die Temperatur, bei der Schmelze und Glassplitter dasselbe Lichtbrechungsvermögen besitzen. Sind die Brechungsindices gleich, dann sieht man die Glassplitter in der Schmelze nicht. Sind die Brechungsindices verschieden, so sieht man die Glassplitter, und zwar umso deutlicher, je stärker sich das Lichtbrechungsvermögen der Glassplitter von dem der Schmelze unterscheidet. Ob die Glassplitter einen niedrigeren oder höheren Brechungsindex besitzen als die Schmelze, erkennt man an der sog. Becke-Linie. Das ist jene helle Linie, welche die Glassplitter umsäumt und beim Bewegen des Mikroskoptubus die Lage verändert. Beim Heben des Tubus wandert die helle Linie gegen das höher brechende Medium. Wird die Schmelze als höher brechend befunden, so muß weiter erhitzt werden. Dadurch nimmt das Lichtbrechungsvermögen der Schmelze ab, die Becke-Linie und somit die Glassplitter werden immer undeutlicher, um schließlich bei Übereinstimmung des Lichtbrechungsvermögens in der Regel vollständig zu verschwinden. Bei weiterem Temperaturanstieg werden die Glassplitter wieder sichtbar. Die Becke-Linie zeigt nunmehr das umgekehrte Verhalten wie vorher, sie wandert beim Heben des Tubus gegen die Glassplitter, da diese numehr den höheren Brechungsindex haben. Die Temperatur, bei der die Glassplitter verschwinden und wiedererscheinen, wird abgelesen, wobei der gefundene Wert um ± 2 °C von dem bei den einzelnen Artikeln angegebenen Temperaturen abweichen kann. In den Fällen, in denen die Glassplitter sichtbar bleiben, wird die Temperatur abgelesen, bei der die Becke-Linie ihre Wanderungsrichtung ändert. Die Bestimmung wird in monochromatischem Licht ausgeführt. Man

verwendet Natriumlicht oder eine Lichtquelle mit einem Filter, dessen Durchlässigkeit dem Wellenbereich des Natriumlichts entspricht.

Tropfpunkt

Als Tropfpunkt, Melting Point wird die Temperatur bezeichnet, bei der eine feste Substanz unter den Bedingungen des nachstehenden Verfahrens tropfbar flüssig wird (AB-DDR).

Die Bestimmung wird mit dem Tropfpunktthermometer nach *Ubbelohde* durchgeführt (Abb. 2.24), dessen Abmessungen in den einzelnen Arzneibüchern genau beschrieben sind. Es handelt sich um ein Thermometer, dessen Quecksilbergefäß umschlossen wird von einer mehrteiligen Metallhülse, die wiederum zur Aufnahme und genauen Positionierung des mit der Untersuchungsprobe gefüllten Nippels aus Metall oder Glas (ÖAB) dient. In einem Luftbad wird die Temperatur unterhalb 10 °C des zu erwartenden Tropfpunktes um 1 °C pro Minute erhöht. Die Temperatur, bei der der erste Tropfen von dem Nippel abfällt, wird abgelesen und der Mittelwert aus mehreren Bestimmungen, die nach DAB 9 und Helv VI höchstens 3 °C voneinander abweichen, als Tropfpunkt angegeben.

Auch bei dieser Konventionsmethode ist die Reproduzierbarkeit und Vergleichbarkeit der Versuchsergebnisse abhängig von der genauen Einhaltung der Probenvorbereitung und der Versuchsdurchführung. Nach Möglichkeit soll die Probe auf kaltem Weg blasenfrei in den Nippel eingefüllt werden, um thermisch bedingte Veränderung, wie z. B. Polymorphieumwandlungen, in der Substanz zu verhindern. Ist das

Tabelle 2.3. Brechungsindices der für die Bestimmung notwendigen Glaspulver

Brechungsindex					
1,3400	1,4842	1,5204	1,5611	1,6011	1,6483
1,4339	1,4936	1,5299	1,5700	1,6126	1,6598
1,4584	1,5000	1,5403	1,5795	1,6231	1,6715
1,4683	1,5101	1,5502	1,5897	1,6353	1,6877

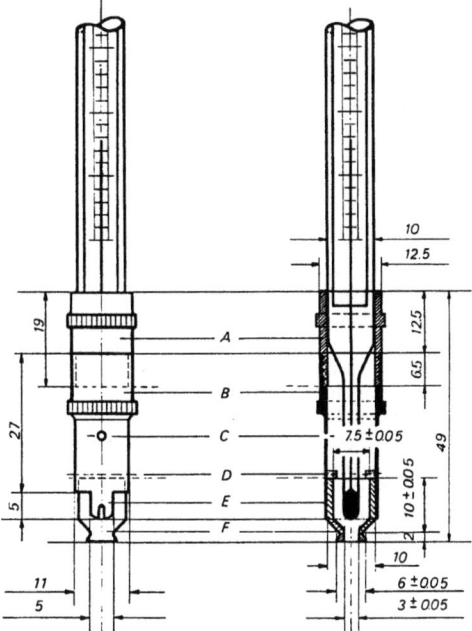

Abb. 2.24. Thermometer nach Ubbelohde zur Bestimmung des Tropfpunkts

nicht möglich, erlaubt das AB-DDR das Erwärmen der Substanz bis auf 10 °C oberhalb des zu erwartenden Tropfpunkts, um bei dieser Temperatur den Nippel zu füllen. In diesem Fall muß das Thermometer mit aufgesetztem Nippel mindestens 9 Stunden bei 20 °C vor Durchführung der Bestimmung gelagert werden.

Die USP XXI wendet unter „Procedure for Class III" eine andere Methode an, indem ein auf 5 °C abgekühltes Thermometer kurzfristig in eine Schmelze der Substanz mit 8 bis 10 °C oberhalb des zu erwartenden Tropfpunkts eingetaucht wird. Der sich bildende Belag wird zunächst an der Luft verfestigt und sodann für 5 Minuten in ein Wasserbad von nicht mehr als 16 °C eingetaucht. Anschließend wird ähnlich verfahren wie oben beschrieben, indem in einem Luftbad die Temperatur um 1 °C pro Minute erwärmt wird, bis der erste Tropfen von dem Thermometer abfällt. Die Bestimmung wird mit zwei frischen Proben wiederholt; ist der Unterschied zwischen den Ergebnissen kleiner als 1 °C, so wird der Mittelwert dieser drei Ergebnisse angegeben. Andernfalls werden zwei weitere Bestimmungen durchgeführt und der Mittelwert dieser fünf Messungen angegeben.

Erstarrungstemperatur

Freezing Point, Congealing Temperature, Erstarrungspunkt. Sie wird definiert als die höchste Temperatur, die beim Übergang einer Substanz vom flüssigen in den festen Aggregatzustand erreicht wird.

Gut kristallisierende Substanzen werden nach einer Methode, die üblicherweise zur Bestimmung der Gefrierpunktserniedrigung von Lösungen (→ Kap. 4, Lösungen) eingesetzt wird, vermessen. Dabei wird soviel der zu untersuchenden Lösung oder Substanzschmelze mit einer Temperatur von etwa 2 bis 3 °C oberhalb der zu erwartenden Erstarrungstemperatur in das Untersuchungsgefäß eingegeben, daß das Quecksilbergefäß des Thermometers vollständig eintaucht. Das Abkühlen geschieht in einem Bad, dessen Temperatur 4 bis 6 °C unter der erwarteten Erstarrungstemperatur liegt. Wenn die Probentemperatur 1,5 bis 2,5 °C unterhalb der erwarteten Erstarrungstemperatur liegt, wird durch Rühren und nötigenfalls unterstützt durch das Einbringen eines kleinen Kristalles der zu prüfenden Substanz das Erstarren herbeigeführt. Die während des Erstarrens beobachtete höchste Temperatur, hervorgerufen durch die freiwerdende Schmelzwärme, gilt als Erstarrungstemperatur.

Die USP XXI warnt vor zu kräftigem Abkühlen und dadurch bedingten falschen Resultaten und läßt die Temperatur mit beginnendem Stillstand oder Anstieg alle 30 Sekunden und für mindestens weitere 3 Minuten alle 30 Sekunden ablesen, wenn die Temperatur nach dem Anstieg oder Stillstand wieder zu fallen beginnt. Der Mittelwert von mindestens vier aufeinanderfolgende Meßpunkten innerhalb eines Bereiches von 0,2 °C gilt als Erstarrungstemperatur.

Schlecht kristallisierende Substanzen, wie z. B. Wachse und Fette, können nach der geschilderten Methode nicht vermessen werden. Für diese Stoffe wird die Untersuchung mit Hilfe des „Rotierenden Thermometers" (Abb. 2.25) durchgeführt. Die Probe wird auf dem Wasserbad etwa 6 bis 8 °C über die zu erwartende Erstarrungstemperatur erwärmt, ebenso wie ein spezielles Thermometer mit olivförmigem Quecksilbergefäß mit einer Länge von 10 bis 12 mm und einem Durchmesser von 5 bis 6 mm, das sich in einem Luftbad (nach AB-DDR: 100-ml-Weithals-Erlenmeyerkolben mit durchbohrtem Stopfen; nach ÖAB 81: Reagenzglas von 55 mm Länge und 25 mm Durchmesser) befindet. Das Quecksilbergefäß des Thermometers wird in die Substanzschmelze eingetaucht und so ein Tropfen entnommen. In waagerechter Lage wird das Thermometer sofort wieder in dem Luftbad fixiert und in dieser Lage mit einer Geschwindigkeit von etwa einer halben Umdrehung je Sekunde mit dem Luftbad um seine Längsachse gedreht. Die Temperatur, bei der der am Quecksilbergefäß haftende Tropfen sich mit dem Thermometer zu drehen beginnt, wird abgelesen und gilt als Erstarrungstemperatur.

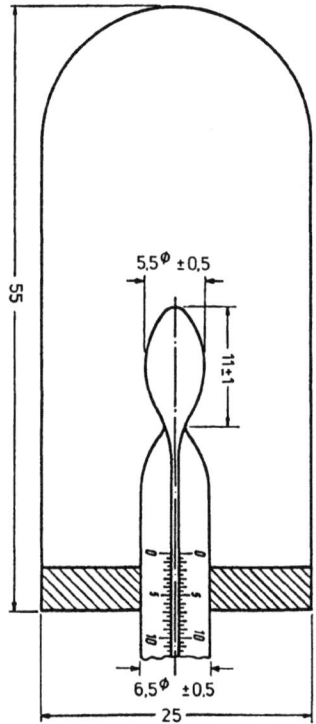

Abb. 2.25. Vorrichtung zur Bestimmung des Erstarrungspunktes am rotierenden Thermometer

Destillationsbereich

Siedepunkt, Siedeintervall, Distillation Range, Siedebereich. Der Siedepunkt eines Stoffs ist der Punkt auf der Temperaturskala, bei dem der Dampfdruck der Flüssigkeit dem jeweiligen herrschenden Luftdruck gleich ist. Die im AB angegebenen Siedepunkte beziehen sich auf einen Barometerstand von 101,3 kPa (1013 mbar) (ÖAB). Für je 0,13 kPa (1,333 mbar) ist eine Korrektur von 0,04 °C bei niedrigerem Barometerstand hinzuzuzählen und bei höherem Barometerstand abzuziehen. Das DAB 9 hat diese Korrekturwerte tabellarisch zusammengefaßt (Tab. 2.4):

Tabelle 2.4. Korrekturwerte nach DAB 9

Destillationstemperatur (°C)	Korrekturfaktor k
bis 100	0,30
über 100 bis 140	0,34
über 140 bis 190	0,38
über 190 bis 240	0,41
über 240	0,45

Die abgelesene Temperatur wird mit Hilfe folgender Gleichung korrigiert:

$$t_1 = t_2 + k \cdot (101,3 - b) \qquad (1)$$

t_1 = korrigierte Temperatur,
t_2 = abgelesene Temperatur beim Luftdruck b,
k = Korrekturfaktor,
b = Luftdruck (kPa).

50 ml der Substanz wird in der Apparatur (Abb. 2.26), bestehend aus einem 100-ml-Destillierkolben mit Fraktionieraufsatz und Liebig-Kühler, mit einigen Siedesteinchen langsam bis zur beginnenden Destillation erwärmt. Als Untergrenze des Siedeintervalls gilt die Temperatur, bei der der erste Tropfen in die Vorlage fällt. Die weitere Energiezufuhr soll so geregelt werden, daß die Destillation gerade in Gang bleibt und pro Minute etwa 4 ml übergehen. Bei Flüssigkeiten, deren Siedepunkt unter 160 °C liegt, ist zur Kühlung fließendes Wasser zu verwenden, sonst genügt Luftkühlung. Flüssigkeiten mit einem Siedepunkt unter 100 °C müssen vollständig überdestillieren, bei höher siedenden Substanzen wird der Vorgang abgebrochen, wenn sich noch ein Rest von etwa 0,5 ml im Destillierkolben befindet. Die während des Destillierens erreichte Höchsttemperatur gilt als obere Siedegrenze. Wenn bei der Beschreibung einer Reinsubstanz nur ein Siedepunkt angegeben ist, so bedeutet dies, daß bei der Bestimmung die gesamte Flüssigkeitsmenge innerhalb eines Siedeintervalles

von 0,5 °C überdestillieren muß, wobei der angegebene Siedepunkt die untere oder die obere Siedegrenze bilden kann.
Die fraktionierte Destillation wird nach dem gleichen Verfahren durchgeführt, nur sind die in den angegebenen Temperaturgrenzen übergehenden Fraktionen getrennt aufzufangen und einzeln zu vermessen.

Siedetemperatur, Boiling Point

1. 20 ml der zu prüfenden Flüssigkeit werden in der gleichen Apparatur, die das DAB für die Bestimmung des Destillationsbereichs vorschreibt, schnell zum Sieden erhitzt. Das Thermometer ist so weit abgesenkt, daß sich der untere Teil des Quecksilbergefäßes am Übergang vom Kolben zum Hals befindet. Damit soll erreicht werden, daß sich der Quecksilberfaden des Thermometers möglichst vollständig im Dampfraum befindet, um so eine Fadenkorrektur zu erübrigen. Es wird die Temperatur abgelesen, bei der die Flüssigkeit aus dem Seitenrohr in den Kühler zu fließen beginnt.

2. In der in Abb. 2.27 dargestellten Apparatur werden 0,5 ml der zu untersuchenden Substanz unter Zusatz einiger Siedesteinchen mit kleiner Flamme zum Sieden erhitzt. Das Thermometer ist so weit in das Innenrohr eingeführt, daß es die unteren Dorne erreicht. Die Temperatur, bei der die zurückfließende Flüssigkeit die Spitze der Quecksilbersäule erreicht, wird abgelesen und ebenfalls nach der oben angegebenen Methode korrigiert. Da auch nach dieser Methode der Quecksilberfaden des Thermometers vollständig im Dampfraum liegt, ist keine Fadenkorrektur erforderlich.

Eine weitere Methode nach ÖAB beruht auf der Verwendung von speziell geformten, etwa 90 mm langen Siederöhrchen, in die zwei Tropfen der zu untersuchenden Flüssigkeit und zur Verhinderung des Siederverzugs eine Glaskapillare, die 2 mm oberhalb ihres unteren offenen Endes verschmolzen wurde, gegeben werden. Diese Vorrichtung wird an einem Thermometer befestigt und in einem Flüssigkeitsbad, dessen Temperatur auf etwa 15 °C unterhalb des zu

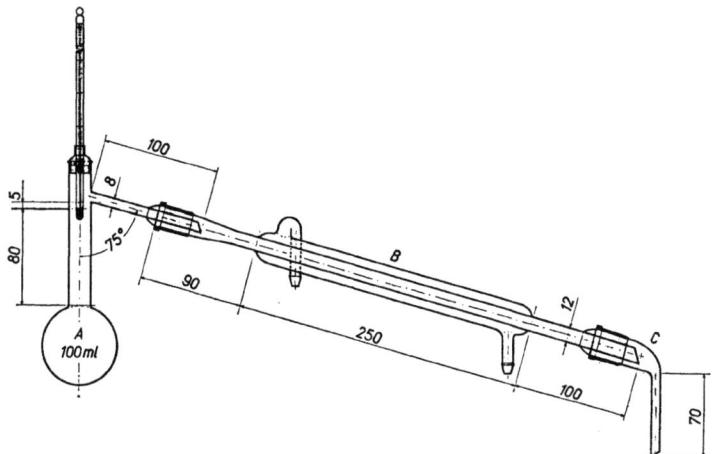

Abb. 2.26. Vorrichtung zur Bestimmung des Siedebereiches; A. Destillierkolben; B. Liebig-Kühler; C. Vorstoß

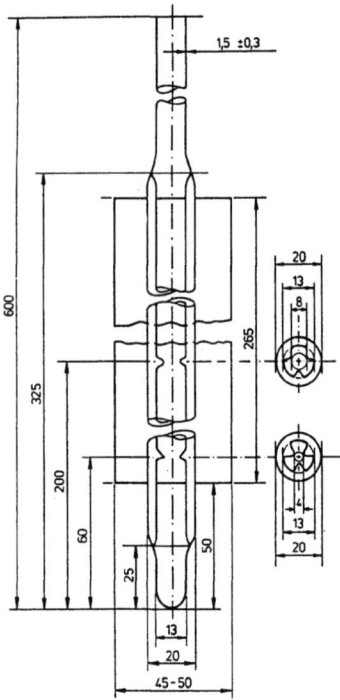

Abb. 2.27. Vorrichtung zur Bestimmung des Siedepunkts

erwartenden Siedepunktes vorgeheizt wurde, um etwa 1 bis 2 °C je Minute erwärmt. Sobald die im Siederöhrchen immer häufiger aufsteigenden Blasen eine ununterbrochene Folge bilden, ist die Siedetemperatur erreicht.

Thermische Analyse

Die USP XXI führt die beiden Verfahren der Thermogravimetrie und der DSC bzw. DTA auf.

Thermogravimetrie (TG). Mit dieser Methode wird eine eventuelle Veränderung der Substanzmasse als Funktion der Zeit oder der Temperatur oder beider Größen beschrieben und automatisch aufgezeichnet. Je nach Geräteausstattung kann auch die Umgebungsatmosphäre der Probe variiert werden, um so den Einfluß von z. B. Luftfeuchtigkeit oder Sauerstoffkonzentration in die Untersuchung einbeziehen zu können. Wird diese Methode richtig angewendet, so sind nützlichere Informationen zu erhalten, als es z. B. die Arzneibuchmethode „Bestimmung des Trocknungsverlustes" bei nur einer definierten Temperatur, vorgegebener Zeit und häufig schlecht oder nicht definierter Atmosphäre ermöglicht. So kann z. B. zwischen Lösungsmittel oder Wasser, das nur an der Oberfläche sorbiert ist, und solchem, das an dem Kristallaufbau (als Solvat oder Hydrat) beteiligt ist, häufig deutlich unterschieden werden und auch Zersetzungen, die z. T. über mehrere Stufen ablaufen können, sind mit der TG gut zu dokumentieren. DIN 51006 (Entwurf Januar 1989) befaßt sich auf 10 Seiten mit den Grundlagen der Thermogravimetrie (TG)

DSC/DTA. Phasenübergänge, Polymorphieumwandlungen, Glasübergänge und chemische Reaktionen können einhergehen mit einer Wärmeaufnahme (endotherme Reaktion) oder Wärmeabgabe (exotherme Reaktion). Diese Wärmetönung kann mit sog. DSC-Apparaturen bestimmt werden (differential scanning calorimetry), wohingegen die DTA-Methode (differential thermal analysis, Differenz-Thermo-Analyse) die aus der Wärmetönung resultierende Temperaturdifferenz zu einer inerten Probe, die den gleichen Analysenbedingungen unterworfen wird, registriert. In Abb. 2.28 ist eine schematische Zeichnung einer DTA-Meßzelle dargestellt. In einem elektrisch heizbaren oder kühlbaren Ofen befinden sich zwei kleine Probengefäße aus Aluminium, Gold, Glas oder Stahl, deren Temperatur kontinuierlich gemessen wird. Als Meßsignal wird die Differenz der beiden Temperaturen angezeigt. Vorteilhaft an der Differenzmessung ist die Tatsache, daß zufällige Schwankungen der Ofentemperatur automatisch eliminiert werden. Der eine Probentiegel enthält einige Milligramm der zu untersuchenden Substanz, der zweite Tiegel die inerte Referenzsubstanz zum Ausgleich der Wärmekapazität oder auch nur Luft. Während einer dynamischen Änderung der Ofentemperatur werden beide Tiegel gleichmäßig erwärmt oder abgekühlt, so daß das Temperaturdifferenzsignal so lange auf der Nullinie verbleibt, wie in der Probe kein endothermer oder exothermer Vorgang abläuft.

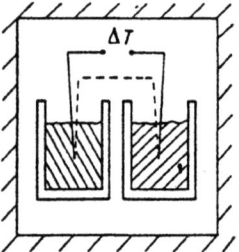

Abb. 2.28. Schemazeichnung einer DTA-Meßanordnung. Nach[2]

Während die DTA also nur eine Temperaturdifferenz als Signal aufzeigt (Abb. 2.29), ist mit der DSC eine quantitative kalorimetrische Bestimmung des Ereignisses möglich.
In DIN 51005 werden über 50 Begriffe der Thermischen Analyse (TA) genormt. Der angelsächsische Ausdruck DSC wird eingedeutscht zu DDK (Dynamische Differenzkalorimetrie) und es werden drei Meßverfahren aufgeführt. Der Begriff Dynamische Leistungs-Differenz-Kalorimetrie (auch als energiekompensierende DDK bezeichnet) stellt das ursprünglich als DSC-Methode vorgestellte Verfahren dar, bei dem durch elektrische Kompensation die Temperaturdifferenz zwischen Probe und Referenzsubstanz, die gleichzeitig demselben Temperaturprogramm in zwei getrennt regelbaren Öfen unterworfen sind, auf Null geregelt wird. Diese Anordnung ermöglicht die direkte Messung der zur Temperaturkom-

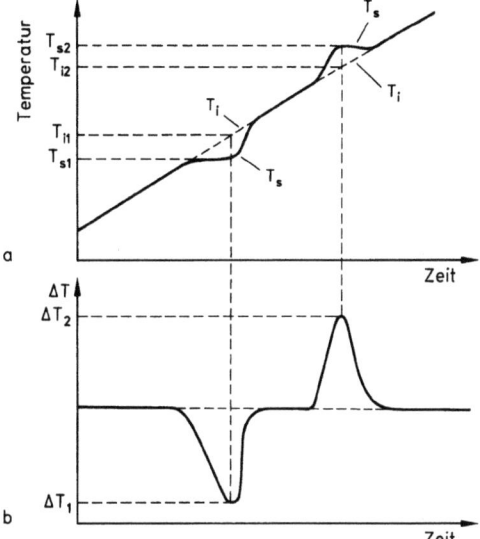

a

b

Abb. 2.29 a, b. Entstehung der DTA-Kurve. **a** T_s: Temperatur-Zeit-Kurve der Probensubstanz; T_i: Temperatur-Zeitkurve der Inertsubstanz; bei T_{s1} läuft in der Probe ein endothermer und bei T_{s2} ein exothermer Vorgang ab. **b** Temperaturdifferenz-Zeit-Kurve; durch Subtraktion der Kurve T_s von der Kurve T_i und Vergrößerung des Maßstabes (Verstärkung) erhält man die DTA-Kurve. Nach[4]

Thermoanalytisch abgrenzen lassen sich Umwandlungen erster Ordnung, wie z. B. Schmelzen, Verdampfen, Modifikationsänderungen mit einem Sprung in der Enthalpie-Temperatur-Kurve, von Umwandlungen zweiter Ordnung mit einem Sprung in der Wärmekapazitäts-Temperatur-Kurve (z. B. Glastemperatur bei Polymeren).

In Abb. 2.31 sind an einer Beispielkurve typische exotherme und endotherme Ereignisse dargestellt. Häufig findet man bei pharmazeutischen Produkten noch einen nicht sehr scharf umrissenen endothermen Vorgang unterhalb 100 °C, der durch das Verdunsten von Wasser oder sorbiertem Lösungsmittel hervorgerufen wird.

Die exothermen Signale zeigen eine Auslenkung der Kurve noch oben und die endothermen nach unten.

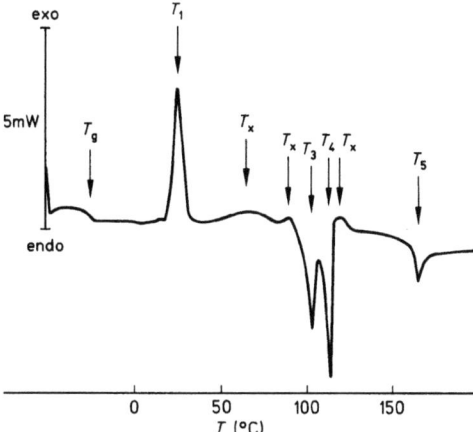

Abb. 2.31. DSC-Kurve von rasch abgekühlten μ-Schwefel in ca. 20 sec von 200 °C auf - 40 °C, Heizrate 5 K/min, Einwaage 13,8 mg. T_g Glasumwandlung des glasartig erstarrten μ-Schwefels; T_1 Kristallisation μ-Schwefel zu α-Schwefel; T_x Wärmetönung von kleineren thermischen Effekten; T_3 Fest-fest-Umwandlung von α- zu β-Schwefel; T_4 Schmelze zu λ-Schwefel; T_5 Polymeristaion des λ-Schwefels zum μ-Schwefel. Nach[3]

pensation benötigten elektrischen Energie (schematische Darstellung s. Abb. 2.30), setzt aber voraus, daß die Kennlinien beider Öfen in sehr engen Grenzwerten liegen. Heute findet der Begriff DSC Anwendung auch für solche Geräte, bei denen der Probe- und Referenztiegel ähnlich wie bei der klassischen DTA-Anordnung in einem gemeinsamen Ofen angeordnet sind. Die quantitative Bestimmung wird bei diesen Gerätetypen möglich durch die Anwesenheit eines definierten Wärmewiderstandes zwischen Ofen und Probe. Man spricht daher bei diesem Gerätetyp auch von Wärmestrom-DSC-Geräten.

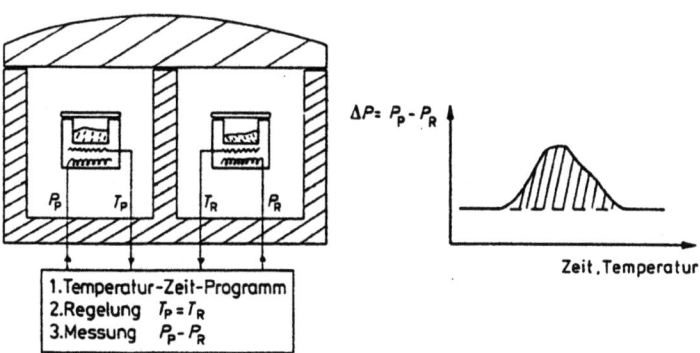

Abb. 2.30. Schemazeichnung eines Leistungskompensations-Differenz-Kalorimeters. T_P Temperatur der Probe; T_R Temperatur der Referenz; P_p Heizleistung zur Probe; P_R Heizleistung zur Referenz; als Meßsignal wird die Differenz P_P - P_R angezeigt, daraus resultiert bei endothermen Vorgängen ein Peak nach oben. Nach[2]

In der Literatur ist diese Darstellung auch spiegelbild-lich zu finden, so daß die Kurven sehr aufmerksam betrachtet werden sollten.

Große Bedeutung kommt bei dynamischer Tempera-turänderung auch der Wahl der richtigen Heizrate und der Einwaage zu. Eine zu geringe Heizrate kann – neben einer unnötigen Verlängerung der Analysen-dauer – zu einer Schädigung der Substanz führen oder es werden Effekte, die nur mit einer geringen Ände-rung der Wärmetönung einhergehen, von dem Gerät nicht mehr erfaßt, weil sie über einen zu langen Zeit-raum ablaufen können. Andererseits kann eine zu ho-he Heizrate dazu führen, daß Vorgänge, die sich bei nur geringfügig unterschiedlichen Temperaturen ab-spielen, nicht mehr als Einzelvorgänge erfaßt werden. In Abb. 2.32 sind diese Einflüsse beispielhaft an Phe-nobarbital dokumentiert, das bekanntlich in mehre-ren Modifikationen vorkommen kann.

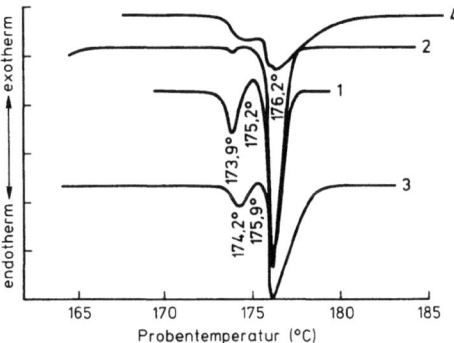

Abb. 2.32. DTA-Kurven von Phenobarbital; 1 Heizrate 1 K/min, Starttemperatur 170 °C; 2 Heizrate 1 K/min, Start-temperatur 165 °C; 3 Heizrate 2 K/min, Starttemperatur 165 °C; 4 Heizrate 5 K/min, Starttemperatur 165 °C

Kurve 1 wurde analog der Vorschrift des DAB zur Be-stimmung des Schmelzpunktes nach der Kapillarme-thode gewonnen, indem die Substanz 5 °C unterhalb des zu erwartenden Schmelzpunktes (also bei 170 °C) in die vorgeheizte Meßzelle der DSC-Anlage einge-setzt und sodann mit 1 K/min erwärmt wurde. Es sind zwei endotherme Signale bei 173,9 °C und 176,2 °C, getrennt durch einen (angedeuteten) exo-thermen Peak bei 175,2 °C zu erkennen. Dieser Kur-venverlauf ist so zu interpretieren, daß bei 173,9 °C ei-ne Modifikation schmilzt, die anschließend bei ca. 175 °C zu einer anderen Modifikation auskristalli-siert, die ihrerseits bei ca. 176 °C schmilzt. Laut Arz-neibuch hat Phenobarbital einen Schmelzpunkt von 174 bis 178 °C. Das ist für eine hochreine und nicht unter Zersetzung schmelzende Substanz ein relativ weiter Temperaturbreich, der jedoch mit Kenntnis der DSC-Untersuchung verständlich wird, da mit der DAB-Methode die beiden dicht beieinanderliegen-den Schmelzpunkte nicht aufgelöst werden können. Kurve 2 in Abb. 2.32 wurde ebenfalls mit einer Heiz-rate von 1 K/min aufgenommen; allerdings lag die Starttemperatur bei 165 °C, so daß diese Probe 5 Mi-nuten länger als Probe 1 „getempert" wurde mit dem Ergebnis einer schleichenden Fest-fest Modifika-

tionsumwandlung, die von der DSC nur noch andeu-tungsweise erfaßt wurde. Kurve 3 wurde ebenfalls bei einer Starttemperatur von 165 °C begonnen mit einer Heizrate von 2 K/min. Auf Grund der kürzeren ther-mischen Belastung ist der Kurvenverlauf vergleichbar mit Kurve 1; allerdings sind die Peaks nicht mehr so deutlich voneinander getrennt, was bei Kurve 4, die mit einer Heizrate von 5 K/min aufgenommen wur-de, noch deutlich hervortritt. Ein weiteres Problem liegt in dem erforderlichen guten Wärmekontakt, den die Probe mit dem Probengefäß haben soll. Bei den geringen Einwaagen von nur wenigen mg versteht es sich von selbst, daß nur ein feines Pulver vermessen bzw. die Probe eingeschmolzen werden sollte, was je-doch nur mit unzersetzlich schmelzenden, gut rekri-stallisierenden und nicht zur Polymorphie befähigten Stoffen möglich ist.

Außer der Untersuchung bei dynamischer Verände-rung der Temperatur kann die DSC auch wertvolle Aussagen unter isothermen Versuchsbedingungen liefern, z. B. zur Bestimmung der Reaktionskinetik chemischer Prozesse. Es werden dabei Reaktions-partner, die erst oberhalb einer bestimmten Tempera-tur miteinander reagieren, bei Raumtemperatur in ei-nen Tiegel eingewogen und nach dem Einsetzen in die Apparatur sehr schnell auf die Reaktionstemperatur erwärmt, um dann isotherm gehalten zu werden. Es kann nun der zeitliche Verlauf und das Ausmaß der Reaktion aufgezeichnet werden. Eine weitere Mög-lichkeit besteht darin, ein reaktives Gas in die Meßzel-le der DSC einzuleiten. Die Meßzelle kann sowohl bei isothermer als auch dynamischer Versuchsführung mit einem Inertgas gespült werden, um oxidative Zer-setzungen zurückzudrängen oder ganz zu verhindern. Zersetzungsprodukte oder flüchtige Bestandteile können mit diesem Gasstrom der weiteren Analytik zugeführt werden. Auch die Kombination von Ther-mogravimetrie und DSC in einem Gerät kann für die Aufklärung thermischer Effekte sehr hilfreich sein, da die Untersuchung simultan an der selben Probe vor-genommen werden kann.

Die *Glasumwandlungstemperatur* T_g (Glas-, Erwei-chungs-, Einfriertemperatur) ist bei amorphen und teilkristallinen Polymeren eine wichtige Kennzahl, die abhängig ist von dem chemischen Aufbau und bei Thermoplasten auch von dem Gehalt an Weichma-chern oder Feuchtigkeit. An DTA-/DSC-Kurven ist sie an einer sprunghaften endothermen Verschiebung der Basislinie zu erkennen, die auf einer Zunahme der spezifischen Wärme (c_p) beruht. In Abb. 2.33 wird schematisch die Ermittlung der T_g aus einer DSC-Kurve dargestellt.

Die Aufzeichnung der Kurve sollte mit nicht zu klei-nem Temperaturgradienten erfolgen, da die c_p-Ände-rung häufig nur gering ist und bei zu geringer Heizrate nicht mehr detektiert wird. Andererseits verschiebt sich der ermittelte T_g mit der Heizgeschwindigkeit, so daß ein Wert von 10 °C/min üblich ist.

Eutektische Reinheitsanalyse USP. Der DSC-Schmelzkurvenverlauf einer Substanz ist abhängig von der Reinheit der Substanz. Eine hochreine Sub-stanz zeigt einen schmalen, steilen Schmelzpeak, der mit zunehmender Verunreinigung niedriger wird, sich verbreitert und sich zugleich zu tieferen Temperatu-

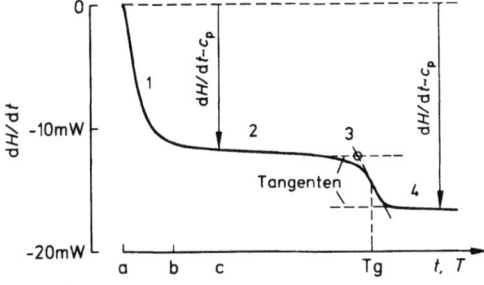

Abb. 2.33. DSC-Kurve eines amorphen Polymers. a Start des dynamischen Temperaturprogramms mit z. B. 10 K/min, während der Anfahrperiode a bis b entsteht die c_p-proportionale Anfahrauslenkung; 1 Nach b folgt die dynamisch stationäre Periode, bei der Glasumwandlungstemperatur T_g steigt die spezifische Wärme sprunghaft, wodurch die DSC-Kurve von Niveau 2 auf das Niveau 4 verschoben wird, der Schnittpunkt der Tangente an die Kurve vor der Glasumwandlung mit der Wendetangente 3 wird als Onset, der Mittelpunkt des durch beide Tangenten begrenzten Teiles der Wendetangente als eigentliche Glasumwandlungstemperatur bezeichnet. Aus[3]

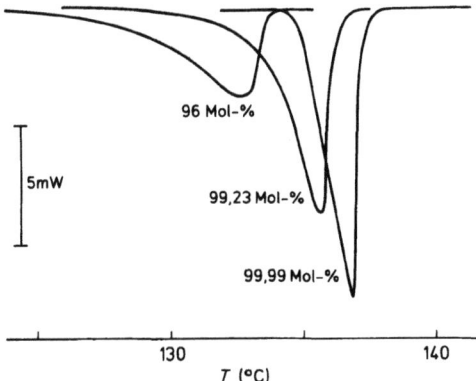

Abb. 2.34. DSC-Schmelzkurven von Phenacetin unterschiedlicher Reinheit. Einwaage je ca. 5,5 mg, Heizrate 1 K/min; durch die Verunreinigung (Benzamid) wird die Peaktemperatur erniedrigt (ca. 1 K pro 1 Mol-% Verunreinigung) und der Peak wird verbreitert (das Schmelzen des Eutektikums liegt unter 100 °C und ist hier nicht gezeigt). Aus[3]

ren verschiebt (Abb. 2.34). Diese Beobachtung ist in Übereinstimmung mit dem van't Hoff-Gesetz für die Erniedrigung des Gefrierpunkts für verdünnte Lösungen annähernd gleich großer Moleküle.
In der modifizierten van't Hoff-Gleichung

$$\frac{dT}{dX_2} = \frac{RT^2}{\Delta H_f} \cdot (K-1) \qquad (2)$$

bedeuten

T = absolute Temperatur in Kelvin,
X_2 = Molenbruch der Verunreinigung,
ΔH_f = molare Schmelzwärme der Reinsubstanz,
R = Gaskonstante,
K = Verteilungskoeffizient der Verunreinigung zwischen Feststoff und Schmelze.

Wenn das Temperaturintervall klein ist und keine Feste Lösung ($K = 0$) gebildet wird, liefert die Integration der van't Hoff-Gleichung folgende Beziehung zwischen dem Molenbruch der Verunreinigung und der Schmelzpunkterniedrigung:

$$X_2 = \frac{(T_0 - T_m)\,\Delta H_f}{R T_0^2} \qquad (3)$$

X_2 = molare Verunreinigung,
R = Gaskonstante,
ΔH_f = Schmelzwärme der Reinsubstanz,
T_0 = Schmelzpunkt der Reinsubstanz,
T_m = Schmelzpunkt der untersuchten Probe.

Wenn keine feste Lösung vorliegt, ist die Konzentration der Verunreinigung in der Schmelze zu jedem Zeitpunkt während des Schmelzprozesses umgekehrt proportional zu dem geschmolzenen Anteil bei der jeweiligen Temperatur und die Schmelzpunktdepression direkt proportional zum Molenbruch der Verunreinigung. Die praktische Durchführung der Bestimmung ist ausführlich beschrieben in ASTM-Methode E 928-83 „Standard Test Method for Mol Percent Impurity by differential scanning Calorimetry" (American Society for Testing and Materials, 1916 Race St., Philadelphia, PA 19103). Praktisch wird dabei so vorgegangen, daß die Schmelzkurve als Funktion der Zeit aufgezeichnet wird. Das Integral dieser Kurve (Fläche zwischen Kurve und Basislinie) entspricht der Schmelzenthalpie. Zusätzlich wird diese Fläche im Bereich zwischen 10 und 50% der Gesamtfläche in mindestens 10 Teilflächen aufgeteilt (in Abb. 2.35 schematisch an einer Teilfläche A_1 dargestellt) und jede dieser Teilflächen durch die Gesamtfläche dividiert:

$$\frac{\text{Teilfläche}}{\text{Gesamtfläche}}$$

Zu jeder Fraktion F wird der zugehörige Schmelzpunkt T_F bestimmt, indem durch das Peakmaximum der Teilfläche eine Gerade mit der Steigung einer zuvor aufgenommenen Schmelzpunktkurve einer hochreinen Eichsubstanz (z. B. Indium) gelegt wird. Diese Hilfskurve schneidet die Basislinie im Punkt G, der auf der Temperaturachse dem Schmelzpunkt der Teilfraktion entspricht. In Abb. 2.35 ist der reziproke Wert der Fraktionen gegen ihren Schmelzpunkt graphisch dargestellt. Theoretisch müßte eine Gerade resultieren, die der Gleichung

$$T_F = (T_0 - T_m)\frac{1}{F} + T_0 \qquad (4)$$

gehorcht und die Ordinate bei T_0 schneidet. Häufig muß diese Kurve durch entsprechende Korrekturglieder (mit x bezeichnet in der folgenden Formel) zur Berechnung der reziproken Werte der Flächenfraktionen linearisiert werden:

$$\frac{1}{F} = \frac{(\text{Gesamtfläche} + x)}{(\text{Teilfläche} + x)} \qquad (5)$$

Die molare Verunreinigung berechnet sich dann nach der oben aufgeführten Gl. (3).
Die Ergebnisse, die nach dieser Methode gewonnen werden, müssen - auch wenn sie von einem Rechner automatisch ermittelt werden - generell sehr kritisch

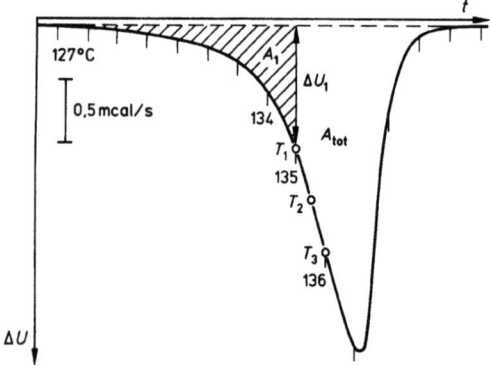

Abb. 2.35. Prinzip der Teilflächenbestimmung zur Reinheits-bestimmung. Phenacetin verunreinigt mit 0,71 Mol-% Benz-amid, Heizrate 2 K/min; A_1 Teilfläche zur Temperatur T_1; A_{tot} Gesamtfläche der Schmelzkurve. Aus[9]

betrachtet werden, da folgende Bedingungen erfüllt sein müssen:

- Die eutektische Verunreinigung muß in der Schmelze löslich sein.
- Sie darf keine feste Lösung mit der Reinsubstanz bilden.
- Es darf keine Polymorphie vorliegen, die zu Um-wandlungen während der Untersuchung führt.
- Es darf keine Zersetzung stattfinden.
- Die Verunreinigung darf höchstens 2% betragen.

Kombinationsgeräte ermöglichen die simultane Durchführung der Thermogravimetrie und DTA/DSC an einer Probe, was insbesondere bei der Untersuchung solcher Muster, die unter Stoffverlust oder Stoffaufnahme auf Temperaturänderungen rea-gieren, vorteilhaft ist. Ein DTA/DSC-Gerät in Form eines Mikroskopheiztisches erlaubt - allerdings bei eingeschränkter Empfindlichkeit und Genauigkeit - die lichtmikroskopische Betrachtung der Probe wäh-rend der thermischen Analyse. Diese Gerätekombi-nation kann sehr nützlich sein bei der Erforschung und Interpretation polymorpher und pseudopoly-morpher Umwandlungen.

Thermomechanische Analyse

Dilatometrie. Mit dieser Methode wird die Wärmeaus-dehnung einer Probe bestimmt. Es handelt sich dabei um ein Verfahren, das pharmazeutisch bisher kaum verwendet wird, obwohl auch die Wärmeausdehnung, z. B. bei Hartfett als Suppositoriengrundlage, bedeut-sam ist. Andererseits wird im Umkehrschluß die z. T. beträchtliche Wärmeausdehung bestimmter Medien zur Temperaturbestimmung (z. B. Quecksilber in Thermometern) genutzt. Die Wärmeausdehnung konnte früher nur an homogenen, festen Formkörpern mit relativ großen Abmessungen bestimmt werden, wobei die Meßanordnung eine gewisse Gegenkraft auf die Probe ausübte, die bei zunehmendem Erwei-chen der Probe zu einer Deformation der Oberfläche und somit zu einer Verfälschung des Ergebnisses führ-te. Wegen der Wärmeträgheit der realtiv großen Mu-

stermasse war keine dynamische Untersuchung mit kontinuierlicher Temperaturänderung möglich. Neue Meßtechnologien erlauben eine praktisch gegenkraft-freie Meßzelle bei Verwendung sehr kleiner Proben-massen. Die Dilatometrie kann vorteilhaft zur Bestim-mung der Glastemperatur eingesetzt werden, da in diesem Temperaturbereich der Ausdehnungskoeffi-zient sprunghaft größer wird. Die Glasumwandlungs-temperatur ist bedeutsam für die Gebrauchseigen-schaften amorpher oder teilkristalliner Polymere, die als Hilfsstoffe für verschiedene Arzneiformen (z. B. Filmüberzüge, Sprüheinbettungen, Matrixbildner) oder als Bestandteil von Verpackungsmaterialien ver-wendet werden. Häufig ist die Dilatometrie aussage-kräftiger als die Bestimmung der Glastemperatur mit DTA oder DSC, da die Änderung der Wärmekapazität als Meßgröße bei den beiden letztgenannten Verfah-ren häufig nur sehr gering ist.

Dynamisch-thermomechanische Analyse (DMA)

Grundprinzip der verschiedenen Meßvorrichtungen ist es, die Auswirkungen einer oszillierenden Kraft-einwirkung auf die Probe, wie z. B. Torsion, Sche-rung, Biegung, Zug, Druck, in Abhängigkeit zur Temperatur zu bestimmen. Das Speichermodul E', (elastische Komponente) und das Verlustmodul E'' (viskose Komponente) wird ermittelt. Das Verhältnis E''/E' wird Verlustfaktor oder Dämpfung genannt und als $\tan \delta$ bezeichnet:

$$\tan \delta = \frac{E''}{E'} \tag{6}$$

So kann z. B. eine schwach ausgeprägte Glastempera-tur, die mit DSC/DTA oder Dilatometrie nur schwer erkennbar ist, an dem Maximum der Dämpfungskur-ve relativ gut erkannt werden (Abb. 2.36). Da es inzwischen Geräte gibt, bei denen die Meßköpfe ähn-lich ausgebildet sind wie die Platte-Platte-Vorrichtun-gen bei Rotationsviskosimetern, eröffnen sich gerade für die Charakterisierung pharmazeutischer Salben, Cremes und Gele vielfältige neue Möglichkeiten un-terhalb der Fließgrenze der Substanz oder Zuberei-tung neben der klassischen Anwendung im Bereich

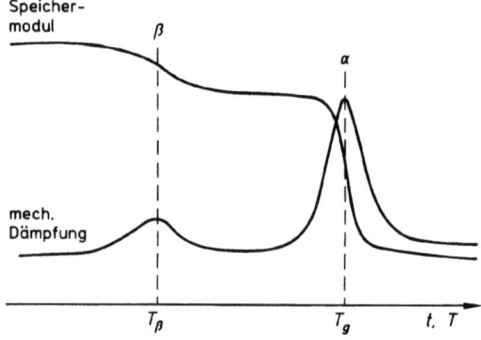

Abb. 2.36. Schematische DMA-Kurve eines amorphen Poly-mers. α Glasumwandlung bei der Temperatur T_g; β „Auftau-en" von Seitengruppen des Moleküls. Aus[3]

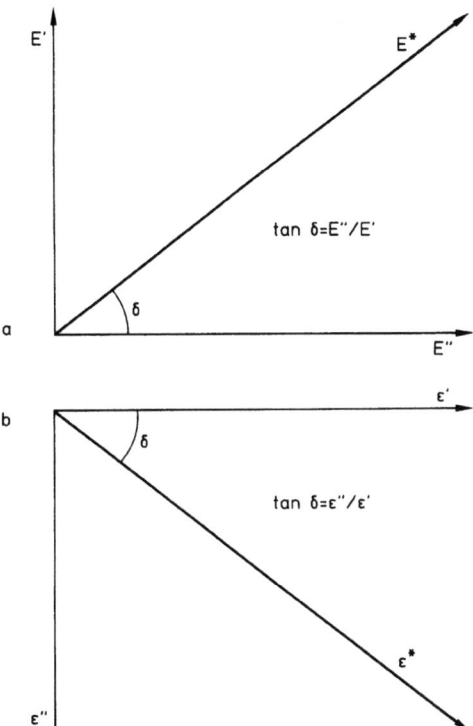

der Kunststoffe. Auch bei diesem Meßverfahren war erst durch die starke Miniaturisierung der Meßanordnungen eine temperaturdynamische Versuchsdurchführung möglich.

Dielektrizitätsthermoanalyse (DETA)

Die Dielektrizitätskonstante charakterisiert das Ausmaß der elektrischen Polarisierbarkeit, die in einem Material durch ein elektrisches Feld induziert werden kann. Wird das Material z. B. zwischen den beiden Platten eines Kondensators einem elektrischen Wechselfeld ausgesetzt, so eilt das Feld der Polarisation um den Phasenwinkel δ voraus. Die Zusammenhänge zwischen E' (dielektrischer Verlust), E'' (Realteil der Dielektrizitätskonstanten) und δ sind aus Abb. 2.37 zu entnehmen und gestatten ähnliche Aussagen wie bei der dynamisch-mechanischen Analyse, jedoch üblicherweise in einem höheren Frequenzbereich. $\tan \delta$ wird dielektrischer Verlustfaktor genannt.

Mit Hilfe der DETA werden solche Übergangstemperaturen detektiert, bei denen die natürlichen molekularen Bewegungen einer Substanz oder galenischen Zubereitung (Gel, Creme) schneller werden als die angelegte Frequenz. So ist es verständlich, daß die Temperatur des $\tan \delta$-Maximums bei Untersuchung des selben Vorgangs mit unterschiedlichen Frequenzen bei Erhöhung der Frequenz zu höheren Werten verschoben wird. Ein spezieller Meßkopf, bei dem die beiden Kondensatorplatten ausgebildet sind wie das Platte-Platte-Meßsystem eines Rotationsviskosimeters erlaubt die simultane dynamische Bestimmung der dielektrischen und thermomechanischen Eigenschaften an der selben Probe. In Abb. 2.38 ist das Ergebnis einer dynamisch-thermomechanische Analyse von Polymethacrylsäuremethacrylat mit Hilfe eines Torsionspendels bei 1 Hz dargestellt.

Das Problem bei diesen Untersuchungen liegt in der Herstellung des festen Probenkörpers mit definierten Dimensionen, die mitunter Wochen dauern kann. In

Abb. 2.37. Vergleich der Zusammenhänge; **a** bei der mechanischen Analyse zwischen dem Speichermodul E' und dem Verlustmodul E''; **b** bei der dielektrischen Analyse zwischen der Dielektrizitätskonstanten ε' und dem dielektrischen Verlust ε''. Nach[10]

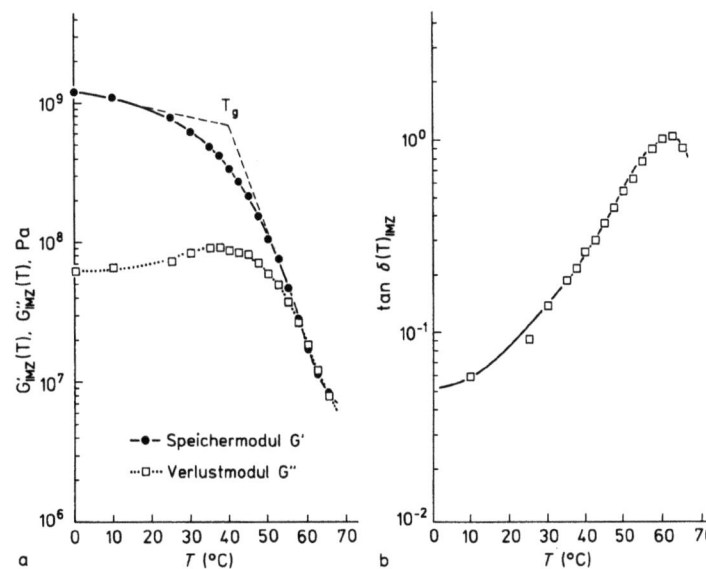

Abb. 2.38. Thermomechanische Analyse von PMMA mit dem Torsionspendel bei 1 Hz; **a** Verlauf von Speicher- (G') und Verlustmodul (G''); **b** Verlustfaktor $\tan \delta$

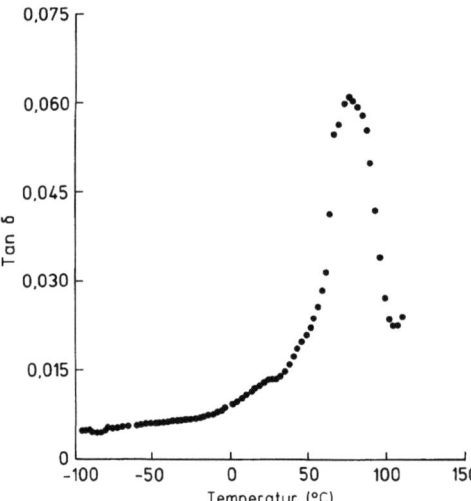

Abb. 2.39. Dielektrizitätsanalyse von PMMA bei 10 kHz, Kurvenverlauf von tan δ

Abb. 2.39 ist von der gleichen Substanz eine DETA-Kurve dargestellt (aufgenommen mit 10000 Hz). Die Probenvorbereitung ist wesentlich unproblematischer, da neben festen Formkörpern auch Pulver (eventuell dispergiert in einer inerten Trägerflüssigkeit wie Paraffin) in der DETA-Anlage der Fa. Polymer Laboratories, Heidelberg, vermessen werden können. Im Vergleich der beiden Meßmethoden liegt das Maximum der Dämpfung bei der DETA-Kurve wegen der höheren Frequenz erwartungsgemäß bei einer höheren Temperatur.

Literatur

1. Henninger W, Höhne G (1979) Grundlagen der Kalorimetrie, Verlag Chemie, Weinheim
2. Henninger WF, Cammenga HK (1989) Methoden der Thermischen Analyse, Springer, Berlin Heidelberg New York
3. Widmann G, Riesen R (1984) Thermoanalyse, Dr. Alfred Hüthig, Heidelberg
4. Schultze D (1969) Differentialthermoanalyse, Verlag Chemie, Weinheim
5. Giron-Forest D (1984) Pharm Ind 46:851–859
6. Staub H, Perron W (1974) Anal Chem 46:128
7. Sondack DL (1972) Anal Chem 44:888
8. Ford JL, Timmins P (1989) Pharmaceutical Thermal Analysis, Ellis Horwood Limited, Chichester
9. Firmenschrift der Fa. Mettler, Information TA 2000 Nr. 3, Automatische Bestimmung von Enthalpieänderungen und Reinheit mit dem Mettler TA 2000-System, CH-8606 Greifensee
10. Firmenschrift der Fa. Polymer Laboratories Ltd., Heidelberg
11. Firmenschrift der Fa. Perkin-Elmer, Langen
12. Firmenschrift der Fa. Du Pont de Nemours, Bad Nauheim
13. Thermochimica Acta, Elsevier Amsterdam
14. Journal of Thermal Analysis, Wiley-Heyden, Chichester
15. Thermal Analysis Abstracts, Wiley-Heyden, Chichester
16. Gesellschaft für Thermische Analyse GEFTA, c/o Kristallograph. Institut der Uni., Freiburg

2.4 Polymorphie und Röntgendiffraktometrie

C. BEYER

Polymorphie

Unter *Polymorphie* versteht man das Vorliegen unterschiedlicher Kristallstrukturen derselben Verbindung. Bei Elementen nennt man die Erscheinung Allotropie. Die einzelnen Kristallstrukturen heißen Modifikationen.

Unter *Pseudopolymorphie* versteht man die Existenz verschiedener Kristallstrukturen aufgrund eingebauter Lösungsmittelmoleküle. Man nennt sie allgemein Solvate, bei Wasser Hydrate.

Nicht zur Polymorphie rechnet man glasartige Feststoffe und Stereoisomere. Bei Isomeren, insbesondere solchen mit schnellen Umwandlungen ineinander, liegt ein Grenzfall vor.

Der Definition nach kann Polymorphie (griech.: Vielgestaltigkeit) nur bei kristallinen Feststoffen vorkommen, nicht dagegen bei Schmelzen, Lösungen oder Gasen. Die Modifikationen unterscheiden sich in der Dichte der Molekülpackung, in ihrer Anordnung in der Elementarzelle und vor allem in ihrem Energiegehalt, ihrer freien Enthalpie. Ferner unterscheiden sie sich in ihrer Schmelz- und Lösungswärme, Lichtbrechung, elektrischen Leitfähigkeit, Spaltbarkeit des Kritalls und Oberflächenspannung. Sie werden gewöhnlich nach steigendem Energiegehalt, gleichbedeutend nach fallender Stabilität, mit den Ziffern I, II, usw. bezeichnet. Der unterschiedliche Energiegehalt äußert sich z. B. im Dampfdruck, Schmelzpunkt und in der Löslichkeit bei gegebener Temperatur. Sind bei einer Temperatur die Dampfdrucke gleich, können beide Formen nebeneinander existieren und sich ineinander umwandeln. Diese Temperatur heißt Umwandlungstemperatur der beiden Modifikationen. Die Umwandlung setzt eine Beweglichkeit der Moleküle im festen Zustand voraus. Die Umwandlungsgeschwindigkeit ist eine Funktion der Temperatur und der Perfektion des Kristallgitters, d. h. der Konzentration der Gitterfehlstellen. Sie wächst zunächst mit der Temperatur bis zu einem Maximum und fällt danach bis zur Umwandlungstemperatur auf Null ab. Ob eine Umwandlung stattfindet, hängt auch von einer Keimbildung der stabilen Modifikation ab, die oft zufällig erfolgt. Die Keimbildung kann aber auch durch mechanische Bearbeitung, Druck oder Erschütterung eingeleitet werden. Wird die Umwandlung längere Zeit nicht vollzogen, befindet sich der Kristall im metastabilen Zustand. Bei der Umwandlung von Modifikationen ineinander unterscheidet man die enantiotrope und die monotrope Umwandlung (Abb. 2.40).

Unterschiede in den Energieinhalt der Modifikationen äußern sich nicht nur in den Dampfdrücken, sondern - einfacher bestimmbar - auch in den Löslichkeiten der Modifikationen. Die Löslichkeiten werden daher oft zur Einordnung einer neuen Modifikation in das Stabilitätsschema benutzt.

Durch gesteuerte Kristallisation, also durch Variation des Lösungs- oder Fällungsmittels, der Temperatur, der Fällungsgeschwindigkeit u. a. versucht man heute

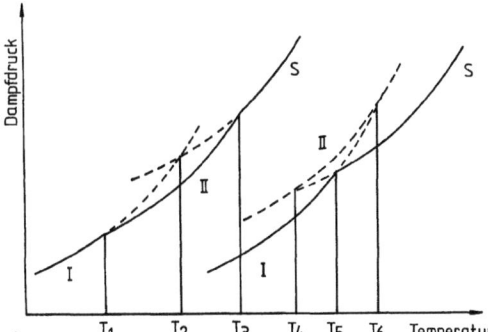

Abb. 2.40. Dampfdruck-Temperatur-Kurven zweier polymorpher Stoffe. Links: Beim Abkühlen der Schmelze S kristallisiert bei der Temperatur T_3 zunächst die energiereichere Modifikation II, die sich bei weiterem Abkühlen bei T_1 in die stabile Form I umwandelt. Durch Tempern, Lagern bei erhöhter Temperatur, kann wieder Form II gewonnen werden. Die Umwandlung ist enantiotrop, d. h. in beiden Richtungen möglich. Rechts: Die Dampfdruckkurve der Modifikation II liegt hier im gesamten Bereich über der der Schmelze und der Form I. Form II ist daher im gesamten Bereich instabil und kann daher nicht aus Form I erzeugt werden, die bei T_5 vor einer hypothetischen Umwandlung bei T_6 schmilzt. Auch der Schmelzpunkt von Form II bei T_4 kann nicht beobachtet werden. Die Umwandlung der Formen I und II ist monotrop, verläuft nur in der Richtung von II nach I

vermehrt, Arznei- oder Hilfsstoffe in einer bestimmten Modifikation mit bevorzugten Eigenschaften zu erzeugen.

Nicht verwechseln darf man die Polymorphie mit dem Kristallhabitus, also der äußeren Gestalt des Kristalls. Abhängig von Lösungsmitteln können durch verschiedene Wachstumsgeschwindigkeiten an den Kristallflächen unterschiedlichste Kristallformen derselben Modifikation entstehen.

Um festzustellen, um welche Modifikationen es sich bei einer polymorphen Verbindung handelt, werden vor allem folgende *Untersuchungsmethoden* verwendet:

- Polarisations- und Thermomikroskopie,
- IR-Spektroskopie,
- Thermoanalyseverfahren wie die Differential-Thermo-Analyse (DTA) oder die Differential-Scanning-Calorimetrie (DSC) und
- Röntgenfeinstrukturanalyse/Röntgenbeugung.

Die Thermomikroskopie ist relativ einfach und schnell. Sie ergibt bei genügender Erfahrung einwandfreie Resultate.

IR-Spektren können z. B. unterschiedliche H-Brückenmuster widerspiegeln. Oft findet man bei den Modifikationen aber nur wenige Unterschiede in den Spektren, deren Interpretation nicht einfach ist.

Thermoanalytische Verfahren lassen u. U. Umwandlungen einschließlich der Bestimmung der Umwandlungswärmen erkennen.

Die verläßlichsten Ergebnisse erhält man mit den Röntgenmethoden, die gleichzeitig den Vorzug haben, die Substanz nicht zu zerstören. Allein die Rönt-

genfeinstrukturanalyse, die einen Einkristall erfordert, liefert ein genaues räumliches Abbild der Elementarzelle. Pulveraufnahmen reichen aber zur Identifizierung aus. Vorteilhaft ist die Identifizierung verschiedener Modifikationen mit zwei oder mehreren genannten Möglichkeiten.

Ein bekanntes pharmazeutisches Beispiel für die Auswirkungen der Polymorphie ist das Verhalten von Cacaobutter als Suppositoriengrundlage. Bei zu raschem Abkühlen der Schmelze können Suppositorien entstehen, die bei 18 °C schmelzen: Beim Kristallisieren entsteht die instabile, niedrigschmelzende α-Modifikation. Von Chloramphenicolpalmitat gibt es eine Modifikation, die pharmakologisch völlig unwirksam ist.

Da sich die Modifikationen im Energiegehalt unterscheiden, lassen sich bei ihrer Anwendung als Arzneistoffe große Löslichkeits- und damit Wirkungsunterschiede erzeugen. Verwendet man eine energiereiche Form und kann die Umwandlung in die stabile Form verhindern, lassen sich die Löslichkeiten durchaus auf das Fünffache steigern. Andererseits birgt die Verwendung einer instabilen Form immer auch das Risiko, daß sich die Modifikation während der Lagerung in die stabile Form umwandelt und sich damit die Wirkung verändert. Außerdem kann sich z. B. bei Ampicillin eine energiereiche Form schneller zersetzen. Verstärktes Kornwachstum und Ausfällungen in Suspensionen und halbfeste Zubereitungen sind weitere unerwünschte Effekte. Bei der Tablettierung zeigen sich manche Modifikationen ausgesprochen widerspenstig, z. B. durch unterschiedliche Plastizität der einzelnen Modifikationen. Auch die unterschiedliche Benetzbarkeit kann bei der Anwendung in einer Tablette eine große Rolle spielen.

Da ein großer Teil der organischen Verbindungen in mehreren Modifikationen vorkommen kann, ist die Berücksichtigung der Polymorphie der Arznei- und Hilfsstoffe wichtig, weil sie sowohl die Herstellung als auch die Wirkung eines Arzneimittels beeinflussen kann.

Röntgendiffraktometrie

Eines der wichtigsten kristallographischen Untersuchungsverfahren ist die Röntgendiffraktometrie. Eine Analyse des kristallinen Feinbaus der Stoffe ermöglicht die Deutung und - in Grenzen - die Vorhersage ihrer physikalischen und technologischen Eigenschaften. Beispiele dafür sind die Fließeigenschaften und die Tablettierbarkeit von Pulvern, die Rekristallisation nach mechanischer Belastung und das Nachhärten von Suppositorien. Während in der Polymorphieforschung überwiegend qualitativ untersucht wird, interessiert sich die Molekulargalenik für quantitative Zusammenhänge.

Die Röntgendiffraktometrie wird in der USP-NF Suppl. 8 als Verfahren zur Identifizierung und „relativen" Reinheitsprüfung von Feststoffen sowie zur Unterscheidung verschiedener Modifikationen einschließlich des amorphen Zustands herangezogen. Obwohl sich bei diesem Verfahren Schwierigkeiten ergeben können, ist sie doch die am häufigsten angewandte Methode zur Identifizierung einer Modifikation und zur Bestimmung des Kristallinitätsgrades.

Sie gilt als die genaueste Methode und hat den Vorteil, daß die Probensubstanz durch die Messung nicht verändert wird.

Bei der *Röntgenstrahlung* handelt es sich um elektromagnetische Wellen mit einer Länge von 10^{-8} bis 10^{-10} m. Sie wird mit Hilfe von Röntgenröhren, in denen beschleunigte Elektronen auf Materie treffen, erzeugt. Die Röntgenröhre emittiert ein kontinuierliches Spektrum, das von einem intensiven Linienspektrum überlagert wird. Der kontinuierliche Anteil wird als Bremsstrahlung, der diskontinuierliche Anteil als charakteristische Strahlung bezeichnet. Die Strahlungsintensität wird von der Beschleunigungsspannung bestimmt (Abb. 2.41).

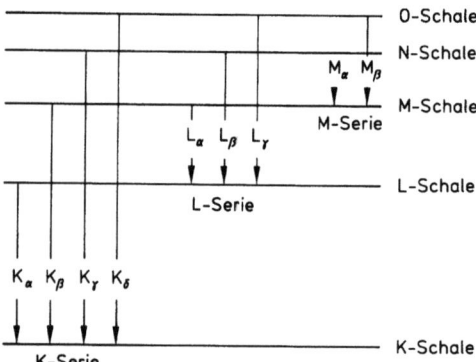

Abb. 2.42. Die charakteristische Röntgenstrahlung entsteht durch Elektronenübergänge in den Atomen des Anodenmaterials. Der Übergang von der *L*-, *M*-, *N*- oder *O*-Schale auf der *K*-Schale ist der für die Röntgenbeugung wichtigste. Er wird mit *K*-Serie bezeichnet. Innerhalb dieser Serien wird meistens die K_α-Linie benutzt. Aus[1]

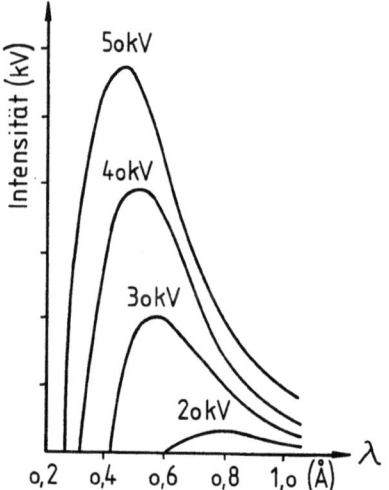

Abb. 2.41. Strahlungsintensität einer Röntgenröhre. Die kürzeste Wellenlänge und die Wellenlänge der größten Intensität sind von der Beschleunigungsspannung abhängig

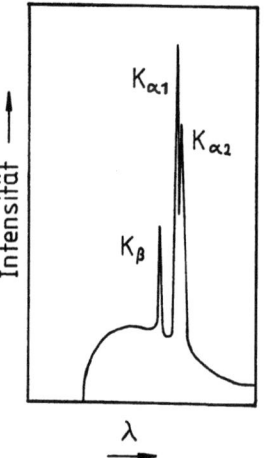

Abb. 2.43. Überlagerung des kontinuierlichen und des charakteristischen Röntgenspektrums. Die *L*-Unterschalen bewirken eine Aufspaltung der K_α-Linie in die $K_{\alpha 1}$- und die $K_{\alpha 2}$-Linie. Aus[1]

Das kontinuierliche Spektrum der Bremsstrahlung bricht an seinem kurzwelligen Ende scharf ab. Die maximale Energie des Elektrons bestimmt die kleinstmögliche Wellenlänge λ_{min}. Dem kontinuierlichen Röntgenspektrum kann ein charakteristisches Spektrum überlagert sein. Die charakteristische Strahlung besteht aus einer größeren Anzahl von Linien, deren Wellenzahlen von der Natur des durch die Elektronen getroffenen Körpers abhängen. Damit das charakteristische Spektrum zustande kommt, müssen die Elektronen eine gewisse Mindestenergie haben; wenn diese nicht erreicht wird, tritt nur die Bremsstrahlung auf. Die Linien der charakteristischen Röntgenstrahlung lassen sich ähnlich wie die der optischen Linienspektren zu Serien zusammenfassen. Eine Serie umfaßt diejenigen Linien, bei denen die zugehörigen Quantensprünge auf der gleichen Schale enden (Abb. 2.42, 2.43).

Die *K*-Serie z. B. umfaßt Linien, bei denen die Quantensprünge auf der *K*-Schale enden. Häufig benutzt wird z. B. die K_α-Strahlung, die beim Übergang der Elektronen von der *L*- zur *K*-Schale entsteht. Sie ist in zwei Linien aufgespalten, die $K_{\alpha 1}$- und die $K_{\alpha 2}$-Linie,

weil auf der *L*-Schale verschiedene Unterschalen existieren. Bei der Bezeichnung der verwendeten Strahlung ist es üblich, das Anodenmetall zu nennen, welches die Strahlung abgibt, z. B. Cu K_α-Strahlung.

Die Untersuchungen mit Röntgenstrahlen kann man in folgende Bereiche einteilen:

Die Anregung zur Emission charakteristischer, langwelliger Röntgenstrahlung wird bei der *Röntgenfluoreszenzanalyse* XRF (engl.: X-ray fluorescence spectroscopy) angewandt. Sie dient vor allem der Identifizierung von Atomarten in Festkörpern.

Die *Röntgendiffraktometrie* XRD (engl.: X-ray diffractometry) verwendet energieärmere, d. h. weichere Röntgenstrahlen, die an Kristallgittern gebeugt werden.

Die *Röntgendurchleuchtungstechnik* wird in der Medizin und der Werkstoffprüfung angewandt.

Für das Verständnis der Röntgendiffraktometrie ist es notwendig, die *Wechselwirkungsarten* der Strahlung mit Materie zu kennen.

Für die *Absorption* von Röntgenstrahlung ist die Gleichung

$$I = I_0 \cdot e^{-\mu} \text{ maßgeblich.}$$

μ ist der lineare Schwächungskoeffizient LSK, der von der Wellenlänge und der Dichte des absorbierenden Materials abhängt. Eine unabhängige Materialkonstante ist der Massenschwächungskoeffizient MSK, den man durch Division des LSK durch die Dichte des Absorbens erhält:

$$\text{MSK} = \frac{\mu}{\rho} \, (\text{cm}^2/\text{g})$$

Während z. B. bei gegebener Wellenlänge der LSK für Eis wesentlich größer ist als für Wasser, Wasserdampf oder ein physikalisches Gemisch aus 2 Teilen Wasserstoff und 1 Teil Sauerstoff, ist der MSK in allen Fällen gleich. Diese Tatsache verdeutlicht am besten den Unterschied der Röntgenstrahlung zum sichtbaren Licht.

Der MSK verhält sich bei Gemischen und Verbindungen additiv, kann also aus den MSK der Einzelkomponenten errechnet werden. Den errechneten MSK einer Verbindung kann man nach Ermittlung der Dichte wieder in den LSK umrechnen und die Eindringtiefe t der Röntgenstrahlung in der jeweiligen Verbindung berechnen:

$$t = \frac{\ln I/I_0}{\mu}$$

Der MSK ist jedoch nicht linear abhängig von der Wellenlänge, er zeigt sprunghafte Veränderungen, sog. Absorptionskanten, die man sich bei der Monochromatisierung von Röntgenstrahlen zunutze macht.

Es werden drei verschiedene Arten der *Streuung* unterschieden:

1. Streuung durch Anregung von Röntgenfluoreszenz.
2. Inkohärente Streuung (Compton-Streuung).
3. Kohärente Streuung (Rayleigh-Streuung).

Der monochromatische Primärstrahl regt auf seinem Weg durch das Kristallgitter die Elektronenhüllen der Gitterbausteine zu Schwingungen an. Jeder Baustein wird dadurch zu einer sekundären Strahlenquelle und strahlt eine kugelförmige Primärwelle derselben Wellenlänge ab. Alle von den Gitterbausteinen ausgehenden Wellen sind kohärent, Wellenlänge und Frequenz sind identisch. Sind die Wellen in Phase, kommt es bei einer Überlagerung der Primärwellen zu einer Intensitätsverstärkung der von den Gitterbausteinen emittierten Röntgenstrahlung.

Für die Beugung müssen bestimmte geometrische Bedingungen erfüllt sein. Von Bedeutung sind hierbei die Wellenlänge der verwendeten Röntgenstrahlung und der Gitteraufbau. Aus dem Muster der Interferenzmaxima, die unter verschiedenen Winkeln zum Primärstrahl auftreten, lassen sich dann bei Verwendung monochromatischer Röntgenstrahlung eindeutige Rückschlüsse auf den Gitteraufbau ziehen.

Die geometrischen Bedingungen, die für das Zustandekommen von Interferenzmaxima erfüllt sein müssen, sind in der Bragg-Reflexionsbedingung formuliert.

Eine *Netzebene* ist eine mit Atomen besetzte Ebene beliebiger Orientierung im Kristallgitter. Wegen der regelmäßigen Anordnung der Moleküle wiederholen sich auch die Netzebenen im Kristall. Ihr Abstand d heißt Netzebenenabstand und ist eine wichtige Größe (Abb. 2.44).

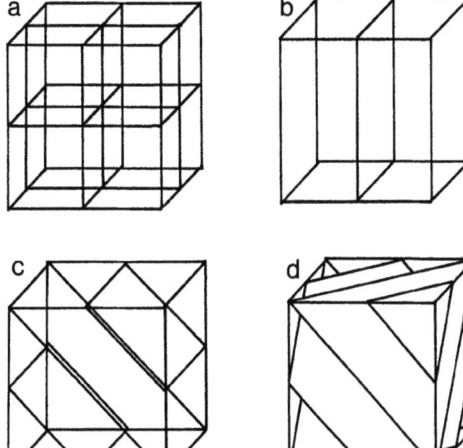

Abb. 2.44 a–d. Kubischer Kristall mit eingezeichneten Netzebenen. **a** Kubischer Kristall mit acht Elementarzellen, **b** Netzebenenschar (010), **c** Netzebenenschar (011), **d** Netzebenenschar (111). Aus[1]

Nach Bragg kann die Beugung der Röntgenstrahlen nun als Reflexion an den einzelnen Netzebenen aufgefaßt werden. Diese Vorstellung hat reinen Modellcharakter, da Röntgenstrahlen nicht wie sichtbares Licht total reflektiert werden, sondern mehrere Millionen Netzebenen in linearer Ausbreitung durchdringen. Dabei regen sie die Elektronenhüllen der Gitterpunkte zu Schwingungen an, bis schließlich ihre Energie zu klein geworden ist, d. h. bis sie vollständig absorbiert sind.

Ein Beugungsmaximum kann sich nur dann ausbilden, wenn die Wellen in Phase sind. Die Strahlen R_1 und R_2 in Abb. 2.45 sind nur dann in Phase, wenn die Wegdifferenz ein ganzzahliges Vielfaches der Wellenlänge ist. Die Wegdifferenz ist die Strecke BC + CD, die sich als trigonometrische Funktion des Beugungswinkels ausdrücken läßt:

$$\text{BC} = d \cdot \sin\theta.$$

Die Wegdifferenz beträgt somit

$$s = 2d \cdot \sin\theta.$$

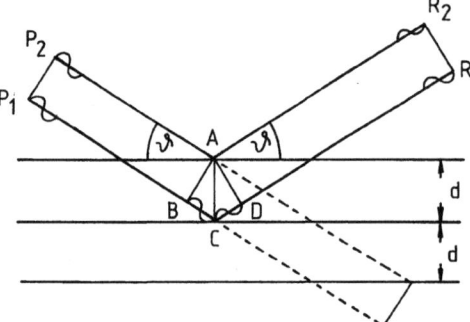

Abb. 2.45. Herleitung der Bragg-Reflexionsbedingungen: Die unter dem Einstrahlwinkel θ ankommenden Röntgenstrahlen P_1 und P_2 werden an den Gitterpunkten A und C gebeugt. Sie ergeben nur dann einen Beugungsreflex R_1 und R_2 unter dem Winkel θ, wenn die Wegstrecke BCD ein ganzzahliges Vielfaches der Wellenlänge ist. Der Winkel θ ist eine Funktion des Netzebenenabstandes d. Aus[1]

Daraus ergibt sich die Bragg-Reflexionsbedingung für das Auftreten von Beugungsmaxima:

$$n \cdot \lambda = 2d \cdot \sin\theta,$$

wobei n eine ganze Zahl ist, die für die Berechnung der Maxima höherer Ordnung benötigt wird. Aus dem Beugungswinkel läßt sich somit der Netzebenenabstand d berechnen. Die direkte Abhängigkeit der Beugungswinkel vom Gitteraufbau ist deutlich erkennbar: Der Gitteraufbau bestimmt die Beugungswinkel.

Obwohl der Bragg-Reflexionsbedingung eine reine Modellvorstellung zugrunde liegt, beschreibt sie die geometrischen Bedingungen für das Zustandekommen eines Interferenzmaximums exakt. Da es mehrere Modelle zur Erläuterung der Beugung von Röntgenstrahlen an Kristallgittern gibt, existiert eine Vielzahl von Begriffen, die synonym gebraucht werden, so z. B. „Röntgeninterferenz", „Beugungsmaximum", „Röntgenreflex", „Bragg-Reflex" oder „Peak", „Beugungswinkel", „Bragg-Winkel" oder „Glanzwinkel".

Für Röntgenbeugungsuntersuchungen müssen *monochromatische Röntgenstrahlen* verwendet werden. Es eignen sich Strahlen der Wellenlänge 0,02 bis 0,25 nm; die am häufigsten verwendete Strahlung ist die Cu-K_α-Strahlung mit einer Wellenlänge von 1,5418 Å = 0,15418 nm.

Durch Absorption mit Metallfolien oder durch Beugung können Röntgenstrahlen monochromatisiert werden.

Zur *Detektion* von Röntgenstrahlen können photographische Platten verwendet werden. Da die Intensität eines Röntgenquants der Intensität von ca. 300 Lichtquanten entspricht, müssen hier im Vergleich zu sichtbarem Licht wesentlich härtere, d. h. unempfindlichere Filme verwendet werden, damit die erzielte Schwärzung dem Produkt aus Intensität und Belichtungszeit proportional bleibt. Man verwendet deshalb Filme, die beidseitig eine sehr dicke photographische Schicht tragen.

Zur Detektion mittels Zählrohren wird meist ein Geiger-Müller-Rohr verwendet. Ein Proportionalzählrohr wird nur bei genauesten quantitativen Untersuchungen (z. B. Pulshöhenanalyse) der Feinstruktur verwendet. Mit ihnen ist die selektive Messung von Peaks eines festlegbaren Intensitätsbereichs möglich. Bei geringer Beugungsintensität kann auch ein Szintillationszähler verwendet werden.

Bei ortsempfindlichen Zähldrähten (engl.: position sensitive detector, PSD) ist der Zähldraht von einem Edelgas (Ar, Kr, Xe) umgeben, das von einfallenden Röntgenstrahlen ionisiert wird. Die Ionen gelangen im starken Feld (4,5 kV) zum Zähldraht. Mit dem Zähldraht ist durch kapazitive Koppelung eine „Delay-line" verbunden. Dies ist eine Drahtspule, auf der die induzierten Ladungen so langsam zu beiden Enden abfließen, daß die Zeitdifferenz zwischen dem Erscheinen beider Ladungen gemessen und mittels eines Zeitamplitudenwandlers wieder in ein analoges Signal umgewandelt werden kann. Da der PSD einen großen Meßbereich (bis 60°) abdeckt, sind die Meßzeiten sehr kurz (ca. 2 min).

Röntgenbeugungsuntersuchungen. Da in einem Kristallgitter eine Vielzahl von Netzebenenscharen existiert, erhält man bei Beugungsuntersuchungen Interferenzmaxima, aus denen über die Beugungswinkel die entsprechenden Netzebenenabstände d errechnet werden können. Diese qualitative Auswertung ermöglicht Aussagen über die Größe und Symmetrie der Elementarzelle, über die vorliegenden Kristallmodifikationen und eventuell über die Identität und Reinheit der vorliegenden Probe. Die quantitative Auswertung der Reflexintensitäten ermöglicht Aussagen über die Elektronendichteverteilung, über die genaue Verteilung von Atomen in einem Molekül oder in der Elementarzelle, über Kristallinitäts- oder Umsetzungsgrade (nach chemischen Reaktionen oder polymorphen Umwandlungen) und in Grenzen über Gemischzusammensetzungen.

Die Auswertungsmöglichkeiten eines Diffraktogramms sind vielfältig, sie richten sich nach der Zielsetzung, welche die Aufnahmetechnik und Probenart festlegt. Genaueste Ergebnisse, wie sie z. B. zur Bestimmung einer Kristallgitterstruktur benötigt werden, lassen sich nur an Einkristallen gewinnen. Da diese Einkristalle keinerlei Gitterdefekte aufweisen dürfen, ist ihre Züchtung kompliziert.

Für viele andere Untersuchungszwecke reicht die Genauigkeit des Pulververfahrens aus. Hier wird ein feines Kristallpulver mit monochromatischer Röntgenstrahlung untersucht. Die Aufnahmegeometrie und -apparaturen sind ebenso wie die Probenpräparation relativ einfach. Pulveraufnahmen eignen sich für Routineuntersuchungen, z. B. auf Identität und Reinheit einer Probe. Ihr Anwendungsgebiet ist wesentlich breiter, da feine Pulver aus allen Materialien meist ohne Schwierigkeiten hergestellt werden können. Sie ermöglichen auch die Untersuchung von Substanzgemischen und von Gitterdefekten, z. B. nach mechanischer Belastung (Bestimmung des Kristallinitätsgrades).

In der Pharmazie werden vorwiegend Pulververfahren eingesetzt. Das Interesse richtet sich auf die Untersuchung von Kristallmodifikationen und deren

Umwandlungen sowie auf die Untersuchung des Kristallinitätsgrades. Die Verfahren können in solche mit *photographischer Auswertung* (Debye-Scherrer-Verfahren, Guinier-Verfahren) und in *Zählrohrverfahren* (Bragg-Brentano-Verfahren) eingeteilt werden.

Beim Debye-Scherrer-Verfahren (Abb. 2.46) verwendet man Präparate geringer Dicke, die von einem parallelen Bündel monochromatischer Röntgenstrahlen durchsetzt werden. Im Durchstrahlbereich und im Rückstrahlbereich bilden sich die Beugungskegel mit dem halben Öffnungswinkel 2θ. Auf einem der zylindrischen Kamerawand anliegenden Film werden die Schnittlinien dieser Kegel mit der Filmebene als Segmente konzentrischer Kreise um die Primärstrahlachse registriert.

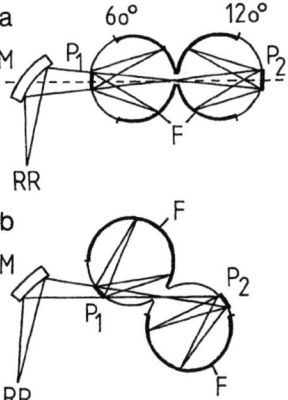

Abb. 2.47 a,b. Guinier-Verfahren. **a** symmetrische, **b** unsymmetrische Anordnung. Die am gebogenen Monochromatorkristall M gebeugte und zugleich fokussierte Strahlung der Röntgenröhre RR kann in zwei Kameras gleichzeit von den Präparaten P_1 und P_2 genutzt werden. Die unsymmetrische Anordnung erlaubt die Registrierung größerer Winkelbereiche auf dem Film F. Eine Kamera arbeitet im Durchstrahlbereich P_1, die andere im Rückstrahlbereich P_2

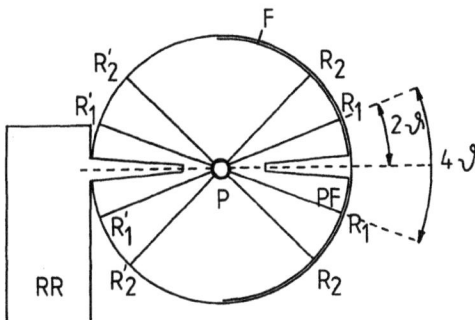

Abb. 2.46. Debye-Scherrer-Aufnahmetechnik: Die Röntgenröhre RR bestrahlt das Präparat P, das sich auf einer Glasfaser oder in einer Glaskapillare befindet. Die im Durchstrahlbereich R auftretenden Reflexe R_1 und R_2 können auf dem Röntgenfilm F über eine längere Zeit gesammelt registriert werden. Der nichtgebeugte Strahlanteil wird im Primärstrahlfänger PF absorbiert. R' bezeichnet den Rückstrahlbereich. Aus[1]

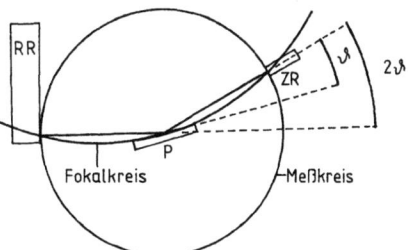

Abb. 2.48. Zählrohraufnahmetechnik mit Bragg-Brentano-Fokussierung. Röntgenröhre RR, Präparat P und Zählrohr ZR befinden sich auf dem veränderlichen Fokalkreis. Das Präparat wird mit einfacher, das Zählrohr mit doppelter Geschwindigkeit auf dem Meßkreis um die Präparateachse gedreht. Dadurch wird das Präparat unter steigenden Winkeln bestrahlt. Tatsächlich gemessen wird der Beugungswinkel θ als doppelter Winkel 2θ. Aus[1]

Bei Debye-Scherrer-Aufnahmen entsteht nur eine sehr geringe Untergrundstrahlung. Außerdem gestattet dieses Verfahren das Sammeln der Intensitäten über einen längeren Zeitraum (ähnlich einer Langzeitbelichtung), so daß man „gemittelte" Intensitätswerte erhält. Die Filme werden photometrisch ausgewertet, d. h. die Transparenz wird von einem Schreiber gegen den Ort registriert und auf die Intensitäten umgerechnet:

$I = -\log T$ (I: Intensität; T: Transmission).

Beim Guinier-Verfahren (Abb. 2.47) wird der Meßstrahl durch Beugung streng monochromatisiert. Gemessen wird gewöhnlich im Durchstrahlbereich. Durch Kombination zweier Guinier-Kameras können zwei Präparate gleichzeitig untersucht werden (eines im Durch- und eines im Rückstrahlbereich). Durch asymmetrische Kombination zweier Guinier-Kameras (Abb. 2.47b) läßt sich ein Winkelbereich von 0 bis 150° abdecken.

Beim Pulverdiffraktometer nach Bragg-Brentano (Abb. 2.48) werden die Intensitäten der Beugungsinterferenzen mit einem *Zählrohr* registriert. Sie können so mit großer Genauigkeit und Geschwindigkeit ge-

messen und direkt (on line) ausgewertet werden. Die Belichtungszeit ist wesentlich kürzer als bei photographischen Verfahren (Debye-Scherrer: 12 bis 48 h, Bragg-Brentano: 30 bis 60 min).

Das Präparat dreht sich während der Aufnahme mit konstanter Geschwindigkeit bzw. schrittweise mit konstanter Schrittweite und konstanter Verweilzeit (step scanning) um eine Achse senkrecht zum Primärstrahl. Bei Erreichen des Glanzwinkels wird die entstehende Interferenz von einem mit doppelter Geschwindigkeit bzw. doppelter Schrittweite um die Präparateachse auf dem Meßkreis umlaufenden Zählrohr registriert. Gemessen wird ausschließlich im Reflexionsbereich. Bei der Meßanordnung müssen bestimmte geometrische Bedingungen erfüllt sein: Der Brennfleck der Röntgenröhre, die Präparatoberfläche und die Eintrittsblende des Zählrohrs müssen

auf einem gemeinsamen Kreis, dem Fokalkreis, liegen. Jede Abweichung vom Fokalkreis bewirkt ebenso wie nichtparallele oder ungenügend monochromatische Röntgenstrahlung eine nicht reproduzierbare
Veränderung des Diffraktogramms. Bei der Präparation wird das Probenpulver in die Vertiefung eines
Kunststoff- oder Metallprobenträgers eingebracht.
Die Präparatoberfläche muß eben sein, um Abweichungen vom Fokalkreis zu vermeiden. Außerdem
muß eine ausreichende Schichtdicke die Absorption
des Röntgenstrahls in der Probe gewährleisten, da
sonst Beugungslinien des Präparatträgers das Diffraktogramm „verunreinigen" können. Den Vorteilen
des Bragg-Brentano-Verfahrens, einfache Präparation, geringer Zeitaufwand, Eignung für Routinekontrollen durch On-line-Auswertung, stehen jedoch
erhöhte Apparatekosten für die Meß- und Auswerteelektronik und ein zusätzlicher Hochspannungsteil
für das Zählrohr gegenüber.
Bei der Messung im *Röntgenkleinwinkelbereich* wird
die Lage der Interferenzmaxima durch die Bragg-
Gleichung bestimmt:

$$n \cdot \lambda = 2 \, d \cdot \sin \theta, \text{ mit}$$

$n = 1,2,3,\dots$
θ = Beugungswinkel,
d = Netzebenenabstand.

Für die in Kristallen normalerweise auftretenden
Netzebenenabstände von 0,2 bis 2 nm (2 bis 20 Å) er-
geben sich Beugungswinkel von 4 bis 50°, dem sog.
Röntgenweitwinkelbereich. Bei Proben, die nur eine
Fernordnung der Bausteine zeigen (Parakristalle,
flüssige Kristalle), existieren keine Netzebenen. Die
Bragg-Gleichung gilt aber weiterhin, wenn man statt
der Netzebenen den Schichtabstand s einsetzt. Diese
Schichtabstände betragen in der Regel 10 bis 50 nm,
es ergeben sich Beugungswinkel $\leq 1°$ (Röntgenkleinwinkelbereich). Aufgrund der Höhendivergenz des
Primärstrahls können so dicht am Primärstrahl liegende Interferenzen mit den üblichen Kameras nicht
mehr aufgenommen werden, weil die registrierende
Einheit, also z. B. das Zählrohr, sonst dem starken Primärstrahl zu nahe kommen würde. Man benötigt spezielle Kleinwinkelmeßeinrichtungen, bei denen der
Primärstrahl mit einem Intensitätsverlust von bis zu
98% durch eine sehr enge Lochblende stark gebündelt (Kiessig-Kamera) oder in spezieller Weise abgelenkt wird (Kratky-Kamera, Abb. 2.49).
In der Pharmazie werden solche Meßanordnungen
hauptsächlich bei Strukturuntersuchung halbfester
Arzneiformen verwendet.
Auswertung. Die Röntgendiffraktometrie wird pharmazeutisch überwiegend als Identifizierungsmethode
verwendet, d. h. mit ihr wird festgestellt, um welche
Substanz es sich handelt oder welche Modifikation einer Substanz vorliegt. Dazu genügt es, die Winkellage
der Beugungsreflexe festzustellen. Diese Winkellagen
lassen sich mit großer Genauigkeit reproduzieren. Zusätzlich werden bei Pulveraufnahmen oft noch die Intensitäten der Reflexe mit berücksichtigt: Man bezieht die Reflexe auf den stärksten Reflex und gibt sie
in Prozentanteilen davon an. Die Intensitätsverteilung soll als zusätzliches Identitätskriterium dienen.
Wenig beachtet wird dabei aber, daß die Reflexintensitäten bei Pulveraufnahmen sehr empfindlich auf

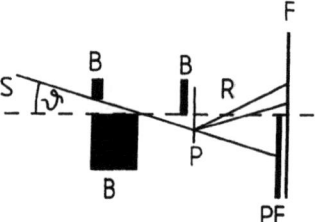

Abb. 2.49. Röntgenkleinwinkelkamera nach Kratky. Die
Blenden B schließen den Primärstrahl völlig aus. Sie lassen
nur einen konvergenten Röntgenstrahl S unter äußerst kleinem Winkel ϑ hindurch, der dann am Präparat P gebeugt
wird. Nichtgebeugte Strahlung wird mit dem Primärstrahlfänger PF absorbiert, gebeugte Strahlung R auf dem Film F registriert. Auf diese Weise kann man unmittelbar „neben" dem
Primärstrahl die Reflexe großer Netzebenenabstände messen. Aus[1]

jede kleine Änderung der Partikelanordnung im Pulverbett reagieren. Daher spielt die Präparationstech-
nik bei den Pulveraufnahmen eine ganz besondere
Rolle.
Die Intensitäten entsprechen nur dann dem Diffraktogramm eines Einkristalls, wenn die Partikeln in ihrer Raumrichtung statistisch verteilt sind, d. h. wenn
sie keine bevorzugte Orientierung einnehmen. Dies ist
aber z. B. bei plättchen- oder nadelförmigen Kristallen kaum zu erreichen. Daher ist die Intensitätsverteilung als Identifizierungskriterium in der Praxis unbrauchbar.
Eine *quantitative Auswertung* ergibt die Menge einer
Substanz in einer anderen (Mischungsanalyse). Dabei kann es sich auch um eine polymorphe Umwandlung handeln, d. h. welcher Anteil der Substanz sich
durch einen technologischen Prozeß in eine andere
Modifikation umgewandelt hat. Dies spielt bei thermischen und mechanischen Vorgängen eine Rolle,
z. B. beim Mahlen und Tablettieren. Anders als bei
den chemisch-analytischen Verfahren ist die
Nachweisgrenze - d. h. der kleinste noch detektierbare Anteil der gesuchten Substanz - bei der Röntgendiffraktometrie mit 5 bis 10% nicht sehr hoch. Bei
kleineren Anteilen findet man die Reflexe im Diffraktogramm des Hauptbestandteiles nicht wieder. Man
verwendet daher zur richtigen Präparation der Pulver
Zusätze, die man im Diffraktogramm nicht sieht, weil
entweder ihr Anteil zu klein ist oder sie selbst amorph
sind. Der Kristallinitätsgrad läßt sich durch quantitative Auswertung der Beugungsdiagramme bestimmen.[2] Kristallinitätsgrad, Kristallinitätsindex und
Ordnungsgrad werden synonym gebraucht. Schließlich werden noch die halbfesten Arzneiformen, z. B.
Salben und Cremes, mit dieser Methode untersucht.
Eine konstante Untergrundstrahlung wird durch inkohärente Streuung, also z. B. durch die Streuung des
Röntgenstrahls in Luft sowie durch thermische Bewegung und räumliche Ausdehnung der Gitterbausteine
hervorgerufen. Sie führt zu Einschränkungen des Verfahrens. Die Schwächung der Intensität ist außerdem
abhängig vom Beugungswinkel. Sie wird durch den
Formfaktor f_0 berücksichtigt, der für alle Atome in
Abhängigkeit von Beugungswinkel und Wellenlänge

aus Tabellen zu entnehmen ist. Da jedoch der Formfaktor das Streuvermögen ruhender Atome beschreibt, muß er noch mit dem temperaturabhängigen Faktor B korrigiert werden, der die thermische Bewegung der Gitterbausteine berücksichtigt. Man erhält so den Debye-Faktor f:

$$f = f_0^{-B\frac{\sin^2\theta}{\lambda^2}}$$

Eine weitere Zunahme der Untergrundstrahlung wird bewirkt durch Gitterdefekte erster und zweiter Ordnung, Fehlstellen im Gitteraufbau, Zwischengitterbausteine, Einbau von Fremdbausteinen und Versetzungen, die beim Wachstum eines Kristalls entstehen. Wenn sie in geringer Zahl vorhanden sind, erniedrigen sie den Ordnungsgrad nicht. Sie erhöhen aber die Untergrundstrahlung und täuschen dadurch das Vorliegen eines größeren amorphen Anteils vor. Eine Digoxinprobe, die im Polarisationsmikroskop vollkommen kristallin erscheint, kann bei Auswertung der Röntgendiagramme einen Kristallinitätsgrad von nur 0,5 ergeben.

Faktoren, die sich aus der Versuchsanordnung herleiten, wie die Breite des Zählrohrspalts, die Höhendivergenz des Primärstrahls, spektrale „Verunreinigungen" der verwendeten Strahlung und große Beugungswinkel, stellen unvermeidliche Abweichungen von der idealen Geometrie der Versuchsanordnung dar und führen zur Zunahme des Strahlungsuntergrundes.

Die erhaltenen Beugungsdiagramme bedürfen also einer Korrektur, bevor sie ausgewertet werden. Man darf allerdings die Korrektur nicht so durchführen, daß man den Untergrund einer hochkristallinen Substanz ermittelt und diesen dann von den Beugungsdiagrammen anderer teilkristalliner Substanzen subtrahiert. Es muß beachtet werden, daß der Beugungsuntergrund verschiedener Probensubstanzen ebenso wie ihre Gesamtdiffraktogramme verschieden sind.

Die *Intensität der Beugungsinterferenzen* ist von folgenden Faktoren abhängig[3, 4]:

- Kristallinität der Probe,
- Teilchengröße,
- Probenschichtdicke,
- Oberflächenbeschaffenheit, d. h. Planheit der Probe und
- Textureffekte, d. h. bevorzugte Orientierung der Kristalle.

Neben dem Ordnungsgrad ist die *Primärteilchengröße* der wichtigste die Reflexintensität beeinflussende Faktor. Bei einer Teilchengröße von mehr als 10 μm kommt es zudem zur gegenseitigen mechanischen Behinderung der einzelnen Partikel, so daß keine statistische Orientierungsverteilung mehr gewährleistet ist. Bei einer Teilchengröße unter 10 μm stehen genügend kohärente Kristallbereiche zur Beugung des Meßstrahls zur Verfügung. Sind im Pulverbett zu wenig kohärente Bereiche vorhanden, so erhält man nur lückenhafte Diffraktogramme, d. h. bei Aufnahmen mit Röntgenfilmen (z. B. Debye-Scherrer) nicht die üblichen konzentrischen Beugungsringe, sondern nur Punkte oder Flecke; bei Zählrohraufnahmen können einzelne Reflexe viel schwächer erscheinen. Andererseits dürfen die Partikeln auch nicht kleiner

als 0,5 μm sein, da sonst die Zahl interferenzfähiger Netzebenen der einzelnen Kristallite (mindestens 500 bis 1.000) zu gering wird. Dadurch würden sich die Peaks ebenfalls verbreitern.

Durch die Auswahl des geeigneten Probenträgers muß gewährleistet sein, daß im Weitwinkelbereich von 3 bis 50° die *Probenschichtdicke* zur Absorption des Meßstrahls ausreicht, damit nicht durch Beugung am Probenträger zusätzliche Reflexe entstehen. Diese Gefahr ist vor allem bei organischen Substanzen gegeben, da diese aufgrund ihrer geringen Dichte nur einen niedrigen Massenschwächungskoeffizienten besitzen.

Bei Röntgenbeugungsaufnahmen sollte die *Probenoberfläche* eben und glatt sein. Jede unebene Probenoberfläche bedeutet eine nichtreproduzierbare Abweichung von der Gerätegeometrie. Der Röhrenbrennfleck, die Präparatoberfläche und das Eintrittsfenster des Zählrohrs liegen nicht mehr auf einem gemeinsamen Fokalkreis (s. Abb. 2.48). Dies ruft ebenfalls Linienverbreiterungen hervor.

Pulver sind Haufwerke kleiner und kleinster kristalliner Partikeln, deren Orientierung innerhalb des Gesamt- bzw. Probenvolumens in der Regel statistisch verteilt sein sollte. Textureffekte[2] treten dann auf, wenn die Orientierung der Kristallite im Pulverbett nicht mehr statistisch verteilt ist, es besteht eine Vorzugsorientierung, die Intensitätsveränderungen der Peaks im Diffraktogramm zur Folge hat. Diese Veränderungen haben folgende Ursachen: Dreht man das Präparat unter konstantem Einstrahlwinkel, ändert sich aufgrund der Orientierung der Primärteilchen die Zahl der Kristallite, für deren Netzebenenschar die Bragg-Reflexionsbedingung erfüllt ist. Dadurch ändert sich die Intensität dieses Reflexes.

Texturen kommen dadurch zustande, daß sich die Pulverteilchen bei der Präparation der Probe in einer bevorzugten Richtung orientieren. Sehr kritische, eine Textur begünstigende Präparationstechniken sind das Einstreichen oder Einpressen des Probenpulvers oder das Rütteln oder Glattstreichen zum Erzielen einer ebenen Präparatoberfläche.

Literatur

1. Maasz J, Beyer C (1987) Röntgendiffraktometrie in der Pharmazie, Pharm Unserer Zeit 16:12–28
2. USP-NF, Supp. 8 (1988) S. 3085
3. Maasz J, Beyer C (1987) Quantitative Auswertung von Röntgendiffraktogrammen, Teil 1: Bewertung des Verfahrens, Pharm Ind 49:385–392, Teil 2: Das Problem der Texturen in Pulvergemischen, Pharm Ind 49:487–495
4. Maasz J, Beyer C (1988) Pharm Ind 50:579–587
5. Klug HP, Alexander LE (1974) X-Ray-Diffraction Procedures, 2nd Ed., John Wiley & Son Inc. New York
6. Maasz J, Beyer C (1988) Pharm Ind 50:579–587
7. Lix H, Gensch KH, Schenk G (1971) Dtsch Apoth Ztg 111:1490–1493
8. Kuhnert-Brandstätter M (1975) Pharm Unserer Zeit 4:131–137
9. Burger A (1982) Pharm Unserer Zeit 11:177–189
10. Burger A (1982) Acta Pharm Technol 29:1–20
11. Führer C (1986) Acta Pharm Technol 32:161–163
12. Kala H, Haack U, Pollandt P, Brezesinski G (1986) Acta Pharm Technol 32:72–77

13. Walking WD, Sisco WR, Newton MP, Fegely BJ, Plampin JN, Chrzanowski FA (1986) Acta Pharm Technol 32: 10-12
14. Burger A, Ratz AW, Zölß G (1988) Acta Pharm Technol 34:143-151
15. Nürnberg E (1988) Pharm Ind 50:1058-1090
16. Stoltz M, Lötter AP, Van der Watt JG (1988) J Pharm Sci 77:1.047.1049
17. Abdallah O, El-Ghalmy ZA, El-Massik M, Hammouda Y (1989) Acta Pharm Technol 35:25-29

2.5 Fließverhalten

M. DITTGEN

Grundlagen

Der wichtigste Parameter der Rheologie (Fließlehre) ist die Viskosität, also der Widerstand, die Zähigkeit bzw. die innere Reibung, die ein System dem Fließen entgegensetzt. Man unterscheidet zwischen der dynamischen Viskosität η und der kinematischen Viskosität v, eine auf die Dichte bezogene dynamische Viskosität. Die häufig verwendeten Einheiten Poise (P) bzw. Stokes (St) können gemäß den folgenden Gleichungen in SI-Einheiten umgerechnet werden:

$$1 \, P = 100 \, cP = 0,1 \, Pa \cdot s = 100 \, mPa \cdot s. \quad (1)$$

$$1 \, St = 100 \, cSt = 1 \, cm^2 \cdot s^{-1} = 10^{-4} \cdot m^2 \cdot h^{-1}. \quad (2)$$

Da sich beim Fließen Moleküle umgruppieren, hängt die Viskosität wesentlich von der molekularen Struktur eines Systems ab. Die in polaren Flüssigkeiten vorliegenden zwischenmolekularen Wechselwirkungen führen zu mehr oder weniger stabilen Molekülassoziaten. Die Größe der Molekülassoziate und die mittlere Lebensdauer der sie zusammenhaltenden Kräfte sinken mit steigender Temperatur drastisch. Dementsprechend nehmen die Mobilität der Moleküle und die Viskosität ab.
Gelöste Substanzen können infolge Wechselwirkung mit den freien Valenzen der Störbereiche die Struktur und damit die Viskosität beeinflussen. Strukturbrecher erniedrigen die Viskosität, Strukturbildner erhöhen sie. Davon unabhängig steigt die Viskosität im allgemeinen mit der Konzentration gelöster Substanzen. Eine Ausnahme bilden hier z. B. Ethanol-Wasser-Mischungen.
Bei apolaren polyatomaren Flüssigkeiten beeinflussen in erster Linie die C-H oder C-C-Wechselwirkungen die Viskosität. Bei gewöhnlichen Homologen wächst die Viskosität mit der Anzahl der Wiederholungseinheiten (CH_2-Gruppen). Durch funktionelle Gruppen, wie -OH, -COOH, verursachte Viskositätsunterschiede verschwinden mit steigender Zahl von CH_2-Einheiten.
Fließprozesse werden üblicherweise als Rheogramm dargestellt, wobei ursprünglich als Abszisse die Schubspannung und als Ordinate die Schergeschwindigkeit aufgetragen wurden.[1] Heute wird auch umgekehrt verfahren oder die Viskosität als Funktion der Schergeschwindigkeit oder der Schubspannung dargestellt.

Strömungsarten

Sowohl für die Effektivität pharmazeutischer Produktionseinrichtungen als auch für die Anwendung rheologischer Meßmethoden spielt die Art der Strömung eine Rolle.

Laminare Strömung. Die Teilchen bewegen sich auf parallelen Stromlinien. Innerhalb der Stromlinien sind Richtung und Geschwindigkeit konstant. Viele rheologische Meßmethoden setzten eine laminare Strömung des Meßgutes und entsprechende Grundlagen voraus (s. Hagen-Poiseuille- und Newton-Gesetz).

Turbulente Strömung. Nur die Randteilchen bewegen sich auf parallelen Stromlinien. Die Mehrzahl der Teilchen bewegt sich auf wirbelförmigen Stromlinien, wodurch Energie verloren geht.
Ob eine Flüssigkeit oder ein Gas laminar oder turbulent strömt, hängt vom Verhältnis aus Beschleunigungs- und Reibungsarbeit ab, dessen Ausdruck die Reynolds-Zahl ist. Sie ist dimensionslos und kann entsprechend Gl. 3 berechnet werden.

$$Re = v \cdot d \cdot \rho / \eta \quad (3)$$

$Re =$ Reynolds-Zahl,
$v \quad =$ Strömungsgeschwindigkeit (m · s^{-1}),
$d \quad =$ Durchmesser (m),
$\rho \quad =$ Dichte (kg · m^{-3}),
$\eta \quad =$ Viskosität (Pa · s).

Eine freie Strömung kann noch bis Re < 2320 laminar sein. Eine Kugel wird hingegen nur bis Re < 0,5 laminar umströmt. Begrenzte Strömungen, z. B. Strömungen in Rohren, werden durch die Reibung an der Wand beeinflußt.

Newton-Systeme

Bei Newton-Systemen, idealviskosen Flüssigkeiten, ist die Viskosität eine Stoffkonstante und nur vom Druck und der Temperatur abhängig. Für diese Flüssigkeiten gilt das Newton-Gesetz (s. Gl. 4). Das Rheogramm stellt eine Gerade dar, die im Nullpunkt entspringt (Abb. 2.50).

$$\eta = \tau / D, \text{ wobei gilt: } \tau = F / A \quad (4)$$

$\eta \quad =$ dynamische Viskosität (Pa · s),
$\tau \quad =$ Schubspannung (Pa)
$D \quad =$ Schergeschwindigkeit (s^{-1}),
$F \quad =$ Kraft (N);
$A \quad =$ Fläche (m^2).

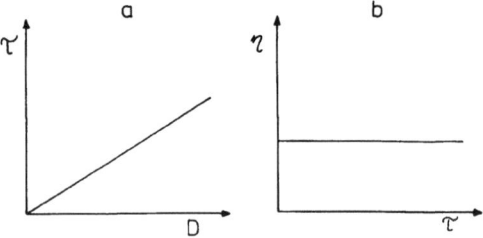

Abb. 2.50. a Rheogramm sowie **b** Zusammenhang zwischen Viskosität und Schubspannung für Newton-Systeme; *D* Deformationsgeschwindigkeit; τ Schubspannung, η Viskosität

In Flüssigkeiten nehmen mit steigender Temperatur und demzufolge wachsender kinetischer Energie der Moleküle die Kohäsionskräfte ab und das Fließen wird erleichtert. Die Fließaktivierungsenergie beträgt oft ein Drittel der Verdampfungsenergie, kann jedoch, insbesondere bei Flüssigkeiten mit Wasserstoffbrückenbindungen, auch wesentlich höhere Werte annehmen.

Nicht-Newton-Systeme

Systeme mit nichtlinearen Rheogrammen werden als strukturviskos bezeichnet. Es handelt sich um flüssige und feste heterogene Dispersionen wie Sole, Schleime, Gele, Emulsionen und Suspensionen. Die Viskosität ist von der Schergeschwindigkeit τ abhängig (Abb. 2.51).

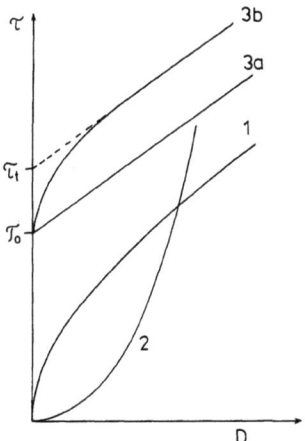

Abb. 2.51. Rheogramme von Nicht-Newton-Systemen; 1 pseudoplastisches; 2 dilatantes; 3a plastisches System (Bingham-Körper); 3b plastisches System (Casson-Körper); τ_0 praktische Fließgrenze, τ_t theoretische Fließgrenze

Ursachen des Nicht-Newton-Fließverhaltens, auch als Struktur- oder Quasiviskosität bezeichnet, sind durch die Scherbeanspruchung bewirkte Veränderungen in der Struktur der Systeme, wie z. B. Änderung der Knäuelung fadenförmiger Makromoleküle.

Pseudoplastische Systeme. Mit steigender Schergeschwindigkeit nimmt die Schubspannung nur unterproportional zu bzw. die Viskosität ab.

Dilatante Systeme. Mit steigender Schergeschwindigkeit nehmen sowohl die Schubspannung als auch die Viskosität überproportional zu.

Plastische Systeme. Kennzeichnung dieser Systeme ist eine Fließgrenze. Man versteht darunter die Schubspannung, oberhalb derer das Fließen beginnt. Im rheologischen Sinne liegt unterhalb der Fließgrenze ein Feststoff und oberhalb eine Flüssigkeit vor. Systeme, die oberhalb der Fließgrenze idealviskos fließen, werden als *Bingham-Körper* bezeichnet. *Casson-Körper* sind nichtidealplastische Systeme. Pharmazeu-

tisch relevante Systeme, insbesondere Salbengele, fließen oberhalb der Fließgrenze nichtidealviskos. Ursache des plastischen Fließverhaltens sind gegenüber Schub- und Scherbeanspruchungen sensible Strukturen, die aus dispergierten Partikeln oder Tröpfchen wie auch aus molekularen und übermolekularen Ordnungseinheiten bestehen können. Erfolgt die Strukturänderung zusätzlich als Folge der Scherzeit, so liegen Thixotropie oder Rheopexie vor (Abb. 2.52). Bei *Thixotropie* nimmt bei gegebener Scherbeanspruchung die Viskosität mit der Zeit ab, bei *Rheopexie* ist es umgekehrt.

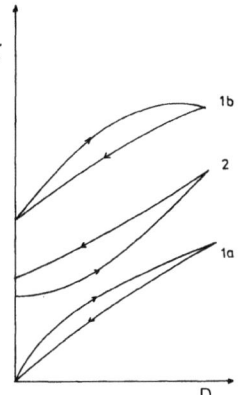

Abb. 2.52. Rheogramme thixotroper Systeme und Rheogramm eines rheopexen Systems; 1a pseudoplastische, 1b plastische Thixotropie; 2 Rheopexie

Thixotropie ist eine pharmazeutisch erwünschte Eigenschaft. Sie wird sowohl bei pseudoplastischen als auch bei plastischen Systemen beobachtet. Ursache des Phänomens ist oft eine isotherme Gel-Sol-Gel-Umwandlung.
Ein reversibler oder irreversibler Strukturabbau, meist verbunden mit einer deutlichen Viskositätsänderung, wird als *Rheodestruktion* bezeichnet, die Wiederherstellung der anfänglichen molekularen Ordnung als *Strukturregeneration*.

Viskoelastische Systeme

Diese Systeme besitzen neben viskosen auch elastische Eigenschaften. Das bedeutet, daß ein Teil der durch Scherbeanspruchung aufgenommenen Arbeit elastisch und reversibel gespeichert wird. Bei Beendigung des Schervorgangs äußert sich die gespeicherte Arbeit in einer Rückstellkraft. Viskoelastische Systeme stehen rheologisch zwischen Flüssigkeiten und Festkörpern. Für diese Systeme sind rheologische Phänomene, wie Relaxation und Kriechen typisch. Unter *Relaxation* versteht man die allmähliche Abnahme vorhandener Spannungen bis zu einer definierten zeitlich konstanten Deformation. Mit *Kriechen* hingegen wird die allmähliche Zunahme der gesamten Deformation bei konstanter Spannung bezeichnet.

Meßmethoden

Neben Methoden zur Bestimmung der Strömungsgeschwindigkeit lassen sich Zeit-, Kraft- und Wegmeßmethoden unterscheiden.

Strömungsgeschwindigkeit. Voraussetzung ist eine stationäre Strömung, die pro Zeiteinheit transportierte Masse ist also konstant. Grundlage ist die Bestimmung von Druckdifferenzen, was manometrisch oder mittels spezieller Anordnungen erfolgt oder die Ausnutzung des Auftriebsprinzip.
Beim *Venturi-Rohr* (Abb. 2.53) handelt es sich um eine Düsenanordnung, die so konstruiert ist, daß eine Wirbelbildung ausgeschlossen ist. Aus der Differenz zwischen dem Druck an der engsten und weitesten Stelle des Rohres und unter Einbeziehung von Apparatekonstanten, die auch die Strömungsart und die Dichte des Mediums berücksichtigen, kann die Strömungsgeschwindigkeit wie folgt berechnet werden.

$$v = (A_1 / A_2)(k_v \cdot \Delta p / \rho \cdot A_2) \qquad (5)$$

A_1, A_2, k_v = Gerätekonstanten

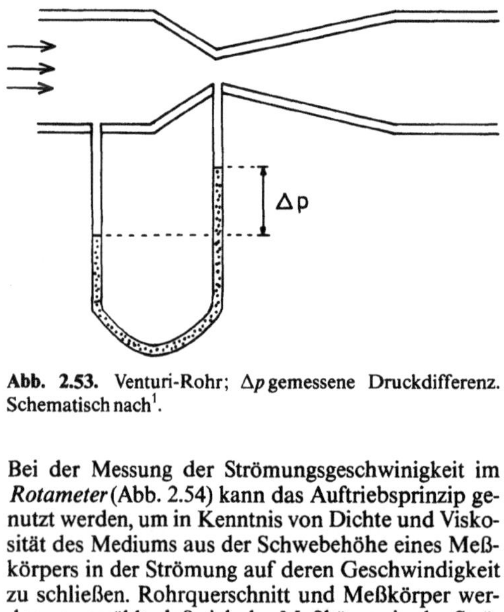

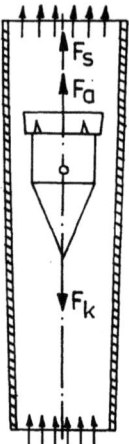

Abb. 2.54. Kraft- und Strömungsverhältnisse in einem Rotameter; F_s strömungsbedingte Hubkraft; F_a Auftriebskraft; F_k Gewichtskraft

Das Meßprinzip der *Kapillarviskosimeter* besteht darin, daß eine Probe durch Druck durch eine Kapillare gepreßt wird. Die Viskosität kann in diesem Fall mit Hilfe des Hagen-Poiseuille-Gesetzes berechnet werden.

$$V / t = \pi \cdot r^4 \cdot p / 8 \eta \cdot l \qquad (7)$$

V = Ausflußvolumen (m³),
t = Ausflußzeit (s),
r = Kapillarradius (m),
p = Druckgradient,
l = Länge der Kapillare (m).

In der Pharmazie kann anstelle des Druckgradienten der hydrostatische Druck eingesetzt werden. Die Viskosität berechnet sich nach Gl. 8.

$$\eta = \rho \cdot g \cdot \pi \cdot r^4 \cdot t / 8 l \cdot V \qquad (8)$$

Ein Beispiel für die praktische Anwendung ist z. B. das Ubbelohde-Kapillarviskosimeter. (Abb. 2.55) Bestimmt wird die Zeit, die der Meniskus braucht, um von m_1 bis m_2 zu sinken.
Das Meßprinzip der *Kugelfallviskosimeter* besteht darin, daß eine definiert dimensionierte Kugel unter dem Einfluß der Schwerkraft durch die zu untersuchende Probe fallen gelassen wird. Die Viskosität kann dabei auf der Grundlage des Stokes-Sedimentationsgesetzes berechnet werden.

Abb. 2.53. Venturi-Rohr; Δp gemessene Druckdifferenz. Schematisch nach[1].

Bei der Messung der Strömungsgeschwinigkeit im *Rotameter* (Abb. 2.54) kann das Auftriebsprinzip genutzt werden, um in Kenntnis von Dichte und Viskosität des Mediums aus der Schwebehöhe eines Meßkörpers in der Strömung auf deren Geschwindigkeit zu schließen. Rohrquerschnitt und Meßkörper werden so gewählt, daß sich der Meßkörper in der Strömung im Gleichgewicht befindet. Im Gleichgewicht entspricht der Widerstandsbeiwert der Strömungsgeschwindigkeit laut Gl. 6.

$$V_k \cdot g \cdot (\rho_k - \rho_m) = c_w \cdot A_k \cdot \rho_m / 2 v^2 \qquad (6)$$

V_k = Volumen des Meßkörpers (m³),
A_k = strömungswirksame Fläche des Meßkörpers (m²),
ρ_k = Dichte des Meßkörpers (kg · m⁻³),
ρ_m = Dichte des Mediums (kg · m⁻³),
c_w = Widerstandswert.

Zeitmeßmethoden. Zeitmeßmethoden ermöglichen meist nur eine Ein-Punkt-Messung. Dabei ist das Schergefälle nicht oder nur wenig variabel, weshalb diese Geräte für Newton-, nicht aber für strukturviskose Systeme geeignet sind.

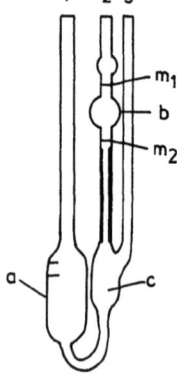

Abb. 2.55. Ubbelohde-Kapillarviskosimeter; 1 Einfüllrohr; 2 Meßrohr mit Kapillare; 3 Entlüftungsrohr; a Vorratsgefäß; b Ausflußgefäß; c Auffanggefäß; m_1, m_2 Meßmarken

$$v = h / t = 2 \cdot r^2 \cdot (\rho_s - \rho_m) \cdot g / 9 \cdot \eta \qquad (9)$$

v = Sedimentationsgeschwindigkeit $(m \cdot s^{-1})$,
h = Fallstrecke (m),
t = Fallzeit (s),
r = Radius des Fallkörpers (m),
ρ_s = Dichte des Fallkörpers $(kg \cdot cm^{-3})$,
ρ_m = Dichte des Mediums $(kg \cdot cm^{-3})$.

Voraussetzung für das Stokes-Gesetz ist, daß keine Wandeffekte auftreten, der Radius des Fallrohres also deutlich größer als der der benutzten Kugel ist. Das in der Pharmazie gebräuchliche Höppler-Viskosimeter (Abb. 2.56) benutzt ein um 10 ° gegen die Vertikale geneigtes Fallrohr. Demzufolge rollt die Kugel an der Rohrwand ab. Nach der Thermostatierung wird entarretiert und das Fallrohr um 180 ° geschwenkt, so daß die Kugel zu sinken beginnt. Aus der Fallzeit, welche die Kugel für die 10 cm lange Meßstrecke zwischen m_1 und m_2 braucht, kann die Viskosität berechnet werden.

$$\eta = k (\rho_s - \rho_m) \, t \qquad (10)$$
k = Kugelkonstante $(m^2 \cdot s^{-2})$.

Die Fallzeit sollte $t \geq 10$ s betragen.

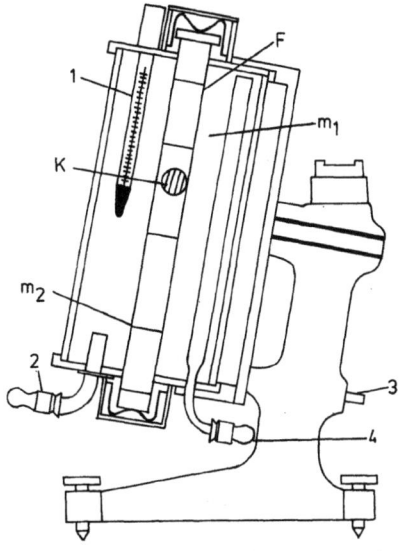

Abb. 2.56. Höppler-Kugelfallviskosimeter; 1 Thermometer; 2 Thermostatzufluß; 3 Arretierung; 4 Thermostatabfluß; K Meßkörper; F Fallrohr; m_1, m_2 Meßmarken

Konventionelle Ausflußmeßgeräte, wie z. B. der DIN-Auslaufbecher, werden vorrangig zur qualitativen Beurteilung disperser Systeme eingesetzt. Die erhaltenen Meßdaten, Ausflußzeiten, können im allgemeinen nicht zur Berechnung der Viskosität benutzt werden. Das AB-DDR beschreibt eine solche Methode zur Bestimmung der Konsistenz öliger Lösungen oder Suspensionen zur Injektion, wobei eine Spritze als Auslaufgefäß dient.

Kraftmeßmethoden. Diese Methoden ermöglichen Zwei- oder Mehrpunkt-Messungen bei verschiedenen Schergefällen.

Das Meßprinzip der *Rotationsviskosimeter* (Abb. 2.57) besteht in der Rotation eines Meßkörpers in der zu untersuchenden Probe. Über die Rotationsgeschwindigkeit ist das auf die Probe einwirkende Geschwindigkeitsgefälle in bestimmten Bereichen wählbar. Aus Geschwindigkeitsgefälle und Schubspannung kann gemäß der Gl. 4 die Viskosität von Newton-Systemen berechnet werden. Für Nicht-Newton-Systeme wird üblicherweise eine Fließkurve aufgenommen, aus der bestimmte Viskositäten sowie weitere rheologische Parameter zugänglich sind. Korrekturen sind notwendig, um z. B. die sog. Zellularströmung oder Effekte an den Endflächen des gewählten Rotationskörpers zu berücksichtigen.

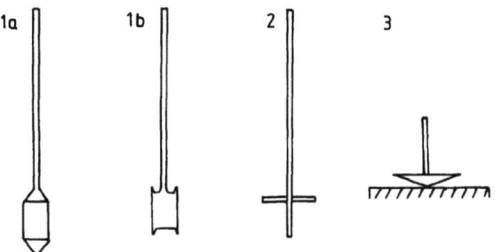

Abb. 2.57. Meßkörper und Meßeinrichtung für Rotationsviskosimeter; 1 Zylinder, a mit Doppelkegel (z. B. Epprecht-Rheomat), b mit speziellen ausgehöhlten Stirnflächen (z. B. Haake-Rotovisko, MLW-Rheotest); 2 T-Spindel (z. B. Brookfield-Synchrolectric); 3 Kegel-Platte-Meßeinrichtung (z. B. Haake-Rotovisko, MLW-Rheotest)

Bezüglich der Auswertung rotationsviskosimetrischer Untersuchungen strukturviskoser Proben bestehen unterschiedliche Auffassungen, da die mit verschiedenen Meßgeräten unter den jeweiligen Scherbedingungen erzielten Meßergebnisse schwer verglichen werden können. Wesentliche Parameter sind:

- Anfangsviskosität,
- Endviskosität,
- Ruheviskosität,
- praktische und theoretische Fließgrenze,
- plastische Viskosität,
- Thixotropie.

Zur Bestimmung des Fließverhaltens pharmazeutischer Präparate wird vielfach die *Viskowaage* genutzt. Zur Messung dient eine Waage, an deren einem Hebelarm ein dünner Stab mit einer Metallkugel hängt. Die Kugel wird exzentrisch durch ein kalibriertes Glasrohr gezogen. Die Meßsubstanz durchströmt dabei laminar den Spalt zwischen Kugel und Rohr. Die Zugkraft wird von den Massestücken in einer Waagschale am anderen Hebelarm geliefert. Gemessen wird die Zeit der Kugelbewegung und die Viskosität wird nach Gl. 11 berechnet:

$$\eta = k' \cdot F_g \cdot t \qquad (11)$$

k' = *Kugelfaktor* (m^{-2}),
F_g = Gewichtskraft (N).

Die Dichte der Probe braucht nicht bekannt zu sein. Auch undurchsichtige und trübe Substanzen sind bequem und genau meßbar. Die Aufnahme von Temperaturkurven geht sehr schnell, da ein Kugelwechsel nicht erforderlich ist. Die Änderung der Auflagegewichte läßt Messungen in verschiedenen Viskositätsbereichen zu.

Die *Schwingungsmessungen*, eine Art der Rheometrie, liefern insbesondere Informationen über die viskoelastischen Eigenschaften strukturviskoser Systeme. Im einfachsten Fall werden mit einem Rotationsviskosimeter erzeugte Drehschwingungen genutzt, um von der Probe eine viskoelastische Antwort zu erhalten. Das gleiche Prinzip, jedoch in der Regel eine höhere Empfindlichkeit realisieren sog. Kriechrheometer (s. Abb. 2.58), d. h. Kegel-Platte- oder Platte-Platte-Meßeinrichtungen, bei denen die mechanische Beanspruchung durch eine ausgelenkte Torsionsfeder bewirkt wird. Auch kann die Schwingung über ein inkompressibles Medium und eine Membran an die Probe weitergeleitet werden.

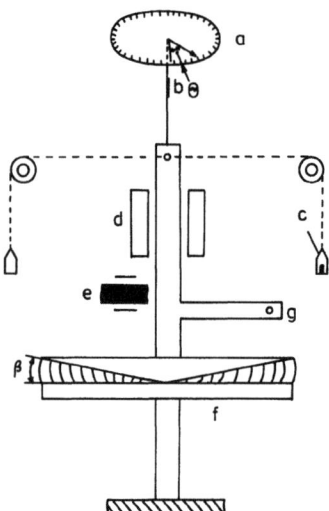

Abb. 2.58. Kriechrheometer; a Skala; b Torsionsfeder; Θ Verdrillungswinkel; c Masseauflage; d Luftlager; e Festellbremse; f Kegel-Platte-Meßeinrichtung; g Wegaufnehmer; β Kegel-Platte-Winkel. Schematisch nach[2,3]

Wegmeßmethoden. Diese Methoden, die auch unter dem Begriff Penetrometrie zusammengefaßt werden können, beruhen darauf, daß ein definiert gestalteter und belasteter Meßkörper eine vorgegebene Zeit in die Probe getrieben wird. Die Tiefe des Eindringens oder der Penetration ist ein Maß für die Konsistenz des untersuchten Systems. Man unterscheidet zwischen Makro- und Mikropenetration und gibt die Eindringtiefe im allgemeinen in Penetrometergraden (0,1 mm) an.

Beim *Konsistometer* wird die Zeit gemessen, die verstreicht, wenn der Meßkörper unter einer definierten Gewichtskraft die Probe schert. Es ist hierbei auch möglich, die Kraft zu messen, die erforderlich ist, um

den Meßkörper einen bestimmten Weg in die Probe vorzutreiben.

Die *Glasstabmethode* ist im AB-DDR zur Bestimmung der Konsistenz von Salben und Pasten angegeben. Als Meßkörper dient ein Glasstab, der unter definierten Bedingungen in die Probe fallen gelassen wird.

Eine penetrometrische Methode auf der Basis eines automatischen *Kegelpenetrometers* ist im AB-DDR zur Prüfung von Salben vorgesehen. Dazu ist eine Apparatur vorgeschrieben, bei der ein Prüfkegel fallengelassen und nach 5 s automatisch arretiert wird. Die nach dieser Zeit erreichte Eindringtiefe wird in Millimeter oder in Penetrometergraden angegeben.

Die durch das *Bloom-Gelometer* ermittelte Bloom-Zahl oder Gelfestigkeit ist in der USP XXII und in der BP 88 zur Beurteilung der Qualität von Gelatine enthalten.

Das *Höppler-Konsistometer* ist ein Penetrometer, bei dem der Meßkörper variabel belastet werden kann. Es ist breit einsetzbar und erlaubt neben Viskositätsmessungen auch die Untersuchung der Elastizität, Plastizität, Druck- und Biegefestigkeit, Wärmeformbeständigkeit u. a.

Bedeutung rheologischer Parameter

Besonders bedeutsam sind die rheologischen Meßmethoden für die Qualitätsbeurteilung halbfester Zubereitungen, wie Salben, Pasten und Cremes. Daneben werden jedoch auch Suspensionen,[4] Suppositoriengrundlagen,[5,6] Polymerlösungen[7] und andere kolloidale Systeme[8] rheometrisch untersucht. Außerdem wird über die rheologischen Parameter der Haut,[9] des Blutes[10] oder der Blutkörperchen berichtet.

Halbfeste Zubereitungen. Die Rheologie liefert Aussagen über

- die Struktur und Qualität der Salbengrundlagen und Salben,
- die Eignung der Herstellungstechnologie und die Lagerstabilität der Salben sowie
- die Anwendungseigenschaften der Zubereitungen.

Salbengrundlagen. Rheologisch untersucht wurden Vaseline und andere Kohlenwasserstoffgele,[11-16] Wollwachs,[17] Oleogele,[14,18-20] Macrogole,[21,22] Polyacrylathydrogele[23-27] sowie Hydrogele und Schleime aus Agarose,[28] Hydroxyethylcellulose,[29] Carboxymethylcellulose[30,31] oder Methylcellulose.[32] Im Zusammenhang mit diesen Untersuchungen werden Aussagen darüber gewonnen, wie

- das Verhältnis fester und flüssiger Anteile,
- die Anwesenheit und Art oberflächenaktiver Bestandteile,
- emulgiertes Wasser,
- feste Zusätze, wie z. B. Zinkoxid

die Qualität der relevanten Zubereitungen beeinflussen können.

Herstellungstechnologie. Die thermischen und mechanischen Beanspruchungen bei der Herstellung von Oleogelen führen zu signifikanten Änderungen rheologischer Parameter.[14,33] Bei Emulsionsgrundlagen beeinflussen Herstellungsbedingungen wie Emulgiertemperatur, Abkühlgeschwindigkeit und

Mischungsintensität signifikant verschiedene rheologische Strukturparameter. Weiterhin belegen verschiedene Untersuchungen,[34-36] daß mit wachsender Konzentration fester öllöslicher Emulgatoren im allgemeinen die Fließgrenze sowie die Anfangs- und Endviskosität der Systeme ansteigen. Mitunter hat die mechanische Beanspruchung einen gegenteiligen Effekt. So kann sie bei Kohlenwasserstoffgelen erweichend und bei O/W-Emulsionssystemen verfestigend auf das System wirken.

Die Art der Einarbeitung von Arzneistoffen beeinflußt ebenfalls die rheologische Struktur der Systeme.[37] Sich in der Grundlage lösende Arzneistoffe können entsprechend ihrer Löslichkeit die Quasiviskosität herabsetzen. Suspendierte Arzneistoffe verfestigen im allgemeinen oberhalb von Konzentrationen zwischen 5 bis 10% die Systeme. Der entsprechende Effekt ist von Arzneistoff zu Arzneistoff verschieden. Zinkoxid hat einen vergleichsweise starken Einfluß auf die Struktur des Gesamtsystems, was auf die Korngröße und das hohe spezifische Volumen dieser Substanz zurückgeführt wird.

Stabilitätsbeurteilungen. Speziell bei Emulsionsgrundlagen[38,39] und Macrogolgelen[40] konnten verschiedene Zusammenhänge zwischen Wirkstoff-Hilfsstoff- und Hilfsstoff-Hilfsstoff-Wechselwirkungen auf die rheologische Stabilität und damit auf die Lagerstabilität nachgewiesen werden.

Anwendung. Bei Salben als Arzneiträger steht die Liberation der enthaltenen Arzneistoffe oft im Vordergrund des Interesses. In einer Reihe von Untersuchungen[24,41-47] gelang es, gesetzmäßige Zusammenhänge zwischen verschiedenen rheologischen Eigenschaften und der Arzneistoffliberation nachzuweisen.

Augensalben. Die rheologische Beschaffenheit spielt eine besondere Rolle, da hier Reizerscheinungen durch zu steife Systeme ausgeschlossen werden müssen. Eine Reihe von Untersuchungen an Systemen mit Plastibase®,[48] Weichparaffin[49] oder anderen halbfesten ophthalmologischen Vehikeln[50] informiert über Möglichkeiten der Optimierung der entsprechenden rheologischen Parameter.

Literatur

1. Sucker H (1978) Strömende Gase und Flüssigkeiten. In: Sucker H, Fuchs P, Speiser P (Hrsg.) Pharmazeutische Technologie, 1. Aufl., Thieme, Stuttgart, S.93-106
2. Martin, Swarbrick, Cammarata (Hrsg.) vollst. überarb. von Stricker H (1987) Physikalische Pharmazie, 3. Aufl., Wiss. Verlagsgesellschaft, Stuttgart, S. 181-196
3. Gerth C (1980) Rheometrie. In: Kelker H (Hrsg.) Ullmanns Enzyklopädie der technischen Chemie Band 5, 4. Aufl., Verlag Chemie, Weinheim, S.755-777
4. Hiestand EN (1972) J Pharm Sci 61:268-272
5. Adami M, Colombo G, Gallo MT (1986) Acta Pharm Technol 32:13-19
6. Hüttenrauch R, Möller U (1986) Pharmazie 41:602-603
7. Kulicke WM, Kniewske R, Müller RJ, Prescher M, Kehler H (1986) Angew Macromol Chem 142:29-49
8. Krieger IM (1985) Rheology of Polymer Colloids. In: Buscall R, Corner T, Stageman JF (Hrsg.) Polymer Colloids. Elsevier Sci. Publ., London New York, S.219-246
9. Potts RO, Breuer MM (1982) J Soc Cosmet Chem 33: 169-178
10. Gross JF, Gersten K (1981) Arzneim Forsch 31:1989-1995
11. Erös I (1977) Pharmazie 32:709-713
12. Gstirner F, Meisenberg R (1972) Arch Pharm 305:266-273
13. Kedvessy G, Erös I (1974) Dtsch Apoth Ztg 114: 1349-1351
14. Bombor R, Horsch W (1977) Pharmazie 32:706-708
15. Erös I, Ugri-Hunyadvari E (1977) Pharmazie 32:713-716
16. Erös I, Kedvessy G (1985) Pharm Ind 47:777-781
17. Kassem MA, Kassem AA, Salama HA (1970) Fette Seifen Anstrichmittel 72:366-370
18. Horsch W, Bombor R (1974) Pharmazie 29:323-330
19. Bombor R, Horsch W (1977) Pharmazie 32:104-109
20. Töricht E, Erös I (1977) Pharmazie 32:109-113,169-171
21. Erös I (1975) Sci Pharm 43:22-31
22. Lance-Gomez ET, Ward TC (1986) J Appl Polym Sci 31:333-340
23. Erös I, Dittgen M, Bombor R (1983) Pharmazie 38: 354-355
24. Dittgen M, Korbar-Smid J, Prösch C, Srcic S, Kristl J (1983) Pharmazie 38:396-399
25. Dittgen M, Bombor R, Erös I, Korbar-Smid J (1984) Pharmazie 39:348-349
26. Moes A (1972) Il Farmaco Ed Prat 27:119-146
27. Barry BW, Meyer MC (1979) Int J Pharm 2:1-25
28. Bourret E, Fortune R, Bardet L (1986) Pharm Acta Helv 61:185-190
29. Erös I, Regdon jun G (1982) Pharmazie 37:424-426
30. Chaveau C, Maillols H, Delonca H (1986) Pharm Acta Helv 61:10-11
31. Dolz-Planas M, Gonzales-Rodriguez F, Belda-Maximino R, Herraez-Dominguez JV (1988) J Pharm Sci 77:799-801
32. Tomioka M, Matsumura G (1987) Chem Pharm Bull 35:2510-2518
33. Erös I, Ugri-Hunyadvari E (1977) Pharmazie 32:784-787
34. Erös I (1983) Pharm Ind 45:203-207
35. Kedvessy G, Erös I, Mednyansky A, Morocz M (1987) Pharm Ind 49:747-751
36. Gstirner F, Kottenberg D (1971) Arch Pharm 304:201-213
37. Erös I, Mayer A, Nagy G (1978) Acta Pharm Technol 24:231-242
38. Erös I (1976) Pharmazie 31:241-246
39. Erös I (1976) Pharmazie 31:390-395
40. Kuroda M, Kawata T (1985) Chem Pharm Bull 33: 3915-3921
41. Colnago F, Stivic I, Jalsenjak I (1982) Acta Pharm Technol 28:61-65
42. Mayer A, Nagy G, Erös I (1978) Acta Pharm Technol 24:243-250
43. Kristl J, Smid-Korbar J, Dittgen M, Srcic S, Bratko D (1987) Acta Pharm Technol 33:140-144
44. Kaiho F, Nasu T, Kato Y (1983) Chem Pharm Bull 31:1395-1399
45. Kneczke M, Landersjö L, Lundgren P, Führer C (1986) Acta Pharm Suec 23:193-204
46. Provost C, Kinget R, Herbot H (1981) Pharm Weekbl 116:1560-1563
47. Loth H, Holla-Benninger A, Hailer M (1979) Pharm Ind 41:789-796
48. Jurgens jun RW, Becker CH (1974) J Pharm Sci 63: 443-445
49. De Rudder D, Remon JP, Van Aerde P (1987) Drug Dev Ind Pharm 13:1799-1806
50. Bottari F, Giannaccini B, Cristofori B, Saettone MF (1987) Il Farmaco Ed Prat 10:434-446

2.6 Kolligative Eigenschaften, Diffusion und Verteilung

M. DITTGEN

Dampfdruckerniedrigung

Nichtflüchtige Substanzen, die in einem flüchtigen Lösungsmittel gelöst sind, erniedrigen entsprechend dem Raoult-Gesetz, Gl. (1), proportional zur Anzahl der gelösten Moleküle den Dampfdruck über der Lösung:

$$p_1 = p_0 \cdot X_1 \tag{1}$$

p_0 = Dampfdruck des Lösungsmittels ohne Gelöstes (Pa),
p_1 = Dampfdruck des Lösungsmittels über der verdünnten Lösung (Pa),
X_1 = Molenbruch des Lösungsmittels.

Unter dem *Molenbruch* versteht man dabei nach Gl. (2) den Quotienten aus der Molzahl des Lösungsmittels und den Molzahlen aller Substanzen in der Lösung:

$$X_1 = n_1 / \Sigma n_i \tag{2}$$

n_1 = Molzahl des Lösungsmittels (mol),
Σn_i = Summe der Molzahlen aller Substanzen der Lösung (mol).

Die Summe der Molenbrüche aller Bestandteile einer Lösung ist nach Gl. (3) gleich 1:

$$X_1 + X_2 = 1 \tag{3}$$

X_2 = Molenbruch des Gelösten.

Vom Molenbruch einer Lösung hängen deren Dampfdruck, Gefrierpunkt, Siedepunkt und osmotischer Druck ab. *Dampfdruck, Gefrierpunkt, Siedepunkt* und *osmotischer Druck* werden als kolligative Eigenschaften bezeichnet, da sie von der Zahl der gelösten Moleküle und weniger von deren Art abhängen.
Gl. (3) kann auch als Differenz geschrieben werden, was Gl. (4) ergibt. Setzt man diese Differenz anstelle X_1 in Gl. (1) ein, so gelangt man über Gl. (5) und (6) zu Gl. (7), einem Ausdruck für die relative Dampfdruckerniedrigung:

$$X_1 = 1 - X_2, \tag{4}$$

$$p_1 = p_0 \cdot (1 - X_2), \tag{5}$$

$$p_0 - p_1 = p_0 \cdot X_2, \tag{6}$$

$$\Delta p = p_0 \cdot X_2, \tag{6a}$$

$$\frac{p_0 - p_1}{p_0} = \frac{\Delta p}{p_0} = X_2 = \frac{n_2}{n_1 + n_2} \tag{7}$$

n_2 = Molzahl des Gelösten (mol),
p_1 = Dampfdruck des Lösungsmittels (Pa),
Δp = Dampfdruckerniedrigung (Pa).

Der Ausdruck $\Delta p / p_0$ wird als *relative Dampfdruckerniedrigung* bezeichnet. Die relative Dampfdruckerniedrigung ist eine dimensionslose Größe und hängt nur vom Molenbruch des Gelösten, d. h. von der Anzahl der Teilchen je Lösungsmittelvolumen, ab.
In verdünnten Lösungen kommt der Molenbruch dem Molverhältnis nahe und beide können gegenein-

ander ausgetauscht werden. Somit kann die relative Dampfdruckerniedrigung mit Hilfe der molalen Konzentration des Gelösten ausgedrückt werden. Bezogen auf 1.000 g einer wäßrigen Lösung gilt Gl. (8), so daß deren Dampfdruckerniedrigung nach der von Gl. (6a) abgeleiteten Gl. (9) berechnet werden kann.

$$X_2 = \frac{\Delta p}{p_0} \simeq \frac{n_2}{n_1} = \frac{c_2 / M_2}{1000 / M_1} = \frac{m_2}{1000 / 18,02} = 0,018 \cdot m_2 \tag{8}$$

$$\Delta p = p_0 \cdot 0,018 \cdot m_2 \tag{9}$$

M_1 = molare Masse des Lösungsmittels (g · mol^{-1}),
M_2 = molare Masse des Gelösten (g · mol^{-1}),
m_2 = molale Konzentration des Gelösten (mol · kg^{-1}),
c_2 = Konzentration des Gelösten (g/1.000 g).

Siedepunktserhöhung

Als *Siedepunkt* wird definitionsgemäß die Temperatur bezeichnet, bei der der Dampfdruck einer Flüssigkeit gleich dem äußeren Druck von $1,01 \cdot 10^5$ Pa ist. Infolge der Dampfdruckerniedrigung entspricht der Dampfdruck über der Lösung eines nichtflüchtigen Stoffes erst bei höherer Temperatur dem äußeren Druck von $1,01 \cdot 10^5$ Pa, d. h. der Siedepunkt der Lösung ist höher als der des reinen Lösungsmittels (Abb. 2.59).

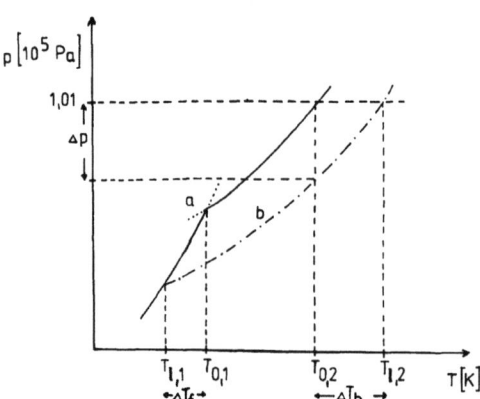

Abb. 2.59. Abhängigkeit des Dampfdruckes von der Temperatur (Dampfdruckkurven) einer Lösung (b) im Vergleich zum dazugehörigen Lösungsmittel (a). p Dampfdruck, Δp Dampfdruckdifferenz zwischen a und b bei $T_{0,2}$, T Temperatur, ΔT_b Siedepunktserhöhung, ΔT_f Gefrierpunktserniedrigung, $T_{0,1}$ Gefrierpunkt des Lösungsmittels, $T_{0,2}$ Siedepunkt des Lösungsmittels, $T_{l,1}$ Gefrierpunkt der Lösung, $T_{l,2}$ Siedepunkt der Lösung

Die Dampfdruckkurve der Lösung verläuft unterhalb der des Lösungsmittels, so daß beim Siedepunkt des Lösungsmittels der Dampfdruck über der Lösung noch nicht den Siedepunkt erreicht. Während die Dampfdruckkurve des Lösungsmittels bei $T_{0,2}$ die Linie $p = 1,01 \cdot 10^5$ Pa schneidet, ist dies für die Dampfdruckkurve der Lösung erst bei der höheren Temperatur $T_{l,2}$ der Fall. Die *Siedepunktserhöhung* entspricht der Temperaturdifferenz ΔT_b. Bei gegebener Temperatur ist ΔT_b der Dampfdruckdifferenz Δp proportional.

Die Bestimmungsgleichung für ΔT_b, Gl. (12), kann aus der *Clapeyron-Gleichung*, Gl. (10), abgeleitet werden.

$$\frac{\Delta T_b}{\Delta p} = T_b \cdot \frac{V_d - V_1}{\Delta H_d} \qquad (10)$$

ΔH_d = molare Verdampfungswärme der Flüssigkeit $(J \cdot mol^{-1})$,
T_b = Siedepunkt der Flüssigkeit (K),
ΔT_b = Siedepunktserhöhung (K),
V_d = molares Volumen des Dampfes $(m^3 \cdot mol^{-1})$,
V_1 = molares Volumen der Flüssigkeit $(m^3 \cdot mol^{-1})$.

Dabei kann das im Vergleich zu V_d geringe molare Volumen der Flüssigkeit V_1 vernachlässigt, Gl. (11), anstelle von $V_d = R \cdot T_b/p_0$, das Volumen von 1 Mol Dampf gesetzt, Gl. (12), und für die relative Dampfdruckerniedrigung $\Delta p/p_0$ der Quotient

$$m_2 / 1.000 / M_1$$

aus Gl. (8) eingesetzt werden, so daß Gl. (13) resultiert:

$$\frac{\Delta T_b}{\Delta p} = T_b \cdot \frac{V_d}{\Delta H_d} \qquad (11)$$

$$\Delta T_b = \frac{R \cdot T_b^2}{\Delta H_d} \cdot \frac{\Delta p}{p_0} \qquad (12)$$

R = allgemeine Gaskonstante $(8,314\,J \cdot K^{-1} \cdot mol^{-1})$

$$T_b = \frac{R \cdot T_b^2 \cdot M_1}{1000 \cdot \Delta H_d} \cdot m_2 = K_b \cdot m_2 \qquad (13)$$

Die *ebullioskopische Konstante* K_b kann nach Gl. (14) berechnet werden. Sie hat für jedes Lösungsmittel einen charakteristischen Wert (Tab. 2.5) und entspricht der Siedepunktserhöhung einer idealen, einmolalen Lösung:

$$K_b = \frac{R \cdot T_b^2 \cdot M_1}{1000 \cdot \Delta H_d} \qquad (14)$$

Beispiel: Wasser
$\Delta H_d = 40,698\,kJ \cdot mol^{-1}$; $M_1 = 18,02\,g \cdot mol^{-1}$; $T_b = 373,2\,K$

$$K_b = \frac{8,314 \cdot (373,2)^2 \cdot 18,02}{1000 \cdot 40698} = 0,513\,K \cdot kg \cdot mol^{-1} \qquad (14a)$$

Tabelle 2.5. Siedepunkte (T_2), Gefrierpunkte (T_1), ebullioskopische (K_b) sowie kryoskopische Konstanten (K_f) einiger Lösungsmittel

Lösungsmittel	T_2 (°C)	K_b $(K \cdot kg \cdot mol^{-1})$	T_1 (°C)	K_f $(K \cdot kg \cdot mol^{-1})$
Aceton	56,0	1,71	-94,8	2,40
Benzol	80,1	2,53	5,5	5,12
Chloroform	61,2	3,63	-63,5	–
Ethanol	78,4	1,22	-114,5	3
Ether	34,6	2,02	-116,3	1,79
Wasser	100,0	0,51	0,0	1,86

Gefrierpunktserniedrigung

Als *Gefrierpunkt* einer Flüssigkeit oder *Schmelzpunkt* einer festen Substanz wird definitionsgemäß die Temperatur bezeichnet, bei der die feste und flüssige Phase unter Atmosphärendruck miteinander im Gleichgewicht stehen. Infolge der Dampfdruckerniedrigung verläuft die Dampfdruckkurve einer Lösung unterhalb der des Lösungsmittels, sie erreicht daher auch erst bei einer tieferen Temperatur die Phasengrenze „fest". Demzufolge liegt der Gefrierpunkt einer Lösung immer tiefer als der des reinen Lösungsmittels. Die Differenz aus beiden Gefrierpunkten wird als *Gefrierpunktserniedrigung* bezeichnet. Die Dampfdruckkurven von Lösungsmittel und Lösung liegen umso weiter auseinander, d. h. die Gefrierpunktserniedrigung ist um so größer, je konzentrierter die Lösung ist. In Analogie zur Siedepunktserhöhung ist auch die Gefrierpunktserniedrigung der molalen Konzentration an Gelöstem proportional, Gl. (15):

$$\Delta T_f = K_f \cdot \frac{1000 \cdot w_2}{w_1 \cdot M_2} = K_f \cdot m_2 \qquad (15)$$

K_f = kryoskopische Konstante $(K \cdot kg \cdot mol^{-1})$,
ΔT_f = Gefrierpunktserniedrigung (K),
w_1 = Masse an Lösungsmittel (kg),
w_2 = Masse an Gelöstem (kg).

Die Gefrierpunktserniedrigung einer 0,9%igen NaCl-Lösung beträgt 0,56 K. Die Angaben über die Gefrierpunktserniedrigung der Blut- bzw. Tränenflüssigkeit schwanken zwischen 0,52 K und 0,54 K.[1,2]
Die *kryoskopische Konstante* K_f hängt von den physikalischen Eigenschaften des Lösungsmittels ab und kann analog zu K_b von der Clapeyron-Gleichung abgeleitet werden, wobei jedoch anstelle der molaren Verdampfungswärme ΔH_d die molare Schmelzwärme ΔH_f einzusetzen ist.

Beispiel: Wasser
$\Delta H_f = 6,012\,kJ \cdot mol^{-1}$; $M_1 = 18,02\,g \cdot mol^{-1}$; $T_f = 273,2\,K$

$$K_f = \frac{8,314 \cdot (273,2)^2 \cdot 18,02}{1000 \cdot 6,012} = 1,86\,K \cdot kg \cdot mol^{-1} \qquad (15a)$$

Osmotischer Druck

Bei der Diffusion bewegen sich sowohl die Moleküle des Lösungsmittels als auch die Moleküle des Gelösten. Bei der Osmose hingegen sind Lösungsmittel und Lösung durch eine Membran getrennt, die nur für die Lösungsmittelmoleküle durchlässig (semipermeabel) ist. Bei einer typischen Anordnung zur Demonstration der Osmose, der Pfeffer-Zelle (Abb. 2.60), befindet sich die Lösung in einem tulpenförmigen Gefäß, das nach unten zum Lösungsmittel mit der semipermeablen Membran (Schweinsblase oder speziell behandeltes Cellophan) verschlossen und nach oben mit einer Kapillare versehen ist. Die Lösungsmittelmoleküle dringen durch die semipermeable Membran in die Lösung ein und heben dadurch deren Spiegel soweit an, bis der hydrostatische Druck der Flüssigkeitssäule den Druck der Wassermoleküle an der Membran ausgleicht. In diesem Falle entspricht

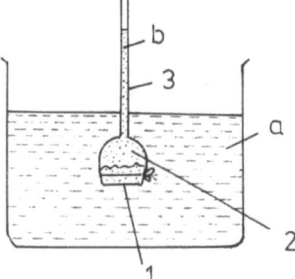

Abb.2.60. Demonstration des osmotischen Druckes mit einer der Pfeffer-Zelle[1] analogen Apparatur. a Lösungsmittel, b Lösung, 1 semipermeable Membran, 2 Glasgefäß, 3 Kapillare

der hydrostatische Druck der Flüssigkeitssäule in der Kapillare dem osmotischen Druck der Lösung.

Eine Interpretation der Osmose und des osmotischen Druckes ist für verdünnte (ideale) Lösungen in Analogie zu idealen Gasen möglich.

Van't Hoff-Gesetz. Dieses Gesetz besagt, daß der osmotische Druck einer Lösung so groß ist, wie der Gasdruck eines idealen Gases bei gleicher Konzentration und Temperatur wäre, wenn das Gas das gleiche Volumen wie die Lösung einnehmen würde.

Damit läßt sich auch der osmotische Druck wie die anderen kolligativen Eigenschaften auf die Dampfdruckerniedrigung einer Lösung gegenüber ihrem Lösungsmittel, d. h. das Raoult-Gesetz, Gl. (1), zurückführen. Ist der Dampfdruck der Lösung an der semipermeablen Membran niedriger als der des Lösungsmittels, so werden solange Lösungsmittelmoleküle durch die Membran in die Lösung eindringen und diese verdünnen, bis der Dampfdruck ausgeglichen ist.

Der osmotische Druck ist somit der durch den gelösten Stoff bedingten Dampfdruckerniedrigung proportional:

$$\pi \cdot V = n_2 \cdot R \cdot T \qquad (16)$$

π = osmotischer Druck (Pa),
V = Volumen der Lösung (m^3),
n_2 = Molzahl des Gelösten (mol).

$$\pi = \frac{n_2}{V} \cdot R \cdot T = c_m \cdot R \cdot T = \frac{c_2}{M_2} \cdot R \cdot T \qquad (17)$$

c_m = Molkonzentration des Gelösten $(mol \cdot m^{-3})$,
c_2 = Konzentration des Gelösten $(g \cdot m^{-3})$.

Nach der *Morse-Gleichung* (18) erzielt man meist bessere Übereinstimmung zwischen berechneten und experimentellen osmotischen Drücken, wenn anstelle der molaren die molale Konzentration der Lösung benutzt wird:

$$\pi = R \cdot T \cdot \rho \cdot m_2 \qquad (18)$$

ρ = Dichte der Flüssigkeit $(kg \cdot m^{-3})$

Damit besteht auch die Möglichkeit, den osmotischen Druck mit der Gefrierpunktserniedrigung gemäß Gl. (15) zu korrelieren, was als Voraussetzung für die Praxis der meisten Arzneibücher anzusehen ist, Angaben zur Tonizität der experimentellen Einfachheit

halber durch die Gefrierpunktserniedrigung auszudrücken.

Man setzt die *Molalität* aus der Gl. (15) $m_2 = \Delta T_f / K_f$ in Gl. (18) ein und erhält für 25 °C:

$$\pi = R \cdot T \cdot \rho \cdot \frac{\Delta T_f}{K_f} = \frac{24{,}8 \cdot 10^5}{1{,}86} \cdot \Delta T_f \simeq 13{,}3 \cdot 10^5 \cdot \Delta T_f$$

$$(19)$$

Insbesondere bei der Untersuchung der osmotischen Eigenschaften von Lösungen mit einem Dampfdruckosmometer (s. Abb. 2.6.3) erhält man Angaben der *Osmolalität*, d. h. in Osmol (Osm) oder Milliosmol (mOsm) je 1 kg Lösung. Die Dimensionen von Osmolalität und Molalität sind identisch $(mol \cdot kg^{-1})$. Aus der Osmolalität läßt sich die Gefrierpunktserniedrigung berechnen, Gl. (20). Umgekehrt kann die Osmolalität einer wäßrigen Lösung durch Division der gemessenen Gefrierpunktserniedrigung durch die Kryoskopiekonstante ermittelt werden, Gl. (21):

$$\Delta T_f = m_0 \cdot K_f \qquad (20)$$

$$m_0 = \Delta T_f / K_f \qquad (21)$$

m_0 = Osmolalität $(mol \cdot kg^{-1})$.

Die Tränenflüssigkeit sowie das Blutserum haben einen osmotischen Druck von etwa 764 kPa. Er entspricht dem einer 0,9%igen NaCl-Lösung. Die meist über die Gefrierpunktserniedrigung ermittelte Osmolalität für die Tränenflüssigkeit bzw. das Blutserum beträgt zwischen 0,29 und 0,32 $mol \cdot kg^{-1}$.

Meßmethoden

Bestimmung des Dampfdruckes. Dafür werden im einfachsten Fall *Manometer* eingesetzt. Zur Bestimmung der Dampfdruckerniedrigung stehen sog. Differentialmanometer zur Verfügung, mit denen auch sehr kleine Dampfdruckunterschiede erfaßt werden können.

Pharmazeutisch relevant ist insbesondere das *Dampfdruckosmometer* (Hersteller Dr. Herbert Knauer KG, Holzweg 28, D-6370 Oberursel/Taunus), weil mit ihm auch sehr kleine Volumina von Lösungen bei Körpertemperatur relativ schnell untersucht werden können. Dabei handelt es sich eigentlich um ein „Dampfdruckdifferentiometer" (vgl.[2]), weil der Dampfdruck einer Lösung unmittelbar mit dem des dazugehörigen Lösungsmittels verglichen wird. Dies geschieht durch sehr genaue Temperaturmessung.

In der konstant temperierten Meßzelle befinden sich zwei Thermistoren als Temperaturfühler (Abb.2.61). Jeweils mit einer Spritze wird an den einen Thermistor ein Tropfen Lösungsmittel und an den anderen ein Tropfen Lösung gebracht. Aus dem zuvor dampfgesättigten Innenraum der Meßzelle kondensiert so viel Lösungsmittel, bis der Lösungstropfen durch die dabei frei werdende Kondensationswärme so warm geworden ist, daß sein Dampfdruck dem in der Meßzelle herrschenden Dampfdruck entspricht. Die sich dabei zwischen beiden Thermistoren einstellende Temperaturdifferenz der Dampfdruckdifferenz zwischen beiden Tropfen bzw. der Konzentration der Lösung proportional.

Bestimmung der Siedepunktserhöhung. Für deren experimentelle Bestimmung wird in einer entsprechen-

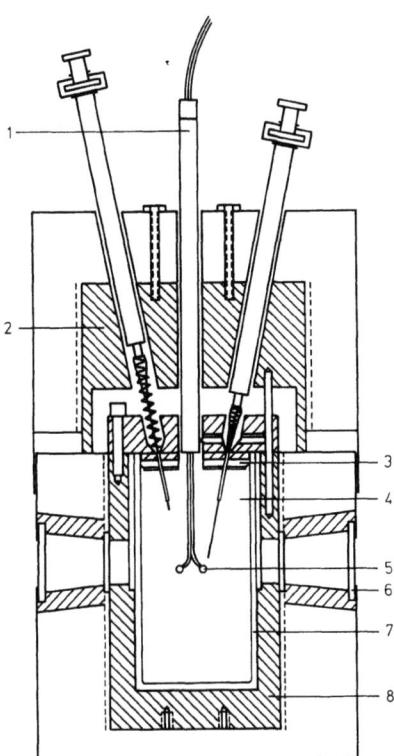

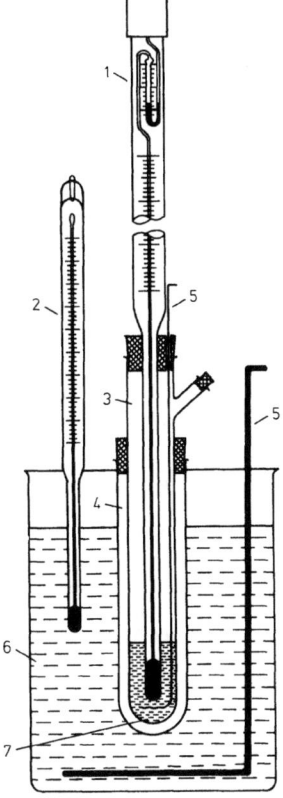

Abb. 2.61. Meßzelle eines Dampfdruckosmometers, schematisch nach Angaben des Herstellers (Dr. Ing. Herbert Knauer GmbH, Hegauer Weg 38, 1000 Berlin 37). 1 Meßsonde, 2 Aluminiumblock zur Thermostatisierung der Spritzen, 3 Dichtung, 4 Docht, 5 Thermistoren, 6 Fenster, 7 Glasbehälter für Lösungsmittel, 8 Meßzelle aus Aluminium

Abb. 2.62. Beckmann-Gefrierpunktsapparatur. 1 Beckmann-Thermometer, 2 Thermometer, 3 Probengefäß, 4 Luftmantel, 5 Rührer, 6 Kältemischung, 7 Probe

den Apparatur (z. B. *Cottrell-Siedepunktsapparatur*) der Siedepunkt des Lösungsmittels und der Lösung bestimmt. Die Besonderheit der Cottrell-Siedepunktsapparatur besteht darin, daß Dampf und siedendes Lösungsmittel durch ein Glasröhrchen gedrückt und auf das Thermometer gesprüht werden, um die Gleichgewichtstemperatur zu halten.

Bestimmung der Gefrierpunktsemiedrigung. Zur *Kryoskopie* kann mit der in zahlreichen Arzneibüchern beschriebenen Beckmann-Gefrierpunktapparatur oder mit einem Halbmikroosmometer gearbeitet werden.
Die *Beckmann-Gefrierpunktsapparatur* (Abb. 2.62) besteht aus einem ummantelten Probengefäß, in das ein Rührer sowie das Beckmann-Thermometer eintauchen. Beim Beckmann-Thermometer handelt es sich um ein Präzisionsthermometer mit hoher Ablesegenauigkeit (0,005 K), dessen Skala nur einen Bereich von etwa 6 K, diesen jedoch in 1/100 K stark gespreizt, hat. Vor einer Bestimmung muß der Nullpunkt eingestellt werden.
Die Meßanordnung befindet sich in einem Gefäß für Kältemischung (z. B. Eis und NaCl), das ebenfalls mit Thermometer und Rührer ausgestattet ist.

Zur Durchführung einer Messung wird in das Probengefäß der auf 4 bis 6 K unterhalb der zu erwartenden Erstarrungstemperatur (T_f) vorgekühlten Apparatur die zu untersuchende Lösung eingefüllt, die zweckmäßig eine Temperatur aufweist, die 2 bis 3 K oberhalb T_f liegt. Wenn die Probe 0,5 bis 1 K unter T_f abgekühlt ist, wird durch ständiges Rühren und, falls erforderlich, durch Impfen des Lösungsmittels mit einem Kristall das Erstarren herbeigeführt. Die dabei beobachtete höchste Temperatur ist T_f.
Beim *Halbmikroosmometer* handelt es sich streng genommen nicht um ein Osmometer, sondern ebenfalls um ein Temperaturmeßgerät. Allerdings wird dabei die Probe thermoelektrisch gekühlt (Peltier-Element) und die Temperatur wird elektronisch mittels Thermistoren bzw. Thermoelementen gemessen. Die Meßgenauigkeit wird mit ± 0,002 K angegeben.
Beide Methoden eignen sich sowohl zur Bestimmung der Erstarrungstemperatur als auch zur Bestimmung von ΔT_f und K_f. ΔT_f resultiert aus Bestimmungen der Erstarrungstemperatur der Lösung und des Lösungsmittels jeweils unter gleichen Bedingungen. Zur experimentellen Bestimmung von K_f mißt man $\Delta T_f / m_2$ bei verschiedenen molalen Konzentrationen und extrapoliert auf Null.

Bestimmung des osmotischen Druckes. Wie schon dargestellt, handelt es sich sowohl beim Dampfdruckosmometer als auch beim Halbmikroosmometer nicht um Osmometer im eigentlichen Sinne. Dies weist darauf hin, daß eine direkte Bestimmung des osmotischen Druckes schwierig und aufwendig ist.
Eine Möglichkeit stellen elektronische *Membranosmometer*(Hersteller Dr. Herbert Knauer KG, Holzweg 28, D-6370 Oberursel/Taunus) dar. Bei diesen Meßgeräten sind Lösung und Lösungsmittel durch eine geeignete semipermeable Membran getrennt und der Druckunterschied zwischen den Kompartimenten kann durch ein empfindliches elektronisches Meßsystem erfaßt werden.

Diffusion

Als Diffusion wird die Wanderung gelöster Teilchen in einer einzigen Phase, d. h. ohne dazwischen befindliche semipermeable Membran bezeichnet. Die treibende Kraft der Diffusion ist ein Konzentrationsgefälle. Das Ergebnis der Diffusion ist der Transport von Gelöstem von einem Bereich höherer zu einem Bereich niedrigerer Konzentration. Diffusion ist in Gasen, Flüssigkeiten und sogar festen Stoffen möglich und spielt insbesondere an Grenzflächen (z. B. der Phasengrenze fest/flüssig bei der Auflösung) eine Rolle.
Zur formelmäßigen Beschreibung der Diffusion sind die Fick-Diffusionsgesetze geeignet. Das *1. Fick-Gesetz* beschreibt die Größe des Diffusionsstromes in einem binären System infolge gewöhnlicher Diffusion und in Abhängigkeit vom treibenden Konzentrationsgradienten. Es setzt ein Fließgleichgewicht (steady state) und die Vereinfachung voraus, daß die Konzentration *c* nicht ortsabhängig ist:

$$\frac{dM}{dt} = -D \cdot \frac{dc}{dx} \cdot A \qquad (22)$$

A = Fläche (m²),
c = Konzentration (mol · m⁻³),
D = Diffusionskoeffizient (m² · s⁻¹),
M = Masse (kg),
t = Zeit (s),
x = Weg (m).

Das *2. Fick-Gesetz* gilt auch für den Fall, daß sich das Fließgleichgewicht noch nicht eingestellt hat. Es hat insbesondere im Zusammenhang mit Liberationsuntersuchungen Bedeutung:

$$\frac{dc}{dt} = D \cdot \frac{d^2c}{dx^2} \qquad (23)$$

Der *Diffusionskoeffizient* ist für weite Bereiche eine Konstante (Tab. 2.6), die von der Temperatur, vom Druck und von den Lösungsmitteleigenschaften des diffundierenden Stoffes abhängt. Er ist gemäß der Stokes-Einstein-Gleichung, Gl. (24), von der Temperatur, der Viskosität und dem Radius der diffundierenden Teilchen abhängig:

$$D = \frac{R \cdot T}{6 \cdot \pi \cdot \eta \cdot r \cdot N_A} \qquad (24)$$

η = Viskosität (Pa · s),
N_A = Avogadro-Zahl (mol⁻¹),
r = Molekülradius (m).

Tabelle 2.6. Diffusionskoeffizienten einiger Substanzen in Wasser von 25 °C. Nach[2]

Substanz	$D (10^{-6} \text{cm}^2 \cdot \text{s}^{-1})$
Ethanol	12
Glucose	6,8
Pentanol	8,8
Clenbuterol[a]	8
Clenbuterol[b]	6,5

[a] bei 32 °C,
[b] bei 32 °C und Zusatz von 4 % Tylose®.

Verteilung

Unter Verteilung versteht man den Stofftransport durch die Grenzfläche zwischen zwei Phasen, z. B. zwischen einer Flüssigkeit und einem Feststoff oder zwei Flüssigkeiten. Die Verteilung kann jedoch weiterhin auch beim Stoffdurchgang durch eine Membran etc. eine Rolle spielen, wobei es sich dann um eine Verteilung zwischen drei Phasen handelt.
Das Ergebnis eines Verteilungsvorganges sind definierte Konzentrationen des transportierten Stoffes in den Phasen. Das Verteilungsgesetz, der Nernst-Verteilungssatz, Gl. (25), beschreibt diesen Sachverhalt:

$$c_1 / c_2 = VK \qquad (25)$$

c_1 = Konzentration in Phase 1 (oft Octanol) (mol · m⁻³),
c_2 = Konzentration in Phase 2 (meist Wasser) (mol · m⁻³),
VK = Verteilungskoeffizient.

Bei ionisierbaren Arzneistoffen wird zwischen dem *scheinbaren* und *wahren Verteilungskoeffizienten* unterschieden. Der scheinbare Verteilungskoeffizient bezeichnet das Konzentrationsverhältnis des Stoffes für einen bestimmten Ionisationsgrad, d. h. bei einem pH-Wert der wäßrigen Phase, bei dem der Stoff ionisiert vorliegt. Der wahre Verteilungskoeffizient bezieht sich hingegen auf die nichtionogene Form des Arzneistoffs. Durch Untersuchungen der Verteilung bei verschiedenen pH-Werten und entsprechende Berechnungen kann der wahre Verteilungskoeffizient aus den scheinbaren Verteilungskoeffizienten ermittelt werden.[3]
Zwischen Verteilungskoeffizient und Löslichkeit bestehen enge Beziehungen (s. Bestimmung des Verteilungskoeffizienten). Daneben spielt speziell die Kinetik der Verteilung beim Stofftransport zwischen Kompartimenten und die Permeation von Membranen eine Rolle. In diesen Fällen bestehen Zusammenhänge zur Diffusion, die in entsprechenden Lehrbüchern gründlich behandelt sind.[2]

Bestimmung von Diffusionskoeffizienten

Die Bestimmung von Diffusionskoeffizienten ist experimentell nicht ganz einfach. Pharmazeutisch relevant ist vor allem die Messung von Diffusionskoeffizienten in Flüssigkeiten, wobei es darauf ankommt, die Kompartimente voneinander zu separieren. Dazu werden Membranen verwendet, so daß dann streng genommen *Permeabilitätskoeffizienten* resultieren. Durch Eichung der entsprechenden Apparatur (z. B. *Diffusionszelle nach Goldberg und Higuchi,* Abb. 2.63) mit Substanzen mit bekanntem Diffusionskoeffizien-

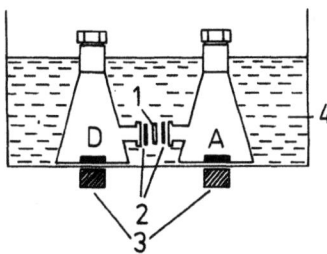

Abb. 2.63. Apparatur zur Bestimmung von Diffusionskoeffizienten, schematisch. 1 Membran, 2 Dichtungen, 3 Rührer, 4 Thermostatenbad, A Acceptor, D Donator. Nach[4]

ten kann man dennoch einen Diffusionskoeffizienten ermitteln.

Eine andere, in der Pharmazie häufig eingesetzte Untersuchungsmethode zur Bestimmung der Membrandiffusion basiert auf speziellen *Resorptionsmodellen*, vgl.[5], z. B. dem Mehrphasen-Membranpermeationsmodell von Sartorius (Hersteller Fa. Satorius GmbH, Weender Landstraße 94–108, D-3400 Göttingen) oder dem Resomat (Hersteller Fa. Desaga GmbH, D-6900 Heidelberg). Damit kann die Kinetik des Phasenübergangs von Arzneistoffen durch verschiedene Lipidbarrieren untersucht werden.[6]

In der Regel wird die Konzentration des diffundierenden Stoffes im Donator und Akzeptorkompartiment während der Anfangsphase der Diffusion analysiert und entsprechend Gl. (26) ausgewertet:

$$\log c_{D,0} = \log c_{D,t} \cdot \frac{P \cdot A}{2,3 \cdot V_D} \cdot t \qquad (26)$$

$c_{D,0}$ = Konzentration im Donator zur Zeit 0 (mol · m^{-3}),
$c_{D,t}$ = Konzentration im Donator zur Zeit t (mol · m^{-3}),
P = Permeabilitätskoeffizient (m · s),
V_D = Volumen des Donatorkompartimentes (m^3).

Die resultierenden Diffusions- und Permeationskoeffizienten erlauben insbesondere Rückschlüsse hinsichtlich zu erwartenden gastrointestinalen Resorption der untersuchten Substanzen.[7,8]

Eine Absolutmethode zur Bestimmung des Diffusionskoeffizienten ist z. B. die *Kapillarmethode nach Andersen*. Dabei werden dünne, auf einer Seite geschlossene Kapillaren mit der zu untersuchenden Lösung gefüllt und in eine gut durchmischte thermostatierte Akzeptorphase gebracht (Sink-Bedingungen). Nach verschiedenen Zeiten wird entweder die Restkonzentration des diffundierenden Stoffes in den Kapillaren oder die Konzentration in der Akzeptorphase bestimmt und entsprechend ausgewertet.

Bestimmung von Verteilungskoeffizienten

Aus der Fülle möglicher Bestimmungsmethoden für den Verteilungskoeffizienten sollen hier nur die „Klassische Schüttelmethode" (*shaking flask method*) für den Zweiphasen-Verteilungskoeffizienten sowie der Aufbau zweier pharmazeutisch bedeutsamer Dreiphasenmodelle erläutert werden.

Bei der Schüttelmethode wird eine gesättigte wäßrige Arzneistofflösung mit dem äquivalenten Volumen ei-

ner organischen Phase geschüttelt und in Abständen die Arzneistoffkonzentration in der wäßrigen Phase analysiert. Der Verteilungskoeffizient kann in diesem Falle nach Gl. (27) berechnet werden:

$$K = \frac{V_2 \cdot (c_2^0 - c_2^t)}{V_1 \cdot c_2^t} \qquad (27)$$

V_1 = Volumen der lipophilen Phase (m^3),
V_2 = Volumen der hydrophilen Phase (m^3),
c_2^0 = Konzentration der hydrophilen Phase zu Beginn (mol · L-1),
c_2^t = Konzentration der hydrophilen Phase nach Gleichgewichtseinstellung (mol · m^{-3}).

Bei einem Dreiphasenmodell wird die Permeation des Arzneistoffs aus einer wäßrigen Phase (Donator) durch eine zweite lipoide Phase in eine zweite wäßrige Phase (Akzeptor) untersucht. Für den Konzentrationsausgleich in den Phasen muß entweder gerührt werden[9] oder, was beim Drehkolben nach Koch[10] der Fall ist, das gesamte Gefäß rotieren. Die Dreiphasenmodelle sind den erwähnten Resorptionsmodellen vergleichbar. Während sich bei ersteren eine Membran zwischen den beiden wäßrigen Phasen befindet, ist es bei letzteren das lipophile Medium.

Bedeutung der Parameter

Die *Dampfdruckerniedrigung* und die anderen kolligativen Eigenschaften können zur *Bestimmung der molaren Masse* von Nichtelektrolyten, die sich in Lösung bringen lassen, verwendet werden.

Als Beispiel sei eine Gleichung, Gl. (28), angegeben, mit deren Hilfe aus dem Kehrwert der relativen Dampfdruckerniedrigung, vgl. Gl. (7), die Molekülmasse berechnet werden kann:

$$M_2 = \frac{w_2 \cdot M_1 \cdot p_0}{w_1 \cdot \Delta p} \qquad (28)$$

Ähnlich läßt sich die Molekülmasse über die *Siedepunktserhöhung*, Gefrierpunktserniedrigung oder den osmotischen Druck bestimmen, wozu die entsprechend umgeformten Gleichungen, Gl. (13), Gl. (15) oder Gl. (17), verwendet werden können. Für die Auswahl der jeweiligen Methode spielen die Flüchtigkeit der zu untersuchenden Substanz und die zu erwartende Molekülmasse eine Rolle. Mit Hilfe der Siedepunktserhöhung kann nur dann gearbeitet werden, wenn die Substanz nicht flüchtig ist und sich bei der Siedetemperatur nicht zersetzt. Demgegenüber kann die Gefrierpunktserniedrigung zur Untersuchung flüchtiger und insbesondere niedermolekularer Substanzen, wie EtOH, vorteilhaft eingesetzt werden. Makromolekulare Stoffe werden am besten mittels Membranosmometer untersucht.

Die *Gefrierpunktserniedrigung* ist die Arzneibuchmethode zur Kontrolle der Isotonie von Augenarzneien oder Injektions- und Infusionslösungen und für diesen Zweck in allen europäischen Arzneibüchern erwähnt.

Die *Diffusion* ist ein Transportmechanismus, der bei sehr vielen pharmazeutisch-technologischen Prozessen (z. B. Extraktion, Trocknung von Granulaten, Filmüberzügen usw.), in bezug auf die Wechselwirkung von Arznei- und Hilfsstoffen mit der Verpakkung (O$_2$-Diffusion, Ein- und Auswanderung von Stoffen, Migration) und bei der Freisetzung und Resorption des Arzneistoffs zum Tragen kommt. Eine besondere Bedeutung hat die Diffusion für sog. diffusionsgesteuerte Arzneiformen (z. B. Diffucaps®).

Die *Verteilung* von Arznei- und Hilfsstoffen ist für alle pharmazeutisch genutzten Phasensysteme von Bedeutung. Insbesondere spielt sie eine Rolle in bezug auf die Wirksamkeit von Konservierungsmitteln in Emulsionen sowie hinsichtlich der Resorption und Distribution von Wirkstoffen. Diffusionskoeffizient und Verteilungskoeffizient sind wichtige Stoffparameter für Arznei- und Hilfsstoffe.

Der *Osmotische Druck* ist die Grundlage für die Konzipierung isotonischer Augen- bzw. Injektions- und Infusionslösungen. Im Zusammenhang mit bestimmten Therapeutischen Systemen (Oros®, Alzet®, → Kap. 4,19) fungiert die *Osmose* auch als Steuermechanismus für die Arzneistofffreisetzung.

Literatur

1. Richter HJ, Böhm M (1989) Pharmazeutisch-Medizinisches Lexikon, 1. Aufl., VEB Verlag Volk und Gesundheit, Berlin, S. 90
2. Martin, Swarbrick, Cammarata (Hrsg.) vollst. überarb. von Stricker H (1987) Physikalische Pharmazie, 3. Aufl., Wiss Verlagsgesellschaft mbH, Stuttgart, S. 285,366
3. Le Petit G (1980) Pharmazie 35:696–698
4. Voigt R (1987) Lehrbuch der pharmazeutischen Technologie, 6. Aufl., VEB Verlag Volk und Gesundheit, Berlin, S. 618
5. Koch H (1976) Oesterr Apoth Ztg 30:299–307
6. Stricker H (1971) Pharm Ind 33:157–160,446–454
7. Lippold BH, Ullmann E, Sgoll GB (1975) Pharm Ind 37:1057–1063
8. Lippold BH (1976) Pharm Ind 38:208–215
9. Rosano HL, Duby P, Schulman JH (1961) J Phys Chem 65:1704–1709
10. Koch H (1977) Oesterr Apoth Ztg 31:1–10

2.7 Grenzflächenphänomene

A. Wolff

Allgemeine Definitionen[3,10,13,14,25]

Unter *Grenzfläche* versteht man die Kontaktfläche zweier miteinander nicht mischbarer Phasen.

Unter *Oberfläche* versteht man die Grenzfläche eines Festkörpers oder einer Flüssigkeit gegenüber Luft oder einem Gas als kohärenter Phase.

Eine *Phase* ist nach Gibbs ein in sich homogener Bereich innerhalb eines heterogenen Systems. Sie kann kohärent oder dispers vorliegen. Die Zahl ihrer Komponenten (ihrer chemisch voneinander unabhängigen Stoffe) ist beliebig. Merkmale einer Phase sind Homogenität und Grenzfläche. Entsprechend den drei Aggregatzuständen *fest* (s = solid), *flüssig* (l = liquid) und *gasförmig* (g) sind fünf *Arten von Grenzflächen* (G) möglich: G(s/s), G(s/l), G(s/g), G(l/l), G(l/g). G(g/g) ist nicht existent.

Die Grenzfläche kann durch die Größe ihrer Fläche beschrieben werden. Sie sollte bei technologischem Arbeiten bekannt sein, da sie in viele physikalische Zusammenhänge als Parameter eingeht. Meist muß sie aus einer Partikelgrößenverteilung errechnet werden. Direkt erhält man sie für Feststoffe durch Adsorptionsmethoden und Gaspermeationsmethoden[27] (DAB 9 N 1 V.5.5.3). Die physikochemischen Eigenschaften der angrenzenden Phasen bestimmen die Eigenschaften der Grenzfläche. Auch die *Schichtdicke* dx der Grenzfläche ist zu berücksichtigen, über die sich ihre Eigenschaften sprunghaft ändern. Sie stellt damit eine Zwischenphase, auch Interphase genannt, dar. Es ist daher exakter, von einem Grenzraum, von Grenzraumphänomenen oder Grenzphasenphänomenen zu sprechen. Die Grenzflächenspannung (σ) ist ein Maß für die potentielle Energie der Grenzfläche. Sie ist meist auch Träger einer elektrischen Ladung, so daß sich ein elektrisches Potential ausbildet, z. B. das Zeta-Potential (ζ).

Dynamische Grenzflächenphänomene sind z. B.:

- Stoffübergänge vom Phaseninneren an die Grenzfläche: Adsorption, Kristallwachstum, Koazervation.
- Stoffübergänge von der Grenzfläche ins Phaseninnere: Desorption, Lösevorgänge.
- Stoffübergänge durch die Grenzfläche: Phasenverteilung, Diffusion, Extraktion, Absorption, Chemisorption, Permeation, Diffusion entlang der Grenzfläche.
- Grenzflächenkonvektion beim Wärmeübergang.
- Grenzflächenvergrößerung: Zerkleinern, Emulgieren, Zerstäuben, Kristallisieren.
- Grenzflächenverkleinerung: Kompaktieren, Komprimieren, Koaleszenz, Lösen.
- Veränderungen der Art der Grenzfläche: Suspendieren, Mischen, Sorbieren, Trocknen, Benetzen, Spreiten.
- Oberflächenkatalyse (heterogene Katalyse), Korrosion.
- Übergänge von Ladungen: Elektronen (Auger-Spektroskopie), Ionen, Elektrolyse.
- Auch Zellmembranen stellen Grenzflächen mit sehr komplexen Eigenschaften dar.

Im folgenden sollen erörtert werden:

- Oberflächenspannung, Grenzflächenspannung (engl.: surface tension, interfacial tension),
- Benetzung (engl.: wetting, wettability),
- Spreitung (engl.: spreading, spreadability),
- Zeta-Potential.

2.7.1 Oberflächenspannung, Grenzflächenspannung

Definition

Innerhalb einer Phase sind in alle Raumrichtungen - isotrop - wirkende *Kohäsionskräfte* wirksam, die sich bei einem in einer Phase bewegenden Teilchen aufheben. An einem Teilchen greifen in der Oberfläche jedoch - anisotrop - Kraftvektoren an, die es ins Phaseninnere ziehen. Diese und die parallel zur

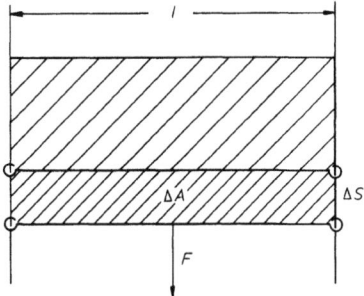

Abb. 2.64. Messung der Oberflächenspannung mit der Draht-bügelmethode. ΔA neu entstandene Oberfläche, Δs Strecke, um die der Drahtbügel nach außen bewegt wird, F Kraft zur Überwindung der Oberflächenspannung, l Länge des Draht-bügels

Oberfläche gerichteten Kraftvektoren bewirken, daß die Oberfläche als „Haut", „Oberflächenfilm" oder Membran erscheint und dem Eindringen eines Körpers einen elastischen Widerstand entgegensetzt.

Drahtbügel-Modell. Über dieses Modell kann die Oberflächenspannung definiert werden:[4]
Soll die obere und untere Oberfläche der in Abb. 2.64 aufgespannten Flüssigkeitslamelle jeweils um den Flächenanteil dA vergrößert werden, indem man einen beweglichen Draht um die Strecke ds nach außen zieht, so muß an ihm eine Kraft F angreifen, die den parallel zur Oberfläche wirkenden Anziehungskräften zwischen den Teilchen entgegenwirkt. Man definiert nun als *Oberflächenspannung* σ:

$$\sigma = W/A = dW/dA = F/l \qquad (1)$$

W = (potentielle) Energie (J) = $F \cdot ds$,
A = Fläche (m^2) = $l \cdot ds$,
F = Kraft (N),
l = Länge (m),
s = Strecke (m).

Sie trägt die SI-Einheit $J/m^2 = N/m = kg/s^2$ (1 N/m $\hat{=}$ 10^3 dyn/cm, 1 J/m^2 $\hat{=}$ 10^3 erg/cm^2).
Zur Vergrößerung der Oberfläche um 1 m^2 muß die *spezifische Oberflächenenergie* aufgewendet werden, die zahlenmäßig der Oberflächenspannung entspricht.

Grenzflächenspannungen verschiedener Stoffe

Für verschiedene *Flüssigkeiten*[7] wurden bei 20 °C gegenüber Luft folgende *Oberflächenspannungen* σ (mN/m) gemessen:

Quecksilber	473
Wasser	72,8
Wasser	58,9 (100 °C)
Glycerol	63,4
Ethanol	22,3
Ricinusöl	39,0
Ölsäure	32,5
Diethylether	16,9
Pentan	16,9

Diese Werte ändern sich, wenn die Flüssigkeit mit einem anderen *Gas* überschichtet wird. Es ist deshalb zweckmäßig, generell von Grenzflächenspannung zu sprechen.
Auch für *Festkörper* läßt sich σ ermitteln:[3]

Eisen	2.150 (1.400 °C)
Siliciumdioxid	307 (1.300 °C)
Polyethylen	31 (20 °C)

Oxidschichten verringern σ reiner Metalle erheblich. Dabei ist zu berücksichtigen, daß bei Kristallgittern oft mehrere Oberflächen unterschiedlichen Energiegehalts auftreten. Störstellen wie Kanten, Spitzen, Höhlen, Löcher, Poren, Fremdmoleküle oder Fremd-Ionen unterscheiden sich grundlegend von regelmäßigen Flächen.
Grenzflächenspannungen sind wegen der zwischen den Phasen auftretenden Kohäsionskräfte *immer kleiner* als die größte Oberflächenspannung der reinen Komponente. Für verschiedene Flüssigkeiten wurden folgende Werte gegen Wasser bei 20 °C gemessen (mN/m):

Quecksilber	375
Olivenöl	22,9
Ölsäure	15,6
n-Octanol	8,5

Messung der Oberflächen-/Grenzflächenspannung (Tensiometrie)

Je nach Probe und Anforderungen an die Meßgenauigkeit werden die folgenden *Methoden* verwendet:[4,9,18,28,34,35,39]

- Kraftmeßverfahren: Ring-Methode, Platten-Methode, Drahtbügel-Methode (s. Grenzflächenspannungen verschiedener Stoffe).
- Druckmeßverfahren: Kapillarsteighöhen-Verfahren, Blasendruck-Verfahren.
- Geometrische Verfahren: hängender Tropfen (pending drop), liegender Tropfen (sessile drop), Tropfenmasse, Tropfvolumen, Stalagmometer, Spinning Drop, Kontaktwinkelmessung (s. Messung des Benetzungswinkels).
- Dynamische Verfahren: Oberflächenwellen, schwingende Flüssigkeitsstrahlen.
- Thermische Verfahren: Lösungswärmen, Adsorptionswärmen.

Ring-Methode nach Lecomte du Noüy.[4,18] Beim Interfacial-Tensiometer wird über die Messung des Verdrillungswinkels eines Torsionsdrahts die Kraft F bestimmt, die notwendig ist, um einen spannungsfrei in der Ober- bzw. Grenzfläche positionierten Pt-Ir-Ring aus der Grenzfläche zu ziehen (Abb. 2.65). Dabei ist der Meßwert entscheidend, der sich im Augenblick des Abreißens der zylindermantelförmigen Flüssigkeitslamelle ergibt:

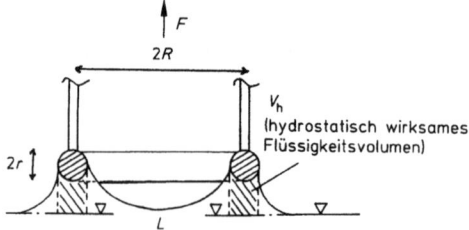

Abb. 2.65. Messung der Oberflächenspannung mit der Ring-Methode nach Lecomte du Noüy. *R* Ringradius, *r* Drahtradius, *F* Kraft zur Hebung des Rings aus der Oberfläche, *L* Flüssigkeit, ▽ Flüssigkeitsoberfläche. Nach[18]

$$\sigma = \frac{F}{l} \cdot K = \frac{F}{4\pi R} \cdot K \qquad (2)$$

F = Kraft (N),
l = benetzte Länge (m); $l = 2U = 4\pi R$ (U = Umfang; R = Ringradius),
K = Korrekturfaktor für den hydrostatischen Druck der unter dem Ring befindlichen Flüssigkeit und die Menisken.

Der Korrekturfaktor K wurde von Harkins und Jordan empirisch ermittelt. Nach Zidema und Waters gilt:

$$K = 0{,}725 + \sqrt{\frac{0{,}01452\,\sigma^*}{\frac{l^2}{4}(\rho_2 - \rho_1)} + 0{,}04534 - \frac{1{,}679}{\frac{R}{r}}} \qquad (3)$$

ρ_2 = Dichte der schwereren Flüssigkeit (g/cm³),
ρ_1 = Dichte der leichteren Flüssigkeit (g/cm³),
σ^* = gemessene Grenzflächenspannung (mN/m),
R = Ringradius (mm),
r = Drahtradius (mm).

Moderne Tensiometer sind linear kompensiert, d. h. $K = 1$ für Wasser von 20 °C. Die Tensiometermethode stellt die genaueste Methode mit einer Präzision von $\pm 0{,}1$ mN/m dar. Tensiometer liefern z. B. die Firmen Krüss GmbH, Hamburg, Lauda, Dr. Wobser GmbH & Co. KG, Lauda-Königshofen, C3-Analysentechnik GmbH, Vaterstetten, Tectra GmbH, Frankfurt/Main.

Platten-Methode nach Wilhelmy.[18] Statt eines Rings wird eine rechteckige Pt-Ir-Platte (Abb. 2.66) aufgehängt. Die Flüssigkeit wird nun angehoben, bis sie die Platte benetzt; die dabei auftretende Kraft *F* wird gemessen.

$$\sigma = F/l\cos\Theta \qquad (4)$$

F = Kraft (N),
l = benetzte Länge (m),
Θ = Benetzungswinkel (für wäßrige Systeme ist $\Theta = 0$).

Kapillarsteighöhen-Methode.[4,18] In einer Kapillare kommt es zu einer Kapillaraszension, wenn die Adhäsionskraft Glas/Flüssigkeit größer als die Kohäsionskraft der Flüssigkeit ist. Eine Kapillardepression tritt auf, wenn die Adhäsionskraft kleiner als die Kohäsionskraft ist.
Im Kräftegleichgewicht kompensieren sich die Schwerkraft der Flüssigkeitssäule und die durch die Grenzflächenspannung hervorgerufene Kraft.

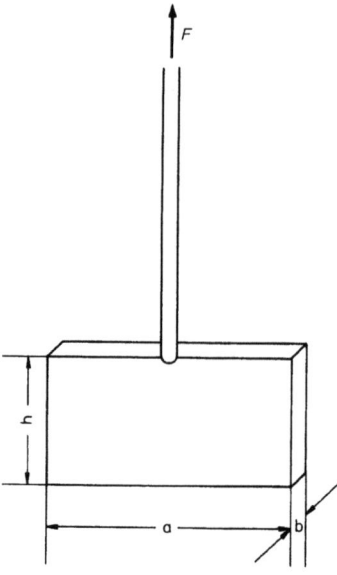

Abb. 2.66. Messung der Oberflächenspannung mit der Platten-Methode nach Wilhelmy. *a* Länge der Pt-Ir-Platte, *b* Breite, *h* Höhe, *F* an der Platte angreifende Kraft. Nach[18]

$$\sigma\cos\Theta = F/l = mg/l = \rho Vg/l = \rho h\pi r^2 g/2\pi r = 1/2\,\rho hrg \qquad (5)$$

F = Kraft (N), hier: Schwerkraft der Flüssigkeitssäule,
l = benetzte Länge (mm) = innerer Umfang der Kapillaren = $2\pi r$,
m = Masse der Flüssigkeitssäule (g),
g = Erdbeschleunigung (9,81 m/s²),
V = Volumen der Flüssigkeitssäule (cm³),
ρ = Dichte (g/cm³),
h = Höhe der Flüssigkeitssäule (cm),
r = Innenradius der Kapillaren (mm),
Θ = Randwinkel, bei vollständiger Benetzung $\Theta = 0°$.

Für wäßrige Systeme und $r < 1$ mm gibt Rayleigh eine Korrekturformel an, die den hydrostatischen Druck des Meniskus berücksichtigt, wobei h' für h zu setzen ist:

$$h' = h + r/3 - 0{,}1288r^2/h + 0{,}1312r^3/h^2. \qquad (6)$$

Fehler ergeben sich durch unreine Kapillaren und Flüssigkeiten sowie unvollständige Benetzung.

Blasendruck-Methode.[4,18] Aus einer Kapillare wird eine halbkugelförmige Luftblase oder eine zweite Flüssigkeit gedrückt (Abb. 2.67). Für den Blasendruck p gilt:

$$p = F/A = F/\pi r^2 \qquad (7)$$

$$\sigma = F/l = F/2\pi r = pr/2 \qquad (8)$$

F = Kraft (N),
A = Oberfläche der halbkugelförmigen Blase (mm²),
r = Kapillarradius = Radius der Blase (mm),
l = Umfang der Kapillaren (mm).

Methode des hängenden Tropfens.[18] Ein aus einer Kapillare ausgetretener, sich einschnürender Tropfen wird mit einem Meßmikroskop oder Meßfernrohr

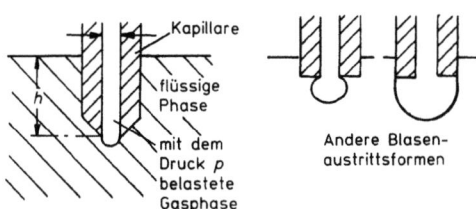

$$p = (2\sigma/r) + \rho g h$$

Abb. 2.67. Messung der Oberflächenspannung mit der Blasendruck-Methode. p Druck der Gasblase bzw. Flüssigkeitsblase, r Kapillarradius, ρ_l Dichte der flüssigen Phase, h Eintauchtiefe der Kapillaren, g Erdbeschleunigung (9,81 m/s²), σ Grenzflächenspannung. Aus[18]

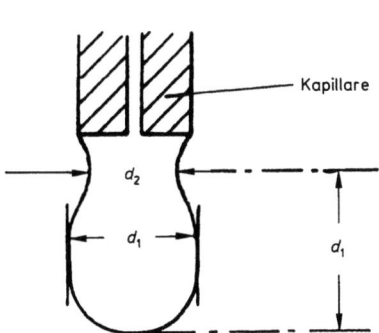

Abb. 2.68. Messung der Oberflächenspannung über den hängenden Tropfen. d Durchmesser des Tropfens. Aus[18]

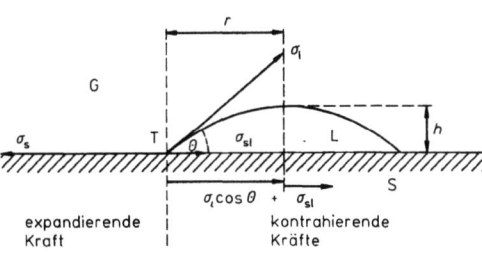

Abb. 2.69. Messung der Oberflächenspannung und Benetzung über den liegenden Tropfen. S Festkörper, L Flüssigkeitstropfen (schematisch), G Gasphase = Luft, T Tripelpunkt, Θ Benetzungswinkel, h Tropfenhöhe, r Tropfenradius, σ_S Oberflächenspannung des Festkörpers, σ_L Oberflächenspannung der Flüssigkeit, σ_{SL} Grenzflächenspannung Festkörper/Flüssigkeit. Nach[19]

hinsichtlich seines größten und kleinsten Durchmessers vermessen (Abb. 2.68). Die Berechnung von σ erfolgt tabellarisch nach Andreas und Hauser.

Methode des liegenden Tropfens.[18] Ein auf einer Oberfläche liegender Tropfen (Abb. 2.69) oder eine unter einer Platte ruhende Gas- oder Flüssigkeitsblase wird vermessen. Für die Grenzflächenspannung σ gilt:

$$\sigma = 1/2 \cdot \rho g h^2 \tag{9}$$

Nach Porter gilt für kleine Tropfen:

$$\sigma = \rho \cdot g \left[\frac{1}{2} h^2 + 0{,}3047 \frac{h^3}{r} \left(1 - 4 \frac{h^2}{r^2}\right) \right] \tag{10}$$

ρ = Dichte der Flüssigkeit (g/cm³),
g = Erdbeschleunigung (9,81 m/s²),
h = Höhe des Tropfens (mm),
r = Radius des Tropfens (mm).

Bei großen Tropfen oder Blasen wird infolge der Schwerkraft der Scheitel eben und dadurch die Höhe vom Tropfenvolumen unabhängig.

Stalagmometer nach Traube, Tropfenmasse, Tropfenvolumen. Ein aus einem Stalagmometer nach Traube (Abb. 2.70) austretender Tropfen reißt unter seinem

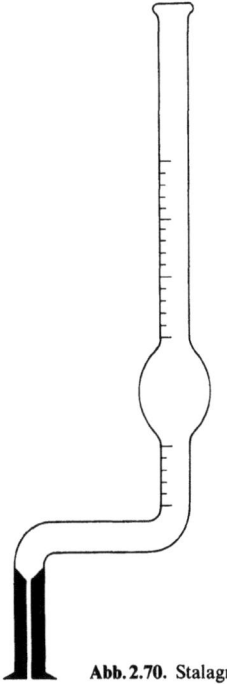

Abb. 2.70. Stalagmometer nach Traube

Eigengewicht dann ab, wenn die durch die Oberflächenspannung auftretende Kraft und die Schwerkraft gleich groß sind. Aus dem Volumen V_S erhält man n Tropfen. Es gilt:

$$\sigma = \frac{F}{l} = \frac{m \cdot g}{2\pi r} = \frac{\rho \cdot g \cdot V_s}{2\pi r n} \tag{11}$$

F = Schwerkraft = $m \cdot g$ (N),
l = benetzte Länge = $2\pi r$ (mm),
r = Radius der Kapillaren (mm),
m = Masse des Tropfens (g),
ρ = Dichte der Flüssigkeit (g/cm³).
g = Erdbeschleunigung (9,81 m/s²),
V_S = Volumen des Stalagmometers (cm³),
n = Zahl der daraus erhaltenen Tropfen.

Da ein Teil des Tropfens infolge von Adhäsionskräften an der Abtropffläche hängenbleibt, muß ein Korrekturfaktor K eingeführt werden, der von Harkins und Brown als Funktion von r und m bestimmt wurde. Für die Ermittlung der Grenzflächenspannung ist entsprechend die Dichtedifferenz einzusetzen.

Wird eine Relativmessung einer Flüssigkeit der Oberflächenspannung σ_x und der Tropfenmasse m_x von n_x Tropfen gegen Wasser mit σ_w und der Tropfenmasse m_w von n_w Tropfen durchgeführt, so vereinfacht sich das für orientierende Messungen gut brauchbare Verfahren zu

$$\frac{\sigma_x}{\sigma_w} = \frac{m_x}{m_w} = \frac{\rho_x \cdot n_w}{\rho_w \cdot n_x} \qquad (12)$$

Die *Spinning-drop-Methode* berechnet σ aus den Dimensionen eines dispergierten, schnell rotierenden Tropfens. Hiermit sind noch Grenzflächenspannungen bis zu 10^{-6} mN/m meßbar.[18]

Auch aus der Fortpflanzungsgeschwindigkeit von *Oberflächenwellen* und aus *schwingenden Flüssigkeitsstrahlen* ist σ berechenbar.[18]

Bei Feststoffen läßt sich die Grenzflächenspannung durch Messung der *Lösungswärmen* bzw. *Adsorptionswärmen* von Pulvern unterschiedlicher Oberfläche annähernd berechnen.

Thermodynamik von Grenzflächen[7,10,12]

Den Zusammenhang zwischen σ und einer Reihe anderer physicochemischer Größen beschreibt die *Gibbs-Adsorptionsisotherme*:

$$\Gamma = -\frac{d\sigma}{d\mu} = -\frac{1}{R \cdot T} \cdot \frac{d\sigma}{d \ln a} \qquad (13)$$

Γ = n_A/A = Überschuß von n_A Mol einer Komponente in der Grenzfläche A relativ zum Phaseninneren (Bulkphase) (mol/m²),

n = cV = Molzahl = Konzentration · Volumen,

μ = dG/dn = $\mu_0 + RT \ln a$ = chemisches Potential der Komponente.
Im Gleichgewicht ist μ in Phase I, II und Grenzphase gleich: $\mu = \mu_I = \mu_{II} = \mu_A$.

G = freie Enthalpie,

μ_0 = chemisches Standardpotential,

R = allgemeine Gaskonstante (8,314 J/°C),

T = absolute Temperatur (K),

a = Aktivität (mol/L),

σ gegen $\ln a$ aufgetragen ergibt eine Gerade, aus deren Steigung Γ erhältlich ist.

Abhängigkeit der Grenzflächenspannung von anderen Größen

Auswirkung chemischer Eigenschaften gelöster Stoffe auf σ. Gelöste Stoffe lassen sich wie folgt klassifizieren:

- $\Gamma < 0$: sie erhöhen σ schwach. Dazu gehören anorganische Salze, die durch elektrostatische Anziehung für eine stärkere Kohäsion sorgen, und stark polare, stark hydratisierte Stoffe wie Zucker, Glycerin. 10% Kochsalz erhöht z. B. σ des Wassers um 3 mN/m.
- $\Gamma > 0$: sie erniedrigen σ schwach, z. B. nichtionisierte, organische Verbindungen. Bei der Rezepturentwicklung ist daran zu denken, daß Arznei- und

Hilfsstoffe, insbesondere auch Kolloide, einen erheblichen Einfluß auf die Grenzflächenspannung haben können.

- $\Gamma \gg 0$: sie erniedrigen σ stark. Diese nennt man oberflächenaktiv.

σ und Konzentration, Aktivität. Aus der Gibbs-Adsorptionsisotherme, Gl. (13), folgt:

$$d\sigma = -RT\Sigma \Gamma d \ln a \qquad (14)$$

Für kleine Konzentrationen kann a durch die Konzentration c ersetzt werden. Für sehr kleine Konzentrationen kann der Zusammenhang von σ und c als annähernd linear angesehen werden.

σ und Mischungsverhältnis. σ idealer Mischungen setzt sich additiv aus den Oberflächenspannungen der Einzelkomponenten im Verhältnis ihrer Molenbrüche zusammen. Bei nichtidealen Mischungen muß noch ein exponentieller Wechselwirkungsenergie-Term berücksichtigt werden, so daß σ sich nicht mehr linear mit dem Mischungsverhältnis ändert. So erniedrigt z. B. ein 10%iger Zusatz von Ethanol σ erheblich; umgekehrt hat ein 10%iger Zusatz von Wasser zu Ethanol praktisch keinen Effekt (Abb. 2.71).

σ und Temperatur.[26] σ nimmt mit steigender Temperatur annähernd linear ab, bis sie bei der kritischen Temperatur den Wert 0 erreicht. Für Wasser beträgt der Temperaturgradient $-0,154$ mN/m °C.

σ und Dichte:[26] σ sollte auch mit der Dichte der Flüssigkeit ρ_L und des Dampfes ρ_g zusammenhängen. Nach McLeod gilt empirisch

$$\sqrt[4]{\sigma} = P/M(\rho_L - \rho_g) \qquad (15)$$

P = Parachor, ein Maß für das Molvolumen,

M = Molmasse.

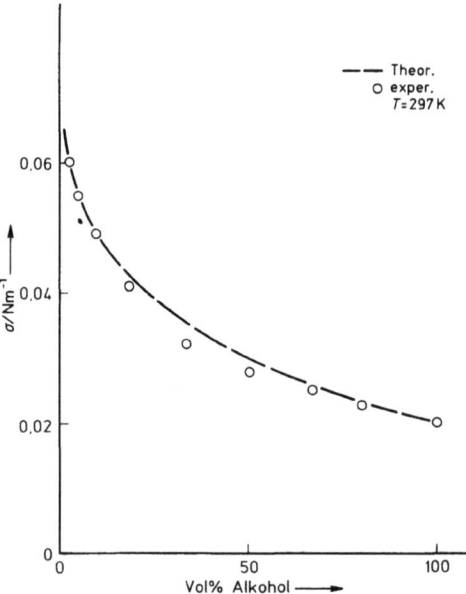

Abb. 2.71. Oberflächenspannung eines Wasser-Ethanol-Gemisches. Aus PHYWE-Hochschulpraktikum 532.61

Zeitabhängigkeit der Grenzflächenspannung. Normalerweise stellt sich die maximal erreichbare Änderung von σ praktisch sofort ein. Die durchschnittliche Verweilzeit eines Tensidmoleküls in der Grenzfläche wird mit 10^{-8} s abgeschätzt. Bei langkettigen Tensiden mit extrem niedriger kritischer Mizellenkonzentration (CMC) und bei der Bildung anisotroper Tensidaggregate kann sich der Endwert aber auch erst nach Stunden oder Tagen einstellen.

Tenside.[1,2,5,6] Nach der Gibbs-Adsorptionsisotherme, Gl. (13), ist die Veränderung von σ um so größer, je größer Γ wird, d. h. je stärker Stoffe in der Lage sind, sich in der Grenzfläche anzureichern. Dieser Effekt ist am ausgeprägtesten bei den oberflächenaktiven Substanzen zu beobachten, die nach Götte (1960) als Tenside (surfactants) bezeichnet werden.[36] Nach Gl. (13) läßt sich Γ in mol/cm² errechnen. Mit der Loschmidt-Zahl kann man daraus den *Flächenbedarf* eines Moleküls berechnen, z. B. für Natriumlaurylsulfat $30 \cdot 10^{-16}$ cm²/Molekül.

Bei bekannter Größe der Grenzfläche läßt sich die zu ihrer Sättigung nötige *optimale Tensidmenge* berechnen. Je mehr Tensid, um so kleinere Tröpfchen können sich beim Emulgieren bilden. Bei ungenügender Tensidmenge kommt es zur Koaleszenz, bis die Grenzfläche so klein geworden ist, daß sich eine Tensid-Monoschicht ausbilden kann.

Beispiel: Eine 10%ige Ö/W-Emulsion soll auf Tröpfchen von 1 µm Größe dispergiert werden. Aus dem Volumen des Öls und dem Volumen eines Tröpfchens wird die Zahl der Tröpfchen berechnet: bei 0,1 ml Öl sind dies $2 \cdot 10^{11}$. Kugelvolumen $V_K = \frac{4}{3}\pi r^3$, Kugelfläche $A_K = 4\pi r^2$.
Die Grenzfläche ergibt sich aus der Tröpfchenzahl und der Tröpfchenoberfläche zu $6 \cdot 10^3$ cm². Aus obigem Flächenbedarf pro Molekül ergibt sich die zur Sättigung der Grenzfläche nötige Zahl der Moleküle mit $2 \cdot 10^{18} = 3 \cdot 10^{-6}$ mol. Bei einer Molmasse von 300 sind dies $9 \cdot 10^{-4}$ g/ml.

Kritische Mizellenkonzentration, CMC.[5,7,15] Tenside können zu Mizellen aggregieren, wenn die Grenzfläche gesättigt ist. Der Übergang geschieht in einem engen Konzentrationsbereich, der *CMC.* Inversmizellen haben ebenfalls eine kritische Inversmizellenkonzentration, *CIMC.* σ ändert sich mit zunehmender Tensidkonzentration rasch, oberhalb der CMC nur noch geringfügig. Mukerjee und Mysels führen weitere 70 Methoden zur CMC-Bestimmung an.[5] Da bei Konzentrationserhöhung des Tensids σ sich nur bis zur CMC erniedrigt, ist diese für die Rezepturplanung wichtig.
Bezüglich Tensidstruktur-Grenzflächenaktivitätsbeziehungen sei auf[5] verwiesen. Rosen unterscheidet zwischen „*effizienten*" *Tensiden*, die bereits bei geringer Konzentration σ erniedrigen, und "*effektiven*" *Tensiden*, die zu einer starken Erniedrigung von σ führen, wenn auch erst bei höherer Konzentration. Zu ersteren gehören gestrecktkettige Tenside. Letztere sind verzweigtkettige, voluminöse Tenside. Die CMC beträgt z. B. für Kaliumoleat ca. 10^{-3}, für Kaliumstearat ca. $5 \cdot 10^{-4}$ und für Tween 80 ca. 10^{-5} mol/L.
Alle Faktoren, die zu einer Erniedrigung der CMC führen, führen gleichzeitig zu einer Erhöhung der Grenzflächenaktivität und umgekehrt.

Die CMC kann erniedrigt werden durch:

- Erhöhung der Ionenstärke. Sie vermindert die Abstoßung ionischer Tenside. Die Art einwertiger Gegen-Ionen hat nur geringen Einfluß auf die CMC. Mehrwertige Ionen vermindern stark die elektrostatische Abstoßung und erniedrigen die CMC beträchtlich.
- Hydrophobe Gegen-Ionen. Sie können in die Mizelle eingebaut werden und erniedrigen die CMC. Schlecht solvatisierte Gegen-Ionen werden stark ans Tensid gebunden und erniedrigen die CMC.
- Temperaturänderungen. Sie wirken nur geringfügig auf die CMC.

Verdrängung von Tensiden aus dem Phaseninneren in die Grenzfläche führt zur Ausbildung einer Interphase. Nach Sättigung der Grenzfläche ist eine Assoziation der hydrophoben Reste thermodynamisch am günstigsten, und es bilden sich *Mizellen*. Da ein Tensidmolekül ein intramolekulares Zweiphasensystem darstellt, orientieren sie sich mit ihrem hydrophilen, stark hydratisierten Teil zur wäßrigen, mit ihrem hydrophoben Teil zur Ölphase.[21,24] In Ölphasen bilden sich bevorzugt Inversmizellen.
Mizellen stellen eine disperse *kolloidale Tensidphase* dar, deren Inneres sich wie eine flüssige Kohlenwasserstoffphase verhält und deren Grenzfläche Solvathüllen und im Fall von ionischen Tensiden eine elektrische Ladung trägt. Die mizellare Mikroumgebung hat andere Eigenschaften als die Phase hinsichtlich pH-Wert, Dielektrizitätskonstante, Viskosität, Reaktivität, Löslichkeit, polarem Charakter.

Flüssigkristalle, auch *parakristalline* oder *Mesophasen* genannt, bilden sich bei hoher Tensidkonzentration.[29] Sie verhalten sich in bestimmten Raumrichtungen anisotrop und zeigen interessante Grenzflächenphä-

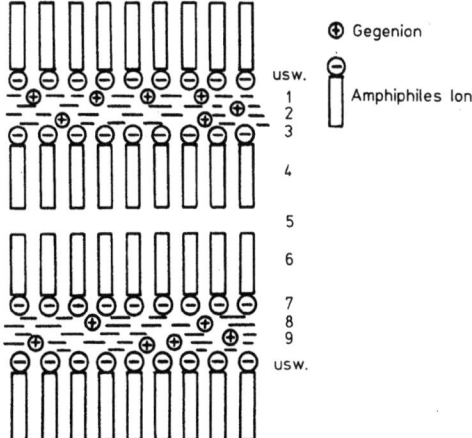

Abb. 2.72. Ausschnitt aus der Grenzphase eines Vesikels. 1 äußere Wasserphase = Hauptphase = bulk phase, 2 Hydratationssphäre der äußeren Kopfgruppen, 3 äußere Kopfgruppen, 4 hydrophobe äußere Membranschicht, 5 ölige Phase, 6 hydrophobe innere Membranschicht, 7 innere Kopfgruppe, 8 innere Hydratationssphäre, 9 innere wäßrige Phase. Nach[21]

nomene wie starke Doppelbrechung, selektive Lichtreflexion u. a.

Besonders bei mehrkettigen Neutraltensiden können sich *Vesikel* als tröpfchenartige Riesenmizellen bilden.[21] Im einfachsten Fall sind sie bilamellar, d. h., sie bestehen aus einer Doppelschicht aus Tensiden mit einer wäßrigen Phase im Innern. Meist aber sind es oligo-bilamellare Systeme mit Durchmessern von 40 bis 1.000 nm, die einige 10.000 Monomere umfassen können. Die Grenzfläche weist dabei eine sehr komplexe Struktur auf (Abb. 2.72) und kann semipermeabel sein. Von besonderem Interesse sind *Liposomen*, die meist aus Phospholipiden bestehen.

Mikroemulsionen sind flüssige oder halbfeste, optisch klare, isotrope, kolloidale Systeme mit Teilchen von 500 bis 12.000 nm, die sich spontan bei günstigem Mischungsmältnis aus wäßriger, öliger Phase, Tensid und Cotensid bilden und thermodynamisch außerordentlich stabil sind.[21,22,24] Eine Unterscheidung zwischen kohärenter und disperser Phase mit zugehöriger ortsfester Grenzfläche ist meist nicht mehr möglich; die Grenzfläche ist delokalisiert.

Bedeutung der Grenzflächenspannung.

Tropfen- und Blasenbildung. Kleine Flüssigkeitsmengen und Blasen nehmen im schwerelosen Zustand als Folge der Grenzflächenspannung Kugelform an mit kleinstmöglichem Fläche-Volumen-Verhältnis. Die Grenzflächenenergie ist dabei minimiert.

Koaleszenz. Das Zusammenfließen dispergierter Tröpfchen (Koaleszenz) oder das Zusammenwachsen von Kristallgittern bewirkt eine Minimierung der Grenzfläche und den Übergang zu einem System minimaler potentieller Energie. Dabei spielt der Tropfen- bzw. Blasendruck bzw. bei Kristallen der Lösungsdruck als Funktion von σ und Radius r eine Rolle:

$$p = 2\sigma/r. \qquad (16)$$

p = Tropfendruck,
r = Partikelradius.

Je kleiner das Partikel, desto höher ist sein Dampfdruck (10-nm-Tröpfchen haben einen um ca. 10% höheren Druck gegenüber einer planen Oberfläche). Als Folge davon wachsen in heterogenen Systemen große Teilchen zuungunsten der kleineren an. Disperse Systeme lassen sich stabilisieren, wenn σ erniedrigt wird und eine möglichst homogene Verteilung vorliegt.

Tropfenzahl, Tropfenmasse und Dosierung. Die Tropfenzahl beim Austropfen einer definierten Flüssigkeitsmenge aus einem *Normaltropfenzähler* nach DAB 9, V.1.1, ergibt sich aus Gl. (11). 20 Tropfen Wasser $\triangleq$ 1,000 ± 0,05 g bei 20 °C und einer Abtropfgeschwindigkeit von 1 Tropfen/s. Aus Gl. (11) läßt sich die Tropfenmasse bei Entnahme einer bestimmten Tropfenzahl aus Tropfflächchen errechnen. Sie hängt darüber hinaus noch von Fläche, Material und Gestalt des Tropfers ab.

Die *Tröpfchengröße* von Emulsionen und beim Versprühen von Lösungen, z. B. bei Sprühtrocknung, Sprühcoaten und Dosier-Aerosolen, ist eine Funktion von σ, der Viskosität, des Drucks und der Dimension der Düse.

Das *Schäumvermögen* ist im DAB 9 ein Identitätsmerkmal für ein Tensid. In der Waschmittelindustrie hängt das Schäumvermögen auch mit der Reinigungswirkung zusammen.[37]

Die bakterizide und hämolysierende Wirkung von Tensiden beruht vermutlich auf einer Schädigung der Zellmembran und kann zum Teil als Folge der Oberflächenaktivität angesehen werden.

In Gegenwart von Tensiden[7] unterhalb der CMC können die *Resorptionsraten* für Arzneistoffe erhöht sein, was mit einer Erniedrigung von σ, rascherer Benetzung und Vergrößerung der effektiven Oberfläche und größerer Lösungsgeschwindigkeit oder mit lytischen Effekten an der Zellmembran zusammenhängen kann. Oberhalb der CMC werden mitunter niedrigere Resorptionsraten gefunden, da der Arzneistoff in Mizellen inkorporiert sein kann.

Eine *Erniedrigung von σ* ist z. B. für die Herstellung feinstdisperser Emulsionen, Stabilisierung von Emulsionen, Benetzung von Partikeln, Spreitung von Flüssigkeiten, Reinigung von Oberflächen bei Spül- und Waschvorgängen, Schaumstabilisierung z. B. bei Lebensmitteln relevant.

2.7.2 Benetzung

Definition[5]

Unter Benetzung versteht man das Aufziehen einer Flüssigkeit auf eine Festkörperoberfläche, wobei die Grenzfläche $G(s/g)$ in eine Grenzfläche $G(s/l)$ übergeht. Es sind zwei Grenzfälle möglich:

- vollständige Benetzung: die Flüssigkeit bildet eine monomolekulare Schicht,
- vollständige Nichtbenetzung: die Flüssigkeit zieht sich infolge ihrer Oberflächenspannung zu einer Kugel zusammen.

In den meisten realen Fällen tritt teilweise Benetzung auf.

Benetzungswinkel Θ

Bei einem liegenden Tropfen bildet sich eine slg-Tripellinie (Abb. 2.69) zwischen fester (s), flüssiger (l) und gasförmiger (g) Phase aus. Der *Benetzungswinkel* Θ = Kontaktwinkel = Randwinkel ist die Tangente an die Flüssigkeitsoberfläche im Tripelpunkt T. Bei vollständiger Benetzung ist $\Theta = 0°$, bei vollständiger Nichtbenetzung ist $\Theta = 180°$.

Messung des Benetzungswinkels[5,8]

Liegender Tropfen (Sessile-drop-Methode). Auf den Probentisch eines Goniometer-Mikroskops wird der Festkörper plattenförmig aufgebracht und auf diesen ein Tropfen der Flüssigkeit aufgegeben. Nach Abb. 2.69 werden h und Θ bestimmt. Voraussetzungen sind ein *porenfreier Preßling* und unveränderte Kristallstruktur bei der Pressung. Inhomogenitäten und Rauhigkeit der Oberfläche sowie Eintrocknung führen entweder zu einer fortschreitenden oder rückschreitenden Grenzlinie, so daß Θ auf maximal 1 bis 2° reproduziert werden kann. Auch dynamische Messungen von Fortschreitwinkel und Rückzugswinkel sind möglich. Geräte: z. B. Goniometer-Mikroskop der Fa. Krüss, Hamburg.

Geneigte Platte (Tilting-plate-Methode). Eine in eine Flüssigkeit eintauchende Platte mit dem zu messenden Stoff wird gedreht, bis die Krümmung des Meniskus verschwunden ist. Θ ist im Goniometer-Mikroskop direkt ablesbar.

Eindringtiefe in ein Pulverbett.[8] Je schlechter benetzbar ein Pulver ist, desto länger wird die Flüssigkeit für die Penetration eines Pulverbetts brauchen. Es gibt die *Gleichung von Washburn,* aus der Θ errechnet wird:

$$t = 2 \frac{\eta \, l^2}{r \, \sigma_L \cos \theta} \qquad (17)$$

t = Eindringzeit (s),
η = Viskosität (Pa · s),
l = Länge des Pulverbetts (m),
σ_L = Oberflächenspannung der Flüssigkeit (mN/m),
r = Porenradius (mm).

r läßt sich mit einer vollständig benetzenden Flüssigkeit an Pulverpackungen gleicher Eigenschaften ermitteln. Schubert ersetzte r durch die besser bestimmbare Porosität ε:

$$t = K \cdot \frac{A}{\varepsilon^{2,55}} \cdot \frac{\eta}{\sigma_L} \cdot \frac{l^2}{f(\Theta)} \qquad (18)$$

$f(\Theta)$ = Randwinkelfunktion, für $\cos\Theta = 0$ wird $f(\Theta) = 1$,
A = Oberfläche (m^2),
K = Konstante.

Die Pulverpackung kann u. U. ein gelöstes Tensid sorbieren, so daß sich σ während des Versuchs ändert. Im geschlossenen System läßt sich σ auch aus dem Kapillarsaugdruck p messen:

$$p = -\frac{2\sigma_L \cos\theta}{r} \cdot K \qquad (19)$$

Veränderungen des Materials während der Messung können das Ergebnis verfälschen. Die Ergebnisse beider Meßanordnungen stimmen nicht immer überein.

Empirische Tests. Bei Verbandwatte DAB 9 und ähnlichen Materialien wird die *Absinkdauer* in Wasser gemessen (< 10 s). Als Maß für die Saugfähigkeit wird das *Wasserhaltevermögen* bestimmt (> 18 g/g), siehe auch DIN 53 901: „*Bestimmung des Tauchnetzvermögens*".

Zur Bestimmung der *Enslin-Zahl* (EZ)[8,9], die die Saugfähigkeit von Pulvern angibt, wird Pulver auf eine Glasfilternutsche gebracht, die mit einer horizontalen, wassergefüllten Meßpipette verbunden ist. Es wird das Wasseraufnahmevermögen in g/g Substanz in Abhängigkeit von der Zeit bestimmt.

Der *Benetzungspunkt (wet point)* als orientierender Test bei Rezepturentwicklungen ist die Flüssigkeitsmenge in ml/100 g, um eine Substanz auf einer Glasplatte durch Mischen mit einem Spatel vollständig zu benetzen. Je besser das Benetzungsmittel, desto niedriger liegt der Benetzungspunkt.[16]

Der *Fließpunkt (flow point)* ist die Flüssigkeitsmenge in ml/100 g, um eine Substanz gießfähig zu machen. Er ist ein Maß für die Desaggregierung von Pulvern durch Tenside. Je besser das Netzmittel, desto niedrigere Werte erhält man.[16]

Beim *Benetzungsfaktor* nach Ritschel wird die optimale Netzmittelmenge durch Titration mit 0,1- bis 1%iger Netzmittellösung bestimmt, um 1 g Pulver in Wasser zu suspendieren.

Auf[38] sei hingewiesen, die das *Dispergiervermögen* von Tensiden gegenüber Farbstoffen bestimmt.

Beim *Gaze-Filtrationstest* wird um so mehr Pulver von einer Dispergierflüssigkeit durch die Gaze befördert, je besser das Pulver benetzt wird.[16]

Meßwerte für den Benetzungswinkel Θ. Nach Lerk und Lagas[33] wurden für Arzneistoffe z. B. folgende Benetzungswinkel Θ gemessen:

Dicalciumphosphatdihydrat	0
Natriumchlorid	28
Lactose	30
Chloramphenicol	59
Acetylsalicylsäure	75
Magnesiumstearat	121
Chloramphenicolpalmitat	125

Benetzungsenergie[5,16]

Entlang der Tripellinie in Abb. 2.69 treten drei Grenzflächenspannungen - $\sigma_{sg} = \sigma_s$, σ_{sl}, $\sigma_{lg} = \sigma_l$ - auf. Im Gleichgewicht heben sich die Kräfte auf, und es gelten die in Tab. 2.7 dargestellten Beziehungen für die *freie Benetzungsenthalpie*, den *Benetzungswinkel* Θ und die Gleichung nach *Young*:

$$\sigma_s = \sigma_{sl} + \sigma_l \cos\Theta \qquad (20)$$

Tabelle 2.7. Benetzung und Spreitung

Abb. 2.69	Abb. 2.73
freie Benetzungsenthalpie: $dG = \sigma_{sl}dA + \sigma_l dA \cos\Theta - \sigma_s dA$	freie Spreitungsenthalpie: $dG = \sigma_{12}\cos\gamma\,dA + \sigma_2\cos\delta\,dA - \sigma_1 dA$
Young-Gleichung: $-\sigma_s + \sigma_{sl} + \sigma_l\cos\Theta = 0$	Neumann-Gleichung: $-\sigma_1 + \sigma_{12}\cos\gamma + \sigma_2\cos\delta = 0$
Benetzungswinkel: $\cos\Theta = \dfrac{\sigma_s - \sigma_{sl}}{\sigma_l}$	Spreitungswinkel: $\Theta = \gamma + \delta = 360 - \alpha - \beta$
Benetzungsdruck: $\sigma_B = \sigma_s - \sigma_{sl} - \sigma_l = W_a - W_c$	Film-Spreitungsdruck = Spreitungskoeffizient SK: $\sigma_{spr} = \sigma_1 - \sigma_{12} - \sigma_2 = W_a - W_c$
Haft-, Benetzungsspannung: $\sigma_H = \sigma_{sl} - \sigma_s = -\sigma_l\cos\Theta$ $\sigma_{BS} = -\sigma_H = \sigma_s - \sigma_{sl} = \sigma_l\cos\Theta$	Film-Spreitungsspannung: $\sigma_{ss} = \sigma_{12}\cos\gamma - \sigma_1 = -\sigma_2\cos\delta$
Benetzung tritt ein, wenn: $\sigma_s \geq \sigma_l + \sigma_{sl}$; $\sigma_B > 0$	Spreitung tritt ein, wenn: $\sigma_1 \geq \sigma_{12} + \sigma_2$; $\sigma_{spr} > 0$
Entnetzung tritt ein, wenn: $\sigma_s < \sigma_l + \sigma_{sl}$; $\sigma_B < 0$	Kontraktion tritt ein, wenn: $\sigma_1 < \sigma_{12} + \sigma_2$; $\sigma_{spr} < 0$
Adhäsionsarbeit: $W_a = \sigma_s + \sigma_l - \sigma_{sl} = \sigma_l$ $(1 + \cos\Theta)$	Adhäsionsarbeit: $W_a = \sigma_1 + \sigma_2 - \sigma_{12} = \sigma_2$ $(1 + \cos\Theta)$
Kohäsionsarbeit: $W_c = 2\sigma_l$	Kohäsionsarbeit: $W_c = 2\sigma_2$

σ_s Oberflächenspannung des Festkörpers, σ_l Oberflächenspannung der Flüssigkeit, σ_{sl} Grenzflächenspannung Festkörper/Flüssigkeit, Θ Benetzungswinkel, σ_1 Oberflächenspannung der spezifisch schwereren Flüssigkeit, σ_2 Oberflächenspannung der spezifisch leichteren Flüssigkeit, σ_{12} Grenzflächenspannung zwischen beiden Flüssigkeiten 1 und 2

Daraus kann eine *Haftspannung = Benetzungsspannung (wetting tension)* σ_{BS} definiert werden. Sie ist aus σ_l und Θ für unbekannte Festkörperoberflächen bestimmbar, während die Absolutwerte von σ_s und σ_{sl} experimentell nicht unmittelbar zugänglich, sondern nur größenordnungsmäßig abschätzbar sind.

Spontane Benetzung tritt ein, wenn der *Benetzungsdruck* σ_B (= freie Enthalpie pro Flächeneinheit, die gewonnen wird, wenn eine Flüssigkeit den Feststoff benetzt) groß ist, spontane Entnetzung tritt bei kleinem Benetzungsdruck ein.

Benetzungsgeschwindigkeit

Die Benetzungsgeschwindigkeit ist durch die Gleichung von *Washburn*, Gl. (17), abschätzbar.[8]
Je höher die Temperatur, desto geringer ist die Viskosität, desto besser ist die Benetzung. Je größer das Produkt $\sigma\cos\Theta$ ist, desto schneller verläuft die Benetzung. $\cos\Theta$ kann maximal 1 werden, wenn $\Theta = 0°$ wird. σ_l sollte in diesem Fall sogar möglichst groß sein gemäß der Young-Gleichung (20). Beide Größen werden durch Tensidzusatz beeinflußt.

Bedeutung der Benetzung

Benetzungsvorgänge spielen bei allen Grundoperationen eine Rolle, bei denen feste und flüssige Phasen in Kontakt kommen, z. B. beim Suspendieren, Feuchtgranulieren, Dragieren, Filmcoaten. Benetzung ist die Voraussetzung für den Zerfall fester Arzneiformen, Lösungsvorgänge und Arzneistofffreisetzung. Die Benetzbarkeit wird gezielt durch Einsatz von Resorptionsbeschleunigern und Auswahl von die Porenbenetzung fördernden Sprengmitteln beeinflußt. Sie wird negativ beeinflußt von schlecht benetzbaren Fließregulierungs-, Schmier- und Trennmitteln. Tenside in Dragier- und Filmcoating-Suspensionen sollen Benetzbarkeit und Benetzungsgeschwindigkeit verbessern. Di- und Monoglyceride (Hydroxylzahl) in fetthaltigen Suppositorien- und Salbengrundlagen wirken sich günstig auf das Benetzungsvermögen aus und erhöhen das Wasseraufnahmevermögen (Wasserzahl).

Filtermaterialien müssen benetzbar sein. Der beim *Blasendrucktest (Bubble-point-Test)*[9,16] gemessene Druck hängt von σ, Θ und dem Kapillarradius r nach Gl. (19) ab.
Beim *Imprägnieren*, z. B. in der Textilindustrie, wird eine benetzbare Faseroberfläche hydrophobisiert.
Beim *Waschen* und Reinigen spielen Benetzungsvorgänge die entscheidende Rolle.[5,19,23,39]

Lyophobe Feststoffe mit $\Theta > 90°$ werden ungenügend benetzt, wodurch Luft in Poren eingeschlossen wird, die Dichte der Partikeln sich verringert und die Teilchen aufschwimmen. Technisch kann dies als Stofftrennverfahren bei der Flotation ausgenutzt werden.

Mikronisierte Stoffe sind oft aerophil; die fest adsorbierte Lufthülle macht sie schwer benetzbar. Wird ein als würfelförmig angenommenes Teilchen auf die Flüssigkeitsoberfläche aufgebracht,[8,16] so tritt *Adhäsionsbenetzung* der Unterseite ein, wenn $\Theta < 180°$, *Immersionsbenetzung* der Seitenflächen, wenn $\Theta < 90°$ und *Spreitungsbenetzung* der Oberseite, wenn Θ ca. 0° beträgt. Darüber hinaus müssen beim Dispergieren Aggregate in Einzelteilchen aufgebrochen und Poren benetzt werden. Nach Gl. (19) tritt Benetzung nur ein, wenn $\Theta < 90°$ ist, somit $\cos\Theta$ positiv und der Druck negativ ist. $\Theta > 90°$ ergibt negativen $\cos\Theta$ und positiven Druck. Wenn $\Theta = 0°$, ist $\cos\Theta = 1$ und $p = -2\sigma_l/r$
Zur *Umnetzung*[23] kommt es, wenn eine benetzende Flüssigkeit durch eine andere verdrängt wird, die mit dem Feststoff einen kleineren Benetzungswinkel bildet. Hierfür ist die Umnetzungs- oder Verdrängungsspannung (displacement tension) entscheidend.

2.7.3 Spreitung

Definition[9]

Unter Spreitung versteht man die spontane Ausdehnung einer Flüssigkeit auf einer Flüssigkeitsoberfläche.

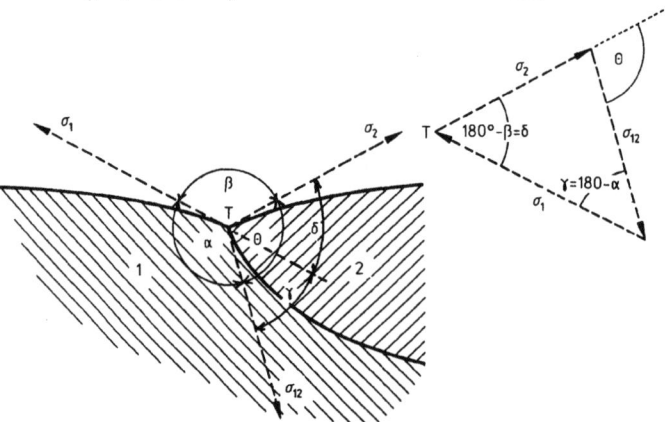

Abb. 2.73. Spreitung und Neumann-Dreieck. Θ Öffnungswinkel der Linse, T Tripelpunkt, σ_1 Oberflächenspannung der Flüssigkeit 1, σ_2 Oberflächenspannung der Flüssigkeit 2, σ_{12} Grenzflächenspannung zwischen Flüssigkeit 1 und 2, α Winkel zwischen den Tangenten an Flüssigkeit 1 und Grenzfläche 1/2, β Winkel zwischen Flüssigkeit 1 und 2, γ Winkel zwischen Grenzfläche 1/2 und verlängerter Tangente an 1, δ Winkel zwischen Flüssigkeit 2 und verlängerter Tangente an 1. Aus[5]

Spreitungswinkel im Neumann-Dreieck[5]

Ein Flüssigkeitstropfen geringerer Dichte bildet auf einer Flüssigkeit höherer Dichte linsenförmige Tropfen mit den im Neumann-Dreieck (Abb. 2.73) dargestellten Winkeln. In Analogie zur Benetzung erhält man die *freie Spreitungsenthalpie, Spreitungswinkel, Spreitungsspannung, Spreitungsdruck* und die zur Young-Gleichung analoge *Neumann-Gleichung* (Tab. 2.7):

$$\sigma_2 \cos\delta - \sigma_1 + \sigma_{12} \cos\gamma = 0 \qquad (21)$$

Die Spreitbarkeit geht aus den *Spreitungskoeffizienten* SK[7] hervor (Tab. 2.7): Für Ölsäure auf Wasser z. B. beträgt der berechnete Wert SK = +24,7 mN/m. Der gefundene Wert ist +24,6 mN/m. SK > 0 bedeutet vollständige Spreitung.
Für flüssiges Paraffin auf Wasser ist SK = −13,4 mN/m. Sk < 0 bedeutet keine Spreitung; Paraffin wird sich also zu Tropfen zusammenziehen.
Da zwischen den Phasen gegenseitige Sättigung eintritt oder bei Mehrkomponentensystemen Verteilungsvorgänge ablaufen, die einen erheblichen Einfluß auf σ haben, können die anfänglich gefundenen Werte sich verändern, bis zu dem Punkt, an dem sich eine ursprünglich spreitende Flüssigkeit wieder zu Tröpfchen zusammenzieht, z. B. Benzol auf Wasser.

Spreitungsgeschwindigkeit[7]

Die Spreitungsgeschwindigkeit als Parameter für die Dynamik des Spreitungsvorgangs liegt z. B. für das System Octanol auf Wasser um 10 cm/s. Sie ist proportional zu SK und umgekehrt proportional zur Viskosität.

Oberflächenfilme[7]

In der Grenzfläche adsorbierte Moleküle üben einen Oberflächendruck oder besser Grenzflächenfilmdruck aus, der mit einer *Filmwaage* nach Pockels und Langmuir (Abb. 2.74) meßbar ist. Aus dem π-A-Diagramm (Abb. 2.75) können wichtige Aussagen über

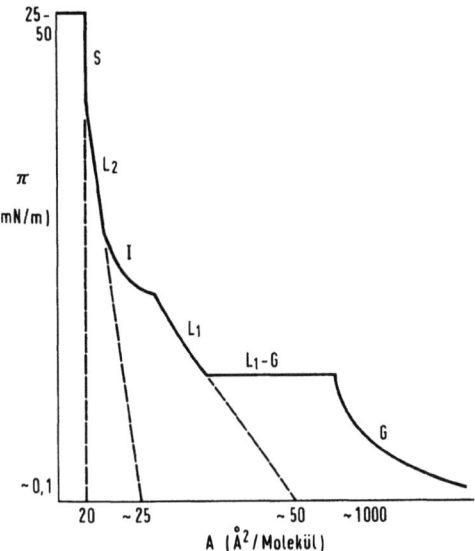

Abb. 2.75. Schematischer π-A-Diagramm für ein gespreitetes *n*-Alkyltensid. π Grenzflächenfilmdruck (mN/m), A Fläche pro Molekül (Å²/Molekül), G Gasphase, L₁–G Phasenübergang Gas-Flüssigkeit, L₁ expandierte Flüssigkeit, I Phasenübergang expandierte-kondensierte Flüssigkeit, L₂ kondensierte Flüssigkeit, S Feste Phase. Aus[31]

Molekülgröße und -flächenbedarf, Filmstruktur, Filmviskosität, elektrisches Potential und über die ungefähre Molmasse von hochmolekularen Stoffen gewonnen werden. Geräte: z. B. Fa. Krüss; Fa. Lauda.
Es treten folgende Filmzustände auf:
− Ideales zweidimensionales Gas: Die Moleküle zeigen kaum Wechselwirkungen, die hydrophoben Reste liegen flach auf der Oberfläche. Ionische Tenside ähneln wegen der elektrostatischen Abstoßung am ehesten diesem Zustand. In Analogie zur allgemeinen Gasgleichung $pV = nRT$ gilt:

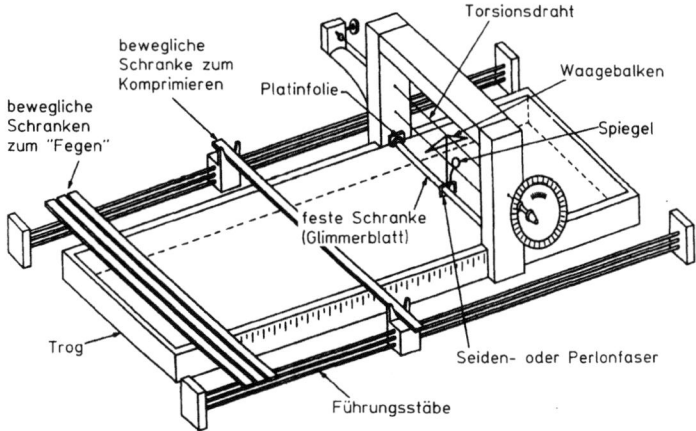

Abb. 2.74. Filmwaage nach Langmuir und Pockels. Aus[31]

$$\pi A = nRT \qquad (22)$$

π = Oberflächendruck (N/m),
A = Grenzfläche (m^2),
n = Molzahl,
R = Allgemeine Gaskonstante,
T = absolute Temperatur (K).

$$\pi = \sigma_0 - \sigma_F \qquad (23)$$

σ_0 = Oberflächenspannung des reinen Lösungsmittels,
σ_F = Oberflächenspannung mit Tensidfilm.

- Reales zweidimensionales Gas: Durch Anziehungskräfte zwischen den hydrophoben Enden sind die Tensidmoleküle assoziiert und treiben u. U. schollenartig über die Oberfläche. Ihr Flächenbedarf ist nicht mehr zu vernachlässigen.
- Expandierte Flüssigkeit: Man erhält einen *kritischen Oberflächendruck*, wenn der Oberflächenfilm kohärent ist. Dies ist aber auch der Punkt, bei dem Mizellbildung einsetzt.
- Kondensierte Flüssigkeit: Die hydrophoben Ketten richten sich senkrecht zur Oberfläche auf. Dies ist der Zustand des geringsten Flächenbedarfs und der dichtesten Oberflächenbelegung.
- Die feste Phase zeigt quasikristalline Anordnungen der Tensidmoleküle nach Art eines zweidimensionalen Kristallgitters. Sie ist inkompressibel.
- Weitere Drucksteigerung führt zum Filmkollaps und zur plastischen Verformung des Films, wobei zwei oder mehr Schichten schollenartig übereinandergleiten können.

Für *n*-Alkyltenside wurden folgende Werte gemessen:[5]

Zustand	π (mN/m)	A (Å^2/Molekül)
ideales Gas	$< 10^{-3}$	> 10.000
reales Gas	10^{-3} bis 0,5	1.000 bis 10.000
expandiert	0,5 bis 15	30 bis 50
kondensiert	15 bis 35	20 bis 25
fest	35 bis 60	20
Kollaps	> 60	–

Die Filmbeschaffenheit ist von der Tensidstruktur abhängig. Tenside mit polaren Gruppen (z. B. ungesättigte Fettsäuren, PEG-Tenside) bilden stark expandierte Filme.
Tenside in Öl-Wasser-Grenzflächen benötigen mehr Platz als in der Wasser-Luft-Grenzfläche, da sich Ölmoleküle zwischen die hydrophoben Reste schieben. Nach Untersuchungen von Friberg u. a.[17] sollten Grenzflächenfilme nicht nur als monomolekulare Schicht verstanden werden. Gut stabilisierte Emulsionen weisen eher dreidimensionale, lamellare, flüssigkristalline Strukturen aus Schichten von Wasser, Tensid, Öl, Wasser usw. auf.
Eine Erhöhung der *Filmviskosität* und *Filmelastizität* verbessert die Emulsionsstabilität.

Bedeutung der Spreitung für Arzneipräparate

Bei *Dermatica* ist es erwünscht, daß sie gut auf der Haut spreiten. Der Spreitungskoeffizient kann durch Tenside vergrößert werden. Die Auswahl des Tensids spielt dabei eine Rolle: je mehr polare Gruppen eine Substanz enthält, desto eher kann eine Spreitung auf

einer hydrophilen Fläche erwartet werden. Die Spreitung therapeutischer Systeme auf Resorptionsflächen spielt auch eine Rolle für die Arzneistoff*resorption*. Zwischen Spreitung, HLB und Emulsionsstabilität wurden Zusammenhänge festgestellt.[7]
Bei der Spreitung auf der *Haut* spielt der Gehalt an benetzungsfördernden Stoffen in Haut und Präparat eine Rolle. Sie werden beim Waschen entfernt, so daß die Haut schlechter benetzbar ist. Rückfettungsmittel sollen diesen unerwünschten Effekt vermeiden.
Wie gut eine Präparation auf der Haut spreitet, kann mit Hilfe des *Abklatschtests* ermittelt werden: nach Auftrag einer definierten Menge wird nach einer bestimmten Zeit mit einem saugfähigen Papier und planimetrischer Auswertung die Spreitfläche bestimmt.

2.7.4 Zeta-Potential

Entstehung von Oberflächenpotentialen[20,32]

Grenzflächenladungen können entstehen durch

- Abgabe von Elektronen oder Ionen,
- Adsorption von Elektronen oder Ionen, insbesondere auch durch spezifische Adsorption von ionischen Tensiden, Protonen bei niederen pH-Werten, Hydroxyl-Ionen bei hohen pH-Werten,
- pH-abhängige Dissoziation von Oberflächengruppen,
- isomorphe Substitution von Ionen in Kristallgittern, z. B. Ersatz von Al^{3+} durch Mg^{2+}.

Ein Ladungsüberschuß führt zu einem *elektrischen Potential*, das definiert ist als die Energie, die notwendig ist, um eine punktförmige Ladung im Vakuum aus unendlicher Entfernung bis zu der punktförmigen Ladung an der Oberfläche der Phase zu bringen. Das *Oberflächenpotential, elektrochemische oder Nernst-Potential* (Abb. 2.76) ist, wie auch die Galvani-Spannung eines Halbelements, nicht meßbar.
Die fest gebundenen Oberflächenladungen bezeichnet man als *innere Helmholtz-Schicht*. Im Umfeld dieser Ladungen werden vorhandene Gegen-Ionen angezogen, permanente Dipole orientiert oder Dipole induziert. Diese bilden die *äußere Helmholtz-Schicht*. Dieses statische Modell der *Helmholtz-Doppelschicht* muß insofern verfeinert werden, als die thermische Bewegung der Ionen und der Flüssigkeit die Schärfe der Gegenionenschicht verwischen. Dies berücksichtigt die Theorie der *diffusen Doppelschicht von Goüy und Chapman* (Abb. 2.76).
Für den Potentialabfall mit dem Abstand x von der Grenzfläche gilt die Poisson-Boltzmann-Gleichung. Für den Plattenkondensator ist die Gleichung lösbar:

$$\Psi = \Psi_0 \, \varepsilon^{-\kappa \cdot x} \qquad (24)$$

Ψ = Potential im Abstand x,
Ψ_0 = Potential der Oberfläche (V),
$1/\kappa$ = Debye-Länge = ungefähre Dicke der Doppelschicht, hängt ab von Ionenkonzentration c, Zahl z der Ladungen, Temperatur T, Dielektrizitätskonstante ε (ε_0) = elektrische Feldkonstante, R = allgemeine Gaskonstante):

$$\kappa = \frac{\varepsilon_0 \, \varepsilon \, R \, T}{\Sigma \, c_i \, z_i^2} \qquad (25)$$

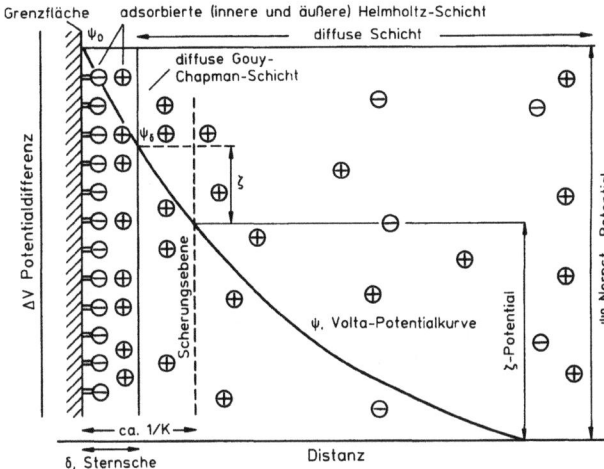

Abb. 2.76. Grenzflächenpotentiale.
Ψ_0 Nernst-Potential = elektrochemisches Potential, Ψ_δ Potential der Helmholtz-Doppelschicht, ζ Zeta-Potential = Potential der Scherebene = elektrokinetisches Potential, δ Schichtdicke der Stern-Schicht, $1/\kappa$ Maß für die diffuse Goüy-Chapman-Schicht

Die Gleichung beschreibt einen annähernd exponentiellen Abfall des Potentials in der Doppelschicht (Abb. 2.76).
Eine Begrenzung der Theorie liegt in der Annahme, daß die Ionen Punktladungen darstellen und daß sie ε als konstant ansehen. Stern führte daher eine Dicke δ für die fest haftende Ionenschicht ein, die ungefähr dem Ionendurchmesser entspricht. Das Potential in dieser *Stern-Schicht*, die ca. 80 % der Oberflächenladung kompensiert, fällt annähernd linear ab.
Als *elektrokinetisches oder Zeta-Potential* (ζ) versteht man das Potential eines relativ zur Lösung wandernden Teilchens, das seine diffuse Doppelschicht mitnimmt.

Messung des Zeta-Potentials[20,32]

Elektrokinetische Effekte treten auf, wenn geladene Teilchen im elektrischen Feld wandern (Elektrophorese) oder die Lösung relativ zu stationären, geladenen Flächen strömt (Elektroosmose oder Strömungspotential).

Elektrophoretische Messung des Zeta-Potentials.
ζ kann nach der *Henry-Gleichung* bestimmt werden:

$$\zeta = u \frac{\eta \cdot \pi \cdot \alpha}{\varepsilon} \cdot f(K, r, \varepsilon_0) \qquad (26)$$

u = Beweglichkeit = $v/\Delta E$ (m^2/Vs),
v = Migrationsgeschwindigkeit (m/s),
ΔE = Potentialgradient oder Feldstärke (V/m),
η = Viskosität ($\varphi a \cdot s$),
ε_0 = Influenzkonstante (N/V),
ε = Dielektrizitätskonstante, für Wasser: $\varepsilon = 80$,
α = Dissoziationsgrad,
r = Teilchenradius (mm),
κ = Debye-Hückel-Faktor (1/m).

Bei großen Ionenstärken und damit kleinen Debye-Längen wird $f(\kappa, r, \varepsilon_0) = 4$ (*Smoluchowski-Gleichung*).
Für kleine Ionenstärken wird $f(\kappa, r, \varepsilon_0) = 6$ (*Hückel-Gleichung*). Für kolloidale wäßrige Syteme bei 20 °C gilt näherungsweise[7]

$$\zeta = 1,5 \cdot 10^6 \text{ V}. \qquad (27)$$

Die Messung erfolgt in einer mikroskopischen Apparatur.[7] Zur Detektion können Teilchen mit Farbstoff beladen werden, oder es können Lichtstreumessungen (Laserlicht) durchgeführt werden.
Genaue, gut reproduzierbare Werte erhält man nur, wenn

- die Dicke der Doppelschicht $\ll$ Teilchenradius,
- die Teilchen den Strom nicht leiten,
- die Konvektionsleitfähigkeit der Teilchen klein ist, so daß das homogene Feld nicht gestört wird,
- das Feld homogen ist,
- die thermische Konvektion vermieden wird,
- die Temperatur konstant gehalten wird,
- Vibrationen vermieden werden,
- keine Partikelsedimentation eintritt.
- Auch die Braun-Molekularbewegung stört.
- Außerdem können die Messungen nur in sehr verdünnten Lösungen < 0,1 % durchgeführt werden. Die Übertragung von hochkonzentrierte Systeme ist dann nur noch sehr bedingt möglich. In diesen Fällen führen Elektroosmose und Strömungspotentialmessungen zu brauchbareren Ergebnissen.

So gestaltet sich die exakte Messung schwierig. Bei geringerem Meßaufwand erhält man oft schwer interpretierbare Ergebnisse. Das Vorzeichen der Ladung ist aber mit geringem Meßaufwand immer gut bestimmbar. Relative Messungen in gleichartigen Systemen können brauchbar sein, wenn die Möglichkeit besteht, ζ mit makroskopischen Größen zu korrelieren.

Geräte: Fa. Zeta-Meter, New York; Fa. Malvern Instr. Ltd., GB.

Elektroosmotische Messung des Zeta-Potentials.[10]
Zwei Elektrolytlösungen gleicher Zusammensetzung sind durch eine Membran getrennt. Beim Anlegen eines elektrischen Feldes fließt ein Strom, und es tritt ein elektroosmotischer Druck auf. Dieser bewirkt, daß in einem Bereich der hydrostatische Druck steigt, während er im anderen sinkt (Elektroosmose).
Andererseits tritt bei einer provozierten Druckdifferenz ein Strömungspotential bzw. ein elektrophoreti-

scher Strom auf. Zur Messung von ζ verwendet man die Beziehung

$$\zeta = \frac{\Delta p}{\Delta \varphi} \frac{r^2}{8 \varepsilon_0 \, \varepsilon l} \qquad (28)$$

Δp = elektroosmotischer Druck,
$\Delta \varphi$ = elektrische Feldstärke,
ε_0 = Influenzkonstante,
ε = Dielektrizitätskonstante,
l = Länge der Kapillaren,
r = Radius der Kapillaren.

Geräte: z. B. Fa. Photal (Fa. Grimm, Ainring).
Es sei noch erwähnt, daß die Oberflächenspannung σ eines geladenen Teilchens mit zunehmender Flächenladungsdichte Q/A abnimmt nach der *Lippmann-Gleichung*:

$$\frac{d\sigma}{dU} = \frac{-Q}{A} \qquad (29)$$

U = Spannung

Wechselwirkungskräfte und -energien, DLVO-Theorie[5,7,8]

Bei Annäherung zweier gleichnamig geladenen Teilchen stoßen sich diese mit der Kraft F_{ab}, die vom Potential, ihrem Abstand r, der diffusen Schichtdicke $1/\kappa$ u. a. abhängt. Die Reichweite der Abstoßungskräfte ist wesentlich größer als die Debye-Länge. Sie nehmen mit $1/r^2$ ab.
Andererseits bewirken Van-der-Waals-Kräfte im weiteren Sinne eine gegenseitige Anziehung. Sie sind proportional $1/r^7$.
Nach der *Theorie von Derjaguin, Landau, Verwey und Overbeek*, kurz *DLVO-Theorie*, entsteht durch Überlagerung von Abstoßungs- und Anziehungskräften eine Potentialenergiekurve über dem Abstand der Teilchen voneinander (Abb. 2.77).
In *kleinen Abständen überwiegt die Abstoßung, in großen die Anziehung.* So kommt es zu Maxima und Minima des Potentials, die für die Stabilität disperser Systeme eine entscheidende Rolle spielen. Je nach Dicke der Diffusionsschicht unterscheiden sich die

Summenkurven erheblich voneinander. Von Interesse für stabilisierte Systeme ist der folgende Fall:
Bei Annäherung gleichnamig geladener Teilchen wird zunächst ein *sekundäres Potentialminimum* durchschritten. Die Teilchen sind in relativ großem Abstand voneinander, und ihre Diffusionsschichten durchdringen sich nicht. Sowohl eine weitere Annäherung als auch das Entfernen der Teilchen voneinander läßt das Energiepotential ansteigen. Damit befindet sich das Teilchen in einem stabilen Gleichgewicht zwischen Anziehung und Abstoßung. Die Teilchen bilden locker gepackte, resuspendierbare Aggregate. Man spricht dann von *Flocculation* bzw. von *Flocculaten*.
Bei weiterer Annäherung unter Aufwendung von kinetischer Energie muß ein *Potentialmaximum* überschritten werden, von dessen Höhe es abhängt, ob dieser Vorgang ohne Zufuhr von kinetischer oder thermischer Energie eintreten kann. Während das Energiemaximum überschritten wird, kommt es zu einer Durchdringung der Diffusionsschichten. Dabei spielen nicht nur die DLVO-Energien eine Rolle, sondern auch die mechanische Festigkeit der Grenzflächenstruktur.
Nach Überschreitung des Maximums sinkt das Potential sehr rasch ins *primäre Minimum* ab. Dort berühren sich die Teilchen unmittelbar, und die Teilchenaggregate sind fest gepackt. In diesem Zustand kann es sehr leicht zu einer Koaleszenz von Tröpfchen kommen, da hierdurch die spezifische Grenzflächenenergie noch minimiert werden kann. Feste disperse Systeme bilden in diesem Zustand leicht nicht mehr resuspendierbare Sedimente mit der Gefahr des Zusammenwachsens der Kristallgitter, was als Zementierung (*caking*) oder Kuchenbildung bezeichnet wird.
Bei zwangsweiser, noch weiterer Annäherung der Teilchen kommt es wieder zum Anstieg des Potentials, da sich auch Elektronenhüllen deformieren und gegenseitig abstoßen.
Die DLVO-Theorie weist darauf hin, daß nicht nur die gleichartige Aufladung der Teilchen für die Stabilisierung disperser Systeme maßgeblich ist, sondern immer auch die Bilanz aus abstoßenden und anziehenden Kräften. Damit liefert sie die Strategie zur Herstellung stabiler geflockter Systeme:

- die Teilchen sollten in einen Zustand überführt werden, der dem sekundären Minimum entspricht, und
- die Energiebarriere zwischen beiden Minima sollte möglichst groß werden.

Stabilisierung disperser Systeme. Im wesentlichen sind zwei Parameter für die Stabilisierung disperser Systeme zu beachten, die durch die Rezeptur beeinflußbar sind:

- die Dicke der diffusen Schicht mit $1/\kappa$ als Maßzahl und
- das Zeta-Potential ζ.

Die *Einflüsse auf Debye-Schicht und* ζ sind in Tab. 2.8 tendenziell zusammengefaßt:
1. Je höher das Nernst-Potential, desto höher ist in wäßrigem Milieu ohne Elektrolyte ζ und desto stabiler sollte das disperse System sein. Erfahrungswerte für Öltröpfchen in Wasser liegen bei $\zeta = 40$ mV als kritischer unterer Grenze.

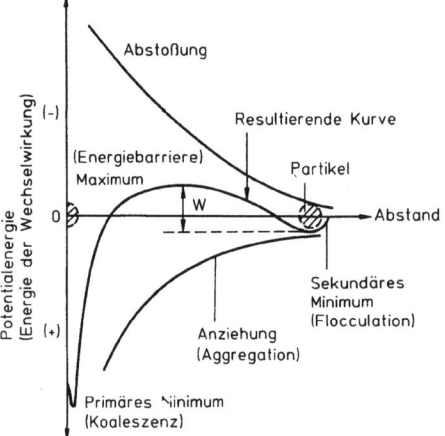

Abb. 2.77. DLVO-Theorie. Nach[7]

Tabelle 2.8. Einflüsse auf Zeta-Potential und Debye-Schichtdicke

Parameter	Debye-Schicht-dicke $1/\kappa$	Zeta-Potential ζ	DLVO-Maximum sek.	DLVO-Minimum	Effekt
Oberflächen-potential des Teilchens		proportional			Abstoßung gleichnamig geladener Teilchen
adsorbierte Ionen		+, 0 oder −			Abstoßung gleichnamig geladener Teilchen
Überkompensation		sehr hoch, umge-kehrtes Vorzeichen			sehr starke Abstoßung
Elektrolyt-konzentration					
niedrig	stärkere Abschirmung,	schnellerer Abfall mit dem Abstand x		*kann fehlen*	*niedriges Sedimentvolumen*
mittel	$1/\kappa$ wird kleiner		sinkt	ausgeprägt	Flocculation, hohes Sedimentvolumen
hoch					niedriges Sedimentvolumen, Teilchen berühren sich
Ionenwertigkeit					
1	stärkere Abschirmung,	schnellerer Abfall mit dem Abstand x			
2	$1/\kappa$ wird kleiner		sinkt	sinkt	"
3					
Dielektrizitäts-konstante des Mediums	$1/\kappa$ wird kleiner	fällt schneller, je höher ε			
Temperaturerhöhung	labilere Schicht, $1/\kappa$ wird größer	fällt langsamer			

2. Bei demselben Vorzeichen des Nernst-Potentials ist es durch Auswahl der zu adsorbierenden Ionen möglich, daß ζ annähernd Null, positiv oder negativ wird.

3. Zu beachten ist, daß ionische Tenside allein meist keine brauchbaren Emulsionen bilden, da die Abstoßungskräfte zu groß sind. In Kombination mit nichtionischen Tensiden mit Dielektrikums-Funktion dagegen liefern sie stabile Emulsionen.

4. Von besonderem Interesse ist der Fall, bei dem ζ durch mehrwertige Ionen überkompensiert wird. So kann eine positive Ladung durch zwei- oder dreiwertige Anionen wie Citrat, Tartrat, Phosphat überkompensiert werden, so daß ein negativer Ladungsüberschuß übrigbleibt, der durch die Ionen der diffusen Schicht kompensiert wird. Das Zeta-Potential erreicht dann sehr viel höhere Werte als ζ des ursprünglichen Teilchens, was zu höheren Abstoßungskräften und höherer Stabilität führen kann. Diesen Vorgang nennt man auch *Peptisation*.

5. Tragen die Zeta-Potentiale zweier löslicher Polymeren entgegengesetzte Vorzeichen, so können sich *Koazervate* bilden, z. B. aus Gelatine (+) und Gummi arabicum (-).

6. Nicht nur ζ, sondern auch die Festigkeit der Doppelschicht entscheidet über die Stabilität disperser Systeme.

7. Je höher die Elektrolytkonzentration c und die *Elektrolytwertigkeit z* nach Gl. (25) ist, desto effektiver ist die elektrostatische Abschirmung, desto kleiner die Schichtdicke, desto schneller fällt ζ ab, desto kleiner das DLVO-Maximum, desto niedri-

ger das sekundäre DLVO-Minimum. Die Partikeln flocken. Die Flocculation ist reversibel, wenn ein Flüssigkeitsfilm zwischen den Teilchen bleibt. Zur kontrollierten Flockung werden eingesetzt Elektrolyte in einem engen Konzentrationsbereich, amphiphile Substanzen, Polymere. Weitere Erhöhung der Elektrolytkonzentration verkleinert das Maximum und vergößert das Minimum. $1/\kappa$ (cm) nimmt nach[31] folgende Werte an:

c (mol/L)	für $z = 1$	für $z = 2$
10^{-5}	10^{-5}	$0{,}5 \cdot 10^{-5}$
10^{-3}	10^{-6}	$0{,}5 \cdot 10^{-6}$
10^{-1}	10^{-7}	$0{,}5 \cdot 10^{-7}$

8. Je größer die Dielektrizitätskonstante ε, d. h. desto polarer das Medium, desto schwächer werden die Anziehungskräfte, desto größer die Schichtdicke.

9. Je höher die Temperatur und damit die thermische Bewegung, desto labiler wird die diffuse Schicht.

10. Je kleiner die Teilchen, desto schwerer sind sie elektrostatisch stabilisierbar.

11. Je größer der Radius, desto empfindlicher sind Teilchen gegen Elektrolytzusatz. Damit wird für Partikeln > 1 μm die Flocculation im sekundären Minimum interessant.

12. Lyophile Kolloide sind thermodynamisch stabil und vertragen einen geringen Elektrolytzusatz. Lyophobe Kolloide dagegen sind thermodynamisch instabil und können nur durch Grenzflächenladungen oder Schutzkolloide stabilisiert werden.

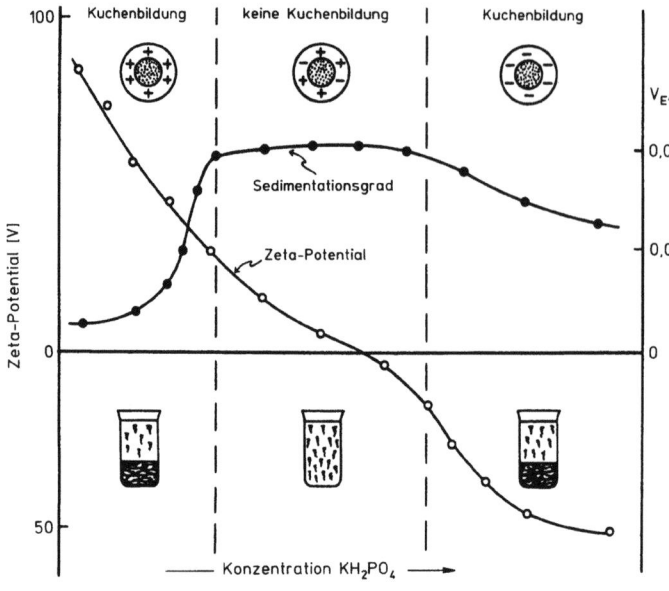

Abb. 2.78. Zusammenhang zwischen Zeta-Potential, Elektrolytkonzentration, Sedimentbildung und Kuchenbildung. V_E/V_0 Sedimentationsgrad, V_E Endvolumen bei vollständiger Sedimentation, V_0 Anfangsvolumen. Aus[7]

13. Auch für die *Koaleszenz(geschwindigkeit)* (Smoluchowski)[16,17] ist die Energiebarriere nach der DLVO-Theorie maßgebend.

Für die Rezepturentwicklung entscheidet die Korrelierbarkeit von ζ mit makroskopischen Größen über die Brauchbarkeit von ζ als Meßwert. Martin und Swarbrick[7] untersuchten ζ von Wismutsubnitrat in Abhängigkeit von der Kaliumdihydrogenphosphat-Konzentration und studierten gleichzeitig den Sedimentationsgrad und die Tendenz der Suspension zur Kuchenbildung (Abb. 2.78): bei niedriger und hoher Konzentration war das Sedimentvolumen klein, und Kuchenbildung trat ein. Bei einer mittleren Konzentration erhielten sie voluminöse Sedimente ohne Tendenz zur Kuchenbildung. Damit konnten sie das Sedimentvolumen und die Kuchenbildung als Maßzahlen für die Stabilität der Suspension mit einem unteren und einem oberen Grenzwert für ζ korrelieren. Da das Optimum für ζ in individuellen Systemen sehr unterschiedlich sein mag, ist als Ergebnis vor allem festzuhalten, daß ein *mittlerer Bereich der Elektrolytkonzentration* zu suchen ist, der eine optimale Stabilität gewährleistet.

Bei der Herstellung flocculierter Dispersionen könnte man also wie folgt vorgehen:

- Adsorption von Zeta-Potential aufbauenden, leicht adsorbierbaren Ionen eines Adsorptionsmittels,
- Zugabe eines gegenionischen Flockungsmittels, mit dem ζ und Flocculationsgrad auf das Optimum eingestellt werden,
- Zugabe eines Suspensionshilfsmittels liefert dann die gebrauchsfertige Suspension.

Das Verständnis der beschriebenen physikalischen Phänomene ist trotz allen Fortschritts noch in mancher Hinsicht unvollständig. Dennoch zeigen die oft an stark vereinfachenden Modellen gewonnenen quantitativen Zusammenhänge wichtiger Einflußgrößen die Richtung einer zielgerichteten Entwicklung von Arzneiformen an.

Literatur

1. Tadros TF (1987) Surfactans, Industrial Applications. In: Meyers RA (Ed.) Encyclopedia of Physical Science and Technology, Vol. 13, Academic Press Inc., Orlando, FL
2. Ruthven DM (1987) Adsorption (Chemical Engineering). In: Meyers RA (Ed.) Encyclopedia of Physical Science and Technology, Vol. 13, Academic Press Inc., Orlando, FL
3. Bare SR, Somorjai GA (1987) Surface Chemistry. In: Meyers RA (Ed.) Encyclopedia of Physical Science and Technology, Vol. 13, Academic Press Inc., Orlando, FL
4. Seemann FW (1965) Oberflächen- und Grenzflächenspannung. In: Kohlrausch F, Praktische Physik, Bd. 1, Teubner, Stuttgart
5. Hoffmann H, Ulbricht W (1981) Physikalische Chemie der Tenside. In: Stache H (Hrsg.) Tensidtaschenbuch, 2. Aufl., Hanser, München Wien
6. Kosswig K (1972–1984) Tenside. In: Bartholome E, Bikkert E, Hellmann H (Hrsg.) Ullmanns Enzyklopädie der technischen Chemie, Bd. 1–25, Verlag Chemie, Weinheim
7. Stricker H (1987) (Hrsg.) Physikalische Pharmazie, 3. Aufl., Wissenschaftliche Verlagsgesellschaft, Stuttgart
8. Menold R, Rupp R (1978) Flüssige perorale Arzneiformen. In: Sucker H, Fuchs P, Speiser P, Pharmazeutische Technologie, Thieme, Stuttgart
9. List PH (1985) Arzneiformenlehre, Wissenschaftliche Verlagsgesellschaft, Stuttgart
10. Brdicka R (1988) Grundlagen der Physikalischen Chemie, VEB Deutscher Verlag der Wissenschaften, Berlin
11. Vauck RA, Müller HA (1987) Grundoperationen chemischer Verfahrenstechnik, VCH, Weinheim
12. Carstensen JT (1972) Theory of Pharmaceutical Systems, Vol. I and II, Academic Press, New York London
13. Wolf KL (1959) Physik und Chemie der Grenzflächen, Bd. 1 und 2, Springer, Berlin Göttingen Heidelberg
14. Wolf KL (1968) Tropfen, Blasen und Lamellen, Verständliche Wissenschaft, Bd. 97, Springer, Berlin
15. Stauff J (1960) Kolloidchemie, Springer, Berlin
16. Hem SL, Feldkamp JR, White JL (1986) Basic Chemical Principles related to Emulsions and Suspension Dosage Forms. In: Lachman L, Lieberman HA, Kanig JL, The

Theory and Practice of Industrial Pharmacy, Lea & Febiger, Philadelphia

17. Rieger MM (1986) Emulsions. In: Lachman L, Lieberman HA, Kanig JL, The Theory and Practice of Industrial Pharmacy, Lea & Febiger, Philadelphia
18. Weser C (1980) GIT Fachz Lab 24:642–648,734–742
19. Wildbrett G (1981) Technologie der Reinigung im Haushalt, Ulmer, Stuttgart
20. Kortüm G (1972) Lehrbuch der Elektrochemie, Verlag Chemie, Weinheim
21. Pfüller U (1986) Mizellen – Vesikel – Mikroemulsionen, Springer, Berlin Heidelberg New York London Paris Tokyo
22. Price LM (1977) Microemulsions, Academic Press, New York
23. Jakobi G, Löhr A (1987) Detergents and Textile Washing, VCH, Weinheim
24. Mittal KL (1977) Micellization, Solubilisation, Microemulsions, Plenum Press, New York
25. Adamson AW (1968) Physical Chemistry of Surfaces, Interscience, New York
26. Perry RH, Green D (1984) Perry's Chemical Engineer's Handbook, McGraw-Hill, New York
27. Zogg M (1987) Einführung in die Mechanische Verfahrenstechnik, Teubner, Stuttgart
28. Wolf KL, Wolff R (1955) Oberflächenspannung und Oberflächenaktivität. In: Houben-Weyl, Methoden der organischen Chemie, Bd. II, Teil 1, Thieme, Stuttgart
29. Bauer KH, Frömming KH, Führer C (1989) Pharmazeutische Technologie, Thieme, Stuttgart
30. Myers D (1988) Surfactant Science and Technology, VCH, Weinheim
31. Moore WJ, Hummel DO (1986) Physikalische Chemie, de Gruyter, Berlin New York
32. Hunter RJ (1988) Zeta Potential in Colloid Science, Adacemic Press, London
33. Lerk CF, Lagas M (1977) Acta Pharm Techn 23:21
34. ASTM D 971–50
35. DIN 53 914
36. DIN 53 900
37. DIN 53 902
38. DIN 53 908
39. Lindner K (1964) Tenside, Textilhilfsmittel, Waschrohstoffe II, Wissenschaftliche Verlagsgesellschaft, Stuttgart

2.8 Brennbarkeit und Explosionsschutz

T. REDEKER

Bei der Verarbeitung, Abfüllung, Beförderung, Lagerung und Entsorgung von brennbaren Stoffen sind mögliche Brand- und Explosionsgefahren zu berücksichtigen. Explosionen können stattfinden, wenn oxidierbare Substanzen (Brennstoff) und Oxidationsmittel in entsprechender Konzentration sowie eine Zündquelle vorhanden sind. Die brennbaren Stoffe lassen sich folgenden vier Stoffgruppen zuordnen: Gase, Flüssigkeiten (Dämpfe), Stäube und hybride Gemische (Gas-, Dampf-, Nebel- und Staubgemische). Zur Beurteilung der Entzündungsgefahren, die beim Umgang mit derartigen Stoffen auftreten können, und für die Festlegung entsprechender Schutzmaßnahmen sind neben den physikalischen Stoffdaten sicherheitstechnische Kenngrößen maßgebend,[1,2]

wie z. B. der Flammpunkt, die Explosionsgrenzen, die Zündtemperatur und die Normspaltweite. Die quantitativen Aussagen zu diesen Stoffeigenschaften sind in starkem Maße von den Bestimmungsverfahren abhängig. Um eine sicherheitstechnische Kenngröße als verläßliche Basis für den Explosionsschutz anwenden zu können, muß dem Benutzer die angewandte Bestimmungsmethode einschließlich der Meßbedingungen bekannt sein. Für eine erfolgreiche Durchführung des Explosionsschutzes ist ferner wichtig, daß der Anwender beurteilen kann, welche Arten von Kenngrößen für sein spezielles Explosionsschutzproblem von Bedeutung sind. Sicherheitstechnische Kenngrößen lassen sich – im Gegensatz zu physikalischen Stoffdaten – derzeit nicht mit sicherheitstechnisch ausreichender Genauigkeit berechnen. In der Regel entscheidet das Experiment.

Die nachfolgend besprochenen Kenngrößen beschränken sich auf brennbare Gase und Flüssigkeiten. Die hier gemachten Aussagen sind mit Einschränkungen und unter Berücksichtigung weiterer Randbedingungen auch für die Kenngrößen der Stäube und der hybriden Gemische gültig.

Kenngrößen für den primären Explosionsschutz

Explosionsfähige Gas- bzw. Dampf-Luft-Gemische bilden sich, wenn sich der brennbare Stoff über einen für ihn charakteristischen Konzentrationsbereich mit einem Oxidationsmittel (Luftsauerstoff) mischen kann. Die erste Gruppe der Kenngrößen umfaßt diejenigen, die für den primären Explosionsschutz – also für die Maßnahmen, welche die Bildung gefährlicher explosionsfähiger Gemische verhindern oder einschränken – maßgebend sind.[1] Dazu zählen der Flammpunkt, die unteren und oberen Explosionspunkte sowie die untere und obere Explosionsgrenze. Mit diesen sicherheitstechnischen Kenngrößen kann in Verbindung mit den physikalischen Stoffdaten entschieden werden, unter welchen Bedingungen (Konzentration, Temperatur, Druck) die Bildung explosionsfähiger Gemische möglich ist.

Brennbares Gas wird üblicherweise in Druckbehältern gelagert und kann bei Behälterleckagen mit der Umgebungsluft immer eine explosionsfähige Atmosphäre bilden. Brennbare Flüssigkeiten können dagegen wegen ihres im Vergleich zu Gasen wesentlich geringeren Dampfdruckes in Behältern und Apparaturen unter Atmosphärendruck gehandhabt werden, wobei die Behälter über Öffnungen (z. B. Atmungsöffnungen) mit der Atmosphäre verbunden sein können. Für die Frage, ob sich bei Flüssigkeiten dabei unter Normalbedingungen eine explosionsfähige Atmosphäre bilden kann, sind die wichtigsten Kenngrößen der Flammpunkt und die untere Explosionsgrenze (UEG).

Flammpunkt. Der Flammpunkt ist die niedrigste Temperatur, bei der sich unter festgelegten Bedingungen in einem geschlossenen Tiegel über der zu prüfenden Flüssigkeit Dämpfe in solcher Menge entwickeln, daß sich im Tiegel ein durch Fremdzündung entflammbares Dampf-Luft-Gemisch bildet. In der Praxis ist deshalb nur dann mit explosionsfähigen Gemischen zu rechnen, wenn brennbare Flüssigkeiten in Behältern bis bzw. über ihren Flammpunkt erwärmt werden. Beim Einsatz brennbarer Flüssigkeiten (Lösungsmittel) lassen sich Explosionsgefahren sicher vermeiden, wenn durch eine ausreichend niedrige Temperatur· der Flüssigkeit die Bildung der explosionsfähigen Konzentration aus Flüssigkeitsdampf und Oxidationsmittel (Luftsauerstoff) verhindert ist.

Bei Flüssigkeiten ist für die Feststellung des explosionsgefährdeten Bereichs unter Berücksichtigung der örtlichen und betrieblichen Verhältnisse an erster Stelle der Flammpunkt maßgebend.[1] Demzufolge werden gemäß nationaler und internationaler Vorschriften[8,9] die brennbaren Flüssigkeiten nach ihren Flammpunkten in Gefahrklassen unterteilt. In der Bundesrepublik Deutschland wird noch nach der Wasserlöslichkeit der Flüssigkeit eingeteilt.[8] Die Gefahrklassen mit der Angabe der entsprechenden Grenztemperaturen sind in Tab. 2.9 wiedergegeben.

Tabelle 2.9. Einteilung brennbarer Flüssigkeiten in Gefahrklassen

Flammpunkt	mit Wasser nicht in jedem Verhältnis mischbar, Gruppe A der Verordnung über brennbare Flüssigkeiten (VbF)	mit Wasser in jedem Verhältnis mischbar, Gruppe B (VbF)
Unter 21 °C	A I	B
21 bis 55 °C	A II	Keine brennbare Flüssigkeit im Sinne der VbF
Über 55 bis 100 °C	A III	
Über 100 °C	Keine brennbare Flüssigkeit im Sinne der Verordnungen	Keine brennbare Flüssigkeit im Sinne der Verordnungen

Explosionsgrenzen. Die untere (UEG) bzw. obere Explosionsgrenze (OEG) ist der untere bzw. obere Grenzwert der Konzentration eines brennbaren Stoffes bzw. brennbaren Stoffgemisches in einem Gemisch von Gasen, Dämpfen, Nebeln und/oder Stäuben, in dem sich nach dem Zünden eine von der Zündquelle unabhängige Flamme gerade nicht mehr selbständig im Gemisch fortpflanzen kann. Die Explosionsgrenzen unter atmosphärischem Druck werden heute in dem von der Physikalisch-Technischen Bundesanstalt (PTB) mitentwickelten Prüfgerät (Abb. 2.79) gemessen.[3,4] Die Explosionsgrenzen sind u. a. vom Gemischausgangsdruck, von der Gemischausgangstemperatur und von der Zündenergie abhängig. Eine Erhöhung dieser Parameter bedingt – abgesehen von Ausnahmen beim Gemischdruck – immer eine Aufweitung des Explosionsbereiches. Dieser Einfluß ist an der unteren Explosionsgrenze weniger stark ausgeprägt als an der oberen.

Explosionspunkte. Der untere (UEP) und obere Explosionspunkt (OEP) entspricht der Temperatur, bei der die Konzentration des gesättigten Dampf-Luft-Gemisches unter vorgegebenen Versuchsbedingungen (geschlossenes System) die untere bzw. obere

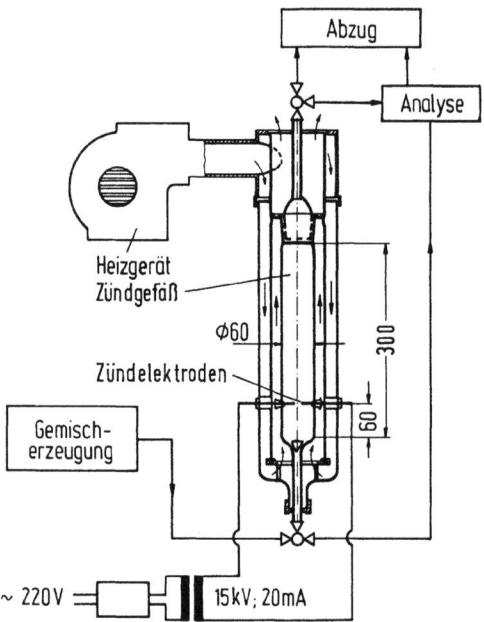

Abb. 2.79. DIN-Apparatur zur Bestimmung der Explosionsgrenzen in Luft bei atmosphärischem Druck und Gemischausgangstemperaturen bis 200 °C. Die Erwärmung des Zündgefäßes erfolgt durch einen in der Aufheizung regelbaren Luftstrom

Explosionsgrenze erreicht. Damit legt der untere Explosionspunkt die untere Grenztemperatur für das Auftreten explosionsfähiger Gemische fest. Bei Flüssigkeitsgemischen mit Komponenten unterschiedlicher Siedetemperaturen ist der Explosionspunkt nicht allein von der Temperatur, sondern auch von der verdampfenden Menge, also dem Verhältnis Flüssigkeitsvolumen zu flüssigkeitsfreiem Volumen (Dampfraum), abhängig.[5] Der Umfang der Verdampfung hängt wesentlich vom Anteil der niedrigsiedenden Komponenten ab und wird charakterisiert durch das Verhältnis:

$$h = \frac{\text{Volumen der mit Dampf aufgesättigten Luft}}{\text{Volumen der Flüssigkeit}}$$

Die Messung der Explosionspunkte von Flüssigkeitsgemischen ist sehr aufwendig.[5] In den allermeisten Fällen ist es sicherheitstechnisch vertretbar, auf die Messung des unteren Explosionspunktes zu verzichten und stattdessen den nach dem genormten Bestimmungsmethoden gemessenen Flammpunkt (geschlossener Tiegel) zu verwenden.

Zusammenhang von Flammpunkt, Explosionsgrenze und Explosionspunkt. Liegt ein abgeschlossenes System mit konstantem Gemischdruck vor, stellt die Dampfdruckkurve die Beziehung zwischen *Explosionspunkt und Explosionsgrenze* her. Sie gibt für reine Stoffe (und azeotrope Gemische) den Zusammenhang zwischen der Temperatur der jeweiligen Flüssigkeit und dessen Sättigungskonzentration der Dampfdruckkurve an. Die maßgebenden Größen und

Begriffe sind in Abb. 2.80 am Beispiel von Ethanoldampf im Gemisch mit Luft erläutert.[2] Bei Kenntnis der Explosionsgrenzen lassen sich mit Hilfe der Dampfdruckkurve die Explosionspunkte und ggf. grob der Flammpunkt abschätzen.

Dampfdruckkurve $\lg p_i = A - \dfrac{B}{B + C}$

Volumenanteil: $\varphi = \dfrac{p_i}{p_0} \cdot 100$

Unterer Explosionspunkt $t_{(UEP)} = \dfrac{B}{A - \lg \dfrac{\varphi_{(UEP)} \cdot p_0}{100}}$

A, B, C: Konstanten der Dampfdruckgleichung nach Antoine,
Temperatur t (°C),
Partialdruck p_i (hPa oder mbar),
Volumengehalt φ (%),
Gesamtdruck $p_0 = 1013$ hPa (mbar).

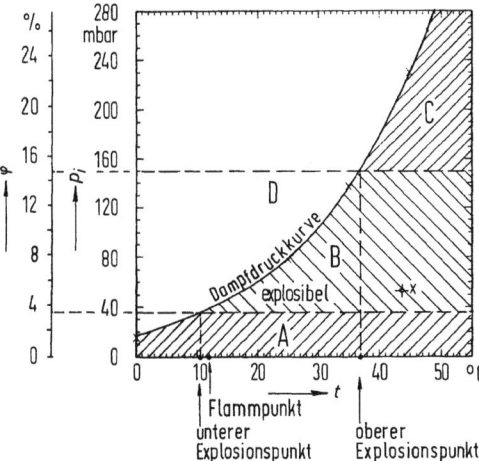

Abb. 2.80. Zusammenhang zwischen Flammpunkt, Explosionsgrenzen und Explosionspunkten anhand der Dampfdruckkurve für Ethanol im Gemisch mit Luft bei atmosphärischem Gemischdruck[2]; Bezeichnung der Volumengehaltsbereiche und deren Verbrennungseigenschaften. **Bereich A bis C** In den schraffierten Bereichen sind die Dampf-Luft-Gemische nicht gesättigt; z. B. stellt der Punkt X ein Gemisch mit einem Volumenanteil von 5% Ethanol dar, das explosionsfähig ist, obwohl die Gemischtemperatur (44 °C) über dem oberen Explosionspunkt (37 °C) liegt. **Bereich A** Das Gemisch ist weder brennbar noch explosionsfähig, da zu wenig Brennstoff vorhanden ist (zu mageres Gemisch). **Bereich B** Das Gemisch ist explosionsfähig. Die Verbrennung erfolgt mit selbständiger Flammenfortpflanzung nach seiner Entzündung durch die Zündquelle. **Bereich C** Das Gemisch ist nicht brennbar und nicht explosionsfähig, da ein zu hoher Brennstoffgehalt vorliegt (zu fettes Gemisch). Das Gemisch ist aber abbrennbar und wird bei Luftzutritt explosionsfähig. **Bereich D** Dampfgehalte oberhalb der Dampfdruckkurve (Naßdampfbereich) sind nur begrenzte Zeit existenzfähig. Die Kondensation (Nebel- oder Tropfenbildung) senkt den Dampfgehalt auf den der jeweiligen Temperatur zugeordneten Dampfdruck der Flüssigkeit (hybrides Gemisch)

Vergleicht man den *unteren Explosionspunkt (UEP) und den Flammpunkt* (geschlossener Tiegel) von brennbaren nichthalogenierten organischen Stoffen und azeotropen Stoffgemischen, so stellt man fest, daß der Flammpunkt in vielen Fällen etwa 3 bis 5 °C oberhalb des UEP liegt. Dies hat seine Ursache in den unterschiedlichen Bestimmungsverfahren. So wird bei der Flammpunktbestimmung beim Öffnen des Tiegel zwecks Einführung der Zündflamme das Gemisch an der Öffnungsstelle durch Luftzutritt verdünnt. Ferner kann in der unmittelbaren Umgebung der Zündflamme wegen der sich bildenden Verbrennungsgase das Dampf-Luft-Gemisch in seiner Zusammensetzung so verändert werden, daß dies bei gewissen Gemischen einen Einfluß auf die Entzündung hat. Bei der Flammpunktbestimmung muß sich die Flamme im Gegensatz zur Bestimmung des UEP nach unten ausbreiten, da nur unterhalb der Flamme – nämlich im Tiegel – ein entzündbares Gemisch vorliegt. Dabei wirkt der langsamen Flammenausbreitung nach unten der durch die Zündflamme erzeugte Auftrieb entgegen.

Deshalb findet man für schwerbrennbare Flüssigkeiten, wie z. B. Methylenchlorid, keine Angaben über den Flammpunkt, sehr wohl aber über den UEP und den Explosionsbereich. Insbesondere bei halogenierten Kohlenwasserstoffen hat zusätzlich die Zündenergie einen stärkeren Einfluß auf den Zahlenwert des Explosionspunktes.

Ist die UEG und die Dampfdruckkurve bekannt, kann für reine Stoffe der UEP und somit auch der Flammpunkt – wegen der o. g. Bedingungen allerdings nur sehr grob – abgeschätzt werden. Der nach dieser Methode abgeschätzte Flammpunkt kann nur als Orientierungshilfe dienen. Für die in der Praxis durchzuführenden Explosionsschutzmaßnahmen, z. B. an verfahrenstechnischen Anlagen, die bei Brennstoffgehalten in der Nähe der UEG arbeiten, ist es stets ratsam, von den angewandten Stoffen und Stoffgemischen wenigstens den Flammpunkt und die UEG zu messen.

Explosionsgefahr von Flüssigkeitsgemischen

Für die Beurteilung der Explosionsgefahr von Flüssigkeitsgemischen mit Komponenten stark unterschiedlicher Siedepunkte ist bei der Anwendung des Flammpunktes zu beachten, daß im geschlossenen System die Konzentration des gesättigten Dampf-Luft-Gemisches über einer Flüssigkeit auch vom dem „h-Verhältnis" (Volumen der über der Flüssigkeit mit Dampf gesättigten Luft zu Volumen Flüssigkeit) abhängt.

Bei großen h-Werten ist ein großer Teil der Flüssigkeit verdampft. Für die Praxis muß auf der Grundlage der angewandten Verfahrenstechnik untersucht werden, inwieweit der UEP in Abhängigkeit von h aufgrund der jeweiligen Bedingungen der Verdampfung für einen ausreichenden Explosionsschutz berücksichtigt werden muß.

Weil die Messung des UEP in Abhängigkeit von h sehr aufwendig ist, verwendet man zur Beurteilung der Explosionsgefahr für brennbare Flüssigkeitsgemische statt des UEP den Flammpunkt. Hierbei sind folgende Gegebenheiten besonders zu beachten:

1. Ist in einem Gemisch die niedrigsiedende Komponente leicht brennbar, so bestimmt sie die Explosionsgefahr. Schon die Zumischung geringer Volumenanteile ($< 1\%$) von niedrigsiedenden Komponenten zu vergleichsweise höhersiedenden Komponenten kann den Flammpunkt des Ausgangsgemisches sicherheitstechnisch gefährlich erniedrigen. Mit zunehmender Verdampfung (großes h, vgl. Abschn. Explosionsgrenze) nimmt aber der Gehalt der niedrigsiedenden Komponente im Flüssigkeitsgemisch ab, so daß der Flammpunkt der Restflüssigkeit mit zunehmender Verdampfung ansteigt. Ein solches Flüssigkeitsgemisch wird mit zunehmender Verdampfungszeit bezüglich der Explosionsgefahren ungefährlicher.

Liegt der Massegehalt der niedrigsiedenden Komponenten im Flüssigkeitsgemisch unter 1%, muß die Anwendbarkeit des Flammpunktes zur Beurteilung von Explosionsgefahren – insbesondere unter üblichen Lagerverhältnissen – in Frage gestellt werden.[6,7] Diese Bedingungen liegen z. B. bei technischen Kohlenwasserstoffgemischen dann vor, wenn es sich um Flüssigkeiten wie schweres Heizöl, Verschnittbitumen und spezielle hochsiedende Wärmeträgeröle handelt. In diesen Gemischen können Spuren von Gasen und leichtersiedenden Kohlenwasserstoffen gelöst sein, die vom Flammpunktverfahren nicht vollständig erfaßt werden. Bei der Erwärmung dieser Produkte auf Temperaturen auch unterhalb des Flammpunktes werden die in den Flüssigkeiten gelösten Gase über längere Zeit in den über der Flüssigkeit befindlichen Dampfraum freigesetzt. Deshalb kann es in einem solchen Fall mit der Zeit auch bei Temperaturen unterhalb des Flammpunktes zu explosionsfähigen Gemischen kommen.[7]

Bei der Probenahme von Flüssigkeitsgemischen mit niedrigsiedenden Anteilen ist streng darauf zu achten, daß die für die Flammpunktmessung gezogenen Proben stets bis zum Zeitpunkt der Flammpunktmessung gasdicht verschlossen bleiben, da sich sonst noch vor der Flammpunktbestimmung die niedrigsiedenden Komponenten verflüchtigen können. In diesem Fall hätte man zwar den Flammpunkt richtig gemessen, würde aber wegen einer falsch behandelten Probe zu sicherheitstechnisch folgenschweren Fehlbeurteilungen gelangen.

2. Ist in einem Flüssigkeitsgemisch die niedrigsiedende Komponente dagegen nicht- oder schwerbrennbar, z. B. Dichlormethan in Spezialbenzin 100/120, so erhöht diese Komponente den Flammpunkt des Restbestandteiles (kleines h, vgl. Abschn. Explosionsgrenzen). Sie kann im Ausgangszustand des Flüssigkeitsgemisches das Dampf-Luft-Gemisch sogar so stark in seiner Entzündbarkeit beeinflussen, daß ein Flammpunkt nicht mehr meßbar ist, obwohl ein unterer Explosionspunkt gegeben ist.[6] Mit zunehmender Verdampfung verringert sich hier die Konzentration des niedrigsiedenden „Inertzusatzes", und es ergibt sich dadurch im Gegensatz zum zuvor geschilderten Fall ein sich erniedrigender Flammpunkt. Ein derartiges im Anlieferungszustand unbrennbares Flüssigkeitsgemisch kann also während der offenen Handhabung zuerst schwerbrennbar und dann brennbar werden, so daß auch hier Explosionsgefahren entstehen können.

3. Liegt ein Gemisch von brennbaren und nichtbrennbaren Flüssigkeiten mit annähernd gleichen Siedepunkten vor, sind Voraussagen über die Lage des Flammpunktes und dessen Änderung bei Verdampfung wesentlich schwieriger.

Zum Reinigen und Entfetten von Werkstücken bei offener Arbeitsweise und normaler Raumtemperatur werden Kaltreiniger verwendet, die oft unzutreffend als Sicherheitsreiniger bezeichnet werden. In manchen Fällen handelt es sich hierbei um Mischungen von Halogenkohlenwasserstoffen mit brennbaren Lösungsmitteln. Je nach Art, Menge und Siedepunkt der zugesetzten schwerbrennbaren oder unbrennbaren Komponente wird im Anlieferungszustand der Flammpunkt des Gemisches unterdrückt oder zumindest erheblich heraufgesetzt. In diesen Fällen muß davor gewarnt werden, ohne eingehende Berücksichtigung der Bedingungen des Verarbeitungsprozesses auf Explosionsschutzmaßnahmen zu verzichten. Selbst wenn die Siedepunkte von Inhibitor und brennbarer Flüssigkeit nahe beieinanderliegen, können bei Verdampfung Explosionsgefahren auftreten. Wird z. B. einem Spezialbenzin ein unbrennbarer Chlorkohlenwasserstoff mit einem Siedepunkt im Siedebereich des Benzins zugesetzt und hat dieses Gemisch einen Flammpunkt (ca. 50 °C) oder ist schwer- bzw. nichtbrennbar, so können die niedrigsiedenden Komponenten des Spezialbenzins während der ersten Teilverdampfung (wenige % der Flüssigkeit) bevorzugt verdampfen. Bei der weiteren Verdampfung wird dann die Inertkomponente verstärkt aus der Flüssigkeit verdampfen, so daß schließlich kurz vor der völligen Verdampfung des Gemisches dieses im wesentlichen nur noch aus den höhersiedenden Komponenten des Spezialbenzins besteht. Damit ist – bei entsprechender Verarbeitungstemperatur – ggf. die Voraussetzung zur Bildung explosionsfähiger Gemische gegeben.

Inertisierung

Eine vergleichsweise sichere Maßnahme zur Vermeidung explosionsfähiger Gemische im Inneren von Anlagen ist die Inertisierung. Bei ausreichender Überwachung (z. B. des Sauerstoffgehaltes und/oder der Inertgaskonzentration und des Überdruckes) kann durch eine solche Explosionsschutzmaßnahme aus einem ständig explosionsgefährdeten Bereich (Zone 0[1]) ein nichtexplosionsgefährdeter Bereich entstehen.

Als Schutzgas für die Inertisierung der Brennstoffdampf-Luft-Gemische bieten sich in erster Linie N_2 und CO_2 an. Inertisierte Brennstoffdampf-Luft-Gemische werden also mindestens aus drei Komponenten, nämlich Brennstoff, Oxidationsmittel und Inertgas, gebildet. Die Inertisierung kann total oder partiell sein.

Eine *totale Inertisierung* eines Gemisches liegt vor, wenn bei beliebiger Zugabe von Sauerstoff bzw. Luft und bei beliebigem Brennstoffgehalt unter den festgelegten Betriebsbedingungen des Gemischdruckes und der Gemischtemperatur der Explosionsbereich nicht mehr erreicht werden kann.

Eine *partielle Inertisierung* liegt vor, wenn durch Zumischung von Inertgas zum explosionsfähigen Gemisch erreicht wird, daß das neu gebildete Gemisch nun außerhalb des Explosionsbereiches liegt, jedoch bei Zugabe entweder von Sauerstoff bzw. Luft oder von Brennstoff wieder in den Explosionsbereich übergehen kann.

Explosionsbereich-Dreistoff-Diagramm. Zur Beurteilung einer ausreichend sicheren Inertisierung für den Explosionsschutz muß das entsprechende Explosionsbereich-Dreistoff-Diagramm bekannt – d. h. gemessen – sein. In Abb. 2.81 ist schematisch ein Explosionsbereich-Dreistoff-*Diagramm* für das Gemisch Brennstoff-Sauerstoff-Inertgas im Dreieckkoordinatensystem dargestellt. Jeder Punkt innerhalb des Koordinatendreiecks entspricht einer bestimmten Zusammensetzung des Dreikomponentengemisches. Der von einem Gemischpunkt im Dreieck parallel zu den Dreieckseiten gegebene Abstand gibt den Volumenanteil für jede der drei Komponenten, bezogen auf das Gesamtgemisch, an. Punkte auf den Dreieckseiten geben die Zusammensetzung von Zweikomponentengemischen an, da die dritte Komponente den Wert 0 hat. Die Eckpunkte des Dreieckkoordinatensystems geben die jeweiligen Einzelkomponenten an. Durch Zugabe von jeweils einer Gemischkomponente zu einem bestimmten vorliegenden Gemisch werden neue Gemische gebildet, die je nach zugegebener Komponente auf der jeweiligen Geraden zwischen dem – z. B. hier im Dreieckdiagramm gekennzeichneten – Gemischpunkt (BSI) und dem zugehörigen

Dreieck-Eckpunkt liegen. Dabei ändert sich bei der Zumischung nur einer Komponente das Verhältnis der beiden anderen Komponenten zueinander nicht. Ist das Inertgas Stickstoff und geht man von der Sauerstoffachse vom Volumenanteil Sauerstoff 21 % (Zusammensetzung der Luft: ca. 21 % O_2, 79 % N_2) linear zum Dreieck-Eckpunkt „0 % Inertgas/100 % Brennstoff", so erhält man die sog. Luftgerade. Für das Brennstoff-Sauerstoff-Inertgas-Gemisch ist der Explosionsbereich im Diagramm der Abb. 2.81 eingezeichnet. Die UEG und die OEG des reinen Brennstoff-Sauerstoff-Gemisches kann auf der Brennstoffachse abgelesen werden. Die UEG und OEG des Brennstoff-Luft-Gemisches ergibt der jeweilige Schnittpunkt der Luftgeraden mit der zugehörigen Grenzkurve (U_L und O_L) des gegebenen Explosionsbereiches.

Legt man vom Dreieck-Eckpunkt „0 % Inertgas/100 % Brennstoff" die Tangente an die Grenzkurve des Explosionsbereiches (Punkt „E"), so erhält man die Brennstoffgrenzgerade mit derjenigen Brennstoff-Inertgas-Zusammensetzung (Punkt „A"), bei der bei weiterer Zugabe von Brennstoff keine explosionsfähigen Gemische mehr erzeugt werden können. Legt man parallel zur Inertgasachse eine Tangente an die Grenzkurve des Explosionsbereiches (Punkt „E"), so schneidet diese die Sauerstoffachse in dem Punkt „B". Der Wert in Punkt „B" gibt den Sauerstoff-Grenzvolumenanteil $\varphi_{max\,O_2}$ im Gesamtgemisch an. Bei Sauerstoff-Volumenanteilen $\leq \varphi_{max\,O_2}$ erreicht das Brennstoff-Sauerstoff-Inertgas-Gemisch bei beliebiger Brennstoff- bzw. Inertgas-

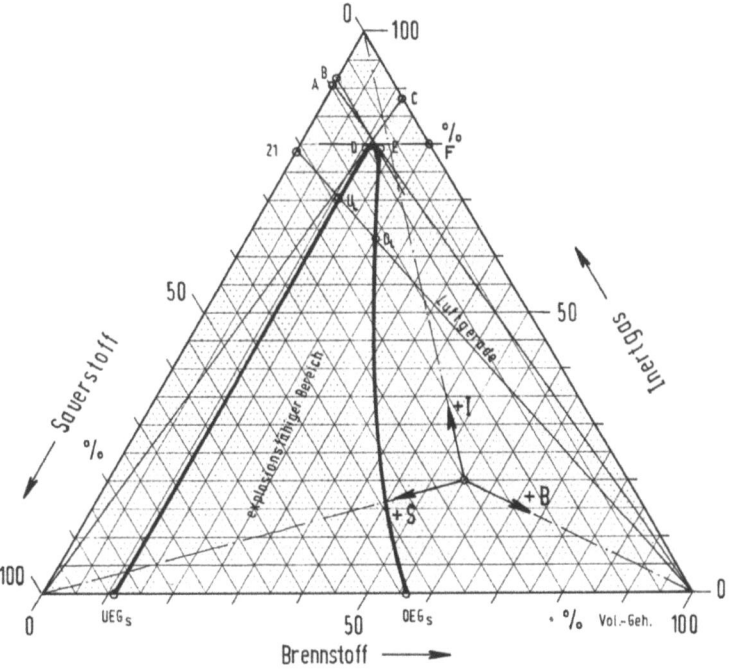

Abb. 2.81. Schematisches Explosionsbereich-Dreistoff-Diagramm für ein Kohlenwasserstoffdampf-Sauerstoff-Inertgas-Gemisch im Dreieckkoordinatensystem

konzentration nie explosionsfähige Konzentrationen. Ist als Oxidationsachse die Luftachse eingetragen, so ergibt die oben beschriebene Tangente den maximal zulässigen Volumenanteil Luft im Gesamtgemisch; das 0,21fache dieses Luftvolumenanteils ergibt dann den Sauerstoff-Grenzvolumenanteil („partielle Inertisierung"[1]).

Die Oxidationsmittel-Grenzgerade erhält man, indem vom Dreieck-Eckpunkt „0% Brennstoff/100% Sauerstoff" die Tangente an die Grenzkurve des Explosionsbereiches gelegt (Punkt D) wird. Der Schnittpunkt dieser Geraden mit der Inertgasachse ergibt mit Punkt „C" den Inertgas-Mindestvolumenanteil (%) für beliebige Oxidationsmittelzumischung. Ist das Oxidationsmittel Luft, darf für beliebige Zumischung von Luft bei beliebigem Brennstoffanteil der Inertgas-Mindestvolumenanteil mit Luftzumischung (m.L.) $\varphi_{min\,m.L.}$ im Brennstoff-Luft-Inertgas-Gemisch nicht unterschritten werden, damit kein explosionsfähiges Gemisch mehr entstehen kann. Der Bereich zwischen der Sauerstoffachse und der Oxidationsmittel-Grenzgeraden gilt bei beliebiger Sauerstoffzumischung als vollständig inertisiert („totale Inertisierung"[1]).

Lediglich der Bereich zwischen den Schnittpunkten der beiden Grenzgeraden und den Tangentenpunkten „D" und „E" kann noch durch Zumischen gewisser Brennstoff- oder Sauerstoffanteile explosionsfähig werden, ist also nur teilinertisiert. Für übliche Brennstoffdampf-Luft-Gemische ist dieser Bereich jedoch sicherheitstechnisch vernachlässigbar klein.

Die Parallele zur Brennstoffachse durch das Maximum der Grenzkurve des Explosionsbereiches (Zusammenlauf der UEG und OEG) schneidet die Inertgasachse in Punkt „F" und ergibt den Inertgas-Mindestvolumenanteil (%) ohne weitere Oxidationsmittelzumischung. Ist das Oxidationsmittel Luft, darf unter Ausschluß jeglicher Luftzumischung und bei beliebigem Brennstoffvolumenanteil der Inertgas-Mindestvolumenanteil ohne Luftzumischung (o.L.) $\varphi_{min\,o.L.}$ nicht unterschritten werden, damit kein explosionsfähiges Gemisch mehr auftritt („partielle Inertisierung"[1]).

Das Explosionsbereich-Dreistoff-Gemisch läßt sich auch im *cartesischen Koordinatensystem* aufzeichnen. Es ist in Abb. 2.82 schematisch dargestellt. Die Ordinate gibt die Brennstoffvolumenanteile (%) und die Abszisse die Inertgas-Volumenanteile (%) wieder. Der Volumenanteil (%) des Oxidationsmittels $\varphi_{(Ox)}$ berechnet sich aus:

$$\varphi_{(Ox)} = 100\% - \varphi_{(Brennstoff)} - \varphi_{(Inertgas)}.$$

Der Grenzwert für $\varphi_{max\,O_2}$ wird ermittelt, indem man parallel zur Geraden U-V mit U(a,0) und V(0,a) die Tangente an die Explosionsbereichsgrenzkurve (Abb. 2.82) legt. Diese Tangente ergibt auf der Abszisse den Schnittpunkt „B". Der Grenzwert für den maximalen Volumenanteil Sauerstoff $\varphi_{max\,O_2}$ berechnet sich daraus nach:

$$\varphi_{max\,O_2} = 100\% - B.$$

Beim Oxidationsmittel Luft ist

$$\varphi_{max\,O_2} = 0,21 \cdot \varphi_{max\,Luft}.$$

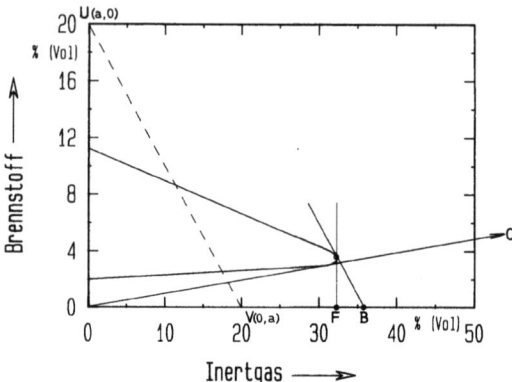

Abb. 2.82. Schematisches Explosionsbereich-Dreistoff-Diagramm für ein Kohlenwasserstoffdampf-Oxidationsmittel-Inertgas-Gemisch im cartesischen Koordinatensystem

Für das Oxidationsmittel Luft ergibt sich der Inertgas-Mindestvolumenanteil ohne Luftzumischung (o.L.) und bei beliebigem Brennstoffvolumenanteil $\varphi_{min\,o.L.}$, indem man parallel zur Ordinate die Tangente an die Explosionsbereichsgrenzkurve legt und den Schnittpunkt „F" auf der Abszisse ermittelt.

Für das Oxidationsmittel Luft ergibt sich der Inertgas-Mindestvolumenanteil mit beliebiger Luftzumischung (m.L.) und bei beliebigem Brennstoffvolumenanteil $\varphi_{min\,m.L.}$, indem man vom Nullpunkt die Tangente an die Explosionsbereichsgrenzkurve legt. Diese Tangente schneidet die parallel zur Ordinate durch 100% Inertgas gelegte Brennstoffachse im Punkt „C". Der Mindest-Inertgasvolumenanteil $\varphi_{min\,m.L.}$ berechnet sich daraus nach:

$$\varphi_{min\,m.L.} = 100\% - C.$$

Für die Darstellung kleiner Explosionsbereiche, z. B. für Kohlenwasserstoffe im Bereich von 0,5 bis 20%, ist das cartesische Diagramm gegenüber dem Dreieckdiagramm wegen der größeren Bildauftragungs-

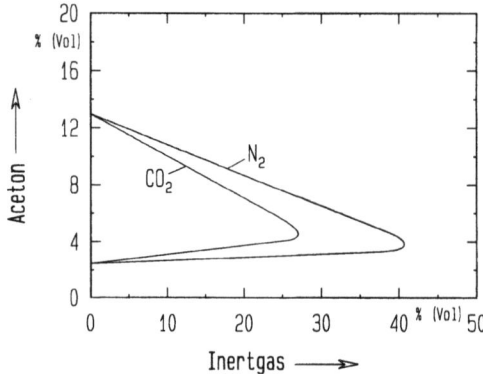

Abb. 2.83. Explosionsgrenzen von Aceton/Luft im Gemisch mit dem Inertgas CO_2 und N_2 bei Raum- bzw. Sättigungstemperatur und einem Gemischausgangsdruck von 10^5 Pa (1 bar). Nach[10]

Tabelle 2.10. Grenzwerte für die Inertisierung. Höchst- oder Mindestwerte der Volumenanteile von O_2 bzw. von Inertgas in Brennstoff-Luft-Inertgas-Gemischen mit unbekanntem Brennstoffvolumenanteil zur Vermeidung von Explosionsgefahren bei der Inertisierung. Nach[2]

$\varphi_{max\,O_2}$: Der maximale Volumenanteil Sauerstoff im Brennstoff-Luft-Inertgas-Gemisch, der nicht überschritten werden darf, um bei unbekanntem Volumenanteil des Brennstoffes und des jeweiligen Inertgases eine Explosion gerade noch zu verhindern.

$\varphi_{min\,o.L.}$: Der bei Ausschluß einer Luftzumischung notwendige Inertgas-Mindestvolumenanteil (%) im Brennstoff-Luft-Inertgas-Gemisch, den das Inertgas im Gesamtgemisch überschreiten muß, um bei unbekanntem Volumenanteil Brennstoff eine Explosion des Gemisches gerade noch zu verhindern.

$\varphi_{min\,m.L.}$: Der ohne Ausschluß einer Luftzufuhr notwendige Inertgas-Mindestvolumenanteil (%) im Brennstoff-Luft-Inertgas-Gemisch, den das Inertgas im Gesamtgemisch überschreiten muß, um bei unbekanntem Volumenanteil des Brennstoffes und bei nachträglicher beliebiger Luftzumischung eine Explosion des Gemisches gerade noch zu verhindern

Stoffe	$\varphi_{max\,O_2}$ Volumenanteil (%)	$\varphi_{min\,o.L.}$	$\varphi_{min\,m.L.}$	Stoffe	$\varphi_{max\,O_2}$ Volumenanteil (%)	$\varphi_{min\,o.L.}$	$\varphi_{min\,m.L.}$
Wasserstoff				*Hexan*			
Inertgas CO_2:	4,8	57	91	Inertgas CO_2:	14,5	29	94
Inertgas N_2:	4,8	71	94	Inertgas N_2:	12,1	41	96
Kohlendioxid				*Ethanol*			
Inertgas CO_2:	4,8	40	68	Inertgas CO_2:	13,1	32	83
Inertgas N_2:	4,8	58	80	Inertgas N_2:	10,6	45	90
Ethylen				*Aceton*			
Inertgas CO_2:	11,7	38	89	Inertgas CO_2:	14,3	27,5	85
Inertgas N_2:	10	49	94	Inertgas N_2:	11,6	41	92
Methan				*Diethylether*			
Inertgas CO_2:	14,6	23	77	Inertgas CO_2:	13,1	34	92
Inertgas N_2:	12,1	36	86	Inertgas N_2:	10,3	48	96
Ethan				*Methylethylketon*			
Inertgas CO_2:	13,3	32	88	Inertgas CO_2:	13,5	33	84
Inertgas N_2:	11,0	44	93	Inertgas N_2:	11,1	45	95
Propan				*Benzol*			
Inertgas CO_2:	14,2	29	89	Inertgas CO_2:	13,9	31	91
Inertgas N_2:	11,8	42	94	Inertgas N_2:	11,2	43	95,5
Butan				*Benzin mit niedrigsiedenden Komponenten*			
Inertgas CO_2:	14,5	28	90	Inertgas CO_2:	ca. 14,5	ca. 29	ca. 93
Inertgas N_2:	12,1	40	94,5	Inertgas N_2:	ca. 11,8	ca. 42	ca. 96

möglichkeit und der besser Verständlichkeit von Vorteil. Dagegen eignet sich für die Darstellung und Diskussion beliebiger Gemischzustände das Dreieckdiagramm besser.

Für einige Gase und Dämpfe sind die *Explosionsbereiche für die Inertisierungskomponenten*, wie z. B. Stickstoff, Kohlendioxid und Wasserdampf untersucht.[10] Die Messungen sind in den meisten Fällen bei Raum- bzw. bei der erforderlichen erhöhten Sättigungstemperatur und bei einem Gemischausgangsdruck von 10^5 Pa (1 bar) durchgeführt. Für höhere Gemischausgangsdrücke gibt es nur sehr wenige Untersuchungen. Mit steigender Gemischausgangstemperatur und steigendem Gemischausgangsdruck wird insbesondere die OEG stark aufgeweitet. Für Aceton und Methylethylketon ist in Abb. 2.83 und Abb. 2.84 ein Explosionsbereich-Dreistoff-Diagramm für die Inertgase CO_2 und N_2 wiedergegeben.

Grenzwerte für die Inertisierung. Für die wichtigsten Gase und Flüssigkeiten sind für die Inertgase N_2 und CO_2 die Grenzvolumenanteile und die Mindestwerte des Volumenanteiles Inertgas für beliebige Brennstoffzufuhr in[1,2] aufgeführt. Tab. 2.10 gibt für einige Stoffe diese Werte wieder. Der Wert für den Grenzvolumenanteil $\varphi_{max\,O_2}$ hängt im wesentlichen von der Weite des Explosionsbereiches des jeweiligen Stoffes ab. Je größer der Explosionsbereich ist, um so niedriger ist der Grenzvolumenanteil.

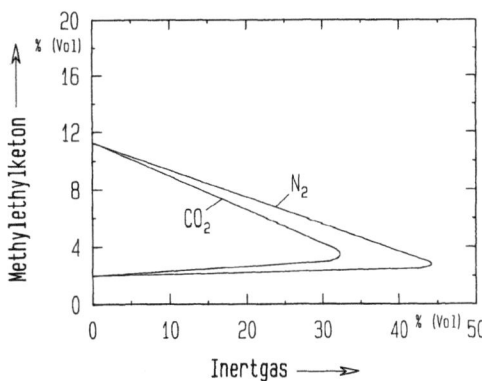

Abb. 2.84. Explosionsgrenzen von Methylethylketon/Luft im Gemisch mit dem Inertgas CO_2 und N_2 bei Raum- bzw. Sättigungstemperatur und einem Gemischausgangsdruck von 10^5 Pa (1 bar). Nach[10]

Gemische aus mehreren Brennstoffkomponenten

Bei Gas- bzw. Dampf-Luft-Gemischen, die aus mehreren Brennstoffkomponenten bestehen, lassen sich die Explosionsgrenzen nach der Mischungsregel von Le Chatelier abschätzen.

$$E_G = \frac{100}{\dfrac{\varphi_1}{E_1} + \dfrac{\varphi_2}{E_2} + \ldots}$$

E_G: Explosionsgrenze des Gemisches in % (Volumenanteil),
φ_i: Volumenanteil der Einzelbrennstoffkomponente (1) in %,
φ_i: $\varphi_1 + \varphi_2 + \ldots \varphi_n = \Sigma \varphi_i = 100$,
E_1: Explosionsgrenze der Einzelbrennstoffkomponente (1) in % (Volumenanteil).

Bei der Regel nach Le Chatelier handelt es sich um eine reine Mischungsregel, bei der Verbrennungsmechanismen nicht berücksichtigt werden. Für die Abschätzung der unteren Explosionsgrenze ist die Anwendung dieser Regel für chemisch verwandte Stoffgruppen ausreichend. An der oberen Explosionsgrenze können sich jedoch erhebliche Abweichungen zu den experimentell ermittelten Werten ergeben. Für den sicherheitstechnisch anzuwendenden Wert entscheidet das Experiment.

Kenngrößen für den sekundären Explosionsschutz

In die zweite Gruppe der sicherheitstechnischen Kenngrößen gehören diejenigen, die für den sekundären Explosionsschutz von Bedeutung sind – also für Maßnahmen, welche die Entzündung einer gefährlichen explosionsfähigen Atmosphäre verhindern und/oder welche die Auswirkungen einer Explosion auf ein unbedenkliches Maß beschränken. Derartige Kenngrößen sind z. B. die Zündtemperatur nach DIN 51 794, die Normspaltweite[16], das Mindestzündstromverhältnis nach IEC 79.3 (1972), die Mindestzündenergie und der maximale Explosionsüberdruck sowie die maximale Anstiegsgeschwindigkeit des Explosionsdrucks.

Während die Kenngrößen des primären Explosionsschutzes die quantitativen Voraussetzungen für die Explosionsfähigkeit eines Gas- bzw. Dampf-Luft-Gemisches erfassen, charakterisieren die Kenngrößen des sekundären Explosionsschutzes die spezifischen Maßnahmen zur Vermeidung einer Explosion bei vorhandenem explosionsfähigen Gemisch bzw. zur Minimierung der Explosionsauswirkungen.

In der Praxis häufig vorkommende *zündfähige Energiequellen* und die hierfür anzuwendenden Kenngrößen sind in Tab. 2.11 wiedergegeben.[1] Für die wichtigsten in Tab. 2.11 – keineswegs vollständig – aufgezählten Zündquellen sind die Kenngrößen eingehend in der Literatur erläutert.[2]

Für eine bestimmte Art der Zündquelle, z. B. eine heiße Oberfläche, gibt die zugehörige sicherheitstechnische Kenngröße (in diesem Fall die Zündtemperatur) dem Benutzer Auskunft, unter welchen Bedingungen (hier: bei welcher Temperatur unter den gegebenen Versuchsparametern, z. B. Größe, Geometrie und Material der heißen Oberfläche, Art und Konzentration des Stoffes) das explosionsfähige Gemisch gerade noch entzündet wird.[2,13] Die dazu erforderliche minimale Zündenergie ist zum einen von den apparativen Versuchsbedingungen abhängig, zum anderen von der Art der brennbaren Komponente und deren Konzentration im Gemisch mit Luft.[2,13] Sie erreicht meistens ihren Niedrigstwert zwischen der Konzentration des stöchiometrischen Gemisches und dessen 1,5fachem Wert. Aus sicherheitstechnischen Gründen wird eine Zündquelle für den gesamten Konzentrationsbereich innerhalb der Explosionsgrenzen eines Stoffes als zündfähig betrachtet, wenn der Niedrigstwert der zur Entzündung erforderlichen Energie erreicht wird.

Sind sowohl explosionsfähige Gemische als auch Zündquellen nicht sicher zu vermeiden, müssen die *Explosionsauswirkungen* auf ein unbedenkliches Maß beschränkt werden. Es müssen die Räume und Behälter, in denen Explosionen stattfinden können, explosionsdruckstoßfest oder mit Explosionsdruckentlastungseinrichtungen in ungefährdete Richtungen gebaut werden. Für die Auslegung der Festigkeit explosionsdruckfester Behälter und Räume ist die Kenntnis des maximalen Explosionsüberdruckes notwendig. Er wird in einem Autoklaven für das

Tabelle 2.11. Zündquellen, Beispiele und anzuwendende Kenngrößen

Zündquellen	Beispiele	Kenngrößen
Heiße Oberflächen	Erwärmung elektrischer und nichtelektrischer Betriebsmittel, Heizeinrichtungen, Reibungswärme	Zündtemperatur[13], Temperaturklasse nach EN
Flammen, heiße Gase	Offene Flammen, Stichflammen, durch Spalte tretende heiße Gase und Flammen, Auspuffgase	Explosionsgruppen nach EN, ggf. Normspaltweite
Elektrische Funken, Entladungen	Blitzschlag, Öffnungs- und Schließungsfunken von Schaltern, Kurzschlußfunken, Entladung elektrostatisch geladener Teile	Kapazitive und induktive Mindestzündenergie, Mindestzündstrom und Mindestzündspannung für eigensichere Stromkreise
Mechanische Reib-, Reiß- und Schlagfunken	Gegeneinanderschlagende Metallteile, Schleiffunken	
Exotherme Reaktionen, Selbstentzündung	Öldurchtränkte Putzlappen, Alkalimetalle und Wasser, Aluminiumspäne und CO_2	Selbstzerfall von Stoffen (Peroxide), Polymerisationen

explosionsgefährlichste Gemisch ermittelt. Für Kohlenwasserstoff-Luft-Gemische liegt bei einem Gemischausgangsdruck von 10^5 Pa (1 bar) der maximale Explosionsüberdruck zwischen $5 \cdot 10^5$ bis $10 \cdot 10^5$ Pa (5 bis 10 bar).[2] Für Behälter und Räume, bei denen durch besondere Einrichtungen, wie Berstscheiben, Explosionsklappen und Knickstabsicherungen oder durch spezielle Bauweise nur ein reduzierter Explosionsdruck wirksam werden kann, ist außer dem maximalen Explosionsüberdruck noch die Kenntnis des maximalen zeitlichen Explosionsdruckanstieges – die maximale Explosionsdruckanstiegsgeschwindigkeit – erforderlich. Auch hier müssen die genauen Versuchsbedingungen und die Hintergrundinformationen über die Entstehung von Explosionsdruckverläufen bekannt sein, wenn ein ausreichender Explosionsschutz gewährleistet sein soll.

Stoffklassifizierung. Um einheitliche Gesichtspunkte bei der Durchführung von Schutzmaßnahmen zu schaffen und die Prüfung explosionsgeschützter Betriebsmittel zu vereinfachen, ist eine Zusammenfassung der Stoffe nach dem Wert der betreffenden sicherheitstechnischen Kenngröße und ihre Unterteilung in Stoffgruppen zweckmäßig. Erhebliche Vereinfachungen für die experimentellen Explosionsschutzprüfungen und für die Beurteilung der durchzuführenden Schutzmaßnahmen ergeben sich, wenn mit sicherheitstechnisch vertretbarem Maß verschiedene Arten von sicherheitstechnischen Kenngrößen, z. B. die Normspaltweite und der Mindestzündstrom, durch ein und dieselbe Stoffgruppeneinteilung erfaßt werden können.
Als Beurteilungskriterium für die Entzündung explosionsfähiger Gemische durch die heiße Oberfläche einer Wand dient die *Zündtemperatur.*[13] Entsprechend ihrer Zündtemperatur werden die brennbaren Gase und Dämpfe und somit auch die Betriebsmittel nach den maximal zulässigen Oberflächentemperaturen in Zündgruppen bzw. Temperaturklassen eingeteilt (Tab. 2.12).[11,12]

Tabelle 2.12. Kriterien für die neuen Temperaturklassen (EN) und die bisherigen Zündgruppen (VDE)

Temperatur-klasse (EN 50014/7.78)	Maximale Oberflächentemperatur elektrischer Betriebsmittel (°C)	Zündtemperaturen (IEC 79-4, DIN 51 794) der brennbaren Stoffe (°C)	Bisherige Zündgruppe (VDE)
T1	450	> 450	G1
T2	300	> 300	G2
T3	200	> 200	G3
T4	135	> 135	G4
T5	100	> 100	G5
T6	85	> 85[a]	–[a]

[a] Neu hinzugekommen ist die Temperaturklasse (EN) T6, in die CS_2 eingeordnet ist.

Da das Bestimmungsverfahren der Zündtemperatur[13] – das mit den meisten nationalen Normen zur Bestimmung der Zündtemperatur identisch ist – von allen denkbaren Meßverfahren die niedrigste Temperatur für die Entzündung explosionsfähiger Gemische

durch heiße Oberflächen ergibt, kann bei der Beurteilung der Betriebsmittel auf Explosionsschutz auf eine Prüfung mit explosionsfähigem Prüfgemisch verzichtet werden. Es genügt zur Klassifizierung, die maximal mögliche Oberflächentemperatur des Betriebsmittels zu bestimmen.
Ein weiteres Kriterium für die Stoffklassifizierung ist die *Grenzspaltweite* und die *Zündfähigkeit elektrischer Funken.* In Gehäusen von Betriebsmitteln, die in explosionsgefährdeten Bereichen eingesetzt werden, lassen sich Zündquellen nicht immer vermeiden. Derartige Betriebsmittel mit Spaltverbindungen nach außen können nicht vollständig gasdicht gekapselt werden. Die Folge ist das Eindringen explosionsfähiger Gemische in das Gehäuse, z. B. durch Druck und Temperaturausgleich. Der konstruktiv vorgegebene Spalt muß deshalb so ausgeführt sein, daß die Entzündung eines explosionsfähigen Gemisches im Innern des explosionsdruckfesten Gehäuses nicht durch den Gehäusespalt nach außen übertragen werden kann. Diese – auch in anderen Staaten anerkannte – Schutzart wird nach[11] als „druckfeste Kapselung" (Ex)d bezeichnet.
Für die Ermittlung der Zünddurchschlagsicherheit eines Spaltes sind in den einzelnen Ländern unterschiedliche Bestimmungsgeräte entwickelt worden.[14,15] Die gefundenen Ergebnisse weichen z. T. erheblich voneinander ab. Die Zünddurchschlagsicherheit eines Spaltes hängt von einer Vielzahl von Einflußgrößen ab. Um eine Basis für ein international anerkanntes Prüfverfahren zu schaffen, wurde deshalb die Abhängigkeit der zünd- bzw. flammendurchschlagsicheren Spaltweite – auch Grenzspaltweite genannt – von den zur Explosion kommenden Stoffen, den Spaltabmessungen sowie den sonstigen Einflußgrößen – auch im Hinblick auf die Erstellung einer Stoffordnung – untersucht.[17]

Stoffordnung nach sicherheitstechnischen Kenngrößen. Die Zusammenhänge, die für eine allgemeingültige Stoffordnung erfüllt sein müssen, sollen am Beispiel der Grenzspaltweite anhand von Abb. 2.85 erklärt werden. Für eine bestimmte Versuchsanordnung wird die Grenzspaltweite der Stoffe A bis I gemessen (beim jeweils zünddurchschlagsfähigsten Gemisch). Daraus läßt sich die Ordnung der Stoffe A, B, C usw. nach der Größe ihrer Grenzspaltweite entsprechend der Darstellung II ableiten. Durch Veränderung von immer nur einer weiteren Einflußgröße, z. B. der Spaltlänge oder des Innenvolumens, könnten mit Versuchsreihen weitere Ordnungen entsprechend der Darstellung I, III und IV erhalten werden. Der Vergleich von I, II, III und IV zeigt, daß bei diesen Versuchsreihen durch die unterschiedlichen Versuchsbedingungen (Einflußgrößen) nicht die Stoffordnung, sondern lediglich der Zahlenwert der Grenzspaltweite des betreffenden Stoffes geändert wurde. Dies gilt, solange sich für jede Versuchsreihe mit variiertem Versuchsparameter – verglichen zur Stoffordnung der vorhergehenden Versuchsreihe – Ordnungen mit stetig wachsender Grenzspaltweite ergeben. Würde sich durch Veränderung der Versuchsparameter jedoch ein Ergebnis nach V einstellen, so bleibt die Stoffordnung, wie sie für die Versuchsreihen I bis IV gefunden wurde, nicht mehr erhalten, da nunmehr der Stoff F vor Stoff E einzuordnen wäre. Für diesen Fall wäre ei-

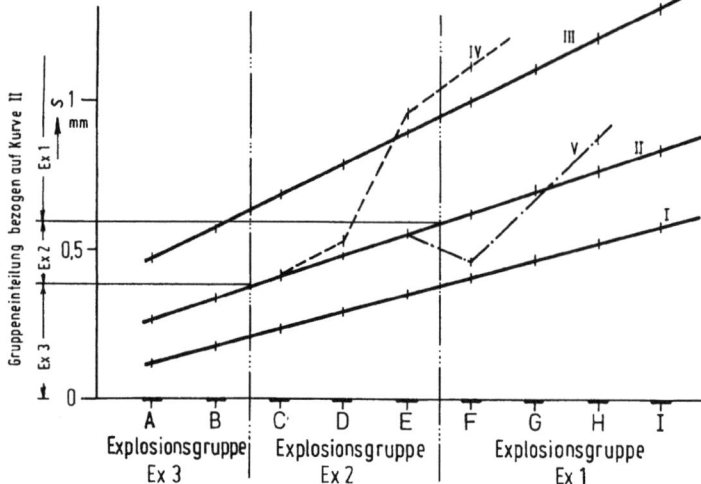

Abb. 2.85. Schematische Darstellung zur Erläuterung für eine Stoffordnung am Beispiel zünddurchschlagsicherer Spaltweiten

ne Stoffordnung nach I bis IV nicht allgemein-, sondern nur eingeschränkt gültig.

Ist für Grenzspaltweiten die Allgemeingültigkeit einer Stoffordnung gegeben, so kann man die Stoffe entsprechend dieser Ordnung, wie in Abb. 2.85 dargestellt, in verschiedene „Explosionsgruppen" einteilen. Hat das Betriebsmittel für eine bestimmte Explosionsgruppe die Prüfung mit dem Testgemisch des zünddurchschlagsfähigsten Stoffes dieser Gruppe bestanden, so kann es für alle Stoffe eingesetzt werden, die dieser Explosionsgruppe und den darüberliegenden Explosionsgruppen angehören.

Gilt eine solche Stoffordnung auf Grund des Zusammenhanges zwischen verschiedenen Kenngrößen (z. B. zwischen Mindestzündstrom und Normspaltweite) auch noch für weitere Zündquellenarten, z. B. für die Zündfähigkeit elektrischer Funken, so ergeben sich für die Prüfung der Betriebsmittel auf Explosionsschutz wesentliche Erleichterungen.

Einflußgrößen auf zünddurchschlagsichere Spaltweiten. Zur Untersuchung der Einflußgrößen auf die Weite zünddurchschlagsicherer Spalte und zur Überprüfung einer allgemeingültigen Stoffordnung für Grenzspaltweiten wurden explosionsfähige Gas- bzw. Dampf-Luft-Gemische vorgegebener Konzentration in einem Kugelvolumen gezündet, das über einen ebenen Ringspalt mit einem mit gleichem Gemisch gefüllten Außenraum verbunden ist. Das Innenkugelvolumen wurde von 0,5 bis 8.000 cm³ variiert, wobei die Änderung der Spaltgeometrie und die des Ortes der Zündquelle mit in die Untersuchungen einbezogen wurde.

Auf der Basis der vorgenannten Versuche wurde ein schnell und einfach zu bedienendes 20-cm³-Spaltweitenprüfgerät von der Physikalisch-Technischen Bundesanstalt entwickelt (Abb. 2.86), welches international genormt ist.[16]

Die Versuchsergebnisse zeigten, daß die Grenzspaltweite außer von den Gemischeigenschaften wesentlich von den geometrischen Verhältnissen des Prüfgerätes abhängt.[17]

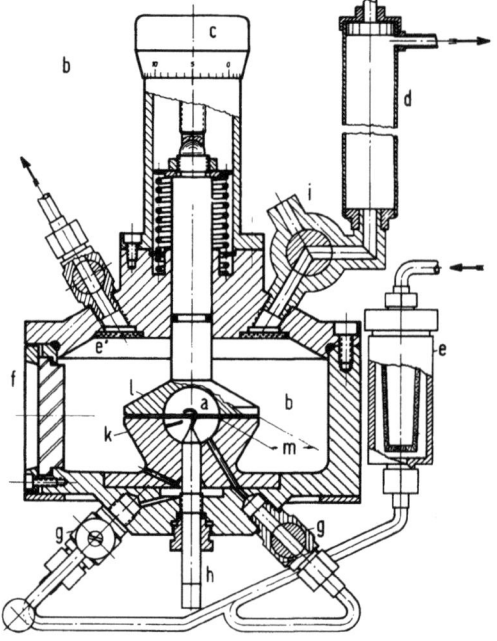

Abb. 2.86. 20-cm³-Normspaltweitenprüfgerät. a Innenkammervolumen (20 cm³), b Außenkammervolumen, c Einstellschraube für Spaltweite, d Pumpe zur Gemischdruckeinstellung, e Flammensperren, f Fenster, g Gemischventile, h Zündelektrode, i Dreiwegeventile, k,l Innerer und oberer Spaltteil, m Spaltlänge 25 mm

Einflußgrößen auf die Stoffordnung und Prüfung des Betriebsmittels. Trotz der starken Abhängigkeit der Grenzspaltweite von den Versuchsbedingungen kann für diese Schutzart und für die dafür erforderliche Prüfpraxis folgende Aussage getroffen werden: Untersucht man das Flammendurchschlagsvermögen verschiedener Stoffe und variiert dabei jeweils nur eine Einflußgröße, so ergibt sich eine Stoffordnung, die auch bei Variation einer anderen Einflußgröße erhalten bleibt. Aufgrund der konstruktiven Gestaltung des Betriebsmittels und der Einsatzbedingungen (Eigenschaften des explosionsfähigen Gemisches) kann die Weite des zünddurchschlagsicheren Spaltes auch unterhalb des Wertes der Normspaltweite liegen. Damit ist für zu konstruierende zünddurchschlagsichere Spalte die Normspaltweite - im Gegensatz zur Zündtemperatur - kein direkter Maßstab. Man muß vielmehr - wie bisher - das jeweilige Betriebsmittel mit einem Testgemisch experimentell prüfen. Bei positivem Ergebnis ist dann das Betriebsmittel auf Grund der Allgemeingültigkeit der Stoffordnung auch in Gemischen von Stoffen mit größerer Normspaltweite einsetzbar.

Zur Vereinfachung der Einsatzvoraussetzungen hat man die nach der Normspaltweite s_{20} geordneten Stoffe - und somit auch die Betriebsmittel (Ex)d - in Explosionsgruppen eingeteilt, deren Grenzwerte wie folgt festgelegt sind:[11,16]

Explosionsgruppe I = Methan
IIA s_{20} > 0,9 mm,
IIB 0,5 mm ≤ s_{20} ≤ 0,9 mm,
IIC s_{20} < 0,5 mm.

Die in der chemischen Industrie am häufigsten verwendeten Stoffe sind die mit einer Normspaltweite von mehr als 0,8 mm. Betriebsmittel für diese Gruppen können, verglichen zu den beiden anderen Gruppen (IIB, IIC) mit den höheren Sicherheitsanforderungen, mit wesentlich geringerem Aufwand gebaut und geprüft werden. Der Grenzwert für die Explosionsgruppe IIA/IIB ist unglücklich gewählt, da in der Nähe dieses Wertes zahlreiche Stoffe ihre Normspaltweite haben und somit eine eindeutige Gruppenzuordnung mancher Stoffe erschwert wird.[2]

Flammendurchschlagsvermögen und Zündfähigkeit elektrischer Funken. Es besteht ein Zusammenhang zwischen dem Flammendurchschlagsvermögen und der Zündfähigkeit elektrischer Funken in Abhängigkeit von der Stoffart.[18,19] Die Beziehung zwischen dem Löschabstand s_0, der gemessenen Normspaltweite s_{20} und dem Mindestzündstrom I_z lautet:

$$0,5 \; s_0 = s_{20} = 0,022 \; I_z^{0,87}.$$

Dabei ist s_0 und s_{20} in mm und I_z in mA einzusetzen. Für 20 charakteristische Stoffe ist dieser Zusammenhang in Abb. 2.87 dargestellt. Zwischen der kapazitiven Mindestzündenergie (mJ) und der induktiven Zündenergie (mJ) mit dem Mindestzündstrom I_z gilt folgender Zusammenhang:

$$(0,5 \; CU^2)_{min} = 0,85 \cdot (0,5 \; LI_z^2)$$

C = Kapazität,
U = Spannung,
L = Induktivität,
I_z = Mindestzündstrom

Somit gilt die aus der Normspaltweite sich ergebende Stoffordnung - von sicherheitstechnisch vertretbaren Abweichungen abgesehen - auch für die Zündfähigkeit elektrischer Funken, deren Kenndaten für die Explosionsschutzart „Eigensicherheit"[20] und auch für die Bewertung der Zündfähigkeit von Entladungen infolge elektrischer Aufladungsvorgänge benötigt werden. Aufgrund dieser Zusammenhänge kann auch der Mindestzündstrom I_z eines Stoffes anstelle seiner Normspaltweite zur Einordnung des Stoffes in die zugehörige Explosionsgruppe verwendet werden.[11,21]

Tabelle 2.13. Sicherheitstechnische Kenngrößen von Lösungsmitteln

Lösungsmittel	Siedepunkt (°C)	Flammpunkt (°C)	VbF-Gefahrklasse	UEG (Vol.) (%)	OEG (Vol.) (%)	UEG[b] (g/m³)	OEG[b] (g/m³)	Zündtemperatur (°C)	Zündgruppe/ Temperaturklasse	Explosionsklasse/ Explosionsgruppe
Aceton	56	< -20	B	2,5	13,0	60	310	540	G1/T1	1/IIA
Acetonitril	82	2	B	3,0		50		525	G1/T1	1/IIA
Ethylether	35	< -20	AI	1,7	36,0	50	1.100	170	G4/T4	1/IIB
Ethanol	78	12	B	3,5	15,0	67	290	425	G2/T2	1/IIA-B
Ethylenglycol	197	111	–	3,2	53,0	80	1.320	410	G2/T2	1/IIA-B
2-Methyl-propanol-1	108	27	AII	1,7		50		430	G2/T2	1/IIA
Cyclohexan	81	-18	AI	1,2	8,3	40	290	260	G3/T3	1/IIA
Dimethylformamid	153	58	–	2,2	16,0	70	500	440	G2/T2	1/IIA
1,4-Dioxan	101	11	B	1,9	22,5	70	820	375	G2/T2	1/IIB
Essigsäure	118	40	–	4,0	17,0	100	430	485	G1/T1	1/IIA
Furfurol	162	60	AIII	2,1	19,3	85	740		–	1/IIB
Heptan	98	-4	AI	1,1	6,7	46	280	215	G3/T3	1/IIA
Hexan	69	< -20	AI	1,0	8,1	35	290	240	G3/T3	1/IIA
Methanol	65	11	B	5,5	< 44,0 > 31,0	73	< 590 > 410	455	G1/T1	1/IIA
i-Octan	99	-12	AI	1,0	6,0	45	290	410	G2/T2	1/IIA
Pentan	36	< -20	AI	1,4	7,8	41	240	285	G3/T3	1/IIA
Propanol-2	82	12	B	2,0	12,0	50	300	425	G2/T2	1/IIA
Schwefelkohlenstoff	46	< -20	AI	0,6	60,0	19	1.900	95	G5/T6	3b/IIC
Tetrahydrofuran	64	-20	B	1,5	12,4	46	370	230	G3/T3	1/IIB
Toluol	111	6	AI	1,2	7,8	46	300	535	G1/T1	1/IIA,d

[b]Bei 20 °C und 1013 hPa (1013 mbar).

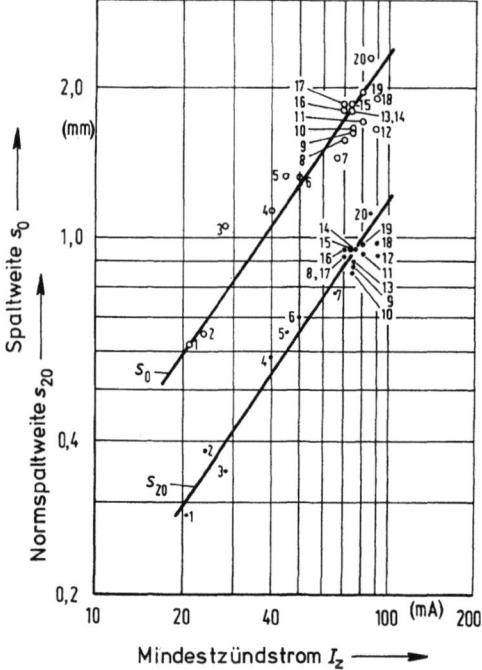

Abb. 2.87. Normspaltweite s_{20} und Löschabstand s_o als Funktion des Mindestzündstromes I_z. Normspaltweite s_{20} gemessen im 20-cm³-Normspaltweitenprüfgerät. Löschabstand s_o gemessen im Prüfgerät nach Abb. 2.86, jedoch mit einem Innenvolumen von nahezu 0 cm³. Mindestzündstrom I_z gemessen im Prüfgerät für Eigensicherheit. Nach[16]

Sicherheitstechnische Kenngrößen von Lösungsmitteln

Für technisch häufig verwendete Lösungsmittel sind in Tab. 2.13 die wichtigsten sicherheitstechnischen Kenngrößen aufgeführt. Kenngrößen zu ca. 1.200 weiteren Stoffen sind in der Literatur[2] zu finden. Die dort angegebenen Kenngrößen sind auf ihre sicherheitstechnische Verläßlichkeit geprüft.

Literatur

1. Richtlinien für die Vermeidung der Gefahren durch explosionsfähige Atmosphäre mit Beispielsammlung - Explosionsschutz-Richtlinien (EX-RL) 8.80, Berufsgenossenschaft der Chemischen Industrie
2. Nabert K, Schön G (1990) Sicherheitstechnische Kennzahlen brennbarer Gase und Dämpfe, 2. erw. Auflage mit 6. Nachtrag, Deutscher Eichverlag GmbH, Braunschweig
3. DIN 51 649, Teil 1, 12.86: Bestimmungen der Explosionsgrenzen von Gasen und Gasgemischen in Luft
4. Berthold W, Conrad D, Grewer T, Große-Wortmann H (1984) Chem Ing Tech 56,2:126-127
5. Gehm KH, Schön G (1956) Erdöl Kohle 8:419
6. Steen H, Redeker T (1975) Chem Ing Tech 47,6:263
7. Bothe H, Brandes E, Redeker T (1985) Untersuchungen zur Bildung explosionsfähiger Dampf-Luft-Gemische bei der Lagerung von schwerem Heizöl in Tanks, DGMK-Forschungsbericht 318
8. Verordnung über Anlagen zur Lagerung, Abfüllung und Beförderung brennbarer Flüssigkeiten zu Lande (Verordnung über brennbare Flüssigkeiten - VbF) vom 27.2.1980, BGBl. I, S. 173
9. Internationale Ordnung für die Beförderung gefährlicher Güter mit der Eisenbahn (RID) in der Fassung vom 3.6.1983 und Europäisches Übereinkommen über die internationale Beförderung gefährlicher Güter auf der Straße (ADR) in der Fassung vom 22.12.1983
10. Zabetakis MG (1965) Bureau of Mines, Bulletin 627
11. DIN EN 50 014/VDE 0170/0171 Teil 1/5.78 Elektrische Betriebsmittel für explosionsgefährdete Bereiche Allgemeine Bestimmungen, Beuth-Verlag GmbH, Berlin 30 und Köln 1
12. DIN 57 165/VDE 0165/6.80 Errichten elektrischer Anlagen in explosionsgefährdeten Bereichen, Beuth-Verlag GmbH, Berlin 30 und Köln 1
13. IEC-Publikation 79-4/1975 Electrical apparatus for explosive gas atmospheres, Part 4: Method of test for ignition temperature, Bureau Central de la Commission Electrotechnique Internationale, Genève, Suisse
14. Blanc M, Guest GV, v.Elbe G, Lewis B (1947) J Chem Phys 15:789
15. Lunn GA, Philipps H (1973) SMRE-Report R2
16. IEC-Publication 79-1A (1975): Electrical Apparatus for Explosive Gas Atmospheres. Part 1, App. D: Method of test for ascertainment of maximum experimental safe gap. Bureau Central de la Commission Electrotechnique Internationale, Genève, Suisse
17. Redeker T (1981) PTB-Bericht W18
18. Helwig N, Nabert K (1968) PTB-Mitteilungen 78:287-293
19. Helwig N, Nabert K (1970) PTB-Mitteilungen 80:198
20. EN 50 020/5.78 Elektrische Betriebsmittel für explosionsgefährdete Bereiche Eigensicherheit „i". Beuth-Verlag GmbH, Berlin 30 und Köln 1
21. IEC-Publication 79-12 (1978): Electrical apparatus for Explosive Gas Atmospheres. Part 12: Classification of mixtures of gases or vapours with air according of their maximum experimental safe gaps and minimum igniting currents. Bureau de la Commission Electrotechnique Internationale, Genève, Suisse

3 Aufklärung der Identität und Routineprüfung auf Identität

3.1 Chemische Nachweise

J. BERTRAM

3.1.1 Grundlagen und Arbeitshinweise

Die chemische Analytik wurde vermehrt durch instrumentelle Nachweisverfahren ersetzt, die den Vorteil der größeren Selektivität und Empfindlichkeit besitzen. In Zukunft werden zudem Aspekte des Umwelt- und Arbeitsschutzes entscheidend die Wahl, ob chemische oder instrumentelle Analytik, beeinflussen.

Möglicherweise gewinnen in Zukunft auch enzymatische Nachweise[1-3] größere Bedeutung. Daneben wird aber weiterhin zu berücksichtigen sein, daß in kleineren Laboratorien chemische Nachweise wegen des geringen personellen und apparativen Aufwandes zur Identitätsprüfung benötigt werden. Chemische Nachweise können folgende Vorteile bieten:

- preiswerte Analytik,
- geringer Zeit- und Substanzaufwand,
- Vielfalt sich ergänzender Methoden und deshalb den aufwendigen instrumentellen Verfahren gleichwertige oder sogar bessere Aussagekraft und
- in einigen Fällen hinsichtlich der Empfindlichkeit sogar ebenbürtig oder überlegen.

Nachteilig können sein:

- die Toxizität der verwendeten Reagenzien bzw. der entstehenden Reaktionsprodukte,
- die Entsorgungsproblematik, z. B. von quecksilberhaltigen Abfällen quantitativer Analysen,
- die Schwierigkeit, die Ergebnisse ohne apparativen Aufwand zu objektivieren,
- komplexe und störanfällige Reaktionen, insbesondere bei Substanzgemischen,
- ein deshalb größerer Validierungsaufwand.

Selektivität der Nachweise:

- Molekülselektive Nachweise,
- Nachweise funktioneller Gruppen,
- Nachweise spezieller Substanzklassen.

Nachweise auch nur geringer Selektivität erlauben bei sachverständiger Kombination unterschiedlicher Nachweisprinzipien eine sichere Identifizierung.

Bei untereinander sehr ähnlichen Substanzen (z. B. Fettsäuren) oder bei komplex zusammengesetzten Naturstoffen wie Fetten und ätherischen Ölen reichen chemische Nachweise allein nicht aus. In diesen Fällen müssen chemische Nachweise mit Trennverfahren, z. B. der DC, kombiniert werden.

Oft sind Farbreaktionen nur unzulänglich zu beschreiben, da graduelle Unterschiede in Intensität und Farbnuancen kaum charakterisiert werden können.

Schwer zu standardisieren sind chemische Nachweise als Konventionsmethoden, deren Ergebnisse abhängen von

- der Temperatur,
- der Reinheit der Reagenzien,
- den Konzentrationen und Mengenverhältnissen der Reaktionspartner.

Reaktionen im Reagenzglas fallen deshalb z. T. anders aus als auf der Tüpfelplatte. Ebenso kommt es vor, daß nicht der Arzneistoff selbst, sondern eine Verunreinigung nachgewiesen wird, was zu falsch negativen Resultaten führt, wenn eine reinere Substanz geprüft wird. Diese Gefahr ist besonders bei solchen Reaktionen gegeben, deren Mechanismus nicht aufgeklärt ist.

Chemische Analysen sollen mit möglichst geringen Substanz- und Reagenzienmengen durchgeführt werden. Die in Vorschriften der Arzneibücher vorgesehenen Mengen lassen sich mit Sachverstand und zweckmäßiger Geräteausrüstung (z. B. Tüpfelplatte anstatt Reagenzglas, kleinere DC-Platten und Kammern) oft reduzieren.

Bei häufiger vorkommenden Chemikalien und Drogen ist es zur objektiven Bewertung der Ergebnisse nützlich, Rückstellmuster oder Vergleichssubstanzen heranzuziehen, deren Identität gesichert ist. Bei vergleichenden Untersuchungen können Farbnuancen überhaupt erst ausgewertet und zur sichereren Identifizierung herangezogen werden.

Ein *Vergleich* ist notwendig zur Methodenvalidierung und um Fehler und Störungen der Analytik zu erkennen:

- ungeeignete, verunreinigte oder zersetzte Reagenzien,
- unsaubere Geräte,
- ungünstige Arbeitsplatzbedingungen, z. B. zu starke Sonneneinstrahlung oder hohe Raumfeuchte,
- Matrixeffekte,
- strukturelle Besonderheiten der zu untersuchenden Substanz, z. B. Ausbleiben von positiven Nachweisen funktioneller Gruppen wegen:
- reaktiver Nachbargruppen im Molekül oder
- wegen besonderer reduzierender oder
- oxidierender Substanzeigenschaften.

Aus diesen Gründen sollen Alternativmethoden nur angewendet werden, wenn man sie mit authentischer Substanz erprobt und dabei der offiziellen Methode vergleichbare Ergebnisse erzielt hat. Zur Ergebnisvalidierung trägt ein *Blindversuch* bei, weil falschpositive Nachweise entdeckt werden, die z. B. durch ungeeignete Versuchsbedingungen oder Reagenzien verursacht sein können.

Soll bei Salzen komplizierter organischer Verbindungen das Kation bzw. das Anion nachgewiesen werden, können Störfaktoren ausgeschlossen und die Nachweise selektiver gestaltet werden, wenn Anion und Kation durch geeignete Verfahren getrennt sind. Deshalb empfiehlt es sich auch, zum Nachweis flüchtige Substanzen bzw. flüchtige Bestandteile, die durch chemische oder physikalische Reaktionen aus der zu prüfenden Substanz entstehen können, destillativ abzutrennen.

3.1.2 Prinzipien chemischer Nachweise

Chemische Nachweise führen zu Änderungen der Reaktionspartner, die sensorisch wahrnehmbar oder mit chemischen und einfachen physikalischen Methoden zu bestimmen sind.

Tabelle 2.14. Ergebnis und Erkennung chemischer Reaktionen

Ergebnis	Erkennung
Schwerlösliches Produkt	Fällung, Schmelzbereich
Farbiges Produkt	Farbänderung
Farbloses Produkt	Entfärbung
Gasförmiges oder leichtflüchtiges Produkt	Geruch, Gasentwicklung, Auffangen der flüchtigen Komponente und optisch erkennbare Folgereaktion
Flüssiges Produkt	Siedepunkt, zwei nicht mischbare Phasen
Chirale Produkte	Optische Drehung
Saure oder basische Produkte	pH-Wert

3.1.3 Chemische Nachweise
von anorganischen sowie organischen Ionen,
funktionellen Gruppen
und Verbindungsklassen.

Ausgewählt sind für kleinere Laboratorien und die Apothekenpraxis relevante Nachweise, die überwiegend den international wichtigsten Arzneibüchern und allgemeiner Literatur[4-6] entnommen sind. Falls nicht anders erwähnt, können die Reagenzien der PhEur verwendet werden.

Acetat, Acetyl

Methode A
Werden Acetate mit der gleichen Menge Oxalsäure R geschmolzen bzw. verrieben (PhEur) oder mit H_2SO_4 10 % R erwärmt (Jap XI), werden charakteristisch riechende Dämpfe von Essigsäure freigesetzt, deren Acidität mit pH-Papier zu prüfen ist. Nach der Vorschrift der PhEur fällt der Nachweis auch mit geringen Mengen Acetat deutlich aus, da in der Schmelze eine konzentrierte Lsg. des Gemisches im Kristallwasser der Oxalsäure vorliegt.

Methode B
Neutrale Lsg. von Acetaten geben mit Eisen(III)chlorid-Lsg. R eine intensiv rote Fbg. von basischem Eisenacetat $[Fe_3(OH)_2(CH_3COO)_6]^+$ CH_3COO^-, die auf Zusatz von Mineralsäuren verblaßt (USP XXII, Jap XI). Diese Rkt. ist nicht sehr selektiv und kann z. B. durch Rkt. des Kations mit dem Reagenz gestört werden.

Methode C
Selektiver ist der Nachweis als basisches Lanthanacetat, welches Iod zu einer blauen Einschlußverb. bindet (PhEur). Diese Rkt. ist jedoch störanfällig, weniger durch die in der Praxis selten zu berücksichtigende Bildung schwerlöslicher Lanthansalze (z. B. F^-, PO_4^{3-}, SO_4^{2-}) und durch Komplexbildner wie Dicarbonsäuren und Schwefelverb., am häufigsten wohl durch Rkt. des Iods mit dem Kation der zu untersuchenden Substanz, die z. B. reduzieren kann.

Methode D
Allgemein größere Mengen an Substanz verlangt der Nachweis, welcher auf Veresterung des Acetats mit Ethanol unter Zusatz einiger Tropfen H_2SO_4 96 % R beruht. Das entstehende Ethylacetat wird durch den Geruch nachgewiesen (USP XXII, Jap XI).

Methode E
Die Methoden, welche auf dem Nachweis freigesetzter Essigsäure beruhen, können selektiver gestaltet werden, indem man die Essigsäure durch Destillation oder ein Treibgas (z. B. CO_2 aus Soda und Mineralsäure) in ein Gärröhrchen mit Lanthannitrat- oder Eisen(III)chlorid-Lsg. leitet und dann die weitere Rkt. ausführt.

Methode F
So ist auch der Nachweis von *Acetylverb.* (PhEur) gestaltet, welche mit Phosphorsäure 85 % R in der Hitze hydolysiert werden. Die Dämpfe werden in einem hängenden Tropfen Lanthannitrat-Lsg. aufgefangen.

Auf Zusatz von 1 Tr. Iod-Lsg. entsteht eine Blaufbg. Die Schwierigkeit des Nachweises ist in einigen Fällen dadurch gegeben, daß die Substanz bei Wasserbadtemperatur nur unzureichend hydrolysiert wird. Es ist dann notwendig, vorsichtig auf freier Flamme zu erhitzen. Eine Vergleichsprüfung mit Essigsäure oder Natriumacetat ist angebracht, um die Ergebnisse zu sichern.

Aldehyde

Methode A
Ca. 5 mg Sz. und 3 bis 4 Tr. einer ges. essigsauren Lsg. von o-Dianisidin über kleiner Flamme erwärmen → gelbbraune bis violette Fbg., je nach Aldehyd. Aromatische und aliphatische Aldehyde kondensieren mit prim. aromatischen Aminen zu gefärbten Schiffs-Basen. Stark ungesättigte Verb. wie ätherische Öle und größere Mengen an Ketonen neben wenig Aldehyd können ebenfalls eine positive Rkt. erzeugen.

Methode B
Flüchtige Aldehyde werden zweckmäßig wie folgt nachgewiesen: Die Öffnung des Reagenzglases mit der Untersuchungslsg. wird mit Filterpapier abgedeckt, welches mit einer frisch hergestellten 5 % Nitroprussidnatrium-Lsg. und einigen Tropfen alkalisierenden Zusatzes, z. B. Diethanolamin oder Piperidin, imprägniert ist. Durch leichtes Erwärmen der Untersuchungslsg. färbt sich nach kurzer Zeit das Filterpapier über der Öffnung blau (Simon-Awe-Rkt., s. Legal-Probe, S. 129, Citrat).
Die Rkt. eignet sich auch, wenn die Carbonylverb. durch Redoxrkt. (Ninhydrin-Rkt.) oder durch Pyrolyse (Hydroxyethylcellulose) aus der Sz. gebildet werden muß. Die Probe fällt positiv aus bei Acetaldehyd und bei Acrolein, etwa zehnmal schwächer bei Propionaldehyd und Paraldehyd, negativ bei Formaldehyd, Isobutyraldehyd und bei Ketonen, z. B. Aceton, welche erst mit Alkalilaugen meist rote Fbg. ergeben.

Alkaloide

Methode A
In sauren Lsg. (pH 6 bis 4) von Alkaloiden entstehen mit Dragendorffs Reagenz orange bis orangerot gefärbte Nd. Die Rkt. dient zum allgemeinen Nachweis basischer Verb. Bekannt sind bei Verwendung als Sprühreagenz auch positive Nachweise von nichtbasischen Verb. wie z. B. den als Weichmachern ubiquitär vorhandenen Phthalsäureestern.

Methode B
Ein weiteres, häufig gebrauchtes Gruppenreagenz auf basische organische Verb. ist das Mayer-Reagenz, welches jedoch als Quecksilberverb. stärker toxisch und umweltbelastend ist.

Alkene und Alkine

Methode A
Entfbg. von Bromwasser in essigsaurer Lsg., insbesondere bei konjugiert ungesättigten Verb. wie z. B. Sorbinsäure. Neben ungesättigten Verb. reagieren auch leicht oxidierbare Sz., z. B. unter oxidativer Abspaltung von Sulfat aus schwefelorganischen Verb.

wie Propylthiouracil oder unter Farbbildung wie Phenothiazine, Dienestrol und etliche substituierte Aromaten wie Salicylsäure, Anilinderivate, Lokalanästhetica, Sulfonamide, einige Alkaloide.

Methode B
Entfbg. einer wäßrigen, neutralen oder schwach alkal. Permanganat-Lsg. Verläuft generell bei oxidierbaren Sz., z. B. Enolen und Phenolen, Aminen und Aldehyden positiv und ist deshalb wenig selektiv.

Methode C
Alkine. Mit ammoniakalischer Silbersalz-Lsg. bilden sich meist schwerlösliche, farblose Silbersalze (R-C $\equiv$ CAg), vorausgesetzt, daß eine endständige Acetylengruppe mit einem aciden H-Atom vorliegt. Im trockenen Zustand sind Acetylide explosiv!

Alkohole

Methode A
1 Tr. etherischer oder wasserfreier Substanz-Lsg. + 1 Tr. CS_2 + 1 zerkleinerter NaOH-Rotulus, 5 min reagieren lassen, + 2 Tr. 1 % Ammoniummolybdat-Lsg., nach Auflösung der NaOH ansäuern und sofort mit 0,2 ml Chloroform ausschütteln → Violettfbg. der Chloroformschicht. Xanthogenat-Rkt., nur mit prim. und sek. Alkoholen positiv, Fbg. durch $MoO_3[CS(OR)(SNa)]$. Die Rkt. ist relativ unempfindlich, Ester werden durch partielle Hydrolyse miterfaßt, aktive Methylengruppen $(COCH_2)$ ergeben unl. braune Molybdänverb.

Methode B
1 Tr. der wäßrigen Lsg. des 1,2-Diols + 1 Tr. 5 % KIO_4 + 1 Tr. verd. H_2SO_4, nach 5 min einige Tr. einer ges. Lsg. von SO_2, + 1 Tr. Schiffs-Reagenz → rotviolette Fbg. Nachweis des durch oxidative Spaltung der C-C-Bindung entstandenen Aldehyds, z. B. CH_2O aus der prim. alkoholischen Gruppe (s. Tartratnachweis, S. 138).

Methode C
1,2-Aminoalkohole werden in gleicher Weise durch Bleitetraacetat gespalten, die entstehenden Carbonylverb. in geeigneter Weise nachgewiesen, Aldehyde mit Schiffs-Reagenz, Ketone als Oxime oder Phenylhydrazone.

Alkyl- und Acylhalogenide

Methode A
Ein erster Hinweis hierauf ist die Bildung von Salmiaknebel (NH_4Cl), wenn man die Öffnung eines mit NH_3-Lsg. gefüllten Gefäßes über die Sz. hält.

Methode B
In wäßriger Lsg. entstehen mit $AgNO_3$ Nd. von Silberhalogenid. Arylhalogenide sind dagegen hydrolysebeständig, und erst nach Reduktion mit Raney-Nickel in alkal. Lsg. läßt sich das Halogenid als Ion nachweisen (s. S. 131).

Aluminium

Methode A
Wird die salzsaure Lsg. mit Thioacetamid-Reagenz (0,2 ml 4 % Thioacetamid-Lsg. + 1 ml einer Mischung von 5 ml H_2O, 15 ml 1 N NaOH und 20 ml 85 % Glycerol, 20 s erhitzen *im* Wasserbad) versetzt, darf kein Nd. entstehen. Erst auf tropfenweisem Zusatz von 8,5 % NaOH entsteht ein gallertiger Nd. von $Al(OH)_3$, der sich in überschüssiger 8,5 % NaOH als $[Al(OH)_4]^-$ löst. Durch Zusatz von 10 % NH_4Cl-Lsg. bildet sich der Nd. wieder zurück. Amphotere Eigenschaften finden sich z. B. auch bei Zink- und Bismutsalzen. Diese würden jedoch mit Thioacetamid eine Fällung ergeben.

Methode B
Nach USP XXII und Jap XI geben Aluminiumsalze mit NH_3-Lsg. einen gallertigen Nd. von $Al(OH)_3$, unl. in überschüssigem NH_3.

Methode C
Mit NaOH-Lsg. oder Natriumsulfid-Lsg. erhält man jeweils einen Nd. von $Al(OH)_3$, der sich im überschüssigen Reagenz als $[Al(OH)_4]^-$ auflöst.

Methode D
Wird eine Aluminiumsalz-Lsg. mit konz. NH_3-Lsg. bis zur ersten Trübung und danach mit Alizarin-S-Lsg. versetzt, bildet sich ein roter, schwerl. Aluminiumchelatkomplex $[Al(OH)(Alizarin)_2]$.

Amine

Methode A
Alkoholische Lsg. der Sz. + einige Tr. CS_2, nach 5 min zur Trockene einengen (CS_2 muß vollständig entfernt sein!), + einige Tr. einer 3 % Lsg. von Natriumazid in 0,1 m Iod-Lsg. oder + einige Tr. einer 1 % Lsg. von $AgNO_3$ in dil. HNO_3 → N_2-Entwicklung bzw. Schwarzfbg. der Lsg. Umsetzung von prim. und sek. aliphatischen Aminen mit CS_2 zu Dithiocarbamaten (RNH-CSSH), der zweibindige Schwefel katalysiert die Umsetzung von Natriumazid mit Iod (2 NaN_3 + I_2 → 2 NaI + 3 N_2) bzw. gibt mit Ag-Ionen schwarzes Ag_2S. Bei Aminsalzen ist vor der Umsetzung mit CS_2 der Zusatz von Triethylamin bis zur alkal. Rkt. erforderlich. Aromatische und tert. aliphatische Amine stören nicht.

Methode B
Sz. mit CS_2 in Ethanol bis zur Entfernung überschüssigen CS_2 erwärmen, + 2 bis 3 Tr. 5 % $HgCl_2$-Lsg. → typischer Geruch (RNH-CSSH + $HgCl_2$ → 2 HCl + HgS + RN = C = S, Senföl-Rkt.).

Methode C
Sz. + 1 ml 0,5 % 1,2-Naphthochinon-4-natriumsulfonat-Lsg. → bei sek. Aminen eine gelborange, bei prim. Aminen mit einer -CH-Nachbargruppe eine violette Fbg. Die Rkt. führt bei prim. Aminen in einer komplexen Substitutions- und Redoxrkt. zu dimeren chinoiden Farbstoffen, wogegen sek. Amine lediglich die Sulfonsäuregruppe des Reagenzes ersetzen.[7] Empfindliche und selektive Rkt.

Methode D

Eine nicht zu verdünnte Lsg. der Sz. in 0,1 N HCl wird tropfenweise mit 50 % NaNO$_2$-Lsg. versetzt, wobei sich N$_2$ entwickelt (RNH$_2$ + HNO$_2$ + HCl → R-N≡NCl + 2 H$_2$O → N$_2$ + HCl + ROH). Je nach Wasserlöslichkeit des hierbei entstehenden Alkohols entsteht ein Nd. Nur prim. aliphatische Amine, sek. ergeben Nitrosamine (cancerogen!), tert. reagieren nicht, prim. aromat. Amine s. u.

Amine, primäre aromatische

Nach Diazotierung mit Natriumnitrit in salzsaurer Lsg. wird das Diazoniumsalz mit Phenolen zu einem Azofarbstoff gekuppelt (PhEur). PhEur verwendet 2-Naphthol als Kupplungspartner, wobei orange bis rotgefärbte *Lsg. und/oder Nd.* erhalten werden. Jap XI führt dagegen Naphthylethylendiamin als Reaktionspartner an, welches als Bratton-Marshall-Reagenz bekannt ist und rotviolettgefärbte *Lsg.* ergibt. Umgekehrt wird die Diazorkt. auch zum Nachweis der phenolischen Hydroxylfunktion und von nucleophilen Aromaten wie Imidazolen benutzt. Bei einigen Sz. (z. B. Chlordiazepoxidhydrochlorid) entsteht die Aminogruppe erst nach saurer Hydrolyse: 20 mg Sz. + 5 ml 36 % HCl + 10 ml H$_2$O, 5 min im Wasserbad, abkühlen, + 2 ml 0,1 % NaNO$_2$-Lsg., nach 1 min + 1 ml 0,5 % Sulfaminsäure-Lsg., nach 1 min + 1 ml 0,1 % Naphthylethylendiaminhydrochlorid-Lsg. → violettrote Fbg.

Ammoniumsalze

Methode A

Durch MgO freigesetztes NH$_3$-Gas wird mit einem Luftstrom in eine durch Methylrot rotgefärbte 0,1 N HCl geleitet, wobei die Farbe des Indikators nach Gelb umschlägt. In dieser Lsg. entsteht auf Zusatz von 10 % Na$_3$[Co(NO$_2$)$_6$]-Lsg. ein gelber Nd. von (NH$_4$)$_2$Na[Co(NO$_2$)$_6$] (PhEur). Durch diese Ausführung werden Ammoniumsalze von Kaliumsalzen unterschieden, die eine ähnliche Fällung geben würden.

Methode B

Starke Basen setzen NH$_3$-Gas frei, welches durch den Geruch oder mit rotem Lackmuspapier erkannt wird. (USP XXII, Jap XI, AB-DDR). Nachweisgrenze 3 µg (AB-DDR). Hiermit werden auch Salze leichtflüchtiger aliphatischer Amine erfaßt (Prüfung auf „Ammoniumsalze und Salze flüchtiger Basen" nach PhEur).

Methode C

Mit Neßlers Reagenz (alkal. Lsg. von K$_2$[HgI$_4$]) können Ammoniumverb. durch die orange gefärbte Lsg. oder den Nd. der hochmolekularen Millon-Base ([Hg$_2$N]I·2 H$_2$O)$_n$ nachgewiesen werden. Neßlers Reagenz enthält umweltbelastendes Hg.

Antimon

Methode A

Mit Natriumsulfid-Lsg. bildet sich sowohl mit Sb^{3+}- als auch mit Sb^{5+}-Ionen ein orangeroter Nd. (Sb$_2$S$_3$, Sb$_2$S$_5$ → Sb$_2$S$_3$ + S$_2$), der sich in 8,5 % NaOH als Thioantimonat(III) (Gemisch von [SbOS]$^-$, [SbS$_2$]$^-$,

[SbS$_3$]$^{3-}$) löst (PhEur). Ebenfalls löst sich der Nd. im Überschuß von Ammoniumsulfid- oder Natriumsulfid-Lsg. (USP XXII, Jap XI).

Methode B

Werden salzsaure Lsg. von Antimonsalzen mit Wasser verdünnt, entstehen Trübungen (SbOCl). Versetzt man diese trübe Lsg. mit Natriumthiosulfat, verschwindet die Trübung (Thioantimonat, s. o., + [Sb$_2$S$_6$]$^{2-}$). Erhitzt man anschließend, entsteht ein roter Nd. (Sb$_2$S$_3$ + Sb$_2$S$_5$, Jap XI).

Aromaten

0,1 ml Nitriergemisch (konz. HNO$_3$ + wenig konz. H$_2$SO$_4$) + 5 bis 10 mg Sz. zur Trockne eingedampft, → meist gelblicher Rückstand, der mit Zinkstaub/HCl zu prim. Arylamin reduziert wird, das durch Diazotierung und Kupplung zum Azofarbstoff (s. S. 126; s. o.) nachgewiesen werden kann.

Arsen

Methode A

Mit Hypophosphit-Reagenz (20 ml 50 % NaH$_2$PO$_2$-Lsg. + 36 % HCl ad 100 ml, über Glaswolle filtriert) entsteht ein brauner Nd. von metallischem Arsen (PhEur).

Methode B

Wird eine salzsaure *Arsenit-Lsg.* mit Natriumsulfid-Lsg. versetzt, entsteht ein in HCl unl., in Ammoniumcarbonat-Lsg. löslicher gelber Nd. von As$_2$S$_3$ (+ OH$^-$ → AsS$_3$$^{3-}$, AsO$_3$$^{3-}$, AsO$_2$S^{3-}, AsOS$_2$$^{3-}$, Jap XI).

Methode C

Aus schwach alkal. *Arsenit-Lsg.* fällt auf Zusatz von AgNO$_3$-Lsg. ein gelblichweißer Nd. von Ag$_3$AsO$_3$ aus, löslich in HNO$_3$ und NH$_3$-Lsg. ([Ag(NH$_3$)$_2$]$^+$); auf Zusatz von Kupfersulfat-Lsg. entsteht eine grüne Fällung [Cu$_3$(AsO$_3$)$_2$], die sich nach Abtrennung in siedender NaOH-Lsg. rotbraun färbt (Cu$_2$O?, Jap XI).

Methode D

Neutrale *Arsenat-Lsg.* gibt auf Zusatz von Natriumsulfid-Lsg. keine Fällung. Diese entsteht erst nach Ansäuern mit HCl (As$_2$S$_3$ + As$_2$S$_5$), wobei sich die gelbe Fällung in Ammoniumcarbonat-Lsg. löst (s. o.).

Methode E

Setzt man der neutralen *Arsenat-Lsg.* AgNO$_3$ zu, entsteht ein in HNO$_3$ und NH$_3$-Lsg. löslicher rotbrauner Nd. (Ag$_3$AsO$_4$, Jap XI).

Barbiturate

Mit Cobalt(II)nitrat-Lsg., welche 10 % Calciumchlorid enthält, geben Barbiturate nach Alkalisieren mit NaOH-Lsg. sowohl eine violettblau gefärbte Lsg. als auch einen gleichgefärbten Nd. (Zwikker-Rkt.). Es bildet sich [Co(Barb)$_2$(H$_2$O)$_4$]. Alkalisiert man mit Aminen, entsteht ein Komplex der Zusammensetzung [Co(Barb)$_2$(Amin)$_2$], dessen Fbg. bis zu 10fach intensiver sein soll. Neben Barbituraten reagiert auch eine Vielzahl anderer Wirkstoffklassen wie z. B. Hydantoine, einige Sulfonamide und Purine.

Barium

Methode A

Aus essigsaurer Lsg. fällt mit Kaliumdichromat gelbes $BaCrO_4$ aus, welches sich in verd. HNO_3 löst (Jap XI).

Methode B

Meistens erfolgt der Nachweis als in Mineralsäuren unl. Bariumsulfat ($BaSO_4$, Nachweisgrenze 10 µg, AB-DDR).

Methode C

Charakteristisch ist die grüne Flammenfbg., die beim Glühen von mit HCl befeuchteten Bariumsalzen zu sehen ist. Durch grünes Glas betrachtet, erscheint die Fbg. blau (USP XXII, Jap XI).

Benzoat

Methode A

Mit Eisen(III)chlorid-Lsg. entsteht eine beigefarbene, etherl. Fällung von $[Fe_3(C_6H_5COO)_6(OH)_2]^+$ $C_6H_5COO^-$. Nach USP XXII ist der Nd. lachsfarben, nach Jap XI gelbrot. Wird angesäuert, entfärbt sich der Nd.

Methode B

Die mit wenig konz. H_2SO_4 befeuchtete Substanz ergibt beim Erwärmen ein weißes Sublimat (Benzoesäure), das entweder durch den Schmelzpunkt (s. u.) oder durch die Rkt. mit Eisen(III)chlorid (s. o.) charakterisiert werden kann.

Methode C

Aus nicht zu stark verdünnter Benzoat-Lsg. fällt beim Ansäuren mit HCl ein weißer Nd. von Benzoesäure aus, dessen Schmelzpunkt nach Umkristallisieren und Trocknung zwischen 120 und 124 °C liegt (PhEur).

Bicarbonat

Methode A

Mit Mineralsäuren wird CO_2 freigesetzt, welches, in ges. Lsg. von $Ca(OH)_2$ oder $Ba(OH)_2$ eingeleitet, Trübungen oder Nd. verursacht.

Methode B

Versetzt man die Lsg. eines Bicarbonates mit Magnesiumsulfat, entsteht erst beim Erhitzen des Gemisches ein Nd. $[Mg(HCO_3)_2 \rightarrow MgCO_3 + CO_2 + H_2O$, Unterschied zu Carbonaten].

Methode C

Die kalte Lsg. eines Bicarbonates reagiert neutral bis schwach alkal. und färbt sich deshalb auf Zusatz von Phenolphthalein-Lsg. höchstens schwach rosa. Erhitzt man, färbt sich die Lsg. intensiv rot (Jap XI). Beide Methoden B und C beruhen auf der Freisetzung von CO_2 in der Hitze, wobei Carbonat entsteht ($2 HCO_3^- \rightarrow CO_2 + CO_3^{2-} + H_2O$).

Bismut

Methode A

Stark salzsaure Lsg. trüben sich beim Verdünnen mit Wasser. Der sich bildende Nd. färbt sich mit Natriumsulfid-Lsg. braun ($BiOCl$, $+ S^{2-} \rightarrow Bi_2S_3$, PhEur, USP XXII, Jap XI). Der Nd. löst sich in der Wärme in halbkonz. HNO_3 (USP XXII).

Methode B

Lsg. von Bismutsalzen in verd. Mineralsäuren geben mit Thioharnstoff gelblichorange Fbg. oder orangefarbene Niederschläge der Zusammensetzung $[Bi(H_4N_2CS)_3]^{3+}$, die sich durch Zusatz von Natriumfluorid innerhalb von 30 min nicht entfärben dürfen (PhEur). Unterschied zu Sb^{3+}, welches eine gleiche Fbg. gibt; mit anderen Schwermetallionen entstehen ansonsten weiße Fällungen und diese erst bei wesentlich höherer Konzentration des betreffenden Metallions.

Methode C

Aus verdünnt mineralsaurer Bismutsalz-Lsg. fällt auf Zusatz von Kaliumiodid ein schwarzer Nd. von BiI_3 aus, der sich im Überschuß von Iodid löst. Dabei entsteht eine orangefarbene Lsg. von $K[BiI_4]$ (Jap XI, s. a. Dragendorffs Reagenz).

Blei

Methode A

Mit Kaliumchromat-Lsg. entsteht in HAc schwerlösliches, gelbes $PbCrO_4$, im Unterschied zum Bariumsalz löslich in konz. NaOH-Lsg. unter Entstehung von Plumbat-Ionen $[Pb(OH)_4]^{2-}$ (PhEur, USP XXII, Jap XI).

Methode B

Als weiterer Nachweis dient die Fällung als schwerlösliches PbI_2 mit charakteristischem Aussehen (glitzernde, gelbe Plättchen, PhEur), welches sich im Überschuß von KI zu $[PbI_4]^{2-}$ löst.

Methode C

Mit Sulfat-Ionen entsteht in Mineralsäuren schwerl. $PbSO_4$, welches sich in warmer NaOH zu $[Pb(OH)_4]^{2-}$ oder Ammoniumacetat-Lsg. zu $Pb(CH_3COO)_2$ $Pb(OH)_2$ löst (USP XXII, Jap XI).

Methode D

Die mit NaOH-Lsg. entstehende weiße Fällung löst sich in überschüssiger NaOH-Lsg. auf (Plumbat, s. o.). Aus dieser stark alkal. Lsg. fällt auf Zusatz von Natriumsulfid-Lsg. schwarzes PbS aus (Jap XI).

Borsäure, Borate

Methode A

Beim Erhitzen von Borsäure bzw. Boraten mit Methanol und 1 bis 2 Tr. konz. H_2SO_4 entsteht Borsäuretrimethylester, der mit grüngesäumter Flamme brennt (USP XXII, Jap XI).

Methode B

Mit HCl gegen Lackmuspapier angesäuerte Lsg. geben mit Iod- und Polyvinylalkohol-Lsg. eine tiefblaue Fbg. (USP XXII).

Methode C

Betupft man Curcumapapier mit einer salzsauren Lsg. des Borates und erwärmt, entsteht eine rote Fbg., die mit NH_3-Lsg. nach Blau umschlägt.

R=CH₃ oder Br

Methode D

Gibt man zu gegen Bromthymolblau neutralisierter Borsäure-Lsg. konz. Lsg. von mehrwertigen Alkoholen wie Mannit, bildet sich eine einbasige komplexe Säure, und die Farbe des Indikators schlägt nach Gelb um.

Bromat

Methode A

Mit $AgNO_3$ entsteht in salpetersaurer Lsg. eine in der Wärme lösliche, weiße Fällung von $AgBrO_3$, die sich auf Zusatz von Natriumnitrit durch freigesetztes Brom blaßgelb färbt.

Methode B

Die gelbe bis braunrote Farbe freigesetzten Broms erkennt man auch nach Disproportionierung des Bromats mit Natriumnitrit in salpetersaurer Lsg. (Jap XI) oder mit Bromiden in sonstigen mineralsauren Lsg. Auf das übliche Ausschütteln des Broms mit Chloroform sollte man wegen der Toxizität des organischen Lösungsmittels verzichten. Stattdessen könnte man z. B. das Brom an eine ungesättigte Verb., z. B. Sorbinsäure, addieren oder die Entfbg. mit Natriumsalicylat ausnutzen.

Bromid

Methode A

In salpetersaurer Lsg. fällt mit $AgNO_3$ ein gelblicher Nd. von AgBr aus, der sich nur schwer in konz. NH_3-Lsg. löst (PhEur, USP XXII, Jap XI).

Methode B

Mit Blei(IV)oxid in essigsaurer Lsg. freigesetztes Brom wird durch einen mit Schiffs Reagenz getränkten Filterpapierstreifen nachgewiesen, der sich im oberen Teil des Reagenzglases befindet. Es entwickelt sich eine von der Rotfbg. des Fuchsins deutlich zu unterscheidende Violettfbg. des Gemisches von Pentabrom- und Hexabromrosaniliniumsalzen (PhEur).

Methode C

Leitet man Chlorgas (Chloramin-T-Lsg. + 36 % HCl) in eine Bromid-Lsg., wird die Lsg. durch freigesetztes Brom rot bis rotbraun gefärbt. Beim Ausschütteln mit Chloroform (s. unter Bromat-Nachweis) färbt sich dieses braun.

Methode D

Setzt man der bromhaltigen wäßrigen Lsg. Phenol zu, entsteht eine weiße Fällung von bromierten Phenolen (USP XXII, Jap XI).

Methode E

Phenolrot wird durch Bromierung in Bromphenolblau umgewandelt, welches im Unterschied zum Phenolrot bereits im Bereich pH > 5,6 violett gefärbt ist [10 ml verd. Bromid-Lsg. (50 ppm) + 1 ml Phenolrot-Lsg. R1 + 1 Tr. 2 % Chloramin-T-Lsg., 15 s schütteln, + 0,15 ml 0,1 N-Na₂S₂O₃-Lsg. → violette Fbg.]. Dieser Nachweis ist in der Monogr. Natriumchlorid der PhEur als empfindliche Reinheitsprüfung aufgeführt.

Calcium

Methode A

Mit Glyoxalbishydroxyanil entsteht ein in Chloroform-Ethanol-Gemisch löslicher, roter Farbkomplex (PhEur). Die Rkt. wird dadurch selektiv, daß andere Metallkomplexe mit Ausnahme des violetten Uran(IV)-Komplexes in nichtwäßrigen Medien unl. sind und störende Erdalkalimetall-Ionen durch eine geringe Menge Carbonat ausgefällt werden. Gestört wird die Rkt. vor allem durch mit Calcium-Ionen schwerlösliche Salze bildende Anionen wie z. B. Oxalat und durch komplexbildende Anionen wie Citrat und Tartrat.

Methode B

Calcium-Ionen bilden in Gegenwart von Ammonium- und Hexacyanoferrat(II)-Ionen ein in HAc schwerl. Mischsalz $(NH_4)_2[CaFe(CN)_6]$ (PhEur). Von den übrigen Erdalkalimetallen gibt nur Magnesium diese Fällung.

Methode C

Andere Arzneibücher nutzen die Fällung als Ca(COO)₂ in Gegenwart von NH_4^+ (USP XXII, Jap XI), unl. in 6 N Essigsäure, löslich in verdünnten Mineralsäuren.

Methode D

Mit Carbonaten entsteht $CaCO_3$, schwerl. wie alle Erdalkalicarbonate.

Methode E

Im Unterschied zu Strontium und Barium bildet sich in verdünneren neutralen Lsg. nach Zusatz von Kaliumchromat-Lsg. und Erhitzen kein Nd. (Jap XI).

Methode F

Calciumsalze geben nach Befeuchten mit HCl eine gelbrote bis rote Flammenfbg. (USP XXII, Jap XI).

Carbonat, Hydrogencarbonat

Methode A

Durch HAc freigesetztes Kohlendioxidgas wird in Bariumhydroxid-Lsg. eingeleitet, wobei schwerl. $BaCO_3$ entsteht. Der Nd. löst sich in HCl auf (PhEur).

Methode B

Auch mit Calcium- oder Magnesium-Ionen bilden sich schwer lösliche Carbonate (USP XXII, Jap XI).

Methode C

Zur Differenzierung von Carbonaten und Hydrogencarbonaten werden diese in kalter wäßriger Lsg. oder Suspension auf die alkal. Rkt. gegen Phenolphthalein (Rotfbg.) geprüft: Carbonate ergeben eine deutliche Rotfbg., Hydrogencarbonate dagegen höchstens eine schwache Rosafbg.

Carbonsäuren

Sz. + 1 Tr. Thionylchlorid (Abzug!), zur Trockne eingedampft, + 2 bis 3 Tr. 10 % methanolische $H_2NOH \cdot HCl$-Lsg., 5 bis 10 % methanolische KOH bis zur alkal. Reakt., erwärmen, ansäuern mit verd. HCl, + 1 % $FeCl_3$-Lsg. → rotviolette Fbg. (s. Ester).

Cer

Methode A

Werden Ce^{3+}-Verb. mit Blei(IV)oxid und verd. HNO_3 erhitzt, färbt sich die Lsg. durch die entstehenden Ce^{4+}-Verb. gelb.

Methode B

Mit H_2O_2 und NH_3 entsteht eine gelb- bis rotbraune Fällung von $Ce(OH)_{2-3}OOH$ (Jap XI).

Chlorat

Methode A

Mit $AgNO_3$ in salpetersaurer Lsg. fällt erst nach Reduktion mit SO_3^{2-} (USP XXII) bzw. mit NO_2^- (Jap XI) AgCl aus, unl. in HNO_3, löslich in NH_3-Lsg.

Methode B

Beim Glühen von Chloraten (USP XXII, Explosionsgefahr!)) entsteht als solches nachweisbares Chlorid.

Methode C

Auch in konz. H_2SO_4 disproportioniert Chlorat und es entsteht grünlichgelbes Chlorgas (USP XXII, toxisch!).

Methode D

Wird die Lsg. eines Chlorates mit Indigocarmin-Lsg. bis zur schwachen Blaufbg. versetzt, entsteht nach Ansäuern mit verd. H_2SO_4 auf Zusatz von Natriumdisulfit eine intensive Blaufbg. (Jap XI). Vermutlich wird das Indigocarmin zunächst oxidativ entfärbt und das entstehende 2,3-Diketoindol mit Sulfit zum Ausgangsprodukt Indigocarmin zurückgebildet.

Chlorid

Methode A

Der Nachweis erfolgt meist als in HNO_3 unl., in NH_3-Lsg. dagegen lösliches AgCl (PhEur, USP XXII, Jap XI, AB-DDR). Nachweisgrenze bei etwa 1 µg Chlorid (AB-DDR). In Alkaloidsalzen wird das Anion nach USP XXII generell erst nach Ausschüttelung der mit NH_3 freigesetzten Base nachgewiesen.

Methode B

Mit Kaliumdichromat und konz. H_2SO_4 entsteht flüchtiges Chromylchlorid CrO_2Cl_2, welches Diphenylcarbazid (als Lsg. auf Filterpapier aufgetragen) zu Diphenylcarbazon oxidiert. Dabei gebildete Cr^{3+}-Ionen reagieren mit dem Carbazon zu einem violetten Farbkomplex (PhEur). Cancerogen!

Methode C

Werden Chloride als Festsubstanz mit MnO_2 oder $KMnO_4$ und konz. H_2SO_4 erhitzt, entsteht Chlorgas (toxisch!), welches durch seinen Geruch oder mit Iodid/Stärkepapier ($Cl_2 + 2I^- \rightarrow I_2$) nachgewiesen wird (USP XXII, Jap XI).

Chromat

Methode A

Die Lsg. sind gelb gefärbt. Die Eigenfarbe von Dichromat-Lsg. ist dagegen mehr gelbrot.

Methode B

Mit Blei(II)acetat entsteht in HAc unl., in verd. HNO_3 lösliches $PbCrO_4$.

Methode C

Wird die schwefelsaure Lsg. eines Chromates mit Ether oder Ethylacetat geschüttelt und dann mit H_2O_2 versetzt, färbt sich die organische Phase tiefblau (CrO_5, Jap XI).

Citrat

Methode A

Nach Oxidation mit Kaliumpermanganat in stark schwefelsaurer Lsg. entsteht Acetondicarbonsäure, welche beim Erwärmen zu Aceton decarboxyliert wird. Das Aceton bildet mit Nitroprussidnatrium in ammoniakalischer Lsg. eine rot- bis blauviolette Komplexverb. $[H_3CCOCHNOFe^{II}(CN)_5]$ (Legal-Probe, PhEur).

Methode B

Setzt man die Lsg. eines Citrates mit Pyridin-Acetanhydrid-Gemisch (3:1) um, erhält man je nach Citratmenge eine hellrote bis rotbraune Fbg. (USP XXII, Jap XI). Wegen des Pyridins und der schlechten Reproduzierbarkeit ist dieser Nachweis nicht zu empfehlen.

Methode C

Das bei Oxidation in schwefelsaurer Kaliumpermanganat-Lsg. entstehende Aceton wird durch Brom zum schwerl. Pentabromaceton umgesetzt (Jap XI).

Methode D

Wird eine neutrale Lsg. mit einem Überschuß an Calciumchlorid-Lsg. versetzt und erwärmt, entsteht ein weißer, kristalliner Nd., unl. in verdünnter Lauge, löslich in verd. HCl (Jap XI).

Cobalt

Methode A
Beim Erwärmen von salzsauren Lsg. mit essigsaurer 1-Nitroso-2-Naphthol-Lsg. entsteht ein schwerl., roter Chelatkomplex.

Methode B
Wird mit Kaliumchlorid gesättigte Lsg. mit Kaliumnitrit und HAc erwärmt, entsteht in Gegenwart von Na^+-Ionen ein gelber Nd. von $K_2Na[Co(NO_2)_6]$ (USP XXII).

Cyanid

Methode A
Mit einem Überschuß an Silbernitrat fällt in HNO_3 unl., in NH_3-Lsg. lösliches AgCN aus.

Methode B
Versetzt man die alkal. Cyanid-Lsg. mit gleichen, jedoch geringen Mengen an Fe^{2+} und Fe^{3+} und säuert dann an, entsteht ein blauer Nd. oder eine grünblau gefärbte Lsg. Die Blindprobe ist gelb gefärbt (s. Eisen, Methode A).

1,2-Difunktionelle Strukturen

Kupferchelatkomplexe. Sz. + 2 bis 3 Tr. 1 % $CuSO_4$-Lsg., verd. NaOH bis zur alkal. Reakt., evtl. filtrieren → blaue Lsg. bzw. blaues Filtrat. Positiv bei vielen Verb., u. a. 1,2-Diaminen, Aminoalkoholen, Aminosäuren, Hydroxylaminen, 1,2-Diolen.
Borsäurekomplexe. cis-Diole erhöhen die Acidität einer wäßrigen Borsäure-Lsg. von pH 4 auf pH < 3.
α-Hydroxycarbonylverbindungen. Sie können mit der TTC-Rkt. oder mit Tillmann-Reagenz nachgewiesen werden: Sz. + Triphenyltetrazoliumchlorid-Lsg. → rote bis rotviolette Fbg.; Sz. + wenig Dichlorphenolindophenol-Lsg. → Entfbg. der blauen Lsg.
α-Aminosäuren. Sie können mit Ninhydrin nachgewiesen werden, wobei eine violettblaue Fbg. entsteht. Der Nachweis ist dann selektiv, wenn nur geringe Mengen Sz. in schwach saurer Lsg. bei 70 °C eingesetzt werden, da die meisten Aminosäuren rasch Färbungen erzeugen, andere Substanzklassen wie z. B. Aminoalkohole dagegen wesentlich träger reagieren. Ansonsten aber geben z. B. auch einige Amine einen positiven Nachweis.
1,2-Dicarbonyle. Sie kondensieren mit Hydroxylamin zu Bisoximen, die in ammoniakalischer Lsg. mit Nickel(II)salzen rote Chelate bilden. 2 bis 5 mg Sz. + 1 Tr. Hydroxylamin-Reagenz (1 g Hydroxylaminhydrochlorid + 1 g Natriumacetat + 2 ml H_2O) im Wasserbad kurz erwärmt, 1 Tr. auf Filterpapier + 1 Tr. 5 % Nickelacetat-Lsg., bedampfen mit NH_3 → Gelb- bis Rotfbg. (Nickel-1,2-dioximkomplexe $([HON=CRCR=NO]^-)_2 Ni^{2+}$).

Eisen

Methode A
Sowohl Fe^{2+}- als auch Fe^{3+}-Ionen werden mit Hexacyanoferraten der jeweils anderen Oxidationsstufe als Turnbulls- bzw. Berliner Blau nachgewiesen. Es handelt sich um ein und dasselbe komplexe Anion $[Fe^{2+}Fe^{3+}(CN)_6]^-$, wobei in Abhängigkeit von der Menge an Eisenionen entweder das kolloidal lösliche Natrium- bzw. Kaliumsalz oder das unl. Eisen(III)salz entsteht. Der Komplex wird nicht durch Säure, wohl aber durch Alkalihydroxid-Lsg. zerstört (PhEur, USP XXII, Jap XI, IntPh)

Methode B
Mit Thiocyanaten ergeben Eisen(III)salze eine intensive Rotfbg., $[Fe(SCN)(H_2O)_5]^{2+}$ bzw. $[Fe(SCN)_2(H_2O)_4]^+$, die sich in undiss. Form mit Ether oder Isoamylalkohol z. T. ausschütteln läßt. Der rote Farbkomplex ist wechselnder Zusammensetzung und wird durch Hg^{2+}-Ionen entfärbt, da die Thiocyanat-Ionen als undiss. $Hg(SCN)_2$ bzw. komplexes Anion $[Hg(SCN)_4]^{2-}$ gebunden werden (PhEur).

Methode C
Sowohl Eisen(II)- als auch Eisen(III)-Ionen können in saurer Lsg. als schwarzes FeS gefällt werden, das sich in verd. HCl löst. Fe^{3+}-Ionen oxidieren dabei S^{2-} zu S_2, der als weiße Trübung zu erkennen ist (USP XXII, Jap XI).

Methode D
Mit Laugen fällt rotbraunes Eisen(III)hydroxid aus, bzw. grüngraues Eisen(II)hydroxid. Bei letzterem liegt ein Gemisch aus reinweißem $Fe(OH)_2$ und Fe(II)/Fe(III)-Oxidhydraten vor, dessen Fbg. durch weitere Luftoxidation zu Fe(III) über Grün und Schwarz nach Braun wechselt.

Methode E
Mit Thioglykolsäure ($HSCH_2COOH$) entsteht bei pH 8 bis 10 eine Rotfbg. (AB-DDR, Nachweisgrenze 1 µg Fe^{3+}).

Methode F
Schwach saure Lsg. von Eisen(III)salzen ergeben auf Zusatz von Sulfosalicylsäure (3-Carboxy-4-hydroxybenzolsulfonsäure) eine purpurne Fbg. (Jap XI).

Methode G
Eine neutrale bis schwach saure Lsg. von Eisen(II)salzen färbt sich auf Zusatz von *o*-Phenanthrolin durch den gebildeten Tris-(*o*-Phenathrolin)Fe(II)-Chelat-Komplex intensiv rot. Mit Cer(IV)-salzen wird der Farbkomplex zerstört (Jap XI, IntPh).

Ester

Nach Umesterung in alkal. alkoholischer Lsg. mit Hydroxylamin zur Hydroxamsäure und Ansäuern entsteht mit Eisen(III)chlorid ein bläulichrot- oder rotgefärbter Eisenhydroxamat-Chelat-Komplex. Außer Estern reagieren alle reaktionsfähigeren Carbonsäurederivate wie z. B. Anhydride, Lactone und Carbonsäurechloride. Säureamide werden dagegen nicht oder nur unter drastischeren Reaktionsbedingungen erfaßt (PhEur).

Ferricyanid

Mit Eisen(II)sulfat ensteht eine in verd. HCl unl. blaue Fällung (Jap XI, s. a. Eisennachweise).

Methode B
Mit Kupfer(II)sulfat entsteht ein in verd. HCl unl., rotbrauner Nd. von $Cu_2[Fe(CN)_6]$ (Jap XI).

Ferrocyanid

Methode A
Mit Eisen(III)chlorid entsteht eine in verd. HCl unl. blaue Fällung (s. a. Eisennachweise).

Flammenfärbung

Zum Nachweis von *Metallsalzen* werden diese mit HCl befeuchtet und auf einem Platindraht in die nichtleuchtende Flamme gehalten, wobei charakteristische Flammenfbg. zu erkennen sind. Zum Nachweis von *Halogeniden* werden diese auf einem ausgeglühten Kupferdraht in die Flamme gehalten, wobei eine deutlich grüne Flamme sichtbar ist (Beilstein-Probe, Jap XI). Außer bei Halogeniden fällt dieser Nachweis auch bei halogenfreien, organischen Verb. positiv aus. Eher beweist die nicht grüngefärbte Flamme die Abwesenheit von Halogenen.

Fluorid

Methode A
Fluorhaltige Verb. können mit der Benetzungsprobe nachgewiesen werden: Erwärmt man im Reagenzglas Chromschwefelsäure, wird die Glaswand gleichmäßig benetzt. Nach Zusatz der fluorhaltigen Verb. und Erwärmen läuft die Mischung in Schlieren an der Glaswand herab (Anätzen der Glaswand, Bildung von $H_2[SiF_6]$).

Methode B
Fluoridhaltige Substanzen führen in neutraler oder schwach saurer Lsg. zur Entfbg. des roten Farblackes, der sich in einer Mischung gleicher Teile 0,1 % Alizarin-S-Lsg. und 0,1 % Lsg. von Zirkonnitrat in 20 % HCl bildet. Dabei entsteht $[ZrF_6]^{2-}$.

Methode C
Ebenso entfärbt wird auch der rote Eisenthiocyanat-Komplex $[Fe(SCN)_x(H_2O)_{6-x}]^{(3-x)+}$, da sich das farblose Komplexanion $[FeF_6]^{3-}$ bildet.

Methode D
Organisch gebundenes Fluor kann nach Mineralisieren (Glühen mit CaO oder MgO) nach Methode B oder C nachgewiesen werden.

Guanidine

0,1 g Sz. + 2 ml H_2O + 1 ml 1-Naphthol-Lsg. + 2 ml 1:1-verd. NaOCl-Lsg. (2,5 bis 3 % aktives Chlor) → Rotfbg. oder rosa bis violettrot gefärbter Nd. Oft auch unter Zusatz von 1 ml 40 % NaOH (z. B. Betanidinsulfat). Der Nachweis nach Sakaguchi beruht auf der Umsetzung des Guanidins zu Semicarbaziden, die mit Phenolen oxidativ zu Chinonmonosemicarbazo-

nen kondensieren. S. a. „Oxidative Kupplung von Phenolen mit Aminen, S. 142.

Halogen, organisch gebundenes (außer Fluor)

Lsg. von 10 bis 50 mg Sz. in 10 ml 8,5 % NaOH + 0,1 g Raney-Nickel, 10 min Wasserbad, nach Abkühlen Filtrat zum Halogenionennachweis verwenden, nach Ansäuern mit HNO_3 entweder mit $AgNO_3$ oder bei geringen Mengen auch mit $Hg(SCN)_2$ in Gegenwart von Fe^{3+}-Ionen, wobei undissoziiertes Quecksilberhalogenid und der rotgefärbte Eisenthiocyanatkomplex (s. S. 130, Eisenachweis) entstehen (Absorptionsmessung). Im letzteren Nachweis ist eine Blindprobe zu empfehlen, da er so empfindlich ist, daß schon Halogen-Ionen aus den benutzten Glasgefäßen eine positive Rkt. vortäuschen können.

Hydrazine, Aryl-

1 bis 2 mg Sz. werden mit 1 Tr. verd. HCl und wenig Selendioxid verrührt. Nach 1 bis 2 min + 1 Tr. Naphthylamin-Lsg. + einige Kristalle Natriumacetat → rote bis violette Fbg. Die Rkt. beruht auf der Oxidation des Arylhydrazins zum Diazoniumsalz, welches mit dem Naphthylamin zu einem Azofarbstoff kuppelt.
1-Naphthylamin-Lsg.: 0,3 g 1-Naphthylamin in der Siedehitze in 70 ml H_2O und 30 ml Eisessig lösen. Abgekühlte Lsg. evtl. filtrieren. Lichtgeschützt aufbewahren.

Hydrazin und Säurehydrazide

Methode A
1 Tr. der neutralen oder sauren Testlsg. + 1 Tr. Salicylaldehyd-Lsg., Mischung auf Filterpapier tropfen. Nach 3 bis 5 min Papier über NH_3-Dampf halten, Papier unter UV-Licht betrachten → blaugrüne oder gelbgrüne Fluoreszenz, unbeständig beim Eintrocknen, regenerierbar mit NH_3-Dampf. Ein Blindtest darf nach NH_3-Bedampfen keine Fluoreszenz zeigen. Wenn doch, dann Reaktionszeit auf mehr als 5 min verlängern.
Salicylaldehyd-Lsg.: 9 ml ges. wäßrige Lsg. von Salicylaldehyd unmittelbar vor Gebrauch mit 1 ml Eisessig mischen.
Die Rkt. gelingt nur auf Filterpapier, da hierauf die erforderliche Oxidation sowohl des überschüssigen Salicylaldehyds als auch des Salicylalazins vollständig ist. Noch vorhandener Salicylaldehyd würde beim Bedampfen mit NH_3 ebenfalls einen gelbgrün fluoreszierenden Fleck erzeugen.

Methode B
20 mg Sz. + 2 ml H_2O + 0,1 ml konz. H_2SO_4 + 0,2 ml Benzaldehyd → kräftig schütteln → dichter, meist gelblicher Nd. (z. B. Dihydralazin).

Hypophosphit (Phosphinat)

Methode A
Der Nachweis des bei trockenem Erhitzen freigesetzten Phosphors durch Selbstentzündung ist zwar selek-

tiv, jedoch für die Praxis im normalen Labor zu gefährlich.

Methode B

Mit Quecksilber(II)chlorid entsteht ein weißer Nd. von $Hg(H_2PO_2)_2$, der sich durch überschüssiges Hypophosphit grau verfärbt (Hg-Metall).

Methode C

Aus schwefelsaurer Kupfersalz-Lsg. fällt nach Zusatz von Hypophospit ein roter Nd. von Cu_2O aus (USP XXII).

Iodid

Methode A

Mit $AgNO_3$ fällt in HNO_3 und NH_3 unl. AgI aus (PhEur, USP XXII, Jap XI, IntPh).

Methode B

In schwefelsaurer Lsg. eines Iodids entsteht beim Einleiten von Chlorgas oder auf Zusatz von Oxidationsmitteln wie z. B. Kaliumdichromat freies Iod, welches mit wenig Chloroform ausgeschüttelt wird. Die Chloroformschicht färbt sich violett oder violettrot (PhEur, USP XXII).

Methode C

Freies Iod entsteht in schwefelsaurer Lsg. auch mit Nitriten. Das Iod wird entweder durch seine braun bis schwarzviolette Eigenfarbe, durch Ausschütteln mit Chloroform oder durch Blaufbg. von Stärke-Lsg. nachgewiesen (Jap XI, IntPh).

Kalium

Methode A

Kaliumsalze werden durch die Fällung als schwerl. Kaliumhydrogentartrat $KH(C_4H_4O_6)$ nachgewiesen, welche jedoch häufig erst nach Reiben der Gefäßwand mit einem Glasstab oder durch Zusatz von wenig HAc oder Ethanol zu erhalten ist (PhEur, USP XXII, Jap XI). USP XXII gibt an, daß sich der Nd. in konz. NH_3-Lsg., Alkalicarbonat oder Alkalihydroxid-Lsg. löst. Nach PhEur wird zum Ausschluß von störenden Erdalkalikationen vor der Fällung mit Natriumcarbonat-Lsg. erhitzt, wobei kein Nd. entstehen darf. Auch durch anschließend zugesetztes Natriumsulfid darf keine Fällung auftreten (Ausschluß von Schwermetallen).

Methode B

Mit Natriumhexanitrocobaltat(III) entsteht in essigsaurer Lsg. ein gelber bis orangegelber Nd. von $K_2Na[Co(NO_2)_6]$. Der Nachweis fällt auch bei Ammonium positiv aus (PhEur, Jap XI). Deshalb läßt Jap XI auch zusätzlich prüfen, daß nach Zusatz von NaOH-Lsg. zur Sz. kein NH_3 durch Geruch oder pH-Papier nachzuweisen ist.

Methode C

Kaliumsalze geben in natriumalkal. Lsg. mit Natriumtetraphenylborat einen weißen Nd. von $K[B(C_6H_5)_4]$ (IntPh).

Methode D

Kaliumverb. sind durch die violette Flammenfbg. zu erkennnen, die in der Praxis durch ein Cobaltglas betrachtet wird. Damit wird die meist intensivere Gelbfbg. durch Natrium ausgefiltert (USP XXII, Jap XI).

Kupfer

Methode A

Taucht man einen polierten Eisennagel in eine salzsaure Kupfersalz-Lsg., scheidet sich metallisches, rotbraunes Kupfermetall an der Oberfläche des Nagels ab. Spannungsreihe! (USP XXII, Jap XI).

Methode B

Bei tropfenweiser Zugabe von NH_3-Lsg. zur Kupfersalz-Lsg. entsteht zunächst ein blaßblauer Nd. von $Cu(OH)_2$, der sich in überschüssigem NH_3 zum tiefblau gefärbten $[Cu(NH_3)_4]^{2+}$ löst (USP XXII, Jap XI, AB-DDR). Nachweisgrenze: 50 µg (AB-DDR).

Methode C

Mit Kaliumhexacyanoferrat(II) entsteht ein rotbrauner, in verd. Mineralsäuren unl. Nd. von $Cu_2[Fe(CN)_6]$, der sich in NH_3 mit tiefblauer Farbe zu $[Cu(NH_3)_4]^{2+}$ löst (USP XXII, Jap XI).

Methode D

Mit Natriumsulfid erhält man in verd. Säuren und Laugen unl. CuS. In heißer verd. HNO_3 löst sich das Sulfid (Jap XI).

Lactat

Methode A

Wird die schwefelsaure Lsg. des Lactats mit Bromwasser bis zur Entfbg. erhitzt, anschließend mit Ammoniumsulfat gesättigt und die Mischung mit Natriumpentacyanonitrosylferrat-Lsg. und konz. NH_3-Lsg. überschichtet, entsteht innerhalb von 30 min an der Grenzschicht ein dunkelgrüner Ring. Durch die Oxidation mit Brom entsteht Brenztraubensäure und hieraus durch allmähliche Decarboxylierung Acetaldehyd, welcher mit der Legal-Probe nachgewiesen wird (PhEur, S. 129, Citrat).

Methode B

Größere Mengen an Lactat werden in schwefelsaurer Lsg. mit $KMnO_4$ in der Hitze zum Acetaldehyd oxidiert, der an seinem Geruch zu erkennen ist (USP XXII, Jap XI).

Methode C

An Stelle des Geruchs kann man zur Identifizierung auch die Blaufbg. heranziehen, die entsteht, wenn man einen mit Natriumpentacyanonitrosylferrat-Lsg. getränkten Filterpapierstreifen über die Reaktions-Lsg. hält und diesen mit Piperidin betupft (Simon-Probe, s. Legal-Probe, S. 129).

Lithium

Methode A

Aus einer Lsg. des Lithiumsalzes in NaOH fällt nach Zusatz von Na_2CO_3-Lsg. in der Siedehitze Li_2CO_3 aus, welches durch Ammoniumchlorid gelöst wird (USP XXII).

Methode B

Mit Natriummonohydrogenphosphat fällt weißes Lithiumdinatriumphosphat LiNa$_2$PO$_4$ aus, welches sich in verd. HCl löst (Jap XI).

Methode C

Ebenso wie Strontium- färben Lithiumverb. die nichtleuchtende Flamme intensiv rot. Im Unterschied zu Strontiumsalzen geben Lithiumsalze jedoch keinen Nd. als Sulfat (USP XXII, Jap XI).

Magnesium

Methode A

Zunächst wird mit NH$_3$-Lsg. ein weißer Nd. von Magnesiumhydroxid erzeugt und durch Abpufferung mit Ammoniumchlorid wieder aufgelöst. Aus dieser schwach alkal. Lsg. fällt nach Zusatz von Natriummonohydrogenphosphat ein weißer, kristalliner Nd. von MgNH$_4$PO$_4$ · 6 H$_2$O aus (PhEur). USP XXII läßt eine ammoniumchloridhaltige Lsg. des Magnesiumsalzes mit Ammoniumcarbonat versetzen, wobei kein Nd. entstehen darf. Dieser entsteht erst auf Zusatz von Natriummonohydrogenphosphat und ist in konz. NH$_3$-Lsg. unl. Jap XI läßt dagegen erst einen weißen Nd. von MgCO$_3$ durch Zusatz von Ammoniumcarbonat entstehen, diesen Nd. in Ammoniumchlorid-Lsg. lösen und schließlich mit Natriummonohydrogenphosphat als weißkristallines MgNH$_4$PO$_4$ · 6 H$_2$O fällen.

Methode B

Mit NaOH-Lsg. entsteht in überschüssiger NaOH-Lsg. unl. Mg(OH)$_2$. Setzt man wenig Iod-Lsg. hinzu, färbt sich der weiße Nd. dunkelbraun an (Jap XI).

Methode C

Eine schwach schwefelsaure Lsg. des Magnesiumsalzes gibt nach Zusatz von Titangelb-Lsg. und NaOH-Lsg. bis zur alkal. Rkt. einen schwerl. Chelatkomplex (AB-DDR, Nachweisgrenze 2,5 µg).

Maleat

Maleate organischer Basen werden nachgewiesen, nachdem man die Base aus stark alkal. Lsg. der Sz. z. B. durch Ausschütteln mit Dichlormethan entfernt hat. Nach Ansäuern der wäßrigen Phase addiert sich zugesetztes Brom an die Doppelbindung der Maleinsäure, wonach die Dibrommaleinsäure zur racemischen Weinsäure hydrolysiert wird. Letztere wird mit Resorcin-Schwefelsäure nachgewiesen. Der dabei entstehende rotviolette Farbstoff setzt sich mit Brom zu einem blauvioletten Farbstoff um (s. S. 138). Bei der praktischen Ausführung dieses Testes ist auf zweierlei zu achten: darauf, daß die Addition des Broms in neutraler oder schwach saurer Lsg. stattfindet (sonst Dispropotionierung und oxidative Einwirkung des Broms) und daß danach überschüssiges Brom sorgfältig verkocht wird. Sonst beobachtet man statt der gut zu unterscheidenden rot- bzw. blauvioletten Farbe eine schlecht reproduzierbare Mischfarbe.
0,1 g Sz. mit 4 ml 2 bis 3 % NaOH verrühren, 3 mal mit 5 ml Ether extrahieren. 0,1 ml der wäßrigen Phase + Lsg. von 10 mg Resorcin in 3 ml konz. H$_2$SO$_4$, 15 min

Wasserbad → keine rotviolette Fbg.; restliche wäßrige Phase mit 10 % H$_2$SO$_4$ neutralisieren, + 1 ml Bromwasser, 15 min Wasserbad, dann Lsg. zum Sieden erhitzen; 0,2 ml abgekühlte Lsg. + Lsg. von 10 mg Resorcin in 3 ml konz. H$_2$SO$_4$, 15 min Wasserbad → rotviolett; + 0,2 ml 10 % KBr-Lsg., 5 min Wasserbad → violettblaue Fbg.

Mangan

Methode A

Mangan in zweiwertiger Form wird durch den mit Sulfiden oder Schwefelwasserstoff entstehenden lachsfarbenen, in HAc löslichen Nd. von Mangansulfid [Mn(II)S] nachgewiesen (USP XXII).

Methode B

Mangan(II)salze geben auf Zusatz von NH$_3$-Lsg. eine weiße Fällung von Mn(OH)$_2$, welche sich mit Silber-Ionen schwarz (Ag$_{met}$) und nach längerem Stehenlassen im oberen Teil der Suspension braun färbt (Jap XI). Der Nachweis beruht auf der Oxidation zu Mangan(II)manganaten(IV), z. B. Mn(MnO$_3$), und schließlich zu MnO$_2$. Die Rkt. dient auch zum qualitativen Nachweis von in Wasser gelöstem Sauerstoff.

Methode C

Gibt man zu einer salpetersauren Lsg. von Mangan(II)salzen wenig gepulvertes Natriumbismutat hinzu, entsteht die violettrote Fbg. des Permanganats (MnO$_4^-$, Jap XI).

Methode D

Erwärmt man eine schwefelsaure Lsg. mit PbO$_2$, färbt sich die Lsg. ebenfalls violettrot.

Methylengruppe, aktivierte

Methode A

Sz. + 1,3-Dinitrobenzol, 2 bis 3 Tr. 15 % KOH → rot bis rotviolett (Canbäck-Rkt., s. S. 141).

Methode B

Kondensation mit *p*-DMAB/konz. H$_2$SO$_4$ bzw. Salicylaldehyd/konz. H$_2$SO$_4$ → rot bis rotviolett. Positiv auch bei Carbaminsäureestern, prim. Arylaminen und einigen anderen Sz. (z. B. Inden, Pyrrol, Indol, Resorcin); vermutlich entstehen konjugiert ungesättigte Bindungssysteme.

Methode C

Rkt. mit Natriumpentacyanonitrosylferrat und OH$^-$ → meist instabile Rot- bis Violettfbg. (s. S. 129). Durch Ansäuern der Lsg. kann man eine Differenzierung zwischen Ketonen, die einen Farbumschlag nach Violett ergeben, und Aldehyden vornehmen, deren Fbg. beim Ansäuern verblaßt.

Methylketone

0,1 g Sz. + 1 ml 6 N NaOH, 1 ml H$_2$O, + 1 % bis 2 % wäßrige Iod-Lsg. (KI-haltig) bis zur bleibenden Gelbfbg. → typischer Iodoformgeruch (Iodoform-Rkt., HCI$_3$).
Neben der H$_3$C-C = O-Gruppe reagieren auch alle Verbindungen, in denen durch Oxidation eine solche

Struktur entstehen kann, wie z. B. Ethanol, Milchsäure, Ethylester, Isopropylester, Carbromal, Chlorbutanol.

Natrium

Bei Nachweisen, die auf der Bildung schwerl. Natriumverb. beruhen, müssen die Konzentrationen der Reaktionspartner eingehalten werden, da die Schwerlöslichkeit gegenüber Fällungen anderer Kationen nur relativ ist.

Methode A
Nach Ausschluß anderer, störender Kationen durch Erhitzen mit Kaliumcarbonat-Lsg., wobei sich keine Fällung bilden darf, wird das Natriumkation als schwerl. Natriumhexahydroxoantimonat(V) $Na[Sb(OH)_6]$ nachgewiesen (PhEur). Generell fällt diese schwerl. Verb. aus konz. neutralen oder schwach alkal. Natriumsalz-Lsg. auf Zusatz von Kaliumhexahydroxoantimonat(V) aus (Jap XI).

Methode B
Mit Methoxyphenylessigsäure-Reagenz (Lsg. in Tetramethylammoniumhydroxid und Ethanol) entsteht nach 30 min Kühlung in Eiswasser ein voluminöser, weißer, kristalliner Nd. aus $[C_6H_5CH(OCH_3)COONa \cdot C_6H_5CH(OCH_3)COOH]$, der beim Erwärmen der Suspension auf 20 °C bestehen bleibt, sich auf Zusatz von verd. NH_3-Lsg. löst und sich auch bei nachfolgendem Zusatz von Ammoniumcarbonat-Lsg. nicht wieder bildet (PhEur). Dieser Nachweis soll selektiver sein als die Fällung mit Uranylacetat, da Salze der anderen Alkalimetalle und Ammonium- sowie Magnesium-Ionen nicht stören.

Methode C
Mit Cobalturanylacetat in salzsaurer oder salpetersaurer Lsg. (USP XXII) oder Zinkuranylacetat in essigsaurer Lsg. (IntPh) entstehen goldgelbe bis gelbe kristalline Fällungen $[NaMe(UO_2)_3(CH_3COO)_9 \cdot 9 H_2O]$, $Me = Co^{2+}$, Zn^{2+}. In einigen Ländern unterstehen Uransalze besonderen Regelungen!

Methode D
Für die Praxis ist die langanhaltende gelbe Flammenfbg. als Indiz häufig ausreichend (USP XXII, Jap XI, IntPh). Wegen der Empfindlichkeit und des ubiquitären Vorkommens von Natriumverb. ist darauf zu achten, daß die Sz. auf gut ausgeglühten Trägern wie Magnesiastäbchen verdampft wird.

Nitrat

Methode A
Nitrate, mit konz. H_2SO_4 befeuchtet, geben ein Nitriergemisch, das Nitrobenzol in *m*-Dinitrobenzol überführt. Dieses reagiert mit Aceton in alkal. Lsg. zur tiefviolett gefärbten Meisenheimer-Verb. (PhEur, IntPh, s. S. 141). Bei diesem Nachweis sollte eine Blindprobe ausgeführt werden, da das Nitrobenzol u. U. *m*-Dinitrobenzol als Verunreinigung enthält und somit wegen der hohen Empfindlichkeit des Nachweises ein falsch- positives Ergebnis gibt.

Methode B
Mit Diphenylaminschwefelsäure reagieren Nitrate zu blaugefärbten Radikalen (Jap XI, AB-DDR, Nachweisgrenze 5 µg Nitrat). Dieser Nachweis wird durch andere starke Oxidationsmittel gestört.

Methode C
Beim Überschichten von konz. schwefelsaurer Nitrat-Lsg. mit Eisen(II)sulfat-Lsg. bildet sich nach einiger Zeit (bei Nitrit sofort) an der Grenzschicht ein brauner Ring von $[FeNO(H_2O)_5]^{2+}$ (USP XXII, Jap XI, IntPh).

Methode D
Konz. schwefelsaure Lsg. anorganischer Nitrate bilden beim Erhitzen in Gegenwart eines Kupferdrahtes oder -blechs nitrose Dämpfe (USP XXII).

Methode E
$KMnO_4$ wird durch Nitrate im Gegensatz zu Nitriten nicht entfärbt (USP XXII, Jap XI).

Nitrit

Methode A
Nitrite entwickeln bei Zusatz von verd. Mineralsäuren oder von 6 N HAc nitrose Gase. Betupft man mit dieser Lsg. Kaliumiodid-Stärke-Papier, färbt sich dieses durch oxidativ gebildetes I_2 blau (USP XXII).

Methode B
Wird eine verd. schwefelsaure Lsg., welche nitrose Dämpfe entwickelt, mit einem Kristall Eisen(II)sulfat versetzt, färbt sich die Lsg. dunkelbraun (Jap XI). S. a. Nitratnachweis.

Methode C
Wird eine Kaliumiodid enthaltende Nitrit-Lsg. tropfenweise mit verd. H_2SO_4 versetzt, entsteht zunächst eine gelbbraune Fbg. Mit weiterer Zugabe von Mineralsäure scheiden sich schwarzviolette Iodkristalle ab, die sich mit Chloroform ausschütteln lassen. Dabei färbt sich die Chloroformschicht violett (Jap XI). Als Iodnachweis kann auch die Blaufbg. mit Stärke-Lsg. herangezogen werden.

Methode D
Ein anderer Nachweis basiert auf der Umsetzung von Thioharnstoff mit Nitrit in saurer Lsg zum Thiocyanat SCN^- und tropfenweisem Zusatz von $FeCl_3$-Lsg., wobei eine mit Ether extrahierbare Rotfbg. entsteht (s. S. 130, Eisennachweis).

Nitro- und Nitrosoester, organische (O-NO bzw. O-NO₂)

0,5 ml einer 0,01 % Lsg. von Diphenylamin in konz. H_2SO_4 + 2 bis 5 mg Sz. → Blaufbg. (Oxidation zu radikalischen Strukturen). Störung durch stärkere Oxidationsmittel.

Nitrosoverbindungen

1 bis 2 mg der Sz. werden mit etwa der gleichen Menge Phenol vorsichtig geschmolzen. Abkühlen, dann etwa 5 Tr. konz. H_2SO_4 → dunkelrote Fbg., + 0,5 ml H_2O,

+ 4 N NaOH bis zur alkal. Rkt. → tiefblaue Fbg. (RNC_6H_4O, Phenol-Indophenol-Rkt.).

Nitro- und Nitrosoverbindungen

Methode A
Nach Reduktion mit Zinkstaub in salzsaurer Lsg. zu Aminen werden diese nachgewiesen, das prim. Arylamin nach Diazotierung und Kupplung zum Azofarbstoff (s. S. 126), das aliphatische Amin z. B. mit der Senföl-Rkt. (s. S. 125).

Methode B
Di-, Tri- und Polynitroverb. reagieren in stark alkal. Lsg. mit aktiven Methylengruppen, z. B. mit Aceton, zu intensiv rot bis rotbraunviolett gefärbten Meisenheimer-Verb. (s. S. 141).

Methode C
10 mg Sz., gelöst in 1 ml 50 % EtOH, + 3 ml 1 % $CaCl_2$-Lsg. + 50 mg Zinkstaub, 10 min Wasserbad, Filtrat + 0,1 ml Benzoylchlorid, 1 min schütteln, + tropfenweise 0,5 ml 10 % $FeCl_3$-Lsg., ausschütteln mit 2 ml $CHCl_3$, falls Nd. oder Mischfarbe, → wäßrige Schicht rotviolett bis purpurfarben. Die Rkt. beruht auf Reduktion der Nitrogruppe in neutraler Lsg. zum Hydroxylaminderivat, welches sich mit Säurechlorid zur Hydroxamsäure umsetzt (R-NO_2 → R-NHOH + R'COCl → R'CONOHR). Diese gibt einen rot- bis violettgefärbten Eisenchelatkomplex (s. Ester, S. 130).

Oxalat

Methode A
Aus neutraler oder schwach alkal. Lsg. fällt mit Calciumchlorid ein in 6 N HAc unl., in verd. HCl jedoch löslicher weißer Nd. von Calciumoxalat Ca(COO)$_2$ aus (USP XXII, Jap XI, AB-DDR, Nachweisgrenze 350 µg).

Methode B
Heiße, verd., schwefelsaure Lsg. entfärben $KMnO_4$, wobei CO_2 entsteht (USP XXII).

Permanganat

Verd. schwefelsaure Lsg. von Permanganaten entfärben sich durch Reduktion zu Mn(II)-Salzen, mit verd. Wasserstoffperoxid-Lsg. oder mit Sulfit-Lsg. in der Kälte und mit Oxalsäure in der Hitze (USP XXII, Jap XI).

Peroxid, anorganisches

Methode A
Schwach schwefelsaure Lsg. von Peroxiden werden mit Ether oder Ethylacetat umgeschüttelt und mit Kaliumdichromat versetzt. Nach sofortigem Schütteln färbt sich die Schicht des organischen Lösungsmittels durch das in wäßriger Lsg. sehr instabile Chromperoxid CrO_5 tiefblau (USP XXII, Jap XI).

Methode B
Neutrale oder schwach saure Peroxid-Lsg. entfärben $KMnO_4$, je nach Konzentration des Peroxids unter mehr oder weniger sichtbarer Freisetzung von O_2 (Jap XI).

Peroxide und Hydroperoxide (in organischen Substanzen)

Methode A
Essigsaure Lsg. der Sz. + KI-Lsg. → oxidative Freisetzung von Iod. Nicht selektiv und störanfällig (z. B. sauerstoffhaltige Lsg.).

Methode B
Sz.-Lsg. + Vanadinschwefelsäure R → orangegelbe Fbg. ($[V(O_2)]^{3+}$). Probe selektiv und empfindlich (ca. 100 ppm nachzuweisen), solange nicht zu große Mengen an Peroxid vorliegen (Verblassen der Fbg. durch Entstehen von $[VO_2(O_2)_2]^{3+}$-Kationen.)

Methode C
Sz.-Lsg. + Titansulfat-Lsg. R → Gelb- bis Gelborangefbg. ($[Ti(O_2) \cdot H_2O]^{2+}$. Ebenfalls selektiver Nachweis.

Phenol

Methode A
1 bis 2 mg Sz. + 1 Tr. 1 % Lsg. von $NaNO_2$ in konz. H_2SO_4, nach 5 min + 1 Tr. H_2O → dunkelrote Fbg., + NaOH bis zur alkal. Rkt.→ dunkelblaue Fbg. Negativ bei *p*-substituierten Phenolen und bei Nitrophenolen.

Methode B
5 bis 10 mg Sz. + 1 ml Ethanol 96 % + 1 ml 0,1 % ethanolische Dichlorchinonchlorimid-Lsg. + 0,5 ml Na_2CO_3-Lsg. R → intensive, meist grüne bis grünblaue Fbg. (Indophenolfarbstoffe, s. o).

Methode C
10 mg Sz. + 50 ml 2 % $Na_2B_4O_7$ + 1 ml 3 % Aminopyrazolon-Lsg. (= Aminoantipyrin) + 10 ml 2 % $K_3[Fe(CN)_6]$-Lsg. + ca. 5 ml $CHCl_3$, schütteln → org. Phase rot bis orangerot. Der Nachweis (Emerson-Rkt.) fällt im allgemeinen nur bei *p*-unsubstituierten, elektronisch nicht desaktivierten Phenolen positiv aus, jedoch sind auch positive Nachweise für *p*-substituierte Phenole (z. B. Salbutamol) bekannt. Die Farbe ist auf chinoide Strukturen nach oxidativer Kopplung der *p*-Stellung des Phenols mit der Aminogruppe des Aminopyrazolons zurückzuführen.

Phosphat

Methode A
Neutrale Phosphat-Lsg. geben mit AgNO₃ einen gelben, die Farbe beim Kochen nicht verändernden Nd. von Ag₃PO₄, der sich in verd. NH₃ sowie in verd. HNO₃ löst (PhEur, USP XXII, Jap XI, IntPh).

Methode B
In neutraler oder salpetersaurer Lsg. bilden sich mit Molybdat-Vanadat-Reagenz orange gefärbte Nd. oder Lsg. der gemischten Heteropolysäure $[PV_2Mo_{10}O_{40}]^{5-}$, die auch kolorimetrisch auszuwerten sind (PhEur).

Methode C
Andere Arzneibücher werten dagegen als Nachweis die beim Erhitzen mit Ammoniummolybdat entstehenden Niederschläge der Heteropolysäure $[P(Mo_3O_{10})_4 \cdot H_2O]^{3-}$, löslich in NH₃-Lsg. und Alkalilaugen (USP XXII, Jap XI).

Methode D
Die IntPh läßt frisch hergestellte Ammoniummolybdat-Lsg. verwenden und schreibt eine Blindprobe vor, weil Verunreinigungen in der zum Ansäuern verwendeten HNO₃ schon eine Gelbfbg. und geringen Nd. hervorrufen können.

Methode E
Werden neutrale oder schwach ammoniakalische Lsg. mit Ammoniumchlorid- und Magnesiumsalz-Lsg. versetzt, entsteht eine weiße, kristalline Fällung von Magnesiumammoniumphosphat MgNH₄PO₄ · 6H₂O, die sich in verd. HCl löst (Jap XI).

Methode F
Werden Phosphate geglüht, entsteht Pyrophosphat$[(P_2O_7)(P_2O_5)_n]^{4-}$, dessen neutrale Lsg. mit AgNO₃ einen weißen, in NH₃-Lsg. und verd. HNO₃ löslichen Nd. der Zusammensetzung Ag$_x$[PO₃]$_x$ bildet. Außerdem gibt Pyrophosphat eine positive Nachweisrkt. mit Molybdat (s. o.) (USP XXII).

Phosphatester

Phosphatester, z. B. Glycerinphosphate, geben die Phosphatnachweise meist erst, wenn der Ester, z. B. durch Hydrolyse in der Siedehitze, gespalten ist: so die Fällungen als schwerl. Calciumphosphat Ca₃(PO₄)₂ oder als Heteropolysäure (s. u. Phosphat). Glycerinphosphat speziell entwickelt beim trockenen Erhitzen mit Kaliumhydrogensulfat stechend riechende Dämpfe von Acrolein H₂C=CHCHO (Jap XI). Wegen der Toxizität des Acroleins sollte der Nachweis mit einem Filterpapierstreifen erfolgen, der mit Neßler-Reagenz (Schwarzfbg., Hg-haltig!) oder besser mit ammoniakalischer Silbersalz-Lsg. (Schwarzfbg., Silberspiegel) imprägniert ist.

Phthalat

Da Phthalate meist als Ester gebunden vorkommen, ist vor dem eigentlichen Nachweis eine alkal. Verseifung erforderlich: 0,5 g Sz. + 5 ml 8,5 % NaOH + 10 bis 50 ml H₂O, 15 min zum Sieden erhitzen, erkalten, evtl. filtrieren, Filtrat mit 7 % HCl ansäuern, Lsg. auf dem Wasserbad zur Trockne eindampfen. 0,1 g des Rückstandes + 0,1 g Resorcin + 3 ml konz. H₂SO₄ über kleiner Flamme (< 180 °C) bis zur Dunkelbraunfbg. erhitzen, Mischung nach Erkalten in 150 ml H₂O gießen und mit 40 % NaOH stark alkal. machen → Gelbfbg. und intensive grüne Fluoreszenz.

Neben Phthalsäure geben auch andere 1,2-Dicarbonsäuren (z. B. Ethosuximid, Suxamethoniumchlorid, Bernsteinsäure) diesen Nachweis, wobei allgemein dem Fluorescein verwandte Diphenylmethanfarbstoffe entstehen. Ein analoger Farbstoff mit ähnlichen Eigenschaften, das Sulfofluorescein, bildet sich aus Saccharin-Natrium und Resorcin-Schwefelsäure.

Quecksilber

Methode A
Tupft man eine Quecksilbersalz-Lsg. auf ein blankes Kupferblech, bildet sich durch Abscheidung von Hg$_{met}$ (Spannungsreihe!) ein grauer Fleck, der nach dem Polieren mit Filtrierpapier glänzend wird. Beim Erwärmen im Reagenzglas (Abzug, Hg-Dämpfe) verflüchtigt sich der Fleck (PhEur, USP XXII, Jap XI).

Methode B
Aus *Quecksilber(II)-Salzen* wird in stark alkal. Lsg. ein Nd. von gelbem Quecksilberoxid HgO freigesetzt (PhEur, USP XXII).

Methode C
Mit Kaliumiodid entsteht bei Hg²⁺ ein roter Nd. von Quecksilber(II)iodid HgI₂, der sich im Überschuß von Kaliumiodid-Lsg. zum löslichen Komplex K₂[HgI₄] umwandelt (USP XXII, Jap XI).

Methode D
Mit H₂S fällt schwarzes Quecksilbersulfid HgS aus, unl. in Ammoniumsulfid-Lsg. und kochender verd. HNO₃ (USP XXII), löslich in Natriumsulfid-Lsg. als $[HgS_2]^{2-}$, aus der es durch Zusatz von Ammoniumchlorid wieder ausfällt (Jap XI).

Methode E
Salzsaure Lsg. bilden nach Zusatz von wenig Zinn(II)chlorid eine weiße Fällung von Hg₂Cl₂, die sich mit weiterem Zusatz von Zinn(II)chlorid durch Hg$_{met}$ nach grauschwarz verfärbt (Jap XI).

Methode F

Mit NaOH-Lsg. werden *Quecksilber(I)-Salze* durch Disproportionierung zum Hg$_{met}$ und zum Quecksilberoxid HgO schwarz gefärbt (USP XXII, Jap XI).

Methode G

Durch HCl wird schwerl. Quecksilber(I)chlorid Hg$_2$Cl$_2$ gefällt, das sich mit NaOH-Lsg. oder NH$_3$-Lsg. schwarz verfärbt (Disproportionierung, s. o.; USP XXII, Jap XI).

Methode H

Mit Kaliumiodid entsteht ein gelber Nd. von Hg$_2$I$_2$, der sich beim Stehen grün verfärbt (partielle Disproportionierung. Auf weiteren Zusatz von Kaliumiodid entsteht zunächst [HgI$_4$]$^{3-}$, welches sofort zu [HgI$_4$]$^{2-}$ und Hg$_{met}$ disproportioniert, wobei ein schwarzer Nd. entsteht (USP XXII, Jap XI).

Salicylat

Methode A

Mit Eisen(III)chlorid entsteht eine in HAc beständige, in Mineralsäuren dagegen unbeständige Violettfbg. des Eisenchelatkomplexes (PhEur, USP XXII, Jap XI, IntPh).

Methode B

Wird die etwa 5 % wäßrige Lsg. mit Mineralsäure versetzt, fällt ein weißer Nd. der Salicylsäure aus. Nach Umkristallisieren aus heißem Wasser und Trocknen im Vakuum schmilzt die Sz. zwischen 156 und 161 °C (PhEur, USP XXII).

Methode C

Beim Schmelzen mit Natriumcarbonat ist der Geruch von Phenol wahrzunehmen (C$_6$H$_4$OHCOOH → CO$_2$ + C$_6$H$_5$OH, Jap XI).

Schwefelverbindungen, org.

Methode A

20 mg Sz. + 4 ml 7 % HCl + 0,2 g Zinkstaub, Reagenzglasöffnung mit Pb(II)acetat-Papier bedecken → Papier färbt sich durch PbS bräunlichschwarz (Acetazolamid, Phthalylsulfathiazol, *zweibindiger Schwefel*).

Methode B

0,1 g Sz. + 5 ml 8,5 % NaOH + 1 ml 2,5 % Nitroprussidnatrium-Lsg. → 10 min 40 °C, Abkühlung, + 2 ml einer Mischung von 9 Teilen 36 % HCl und 1 Teil 85 % H$_3$PO$_4$ → tiefrote Fbg. Selektiv für Thioether, z. B. Methionin, Mechanismus nicht geklärt.

Methode C

Sz. vorsichtig über freier Flamme erhitzen, auftretende Dämpfe schwärzen Pb(II)acetat-Papier (PbS). Einige Sulfonamide, z. B. Sulfisomidin, werden pyrolytisch u. a. zu Anilin, NH$_3$ und H$_2$S gespalten.

Methode D

50 mg Sz. im kleinen Becherglas mit 0,1 ml 10 % FeCl$_3$-Lsg. und tropfenweise mit 1 ml 30 % H$_2$O$_2$ versetzen (z. T. heftige Rkt.!). Nach Beendigung der Rkt. + 2,5 ml H$_2$O, 1,5 ml 7 % HCl und 1,5 ml BaCl$_2$-Lsg. → weißer, in 25 % HCl unl. Nd. Unter katalytischer Einwirkung von Fe^{3+} wird der Schwefel zum Sulfat oxidiert und als schwerl. BaSO$_4$ nachgewiesen.

Silber

Methode A

Silber-Ionen werden durch Fällung als in HNO$_3$ unl., in NH$_3$-Lsg. dagegen lösliches Silberchlorid AgCl nachgewiesen (PhEur, USP XXII, Jap XI).

Methode B

Werden in einem sauberen Gefäß Silbersalz-Lsg. mit NH$_3$ bis zur Lsg. des zunächst auftretenden Nd. (AgOH → [Ag(NH$_3$)$_2$]$^+$) und wenig Formaldehyd-Lsg. versetzt, färbt sich die Mischung bei Erwärmen schwarz, wobei ein Silberspiegel entsteht (USP XXII, Jap XI).

Methode C

Aus neutralen Lsg. fällt mit Kaliumchromat rotes, in verd. HNO$_3$ lösliches Silberchromat Ag$_2$CrO$_4$ aus.

Silicat

Eine Mischung des Silicates mit Natriumfluorid und konz. H$_2$SO$_4$ wird in einem Metalltiegel erwärmt, der mit einer durchsichtigen Kunststoffplatte mit hängendem Wassertropfen abgedeckt ist. Das gasförmige Siliciumtetrafluorid SiF$_4$ wird durch Wasser zu weißem, unl. Kieselsäuregel [(SiO$_2$)$_n$ · H$_2$O] und Hexafluorokieselsäure H$_2$[SiF$_6$] zerlegt (PhEur).

Sulfat

Methode A

Sulfate werden als in Mineralsäuren unl. Bariumsulfat BaSO$_4$ erkannt (PhEur, USP XXII, IntPh, ABDDR, Nachweisgrenze 10 µg). Wird die salzsaure Suspension des Bariumsulfats mit wenig 0,1 N-Iod-Lsg. versetzt, erfolgt keine Reduktion wie bei Sulfit und Dithionit, und die Mischung bleibt gelb gefärbt. Durch tropfenweisen Zusatz von Zinn(II)chlorid-Lsg. wird sie entfärbt. Unterschied zu Iodat. Wird dann zum Sieden erhitzt, darf kein gefärbter Nd. entstehen. Unterschied zu Selenat (→ rotes Selen) und Wolframat(→ Wolframblau = [WO$_{3-x}$(OH)$_x$], x = 0 bis 2, Oxidationsstufe +6 bis +4) (PhEur).

Methode B

Mit Blei(II)acetat entsteht ein Nd. von Bleisulfat PbSO$_4$, der sich auf Zusatz von Ammoniumacetat löst (USP XXII).

Methode C

Im Gegensatz zu Thiosulfaten lösen sich Sulfate in HCl, ohne daß die Lsg. durch ausgeschiedenen kolloidalen Schwefel getrübt wird (USP XXII).

Sulfid

Methode A

Der Nachweis erfolgt durch mit Mineralsäure freigesetztes H$_2$S durch den Geruch (toxisch!) oder durch Schwärzung von Blei(II)acetatpapier.

Methode B

Sz.-Lsg. + 1 Tr. frisch hergestellte 5 % Nitroprussidnatrium-Lsg. → Violettfbg. ([Fe(CN)$_5$NOS]$^{4-}$).

Sulfit

Methode A
Mit verdünnten Mineralsäuren entwickelt sich SO_2, welches durch den Geruch (toxisch!) oder durch Schwarzfbg. (Hg_{met}) von Quecksilbernitratpapier nachzuweisen ist (USP XXII).

Methode B
Im Unterschied zu Thiosulfaten entsteht beim Ansäuern mit HCl keine Trübung, auf anschließenden Zusatz von 1 Tr. Natriumsulfid-Lsg. dagegen eine weiße Trübung und daraus allmählich ein hellgelber Nd. ($H_2SO_3 + 2\,H_2S \rightarrow 3\,S + 3\,H_2O$, Jap XI).

Tartrat

Methode A
Durch Oxidation mit Wasserstoffperoxid in Gegenwart von Eisen(II)sulfat (Fenton-Reagenz) entsteht vorübergehend eine Gelbfbg. Nach Verschwinden der Gelbfbg. wird die Lsg. tropfenweise mit verd. NaOH versetzt, wobei die entstandene Dihydroxyfumarsäure [HOOC(OH)C = C(OH)COOH] einen violetten Eisen(II)komplex bildet (PhEur, Jap XI, IntPh). Die Mengenverhältnisse sind ebenso wie beim folgenden Nachweis einzuhalten.

Methode B
Eine bromidhaltige Lsg. in Resorcin-Schwefelsäure entwickelt beim Erhitzen im Wasserbad eine tiefblaue Fbg. (Rkt. nach Pesez, PhEur, IntPh). Dabei entsteht zunächst aus der durch Oxidation von Weinsäure gebildeten Glyoxylsäure und Resorcin durch Kondensation und Ringschluß ein Resorcinylbenzodihydrofuranon 2. Oxidation durch Brom und Bromaddition führen zum tiefblau gefärbten, chinoiden, bromsubstituierten Benzofuranonderivat 1.

Die Rkt. kann auch in zwei Schritten ausgeführt werden: Zunächst erwärmt man ohne Bromidzusatz mit Resorcin-Schwefelsäure und erhält nach Luftoxidation als rotviolettes Kondensationsprodukt das Resorcinylbenzofuranon 2a. Setzt man Kaliumbromid hinzu und erwärmt nochmals, färbt sich die Mischung tiefblau. Beim Verdünnen mit Wasser entsteht hieraus eine Rotfbg. (Jap XI).

Methode C
Werden wenige mg Sz. mit Natriumperiodat-Lsg., 1 N H_2SO_4 und 5 min danach mit einigen Tropfen schwefliger Säure sowie mit Schiffs-Reagenz versetzt, entsteht innerhalb von 15 min eine rotviolette Fbg. (USP XXII). Es entsteht durch Periodatspaltung Glyoxylsäure und hieraus durch Decarboxylierung Formaldehyd, der mit Schiffs-Reagenz zu einem Rosanilinfarbstoff (Trianilinomethanstruktur) reagiert:

Der Nachweis ist störanfällig und wegen der aufwendigen Herstellung des nur begrenzt haltbaren Schiffs-Reagenzes nachteilig.

Methode D

In neutraler Lsg. fällt Silbertartrat $Ag_2C_4H_4O_6$ als weißer, in verd. HNO_3 löslicher Nd. aus. Löst man die Fällung in NH_3 auf, bildet sich an der Gefäßwand ein Silberspiegel (Jap XI).

Thiocyanat

Methode A

Mit Eisen(III)chlorid entsteht eine in halbkonzentrierten Mineralsäuren beständige, tiefrote Fbg. (s. Eisennachweis, S. 130; USP XXII, Jap XI).

Methode B

Mit $AgNO_3$ fällt in verd. HNO_3 unl., in konz. NH_3-Lsg. dagegen lösliches Silberthiocyanat AgSCN aus (Jap XI).

Thiosulfat

Methode A

Beim Ansäuern mit HCl scheiden Thiosulfat-Lsg. Schwefel ab, zunächst als weiße Trübung, dann als sich zusammenballender, gelblicher Nd. Die Lsg. riecht nach SO_2 (USP XXII, Jap XI). PhEur läßt SO_2 zusätzlich durch Blaufbg. von Iodat-Stärke-Papier $(IO_4^- + SO_2 \rightarrow I^-, I^- + IO_4^- \rightarrow I_2)$ identifizieren.

Methode B

Mit Eisen(III)chlorid-Lsg. entsteht vorübergehend eine intensive Violettfbg [2 $FeCl(S_2O_3) \rightarrow S_4O_6^{2-} + 2$ $Fe^{2+} + 2\,Cl^-$] (USP XXII).

Methode C

Iod-Lsg. wird durch Thiosulfat entfärbt $(S_4O_6^{2-} + I^-)$.

Methode D

Auf Zusatz von überschüssigem $AgNO_3$ fällt ein weißer Nd. von $Ag_2S_2O_3$ aus, der sich allmählich schwarz (Ag_2S) färbt $(Ag_2S_2O_3 + H_2O \rightarrow Ag_2S + H_2SO_4)$ (Jap XI). Nach PhEur (Monogr. Natriumthiosulfat) bildet sich ein weißer Nd., der rasch gelblich, dann schwarz wird.

Verkohlende Substanzen

Es handelt sich um die Schwefelsäureprobe, die mit einer Lsg. oder Mischung von feinstpulverisierter Sz. in $95{,}0 \pm 0{,}5\ \%$ H_2SO_4 bei vorgeschriebener Temperatur und Zeit durchgeführt wird. Bei dieser Probe handelt es sich um eine Konventionsmethode, bei der besonders auf die genaue Konzentration der Schwefelsäure und die Sauberkeit des Gefäßes zu achten ist (USP XXII, Jap XI).

Xanthine

Die Sz. wird in einem Gemisch aus konz. Wasserstoffperoxid-Lsg. und verd. HCl zur Trockne eingeengt, der gelblichrote Rückstand mit verd. NH_3-Lsg. versetzt, wobei eine rotviolette Fbg. entsteht. Dieser als Murexid-Rkt. bekannnte Nachweis beruht auf der oxidativen Spaltung von Purinderivaten.

Er fällt positiv bei allen Verb. aus, die dabei Alloxan $(C_4N_2R_2O_4)$ $\underline{2}$ bilden, wovon unter partieller Reduktion $\underline{2a}$ zwei Moleküle mit dem NH_3 zum Murexid $\underline{3}$ kondensieren. Durch HNO_3 werden nur N-nichtmethylierte Xanthine wie Harnsäure und Xanthin oxidativ zum Alloxan abgebaut; Unterscheidung zu den methylierten Xanthinen Coffein, Theobromin und Theophyllin, welche dann einen negativen Nachweis geben (PhEur).

Zink

Methode A

Mit NaOH entsteht zunächst ein weißer Nd. von Zinkhydroxid $Zn(OH)_2$, der sich aufgrund amphoterer Eigenschaften im Überschuß konz. NaOH wieder löst $([Zn(OH)_4]^{2-})$. Senkt man den pH-Wert dieser Lsg. durch Ammoniumchlorid-Zusatz, bleibt die Lsg. klar, da sich das komplexe Zinktetraminkation $([Zn(NH_3)_4]^{2+})$ bildet. Dieses wird erst durch Natriumsulfid zerlegt, wobei schwerl., weißes Zinksulfid ZnS ausfällt (PhEur).

Methode B

Zinksulfid erhält man generell nur aus schwach saurer, neutraler oder alkal. Lsg., mit Ammonium- oder Natriumsulfid bzw. H_2S. Es ist in HAc unl., löslich jedoch in verd. HCl (USP XXII, Jap XI).

Methode C

Mit Kaliumhexacyanoferrat(II) entsteht ein in HCl unl., in NaOH dagegen löslicher, weißer Nd. ($K_2Zn_3[Fe(CN)_6]_2$) (USP XXII, Jap XI).

Methode D

Aus neutraler oder schwach saurer Lsg. bildet sich auf Zusatz von Kaliumthiocyanat und 1 bis 2 Tr. Pyridin die weiße Fällung des $Zn(SCN)_2$-Pyridin-Komplexes (Jap XI).

Zinn

Methode A

Hält man ein mit Wasser gefülltes und außen mit Zinn(II)salz-Lsg. benetztes Reagenzglas in die nicht-leuchtende Flamme, wird an der Außenwand ein bläulicher Saum sichtbar ($SnCl_2$-Lumineszenz).

Methode B

Gibt man Zinkgranula in eine salzsaure Zinnsalz-Lsg., überziehen sich diese mit einem grauen Nd. von Sn_{met} (Spannungsreihe).

Methode C

Wird die salzsaure Lsg. eines Sn^{4+}-Salzes mit Eisen-pulver versetzt, eine Weile stehengelassen und dem Filtrat Iod-Stärke-Lsg. tropfenweise zugesetzt, verschwindet die Farbe der zugesetzten Iod-Stärke-Lsg. Sn^{2+}-Salze geben den gleichen Nachweis ohne Umsetzung mit Eisenpulver. Reduktion zu Sn^{2+}, welches Iod zum Iodid reduziert, wodurch der Iod-Stärke-Komplex entfärbt wird.

Methode D

Versetzt man eine Sn^{4+}-Salz-Lsg. mit NH_3 bis zur ersten Trübung [$Sn(OH)_4$] und dann mit wenig Natriumsulfid-Lsg., entsteht ein fahlgelber Nd. von Zinndisulfid SnS_2, der sich im Überschuß von Natriumsulfid löst. Sn^{2+}-Salze geben mit der gleichen Reaktionsfolge einen dunkelbraunen, in überschüssigem Natriumsulfid unl., in Ammoniumpolysulfid dagegen löslichen Nd. von Zinnsulfid SnS (Jap XI).

3.1.4 Sonstige häufig gebrauchte chemische Nachweise

Die nachfolgenden Vorschriften sind ausgewählt, weil sie beispielhaft für den Reaktionstyp und die be-stimmte Arbeitsweise sind und Anregungen zur Entwicklung chemischer Nachweise bei neuen Sz. mit ähnlichen Strukturen geben sollen. Hervorzuheben ist, daß sich Nachweise mit mehreren, strukturell verschiedenen Reaktionspartnern generell zum Nachweis der Einzelkomponenten eignen. So können mit der Diazoreaktion bei entsprechender Modifizierung der Reaktionsausführung jeweils das aromatische Amin, das Phenol, das Nitrit-Ion als auch die Säure nachgewiesen werden. Die z. T. sehr speziellen Strukturen der im folgenden aufgeführten farbigen Reaktionsprodukte sind dem Kommentar des DAB 9 und der dort zitierten Originalliteratur zu entnehmen. Darüber hinaus sind auch Übersichtsartikel zu Farbreaktionen allgemein[8-13] und zu speziellen Stoffklassen[14-22] in der pharmazeutischen Fachpresse publiziert. Zu beachten sind auch Standardwerke zur photometrischen Analyse und zur Analytik von Einzelstoffen.[23,24]

Di- bzw. Triarylmethanfarbstoffe aus Aromat, Carbonylverbindung und wasserentziehender Säure

Carbonylverb., deren Reaktivität durch Protonierung der Carbonylgruppe noch gesteigert ist, starten die Rkt. mit einer elektrophilen Substitution von meist elektronenreichen Aromaten (Phenole, Phenolether) oder Heteroaromaten (Pyrrol- und Indolderivate), wobei zunächst eine Kondensation von Carbonylgruppe und ein bis zwei Nucleophilen eintritt. Durch Schwermetallspuren katalysierte Oxidation mit Luftsauerstoff z. B. führt schließlich zu farbigen Polymethinkationen (Carbenium-Ionen). Farbtiefe und Reaktionsgeschwindigkeit nehmen zu, wenn auxochrome Substituenten in geeigneter Stellung vorhanden sind.

Die folgenden, pharmakopöeüblichen Nachweise sind diesem Reaktionstyp zuzuordnen.

Nachweis mit Formaldehyd-Schwefelsäure (Marquis Reagenz). 3 bis 5 mg Sz. + 3 ml Reagenz (2 ml 35 % Formaldehyd-Lsg. + 100 ml konz. H_2SO_4 unter Eiskühlung mischen). Positiv z. B. bei

- Dihydrocodeinhydrogentartrat,
- Hydrocodonhydrogentartrat,
- Hydromorphonhydrochlorid,
- Oxycodonhydrochlorid,
- Morphinhydrochlorid.

R=Alkyl: Diarylmethanfarbstoffe
R=Aryl: Triarylmethanfarbstoffe
R_1=Elektronendonor, z.B. -OH, -OR, -NRR

Die Rkt. verläuft bei den Morphinabkömmlingen nicht über das Apomorphin, da z. B. Dihydrocodein, welches nicht zum Apomorphin umgelagert werden kann, ebenfalls die Violettfbg. zeigt. Formaldehyd-Schwefelsäure dient auch zur Unterscheidung der Penicilline und Cephalosporine (s. V.3.1.5, DAB 9).
Nachweise mit 4-Dimethylaminobenzaldehyd (DMAB). Die Nachweise werden mit versch. Säuren und Konzentrationen, teilweise mit nachfolgender Extraktion durchgeführt. Durch die unterschiedlichen Reaktionsbedingungen entstehen z. T. Farbstoffgemische aus Di- und Triarylmethanfarbstoffen mit lösungsmittelabhängigen Farbnuancen. Typische Arbeitsvorschriften sind im folgenden erwähnt:

- Indole nach van Urk: 1 bis 2 mg Sz. + 1 ml DMAB-Reagenz → tiefblaue Fbg. (DMBA-Reagenz: 0,5 g DMAB lösen in abgekochter Mischung aus 53 ml konz. H_2SO_4 und 50 ml H_2 O, Lsg. + 0,5 ml 10,5 % $FeCl_3$ -Lsg., dann 2 h stehenlassen).
- Reserpinnachweis: 0,5 mg Sz. + 5 mg DMAB + 0,2 ml Eisessig + 0,2 ml konz. H_2SO_4 → Grünfbg., + 1 ml Eisessig → Rotfbg.
- Isopropanol- bzw. Isopropylnachweis: 2 ml ethanolische Prüflsg. mit 2 % Lsg. von DMAB in konz. H_2SO_4 unterschichten → roter Ring an der Grenzfläche (Isopropanol in Campherspiritus, Isopropylmyristat und -palmitat).
- Nachweis von Pro- bzw. Chamazulen in Kamillenblüten: 0,1 ml CH_2Cl_2-Extrakt einengen, Rückstand in Toluol lösen, + 2 ml DMAB-Reagenz (0,25 g DMAB + 5 ml 85 % H_3PO_4 + 45 ml 30 % HAc + 45 ml H_2O) → 5 min Wasserbad, abkühlen lassen, mit 5 ml Petrolether extrahieren → wäßrige Phase bläulichgrün bis blau. Die Extraktion beseitigt störende Begleitstoffe. Ein ähnlicher Nachweis dient auch zur Identifizierung azulenogener Bitterstoffe im Wermutkraut.
- Indometacinnachweis: 0,5 ml 1 % ethanolische Lsg. der Sz. + 0,5 ml 2 % DMAB-Lsg. in ca. 20 % HCl → bläulichgrüne Fbg. nach Auflösung des Nd. und Erhitzen im Wasserbad. Nach 5 min Wasserbad abkühlen in Eiswasser → graugrüne Fbg., + 3 ml EtOH → violettrosa Fbg., Nd. gelöst.

Weitere Nachweise mit anderen Aldehyden. Tetrahydrocannabinol in Haschisch (Duquenois-Rkt.), Fuselöle und Aldehyde in Ethanol (Reinheit), Nachweis von Sesamöl, z. B. in Olivenöl, Digitalisglykoside, z. B. Deslanosid, Ergometrinhydrogenmaleat.
Nachweis von Carbonylverbindungen. Ebenso wie elektronenreiche Aromaten können auch Carbonylverb. nach diesem Reaktionstyp nachgewiesen werden. Die Carbonylverb. wird häufig erst durch Hydrolyse, Pyrolyse, Oxidation, Umlagerung oder eine Aufeinanderfolge solcher Reaktionen aus der nachzuweisenden Sz. freigesetzt und mit einem geeigneten Phenol zur Rkt. gebracht. Beispiele sind:

- Tartrat-Nachweis (Mohler-Rkt.): Sz. + 0,1 ml 2 % Resorcin-Lsg. + 3 ml konz. H_2SO_4, 5 bis 10 min Wasserbad → rotviolette Fbg. (Glyoxylsäure-Nachweis, s. S. 138, Tartrat).
- Inulin in Drogen: Droge mit 20 % ethanolischer Lsg. von 1-Naphthol befeuchten, + 1 Tr. konz. H_2SO_4 → tiefviolette Fbg. (Nachweis des aus Zukkern und Polysacchariden mit wasserentziehenden Säuren entstehenden ω-Hydroxymethylfurfurals, Molisch-Reaktion).
- Prüfung auf Verdorbenheit mit Phloroglucin-Salzsäure: 10 mg Sz. + 1 Tr. 2 % Lsg. von Phloroglucin in 36 % HCl → keine Rotfbg., die auf in ranzigen Fetten vorhandenen Malondialdehyd hinweisen würde. Das gleiche Reagenz dient zum Ligninnachweis in Drogenpulvern.
- Chromotropsäure/H_2SO_4 zum Nachweis von CH_2O in z. B. Dimethicon, Ethacrynsäure, Hydrochlorothiazid oder Schöllkraut.
- Dimethicon: 0,5 g Sz. trocken erhitzen, bis weiße Dämpfe entstehen, welche mit 0,1 % Lsg. von Chromotropsäure in konz. H_2SO_4 in Berührung gebracht werden. 5 min Wasserbad → violette Fbg.
- Ethacrynsäure: 25 mg Sz. + 2 ml 1N NaOH, 5 min Wasserbad, Ansäuern mit 50 % H_2SO_4, + 0,5 ml 10 % Chromotropsäurelsg. + 2 ml konz. H_2SO_4 → Violettfbg.

Vitali-Morin-Reaktion und Meisenheimer-Reaktion

Elektronenarme Aromaten, meist Polynitroaromaten, reagieren in Gegenwart von Sz., die acide Methylengruppen enthalten, z. B. Ketone, meist Aceton, zu tiefrot gefärbten Meisenheimer- bzw. bei Überschuß des Nitroaromaten zu Zimmermann-Verb.[25-28] Die Rkt. fällt bei allen nitrierbaren Aromaten positiv aus (z. B. Antazolin, Bamipin) und wird auch zum Nachweis von aktiven Methylengruppen sowie von Nitrat (s. S. 134) verwendet. Die bei der Vitali-Morin-Rkt. auftretende Violettfbg. beruht dagegen z. T. auf der Bildung eines mesomeriestabilisierten Anions der Tropasäure und ist als solche selektiv, wenn die Rkt. *ohne* Acetonzusatz durchgeführt wird.

Folgende Arzneistoffe werden mit diesem Reaktionstyp identifiziert:

- Scopolaminhydrobromid: 1 mg Sz. + 0,2 ml rauchende HNO_3, auf dem Wasserbad zur Trockne eindampfen, Rückstand + 2 ml Aceton + 0,1 ml 3 % methanolische KOH → Violettfbg.
- Digitoxin: 0,5 ml Sz. + 0,2 ml 60 % EtOH + 0,1 ml 2 % Lsg. von 3,5-Dinitrobenzoesäure in 96 % EtOH + 0,1 ml 8,5 % NaOH → Violettfbg. (auch Gehaltsbestimmung möglich).
- Hydrocodonhydrogentartrat: 5 mg Sz. + 1 ml H_2O + 3 ml 1 % ethanolische Lsg. von 1,3-Dinitrobenzol + 0,5 ml 8,5 % NaOH → allmählich intensivere Rotfbg.

- Dihydrocodeinhydrogentartrat, Morphinderivate mit Ketogruppe (Reinheit): verd. Prüflsg. + 3 ml 1 % ethanolische Lsg. von 1,3-Dinitrobenzol + 0,45 ml 8,5 % NaOH → keine Rosafbg. innerhalb 3 min.

Chromophore durch Redoxreaktionen, teilweise in Verbindung mit Cyclisierung, Dimerisierung oder Umlagerung

In diese Rubrik fallen viele, z. T. selektive Reaktionen von Sz., die durch Oxidation chinoide Systeme, mesomeriestabilisierte Radikale oder Ionen bilden. Hierher gehören auch die klassischen Alkaloidnachweise mit Mandelins Reagenz (Ammoniumvanadat + konz. H_2SO_4), Froehdes Reagenz (Ammoniummolybdat + konz. H_2SO_4), Husemanns Reagenz (konz. HNO_3 + konz. H_2SO_4), nach Pellagri (konz. H_2SO_4, Neutralisation und Ox. mit Iod) und auch ein Teil der Nachweise mit Marquis Reagenz (konz. H_2SO_4 + CH_2O) und mit konz. H_2SO_4 allein. Die Vanadat- bzw. Molybdatschwefelsäure führt zu besonderer Farbdifferenzierung dadurch, daß sich neben den chinoiden Farbstoffen auch Chelatkomplexe dieser Strukturen mit dem Vanadat bzw. Molybdat ausbilden und zudem durch Reduktion die blaugefärbten niederen Wertigkeitsstufen des Molybdäns und des Wolframs (Molybdänblau) entstehen. Salpetersäure kann neben einer Ox. auch eine Nitrierung bewirken, wodurch sich eine Farbveränderung, meist eine Farbvertiefung, ergibt.
Diese Nachweise eignen sich gut für die Tüpfelplatte. Zur Auswertung können die verschiedenen zeit- und temperaturabhängigen Färbungen als Fingerprint für die jeweilige Sz. herangezogen werden (s. a. V.3.1.5, DAB 9).[29]
Beispiele für die Bestimmung nach dieser Methode sind:

- Epinephrin: 1 mg Sz. + 1 ml H_2O + 10 ml Pufferlsg. pH 3,6 (250 ml 0,2 M KH_2PO_4 + 11,94 ml 0,2 N HCl + H_2O ad 1000,0 ml) + 1 ml 0,1 N Iod-Lsg., nach 5 min + 2 ml 0,1 N $Na_2S_2O_3$-Lsg. → rotviolette Fbg. (Adrenochrom).
- Norepinephrin: ergibt eine schwache Rotfbg. bei Einhaltung des pH.
  Weitere Differenzierung mit der Rosenthaler-Reaktion: Lsg. der Sz. in 7 % HCl + 1 Tr. 10 % $NaNO_2$-Lsg. → bei Epinephrin tiefrote Fbg., Norepinephrin gelbe Fbg.
- Chinaalkaloide (Thalleiochin-Rkt.): Lsg. von 5 mg Sz. in 5 ml H_2O + 0,2 ml Bromwasser + 1 ml 3,5 % NH_3-Lsg. → smaragdgrüne Fbg.
- Phenothiazine: 0,5 mg Sz. + 1 ml H_2O + 0,1 ml Bromwasser, 1 min geschüttelt, + tropfenweise 1 ml konz. H_2SO_4 → Rotfbg. z. B. bei Trifluoperazin. 20 mg Sz. + 5 ml H_2O + 50 mg PbO_2 →

langsam sich entwickelnde Färbungen, z. B. Promethazin → Blaufbg., Chlorpromazin → Rotfbg.
Weitere Beispiele sind:
- Physostigminsalicylat,[30]
- Reserpin (Gehalt),
- Papaverin (Coralynacetat-Rkt.),
- Hydrochinone, z. B. Rifamycin u. Rifampicin,
- 17-α-Ketosteroide (Gehalt).

Kondensation von Chinonen mit Aminen bzw. oxidative Kupplung von Phenolen mit Aminen

Anilinderivate oder heterocyclische N-Nucleophile wie Aminopyrazolon reagieren mit Phenolen in Gegenwart von Oxidationsmitteln wie Fe^{3+} zu Chinoniminfarbstoffen. Voraussetzung für eine ausreichende Umsetzung ist ein elektronenreicher Aromat mit freier p-Stellung zur funktionellen Gruppe, jedoch kommen auch Ausnahmen (z. B. Salbutamol) vor.

Liegt schon eine chinoide Struktur vor, reagiert das Amin auch ohne Zusatz von Oxidationsmittel direkt mit dem Chinon, z. B. bei Cumarin und Cromoglicinsäure. Beim Phenacetin führt die oxidative Verknüpfung dreier Phenetidinmoleküle zu roten Phenazinderivaten.
In diesen Mechanismus läßt sich auch die Sakaguchi-Rkt. auf Guanidingruppen einordnen (s. S. 131).

- Salbutamol: 10 mg Sz., gelöst in 50 ml 2 % $Na_2B_4O_7$-Lsg. + 1 ml 3 % Aminopyrazolon-Lsg. + 10 ml 2 % $K_3[Fe(CN)_6]$-Lsg. + 10 ml $CHCl_3$, schütteln → $CHCl_3$ orangerot.
- Cumarin: 10 mg Sz. + 0,15 ml 8,5 % NaOH + 5 ml H_2O, schütteln, + 0,2 ml 0,1 % ethanolische Lsg. von 4-Aminophenol → Blaufbg.
- Natriumcromoglicat: Lsg. von 5 mg Sz. in 0,5 ml MeOH, + 0,5 % Lsg. von Aminopyrazolon in 1 % methanolischer HCl, nach 5 min → intensiv gelb.
- Phenacetin: 0,1 g Sz. + 1 ml 7 % HCl, 1 min Siedehitze, + 10 ml H_2O, Filtrat + 0,1 ml 10 % $K_2Cr_2O_7$-Lsg. → Violettfbg., rascher Umschlag nach Rubinrot (Phenacetinrot).

Ein weiteres Beispiel ist die Bestimmung von Arbutin in Bärentraubenblättern (Gehalt).

Diazotierung und Kupplung zu Azofarbstoffen

Diese Rkt. dient zum Nachweis prim. aromatischer Amine, oft erst nach Spaltung, und zum Nachweis elektronenreicher Aromaten wie Phenolen und Imidazolen. Phenolester werden vor der Rkt. verseift. Auch Nitroverb. (nach Reduktion zum Amin), Nitrat (Reduktion zum Nitrit) und Nitrit können nachgewiesen bzw. bestimmt werden.

$$Ar-NH_2 \xrightarrow{\ HNO_2/HCl\ } Ar-N\equiv N|\ Cl^{-}$$
$$\xrightarrow{\ ArOH/OH^{-}\ } Ar\diagdown N\diagup N \diagup ArOH$$

Daß die Kupplung von Diazoniumsalzen aber auch mit reaktiven Gruppen nichtaromatischer Natur zu farbigen Produkten führen kann, zeigt das Beispiel Phenylbutazon.[31]
Beispiele:

- Histamindihydrochlorid: 0,1 g Sz. + 7 ml H$_2$O + 3 ml 26 % NaOH + Mischung von 0,1 ml 36 % HCl, 10 ml H$_2$O, 50 mg Sulfanilsäure und 0,1 ml 10 % NaNO$_2$-Lsg. → Rotfbg.
- Chlordiazepoxidhydrochlorid: 20 mg Sz. + 5 ml 36 % HCl + 10 ml H$_2$O, 5 min Siedehitze, abkühlen lassen, + 2 ml 0,1 % NaNO$_2$-Lsg., nach 1 min + 1 ml 0,5 % Sulfaminsäure-Lsg., nach 1 min + 1 ml 0,1 % Naphthylethylendiamindihydrochlorid-Lsg. → Violettrotfbg.
- Hydroxyethylcellulose, Nitrat (Reinheit): verd. Prüflsg. + 2 ml 26 % NH$_3$-Lsg. + 0,5 ml 1 % MnSO$_4$-Lsg. + 1 ml 1 % Lsg. von Sulfanilamid + 0,1 g Zinkgranula, 30 min unter gelegentlichem Schütteln im Eiswasser stehen lassen, Filtrat angesäuert mit 36 % HCl, + 0,5 ml 1 % Lsg. von Naphthylethylendiamindihydrochlorid, nach 15 min nicht stärker gefärbt als ein Vergleich mit 1 ml 10 ppm Nitrat.
- Chloramphenicolpalmitat: 10 mg Sz. + 5 ml EtOH + 4,5 ml 10 % H$_2$SO$_4$ + 50 mg Zinkstaub, nach 10 min Filtrat + 0,5 ml 10 % NaNO$_2$-Lsg., Eiskühlung, nach 2 min + 1 g Harnstoff + 2 ml 40 % NaOH + 1 ml 5 % Lsg. von 2-Naphthol in 4 % NaOH → Rotfbg.

Weitere Beispiele sind:

- Furosemid,
- Neostigminbromid,
- Oxyphenbutazon.

Metallkomplexe

Die Selektivität der Nachweise mit Metall-Ionen ist meist gering, kann jedoch z. B. in Kombination mit Extraktion durch lipophilere Lösungsmittel verbessert werden (Chen-Kao-Rkt.). In einigen Fällen entstehen auch charakteristische Nd., z. B. beim Phenytoin, oder charakteristische Fbg. wie beim Methionin (Hinweis auf veretherte Mercaptocarbonsäuren) oder beim Morphin. Allgemein reagieren meist 1,2-bifunktionelle Sz. mit Metall-Ionen zu Chelaten oder Komplexsalzen (s. S. 137, Salicylat).
Eisenkomplexe. Der Nachweis wird meist so durchgeführt, daß die Lsg. der Sz. mit einem Tropfen 0,5 bis 1 % Eisen(III)chlorid-Lsg. versetzt wird. Beispiele sind:

- Bismutgallat,
- Dihydralazinsulfat,
- Tubocurarinchlorid,
- Vanillin,
- Methylsalicylat,
- Phenazon,
- Phenol,
- fremde Phenole in Thymol.

Am vielseitigsten anzuwenden ist die Komplexierung von Fe^{3+}, da hierbei verschiedene Farbtöne zu beobachten sind und zudem Redoxreaktionen wie beim Brenzkatechinnachweis z. B. überlagert sein können. Ein Teil der Nachweise beruht überwiegend auf der Oxidation durch das Fe^{3+}-Ion, so bei den Phenothiazinen. Wie das Beispiel Thymol zeigt, ist eine genügend gute Löslichkeit der Sz. Voraussetzung für einen deutlichen Nachweis. Erst durch Ethanolzusatz ist die Löslichkeit des Thymols so verbesert, daß es erkennbar mit Fe^{3+}-Ionen zum Farbkomplex reagiert. Bei geringen Substanzkonzentrationen, z. B. bei Reinheitsprüfungen auf Phenole, ist es wegen der Eigenfarbe der Eisen(III)chlorid-Lsg. erforderlich, verdünntere FeCl$_3$-Lsg. einzusetzen.
Kupferkomplexe. Beispiele sind:

- Peptide, z. B. Gelatine (Biuret-Rkt.): 2 ml 1 %, ca. 50 °C warme Lsg. der Sz. + 1 Tr. 12 % CuSO$_4$-Lsg. mischen, + 0,5 ml 8,5 % NaOH → violettrote Fbg.

- α-Aminoalkohole, z. B. Ephedrinhydochlorid: 10 mg Sz. + 1 ml H$_2$O + 0,2 ml 12 % CuSO$_4$-Lsg. + 1 ml 40 % NaOH → Violettfbg., ausschütteln mit 2 ml Ether → wäßrige Schicht blau, Ether purpurn.

Weitere Beispiele sind:

- Methionin,
- Morphinhydrochlorid,
- Phenytoin,
- Sulfisomidin.

Cobaltkomplexe. Zwikker-Rkt. s. Barbituratnachweis nach V.3.1.1. Wenig selektiv, positiv u. a. bei einigen Purinen, Pyridin- u. Piperidin-Derivaten, heterocyclischen Sulfonamiden.

Mesomeriestabilisierte Salze (Halochromie)

Sz. mit ausgedehnten konjugierten Doppelbindungen können farbige Anionen oder Kationen bilden. Hierzu gehören insbesondere auch die bekannten Säure-Base-Ind. (z. B. Azofarbstoff-Ind.), deren Farbumschlag auf dem Wechsel zwischen undissozierter und bathochromer, ionischer Form beruht. Einen zweiten Typus stellt die Bornträger-Rkt. dar, bei der Chelat-Ionen entstehen, die in diesem Fall durch Metall-Ionen wie Mg^{2+} stabilisiert werden.

Beispiele sind:

- Nitrazepam,
- Anthrachinondrogen (z. B. Faulbaumrinde, Rhabarberwurzel).

Weitere auf anderen Mechanismen beruhende Nachweise

Abspaltung von Dichlorcarben durch Lauge. Dieses reagiert entweder mit zwei Molekülen Pyridin unter Ringöffnung zu einem rotgefärbten Polymethinanion (Fujiwara-Rkt.) oder mit Resorcin nach Substitution und Hydrolyse zum 4-Resorcin-Aldehyd. Letzterer kondensiert mit überschüssigem Resorcin wahrscheinlich zu einem chinoiden Bis(aryl)methinanion (Oxonolanion).
Beispiele sind:

- Chlorobutanol: 20 mg Sz. + 1 ml Pyridin + 2 ml 40 % NaOH, Wasserbad, Umschütteln, → beim Stehenlassen Rotfbg.
- Chloroform: 0,1 ml Sz. + Lsg. von 20 mg Resorcin in 2 ml 8,5 % NaOH, Wasserbad, → Rotfbg.
- Chloramphenicolpalmitat. 0,2 g Sz. + 2 ml Pyridin + 2 ml 10 % KOH, Wasserbad, → Rotfbg.

Brenzkatechinnachweis. Stoffe mit Brenzkatechinpartialstruktur oder Sz., welche wie die Morphinderivate erst nach Umlagerung eine solche aufweisen, können zum o-Chinon (s. Beispiel Apomorphin) oxidiert werden, welches sich in verschiedenen Lösungsmitteln mit unterschiedlicher Fbg. löst (Solvatochromie, z. B. auch beim Iod zu beobachten). Mit Fe^{3+}-Ionen entstehen meist blau bis grün gefärbte Chelatkomplexe, die in neutraler oder alkal. Lsg. instabil sind, wobei in einer Folgereaktion oxidativ das o-Chinon gebildet wird (s. Isoprenalin, in diesem Spezialfall z. T. auch Oxidation zum Adrenochrom zu erwarten, dagegen beim Salbutamol keine Reaktion, da zwar Phenol, in o-Stellung jedoch eine Methylenhydroxygruppe als Substituent). Mit konz. HNO_3 wird das o-Chinon zu einem roten Nitrochinon nitriert, beim Morphin z. B. in 1-Stellung.
Beispiele sind:

- Apomorphinhydrochlorid: 50 mg Sz., gelöst in 5 ml H_2O, + 4 % NaHCO₃-Lsg. bis zum beständi-

gen Nd., der sich allmählich grünlich verfärbt, + 0,25 ml 0,1 N Iod-Lsg., schütteln, Nd. abfiltrieren, lösen in Ether (→ Purpurfbg.), CHCl₃ (→ Violettblaufbg.) oder 96 % EtOH (→ Blaufbg.).
- Codein: 10 mg Sz. + 1 ml konz. H_2SO_4 + 1 Tr. 1 % FeCl₃-Lsg., Wasserbad → Blaufbg., + 1 Tr. 65 % HNO_3 → Rotfbg.
- Isoprenalinsulfat: 10 mg Sz., gelöst in 1 ml H_2O, + 1 Tr. 10 % FeCl₃-Lsg. → Grünfbg., + tropfenweise 4 % NaHCO₃-Lsg. → Blau-, dann Rotfbg.
- Rutosid: 2 mg Sz. + 10 ml H_2O + 0,1 ml 1 % FeCl₃-Lsg. → Dunkelgrünfbg., + 0,1 ml 8,5 % NaOH → Rotbraunfbg.

Berliner-Blau-Reaktion. Beispiele sind:

- Benzylmandelat, Cyanid, Benzaldehydcyanhydrin (Reinheit): 5 g Sz. + 50 ml H_2O + 2 g Weinsäure, dest., bis 25 ml Destillat in Vorlage mit 10 ml H_2O + 1 ml 8,5 % NaOH gelangt sind, verdünnen ad 50,0 ml, 25,0 ml hiervon + 50 mg FeSO₄, kurz zum Sieden erhitzen, dann temperieren auf 70 °C, + 10 ml 25 % HCl, nach 30 min keine grüne oder blaue Fbg. (s. Hexacyanoferrat).
- Morphinhydrochlorid (Kiefers-Blau-Rkt. auf leicht oxidierbare Phenole): 5 mg Sz. + 5 ml H_2O + 15 ml frisch hergestellte 1 % Lsg. von K₃[Fe(CN)₆] + 1 Tr. 10 % FeCl₃-Lsg. → sofortige Blaufbg.
- Natriumchlorid, Ferrocyanid (Reinheit): 2 g Sz. + 6 ml H_2O + 0,5 ml folgender Mischung: 5 ml einer 1 % Lsg. von NH₄Fe(III)sulfat in 0,25 % Lsg. von konz. H_2SO_4 + 95 ml einer 1 % Lsg. von FeSO₄ in 0,25 % Lsg. von konz. H_2SO_4 werden gemischt. Innerhalb von 10 min keine Blaufbg.

Imidazolin-Nachweis. Diese Rkt. soll charakteristisch für Imidazoline (z. B. Tolazolin, Antazolin, Phentolamin, Xylometazolin) sein und darauf beruhen, daß bei geeignetem pH-Wert farbige Komplexe zwischen dem Heterocyclus und dem Natriumpentacyanonitrosylferrat gebildet werden.

- Naphazolinnitrat: 0,5 mg Sz. + 1 ml MeOH + 0,5 ml frisch hergestellte 5 % Nitroprussid-Na-Lsg. + 0,5 ml 2 % NaOH → Braunfbg., nach 10 min + 1 ml 8 % NaHCO₃-Lsg. → Violettfbg.

Reaktionen mit Resorcin und Mineralsäure. Resorcin wird mit Mineralsäuren unterschiedlicher Konzentration vielseitig eingesetzt: zum Phthalatnachweis (s. S. 136), zum Maleatnachweis (s. S. 133), außerdem zur Prüfung auf Verdorbenheit von Fetten. Letztere beruht auf dem Nachweis von Malondialdehyd, welcher durch saure Hydrolyse der Autoxidationsprodukte freigesetzt wird und mit dem Resorcin zu einem roten Polymethinfarbstoff reagiert. Die Rkt. wird auch zum photometrischen Nachweis von Sorbinsäure verwendet, die mit $K_2Cr_2O_7/H_2SO_4$ zum Malondialdehyd oxidiert werden kann, und ist nur dann einigermaßen selektiv, wenn die Reaktionsbedingungen genau eingehalten werden. Gewisse Allylverb., ungesättigte Alkohole und Aldehyde geben eine ähnliche Reaktion.

Die Seliwanoff-Reaktion beruht auf der Kondensation des aus der Fructose entstehenden ω-Hydroxymethylfurfurals mit Resorcin zum Triarylmethanfarbstoff. Die Reaktion ist nur selektiv, wenn die Dauer des Erhitzens und die Säurekonzentration genau eingehalten werden: mit geringerer Geschwindigkeit bilden andere Hexosen sonst ebenfalls ω-Hydroxymethylfurfural.

Beispiele sind:

- Fructose: 0,5 ml 50 % Lsg. der Sz. + 0,2 g Resorcin + 9 ml 7 % HCl, 2 min Erhitzen *auf* dem Wasserbad → Rotfbg. (Seliwanoff).
- Arabisches Gummi, Saccharose, Fructose (Reinheit): 1 ml verd. Prüflsg. + 0,1 g Resorcin + 2 ml 36 % HCl, 1 min Wasserbad → keine Gelb- oder Rosafbg.
- Hartfett, Zersetzungsprodukte (Reinheit): 1 g Sz. 1 min lang mit 1 ml 36 % HCl, dann 5 s lang mit 1 ml frisch hergestellter Lsg. von Resorcin in Toluol geschüttelt. Nach 5 min wäßrige Schicht nicht intensiver gefärbt als 1 ml einer Mischung aus 0,4 ml 0,01 N KMnO$_4$ und 9,6 ml H$_2$O (s. DAB 9, V.3.3.6 N 2, Prüfung auf Verdorbenheit).

3.1.5 Chemische Nachweise zur Identifizierung und Detektion in der Dünnschichtchromatographie

Prächromatographische Reaktionen[32, 33]

Prächromatische Umsetzungen werden meist so durchgeführt, daß auf den Startfleck der Substanz das Reagenz aufgetragen wird (overspotting). Vorteil dieser Technik ist, daß die katalytische Wirkung des Sorbens, überwiegend wohl auf der Oberflächenvergrößerung beruhend, gewisse Reaktionen in kürzerer Zeit und genügender Ausbeute ermöglicht. Andererseits führen aber die meisten derartig durchgeführten Reaktionen zu einem Gemisch mehrerer Substanzen. Dies kann zur Identifizierung einer Reinsubstanz nützlich sein (Fingerprintanalytik), die Identitätsprüfung von Naturstoffgemischen jedoch stark erschweren. Nachteilig sind häufig in Kauf zu nehmende Schwanzbildung infolge Überladung der Trennschicht durch den Reagenzüberschuß. Zur quantitativen Bestimmung empfiehlt sich in jedem Fall eine naßchemische Derivatisierung.

Derivatisierungen dagegen werden zweckmäßig nach den Regeln der präparativen Chemie naßchemisch durchgeführt, um die gewünschte vollständige und einheitliche Umsetzung zu erzielen. Hierzu zählen z. B. die Umsetzung von Aminosäuren zu fluoreszierenden Dansylderivaten und die auch prächromatographisch durchgeführte Diazokupplung von Phenolen mit diazotiertem Naphthylethylendiamin. Durch die einheitliche Derivatisierung nahe verwandter

Substanzen erschwert man die chromatographische Trennung, wenn der eingeführte Substituent das chromatographische Verhalten bestimmt.

Oxidation. Beispiele sind:

- Phenothiazine: Auf den Startfleck 10 bis 20 % H$_2$O$_2$-Lsg. auftragen, bei 60 °C trocknen. Es entstehen Sulfoxide.

Reduktion. Überwiegend ist die Reduktion mit Natriumborhydrid beschrieben, die für die Apothekenpraxis weniger geeignet ist. Folgendes Beispiel[34] könnte für die Praxis dagegen anwendbar sein:

- Nitroverb.: 15 % Zinn(II)-chlorid-Lsg., danach verd. HCl.

Hydrolyse. Beispiele sind:

- Digitalisglykoside: Untersuchungslsg. bandförmig auftragen, dann die Schicht bis auf die Auftragezonen mit einer Glasplatte abdecken, 24 bis 48 h in eine mit NH$_3$ gesättigte Kammer stellen; überschüssiges NH$_3$ im Kaltluftstrom entfernen (Abspaltung der Acetylgruppen). Ca. 25 µg *Glykosid* bandförmig auftragen, weiter wie oben, jedoch in eine Kammer mit 37 % HCl stellen, reagieren lassen, nach Entfernung überschüssiger HCl chromatographieren.

Halogenierung. Beispiele sind:

- Bromural, Carbromal, Coffein, Codeinphosphat: Platte in Cl$_2$-Gas-gesättigte Kammer stellen (konz. HCl + KMnO$_4$), nach 5 min überschüssiges Cl$_2$-Gas durch 10 min Erhitzen bei 105 °C entfernen, Startfleck mit Benzidin-Reagenz (Gemisch von 100 ml 0,5 % ethanolischer Benzidin-Lsg. und 2 ml 10 % KI-Lsg.) besprühen oder betupfen.
- Barbiturate und Thiobarbiturate, Sorbinsäure, bromierbare Aromaten wie Phenole: Bromierung in der Bromkammer oder durch Betupfen des Startfleckes mit 0,1 % Brom-Lsg. in CHCl$_3$.

Nitrierung. Durch Einwirkung von nitrosen Gasen in der Kammer oder von konz. HNO$_3$ auf die aufgetragene Untersuchungslsg., 15 bis 60 min reagieren lassen, überschüssige HNO$_3$ bzw. NO$_2$ durch Erhitzen bei 105 °C bzw. im Kaltluftstrom entfernen.

- Polycyclische Kohlenwasserstoffe,
- Phenole,
- *p*-substituierte Chloraromaten.

Diazotierung und Kupplung zum Diazofarbstoff. Beispiele sind:

- Aromatische Amine: Mit 1 % Lsg. von NaNO$_2$ in 1 N HCl besprühen oder betupfen, 5 min einwirken lassen, mit 5 % Lsg. von 1-Naphthol in 1 N NaOH reagieren lassen, im Warmluftstrom trocknen.
- Phenole wie Estriol: Konzentrierungszone einer HPTLC-Fertigplatte KG 60 in gesättigte, ethanolische Lsg. von stabilen Diazoniumsalzen wie Echtblausalz tauchen, Lösungsmittel abdampfen, Probelsg. auftragen, Tauchvorgang wiederholen, trocknen.

Veresterung, Umesterung. Beispiele sind:

- Alkohole: Untersuchungslsg. auftragen, mit geeignetem Säureanhydrid (Ac₂O, TrifluorAc₂O), evtl. unter Pyridinzusatz befeuchten, trocknen lassen. Bei sek. Alkoholen evtl. mehrmals einwirken lassen.
- Amine: Untersuchungslsg. auftragen, darüber 5 % Lsg. von Benzoylchlorid in Toluol, trocknen.
- Triglyceride: Methylierung mit 0,5 N bis 2 N methanolischer Kaliumethylat-Lsg., nach Reaktion trocknen.

Hydrazone. Aliphatische und aromatische Hydrazone sind farblich verschieden. Untersuchungslsg. auftragen, darüber essigsaure oder salzsaure 0,5 % Dinitrophenylhydrazin-Lsg., evtl. Erhitzen bis 80 °C, trocknen.

Dansylierung. Bei prim., sek. Aminen, Aminosäuren, Phenolen: Auf den Startfleck der Untersuchungslsg. 0,2 % Lsg. von Dansylchlorid in Aceton auftragen, im Dunkeln bei Raumtemperatur 20 bis 60 min oder bei nachfolgender Applikation von 8 % NaHCO₃-Lsg. 10 bis 15 min reagieren lassen, trocknen.

Zusatz von reaktiven Substanzen zur mobilen Phase

Beschrieben sind Zugaben von Fluorescamin (s. S. 148) oder Ninhydrin, um Amine und Aminosäuren gezielt als fluoreszierende bzw. blaugefärbte Derivate zu trennen. Auch Versuche mit Brom-Zusatz bei ungesättigten Fettsäuren wurden durchgeführt. Praktische Relevanz haben diese Methoden möglicherweise dann, wenn man Umkehrphasen-DC betreibt, da die lipophile stationäre Schicht wäßrige Sprühreagenzien schlecht annimmt.

Postchromatographische Derivatisierung

Diese ist die verbreiteste Arbeitsmethode und wird auch heute noch überwiegend mit Sprühreagenzien durchgeführt, obwohl etliche dieser Reagenzien gesundheitsschädlich sind. Man sollte deshalb in Zukunft mehr zu dem Tauchverfahren übergehen, das mit speziellen Tauchkammern manuell und auch automatisiert praktiziert wird. Vorteile des Tauchverfahrens sind: gleichmäßige Belegung der Sorbensschicht, wodurch die quantitative Bestimmung erst möglich wird, besonders bei Serienuntersuchungen wesentlich geringerer Reagenzienverbrauch, keine Kontamination des Arbeitsplatzes, der nun nicht mehr mit Abzug und speziellem Sprühschacht im Abzug ausgestattet sein muß.

Zu beachten ist, daß beim Tauchverfahren die Sprühreagenzien auf weniger polare Lösungsmittel und geringere Konzentrationen umzustellen sind. Um ein Herauslösen der chromatographierten Substanzen zu vermeiden, muß das Eintauchen zügig in kürzester Zeit geschehen.Die Rückseite der Platte ist zu reinigen, falls die imprägnierte Platte zur Reaktion erwärmt werden muß.

Prinzipiell kann versucht werden, postchromatographisch alle naßchemischen Nachweise auf die DC-Platte zu übertragen, jedoch ist der Erfolg dieser Versuche schwer vorherzusagen, da etliche Farbprodukte

zu instabil sind, um auf der Sorbensschicht Bestand zu haben. Erprobt sind die folgenden Applikationsbeispiele, die nach Häufigkeit der Anwendung und der Gruppenselektivität ausgesucht sind.

Alizarin-Reagenz für anorg. Kationen. Die Detektion beruht auf den violetten Chelatkomplexen von Metallionen mit dem Alizarin (s. S. 125).

- Tauchlsg.: 0,1 % in EtOH;
- Sprühlsg.: 0,25 % in EtOH.

Die Lsg. sind mehrere Tage haltbar.

Nach der Trocknung mit dem Reagenz besprühte Platte in eine mit NH₃-Dampf gesättigte Kammer stellen. Nach einigen Minuten rotviolette Flecke auf violettem Hintergrund, der nach Abdampfen von überschüssigem NH₃ (2 bis 5 min auf 100 °C, Abzug) oder nach Besprühen mit 1 % Lsg. von Borsäure in 90 % MeOH gelb gefärbt ist. Sofort auswerten.

Emerson-Reagenz für Arylamine und Phenole. Der Nachweis beruht auf der oxidativen Kopplung des Phenols bzw. Arylamins, meist in *p*-Stellung, mit der Aminogruppe des Aminoantipyrins und weiterer Oxidation zum chinoiden Farbstoff (s. S. 142).

- Tauchlsg. I: 1 % Lsg. von Aminoantipyrin in 80 % EtOH;
- Tauchlsg. II: 4 g K₃[Fe(CN)₆], gelöst in 50 ml H₂O, EtOH ad 100 ml;
- Sprühlsg. I: Doppelte Konzentration wie Tauchlsg. I;
- Sprühlsg. II: wie Tauchlsg. II.

Tauch- und Sprühlsg. I im Kühlschrank etwa eine Woche haltbar. Lsg. II frisch herstellen.

Besprühte bzw. getauchte Platte (Lsg. I) 5 min im Warmluftstrom trocknen, dann mit Lsg. II besprühen bzw. eintauchen. Entfärbung des Plattenhintergrunds mit NH₃-Dampf. Rotorange Flecken auf schwach gelbem Untergrund. Bei Phenolen Farbvertiefung durch NH₃-Bedampfung.

4-Aminobenzoesäure-Reagenz auf Zucker. Der Nachweis beruht vermutlich auf der Bildung von Schiffs-Basen, wobei die Selektivität hier wohl nur dadurch gegeben ist, daß 4-Aminobenzoesäure als durch die 4-Carboxylgruppe desaktiviertes Amin nur mit reaktionsfähigen Carbonylgruppen wie bei den Zuckern kondensiert.

- Tauch- bzw. Sprühlsg.: 1 g 4-Aminobenzoesäure, gelöst in 18 ml Eisessig, + 20 ml H₂O + 1 ml 85 % H₃PO₄; vor Gebrauch 2 T Reagenz und 3 T Aceton mischen.

Die acetonfreie Lsg. ist im Dunkeln bei Raumtemperatur eine Woche haltbar.

Nach Besprühen einige Minuten im Kaltluftstrom trocknen, 10 bis 15 min auf 100 °C. Rötlichbraune Flecken auf farblosen bis hellbraunem Untergrund.

Ammoniumthiocyanat-Eisen(III)chlorid-Reagenz auf Phosphate und Fe-komplexierende Substanzen. Substanzen, die Eisen komplexieren oder als schwerlösliches Salz binden, verhindern, daß sich im neutralen bis schwach sauren Milieu der rosafarbene Eisenthiocyanatkomplex (s. S. 130) bildet.

- Tauchlsg. I: 1 % Lsg. von Ammoniumthiocyanat in Aceton;
- Tauchlsg. II: 0,05 % Lsg. von FeCl₃ (wasserfrei) in Aceton.

Bei Raumtemperatur im Dunkeln einen Monat haltbar.

Die im Warmluftstrom vom sauren Fließmittel gut befreiten Chromatogramme werden 1 s in Lsg. I getaucht, 5 min im Warmluftstrom getrocknet, 1 s in Lsg. II getaucht. Es erscheinen weiße bis hellbläuliche Zonen auf rosafarbenem Untergrund.

ANS-Reagenz (8-Anilinonaphthalin-1-sulfonsäure, Ammoniumsalz) auf Lipide, Sterole, Steroide, Detergenzien, Kohlenwasserstoffe und sonstige lipophile Substanzen. Der Nachweis beruht vermutlich darauf, daß ein Teil des ANS-Moleküls durch lipophile Stoffe komplexiert und dabei strukturell so deformiert wird, daß Fluoreszenz auftritt. Auf vermutlich den gleichen Mechanismus zurückzuführen sind die Stabilisierung der Fluoreszenz von Komplexen der Flavonoide mit Diphenylboryloxyethylamin (Naturstoffreagenz) durch Nachbehandlung mit Paraffin und der Nachweis mit Rhodamin B (0,01 bis 0,5 % ethanolische Lsg., auf rosafarbenem Untergrund rotviolette Zonen, im UV bei 365 nm intensiver rot als die Umgebung fluoreszierend).

- Tauchlsg.: 100 mg ANS, gelöst in Mischung aus 40 ml 0,1 M NaOH und 57 ml einer Lsg., die 2,1 % Citronensäure-Monohydrat und 0,8 % NaOH enthält;
- Sprühlsg.: 0,1 % Lsg. von ANS.

Vor Licht geschützt im Kühlschrank mind. drei Monate haltbar.

Platte im Warmluftstrom oder durch 10 min Erhitzen bei 110 °C vollständig vom Fließmittel befreien, insbesondere von lipophilen Bestandteilen des Fließmittels, abkühlen und 1 s eintauchen oder homogen besprühen, noch feucht im UV bei 365 nm auswerten. Gelbgrün fluoreszierende Flecke auf dunklem Untergrund. Bei RP-Phasen, besonders bei RP 18, ist der Zusatz von 0,1 % zum Fließmittel zweckmäßig, da sonst das Sorbens wegen Eigenfluoreszenz die Flecke nur schwer erkennen läßt.

Anisaldehyd-Schwefelsäure als Reagenz auf Aromaten und Substanzen mit kondensierbaren CH$_2$ -Gruppen in Nachbarschaft zu ungesättigten Bindungssystemen. Sehr vielseitig eingesetztes Reagenz, welches mit Aromaten zu Triphenylmethanfarbstoffen (s. S. 140), mit Aminen zu Schiffs-Basen und mit Verb. kondensiert, welche aktive CH$_2$ enthalten oder mit Säure Cyclopentenylkationen bilden. Meistens sind mehrere farbbildende Mechanismen überlagert, weshalb auch die unterschiedlichsten Färbungen entstehen.

- Tauchlsg.: 1 ml 4-Methoxybenzaldehyd (Anisaldehyd) + 2 ml konz. H$_2$SO$_4$ + Eisessig ad 100 ml;
- Sprühlsg.: Mischung aus 85 ml MeOH und 10 ml Eisessig, unter Eiskühlung + 8 ml konz. H$_2$SO$_4$ + 0,5 ml Anisaldehyd.

Im Kühlschrank mehrere Wochen haltbar.

Im Warmluftstrom getrocknete Platte 1 s tauchen oder homogen bis zur beginnenden Transparenz besprühen, erhitzen auf 90 bis 125 °C 1 bis 15 min unter Beobachtung. Unterschiedlich gefärbte, z. T. im UV bei 365 nm fluoreszierende Flecke auf fast farblosem Untergrund, der bei zu langem Erhitzen rötlich wird, durch H$_2$O-Dampf wieder entfärbt werden kann. Bei zu langem Erhitzen auch Verlust der Farbunterschiede, deshalb unter Beobachtung erhitzen.

2,2'-Bipyridin-Eisen(III)chlorid-Reagenz zum Nachweis reduzierender Substanzen und von Phenolen. Durch reduzierende Stoffe entsteht Fe^{2+} und hieraus der gefb. [Fe(C$_{10}$ H$_8$ N$_2$)$_3$]$^{2+}$-Komplex.

- Lsg. I: 0,2 % ethanolische Lsg. von FeCl$_3$ · 6 H$_2$O;
- Lsg. II: 0,5 % ethanolische Lsg. von 2,2'-Bipyridyl (α,α'-Dipyridyl);
- Tauchlsg.: Vor Gebrauch gleiche Volumenteile von Lsg. I und II mischen.

Lsg. I lichtgeschützt aufbewahren.

Im Warmluftstrom getrocknete Platte 1 s eintauchen. Nach Trocknen im Kaltluftstrom nach einigen Minuten rot bis rotbraun gefärbte Flecke, deren Intensität nach 30 min voll entwickelt ist.

Bratton-Marshall-Reagenz auf prim. aromatische Amine. Das prim. aromatische Amin wird diazotiert und mit Naphthylethylendiamin zum Azofarbstoff gekuppelt.

- Sprühlsg. I: 20 ml 5 % NaNO$_2$-Lsg. + Mischung aus 17 ml 36 % HCl und 83 ml EtOH ad 100 ml;
- Sprühlsg. II: 10 ml 10 % Naphthylethylendiamindihydrochlorid-Lsg. + EtOH ad 100 ml.

Frisch herzustellen.

Getrocknete, kalte Platte mit Sprühlsg. I bis zur beginnenden Transparenz besprühen, dann 10 min im Kaltluftstrom trocknen, Sprühlsg. II bis zur beginnenden Transparenz, im Warmluftstrom trocknen. Rosarote bis violette Flecke auf farblosem Untergrund.

2,6-Dichlorchinon-4-chlorimid-Reagenz auf mit aktivierenden Gruppen wie NR$_2$ und OR substituierte Aromaten und N-Heterocyclen. Reaktion vorzugsweise mit in p-Stellung nicht substituierten aktivierten Aromaten zu Dichlorphenolindophenolfarbstoffen.

- Tauchlsg.: 0,1 g Sz., gelöst in 10 ml NaHCO$_3$-gesättigtem DMSO, mit CHCl$_3$ ad 100 ml;
- Sprühlsg.: 0,1 bis 2 % ethanolische Lsg. der Sz., evtl. filtriert.

Frisch herzustellen. Sz. nur in kleinen Mengen im Kühlschrank lagern, da explosiv.

Im Kaltluftstrom getrocknete und 10 min auf 110 °C erhitzte Platte nach Abkühlen 5 s eintauchen oder besprühen, 2 min auf 110 °C erhitzen. Nach Besprühen mit NH$_3$-Dämpfen behandeln oder mit 10 % Na$_2$CO$_3$-Lsg nachsprühen. Unterschiedlich gefärbte Flecke auf hellem Untergrund, Nachweisgrenze im unteren μg-Bereich.

Dinitrophenylhydrazin-Reagenz auf Aldehyde und Ketone. Es entstehen die Hydrazone bzw. mit Kohlehydraten auch die Osazone.

- Tauchlsg.: 75 mg 2,4-Dinitrophenylhydrazin in Mischung aus 25 ml EtOH und 25 ml 85 % H$_3$PO$_4$ lösen;
- Sprühlsg.: 0,1 % Lsg. in Mischung aus 90 ml EtOH und 10 ml 36 % HCl.

2 bis 10 min Warmluftstrom zur Entfernung des Fließmittels von der Platte, 2 s eintauchen bzw. homogen besprühen, im Warmluftstrom oder 10 bis 20 min bei 110 °C trocknen. Gelbe bis orange-gelbe Flecke auf fast farblosem Untergrund.

Fluorescamin-Reagenz auf prim. Amine. Unter Öffnung des Spirolactonringes wird im Furenonring der Sauerstoff gegen die prim. Aminogruppe ersetzt, so daß ein Pyrollinonderivat entsteht, das im UV bei 365 nm blaugrün fluoresziert. Triethylamin stabilisiert die Fluoreszenz.

- Tauchlsg. I: 10 bis 50 mg Fluorescamin, in 100 ml Aceton gelöst;
- Tauchlsg. II: 10 ml Triethylamin + Dichlormethan ad 100 ml.

Platte 10 min bei 110 °C trocknen, nach Abkühlen 1 s in Tauchlsg. I tauchen oder damit besprühen, einige Sekunden an der Luft trocknen lassen, 1 s in Tauchlsg. II tauchen oder damit besprühen. Bei 365 nm blaugrün fluoreszierende Flecke auf dunklem Untergrund, Nachweisgrenze im ng-Bereich.

Marquis Reagenz auf aromatische Substanzen und Fettsäuremethylester. Di- und Triphenylmethanfarbstoffe durch Kondensation zwischen dem Aldehyd und zwei bis drei Aromaten (s. S. 140), Reaktion jedoch z. T. nicht bekannt.

- Tauchlsg.: 10 ml konz. H_2SO_4 vorsichtig mit 90 ml MeOH mischen, + 2 ml 37 % CH_2O-Lsg.;
- Sprühlsg.: 0,2 ml bis 1 ml 37 % CH_2O-Lsg. + 10 ml konz. H_2SO_4 unter Kühlung vorsichtig mischen.

Im Kühlschrank vier Wochen haltbar.
Fließmittelfreies Chromatogramm 4 s tauchen oder homogen mit Sprühlsg. besprühen, 20 min auf 110 °C bzw. bei Fettsäuremethylestern 10 min auf 140 °C erhitzen. Teilweise schon vor dem Erhitzen unterschiedlich gefärbte Flecke auf schwach rosa gefärbtem Untergrund, häufig Fluoreszenz bei 365 nm. Nachweisgrenze im ng-Bereich.

8-Hydroxychinolin-Reagenz auf Kationen. Es entstehen farbige Metallionenkomplexe.

- Tauchlsg.: 0,5 % Lsg. der Sz. in Ethylacetat;
- Sprühlsg.: 0,5 % Lsg. der Sz. in 60 bis 96 % EtOH.

Mehrere Tage haltbar.
Im Warmluftstrom getrocknete Chromatogramme 5 s tauchen bzw. mit Sprühlsg. besprühen, an der Luft trocknen, 5 min mit NH_3 bedampfen. Unterschiedlich, meist gelbgefärbte, im UV bei 254 und 365 nm fluoreszierende Flecke.

Kupfer(II)sulfat-Reagenz auf chelatkomplexbildende Substanzen mit meist 1,2- oder 1,3-difunktioneller Struktur, z. B. Di- und Tricarbonsäuren, Hydroxysäuren. Bildung farbiger Kupferkomplexe (s. S. 143).

- Tauch- und Sprühlsg.: 1,5 g $CuSO_4 \cdot 5\ H_2O$, gelöst in wenig H_2O, MeOH ad 100 ml.

Frisch herzustellen.
Fließmittelfreie Platte 10 s eintauchen bzw. homogen besprühen, im Warmluftstrom trocknen. Blaue Flekken auf bläulichem Untergrund. Nachweisgrenze für Carbonsäuren im μg-Bereich.

Molybdatophosporsäure-Reagenz auf oxidierbare organische Substanzen. Molybdatophosphorsäure oxidiert eine Vielzahl organischer Substanzen, wobei blaue Mischoxide mit niedrigeren Oxidationsstufen des Molybdäns (s. S. 142) entstehen.

- Tauchlsg.: 0,5 % ethanolische Lsg. von Molybdatophosphorsäure (Phosphormolybdänsäure);

- Sprühlsg.: 2 bis 20 % wäßrige, methanolische oder ethanolische Lsg.

Im Warmluftstrom getrocknete Platte 2 bis 3 s eintauchen oder bis zur gleichmäßigen Gelbfbg. besprühen, danach im Warmluftstrom ca. 2 min trocknen, bzw. 10 min bei 100 bis 105 °C, wobei zu langes Erhitzen zur störenden Dunkelfbg. des Untergrundes führt. Innerhalb weniger Minuten blaue Flecke auf gelbem Untergrund. Nachweisgrenze im unteren bis mittleren ng-Bereich.

NBP-Reagenz (4-(4-Nitrobenzyl)-Pyridin) auf Epoxide und alkylierende Substanzen. NBP reagiert mit Epoxiden unter Alkylierung des Pyridinstickstoffs zu N-Alkylmethinfarbstoffen, mit Alkylierungsmitteln zunächst zu Pyridiniumsalzen und im zweiten Schritt dann ebenfalls zu N-Alkylmethinfarbstoffen.

- Tauchlsg. I: 3 % Lsg. von 4-(4-Nitrobenyl)-Pyridin in Aceton;
- Tauchlsg. II: 10 ml Tetraethylenpentamin + Mischung aus 40 ml $CHCl_3$ und 60 ml CCl_4;
- Sprühlsg. I: 2 bis 5 % Lsg. von NBP in Aceton;
- Sprühlsg. II: 0,05 M Natriumacetatpuffer-Lsg. pH = 4,6;
- Sprühlsg. III: Piperidin oder 10^{-5} M NaOH mit pH = 8,5 bis 9.

Alle Lsg. im Kühlschrank mehrere Tage haltbar.
Die im Warmluftstrom getrockneten Platten werden wie folgt behandelt:

- Epoxide wie Valepotriate: 1 bis 2 s in Tauchlsg. I tauchen, 15 bis 30 min auf 120 bis 150 °C erhitzen, nach Abkühlen 1 bis 2 s in Tauchlsg. II tauchen;
- Acetylene und reaktionsfähige Halogenverbindungen: Besprühen mit Sprühlsg. I, im Warmluftstrom trocknen, nochmals mit Sprühlsg. und zur Farbvertiefung abschließend mit 10^{-5} M NaOH besprühen;
- Alkylierungsmittel: Besprühen mit Sprühlsg. I, Zwischentrocknung im Kaltluftstrom, homogen mit Sprühlsg. II besprühen und 10 bis 25 min auf 100 bis 140 °C erhitzen. Nach Abkühlen mit Sprühlsg. III nachsprühen.

Epoxide und Alkylierungsmittel erscheinen als blaue, Acetylene und reaktionsfähige Halogenverbindungen als gelbe bis rotviolette Fbg. auf farblosem Untergrund. Fbg. verblassen schnell. Nachweisgrenze im mittleren bis oberen ng-Bereich.

Schwefelsäure-Reagenz auf organische Substanzen. Mit Schwefelsäure reagieren zahlreiche Substanzen bereits in der Kälte oder bei gelinder Erwärmung zu farbigen oder fluoreszierenden Produkten, meist Kationen oder Radikalkationen in konjugiert ungesättigten Verb. Erhitzt man weiter bis auf 150 bis 180 °C, tritt bei allen organischen Substanzen Verkohlung ein. Das Resultat hängt deshalb stark von Dauer und Höhe der einwirkenden Temperatur ab.

- Tauchlsg.: 95 ml ca. 10 % H_2SO_4 + 5 ml MeOH;
- Sprühlsg.: 5 bis 10 %, unter Eiskühlung hergestellte Mischungen von konz. H_2SO_4 mit Acetanhydrid, MeOH bzw. EtOH.

Tauchlsg. bei 4 °C haltbar, Sprühlsg. frisch herzustellen.

Im Warmluftstrom 10 min getrocknete Platte 1 bis 2 s tauchen oder homogen mit Sprühlsg. besprühen, im Warmluftstrom trocknen und 1 bis 20 min auf 95 bis 140 °C erhitzen. Nachweise bis zum unteren ng-Bereich möglich.

Literatur

1. Schade U (1987) Dtsch Apoth Ztg 127:998
2. Fa. Boehringer Mannheim (1989) Methoden der biochemischen Analytik und Lebensmittelanalytik (mit Test-Combinationen)
3. Fa. Boehringer Mannheim (1984) Methoden der enzymatischen Lebensmittelanalytik (mit Einzelreagentien)
4. Feigl F (1954) Spot Tests, Vol. I + II, Elsevier, Amsterdam Houston London New York
5. Ebel S (1977) Handbuch der Arzneimittelanalytik. Verlag Chemie, Weinheim New York
6. Auterhoff H (1981) Wörterbuch der Pharmazie, Band 1. Wissenschaftliche Verlagsgesellschaft, Stuttgart
7. Hartke K, Lohmann U (1983) Dtsch Apoth Ztg 123: 1013–1021
8. Pindur U, Witzel H (1988) Dtsch Apoth Ztg 128: 2127–2136
9. Pindur U, Deschner R (1983) Dtsch Apoth Ztg 123: 1035–1037
10. Giebelmann R (1985) Pharmazie 40:507
11. Giebelmann R (1986) Pharmazie 41:748
12. Görlitzer K (1976) Pharm Unserer Zeit 5:145
13. Pindur U (1982) Pharm Unserer Zeit 11:74
14. Kovar KA, Noy M, Pieper R (1982) Dtsch Apoth Ztg 122:3
15. Auterhoff H (1973) Pharm Unserer Zeit 2:65
16. Auterhoff H, Wessinger W (1979) Dtsch Apoth Ztg 119:1377
17. Auterhoff H, Schmidt U (1974) Dtsch Apoth Ztg 114:1581
18. Yung DK, Pernarowski M (1963) J Pharm Sci 52:365
19. Mellinger TJ, Keeler CE (1962) J Pharm Sci 51:1169
20. Belal F (1983) Pharmazie 38:788
21. Keller E (1987) Dtsch Apoth Ztg 127:1687
22. Keller E (1987) Dtsch Apoth Ztg 127:1521
23. Kakac B, Vejdelek ZJ (1974–1983) Handbuch der photometrischen Analyse organischer Verbindungen. Verlag Chemie, Weinheim, New York
24. Florey K (1973) Analytical Profiles of Drug Substances, 16 Vol., Academic Press, New York London
25. Kovar KA (1972) Pharm Unserer Zeit 1:16
26. Kovar KA, Mayer W (1979) Pharm Unserer Zeit 8:46
27. Kovar KA, Linden W (1983) Pharm Acta Helv 58:66
28. Kovar KA, Linden W (1986) Pharm Acta Helv 61:42
29. Pichler H, Frank H (1989) Dtsch Apoth Ztg 129:1085
30. Auterhoff H, Hamacher H (1967) Arch Pharm 300:849
31. Waldheim G, Möhrle H, Rüdiger S (1987) Pharmazie 42:11
32. Jork H, Funk W, Fischer W, Wimmer H (1989) Dünnschichtchromatographie, Bd. 1, Physikalische und chemische Nachweismethoden, Verlag Chemie, Weinheim
33. Schütz H, Ebel S (1980) Pharm Unserer Zeit 9:139
34. Graf E, Hoppe W (1962) Dtsch Apoth Ztg 103:393

3.2 Brechzahl

W. Baumann

Licht mit der Wellenlänge λ läuft durch unterschiedliche, lichtdurchlässige Stoffe oder durch Vakuum mit verschiedener Geschwindigkeit; man nennt sie Lichtgeschwindigkeit c. Das Verhältnis

$$n_1 = c_0 / c_1 \qquad (1)$$

heißt Brechzahl n_1 oder auch Brechungsindex des Stoffes 1, wobei c_1 die Lichtgeschwindigkeit im Stoff 1 und c_0 die im Vakuum ist. Die Brechzahl im Vakuum ist demnach gleich eins.

Als Folge unterschiedlicher Lichtgeschwindigkeiten wird die Richtung eines Lichtstrahls bei nichtsenkrechtem Durchgang durch die Grenze zwischen zwei angrenzenden Stoffen (oder Medien oder Phasen) 1 und 2 abgelenkt (Abb. 2.88).

Aus dem Verlauf der Wellenfronten eines Lichtstrahls durch die Phasengrenzfläche F zwischen zwei Stoffen 1 und 2 folgt das Brechungsgesetz von Snellius (Abb. 2.89):

$$\sin\alpha_1 / \sin\alpha_2 = c_1 / c_2 = n_2 / n_1 , \qquad (2)$$

wobei α jeweils der Winkel zwischen der Strahlrichtung und dem Lot auf die Phasengrenzfläche ist. Ersetzt man den Stoff 1 durch Vakuum, erhält man die üblicherweise verwendete Form des Brechungsgesetzes

$$\sin\alpha_1 / \sin\alpha_2 = c_0 / c_2 = n_2 . \qquad (3)$$

Vergleicht man zwei Stoffe bezüglich ihrer Brechzahl, so heißt der Stoff mit der höheren Brechzahl der optisch dichtere Stoff. Nach Gl. (2) wird also Licht beim Übergang vom optisch dünneren zum optisch dichteren Medium zum Einfallslot hin gebrochen, in umgekehrter Richtung vom Einfallslot weg.

Die Brechzahl von Stoffen ist in Tabellenwerken aufgelistet.[1–3]

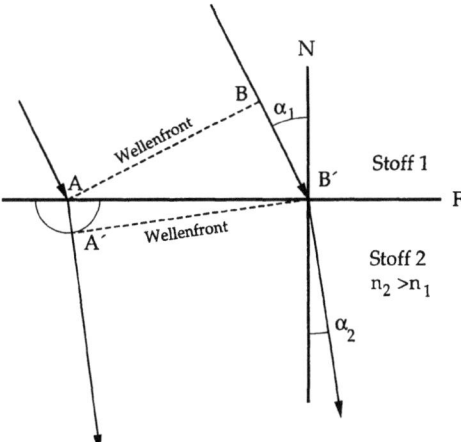

Abb. 2.88. Zur Lichtbrechung an der Grenze zweier optischer Medien

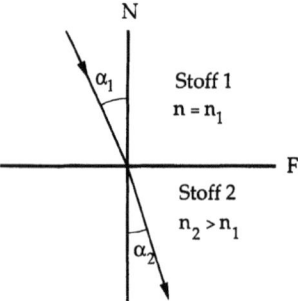

Abb. 2.89. Zum Brechungsgesetz von Snellius

Dispersion

Da die Lichtgeschwindigkeit in Stoffen deutlich von der Wellenlänge λ des betrachteten Lichts abhängt, ist auch die Brechzahl wellenlängenabhängig. Man nennt diese Erscheinung Dispersion der Brechzahl. Um Werte für die Brechzahl übertragbar zu machen, muß daher die Wellenlänge, bei der sie bestimmt wurde, angegeben werden. Man benutzt meistens die gelbe Natrium- D -Linie bei 589,3 nm, aber auch andere Wellenlängen werden gelegentlich benutzt, so etwa Spektrallinien des Wasserstoffs, also die blaue H_β -Linie bei 486,1 nm oder die rote H_α -Linie bei 656,3 nm, aber auch die grüne Quecksilberlinie bei 546,1 nm.

Stoffzusammensetzung

Der Zusammenhang zwischen Stoffzusammensetzung und Brechzahl wird empirisch erfaßt und ist in Tabellen aufgelistet, so z. B. die Brechzahl in Abhängigkeit vom Zucker- und Alkoholgehalt wäßriger Lösungen. Teilweise sind Refraktometer zur Bestimmung des Zuckergehalts von Lösungen über die Messung der Brechzahl schon mit einer Zuckerskala ausgerüstet.

Meßprinzipien

Die Brechzahl kann mit hoher Genauigkeit durch Refraktometrie oder Interferometrie bestimmt werden, daneben auch durch Beobachtung des an der Phasengrenzfläche reflektierten Lichts. Die Refraktometrie mißt primär die Ablenkung eines Lichtstrahls beim Durchgang durch die Grenzfläche zwischen einem Medium mit bekannter Brechzahl und dem Medium mit der zu bestimmenden Brechzahl. Die Interferometrie dagegen bestimmt primär die Änderung des Interferenzmusters, das sich bei der Überlagerung von zwei kohärenten Teilstrahlen von einer Lichtquelle ergibt, wenn der Stoff, dessen Brechzahl zu bestimmen ist, in einen der beiden Teilstrahlen eingebracht wird.
Bei *Grenzwinkelrefraktometern* – oft auch Totalreflektometer genannt – wird der Grenzwinkel der Totalreflexion α_{1T} im Medium 1 beim Übergang vom optisch dichteren Medium 1 zum optisch dünneren

Medium 2 beobachtet, der dadurch gekennzeichnet ist, daß bei Winkeln $\alpha_1 > \alpha_{1T}$ der Lichtstrahl nicht mehr in das Medium 2 eintritt, sondern vielmehr an der Phasengrenze totalreflektiert wird (Abb. 2.90). Es gilt

$$\sin \alpha_{1T}/\sin 90° = \sin \alpha_{1T} = n_2 / n_1. \qquad (4)$$

Mißt man α_{1T} und kennt man eine der beiden Brechzahlen n_1 oder n_2, so kann man die jeweils andere bestimmen.
Zur Bestimmung der Brechzahl von festen Stoffen 2 benutzt man als Bezugsstoff 1 einen Glaskörper mit relativ hoher Brechzahl (n_1 ca. 1,7), der als Prisma, Halbkugel oder Zylinder ausgebildet sein kann. Abb. 2.91 zeigt eine mögliche Anordnung, wo der Grenzwinkel der Totalreflexion als Hell-Dunkel-Grenze des totalreflektierten Lichtbündels beobachtet wird.
Zur Bestimmung der Brechzahl von Flüssigkeiten bzw. Lösungen benutzt man ein System gemäß Abb. 2.92, wobei die Lösung sich in einer kleinen Küvette auf einem Glasprisma (Stoff 1) in direktem Kontakt mit diesem befindet, wie dies beim Pulfrich-Refraktometer der Fall ist. Man kann aber auch nach Abb. 2.93 die Probelösung als dünne Schicht in einen Spalt zwischen zwei Prismen bringen und beobachtet den Grenzwinkel der Totalreflexion als Hell-Dunkel-

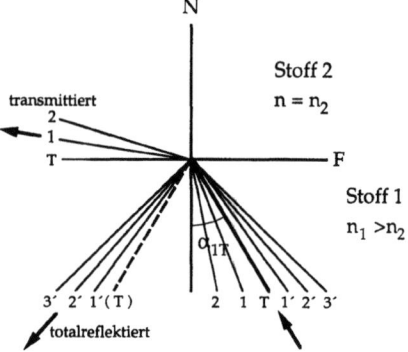

Abb. 2.90. Totalreflexion und Transmission an der Grenze zweier optischer Medien

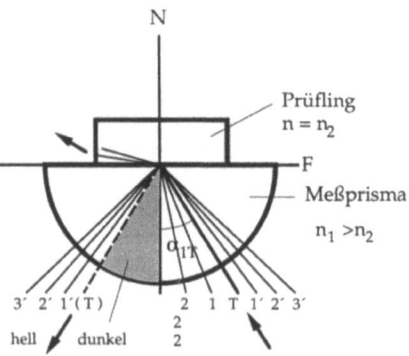

Abb. 2.91. Bestimmung der Brechzahl fester Stoffe

Grenze im reflektierten Lichtbündel oder nach Abb. 2.94a,b im transmittierten Lichtbündel, wie dies beim Abbe-Refraktometer der Fall ist.

Bei allen Anordnungen kann man monochromatisches Licht von Spektrallampen verwenden oder man verwendet weißes Licht und kompensiert, wie beim Abbe-Refraktometer, über geeignete optische Elemente, z. B. Geradsichtprismen, die Dispersion der Brechzahl, da sonst die Hell-Dunkel-Grenze farbig und damit unscharf würde.

Ein großer Vorteil der Grenzwinkelrefraktometer ist, daß die Eindringtiefe der totalreflektierten Lichtwelle in das zu analysierende Medium nur im Submikrometerbereich liegt, wodurch Brechzahlmessungen auch an trüben Flüssigkeiten durchgeführt werden können. Die erreichbare Genauigkeit bei der Bestimmung von absoluten Brechzahlen mit handelsüblichen Grenzwinkelrefraktometern liegt je nach Konstruktion bei 10^{-4} bis 10^{-5}.

Beim *Ablenkungsrefraktometer* wird die Brechzahl eines Stoffes aus der Ablenkung eines möglichst parallelen Lichtbündels beim Durchgang durch ein Prisma aus diesem Stoff bestimmt. Man benutzt dazu entweder ein Hohlprisma, in das die zu untersuchende Flüssigkeit eingebracht wird, oder aber nach Abb. 2.95 ein Doppelhohlprisma, das aus einer Glas- und Quarzküvette mit quadratischer Grundfläche besteht, die diagonal durch eine Glas oder Quarzwand in zwei Teilküvetten geteilt ist. Solche Küvetten werden insbesondere als geschlossene Durchflußzellen in refraktometrischen Detektoren für die HPLC benutzt, wobei eine Teilzelle vom reinen Eluenten, die andere Teilzelle vom Eluat durchströmt wird. Problematisch ist die Absoluteichung eines solchen Differenzrefraktometers, da nicht nur die Ablenkung an der Trennwand, also an der Mediengrenzfläche, sondern –

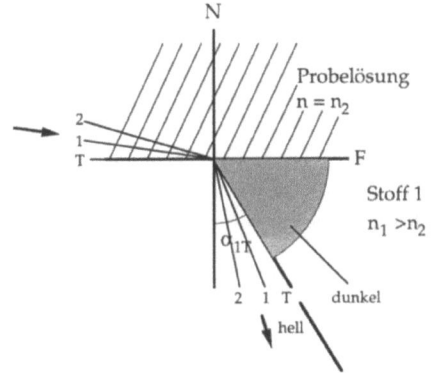

Abb. 2.92. Bestimmung der Brechzahl im Pulfrich-Refraktometer

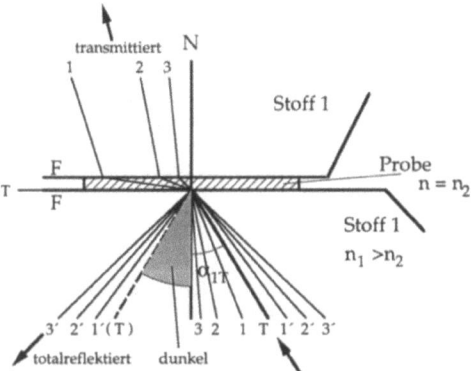

Abb. 2.93. Bestimmung der Brechzahl im Abbe-Refraktometer

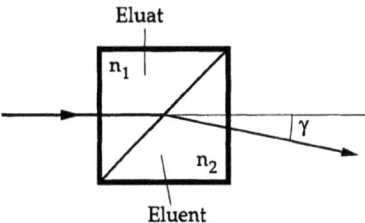

Abb. 2.95. Strahlenverlauf in einem einfachen Differentialrefraktometer nach dem Ablenkungsprinzip

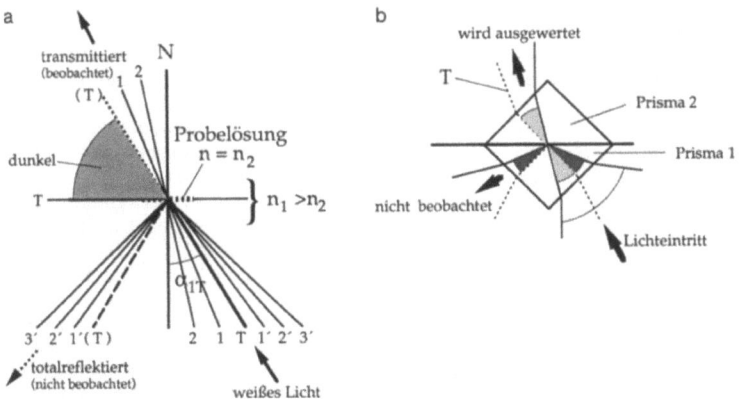

Abb. 2.94a, b. a Beobachtung der Hell-Dunkel-Grenze in Transmission im Abbe-Refraktometer, **b** Skizze des Strahlenverlaufs in einem Abbe-Refraktometer durch zwei Prismen, zwischen denen die Probelösung eingebracht wird

selbst bei senkrechtem Lichteintritt - auch die Ablenkung mindestens beim Lichtaustritt berücksichtigt werden muß. Mit diesem Verfahren kann man Brechzahldifferenzen von etwa 10^{-8} noch nachweisen. Nachteilig ist, daß trübe bzw. streuende oder absorbierende Flüssigkeiten damit nicht untersucht werden können.

Im *Interferenzrefraktometer* teilt man ein monochromatisches Lichtbündel, das von einer Lichtquelle ausgeht, in zwei Teilstrahlen mit unterschiedlichen optischen Wegen D_1 und D_2 in zwei verschiedenen Medien 1 und 2. Dabei beobachtet man bei ihrer Wiedervereinigung von der optischen Wegdifferenz $\Delta D = D_1 - D_2$ abhängige Intensitätsmuster, die als Interferenz bezeichnet werden.

Abb. 2.96 zeigt die Strahlteilung und -wiedervereinigung in einem Jamin-Interferometer. Es wird deutlich, daß die geometrischen Weglängen der beiden Teilstrahlen zwischen Trennung und Wiedervereinigung gleich lang sind.

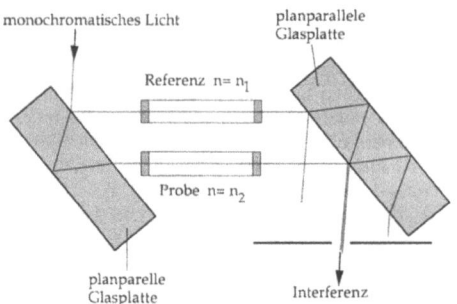

Abb. 2.96. Strahlenverlauf in einem Jamin-Interferometer

Die optische Wegdifferenz ΔD ist aber von der geometrischen Wegdifferenz ΔL wegen der unterschiedlichen Lichtausbreitungsgeschwindigkeiten und damit Brechzahlen der Medien in den beiden Teilstrahlen verschieden. Für sehr kleine Brechzahldifferenzen Δn hängt die Intensität etwa linear von der Brechzahldifferenz ab, für zunehmend große Brechzahldifferenzen durchläuft die Intensität Maxima und Minima. Beobachtet man also das Interferenzmuster, das je nach Interferometertyp unterschiedlich sein kann, kann man bei bekanntem geometrischen Weg auf die Brechzahldifferenz Δn schließen.

Mit interferometrischen Verfahren zur Bestimmung der Brechzahl sind Brechzahldifferenzen von etwa 10^{-10} noch zu erkennen. Allerdings müssen die zu untersuchenden Stoffe optisch transparent sein.

Fresnel-Refraktometer oder auch *Intensitätsrefraktometer* nutzen die Tatsache aus, daß beim Durchtritt von Licht durch eine Phasengrenzfläche ein bestimmter kleiner Anteil reflektiert wird. Dieser hängt von den Brechzahlen der aneinandergrenzenden Medien, vom Einfallswinkel und von der Polarisationsrichtung des Lichts ab.

Mit den Brechzahlen für Luft (ca. 1) und Glas (ca. 1,5) ergibt sich pro Grenzfläche eine reflektierte Lichtintensität von etwa 4 %, die etwa nach Abb. 2.97 gemessen werden kann und ein Maß für die Brechzahldiffe-

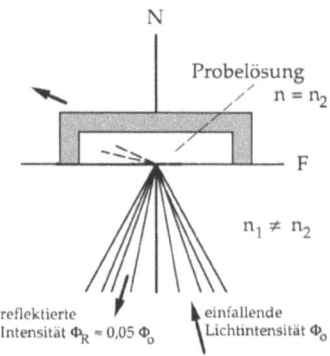

Abb. 2.97. Strahlenverlauf in einem Fresnel-Refraktometer

renz der beiden aneinandergrenzenden Stoffe ist. Das zeigt unmittelbar, daß die Bestimmung von Brechzahlen oder kleinen Brechzahländerungen unter diesen Bedingungen nicht sehr genau ist. Arbeitet man dagegen bei Einfallsrichtungen des Lichts in der Nähe der Grenzwinkelbedingung der Totalreflexion, führen kleine Änderungen der Brechzahl zu starken Änderungen der reflektierten Intensität.

Ein Vorteil entsprechender Geräte ist es, daß auch trübe, streuende oder absorbierende Stoffe untersucht werden können. Speziell für Durchflußuntersuchungen angepaßte Geräte, die als Differenz- oder Differentialrefraktometer arbeiten, können daher in der HPLC als Refraktometerdetektoren eingesetzt werden. Sie können Änderungen der Brechzahl von etwa 10^{-7} noch nachweisen.

Anwendung

Reine Stoffe können mit der Refraktometrie, d. h. über die Bestimmung ihrer Brechzahl, identifiziert werden, wobei allerdings weitere physikalische Größen, wie Dichte, Siedepunkt oder Schmelzpunkt zusätzlich zur Absicherung der Identität bestimmt werden sollten.

Einfache binäre Systeme, wie etwa Lösungen eines qualitativ bekannten gelösten Stoffes in einem reinen Lösungsmittel, können ebenfalls mit der Refraktometrie als analytischer Methode untersucht werden, wobei über Eichtabellen oder Eichkurven aus der ermittelten Brechzahl der Gehalt an gelöstem Stoff bestimmt werden kann. Die Refraktometrie eignet sich somit auch zur Konzentrationsbestimmung und zur Reinheitskontrolle.

Als Absolutmethode, d. h. unter Verwendung eines Abbe- oder Eintauchrefraktometers, wird die Refraktometrie immer dann mit guter Genauigkeit verwendet werden können, wenn die Konzentration mindestens einige ‰ beträgt.

Als Differenzmethode, etwa unter Verwendung eines Pulfrich-Refraktometers mit Differenzmeßzelle, kommt man zu erheblich größeren Empfindlichkeiten. Da andererseits die Brechzahl stark von der Temperatur abhängt, muß bei der Bestimmung von kleinen Gehalten, besonders bei Absolutmessungen, unbedingt bei einer Standardtemperatur gearbeitet werden. Als wichtige Anwendung von Differenz-Ablenkungsrefraktometern hat sich die Detektion von nicht oberhalb 200 nm UV-absorbierenden Stoffen in der HPLC erwiesen. Hier ist man bestrebt, noch möglichst kleine Konzentrationen kontinuierlich zu erfassen. Das bedingt eine hohe Stabilität über mindestens 15 min bis hin zu Stunden, was durch möglichst gleichförmige Temperierung beider Zellhälften erreicht wird. Kleinere, langsame Schwankungen der Temperatur stören dann nicht mehr so sehr, wohingegen übliche Temperaturschwankungen von guten Wasserbadthermostaten im Sekundenbereich, auch wenn sie nur bei etwa 10^{-2} K liegen, störend durchschlagen, weswegen man meistens solche Geräte sich ihr thermisches Gleichgewicht mit einer möglichst konstanten Temperatur suchen läßt oder sie mit einer bereits eingebauten elektrischen Temperierung betreibt.

Neben der Indentifizierung reiner Stoffe und der quantitativen Bestimmung des Gehalts einer Lösung an einem qualitativ bekannten Stoff wird die Brechzahl häufig zur Charakterisierung von Stoffgemischen, meist zusammen mit anderen physikalischen Parametern, herangezogen, so z. B. bei Gläsern, Destillationsschnitten oder Naturstoffgemischen.

Sog. Prozeßrefraktometer sind speziell für diesen Zweck konstruierte Grenzwinkelrefraktometer, die zur kontinuierlichen Istwert-Erfassung in geschlossenen Regelkreisen im Produktstrom bei vielen Prozessen eingesetzt werden, z. B. in Raffinerien, Brauereien oder Zuckerfabriken.

Literatur

1. D'Ans, Lax, Taschenbuch für Chemiker und Physiker, Springer, Berlin 1967
2. Handbook of Chemistry and Physics, Weast RC (Ed.), CRC Press, Cleveland, OH
3. Landolt-Börnstein, 6. Aufl., Bd. II, Teil 8, Optische Konstanten, Springer, Berlin

3.3 Drehwinkel

W. BAUMANN

Polarisiertes Licht

Licht kann als Quantenstrom oder als elektromagnetische Welle beschrieben werden. Beide Modellvorstellungen sind gleichberechtigt und werden je nach zu beschreibendem Effekt benutzt. So beschreibt man Licht als Quantenstrom beim lichtelektrischen Effekt, aber als elektromagnetische Welle zum Verständnis aller mit dem Drehwinkel von optisch aktiven Verbindungen zusammenhängenden Fragen. Im folgenden wird daher nur auf Licht als elektromagnetische Welle eingegangen.

Betrachtet man den elektrischen Feldvektor E einer solchen Lichtwelle relativ zur Ausbreitungsrichtung des Lichts, kann man verschiedene Formen von polarisiertem Licht definieren:

1. *Natürliches Licht*, welches Licht unterschiedlicher Frequenz und Polarisationsrichtung enthält. Polarisatoren können daraus Licht verschiedener Polarisationsrichtung selektieren, ähnlich wie man mit Monochromatoren Licht bestimmter Frequenz bzw. Wellenlänge selektieren kann.

2. Beobachtet man den elektrischen Feldvektor einer Lichtwelle, so spricht man von *linear polarisiertem Licht*, wenn gemäß Abb. 2.98

- bei festem Beobachtungsort $z = z_0$ der Feldvektor senkrecht zur Ausbreitungsrichtung z zeitabhängig sinusförmig mit einer Frequenz v schwingt und
- zu einem festen Zeitpunkt $t = t_0$ die räumliche Verteilung des Feldvektors in Ausbreitungsrichtung z der Lichtwelle in einer Ebene, die die Ausbreitungsachse enthält, ebenfalls sinusförmig periodisch ist. Die Schwingungsebene nennt man Polarisationsebene, die zur Ausbreitungsrichtung senkrechte Richtung x in der Polarisationsebene heißt Polarisationsrichtung des linear polarisierten Lichts.

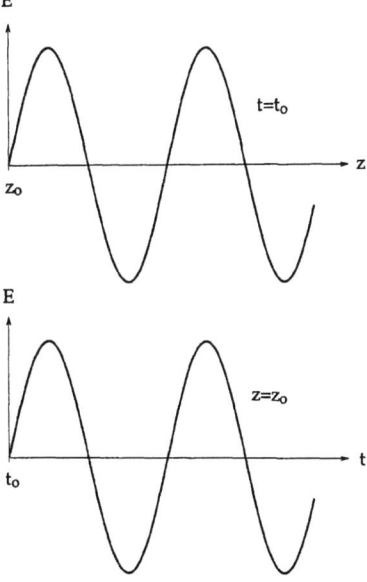

Abb. 2.98. Räumliche (oben) und zeitliche (unten) Ausbreitung einer linear polarisierten Lichtwelle

Der elektrische Feldvektor einer solchen linear polarisierten Lichtwelle wird durch Gl. (1) beschrieben:

$$E = E_0 \sin(2\pi v t - k z), \qquad (1)$$

wobei E_0 die Amplitude des elektrischen Feldvektors und k der sog. Wellenvektor (ein Vektor in Richtung z) ist, dessen Betrag gegeben ist als

$$k = 2\pi/\lambda, \qquad (2)$$

mit λ der Wellenlänge des Lichts im betrachteten Medium.

3. Überlagert man zwei linear polarisierte Lichtwellen E_{1x} und E_{2y} gleicher Amplituden, die senkrecht zueinander mit den Polarisationsrichtungen x und y polarisiert sind und die um den Winkel $\theta = \pi/2$ (entsprechend $\lambda/4$) phasenverschoben sind, erhält man *circular, polarisiertes Licht*, also mit

$$E_{1x} = E_{0x}\sin(2\pi vt - kz) \text{ und} \tag{3}$$

$$E_{2y} = E_{0y}\sin(2\pi vt - kz + \Theta) \tag{4}$$

die folgende Lichtwelle:

$$E = E_{1x} + E_{2y} = E_{0x}\sin(2\pi vt - kz) + E_{0y}\sin(2\pi vt - kz + \pi/2) = (E_{0x} + E_{0y})\cos(\pi/4)\sin(2\pi vt - kz) + (E_{0y} - E_{0x})\sin(\pi/4)\cos(2\pi vt - kz). \tag{5}$$

Abb. 2.99 zeigt die Überlagerung graphisch, und man erkennt, daß für $t = t_0$ die Spitze des elektrischen Feldvektors auf der Oberfläche eines Zylinders um die Ausbreitungsrichtung z in Form einer Helix umläuft. Läuft der Feldvektor in Blickrichtung gegen die Ausbreitungsrichtung gesehen im Uhrzeigersinn um die Ausbreitungsrichtung, so spricht man von rechtscircularem Licht, läuft er gegen den Uhrzeigersinn um, von linkscirularem Licht.
Für $z = z_0$ zeigt Abb. 2.99, daß die Spitze des Feldvektors mit der Winkelgeschwindigkeit $\omega = 2\pi v$ auf einem Kreis senkrecht um die Ausbreitungsachse, also in der x-, y-Ebene umläuft.
Analog erhält man aus der Überlagerung von links- und rechtscircularem Licht gleicher Wellenlänge und Amplitude linear polarisiertes Licht. Dies verdeutlicht Abb. 2.100.

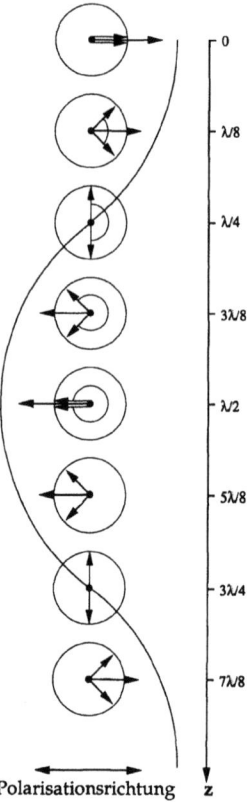

Polarisationsrichtung   z

Abb. 2.100. Addition von links- und rechtscircular polarisiertem Licht zu linear polarisiertem Licht

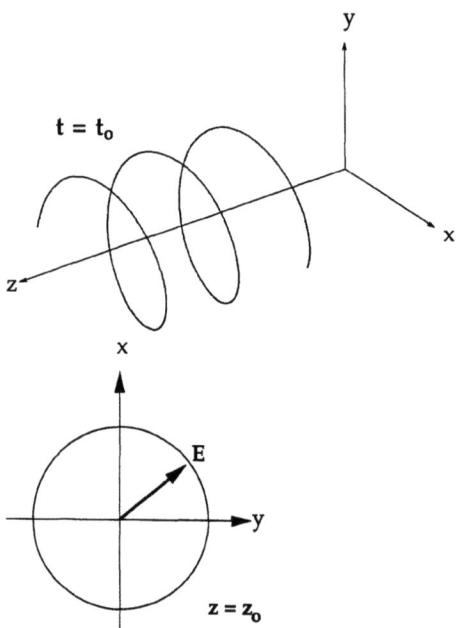

Abb. 2.99. Verlauf des elektrischen Feldvektors einer circular polarisierten Lichtwelle zu einem festen Zeitpunkt $t = t_0$ (oben) bzw. an einer bestimmten Stelle $z = z_0$ auf der Ausbreitungsachse (unten)

4. *Elliptisch, polarisiertes Licht* erhält man ganz analog wie circular polarisiertes Licht, wenn die Phasendifferenz θ kein ganzzahliges Vielfaches von $\pi/2$ ist. Als Ergebnis einer Überlagerung erhält man dann gemäß Gl. (5)

$$E = (E_{0x} + E_{0y})\cos(\theta/2)\sin(2\pi vt - kz) + (E_{0y} - E_{0x})\sin(\theta/2)\cos(2\pi vt - kz). \tag{6}$$

Es ist eine Welle, deren Feldvektor für $t = t_0$ auf der Oberfläche einer Säule mit elliptischer Grundfläche senkrecht um die Ausbreitungsrichtung umläuft. Für $z = z_0$ zeigt Abb. 2.101, daß die Spitze des Feldvektors mit der Winkelgeschwindigkeit $\omega = 2\pi v$ auf einer Ellipse senkrecht um die Ausbreitungsachse umläuft.
Mit der Hauptachse a und der Nebenachse b der Ellipse wird die Elliptizität ψ definiert (sie ist offensichtlich gleich $\theta/2$):

$$\psi = \text{arc tg}(b/a). \tag{7}$$

Erzeugung. Linear polarisiertes Licht erzeugt man durch (lineare) Polarisatoren. Dies sind i. allg. optisch einachsige Kristalle, wie etwa Kalkspat ($CaCO_3$), der in Form von Rhomboedern mit dreizähliger Drehachse kristallisiert. Fällt senkrecht auf eine Rhomboederfläche, die mit der optischen Achse einen Winkel von etwa 45° bildet, natürliches Licht, so wird es in zwei

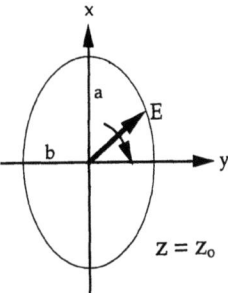

Abb. 2.101. Verlauf des elektrischen Feldvektors einer circular polarisierten Lichtwelle an einer bestimmten Stelle $z = z_0$ auf der Ausbreitungsachse

senkrecht zueinander linear polarisierte Teilstrahlen aufgespalten. Der eine läuft ungebrochen im Kristall weiter, seine Ausbreitungsgeschwindigkeit ist im Kristall richtungsunabhängig. Er gehorcht dem Brechungsgesetz und wird daher ordentlicher Strahl genannt, der andere wird trotz senkrechten Auftreffens auf die Kristalloberfläche abgelenkt, da seine Ausbreitungsgeschwindigkeit im Kristall richtungsabhängig ist, und tritt dadurch nach Durchgang durch den Kristall parallel versetzt zum ordentlichen Strahl aus. Er gehorcht dem Brechungsgesetz nicht und wird deshalb außerordentlicher Strahl genannt. Die Brechung erfolgt dabei in einer Ebene, die durch die Einfallsrichtung und die Hauptachse des Kristalls gelegt werden kann und die man Hauptschnitt nennt. Die beiden austretenden Teilstrahlen sind orthogonal zueinander linear polarisiert, wobei die Polarisationsrichtung des ordentlichen Strahls senkrecht zum Hauptschnitt ist. Blendet man daher einen der beiden Strahlen in geeigneter Weise aus, erhält man linear polarisiertes Licht. Im Nicol-Prisma geschieht dies nach Abb. 2.102 dadurch, daß der ordentliche Strahl an der Grenzfläche Teilprisma I gegen Kitt totalreflektiert und an der geschwärzten Wand des Prismas dann absorbiert wird. Die Brechzahl für den außerordentlichen Strahl ist kleiner als für den ordentlichen, so daß für ihn die Bedingung für Totalreflexion nicht mehr gegeben ist – er passiert also mit einem kleinen Parallelversatz das Teilprisma II und verläßt es als linear polarisierter Strahl. Ähnlich arbeiten das Rochon-, Wollaston-, Senarmont- und Ahrens-Prisma. Eine zweite Gruppe von Polarisatoren nutzt den linearen Dichroismus von bestimmten einachsigen Kristallen aus, also die Erscheinung, daß der ordentliche und der außerordentliche Strahl unterschiedlich stark beim Durchgang durch solche Materialien geschwächt wird. So ist z. B. eine ca. 1 mm dicke Turma-

linplatte, die parallel zur optischen Achse geschnitten wurde, ein guter Polarisator im sichtbaren Spektralbereich, da sie den ordentlichen Strahl fast vollständig absorbiert, den außerordentlichen aber kaum. Ähnlich funktionieren Polarisationsfilter, wie sie in der Photographie benutzt werden.

Eine dritte Möglichkeit der Erzeugung von linear polarisiertem Licht ist durch das Brewster-Gesetz gegeben: Fällt Licht so auf eine dielektrische Grenzfläche (z. B. Glasoberfläche), daß der reflektierte und der ins Medium gebrochene Strahl aufeinander senkrecht stehen, ist der reflektierte Strahl linear polarisiert.

Zur Erzeugung von circular oder elliptisch polarisiertem Licht nutzt man die unterschiedliche Ausbreitungsgeschwindigkeit von ordentlichem und außerordentlichem Strahl aus. Schneidet man z. B. eine planparallele Platte aus einem optisch einachsigen Kristall parallel zur optischen Achse und läßt natürliches (unpolarisiertes) Licht senkrecht durch diese Platte treten, dann läuft der außerordentliche Strahl schneller als der ordentliche – beim Austritt aus der Platte haben beide Strahlen einen Gangunterschied, dan man für monochromatisches Licht in Bruchteilen der Wellenlänge λ ausdrücken kann. So wurde die Dicke eines „$\lambda/4$-Plättchen" gerade so gewählt, daß der Gangunterschied zwischen den beiden Strahlen $\lambda/4$ (oder ein ungeradzahliges Vielfaches) ist. Dann aber addieren sich die beiden Strahlen zu circular polarisiertem Licht. Ist der Gangunterschied ungleich $\lambda/2$ und ungleich $\lambda/4$, so erhält man elliptisch polarisiertes Licht, dessen Elliptizität vom Gangunterschied abhängt.

In der Praxis läßt man gemäß Abb. 2.103 linear unter 45° zur Kristallachse polarisiertes Licht senkrecht durch das $\lambda/4$-Plättchen fallen. Der Feldvektor des Lichts kann dann vektoriell in zwei linear polarisierte Teilstrahlen mit der Polarisationsrichtung des ordentlichen bzw. des außerordentlichen Strahls zerlegt werden, die dann, wie oben geschildert, beim Durchgang durch das Plättchen den notwendigen Gangunterschied erhalten.

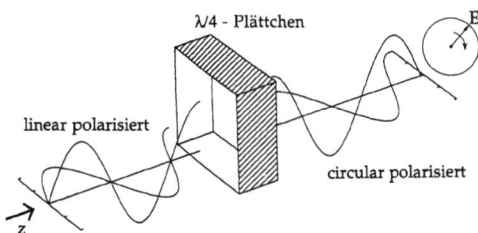

Abb. 2.103. Erzeugung von circular polarisiertem Licht aus linear polarisiertem Licht mit einem $\lambda/4$-Plättchen

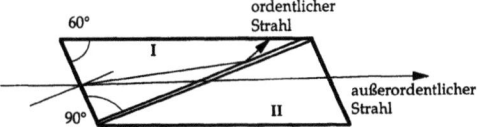

Abb. 2.102. Verlauf des außerordentlichen und des ordentlichen Strahls im Nicol-Prisma

Chirale Moleküle

Ein starres Molekül nennt man chiral (bzw. achiral), wenn es mit seinem Spiegelbild nicht kongruent (bzw. kongruent) ist. Bedingung für Chiralität ist das Fehlen einer Drehspiegelachse als Symmetrieelement. Insbesondere sind alle Moleküle mit einem asymmetrischen Kohlenstoffatom chiral. Alle chiralen Moleküle sind optisch aktiv, d. h., sie drehen die Polarisationsebene von linear polarisiertem Licht und zeigen Circulardichroismus.

Zu jedem optisch aktiven Molekül gibt es einen Antipoden mit spiegelbildlichem Aufbau und genau gleichen, aber entgegengesetzten Dreheigenschaften bzw. entgegengesetztem Circulardichroismus. Eine 1:1-Mischung der beiden Antipoden nennt man ein Racemat. Es erscheint nach außen als optisch inaktiv, da sich die Effekte der beiden Antipoden gerade aufheben.

Die Besonderheit chiraler Moleküle liegt darin, daß sie selbst, aber auch ihre Lösungen, mit links- und rechtscircularem Licht unterschiedlich wechselwirken. Das bedeutet, daß in chiralen Stoffen und ihren Lösungen die Ausbreitungsgeschwindigkeit und die Absorption von Licht von der Drehrichtung des Lichts abhängen. Dies bedingt Effekte wie die optische Drehung und ihre Dispersion, genannt optische Rotationsdispersion (ORD), sowie den Circulardichroismus (CD). Da Ausbreitungsgeschwindigkeit und Absorption von Licht sowohl temperatur- als auch wellenlängenabhängig sind, sind die genannten Effekte alle mehr oder weniger stark temperaturabhängig, meist aber stark wellenlängenabhängig.

Optische Drehung

Optische Drehung, also die Drehung der Polarisationsrichtung von linear polarisiertem Licht durch chirale Verbindungen oder Lösungen derselben, kommt dadurch zustande, daß links- und rechtscirculares Licht sich mit unterschiedlichen Lichtgeschwindigkeiten ausbreiten, bzw. dadurch, daß die Brechzahlen für links- und rechtscirculares Licht unterschiedlich sind. Faßt man linear polarisiertes Licht als Summe eines rechts- und eines linkscircularen Teilstrahls gleicher Frequenz und Amplitude auf, dann erhalten diese beim Durchgang durch die chirale Probe einen wachsenden Gangunterschied (Abb. 2.104); die folgende vektorielle Addition liefert daher linear polarisiertes Licht, dessen Polarisationsrichtung sich nun mit Durchgang durch die Probe kontinuierlich dreht. Beim Austritt des Lichts ist sie um einen Winkel α gegenüber der Ausgangslage gedreht.

Eine Substanz heißt rechtsdrehend, wenn sie die Polarisationsebene in Blickrichtung gegen die Lichtquelle gesehen im Uhrzeigersinn dreht, und linksdrehend, wenn sie sie gegen den Uhrzeigersinn dreht.

Für reine chirale Verbindungen bezeichnet man als spezifische Drehung $[\alpha]$ den auf das Produkt aus Schichtdicke d und Dichte ρ bezogenen Drehwinkel

$$[\alpha] = \alpha/(d\rho). \tag{8}$$

Tabellierte Werte geben dabei α in °, d aus historischen Gründen in dm und ρ in g/cm^3 an.

Wegen der großen Bedeutung von Lösungen chiraler Verbindungen in achiralen Lösungsmitteln definiert man $[\alpha]$ für Lösungen gemäß folgender Gleichungen

$$[\alpha] = 100\,\alpha/(d c_g), \tag{9}$$

$$[\alpha] = 100\,\alpha/(d\rho\,c_g'), \tag{10}$$

wobei aus historischen Gründen die Konzentration c_g in g/100 cm^3 oder c_g' in g/100 g Lösung gemessen wird.

Als Erweiterung der spezifischen Drehung wurde für Lösungen die molare Drehung $[\Phi]$ eingeführt, wobei M die relative molare Masse ist:

$$[\Phi] = [\alpha]M/100 = \alpha M/(d c_g). \tag{11}$$

Rechnet man die spezifische Drehung auf SI-Einheiten um, mißt den Drehwinkel also in rad, die Schichtdicke in m und die Konzentration in kg/m^3, so ergibt sich für die spezifische Drehung $[\alpha_{SI}]$ in SI-Einheiten

$$[\alpha_{SI}] = 0{,}1745\,[\alpha]. \tag{12}$$

Ist die spezifische Drehung bekannt, kann man mit dem Biot-Gesetz (Gl. 2) die Konzentration bestimmen ($\rightarrow$ Kap. 2, Polarimetrie):

$$c = 100\,\alpha/(d\,[\alpha]). \tag{13}$$

Da die Brechzahl wellenlängen- und temperaturabhängig ist, ist auch die optische Drehung von der Wellenlänge und der Temperatur abhängig. Außerdem ist die optische Drehung oft stark vom pH-Wert des Lösungsmittels und dem Lösungsmittel selbst abhängig.

Circulardichroismus

Im Gebiet von Absorptionsbanden beobachtet man für links- und rechtscircular polarisiertes Licht unterschiedliche Absorption. Sind ε_L und ε_R die Absorptionskoeffizienten eines chiralen Stoffs für links- bzw. rechtscircular polarisiertes Licht, nennt man die Differenz $\Delta\varepsilon = \varepsilon_L - \varepsilon_R$ den Circulardichroismus (CD) des Stoffs. Der CD kann sowohl positiv wie auch negativ sein.

Zur Messung des CD gibt es spezielle Geräte, die man Dichrographen nennt. Sie messen primär die differentielle Absorbanz

$$\Delta A = A_L - A_R, \tag{14}$$

aus der man dann völlig analog dem Lambert-Beer-Gesetz den CD berechnen kann nach

$$\Delta\varepsilon = \Delta A/(dc) \tag{15}$$

bzw. bei bekanntem CD die Konzentration

$$c = \Delta A/(d\,\Delta\varepsilon) \tag{16}$$

Da im Bereich von Absorptionsbanden von chiralen Verbindungen der links- und der rechtscirculare Lichtstrahl infolge CD unterschiedlich geschwächt werden, folgt, daß ursprünglich linear polarisiertes Licht nach Durchgang durch eine chirale Probe elliptisch polarisiert ist. Mit Ellipsometern kann die Elliptizität Ψ gemessen werden.

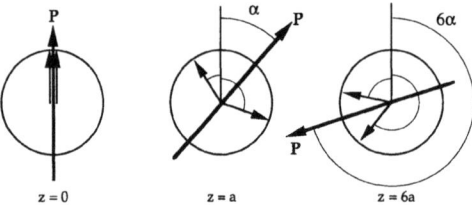

Abb. 2.104. Optische Drehung als Folge unterschiedlicher Lichtgeschwindigkeiten von links- und rechtscircularem Licht

Analog zur spezifischen Drehung nach Gl. (9) und (10) definiert man die spezifische Elliptizität $[\Psi]$

$$[\Psi] = 100\,\Psi/(d\,c_g) \qquad (17)$$

$$[\Psi] = 100\,\Psi/(d\,\rho\,c_g') \qquad (18)$$

bzw. die molare Elliptizität

$$[\Theta] = [\Psi]\,M/100 = \Psi M/(d\,c_g). \qquad (19)$$

Wegen der gemeinsamen Ursache für CD und Elliptizität gibt es für nicht zu große Elliptizitäten den folgenden Zusammenhang zwischen der molaren Elliptizität und dem CD

$$[\Theta] = 3300\,\Delta\varepsilon. \qquad (20)$$

Optische Rotationsdispersion

Wie die Brechzahl selbst, ist auch Δn_{LR} wellenlängenabhängig – man beobachtet daher eine Dispersion des Drehwinkels α bzw. der spezifischen Drehung $[\alpha]$ oder der molaren Drehung $[\Phi]$ und spricht von optischer Rotationsdispersion (ORD). Sie wird als normal bezeichnet, wenn man die Beobachtung im absorptionsfreien Spektralgebiet macht, und als anomal, wenn man im Gebiet von Absorptionsbanden mißt. Abb. 2.105 zeigt oben die normale ORD-Kurve im absorptionsfreien Spektralgebiet, wobei üblicherweise die spezifische Drehung oder die molare Drehung gegen die Wellenlänge (oder manchmal auch gegen die Wellenzahl) aufgetragen wird. Der Betrag des Drehwinkels bzw. der spezifischen oder der molaren Drehung fällt monoton mit wachsender Wel-

lenlänge, bei vielen Verbindungen um etwa 1 % innerhalb weniger Nanometer. Abb. 2.105 Mitte zeigt als Folge eines positiven CD resultierende anomale ORD-Kurve und Abb. 2.105 unten die tatsächlich beobachtete Überlagerung aus normaler und anomaler ORD.

Im Gegensatz zur Messung der Drehung im normalen Bereich der ORD-Kurve mit Festwellenlängen-Polarimetern werden ORD und CD vor allem in der Forschung verwendet, weniger in der Routine-Analytik, was einerseits am Preis von Spektropolarimetern und Dichrographen liegt, andererseits aber in der oft nicht einfachen Interpretation komplexer ORD- oder CD-Spektren. Eine gute Übersicht über chiroptische Methoden findet sich in der Literatur.[1,2]

Magnetisch induzierte optische Aktivität

Alle optisch isotropen Stoffe werden in einem Magnetfeld optisch aktiv. Liegt der Vektor des Magnetfeldes in Fortpflanzungsrichtung der Lichtwelle durch eine Probe, wird Magnetorotation um einen Winkel α beobachtet (Faraday-Effekt):

$$\alpha = V\,B\,d. \qquad (21)$$

V ist die Verdet-Konstante, die ihrerseits von der Dispersion der Brechzahl der Probe, also insbesondere auch von der Wellenlänge des Lichts abhängt, B ist das magnetische Feld und d die Schichtdicke der Probe.

Über die Verdet-Konstante ist die Magnetorotation stark wellenlängenabhängig – man beobachtet eine magnetische Rotationsdispersion (MRD oder auch MoRD). Zusätzlich wird auch ein magnetisch induzierter Circulardichroismus (MCD) beobachtet. MoRD und MCD werden ausschließlich zu Forschungszwecken benutzt.

Literatur

1. Snatzke G, Snatzke F (1980) Chiroptische Methoden. In: Kienitz H, Bock R, Fresenius W, Huber W, Tölg G (Hrsg.) Analytiker Taschenbuch Band 1, Springer, Heidelberg Berlin, S. 217
2. Snatzke G (1985) Chiroptische Methoden in der Stereochemie. In: Schröder B, Rudolph I (Hrsg.) Physikalische Methoden in der Chemie, Verlag Chemie, Weinheim, S. 240

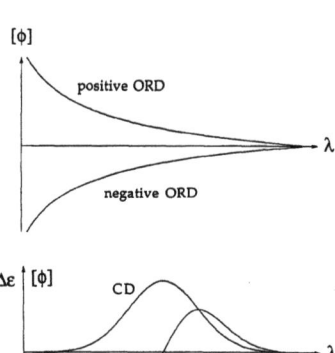

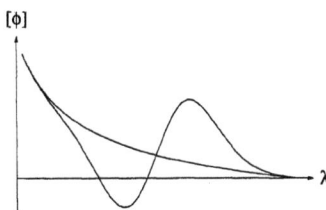

Abb. 2.105. Normale ORD im absorptionsfreien Spektralgebiet (oben), normale und anomale ORD im Bereich einer Absorptionsbande (Mitte) und anomale ORD und CD im Bereich einer Absorptionsbande (unten)

3.4 UV/Vis-Spektroskopie

G. GAUGLITZ, K.-A. KOVAR

3.4.1 Prinzip der Methode und Einsatzbereiche

Ziel von Kernresonanz(NMR)- bzw. Infrarot(IR)-spektroskopischen Untersuchungen ist es vor allem, Strukturen aufzuklären und somit Identitäten festzustellen. Dagegen liegt die Stärke der Spektroskopie im ultravioletten und sichtbaren Spektralbereich

Tabelle 2.15. Anregungsenergie, -wellenlänge und -frequenz im sichtbaren und ultravioletten Spektralbereich

Bereich		Wellenlänge λ(nm)	Frequenz ν(s^{-1})	Wellenzahl $\tilde{\nu}$(cm^{-1})	Energie (kJ · mol^{-1})	(eV)
UV-C	VUV (Volumen UV)	100	3,0 · 10^{15}	100.000	1.196,6	12,4
		200	1,5 · 10^{15}	50.000	598,3	6,2
	FUV (fernes UV)	253,7	1,2 · 10^{15}	39.417	471,7	4,89
		280	1,07 · 10^{15}	35.714	426,6	4,4
UV-B (mittleres)		313	9,6 · 10^{14}	31.949	382,1	3,96
		315	9,5 · 10^{14}	31.746	376,4	3,9
UV-A (nahes)		365	8,2 · 10^{14}	27.397	328,1	3,4
		380	7,9 · 10^{14}	26.316	318,5	3,3
Vis (sichtbare Strahlung)		436	6,9 · 10^{14}	22.936	274,5	2,84
		546	5,5 · 10^{14}	18.315	219,2	2,27
		780	3,8 · 10^{14}	12.821	153,4	1,59
NIR	IR-A	1.400	2,15 · 10^{14}	7.143	86,9	0,9
	IR-B	3.000	1,00 · 10^{14}	3.333	38,6	0,4

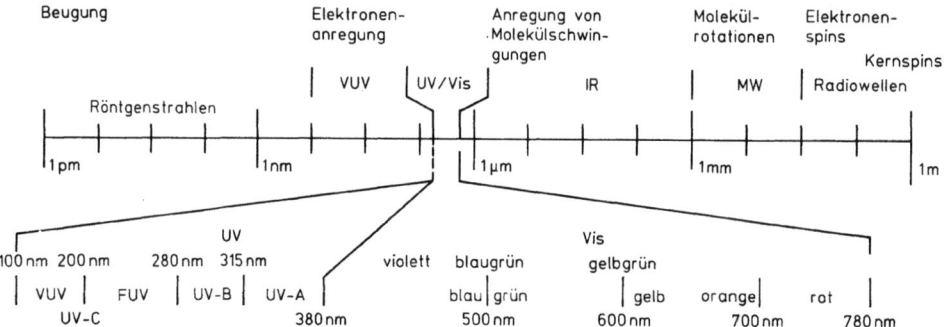

Abb. 2.106. Gesamtbereich der elektromagnetischen Strahlung und aufgespreizter UV/Vis-Bereich mit Farbangaben und Bezeichnungen

(UV/Vis) in der Möglichkeit, reine Substanzen sehr gut quantifizieren und in Mischungen auch die Konzentrationen der einzelnen Komponenten nebeneinander nachweisen zu können. In Tab. 2.15 sind Wellenlängen, Wellenzahlen, Frequenzen und Energien der Strahlung vom Vakuum-UV bis zum Nahen Infrarot (NIR) aufgelistet. In Abb. 2.106 ist die UV/Vis-Spektroskopie in den Gesamtbereich der elektromagnetischen Strahlung eingeordnet.
Da zwischen der Signalintensität und der Substanzkonzentration über mehrere Zehnerpotenzen hinweg ein linearer Zusammenhang besteht, wird die UV/Vis-Spektroskopie in der quantitativen Analytik, in der klinischen Chemie, bei Gehaltsbestimmungen von Arzneistoffen und als Detektionsprinzip bei verschiedenen chromatographischen Verfahren (HPLC, DC) eingesetzt. Außerdem erlaubt sie, verglichen mit anderen analytischen Verfahren, sehr schnelle Messungen (mit modernen Diodenarrays im ms-Bereich). Daher eignet sie sich nicht nur für die Untersuchung stationärer Systeme, sondern auch zur Verfolgung dynamischer Vorgänge im Subsekundenbereich.
Zwischen der Lage der Absorptionsmaxima in den Spektren und der Struktur der untersuchten Substanzen bestehen Zusammenhänge. Daher kann die Spektroskopie in diesem Spektralbereich über die Möglichkeiten der quantitativen Bestimmungen hinaus zur Substanzklassenidentifizierung herangezogen werden, nämlich

- in der Klasse der Arzneistoffe (z. B. Steroide, Phenothiazine, Pyrazolinone, Sulfonamide),
- bei aromatischen Systemen (über die Substituenten sowie in Abhängigkeit vom pH-Wert der Lösungen) und
- bei langkettigen Farbstoffen.

Häufig kann sogar zwischen *cis-trans*-Isomeren bzw. Konformeren wesentlich einfacher als durch andere niederenergetische spektroskopische Verfahren unterschieden werden.
Immer dann, wenn exakte Konzentrationsbestimmungen gefordert werden, mehrere Komponenten nebeneinander vorliegen oder die Messung sehr schnell ablaufen soll, ist die UV/Vis-Spektroskopie die Methode der Wahl. Man unterscheidet dabei die Begriffe Kolorimetrie, Photometrie und Spektrometrie.
Schon vor der Entwicklung vieler heutiger komplexer Analysenmethoden wurde die Empfindlichkeit des Auges im sichtbaren Spektralbereich dazu benutzt, über Farbreaktionen verschiedene Substanzen zu unterscheiden und durch Vergleich mit verschiedenen Standards bekannter Konzentration auch unbekannte Konzentrationen *kolorimetrisch* zu bestimmen. Ein typisches Beispiel dafür ist der Einsatz von Lackmus-Papier. Auf der Basis dieses visuellen Meßprinzips wurden Geräte entwickelt, die durch Vergleich der Helligkeit oder der Farbtönung zweier Lösungen eine

Konzentrationsbestimmung farbiger Lösungen gestatten. Statt der zunächst integrierenden spektralen Messung wurde später auf schmalbandige Beobachtung übergegangen.

Aus diesem prinzipiellen Vorgehen entwickelte sich die *Photometrie*, bei der bei einzelnen (bei vielen Geräten auswählbaren) festgelegten Wellenlängen bzw. in schmalen Wellenlängenbereichen die Durchlässigkeit einer Probe bestimmt wird. Nach dem sog. Lambert-Beer-Gesetz besteht ein linearer Zusammenhang zwischen dem Logarithmus der Durchlässigkeit der Probe und der Konzentration der Substanz sowie der gemessenen Schichtdicke.

Arbeitet ein Gerät nicht nur bei vorgegebenen festen Wellenlängen, sondern wird das gesamte Spektrum (hier im UV/Vis-Bereich) einer Probe registriert, so spricht man von *Spektroskopie*. Wird das gesamte Spektrum für eine qualitative Auswertung herangezogen, so verwendet man statt der Bezeichnung *Photometrie* den Begriff *Spektrometrie*. Diese Unterscheidung hat vor allem bei der Klassifizierung von Meßgeräten als Photometer bzw. Spektrometer (insbesondere in bezug auf ihre Anwendungsmöglichkeiten und auf den Preis) Bedeutung.

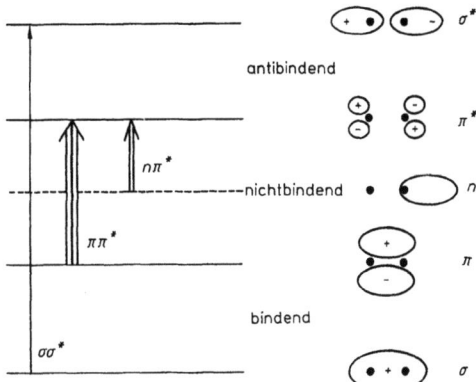

Abb. 2.107. Verschiedene Elektronendichteverteilungen (bindende und antibindende Orbitale) mit den entsprechenden Energieniveaus und Bezeichnungen (+/-: Vorzeichen der Wellenfunktion, ● Atomkerne)

3.4.2 Theoretische Grundlagen

Energiezustände und Orbitale

Die Gleichgewichtsabstände der Atome im Molekül werden durch die Anziehungs- und Abstoßungskräfte bestimmt. Die kovalenten bzw. ionogenen Bindungen führen zu einer Elektronendichteverteilung im Molekül. Sie wird auch als Orbital bezeichnet; ihr entspricht eine Energie (daher auch Begriff: Energiezustand). Im einfachsten Fall „liefert" jedes Atom ein Elektron zur gemeinsamen Bindung zwischen den beiden Atomen eines zweiatomigen Moleküls, so daß die Elektronendichte zwischen den beiden Atomen groß wird (σ-Orbital). Sind weitere Elektronen an der Bindung beteiligt, so bildet sich eine Elektronendichteverteilung aus, die zwar in der Kernverbindungsachse minimal ist („Knoten"-Ebene), aber sich darüber und darunter zwischen beiden Atomen erstreckt (π-Orbital). Diese Elektronendichteverteilung kann mit einem Sandwich verglichen werden (s. auch Abb. 2.107). Sie ergibt zusammen mit dem „eingeschlossenen" σ-Orbital eine Doppelbindung.[1-3]

Diese und andere Orbitaltypen sind im rechten Teil der Abb. 2.107 dargestellt. Bei Molekülen, die aus einer Kette von Atomen bestehen, können solche π-Orbitale „konjugiert" angeordnet sein, d. h. mit Einfachbindungen im Wechsel auftreten (z. B. bei Polyenen). In diesem Fall sind die Elektronen nicht mehr an einzelnen C-Atomen lokalisiert (Mesomerie), sondern sind innerhalb eines Orbitals verteilt, das sich über die Konjugationskette erstreckt. Je länger die Konjugationskette ist, desto langwelliger ist die Absorption. Solche Systeme stellen einen Übergang zu den „Bändern" von Metallen dar, bei denen die Elektronen über das gesamte Gitter der Metallatome frei beweglich sind und deswegen eine hohe Leitfähigkeit zeigen.

Es stellt sich nun die Frage, warum

- das Absorptionsmaximum sich bei längerkettigen Polyenen mit zunehmender Kettenlänge langwellig verschiebt, d. h. strukturelle Eigenschaften der Moleküle mit der Lage der Absorptionsbande korrelierbar sind und
- das Absorptionsvermögen verschiedener Substanzen unterschiedlich ist.

Bindungsabstände, Bindungswinkel und Elektronendichteverteilung eines Moleküls ergeben aufgrund von Anziehungs- und Abstoßungskräften eine Gesamtenergie für das Molekül. In seinem Energiegrundzustand ist das Molekül üblicherweise stabil, d. h. seine Energie ändert sich ohne äußere Einwirkung nicht. Nach den Gesetzmäßigkeiten der Quantenmechanik kann dieser Energiezustand als Lösung der Schrödinger-Gleichung erhalten werden. Dabei wird das Molekül durch eine Überlagerung von Wellenfunktionen der Atome beschrieben, die unter den physikalischen Randbedingungen des Moleküls eine minimale Energie als Lösung der Differentialgleichung ergeben.[3] Je höher die Energie, desto größer ist die Anzahl der „Knoten" in der Wellenfunktion (Amplitude wird an bestimmten Stellen zu Null). Dies entspricht Orbitalen höherer Energie. Im Bereich der Knoten wird die Elektronendichte geringer (Quadrat der „Amplitude" der Welle ist die Aufenthaltswahrscheinlichkeit des Elektrons).

Einer hohen Elektronendichte zwischen Atomen entspricht eine starke Bindung. Das σ-Orbital (s. Abb. 2.107 rechts) stellt also ein „bindendes Orbital" dar. σ- und π-Orbital unterscheiden sich durch einen Knoten. Da beim π-Orbital der „Sandwich"-Charakter der Elektronendichteverteilung die Atomrümpfe zusammenhält, hat auch dieses Orbital bindenden Charakter. Geringere Elektronendichte zwischen den Atomen des Moleküls bedeutet eine lockere Bindung (s. σ^*- und π^*-Orbitale). Die Elektronen sind nicht mehr zwischen, sondern mehr bei den Atomen lokalisiert. Das Orbital erhält einen antibindenden Charakter. Solche Orbitale bzw. Elektronendichteverteilungen tragen nicht zur Bindungsstärkung bei.

Verständlicherweise wird in einem solchen Orbitaltyp die Beweglichkeit der Elektronen an einer Knotenstelle über ein längeres Molekülgerüst hinweg unterbrochen sein. Es zeigt sich, daß die Energie eines Orbitals desto niedriger ist, je delokalisierter die Elektronen sind, d. h. je freier sich das Elektron über längere Atomketten hinweg bewegen kann.[3-5]

In Abb. 2.107 wird noch ein n-Orbital erwähnt, das eine sehr weit in den Raum hinausreichende Dichteverteilung aufweist. Sie rührt von nichtbindenden Elektronen her. Diese sind freie Elektronen an Heteroatomen, die weder zur Bindung beitragen noch antibindend wirken. Aus diesem Grund liegt ihre Energie zwischen den bindenden und antibindenden Orbitalen.

Wird die Elektronendichteverteilung in einem Molekül geändert, indem ein Elektronenübergang zwischen zwei Orbitalen stattfindet, ändern sich auch die Moleküleigenschaften. Dabei ist eine Energiezunahme mit einer größeren Instabilität des Moleküls verbunden, da aufgrund von thermodynamischen Überlegungen das System immer ein Energieminimum anstrebt.

Nach

$$\Delta E = h \cdot \nu = h \cdot c \cdot 1/\lambda$$

entspricht dieser Energiedifferenz eine Frequenz ν der Strahlung. Dabei ist h das Planck-Wirkungsquantum (Dimension einer Wirkung) mit $h = 6{,}63 \cdot 10^{-34}$ Js. Fällt Strahlung auf die Probe, so wird bei der *Resonanzfrequenz,* die genau der Energiedifferenz zweier Orbitale entspricht, ein Übergang erzwungen. Die Elektronendichteverteilung ändert sich, und das Molekül hat einen höheren Energiezustand erreicht. Die notwendige Energie ist der Strahlung „entnommen" (*absorbiert*) worden.

Da Umgebung (Mediumeffekt) und Molekülstruktur diese Energiedifferenz (Frequenz) beeinflussen, wird sich nach obiger Gleichung auch die Wellenlänge λ des Absorptionsmaximums verändern. Dies erklärt zwar den Zusammenhang zwischen Absorptionswellenlängen und Struktur bzw. Polarität des Lösungsmittels, beschreibt jedoch weder wie dieser Übergang stattfindet, noch warum verschiedene Moleküle unterschiedlich stark absorbieren.

Elektromagnetische Strahlung, Polarisation des Moleküls

Wird eine Spannung an einen Metalldraht angelegt, so bewegen sich die Elektronen im Draht. Wird die Bewegungsrichtung dieser Ladungen durch Umpolen der angelegten Spannung wiederholt in ihrer Richtung geändert, so stellen diese bewegten Ladungen einen „oszillierenden" Hertz-Dipol dar. Er dient als Sender für elektromagnetische Strahlung. Diese elektromagnetischen Wellen bestehen aus einem elektrischen und einem magnetischen Vektorfeld. Beide stehen in ihrer Vorzugsrichtung senkrecht aufeinander und senkrecht auf der Ausbreitungsrichtung der Strahlung (Amplitude des elektrischen Feldvektors parallel zum Metalldraht, die des magnetischen Feldvektors senkrecht dazu). Die Wellen breiten sich mit der Lichtgeschwindigkeit $c = 3 \cdot 10^8$ ms^{-1} im Vakuum aus. In größerer Entfernung zum sendenden Hertz-Dipol sind elektrisches und magnetisches Feld in Phase. Das Ergebnis ist eine Welle, die durch eine Sinus- bzw. Cosinusfunktion beschrieben werden kann.[1]

Trifft nun eine derartige elektromagnetische Strahlung auf ein Molekül, so kann die Strahlung mit einer Frequenz im ultravioletten oder sichtbaren Spektralbereich die Elektronendichteverteilung des Moleküls verändern. Durch die wechselnde Amplitude des elektrischen Feldvektors werden Atomrümpfe und die Elektronen in den Orbitalen relativ zueinander verschoben. Das Molekül wird „polarisiert". Ein Wechselfeld verursacht die Verschiebungspolarisation mit der Frequenz der einfallenden Strahlung. Die Elektronendichteverteilung schwankt; mit der Frequenz der Strahlung wird ein wechselndes Dipolmoment induziert. Somit treten Strahlung und Materie in Wechselwirkung. Je nachdem, wie beweglich die Elektronen sind, d. h. wie hoch ihre „Polarisierbarkeit" ist, wird die Wechselwirkung stärker oder schwächer ausfallen.[1,3]

Dabei muß man zwei verschiedene Möglichkeiten der Wechselwirkung bzw. Polarisation unterscheiden; zum einen reine Polarisation im Wechselfeld und auf der anderen Seite Polarisation unter Energieaufnahme aus der Strahlung. Letzterer Vorgang wird als *Absorption* bezeichnet. Er kann aber nur dann stattfinden, wenn die Frequenz der einfallenden Strahlung genau einer im vorigen Abschnitt diskutierten Energiedifferenz zwischen zwei, zumindestens zeitweise stabilen Energieniveaus bzw. Elektronendichteverteilungen entspricht. Das Ausmaß der Absorption wird in der älteren Literatur häufig auch als *optische Dichte* bezeichnet. Dies ist irreführend, da die Materie schon dann mehr oder weniger „optisch dicht" ist, wenn sie ohne Energieaufnahme in Wechselwirkung mit der Strahlung tritt.

Das äußere Feld der elektromagnetischen Strahlung wird durch die Polarisation der Materie geschwächt. Man bezeichnet das Verhältnis des Feldes im Vakuum zum Feld im Medium als die Dielektrizitätskonstante, die nach der Maxwell-Beziehung mit dem Quadrat der Brechzahl n zusammenhängt. Entfällt nun bei hohen Frequenzen die Möglichkeit der Atompolarisation (Orientierung- und Schwingungspolarisation), so nimmt die Brechzahl nach

$$n^2 = E_{vac}/E_{med}$$

ab, da die Schwächung des Feldes im Medium geringer und nur noch durch die Polarisierbarkeit der Elektronendichteverteilung bestimmt wird. Diese Frequenzabhängigkeit der Brechzahl nennt man auch *Dispersion.* Der Verlauf der Brechzahlkurve ist abhängig von der Materie, weil unterschiedliche Moleküle andere Polarisationseigenschaften zeigen. Die Abhängigkeit der Polarisationseffekte von der Wellenlänge führt zur Wellenlängenabhängigkeit der Brechung in der Materie bzw. der Streuung bei größeren Molekülen.

Die Prinzipien der Brechung und Reflexion sollen an dieser Stelle kurz zusammengefaßt werden, da sie zum Verständnis des Prisma, des Gitters und von modernen Verfahren, wie ATR, benötigt werden.

Fällt elektromagnetische Strahlung unter einem bestimmten Winkel zur optischen Normalen auf die Grenzfläche zwischen Medien verschiedener *optischer Dichte* (unterschiedlicher Brechzahl), so wird beim Eindringen in das Medium mit größerer optischer Dichte (größerer Brechzahl) die Strahlung zur optischen Achse hin gebrochen. Die Wellenlängenabhängigkeit der Brechung führt zur Dispersion im Prisma. Weißes Licht wird somit in die einzelnen Farben aufgefächert.[3,5]

Tritt Strahlung aus dem optisch dichteren Medium in das dünnere aus, so wird der Winkel zwischen einfallender Strahlung und optischer Achse größer. Ab einem Grenzwinkel kann die Strahlung das optisch dichtere Medium nicht mehr verlassen, und es kommt zur „Totalreflexion". Diese nach dem Gesetz von Snellius beschreibbaren Effekte sind in Abb. 2.108 wiedergegeben.

In der Materie ändern sich Ausbreitungsgeschwindigkeit und Wellenlänge, während nach dem Energieerhaltungssatz die Frequenz gleich der im Vakuum bleibt. Die durch elektromagnetische Strahlung polarisierten Moleküle senden als Hertz-Dipole eine Sekundärwelle aus. Diese Vorstellung gestattet nicht nur die Beschreibung der Abhängigkeit des Brechungswinkels von der optischen Dichte und Wellenlänge, sondern auch die modellmäßige Erfassung der Abhängigkeit des Reflexionsvermögens an der Phasengrenze bei Festkörpern. Die ausgesandten Sekundärwellen überlagern sich und interferieren. Dabei wird es in Abhängigkeit von der Phasendifferenz zwischen den Maxima der Teilwellen zur Auslöschung bzw. Intensitätsverstärkung kommen – je nachdem, ob Maximum auf Maximum oder Maximum auf Minimum fällt. Da die Phasendifferenz von der Wellenlänge und der „Ausbreitungsrichtung" des gebrochenen bzw. reflektierten Strahls abhängt, wird es Vorzugsrichtungen geben, in denen durch Interferenz keine Auslöschung auftritt.

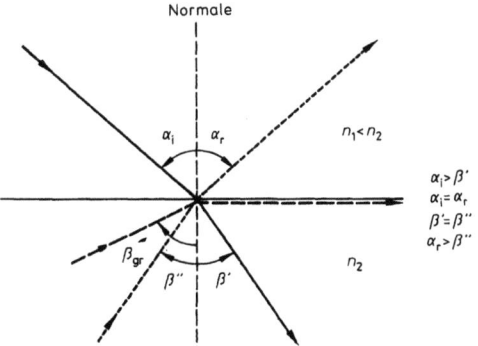

Normale

α_i α_r $n_1 < n_2$

$\alpha_i > \beta'$
$\alpha_i = \alpha_r$
$\beta' = \beta''$
$\alpha_r > \beta''$

β_{gr} n_2

β'' β'

Abb. 2.108. Grenzfläche zwischen zwei Medien verschiedener optischer Dichte und senkrecht auf ihr stehende optische Normale. Oberes Medium hat kleinere Brechzahl als das untere Medium ($n_1 < n_2$). Strahlung wird beim Durchtritt vom optisch dünneren ins optisch dichtere Medium zur optischen Achse hin gebrochen ($\alpha \geq \beta$). In der umgekehrten Strahlungsrichtung tritt ein Grenzwinkel (β_{gr}) auf, ab dem Strahlung das optisch dichtere Medium nicht mehr verläßt, sondern total an der Grenzfläche reflektiert wird (s. Strahlengang β_{gr})

Streuung

Neben Reflexion und Brechung lassen sich aber auch Streuphänomene mit den Sekundärwellen der Hertz-Dipole erklären. Die effektive Polarisation eines Moleküls hängt sehr stark vom Abstand seiner induzierten Ladungszentren ab. Außerdem nimmt die Polarisation vor Erreichen der Resonanzfrequenz (Absorption) sehr stark mit der Frequenz zu. Auch bei statistischer Verteilung der Moleküle im Raum werden sich die ausgesandten Sekundärwellen der molekularen Hertz-Dipole z. B. in Flüssigkeiten oder im Gaszustand überlagern und Vorzugsrichtungen der „gestreuten" Intensität darstellen. Diesen Effekt sieht man allerdings bei sehr kleinen Molekülen nur bei intensiver Strahlung von z. B. Laserlicht, da die Intensität der ausgesandten Streustrahlung zu gering ist.

Werden die Moleküle größer, so nimmt die Amplitude mit dem Quadrat des Verhältnisses von induziertem Dipolabstand und Wellenlänge zu. Da die Intensität proportional zum Quadrat der Amplitude ist, läßt sich sehr leicht die Abhängigkeit der Streuintensität für eine Teilchengröße nach Rayleigh von λ^{-4} verstehen. Da die Polarisation mit der 3. Potenz der Dipolausdehnung wächst, läßt sich leicht erklären, daß erst bei Teilchendurchmessern, die in der Gegend von $\lambda/10$ liegen, die Streustrahlung merkliche Werte annimmt. Werden die Moleküle noch größer ($\lambda/4$ bis $\lambda/2$), so kann ein Molekül mehrfach als Streuzentrum dienen. Dadurch ergeben sich Überlagerungen, und man erhält die noch winkelabhängigere Mie-Streuung, wie sie in Abb. 2.109 zu erkennen ist.[3,6–8]

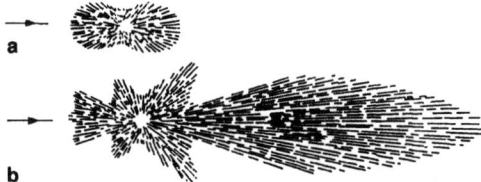

a

b

Abb. 2.109 a, b. a Rayleigh-Streuung für Moleküle mit Durchmesser $d \leq \lambda/10$ und b Mie-Streuung für Moleküle d $\approx \lambda/2$

Aus der Erklärung der Streutheorie über die Hertz-Dipole wird es verständlich, daß linear polarisiertes Licht eine andere Streuverteilung hat als circular polarisiertes Licht.

In den letzten Jahren haben

- die Untersuchungsmethoden mit linear polarisiertem Licht,
- die Beeinflussung circular polarisierten Lichtes bei der Wechselwirkung mit Materie im Hinblick auf Veränderung der Phase und Veränderung der Amplituden der Teilstrahlung,
- die Phänomene der Reflexion an Phasengrenzen zusammen mit interferometrischen Untersuchungen und
- die ATR-Spektroskopie (Attenuated Total Reflectance, abgeschwächte Totalreflexion)

eine sehr große Bedeutung erlangt. Das Interesse erstreckt sich dabei besonders auf die Ausbreitung von elektromagnetischer Strahlung in Glasfasern, auf ihre

Wechselwirkung an der Phasengrenze unter streifendem Einfall, auf minimale Änderung der Brechzahlverhältnisse an Phasengrenzen und auf die Streuungsmessung zur Bestimmung von Teilchengröße sowie Teilchenform. Obwohl auf diese neuen Meßmethoden hier nicht eingegangen werden kann, sollte darauf hingewiesen werden, daß viele moderne Analysenverfahren und vor allem optische Sensoren auf diesen neueren Entwicklungen basieren.[3,9]

Absorption und Desaktivierung des angeregten Zustandes

Bei den bisherigen Betrachtungen war zunächst davon ausgegangen worden, daß während der Wechselwirkung der elektromagnetischen Strahlung mit der Materie keine Energieaufnahme durch die Materie stattfindet. Allerdings wurde schon darauf hingewiesen, daß bei bestimmten Frequenzen neue Elektronendichteverteilungen entstehen können, die stabil sind und Lösungen der Schrödinger-Gleichung darstellen. Die für die Anregung des Moleküls und damit die Änderung der Elektronendichteverteilung notwendige Energie wird der einfallenden Strahlung entnommen. Da bei der Spektroskopie der Elektronenübergänge eine sehr hohe Energie zur Anregung notwendig ist, werden gleichzeitig niederenergetische Schwingungs- und Rotationsanregungen stattfinden, bei denen die Schwingungsfrequenz von Atomen relativ zueinander bzw. die Rotationsgeschwindigkeit um die Kernachse bzw. von Molekülteilen relativ zu dem Rest des Moleküls verändert wird.

In der *Molekülspektroskopie* (Spektroskopie der Moleküle im Radiowellen-, IR- und UV/Vis-Bereich) liegen die einzelnen Moleküle nicht unabhängig voneinander vor, außer bei Gasen unter extrem niedrigem Druck. Daher werden die Moleküle in Wechselwirkungen treten. Somit erhält man nicht wie bei der Atomspektroskopie einzelne Linien, sondern Banden

der sich überlagernden Übergänge. In Abb. 2.110 sind verschiedene Energieniveaus für Elektronenzustände und dazugehörige Schwingungsniveaus eingezeichnet. Die Absorption führt üblicherweise zu einem sehr hoch angeregten Zustand (a), von dem aus die Moleküle durch Stoßwechselwirkung mit der Umgebung ihre Energie leicht abgeben und auf den Schwingungsgrundzustand des elektronenangeregten Zustandes desaktivieren können (b). Dabei führt die Elektronenanregung immer vom Schwingungsgrundzustand des elektronischen Grundzustandes in verschiedene Schwingungszustände des elektronisch angeregten Zustandes. Je nach Wechselwirkung mit der Umgebung (Polarität des Lösungsmittels, Abstand der Schwingungsenergieniveaus) wird die Bande für den Elektronenübergang im sichtbaren bzw. ultravioletten Spektralbereich mehr oder weniger aufgespalten.

Aus dem Schwingungsgrundzustand des elektronisch angeregten Niveaus können nun verschiedene Konkurrenzprozesse stattfinden:[1,3–5,10]

1. Es kann weitere strahlungslose Desaktivierung (b) in den Schwingungsgrundzustand des elektronischen Grundzustandes auftreten, nachdem isoelektrisch durch „internal conversion" (c) ein hoch schwingungsangeregter Elektronengrundzustand entstanden ist.
2. Weiterhin kann sich die Elektronendichteverteilung ändern (d). Das Molekül geht in einen Triplettzustand über, bei dem sich die vorher gepaarten Elektronenspins von antiparallel auf parallel einstellen. Aus diesem Zustand ist ein direkter Übergang in den Elektronengrundzustand wegen der notwendigen Spinumkehr verboten. Dadurch wird dieser Zustand sehr langlebig, falls keine strahlungslose Desaktivierung stattfindet (tiefe Temperatur). Man erhält aus ihm die „Phosphoreszenz" (e), die bei einigen Systemen bis in den Sekundenbereich zum „Nachleuchten" führt.

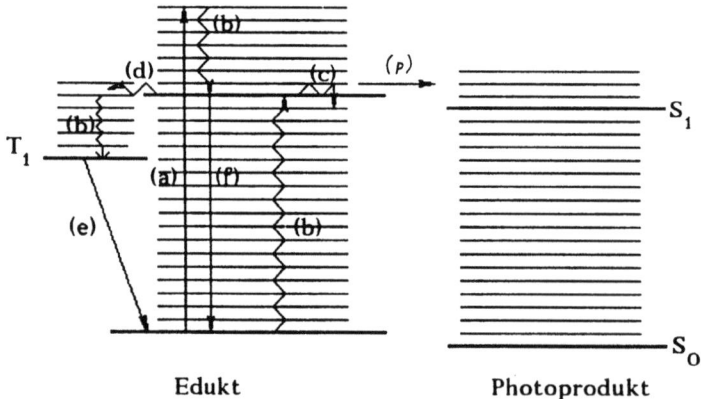

Edukt   Photoprodukt

Abb. 2.110. Photophysikalische und photochemische Prozesse zwischen den Energieniveaus eines Moleküls. In diesem Jablonski-Term-Schema sind schematisch Elektronen- (lange) und Schwingungsniveaus (kurze Striche) eingezeichnet. Dies ist für zwei Moleküle geschehen, die durch photochemische Reaktion (p) ineinander umgewandelt werden. Im Ausgangsmolekül links sind sowohl Singulett- als auch Triplett-Terme eingezeichnet (s. Text). Die verschiedenen möglichen Prozesse sind: (a) Absorption, (b) strahlungslose Desaktivierung (thermische Äquilibrierung), (c) internal conversion (strahlungslose Desaktivierung unter Umwandlung des Elektronensystems), daran anschließend meist thermische Äquilibrierung (b), (d) intersystem crossing (Übergang zwischen verschiedenen Elektronenniveaus unter Spin-Umkehr), (e) Phosphoreszenz (strahlender verbotener Übergang aus dem Triplett-System), (f) Fluoreszenz (strahlender Übergang im Singulett-System)

3. Neben diesem „intersystem crossing" (d) und anschließender thermischer Desaktivierung (b) bzw. Strahlungsaussendung (e) ist noch ein dritter photophysikalischer Prozeß aus dem Schwingungsgrundzustand des elektronenangeregten Zustandes möglich, bei dem sich die Elektronendichteverteilung statistisch ohne Wechselwirkung mit der Umgebung so ändert, daß sie wieder dem Grundzustand entspricht. Die dabei freiwerdende Energie wird in Form von Strahlung (Fluoreszenz, f) ausgesandt.

Die Wahrscheinlichkeit, mit der diese verschiedenen photophysikalischen Konkurrenzprozesse stattfinden, hängt von den Moleküleigenschaften und dem die Molekül umgebenden Medium, z. B. dem Lösungsmittel, ab.

Fluoreszenz

Sie wird nur bei solchen Molekülen auftreten, die von ihren Eigenschaften her möglichst wenig strahlungslose Desaktivierung zeigen (geringe Wahrscheinlichkeit der Übernahme der Elektronenenergie in interne Schwingungsbewegungen oder Torsionsschwingungen) oder wenn die Umgebung nicht mit dem Molekül in Wechselwirkung tritt. Wenn in Molekülen Schweratome (Brom oder Iod) vorhanden sind (dies können auch große Molekülgruppen als Substituenten sein, die sich leicht drehen können, z. B. tert.-Butyl- oder Methylgruppen), wird die Fluoreszenz „gelöscht" (gequencht). Den gleichen Effekt kann in Lösung vorhandener Sauerstoff zeigen.

Neben diesen photophysikalischen Prozessen, die zu einer Umstrukturierung der Elektronendichteverteilung führen, kann es aber auch zu einer deutlichen Veränderung der Molekülstruktur mit Änderung der Bindungswinkel, zur Anlagerung anderer Moleküle oder zum Bruch von Bindungen kommen. Diese Effekte faßt man unter dem Begriff „Photochemie" zusammen. Photochemische Prozesse stören in der Spektroskopie, weil sie bei mangelnder Photostabilität der untersuchten Systeme quantitative Messungen verfälschen können. In Abb. 2.110 ist dieser photochemische Übergang in anderes System von Energieniveaus dargestellt (p).

Solche photochemischen Prozesse können immer dann auftreten, wenn die Probe mit hohen Intensitäten bestrahlt wird. Dies kann bei der Messung der Fluoreszenz (meist hohe Bestrahlungsintensität, um auch noch Spuren von Substanzen nachweisen zu können) oder beim Einsatz von Diodenarrays geschehen, bei denen nicht bei einzelnen Wellenlängen sequentiell gemessen, sondern dem Molekül das ganze Spektrum der Lichtquelle auf einmal angeboten wird.

Da nach der Absorption ein Teil der aufgenommenen Energie strahlungslos abgegeben wird und der Schwingungsgrundzustand des angeregten Zustandes als Ausgangspunkt für weitere Prozesse dient, sind Absorptionsspektren immer kurzwelliger zu finden als die Spektren, die bei der Messung der Fluoreszenz oder Phosphoreszenz aufgenommen werden.

Wie Abb. 2.111 zeigt, führt bei Absorption der Übergang vom Schwingungsgrundzustand des Elektronengrundzustandes in höhere Schwingungszustände des elektronenangeregten Zustandes. Somit charakterisiert das Absorptionsspektrum die relative Lage der einzelnen Schwingungsniveaus in der Elektronendichteverteilung des angeregten Moleküls. Dagegen gibt der Strahlungsübergang der Fluoreszenz die relative Lage der Schwingungsniveaus im Elektronengrundzustand wieder, da die einzelnen Übergänge

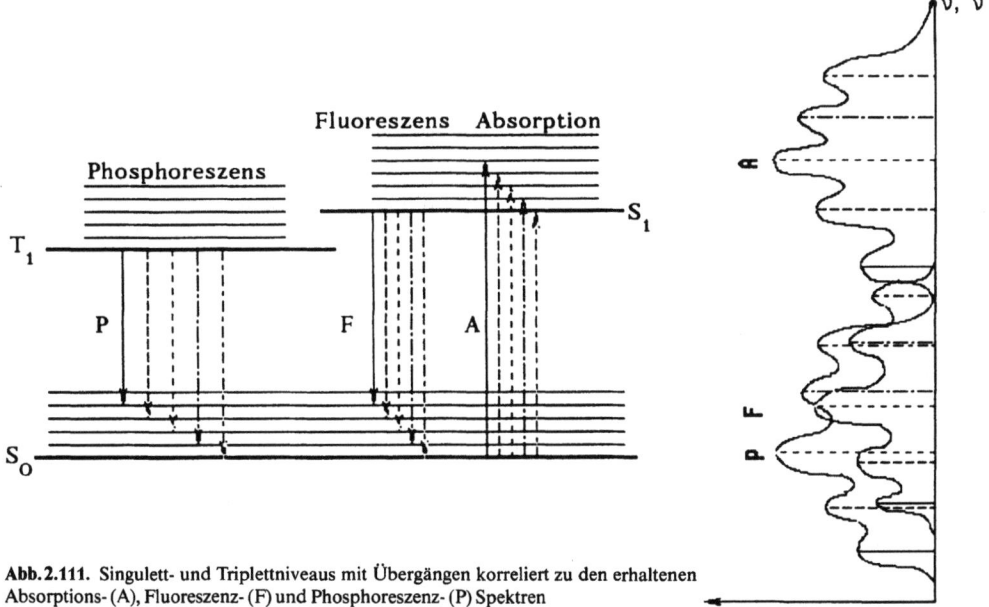

Abb. 2.111. Singulett- und Triplettniveaus mit Übergängen korreliert zu den erhaltenen Absorptions- (A), Fluoreszenz- (F) und Phosphoreszenz- (P) Spektren

aus dem Schwingungsgrundzustand des elektronisch angeregten Zustandes erfolgen. Noch langwelliger liegt die Phosphoreszenz, bei der aus dem schon oben erwähnten Triplettzustand Übergänge in verschiedene angeregte Schwingungsniveaus des Elektronengrundzustandes stattfinden.[1,10,11]

Auf Artefakte bei der Messung durch überlagertes Streulicht (Raman-Banden) wird bei den Lösungsmitteln eingegangen.

Bei der Absorptionsmessung wird die Intensität des Meßlichtes vor der Probe mit der Restintensität nach Durchlaufen der Probe verglichen. Somit bringt eine Erhöhung der Intensität des Meßlichtes zwar eine größere Strahlungsintensität hinter der Probe. Trotzdem ändert sich aber das Verhältnis von einfallender zu durchgelassener Lichtintensität nicht. D. h. das Signal-Rausch-Verhältnis wird bei gering oder normal absorbierenden Proben durch eine höhere Meßlichtintensität nicht verbessert. Bei nahezu vollständiger Absorption kann jedoch nur durch sehr hohe Meßlichtintensität überhaupt ein Signal erzeugt werden. Trotzdem ist dieses Verfahren nicht uneingeschränkt zu empfehlen, da gleichzeitig auch das ungeschwächte Signal drastisch erhöht wird. Es kann nur passieren, daß der lineare dynamische Bereich des Empfängers verlassen wird.

Dagegen hängt die Intensität des Fluoreszenzspektrums vor allem davon ab, wieviel Licht von der Probe absorbiert wird, von dem dann ein bestimmter Anteil (gegeben durch die Fluoreszenzquantenausbeute) wieder „emittiert" wird. Ist die Konzentration der fluoreszenzfähigen Substanz sehr niedrig, so muß einfach mehr Meßlicht angeboten werden, damit noch eine endliche Emissionsintensität erreicht werden kann. Dadurch eignet sich die Fluoreszenzspektroskopie besonders gut in der Spurenanalytik. Man muß aber dabei immer - wie schon oben erwähnt - daran denken, daß hohe Intensitäten zu photochemischen Störprozessen führen können, die bei quantitativen Auswertungen die Ergebnisse verfälschen (z. B. Photozersetzungsprozesse parallel zur Enzymkinetik in der klinischen Chemie).

3.4.3 Apparatives

Komponenten

Geräte zur Messung der Absorption im ultravioletten und sichtbaren Bereich setzen sich prinzipiell aus vier Komponenten zusammen:

- der Lichtquelle,
- dem Wellenlängenselektionssystem,
- dem Probenraum und
- dem Empfänger.

Bei modernen Geräten kommt heute noch neben der üblichen Elektronik meist eine Datenstation bzw. die Kopplung an einen Personal Computer hinzu.

Bei konventionellen UV/Vis-Spektrometern steht die Probe zwischen Monochromator und Empfänger, so daß auf die Probe jeweils nur eine Wellenlänge (*sequentiell*) des relativ energiereichen Meßlichtes fällt. Dagegen wird bei der Schwingungsspektroskopie in IR-Spektrometern die Probe direkt hinter die Lichtquelle vor dem Monochromator plaziert, um den Einfluß der Eigenstrahlung der Probe relativ gering zu halten. Diese Anordnung wird auch im UV/Vis-Bereich beim Einsatz von Diodenarray-Spektrometern notwendig, da aus Gründen der Geometrie das gesamte Lampenspektrum an einer Stelle (sonst treffen die Strahlen verschiedener Wellenlänge auf unterschiedliche Volumenelemente in der Probe) gleichzeitig (*simultan*) auf die Probe fallen muß.

Als *Lichtquellen*[12,13] werden im ultravioletten entweder Wasserstoff- oder Deuterium-Lampen, im sichtbaren Bereich Wolframhalogen-Lampen eingesetzt. Soll der gesamte Spektralbereich auf einmal vermessen werden, so werden meistens Xenon-Lampen verwendet. Dabei ist zu berücksichtigen, daß insbesondere Deuterium-Lampen bei $\lambda \geq 500$ nm nur noch sehr wenig Intensität liefern und deswegen für die Spektroskopie im sichtbaren Bereich nicht unbedingt geeignet sind. Ihre spektrale Intensität ist dagegen im kurzwelligen Bereich (190 bis 300 nm) wesentlich größer als diejenige von Xenon-Lampen, die unterhalb von 250 nm schon drastisch an Intensität verlieren.

Es gibt zwar für Wolframhalogen-Lampen Hochenergie-Schaltungen, bei denen die Spannung und somit die Wendeltemperatur erhöht wird. Dadurch wird der Lichtanteil im UV-Bereich vergrößert. Allerdings ist dies mit einer extrem verkürzten Lebensdauer der Lampe verbunden. Bei qualitativ hochwertigen sequentiellen Geräten sind deswegen immer zwei Lampen vorhanden, nämlich eine Deuterium-Lampe und eine Wolframhalogen-Lampe, zwischen denen bei ca. 325 nm umgeschaltet wird. Wasserstoff- bzw. Deuterium-Lampen lassen sich sehr gut zur Kontrolle der Wellenlänge des Gerätes einsetzen, da sie bei 486 nm und 656 nm eine scharfe Linie zeigen (H_2 und D_2 unterscheiden sich um ca. 0,2 nm).

Soll bei nur ausgewählten Wellenlängen gemessen werden, eignen sich Quecksilberlinienlampen, die bei den in Tab. 2.16 angegebenen Wellenlängen sehr schmalbandige Linien aufweisen.[13]

Für die *Wellenlängenselektion*[13] werden entweder Filter oder Monochromatoren[14] eingesetzt. Filter sind sehr preiswert. Es handelt sich entweder um Farbgläser, die allerdings in sehr breiten Wellenlängenbereichen (üblicherweise 10 bis 30 nm) Licht durchlassen, oder um Interferenzfilter. Wie schon oben erwähnt, wird an Phasengrenzen ein Teil der Strahlung reflek-

Tabelle 2.16. Linien einer Quecksilberhochdrucklampe in nm (fett: intensive Linien, kursiv: aufgespaltener Peak mit mehreren Maxima)

235,3	248,2	**253,65**	265,2	280,4	289,4	296,73		
302,2	**302,6**	**312,6**	**313,16**	*334,15*	**365,01**	**365,44**	**366,3**	*390,6*
404,66	*407,78*	*434,75*	**435,84**	419,6				
546,07	*576,96*	*579,07*		692,4				

tiert. Liegt nun die Dicke der Schicht im Bereich der Wellenlänge, so wird die Vielfachreflexion an den Phasengrenzen zu Interferenzen und für bestimmte Wellenlängen zur Auslöschung bzw. Intensitätsverstärkung führen. Durch Aneinanderreihen von mehreren Schichten, deren Dicke jeweils ganzzahlige Vielfache von $\lambda/2$ beträgt, wird erreicht, daß diese eine Wellenlänge nicht ausgelöscht wird. Je größer die Anzahl der Schichten, desto schmäler wird die Bandbreite (üblicherweise 5 bis 10 nm bei vier bis acht Schichten). Allerdings sind solche Filter wesentlich teurer, temperaturempfindlich, haben geringere Durchlässigkeit (nur ca. 30 % im Maximum) und sind sehr strahlungsempfindlich. Erst in neuerer Zeit können solche Filter auch mit endlicher Lebensdauer für den UV-Bereich hergestellt werden.

Bei den Monochromatoren unterscheidet man Prismen- und Gittermonochromatoren. Sie bestehen aus dem Dispersionselement (Prisma oder Gitter) und üblicherweise einem Ein- und Austrittsspalt sowie zwei bis mehreren Umlenkspiegeln. Sind in einem solchen System zwei Dispersionselemente (Prisma oder Gitter) getrennt durch einen Zwischenspalt (der unbedingt für ein besseres Auflösungsvermögen notwendig ist) angeordnet, so nennt man dies einen Doppelmonochromator. Um optimale Auflösung zu erhalten, müssen die Breiten von Eintritts- und Austrittsspalt (bzw. auch Zwischenspalt) auf gleiche Werte eingestellt werden. Andernfalls gilt das theoretisch abgeleitete Auflösungsvermögen nicht, da eine ungünstige Form der Spaltfunktion in die Rechnung eingeht.

Die Wirkungsweise eines Prisma beruht auf der Brechung. Deswegen hängt der Brechungswinkel an der Phasengrenze von der Wellenlänge ab. Auf diese Weise werden in Quarz- oder Glasprismen (letztere im UV nicht verwendbar) die verschiedenen Wellenlängen wie ein Regenbogen beim Austritt aufgefächert und können durch einen dahinterliegenden Spalt einzeln ausgeblendet werden. Blau wird dabei stärker gebrochen als Rot. Leider ist die Winkeldispersion nicht linear. Deswegen ist der mechanische Aufwand bei Prismenmonochromatoren sehr groß. Ihre Vorteile liegen in der besseren Auflösung im UV und darin, daß im Gegensatz zum Gittergerät immer nur eine Wellenlänge durch den Spalt fällt. Allerdings sind gute optische Prismen heute wesentlich teurer als Gitter.[1,14]

Beim Gitter wird das Prinzip von interferierenden Teilstrahlen ausgenützt. Die an einer Vielzahl von Furchen (Beugung am Spalt) reflektierten Teilstrahlen führen zu Interferenzen. Durch den unterschiedlichen Phasenbezug zwischen den einzelnen Teilstrahlen in Abhängigkeit von der Wellenlänge kommt es in bestimmten Vorzugsrichtungen zu maximaler Auslöschung bzw. Verstärkung. Diese Vorzugsrichtungen hängen von der Wellenlänge ab. Der Gangunterschied zwischen den Sekundärwellen von zwei benachbarten Spalten muß für

$$\sin\alpha + \sin\beta = m \cdot n_r \cdot \lambda$$

eine maximale Intensität annehmen (m Ordnung, n_r Furchendichte, reziproker Furchenabstand = reziproke Gitterkonstante d_r, α Einfalls-, β Ausfallswinkel). Wie bei der oben beschriebenen Reflexion kommt es unter der Voraussetzung Einfalls- = Aus-

fallswinkel bei Gittern in Reflexionsanordnung zu einem normal reflektierten Strahl (0. Ordnung), der auch zur Justierung verwendet werden kann.

Wie aus Abb. 2.112 zu ersehen ist, existieren für jede Wellenlänge auf einer Beobachtungsebene vor dem Gitter Intensitätsmaxima, deren „Bandbreite" durch Vergrößerung der Gesamtzahl N_r der interferierenden Spalte (auf dem Gitterträger erzeugte Furchen) schmäler wird ($N_r = B \cdot n_r$; B: Gitterbreite). Somit haben Gitter mit vielen Furchen ein besseres Auflösungsvermögen. Da allerdings die Furchen je nach dem beobachteten Wellenlängenbereich einen bestimmten Abstand d_r haben müssen, wächst mit zunehmender Furchenzahl auch die Größe des Gitters (und damit der Preis). Entscheidend für die Auswahlkriterien eines guten Gitters sind also immer die Furchenanzahl pro mm und deren Anzahl auf dem gesamten Gitter bzw. der Gitterfläche. Das Auflösungsvermögen beim Gitter ist durch die Beziehung

$$R = \lambda/\Delta\lambda = m \cdot N_r$$

gegeben. Näher beieinanderliegende Maxima (Wellenlängen) können also nur noch bei einer höheren Strichzahl bzw. Gittergröße getrennt werden. Dabei ist vorausgesetzt, daß nach dem Rayleigh-Kriterium zwischen zwei benachbarten Maxima mindestens noch ein deutlich erkennbares Minimum aufgelöst werden muß.[14]

Wie aus Abb. 2.112 ersichtlich ist, haben Gitter einen großen Nachteil. Die Größe m gibt die Ordnung des Gitters wieder, d. h. durch Interferenzen können auch höhere Ordnungen durchgelassen werden, die an anderen Orten der Beobachtungsfläche auftreten. Dies bedeutet, daß ganzzahlige Vielfache von Wellenlängen immer an der gleichen Stelle durch einen Spalt beobachtet werden können und sich überlagern. Beispielsweise werden 200, 400 und 800 nm vom Gitter auf die gleiche Spaltposition abgebildet. Diesen Nachteil versucht man entweder durch Ordnungsfilter, die Licht „falscher Wellenlänge" ausblenden, durch vorgeschaltete Prismenmonochromatoren, die nur noch einen schmalen Wellenlängenbereich auf das nachfolgende Gitter durchlassen, oder durch spezielle Gestalt der Furchenformen zu vermeiden. Mit diesen speziellen Furchenformen sind die Voraussetzungen für das „blazen" geschaffen, mit dem erreicht wird, daß die Lichtintensität in einer Ordnung konzentriert wird, so daß auch höhere Ordnungen unterdrückt werden können. Die dabei entstehende blaze-Wellenlänge (Vorzugs- oder Glanzwellenlänge) mit einem bestimmten blaze-Winkel (Vorzugs- oder Glanzwinkel) hat dabei die höchste Effizienz des Gitters. Üblicherweise nimmt der Wirkungsgrad (Intensitätsverteilung) in der Richtung $\lambda + \lambda/2$ und $\lambda - \lambda/2$ (λ sei die blaze-Wellenlänge) auf weniger als 70 % ab.[1,14]

Monochromatoren werden durch die relative Apertur (Verhältnis zwischen optischer Öffnung und Brennweite) charakterisiert. Der Reziprokwert dieses Verhältnisses wird auch häufig als „f-number (f-#)" in der angloamerikanischen Literatur aufgeführt.

Der *Probenraum* sollte möglichst groß dimensioniert sein, damit nicht nur Küvetten mit größerer Schichtdicke (10 cm), sondern auch andere Einbauten, wie Rührer, Thermostatisierung oder Mehrküvetten-

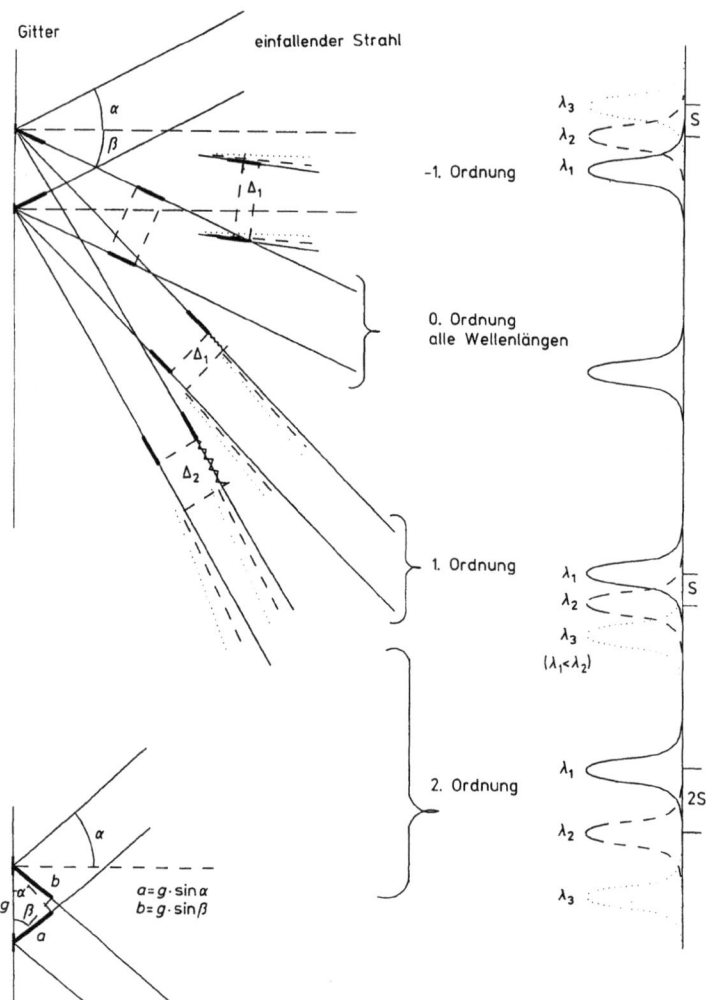

Abb. 2.112. Prinzip des Gitters: Schemazeichnung der Interferenz von zwei Teilstrahlen an zwei Furchen. In bestimmten Vorzugsrichtungen überlagern sich die beiden Teilstrahlen a und b zu maximaler Intensität entsprechend der Wegdifferenzen sin α und sin β. Interferieren eine große Anzahl von Teilstrahlen, so werden die Intensitätsmaxima sehr schmal. Ihre Lage in der Beobachtungsebene hängt sehr stark von der Wellenlänge ab. Allerdings gibt es nicht nur eine Vorzugsrichtung, sondern auch mehrere „Ordnungen"

wechsler untergebracht werden können. Da bei hohen Temperaturen der Küvettenhalter so stark abstrahlen kann, daß die gesamte Elektronik gestört und die Optik des Gerätes beeinflußt wird, sollte der ganze Probenraum nochmals gesondert temperierbar sein.
„Luft" ist bei 185 nm für UV-Strahlung undurchlässig, da Sauerstoff unterhalb von 195 nm zu absorbieren beginnt. Daher sind Geräteangaben irreführend, daß bei dieser Wellenlänge noch gemessen werden kann, außer der Probenraum, der Monochromator und alle Lichtwege von der Lichtquelle bis zum Empfänger können mit Stickstoff gespült werden.
Da Flüssigkeiten eine begrenzte Wärmeleitung aufweisen, sollte in allen temperierbaren Küvettenhaltern eine Rühreinrichtung vorgesehen sein. Andernfalls kommt es schon in 1-cm-Küvetten zu einem Temperaturgradienten. Dies kann zu Inhomogenitä-

ten bzw. Schlierenbildung führen. Es ist keineswegs gesichert, daß in den Küvetten allein durch Konvektion an allen Orten die außen vorgegebene Temperatur herrscht bzw. sich genügend schnell einstellt.
Als Empfänger werden im ultravioletten und sichtbaren Spektralbereich üblicherweise Photodioden oder Photomultiplier eingesetzt.[1,15,16] Letztere sind empfindlicher und zeigen ein besseres Signal-Rausch-Verhältnis. Man unterscheidet Head-on- und Side-on-Photomultiplier (Abb. 2.113).
Sind zwischen den Dynoden, wie beim Side-on-Photomultiplier dargestellt, die Wege zwischen den Dioden gering, so hat der Photomultiplier eine sehr kurze Ansprechzeit. Allerdings ist der Öffnungswinkel für die „Einfang"-Photokathode relativ klein. Will man, wie dies vor allem bei medizinisch-biologischen Anwendungen der Fall ist, möglichst viel Strahlung „er-

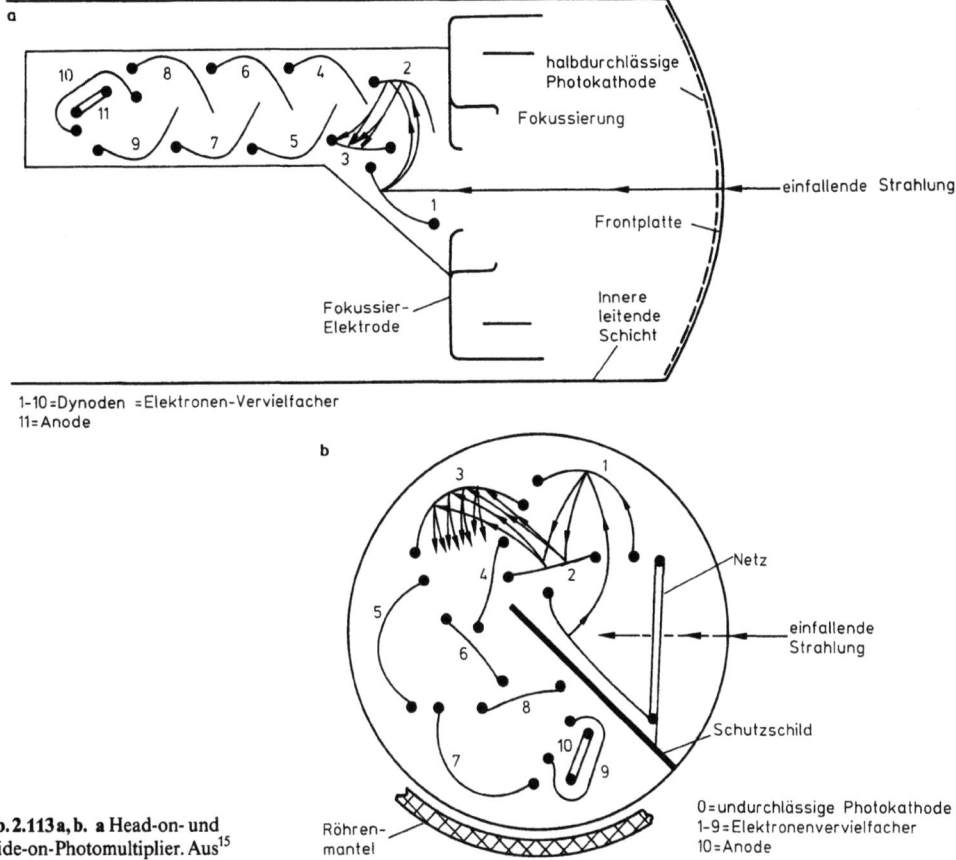

Abb. 2.113a, b. a Head-on- und b Side-on-Photomultiplier. Aus[15]

fassen", so wird ein Head-on-Photomultiplier gewählt, bei dem dieser Öffnungswinkel relativ groß ist. Allerdings wird seine Ansprechzeit durch die größeren Abstände zwischen den Dynoden wesentlich langsamer (→ Kap. 1,2).

Bei Photodioden werden im Halbleiter verschiedene p- oder n-leitende Bereiche erzeugt. Zwischen diesen bildet sich ein elektrisches Feld aus, das durch eine von außen angelegte Spannung verstärkt wird. Trotzdem fließt noch ohne Beleuchtung ein Dunkelstrom, der durch den Innenwiderstand der Photodiode bedingt ist. Bei Beleuchtung entsteht ein zusätzlicher Photostrom, der der Bestrahlungsstärke streng proportional ist und freie Ladungsträger erzeugt. Die vorher gebundenen Elektronen werden zum Teil frei beweglich, und die Sperrschicht wird leitfähig. Die Strahlungsenergie wird direkt in elektrische Energie umgewandelt. Photodioden sind relativ empfindlich und trägheitslos.

Als Material wird vor allem Silicium eingesetzt, das allerdings unterhalb 300 nm eine deutliche Abnahme seiner Empfindlichkeit zeigt, während sein Maximum bei ca. 800 nm liegt. Dadurch sind im UV für die Signalanzeige mit einer Photodiode wesentlich mehr Photonen notwendig als mit einem Photomultiplier. Prinzipiell haben alle Empfänger eine wellenlängenabhängige Empfindlichkeit, so daß besonders im extrem kurzwelligen Bereich, bei Photomultipliern aber

auch oberhalb von 800 nm die Empfindlichkeit drastisch geringer wird.[16]

Da die Durchlässigkeit der optischen Bauteile im kurzwelligen Bereich extrem abnimmt, muß durch geeignete Abstimmung von Lichtquelle, Durchlässigkeitskurven des Dispersionselementes, blaze-Wellenlänge und Empfindlichkeitskurve des Empfängers dafür gesorgt werden, daß möglichst im gesamten vom Hersteller angegebenen Spektralbereich ein sinnvolles Signal-Rausch-Verhältnis erhalten wird. Dies wird meistens dadurch erreicht, daß eine Deuterium-Lampe für den UV- bzw. eine Wolframhalogen-Lampe für den sichtbaren Bereich bei einer blaze-Wellenlänge des Gitters von ca. 325 nm mit einem Photomultiplier kombiniert wird. Photodioden ergeben bei 200 nm nicht nur in der Kombination mit Xenon-Lampen, sondern auch mit Wasserstoff-Deuterium-Lampen Schwierigkeiten, weil bei ihnen in diesem Bereich die Empfindlichkeit schon drastisch abgesunken ist.[1,3]

Konventionelle Photometer und Spektrometer

Mit einem Photometer kann nur bei einzelnen vorgegebenen Wellenlängen gemessen werden. Man unterscheidet dabei schmal- und breitbandige Photometer. Erstere kombinieren eine Linienlampe (z. B. Quecksilberlinienstrahler) mit einem meist qualitativ besseren Filter (Interferenzfilter oder Farbglaskombination), so daß monochromatisches Licht entsteht. Bei breitbandigen Photometern wird üblicherweise ein billigerer breitbandiger Kontinuumstrahler gewählt (im Sichtbaren üblicherweise eine Wolframhalogen-Lampe), der auch bei Kombination mit teureren Interferenzfiltern ein relativ breites Spektrum statt einer Wellenlänge liefert. Schmalbandige Photometer können wegen der schmalen natürlichen Bandbreite der Linienlampen sogar bessere Monochromasie aufweisen als teure Spektrometer.[1,17]

In Abb. 2.114 ist die Anordnung der verschiedenen notwendigen Komponenten für ein Einstrahlgerät dargestellt. Enthält das Einstrahlgerät als Dispersionselement einen Monochromator, so liegt die einfachste Form eines Spektrometers vor. Befindet sich der Vergleich im Strahlengang, so wird das Signal entweder elektronisch (über den Verstärker des Photomultipliers) oder optisch (über die Spaltbreite) auf den Wert 100 % eingeregelt. Danach wird die Probe in den Strahlengang gebracht und bezogen auf den Vergleichswert die Durchlässigkeit gemessen.

Enthält die Vergleichsküvette nur diejenige Substanz nicht, von der der Absorptionsgrad bestimmt werden soll, so werden alle störenden Effekte – wie Reflexionen an den Küvettenfenstern und Absorptionen

durch das Lösungsmittel – „eliminiert". Allerdings muß dabei immer darauf geachtet werden, daß extrem hohe Eigenabsorption, z. B. durch Verunreinigungen in Lösungsmitteln, durch vorhandene störende Stoffe, die nicht spektroskopiert werden sollen, und sogar durch Streuprozesse zu einer drastischen Verringerung des dynamischen Bereiches führen, wie dies weiter oben erklärt worden war.

Mit dieser Anordnung können entweder die einzelnen Wellenlängen sequentiell angefahren werden, wobei bei jeder Wellenlänge nach der Messung des Vergleichs auch die Probe vermessen wird, oder es wird zunächst das gesamte Spektrum des Vergleichs und anschließend dasjenige der Probe aufgenommen. Dies setzt allerdings voraus, daß die Stabilität der Lichtquelle und des Empfängers während dieses doppelten Meßvorganges sehr hoch ist. Diesem Nachteil von Einstrahlgeräten steht der Vorteil gegenüber, daß sie weniger optische Bauteile benötigen. Daher ist die Optik relativ einfach und billig in der Anschaffung.[1,18]

Betrachtet man dagegen die Zweistrahlgeräte, so wird für eine Wellenlänge kurz hintereinander Vergleich und Probe vermessen, so daß der gesamte Meßvorgang im Prinzip nicht länger als die Messung der Probe oder des Vergleiches bei den Einstrahlgeräten benötigt. Dies bedeutet aber, daß der Meßstrahl in zwei Teilstrahlen aufgeteilt werden muß. Bei dieser „Flimmermethode" geschieht dies entweder durch eine rotierende Sektorscheibe, einen Schwingspiegel oder einen halbdurchlässigen Spiegel. Zeitlich kurz versetzt fällt der Meßstrahl durch Probe bzw. Vergleich auf den Empfänger.

Eine solche Zweistrahlanordnung ist in Abb. 2.115 a, b mit einer rotierenden Sektorscheibe wiedergegeben, die aus vier Segmenten besteht, von denen zwei gegenüberliegende geschwärzt sind. Von den restlichen zwei ist eines verspiegelt und das andere durchlässig. Auf diese Weise wird der Meßstrahlengang getaktet. Jeweils ein Viertel der Zeit geht der Meßstrahl durch die Vergleichsküvette bzw. durch die Probe. In der Zeit, in der die geschwärzten Segmente im Strahlengang stehen, wird vom Empfänger der Dunkelstrom gemessen. Auf diese Weise ist es sehr

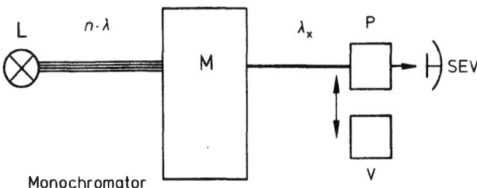

Abb.2.114. Blockbild eines Einstrahlgerätes bestehend aus Lichtquelle, Monochromator, Probenraum mit Probe bzw. Vergleichsküvette und Empfänger. L Lichtquelle weißes Licht ($n \cdot \lambda$), Monochromator M wählt „eine" Wellenlänge (λ_x) aus, die entweder durch die Probe P oder den Vergleich V hindurch auf den Empfänger (Sekundärelektronenvervielfacher, SEV, Photomultiplier) fällt

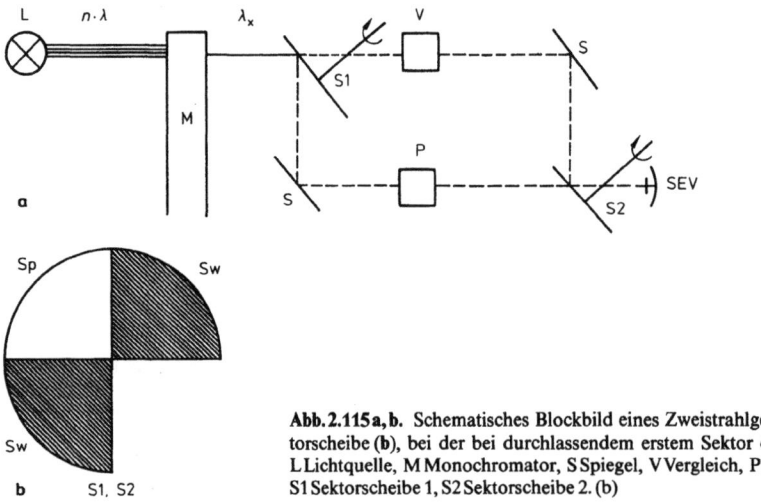

Abb.2.115a,b. Schematisches Blockbild eines Zweistrahlgerätes (a) mit doppelter Sektorscheibe (b), bei der bei durchlassendem erstem Sektor der zweite Sektor reflektiert. L Lichtquelle, M Monochromator, S Spiegel, V Vergleich, P Probe, SEV Photomultiplier: S1 Sektorscheibe 1, S2 Sektorscheibe 2. (b)

leicht möglich, vom Proben- und Vergleichssignal jeweils den Dunkelstrom abzuziehen.

Es ist elektronisch nicht schwierig, dabei den Vergleichswert immer ungefähr auf 100% nachzuregeln. Bei Geräten mit sog. echten „ratio recording" wird dagegen der echte Quotient von I_0 zu I_d gebildet, der eine bessere Signal-Rausch-Charakteristik gegenüber derjenigen Methode hat, bei der der Vergleichsstrahlengang genau auf 100% abgeglichen wird. Letzteres ist elektronisch leichter zu verwirklichen.[1] Da sich die Sektoren meistens mit Netzfrequenz (50 Hz) drehen, bedeutet dies, daß alle 20 ms ein Meßpunkt erhalten wird. Dies hat Konsequenzen für die maximale Geschwindigkeit des Wellenlängenvorschubes. Jede Vorschubgeschwindigkeit, die größer als 50 nm/s ist, bedeutet, daß je nm weniger als ein Meßpunkt aufgenommen wird.[3]

Diodenarrays

Ordnet man viele Photodioden in Zeilen und Spalten (einem Array) an, so kann gleichzeitig bei vielen Wellenlängen detektiert werden. In Abb. 2.116 ist eine solche Ordnung schematisch dargestellt. Es sind die Dioden nicht einzeln angeordnet, vielmehr können mit der modernen Halbleitertechnologie durch Dotierung Bereiche von n- bzw. p-leitendem Silicium erzeugt werden, die von einer Siliciumdioxid-Schicht überdeckt sind.

Jeder dieser p-leitenden Siliciumbereiche entspricht einer „lichtempfindlichen" Stelle, wobei die Mitte dieser „Dioden" jeweils ca. 25 µm voneinander entfernt ist. Üblicherweise sind in der Länge des Diodenarrays ca. 500 solcher Dioden angeordnet, während in der Breite bei speziell für die Spektroskopie gebauten Bauteilen der Fa. Reticon jede „Diode" 2,5 mm lang ist.[19] Der bei Belichtung eines Diodenarrayelementes fließende Strom dient dazu, einen Kondensator zu entladen. Kombiniert man ein solches Diodenarray mit einem Gitter und entfernt beim Monochromator den Austrittspalt, so wird das zunächst weiße Licht regenbogenförmig auf das Diodenarray aufgefächert. In Abhängigkeit von der spektralen Intensität der einzelnen Wellenlängen werden die verschiedenen Diodenelemente unterschiedlich stark entladen.[20,21]

Diese Information kann elektronisch ausgelesen werden und ergibt ein Spektrum. Während das Auslesen sequentiell abläuft, wird die Information dagegen vom Photodiodenarray simultan empfangen. Deswegen bezeichnet man solche Prinzipien der Spektroskopie auch als Simultanspektroskopie. Der Auslesevorgang benötigt für alle 500 Elemente je nach Entwicklungsstand der Elektronik ca. 1 bis 100 ms. Dadurch können mit solchen simultanen Photodiodenarrays sehr schnell Spektren aufgenommen werden (spektrale Empfindlichkeitsverteilung → Kap. 1,2).

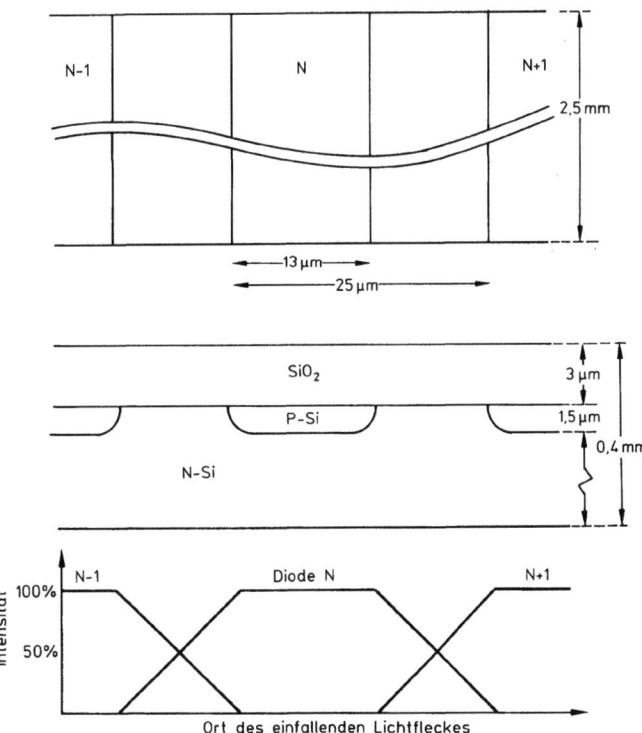

Abb. 2.116. Schematische Darstellung eines Diodenarrays mit eingezeichneter Breite der lichtempfindlichen Stellen und Abstand zwischen zwei benachbarten Elementen. Darunter der Schichtaufbau in der Höhe mit den verschieden dotierten Siliciumbereichen (ebenfalls mit Zahlenangabe) und im unteren Teil der Abb. die entsprechende ortsabhängige Empfindlichkeitscharakteristik für nebeneinanderliegende Dioden. Nach[19]

Die optische Anordnung ist bei Photodiodenarray-Spektrometern relativ ähnlich derjenigen konventioneller Geräte. Da die Meßzeit sehr kurz ist, wird üblicherweise in Einstrahlanordnung gearbeitet. Nur für Speziallösungen muß man auf das Zweistrahlprinzip zurückgreifen, bei dem zwei Diodenarrays verwendet werden. In Abb. 2.117 ist das Blockbild eines kommerziellen Diodenarray-Spektrometers dargestellt.[22,23] Wie schon erwähnt, muß beachtet werden, daß bei größeren spektralen Bereichen, die von einem Gittermonochromator überstrichen werden sollen, mehrere Ordnungen auftreten können. Dies führt dazu, daß bei einer Wellenlänge von beispielsweise 800 nm auch die zweite Ordnung der Wellenlänge 400 nm „gesehen" wird. Durch Abstimmen von blaze-Winkel, Empfindlichkeitsverteilung des Photomultipliers und der Lichtquellen wird heute aber weitgehend erreicht, daß je Wellenlänge nur eine Ordnung auf die Diodenzeile fällt. Da der Einsatz von zwei Lichtquellen problematisch ist, wird häufig versucht, mit einer Wasserstoff- bzw. Deuteriumlampe auch im sichtbaren Spektralbereich zu messen. Dies ist allerdings nicht optimal.

Photodiodenarray-Spektrometer gestatten aber auch nichtkonventionelle Anordnungen, wie sie zur Messung von Reflexion bzw. mit Lichtleitern in vielen modernen analytischen Problemstellungen notwendig sind und auf die schon in der Einleitung eingegangen

worden war. In Abb. 2.118 ist die Anordnung für Absorption-, Fluoreszenz- und Reflexionsmessung über ein- und zweiarmige Lichtleiter mit Hilfe eines Spektrometerbausteins der Fa. Carl Zeiss wiedergegeben. Durch Kombination einer Lichtquelle und des in Abb. 2.119 dargestellten Spektrometerbausteins, der aus einem Gitter und der Diodenzeile besteht, die beide in einen temperaturstabilen Keramikblock eingebaut sind, können verschiedene modulare Aufbauten erreicht werden.[24,25]

Mit einem solchen Meßsystem ist es möglich, neben der Absorption ebenfalls Fluoreszenz in Aufsicht und unter 90° sowie die Reflexion von festen Proben zu untersuchen. Damit bietet sich über die Messung der Reflexion die Möglichkeit der Absorptionsbestimmung auch bei extrem dünnen Schichten (Filmen) oder bei Tabletten. Darüber hinaus können über Vielfachreflexionen auch interferometrische Untersuchungen durchgeführt werden.

Die Meßgeschwindigkeit und photometrische Qualität werden bei solchen Diodenarrays von der Leistungsfähigkeit der Optik (Apertur, Lichtleitwert),[14] dem Auflösungsvermögen des Gitters, der Vermeidung von thermisch bedingten Ausdehnungsschwankungen, der relativen Anordnung Gitter/Diodenarrayzeile, der Ausleseelektronik und der Leistungsfähigkeit des Rechnersystems bestimmt.

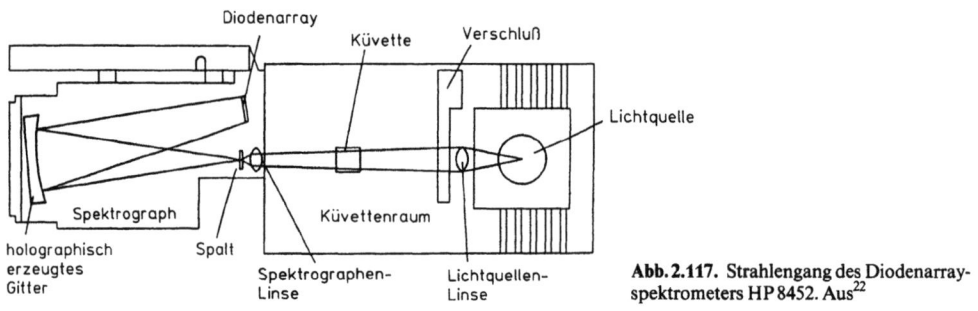

Abb. 2.117. Strahlengang des Diodenarrayspektrometers HP 8452. Aus[22]

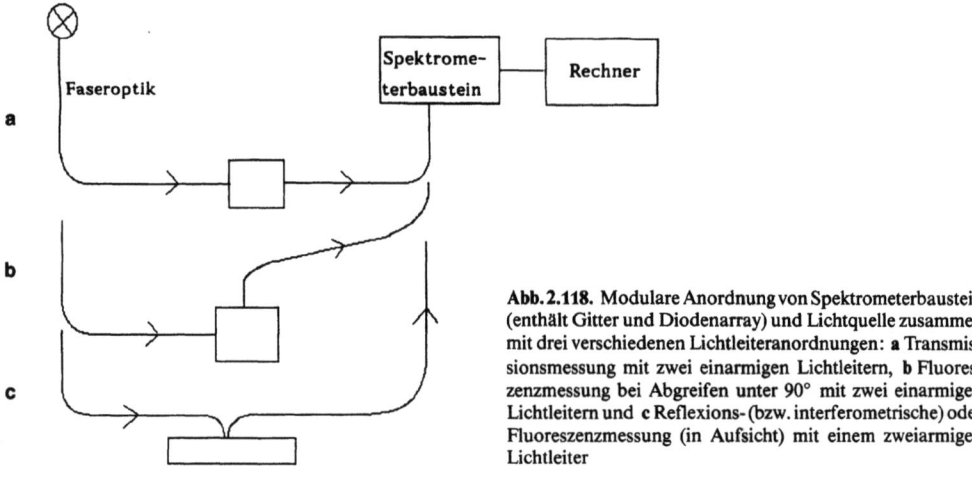

Abb. 2.118. Modulare Anordnung von Spektrometerbaustein (enthält Gitter und Diodenarray) und Lichtquelle zusammen mit drei verschiedenen Lichtleiteranordnungen: **a** Transmissionsmessung mit zwei einarmigen Lichtleitern, **b** Fluoreszenzmessung bei Abgreifen unter 90° mit zwei einarmigen Lichtleitern und **c** Reflexions- (bzw. interferometrische) oder Fluoreszenzmessung (in Aufsicht) mit einem zweiarmigen Lichtleiter

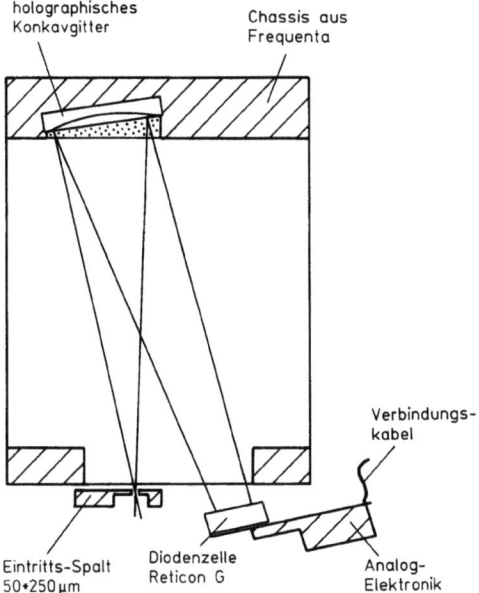

holographisches
Konkavgitter

Chassis aus
Frequenta

Verbindungs-
kabel

Eintritts-Spalt
50•250 µm

Diodenzelle
Reticon G

Analog-
Elektronik

Abb. 2.119. Spektrometerbaustein bestehend aus einem Gitter G, der Diodenarrayzeile D und einem Eintrittsspalt S, der 25 · 250 µm groß ist. Aus[25]

3.4.4 Einfluß der Geräteparameter auf die spektrale Information

Im folgenden sollen einige allgemeine Hinweise für die richtige Benutzung eines Photometers bzw. Spektrometers gegeben und einige wichtige Begriffe definiert werden.[1,3,17,26–30]

1. Nach dem Einschalten benötigt ein Gerät immer eine „*Anwärmzeit*" (muß im Geräteprospekt angegeben sein), bevor alle Bauteile im thermischen Gleichgewicht sind. In diesem Zeitraum ist die Drift zum Teil wesentlich größer als angegeben, d. h., das Signal einer sich physikalisch nicht verändernden Probe wird sich trotzdem im Laufe der Zeit ändern.

2. Das Ablesen der Wellenlängen- bzw. Signalskala muß kontinuierlich möglich sein. Im Normalbetrieb darf dabei die letzte (digitale) Stelle der abzulesenden Signalskala nicht „flackern". Geräte mit vielen *angezeigten Stellen* haben nicht automatisch eine hohe Ablesegenauigkeit, da die letzten Stellen durch das vorhandene Rauschen im Gerät oft stark schwanken und nur das Rauschen anzeigen.

3. In Prospekten wird häufig ein *Spektralbereich* angegeben, der physikalisch mit dem Gerätetyp kaum mehr zu erreichen ist. Sinnvoll sind nur solche Geräte, die bei 190 nm beginnen, eine blaze-Wellenlänge nicht über 350 nm haben, eine Wasserstoff-Deuterium-Lampe besitzen und relativ qualitativ hochwertige Monochromatoren aufweisen. Im Bereich zwischen 190 und 220 nm ist das Signal bei Geräten mit Photodioden schon recht kritisch zu betrachten. Ohne die erwähnte Stickstoffspülung absorbiert der Sauerstoff der Luft

bzw. der Sauerstoff, der in den Lösungsmitteln gelöst ist, so stark, daß kurzwelliger als 190 nm keine Signalablesung mehr sinnvoll ist.

4. Bedingt durch die Strahlengeometrie im Meß- bzw. Vergleichsstrahlengang wird üblicherweise für 1-cm-Küvetten eine *Mindestfüllhöhe* angegeben. Diese darf nicht unterschritten werden, weil sonst der Meßstrahl die Flüssigkeitsoberfläche streift und es zu Fehlmessungen kommt. Falls in Küvetten mit 10 cm Schichtdicke gemessen wird, muß sichergestellt sein, daß der Meßstrahl die Küvettenränder nicht streift.

5. Beim *Temperieren* eines Küvettenhalters muß immer darauf geachtet werden, daß bei hohen bzw. tiefen Temperaturen der Gesamtküvettenraum in seiner Temperatur nicht so drastisch verändert wird, daß umgebende Bauteile (Photomultiplier, Elektronik) aus ihren Temperaturgrenzbereichen gebracht werden. Insbesondere bei tiefen Temperaturen ist zu beachten, daß Luftfeuchtigkeit sehr leicht auf den kalten Küvetten kondensiert und zu Fehlmessungen führt. Eine einfache Problemlösung ist entweder das Anblasen von Front- und Hinterfläche der Küvette mit trockenem Stickstoff oder Trockenmaterial im Küvettenraum.

6. Auch wenn das Meßlicht in konventionellen Spektrometern relativ schwach ist, so kann es bei photoinstabilen Proben zu *Photoreaktionen* führen. Aus diesem Grunde sollte das Gerät in „Ruhestellung" immer langwellig stehen. Bei Photodiodenarrays muß vor und nach den Messungen der Meßstrahlengang durch einen Photoverschluß unterbrochen werden.

7. Da es im Labornetz immer zu Spannungsspitzen kommt und in Abhängigkeit von der Belastung die Werte für Spannung und Frequenz etwas schwanken, müssen Geräte in gewissen Grenzen (10 % Änderung) in ihrem Signal unabhängig von solchen Schwankungen sein. Die Netzspannungsabhängigkeit äußert sich im Hellwert (100 % Transmission bzw. Extinktion $E = 0$). Die entsprechenden Angaben sind den Spezifikationen des Gerätes zu entnehmen.

Die folgenden Parameter können ein Spektrum bzw. quantitative Extinktionsangaben beeinflussen:

- Reproduzierbarkeit und Richtigkeit der Wellenlängenskala,
- photometrische Linearität (Reproduzierbarkeit und Richtigkeit),
- Auflösungsvermögen (Bandbreite und spektrale Reinheit),
- Dämpfung,
- Registriergeschwindigkeit,
- Fehlstrahlung,
- Signal-Rausch-Verhältnis,
- „chemischer" Einfluß des Lösungsmittels.

Wellenlänge

Erschütterung oder auch Temperatureffekte können bei allen kommerziellen Geräten, außer bei dem „Keramik"-Spektrometerbaustein, in dem Diodenarray und Gitter fest zueinander justiert sind, die Richtigkeit der Wellenlängenskala beeinflussen. Aus diesem

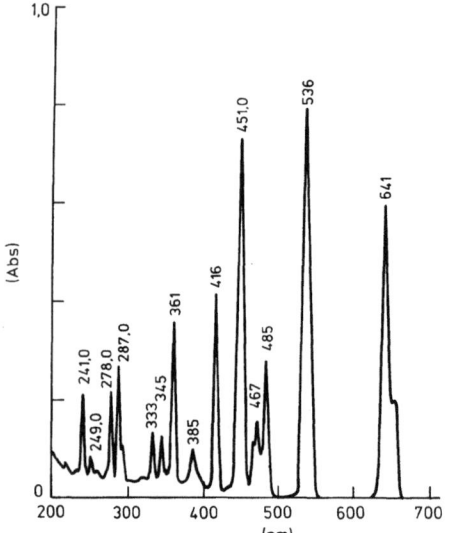

Abb. 2.120. Kontrolle der Wellenlänge über Holmiumperchloratlösung nach DAB 9

Grunde ist es sinnvoll, möglichst häufig (tage-, wo-
chenweise) diese absolute Wellenlängenrichtigkeit
entweder mit einer Holmiumperchloratlösung
(Abb. 2.120) oder einem Holmiumchlorid-Filtersatz
zu justieren.[1,31,32]
Ermöglicht das Gerät Einstrahlbetrieb (Energie- bzw.
Intensitätsmodus) und kann man ein Lampenum-
schalten beim Übergang in den sichtbaren Bereich
verhindern, so gestattet die eingebaute Wasserstoff-
Deuterium-Lampe, die Wellenlänge bei 486 und
656 nm sehr leicht zu überprüfen. Die Linien des Wasserstoffs bzw. Deuterium sind Naturkonstanten und
sehr schmalbandig.
Falls im Labor ein Quecksilberlinienstrahler vorhanden ist, kann über einen Spiegel (bei ausgeschalteten
Meßlampen) das Licht in den Strahlengang des Spektrometers gelenkt werden (Vorsicht: möglichst geringe Spaltbreite und geringe Intensität der Lampe, dies
bedeutet einen großen Abstand zum Eintrittsspalt).
Die Quecksilberlinien sind ebenfalls Naturkonstanten, schmalbandig und sind in Tab. 2.16 angegeben.
Üblicherweise wird sich im Tagesverlauf die Wellen-

länge nur geringfügig verschieben, so daß die Wellen-
längenreproduzierbarkeit sehr hoch ist. Allerdings
müssen an diese Reproduzierbarkeit bei spektralen
kinetischen Untersuchungen sehr hohe Anforderungen gestellt werden. Diese können z. B. anhand von
Isosbesten bei einfachen Reaktionen überprüft werden. Isosbesten sind Wellenlängen, bei denen sich die
Extinktion während der Reaktion nicht ändert. Als
sehr günstig hat sich hierfür die Sultonreaktion erwiesen (Abb. 2.121), die auch Probleme mit der Reproduzierbarkeit des Papiervorschubes bei überlagerter
Aufzeichnung aufdeckt.

Photometrie

Zur Bestimmung der absoluten photometrischen
Richtigkeit eines Spektrometers werden in der Literatur eine Vielzahl von Standardsubstanzen beschrieben, von denen einige auch direkt vom NBS (National
Bureau of Standards) oder der PTB (Physikalisch-
Technische Bundesanstalt in Braunschweig) untersucht und kalibriert worden sind.[32-35] Darüber hinaus
werden von mehreren Firmen Filtersätze und Standardlösungen angeboten. Allerdings muß jedem Nutzer bewußt sein, daß diese Standardfilter bzw. -lösun-
gen keineswegs über die Zeit hinweg ihre geeichten
Werte exakt behalten. Da diese sich innerhalb von ca.
100 Tagen auch bei sachgerechtem Behandeln bis zu
0,3 % ändern, werden die Eichsätze vom NBS z. B. nur
mit 0,3 % absoluter Richtigkeit verkauft. Bessere Angaben zur photometrischen Richtigkeit von Geräten
sind in Prospekten daher kaum möglich.
In Tab. 2.17 sind solche Werte für eine Kaliumdichromatlösung in 0,01 N H_2SO_4 wiedergegeben. Dazu
werden entweder 50 mg $K_2Cr_2O_7$ mit 0,5 mg Abweichung oder 100 mg mit 1 mg Abweichung pro Liter 0,01 N H_2SO_4 eingewogen. Auch nach DAB 9 wird
Kaliumdichromat zur Kalibrierung der absoluten
photometrischen Richtigkeit empfohlen (s. entsprechende Werte in Tab. 2.17). Da die Dissoziationskonstante des Dichromates pH-abhängig ist, sollte die
Einstellung des pH-Wertes sehr genau kontrolliert
werden. Inzwischen werden Werte mehr in der Nähe
von 3 als von 2 bevorzugt, allerdings sollte der pH-
Wert nicht größer als 3 werden.
Für die meisten Messungen ist es wichtiger, statt der
absoluten photometrischen Richtigkeit die Linearität
des Gerätes im verwendeten Absorptionsbereich zu

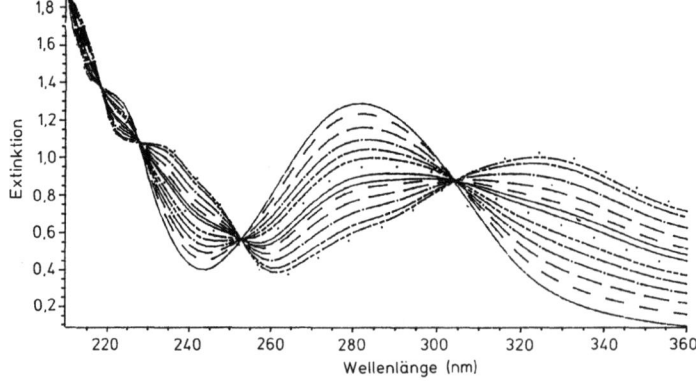

Abb. 2.121. Beispiel für Kontrolle der Wellenlängenrepro-
duzierbarkeit über die Reaktion
von 2-Hydroxy-5-nitro-benzyl-
sulfonsäure

Tabelle 2.17. Kalibrierung der absoluten photometrischen Richtigkeit eines Spektrometers über Kaliumdichromat-Standards in 0,01 N bzw. 0,001 N H_2SO_4. Nach[31]und DAB 9

Wellenlänge (nm)	NBS 50 ± 0,5 mg/L	DAB 9 60 ± 3 mg/L	NBS 100 ± 1 mg/L
235 (Min.)	0,626 ± 0,009	0,748 ± 0,04	1,251 ± 0,019
257 (Max.)	0,727 ± 0,007	0,865 ± 0,04	1,454 ± 0,015
313 (Min.)	0,244 ± 0,004	0,292 ± 0,02	0,488 ± 0,007
350 (Max.)	0,536 ± 0,005	0,640 ± 0,03	1,071 ± 0,011

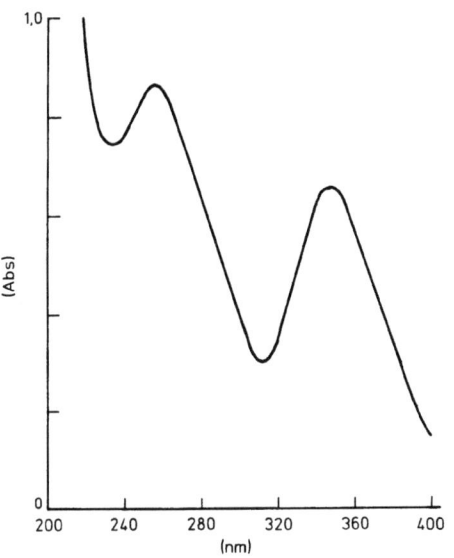

Abb. 2.122. Kontrolle der photometrischen Richtigkeit über eine Kaliumdichromatlösung bei pH 2 nach DAB 9

prüfen. Hierzu kann z. B. Dichromat in verschiedenen Konzentrationen eingewogen werden, oder es kann über optisch vermessene Küvetten verschiedener Schichtdicke bzw. über Verdünnungsreihen die Absorption einer Lösung bei verschiedenen Wellenlängen in Abhängigkeit von der berechneten Konzentration geprüft werden.[36] Nach dem Lambert-Beer-Gesetz muß ein linearer Zusammenhang bestehen. Mehrfachmessungen gestatten eine statistische Bewertung und zeigen, ab welchen Extinktionswerten bei geringen Konzentrationen die Schwankungen zu hoch werden und ob bei hohen Konzentrationen ab bestimmten Extinktionswerten Abweichungen vom linearen Zusammenhang auftreten.

Fehlstrahlungsanteil

Insbesondere bei Messungen im kurzwelligen Spektralbereich findet man häufig Abweichungen von der Linearität je nach Qualität des Spektrometers bei Extinktionen zwischen 1 und 2,5. Sind chemische Abweichungen vom Lambert-Beer-Gesetz auszuschließen, so handelt es sich dabei üblicherweise um den Einfluß der Fehlstrahlung, die als Licht falscher Wellenlänge den Monochromatorspalt verläßt. Sie beruht auf Streueffekten an optischen Komponenten. Insbeson-

dere im Monochromator wird ein gewisser Anteil der Strahlung gestreut. Dieses Licht falscher Wellenlänge trifft auch auf den Austrittsspalt. Es muß von demjenigen Streulicht unterschieden werden, das durch Streuung an zu großen Teilchen in der Küvette selbst entsteht. Da der Empfänger nicht wellenlängenselektiv ist, wird Licht falscher Wellenlänge (insbesondere wenn es unterschiedlich vom Nutzlicht durch die Probe und die optischen Bauteile des Gerätes beeinflußt wird) das gemessene Nutzlichtsignal verfälschen.[37,38]
Der Fehlstrahlungsanteil macht sich besonders in Extrembereichen bemerkbar, d. h. unterhalb von 250 bzw. 220 oder 200 nm, im Überlappungsbereich der Spektren der beiden Lichtquellen und auch sehr stark oberhalb von 600 nm. In Abb. 2.123 wird der Einfluß der Fehlstrahlung bei der Aufnahme von Spektren im kurzwelligen Spektralbereich deutlich. Maleinsäure in ethanolischer Lösung sorgt für Pseudobanden unterhalb von 210 nm. Deshalb findet man in vielen Publikationen (besonders bei biologischem Material) eine Fehlinterpretation der von der Fehlstrahlung verursachten Pseudoabnahme der Extinktion unterhalb von 200 nm.
Der Fehlstrahlungsanteil von Spektrometern im kurzwelligen Spektralbereich kann über die Messung von Salzlösungen bestimmt werden.[31,34] In Tab. 2.18 sind die entsprechenden Vorschriften wiedergegeben. In

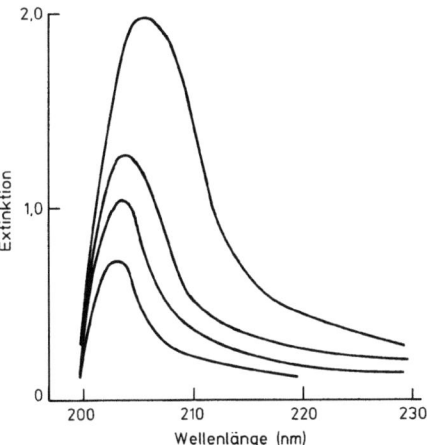

Abb. 2.123. Absorptionsspektren mit der Pseudobande unter 210 nm für vier verschiedene Konzentrationen von Maleinsäure in Ethanol. Nach[39]

Tabelle 2.18. Konzentrationen von verschiedenen Salzlösungen zur Messung der Fehlstrahlung bei angegebenen Wellenlängen. In Klammern sind die Wellenlängenbereiche angegeben, in denen die Absorption total wird

KCl	12 g/L	< 200 nm (175 bis 200 nm)
NaBr	10 g/L	200 nm (195 bis 223 nm)
NaI	10 g/L	220 nm (210 bis 259 nm)
$NaNO_2$	50 g/L	340 nm (300 bis 385 nm)

Abb. 2.124 werden die erhaltenen Werte für drei Salz-lösungen dargestellt.

Da sich der Fehlstrahlungsanteil besonders bei denjenigen Wellenlängen bemerkbar macht, bei denen die Substanz sehr stark absorbiert (Bandenmaximum), kommt es häufig zu einer Pseudobandenaufspaltung im Spektrum, weil im Bereich des Maximums eine erhöhte Durchlässigkeit des Nutzlichtes durch den extremen Fehlstrahlungsanteil vorgetäuscht wird. Dieser Effekt kann z. B. bei der Vermessung zweier Filter unterschiedlicher Schichtdicke in Proben- und Vergleichsstrahlengang festgestellt werden (Abb. 2.125).[1,3]

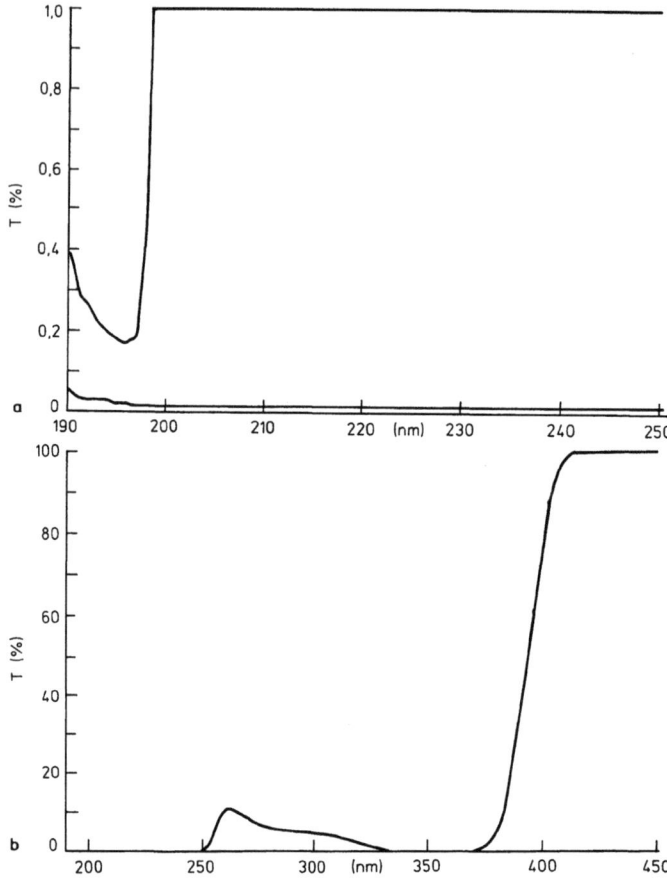

Abb. 2.124 a, b. Messung des Fehlstrahlungsanteils über die Aufnahme der Spektren von drei Salzlösungen: **a** Bereich 190 bis 250 nm (0 bis 1% Durchlässigkeit) für KCl und NaI, **b** Bereich 190 bis 450 nm (0 bis 100% Durchlässigkeit) für $NaNO_2$

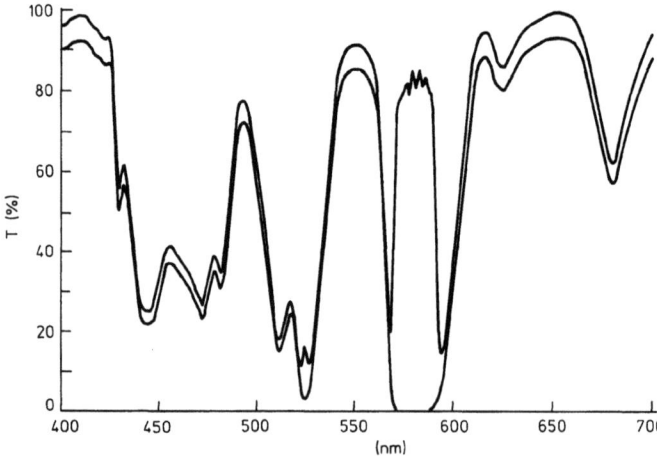

Abb. 2.125. Farbglasfilter mit 0,5 mm Schichtdicke, vermessen gegen Quarz, zeigt im sichtbaren Bereich oberhalb von 600 nm keine Bandenaufspaltung. Im Vergleich dazu eingetragen die Differenzmessung zwischen diesem Farbglasfilter mit 3 mm und einem mit 2 mm Schichtdicke (deutliche Bandenaufspaltung bei 600 nm, auch beginnend bei 525 nm).

Küvettenmaterial und -reinigung

Vom Handel werden Glas-, Quarz- und Polymerküvetten angeboten. Bei Messungen im ultravioletten Spektralbereich können nur Quarzküvetten eingesetzt werden. Alle Küvetten sollten optisch gegeneinander vermessen sein und keine durch das Reinigen verursachten Kratzer auf den Küvettenfrontflächen aufweisen. Um „Fingerabdrücke" auf den Frontflächen zu vermeiden, sind meist zwei Seiten der Küvetten matt ausgebildet. Dadurch ist auch eine definierte Positionierung im Gerät vorgegeben. Da ein Drehen auch leerer Küvetten um 180° durchaus eine Anzeigenänderung verursachen kann, ist es für exakte Messungen sinnvoll, immer beide Küvetten gleich (z. B. Beschriftung in Richtung des Monochromators) zu positionieren.

Die Küvettenhersteller empfehlen Reinigungsmittel, wobei allerdings darauf geachtet werden muß, daß bei nicht ausreichendem Nachspülen Schlieren zurückbleiben können. Auf keinen Fall dürfen die Küvetten im Trockenschrank „ausgeheizt" (Trocknen bei mehr als 35 bis 40 °C) werden – ein Fehler, den jeder Analytiker sogar bei Maßkolben vermeidet.

Für analytische Messungen sind Teflonstopfen sinnvoll, da bei dem Abdecken der Küvetten mit einem Plastikdeckel bei nichtwäßrigen Lösungsmitteln

leicht das Lösungsmittel verdampfen oder sogar über die Küvettenränder kriechen kann.

Zwar bieten sich Plastikküvetten für qualitative Messungen an. Da ihre Schichtdicken sich jedoch sogar innerhalb einer Charge unterscheiden können, sind sie für exakte Messungen nicht geeignet.[39] Die Küvettenfenster sind nämlich aus produktionstechnischen Gründen innen meistens konusförmig gestaltet (Abb. 2.126a). Dieser Konus wird bei teuren Plastikküvetten auf einer Seite vermieden. Diese optisch bessere Seite (planparallele Schicht) ist markiert. Wie in Abb. 2.126b gezeigt wird, sollte diese markierte Seite in Richtung des Monochromatoraustrittsspaltes gestellt werden, damit das Meßlicht in dieser Richtung einfällt.

Auch bei qualitativ hochwertigen Küvetten zeigt sich, daß durch die Reinigung und das Neupositionieren im Strahlengang Änderungen in der dritten Stelle hinter dem Komma für die Extinktion abgelesen werden können. Aus diesem Grunde werden für exakte Messungen Durchflußküvetten bevorzugt, bei denen weder durch Reinigung noch durch Neufüllen der Küvette die Geometrie bzw. die „Sauberkeit" der Küvettenfenster verändert werden. Besonders problematisch ist die Positionierung von Küvetten großer Schichtdicke, bei denen der Strahlengang auf keinen Fall die Küvettenränder streifen sollte.

Der Strahlengang kann leicht durch ein weißes Blatt Papier im Sichtbaren kontrolliert werden. Dazu wird der Monochromator auf 550 nm (grün) gestellt, der Spalt völlig geöffnet und das Papier in den Strahlengang gehalten (Raum abdunkeln). Für die Kontrolle im UV wird fluoreszierendes Papier genommen.

Lösungsmittel

Bei vielen Chemikalien wird durch falsche Wahl des Lösungsmittels eine chemische Reaktion verursacht, so daß nicht die eigentlich gewünschte Substanz vermessen wird. Aber auch wenn diese Fehler ausgeschlossen werden, kommt es durch die unterschiedlichen Polaritäten des Lösungsmittels zu einer Beeinflussung der Bandenlage, je nachdem, ob es sich

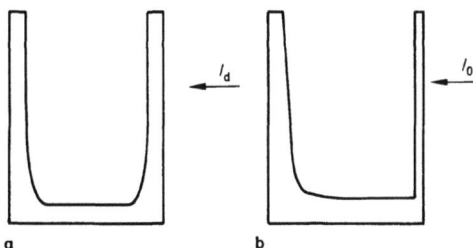

a   b

Abb. 2.126a,b. a Billige Plastikküvette mit üblicher Form, b teure Plastikküvette mit einseitig „planparallel" markiertem Fenster, optimale Strahlrichtung von rechts als I_0 einfallend und als I_d links gemessen

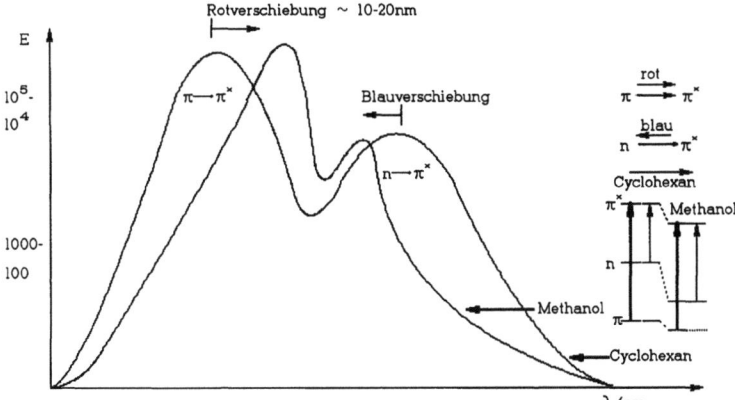

Abb. 2.127. Unterschiedliche Wechselwirkung der verschiedenen Orbitale mit unterschiedlich polaren Lösungsmitteln und entsprechende Beeinflussung der Lage der Energieniveaus. Dies führt zu einer Veränderung der Energiedifferenzen für $n\pi^*$ und $\pi\pi^*$ -Übergänge, so daß es bei ersteren zu einer Blauverschiebung und bei letzteren zu einer Rotverschiebung kommt

um einen $\pi\pi^*$- oder $n\pi^*$-Übergang handelt (s. Abb. 3.4.2). Die unterschiedliche Beeinflussung der n- bzw. π- und π^*-Orbitale durch die Polarität des Lösungsmittels ist in Abb. 2.127 wiedergegeben. Die Wechselwirkung zwischen den einzelnen Orbitalen und Lösungsmitteln verschiedener Polarität ist unterschiedlich. Entsprechend unterscheidbar ist die Energiedifferenz für die Übergänge sowie deren Verschiebung bei Änderung der Polarität des Lösungsmittels. Dies führt für $\pi\pi^*$-Übergänge mit zunehmender Polarität zu einer Rotverschiebung im Spektrum und für $n\pi^*$-Übergänge zu einer Blauverschiebung.

Für die Verschiebungen der Absorptionsmaxima bzw. Veränderungen der Extinktionskoeffizienten werden einige Begriffe verwendet. So bedeutet *bathochrom* (Rotverschiebung bzw. red shift) eine langwellige und *hypsochrom* (Blauverschiebung bzw. blue shift) eine kurzwellige Verschiebung des Absorptionsmaximums. Die Begriffe *hyperchrom* (Intensitätserhöhung) und *hypochrom* (Intensitätserniedrigung) beziehen sich dagegen auf die Stärke der Absorptionsbande.

Bei Fluoreszenzmessungen werden in Abhängigkeit vom Lösungsmittel häufig die Anregungswellenlängen der Fluoreszenzanregungslampe (meist Quecksilberlinienstrahler) als Fluoreszenzbanden fehlinterpretiert. Es ist bekannt, daß diese Anregungswellenlängen im Fluoreszenzspektrum je nach Polarität des Lösungsmittels (um ca. 20 bis 40 nm langwellig – bathochrom – verschoben) als Artefakte auftreten können (Raman-Banden).[1]

Abhängigkeit vom pH-Wert

Neben den typischen Veränderungen des Absorptionsspektrums bei Indikatormolekülen in Abhängigkeit vom pH-Wert des Lösungsmittels findet man bei einigen Substanzen wie bei Phenol- bzw. bei Anilinderivaten beim Wechsel des pH-Wertes deutliche Veränderungen des Spektrums. Abb. 2.128 a zeigt das Spektrum von Phenol und Abb. 2.128 b dasjenige von Anilin für verschiedene extreme pH-Werte.

Phenole weisen gegenüber der Messung im neutralen Medium in alkalischer Lösung durch den stärkeren +M-Effekt des Phenolats einen deutlichen bathochromen (≥ 8 nm) und leicht hyperchromen Effekt des Hauptmaximums auf:

Phenol $\lambda_{max}^{CH_3OH}$ 272 nm ($\varepsilon = 2200$)

Phenol $\lambda_{max}^{0,1\ N\ NaOH}$ 286 nm ($\varepsilon = 2900$)

Demgegenüber registriert man bei aromatischen Aminen in Salzsäure eine signifikante Blauverschiebung und hypochromen Effekt:

Anilin $\lambda_{max}^{CH_3OH}$ 284 nm ($\varepsilon = 1545$)

Anilin $\lambda_{max}^{0,1\ N\ HCl}$ 253 nm ($\varepsilon = 145$)

Durch die Protonierung des Amins zum Ammoniumsalz fällt der +M-Effekt weg, man erkennt nur noch die α-Bande des Aromaten bei 253 nm mit einer Feinstrukturierung bei 248 und 259 nm.

Konzentrationseinflüsse

Bei der Ableitung des Lambert-Beer-Gesetzes war schon darauf hingewiesen worden, daß in Abhängigkeit von der Konzentration Assoziate, Dimere oder auch Charge-Transfer-Komplexe entstehen können. Ein solcher Charge-Transfer-Komplex (CT-Komplex) bildet sich z. B. bei der Umsetzung von Methamphetamin mit Iod in Dichlorethan. Während Methamphetamin in Methanol im UV-C-Bereich (Abb. 2.129 a; α-Bande des Benzols) und Iod in Dichlorethan bei 500 nm (Abb. 2.129 b) absorbieren, weist der CT-Komplex der beiden Stoffe Maxima bei 292 nm ($\varepsilon \geq 27.000$) und 362 nm ($\varepsilon \geq 15.500$) (Abb. 2.129 c) auf. Dies kann man zur Nachsäulendetektion von Aminen verwenden.[40]

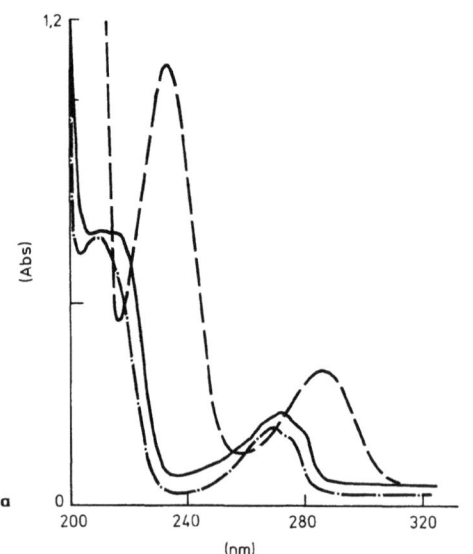

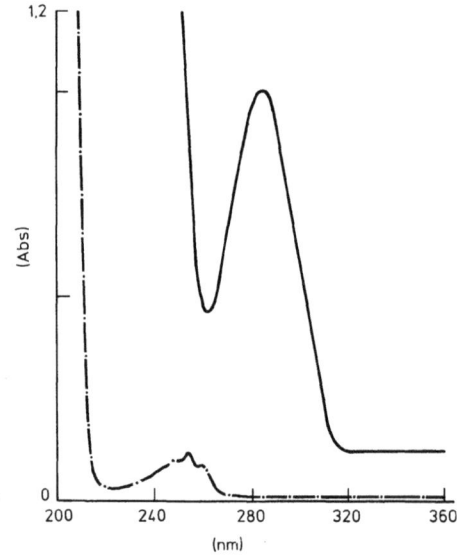

Abb. 2.128 a, b. Elektronenspektren von **a** Phenol und **b** Anilin in Methanol, 0,1 N NaOH (---) und 0,1 N HCl (-·-·-)

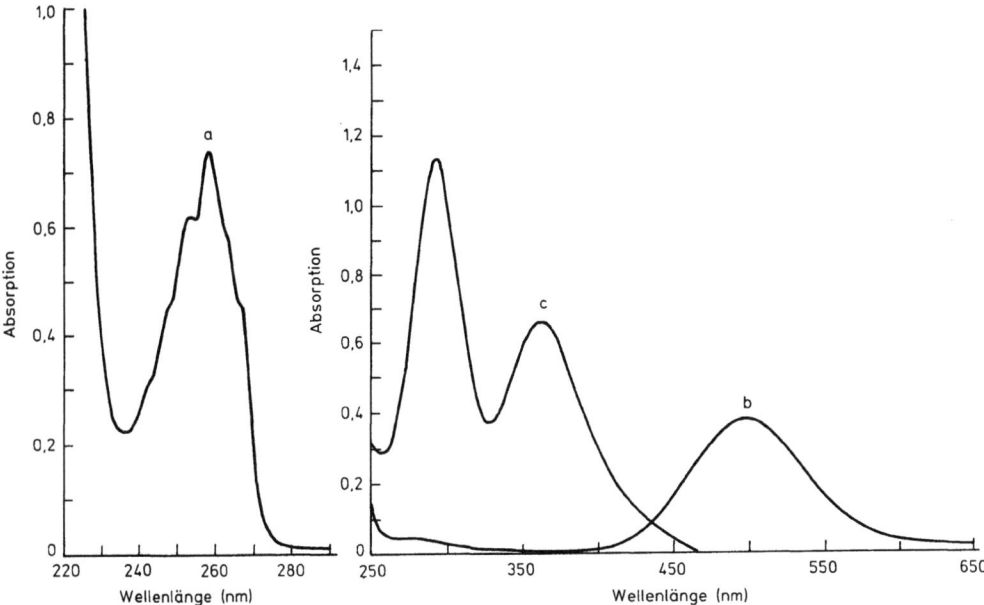

Abb. 2.129 a-c. Elektronenspektren von Methamphetamin **a** in Methanol, **b** Iod und **c** CT-Komplex von Methamphetamin und Iod in Dichlorethan

Zusammenspiel apparativer Parameter

Neben den bisher erwähnten Einflüssen auf das Spektrum durch photometrische Richtigkeit bzw. Reproduzierbarkeit, Fehlstrahlung, Wellenlängenrichtigkeit, Verstärkereinstellung und Auflösungsvermögen des Gitters spielen auch die elektronische Dämpfung und die Vorschubsgeschwindigkeit eine Rolle. Große Zeitkonstanten der Schreibereinstellung oder der Integrationszeit des Analog-Digital-Wandlers verursachen eine starke Dämpfung im Gerät, die zu einem Wellenlängenversatz und zu einer Erniedrigung der Maxima führt.[1,29] Zu hohe Vorschubsgeschwindigkeiten lassen ebenfalls die Signalanzeige außer bei großer Verstärkung und extrem kleiner Dämpfung hinterherhinken, wobei natürlich unter diesen Bedingungen wieder das Rauschen sehr stark wird.

Aus diesem Grunde muß für die verschiedenen Typen von Spektren (Übersichts-, Routine-, Hochauflösungsspektrum) immer eine optimale Einstellung aller Geräteparameter gefunden werden, damit keine Information entweder im Rauschen oder durch zu große Dämpfung verlorengeht. In Tab. 2.19 sind die Wechselbeziehungen zwischen verschiedenen Geräteparametern nochmals übersichtsartig zusammengestellt (ausführliche Diskussion in[1]).

Spezielle Probleme in der Fluorimetrie

Wie Abb. 2.130 zeigt, wird bei einer Fluorimeteranordnung das Fluoreszenzspektrum üblicherweise unter 90° vermessen (nur stark absorbierende Proben werden z. B. unter 30° bzw. 45° beobachtet).
Bei einfachen Geräten wird die Anregungswellenlänge durch einen Filter ausgewählt. Dies kann bei Kontinuumslichtquellen bedeuten, daß nicht nur in eine

Tabelle 2.19. Übersicht über die Einflüsse verschiedener Geräteparameter aufeinander und auf das erhaltene Spektrum; Hinweise auf Optimierungsmöglichkeiten. Wie an der Spaltbreite bzw. am Zusammenhang zwischen Dämpfung, Verstärkung, Rauschen, Registriergeschwindigkeit zu sehen ist, sind z. T. die Effekte gegenläufig (daher notwendig: problemabhängige Validierung)

Geräteparameter	Probleme	Optimierung (möglichst)
Lampe stabilisieren		gut
kleiner Spalt	kleine Intensität keine Photoreaktion	groß
für Bereich geeignete Meßlichtquelle wählen	Lampenumschaltung	
geeignete Empfänger	blau, rot, empfindlicher Photomultiplier Photozelle	
Spreizung	Platz auf Papier Trennung der Banden	groß
Registriergeschwindigkeit	endliche Zeit Dämpfung	langsam
Dämpfung	Rauschen Schreiberträgheit	klein
Verstärkung	Rauschen Meßgenauigkeit Spaltbreite	groß
Spaltbreite	Intensität, Rauschen Auflösungsvermögen (siehe 2. Punkt)	klein
Spalthöhe	Intensität Fehlstrahlung	klein

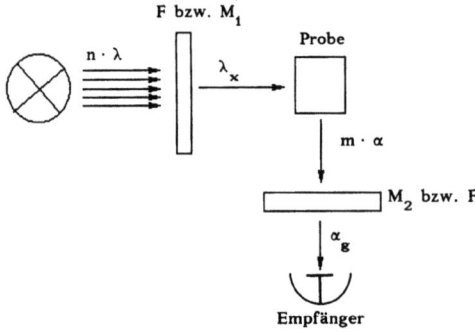

Abb. 2.130. Fluorimeter-Anordnung: das Fluoreszenzspektrum bei *m* verschiedenen Wellenlängen α wird durch eine aus n Wellenlängen λ ausgewählte λ_x angeregt (Auswahl durch Filter F, besser durch „Anregungsmonochromator" M_1). Aus dem Spektrum α wird durch einen Beobachtungsmonochromator M_2 eine α_g ausgewählt und vermessen

Bande eingestrahlt wird. Somit kann es zur Überlagerung der Fluoreszenz aus mehreren angeregten Zuständen kommen. Außerdem ist für quantitative Messungen das Anregungslicht nicht mehr definiert und reproduzierbar (Wellenlängenabhängigkeit der Extinktionskoeffizienten). Daher wird auch auf der Anregungsseite häufig ein guter Monochromator eingesetzt.

Für quantitative Messungen ist es sinnvoll, das Fluoreszenzspektrum in seinem Maximum auszuwerten. Auch hier bieten sich für die Wellenlängenselektion Monochromatoren an, die auch eine spektrale Aufnahme gestatten.

Neben den schon abgeleiteten Problemen bei Absorptionsmessungen kommt noch bei Fluoreszenzmessungen hinzu:

1. Soll die Fluoreszenz bei einer Wellenlänge vermessen werden, die nahe bei der Anregungswellenlänge liegt, so muß der Beobachtungsmonochromator qualitativ hochwertig sein.
2. Überhaupt stört leicht Streulicht, das besonders bei schwach fluoreszierenden oder „trüben" Lösungen die Messungen verfälschen kann. In diesem Zusammenhang war bei den Lösungsmitteln schon auf Artefakte eingegangen worden. Daher wird immer erst ein „blank" des reinen Lösungsmittels vermessen.
3. Fluoreszenz kann durch Sauerstoff in der Lösung gelöscht („quenching", Verringerung der Intensität durch Desaktivierungsprozesse) werden. Dies ist gefährlich beim Reproduzieren quantitativer Messungen.
4. Bei höheren Konzentrationen treten „innere Filtereffekte" und Eigenlöschung auf. Der Zusammenhang Konzentration – Fluoreszenzsignal ist normalerweise nur für Konzentrationen kleiner 10^{-6} molar linear. Eine Faustregel heißt: Extinktion bei der Anregungswellenlänge muß kleiner 0,02 sein.
5. Die Fluoreszenzmessung ist ein Einstrahlverfahren ohne Bezugsmessung. Alle Lampen- bzw. Elektronikschwankungen (vor allem Langzeitdrifts) verfälschen das Meßsignal.

6. Das Fluoreszenzsignal wird mit steigender Intensität des Anregungslichtes größer, daher kann mit intensiven Lichtquellen besser Spurenanalytik betrieben werden (mindestens um drei bis vier Größenordnungen geringere Konzentration als bei Absorptionsmessungen).
7. Eine hohe Lichtintensität fördert photochemische Zersetzungsreaktionen der Probe. Auf die Problematik der Photostabilität bei Fluoreszenzmessungen war schon im Abschnitt Fluoreszenz hingewiesen worden.
8. In Mehrkomponentensystemen kann eine Komponente (falls sie allein fluoresziert) selektiv beobachtet werden. Um die optimale Anregungswellenlänge zu ermitteln, werden „Anregungsspektren" aufgenommen. Dazu wird die Beobachtungswellenlänge bei einem maximalen Intensitätswert ausgewählt und festgehalten. Die Wellenlänge des Anregungsmonochromators wird dann über den Bereich des Absorptionsspektrums variiert. Da wegen des Extinktionskoeffizienten die Probe wellenlängenabhängig unterschiedlich absorbiert, wird sich auch die gemessene Intensität („proportional" zum Absorptionsspektrum) ändern.

Weitere Einzelheiten sind der Literatur zu entnehmen.[1,3,10]

3.4.5 Rechnereinsatz in der Spektroskopie

Mikroprozessoren bzw. Rechner werden bei modernen Spektrometern zur Steuerung, Datenerfassung und graphischen bzw. numerischen Auswertung eingesetzt. Dabei haben diese Geräte häufig einen internen Mikroprozessor, der vollständig die Steuerung und Datenerfassung übernimmt. Betrachtet man das große Angebot an Spektrometern,[41] so kann man zwei Varianten unterscheiden. Bei der ersten Variante ist ein Rechner im Spektrometer eingebaut. Auf einem internen Bildschirm erscheint eine Benutzeroberfläche, mit der alle Parameter eingegeben, die Spektren prozeßgesteuert aufgenommen und schließlich auch die Auswertungen durchgeführt werden können.

Die andere Möglichkeit besteht darin, daß auf einem relativ einfachen Tastenfeld und einem Minidisplay ohne großen Komfort das Gerät bedient und die einzelnen Parameter verändert werden können. Die eigentliche Auswertung findet jedoch auf einer Datenstation statt, an die das Gerät angeschlossen ist. In vielen Fällen ist dies ein Personal Computer, für die heutzutage eine große Anzahl von Software-Paketen allgemein zur graphischen und numerischen Bearbeitung von Datensätzen angeboten wird. Es kann sich aber für große Analytiklaboratorien auch um ein Labor-Informations- und Management-System (LIMS) handeln.[42]

Letzteres Konzept kombiniert die Möglichkeit eines „Stand-alone"-Betriebes (Spektrometer ohne Rechner) mit moderner Benutzerführung sowie komfortabler Software. Beruht diese auf modernen Auswerte- oder Graphikpaketen, die häufig erneuert werden, stellt sie eine hervorragende Möglichkeit dar,

– die angebotene Software immer auf den neuesten Stand der graphischen Möglichkeiten zu halten,

- immer die neueste Rechnergeneration einzusetzen,
- alle Verbesserungen von Auswertealgorithmen zu beachten und
- neue Erkenntnisse in der Spektroskopie z. B. im Hinblick auf Mehrkomponentenanalyse oder Spektrenbibliotheken zu berücksichtigen.

Sollen ältere oder „nackte" Geräte gesteuert werden, so sind im Steuerungsrechner binäre Input-Output- oder Analogwandler-Platinen notwendig. Die Anpassung solcher Platinen und schon vorhandener, älterer Geräte erfordert weitgehende Kenntnisse. Der dabei entstehende Zeit- und Kostenaufwand sollte nicht unterschätzt werden, da insbesondere die Hersteller nicht alle die notwendigen Informationen sofort preisgeben können.
Moderne „Datenstationen" bzw. Arbeitsplatzrechner oder auch „Workstations" sind mit Hochauflösungs- bildschirmen (Spektroskopie besteht nicht aus kaufmännischen Histogrammen), arithmetischen Co- prozessoren für optimale Glättungs- und Interpola- tionsalgorithmen sowie mit genügend Kernspeicher und sehr viel Speicherplatz ausgerüstet. Da, beein- flußt von kaufmännischen Überlegungen, MS-DOS als Betriebssystem nahezu Standard geworden ist, ist der Speicherplatz auf 640 kByte (1 Byte = 8 bit: kleinste ja/nein-Einheit der Informationstheorie) be- schränkt. Aufwendige numerische Berechnungen mit großen, zueinander gehörenden Datenmengen lassen sich dabei nur noch mit modernen Programmierspra- chen (z. B. Turbo C, Turbo Pascal) durchführen, da diese meist gestatten, den sonst beschränkten Spei- cherplatz (auf 64-kByte-Segmente für Datenarrays bzw. für Programme und auf 640-kByte-Gesamtkern- speicherbereich begrenzt) zu erweitern.
Man unterscheidet zwei verschiedene Schnittstellen- typen:

- die bit-serielle V24- bzw. RS232C-Schnittstelle zur einfachen Datenübertragung oder Kopplung mit

anderen Rechnern bzw. Modems (externe Netze) oder
- Parallelschnittstellen, bei denen 8 bit (1 Byte) gleichzeitig übertragen werden. Dieser Schnittstel- lentyp ist durch eine Anzahl von Steuerungsleitun- gen für den Hand-shake-Betrieb optimiert. Eine solche bidirektionelle leistungsfähige Parallel- schnittstelle wurde als IEEE-488-Schnittstelle (auch IEC-Bus genannt) standardisiert. Die Cen- tronics-Schnittstelle stellt eine abgemagerte Form, speziell geeignet für Ausgabe auf Drucker und Plotter, dar.

Prozeßgesteuerte Spektrometer mit Datenstationen bieten sich an, falls neben einer einfachen Routine- aufnahme von Spektren z. B. auch Mehrkomponen- tenanalysen durchgeführt, Spektrenbibliotheken an- gelegt und die Geräte zur On-line-Prozeßkontrolle eingesetzt werden sollen.

Derivativspektroskopie

Bei der Ableitung werden kleine Peaks bzw. relative starke spektrale Änderungen gegenüber flachen Ban- den (streuender Untergrund) hervorgehoben. Daher wurde vor vielen Jahren die Ableitungsspektroskopie in die Analytik von trüben streuenden Proben, biolo- gischen Materialien und auch Proben mit geringen Verunreinigungen eingeführt.[43] Zunächst wurde die Ableitung optisch durch Messung bei zwei Wellen- längen erreicht. Der Nachteil dieses Verfahrens ist je- doch, daß höhere Ableitungen nicht möglich waren. Daher wurde zunächst versucht, die Ableitung über das Analogsignal zu erhalten, indem über die Zeit- konstante des Wellenlängenvorschubes abgeleitet wurde.[44] Allerdings traten dabei insbesondere bei hö- heren Ableitungen Probleme auf.
Deshalb wurde – vor allem nachdem die Geräte Mi- kroprozessoren bzw. Rechner enthielten – die Ablei- tung rechnerisch nach der Wellenlänge durchgeführt.

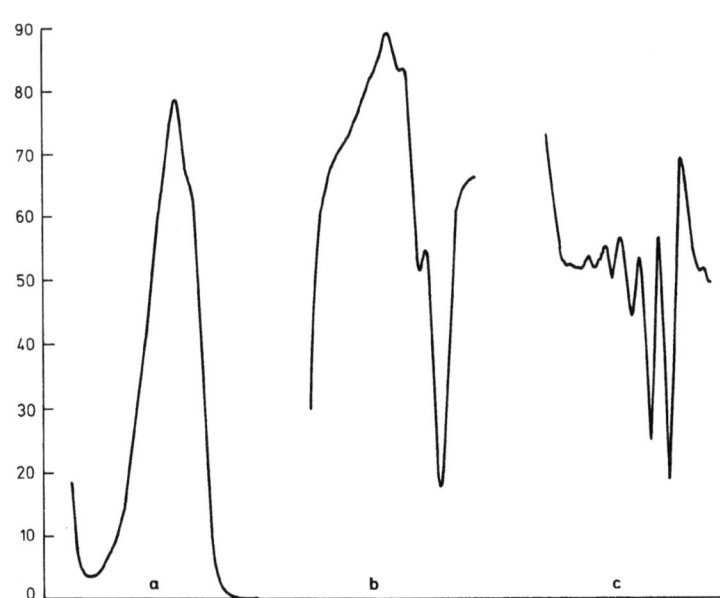

Abb. 2.131. a Normales UV- Spektrum; b Derivativspek- trum 1. Ableitung, c Deriva- tivspektrum 2. Ableitung, jeweils von Phenol in Wasser, Konzentration 10 ppm, Wel- lenlängenbereich 230 bis 300 mm

Der Sinn und Nutzen höherer Ableitung wird heftig diskutiert. Typische Anwendungen sind z. B. in der Wasseranalytik der Nachweis von Phenolspuren in Wasser oder Messungen von biologischen Materialien.[45]

Spektrenbibliotheken

Im Gegensatz zur IR- oder NMR-Spektroskopie zeigen die Spektren im ultravioletten und sichtbaren Spektralbereich relativ wenig Struktur. Die UV/Vis-Spektroskopie ist nicht substanzspezifisch (zur Unterscheidung selektiv – spezifisch s.[46]). Aus diesem Grunde können die in langwelligen Spektroskopiearten eingesetzten Methoden zum Erzeugen von Spektrenbibliotheken nicht übertragen werden. Das Ziel ist es, durch Vergleich des gemessenen Spektrums mit der Spektrensammlung ähnliche Spektren zu finden. Die Schwierigkeit besteht darin, daß mit unterschiedlichen Geräten aufgenommene Spektren und das Rauschen keinen Einfluß haben sollen.

Unter gleichen chemischen Bedingungen im gleichen Lösungsmittel beeinflussen insbesondere drei Effekte ein Spektrum:

- Eine immer – wenn auch häufig nur minimal – unterschiedliche Wellenlängenskala der einzelnen Spektrometer (dies läßt sich außer bei Fourier-Geräten, zum Fourierprinzip s.[47,48], kaum vermeiden),
- unterschiedliche Konzentrationsbereiche bei der Aufnahme und
- unterschiedliche Verstärkungs- und Dämpfungseinstellungen, die das Signal-Rausch-Verhältnis bestimmen.

Daher wurde die sog. *statistische* und *translatorische Invarianz* eingeführt, die in Abb. 2.132a und 2.132b dargestellt ist. Beide Spektren machen den Einfluß von unterschiedlichem Signal-Rausch-Verhältnis und eines leichten Versatzes in der Wellenlängenachse deutlich.

Entsprechend der Quantisierungsstufe in der Signalebene wird für jedes Wellenlängenraster ein Code erzeugt. Durch Trennung des Spektrums in zwei Hälften, ausgehend vom Hauptmaximum nach links bzw. nach rechts (linke Hälfte wird in der Wellenlängenachse gespiegelt), wird der Code in der Nähe des Maximums seine signifikantesten Stellen aufweisen. Diese Form der Quantisierung ist schematisch in Abb. 2.133 dargestellt.[49,50]

Durch mehrfache Codierung einer Substanz in verschiedenen Quantisierungsstufen kann durch Vergleich der Codes mit modernen Datenbanksystemen

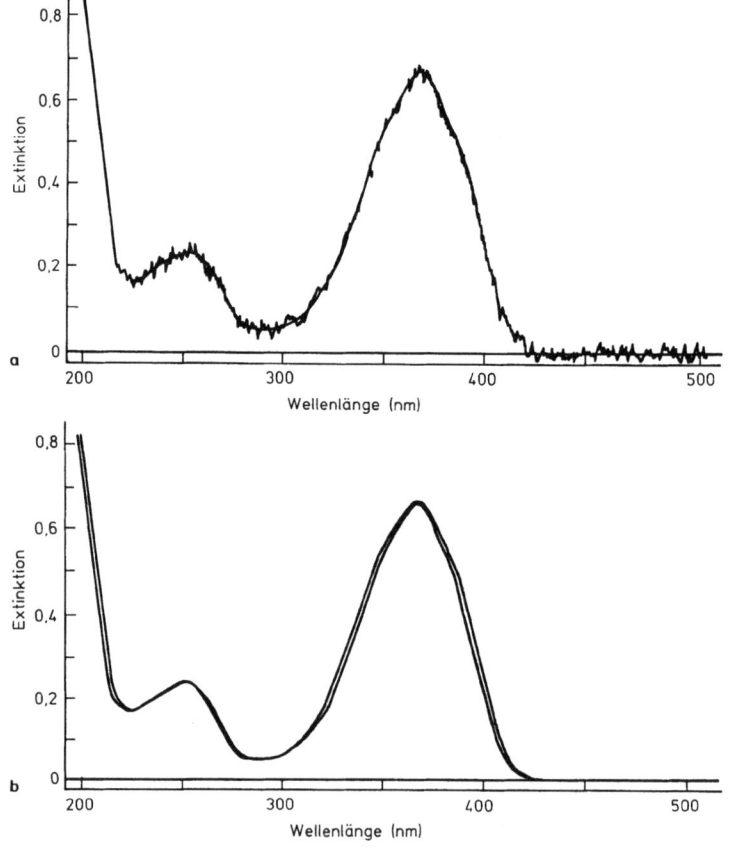

Abb. 2.132. a Statistische Invarianz gegeben durch unterschiedliches Signal-Rausch-Verhältnis, b ein leichter Versatz in der Wellenlängenskala führt zu einer Verschiebung des Spektrums

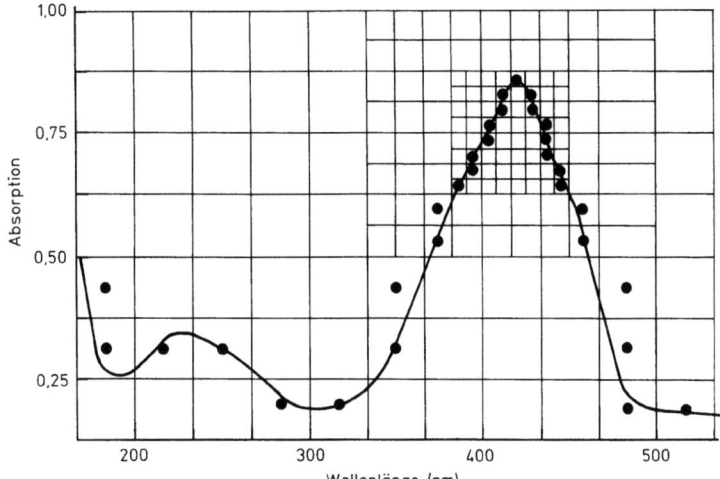

Abb. 2.133. Schematische Darstellung der Quantisierung in normierter Extinktions- und Wellenlängenachse

eine sehr schnelle Auswahl von „ähnlichen" Spektren getroffen werden. Aber auch dieser Algorithmus löst natürlich nicht das Problem der Unterscheidung zwischen ähnlichen verrauschten und spektral nicht unterscheidbaren Substanzen.

Insbesondere bei Substanzen, die keine Bande im Spektralbereich, sondern nur eine Flanke an der kurzwelligen Kante des UV-Bereiches aufweisen, sind oben erwähnte Verfahren meist nicht signifikant genug. In diesen Fällen ermöglichen Faltungsoperationen erfolgversprechende Ansätze bei bestimmten Substanzklassen.[51]

On-line-Prozeßkontrolle

Moderne Gerätetechnologie, leistungsfähige Rechnersysteme und Glasfaseroptik gestatten ein „Remote-sensing" über eine große Distanz. Dadurch wird es möglich, während des Prozesses den Ablauf zu verfolgen, Mehrkomponentenanalysen durchzuführen und in Abhängigkeit von den gemessenen Parametern in den Prozeßablauf einzugreifen und schnell zu reagieren. Im Gegensatz zu den früher üblichen Analysen nach Produktionsende wird dadurch ein größerer Produktionsausfall vermieden. Dabei ermöglicht die Lichtleitertechnologie, auf Durchflußküvetten im Bypass zu verzichten und gestattet, wertvolle spektroskopische Geräte auch außerhalb des eigentlichen Produktionsraumes aufzustellen.

Durch diese neuen Technologien kommen auch viele moderne Sensorsysteme[52] zum Einsatz, die über Reflexions-, Absorptions-, Fluoreszenz- oder auch interferometrische Messungen zum Teil schnelle Informationen erlauben. Ziel der weiteren Entwicklung wird es sein, durch Verbesserung und Neuentwicklung chemischer[53] bzw. biochemischer Sensoren auch die Spezifität auf einzelne Komponenten zu erhöhen, so daß das Analysenergebnis verbessert und Probleme bei der Mehrkomponentenanalyse vermieden werden können.

Literatur

1. Gauglitz G (1983) Praktische Spektroskopie, Attempto Verlag, Tübingen
2. Perkampus HH (1980) Absorptions- und Lumineszenzspektroskopie im ultravioletten und sichtbaren Spektralbereich, Ullmann's Enzyklopädie 5:269–299
3. Gauglitz G (in Vorbereitung) Grundlagen der Spektroskopie im ultravioletten und sichtbaren Spektralbereich mit praktischen Anwendungen, VCh Verlagsgesellschaft, Weinheim
4. Staab HA (1966) Einführung in die theoretische organische Chemie, Verlag Chemie, Weinheim
5. Perkampus HH (1986) UV/Vis-Spektroskopie und ihre Anwendungen, Springer, Berlin Heidelberg New York Tokyo
6. Stuart HA (1967) Molekülstruktur, Springer, Berlin
7. Kerker M (1969) The Scattering of Light, Academic Press, New York London
8. van de Hulst HC (1957) Light Scattering by small particles, Wiley, New York
9. Harrick NJ (1979) Internal Reflection Spectroscopy, Harrick Scientific Corporation, New York
10. Parker CA (1969) Photoluminescence of solutions, Elsevier, Amsterdam London New York
11. Guilbault GG (1973) Practical Fluorescence: Theory, Methods, and Techniques, Marcel Dekker, New York
12. Endres L, Fietz H (1988) Strahler. In: Erb W (Hrsg.) Leitfaden der Spektroradiometrie, Springer, Berlin Heidelberg
13. Kiefer J (Hrsg.) (1977) Ultraviolette Strahlen, de Gruyter, Berlin
14. Reule A (1989) Spektrale Aussonderung. In: Erb W (Hrsg.) Leitfaden der Spektroradiometrie, Springer, Berlin Heidelberg
15. RCA-Handbook (1970) Photomultiplier Manual, Electronic Components, Harrison, USA
16. Möstl K (1989) Empfänger. In: Erb W (Hrsg.) Leitfaden der Spektroradiometrie, Springer, Berlin Heidelberg
17. DIN-Norm 58 960, Photometer für analytische Untersuchungen, Beuth-Vertrieb, Berlin
18. Kaye W, Barber D, Marasco R (1980) Design of a Microcomputer-Controlled UV-VIS Spectrophotometer, Anal Chem 52:437A
19. Reticon EG & G Datenblätter Sunnyvale, CA

20. Talmi Y (1979) Multichannel Image Detectors, ACS-Symposium 102
21. Talmi M, Simpson RW (1980) Appl Opt 19:1401
22. Hewlett-Packard Journal (Februar 1980) Design and Performance of a Highly Integrated Parallel Access Spectrophotometer
23. HP 8452A Manual, Hewlett Packard, Waldbronn
24. Mächler M, Sachse R, Schlemmer H (Carl Zeiss) Ger Offen DE 3414260
25. MCS-Prospekt, Fa. LOT, Darmstadt
26. Maintaining Optimum Spectrophotometer Performance, Perkin-Elmer, Application Data Bulletin, Am Soc Clin Pathol Techn Improv Ser No. 27
27. Erickson JO, Surles T (June 1976) Amer Lab 41
28. Recommended Practices for General Techniques of Ultraviolet Quantitative Analysis, E169-63, ASTM
29. Optimum Parameters for Spectrophotometry, Varian Instruments, OPT-720A
30. Ingle JD (1977) Anal Chim Acta 88:131
31. Burgess C, Knowles A (1981) Standards in Absorption Spectrometry, Ultraviolet Spectrometry Group, Vol. I, Chapman and Hall
32. Rand RN (1969) Clin Chem 15:839
33. Standard Definitions of Terms and Symbols Relating to Molecular Spectroscopy, ASTM E131-71. In: Manual on Recommended Practices in Spectroscopy, Philadelphia: American Society of Testing Materials Commettee E13, 1969, 10-34
34. Reule AR (1976) J Res NBS 80A:609
35. Burnett RW (1972) NBS spec publ 378:109
36. Reule R (1968) Appl Opt 7:1023
37. Preston JS (1936) J Sci Instr 13:368
38. Kaye W (1981) Anal Chem 53:2201
39. Seiffert UB, Janson D (1981) J Clin Chem Clin Biochem 19:41
40. Kovar KA, Abdel-Hamid M (1983) Charge-Transfer Complex Formation in Drug Analysis. In: Breiner DD, Speiser P (Eds.) Topics in Pharmaceutical Sciences, Elsevier Scientific Publishers BV, p. 15; Knoll W (1986) Elektronen-Donator-Acceptor-Komplexe aliphatischer Amine mit Iod: Struktur und Verwendung zur Detektion in der HPLC. Dissertation, Universität Tübingen
41. Sonderheft Spektroskopie (1989) Nachr Chem Tech Lab, Bd. 37, Verlag Chemie, Weinheim
42. Riethmüller L (1982) Laborpraxis 1078
43. Cahill JE, Padera FG (1979) Am Lab, Perkin-Elmer ADS 122
44. Talsky G, Mayring L, Kreuzer K (1978) Angew Chem 90:840
45. Fell AF (1982) Anal Proc 398
46. Kaiser H (1972) Z Anal Chem 260:252
47. Geick R (1972) Chem Lab Betr 23:193,250,300
48. Genzel L (1975) Fresenius Z Anal Chem 273:391
49. Gauglitz G, Walz R (1987) GIT Fachz Lab, 611
50. Walz R, Gauglitz G (in Vorbereitung) Program system for coding spectral UV/Vis information, library search and correlation of molecular structure to spectral information
51. Ebel S, Mück W, Werner-Busse A (1987) Fresenius Z Anal Chem 327:794
52. Gauglitz G (1990) Optical sensing principles. In: Göpel G (Hrsg.) Sensors, Verlag Chemie, Weinheim
53. Gauglitz G, Nahm W (1990) GIT Fachz Lab 34(7):889

3.5 IR- und NIR-Spektroskopie

M. Passlack, C. Votteler

Die Anwendungen der Infrarot (IR)- und Nahinfrarot(NIR)-Spektroskopie kann man grob unterteilen in:

- Identitätsprüfung,
- Strukturaufklärung,
- Gehaltsbestimmung ($\rightarrow$ Kap. 2,5.4.4) und
- Reaktionsverfolgung und Kinetik.

Grundlagen.[1,2] Die Art der Wechselwirkung zwischen elektromagnetischer Strahlung und Materie ist vom Bereich der eingestrahlten Frequenz abhängig (Abb. 2.134):
Es bestehen folgende Beziehungen zwischen Energie, Frequenz und Wellenzahl:

$$E = h \cdot \bar{v}$$

$$E = \frac{h \cdot c}{\lambda}$$

$$\bar{v} = c \cdot v$$

$$v = \frac{\bar{v}}{c}, \text{mit}$$

E = Energie (J),
h = Planck-Konstante ($6,626 \cdot 10^{-34}$ Js),
$\bar{v}$ = Frequenz (s^{-1}),
c = Lichtgeschwindigkeit ($m \cdot s^{-1}$),
λ = Wellenlänge (m),
v = Wellenzahl (cm^{-1}).

Die IR-Spektroskopie gliedert sich in drei Frequenzbereiche:

- das ferne IR von 400 bis 10 cm^{-1} (25 bis 1.000 μm),
- das mittlere IR von 4.000 bis 400 cm^{-1} (2,5 bis 25 μm),
- das NIR von 10.000 bis 4.000 cm^{-1} (1 bis 2,5 μm).

Das ferne IR ergibt Informationen über verschiedene Rotationszustände des Moleküls und wird hier nicht behandelt. Das mittlere Infrarot ist der Bereich, der üblicherweise gemeint ist, wenn man von IR-Spektroskopie spricht. Ein Molekül absorbiert die Energie elektromagnetischer Wellen, indem es von einem Schwingungszustand mit geringerer Energie in einen Schwingungszustand mit höherer Energie übergeht.[1,2] Bei Raumtemperatur liegen die Moleküle prinzipiell im Grundzustand vor. Die Anregung von einem niedrigen in einen höheren Schwingungszustand erfolgt – wie das auch von atomaren Systemen bekannt ist – in Quanten. Das bedeutet, daß definierte Übergänge mit den entsprechenden Energiebeträgen angeregt werden, die aus der elektromagnetischen Strahlung absorbiert werden.
Die Zahl (Z) der maximal möglichen Schwingungsformen eines Moleküls ergibt sich aus:

$$Z = 3N\text{-}5 \text{ für linear gebaute Moleküle,}$$

$$Z = 3N\text{-}6 \text{ für nichtlinear gebaute Moleküle,}$$

wobei N die Anzahl der Atome im Molekül angibt.

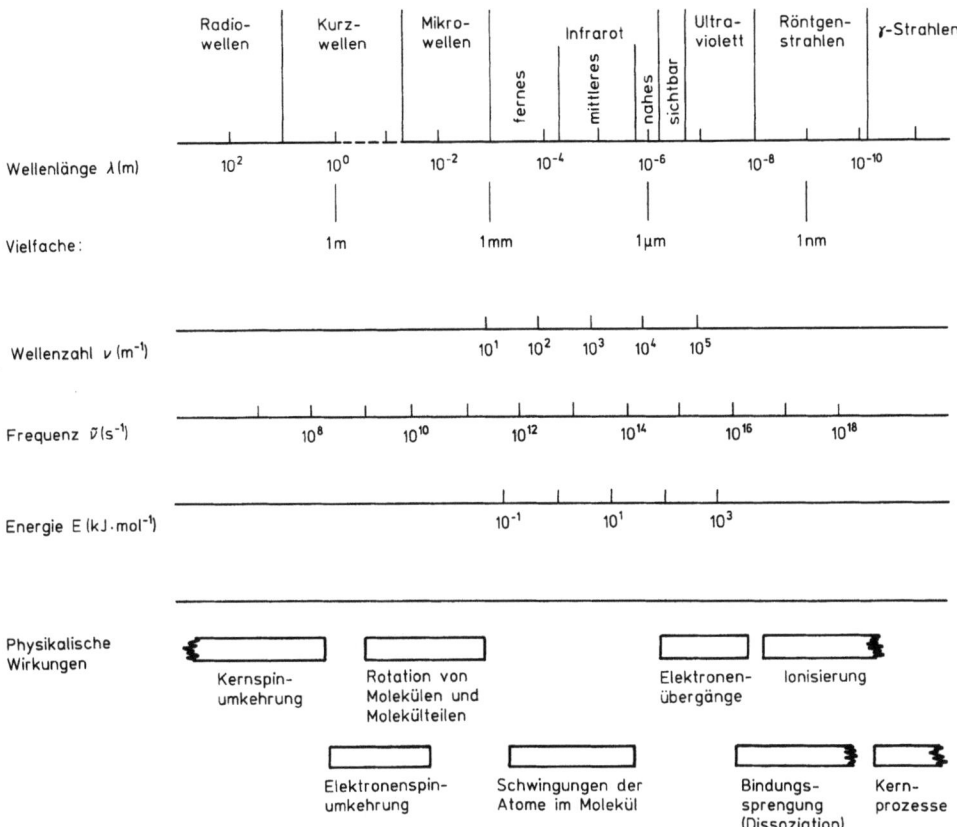

Abb. 2.134. Übersicht über das elektromagnetische Spektrum, die Einheiten und die physikalische Wirkung der Strahlung mit ihren groben Gebietsabgrenzungen. Aus[2]

Normalerweise weicht die Zahl der beobachteten Banden jedoch erheblich von den rechnerisch ermittelten ab:

- Einige Banden sind sehr intensitätsschwach.
- Viele Banden fallen zufällig oder aus Symmetriegründen zusammen.
- Es können Banden außerhalb des registrierten Bereichs auftreten.
- Es können Schwingungen IR-inaktiv sein.

Erlaubt sind nämlich nur solche Übergänge, bei denen sich das Dipolmoment des Moleküls ändert. Eine Schwingung mit besonders starker Dipolmomentänderung wie die Schwingung der C-O-Doppelbindung (Carbonylschwingung) ergibt eine sehr intensive Absorption bei der entsprechenden Wellenlänge und damit eine intensive Bande im Spektrum. Schwingungen ohne Dipolmomentänderung wie die Bindung im molekularen Stickstoff sind IR-inaktiv.
Die Lage der Absorptionsfrequenzen hängt von der Masse der Atome einer Verbindung sowie den chemischen Bindungskräften zwischen den einzelnen Atomen ab - analog einem mechanischen Modell mit unterschiedlich schweren Kugeln und unterschiedlich starken mechanischen Federn, die die Kugeln verbinden.

Man unterscheidet zwei Arten von Schwingungen:[1,2]

- Die *Valenzschwingungen,* bei denen die Atome oder Atomgruppen gegeneinander schwingen, so daß sich die Bindungsabstände im Takt der Frequenz verändern.
- Die *Deformationsschwingungen,* bei denen sich vor allem die Bindungswinkel mit der Schwingung verändern.

Wie aus Abb. 2.135 hervorgeht, lassen sich die Deformationsschwingungen in vier Gruppen unterteilen. Anhand einer CH_2-Gruppe werden die Unterschiede zwischen den einzelnen Schwingungsarten dort kurz erläutert.
Zusätzlich zum Schwingungsübergang werden noch die verschiedensten Rotationsschwingungszustände angeregt, so daß die exakte Anregungsenergie der Schwingung von der wesentlich geringeren Anregungsenergie der Rotationsübergänge moduliert wird - man nennt die Spektren deshalb auch Rotationsschwingungsspektren. Bei Spektren von Flüssigkeiten ergeben sich breitere Absorptionsbanden, bei Gasen sieht man häufig die verschiedenen diskreten Energiezustände, unterteilt in einen P- und R-Zweig (Abb. 2.136).

Schwingung	Bezeichnung und Symbol in der deutschen Literatur	

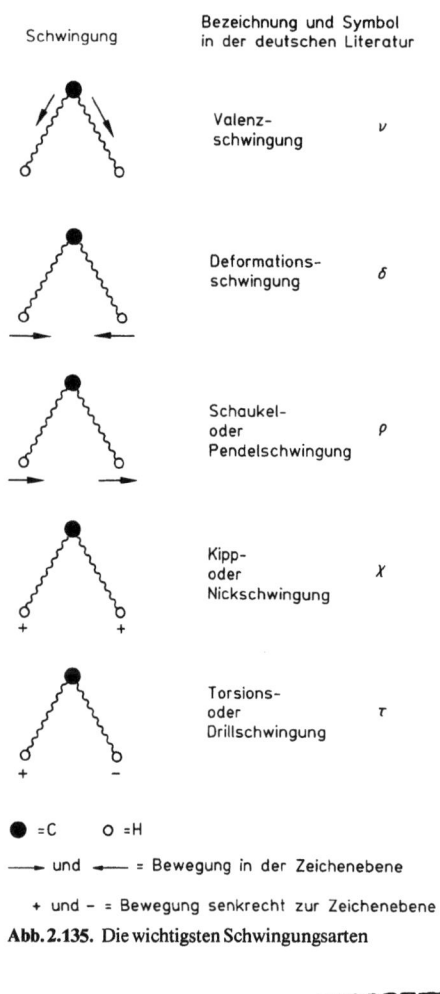

	Valenz-schwingung	ν
	Deformations-schwingung	δ
	Schaukel- oder Pendelschwingung	ρ
	Kipp- oder Nickschwingung	χ
	Torsions- oder Drillschwingung	τ

● = C   ○ = H

⟶ und ⟵ = Bewegung in der Zeichenebene

+ und − = Bewegung senkrecht zur Zeichenebene

Abb. 2.135. Die wichtigsten Schwingungsarten

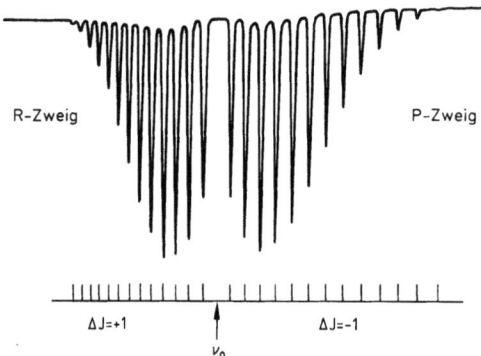

Abb. 2.136. Rotationsschwingungsspektrum von Chlorwasserstoff (gasf.). ν= 2.884 cm^{-1} (Zentrum), Π= 26.500 Pa (= 265 mbar). Aus[1]

Charakteristisch verhalten sich Moleküle, die im festen oder flüssigen Zustand Wasserstoffbrückenbindungen mit Nachbaratomen eingehen, wie beispielsweise Alkohole oder Amine. Während die Substanz im gasförmigen Zustand oder in Lösung schmale,

scharfe Banden zeigt, verschieben sich die Absorptionen der an der intermolekularen Wechselwirkung beteiligten Bindungen im kondensierten Zustand stark zu kleineren Wellenzahlen (geringere Bindungsenergie) und gleichzeitig entstehen sehr breite Banden. Abb. 2.137 zeigt sowohl die unbeeinflußten OH-Valenzschwingungen bei ca. 3.600 cm^{-1} als auch die breite Bande im Gebiet von 3.400 bis 3.200 cm^{-1} im Gleichgewicht nebeneinander.

Nahinfrarotspektroskopie.[3] Außer den Grundschwingungsbanden gibt es auch Oberschwingungen und Kombinationsbanden, an denen mehr als ein Schwingungsübergang beteiligt ist. Diese Banden haben maximal 1 bis 10 % der Intensität der Grundschwingungen. Die intensiveren Absorptionen im NIR-Bereich beruhen fast ausschließlich auf den Oberschwingungen der Wasserstoffatome mit anderen Partnern. Das bedeutet, daß Moleküle mit N-H-, O-H- und C-H-Bindungen im NIR-Bereich absorbieren.
Der NIR-Bereich unterscheidet sich zwar nicht grundsätzlich von dem mittleren IR-Bereich, es gibt jedoch einige deutliche Unterschiede. Da in diesem Bereich nur Oberschwingungen und Kombinationsschwingungen absorbieren, sind die Intensitäten bei sehr hohem Signal-Rausch-Verhältnis um einen Faktor 20 bis 10.000 geringer. Für die Handhabung ist das vorteilhaft, da sich die Küvetten mit einer Schichtdicke von etwa 1 cm wesentlich problemloser füllen lassen und auch bei Feststoffen die Präparation wesentlich einfacher ist. Dazu kommt, daß man hier wegen der Durchlässigkeit Glas (oder Quarz) als Küvettenmaterial verwenden kann und daß wäßrige Lösungen weit weniger Probleme machen als im mittleren IR-Bereich. Die NIR-Spektroskopie ist auch deshalb von praktischem Interesse, weil man mit Hilfe von Lichtleitern die Strahlung der Emissionsquelle über große Entfernungen zur Meßstelle leiten kann und von dort zurück zum Detektor. Eine Anwendung ergibt sich hier vor allem bei der Verfolgung einer Reaktion oder bei der Qualitätskontrolle mit Hilfe eines Meßfühlers. Ein Nachteil der NIR-Spektroskopie sind die relativ breiten Banden und unaufgelösten Kurvenzüge. Deren Interpretation ist kaum möglich, und es gibt nur sehr wenige kommerziell erhältliche Referenzspektren. Wenn man aber seine Referenzspektren und Eichspektren vorher aufnimmt, ist die NIR-Spektroskopie eine ausgezeichnete Methode, um die Identität einer Substanz und den Grad ihrer Verunreinigung festzustellen. Dafür sind sehr gut ausgearbeitete Programme erhältlich.

Auswertung. Für einfache Moleküle können die theoretisch möglichen Schwingungen abgeleitet werden. Mit zunehmender Atomanzahl im Molekül werden die IR-Spektren aber sehr komplex und Aussagen sind nur noch anhand von Erfahrungswerten und durch Spektrenvergleich möglich.
Die einfachste Vorgehensweise in der IR-Spektroskopie ist die Betrachtung des Spektrums als Fingerabdruck der Substanz. Der Bereich zwischen 1.500 und 1.000 cm^{-1} wird deswegen auch als *Fingerprint-Bereich* bezeichnet. Jede kleine Abweichung von der Referenzmessung bedeutet dann, daß die Substanz verunreinigt ist; ein völlig anderes Muster bedeutet, daß es sich um eine andere Substanz handelt. Diese Unter-

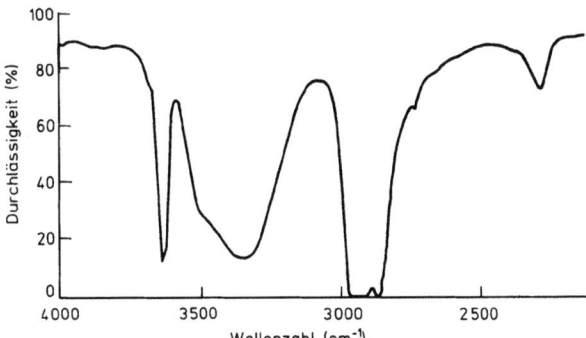

Abb. 2.137. Assoziierte und freie OH-Gruppe liegen nebeneinander vor. IR-Spektrum von 0,247 mol/L n-Butanol in CCl₄. Aus[1]

schiede lassen sich mit dem Computer exakt charakterisieren, und man kann so eine Qualitätskontrolle durchführen. Dieses Verfahren ist auch in der NIR-Spektroskopie sehr gut durchführbar.

Für viele Molekülteile und die meisten funktionellen Gruppen im Molekül gibt es charakteristische Absorptionsfrequenzen. Die genaue Lage dieser Bandenkombinationen wird aber wiederum vom Rest des Moleküls beeinflußt. Man kann das Spektrum einer unbekannten Substanz interpretieren, indem man anhand einer Tabelle oder einer Spektrendatei die Lage und die Intensität der Banden in Hinblick auf funktionelle Gruppen und Strukturteile analysiert. In Tabellen lassen sich nur Bereiche angeben, diese können aber durch spezielle benachbarte Molekülteile auch überschritten werden. Die beste Hilfe bietet bei der qualitativen Auswertung eine gute Spektrenbibliothek mit passenden Computerprogrammen für die Suche und Interpretation. Die in Abb. 2.138 dargestellten Absorptionsbanden können mit etwas Erfahrung bei der Strukturaufklärung hilfreich sein.

Literaturangaben über die Lage charakteristischer Banden im IR beziehen sich z. T. auf die Wellenlängen λ (m) und z. T. auf die Wellenzahlen v (cm⁻¹).

Die Intensitätseinheit der Spektren ist meist die *Durchlässigkeit D*, weil der Detektor diese erfaßt. Für Spektrenvergleiche und für quantitative Arbeiten ist jedoch die Extinktion E ($E = -\log D$) ein besseres Maß, da hier die Verhältnisse der Banden zueinander unabhängig von der gemessenen Substanzmenge ist (→ Kap. 2,5.4.4). Die Umrechnung der Spektren in Extinktionswerte erfolgt mit dem Computer. Spektren in neueren Spektrensammlungen und in Computerbibliotheken sind deswegen fast immer in Extinktion erfaßt.

Spektrensammlungen und Computerbibliotheken. Der direkte Spektrenvergleich mit Referenzspektren ist der sicherste Weg, um Aussagen über eine unbekannte Substanz machen zu können. Voraussetzung ist jedoch, daß man das Spektrum der gleichen oder einer ähnlichen Verbindung zur Verfügung hat. Dazu gibt es umfangreiche Spektrensammlungen in gedruckter Form.[4-10]

Das Auffinden der passendsten Referenz ist sehr zeitraubend. Da das manuelle Suchen nach spektralen oder strukturellen Parametern in invertierten Listen sehr aufwendig und nicht immer erfolgreich ist, wird immer häufiger der Computer für diese Arbeit eingesetzt. Besonders hilfreich ist es auch, eigene Spektren in eine Datenbank einzubauen, die dann anschließend als Referenzspektren zur Verfügung stehen. Fast jeder Spektrometerhersteller bietet inzwischen ein solches Spektrendatenbanksystem auf dem Spektrometerrechner an. So kann zu jedem gemessenen Spektrum direkt eine Spektrensuche durchgeführt werden, und man bekommt als Ergebnis die ähnlichsten Spektren.

Die Zahl der erhältlichen Spektren ist sehr beschränkt, und sie sind meist ohne chemische Strukturen abgespeichert. Oft ist das Suchergebnis für ähnliche Spektren auch nicht zufriedenstellend. Im Vergleich zu gedruckten Vergleichssammlungen ist der Vorteil jedoch groß.

Eine Möglichkeit, eine größere digitale Spektrendatenbank zu nutzen, besteht darin, sich über das Datex-P-Netz der Bundespost bei STN network in Karlsruhe[11] einzuschalten. Dort kann man eine Suche nach Spektren und Strukturen von etwa 12.000 IR-Referenzen durchführen.

Seit wenigen Jahren gibt es auch kommerzielle Datenbanksysteme mit großen Spektrendatenbanken und kompletter Strukturinformation. Beispielsweise bietet die Fa. Heyden[12] ein solches System an. Noch weitergehend ist das vom Bundesministerium für Forschung und Technologie geförderte System der Fa. Chemical Concepts in Weinheim.[13] Hier gibt es auch die Möglichkeit, verschiedene spektroskopische Methoden zu kombinieren, und es sind interpretative Systeme integriert.

Einsatzmöglichkeiten. Die IR- und NIR-Spektroskopie ist zur Identifizierung von organischen Verbindungen und von Polymeren gut geeignet. Nur wenige unpolare Substanzen, bei denen sich das Dipolmoment bei keiner Schwingung der Atome ändert, weisen keine Banden auf. Hierzu gehören z. B. Stickstoff und Sauerstoff, Graphit und die Metalle. Bei anorganischen Verbindungen treten oft nur wenige und breite IR-Banden auf, die eine eindeutige Identifizierung erschweren. Die Selektivität der IR- und NIR-Spektroskopie ist beträchtlich größer als die der UV-Spektroskopie. IR- und NIR-Spektren können von gasförmigen, flüssigen und festen Proben aufgenommen werden. Lassen sich die Proben nicht so präparieren, daß sie im Durchlicht gemessen werden können, dann können verschiedene Reflexionstechniken angewandt werden. Lackierte Metalle und Lösungen

Abb. 2.138a. Charakteristische Absorptionen im Fingerprint-Bereich. Aus[49]

Abb. 2.138 b. Charakteristische Absorptionen im Fingerprint-Bereich. Aus[49]

Abb. 2.138c. Charakteristische Absorptionen im Fingerprint-Bereich. Aus[49]

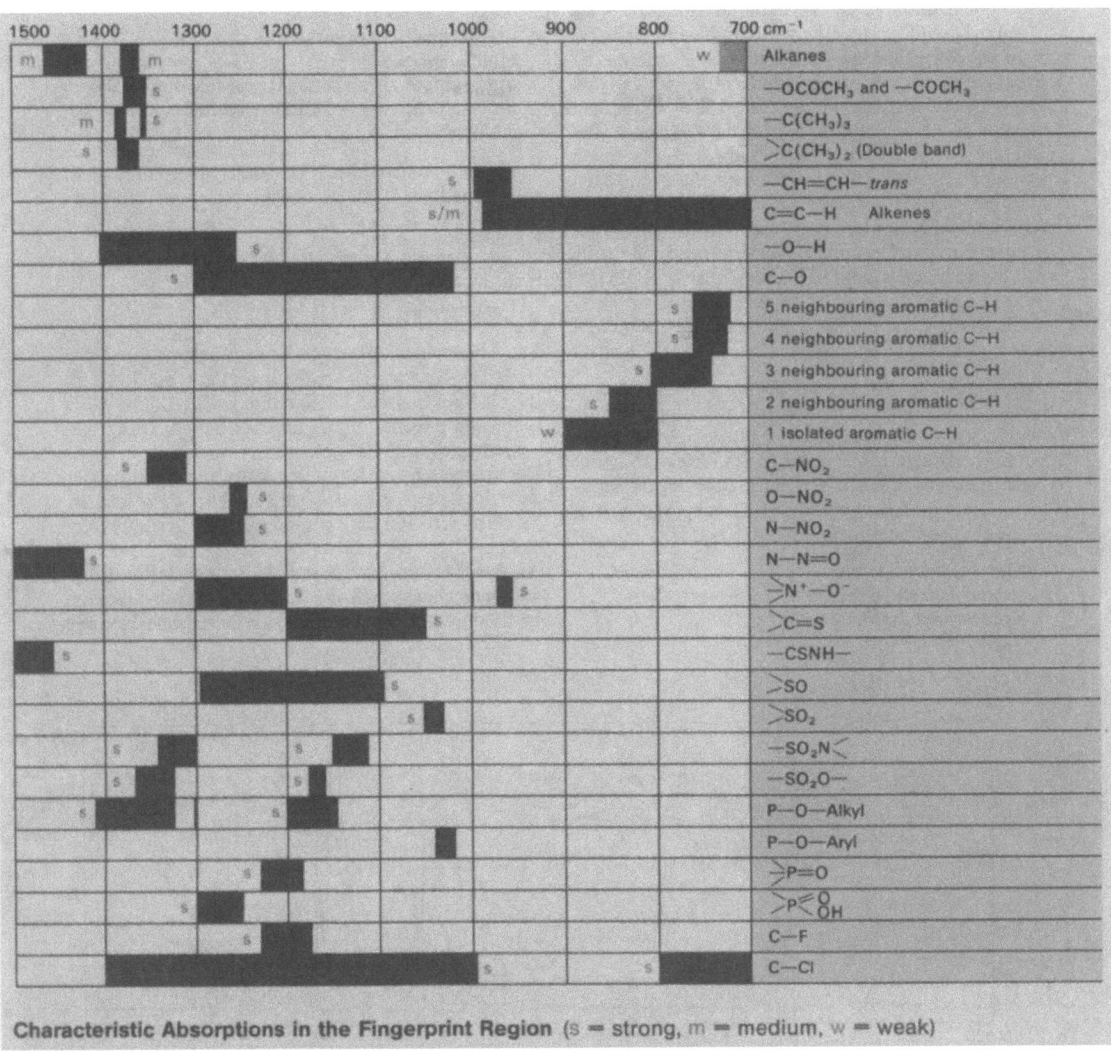

Abb. 2.138d. Charakteristische Absorptionen im Fingerprint-Bereich. Aus[49]

mit stark absorbierendem Lösungsmittel, wie z. B. Wasser, können so untersucht werden. Reflexions-messungen ermöglichen auch Oberflächenuntersu-chungen. Bei Pulvern wird die diffuse Reflexion und bei glatten Flächen die abgeschwächte Totalrefle-xions(ATR)-Technik oder die gerichtete Reflexion eingesetzt. Ferner können bei NIR-Messungen in dif-fuser Reflexion neben der Identifizierung eines Aus-gangsstoffes Aussagen über seine Teilchengröße er-halten werden.[14,15]

Probenmenge. Bei Flüssigkeiten werden 0,1 bis 0,5 ml benötigt. Da für Lösungen ein geeigneter Konzentra-tionsbereich bei 10 % liegt, braucht man 10 bis 50 mg

der zu identifizierenden Substanz. Für KBr-Preßlin-ge oder Nujol®-Verreibungen genügen 0,5 bis 1,5 mg, für Messungen der diffusen Reflexion 50 bis 200 mg. Für ATR-Messungen und Messungen in gerichteter Reflexion benötigt man ebene Probenflächen von 2 bis 4 cm^2. Mikrotechniken kommen mit geringeren Probenmengen aus. So kann bei der Verwendung von Mikropreßlingen der Substanzbedarf auf 5 bis 10 µg reduziert werden, und bei der Verwendung von Mikroküvetten sind Flüssigkeitsmengen von weni-gen µl meßbar. Mit Hilfe eines IR-Mikroskops kön-nen noch kleinere Substanzmengen identifiziert wer-den.

Zeitbedarf. Routinemessungen von Lösungen, KBr-Preßlingen und Nujol®-Verreibungen dauern 5 bis 10 min. Für ATR-Messungen und Messungen in gerichteter Reflexion, die ein sorgfältiges Justieren der Probenhalterung erfordern, dauern die Messungen etwas länger. Bei Messungen in diffuser Reflexion, bei denen die Probenpräparation entfällt, ist insbesondere im NIR-Bereich der Zeitbedarf wesentlich geringer. Werden Messungen und Auswertungen automatisiert[16,17] und kann auf eine Probenpräparation verzichtet werden, benötigt man für eine Messung nur einige Sekunden. Zur Inprozeß-Kontrolle werden schnellmessende Fourier-Transformspektrometer eingesetzt. Durch die Technik der Lichtleiteroptik werden insbesondere bei NIR-Spektrometern derartige Einsatzmöglichkeiten erweitert.

Selektivität. Zur Selektivität der NIR-Spektroskopie liegen zur Zeit noch nicht so viele Erfahrungen wie bei der IR-Spektroskopie vor. Doch dürfte bei einer computerunterstützten Auswertung die Selektivität der NIR-Spektroskopie ähnlich gut wie die der IR-Spektroskopie sein. Eine gute Unterscheidbarkeit mittels IR-Spektroskopie findet man i. allg. bei:

- Konstitutionsisomeren,
- geometrischen Isomeren,
- Konformationsisomeren,

- unterschiedlicher Kristallinität,
- verschiedenen Modifikationen,
- unterschiedlichen Verknüpfungsarten bei Makromolekülen,
- unterschiedlicher Taktizität bei Makromolekülen,
- unterschiedlicher Sekundärstruktur bei Makromolekülen.

Dagegen lassen sich schlecht oder überhaupt nicht unterscheiden:

- anorganische Salze,
- unterschiedliche Molekulargewichte bei Makromolekülen,
- Enantiomere.

Die *Unterscheidbarkeit* von Konstitutionsisomeren ist in der IR-Spektroskopie besonders gut. So sind z. B. die IR-Spektren von Diethylether und 2-Butanol, die beide die gleiche Summenformel haben, völlig verschieden (Abb. 2.139 a,b).
Bei substituierten Aromaten kann die Stellung der Substituenten ermittelt werden. In Abb. 2.140 sind die IR-Spektren von *m-, o-* und *p-*Xylol gegenübergestellt.
Auch bei Heterocyclen und bei kondensierten Ringsystemen macht sich die Stellung der Substituenten im IR-Spektrum bemerkbar. Geometrische Isomere

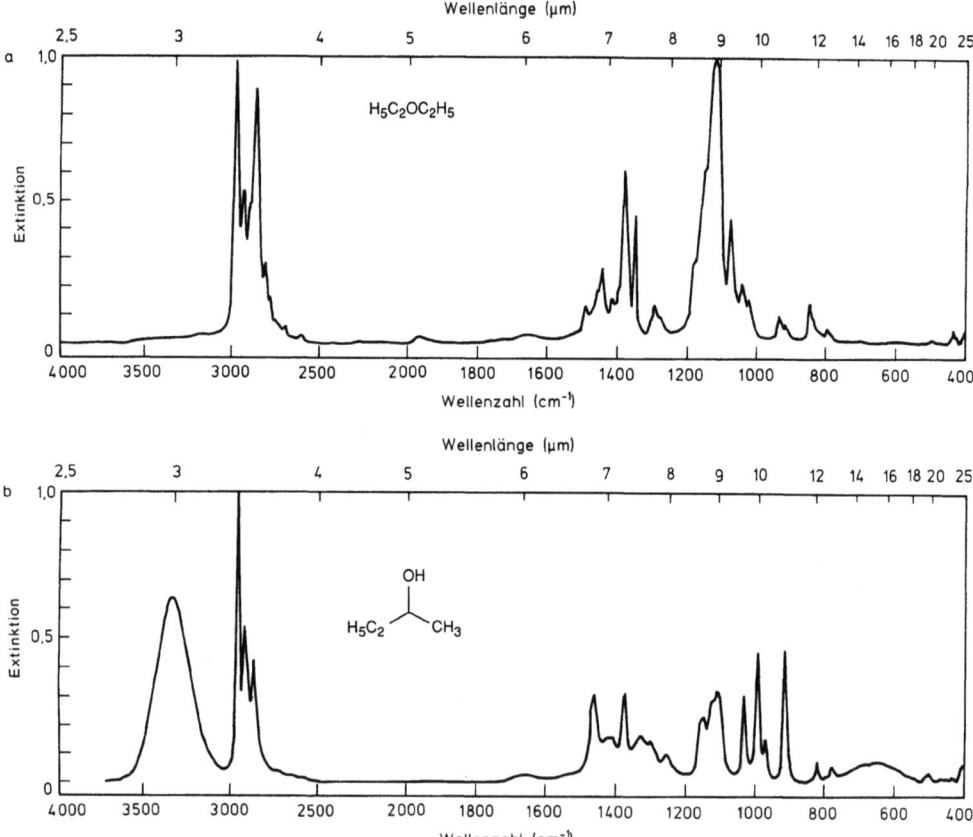

Abb. 2.139 a, b. Beispiel zur Selektivität der IR-Spektroskopie. **a** Diethylether, **b** 2-Butanol. Aus[4]

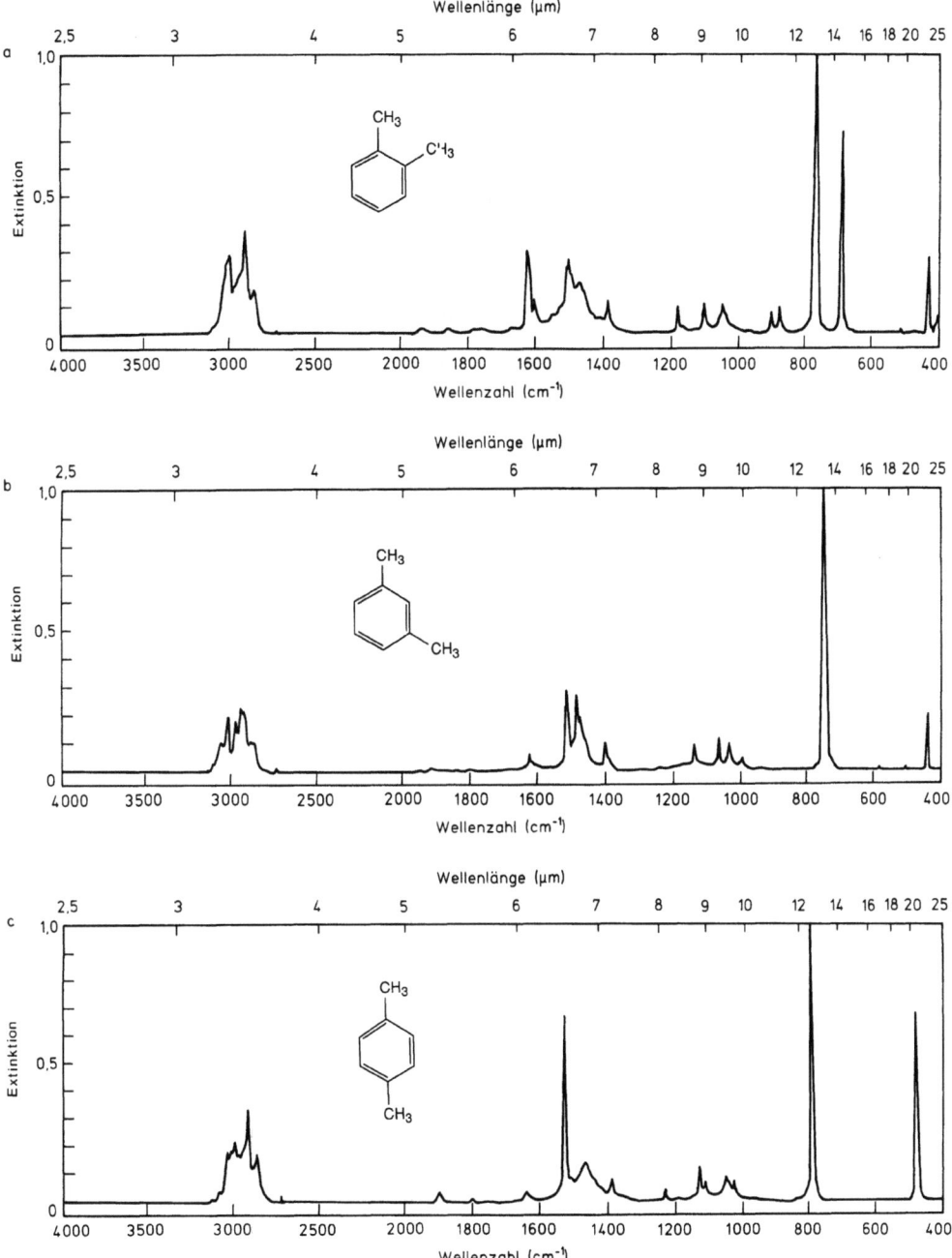

Abb. 2.140 a-c. Beispiel zur Selektivität der IR-Spektroskopie. **a** *o*-Xylol, **b** *m*-Xylol, **c** *p*-Xylol. Aus[4]

(*cis-trans*-Isomere), die sich hinsichtlich der Anordnung der Substituenten an Doppelbindungen oder Ringen unterscheiden, zeigen deutliche Unterschiede in ihren IR-Spektren auf. Als Beispiel sind in Abb. 2.141 die IR-Spektren von Pilocarpin und Isopilocarpin[18] dargestellt.

Konformationsisomere (Torsionsisomere) sind i. allg. bei Raumtemperatur nicht isolierbar. Ist aber die Torsion durch bestimmte Strukturmerkmale stark behindert, dann lassen sich in den IR-Spektren Charakteristika der jeweiligen Konformationsisomeren finden. So unterscheiden sich die IR-Spektren der Sessel- und Wannenform des Cyclohexanrings. Bei starren Steroidalkoholen, deren Ringe nicht umklappen können, unterscheiden sich äquatoriale und axiale OH-Gruppen in der Lage der C-O-Streckschwingung. Die

Kristallinität einer Substanz macht sich im IR-Spektrum bemerkbar, weil die Schwingungen eines Moleküls durch benachbarte Moleküle über Van-der-Waals-Kräfte oder Wasserstoffbrückenbindungen beeinflußt werden. Flüssigkeiten und amorphe Festkörper haben breitere IR-Banden als kristalline Substanzen, da unterschiedliche molekulare Umgebungen zu geringfügig unterschiedlichen IR-Banden führen, die sich zu einer breiten Bande überlagern. Eine kristalline Anordnung der Moleküle führt zu schmaleren IR-Banden und verursacht die Aufspaltung einiger Banden. Auch unterschiedliche Modifikationen (polymorphe Formen) haben verschiedene IR-Spektren. Hinweise auf eine andere Modifikation eines pharmazeutischen Ausgangsstoffes sind sehr wichtig, da seine Verarbeitbarkeit, Bioverfügbarkeit oder Haltbarkeit davon abhängen kann. Bekannt sind polymorphe Formen bei vielen Arzneistoffgruppen, wie z. B. Barbitursäure-Derivaten, Steroiden oder Chloramphenicolpalmitat.[19] Die polymorphen Formen von Chloramphenicolestern sind aus biopharmazeutischem Interesse IR-spektroskopisch untersucht worden; die biologisch aktive Modifikation läßt sich damit sicher von der biologisch inaktiven unterscheiden.[20] Allerdings machen sich unterschiedliche Modifikationen, deren Molekülanordnungen sich nur über größere Abständen unterscheiden, wie z. B. bei Schichtstrukturen, im IR-Spektrum nicht oder kaum bemerkbar. Unterschiedliche Verknüpfungsarten bei Makromolekülen können zum Teil IR-spektroskopisch ermittelt werden. So lassen sich statistische und alternierende Copolymere oder Kopf-Schwanz- und Kopf-Kopf-Verknüpfungen bei den Polymerisaten der α-Olefine gut unterscheiden. Dagegen sind die IR-Spektren von Block- und Pfropfcopolymeren und von entsprechenden Mischungen der Homopolymeren weitgehend gleich. Die Taktizität von Polymeren macht sich im IR-Spektrum deutlich bemerkbar. Verschiedene Sekundärstrukturen bei Makromolekülen lassen sich häufig IR-spektroskopisch unterscheiden, z. B. Helices, Knäuel und gefaltete Zick-Zack-Ketten von Polypeptidketten.[21] In Abb. 2.142 sind die IR-Spektren von Polyglycin I, das als antiparallele gefaltete Zick-Zack-Ketten vorliegt, und von Polyglycin II, das Helices ausbildet, gegenübergestellt.[22]
Die Selektivität der IR-Spektroskopie bei anorganischen Salzen ist gering, d. h., es bestehen *Verwechslungsmöglichkeiten*. Bei anorganischen Salzen ähneln sich die Spektren von Verbindungen mit gleichen

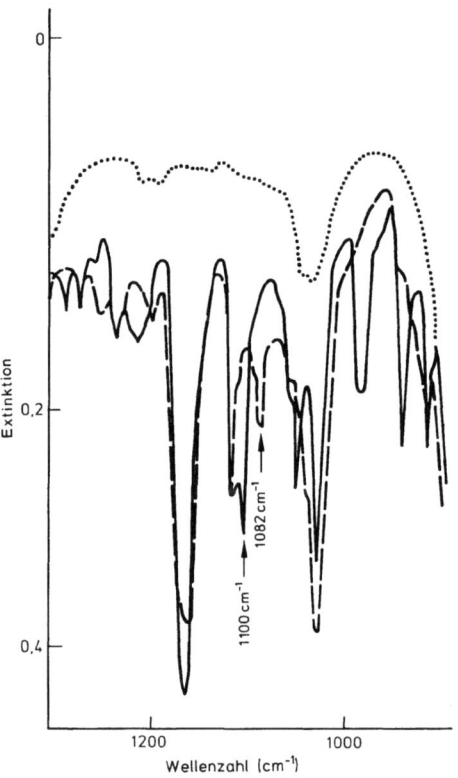

Abb. 2.141. Beispiel zur Selektivität der IR-Spektroskopie. Durchgezogene Linie: Pilocarpin, gestrichelte Linie: Isopilocarpin, gepunktete Linie: Lösungsmittel CS$_2$. Aus[18]

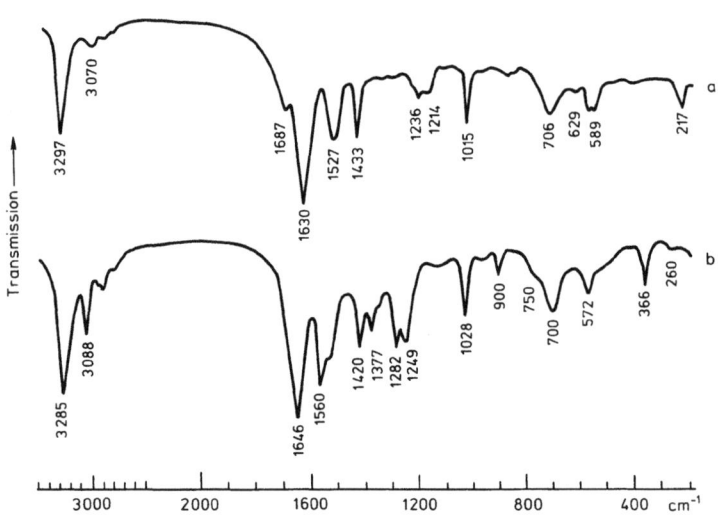

Abb. 2.142a, b. Beispiel zur Selektivität der IR-Spektroskopie. **a** Polyglycin I, **b** Polyglycin II. Aus[22]

Symmetrie-Eigenschaften viel mehr als Spektren chemisch verwandter, aber in der Symmetrie unterschiedlicher Stoffe. Die einatomigen Kationen der Salze haben nur einen geringen Einfluß auf das Spektrenbild im mittleren IR-Gebiet. Viele isomorphe anorganischen Verbindungen unterscheiden sich daher erst unterhalb etwa 800 cm^{-1}. Das Molekulargewicht von Makromolekülen macht sich schwingungsspektroskopisch nicht bemerkbar. Auch Spektren von homologen Oligomeren können verwechselt werden, z. B. von langkettigen Fettsäuren und Estern der allgemeinen Formel CH$_3$(CH$_2$)$_n$COOR. Enantiomere (Spiegelbildisomere) lassen sich schwingungsspektroskopisch grundsätzlich nicht unterscheiden. Aber in seltenen Fällen unterscheiden sich die IR-Spektren von Racemat und optisch aktiven Formen, wenn sie in verschiedenen Modifikationen kristallisieren.[23] So lassen sich D- und L-Form einer Aminosäure im IR-Spektrum nicht unterscheiden, aber das kristalline Racemat liefert ein davon abweichendes IR-Spektrum.

Pharmazeutische Einsatzmöglichkeiten. Zur Identifizierung von pharmazeutischen *Ausgangsstoffen* eignet sich die IR- und NIR-Spektroskopie wegen ihrer großen Selektivität bei organischen Verbindungen und bei Polymeren hervorragend. Von fast allen Ausgangsstoffen sind IR- und NIR-Spektren zu erhalten. Es ist nicht erforderlich, daß die Stoffe unzersetzt schmelzen oder löslich sind. Dagegen eignet sich die Methode wegen ihrer geringen Empfindlichkeit nur als Reinheitskriterium im Prozentbereich. Wenn auf eine geeignete Probenpräparation geachtet wird und die Spektren computerunterstützt unter Hinzuziehung von abgeleiteten Spektren ausgewertet werden, sind jedoch Reinheitsaussagen in gewissem Ausmaß möglich.[16,19] Bei der Qualitätskontrolle von *Primärpackmitteln* ist die IR-Spektroskopie besonders wichtig, da Primärpackmittelmaterialien nicht immer mit dem gleichen Aufwand chemisch untersucht werden können wie andere pharmazeutische Ausgangstoffe und die IR-Spektroskopie nicht nur zur Identifizierung, sondern auch zur Reinheitsprüfung angewandt wird. Kunststoffe lassen sich gut IR-spektroskopisch charakterisieren. Außer der Identifizierung der Monomereinheiten erhält man Hinweise auf die Verzweigung von Polymerketten, auf die Kristallinität und Dichte, auf Kunststoffadditive und auf chemische Veränderungen, die durch die Verarbeitung zu Behältnissen oder durch deren Sterilisation verursacht sein können. In Abb. 2.143 sind IR-Spektren von verschiedenen Polyethylenen gegenübergestellt.

Bei Gummimaterialien wird die IR-Spektroskopie an Mikrotomschnitten oder Pyrolysaten zur Identifizierung der Polymerbestandteile und an Extrakten zur Identifizierung von Additiven eingesetzt.[24,25]

Die Identitätsprüfung von *Arzneistoffen in Zubereitungen* ist IR- und NIR-spektroskopisch dann möglich, wenn der Arzneistoff in genügender Konzentration vorliegt und ein Spektrum mit scharfen Banden zeigt. Um Störungen durch Hilfsstoffe zu verringern, können abgeleitete Spektren zum Vergleich mit herangezogen werden.[16] Durch die Derivativspektrometrie wird die Hintergrundabsorption eliminiert und die Selektivität erhöht.

Geräteaufbau

Zur Beobachtung der IR-Spektren mißt man die Durchlässigkeit der Probe für elektromagnetische Strahlung in Abhängigkeit von der Wellenlänge. Dabei ist die Durchlässigkeit D das Verhältnis von durchgelassener zu einfallender Strahlungsdichte.

Dispersive Geräte. Ein solches Spektralphotometer besteht aus einer Lichtquelle, einem Proben- und einem Referenzstrahlengang, einem Monochromator und einem Strahlungsempfänger (Detektor). Über einen Verstärker wird das Signal schließlich zum Schreiber weitergeleitet. Ein Chopper bewirkt den Wechsel zwischen Probenstrahl und Vergleichsstrahl. Als IR-Quelle dient der Nernst-Stift, ein elektrisch geheiztes Stäbchen aus Oxiden des Zirkons und seltenen Erden oder der Globar, ein entsprechender Siliciumcarbid-Stab. Der Monochromator besteht meist aus einem Beugungsgitter oder in älteren Geräten aus einem Prisma. Er läßt nur einen möglichst schmalen

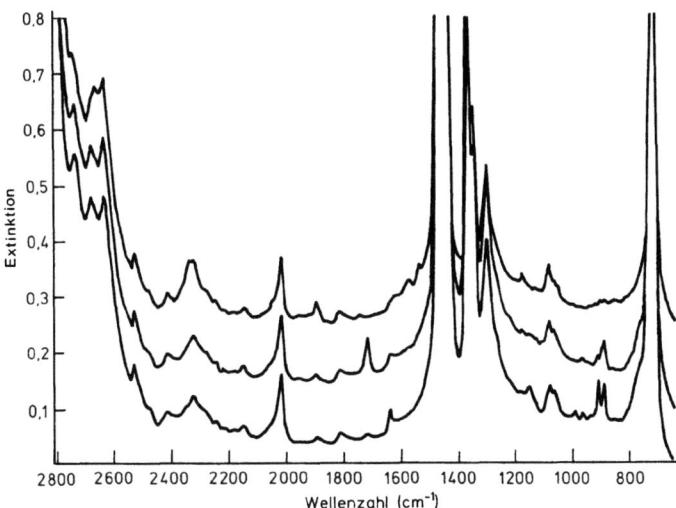

Abb. 2.143. IR-Spektroskopie zur Identifizierung von Primärpackmittelmaterialien. Verschiedene Polyethylentypen, präpariert als Schmelzfilme. Oben: Lupolen 4741 B, Mitte: Lupolen 2420 H, unten: Lupolen 1800 S

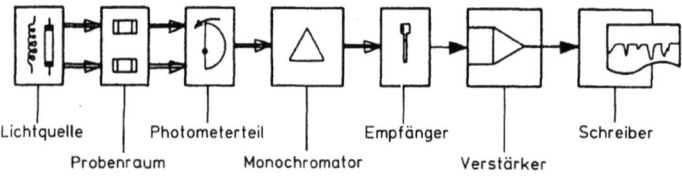

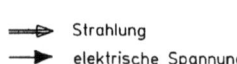

Strahlung

elektrische Spannung

Abb. 2.144. Schema eines dispersiven Infrarotspektrometers. Aus[1]

Wellenlängenbereich des polychromatischen Lichtes zum Detektor durch, der die Strahlungsenergie in elektrische Energie umwandelt[1,2] (Abb. 2.144).

Fouriertransform-IR-Spektrometer. Der Hauptunterschied bei den FT-IR-Spektrometern besteht darin, daß der Monochromator durch ein sog. Interferometer ersetzt wird. Dort wird die gesamte Strahlung über einen halbdurchlässigen Strahlenteiler, einen festen und einen bewegten Spiegel mit sich selbst zur Interferenz gebracht. Dabei ist das FT-IR-Gerät prinzipiell ein Einstrahlgerät – die Referenzmessung muß zu einem anderen Zeitpunkt aufgenommen werden als die Probenmessung.

Durch die Überlagerung aller von der Probe durchgelassenen unterschiedlichen Schwingungen entsteht dann das Interferogramm. Aus der Überlagerung der Sinusschwingungen in Abhängigkeit von der Zeit werden dann durch Fourier-Transformation die Intensitäten der einzelnen Schwingungen berechnet und zum Spektrum zusammengesetzt. Die Auflösung des Spektrums ist dabei von der Länge der Spiegelbewegung abhängig[1,2] (Abb. 2.145).

Diese Art der Spektroskopie hat einige Vorteile: Nachdem alle Wellenlängen auf einmal erfaßt werden, kann man in einer Sekunde mehrere Spektren erfassen. Das Signal(S)-Rausch(R)-Verhältnis läßt sich dann durch Addition von mehreren (n) Messungen erhöhen (S/R = $\sqrt{n}$). Außerdem gelangt mehr Energie durch die Probe zum Detektor. Schließlich werden die Fouriertransform-Geräte durch die Wellenlänge eines Lasers automatisch geeicht, so daß die Spektren immer die exakte Wellenzahl zeigen.

Die Bedienung läßt sich zwar automatisieren, Störungen sind jedoch nur von einem Spezialisten zu beheben.

NIR-Geräte. Diese Geräte sind im Prinzip genauso aufgebaut wie die Geräte für das mittlere IR-Spektroskopie, und es gibt auch hier konventionelle und FT-NIR-Geräte. Aufgrund der anderen Wellenlänge verwendet man aber andere Lichtquellen, Detektoren, Strahlungsteiler usw. Besonders wichtig ist bei diesen Geräten die Software, da eine Auswertung ohne Hilfe des Computers meist nicht möglich ist.

Einflüsse auf das Meßsignal

Probenvorbereitung. Sie spielt für die Reproduzierbarkeit der Meßsignale die größte Rolle. Zu beachten sind folgende Punkte:

- Aggregatzustand,
- Wechselwirkungen der absorbierenden Substanz mit dem Lösungsmittel oder der Einbettungssubstanz,
- Teilchengröße der absorbierenden Substanz,
- Polymorphie,
- Reinheit des Lösungsmittels oder Einbettungsmittels,
- Lösungsmittelreste,
- Oxidation oder Zersetzung der absorbierenden Substanz,
- Interferenzen an der Probe.

Die IR-Spektren einer Substanz in der Gasphase und als Flüssigkeit unterscheiden sich, und zwar um so stärker, je stärker die zwischenmolekularen Wechselwirkungen in kondensierter Phase sind. Wasserstoffbrückenbildende Stoffe, wie z. B. Carbonsäuren, haben als Flüssigkeiten und in Gasphase sehr unterschiedliche Spektren. Daher können für Spektren, die mit einer GC-IR-Kopplung erhalten worden sind, nicht die üblichen Spektrenbibliotheken herangezogen werden, sondern man benötigt Sammlungen von Gasphasenspektren. Wechselwirkungen der absorbierenden Substanz mit dem Lösungsmittel können zu Bandenverschiebungen und Bandenverbreiterungen führen, bei Bildung von Assoziaten sogar zu neu auftretenden Banden. So verschiebt sich die OH-Valenzschwingungsbande von Hydroxyverbindungen bei 3.600 cm^{-1} um ungefähr 100 cm^{-1}, wenn die Hydroxyverbindung mit dem Lösungsmittel Wasserstoffbrücken ausbildet. Bei der KBr-Preßtechnik kann eine Substitution funktioneller Gruppen durch Halogen oder ein Ionenaustausch stattfinden. Die dem KBr anhaftende Feuchtigkeit kann zu Hydraten oder bei Estern und Säurechloriden zur Verseifung führen. Außerdem können sich bei der KBr-Preßtechnik instabile Substanzen zersetzen.

Je größer die Teilchen der absorbierenden Substanz im Preßling sind und je stärker sich die Brechungsin-

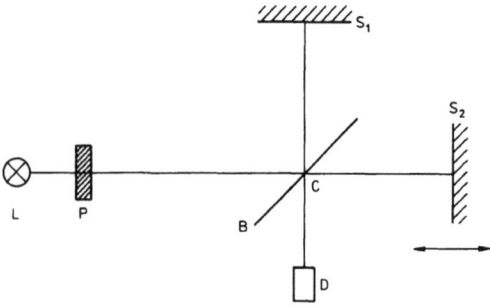

Abb. 2.145. Schema eines Interferometers (Michelson-Anordnung). L Lichtquelle, P Probe, B Strahlteiler, S$_1$ feststehender Spiegel, S$_2$ beweglicher Spiegel, C Ort der Interferenz, D Detektor. Nach[1]

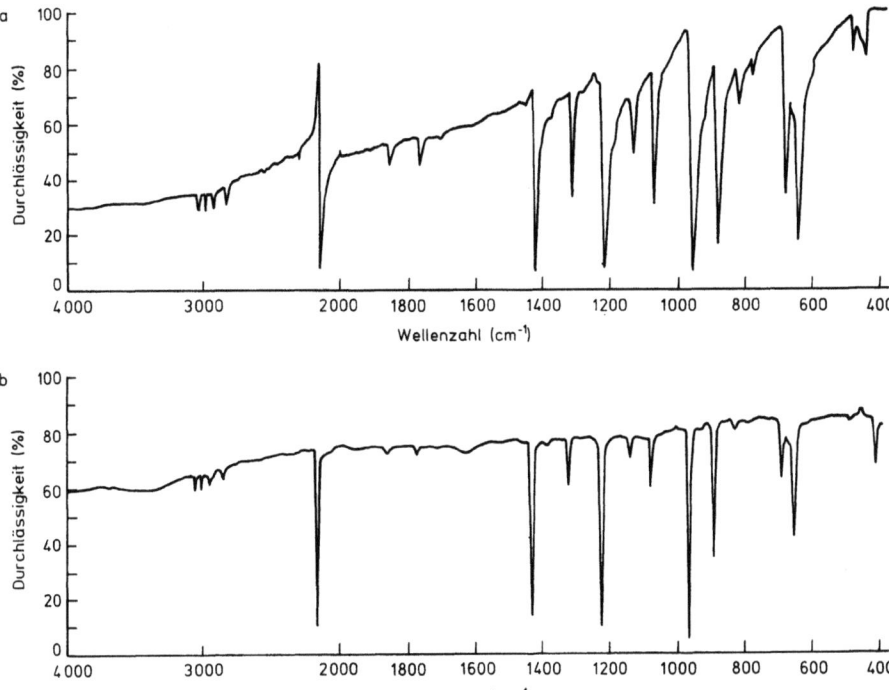

Abb. 2.146 a, b. IR-Spektrum von *trans*-Buten-2-dithiocyanat in KBr. **a** Spektrum zeigt starken Christiansen-Effekt, **b** Christiansen-Effekt wurde durch längeres Mahlen der Substanz vermieden. Aus[1]

dices von Substanz und Einbettungsmittel unterscheiden, desto stärker tritt eine Störung auf, die Christiansen-Effekt genannt wird: Die Banden werden unsymmetrisch, die 100%-Linie fällt nach höheren Wellenzahlen hin ab, die Bandenmaxima sind verschoben[1] (Abb. 2.146).

Man kann diese Störung durch die Wahl eines anderen Einbettungsmittels, durch längeres Mahlen oder durch Mahlen unter Zusatz eines Lösungsmittels und anschließendem Trocknen beheben. Auch bei der diffusen Reflexion macht sich die Teilchengröße der absorbierenden Substanz in den Spektren bemerkbar. Bei dieser Technik spielt außerdem die Teilchengröße der Matrix, z. B. des KBr-Pulvers, eine Rolle. Bei bestimmten Substanzen können je nach Probenpräparation unterschiedliche polymorphe Formen und infolgedessen verschiedene Spektren erhalten werden. In solchen Fällen muß die Messung in Lösung oder als Nujol®-Verreibung wiederholt werden. In Abb. 2.147 sind die IR-Spektren zweier Modifikationen eines Kupfer-Phthalocyanin-Komplexes dargestellt, die man einerseits als KBr-Preßling und andererseits als Nujol®-Verreibung erhält.[1]

Die β-Modifikation bleibt bei der Nujol®-Präparation erhalten, während sie sich beim Mahlen in KBr in die α-Modifikation umwandelt. Nicht nur durch die Probenpräparation, sondern generell durch die Vorbehandlung einer Substanz kann sich ihre Modifikation ändern. Um solche Modifikationseinflüsse zu eliminieren, schreibt das DAB 9 in einigen Monographien vor, die Substanzen vor der IR-Messung in einem bestimmten Lösungsmittel umzukristallisieren. Die Reinheit des Lösungsmittels oder Einbettungsmittels kann durch ein IR-Spektrum überprüft werden. Chloroform enthält i. allg. 0,8 % Ethanol als Stabilisator; Kaliumbromid, das nicht besonders gereinigt worden ist, kann Spuren von Kaliumnitrat enthalten, das eine schmale IR-Bande bei 1.380 cm^{-1} zeigt. Da Alkalihalogenide hygroskopisch sind, enthalten Preßlinge je nach Art und Weise der Präparation unterschiedlich viel Feuchtigkeit. Sie macht sich im IR-Spektrum durch breite Banden bei 3.450 cm^{-1} und 1.640 cm^{-1} bemerkbar. Lösungsmittelreste können in Filmen, die aus Lösung präpariert worden sind, vorhanden sein oder in KBr-Preßlingen, die nach Umkristallisation oder mit Hilfe eines Lösungsmittels hergestellt worden sind. Filme oder KBr-Preßlinge müssen dann in einem Vakuumtrockenschrank getrocknet werden. Mit einer teilweisen Oxidation oder Zersetzung der absorbierenden Substanz ist bei Schmelzfilmen und bei Extrakten zu rechnen. Eine Oxidation macht sich häufig durch Carbonylbanden bei ca. 1.730 cm^{-1} bemerkbar. Bei Filmen mit planparallelen Oberflächen, wie z. B. bei Schmelzfilmen, können Interferenzen auftreten, die einen vollautomatischen Spektrenvergleich stören.

Meßparameter. Verschiedene Meßtechniken, wie Messung im Durchlicht oder mit ATR-Technik oder in diffuser oder gerichteter Reflexion oder unter Verwendung von Lichtwellenleitern, ergeben etwas unterschiedliche Spektren. So lassen sich Spektrenbibliotheken, die mit Hilfe einer bestimmten Meßtechnik erstellt worden sind, kaum bei anderen Meß-

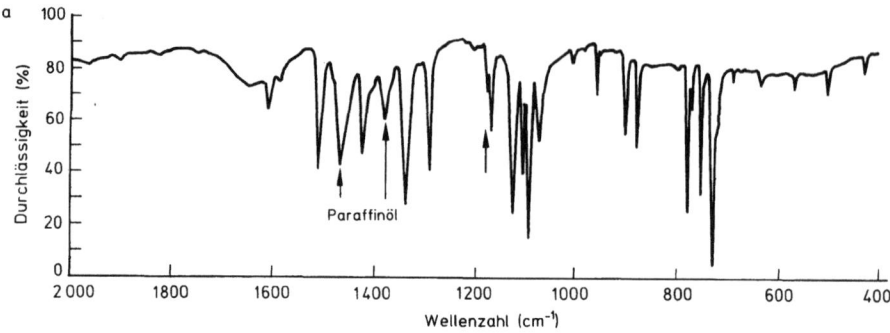

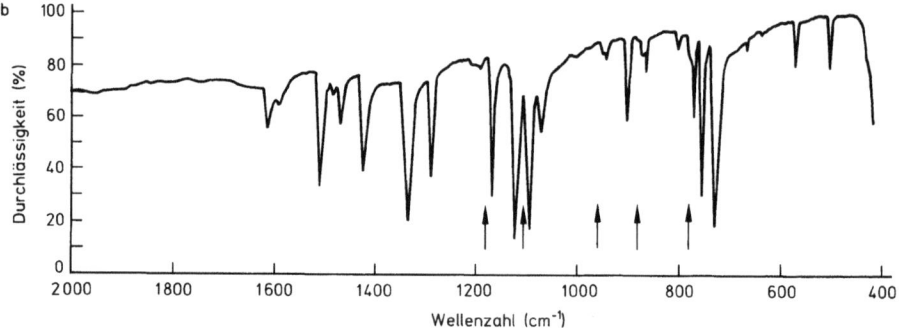

Abb. 2.147 a, b. IR-Spektrum von Kupferphthalocyanin. **a** Dispersion in Nujol®, **b** KBr-Preßling. Aus[1]

techniken verwenden, insbesondere nicht bei einem automatischen Spektrenvergleich. Meßparameter, wie z. B. das Auflösungsvermögen, spielen eine untergeordnetere Rolle. Sie sollten bei Probe und Standard gleich gewählt werden. Vergleicht man ein hochaufgelöstes Probenspektrum mit einem schlechter aufgelösten Referenzspektrum, dann können in dem hochaufgelösten Spektrum abweichend vom Referenzspektrum Bandenaufspaltungen oder Schultern auftreten und stärkeres Rauschen kann sich bemerkbar machen. Bei Einstrahlgeräten, d. h. bei den meisten FT-IR-Spektrometern, können Wasserdampf und Kohlendioxid im Spektrometer zusätzliche Absorptionen bei 3.400 cm^{-1}, 1.640 cm^{-1}, 2.350 cm^{-1} und 667 cm^{-1} hervorrufen. Sie können durch längeres Spülen mit trockenem Stickstoff oder rechnerisch beseitigt werden. In seltenen Fällen verändert sich die Probe bei längerem Aufenthalt im Probenraum durch IR-Bestrahlung, d. h. durch Erwärmung. Die IR-Spektren eines Polyoxyethylen-cetylstearylethers nach kurzem und längerem Aufenthalt im Probenraum sind in Abb. 2.148 dargestellt.

Geräteparameter. Sie spielen bei einem qualitativen Spektrenvergleich kaum eine Rolle. Daher können IR-Spektrenbibliotheken und Sammlungen von IR-Referenzspektren bei der Identitätsprüfung herangezogen werden. Die Wellenzahlgenauigkeit eines Gerätes sollte in regelmäßigen Abständen, z. B. monatlich, überprüft werden. Das DAB 9 und andere Arzneibücher schlagen vor, einen Polystyrolfilm zu messen und die Wellenzahlen mit Literaturwerten zu vergleichen.

Spezielle Techniken

Anpassung an Probenmenge oder -größe. Im mittleren IR braucht man etwa 1 mg oder 1 µl Substanz im Strahlengang von etwa 1 cm^2 Durchmesser (bei FT-IR-Geräten), um ein optimales Spektrum zu erhalten. Hat man nur 1 % dieser optimalen Menge im Strahlengang, dann hat man auch nur noch 1 % der ursprünglichen Spektrenintensität. Das Signal-Rausch-Verhältnis ist um den Faktor 100 schlechter. Das läßt sich nur in gewissem Maß durch längere Meßzeiten ausgleichen. Durch den Einsatz von Beamkondensoren kann man den Strahlengang beispielsweise bei einer entsprechend höheren Energiedichte auf ein Sechstel des ursprünglichen Durchmessers kondensieren. Damit braucht man auch nur noch ein Sechstel der Substanzmenge für das gleiche Resultat. Bei Feststoffen kann man mit einem Mikropreß-werkzeug entsprechende Mikropreßlinge von beispielsweise 2 mm Durchmesser herstellen, so daß man beim Einsatz des Beamkondensors mit einem Sechstel der Substanzmenge dasselbe Resultat erreicht. Seit einigen Jahren sind spezielle IR-Mikroskope im Handel. Damit lassen sich winzige Flecken oder Störstellen auf einer Oberfläche oder einer Folie IR-spektroskopisch untersuchen.[26,27]

Reflexionsmessungen.[28] Um eine auf einer reflektierenden Unterlage aufgetragene Schicht zu untersuchen, kann man die Probe im reflektierenden Licht spektroskopieren. Man nennt das auch gerichtete Reflexion und verwendet es besonders bei lackierten Metallen.[1]

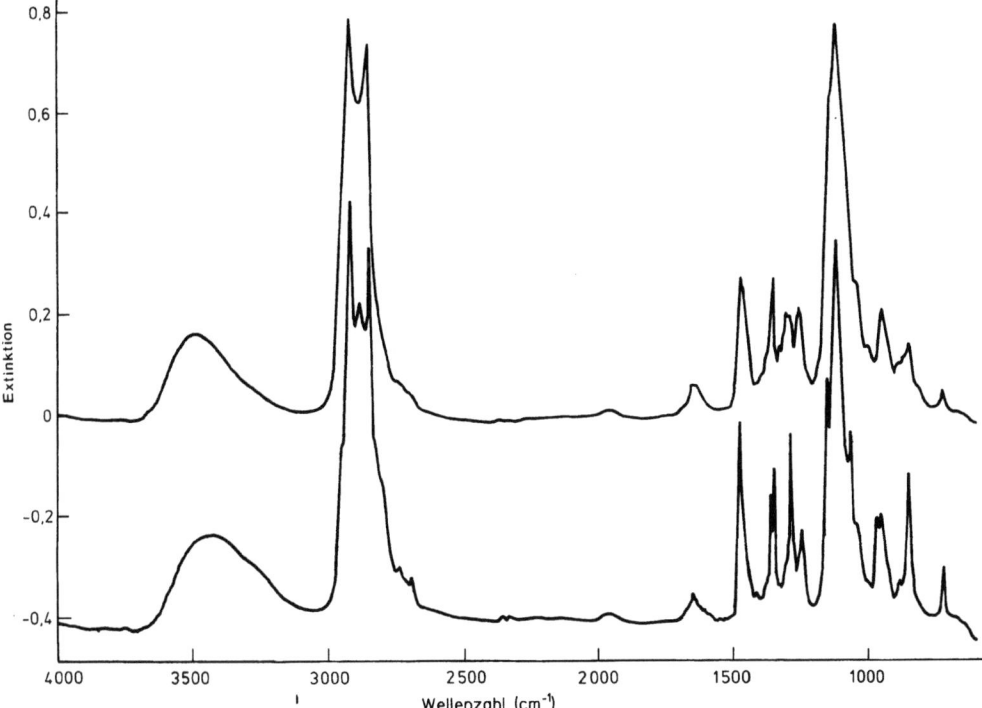

Abb. 2.148. IR-Spektrum von Eumulgin B 1 (Polyoxyethylencetylstearylether). Oben: Nach längerem Verweilen im Probenraum, unten: Sofort nach Einsetzen in Probenraum

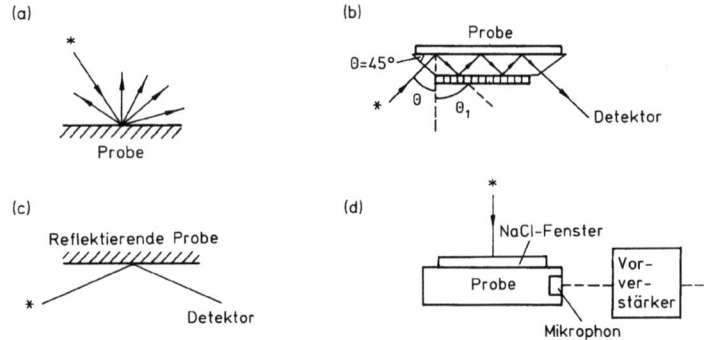

Abb. 2.149a–d. Optische Anordnung für **a** diffuse Reflexion, **b** abgeschwächte Totalreflexion mit einem Kristall für Vielfachreflexion (ATR), **c** gerichtete Reflexion, **d** photoakustische Detektion. Nach[27]

Von besonderem Interesse ist die ATR-Technik (Abgeschwächte Totalreflexion, engl.: attenuated total reflexion). Dazu wird eine optische Zusatzeinrichtung im Probenraum untergebracht. Der ATR-Zusatz besteht aus einem Spiegelsystem, das die Strahlung in einen Kristall (Zinkselenid, KRS-5, Germanium) von hohem Reflexionsvermögen lenkt, der mit der zu untersuchenden Probe in Kontakt steht (Abb. 2.149).
Alles, was sich in einer Schicht von etwa 5 bis 10 µm an der Kristalloberfläche befindet, schwächt die Strahlung ab, so daß man ein Spektrum erhält. Man kann damit Pulver, Flüssigkeiten, Folien, Kunststoffteile oder andere Substanzen messen,[29] indem man sie

in Kontakt mit der Oberfläche bringt. Diese Methode wird in der IR- und in der NIR-Spektroskopie verwendet.
Bei der diffusen Reflexion[28] wird die Substanz mit KBr-Pulver vermischt und bestrahlt. Die dabei entstehende Streustrahlung wird aufgefangen und an den Detektor weitergeleitet.

Photoakustik. Bei der photoakustischen IR-Spektroskopie[30] wird die feste Probe ohne weitere Vorbereitung in eine photoakustische Zelle gegeben und kann dann IR-spektroskopisch vermessen werden. Dabei stammt die Information vor allem von der Oberflächenschicht. Hier kommt es oft zur Signalsättigung, und das resultierende Spektrum wird von Parametern wie Partikelgröße, Art des Umgebungsgases und Design der photoakustischen Zelle beeinflußt. Der photoakustische Effekt beruht darauf, daß die Probe modulierte Strahlung absorbiert und die abgegebene Wärmestrahlung in akustische Wellen transformiert werden. Als Detektor dient ein Mikrophon.

Kopplung mit anderen Methoden. Die Fouriertransform-IR-Spektroskopie ermöglichte es erstmals, ein komplettes IR-Spektrum im Sekundenbereich zu erfassen. Damit ist die Voraussetzung für die *GC-IR-Kopplung* erfüllt, bei der der Ausgang der GC-Säule mit einer geheizten Glasküvette (engl.: light pipe) verbunden wird. Diese Anordnung befindet sich im Strahlengang des Spektrometers, wobei man während der Chromatographie mißt[31,32] (Abb. 2.150).

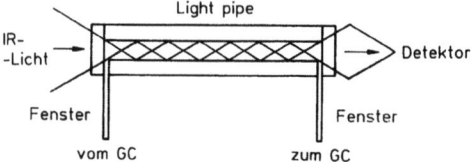

Abb. 2.150. Schema einer Light pipe

Als Trennsäulen werden meist Fused-silica-Kapillaren mit einer erhöhten Filmdicke der Trennphase verwendet, da man hier gute Trennleistung mit einer höheren Substanzkapazität kombiniert.

Das zu untersuchende Gemisch wird in den Injektor des Gaschromatographen eingespritzt und während der gesamten Analysenzeit werden die Interferogramme des aufgetrennten Gemisches auf der Festplatte des Rechners gespeichert. Anschließend kann man aus den Interferogrammen eines GC-Peaks durch Fourier-Analyse das IR-Spektrum berechnen. So bekommt man von jedem interessierenden GC-Peak das Spektrum der reinen Substanz.

Auch die *Pyrolyse-GC* kann man nach dem obigen Verfahren entsprechend *mit der FT-IR-Spektroskopie* koppeln. Bei der Pyrolyse-GC werden feste Substanzen, wie beispielsweise Kunststoffe, durch sehr hohe Temperaturen pyrolysiert und die dabei entstehenden Zersetzungsgase werden analysiert.[30]

Bei der Kopplung der *Thermogravimetrieanalyse*[31] *(TGA) mit der FT-IR-Spektroskopie* ist die Durchführung sehr ähnlich. Die abgespaltenen Gase lassen sich IR-spektroskopisch leicht identifizieren.

Als Trennmethode, die im Anwendungsbereich zwischen der GC und der HPLC liegt, hat sich die *Chromatographie mit superkritischen Flüssigkeiten (SCF)* in letzter Zeit einen Platz erobert. Auch hier ist eine *Kopplung mit der FT-IR-Spektroskopie* möglich.[35] Die am häufigsten verwendete mobile Phase ist Kohlendioxid (CO_2) bei einem Druck von 17 MPa. Da die Absorptionsbanden von CO_2 außerhalb des üblichen Absorptionsbereiches liegen und ein großer Teil der mobilen Phase relativ leicht vor der Detektion abgetrennt werden kann, sind die Einschränkungen durch die mobile Phase hier nicht so groß wie bei der HPLC.

Bei der Kopplung mit der HPLC oder DC gibt es starke Einschränkungen bei der direkten Kopplung. In der HPLC sind die Komponenten in relativ geringer Konzentration im Lösungsmittel enthalten. Dadurch ist das Signal-Rausch-Verhältnis oft auch an den Stellen im Spektrum kritisch, an denen die Lösungsmittelbanden nicht alles verdecken.

Bei der DC haben die üblichen Platten eine zu starke Eigenabsorption im IR-Bereich, so daß eine Analyse der Substanz nicht mehr möglich ist. Auch bei der Verwendung von speziell entwickelten Trennplatten sind die Ergebnisse meist unbefriedigend. Deswegen empfiehlt sich sowohl bei der HPLC als auch bei der DC bisher immer noch das aufwendige Vorgehen, die Fraktion oder den Fleck abzutrennen, die Substanz zu isolieren und nach einer Mikropräparation (s. Anpassung an Probenmenge oder -größe) zu spektroskopieren.[36]

Polarisiertes Licht. Bei orientierten Molekülen liegen bestimmte Dipolmomentänderungen während der Schwingung in einer festgelegten Richtung. Diese Schwingungen lassen sich nur von der in dieser Richtung polarisierten Strahlung anregen. Die gemessene Bandenextinktion ist daher von der Orientierung der Moleküle zur Polarisationsrichtung des anregenden Lichtes abhängig, was Dichroismus genannt wird. Bei orientierten Kristallen und gereckten Polymeren werden daher solche Polarisationsversuche durchgeführt, z. B. die Lage der Polymerketten und ihre Ordnung zu analysieren.[1]

Anwendungen

Pharmazeutische Ausgangsstoffe. Das DAB 9, die PhEur, die USP XXI und andere Pharmakopöen empfehlen in zahlreichen Monographien für pharmazeutische Ausgangsstoffe die IR-Spektroskopie zur Identifizierung. Das IR-Spektrum der Probe wird entweder mit einem Referenzspektrum[33,34] verglichen oder mit dem Spektrum einer Standardsubstanz (CRS), die vom Technischen Sekretariat der europäischen Arzneibuchkommission ausgeliefert werden, oder mit dem Spektrum einer Substanz, die einer Arzneibuchmonographie entspricht. Das DAB 9 empfiehlt eine IR-spektroskopische Identifizierung in 196 Monographien; das entspricht ungefähr einem Drittel aller Monographien. Dagegen werden zur Identifizierung von Drogen und den meisten anorganischen Substanzen andere Analysenmethoden vorgeschrieben. Bei IR-spektroskopischen Identifizierungen werden die Proben i. allg. als Preßlinge, insbesondere als KBr-Preßlinge, vorbereitet, seltener als Nujol®-Verreibungen oder als Chloroform- oder Methylenchlorid-Lösungen. In zwei Fällen handelt es sich um gasförmige Proben (Halothan, Distickstoffmonoxid). Werden beim IR-Spektrum einer Probe Unterschiede gegenüber einer Referenz festgestellt, die entweder von einer Verunreinigung oder einer Modifikationsänderung verursacht sein können, dann empfiehlt sich das Umkristallisieren und nochmaliges Messen. In Tab. 2.20[39-42] sind Beispiele zur IR- und NIR-spektroskopischen Identifizierung von pharmazeutischen Ausgangsstoffen aufgeführt.

Tabelle 2.20. IR- und NIR-spektroskopische Identifizierung von Ausgangsstoffen

Substanz	Aussagen über Teilchengröße	Gerätetyp	Meßtechnik	Probenvor-bereitung	Computerunterstützte Auswertung
Acetylsalicylsäure[39]		NIR	diffuse Reflexion	keine	Diskriminanzanalyse
Maisstärken[40]	+	NIR	diffuse Reflexion	keine	Diskriminanzanalyse
Ascorbinsäure und Salze, Vitamin A, Aromen, Zucker, Polyole[41]	IR, (FT-IR)	Flüssig-ATR	Lösen in Wasser		
Stärken, Cellulosen, Carotinoide, Farbstoffe, Mineralsalze[41]		NIR (Filter)	diffuse Reflexion	keine	
Ascorbinsäure,	+	NIR (dispersiv)	diffuse Reflexion	keine	
Aspirin,	+				
Aluminiumoxid[42]	+				
Kieselsäure[42]	+	NIR (dispersiv)	diffuse Reflexion	keine	Diskriminanzanalyse

Tabelle 2.21. IR- und NIR-spektroskopische Identifizierung bei Zubereitungen

Substanz(en)	Probe	Gerätetyp	Meßtechnik	Probenvor-bereitung	Computerunterstützte Auswertung
Praziquantel[43]	Tabletten	IR	KBr-Preßling	Zerkleinern	Spektrenvergleich, Derivativspektrometrie
Yomesan[44]	Tabletten	IR	KBr-Preßling	Zerkleinern	Spektrenvergleich, Deriviativspektrometrie
Colfarit Acetylsalicylsäure + Phenacetin[44]	Tabletten	IR	KBr-Preßling	Zerkleinern	Spektrenvergleich, Derivativspektrometrie
Aspirin + Butalbital + Coffein[45]	Tabletten	NIR (dispersiv)	Diffuse Reflexion	Zerkleinern	Differenzspektrometrie, multiple lineare Regression, Diskriminanzanalyse
Polymethacrylsäureester, Polyacrylsäureester, Celluloseacetatphthalat, Hydroxypropylmethylcellulosephthalat, Vinylacetat-Crotonsäure-Copolymerisat, Schellack[46]	Kapsel-präparate	IR (dispersiv)	KBr-Preßling	Lösen, Fällen, Zentrifugieren	

Werden Pulver in diffuser Reflexion gemessen, dann können in einigen Fällen aus den NIR-Spektren Hinweise auf die Teilchengrößenverteilung erhalten werden.

Arzneistoffe in Zubereitungen. Aus der Literatur sind auch Beispiele der IR- und NIR-spektroskopischen Identifizierung von Arzneistoffen in Zubereitungen bekannt[43-46] (Tab. 2.21).
In solchen Fällen ist i. allg. eine computerunterstützte Auswertung erforderlich, da das Spektrum der zu identifizierenden Substanz von anderen Spektren überlagert wird.

Primärpackmittelmaterialien. Zur Identifizierung von Primärpackmittelmaterialien fordert das DAB 9 und die PhEur in der Monographie „Material zur Herstellung von Behältnissen" einen IR-spektroskopischen Vergleich mit CRS für:

- PVC für Blut und Blutprodukte,
- LDPE für Parenteralia und Ophthalmika,
- HDPE für Parenteralia,
- PP für Parenteralia,
- Siliconöl als Gleitmittel,
- Silicon-Elastomere für Verschlüsse und Schläuche.

Polyolefine sollen als Filme aus Toluollösung präpariert werden. Allerdings sind andere Präparationsarten, z.B. Schmelzfilme, für Routinemessungen geeigneter. In den Fehlerbewertungslisten zur Qualitätssicherung von kosmetischen und pharmazeutischen Packmitteln[47] wird die IR-Spektroskopie zur Identifizierung von Kunststoffteilen empfohlen. Auch die Empfehlungen des Bundesgesundheitsamtes für Kunststoffe im Lebensmittelverkehr[48] schlagen zur Identifizierung von Kunststoffen die IR-Spektroskopie vor. Es gibt umfangreiche IR-Spektrensammlungen zur Polymer- und Kunststoffanalyse in Buchform und auf Datenträger.[8]

Literatur

1. Günzler H, Böck H (1983) IR-Spektroskopie: Eine Einführung, 2. Aufl., VCH Verlagsgesellschaft, Weinheim
2. Böck H (1984) Infrarot-Spektroskopie. In: Fresenius W, Günzler H, Huber W, Lüderwald I, Tölg G (Hrsg.) Analytiker-Taschenbuch Bd. 4, Springer, Berlin Heidelberg, S. 201-257
3. Salzer R (1986) Z Chem 26:275-284
4. Sadtler Research Laboratories (1968-1990) The Sadtler Standard Spectra, Vol. 1-97, Philadelphia
5. Pachler KGR, Matlok F, Gremlich HU (1988) Merck FT-IR Atlas, VCH Verlagsgesellschaft, Weinheim
6. Keller RJ (1986) The Sigma Library of FT-IR Spectra Vol. I + II, Sigma Chemical Company, St. Louis, MO
7. Pouchert CJ (1985) The Aldrich Library of FT-IR Spectra, 2 Vol., Aldrich Chemical Company, Milwaukee, WI
8. The Coblentz Society (1975) Evaluated Infrared Reference Spectra, Vol. 1-10, Sadtler Research Laboratories, Philadelphia, PA
9. Hummel DO, Scholl F (1988) Atlas der Polymer- und Kunststoffanalyse, 2. Aufl., Carl Hanser, München
10. Passlack M, Bremser W, Beckmann M, Wagner H (1986) Infrared Spectral Data. A ‚Living' COM-Microfiche Collection of Reference Data, VCH Verlagsgesellschaft, Weinheim
11. STN Service-Zentrum Karlsruhe (1988) Datenbank ^{13}C-NMR/IR, Karlsruhe
12. Heyden & Son GmbH (1988) Spectrafile IR, Heyden & Son, Köln London
13. Weller M (1989) SPECINFO Spektroskopisches Datenbanksystem, Chemical Concepts GmbH, Weinheim
14. Ciurczak EW, Torlini RP, Demkowicz MP (1986) Spectroscopy 1,7:36-39
15. Fischer A (1989) Dtsch Apoth Ztg 129:1039-1042
16. Weitkamp H, Wortig D (1983) Mikrochim Acta II:31-57
17. Rostaing B, Delaquis P, Guy D, Roche Y (1988) Sci Tech Pharm 4:509-515
18. Ryan JA (1976) Anal Chim Acta 85:89-93
19. Rücker G (1976) Spektroskopische Methoden in der Pharmazie, Bd. I: Spektroskopie im sichtbaren und UV-Bereich, IR-Spektroskopie, Wissenschaftliche Verlagsgesellschaft, Stuttgart, S. 61,64
20. Moll F (1971) Mitt Dtsch Pharm Ges 41:145-161
21. Clark RJH, Hester RE (1986) Spectroscopy of Biological Systems Advances in Spectroscopy, Vol. 13, John Wiley & Sons, p 22
22. Avignon M, Lascombe J (1973) Experimental Conformational Analysis of Dipeptides in Various Physical States. In: Bergmann ED, Pullman B (Eds.) Conformation of Biological Molecules and Polymers. The Israel Academy of Sciences and Humanities, Jerusalem, p 104
23. Hartke K (1989) Dtsch Apoth Ztg Suppl 16:9-17
24. Müller W, Zergiebel A, Sourisseau R (1988) Plast Kautsch 35:249-251
25. Brück D (1988) Kautsch Gummi Kunstst 41:875-881
26. Gilchrist CA, Jones I, Bergin FJ (1988) Microchim Acta I:153-155
27. Reffner JA (1988) FT-IR Microspectrometry: Applications in Pharmaceutical Research. In: Messerschmidt RG, Harthcock MA (Eds.) Infrared Microspectroscopy, Pract Spectrosc Ser 6:179-169
28. Leyden DE, Shreedhara Murthy RS (1987) Spectroscopy 2,2:28-36
29. Lill NA, Rupprecht H (1989) Pharm Ztg Wiss 32:134,139-143
30. Rosencwaig A (1980) Photoacoustics and Photoacoustic Spectroscopy, Wiley, New York
31. Yang PWJ, Griffiths P (1977) Appl Spectrosc 31:284
32. Erickson MD (1979) Appl Spectrosc Rev 15:261-325
33. Chalmers JM, Mackenzie MW, Willis HA (1984) Appl Spectrosc 38:763-773
34. Lephardt JO (1982/83) Appl Spectrosc Rev 18:265-303
35. Raynor MW, Bartle KD, Davies IL, Williams A, Clifford AA, Chalmers JM, Cook BW (1988) Anal Chem 60:427-433
36. Bode U, Heise HM (1988) Microchim Acta I:143-147
37. Dibbern HW, Wirbitzki E (1978, 1980, 1985) UV- und IR-Spektren wichtiger pharmazeutischer Wirkstoffe, Nachlieferungen, Editio Cantor, Aulendorf
38. Dibbern HW, Wirbitzki E (1987) IR-Spektren von pharmazeutischen und kosmetischen Hilfsstoffen, Editio Cantor, Aulendorf
39. Roux G (1988) Sci Tech Pharm 4:85-89
40. Fischer A (1989) Dtsch Apoth Ztg 129:1039-1042
41. Rostaing B, Delaquis P, Guy D, Roche Y (1988) Sci Tech Pharm 4:509-515
42. Ciurczak EW, Torlini RP, Demkowicz MP (1986) Spectroscopy, 1,7:36-39
43. Weitkamp H (1983) Spektroskopische Verfahren. In: Feltkamp H (Hrsg.), Albrecht WG (Bearb.) Pharmazeutische Qualitätskontrolle, Thieme, Stuttgart New York
44. Weitkamp H, Wortig D (1983) Mikrochim Acta II:31-57
45. Ciurczak EW, Maldacker TA (1986) Spectroscopy, 1,1:36-39
46. Thoma K, Heckenmüller H, Oschmann R (1986) Pharmazie 41:239-243
47. Rimkus FR, Diekjobst F (1988) Qualitätssicherung von kosmetischen und pharmazeutischen Packmitteln. Ausgabe: Fehlerbewertungsliste für Hohlblaskörper aus Kunststoff, 2. Aufl., Editio Cantor, Aulendorf
48. Franck R, Wieczorek H (1990) Kunststoffe im Lebensmittelverkehr, Heymanns, Köln Berlin Bonn München
49. Bruker Almanac (1990) Bruker Analytische Meßtechnik GmbH, Karlsruhe

3.6 NMR-Spektroskopie

Th. Kämpchen

Die Kernresonanzspektroskopie (engl.: Nuclear Magnetic Resonance, NMR) dient sowohl zur Identifizierung von organischen Substanzen nach Vergleichsspektren als auch zur Strukturaufklärung unbekannter chemischer Verbindungen. Weniger geeignet ist die NMR-Spektroskopie zur Reinheitsprüfung oder zum Aufspüren geringer Verunreinigungen der untersuchten Substanz.
Wie in der Infrarotspektroskopie hat jede chemische Verbindung ihr charakteristisches NMR-Spektrum. Aus der kombinierten Analyse und Interpretation mit unterschiedlichen Meßmethoden aufgenommener Spektren lassen sich wichtige Aussagen über die Konstitution, Konfiguration und sogar Konformation der untersuchten Substanz machen.[1-9]
In der PhEur sowie der USP XXII wird die NMR-Spektroskopie als Analysenmethode zur Charakterisierung von Arzneistoffen beschrieben und ausführlich die Meßmethoden und deren Anwendung geschildert. Allerdings lassen die genannten Arzneibücher die NMR-Spektroskopie nur selten anwenden.

3.6.1 Grundlagen

Kernspin

Die Methode der Kernresonanzspektroskopie beruht darauf, daß Atomkerne mit ungrader Protonen- und / oder Neutronenzahl einen Kernspin besitzen. Dieser bewirkt, daß diese Kerne ein magnetisches Moment aufweisen und somit NMR-spektroskopisch gemessen werden können. Das Kohlenstoffisotop ^{12}C mit sechs Protonen und sechs Neutronen in seinem Kern besitzt z. B. keinen Kernspin und ist daher für den NMR-Spektroskopiker nicht zugänglich. Das ^{13}C-Isotop hingegen, mit einem Neutron mehr im Kern, kommt zu 1,1 % natürlich vor und besitzt ein magnetisches Moment. Die NMR-Spektroskopie, insbesondere der ^{1}H- und ^{13}C-Kerne, ist eine wichtige analytische Methode für den organischen Chemiker und Pharmazeuten. In Tab. 2.22 sind einige wichtige Atomkerne und deren Eigenschaften für die NMR-Spektroskopie organischer Verbindungen aufgeführt. Der Kernspin der für die Strukturanalyse organischer Verbindungen wichtigsten Atomkerne ^{1}H, ^{13}C und ^{15}N beträgt $1/2$. Ein Kern mit einem Kernspin von $1/2$ kann in einem von außen angelegten Magnetfeld eine von zwei Orientierungen einnehmen, parallel oder antiparallel zu den Feldlinien des äußeren Magnetfeldes. Entsprechend befindet sich ein solcher Kern auf einem niedrigen bzw. höheren Energieniveau. Befinden sich mehrere Kerne in einem äußeren Magnetfeld, wird die Verteilung der Kerne auf die beiden Energieniveaus durch das Boltzmann-Verteilungsgesetz bestimmt. Demnach herrscht im Gleichgewichtszustand ein sehr geringer Besetzungsüberschuß im tieferen Energieniveau. Die Größe des Besetzungsüberschusses ist für jeden Kern charakteristisch und vergrößert sich proportional mit zunehmendem Magnetfeld, wodurch auch die Empfindlichkeit des NMR-Experimentes erhöht wird.
Atomkerne, die einen größeren Kernspin als $1/2$ besitzen, nehmen in einem äußeren Magnetfeld mehrere diskrete Energieeinstellungen ein. Der Kern des Isotops ^{14}N mit einem Kernspin von 1 hat drei verschiedene Energieniveaus, ein Kern mit dem Kernspin von $3/2$ bereits vier Möglichkeiten der Einstellung. Kerne, deren Kernspin größer als $1/2$ ist, besitzen ein elektrisches Kern-Quadrupolmoment, das durch eine nicht kugelförmige Verteilung der Ladung im Atomkern hervorgerufen wird. Praktisch äußert sich das Vorhandensein eines Quadrupolmomentes in einer Linienverbreiterung der Resonanzlinien des NMR-Spektrums, die mehrere kHz groß sein kann (s. Abb. 2.162 a). Die Registrierung eines Spektrums mit ei-

nem normalen Spektrometer kann dann nicht durchgeführt werden. Leider ist somit die NMR-Spektroskopie einiger für den organischen Chemiker interessanter Kerne wie ^{17}O (Kernspin = $5/2$) und ^{33}S (Kernspin = $3/2$) nur in wenigen Ausnahmefällen möglich.

Kernmagnetische Resonanz

Um das Phänomen der kernmagnetischen Resonanz zu veranschaulichen, wird ein Vektormodell, wie in Abb. 2.151 dargestellt, verwendet.
Nach dieser Vorstellung dreht sich der Vektor des magnetischen Kernmomentes μ, um seine eigene Achse kreisend, mit der Präzessionsfrequenz ω um die Richtung der Feldlinien des angelegten statischen Magnetfeldes B_0. Die Frequenz wird Larmor-Frequenz genannt. Die Größe der Larmor-Frequenz ist für jeden Kern spezifisch und abhängig vom äußeren Magnetfeld. Sie steigt proportional zu diesem, wie aus Tab. 2.23 ersichtlich ist.
Wird durch die im Magnetfeld befindliche Anregungsspule des NMR-Spektrometers, die entlang der x-Achse angeordnet ist, ein Hochfrequenz-Wechselfeld mit der Frequenz der Larmor-Frequenz des Kernspins angelegt, ist die Resonanzbedingung erfüllt, und der Kernspin kann unter Energieaufnahme aus dem Hochfrequenzsender vom tieferen in das höhere Energieniveau übergehen. Der Kernspin-Vektor dreht sich nun nicht mehr entlang der z-Achse, sondern in der x,y-Ebene. Die Einstrahlfrequenz liegt, wie aus Abb. 2.152 hervorgeht, im Ultrakurzwellenbereich des Radiobandes.

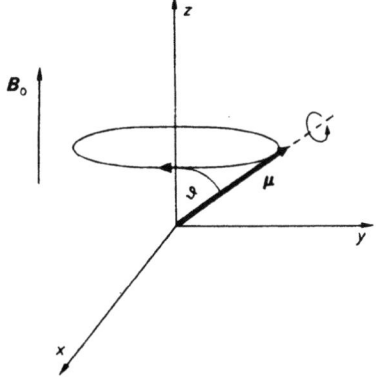

Abb. 2.151. Larmorpräzession eines Kernspins um die Richtung des Magnetfeldes[8]

Tabelle 2.22. Physikalische Eigenschaften einiger Atomkerne

Kern	Kernspin	relative Empfindlichkeit(%)	natürliches Vorkommen(%)	absolute Empfindlichkeit	Meßfrequenz bei 2,11 T(MHz)
^{1}H	$1/2$	1,00	100	100	90
^{13}C	$1/2$	$1,59 \cdot 10^{-2}$	1,1	0,017	22,63
^{14}N	1	$1,01 \cdot 10^{-3}$	99,6	0,1	6,5
^{15}N	$1/2$	$1,04 \cdot 10^{-3}$	0,37	$3,8 \cdot 10^{-4}$	9,12
^{19}F	$1/2$	0,83	100	83	84,67
^{31}P	$1/2$	$6,63 \cdot 10^{-2}$	100	6,6	36,43

Tabelle 2.23. Resonanzfrequenzen der ^{1}H- und ^{13}C-Kerne bei verschiedener Feldstärke

B_0 [T]	Resonanzfrequenzen [MHz]	
	^{1}H	^{13}C
1,41	60	15,1
2,11	90	22,63
2,35	100	25,15
4,70	200	50,3
7,05	300	75,4
9,4	400	100,6
11,74	500	125,7
14,09	600	150,9

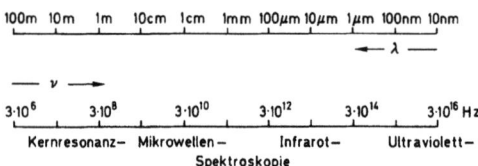

Abb. 2.152. Wellenbereich der elektromagnetischen Wellen und ihre Anwendung für die Spektroskopie[6]

Je nach NMR-Methode wird entweder der Energieverlust des Senders, der durch die Anregung der Atomkerne entsteht, mit Hilfe einer Hochfrequenz-Meßbrücke gemessen, oder es wird das Abklingen der Quermagnetisierung nach einem Anregungspuls registriert und schließlich zu einem interpretierbaren Spektrum verarbeitet.

Resonanzsignale

Die Lage der Resonanzsignale innerhalb eines Spektrums gibt Auskunft über die elektronischen Gegebenheiten im Molekül. Die s-Elektronen um den gemessenen Atomkern verursachen ein eigenes Magnetfeld, das dem von außen angelegten in der Richtung entgegengesetzt ist. Da nach der Resonanzbedingung Magnetfeldstärke und Resonanzfrequenz am Kernort direkt proportional sind,[6] ist ein höheres Magnetfeld nötig, um bei konstanter Anregungsfrequenz die Resonanzbedingung herbeizuführen, wenn viele Elektronen den gemessenen Kern umgeben (z. B. bei einer CH_3-Gruppe). Die CH_3-Protonen werden bei „hohem Feld", nahe dem Standard Tetramethylsilan, registriert. Aldehydprotonen hingegen, die durch den elektronenziehenden Effekt der Carbonylfunktion nur wenige s-Elektronen um den Kern haben, werden im ^{1}H-Spektrum bei „tiefem Feld" am anderen Ende der Verschiebungsskala zur Resonanz gebracht.

Atomkerne, die wie z. B. der ^{13}C-Kern, außer s-Elektronen auch p-Elektronen besitzen, werden durch diese in ihrer Resonanzfrequez entscheidend beeinflußt. Die Anregung von p-Elektronen im Magnetfeld bewirkt allerdings einer der Wirkung durch die s-Elektronen entgegengerichtete Tieffeldverschiebung der NMR-Resonanz.

Die chemische Verschiebung δ der Resonanzsignale wird in ppm angegeben, um die Daten von Spektrometern mit unterschiedlicher Feldstärke und somit

Anregungsfrequenz miteinander vergleichen zu können. Die chemische Verschiebung eines NMR-Signals errechnet sich aus der Resonanzfrequenz v in Hertz und der Spektrometeranregungsfrequenz v_0

$$\delta = \frac{(v_{\text{Substanz}} - v_{\text{Standard}})}{v_0}$$

In der Protonen- und ^{13}C-NMR-Spektroskopie ist der Standard für die chemische Verschiebung für Lösungen mit organischen Lösungsmitteln vereinbarungsgemäß das Tetramethylsilan (TMS). Für wäßrige Lösungen wird das Natriumsalz der Trimethylsilyltetradeuteropropionsäure (TSP) verwendet. Gewöhnlich werden diese Substanzen, da sie chemisch inert sind, den Meßlösungen als innerer Standard zugesetzt. Insbesondere bei der NMR-Spektroskopie von Heteroatomkernen können Referenzlösungen auch z. B. in Kapillaren als externe Standards beigefügt werden.

Wechselwirkungen

Im Erscheinungsbild der NMR-Spektren fällt auf, daß die Resonanzsignale, insbesondere der Protonenspektren, häufig mehr oder weniger aufgespalten sind. Das rührt von Wechselwirkungen der Atomkerne untereinander über die Valenzbindungen her. Dieses Phänomen der Spin-Spin-Kopplung hat seine Ursache darin, daß sich die Atomkerne ihrerseits ebenfalls wie kleine Stabmagneten verhalten. Entsprechend der Ausrichtung des Spins der benachbarten Atomkerne, parallel oder antiparallel zum äußeren Magnetfeld des NMR-Magneten, führt das zu einer Vergrößerung bzw. Verkleinerung des effektiven Magnetfeldes am gemessenen Atomkern. Daher wird das NMR-Signal eines Atomkerns durch die Nachbarschaft zu anderen Kernen in mehrere äquidistante Signale mit festgelegter Intensitätsverteilung aufgespalten. Das Aufspaltungsmuster, die Anzahl der Linien, richtet sich nach der Anzahl der koppelnden Partner und beträgt $n + 1$ (n = Anzahl der benachbarten Atomkerne). Die relativen Intensitäten der Einzelsignale von Multipletts verhalten sich zueinander wie die Binominalkoeffizienten und können am Pascal-Dreieck (vgl. Abb. 2.153) abgelesen werden. Bei Multipletts mit vielen Linien kann es durch den Intensitätsunterschied zwischen größtem und kleinstem Signal vorkommen, daß die kleinen Signale am Rande der Signalgruppe im elektronischen Rauschen der Grundlinie verschwinden.

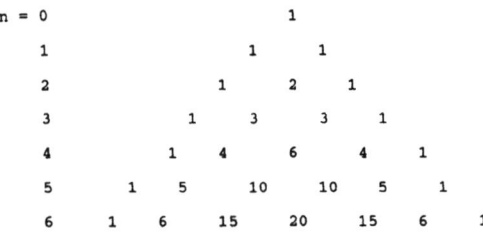

Abb. 2.153. Pascal-Zahlendreieck

Tabelle 2.24. δ-Skala der chemischen Verschiebungen von Protonen-Resonanzfrequenzen in organischen Verbindungen[6]

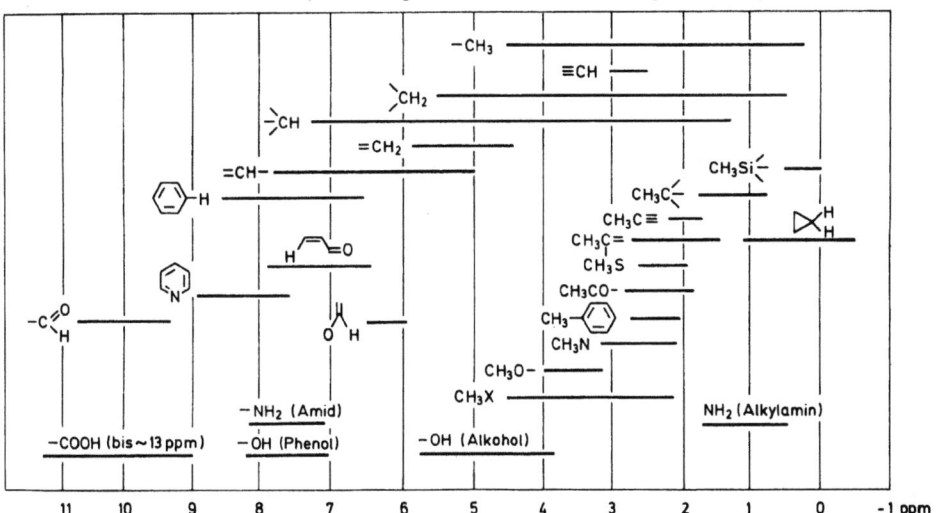

Tabelle 2.25. δ-Skala der chemischen Verbindungen von ^{13}C-Resonanzfrequenzen in organischen Verbindungen[3]

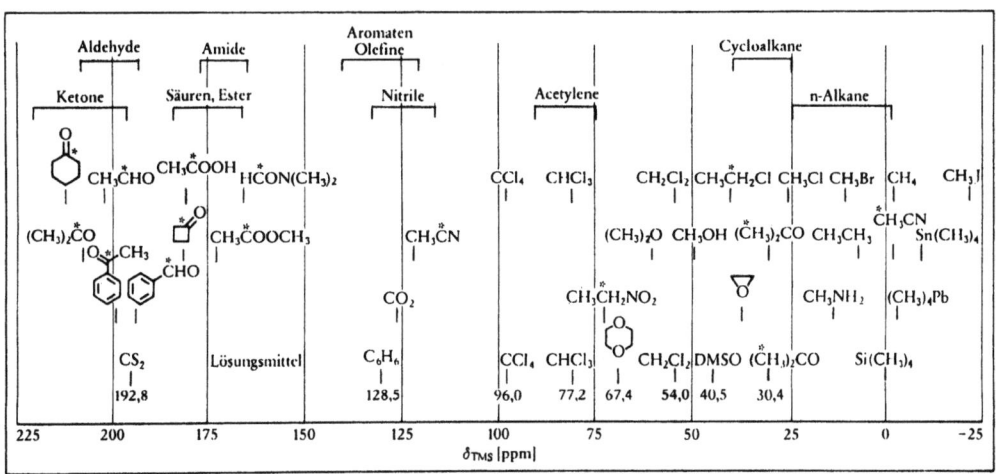

Die Lage der Resonanzsignale (chemische Verschiebung (s. Tab. 2.24 und 2.25) und deren Aufspaltung (Kopplungskonstanten, in Hz) geben wichtige Hinweise auf die Verteilung der Elektronen im Molekül, die sterische Anordnung von Molekülteilen zueinander sowie auf Bindungswinkel und ermöglichen strukturrelevante Aussagen.

3.6.2 NMR-spektroskopische Verfahren

Continuous-Wave-Spektroskopie

Um die Resonanzbedingung zu erreichen, gibt es zwei Möglichkeiten. Eine davon ist, das Spektrum kontinuierlich abzutasten. Dabei wird entweder das Magnetfeld konstant gehalten und die Frequenz des eingestrahlten Hochfrequenz-Wechselfeldes verändert (Frequenz-Sweep-Verfahren), oder es wird bei immer

gleicher Einstrahlfrequenz das angelegte Magnetfeld durch Hilfsspulen geringfügig verändert (Feld-Sweep-Verfahren). Technisch wird meist das letztere Verfahren realisiert, Continuous-wave-Methode (CW-NMR-Spektroskopie) genannt. Die CW-NMR-Spektrometer sind als leicht zu bedienende Routine-Geräte erhältlich. Die Protonen-Meßfrequenz liegt bei 60, 80 oder 90 MHz. Die Geräte sind entweder mit einem Permanentmagneten oder Elektromagneten ausgerüstet. Abb. 2.154 zeigt ein Blockschaltbild.
Die Sendespule sitzt entlang der x-Achse des schon erwähnten Vektormodells, die Empfangsspule entlang der y-Achse, während beide senkrecht zur z-Achse, die entlang der Magnetfeldlinien verläuft, liegen. Wie in Abb. 2.155 am 60-MHz-Protonenspektrum des Crotonsäureethylesters zu sehen ist, wird das Spektrum, bei tiefem Feld beginnend, Schritt für Schritt gemessen. Dafür werden 250 s benötigt. Anschließend wird die Fläche unter den Signalgruppen mit einem Inte-

grator, der meist zur Geräteausstattung gehört, bestimmt. Man gewinnt so quantitative Informationen über die relative Anzahl von Protonen, die den Signalen zuzuordnen sind. Wie in Abb. 2.155 ersichtlich, kann das an der Höhe der Integralspur direkt abgelesen werden.

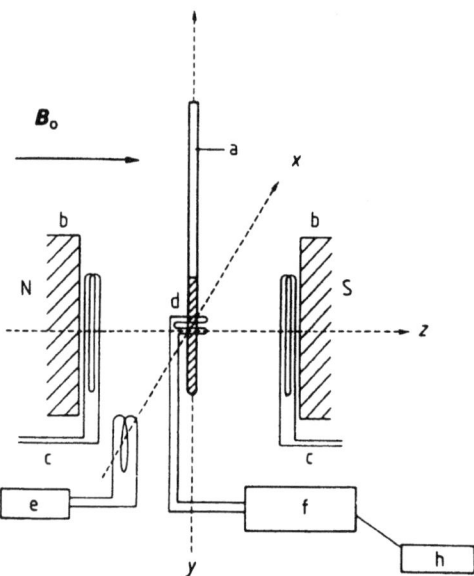

Abb. 2.154. Schematischer Aufbau eines CW-NMR-Spektrometers; a. Substanzprobe; b. Magnet; c. Sweep-Spulen; d. Empfangsspule; e. Sender; f. Verstärker; h. Ausgabeeinheit. Nach[9]

Puls-Fourier-Transform-Spektroskopie

Puls-Fourier-Transform-NMR-Spektrometer (PFT-NMR-Spektrometer) gibt es ab einer 60-MHz-Protonen-Meßfrequenz. Jedoch werden stets Elektromagneten für den Aufbau des äußeren Magnetfeldes benutzt, da bei Elektromagneten das Magnetfeld besser stabilisierbar ist. Zudem wird durch eine zusätzliche Deuterium-Sende- und Empfangseinheit (den Lock-Kanal) das Deuteriumsignal der deuterierten Lösungsmittel zur Stabilisierung des Magneten hinzugezogen. Ab 100-MHz-^{1}H-Frequenz aufwärts werden Kryomagneten eingesetzt. Bei Kryomagneten (Abb. 2.156) wird das Magnetfeld durch eine mit flüssigem Helium gekühlte, supraleitende Spule erzeugt. Der Vorteil dieser Technik liegt in der Möglichkeit, hohe und höchste Magnetfelder für die NMR-Spektroskopie bereitzustellen, wobei aufwendige Stromversorgungseinheiten und Kühlaggregate für den Magneten entfallen. Lediglich die Kühlung der Spule mit flüssigem Helium und Vorkühlung der Kryoeinheit mit flüssigem Stickstoff muß gewährleistet sein. Kryomagnete bis 14,09 T (entspechend ist eine ^{1}H-Frequenz von 600 MHz) sind heute kommerziell erhältlich.

Bei PFT-NMR-Spektrometern entfällt der Sweep-Generator, der bei der CW-Methode den beobachteten Bereich nach und nach abtastet (vgl. Abb. 2.157). Stattdessen werden alle Kerne in der Meßlösung auf einmal mit einem möglichst kurzen starken Hochfrequenzpuls angeregt, und es finden Übergänge vom niedrigen ins höhere Energieniveau statt. Nach Beendigung des Pulses sind die Atomkerne bestrebt, wieder in das der Boltzmann-Verteilung entsprechende Gleichgewicht der Besetzung zurückzukehren. Dabei geben sie die durch den HF-Puls zugeführte Energie

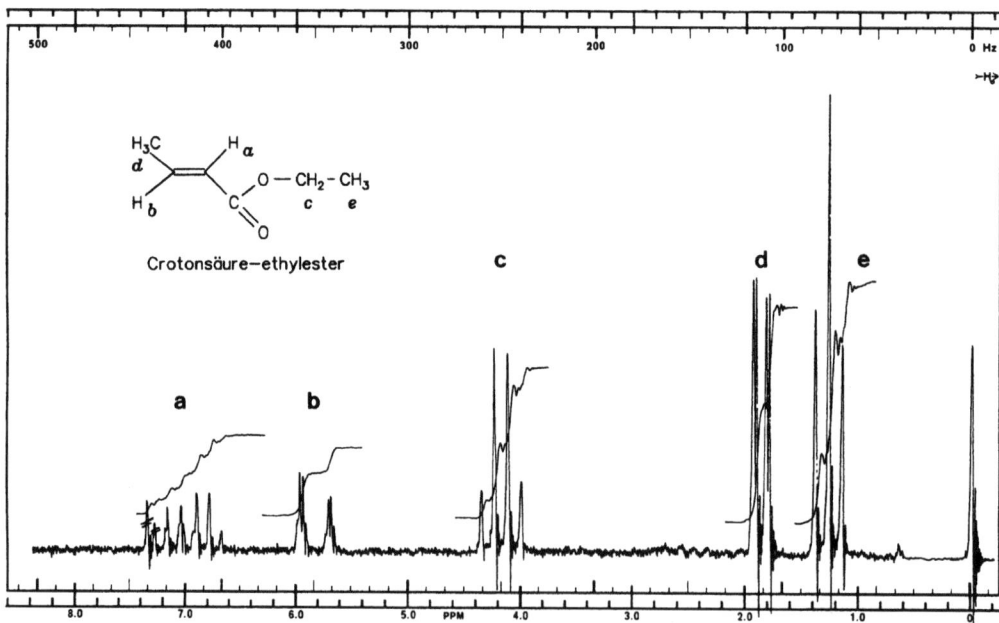

Abb. 2.155. 60-MHz-Protonenspektrum von Crotonsäure-ethylester in CDCl₃

in Form von elektromagnetischer Strahlung allmählich wieder ab. Die Frequenz der Strahlung entspricht der Larmor-Frequenz der einzelnen Kerne. Die Geschwindigkeit, mit der das geschieht, ist die Relaxationszeit. Sie kann bei Protonen mehrere Sekunden, bei ^{13}C-Kernen bis zu Minuten lang sein. Der so hervorgerufene freie Induktionsabfall (engl.: free induction decay, FID) der Atomkerne wird als Interferogramm während einer bestimmten Zeitdauer gemessen (vgl. Abb. 2.158).

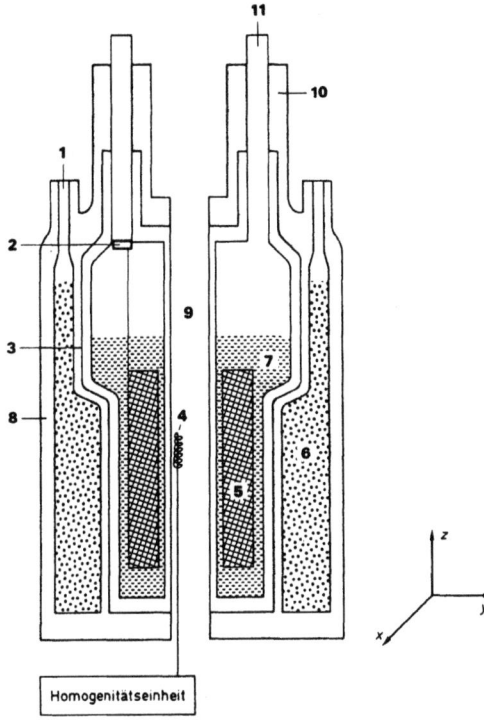

Homogenitätseinheit

Abb. 2.156. Schematischer Aufbau eines NMR-Kryomagneten;[8] 1 Stickstoff-Füllstutzen; 2 Stromstecker; 3 Isolierschild; 4 Raumtemperatur-Homogenitätsspulen; 5 supraleitende Spulen und Cryoshims; 6 flüssiger Stickstoff; 7 flüssiges Helium; 8 Vakuum; 9 Magnetbohrung; 10 Mantel aus Edelstahl; 11 Helium-Füllstutzen

Die Aufnahmedauer (engl.: data aquisition time) AT errechnet sich aus der Anzahl von Datenpunkten N, mit der der FID im Speicher des Spektrometer-Rechners abgelegt wird und der Spektrenweite (engl.: spectral width) SW, mit der das Spektrum registriert werden soll.

$$AT = \frac{N}{(2 \cdot SW)}$$

Das schwache Meßsignal wird durch die Empfangsspule, die zugleich als Sendespule dient, empfangen, verstärkt, mit einem phasensensitiven Detektor bearbeitet und nach Abtrennen des hochfrequenten Anteiles Analog-Digital-Wandlern zugeführt, die das analoge Signal in eine von einem Computer lesbare digitale Form umwandeln. Der FID wird in dem geräteeigenen Minicomputer gespeichert (vgl. Abb. 2.157). In der Regel werden mehrere, bei verdünnten Lösungen viele Anregungs- und Meßzyklen hintereinander durchgeführt. Die einzelnen FIDs werden dann im Computerspeicher addiert, wobei sich das stochastische elektronische Rauschen herausmittelt und das eigentliche Meßsignal mit einem verbesserten Signal-Rausch-Verhältnis registriert werden kann. Im Computer des Spektrometers wird nach Beendigung der Messung der FID, der eine Zeitfunktion ist, in eine Frequenzfunktion, nämlich das Frequenzspektrum, mit Hilfe einer aufwendigen mathematischen Operation, der Fourier-Transformation, umgewandelt. Diese Rechnung liefert den Real- und Imaginärteil des Spektrums, wie in Abb. 2.159 R und I dargestellt.
Der Realteil wird registriert, wie Abb. 2.160 zeigt, während der Imaginärteil, zum Realteil um 90° phasenverschoben, meist nicht ausgewertet wird.
Daraus folgt, daß das Spektrum nur noch aus der Hälfte der Datenpunkte, die für die Aufnahme der FIDs verwandt wurden, besteht. Wie aus dem Blockschaltbild von Abb. 2.157 ersichtlich, nimmt der geräteeigene Minicomputer neben den Gerätekomponenten zur Frequenzerzeugung, Signaldetektion und -verarbeitung einen zentralen Platz im NMR-Spektrometer ein. Er dient nicht nur zur Datenaquisition, sondern steuert und überwacht das gesamte Spektrometer. Geräte völlig ohne Knöpfe und Schalter, die über Datenleitungen auch aus der Ferne am Bild-

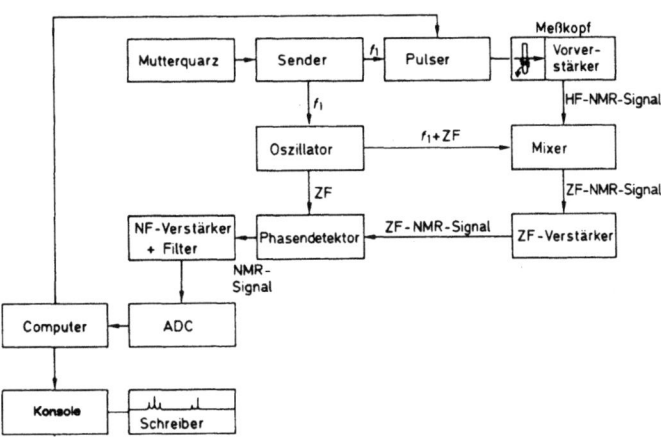

Abb. 2.157. Schematischer Aufbau des Meßkanals eines PFT-NMR-Spektrometers; HF Hochfrequenz; ZF Zwischenfrequenz; NF Niederfrequenz; f_1 Meßfrequenz. Nach[8]

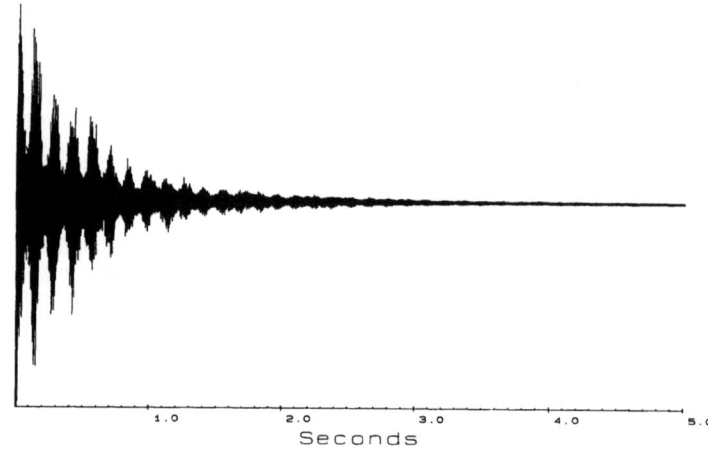

Abb. 2.158. Freier Induktionsabfall eines 400-MHz-Proto-
nenspektrums von Crotonsäure-ethylester

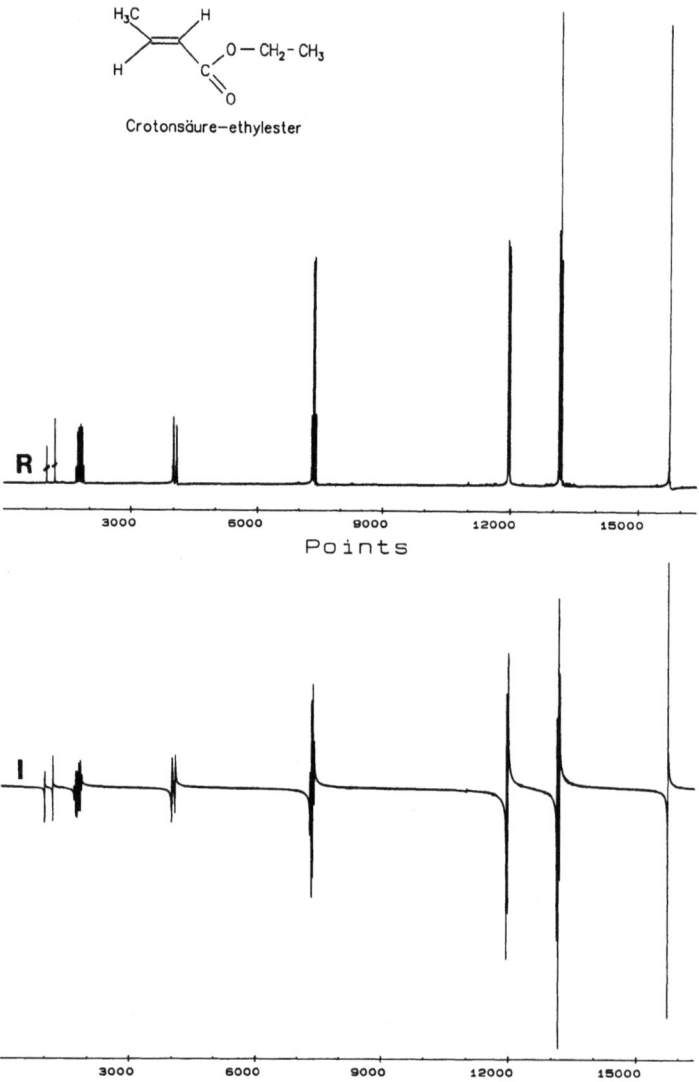

Crotonsäure–ethylester

Abb. 2.159. 400-MHz-Proto-
nenspektrum von Crotonsäure-
ethylester in CDCl₃; R Realteil;
I Imaginärteil

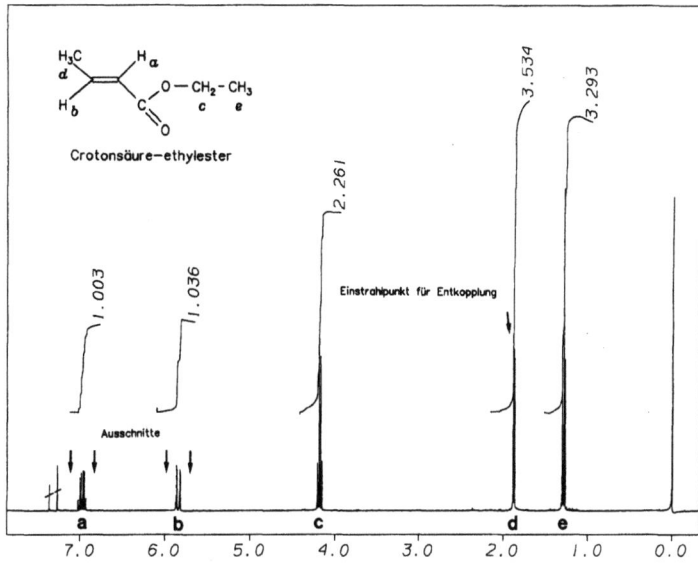

Abb. 2.160. 400- MHz-Protonenspektrum von Crotonsäureethylester in CDCl₃ mit Integralspur

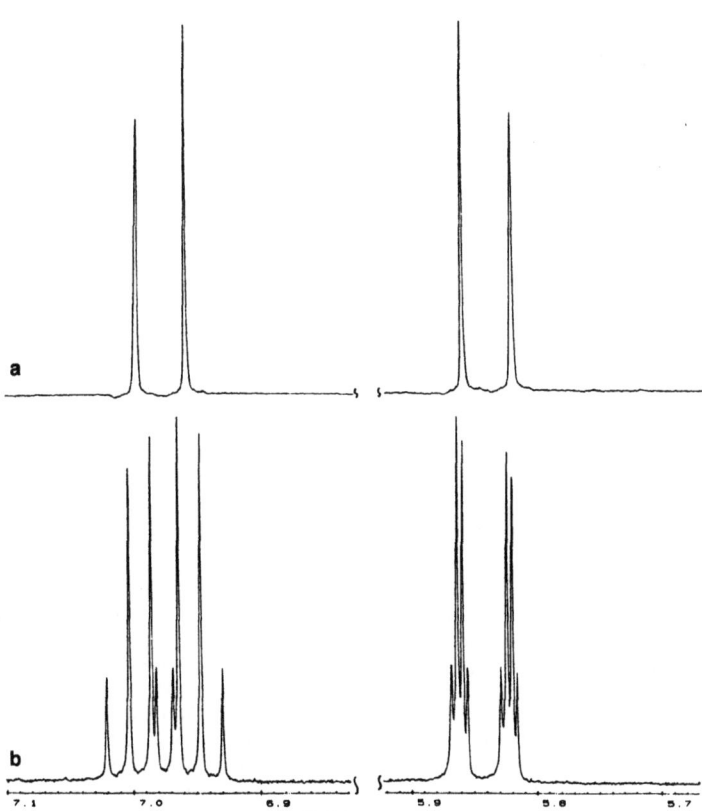

Abb. 2.161 a, b. 400-MHz-Protonenspektrum von Crotonsäure-ethylester in CDCl₃; **a** Teilspektren von Abb. 2.160; **b** entsprechend entkoppelte Teilspektren

schirm bedient werden können, sind im Handel. Der Rechner übernimmt außerdem nicht nur die Fourier-Transformation, sondern kann das Spektrum digital integrieren und die gefundenen Werte aufschreiben, die Peaks mit den numerischen Werten versehen,

Peak- und Integrallisten auf einem angeschlossenen Drucker ausgeben und vieles mehr (vgl. Abb. 2.160 und 2.164 a).

Die PFT-Methode hat gegenüber dem CW-Verfahren einige entscheidende Vorteile, weshalb sie in For-

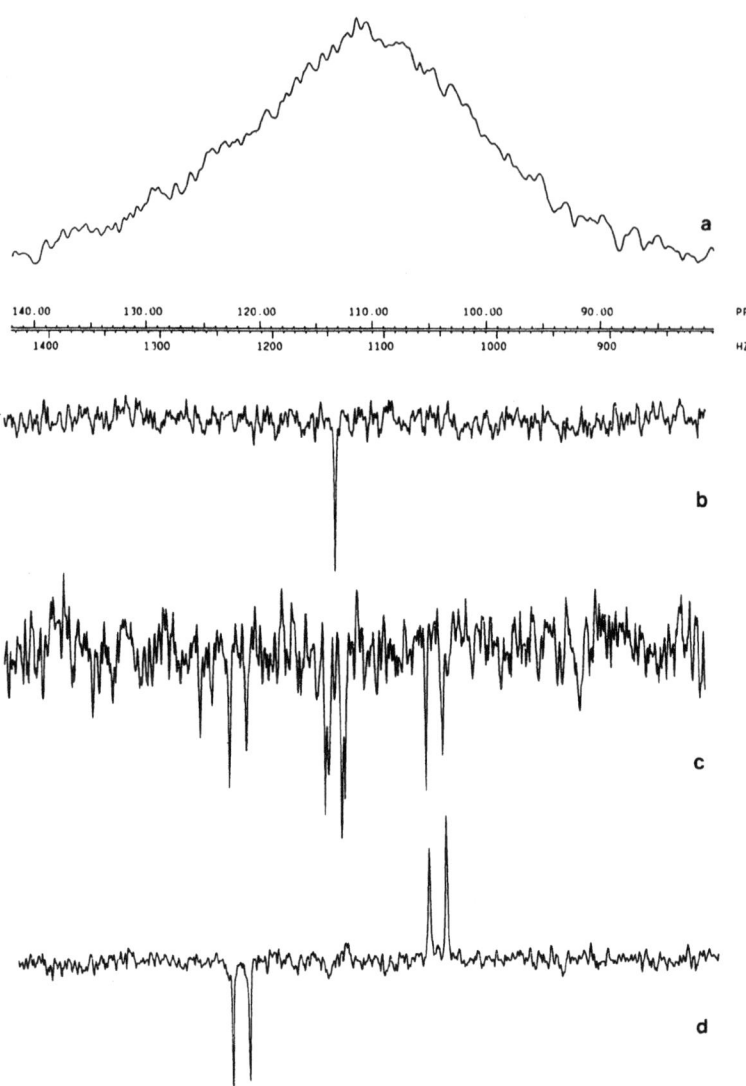

Abb. 2.162a–d. Spektren von Formamid, Referenz ist fl. NH$_3$ = 0,0 ppm; **a** ^{14}N-Spektrum; **b** protonenentkoppeltes ^{15}N-Spektrum; **c** gekoppeltes ^{15}N-Spektrum; **d** gekoppeltes INEPT-Spektrum

schungsspektrometern ausnahmslos angewendet wird. Die Aufnahme eines einzelnen Spektrums kann erheblich schneller erfolgen. Während für die Registrierung eines Protonenspektrums im Bereich von 500 Hz (bei einem 60-MHz-Gerät entspricht das 8,33 ppm) etwas mehr als 4 min benötigt, können im gleichen Zeitraum etwa 60 FIDs akkumuliert werden, da die Datenaquisition eines ^{1}H-Spektrums von 1000 Hz Spektrenweite (entspricht bei 90 MHz Beobachtungsfrequenz 11,1 ppm) und 8k (= 8192) Datenpunkten 4,096 s beträgt. Innerhalb eines vertretbaren Zeitaufwandes von schwach konzentrierten Lösungen und von Kernen mit geringer natürlicher Häufigkeit wie ^{13}C- und ^{15}N- NMR-Spektren zu messen, ist durch die PFT-Methode erst möglich geworden. Ferner können nur mit einem modernen PFT-NMR-Spektrometer Pulssequenzen, unter Umständen mit verschiedener

Phase im Vergleich zum Empfänger, mit unterschiedlichen Wartezeiten untereinander, auf die Probe angewendet werden. Dadurch sind die modernen Methoden der ein- und insbesondere zweidimensionalen NMR-Spektroskopie erst möglich geworden.[13,14] Durch den Einsatz eines Rechners mit entsprechenden Speichermedien wie Magnetplatte und -band können die gemessenen Spektren über lange Zeiträume aufbewahrt und beliebig oft bearbeitet werden. Die Daten können auch anderen Programmen zur Spektreninterpretation zugeführt werden. So wurden die Beispielspektren in diesem Kapitel nicht mit dem Programm des NMR-Spektrometers bearbeitet, sondern auf durch ein Netzwerk gekoppelte Workstations mittels spezieller Software.
Äußerlich unterscheiden sich Spektren, die mit der PFT-NMR-Methode aufgenommen wurden, von de-

nen mit dem CW-Verfahren registrierten, durch das Fehlen der einem Meßsignal folgenden Schwingungen (wiggles), wie auch aus dem Vergleich der Abb. 2.155 und 2.160 ersichtlich ist.

3.6.3 Methoden der NMR-Spektroskopie

Alle NMR-spektroskopischen Verfahren, die über das routinemäßige Ausschreiben des Spektrums und seines Integrals, wie in Abb. 2.155 und 2.160 dargestellt, hinausgehen, dienen der Spektreninterpretation und -zuordnung. Diese Methoden, von denen einige nachfolgend dargestellt werden, sollen das Spektrum vereinfachen, z. B. Kopplungswege aufzeigen und Korrelationen zwischen dem Protonen- und Kohlenstoffspektrum herstellen und so helfen, die Struktur einer unbekannten Substanz zu bestimmen.

Homospinentkopplung

Sie dient dazu, in einem Protonenspektrum Kopplungspartner aufzuspüren, indem man eine oder gleich mehrere Kopplungen aufhebt. Praktisch geht man dabei so vor, daß bei der Resonanzfrequenz eines Kopplungspartners dessen Resonanzfrequenz einstrahlt und die Resonanz damit gesättigt wird. Die Kopplung zu diesem Proton oder dieser ^{1}H-Gruppe fällt somit zusammen und wird nicht mehr registriert. Die Abb. 2.160 und 2.161 zeigen ein Beispiel: Die Protonen a und b an der Doppelbindung koppeln untereinander mit einer Kopplungskonstanten von 15,6 Hz zu einem sog. AB-System. Weiterhin koppeln beide Wasserstoffatome zu der Methylgruppe d mit unterschiedlichen Kopplungskonstanten: $J_{a,d} = 6,9$ Hz und $J_{b,d} = 1,7$ Hz. Dadurch wird das Methylsignal zu einem Doppeldublett mit Linenabständen, die den Kopplungskonstanten entsprechen, aufgespalten. In gleichem Maße zeigen die Einzelsignale der Dubletts des AB-Systems jeweils Quartetts aus der Kopplung

zu der Methylgruppe d, wie aus Abb. 2.161a ersichtlich ist. Wird nun bei der Methylgruppe d eine Entkopplerfrequenz eingestrahlt, brechen die Kopplungen des AB-Systems zu dieser CH$_3$-Gruppe zusammen und es werden nur noch die Resonanzsignale des AB-Systems der Protonen a und b registriert, wie in Abb. 2.161b zu sehen ist.

INEPT

Da die NMR-Spektroskopie von Kernen mit geringem natürlichem Vorkommen wie ^{13}C und insbesondere ^{15}N ohne künstliche Anreicherung des NMR-aktiven Isotops sehr zeitaufwendig und schwierig ist, hat man nach Möglichkeiten gesucht, die Signalintensitäten durch besondere Tricks während der Aufnahme zu verbessern. So wurde die Pulssequenz INEPT (Akronym für: Insensitive Nuclei Enhancement by Polarization Transfer) entwickelt.[13] Hierdurch gelingt es, den Besetzungsunterschied der Protonen auf den der benachbarten Heterokerne zu übertragen. Die Größe des Besetzungsunterschiedes, ein Maß für die NMR-Empfindlichkeit eines Kerns, ist bei den Protonen erheblich größer als z. B. beim ^{15}N-Kern. Durch den Polarisations- oder Magnetisierungstransfer durch die INEPT-Sequenz kann dieser Nachteil teilweise ausgeglichen werden. In Abb. 2.162b bis d ist ein Beispiel für die Leistungsfähigkeit der Pulssequenz gegeben. Spur b zeigt das normale entkoppelte ^{15}N-Spektrum von Formamid. Wegen bestimmter physikalischer Gegebenheiten des ^{15}N-Kerns wird das Spektrum mit negativem Peak registriert. Ein Spektrum, das alle Protonen-Stickstoff-Kopplungen zeigt, wird in Spur c dargestellt. Die Aufnahmezeit betrug das 16fache der für das entkoppelte Spektrum notwendigen. Das Spektrum d stellt das mit der INEPT-Technik gewonnene Spektrum dar. Auf Grund der Besonderheiten der INEPT-Pulssequenz wird das mittlere Signal des ^{15}N-^{1}H-Tripletts nicht und die beiden äußeren Signalgruppen in Antiphase registriert. Wichtig ist, daß die-

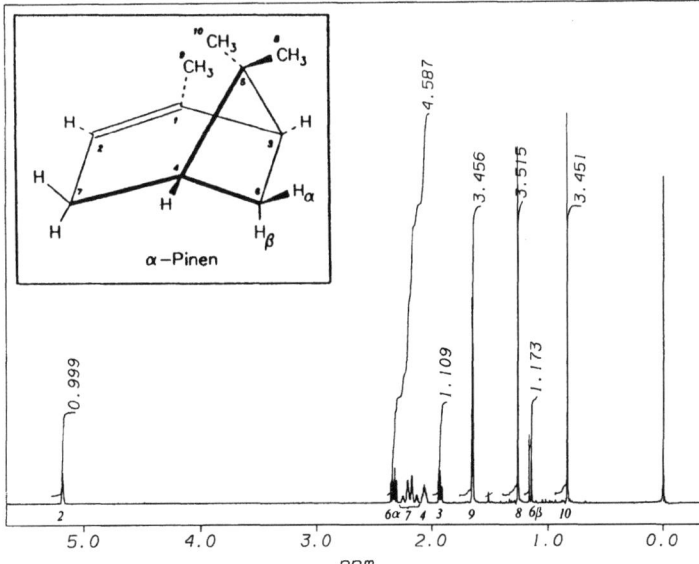

Abb. 2.163. 400-MHz-Protonenspektrum von α-Pinen in CDCl$_3$

ses Spektrum nur in der Hälfte der Zeit, die für das entkoppelte Spektrum in Spur b notwendig war, aufgenommen wurde. Es zeigt außerdem ein besseres Signal-Rausch-Verhältnis als das von Spektrum B. Das Prinzip des Polarisations-Transfers ist in viele Pulssequenzen der ein- und zweidimensionalen NMR-Spektroskopie eingegangen, wie nachfolgend noch gezeigt wird.

Strategie zur Spektreninterpretation

Sind größere Moleküle zu analysieren und Zuordnungen von komplizierteren Spektren zu treffen, müssen andere Methoden angewendet werden. Dann reichen die einfachen Spektren der Protonen- und

^{13}C-NMR-Spektroskopie nicht aus. Im folgenden soll am Beispiel des α-Pinen eine Strategie zur Spektreninterpretation und -zuordnung gezeigt werden. Abb. 2.163 und Abb. 2.164 zeigen das eindimensionale Protonen- und ^{13}C-Spektren.

In Abb. 2.164a ist das völlig protonenentkoppelte, in Abb. 2.164b das ^{13}C-Spektrum mit allen Protonen-^{13}C-Kopplungen abgebildet. Die in den Spektren angefügten Zuordnungen können zunächst ohne weitere Informationen nicht gemacht werden. Als erstes kann man ein ^{13}C-DEPT-Spektrum (Distortionless Enhancement by Polarization Transfer[13]) anfertigen. Neben dem schon erwähnten Vorteil der Signalintensivierung durch Magnetisierungstransfer vom Proton auf den Kohlenstoffkern kann das Experiment so ge-

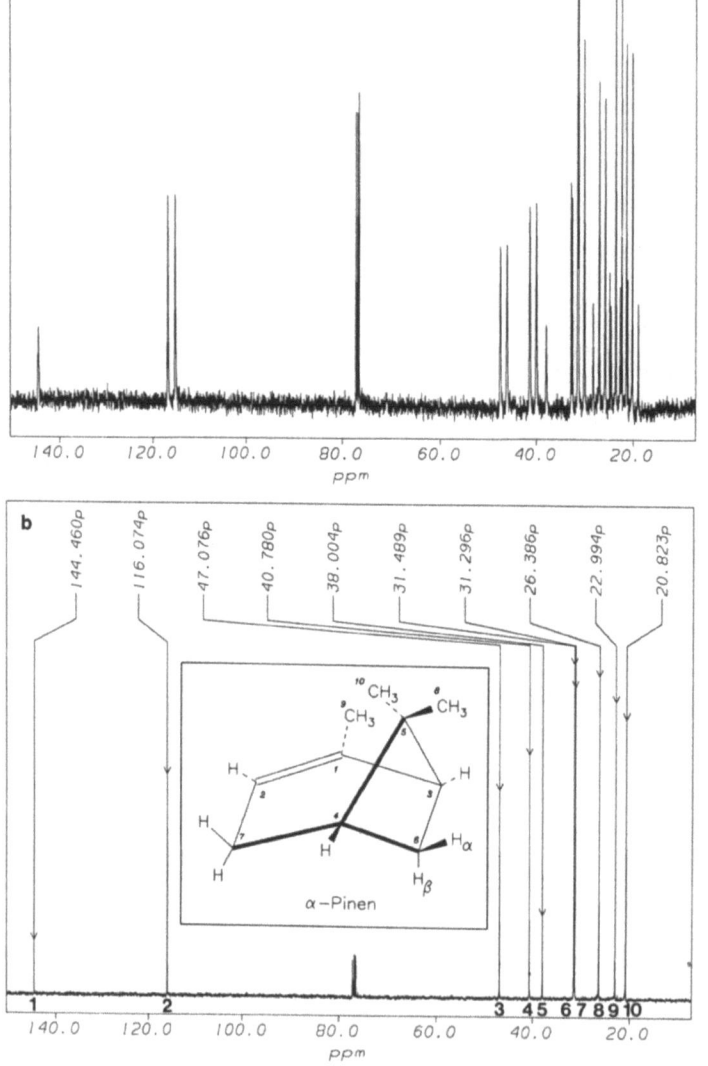

Abb. 2.164. 100-MHz-^{13}C-Spektren von α-Pinen in CDCl$_3$; a protonenentkoppeltes Spektrum; b Spektrum mit ^{1}H-^{13}C-Kopplungen

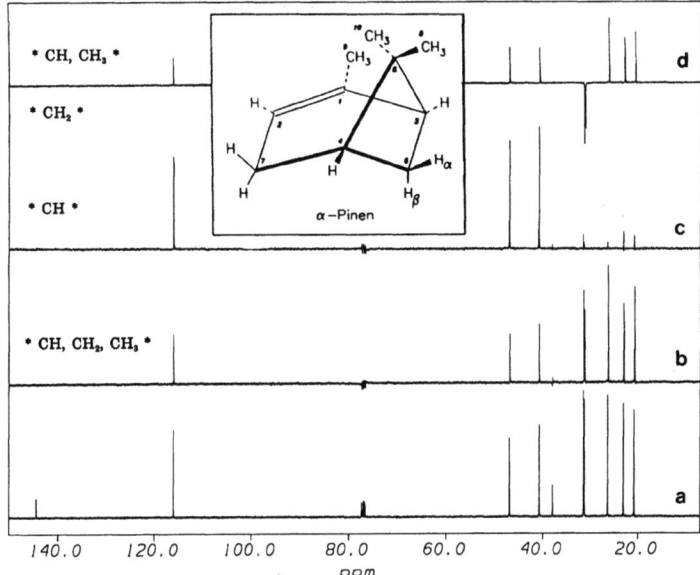

Abb. 2.165a–d. 100-MHz-^{13}C-Spektren von α-Pinen in CDCl$_3$; **a** protonenentkoppeltes Spektrum; **b** DEPT-Spektrum, nur Signale protonentragender C-Atome; **c** DEPT-Spektrum, nur CH-Signale; **d** DEPT-Spektrum, CH- und CH$_3$-Signale nach oben, CH$_2$-Signale nach unten

steuert werden, daß drei verschiedene Spektren aufgenommen werden, die Signale je nach Multiplizität des protonengekoppelten ^{13}C-Spektrums zeigen (s. Abb. 2.165).

Spur a der Abb. 2.165 stellt das entkoppelte Spektrum wie in Abb. 2.164a dar. Das Spektrum von Abb. 2.165b gibt nur die protonentragenden Signale wieder. Die Signale der quartären C-Atome 1 bei 144,5 ppm und 5 bei 38,0 ppm sind in diesem Spektrum nicht vorhanden. Spur c von Abb. 2.165 gibt das Spektrum wieder, bei dem nur die C-Atome ein Signal geben, die gerade ein Proton tragen. Daher geben nur die Kohlenstoffatome 2 bei 116,1 ppm, 3 (47,1 ppm) und 4 (40,8 ppm) einen Peak. Schließlich kann in Spur d ein Spektrum aufgezeichnet werden, das die Signale der CH- und CH$_3$-Gruppen als positive und die der CH$_2$-Gruppen als negative Signale wiedergibt. So können durch eine Reihe von Experimenten, deren Aufnahmedauer jeweils nur etwa die Hälfte des entkoppelten Spektrums beträgt und insgesamt ungefähr genau so lange dauert wie die Aufnahme des gekoppelten Spektrums in Abb. 2.164b, erste Zuordnungen gemacht werden.

Durch den geringen Unterschied in der chemischen Verschiebung der interessanten Peakgruppen voneinander im Protonenspektrum sind Homospin-Entkopplungsexperimente nicht möglich. Will man trotzdem Aussagen über die Kopplungspartner machen, ist die Aufnahme eines zweidimensionalen Spektrums notwendig, desgleichen, wenn Aussagen über die Korrelation des Protonen- mit dem Kohlenstoffspektrum erwünscht sind.

2D-Spektren

In den Spektren, wie sie bisher hier abgebildet wurden, ist die gesamte Information in Bezug auf die chemische Verschiebung und Kopplung auf einer Achse, der sog. Signalspur, vereinigt. Zur Trennung zweier unterschiedlicher Informationen in zwei Achsen ist die Aufnahme eines zweidimensionalen (2D-) Spektrums erforderlich. Die 2D-Methode hat die NMR-Spektroskopie revolutioniert und ihr einen ungeheuren Aufschwung gegeben.[13,14] Die Entwicklung der Methode und ihre allgemeine Verbreitung wurde allerdings erst mit leistungsfähigen NMR-Computern möglich, da große Datenmengen zu bearbeiten sind. Es existieren heute mehr als 500 verschiedene Experimente, von denen im folgenden die grundlegenden dargestellt werden sollen.

Das Prinzip der 2D-NMR-Spektroskopie soll zunächst am Beispiel der Protonen-Kohlenstoff-

Präparation		*Evolution*	*Detektion*
^{1}H	Warte-	Magnetisierungs-transfer	Breitband-Entkopplung
^{13}C	zeit		Aufnahme der FIDs
Pulse:	^{1}H : 90°	180°	90° 90°
	^{13}C :		
2D–Zeitschema		t_1	t_2

Abb. 2.166. Zeitschema der 2D-NMR-Spektroskopie am Beispiel der H-C-Korrelation

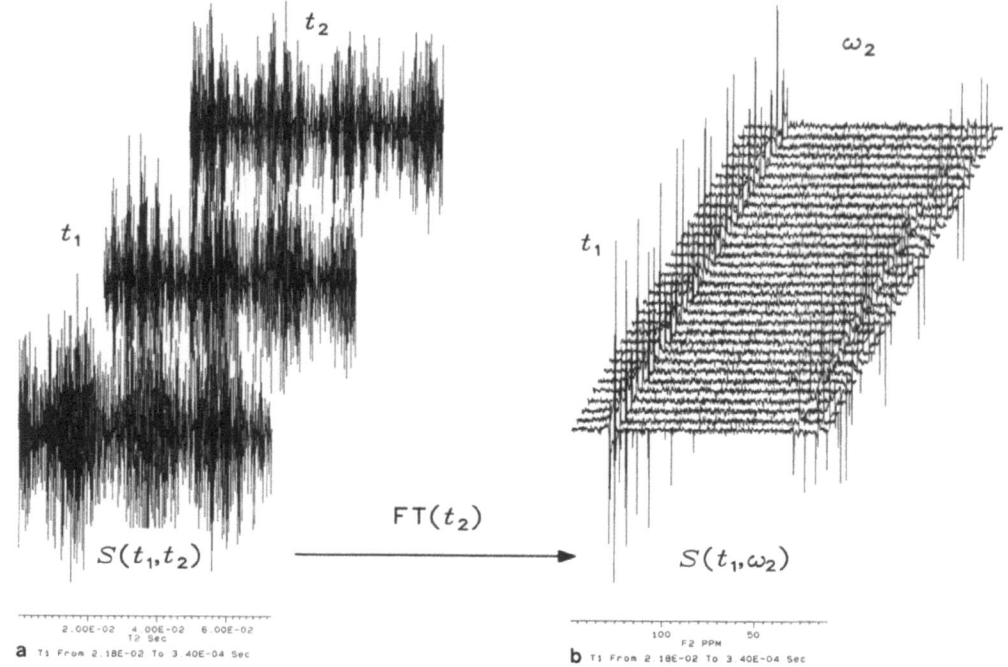

Abb. 2.167a, b. 2D-H-C-COSY-Spektrum von Ethylbenzol; **a** Aufnahme von 64 FIDs (drei dargestellt); **b** 64 Spektren nach der 1. Fourier-Transformation (32 Spektren dargestellt)

Verschiebungskorrelation (H-C-COSY, Correlated Spectroscopy) aufgezeigt werden. Die Aufnahmezeit in der 2D-NMR-Spektroskopie gliedert sich, wie in Abb. 2.166 dargestellt, in drei Bereiche: Während der Präparationsphase können sich alle Kerne in ihr thermisches Gleichgewicht begeben. Danach erfolgt der erste Anregungspuls (in diesem Fall im Protonenkanal). In der nachfolgenden Evolutionszeit t_1, die hier durch einen $180°$-Puls im ^{13}C-Kanal halbiert wird, wird die Information der zweiten Dimension, im Fall der H-C-Korrelation die chemische Verschiebung der Protonen, dem während der Detektionsphase t_2 registrierten FID aufgeprägt.

Je nach Problemstellung wird eine ganze Serie von Einzelspektren aufgenommen, wie in Abb. 2.167a gezeigt ist.

Von Experiment zu Experiment wird lediglich die Länge der Evolutionszeit t_1 inkrementiert. Die Dauer t_1 hängt hier von der Größe des Bereiches der Protonenresonanz ab. Nach der Aufnahme von $n = 32$ bis 256 oder mehr Einzelspektren, von denen jedes zur Signalintensivierung und Vermeidung von Störsignalen mehrmals aufgenommen werden muß, sind im Computer des Spektrometers n FIDs gespeichert, wie in Abb. 2.167a verdeutlicht wird. Nun erfolgt eine erste Fourier-Transformation der einzelnen FIDs, und man erhält n einzelne ^{13}C-Spektren, wie in Abb. 2.167b dargestellt. Die Amplituden der Einzelsignale entlang der t_1-Achse stellen die Gesamtinformation des Protonenspektrums dar. Die Datenmatrix wird um $90°$ gedreht (s. Abb. 2.168a), und es erfolgt eine zweite Fourier-Transformation, die schließlich das

zweidimensionale H-C-COSY-Spektrum ergibt, wie es in Abb. 2.168b zu sehen ist. Entlang der horizontalen Achse ω_1 verläuft das Protonenspektrum, das ^{13}C-Spektrum kann entlang ω_2 abgelesen werden. Die Signale auf der dazwischenliegenden Fläche sind die Korrelationspeaks und geben an, welche Signale der beiden Spektren zusammengehören oder welches Proton mit welchem Kohlenstoffatom verknüpft ist.

Da die Art der Abbildung in einem Panorama-Plot, in dem jedes einzelne Spektrum sichtbar wird, wenig übersichtlich ist, wird allgemein in der 2D-NMR-Spektroskopie die Darstellung als Contour-Plot, wie in Abb. 2.169 gezeigt, gewählt.

Dabei werden Höhenlinien entlang der Schnittpunkte mit den Signalen aufgezeichnet. Aus dem Spektrum in Abb. 2.169 ist z. B. ersichtlich, daß das Hochfeldsignal im ^{13}C-Spektrum zur CH_3-Gruppe gehört, da das zugehörige Protonensignal ein Triplett aufweist. Ähnlich kann die Zuordnung der übrigen Signale vorgenommen werden.

Zurückkommend auf die Aufklärung der α-Pinen-Spektren und deren Zuordnung kann aus den in Abb. 2.170 und 2.171 dargestellten H-C-COSY-Spektren folgendes entnommen werden: Abb. 2.170 läßt erkennen, daß nur protonentragende C-Atome einen Crosspeak ergeben. Es fehlen somit Crosspeaks der C-Atome 1 und 5. Wie man schon den ^{13}C-DEPT-Spektren entnehmen konnte, sind diese Signale quartären Kohlenstoffatomen zuzuordnen. Aus Abb. 2.170 ist die Korrelation von Peak 2 zu dem entsprechenden Proton abzulesen, in der Abb. durch eine ge-

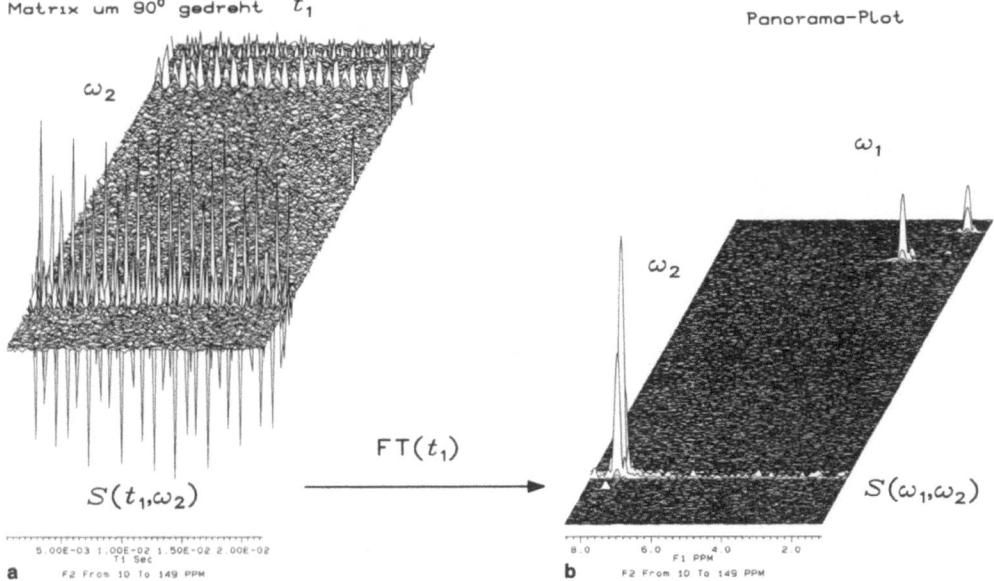

Abb. 2.168 a, b. 2D-H-C-COSY-Spetrum von Ethylbenzol; **a** Datenmatrix um 90 ° gedreht; **b** 2D-Spektrum nach der 2. Fourier-Transformation

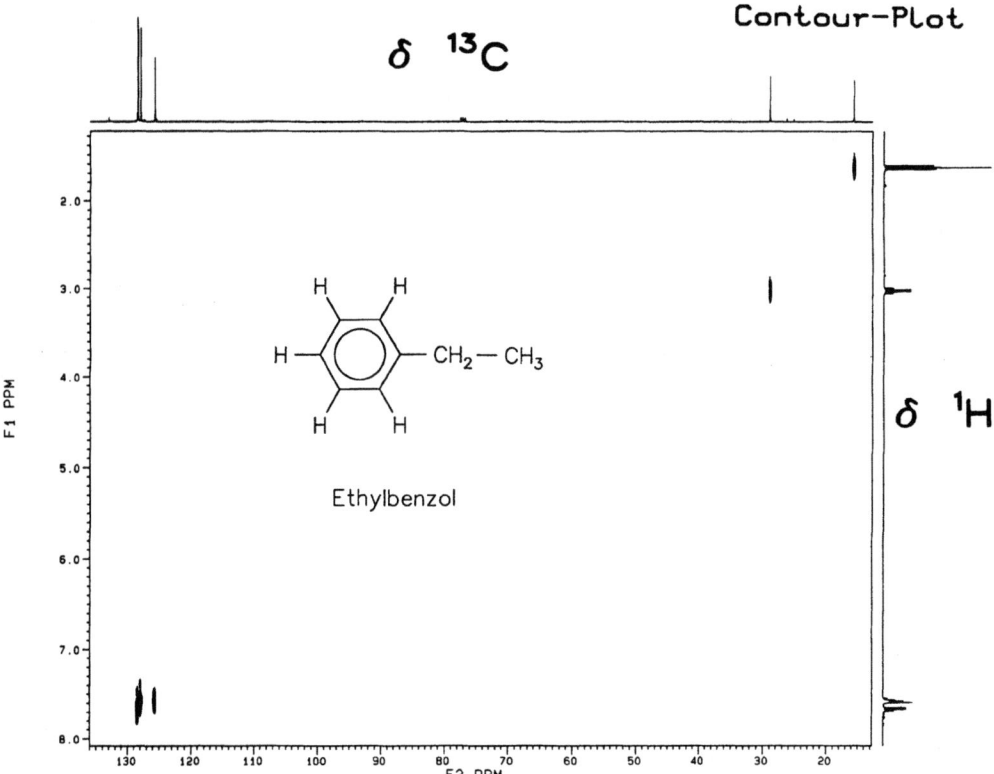

Abb. 2.169. 2D-H-C-COSY-Spektrum von Ethylbenzol; Contourplot

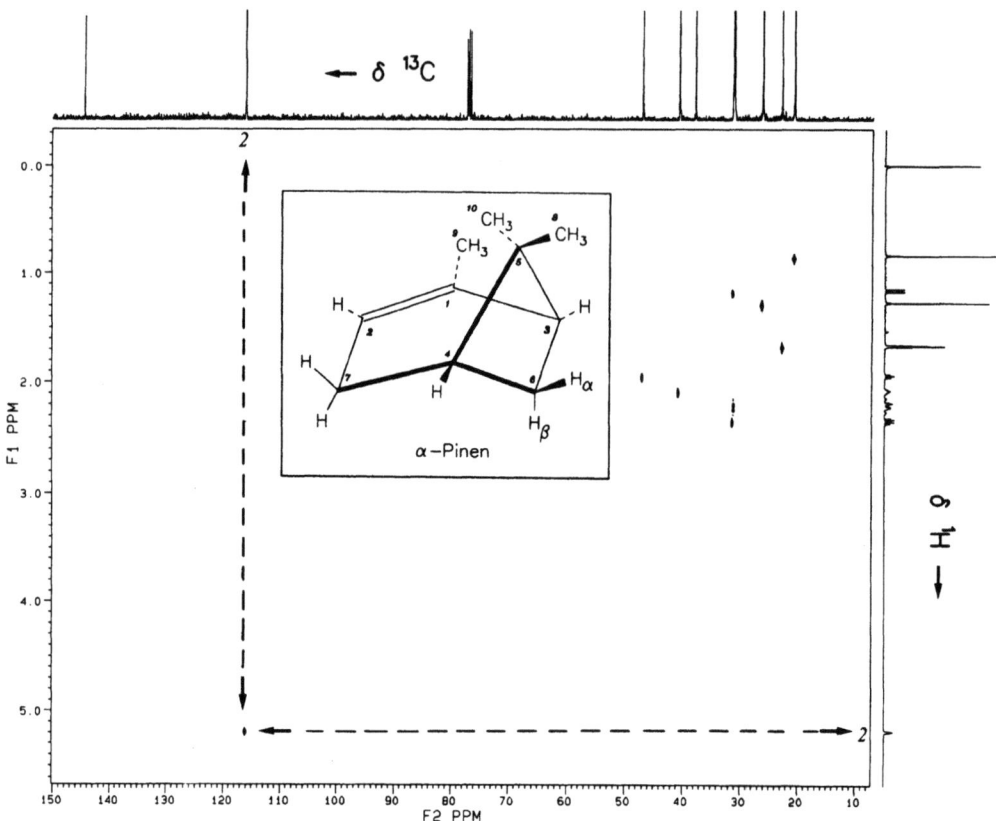

Abb. 2.170. 2D-H-C-COSY-Spektrum von α-Pinen in CDCl₃; ¹³C: 100 MHz; ¹H: 400 MHz

strichelte Linie markiert. Deutlich wird in Abb. 2.171, daß die beiden CH₂-Gruppen ganz unterschiedlichen Protonensignalen zuzuordnen sind. Der Peak 6 im ¹³C-Spektrum korrespondiert mit zwei in der chemischen Verschiebung weit auseinanderliegenden Signalgruppen 6α und 6β, wie durch Pfeile gekennzeichnet. Auch weitere Korrelationen lassen sich in Abb. 2.171 ohne Mühe ablesen.

Da, wie erwähnt, Entkopplungen im interessanten Hochfeldbereich des Protonenspektrums von α-Pinen nicht möglich sind, kann Klarheit über die Kopplungspartner mit einem 2D-Experiment, dem H-H-COSY, gewonnen werden. Das Vorgehen ist analog dem bisher geschilderten. Der Unterschied liegt in der Pulssequenz. Man erhält in Abb. 2.172 und Abb. 2.173 ein Spektrum, das auf beiden Achsen die chemische Verschiebung der Protonen darstellt. Die Information über die koppelnden Signalgruppen kann an Signalen ober- und unterhalb der Diagonalen, die in Abb. 2.172 gestrichelt markiert ist, abgelesen werden. Das 2D-Spektrum ist, bezogen auf die Diagonale, symmetrisch. Die off-diagonalen Peaks, die oberhalb der Diagonalen auftreten, müssen auch unterhalb derselben zu sehen sein. Markiert ist in Abb. 2.172 die Korrelation zwischen dem Tieffeldsignal 2, das dem Proton an der Doppelbindung zuzuordnen ist mit dem Peak 9, der die Proto-

nen der CH₃-Gruppe an der Doppelbindung repräsentiert. In Abb. 2.173 sind noch weitere Korrelationssignale zugeordnet und können dort abgelesen werden.

Möchte man die Korrelationen einer Signalgruppe direkt ablesen, kann man mit Hilfe des Computers Scheiben aus dem 2D-Spektrum schneiden, wie in Abb. 2.174 gezeigt ist. Entlang der in Abb. 2.173 mit Pfeilen gekennzeichneten Spur wurde geschnitten. An dem so erhaltenen, eindimensionalen Spektrum, das natürlich eine wesentlich geringere digitale Auflösung besitzt als das in Abb. 2.173 dargestellte, können im Vergleich mit diesem direkt Kopplungspartner abgelesen werden. Ausgehend vom Peak des Protons 6α, das auf der Diagonalen des 2D-Spektrums liegt, läßt sich bestimmen, daß dieses Proton mit den Protonen 4, 3 und 6β koppelt. Aus dem Integral der Signale, insbesondere auch aus dem Volumenintegral des Peaks im 2D-Spektrum, läßt sich zudem die Stärke der Kopplung abschätzen.

Bei dem in Abb. 2.174b gezeigten ¹³C-Spektrum des α-Pinen mit allen Protonen-Kohlenstoff-Kopplungen kann man insbesondere im Hochfeldbereich nur schwer die Kopplungen ablesen, da sich die Signalgruppen nicht immer zuordnen lassen. Abhilfe schafft ein 2D-J-RESOLVED-Spektrum, wie in Abb. 2.175 dargestellt.

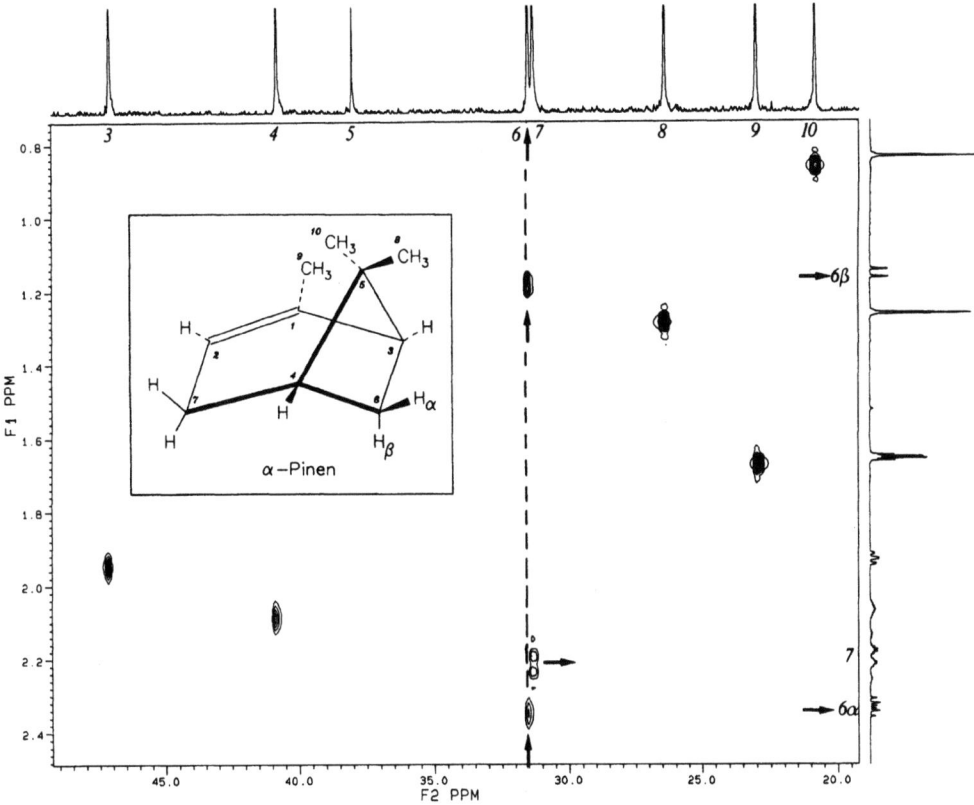

Abb. 2.171. 2D-H-C-COSY-Spektrum von α-Pinen in CDCl₃; Hochfeld-Ausschnitt von Abb. 3.6.20

Entlang der horizontalen Achse ist das ^{13}C-Spektrum aufgetragen, während die vertikale Achse die Information der $^{1}J_{C-H}$-Kopplung trägt. Anhand von slices entlang der vertikalen Achse kann man direkt Kopplungskonstanten ablesen, wie Abb. 2.176 für das Kohlenstoffatom 6 zeigt.

2D-Spektren dieser Art sind sowohl für heteronukleare Kopplungen, wie in diesem Fall, als auch für homonukleare Kopplungen möglich. Mit den bisher dargestellten Möglichkeiten der 2D-NMR-Spektroskopie können direkte, große Kopplungen bestimmt werden. Alle diese Experimente lassen sich auch für weitreichende, kleine (sog. long-range) Kopplungen modifizieren und anwenden.

INADEQUATE

Normalerweise können ^{13}C-^{13}C-Kopplungen wegen des geringen natürlichen Vorkommens des ^{13}C-Kerns und dessen geringer Empfindlichkeit nicht sichtbar gemacht werden. Die Wahrscheinlichkeit, daß gerade zwei ^{13}C-Kerne benachbart sind, die dann miteinander koppeln, ist zum einen sehr gering. Zum anderen sind die aus dieser Kopplung resultierenden Signale, die ^{13}C-Satelliten, sehr klein. Auch im Protonenspektrum können die Kopplungen der Protonen mit dem ^{13}C-Kern als kleine Signale registriert werden, wie Abb. 2.177 zeigt.

Um ^{13}C-^{13}C-Kopplungen dennoch meßbar machen zu können, wurde die Pulssequenz INADEQUATE (Incredible Natural Abundance Double Quantum Transfer Experiment[13]) entwickelt. Durch Anwendung einiger Tricks wird verhindert, daß das eigentliche Hauptsignal der ^{13}C-Resonanz alleinstehender ^{13}C-Kerne registriert wird. Stattdessen werden nur die aus den ^{13}C-^{13}C-Kopplungen resultierenden Peaks der ^{13}C-Satelliten gemessen, die ihre Signale in Antiphase haben. Das eindimensionale Spektrum ist in Abb. 2.178 dargestellt.

Man kann das Experiment auch in der 2D-Variante aufnehmen und dann im Idealfall das Kohlenstoffgerüst des untersuchten Moleküls aufklären, wie das in Abb. 2.179 gezeigt ist.

Die koppelnden Partner der ^{13}C-Resonanzen haben ihre Signale auf der horizontalen Achse. Die Mittelpunkte der jeweiligen Verbindungslinien bilden eine Diagonale, was die Zuordnung der Kopplungspartner erleichtert. Einen direkten Nachbar der miteinander koppelnden C-Atome kann man auf der vertikalen Achse ausmachen, und so fort. Die Spektren, die mit dieser Aufnahmetechnik aufgenommen wurden, besitzen eine hohe Aussagekraft, erfordern jedoch eine hohe Probenkonzentration, weil zumindest einige benachbarte ^{13}C-Kerne vorhanden sein müssen, um miteinander koppeln zu können und die gewünschten Signale zu erzeugen. Auch wenn diese Voraussetzung

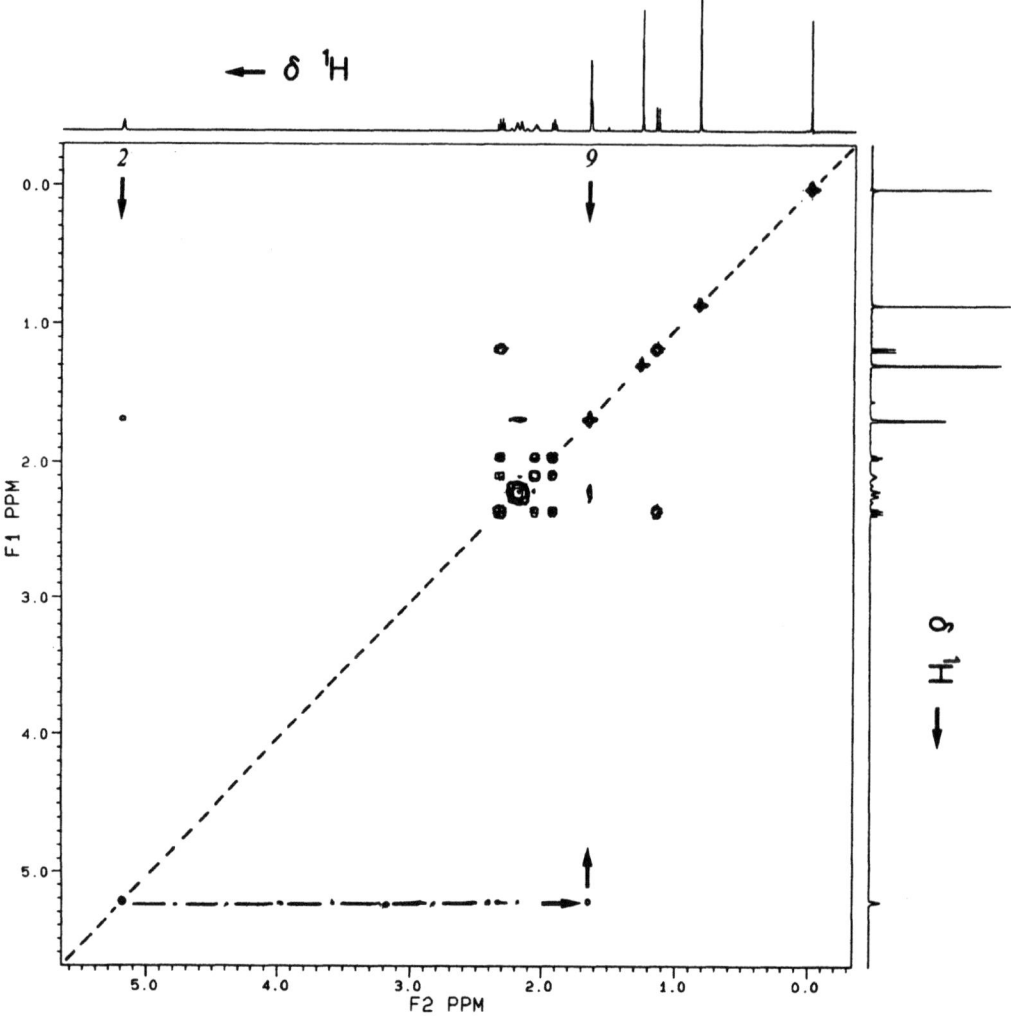

Abb. 2.172. 400-MHz-2D-H-H-COSY-Spektrum von α-Pinen in CDCl₃

gegeben ist, kann die Aufnahme eines 2D-INADE-QUATE-Spektrums mehrere Tage dauern, was an die Stabilität des Spektrometers große Anforderungen stellt. Insgesamt gesehen kann die INADEQUATE-Methode nur in besonderen Einzelfällen angewandt werden und bleibt speziellen Problemfällen vorbehalten.

Aufklärung der räumlichen Struktur

Bisher wurden Möglichkeiten vorgestellt, die Verknüpfung der Atome innerhalb eines Moleküls ausfindig zu machen. Keine Aussagen können bisher über die räumliche Struktur von α-Pinen erfolgen. Eine Analyse der Protonenspektren gibt schon erste Erkenntnisse. So koppelt das hochfeldige Proton 6β nur mit dem geminalen 6α, wie auch aus dem 2D-H-H-COSY-Spektrum (Abb. 2.173) ersichtlich ist. Proton 6α hingegen koppelt mit einer vicinalen Kopplungs-

konstanten ^3J = 5,7 Hz zum Proton 4 am benachbarten C-Atom. Daraus läßt sich ableiten, daß Proton 4 zu Proton 6α etwa im Dieder-Winkel von 30° bis 50° stehen muß, während Proton 4 zu Proton 6β sich im Winkel von ca. 180° gegenüberstehen. Die Abhängigkeit zwischen vicinaler Kopplungskonstanten und Dieder-Winkel läßt sich an der Karplus-Conroy-Kurve ablesen (vgl. Abb. 2.180).

Weitere Kopplungskonstanten können dem Protonenspektrum nach eingehender Spinanalyse und nachfolgender Spektrensimulation entnommen werden. Dazu wird dem Programm DAVSYM2[15] der Kurvenzug der Teilspektren eingegeben. In einer aufwendigen Rechenoperation wird das aus den Startparametern simulierte Spektrum mit dem gemessenen verglichen, und die Spektrenparameter werden so lange angepaßt, bis das berechnete Spektrum dem gemessenen möglichst ähnlich wird.

Weitere Rückschlüsse auf den räumlichen Aufbau

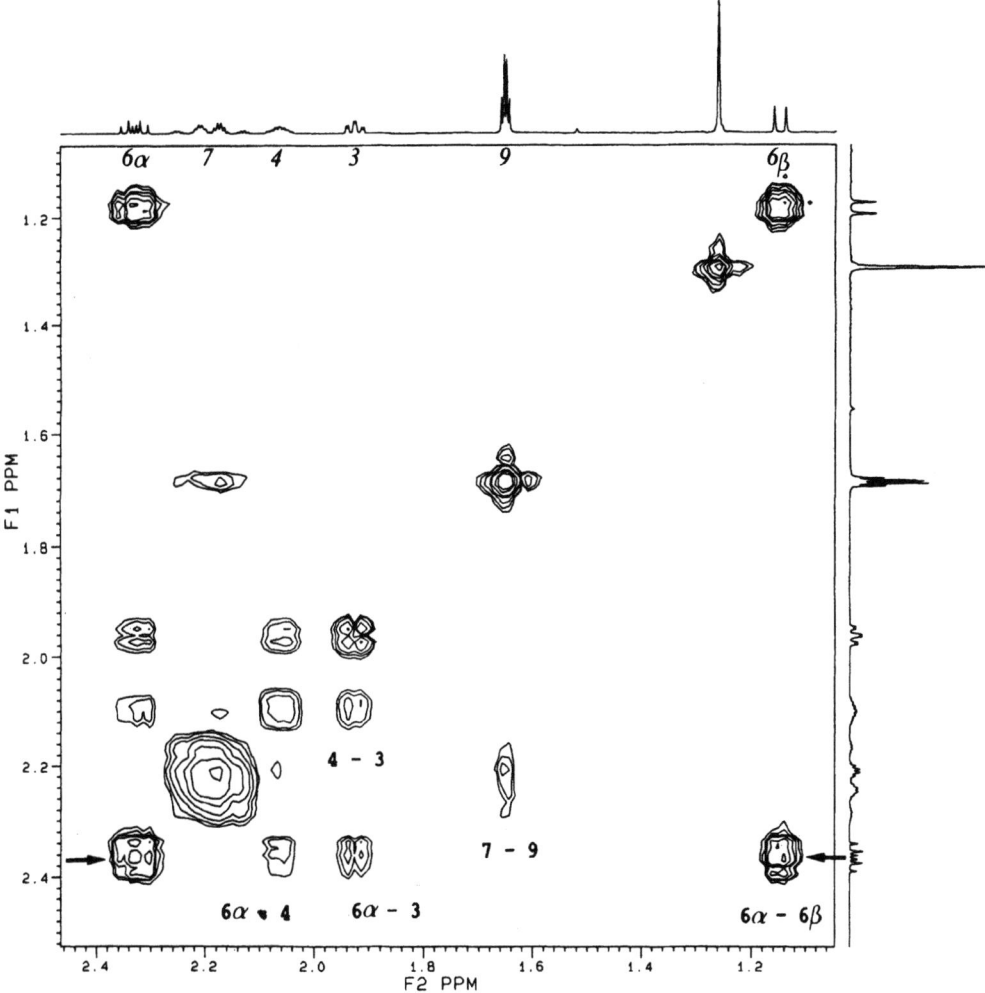

Abb. 2.173. 400-MHz-2D-H-H-COSY-Spektrum von α-Pinen in CDCl₃; Hochfeld-Ausschnitt von Abb. 2.172

des Moleküls lassen sich aus Messungen des Nuclear-Overhauser-Enhancement-Effektes (NOE-Effektes) erzielen. Bei schwachem Einstrahlen einer Resonanzfrequenz wird das Relaxationsverhalten der räumlich benachbarten Kerne beeinflußt und deren Signal in Abhängigkeit zum räumlichen Abstand verstärkt. Auf diese Weise lassen sich benachbarte Atome, wenn ihr Abstand zueinander ca. 5 Å nicht übersteigt, zuordnen. In Abb. 2.181 ist im Teilspektrum a das normale Protonenspektrum zu sehen. Teilspektrum b zeigt denselben Ausschnitt wie a, jedoch wurde bei der Resonanz der Methylgruppe 8 (1,26 ppm) schwach eingestrahlt, und das Spektrum mit eingeschaltetem Entkoppler wurde von dem normalen Spektrum subtrahiert. Übrig bleiben in diesem NOE-Differenz-Spektrum nur die Signale, die durch das Einstrahlen einen NOE-Effekt aufweisen. So ist zu sehen, daß das Proton 6α den Protonen der CH₃-Gruppe 8 am nächsten ist. Die Protonen 3 und 4 an den Verbindungsstellen der Brücke zeigen eine nicht so starke Beeinflus-

sung. Völlig ausgelöscht wurden die Signalgruppen für das Proton 7 und 6β (nicht abgebildet). Somit konnten eindeutig die Signale für die Protonen am C6 und C8 zugeordnet werden, und es steht fest, daß sich Proton 6α und die Protonen der CH₃-Gruppe 8 relativ nahe stehen. Damit läßt sich auch die Hochfeldverschiebung von Proton 6β im Vergleich zu 6α erklären. Das Proton 6β steht praktisch im „Inneren" des Moleküls und wird dadurch stark abgeschirmt, was die Hochfeldverschiebung der Protonenresonanz zur Folge hat.

Analyse dynamischer Prozesse

Mit Hilfe der Kernresonanzspektroskopie lassen sich jedoch nicht nur Probleme bei der Strukturaufklärung von Molekülen lösen. Auch dynamische Prozesse sind, sofern sie für die NMR-Zeitskala nicht zu schnell ablaufen, faßbar und analysierbar. In Abb.

zuführt, kann man aus der Korrelation von Linienabstand und Signalform zur Meßtemperatur die Aktivierungsparameter berechnen.

Einsatz von EDV

Wie bereits mehrfach erwähnt, gewinnt die elektronische Datenverarbeitung, in der Spektroskopie allgemein und in der NMR-Spektroskopie insbesondere, eine immer größere Bedeutung. Neben der Entwicklung von Computer-Software für die Bearbeitung von Spektren gibt es in letzter Zeit vermehrt Anstrengungen, das Wissen um Struktur-Spektren-Korrelationen, die erfolgreiche Interpretation und Zuordnung von Tausenden von Spektren in Form von Datenbanken allgemein zugänglich zu machen. So wird von der Firma Chemical Concepts[16] das Spektreninformationssystem SpecInfo vertrieben, das eine Vielzahl von Recherche-Möglichkeiten bietet. Sie gestattet das Auffinden von Referenzspektren nach der Eingabe von gemessenen chemischen Verschiebungen, die Suche nach Spektren aufgrund von Namen einzelner Verbindungen oder Verbindungsklassen, die Suche nach Spektren basierend auf der Bruttoformel, die Suche nach Verbindungen und dazugehörenden Spektren, die eine definierte Teilstruktur enthalten, die Abschätzung von Spektren nach vorher eingegebener Molekülstruktur.

3.6.4 Praktische Hinweise

Herstellung der Lösung

NMR-Spektren, nach den hier beschriebenen Methoden aufgenommen, werden in Lösung vermessen. Dazu werden spezielle Röhrchen mit 5 bis 10 mm äußerem Durchmesser verwendet. Man sollte vermeiden, in teuren Hochfeldgeräten billige Einmalröhrchen zu verwenden, da unter Umständen, bedingt durch große Fertigungstoleranzen, ein Röhrchen am Spulenträger schleifen könnte, und diesen dadurch beschädigt. Außerdem führen schlechte Probenröhrchen zu mäßig aufgelösten Spektren. Wichtig ist es auch, daß die Probenlösung absolut frei ist von festen Partikeln. Man filtriert am besten die Meßlösung direkt durch ein kleine G3-Fritte in das NMR-Röhrchen. Meßlösungen für NOE-Messungen sollten entgast werden.[8] In der NMR-Spektroskopie werden im Normalfall deuterierte Lösungsmittel zur Herstellung der Probenlösung verwendet. Durch den Austausch der Protonen gegen Deuterium werden die ^{1}H-Kerne des Lösungsmittels im Protonenspektrum nicht registriert und treten somit nicht als große, störende Signale auf. Der zweite Grund liegt in der Verwendung der Deuterium-Resonanz zur Magnetfeld-Stabilisierung, wie oben ausgeführt.

Einstellung des Geräts

Die Einstellung des Spektrometers erfolgt nach den Anweisungen der Hersteller. Besonders ist auf eine gute Magnetfeldhomogenität zu achten. Schon kleine Abweichungen vom Optimum führen zu schlecht auf-

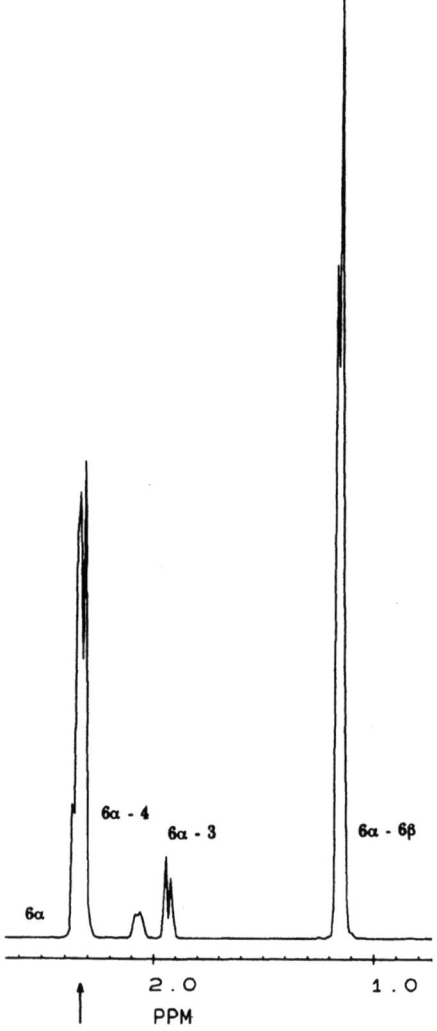

Abb. 2.174. 400-MHz-2D-H-H-COSY-Spektrum von α-Pinen in CDCl$_3$; eindimensionales Teilspektrum horizontal entlang 2,36 ppm (s. Pfeil in Abb. 2.173)

2.182 ist das temperaturabhängige Protonenspektrum von Dimethylformamid dargestellt.
Durch partielle Doppelbindung zwischen Stickstoffatom und Carbonyl-Kohlenstoff ist die freie Rotation um diese Bindung gehindert. Bei Raumtemperatur (298 K) finden wenige Rotationen statt, und die beiden CH$_3$-Gruppen geben zwei scharfe Signale. Bei Temperaturerhöhung auf 120 °C (418 K) erhöht sich die Rotationsgeschwindigkeit, und die beiden unterschiedlichen CH$_3$-Gruppen können nicht mehr so gut voneinander unterschieden werden. Bei weiterer Temperatursteigerung werden schließlich beide Signale zusammenfallen. Wenn man eine Reihe von Spektren bei unterschiedlicher Temperatur aufnimmt und die gemessenen Signale einer Linienformanalyse

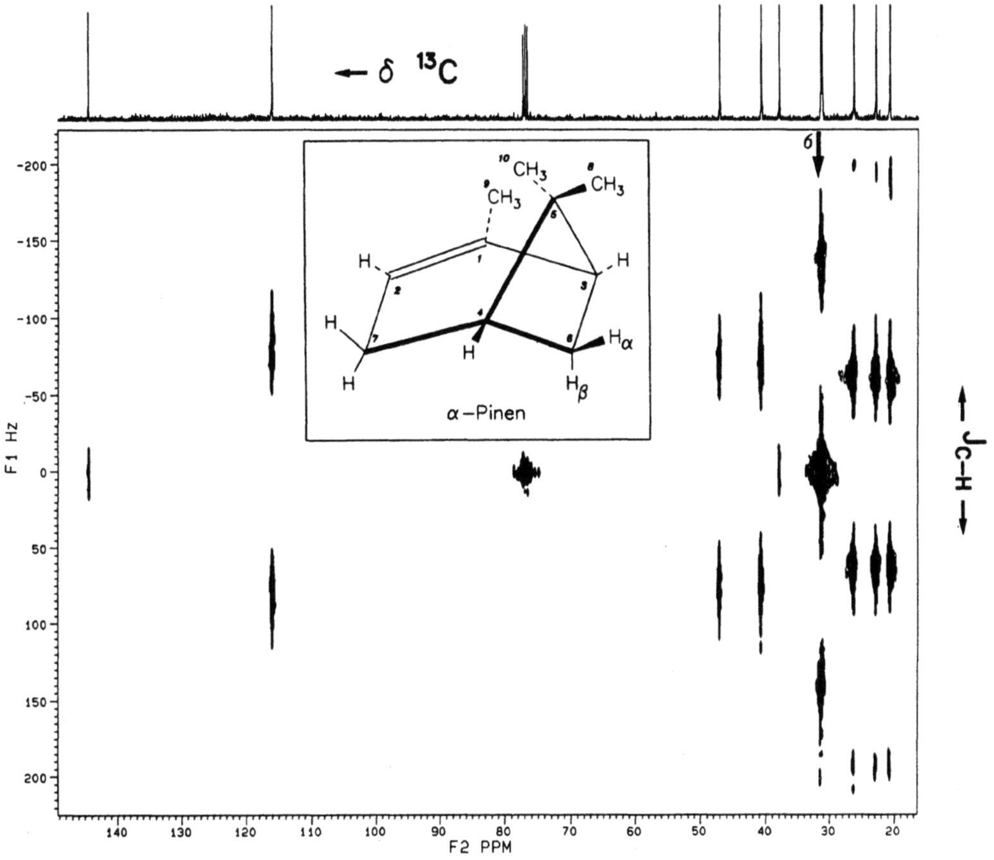

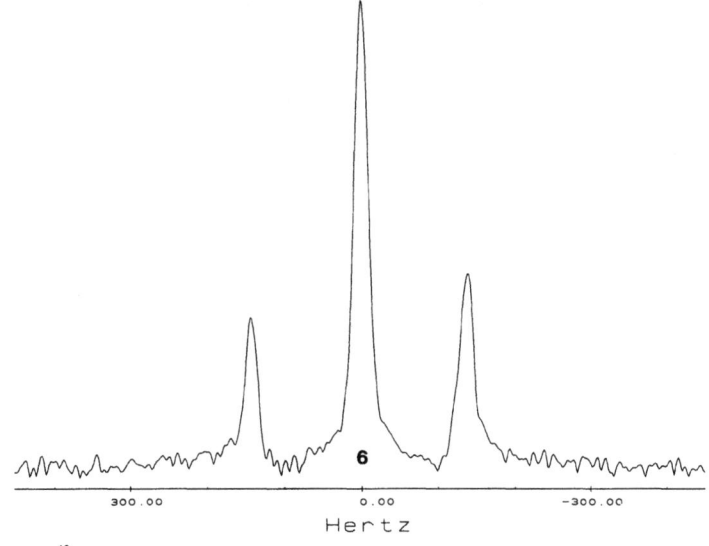

Abb. 2.175. 100-MHz-2D-J-RESOLVED ^{13}C-Spektrum von α-Pinen in CDCl$_3$

Abb. 2.176. 100-MHz-2D-J-RESOLVED ^{13}C-Spektrum von α-Pinen in CDCl$_3$; eindimensionales Teilspektrum entlang der vertikalen Achse bei 31,5 ppm (s. Pfeil in Abb. 2.175)

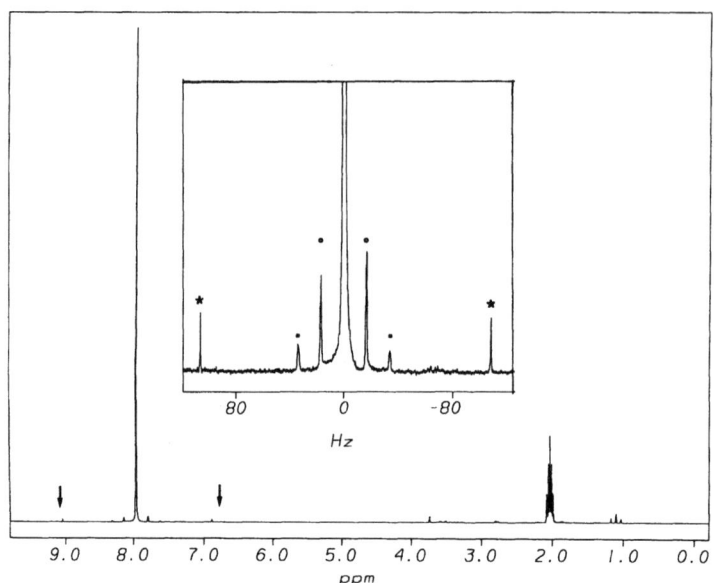

Abb. 2.177. 100-MHz-Protonenspektrum von CHCl₃ in Aceton-d₆; * = ¹³C-Satelliten; ○ = Rotationsseitenbanden

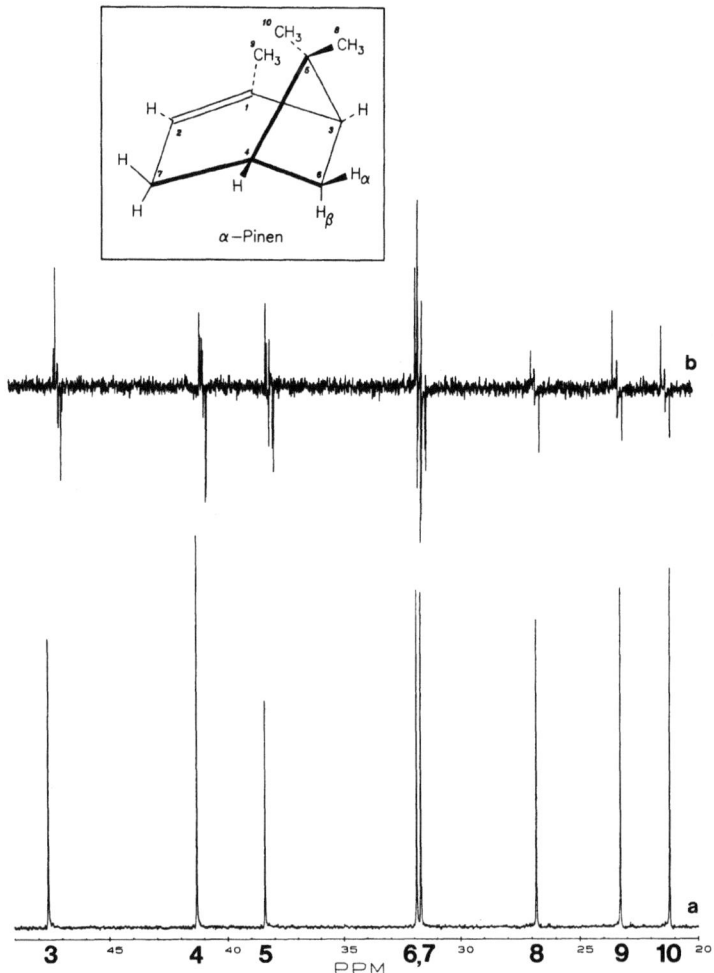

Abb. 2.178a, b. 100 MHz-¹³C-Spektren von α-Pinen in CDCl₃; **a** protonenentkoppeltes Spektrum; **b** INADEQUATE-Spektrum

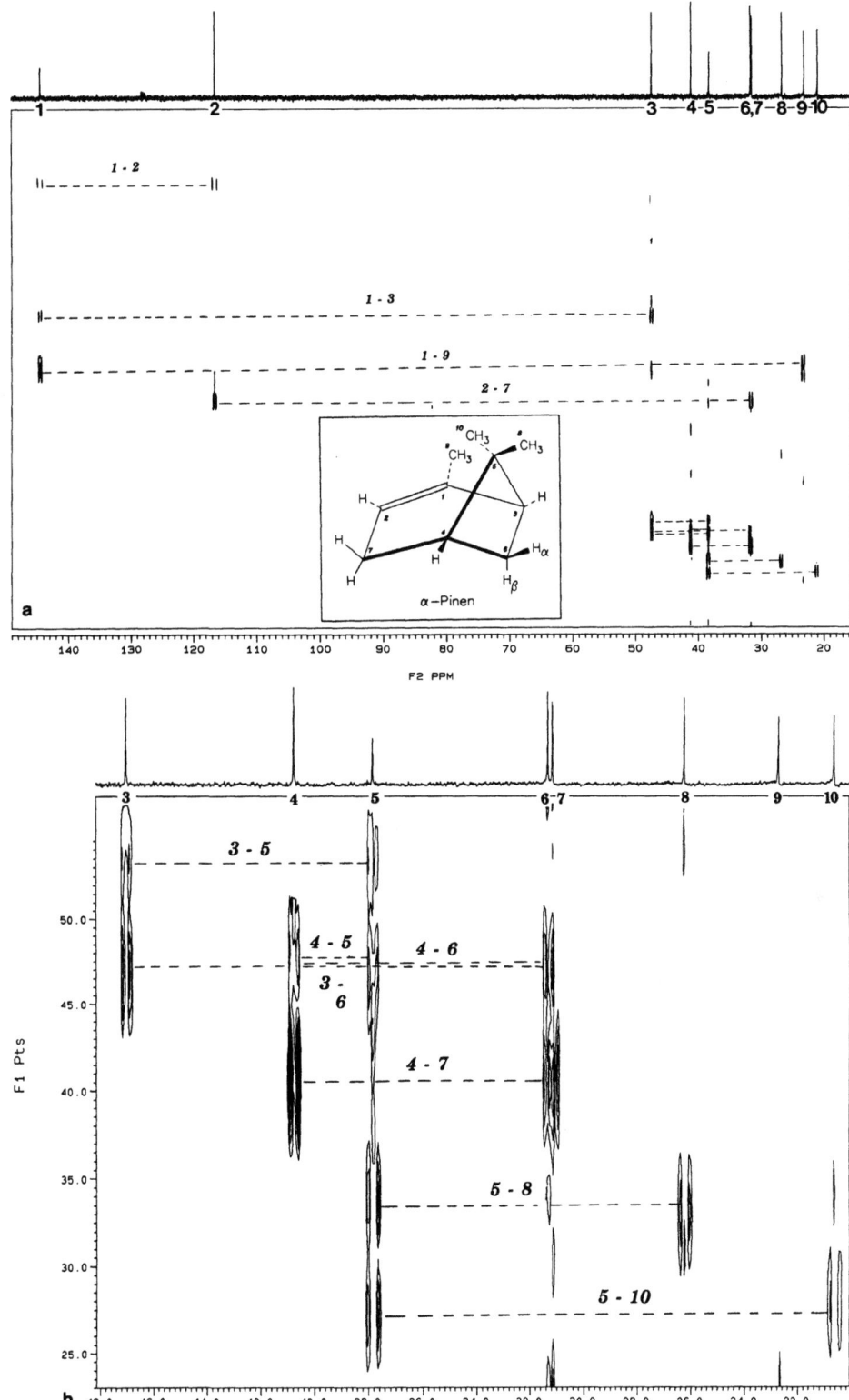

Abb. 2.179 a, b. a 100-MHz-^{13}C-2D-1NADEQUATE-Spektrum von α-Pinen in CDCl$_3$; **b** Hochfeldausschnitt; die horizontal gestrichelten Linien verbinden Resonanzen benachbarter C-Atome

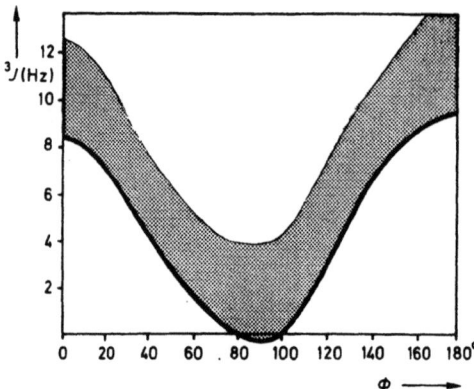

Abb. 2.180. Karplus-Conroy-Kurve zur Abhängigkeit der vicinalen H-H-Kopplung vom Dieder-Winkel[6]; durchgezogene Linie: theoretische Kurve; schraffierte Fläche: experimenteller Befund

gelösten Spektren mit schlechtem Signal-Rausch-Verhältnis, wie in Abb. 2.183 zu sehen ist.
Bei der Einstellung der Meßparameter ist darauf zu achten, daß die Spektrenweite so gewählt ist, daß das erwartete Spektrum davon erfaßt wird. Andernfalls werden die Teile des Spektrums, die außerhalb des beobachteten Spektralfensters liegen, in das registrierte Spektrum mit verschobener Phase hineingefaltet. Die Wahl der Anzahl Datenpunkte, die das Spektrum schließlich beschreibt, sollte dem Meßproblem angepaßt sein. Wenn aus einem Protonenspektrum kleine Kopplungen ablesbar sein sollen, muß die digitale Auflösung für die Spektrenaufnahme entsprechend gewählt werden. In der 2D-NMR-Spektroskopie wird im allgemeinen mit geringer digitaler Auflösung gemessen, da selten genaue Werte, z. B. für Kopplungskonstanten, gefragt sind. Bei der Berechnung der Genauigkeit der Größe, z. B. von Kopplungskonstanten, ist zu beachten, daß das fertige

Spektrum nur noch die Hälfte der für die Datenaquisition verwendeten Datenpunkte aufweist und sich die Unschärfe addiert, da z. B. bei einem Dublett beide Einzelsignale mit der gleichen Ungenauigkeit behaftet sind.
Vor der Fourier-Transformation kann der FID zur Unterdrückung des Rauschens mit einer Exponentialfunktion multipliziert werden, wie Abb. 2.184 zeigt.
Die Transformation des Original-FID in Abb. 2.184a ergibt ohne Anwendung der Window-Funktion das in Abb. 2.184b dargestellte Spektrum. Es gibt eine Vielzahl unterschiedlicher Window-Funktionen, die in dem einen oder anderen Fall zur Verbesserung der Qualität eines Spektrums herangezogen werden können. Ferner wird mit nichtlinearen Rechenoperationen experimentiert, die auf den FID oder das transformierte Spektrum angewendet, zu einem besseren Signal-Rausch-Verhältnis oder erhöhter Auflösung führen sollen. Doch sollte man sich immer darüber im klaren sein, daß auch der beste Algorithmus aus totalem Rauschen kein Spektrum zaubern kann.

3.6.5 Ausblick

Die NMR-Spektroskopie ist immer noch einer raschen Entwicklung unterworfen. Die Steigerung der Leistungsfähigkeit der Methode ist eng verknüpft mit der Weiterentwicklung von Computer- und Hochfrequenztechnik. Doch auch die Bereitstellung hoher Magnetfelder hat bedeutende Fortschritte gebracht, wie aus dem Vergleich eines 100-MHz-Protonen-Teilspektrums mit dem bei 400 MHz aufgenommenen in Abb. 2.185 zeigt.
Nicht eingegangen wurde in diesem Beitrag auf die Festkörper-NMR-Spektroskopie und die bildgebende Kernspintomographie. In den letzten Jahren wurde die letztgenannte Methode in der Medizin in Konkurrenz und Ergänzung zur Röntgentomographie verwendet.

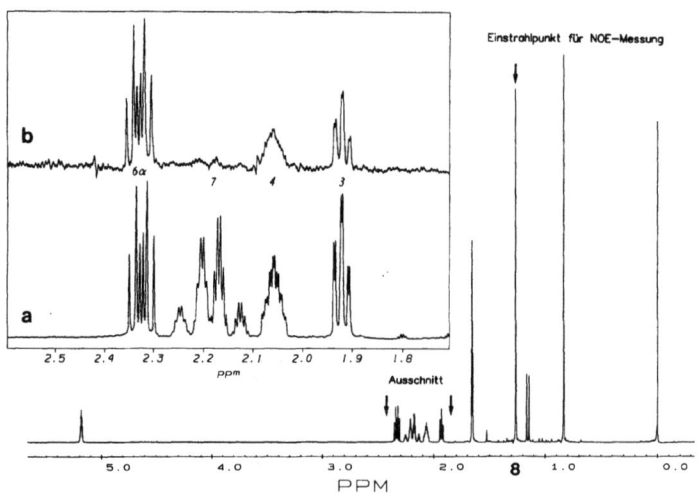

Abb. 2.181. 400-MHz-Protonenspektren von α-Pinen in CDCl$_3$; **a** normales Spektrum; **b** NOE-Differenz-Spektrum

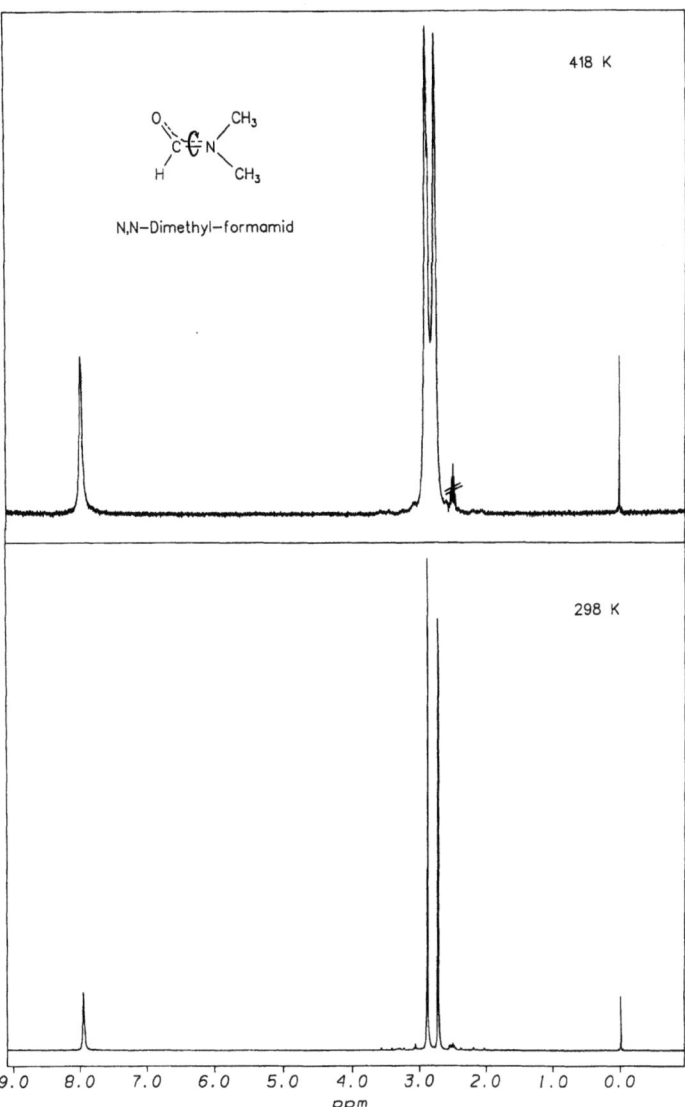

Abb. 2.182. 100-MHz-Protonenspektren von Dimethylformamid in DMSO-d$_6$; 298 K = Spektrum bei Raumtemperatur; 418 K = Spektrum bei 120 °C

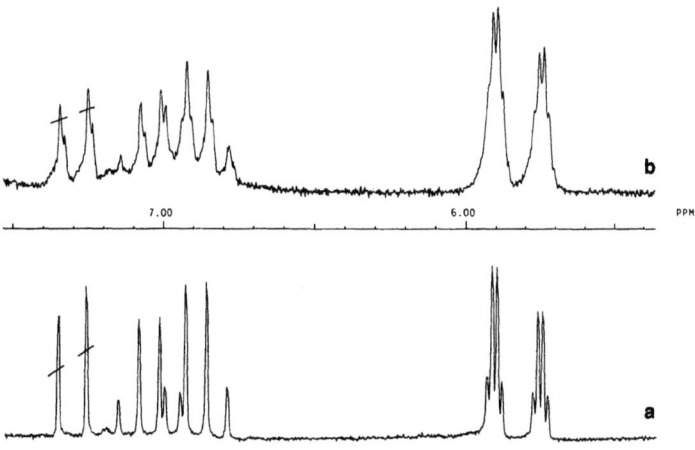

Abb. 2.183a, b. 100-MHz-Protonenspektren von Crotonsäureethylester in CDCl$_3$; **a** Teilspektrum mit optimierter Magnethomogenität; **b** Teilspektrum mit schlechter Magnetfeldjustierung

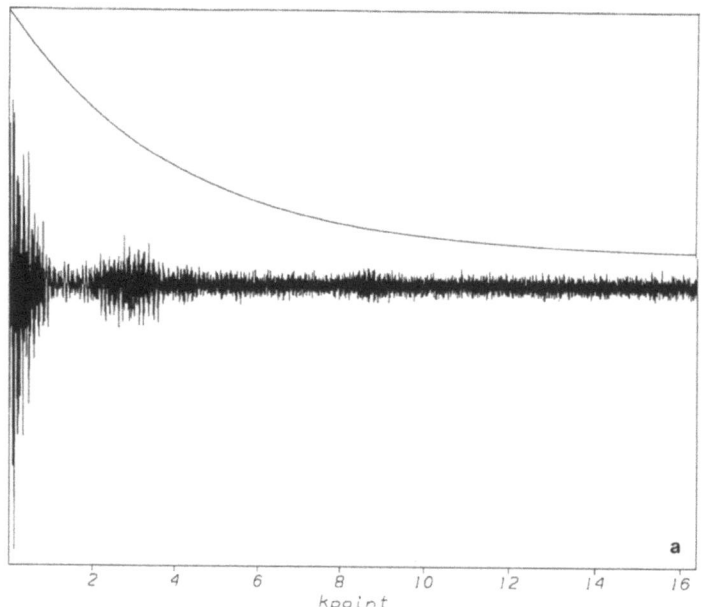

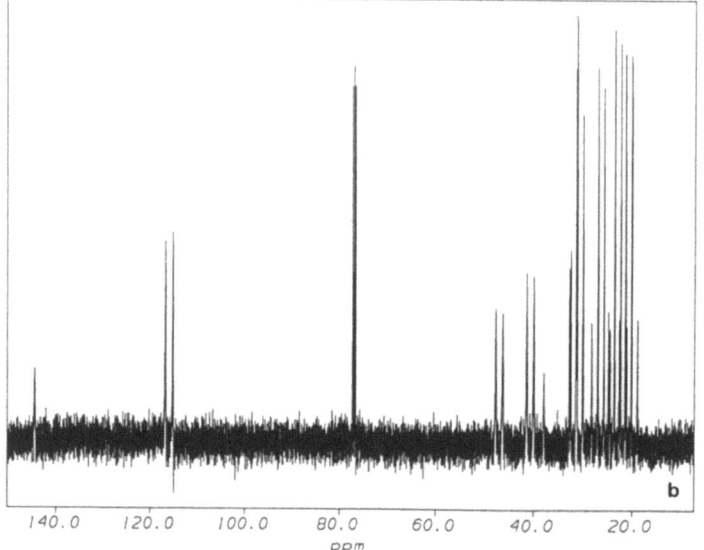

Abb. 2.184. 100-MHz-^{13}C-Spektrum von α-Pinen in CDCl$_3$; **a** Original FID, darüber graphische Darstellung eines exponentiellen Windows mit LB = 1,5 Hz; **b** transformiertes Spektrum nach Original FID **a**

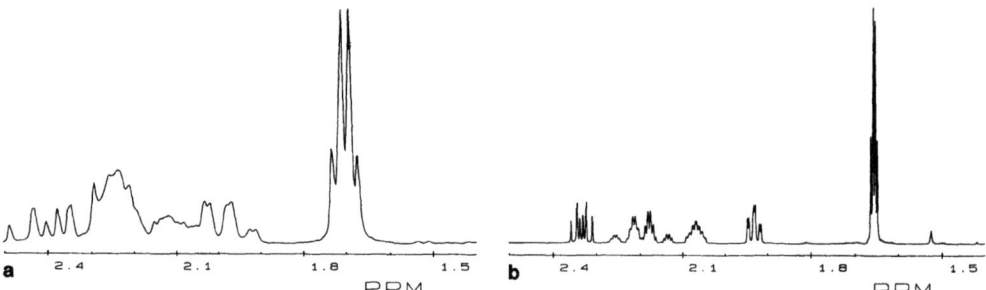

Abb. 2.185. a 400-MHz-Protonen-Teilspektrum von α-Pinen; **b** 100 MHz-Protonen-Teilspektrum von α-Pinen

Literatur

1. Rudolph J (1967) Chem Unserer Zeit 1:77
2. Rudolph J (1967) Chem Unserer Zeit 1:116
3. Günther H (1974) Chem Unserer Zeit 8:44,84
4. Breitmaier E, Bauer S (1976) Pharm Unserer Zeit 5:97
5. Breitmaier E (1976) Pharm Unserer Zeit 5:161
6. Günther H (1983) NMR-Spektroskopie, 2. Aufl., Thieme, Stuttgart
7. Hesse M, Meier H, Zeeh B (1987) Spektroskopische Methoden in der Organischen Chemie, 3. Aufl., Thieme, Stuttgart
8. Kalinowski HO, Berger S, Braun S (1984) ^{13}C-NMR-Spektroskopie, 1. Aufl., Thieme, Stuttgart
9. Friebolin H (1988) Ein- und zweidimensionale NMR-Spektroskopie, 1. Aufl., VCH Verlagsgesellschaft, Weinheim
10. Ernst RR, Anderson WE (1966) Rev Sci Instr 37:93
11. Jeener J (1971) Ampèare Int. Summer School, Basko Polje
12. Breitmaier E (1984) Pharm Unserer Zeit 13:102
13. Benn R, Günther H (1983) Angew Chem 95:381–411
14. Kessler H, Gehrke M, Griesinger C (1988) Angew Chem 100:507–554
15. Hägele G, Engelhardt M, Boenigk W (1987) Simulation und automatisierte Analyse von Kernresonanzspektren, 1. Aufl., VCH Verlagsgesellschaft, Weinheim
16. Chemical Concepts, Boschstr. 12, 6940 Weinheim

3.7 Massenspektrometrie

H.J. FÖRSTER

Das Meßprinzip der Massenspektrometrie ist dreiteilig und entspricht den drei funktionalen Regionen des Massenspektrometers:

- In der Ionenquelle des Massenspektrometers werden die Analytmoleküle ionisiert.
- In der Analysatorregion des Massenspektrometers werden die gebildeten gasförmigen Ionen nach ihrem Masse-Ladungs-Verhältnis (m/z) getrennt.
- Der Detektor fängt die separierten Ionen auf, deren Signale anschließend verstärkt und registriert werden.

Der Meßvorgang liefert das Massenspektrum, aus dem man die m/z-Werte der Ionen und deren Häufigkeit ablesen kann. Die meisten der aus dem Analyten gebildeten Ionen sind einfach geladen ($z = 1$), so daß m/z-Werte direkt die Masse der Moleküle und die Masse von Molekülbruchstücken liefern. Die atomare Masseneinheit ist das Dalton, Da, das $1/12$ der Masse des Kohlenstoffisotops ^{12}C = 12,000000 entspricht. Die auf ganzzahlige Werte abgerundete Masse wird als Nominalmasse bezeichnet. Geladene Molekülbruchstücke lassen sich Teilstrukturen der intakten Moleküle zuordnen; in günstigen Fällen kann deshalb nicht nur die Molekülmasse, sondern auch die chemische Struktur der Analyten massenspektrometrisch ermittelt werden. Moderne Massenspektrometer messen die kompletten Spektren organischer Verbindungen routinemäßig von 10 bis 100 ng der Analyten. Wird mit den Geräten gezielt auf bekannte Verbindungen hin analysiert, so lassen sich

häufig sogar subpicogramm-Mengen identifizieren und quantifizieren. Massenspektrometer sind in eleganter Weise als strukturspezifische Detektoren mit den wichtigsten instrumentellen Separierungsmethoden GC und HPLC kombinierbar. Die genannten Merkmale des Analysenverfahrens machen den besonderen Wert der Massenspektrometrie in der pharmazeutischen Analytik aus. Eine Domäne dieses Verfahrens ist die Analyse chemischer Verbindungen, die mit stabilen Isotopen markiert sind.

Ionisationsmethoden

Die Elektronenionisation, EI, die chemische Ionisation, CI, die Plasmadesorption, PD, und die „Fast-atom-bombardment"-Ionisation, FAB, sind heute die wichtigsten Ionisationsmethoden in der Massenspektrometrie organischer Arzneistoffe. Für die Thermospray- und Elektrospray-Ionisation wird auf den Abschnitt über die HPLC-MS-Kopplung verwiesen. Während die EI- und die CI-Methode erfordern, daß der Analyt im Hochvakuum unzersetzt verdampfbar ist, kann bei den anderen genannten Verfahren aus der kondensierten Phase ionisiert werden.

Elektronenionisation. Beschießt man Proben organischer Verbindungen in der Gasphase mit energiereichen, gewöhnlich 70-eV-Elektronen, so wird ein Teil der Moleküle ABCD ionisiert, wobei Kationen gegenüber Anionen etwa im Verhältnis 10.000:1 überwiegen:

$$ABCD + e \rightarrow ABCD^+ + e + e \qquad (1)$$

Die Ionisation durch Elektronenstoß ist ein schnell ablaufender Prozeß, der Radikalkationen im angeregten Zustand liefert. Die Zahl der gemäß Rkt. 1 gebildeten Ionen ist der Probenmenge des Analyten in der Gasphase direkt proportional. Liegen mehrere Analyten in der Gasphase als Gemisch vor, so wird ein Massenspektrum erhalten, das eine Superposition der Spektren der Einzelkomponenten darstellt. Die Elektronen werden gewöhnlich von einem elektrisch beheizten Glühdraht aus Rhenium oder Wolfram, der Kathode, erzeugt, die außerhalb des Ionisierungsgehäuses der Ionenquelle lokalisiert ist. Eine einstellbare Potentialdifferenz von 10 bis 100 V zwischen Kathode und Ionisierungsgehäuse sorgt für die notwendige Elektronenenergie. In den eigentlichen Ionisierungsraum gelangen die Elektronen durch eine kleine Öffnung im Ionisierungsgehäuse. Die Ionisationspotentiale organischer Verbindungen liegen zwischen 7 und 14 eV. Trotzdem werden EI-Massenspektren aus praktischen Gründen fast immer bei 70 eV gemessen, weil die Ionisationsausbeute zwischen 50 und 100 eV größer und nahezu unabhängig von der Elektronenenergie ist (Abb.2.186). Dies kommt der Reproduzierbarkeit der Messungen zugute und erleichtert auch den Vergleich von Spektren, die mit verschiedenen Geräten aufgenommen worden sind. Andere wichtige experimentelle Parameter neben der Elektronenenergie sind der Elektronenstrom, die Temperatur der Ionenquelle und die Art der Probenzufuhr. Das Ion, das durch Entfernung eines Elektrons aus dem Analytmolekül entsteht, bezeichnet man als das Molekül-Ion; es hat im Normal-

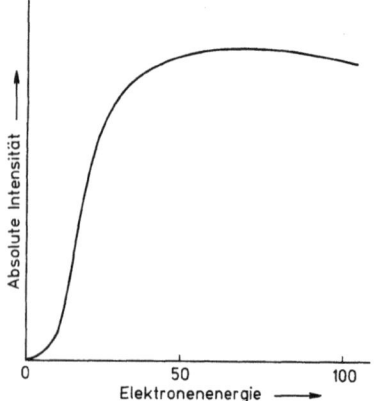

Abb. 2.186. Ionenausbeute als Funktion der Elektronenenergie

fall den höchsten m/z-Wert im Spektrum. In Rkt. 1 wird über das Ionisationspotential der Verbindungen hinaus Energie im Betrag von 0 bis 10 eV auf das Molekül-Ion übertragen, die für Bindungsbrüche zur Verfügung steht. Die Dissoziationsenergie der C-C-Bindung des Ethans beträgt z. B. E_{diss}(C-C) = 368 kJ/mol bzw. 3,81 eV/mol. Deshalb werden in der EI-Quelle zusätzlich zu den Molekül-Ionen auch Bruchstück-Ionen gebildet, die jedoch alle durch monomolekulare Zerfälle aus dem Molekül-Ion oder durch Folgezerfälle der Bruchstück-Ionen entstanden sind, s. Rkt. 2 bis 6. Sekundäre Kollisionen der Ionen mit Molekülen oder Elektronen spielen wegen des niedrigen Partialdampfdrucks der Probe in der Ionenquelle, $p < 10^{-2}$ Pa, und lediglich 0,1 % Ionenausbeute der Rkt. 1 praktisch keine Rolle.

$$ABCD^{\ddot{+}} \rightarrow ABC^+ + D \cdot \qquad (2)$$

$$ABCD^{\ddot{+}} \rightarrow BCD^+ + A \cdot \qquad (3)$$

$$ABC^+ \rightarrow C^+ + AB \qquad (4)$$

$$BCD^+ \rightarrow B^+ + CD \qquad (5)$$

$$ABCD^{\ddot{+}} \rightarrow AC^{\ddot{+}} + BD \qquad (6)$$

Durch den Punkt unter dem „Plus-Zeichen" werden ungeradelektronige Ionen, engl. odd-electron ions, gekennzeichnet, im Unterschied zu den geradelektronigen Ionen, even electron ions. Die Klassifizierung der Ionen nach gerader oder ungerader Elektronenzahl ist wichtig für die Diskussion ihres Fragmentierungsverhaltens. Ungeradelektronige Ionen wie das Molekül-Ion fragmentieren unter Verlust von Radikalen zu geradelektronigen Fragment-Ionen, s. Rkt. 2 und 3, oder unter Verlust von neutralen Spezies zu ungeradelektronigen Ionen, s. Rkt. 6, während geradelektronige Ionen, Fragmente oder protonierte Moleküle unter Verlust neutraler Spezies zu geradelektronigen Folgefragmenten zerfallen, s. Rkt. 4 und 5. Dieser Sachverhalt wird als die Geradelektronenregel bezeichnet.[1] Eine sorgfältige Diskussion der theoretischen Grundlagen der Elektronenionisation gibt Levsen.[2] Viele pharmazeutisch wichtige Verbindungen, wie z. B. die Sulfonamide, einige Barbiturate

oder die Amphetamine, haben so labile Molekül-Ionen, daß sie in den 70-eV-EI-Massenspektren nur mit sehr geringer Häufigkeit auftreten. Zur Bestimmung der Molekülmasse müssen dann ergänzend „sanfte" Ionisierungsmethoden wie die CI herangezogen werden, die weniger Molekülbruchstücke liefert.

Chemische Ionisation. Bei diesem Ionisationsverfahren[3] werden die Analytmoleküle in der Gasphase mit einem großen Überschuß schwerer Reaktant-Ionen wie CH_5^+, NH_4^+, $C_4H_9^+$ oder N_2^+ zur Reaktion gebracht. Die Reaktant-Ionen bilden sich aus den entsprechenden Reaktant-Gasen Methan, Ammoniak, Isobutan und Stickstoff bei Drücken von 70 bis 270 Pa in der Ionenquelle. Die Analytmoleküle kollidieren mit den Reaktant-Ionen und werden entweder durch Protonentransfer nach Rkt. 7 und 8, Adduktbildung nach Rkt. 9, Hydridabspaltung nach Rkt. 10 oder Ladungstransfer nach Rkt. 11 ionisiert:

$$ABCD + CH_5^+ \rightarrow ABCDH^+ + CH_4 \qquad (7)$$

$$ABCD + NH_4^+ \rightarrow ABCDH^+ + NH_3 \qquad (8)$$

$$ABCD + NH_4^+ \rightarrow ABCDNH_4^+ \qquad (9)$$

$$ABCH + C_4H_9^+ \rightarrow ABC^+ + C_4H_8 + H_2 \qquad (10)$$

$$ABCD + N_2^+ \rightarrow ABCD^{\ddot{+}} + N_2 \qquad (11)$$

Die Ionen-Molekül-Reaktionen verlaufen als typische bimolekulare Reaktionen in der Gasphase ab. Sorgfältige Kontrolle der Ionenquellentemperatur und des Reaktantgasdrucks sind daher für die Reproduzierbarkeit von CI-Spektren unerläßlich. CH_5^+, NH_4^+ und $C_4H_9^+$ sind Broenstedt-Säuren. Analytmoleküle sind nur dann durch Protonentransfer ionisierbar, wenn sie eine höhere Protonenaffinität, PA, haben als die konjugierten Basen der Reaktant-Ionen, s. Gl. (12). Da die Protonaffinitäten für die verschiedenen organischen Substanzklassen stark variieren, kann durch geeignete Wahl des Reaktantgases substanzselektiv ionisiert werden.

$$\Delta H_f = PA(Reaktantgas) - PA(Analyt) \qquad (12)$$

ΔH_f ist die Reaktionsenthalpie der Ionen-Molekül-Reaktion. So protoniert NH_4^+ lediglich stärkere Basen als Ammoniak, z. B. Amine; mit den weniger protonenaffinen Alkoholen oder Carbonsäureestern reagiert es nur noch zu den Addukt-Ionen nach Rkt. 9, während CH_5^+ mit Vertretern aller genannten Substanzklassen $(M+H)^+$-Ionen liefert. Die Hydridabstraktion nach Rkt. 10 ist die bevorzugte Ionen-Molekül-Reaktion von CH_5^+ und $C_4H_9^+$ mit aliphatischen Kohlenwasserstoffen, sie führt zu $(M-H)^+$-Ionen. Bei stark exotherm ablaufenden Ionen-Molekül-Reaktionen wird auch in der CI soviel Energie auf die Produkt-Ionen übertragen, daß es zur Fragmentierung kommt, allerdings in viel geringerem Maße als bei der Elektronenionisation. Für den gleichen Analyten kann auch durch Wahl des Reaktantgases die Fragmentierung der Produkt-Ionen in weiten Grenzen variiert werden. Die Ammoniak-CI-Massenspektren vieler organischer Amine zeigen z. B. allein $(M+H)^+$-Ionen, während in den CH_4-CI-Spektren der gleichen Amine zusätzlich auch Fragmente beobachtet werden. Ladungstransfer gemäß Rkt. 11 ist die wesentliche Ionen-Molekül-Reaktion von N_2^+ und der Edelgas-Ionen He^+ und Ar^+ mit Molekülen organischer Verbindungen. Die Reaktionen sind stark exotherm. Dementsprechend stark ist die Fragmentierung der Produkt-Ionen, und entsprechend klein sind die Signale der M^+-Ionen in solchen CI-Spektren. Ein Ladungstransfer ergibt ungeradelektronige Molekül-Ionen; Edelgas-CI-Massenspektren und die EI-Spektren organischer Verbindungen sind daher einander ähnlich.

Als Negativ-Ionen-CI, NICI, werden Ionisierungsvorgänge bezeichnet, die negative Ionen bei hohen Reaktantgasdrücken in der Ionen-Quelle liefern. Die Reaktantgase vermindern häufig nur die Energie freier Elektronen so, daß sie von neutralen Analytmolekülen unter Bildung negativer Molekül-Ionen, M^- eingefangen werden können. Auf diese Weise lassen sich die elektronenaffinen Pentafluorbenzoyl-Derivate vieler Arzneistoffe bis in den Femtogrammbereich hinein quantifizieren.[4] Andererseits können OH^--Ionen, erzeugt aus CH_4 und N_2O, mit Carbonsäuren unter Protonentransfer Carboxylatanionen, $(M-H)^-$ bilden. Die theroretischen Grundlagen der CI und die Anwendung der CI-MS werden von Richter und Schwarz[5] zusammengefaßt.

Plasmadesorption. Bei diesem Ionisierungsverfahren werden die auf einem festen Träger in einem Nitrocellulosefilm deponierten Analysenproben mit einem geringen Fluß hochenergetischer 100-MeV-Primärpartikel bombardiert. Die Primärpartikel, die aus der spontanen Kernspaltung eines ^{252}Cf-Präparates herrühren, übertragen selbst auf Analytmoleküle mit sehr hoher Masse genügend Energie, so daß es zur Desorption intakter einfach und mehrfach geladener protonierter Molekül-Ionen in die Gasphase kommt. Proteine mit Molekülmassen von 20 kDa, in einigen Fällen auch bis 35 kDa, lassen sich mit der PD-MS in pmol-Mengen analysieren. Die PD-MS wird routinemäßig zur Überprüfung des Molekulargewichts von Proteinen benutzt, die durch DNA-Rekombinanten-Techniken produziert werden.[6,7] Masse-Ladungs-Verhältnisse $m/z > 10^4$ werden am einfachsten im Flugzeitmassenspektrometer über die Zeit bestimmt, die die Ionen zum Durchlaufen einer festgelegten Flugstrecke benötigen. Die Richtigkeit der Massenanalyse ist ausgezeichnet, die Präzision ist ausreichend.

Fast-atom-bombardment. Die FAB-Technik[8] nutzt hochenergetische 10-keV-Ar-,-Xe- oder -Cs-Atome zur Desorption von Analyt-Ionen aus der kondensierten Phase. Mit der Entwicklung der partikelinduzierten Ionisierungsverfahren PD und FAB ist das Haupthindernis für die universelle Anwendung der MS-Analyse organischer Verbindungen entfallen. Im Gegensatz zur EI und CI muß der Analyt nicht mehr vor der Ionisation unzersetzt in die Gasphase transferiert werden. Für die FAB-Massenspektrometrie wird die Analysensubstanz lediglich auf einem Probenträger in einer viskosen Flüssigkeit mit geringem Dampfdruck, wie Glycerin oder 3-Nitrobenzylalkohol als flüssige Matrix, gelöst und dann mit einem Strom schneller Edelgasatome bombardiert. Aus der Oberfläche der Matrix desorbieren positiv geladene $(M+H)^+$- und negativ geladene $(M-H)^-$-Ionen der Analyten zusammen mit Matrix-Ionen. Der molekulare Mechanismus der FAB-Ionisation ist nicht endgültig geklärt. Diskutiert wird die Desorption von Ionen[9], die in der Matrix präformiert sind; so zeigen z. B. die FAB-Spektren der meisten Anticholinergica sehr intensive Signale der intakten quartären Kationen (s. Abb. 2.198). Andererseits gibt es Argumente für Ionen-Molekül-Reaktionen in der Phasengrenze vom Gasraum zur flüssigen Matrix.[10] Die FAB-Ionisation ist heute die meistbenutzte Ionisierungsmethode zur MS-Analyse polarer nichtflüchtiger Verbindungen. Die wesentlichen experimentellen Parameter sind die Art der Matrix, die Art und die Energie der bombardierten Partikel. Bei der FAB-Analyse von Substanzgemischen ist zu beachten, daß sich nicht alle Analyten gleich gut in der Oberfläche der Matrix anreichern. So zeigt das FAB-Massenspektrum eines Gemisches hydrophiler und lipophiler Peptide bevorzugt die $(M+H)^+$-Ionen der letzteren an.[11] FAB-Spektren organischer Analyten zeigen neben den erwarteten $(M+H)^+$-Ionen oft auch Signale, die kationisierten Spezies, $(M+Na)^+$ und $(M+K)^+$, entsprechen. Dadurch kann die Identifizierung von Arzneistoffen erschwert werden, wenn sich der Alkali-Ionengehalt der Analysenprobe und der Referenzsubstanz stark unterscheidet. Die Alkali-Ionen stammen häufig aus dem während der Probenvorbereitung benutzten Laborglas. Die FAB wird bei der Analyse von Arzneistoffen[12] häufig angewandt. Heparin[13], Corticosteroide[14], Penicillin- und Cephalosporin-β-Lactam-Antibiotica[15] sind Gegenstand von Übersichtsarbeiten, die den Wert der FAB-Technik in der Arzneistoff-Identifizierung demonstrieren. Die am intensivsten untersuchte Stoffklasse sind die Peptide.[16] Cyclosporin A und D[13] sowie die linearen Peptide Angiotensin I und Angiotensin II[17] sind durch FAB-Massenspektrometrie charakterisierbar. Auch eine hochspezifische Methode zur Diagnose der Knollenblätterpilz-Vergiftung nutzt die FAB-Massenspektren der aus Blut isolierten Amanitine und Phalloidine.[18]

Methoden der Massenanalyse

Die m/z-Verhältnisse gasförmiger Ionen lassen sich mit verschiedenen Techniken messen, von denen die magnetische Ablenkung, das Quadrupolfilter und die Ionenfalle am wichtigsten sind. Die im Zusammenhang mit der PD erwähnte Flugzeitmessung von Ionen gewinnt zusätzlich an Bedeutung, da dieses Verfahren im Prinzip keine obere Massenbegrenzung hat. Es ist sogar möglich, aus einer Nicotinsäurematrix mit Hilfe eines Nd-YAG-Lasers intakte Molekül-Ionen der Glucose-Isomerase, $M_r = 172.420$ zu desorbieren und deren m/z-Werte im Flugzeitmassenspektrometer zu messen.[19]

Magnetische Ablenkung. Der magnetische Analysator lenkt die aus der Ionenquelle herausbeschleunigten Ionen auf Kreisbahnen ab, deren Radius (r, m) vom m/z-Verhältnis, der Beschleunigungsspannung (U_A, V) und der magnetischen Flußdichte (B, T) abhängt:

$$m/z = 4,82 \cdot 10^7 \, B^2 r^2 / U_A. \tag{13}$$

Liegt der Ablenkradius der Ionen aufgrund der Gerätedimensionen fest, r = const. (Abb. 2.187), so kön-

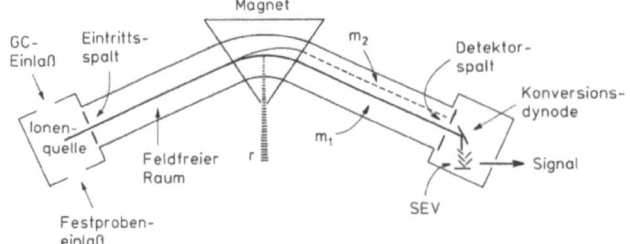

Abb. 2.187. Schematischer Aufbau eines einfachfokussierenden Massenspektrometers mit magnetischer Ablenkung

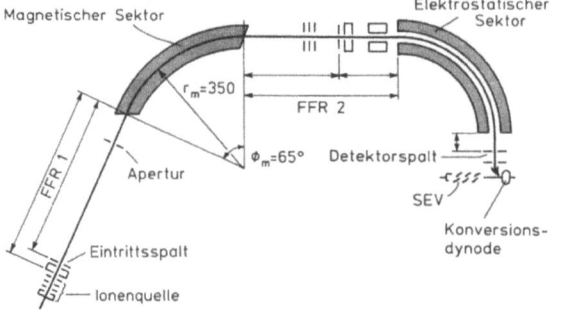

Abb. 2.188. Schematischer Aufbau eines doppeltfokussierenden Massenspektrometers mit inverser Geometrie. FFR1, FFR2 erster und zweiter feldfreier Raum. Mit freundlicher Erlaubnis der Fa. Finnigan-MAT GmbH

nen Ionen unterschiedlicher Masse durch wahlweise Änderung des Magnetfeldes oder der Beschleunigungsspannung auf dem Detektorspalt abgebildet werden. Erhöhung von B oder Absenkung von U_A weiten den Massenbereich des Spektrometers aus. Moderne Geräte mit praktikablen Abmessungen ($r = 0,35$ m) können bei voller Beschleunigungsspannung von 5 kV und Flußdichten von 1,7 T im Massenbereich bis ca. 3.500 Da messen; dies reicht für die meisten MS-Probleme in der pharmazeutischen Analytik aus. Spitzengeräte haben einen Massenbereich bis 14.500 Da bei maximaler Beschleunigungsspannung von 10 kV. Das Magnetfeld des Analysators trennt nicht nur Ionen verschiedener Masse, sondern hat auch richtungsfokussierende Eigenschaften für Ionen gleicher Masse. Ionen gleicher Masse, die die Ionenquelle mit unterschiedlicher kinetischer Energie verlassen, können zusätzlich zur Richtungsfokussierung des Magnetfelds durch das elektrostatische Feld eines zylindrischen Kondensators auch noch energiefokussiert werden. Man spricht dann von doppeltfokussierenden Massenspektrometern und unterscheidet die sog. Vorwärts-Geometrie, elektrostatischer Sektor vor dem Magneten, von der inversen Geometrie mit der alternativen Reihenfolge der Sektoren (Abb. 2.188).
Doppeltfokussierende Massenspektrometer sind den einfachfokussierenden Geräten ohne elektrostatischen Sektor bezüglich des Trennvermögens für Ionen dicht beieinanderliegender Masse überlegen. Zwei Signale der Masse m und $m+\Delta m$ mit gleicher Intensität gelten als aufgelöst, wenn das Tal zwischen den Signalen nur noch 10% der Signalintensität ausmacht (Abb. 2.189). Der Quotient $m/\Delta m$ definiert das Auflösungsvermögen oder die Auflösung. Ein Massenanalysator, der Ionen der Masse 1.000 von solchen der Masse 1.000,1 trennt, hat ein Auflösungsvermögen von 10.000 nach der 10%-Tal-Definition.

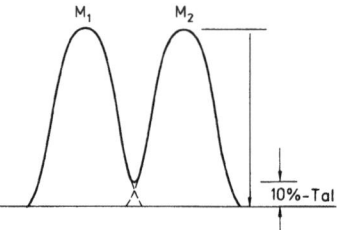

Abb. 2.189. Auflösungsvermögen $m/\Delta m$ eines Massenanalysators nach der 10%-Tal-Definition

Das Auflösungsvermögen der Spektrometer mit magnetischer Ablenkung ist vom Geräteradius r und von den Breiten des Eintritts- und Austrittsspalts abhängig. Verringerung der Spaltbreiten erhöht die Auflösung, allerdings auf Kosten des am Detektor auftreffenden Ionenstroms. In der Praxis muß ein Kompromiß zwischen der Nachweisempfindlichkeit und der eingestellten Auflösung gefunden werden. Für die meisten MS-Anwendungen in der Pharmazie reicht die Trennung benachbarter Nominalmassen bis zu m/z-Werten von ca. 1.500 aus. Für Messungen an sehr großen Molekülen und die Trennung isobarer Ionen, s. hochauflösende Massenspektrometrie, sollten die Geräte jedoch auch mit $m/\Delta m > 10.000$ betreibbar sein. Der magnetische Analysator kann auch negative Ionen trennen, s. FAB und NICI. Dazu muß die Polarität des magnetischen Trennfeldes B, die Polarität des elektrostatischen Sektorfeldes, die Polarität von U_A in der Quellenregion und die Detektorpolarität gewechselt werden. Von großer praktischer Bedeutung für MS-Experimente ist es, in welcher Zeit der Massenanalysator einen vorgegebenen Massenbereich durchläuft. Massendurchlaufzeiten, engl. scan rates, werden für magnetisch ablenkende Spektrometer in Sekunden/Massendekade angegeben. Die Angaben 3 s/Dekade bedeutet z. B., daß das Spektrometer, eingestellt auf die Anfangsmasse 10 und die Endmasse 1.000, den Massenbereich 10 bis 100 in 3 s und den Bereich von 100 bis 1.000 in weiteren 3 s durchläuft. Moderne computergesteuerte Magnetfeldregler erlauben über nicht zu große Massenbereiche Durchlaufzeiten von 1 bis 0,1 s/Dekade. Kurze Massendurchlaufzeiten sind erforderlich, wenn das Massenspektrometer mit dem Kapillar-Gaschromatographen gekoppelt wird und mit schnellen Änderungen der Probenzufuhr gerechnet werden muß. Andererseits sind die gemessenen Ionenströme bei schnellem Massendurchlauf ungenau, weil für den jeweiligen m/z-Wert nur ganz wenige Ionen registriert werden. Kann die Probenzufuhr auch über längere Zeit konstant gehalten werden, wie bei FAB oder bei temperaturkontrollierter Verdampfung des Analyten von der Festeinlaßprobe, s. Einlaßsysteme, so wird eine längere Zeit für den Massendurchlauf von 5 bis 30 s/Dekade bevorzugt.

Das Quadrupolmassenfilter. Das Quadrupolmassenfilter benötigt keinen Magneten; die Ionen werden nur mit sehr geringer Beschleunigungsspannung von 5 bis 30 V in das Trennfeld eingebracht. Diese Eigenschaften sowie die geringen Abmessungen, niedrige Kosten und die sehr einfache Steuerung per Computer aufgrund der linearen Zeit-Masse-Funktion haben für die weite Verbreitung des Quadrupolmassenfilters als Trennsystem gesorgt. Ein Quadrupolmassenfilter besteht aus vier stabförmigen Elektroden, von denen jeweils die gegenüberliegenden elektrisch miteinander verbunden sind (Abb. 2.190). An den Elektrodenpaaren liegt eine Spannung, die sich aus einer Gleichspannungskomponente U und einer Hochfrequenzkomponente $V_0 \cos \omega t$ zusammensetzt. Ionen, die aus der Ionenquelle in die Richtung der z-Achse des Quadrupolmassenfilters eingebracht werden, bewegen sich in dem oszillierenden elektrischen Feld auf Schwingungsbahnen. Bei konstantem ω können Ionen, deren Masse zwischen m und $m + \Delta m$ liegt, nur für ein festliegendes Verhältnis von U/V_0 den Detektor erreichen. Ionen anderer Masse bewegen sich im eingestellten Quadrupolfeld auf instabilen Schwingungsbahnen, treffen auf die Stabelektroden und gehen für den Nachweis am Detektor verloren. Das Verhältnis U/V_0 ist einstellbar und bestimmt die Auflösung und die Transmission des Quadrupolmassenfilters.

Zur Messung kompletter Massenspektren wird das Quadrupolfeld so justiert, daß im interessierenden Massenbereich $\Delta m = 1$ ist. Man wählt diese Nominalmassenauflösung, damit möglichst viele Ionen den Detektor erreichen. Für spezielle Anwendungen, z. B. in der quantitativen Massenspektrometrie, wird mit noch geringerer Auflösung des Quadrupolmassenfilters gemessen, um die Ionentransmission und damit die Nachweisempfindlichkeit für den Analyten weiter zu steigern. Der Verlust an Massenselektivität wird dabei bewußt in Kauf genommen. Der Massendurchlauf des Quadrupolmassenfilters wird durch proportionale Änderung von U und V_0, d. h. $U/V_0 = $ const., erreicht. Das Quadrupolmassenfilter kann sowohl positiv als auch negativ geladene Ionen trennen. Massenspektren organischer Verbindungen, gemessen mit Quadrupolmassenspektrometern älterer Bauart, zeigen, verglichen mit den Spektren der gleichen Substanz, gemessen auf einem Gerät mit magnetischer Ablenkung, Signale im Bereich $m/z > 300$ meist mit geringerer Intensität. Die Massendiskriminierung im höheren Massenbereich erschwert den Spektrenvergleich und ist zu berücksichtigen, wenn Arzneistoffe aufgrund solcher Massenspektren identifiziert werden müssen. Bei modernen Geräten wird unter Mikroprozessorsteuerung das Quadrupolfeld so justiert, daß man von Kalibrierungssubstanzen Spektren erhält, die noch hinreichend aufgelöst sind und die den Spektren magnetisch ablenkender Spektrometer weitgehend entsprechen. Bei Dawson[20] ist die Theorie und Anwendung der Quadrupolmassenspektroskopie zusammengefaßt.

Die Ionenfalle. In Ionenfallen[21] liegt eine Radiofrequenzspannung an einer Ringelektrode an, die zwischen zwei Endkappen auf Erdpotential lokalisiert ist. Die Analytmoleküle im Innern der Ringelektrode werden durch Elektronen ionisiert, die bei positiver Polarität der Gitterelektrode in die Ionenfalle eintreten können (Abb. 2.191). Die Analyt-Ionen sind in der Falle gespeichert. Durch Erhöhen der Radiofrequenzspannung werden die Ionen Masse für Masse nacheinander aus der Falle ausgebracht und mit einem Sekundärelektronenvervielfacher, SEV, nachgewiesen. Die Bildung, Speicherung und Ejektion der Ionen sind in der Ionenfalle zeitlich getrennte Vorgänge. Bei geringer Konzentration des Analyten in der Ionenfalle läßt sich mikroprozessorgesteuert die Ionisationsperiode verlängern, bis die Zahl der gespeicherten Ionen für den Nachweis am Detektor ausreicht. Auf diese Weise werden von wenigen pg der Analyten komplette EI-Massenspektren erhalten, die im Falle bekannter Substanzen sichere Identifizierungen durch Bibliotheksvergleiche gestatten. Die einfache Bauart und die relativ geringen Kosten haben die Ionenfalle in der GC als Detektor[22] populär gemacht, der zusätzlich

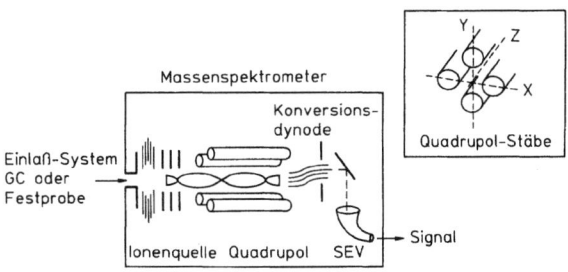

Abb. 2.190. Schematischer Aufbau eines Quadrupolfilters

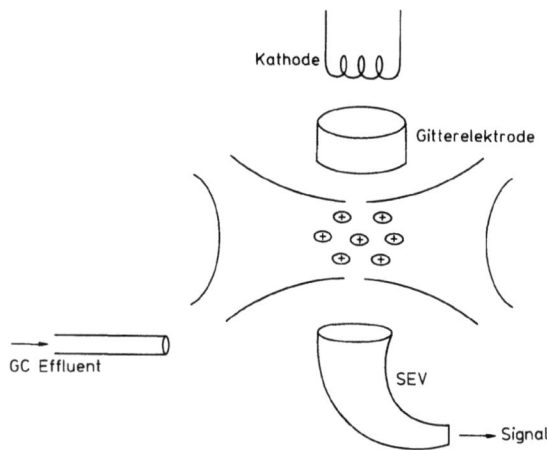

Abb. 2.191. Schematischer Aufbau einer Ionenfalle. Mit freundlicher Genehmigung der Fa. Finnigan-MAT GmbH

Massenspektren liefert. Die Nachweisempfindlichkeit der Ionenfalle ist vergleichbar mit der des Elektroneneinfangdetektors (→ Kap. 2,3.9).

Ionennachweis

Der Detektor des Massenspektrometers soll Ionenströme nachweisen, die über viele Größenordnungen von 10^{-18} bis 10^{-8} A variieren können. Als untere Grenze ist der Nachweis einzelner Ionen anzustreben. Ein Fluß von zehn einfach geladenen Ionen/s entspricht einem elektrischen Strom von $1,6 \cdot 10^{-18}$ A. Solche geringen Ströme werden am einfachsten mit einem SEV gemessen, der die Signale ca. um den Faktor 10^7 verstärken kann. Ein nachgeschalteter Elektrometerverstärker mit einem Rückkopplungswiderstand von $10^8\,\Omega$ erzeugt daraus bereits eine Spannung von 1,6 mV. Der SEV, engl. electron multiplier, ist aus einer Folge von 12 bis 16 Cu/Be-Dynoden aufgebaut, die jeweils über hochohmige Widerstände elektrisch miteinander verbunden sind. An der ersten Dynode des SEV liegt eine einstellbare Gleichspannung von ca. – 2 kV. Der Aufprall positiver Ionen aus der Analysatorregion des Spektrometers setzt aus der Oberfläche der ersten Dynode einen Schwall von Elektronen frei, deren Zahl sich von Dynode zu Dynode erhöht (→ Kap. 1,2). Einfach geladene Ionen mit Massen im kDa-Bereich erreichen den Detektor mit sehr geringer Geschwindigkeit, so daß die Sekundärelektronenausbeute beim Aufprall klein wird. Deshalb schaltet man der ersten Stufe des SEV eine elektrisch getrennte Dynode vor, die positive Ionen mit –3 bis -20 kV nachbeschleunigt. Durch Änderung der elektrischen Polarität dieser Konversionsdynode kann der Detektor sehr einfach auch zum Nachweis negativer Ionen benutzt werden. Die Konversionsdynoden-Spannung ist ein wichtiger experimenteller Parameter, der das Aussehen der Massenspektren beeinflußt und der deshalb auch bei Spektrenvergleichen berücksichtigt werden muß. Neben dem SEV in Multistufen-Bauweise werden auch sog. „continuous dynode multiplier" eingesetzt. In Abb. 2.191 ist diese Konstruktion als Detektor der Ionenfalle schematisch gezeigt. Die neueste apparative Entwicklung zum Nachweis der Ionen sind Array-Detektoren.[23] Sie können, in ähnlicher Weise wie die Diodenarrays in der HPLC (→ Kap. 2,3.9.3), Signale von Ionen unterschiedlicher Masse bei statischem magnetischem Trennfeld gleichzeitig detektieren, wenn die Ionenoptik der Massenspektrometer bestimmte Voraussetzungen erfüllt.

Einlaßsysteme

Die meisten Massenspektrometer verfügen über mehrere Einlaßsysteme für den Analyten. Feste Stoffe in ng- bis µg-Mengen werden mit Hilfe einer heiz- und kühlbaren Schubstange in kleinen Metalltiegeln über eine Vakuumschleuse in die Ionenquelle gebracht und durch programmierte Temperaturerhöhung in den Ionisierungsraum verdampft. Unterschiede in der Flüchtigkeit der Komponenten kann man zur fraktionierten Verdampfung von Analytgemischen nutzen. So lassen sich größere Restlösungsmittelmengen in Arzneistoffen häufig mit Hilfe der Massenspektren der Analysenprobe identifizieren, die bei niederen Temperaturen zu Beginn der Verdampfung von der Festprobenschubstange erhalten werden. Viele Hydrochloride und Hydrobromide basischer Arzneistoffe dissoziieren bei der Verdampfung im Hochvakuum der Ionenquelle unzersetzt in die freie Base und die korrespondierende Säure; sie sind problemlos mit der Festprobenschubstange analysierbar. Andere Salze basischer Arzneistoffe, wie z. B. Maleate, Tartrate und Methansulfonate, sind dagegen nur in seltenen Fällen unzersetzt verdampfbar. Für thermolabile Substanzen kommt es u. a. auf eine möglichst geringe Distanz zwischen Verdampfungsort und Ionisierungsraum an. Die Schubstangenkonstruktion kann sich auf das Aussehen der Massenspektren auswirken und den Vergleich mit Referenzspektren erschweren, die von anderen Geräten stammen. Die Identifizierung und Unterscheidung der konfigurationsisomeren Arzneistoffe Dexamethason und Betamethason durch EI-Massenspektrometrie verdeutlicht diese Probleme.[24] Eine spezielle Bauart der Festprobenschubstange erlaubt es, schwerflüchtige, thermolabile Analysenproben auch direkt in den Ionisierungsraum einzubringen. Das Verfahren hat sich besonders in Kombination mit der Ammoniak-CI bewährt und wird dann als direkte chemische Ionisation[25], DCI, bezeichnet. Über die Vakuumschleuse und eine Schubstange bringt man auch die Probenträger für die FAB-Massenspektrometrie in die Ionenquelle ein. GC-Kapillarsäulen werden durch· eine heizbare Zuleitung vom Gaschromatographen direkt bis vor die Ionenquelle geführt. Ein heizbares Referenzeinlaßsystem für flüssige Kalibrierungssubstanzen ergänzt die Palette der Einlaßmöglichkeiten. Massenspektrometer müssen mit leistungsfähigen Vakuumpumpen ausgestattet sein. Um Kollisionen der Analyt-Ionen mit ungeladenen Molekülen zu vermeiden, hält man in der Analysator- und in der Detektorregion Restdrücke von ca. 0,01 mPa aufrecht. In der Ionenquelle wird im EI-Betrieb, abhängig vom benutzten Probeneinlaß, bei 0,2 bis ca. 1.000 mPa gemessen. Im FAB-Betrieb mit Xenon liegen die Drücke in der Ionenquelle ähnlich wie im CI-Modus bei 10 bis 100 Pa.

I,R = H; II,R = H; III,R = H; IV,R = Si (CH₃)₃;
V,R = Si (CH₃)₃; VI,R = Si (CH₃)₃

Gerätesteuerung und Datenerfassung

Der Computer steuert den Massendurchlauf des Trennsystems und registriert die am Detektor meßbaren Ionenströme. Für jeden Massendurchlauf liefert ein Peakerkennungs-Algorithmus eine Datei von Masse-Intensitäts-Paaren, die im Sekundärspeicher des Datensystems abgelegt wird. Das Datensystem eicht die Massenskala des Spektrometers mit Hilfe spezieller Referenzsubstanzen. Die Intensitäten sind auf das Ion mit der größten Häufigkeit innerhalb eines Massendurchlaufs zu 100 % normiert. Der m/z-Wert dieses Ions wird als Basispeak, engl. base peak, bezeichnet. Die abgespeicherten Massenspektren stehen im Rechner entweder für weiterführende Auswertungen oder zur Ausgabe auf einem graphischen Drucker zur Verfügung. In der Praxis wird der Massendurchlauf des Trennsystems vom Rechner während des gesamten Experiments cyclisch gesteuert und eine größere Anzahl von Spektren registriert. Um die Geräte für den Benutzer leichter bedienbar zu machen, werden zunehmend auch andere Funktionseinheiten der Spektrometer computergesteuert. Dazu gehören die Optimierung der Ionenquellen-Parameter, der Ionenoptik sowie die Einstellung des Verhältnisses von Transmission zu Auflösung bei Quadrupolanalysatoren.

Methodenkombination

Gaschromatographie-Massenspektrometrie. Die gebräuchlichste Form dieser Kopplung ist die direkte Einführung der Kapillarsäule in die Ionenquelle. Dieses Verfahren arbeitet ohne Substanzverlust. Jedoch muß das Vakuumsystem des Spektrometers den gesamten Trägergasstrom und das injizierte Lösungsmittelvolumen der GC verkraften können. Geräte mit begrenzter Pumpleistung und die Kombination der gepackten GC-Säulen (→ Kap. 2,3.9) mit dem Massenspektrometer benutzen häufig noch die sog. offene Kopplung[26], bei der nur ein Teil des gaschromatographischen Eluats vom Massenspektrometer analysiert wird. Die GC-MS-Kombination ist eine ausgereifte Analysentechnik, die hohes chromatographisches Trennvermögen für komplexe Stoffgemische mit Strukturinformationen über deren individuelle Komponenten verbindet. Wegen ihres geringen Substanz-

bedarfs wird sie in den Bereichen Arzneistoffmetabolismus, Pharmakokinetik, zum Identifizieren von Verunreinigungen und Zersetzungsprodukten von Arzneistoffen und generell in der Untersuchung von Synthesegemischen angewendet. EI-, CI- und NICI-Technik stehen als einander ergänzende Ionisationsmethoden zur Verfügung. Rückstandsanalytik[27] und die Doping- und Betäubungsmittelkontrolle[28,29,30] sind weitere Anwendungsgebiete. Die Zersetzungsprodukte I, II, des Phenylephrins (III) sind durch dieses Verfahren identifizierbar.[31]
Dazu werden Lösungen des Arzneistoffs gefriergetrocknet und der Rückstand mit dem Derivatisierungsreagenz *N,O*-Bis(trimethylsilyl)acetamid umgesetzt. Die Analyse mit diesem Verfahren ergibt drei Hauptfraktionen, deren Spektren dem trimethylsilylierten Phenylephrin (VI) und den trimethylsilylierten Tetrahydroisochinolin-Derivaten IV, V entsprechen. Die Strukturzuordnung sind durch hochauflösende Massenspektrometrie-Daten und den Spektrenvergleich mit synthetisierten Referenzsubstanzen abgesichert.

Hochdruckflüssigkeitschromatographie-Massenspektrometrie. HPLC und Massenspektrometrie können auf zwei grundsätzlich verschiedene Arten miteinander kombiniert[32] werden. Die Verfahren der ersten Kategorie, wie das „moving belt interface"[33], und das „particle beam interface"[34] entfernen lediglich die flüssige HPLC-Phase und führen einer konventionellen Ionenquelle Analytmoleküle zu, die durch CI und EI ionisiert werden. Diese Verfahren lassen sich nur dann anwenden, wenn die Analytmoleküle thermostabil und hinreichend flüchtig sind. Beide Techniken sind sowohl bei Reversphasen- als auch bei Normalphasen-Betrieb der HPLC verwendbar.
Bei der zweiten Kategorie der Kopplungen, dazu gehören das Thermospray-Verfahren[35], das Ionenspray-Verfahren[36] und das Elektrospray-Verfahren[37], sind Lösungsmittelverdampfung und Ionisierung des Analyten ein gemeinsamer Prozeß. In der polaren flüssigen Phase mit hohem Anteil an Wasser, an flüchtigen Puffern oder an Protonen liegen bereits protonisierte oder kationisierte Ionen des Analyten vor. Mit Hilfe geeigneter Sprayvorrichtungen werden thermisch

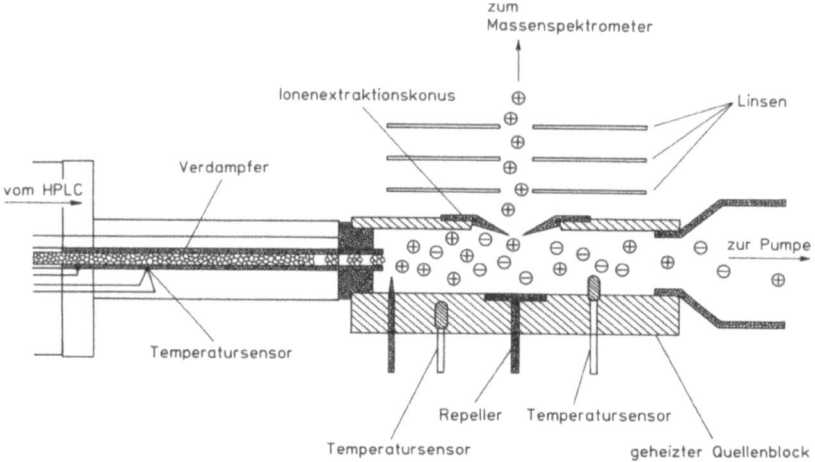

Abb. 2.192. Schematischer Aufbau einer Thermospray-Einrichtung. Mit freundlicher Erlaubnis der Fa. Finnigan-MAT GmbH

oder durch einen N_2-Gasstrom aus dem Eluat der HPLC kleine Tröpfchen erzeugt, deren elektrische Ladungsdichte sich mit fortschreitender Entfernung des Lösungsmittels aufgrund des kleiner werdenden Radius ständig erhöht. Schließlich kommt es zur Ionenverdampfung[38] direkt aus der Oberfläche der geladenen Minitröpfchen. Zumindest beim Thermospray-Verfahren wird ein Teil der Analyt-Ionen auch durch Ionen-Molekül-Reaktionen gebildet. Analytanionen, wie z. B. sulfonierte Azofarbstoffe[39] oder die Schwefelsäure-Konjugate von Steroidhormonen[40], können in analoger Weise durch den Prozeß der Ionenverdampfung aus der kondensierten Phase in die Gasphase gelangen und als negative Ionen vom Massenspektrometer detektiert werden. Die Ionenverdampfung ist ein äußerst „sanfter" Prozeß, der auch für chemisch labile Analyten überwiegend $(M + H)^+$- und $(M + Na)^+$-Ionen bzw. $(M-H)^-$-Ionen liefert, dagegen nur wenig Fragmente mit Strukturinformation.

Das Thermospray-Verfahren (Abb. 2.192) ist besonders attraktiv, weil es mit der Reversphasen-HPLC in ihrer Standardform mit Flußgeschwindigkeiten der mobilen Phase von 1 bis 2 ml/min voll kompatibel ist. Neben der Zusammensetzung der mobilen Phase und ihrer Fließgeschwindigkeit entscheidet die Temperatur des Thermosprayverdampfers über die Tröpfchengröße und damit auch über den Erfolg der Analyse. Elektrospray- und Ionenspray-Massenspektrometrie-Kombinationen müssen gegenwärtig noch mit Fließgeschwindigkeiten der mobilen Phase von ca. 1 bis max. 150 μl/min auskommen. Sie sind deshalb nur mit

der Mikro-HPLC oder der Kapillarzonenelektrophorese[41] kompatibel (→ Kap. 2,3.8). Die Ionensprayoder Elektrospray-Massenspektren kleiner Proteine mit Molekulargewichten von 5.000 bis ca. 40.000 Da zeigen fast ausschließlich Signale mehrfach geladener Ionen. Sie entstehen durch Protonierung aller basischen Gruppen und des N-Terminus des Proteins. Die m/z-Werte der mehrfach geladenen Ionen liegen im Meßbereich von Quadrupolmassenspektrometern, z. B. hat das 15fach protonierte Lysozym ($M_r = 14.306$) ein $m/z = 954$. Im Elektrospray-Massenspektrum der Proteine treten auch die Signale der Ionen mit anderen Ladungszahlen auf, im Falle des Lysozyms die Ionen des 10- bis 14fach protonierten Proteins. Durch Verrechnung aller m/z-Werte läßt sich das Molekulargewicht des Analyten mit hoher Genauigkeit bestimmen.[42] Für Lysozym ergibt die Auswertung des Elektrosprayspektrums $M_r = 14.324 \pm 15$. Ähnlich gute Ergebnisse werden für synthetisches Calcitonin und menschliches Wachstumshormon erhalten.[43] Die Messungen benötigen ca. 200 bis 900 pmol und dauern weniger als eine Minute. Die Identifizierung thermolabiler hydrophiler Verbindungen ist das Hauptanwendungsgebiet dieser Kopplung in der pharmazeutischen Forschung.[44,45] Die Untersuchung einer Dexamethason-Zubereitung zur Injektion, die vorsätzlich mit Succinylcholin kontaminiert war, demonstriert beispielhaft die Leistungsfähigkeit dieser Technik.[46] Syntheseweg-spezifische Spurenverunreinigungen sind durch die Kombination von HPLC und Massenspektrometrie erkennbar. Im Falle des Trimethoprims genügt dafür ein einfacher Tablettenextrakt.[47] Die Thermospray-Technik läßt sich vorteilhaft bei Stabilitätsstudien an-

VII

wenden, um Zersetzungsprodukte zu identifizieren. Untersuchungen dieser Art sind wegen der drastisch unterschiedlichen Konzentrationen des unzersetzten Arzneistoffs und der interessierenden, unbekannten Zersetzungsprodukte schwierig. Das Antimycoticum Itraconazol (VII) ergibt nach 6 Tagen im Xenon-Tester acht Zersetzungsprodukte, die in Mengen um 100 ng im Gemisch neben ca. 10 µg des unzersetzten Itraconazols analysiert werden (Abb. 2.193).

Die Thermospray-Massenspektren der Einzelkomponenten (Abb. 2.194) liefern Informationen über die Molekülmasse und die Anzahl der Chloratome in den Molekülen. Zusammen mit Vorkenntnissen über die oxidative Photolyse des Piperazins gelangt man zu logischen Strukturvorschlägen für die Zersetzungsprodukte (Tab. 2.26), die durch Synthese und chromatographische Vergleiche abgesichert sind.[48]

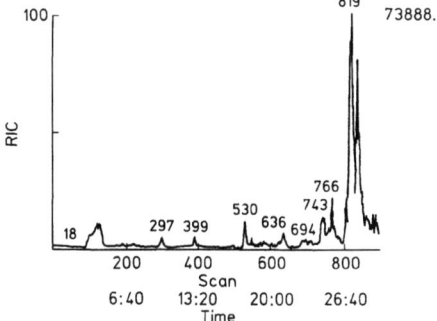

Abb. 2.193. Rekonstruiertes Totalionenstromchromatogramm der Thermospray-HPLC-MS-Analyse von lichtgestreßtem Itraconazol. Mit freundlicher Genehmigung von Dr. W. F. J. Lauwers, Janssen Pharmaceutical Co. Aus[48]

Dünnschichtchromatographie-Massenspektrometrie.
Die FAB-Ionisation bietet die einfachste Möglichkeit zur On-line-Kopplung von Massenspektrometrie und DC.[49,50] Der interessierende Teil der DC-Platte oder nur das Trägermaterial wird mit doppelseitigem Adhäsionsfilm auf der FAB-Schubstange montiert und nach Zugabe der flüssigen Matrix zur Analyse gebracht. Diese Technik läßt sich zur Identifizierung von Antioxidanzien und der Coccidiostatica Monensin, Septamycin und Lasacolid verwenden. Niedriger Alkaliionengehalt des DC-Trägermaterials ist unerläßlich für den erfolgreichen FAB-Spektrenvergleich. Die EI- und CI-Ionisation nach der thermischen Desorption der Arzneistoffe aus dem DC-Trägermaterial in der Ionenquelle ist fast immer von einer Substanzpyrolyse begleitet[51] und deshalb nicht zu empfehlen. Die Extraktion des interessierenden Teils der DC-Platte mit einem Lösungsmittel und die separate massenspektrometrische Analyse des Extrakts mit einer dem Problem angepaßten Ionisationsmethode bleibt die gängigste Form einer „Kopplung" von Massenspektrometrie und DC.[52]

Molekülmasse. Das Massenspektrum liefert als wichtigste Information die Molekülmasse. Per Konvention wird in der Massenspektrometrie die Molekülmasse einer organischen Verbindung auf der Basis der Masse der Isotope größter Häufigkeit jedes Elements berechnet. Das Molekül-Ion der Benzoesäure ($C_7H_6O_2$) hat demnach nominal $m/z = 122$, berech-

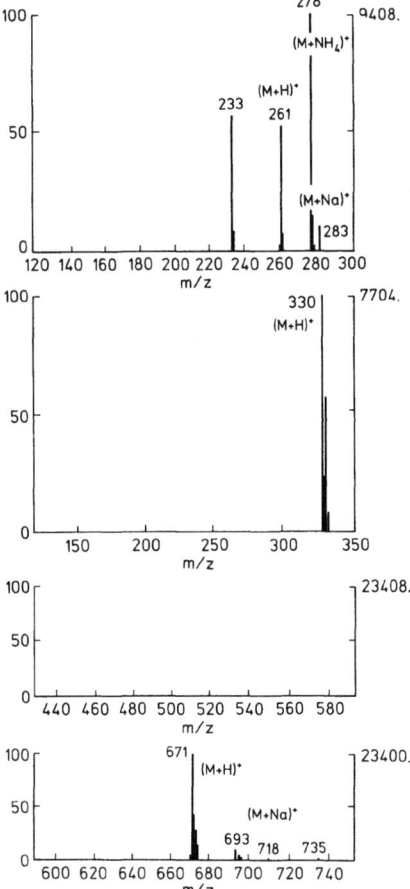

Abb. 2.194. Thermospray-Massenspektren der Photolyseprodukte des Itraconazols. Aus[48]

net aus $^{12}C_7{}^{1}H_6{}^{16}O_2$, obwohl im EI-Spektrum auch das Signal des Isotopenpeaks $m/z = 123$ aus $^{12}C_6{}^{13}C$ $^{1}H_6{}^{16}O_2$ auftritt.

Stickstoff-Regel. Zwischen der Nominalmasse des Isotops größter Häufigkeit eines Elements und dessen chemischer Wertigkeit besteht ein zahlenmäßiger Zusammenhang. Mit Ausnahme des Elements N sind entweder Wertigkeit und nominale Masse beides gerade Zahlen oder beides ungerade Zahlen. Aus dieser nützlichen Korrespondenz leitet sich die sog. Stickstoff-Regel ab: Eine Verbindung, die eine gerade Anzahl von N-Atomen enthält, hat das Molekül-Ion bei einer geraden Masse. C_2H_5OH $m/z = 46$, C_6H_5NH-NH_2 $m/z = 108$ und CH_3Cl $m/z = 50$ haben geradmassige Molekül-Ionen. Verbindungen wie CH_3NH_2 $m/z = 31$ oder C_5H_5N $m/z = 79$ haben Molekül-Ionen mit ungerader Masse. Die Stickstoff-Regel gilt nicht nur für Molekül-Ionen, sondern auch für alle anderen ungeradelektronigen Ionen in einem Massenspektrum.

Erkennung von Heteroatomen. Die Elemente in Tab. 2.27 lassen sich mit Hilfe charakteristischer Isotopenmuster in drei Kategorien einteilen: F, P und I

Tabelle 2.26. Struktur von Zersetzungsprodukten des Itraconazols nach Lichtstreß im Xenon-Tester. Nach[48]

$R_1 =$ (4-Methylphenyl-triazolon-Rest mit CH(CH₃)C₂H₅-Substituent) $R_2 =$ (1,3-Dioxolan-Rest mit Methoxymethyl-, Triazolylmethyl- und 2,4-Dichlorphenyl-Substituenten)

Scan-Nr.	$(M+H)^+$	$(M+NH_4)^+$	$(M+Na)^+$	M	Struktur
130	161	178		160	?
297	261	278	283	260	(Struktur: H–C(=O)–HN–R₁)
389	330			329 (2 Cl)	R₂–H
529	449		471	448 (2 Cl)	(Struktur mit R₂, NH–CHO)
626	679		701	678 (2 Cl)	(Struktur mit R₂, NH–CH₂–HN–R₁)
637	735		757	734 (2 Cl)	(Struktur mit R₂, N(CHO)–CH₂–N(CHO)–R₁)
740	671		693	670 (1 Cl)	Analoga von Itraconazol:
766	671		693	670 (1 Cl)	H anstelle von 1 Cl
817	705			714 (2 Cl)	Itraconazol

Tabelle 2.27. Nuclidmassen und Isotopenhäufigkeit ausgewählter Elemente. Nach[53]

Masse[a]	Element	Isotop	Häufigkeit (%)[b]
1,007825	H	^{2}H	0,015
12,000000	C	^{13}C	1,1
14,003074	N	^{15}N	0,37
15,994915	O	^{18}O	0,20
18,998405	F		
27,976929	Si	^{29}Si	5,1
		^{30}Si	3,4
30,973763	P		
31,972073	S	^{33}S	0,8
		^{34}S	4,4
34,968853	Cl	^{37}Cl	32,5
78,918348	Br	^{81}Br	98,0
126,904476	I		

[a] Masse des Isotops größter Häufigkeit.
[b] Berechnet auf der Basis des häufigsten Isotops als 100%.

sind monoisotopisch; Elemente wie C, H, N haben Isotope, die sich in ihrer Masse vom Isotop größter Häufigkeit um 1 Da unterscheiden; S, Cl und Br haben Isotope, deren Masse 2 Da höher ist als die des Isotops größter Häufigkeit. Besonders die letzten drei Elemente sind im Massenspektrum organischer Verbindungen sehr leicht erkennbar.

Die Spektren zeigen das Molekül-Ion und die Isotopenpeaks im Intensitätsverhältnis der prozentualen Häufigkeit der Isotope. Enthält der Analyt mehr als ein Atom Cl oder Br, so ist das Signal des Molekül-Ions von mehreren Isotopenpeaks begleitet. Man erhält ein Isotopencluster, dessen Intensitätsverteilung die Heteroatomzusammensetzung des Analyten anzeigt. Das EI-Massenspektrum des Clonidins (Abb. 2.196) zeigt z. B. neben dem Molekül-Ion mit $m/z = 229$ ($C_9H_9N_3{}^{35}Cl_2$) auch die Isotopenpeaks $m/z = 231$ ($C_9H_9N_3{}^{35}Cl^{37}Cl$) und $m/z = 233$ ($C_9H_9N_3{}^{37}Cl_2$) im Intensitätsverhältnis von 9:6:1. Die Intensitätsverteilungen der Halogenisotopencluster sind dokumentiert.[53]

Fragmentierungsverhalten. Der unimolekulare Zerfall der Molekül-Ionen zu geladenen Bruchstücken ist innerhalb bestimmter experimenteller Grenzen ein gut reproduzierbarer Prozeß. Das EI-Spektrum ist das Ergebnis der nebeneinander ablaufenden Spaltungsreaktionen der Molekül-Ionen, s. Rkt. 2 bis 6. Energetische Gesichtspunkte, wie die Labilität der zu brechenden Bindungen und die Stabilität der gebildeten Ionen und Neutralspezies sowie sterische Effekte entscheiden darüber, welche Ionen mit großer Häufigkeit im Massenspektrum auftreten. Das Signal der Ionen mit der größten Häufigkeit wird als Basispeak bezeichnet. Molekül-Ionen sind Radikalkationen. Die Voraussage begünstigter Abbauwege beruht auf der Annahme, daß der Zerfall der Molekül-Ionen dort ausgelöst wird, wo Ladung und ungepaartes Elektron bevorzugt lokalisiert sind. Für die Ionisierung nach Rkt. 1 kommen die nichtbindenden Elektronen der Heteroatome funktioneller Gruppen, die π-Elektronen konjugierter Systeme und σ-Elektronen in Frage, wobei deren Abspaltungstendenz in der zitierten Reihenfolge abnimmt. Die Molekül-Ionen aliphatischer monofunktioneller Verbindungen fragmentieren entweder unter Verlust elektronegativer funktioneller Gruppen (X = Cl, Br, I, OR, SR, Acyl-) nach Rkt. 14 oder durch Verlust eines Substituenten am α-Kohlenstoffatom (R = H oder Alkyl-), wobei die funktionelle Gruppe X = OR, NR$_2$, SR, Cl, Br sein kann, Rkt. 15. Fragmentierungen, die gemäß Rkt. 15 ablaufen, werden deshalb auch als α-Spaltungen bezeichnet. Die Molekül-Ionen der Acylverbindung R-CO-X mit X = H, OH, OR, NR$_2$, Cl, Br, I, Alkyl oder Aryl verlieren X als Radikal und ergeben Acyl-Ionen, Rkt. 16.

$$R\text{-}X^{+\cdot} \longrightarrow R^+ + X^\cdot \quad (14)$$

$$R\text{-}CH_2\text{-}X^{+\cdot} \longrightarrow R^\cdot + CH_2{=}X^+ \quad (15)$$

$$R\text{-}CO^{+\cdot}\text{-}X \longrightarrow R\text{-}CO^+ + X^\cdot \quad (16)$$

In Übereinstimmung mit der Geradelektronenregel sind die meisten Ionen im Massenspektrum geradelektronig. Molekül-Ionen können jedoch auch zu ungeradelektronigen Fragmentierungen unter H-Wanderung abgebaut werden. Die bekannteste Fragmentierungsreaktion dieses Typs ist die sog. McLafferty-Umlagerung, die unter Wanderung eines γ-Wasserstoffatoms und Verlust eines Neutralmoleküls abläuft, Rkt. 17.

$$(17)$$

Andere wichtige Fragmentierungen, die ungeradelektronige Ionen ergeben, sind die Retro-Diels-Alder-Spaltung der Molekül-Ionen cyclischer ungesättigter Verbindungen sowie Molekülumlagerungen. Das zunächst überraschende Auftreten der Signale ungeradelektroniger (M-44)-Ionen in den EI-Spektren der β-Rezeptorenblocker wird z. B. durch eine Molekülumlagerung unter Verlust von neutralem C_2H_4O erklärt, Rkt. 18.

$$(18)$$

Viele Fragmentierungen führen zu Ionen, mit m/z-Werten, die für Teilstrukturen der Analytmoleküle charakteristisch sind. Man bezeichnet sie als Schlüs-

selbruchstücke. Sie sind zusammen mit den erkennbaren Verlusten logischer Neutralspezies aus dem Molekül-Ion für die massenspektrometrische Strukturaufklärung von großem Wert. Die vorstehend erläuterten Regeln sind die Grundlage der Fragmentierungsschemata der Arzneistoffe, wie sie z. B. in den Analytical Profiles[54] zu finden sind. Die dort angegebenen Ionenstrukturen stellen nur eine Plausibilitätserklärung für die in den Spektren beobachteten Signale dar. Hochauflösungsdaten sowie Vergleiche mit den Spektren der entsprechenden deuterierten oder ^{14}C-markierten Arzneistoffe können jedoch zumindest die Elementarzusammensetzung der Ionen absichern. Die Interpretation von EI-Massenspektren ist Gegenstand eines auch unter didaktischen Gesichtspunkten sehr empfehlenswerten Buches.[53] Verschiedene Publikationen fassen die MS-Literatur biochemisch interessanter Substanzen[55,56] und pharmazeutisch relevanter Verbindungsklassen wie der Alkaloide[57,58], der heterocyclischen Verbindungen[59] und der Steroide[60] zusammen.

Spektrenbibliotheken. Die m/z-Werte und relativen Ionenhäufigkeiten in niederaufgelösten Massenspektren sind ihrer Natur nach digitale, ganzzahlige Informationen. Das Massenspektrum eines unbekannten Analyten kann deshalb computergestützt in wenigen Sekunden mit den Spektren auch sehr großer Spektrenbibliotheken verglichen werden. Das Ergebnis der Bibliothekssuche ist eine sog. Trefferliste, die Verbindungen aus der Bibliothek nach dem Grad der Übereinstimmung ihrer Spektren mit dem Spektrum des unbekannten Analyten ordnet. Die am besten übereinstimmenden Spektren kann der Benutzer aus der Bibliothek, zusammen mit den zugehörigen chemischen Strukturen, Summenformeln und CAS-Index-Nummern abrufen und mit dem Massenspektrum des unbekannten Analyten visuell vergleichen. Spektrenbibliotheken werden als Teil großer Datenbanken[61,62], als PC-gestützte separate Einheiten[63] oder integriert in die MS-Datenakquisitionsrechner von kommerziellen Geräteherstellern angeboten. Für die schnelle massenspektrometrische Identifizierung von Arzneistoffen stehen spezielle Bibliotheken[64,65] zur Verfügung. Die Suchstrategien müssen berücksichtigen, daß Referenzspektren und Spektren der unbekannten Analyten von verschiedenen Geräten herrühren. Analytspektren aus GC-MS-Experimenten können Untergrundsignale enthalten, die in verifizierten Referenzspektren nicht vorkommen. Trotz dieser Hindernisse identifizieren die gegenwärtig genutzten, verfeinerten Suchalgorithmen, wie z. B. das „probability based matching system", engl. Abk. PBM und das „Finnigan-Incos library search system" innerhalb der allgemeinen Limitierungen der MS unbekannte Analyten mit großer Zuverlässigkeit, wenn das Referenzspektrum in der Bibliothek vorhanden ist.[66]

Abb. 2.195 zeigt die Trefferliste einer Bibliothekssuche mit dem Finnigan-Incos-System. Zur MS-Analyse kam der basische Extrakt einer Tablette mit 25 µg Clonidinhydrochlorid als wirksamen Bestandteil. Das EI-Spektrum des Extrakts (Abb. 2.196) wird mit mehr als 8.000 Eintragungen einer selbst aufgebauten Spektrenbibliothek verglichen und vom Rechner als

```
LIBRARY SEARCH              DATA: CG100257ZEL  #  46    BASE M/Z:   229
05/22/90  9:33:00 +  7:40   CALI: FC43N22 #   3          RIC:      65087.
SAMPLE: SLA 55 (APFE.PA 3) ZEL
CONDS. :
  # 45 TO #  47 AVERAGED - # 17 X1.00

15122 SPECTRA IN LIBRARYTH SEARCHED FOR MAXIMUM PURITY
   97 MATCHED AT LEAST 4 OF THE 16 LARGEST PEAKS IN THE UNKNOWN

RANK IN.        NAME
1  3401 4462
2  4290 4713 B 3397
3  5857 5092 B3628(2/1) GC-PEAK 448
4  5714 5066 EI/DIR
5  5858 5092 B 3628(2/1) GC-PEAK 460
```

RANK	FORMULA	M. WT	B. PK	PURITY	FIT	RFIT
1	C9. H9. N3. CL2	229	229	841	912	916
2	C12. H15. N3. CL2	271	229	647	754	846
3	C10. H9. O. N. CL2	229	229	602	755	738
4	C10. H9. O. N. CL2	229	229	546	701	708
5	C10. H9. O. N. CL2	229	229	499	699	676

Abb. 2.195. Trefferliste einer Bibliothekssuche mit dem Finnigan-Incos-System

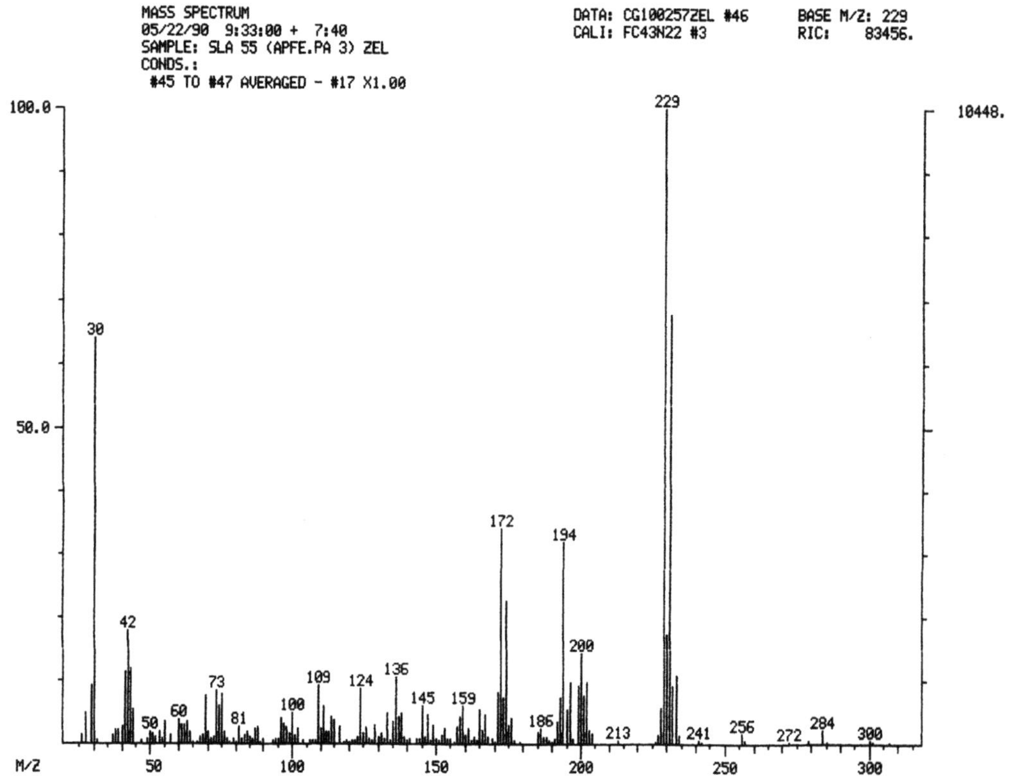

Abb. 2.196. Festproben-EI-Massenspektrum des basischen Extrakts einer Tablette mit 25 µg Clonidin-HCl als Arzneistoff

Clonidin identifiziert. Alle weiteren Eintragungen in der Trefferliste stimmen mit dem Spektrum des Analyten viel schlechter überein. Der visuelle Vergleich des Analytspektrums und des Referenzspektrums mit der größten Übereinstimmung bestätigt das Ergebnis der computergestützten Arzneistoff-Identifizierung (Abb. 2.197).

Massenspektren von Stereoisomeren oder geometrischen Isomeren sind häufig ähnlich und auch mit Referenzspektren aus Bibliotheken kaum unterscheidbar. Experimentelle Bedingungen der MS-Analyse wirken sich bekanntlich auf das Erscheinungsbild der Massenspektren aus. Um die Zuverlässigkeit des Spektrenvergleichs weiter zu verbessern, ist es im Zweifel geboten, die Massenspektren des Analyten und der Referenzsubstanz unter möglichst identischen experimentellen Bedingungen auf dem gleichen Instrument zu messen. Der erfahrene pharmazeutische Analytiker verzichtet auf diese sicherste Form des Spektrenvergleichs nur in begründeten Ausnahmefällen. Auf der Basis von Spektrenbibliotheken wird auch versucht, Teilstrukturen des Analyten durch interpretative Algorithmen zu erkennen, wenn die Bibliothek kein Referenzspektrum enthält.

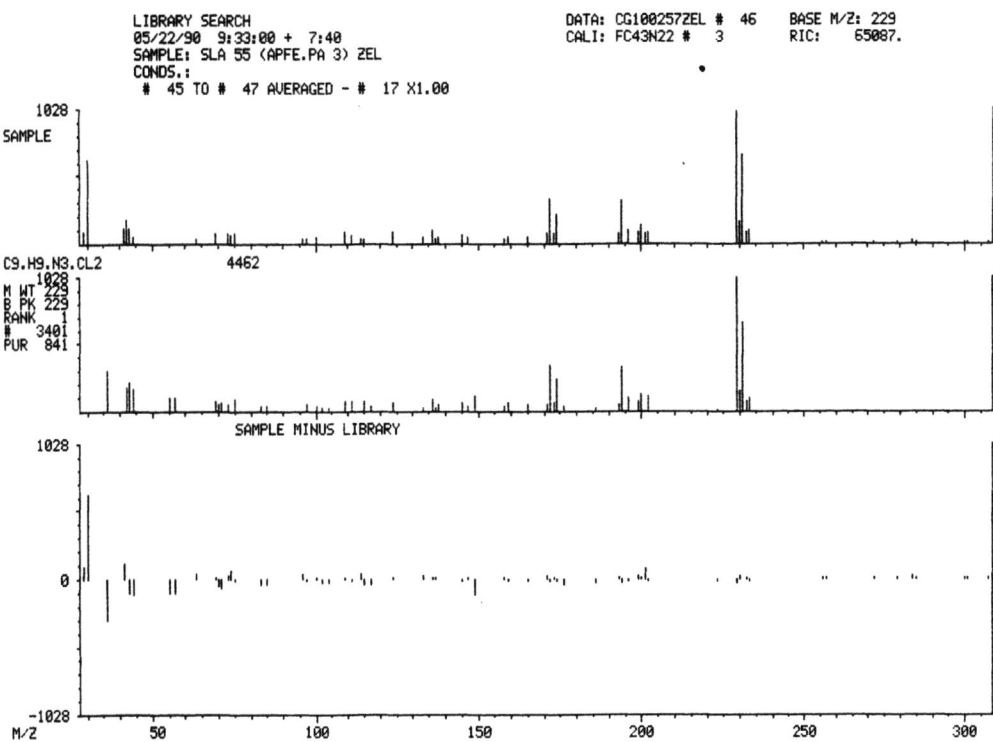

Abb. 2.197. Vergleich des Referenzspektrums von Clonidin aus der Spektrenbibliothek mit dem Spektrum des basischen Tablettenextrakts in Abb. 2.196

Software-Entwicklungen dieser Art sind das STIRS-Programm[67] und das Specinfo-System.[68] Die Spektrensammlungen von Arzneistoffen sind teilweise auch in Buchform erschienen.[69,70]

Hochauflösende Massenspektrometrie. Isobare Ionen sind Ionen gleicher nominaler Masse mit unterschiedlicher elementarer Zusammensetzung. Die Molekül-Ionen der Analgetica Propyphenazon und Naproxen haben einen m/z-Wert von 230. Berechnet man die Molekülmassen mit den akkuraten Massen der Nuclide, s. Tab. 2.27, so ergibt sich eine Massendifferenz $\Delta m = 47\,\text{mDa}$.

Propyphenazon	$C_{14}H_{18}N_2O$	230,14191
Naproxen	$C_{14}H_{14}O_3$	230,09430

Doppelfokussierende Massenspektrometer können die Massen des Analyten mit ca. ± 5 ppm Abweichung vom wahren Wert messen. Die Unterscheidung der beiden Analgetica durch akkurate Bestimmung der Molekülmassen ist also ohne Schwierigkeiten möglich. Für Promethazin werden genaue Massenbestimmungen für das Molekül-Ion $C_{17}H_{20}N_2S$ berichtet.[71] Die bestimmte Masse ist 284,1359 verglichen zur berechneten Masse 284,1347. Die Massenskala des Spektrometers wird durch gleichzeitige Bestimmung der Peakzentren des Analyten und einer Referenzsubstanz, z. B. Perfluoralkan, intern geeicht. Man unterscheidet die Bestimmung

der akkuraten Massen im Scan-Betrieb des Spektrometers von der Einzelmassenbestimmung, dem sog. „peak matching". Die Auflösung des Gerätes muß dabei so eingestellt werden, daß die Signale des Perfluoralkans eindeutig von den Signalen des Analyten getrennt sind.

Tandem-Massenspektrometrie. Die Kombination zweier Massenspektrometer MS_1 und MS_2 zu einem gemeinsamen Gerät wird als Tandem-Massenspektrometer bezeichnet, die entsprechende Analysentechnik als MS-MS-Verfahren. Die Bezeichnung soll andeuten, daß MS-MS, ebenso wie GC-MS und HPLC-MS ein Trennverfahren mit der Massenspektrometrie kombiniert. Im Tandemgerät trennt MS_1 in der üblichen Weise die Ionen eines Analytgemisches nach den m/z-Werten der Komponenten. Fragmentieren diese sog. Eltern-Ionen nach der Massenanalyse, so erhält man aus MS_2 die Tochterionenspektren. Die Eltern-Ionen fragmentieren entweder spontan, oder sie werden in der Region zwischen MS_1 und MS_2 durch Kollision mit Argon oder Helium zur Fragmentierung angeregt. Dieser Prozeß wird engl. als „collision induced dissociation", CID, oder „collisionally activated dissociation", CAD, bezeichnet. Als Kollisionsregion dient in den meisten Fällen ein Quadrupolfilter q, das nur mit der Radiofrequenzspannung gespeist wird und deshalb alle Ionen von MS_1 nach MS_2 durchläßt. MS_1 und MS_2 können selbst Quadrupolfilter Q sein; dann nennt man die Kombination der drei Quadrupolfilter ein Tripelquadrupolmassen-

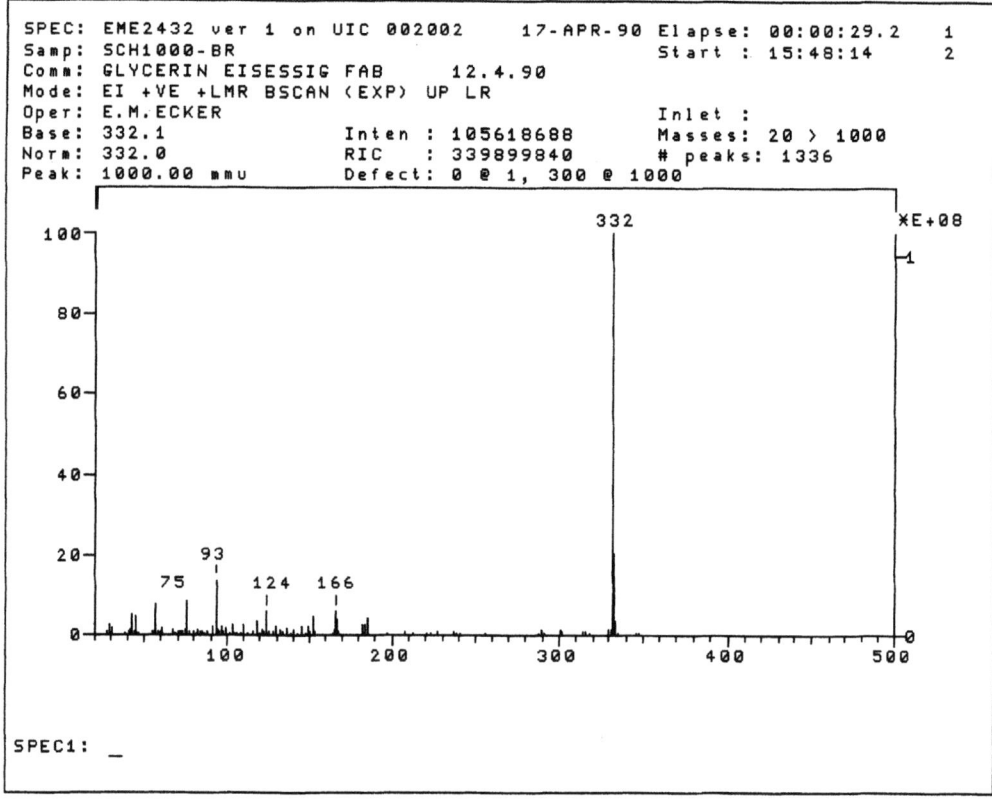

```
SPEC:  EME2432  ver  1  on  UIC  002002      17-APR-90  Elapse: 00:00:29.2    1
Samp:  SCH1000-BR                                        Start : 15:48:14       2
Comm:  GLYCERIN EISESSIG FAB      12.4.90
Mode:  EI +VE +LMR BSCAN (EXP) UP LR
Oper:  E.M.ECKER                                        Inlet :
Base:  332.1                    Inten : 105618688       Masses: 20 > 1000
Norm:  332.0                    RIC   : 339899840        # peaks: 1336
Peak:  1000.00 mmu              Defect: 0 @ 1, 300 @ 1000
```

Abb. 2.198. Fast-atom-bombardment-Massenspektrum von Ipratropiumbromid in Glycerin/Eisessig als Matrix. 10 keV-Xe, MAT90

spektrometer der Konfiguration QqQ. Neben dieser am häufigsten verwendeten Version kommen auch Geräte mit magnetischem und elektrostatischem Sektor zum Einsatz, z. B. die Konfiguration BEqQ. Sie besteht aus einem doppelfokussierenden Magnetgerät inverser Geometrie als MS_1, einem q-Filter als Kollisionsregion und einem Quadrupolfilter Q als MS_2. Ionen der Masse m_1, die im feldfreien Raum (s. Abb. 2.187) eines einfach fokussierenden Magnetgeräts fragmentieren, ergeben Tochter-Ionen der Masse m_2, die noch die Geschwindigkeit der Eltern-Ionen haben. Sie erscheinen im Spektrum bei $m/z = m_2^2/m_1$ als breite Signale. Mit Hilfe besonderer Scan-Techniken läßt sich diese Tochterionen-Elternionen-Beziehung bei doppeltfokussierenden Magnetgeräten zur Erzeugung von Tochterionenspektren nutzen. Die Identifizierung von Dinoproston (PGE_2) und Cortisonacetat direkt aus einer Salbengrundlage und aus einer Suppositorienmasse ist ein überzeugendes Beispiel für die Leistungsfähigkeit der MS-MS-Verfahren.[72] α-Hederin ist aus einem rohen Pflanzenextrakt[73] und drei Macrotetralid-Antibiotica[74] sind aus einem Extrakt des Fermentationsansatzes mit der MS-MS-Technik identifizierbar. Interessante MS-MS-Anwendungen aus den verschiedensten Bereichen der Pharmazie sind von Busch et al.[75] und Tökes[76] zusammengefaßt. MS-MS-Technik in Verbindung mit den sanften Ionisierungstechniken FAB,

CI und Thermospray ergibt Tochterspektren mit mehr Strukturinformationen; vgl. das FAB-Spektrum des Ipratropiumbromids (Abb. 2.198) mit dem Tochterspektrum des quartären Kations (Abb. 2.199). Es gibt Bestrebungen, Tochterspektren im Sinne eines „fingerprint" für die Identifizierung unbekannter Analyten zu nutzen. Das National Institute of Standards and Technology der Vereinigten Staaten baut eine entsprechende Datenbank auf und hat ein von Instrumenten unabhängiges Protokoll für MS-MS-Messungen vorgeschlagen.[77]

Die FAB-MS-MS der Peptide aus der Trypsinolyse von Proteinen steht als alternative Sequenzierungsmethode zum Edman-Abbau zur Verfügung.[16] In günstigen Fällen können große Teile der Aminosäurensequenz des Proteins aufgeklärt werden.[78] Die Kombination eines chromatographischen Trennverfahrens mit dem MS-MS-Prinzip ist in bezug auf die Substanzselektivität der Messungen ohne Konkurrenz. Die Metaboliten von Stanozolol lassen sich in Urin mit einer Kombination aus HPLC und Spray-MS-MS sicher identifizieren und quantifizieren.[79]

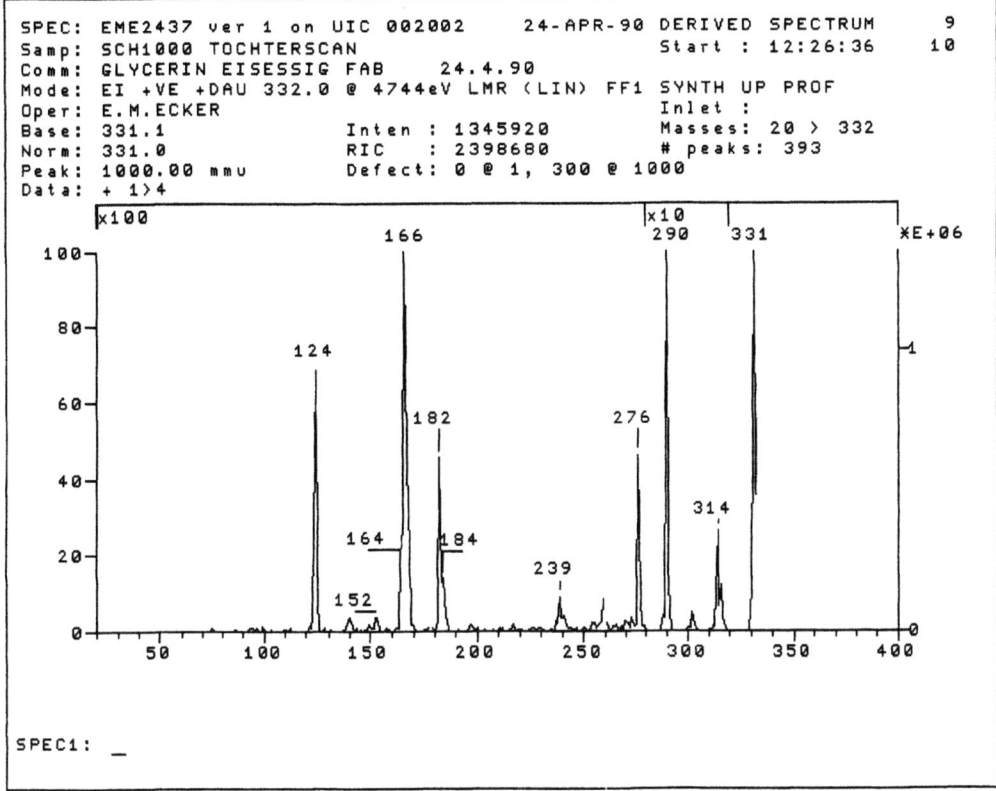

```
SPEC:   EME2437 ver 1 on UIC 002002      24-APR-90 DERIVED SPECTRUM        9
Samp:   SCH1000 TOCHTERSCAN                       Start : 12:26:36        10
Comm:   GLYCERIN EISESSIG FAB    24.4.90
Mode:   EI +VE +DAU 332.0 @ 4744eV LMR (LIN) FF1 SYNTH UP PROF
Oper:   E.M.ECKER                                 Inlet :
Base:   331.1              Inten : 1345920        Masses: 20 > 332
Norm:   331.0              RIC   : 2398680        # peaks: 393
Peak:   1000.00 mmu        Defect: 0 @ 1, 300 @ 1000
Data:   + 1>4
```

Abb. 2.199. Tochterionen von $m/z = 332$ im FAB-Massenspektrum von Ipratropiumbromid. MAT90

Literatur

1. Karni M, Mandelbaum A (1980) Org Mass Spectrom 15:53
2. Levsen K (1978) Fundamental Aspects of Organic Mass Spectrometry, Verlag Chemie, Weinheim New York
3. Harrison AG (1983) Chemical Ionization Mass Spectrometry, CRC Press, Boca Raton, FL
4. Vuoriletho L, Salonen JS, Anttila M (1989) J Chromatogr (Biomed Applus) 497:282–287
5. Richter WJ, Schwarz H (1978) Angew Chem 90: 449–469
6. Roepstorff P (1989) J Pharm Biomed Anal 7:247–253
7. Roepstorff P (1989) Acc Chem Res 22:421–427
8. Barber M, Bordoli RS, Sedgwick RD, Tyler ANJ (1981) J Chem Soc Chem Commun 325–327
9. Benninghoven A (1984) Secondary Ion Mass Spectrometry. SIMS IV. In: Benninghoven A, Okano J, Shimizu R, Werner MW (Eds.) Secondary Ion Mass Spectrometry, Springer, Berlin, S. 342
10. Sunner A, Morales A, Kebarle P (1987) Anal Chem 59:1378–1383
11. Naylor ST, Findeis AF, Gibson BW, Williams DH (1986) J Am Chem Soc 108:6359–6363
12. Belanger J, Paré JRJ (1986) J Pharm Biomed Anal 4:415–441
13. Mallis LM, Wang HM, Loganathan D, Linhardt R (1989) Anal Chem 61:1453–1458
14. Belanger J, Lodge BA, Paré JRJ, Lafontaine P (1985) J Pharm Biomed Anal 3:81–86
15. Casy AF, Cryer C, Ominde EMA (1989) J Pharm Biomed Anal 7:1121–1157
16. Biemann K, Martin SA (1987) Mass Spectrom 6:1
17. Barber M, Bordoli RS, Sedgwick RD, Tyler AN (1982) Biomed Mass Spectrom 9:208–214
18. Pudill R (1989) GIT Labor-Medizin 7–8:320–327
19. Karas M, Bahr U, Ingendoh A, Hillenkamp F (1989) Angew Chem 101:805–806
20. Dawson PH (1976) Quadrupole Mass Spectrometry and its Applications, Elsevier, New York
21. Hübschmann HJ, Schubert R (1986) Ion Trap Detector, The Techniques and its Application. In: Bruuke EJ (Ed.), Progress in Essential Oil Research, Walter de Gruyter, Berlin New York
22. Bruns-Weller E, Tillmanns U (1989) GIT Fachz Lab 11:1159–1167
23. Cottrell JS, Evans S (1987) Anal Chem 59:1990
24. Attina M (1980) J Pharm Sci 69:991–992
25. Baldwin MA, McLafferty FW (1975) Org Mass Spectrom 14:601
26. Henneberg D, Hendrichs U, Schomburg G (1975) Chromatographia 8:449
27. Stan HJ (1984) Contribution of Mass Spectrometry to Food Safety. In: Chromatography and Mass Spectrometry in Nutrition, Science and Safety (Analytical Chemistry Symposia Series, Vol. 21) Elsevier, Amsterdam 91–114
28. Foltz RL, Fentiman AF, Foltz RB (1980) GC-MS Assays for abused Drugs in Body Fluids, NIDA Research Monograph 32, National Institute on Drug Abuse, Rockville, MD
29. Pfleger K, Maurer H, Weber A (1985) Mass Spectral and GC Data of Drugs, Poisons and their Metabolites, Verlag Chemie, Weinheim

30. Schänzer W, Opfermann G, Donike M (1988) Mass Spectrometric identification of trimethylsilylated and N-methylated stanozol and its metabolites. Presented at the 36th ASMS Conference on Mass Spectrometry and Allied Topics, San Francisco, June 5–10 1988

31. Millard BJ, Priaulx DJ, Shotton E (1973) J Pharm Pharmac 25th Suppl:24–31

32. Covey TR, Lee ED, Bruins AP, Henion JD (1986) Anal Chem 58:1451A-1461A

33. Games DE, McDowell MA, Levsen K, Schäfer KH, Dobberstein P, Gower JL (1984) Biomed Mass Spectrom 11:87–95

34. Willoughby RC, Browner RF (1984) Anal Chem 56:2626–2631

35. Blakely CR, Vestal ML (1983) Anal Chem 55:750

36. Bruins AP, Covey TR, Henion JD (1987) Anal Chem 59:2642–2646

37. Whitestone CM, Dreyer RN, Yamashita M, Fenn JB (1985) Anal Chem 57:675–679

38. Iribarne JV, Thomson BA (1979) J Chem Phys 71:4451–4463

39. McLean MA, Freas RB (1989) Anal Chem 61: 2054–2058

40. Weidolf LO, Lee ED, Henion JD (1988) Biomed Environ Mass Spectrom 15:283–289

41. Smith RD, Barinaga CJ, Udseth HR (1988) Anal Chem 60:1948–1952

42. Mann H, Meng CK, Fenn JB (1989) Anal Chem 61:1702–1708

43. Covey TR, Bonner RF, Shushan BI, Henion JD (1988) Rapid Commun Mass Spectrom 2:249–256

44. Schellenberg KH, Linder M, Groeppelin A, Erni F (1987) J Chromatogr 394:239

45. Vekey K, Edwards D, Zerilli LF (1989) J Chromatogr (Biomed Applus) 488:73–85

46. Eckerlin RH, Ebel JG Jr., Henion JD, Covey TR (1989) Anal Chem 61:53A-59A

47. Pullen FS, Ashton DS, Baldwin MA (1989) J Chromatogr 474:335–343

48. Finnigan-MAT-Corporation (1985) Thermospray-Application Data Sheet No. 9 Sunnyvale CA

49. Bare KJ, Read M (1987) Analyst 12:433–436

50. Chang TT, Jackson OL, Frenzel RJ (1984) Anal Chem 56:111–113

51. Down GJ, Gwyn SA (1975) J Chromatogr 103:208–210

52. Henion JD, Maylin GA, Thomson BA (1983) J Chromatogr 271:107–124

53. McLafferty FW (1980) Interpretation of Mass Spectra, 3. ed., University Science Books, Mill Valley, CA

54. Florey K (Ed.) (1972) Analytical Profiles of Drug Substances, Vol. 1ff., Academic, New York, London

55. Waller GR (Ed.) (1972) Biochemical Applications of Mass Spectrometry, Wiley-Interscience, New York, Chichester, Brisbane, Toronto

56. Waller GR, Dermer OC (Eds.) (1980) Biochemical Applications of Mass Spectrometry, First Supplementary Volume, Wiley-Interscience, New York Chichester Brisbane Toronto

57. Hesse M (1974) Indole Alkaloids. In: Budzikiewicz H (Ed.) Progress in Mass Spectrometry, Vol. 1, Verlag Chemie, Weinheim

58. Hesse M, Berhard HO (1975) Alkaloids Except Indole Triterpene and Steroid Alkaloids. In: Budzikiewicz H (Ed.), Progress in Mass Spectrometry, Vol. 3, Verlag Chemie, Weinheim

59. Porter QN, Baldas J, (1971) Mass Spectrometry of Heterocyclic Compounds, Wiley-Interscience, New York London Sydney Toronto

60. Zaretskii ZV (1976) Mass Spectrometry of Steroids, Wiley, New York

61. Registry of Mass Spectral Database (1989) 5th Edition, John Wiley & Sons Inc., Sci/Tech Division, New York

62. NIST (formerly NBS) Mass Spectral Database, PC-Version 3.0 (1990), National Institute of Standard and Technology, Gaithersburg, MD

63. Bench Top/PBM Mass Spectrometry Library Search System (1989) Palisade Corporation, New Field NY

64. Pfleger K, Maurer H, Weber A (1990) Mass spectral library of drugs, poisons and their metabolites, 2nd rev., Hewlett Packard, Palo Alto, CA

65. Drug-Spectra-Library (1979) Finnigan-MAT-Corporation, Sunnyvale CA

66. McLafferty FW, Stauffer DB (1985) J Chem Inf Comput Sci 25:245–252

67. Kwok KS, Venkataraghavan R, McLafferty FW (1973) J Am Chem Soc 95:4185–4194

68. Schubert V, Bremser W, Neudert R, Kubinyi H, Gasteiger J, Varmuza K (1989) Nachr Chem Tech Lab 37:720–728

69. Pfleger K, Maurer H, Weber A (1990) Mass Spectral and GC Data of Drugs, Poisons and their Metabolites, Parts I,II 2. Aufl., VCH-Verlagsgesellschaft Weinheim

70. Sunshine I, Caplis M (1981) CRC Handbook of Mass Spectra of Drugs, CRC Press, Boca Raton, FL

71. Shearer CM, Miller SM (1976) Promethacine Hydrochloride. In: Florey K (Ed.) Analytical Profiles of Drug Substances, Vol. 5, Academic, New York San Francisco London, S. 437

72. Duholke WK, Fox LE (1980) Metastable Spectra of Complex Mixtures: Linked Scan Techniques Applied to Pharmaceutical Final Product Identification Testing. Presented at the 28th Annual Conference on Mass Spectrometry and Allied Topics, New York

73. Facino RM, Carini M, Traldi P (1985) J Pharm Biomed Anal 3:201–206

74. Vincenti M, Guglielmetti G, Andriollo N, Cassani G (1990) Biomed Environ Mass Spectrom 19:240–247

75. Busch KL, Glish GL, McLuckey SA (1988) Mass Spectrometry/Mass Spectrometry, Techniques and Applications of Tandem Mass Spectrometry, VCH Publishers, New York Weinheim

76. Tökés L (Ed.) (1987) Tandem Mass Spectrometry in Pharmaceutical Research. In: SPECTRA, A Finnigan MAT Publication, Vol. 11 No. 2

77. Martinez RI (1989) J Res Natl Inst Stand Technol 94: 281–304

78. Johnson RS, Biemann K (1987) Biochemistry 26:1209

79. Mück MW, Henion JD (1990) Biomed Environ Mass Spectrom 19:37–51

3.8 Elektrophorese, Immun-Elektrophorese und isoelektrische Fokussierung

R. WESTERMEIER

In einem elektrischen Gleichstromfeld wandern geladene Moleküle und Partikeln in die Richtung der Elektrode mit entgegengesetzter Ladung. Die Probensubstanzen befinden sich dabei in wäßriger Lösung oder – im Falle von Partikeln – in einer Suspension. Verschiedenartige Moleküle und Partikel eines Gemisches wandern aufgrund unterschiedlicher Ladungen und Massen mit unterschiedlicher Geschwindigkeit und werden dabei in einzelne Fraktionen aufgetrennt. Die elektrophoretische Mobilität, d. h. die relative

Wanderungsgeschwindigkeit, ist eine signifikante und charakteristische Größe eines geladenen Moleküls oder Partikels und ist abhängig von den pK-Werten der geladenen Gruppen und der Molekül- bzw. der Partikelgröße. Sie wird von Art, Konzentration und pH-Wert des Puffers, Temperatur, Feldstärke sowie der Beschaffenheit des Trägermaterials beeinflußt. Elektrophoretische Analysen werden ohne stabilisierendes Medium, z. B. trägerfreie Elektrophorese und Kapillar-Elektrophorese, oder mit stabilisierendem Medium, z. B. Dünnschicht-, Folien- oder Gel-Elektrophoresen, durchgeführt.[1]

Wenn statische Trägermaterialien ebenfalls Ladungen tragen, tritt der Elektroosmose-Effekt auf: Bei negativer Ladung des Gels oder der Oberfläche der Trennapparatur wandert Wasser in Richtung Kathode und transportiert die gelösten Substanzen mit. Es kommt zu einer Überlagerung der elektrophoretischen und der elektroosmotischen Bewegung.

Der *Anwendungsbereich* erstreckt sich von ganzen Zellen und Partikeln über Nukleinsäuren, Proteine, Peptide, Aminosäuren, organische Säuren und Basen, Drogen, Pestizide bis zu anorganischen Anionen und Kationen – kurz: alles, was Ladungen tragen kann. Im DAB 9 werden elektrophoretische Trennungen hauptsächlich zu Identitäts- und Reinheitsprüfungen für Zubereitungen von Heparin-Natrium, Heparin-Calcium, Insulin, Human-Plasmaprotein, -Immunglobulin und -Albumin eingesetzt.

Elektrophorese

Bei der Elektrophorese, manchmal Zonen-Elektrophorese genannt, verwendet man ein homogenes Puffersystem, das über die gesamte Trenndistanz und -zeit den gleichen pH-Wert gewährleistet. Die in einem definierten Zeitabschnitt zurückgelegten Wanderungsstrecken sind damit ein Maß für die elektrophoretischen Mobilitäten der verschiedenen Substanzen. In Abb. 2.200 ist das Trennprinzip schematisch dargestellt.

Die Methode der selektiven Extraktion von Proben bzw. die Extraktion von schwerlöslichen Substanzen bestimmt sehr häufig die Art der verwendeten Puffers. Die elektrophoretische Trennung von Substanzgemischen erfolgt bei einem genau eingestellten pH-Wert und bei konstanter Ionenstärke des Puffers. Die Ionenstärke des Puffers wird möglichst niedrig gewählt, weil dann der Anteil der Probe-Ionen am Gesamtstrom und damit ihre Wanderungsgeschwindigkeit genügend hoch ist. Die Puffer-Ionen werden während

der Elektrophorese ebenfalls – wie die Probe-Ionen – durch das Gel transportiert: Anionen zur Anode und Kationen zur Kathode. Außerdem will man mit möglichst geringer Leistung auskommen, damit während der Elektrophorese nicht zu viel Joule-Wärme entsteht.

Für die Aufrechterhaltung konstanter pH- und Pufferbedingungen müssen die Volumina der Elektrodenpuffer-Vorräte genügend groß sein. Sehr praktisch, wenn auch nur in horizontalen Trennsystemen möglich, ist die Verwendung von Pufferstreifen aus Agarose oder Polyacrylamidgel.

Bei Vertikal- und Kapillarsystemen wird der pH-Wert so eingestellt, daß möglichst alle vorhandenen Probenmoleküle entweder negativ oder positiv geladen sind, so daß sie im elektrischen Feld möglichst in die gleiche Richtung wandern. Man verwendet bei anionischen Elektrophoresen sehr basische, bei kationischen Elektrophoresen sehr saure Puffersysteme.

Elektrophorese in freier Lösung

Bei der trägerfreien Elektrophorese soll die Probensuspension möglichst frei von Fremdpartikeln sein

Kontinuierliche trägerfreie Elektrophorese nach Hannig. Senkrecht zu einem elektrischen Feld fließt durch einen 0,5 bis 1 mm schmalen Spalt ein kontinuierlicher Pufferfilm zwischen zwei gekühlten Glasplatten. An der einen Seite wird an einer definierten Stelle die Probe zugeführt, am anderen Ende werden die Einzelfraktionen durch eine Reihe von Schläuchen aufgefangen. Die verschiedenen eletrophoretischen Mobilitäten senkrecht zur Fließrichtung führen zu verschieden starker, aber konstanter Ablenkung der Probenkomponenten, so daß sie an unterschiedlichen Stellen am Ende der Trennkammer auftreffen (Abb. 2.201). Neben Trennungen löslicher Substanzen wird diese Technik auch zur Identifizierung, Reinigung und Isolierung von Zellorganellen und -membranen und ganzer Zellen, wie Erythrocyten, Leukocyten, Gewebezellen, Malaria-Erregern und anderer Parasiten eingesetzt.[2,3] Die Methode ist sehr effektiv, da be-

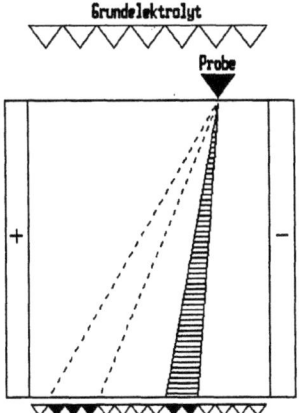

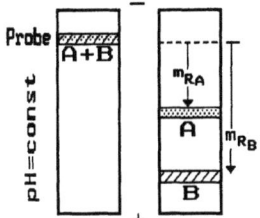

Abb. 2.200. Trennprinzip der Elektrophorese. A und B sind verschiedene Probenkomponenten

Abb. 2.201. Schemazeichnung der kontinuierlichen trägerfreien Elektrophorese. Nach[3]

reits geringe Ladungsunterschiede der Partikel- und Zelloberfläche zur Trennung ausgenützt werden können.

Kapillar-Elektrophorese (HPCE). Für analytische und mikropräparative Elektrophoresen wird vermehrt die Kapillar-Elektrophorese eingesetzt[4] (engl.: High Performance Capillary Electrophoresis). Die Trennung erfolgt in 20 bis 30 cm langen, meist offenen Quarzkapillaren mit 50 bis 100 μm Innendurchmesser; Die beiden Enden tauchen in Pufferbehälter ein, in welche die Elektroden eingebaut sind. Die verwendeten Feldstärken liegen in der Größenordnung bis zu 1 kV/cm, die Stromstärke beträgt 10 bis 20 μA; man benötigt deshalb einen Stromversorger, der Spannungen bis zu 30 kV liefern kann. Die Joule-Wärme kann aus diesen dünnen Kapillaren mit einem Gebläse sehr effektiv abgeführt werden. Typische Trennzeiten sind 10 bis 20 min. Die Detektion der Fraktionen erfolgt durch UV-Messung direkt in der Kapillare bei 280 nm, 260 nm oder in manchen Fällen sogar bei 185 nm. Bei einigen Substanzen erreicht man Nachweisempfindlichkeiten bis in den unteren fmol--Bereich. Die Meßwerte werden i. allg. über einen Analog-Digital-Wandler mit HPLC-Auswertungsprogrammen auf Personal Computern weiterverarbeitet.

Zur Verhinderung der Adsorption von Probenkomponenten an der Kapillaroberfläche und zur Vermeidung von Elektroosmose-Effekten wird die Kapillarinnenseite meist mit linearem Polyacrylamid oder Methylcellulose belegt.

Die verwendeten Puffer hängen vom Trennproblem ab: für die Elektrophorese von Peptiden z. B. 20 bis 30 mmol/L Natriumphosphatpuffer pH = 2,6.

Ein Vorteil der Kapillar-Elektrophorese liegt in der einfachen Automatisierung. So gehört bei solchen Geräten eine automatische Probenaufgabe zum Standard (Abb. 2.202).

Ein weiterer Vorteil ist die Möglichkeit der Kopplung mit anderen analytischen Instrumenten sowohl vor (HPLC/HPCE) als auch nach der Elektrophorese (HPCE/Massenspektrometer). Für präparative Trennungen verwendet man hinter dem UV-Detektor einen Fraktionensammler. Die Identifizierung einzelner Substanzen erfolgt über die relative Mobilität, das Molekulargewicht, oder man analysiert die gewonnenen Fraktionen.

Im Gegensatz zur in der HPLC von Proteinen meistens verwendeten Reversed-phase-Chromatographie werden Proteine bei der HPCE nicht geschädigt. Außerdem erhält man eine höhere Auflösung. Für Molekülmassentrennungen von Proteinen und Peptiden können die Kapillaren auch mit Polyacrylamidgel gefüllt werden[5] (s. Gel-Elektrophoresen).

Elektrophorese in stabilisierenden Medien

Man verwendet kompakte Materialien wie Papier, Folien oder Gele. Um den Verlauf der Trennung zu erkennen, läßt man Farbstoffe mit hohen elektrophoretischen Mobilitäten mit der Probe mitlaufen. Bei der Proteintrennung in Richtung Anode verwendet man meist Bromphenolblau oder Orange G, in Richtung Kathode Bromcresolgrün oder Methylenblau. Für Nukleinsäuretrennungen in Richtung Anode eignet sich Xylencyanol.

Zur Probenaufgabe verwendet man bei offenen Oberflächen wie bei Horizontalsystemen z. B. Celluloseacetat-, Agarosegel- und automatisierte Elektrophorese-Probenapplikatoren oder pipettiert mit μL-Pipetten in Schlitzmasken, Lochbänder oder einpolymerisierte Gelwannen.

Die Detektion der getrennten Zonen erfolgt entweder unmittelbar im Trennmedium durch Anfärbung, Ansprühen mit spezifischen Reagenzien, durch Enzym-Substrat-Kopplungsreaktionen, Immunpräzipitation, Autoradiographie, Fluorographie oder mittelbar durch Immunprinting oder nach Transfer auf immobilisierende Membranen mit anschließender Färbung oder spezifischer Ligandenbindung mit Blotting-Methoden.

Papier- und Dünnschicht-Elektrophorese. Diese Techniken sind aufgrund der besseren Trenneigenschaften und der höheren Beladungskapazität von Agarose- und Polyacrylamid-Gelen durch Methoden der Gel-Elektrophorese abgelöst worden. Lediglich zur Analyse von hochmolekularen Polysacchariden und Lipopolysacchariden, welche die Gelporen verstopfen können, werden hin und wieder elektrophoretische Trennungen auf horizontalen Kieselgel-Dünn-

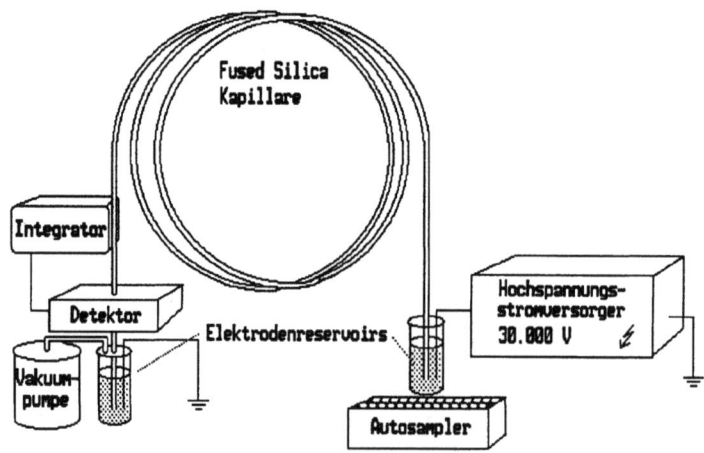

Abb. 2.202. Apparative Anordnung bei der Kapillar-Elektrophorese

schichtplatten durchgeführt, die seitlich mit Puffertanks verbunden sind.[6]

Celluloseacetatfolien-Elektrophorese. Diese Trennmedien sind großporig, so daß sie praktisch keine Siebwirkung auf Proteine ausüben. Elektrophoretische Trennungen in diesem Material sind deshalb rein ladungsabhängig. Die Matrix wirkt der Diffusion kaum entgegen, so daß die getrennten Zonen relativ breit sind und die Auflösung und die Nachweisempfindlichkeit niedrig ist. Auf der anderen Seite ist ihre Handhabung sehr einfach, Trennung und Anfärbung sind schnell. Die Proben werden mit Stempeln aufgetragen. Es können einfach konstruierte Horizontalkammern verwendet werden. Die Celluloseacetat-Streifen werden in die Kammern eingehängt, so daß die beiden Enden in Puffer eintauchen; eine Kühlung während der Trennung ist überflüssig. Aufgrund der Schnelligkeit, einfachen Geräteausrüstung und Handhabung ist diese Technik weitverbreitet in der Routine der klinischen Chemie bei der Serum-Protein-Elektrophorese und der Analyse von Isoenzymen in physiologischen Flüssigkeiten sowie in verwandten Anwendungsgebieten. Weil das Auflösungsvermögen und die Reproduzierbarkeit der Trennungen in Agarosegelen besser ist, wird diese Methode immer mehr von Gel-Elektrophoresen verdrängt.

Gel-Elektrophorese

Die Gelmatrix soll möglichst kontrolliert einstellbare und gleichmäßige Porengrößen haben, chemisch inert sein und keinen Elektroosmose-Effekt zeigen.

Dabei hat man die Möglichkeit vertikaler Rundgelstäbe oder Platten oder horizontaler Gelplatten, wobei letztere der einfachen Handhabung wegen meist auf stabile Trägerfolien aufgegossen sind (Abb. 2.203).

Bei Gel-Elektrophoresen dürfen in den Probenlösungen keine festen Partikeln oder Fetttröpfchen suspendiert sein, weil diese die Trennung stören bzw. die Poren der Matrix verstopfen. Meist werden die Probenlösungen vor der Elektrophorese zentrifugiert. Dabei spielen auch die Substanzkonzentrationen in der Lösung eine Rolle. Besonders beim Eintritt der Probe in eine Gelmatrix können leicht Überladungseffekte auftreten, wenn die Probenkonzentration beim Übergang von der Lösung in das stärker restriktive Gel über einen kritischen Wert steigt. Bei der Natriumdodecylsulfat-Elektrophorese muß die Probe vorher denaturiert werden, d. h., die Probenmoleküle müssen in die Form von Molekül-Detergens-Micellen gebracht werden. Die Probenaufgabe erfolgt bei Gelen, die sich unter Puffer befinden, mit Spritzen durch Unterschichten der mit Glycerin oder Saccharose beschwerten Proben.

Stärkegele[7] werden aus hydrolysierter Kartoffelstärke hergestellt, die man durch Aufkochen löst und in 5 bis 10 mm dicker Schicht ausgießt. Die Porengröße wird durch den Stärkegehalt der Lösung eingestellt. Wegen der Elektroendosmose verursachenden Carboxylgruppen und der unpraktischen Handhabung werden diese Gele immer mehr von Polyacrylamidgelen abgelöst.

Agarosegele werden insbesondere dann verwendet, wenn große Poren für Analysen von Molekülen über 10 nm Durchmesser gebraucht werden. Agarosen, die

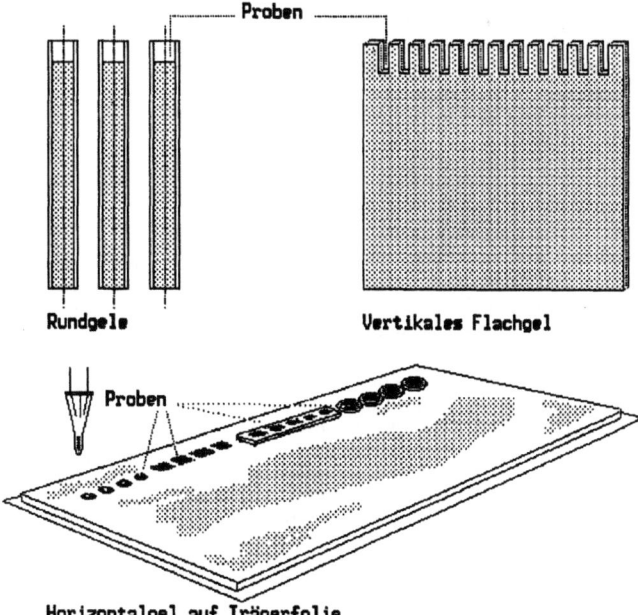

Abb. 2.203. Gelgeometrie für elektrophoretische Trennungen. Während die Vertikalgele direkten Kontakt zu den Elektrophoresepuffern haben, werden bei Horizontalgelen Pufferbrücken aus Papier oder anderem saugfähigen Material sowie Elektrodenpufferstreifen aus Karton oder Gel verwendet

aus Agar-Agar durch Entfernen des Agaropektins hergestellt werden, gibt es, je nach speziellen Anforderungen, in verschiedenen Elektroosmose- und Reinheitsstufen. Agarose wird durch Aufkochen in Wasser gelöst und geliert beim Abkühlen. Die Porengröße ist abhängig von der Agarosekonzentration. Agarosegele sind bis zu Porengrößen von 800 nm Durchmesser bei einer Agarosekonzentration von 0,075 % noch stabil.[8] Die Gele werden durch Ausgießen der Agaroselösung auf eine horizontale Glasplatte oder Trägerfolie hergestellt. Die Geldicke ergibt sich dabei aus dem Volumen der Lösung und der Fläche, auf die sie verteilt wird.

Polyacrylamidgele[9] sind chemisch und mechanisch besonders stabil. Durch chemische Copolymerisation von Acrylamidmonomeren mit einem Vernetzer – meist N,N'-Methylenbisacrylamid – erhält man ein klares durchsichtiges Gel mit sehr geringer Elektroosmose. Die Porengröße läßt sich durch die Totalacrylamid-Konzentration T (%) und den Vernetzungsgrad C (%) exakt und reproduzierbar einstellen:

$$T = \frac{(a + b) \cdot 100}{V}, \quad C = \frac{b \cdot 100}{a + b}$$

Dabei ist
a = g Acrylamid,
b = g Methylenbisacrylamid,
V = ml Volumen.

Bei konstantem C und steigendem T wird die Porengröße kleiner. Bei konstantem T und steigendem C folgt die Porengröße einer parabolischen Funktion. Bei hohen und niedrigen C-Werten erhält man große Poren, das Minimum liegt bei $C = 4\%$.

Außer N,N'-Methylenbisacrylamid gibt es noch eine Reihe von alternativen Vernetzern.[10] Erwähnt sei an dieser Stelle das N,N'-Bisacryloylcystamin, das eine Disulfid-Brücke enthält, die mit Thiolen aufgespalten werden kann. Auf diese Weise ist es möglich, nach der Elektrophorese die Gelmatrix zur Weiterverarbeitung der getrennten Fraktionen zu verflüssigen bzw. großporig zu machen.

Die Polymerisation erfolgt unter Luftabschluß, da Sauerstoff ein Radikalfänger ist. Die Polymerisationskinetik ist abhängig von der Temperatur, pH-Wert, Pufferkonzentration und von Einflüssen verwendeter Additiva. Gele für Horizontalsysteme werden auf Trägerfolien aufpolymerisiert. Die verschiedenen Gel-Elektrophoresemethoden kann man in solche mit restriktiven und mit nichtrestriktiven Medien einteilen. Restriktive Gelsysteme wirken der Diffusion entgegen. Die Zonen werden dadurch schärfer getrennt und höher aufgelöst als bei nichtrestriktiven Gelen. Dadurch erhöht sich auch die Nachweisempfindlichkeit.

Elektrophorese in nichtrestriktiven Gelen. Bei diesem Verfahren wird der Reibungswiderstand der Gelmatrix vernachlässigbar gering gehalten, so daß die elektrophoretische Mobilität nur von den Nettoladungen der Probenmoleküle im verwendeten Puffermilieu abhängig ist. Bei großmolekularen Proben wie Proteinen und Enzymen verwendet man horizontale Agarosegele, bei niedermolekularen wie bei Peptiden oder Polyphenolen horizontale Polyacrylamidgele.

Agarosegele mit Konzentrationen von 0,7 bis 1 % werden sehr häufig in klinischen Routinelabors zur Analyse von Serumproteinen eingesetzt. Die Trennzeiten sind mit ca. 30 min äußerst gering. Nach Fixierung der getrennten Fraktionen mit Trichloressigsäure und Sulfosalicylsäure werden die Gele getrocknet und die Zonen mit proteinspezifischen Farbstoffen, wie z. B. Amidoschwarz oder Coomassie-Brilliantblau nachgewiesen. Agarosegele werden auch für die Analytik von Isoenzym-Zusammensetzungen mit diagnostischer Relevanz, wie z. B. Lactatdehydrogenase (Abb. 2.204) und Creatinkinase eingesetzt. Agarosegele sind wegen ihrer großen Poren besonders zum spezifischen Proteinnachweis durch Immunfixation geeignet: Im Anschluß an die Elektrophorese läßt man spezifische Antikörper in das Gel diffundieren. Die Immunkomplexe, welche mit den jeweiligen Antigenen gebildet werden, bilden unlösliche Präzipitate; die nichtpräzipitierten Proteine werden ausgewaschen. Bei der Anfärbung werden somit nur die spezifischen Fraktionen erfaßt. Ähnlich funktioniert das Immunprinting: Nach einer elektrophoretischen Trennung wird ein antikörperhaltiges Agarosegel oder eine mit Antikörpern getränkte Celluloseacetat-Folie auf das Gel gelegt. Hier diffundieren die Antigene zu den Antikörpern. Die Identifizierung der Zonen erfolgt im antikörperhaltigen Medium. Immunprinting wird bei engporigen Trenngelen angewendet.

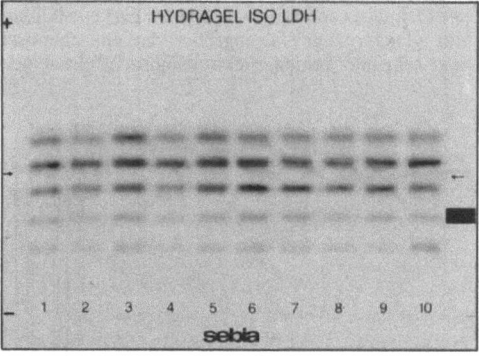

Abb. 2.204. Agarosegel-Elektrophorese von Lactatdehydrogenase-Isoenzymen. Der Nachweis der getrennten Zonen erfolgt durch eine Substratreaktion, die an eine Farbreaktion gekoppelt wird

Bei der Polyacrylamidgel-Elektrophorese von niedermolekularen Substanzen lassen sich die niedermolekularen Fraktionen chemisch nicht fixieren. Um dies zu erreichen, werden auf Folie polymerisierte, ultradünne Horizontalgele verwendet, die sofort nach der Elektrophorese getrocknet und anschließend mit Nachweisreagenzien besprüht werden.

Elektrophorese in restriktiven Gelen. Obwohl bei Elektrophoresen in restriktiven Gelen die elektrophoretischen Mobilitäten sowohl von der Anzahl der Nettoladungen, als auch vom Molekülradius abhängig sind, können sie auch zur physikochemischen Analytik von Proteinen und Nukleinsäuren benützt werden.[11,12] Wenn Proteinproben unter ansonsten identischen Bedingungen bezüglich Puffer, Zeit, Temperatur, jedoch in einer Serie von unterschiedlich konzentrierten Gelen aufgetrennt werden, ergeben sich in den verschiedenen Gelen unterschiedliche Laufstrecken. Beim sog. Ferguson-Plot trägt man die jeweiligen relativen Mobilitäten logarithmisch über den Gelkonzentrationen auf und erhält eine Gerade. Bei Probengemischen lassen sich aufgrund der Lage der Geraden folgende Aussagen machen:

- Parallele Geraden weisen auf identische Größe, aber Ladungsheterogenität hin, z. B. Isoenzyme (Abb. 2.205 a).
- Wenn zwei Geraden unterschiedliche Steigungen haben, sich aber nicht schneiden, ist das Protein der oberen Geraden das kleinere und hat beim verwendeten Puffer-pH-Wert eine höhere Nettoladung als das andere.
- Kreuzen sich die Geraden im Bereich über 2% T, ist das größere der beiden Proteine stärker geladen und schneidet die y-Achse weiter oben (Abb. 2.205 b).
- Schneiden sich mehrere Geraden in einem Punkt, der sich im Bereich < 2% T befindet, handelt es sich offensichtlich um verschiedene Polymere eines Proteins, d. h., bei gleicher Nettoladung unterscheiden sich die Fraktionen nur durch die Molekülgrößen.

Agarosegel-Elektrophorese. Da hochkonzentrierte Agarosegele mit einer Konzentration über 1% trüb sind und die Elektroendosmose hoch ist, werden nur bei der Analytik von sehr hochmolekularen *Proteinen* oder Proteinaggregaten Agarosegele verwendet.
Die Agarosegel-Elektrophorese ist die Standardmethode zur Trennung, Identifizierung und Reinigung von *DNA*.[13,14] Für diese Nukleinsäure-Trennungen werden horizontale „Submarine"-Gele verwendet: Das Agarosegel liegt dabei direkt im Puffer. Dadurch vermeidet man das Austrocknen der Geloberfläche. Die Gele werden mit Ethidiumbromid gefärbt. Die Banden sind dann bei Betrachtung unter UV-Licht sichtbar.
Für die Chromosomentrennung setzt man die Gel-Elektrophorese im gepulsten Feld[15] ein. Große DNA-Moleküle über 20 kb richten sich bei konventioneller Elektrophorese der Länge nach aus und wandern mit gleichen Mobilitäten, so daß keine Auftrennung stattfindet. Bei der Puls-Feld-Gelelektrophorese müssen die Moleküle wegen der geographischen Änderung des elektrischen Feldes ihre Orientierung ändern, ihre

Helixstruktur wird dabei erst gestreckt, bei Änderung des Feldes gestaucht. Die „viskoelastische Relaxationszeit" ist abhängig vom Molekulargewicht. Außerdem brauchen größere Moleküle zur Umorientierung eine längere Zeit als kleinere. Dies bedeutet, daß nach der erneuten Streckung und abgeschlossener Umorientierung für größere Moleküle - in der gegebenen Pulsdauer - weniger Zeit für die eigentliche elektrophoretische Wanderung übrigbleibt. Somit ist die resultierende elektrophoretische Mobilität abhängig von der Pulsationszeit bzw. von der jeweiligen Dauer des elektrischen Feldes, und man erhält eine Auftrennung nach Molekülgröße.
Für die Analyse von Chromosomen erfolgt die Probenvorbereitung inklusive Zellaufschluß in Agaroseblöckchen, die dann in die Geltaschen eingesetzt werden, weil diese großen Moleküle beim Pipettieren durch Scherkräfte brechen würden. Die Trennungen können bis zu mehreren Tagen dauern.

Polyacrylamidgel-Elektrophorese. Diese werden in vertikalen Rund- oder Flachgelen oder in dünnen Horizontalgelen durchgeführt. Bei der *DNA-Sequenzierung*[16,17] ist der letzte Schritt jeweils eine Vertikal-Elektrophorese im Polyacrylamidgel unter denaturierenden Bedingungen. Vier Reaktionen - sie enthalten die jeweils mit einer bestimmten Base endenden, verschieden langen Stücke eines zu sequenzierenden DNA-Stückes - werden nebeneinander aufgetrennt. Die Ablesung der Reihenfolge der Banden in diesen vier Spuren vom unteren zum oberen Ende des Geles ergibt die Basensequenz, den genetischen Code.
Zur vollständigen Denaturierung der Moleküle wird zumeist bei einer Temperatur über 50 °C und in Gegenwart von Harnstoff gearbeitet.
Bei der manuellen Technik werden die radioaktiv markierten Banden durch Autoradiographie nachgewiesen. Die Gele sind meist dünner als 0,4 mm, da sie zur Autoradiographie getrocknet werden.
Bei der automatischen Sequenzierung verwendet man fluoreszenzmarkierte Proben. Hierbei gibt es zwei Prinzipien:

1. Einspursystem: Für die notwendigen vier Reaktionen werden vier verschiedenfarbige Fluoreszenzmarker verwendet. Zur Trennung trägt man die vier Reaktionsansätze auf ein Polyacryamidgel auf und mißt die in einer Spur wandernden Zonen mit selektiven Photodetektoren.
2. Vierspursystem: Dieses Prinzip baut auf der traditionellen Sanger-Methode auf.[17] Man verwendet nur einen Farbstoff, z. B. Fluorescein, der zur Markierung des Primers dient. Die Proben werden in

Abb. 2.205a,b. Auftragung der elektrophoretischen Wanderungsstrecken von Probenkomponenten über den entsprechenden Gelkonzentrationen: „Ferguson-Plots"

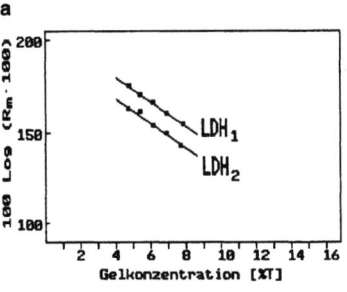

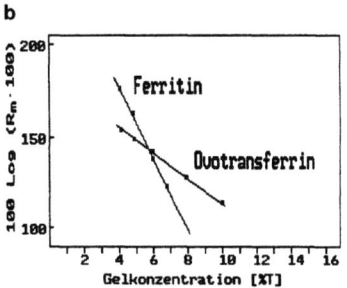

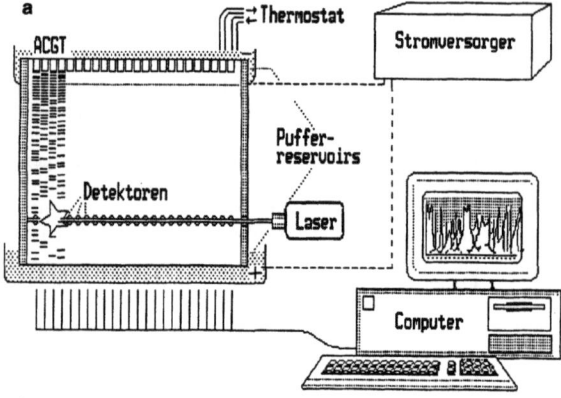

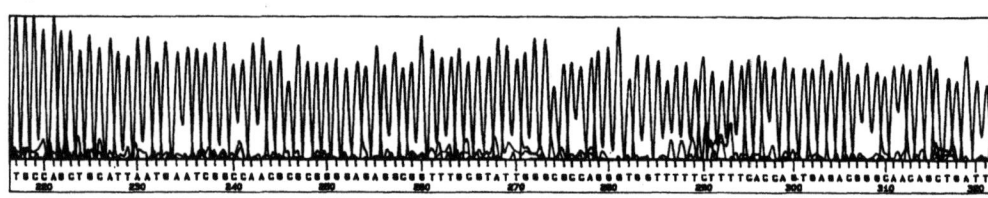

Abb. 2.206. a Apparative Anordnung zur automatischen DNA-Sequenzierung im Vierspursystem, **b** Typisches Trennergebnis nach Aufbereitung der Rohdaten im Computer

vier Spuren je Clon aufgetrennt. Ein fixierter Laserstrahl durchdringt ständig das Trenngel in ganzer Breite im unteren Fünftel der Trennstrecke. Auf dieser Höhe befindet sich hinter der Glasplatte an jeder Trennspur eine Photozelle. Wenn eine Bande während ihrer Wanderung an dieser Stelle ankommt, werden die fluoreszierenden DNA-Fragmente durch das Laserlicht angeregt und emittieren Lichtsignale.[18] Da jeder Trennspur eine eigene Photozelle zugeordnet ist, werden die wandernden Banden in jeder Trennspur nach ihrer Reihenfolge und damit die Sequenzen, im Computer registriert (Abb. 2.206).

Die automatische Sequenzierung hat gegenüber der manuellen Technik mehrere Vorteile:

- Da mit Fluoreszenzmarkern gearbeitet wird, kann man auf Radioaktivität im Labor verzichten.
- Man spart sich die aufwendige Gelbehandlung nach der Trennung und die zeitraubende Autoradiographie.
- Die mühevolle Ablesung der Banden erübrigt sich.
- Die Sequenzen werden direkt in einen Computer übertragen. Beim Vierspursystem kann man die Sequenz bereits aus den Rohdaten erkennen.
- Die fluoreszenzmarkierten Reaktionsansätze können problemlos gelagert werden, so daß im Zweifelsfall die Trennung später wiederholt werden kann.

Die hohe Nachweisempfindlichkeit der Fluoreszenzmarkierung ermöglicht auch die Sequenzierung von Cosmiden, λ-DNA und Produkten aus der Polymerase-Kettenreaktion. Außerdem können Restriktionsanalysen durchgeführt werden.

Proteintrennungen. Durch die Entwicklung von empfindlicheren Färbemethoden, z. B. die Silberfärbung, können auch zur Untersuchung von Proteinspuren in konzentrierten Lösungen sehr geringe Probenmengen eingesetzt werden.

Disk-Elektrophorese. Die diskontinuierliche Elektrophorese[19,20] löst bei der Auftrennung von Proteinen in engporigen Gelen zwei Probleme auf einmal: Sie verhindert das Aggregieren und Präzipitieren von Proteinen beim Eintritt in die Gelmatrix und bewirkt eine hohe Bandenschärfe. Die Diskontinuität bezieht sich auf vier Parameter (Abb. 2.207):

1. Gelstruktur,
2. pH-Wert der Puffer,
3. Ionenstärke der Puffer,
4. Art der Ionen in den Puffern: Leit- und Folge-Ionen.

Die Gelmatrix ist in zwei Bereiche, das Trenngel und das Sammelgel eingeteilt. Das engporige Trenngel enthält 0,375 mol/L Tris-HCl-Puffer pH 8,8, das großporige Sammelgel 0,125 mol/L Tris-HCl-Puffer pH 6,8. Im Elektrodenpuffer werden als Anionen ausschließlich langsame Folge-Ionen, z. B. Glycin, im Gel ausschließlich Leit-Ionen, z. B. Cl⁻, mit hoher Mobilität verwendet. Beim pH-Wert des Sammelgels ist das Glycin ungeladen.

Beim Start trennen sich die Proteine nach dem Prinzip der Isotachophorese auf und bilden einen Stapel in der Reihenfolge der Mobilitäten, die einzelnen Zonen konzentrieren sich dabei (→ Kap. 2,5.3.6). Weil die Gelmatrix großporig ist, sind die Mobilitäten nur von den Ladungen abhängig. Der Proteinstapel bewegt sich relativ langsam in Richtung Anode, bis er an die Grenze des engporigen Trenngels gelangt. Die groß-

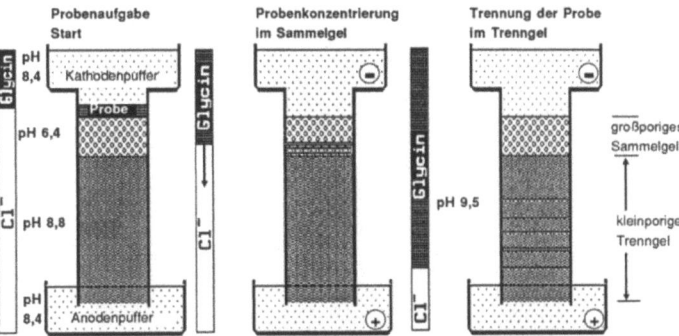

Abb. 2.207. Funktionsprinzip der Disk-Elektrophorese. Nach[19]

molekularen Proteine erfahren plötzlich einen hohen Reibungswiderstand. Es entsteht ein Stau, der zur weiteren Zonenschärfung führt. Das niedermolekulare Glycin wird davon nicht betroffen und überholt die Proteine. Dabei geschehen mehrere Dinge gleichzeitig:

- Die Proteine befinden sich in einem homogenen Puffermilieu und beginnen sich nach dem zonenelektrophoretischen Prinzip aufzutrennen.
- Ihre Mobilität ist nun sowohl von den Ladungen, als auch der Molekülgröße abhängig. Dabei arrangiert sich die Folge der Protein-Ionen neu.
- Der pH-Wert steigt auf pH 9,5, dies ist der pK-Wert der basischen Gruppe des Glycins. Dadurch erhalten die Proteine höhere Nettoladungen.

Mit der Disk-Elektrophorese wird eine sehr hohe Auflösung und Bandenschärfe erzielt. Allerdings werden bei der oben beschriebenen Methode Proteine mit pI > 6,8 in Richtung Kathode transportiert und gehen für die Analyse verloren. Zur Trennung dieser Proteine muß ein anderes Puffersystem verwendet werden. Eine Sammlung von verschiedenen Puffersystemen ist in[21] zu finden. Sammel- und Trenngel werden erst unmittelbar vor der Elektrophorese aufeinandergegossen, weil bei längerem Stehenlassen des Gesamtgeles die Ionen ineinander diffundieren.

Gradientengel-Elektrophorese. Durch kontinuierliche Veränderung der Acrylamidkonzentration im Gel erhält man Porengradientengele, welche zur Ermittlung der Moleküldurchmesser von Proteinen im Nativzustand eingesetzt werden.[22] Wenn im engporigen Bereich die Acrylamidkonzentration und der Vernetzungsgrad hoch genug gewählt sind, gelangen die Proteinmoleküle mit der Zeit an ihre Ausschlußgrenze. Weil die Wanderungsgeschwindigkeiten der einzelnen Proteinmoleküle auch von deren Ladungen abhängen, muß die Elektrophorese so lange dauern, bis auch das Molekül mit der niedrigsten Nettoladung an seinem Endpunkt angekommen ist. Die Bestimmung der Molekülmassen auf diese Art ist problematisch, weil die Tertiärstrukturen verschiedener Proteine unterschiedlich sind: Strukturproteine können nicht mit globulären Proteinen verglichen werden.
Es gibt eine Reihe unterschiedlicher Methoden, Gele mit linearen oder exponentiellen Porengradienten herzustellen. Alle haben als gemeinsames Prinzip, daß zwei Polymerisationslösungen mit unterschiedli-

chen Acrylamidkonzentrationen hergestellt werden. Während des Gelgießens wird die hochkonzentrierten Lösung kontinuierlich niederkonzentrierte Lösung zugemischt, so daß der Acrylamidgehalt in der Gießküvette von unten nach oben ständig abnimmt.

SDS-Elektrophorese

Die SDS-Elektophorese[23] – SDS ist die englische Abkürzung von Natriumdodecylsulfat – basiert auf dem Prinzip der reinen Molekularsiebung. Durch die Beladung mit dem anionischen Detergens SDS werden die Eigenladungen von Proteinen so effektiv überdeckt, daß Anionen mit konstanter Nettoladung pro Masseneinheit mit ca. 1,4 g SDS pro g Protein entstehen. Zudem werden die unterschiedlichen Molekularformen ausgeglichen. Die Tertiär- und Sekundärstrukturen werden durch Aufspalten der Wasserstoffbrücken und durch Streckung der Moleküle aufgelöst. Die Schwefelbrücken werden allerdings nur durch Zugabe einer reduzierenden Thiolverbindung, z. B. 2-Mercaptoethanol oder Dithiothreitol, aufgespalten. Häufig schützt man die SH-Gruppen noch durch eine Alkylierung mit Iodacetamid, Iodessigsäure oder Vinylpyridin.[24] Die mit SDS beladenen, gestreckten Aminosäureketten bilden Ellipsoide mit gleichlangen Mittelabständen. Bei der Elektrophorese im restriktiven Polyacrylamidgel, das 0,1 % SDS enthält, ergibt sich eine lineare Beziehung zwischen den relativen Wanderungsstrecken dieser SDS-Polypeptid-Micellen und dem Logarithmus der jeweiligen Molekülmassen.
Die lineare Beziehung gilt nur in einem gewissen Bereich, der vom Molekülmassen-Porendurchmesser-Verhältnis bestimmt ist. Mit Hilfe von Markerproteinen lassen sich über eine Eichkurve die Molekülmassen der Proteine ermitteln.
Bei Auftrennungen von physiologischen Flüssigkeiten, z. B. bei der Urinproteinanalyse, wird auf die Reduktion verzichtet, um zu verhindern, daß sich Immunglobuline in Untereinheiten zerlegen. Man nimmt dabei die unvollständige Auffaltung bestimmter Proteine, z. B. des Albumins, in Kauf, erhält damit aber keine exakte Molekülmassenbestimmung.
SDS-Elektrophoresen werden im kontinuierlichen Phosphatpuffersystem[25] oder in diskontinuierlichen Tris-Glycin-[26] bzw. Tris-Tricin-Systemen[27] durchgeführt. Porengradientengele haben einen weiteren Trennbereich und einen weiteren linearen Trennbe-

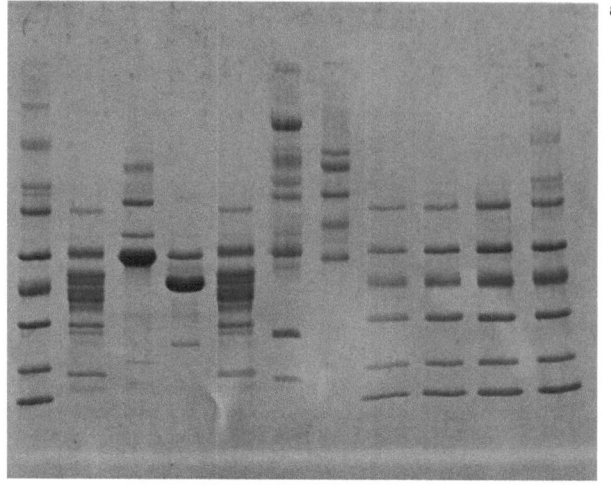

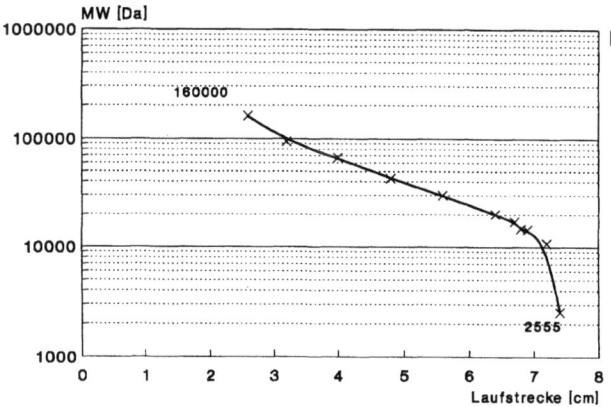

Abb. 2.208 a, b. Typisches Trennergebnis einer SDS-Elektrophorese. **a** Polyacrylamid-Porengradientengel: Proteine mit Coomassie-Brilliantblau eingefärbt, **b** Molekülmassenkurve in der halblogarithmischen Darstellung: Molekülmassen von Eichproteinen über ihren Wanderungsstrecken aufgetragen

reich als Gele mit konstanten Porendurchmessern. Außerdem erzielt man sehr scharfe Banden, weil das Gradientengel der Diffusion entgegenwirkt (Abb. 2.208).

Die SDS-Elektrophorese hat noch eine Reihe anderer praktischer Vorteile:

- Weil die Protein-SDS-Micellen in basischen Puffern stark geladen sind, ist die Elektrophorese erheblich schneller als bei nativen Proben.
- Alle SDS-Proteine laufen in Richtung Anode.
- Weil die Auftrennung ausschließlich auf der Basis der Molekülmassen erfolgt, werden Ladungsmikroheterogenitäten von Isoenzymen ausgeschaltet.
- Mit SDS können auch schwerlösliche, z. B. denaturierte oder hydrophobe Proteine extrahiert werden. Nach elektrophoretischem Transfer auf eine immobilisierende Membran (Blotting) kann man das SDS wieder von den Proteinen entfernen, ohne sie selbst dabei zu eluieren. An den auf der Membran haftenden Proteinen können verschiedene Detektionsmethoden, z. B. Identifizierungen mit spezifischen Liganden, wie Antikörper und Lectine, vorgenommen werden.

Das Tris-Tricin-Puffersystem trennt auch niedermolekulare Peptide < 14 kDa gut auf.[27]

Glycoproteine wandern bei der SDS-Elektrophorese zu langsam, weil der Zuckeranteil kein SDS bindet. Bei Verwendung eines Tris-Borat-EDTA-Puffers werden auch die neutralen Zuckeranteile negativ geladen, so daß die Wanderungsgeschwindigkeit entsprechend erhöht wird.[28]

Stark saure Proteine binden kein SDS. Auch bei der Analyse von stark basischen Nukleoproteinen, die sich in SDS-Gelen sehr ungewöhnlich verhalten, wird als Alternative die Elektrophorese mit dem kationischen Detergens Cetyl-Trimethyl-Ammonium-Bromid, kurz CTAB, im sauren Puffersystem bei pH 3 bis 5 empfohlen.[29]

Zweidimensionale Elektrophorese

Mit der Kombination zweier verschiedener Elektrophoresemethoden zu einer Zweidimensional-Elektrophorese werden unterschiedliche Ziele verfolgt:

1. Elektrophoretisch fraktionierte Proteine werden mit einer anschließenden Affinitäts- bzw. Immun-Elektrophorese identifiziert, näher charakterisiert oder quantifiziert, z. B. mit der Kreuzimmunelektrophorese.

2. Aus komplexen Proteingemischen werden Teilfraktionen mit einer Elektrophoresemethode abgetrennt und mit einer zweiten, nach anderen Charakteristika funktionierenden Elektrophorese weiter separiert, so daß die restlichen, nichtinteressierenden Proteine die Analyse nicht stören können.[30]

3. Proteingemische werden so fraktioniert, daß man aus dem Zweidimensional-Pherogramm wie aus einem Koordinatensystem mehrere physikochemische Parameter des jeweiligen Proteins ablesen kann, z. B. Ladung und Molekulargewicht.

4. Komplexe Proteingemische werden in sämtliche Einzelproteine fraktioniert, um einzelne Proteine noch aufspüren zu können.

Bei der „Hochauflösenden Zweidimensional-Elektrophorese"[31,32], die mittlerweile als eigenständige Elektrophoresemethode geführt wird, besteht die erste Dimension aus einer isoelektrischen Fokussierung in Gegenwart von 8- bis 9molarem Harnstoff und einem nichtionischen Detergens, die zweite Dimension aus einer SDS-Elektrophorese. Der Trennparameter der ersten Dimenson, der isoelektrische Punkt, ist unabhängig von der Molekülmasse, dem der zweiten Dimension. Solche Zweidimensional-Proteinkarten haben das höchste Auflösungsvermögen aller derzeit bekannten Analysemethoden. Durch Verlängerung der Trenndistanzen, Verwendung dünnerer Gele und Entwicklung von Nachweismethoden mit höherer Empfindlichkeit wird in vielen Forschungslabors versucht, die Anzahl der auffindbaren Einzelproteine so weit wie möglich zu steigern. Für die Reproduzierbarkeit der Fleckenmuster unabhängig von Trennzeiten und Puffersubstanzen der Proben sowie die Auftrennung auch der basischen Proteine ist die Verwendung immobilisierter pH-Gradienten in der ersten Dimension optimal.[33,34]

Horizontale Ultradünnschicht-Elektrophoresen

Das Horizontalsystem hat eine Reihe von Vorteilen gegenüber Vertikalsystemen: einfachere Handhabung, einfacher Einsatz von Fertiggelen und fertigen Pufferstreifen, Automatisierbarkeit, gleichzeitige Analyse von Anionen und Kationen.[35]

Blotting

Der Transfer von großen Molekülen auf die Oberfläche einer immobilisierenden Membran wird als Blotting bezeichnet. Diese Methode erweitert die Nachweismöglichkeiten für elektrophoretisch getrennte Fraktionen, weil die auf der Membranoberfläche adsorbierten Moleküle frei zugänglich für großmolekulare Liganden sind, z. B. für Antigene, Antikörper, Lectine, Nukleinsäuren. Vor dem spezifischen Nachweis müssen die unbesetzten Bindungsstellen noch mit Substanzen blockiert werden, die nicht an der nachfolgenden Detektionsreaktion teilnehmen. Außerdem wird das Blotting als Zwischenschritt für die Proteinsequenzierung oder als Elutionsmethode für weitergehende Analysen verwendet.

Transfermethoden. Beim Diffusionsblotting wird die Blotfolie wie bei einem Abklatsch auf die Geloberfläche gelegt, meist nach Elektrophoresen in weitporigen Gelen. Die Technik des Kapillarblotting ist Standard bei Nukleinsäuretrennungen für die anschließende Hybridisierung[36], wird aber auch bei Proteinen, die in großporigen Gelen getrennt wurden, angewandt.[37] Der Puffer wird durch Kapillarkraft aus einer Vorratswanne durch das Gel und die Blotfolie in einen Stapel trockener Papierhandtücher gesogen und transportiert die Moleküle an die Blotfolie, wo sie hängenbleiben. Das Vakuumblotting wird vermehrt anstelle des Kapillarblotting eingesetzt[38], weil der Tranfer erheblich schneller ist. Wichtig ist, daß man ein kontrolliertes Niedrigvakuum anlegt, um zu verhindern, daß die Gelmatrix kollabiert.

Transfers können beim elektrophoretischen Blotting in vertikalen Puffertanks mit an zwei Seitenwänden aufgespannten Platinelektrodendrähten oder zwischen zwei horizontal angeordneten Elektrodenplatten, meist aus Graphit, durchgeführt werden. Seit ein paar Jahren setzt sich für immer mehr Anwendungen das zweite Verfahren durch, weil es einfacher, billiger und schneller ist und weil man ein diskontinuierliches Puffersystem verwenden kann.[39,40] Dabei tritt der Isotachophorese-Effekt auf, d. h. die Anionen wandern mit gleicher Geschwindigkeit.

Die am häufigsten verwendete *Blotmembran* ist aus Nitrocellulose, die Bindung erfolgt über Wasserstoffbrücken und hydrophobe Wechselwirkungen. Diazobenzyloxymethyl- und Diazophenylthioether-Papiere, die vor Gebrauch chemisch aktiviert werden, ermöglichen eine Zweistufenbindung, elektrostatisch und kovalent, mit den Molekülen. Nylonmembranen haben hohe Kapazitäten, meist durch elektrostatische Bindung. Ionenaustauschmembranen werden wegen der Umkehrbarkeit der Ionenbindung für präparative Zwecke eingesetzt. PVDF-Membranen auf Teflonbasis besitzen hohe Bindekapazität, haben, wie Nylonmembranen, eine hohe mechanische Stabilität und können auch für die Proteinsequenzierung eingesetzt werden.[41] Aktivierte Glasfasermembranen werden dann verwendet, wenn geblottete Proteine sequenziert werden.[42]

Leider gibt es noch keine Blotfolie, die quantitativ Moleküle bindet. Beim elektrophoretischen Proteinblotting tritt häufig das Problem auf, daß niedermolekulare Proteine bereits durch die Folie durchwandern, während hochmolekulare noch nicht vollständig das Gel verlassen haben. Man bemüht sich deshalb um möglichst gleichmäßige Transfers.

Die *Detektion* von Nukleinsäuren geschieht direkt durch Ethidiumbromid. Die Nukleinsäurebanden sind dann unter UV-Belichtung sichtbar. Für Proteine gibt es schonende Vorfärbemethoden, damit sie für den anschließenden spezifischen Nachweis nicht zerstört werden: die empfindliche Indian-Ink-Methode[43] oder reversible Färbung mit Ponceau S[44] oder Fast Green FCF. Durch Alkalibehandlung der Blotfolie kann die Antikörperreaktivität der Proteine erhöht werden.[45]

Zur Abdeckung der unbesetzten Bindungsstellen auf der Folie werden makromolekulare Substanzen verwendet, die an der Nachweisreaktion nicht beteiligt sein dürfen. Für Proteine gibt es eine Reihe von Möglichkeiten. Die preisgünstigsten und am wenigsten kreuzreagierenden sind Magermilch, 5 % Magermilchpulver, 3 % Fischgelatine oder 0,05 % Tween 20. Die Hintergrundblockierung ist am schnellsten und effektivsten bei 37 °C.

Zur Detektion von spezifisch bindenden Antikörpern verwendet man radioiodiertes Protein A, mit Peroxidase, alkalischer Phosphatase oder kolloidalem Gold gekoppelte Sekundärantikörper. Die untere Nachweisgrenze liegt bei ca. 100 pg. Eine andere Möglichkeit ist die Verwendung eines amplifizierenden Enzymdetektionssystems mit Enzymen, die Teil eines nichtkovalenten Netzwerks von polyvalenten Agenzien sind, wie z. B. Biotin-Avidin-Alkalische-Phosphatase-Komplexe. Auch DNA kann biotinyliert werden.

Immun-Elektrophorese

Das Prinzip der Immun-Elektrophorese beruht auf der Ausbildung von Präzipitationslinien am Äquivalenzpunkt zwischen Antigen und entsprechendem Antikörper. Das dreidimensionale Netzwerk des Immunkomplexes „Antigen – Antikörper – Antigen – Antikörper – ..." bildet sich nur bei exaktem Konzentrationsverhältnis aus. Der Nachweis ist spezifisch, und die Empfindlichkeit ist sehr hoch, da sich scharfe Zonen ausbilden. Immun-Elektrophoresen lassen sich wiederum in drei Methoden unterteilen (Abb. 2.209):

1. Gegenstrom-Elektrophorese[46]: In einem Agarosegel mit hoher Elektroosmose ist der Puffer auf einem pH-Wert von 8,6 eingestellt, damit die Antikörper keine Ladung tragen. Man läßt Probe und Antikörper, die in entsprechende Löcher einpipettiert wurden, gegeneinander laufen: die geladenen Antigene laufen elektrophoretisch, die Antikörper werden durch den elektroosmotischen Fluß transportiert.
2. Zonen-Elektrophorese/Immundiffusion[47]: Erst wird eine Zonen-Elektrophorese der Probe in einem Agarosegel durchgeführt, nachfolgend eine Diffusion der Antikörperfraktionen gegen die Antikörper, welche in seitlich neben den Trennspuren eingestanzte Rinnen einpipettiert werden.
3. „Rocket"-Technik[48] und verwandte Methoden: Antigene wandern elektrophoretisch in ein Agarosegel, welches Antikörper in einer bestimmten Konzentration enthält. Wie bei A sind die Antikörper durch geeignete Wahl des Puffers ungeladen.

Bei der elektrophoretischen Wanderung der Probe werden von den Antikörpern im Gel so lange jeweils zwei Antigene pro Antikörper gebunden, bis das Konzentrationsverhältnis dem Äquivalenzpunkt für den Immunkomplex entspricht. Dabei bilden sich raketenförmige Präzipitationslinien aus, die eingeschlossenen Flächen sind proportional zu den Konzentrationen der Antigene in den Proben. Hierzu gibt es eine Reihe von z. T. auch zweidimensionalen Modifikationen

Affinitäts-Elektrophorese

Dies ist eine der Immun-Elektrophorese verwandte Methode zur Analytik von Wechselwirkungen zwischen verschiedenen Makromolekülen, wie z. B. für Lectin-Glycoprotein-, Enzym-Substrat- oder Enzym-Inhibitor-Wechselwirkungen.[49] Dabei werden alle aus der Immun-Elektrophorese bekannten Techniken angewandt. Zum Beispiel werden damit spezifisch bindende Lectine aus weltweit gesammelten Pflanzensamen untersucht. Damit können Kohlenhydratveränderungen an Glycoproteinen während verschiedener biologischer Prozesse identifiziert werden.

Isoelektrische Fokussierung

Die Anwendung der isoelektrischen Fokussierung ist auf die Analyse solcher Moleküle beschränkt, die nach außen positiv und negativ geladen sein können, also amphoterer Natur sind: Proteine, Enzyme, Peptide. Die Nettoladung eines Proteins ist die Summe aller negativen und positiven Ladungen an den Aminosäuren-Seitengruppen, wobei die dreidimensionale Konfiguration des Proteins eine Rolle spielt. Bei zusammengesetzten Proteinen, wie z. B. Glyco- oder Nukleoproteinen, wird die Nettoladung noch von den Zucker- bzw. Nukleinsäureresten beeinflußt. Trägt man die jeweiligen Nettoladungen eines Proteins über einer pH-Skala auf, ergibt sich eine kontinuierliche Kurve, welche die Abszisse am isoelektrischen Punkt schneidet.

Die isoelektrische Fokussierung findet in einem pH-Gradienten statt. Die Moleküle wandern hierbei - je nach Ladung - in Richtung Anode bzw. Kathode, bis sie im Gradienten an dem pH-Wert ankommen, wo

a

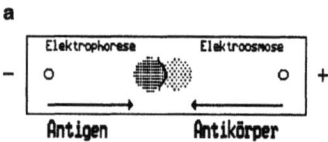

b

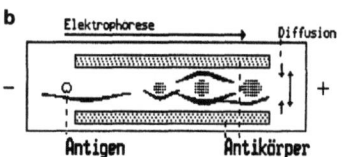

c

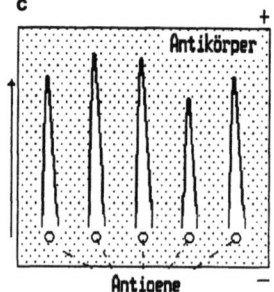

Abb. 2.209 a–c. Die drei Prinzipien der Immun-Elektrophorese. **a** Gegenstrom-Elektrophorese, **b** Zonen-Elektrophorese/Immundiffusion, **c** „Rocket"-Technik

ihre Nettoladung Null ist. Dieser pH-Wert ist der „isoelektrische Punkt", kurz pI, der jeweiligen Substanz. Da sie dort nicht mehr geladen sind, hat das elektrische Feld keinen Einfluß mehr auf sie. Entfernen sie sich - aufgrund von Diffusion - von dieser Stelle, erhalten sie wieder eine Nettoladung und werden durch das elektrische Feld wieder auf pI zurücktransportiert (Abb. 2.210). Das ergibt einen Konzentrierungseffekt, daher der Name Fokussierung. Die isoelektrische Fokussierung ist im Gegensatz zur Zonen-Elektrophorese eine Endpunktmethode.

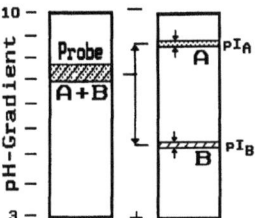

Abb. 2.210. Trennprinzip der isoelektrischen Fokussierung. A und B sind verschiedene Probenkomponenten

Mit großem Erfolg wird die isoelektrische Fokussierung u. a. zur Identifizierung von Proteinen, genetischer Varianten und zur Untersuchung von chemischen, physikalischen und biologischen Einflüssen auf Proteine, Enzyme und Hormone sowie zu Reinheitsprüfungen eingesetzt. Die Eigenschaften der Probenlösungen entsprechen denen bei Gel-Elektrophoresen verwendeten. Als weiterführende Literatur wird[10] empfohlen.
Das Auflösungsvermögen der isoelektrischen Fokussierung kann in der Praxis folgendermaßen erhöht werden:

- Bei einem hohen Diffusionskoeffizienten wählt man ein engporiges Gelmedium, so daß die Diffusion eingeschränkt wird.
- Man kann einen sehr flachen pH-Gradienten verwenden.
- Die Feldstärke kann zwar durch hohe Spannungen gesteigert, aber nicht uneingeschränkt erhöht werden.
- Die Steigung der Mobilität eines Proteins am pI ist nicht beeinflußbar.

pH-Gradientenkonzepte

Die Voraussetzung zur Erzielung hochauflösender und reproduzierbarer Trennergebnisse ist ein stabiler und kontinuierlicher pH-Gradient mit konstanter Leitfähigkeit und Pufferkapazität. Es gibt zwei verschiedene Konzepte: pH-Gradienten, die im elektrischen Feld durch amphotere Puffer gebildet werden oder immobilisierte pH-Gradienten, die durch Copolymerisation von sauren und basischen Acrylamidderivaten mit Acrylamid in die Gelmatrix eingebaut werden.

Freie Trägerampholyte. Trägeramphylote entstehen durch die Synthese eines heterogenen Gemisches von Homologen und Isomeren aliphatischer Oligoamino-

Oligocarbonsäuren, die ein Spektrum niedermolekularer Ampholyte mit eng benachbarten isoelektrischen Punkten darstellen.[51] Die chemische Allgemeinformel lautet:

$$-CH_2-N-(CH_2)_x-N-CH_2-$$

wobei R = H oder $-(CH_2)_x$-COOH mit $x = 2$ oder 3 sein kann.
Die Trägerampholyte haben folgende Eigenschaften:

- Hohe Pufferkapazität und Löslichkeit am isoelektrischen Punkt.
- Gute und gleichmäßige Leitfähigkeit am isoelektrischen Punkt.
- Frei von biologischen Effekten.
- Niedrige Molekülmasse.

Den pH-Gradienten erzeugt man mit dem elektrischen Feld. Nimmt man als Beispiel ein Fokussierungsgel mit der in der Praxis üblichen Konzentration von 2 bis 2,5 Massen- oder Volumenprozent Trägerampholyt, z. B. pH 3 bis 10, hat das Gel einen einheitlichen Durchschnitts-pH-Wert. Fast alle Trägerampholyte sind geladen: die mit höherem pI positiv, die mit niedrigerem pI negativ. Wenn man ein elektrisches Feld anlegt, wandern die negativ geladenen Trägerampholyte zur Anode, die positiv geladenen zur Kathode. Die Trägerampholyt-Moleküle mit dem niedrigsten pI wandern bis an das anodische Ende, die mit dem höchsten pI an das kathodische Ende des Geles. Die anderen Trägerampholyte arrangieren sich dazwischen in der Reihenfolge ihrer pI-Werte und geben den entsprechenden pH-Wert an ihre Umgebung ab. Auf diese Weise erhält man einen stabilen, monoton steigenden pH-Gradienten von 3 bis 10.
Weil Trägerampholyte niedermolekular sind, haben sie im Gel eine hohe Diffusionsrate. Sie diffundieren von ihren isoelektrischen Punkten weg und wandern elektrophoretisch wieder an ihren pI zurück. Deshalb entsteht auch bei einer begrenzten Anzahl von Isomeren ein „glatter" pH-Gradient. Dies ist besonders wichtig, wenn man zur Erzielung sehr hoher Auflösung flache pH-Gradienten, z. B. pH 4,0 bis 5,0, verwendet. Proteine sind erheblich größer als Trägerampholyte und fokussieren in scharfen Zonen.
Reicht das Auflösungsvermögen für bestimmte Analysen nicht aus, besteht in manchen Fällen die Möglichkeit, Separatoren zuzumischen.[52] Dafür verwendet man Aminosäuren oder amphotere Puffersubstanzen, die den pH-Gradienten in der Nähe ihres pI abflachen. Man kann die Stelle im Gradienten durch entsprechende Temperatureinstellung und die Separatorkonzentration so verschieben, daß man eine vollständige Trennung sonst sehr eng benachbarter Proteinbanden erreicht, z. B. die Trennung des glykosylierten Hämoglobins von der eng benachbarten Hämoglobin-Hauptbande im pH-Gradienten 6 bis 8 mit dem Zusatz von 0,33 mol/L β-Alanin bei 15 °C.
Bei langen Fokussierungszeiten, die bei engen Gradienten und hochviskosen Additiva wie Harnstoff und nichtionischen Detergenzien notwendig sind, kann es mit der Trägerampholyten-IEF Probleme geben. Der Gradient beginnt in beide Richtungen zu

driften. Dabei entsteht ein Plateau in der Mitte – mit Leitfähigkeitslücken –, ein Teil der Proteine wandert aus dem Gel.[53]

Immobilisierte pH-Gradienten. Eine alternative Technik ist die isoelektrische Fokussierung in immobilisierten pH-Gradienten, kurz IPG.[54] Der pH-Gradient wird aus monomeren Acrylamidderivaten mit puffernden Gruppen, sog. Immobilinen, aufgebaut. Es gibt sechs verschiedene Homologe mit folgender allgemeiner Strukturformel:

$$CH_2=CH-\underset{\underset{O}{\|}}{C}-\underset{\underset{H}{|}}{N}-R$$

Dabei enthält R entweder eine Carboxyl- oder tertiäre Aminogruppe. Ein Immobilin ist eine schwache Säure oder eine schwache Base, die durch den pK-Wert definiert ist.

Es gibt zwei Säuren, Carboxylgruppen, mit pK_A = 3,6 und pK_A = 4,6 und vier Basen, tertiäre Aminogruppen, mit pK_B = 6,2, pK_B = 7,0, pK_B = 8,5 und pK_B = 9,3. Um einen bestimmten pH-Wert puffern zu können, braucht man mindestens zwei verschiedene Immobiline, eine Säure und eine Base. Abb. 2.211 zeigt schematisch ein Polyacrylamidgel mit einpolymerisierten Immobilinen, wobei aufgrund des Mischungsverhältnisses verschiedener Immobiline ein bestimmter pH-Wert eingestellt ist. Ein pH-Gradient wird durch kontinuierliches Verändern des Immobilin-Mischungsverhältnisses erzielt. Das Prinzip ist dabei eine Säure-Base-Titration.

In der Praxis werden immobilisierte pH-Gradienten durch lineares Mischen von zwei Polymerisationslösungen mit einem Gradientenmischer hergestellt. Beide Lösungen enthalten Acrylamid-Monomere und Katalysatoren zur Polymerisation. Eine mit Glycerin beschwerte Lösung ist mit den entsprechenden Immobilinen auf das saure Extrem des gewünschten pH-Gradienten, die andere Lösung auf das basische Extrem eingestellt. Bei der Polymerisation werden die puffernden Carboxyl- und Aminogruppen kovalent an die Gelmatrix gebunden.

Immobilisierte pH-Gradienten kann man exakt im voraus berechnen und dem Trennproblem anpassen. Man kann durch die Herstellung sehr flacher Gradienten, bis zu 0,01 pH-Einheiten/cm, sehr hohe Auflösung erreichen. Weil der Gradient fest an die Gelmatrix gebunden ist, bleibt er auch bei langer Trennzeit unverändert. Es gibt fertige Rezepturen zur Herstellung enger und weiter immobilisierter pH-Gradienten.[55] Die Technik der immobilisierten pH-Gradienten bietet so viele neue Möglichkeiten auf analytischem und präparativen Gebiet, daß sie Gegenstand ständiger Weiterentwicklungen ist. Der aktuelle Stand der Technik ist in[56] ausführlich dargestellt.

Trennmedium

Die meisten analytischen Fokussierungen werden in Polyacrylamidgelen durchgeführt, häufig in großporigen und sehr dünnen Gelen.[57] Es sind auch fertig polymerisierte Trägerampholyt-Polyacrylamidgele und getrocknete und gewaschene, vor Gebrauch mit einer Rehydratisierungslösung der Wahl zu quellende Polyacrylamidgele mit oder ohne immobilisierten pH-Gradienten im Handel erhältlich.

Hydrophobe Proteine bleiben nur in Lösung, wenn sie in Gegenwart von bis zu 9molarem Harnstoff fokussiert werden. Bei manchen Proteinen erfolgen Konfigurationsänderungen und die Auflösung der Quartärstruktur. Die Löslichkeit besonders hydrophober Proteine, wie z. B. Membranproteine, kann durch die zusätzliche Verwendung von nichtionischen Detergenzien, z. B. Nonidet NP-40, Triton X-100, oder zwitterionischen Detergenzien, wie CHAPS oder Zwittergent, erhöht werden.

Für die isoelektrische Fokussierung in Agarosegelen benötigt man hochgereinigte Agarose. Allerdings ist bei der Agarose-IEF trotzdem mit stärkeren Elektroendosmose-Effekten zu rechnen als bei der Polyacryl-

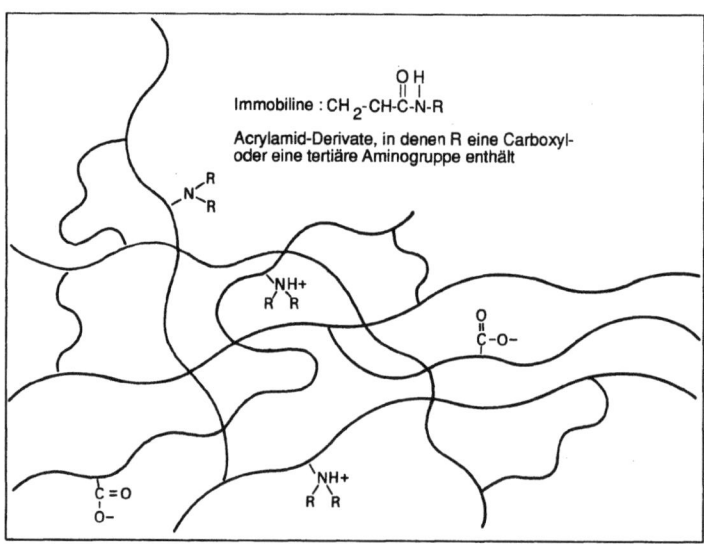

Abb. 2.211. Schema eines Polyacrylamid-Netzwerks mit copolymerisierten Immobilinen zur Erzeugung von immobilisierten pH-Gradienten

amidgel-IEF. Trennungen in Agarosegelen mit einer Agarosekonzentration von 0,8 bis 1,0% sind schneller; auch Makromoleküle über 500 kDa können aufgetrennt werden, weil die Agarose-Gelporen größer sind als die von Polyacrylamidgelen. Häufig werden Agarosegele auch deshalb für die IEF eingesetzt, weil ihre Ausgangsstoffe - im Gegensatz zu denen der Polyacrylamidgele - ungiftig sind. Weil die pK-Werte der Immobiline, Trägerampholyte und der zu analysierenden Substanzen temperaturabhängig sind, soll die IEF bei kontrollierter, konstanter Temperatur durchgeführt werden, meist 10 °C. Zur Analyse von Untereinheiten-Konfigurationen bestimmter Proteine, Ligandenbindungen oder Enzym-Substrat-Komplexen werden auch Cryo-IEF-Methoden bei Temperaturen unter 0 °C eingesetzt.[58]

pH-Gradientenkontrolle

Die Messung der pH-Gradienten mit Elektroden ist problematisch, da bei der - meist niedrigen - Trenntemperatur gemessen werden muß, wo sie sehr langsam reagieren. Außerdem beeinflussen Additiva die Messung. Eindiffundierendes CO_2 aus der Luft vermindert die pH-Werte im basischen Bereich. Um mögliche Fehler auszuschalten, sei die Verwendung von Markerproteinen mit bekannten pI-Werten empfohlen. Die pI-Werte der Proben werden mit Hilfe einer pH-Eichkurve bestimmt.

Titrationskurvenanalyse

Mit Hilfe von Trägerampholyten-Gelen kann man auch die Nettoladungskurven von Proteinen darstellen.[59] Diese Methode ist sehr nützlich für eine Reihe von Untersuchungen. Man erhält eine sehr umfassende Information über die Eigenschaften eines Proteins oder Enzyms, z. B. das Verhalten in der Nähe des pI, über Konformationsänderungen oder Ligandenbindungen in Abhängigkeit vom pH-Wert. Man kann damit auch das pH-Optimum zur Elution bei der Ionenaustauschchromatographie von Proteinen bestimmen und das pH-Optimum für präparative Elektrophoresen feststellen.

In einem quadratischen Flachgel wird erst eine IEF ohne Proben durchgeführt, bis sich der pH-Gradient aufgebaut hat. Dann wird das Gel auf der Kühlplatte um 90° gedreht. Die Probe wird in eine schmale, vorher in die Gelmitte einpolymerisierte Gelrinne einpipettiert. Legt man senkrecht zum pH-Gradienten ein elektrisches Feld an, bleiben die Trägerampholyten an Ort und Stelle unbeweglich, da sie an ihrem pI eine Nettoladung von Null haben. Die Probenproteine wandern in Abhängigkeit vom jeweiligen pH-Wert mit unterschiedlichen Mobilitäten und bilden Titrationskurven aus. An der Stelle, wo ein Protein nicht wandert, d. h., wo es in der Rinne liegengeblieben ist, ist sein pI.

Trennsysteme

Die apparative Ausrüstung besteht prinzipiell aus dem Stromversorger, dem Kühl-Thermostat und der Trennkammer mit zugehörigem Gelgießsystem. Da in den meisten Elektrophorese-Labors die Methode der isoelektrischen Fokussierung mit der gleichen Ausrüstung durchgeführt wird, werden häufig Stromversorger, die 1 kV oder mehr Spannung liefern, verwendet. Viele selbstgestellte Trennsysteme werden ohne Kühlung bzw. Heizung eingesetzt. Es hat sich jedoch gezeigt, daß mit gekühlten bzw. thermostatierten Apparaturen bessere und reproduzierbarere Trennergebnisse erzielt werden. Das Herzstück der Elektrophoreseausrüstung ist die Trennkammer. Hier ist wegen der Vielzahl unterschiedlicher Methoden und Modifikationen eine genaue Differenzierung angebracht:

Vertikale Flachgelapparaturen. Ein Ausführungsbeispiel eines kühlbaren Vertikalsystems, das sowohl für Flachgele als auch verwendet werden kann, ist in Abb. 2.212 dargestellt. Zur Abführung der Joule-Wärme wird der untere Puffer durch einen Kühleinsatz gekühlt. Da für die Auftrennung von DNA-Fragmenten bei der DNA-Sequenzierung lange Trennstrecken verwendet werden, benutzt man hierzu Spezialkammern mit meist thermostatierter Heizplatte.

Horizontal-Apparaturen. Zur analytischen und präparativen Auftrennung von DNA-Bruchstücken und RNA-Restriktionsfragmenten werden meistens „Submarine"-Kammern verwendet. Bei diesen Horizontalkammern liegt das Agarose-Trenngel unter

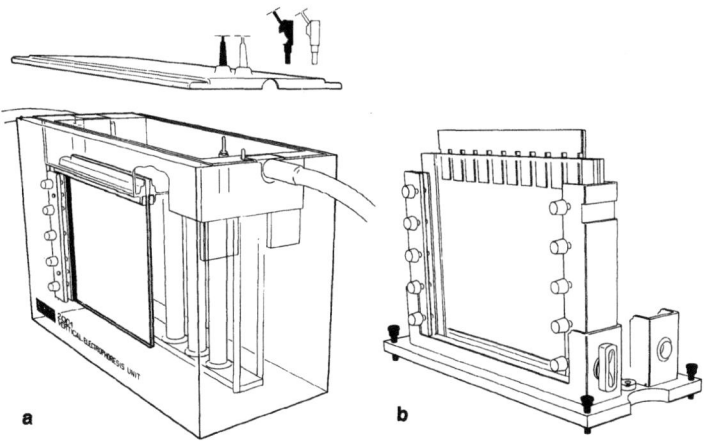

Abb. 2.212a,b. Vertikal-Elektrophoreseapparatur: **a** Trennkammer mit Kühleinsatz, **b** Gelgießstand mit Kammer zur Erzeugung von Probenaufgabetaschen

a   b

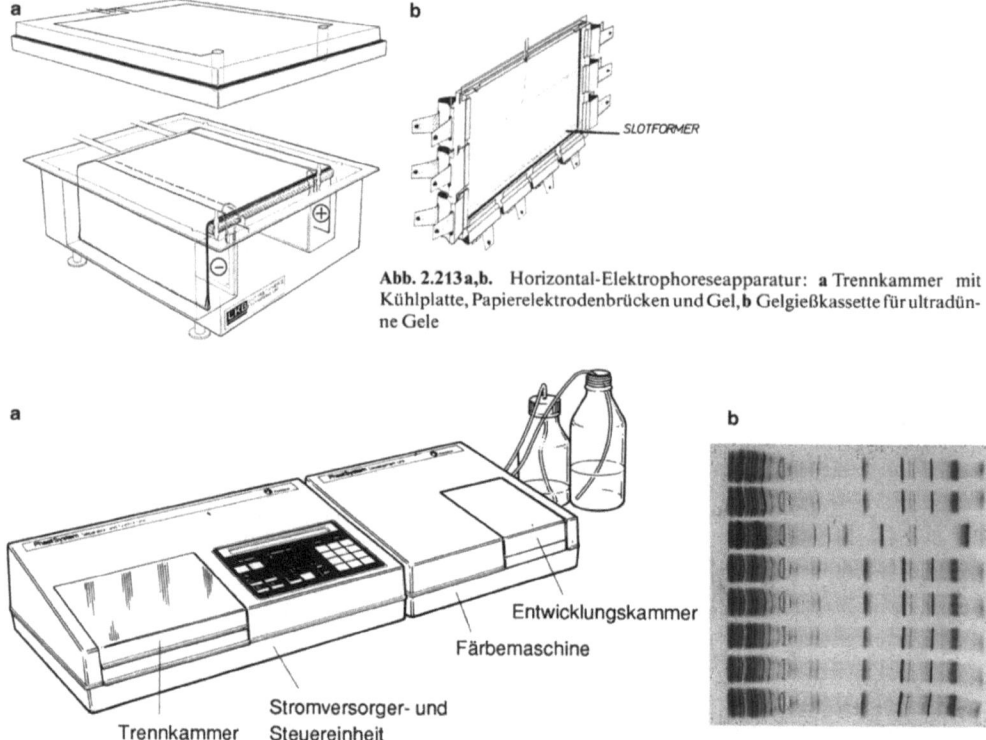

Abb. 2.213a,b. Horizontal-Elektrophoreseapparatur: **a** Trennkammer mit Kühlplatte, Papierelektrodenbrücken und Gel, **b** Gelgießkassette für ultradünne Gele

Abb. 2.214a,b. Systeme zur automatisierten Gel-Elektrophorese, PhastSystem: **a** Die gesamte Apparatur mit Steuereinheit, Trennkammer und Färbeeinheit, **b** PhastGel-Medium: Fertiggel nach SDS-Elektrophorese und automatischer Silberfärbung

einer dünnen Pufferschicht zwischen den seitlich angeordneten Puffertanks. Zur Elektrophorese im gepulsten elektrischen Feld wird zusätzlich an den Stromversorger ein Steuergerät angeschlossen, das alternierend – mit einprogrammierten Zeittakten – die Elektroden in Nord-Süd- und Ost-West-Richtung ansteuert.

Sehr vielseitig einsetzbar sind Horizontalkammern mit Kühl-Thermostatisierplatte (Abb. 2.213). Sie sind ausgerüstet für die isoelektrische Fokussierung, für sämtliche Variationen der Immun- und Affinitäts-Elektrophoresen und alle Elektrophoresen in restriktiven und nichtrestriktiven Gelen sowie für das Semidry-Blotting.

Automatisierte Elektrophorese. Ein komplettes automatisiertes Elektrophoresesystem ist eine Horizontal-Elektrophoresekammer mit Peltier-Kühl- bzw. Thermostatisierplatte mit eingebautem programmierbaren Stromversorger und Färbemaschine (Abb. 2.214). Stromwerte, Temperaturen und Färbemaschine können programmiert und für die entsprechende Elektrophorese- und Färbemethoden abgerufen werden. Für elektrophoretische Transfers werden Graphitelektroden in die Trennkammer eingesetzt. Speziell abgestimmt auf dieses System gibt es fertige foliengestützte Fokussierungs-, Titrationskurven- und Elektrophoresegele, fertig native und SDS-Elektrophoresepuffer, welche in Agarose eingegossen

sind, sowie Farbstofftabletten und einen Silberfärbungs-Kit.

Die Proben werden automatisch – zum programmierten Zeitpunkt – mit multiplen Probenauftragsstempeln aufgegeben. Die Trennungen und Färbungen funktionieren sehr schnell, weil die Gele nur 0,3 und 0,4 mm dünn und mit 4 × 5 cm relativ klein sind. Eine SDS-Elektrophorese dauert z. B. in einem Porengradientengel inklusive Silberfärbung 1,5 Stunden. Deshalb erhält man auch sehr scharfe Banden und trotz kurzer Trennstrecke hohe Auflösung.

Reinheitskontrolle

Im DAB 9 nutzt man elektrophoretische Trenntechniken zur Reinheitskontrolle von Calcitonin vom Lachs, Insulin, Plasmaproteinlösung vom Menschen, Albuminlösung vom Menschen, Immunglobulin vom Menschen und aus Tieren gewonnenen Immunsera für Menschen. Dabei spielt der relative Gehalt an Verunreinigungen, welcher mit einem Densitometer bestimmt wird, in den meisten Fällen eine wichtige Rolle (→ Kap. 2,5.3.5).

Die am häufigsten eingesetzten Techniken bei Proteinen sind Zonen- und SDS-Elektrophoresen, die im Kap. 3.8 ausführlich beschrieben sind. Je nach Art und Grad der Relevanz der Verunreinigung verwendet man Färbetechniken mit hohen und niedrigen

Nachweisempfindlichkeiten, bei manchen Untersuchungen Blottingmethoden. Bei der SDS-Elektrophorese werden unterschiedliche Konfigurationsformen und nichtrelevante Ladungsheterogenitäten eines Polypeptids oder Enzyms ausgeschaltet, so daß nur wirkliche Verunreinigungen als zusätzliche Banden mit unterschiedlichen Molekülmassen erscheinen. Bei der Analyse von niedermolekularen Peptiden muß man meist auf speziell für diese Fragestellungen abgestimmte Gele oder Puffersysteme zurückgreifen.

Sind unterschiedliche Glycosylierungsarten oder Ladungseigenschaften eines Proteins von Bedeutung, wird die isoelektrische Fokussierung verwendet. Bei der Interpretation der Ergebnisse ist in manchen Fällen die Möglichkeit von Bandenheterogenitäten aufgrund von unterschiedlichen Konformationen eines Moleküls zu berücksichtigen.

Bei Nukleinsäuren werden meist Agarose-„Submarine"-Gele eingesetzt. Der Nachweis erfolgt mit Ethidiumbromid-Färbung, mittels Hybridisierung im Gel oder nach Blotting auf einer immobilisierenden Membran. Niedermolekulare Substanzen werden mit der Isotachophorese überprüft, die in Kap. 2,5.3.5 ausführlich beschrieben ist.

Mit Einführung der Kapillar-Elektrophorese erweitern sich die Möglichkeiten der elektrophoretischen Reinheitskontrolle. Die einzelnen Proben werden hintereinander in jeweils relativ kurzer Zeit analysiert, das Verfahren läßt sich vollständig automatisieren und direkt an eine HPLC-Analyse koppeln. Man benötigt keine Färbemethode, da die Zonen direkt mittels eines UV-Detektors gemessen werden. Solche Systeme kann man in den Regelkreis einer Produktionsanlage einbauen, was mit den herkömmlichen Elektrophoresemethoden nicht möglich ist.

Literatur

1. Westermeier R (1990) Elektrophorese-Praktikum. VCH, Weinheim New York Basel Cambridge
2. Hannig K (1982) Electrophoresis 3:235–243
3. Wagner H, Kuhn R, Hofstetter S (1989) Praxis der präparativen Free-Flow-Elektrophorese. In: Wagner H, Blasius E (Hrsg.) Praxis der elektrophoretischen Trennmethoden. Springer, Berlin Heidelberg, S. 223–278
4. Hjertén S (1983) J Chromatogr 270:1–6
5. Cohen AS, Karger BL (1987) J Chromatogr 397:409–417
6. Scherz H (1990) Electrophoresis 11:18–22
7. Smithies O (1955) Biochem J 61:629–641
8. Serwer P (1980) Biochemistry 19:3001–3005
9. Raymond S, Weintraub L (1959) Science 130:711–711
10. Righetti PG (1983) Isoelectric Focusing: theory, methodology and applications. In: Work TS, Burdon RH (Eds.) Elsevier Biomedical Press, Amsterdam, New York, Oxford
11. Ferguson KA (1964) Metabolism 13:985–995
12. Hedrick JL, Smith AJ (1968) Arch Biochem Biophys 126:155–163
13. Maniatis T, Fritsch EF, Sambrook J (1982) Molecular Cloning, A Laboratory Manual, Cold Spring Harbor Laboratory
14. Rickwood D, Hames BD (1982) Gel Electrophoresis of Nucleic Acids, IRL Press Ltd.
15. Schwartz DC, Cantor CR (1984) Cell 37:67–75
16. Sanger F, Coulson AR (1975) J Mol Biol 94:441–448
17. Maxam AM, Gilbert W (1977) Proc Natl Acad Sci USA 74:560–564
18. Ansorge W, Sproat BS, Stegemann J, Schwager C (1986) J Biochem Biochem Biophys Methods 13:315–323
19. Ornstein L (1964) Ann NY Acad Sci 121:321–349
20. Davis BJ (1964) Ann NY Sci 121:404–427
21. Maurer RH (1968) Disk-Elektrophorese – Theorie und Praxis der diskontinuierlichen Polyacrylamid-Elektrophorese, de Gruyter, Berlin
22. Rothe GM, Purkhanbaba M (1982) Electrophoresis 3:33–42
23. Shapiro Al, Vinuela E, Maizel JV (1967) Biochem Biophys Res Commun 28:815–822
24. Lane LC (1978) Anal Biochem 86:655–664
25. Weber K, Osborn M (1968) J Biol Chem 244:4406–4412
26. Lämmli UK (1970) Nature 227:680–685
27. Schägger H, von Jagow G (1987) Anal Biochem 166:368–379
28. Poduslo JF (1981) Anal Biochem 114:131–139
29. Eley MH, Burns PC, Kannapell CC, Campbell PS (1979) Anal Biochem 92:411–419
30. Altland K, Hackler R (1984) Concept and applications of double one-dimensional slab gel electrophoresis. In: Neuhoff V (Hrsg.) Electrophoresis'84, Verlag Chemie, Weinheim, S. 362
31. O,Farrell PH (1975) J Biol Chem 250:4007–4021
32. Klose J (1975) Humangenetik 26:231–243
33. Görg A, Postel W, Günther S (1988) Electrophoresis 9:531–546
34. Hanash SM, Strahler JR (1989) Nature 337:485–486
35. Görg A, Postel W, Westermeier R, Gianazza E, Righetti PG (1980) J Biochem. Biophys. Methods 3:273–284
36. Southern EM (1975) J Mol Biol 98:503–517
37. Paper Symposium Protein Blotting (1987) Bjerrum O (Hrsg.) Electrophoresis 8:377–464
38. Olszewska E, Jones K (1988) Trend Genet 4:92–94
39. Kyhse-Andersen J (1984) J Biochem Biophys Methods 10:203–209
40. Tovey ER, Baldo BA (1987) Electrophoresis 8:384–387
41. Matsudaira P (1987) J Biol Chem 262:10035–10038
42. Eckerskorn C, Mewes W, Goretzki H, Lottspeich F (1988) Eur J Bio Chem 1766:509–519
43. Hancock K, Tsang VCW (1983) Anal Biochem 133:157–162
44. Salinovich O, Montelaro RC (1986) Anal Biochem 156:341–347
45. Sutherland MW, Skerritt JH (1986) Electrophoresis 7:401–406
46. Estela LA, Heinrichs TF (1978) Am J Clin Pathol 70:239–243
47. Grabar P, Williams CA (1953) Biochim Biophys Acta 10:193
48. Laurell CB (1966) Anal Biochem 15:45–50
49. Bog-Hansen TC, Hau J (1981) J Chrom Library 18 B:219–252
50. Svensson H (1961) Acta Chem Scand 15:325–341
51. Vesterberg O (1969) Acta Chem Scand 23:2653–2666
52. Brown RK, Caspers ML, Lull JM, Vinogradov SN, Felgenhauer K, Nekic M (1977) J Chromatogr 131:223–232
53. Righetti PG, Drysdale JW (1973) Ann NY Acad Sci 209:163–187
54. Bjellqvist B, Ek K, Righetti PG, Gianazza E, Görg A, Westermeier R, Postel W (1982) J Biochem Biophys Methods 6:317–339
55. Görg A, Postel W, Günther S, Westermeier R (1989) Praxis der ultradünnschicht-isoelektrischen Fokussierung mit Trägerampholyten und immobilisierten pH-Gradienten.

In: Wagner H, Blasius E (Hrsg.:) Praxis der elektrophoretischen Trennmethoden. Springer, Berlin Heidelberg, S. 139–197
56. Righetti PG (1989). In: Burdon RH, van Knippenberg PH (Hrsg.) Immobilized pH gradients: Theory and methodology, Elsevier Amsterdam
57. Görg A, Postel W, Westermeier R (1978) Anal Biochem 89:60–70
58. Righetti PG (1977) J Chromatogr 138:213–215
59. Rosengren A, Bjellqvist B, Gasparic V (1977) A simple method of choosing optimum pH conditions for electrophoresis. In: Radola BJ, Graesslin D (Eds.) Electro focusing and Isotachophoresis, de Gruyter, Berlin, S. 165–171

3.9 Chromatographie

3.9.1 Dünnschichtchromatographie

P. PACHALY

Als Sonderfall der chromatographischen Trennmethoden eignet sich die Dünnschichtchromatographie wegen ihres geringen technischen Anspruchs und der hohen Aussagekraft ganz besonders für Identitäts- und Reinheitsprüfungen in der Apotheke. Mit dem Begriff Chromatographie werden physikalische Methoden bezeichnet, bei denen eine Trennung verschiedener, gelöster Stoffe durch Verteilung zwischen einer ruhenden (stationären) und einer sich daran vorbeibewegenden (mobilen) Phase erfolgt, wobei beide Phasen sich nicht mischen dürfen. Die Bewegung der mobilen Phase ist der entscheidende Unterschied zu einer einfachen Ausschüttelung im Scheidetrichter, wo sich eine gelöste Substanz zwischen zwei ruhenden Phasen verteilt.

Dünnschichtchromatographisches System

Dieses System besteht aus einer Trägerplatte (z. B. aus Glas), auf der sich eine dünne Schicht eines Sorptionsmittels (z. B. Kieselgel) als ruhende, stationäre Phase befindet, und die etwa 0,5 cm tief in das Fließmittel – die mobile Phase – eintaucht.
Durch die Kapillarkräfte fließt die mobile Phase durch die Poren und Zwischenräume der Kieselgelschicht von unten nach oben. Substanzen, die sich etwas oberhalb der Fließmitteloberfläche auf der Kieselgelschicht am sog. Startpunkt bzw. an der Startlinie befinden, werden von dem Fließmittel benetzt, gelöst und durch den kapillaren Fließmittelstrom weitertransportiert.
Gleichzeitig werden sie aber durch die stationäre Phase mehr oder weniger gebremst, so daß sie langsamer als das Fließmittel wandern und hinter der Fließmittelfront zurückbleiben. Die unterschiedliche Bremswirkung der stationären Kieselgelschicht auf die einzelnen Substanzen bewirkt schließlich deren Auftrennung. Dieser Bremswirkung liegen zwei physikalisch-chemische Vorgänge zugrunde, nämlich:

- die Adsorption der Substanzen an der Oberfläche eines Feststoffes (z. B. Kieselgel) und/oder
- die Verteilung der Substanzen zwischen einer flüssigen, ruhenden Phase und einer mobilen Phase.

Diese flüssige, ruhende Phase umhüllt z. B. auf der Dünnschichtplatte die einzelnen Kieselgelpartikeln der Schicht als dünner Film. Beide Vorgänge beobachtet man in der Dünnschichtchromatographie, wobei am häufigsten Adsorptionsvorgänge eine Rolle spielen.
Ionenaustauschvorgänge sind in der DC nur von untergeordneter Bedeutung und werden hier nicht besprochen.
In jedem Fall handelt es sich um Gleichgewichtsprozesse. Hierbei bestimmt die Konzentration c_m eines Stoffes A in der mobilen Phase den Anteil von A, der von der Oberfläche des Sorptionsmittels adsorbiert bzw. in eine flüssige stationäre Phase verteilt wird. Für die Adsorption gilt hier die Langmuir-Adsorptionsisotherme und für die Verteilung der Nernst-Verteilungssatz.
Beide Gleichgewichte lassen sich vereinfacht und qualitativ gleichartig durch die Beziehung

$$\frac{C_s}{C_m} = K$$

ausdrücken, die graphisch in Abb. 2.215 wiedergegeben ist. In dieser Gleichung stellt das Verhältnis K für den geradlinigen Teil der Kurve eine Konstante dar, deren Größe u. a. von den Eigenschaften des Stoffes A, des Sorptionsmittels und des Fließmittels abhängt.
Nach der Gleichgewichtseinstellung zwischen beiden Phasen entspricht also der Konzentration c_m in der mobilen Phase eine bestimmte Konzentration c_s in der stationären Phase. Wenn die Stoffkonzentration in der mobilen, flüssigen Phase sehr groß ist, gelangt man in den gekrümmten Bereich der Kurve – jetzt ist die Adsorptionsfähigkeit des Sorbens allmählich erschöpft und K nicht mehr konstant.
Schließlich ist die Sättigungskonzentration c_∞ erreicht, bei der jede weitere Konzentrationserhöhung in der mobilen Phase keine Erhöhung von c_s über die Sättigungskonzentration c_∞ hinaus mehr bewirkt.
In der Dünnschichtchromatographie sind die Stoffmengen von wenigen Mikrogramm (μg) optimal: die Gleichgewichtskonzentrationen liegen dann auf dem linearen Teil der Kurve in Abb. 2.215.

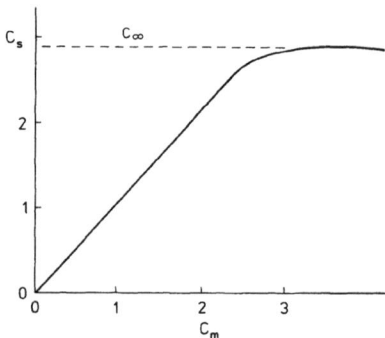

Abb. 2.215. Beziehung der Gleichgewichtskonzentrationen. C_s Gleichgewichtskonzentration des Stoffes A in der stationären Phase, C_m Gleichgewichtskonzentration des Stoffes A in der mobilen Phase, C_∞ Sättigungskonzentration der stationären Phase. Aus[5]

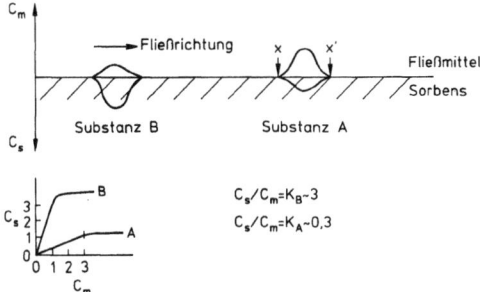

Abb. 2.216. Zusammenhang von Sorptionsisothermen und Wanderungsgeschwindigkeit zweier Substanzen A und B. Aus[5]

Eine derartige Gleichgewichtseinstellung auf der Dünnschichtplatte wird aber durch die Wanderung des Fließmittels immer wieder gestört. Betrachten wir diesen Vorgang an einer beliebigen Stelle X einer DC-Platte (Abb. 2.216):
Im momentanen Gleichgewicht gilt dort qualitativ für die Substanz A:

$$\frac{C_s}{C_m} = K_A$$

Das heißt, A hat sich dort mit den Konzentrationen c_s und c_m auf die ruhende und mobile Phase verteilt.
Durch den Fluß der mobilen Phase wird nun bei X der im Fließmittel gelöste Anteil der Substanz A nach X' transportiert, so daß also an der Stelle X die Konzentration c_m kleiner wird und deshalb dort eine erneute Gleichgewichtseinstellung durch Desorption von der ruhenden Phase in die an A verarmte mobile Phase erfolgen muß.
An der Stelle X' dagegen wird die Gleichgewichtseinstellung aus der mobilen zur stationären Phase hin erfolgen, so daß in X' durch Adsorption von A die Konzentration c_m zugunsten von c_s wieder kleiner wird.
Das gilt natürlich genauso für die Substanz B. Die Wanderung einer Substanz auf der DC-Platte läßt sich so durch eine vielfache Gleichgewichtseinstellung über die gesamte Fließstrecke beschreiben. Im Vergleich zur Fließgeschwindigkeit erfolgt diese Gleichgewichtseinstellung an jeder Stelle der DC-Platte sehr schnell, so daß verschiedene Substanzen A und B entsprechend ihren individuellen Adsorptions- bzw. Verteilungskonstanten K_A und K_B gleichmäßig, aber unterschiedlich verlangsamt werden.
Ein großer K-Wert (der einer starken Steigung der Kurve entspricht) bedeutet, daß die Substanz sehr stark von der stationären Phase festgehalten wird (z. B. Substanz B in Abb. 2.216) und langsam wandert.
Umgekehrt bedeutet der kleine K-Wert für die Substanz A geringe Adsorption an die stationäre Phase und schnelle Wanderung. Je größer also die Unterschiede der Adsorptions- bzw. Verteilungskoeffizienten K zweier Substanzen A und B sind, um so besser werden sie im vorliegenden chromatographischen System getrennt.

Chromatographisches Resultat

Die Auftrennung eines Substanzgemisches in einzelne Zonen bzw. Flecke in einem chromatographischen System bezeichnet man als Entwicklung des Chromatogramms.
Hierbei muß man zwei Formen von Chromatogrammen unterscheiden:

1. Beim inneren Chromatogramm verbleiben die getrennten Substanzen innerhalb der chromatographischen Trennstrecke und werden an Ort und Stelle identifiziert. Ein derartiges Chromatogramm erhält man durch Abbruch der Entwicklung, bevor das Fließmittel das Ende der Trennstrecke erreicht (z. B. bei der Dünnschicht- und Papierchromatographie)
2. Beim äußeren Chromatogramm wird dagegen die Entwicklung so lange fortgesetzt, bis die getrennten Substanzen nacheinander die Trennstrecke mit der mobilen Phase verlassen haben. Zeichnet man diese Elution in Abhängigkeit von der Zeit oder dem Elutionsvolumen auf, erhält man ein äußeres Chromatogramm (z. B. in der Säulenchromatographie oder Gaschromatographie).

Die qualitative Auswertung des Dünnschichtchromatogramms erfolgt bei farblosen Substanzen nach der Betrachtung im UV-Licht und/oder durch Besprühen mit einem Farbreagenz durch die Ermittlung des Rf-Wertes, der ein Maß für die Bremswirkung der stationären Phase im Vergleich zur Fließmittelfront ist (Abb. 2.217). Man mißt dazu die Entfernungen vom Startpunkt bis zum Mittelpunkt der Flecken und setzt sie ins Verhältnis zur zurückgelegten Strecke der Fließmittelfront:

$$\text{Rf-Wert} = \frac{\text{Entfernung der Substanz vom Start}}{\text{Entfernung der Fließmittelfront vom Start}}$$

Häufig findet man auch die Angabe eines hRf-Wertes, bei dem der Rf-Wert mit dem Faktor 100 multipliziert wurde

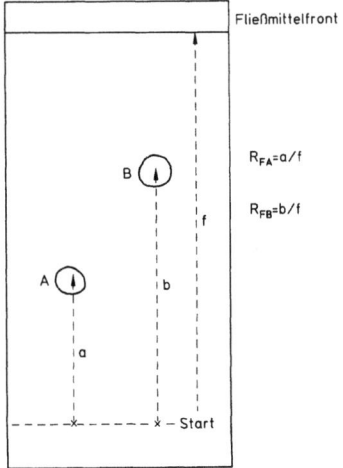

Abb. 2.217. Ermittlung des Rf-Wertes. Aus[5]

Wenn man die Laufstrecke a der Substanz A auf die Laufstrecke b einer zweiten (Standard)-Substanz B bezieht, erhält man den R_{st}-Wert:

$$R_{stA} = \frac{a}{b} \quad \text{oder} \quad R_{stA} = \frac{Rf_A}{Rf_B}$$

R_{st}-Werte werden manchmal bei fehlenden authentischen Vergleichssubstanzen angegeben (z. B. im HAB), sie bieten aber keinerlei Vorteile gegenüber Rf-Werten – im Gegenteil – bereits relativ geringe Änderungen, z. B. der Plattenaktivität, können die R_{st}-Werte stärker als die Rf-Werte beeinflussen. Der einzige R_{st}-Wert, der unter gleichartigen Umständen konstant ist, wird nur mit authentischer Vergleichssubstanz erhalten. Definitionsgemäß ist dieser R_{st}-Wert = 1.
Abweichungen werden aber auch hier z. B. bei der DC von Vielkomponentengemischen (z. B. Drogenextrakten) beobachtet, wenn durch die anderen Komponenten die Sorptionsschicht örtlich überladen ist, so daß dann die daneben singulär aufgetragene Vergleichssubstanz einen anderen Rf-Wert zeigt, der R_{st} also dann ungleich 1 ist, da ja auf jeder Bahn unterschiedliche DC-Bedingungen vorliegen.
Die Verwendung anderer Substanzen als Standardsubstanzen ist lediglich als Notbehelf zu bewerten.
Für die toxikologische Analyse wird der korrigierte Rf-Wert (Rf^c-Wert) als nützlich empfohlen.[9] Um diesen korrigierten Rf^c-Wert einer unbekannten Substanz zu erhalten, muß man drei Referenzsubstanzen mit bekannten korrigierten Rf^c-Werten mitchromatographieren. Aus den gemessenen Rf-Werten läßt sich dann unter Einbeziehung von Tabellen der korrigierte Rf^c-Wert errechnen und die Substanz mit Hilfe von Tabellen identifizieren. Auf diese Weise werden die Unsicherheitsfaktoren rechnerisch eliminiert. In der Apotheke ist die Ermittlung von korrigierten Rf^c-Werten nicht nötig, da man ja für die Identitätsprüfung authentische Vergleichssubstanzen verwendet.
Der Rf-Wert könnte eine ebenso charakteristische Stoffkonstante wie z. B. ein Schmelzpunkt sein. Entscheidende Unsicherheitsfaktoren sind aber die den Rf-Wert beeinflussenden zahlreichen Parameter des gesamten chromatographischen Systems, die sich meist nur mit relativ hohem Aufwand (u. a. mit klimatisierbaren Kammern) wirklich beherrschen lassen und deren Nichtbeachtung immer wieder zu anderen Rf-Werten führt. Die für das DC-Ergebnis - d. h. für die Rf-Werte - wichtigsten Parameter sind die Sorptionsschicht, ihre Aktivität und der Einfluß von relativer Feuchte und der Temperatur, das Fließmittel und der Gasraum in der DC-Kammer.
Für die praktische Dünnschichtchromatographie, die mit möglichst geringem Aufwand betrieben werden und die dabei trotzdem reproduzierbare Ergebnisse liefern soll, sollte man grundsätzlich mit authentischen Vergleichssubstanzen arbeiten, um den Einfluß nicht berücksichtigter Parameter soweit wie möglich einzuschränken.
Bei Vielkomponentengemischen (z. B. Drogenauszügen) läßt sich das aber nur bedingt erfüllen - hier muß man die DC-Parameter so weit wie möglich festlegen, um reproduzierbare Ergebnisse zu erhalten. Durch die Verwendung von Fertigplatten bzw. -folien hat

man bereits eine ganze Reihe von Unsicherheitsfaktoren beseitigt. Gleichartige Fertigplatten verschiedener Hersteller zeigen heutzutage relativ selten entscheidende Unterschiede im DC-Ergebnis.

Sorptionsmittel

Wichtige Kennzahlen für die Sorbenzien sind Porenvolumen (mg/g), spezifische Oberfläche (m^2/g) und Porendurchmesser (nm).
Noch weiter verbesserte Trennleistungen werden durch Optimierung der Schichtmaterialien und durch besonders feinkörnige und gleichmäßig dünne Schichten mit der Einführung von hochleistungsfähigen „HPTLC-Platten" (High Performance Thin Layer Chromatography) erreicht.
Diese wesentlich teureren Platten benötigen nur ng-Mengen und sehr kurze Trennstrecken (4 bis 5 cm), die damit eine Entwicklung in wenigen Minuten bei geringstem Lösungsmittelverbrauch erlauben, was entsprechend die Entsorgung der gebrauchten Lösungsmittel erleichtert.
Entwickelt wurden diese Platten hauptsächlich für die quantitative DC im ng-Bereich. Der technische Aufwand zur vollen Ausnutzung dieser optimierten DC-Platten ist allerdings erheblich; sie erfordern besondere Auftragegeräte, spezielle Kammern usw. Für die übliche Routine-DC-Prüfung auf Identität sind HPTLC-Platten nicht notwendig; bei vorhandener Ausrüstung lassen sie sich aber vorteilhaft auch für Identitätsprüfungen einsetzen. Fertigplatten mit Konzentrierungszone ermöglichen besonders für die DC von Vielkomponenten-Gemischen eine optimale Startzone, obwohl in der Konzentrierungszone ohne besondere Sorgfalt und ohne Rücksicht auf die Form und Größe des Flecks die Untersuchungslösung aufgetragen werden kann. Das Sorbens in der Konzentrierungszone ist praktisch ohne Adsorptionskraft, so daß alle hier aufgetragenen Substanzen mit der Fließmittelfront bis zur Grenze zwischen inaktiver Konzentrierungszone und normal aktiver Sorptionsschicht wandern. An dieser Grenzzone starten sie dann als schmales Band, so daß eine sehr gute Auftrennung resultiert.
Für die Herstellung von DC-Schichten gibt es ausführliche Vorschriften (z. B. im DAB 9). Im allgemeinen ist die Qualität der Fertigplatten (bzw. -folien) sehr viel besser im Vergleich zu den selbsthergestellten DC-Schichten. Das gilt ganz besonders, wenn selten dünnschichtchromatographisch gearbeitet wird. Der Arbeitsaufwand bei der Herstellung der selbstgestrichenen (oder gegossenen) Schichten steht in keinem Verhältnis zur Kostenersparnis. Die Reproduzierbarkeit von DC-Trennungen wird zudem bei selbsthergestellten Schichten durch einen weiteren Unsicherheitsfaktor belastet.
Im DAB 9 sind insgesamt 12 verschiedene DC-Sorbenzien vorgesehen.
Bei den hier wiedergegebenen Vorschriften (Tab. 2.30) sind bewußt nur zwei Sorbenzien Kieselgel 60 F$_{254}$ und Cellulose (mikrokristallin) vorgesehen. Mit diesen beiden Typen lassen sich die wesentlichen DC-Probleme des Arzneibuchs lösen.

Kieselgel. Das am häufigsten verwendete Schichtmaterial ist Kieselgel. Etwa 80 % aller chromatographischen Trennungen werden mit diesem Sorptionsmittel durchgeführt. Das DAB 9 gibt acht verschiedene Kieselgeltypen als Sorptionsmittel an, die eine mittlere Korngröße von 10 bis 40 μm aufweisen sollen: Kieselgel G, Kieselgel G F_{254}, Kieselgel H F_{254}, Kieselgel H F_{254} silanisiert, Kieselgel H silanisiert, Kieselgel octylsilyliert (3 bis 10 μm) sowie Kieselgel octadecylsilyliert (3 bis 10 μm).
Der Index G kennzeichnet einen 13%igen Gipszusatz als Bindemittel, der die Haftfestigkeit der Schicht auf der Trägerplatte gewährleistet.
H kennzeichnet ein Kieselgel ohne artfremdes Bindemittel. Bei Fertigplatten entfällt meist die Bezeichnung G oder H, da hier durch ein spezielles, chromatographisch inertes Bindemittel die Abriebfestigkeit der Sorptionsschicht erreicht wird. Der Index F_{254} kennzeichnet den Zusatz eines Fluoreszenzindikators, wodurch die Schicht im UV-Licht bei 254 nm hellgrün fluoresziert. Diese Fluoreszenz wird bei Anwesenheit von Substanzen, die bei dieser Wellenlänge Licht absorbieren, gelöscht, so daß diese Substanzen als mehr oder weniger dunkelviolette Flecke auf dem hellgrün fluoreszierenden Untergrund bei 254 nm erkennbar sind. Als Fluoreszenzindikator dient meist ein manganaktiviertes Zinksilikat.
Eine vor dem Indexbuchstaben genannte Zahl (z. B. Kieselgel 60 F_{254}) gibt die Porengröße in Å bzw. - dividiert durch 10 - die Porengröße in nm an. Üblicherweise verwendet man Kieselgel 60. Kieselgel 40 ergibt durch das geringere Porenvolumen etwas verkürzte Laufzeiten; es ist wie Kieselgel 60 für die Adsorptions- und Verteilungschromatographie geeignet. Kieselgel 100 mit großen Poren wird besonders für die Verteilungschromatographie empfohlen. Für Spezialzwecke (z. B. Präparative Schichtchromatographie) gibt es weitporige Kieselgele 200, 500 und Kieselgel 1.000.
Kieselgel verfügt an seiner Oberfläche über freie Si-OH-(Silanol-)Gruppen, die über Wasserstoffbrücken mit einer benachbarten Silanolgruppe verbunden sein können (Abb. 2.218).
Durch die Bildung derartiger Wasserstoffbrücken werden an Kieselgel bevorzugt ungesättigte und polare Moleküle gebunden. Die höchste Oberflächenaktivität - d. h. die größtmögliche Zahl freier Si-OH-Gruppen - erhält Kieselgel durch Aktivierung bei 150 °C, hierbei wird alles adsorbierte Wasser abgegeben. Wird Kieselgel über 200 °C erhitzt, bilden sich aus benachbarten Silanolgruppen unter irreversibler Wasserabspaltung Siloxangruppen.

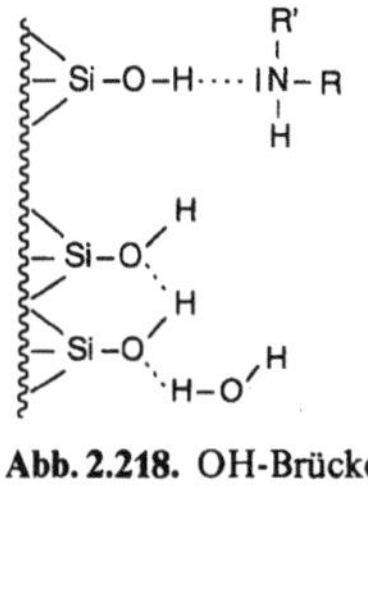

Abb. 2.218. OH-Brücken an der Kieselgeloberfläche. Aus[5]

Hierbei wird die Zahl der polaren Silanolgruppen verringert, so daß die maximale Oberflächenaktivität herabgesetzt wird. Für ein Siloxangruppen-freies Kieselgel wird die durchschnittliche Zahl von 4 bis 5 Si-OH-Gruppen/0,01 μm² Oberfläche angegeben. Die spezifische Oberfläche liegt je nach Herstellung zwischen 200 und 800 m²/g.
Im silanisierten Kieselgel liegt ein chemisch modifiziertes Kieselgel vor, dessen Silanolgruppen mit Dimethyldichlorsilan umgesetzt wurden (Abb. 2.219).

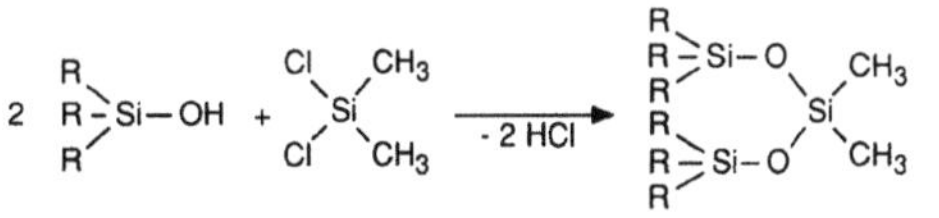

Abb. 2.219. Silanisierung von Kieselgel. Aus[5]

Auf diese Weise ist aus der polaren, hydrophilen Kieselgeloberfläche eine unpolare, hydrophobe Oberfläche entstanden. Die bei der üblichen Adsorptionschromatographie polare stationäre Phase ist damit umgekehrt zur unpolaren Phase geworden: entsprechend muß nun auch das Fließmittel zu einer polaren, (hydrophilen) Phase umgekehrt werden. Man spricht deshalb von „Umkehrphasen"-Chromatographie (Reversed Phase-DC), die Fertigplatten werden auch als RP-Platten bezeichnet.
Verwendet man für diese Modifizierung Dialkyldichlorsilane mit längeren Alkylketten (zwischen 2 und 18 C-Atomen), z. B. im RP_2-, RP_8- (DAB 9: Kieselgel octasilyliert) oder RP_{18}-Kieselgel (DAB 9: Kieselgel octadecylsilyliert), läßt sich dieser Umkehreffekt noch verstärken. Die Elution bzw. Wanderung auf derartigen Platten erfolgt in umgekehrter Reihenfolge, da nun unpolare Substanzen stärker festgehalten werden als polare Verbindungen.

Kieselgur. Schichten aus Kieselgur besitzen praktisch keine adsorptiven Eigenschaften und werden fast ausschließlich als Träger einer stationären (flüssigen) Phase bei der Verteilungschromatographie verwendet. Unter Kieselgur versteht man das amorphe, wasserhaltige Siliciumoxid der Kieselpanzer von fossilen Diatomeen, das für chromatographische Zwecke besonders gereinigt wurde. Das DAB 9 läßt Kieselgur z. B. nach Imprägnierung mit Paraffinum subliquidum für die dünnschichtchromatographische Charakterisierung von fetten Ölen verwenden.
Auch hier handelt es sich um eine Umkehrphasen-Verteilungschromatographie. Im Gegensatz zum silanisierten Kieselgel bzw. RP-Kieselgel ist hier die stationäre, unpolare Paraffinphase nicht chemisch gebunden; sie muß vor der DC-Trennung durch Imprägnierung auf die Trägersubstanz Kieselgur aufgebracht werden.

Aluminiumoxid. Mit Aluminiumoxid lassen sich aktive, sowohl saure als auch neutrale oder basische Sorptionsschichten herstellen. Das DAB 8 schreibt neutrales Aluminiumoxid als Schichtmaterial bei einer einzigen DC-Prüfung, nämlich bei der Prüfung der radiochemischen Reinheit von Bengalrosa[131 I]-Natrium-Injektionslösung (nicht mehr im DAB 9) vor. Aluminiumoxid liegt meist als γ-Al_2O_3 vor; für die Adsorption sind saure Zentren verantwortlich (Lewis-Säuren), die instabile Substanzen während des Trennprozesses bereits zersetzen können. Die spezifische Oberfläche ist mit 70 bis 300 m²/g geringer als die des Kieselgels.

Geht man bei der Herstellung von einer Aluminatlösung aus, erhält man durch intramolekulare Wasserabspaltung ein polymeres basisches Al_2O_3 mit AlO^--Gruppen, die Kationen austauschen und binden können. Durch Behandlung eines derartigen basischen Aluminiumoxids mit starken Säuren (z. B. HCl) erhält man „saures", Anionen-austauschendes Aluminiumoxid.

Cellulose. Schichten aus diesem Material werden fast ausschließlich zur Trennung hydrophiler Substanzen wie Zucker, Aminosäuren, Flavon-Derivate u. ä. eingesetzt. Bei diesen Schichten liegen praktisch analoge Trennbedingungen wie bei der Papierchromatographie vor. Für die Verteilungsvorgänge an den Celluloseekörnern (< 30 μm) sind die Hydroxylgruppen der Cellulosemoleküle und das daran über Wasserstoffbrücken gebundene Wasser verantwortlich. Als mobile Phase werden meist die gleichen Fließmittelgemische wie in der Papierchromatographie eingesetzt, deren Nachteil u. a. lange Entwicklungszeiten sind.

Das DAB 9 schreibt zwei Cellulosequalitäten zur Chromatographie vor (Cellulose zur Chromatographie und Cellulose zur Chromatographie R 1), wobei letztere eine feinkörnige, „mikrokristalline" Qualität darstellt, die z. B. dem Handelspräparat Avicel® (Fa. Merck) entspricht und die sich für alle Anwendungen eignen dürfte.

Polyamid. Diese Schichten werden aus pulverisiertem Perlon (Polycaprolactam) oder Nylon (Polyhexamethylendiamin-adipat) hergestellt. Sie werden in der DC seltener verwendet, ihr Einsatz ist vom DAB 9 nicht vorgesehen, obwohl sie sich besonders gut zur Trennung phenolischer Substanzen eignen.

Die phenolischen OH-Gruppen bilden Wasserstoffbrückenbindungen zum Polyamid aus, die die Ursache der Trennfähigkeit des Polyamids für die verschiedenen phenolischen Substanzen sind. Für die Trennungen an Polyamid gilt eine spezielle eluotrope Reihe der Fließmittel.

Andere Schichtmaterialien werden in der DC nur selten und dann bei sehr speziellen Trennproblemen eingesetzt (z. B. acetylierte Cellulose, Ionenaustauscher auf Cellulosebasis, Polyethylenimin oder Magnesiumoxid).

Aktivität der Schichten

Die „Aktivität" einer Sorptionsschicht ist in der Adsorptions-DC der wichtigste Parameter. Mit diesem Begriff ist die Oberflächeneigenschaft eines Adsorbens gemeint, die zusammen mit den übrigen Komponenten eines chromatographischen Systems zu einem bestimmten Rf-Wert führt. Bei konstanten sonstigen DC-Bedingungen bezüglich Fließmittel, Kammer, aufgetragener Substanz und Menge, Temperatur usw. führt eine höhere Aktivität der Schicht zu kleineren

Rf-Werten; erniedrigt man die Aktivität, wird der Rf-Wert vergrößert.

Dabei setzt sich die Aktivität des Sorptionsmittels aus zwei Komponenten zusammen, einem Flächenanteil und einem Energieanteil. Je größer die Oberflächenenergie pro Flächeneinheit ist, desto stärker können Wechselwirkungskräfte zwischen Sorbens und Sorbat sein. Die Oberflächenenergie bestimmt also die Stärke einer sorptiven Wechselwirkung, während die Ausdehnung der Oberfläche pro Gewichtseinheit letztlich die Zahl der gleichzeitig möglichen Sorptionsprozesse bestimmt.

Diese so beschriebene (Maximal)-Aktivität eines Sorptionsmittels wird allein durch den Herstellungsprozeß gewährleistet, dessen Qualität normalerweise nicht beeinflußt werden kann. Leider ist aber diese vom Hersteller erreichte Maximalaktivität keine konstante Größe; sie wird vielmehr durch die aus der Luft gegriffenen polaren Moleküle (meist Wasser) mehr oder weniger verringert. Ein Teil der vorhandenen adsorptionsbereiten Stellen des Sorptionmittels wird durch das adsorbierte Wasser besetzt, die freie, für weitere Adsorptionsprozesse noch verfügbare, d. h. die wirksame Oberfläche wird also verringert. Die Schicht wird so desaktiviert.

Eine derartige Vorbelegung des Sorbens mit Desaktivatoren wie Wasser kann auch mit anderen polaren Verbindungen, wie z. B. Glycol o. ä., gezielt erfolgen. Tatsächlich ist aber der wichtigste Aktivitätsregulator in der (Adsorptions)-DC das Wasser. Die Vorbelegung, besser Vorbedampfung erfolgt dabei ausschließlich über die Dampfphase, d. h. die die Aktivität bestimmende Meßgröße ist die relative Luftfeuchtigkeit.

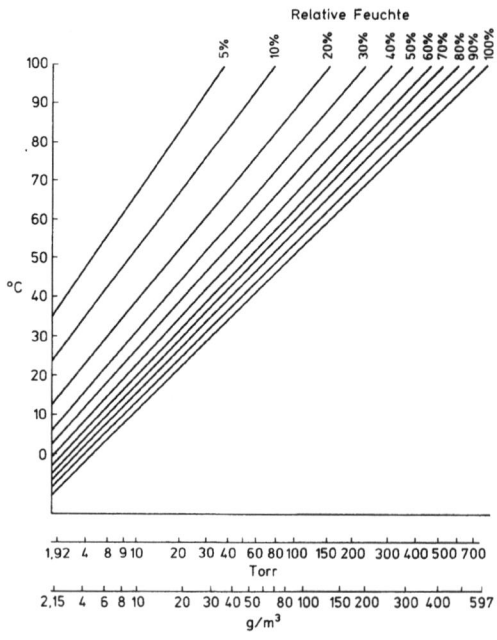

Abb. 2.220. Relative Feuchte und ihre Abhängigkeit von der Temperatur und der Absolutfeuchte. Nach[1]

Bei diesen Betrachtungen muß man sich aber darüber im klaren sein, daß eine hohe Aktivität der Schicht keine Vorbedingung für besonders gute Trennungen ist. Es gibt genügend Beispiele, wo durch eine Aktivitätserhöhung eine schlechtere Trennung von Substanzen auf der DC-Platte resultiert.

Die relative Feuchte gibt den Grad der Wasserdampfsättigung der Luft bei einer bestimmten Temperatur an:

$$\% \text{ rel. Feuchte} = \frac{\text{Absolutfeuchte (g } H_2O/m^3 \text{ Luft)}}{\text{Sättigungsfeuchte (g } H_2O/m^3 \text{ Luft)}} \cdot 100$$

Wenn man z. B. aus einem abgeschlossenen Raum durch ein Trockenmittel einen Teil des Wassergehalts der Luft bei konstanter Temperatur entfernt, sinkt die Absolutfeuchte und auch die relative Feuchte. Wenn man dagegen – ohne Trockenmittel – in diesem Raum die Temperatur erhöht, bleibt selbstverständlich die absolute Wassermenge in der Luft unverändert, es erhöht sich aber die Aufnahmekapazität für Wasser, d. h. die Sättigungsfeuchte steigt, so daß die relative Feuchte kleiner wird.

Bei gleicher Absolutfeuchte erscheint z. B. im Winter ein geheizter Raum viel trockener als der nebenliegende ungeheizte. Nur bei gleichbleibender Absolutfeuchte wird mit sinkender Temperatur die Sättigungsfeuchte kleiner, die relative Feuchte größer und damit die Sorbensaktivität erniedrigt.

Mit steigender Temperatur erhöht sich andererseits die Sättigungsfeuchte, wodurch die relative Feuchte erniedrigt und deshalb die Sorbensaktivität gesteigert wird.

Da man aber den absoluten Wassergehalt einer Raumatmosphäre durch Türöffnen oder Lüften unkontrolliert verändert, ist die alleinige Temperaturbeachtung als DC-Parameter unter normalen Bedingungen nutzlos. Die Einhaltung einer bestimmten Raumtemperatur garantiert also keine bestimmte Sorbensaktivität.

Dagegen berücksichtigt die Messung der relativen Feuchte beide Parameter – Absolutfeuchte und Temperatur –, so daß sich mit der relativen Feuchte die Sorbensaktivität besser abschätzen läßt als durch alleinige Temperaturmessung.

In dem üblichen Temperaturbereich zwischen 15 und 30 °C beobachtet man bei höherer Temperatur zwar eine geringfügige Verkürzung der Laufzeit durch die geringere Viskosität des Fließmittels, der Einfluß der Temperatur auf die Rf-Werte ist aber bei konstanter (!) relativer Feuchte gering.

Auf der DC-Platte wird der Gleichgewichtsprozeß, d. h. die Abgabe bzw. Aufnahme von Wasserdampf aus der bzw. in der Atmosphäre, nicht durch den absoluten Wassergehalt der Luft, sondern durch die relative Feuchte bestimmt. Die Geschwindigkeit, mit der auf einer 0,25 mm dünnen Sorptionsschicht der üblichen DC-Platten die Gleichgewichtseinstellung mit der jeweiligen relativen Feuchte erfolgt, ist sehr viel größer, als man allgemein vermutet: Innerhalb von nur 3 bis 5 Minuten (!) hat sich auf der Sorptionsschicht der DC-Platte dieses Gleichgewicht eingestellt. Hierbei unterscheiden sich Kieselgel und Aluminiumoxid nur unwesentlich.

Nur bei dickeren Sorptionsschichten, wie sie z. B. für die präparative Schichtchromatographie verwendet

werden (≥ 2 mm), verläuft diese Gleichgewichtseinstellung erwartungsgemäß sehr viel langsamer.

Eine Ausnahme machen Kieselgelschichten, die bei sehr hohen relativen Feuchten gelagert wurden. Hier kann eine Gleichgewichtseinstellung unter Umständen Stunden bis Tage benötigen. In diesem Fall ist eine erneute Aktivierung sinnvoll.

Derartig hohe Luftfeuchtigkeit wird man üblicherweise im Labor nur bei sehr extremen Wetterlagen (z. B. im Sommer bei schwülem Wetter) messen können.

Die Konsequenzen aus diesen Tatsachen für die praktische DC sind erheblich, sie werden aber bis heute oft falsch und meist gar nicht beachtet.

Die Aktivität einer Sorptionsschicht, auf die man ohne besondere Maßnahmen die Untersuchungslösungen aufträgt, und die man anschließend in einer normalen DC-Kammer entwickelt, entspricht etwa der relativen Feuchte des Raumes – unabhängig von vorherigen Aktivierungs- bzw. Desaktivierungsprozessen.

Beim Auftragen der Untersuchungslösungen kann allein die Atemluft die DC-Platte örtlich besonders stark desaktivieren.

Für die praktische Arbeit ist also eine vorherige einstündige Aktivierung bei 105 °C genauso unnötig wie die Aufbewahrung der DC-Platten über einem Trockenmittel wie Silicagel. Hochaktive Platten können dabei gelegentlich sogar durch das Trockenmittel desaktiviert werden, d. h. das Trockenmittel trocknen! Bei selbsthergestellten DC-Platten wird durch die Aktivierung bei 105 °C lediglich der Trocknungsprozeß der noch feuchten Schicht beschleunigt.

Ebensowenig richtig ist die Feststellung, daß Platten, die längere Zeit an der Luft lagen, inaktiv sein müssen, – sie können im Gegenteil eine erstaunlich hohe Aktivität besitzen. Das ist z. B. der Fall, wenn zentralgeheizte Räume ohne zusätzliche Luftbefeuchtung nur eine sehr geringe relative Feuchte von etwa 35 % aufweisen.

Eine sichere Aktivitätskontrolle ist nur mit speziellen (und teuren) Entwicklungskammern (z. B. mit der Vario-KS-Kammer von CAMAG) möglich, in denen die Schicht vor der Entwicklung z. B. über bestimmte Salzlösungen genau eingestellten relativen Feuchte ins Gleichgewicht gesetzt wird.

Wer über derartige DC-Kammern mit Feuchtekontrolle nicht verfügt, erhält bessere, d. h. besser reproduzierbare Resultate mit lufttrockenen Schichten, die weder über einem Trockenmittel aufbewahrt noch vorher bei 105 °C aktiviert wurden. Um trotzdem eine Vorstellung über die gerade aktuelle Aktivität der Sorptionsschicht zu gewinnen, sollte man die jeweilige relative Feuchte des Raumes notieren und die DC-Platten nach dem Auftragen noch etwa 15 Minuten lang an der Luft liegen lassen, bevor sie in einer gesättigten, normalen DC-Kammer entwickelt werden.

Auf diese Weise ist annähernd gewährleistet, daß die Plattenaktivität beim Einsetzen in die DC-Kammer wieder der relativen Feuchte des Raumes entspricht.

Im Hinblick auf die wohl in den meisten Apotheken vorhandene einfache DC-Ausrüstung wurde bei sämtlichen DC-Vorschriften folgendermaßen verfahren:

Es wurden grundsätzlich lufttrockene, nicht erneut aktivierte Fertigplatten verwendet und die gerade

herrschende relative Feuchte notiert. Auch diese Arbeitsmethode ist natürlich nur ein Behelf, der Überra-
schungen nicht völlig ausschließt.

Im Vergleich zur teuren Anschaffung einer klimatisierbaren DC-Kammer, die zudem den Arbeitsaufwand zusätzlich erhöht, ist die Benutzung eines preiswerten und wahrscheinlich oft ohnehin vorhandenen
Hygrometers zur Abschätzung der gerade vorliegenden Sorbensaktivität bei den DC-Problemen in der
Apotheke die angemessene Lösung.

Einfache Haarhygrometer müssen allerdings öfter
nachjustiert werden, was man nach der Betriebsanlei-
tung mit einem feuchten Tuch relativ einfach durchführen kann. Genauere Messungen ermöglichen
heute die digitalanzeigenden (aber auch sehr viel teureren) elektronischen Meßgeräte, die gleichzeitig eine
Temperaturmessung ermöglichen.

Fließmittel

Ebenso wie das Sorptionsmittel ist das Fließmittel als
Träger des Stofftransports über die Sorptionsschicht
ganz entscheidend am chromatographischen Ergebnis beteiligt.

Nach erfolgter Adsorption eines Moleküls muß dieses wieder zurück in die mobile Phase gelangen, um
weiter transportiert zu werden. Diese „Elution" läßt
sich als Konkurrenz bei der Adsorption zwischen Probenmolekülen und Fließmittel erklären. Die Elu-
tionswirkung eines Fließmittels ist andererseits auch
darauf zurückzuführen, daß die Wechselwirkung zwischen Probenmolekülen und mobiler Phase größer ist
als die zwischen den Probenmolekülen und dem
Sorptionsmittel.

Das Fließmittel, das eine höhere Elutionskraft als ein
anderes aufweist, wird auch stärker vom Sorptionsmittel adsorbiert. Es verdrängt dadurch die Probenmoleküle schneller vom Sorbens als das Fließmittel
mit geringerer Elutionskraft. Entscheidende Eigenschaften eines Lösungsmittels für die Chromatographie ist also seine Elutionskraft, die man mit dem
Symbol ε^0 bezeichnet und die sich relativ zur willkürlich gleich 0 gesetzten Elutionskraft von Pentan berechnen läßt. Ordnet man die verschiedenen Lösungsmittel nach steigender Elutionskraft, erhält man
die sogenannte eluotrope Reihe (Tab. 2.28)

Die eluotrope Reihe der Lösungsmittel läuft im wesentlichen parallel zur Polarität bzw. zu den Dielektrizitätskonstanten und gilt streng nur für ein bestimmtes Sorbens. Allerdings sind für hydrophile, polare
Adsorbenzien wie Aluminiumoxid und Kieselgel die
ε^0-Werte nahezu gleich groß, so daß hier also die gleiche eluotrope Reihe gilt (Tab. 2.28).

Für Polyamid z. B. muß eine andere eluotrope Reihe
(mit steigender Elutionskraft) aufgestellt werden:
Wasser < Methanol < Aceton < verdünnte Natronlauge < Formamid < Dimethylformamid.

Die hohe Elutionskraft des Dimethylformamids beruht hier sehr wahrscheinlich darauf, daß es wie das
Sorptionsmittel Polyamid über Amidgruppen (R-CO-
NH-R') Wasserstoffbrückenbindungen zu den Pro-
bemolekülen ausbilden kann.

Derartige Elutionsreihen gelten nur für die reinen Lösungsmittel. Ihre praktische Bedeutung liegt in der
Möglichkeit, DC-Bedingungen für neue Trennpro-

Tabelle 2.28. Eluotrope Reihe für Kieselgel. Nach[2]

Lösungsmittel	Elutionskraft (ε^0)	Polarität
Pentan	0,00	unpolar
Hexan	0,03	
Cyclohexan	0,03	
Tetrachlormethan	0,11	
Diisopropylether	0,21	
Benzol	0,25	
Chloroform	0,26	
Dichlormethan	0,32	
Diethylether	0,38	
Essigsäureethylester	0,38	
Aceton	0,46	
Dioxan	0,49	
Acetonitril	0,50	
Pyridin	> 0,70	
Methanol	0,73	
Ethanol	0,88 (Al_2O_3)	
Wasser	sehr groß	polar

bleme abschätzen zu können. Sind Verunreinigungen
im Lösungsmittel vorhanden oder liegen Lösungsmit-
telgemische vor, kann sich die Elutionskraft ganz erheblich von der des reinen Lösungsmittels unterscheiden.

Bei der üblichen Verwendung von Fließmittelgemi-
schen ist noch eine weitere Komplikation zu beden-
ken: Durch bevorzugte Adsorption (oder auch Ver-
dunstung) einer oder mehrerer Komponenten eines
Fließmittelgemisches kann sich dessen ursprüngliche
Zusammensetzung verändern. Man darf also das
Fließmittel nicht mit der mobilen Phase gleichsetzen.
Die mobile Phase baut sich nämlich erst während des
chromatographischen Prozesses auf. Eine Änderung
der Fließmittelzusammensetzung kann auch durch
Desorption von Wasser vom Sorbens in die mobile
Phase hervorgerufen sein.

Eine derartige Änderung der Fließmittelzusammensetzung, z. B. durch Adsorption einer Komponente an
das Sorbens, führt oft dazu, daß oberhalb eines bestimmten Rf-Wertes diese adsorbierte Fließmittelkomponente in der mobilen Phase völlig fehlt. Es bildet sich eine zweite, sogenannte β-Front aus (Abb.
2.221).

Derartige β-Fronten wird man normalerweise kaum
bemerken, obwohl sie vorhanden sind. Sie lassen sich
oft erkennen, wenn man die noch feuchte DC-Platte
nach der Entwicklung im UV-Licht betrachtet.
Wenn sich Substanzen in der Nähe der β-Front bewegen, kann man das unter Umständen an einer veränderten, linsenförmigen Fleckform erkennen (Abb.
2.221). β-Fronten treten manchmal auch nach dem
Besprühen des DC als eine quer über die ganze DC-
Platte verlaufende Farbänderung des Untergrundes
zutage.

Der Rf-Wert einer β-Front wird ebenfalls durch die
relative Feuchte beeinflußt und steigt gewöhnlich bei
Erhöhung der relativen Feuchte. Die Lage der Rf-
Werte von chromatographischen Substanzen ist in
derartigen Systemen bei der Änderung der relativen
Feuchte schwieriger abzuschätzen.

In Benzol-Methanol-Gemischen kann die β-Front
mit steigender relativer Feuchte sinken (!), so daß
dann Substanzen, die unterhalb der β-Front wandern,

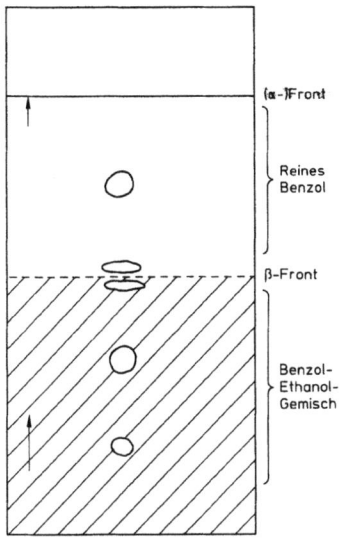

Abb. 2.221. Ausbildung einer β-Front durch adsorptionsbedingte Änderung der Fließmittelzusammensetzung am Beispiel eines Benzol-Ethanol-Gemisches. Aus[5]

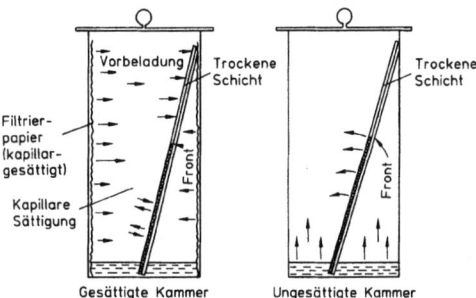

Abb. 2.222. Einfluß der Kammeratmosphäre auf die Entwicklung. Aus[5]

entsprechend niedrigere Rf-Werte aufweisen, während Substanzen, die oberhalb der β-Front wie üblich mit steigender relativer Feuchte größere Rf-Werte zeigen.

Einfluß der Kammersättigung

Bei der DC in einer normalen Chromatographiekammer mit den üblichen Innenmaßen 9 × 20 × 20 cm oder anderen Kammern mit ähnlich großem Gasraum unterscheidet man eine Entwicklung in gesättigter und ungesättigter Kammer. Eine gesättigte Kammer ist an den Wandungen mit Filtrierpapier ausgekleidet, so daß nach dem Einfüllen des Fließmittels durch die Benetzung des Filtrierpapiers in mehr oder weniger kurzer Zeit im gesamten Gasraum eine gleichmäßige Verteilung der Fließmitteldämpfe erreicht ist.

Eine ungesättigte Kammer dagegen ist nicht ausgekleidet, so daß sich dort eine gleichmäßige Fließmitteldampfverteilung von unten nach oben nur sehr langsam erst nach mehreren Stunden einstellen kann. Bei der DC hat dieser Unterschied beachtliche Konsequenzen für die Rf-Werte und Trennungen.

Ist die Kammeratmosphäre nicht gesättigt, verdampft während der Entwicklung eines DC ein Teil des Fließmittels von der Schicht. Dadurch wird für die gleiche Strecke mehr Fließmittel benötigt als in einer gesättigten Kammer, so daß alle Rf-Werte in der ungesättigten Kammer vergrößert werden.

Bei Fließmittelgemischen verdampfen vor allem die leicht flüchtigen Komponenten, so daß sich in der ungesättigten Kammer auch dadurch die Zusammensetzung der mobilen Phase ändert (Abb. 2.222).

In der gesättigten Kammer erfolgt durch die Vorbeladung der Schicht mit den Fließmitteldämpfen eine Erhöhung der Fließgeschwindigkeit, gleichzeitig aber eine gewisse Desaktivierung der Sorptionsschicht. Da

aber im Gasraum der Kammer auch noch die Bestandteile der Luft vorhanden sind, führt andererseits die Verdunstung der Fließmittelkomponenten entsprechend ihrer Partialdampfdrücke zu einer Verdrängung der Luft (einschließlich des Wasserdampfes) gemäß dem Gasgesetz von Dalton über die Partialdrücke (p):

$$\text{Gesamtdruck} = 1 \text{ atm} = p_{O_2} + p_{N_2} + p_{H_2O} + \Sigma\, p_{\text{Fließmittel}}$$

Daraus folgt, daß diese Wasserdampfverdrängung zu einer Verringerung der relativen Feuchte in der Kammer führt und die Sorptionsschichten also entsprechend aktiviert werden.

Obwohl die gegenseitige Beeinflussung aller am chromatographischen System beteiligten Parameter in der gesättigten Kammer noch sehr viel komplizierter ist, wird üblicherweise mit Kammersättigung gearbeitet, da mit einer normalen ungesättigten Kammer reproduzierbare Ergebnisse schwieriger zu erhalten sind.

Sieht die DC-Vorschrift eine ungesättigte Kammer vor, ist zur Erhöhung der Reproduzierbarkeit darauf zu achten, daß die Fließmittelkomponenten auf jeden Fall außerhalb der DC-Kammer gemischt werden und daß nach dem Einfüllen des Fließmittels das DC ohne weitere Wartezeit sofort gestartet wird. Spezielle S-(Schmal-)Kammern oder die Sandwich-Deckplatte (Fa. CAMAG) sind für die Chromatographie unter nahezu ideal ungesättigten Bedingungen entwickelt worden. Die HPTLC-Horizontalentwicklungskammern erlauben die Benutzung in gesättigtem und ungesättigtem Zustand. Als weiterführende Literatur s.[1-4].

DC-Arbeitstechnik

Aufbewahrung und Aktivierung von DC-Platten. DC-Platten müssen vor Laborluft geschützt in einem geeigneten Behälter aufbewahrt werden. Das kann ein Exsiccator in entsprechender Größe oder eine aus Metall oder einem geeigneten Kunststoff gefertigte Plattenkassette sein, die man entweder fertig kaufen oder sich notfalls auch aus Holz selbst anfertigen kann. Ein Trockenmittel ist nicht erforderlich.

Nur für selbstgegossene oder selbst mit einem Streichgerät hergestellte DC-Platten benötigt man ein spezielles Trägergestell, in dem die Platten mit einem Abstand von einigen mm transportiert, aufbewahrt oder nach Lufttrocknung im Trockenschrank bequem einmalig aktiviert werden können. Für Fertigplatten ist wegen der fest haftenden Sorptionsschichten ein derartiges Gestell nicht erforderlich.

Ungeschützt an der Laborluft sollte man DC-Platten nicht aufbewahren, da nicht nur Wasser aus der Luft reversibel adsorbiert wird, sondern auch alle sonstigen Labordämpfe (z. B. Säuren, Ammoniak, Pyridin usw.) von der Sorptionsschicht ebenso begierig aufgenommen, aber hartnäckiger festgehalten werden. Reproduzierbare DC-Ergebnisse sind mit solchen verseuchten Sorptionsschichten nur durch Zufall zu erzielen.

Unmittelbar vor der Benutzung braucht man die DC-Platten nicht erneut zu aktivieren. Für die sich daran anschließende Vorbereitung der DC-Platte (Einzeichnen der Startpunkte, Auftragen der Substanzlösungen usw.) wird man auch mit großer praktischer DC-Erfahrung mehrere Minuten benötigen, eine Zeit, in der sich längst die Aktivität der Sorptionsschicht der relativen Feuchte des Raumes wieder angeglichen hat.

Ermittlung günstiger DC-Bedingungen. In der Regel wird man sich für eine DC-Untersuchung an vorhandene Arbeitsvorschriften halten können. Will man Substanzen chromatographieren, für die keine DC-Vorschrift vorliegt, sollte man zunächst bekannte DC-Bedingungen für chemisch ähnliche Verbindungen oder für Drogen mit ähnlichen Inhaltsstoffen ausprobieren und gegebenenfalls abwandeln.

Das in Abb. 2.223 dargestellte Nomogramm zur Abschätzung von DC-Bedingungen an Kieselgel kann hilfreich sein; man benötigt zusätzlich nur noch ein kleines Lineal:

Zunächst betrachtet man die polaritätsbestimmenden funktionellen Gruppen der zu chromatographieren-

den Substanzen. Hierbei ist zu beachten, daß mehrere gleichartige funktionelle Gruppen (z. B. OH-Gruppen in einem Zuckermolekül) die Polarität der Moleküle entsprechend vergrößern.

Mit Hilfe des waagerecht angelegten Lineals erkennt man sofort, daß man für sehr polare Substanzen ebenso polare Fließmittel und inaktive Sorptionsschichten verwenden muß, um einen mittleren Rf-Wert zu erhalten.

Entsprechend benötigt man für weniger polare Verbindungen (z. B. mit nur einer Ketogruppe) auch unpolarere Fließmittel (z. B. Dichlormethan) und aktive Sorptionsschichten, um ebenso mittlere Rf-Werte zu erzielen.

Bei der DC in normalen, nichtklimatisierbaren Kammern läßt sich aber die Aktivität der Sorptionsschicht kaum variieren, sondern höchstens durch Messung der relativen Raumfeuchte abschätzen. In diesem Fall stellt man das Lineal auf die herrschende relative Feuchte und auf die geschätzte Polarität der Untersuchungssubstanz ein und findet in der Verlängerung nun das entsprechend unpolarere oder polarere Fließmittel.

Ein Amin benötigt z. B. mit einer mäßig polaren NH_2-Gruppe für einen mittleren Rf-Wert etwa Aceton als Fließmittel (oder ein ähnlich polares Fließmittel der eluotropen Reihe) und eine Plattenaktivität, die etwa 46 % relative Feuchte entspricht. In der Annahme, daß nun aber tatsächlich eine höhere relative Feuchte herrscht (z. B. 55 %), dreht man das Lineal mit dem Drehpunkt „Aminogruppe" der Untersuchungssubstanz, bis der linke Ast des Lineals auf 55 % relative Feuchte zeigt. Auf dem rechten Ast findet man nun ein etwas weniger polares Fließmittel (z. B. Dichlormethan), um etwa den gleichen mittleren Rf-Wert zu erzielen.

Ändert man aber das zunächst bei waagerechtem Lineal gefundene Fließmittel nicht, läßt sich durch Verbindung des Werts der herrschenden relativen Feuchte mit der Polarität der Substanz ganz rechts die Richtung der zu erwartenden Rf-Wertänderung ablesen: Erhöhung der relativen Feuchte vergrößert, Erniedrigung der relativen Feuchte erniedrigt den Rf-Wert.

Bei einem einmal festgelegten Fließmittel und gegebenem (beliebigem) Akivitätswert des Kieselgels, der jetzt als Drehpunkt für das Lineal benutzt wird, läßt sich ebenso aus dem Nomogramm ablesen, daß polarere Substanzen kleinere und unpolarere Substanzen größere Rf-Werte zeigen. Man kann also die Reihenfolge verschiedener Substanzen auf dem DC entsprechend ihrer Polarität abschätzen.

Natürlich kann ein derartiges Nomogramm nur Anhaltspunkte liefern. Bei völlig unbekannten Substanzen bzw. neuartigen Trennproblemen wird man nicht um ein empirisches Ausprobieren herumkommen. Auch wird man nur selten mit Fließmitteln, die aus einer Komponente bestehen, eine optimale Trennung erreichen.

Üblicherweise wird man dann die Polarität durch Zugabe kleiner Mengen anderer Fließmittel entsprechend modifizieren. Dabei ist aber zu beachten, daß die Zugabe geringer Mengen polarerer Lösungsmittel die Polarität des Gemisches meist mehr als erwartet erhöht.

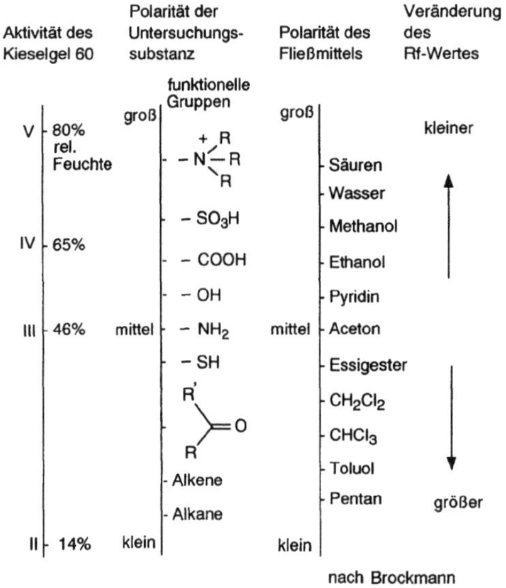

Aktivität des Kieselgel 60	Polarität der Untersuchungs-substanz	Polarität des Fließmittels	Veränderung des Rf-Wertes
	funktionelle Gruppen		
V — 80% rel. Feuchte	groß	groß	kleiner
	+ R / – N – R / R	Säuren	
		Wasser	
	– SO₃H	Methanol	
IV — 65%	– COOH	Ethanol	
	– OH	Pyridin	
III — 46% mittel	– NH₂ mittel	Aceton	
	– SH	Essigester	
	R' / C=O / R	CH₂Cl₂	
		CHCl₃	
	- Alkene	Toluol	
	- Alkane	Pentan	größer
II — 14% klein	klein	klein	

nach Brockmann

Abb. 2.223. Nomogramm zur Ermittlung von DC-Bedingungen an Kieselgel 60 (für mittlere Rf-Werte). Aus[5]

Die Dampfdrücke der miteinander gemischten Lösungsmittel sollten sich möglichst nicht zu stark unterscheiden, da dann durch vermehrte Verdunstung der leichter flüchtigen Komponente es zu einer einseitigen Vorbedampfung der Sorptionsschicht mit dieser Komponente kommt.

So ist z. B. bei einem aus diesem Grund wenig geeigneten Gemisch aus Butanol und Chloroform im Verhältnis 5:1 durch den höheren Dampfdruck des Chloroforms bei Kammersättigung im Gasraum dieses Verhältnis etwa umgekehrt (also 1:5). Bedingt durch die hohe Viskosität des Butanols läuft eine Entwicklung mit einem derartigen Fließmittelgemisch sehr langsam, so daß die Vorbedampfung aus der anders zusammengesetzten Gasphase sehr erheblich ist und die Ausbildung einer β-Front begünstigt.

Gelegentlich werden auch azeotrope Fließmittelgemische als Fließmittel für die DC empfohlen[10], bei denen die Zusammensetzung des Dampfes die gleiche ist wie im Fließmittel, so daß die Verdunstung, z. B. durch öffnen der Kammer, keine Änderung der mobilen Phase verursacht.

Da man jedoch ein Fließmittelgemisch nur einen Tag bez. maximal für zwei bis drei Dünnschichtchromatogramme verwenden sollte (vgl. Vorbereitung der DC-Kammer und des Fließmittels), erscheint der Vorteil derartiger azeotroper Gemische im Vergleich zum Mischungsaufwand gering.

Vorbereitung der DC-Kammer und des Fließmittels. Um eine gesättigte DC-Kammeratmosphäre zu erhalten, werden die Seitenwände der Kammer zunächst mit unbenutztem (!) Filtrierpapier ausgekleidet. Ein kleiner, etwa 1 cm schmaler Streifen kann ohne wesentlichen Einfluß auf die Kammersättigung frei bleiben. Auf diese Weise kann man während der Entwicklung die erreichte Laufhöhe der Front beobachten, ohne die Kammer öffnen zu müssen.

Anschließend werden die Volumina der Fließmittelkomponenten einzeln mit dem Meßzylinder, einer Meßpipette oder Bürette abgemessen und sorgfältig in einem Erlenmeyerkolben gemischt, bevor die homogene Mischung in die DC-Kammer eingefüllt wird. Bestimmte Fließmittelgemische sind nicht homogen!

In diesem Fall muß (!) mit Hilfe eines Scheidetrichters die zu verwendende Oberphase bzw. Unterphase sorgfältig abgetrennt werden. Derartige Fließmittelgemische finden sich in einigen DC-Vorschriften des DAB 9. Für eine normale, handelsübliche DC-Kammer (20 × 20 × 9 cm) benötigt man etwa 100 ml Fließmittel, um eine 0,5 cm hohe und völlig ausreichende Füllung zu erhalten. Zylinderförmige DC-Kammern für Platten 5 × 20 cm brauchen lediglich 20 bis 25 ml Fließmittel. Noch sparsamer (und im Hinblick auf die Entsorgung gebrauchter Fließmittelreste entsprechend problemloser) sind Doppeltrogkammern. Nur etwa 2 ml Fließmittel benötigt die Entwicklung eines DC in der H-Kammer, allerdings muß man dann mit HPTLC-Platten 5 × 5 cm arbeiten (Abb. 2.224).

Die Fließmittelbestandteile werden üblicherweise als Voluminaanteile (V/V) angegeben. Beim Mischen der Fließmittelkomponenten ist die Genauigkeit von Meßzylindern ausreichend. Auf keinen Fall darf das Mischen durch Einfüllen der einzelnen Teilvolumina

in bereits mit Filtrierpapier ausgekleidete Kammern erfolgen, da dann eine erhebliche Störung der Kammersättigung durch ungleiche Filtrierpapierbenetzung die Folge ist. Eine ausreichende Kammersättigung ist nach 30 Minuten bis 2 Stunden erreicht. Diese Zeit ist abhängig vom Fließmittel und von der Größe der Kammer. Sie kann verkürzt werden, wenn man nach dem Einfüllen des Fließmittels durch vorsichtiges Kippen der Kammer die Benetzung der Filtrierpapierauskleidung beschleunigt. Entwicklungskammern mit sehr schmalem Gasraum (z. B. die H-Kammer o. ä.) benötigen weniger Zeit bis zur Sättigung des Gasraums.

In der Regel genügen Lösungsmittelqualitäten, die den Anforderungen des Arzneibuches entsprechen. Eine besonders reine, speziell für die Chromatographie ausgewiesene Lösungsmittelqualität ist für Routine-DC-Untersuchungen nicht erforderlich. Bei (der wegen der Umweltbelastung möglichst zu vermeidenden) Verwendung von Chloroform ist daran zu denken, daß dieses mit 1 % Ethanol zur Stabilisierung versetzt ist.

Fließmittel sollten höchstens einen Tag für maximal zwei bis drei Dünnschichtchromatogramme verwendet werden, da sonst erhebliche Änderungen der Zusammensetzung unvermeidbar sind, die reproduzierbare Ergebnisse unmöglich machen. Ursache dieser Änderungen sind:

- Ungleiche Verdunstung der Fließmittelkomponenten durch das erforderliche öffnen der Kammer.
- Chemische Reaktionen der Fließmittelkomponenten untereinander z. B.:
  Bildung von Estern aus Alkoholen und Säuren, wodurch das Fließmittel unpolarer wird.
  Aldol-Reaktion bei ketonhaltigen Fließmitteln.
  Zersetzung von halogenhaltigen Fließmitteln oder Aminen durch Sauerstoff und Lichteinfluß.
- Bevorzugte Adsorption einer Fließmittelkomponente durch das Sorbens.

Vorbereitung der Untersuchungslösungen. Sofern in den DC-Vorschriften nichts anderes angegeben ist, sollte man von der zu untersuchenden Substanz und auch von den jeweiligen Vergleichslösungen je 10 mg in je 4 ml Methanol oder einem anderen, leichtflüchtigen Lösungsmittel, eventuell unter leichtem Erwärmen, lösen. Wasser als Lösungsmittel sollte hierbei wegen der starken örtlichen Desaktivierung der Sorptionsschicht beim Auftragen möglichst vermieden werden.

Das Abwiegen der 10 mg Substanz kann ohne weiteres (solange man lediglich qualitative DC betreibt) z. B. auf einer Rezeptur-Handwaage erfolgen. Mit einiger Übung gelingt es auch, ohne Wägung diese Menge als „Spatelspitze" recht gut abzuschätzen. Auf diese Weise erhält man eine 0,25%ige Lösung, die in 4 μl insgesamt 10 μg gelöste Substanz enthält.

Für die Lösung verwendet man am besten kleine Reagenzgläser (1 × 10 cm), die man mit einem wischfesten Filzschreiber entsprechend beschriftet und gleich in der Reihenfolge der Startflecken auf der DC-Platte in einem Reagenzglasständer bereit stellt. Dadurch wird die Verwechslungsgefahr erheblich verringert. Ebensogut sind Tablettengläschen mit Schnappverschluß anstelle der Reagenzgläser verwendbar.

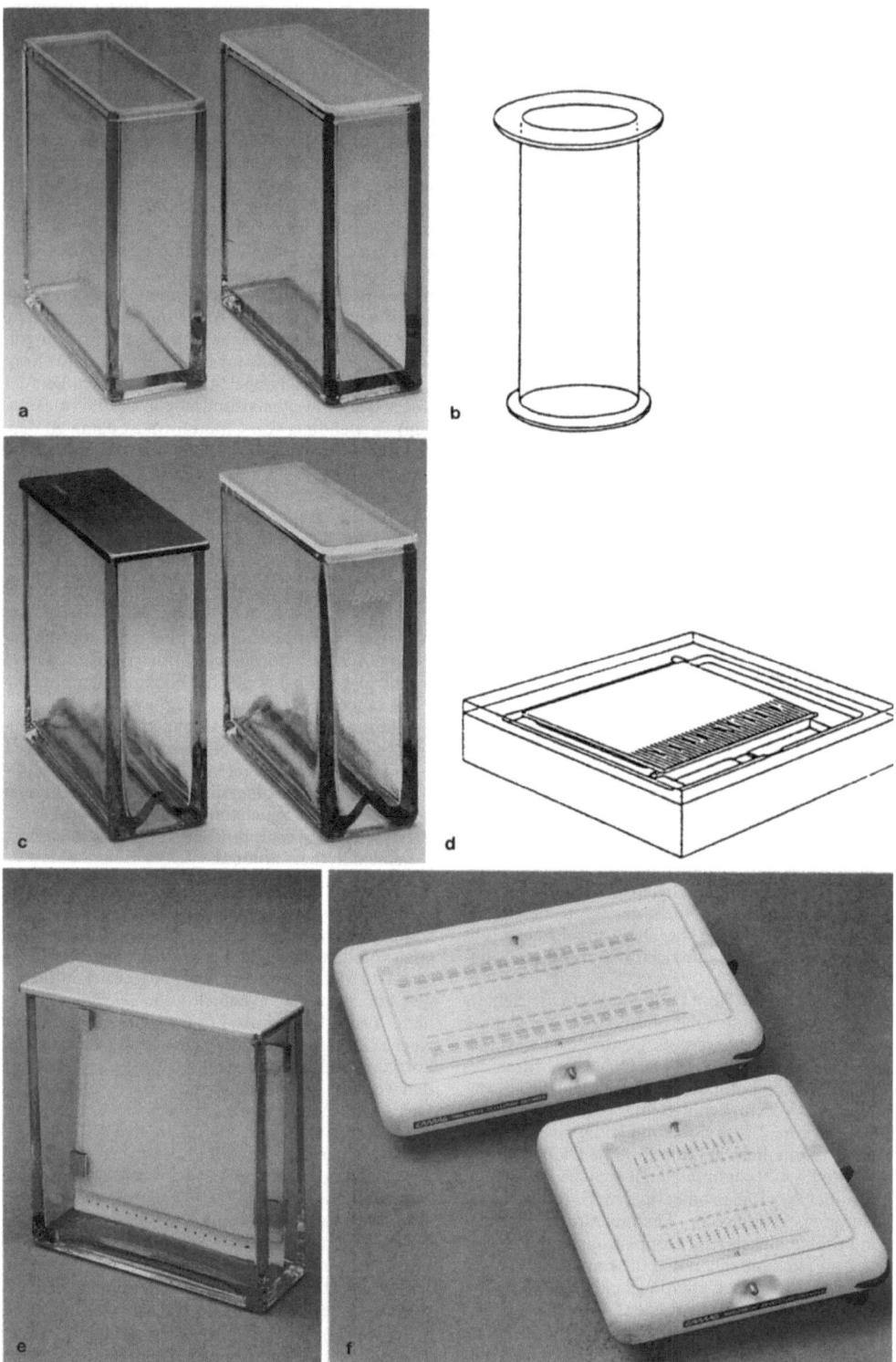

Abb. 2.224 a–f. Verschiedene DC-Kammern. **a** Flachbodenkammer 20 × 20 cm, **b** Zylinderförmige Kammer für DC-Platten 5 × 20 cm, **c** Doppeltrogkammern, **d** H-Trennkammer für DC-Platten 5 × 5 cm, **e** Sandwich-Deckplatte, **f** Horizontalentwicklungskammer in der Aufsicht und im Querschnitt

Das erforderliche Lösungsmittel läßt sich einfach mit einer Meßpipette oder einer Feinbürette abmessen. Letztere ist besonders empfehlenswert, wenn mehrere Substanzproben mit dem gleichen Lösungsmittel gelöst werden sollen. Flüssige Proben entnimmt man am besten mit einer Schmelzpunktkapillaren, wobei sehr zähflüssige Proben vorher zu verdünnen sind (z. B. 1:1).

Das Volumen einer Schmelzpunktkapillaren kann man leicht einigermaßen genau „eichen". Hierzu füllt man die zu eichende Kapillare z. B. 1 cm hoch mit Methanol und läßt diese Füllung ohne Unterbrechung auf eine unbenutzte Ecke einer DC-Fertig(glas)platte auslaufen: Der sofort gemessene Durchmesser des erhaltenen Methanolflecks ist vom ausgelaufenen Kapillarvolumen abhängig (Tab. 2.29):

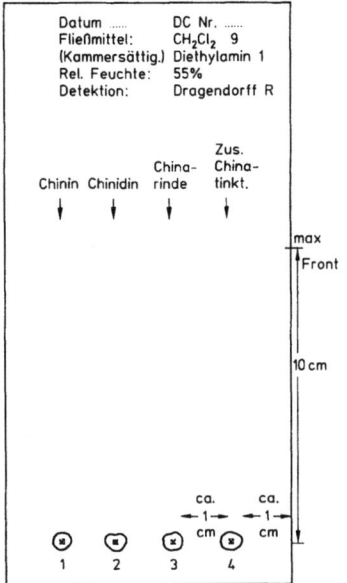

Abb. 2.225. Vorbereitung der DC-Platte: Beschriftung mit mittelweichem Bleistift. Aus[5]

Tabelle 2.29. Grobe Volumeneichung einer Schmelzpunktkapillaren mit Methanol auf einer DC-Fertig(glas)platte Kieselgel 60 mit 0,25 mm Schichtdicke. Aus[5]

Durchmesser (mm) des Flecks (sofort gemessen)	ausgelaufenes Volumen (ca. µl)
9,5 bis 10	10
8	8
7	6
6	4
4	2

Will man von einer Flüssigkeit 10 mg abmessen, braucht man nur 10 mg durch die Dichte zu dividieren, um die den 10 mg entsprechenden µl zu erhalten: z. B. Methylsalicylat (Dichte 1,185)

$$\frac{10}{1,185} = 8,4 \ \mu l.$$

Für die Herstellung von Untersuchungslösungen aus Drogen lassen sich keine allgemeinen Vorschriften angeben. Für die Zerkleinerung von geringen Mengen benutzt man eine kleine elektrische Kaffeemühle. Je nach Menge und Art der verschiedenen Inhaltsstoffe sind unterschiedliche Extraktionen erforderlich. Im einfachsten Fall kann das ein Auszug mit verdünntem Ethanol bzw. mit unverdünntem Methanol sein, der dann mehr oder weniger einer Tinktur entspricht. Oft erfordert aber die Komplexität der verschiedenen und zahlreichen Inhaltsstoffe noch besondere Trennschritte, zumal in Vielkomponentengemischen einzelne Inhaltsstoffe einen anderen (meist höheren) Rf-Wert als die daneben laufende authentische Vergleichssubstanz zeigen können.

Auftragen der Lösungen. Bevor man die Substanzlösungen aufträgt, kennzeichnet man die DC-Platte mit einem mittelweichen Bleistift. Kieselgel-Fertigplatten lassen sich ohne Verletzung der Schicht problemlos beschriften, lediglich die weicheren Celluloseschichten erfordern bei der Beschriftung mit Bleistift etwas Fingerspitzengefühl. Ein Kugelschreiber o. ä. darf nicht verwendet werden, da sonst die Tintenfarbstoffe chromatographiert werden. Etwa 1,5 cm vom unteren Rand der DC-Platte markiert man zuerst die Startlinie

(Abb. 2.225). Die von der PhEur geforderten 2,5 cm sind nur nötig, wenn der Pegelstand des Fließmittels 1,5 cm hoch gewählt wird, wozu aber keine Veranlassung besteht.

Auf der Startlinie markiert man die Startpunkte (bzw. die Startlinien bei strichförmigem Auftragen) so, daß die Flecke voneinander und vom Rand etwa 1 cm Abstand haben. In den in das Fließmittel eintauchenden Bereich der DC-Platte (also unter der Startlinie) können noch die Nummern der Reagenzgläser eingetragen werden, um Verwechslungen beim Auftragen der Untersuchungslösungen zu vermeiden.

Die maximale Laufhöhe wird oberhalb der Startlinie seitlich markiert, eine Laufhöhe von 10 cm ist üblich und in den meisten Fällen ausreichend. Die Berechnung der Rf-Werte ist dann besonders einfach (Laufstrecke × 1/10). Oberhalb dieser Markierung ist Platz, um Bezeichnungen der aufzutragenden Lösungen im Klartext anzubringen. Wer viel chromatographiert, sollte hier auch die übrigen experimentellen Daten (Fließmittel, relative Raumfeuchte, Nr. und Datum, Untersuchungscharge usw.) eintragen.

Um ein Chromatogramm mit guter Trennschärfe und kleinen, scharfen Flecken zu erhalten, muß man sich beim Auftragen der Untersuchungslösungen entsprechend Mühe geben. Bei der Entwicklung werden die Startflecke durch die gleichzeitige Diffusion nach allen Seiten nur größer - nie kleiner. Je kleiner aber der Startfleck bzw. je schmaler die Startzone, um so besser ist das Trennergebnis und um so niedriger ist die Nachweisgrenze. Die besten Trennungen lassen sich durch strichartiges Auftragen erzielen, was aber mit den einfachen Geräten eine ruhige Hand und etwas Übung erfordert.

Für das Auftragen der Untersuchungslösungen gibt es im Handel spezielle kostspielige Auftragemaschinen für die quantitative DC, mit denen man extrem kleine und strichförmige Startzonen erhalten kann. Hierdurch wird die Trennfähigkeit einer DC-Platte optimal ausgenutzt. Für die Routine-DC-Untersuchung gibt es aber auch sehr wirkungsvolle und dabei preiswerte Auftragegeräte:

Schmelzpunktkapillaren, die man selbst eichen will, kann man vorher in der Flamme noch etwas ausziehen, um ein langsames Auslaufen zu ermöglichen. Zur schnelleren Verdunstung des Lösungsmittels und damit auch zur Erzielung kleiner Startflecken kann man gleichzeitig mit einem Fön Kaltluft aus mindestens 40 cm Entfernung blasen lassen. Heißluft sollte man dabei nicht verwenden, da thermolabile und oxidationsempfindliche Substanzen (z. B. Phenylbutazon) sich dabei schon am Startpunkt zersetzen können und nach der Entwicklung natürlich auch die Flecke der Zersetzungsprodukte zeigen, obwohl sie möglicherweise in der Untersuchungslösung gar nicht vorhanden sind.

Blutzuckerpipetten oder Kapillarpipetten mit Markierung sind zum Auftragen ebenso gut verwendbar. Ein preiswertes Auftragegerät der Fa. Merck (Nr.10226) benutzt Mikrokapillaren (0,75 und 2 µl), die sich beim Eintauchen in die Untersuchungslösung selbsttätig füllen und sich beim Auftragen zuverlässig und reproduzierbar entleeren. Durch drei- bis viermaliges Spülen mit reinem Lösungsmittel ist die Kapillare wieder für die nächste Lösung verwendbar.

Noch komfortabler (aber auch deutlich teurer) ist eine variable Mikropipette, auf der man sich digital ablesbar verschiedene Volumina stufenlos, z. B. zwischen 1 und 10 µl, einstellen kann. Hiermit läßt sich sehr schnell und reproduzierbar auftragen. Auch die Reinigung durch Spülen mit Lösungsmittel ist ebenso bequem.

In der Regel genügen 1 bis 10 µg Substanz für ein gutes DC, so daß man von einer 0,25%igen Lösung zwischen 0,4 und 4 µl bei punktförmigen Startflecken bzw. 10 bis 15 µl bei 15 mm breiten Startzonen auftragen muß. Wenn man mit fluoreszierenden Schichten arbeitet, kann man mit der UV-Lampe vor der Entwicklung sehr leicht prüfen, ob die Fluoreszenzlöschung am Startfleck ausreichend zu erkennen ist und somit genügend Substanz aufgetragen wurde.

Müssen größere Volumina aufgetragen werden, sollte man mit zwischenzeitlichem Trocknen mehrere Teil-

volumina aufbringen, um die Fleckgrößen möglichst nicht über 4 mm Durchmesser anwachsen zu lassen. Natürlich ist ein derartiges, ratenweises Auftragen zeitraubend; man sollte dann möglichst konzentrierte Lösungen verwenden.

Wird beim Auftragen die Substanzmenge zu groß gewählt, verbleibt bei der Entwicklung am Startpunkt zunächst noch ungelöste Substanz, die sich nach und nach löst – also später startet, wodurch es zur schwanzartigen Verlängerung der Flecke kommt. In einem solchen Fall ist die Angabe des Rf-Wertes schwierig. Abb. 2.226 zeigt ein DC im Querschnitt, wobei die Abhängigkeit der Fleckform von der aufgetragenen Menge bzw. dem Volumen schematisch wiedergegeben ist.

A kennzeichnet den Idealfall, einen scharfen Fleck, der sich allerdings weiter ausdehnt als mit dem Auge erkennbar ist. Bei B ist die Substanzmenge zwar nicht zu groß, wohl aber das aufgetragene Volumen, d. h. die Konzentration ist in diesem Fall zu niedrig und macht ein großes Auftragevolumen notwendig. Ein diffuser Fleck über 0,2 Rf-Wertstufen ist die Folge. Die Nachweisgrenze wird dabei gerade noch erreicht. C schließlich kennzeichnet den Fleck einer Substanz, von der am Startpunkt eine viel zu große Menge bzw. eine zu konzentrierte Lösung aufgetragen wurde. Durch das verspätete Einschleusen von Substanzresten in die mobile Phase kommt es hier zur ausgeprägten Schwanzbildung.

Wird die DC-Platte überladen, werden auch die Rf-Werte anderer, gleichzeitig vorhandener Substanzen beeinflußt. Diese anderen Substanzen „reiten" gewissermaßen auf der Substanz C und zeigen infolgedessen größere Rf-Werte als die daneben laufende authentische Vergleichssubstanz. In diesem Fall muß man kleinere Volumina auftragen.

Nachaktivierung. Nach dem Auftragen empfiehlt es sich, die Platte noch mindestens 15 Minuten lang an der Luft liegen zu lassen, bevor sie entwickelt wird. Hierdurch wird eine örtliche Desaktivierung, z. B. durch Atemluft oder auch durch Lösungsmittelreste der aufgetragenen Untersuchungslösungen am Start, ausgeglichen, so daß nach dieser Wartezeit die Aktivität der Sorptionsschicht wieder der relativen Raumfeuchte entspricht.

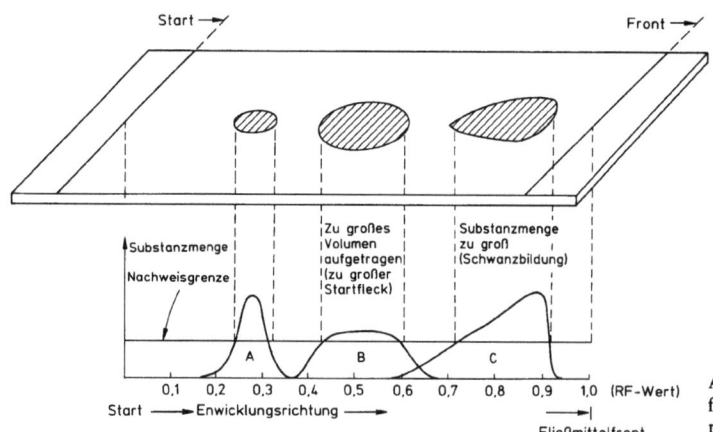

Abb. 2.226. Abhängigkeit der Fleckform von Auftragemenge und -volumen. Aus[5]

Diese Nachaktivierung sollte nur bei der DC-Untersuchung von sehr flüchtigen Substanzen unterbleiben: Bei ätherischen Ölen kann durch diese Nachaktivierung bereits ein Teil der flüchtigen Terpenkohlenwasserstoffe verdunsten, das gilt besonders für die unpolaren Komponenten mit großen Rf-Werten, z. B. Pinen in Kiefernnadelöl. Aus dem gleichen Grund sollten DC von ätherischen Ölen auch nach der Entwicklung sobald wie möglich mit dem Sprühreagenz umgesetzt werden.

Nach dem Auftragen ist eine erneute Aktivierung im Trockenschrank bei 105 °C nicht angebracht, da hierbei flüchtige Substanzen nicht nur bereits verdunsten, sondern sich auch zersetzen können.

Auf die Vorteile, bei der DC die relative Luftfeuchtigkeit des Labors zu beachten und zu notieren, sei noch einmal hingewiesen.

DC-Fertigplatten mit Konzentrierungszonen erlauben trotz unregelmäßigem Klecksen in dieser völlig inaktiven Konzentrierungszone (ein Bereich von etwa 2,5 cm am unteren Plattenrand) einen strichförmigen Start am Beginn der normalen Sorptionsschicht. Die zwei verschiedenen Schichtanteile grenzen scharf aneinander, so daß die mobile Phase die Grenzlinie ohne Schwierigkeiten überwinden kann. Die untere, 2,5 cm hohe Konzentrierungsschicht besteht aus einem sehr inaktiven, großporigen Kieselgel, so daß in diesem Bereich mehr oder weniger alle aufgetragenen Substanzen ungebremst mit der mobilen Phase zur Grenzschicht wandern und sich dort in einem schmalen Startstrich anreichern, bevor die eigentliche Entwicklung einsetzt. Diese Grenzlinie muß bei der Rf-Wert-Berechnung als Startlinie zugrunde gelegt werden. Durch die scharfen Startlinien und die Möglichkeit, auf diesen Platten auch sehr verdünnte Lösungen aufzutragen, die sich dann an der Startlinie „konzentrieren", erhält man bei manchen DC-Problemen deutlich verbesserte Trennleistungen. Ein Unterschied zur normalen DC-Platte besteht darin, daß gleiche Volumina auf der Konzentrierungsschicht größere Flecken ergeben als auf normalen Schichten. Deshalb gelten die zur Volumeneichung von Schmelzpunktkapillaren angegebenen Fleckendurchmesser auf dieser speziellen Schicht nicht.

Entwicklung

Zur Entwicklung werden die vorbereiteten DC-Platten so in die Entwicklungskammer gestellt, daß sich die Startlinie etwa 0,5 bis 1,0 cm oberhalb des Fließmittelpegels befindet. Im Normalfall benötigt ein DC 15 bis 30 Minuten zur Entwicklung, bis also die üblichen 10 cm Steighöhe erreicht sind. Um weitere 5 cm hoch zu entwickeln, ist mindestens noch einmal soviel Zeit erforderlich, weil die Fließgeschwindigkeit nach oben erheblich abnimmt. Die Laufzeit ist wesentlich von der Viskosität der mobilen Phase abhängig. Je zäher das Fließmittel, um so langsamer steigt es. Die absolute Steighöhe ist in Hinblick auf die Rf-Werte an sich unkritisch, oft genügen schon 5 cm Laufstrecke. Das gilt besonders für die H-Kammer (vgl. Abb. 2.224), wo man (allerdings mit HPTLC-Platten 5 × 5 cm) sogar mit noch kleineren Laufstrecken aus-

kommt. Problematisch wird eine sehr kurze Laufstrecke aber bei Vielkomponentengemischen, in denen dann u. U. die einzelnen Zonen nicht mehr klar getrennt werden. Deshalb empfiehlt es sich, bei Trennungen von Substanzen mit sehr geringen Rf-Wertdifferenzen auf Normalplatten nicht weniger als 10 cm laufen zu lassen. Bei der DC-Identifizierung von Steroidhormonen schreibt das DAB 9 nach wie vor 15 cm als Laufstrecke vor.

Die Trennung von Vielkomponentengemischen läßt sich bisweilen deutlich verbessern, wenn man mit ungesättigter Kammer arbeitet. Durch den verstärkten Fließmitteleinstrom auf die nicht vorbeladene Sorptionsschicht resultiert oft eine deutlich bessere Trennung.

Bei Rf-Werten, die kleiner als 0,4 sind, kann man die Trennung zweier dicht beieinander liegender Flecke verbessern, wenn man nach kurzer Lufttrocknung die unbesprühte (!) Platte im gleichen Fließmittel ein zweites, evtl. sogar ein drittes Mal entwickelt. Reproduzierbare Rf-Werte sind aber wegen der schwer zu standardisierenden Zwischentrocknung nicht immer zu erreichen, deshalb wurde bei den DC-Vorschriften in Tab. 2.29 auf diese vom DAB 9 in zahlreichen Beispielen vorgesehene Mehrfachentwicklung verzichtet.

Während der Entwicklung darf die DC-Kammer keinesfalls geöffnet werden. Sie muß geschützt vor Zugluft, Sonnenlicht und anderen Wärmequellen aufgestellt werden. Störungen durch diese Faktoren machen sich durch einseitig unregelmäßige Fronten und entsprechende Rf-Werte bemerkbar. Der Einfluß der Raumtemperatur an sich ist weniger wichtig. Durch die Viskositätserniedrigung bei höherer Temperatur ergeben sich zwar etwas kürzere Laufzeiten, insgesamt werden in dem üblichen Raumtemperaturbereich zwischen 15 und 30 °C die Rf-Werte wenig beeinflußt, sofern die relative Feuchte konstant bleibt. Die meisten beobachteten „Temperatureffekte" gehen sicher zu Lasten der nicht beachteten relativen Feuchte. Wird ein DC in der Kammer vergessen, wandert deshalb also die Front bis an das obere Ende der Platte, erfolgt auch nach dem sichtbaren Erreichen des Schichtendes noch weiterhin für einige Zeit ein Einströmen der mobilen Phase, bis die Aufnahmefähigkeit der Schicht auch im oberen Bereich erschöpft ist. Während dieser nichtsichtbaren Bewegung der mobilen Phase steigen natürlich auch noch die Rf-Werte der chromatographierten Substanzen an. Nach einem derartigen „Überziehen" eines DC kann man die gefundenen Rf-Werte nicht mehr direkt mit Literaturangaben vergleichen.

Detektion und Auswertung

Wenn die mobile Phase die vorgesehene Steighöhe erreicht hat, wird die DC-Platte herausgenommen und sofort die Fließmittelfront mit dem Bleistift markiert. Anschließend läßt man bei waagerecht liegender Platte möglichst im Abzug die Fließmittelreste verdunsten.

Das sollte bei Toluol oder anderen aromatischen Fließmittelkomponenten vor der Betrachtung im UV-

Licht möglichst vollständig geschehen, da diese Lösungsmittel eine gleichmäßige Fluoreszenzlöschung bei 254 nm verursachen und dadurch die Erkennung anderer fluoreszenzlöschender Substanzen verhindern. Die vollständige Fließmittelentfernung ist ebenso notwendig, wenn das Fließmittel Komponenten enthält, die mit dem jeweiligen Sprühreagenz angefärbt werden. Eine Abweichung von dieser Regel ist nur angebracht, wenn die chromatographierten Substanzen sehr leicht flüchtig sind. Es müssen z. B. vor dem Besprühen mit Dragendorff-Reagenz zum Nachweis von Alkaloiden alle Reste von Diethylamin von der Platte verdunstet sein, da sich sonst die gesamte Schicht mehr oder weniger gleichmäßig gelborange färbt. Eventuell kann man die Verdunstung durch Erwärmen (z. B. mit einem Fön) beschleunigen; Vorsicht aber bei leichtflüchtigen Substanzen, wie z. B. ätherischen Ölen!

Nur gefärbte Substanzen lassen sich direkt auf dem DC erkennen, für die meisten farblosen Substanzen ist ein Detektionsmittel erforderlich. Im einfachsten Fall ist das durch die Betrachtung im UV-Licht bei 254 nm (auf fluoreszierenden Sorptionsschichten) als Fluoreszenzlöschung möglich. Die Substanzen ergeben dann graue bis dunkelviolette Flecke auf hellgrünem Grund.

Viele Verbindungen zeigen im UV-Licht bei 365 nm charakteristische Fluoreszenzfarben, oft auch schon vor dem Besprühen. Deshalb sollte man erst nach der Betrachtung im UV-Licht ein Sprühreagens verwenden, das dann durch chemische Reaktion mit den verschiedenen Substanzen z. T. charakteristische im Tageslicht zu beobachtende Färbungen ergibt, die gleichzeitig Fluoreszenzfarben darstellen, die durch das langwellige UV-Licht (365 nm) angeregt werden. Sie sind oft sehr schwach und nur gut zu erkennen, wenn man das DC in einem vollständig abgedunkelten Raum betrachtet. Besonders UV-Kabinette erlauben dieses auch im Tageslicht, sofern man den seitlichen Lichteinfall sorgfältig unterbindet und das Auge einige Zeit an die Dunkelheit gewöhnt.

Die chemische Farbreaktion ist meist durch Erhitzen zu beschleunigen oder zu vertiefen. Zahlreiche Farbnuancen und Fluoreszenzfarben zeigen sich im UV bei 365 nm erst nach dem Besprühen, das heißt, daß durch Einwirkung des Sprühreagenzes und nachfolgendes Erhitzen der Chromophor erst gebildet wird. Dauer und Grad des Erhitzens sind oft entscheidend für die Qualität der entstehenden Farben. Für das Erhitzen wird meist der Trockenschrank verwendet, besser eignen sich jedoch spezielle Heizplatten, mit denen man das DC schnell und gleichmäßig unter ständiger Beobachtung erhitzen kann.

Die gebräuchlichste Detektionstechnik für farblose Substanzen ist das Aufsprühen von Reagenzlösungen. Hierfür gibt es spezielle Sprühgeräte, die mit Druckluft (Gummiball, Inertgasdose o. ä.) angetrieben werden.

Das DC muß möglichst gleichmäßig mit dem Reagens benetzt werden, deshalb sprüht man mäanderförmig aus ca. 30 cm Entfernung waagerecht und senkrecht derart über die DC-Platte, daß die Wendepunkte der Sprühbewegungen außerhalb des DC liegen. Das Besprühen sollte stets in einem gut ziehenden Abzug erfolgen, um das Einatmen von toxischen und aggressiven Aerosolnebeln zu verhindern. Nach Beendigung der Arbeiten sind die Sprühgeräte (besonders deren Düsen) und der Abzug sorgfältig zu reinigen, um unerwartete Reaktionen mit später benutzten Reagenzien zu vermeiden. Besondere Sprühkabinette (Abb. 2.227) sollen die Kontamination des übrigen Abzugs einschränken. Sie lassen sich auch einfach aus einer viereckigen (30 × 30 cm) hochkant gestellten Plastikschüssel herstellen, in die man in Hö-

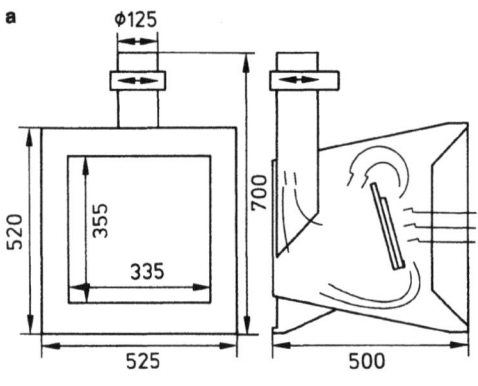

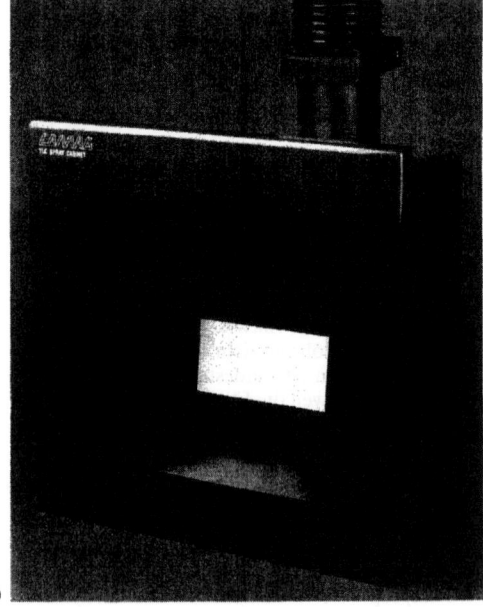

Abb. 2.227 a, b. Sprühkabinett

he des unteren Abzugskanals ein entsprechendes Loch schneidet und vor das man dann das zu besprühende DC stellt. Bei DC-Folien dient eine schräg gestellte Glasplatte als Unterlage.

In jüngster Zeit wird zur Detektion das Tauchen in spezielle Reagenzienlösungen empfohlen, was eine gleichmäßige Benetzung der Sorptionsschicht bewirkt und die Kontamination des Arbeitsplatzes mit toxischen Reagenzien vermindert und den Abzug für das Besprühen überflüssig macht. Hierfür gibt es spezielle kleinvolumige Tauchbäder. Das Eintauchen der DC muß sehr gleichmäßig erfolgen, wofür es spezielle automatisierte Tauchgeräte gibt. Diese Methode hat ihre Vorteile bei der quantitativen DC mit Serienversuchen, weniger bei den Routine-DC-Problemen zur Identitätsprüfung.

Die Nachteile dieser Methode sollen aber nicht verschwiegen werden:

1. Die Rückseite der DC-Platte wird ebenfalls benetzt und muß hinterher sorgfältig abgewischt werden, was die Kontaminationsgefahr für Laborplatz, Geräte und Hände wieder vergrößert.
2. Die in der Regel weniger konzentrierten Tauchreagenzien müssen mit speziellen Lösungsmitteln hergestellt werden (meist wird Wasser durch Alkohol ersetzt), die bei ungeübtem, unregelmäßigem Tauchen zu Auswascheffekten führen können.
3. Auch schmale, gut angepaßte Tauchkammern benötigen etwa 100 ml Reagens.
4. Das Entleeren der Tauchkammern erfordert große Sorgfalt, da sie sich schlecht ausgießen lassen.

Die Vorschriften zur Herstellung und Benutzung der Sprühreagenzien, insbesondere zur Behandlung der DC-Platte nach dem Besprühen, müssen sorgfältig eingehalten werden.

Die Auswertung und Kennzeichnung der Flecken muß sofort erfolgen, da viele Flecken schon nach wenigen Minuten verblassen und die Farbe völlig verändern. Das gilt auch für die Fluoreszenzfarben im UV bei 365 nm. Ideal sind für die Auswertung farbige Abbildungen, die die schnelle Identifizierung auch komplexer Gemische ermöglichen.[5,11] Die Rf-Werte können dabei aber sehr differieren, bei Abweichungen sollte man die relative Raumfeuchteangaben der Abbildungen (z. B. bei[5]) mit der beobachteten Raumfeuchte vergleichen: höhere relative Feuchte erhöht, niedrigere relative Feuchte erniedrigt i. allg. die Rf-Werte.

Besonders stark werden davon Substanzen mit Rf-Werten < 0,5 betroffen. Dieser Einfluß der relativen Feuchte ist um so stärker, je unpolarer das eingesetzte Fließmittel ist. bzw. umgekehrt.

Wenn irgend möglich, wird man authentische Vergleichssubstanzen mitlaufen lassen, die dann den gleichen Rf-Wert und die gleichen Farbreaktionen ergeben. Man darf aber nie vergessen, daß ein identischer Rf-Wert nur ein Identitätskriterium ist und sich unter einem Fleck auch mehrere Substanzen verbergen können, die nur zufällig unter den gewählten Bedingungen nicht getrennt wurden.

Dokumentation

Das DC-Ergebnis kann festgehalten werden, indem man die jeweiligen Rf Werte und die DC-Bedingungen (Fließmittel, Sorptionsschicht, Sprühreagens, relative Feuchte usw.) im Laborjournal notiert. Besser, aber aufwendiger ist es, das DC möglichst genau abzuzeichnen. Noch einfacher ist es, das DC mit allen darauf eingezeichneten experimentellen Daten zu kopieren. Dazu sollte man das Original-DC in eine Klarsichthülle stecken, um zu verhindern, daß Reste vom Sorbens und dem oft aggressiven Sprühreagenz das Kopiergerät beschädigen. Durch die Kopie erhält man bereits einen dauerhaften, allerdings nur schwarz-weißen Beweis für Fleckgröße und Intensität. Die Farben muß man dazu notieren, solange zuverlässige Farbkopierer noch zu teuer sind. Noch besser, aber wesentlich aufwendiger, lassen sich Farbphotographien von den DC aufnehmen, eine Dokumentationsmethode, die auch die Fluoreszenzfarben im UV bei 365 nm festzuhalten ermöglicht. Für die Technik der Farbphotographie von Dünnschichtchromatogrammen im Tageslicht und speziell im UV-Licht gibt es ausführliche Empfehlungen.[5,12,13]

Bei Verwendung einer Kleinbildkamera mit Agfachrome 50 RS wird für die vertikalen Aufnahmen aus 33 cm Höhe eine Vorsatzlinse (N1) verwendet. Ein kleines Blitzlichtaufsteckgerät ermöglicht mit Blende 16 bis 22 die Tageslichtaufnahmen. Für die Aufnahmen im UV-Licht wird ein UV-Sperrfilter (BW 409) verwendet und in der Dunkelkammer durch das Beobachtungsfenster eines UV-Kabinetts photographiert. Zur Erzielung eines schwarzen Untergrundes werden zusätzliche Filter empfohlen, was aber den Farbeindruck im Vergleich zur subjektiven Wahrnehmung verfälscht.[13]

Das UV-Sperrfilter BW 409 gibt bei optimaler Belichtung den „richtigen", d. h. vom menschlichen Auge wahrgenommenen Eindruck auf dem Diapositiv wieder, so daß der Untergrund von Aufnahmen im UV bei 365 nm nicht tiefschwarz, sondern mehr oder weniger dunkelblau erscheint. Die farbgetreue Wiedergabe von Aufnahmen im UV bei 365 nm ist schwierig, wenn sehr stark fluoreszierende Zonen neben sehr schwach leuchtenden Banden auf dem DC vorhanden sind. Starke blaue Fluoreszenzen z. B. von Cumarin-Derivaten erscheinen durch Überbelichtung weiß mit blauer Umrandung. Ähnliches gilt für gelb fluoreszierende Flavone o. ä. Bei Verwendung einer UV-Leuchte mit nur einer Leuchtröhre für 365 nm sind unter diesen Bedingungen bei Blenden zwischen 4 und 5,6 insgesamt 40 bis 60 Sekunden Belichtungszeit erforderlich.

Man kann auch das Original-DC nummeriert und mit Datum versehen direkt in der Styroporverpackung aufbewahren. Wenn sich auch die Farben ändern, ergeben die mit Bleistift bezeichneten Flecke und die auf der DC-Platte vermerkten übrigen experimentellen Daten ein u. U. jahrelang haltbares Dokument. Eine Ausnahme machen dabei allerdings Platten, die mit sehr aggressiven und konzentrierten Säuren besprüht wurden und die deshalb sehr hygroskopisch sind und nicht direkt aufbewahrt werden können. Weiterführende Literatur s.[6].

Spezielle Techniken

Obwohl der apparative Aufwand bei optimalem Einsatz von HPTLC-Platten steigt, sind die dadurch erreichbaren Vorteile mit der Benutzung von Horizontalkammern (Abb. 2.224) für die Routine-DC und für die dünnschichtchromatographische Identitätsprüfung beachtlich:

- Der Fließmittelverbrauch reduziert sich auf wenige ml, was die wachsenden Probleme bei der Entsorgung erleichtert.
- Die Entwicklung von 4 bis 6 cm Laufstrecke ist in wenigen Minuten abgeschlossen.

Die für die normalen DC-Sorbenzien vorgesehenen Fließmittel lassen sich ohne weiteres auch für HPTLC-Platten verwenden.[5,8] Auch hier gilt, daß strichförmiges Auftragen der Untersuchungslösungen das Trennergebnis deutlich verbessert und die Nachweisgrenze senkt. Durch die kurzen Laufstrecken spielt eine diffusionsbedingte wachsende Verbreiterung der Flecken bzw. Zonen mit steigendem Rf-Wert praktisch keine Rolle.

Die Vario-KS-Kammer ist eine Horizontalkammer, die durch besondere Konditioniertröge beliebige DC-Bedingungen in bezug auf die relative Feuchte oder Vorbedampfung der Sorptionsschicht mit Fließmittel reproduzierbar einstellen läßt. Sie erlaubt auch die Entwicklung mit steigenden pH- bzw. Aktivitätsgradienten ebenso wie die simultane Entwicklung mit mehreren Fließmitteln auf einer DC-Platte. Dieser Kammertyp ist für normale DC-Platten (20 x 20 cm) vorgesehen, aber auch als HPTLC-Vario-Kammer für 10 × 10-cm-HPTLC-Platten erhältlich.[1]

Mit diesen Kammern lassen sich also DC-Ergebnisse unter extremen Klimabedingungen simulieren. Die Einstellung der unterschiedlichen relativen Feuchte gelingt mit Salzlösungen oder Schwefelsäure bestimmter Konzentration in den Konditioniertrögen. Für die Routineidentitätsprüfung ist allerdings das Arbeiten mit diesem Kammertypen zu aufwendig.

Das TAS-Verfahren (Thermomikro-Abtrenn-Transfer- und Auftrageverfahren, nach Stahl[14]) erlaubt das direkte Auftragen von Substanzen aus komplexen Gemischen, z. B. Drogen, über die Gasphase (Abb. 2.228) mit Hilfe eines besonderen Ofens, evtl. unter Zusatz eines basischen oder sauren Treibmittels $(NH_4)_2CO_3$ bzw. Malonsäure.

Die Öffnung der erhitzten Patrone, in der sich die Untersuchungssubstanz befindet, endet etwa 1 mm über dem vorgesehenen Startfleck auf der DC-Platte. Hierdurch ist es ohne Lösungsmittel und ohne vorherige Wasserdampfdestillation möglich, flüchtige Substanzen wie ätherische Öle frei von unerwünschten Begleitstoffen (z. B. fette Samenöle von Apiaceenfrüchten) aufzutragen.

Für die Identitäts- und Routineprüfung ist das TAS-Verfahren besonders vorteilhaft einzusetzen, für gelegentliche DC-Untersuchungen ist es wegen des hierfür erforderlichen apparativen Aufwands weniger geeignet. Ein Nachteil des TAS-Verfahrens ist die thermische Belastung der Substanzen.

Bei der Mehrfachentwicklung wird das DC nach kurzer Zwischentrocknung ein zweites (evtl. drittes) Mal

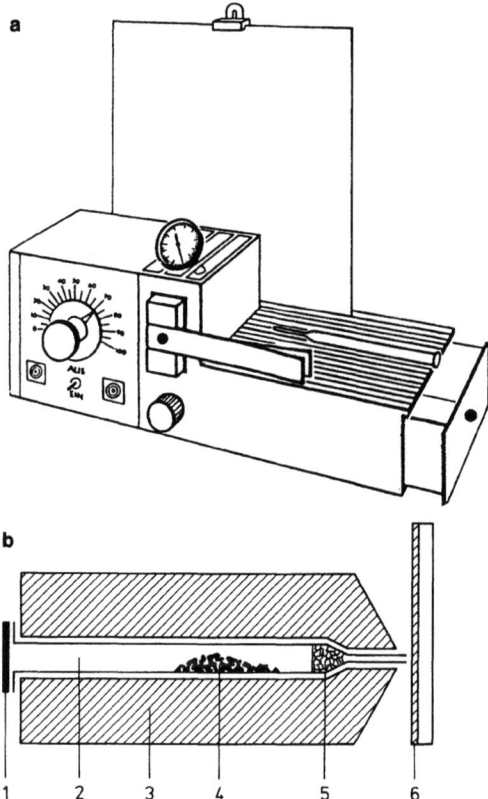

Abb. 2.228a, b. TAS-Ofen. **a** Gerät mit eingespannter DC-Platte, **b** Längsschnitt durch einen TAS-Ofen mit davor gehaltener DC-Platte, 1 Abdichtung, 2 Glaspatrone, 3 Heizblock (Ofen), 4 Probe, 5 Glaswolle, 6 DC-Schicht. Aus[14]

im gleichen oder auch in einem anderen Fließmittel entwickelt. Die Mehrfachentwicklung ist im DAB 9 mehrfach vorgesehen (z. B. bei Melissenblättern). Auf diese Weise können Substanzen, die sich im unteren Rf-Wert-Bereich befinden u. U. besser getrennt werden. Bei Rf-Werten über 0,5 wird die Trennung wieder schlechter. Dieses Verfahren führt aber oft zu schwer reproduzierbaren Ergebnissen, wenn die Zwischentrocknung nicht genormt ist. Unterschiedliche Mengen von Fließmittelresten und der durch die Verdunstungskälte leichtflüchtiger Fließmittelkomponenten verursachte Feuchtigkeitsniederschlag auf der Sorptionsschicht wirken sich dann zufällig und in Abhängigkeit von der relativen Feuchte auf die Ergebnisse bei der zweiten Entwicklung aus. Oft erreicht man die beabsichtigte bessere Trennung zweier dicht beieinanderliegender Zonen im gleichen Fließmittel durch Einfachentwicklung in ungesättigter Kammer. Bei der automatischen Mehrfachentwicklung (AMD-System, Fa. CAMAG) wird das DC mit Fließmitteln abnehmender Polarität mehrfach unter automatischer Zwischentrocknung entwickelt. Mit dieser Gradientenentwicklung erreicht man scharf begrenzte Substanzzonen, die sich gut quantitativ auswerten lassen.

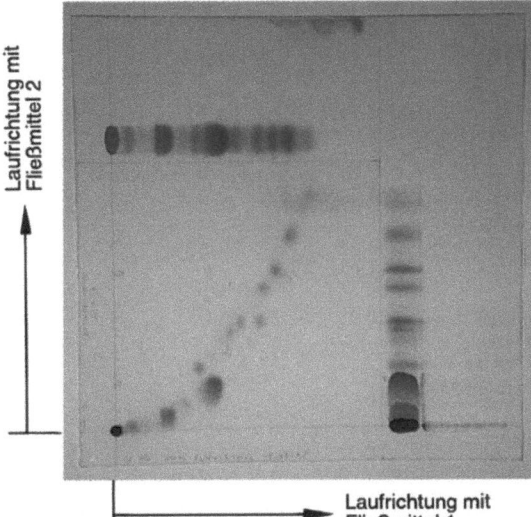

Laufrichtung mit Fließmittel 2

Laufrichtung mit Fließmittel 1

Abb. 2.229. Zweidimensionales DC von Baldriantinktur. 1. Fließmittel: Hexan/Ethylacetat/Eisessig (65:35:0,5, V/V), 2. Fließmittel: Dichlormethan/Ethylmethylketon (95:5, V/V) Detektion mit Anisaldehyd-Schwefelsäure

Bei der zweidimensionalen Entwicklung wird nach der ersten Entwicklung einer in drei Ecken einer quadratischen DC-Platte punktförmig aufgetragenen Untersuchungslösung die DC-Platte um 90° gedreht und ein zweites Mal mit einem anderen Fließmittel entwickelt (Abb. 2.229). Das mittlere, zweifach entwickelte DC liefert dann eine zweidimensionale Auftrennung, die u. U. die Komponenten eines Substanzgemisches, die nach der ersten Entwicklung nicht getrennt wurden, nach der zweiten Entwicklung deutlich unterscheiden läßt. An den beiden Seiten der DC-Platte erhält man dabei das jeweilige DC-Ergebnis nach jeweils einfacher Entwicklung mit dem ersten bzw. zweiten Fließmittel

Bei der circularen Entwicklung trägt man die Substanzlösungen auf einem konzentrischen Ring um den Mittelpunkt einer HPTLC-Platte auf, während das von der Mitte zugeführte Fließmittel nach außen fließt. Die Substanzzonen erscheinen bei dieser Technik als scharfe, konzentrische Ringe. Die circulare Entwicklung ist besonders vorteilhaft für Substanzen mit niedrigen Rf-Werten. Im Gegensatz dazu werden bei der anticircularen Entwicklung die Substanzlösungen und das Fließmittel auf einer äußeren Kreislinie zugeführt, so daß die Entwicklung von außen nach innen erfolgt. Hierdurch wird die diffusionsbedingte Fleck- bzw. Zonenverbreiterung bei Substanzen mit hohen Rf-Werten wirksam unterdrückt. Für beide Entwicklungsarten benötigt man besondere Kammern und maschinelle Auftragegeräte. Eine Weiterentwicklung für die Qualitäts- und Prozeßkontrolle stellt die circulare Entwicklung unter hohem Druck dar, die u. a. innerhalb 1 Minute optimale und scharfe Trennungen ermöglicht.[15,16]

Bei der Zentrifugalschichtchromatographie (CLC) rotiert während der Entwicklung die Sorptionsschicht, so daß die Zentrifugalkraft die Trennung weiter beschleunigt. Im Gegensatz zur normalen DC erhält man hier ein äußeres Chromatogramm, d. h. nach unterschiedlich schneller Durchwanderung der Sorp-

tionsschicht werden die einzelnen Zonen über Fraktionssammler getrennt aufgefangen. Diese spezielle präparative Methode ermöglicht es, reine Stoffe schnell und schonend aus komplexen Stoffgemischen (z. B. Drogenextrakten) zu isolieren.[17]

Eine vielfältig einsetzbare Methode mit wachsender Bedeutung zur DC-Trennoptimierung ist die prächromatographische Derivatisierung, die inzwischen auch von den Arzneibüchern (z. B. DAB 9: Fluocinolonacetonid) als Möglichkeit einer zusätzlichen Identitätsprüfung eingesetzt wird. Grundvoraussetzung für diese „Reaktionschromatographie" sind einheitliche, stabile Endprodukte mit hohen Ausbeuten, leichte Abtrennbarkeit von überschüssigen Reagenzien, die bei der nachfolgenden DC-Trennung und -Auswertung nicht stören dürfen. Die vorgeschaltete Reaktion kann bei der Probenvorbereitung aber auch nach dem Auftragen am Start erfolgen, wobei Erhitzen nach Abdecken der Startzone mit einem Glasstreifen u. U. die Reaktion sehr beschleunigt. Eine Variante stellt die chemische Reaktion zwischen der ersten und zweiten Entwicklung bei der zweidimensionalen DC dar (TRT-Technik: Trennung-Reaktion-Trennung). Diese Technik wird nicht nur zur besseren Abtrennung von Begleitsubstanzen eingesetzt, sondern auch um die Stabilität der gesuchten Substanzen zu erhöhen, ihre Reaktivität (z. B. mit der stationären Phase) zu vermindern und schließlich durch geeignete Derivatisierung die Nachweisempfindlichkeit zu erhöhen.[18]

Die am häufigsten eingesetzten prächromatographischen Reaktionen sind Oxidationen und Reduktionen (z. B. Umwandlung von 17-Hydroxycorticosteroiden mit $NaIO_4^-$ in 17-Keto-Derivate), Hydrolyse von Glycosiden mit HCl oder Ammoniak und Nachweis der Aglyca (z. B. bei Flavonglycosiden, Digitalisglycosiden), Halogenierungen (z. B. Umwandlung von Fluorescein durch Br_2 in Eosin), Veresterung (Acetylierung von Glycosiden und Alkoholen) oder Dansylierung zur Erzeugung von fluoreszierenden

Tabelle 2.30. Alternative DC-Systeme für die Identitätsprüfung. Aus[5]

Fließmittel	Mischungsverhältnis	Sorptionsschicht	geeignet für
Aceton konz. Ammoniak (Kammersättigung)	97 (V/V) 3	Kieselgel 60 F$_{254}$	Cephaelin Emetin Ipecacuanhawurzel Psychotrin
Aceton Diethylamin (Kammersättigung)	90 (V/V) Kieselgel 60 F$_{254}$ Chinarinde 10		Chinin Chinidin Cinchonin Cinchonidin
Aceton Ethanol konz. Ammoniak (Kammersättigung)	90 (V/V) 7 3	Kieselgel 60 F$_{254}$	Atropinsulfat Belladonnablätter Codein Diphenhydramin Ethylmorphin Hyoscyaminsulfat Morphin Noscapin Opium Papaverin Pilocarpin Scopolaminhydrobromid
Aceton Ethylacetat konz. Ammoniak (ohne Kammersättigung)	75 (V/V) 23 2	Kieselgel 60 F$_{254}$	Coffein Diprophyllin Etofyllin Phenazon Theobromin Theophyllin
Aceton Toluol (Kammersättigung)	50 (V/V) 50	Kieselgel 60 F$_{254}$	Orthosiphonblätter Scopoletin
Aceton Ethylmethylketon 3%ige Borsäurelsg. (Kammersättigung)	40 (V/V) 40 25	Kieselgel 60 F$_{254}$	Fructose Galactose Glucose Honig Lactose Rhamnose Saccharose
Cyclohexan Ethylacetat (Kammersättigung)	90 (V/V) 10	Kieselgel 60 F$_{254}$	Kümmel Kümmelöl Limonen Carvon
Cyclohexan Ethylacetat Methanol (Kammersättigung]	45 (V/V) 45 10	Kieselgel 60 F$_{254}$	Chloramphenicol Chloramphenicolpalmitat
Dichlormethan Aceton (ohne Kammersättigung)	75 (V/V) 25	Kieselgel 60 F$_{254}$	Triamcinolon Prednisolon Hydrocortison Betamethason/Dexamethason Prednison Cortison Triamcinolonacetonid Hydrocortisonacetat Cortisonacetat Testosteronpropionat

Tabelle 2.30. Fortsetzung

Fließmittel	Mischungsverhältnis	Sorptionsschicht	geeignet für
Essigsäure 99% (Kammersättigung)		Cellulose (imprägniert mit Paraffinum subliquidum)	Avocadoöl Erdnußöl Kakaobutter Leinöl Lorbeeröl Maisöl Mandelöl Olivenöl Rizinusöl Safloröl Sesamöl Sonnenblumenöl
Ether Toluol Butanol (wasserges.) (ohne Kammersättigung)	85 (V/V) 10 5	Kieselgel 60 F254	Dexamethason Betamethason
Ethylacetat Methanol Wasser (Kammersättigung)	81 (V/V) 11 8	Kieselgel 60 F_{254}	Digitalis-lanatae-Blätter Digitalis-purpurea-Blätter Digitoxin Lanatosid A, B u. C Purpureaglycosid A u. B
Ethylacetat Ameisensäure (98 bis 100%) Wasser (Kammersättigung)	80 (V/V) 8 12	Kieselgel 60 F_{254}	Birkenblätter Chlorogensäure Quercitrin
Ethylacetat Methanol konz. Ammoniak (Kammersättigung)	80 (V/V) 19 1	Kieselgel 60 F_{254}	Acetylsalicylsäure Benzoesäure Coffein Coffein-Natriumbenzoat Coffein-Natriumsalicylat Metamizol Methylsalicylat Paracetamol Phenazon Phenylbutazon Propyphenazon Salicylamid Salicylsäure
Ethylacetat Ameisensäure 98 bis 100% Wasser (Kammersättigung)	65 (V/V) 15 20	Kieselgel 60 F_{254}	Arnikablüten Belladonnablätter Chlorogensäure Hyperosid Kaffeesäure Ringelblumen Rutin
Ethylacetat Aceton konz. Ammoniak (Kammersättigung)	60 (V/V) 40 2	Kieselgel 60 F_{254}	4-Aminobenzoesäure Benzocain Procainhydrochlorid Tetracainhydrochlorid
Ethylacetat Aceton konz. Ammoniak (Kamersättigung und Lichtschutz)	60 (V/V) 40 2	Kieselgel 60 F_{254}	Physostigminsalicylat
Hexan Diethylether Eisessig (Kammersättigung)	90 (V/V) 1 1	Kieselgel 60 F_{254}	Basiscreme DAC Eucerin Wollwachsalkoholsalbe Lanolin Kühlsalbe

Tabelle 2.30. Fortsetzung

Fließmittel	Mischungsverhältnis	Sorptionsschicht	geeignet für
Hexan	50 (V/V)	Kieselgel 60 F_{254}	Huflattichblätter
Ethylacetat	25		Pestwurzblätter
Toluol	25		
(Kammersättigung)			
MgCl$_2$ · 6H$_2$O	5,0 g	Cellulose	Chlortetracyclin
Na$_2$EDTA · 2H$_2$O	0,3 g	(ohne Fluoreszenzindikator)	Demeclocyclin
Wasser ad	100,0 g		Doxycyclin
Eisessig	2,0 ml		Minocyclin
(ohne Kammersättigung)			Tetracyclin
Methanol	90 (V/V)	Kieselgel 60 F_{254}	Erythromycin und Derivate
Ethylacetat	10		Spiramycin
(Kammersättigung)			
Pentan	80 (V/V)	Kieselgel 60 F_{254}	Methyl-4-hydroxybenzoat
Essigsäure 99%	20		Propyl-4-hydroxybenzoat
(Kammersättigung)			
Toluol	97 (V/V)	Kieselgel 60 F_{254}	Anis
Ethylacetat	3		Anisöl
(Kammersättigung)			Anethol
			Anisaldehyd
			Fenchel
			Fenchelöl
Toluol	93 (V/V)	Kieselgel 60 F_{254}	Borneol
Ethylacetat	7		Bornylacetat
(Kammersättigung)			Cineol
			Citral
			Citronenöl
			Kamillenblüten
			Menthol
			Menthylacetat
			Pfefferminzblätter
			Pfefferminzöl
			Thymol
Toluol	50 (V/V)	Kieselgel 60 F_{254}	3-Aminophenol
Aceton	48		4-Aminophenol
Ameisensäure (98 bis 100%)	2		5-Aminosalicylsäure
(Kammersättigung)			4-Chloracetanilid
			Paracetamol
			PAS-Natrium
			Salicylsäure

Produkten. Zahlreiche weitere Beispiele finden sich bei[6] und im DAB 9. Gegenüber der üblichen postchromatographischen Derivatisierung durch Sprüh- und Tauchreagenzien (s. Detektion und Auswertung) hat die vorherige Umsetzung den Vorteil, daß nicht die ganze DC-Platte mit Reagens benetzt wird, was oft die Auswertung erschwert.

DC-Identitätsprüfung in der Arzneibuchanalytik

Alle modernen Pharmakopöen setzen inzwischen im großen Umfang die DC zur Identitätsprüfung ein. Das gilt auch für das HAB, DAC u. ä. Obwohl die neuen Arzneibuchvorschriften zur DC-Identitätsprüfung besonders von komplexen Naturstoffgemischen

aus Drogen oder deren Zubereitungen erheblich verbessert wurden, bleiben für den Arzneibuchbenutzer noch zahlreiche Fragen ungeklärt. Als grundlegender Mangel ist die Tatsache anzusehen, daß die Pharmakopöen bis auf ganz wenige Ausnahmen auf Abbildungen der zu erwartenden DC verzichten und statt dessen das kaum verständlich beschriebene DC-Ergebnis an Hand von zahlreichen mitzuchromatographierenden CRS bzw. CRS-Gemischen abzusichern suchen. Versuchsparameter werden ungenügend beschrieben (z. B. die Art und Dauer des Erhitzens nach dem Besprühen), der Einfluß der relativen Feuchte auf die Aktivität der Sorptionsschicht und damit auf das DC-Ergebnis wird völlig außer Acht gelassen. Auch die Anmerkungen der Arzneibuchkommentare helfen ohne Abbildungen nur bedingt weiter. Immerhin läßt z. B. das DAB 9 die Trennfähigkeit einer

Sorptionsschicht durch die Forderung überprüfen, daß ein Teststoffgemisch (z. B. bei Tetracyclin 5 CRS!) als Vergleichslösung deutlich getrennt sein muß, wenn das DC ausgewertet werden darf – ein Aufwand, der bei Fertigplatten kaum gerechtfertigt ist.

Die Fließmittelsysteme der Arzneibücher sind erheblich zu vereinfachen und einheitlicher zu gestalten, insbesondere sollten toxische und ökologisch bedenkliche Fließmittel und Sprühreagenzien eliminiert werden. Die meisten DC-Probleme lassen sich mit nur zwei anstelle der zahlreichen im Arzneibuch vorgesehenen Sorbenzien, nämlich Kieselgel 60 F_{254} und Cellulose, lösen. Alternativen zur Überwindung dieser hier angesprochenen Probleme finden sich z. B bei[5], zahlreiche Abbildungen auch bei[7,11].

Tab. 2.30 gibt eine Übersicht mit einfacheren, meist weniger toxischen und unbedenklicheren Fließmittelsystemen, die sich anstelle der Arzneibuchvorschriften mit gleichem bzw. besserem Erfolg für die Identitäts- und oft auch Reinheitsprüfung einsetzen lassen.

Literatur

1. Geiss F (1987) Fundamentals of Thin Layer Chromatography, Hüthig, Heidelberg Basel New York
2. Schwedt G (1986) Chromatographische Trennmethoden, 2. Aufl., Thieme, Stuttgart New York
3. Stahl E (1967) Dünnschicht-Chromatographie, 2. Aufl., Springer, Berlin Heidelberg New York
4. Rücker G, Neugebauer M, Willems GG (1988) Instrumentelle Pharmazeutische Analytik, Wissenschaftliche Verlagsgemeinschaft, Stuttgart
5. Pachaly P (1991) DC-Atlas 3. Aufl. von Dünnschicht-Chromatographie in der Apotheke, Wissenschaftliche Verlagsgesellschaft, Stuttgart
6. Jork H, Funk W, Fischer W, Wimmer H (1989) Dünnschicht-Chromatographie: Reagenzien und Nachweismethoden I, Verlag Chemie, Weinheim
7. Rhodewald P, Rücker G, Glombitza KW (1986) Apothekengerechte Prüfvorschriften, Deutscher Apotheker-Verlag, Stuttgart
8. Kraus L (1985) Kleines Praktikumsbuch der Dünnschicht-Chromatographie, Desaga GmbH, Heidelberg
9. Schütz H (1989) Pharm Unserer Zeit 18:161
10. Röder E (1975) Pharmazie 30:349
11. Wagner H, Bladt S, Zgainski EM (1983) Drogenanalyse, Springer, Berlin Heidelberg New York
12. Schneider K (1989) Sci Pharm 57:69
13. Hahn-Deintrop E (1989) GIT Fachz Lab Suppl Chromatogr 3/89:43
14. Stahl E, Schild W (1981) Pharmazeutische Biologie: Drogenanalyse II, Fischer, Stuttgart New York
15. Kaiser RE, Rieder RJ (1986) GIT Fachz Lab Suppl 3 Chromatogr 32
16. Kaiser RE, Rieder RJ (1986) GIT Fachz Lab 993
17. Nyredi S, Meszaros SY, Nyredi-Mikita K, Dallenbach-Tölke K, Sticher O (1986) GIT Fachz Lab Suppl 3 Chromatogr 51
18. Schütz H, Ebel S (1980) Pharm Unserer Zeit 9:139

3.9.2 Gaschromatographie – Grundlagen

K.-H. KUBECZKA

Unter dem Begriff Gaschromatographie (GC) werden alle chromatographischen Trennverfahren zusammengefaßt, bei denen die mobile Phase gasförmig ist. Die Stofftrennung kann sowohl durch Adsorptionsvorgänge (Gas-Fest-Chromatographie; engl.: GSC von Gas Solid Chromatography) als auch durch Verteilung zwischen der mobilen Gasphase und einer stationären, flüssigen Phase (Gas-Flüssig-Chromatographie; engl.: GLC von Gas Liquid Chromatography) erzielt werden. Zur Trennung organisch-chemischer Verbindungen wird überwiegend die Verteilungs-Gaschromatographie (GLC) eingesetzt, die sich apparativ lediglich in der Beschaffenheit der Trennsäulenfüllung von der Adsorptions-Gaschromatographie (GSC) unterscheidet. Es wird fast ausschließlich die Elutionstechnik angewandt.

Gaschromatographisch lassen sich alle Substanzen untersuchen, die gasförmig oder durch Erhitzen unzersetzt in die Gasform überführbar sind, was allerdings in zahlreichen Fällen erst nach Darstellung geeigneter Derivate möglich ist. Das Spektrum der mit diesem Verfahren untersuchten Verbindungen reicht heute von Gasen über die verschiedensten Flüssigkeiten bis hin zu Aminosäuren, Fetten, Zuckern, Steroiden und Alkaloiden. Selbst hochpolymere Verbindungen wie Proteine, Kunststoffe und sogar Mikroorganismen lassen sich nach kontrollierter thermischer Fragmentierung an Hand der dabei gebildeten flüchtigen niedermolekularen Spaltstücke gaschromatographisch charakterisieren (Pyrolyse-Gaschromatographie).

Apparatur

Die gaschromatographische Apparatur (Abb. 2.230) besteht im wesentlichen aus einem Probeneinlaßteil E, der Trennsäule TS und einem Detektor D, die in modernen Geräten getrennt voneinander thermostatisiert werden. Außerdem sind eine Vorratsflasche T und Druck- bzw. Strömungsregeleinrichtungen N für das Trägergas erforderlich. Zur Aufzeichnung des

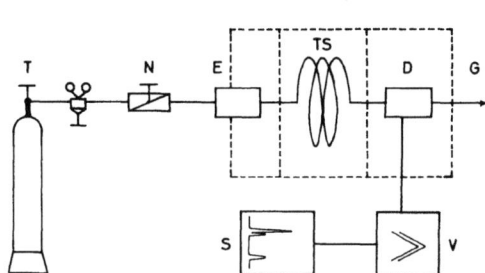

Abb. 2.230. Schematischer Aufbau eines Gaschromatographen. D Detektor, E Probeneinlaßteil, N Druck- bzw. Strömungsregler für das Trägergas, S Registriervorrichtung zum Aufzeichnen des Detektorsignals, T Vorratsflasche für das Trägergas, TH Thermostat, TS Trennsäule, V Verstärker für das Detektorsignal

elektrischen Detektorsignals ist eine Registriervorrichtung, z. B. ein Kompensationslinienschreiber S,
über einen Verstärker V angeschlossen.
Nach Eingabe und gegebenenfalls Verdampfen der
Probe bei E gelangt diese im kontinuierlich strömenden Trägergas, gleichsam als „Dampf-Pfropfen", in
die Trennsäule TS. Dort erfolgt die Trennung der einzelnen Komponenten, bedingt durch ihre unterschiedliche Wechselwirkung mit der stationären Phase, so daß die einzelnen, dampfförmigen Substanzen
mit dem Trägergasstrom nacheinander in den Detektor D gelangen. Dieser erzeugt ein elektrisches Signal
proportional zu der im Trägergas angekommenen
Substanzkonzentration bzw. -menge (je nach Detektortyp), welches über den Verstärker V der Registriereinrichtung S zugeführt wird. Die in Abhängigkeit
von der Zeit registrierten Mengen- bzw. Konzentra-
tionskurven sind das „Gaschromatogramm", das sowohl qualitative als auch quantitative Informationen
enthält.

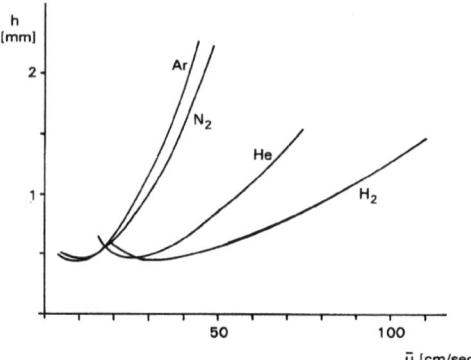

Abb. 2.231. Trennstufenhöhe *h* bei verschiedenen Trägergasen in Abhängigkeit von der mittleren, linearen Strömungsgeschwindigkeit *ū*(cm/s) in Kapillarsäulen

Trägergas

Das in Stahlflaschen unter hohem Druck (ca. 200 bar)
stehende und als mobile Phase dienende Gas, das deshalb als „Trägergas" bezeichnet wird, muß durch einen direkt an der Flasche angeschlossenen Druck-
minderer auf einen geringeren und gleichbleibenden
Druck von etwa 5 bis 10 bar reduziert werden. Die im
Vergleich zu Flüssigkeiten um etwa zwei Größenordnungen niedrigere Viskosität von Gasen gestattet ein
Arbeiten bei verhältnismäßig niedrigen Drücken, die
selten 5 bar überschreiten.
Die genaue Regelung des Trägergasstromes erfolgt
mit einem im Gaschromatographen eingebauten
Druck- oder Strömungsregler. Eine Regelung des
Säulenvordrucks auf einen konstanten Wert gewährleistet bei isothermer Arbeitsweise sowie beim Arbeiten mit Kapillartrennsäulen eine gleichbleibende
Trägergasströmung, die eine Voraussetzung für
reproduzierbares Arbeiten ist. Strömungsregler werden zur Konstanthaltung des Volumenstromes in gepackten Trennsäulen benötigt, wenn eine Temperaturänderung (temperaturprogrammiertes Arbeiten)
zu einer Änderung des Strömungswiderstandes führt.
Der Säulenvordruck wird mit einem in den meisten
Geräten eingebautem Manometer gemessen. Zur
Einstellung des Trägergasvolumenstromes können
einfache Seifenblasenströmungsmesser oder geeignete Meßgeräte wie Kugelrotameter bzw. elektrische
Gasdurchflußmeßzellen verwendet werden.
Als Trägergase werden je nach Trennsäulen- und Detektortyp am häufigsten Stickstoff, Helium und Wasserstoff eingesetzt, während andere Gase, wie z. B.
Argon, äußerst selten und nur in Verbindung mit
speziellen Detektoren verwendet werden.
Das inerte Helium ist wegen seiner niedrigen Viskosität speziell in der Kapillar-Gaschromatographie von
Vorteil, während der ebenfalls niedrigviskose und
preiswertere Wasserstoff als Trägergas ein Sicher-
heitsrisiko darstellt und absolut dichte Anschlüsse besonders im Trennsäulenofenraum erfordert. Wasserstoff besitzt allerdings im Vergleich mit den übrigen
Trägergasen bei höheren Flußraten ein breites Optimum in Hinblick auf die Trennstufenhöhe *h* (vgl.

Abb. 2.231) und ermöglicht somit die kürzesten
Analysenzeiten.
Der ebenfalls preiswerte und ungefährliche Stickstoff
stellt wegen seiner höheren Viskosität einen Kompromiß dar und wird häufig in Verbindung mit einem
Flammenionisationsdetektor verwendet. Das schmale Optimum seiner *hū*-Kurve (Abb. 2.231) erfordert eine genaue Optimierung der Trägergasgeschwindigkeit. Für Wärmeleitfähigkeitsdetektoren ist Stickstoff
wegen seines niedrigen Wärmeleitvermögens ungeeignet, während Elektroneneinfangdetektoren mit
Stickstoff betrieben werden müssen.

Probenaufgabe

Im Gegensatz zu anderen chromatographischen Methoden wird bei der Gaschromatographie die zu untersuchende Probe in die strömende mobile Phase
eingeführt. Sofern es sich nicht um gas- bzw. dampfförmige Proben handelt, die mit gasdichten Injektionsspritzen oder mit speziellen Gasprobenventilen
dosiert werden, müssen diese nach der Injektion
durch Erhitzen so rasch wie möglich in die Dampfform überführt werden, um eine möglichst schmale
Probenzone zu gewährleisten, die eine wichtige Voraussetzung einer effizienten Trennung ist. Flüssige
Proben werden mit einer kleinvolumigen Injektionsspritze (Mikroliterspritze) eingegeben, indem üblicherweise Volumina zwischen 0,1 und 5,0 μl durch eine Silicongummischeibe, das Septum, in ein beheiztes
Verdampferröhrchen aus Glas oder direkt in den
Kopf der Trennsäule injiziert werden (Abb. 2.232a).
Feststoffe werden meist entsprechend nach Auflösung in geeigneten Flüssigkeiten dosiert.
Der Probeneinlaß (Verdampferröhrchen oder Trennsäulenanfang) läßt sich unabhängig von der Trennsäule bis etwa 400 °C aufheizen, um nichtgasförmige
Analysengemische möglichst momentan zur Verdampfung zu bringen und eine Vermischung der Probe mit dem Trägergas weitgehend zu verhindern. Für
die direkte Dosierung von Feststoffen sind auch spezielle Probengeber entwickelt worden.[1,2]

Splitinjektion. Bei Kapillartrennsäulen wird häufig
die Splitinjektionstechnik mit einer Teilung des Gas-

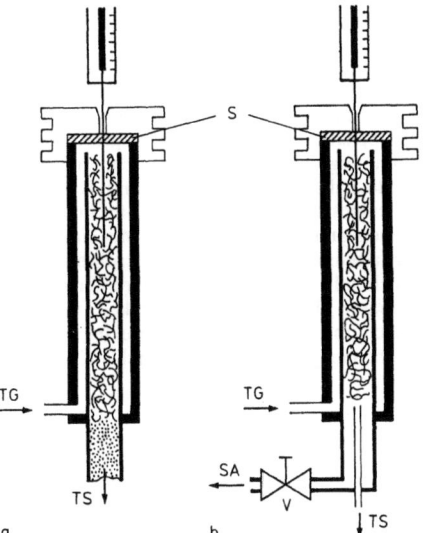

Abb. 2.232 a, b. Probenaufgabe. **a** bei gepackten Trennsäulen, **b** bei Kapillar-Trennsäulen mit Strömungsteilung (Splitinjektion); S Septum, SA Splitausgang, TG Trägergas, TS Trennsäule, V Ventil zur Einstellung des Splitverhältnisses

stromes („split") angewandt, da die mit normalen Mikroliterspritzen dosierbaren Probenvolumina für die niedrig belastbaren Kapillartrennsäulen zu groß wären. Man verwendet deshalb besondere Injektorblöcke (Abb. 2.232 b), die über einen zusätzlichen, durch ein Nadelventil regelbaren Injektorausgang (Splitauslaß) verfügen, durch den der größte Teil der verdampften und mit Trägergas vermischten Probe nach außen geleitet wird, während nur ein geringer Anteil, etwa 1 bis 10 % zur Trennsäule gelangen. Durch Veränderung des Strömungswiderstandes am Splitauslaß kann mit dem Nadelventil das Teilungsverhältnis der beiden Gasflüsse variiert und damit die Probenmenge und die Belastbarkeit der Trennsäule angepaßt werden.

Voraussetzung für exakte quantitative Messungen ist bei dieser Probenaufgabentechnik, daß alle Bestandteile des zu untersuchenden Gemisches im gleichen Verhältnis zwischen Trennsäule und Splitstrom aufgeteilt werden, was bei komplex zusammengesetzten Proben zu einer Unterbewertung hochsiedender Komponenten, ihrer Diskriminierung führen kann. Aus diesem Grunde werden für solche Aufgaben heute zunehmend andere Injektionssysteme eingesetzt.[3,4] Auch ist der Splitinjektor bei der Analyse von Spurenkomponenten eines Gemisches wenig geeignet, da für ihren Nachweis die Detektorempfindlichkeit u. U. nicht mehr ausreicht.

Splitlose Injektion. Für den Nachweis von Spurenkomponenten eines Gemisches kann die splitlose Injektionstechnik angewandt werden, indem bei dem zuvor unter Splitinjektion beschriebenen Injektor das Ventil am Splitausgang völlig geschlossen wird. Auf der dadurch mit Lösungsmittel überlasteten Säule läßt sich dieses bei einer Trennsäulentemperatur, die ca 10 bis 20 °C unter seinem Siedepunkt liegt, zu Be-

ginn der Trennung von der Säule eluieren, während die schwerer flüchtigen Spuren am Säulenanfang fokussiert werden. Sie lassen sich anschließend durch ein Temperaturprogramm als scharfe Banden trennen und detektieren.

„On-column"-Probenaufgabe. Im Gegensatz zu den zuvor beschriebenen Probenaufgabemethoden erfolgt die Dosierung bei der „On-column"-Technik direkt in die kalte Kapillartrennsäule oder eine davor geschaltete, leere, ca. 3 bis 5 m lange Kapillare („retention gap"). Voraussetzung für diese Probenaufgabetechnik ist eine nicht zu englumige Trennkapillare, um die kommerziell erhältlichen, speziellen Injektionsspritzennadeln aus Quarz (0,17 mm Außendurchmesser) oder Edelstahl (0,23 mm Außendurchmesser) in das Säulenlumen einführen zu können. Es kann somit mit den am häufigsten verwandten Kapillartrennsäulen mit Durchmessern von 0,25 mm und größer gearbeitet werden. Wegen der geringen mechanischen Belastbarkeit der äußerst dünnen Nadel kann diese nicht durch ein selbstdichtendes Gummiseptum eingestochen werden. Es ist daher eine Schleusenmechanik erforderlich, im einfachsten Falle ein Ventil ähnlich einem Einweghahn, das zur Injektion kurz geöffnet wird und durch dessen enge Kükenbohrung die Nadel eingeführt werden kann.

Nach erfolgter Probeneingabe wird, wie bei der splitlosen Injektion, die durch diese Technik stark an Bedeutung verloren hat, das Lösungsmittel durch programmiertes Aufheizen der Trennsäule auf eine höhere Temperatur verdampft. Durch Fortsetzung der Temperaturprogrammierung mit einer meist weniger steilen Temperaturanstiegsrate werden anschließend die Probenkomponenten getrennt.

Aufgrund der direkten Probeneingabe in die kalte Trennsäule lassen sich bei dieser Dosierungsweise sehr gute quantitative Resultate, selbst bei Substanzgemischen mit Komponenten eines weiten Siedebereichs, erzielen. Sie ist auch bei der Analyse thermolabiler Verbindungen vorteilhaft, da diese wegen des Fehlens einer heißen Verdampfungszone thermisch weniger belastet werden.

Temperaturprogrammierte Probenaufgabe. Im Unterschied zur „On-column"-Injektion wird die Probe in eine der Trennsäule vorgeschaltete kalte Verdampfungskammer eines speziellen Injektors eingeführt, die nach erfolgter Kaltinjektion unabhängig von der Trennsäule sehr rasch programmiert aufgeheizt werden kann. Der sog. PTV-Injektor (engl.: Programmed Temperature Vaporizer) läßt sich sowohl im Splitmodus als auch splitlos betreiben. Er vereinigt damit die Vorteile der split-/splitlosen Probenaufgabe mit der „On-column"-Technik.

Durch die Möglichkeit einer zusätzlichen Kühlung des Verdampferröhrchens auf Temperaturen unter 0 °C lassen sich auch Proben mit niedrigsiedenden Anteilen mit hoher Präzision analysieren. Ein weiterer Vorzug dieser Injektionstechnik besteht darin, daß das Verdampferröhrchen des PTV-Injektors mit einem Adsorbens gepackt werden kann und sich als Vorsäule zur eigentlichen Trennsäule betreiben läßt. Dies kann z. B. bei „Head-space"-Analysen zur Konzentrierung stark verdünnter Proben genutzt werden, die sich im Injektor durch Kryofokussierung zu schmalen Zonen aufkonzentrieren lassen. Nach raschem Aufheizen werden die flüchtigen Anteile durch das Trägergas als schmale Zone in die relativ kältere Trennsäule gespült, wo am Säulenanfang eine erneute Fokussierung stattfindet.

Dampfraum(Head-space)-Probenaufgabe. Diese spezielle Probenaufgabe eignet sich vor allem zur direkten Analyse flüchtiger Bestandteile einer komplex zusammengesetzten Probe mit einer nichtflüchtigen Matrix, wie z. B. einer Salbe mit flüchtigen Bestandteilen oder zur direkten Untersuchung pflanzlicher Drogen mit ätherischen Ölen. Bei dieser Probenaufgabetechnik wird die Dampfphase, die in einem geschlossenen System mit der Probe in thermodynamischem Gleichgewicht steht, dosiert und anschließend gaschromatographisch untersucht. Schwerflüchtige Bestandteile der Matrix befinden sich nicht im Gasraum und gelangen deshalb nicht in die Trennsäulen. Genaue quantitative Bestimmungen sind mit dieser Technik nur bedingt möglich und erfordern genaue Eichmessungen, da die Konzentrationen der einzelnen flüchtigen Probenbestandteile im Dampfraum über der Probe nicht allein von deren Dampfdrücken, sondern auch von der nichtflüchtigen Matrix selektiv beeinflußt werden können.

Die Dosierung erfolgt im einfachsten Fall mit einer gasdichten Injektionsspritze, mit der aus dem Dampfraum eines geschlossenen, thermostatisierten Probengefäßes ein aliquoter Teil mit den darin angereicherten Verbindungen entnommen und direkt in den Gaschromatographen injiziert wird (statische „Head-space"-Analyse). Diese Probenaufgabetechnik läßt sich automatisieren, wofür spezielle Probengeber entwickelt wurden.[5,6]

Während bei der statischen „Head-space"-Probenaufgabe die Einstellung des thermodynamischen Gleichgewichts zwischen Probe und dem darüber befindlichen Dampfraum einmalig in einem geschlossenem System erfolgt, werden bei der dynamischen „Head-space"-Technik die Gasphase über der Probe kontinuierlich durch Einleiten von Trägergas erneuert und die im Gasstrom abtransportierten flüchtigen Bestandteile durch Kryofokussierung am Trennsäulenanfang oder durch Adsorption in einer mit geeignetem Sorbens (z. B. Tenax®) gefüllten Vorsäule akkumuliert. Nach raschem Aufheizen dieser Adsorptionszone (z. B. in einem PTV-Injektor) gelangen die freigesetzten, flüchtigen Verbindungen mit dem Trägergas als schmale Bande in die Trennsäule, wo sie getrennt werden. Auf diese Weise lassen sich selbst äußerst geringe Spuren flüchtiger Bestandteile aus einer nichtflüchtigen Matrix abtrennen und anschließend analysieren.

Automatische Probenaufgabe. Neben den skizzierten Möglichkeiten, einzelne Analysenproben manuell in einen Gaschromatographen einzugeben, kommt der Probeneingabe mit Automaten (autosampler) immer größere Bedeutung zu. Sie führen nicht nur in Laboratorien mit großen Probenzahlen zu einer erheblichen Arbeitserleichterung und ermöglichen einen 24-Stunden-Betrieb, sondern verbessern auch die Genauigkeit und Reproduzierbarkeit der Analysenergebnisse merklich. Dies ist auf die Standardisierung der Eingabebedingungen wie Dosiervolumen, Dosierdauer,

Dosiergeschwindigkeit usw. zurückzuführen, so daß sich erst mit Hilfe solcher Automaten die Möglichkeiten der quantitativen GC-Analyse voll ausschöpfen lassen. Sie können i. allg. bereits durch die in modernen Gaschromatographen integrierten, programmierbaren Schaltungen oder durch angeschlossene Integratoren angesteuert werden. Zunehmend übernehmen jedoch die zur GC-Steuerung und -Datenverarbeitung eingesetzten Tischrechner ihre Steuerung. Die Probeneingabe erfolgt in der Regel mit einer elektrisch oder pneumatisch betätigten Mikroliterspritze, so daß sich alle mit normalen Mikroliterspritzen durchführbaren Probeneingabetechniken automatisiert durchführen lassen. Eine direkte „On-colunm"-Probenaufgabe stößt derzeit noch auf Schwierigkeiten.

Trennsäule

Man unterscheidet gepackte Trennsäulen und Kapillartrennsäulen, die sich in ihrer Leistungsfähigkeit und ihren Dimensionen deutlich unterscheiden:

Gepackte Trennsäulen

Die gepackten Trennsäulen sind meist spiralig aufgerollte Edelstahl- oder Glasröhren mit einem Innendurchmesser von 1 bis 6 mm und einer Länge von 1 bis 4 m. Sie sind entweder mit einem feinkörnigen Adsorbens (GSC) oder einem inerten Material, dem Trägermaterial, gefüllt, auf dessen Oberfläche sich die Trennflüssigkeit als dünner Film befindet (GLC). Verwendet werden sowohl gebrochene, irreguläre als auch sphärische Teilchen mit einem Partikeldurchmesser von etwa 0,1 bis 0,3 mm in möglichst engen Siebfraktionen. Gängige Korngrößenbereiche, die in der Fachliteratur häufig in mesh-Werten (nach den amerikanischen Standardsieben) angegeben werden und ihre entsprechenden Bereiche in mm sind in Tab. 2.31 aufgelistet.

Tabelle 2.31. Korngrößenbereiche häufig verwendeter Packungsmaterialien

mesh-Bereich	μm-Bereich	gerundete Herstellerangaben (mm)
60 bis 80	250 bis 177	0,18 bis 0,25
80 bis 100	177 bis 149	0,15 bis 0,18
100 bis 120	149 bis 125	0,125 bis 0,15
120 bis 140	125 bis 105	0,1 bis 0,125

Als Richtwert kann für analytische Trennsäulen mit einem Durchmesser von 2 bis 3 mm und einer Länge bis zu 2 m eine Teilchengröße von 100 bis 120 mesh, bei längeren Trennsäulen von 80 bis 100 mesh empfohlen werden. Für Trennsäulen mit einem größeren Durchmesser empfehlen sich größere Teilchen und entsprechend kleinere Teilchen für Trennsäulen mit einem kleineren Lumen. Eine Ausnahme bilden einige Trägermaterialien mit deutlich geringerer Oberfläche, deren Teilchengrößen niedriger zu wählen sind. Neben der Teilchengröße beeinflußt die spezifische Oberfläche eines Trägermaterials, besonders jedoch von porösen Adsorbenzien, die Eigenschaften der Trennsäule. Sie ist zur Charakterisierung der stationä-

Tabelle 2.32. Sorbenzien für die Gas-Fest-Chromatographie

Bezeichnung	Zusammensetzung	spezifische Oberfläche (m^2/g)	maximale Temperatur $(°C)$ isotherm
Chromosorb® 101	Styrol-Divinylbenzol-Copolymer	30 bis 40	275
Chromosorb® 102	Styrol-Divinylbenzol-Copolymer	300 bis 400	250
Chromosorb® 103	Styrol-Copolymer	15 bis 25	275
Chromosorb® 104	Acrylnitril-Divinylbenzol-Copolymer	100 bis 200	250
Chromosorb® 105	Polyaromat	600 bis 700	250
Chromosorb® 106	Styrol-Copolymer	700 bis 800	250
Chromosorb® 107	Acrylsäureester-Copolymer	400 bis 500	225
Chromosorb® 108	Acrylsäureester-Copolymer	100 bis 200	225
Porapak® P	Styrol-Divinylbenzol-Copolymer	100 bis 200	250
Porapak® Q	Ethylvinylbenzol-Divinylbenzol-Copolymer	500 bis 600	250
Porapak® R	Styrol-Divinylbenzol-Copolymer mit Vinylpyrrolidon	450 bis 600	250
Porapak® S	Styrol-Divinylbenzol-Copolymer mit Vinylpyridin	300 bis 450	250
Porapak® N	Styrol-Divinylbenzol-Copolymer mit Vinylpyrrolidon	250 bis 350	190
Porapak® T	Dimethylacrylsäure-Ethylenglycol-Copolymer	250 bis 350	190
Tenax®	Poly-(2,6-Diphenyl-p-phenylenoxid)	20	375

ren Phase anzugeben, da sich die verschiedenen Handelsprodukte (vgl. Tab. 2.32) diesbezüglich deutlich unterscheiden.

Stationäre Phase. Für die *Gas-Fest-Adsorptionschromatographie* (GSC) werden meist poröse organisch-synthetische Polymere, seltener anorganische Materialien wie Aluminiumoxid, Kieselgel, Adsorbenzien auf Kohlenstoffbasis oder zeolithische Molekularsiebe eingesetzt.

Da die Trennung an der Grenzfläche zwischen gasförmiger mobiler und fester stationärer Phase stattfindet, ist neben der chemischen Beschaffenheit der Oberfläche deren Größe für die Trennung maßgeblich bestimmend. Eine Zusammenstellung häufig in der GC als Adsorbenzien verwendeter organischer Polymere, zu denen vor allem verschiedene Chromosorb®-Typen der 100er Serie (Johns-Manville Corp., USA) sowie die Porapak®-Typen P,Q,R,S,N,T (Waters Ass., USA) zählen, ist in Tab. 2.32 aufgelistet. Sie eignen sich zur Trennung von Gasen, ferner zur Analyse verschiedener niedermolekularer Verbindungen, vor allem sehr polarer Stoffe, wie freier Carbonsäuren, basischer Verbindungen (z. B. Amine) und wäßriger Lösungen. Einige dieser Adsorbenzien, wie z. B. das Ethylvinylbenzol-Divinylbenzol-Copolymer oder das Styrol-Divinylbenzol-Copolymer, werden im DAB 9 u. a. zur Reinheitsprüfung einiger Antibiotika (MeOH-Bestimmung) oder zur Bestimmung des maximal zulässigen Wassergehaltes (Choriongonadotropin, Menotropin) verwendet.

Die Stofftrennung in der *Verteilungs-Gaschromatographie* (GLC) beruht auf der unterschiedlichen Löslichkeit der zu trennenden Substanzen in der stationären, flüssigen Phase (Trennflüssigkeit). Deshalb werden zur Trennung polarer Verbindungen polare Trennflüssigkeiten und entsprechend unpolare Flüssigkeiten zur Trennung apolarer Gemische eingesetzt. Da die Trennflüssigkeit bei Betriebstemperatur der Säule neben einer geringen Viskosität einen möglichst niederen Dampfdruck besitzen muß (andernfalls würde sie aus der Säule gespült – sog. Bluten – und im Detektor ein Signal erzeugen), benutzt man hochmolekulare Stoffe, wie z. B. bestimmte Polyester, Poly-

ether u. ä. zur Trennung polarer Verbindungen, während Kohlenwasserstoffe und verschiedene Polysiloxane (Siliconöle bzw. Silicongummen) als apolare Phasen dienen. Letztere lassen sich durch Einführung funktioneller Gruppen, wie Phenyl-, Vinyl-, Nitril- oder Fluoralkylreste in ihren Eigenschaften modifizieren, so daß eine breite Palette unterschiedlich polarer stationärer Phasen zur Verfügung steht.

Die sorgfältige Wahl der geeigneten stationären Phasen für ein bestimmtes Trennproblem ist für den Erfolg von ausschlaggebender Bedeutung. Sie wird jedoch durch die Vielzahl der im Handel befindlichen Trennflüssigkeiten erschwert; allerdings haben nur relativ wenige von ihnen weite Verbreitung gefunden. In Tab. 2.33 sind die am häufigsten angewandten Trennflüssigkeiten zusammengestellt.

Die Bezeichnungen polar und apolar charakterisieren eine Trennflüssigkeit aber nur sehr ungenau. Wesentlich besser kann eine stationäre Phase durch die von Rohrschneider eingeführten Konstanten[7] oder die aus ihnen weiterentwickelten sog. McReynolds-Konstanten[8] in ihren Trenneigenschaften beschrieben werden. Diese Kennzahlen berücksichtigen einzelne Wechselwirkungen wie Dispersionskräfte (London-Kräfte), Induktionskräfte (Debye-Kräfte) und Orientierungskräfte (Keesom-Kräfte), die beim gaschromatographischen Trennprozeß zwischen Analysenkomponente und Trennflüssigkeit auftreten können und in ihrer Gesamtheit zur unterschiedlichen Verzögerung (Retention) der einzelnen Komponenten beim Passieren der Trennsäule führen. Rohrschneider benutzt fünf, McReynolds zehn ausgewählte Verbindungen, welche die verschiedenen zwischenmolekularen Wechselwirkungskräfte spezifisch meßbar machen. Gemessen werden die Retentionszunahmen der einzelnen Testverbindungen (in Form der Retentionsindexdifferenzen ΔI) gegenüber ihrem Verhalten auf einer gepackten Trennsäule mit Squalan als stationärer Phase. Je größer die Rohrschneider- bzw. McReynolds-Konstante für eine der Testverbindungen ist, um so größer ist folglich auch ihre Retentionszeit auf der betreffenden Trennflüssigkeit. Dies gilt entsprechend für Verbindungen ähnlicher chemischer Struktur, so daß anhand dieser Kon-

Tabelle 2.33. Häufig verwendete Trennflüssigkeiten in der Gaschromatographie

Trennflüssigkeit (C°)	Kurzbezeichnung	Temperaturbereich	Polarität
Apiezon®		50 bis 300	apolar
Ethylenglycoladipat	EGA	100 bis 240	mittelpolar
Ethylenglycolsuccinat	EGS	100 bis 200	mittelpolar
Diethylenglycoladipat	DEGA	20 bis 250	mittelpolar
Diethylenglycolsuccinat	DEGS	20 bis 220	mittelpolar
Di-*n*-decylphthalat		0 bis 150	mittelpolar
β,β-Oxydipropionitril		0 bis 100	polar
Polyethylenglycol 20000 (Macrogol)	Carbowax 2OM	60 bis 250	polar
Polypropylenglycol			polar
Polypropylenglycolnitroterephthalat (free fatty acid phase)	FFAP	60 bis 275	mittelpolar
Squalan		20 bis 120	apolar
Polysiloxane (Siliconöle/Silicongummen)			
Dimethyl-	DC 200	0 bis 250	apolar
	OV 1	100 bis 350	
	OV 101	0 bis 350	
	SE 30	50 bis 350	
	SF 96	0 bis 250	
Methylphenyl- (25:75)	OV 25	0 bis 350	apolar
Methylphenyl- (50:50)	OV 17	0 bis 350	
Methylphenyl- (65:35)	OV 11	0 bis 350	
Methylphenyl- (95:5)	SE 52	50 bis 300	
Methylphenylvinyl- (94:5:1)	SE 54	50 bis 300	mittelpolar
Cyanoethylmethyl- (25:75)	XE-60	0 bis 250	polar
Cyanopropylmethylphenyl- (25:50:25)	OV 225	50 bis 275	polar
Cyanopropylmethylphenyl- (6,8:86,4:6,8)	OV 1701	0 bis 300	mittelpolar
Dicyanoethyl-	OV 275	25 bis 250	polar
Trifluorpropylmethyl- (50:50)	QF 1	0 bis 250	mittelpolar
	OV-210	0 bis 275	

Tabelle 2.34. McReynolds-Konstanten einiger der in Tab. 2.33 aufgeführten Trennflüssigkeiten

Trennflüssigkeit	ΔIBenzol	ΔIButanol	ΔI2-Pentanon	ΔINitropropan	ΔIPyridin	ΔI2-Methyl-2-pentanol	ΔI1-Iodbutan	ΔI2-Octin	ΔI1,4-Dioxan	ΔIcis-Hydrindan	b	r
Squalan	0	0	0	0	0	0	0	0	0	0	0,2891	1,945
Apiezon® L	32	22	15	32	42	13	35	11	31	33	0,2821	1,914
SE 30	15	53	44	64	41	31	3	22	44	-2	0,2495	1,776
DC 550	74	116	117	178	135	81	74	72	128	36	0,2608	1,823
OV 17	119	158	162	243	202	112	119	105	184	69	0,2551	1,799
Di-*n*-decylphthalat	136	255	213	320	235	201	126	101	202	38	0,2714	1,868
QF 1	144	233	355	463	305	203	136	53	280	59	0,2094	1,619
XE 60	204	381	340	493	367	289	203	120	327	94	0,2237	1,674
Carbowax 20 M	322	536	368	572	510	387	282	221	434	148	0,2235	1,673
DEGS	499	751	593	840	860	595	422	323	725	240	0,1900	1,548

stanten eine Voraussage über das Trennverhalten von stationären Phasen und ihr Vergleich untereinander möglich wird. Tab. 2.34 gibt die heute überwiegend verwendeten McReynolds-Konstanten einiger der in Tab. 2.33 aufgeführten Trennflüssigkeiten wieder. Die Konstanten *b* und *r* liefern zusätzliche Informationen insbesondere über das Retentionsverhalten von Homologen, wobei höhere *b*- und *r*-Werte bei gleichen übrigen Konstanten zu den besseren Trennungen führen.

Nach den grundlegenden Arbeiten von Gil-Av[9] sind auch eine Reihe von stationären Phasen zur Trennung von Enantiomeren erfolgreich getestet worden. Es werden einerseits chirale Polysiloxane eingesetzt, bei denen optisch aktive Aminosäuren bzw. Peptide an die endständigen Carboxylgruppen eines geeigneten Polysiloxans (z. B. Carboxypropylmethylsiloxan) gebunden sind. Bewährt hat sich u. a. L-Valin-*tert.*-butylamid (Chirasil-Val®), das Trennungen von 70 bis 240 °C zuläßt. Außerdem lassen sich chirale Verbindungen durch enantioselektive Wechselwirkungen mit chiralen Übergangsmetallkomplexen gaschromatographisch trennen.[10]

Eine breite Anwendung haben in jüngster Zeit auch zahlreiche Cyclodextrinphasen erlangt, die durch Einführung von Alkyl- und/oder Acylgruppen aus den verschiedenen Cyclodextrinen hergestellt werden[11] und als eine neue Generation chiraler stationärer Phasen angesehen werden können. Mit Hilfe dieser hydrophoben Cyclodextrinderivate, welche mit chiralen Verbindungen durch Bildung diastereomerer Einschlußkomplexe enantioselektiv in Wechselwirkung treten, lassen sich zahlreiche Verbindungen, u. a. terpenoide Bestandteile ätherischer Öle trennen.[12,13]

Trägermaterial. Das mit Bruchteilen eines Prozentes bis zu etwa 20 Gew.-% imprägnierte Trägermaterial dient in der gepackten Trennsäule zur Fixierung der Trennflüssigkeit und ermöglicht gleichzeitig den Gasdurchtritt. Die besten Resultate werden mit inerten Materialien von möglichst einheitlicher Korngröße zwischen 0,1 und 0,25 mm (vgl. Tab. 2.31) erhalten, die eine Oberfläche von mindestens 1 m^2/g und nicht zu tiefe Poren besitzen. Kieselgur entspricht diesen Forderungen recht gut und wird deshalb häufig in natürlicher Form oder nach Brennen mit Zusatzstoffen (z. B. bestimmte Chromosorb®-Typen) verwandt. Das aus fossilen Diatomeen-Schalen gewonnene Material besteht aus einem Kieselsäurehydrat und wird für die Chromatographie besonders gereinigt. Durch Waschen mit Säure (engl.: aw von acid washed) oder Lauge und gegebenenfalls durch Silanisierung mit Hexamethyldisilazan (HMDS) oder Dimethylchlorsilan (DMCS) lassen sich aktive Zentren wie Silanolgruppen am Trägermaterial inaktivieren, die zu einer Bandenverzerrung, dem sog. Tailing, führen. Die einzelnen durch verschiedene Buchstaben gekennzeichneten Chromosorb®-Typen (Tab. 2.35) unterscheiden sich in ihrer spezifischen Oberfläche, die in der Reihenfolge P – A – W – G abnimmt, und demzufolge eine unterschiedliche Beladung mit stationärer Phase zulassen. Außerdem bestehen bei den verschiedenen Typen Unterschiede in der mechanischen Stabilität, was bei der Belegung mit stationärer Phase und dem Packen der Säule zu berücksichtigen ist.

Tabelle 2.35. Chromosorb®-Typen als Trägermaterialien

Typenbezeichnung	spezifische Oberfläche (m^2/g)	maximale Beladbarkeit (Gew.-%)
Chromosorb® A	2,7	25
Chromosorb® G	0,5	5
Chromosorb® P	4,0	30
Chromosorb® W	1,0	15

Neben den verschiedenen Chromosorb®-Typen, die aus irregulären Teilchen bestehen, werden sphärische Trägermaterialien auf der Basis von Siliciumdioxid synthetisch hergestellt, die sich durch eine einheitliche Porenstruktur und gute mechanische Stabilität auszeichnen. Die als Volaspher® bezeichneten Trägermaterialien mit einer spezifischen Oberfläche von ca. 1 m^2/g stehen mit unterschiedlich behandelten Oberflächen zur Verfügung und können nach Herstellerangaben bis zu 70 % mit stationärer Phase beladen werden. Neben dem oberflächenbehandelten Typ A1 sind Materialien mit silanisierter (Typ A2), siliconisierter (Typ A4) und mit 2 % Terephthalsäure beladener Oberfläche (Typ A3) im Handel, die maximal bis ca. 350 °C (der Typ A3 bis max. 250 °C) eingesetzt werden können. In selteneren Fällen werden oberflächenbehandelte Glaskugeln, Teflonpulver (z. B. Chromosorb® T) u. ä. als Trägermaterial eingesetzt.

Kapillartrennsäulen

Die Kapillartrennsäule ist eine englumige Röhre von 0,1 bis 1,0 mm Innendurchmesser und bis zu 100 m Länge, auf deren Innenwand sich die stationäre Phase befindet. Anstelle der früher verwendeten Kapillarrohre aus Edelstahl werden heute Glas- und bevorzugt dünnwandige Quarzkapillarrohre (engl.: fused silica capillaries) verwendet. Letztere sind zur Erhöhung ihrer mechanischen Stabilität außen mit einer Polyimidschicht überzogen. Für Hochtemperaturtrennungen (300 bis 450 °C) stehen außerdem mit Aluminium ummantelte Quarzkapillaren zur Verfügung. Vorzüge der Quarzkapillare gegenüber der früher verwendeten Kapillare aus Glas sind ihre inerte Oberfläche und vor allem ihre hohe Elastizität, die nicht nur einen einfacheren Einbau in das Gerät ermöglicht, sondern auch verhältnismäßig einfach den Aufbau von Trennsäulenschaltungen (multidimensionale Gaschromatographie) zuläßt.

Kapillartrennsäulen sind im Gegensatz zu den gepackten Trennsäulen ungefüllte Rohre und weisen deshalb ein ungleich niedrigeres Druckgefälle zwischen Säulenanfang und -ende auf. Bei vergleichbaren Säulenvordrücken kann mit wesentlich längeren Trennsäulen (> 100 m) gearbeitet werden. Dies führt zu einer um den Faktor 10^2 bis 10^3 höheren Trennleistung (Abb. 2.233) oder bei vergleichbarer Trennleistung zu drastisch kürzeren Analysenzeiten. Nachteilig ist die geringere Substanzbelastbarkeit der Kapillartrennsäule, die nur etwa 1/10 bis 1/100 der bei gepackten Trennsäulen üblichen Probenmenge aufnehmen kann und deshalb spezielle Probenaufgabe-Techniken wie z. B. die Splitinjektion erforderlich macht. Man unterscheidet zwei verschiedene Typen von Kapillartrennsäulen, die sich in der Beschaffenheit der Kapillarrohrinnenwand und als Folge davon in der Belastbarkeit unterscheiden:

Die *Dünnfilmkapillare* oder WCOT-column (engl.: wall coated open tubular), bei der sich die flüssige stationäre Phase als dünner Film auf der Röhreninnenwand befindet. Um haftfähige Filme zu erhalten werden verschiedene Oberflächenbehandlungen vorgenommen, z. B. Ätzen bei Glaskapillaren oder Aufbringen polymerer Zwischenschichten bei Quarzkapillaren. Auch wird die stationäre Phase selbst durch Polymerisation quervernetzt oder durch chemische Bindung an geeignete Zwischenschichten immobilisiert, wodurch derartige Säulen eine höhere Temperaturbeständigkeit aufweisen und kaum noch „bluten". Nichtflüchtige Probenbestandteile lassen sich von diesen Säulen mit geeigneten Lösungsmitteln, ohne den Film der stationären Phase zu zerstören, herauswaschen. Heute sind praktisch alle wichtigen

Tabelle 2.36. Zusammenhang zwischen Säulendurchmesser und der Anzahl theoretischer Böden bei Kapillartrennsäulen

Innerer Durchmesser (mm)	Anzahl theoretischer Böden/m	Länge für 100.000 theoretische Böden (m)
0,53	2.100	48
0,32	3.400	29
0,25	4.500	22
0,10	11.000	9

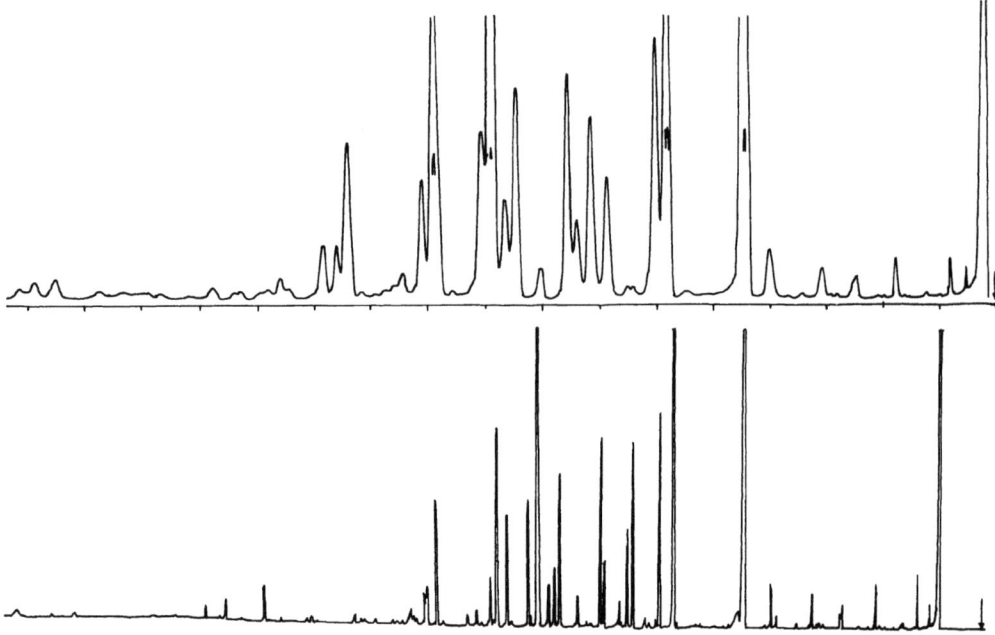

Abb. 2.233. Gaschromatogramme eines ätherischen Öls, das mit einer gepackten 2-m-Trennsäule (oben) und einer 50-m-Glas-dünnfilmkapillaren (unten) getrennt wurde. In beiden Fällen: Trägergas N_2; PEG 20.000 als stationäre Phase; Temperaturprogramm: 70 bis 200 °C (2,5°/min); FID

Tabelle 2.37. Kennwerte gaschromatographischer Trennsäulentypen

Säulentyp	Länge (m)	Innendurchmesser (mm)	erreichbare Trennstufenzahl	Belastbarkeit (g)
Gepackte Trennsäule	1 bis 4	1 bis 6	10^3 bis 10^4	10^{-6} bis 10^{-3}
Dünnschichtkapillare	5 bis 50	0,2 bis 1,0	10^4 bis 10^5	10^{-8} bis 10^{-5}
Dünnfilmkapillare	10 bis 100	0,1 bis 0,53	10^4 bis 10^6	10^{-9} bis 10^{-6}

Trennflüssigkeiten, die in gepackten Trennsäulen zur Anwendung kamen, in Quarzkapillaren kommerziell erhältlich. Neben unterschiedlichen Säulendurchmessern (Tab. 2.36), welche die Trennleistung deutlich beeinflussen, lassen sich auch gezielt unterschiedliche Filmdicken der stationären Phase herstellen.
Zunehmende Säulendurchmesser und Filmdicken erhöhen die Probenbelastbarkeit der Trennkapillare auf Kosten der Trennleistung. Eine erhöhte Probenbelastbarkeit spielt in der Spurenanalytik und bei bestimmten Kopplungstechniken (z. B. der GC-FTIR-Kopplung) eine wichtige Rolle. Auch läßt sich das verschiedentlich bei tiefen Säulentemperaturen erforderliche Arbeiten vielfach durch den Einsatz von Kapillartrennsäulen mit dickeren Filmen umgehen. Neben den gebräuchlichen Filmdicken von 0,25 und 0,5 μm können heute stabile Filme mit 1 μm und mehr hergestellt werden und sind z. T. im Handel erhältlich. Kapillartrennsäulen mit einem Innendurchmesser von 0,53 mm (sog. „Wide-bore"-Kapillaren) lassen sich bereits ohne Strömungsteilung des Trägergases betreiben und bei entsprechend dicken Filmen

wie gepackte Trennsäulen mit niedrig belegtem Trägermaterial einsetzen.
Die *Dünnschichtkapillare* ist mit dem Ziel entwickelt worden eine höher belastbare Trennkapillare herzustellen. Sie besteht aus einem Kapillarrohr, an dessen Innenwand ein dünner Belag eines Trägers aufgebracht ist. Die dadurch erzielte Vergrößerung der inneren Oberfläche gestattet eine Imprägnierung mit deutlich höheren Mengen stationärer Phase. Dieser als SCOT-Säule (engl.: support coated open tubular) bezeichnete Säulentyp verbindet die Vorzüge der Kapillartrennsäule mit ihrer hohen Trägergaspermeabilität und der höher belastbaren gepackten Trennsäule. Durch die mit Probensubstanz ebenfalls höher belastbaren heute verfügbaren Dünnfilmkapillaren mit größeren Filmdicken hat die SCOT-Säule deutlich an Bedeutung verloren und wird nur noch vereinzelt angewandt.
Ebenso wie imprägnierte Trägermaterialpartikel lassen sich auch Adsorbenspartikel wie z. B. Kieselgur, graphitierter Ruß oder ein Metalloxid auf die Kapillarrohrinnenwand aufbringen. Die auf diese Weise erhaltene Adsorptionskapillartrennsäule bezeichnet

man als PLOT-Säule (engl.: porous layer open tubular). Auch lassen sich bei diesem Säulentyp Molekularsiebe zur Trennung einsetzen.
In Tab. 2.37 sind die wichtigsten Kenndaten der verschiedenen GC-Trennsäulentypen zusammengestellt.

Detektoren

Gaschromatographische Detektoren erzeugen ein elektrisches Signal proportional zu der im Trägergas aus der Trennsäule kommenden Substanzmenge oder -konzentration. Sie wirken als Meßgrößenwandler und Signalgeber für das registrierende Meßwerk. Dieses, in der Regel ein elektrischer Kompensationslinienschreiber, zeichnet nach geeigneter elektrischer Umformung das Gaschromatogramm auf, welches zum Analysenergebnis qualitativ und quantitativ ausgewertet werden kann. Grundsätzlich lassen sich zwei verschiedene Arten von Detektoren unterscheiden: Differentialdetektoren und Integraldetektoren.
Der *Differentialdetektor* liefert zu jedem Zeitpunkt ein Signal, welches der ihn gerade durchströmenden Substanzmenge oder -konzentration im Trägergas proportional ist. Hierdurch entsteht beim Passieren einer Komponente der für diese Detektorart typische Signalverlauf von Null über ein Maximum wieder nach Null. Die sich im Chromatogramm über die Nullinie erhebenden, glockenförmigen Kurven (Peaks) entsprechen einzelnen Substanzen (Abb. 2.234a). Ihre Fläche ist der Substanzmenge bzw. -konzentration proportional.
Der *Integraldetektor* liefert ein Signal, das der gesamten Substanzmenge proportional ist, die ihn zu diesem Zeitpunkt passiert hat, woraus ein stufenförmiger Signalverlauf resultiert; jede Stufe entspricht einer Einzelsubstanz (Abb. 2.234a). Aus der Stufenhöhe kann unmittelbar die Menge der entsprechenden Substanz abgelesen werden.
Heute werden in kommerziellen Geräten ausschließlich Differentialdetektoren verwendet, deren Anzeige konzentrationsabhängig oder massenstromabhängig ist, je nachdem ob die Signalintensität von den physikalischen Eigenschaften des Komponenten-Trägergas-Gemisches oder der Probenkomponente alleine bestimmt wird.

Konzentrationsabhängige Detektoren liefern mit zunehmender Probenkonzentration im Trägergas (g/ml) größere Signale. Zu ihnen zählt beispielsweise der Wärmeleitfähigkeitsdetektor; sein Signal S ist der Konzentration C und einer als Response-Faktor bezeichneten detektorspezifischen Größe R_c proportional:

$$S = R_c \cdot C.$$

Massenstromabhängige Detektoren liefern Signale, die der Geschwindigkeit proportional sind, mit welcher die Probe in den Detektor gelangt (g/s). Hierzu zählen der Flammenionisationsdetektor, der Flammenphotometerdetektor u. a. Für diese gilt entsprechend:

$$S = R_m \cdot C \cdot F,$$

wobei F die Flußrate des Trägergases ist. Bei diesem Detektortyp kann beim Arbeiten mit Kapillartrennsäulen zur Verbesserung der Strömungsgeometrie im Detektor dem geringen Trägergasstrom nach der Trennsäule ein Beschleunigungsgas („Make-up"-Gas) ohne Einbuße an Empfindlichkeit zugemischt werden.

Kennwerte gaschromatographischer Detektoren. Die wichtigsten Charakteristika eines gaschromatographischen Detektors sind:

- Empfindlichkeit,
- Nachweisgrenze,
- linearer oder dynamischer Bereich,
- Spezifität oder Selektivität.

Die *Empfindlichkeit* ist bei konzentrationsabhängigen Detektoren das Verhältnis von Signalgröße S zur Probenkonzentration C im Trägergas oder bei massenstromabhängigen Detektoren deren Signal S in Abhängigkeit von der pro Zeiteinheit t durch den Detektor strömenden Probenmasse m.
Die *Nachweisgrenze* eines Detektors wird durch das Verhältnis von Empfindlichkeit zum Rauschpegel bestimmt. Die niedrigste nachweisbare Substanzkonzentration oder -masse wird gewöhnlich als diejenige Konzentration oder Masse definiert, die einen Grundlinienversatz erzeugt, welcher dem dreifachen Wert der Standardabweichung des Rauschens (σ-Rauschen) entspricht. Bei Verwendung von Linienschreibern zur Aufzeichnung des Chromatogramms läßt sich daraus die niedrigste nachweisbare Substanzkonzentration/-masse durch Bestimmung des Signal-Rausch-Verhältnisses S/N (engl.: signal/noise) entnehmen:

$$S/N = \frac{2h}{h_n}$$

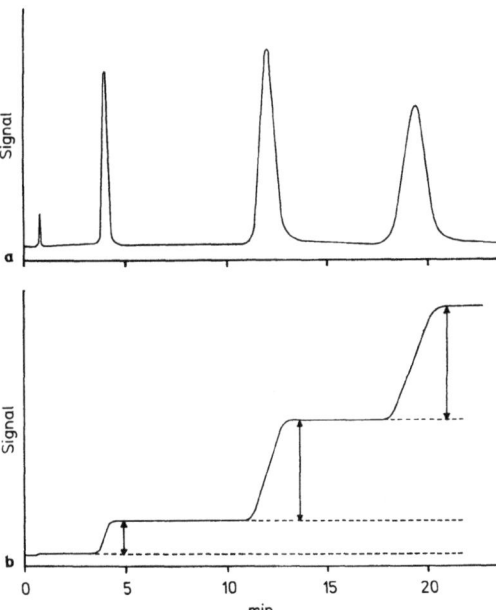

Abb. 2.234a, b. Gaschromatogramme **a** eines Differentialdetektors und **b** eines Integraldetektors

Die Höhe des betreffenden Peaks h muß mindestens das Zweifache des absoluten Wertes der größten Rausch-Schwankung h_n (N) von der Basislinie betragen. Hierbei ist nach DAB 9 die Basislinie über eine Distanz zu beobachten, die dem 20fachen der Peakbreite in halber Höhe ($b_{0,5}$) entspricht und zu beiden Seiten des Peaks liegt (Abb. 2.235).

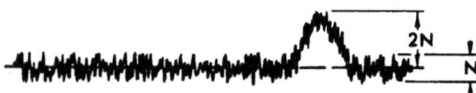

Abb. 2.235. Bestimmung der Nachweisgrenze in einem Chromatogramm

Unter dem *linearen* oder *dynamischen Bereich* versteht man den Bereich, in welchem das Detektorsignal der Probenkonzentration bzw. -masse direkt proportional ist. Er entspricht dem Quotienten aus der größten korrekt angezeigten Konzentration und der unteren Nachweisgrenze und kann bis zu 7 Zehnerpotenzen betragen (FID), was während einer einzigen Analyse eine quantitativ richtige Bestimmung von Spurenkomponenten gestattet.

Eine wichtige Eigenschaft eines Detektors ist auch seine *Spezifität* oder *Selektivität*. Ein unspezifischer oder nichtselektiver Detektor, wie z. B. der WLD, spricht auf alle Probenkomponenten an und zeigt sie mit gleicher Empfindlichkeit. Die Peakflächen der einzelnen Probenbestandteile entsprechen demnach ihren Mengen, sind ihnen direkt proportional. Im Gegensatz dazu spricht ein spezifischer oder selektiver Detektor nur auf einen bestimmten Typ von Verbindungen, wie z. B. chlor- oder stickstoffhaltige Kom-

ponenten an, während die übrigen nicht oder zumindest um mehrere Größenordnungen unempfindlicher nachgewiesen werden. Zwischen den beiden Extremen bestehen zahlreiche Übergänge. Tab. 2.38 enthält eine Zusammenstellung der Kennwerte häufig in der GC verwendeter Detektoren.

Wärmeleitfähigkeitsdetektor (WLD). Dieser Detektor (engl.: TCD von Thermal Conductivity Detector) basiert auf dem unterschiedlichen Wärmeleitvermögen von Trägergas und dampfförmiger Analysensubstanz. He und H_2 sind wesentlich bessere Wärmeleiter als organische Dämpfe und werden deshalb bei diesem Detektortyp meist als Trägergase eingesetzt. Der WLD besteht aus einem thermostatisierten Metallblock mit vier paarweise miteinander verbundenen Bohrungen, in denen sich je eine Drahtwendel (Hitzdraht) oder ein Halbleiterelement (Thermistor) befinden (Abb. 2.236 a).

Zwei Zellen werden stets von reinem Trägergas (Vergleichszellen), die beiden übrigen (Meßzellen) von dem aus der Trennsäule kommenden Gasstrom durchströmt. Alle vier Hitzdrähte sind entsprechend dem Schaltschema von Abb. 2.236 b in einer Wheatstone'schen Brückenschaltung miteinander elektrisch verbunden und werden durch den Brückenstrom aufgeheizt. Sie haben alle den gleichen elektrischen Widerstand, solange sie von reinem Trägergas umströmt werden, so daß das Signal am Brückenausgang Null ist. Strömt eine dampfförmige Substanz durch die beiden Meßzellen, so kommt es an den heißen Hitzdrähten zu einem Wärmestau, wodurch sich ihre elektrischen Widerstände ändern und die Meßbrücke eine Spannung, das Meßsignal, liefert. Dieses Signal ist der Probenkonzentration im Trägergas über einen Bereich von $1:10^4$ proportional.

Tabelle 2.38. Kennwerte gebräuchlicher Detektoren

Detektortyp (Abkürzung)	WLD	FID	TID	ECD	FPD	PID
Empfindlichkeit	10^4 $V \cdot ml \cdot g^{-1}$	10^{-2} $A \cdot s \cdot g^{-1}$	1 $A \cdot s \cdot g^{-1}$	< 40 $A \cdot s \cdot g^{-1}$	10^{-1} $A \cdot s \cdot g^{-1}$	$\leq 3 \cdot 10^{-1}$ $A \cdot s \cdot g^{-1}$
Nachweisgrenze	10^{-9} $g \cdot ml^{-1}$	10^{-12} $g \cdot s^{-1}$	10^{-12} $g \cdot s^{-1}$	10^{-14} $g \cdot s^{-1}$	10^{-11} $g \cdot s^{-1}$	10^{-12} $g \cdot s^{-1}$
linearer Bereich	10^4	10^7	10^5	10^4	10^4	10^7
Selektivität	alles	OH C-C	N, P Cl, Br, I	Cl, Br NO_2	S, P	alles
Trägergas	He, H_2	N_2, He, H_2	N_2, He, H_2	N_2	N_2	N_2

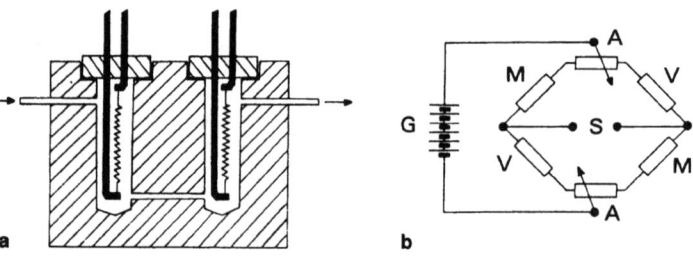

a   **b**

Abb. 2.236 a, b. Wärmeleitfähigkeitsdetektor. **a** Querschnitt durch zwei Zellen eines Hitzdrahtdetektors, **b** Schaltung eines vierzelligen Wärmeleitfähigkeitsdetektors; G Gleichstromquelle, M Meßzelle, V Vergleichszelle, A Nullabgleich (fein und grob), S Schreiberanschluß

Nachweisbar sind grundsätzlich alle Substanzen mit einem vom Trägergas abweichenden Wärmeleitvermögen. Um organische Verbindungen möglichst empfindlich zu detektieren, müssen Trägergase mit hohem Wärmeleitvermögen wie He oder H_2 gewählt werden. Mit dem WLD lassen sich auch H_2O, N_2 und CO_2 nachweisen, die bei den meisten anderen gaschromatographischen Detektoren kein Signal geben. Andererseits läßt sich auch He mit einem Wärme schlechter leitendem Trägergas detektieren, so daß grundsätzlich alle Substanzen durch geeignete Wahl des Trägergases nachgewiesen werden können.

Flammenionisationsdetektor (FID). Der FID ist wegen seiner hohen Nachweisempfindlichkeit und relativ einfachen Bauweise heute der am häufigsten verwendete Detektortyp (Abb. 2.237).

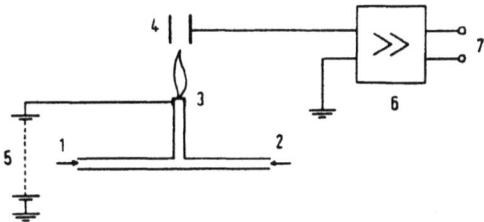

Abb. 2.237. Bauprinzip eines Flammeninisationsdetektors. 1 Trägergas, 2 Brenngas (H_2), 3 Düsenspitze (Kathode), 4 Anode, 5 Gleichspannungsquelle, 6 Elektrometerverstärker, 7 Ausgang für Registriereinrichtung

Er besteht aus einem kleinen Brenner, dessen Düsenspitze als Elektrode, meist als Kathode, ausgebildet ist, und gegen das Gehäuse, in dem sich der Brenner befindet, durch ein Keramik- oder Quarzröhrchen elektrisch isoliert ist. In ihm werden die im Trägergas ankommenden getrennten Substanzen nach Zumischen von Wasserstoff zu CO_2 und H_2O verbrannt. Die dafür erforderliche Luft wird in das gekapselte Detektorgehäuse gesondert eingeleitet. In der Flamme aus Wasserstoff und im Brenner zugemischtem reinen Trägergas entstehen außerordentlich wenig Ionen, so daß zwischen der Düsenspitze (Kathode) und einer darüber befindlichen Elektrode, der sog. „Saug-Anode", bei einer Feldstärke von ca. 300 $V \cdot cm^{-1}$ ein Grundstrom von etwa 10^{-12} A fließt. Beim Eintritt organischer Substanzen in die heiße Flamme entstehen zunächst Radikale, die im oxidierenden Flammensaum zu Molekül-Ionen und Elektronen reagieren. Diese machen schließlich den Raum zwischen den beiden Elektroden stärker leitend und führen zu einem starken Anstieg des Grundstromes. Durch geeignete Umformung in einem Elektrometerverstärker kann dieser von einem Schreiber oder einer anderen geeigneten Meßvorrichtung registriert werden. Der Vorgang läßt sich folgendermaßen symbolisieren:

organische Substanz + H_2 + O_2 (Luft) $\longrightarrow$ CO_2 + H_2O + e^- + Anionen + Kationen

Σe^- + Anionen $\longrightarrow$ Meßstrom

Der FID ist im Gegensatz zum WLD ein Massenstromdetektor, mit dem alle zu CO_2 verbrennbaren

Verbindungen nachgewiesen werden können. Gleiche Gewichtsmengen Kohlenwasserstoff erzeugen gleiche Schreiberausschläge, während gleiche Molmengen Ausschläge erzeugen, die der C-Zahl des betreffenden Kohlenwasserstoffes proportional sind. Wegen der geringen Ionenausbeute bei organischen Verbindungen mit Heteroatomen, da nur der zu CO_2 verbrennbare Anteil der Molekel nachgewiesen wird, ist eine Korrektur der Bandenflächen zur Mengenberechnung erforderlich. Der Faktor, mit dem die gemessene Peakfläche multipliziert werden muß, läßt sich grob nach folgender Beziehung abschätzen:

$$F = \frac{\text{Molekülmasse}}{\text{C} - \text{Anzahl} \cdot 12}$$

Kohlenwasserstoffe und organische Moleküle mit größeren Kohlenwasserstoffresten werden nahezu unspezifisch detektiert.

Thermionischer Detektor (TID). Durch verhältnismäßig geringfügige apparative Veränderungen läßt sich der FID in einen substanzspezifischen Detektor verwandeln, der Phosphor, Stickstoff, Halogenide, Arsen u. a. selektiv nachweisen kann. Dies geschieht im wesentlichen durch Aufheizen eines Alkalisalzes mit der Flamme des FID (Abb. 2.238). Hierdurch werden in dem auch als Alkaliflammenionisationsdetektor (AFID) bezeichneten Detektor beim Eintritt entsprechender organischer Verbindungen an der heißen Salzoberfläche Ionen gebildet, welche in einem elektrischen Gleichspannungsfeld das Meßsignal liefern. Dieses ist der durch verschiedene Heteroatome selektiv ausgelösten Entstehung von Ionen proportional. Durch entsprechende Wahl des Alkalisalzes, das entweder neben der Flamme oder in Form einer Perle über der Flamme gehaltert wird, und die Geometrie der Ionisationskammer kann die Spezifität des Detektors bei gleichzeitiger Absenkung der Kohlenstoffempfindlichkeit verändert werden.

Der ebenfalls N- und P-selektive flammenlose TID ist ein Ionisationsdektor, der mit einem wasserstoffarmen, nicht mehr brennbaren Gasgemisch betrieben

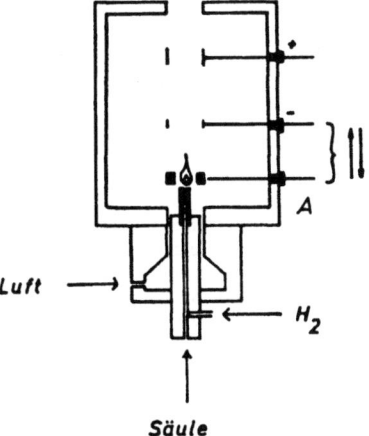

Abb. 2.238. Schematischer Aufbau eines thermionischen Detektors. A Alkalisalzhalterung (höhenverstellbar), + Kathode (höhenverstellbar), - Anode

wird. In ihm wird das Alkalisalz in Form einer rubidiumhaltigen Glasperle durch einen elektrisch zum glühen gebrachten Platindraht aufgeheizt. Dadurch lassen sich Stabilität und Linearität gegenüber dem Flammendetektor verbessern.

Beide thermionischen Detektoren sind massenstromabhängige Detektoren hoher Spezifität, mit denen vor allem N- und P-haltige Verbindungen empfindlich in einer komplexen Matrix nachgewiesen werden können. Sie werden deshalb auch als NP-Detektoren (engl.: nitrogen/phosphorous detectors) bezeichnet.

Sauerstoffselektiver Flammenionisationsdetektor (O-FID). Mit Hilfe dieses Detektors, der auch als OSD (engl.: Oxygen Selective Detector) bezeichnet wird, lassen sich in einem Gemisch sauerstoffhaltige Verbindungen detektieren und quantitativ bestimmen, während Kohlenwasserstoffe kein Signal ergeben. Er besteht aus einem FID und zwei Reaktoren, einen der Trennsäule nachgeschalteten Crack-Reaktor und einen zweiten Hydrier-Reaktor. In der ersten Reaktorzone, einem auf ca. 1.250 °C erhitzten Pt- oder Pt-Rh-Kapillarrohr, werden alle Kohlenwasserstoffe in reinen Kohlenstoff und Wasserstoff gespalten und aus Sauerstoff Kohlenmonoxid gebildet. Dieses wird in einem zweiten direkt in den FID integrierten Reaktor zu Methan reduziert, welches im FID empfindlich nachgewiesen werden kann. Da aus jedem Sauerstoffatom zunächst ein Molekül Kohlenmonoxid und daraus ein Molekül Methan gebildet werden, ist eine exakte quantitative Sauerstoffbestimmung möglich. Auch Wasser läßt sich mit diesem Detektor bei Verwendung einer geeigneten Trennsäule bestimmen. An das Trägergas Stickstoff, dem ein bestimmter Anteil Wasserstoff vor der Säule zugemischt wird, werden hohe Reinheitsanforderungen bezüglich Spurenbeimengungen von Sauerstoff gestellt. Das Detektorsignal ist dem O-Gehalt direkt proportional und über fünf Dekaden linear. Die O-Selektivität dieses Detektors, der vorwiegend in der Petrochemie zum Nachweis O-haltiger Treibstoffbeimengungen eingesetzt wird, ist besser als 1:10^7;[14] er wurde jedoch auch bei der Analyse ätherischer Öle erfolgreich erprobt.[15]

Elektroneneinfangdetektor (ECD). Im ECD (engl.: Electron Capture Detector) wird das Trägergas durch eine von den Nukliden ^{3}H oder ^{63}Ni stammende weiche β-Strahlung ionisiert. Als Trägergas eignet sich vor allem Stickstoff oder Argon, dem 5 % Methan beigemischt sind. Die durch die Ionisation des Trägergases freiwerdenden Elektronen bedingen einen Stromfluß zwischen der auf positivem Potential liegenden Düse und einer darüber angebrachten Elektrode (Abb. 2.239). Bei Anlagerung eines Teils dieser „langsamen" Elektronen an eine elektronenaffine Verbindung, wie z. B. eine halogenhaltige Substanz, verringert sich der Stromfluß zwischen den Detektorelektroden, was nach geeigneter Umformung als Meßsignal registriert werden kann.

$$\beta + N_2 \longrightarrow N_2^+ + e^-_{langsam}$$

$$e^-_{langsam} + X \longrightarrow X^-$$

Abnahme von $e^-_{langsam} \longrightarrow$ Meßsignal

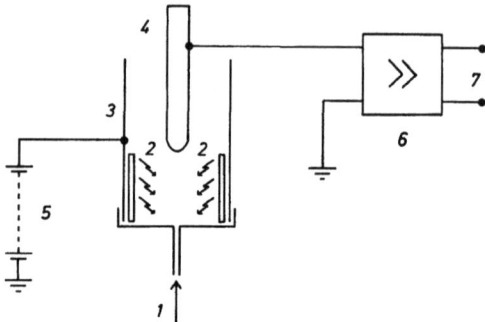

Abb. 2.239. Schematischer Aufbau eines Elektroneneinfangdetektors. 1 Trägergas. 2 β-Strahlung, 3 Metallgehäuse, 4 Elektrode, 5 Gleichspannungsquelle, 6 Elektrometerverstärker, 7 Ausgang für Registriereinrichtung

Der massenstromabhängige ECD wird vor allem in der Rückstandsanalytik zum empfindlichen und spezifischen Nachweis halogenhaltiger Substanzen wie Pflanzenschutzmitteln u. ä. eingesetzt. Außerdem lassen sich mit ihm metallorganische Verbindungen, konjugierte Carbonyle, Nitrile und Nitroverbindungen nachweisen, während er gegenüber den meisten anderen organischen Verbindungen wesentlich unempfindlicher ist. Seine Empfindlichkeit für Chlor kann bis zu 10^9 im Vergleich zu Benzol betragen. Zu seinem Betrieb ist eine Genehmigung der Strahlenschutzbehörde erforderlich.

Flammenphotometerdetektor (FPD). Im Flammenphotometerdetektor werden aus der Trennsäule im Trägergas ankommende Substanzen nach Zumischen von H$_2$ verbrannt und die Strahlungsemission in der Flamme angeregter Probenmoleküle photometrisch gemessen. Als Strahlungsdetektor dient ein Sekundärelektronenvervielfacher (SEV), dessen Signal über einen linearisierenden Verstärker der Registriervorrichtung zugeführt wird.

Durch die Wahl stoffspezifischer Emissionsbanden lassen sich mit entsprechenden Filtern phosphorhaltige Verbindungen bei 526 nm bzw. schwefelhaltige Verbindungen bei 394 nm mit hoher Spezifität empfindlich messen. Der FPD kann auch gleichzeitig als FID ausgebaut und betrieben werden, wodurch sich von einer Analysenprobe simultan zwei Chromatogramme mit unterschiedlichem Informationsinhalt erhalten lassen. P- und S-haltige Komponenten können auf diese Weise parallel mit anderen Substanzen eines Gemisches bestimmt werden.

Photoionisationsdetektor (PID). Der Photoionisationsdetektor beruht auf der Ionisation von Teilchen durch energiereiche UV-Strahlung. Je nach benutzter Strahlungsquelle werden alle Moleküle mit einem geringeren Ionisationspotential als 9,5, 10,2 oder 11,7 eV ionisiert. Diese Energiemengen verschiedener auswechselbarer Strahlungsquellen reichen aus, um die meisten organischen Verbindungen zu ionisieren, während die meisten Gase wie O$_2$, N$_2$, CO$_2$, H$_2$ und He, aber auch Wasser nicht ionisiert werden.

$$R \xrightarrow{h \cdot \nu} R^+ + e^-$$

Die entstandenen geladenen Teilchen werden vom Trägergas in eine neben der Strahlungsquelle gelegene flache Kammer mit zwei Elektroden transportiert, wo sie in einem starken elektrischen Feld zur Kollektorelektrode wandern. Der dabei fließende Strom kann nach entsprechender Umformung als Meßsignal registriert werden und ist über sieben Dekaden der Probenmasse proportional. Die Empfindlichkeit des PID beträgt 0,3 C/g, so daß bei einem Rauschpegel von $4 \cdot 10^{-14}$ A noch 2 pg Benzol nachgewiesen werden können. Der PID ist somit über zehnmal empfindlicher als der FID, kann jedoch nur bis 250 °C betrieben werden; außerdem können durch Substanzablagerungen im Detektor Probleme entstehen.

Weitere Detektoren. Außer den beschriebenen Detektoren werden in der GC für spezielle Aufgaben noch andere Detektoren eingesetzt. Die sog. *Edelgasdetektoren,* die zu der Gruppe der Strahlungsionisations-Detektoren gehören, werden entweder mit Argon oder Helium als Trägergas betrieben (*Argon-* bzw. *Heliumdetektor*) und sind semispezifische Detektoren hoher Empfindlichkeit. In ihnen werden Atome des Trägergases durch eine radioaktive Strahlungsquelle (^{90}Sr, ^{85}Kr oder ^{3}H) in einen metastabilen Zustand überführt. Diese recht kurzlebigen Teilchen übertragen ihre Energie auf Moleküle der Analysensubstanz, die dadurch ionisiert wird und im Spannungsfeld zwischen den beiden Detektorelektroden einen meßbaren Stromfluß erzeugen.

Auch der *Elektronenquerschnittsdetektor* (engl.: CSD von Cross Section Detector) gehört der Gruppe der Strahlungsionisationsdetektoren an und wird vor allem für quantitative Untersuchungen eingesetzt, da er noch sehr hohe Konzentrationen richtig erfaßt.

Detektoren besonders hoher Spezifität sind verschiedene Spektrometer, die anstelle eines Detektors direkt mit dem Ausgang der Trennsäule verbunden sind. Diese *Gaschromatograph-Spektrometer-Kopplungen,* unter denen vor allem die *Gaschromatograph-Massenspektrometer-(GC-MS)-Kopplung* eine herausragende Rolle spielt, sind außerordentlich leistungsfähige Analyseninstrumente, die allerdings weniger der Detektion gaschromatographisch getrennter Verbindungen, sondern vielmehr der Identifikation einzelner Probenkomponenten im gaschromatographischen Eluat dienen. Sie werden deshalb im Zusammenhang mit der qualitativen Analyse behandelt.

Registriervorrichtungen. Zur Registrierung des elektrischen Detektorsignals kommen verschiedene Vorrichtungen zum Einsatz, die entweder eine analoge Aufzeichnung der Signalstärke (mV) in Abhängigkeit von der Zeit *t*, das Gaschromatogramm, liefern (Kompensationslinienschreiber) oder eine Digitalisierung des Detektorsignals vornehmen (Integratoren, Rechner) und die einzelnen Digitalwerte sowohl als Gaschromatogramm analog ausgeben (plotten) als auch für eine weitere Bearbeitung speichern.

Die in der Gaschromatographie eingesetzten *Kompensationslinienschreiber* besitzen meist einen Meßbereich von 1 oder 2,5 mV (Vollausschlag) und eine Einstellzeit von 0,5 s. Die Geschwindigkeit des Papiervorschubs ist häufig abgestuft auf unterschiedliche Werte zwischen 0,1 und mehrere cm/min ein-

stellbar, wobei 1 cm/min eine Standardeinstellung ist und noch eine gute manuelle Auswertung des Chromatogramms gestattet. Kleinere Papiervorschübe werden für Übersichtsdarstellungen längerer Gaschromatogramme bevorzugt.

Elektronische Integratoren und *Rechner* mit entsprechender GC-Software gestatten neben einer analogen Darstellung des Chromatogramms eine automatische Ermittlung der einzelnen Peakflächen, die zusammen mit den Retentionszeiten ausgegeben oder auch weiterverarbeitet werden können. So besitzen bereits die preiswerteren Integratoren Programme zur Chromatogrammauswertung nach Flächenprozenten, der internen und der externen Standardmethode. Durch die Speicherung der Rohdaten lassen sich auch nachträglich Korrekturen an den ausgegebenen Daten wie Basislinienkorrektur vornehmen, oder Flächenauswertungen schlecht aufgelöster, partiell überlagerter Peaks mit geänderten Algorithmen durchführen.

Mit den meist auf einfacheren AT-kompatiblen Rechnern mit ausreichender Grafikauflösung (VGA, EGA) lauffähigen GC-Auswerteprogrammen können darüber hinaus ohne zusätzlichen Arbeitsaufwand statistische Berechnungen, Vergleiche mit gespeicherten Standards u. ä. vorgenommen und Analysenprotokolle komfortabel ausgegeben und verwaltet werden.

Grundlagen der gaschromatographischen Trennung

Da die allermeisten gaschromatographischen Trennungen organischer Verbindungen auf Gas-Flüssig-Verteilungsprozessen beruhen, sollen nur diese näher erörtert werden. Verteilungsgaschromatographische Trennung lassen sich prinzipiell auf die unterschiedlichen Löslichkeiten der zu untersuchenden Substanzen in der stationären Phase (Trennflüssigkeit) zurückführen, was ihre unterschiedlichen Konzentrationen in der mobilen Gasphase zur Folge hat. Das Verhältnis ihrer Verteilung zwischen flüssiger stationärer und mobiler Gasphase wird durch den Verteilungskoeffizienten K festgelegt:

$$K = \frac{\text{g Substanz in 1 ml Trennflüssigkeit}}{\text{g Substanz in 1 ml Trägergas}}$$

Seine Größe bestimmt die Verweilzeit einer Substanz in der Trennsäule, da der Aufenthalt in der mobilen Gasphase für alle Substanzen gleich groß ist und ausschließlich ihr unterschiedlich langer Aufenthalt in der stationären, flüssigen Phase zur Trennung führt.

Retentionszeit. Die Zeit, die eine Substanz in der stationären Phase zurückgehalten wird, ist die *Nettoretentionszeit* t_s. Sie ist nicht mit der Zeit von der Probeneingabe bis zu ihrem Austritt am Säulenende identisch, da alle Stoffe wie Inertgase, die sich ausschließlich in der bewegten Phase befunden haben – also gar nicht am gaschromatographischen Verteilungsprozeß teilgenommen haben – eine gewisse Zeit benötigen, um durch die Säule zu wandern. Diese als Totzeit t_m (auch t_0 oder Durchbruchzeit t_d) bezeichnete Größe muß von der sog. *Gesamtretentionszeit* t_{m+s} (im DAB 9 mit t_R bezeichnet), welche der Zeit von der

Probenaufgabe bis zur Detektion des Peakmaximums entspricht, zuvor abgezogen werden, um zur Nettoretentionszeit t_s zu gelangen.

$$t_s = t_{m+s} - t_m.$$

Die Nettoretentionszeit t_s ist dem Verteilungskoeffizienten K proportional. Zur Bestimmung der Totzeit t_m, die von der Strömungsgeschwindigkeit des Trägergases abhängt, werden detektierbare Verbindungen wie Luft (beim Arbeiten mit WLD) oder Methan bzw. dessen etwas höhere Homologe eingesetzt, sofern diese unter Analysenbedingungen von der stationären Phase nicht zurückgehalten werden.

In der Praxis lassen sich die Retentionszeiten der einzelnen Verbindungen aus dem analog aufgezeichneten Gaschromatogramm als Strecken entnehmen und bei bekanntem Schreibervorschub (cm/min) in die entsprechenden Retentionszeiten umrechnen (Abb. 2.240). Im DAB 9 ist deshalb die (Gesamt-)Retentionszeit t_R einer Verbindung unkorrekt als Entfernung auf der Basislinie in mm zwischen dem Einspritzpunkt und dem Schnittpunkt der durch das Maximum des betrachteten Peaks gezogenen Senkrechten mit der Basislinie definiert, was naturgemäß nur in einem analog aufgezeichneten Gaschromatogramm gemessen werden kann.

Kapazitätsverhältnis (Massenverteilungsverhältnis). Der Quotient aus der Aufenthaltsdauer einer Verbindung in der stationären Phase (= Nettoretentionszeit t_s) und der Aufenthaltsdauer in der mobilen Phase (= Totzeit t_m) wird als Kapazitätsverhältnis k' (im DAB 9 Massenverteilungsverhältnis D_m genannt) bezeichnet.

$$k' = \frac{t_{m+s} - t_m}{t_m} = \frac{t_s}{t_m}$$

k' beschreibt im Unterschied zum Verteilungskoeffizienten K, welcher das Konzentrationsverhältnis einer Substanz in der stationären und der mobilen Phase angibt, das entsprechende Mengenverhältnis einer Komponente in den beiden Phasen.

$$k' = \frac{m_s}{m_m}$$

m_s = Menge des gelösten Stoffes in der stationären Phase,
m_m = Menge des Stoffes in der mobilen Phase.

Das Kapazitätsverhältnis k' und der Verteilungskoeffizient K stehen nach folgender Gleichung zueinander in Beziehung:

$$k' = K \cdot \frac{V_L}{V_G} = \frac{K}{\beta}$$

V_L = Volumen der stationären flüssigen Phase in der Säule,
V_G = Volumen der mobilen Gasphase in der Säule.

Der reziproke Wert V_G/V_L wird das *Phasenverhältnis* β genannt. Sein Wert ist für Dünnfilmkapillaren etwa 1/100 des Wertes gepackter Trennsäulen und beeinflußt die Kapazitätsverhältnisse einer Substanz auf den genannten Säulentypen, während die Verteilungskoeffizienten einer Substanz bei gleicher stationärer Phase vom Säulentyp unabhängig sind und den gleichen Wert besitzen.

Retentionsvolumen. Unter konstanten apparativen Bedingungen haben identische Verbindungen gleiche Verweilzeiten in der Trennsäule. Sie sind unter diesen Bedingungen für die einzelnen Verbindungen charakteristisch und können zu ihrer Identifikation herangezogen werden. Da die Retentionszeit u.a. von der Strömungsgeschwindigkeit des Trägergases beeinflußt wird, kann man die Retentionszeit mit dem Gasmengenstrom F multiplizieren, um von diesem Arbeitsparameter unabhängige Werte zu erhalten und gelangt so zu einer Volumenangabe, dem sog. *(Netto-)Retentionsvolumen V_s.*

$$V_s = t_s \cdot F \,(\text{ml}).$$

Entsprechend läßt sich das Totvolumen V_m berechnen, welches dem Trägergasvolumen entspricht, welches zur Elution einer in der stationären Phase nicht löslichen Verbindung erforderlich ist. V_m hat den selben Wert wie V_g, das „statische" Gasvolumen der Säule, das sich bei bekanntem Gasmengenstrom auf diese Weise durch Berechnung von V_m bestimmen läßt.

Das Nettoretentionsvolumen steht nach Druck- und Temperaturkorrektur, wobei der Druckabfall innerhalb der Trennsäule und Temperaturdifferenzen zwischen Meßstelle und dem Inneren der Säule berücksichtigt werden, als *korrigiertes Retentionsvolumen* V_s^{pT} in einfacher Beziehung zum Verteilungskoeffizienten K,

$$V_s^{pT} = K \cdot V_{L(Tc)}$$

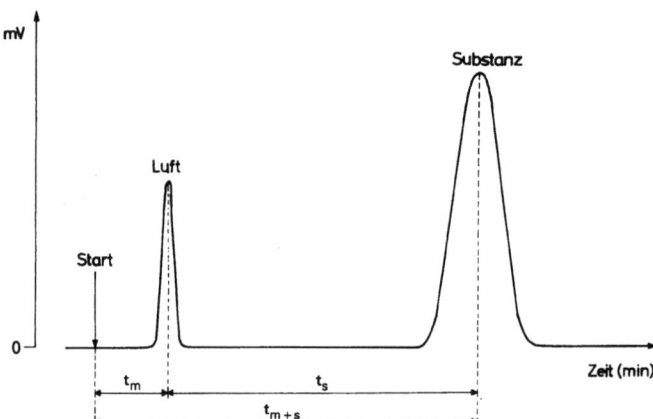

Abb. 2.240. Gaschromatogramm. E Einspritzpunkt, G Gas- bzw. Luftpeak zur Bestimmung der Totzeit t_m

wobei $V_{L(Tc)}$ das Volumen der Trennflüssigkeit in der Säule bei T_c (K) ist.

Zu Vergleichszwecken ist es allerdings günstiger, das Retentionsvolumen einer Substanz auf Standardbedingungen zu beziehen (0 °C = 273 K, 1 g Trennflüssigkeit), wobei das sog. genormte oder *spezifische Retentionsvolumen* V_g einer Verbindung erhalten wird, welches eine stoffspezifische Grundgröße ist, die lediglich von der Art der Trennflüssigkeit abhängt:

$$V_g = \frac{V_g^{pT} \cdot 273}{g \cdot T_c} \;(ml/g)$$

Trennleistung. Einzelne Substanzen lassen sich immer dann gaschromatographisch trennen, wenn ihre Verteilungskoeffizienten und damit ihre spezifischen Retentionsvolumina verschieden sind. Das Verhältnis der Verteilungskoeffizienten zweier Substanzen 1 und 2 ist demnach ein Maß für die Güte ihrer Trennung und wird *Trennfaktor α* genannt:

$$\alpha_{2,1} = \frac{K_1}{K_2} = \frac{V_{g1}}{V_{g2}}$$

Die Trennung der Substanzen 1 und 2 ist umso besser, je weiter α von 1 abweicht.

Nach Herington[16] steht das Retentionsverhältnis zweier Verbindungen zu dem Produkt ihres Dampfdrucks p^0 und Aktivitätskoeffizienten γ^0 im umgekehrten Verhältnis, womit eine fundamentale Formel der gaschromatographischen Trennung gefunden wurde:

$$\frac{V_{g1}}{V_{g2}} = \frac{\gamma^0_2 \cdot p^0_2}{\gamma^0_1 \cdot p^0_1}$$

bzw.

$$\log \frac{V_{g1}}{V_{g2}} = \log \frac{\gamma^0_2}{\gamma^0_1} + \log \frac{p^0_2}{p^0_1}$$

Aus dieser Beziehung geht hervor, daß die Wanderungsgeschwindigkeit einer Komponente durch die Trennsäule einmal von ihrem Dampfdruck p^0 und zum anderen von ihrem Aktivitätskoeffizienten γ^0 in der betreffenden Trennflüssigkeit abhängt. Folglich lassen sich durch GC im Gegensatz zur Destillation auch Verbindungen mit gleichen Siedepunkten trennen, sofern selektive Trennflüssigkeiten gewählt werden, in denen die zu trennenden Verbindungen unterschiedliche Aktivitätskoeffizienten besitzen; ebenso können Azeotrope gaschromatographisch getrennt werden.

Der Aktivitätskoeffizient, der für ideale Lösungen den Wert von 1 besitzt, ist ein Maß für das Abweichen vom idealen Verhalten und kann auf verschiedene Wechselwirkungen der gelösten Moleküle mit der stationären Flüssigkeit zurückgeführt werden. Berücksichtigt werden Wechselwirkungskräfte zwischen nicht polaren Verbindungen (London-Kräfte), Kräfte zwischen permanenten und von diesen induzierten Dipolen (Debye-Kräfte), Orientierungskräfte zwischen permanenten Dipolen (Keesom-Kräfte), zu denen auch die Wasserstoffbrückenbindungen zu zählen sind, und schließlich gewisse chemische Bindungskräfte wie z. B. Donor-Akzeptor-Wechselwirkungen.

Je nach Trennproblem sollte bewußt die eine oder andere Art von Wechselwirkung durch entsprechende Wahl der Trennflüssigkeit bevorzugt eingesetzt werden. Eine Voraussage des Trennverhaltens ist mit Hilfe der Rohrschneider- bzw. McReynolds-Konstanten möglich, welche die Wechselwirkungen auf einfache Weise qualitativ und quantitativ erfaßbar machen (vgl. dazu den Abschnitt „Stationäre Phase"). Bei Gliedern homologer Reihen kann in der Regel darauf verzichtet werden, da selbst bei gleichen Aktivitätskoeffizienten eine Trennung auf Grund der Dampfdruckunterschiede erfolgt.

Auflösung. Die Güte der Trennung zweier im Chromatogramm aufeinander folgender Peaks kann durch Berechnung der Auflösung R_s (engl.: resolution) bestimmt werden. Sie ist das Verhältnis aus dem Abstand der Peakmaxima und der mittleren Peakbreite und berücksichtigt sowohl die Effizienz der Trennsäule als auch deren Selektivität in bezug auf die beiden Substanzen (Abb. 2.241).

$$R_s = \frac{2(t_{s_2} - t_{s_1})}{\omega_1 - \omega_2} = \frac{t_{s_2} - t_{s_1}}{2(\sigma_1 - \sigma_2)} = 1{,}177 \cdot \frac{t_{s_2} - t_{s_1}}{b_{0,5_1} + b_{0,5_2}}$$

Die Bestimmung der Auflösung ist sowohl für quantitative Messungen als auch für die präparative Isolie-

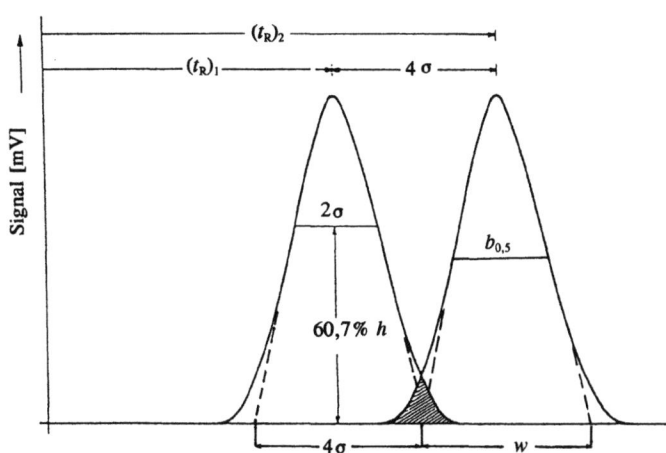

Abb. 2.241. Auflösung zweier benachbarter gleichgroßer Peaks ($R_s = 1$)

rung von Reinsubstanzen erforderlich. Eine Auflösung von 1, auch als 4σ-Trennung bezeichnet, kann als ausreichend angesehen werden; die Peaks überlagern sich etwa 3%, was i. allg. nicht stört. Mit einer Auflösung von 1,5 wird praktisch eine Basislinientrennung mit 99,7% reinen Peaks erreicht. Eine weitere Erhöhung der Auflösung geht zu Lasten der Analysenzeit und führt zu keiner weiteren Verbesserung der Trennung.

Trennstufenhöhe, Trennstufenzahl. Für eine gute gaschromatographische Trennung ist es erforderlich, neben der Wahl der geeigneten (selektiven) stationären Phase eine Reihe weiterer Arbeitsparameter aufeinander abzustimmen, über deren Einfluß die kinetische Theorie der GC von van Deemter, Zuiderweg und Klinkenberg Auskunft gibt.[17] Die Ergebnisse sind in der nach van Deemter benannten Gleichung zusammengefaßt, in der ein Zusammenhang zwischen der Trennleistung einer gepackten gaschromatographischen Säule in Form der Trennstufenhöhe h (engl.: HETP von hight equivalent to a theoretical plate) und ihren Betriebsgrößen hergestellt wird:

$$h = 2\,\lambda\,d_p + \frac{2\,\gamma\,D_m}{u} + \frac{8}{\pi^2} \cdot \frac{k_1}{(1+k)^2} \cdot \frac{d_f^2}{D_S} \cdot u$$

h = Trennstufenhöhe,
λ = statistische Unregelmäßigkeit der Packung,
d_p = Partikeldurchmesser des Trägermaterials,
D_m, D_S = Diffusionskoeffizienten in der Gas- bzw. flüssigen Phase,
$\bar{u}$ = lineare Strömungsgeschwindigkeit des Trägergases,
γ = Labyrinthfaktor der Porenkanäle,
k = Produkt aus dem Verteilungskoeffizienten K und dem Volumenverhältnis von Trennflüssigkeit zum Gasvolumen der Trennsäule,
d_f = durchschnittliche Dicke des Flüssigkeitsfilms auf dem Trägermaterial.

Durch Zusammenfassen der einzelnen Ausdrücke ist Keulemans[18] zu folgender vereinfachten Beziehung gekommen:

$$h = A + \frac{B}{u} + C \cdot u$$

Darin ist die Trennstufenhöhe h der Streudiffusion A und Moleculardiffusion B in der Gasphase sowie dem Stofftransport C in der flüssigen Phase direkt proportional. Die lineare Trägergasgeschwindigkeit $\bar{u}$, die sowohl im Nenner des zweiten Terms als auch im Zähler des dritten Terms auftritt, besitzt für jede Trennsäule ein Optimum (= Minimum der Trennstufenhöhe), das experimentell zu ermitteln ist. Hierzu wird die Trennstufenhöhe h, die aus dem Gaschromatogramm einer geeigneten Verbindung nach der Formel

$$h = L\left(\frac{\sigma}{t_{m+s}}\right)^2 = \frac{L}{5{,}54}\left(\frac{b_{0{,}5}}{t_{m+s}}\right)^2$$

berechnet wird, in einem Diagramm gegen die lineare Trägergasgeschwindigkeit $\bar{u}$ aufgetragen (Abb. 2.242). Die Anzahl der Trennstufen n läßt sich aus h und der Säulenlänge L berechnen:

$$n = \frac{L}{h}$$

bzw. aus dem Chromatogramm:

$$n = 5{,}54\left(\frac{t_{m+s}}{b_{0{,}5}}\right)^2$$

$b_{0{,}5}$ entspricht der Breite des betreffenden Peaks in halber Höhe, t_{m+s} seiner Gesamtretentionszeit und L der Trennsäulenlänge in m. Das Kurvenminimum entspricht der optimalen Trägergasgeschwindigkeit. Es fällt mit dem Schnittpunkt der beiden Kurven $h = B/u$ und $h = A + C \cdot u$ zusammen.

Mit gepackten Trennsäulen lassen sich Trennstufenhöhen von ca. 0,2 mm erreichen, während mit Dünnfilmkapillaren Trennstufenhöhen erreichbar sind, die unter 0,1 mm liegen. Dies führt bei einer Säulenlänge von 2 m bei gepackten Säulen zu Bodenzahlen von 10.000, während sich bei Kapillartrennsäulen mit 50 m Länge Bodenzahlen von > 500.000 erreichen lassen.

Mit der nachfolgenden Formel läßt sich bei gegebener Selektivität errechnen, wieviele Trennstufen erforderlich sind, um eine gewünschte Auflösung zu erzielen, wobei α der sog. Selektivitätskoeffizient ist und sich aus den beiden k'-Werten der zu trennenden Substanzen errechnet:

$$R_s\,(gewünscht) = \frac{1}{4}\,(\alpha - 1)\,\frac{k'}{1+k'}\quad n$$

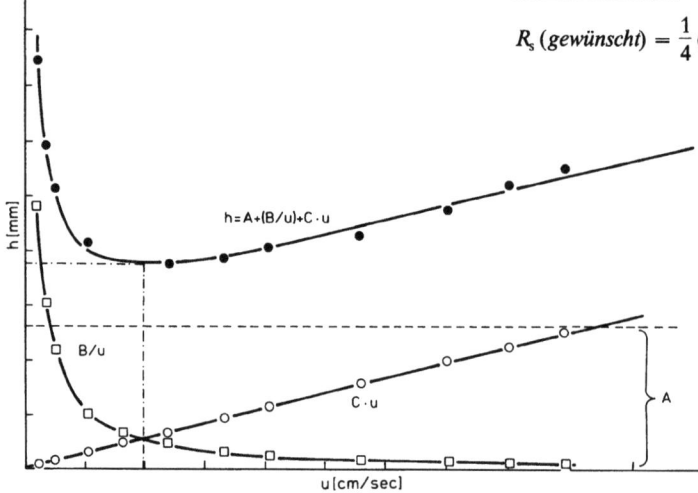

Abb. 2.242. Einfluß der linearen Trägergasgeschwindigkeit $\bar{u}$ auf die Trennstufenhöhe h (van-Deemter-Kurve)

$\alpha = k'_2 / k'_1 = K_2 / K_1$. Die Gleichung liefert Aufschluß darüber, wie die Auflösung zweier Substanzen von der Selektivität und der Effizienz der Trennsäule abhängen und zeigt, daß die Auflösung nur mit der Wurzel der Trennstufenzahl zunimmt. Da andererseits die Trennstufenzahl der Säulenlänge proportional ist, nimmt die Auflösung nur mit der Wurzel der Säulenlänge zu, so daß in der Praxis bei schwierigen Trennungen eine Verlängerung der Säule häufig nur von begrenztem Nutzen ist.

Trennsäulentemperatur, Temperaturprogrammierung. Neben der Trägergasgeschwindigkeit übt die Säulentemperatur einen deutlichen Einfluß auf die Trennstufenhöhe aus, doch wird diesem Umstand durch das heute überwiegend temperaturprogrammierte Arbeiten nicht unmittelbar Rechnung getragen. Durch Änderung der Säulentemperatur kann nämlich auch Einfluß auf das Retentionsverhalten einer Verbindung ausgeübt werden, wobei angenähert gilt:

$$\log V_g \approx \frac{1}{T} \cdot K$$

V_g = spezifisches Retentionsvolumen einer Verbindung,
T = Trennsäulentemperatur,
K = Konstante.

Eine Temperaturerhöhung verkürzt demnach die Retentionszeiten bzw. Retentionsvolumina logarithmisch und wird häufig während der gaschromatographischen Trennung durchgeführt, was insbesondere bei der Analyse von Gemischen mit großem Siedebereich zu einer erheblichen Arbeitszeitverkürzung und verbesserten Trennung führt. Diese sog. *temperaturprogrammierte Gaschromatographie* bewährt sich außerdem auch bei der Untersuchung homologer Verbindungen, da die Retentionsvolumina der einzelnen Glieder einer solchen Reihe mit steigender C-Zahl logarithmisch zunehmen und umgekehrt – wie aus obiger Beziehung ersichtlich – durch lineare Temperaturerhöhung eine exponentielle Abnahme der Retentionsvolumina resultiert, so daß die einzelnen Verbindungen in annähernd gleichen Zeitabständen eluiert werden (Abb. 2.243).

Die unter isothermen Bedingungen lineare Beziehung zwischen der Anzahl der Kohlenstoffatome n innerhalb homologer Reihen und den Logarithmen der Retentionszeiten bzw. Retentionsvolumina kann zur Substanzidentifizierung herangezogen werden. Dies macht man sich vor allem bei der Untersuchung von Fetten zunutze, wo die durch Hydrolyse erhaltenen Fettsäuren häufig in Form ihrer Methylester (engl.: FAME von fatty acid methyl esters) unter isothermen Bedingungen analysiert werden.

$$\log V_g = k \cdot n$$

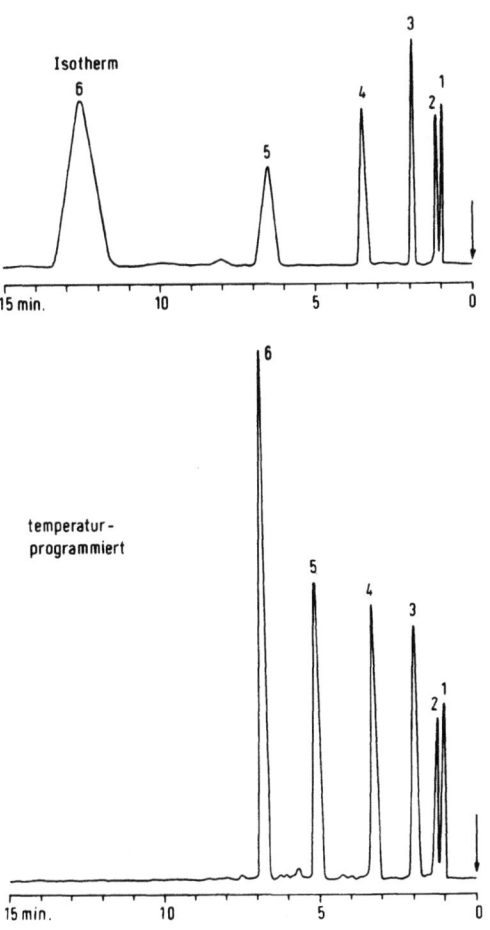

Abb. 2.243. Isothermes und temperaturprogrammiertes Gaschromatogramm der n-Alkohole C_1 bis C_6

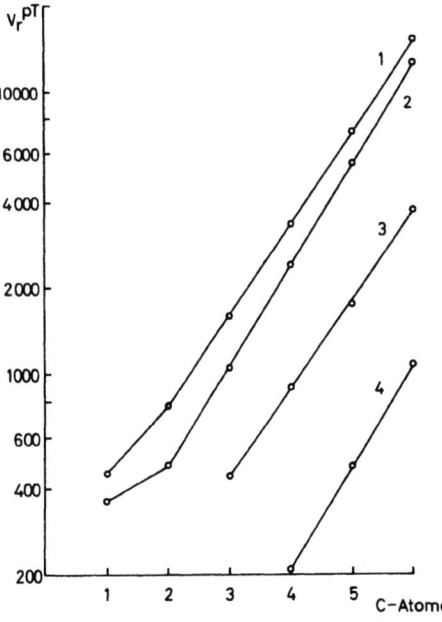

Abb. 2.244. Zusammenhang zwischen Retentionsvolumen und C-Zahl von Verbindungen homologer Reihen. 1 n-Aldehyde, 2 n-Alkohole, 3 n-Alkylacetate, 4 n-Alkane

Die Konstante k hat für jede homologe Reihe einen anderen Wert und ist außerdem von der Trennflüssigkeit und Säulentemperatur abhängig. Sie läßt sich mittels zweier authentischer Testverbindungen der entsprechenden Reihe ermitteln. Abweichendes Verhalten wird bei den niederen Vertretern polarer Verbindungsreihen beobachtet, was auf zusätzliche zwischenmolekulare Wechselwirkungen zurückzuführen ist (Abb. 2.244).

Qualitative Analyse

Für die Identifizierung gaschromatographisch getrennter Stoffe stehen verschiedene Möglichkeiten zur Verfügung, die je nach Zusammensetzung und Kenntnis der Analysenprobe einzeln oder kombiniert eingesetzt werden müssen, um zu möglichst eindeutigen Resultaten zu gelangen.

Derivatisierung. Eine Reihe von Substanzen, z. B. stark polare Verbindungen wie Carbonsäuren, Alkohole, Amine usw., oder schwerflüchtige polare Substanzen können nicht direkt gaschromatographisch untersucht werden. Sie müssen vor der Analyse chemisch modifiziert (derivatisiert) werden und lassen sich erst nach ihrer Umsetzung erfolgreich gaschromatographisch trennen. Es gibt vier Hauptgründe für die Derivatisierung einer Verbindung vor ihrer gaschromatographischen Untersuchung:

- Erhöhung der Flüchtigkeit schwerflüchtiger Substanzen,
- Erhöhung der thermischen Stabilität zersätzlicher Substanzen,
- Verbesserung der Trennbarkeit,
- Verbesserung der Detektierbarkeit.

Die in der Gaschromatographie oft angewandten Derivatisierungs-Reaktionen sind die *Silylierung, Alkylierung* und *Acylierung.* Bei der *Silylierung,* der am häufigsten angewandten Derivatisierungsmethode, wird der Wasserstoff polarer, funktioneller Gruppen meist durch einen Trimethylsilyl(TMS)-Rest ersetzt. Die daraus resultierenden Verbindungen sind i. allg. weniger polar, höher flüchtig und meist thermisch stabiler als die entsprechenden Ausgangssubstanzen. Der Umsetzung sind folgende funktionelle Gruppen zugänglich:

$$— OH, —SH, —COOH, —NH_2, =NH$$

Als Reagens dient gewöhnlich ein Gemisch von Hexamethyldisilazan (HMDS) und Trimethylchlorsilan (TMCS), das entsprechend dem nachfolgenden Formelschema reagiert:

$$3\ R-OH\ +\ H_3C-\underset{\underset{CH_3}{|}}{\overset{\overset{CH_3}{|}}{Si}}-NH-\underset{\underset{CH_3}{|}}{\overset{\overset{CH_3}{|}}{Si}}-CH_3\ +\ H_3C-\underset{\underset{CH_3}{|}}{\overset{\overset{CH_3}{|}}{Si}}-Cl$$

$$\longrightarrow\ 3\ R-O-\underset{\underset{CH_3}{|}}{\overset{\overset{CH_3}{|}}{Si}}-CH_3\ +\ NH_4Cl$$

Wegen ihrer höheren Reaktivität werden häufig *N,O*-Bis-(trimethyl)acetamid (BSA) bzw. (Trimethylsilyl)-Trifluoracetamide (BSTFA) als Silylierungsreagenzien bevorzugt. Letzteres hat den Vorteil leichtflüchtige Nebenprodukte zu bilden, die zusammen mit überschüssigem Reagens früh von der Trennsäule eluiert werden (meist zusammen mit dem Lösungsmittel) und im Chromatogramm keine Störpeaks erzeugen. Außerdem werden die bei anderen Silylierungsmitteln auftretende SiO$_2$-Ablagerung im Detektor durch Bildung flüchtiger Produkte als Folge des in der Flamme entstehenden HF vermieden.

Höhere Fettsäuren werden meist in Form ihrer Methylester (FAMES) gaschromatographisch getrennt. Sie lassen sich mit in Et$_2$O gelöstem Diazomethan oder mit einer BF$_3$-Methanol-Lösung leicht in nahezu quantitativer Ausbeute durch *Alkylierung* der freien Säuren herstellen. Im Gegensatz zur käuflichen BF$_3$-Lösung muß das Diazomethan bzw. die entsprechende Etherlösung vor Gebrauch hergestellt werden, was am besten durch Umsetzung von *N*-Methyl-*N*-nitroso-4-toluolsulfonamid mit Alkali geschieht. Dieses Reagenz ist im Vergleich zu anderen entsprechend eingesetzten Verbindungen wie Methylnitrosoharnstoff oder *N*-Methyl-*N*-nitroso-*N'*-nitroguanidin länger haltbar und besitzt keine Reizwirkung auf Haut- bzw. Schleimhäute.

Um die hohe Halogenspezifität und -empfindlichkeit des Elektroneneinfangdetektors (ECD) zu nutzen, lassen sich von Alkoholen, Phenolen oder Aminen Perfluoracyl-Verbindungen, wie z. B. Trifluoracetyl-, Pentafluorpropionyl- oder Heptafluorbutyrylderivate durch *Acylierung* mit fluorierten Säureanhydriden herstellen.

Eine Zusammenstellung wichtiger Derivatisierungsreaktionen, der erforderlichen Reagenzien sowie der entsprechenden Arbeitsvorschriften findet sich bei.[19] Die verschiedenen Reaktionen laufen meist bei Zimmertemperatur in wenigen Minuten nahezu quantitativ ab.

Auswertung gaschromatographischer Retentionswerte. Die am häufigsten angewandte Methode zur qualitativen Analyse gaschromatographisch getrennter Verbindungen ist der *Retentionsvergleich* unter konstanten apparativen Bedingungen bzw. *Co-Chromatographie* mit authentischen Verbindungen. Durch den Einsatz mehrerer, verschieden polarer Trennsäulen lassen sich auf diese Weise bereits sehr weitreichende Aussagen machen. Voraussetzung dazu ist jedoch eine gewisse Kenntnis der Probenzusammensetzung.

Die Substanzidentifizierung innerhalb homologer Reihen über die exponentielle Abhängigkeit der Retentionszeit bzw. des Retentionsvolumens von der C-Zahl bei isothermer GC wurde bereits erwähnt (vgl. Abb. 2.244). Diese Methode wird vor allem in der Fettanalytik zur Ermittlung der Fettsäurezusammensetzung erfolgreich eingesetzt. Die Identifizierung unbekannter Fettsäuren erfolgt über die Bestimmung ihrer sog. *äquivalenten Kettenlänge.* Hierzu werden bei isothermer Gaschromatographie die Nettoretentionszeiten einer homologen Reihe von Fettsäuremethylestern einer Eichlösung (z. B. einiger gesättigter *n*-Fettsäuremethylester) gegen die Zahl der Kohlenstoffatome ihrer Säurekomponente in ein halblogarithmisches Koordinatensystem eingetragen. Durch

Verbinden der Punkte wird eine Gerade erhalten mit deren Hilfe jede weitere Verbindung dieser homologen Reihe an Hand ihrer Nettoretentionszeit eine bestimmte Kettenlänge zugeordnet werden kann. Verbindungen, die dieser homologen Reihe nicht angehören, ergeben keine ganzzahligen Resultate. Diese scheinbare sog. *äquivalente Kettenlänge*, deren Zahlenwert von der verwendeten stationären Phase abhängig ist, kann mit gewissen Einschränkungen auch zu deren Charakterisierung herangezogen werden, wie dies z. B. nach DAB 9 geschieht.

Bei linear temperaturprogrammierter Gaschromatographie besteht ein linearer Zusammenhang zwischen den Nettoretentionszeiten der Fettsäuremethylester und der Anzahl der Kohlenstoffatome ihrer Säurekomponenten. Ihre Identifizierung kann mit der dabei erhaltenen Eichgeraden entsprechend vorgenommen werden.

Der Vergleich mit tabellierten Retentionswerten ist eine weitere Möglichkeit, wenn an Stelle der Retentionszeiten bzw. Retentionsvolumina die besser reproduzierbaren, auf eine zugesetzte Standardsubstanz bezogene *relative Retention* r^{rel} verwendet wird.

$$r^{\mathrm{rel}} = \frac{t_{\mathrm{R}}\,(\text{Substanz})}{t_{\mathrm{g}}\,(\text{Standard})} = \frac{V_{\mathrm{g}}\,(\text{Substanz})}{V_{\mathrm{g}}\,(\text{Standard})}$$

Diese ist bei festgelegter Temperatur und Säulenfüllung eine stoffspezifische dimensionslose Größe. Ein Nachteil der relativen Retentionen ist jedoch die Vielzahl der verwendeten Standardsubstanzen, die zudem teilweise recht weit im Chromatogramm von der zu bestimmenden Verbindung entfernt liegen können und dadurch die Messung ungenau werden lassen. Deshalb wurde von Kováts (20) ein Indexsystem eingeführt, das sich auf die homologen n-Alkane und nicht auf eine einzelne Verbindung bezieht. Auf diese Weise werden die Nachteile anderer Bezugsysteme weitgehend eliminiert und tabellierfähige Substanzdaten erhalten.

Der sog. *Retentionsindex* oder *Kováts-Index I* ist der interpolierte Logarithmus der auf das Netz der n-Alkane bezogenen Retentionen. Zu seiner Bestimmung werden zwei n-Alkane mit x und yC-Atomen benötigt, die im Gaschromatogramm bei isothermer Arbeitsweise möglichst nahe vor und nach der zu bestimmenden Komponente A liegen. Dabei sollte $(t_s)_y$ > $(t_s)_A$ > $(t_s)_x$ sein, doch kann auch extrapoliert werden. Die n-Alkane haben - gleichgültig welche Retentionszeiten sie unter den gegebenen Bedingungen besitzen - die Indexwerte n · 100, wenn n die Anzahl Kohlenstoffatome angibt. Demnach wird z. B. eine Substanz mit dem Indexwert 630 nach n-Hexan und vor n-Heptan von der Trennsäule eluiert. Eine genaue Berechnung der Retentionsindices ist nach folgender Formel möglich:

$$I = 100\,(y - x)\,\frac{\log \dfrac{(t_s)_A}{(t_s)_y}}{\log \dfrac{(t_s)_y}{(t_s)_x}} + 100\,x$$

$$= 100\,x + 100\,(y - x)\,\frac{\log\,(t_s)_A - \log\,(t_s)_y}{\log\,(t_s)_y - \log\,(t_s)_x}$$

Einfacher können Retentionsindices graphisch ermittelt werden, wozu zweckmäßigerweise einfaches Logarithmenpapier verwendet wird. Die linear geteilte Abszisse wird bei Verwendung benachbarter n-Alkane in 100 Einheiten unterteilt. Auf der logarithmisch geteilten Ordinate wird bei 0 die Retentionszeit des niederen bzw. bei 100 die des höheren n-Alkans eingetragen und beide Punkte durch eine Gerade verbunden. Nach Eintragen der Retentionszeit der zu bestimmenden Substanz auf dieser Geraden wird vom Schnittpunkt das Lot auf die Basis gefällt, wo ihr Retentionsindex nach Addition der C-Zahl des niedrigeren n-Alkans · 100 direkt entnommen werden kann (Abb. 2.245). Umgekehrt lassen sich an Hand der Graphik die Retentionszeiten von Substanzen vorausbestimmen, sofern deren Retentionsindices bekannt sind.

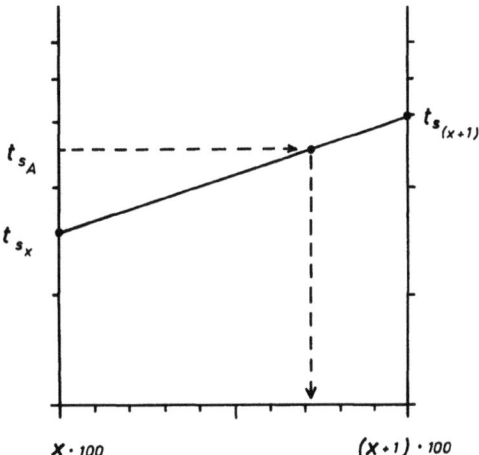

Abb. 2.245. Graphische Bestimmung des Retentionsindex einer Substanz A, die zwischen den n-Paraffinen mit x bzw. x+1 C-Atomen eluiert wird

Da Retentionsindices nicht nur von der stationären Phase, sondern auch von der Temperatur - wenn auch in verhältnismäßig geringem Maße - abhängig sind, sollten sie stets unter isothermen Bedingungen bei festgelegter Temperatur bestimmt werden. Trotzdem hat sich wegen der häufigen Anwendung eines linearen Temperaturprogramms in der Gaschromatographie die Bestimmung von Retentionsindices unter linear temperaturprogrammierten Arbeitsbedingungen eingebürgert. Er errechnet sich nach der obigen Formel unter Weglassung der Logarithmen und berücksichtigt die näherungsweise lineare Abhängigkeit zwischen der Anzahl von Kohlenstoffatomen der n-Alkane und deren Retentionszeiten. Eine Identifizierung von Substanzen, deren Indices auf diese Weise bestimmt wurden, mit Hilfe tabellierter unter isothermen Bedingungen gemessener Werte ist nur mit Einschränkungen möglich; sie können allenfalls als Hinweise auf die Identität einer Verbindung gewertet werden.

Neben der Möglichkeit, Substanzen mittels ihrer Retentionsindices zu identifizieren, wozu nach Möglichkeit mindestens zwei verschieden polare Trennsäulen eingesetzt werden sollten, lassen sich aus den Differenzen der beiden I-Werte einer Substanz, den ΔI-Werten, wertvolle Hinweise auf die funktionellen Gruppen monofunktioneller Verbindungen erhalten. So haben z. B. die n-Alkanole-1 einen ΔI-Wert (I^{PEG20M} - I^{OV101}) von etwa 460, die n-Alkanole-2 von 402, die n-Aldehyde von 299 usw.

Einsatz stoffspezifischer Detektoren. Diese relativ selten angewandte Möglichkeit führt in einigen Fällen zum Ziel, indem zwei Detektoren - beispielsweise ein substanzspezifischer und ein semi- bzw. unspezifischer Detektor - parallel betrieben werden und aus den Signalverhältnissen z. B. Informationen über den Gehalt an Heteroatomen erhalten werden (FID/FPD).

Veränderung der Analysenmischung vor der gaschromatographischen Trennung. Diese Methode kann zu einer Vereinfachung oder charakteristischen Veränderung des Chromatogramms führen, wodurch z. B. in Verbindung mit den zuvor beschriebenen Methoden bereits hinreichend sichere Informationen zur Substanzidentifizierung gewonnen werden können. Insbesondere die chemische Umsetzung einzelner Komponenten eines Gemisches und nachfolgende Registrierung der Retentionsänderungen umgesetzter Substanzen (sog. „peak shifting") oder die Eliminierung einzelner Stoffe bzw. Stoffgruppen durch Ausfällung (Substraktionstechnik) sind häufig angewandte Methoden.

Untersuchung von Einzelkomponenten nach der gaschromatographischen Trennung. Für die Untersuchung der einzelnen aus der Trennsäule eluierten Substanzen stehen chemische, andere chromatographische und vor allem spektrometrische Verfahren zur Verfügung. Neben ihrer diskontinuierlichen Anwendung nach Isolierung der Einzelsubstanzen können einige Verfahren kontinuierlich in direkter apparativer Kopplung (on line) eingesetzt werden, wodurch es zu einer drastischen Reduktion der Analysendauer kommt.
Die direkte Kopplung der GC mit anderen chromatographischen Verfahren, aber auch mit einer zweiten gaschromatographischen Trennsäule anderer Selektivität, wird vor allem zur Steigerung der Trennleistung eingesetzt und ermöglicht vielfach eine Auftrennung der in einfachen Trennsystemen schwer trennbaren Verbindungen.[3] Diese auch als *multidimensionale Chromatographie* bezeichnete Technik hat sich u. a. bei der Analyse chiraler Verbindungen bewährt,[13] indem zunächst das zu analysierende Gemisch in einer achiralen Trennsäule getrennt wird und die interessierende Komponente durch eine sog. Trennsäulenschaltung in eine zweite, nachgeschaltete Trennsäule gelangt. Dort erfolgt die Trennung in die Enantiomere ohne von den übrigen Substanzen des Ausgangsgemisches gestört zu werden.
Zur Durchführung derartiger Trennsäulenschaltungen sind verschiedene Systeme beschrieben worden, die zum größten Teil auf einer sog. „ventillosen Säulenschaltung" beruhen, wie sie von Deans[21] für gepackte Säulen beschrieben und von Schomburg[22] für Kapillartrennsäulen adaptiert worden ist.

Neben dem kombinierten Einsatz zweier gaschromatographischer Trennsäulen zur Bewältigung schwieriger Trennprobleme sind auch andere Kombinationstechniken mit der GC wie die GC-DC, die HPLC-GC u. a. in der Literatur beschrieben worden,[2,23] auf die hier nicht weiter eingegangen werden soll.

Gaschromatograph-Massenspektrometer-Kopplung.
Unter den apparativen Kopplungen der GC mit spektrometrischen Verfahren kommt der kontinuierlichen massenspektrometrischen Analyse des gaschromatographischen Eluats die weitaus größte Bedeutung zu; diese Kombination ist wegen des hohen Informationsgehaltes der zu erhaltenden Spektren das z. Zt. effektivste Verfahren bei der qualitativen Analyse gaschromatographisch getrennter Substanzen.
In der dafür erforderlichen Gerätekombination eines Gaschromatographen mit einem Massenspektrometer wird der Trägergasstrom nach Verlassen der Trennsäule über ein Kopplungsteil entweder direkt - bei Verwendung von Trennkapillaren - oder über einen sog. Molekülseparator in das Massenspektrometer geleitet. Der Separator ist bei Verwendung gepackter Trennsäulen mit hohen Trägergasströmen zur Verringerung des Gasdrucks erforderlich. Er bewirkt gleichzeitig eine Anreicherung der Probe im Trägergas.
Der gaschromatographische Eluatstrom wird kontinuierlich in die Ionenquelle des Massenspektrometers geleitet, wo die einzelnen nacheinander ankommenden Substanzen meist mit einer Elektronenenergie von 70 eV ionisiert bzw. fragmentiert und im angeschlossenen Analysator getrennt werden. Üblicherweise werden kontinuierlich in kurzen Zeitabständen Spektren aufgenommen. Bei dieser Arbeitsweise lassen sich während einer gaschromatographischen Trennung so viele Daten gewinnen, daß allein ihre rechnerische Auswertung mehrere Tage bis Wochen in Anspruch nehmen würde. Aus diesem Grunde werden heute die erhaltenen Meßwerte in einen Rechner eingespeist und dort verarbeitet bzw. gespeichert.
Anhand des sog. *Totalionenstromchromatogramms* (TIC), welches einem „normalen" Gaschromatogramm im Aussehen gleicht, allerdings auf der Abszisse die Nummern der abgespeicherten Massenspektren trägt, ist es anschließend möglich, jedes gewünschte Spektrum abzurufen und in normalisierter Form (stärkstes Fragment wird gleich 100 % gesetzt) auszudrucken. Aus den einzelnen Molekülbruchstükken und der Häufigkeit ihres Auftretens im Massenspektrum kann schließlich die Struktur der intakten Molekel rekonstruiert werden.
Mit Hilfe computerisierter Bibliothekssuchroutinen läßt sich die Identifizierung einzelner Komponenten an Hand ihrer Massenspektren heute relativ einfach durchführen. Hierbei ist allerdings zu berücksichtigen, daß eine Anzahl von isomeren Verbindungen, z. B. aus der Gruppe der Terpene, praktisch identische Massenspektren besitzt und zu falschen Ergebnissen führen kann. In solchen Fällen müssen weitere Informationen wie z. B. die gaschromatographische Retention oder andere Spektraldaten ergänzend hinzugezogen werden.

Gaschromatograph-Infrarotspektrometer-Kopplung.
Als Alternative zur GC-MS-Kopplung wird seit eini-

ger Zeit die Kopplung eines Gaschromatographen mit einem Infrarotspektrometer eingesetzt. Die Möglichkeit der IR-Spektroskopie zwischen Isomeren zu unterscheiden, macht die GC-IR-Kopplung besonders zur Analyse von komplexen Naturstoffgemischen, wie z. B. ätherischen Ölen, als Komplementärmethode zur GC-MS-Kopplung geeignet. Die für die Kopplung mit Kapillartrennsäulen erforderliche Spektrometerempfindlichkeit und Scan-Geschwindigkeit wird erst von modernen FTIR-(Fourier-Transform-Infrarot)-Spektrometern mit speziell für die Kopplung entwickelten Meßzellen erreicht. Die im Vergleich zur GC-MS-Kopplung geringere Meßempfindlichkeit reicht i. allg., um einen ausreichend großen dynamischen Konzentrationsbereich zu erfassen und kann durch die Verwendung von Trennkapillaren mit dickeren Filmen (z. B. 0,5 μm) weitgehend kompensiert werden. Dadurch entwickelte sich die GC-FTIR-Kopplung in den letzten Jahren zu einem wirkungsvollen Verfahren bei der Analyse komplexer Stoffgemische.[24]

Die zur Messung benutzte Geräteanordnung (Abb. 2.246) besteht grundsätzlich aus einem Kapillargaschromatographen, dessen Säuleneluat über eine beheizte Verbindungsleitung kontinuierlich durch eine spezielle, ebenfalls beheizte IR-Durchflußzelle, die sog. „light pipe" geleitet wird. Während der Messung wird der modulierte IR-Strahl des FTIR-Spektrometers durch die Zelle auf den äußerst empfindlichen IR-Detektor gelenkt und erzeugt dort Interferogramme, aus denen sich durch Fourier-Transformation die gewohnten Spektren errechnen lassen.

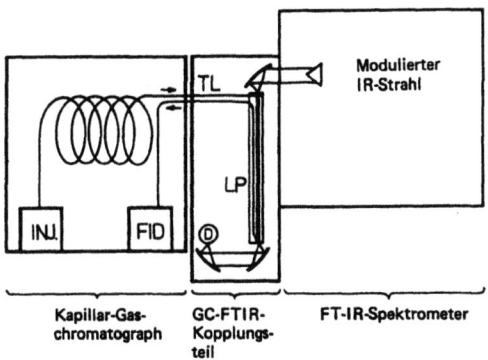

Abb. 2.246. Schema einer GC-FTIR-Kopplung. INJ Injektor, FID Flammenionisationsdetektor, TL Verbindungsleitung (transfer line), LP IR-Durchflußzelle (light pipe), D empfindlicher Hg-Cd-Te-IR-Detektor

Während eines GC-FTIR-Laufes werden die IR-Daten kontinuierlich aufgenommmen und gespeichert. Von diesen Rohdaten lassen sich verschiedene chromatographische Spuren generieren. Als unspezifische Information – vergleichbar dem FID-Gaschromatogramm – kann ein „Total-IR-Chromatogramm" aus den gemessenen Interferogrammen nach dem Gram-Schmidt-Algorithmus berechnet werden. Es dient der Bestimmung der einzelnen Peak-Positionen, um aus den gespeicherten Rohdaten die IR-Spektren der ein-

zelnen gaschromatographischen Fraktionen rekonstruieren zu können.

Im Gegensatz zur Gram-Schmidt-Spur zeigen sog. „Fensterchromatogramme" Änderungen der integralen IR-Absorption in vorgewählten Wellenzahlbereichen. In der Routine werden die Fenster so gewählt, daß sie die spektralen Bereiche einzelner funktioneller Gruppen abdecken. Hierdurch läßt sich die Änderung der Transmission während eines GC-FTIR-Laufes in diskreten Spektralbereichen aus den Interferogrammen in Echtzeit berechnen und darstellen, wodurch Informationen über die chemischen Stoffklassen bzw. die funktionellen Gruppen der einzelnen gc getrennten Verbindungen erhalten werden. Vergleicht man die GC-FTIR- mit der GC-MS-Kopplung, so werden Vorzüge, aber auch Grenzen jeder dieser Techniken erkennbar. Die Stärke der Infrarot-Spektroskopie liegt in der Möglichkeit Isomere zu unterscheiden, während sich homologe Verbindungen nur massenspektrometrisch unterscheiden lassen. Die vielversprechendste Alternative ist daher eine GC-FTIR-MS-Kopplung, mit der während einer Analyse gleichzeitig IR- und MS-Spektren der einzelnen gaschromatographisch getrennten Verbindungen erhalten werden. Die kommerziell für derartige Geräte zur Verfügung stehende Software gestattet eine kombinierte Bibliothekssuche sowohl in einer Dampfphasen-IR- als auch einer MS-Datenbank, wodurch qualitative Analysenergebnisse wesentlich sicherer und in zahlreichen Fällen überhaupt erst ermöglicht werden.

Neben den genannten Gaschromatograph-Spektrometer-Kopplungen sind noch einige andere, wie die GC-UV-[25] und in jüngster Zeit eine GC-AES-Kopplung (Kopplung mit einem Atomemissionsspektrometer) beschrieben worden.[26] Letztere gestattet parallel eine selektive Detektion mehrerer Elemente und liefert nicht nur Informationen über die Elementarzusammensetzung der gc getrennten Verbindungen, sondern auch über die prozentualen Anteile der einzelnen Elemente. Gegenwärtig lassen sich 15 verschiedene Elemente detektieren, von denen vier, z. B. C, O, N und S, gleichzeitig gemessen und dargestellt werden können. Die GC-AES-Kopplung ist daher eine wichtige Methode bei der Identifizierung unbekannter gaschromatographisch getrennter Verbindungen und liefert wichtige zusätzliche Informationen, welche die richtige Interpretation der MS- und IR-Spektren erleichtern und z. T. sogar erst möglich machen.

Literatur

1. Leibnitz E, Struppe G (1984) Handbuch der Gaschromatographie, Akademische Verlagsgesellschaft, Leipzig
2. Kubeczka KH (1979) Planta Med 35:291
3. Schomburg G (1987) Gaschromatographie, Verlag Chemie, Weinheim
4. Grob K (1987) On-Column Injection in Capillary Gas Chromatography, Hüthig, Heidelberg Basel New York
5. Widomski J, Thompson W (1979) Chromatogr Newsl 7:31
6. Automated Head Space Sampler, Firmenschrift P.I. HSS 3850-E, Dani Monza (MI) Italien
7. Rohrschneider L (1966) J Chromatogr 22:6
8. McReynolds WO (1970) J Chromatogr Sci 8:685

9. Gil-Av E, Feinbush B, Charles-Siegler R (1966) Tetrahedron Lett 1009

10. Schurig V, Bürke W (1982) J Am Chem Soc 104:7573

11. König WA (1987) The Practice of Enantiomer Separation by Capillary Gas Chromatography, Hüthig, Heidelberg Basel London New York

12. König WA, Krebber R, Evers P, Bruhn G (1990) J High Res Chromatogr 13:328

13. Kreis P, Hener U, Mosandl A (1990) Dtsch Apoth Ztg 130:985

14. Schneider W, Frohne JC, Bruderreck H (1982) J Chromatogr 245:71

15. Kubeczka KH (1991) New Methods in Essential Oil Analysis, Proceedings of the „23 Reunion Bienal dia Real Sociedad Espanola d Quimica", Salamanca 23–28 Sept 1990 (in Druck)

16. Herington EFG (1956) The thermodynamics of gas-liquid chromatography. In: Desty DH, Vapour Phase Chromatography, Butterworths, London, pp. 5 ff.

17. van Deemter JJ, Zuiderweg FJ, Klinkenberg A (1956) Chem Eng Sci 5:271

18. Keulemans AIM (1957) Gas Chromatography, Reinhold, New York

19. Knapp DR (1979) Handbook of Analytical Derivatization Reactions, Wiley, New York

20. Kováts E (1958) Helv Chim Acta 41:1915

21. Deans DR (1968) Chromatographia 1:18

22. Schomburg G (1979) Gaschromatographische Analyse komplizierter Stoffgemische. In: Kubeczka KH, Vorkommen und Analytik ätherischer Öle, Thieme, Stuttgart, S. 93 ff.

23. Munari F, Trisciani A, Mapelli G, Trestianu S, Grob K, Colin JM (1985) J High Res Chromatogr 8:601

24. Herres W (1987) HRGC-FTIR: Capillary Gas Chromatography - Fourier Transform Spectroscopy, Hüthig, Heidelberg Basel New York

25. Kubeczka KH, Schultze W, Ebel S, Weyandt-Spangenberg M (1989) Möglichkeiten und Grenzen der GC-Molekülspektroskopie-Kopplungen. In: Günther W, Matthes JP, InCom ,89, GIT, Darmstadt, S. 131 ff.

26. Brandemer T (1989) Elementselektive atomspektroskopische Detektion in der Gaschromatographie zur Lösung komplexer umweltrelevanter Fragestellungen. In: Günther W, Matthes JP, InCom ,89, GIT, Darmstadt, S. 348 ff.

3.9.3 HPLC, SEC

W. Dammertz

HPLC - Hochdruckflüssigkeitschromatographie

Wie bei allen chromatographischen Trennverfahren ist auch bei der HPLC die Retentionszeit bzw. der k'-Wert eines Stoffes von seinen chemischen und physikalischen Eigenschaften abhängig und somit ein Hinweis auf seine Identität (zur ausführlichen Darstellung der HPLC → Kap. 2, 5.3.4).

Während für die Identitätsprüfung von Reinsubstanzen die klassischen chemischen, physikalischen und spektroskopischen Methoden zum Nachweis der Identität den chromatographischen Methoden überlegen sind, ist der Einsatz eines chromatographischen Trennverfahrens dann sinnvoll, wenn der zu identifizierende Stoff in einer komplexen Matrix vorliegt

oder wenn es sich bei der zu identifizierenden Substanz um ein Stoffgemisch handelt (s. Abb. 2.247).

Da es sich bei der HPLC um ein apparativ aufwendiges Analysenverfahren handelt, wird die HPLC in der Regel nur dann zur Identitätsprüfung eingesetzt, wenn eine dünnschichtchromatographische Identifizierung nicht möglich ist oder aber wenn gleichzeitig Reinheit oder Gehalt ermittelt werden soll.

So ist die Identifizierung toxikologisch relevanter Verbindungen in biologischem Material ebenso wie die Identifizierung von Arzneistoffneben- und abbauprodukten in galenischen Zubereitungen in der Regel mit einer Gehaltsbestimmung verbunden, und bei der Identifizierung von Naturstoffgemischen wie Antibiotika und Pflanzenextrakten wird i. allg. gleichzeitig eine Reinheitsprüfung durchgeführt.

Während der Beweis der Abwesenheit eines bekannten, als Reinsubstanz zur Verfügung stehenden Stoffes mittels chromatographischer Verfahren relativ einfach ist, ist eine sichere Identifizierung eines Stoffes mit einem deutlich höheren Arbeitsaufwand verbunden.

Im allgemeinen gilt, daß Stoffe mit unterschiedlichen k'-Werten im selben chromatographischen System nicht identisch sind, während Stoffe mit gleichem Retentionsverhalten zwar identisch sein können, aber nicht sein müssen. Zur Absicherung der Vermutung, daß es sich bei zwei Stoffen mit gleichem Retentionsverhalten in einem chromatographischen System um dieselbe Substanz handelt, gibt es eine Reihe verschiedener Möglichkeiten.

Fraktionierung. Zur sicheren Identifizierung einer unbekannten Substanz sind in der Regel spektroskopische Methoden erforderlich, ggf. mehrere Methoden in Kombination. Steht keine HPLC-MS/HPLC-IR-Kopplung (s. S. 231) zur Verfügung, so muß die zu identifizierende Substanz in der Regel isoliert werden, was durch Verwendung eines Fraktionssammlers automatisiert möglich ist (s. Abb. 2.350).

Bei der Wahl des Fließmittels ist zu beachten, daß nach der Fraktionierung eine möglichst schonende Entfernung des Fließmittels möglich sein sollte, um eine Zersetzung des isolierten Stoffes zu vermeiden. Ist eine Verwendung von im Vakuum verdampfbaren Fließmitteln nicht möglich, so können Puffersubstanzen z. B. über Ionenaustauscher entfernt werden oder aber die zu identifizierende Substanz mittels Festphasenextraktion aus dem Fließmittel isoliert werden.

Änderung des chromatographischen Systems. Steht der zu identifizierende Stoff als Vergleichssubstanz zur Verfügung, so kann auch nur unter Verwendung chromatographischer Verfahren die Identität eines Stoffes mit großer Wahrscheinlichkeit nachgewiesen werden. Hierzu empfiehlt sich folgende Vorgehensweise:

- Der Probe wird die Vergleichssubstanz in einer der vorhandenen Menge in etwa entsprechenden Konzentration zugesetzt.

- Durch Veränderung der Polarität des Fließmittels wird der k'-Wert verändert. Zeigt das Chromatogramm des Gemisches keine Anzeichen einer Trennung von Probe und Vergleichssubstanz, so ist zwar die Wahrscheinlichkeit einer Identität von Probe und Vergleich relativ hoch, jedoch keineswegs sicher.

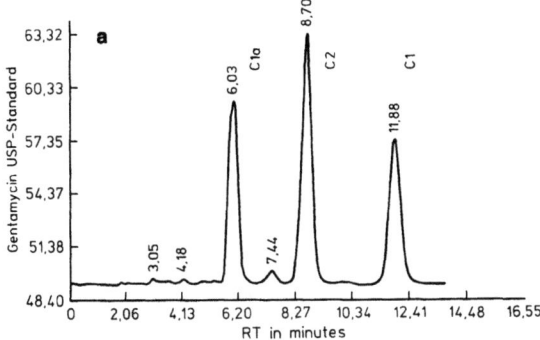

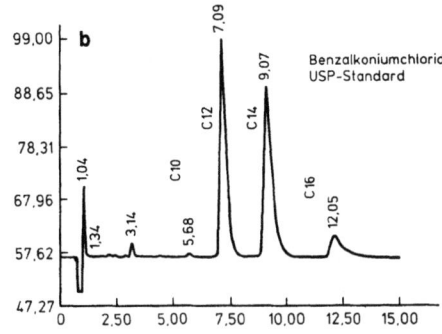

Chromatograph. Bedingungen

Säule: Nucleosil RP 18, 5μm, 200 × 4 mm

Fließmittel: 2,44g Hexansulfonsäure-Na-salz + 45g Na$_2$SO$_4$ ·
1 ml Eisessig ad 1000 ml H$_2$O   50%
        880 ml Flm. w.o. + 120 ml Acetonitril   50%

Fluß: 1,5 ml/min

Einspitzcol.: 20 μl

Ofentemp.: 40° C

Gerät: Shimadzu LC-4A

Post-Column-Derivatisierung

Puffer: 12.2 g Borsäure + 15 ml konz. KOH ad 500 ml H$_2$O, pH 10,0

Reagenz: 62.5 mg Fluram ad 250 ml Acetonitril

Pumpe: Kratos URS 051
        Fluß: je 0,6 ml/min
        Mischkammer: Lee-Micro-Mixer

Detektion: Kratos Fluoreszenz-Detektor FS 970
        Anregungswellenlänge 273 nm
        Emissionsfilter 370nm

Chromatographische Bedingungen

Säule: LiChro CART 125-4 LiChrospher 100 CN,
        5 μm, Fa. Merck

Fließmittel: 0,1 M Phosphatpuffer pH 5,8   43%
        Acetonitril-Azeotrop)   57%

Fluß: 1,0 ml/min

Einspritzvolumen: 10 μl

Detektion: UV 212:430 nm

Gerät: HP 1084 B

Abb. 2.247 a, b. Identifizierung von Stoffgemischen mittels HPLC. **a** Gentamycin-Isomeren-Gemisch (C1, C1a und C2), **b** Benzalkoniumchlorid-Homologengemisch (C$_{10}$-, C$_{12}$-, C$_{14}$- und C$_{16}$-Kette)

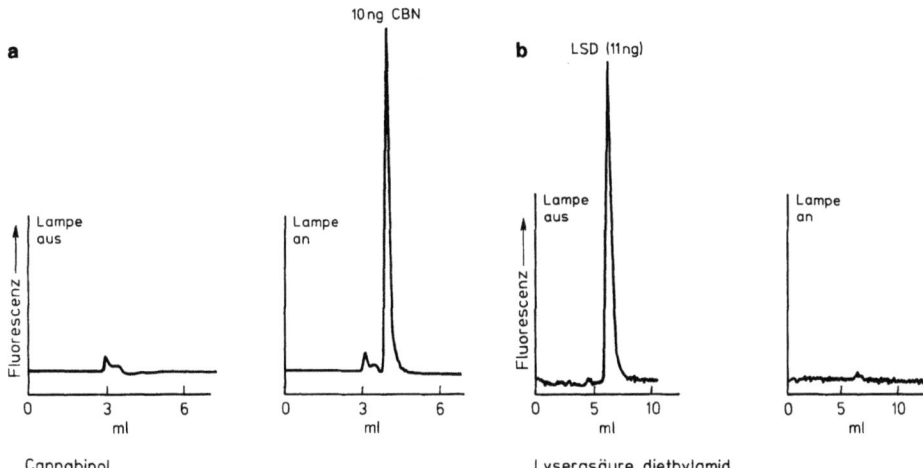

Abb. 2.248. Photochemische Post-column-Derivatisierung. **a** Cannabinol, **b** Lysergsäurediethylamid. Aus[2]

- Das Gemisch wird mit einem zweiten chromatographischen Verfahren untersucht, bei dem das Trennprinzip ein anderes ist. Ein Wechsel des Trennprinzips kann z. B. durch den Zusatz von Ionenpaar-Reagenzien im Falle einer HPLC auf RP-Phase, den Wechsel der stationären Phase (Normalphase statt RP-Phase) oder den Einsatz eines Gaschromatographen erfolgen.

Wurde in keinem Fall auch nur eine Antrennung von Probe und Vergleichssubstanz beobachtet, so dürfte

es sich mit an Sicherheit grenzender Wahrscheinlichkeit um die gleiche Substanz handeln.

Verwendung selektiver Detektoren. Während RI- und UV-Festwellenlängendetektoren nur wenige – für eine Identifizierung verwertbare – Informationen liefern, ist der Informationsgehalt bei der Verwendung von Variablen Wellenlängendetektoren bzw. Diodenarraydetektoren (VW- bzw. DAD-Detektoren) bereits bedeutend höher; Substanzen mit charakteristischen UV-Spektren können evtl. bereits durch die

Tabelle 2.39. Arzneimittel-Screening und HPLC

Stoffgruppe	Säule Detektion	Mobile Phase organisch	Mobile Phase wäßrig	Literatur
30 Stoffe; chromatographisches Verhalten	μ-Bondapak C_{18} 220 nm	MeOH: 0 bis 80%	0,025 M Phosphatpuffer; pH 3 bis 9	4
50 Arzneimittel von forensischem Interesse	μ-Bondapak C_{18} 254 nm	MeOH: 40% 0,005 M Heptansulfonat	AcOH: 1 H_2O: 59	5
35 Anticonvulsiva und ihre Metaboliten	μ-Bondapak C_{18} 195 nm; 50 °C	Acetonitril: 21%	Phosphatpuffer pH 4,4	6
54 Arzneimittel von klinischem und forensischem Interesse	Partisil-10 ODS 220 nm	MeOH: 40%	Phosphatpuffer pH 2,3	7
42 häufig mißbrauchte Arzneimittel	μ-Bondapak C_{18} 210 nm	Acetonitril: 5 bis 45%	Phosphatpuffer pH 3,5	8
570 Stoffe von klinischem und forensischem Interesse	LiChrosorb RP 18 220 nm	Acetonitril: 31,2% oder 31,2 bis 90%	Phosphatpuffer pH 2,3 oder H_2O	9
560 Stoffe von klinischem und forensischem Interesse	C-18 SIL-X-10 (Nucleosil) 220 nm	Acetonitril: 31,2% oder 31,2 bis 90%	Phosphatpuffer pH 2,3 oder H_2O	10
74 Arzneimittel von klinischem und forensischem Interesse	Mikropack MCH 10 RP18 220 oder 230 nm	Acetonitril (Azeotrop): 30 bis 60%	0,005 M $HClO_4$ und 0,015 M $NaClO_4$	11

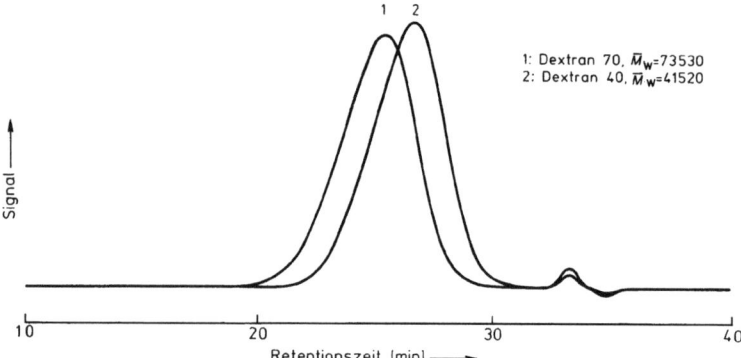

1: Dextran 70, $\bar{M}_W$=73530
2: Dextran 40, $\bar{M}_W$=41520

Chromatographische Bedingungen

Probelösungen: 6% in 0,9% NaCl + 0,05% NaN_3
Säule: TSK G 4000 PW, 600 × 7,5 mm (35°C)
Fließmittel: 0,9% NaCl + 0,05% NaN_3
Fluß: 0,6 ml/min

Einspritzvolumen: 8 μl
Druck: 151 bar
Detektion: RI-Detektor (40°C)
Gerät: HP 1090 M mit HP 1037 A RI

Abb. 2.249. SEC-Chromatogramme verschiedener Dextrane. Nach[12]

Aufnahme eines UV-Spektrums während des chromatographischen Laufes ausreichend charakterisiert werden. Da jedoch die wenigsten Stoffe alleine durch ihre UV-Spektren zu identifizieren sind, kann die Verwendung mehrerer - hintereinander geschalteter - Detektoren erforderlich sein.

Die Kopplung eines UV-Detektors mit einem Fluoreszenzdetektor oder/und mit einem elektrochemischen Detektor erlaubt häufig eine sicherere Aussage als die Verwendung nur eines Detektors.

Photochemische Nachsäulenderivatisierung. Zur Identifizierung kann auch das photochemische Verhalten eines Stoffes herangezogen werden.[1] Hierzu wird eine photochemische Reaktionseinheit, die im einfachsten Fall aus einer UV-Lampe und einer um die Lampe gewickelten, gestrickten UV-durchlässigen Kapillare besteht, zwischen Säule und Detektor eingebaut.

Die UV-Bestrahlung eines Stoffes kann zu einer Veränderung der optischen Eigenschaften führen, so kann z. B. eine ursprünglich nicht fluoreszierende Substanz mittels UV-Bestrahlung zu fluoreszierenden Reaktionsprodukten umgesetzt werden - oder umgekehrt! Eine Detektion mit und ohne UV-Bestrahlung läßt somit eine Aussage über das photochemische Verhalten eines Stoffes zu und liefert einen zusätzlichen Hinweis auf die Identität (s. Abb. 2.248).

Für die Identifizierung unbekannter Substanzen sollten in jedem Fall die zahlreich publizierten Übersichtsarbeiten und Datensammlungen gesichtet werden; als erster Anhalt für eigene Arbeiten soll Tabelle 2.39[3] und die dort zitierte Literatur dienen.

SEC – Größenausschlußchromatographie

Da bei der Größenausschlußchromatographie Stoffe aufgrund unterschiedlicher Molekülgrößen getrennt werden, kann die SEC (engl.: Size Exclusion Chromatography) zur Molekülgewichtsbestimmung und zur Bestimmung der Molekülmassenverteilung von Polymeren verwendet werden. Zur ausführlichen Darstellung der SEC (→ Kap. 2, 4.3.3). Ein Einsatz der SEC zur Identifizierung von Polymeren ist jedoch nur dann sinnvoll, wenn mit anderen Methoden die chemische Identität der Probe sicher nachgewiesen wurde und nur noch eine Molekülmassenbestimmung bzw. eine Bestimmung der Molekülmassenverteilung zur abschließenden Charakterisierung eines Polymers erforderlich ist. So ist zum Beispiel die Unterscheidung von Dextranen verschiedener Molekülmassen mittels SEC möglich (s. Abb. 2.249).

Literatur

1. Krull IS, Lacourse WR (1986) In: Krull IS (Ed.) Reaction Detection in Liquid Chromatography Chromatographic Science, Vol. 34, Marcell Dekker, New York
2. Witchelt PIT, Williams PL, Moffat AC (1978) J Chromatogr 149:683
3. Daltrup T, Michalke P, Szathmary S (1986) In: Engelhardt H (Ed.) Practice of High Performance Liquid Chromatography, 1. ed. Springer, Berlin Heidelberg New York
4. Twitchett PJ, Moffat AC (1975) J Chromatogr 111:149–157
5. Lurie I (1977) J Assoc Off Anal Chem 60:1035–1040
6. Kabra PM, McDonald DM, Marton LJ (1978) J Anal Toxicol 2:127–133
7. Miller JM, Trucker E, (1979) Int Lab 5/6:16–33
8. Kabra PM, Stafford BE, Morton LJ (1981) J Anal Toxicol 5:177–182
9. Daldrup T, Susanto F, Michalke P (1981) Fresenius Z Anal Chem 308:413–427
10. Daldrup T, Michalke P, Böhme W (1982) Chromatogr Newslett 10:1–7
11. Käferstein W, Sticht G (1983) Beitr Gerichtl Med 41:95–101
12. Paulus H (in Vorbereitung)

3.9.4 Ionenchromatographie

K.-P. RAEZKE

Die Ionenchromatographie (→ Kap. 2, 5.3.4) ist ein Trennverfahren und deshalb zur identifizierenden Stoffbeschreibung nur bei Ionengemischen sinnvoll einsetzbar. Da über Retentionszeiten allein kein eindeutiger Identitätsnachweis möglich ist, hat die Methode mehr ergänzenden Charakter und wird ökonomisch nur dann eingesetzt, wenn die Reinheitsprüfung und/oder die Gehaltsbestimmung ionenchromatographisch erfolgt (s. Abb. 2.369 und 2.371 in Kap. 2, 5.3.4).

4 Reinheit

4.1 Definition von Verunreinigungen

J. BERTRAM

Fremde Substanzen eines Arzneistoffes sind alle Bestandteile desselben, welche außer den definierten Bestandteilen enthalten sind und produktionstechnisch vermieden werden können.
Verunreinigungen eines Arzneistoffes sind dagegen alle Bestandteile desselben, welche außer den definierten Bestandteilen, bedingt durch Herkunft und Gewinnung sowie Substanzeigenschaften, enthalten sein können.
Für die Prüfung auf fremde Substanzen und auf Verunreinigungen gilt gemäß den allgemeinen Vorschriften des Arzneibuches:

1. Die Prüfungsvorschriften gehen nicht so weit, daß alle möglichen Verunreinigungen berücksichtigt sind. So ist z. B. eine Verunreinigung, die mit Hilfe der angegebenen Prüfungsmethoden nicht nachgewiesen wird, nicht erlaubt, wenn die Vernunft und eine gute pharmazeutische Praxis ihre Abwesenheit erfordern.
2. Daraus ist abzuleiten, daß fremde Substanzen, welche durch zufällige Kontamination oder sogar Verfälschung in den Arzneistoff gelangt sind, generell nicht erlaubt sind. Eine gewisse Ausnahme besteht für pflanzliche Arzneidrogen, bei denen fremde Bestandteile im allgemeinen bis zu der im Arzneibuch angegebenen Menge erlaubt sind.

Bei Verunreinigungen ist zu unterscheiden zwischen solchen, für die in den Arzneibüchern Prüfvorschriften aufgeführt sind, und solchen, die aufgrund geänderter Herstellungsverfahren auftreten und nicht durch die Arzneibuchprüfungen erfaßt werden. Letztere bedürfen einer Limitierung, für die wie für jede Verunreinigung berücksichtigt werden müssen:

- die Toxizität der diese Verunreinigungen enthaltenden Substanz gegenüber einer diese Verunreinigungen nicht enthaltenden Qualität oder
- die Toxizität der Verunreinigung in Relation zur Toxizität des reinen Arzneistoffes,
- die Applikationsart (parenteral, peroral etc.),
- die Tagesdosis und die Dauer der Anwendung,
- das Alter und der gesundheitliche Allgemeinzustand des Patienten,
- die technischen Möglichkeiten, ein möglichst reines Produkt mit vernünftigem Aufwand zu einem angemessenen Preis zu produzieren.

Verunreinigungen sind auf eine Menge zu begrenzen, die bei bestimmungsgemäßem Gebrauch als unbedenklich anzusehen ist. Für die Gestaltung der Prüfverfahren sind folgende Fälle zu unterscheiden:
Toxische Verunreinigungen erfordern individuelle, selektive und quantitative Prüfungen. Zu den Verunreinigungen zählen in weitestem Sinne auch geometrische und optische Isomere und Bestandteile von Naturstoffgemischen, z. B. Antibiotika, soweit ihnen eine unerwünschte Wirkung zukommt.

Produktionsspezifische Verunreinigungen, soweit sie die Qualität des Produktes beeinträchtigen können, z. B. nichttoxische Lösungsmittelrückstände oder sauer oder alkal. reagierende Substanzen bedürfen ebenfalls einer möglichst selektiven und quantitativen Bestimmung.

Unbekannte Verunreinigungen (ordinary impurities), deren biologische Inaktivität in der üblicherweise vorliegenden Menge bekannt ist, können mit einer meist chromatographischen Gesamtbestimmung erfaßt werden.

Verwandte Substanzen (related substances), also strukturverwandte Verunreinigungen aus Synthese oder Zersetzung, werden zweckmäßigerweise durch selektive, meist chromatographische Verfahren erfaßt.

Allgemeine anorganische Kontaminanten werden durch selektive, meist halbquantitative Methoden erfaßt, in wenigen Fällen, z. B. bestimmte, während der Herstellung eingesetzte Metallkatalysatoren, auch mit quantitativen Methoden.

4.2 Chemische Grenzprüfungen

J. BERTRAM

4.2.1 Grundlagen

Grenzprüfungen sind ein wesentlicher Bestandteil der Reinheitsprüfung von Arzneistoffen und dazu bestimmt, Verunreinigungen oder unwirksame Bestandteile der Substanz mengenmäßig zu begrenzen. Neben chromatographischen Methoden stehen weitere physikalische, physikalisch-chemische und schließlich chemische Grenzprüfungen zur Verfügung.

Aus Tab. 2.40 ist zu ersehen, daß sich die verschiedenen Methoden ergänzen und somit erst in ihrer Gesamtheit die erforderliche Reinheit sichern. Ein großer Anteil der Reinheitsprüfungen wird als chemische Grenzprüfung ausgeführt. Je nach erforderlicher Präzision sind die Grenzprüfungen als quantitative, in den meisten Fällen jedoch als semiquantitative Vergleichsprüfungen beschrieben. In letzterem Fall erfolgt die Auswertung visuell durch Vergleich mit einer gleichbehandelten Referenzlösung der zu prüfenden Verunreinigung.

Bei den allgemeinen Methoden des Arzneibuches ist die Referenzlösung meist festgeschrieben. Die unterschiedlichen Grenzen werden durch verschiedene Substanzeinwaagen für die Testlösung festgesetzt. Die genaue Herstellung der Testlösung ist in den einzelnen Monographien beschrieben. Die Konzentration des Analyten in der Vergleichslösung ist so gewählt, daß die auszuwertende Farbe oder Trübung visuell gut reproduzierbar auszuwerten ist: einerseits deutlich über der sensorisch wahrzunehmenden Nachweisgrenze und andererseits aber auch nicht zu konzentriert, da dann geringe Konzentrationsunterschiede visuell nicht mehr zu unterscheiden sind.

Mit Nephelometern und Spektralphotometern können die Grenzprüfungen objektiver und empfindlicher gestaltet werden. Zu beachten ist jedoch, daß mit

Tabelle 2.40. Methoden der Reinheitsprüfung und ihre Zweckbestimmung

Methode	Zweckbestimmung
Physikalische oder physikalisch-chemische wie Smt., opt. bzw. spez. Drehung, Absorption, Sdp., RI, rel. Dichte, spektroskopische Bestimmungen, pH-Wert, Klarheit, Färbung, DC, GC, LC	Begrenzung von - meist organisch-chemischen Verunreinigungen, insbesonders Enantiomeren, Isomeren, Modifikationen, Homologen, protolytischen Substanzen - physikalischen Modifikationen - verwandten Substanzen, Zersetzungsprodukten - gewöhnlichen Verunreinigungen, Zufallskontaminanten
Chemische Methoden, z. B. Fällungs-, Farb- oder Redoxreaktionen	Begrenzung von - ubiquitär vorkommenden organischen Kationen und Anionen als allgemeines Kriterium - für die Vollständigkeit der Reinigungsschritte bei der Herstellung - für die Abwesenheit katalytisch zersetzungsbeschleunigender oder toxischer Ionen (Schwermetalle) - spezifischen anorganischen und organischen Verunreinigungen, die, bedingt durch Herstellung und Eigenschaften der Substanz, auftreten können - substanzeigenen, nichtwirksamen Bestandteilen wie Kristallwasser oder anorganischen Ionen, z. B. Sulfat in Antibiotikagemischen

größerer Empfindlichkeit und Präzision ein erhöhter Aufwand für die Probenvorbereitung, die Messung selbst und für die Konstanz der Reaktions- und Meßbedingungen wie Temperatur und Reaktionszeit in Kauf zu nehmen ist. Wegen der oft nur halbquantitativen Gestaltung von Grenzprüfungen sind die Forderungen für die Validierung der Methode (s. Tab. 2.41 und 2.42) nur eingeschränkt zu erfüllen. Im Prinzip ist die Validierung jedoch durch das Konventionsverfahren gegeben.

Praktisch relevant sind bei Grenzprüfungen dagegen die Begriffe Richtigkeit und Robustheit der Methode. Die *Richtigkeit* ist durch die Übereinstimmung des gefundenen mit dem wahren Wert definiert und kann z. B. durch die Wiederfindungsrate bestimmt sein. Die *Robustheit,* gleichzusetzen mit der in einem Ringversuch (verschiedene Laboratorien, Reagenzien, Untersucher etc.) zu ermittelnden Gesamtstandardabweichung, ist bei den Grenzprüfungen nur zum Teil bekannt und abzuschätzen. Deshalb ist es um so wichtiger, die Versuchsbedingungen bei Test- und Referenzlösung gleich zu gestalten (s. u.).

Die Grenzprüfungen der Arzneibücher sind zumindest bezüglich der Wiederfindungsrate und möglicher

Tabelle 2.41. Validierung von Gehaltsbestimmungen (nach USP XXII)

Analytisches Kriterium	Assay-Kategorie I	Kategorie II quantit.	Kategorie II Grenzprüfung	Kategorie III
Präzision	ja	ja	nein	ja
Richtigkeit	ja	ja	*	*
Nachweisgrenze	nein	nein	ja	*
Bestimmungsgrenze	nein	ja	nein	*
Selektivität	ja	ja	ja	*
Bereichsgrenzen	ja	ja	*	*
Linearität	ja	ja	nein	*
Vergleichbarkeit (Robustheit)	ja	ja	ja	ja

*: Kann in Abhängigkeit von der Bestimmungsmethode gefordert werden; Kategorie I: Quantitative Bestimmung der wirksamen bzw. der Hauptbestandteile; Kategorie II: Quantitative bzw. semiquantitative Bestimmung von Verunreinigungen in Bulkware bzw. von Zersetzungsprodukten in Fertigprodukten; Kategorie III: Freisetzungsrate, Bioverfügbarkeit.

Tabelle 2.42. Begriffe und Definitionen nach USP XXII

Begriff	Definition
Präzision	Wiederholstandardabweichung, d. h. wiederholte Bestimmung in einem Labor von einer Person mit derselben Charge, Gerät und Reagenzien
Richtigkeit	Kongruenz des mit einer Methode gefundenen Mittelwertes mit dem wahren Wert, bestimmt oft auch als Wiederfindungsrate
Nachweisgrenze	niedrigste nachweisbare Konzentration des Analyten; bei instrumentellen Methoden z. B. festgelegt durch ein Mindest-Signal-Rausch-Verhältnis von 2:1 oder 3:1, bei visuellen Methoden nicht objektiv festzulegen
Bestimmungsgrenze	niedrigste, mit akzeptabler Präzision und Richtigkeit bestimmbare Menge des Analyten; bei instrumentellen Methoden meist die mit einem Faktor, z. B. 10, multiplizierte Standardabweichung von Blindwertbestimmungen
Selektivität	Maß für die richtige Bestimmung des Analyten in einer vorgegebenen komplexen Matrix, insbesonders in Gegenwart von gewöhnlich vorhandenen Verunreinigungen und Zersetzungsprodukten
Bereichsgrenzen	obere und untere Analytkonzentration, innerhalb derer die Bestimmung mit gleicher Richtigkeit, Präzision und Linearität möglich ist
Linearität	Konzentrationsbereich, in dem eine direkte Proportionalität zwischen Konzentration des Analyten und dem Meßergebnis besteht
Vergleichbarkeit	Maß an Übereinstimmung der Werte, welche im Ringversuch von verschiedenen Analytikern unter Variation bestimmter Parameter wie verschiedene Apparate, Reagenzien, Umgebungsbedingungen ermittelt werden

Matrixeffekte untersucht, können aber dennoch im Einzelfall versagen, wenn andere, neuere Herstellungsverfahren oder physikalische Modifikationen der zu prüfenden Substanz bei der Ausarbeitung der Methode nicht berücksichtigt werden konnten. Die Gefahr von störenden Matrixeffekten ist besonders bei Prüfungen mit hohem Substanzeinsatz gegeben, was bei niedrigen Grenzwerten oder geringerer Empfindlichkeit der Nachweismethode zutrifft.
Bei Verdacht auf mögliche Störung des Nachweises empfiehlt es sich deshalb, neben der vorgeschriebenen Prüfung von Untersuchungs- und Vergleichslösung auch eine Untersuchungslösung zu analysieren, welche die nachzuweisende Konzentration an Verunreinigung enthält.
Eine Methode wird selektiver und allgemeiner anwendbar, wenn eine geeignete Probenvorbereitung vorgeschaltet ist, wie z. B.:

- Sodaaufschluß, Verglühen oder Oxidation der meist organischen Matrix vor dem Nachweis von anorganischen Verbindungen,
- Einstellung des optimalen pH-Wertes und / oder

- Extraktion mit geeigneten Lösungsmitteln bzw. Destillation.

Abgesehen von der Alternative apparativ / visuell kann die Auswertung einer chemischen Grenzprüfung unterschiedlich gestaltet sein (s. Tab. 2.43). Die folgenden Einflußgrößen sind deshalb im Einzelfall besonders zu kontrollieren und möglichst konstant zu halten:

- *Reaktionszeit* wegen möglicher Einbuße an Spezifität bei unterschiedlich schnell reagierenden, nahe verwandten Substanzen wie z. B. Acet- / Formaldehyd, Aldehyde und Ketone, wegen der Instabilität der Farbprodukte bzw. der Alterung der Niederschläge;
- *Reaktionstemperatur* wegen des Einflusses auf die Reaktionskinetik bzw. Geschwindigkeit und Löslichkeit der Fällung;
- *Reihenfolge des Reagenzienzusatzes* wegen des Einflusses auf die Einheitlichkeit bzw. Richtung der Reaktion, auf die Nebenprodukte oder Kristallformen;

Tabelle 2.43. Auswertungskriterien chemischer Grenzprüfungen

Kriterium	Bemerkungen
Verunreinigung nicht nachweisbar	Die Prüfung erfolgt ohne Vergleich, die Bewertung ist abhängig von der Nachweisgrenze der Methode, größere individuelle Unterschiede in der Bewertung sind zu erwarten.
Vergleich mit Referenzlsg., welche die zu analysierende Verunreinigung enthält.	Die Ergebnisse sind überwiegend nur abhängig von Reaktions- und Meßbedingungen, die möglichst konstant zu halten sind (s. u.).
Vergleich mit einer Farb- bzw. Standardfarblsg. oder Standardsuspension	Matrixeffekte und irreguläre Reaktionen sind nicht prüfbar; Farbnuancen werden nur unvollkommen berücksichtigt, deshalb ist insbesondere bei Farbvergleichen vermehrt nur die Farbstärke angegeben und die Auswahl der „geeigneten" Farbstandardlösung freigestellt; bei Fällungsnachweisen können unterschiedliche Teilchengrößen der meist zunächst kolloidal gelösten oder homogen suspendierten Niederschläge fehlerhaft bewertet werden

- *Geschwindigkeit des Reagenzienzusatzes* wegen des Einflusses auf die Reaktionskinetik und die Teilchengröße bei Fällungen;
- *Zusammensetzung und Konzentration von Elektrolyten* wegen des Einflusses auf die Stabilität und die Teilchengröße einer Fällung.

4.2.2 Allgemeine und sonstige Methoden des DAB 9 für chemische Grenzprüfungen

Ausgewählt sind neben den allgemeinen Methoden des DAB 9 in den Monographien des DAB 9 einschließlich DAB 9 N1 und DAB 9 N2 aufgeführte, allgemein anwendbare chemische Grenzprüfungen oder auch solche, die sich von der entsprechenden allgemeinen Methode durch Erhöhung der Empfindlichkeit oder durch besondere Vorbehandlung der zu prüfenden Substanz unterscheiden. Einige gleichartige Prüfungen sind unter verschiedenen Titeln beschrieben, die den Originaltiteln des Arzneibuches entsprechen und z. T. auf die eingeschränkte Spezifität der Prüfungen zurückschließen lassen. Wegen ihrer häufigeren Anwendung und der größeren Erfahrung sind, im Gegensatz zu den nur in einzelnen Monographien beschriebenen Methoden, die allgemeinen Methoden des DAB 9 kommentiert. Querverweise auf Nachweise ein und derselben Stoffgruppe bzw. des gleichen Prinzips sind der Übersichtlichkeit wegen angegeben. Der Vollständigkeit halber sind auch Prüfungen angeführt, bei denen nur unterschiedliche Reagenzien bei gleichem Prinzip eingesetzt werden (z. B. Sulfid).
Vermerkt sind die Nachweisgrenzen, soweit diese dem Kommentar zum DAB 9 zu entnehmen sind. Wenn diesbezügliche Angaben fehlen, sind die Konzentrationen der Vergleichslösungen (Vergleichskonzentration) angegeben, sofern diese Rückschlüsse auf die Empfindlichkeit der Grenzprüfung erlauben.

Aceton, Aldehyde

Prinzip. Reduktion von Neßlers Reagenz zu metallischem Quecksilber.
Vorschrift. Monographie Methanol (Aceton); Ether (Aldehyde); Ether zur Narkose.

Vergleich. 0,001 % *(m/m)* Aceton.
Ähnliche Prüfungen. Oxidierbare Substanzen; wasserlösliche oxidierbare Substanzen; oxidierbare Schwefelverbindungen; reduzierende Substanzen; Schwefelverbindungen, reduzierende Substanzen.

Aldehyde

Methode A
Prinzip. Umsetzung mit Hydroxylaminhydrochlorid zum Oxim, Titr. der freigesetzten HCl.
Vorschrift. Monographie Eucalyptusöl (Acetaldehyd); Paraldehyd; Polyvidon.

Methode B
Prinzip. Farbreaktion mit Schiffs-Reagenz (s. S. 138).
Vorschrift. Monographie Kaliumsorbat; Sorbinsäure.
Vergleich. 15 ppm/ml Acetaldehyd.

Aldehyde, reduzierende Substanzen

Methode A
Prinzip. Umsetzung mit Pararosaniliniumchlorid, einem chemisch reineren Fuchsin.
Vorschrift. Monographie Glycerol, Glycerol 85 %.
Vergleich. 2,5 ppm/ml Formaldehyd.

Methode B
Prinzip. Reduktion von ammoniakalischer $AgNO_3$-Lsg., Farbvergleich B7.
Vorschrift. Monographie Aceton (Aldehyde und andere reduzierende Substanzen).

Alkali- und Erdalkalimetalle

Methode A
Prinzip. Fällung der Substanz, meist in ammoniakalischer Lösung, Filtrat wird eingeengt, der Rückstand bestimmt.
Vorschrift. Monographie Aluminiumsulfat.

Methode B
Prinzip. H_2S-Fällung, Filtrat wird eingeengt, der Rückstand bestimmt.
Vorschrift. Monographie Bismutcarbonat, basisches.

Methode C

Prinzip. Fällung mit Thioacetamid in ammoniakalischer Lösung, Filtrat wird eingeengt, der Rückstand bestimmt.

Vorschrift. Monographie Zinkundecylenat.

Methode D

Prinzip. Fällung mit Oxalat, Filtrat wird eingeengt, der Rückstand bestimmt.

Vorschrift. Monographie Calciumcarbonat; Calciumchlorid; Calciumgluconat; Calciumlactat-Pentahydrat; -Trihydrat (Mg, Alkalimetalle).

Alkalisch reagierende Substanzen in fetten Ölen

Prinzip. Grenztitr. eines gering wasserhaltigen Acetonextraktes der Substanz.

Vorschrift. V.3.3.3.

Vergleich. entfällt, Höchstverbrauch 0,1 ml 0,01 N HCl.

Bemerkung. Zur Begrenzung der bei der Raffination anfallenden Fettsäuresalze, die sich negativ auf die Stabilität auswirken. Nachweisgrenze bei 20 ppm, erlaubt sind ca. 40 ppm.

Aluminium

Methode A

Prinzip. Fällung als $Al(OH)_3$.

Vorschrift. Monographie Calciumchlorid.

Methode B

Prinzip. Farblack mit Chromazurol S.

Vorschrift. Monographie Natrium-[^{99m}Tc]-pertechnetat-Injektionslösung aus Kernspaltprodukten; -nicht aus Kernspaltprodukten.

Vergleich. 1,3 ppm/ml Al^{3+}.

Aluminium, Blei, Kupfer und Bismut

Prinzip. Fällung als $Al(OH)_3$ bzw. Fbg.

Vorschrift. Monographie Silbernitrat

Aluminium, Calcium, Eisen, Magnesium, Schwermetalle

Prinzip. Mit NH_3-Lsg. keine Fällung als $Al(OH)_3$ sichtbar; auf Zusatz von Na_2HPO_4 klare Lösung, in der auf Zusatz von Na_2S ein weißer Nd. ausfällt, die überstehende Lösung muß farblos sein.

Vorschrift. Monographie Zinkchlorid

Amine, primäre aromatische

Prinzip. Diazotierung und Kupplung mit Naphthylethylendiamin zum Azofarbstoff, Absorptionsmessung (< 0,12).

Vorschrift. Monographie Furosemid.

Ammonium

Prinzip. Reaktion mit Neßler-Reagenz in alkal. Lsg. zur gelbgefärbten Millonschen Base.

Vorschrift. V.3.2.1.

Vergleich. 10 ml Ammonium-Lösung (1 ppm/ml).

Bemerkung. Untersuchungs- und Testlösung sollten mit NaOH auf den gleichen pH-Wert (pH-Papier) eingestellt sein, da die Intensität der Färbung pH-abhängig ist.

Ammonium, primäre Amine

Prinzip. Umsetzung eines Aminsalzes mit CH_2O zum Azomethin, Titr. der freigesetzten Säure mit NaOH.

Vorschrift. Monographie Cholinchlorid; -hydrogentartrat.

Arsen

Methode A

Prinzip. Reduktion mit Zinkgranulen in salzsaurer Lösung, Nachweis des hierbei entstehenden flüchtigen Arsenwasserstoffs mit Quecksilberbromidpapier, wobei je nach Menge des AsH_3 orange bis braun gefärbte Flecke von Quecksilberarseniden entstehen.

Vorschrift. V.3.2.2, Methode A.

Vergleich. 1 ml Arsen-Lösung (1 ppm/ml).

Bemerkung. Gleichmäßige, reproduzierbar auszuwertende Flecke entstehen nur dann, wenn die Gasentwicklung gleichmäßig und nicht zu heftig erfolgt. Die Größe der Zinkgranulen darf deshalb nicht zu gering sein. Die Flecke verblassen unter Lichteinwirkung, weshalb Vergleichs- und Untersuchungslösung zeitgleich anzusetzen sind.

Methode B

Prinzip. Reduktion mit hypophosphoriger Säure zu elementarem Arsen, welches eine kolloidale, braungefärbte Lösung oder bei größeren Mengen einen schwarzen Niederschlag erzeugt.

Vorschrift. V.3.2.2, Methode B.

Vergleich. 0,5 ml Arsen-Lösung (10 ppm/ml).

Bemerkung. Unempfindlicher als Methode A und auch gegenüber Matrixeinflüssen störanfälliger; schwefelhaltige Verbindungen stören wegen Reduktion zu H_2S. Störung kann jedoch behoben werden, wenn der Iodidzusatz unterbleibt. Der Nachweis wird dadurch jedoch unempfindlicher und As(V)-Verbindungen werden u. U. nicht erfaßt.

Asche

Prinzip. Anorganische Bestandteile werden durch Verglühen der organischen Matrix bei $600 \pm 25\,°C$ in die Oxide oder bei Anwesenheit entsprechender Elemente in die schwerflüchtigen Sulfate übergeführt. Durch Rückstandswägung werden die anorganischen Kationen summarisch erfaßt.

Vorschrift. V.3.2.16.

Vergleich. Entfällt.

Bemerkung. Bei der Bestimmung der Asche kann sich ein Teil der anorganischen Bestandteile als Metallhalogenid verflüchtigen, wenn in der Substanz Halogene anwesend sind. Die Werte liegen deshalb meist niedriger als die entsprechenden der Sulfatasche (s. d.), die u. U. nicht qualitätsrelevante höhere Rückstandswerte liefern würde. Die Aschebestimmung wird bei Naturprodukten wie Drogen und Fetten z. B. zur Bestimmung von groben Verfälschungen oder Verunreinigungen vorgeschrieben.

Barium

Methode A
Prinzip. Ausfällung mit H_2SO_4 als $BaSO_4$.
Vorschrift. Monographie Bariumsulfat (lösliche Bariumsalze); Calciumhydrogenphosphat; Chininhydrochlorid; Citronensäure, wasserfrei, –Monohydrat; Eisengluconat; Fructose; wasserfreie Glucose, –Monohydrat; Kaliumbromid; Kaliumchlorid; Magnesiumhydrogenphosphat-Trihydrat; Natriumbromid; Natriumchlorid; Saccharose; Titandioxid.

Methode B
Prinzip. Ausfällung mit gesätt. $CaSO_4$ -Lösung.
Vorschrift. Monographie Calciumcarbonat; Calciumchlorid; Calciumlactat-Pentahydrat; Calciumlactat-Trihydrat.

Prüfung auf Baumwollsamenöl

Prinzip. Rotfärbung bei Erhitzen mit Isoamylalkohol und einer Lösung von Schwefel in Schwefelkohlenstoff.
Vorschrift. V.3.3.6.N1.
Vergleich. Keiner, da auf nichtpositive Reaktion geprüft wird.
Bemerkung. Mit der Halphen-Reaktion sind Verschnitte bis zu 1% festzustellen. Nachgewiesen werden die Cyclopropencarbonsäuren in Baumwollsamenöl. Prüfung nicht spezifisch, positive Reaktion auch mit anderen pflanzlichen Ölen, negativ bei thermisch oder chemisch behandelten Baumwollsamenölen.

Brom, Chlor

Prinzip. Oxidation von Iodid zu Iod, Blaufärbung mit Stärke.
Vorschrift. Monographie Halothan.

Bromat

Prinzip. Oxidation von Iodid zu Iod, Blaufärbung mit Stärke.
Vorschrift. Monographie Kaliumbromid; Natriumbromid.

Bromid

Prinzip. Freisetzung von Brom mit Chloramin T / HCl, Umsetzung mit Phenolrot zu Bromphenolblau (s. S. 128).
Vorschrift. Monographie Kaliumchlorid; Natriumchlorid.
Vergleich. 0,8 ppm/ml KBr.

Bromid, Chlorid

Prinzip. Fällung mit $AgNO_3$.
Vorschrift. Monographie Halothan; Iod.
Vergleich. 0,008 mg/ml HCl.

Bromid, Iodid

Prinzip. Oxidation mit Chloramin T / HCl, Extraktion mit Chloroform und Prüfung der $CHCl_3$ -Schicht auf Färbung.
Vorschrift. Monographie Ammoniumchlorid.
Ähnliche Prüfungen. Chlor; Chlorid; Halogenverbindungen; Iodat; Iodide.

Calcium

Prinzip. Bildung von schwerlöslichem Calciumoxalat.
Vorschrift. V.3.2.3.
Vergleich. 10 ml Calcium-Lösung (10 ppm/ml).
Bemerkung. Impfkristalle werden zu Beginn der Prüfungen erzeugt, um die Bildung von Teilchen gleicher Größe zu induzieren. Zeitabhängige, u. a. auch durch Wasserqualität beeinflußte Alterung der Fällung beachten. Alle Lösungen, die für diese Prüfung verwendet werden, sind mit destilliertem Wasser herzustellen.

Calcium, Magnesium

Prinzip. Zusatz von Zink-EDTA, EDTA-Titr. des freigesetzten Zinks.
Vorschrift. Monographie Natriumacetat; gereinigtes Wasser.

Chlor

Prinzip. Oxidation des Zinkiodids, Blaufärbung mit Stärke.
Vorschrift. Monographie Chloroform; Dichlormethan.

Chlor, freies

Prinzip. Oxidation des Kaliumiodids, Titr. des Iods mit Thiosulfat, Ind. Stärke.
Vorschrift. Monographie Salzsäure 36%; –10%.

Chlorid

Methode A
Prinzip. Nachweis als schwerlösliches Silberchlorid.
Vorschrift. V.3.2.4.
Vergleich. 10 ml Chlorid-Lösung (5 ppm/ml).
Bemerkung. Silberhalogenide sind lichtempfindlich, deshalb ist Lichtschutz bei der Durchführung der Prüfung erforderlich. Auswertung gegen dunklen Hintergrund in horizontaler Durchsicht. Außer Chlorid werden Bromid, Iodid, Cyanid und Thiocyanat erfaßt.

Methode B
Prinzip. Nach Oxidation der Substanz mit H_2O_2 argentometrische Titr. mit Thiocyanat.
Vorschrift. Monographie Kaliumbromid; Natriumbromid.

Methode C
Prinzip. Potentiometrische Bestimmung mit Silberelektrode.
Vorschrift. Monographie Metrifonat.

Methode D
Prinzip. Nach Reduktion und Extraktion Prüfung nach V.3.2.4.
Vorschrift. Monographie Quecksilberoxidsalbe, gelbe.

Methode E
Prinzip. Nach Extraktion Fällung als AgCl.
Vorschrift. Monographie Wollwachs; wasserhaltiges Wollwachs.
Vergleich. 0,002 mg/ml HCl.

Methode F
Prinzip. Empfindlichere Ausführung der Fällung als AgCl, Limit 0,1 mg/L.
Vorschrift. Monographie gereinigtes Wasser.

Methode G
Prinzip. Fällung als AgCl im Filtrat der Cu-Fällung.
Vorschrift. Monographie Nitroprussidnatrium.
Vergleich. 2 ppm/ml Cl^-.

Methode H
Prinzip. Argentometrische Titr..
Vorschrift. Monographie Alginsäure; Natriumalginat.

Chlorid, Monochlorhydrin

Prinzip. Nach alkal. Hydrolyse Prüfung nach V.3.2.4.
Vorschrift. Monographie Guaifenesin.

Chrom

Prinzip. Nach Mineralisieren der Substanz durch Schmelze mit Soda Farbkomplex mit Diphenylcarbazid.
Vorschrift. Monographie Spironolacton.
Vergleich. 0,0001 mg/ml Cr^{3+}.

Cyanid

Prinzip. Erwärmen mit Fe(II)-salzen in natronalkal. Lsg., nach Ansäuern Färbung oder Nd. von Berliner Blau.
Vorschrift. Monographie Ethosuximid.

Cyanid, Benzaldehydcyanhydrin

Prinzip. Erwärmen mit Fe(II)-salzen in natronalkal. Lsg., nach Ansäuern Färbung oder Nd. von Berliner Blau.
Vorschrift. Monographie Benzylmandelat.

Eisen

Methode A
Prinzip. Nachweis mit Thioglycolsäure als rosa bis rotgefärbtes komplexes Anion $[Fe(SCH_2 COO)_2]^{2-}$ bzw. als gleich gefärbter Eisen(III)-Komplex.
Vorschrift. V.3.2.9.
Vergleich. 10 ml Eisen-Lösung(1 ppm/ml).
Bemerkung. Färbung reproduzierbar im pH-Bereich zwischen 6 und 11. Cobalt und Nickel reagieren gleich, Nickel jedoch mit wesentlich geringerer Empfindlichkeit.

Methode B
Prinzip. Rotfärbung mit KSCN.
Vorschrift. Monographie Maleinsäure; Titandioxid.
Vergleich. 0,4 ppm/ml Fe^{3+} bzw.0,7 ppm/ml Fe^{3+}.

Methode C
Prinzip. Nach Zusatz von $CaCl_2$ zur Beseitigung störender Matrixeffekte, Prüfung nach V.3.2.9.
Vorschrift. Monographie Natriumedetat; Natriumcalciumedetat.

Eisen(III)-Ionen

Prinzip. Iodometrische Bestimmung.
Vorschrift. Monographie Eisen(II)gluconat; Eisen(II)sulfat.

Ester

Methode A
Prinzip. Erwärmen mit NaOH, keine Entfärbung des Ind.
Vorschrift. Monographie Aceton.

Methode B
Prinzip. Erhitzen mit überschüssiger NaOH, Rücktitr. mit HCl.
Vorschrift. Monographie Glycerol, ~85%.

Ester, fremde

Methode A
Prinzip. Verseifung eventuell vorhandener Ester zu in der Matrix (meist ätherische Öle) schwerlöslichen Kaliumsalzen.
Vorschrift. V.4.5.2.
Vergleich. Entfällt, da auf Abwesenheit einer Fällung ohne Limit geprüft wird.
Bemerkung. Phthalsäureester werden zu etwa 1%, Benzoesäureester zu etwa 2,5% begrenzt, andere Ester entsprechend der Löslichkeit des Kaliumsalzes der jeweiligen Säure.

Methode B
Prinzip. Löslichkeit nach alkal. Verseifung.
Vorschrift. Monographie Nelkenöl.

Färbung von Flüssigkeiten

Prinzip. Die Prüfung der Farbstärke einer Flüssigkeit im Bereich der Farben Braun, Gelb, Rot wird, wie in der Monographie vorgeschrieben, nach einer der beiden beschriebenen Methoden durchgeführt.
Vorschrift. V.6.2.
Bemerkung. Farblos bedeutet, daß die Flüssigkeit das Aussehen von Wasser oder des Lösungsmittels hat oder nicht stärker gefärbt ist als die Farbvergleichslösung B9. Die Beurteilung erfolgt, je nach Angabe, in horizontaler oder vertikaler Durchsicht gegen einen weißen Hintergrund.

Fette, Mineralöle

Prinzip. Löslichkeit in Sodalsg.
Vorschrift. Monographie Undecylensäure.

Fluorid

Prinzip. Überführung des Fluorids in Hexafluorkieselsäure, die bei Wasserdampfdestillation in flüchtiges HF und SiF_4 zerfällt und quantitativ in eine Vorlage mit Natriumhydroxid-Lösung destilliert wird. Dort Hydrolyse zu Fluorid und Kieselsäure. Nachweis durch Blaufärbung mit Aminomethylalizarindiessigsäure-Reagenz (Cer(III)-Komplex, in dem ein Teil der Wasserliganden durch Fluoridanionen ausgetauscht wird).
Vorschrift. V.3.2.5.
Vergleich. 5 ml Fluorid-Lösung (10 ppm/ml)
Bemerkung. Die Vorlage muß alkal. sein, so daß sorgfältig darauf zu achten ist, daß keine Säure durch zu heftige Destillation mitgerissen wird. Der Vorstoß des absteigenden Kühlers sollte in die Vorlage eintauchen, um Verluste der flüchtigen Fluorverbindungen zu vermeiden.

Formaldehyd (frei)

Prinzip. Gelbes Kondensationsprodukt zwischen Formaldehyd und Acetylaceton.
Vorschrift. V.3.3.1.
Vergleich. 1 ml einer Lösung, die 20 μg Formaldehyd enthält.
Bemerkung. Die Hantzsch-Reaktion ist so gestaltet, daß Formaldehyd neben größeren Mengen anderer Carbonylverbindungen spezifisch nachzuweisen ist. Lediglich größere Mengen Acetaldehyd stören.

Halogenhaltige Verunreinigungen

Prinzip. Verbrennung eines substanzgetränkten Filterpapiers, Nachweis als Silberhalogenid.
Vorschrift. V.4.5.6.N2.
Vergleich. Keine stärkere Trübung als Blindprobe.
Bemerkung. Vereinfachte Ausführung der Schöninger-Verbrennung, mit der noch etwa 0,03 % Halogen nachzuweisen sind. Prüfung auf halogenhaltige Verschnitte. Wegen der etwas heiklen Testausführung empfiehlt sich auch die Prüfung eines Vergleichs mit gewünscht niedrigem Halogengehalt.

Halogenide

Prinzip. Nach alkal. Hydrolyse Oxidation der störenden Matrix mit H_2O_2, argentometrische Titr. mit Thiocyanat-Lsg.
Vorschrift. Monographie Dimercaprol.

Halogenverbindungen

Prinzip. Nach Aufschluß mit Raney-Nickel Prüfung nach V.3.2.4, z. T. mit anderer Vergleichslsg.
Vorschrift. Monographie Benzylmandelat; Glycerol, –85%; Campher; racemischer Campher.
Vergleich. 2 ppm/ml Cl^- bzw.2,9 ppm/ml Cl^-.

Halogenverbindungen, Halogenide

Prinzip. Nach Aufschluß mit Raney-Nickel Umsetzung mit $Hg(SCN)_2$ zu undiss. $HgCl_2$, dabei freigesetzte SCN-Ionen ergeben mit $FeCl_3$ eine Rosafbg., Absorptionsmessung.

Vorschrift. Monographie Benzoesäure; Benzylalkohol; Natriumbenzoat (halogenierte Verbindungen, anorg. Chlorid wird hier vor Aufschluß mit gleicher Methode bestimmt!).
Vergleich. 3,2 ppm/ml Cl^- bzw. 1,3 ppm/ml Cl^-.

Hydrazin

Prinzip. Bis-Hydrazon des Dimethylaminobenzaldehyds, Gelbfärbung.
Vorschrift. Monographie Dihydralazinsulfat, -Hydrat.
Vergleich. 0,0002 mg/ml Hydrazin.

Iodat

Prinzip. Oxidation des Iodids in H_2SO_4-saurer Lösung, wenn Iodat vorhanden ist; Ind. iodidfreie Stärke.
Vorschrift. Monographie Kaliumiodid; Natriumiodid.

Iodid

Methode A
Prinzip. Oxidation zum Iod mit $FeCl_3$, Extraktion mit Chloroform, Färbung der $CHCl_3$-Schicht.
Vorschrift. Monographie Kaliumbromid; Natriumbromid.

Methode B
Prinzip. Nach Abtrennung der Substanz Oxidation mit H_2O_2 zum Iod, Extraktion mit Chloroform, Färbung der $CHCl_3$-Schicht.
Vorschrift. Monographie Idoxuridin.

Methode C
Prinzip. Oxidation mit $NaNO_2$ in H_2SO_4-saurer Lsg. zum Iod, Ind. iodidfreie Stärke.
Vorschrift. Monographie Kaliumchlorid; Natriumchlorid.
Ähnliche Prüfungen. Brom; Chlor; Bromat; Bromid; Bromid, Chlorid; Bromid, Iodid; Chlor; Chlorid; Halogenverbindungen.

Isopropanol

Methode A
Prinzip. Niederschlagsbildung beim Erhitzen mit Hg(II)-sulfat-Lösung.
Vorschrift. V.3.3.N3.
Vergleich. Keiner, da auf nichtpositive Reaktion ohne Limitangabe geprüft wird.
Bemerkung. Dieser Test war als Hinweis auf gröbere Verfälschung des Ethanols in Zubereitungen wie Tinkturen ausgearbeitet worden. Wegen fehlender Spezifität (Niederschlagsbildung mit Stoffen unterschiedlichster Struktur wie Ketonen, einigen Kohlenwasserstoffen, Aminodicarbonsäuren) und wegen der Toxizitäts- und Umweltprobleme von Quecksilberverbindungen sollte man diesen Test streichen, zumal andere Alternativen wie GC oder Farbreaktion bekannt sind.

Methode B

Prinzip. Farbreaktion mit Dimethylaminobenzaldehyd / H_2SO_4.
Vorschrift. Monographie Campherspiritus.

Kalium

Prinzip. Fällung als Kaliumtetraphenylborat.
Vorschrift. V.3.2.12.
Vergleich. 5 ml Kalium-Lösung (20 ppm/ml).
Bemerkung. Interferenzen ergeben sich, wie bei allen Kaliumnachweisen, mit Ammonium-Ionen. Aluminium, Chrom und einige Schwermetalle können in größerer Menge ebenfalls stören, was in der Praxis jedoch nicht vorkommen dürfte. Natrium- oder Lithium-Ionen stören dagegen selbst nicht in großem Überschuß. Zweiwertige Kationen können mit EDTA maskiert werden und interferieren dann nicht mehr.

Klarheit und Opaleszenz von Flüssigkeiten

Prinzip. In identischen Neßler-Zylindern aus farblosem, durchsichtigem Neutralglas mit einem inneren Durchmesser von 15 bis 25 mm und mit flachem Boden wird die zu prüfende Flüssigkeit mit der beschriebenen, frisch hergestellten Referenzsuspension in einer Schichtdicke von 40 mm verglichen. 5 min nach der Herstellung der Referenzsuspension werden die Flüssigkeiten in vertikaler Durchsicht gegen einen dunklen Untergrund und bei diffusem Tageslicht geprüft.
Vorschrift. V.6.1.
Bemerkung. Die Lichtverteilung muß so sein, daß die Referenzsuspension I von Wasser und die Referenzsuspension II von der Referenzsuspension I leicht zu unterscheiden sind. Eine Flüssigkeit wird als klar bezeichnet, wenn die Klarheit unter den oben angegebenen Bedingungen derjenigen von Wasser oder des verwendeten Lösungsmittels entspricht oder wenn die Flüssigkeit nicht stärker opalesziert als die Referenzsuspension I.

Magnesium

Prinzip. Extraktion des Magnesium-Butylamin-Hydroxychinolin-Komplexes {$H_9 C_4 NH_3 [Mg(Ox)_3]$} mit Chloroform.
Vorschrift. V.3.2.6.
Vergleich. 1 ml Magnesium-Lösung (10 ppm/ml).
Bemerkung. Unter den angegebenen Bedingungen (löslicher Komplex mit Butylamin, Maskierung mit Triethanolamin) ist die spezifische Bestimmung von Magnesium neben nicht zu großem Überschuß anderer komplexierender Kationen möglich.

Magnesium, Erdalkalimetalle

Prinzip. Umsetzung von Zink-EDTA-Komplex mit Erdalkali-Ionen, Titr. des freigesetzten Zinks mit EDTA.
Vorschrift. V.3.2.7.
Vergleich. Nicht vorgeschrieben, stattdessen in der Monographie Angabe des Höchstverbrauchs bei der Titr..

Bemerkung. Durch Hydroxylamin wird Eisen(III) zu nichtkomplexierendem Eisen(II) reduziert.

Methanol

Methode A

Prinzip. Im Destillat der Ethanolbestimmung nach V.5.3.1 wird nach Oxidation zum Formaldehyd dieser durch die rosaviolette Färbung mit Schiff-Reagenz nachgewiesen.
Vorschrift. V.3.3.N2.
Vergleich. Keiner, da auf nichtpositive Reaktion ohne Limitangabe geprüft wird.
Bemerkung. Abgesehen von der problematischen Auswertung wird dieser Test auch ungenügend beschrieben: z. B. fehlen genaue Temperaturangaben und die in diesem Falle erforderliche Blindprüfung als Eignungstest für das Schiff-Reagenz. Der Ethanolgehalt der Untersuchungslösung muß niedrig sein, da bei Ansteigen der Konzentration auch höhere Homologe des Formaldehyds, insbesonders wohl Acetaldehyd, erfaßt werden.

Methode B

Prinzip. Nach Oxidation zu CH_2O Farbreaktion mit Chromotropsäure.
Vorschrift. Monographie Campherspiritus.
Vergleich. $7 \cdot 10^{-4}$ mg/ml Methanol.

Methode C

Prinzip. Nach Oxidation zu CH_2O Farbreaktion mit Schiff-Reagenz.
Vorschrift. Monographie Ethanol 96 %.
Vergleich. 0,008 mg/ml Methanol.

Methanol, Methylester

Prinzip. Nach Destillation und Oxidation zu CH_2O Farbreaktion mit Schiff-Reagenz.
Vorschrift. Monographie Milchsäure.
Vergleich. 0,008 mg/ml Methanol.

Monomerengehalt

Prinzip. Addition von Iodbromid, iodometrische Titr. des Überschusses.
Vorschrift. Monographie Copolyvidon.
Ähnliche Prüfungen. Ungesättigte Verbindungen; Grad der Ungesättigtheit.

Natriumchlorid und -sulfat

Prinzip. Chlorid argentometrisch, Sulfat titrimetrisch mit $BaClO_4$-Lsg.
Vorschrift. Monographie Natriumdodecylsulfat.

Nitrat

Methode A

Prinzip. Titr. mit Indigocarmin-Lsg.
Vorschrift. Monographie Bismutcarbonat, basisches.

Methode B

Prinzip. Farbreaktion mit Diphenylamin.
Vorschrift. Monographie Bismutgallat, basisches; gereinigtes Wasser.

Methode C

Prinzip. Reduktion zum Nitrit, Umsetzung mit prim. aromatischem Amin und Kupplung zum Azofarbstoff.
Vorschrift. Monographie Hydroxyethylcellulose.
Vergleich. 0,3 ppm/ml NO_3^-.

Methode D

Prinzip. Farbreaktion mit $FeSO_4$ in H_2SO_4.
Vorschrift. Monographie Thiaminchloridhydrochlorid.

Methode E

Prinzip. Farbreaktion mit Brucin in nitratfreier H_2SO_4.
Vorschrift. Monographie wasserfreies Kupfer(II)-sulfat.
Vergleich. 0,4 ppm/ml NO_3^-.

Oxalsäure

Methode A

Prinzip. Fällung als Calciumoxalat.
Vorschrift. Monographie Ascorbinsäure; Eisengluconat (Oxalat).
Vergleich. 0,1 mg/ml Oxalsäure.

Methode B

Prinzip. Reduktion zur Glyoxylsäure, Umsetzung zum Phenylhydrazon, Oxidation überschüssigen Phenylhydrazins mit Hexacyanoferrat(III) zum Benzoldiazoniumsalz, welches mit dem Hydrazon zum gefärbten Diphenylformazan reagiert.
Vorschrift. Monographie Citronensäure, wasserfreie; -Monohydrat; Kaliumcitrat, Lithiumcitrat, Natriumcitrat (Oxalat); Weinsäure.
Vergleich. 0,03 mg/ml bzw. 0,015 mg/ml Oxalsäure.

Methode C

Prinzip. Komplexierung des im Eisen(III)salicylat gebundenen Eisens, damit Entfärbung des Eisen(III)salicylates, Absorptionsmessung.
Vorschrift. Monographie Natriumcromoglicat (Oxalat).
Vergleich. 0,007 mg/ml Oxalsäure.

Oxidierbare Substanzen

Methode A

Prinzip. Entfärbung von $KMnO_4$-Lsg. in neutraler bzw. H_2SO_4-saurer Lsg.
Vorschrift. Monographie Aceton (leicht oxidierbare Substanzen); Benzoesäure; gereinigtes Wasser; sterilisiertes Wasser für Injektionszwecke.

Methode B

Prinzip. Bromatometrische Titr..
Vorschrift. Monographie Guanethidinmonosulfat.

Oxidierbare Schwefelverbindungen

Prinzip. Entfärbung einer Iod-Stärke-Lsg., hergestellt aus KI und Iodat in HCl-saurer Stärke-Lsg.
Vorschrift. Monographie Bariumsulfat.
Vergleich. ca. 0,0005 mg/ml $IO_3^- = 0,003$ mg/ml Iod

Oxidierende Substanzen

Methode A

Prinzip. Prüfung mit H_2SO_4-saurer KI-Lsg., iodometr. Titr. des freigesetzten Iods.
Vorschrift. Monographie Propylenglykol.

Methode B

Prinzip. Freisetzung des Iods aus schwach essigsaurer Lsg. von KI, Stärke als Ind.
Vorschrift. Monographie Sauerstoff.

Peroxide

Methode A

Prinzip. Extraktion mit KI-Stärke-Lsg., aus der Peroxide Iod freisetzen.
Vorschrift. Monographie Ether; Ether zur Narkose.
Nachweisgrenze. Wie Gelatine, ca. 100 ppm.

Methode B

Prinzip. Iodometrische Titr. des aus H_2SO_4-saurer KI-Lsg. freigesetzten Iods.
Vorschrift. Monographie Paraldehyd.

Methode C

Prinzip. Farbkomplex mit Vanadin(V)-Verbindung in konz. H_2SO_4-saurer Lsg.
Vorschrift. Monographie Gelatine.
Nachweisgrenze. 100 ppm H_2O_2.

Methode D

Prinzip. Oxidation von Fe(II)- zu Fe(III)-Salz, welches durch die Rosafärbung mit NH_4SCN erkannt wird.
Vorschrift. Monographie ölige Lösung von Vitamin A.
Vergleich. 0,03 mg/ml $FeCl_3$.

Methode E

Prinzip. Umsetzung des violetten $TiCl_3$ in H_2SO_4-saurer Lsg. zum orangegelben Titanperoxidsulfat, Absorption bei 400 nm.
Vorschrift. Monographie Polyvidon.

Phosphat

Methode A

Prinzip. Reduktive Umsetzung zu Molybdänblau, einem Gemisch der Phosphormolybdänsäure mit niederen Oxidationsstufen des Molybdäns.
Vorschrift. V.3.2.11.
Vergleich. 2 ml Phosphat-Lösung (5 ppm/ml).
Bemerkung. Der Farbcharakter hängt sowohl vom Lösungsmittel als auch vom Reduktionsmittel ab. Deshalb könnte u. U. eine Adaptation der Vergleichslösung erforderlich sein.

Methode B

Prinzip. Farbreaktion mit Molybdat-Vanadat.
Vorschrift. Monographie Bariumsulfat; Dexamethasondihydrogenphosphat-Dinatrium.
Vergleich. 3,3 ppm/ml PO_4^{3-}.

Methode C

Prinzip. Molybdat / Vanadat / $HClO_4$.
Vorschrift. Monographie Natrium[^{32}P]phosphat-Injektionslösung.
Vergleich. 0,007 mg/ml PO_4^{3-}.

Methode D
Prinzip. Reduktion des Phosphomolybdats mit $SnCl_2$ zur blaugefärbten Lsg. von Mischoxiden, Absorptionsmessung.
Vorschrift. Monographie Corticotrophin-Zinkhydroxid-Injektionssuspension.
Vergleich. 0,005 mg/ml PO_4^{3-}.

Methode E
Prinzip. Farbkomplex in molybdathaltiger Lsg. auf Zusatz von HNO_3.
Vorschrift. Monographie wasserfreies Natriummolybdat; Natriummolybdat-Dihydrat.
Vergleich. 0,005 mg/ml PO_4^{3-}.

Quecksilber-Ionen

Methode A
Prinzip. Abtrennung der Substanz als unl. Phenylquecksilberiodid, dabei Überführung von Hg^{2+}-Ionen in gelbgefärbtes komplexes $[HgI_4]^{2-}$; Filtrat wird deshalb auf Farbe und nach allg. Methode V.3.2.8 auf Schwermetalle geprüft.
Vorschrift. Monographie Phenylmercuriborat.
Vergleich. 0,3 ppm/ml Hg^{2+}.

Methode B
Prinzip. Nach Mineralisieren der Substanz Absorptionsmessung des farbigen Dithizonkomplexes bzw. Zweiphasentitr. mit Dithizon.
Vorschrift. Monographie [^{197}Hg]Quecksilber(II)-chlorid-Injektionslösung; Protaminsulfat; Protaminhydrochlorid.

Quecksilber(I)chlorid

Prinzip. Klare Lsg. der Substanz in Ether.
Vorschrift. Monographie Quecksilber(II)chlorid.

Reduzierende Substanzen

Methode A
Prinzip. Entfärbung von verd. $KMnO_4$-Lsg.
Vorschrift. Monographie Ammoniak-Lösung 10%; Cocainhydrochlorid (Cinnamoylcocain); Ethanol 96%; Kaliumdihydrogenphosphat; -monohydrogenphosphat; Lanolin; Methanol; Natriumacetat; Natriumdihydrogenphosphat-Dihydrat; Natriummonohydrogenphosphat-Dodecahydrat.

Methode B
Prinzip. Reduktion des gelbgefärbten Tetrazolblaus zum blauen Formazan, Absorptionsmessung.
Vorschrift. Monographie Ergocalciferol.
Vergleich. 0,17 µg/ml Hydrochinon.

Methode C
Prinzip. Reduktion von $K_2Cr_2O_7$, iodometrische Titr. des Überschusses an $K_2Cr_2O_7$.
Vorschrift. Monographie Essigsäure 99%.

Methode D
Prinzip. Reduktion von Fehling-Lsg.
Vorschrift. Monographie Kaliumlactat-Lösung; Natriumlactat-Lösung.
Nachweisgrenze. 0,1% Glucose oder 1% Saccharose.

Methode E
Prinzip. Reduktion von farblosem TTC zu rotem Formazan.
Vorschrift. Monographie Macrogol-Glycerolhydroxystearat.

Methode F
Prinzip. Cerimetrische Titration.
Vorschrift. Monographie Polysorbat 60; -80.

Methode G
Prinzip. Reduktion von ammoniakalischer $AgNO_3$-Lsg. zu metall., kolloidal gelöstem Silber.
Vorschrift. Monographie Propylenglycol.

Reduzierende Substanzen, Pfefferminzöl

Prinzip. Entfärbung von verd. $KMnO_4$-Lsg.
Vorschrift. Monographie Menthol; -racemisches.

Reduzierende Zucker

Methode A
Prinzip. Reduktion von Fehling-Lsg., Wägung des Nd.
Vorschrift. Monographie Dextrin.

Methode B
Prinzip. Reduktion von alkal. Kupfercitrat-Lsg., Oxidation des gebildeten $Cu(I)^+$ mit Iod in schwach alkal. Lsg., Titr. des Iodüberschusses mit Thiosulfat.
Vorschrift. Monographie Mannitol; Sorbitol; Sorbitol-Lösung 70%, kristallisierend; -nichtkristallisierend.

Reduzierende Zucker nach Hydrolyse

Prinzip. Hydrolyse mit 1 N HCl, Reduktion von alkal. Kupfercitrat-Lsg., Oxidation des gebildeten $Cu(I)^+$ mit Iod in schwach alkal. Lsg., Titr. des Iodüberschusses mit Thiosulfat.
Vorschrift. Monographie Sorbitol-Lsg. 70%, nichtkristallisierend.

Saccharose, Fructose

Prinzip. Farbreaktion mit Resorcin / HCl.
Vorschrift. Monographie Arabisches Gummi; -sprühgetrocknet.

Saccharose und reduzierende Zucker

Prinzip. Reduktion von Fehling-Lsg.
Vorschrift. Monographie Calciumgluconat; Eisengluconat (nach Abtrennung des Eisens als Sulfid).

Salicylsäure

Prinzip. Farbkomplex mit $FeCl_3$.
Vorschrift. Monographie Acetylsalicylsäure.
Vergleich. 0,0025 mg/ml Salicylsäure.

Salzsäureunlösliche Asche

Prinzip. Extraktion der Asche bzw. der Sulfatasche mit Salzsäure, Filtration und Bestimmung des unlöslichen Anteils durch Wägung.
Vorschrift. V.4.1.
Vergleich. entfällt.
Bemerkung. Prüfung zielt auf schwer aufschließbare, mineralische Bestandteile, wie z. B. Sand, als Verunreinigung oder Verfälschung von Drogen. Bei kieselsäurehaltigen Drogen wie Schachtelhalmkraut sind genuin höhere Werte vorgegeben.

Schwefelverbindungen, reduzierende Substanzen

Prinzip. Reduktion von ammoniakalischer $AgNO_3$ - Lsg. zu metall., kolloidal gelöstem Silber.
Vorschrift. Monographie Benzin.

Schwermetalle

Methode A
Prinzip. Fällung als Sulfid.
Vorschrift. V.3.2.8, Methode A.
Vergleich. 10 ml Blei-Lösung (1 oder 2 ppm/ml).
Bemerkung. Der Vergleich gegen 10 ppm Blei ist wegen der nahe der visuellen Nachweisgrenze liegenden schwachen Braunfärbung problematisch, zumal die Intensität der Färbung reagenzienabhängig schwanken kann. Man sollte deshalb dann unbedingt die Wiederfindungsrate prüfen, indem man in einem gesonderten Ansatz der Untersuchungslösung 0,1 ml Blei-Lösung (100 ppm/ml) zusetzt. Erfaßt werden bei der Prüfung Ag^+, Hg^{2+}, Cu^{2+} und Co^{2+}, während Fe^{2+}, Ni^{2+}, As^{3+}, Cd^{3+} und Se gesondert nachzuweisen sind. Zweckmäßig wird die zu prüfende Lösung in ein Reagenzglas gegossen, in dem das Thioacetamid-Reagenz bereits vorgelegt ist. Teilchengröße und Stabilität der Suspension der Schwermetallsulfide sind abhängig vom pH, Art und Menge der in der Lösung vorhandenen Ionen, weswegen auch der Vergleichslösung 1/6 der in der Untersuchungslösung vorhandenen Menge Prüfungssubstanz zugesetzt wird. Diese Menge reicht jedoch nicht aus, um die Wiederfindungsrate zu bestimmen (s. o.).

Methode B
Prinzip. s. Methode A.
Vorschrift. s. Methode A.
Vergleich. s. Methode A.
Bemerkung. s. o.; die Prüfung läßt sich auch in organischen Lösungsmitteln ausführen, die einen bestimmten Mindestgehalt an Wasser haben. Darauf zu achten ist, daß bei der Herstellung der Vergleichslösung die konzentriertere Stammlösung mit dem gleichen, für die Untersuchungslösung verwendeten Lösungsmittel verdünnt wird.

Methode C
Prinzip. Prüfung aus dem durch Veraschung mit $MgSO_4$ unterhalb 800 °C hergestellten Glührückstand nach Methode A.
Vorschrift. V.3.2.8, Methode C.
Vergleich. 1 bis 2 ml Blei-Lösung (10 ppm/ml).
Bemerkung. Die Prüfung aus der ähnlich hergestellten Sulfatasche ist nicht zu empfehlen, da die Sulfide der

besonders toxischen Metalle Blei und Quecksilber wegen ihrer Flüchtigkeit nicht erfaßt werden. Die Veraschung geht besser nach Methode D.

Methode D
Prinzip. Veraschung der Substanz mit MgO bei 800 °C, weiter nach Methode A.
Vorschrift. V.3.2.8, Methode D.
Vergleich. 1 bis 2 ml Blei-Lösung (10 ppm/ml)
Bemerkung. Die Veraschung geht besser nach dieser Methode, die in der Vergangenheit lediglich deswegen nur selten angewandt wurde, weil das zu verwendende Magnesiumoxid einen zu hohen Eisengehalt hatte. Inzwischen sind reinere Produkte erhältlich, so daß man bei schwierig zu veraschenden Substanzen nach dieser Methode arbeiten kann.

Methode E
Prinzip. Filtration der sulfidhaltigen Untersuchungslösung durch ein definiertes Membranfilter, Auswertung des Schwermetallsulfidfleckes auf dem Filterpapier.
Vorschrift. V.3.2.8, Methode E.
Vergleich. Variable, vorgeschriebene Volumina Blei-Lösung (1 ppm/ml).
Bemerkung. Während die Nachweisgrenze bei den übrigen Methoden der Schwermetallprüfung bei etwa 10 ppm liegt, gelingt es, nach diesem Verfahren bis zu 0,5 ppm, meist jedoch etwa 5 ppm nachzuweisen. Zu achten ist auf eine gleichmäßige, nicht zu schnelle Filtration, da nur dann gut auswertbare gleichmäßige Flecken entstehen.

Methode F
Prinzip. Farbkomplex mit Dithizon in chloroformhaltiger Lsg.
Vorschrift. Monographie Dimeticon.
Bemerkung. Im Gegensatz zur Vorschrift kann die Auswertung nur durch Absorptionsmessung erfolgen, da in Abhängigkeit von der Schwermetallmenge visuell nichtunterscheidbare Mischfarben entstehen.

Methode G
Prinzip. Sulfidfällung mit Natriumsulfid.
Vorschrift. Monographie Natriumthiosulfat.
Vergleich. 1 ppm/ml Pb^{2+}.

Methode H
Prinzip. Sulfidfällung mit Thioacetamid in ammoniakalischer, natronalkal. Lsg.
Vorschrift. Monographie wasserfreies Natriummolybdat; Natriummolybdat-Dihydrat.
Vergleich. 0,5 ppm/ml Pb^{2+}.

Schwermetalle in ätherischen Ölen

Prinzip. Extraktion der Substanz mit stark verdünnter Salzsäure, Prüfung als Sulfide nach V.3.2.8.
Vorschrift. V.4.5.6.N3.
Vergleich und Bemerkung s. Schwermetalle, Methode A.

Stärke

Prinzip. Blaufärbung mit Iod.
Vorschrift. Monographie Glucosesirup.

Stärke, Dextrin

Prinzip. Farbige Einschlußverbindung mit Iod.
Vorschrift. Monographie Cellulose, mikrokristalline;
Cellulosepulver; Arabisches Gummi; -sprühgetrocknet.

Sulfat

Methode A
Prinzip. Fällung als Bariumsulfat.
Vorschrift. V.3.2.13.
Vergleich. 15 ml Sulfat-Lösung (10 ppm/ml).
Bemerkung. Impfkristalle werden zu Beginn der Prüfung erzeugt, um die Bildung von Teilchen gleicher Größe zu induzieren. Zeitabhängige, u. a. auch durch Wasserqualität beeinflußte Alterung der Fällung beachten. Alle Lösungen, die für diese Prüfung verwendet werden, sind mit destilliertem Wasser herzustellen.

Methode B
Prinzip. Fällung als $BaSO_4$, EDTA-Titr. des Ba-Überschusses.
Vorschrift. Monographie Colistinsulfat; Dihydrostreptomycinsulfat; Framycetinsulfat; Gentamicinsulfat; Kanamycinmonosulfat; saures Kanamycinsulfat; Neomycinsulfat; Polymyxin-B-sulfat; Streptomycinsulfat.

Methode C
Prinzip. Nach Maskierung des störenden Fluorids mit Borsäure Fällung nach allg. Methode V.3.2.13 als $BaSO_4$.
Vorschrift. Monographie Natriumfluorid.
Vergleich. 3 ppm/ml SO_4^{2-}.

Methode D
Prinzip. Fällung als $BaSO_4$.
Vorschrift. Monographie gereinigtes Wasser.
Nachweisgrenze. ca. 1 mg/l.

Methode E
Prinzip. Nach Abtrennung der Substanz als schwerl. Kupfersalz Fällung als $BaSO_4$.
Vorschrift. Monographie Nitroprussidnatrium.
Vergleich. ca. 3 ppm/ml.

Methode F
Prinzip. Gravimetrisch als $BaSO_4$.
Vorschrift. Monographie Protaminsulfat; Protaminhydrochlorid.

Sulfatasche

Prinzip. Anorganische Kationen werden in die bei 600 °C beständigen Sulfate überführt und summarisch durch Wägung erfaßt.
Vorschrift. V.3.2.14.
Vergleich. Entfällt.
Bemerkung. Im Gegensatz zu den leichter flüchtigen Metallchloriden sind die Sulfate bis auf Ausnahme einiger Schwermetalle (Sulfatasche deshalb nicht zur Prüfung auf Schwermetalle geeignet!) bei 600 °C thermisch stabil. Der Zusatz von Ammoniumcarbonat bewirkt die Umwandlung eventuell entstehender Pyrosulfate in stöchiometrisch einheitlichere Sulfate.

Empfindliche Prüfung auf anorganische Kontaminanten der Herstellung.

Sulfat, Sulfit

Prinzip. Vor der Fällung als $BaSO_4$ nach V.3.2.13 wird Sulfit mit Iod oxidiert.
Vorschrift. Monographie Natriumthiosulfat.
Vergleich. 10 ppm/ml.

Sulfid

Methode A
Prinzip. Als H_2S durch Fbg. von Blei(II)acetatpapier.
Vorschrift. Monographie medizinische Kohle.

Methode B
Prinzip. Fällung od. Fbg. eines wäßrigen Extraktes der Substanz mit Blei(II)acetat-Lsg.
Vorschrift. Monographie Verbandwatte aus Baumwolle und Viskose; -aus Viskose.
Vergleich. ca 1,3 ppm Pb^{2+}/ml.

Methode C
Prinzip. Fällung oder Fbg. eines wäßrigen Extraktes der Substanz mit Blei(II)nitrat.
Vorschrift. Monographie feinverteilter Schwefel.
Vergleich. ca 0,8 ppm Pb^{2+}/ml.

Methode D
Prinzip. Farbreaktion mit Natriumpentacyanonitrosylferrat.
Vorschrift. Monographie Natriumthiosulfat.

Gesamtsulfit

Prinzip. Nach nucleophiler Substitution des gebundenen Sulfits mit Cyanid in alkal. Lsg. wird schwach angesäuert und das Sulfit iodometrisch titriert.
Vorschrift. Monographie Colistimethat-Natrium.

Sulfit

Methode A
Prinzip. Keine Entfärbung von Iod-Lsg.
Vorschrift. Monographie Glucosesirup.

Methode B
Prinzip. Farbreaktion mit sulfitfreiem Schiff-Reagenz und CH_2O, Absorptionsmessung.
Vorschrift. Monographie wasserfreie Glucose; -Monohydrat; Saccharose;
Vergleich. 0,001 mg/ml SO_3^{2-}.

Thiosulfat

Prinzip. Keine Entfärbung von Iod-Stärke-Lsg.
Vorschrift. Monographie Kaliumiodid; Natriumiodid.

Ungesättigte Substanzen

Prinzip. Titr. mit Bromid-Bromat-Lsg.
Vorschrift. Monographie Zinkundecylenat.
Ähnliche Prüfungen. Grad der Ungesättigtheit.

Grad der Ungesättigtheit

Prinzip. Titr. mit Bromid / Bromat-Lsg., Ind. Ethoxychrysoidin.
Vorschrift. Monographie Undecylensäure.
Ähnliche Prüfungen. Ungesättigte Substanzen.

Prüfung auf Verdorbenheit

Prinzip. Farbreaktion mit Resorcin-Salzsäure.
Vorschrift. V.3.3.6.N2.
Vergleich. Meistens verschieden konzentrierte KMnO$_4$-Lösung, in der Monographie individuell anzugeben.
Bemerkung. Kreis-Reaktion auf Malondialdehyd, der bei salzsaurer Hydrolyse der Autoxidationsprodukte von Fetten entsteht. Malondialdehyd ist in freier Form sehr unbeständig, weshalb die Salzsäurebehandlung der zu prüfenden Substanz nur 1 min bei Raumtemperatur erfolgt. Resorcin gibt gegenüber dem früher verwendeten Phloroglucin zuverlässigere Resultate.

Wasserlösliche, oxidierbare Substanzen

Prinzip. Entfbg. verd. KMnO$_4$-Lsg. durch wäßrigen Extrakt der Substanz.
Vorschrift. Monographie Lanolin; Wollwachs; wasserhaltiges –.

Zersetzungsprodukte

Prinzip. Farbreaktion mit Resorcin / HCl.
Vorschrift. Monographie Hartfett

Zink

Methode A
Prinzip. EDTA-Grenztitr., Ind. Xylenolorange.
Vorschrift. Monographie Bacitracin-Zink; Corticotrophin-Zinkhydroxid-Injektionssuspension.

Methode B
Prinzip. Fällung als Hexacyanoferrat.
Vorschrift. Monographie Eisen(II)-sulfat (nach Entfernung der störenden Eisen-Ionen); wasserfreies Kupfer(II)-sulfat.
Vergleich. 8 ppm/ml bis 9 ppm/ml Zn^{2+}.

Methode C
Prinzip. Extraktion des farbigen Dithizonkomplexes mit CCl$_4$, Absorptionsmessung.
Vorschrift. Monographie [^{67}Ga]Galliumcitrat-Injektionslösung.
Vergleich. 0,1 ppm/ml.

Zinn

Prinzip. Nach Reduktion mit Thioglycolsäure zu Sn^{2+} Umsetzung zum kolloidal gelösten Farbkomplex mit Dithiol, Absorptionsmessung.
Vorschrift. Monographie Macrosalb-[^{99m}Tc]Technetium-Injektionslösung; Mikroshpären-; [^{99m}Tc] Technetium-Etifenin-Injektionslösung; –Zinndiphospat-Injektionslösung; [^{99m}Tc] Technetium-Medronat-Injektionslösung; –Pentetat-Injektionslösung; –Suc-

cimer- Injektionslösung; kolloidale Zinn-[^{99m}Tc]Technetium-Injektionslösung.
Vergleich. 0,01 mg/ml Sn^{2+} bzw. Eichkurve.

Zucker

Prinzip. Reduktion von Fehling-Lsg.
Vorschrift. Monographie Glycerol, –85 %.

Zucker, fremde

Prinzip. Löslichkeit in 96 % Ethanol.
Vorschrift. Monographie Fructose.

Fremde Zucker, lösliche Stärke, Dextrine

Prinzip. Löslichkeit in 96 % Ethanol.
Vorschrift. Monographie wasserfreie Glucose; –Monohydrat.

Zucker und andere reduzierende Substanzen

Prinzip. Reduktion von Fehling-Lsg.
Vorschrift. Monographie Milchsäure.
Nachweisgrenze: 0,1 % Glucose bzw. 1 % Saccharose.

4.3 Chromatographie

4.3.1 Dünnschichtchromatographie

P. PACHALY

Als universell einsetzbares Analysenverfahren eignet sich die Dünnschichtchromatographie (DC) auch zur Prüfung der Reinheit von Arzneistoffen. Zur Einführung in die Theorie des Verfahrens und in die Arbeitstechnik s. Kap. 2, 3.9.1.
Der Einsatz der DC zur Reinheitsprüfung von Arzneistoffen bzw. von Drogen und Drogenzubereitungen ist deshalb heute ebenso wie die dünnschichtchromatographische Identitätsprüfung selbstverständliches Anliegen moderner Arzneibuchvorschriften. Allerdings ist bei einer derartigen Grenzprüfung zu beachten, daß die zu prüfende Verunreinigung in einer Konzentration von ≤ 1 % neben der Hauptkomponente noch sicher nachgewiesen werden muß. Diese Forderung bedingt von Fall zu Fall unterschiedliches Vorgehen bei der Herstellung von Analysenlösungen. Im DAB 9 findet man zwar die Kombination von DC-Identitäts- und -Reinheitsprüfung, häufig erfordert aber der DC-Nachweis einer normalerweise in Spuren vorliegenden Verunreinigung besondere DC-Techniken. Die aufzuspürenden Verunreinigungen können Nebenprodukte oder Ausgangsstoffe der Synthese, aber auch chemisch verwandte Substanzen sein, die bei der Isolierung des Arzneistoffes aus komplexen Naturstoffgemischen mitgeschleppt werden oder erst durch Zersetzung entstehen. Um die jeweilige maximale Grenzkonzentration einer Verunreinigung sicher nachweisen zu können, muß mit Vergleichslösungen von Referenzsubstanzen festgelegter Konzentration gearbeitet werden. Das aber ist nur bei

bekannten Verunreinigungen möglich – vielfach sind sie das nicht – mit der Folge, daß in den Pharmakopöen DC-Vorschriften enthalten sind, bei denen der zu untersuchende Arzneistoff auch die Referenzlösung liefern muß. Das DAB 9 verfährt nach folgendem Schema:

Die Untersuchungssubstanz wird in vorgeschriebener Konzentration gelöst, als Referenzlösung dient eine daraus 1:100 bzw 1:200 hergestellte Verdünnung. Von beiden Lösungen werden gleiche Volumina nebeneinander auf die DC-Platte aufgetragen und chromatographiert. Zusätzliche Flecken von Verunreinigungen im DC der Untersuchungslösung dürfen unter UV-Licht keinen größeren Fleck bzw. bei Anfärbung mit einem Sprühreagenz keine stärkere Anfärbung ergeben als der Fleck der Untersuchungssubstanz im DC der Referenzlösung. Unter der Voraussetzung, daß sich Arzneistoff und mögliche Verunreinigungen im UV-Licht bzw. mit dem Sprühreagenz qualitativ und quantitativ gleichartig verhalten, läßt sich normalerweise so eine Verunreinigung auf 1 bis 0,5 % begrenzen. Die Erfaßbarkeit der zulässigen Grenzkonzentration läßt sich aber durch besondere Herstellung der Lösungen auf 0,005 % drücken. In Abb. 2.250 ist z. B. die nach DAB 9 vorgesehene Reinheitsprüfung von Paracetamol gezeigt:

Zur Auswertung gibt das DAB 9 folgende Anweisung: „Ein dem Chloracetanilid entsprechender, mit Untersuchungslösung a erhaltener Fleck darf nicht größer sein als der mit Untersuchungslösung a erhaltene Fleck. Andere, mit Untersuchungslösung b erhaltene Nebenflecke dürfen ebenfalls nicht größer sein als der mit Referenzlösung a erhaltene Fleck. Die Prüfung darf nur ausgewertet werden, wenn im Chromatogramm der Referenzlösung b Chloracetanilid deutlich vom Paracetamol getrennt ist, wobei Paracetamol den kleineren Rf-Wert hat."

Untersuchungslösung a ist der Überstand einer gesättigten Lösung von 1 g Paracetamol in 5 ml Ether, die für Untersuchungslösung b auf das 10fache mit EtOH verdünnt wird. Die Referenzlösung a besteht aus einer ethanolischen Lösung von 5 mg Chloracetanilid in 100 ml, während die Referenzlösung b in 100 ml EtOH 0,25 g Chloracetanilid und 0,1 g Paracetamol gelöst enthält. Hier wird also die unterschiedliche Löslichkeit von Verunreinigungen und Arzneistoff für eine Anreicherung in der Untersuchungslösung ausgenutzt. Es wird dabei davon ausgegangen, daß im Gegensatz zu Paracetamol die Verunreinigungen vollständig gelöst sind und eine gleiche Löschung der Fluoreszenzstrahlung (254 nm) zeigen. Derartige Arzneibuchvorschriften erfordern natürlich sehr sorgfältiges Arbeiten. Auch hier wäre eine Abbildung wie Abb. 2.250 für die Verständlichkeit des Arzneibuchtextes äußerst hilfreich. Für die Prüfung „auf Reinheit" bzw. auf „verwandte Substanzen" nach DAB 9 sind sehr oft völlig andere DC-Bedingungen als für die Identitätsprüfung vorgeschrieben. Hier wäre eine Vereinheitlichung dringend geboten. Viele der in Tab. 2.30 (→ Kap. 2, 3.9.1, S. 274) vorgestellten alternativen DC-Systeme erlauben mit den Lösungen nach DAB 9 gleichzeitig auch die Prüfung auf Reinheit.[1] Aber auch bei Substanzen, für die keine DC vorgesehen ist, läßt sich gegebenenfalls die Prüfung auf Reinheit dünnschichtchromatographisch durchführen. Als Beispiel sei die Identitäts- und Reinheitsprüfung von EtOH vorgestellt (Abb. 2.251):

Abb. 2.250. Prüfung auf Reinheit von Paracetamol nach DAB 9 (Auswertung unter UV₂₅₄). Bahn 1: 200 µl Untersuchungslösung a (Paracetamol), Bahn 2: 40 µl Untersuchungslösung b, Bahn 3: 40 µl Referenzlösung a (Chloracetanilid), Bahn 4: 40 µl Referenzlösung b

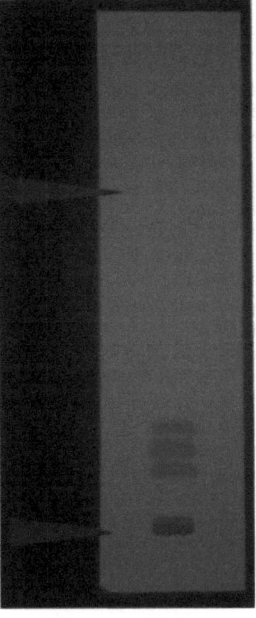

Abb. 2.251. DC der 3,5-Dinitrobenzoesäureester von Ethanol, Methanol und Isopropanol. Kieselgel 60 F₂₅₄ (lufttrocken), (Cyclohexan 8 (V/V)/Toluol 1/ Etylacetat 1), ohne Kammersättigung, Methanol (Rf = 0,17), Ethanol (Rf = 0,23), Isopropanol (Rf = 0,30). Am Start: Dinitrobenzoesäure bzw. Dinitrobenzoylchlorid

Arbeitsvorschrift zur Identitäts- und Reinheitsprüfung von EtOH[1]

Sorptionsschicht: Kieselgel 60 F$_{254}$ (lufttrocken)
Fließmittel:
   Cyclohexan 8 (*V/V*)
   Toluol   1
   Ethylacetat   1
   (ohne Kammersättigung)
Untersuchungslösung:
   2 ml des zu untersuchenden Alkohols werden in einem ca. 18 × 180 mm großen Reagenzglas mit 0,4 g 3,5-Dinitrobenzoylchlorid versetzt und im Abzug unter kräftigem Schütteln ca. 2 Minuten zum Sieden erhitzt, bis alles gelöst ist. Der beim Abkühlen entstehende Kristallbrei wird erneut mit 2 ml der Untersuchungslösung versetzt und umgeschüttelt. Der klare Überstand wird dekantiert und dient als Untersuchungslösung.
Vergleichslösung:
   2 ml einer Mischung aus gleichen Volumina Methanol, Ethanol und Isopropanol werden mit 0,4 g Dinitrobenzoylchlorid wie bei der Untersuchungslösung beschrieben umgesetzt und aufgearbeitet.
Auftragvolumen:
   Von der Untersuchungslösung und der Vergleichslösung werden je 10 µl (entsprechend 2,5 cm einer Schmelzpunkt-Kapillaren) strichförmig (10 × 3 mm) auf die Startlinie aufgetragen.
Nachaktivierung:
   Nach dem Auftragen der Lösungen die Platte vor dem Entwickeln 15 Minuten an der Luft liegen lassen.
Laufstrecke: 10 cm.
Laufzeit: 35 Minuten.
Detektion:
   a) Nach dem gründlichen Abdampfen des Lösungsmittels wird die DC-Platte im UV$_{254}$ ausgewertet. Sollte die gesamte Platte dunkelgrau bis violett erscheinen, ist noch zuviel Toluol auf der Sorptionsschicht, die DC-Platte muß erneut getrocknet werden.
   b) Anschließend kann mit einer 0,25%igen ethanolischen Rhodamin-B-Lösung besprüht werden. Die Flecke der Dinitrobenzoesäureester erscheinen blauviolett auf rosa Grund, der Kontrast ist im UV$_{254}$ oder UV$_{365}$ noch deutlicher zu erkennen.
Hinweise zur Auswertung:
   Im DC der Vergleichslösung erscheinen drei Flekke, von denen der unterste (Rf = 0,17) dem Methanol-, der mittlere (Rf = 0,23) dem Ethanolund der oberste (Rf = 0,30) dem Isopropanol-Ester entspricht. Das DC der Untersuchungslösung darf nur einen Fleck bei Rf = 0,23 ergeben. An der Startlinie erscheint in beiden DC das überschüssige Reagenz bzw. dessen Hydrolyseprodukt Dinitrobenzoesäure. Weitere Flecke dürfen im DC der Untersuchungslösung nicht vorhanden sein.

Mit dieser Vorschrift ist es möglich, eine Verunreinigung durch 0,2 % Methanol eindeutig zu erkennen. Isopropanol ist mit einem Mindestgehalt von 2 % hiermit nachweisbar.
Eine einfache und preiswerte Alternative für die Reinheitsprüfung von Tetracyclinhydrochlorid nach

DAB 9 soll hier als letztes Beispiel vorgestellt werden.[1,2] Anstelle der fünf teuren Referenzsubstanzen wird eine Lösung der Untersuchungssubstanz durch Erwärmen in essigsaurer Lösung gezielt zersetzt. Lediglich auf das vom DAB 9 vorgesehene Chlortetracyclinhydrochlorid wird hier verzichtet, da es unter den DC-Bedingungen den gleichen Rf -Wert wie das durch Zersetzung entstehende Epitetracyclin ergibt (farbige Abb. zur DC-Identifizierung von Tetracyclinen unter gleichen Bedingungen).[3]

Arbeitsvorschrift zur Prüfung von Tetracyclinhydrochlorid auf Reinheit[1]

Sorptionsschicht: Cellulose (ohne Fluoreszenzindikator), Schichtdicke 0,1 mm
Fließmittel:
   5,0 g MgCl$_2$ · 6 H$_2$O, 0,3 g Na$_2$ EDTA · 2 H$_2$O werden mit Wasser zu 100,0 g gelöst und mit 2 ml Eisessig versetzt. Das Fließmittel muß jeweils frisch bereitet werden, eine geringfügige Trübung ist zu vernachlässigen. Kammersättigung, die Entwicklung soll in einer abgedunkelten DC-Kammer erfolgen.
Untersuchunglösung:
   a) 10 mg Tetracyclin-HCl werden in 1 ml Methanol gelöst.
   b) 20 mg Tetracyclin-HCl werden in 8 ml Methanol gelöst.
   (Diese Lösungen entsprechen den Untersuchungslösungen a und b des DAB 9 bei der Prüfung auf Reinheit.)
Vergleichslösung:
   50 mg des zu untersuchenden Tetracyclin-HCl werden in 5 ml Wasser gelöst, mit 5 Tropfen Eisessig versetzt und einige Stunden auf 50 °C erwärmt.
Auftragvolumen:
   Je 5 µl der beiden Untersuchungslösungen a und b sowie der Vergleichslösung werden strichförmig (15 × 3 mm) auf die Startlinie aufgetragen.
Laufstrecke: 15 cm.
Laufzeit: 1,5 bis 2 Stunden.
Detektion:
   Man läßt das entwickelte DC an der Luft (Abzug!) gründlich abtrocknen und wertet das DC nach vorheriger Bedampfung mit Ammoniak (in einer DC-Kammer) unter UV$_{254}$ aus.
Hinweise zur Auswertung:
   Das DC der Vergleichslösung muß vier grünlichgelb fluoreszierende Zonen zeigen: Bei Rf ca. 0,72 die Zone des Tetracyclins, darunter bei Rf ca. 0,64 die intensivere Zone des Epitetracyclins, bei Rf ca. 0,34 die schwächere Zone von Anhydrotetracyclin und bei Rf ca. 0,30 ebenso schwach die Zone von Epianhydrotetracyclin.
   Die Untersuchungslösung muß als intensivste Zone die des Tetracyclins zeigen, eine weitere Zone für Epitetracyclin muß wesentlich schwächer sein, während die Zonen von Anhydrotetracyclin und Epitetracyclin nicht erkennbar sein dürfen. Oberhalb von der Tetracyclinzone kann in beiden Lösungen eine schwache Zone bei Rf ca. 0,78 auftreten, die wahrscheinlich von Acetyltetracyclin verursacht wird.

Literatur

1. Pachaly P (1991) DC-Atlas, 3. Aufl. von: Dünnschicht-Chromatographie in der Apotheke, Wissenschaftliche Verlagsgesellschaft Stuttgart
2. Pachaly P (1988) Unpubliziert. Diese Vorschrift wurde im Rahmen eines Pilotprojekts „Basic Test Procedures involving the Use of TLC for Pharmaceutical Dosage Forms" der Gesundheitshilfe Dritte Welt e. V. für die WHO erarbeitet
3. Pachaly P (1989) Dtsch Apoth Ztg 35:1841

4.3.2 Gaschromatographie

K.-H. Kubeczka

Die Gaschromatographie wird in der Pharmazie zur Analyse flüchtiger bzw. durch Derivatisierung verflüchtigbarer Verbindungen als Standardmethode eingesetzt und dient sowohl der Identitäts- und Reinheitsprüfung wie der Gehaltsbestimmung einzelner Komponenten. Im DAB 9 sind etwa 30 Monographien enthalten, in denen gaschromatographische Untersuchungen gefordert werden, die vor allem der Reinheitsbestimmung der beschriebenen Produkte dienen, während Gehaltsbestimmungen nur vereinzelt gefordert werden. Trotzdem sind auch in den meisten Reinheitsuntersuchungen neben der qualitativen Bestimmung einzelner Komponenten quantitative Aussagen zu treffen, sei es, daß durch Peakgrößenvergleiche Gehaltsabschätzungen zu treffen sind oder genauere quantitative Berechnungen über die 100%-Methode bzw. nach der Methode des inneren Standards durchzuführen sind. Der dazu erforderliche apparative Aufwand ist erheblich, da sowohl verschiedene Detektoren (meist ein FID, für die Bestimmung des Wassergehaltes ein WLD) als auch eine Vielzahl von Trennsäulen bzw. Säulenabmessungen gefordert werden. So sind für die Bestimmung und Begrenzung leichtflüchtiger Alkohole wie Methanol und Ethanol in verschiedenen Antibiotika gepackte Trennsäulen mit polymeren Adsorbenzien gefordert, während für die meisten der übrigen Substanzen in verschiedenen stationären Phasen unterschiedlich hoch belegte Trennsäulenpackungen benötigt werden, die zudem in Säulen verschiedener Dimensionen zu packen sind.

Als Beispiel für die kombinierte qualitative und quantitative Analyse einzelner Substanzen im Rahmen der Reinheitsprüfungen des Arzneibuches soll die Prüfung fetter Öle auf fremde Öle dienen. Die Analyse wird anhand der Methylester der in dem zu untersuchenden Öl enthaltenen Fettsäuren durchgeführt. Hierzu müssen diese zunächst aus dem im fetten Öl vorliegenden Triglyceridgemisch in möglichst quantitativer Ausbeute und ohne Veränderung einzelner Komponenten hergestellt werden. Im DAB 9 geschieht dieses durch Umesterung mit wasserfreiem Methanol in alkalischem Milieu. Zur Vermeidung von Oxidationsvorgängen und einer damit verbundenen Verfälschung des Analysenergebnisses wird unter Stickstoffbegasung gearbeitet.

Auf die Schwierigkeiten, die bei fetten Ölen mit einem hohen Säuregehalt (Säurezahl über 2) auftreten können, wird im Kommentar zum DAB 9 hingewiesen und alternativ die einfach durchführbare Herstellung von Methylestern nach der Bortrifluorid-Methode vorgeschlagen, die auch auf freie Fettsäuren anwendbar ist. Bei beiden Methoden werden die entstandenen Fettsäuremethylester mit Pentan, Hexan oder Heptan durch Ausschütteln des mit Wasser versetzten Reaktionsgemisches erhalten.

Die gaschromatographische Trennung wird mit einer gepackten Trennsäule durchgeführt, deren Anzahl theoretischer Böden mindestens 2.000 (gemessen an Methylstearat) beträgt. Säuleninnendurchmesser (2 bis 4 cm), Säulenlänge (2 bis 3 m) und Belegung (5 bis 15%) des Trägermaterials („... Kieselgel oder ein anderes, geeignetes Material") sind ebenso wie der zu verwendende Detektor (FID oder WLD) nicht genau spezifiziert und lassen dem Analytiker einen verhältnismäßig breiten Spielraum. Auch ist die Trennflüssigkeit („... Macrogolsuccinat, Macrogoladipat oder eine andere stationäre Phase der gleichen Anzahl an theoretischen Böden und gleicher Auflösung") so wenig spezifiziert, daß u. U. Schwierigkeiten bei der qualitativen Analyse mit Trennflüssigkeiten stark abweichender Spezifität auftreten können.

Die qualitative Analyse wird zunächst durch Retentionsvergleich mit den Substanzen einer Eichmischung aus geradzahligen Fettsäuremethylestern der Kettenlänge C_{12} bis C_{20} und Methyloleat durchgeführt. Dazu läßt das Arzneibuch bei isothermer Chromatographie eine Eichkurve erstellen, indem die Logarithmen der Nettoretentionszeiten der einzelnen gesättigten Fettsäuren gegen die Anzahl der Kohlenstoffatome ihres Säureanteils aufgetragen werden. Die Identifizierung der einzelnen Substanzen im Analysengemisch erfolgt mit Hilfe der erhaltenen Geraden über die sog. *äquivalente Kettenlänge* der einzelnen Peaks. Während die Peaks gesättigter Fettsäuren im halblogarithmischen Koordinatensystem ganzzahlige Resultate liefern und sich so einer Fettsäure bestimmter Kettenlänge zuordnen lassen, ergeben Fettsäuren, die anderen homologen Reihen, wie z. B. den Monoen-, Dien- oder Triensäuren oder auch verzweigtkettigen Säuren angehören, meist gebrochene, scheinbare Kettenlängen. Die äquivalenten Kettenlängen, deren Retentionswerte in den einzelnen Monographien angegeben sind, entsprechen. Sie hängen allerdings von den Eigenschaften der verwendeten stationären Phasen ab und sind deshalb nur für die dort angegebene Trennflüssigkeit gültig. Deshalb sollte die qualitative Analyse besser durch Retentionsvergleich mit entsprechenden Referenzsubstanzen vorgenommen werden. Eine einfache Möglichkeit, die z. T. schwierige Beschaffung seltener und z. T. auch relativ instabiler ungesättigter Fettsäuremethylester zu umgehen, bestünde in der Herstellung eines Fettsäuremethylester-Gemisches aus Lebertran nach einer der obigen Methoden, dessen Zusammensetzung bekannt und auch verhältnismäßig konstant ist. Durch die darin neben den gesättigten Fettsäuren zusätzlich enthaltenen zahlreichen ungesättigten Fettsäuren ist eine einfache und sichere Zuordnung aller zu bestimmenden Fettsäuren möglich.

Für die quantitative Bestimmung der einzelnen Fraktionen wird die 100%-Methode ohne Verwendung

Tabelle 2.44. Im DAB 9 geforderte Zusammensetzungen der Fettsäurefraktionen fetter Öle bei der Reinheitsprüfung auf Zusätze fremder Öle

Fettsäure(n)	Kurzbezeichnung	ÄK[a]	Erdnußöl[b]	Mandelöl	Olivenöl	Sesamöl
Gesättigte Fettsäuren	< C16	≤ 16	≤ 0,4	≤ 0,1	≤ 0,1	≤ 0,5
Palmitinsäure	C16:0	16,0	7,0 bis 16,0	4,0 bis 9,0	7,5 bis 20,0	7,0 bis 12,0
Palmitoleinsäure	C16:1(9)	16,3	–	–	≤ 3,5	–
Stearinsäure	C18:0	18,0	1,3 bis 6,5	0,9 bis 2,0	0,5 bis 3,5	3,5 bis 6,0
Ölsäure	C18:1(9)	18,3	35,0 bis 72,0	67,0 bis 86,0	56,0 bis 85,0	35,0 bis 50,0
Linolsäure	C18:2(9,12)	18,9	13,0 bis 43,0	7,0 bis 25,0	3,5 bis 20,0	35,0 bis 50,0
Linolensäure	C18:3(9,12,15)	19,7	≤ 0,6	≤ 0,1	≤ 1,5	≤ 1,0
Arachinsäure	C20:0	20,0	1,0 bis 3,0	≤ 0,5	≤ 0,1	≤ 1,0
Gadolinsäure	C20:1(9)	20,3	0,5 bis 2,1	≤ 0,1	≤ 0,2	≤ 0,5
Behensäure	C22:0	22,0	1,0 bis 5,0	≤ 0,1	≤ 0,2	≤ 0,5
Erucasäure	C22:1(13)	22,3	≤ 0,5	≤ 0,1	≤ 0,1	≤ 0,1
Lignocerinsäure	C24:0	24,0	0,5 bis 3,0	–	–	–

[a]ÄK äquivalente Kettenlänge auf Macrogoladipat, [b]Gehalt 18:2(9,12) / Gehalt 22:0 ≤ 13

von Korrekturfaktoren eingesetzt, indem die Flächen der Peaks mit Ausnahme des Lösungsmittels als 100% angenommen werden, woraus sich die prozentualen Anteile der einzelnen Fettsäuren (als Methylester) errechnen lassen. Für die einzelnen fetten Öle sind in den betreffenden Monographien des DAB 9 die in Tab. 2.44 zusammengestellten Grenzwerte angegeben. Wie dieser Tabelle entnommen werden kann, lassen sich auf diese Weise allerdings nur grobe Verfälschungen nachweisen, da die natürlichen Schwankungsbreiten in den quantitativen Zusammensetzungen der einzelnen Öle beträchtlich sind und folglich ein relativ breiter Spielraum in Kauf genommen werden muß. Es lassen sich deshalb nur solche Fremdbeimengungen sicher diagnostizieren, deren Zusammensetzung deutlich qualitativ oder quantitativ von der geforderten Zusammensetzung abweicht. Auf eine verbesserte Nachweismöglichkeit von Beimengungen fremder Öle wird im Kommentar zum DAB 9 (V.3.3.6., Lit. 2) hingewiesen.

Außer in der Fettanalytik wird die Gaschromatographie auch zur Bestimmung von Arzneistoffen und deren Metaboliten häufig eingesetzt, sofern diese der Gaschromatographie aufgrund ihrer physikalischen Eigenschaften zugänglich sind. Das gleiche trifft für zahlreiche Gift- und Suchtstoffe zu, die sehr empfindlich und spezifisch – vor allem durch GC-MS-Kopplungssysteme – nachgewiesen werden können. Auch in der Rückstandsanalytik spielt die Gaschromatographie beim Nachweis von Pestiziden in Drogen eine äußerst wichtige Rolle. Bei der qualitativen und quantitativen Untersuchung von ätherischen Ölen macht das Arzneibuch von der Gaschromatographie keinen Gebrauch, während sie im industriellen Bereich auf diesem Gebiet die Methode der Wahl ist und aus der Qualitäts- und Reinheitskontrolle nicht wegzudenken ist. Durch den Einsatz enantioselektiver Trennsäulen wurden der Gaschromatographie in jüngster Zeit beim Nachweis von Verfälschungen neue zusätzliche Möglichkeiten auf diesem Sektor eröffnet.

4.3.3 HPLC, SEC

W. Dammertz

HPLC – Hochdruckflüssigkeitschromatographie

Die HPLC ist als chromatographisches Trennverfahren mit hoher Selektivität und sehr guter Trennleistung insbesondere für die Reinheitsprüfung schwerflüchtiger Stoffe geeignet; sie wird z. B. zur Reinheitsprüfung von Bulkware (Reinsubstanzen) auf Synthesenebenprodukte sowie zum Nachweis von Abbauprodukten in Fertigarzneimitteln eingesetzt.

Als apparativ aufwendiges Trennverfahren wird die HPLC bevorzugt dann für Reinheitsprüfungen eingesetzt, wenn die vorhandenen Verunreinigungen gleichzeitig quantitativ zu bestimmen sind oder identifiziert werden müssen (zur ausführlichen Darstellung der HPLC → Kap. 2, 5.3.4).

Für einen erfolgreichen Einsatz der HPLC zur Reinheitsprüfung von Stoffen ist zu beachten, daß die erwarteten Verunreinigungen mit dem verwendeten System detektierbar sein müssen. An die Selektivität des chromatographischen Systems werden in der Regel hohe Anforderungen gestellt, da es sich bei den abzutrennenden Verunreinigungen häufig um Substanzen mit sehr ähnlichen chemischen Strukturen handelt (s. Abb. 2.252).

Prüfung auf bekannte Verunreinigungen. In Stoffmonographien der Arzneibücher werden häufig Verunreinigungen beschrieben, die aufgrund der Herkunft des Stoffes (z. B. Syntheseweg) oder den chemischen Eigenschaften (z. B. Hydrolyseempfindlichkeit, leichte Oxidierbarkeit etc.) möglicherweise vorhanden sein können, z. T. mit Angaben über den maximal zulässigen Gehalt.

Sind die zu erwartenden Verunreinigungen bekannt und als Referenzsubstanzen verfügbar bzw. leicht synthetisierbar, so dürfte die Entwicklung eines zur Reinheitsprüfung geeigneten Phasensystems i. allg. nicht allzu schwierig sein. Neben der bereits im Kap. 2, 5.3.4 und 3.9.3 angesprochenen Vorgehensweise zur Optimierung der Selektivität des chromatographischen Systems kann hierbei durch den Einsatz organischer Modifier, z. B. den Zusatz von THF zur mobilen Phase, die

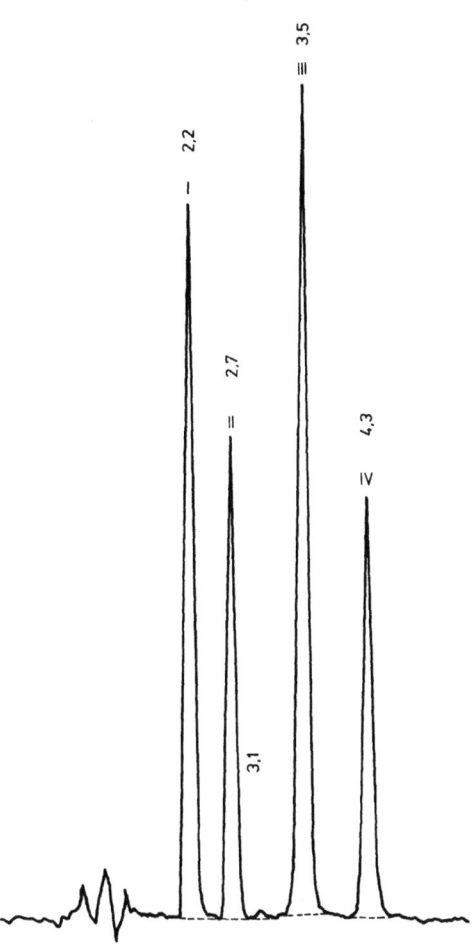

I

7-Chloro-1,3-dihydro-5-phenyl-2H-
1,4-benzodiazepin-2-one

II

Diazepam

III

3-Amino-6-chloro-1-methyl-
4-phenylcarbostyril

IV

2-Methylamino-
5-chlorobenzophenon

Säule: Nucleosil RP 18, 5 μm, 200 × 4 mm
Fließmittel: Phosphatpuffer pH 2,3   25%
                      Acetonitril   75%
Fluß: 1,0 ml/min
Einspritzvol.: 20 μl
Detektion: 240 nm
Gerät: HP 1084 B

Abb. 2.252. Nachweis potentieller Verunreinigungen von Diazepam (Syntheseneben- und -abbauprodukte). Säule: Nucleosil RP 18,5 μm, 200 × 4 mm; Fließmittel: Phosphatpuffer pH 2,3 (25 %), Acetonitril (75 %); Fluß: 1,0 ml/min; Einspritzvolumen: 20 μl; Detektion: 240 nm; Gerät: HP 1084 B

gewünschte Verbesserung der Selektivität erreicht werden; zur Optimierung s. Literatur[1-4]. Zur Vermeidung des besonders bei basischen Stoffen häufig auftretenden Peaktailings sind die Blockierung der dafür verantwortlichen freien Silanolgruppe der stationären RP-Phase mittels Aminen oder die Erhöhung der Ionenstärke der mobilen Phase als häufig erfolgreiche Möglichkeiten zur Problemlösung zu nennen.[5]

Prüfung auf unbekannte Verunreinigungen. Ein Nachweis von Verunreinigungen, deren chemische Struktur nicht bekannt ist und deren Retentionsverhalten mangels Vergleichssubstanz somit auch nicht gezielt untersucht werden kann, ist auch bei der Verwendung modernster HPLC-Anlagen mit einem hohen Zeit- und Arbeitsaufwand verbunden.
Oftmals ist - z. B. bei der Stabilitätsanalytik von Fertigarzneimitteln - nicht bekannt, welche Abbauprodukte eines Arzneistoffes in der zum Teil sehr komplex zusammengesetzten Matrix entstehen können. Da gerade bei der Stabilitätsanalytik von Fertigarzneimitteln die HPLC enorme Bedeutung erlangt hat, wird nachfolgend ein Weg zur Prüfung gelagerter Arzneimittel als Beispiel für die Prüfung auf (z. T.) unbekannte Verunreinigungen aufgezeigt.

Zur Entwicklung eines HPLC-Verfahrens für die Untersuchung eines gelagerten Arzneimittels wird zunächst eine Probe benötigt, die alle Arzneistoffe, Hilfsstoffe sowie alle potentiellen Abbau- und Nebenprodukte enthält. Steht keine solche Probe zur Verfügung, so kann mittels Streßbelastung eines Präparates ein Modell hergestellt werden, das jedoch nicht immer einem unter Normalbedingungen langzeit gelagerten Fertigarzneimittel entsprechen muß.[6] Anhand einer solchen Probe kann nun ein HPLC-Verfahren zur Reinheitsprüfung entwickelt und validiert werden.

Validierung der chromatographischen Trennung. Der sicherlich beste Weg zur Validierung eines Analysenverfahrens ist die Bestätigung der Ergebnisse mit einem zweiten Verfahren. Ist dies nicht möglich, so kann bei der HPLC eine Änderung des Trennprinzips häufig Aufschluß über die Selektivität des verwendeten Systems geben. Führen

- eine Änderung der Polarität der mobilen Phase,
- der Zusatz von Ionenpaar(IR)-Reagenzien,
- der Wechsel der stationären Phase oder
- ein Wechsel des Detektors

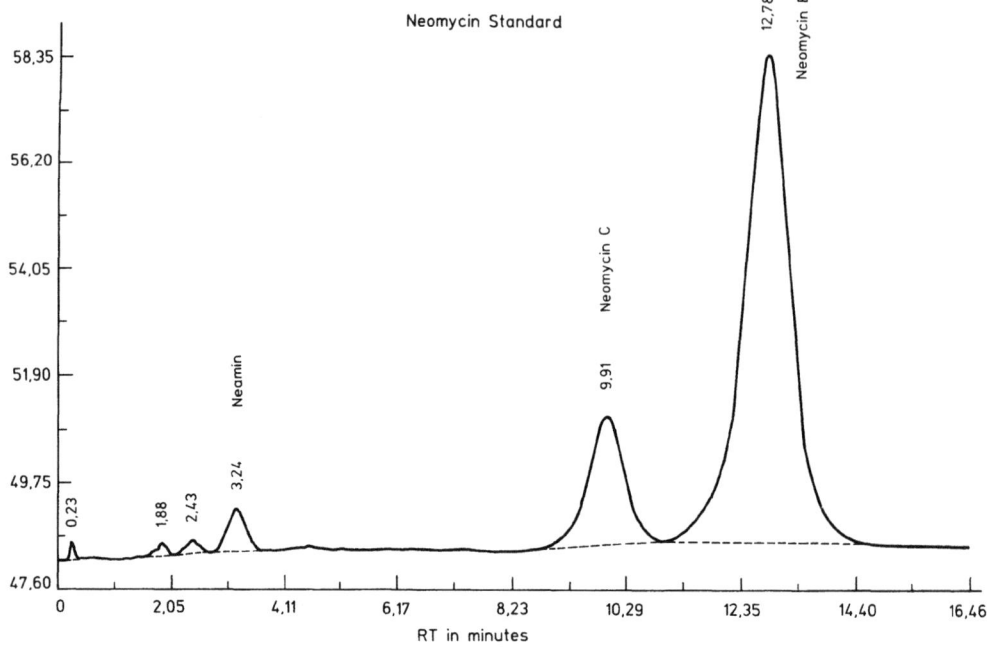

Chromatographische Bedingungen
Säule: Nucleosil RP 18, 5 µm, 200 × 4 mm
Fließmittel: 2,44 g Hexansulfonsäure-Na-Salz
  + 45 g Na$_2$SO$_4$ + 10H$_2$O
  1 ml Eisessig ad 1000 ml H$_2$O   50%
  880 ml Flm.w.o. + 120 ml Acetonitril   50%
Fluß: 1,5 ml/min
Einspritzvolumen: 20 µl
Ofentemperatur: 40°C
Gerät: Shimadzu LC-4A

Post-Column-Derivatisierung
Puffer: 12,2 g Borsäure + 15 ml konz. KOH ad 500 ml H$_2$O,
            ph 10,0
Reagenz: 62,5 mg Fluram ad 250 ml Acetonitril
Pumpe: Kratos URS 051
  Fluß: je 0,6 ml/min
  Mischkammer: Lee-Micro-Mixer
Detektion: Kratos Fluoreszenz-Detektor FS 970
  Anregungswellenlänge 273 nm
  Emissionsfilter   370 nm

Abb. 2.253. Reinheitsprüfung von Neomycin. Säule: Nucleosil RP 18,5 µm, 200 × 4 mm; Fließmittel: 2,44 g Hexansulfonsäure-Na-Salz + 45 g Na$_2$SO$_4$ · 10 H$_2$O + 1 ml Eisessig ad 1.000 ml H$_2$O (50%), 880 ml Fließmittel w. o. + 120 ml Acetonitril (50%); Fluß: 1,5 ml/min; Einspritzvolumen: 20 µl; Ofentemperatur: 40 °C; Gerät: Shimadzu LC-4A. Zur Post-column-Derivatisierung wird verwendet: Puffer: 12,2 g Borsäure + 15 ml konz. KOH ad 500 ml H$_2$O, pH 10,0; Reagenz: 62,5 mg Fluram ad 250 ml Acetonitril; Pumpe: Kratos URS 051, Fluß: je 0,6 ml/min, Mischkammer: Lee-Micro-Mixer; Detektion: Kratos Fluoreszenzdetektor FS 970, Anregungswellenlänge: 273 nm, Emissionsfilter: 370 nm

nicht zu einer Selektivitätserhöhung des angewendeten Verfahrens, so ist die Wahrscheinlichkeit sehr hoch, daß keine weiteren detektierbaren Substanzen in der Probe vorhanden sind.
Eine weitere Möglichkeit zur Prüfung der Peakreinheit ist z. B. die Aufnahme von UV-Spektren im Peakmaximum und in den beiden Peakflanken mittels eines Diodenarraydetektors. Identische UV-Spektren an diesen drei Stellen eines Peaks sind als wichtiger Hinweis auf eine homogene Zusammensetzung des eluierten Peaks zu werten, jedoch nicht als Beweis.
Eine Peakreinheitskontrolle mit diesem Verfahren ist nur dann aussagekräftig, wenn zwei in einem Peak koeluierende Substanzen aufgrund unterschiedlicher chromophorer Gruppen verschiedene UV-Spektren liefern.
Weitere Möglichkeiten zur Peakreinheitskontrolle sind die Aufzeichnungen der ersten Ableitung sowie die Aufzeichnung des Absorptionsverhältnisses von zwei verschiedenen Wellenlängen.[7]

Prüfung auf optische Reinheit. Aufgrund der unterschiedlichen pharmakologischen Aktivität optisch aktiver Verbindungen hat die Reinheitsprüfung von Enantiomeren in den letzten Jahren große Bedeutung erlangt. Neben den klassischen Verfahren wie der Polarimetrie (→ Kap. 2, 5.4.1) und der Derivatisierung mit optisch reinen Enantiomeren zu diastereomeren Verbindungen werden zunehmend direkte chromatographische Verfahren zur Trennung von Enantiomerengemischen publiziert.
Eine direkte chromatographische Racemattrennung ist sowohl durch die Verwendung chiraler Zusätze zur mobilen Phase (z. B. chiraler IR-Reagenzien) als auch durch die Verwendung chiraler stationärer Phasen möglich.[8] Das Angebot an kommerziell erhältlichen festen chiralen stationären Phasen zeigt, daß es keine

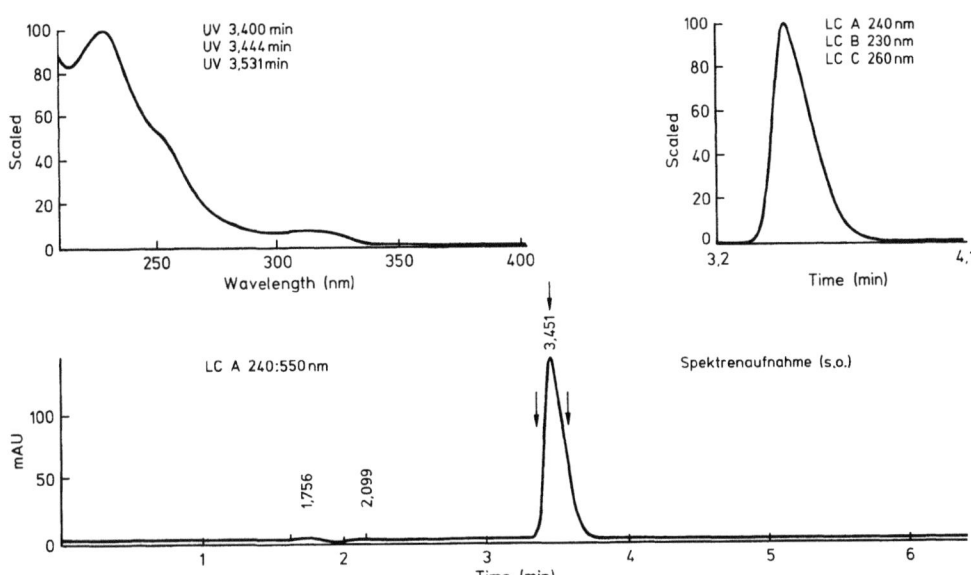

Abb. 2.254. Peakreinheitsprüfung am Beispiel Diazepam. Gerät: HP 1090 M; chromatographische Bedingungen s. Abb. 2.252

chirale „Universalphase" zur Racemattrennung gibt; so werden Ligandenaustauschphasen, Proteinphasen, helicale Polymere, Phasen mit chiralen Kavitäten und sog. Pirkle-Phasen angeboten.
Welche stationäre Phase bzw. welches Trennprinzip sich auf Dauer durchsetzen wird, ist zur Zeit noch nicht absehbar.

SEC-Größenausschlußchromatographie

Bei der SEC (engl.: Size Exclusion Chromatography) handelt es sich um ein säulenchromatographisches Verfahren zur Trennung von Stoffen aufgrund ihrer Molekülgröße. Die SEC eignet sich insbesondere zur Charakterisierung von Polymeren; sie ermöglicht sowohl die Bestimmung der mittleren Molekülmasse als auch die Bestimmung der Molekularmassenverteilung. Ebenso wie bei der Flüssigkeitschromatographie führt auch bei der SEC die Entwicklung relativ druckstabiler Säulenfüllmaterialien mit zunehmend kleinerer Korngröße zu einer Verkleinerung der analytischen Trennsäulen, so daß heute analytische SEC-Trennungen in relativ kurzer Zeit mit kleinen Probenmengen und geringem Fließmittelverbrauch durchführbar sind. Während vor einigen Jahren für SEC-Trennungen noch Stunden bis Tage benötigt wurden, sind heute solche Trennungen in Zeiten von weniger als einer Stunde mit deutlich besserer Auflösung möglich, daher auch die Bezeichnung HPSEC (engl.: High Performance Size Exclusion Chromatography). Je nach Art des verwendeten Fließmittels werden Gelfiltrationschromatographie (GFC: wäßriges Fließmittel) und Gelpermeationschromatographie (GPC: organisches Fließmittel) unterschieden.

Die *SEC-Apparatur* zur Durchführung analytischer SEC-Trennungen entspricht weitestgehend einer HPLC-Apparatur (→ Kap. 2, 5.3.4: HPLC, SEC;

Abb. 2.350). Da als Detektor häufig ein RI-Detektor verwendet wird und die Retentionszeiten direkt in die Berechnung der Molekülmasse eingehen, werden sowohl an die Pumpe (Pulsationsarmut) als auch an die Thermostatisierung des gesamten Systems i. allg. höhere Anforderungen gestellt als bei der HPLC.
Die verwendeten Säulen sind in der Regel größer dimensioniert; kommerziell werden Säulen mit einem Durchmesser von unter 1 cm bis zu 2 cm und der Länge bis zu 100 cm, z. T. sogar darüber angeboten. Da die meisten verwendeten Säulenfüllmaterialien nicht besonders druckstabil sind, liegt der typische Arbeitsdruck bei der SEC mit etwa 10 bis 50 bar deutlich niedriger als bei der HPLC.

Spezielle Detektoren für die SEC. Abhängig von den chemisch-physikalischen Eigenschaften der mittels SEC untersuchten Stoffe können prinzipiell alle in der HPLC verwendeten Detektoren auch für die Detektion nach SEC-Trennung verwendet werden. Da jedoch gerade viele der mittels SEC untersuchten Polymere nicht über zur Detektion nutzbare Eigenschaften wie UV-Absorption, Fluoreszenz oder elektrochemisch detektierbare funktionelle Gruppen verfügen, wird zumeist der universell einsetzbare Brechungsindexdetektor verwendet. Darüber hinaus werden Detektoren verwendet, deren Signal nicht nur von der Konzentration des eluierten Stoffes, sondern auch von dessen Molekülmasse abhängig ist.
Die Bestimmung der mittleren Molekülmasse von Polymeren mittels Laserstreulicht ist als statische Absolutmethode seit langem etabliert. Seit einiger Zeit stehen *Low-Angle-Laser-Light-Scattering-Detektoren* LALLS-Detektoren auch für die Durchflußmessung zur Verfügung.[9] Da die Intensität des durch die Probenmoleküle verursachten Streulichts sowohl von der Konzentration als auch von der Molekülmasse eines Stoffes abhängig ist, kann bei der Kombination eines

für die Durchflußmessung geeigneten LALLS-Photo-meters mit einem ausschließlich konzentrationssensitiven Detektor (in der Regel einem RI-Detektor) auch im Durchfluß eine Molekülmassenbestimmung ohne Kalibrierung mittels Standardsubstanzen durchgeführt werden.

Da die Intensität des Streulichtes und damit das Meßsignal beim LALLS-Detektor von Konzentration und Molekülmasse abhängt, ist die Ansprechempfindlichkeit für Stoffe mit hoher Molekülmasse größer als für niedermolekulare Stoffe. Für die Datensammlung und die Molekülmassenermittlung ist zumindest ein PC erforderlich. Aufgrund seines hohen Preises wird der LALLS-Detektor überwiegend dann verwendet, wenn für die zu bestimmenden Polymere keine geeigneten Standardsubstanzen zur Kalibrierung zur Verfügung stehen, wie z. B. für die Bestimmung der Molekülmasse und der Molekülmassenverteilung von Hydroxyethylstärke (s. Abb.2.255).[10]

Als preiswertere Alternative zum LALLS-Detektor kann ein *Differentialviskosimetrischer Detektor* für eine Molekülmassenbestimmung mittels SEC verwen-det werden, der dazu – ebenso wie der LALLS-Detektor – mit einem konzentrationssensitiven RI-Detektor gekoppelt wird. Zur Arbeitsweise und zum Einsatz dieses Detektors wird auf die Literatur verwiesen.[12]

Trennprinzip und Säulenmaterialien. Die SEC ist hinsichtlich des Trennprinzips von anderen flüssigkeitschromatographischen Verfahren grundsätzlich verschieden. Während chromatographische Trennungen üblicherweise auf Wechselwirkungen der Probenmoleküle mit der stationären Phase beruhen, werden bei der SEC Stoffe – im Idealfall ausschließlich – aufgrund ihrer unterschiedlichen Molekülgröße getrennt. Hierzu wird als stationäre Phase ein poröses Material verwendet; das Fließmittel hat lediglich Transportfunktion. Das Ausmaß der Retention eines Stoffes wird nun durch die Menge der ihm aufgrund seiner Molekülgröße zur Verfügung stehenden Poren bestimmt:

- Große Moleküle, die größer sind als die größten Poren der stationären Phase, wandern ohne Verzögerung durch die Säule und werden als erste eluiert.
- Kleine Moleküle, die kleiner sind als die kleinsten Poren der stationären Phase, können – wie das Fließmittel – in alle Poren der stationären Phase eindringen und werden daher als letzte eluiert.
- Moleküle, deren Größe zwischen den beiden o. g. Extremen liegt, werden in Abhängigkeit von dem zur Verfügung stehenden Porenvolumen nach ihrer Größe aufgetrennt, wobei größere Moleküle vor kleineren eluiert werden.

Ist das – in der Regel niedermolekulare – Lösungsmittel der Probe vom verwendeten Fließmittel verschieden, so zeigt der Lösungsmittelpeak also bei der SEC das Ende des Chromatogramms an!

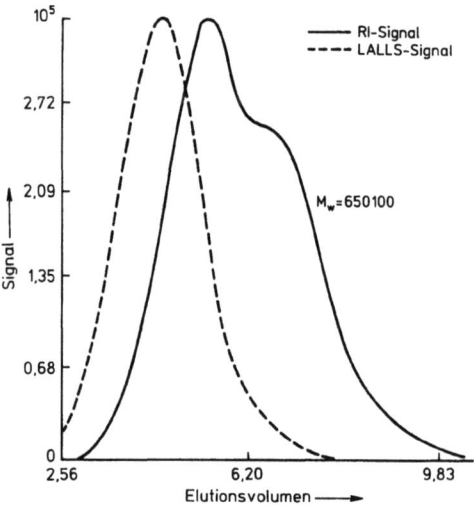

Chromatograph. Bedingungen:
Probelösung: HES 450 6% in 0,9% NaCl
Säule: 2 × GMPW$_{XL}$, 300 × 7,8 mm
          mit Vorsäule PW$_{XL}$ [40 °C]
Fließmittel: 0,9% NaCl + 0,05% NaN$_3$
Fluß: 0,8 ml/min
Einspritzvolumen: 10 µl
Druck: 20 bar
Gerät: HP 1090 M
Detektoren: LALLS KMX-6
            Fa. Milton Roy/LDC
            RI 1037 A
            Fa. HP

Abb.2.255. SEC-Chromatogramm von Hydroxyethylstärke. Nach[11]. Chromatographische Bedingungen: Probelösung: HES 450 6% in 0,9% NaCl; Säule: 2× GMPW$_{XL}$, 300 × 7,8 mm mit Vorsäule PW$_{XL}$(40 °C); Fließmittel: 0,9% NaCl + 0,05% NaN$_3$; Fluß: 0,8 ml/min; Einspritzvolumen: 10 µl; Druck: 20 bar; Gerät: HP 1090 M; Detektoren: LALLS KMX-6, Fa. Milton Roy/LDC, RI 1037 A, Fa. HP

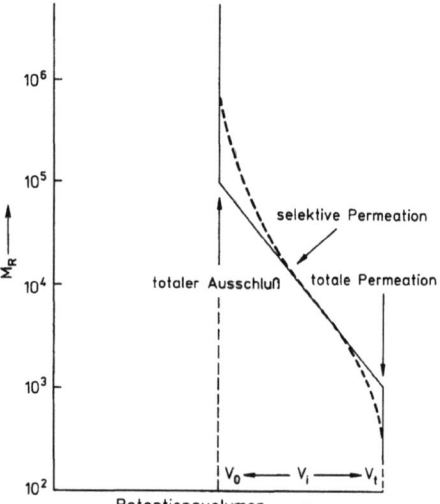

Abb.2.256. SEC-Kalibrationskurve. M_R relative Molekülmasse, V_0 Retentionsvolumen aller Substanzen, denen keine Poren zugänglich sind (Ausschluß), V_t Totvolumen des Systems = Retentionsvolumen aller Stoffe, denen alle Poren zugänglich sind (totale Permeation), V_i Retentionsvolumina „auftrennbarer" Stoffe. Nach[13]

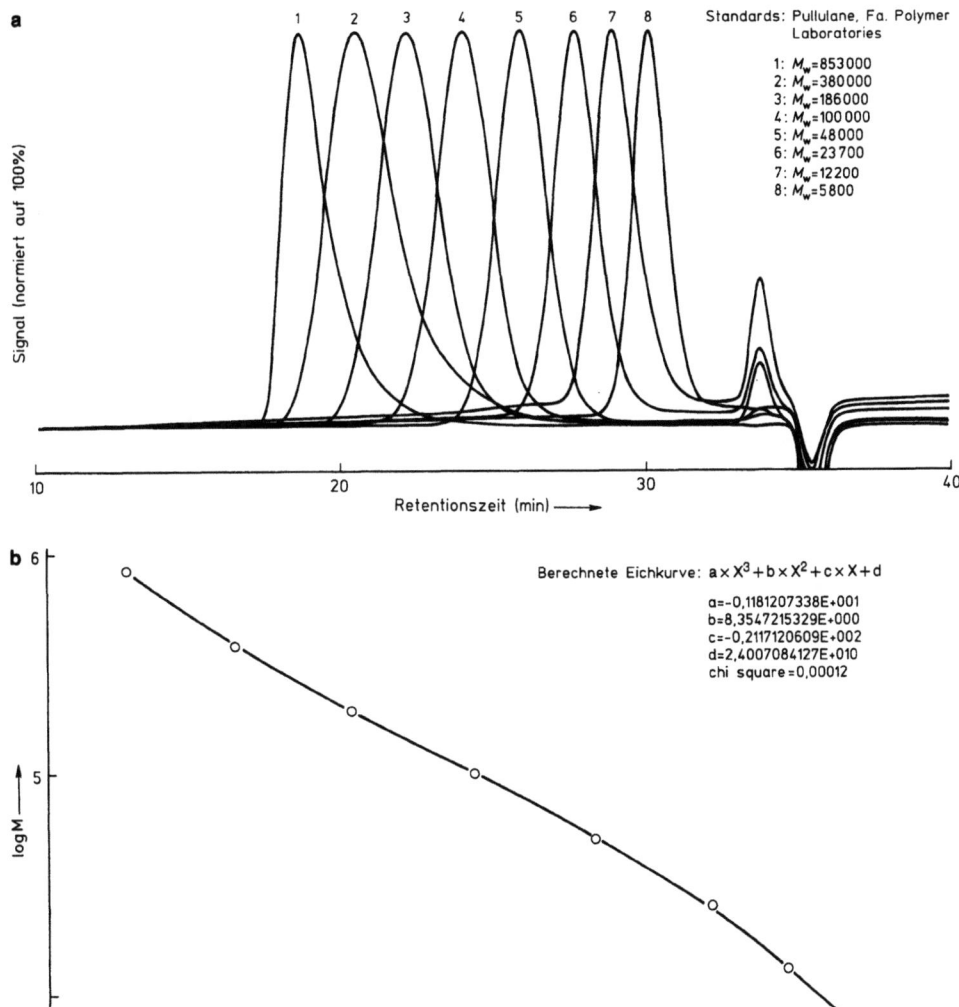

a Standards: Pullulane, Fa. Polymer Laboratories

1: $M_w = 853000$
2: $M_w = 380000$
3: $M_w = 186000$
4: $M_w = 100000$
5: $M_w = 48000$
6: $M_w = 23700$
7: $M_w = 12200$
8: $M_w = 5800$

Berechnete Eichkurve: $a \times X^3 + b \times X^2 + c \times X + d$

$a = -0,1181207338E+001$
$b = 8,3547215329E+000$
$c = -0,2117120609E+002$
$d = 2,4007084127E+010$
chi square $= 0,00012$

Chromatograph. Bedingungen:

Probelösungen: C = 0,5% in 0,9% NaCl	Einspritzvolumen: 20 µl
Säule: TSK G 4000 PW, 600 × 7,5 mm (35°C)	Druck: 15 bar
Fließmittel: 0,9% NaCl + 0,05% NaN$_3$	Detektion: RI-Detektor (40 °C)
Fluß: 0,6 ml/min	Gerät: HP 1090 M mit HP 1037A RI

Abb. 2.257. a Chromatogramme verschiedener Pullulane, **b** Pullulan-Eichkurve. Chromatographische Bedingungen: Probelösung: c = 0,5% in 0,9% NaCl; Säule: TSK G 4000 PW, 600 × 7,5 mm (35 °C); Fließmittel: 0,9% NaCl + 0,05% NaN$_3$; Fluß: 0,6 ml/min; Einspritzvolumen: 20 µl; Druck: 15 bar; Detektion: RI-Detektor (40 °C); Gerät: HP 1090 M mit HP 1037 A RI. Nach[11]

Trägt man den Logarithmus der Molekülmasse in Abhängigkeit vom Retentionsvolumen auf, so ergibt sich eine für die jeweilige SEC-Säule charakteristische Eich- oder Kalibrationskurve (s. Abb. 2.257). Jedes Säulenfüllmaterial ist somit durch eine obere und untere Ausschlußgrenze charakterisiert, und die Steigung der Kalibrationskurve zwischen den Ausschlußgrenzen stellt ein Maß für die Trennleistung der Säule dar. Für die SEC werden poröse Füllmaterialien eingesetzt werden, die druckstabil sind und mit den zu trennenden Substanzen möglichst keine Wechselwirkungen eingehen sollen; weiterhin sollten sie eine möglichst genau definierte Korngröße, Porengröße und Porengrößenverteilung aufweisen.

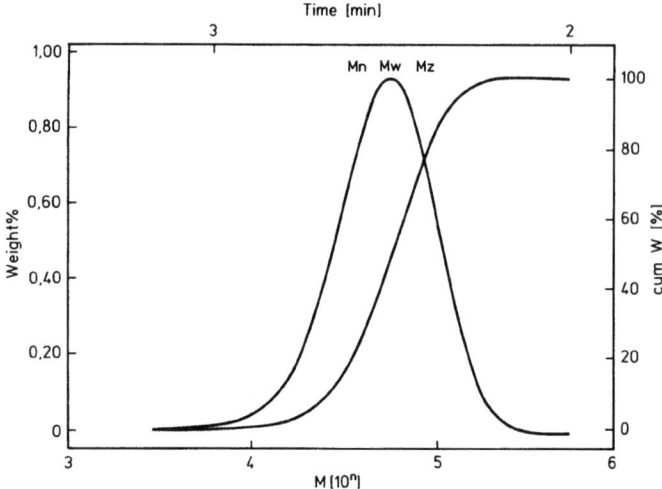

Abb. 2.258. Molekülmassenverteilung sowie M_n, M_w und M_z eines Dextran 60. Chromatographische Bedingungen s. Abb. 2.257. Nach[11]

Als stationäre Phasen für die SEC werden poröses Glas und Kieselgel sowie relativ druckstabile hydrophile und lipophile organische Polymere (Gele) verwendet.

Molekülmassenbestimmung mittels SEC. Um mit Hilfe der SEC und einem konzentrationssensitiven Detektor die mittlere Molekülmasse und die Molekülmassenverteilung eines Polymers bestimmen zu können, muß das SEC-System kalibriert werden, d. h. es müssen die zu bestimmten Molekülmassen zugehörigen Elutionsvolumina bestimmt werden. Hierzu werden Standards mit bekannter Molekülmasse benötigt, die eine dem zu bestimmenden Polymer zumindest sehr ähnliche chemische Struktur bzw. das gleiche hydrodynamische Volumen haben müssen. Für die Eichung des Systems können sowohl monodisperse Standards (z. B. Pullulane) als auch polydisperse Standards (z. B. Dextrane) verwendet werden.
Für die Berechnung der mittleren Molekülmasse einer Probensubstanz wird nun nach Aufnahme des Chromatogramms der Probenpeak rechnerisch in Scheiben (slices) zerlegt. Mit Hilfe der Scheibenflächen F_i, die den prozentualen Gewichtsanteilen dieser Fraktionen in der Probe entsprechen und den zugehörigen Molekülmassen M_i, die sich aus den Retetionszeiten ergeben, erfolgt die Berechnung der verschiedenen mittleren Molekülmassen nach folgenden Formeln:

Gewichtsmittel: $\overline{M}_w = \dfrac{\sum\limits_i F_i \cdot M_i}{\sum\limits_i F_i}$

Zahlenmittel: $\overline{M}_n = \dfrac{\sum\limits_i F_i}{\sum\limits_i F_i/M_i}$

Zentrifugenmittel: $\overline{M}_z = \dfrac{\sum\limits_i F_i \cdot M_i^2}{\sum\limits_i F_i \cdot M_i}$

Der Quotient $D = M_w/M_n$ (Polydispersität) ist ein Maß für die Breite der Molekülmassenverteilung; bei

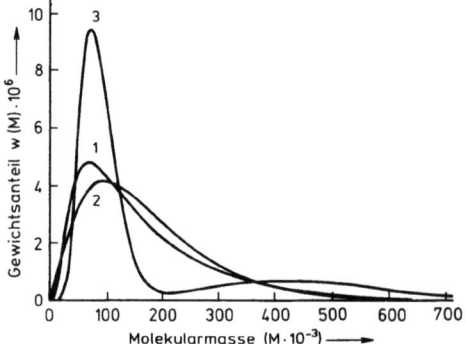

Abb. 2.259. Drei differenziale Molekülmassenverteilungskurven, deren berechnete M_w-, M_n- und M_z-Werte identisch sind. Aus[13]

monodispersen Polymeren ist $D = 1$, bei polydispersen Systemen ist $D > 1$.
Kommerziell angebotene Softwarepakete für die SEC berechnen M_n, M_w und M_z heute automatisch. Wichtiger als diese Zahlenwerte ist jedoch die Darstellung der Molekülmassenverteilung eines Polymers, die mit der Aufnahme des SEC-Chromatogramms erhalten wird.

Literatur

1. Ahuja S (1990) J Chromatogr 499:489
2. Gazdag M, Szepesi G (1989) J Chromatogr 464:279
3. Gazdag M, Szepesi G, Szeleczki E (1988) J Chromatogr 454:83
4. Gilpin RK, Yang SS, Werner G (1988) J Chromatogr Sci 26:388
5. Leach DC, Stadalius MA, Beru JS, Snyder LR (1988) Liq Chromatogr Gas Chromatogr
6. Grimm W, Schepky G (1980) Stabilitätsprüfung in der Pharmazie, Editio Cantor, Aulendorf
7. Bridge TP, Williams MH, Fell AF (1989) J Chromatogr 465:59

8. Lough WJ (1989) Chiral Liquid Chromatography, Blackie and Son, Glasgow
9. Stuting HH (1989) Liq Chromatogr Gas Chromatogr Int 7:402
10. Eigner WD (1988) Krankenhauspharmazie 9:21
11. Paulus H (in Vorbereitung)
12. Hunt BJ (1989). In: Hunt BJ, Holding SR (Eds.) Size Exlusion Chromatography, Blacky & Son, Glasgow
13. Yau WW, Kirkland JI, Bly BB (1979) Modern Size Exclusion Liquid Chromatography, John Wiley & Sons, New York

4.3.4 Ionenchromatographie

K.-P. RAEZKE

Die Ionenchromatographie als Trennverfahren für geladene Teilchen (→ Kap. 2, 5.3.4) ist geeignet, ionische Verunreinigungen nachzuweisen und quantitativ zu bestimmen. Matrixeffekte spielen meist keine so große Rolle wie bei den chemischen Grenzprüfungen. Die Empfindlichkeit ist hoch genug, um Verunreinigungen bis in den ppm-Bereich sicher zu bestimmen. Relativ einfach ist die Analyse ionischer Verunreinigungen in organischen neutralen Substanzen (→ Kap. 2, 5.3.4, Abb. 2.370). Bei ionischen Substraten ist auf sehr gute Trennung der nachzuweisenden Verunreinigung von den Hauptkomponenten zu achten, da deren Signale wegen der Säulenüberladung oft stark verbreitert und verzerrt sind. In besonders schwierigen Fällen kann die Säulenschalttechnik (→ Kap. 2, 5.3.4 HPLC) weiterhelfen.

4.4 Verbrennungsrückstände

W. HEERS

Organische Substanzen zeigen bei der Einwirkung von thermischer Energie einen Substanzverlust. Seine genaue Bestimmung gelingt nur mit definierten Methoden, da die Verluste auf Stoffe sehr unterschiedlicher Zusammensetzung mit entsprechend unterschiedlichen physikalischen Eigenschaften zurückzuführen sind.
Zur Anwendung kommen Verfahren, die auch der zu untersuchenden Substanz angepaßt werden müssen. Zu unterscheiden sind daher folgende Methoden:

- Trocknungsverlust,
- Asche,
- Sulfatasche und
- salzsäureunlösliche Asche.

Trocknungsverlust

Die Bestimmung des Trocknungsverlustes von organischen Arzneistoffen geschieht zur Ermittlung der bei Raumtemperatur oder bei 100 bis 105 °C flüchtigen Produkte. Meist handelt es sich dabei um Wasser, das entweder als Kristallwasser oder infolge nicht sachgemäßer Lagerung als Verunreinigung in den Arzneistoff gelangt sein kann. Neben Wasser können Lösungsmittelreste, die aus dem Herstellungsprozeß

zurückgeblieben sind, oder auch natürlich flüchtige Bestandteile, wie z. B. ätherische Öle, zu einem Trocknungsverlust führen. PhEur führt unter V.6.22 vier Methoden auf, deren jeweilige Anwendung von den Monographien bestimmt werden.

1. Arzneistoffe, die temperaturempfindlich sind, werden im Exsikkator über P_2O_5 bei Raumtemperatur unter Atmosphärendruck bis zur Massekonstanz getrocknet.
2. In wenigen Fällen wird ein Vakuum angelegt, um den Atmosphärendruck noch zu senken. Dafür wird der Exsikkator mit einer Wasserstrahlpumpe verbunden, die ein Vakuum von ca. 15 Torr, entsprechend 2 kPa erzeugt. PhEur gibt eine Varianz von 1,5 bis 2,5 kPa, entsprechend 11,3 bis 18,8 Torr an.
3. Feuchtigkeitsenthaltende Arzneistoffe, wie z. B. Drogen, Fette, Fettalkohole oder Paraffinstoffe, müssen bei höheren Temperaturen behandelt werden. Sie betragen 100 bis 105 °C. Auch dieses Verfahren wird bei Atmosphärendruck oder unter Vakuum durchgeführt. PhEur beschreibt die Trocknung über P_2O_5 unter Vakuum von 15 Torr und höheren Temperaturen, wobei diese spezifiziert werden müssen.
4. Das weitaus gebräuchlichere Verfahren ist das Trocknen des Arzneistoffes im Trockenschrank bei Atmosphärendruck und bei 100 bis 105 °C.

Für alle vier Verfahren gilt, daß das eingesetzte Wägegläschen unter den vorgesehenen Verfahrensbedingungen behandelt und zur Gewichtskonstanz gebracht wird. Das eingesetzte P_2O_5 kann sich bei häufigerem Einsatz in seinem Effekt verschlechtern. Es sollte daher rechtzeitig ausgetauscht werden. Es muß ferner darauf geachtet werden, daß die Wägegläschen mit dem zu untersuchenden Arzneistoff nach einer Wärmebehandlung vor dem Wägen in einem Exsikkator auf Zimmertemperatur abgekühlt werden. Die Wägegläschen sind während des Trocknungsprozesses geöffnet zu halten und die Arzneisubstanz auf dem Gläschenboden ist gleichmäßig zu verteilen, um einen gleichmäßigen Zugang der Thermoenergie zu gewährleisten und reproduzierbare Ergebnisse zu erzielen.

Asche

Beim Verbrennen und Glühen von organischen Arzneistoffen verbleibt häufig ein Rückstand von nichtflüchtigen Substanzen. Zumeist sind es Metalloxide oder -salze. Sie sind entweder auf natürliche Mineralstoffe oder Verunreinigungen oder absichtliche Zusätze zurückzuführen. Enthalten die Arzneistoffe Erdalkalicarbonate oder Alkalichloride, kann eine einfache Verbrennung und ein nachfolgendes Glühen zu ihrer Zersetzung oder auch Flüchtigkeit führen. Zu ihrer quantitativen Erfassung wendet man daher die Methode der Sulfatasche-Bestimmung an.
Die Asche-Bestimmung muß - wie alle Verbrennungsrückstandsanalysen - sehr sorgfältig vorgenommen werden, weil durch Unachtsamkeit Aschereste aus den Veraschungstiegeln herausfliegen können. Nach dem Einwägen der Substanz in einen Porzellan- oder besser Platintiegel muß zur Bildung

einer gleichmäßigen Ascheentwicklung eine anfangs vorsichtige Wärmezufuhr durch einen Brenner herbeigeführt werden. Erst danach wird der Tiegel in den Muffelofen überführt und bei 600 ± 25 °C bis zur Gewichtskonstanz geglüht. Unverbrannte Kohlereste im Glührückstand zeigen sich durch Verfärbung. Zu ihrer völligen Entfernung wird der abgekühlte Rückstand mit heißem Wasser aufgenommen, über ein aschefreies Filter filtriert und einschließlich Filter nochmals geglüht. Der Rückstand muß dann rein weiß sein, andernfalls ist die Prozedur zu wiederholen.

Das Filtrat vereinigt man mit dem neuen weißen Glührückstand, dampft ihn vorsichtig bis zur Trockne ein und glüht alles bis zur Gewichtskonstanz. PhEur hat diese Methode unter V.3.2.16 beschrieben.

In der USP XXII wird bei der Asche-Bestimmung auch der Zusatz von Alkohol empfohlen, wenn der Wasseraufschluß nicht zur gewünschten Entfernung der Kohlereste führen sollte.

Sulfatasche

Wie im vorliegenden Abschnitt bereits ausgesagt, können sich bei der Verbrennung und beim Glühen von organischen Arzneistoffen Erdalkalicarbonate und Alkalichloride durch Zersetzung oder ihre Flüchtigkeit der Bestimmung entziehen. Eine Verbrennung in Gegenwart von Schwefelsäure führt zu nicht flüchtigen Sulfaten. PhEur setzt in der Methode V.3.2.14 eine 10%ige Schwefelsäure ein und glüht nach anfänglicher vorsichtiger Verdampfung des anwesenden Wassers den Rückstand schließlich bei 600 °C. Zur Beseitigung von möglicherweise auftretenden Pyrosulfaten wird dem Glührückstand etwas Ammoniumcarbonat-Lösung zugesetzt und nochmals bis zur Gewichtskonstanz geglüht.

Die amtliche Sammlung des Bundesgesundheitsamtes von Analysenmethoden nach § 35 LMBG schließt bei der Bestimmung der Sulfatasche eine schwer zu veraschende Probe nach dem ersten Glühen mit wenig Wasser auf.

In den DGF-Einheitsmethoden H-III 11 (82)[1] wird bei der Bestimmung der Sulfatasche in Tensiden von vornherein mit einer Mischung von 3%iger Schwefelsäure in Essigsäure gearbeitet. Die Essigsäure wirkt als Verbrennungshilfe zum gleichmäßigeren Abbrennen der Substanz und führt gleichzeitig als Schleppmittel zum verminderten Verbrauch an Schwefelsäure.

Salzsäureunlösliche Asche

Organische Arzneistoffe enthalten entweder nichtflüchtige mineralische Stoffe natürlicher Herkunft oder aber auch herstellungsbedingte oder unzulässige Verunreinigungen. Die besprochene Asche-Bestimmung erfaßt solche mineralischen Verunreinigungen nur zum Teil. Auch die Sulfatasche- Bestimmung erfaßt einige mineralische Verunreinigungen wegen der eintretenden chemische Umwandlung nicht vollständig. Siliciumverbindungen werden z. B. nicht voll erfaßt. Sie können aber durch ihre Unlöslichkeit in Salzsäure differenziert werden. PhEur wendet daher die Methode V.4.1 insbesondere für solche Drogen an, die besonders reich an Kieselsäurederivaten sind.

Ausgangsmaterial für die Bestimmung ist der Glührückstand aus der Asche- oder aus der Sulfatasche-Bestimmung. Er wird mit einer 15%igen, siedenden, wäßrigen Salzsäurelösung vorsichtig aufgeschlossen und der unlösliche Rückstand abfiltriert. Dieser salzsäureunlösliche Rückstand wird mit Wasser neutralgewaschen und zusammen mit dem Filter in einem Muffelofen bei 600 ± 25 °C bis zur Gewichtskonstanz geglüht und nach dem Abkühlen im Exsikkator gewogen.

Literatur

1. DGF-Einheitsmethoden (1989) Wissenschaftliche Verlagsgesellschaft, Stuttgart

4.5 Fettkennzahlen

W. Heers

Die Untersuchung von Fettproben unbekannter Herkunft und Zusammensetzung beginnt zweckmäßigerweise mit einfachen, qualitativen Prüfungen auf äußere Beschaffenheit und Löslichkeit. Zur weiteren Charakterisierung und Identifizierung dient die Bestimmung von physikalischen und chemischen Fettkennzahlen. Die Fettsäurezusammensetzung, die Glyceridverteilung und Aufklärung der Glyceridstruktur bleiben speziellen Untersuchungen vorbehalten.

Äußere Beschaffenheit

Die DGF-Einheitsmethoden[1] definieren in Methode C-II 1 (53) unter äußerer Beschaffenheit die Merkmale, die allein durch die Sinne wahrnehmbar sind.

- Konsistenz: dünn-, dickflüssig; salben-, schmalz-, talg-, wachsartig.
- Geruch: Anwesenheit von flüchtigen Bestandteilen (ätherische Öle, Lösungsmittel), Ranzidität (Verdorbenheit).
- Geschmack: Ranzidität (Verdorbenheit).
- Farbe: wasserhell, gelblich, braun.
- Transparenz: Anwesenheit von sichtbaren Bestandteilen (Wassertropfen, Metallteile, Holzspäne).

Die sensorischen Prüfungen auf Geruch und Geschmack können nur von geschulten Prüfern durchgeführt werden. Laien können lediglich die Verdorbenheit feststellen. Die Prüfungen auf äußere Beschaffenheit werden daher in den Arzneibuch-Monographien von Fetten und Ölen nicht als zwingende Prüfung ausgelegt, sie dienen lediglich der orientierenden Beschreibung.

Löslichkeit

In der DGF-Einheitsmethode C-II 2 (53)[1] wird darauf hingewiesen, daß alle Fette und Öle in Ether, Aceton, Chlorkohlenwasserstoffen und in Benzol und seinen Homologen leicht löslich und mit diesen in jedem Verhältnis mischbar sind.

Die Untersuchung der Löslichkeitsverhältnisse erlaubt bereits grobe Rückschlüsse auf die Zusammensetzung bzw. die Art der vorliegenden Proben. In Petroläther sind die meisten Fette löslich. Schwerlöslich jedoch sind Rizinusöl wegen des Gehaltes an Rizinolsäure und einige hochschmelzende Fette. Rizinusöl ist wiederum in Ethanol löslich, während die meisten Öle und Fette darin schwer löslich sind.

Säurezahl

Die Säurezahl (SZ) gibt an, wieviel mg Kaliumhydroxid zur Neutralisation der in 1 g Substanz vorhandenen, freien, organischen Säuren notwendig sind. PhEur (DAB 9) läßt die Bestimmung nach Methode V.3.4.1 durchführen.

Die Methode dient der Reinheitsprüfung von raffinierten und nichtraffinierten Ölen und Fetten und ist ein Maß für den Frischezustand. Ein höherer Wert deutet auf eine Hydrolyse der Triglyceride hin. Zur Durchführung der Bestimmung können bei hochschmelzenden Fetten Lösungsprobleme mit dem vorgeschriebenen Ethanol-Ether-Gemisch auftreten. In solchen Fällen löst man die Substanz in einem Gemisch aus gleichen Teilen Ethanol R und Toluol R.

Verseifungszahl

Die Verseifungszahl (VZ) gibt an, wieviel mg Kaliumhydroxid zur Neutralisation der freien Säuren und zur Verseifung der Ester von 1 g Substanz notwendig sind. Während die Säurezahl eine Reinheitsprüfung darstellt, ist die Verseifungszahl eine für Fette charakteristische Größe, da sie zur Molekülmasse in direkter Beziehung steht. Sie ist ein Maß für die enthaltenen freien und gebundenen Säuren. Ist die Säurezahl praktisch 0 oder sehr klein, und ist der Anteil an Fettbegleitstoffen, der sich hauptsächlich im Unverseifbaren zeigt, sehr niedrig, so kann die Höhe der Verseifungszahl zur Klassifizierung des Fettes dienen. Verseifungszahlen um 190 weisen Fette mit Fettsäuren der Kohlenstoffkettenlänge C18 auf (Rindertalg, Erdnußöl), Verseifungszahlen um 245 zeigen Öle und Fette mit Fettsäuren der Kettenlänge um C12 (Kokosöl) und Verseifungszahlen um 340 zeigen Öle mit Triglyceriden der n-Octan- und n-Decansäuren (Mittelkettige Triglyceride nach DAB 9).

PhEur (DAB 9) beschreibt die Bestimmung in der Methode V.3.4.6. Sie fordert eine Verseifung des Fettes mit überschüssiger, ethanolischer Kalilauge und Rücktitration der nicht verbrauchten Alkalis. Da die Titrationsgenauigkeit recht hoch ist, sollte auch die Genauigkeit der Einwaage hoch sein. PhEur verlangt im Gegensatz zu den DGF-Einheitsmethoden,[1] der AOCS Cd 3-25 (American Oil Chemist's Society) und der ISO 3657 (International Standards) eine um eine Zehnerpotenz niedrigere Genauigkeit (± 0,05% statt ± 0,005%).

Die häufig anzutreffende *Esterzahl* (EZ) ist mit der Verseifungszahl identisch, sofern keine freien Säuren vorhanden sind. Man kann sie auch beim Vorliegen der Säurezahl berechnen (EZ = VZ - SZ). Die Zahl hat für die Fettanalyse wenig Bedeutung und wird vorwiegend für die Untersuchung von Wachsen herangezogen.

Unverseifbare Anteile

Nach der Definition der IUPAC, die auch in die PhEur übernommen wurde, versteht man unter dem Unverseifbaren Anteil (Unv.) solche Stoffe, die in Fetten und Ölen löslich sind, aber nach der Verseifung des Fettes wasserunlöslich sind. Sie werden mit bestimmten Lösungsmitteln extrahiert. Zu den Unverseifbaren Anteilen sind zu zählen:

- Freie Fettsäuren,
- Kohlenwasserstoffe,
- Sterine,
- Alkohole,
- Vitamine,
- Triterpene,
- Lipochrome u. a.

Als Lösungsmittel dient Petrolether oder Ether. Die Arbeitsbedingungen müssen genau eingehalten werden, um Fehlerquellen auszuschalten und reproduzierbare Ergebnisse zu erhalten. So können höhermolekulare Alkohole, z. B. im Fett von Seetieren, wegen ihrer unvollständigen Lösung in Petrolether nur unvollständig erfaßt werden. In Ether sind sie dagegen voll löslich.

Wird zu wenig Lauge zur Verseifung eingesetzt, entstehen extrahierbare saure Seifen. Diese entstehen auch, wenn zu geringe Alkoholmengen vorhanden sind, die die Hydrolyse der Seifen unterbinden. Ist zuviel Alkohol vorhanden, kann sich ein Teil des Extraktionsmittels in der Alkohol-Seifen-Lösung lösen und sich dadurch der Bestimmung entziehen.

PhEur hat in seiner Methode V.3.4.7 Ether als Extraktionsmittel vorgeschrieben, wenn damit auch die Gefahr einer Emulsionsbildung während der Extraktion größer ist als beim Einsatz von Petroläther. Der Ether muß auf den Gehalt an Peroxiden geprüft werden, da diese die Extraktionsausbeute erheblich beeinträchtigen.

Die DGF-Einheitsmethode C-III 1a[1] hat den Analysengang im praktischen Ablauf genauer beschrieben als PhEur. Insbesondere wird auf die notwendige größere Genauigkeit bei der Einwaage und auf die wichtige hohe Gewichtskonstanz des Verseifungskolbens hingewiesen.

Iodzahl

Die Iodzahl (IZ) gibt an, wieviel g Halogen, berechnet als Iod, von 100 g Substanz unter den beschriebenen Bedingungen gebunden werden.

Ungesättigte Fette und Fettsäuren bilden an den Doppelbindungen Additionsreaktionen mit Halogenen und Halogenverbindungen. Da die Halogenaddition selten quantitativ abläuft, gibt es zahlreiche Methoden zur Optimierung der Reaktion. Daher ist es wichtig, die Ausführung der jeweiligen Konventionsmethoden sehr exakt vorzunehmen.

Die Methode der PhEur (DAB 9) (V.3.4.4) ist im Vergleich mit anderen gebräuchlichen Methoden international sehr verbreitet und führt zu gut reproduzierbaren Ergebnissen. Die DGF-Einheitsmethode C-V 11a (53)[1] wird derzeit überarbeitet. Dabei wird insbesondere auf den Ersatz des Chloroforms als Lösungsmittel geachtet. Wie bereits die AOCS, hat auch die

DGF mit Cyclohexan oder auch Cyclohexan / Eisessig 1:1 sehr gute Erfahrungen gemacht.[2]
Die moderne Fettchemie setzt die Iodzahl nur noch für Übersichtsanalysen ein. Sie bedient sich heute meist der gaschromatographischen Fettsäure-Bestimmung. PhEur ist hierauf bereits in einigen Monographien von Fetten und Ölen eingegangen, insbesondere dann, wenn Verfälschungen mit billigeren Ölen zu erwarten sind. Da die Fettsäurekomposition für Öle artentypisch ist, gelingt der Nachweis von Fremdölen bereits häufig schon ab Konzentrationen von 5%. Die Iodzahl-Bestimmung wird in solchen Monographien dann als überflüssig fortgelassen.

Peroxidzahl

Die Peroxidzahl (POZ) gibt die Peroxidmenge in Milliäquivalenten aktivem Sauerstoff an, die in 1000 g Substanz gemäß der angegebenen Bedingungen erfaßbar sind.
Während die Verseifungszahl, die Iodzahl und die Unverseifbaren Anteile zur Identifizierung von Fetten und Ölen herangezogen werden, ist die Peroxidzahl eine Reinheitsprüfung, die auf mögliche oxidative Fremdeinwirkung hinweist.
Wird ein Fett der Luft ausgesetzt, sind autoxidative Reaktionen nie auszuschließen. Dabei treten als wichtigste Primärprodukte Hydroperoxide auf. Der in diesen Verbindungen anwesende „aktive" Sauerstoff ist sehr reaktionsfreudig und läßt sich relativ einfach durch Reaktion mit Iodwasserstoff nachweisen:

$$-CH-CH=CH- \;+\; 2HI \longrightarrow -CH-CH=CH- \;+\; I_2 + H_2O$$
$$\quad\;| \qquad\qquad\qquad\qquad\qquad\qquad | $$
$$\quad OOH \qquad\qquad\qquad\qquad\qquad OH$$

In Gegenwart von Essigsäure geht die Reaktion sehr rasch und quantitativ vor sich. Für die Praxis wird Kaliumiodid eingesetzt, dessen Gegenwart auch die Rückaddition des Iods an die Doppelbindungen des Fettes verhindert. Auch Luftsauerstoff kann die Bestimmung beeinträchtigen. Daher wurde eine Reihe von Bestimmungsmethoden für den Nachweis von Hydroperoxiden entwickelt und ständig verbessert.
PhEur übernahm eine Methode[3], die auch in zahlreichen internationalen und nationalen Methodensammlungen als einfache und genaue Methode beschrieben ist. In der PhEur-Methode V.3.4.5 sollte das Lösungsmittel Chloroform durch Dichlormethan ersetzt werden. Wichtig ist auch, daß die verwendeten Geräte absolut frei sein müssen von oxidierenden und reduzierenden Substanzen. Auch die Reagenzien müssen absolut luftfrei sein. Es empfiehlt sich, das Lösungsmittel kurz vor der Verwendung durch 2minütiges Sieden zu entlüften und anschließend unter Luftabschluß abkühlen zu lassen. Im Blindversuch wird die Qualität des eingesetzten Kaliumiodids sichtbar, da Iodatverunreinigungen wiederum die Ergebnisse verfälschen.
Hydroperoxide sind sehr temperaturempfindlich, so daß die Peroxidzahl eines Fettes nicht eine feststehende Kennzahl ist, sondern nur den augenblicklichen Stand der Verdorbenheit darstellt. Auch die Anwesenheit von Alkalien kann die Produkte in nicht peroxidische Verbindungen übergehen lassen. Dies ist auch der Grund für häufige Diskussionen über die Höhe der Peroxidzahl, da sich bei Wiederholungsanalysen durchaus Veränderungen der Substanz durch Einwirkung von Luft, Licht und Temperatur ergeben haben können. Nach allgemeiner Auffassung ist die Höhe der Peroxidzahl ein Qualitätsmerkmal und sind Zahlen oberhalb von 5 mMol O_2 /kg eine Warngrenze. Organoleptisch ist eine Relation zwischen Peroxidzahlhöhe und ranzigem Geschmack oder Geruch nicht auszumachen. In der Lebensmittelindustrie werden Öle und Fette, deren Peroxidzahlen bereits einen höheren Wert aufweisen, häufig einem Sauerstoffbelastungstest unterworfen. Von den vielen Methoden soll hier nur der sog. „Swift-Stability-Test" erwähnt werden, der schließlich in die AOCS Tentative Method Cd 12-57 überging. Aber auch hierfür ließ sich keine Korrelation zu den sensorischen Ergebnissen erzielen. Die Methode wird daher mehr zur Testung der Wirkung von Antioxidantien verwendet als zur Testung der Lagerfähigkeit von Ölen und Fetten.

Hydroxylzahl

Höhermolekulare Alkohole, Hydroxyfettsäuren (Rizinusöl), Mono- und Diglyceride (Hartfett, Glycerolmonostearat) oder freies Glycerin in Fetten lassen sich durch die Hydroxylzahl (OHZ) erfassen. Sie ist ein Maß für den Gehalt an freien, alkoholischen Hydroxylgruppen. Die Definition lautet:
Die Hydroxylzahl (OHZ) gibt die mg Kaliumhydroxid an, die der von 1 g Fett bei der Acetylierung gebundenen Essigsäure äquivalent sind.
Viele Bestimmungsmethoden sind entwickelt worden. Hervorgehoben seien hier die Reaktionen der Hydroxylgruppen mit Essigsäureanhydrid, mit Pyridin und Acetylchlorid oder mit Pyridin.
Die Acetylierungsmethode hat sich heute weitestgehend durchgesetzt und führt zu gut reproduzierbaren Ergebnissen. Die DGF-Methode C-V 17a ist mit der PhEur-Methode V.3.4.3 identisch. Wie mitgeteilt wurde, arbeitet die DGF an einer Neufassung, die insbesondere den Austausch des Pyridins zum Ziel hat[2]. Danach wird zukünftig mit einer Mischung aus Dimethylformamid und 4-Dimethylaminopyridin in Dichlormethan gearbeitet.
Bei der Reaktion dient Pyridin bzw. das 4-Dimethylaminopyridin als Hilfsbase, die mit der nicht verbrauchten Essigsäure reagiert und mit KOH zurücktitriert wird. Bei der Methode kommt es darauf an, daß die Einwaagemenge der Substanz mit der erwartenden Hydroxylzahl im richtigen Verhältnis steht. Ist die Hydroxylzahl sehr klein, d.h. unterhalb von 50, so sollten die Einwaagen deutlich höher sein als PhEur in ihrer Vorschrift angibt. Unterhalb von OHZ = 10 sollten 12,0 g, bei OHZ = 10 bis 20 6,0 g und OHZ = 20 bis 50 4,0 g Einwaagen gewählt werden anstatt - wie gefordert - 2,0 g.
Für die Ausführung muß auch darauf hingewiesen werden, das nur absolut reine und trockene Reagenzien verwendet werden, das gleiche gilt auch für die verwendeten Geräte.

Literatur

1. DGF-Einheitsmethode (1989) Wissenschaftliche Verlagsgesellschaft
2. Persönliche Mitteilung der DGF-Fachgruppe „Analyse und Einheitsmethoden"
3. Wheeler DH (1932) Oil Soaps 9:89

4.6 Wasser-, Lösungsmittelgehalt

W. HEERS

Wassergehalt

Arzneistoffe können Wasser als regulären Bestandteil enthalten, meist aber auch als Fremdkörper, der durch den Herstellungsprozeß, die Verpackung, die Lagerung oder auch mit voller Absicht als Füll- oder Streckmittel in das Produkt gelangt ist. In vielen Fällen ist die Anwesenheit unerwünscht, weil die Wirksamkeit und die Haltbarkeit darunter leiden und deswegen die Bestimmung des Wassergehaltes zur Qualitätsbeurteilung erforderlich machen. Dafür steht eine Reihe von physikalischen und chemischen Methoden zur Verfügung. Die wichtigsten sind:

- Wasserbestimmung durch Trocknung,
- Wasserbestimmung durch Destillation,
- Wasserbestimmung nach Karl Fischer.

Wasserbestimmung durch Trocknung. Die einfachste Methode, den Feuchtigkeitsgehalt einer Substanz zu bestimmen, geschieht durch Trocknung in einem geeigneten flachen Wägeglas im Trockenschrank bei vorgeschriebener Temperatur bis zur Gewichtskonstanz. PhEur hat in der Analysenmethode V.6.22 vier verschiedene Methoden beschrieben, je nach der Art des zu untersuchenden Arzneistoffes.

Bei temperaturempfindlichen Substanzen erfolgt das Trocknen über ein geeignetes Trocknungsmittel, wie z. B. P_2O_5 im Exsikkator unter Atmosphärendruck oder im Vakuum bei 15 Torr. Müssen oder können höhere Temperaturen angewendet werden, so ist der Einsatz von Trockenschränken bei 100 bis 105 °C oder auch höheren oder niederen Temperturen angebracht. Für die Trocknung im Vakuum bei höheren Temperaturen bedient man sich der Trockenpistolen, beschickt mit P_2O_5 und Erwärmung in Trockenschränken (→ Kap. 2, 4.4).

Wasserbestimmung durch Destillation. Jeder Stoff zeigt im festen oder flüssigen Zustand einen bestimmten Dampfdruck, dessen Abhängigkeit von der Temperatur als Dampfdruckkurve darstellbar ist. Zwei ineinander unlösliche Substanzen haben bei einer Temperatur *T* einen Gesamtdampfdruck, der sich aus der Addition der Dampfdrücke bei der Temperatur *T* der einzelnen Substanzen errechnen läßt. Bei gegenseitiger Unlöslichkeit gibt es keine Dampfdruckerniedrigung, daher verdampfen beim Destillieren beide Phasen bei konstantem Siedepunkt und konstanter Dampfzusammensetzung, bis eine von beiden Substanzen verschwindet. Die beiden Flüssigkeiten sind also azeotrop. PhEur hat in der Methode V.6.10 „Die Bestimmung von Wasser durch Destillation" eine

Apparatur vorgeschrieben, die sich auch in der USP XXII findet. Wird ein wäßriges Produkt zusammen mit Toluol oder Xylol in einem Kolben erhitzt, so entstehen homogene Dampfgemische, die sich bei ihrer Kondensation wieder in die beiden flüssigen Ausgangsprodukte trennen. Fängt man das Wasser nach der Kondensation auf, so fließt das leichtere Lösungsmittel wieder in die zu destillierende Substanz-Mischung und treibt erneut weiteres Wasser aus. Diese recht zeitaufwendige Methode eignet sich besonders für größere Mengen an Wasser. Sie dient bei unbekannten Wassermengen auch zur Orientierung, so daß die genauere, titrimetrische Methode darauf abgestimmt werden kann. Störungen treten auf, wenn z. B. wasserlösliche Substanzen in der Wasserphase sind, weil diese mit überdestilliert werden können.

Wasserbestimmung nach Karl Fischer. Genauere Ergebnisse über den Wassergehalt von Arzneistoffen lassen sich mit der azeotropen Destillation nicht erzielen, dafür wird die titrimetrische Methode nach Karl Fischer herangezogen. Karl Fischer nutzte die sog. „Bunsen-Reaktion", wonach Iod und Schwefeldioxid nur in Gegenwart von Wasser miteinander reagieren:

$$I_2 + 2 H_2O + SO_2 \rightleftharpoons SO_4^{2-} + 2 I^- + 4 H^+$$

Damit das Schwefeldioxid während der Reaktion nicht entweicht, wird eine Base hinzugefügt, welche SO_2 und auch andere, möglicherweise anwesende, saure Reaktionsprodukte bindet. Dem Reaktionsgemisch wird außerdem Alkohol zugesetzt, das sowohl als Lösungsmittel für die einzelnen Reagenzpartner als auch als aktiver Reaktionspartner wirkt.[1] Das Schwefeldioxid bildet mit Methanol einen Ester, der durch die beigefügte Base neutralisiert wird. Die reaktive Komponente ist dann das Anion der methylschwefligen Säure:

$$SO_2 + 2 CH_3 OH \rightleftharpoons CH_3 O\text{-}SO_2^- + CH_3 OH_2^+$$

$$Base + SO_2 + CH_3 OH \rightleftharpoons CH_3 O\text{-}SO_2^- + [Base H]^+$$

Bei der Titration reagiert das Methylsulfit-Anion mit dem Iod und wird dabei zum Methylsulfat oxidiert. Dabei wird Wasser verbraucht:

$$H_2O + I_2 + CH_3 O\text{-}SO_2^- + [Base H]^+ + 2 Base \rightarrow$$
$$CH_3 O\text{-}SO_3 [Base H] + 2 [Base H]I$$

Um den stöchiometrischen Ablauf der Karl-Fischer-Reaktion zu sichern, muß ein geeigneter Alkohol – am besten Methanol – eingesetzt werden. Um die entstehende methylschweflige Säure vollständig zu neutralisieren, muß eine geeignete Base vorhanden sein. Das ursprünglich von Karl Fischer eingesetzte Pyridin erwies sich als zu wenig basisch und verursacht eine unvollständige Neutralisation. Daher auch die bekannte „schleppende" Titration. Als wesentlich besser hat sich Imidazol gezeigt, wodurch der ideale pH-Bereich von 5 bis 7 optimal einstellbar ist und eine schnellere und wesentlich sicherere Erkennung des Endpunkts erreicht wird. Diese wesentliche Erleichterung der Bestimmung ist heute Stand der Technik in modernen Untersuchungslaboratorien und hat die ursprüngliche Karl-Fischer-Titration in der PhEur-Methode V.3.5.6 seit vielen Jahren abgelöst. Die fertige Lösung des KF-Reagenz enthält heute alle reaktiven Bestandteile, wie Iod, Schwefeldioxid und Imidazol, gelöst in Methanol, und ist z. B. als „Hydranat-composite 5" bei Riedel-de Haën erhältlich. Die Haltbarkeit beträgt ca. zwei Jahre. Für die Durchführung der Wasserbestimmung ist natürlich die Abwesenheit von Feuchtigkeit an und in den Geräten sowie in den einzusetzenden Lösungsmitteln unbedingte Voraussetzung.

Da Methanol nicht immer ein geeignetes Lösungsmittel für Arzneistoffe ist – z. B. für Fette und langkettige Kohlenwasserstoffe – wird dem Methanol Dichlormethan zugesetzt. Der Methanolgehalt sollte allerdings nicht unter 35 Vol.-% liegen, um die Stöchiometrie nicht zu stören. Zur Ausführung der Bestimmung ist darauf zu achten, daß das Lösungsmittelgemisch mit dem KF-Reagenz „trockentitriert" wird.

Lösungsmittelgehalt

Zur Herstellung von Arzneimitteln finden Lösungsmittel Anwendung, so z. B. für Extraktionsverfahren, beim Reinigen von Geräten und Zubereitungen und bei bestimmten galenischen Verfahren. Als Lösungsmittel werden Wasser, Glykole, Alkohole, Glycerin und chlorierte Kohlenwasserstoffe verwendet. Letztere sind wegen ihrer gesundheitlichen Risiken kritisch zu betrachten und machen ihren Nachweis in Arzneimitteln notwendig. Die Prüfmethoden erfordern einen besonderen technischen und apparativen Aufwand durch „Headspace"-Gaschromatographie mit einem Elektroneneinfangdetektor (ECD). Für die Lebensmittelüberwachung besteht bereits eine Lösungsmittel-Höchstmengenverordnung (LHmV) vom 25. 7. 1989. Der Gesamtgehalt an chlorierten Kohlenwasserstoffen darf danach 0,2 mg/kg nicht überschreiten, wobei die Einzelstoffe nur mit maximal 0,1 mg/kg enthalten sein dürfen. Dieser Limitierung sollte sich die Pharmazie anschließen und die von der LHmV genannten Stoffe, nämlich Trichlorethen, Tetrachlorethen und Trichlormethan erweitern auf Dichlormethan, weil dieses für Granulierungs- und Coatingprozesse im Einsatz ist.

Als Bestimmungsmethoden wären zu nennen:

- DAC-Probe 15 „Grenzprüfung auf Perchlorethylen (Tetrachlorethen) in fetten Ölen",
- Methode 13.04–1 „Bestimmung von niedrigsiedenden Halogenkohlenwasserstoffen in Speiseölen".[2]

Nachweismethoden von Halogenkohlenwasserstoffen in festen oder anderen Arzneiformen sind amtlicherseits bis jetzt nicht bekannt geworden, so daß lediglich auf die obigen Methoden verwiesen werden kann, die sicherlich dem erfahrenen Analytiker als Grundlage für seine Untersuchungen ausreichen werden. Wegen der Untersuchung im Spurenbereich muß darauf hingewiesen werden, daß die Laborluft und die -geräte mit den Halogenkohlenwasserstoffen kontaminiert sein können. Es müssen daher mit jeder Meßserie Leerproben analysiert werden.

Die Methode des DAC ist speziell auf Perchlorethylen abgestimmt und arbeitet daher mit verschieden konzentrierten Perchlorethylen-Petroletherlösungen als Referenzsubstanzen. Die Methode des BGA arbeitet dagegen mit einer Stammlösung exakter Mengen von vielen Referenzsubstanzen in Isooc-

tan und daraus hergestellter Standardlösungen. Als innerer Standard dient 2-Brom-1-chlorpropan. Zum Einsatz kommt ein Gaschromatograph mit ECD und automatischer Headspace-Vorrichtung. Die Trennung erfolgt über eine Kapillarsäule. Die dazugehörige Temperiereinrichtung sollte die Möglichkeit besitzen, bis zu 110 °C zu heizen, um die für Halogenkohlenwasserstoffe notwendigen höheren Empfindlichkeiten zu erreichen. Die genauen Bedingungen sind der BGA-Sammlung[2] zu entnehmen.

Literatur

1. Scholz E (1984) Karl-Fischer-Reaktion, Springer, Berlin Heidelberg New York
2. Amtliche Sammlung von Untersuchungsverfahren nach § 35 LMBG (1988) Bundesgesundheitsamt (Hrsg.) Beuth-Verlag GmbH, Berlin Köln

4.7 Flammenphotometrie, AAS

4.7.1 Flammenphotometrie

B. UNTERHALT

Grundlagen[1, 6]

Die Flammenphotometrie mißt die Intensität einer Spektrallinie, die das zu bestimmende Element emittiert. Durch Energiezufuhr wird die Probe in atomaren Dampf übergeführt („atomisiert").

$$\underset{\text{Lösung}}{M^+X^-} \rightleftharpoons \underset{\text{Aerosol}}{M^+X^-} \overset{\text{Verdampfen}}{\rightleftharpoons} \underset{\text{fest}}{MX} \rightleftharpoons \underset{\text{gasf.}}{MX} \overset{\text{Diss.}}{\rightleftharpoons} M_{(gas)} + X_{(gas)}$$

Bei einem Teil N_E der gesamten Atome N_0 wird z. B. ein Elektron gemäß der Boltzmann-Verteilung in ein im Grundzustand unbesetztes Atomorbital transferiert:

$$N_E = N_0 \frac{g_a}{g_0} \exp\left(\frac{\Delta E_\lambda}{k \cdot T}\right)$$

N_0 = Anzahl der Atome im Grundzustand,
g_a, g_0 = statistische Faktoren für Anregungs- und Grundzustand.

Bis etwa 3.000 °C befindet sich der überwiegende Teil der Atome im Elektronengrundzustand; zur Anregung der äußeren Elektronen von Alkali- und Erdalkalimetallen mit Ausnahme des Magnesiums genügt bereits die Temperatur einer Leuchtgasflamme. Unter Abstrahlung der Differenzenergie $\Delta E = h \cdot \nu$ als Lichtquant kehren die angeregten Elektronen nach 10^{-9} bis 10^{-7} s in den Grundzustand zurück.[2] Die Atomlinienstrahlung ist damit für jedes Element charakteristisch.

Alle Photometer verwenden eine Flamme zur Anregung des Probespektrums, ein optisches System zur Abtrennung einzelner Wellenlängen bzw. Wellenbereiche aus dem emittierten Spektrum sowie Empfän-

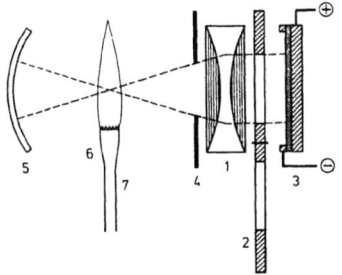

Abb. 2.260. Optisches System eines Flammenphotometers. 1 Kondensor, 2 Interferenzfilter (Revolver), 3 Photozelle, 4 Blende, 5 Konkav-Reflexionsspiegel, 6 Siebplatte des Brenners, 7 Brenner. Nach[3]

ger zur unmittelbaren Messung der isolierten Strahlung. Unterschiede bestehen in der Trennung der Wellenlängen und in der Auswertung der Intensität.

Flammenphotometrie. Der interessierende Spektralbereich wird durch ein geeignetes Filter isoliert und die Intensität durch eine Photozelle gemessen (Abb. 2.260).
Flammenphotometer sind hinsichtlich der Lichtstärke den Flammenspektrophotometern überlegen. Das ist dann vorteilhaft, wenn Linien geringer Intensität gemessen werden sollen. Flammenphotometer eignen sich vor allem zur Bestimmung der Alkalien und Erdalkalien wegen der alleinstehenden Linien und Banden.

Flammenspektrophotometrie. Für die Isolierung einer Linie ist das Spektrophotometer mit Prismen- oder Gittermonochromator prinzipiell besser geeignet. Allerdings muß zur Erzielung eines ausreichenden Lichtleitwerts oft mit breitem Spalt gearbeitet werden (Abb. 2.261).
Eine höhere Trennleistung wird daher nur erreicht, wenn Linien hoher Intensität isoliert werden, d. h. in mittleren bis hohen Konzentrationen vorliegende Elemente bestimmt werden sollen. Geeignet ist das Spektrophotometer z. B. bei der Analyse von Schwermetallen, bei denen die Bestimmungslinie von spektral eng benachbarten Linien separiert werden muß.

Apparativer Aufbau[4]

Durch Kombination eines Zerstäuberbrenners mit einem optischen Filter oder einem Monochromator und einer lichtelektrischen Meßanordnung entsteht ein Flammenphotometer bzw. ein Flammenspektrophotometer.

Zerstäuberbrenner. Es werden Vorkammerzerstäuberbrenner und Direktzerstäuberbrenner eingesetzt.
Der *Vorkammerzerstäuberbrenner* erzeugt in einer Vorkammer ein Aerosol, das nach Abscheidung größerer Tröpfchen der Flamme zugeführt wird. Im Brenner bzw. vor dem Brennerkopf mischt sich das Aerosol mit dem Brenngas; das Gemisch wird dann vor der Mündung des Brennerkopfes – gewöhnlich einer Siebplatte – entzündet und brennt mit laminarer, ruhiger Flamme. Infolge der geringen Geschwindigkeit der Gase sowie des großen Flammenvolumens ergibt sich eine ziemlich lange, für Verdampfung, Dissoziation und Anregung günstige Verweilzeit der eingebrachten Teilchen. Der Wirkungsgrad der laminaren Flammen und damit die Ausnutzung der eingebrachten Substanzmengen ist sehr gut.
Beim *Direktzerstäuberbrenner* wird die Probelösung direkt in die Flamme eingespritzt. Das Brenngas mischt sich mit dem an der Brennermündung erzeugten Sauerstoffaerosol und verbrennt mit turbulenter, stark rauschender Flamme. Die Probelösung wird der Flamme zwar direkt zugeführt, aber es fällt ein breites Tröpfchenspektrum an, und die Aerosolteilchen durchfliegen die turbulente Flamme sehr rasch.
Geeignete Brenngasgemische unterscheiden sich beträchtlich in ihrer Verbrennungsgeschwindigkeit. Man stattet deshalb Zerstäuberbrenner, die mit unterschiedlichen Gasgemischen betrieben werden sollen, mit auswechselbaren Brennerköpfen aus. Die Temperatur der Flammen hängt von den Gasen, ihren Strömungsgeschwindigkeiten und den Mengenverhältnissen ab; daneben von der Konstruktion des Brenners sowie der Art und Menge der pro Zeiteinheit eingebrachten Flüssigkeit.

Brenngase. Für vorgemischte Flammen ist Luft-Acetylen (2.300 °C) üblich, für thermisch stabile Verbindungen sowie für Elemente mit hohem Siedepunkt eignet sich Lachgas-Acetylen (2.950 °C).[3] Wegen hoher Flammengeschwindigkeit und Rückschlaggefahr scheiden Sauerstoff-Wasserstoff und Sauerstoff-Acetylen im Routinebetrieb aus. Die Faktoren, welche für

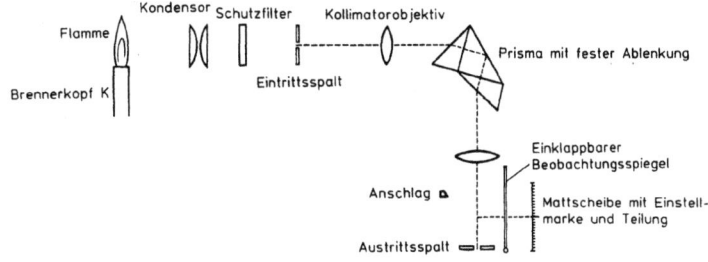

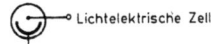

Abb. 2.261. Optische Anordnung eines Flammenspektrophotometers. Nach[4]

Tabelle 2.45. Zusammenhang zwischen Flammentemperatur und Intensität bei Barium[4]

Flamme eines Vorkammer-Zerstäuberbrenners, betrieben mit	Konzentration der zerstäubten Lösung		
	50 mg Ba/L	500 mg Ba/L	5.000 mg Ba/L
	Intensitätsverhältnis $\dfrac{\text{Atomlinie } \lambda = 553{,}6 \text{ nm}}{\text{Ionenlinie } \lambda = 455{,}4 \text{ nm}}$		
C_3H_8 + Luft	33,0	> 180	> 1.700
C_2H_2 + Luft	12,1	43,0	137,0
H_2 + O_2	0,48	1,7	5,9

die Temperatur einer Flamme maßgebend sind, bestimmen auch ihre Eigenemission, also den Flammenuntergrund. Das ist ein kontinuierliches Spektrum, dem einzelne mehr oder minder intensive Banden überlagert sind. Für die Flammenspektrometrie haben die intensiven charakteristischen Atomlinien und Banden Bedeutung, während Ionenlinien und nahezu unspezifische Kontinua wegen ihrer geringen Intensität nur selten analytisch verwertbar sind. Die Intensität einer Atomlinie wächst bei ausreichender Anregungsenergie mit der Konzentration des betreffenden Atoms in der Flamme. Für eine bestimmte Apparatur hängt die Atomkonzentration nicht allein von der pro Zeiteinheit eingebrachten und dissoziierten Substanzmenge, sondern in hohem Maße auch davon ab, inwieweit die beim Dissoziationsvorgang entstehenden Atome in Ionen übergehen und damit für die Aussendung von Atomlinien ausfallen. Eine Übersicht gibt Tab. 4.7.1 für das Element Barium.

Man sollte also keine allzu heiße Flamme wählen, wenn geringe Konzentrationen leicht ionisierbarer Elemente unter Verwendung einer Atomlinie als Analysenlinie bestimmt werden, beispielsweise Alkalimetalle. Neben den Atomlinien besitzen Banden, z. B. bei Erdalkalien, große praktische Bedeutung.

Filter. Zur Isolierung von Licht eines schmalen Wellenlängenbereichs eignen sich Absorptionsfilter und Metallinterferenzfilter.

Absorptionsfilter (Farbgläser) sind meistens in einem, manchmal in mehreren relativ breiten Spektralbereichen durchlässig. Das Filter absorbiert das gesamte kürzerwellige Licht, nicht dagegen längerwelliges. Auch Farbglaskombinationen sind möglich. Abgelöst wurden diese Filter durch *Interferenzfilter* sowie Polarisations-Interferenzfilter.

Monochromatoren. Gitter- und Quarzprismen-Monochromatoren dienen bei Flammenspektrophotometern zur spektralen Selektierung der gewünschten Wellenlänge aus der polychromatischen Linienstrahlung.

Beim *Gittermonochromator* beruht die spektrale Zerlegung auf der Beugung des Lichtes an einem planen Reflexionsgitter, welches vom Spalt aus beleuchtet wird. Es erzeugt zu beiden Seiten des – nach dem Reflexionsgesetz unzerlegten – Strahls mehrere Beugungsspektren. Deshalb müssen Sperrfilter angewendet werden. Das Material eines *Prismenmonochromators* hat eine unterschiedliche Brechkraft auf Licht verschiedener Wellenlänge. Für die Arbeit im VIS-Bereich eignen sich Glasprismen, für Messungen im UV Prismen aus Bergkristall oder Quarzglas.

Detektoren. Es werden Photoelemente, Alkalizellen und Photomultiplier verwendet (→ Kap. 1, 2).

Das Verhältnis der Intensität einer Analysenlinie zum Flammenuntergrund wird bei gegebener Zusammensetzung der Lösung ausschließlich von der Konstruktion und den Betriebsbedingungen des Zerstäuberbrenners bestimmt. Der Flammenuntergrund kann bei der Analyse leicht berücksichtigt werden, wenn seine Intensität weit hinter der Intensität der Analysenlinie oder -bande zurückbleibt. Beim Einsatz leistungsfähiger Interferenzfilter liegen die Verhältnisse so günstig, daß z. B. die gut anregbaren Linien der Alkalien selbst unter 1 ppm wesentlich stärker sind als der miterfaßte Untergrund. Der Meßwert kann durch die Emission von Begleitelementen erhöht sein. Man bezeichnet die Empfindlichkeit der Anordnung gegenüber der emittierten Strahlung eines anderen Elements als Querempfindlichkeit.[4] Diese nimmt in der Regel mit steigender Temperatur zu und mit Zunahme der absoluten Konzentration des Analyten ab. Bei Alkalibestimmungen ist die störende Querempfindlichkeit der Erdalkalien durch Zusatz von $Al(NO_3)_3 \cdot 9\,H_2O$ zu blockieren.

Anwendung bei Reinheitsprüfungen

Die Flammenspektrophotometrie bzw. die ältere Flammenphotometrie ist eine der empfindlichsten, schnellsten und bequemsten Methoden für den Nachweis der Elemente Li, Na, K, Ca und Sr (s. Tab. 2.46)

Die Flammenspektrophotometrie wird deshalb zur Prüfung auf Reinheit von Arzneibuchpräparaten herangezogen. In den gängigen Arzneibüchern, u. a. DAB 9, Helv. VII oder BP 88, sind zwei Methoden vorgeschrieben: der Vergleich mit Lösungen bekannten Gehalts (Eichkurve) sowie das Zumischverfahren

Methode I. Nach DAB 9, Helv. VII, BP 88. Eine Reihe von Referenzlösungen wird hergestellt, die das zu bestimmende Element in steigender Konzentration enthalten, wobei die Konzentration der Lösungen innerhalb des Meßbereichs des zu verwendenden Geräts liegen muß. Mittels eines geeigneten Filters oder eines Monochromators wird die in der Monographie vorgeschriebene Wellenlänge ausgewählt. Wasser wird in die Flamme gesprüht und das Galvanometer in Nullstellung gebracht. Die konzentrierteste Referenzlösung wird in die Flamme gesprüht und die

Tabelle 2.46. Spektrophotometrisch erfaßbare Elemente und ihre untere Grenzkonzentration in mg/L. Nach[3]

Element	untere Grenzkonzentration (mg/L)	Banden bzw. Linien (nm)
Ag	0,05	338,3
Al	2	484,2
Au	20	267,6
B	0,1	548
Ba	0,3	553,6
Be	25	471
Bi	30	472,3
Ca	0,003	422,7
Cd	2	326,1
Ce	2	481
Co	1	353,0
Cr	0,1 [b]	425,4
Cs	0,1	852,1
Cu	0,01 [a]	324,8
Fe	0,2 [b]	372,0
Ga	0,1	417,2
Hg	10	253,7
In	0,01	451,1
K	0,001	766,5
Li	0,002	670,8
Mg	0,1	371
Mn	0,01	403,3
Mo	3	600
Na	0,0002	589,0
Ni	1	352,5
Pb	2 bis 5	405,8
Pd	0,1	363,5
Rb	0,01	780,0
Rh	0,1	369,2
Sn	1	317,5
Sr	0,01	681
Te	10	364
Tl	0,1	377,6
Zn	200	500

[a] in Methanol,
[b] O_2-Methan-Flamme,
Banden sind dreistellig, Linien vierstellig angegeben.

Empfindlichkeit so eingestellt, daß ein vollständiger Ausschlag des Galvanometers erhalten wird. Erneut wird Wasser in die Flamme gesprüht, und wenn das Galvanometer einen konstanten Ausschlag hat, wird es wieder in Nullstellung gebracht. Jede Referenzlösung wird dreimal in die Flamme gesprüht. Die von dem Galvanometer angezeigten, konstanten Werte werden abgelesen. Nach jedem Sprühen wird mit Wasser durchgespült. Zur Aufstellung der Eichkurve wird der Mittelwert jeder Gruppe von drei Ablesungen gegen die Konzentration aufgetragen. Die Lösung der zu untersuchenden Substanz wird nach den Angaben der Monographie hergestellt, wobei ihre Konzentration, falls erforderlich, so eingestellt wird, daß sie im Meßbereich des Gerätes liegt. Die Lösung wird dreimal in die Flamme gesprüht. Die von dem Galvanometer angezeigten Werte werden abgelesen. Nach jedem Sprühen wird mit Wasser durchgespült. Mit Hilfe des Mittelwerts wird die Konzentration des zu bestimmenden Elements auf der Eichkurve bestimmt. Um die Richtigkeit der Messungen zu bestätigen, wird die Messung mit Hilfe einer Referenzlösung

wiederholt, deren Konzentration der zu untersuchenden Lösung gleich ist.

Methode II. In mindestens drei gleiche Meßkolben werden gleiche Volumina der zu prüfenden Lösung eingefüllt, die nach den Angaben der Monographie hergestellt ist. Mit Ausnahme eines Meßkolbens wird in alle übrigen eine bestimmte Menge der vorgeschriebenen Referenzlösung eingefüllt, um so eine Lösungsreihe mit steigenden Mengen des zu bestimmenden Elements zu erhalten. Jeder Kolbeninhalt wird mit Wasser auf das vorgeschriebene Volumen verdünnt. Das Gerät wird, wie in Methode I beschrieben, eingestellt, wobei Wasser für die Nullstellung und die konzentrierteste Lösung des zugefügten Elements zur Einstellung der Empfindlichkeit verwendet werden. Jede Lösung wird dreimal geprüft. In einem Koordinatensystem, dessen Ausgangspunkt in bezug auf das zugefügte Element die Konzentration Null darstellt, wird auf der Abszisse die Konzentration des zugefügten Elements jeder Lösung unter Berücksichtigung der Verdünnung aufgetragen; auf der Ordinate wird der Mittelwert der entsprechenden Meßwerte aufgetragen. Die Gerade, welche die Punkte berührt, wird extrapoliert, bis sie die Abszisse auf der negativen Seite schneidet. Der Abstand von diesem Punkt zum Ausgangspunkt gibt die Konzentration des Elements in der zu prüfenden Lösung an.

Anwendungsgebiete. Nach Methode I werden bestimmt:

- Albuminlösung vom Menschen nach DAB 9,
- Albumini Humani Solutio nach Helv VII,
- Albumin Solution nach BP 88;
- Plasmaproteinlösung vom Menschen nach DAB 9
- Proteinorum Plasmatis Humani Solutio nach Helv VII,
- Plasmaprotein nach BP 88;
- Kaliumdihydrogenphosphat zur parenteralen Anwendung nach DAB 9;
- Kaliummonohydrogenphosphat zur parenteralen Anwendung nach DAB 9;
- Kaliumchlorid zur parenteralen Anwendung oder zur Herstellung von Hämodialyselösungen nach DAB 9,
- Kalii Chloridum nach Helv VII,
- Potassium Chloride nach BP 88;
- Lithiumcarbonat nach DAB 9,
- Lithii Carbonas nach Helv VII,
- Lithium Carbonate nach BP 88;
- Natriumchlorid zur parenteralen Anwendung oder zur Herstellung von Hämodialyselösungen nach DAB 9,
- Natrii Chloridum nach Helv VII.

Nach Methode II werden hergestellt:

- Kaliumcitrat nach DAB 9,
- Kalii Citras nach Helv VII,
- Potassium Citrate nach BP 88;
- Potassium Acetate nach BP 88;
- Potassium Hydroxide nach BP 88;
- Potassium Nitrate nach BP 88.

Abweichend davon wendet die USP XXII ein modifiziertes Zugabeverfahren an, indem die Prüflösung zur

Tabelle 2.47. Korrektur der Prüflösung durch Messung bei einer zweiten Wellenlänge nach USP XXII

Ion	Charakteristische Wellenlänge (nm)	Wellenlänge Hintergrund (nm)	Bandbreite (nm)
Calcium	422,7	430,0	0,8
Kalium	766,5	750,0	12,0
Natrium	589,0	580,0	0,8

Korrektur bei einer zweiten Wellenlänge gemessen wird (s. Tab. 2.47).
Die zu untersuchende Probe entspricht dann der Vorschrift, wenn die Differenz zwischen Total- und Untergrundemission für die Prüflösung geringer ist als die Differenz zwischen den Emissionen für Vergleichslösung und Prüflösung. Anwendungsbeispiele sind:

- Lithium Carbonate nach USP XXII;
- Potassium Acetate nach USP XXII;
- Flame Photometry for Reagents: Ca, K, Na Sr nach USP XXII.

Literatur

1. Hagers Handbuch (1967), 4. Auflage, Bd. 1, S. 106ff
2. Miller KJ (1974) J Chem Educat 51:806–808
3. Diemair W, Pfeilsticker K (1965) Flammenphotometrie. In: Schormüller J, Handbuch der Lebensmittelchemie Bd. II/1, Springer, Berlin Heidelberg New York, S. 364
4. Schuhknecht W (1961) Die Flammenspektralanalyse. Enke, Stuttgart
5. Fa. Merck (1974) Klinisches Labor, 12. Aufl. In: Cannon HRJ, Winkelman DC (Eds.) (1974) Clinical Chemistry, Principles and Technics, 2. ed., Verlag Chemie, Weinheim New York
6. Buttgereit G (1973) Atomabsorptions- Flammenemissions- und Atomfluoreszensspektroskopie. In: Methodicum Chimicum, Analytik Bd I/2, Thieme, Stuttgart, S. 741

4.7.2 Atomabsorptionsspektrometrie

H. LAHL

Physikalische Grundlagen

Das Grundprinzip der Atomabsorptionsspektrometrie (AAS) wird an Abb. 2.262 erläutert:
Das zu analysierende Element wird durch eine Wärmeenergiequelle atomisiert. Die Atome werden aus dem Molekülverband befreit und in Atomdampf übergeführt. Ein Atom kann ganz bestimmte Energiebeträge aufnehmen und wieder abgeben. Nach Aufnahme eines Energiequants geht es in einen angeregten Zustand über. Bei Rückkehr in energieärmere Zustände gibt das Atom die aufgenommene Energie in Form von Strahlung wieder ab. Man unterscheidet zwischen verschiedenen Arten der Energieaufnahme bzw. -abgabe: werden Atome thermisch oder elek-

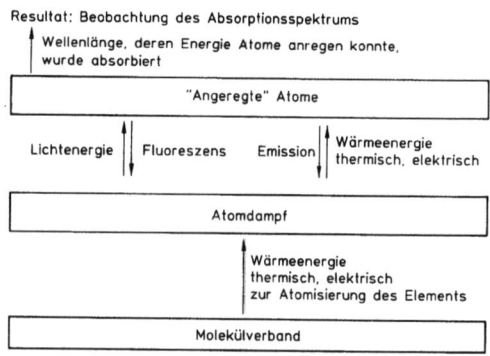

Abb. 2.262. Grundprinzip der AAS

trisch angeregt, so senden diese die aufgenommene Energie in Form des Emissionsspektrums aus. Erfolgt die Anregung durch Lichtenergie, so nehmen die Atome nur Lichtquanten diskreter Energie auf. Der fein gebündelte Strahl der Anregungsquelle erfährt dann eine Abschwächung seiner Intensität bei bestimmten Wellenlängen, die der aufgenommenen Energie entsprechen; das emittierte Licht der angeregten Atome (→ Kap. 2, 4.7.1) wird diffus abgestrahlt, so daß es die Messung der Absorption nur in vernachlässigbarem Ausmaß verfälscht. An einer Absorptionslinie ist der Logarithmus der Abschwächung der Lichtintensität der Anzahl an Atomen im Dampf proportional (s. Lambert-Beer-Gesetz, S. 471).

Aufbau einer AAS-Apparatur

Die wesentlichen Komponenten eines AAS-Gerätes sind in Abb. 2.263 dargestellt.

Strahlungsquelle. Die Strahlungsquelle ist eine der wichtigsten Komponenten in einer AAS-Apparatur. Die Elementselektion erfolgt nahezu ausschließlich durch die Atomabsorption der sehr schmalbandigen und elementspezifischen Emissionslinie der Strahlungsquelle. Die Güte einer Analyse hängt somit wesentlich von der Intensität, der spektralen Reinheit und der Stabilität der Lampenstrahlung ab. Die für die AAS verwendeten Strahlungsquellen müssen deshalb das Licht der elementspezifischen Spektrallinien möglichst intensiv und stabil abstrahlen. *Hohlkathodenlampen* sind die in der AAS am häufigsten eingesetzten Lampen. Sie bestehen aus einem mit Edelgas gefüllten Glaszylinder, in den eine Kathode und eine Anode eingeschmolzen sind. Bei einer Spannung von einigen hundert Volt zwischen den beiden Elektroden bildet sich eine Glimmentladung. Ein Strom positiver Gasionen trifft auf die Kathode, die als Hohlzylinder aus dem interessierenden Metall gefertigt oder mit ihm gefüllt ist. Sie schlagen Metallatome aus der Oberfläche heraus, die über Zwischenstufen zur Strahlung angeregt werden. Die Emission ist relativ gut gebündelt, da der überwiegende Teil der Emission aus dem Inneren des Hohlzylinders ausgestrahlt wird. *Elektrodenlose Entladungslampen* besitzen große Vorteile bei einer Reihe von Elementen. Sie liefern wesentlich höhere Strahlungsintensitäten, verbessern

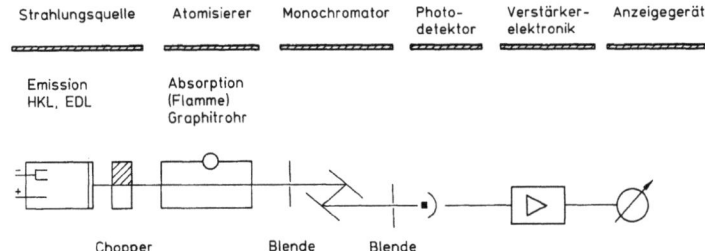

| Strahlungsquelle | Atomisierer | Monochromator | Photo-detektor | Verstärker-elektronik | Anzeigegerät |

Emission
HKL, EDL

Absorption
(Flamme)
Graphitrohr

Abb. 2.263. Funktionsprinzip eines AAS-Systems. Nach[1]

Chopper Blende Blende

dadurch die analytische Leistungsfähigkeit und haben eine längere Lebensdauer als Hohlkathodenlampen. Ein kleiner Anteil des Elements oder seines Salzes, zu dessen Bestimmung die Lampe dient, ist in einen Quarzkolben eingeschmolzen. Durch Energieübertragung mit Hilfe eines Hochfrequenznetzgerätes werden die Metallatome im Inneren des Quarzkolbens zur Emission angeregt.

Die von der Lichtquelle ausgesendete Strahlung kann durch Anlegen eines Wechselstromes oder von Rechteckimpulsen mit einer bestimmten Frequenz moduliert werden (Chopperfunktion). So kann man zwischen der modulierten, elementspezifischen Strahlung aus der Lichtquelle und der kontinuierlichen, nicht modulierten Strahlung aus dem Atomisierer unterscheiden. Ein Teil der Probenatome wird durch den Atomisierungsschritt auch angeregt, so daß diese ihre Strahlung aussenden können.

Atomisierer. Sie haben die Aufgabe, die Probe durch thermische Behandlung so zu verändern, daß die in ihr befindlichen Elemente sich möglichst vollständig aus ihren chemischen Bindungen lösen. Es sollen möglichst viele Atome im Grundzustand für die Messung bereitgestellt werden. Für die meisten metallischen oder halbmetallischen Elemente reichen Temperaturen von 1.500 bis 3.000 °C aus.

Die älteste und am häufigsten verwendete Atomisierungsart ist die *Flamme.* Verwendet werden Gemische aus Luft/Acetylen (2.300 °C) und Lachgas/Acetylen (2.750 °C). Die flüssige oder gelöste Probe wird zu einem feinen Aerosol versprüht, in der Mischkammer des Atomisierers mit Brenngas und Oxidans vereinigt und im Brennerkopf gezündet. Die Moleküle werden in einem temperaturabhängigen Gleichgewicht in Atome gespalten.

Hierbei können nur flüssige Proben von nicht allzu hoher Viskosität versprüht werden. Eine Alternative bieten *Hochdruckzerstäuber*[2] und flammenlose Systeme wie die *Graphitrohrtechnik (GFAAS)*,[3] die zudem für die Mehrzahl der mit der AAS bestimmbaren Elemente unerreichte Nachweisempfindlichkeiten aufweist. Die thermische Zersetzung findet bei der GFAAS nicht mehr in einem temporären System, sondern in einem elektrisch beheizten Graphitrohr, einem stationären System, statt. Die bei der Atomisierung frei werdenden Atome verweilen bis zu 1 s im Meßstrahl, also 100 bis 1.000mal länger als in der Flamme. So können auch geringste, absolute Spurenmengen bei Verwendung sehr kleiner Probenmengen erfaßt werden. Die Eingabe von festen Proben ist möglich. Die für die Flamme typischen Störungen wie die Oxidbildung treten nicht auf, da die Atomisierung in einer Inertgasat-

mosphäre erfolgt. Einzelne Messungen dauern aber mehrere Minuten und die Störungen durch unspezifische Lichtverluste sind relativ groß.

Monochromator. Hier soll die Resonanzlinie des interessierenden Elements aus dem recht linienarmen Emissionsspektrum der Strahlungsquelle abgetrennt werden. Dispergierendes Element zur spektralen Zerlegung des Lichts ist ein Plangitter, das Licht wird an den Gitterfurchen gebeugt. Jedes Gitter erzeugt einen gewissen Anteil an Streulicht; je geringer der Streulichtanteil ist, desto leistungsfähiger ist das optische System. So sind die Unregelmäßigkeiten bei photographisch hergestellten Gittern geringer als bei mechanisch hergestellten. Im Minimum der Lichtablenkung befindet sich ein fixierter Austrittsspalt, an dem die verschiedenen Wellenlängen durch Drehen des Gitters vorbeigeführt werden.

Detektor. Die optische Strahlung muß in ein elektrisches Signal umgewandelt werden. Dazu dienen meist Photomultiplier, die das elektrische Signal um ein Vielfaches verstärken können. Es handelt sich hierbei um Vakuumphotozellen mit Sekundärelektronenvervielfachung (→ Kap. 1, 2).

Interferenzen

Hierunter ist die Gesamtheit potentieller Störungen zu verstehen, die eine Fehlmessung bei der analytischen Bestimmung bewirkt.

Physikalische Interferenzen. Diese Störungen werden durch eine Änderung der physikalischen Eigenschaften, insbesondere der Viskosität, der Dichte und der Oberflächenspannung von Proben- und Bezugslösungen hervorgerufen. Die Tröpfchengröße des Aerosols beeinflußt die Zeit zum Verdampfen der Partikel, die Ansaugrate des Zerstäubers hängt von der Dichte und Viskosität der Lösung ab. Auch vermindert eine zu hohe Gesamtsalzkonzentration die Atomisierungsrate, da die zu messenden Atome aus einem hohen Feststoffanteil heraus verdampft werden müssen. Physikalische Interferenzen lassen sich oft durch einfaches Verdünnen der Lösung beseitigen. Weitere Möglichkeiten der Korrektur sind das Angleichen der Matrix in Analysen- und Bezugslösung sowie die Messung nach dem Additionsverfahren.

Chemische Interferenzen. Die chemische Bindung, in welcher das interessierende Element vorliegt, bildet sich während des Trocknungsvorgangs durch die Temperatur des Atomisierers heraus. Das Massenwirkungsgesetz und das Löslichkeitsprodukt bestimmen die Verbindungsbildung. Durch Begleitstoffe kann die Dissoziation des zu bestimmenden Elements in neutrale Atome verändert und damit die absorbierte Lichtmenge und die Empfindlichkeit der Messung beeinflußt werden. Die Analysen- und Bezugslösungen sollen deshalb möglichst gleich zusammengesetzt sein oder störende Begleitstoffe durch geeignete Zusätze aus der Analyse entfernt werden.

Bei der Bestimmung von Magnesium, Calcium, Strontium und Barium werden in Anwesenheit von Aluminium, Silicium, Phosphor und Sulfationen aufgrund der Bildung entsprechender Salze viel weniger Atome als bei deren Abwesenheit gebildet. Der Zusatz von Lanthanchlorid zu Calciumlösungen, die als störendes Anion Phosphat enthalten, setzt durch die bevorzugte Bildung von Lanthanphosphat das Calcium frei. Eine Calciumlösung, die Sulfat als Störion enthält, läßt sich durch Bariumchlorid entstören. Auch Komplexbildner wie EDTA sind erfolgreich einzusetzen, denn das zu bestimmende Element wird erst im Atomisierer frei.

Ionisationsinterferenzen. Die Flammentemperatur kann eine Veränderung der Anzahl der Atome im Grundzustand entsprechend folgendem Gleichgewicht bewirken:

$$Me^0 \rightleftharpoons Me^+ + e^-$$

Me = zu bestimmendes Metall,
e = Elektron.

Die Lage dieses Gleichgewichts ist konzentrationsabhängig. Durch eine Veränderung der Anzahl der freien Elektronen in der Flamme wird auch die Anzahl der Atome im Grundzustand verändert. Die Störung läßt sich durch Zugabe von leicht ionisierbaren Stoffen wie Rubidium, Kalium, Cäsium oder Natrium im Überschuß beseitigen.

Matrixeffekt. Ergeben sich durch Abweichungen in den physikalischen und chemischen Eigenschaften der Proben- und Bezugslösungen unterschiedliche Verdampfungsraten während der Atomisierungsphasen, sind die Meßsignale für das Element nicht mehr zu vergleichen und auszuwerten. Die beiden Lösungen müssen angeglichen werden, was entweder durch geeignete Zusätze oder durch Extraktion des Analyten möglich ist.

Atomlinienüberlappung. Sie kann auftreten, wenn eine absorbierende Wellenlänge eines in der Probe vorhandenen, aber nicht zu bestimmenden Elements ganz oder teilweise mit der Emissionslinie des interessierenden Elements überlappt. Übergangselemente weisen z. T. eine große Zahl von spektralen Übergängen auf, so daß einige Übergänge unterschiedlicher Elemente übereinstimmen. Das Ausmaß der Störung hängt ab vom Grad der Überlappung und dem Verhältnis der Signalintensitäten der beteiligten Elemente. Als Beispiel sind die spektralen Interferenzen einiger Elemente in Tab. 2.48 zusammengefaßt.

Untergrundabsorption. Die einfallende Strahlung wird durch weitere Lichtverluste geschwächt. Die Intensität der austretenden Strahlung ist damit geringer als aufgrund der Atomabsorption zu erwarten ist. Liegt das zu bestimmende Element in geringer Konzentration neben einem großen Überschuß an Be-

Tabelle 2.48. Spektrale Interferenzen[3]

Emissionslinie (nm)	Absorptionslinie Störelement (nm)	Verhältnis der Signale
Al 308,215	V 308,211	200 : 1
Ca 422,673	Ge 422,657	
Cd 228,802	As 228,812	
Co 252,136	In 252,137	
Cu 324,754	Eu 324,753	500 : 1
Fe 271,903	Pt 271,904	500 : 1
Hg 253,652	Co 253,649	8 : 1
Sb 217,023	Pb 216,999	10 : 1
Sb 231,147	Ni 231,097	
Zn 213,856	Fe 213,859	

Tabelle 2.49. Anwendungen der AAS in der Reinheitsprüfung von Arzneimitteln

Matrix	Element
AAS nach DAB 9	
Bismutverbindungen	Blei
Zinkoxid	Blei, Cadmium
Zinkstearat	Blei, Cadmium
Zucker	Blei
Polyole	Blei, Nickel
Insulin	Zink
Talkum	Calcium, Eisen, Magnesium
Ascorbinsäure	Eisen, Kupfer
Kohle, med.	Blei, Kupfer, Zink
Heparin-Natrium	Natrium
AAS nach USP XXII	
Gentian Violett	Zink
Ferrous Fumarate, -Gluconate	Blei
Magnesium Carbonate	Calcium
Meclofenamate Sodium	Kupfer
Prazosin Hydrochloride	Eisen, Nickel
Thiomersal	Quecksilber
Zinc Gluconate	Cadmium, Blei
Calcium Acetate	Barium, Magnesium, Kalium, Natrium, Strontium
Manganese Gluconate	Blei
Alumina, Magnesia and Simithicone Oral Suspension	Natrium
GFAAS nach USP XXII	
Activated Attapulgite	Arsen, Blei
Kaltdampftechnik nach USP XXII	
Hexylresorcinol	Quecksilber

gleitelementen vor, so wird zwar das Element ausreichend atomisiert, nicht aber die Probenmatrix. Diese kann in Form von undissoziierten Molekülen, festen Partikeln oder Rauch im Strahlengang vorliegen und Licht breitbandig absorbieren oder streuen. Durch Verwendung einer nicht absorbierenden, benachbarten Wellenlänge kann die Größe der Untergrundabsorption ermittelt werden. Diese wird von der Messung auf der Resonanzlinie des zu bestimmenden Elements subtrahiert. Weiterhin kann ein Untergrundkompensator eingesetzt werden.

Kontamination. Adsorption an Materialien oder eine thermische Vorbehandlung können Verluste des zu bestimmenden Elements zur Folge haben. Das Einschleppen des Elements über Lösungsmittel, Reagenzien, Laborhilfsmittel sowie die atmosphärische Kontamination führen zu einem Mehrbefund. Vermeidbar sind diese Fehler durch kritisches, sauberes Arbeiten im Labor sowie in der Überprüfung der Meßergebnisse durch Referenzmaterialien oder unabhängige Analysenverfahren.

Prüfung auf Reinheit

Zur traditionellen Reinheitsprüfung in der Arzneimittelanalytik gehört die Grenzprüfung auf Schwermetalle. Herkömmliche Methoden führen wegen der geringen Toleranzgrenze für Schwermetalle teilweise zu unzuverlässigen Ergebnissen, so daß die Arzneibücher in solchen Fällen die Prüfung auf Schwermetalle mit der AAS vorschreiben (s. Tab. 2.49).

Literatur

1. Bessel S (1980) Atomabsorptionsspektroskopie - Grundlagen und Aufbau. Technische Schule Bodenseewerk Perkin Elmer & Co. GmbH, Überlingen
2. Berndt H (1989) Hochdruckzerstäuber: Ein neuer Probeeintrag in der Atomspektrometrie, 5. Colloquium Atomspektrometrische Spurenanalytik, Konstanz
3. Welz B (1983) Atomspektrometrie, 3. Aufl., Verlag Chemie, Weinheim Deerfield Beach Florida Basel

4.8 Radioaktive Kontamination

I. BENES

Radioaktive Stoffe werden in zunehmendem Maße in der Medizin, in der Forschung, in analytischen Laboratorien und in der Industrie meist als offene Strahlenquellen verwendet. Es ist wegen der Strahlenschutzproblematik sehr wichtig, daß das Personal, welches mit Strahlenquellen umgeht, wirksame Strahlenschutzmaßnahmen durchführt.

Gesetzliche Regelungen des Strahlenschutzes

Beim Umgang mit offenen und geschlossenen radioaktiven Strahlenquellen sowie mit Bestrahlungsanlagen sind verschiedene Maßnahmen erforderlich, um einen effektiven Strahlenschutz zu verwirklichen. Die Internationale Kommission für Strahlenschutz (engl.: International Commission on Radiological Protection, ICRP) formuliert als Ziel des Strahlenschutzes, daß schädliche, nichtstochastische Strahleneinwirkungen zu vermeiden und die Wahrscheinlichkeit stochastischer Einwirkungen auf ein noch annehmbares Niveau zu begrenzen sind. Weiterhin ist zu fordern, daß die Tätigkeiten, welche eine Strahlenexposition bedingen, auch gerechtfertigt sind. Die neue Strahlenschutzverordnung für die Bundesrepublik Deutschland vom 01.11.1989 hat eine große Relevanz für die Medizin. Darin werden neue grundlegende Maßnahmen für den Strahlenschutz bei der medizinischen Forschung, bei Untersuchungen und bei der Behandlung von Krankheiten gefordert.

In Österreich gilt seit dem 12.01.1972 die „Verordnung des Bundesministers für Soziale Verwaltung, des Bundesministers für Handel, Gewerbe und Industrie, des Bundesministers für Verkehr, des Bundesministers für Wissenschaft und Forschung und des Bundesministers für Unterricht und Kunst über Maßnahmen zum Schutz des Lebens oder der Gesundheit von Menschen einschließlich ihrer Nachkommen vor Schäden durch ionisierende Strahlen."

In der Schweiz ist die „Verordnung über den Strahlenschutz vom 30. Juni 1976" maßgebend.

Die beiden erwähnten Verordnungen sind ähnlich wie die bis 1989 in der Bundesrepublik Deutschland gültige Gesetzgebung auf den Prinzipien der Empfehlungen der ICRP aufgebaut. Die Anforderungen an den Strahlenschutz sind in Österreich und in der Schweiz wesentlich höher als in der Bundesrepublik Deutschland. An der Novellierung der Strahlenschutzgesetze für Österreich und die Schweiz wird gearbeitet. Die Strahlenschutzverordnungen für die einzelnen Länder werden aufgrund der Empfehlungen der ICRP erarbeitet.

Da in der Pharmazie, Pharmakologie und medizinischen Forschung, Diagnostik und Therapie meistens offene radioaktive Stoffe verwendet werden, befaßt sich dieser Beitrag überwiegend mit den Vorschriften und Regeln, die beim Umgang mit offenen radioaktiven Stoffen beachtet werden müssen.

Der Gesetzgeber hat in der Strahlenschutzverordnung erlassen, was beim Umgang mit radioaktiven Stoffen beachtet werden muß. Dies ist verbindlich für alle strahlenexponierten Personen, die in einem betrieblichen Überwachungsbereich, einer sog. kontrollierten Zone, tätig sind. Die Strahlenschutzverordnung muß in jedem Betrieb, in welchem mit Strahlenquellen gearbeitet wird, zur Einsicht ausgelegt werden. Neben der ersten Forderung, daß bei den Arbeiten mit Strahlenquellen die Strahlendosis möglichst niedrig zu halten ist, verlangt der Gesetzgeber noch weitere Maßnahmen:

- Es darf keine Tätigkeit mit Strahlenquellen aufgenommen werden, bevor nicht ihr Nutzen erwiesen ist.
- Alle Expositionen müssen unter Berücksichtigung wirtschaftlicher und sozialer Faktoren möglichst niedrig gehalten werden.
- Die Äquivalentdosen, die von der Kommission für die gegebenen Umstände empfohlen werden, dürfen die angegebenen Grenzwerte nicht überschreiten.

Die für den Umgang mit radioaktiven Substanzen bestehenden strengen gesetzlichen Schutzbestimmungen regeln den Umgang mit radioaktiven Stoffen, um Menschen und ihre Umgebung vor somatischen und genetischen Schäden zu bewahren und um radioaktive Kontamination, die auch zu Strahlenexpositionen führen, zu vermeiden.

Der Gesetzgeber der Bundesrepublik Deutschland hat deswegen in der Verordnung über den Schutz vor Schäden durch ionisierende Strahlen (Strahlenschutzverordnung, StrlSchV) Vorschriften erlassen, die beim Umgang mit radioaktiven Stoffen beachtet werden müssen. Diese sind vor Beginn der Arbeiten mit radioaktiver Strahlung von allen Anwendern gründlich zu studieren und bei den Arbeiten einzuhalten.

Dosisgrenzwerte pro Kalenderjahr für beruflich strahlenexponierte Personen sind in Tab. X der Anlage der StrlSchV aufgeführt. Der Gesetzgeber unterscheidet zwischen beruflich und nicht beruflich strahlenexponierten Personen, zwischen Personen unter 18 Jahren, die im Kontrollbereich tätig sind, und zwischen gebärfähigen Frauen, die das 45. Lebensjahr noch nicht vollendet haben.

In bezug auf die Inkorporation radioaktiver Stoffe macht die StrlSchV in den Tab. IV 1, IV 2, IV 3 und IV 4 auch Aussagen über die Grenzwerte der Jahres-Aktivitätszufuhr für die Inhalation und Ingestion von Radionukliden. Dabei gilt, daß im Kalendervierteljahr die Hälfte der Jahresgrenzwerte nicht überschritten werden darf.

Beim Umgang mit offenen radioaktiven Stoffen sind Arbeitsverfahren anzuwenden, bei denen der Inkorporation radioaktiver Stoffe und die Kontamination der beteiligten Personen möglichst gering bleibt. Daher müssen Schutzbekleidung getragen und weitere notwendige Schutzausrüstungen (z. B. Überziehschuhe, Kopfbedeckung) benutzt werden. Beim Umgang mit offenen radioaktiven Stoffen sind Essen, Trinken, Rauchen sowie die Verwendung von kosmetischen Mitteln nicht erlaubt.

Die StrlSchV schreibt in § 62 bis 64 vor, welche physikalischen Maßnahmen zu treffen sind, um die Einhaltung der Dosisgrenze bei berufsbedingter Strahlenexposition zu kontrollieren. Diese sind streng einzuhalten.

Beruflich strahlenexponierte Personen dürfen ihre Tätigkeit im Kontrollbereich nur dann ausüben, wenn sie innerhalb der letzten zwei Monate von einem ermächtigten Arzt untersucht worden sind und der Tätigkeit keine gesundheitlichen Bedenken entgegenstehen. Die Nachuntersuchungen sind in jährlichen Abständen durchzuführen.

Radioaktive Kontamination

Beim Umgang mit offenen radioaktiven Stoffen soll in erster Linie auf die Gefährdung durch externe Bestrahlung der mit diesen Stoffen arbeitenden Personen sowie ihrer Mitarbeiter geachtet werden. Unter dem Begriff „offene radioaktive Substanzen oder Stoffe" versteht man solche radioaktive Strahlenquellen, die nicht ständig von einer dichten, festen und inaktiven Hülle umschlossen oder in festen inaktiven Verbindungen ständig so eingebaut sind, daß bei üblicher betriebsmäßiger Beanspruchung ein Austritt radioaktiver Stoffe mit Sicherheit verhindert wird. Beim Arbeiten und speziell beim unsachgemäßen Hantieren mit offenen radioaktiven Stoffen kann es zu einer Kontamination kommen. Unter einer radioaktiven Kontamination versteht man eine Verunreinigung von mit Strahlen arbeitenden Personen, anderen Menschen, Tieren, Gegenständen, Arbeitsflächen und -räumen sowie von der Umgebung und Natur durch Radionuklide, deren Aktivität die sog. Freigrenze übersteigt. Zu einer Kontamination kommt es meist durch Verspritzen von radioaktiven Lösungen

oder durch Verschmieren von festen, meist pulverigen, radioaktiven Substanzen. Es genügen oft schon mikroskopisch kleine Mengen eines radioaktiven Stoffes mit hoher Aktivitätskonzentration, um eine beträchtliche radioaktive Verseuchung zu bewirken. Das Ausmaß der zu treffenden Vorsichtsmaßnahmen beim Umgang mit Strahlenquellen hängt von Faktoren ab, die immer als Komplex vor und während der Arbeit beachtet werden müssen. Zu diesen gehören z. B. die Art der Arbeitsvorgänge, die Gesamtaktivität und Aktivitätskonzentration, mit welcher gleichzeitig gearbeitet wird, die Radiotoxizität des Radionuklids, die chemische Toxizität des Stoffes sowie die physikochemischen Eigenschaften der zu verarbeitenden Radionuklide und deren Verbindungen.

Um das Kontaminationsrisiko von Personen, Arbeitsbereichen und Geräten zu vermeiden oder zumindest zu verringern, muß sehr sorgfältig und unter sauberen Arbeitsbedingungen gearbeitet werden. Die Einhaltung professioneller Arbeitsmethoden und die vorherige Durchführung eines nichtaktiven Arbeitsablaufes sind wichtig, damit die Arbeitsschritte vor Beginn des Einsatzes radioaktiver Stoffe sicher durchgeführt werden können. Dadurch wird die Kontamination erheblich reduziert bzw. vermieden. Beim Arbeiten mit Radionukliden muß auch ein Kompromiß gefunden werden zwischen zu schnell und hektisch ausgeführten Arbeitsvorgängen, die radioaktive Kontaminationen und Unfälle verursachen können, und zu langsam ausgeführten Arbeiten, die eine übermäßige Strahlenexposition zur Folge haben können. Um eine wechselseitige radioaktive Kontamination, die die Arbeit mit offenen Strahlern nachteilig beeinflussen können, zu verhindern, ist eine regelmäßige strenge Kontaminationskontrolle notwendig, die sogar über die zur Verhinderung von Gesundheitsgefährdungen erforderlichen Maßnahmen hinausgeht. Für Arbeiten mit radioaktiven Substanzen müssen Pläne für vorhersehbare Notfälle, die zu einer Kontamination und dadurch zu einer externen Strahlenexposition führen können, ausgearbeitet werden. Das betroffene Personal muß angemessen unterrichtet und praktisch ausgebildet sein, um strahlenbelastende radioaktive Kontaminationen möglichst zu vermeiden. Es müssen auch strenge Maßnahmen ergriffen werden, die das Risiko vermindern, daß radioaktive Strahlenquellen verlorengehen oder ohne ausreichende Strahlenabschirmung aufbewahrt und frei transportiert werden.

Während der Arbeitsvorgänge, die zu einer Kontamination der Hände mit radioaktiven Stoffen führen können, müssen geeignete Gummi- oder Plastikhandschuhe getragen werden. Schutzhandschuhe müssen dünn sein und gut passen, damit sie die Arbeit nicht behindern. Chirurgische Handschuhe eignen sich dafür gut. Die Ausbreitung einer Kontamination von radioaktiv verseuchten Handschuhen auf eine andere Oberfläche sollte vermieden werden. Vor Beginn der Arbeit mit Radionukliden müssen kontaminationsgefährdete Körperstellen sorgfältig abgedeckt und geschützt werden. Für die Arbeiten mit Radionukliden dürfen keine angeschlagenen oder gesprungenen Behälter verwendet werden, die die Haut des Anwenders verletzen können.

Um eine innere Kontamination auszuschließen, darf

nicht mit dem Mund pipettiert werden. Für Arbeiten in Laboratorien der niedrigeren Gefahrenkategorie sind einfache Pipetten mit Peleus-Bällen oder Spritzenpipetten geeignet. Für Arbeiten in Laboratorien der mittleren und hohen Gefahrenkategorie können nur fernbediente Pipettierungs- bzw. Portionierungsvorrichtungen benutzt werden. Um Kontaminationen auf der Arbeitsfläche zu vermeiden, müssen alle Arbeiten mit radioaktiven Flüssigkeiten über Tabletts oder Behältern durchgeführt werden, um beim Verschütten die radioaktiven Stoffe aufzufangen. Um die Kontaminationsgefahr zu verringern, müssen diese Tabletts und die Umgebung der Arbeitsfläche mit einer Schicht aus saugfähigem Material, vorzugsweise saugfähiges Papier mit einer plastikbeschichteten Unterseite, abgedeckt sein.

Wenn radioaktive Flüssigkeiten verschüttet werden, muß die Person, die die Kontamination verursacht hat, unverzüglich wirkungsvolle Dekontaminationsmaßnahmen einleiten oder veranlassen. Alle zur Verfügung stehenden Mittel müssen sofort ergriffen werden, um sicherzustellen, daß Personen geschützt werden und daß es nicht zu einer unnötigen Ausbreitung der ratioaktiven Kontamination kommt. Der Vorfall muß sofort der für den Umgang mit Radioaktivität zuständigen Person (Strahlenschutzbeauftragter) gemeldet werden. Dieser Fachmann leitet und beaufsichtigt dann die Dekontaminationsarbeiten.

Externe Strahlenexposition. Darunter versteht man die Bestrahlung des gesamten Körpers oder einzelner Teilbereiche durch eine radioaktive Strahlenquelle (z. B. radioaktive Stoffe), die sich außerhalb des Körpers befindet. So kann es beispielsweise zu einer externen Bestrahlung kommen, wenn radioaktive Lösungen in einer Injektionsspritze ohne entsprechende Abschirmung aufgezogen werden oder wenn radioaktive Substanzen frei transportiert werden.

Bei einer externen Exposition spielen α- und β-Strahlen nur eine untergeordnete Rolle, da die Korpuskularstrahlen nur eine kurze Reichweite haben. Dies gilt aber nicht, wenn die α- und β-Strahler direkt mit der Haut in Kontakt kommen. Im allgemeinen trägt nur die γ-Strahlung von Radionukliden zur externen Exposition bei. Bei Arbeiten mit γ-strahlenden Radionukliden läßt sich in manchen Fällen die mögliche externe Exposition von Personen relativ einfach mit folgender Formel abschätzen:

$$D_\text{L} = G \frac{A}{r^2}$$

D_L = Dosisleistung (Sv/h),
r = Abstand (m),
A = Aktivität (Bq),
G = spezifische γ-Strahlenkonstante $\left(\dfrac{\text{Sv} \cdot \text{m}^2}{\text{h} \cdot \text{Bq}}\right)$

Sv = Sievert, SI-Einheit für Äquivalentdosis.

Aus dieser Formel ist ersichtlich, daß sich bei gegebener Aktivität „A" eine externe Exposition durch Verkürzung der Expositionsdauer und Vergrößerung des Abstandes zur radioaktiven Quelle verringert. Da das Quadrat des Abstandes im Nenner steht, verringert sich die Exposition auf ein Viertel, wenn der Abstand verdoppelt wird. Neben diesen beiden Maßnahmen läßt sich die Exposition durch die wirksame Abschir-

mung der Strahlenquelle verringern. Im praktischen Strahlenschutz spricht man von den sog. „3 A", d. h. Abstand, Aufenthaltsdauer und Abschirmung, die zur Verringerung der γ-Strahlungsbelastung führen.

Inkorporation radioaktiver Stoffe. Beim Umgang mit offenen radioaktiven Stoffen können Bruchteile davon über die Lunge (Inhalation), den Magen-Darm-Trakt (Ingestion) oder über die intakte Haut (Penetration) bzw. eine Wunde in den menschlichen Körper gelangen (Inkorporation) und dort den Körper oder einzelne Teilbereiche oder Organe bestrahlen.

Die Inkorporation eines radioaktiven Stoffes bedeutet noch nicht, daß das Radionuklid im Körper verbleibt. Es kann den Körper zum Teil wieder verlassen. Viele von den ins Blut gelangten und transportierten Radionukliden werden jedoch in bestimmten Organen angereichert. Das Verteilungsmuster läßt sich dadurch erklären, daß sie anstelle von oder zusammen mit essentiellen Elementen aufgenommen und fest eingebaut werden. So gelangt z. B. das radioaktive Strontium aufgrund seiner chemischen Verwandtschaft mit Calcium ins Skelett. Radioaktives Iod wird in die Schilddrüse eingebaut. Viele andere Radionuclide werden als Hydroxide in kolloidaler Form, als Mikropartikel überwiegend in das reticuloendotheliale System der Leber und des Knochenmarks eingebaut. Die Leber ist neben den Nieren das wichtigste Detoxifikations- und Ausscheidungsorgan für körperfremde Stoffe, sog. Xenobiotica. Ob das Radionuclid im Skelett, in der Leber oder in einem anderen Organ eingebaut wird oder ob dieses über den Urin oder die Faeces ausgeschieden wird, hängt von der Art der chemischen Verbindung, dem Inkorporationsweg sowie von der Zeit nach der Inkorporation ab. Die Nuclidverweilzeit wird durch die biologische Halbwertszeit bestimmt.

Inkorporationsmessungen können auf direkte und indirekte Art durchgeführt werden.

Der direkte Nachweis wird mit einem Ganzkörperzählgerät durchgeführt, wenn die Strahlung nicht völlig vom Körpergewebe absorbiert wird. Meist emittieren die inkorporierten Nuclide α-Strahlung, jedoch auch harte β-Strahlung kann über deren Bremsstrahlung (durch sog. Anregung) nachgewiesen werden.

Der indirekte Nachweis wird durch Ausscheidungsanalysen durchgeführt. Eine Reihe von inkorporierten Radionucliden entzieht sich dem direkten Nachweis im Ganzkörperzähler, weil die Strahlung im Körper selbst absorbiert wird oder die Konzentrationen so niedrig sind, daß man sie nicht mit diesen Geräten nachweisen kann. In solchen Fällen lassen sich diese Radionuclide durch die Analyse von Ausscheidungsprodukten bestimmen. Aus der Kenntnis der Ausscheidungsfunktion und der täglichen Ausscheidungsrate des betreffenden Radionuclids kann man auf die Gesamtkörperbelastung schließen. Zur genauen Analyse einer Körperbelastung ist auch noch die genaue Kenntnis des Inkorporationszeitpunktes, des Inkorporationsweges sowie die Zusammensetzung der inkorporierten Verbindung notwendig.

Interne Exposition mit radioaktiven Stoffen. Sie hängt von den physikalischen Eigenschaften und dem physiologisch-biochemischen Verhalten der inkorporierten Substanz ab. Je höher die inkorporierte Aktivität des Radionuclids und die effektive Halbwertszeit der Substanz sind, um so größer ist die Strahlenbelastung (Strahlendosis) des Körpers bzw. des betroffenen Organs. Im Gegensatz zur externen Strahlenexposition tragen bei einer Inkorporation α- und β-Strahler in weit höherem Maße zur Strahlenbebelastung bei als γ-Strahler. Dies ist durch ihren materiellen Charakter bedingt, da die α- und β-Teilchen schon in dünnen Gewebeschichten von einigen mm Dicke ihre Energie an das umliegende Gewebe abgeben. Daher ist die Energieabgabe in der unmittelbaren Ablagerungsumgebung einer inkorporierten Kontamination besonders groß. Wird eine radioaktive Substanz oder ein Radionuclid spezifisch nur in einem Organ bzw. in einem Teilbereich des Körpers abgelagert, wird die Strahlenenergie zu einem höheren Prozentsatz in diesem Organ bzw. Körperteil absorbiert als bei einer radioaktiven Substanz, die gleichmäßig im Körper verteilt wird. Kontaminationen mit Substanzen, die eine kurze biologische Halbwertszeit haben, werden verhältnismäßig schnell wieder aus dem Organ und dem Körper ausgeschieden. Radioaktive Kontaminationen mit solchen Substanzen verursachen eine geringere Strahlenexposition im Körper als solche, die in einem Organ über längere Zeit angereichert bleiben.

Nach den verursachten Strahlenbelastungen werden die Radionuclide in vier Toxizitätsklassen (in der Verordnung über den Strahlenschutz in der Schweiz vom 30.06.1976 in neun Toxizitätsklassen) eingestuft:

- Klasse 1:
  Radionuclide mit höchster Radiotoxizität.
  Zu dieser Klasse gehören im allgemeinen α- und β-Strahler, die vorwiegend im Knochenmark und im Knochengewebe abgelagert werden, wie z. B. ^{239}Pu, ^{241}Am, ^{226}Ra.
- Klasse 2:
  Radionuclide mit hoher Radiotoxizität.
  Zu dieser Klasse gehören α- und β-Strahler mit mittleren effektiven Halbwertszeiten und unterschiedlichen Verteilungsmustern im Organismus. Sie werden medizinisch nur dann angewandt, wenn Nuclide aus einer niedrigeren Toxizitätsklasse nicht zur Vefügung stehen. Zu dieser Klasse gehören z. B. ^{45}Ca, ^{59}Fe oder ^{131}I.
- Klasse 3:
  Radionuclide mit mittlerer Radiotoxizität.
  Es sind meist β- und γ-Strahler mit mittlerer effektiver Halbwertszeit.
- Klasse 4:
  Radionuclide mit niedriger Radiotoxizität.
  Es sind β- und γ-Strahler mit niedriger Strahlenenergie und kurzer effektiver Halbwertszeit, wie z. B. ^{3}H, ^{14}C, ^{99m}Tc oder ^{51}Cr.

In verschiedenen nationalen Strahlenschutzverordnungen sind Kontaminationsgrenzwerte für radioaktive Stoffe, z. B. in Luft und Trinkwasser, angegeben. Auch beim medizinischen Umgang mit radioaktiven Stoffen sind zulässige Grenzwerte für Kontaminationen von Oberflächen, wie z. B. Arbeitsbereiche, Arbeitstische, Schutzkleidung, Haut und persönliche Kleidung angegeben. Diese Grenzwerte sind so niedrig, daß erwartungsgemäß der Grenzwert der Jahres-Aktivitätszufuhr für eine Einzelperson nicht erreicht

wird. Sie können mit angemessenem Aufwand eingehalten werden.

Eine radioaktive Kontamination kann mit verschiedenen Überwachungsgeräten, die zum Nachweis von Radionucliden geeignet sind, festgestellt werden. Die Arbeitsplätze und die mit radioaktiven Stoffen arbeitenden Personen müssen in regelmäßigen Abständen überwacht werden. Die Probleme der Reinigung und/oder Kontaminationskontrolle können durch die Verwendung von Einmalgegenständen, z. B. Injektionsspritzen, Pipetten, Schutzkleidung und saugfähigen Unterlagen, vermieden werden. Kontaminierte Einmalgegenstände müssen nach der Verwendung wie radioaktiver Abfall entsorgt werden.

Dekontamination

Das Ziel jeder Dekontamination ist es, die Grenzwerte für Schutzmaßnahmen bei Oberflächenkontaminationen von Arbeitsplätzen und Gegenständen (in Bq/cm^2) zu erreichen, die in der StrlSchV im Anhang IX zu den §§ 35 und 64 angegeben sind. Nach der ersten Direktmessung des Kontaminationsausmaßes wird das geeignete Dekontaminationsmittel und die passende Dekontaminationsmethode ausgewählt. Zuerst muß überlegt werden, ob eine aufwendige und zeitraubende Dekontamination überhaupt sinnvoll ist. Bei Radionucliden mit einer kurzen physikalischen Halbwertszeit von einigen Tagen ist der Aufwand des Abklingenlassens oft kleiner als eine Dekontamination. Im allgemeinen können Radionuclide mit einer Halbwertszeit von weniger als einem Monat, die nach intensiver Dekontamination auf den Oberflächen noch immer verbleibende Kontaminationen aufweisen, während der für den radioaktiven Zerfall (ca. 10 HWZ_p) benötigten Zeit mit einer selbstklebenden Folie abgedeckt werden.

Zur Dekontamination werden folgende Methoden angewandt:

1. Physikalische Dekontamination durch Abklingen.

2. Mechanische Dekontamination:
   - Sandstrahlen (Quarzsand oder Glaskügelchen),
   - Reinigung mit Wasser oder Dampf,
   - Abwischen oder Abreiben mit Hartschwamm,
   - Ultraschallbehandlung,
   - Abspülen, Abwaschen, Absaugen, Abbürsten,
   - Abziehen mit Klebestreifen.

3. Chemische Dekontaminationsmittel:
   - Flüssige Seife mit Komplexon-Zusatz,
   - $KMnO_4$,
   - $NaHSO_3$,
   - Citronensäure,
   - Nagelhautentferner,
   - Alkalische Lösungen mit Komplexonen (z. B. EDTA),
   - EtOH ca. 80 %,
   - Aceton.

Um bei einer Kontamination die Inkorporation und Ausbreitung radioaktiver Stoffe zu verhindern, muß sofort mit der Dekontamination begonnen werden. Dabei müssen gefährdete Körperteile geschützt werden.

Dekontamination der Haut. Die Dekontamination beginnt man mit Wasser und Seife. Mit bis zu fünf intensiven, hintereinander folgenden Reinigungsvorgängen lassen sich ca. 90% der radioaktiven Verseuchung entfernen. Dazwischen werden immer Direktmessungen durchgeführt und die Werte notiert. Erst wenn die Behandlung mit Wasser und Seife keinen Erfolg bringt, greift man zu chemischen bzw. mechanischen Mitteln.

Beispiel einer chemischen Dekontamination von Fingern nach einer Radioiod-Kontamination: Bei kontaminierten Körperteilen, meist der Finger, wird die saubere Hand mit einem Plastikhandschuh geschützt. Man gibt einige Kristalle $KMnO_4$ auf die kontaminierte Handfläche und feuchtet sie an. Die betroffene Oberfläche wird leicht gerieben (Achtung – die Haut darf nicht verletzt werden!), mit Wasser abgewaschen und gemessen. Der Vorgang wird mehrmals wiederholt, bis ein Grenzwert erreicht wird. Zur Entfärbung des $KMnO_4$ wird Citronensäure und anschließend etwas $NaHSO_3$ mit Wasser aufgebracht. Die Hände werden dann mit Seife und Wasser gewaschen und mit einer neutralen Handcreme eingerieben. Bei jeder chemischen Dekontamination ist Vorsicht geboten. Diese Dekontaminationsart darf nur von Personen durchgeführt werden, welche die chemische Wirkungsweise der Reagenzien kennt. Einige chemische Dekontaminationsmethoden dürfen nicht im Gesicht angewandt werden.

Zusammenstellung einiger bewährter komplexonhaltigen Dekontaminationsmittel:

Dekontaminationsmittel E-1:
Ethylendiamintetraessigsäure-Tetranatriumsalz 60 g,
Netzmittel (Johnson 326) 40 g,
demineralisiertes Wasser 300 ml.

Dekontaminationsmittel EDTA:
Ethylendiamintetraessigsäure-Tetranatriumsalz 72 g,
Tyloxapol (Triton WR-1339) 1 g,
demineralisiertes Wasser 400 ml.

Eine Dekontamination von Augen, Nase oder Mund erfordert besonders sorgfältiges Vorgehen unter medizinischer Aufsicht. Als Sofortmaßnahme sollten die Augen nur mit physiologischer NaCl-Lösung mit Hilfe einer speziellen Augenspülflasche gespült werden. Nase und Rachen müssen mit physiologischer NaCl-Lösung bzw. mit 3%iger Citronensäure-Lösung wiederholt gespült werden. Eine durch Schlucken von radioaktiven Lösungen verursachte Ingestion darf nur durch einen Spezialisten behandelt werden. Der Magen-Darm-Trakt muß sofort entleert werden. Als Brechmittel verwendet man zwei Eßlöffel NaCl in ca. 100 ml Wasser. Als Abführmittel wird meist 20 g $MgSO_4$ aufgelöst in 100 ml Wasser eingenommen.

Dekorporation

Das Ziel aller therapeutischen Maßnahmen bei einer Inkorporation ist es, Strahlenschäden zu verhindern oder mindestens zu vermindern. Dies kann nur durch eine möglichst rasche und vollständige Entfernung von inkorporierten Radionukliden aus dem Körper erreicht werden, was als Dekorporation bezeichnet wird. Die Entscheidung, welche therapeutischen Maßnahmen zu treffen sind, hängt von der Menge, dem biologischen Verhalten und der Radiotoxizität der inkorporierten Radionuclidverbindung ab. Eine Indikation für die Dekorporation eines radioaktiven Strahlers ist immer dann gegeben, wenn die maximal zulässigen Grenzwerte der Jahresexposition für beruflich strahlenexponierte Personen infolge einer Inkorporation deutlich überschritten sind und mit akuten bzw. chronischen Strahlenschäden gerechnet werden muß. Dies gilt insbesondere, wenn gefährliche osteotrope Radionuclide, wie Radiostrontium, Lanthanide, Plutonium und andere Transurane inkorporiert werden, die sekundär Strahlenschäden des blutbildenden Organs (innere Knochenmarksbestrahlung) verursachen. Für eine wirksame Dekorporation von Radionucliden müssen sofort zwei Dinge durchgeführt werden:

1. Herabsetzung der Resorption der Radionuclide durch lokale Behandlung am Eintrittsort (z. B. Rachen- und Mundspülungen, Magenaushebung, Sanierung von offenen Wunden u. a.).
2. Herabsetzung bzw. Vorbeugung der Radionuclidablagerung in den Organen durch Beschleunigung der Radionuclidausscheidung aus dem Körper mit Hilfe systematischer Behandlungsmaßnahmen.

Unspezifische Dekorporation. Bei den relativ seltenen Inkorporationen infolge einer Ingestion radioaktiver Stoffe sind unspezifische Maßnahmen nur dann sinnvoll und angebracht, wenn sie so rasch wie möglich angewendet werden. Hierzu gehören das sorgfältige Ausspülen des Rachenraumes, das Ausheben des Mageninhaltes und eine anschließende Magenspülung mit einer Wassersuspension aus Carbo medicinalis. Wenn die Magenaushebung nicht möglich ist, sollte Erbrechen durch mechanische Reizung oder durch Gabe von Emetica (z. B. Apomorphin) hervorgerufen werden. Zur raschen Ausscheidung der radioaktiven Stoffe aus dem Magen-Darm-Trakt ist die Anwendung von Laxanzien (z. B. 20 g $MgSO_4$ in 500 ml Wasser bzw. ein Teelöffel MgO) angebracht. Zu den am häufigsten vorkommenden Inkorporationen gehört die Inhalation von staub-, nebel- bzw. rauchförmigen radioaktiven Stoffen. Bei dieser Inkorporationsform sind Sofortmaßnahmen wie Mund-, Nasen- und Rachenspülungen mit physiologischer NaCl-Lösung in ausreichender Menge angezeigt. Die einzige wirksame Behandlungsmethode zur Entfernung der eingeatmeten radioaktiven Partikel aus der Lunge ist die Lungenspülung. Da in der ersten Zeit nach einer Teilcheninhalation ein erheblicher Teil durch die Selbstreinigungsmechanismen aus der Lunge entfernt wird, sollte die Lungenspülung erst 2 bis 4 Tage nach der Inhalation des radioaktiven Stoffes durch einen Lungenspezialisten durchgeführt werden.

Spezifische Dekorporation. Diese Methode beruht auf den physikochemischen und biochemisch-physiologischen Entfernungsmechanismen radioaktiver Stoffe aus dem Organismus durch:
- Adsorption,
- Copräcipitation,
- Ionenaustausch,
- Isotopische Verdünnung,
- Komplexbildung (Chelatbildung).

Die Wahl der Entfernungsmethode und deren Hilfs-mittel hängt von der Art des inkorporierten Radionu-clids bzw. seiner chemischen Form ab. Als Adsorptions- bzw. Copräcipitationsmittel der Wahl bei der Ingestion von langlebigen Radioisotopen des Radiums (^{226}Ra, ^{228}Ra) und des Strontiums erweist sich eine Supension von BaSO$_4$, jedoch unter der Voraussetzung, daß die orale Anwendung innerhalb der ersten 30 Minuten erfolgt. Man suspendiert 100 g BaSO$_4$ (enterales Röntgenkontrastmittel) in 250 ml Wasser. Eine Erhöhung der Adsorptionskapazität kann durch Zugabe von 0,5 g Na$_2$SO$_4 \cdot 10$ H$_2$O erzielt werden. Bei einer mehrtägigen Anwendung ist es empfehlens-wert, dem BaSO$_4$ Na-Alginat (z. B. Manucol SS/Ld/2) beizufügen.
Als Ionenaustauscher und Adsorptionsmittel für In-gestionen von Radionucliden einwertiger Metall-Io-nen wird das Fe$_4$[Fe(CN)$_6$]$_3$ (Berliner Blau) erfolgreich angewendet. Es ist das Antidot der Wahl für Radionu-clide des Rb, Cs und Tl. Berliner Blau ist ohne Neben-wirkungen sehr gut verträglich und auf dem Markt als Radiogardase-Cs bzw. als Antidotum Thallii (Fa. Heyl & Co.) erhältlich. Bei einer akuten Radionuclid-Inge-stion beträgt die Dosis 6 g pro Tag.
Da die Radionuclide meist in trägerfreier Form bzw. in relativ hoher spezifischer Aktivität vorliegen, kön-nen diese durch eine isotopische Verdünnug nach ei-ner Ingestion aus dem Körper eliminiert werden. Un-ter einer isotopischen Verdünnung versteht man die Zufuhr des nichtradioaktiven, d. h. stabilen Isotops des gleichen Elements. Dadurch wird die Ablagerung des radioaktiven Isotops des gleichen Elements in den Geweben durch einen Überschuß an nichtaktiven Atomen verdünnt und intensiv ausgeschieden. Vor-ausetzung bei dieser Behandlung ist, daß das stabile Isotop in der verabreichten Menge untoxisch ist und keine unlöslichen Verbindungen entstehen. Die Me-thode der isotopischen Verdünnung wird mit Erfolg bei der Inkorporation von radioaktiven Isotopen wie ^{3}H, ^{22}Na, ^{131}I und ^{125}I angewandt. So kann z. B. durch reichliches Trinken (ca. das Fünffache der Norm) die biologische und dadurch auch die effektive Halb-wertszeit von ^{3}H im Körper verkürzt werden. Bei In-korporation von Radio-Natrium läßt sich die Radio-nuclidausscheidung durch eine Anreicherung der Nahrung mit NaCl von max. 20 g pro Tag beschleuni-gen. Auch bei einer Radioiod-Inkorporation kann die Anreicherung in der Schilddrüse - dem dabei kriti-schen Organ - durch die Zufuhr von stabilem Iod re-duziert werden. Da aber das Radio-Iod nach einer inneren Kontamination relativ schnell in der Schild-drüse fixiert wird, ist diese Methode nur bei sehr früh-zeitiger Anwendung sinnvoll. Nach einer sofortigen bzw. noch besser nach einer vorbeugenden Verabrei-chung von stabilem Iod wird die Aufnahme und da-durch auch die Fixation des Radioiods fast vollstän-dig vermieden. Schon 4 bis 5 Stunden nach einer Radioiod-Ingestion bzw. -Inhalation der Radioiod-Dämpfe reduziert sich die Schutzwirkung des stabilen Iods schon auf die Hälfte des Vorbeugungseffektes. Als vorsorgliche bzw. sofortige Therapie reichen 1 bis 2 Tabletten zu je 100 mg KI aus, dann wird täglich einmal 100 mg über 7 bis 10 Tage mit etwas Flüssig-keit eingenommen. Bei Personen mit ausgeprägter Iodunverträglichkeit kann anstelle des KI auch

NaClO$_4$ (Irenat, Fa. Tropon-Werke) für ca. 10 Tage verabreicht werden. Das Irenat (Lösung von 300 mg NaClO$_4$ in 1 ml) wird in einer Dosierung von initial 30 Tropfen (ca. 450 mg) und dann alle 5 Stunden je 15 Tropfen mit etwas Flüssigkeit eingenommen.
Die Inkorporation von radioaktivem Sr kann durch frühzeitige i. v. Injektion von Ca-Gluconat bzw. Ca-Gluconolactobionat in einer Konzentration von 10 bzw. 13,75 % verringert werden. Diese Dosis, die ca. 90 mg ionisierbarem Ca entspricht, soll innerhalb von 12 Stunden wiederholt werden. Zur Erhöhung der Ausscheidungsrate wird empfohlen, dreimal 3 g NH$_4$Cl pro Tag zu geben. Eine Freisetzung von schon länger im Skelett fixiertem radioaktivem Sr ist jedoch nicht mehr möglich.
Eine wichtige Aufgabe bei der Dekorporation von vielen Radionucliden haben die Komplex- bzw. Che-latbildner. Beim Großteil von Inkorporationen sind überwiegend Radionuclide beteiligt, die metallischen Charakter haben und mit vielen hochmolekularen körpereigenen Stoffen (Proteine, Nukleinsäuren, Aminosäuren u. a.) eine komplexe chemische Reak-tion eingehen. Dadurch ist auch ihre Speicherung in den Zellsystemen verschiedener Organe möglich. Um die Ausscheidungsrate solcher Radionuclide zu erhö-hen, gibt man lösliche Ionenaustauscher bzw. nieder-molekulare Komplexbildner, um die komplexen che-mischen Reaktionen zu verhindern oder rückgängig zu machen. Für Dekorporierungszwecke werden vor-zugsweise sog. Chelatbildner verwendet. Dies sind or-ganische Verbindungen, die Metall-Ionen äußerst fest und stabil in Form sog. Metallchelate binden können. Dabei verliert das komplex gebundene Metall-Ion seine charakteristischen chemischen Eigenschaften und seine Reaktionsfähigkeit. Für eine erfolgreiche Dekorporation dieser maskierten Radionuclide ist es wichtig, daß die verwendeten Komplexbildner nicht in Stoffwechselvorgänge des Körpers eingreifen. Sie dürfen nicht eingebaut, abgebaut oder gespeichert werden, sondern müssen rasch aus dem Körper aus-geschieden werden.
Unter allen Chelatbildnern nimmt das Natriumsalz der Diethylentriaminpentaessigsäure (DTPA) wegen seiner guten Verträglichkeit und seines breiten Wir-kungsspektrums eine besondere Stellung ein. Die DTPA wird zur Dekorporation meist in Form von Na$_3$Ca-DTPA verwendet und ist im Handel unter Be-zeichnung Ditripentat (Fa. Heyl & Co.) erhältlich. Nach den bisherigen Erfahrungen ist DTPA bei fol-genden Radionucliden das Antidot der Wahl:

- Actiniden: Th, U, Pu, Am, Cm, Bk, Cf, Es.
- Lanthaniden: La, Ce, Pm, Sm, Eu, Tm.
- Sonstige: Sc, V, Cr, Mn, Fe, Co, Zn, Y, In.

Für die Dekorporation von S-affinen Radionucliden wie Pb, Hg und Po werden Chelatbildner mit Sulf-hydrylgruppen (Mono- und Dithiole) benutzt. Dazu gehören das relativ toxische British-Anti-Lewisite (BAL), das nur in Öl löslich ist und das wirksamste wasserlösliche und weniger toxische Derivat Dimer-captopropansulfonat (DMPS). Diese Substanz, wie auch das zu dem gleichen Zweck benutzte Monothiol-penicillamin, wird zu etwa 30 % aus dem Darm resor-biert und ist auch nach oraler Verabreichung wirk-sam.

Nuclearunfall

Unter dem Begriff „Nuclearer Unfall" versteht man eine schwere radioaktive Verseuchung von Menschen, Tieren, Lebensmitteln und der Natur durch radioaktive Stoffe. Eine radioaktive Verseuchung größeren Ausmaßes kann durch Kernwaffentests, durch einen Nuclearkrieg oder durch einen kerntechnischen Unfall in einem Atomkraftwerk verursacht werden. Bei diesen Ereignissen werden radioaktive Stoffe freigesetzt und als radioaktiver Staub oder radioaktive Wolke in die Umgebung und über weite Entfernungen verbreitet. Das Ausmaß und die Folgen einer solchen Katastrophe sind von mehreren Faktoren, wie von der Menge der ausgetretenen Radioaktivität, von der momentanen Wetterlage, von der Entfernung vom Ereignisort und vom zeitlichen Einsatz der allgemeinen Schutzmaßnahmen abhängig.

Strahlenschutzmaßnahmen. Nach dem Reaktorunglück in Tschernobyl wurde ein umfangreiches Meßprogramm gestartet, um folgende Parameter zu untersuchen:

- Gesamtaktivität der β-Strahlung,
- Konzentration ausgewählter Radionuclide in der Luft,
- Ortsdosisleistung (Strahlenexpositionen der Personen),
- Kontamination des Bodens und Bewuchses,
- Kontamination von Nahrungsmitteln.

Durch die regelmäßigen Aktivitätsmessungen auf dem Gebiet der Bundesrepublik Deutschland wurde festgestellt, daß keine direkte Gefährdung der Bevölkerung zu erwarten ist. Als das wesentliche Problem wurde die Aufnahme radioaktiver Stoffe durch die Nahrung erkannt. Die Messungen der radioaktiven Wolke und der durch starke Regenfälle verursachten Aktivitätsdepositionen auf dem Boden ergeben als Hauptbestandteil folgende Radionuclide: ^{131}I, ^{132}I, ^{133}I, ^{134}Cs, ^{136}Cs, ^{137}Cs, Sr, Zr, Nb, Mo, Tc, Ru, Te, Ba, La, Ce und Pu. Der Maximalwert der Gesamt-β-Aktivität im Raum München (Bayern ist das am meisten betroffene Bundesland in der Bundesrepublik Deutschland) betrug 300 bis 400 kBq/m^2, wovon auf ^{131}I ca. 100 kBq/m^2 und auf ^{134}Cs ca. 10 bzw. auf ^{137}Cs ca. 20 kBq/m^2 entfielen.

Folgen. Wegen der Kontamination der Biosphäre durch den Fallout von Tschernobyl wurden Nahrungsmittel direkt (z. B. Freilandgemüse) und indirekt (z. B. Milch und Fleisch) mit radioaktiven Stoffen kontaminiert. Die Hauptanteile der Kontamination bildeten das ^{131}I als Leitnuclid der kurzlebigen Radionuclide (HWZ$_p$ Tage und Wochen), und ^{137}Cs als Leitnuclid der langlebigen Radionuclide (HWZ$_p$ Jahre). Die Strahlenschuzkommission der Bundesrepublik Deutschland setzte Richtwerte für kontaminierte Nahrungsmittel fest. Kuhmilch, die an die Verbraucher weitergegeben wurde, erreichte eine maximale Aktivitätskonzentration von 300 Bq/L ^{131}I. Muttermilch war vergleichsweise geringfügig mit ^{131}I kontaminiert, maximal fand man 30 Bq/L und 10 Bg/L durch ^{137}Cs. Erntereife Freilandprodukte, wie Freilandsalat und Blattspinat, waren mit bis zu 10 kBq ^{131}I/kg bzw. 4 kBq ^{137}Cs/kg sehr stark belastet. Rind-

fleisch war regional sehr unterschiedlich kontaminiert: Mitte Mai überwiegend unter 100 Bq ^{137}Cs/kg, in Bayern bis zu 500 Bq/kg, im Juli bis zu 800 Bq ^{137}Cs/kg. Die höchsten Fleischkontaminationen wurden bei Rehwild gemessen: in Bayern bis Mitte Mai bis zu 700 Bq ^{131}I/kg bzw. 2.000 Bq ^{137}Cs/kg, im Juni vereinzelt bis zu 3.500 Bq ^{137}Cs/kg. Die Kontaminationswerte von Fischen aus Gewässern in Bayern lagen im Mai für Flußfisch bei 35 Bq ^{137}Cs/kg, für Fische aus Teichen bei maximal 50 Bq ^{137}Cs/kg und für Fische aus Seen bei max. 400 Bq ^{137}Cs/kg. Naturprodukte wie Honig, Tees, Heilkräuter und Arzneidrogen, die nach Mai 1986 geerntet und in Drogerien und/oder Apotheken verkauft wurden, waren wie folgt kontaminiert:

- Honig (aus Bayern): 30 bis 350 Bq ^{137}Cs/kg.
- Arzneidrogen, Kräuter (z. B. Tee), Pfefferminze 80 bis 700 Bq ^{137}Cs/kg, Melisse 175 bis 950 Bq ^{137}Cs/kg, Minze und Kamille 350 bis 7.500 Bq ^{137}Cs/kg.

Auf der Grundlage der Empfehlungen der Strahlenschutzkommission zur Begrenzung des Strahlenrisikos als Folge des Verzehrs von kontaminierten Nahrungsmitteln wurden zum Schutz der Bevölkerung folgende Maßnahmen ergriffen:

1. Milch, deren ^{131}I-Konzentration den Wert von 500 Bq/L übersteigt, darf nicht in den Handel gelangen.
2. Für frisches Blattgemüse unter Berücksichtigung eines Reinigungsfaktors von 5 beim Waschen, wird ein Wert von 250 Bq/kg als Obergrenze für den freien Handel vorgeschlagen.
3. Für Arzneidrogen, Kräutertee und Honig war es wegen der bei der Zubereitung eintretenden Reduzierung der Aktivität oder der geringen pro Tag zugeführten Mengen nicht notwendig, die Obergrenze der Kontamination durch ^{131}I anzugeben (kurze HWZ$_p$). Dies trifft auch für ^{137}Cs zu, das nach dem Zerfall von ^{131}I neben ^{134}Cs ausschließlich für die Kontamination der Nahrungsmittel von Bedeutung ist.
4. Für Trinkwasser bedurfte es keiner Beschränkungen mit Ausnahme der Empfehlung, Zisternenwasser nicht als Trink- und Kochwasser zu verwenden.
5. Für Fleisch, Blattgemüse, Milch und Milchprodukte berechnete die Strahlenschutzkommission bei einer angenommenen überdurchschnittlichen Kontamination mit ^{137}Cs von 1.500, 800 und 300 Bq/kg bzw. L und unter der Annahme mittlerer Verzehrmengen von 10, 5 und 30 kg im Zeitraum von 3 Monaten nach dem Reaktorunfall eine effektive Äquivalentdosis von 0,6 mSv, d. h. einen Wert, der keinen Anlaß dazu gab, Richtwerte für ^{137}Cs in den erwähnten Nahrungsmitteln zu empfehlen.

Auf der Grundlage zahlreicher nuclidspezifischer Meßergebnisse hinsichtlich Aktivitätskonzentrationen in der Luft, im Boden, im Bodenbewuchs und in Nahrungsmitteln sowie der Dosisleistung im Freien, war es möglich, die zu erwartende Strahlenexposition der Bevölkerung in verschiedenen Regionen der Bundesrepublik Deutschland abzuschätzen. Die Ergebnisse lassen sich wie folgt zusammenfassen:

1. Die effektive Äquivalentdosis, unter Berücksichtigung der unterschiedlichen Strahlenempfindlichkeit der Organe bzw. Gewebe, beträgt bei Kleinkindern zwischen 0 und 10 Jahren im ersten Folgejahr nach Tschernobyl im Raum München (meist betroffene Region der Bundesrepublik Deutschland) 0,7 bis 1,6 mSv, bezogen auf die gesamte Lebenszeit 3 bis 5,5 mSv.
2. Die Werte für die effektive Äquivalentdosis der Erwachsenen liegen zwischen 0,5 und 1,1 mSv im ersten Folgejahr und 1,5 und 4 mSv als Lebenszeitdosis.
3. In bezug auf die natürliche Strahlenexposition sind in der Bundesrepublik Deutschland nach dem Reaktorunfall in Tschernobyl folgende zusätzliche Strahlendosen der Bevölkerung zu erwarten:
   - Die mittlere effektive Äquivalentdosis durch natürliche Strahlenquellen (kosmische Strahlung, Strahlung aus dem Boden, aus Baumaterialien, aus der Luft, durch natürliche Radioaktivität in den Nahrungsmitteln) liegt bei etwa 2 mSv pro Jahr. Die daraus resultierende mittlere Lebenszeitdosis liegt bei etwa 150 mSv.
   - Die durch den Reaktorunfall für ein Kind im ersten Folgejahr bedingte Äquivalentdosis von maximal 1,6 mSv entspricht ca. 75% der mittleren jährlichen Strahlenexposition. Bezogen auf die Lebenszeit erhöht sich die natürliche Strahlenexposition der Kinder um maximal 4%.
   - Für Erwachsene erhöht sich im ersten Folgejahr die natürliche Strahlenexposition durch den Tschernobyl-Unfall um höchstens 50%. Bezogen auf das gesamte Leben erhöht sich die Strahlenexposition aus natürlichen Strahlenquellen um weniger als 3%.
   - Die Schwankungsbreite der natürlichen Strahlenexposition in der Bundesrepublik Deutschland schwankt regional zwischen 1 und 3 mSv pro Jahr. Unter realistischen Annahmen können die erreichten effektiven Äquivalentdosen, die durch den Reaktorunfall verursacht worden sind, als nicht gravierend für die Bevölkerung der Bundesrepublik Deutschland bezeichnet werden.

Literatur

1. Verordnung über den Schutz vor Schäden durch ionisierende Strahlen (Strahlenschutzverordnung - StrlSchV) vom 13. Oktober 1976, Bundesgesetzblatt Teil I Nr. 125 vom 20. Oktober 1976
2. Bekanntmachung der Neufassung der StrlSchV vom 30. Juni 1989, Bundesgesetzblatt Teil I Nr. 34 vom 12. Juli 1989
3. Kemmer W (1990) Gesetze und Verordnungen bei der diagnostischen Anwendung von radioaktiven Stoffen. Heutiger Stand in der Bundesrepublik Deutschland. In: Börner W, Holeczke O, Messerschmidt O (Hrsg.) Strahlenschutz in der nuklearmedizinischen Diagnostik. Strahlenschutz in Forschung und Praxis, Band 31, Fischer, Stuttgart New York, S. 187
4. Fritz-Niggli H (1988) Strahlengefährdung/Strahlenschutz, 2. Aufl., Verlag Hans Huber, Bern Stuttgart Toronto
5. Kaul A (1987) Tschernobyl: Fakten, Maßnahmen, Konsequenzen. In: Schütz J, Börner W, Messerschmidt O (Hrsg.) Strahlenschutz nach Tschernobyl. Ionisierende Strahlen:
Erkenntnisse, Konzepte, Regelungen. Strahlenschutz in Forschung und Praxis, Bd. XXVIII, Thieme, Stuttgart New York, S. 12
6. Management of Persons Accidentally Contaminated with Radionuclides. In: Recommendations of the National Council on Radiation Protection and Measurements (1980), NCRP Report No. 65
7. Wolf V (1980) Dekorporationstherapie: DTPA als Mittel der Wahl. In: Messerschmidt O, Feinendegen LE, Hunzinger W (Hrsg.) Strahlenschutz in Forschung und Praxis, Bd. XXI, Industrielle Störfälle und Strahlenexposition, Thieme, Stuttgart, S 136-150

4.9 Mikrobiologische Reinheit

W. HENNINGER

Neben den Forderungen nach einer definierten chemischen Reinheit steht die nach einer bestimmten mikrobiologischen Reinheit von Arzneistoffen und fertigen Präparaten aller Darreichungsformen.

Gemeint ist damit der maximal zulässige Gehalt an lebensfähigen Mikroorganismen bzw. auch der Ausschluß bestimmter pathogener Arten. Der Keimgehalt der Arzneistoffe muß in ein und derselben Charge eines Präparates nicht konstant sein und unterscheidet sich somit von chemischen Kontaminationen. Bei Mikroorganismen handelt es sich um lebendes bzw. lebensfähiges Material, das absterben oder sich vermehren kann, je nach Beschaffenheit der Umweltbedingungen. Temperatur, Wasseraktivität, pH-Wert, Salzgehalt, Nährstoffangebot etc. beeinflussen die Zahl der Mikroorganismen, die zu einem bestimmten Zeitpunkt gemessen werden.

Bei einigen Präparaten wie Parenteralia und Ophthalmika fordern die Arzneibücher Sterilität, d. h. die Abwesenheit von lebensfähigen Keimen. Andere Arzneiformen dürfen bestimmte Keimzahlen nicht überschreiten. Wiederum andere Darreichungsformen, wie Cremes in Mehrfachentnahmebehältern, müssen zusätzlich konserviert werden, um sie vor dem Verderb nach einer Kontamination zu schützen.

Die Sicherung der mikrobiologischen Qualität des Endproduktes beginnt mit der Kontrolle der eingesetzten Rohstoffe, schließt die Kontrolle des Hygienestandards des Herstellungsverfahrens ein und endet bei der Prüfung des Fertigarzneimittels. Die dabei eingesetzten Methoden unterscheiden sich nicht.

Prüfung der Wasserqualität

Wasser ist einer der wichtigsten Hilfsstoffe der Arzneimittelfertigung. Es wird in verschiedenen Qualitäten eingesetzt, und auch Wasser zum Spülen ist in die mikrobiologische Prüfung mit einzubeziehen. Als Kontaminationsquelle ist gerade Wasser nicht zu unterschätzen, da sich darin Mikroorganismen leicht vermehren können. Das Wasser zur Herstellung von Arzneimitteln muß mindestens Trinkwasserqualität haben. Höhere Qualitäten sind ggf. für die verschiedenen Produktionsprozesse von dem Hersteller zu definieren und entsprechend zu prüfen.

Methode. Bei der Gußplattentechnik wird eine bestimmte Wassermenge, ggf. nach der Verdünnung mit sterilem Wasser, in Petri-Schalen gegeben und mit Nähragar vermischt. Nach Bebrütung werden die entstandenen Kolonien gezählt und die pro Volumeneinheit vorhandene Keimzahl berechnet. Diese Methode eignet sich besonders für hohe Keimzahlen.

Sind geringere Keimzahlen als etwa 10^2/ml zu erwarten, wird das Membranfilterverfahren angewendet. Hierbei wird das zu prüfende Wasser mit einem Volumen von 10 bis 100 ml über eine sterile Membran filtriert und diese anschließend auf eine Nährbodenplatte aufgelegt. Die Zahl der nach Bebrütung entstandenen Kolonien wird gezählt und der Keimgehalt pro Volumen berechnet. Beide Methoden werden in der DIN-Vorschrift 2000 beschrieben.[1,2] Die Trinkwasserverordnung[3] sieht die Prüfung auf Escherischia coli als Indikator für fäcale Verunreinigungen vor. Zur Prüfung auf den Colititer, der Wassermenge in ml, in der Escherischia coli bzw. coliforme Mikroorganismen nachweisbar sind, bedient man sich eines Anreicherungsverfahrens. Dabei wird das zu prüfende Wasser in eine lactosehaltige Nährlösung gegeben. Diese fördert selektiv das Wachstum von Enterobakterien, zu denen Escherischia coli gehört. Nach Bebrütung wird auf Trübung durch Wachstum sowie auf Säure- und Gasbildung geprüft. Zur Identifizierung werden die Bakterien anschließend auf ihre biochemischen Eigenschaften geprüft.[4]

Prüfung von Arzneirohstoffen und Fertigarzneimitteln

In § 6 des AMG wird gefordert, daß für sog. nichtsterile pharmazeutische Artikel von den Rohstoffen bis zu den fertigen Präparaten der Beweis erbracht werden muß, daß bestimmte Krankheitserreger in den Produkten nicht vorhanden sind und die Anzahl der

Erklärung der Abkürzungen in den Abbildungen 2.264 und 2.265

BPLSA	Brillantgrün-Phenolrot-Lactose-Saccharose-Agar
CETA	Cetrimid-Agar
CSA	Caseinpepton-Sojapepton-Agar
CSB	Caseinpepton-Sojapepton-Nährlösung
DCA	Desoxycholat-Citrat-Agar
EEB	Enterobakterien-Anreicherungs-Nährlösung
LB	Lactose-Nährlösung
MCA	MacConkey-Agar
MCB	MacConkey-Nährlösung
MPN	Most Probable Number
SAB	Sabouraud-Dextrose-Agar
TTBGB	Tetrathionat-Galle-Brillantgrün-Nährlösung
VBRA	Kristallviolett-Neutralrot-Gallensalz-Agar
VJA	Vogel-Johnson-Agar
XLDA	Xylose-Lysin-Desoxycholat-Agar

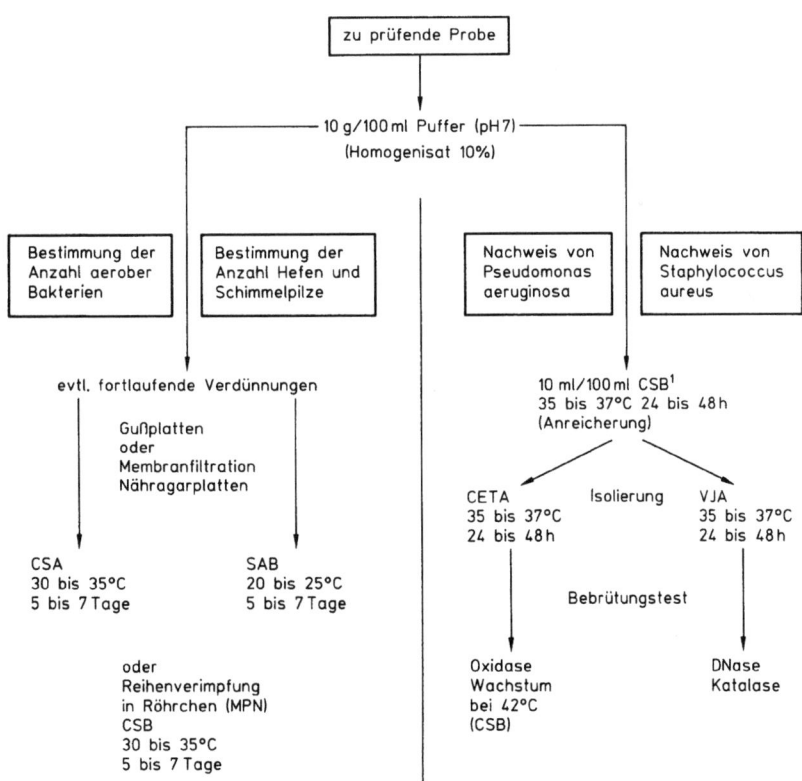

[1]) entspricht 1 g bzw. 1 ml des zu prüfenden Produkts.

Abb. 2.264. Bestimmung der Keimzahl sowie Nachweis von Pseudomonas aeruginosa und Staphylococcus aureus

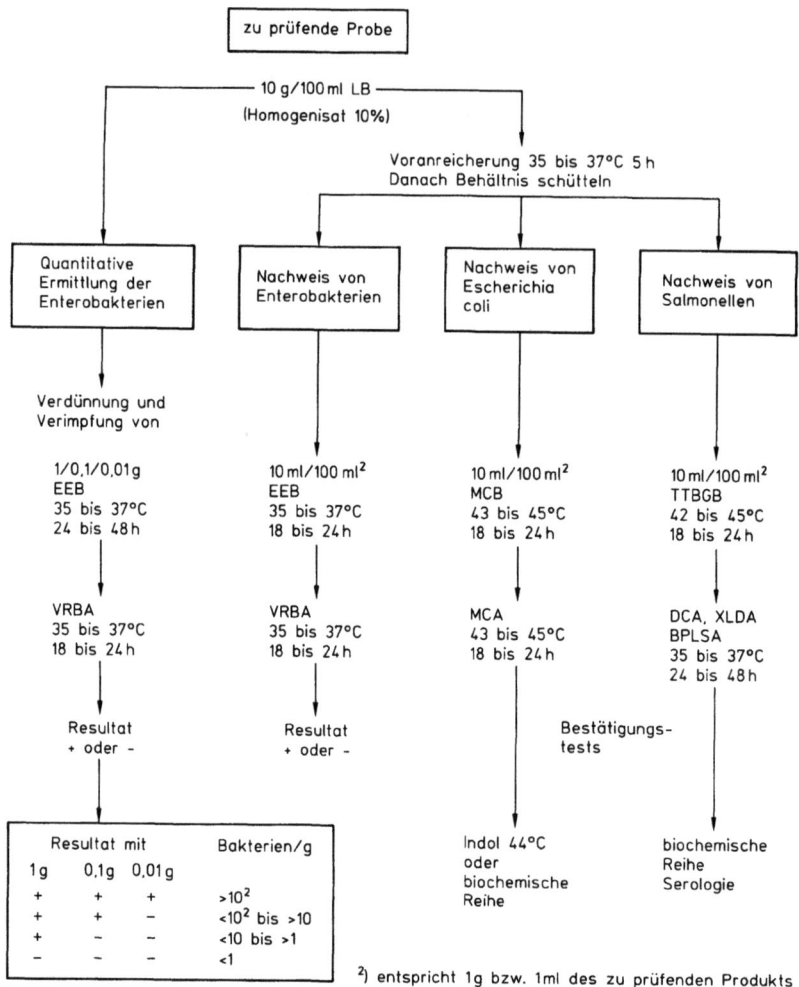

Abb. 2.265. Nachweis von Enterobakterien, Escherischia coli und Salmonellen

enthaltenen vermehrungsfähigen Keime gewisse Richtwerte nicht überschreitet.

Bei der Prüfung müssen Sekundärkontaminationen ausgeschlossen werden. Dies bedingt aseptisches Arbeiten. Ferner müssen alle Nährsubstrate vor der Verwendung auf Sterilität und Wachstumseignung mit entsprechenden Keimen geprüft werden.

Für die Keimzahlbestimmung werden Kollektivmedien verwendet, die so zusammengesetzt sind, daß möglichst viele Keimarten mit unterschiedlichen Nährstoffansprüchen erfaßt werden. Zur Keimartbestimmung werden dagegen Selektivmedien eingesetzt, die einerseits eine Anreicherung der zu erfassenden Keime bewirken und andererseits durch Farbreaktionen etc. deren direkten Nachweis gestatten.

Die Materialmenge beträgt 10 g oder 10 ml je Untersuchungsgang. Sie kann bei wertvollen Produkten auf 1 g bzw. 1 ml reduziert werden. Diese Bemusterungsmenge sollte sich aus der Mischung von mindestens sechs Einzelmustern ergeben.

Bei einem Untersuchungsgang wird die Bemusterung so angesetzt, daß ein 10%iges Homogenisat in Form einer Lösung, Suspension oder Emulsion entsteht. Vor der Testung muß sichergestellt werden, daß eventuelle bakteriostatische oder bakterizide Bestandteile der zu prüfenden Substanz inaktiviert werden.

Der Untersuchungsgang für Keimzahl- und Keimartbestimmung ist in Abb. 2.264 und 2.265 zusammengefaßt.[5]

Der Prüfung auf die sog. Leitkeime, wie Pseudomonas aeruginosa, Staphylococcus aureus, Escherischia coli und Salmonella species, die im Umfeld des Menschen als pathogene Arten häufig vorkommen, können sich ggf. noch weitere Prüfungen anschließen, wie die auf Clostridien, wenn dies bei einzelnen Rohstoffen, wie z. B. Gelatine, gefordert wird.[6]

Literatur

1. Müller G (1972) Gas Wasserfach Wasser Abwasser 2:53-57
2. Deutsche Einheitsverfahren zur Wasseruntersuchung (1979), 8. Lieferung, Verlag Chemie, Weinheim
3. Bundesgesetzblatt (1975) Teil 1, Anlage 2
4. Deutsche Gesellschaft für Hygiene und Mikrobiologie (1983) Zentralbl Bakteriol Parasitenkd Infektionskr Hyg Abt 1: Orig Reihe A: 254:1-25
5. Gemeinsamer Bericht der Fédération Internationale Pharmaceutique, Juli 1975 (1976), Pharm Acta Helv 51:41-47
6. Fremdstoff-Kommission der Deutschen Forschungsgemeinschaft, II vom 10. 08. 1964

5 Gehalt

5.1 Chemische und physikalisch-chemische Methoden

5.1.1 Titrationen mit visueller Indikation

P. SURMANN

Prinzip

Zu der gelösten Substanz wird soviel Reagenzlösung bekannter Konzentration gegeben, bis die Substanz von dem definierten Anfangszustand in einen definierten Endzustand gebracht ist. Das Erreichen des Endzustandes wird durch Farb- oder Aggregationsänderungen erkannt. Diese können durch die Substanz selbst oder durch einen in kleinen Mengen zugesetzten Hilfsstoff - den Indikator - verursacht sein. Auf dem bis zum Erreichen des Endzustandes verbrauchten Reagenzvolumen beruht die Auswertung der Titration. Synonym für Titration sind die Bezeichnungen Maßanalyse und Volumetrie.

Begriffe

Maßlösung, Standardlösung. Zur Titration verwendete Reagenzlösung bekannter Konzentration.

Normallösung. Zur Titration verwendete Reagenzlösung bekannter Äquivalentkonzentration.

Titer. Konzentration einer Maßlösung, meist in Stoffmengenkonzentration c = mol/L oder in Euivalentstoffmengenkonzentration c^{eq} = mol/L angegeben; für letzteres wird häufig die Bezeichnung N anstelle von c^{eq} = mol/L benutzt.

Urtiter. Der Formel entsprechende, extrem rein erhältliche, beständige und nichthygroskopische Substanz.

Äquivalentstoffmengenkonzentration. c^{eq} = $z \cdot c$, wobei z die pro Teilchen Reagenz in der zugrundegelegten Reaktion ausgetauschten Teilchen bedeutet.

Beispiel: Reagenz $KMnO_4$-Lösung c = 0,02 mol/L.

Reaktion 1: $MnO_4^- + 8H_3O^+ + 5e^- \rightarrow Mn^{2+} + 12H_2O$. 5 Elektronen aufgenommen, somit $z = 5$ und c^{eq} = 5 · 0,02 mol/L = 0,1 mol/L = 0,1 N.

Reaktion 2: $MnO_4^- + 4H_3O^+ + 3e^- \rightarrow MnO(OH)_2 + 5H_2O$. 3 Elektronen aufgenommen, somit $z = 3$ und c^{eq} = 3 · 0,02 mol/L = 0,06 mol/L = 0,06 N.

Titrator. Zugefügte Reagenzlösung, Maßlösung.

Titrand. Lösung, zu der Titrator zugefügt wird, Analysenlösung.

Äquivalenzpunkt. Volumenverbrauch der Maßlösung bei gerade 100%igem theoretischen auf der Reaktionsgleichung beruhenden Umsatz der Substanz.

Endpunkt. Durch Indikation angezeigter Volumenverbrauch der Maßlösung.

Voraussetzungen zur Anwendbarkeit von Titrationen

Abwesenheit von Störsubstanzen. Begleitstoffe dürfen weder mit der Maßlösung reagieren noch die Reaktion der Substanz mit der Maßlösung beeinflussen.

Vorhandensein eines geeigneten Indikators. Die Umsetzung muß möglichst vollständig sein, wenn der Indikator sichtbar reagiert, d. h. Äquivalenzpunkt und Endpunkt sollen möglichst wenig differieren.

Schnelle Reaktion zwischen Substanz und Maßlösung. Bei direkter Titration wichtig, da sonst die Dauer der Titration zu lang wird und die Gefahr der Überdosierung groß ist. Eine andere Durchführung gestattet auch die Titration langsam reagierender Substanz.

Reaktion zwischen Substanz und Maßlösung stöchiometrisch und Reaktionsgleichung bekannt. Bei Fehlen dieser Voraussetzung gehen die Kalibrierfreiheit und die Robustheit der Titration verloren, die Validierung wird schwierig und aufwendig.

Bedeutung von Titrationen mit visueller Indikation

Die Vor- und Nachteile von Titrationen sind in Tab. 2.50 zusammengefaßt. Titrationen mit visueller Indikation eignen sich besonders für Gehaltsbestimmungen von Stoffen - we-

Tabelle 2.50. Vor- und Nachteile visuell indizierter Titrationen

Vorteile	Nachteile
Kalibrierfreie Methode	Geringe Selektivität
Einfache Probenvorbereitung	Geringe Empfindlichkeit
Einfache Durchführung	Zerstörende Methode
Geringer Zeitbedarf	Nur mit instrumenteller Indikation automatisierbar
Hohe Flexibilität	
Robust gegen systematische und zufällige Fehler	
Einfach validierbar	
Geringe Investitions-, Folge- und Personalkosten	

niger von Stoffgemischen - in kleineren Laboratorien, in denen viele verschiedene Einzelproben untersucht werden müssen. Hier kommen besonders die Vorteile der hohen Flexibilität, der geringen Kosten und der Kalibrierfreiheit zum Tragen; letzteres macht die Vorratshaltung von Referenzsubstanzen und deren regelmäßige Validierung überflüssig, die beide für kleinere Laboratorien, wie z. B. ein Apothekenlabor, große Probleme darstellen würden.

Ausrüstung

Bürette. Dabei handelt es sich um ein graduiertes Glasrohr mit gleichmäßigem Innendurchmesser und einem Hahn am Auslaß. Der Flüssigkeitsspiegel wird am unteren Rand des Meniskus abgelesen. Durch den sog. Schellbach-Streifen - schmaler blauer Streifen auf breiterem weißen opaken Band an der Rückseite - wird die Festlegung erleichtert: Der Meniskus erscheint in Form zweier Keile, deren Spitzen sich in der Mitte berühren; hier erfolgt die Ablesung (Abb. 2.266).

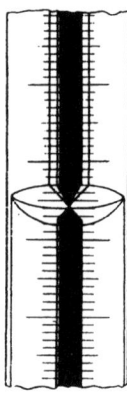

Abb. 2.266. Teilstück einer Bürette mit Schnellbach-Streifen

Am häufigsten werden Büretten mit einem Gesamtvolumen von 25 oder 50 ml eingesetzt. Gebräuchlich sind noch die Fein- oder Halbmikrobüretten mit 10 ml Volumen, die Mikrobüretten mit Volumina bis 5 ml werden selten eingesetzt. Für häufig genutzte Maßlösungen werden vorteilhaft sog. automatische Büretten verwendet: Über ein Steigrohr wird mittels Druck, der durch einen Gummiball erzeugt wird, Maßlösung in die auf dem Vorratsgefäß aufsitzende Bürette gepumpt; ein Heberröhrchen sorgt für das Abfließen überschüssiger Lösung und Einstellung der Nullmarke; zum Schutz der Maßlösung kann ein Trockenrohr angesetzt werden.

Beim Einsatz von Büretten können folgende Fehler auftreten:

- Fehlerhafte Graduierung,
- Fehler beim Ablesen,
- Nachlauffehler,
- Fehler durch Tropfengröße,
- Temperaturfehler,
- Hahnundichtigkeit.

Bei Einsatz einer geeichten Bürette ist die Richtigkeit der Graduierung gegeben, ansonsten muß man vali-

dieren: Aus der mit Wasser von 20 °C gefüllten Bürette werden portionsweise jeweils 10% des Gesamtvolumens entnommen und kumulativ gewogen; über die Dichte des Wassers ergibt sich das jeweilige Volumen.

Fehler beim Ablesen entstehen einerseits durch die begrenzte Genauigkeit beim Abschätzen von Bruchteilen zwischen zwei Teilstrichen - max. 25% des Teilstrichabstandes -, andererseits durch den Parallaxenfehler, eine Verzerrung durch das Auge, die entsteht, wenn Auge und abzulesende Markierung nicht in gleicher Höhe sind.

Der Nachlauffehler entsteht dadurch, daß während des Auslassens ein Flüssigkeitsfilm an der Wandung der Bürette verbleibt, der dann aufgrund der Schwerkraft langsam nachfließt und den Flüssigkeitsspiegel ansteigen läßt. Der Nachlauffehler ist um so größer, je schneller titriert wurde, je mehr Volumen verbraucht wurde und je viskoser die Maßlösung ist. Er ist vermeidbar oder zumindest einschränkbar durch langsames Titrieren.

Fehler durch die endliche Tropfengröße sind prinzipiell nicht vermeidbar, jedoch bei ordnungsgemäß arbeitender Bürette tolerierbar, da das Tropfenvolumen in der Größenordnung des Ablesefehlers liegt. Wenn jedoch die Spitze des Auslaßhahnes verletzt ist, kann es zu erheblich größeren Tropfen kommen und somit zu einem nicht mehr zulässigen Fehler.

Temperaturfehler durch Änderung des Bürettenvolumens spielen i. allg. keine Rolle, da der Volumenfehler der Maßlösung bei Temperaturänderung erheblich stärker ins Gewicht fällt.

Hahnundichtigkeiten führen zu fehlerhaftem Ablesen des Endvolumens, sind als Fehler aber leicht auszumachen und durch Wechsel der Bürette behebbar.

Kolbenbüretten. Ein beweglicher Kolben drückt aus einem kalibrierten Zylinder die Maßlösung heraus. Der Kolben wird bei heutigen Büretten mit einem Schrittmotor gesteuert. Die Stellung des Kolbens und/oder die Anzahl der Motorschritte gibt das ausgestoßene Reagenzvolumen an. Die Bürette kann durch einfaches Umstellen eines 3-Wege-Hahnes zu einem angeschlossenen Vorratsgefäß und durch Zurückfahren des Kolbens gefüllt werden. Die meisten heute angebotenen Kolbenbüretten lassen sich vom Computer (PC) aus steuern, per Hand über Druckschalter betätigen und/oder über eingebaute Mikrochips und kleine Programme direkt steuern. Bei der realisierten kleinen Volumenschrittweite kann das dosierte Volumen nicht mehr als Tropfen von der Bürettenspitze abfallen. Deshalb taucht die Bürettenspitze in die Lösung ein. Das Problem der Diffusion der Maßlösung aus der Bürette in die Lösung ist durch den Einsatz geeigneter Ventile und diffusionsvermindernder Spitzen weitgehend gelöst: In der üblichen Titrationszeit ist der Fehler vernachlässigbar. Der Vorteil der Kolbenbüretten liegt in der leichten Bedienbarkeit, der leichten Auotmatisierbarkeit, der geringeren Fehleranfälligkeit - Ablese- und Nachlauffehler entfallen - und der vom Hersteller meist garantierten Richtigkeit und hohen Präzision.

Pipetten. Gefäße zum Abmessen eines definierten Volumens werden Vollpipetten, zur Bestimmung variabler Volumina Meßpipetten genannt. Das Füllen der Pipette erfolgt durch Ansaugen mit einem Peleus-Ball bis kurz über die Marke; dann läßt man so weit auslaufen, daß der untere Meniskus an der Eichmarke steht. Nach Abstreifen der anhängenden Tropfen kann dosiert werden: Bei Vollpipetten läßt man den Inhalt bei senkrechter Stellung auslaufen, wobei man die Spitze an die Gefäßwand hält; nach einer Wartezeit von ca. 15 s zwecks Nachlauf der Lösung streift man die Spitze an der Gefäßwand ab. Meßpipetten haben eine Graduierung; man läßt bis zur gewünschten Marke auslaufen, wobei man den Nachlauf wie bei Vollpipetten berücksichtigt.

Zur Abmessung kleinerer Volumina, 1 bis 1.000 µl, setzen sich immer mehr, vor allem im Bereich der klinischen Chemie, die Kolbenhubpipetten durch: Der manuell gegen eine Federkraft vorgeschobene Kolben saugt beim Zurückgleiten ein definiertes, bei vielen Pipetten durch eine Mikrometerschraube einstellbares Volumen auf, das durch erneuten Vorstoß des Kolbens dosiert werden kann; auswechselbare Pipettenspitzen erhöhen die Flexibilität.

Fehlerquellen bei Vollpipetten sind das ungenaue Ablesen des unteren Meniskus bei Einstellung der Marke und vor allem der Nachlauf, der von der Höhe der Füllung vor Einstellen der Marke, der Wartezeit bis zum Abstreifen und der Viskosität der dosierten Flüssigkeit abhängt; bei der Dosierung nichtwäßriger Flüssigkeiten muß deshalb die Richtigkeit überprüft werden, was durch Wägung einer Füllung geschehen kann.

Meßkolben. Dies sind enghalsige, auf Einguß geeichte Volumenmeßgefäße. Das Nennvolumen ist erreicht, wenn die Flüssigkeit so weit aufgefüllt ist, daß der untere Meniskus mit der Eichmarke im Kolbenhals übereinstimmt. Der Ablesefehler macht sich um so weniger bemerkbar, je kleiner der Halsdurchmesser ist. Die Überprüfung auf Richtigkeit bzw. Kalibrierung erfolgt durch Wägung: Die Masse reinen Wassers im bis zur Marke aufgefüllten Kolben wird bestimmt, wobei der Auftrieb bei der Wägung mit berücksichtigt werden muß:

$$m_k = m + 0{,}0012 \cdot (V_2 - V_1)$$

m = gewogene Masse,
m_k = korrigierte Masse,
V_1 = Volumen der Gewichtsstücke,
V_2 = Volumen des Meßkolbens.

Das Volumen ist dann hieraus und der temperaturabhängigen Dichte des Wassers d (Tab. 2.51) zu berechnen:

$$V = m_k / d$$

Durchführung, Varianten

Direkte Titration. In die Vorlage des gelösten Analyten wird die Maßlösung aus der Bürette diskontinuierlich in variablen Portionen zugefügt. Die Mischung erfolgt manuell durch Umschwenken oder mittels Magnetrührer.

Inverse Titration. Als Vorlage dient ein definiertes Volumen Maßlösung; die Titration erfolgt mit der Lösung des Analyten. Diese Variante kann hilfreich sein,

Tabelle 2.51. Dichte von Wasser bei verschiedenen Temperaturen

Temperatur (°C)	Dichte (g/ml)
10	0,998529
12	0,998381
14	0,998181
15	0,998063
16	0,997934
17	0,997792
18	0,997640
19	0,997475
20	0,997301
21	0,997117
22	0,996922
23	0,996717
24	0,996502
25	0,996276
26	0,996042
28	0,995545
30	0,995013

wenn der Analyt unter den Bedingungen der Titration nicht stabil ist oder wenn langsam reagierende Störsubstanzen vorhanden sind.

Rücktitration. Dem Analyten wird ein definiertes Volumen Maßlösung zugesetzt, dessen Überschuß mit einer zweiten Maßlösung titriert wird. Diese Variante ist von Vorteil, wenn die Reaktionsgeschwindigkeit zwischen Analyt und dem ersten Reagenz zu langsam für eine direkte Titration ist oder wenn kein geeigneter Indikator zur Verfügung steht.

Indirekte und Substitutionstitration. Der Analyt wird in der Vorlage mit einem Reagenz stöchiometrisch zu einem Produkt umgesetzt, das dann mit einer geeigneten Maßlösung direkt titriert oder über eine Rücktitration erfaßt wird. Substitutionstitration ist der Spezialfall, bei dem das zu bestimmende Metallkation gegen das Zentralatom eines Komplexes ausgetauscht wird; das freigesetzte Zentralkation wird dann titriert.

Zweiphasen-Titration. Die Vorlage der Titration besteht aus zwei nicht oder nur teilweise mischbaren flüssigen Phasen. Die erforderliche kräftige Durchmischung mit Reagenz führt häufig zur Bildung von Emulsionen, die eine Endpunkterkennung erschweren; hier ist dann nach jeder Reagenzzugabe auf zumindest beginnende Phasentrennung zu warten. Zweiphasen-Titrationen sind vorteilhaft oder nötig,

- wenn Reagenz und Analyt nicht im gleichen Lösungsmittel löslich sind,
- Niederschläge oder Eigenfärbungen, die die Endpunkterkennung erschweren, in eine Phase extrahierbar sind,
- durch Extraktion eines Produktes der Titration die Gleichgewichtslage hin zum Produkt beeinflußt wird,
- Indikatoren in der einen Phase besser erkennbar sind, die Titration aber in der anderen Phase erfolgen muß,

- die der Titration zugrundeliegende Reaktion ein Phasentransfer von Ionenpaaren oder Assoziaten ist, was als Tensidtitration bezeichnet wird.

Auswertung

Für die einer Titration zugrundeliegende Reaktion der Substanz S mit dem Reagenz R

$z1 \cdot S + z2 \cdot R \rightarrow$ Produkte

verhalten sich am Äquivalenzpunkt die Stoffmengen der Reaktanten n_S und n_R wie die stöchiometrischen Koeffizienten $z1$ und $z2$

$$\frac{n_S}{n_R} = \frac{z1}{z2}$$

Hieraus ergibt sich unter Einbezug von Stoffmengenkonzentration c, Volumenverbrauch am Äquivalenzpunkt V_{Eq}, Masse m und molarer Masse der Substanz M_S die gesuchte Beziehung

$$m_S = \frac{z1}{z2} \cdot M_S \cdot c_R \cdot V_{Eq},$$

die die Berechnung der titrierten Substanzmasse gestattet, wenn V_{Eq} bestimmt ist. Das bis zum Endpunkt verbrauchte experimentell bestimmte Volumen V_{Ep} ist jedoch nicht identisch mit V_{Eq}, sondern schließt noch das für die Teilreaktion des Indikators verbrauchte Volumen V_I ein, woraus die Berechnungsformel folgt:

$$m_S = \frac{z1}{z2} \cdot M_S \cdot c_R \cdot (V_{Ep} - V_I). \quad (1)$$

Wird für den Indikator sehr viel weniger Reagenz verbraucht als für die Substanz, ist V_I gegenüber V_{Ep} zu vernachlässigen und es resultiert die übliche Berechnungsformel der klassischen Auswertung:

$$m_S = \frac{z1}{z2} \cdot M_S \cdot c_R \cdot V_{Ep}. \quad (2)$$

Die Zulässigkeit dieser Näherung ist im Rahmen der Methodenvalidierung zu überprüfen. Dies kann durch Tiration von Referenzsubstanz geschehen oder durch den Vergleich der aus mehreren Proben mit unterschiedlichen Einwaagen E_i ermittelten Gehalte w_i, die bei Zulässigkeit der Näherung nicht signifikant verschieden sein dürfen.
Schlägt der Indikator schleppend um oder ist ein sonstiger additiver Fehler zu erwarten, z. B. durch Verbrauch von Reagenz durch Verunreinigungen des Lösungsmittels, so empfiehlt sich das folgende modifizierte Auswerteverfahren. Durch Umstellung von Gl. (1) läßt sich das bis zum Endpunkt verbrauchte Volumen V_{Ep} als Funktion der Einwaage darstellen

$$V_{Ep} = f(E) = \frac{z2 \cdot w_S}{M_S \cdot c_R \cdot z1} \cdot E + V_I = a1 \cdot E + a0 \quad (3)$$

Werden nun verschiedene Einwaagen titriert, dabei das Volumen des Lösungsmittels und die Indikatormenge jeweils konstant gehalten, so lassen sich aus diesem linearen Zusammenhang mittels linearer Re-

gression die Steigung $a1$ und der Achsenabschnitt $a0$ bestimmen und daraus die gesuchte Größe Gehalt der Probe w_S

$$w_S = a1 \cdot M_S \cdot c_R \cdot \frac{z1}{z2} \quad (4)$$

Das Ergebnis ist richtig, unabhängig vom gewählten Umschlagspunkt und der Güte des Lösungsmittels, solange immer auf denselben Farbton titriert wird.
Für Rücktitrationen lauten die entsprechenden Gleichungen:

$z1 \cdot S + z2 \cdot R1 \rightarrow P1$ ($R1$ im Überschuß; $n_{R1} = c_{R1} \cdot V_{R1}$)

$z3 \cdot R1 + z4 \cdot R2 \rightarrow P2$

$$m_S = \frac{z1}{z2} \cdot M_S \cdot [c_{R1} \cdot V_{R1} - \frac{z3}{z4} \cdot c_{R2} \cdot (V_{Ep} - V_I)]. \quad (1a)$$

$$m_S = \frac{z1}{z2} \cdot M_S \cdot (c_{R1} \cdot V_{R1} - \frac{z3}{z4} \cdot c_{R2} \cdot V_{Ep}). \quad (2a)$$

$$V_{Ep} = f(E) = -w_S \cdot \frac{z2 \cdot z4}{z1 \cdot z3 \cdot M_S \cdot c_{R2}} \cdot E$$
$$+ V_I + \frac{z4}{z3} \cdot \frac{V_{R1} \cdot c_{R1}}{c_{R2}} = -a1 \cdot E + a0 \quad (3a)$$

$$w_S = a1 \cdot M_S \cdot c_{R2} \cdot \frac{z1 \cdot z3}{z2 \cdot z4} \quad (4a)$$

Die klassische Auswertung nach Gl. (2) erfordert die Kenntnis der Einstellungsfaktoren beider Maßlösungen, die modifizierte Auswertung nach Gl. (3) und (4) begnügt sich dagegen mit der Kenntnis der zweiten Konzentration. Die relative Standardabweichung im Ergebnis, sdvrel(w_S) oder Variationskoeffizient von w_S, ist gleich der relativen Standardabweichung in $a1$ sdvrel($a1$), die man aus der Regressionsrechnung erhält.

Methoden

Die Klassifizierung von Titrationen basiert weitgehend auf den zugrundeliegenden chemischen Reaktionen; üblich ist folgende Einteilung:

- Säure-Base-Titrationen,
- Komplexbildungs-Titrationen,
- Fällungs-Titrationen,
- Redox-Titrationen,
- spezielle Titrationen.

Säure-Base-Titration. Eine *Säure* ist nach Brönstedt ein Protonendonator, nach Lewis eine Substanz mit Elektronenpaarlücke. Nach Brönstedt sind *Basen* Protonenakzeptoren, nach Lewis Substanzen mit freiem Elektronenpaar. Eine Säure-Base-Reaktion ist ein Protonentransfer (Brönstedt) oder eine Additionsreaktion (Lewis). Säure-Base-Titrationen liegen praktisch immer Reaktionen im Sinne von Brönstedt zugrunde.
Bei der Protonenübertragung entsteht aus der Säure durch Deprotonierung die „konjugierte Base", aus der Base durch Protonierung die „konjugierte Säure".

Die zusammengehörende Säure und Base sind ein „korrespondierendes Säure-Base-Paar". Die Eigenschaft „Säure" oder „Base" eines Stoffes ist vom Reaktionspartner abhängig: Nur wenn ein Protonenakzeptor vorhanden ist, kann ein Stoff als Säure ein Proton übertragen. Beim Vergleich von Substanzen hinsichtlich ihres Säure-Base-Verhaltens muß man sich deshalb auf einen gemeinsamen Reaktionspartner beziehen, i. allg. wählt man das Lösungsmittel Wasser, das sowohl Protonenakzeptor- als auch -donatoreigenschaften hat (Ampholyt). Ampholyte können sich selbst bis zu einem gewissen Grad protonieren. Das Ausmaß dieser „Autoprotolyse" ist durch die Autoprotolysekonstante gegeben, das Produkt aus protoniertem und deprotoniertem Lösungsmittel. Die „Autoprotolysekonstante" für das Lösungsmittel Wasser lautet

$$K_w = a(H_3O^+) \cdot a(OH^-) = 10^{-14} \text{ mol}^2/L^2 \ (T = 25\,^\circ C),$$

der besser zu handhabende „p"-Wert $pK_w = -\log(K_w \cdot L^2/\text{mol}^2) = 14$.

Im Ampholyten Wasser liegen die korrespondierenden Säure-Base-Paare H_3O^+/H_2O und H_2O/OH^- vor, wegen der Elektroneutralität gleichviele H_3O^+ und OH^-, so daß $a(H_3O^+) = a(OH^-) = 10^{-7}$ mol/L ist. Überwiegen durch Säurezugabe die H_3O^+-Ionen, so domieren saure Eigenschaften, weshalb der *pH-Wert* ein geeignetes Maß für die Acidität einer wäßrigen Lösung ist:

$$pH = -\log[a(H_3O^+)].$$

Ein pH-Wert < 7 bedeutet eine Lösung mit sauren, ein pH-Wert > 7 eine mit basischen Eigenschaften. Starke Säuren HA übertragen beim Eintrag in Wasser ihr Proton praktisch vollständig auf die Base Wasser, so daß nur konjugierte Base A^- und Säure H_3O^+ vorliegen. Bei schwachen Säuren HA erfolgt die Protonenübertragung nur teilweise; die Gleichgewichtskonstante K_a dieser Reaktion ist ein Maß für die Säurestärke; gut handhabbar ist der „p"-Wert pK_a:

$$HA + H_2O \rightleftharpoons A^- + H_3O^+$$

$$K_a = \frac{a(A^-) \cdot a(H_3O^+)}{a(HA)}; \ pK_a = -\log K_a.$$

Säure- und Basenstärke eines korrespondierenden Paares hängen über die Autoprotolysekonstante des Wassers zusammen:

$$pK_a + pK_b = pK_w.$$

Zur Titration einer Säure (Base) wird als Maßlösung eine starke Base (Säure) eingesetzt. Das Lösungsmittel ist so zu wählen, daß am Äquivalenzpunkt die konjugierte Base (Säure) nicht mit der Säure (Base) Lösungsmittel reagiert; für Wasser bedeutet das, daß H_2O die konjugierte Base (Säure) nicht in größerem Ausmaß protonieren (deprotonieren) darf.
Verfolgt man den pH-Wert während der Titration einer Säure mit einer starken Base, so erhält man treppenförmige *Titrationskurven*, in deren Sprungbereich der Äquivalenzpunkt liegt. Beim Einsatz eines Indikators muß dieser im Sprungbereich seine Farbe ändern (Abb. 2.267).

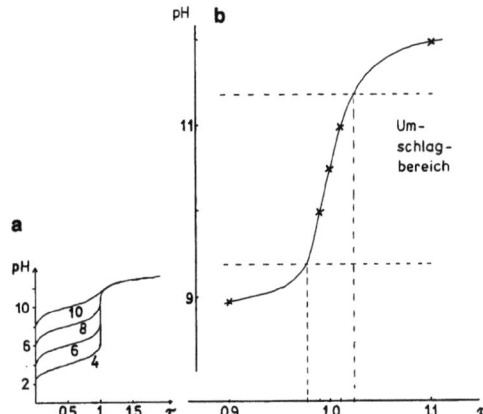

Abb. 2.267. a Schematische Titrationskurven von Säuren unterschiedlicher pK_a-Werte, b pH-Sprung und Indikator-Umschlagintervall im Bereich des Äquivalenzpunktes bei der Titration einer Säure mit dem pK_a-Wert 8, τ Umsetzungsgrad

Zweifarbige Indikatoren haben im Lösungsmittel Wasser ein pH-Umschlagsintervall von ein bis zwei Einheiten; daraus folgt, daß Säuren titrierbar sind, wenn die Bedingung $pK_a - \log c_0 < 8$ bis 9 erfüllt ist (c_0 = Anfangskonzentration der Säure); analog sind Basen titrierbar, wenn $pK_b - \log c_0 < 8$ bis 9 ist. Der Indikator ist so zu wählen, daß seine Deprotonierung (Protonierung) erst erfolgt, wenn die zu titrierende Säure (Base) schon weitgehend - > 99 % - umgesetzt ist; die Acidität-(Basizität-)konstante des Indikators muß deshalb um mindestens vier Zehnerpotenzen kleiner sein als die der zu titrierenden Substanz (s. Tab. 2.53).

Titrationen im nichtwäßrigen Milieu. Der vielfältige Einfluß des Lösungsmittels auf Säure-Base-Titrationen ist im folgenden kurz skizziert.

1. Säure-Base-Eigenschaften des Lösungsmittels: Um bei der Titration einer Base (Säure) die Rückreaktion der konjugierten Säure (Base) mit der Base (Säure) Lösungsmittel zu verhindern, wählt man ein saures (basisches) Lösungsmittel.
2. Dielektrizitätskonstante des Lösungsmittels: Die Dissoziation der bei der Protonenübertragung primär entstehenden Ionenpaare ist von der Dielektrizitätskonstanten abhängig; geringe Dissoziation vermindert das Ausmaß der Rückreaktion der konjugierten Säure (Base) mit dem Lösungsmittel.
3. Solvatationsfähigkeit des Lösungsmittels: Stabilisierung der konjugierten Säure (Base) durch verbesserte Solvatation führt zur Verminderung der Rückreaktion; den gleichen Effekt hat eine Destabilisierung der zu titrierenden Substanz durch verschlechterte Solvatisierung.
4. Besondere Wechselwirkungen des Lösungsmittels: Geht das Lösungsmittel mit der zu titrierenden Substanz oder dem Reaktionsprodukt besondere Bindungen wie z. B. Wasserstoffbrückenbindungen ein, so hat das einen erheblichen Einfluß auf das Protonendonator- bzw. -akzeptorverhalten.

Wegen der vielen z. T. gegensätzlichen und schwer abzuschätzenden Einflußgrößen werden Titrationen im nichtwäßrigen Milieu meist empirisch erarbeitet.

Maßlösungen. Für Titrationen von Basen in Wasser wird meist 0,1 N Salzsäure eingesetzt, die durch Verdünnung analysenreiner konzentrierter Salzsäure hergestellt wird; die Einstellung erfolgt gegen Natriumcarbonat-Urtiter (bei 270 bis 300 °C getrocknet) unter Verwendung des Indikators Methylorange; nach dem Indikatorumschlag wird die Lösung kurz aufgekocht, um die gelöste Säure CO_2 zu vertreiben; nach dem Erkalten wird dann erneut bis zum Umschlag titriert; als Alternative zu Methylorange, dessen Umschlag von orange nach rot für viele schwer zu erkennen ist, kann Bromcresolgrün (blau →gelb) oder der Mischindika-

tor Bromcresolgrün/Methylrot (1:2; grün →orange) verwendet werden. Für Titrationen von Säuren in Wasser oder Ethanol wird meist Natriumhydroxidlösung der Konzentration 0,1 mol/L benutzt, die durch Auflösen gewaschener NaOH-Rotuli hergestellt wird; um weitgehende Carbonatfreiheit zu erreichen, stellt man zweckmäßig erst eine konzentrierte gesättigte Lösung her, in der Na_2CO_3 schwerlöslich ist, und verdünnt diese nach Filtration; die Einstellung kann mit den Urtitern Sulfaminsäure H_2NSO_3H oder Kaliumhydrogenphthalat $KHC_8H_4O_4$ oder mit eingestellter Salzsäure erfolgen; das Verhalten von Carbonat manifestiert sich wie folgt: wird eine Säure mit der Natronlauge titriert, liefert Carbonat zwei Basenäquivalente; wird die Natronlauge vorgelegt und mit einer Säure titriert, so liefert Carbonat bei Einsatz eines Indikators, der im sauren (pH ca. 4) umschlägt, ebenfalls zwei Basenäquivalente; liegt der Indikatorumschlag jedoch im basischen (pH ca. 9), liefert Carbonat nur ein Basenäquivalent.

Schwache Basen wie die aliphatischen Amine lassen sich mit Perchlorsäure in Eisessig titrieren; zur Herstellung der Maßlösung wird 70%ige wäßrige $HClO_4$-Lösung mit Eisessig und der berechneten Menge Acetanhydrid zur Bindung des Wassers versetzt, nach eintägigem Stehen der Wassergehalt mittels Karl-Fischer-Titration bestimmt und durch Zugabe von Acetanhydrid oder Wasser auf 0,1 bis 0,2 % eingestellt; wenn die Maßlösung nicht zur Titration primärer und sekundärer Amine eingesetzt werden soll, kann bei der Bereitung ein deutlicher Überschuß an Acetanhydrid verwendet werden, so daß die Wartezeit und die Wasserbestimmung entfallen.

Die Titration schwacher Säuren kann mit den Basen aus Tab. 2.52 erfolgen. Die Maßlösungen haben jedoch alle den Nachteil, daß sie recht aufwendig herzustellen sind und ihr Titer nicht stabil ist. Für Einzeltitrationen ist deshalb der Einsatz nichteingestellter Base im Überschuß und Rücktitration mit Benzoesäurelösung (Urtiter) günstiger, besonders wenn die Auswertung nicht unter Einbezug des Blindwertes, sondern „richtig" nach der modifizierten Auswertung nach Gl. (3) und (4) erfolgt.

Indikatoren. Für die meisten Säure-Base-Titrationen im wäßrigen Milieu reichen drei Indikatoren: Je einer mit einem Umschlagsintervall im sauren, neutralen und basischen pH-Bereich. Da die Farbempfindlichkeit des Auges individuell sehr unterschiedlich ausgeprägt ist, bietet Tab. 2.53 eine Auswahl an Indikatoren und Tab. 2.54 Mischindikatoren, deren Farbwechsel sehr deutlich ist.

Tabelle 2.52. Die am häufigsten, meist in der Konzentration $c^{eq} = 0,1$ mol/L ($= 0,1$ N) gebrauchten Maßlösungen für Säure-Base-Titrationen. TBAOH Tetrabutylammoniumhydroxid

Reagenz	Lösungsmittel	Einstellung (Urtiter)
HCl	H_2O	Na_2CO_3, $Na_2B_4O_7 \cdot 10H_2O$
NaOH	H_2O	H_2NSO_3H, O,1 N HCl, Kaliumhydrogenphthalat
KOH	Ethanol	Benzoesäure, O,1 N HCl
$HClO_4$	Eisessig	Kaliumhydrogenphthalat
TBAOH	2-Propanol	Benzoesäure
$NaOCH_3$	Methanol/Toluol (1+9)	Benzoesäure

Tabelle 2.53. Säure-Base-Indikatoren für Titrationen im wäßrigen Milieu

Indikator	pH-Bereich	Farbwechsel	pK_a
Thymolblau	1,2 bis 2,8	rot / gelb	–
Dimethylgelb	2,9 bis 4,0	rot / gelb	3,3
Methylorange	3,1 bis 4,4	rot →orange	3,5
Bromcresolgrün	3,8 bis 5,4	gelb →blau	4,8
Methylrot	4,4 bis 6,2	rot →gelb	5,0
Chlorphenolrot	4,8 bis 6,4	gelb →rot	6,1
Bromthymolblau	6,0 bis 7,6	gelb →blau	7,2
Neutralrot	6,8 bis 8,0	rot →gelb	–
Phenolrot	6,4 bis 8,2	gelb →rot	8,0
Thymolblau	8,0 bis 9,6	gelb →blau	9,1
Phenolphthalein	8,2 bis 9,9	farblos → rot	9,5
Thymolphthalein	9,3 bis 10,5	farblos →blau	–

Tabelle 2.54. Säure-Base-Mischungsindikatoren für Titrationen in Wasser. Die Indikatorlösungen sind jeweils 0,1%ig. Am Umschlagspunkt (pH-Wert in Klammern) liegt eine Mischfarbe, meist grau vor

Indikatorgemisch	Umschlags-pH		Farbwechsel
Dimethylgelb, Methylenblau, 1:1 in EtOH	3 bis 4	(3,3)	violett → grün
Bromcresolgrün, Methylrot, 1:2 in EtOH	4 bis 5	(4,3)	orange →grün
Methylenblau, Methylrot, 1:2 in EtOH	4 bis 5	(5,4)	rotviolett → grün
Methylenblau, Neutralrot, 1:1 in EtOH	6,5 bis 7,5	(7,0)	blauviolett →grün
Na-Salze von Kresolrot, Thymolblau, 1:3 in H_2O	8 bis 9	(8,3)	gelb →violett
Phenolphthalein, Thymolblau, 3:1 in EtOH 50%	8,5 bis 9,5	(9,0)	gelb →violett
Phenolphthalein, Naphtholphthalein, 2:1 in EtOH 50%	8,2 bis 10	(9,6)	rosa →violett

Tabelle 2.55. Indikatoren für die Titration schwacher Basen in Eisessig mit Perchlorsäure. K_B Bildungskonstante des Indikator-Perchlorat-Ionenpaares

Indikator	K_B	Farbwechsel
Chinaldinrot	$1 \cdot 10^7$	rot → farblos
Kristallviolett	$6 \cdot 10^5$	violett → blau
	$2 \cdot 10^5$	blau → grün → gelb
Malachitgrün	$2 \cdot 10^5$	blaugrün → gelb
p-Naphtholbenzein	$1 \cdot 10^5$	gelb → grün
Nilblau A	$4 \cdot 10^4$	blau → schwach gelb
Sudan III	$7 \cdot 10^2$	rot → blau
Sudan IV	$5 \cdot 10^2$	rot → blau

Für Titrationen in Eisessig und Eisessig/Acetanhydrid sind die Indikatoren der Tab. 2.55 einsetzbar; für die Titration sehr schwacher Basen wählt man einen Indikator mit möglichst kleiner Bildungskonstante; ist der Umschlag schleppend, so sollte man die modifizierte Auswertung nach Gl. (3) und (4) nutzen.
Für die Titration schwacher Säuren in Dimethylformamid sind folgende Indikatoren geeignet: Alizaringelb R (C.I.Nr. 14030), Azoviolett (Magneson I), Methanilgelb (C.I.Nr. 13065) und Thymolblau. Ein Überblick über weitere Indikatoren ist in[1,2] zu finden.

Komplexbildungs-Titration. Als *Komplex* bezeichnet man die kovalente Bindung zwischen einem Metallkation und Elektronendonatoren (Liganden); in Lösung stehen Komplex und freie Metallkationen und Liganden im Gleichgewicht miteinander. In *Chelatkomplexen* bilden Liganden mehr als eine Bindung zum zentralen Metallatom aus.
Die Bildung von Komplexen mit mehreren Liganden erfolgt stufenweise; die Bildungskonstanten für die einzelnen Stufen liegen oft nicht sehr weit auseinan-

der, so daß in Lösungen mehrere Species nebeneinander existieren, somit die Voraussetzungen für Titrationen (eindeutige Stöchiometrie, erkennbarer Endpunkt) nicht gegeben sind. Mit dem Einsatz mehrbindiger (mehrzähniger) Liganden kann die Anzahl der Schritte reduziert werden, im Extremfall besetzt der Ligand alle Bindungsstellen am zentralen Metallkation; dann ist die Komplexbildung eine Einschritt-Reaktion und für Titrationen einsetzbar. Dies Prinzip ist bei allen komplexometrischen Titrationen realisiert. Als Komplexbildner wird überwiegend Ethylendiammintetraessigsäure (EDTA) eingesetzt, gelegentlich nutzt man auch andere Aminodiessigsäurederivate wie Nitrilotriessigsäure (NTA), 1,2-Diamino-cyclohexantetraessigsäure (DCTA oder DCYTA) und Ethylenglycol-bis-(2-aminoethylether)tetraessigsäure (EGTA) (Abb. 2.268).
Die Stabilität des gebildeten Komplexes läßt sich aus dem Massenwirkungsgesetz durch die Komplexbildungskonstante beschreiben

$$Me^{n+} + EDTA^{4-} \rightleftharpoons [MeEDTA]^{(n-4)}$$

$$K_B = \frac{a([MeEDTA]^{(n-4)})}{[a(Me^{n+}) \cdot a(EDTA^{4-})]}$$

Der Bruchteil β der EDTA, der in der vierfach deprotonierten Form EDTA^{4-} vorliegt, ist durch die Aciditätskonstanten der EDTA und den pH-Wert gegeben

mit $pK_{a1} = 2,07$; $pK_{a2} = 2,75$; $pK_{a3} = 6,24$; $pK_{a4} = 10,34$.

Damit läßt sich K_B in Abhängigkeit von der gesamten eingesetzten Konzentration an EDTA c_0 und dem pH-Wert, bei Ersatz der Aktivitäten a durch Konzentrationen c angeben:

$$K_B = a([MeEDTA]^{(n-4)})/[a(Me^{n+}) \cdot c_0 \cdot \beta]$$

$$\beta = \frac{K_{a1} \cdot K_{a2} \cdot K_{a3} \cdot K_{a4}}{K_{a1} \cdot K_{a2} \cdot K_{a3} \cdot K_{a4} + K_{a1} \cdot K_{a2} \cdot K_{a3} \cdot a(H_3O^+) + K_{a1} \cdot K_{a2} \cdot a(H_3O^+)^2 + K_{a1} \cdot a(H_3O^+)^3 + a(H_3O^+)^4}$$

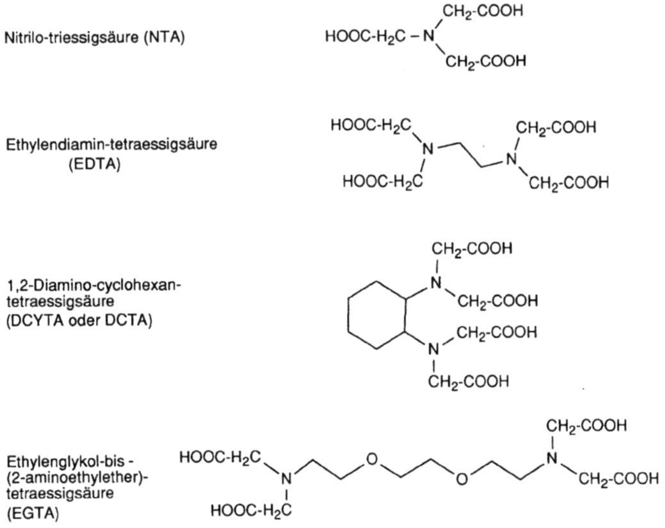

Nitrilo-triessigsäure (NTA)

Ethylendiamin-tetraessigsäure (EDTA)

1,2-Diamino-cyclohexantetraessigsäure (DCYTA oder DCTA)

Abb. 2.268. Strukturformeln von Nitrilotriessigsäure (NTA), Ethylendiamintetraessigsäure (EDTA), 1,2-Diaminocyclohexantetraessigsäure (DCYTA oder DCTA) und Ethylenglykol-bis-(2-aminoethylether)-tetraessigsäure (EGTA)

Ethylenglykol-bis-(2-aminoethylether)-tetraessigsäure (EGTA)

Die pH-Wert-abhängige sog. „effektive" Komplexbildungskonstante K_B' lautet

$$K_B' = K_B \cdot \beta = \frac{c([MeEDTA]^{(n-4)})}{[c(Me^{n+}) \cdot c_0]}.$$

Mit den Komplexbildungskonstanten aus Tab. 2.56 läßt sich damit abschätzen, bei welchem pH-Wert eine komplexometrische Titration noch möglich ist.

Indikatoren. Als Indikatoren eignen sich Substanzen, die mit den zu bestimmenden Metallkationen ebenfalls einen Komplex bilden; damit die Umsetzung am Endpunkt > 99,9 % ist, sollte die Komplexbildungskonstante des Indikators um mindestens vier Zehnerpotenzen kleiner als die des verwendeten Komplexbildners sein. Wichtige Indikatoren sind in Tab. 2.57 angegeben.

Bei der direkten Titration eines Metallkations herrscht bis kurz vor dem Äquivalenzpunkt die Farbe des Metall-Indikator-Komplexes vor, im Bereich des Endpunktes überwiegt die Farbe des freigesetzten Indikators. Rücktitrationen sind insbesondere dann notwendig, wenn die Metallkationen zu langsam reagieren; dies ist z. B. dann der Fall (Al^{3+}), wenn bei dem erforderlichen pH-Wert die Metallkationen als – häufig mehrkernige – Hydroxokomplexe vorliegen. Die Substitutionstitration ist dann von Vorteil, wenn für das betrachtete Kation kein geeigneter Indikator zur Verfügung steht. Die indirekte Komplexbildungstitration erweitert den Anwendungsbereich beträchtlich; eine Übersicht gibt Tab. 2.58.

Fällungs-Titration. Das *Löslichkeitsprodukt* K_L ergibt sich aus dem Produkt der Aktivitäten a der Ionen eines aus Ionen aufgebauten Stoffes in einer gesättigten Lösung:

$K_L = a(\text{Kation}) \cdot a(\text{Anion}) = c(\text{Kation}) \cdot c(\text{Anion})$
$\cdot f(\text{Kation}) \cdot f(\text{Anion})$.

Die *Löslichkeit* L eines Stoffes gibt an, welche Stoffportion sich in einem vorgegebenen Volumen löst. Der Zusammenhang zwischen *Löslichkeitsprodukt* und *Löslichkeit* für einen Stoff der allgemeinen Zusammensetzung $A_\alpha B_\beta$ ist wie folgt gegeben:

$A_\alpha B_\beta \rightleftharpoons \alpha A^{n+} + \beta B^{m-}$ mit $m = n \cdot \alpha/\beta$

$K_L = a(A^{n+})^\alpha \cdot a(B^{m-})^\beta = c(A^{n+})^\alpha \cdot c(B^{m-})^\beta$
$\cdot f_A^\alpha \cdot f_B^\beta$

Tabelle 2.56. Komplexbildungskonstanten K_B von Metallkationen mit Ethylendiammintetraessigsäure EDTA

Ion	Log(K_B)	Ion	Log(K_B)	Ion	Log(K_B)
Ag^+	7,3	Ba^{2+}	7,8	Sr^{2+}	8,6
Mg^{2+}	8,7	Ca^{2+}	10,7	Mn^{2+}	13,8
Fe^{2+}	14,3	Al^{3+}	16,1	Co^{2+}	16,3
Zn^{2+}	16,5	Cd^{2+}	16,5	Pb^{2+}	18,0
Ni^{2+}	18,6	Cu^{2+}	18,8	Tl^{3+}	21,5
Hg^{2+}	21,8	Fe^{3+}	25,1	Bi^{3+}	27,9

Tabelle 2.57. Indikatoren für Komplexbildungstitrationen

Indikator	Me	pH-Wert	Farbwechsel
Tiron	Fe^{3+}	2,0 bis 3,0	blau →farblos
Brenzcatechinviolett	Bi^{3+}	2,0 bis 3,0	blau →gelb
	Fe^{2+}	3,0 bis 6,0	blau →gelb
	Cu^{2+}, Pb^{2+}	5,0 bis 6,3	blau →gelb
	Ni^{2+}	8,0 bis 9,3	blau →rotviolett
	Co^{2+}, Mn^{2+}	9,3	blau →rotpurpur
	Cd^{2+}, Zn^{2+}	10,0	blau → rotpurpur
Calcon	Mg^{2+}, Mn^{2+}, Zn^{2+}	10,0	rosa →blau
	Ca^{2+}, Cd^{2+}	11,5	rosa →blau
Eriochromblauschwarz B C.I.Nr. 14640	Mg^{2+}, Zn^{2+}	10,0	weinrot →blau
	Mn^{2+}	10 bis 11,5	rot →blau
	Ca^{2+}, Cd^{2+}	11,5	purpur →blau
Eriochromschwarz T C.I.Nr. 14645	Cd^{2+}, Zn^{2+}	6,8 bis 10	rot →blau
	Mn^{2+}	8 bis 10	rot →blau
	Ca^{2+}, Mg^{2+}, Pb^{2+}	10,0	rot →blau
	Ba^{2+}	10,5	rot → grün
Xylidylblau	Mg^{2+}	10 bis 10,5	orange →blauviolett
Methylthymolblau	Bi^{3+}	1,0 bis 3,0	blau →gelb
	Cd^{2+}, Fe^{2+}	5,0 bis 6,0	blauviolett →gelb
	Hg^{2+}, Pb^{2+}	6,0	blau → gelb
	Mn^{2+}, Zn^{2+}	6,0 bis 6,5	blau →gelb
	Ba^{2+}, Mg^{2+}	10 bis 11	blau →grau
Murexid	Cu^{2+}	7,0 bis 8,0	gelb →violett
	Co^{2+}, Ni^{2+}	8,5 bis 10	gelb →violett
	Zn^{2+}	8,0 bis 9,0	rosa →violett
	Ca^{2+}	10,0	rosa →violett
Sulfonazo III	Ba^{2+}	3,0	rot →blau
Xylenolorange	Bi^{3+}	1,0 bis 3,0	rot →gelb
	Fe^{3+}	1,0 bis 1,5	blauviolett →gelb
	Cd^{2+}, Co^{2+}, Cu^{2+}, Hg^{2+}, Pb^{2+}, Zn^{2+}	5,0 bis 6,0	rosa bis purpur → gelb
	Ca^{2+}, Mg^{2+}, Mn^{2+}	10,5	rotblau →grau

Tabelle 2.58. Indirekt komplexometrisch bestimmbare Anionen

Analyt	Produkt	Titration
S^{2-}	CuS	Cu^{2+}; Rücktitration
SO_4^{2-}	$BaSO_4$	Ba^{2+}; Rücktitration
SO_4^{2-}	$PbSO_4$	Pb^{2+}; in NH_3-Lösung
CO_3^{2-}	$BaCO_3$	Ba^{2+}; Rücktitration
PO_4^{3-}	$MgNH_4PO_4$	Mg^{2+}; Rücktitration
AsO_4^{3-}	$BiAsO_4$	Bi^{3+}; Rücktitration
CN^-	$[Ni(CN)_4]^{2-}$	Ni^{2+}; Rücktitration

$$L = n(A_\alpha B_\beta)_{gelöst} \;/\; V = \left(\frac{K_L}{(f_A \cdot \alpha)^\alpha \cdot (f_B \cdot \beta)^\beta} \right)^{\frac{1}{(\alpha + \beta)}}$$

Der *Äquivalenzpunkt* einer Fällungs-Titration ist dann erreicht, wenn Kationen und Anionen in der Lösung in gleichem Verhältnis vorliegen wie in der Fällung.
Bei den Fällungs-Titrationen mit visueller Indikation hat praktisch nur die *Argentometrie* Bedeutung erlangt. Deshalb sind die wichtigsten Maßlösungen 0,1 N $AgNO_3$- und 0,1 N NaCl-Lösung. Beide Substanzen zu ihrer Herstellung sind Urtiter, somit entfällt eine Einstellung.

Indikatoren. Einige Titrationen sind selbstindizierend, so z. B. die Titration von Cyanid mit Silbernitrat bis zur beginnenden Trübung:

$$2CN^- + Ag^+ \rightleftharpoons [Ag(CN)_2]^-$$

$$[Ag(CN)_2]^- + CN^- \rightleftharpoons 2\,AgCN\downarrow$$

Bei der *Titration nach Mohr* dient die Bildung schwerlöslichen rotbraun gefärbten Silberchromats als Indikation; so lassen sich die Halogenide Cl^-, Br^- und I^- bestimmen.
Die *Titration nach Volhard* ist eine Rücktitration überschüssiger Silber-Ionen mit Natriumthiocyanat-Lösung; als Indikator dienen Eisen(III)-Ionen – meist wird eine Lösung von $(NH_4)Fe(SO_4)_2$ eingesetzt –, die mit überschüssigen Thiocyanat-Ionen rot gefärbte Komplexe bilden. Da es sich um eine Rücktitration handelt, können auch solche Stoffe bestimmt werden, die wegen ihres relativ großen Löslichkeitsproduktes nur bei Überschuß des Fällungsmittels ausreichend gefällt werden; der Überschuß der Silber-Ionen ist dann in der filtrierten Lösung bestimmbar.
Allgemeiner einsetzbar sind die Adsorptionsindikatoren (Tab. 2.59). Die Farbänderung beruht hierbei auf der Adsorption deformierbarer Farbstoffe an der durch überschüssige Fällungs-Ionen aufgeladenen Oberfläche der ausgefällten festen Phase. So ist eine Silberhalogenidfällung bis zum Erreichen des Äqui-

valenzpunktes durch adsorbierte Halogenid-Ionen negativ aufgeladen; bei Überschreiten des Äquivalenzpunktes lädt sie sich durch Adsorption überschüssiger Silber-Ionen positiv auf und adsorbiert nun negativ geladene Indikator-Ionen; diese zeigen wegen der Deformation im adsorbierten Zustand eine andere Farbe als in Lösung.
Die Fehleranfälligkeit von Adsorptionsindikatoren ist reltiv hoch, da sowohl Fremd-Ionen als auch Neutralstoffe die Adsorption stark beeinflussen können. Zu umgehen ist diese Fehlerquelle, wenn die im Überschuß des Fällungsmittels erfolgte Fällung nach Abtrennen, Waschen und Lösen titriert wird; so sind z. B. Tetraphenylboratfällungen von Arzneistoffen mit aliphatischer Aminstruktur nach Lösen in Aceton und Zugabe eines definierten Volumens (meist 1,0 ml) 0,1 N KBr-Lösung gegen Eosin mit 0,1 N $AgNO_3$-Lösung titrierbar.

Redox-Titration. Ein Maß für die Fähigkeit eines Stoffes, oxidierend zu wirken, ist sein *Redoxpotential E.* Das ist die Spannung zwischen einer in die betreffende Lösung des Stoffes eintauchenden Edelmetallelektrode und einer Standard-Wasserstoffelektrode; ein Stoff wirkt um so stärker oxidierend, je größer sein Redoxpotential ist, er wirkt um so stärker reduzierend, je kleiner (negativer) sein Redoxpotential ist.
Die Konzentrationsabhängigkeit des Redoxpotentials eines Redoxpaares wird durch die Nernst-Gleichung beschrieben:

$$Ox + z \cdot e^- \rightleftharpoons Red$$

$$E = E^0 + \frac{R \cdot T}{z \cdot F} \cdot \ln \frac{a(Ox)}{a(Red)} \quad \text{mit } a = f \cdot c$$

$$E = E^0 + \frac{0{,}059}{z} \cdot \log \frac{a(Ox)}{a(Red)} \quad \text{(bei } T = 25\,°C)$$

Dabei bedeutet E^0 das Standard-Normalpotential des betrachteten Redoxpaares, das ist das Redoxpotential gemessen unter Standard- ($T = 25\,°C$, $p = 0{,}1013$ MPa) und Normalbedingungen (Aktivitäten a aller an der Reaktion beteiligten Teilchen 1).
Bringt man zwei Redoxpaare in eine Lösung, so läuft solange eine Reaktion ab, bis die Potentiale der einzelnen Redoxpaare gleich groß sind: Das höhere Redoxpotential wird kleiner, d. h. die Aktivität der oxidierten Form nimmt ab, der reduzierten Form zu; das kleinere Redoxpotential wird größer, d. h. die Aktivität der oxidierten Form nimmt zu, die der reduzierten Form ab.

Titrationskurven. Trägt man das Redoxpotential E gegen den Umsetzungsgrad τ auf, so erhält man ähnliche treppenförmige Kurven wie bei Säure-Base-Titra-

Tabelle 2.59. Adsorptionsindikatoren zur Fällungstitration

Analyt	Reagenz	Indikator	Umschlag
Cl^-, Br^-, I^-	Ag^+	2,7-Dichlorfluorescein	gelbgrün →rot
Cl^-	Ag^+	Bromphenolblau	gelbgrün →blau
Cl^-, Br^-	Ag^+	Phenosafranin	rot →blau
SCN^-, Br^-, I^-	Ag^+	Eosin	rot →blau →rosa
SO_4^{2-}	Pb^{2+}	Tetraiodfluorescein	orange →violett
Hg_2^{2+}	Br^-	Diphenylcarbazid	violett →farblos

tionen; die Höhe des Sprunges hängt von der Differenz der Standard-Normalpotentiale ab. Tauschen die beiden Redoxpaare (E^0_1, E^0_2) unterschiedlich viele ($z1$, $z2$) Elektronen pro Teilchen aus, so ist das Äquivalentpotential E_{eq} asymmetrisch positioniert

$$E_{eq} = \frac{z2 \cdot E^0_2 + z1 \cdot E^0_1}{z1 + z2}$$

und der Potentialsprung δE zwischen 99 und 101 % Umsatz beträgt näherungsweise

$$\delta E = E^0_1 - E^0_2 - 2 \cdot 0,059 \cdot \frac{z1 + z2}{z1 \cdot z2}.$$

Maßlösungen. Die wichtigsten Maßlösungen sind in Tab. 2.60 aufgelistet.

Ce(IV)-Maßlösungen sind starke Oxidationsmittel, je nach Anion mit unterschiedlichem Normalpotential, was auf das Vorliegen von Komplexen deutet: In salpetersaurer Lösung $[Ce(NO_3)_6]^{2-}$ mit $E^0 = 1,61$ V, in schwefelsaurer Lösung $[Ce(SO_4)_3]^{2-}$ mit $E^0 = 1,461$ V. Obwohl das Normalpotential von Sauerstoff

$$O_2 + 4H_3O^+ + 4e^- \rightleftharpoons 6H_2O$$

mit $E^0 = 1,23$ V deutlich kleiner ist, erfolgt wegen kinetischer Hemmung keine Oxidation des Wassers; auch Chlorid - $E^0 = 1,36$ V - wird so langsam oxidiert, daß es bei einer cerimetrischen Titration nur in hoher Konzentration stört, solange kein Katalysator vorhanden ist. Da Ce(IV)-Lösungen leicht hydrolisieren, was zur Ausfällung von schwerlöslichen basischen Salzen führt, sind sie nur im stark sauren Milieu einsetzbar. Als Indikator ist Ferroin geeignet ($E^0 = 1,06$ V in H_2SO_4 0,1 mol/L). Der Farbwechsel von Ce(IV) - gelb - nach Ce(III) - farblos - ist mit dem Auge nicht empfindlich genug erkennbar und deshalb als Endpunkt nicht nutzbar. Die Einstellung kann mit Arsentrioxid unter Verwendung von Ferroin als Indikator erfolgen; zur Katalyse der Reaktion dient I_2/HCl verdünnt oder OsO_4; auch die Freisetzung von äquivalenten Mengen Iod aus Iodid und dessen Titration mit Thiosulfat gegen Stärke ist nutzbar.

Kaliumpermanganat-Maßlösungen sind ebenfalls starke Oxidationsmittel:

$$MnO_4^- + 5e^- + 8H_3O^+ \rightleftharpoons Mn^{2+} + 12H_2O;$$
$$E^0 = 1,49 \text{ V}$$

$$MnO_4^- + 3e^- + 4H_3O^+ \rightleftharpoons MnO(OH)_2 + 5H_2O;$$
$$E^0 = 1,70 \text{ V}.$$

Besonders vorteilhaft ist die Selbstindikation bei Titrationen im Sauren: MnO_4^- ist intensiv violett gefärbt, Mn^{2+} in Lösung praktisch farblos. Nachteilig sind die schlechte Titerbeständigkeit, besonders die autokatalytische Zersetzung durch gebildetes $MnO(OH)_2$, und die vielelektronische Reaktion, die durch reaktive Zwischenprodukte nicht eindeutig verlaufen kann. Die Einstellung der Maßlösung erfolgt mit dem Urtiter Natriumoxalat, Oxalsäure, Arsentrioxid oder Ammoniumeisen(II)sulfat.

Kaliumdichromat-Maßlösung ist weniger stark oxidierend als Ce(IV)- und MnO_4^--Maßlösung; kinetische Hemmungen sind ausgeprägt, weshalb das tatsächliche Normalpotential kleiner ist als das berechnete von $E^0 = 1,33$ V und Chlorid-Ionen nicht oxidiert werden. Da $K_2Cr_2O_7$ Urtiter ist, braucht die Maßlösung nicht eingestellt zu werden.

Kaliumbromat-Maßlösung wird als starkes Oxidationsmittel durch Reduktionsmittel zu Bromid reduziert; dieses reagiert mit überschüssigem Bromat zu Brom:

$$BrO_3^- + 6H_3O^+ + 6e^- \rightleftharpoons Br^- + 9H_2O;$$
$$E^0 = 1,44 \text{ V}$$

$$BrO_3^- + 6H_3O^+ + 5e^- \rightleftharpoons 1/2Br_2 + 9H_2O;$$
$$E^0 = 1,52 \text{ V}$$

$$BrO_3^- + 6H_3O^+ + 5Br^- \rightleftharpoons 3Br_2 + 9H_2O$$

Meist wird die Bromatlösung als stabile „Brom"-Lösung verwendet: Bei der Dosierung in eine Vorlage, die Bromid enthält, entsteht Brom; das Redoxpaar Br_2/Br^- hat ein pH-Wert-unabhängiges Normalpotential von $E^0 = 1,07$ V; häufiger genutzt wird die Fähigkeit von Brom zu Substitutionsreaktionen an „aktivierten" Aromaten und zu Additionsreaktionen an Doppelbindungen. $KBrO_3$ ist Urtiter.

Iod-Maßlösung ist ein schwaches Oxidationsmittel mit einem Normalpotential im Sauren von $E^0 = 0,534$ V; wegen der besseren Löslichkeit von I_2 in Alkaliiodid-Lösungen enthält die Maßlösung KI. Für die Reaktion

$$I_3^- + 2e^- \rightleftharpoons 3I^-$$

gibt es mit löslicher Stärke einen sehr empfindlichen und wenig störanfälligen Indikator, dessen Farbumschlag nicht auf einer Redoxreaktion beruht, sondern durch das in den Hohlräumen der Stärke eingeschlossene I_3^- verursacht wird. Iodlösung und *Natriumthiosulfat-Maßlösung* bilden zusammen die Grundlage der *Iodometrie*:

Tabelle 2.60. Maßlösungen für Redoxtitrationen; i reagiert irreversibel

Maßlösung	Indikator	Umschlag
Ammoniumcer(IV)nitrat, Ammoniumcer(IV)sulfat	Ferroin	rot →blau
	Diphenylamin-*p*-sulfonsäure	farblos →violett
Kaliumpermanganat	Erioglaucin A	rot →grün
Kaliumdichromat	5,6-Dimethylferroin	rot →gelbgrün
	Variaminblau B	farblos → violett
Kaliumbromat	Methylorange (i)	orange → farblos
Iod	Stärke	farblos →blau
Natriumthiosulfat		
Ascorbinsäure, Kaliumhexacyanoferrat(II)	2,6-Dibromphenolindophenol	farblos →blau

$I_3^- + 2S_2O_3^{2-} \rightleftharpoons 3I^- + S_4O_6^{2-}$

wenn die gelbe Farbe des I_3^- verblaßt, wird Stärkelösung zugesetzt; der Endpunkt ist erreicht, wenn die blaue Farbe der Stärke-Iod-Einschlußverbindung verschwindet; da der Indikator keine Maßlösung verbraucht und die Indikationsreaktion äußerst empfindlich ist, sind Endpunkt und Äquivalenzpunkt identisch. Viele Redoxreaktionen sind über den Umweg der Iodometrie titrimetrisch einfach auswertbar.

Die Einstellung der $Na_2 S_2O_3$-Maßlösung kann gegen KIO_3-Urtiter in Gegenwart von überschüssigem I^- erfolgen; Iodlösung wird gegen Arsentrioxid-Urtiter eingestellt; Indikator ist in beiden Fällen lösliche Stärke.

Probleme bei Redoxtitrationen liegen einmal in der häufigen *kinetischen Hemmung* einer thermodynamisch möglichen Reaktion; dies erfordert den Einsatz von *Katalysatoren*; zum anderen reagieren viele der geläufigen Indikatoren irreversibel und pH-Wert-abhängig, was zu Fehlern führen kann. Da die Iodometrie frei von diesen Schwierigkeiten ist, werden visuell zu indizierende Redoxtitrationen häufig auf die Iodometrie zurückgeführt.

Spezielle Titrationen

Nitritometrische Titration. Primäre aromatische Amine reagieren mit Nitrit im sauren Milieu über das hieraus im Gleichgewicht entstehende Nitrosylkation zu Diazoniumsalzen:

$$NO_2^- + H_3O^+ \rightleftharpoons HNO_2 + H_2O \tag{1}$$

$$HNO_2 + H_3O^+ \rightleftharpoons NO^+ + 2H_2O \tag{2}$$

$$Ar\text{-}NH_2 + NO^+ \rightleftharpoons Ar\text{-}N \equiv N^+ + H_2O \tag{3}$$

Die Reaktionsgeschwindigkeit, die proportional zur Konzentration des Amins und des Nitrosylkations ist, ist wegen der ungünstigen Lage des Gleichgewichts 2 so gering, daß langsam titriert werden muß; durch Zugabe von Salzsäure und Bromid-Ionen in hoher Konzentration wird es nach rechts verschoben; als Grund hierfür wird die Bildung weiterer aktiver Species mit NO^+ angenommen, $(NO^+ Br^-)$-Ionenpaare, Assoziate und Nitrosylbromid $NOBr$; die Titration ist nun mit der üblichen Schnelligkeit durchzuführen. Sekundäre aromatische Amine reagieren zu Nitrosaminen, oft mit einer für die Titration ausreichenden Geschwindigkeit; tertiäre Amine reagieren nicht; aliphatische Amine stören nitritometrische Titrationen nicht, da sie in der salzsauren Lösung weitgehend protoniert vorliegen, weshalb die Reaktionsgeschwindigkeit äußerst niedrig ist.

Die Maßlösung ist recht unbeständig; ihre Einstellung erfolgt mit Sulfanilsäure (bei 105 °C getrocknet) gegen einen der Indikatoren Tropäolin OO, Metanilgelb oder Neutralrot, die weitgehend irreversibel reagieren, oder gegen den Redoxindikator Ferrocyphen, Dicyanobis(1,10-phenanthrolin)eisen(II), der durch HNO_2 reversibel zu Ferricyphen oxidiert wird.

Tensid-Titration. Geladene Stoffe mit einem ausreichend lipophilen Molekülbereich können mit entgegengesetzt geladenen ionischen Tensiden in Wasser

Ionenpaare bilden; sind diese wegen ihrer Lipophilie weitgehend in eine organische Phase extrahierbar, so ist dies in einer Zweiphasentitration nutzbar. Zur Indikation sind Stoffe einsetzbar, die ebenfalls Ionenpaare bilden, entweder mit dem vorgelegten Ion oder mit dem Tensid der Maßlösung; in jedem Fall muß das Ionenpaar aus vorgelegter Substanz und Tensid stabiler und/oder besser extrahierbar sein als das vom Indikator gebildete Ionenpaar. Der Endpunkt ist erreicht, wenn in der organischen Phase ein Farbwechsel erfolgt.

Besonders deutlich wird der Umschlag, wenn der Indikator aus einem jeweils gefärbten ausreichend lipophilem Anion und Kation besteht und das Ionenpaar hieraus instabil oder nicht extrahierbar ist (Abb. 2.269).

	Wäßrige Phase	Organische Phase		
I	A^+ + IK^+	$\{A^+ IA^-\}$	+	$\{A^+ R^-\}$
II	IK^+ + IA^-	$\{A^+ R^-\}$	+	$\{IK^+ IA^-\}$
III	IA^- + R^-	$\{A^+ R^-\}$	+	$\{IK^+ R^-\}$

Abb. 2.269. Schematische Darstellung einer Tensid-Titration; A^+ Analyt, R^- Reagenz, IK^+, IA^- Indikatorkation und -anion, I vor, II am, III nach dem Äquivalenzpunkt

Als *Maßlösungen* für die Bestimmung kationischer Substanzen werden Natriumdodecylsulfat, Natriumdodecylbenzolsulfonat und Natriumtetraphenylborat verwendet. Für anionische Substanzen setzt man Cetyltrimethylammoniumchlorid, Cetylpyridiniumchlorid, Cetylbenzyldimethylammoniumchlorid und Benzethoniumchlorid („Hyamine 1622") ein. Die meisten der Substanzen können nach entsprechender Reinigung als Urtiter eingesetzt werden, so z. B. Benzethoniumchlorid.

Als *Indikatoren* sind Brilliantblau, Bromphenolblau, Dimethylgelb, Dimidiumbromid, Disulfinblau, Methylenblau, Oracetblau und Thymolphthalein einsetzbar.

Literatur

1. Schmidt V, Mayer WD (1981) Indikatoren und ihre Eigenschaften. In: Bock R, Fresenius W, Günzler H, Huber W, Tölg G (Hrsg.) Analytiker Taschenbuch, Bd. 2, Springer, Heidelberg
2. Schmidt V, Mayer WD (1983) Indikatoren und ihre Eigenschaften. In: Bock R, Fresenius W, Günzler H, Huber W, Tölg G (Hrsg.) Analytiker Taschenbuch, Bd. 3, Springer, Heidelberg

5.1.2 Titrationen
mit instrumenteller Indikation

B. REYER

Titrationen gehören zu den Standardmethoden eines jeden analytischen Labors. Dabei werden nebeneinander sowohl Titrationen von Hand mit Erkennung des Endpunktes über Farbindikatoren (→ Kap. 2, 5.1.1) als auch instrumentelle Methoden verwendet, die sich im Verlauf der letzten Jahre hauptsächlich in der Routineanalytik immer mehr durchsetzen. Bei diesen Verfahren, die im wesentlichen auf der Potentiometrie, Amperometrie und Konduktometrie beruhen, sind zwei prinzipiell unterschiedliche Arbeitsweisen verfügbar.

Kontinuierliche Verfahren. Hier wird mit Hilfe einer Motorkolbenbürette und eines damit gekoppelten Schreibers analog das Meßsignal gegen die kontinuierlich zugesetzte Reagenzmenge aufgezeichnet (analog registrierende Geräte). Die Kopplung des Papiervorschubs beim Schreiber und des Kolbenvorschubs im Bürettenzylinder hat dabei mechanisch zu erfolgen. Die bei modernen Geräten überwiegend anzutreffende elektrische Koppelung ergibt genau genommen ein diskontinuierliches Verfahren, da sowohl der Antrieb des Papiers als auch des Bürettenkolbens in diskreten Einzelschritten über genau geregelte Synchron- oder Schrittmotoren vorgenommen wird. Da die Einzelschritte jedoch sehr klein sind, ist die Bezeichnung „kontinuierlich" gerechtfertigt.
Die Auswertung der aufgezeichneten Titrationskurven muß nachträglich mit entsprechenden graphischen Auswertemethoden vorgenommen werden. Beispiele dafür sind das in der Potentiometrie verwendete TUBBS-Verfahren[1,2] oder das speziell bei asymmetrischen Titrationskurven ungenauere Tangentenverfahren.[3] Da die kontinuierliche Aufzeichnung von Titrationskurven gegenüber digitalen Methoden immer mehr an Bedeutung verliert, soll hier auf eine Beschreibung der Auswertungen verzichtet werden. Die verbliebene Hauptanwendung registrierender Geräte besteht im Erreichen einer schnellen Übersicht über die Form einer Titrationskurve, die eine Aussage über die Durchführbarkeit einer Titration gibt und die Auswahl einer geeigneten diskontinuierlichen Methode erleichtert.

Diskontinuierliche Verfahren. Hierbei wird die Maßlösung in diskreten Einzelschritten zugegeben und jeweils nach einer festen Wartezeit oder nach der Gleichgewichtseinstellung, über die die Meßwert-Drift eine Aussage zuläßt, der zugehörige Meßwert aufgezeichnet (digitale Methode). Aus den erhaltenen Meßwertpaaren kann dann durch einfaches Verbinden der Punkte oder durch Interpolation zwischen den Punkten die Titrationskurve rekonstruiert werden, wenn dies notwendig ist.
Die Auswertung der Meßwerte zur Ermittlung der Endpunkte wird von einem Mikroprozessor oder von einem Digitalrechner vorgenommen. Zusätzlich lassen sich auch Substanz- und/oder Lösungsmittelkonstanten aus den Werten berechnen. Gegenüber der graphischen Auswertung bei analog registrierten Ti-

trationskurven erreicht man eine wesentlich höhere Genauigkeit und Reproduzierbarkeit der Ergebnisse, da man zum einen von zufälligen Fehlern (ungleichmäßiger Papiertransport eines Schreibers oder schlechte Stiftspitzen) unabhängig ist, und zum anderen der Genauigkeit des Ausmessens von Schreiberkurven enge Grenzen gesetzt sind. Da der Papiervorschub ein Maß für die zugesetzte Menge an Reagenz darstellt, ließe sich nur durch einen unrealistisch hohen Papierverbrauch die Auflösung moderner Motorkolbenbüretten voll nutzen.
Die folgende Beschreibung der Durchführung und Auswertung von Titrationen mit instrumenteller Indikation soll sich aufgrund der mittlerweile überwiegenden Verwendung der diskontinuierlichen Verfahren auf diese beschränken.

Potentiometrische Titrationen

Zu dieser Gruppe gehören die meisten in der Praxis vorkommenden Titrationen. Der Grund dafür besteht zum einen in der problemlosen Durchführung und der Vielfalt der Möglichkeiten und zum anderen in dem relativ niedrigen Preis der benötigten Geräte. Im einfachsten Fall genügen ein Spannungsmeßgerät mit hochohmigem Eingang, ein für die jeweilige Reaktion geeignetes Elektrodensystem, eine Bürette, ein Magnetrührer und ein Taschenrechner. Damit kann dann im Prinzip jede Titration durchgeführt werden, bei der eine von der Reagenzzugabe abhängige Änderung der Aktivität eines zu titrierenden Ions oder eines Ions der Maßlösung eintritt. Die Aktivitätsänderungen, die im Idealfall der Nernst-Gleichung (→ Kap. 2, 5.5.1) gehorchen, werden zusammen mit den zugesetzten Reagenzvolumina aufgezeichnet, und aus den erhaltenen Titrationsdaten kann mit Hilfe des Taschenrechners der Endpunkt der Reaktion ermittelt werden. Im einzelnen lassen sich Säure-Base-Reaktionen mit Glas- oder Wolframelektroden, Fällungsreaktionen mit Metall- oder ionensensitiven Elektroden, Redoxreaktionen mit Edelmetallelektroden und Komplexbildungsreaktionen mit ionensensitiven Elektroden indizieren. Auch das verwendete Lösungsmittel kann in weiten Grenzen durch entsprechende Zusatzmaßnahmen variiert werden. Bei nichtwäßrigen Lösungsmitteln muß dazu nur der Leitelektrolyt von Elektroden, die durch ein Diaphragma mit der Reaktionslösung verbunden sind, gegen einen solchen ausgetauscht werden, der kein zu hohes Diffusionspotential am Diaphragma entstehen läßt (z. B. LiCl in Eisessig oder Methanol). Bei Lösungsmitteln mit niedriger Dielektrizitätskonstante muß durch einen Faraday-Käfig oder durch eine inerte dritte Elektrode und einen entsprechenden Differenzverstärker die Beeinflussung der Meßpotentiale durch elektrostatische Störpotentiale verhindert bzw. herausgefiltert werden.

Praktische Durchführung. Diese kann sowohl von Hand als auch mit einem entsprechenden Titrationsautomaten (→ Kap. 2, 5.1.4) auf zwei verschiedenen Wegen erfolgen. Im ersten Fall ist jedes zudosierte Volumeninkrement gleich groß. Im zweiten Fall werden die zu dosierenden Volumina aus den vorher zugegebenen Inkrementen und der Änderung der Meßwerte errechnet, d. h. sie werden von der Steigung der Titrationskurve abhängig gemacht. Das bedeutet, je kleiner die Steigung desto größer ist das zugesetzte Volumen, und je größer die Steigung desto kleiner ist das nächste zugesetzte Volumeninkrement. In der Nähe des Endpunktes, wo die Meßwertänderungen sprunghaft ansteigen, werden sehr kleine Volumenschritte dosiert. Man erhält damit gerade in dem für die Endpunktfindung interessanten Teil der Titrationskurve auf der Volumenachse nahe zusammenliegende Meßwerte, wodurch die Auswertung entsprechend verbessert werden kann. Dieses Verfahren entspricht der manuellen Durchführung von Titrationen mit visueller Endpunkterkennung (→ Kap. 2, 5.1.1). Beide Methoden der Titrationsbearbeitung haben ihre Vor- und Nachteile. Bei konstanten Volumeninkrementen benötigt man unter Umständen relativ viele Schritte bis zum Erreichen des Endpunktes und in der Nähe des Endpunktes sind die Volumina genau genommen zu groß für eine gute Auswertung (Abb. 2.270).

Andererseits sind manche Reaktionen (z. B. Redoxtitrationen) nicht sehr gut für eine Vorausberechnung der Dosierschritte geeignet, da man vor dem Äquivalenzpunkt oft nur instabile, rauschende Meßwerte erhält. Die von der Steigung der Titrationskurve abhängige Dosierung führt meist mit wenigen Schritten in den für die Auswertung wichtigen Bereich kurz vor dem Endpunkt, d. h. die Titrationszeit wird verkürzt (Abb. 2.271). Dieses Verfahren ist daher das Mittel der Wahl bei allen gleichmäßig und rauscharm verlaufenden Titrationen.

Auswertung. Hierzu kommen bei potentiometrisch indizierten Titrationen viele verschiedene Möglichkeiten in Frage, die man in vier Gruppen einteilen kann:

- Endpunkttitration,
- Interpolationsverfahren,
- mathematische Verfahren,
- Approximationsverfahren.

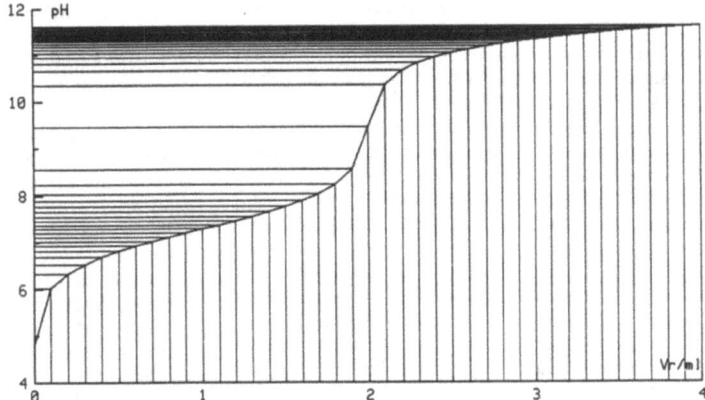

Abb. 2.270. Titration einer schwachen Säure mit einer starken Base (Meßkurve). C_a = 0,0050 mol/L, V_a = 40,00 ml, C_T = 0,1000 mol/L, V_e(theor.) = 2,0000 ml, V_e(gef.) = 1,9956 ml, Δ = −0,22%, K_a = 5,0119 · 10⁻⁸, Zahl der Meßpunkte = 41, Methode: konstantes ΔV_r (0,10 ml/Inkrement), Auswertung: 2. Ableitung

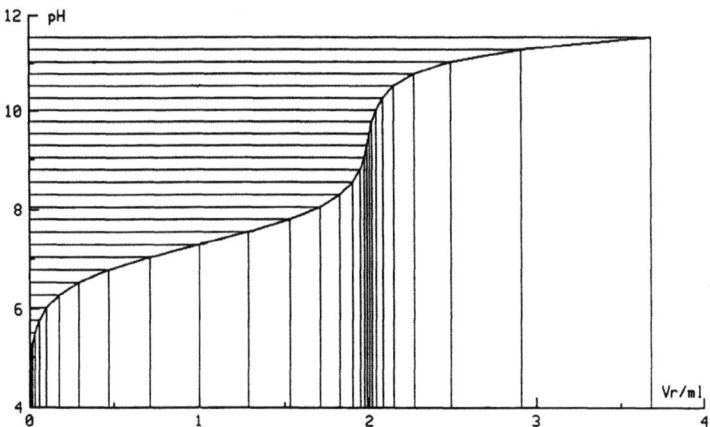

Abb. 2.271. Titration einer schwachen Säure mit einer starken Base (Meßkurve). C_a = 0,0050 mol/L, V_a = 40,00 ml, C_T = 0,1000 mol/L, V_e(theor.) = 2,0000 ml, V_e(gef.) = 1,9987 ml, Δ = −0,07%, K_a = 5,0119 · 10⁻⁸, Zahl der Meßpunkte = 28, Methode: konstantes ΔE(15 mV/Inkrement / Slow-Mode), Auswertung: 2. Ableitung

Bei einer *Endpunkttitration* wird der Analysenlösung solange Reagenz zugesetzt, bis ein vorgewählter Meßwert erreicht ist. Das bis dahin benötigte Reagenzvolumen ist das Endpunktvolumen. Eine solche Titration läßt sich sehr schnell durchführen, aber es müssen einige wesentliche Voraussetzungen erfüllt sein. Die Reaktion muß vollständig und schnell ohne Reagenzüberschuß ablaufen, die Meßwerte müssen sich am Elektrodensystem schnell und vor allem reproduzierbar einstellen, und der Verlauf der Titrationskurve darf in der Nähe des Endpunktes nicht zu flach sein, da sonst geringe Fehler in der Wahl des Endpunktpotentials das erhaltene Ergebnis stark verfälschen. Zudem müssen die Parameter des verwendeten Elektrodensystems genau bekannt sein, da anderenfalls kein vernünftiger Bezug zwischen dem gemessenen Potential und der für das Ende der Reaktion ausschlaggebenden Aktivität des den Meßwert bestimmenden Ions zu ermitteln ist. Die angeführten Bedingungen verhindern somit z. B. eine Endpunkttitration bei Fällungsreaktionen aus sehr verdünnten Lösungen wegen der zu niedrigen Reaktionsgeschwindigkeit oder bei Säure-Base-Titrationen in wasserfreien Lösungsmitteln, da dort durch Wasserentzug aus der Gelschicht der Glaselektrode schnell eine Veränderung der Elektrodenparameter eintritt.

Bei den *Interpolationsverfahren* werden nur wenige Meßpunkte um den Äquivalenzpunkt der Reaktion herum verwendet. Daher setzen diese Verfahren meistens voraus, daß der Wendepunkt der Titrationskurve und der Äquivalenzpunkt der Reaktion zusammenfallen (Symmetrie der Kurve) und daß gleich große Volumeninkremente bei der Titration dosiert werden. Zur Auswertung ermittelt man zunächst das Reagenzvolumen vor dem größten Potentialsprung (V_{max}). Der Endpunkt muß dann im nächsten Volumeninkrement nach V_{max} liegen. Er errechnet sich nach Gl. (1).

$$V_e = V_{max} + \rho \cdot \Delta V_r \qquad (1)$$

V_e = Endpunktvolumen,
V_{max} = Volumen vor größter Potentialänderung,
ρ = Berechnungsfaktor (s. Text),
ΔV_r = Volumeninkrement.

Der Parameter ρ gibt die genaue Lage innerhalb eines Volumeninkrementes an und errechnet sich unterschiedlich nach den verschiedenen Interpolationsverfahren, Gl. (2) bis (10). Die älteste und einfachste Formel zur Berechnung für ρ lautet:[4]

$$\rho = \frac{\Delta_0 - \Delta_v}{(\Delta_0 - \Delta_v) + (\Delta_0 - \Delta_n)} \qquad (2)$$

Δ_0 = maximale Potentialdifferenz,
Δ_v = Potentialdifferenz vor Δ_0,
Δ_n = Potentialdifferenz nach Δ_0.

Die Gleichung berechnet prinzipiell die Nullstelle der zweiten Ableitung der Titrationskurve aus den Differenzen der Potentialdifferenzen (anstelle der differenzierten Titrationskurve). Die Volumendifferenzen bleiben unberücksichtigt, weil sie stets gleich groß sind (konstante Volumeninkremente). Da die Formel eine Symmetrie der Kurve voraussetzt, können je nach Lage des realen Äquivalenzpunktes innerhalb eines Volumeninkrementes Fehler bis zur Hälfte eines Inkrementes auftreten (Abb. 2.272). Eine gute Auswertung läßt sich somit nur erreichen, wenn die zugegebenen Volumenschritte sehr klein im Verhältnis zum Endpunktvolumen sind. Bei einem Volumeninkrement von $1/200\ V_e$ bleibt der durch die Berechnung bedingte Fehler stets unter 0,2%. Diese Forderung ist mit modernen Dosiersystemen ohne Probleme erreichbar.

Wenn es aus praktischen Gründen doch nötig ist, mit größeren Inkrementen zu arbeiten, muß man zur Auswertung auf Interpolationsmethoden zugreifen, die zumindest teilweise die Asymmetrie der Kurve und die relative Lage des Endpunktes in einem Inkrement berücksichtigen. Den Ansatz dazu liefert ein Nomogrammverfahren,[5,6] das auf mathematischen Untersuchungen des genäherten Verlaufs von Titrationskurven beruht. Zunächst werden die Hilfsgrößen R_1 und R_2 mit Gl. (3) und (4) ermittelt und dann der Wert für ρ aus einem Nomogramm entnommen.

$$R_1 = \frac{\Delta_1}{\Delta_0} \qquad (3)$$

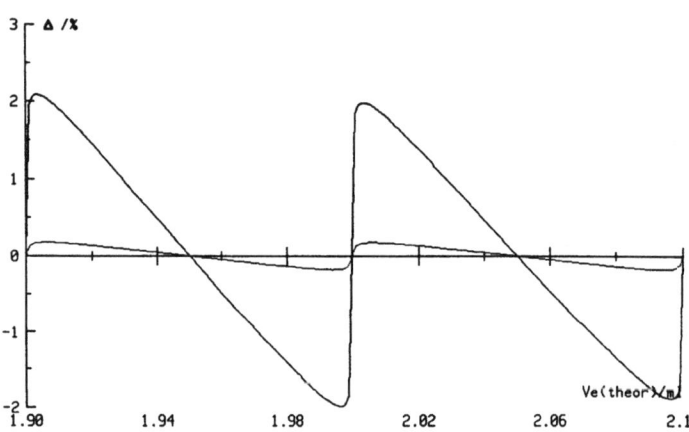

Abb. 2.272. Titration einer starken Säure mit einer starken Base. $C_a = 0,0050\ mol/L\ (\pm 5\%)$, $V_a = 40,00\ ml$, $C_r = 0,1000\ mol/L$, Fehlerfunktion in Abhängigkeit von der Anfangskonzentration (--): kleinstes Inkrement = $1/20\ V_e$, (...): kleinstes Inkrement = $1/200\ V_e$, Auswertung nach Hahn-Weiler

$$R_2 = \frac{\Delta_2}{\Delta_1} \qquad (4)$$

Δ_0 = größte Potentialdifferenz,
Δ_1 = zweitgrößte Potentialdifferenz,
Δ_2 = drittgrößte Potentialdifferenz.

Wegen der Umständlichkeit solcher Nomogrammverfahren und der fehlenden Automatisierbarkeit für den Routinebetrieb wurden die Nomogramme durch Polynome bzw. verwandte Ausdrücke, Gl. (5) bis (7), approximiert:[7,8]

$$\rho = 0{,}5 \cdot R_2 - 0{,}2 \cdot R_1^2 \qquad (5)$$

$$\rho = [0{,}5 \cdot R_2 - 0{,}3 \cdot R_1^2 \cdot (1 - R_2)] \cdot [1 - R_1^{16}] \qquad (6)$$

$$\rho = \frac{18 \cdot R_2 - 5 \cdot R_2^2 - 10 \cdot R_1^2 \cdot R_2 - 3}{20 - 20 \cdot R_1^2 \cdot R_2} \qquad (7)$$

Die einfache Berechnungsgl. (1) wird dazu in Gl. (8) geändert:

$$V_e = V_{max} + a \cdot \Delta V_r + b \cdot \rho \cdot \Delta V_r \qquad (8)$$

Die Faktoren a und b ergeben sich aus der Entscheidung, ob die zweitgrößte Potentialdifferenz vor oder nach der größten liegt.

$$a = 0 : \Delta_1 \text{ vor } \Delta_0; \Delta_v > \Delta_n, \qquad (9a)$$

$$a = 1 : \Delta_1 \text{ nach } \Delta_0; \Delta_v < \Delta_n, \qquad (9b)$$

$$b = +1 : \Delta_1 \text{ vor } \Delta_0; \Delta_v > \Delta_n, \qquad (9c)$$

$$b = -1 : \Delta_1 \text{ nach } \Delta_0; \Delta_v < \Delta_n. \qquad (9d)$$

Man erreicht mit diesen Berechnungen auch bei größeren Volumeninkrementen Fehler von maximal 0,2 %, unabhängig davon, wo der Endpunkt innerhalb eines Inkrementes liegt.
Zur Überprüfung einer sinnvollen Auswertung nach den angegebenen Gleichungen werden Bedingungen vorausgesetzt, die erfüllt sein müssen, um die Verfahren anzuwenden. Beim Keller-Richter-Verfahren z. B. ergibt sich die Bedingung nach Gl. (10).

$$\rho \geq 0{,}1 \qquad (10)$$

Ist diese Bedingung nicht erfüllt, kann man durch Zusammenfassung von jeweils zwei Meßwerten in den meisten Fällen trotzdem ein gutes Ergebnis erzielen, wobei sich dann allerdings der zu erwartende Auswertefehler verdoppelt. Eine ausführliche Diskussion der zu erwartenden Fehler der Interpolationsverfahren findet sich in[9].
Zu den *mathematischen Verfahren* gehören Methoden, die auf theoretischen Ansätzen für den Verlauf von Titrationskurven beruhen und mehr oder weniger alle Meßwerte berücksichtigen. für die Auswertung von potentiometrischen Titrationen gibt es eine graphische Methode,[10] die auf einer Linearisierung der Titrationskurve beruht. Da die angegebenen Berechnungen nur Näherungen darstellen, gab es einige Versuche, genauere Formeln zu entwickeln.[11-13] Ausgehend vom Ionenprodukt des Wassers, Gl. (11), und der Elektroneutralitätsbedingung, Gl. (12), gelangt man mit dem Ansatz für das Endpunktvolumen Gl. (13) zu Gl. (14).

$$a_{H_3O^+} \cdot a_{OH^-} = K_w \qquad (11)$$

$$c_{H_3O^+} + \frac{c_r \cdot V_r}{V_a + V_r} = c_{OH^-} + \frac{c_a \cdot V_a}{V_a + V_r} \qquad (12)$$

$$c_{H_3O^+} = c_{OH^-} + \frac{c_a \cdot V_a - c_r \cdot V_r}{V_a + V_r} \qquad (12a)$$

$$c_a \cdot V_a = c_r \cdot V_e \qquad (13)$$

$$c_a = \frac{c_r \cdot V_e}{V_a} \qquad (13a)$$

$$c_{H_3O^+} = c_{OH^-} + \frac{c_r \cdot V_e - c_r \cdot V_r}{V_a + V_r} \qquad (14)$$

$$c_{H_3O^+} = c_{OH^-} + (V_e - V_r) \cdot \frac{c_r}{V_a + V_r} \qquad (14a)$$

Dieser Ansatz gilt für die Titration einer starken Säure mit einer starken Base. Das gesuchte Endpunktvolumen ist in dem in Gl. (15) dargestellten Teilausdruck aus Gl. (14) enthalten und gehorcht den Bedingungen in Gl. (15a) bis (15c).

$$\Gamma = (V_e - V_r) \qquad (15)$$

$$\Gamma > 0 \text{ für } V_r < V_e \qquad (15a)$$

$$\Gamma = 0 \text{ für } V_r = V_e \qquad (15b)$$

$$\Gamma < 0 \text{ für } V_r > V_e \qquad (15c)$$

Wenn man also Gl. (14) nach dem GRAN-Wert auflöst, erhält man die Abhängigkeit dieses Wertes vom Reagenzvolumen, Gl. (16).

$$\Gamma = \frac{V_a + V_r}{c_r} \cdot (c_{H_3O^+} - c_{OH^-}) \qquad (16)$$

Die darin enthaltenen Konzentrationen lassen sich durch Entlogarithmierung der von der Meßelektrode gelieferten pH-Werte unter Einbeziehung des mittleren Aktivitätskoeffizienten und Gl. (11) so umwandeln, daß man zu Gl. (17) gelangt.

$$\Gamma = \frac{V_a + V_r}{c_r} \cdot \left(\frac{a_{H_3O^+}}{f_\pm} - \frac{K_w}{a_{H_3O^+} \cdot f_\pm} \right) \qquad (17)$$

$$\Gamma = \frac{V_a + V_r}{c_r} \cdot \left(\frac{1}{f_\pm} \cdot 10^{-pH} - \frac{K_w}{f_\pm} \cdot 10^{pH} \right) \qquad (17a)$$

Die ursprünglich von Gran angegebene Gl. (18) stellt demgegenüber nur eine Näherung für den vorderen Ast der Titrationskurve dar, da darin sowohl der Aktivitätskoeffizient als auch die Konzentration der OH^--Ionen unberücksichtigt bleiben.

$$\Gamma = \frac{V_a + V_r}{c_r} \cdot 10^{-pH} \qquad (18)$$

Wenn man von der Voraussetzung ausgeht, daß die genaue Umrechnung nach Gran, Gl. (17), zu einer Linearisierung der Titrationskurve führt, müßte die Funktion als Ergebnis eine Gerade liefern. Bei genauerer Betrachtung stellt man jedoch fest, daß das nicht der Fall ist. Der Grund dafür besteht darin, daß bei der Entlogarithmierung der pH-Werte zwar additive Glieder keinen Einfluß auf die Linearisierung haben, sehr wohl aber alle Parameter, die multiplikativ in die Meßwerte eingehen. Dazu gehören der Aktivitätskoeffizient und die Elektrodensteilheit.[13]

Es ist daher nötig, die Gran-Funktion nicht als Gerade, sondern als Polynom zu approximieren. Der große Vorteil des Gran-Verfahrens besteht darin, daß auch Substanzen, die einen sehr flachen Kurvenverlauf haben (z. B. Ammonium-Ionen, Abb.2.273), noch gut ausgewertet werden können, was bei den Interpolationsverfahren oft nur noch mit höheren Fehlern (2 bis 3 %) möglich ist.

Ebenfalls in die Gruppe der mathematischen Verfahren gehört die Multiparameter-Ausgleichsrechnung bzw. die nichtlineare Regressionsanalyse. Man geht dabei davon aus, daß jede Titrationskurve durch einen exakt zu formulierenden Satz von Basisgleichungen definiert ist. Bei der Titration einer schwachen Säure besteht dieser aus dem Ionenprodukt des Wassers, Gl. (11), dem Ansatz für die Aciditätskonstante, Gl. (19), der Elektroneutralitätsbedingung, Gl. (20), und der Massenerhaltung, Gl. (21).

$$\frac{a_{H_3O^+} \cdot a_{Ac^-}}{a_{HAc}} = K_a \qquad (19)$$

$$C_{H_3O^+} + \frac{C_r \cdot V_r}{V_a + V_r} = C_{OH^-} + C_{Ac^-} \qquad (20)$$

$$C_{HAc} + C_{Ac^-} = \frac{C_a \cdot V_a}{V_a + V_r} \qquad (21)$$

Unter Berücksichtigung der Elektrodenparameter aus der Nernst-Gleichung (22) läßt sich jeder Punkt der Titrationskurve als Funktion aller Parameter mit Gl. (11) und (19) bis (22) darstellen, Gl. (23).

$$\Delta E = E^\circ + s \cdot \lg (a_{H_3O^+}) \qquad (22)$$

$$\Delta E = f(K_W, K_a, C_r, C_a, V_a, E^\circ, s, V_r) \qquad (23)$$

Unter der Voraussetzung, daß die Zahl der Meßpunkte einer Titration größer als die Zahl der zu bestimmenden Parameter ist, lassen sich diese Parameter berechnen und zur Auswertung inkrementeller Titrationen verwenden.[14,15]

Approximationsverfahren stellen quasi einen Kompromiß zwischen den Interpolations- und den mathematischen Verfahren dar. Einerseits werden relativ einfache Auswertealgorithmen verwendet, die keine Kenntnis der für eine bestimmte Titration charakteristischen Parameter oder der Art der Titration (d. h. der Theorie der Titration) voraussetzen. Andererseits wird eine größere Anzahl von Kurvenpunkten verwendet, um damit den Verlauf der Titrationskurve zu approximieren. Zur Auswertung sucht man nach Differentiation in der 1. Ableitung (Abb.2.274) die Lage der Maxima oder in der 2. Ableitung (Abb.2.275) die Lage der Nullstellen.

Daraus ergeben sich die gesuchten Endpunkte, wobei wie bei den mathematischen Verfahren durch Ausgleich über mehrere Meßpunkte das Rauschen der Kurve gedämpft wird und dadurch zufällige Fehler, wie sie bei den Interpolationsverfahren auftreten, verhindert bzw. verringert werden. Zum Ausgleich der Kurve kommen Spline- und Fourier-Funktionen sowie Polynome in Frage, wobei die beiden ersten Verfahren bislang allerdings keine praktische Bedeutung erlangt haben. Eine weitere sehr einfach anzuwendende Möglichkeit, die in der Praxis gute Resultate liefert, besteht in der numerischen Differentiation der Meßkurve. Dabei wird der Ausgleich nur über wenige Meßpunkte vorgenommen und ein einziger Ableitungswert in der Mitte des Ausgleichsintervalls bestimmt. Dann wird das Intervall um einen Meßpunkt verschoben und ein neuer Ableitungswert ermittelt. Auf diese Art kann man die Ableitungen der Titrationskurve Punkt für Punkt konstruieren. Obwohl die Ermittlung der Nullstelle der 2. Ableitung aus der numerischen Differentiation als Endpunkt prinzipiell der einfachen Interpolationsmethode nach Hahn-Weiler entspricht, erreicht man eine Verbesserung des Auswertefehlers um den Faktor zwei bei steilen bzw.

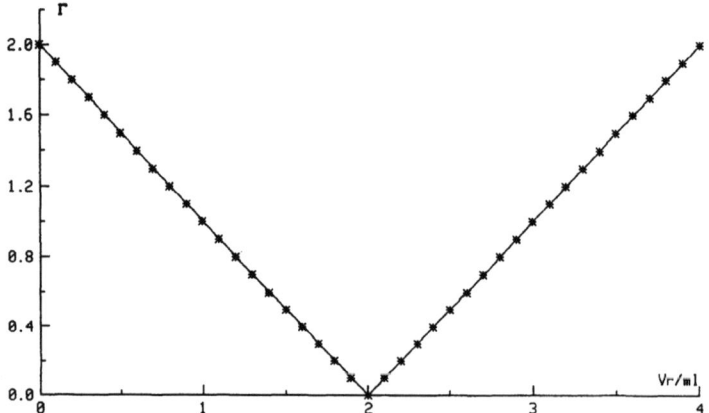

Abb.2.273. Titration einer starken Säure mit einer starken Base (Meßkurve). C_a = 0,0050 mol/L, V_a = 40,00 ml, C_r = 0,1000 mol/L, V_e(theor.) = 2,0000 ml, V_e(gef.) = 2,0000 ml, Δ = −0,00 %, Zahl der Meßpunkte = 41, Methode: konstante ΔV_r (0,10 ml/Inkrement), Auswertung: Gran

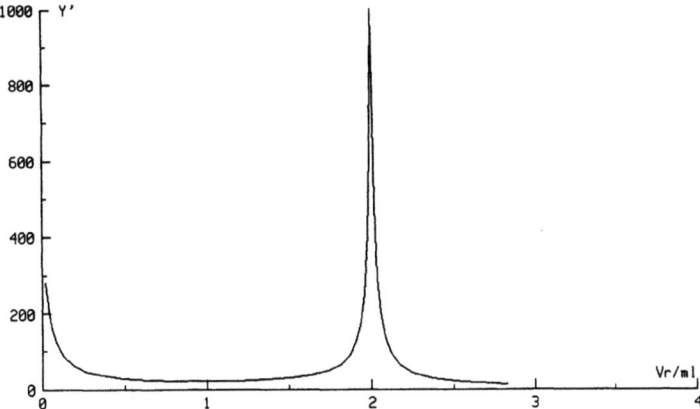

Abb. 2.274. Titration einer schwachen Säure mit einer starken Base (1. Ableitung). C_a = 0,0050 mol/L, V_a = 40,00 ml, C_r = 0,1000 mol/L, V_e(theor.) = 2,0000 ml, V_e(gef.) = 1,9999 ml, Δ = −0,01%, K_a = 3,1623 · 10^{-7}, Zahl der Meßpunkte = 44, Methode: konstantes ΔE(10 mV/Inkrement / Slow-Mode), Auswertung: 2. Ableitung

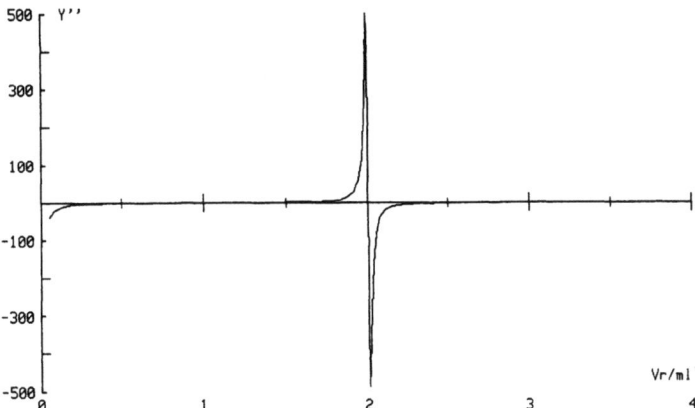

Abb. 2.275. Titration einer schwachen Säure mit einer starken Base (2. Ableitung). C_a = 0,0050 mol/L, V_a = 40,00 ml, C_r = 0,1000 mol/L, V_e(theor.) = 2,0000 ml, V_e(gef.) = 1,9999 ml, Δ = −0,01%, K_a = 3,1623 · 10^{-7}, Zahl der Meßpunkte = 44, Methode: konstantes ΔE(10 mV/Inkrement / Slow-Mode), Auswertung: 2. Ableitung

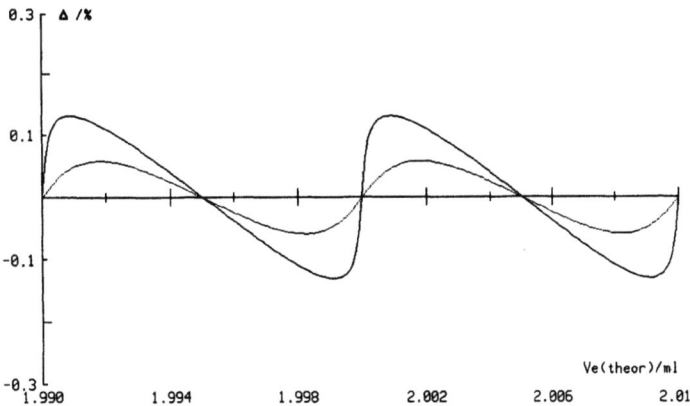

Abb. 2.276. Fehlerfunktion in Abhängigkeit von der Anfangskonzentration. (---): Titration einer starken Säure mit einer starken Base, C_a = 0,0050 mol/L (±5%), V_a = 40,00 ml, C_r = 0,1000 mol/L, kleinstes Inkrement = 1/200 V_e. (...): Titration einer schwachen Säure mit einer starken Base, C_a = 0,0050 mol/L (±5%), V_a = 40,00 ml, K_a = 1,7783 · 10^{-5}, C_r = 0,1000 mol/L, kleinstes Inkrement = 1/200 V_e

drei bei flachen Titrationskurven.[16] Das resultiert daraus, daß bei der Approximation mehr Werte aus den Außenteilen der Kurve zur Endpunktermittlung herangezogen werden, wodurch die Asymmetrie der Kurve zum Teil berücksichtigt wird (Abb. 2.276).

Amperometrische Titrationen

Im Gegensatz zur Potentiometrie, wo sich an den Meßelektroden aufgrund eines elektrochemischen Gleichgewichtes in der Lösung eine Potentialdifferenz einstellt, die gemessen wird, legt man bei der Amperometrie an die Elektroden von außen eine konstante Spannung an und mißt den wegen der dadurch hervorgerufenen elektrochemischen Reaktion fließenden Strom. Dieser liegt dabei meist im nA- bis µA-Bereich, während bei der Potentiometrie durch den hochohmigen Meßverstärker versucht wird, den Strom unterhalb des pA-Bereichs bei wenigen fA zu halten.

Man unterscheidet prinzipiell zwei Methoden:
- Monoamperometrie: eine polarisierbare Elektrode,
- Biamperometrie: zwei polarisierbare Elektroden.

Monoamperometrie. Hier wird an die Elektroden eine konstante Spannung in der Größe angelegt, daß man in den Diffusionsgrenzstrombereich der elektrochemisch aktiven Substanz gelangt, wobei entweder Titrand oder Titrator oder beide elektrochemisch aktiv sein können. Gemessen und aufgezeichnet wird die Stromstärke in Abhängigkeit von der Reagenzzugabe. Je nachdem, welches die elektrochemisch aktive Substanz ist, resultieren drei verschiedene Kurventypen (Abb. 2.277 bis 2.279). Der Endpunkt wird ermittelt, indem man durch die Kurvenäste Geraden zieht und deren Schnittpunkt sucht. Von diesem Punkt aus wird das Lot auf die Volumenachse gefällt und das Endpunktvolumen abgelesen.

Als Elektroden lassen sich Quecksilber-, Quecksilbertropf-, Edelmetall- oder Kohleelektroden verwenden.

Biamperometrie. Während bei der Monoamperometrie für den Stromfluß nur eine elektrochemisch aktive Substanz nötig ist, sind hier zwei aktive Teilchensorten erforderlich, eine oxidierbare und eine reduzierbare. Daher ist bei reversiblen Redoxsystemen (z. B. Iod/Iodid) zum Stromfluß nur eine geringe Spannung nötig. Bei irreversiblen Systemen (z. B. Thiosulfat/Tetrathionat) muß die angelegte Spannung entsprechend höher sein. Man erhält ähnliche Titrationskurven, wie sie für die Monoamperometrie in Abb. 2.277 bis 2.279 dargestellt sind. Bei der Biamperometrie verwendet man vorwiegend zwei Platinelektroden.

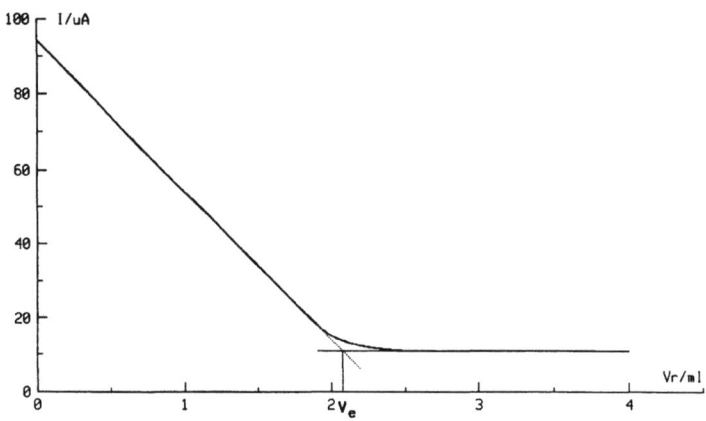

Abb. 2.277. Volumetrische Titration mit amperometrischer Indikation. Titrand elektrochemisch aktiv, Titrator elektrochemisch inaktiv

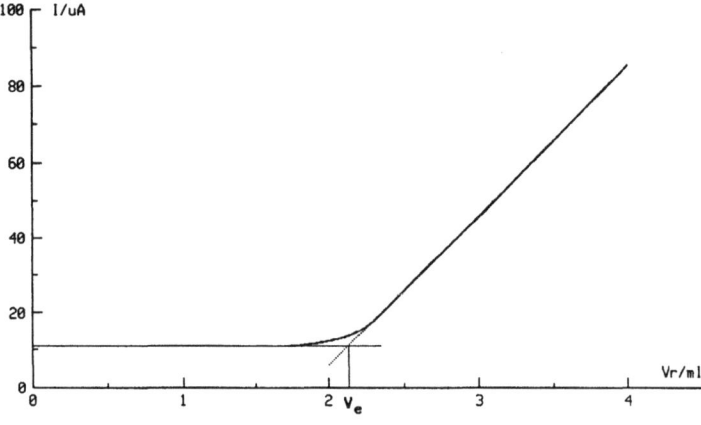

Abb. 2.278. Volumetrische Titration mit amperometrischer Indikation. Titrand elektrochemisch inaktiv, Titrator elektrochemisch aktiv

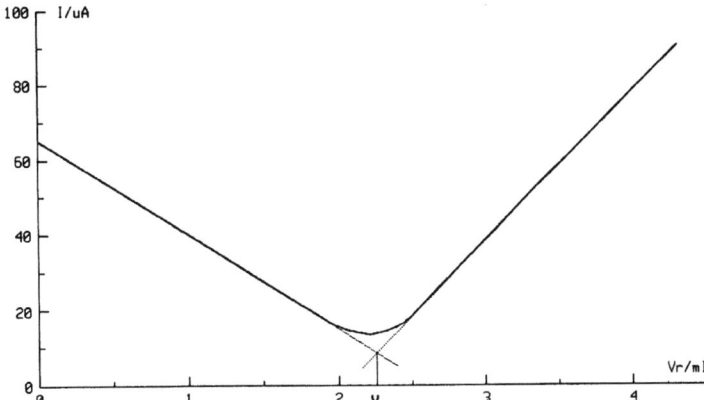

Abb. 2.279. Volumetrische Titration mit amperometrischer Indikation. Titrand und Titrator elektrochemisch aktiv

Dead-stop-Verfahren. Dieses stellt eine spezielle amperometrische Titrationsmethode dar. Es verläuft ähnlich wie die Endpunkttitration in der Potentiometrie, d. h. man titriert, bis ein bestimmter Stromfluß erreicht ist. Das bis dahin benötigte Reagenzvolumen ergibt den Endpunkt der Reaktion. Eine bei der Dead-stop-Titration auch angewendete Arbeitsweise besteht darin, daß man dem System einen vorgegebenen Strom quasi „aufzwingt" und die dazu erforderliche Spannung mißt. Man erhält zu den in Abb. 2.277 bis 2.279 gezeigten Kurven eine spiegelbildlich verlaufende Darstellung.

Die hauptsächliche Anwendung der amperometrischen Titrationen liegt in der Iodometrie, Cerimetrie und Nitritometrie.

Konduktometrische Titrationen

Das Prinzip der Konduktometrie beruht darauf, daß in einer Ionen enthaltenden Lösung durch Wanderung dieser elektrisch geladenen Teilchen im elektrischen Feld ein Stromfluß möglich ist. Die Größe des fließenden Stromes ist dabei abhängig von der Zahl der Teilchen, deren Ladungszahl und der Beweglichkeit innerhalb der Lösung. Die Lösungszusammensetzung ergibt damit einen bestimmten elektrischen Widerstand zwischen zwei in die Lösung tauchenden, planparallelen Elektroden. Dieser Widerstand errechnet sich dabei analog zum Widerstand in einem Leiter aus Metall nach Gl. (24).

$$R = \rho \cdot \frac{d}{A} \qquad (24)$$

R = Widerstand,
ρ = Resistivität,
d = Abstand der Elektroden,
A = Fläche der Elektroden.

Die Resistivität ist eine Konstante, die von der Materialzusammensetzung bei festen Leitern bzw. von der Lösungszusammensetzung abhängig ist. Die dafür oft gebrauchte Bezeichnung „spezifischer Widerstand" ist insofern nicht korrekt, da man in der Physik als spezifische Größen solche bezeichnet, die auf die Masse bezogen sind. Den Kehrwert des Widerstandes bezeichnet man als Leitwert. Er ergibt sich nach Gl. (25).

$$G = \frac{1}{R} = \frac{1}{\rho} \cdot \frac{A}{d} = \sigma \cdot \frac{A}{d} \qquad (25)$$

G = Leitwert,
σ = elektrische Leitfähigkeit.

Die Gesamtleitfähigkeit einer Elektrolytlösung setzt sich aus den Leitfähigkeiten der einzelnen Ionen additiv zusammen. Für einen Bezug auf die Konzentration definiert man die molare Leitfähigkeit Λ als Quotient der elektrischen Leitfähigkeit durch die Konzentration C in mol/L nach Gl. (26).

$$\Lambda = \sigma / C \qquad (26)$$

Gl. (27) zeigt die Berechnung für die molare Gesamtleitfähigkeit einer Lösung.

$$\Lambda_{ges} = \Lambda_{Anion} + \Lambda_{Kation} \qquad (27)$$

$$\Lambda_{ges} = \frac{\sigma_{Anion}}{C_{Anion}} + \frac{\sigma_{Kation}}{C_{Kation}} \qquad (27a)$$

Die elektrische Leitfähigkeit ist dabei direkt proportional zur Beweglichkeit der Ionen. Diese ist vom Ionenradius und noch mehr von der Größe der Solvathülle sowie von der Viskosität der Lösung abhängig. Eine Ausnahme machen H_3O^+- und OH^--Ionen in Wasser. Der Transport der Ladungen erfolgt hier durch Übertragung der schwachen Wasserstoff-Brückenbindungen, so daß ein Ladungstransport ohne Stofftransport möglich ist, woraus die relativ hohe Leitfähigkeit dieser Ionen resultiert.

Zur Messung der elektrischen Leitfähigkeit einer Lösung ist Kenntnis der sog. Zellen-Konstante K, d. h. der Quotient aus Elektrodenfläche und Elektrodenabstand, erforderlich, da eine Messung ja nur den Widerstand bzw. den Leitwert ergibt. Diese Konstante wird üblicherweise vom Elektrodenhersteller angegeben. Sie kann aber auch durch Vermessen genau bekannter KCl-Lösungen bei konstanter Temperatur experimentell ermittelt werden.

Die für die Konduktometrie verwendeten Meßgeräte arbeiten mit Wechselstrom bei Frequenzen von 1 bis 10 KHz, um eine Verfälschung der Meßergebnisse durch elektrochemische Vorgänge an der Grenzfläche der Elektroden auszuschalten. Die Anwendung der Konduktometrie als Indikationsmethode für volumetrische Titrationen eignet sich besonders gut für

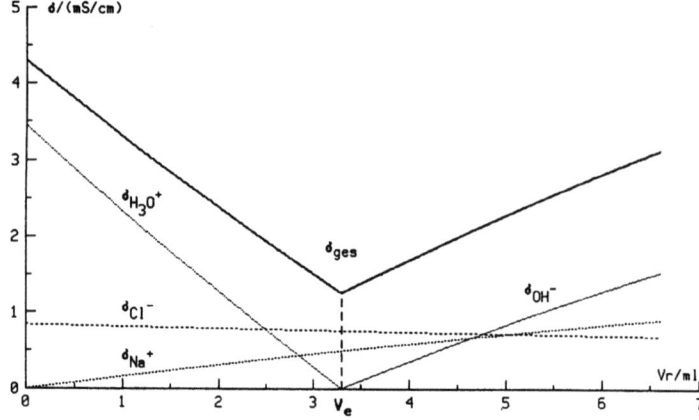

Abb. 2.280. Titration von Salzsäure gegen Natronlauge mit konduktometrischer Indikation.
$C_a = 0,0110$ mol/L,
$V_a = 30,00$ ml,
$C_T = 0,1000$ mol/L

Säure-Base-Reaktionen, da dort die Änderungen der Leitfähigkeit besonders ausgeprägt sind. Abb. 2.280 zeigt eine entsprechende Titrationskurve.
Speziell bei Titrationen in nichtwäßrigen Lösungsmitteln oder bei sehr schwachen Säuren bzw. Basen ist die Konduktometrie der Potentiometrie oft überlegen. Eine weitere Anwendung findet sich bei Fällungsreaktionen, für die es oft keinen brauchbaren Indikator gibt. Weniger gut geeignet ist die Konduktometrie für Redox- oder Komplexbildungsreaktionen, da die Leitfähigkeitsänderungen aufgrund der meist vorhandenen hohen Fremdsalzkonzentrationen nur gering sind und somit für eine genaue Erkennung des Endpunktes nicht ausreichen.

Literatur

1. Tubbs CF (1954) Anal Chem 26:1670
2. Ebel S, Parzefall W (1975) Experimentelle Einführung in die Potentiometrie, Verlag Chemie, Weinheim
3. Hahn FL (1964) pH- und potentiometrische Titrierungen, Akademische Verlagsgesellschaft, Frankfurt
4. Hahn FL, Weiler G (1926) Fresenius Z Anal Chem 69:417
5. Fortuin JMH (1961) Anal Chim Acta 24:175
6. Hahn FL, Frommer M, Schulze R (1928) Z Phys Chem 133:390
7. Wolf S (1970) Z Anal Chem 250:13
8. Keller HJ, Richter W (1971) Metrohm Bulletin Vol. 2, Nr. 10
9. Ebel S, Kalb S (1976) Fresenius Z Anal Chem 278:105
10. Gran G (152) Analyst (London) 77:661
11. Ingmann F, Still E (1966) Talanta 13:1431
12. Johansson A (1970) Analyst (London) 94:535
13. Ebel S, Krömmelbein R (1971) Fresenius Z Anal Chem 246:31
14. Dyrssen D, Jagner D, Wengelin F (1968) Computer Calculation of Ionic Equilibria and Titration Procedures, Almquist, Stockholm und Wiley, New York
15. Meites T, Meites F (1972) Talanta 19:1131
16. Reyer B (1981) Dissertation, Philipps-Universität, Mahrburg/Lahn

5.1.3 Coulometrie und coulometrische Titrationen

B. REYER

In der Coulometrie mißt man die Ladungsmenge, die nötig ist, um einen Stoff quantitativ zu oxidieren oder zu reduzieren. Der elektrische Strom fungiert dabei quasi als maßanalytisches Reagenz. Grundlage dafür ist das Faraday-Gesetz, Gl. (1).

$$m = \frac{M \cdot Q}{z \cdot F} \qquad (1)$$

m = Masse des umgesetzten Stoffes (g),
M = molare Masse (g/mol),
Q = elektrische Ladung (C = A·s),
z = Ladungszahl (Zahl der ausgetauschten Elektronen),
F = Faraday-Konstante (1F = 96487 C/mol).

Voraussetzung für die Anwendung ist eine genau definierte Redoxreaktion und eine 100%ige Stromausbeute, d. h. der Stromfluß darf nur durch diese Reaktion und nicht durch Nebenreaktionen hervorgerufen werden. Es existieren zwei verschiedene Arbeitsweisen:

- potentiostatische Coulometrie,
- galvanostatische Coulometrie.

Potentiostatische Coulometrie. Bei diesem Verfahren wird bei konstantem Potential gearbeitet. Man mißt die Höhe des Stromflusses und die Zeit bis zur quantitativen Oxidation (Reduktion) der Analysensubstanz. Da durch geschickte Wahl der Arbeitsspannung erreicht werden kann, daß keine Nebenreaktionen eintreten, ist diese Methode sehr selektiv, wobei aber der Stromfluß während der Meßdauer ständig abnimmt. Aus diesem Grund ergibt sich eine entsprechend lange Analysenzeit. Die Reaktion ist selbstindizierend, d. h. das Ende ist erreicht, sobald der Stromfluß bis auf den Grundstrom abgesunken ist, der aufgrund der notwendigen Leitelektrolyten auch bei Abwesenheit einer Analysensubstanz fließt. Die Bestimmung der in das Faraday-Gesetz einzusetzenden Ladungsmenge kann entweder graphisch aus der entsprechenden Meßkurve (Abb. 2.281) oder mit einem elektronischen Ladungszählgerät (Coulometer) erfolgen.

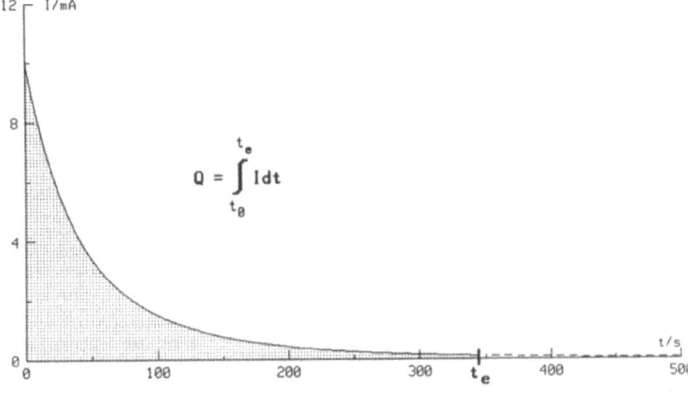

Abb. 2.281. Potentiostatische
Coulometrie

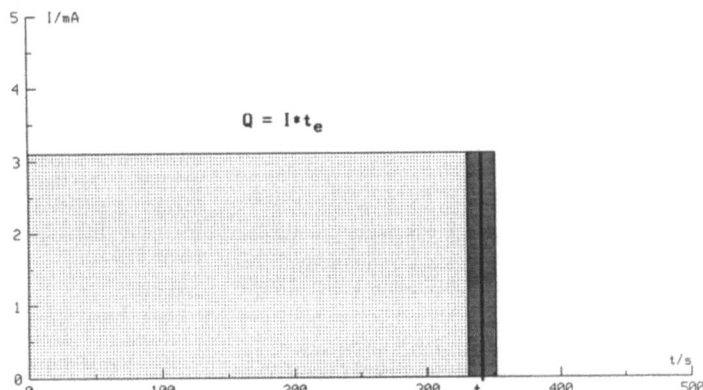

Abb. 2.282. Galvanostatische
Coulometrie

Galvanostatische Coulometrie. Bei dieser Methode wird während der gesamten Analysendauer mit einem Stromgeber ein konstanter Strom durch die Analysenlösung geleitet. Daraus ergibt sich im Gegensatz zur potentiostatischen Coulometrie der Vorteil einer wesentlich kürzeren Analysenzeit und einer einfacheren Bestimmung der verbrauchten Ladungsmenge. Nachteilig wirkt sich der ständige Spannungsanstieg aus, der zur Aufrechterhaltung eines konstanten Stromflusses erforderlich ist. Dadurch können unerwünschte Nebenreaktionen eintreten, die die korrekte Auswertung der Analyse erschweren oder unmöglich machen, weil die verbrauchte Ladungsmenge nur noch zu einem Teil für die Umsetzung der Analysensubstanz verwendet wird. Das Ende der Reaktion muß mittels Farbindikator oder potentiometrisch ermittelt werden. Abb. 2.282 zeigt die entsprechende Meßkurve.

Coulometrische Titrationen. Diese stellen eine indirekte Anwendung der galvanostatischen Coulometrie dar. Dabei wird durch den elektrischen Strom aus einem im Überschuß vorliegenden Elektrolyten das eigentliche Titrationsmittel, das mit der Analysensubstanz quantitativ reagieren soll, direkt in der Lösung erzeugt. Es ergeben sich sowohl gegenüber der galvanostatischen Coulometrie als auch gegenüber normalen volumetrischen Titrationen mehrere Vorteile. Da

der umgesetzte Elektrolyt nur zu einem Teil verbraucht wird, ist der Spannungsanstieg während der Analyse nur gering, so daß keine Nebenreaktionen auftreten. Außerdem ändert sich der mittlere Aktivitätskoeffizient wegen der hohen Elektrolykonzentration in der Lösung kaum, und es erfolgt keine Volumenverdünnung. Diese beiden Punkte sind bei volumetrischen Titrationen überwiegend für die Asymmetrie der erhaltenen Titrationskurven verantwortlich. Aus diesem Grund erhält man hier fast idealsymmetrische Kurven, so daß es bei potentiometrischer Indikation keine Rolle spielt, welches Auswerteverfahren zur Endpunktermittlung verwendet wird. Ein weiterer Vorteil der coulometrischen Titrationen liegt darin, daß es mit modernen elektronischen Spannungsgebern möglich ist, praktisch beliebig kleine Reagenzmengen zu erzeugen, während der Dosierung von kleinen Volumina einer Maßlösung enge Grenzen gesetzt sind. Daher bietet sich die coulometrische Titration in allen Fällen an, wo entweder sehr kleine Substanzmengen zu titrieren sind (z. B. bei der Karl-Fischer-Titration), oder wenn eine sehr hohe Genauigkeit erforderlich ist (z. B. bei Einstellung von Maßlösungen). Die Berechnung des Analysenergebnisses ist relativ einfach. Über das Faraday-Gesetz wird die erzeugte molare Menge an Reagenz berechnet. Die molare Menge der vorgelegten Analysensubstanz ergibt sich dann aus dem Produkt des Umsetzungsverhältnisses (Analysensubstanz : Reagenz) und der erzeugten Reagenzmenge. Mit Hilfe der Coulometrie lassen sich Redox-, Neutralisations-, Fällungs- und Komplexbildungsreaktionen durch Auswahl geeigneter Elektrolyte oder Metalle bei Fällungsreaktionen für die Reagenzerzeugung durchführen. Eine Schwierigkeit ergibt sich dabei lediglich dadurch, daß meist durch entsprechend aufgebaute Meßzellen mit Diaphragma oder Stromschlüssel für eine Trennung der Kathoden- und Anodenreaktion gesorgt werden muß, da sonst eventuell durch genau entgegengesetzte Reaktionen gar keine Reagenzerzeugung erfolgt oder unerwünschte Nebenreaktionen auftreten. Eine weitere Verbreitung coulometrischer Titrationen wird trotz der geschilderten Vorteile dadurch behindert, daß der apparative Aufwand gegenüber volumetrischen Titrationen erheblich größer ist und die hohe Genauigkeit der Methode meist nicht erforderlich ist.

5.1.4 Rechnergesteuerte Titrationssysteme

B. REYER

Begriffsbestimmungen

Interface. Eine elektronische Schaltung zur Verbindung zweier Geräte, Anpassung unterschiedlicher Spannungspegel und Synchronisation der Datenübertragung.

Serielle Datenübertragung. Der Informationsaustausch erfolgt hierbei auf ein oder zwei Datenleitungen in Form kleinster Einheiten sog. Bits (Kunstwort aus Binary und Digit mit dem Wert 0 oder 1). Der Sender zerlegt die Daten, die aus mehreren Bits (4,8,16,32) bestehen und sendet diese nacheinander (seriell). Der Empfänger setzt dann die Information wieder zu größeren Einheiten (z. B. Bytes = 8 Bits) zusammen.

Parallele Datenübertragung. Hier werden die Daten nicht zerlegt, sondern es werden alle Bits einer Date auf mehreren nebeneinander (parallel) verlaufenden Datenleitungen gleichzeitig gesendet bzw. empfangen. Daraus resultiert eine gegenüber seriellen Interfaces wesentlich höhere Datenübertragungsgeschwindigkeit (bis 4 MByte/s = $4 \cdot 10^6$ Byte/s).

Bus-Interface. Ein Schaltungstyp, der es ermöglicht, mehr als zwei Geräte mit einem Interface zu verbin-

den. Alle Geräte benutzen die gleichen Datenleitungen und sind sternförmig, hintereinander oder in einem Ring angeordnet. Jedes Gerät hat eine eigene Adresse, mit der es angesprochen wird, und kann Daten empfangen, senden oder beides. Mindestens eines der Geräte muß eine übergeordnete (Controller-) Funktion haben und steuern, welches Gerät Daten sendet und welche diese empfangen sollen. Normalerweise hat der Rechner in einem System diese Aufgabe.

Controller. Allgemeine Bezeichnung für ein Gerät mit übergeordneten Steuerfunktionen, das Adressen, Befehle und Daten von einem Rechner empfängt, Geräte adressiert, Befehle sowie Daten weiterleitet und dann die Antwort der Geräte in Form von Daten an den Rechner zurücksendet.

A/D-Wandler. Abkürzung für Analog-Digital-Wandler. Eine elektronische Schaltung zur Übersetzung eines analogen, d. h. sich kontinuierlich ändernden Meßsignals in einen digitalen, d. h. diskreten Zahlenwert, den ein Rechner verarbeiten kann. Je nach Auflösung des Wandlers wird ein Spannungswert in eine Summe kleiner Inkremente zerlegt. Wenn der Wert zwischen zwei Inkrementen liegt, wird er ab- bzw. aufgerundet. Der dadurch entstehende Fehler ist um so kleiner, je größer die Auflösung des Wandlers ist, d. h. je mehr Inkremente ihm zur Verfügung stehen (Abb. 2.283).

Beispiel:

max. Eingangsspannung = ± 10 V; Auflösung = 16 bit (2^{16} diskrete Stufen); Geschwindigkeit = 10 KHz. Daraus resultiert eine Meßwertauflösung von 20 V$/2^{16} = 0{,}305$ mV und eine zeitliche Auflösung von $1/10$ KHz = 100 µs.

D/A-Wandler. Abkürzung für Digital-Analog-Wandler. Dieser hat die umgekehrte Funktion des A/D-Wandlers.

Interaktive Steuerung. Es gibt prinzipiell zwei Verfahren. Im ersten wird eine automatisch nach Voreinstellungen ablaufende Funktion von Geräten überwacht, und die Einstellungen werden je nach erzielten Meßergebnissen und/oder zeitgesteuert verändert. Die zweite Möglichkeit besteht darin, den gesamten Arbeitsablauf von vornherein in einzelne Schritte aufzuteilen und jeden neuen Schritt an die Ergebnisse der vorherigen anzupassen. Mit beiden Varianten läßt sich erreichen, daß auch nicht vollständig vorauszuplanende Arbeitsabläufe sicher kontrolliert werden.

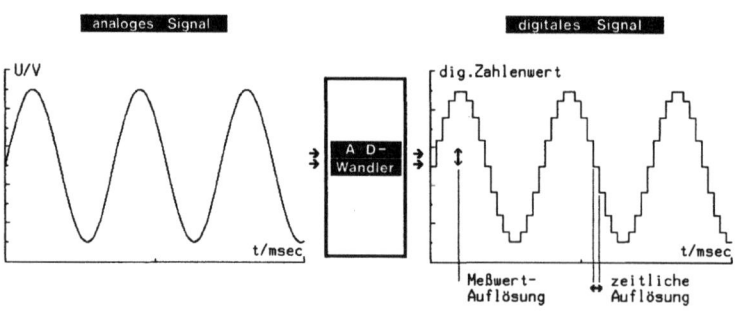

Abb. 2.283. A/D-Wandlerfunktion

Driftkontrollierte Meßwertübernahme. Die Erfassung der Meßwerte bei Titrationssystemen kann auf zwei verschiedenen Wegen erfolgen. Bei älteren Geräten wird in den meisten Fällen nach der Reagenzzugabe eine voreingestellte, feste oder von der Meßwertänderung abhängige Zeit gewartet und dann der Meßwert ausgedruckt oder gespeichert. Bei modernen Systemen besteht außer dieser Art der Messung die Möglichkeit, eine Driftgrenze (z. B. in mV/min) vorzugeben. Das Gerät überwacht bei jedem Titrationsschritt die Meßwerte solange, bis die vorgegebene Drift (d. h. die Änderung der Meßwerte bezogen auf die Zeit) unterschritten wird. Erst danach wird der letzte Meßwert oder ein Mittelwert über eine bestimmte Zeit aufgezeichnet. Diese Driftkontrolle erleichtert es, die Titrationsgeschwindigkeit an den Verlauf der Titrationskurve anzupassen. Dadurch wird die Titration beschleunigt, ohne daß ein Übertrieren durch zu hohe Arbeitsgeschwindigkeit zu befürchten ist.

Rechnergesteuertes Titrationssystem. Hierunter versteht man die Zusammenschaltung von Geräten zur halb- oder vollautomatischen Durchführung volumetrischer Titrationen mit instrumenteller Indikation. Die Funktionen der Geräte und der Ablauf der Titrationen werden dabei von einem angeschlossenen Rechner interaktiv gesteuert. Nach den Vorgaben des Anwenders übernimmt der Rechner quasi die Rolle des Analytikers, dessen Erfahrung bei der Anpassung der Titrationsdurchführung an den Verlauf der Titrationskurve durch eine entsprechende Programmierung nachgebildet wird. Die Unterscheidung zwischen halb- und vollautomatischer Titrationsdurchführung ist dabei fließend. Bei einem halbautomatischen System bearbeitet der Rechner nur jeweils eine Titration. Danach muß der Anwender die alte Probe entfernen, Elektroden und Rührer spülen sowie eine neue Probe vorbereiten und auf den Titrationsstand stellen. Eine vollautomatische Durchführung liegt dann vor, wenn eine größere Anzahl von Proben auf einem Probenwechsler hintereinander ohne Eingriffe des Anwenders abgearbeitet werden. Auch hier ist es jedoch normalerweise nötig, daß die zu titrierenden Proben vorbereitet und in entsprechende Probenbecher eingefüllt werden.

Die rationellste Methode erhält man, wenn z. B. aus einem Produktionsprozeß flüssige Proben über ein Ventilsystem vom Rechner kontrolliert direkt in eine Durchflußzelle überführt und titriert werden. Hier beschränkt sich die manuelle Arbeit des Anwenders auf den Aufbau des Titrationsstandes und die Bereitstellung der Maßlösungen.

Instrumentierung

Der Aufbau eines rechnergesteuerten Titrationssystems ist in den Abb. 2.284 bis 2.286 dargestellt. In einer halbautomatischen Konfiguration benötigt man einen Tischrechner mit den zugehörigen Interfaces, ein Spannungsmeßgerät oder pH-Meter mit hochohmigem Eingang (mind. 10^{12} Ohm) sowie Analog-Digital-Wandler, eine Motorkolbenbürette und einen Arbeitsstand mit Magnet- oder Stabrührer. Das Meßgerät und die Bürette müssen über entsprechende digitale Ein- und Ausgänge verfügen.
In einem vollautomatischen System ist zusätzlich ein Probenwechsler bzw. ein Ventilsystem zur Probennahme und Entsorgung austitrierter Proben enthalten. Für komplexere Titrationen sind weitere Motorkolbenbüretten und ein Meßgerät mit mehreren umschaltbaren Eingängen und einstellbarer Verstärkung erforderlich. Zur Abspeicherung und Dokumentation der Messungen und Ergebnisse muß an den Rechner in beiden Fällen ein Massenspeicher (Diskettenstation oder Harddisk) und ein graphikfähiger Drucker angeschlossen sein.
Als Interfaces zur Steuerung der Geräte und zur Datenübernahme kommen bei halbautomatischen Systemen serielle Typen (RS-232, RS-422) und bei vollautomatischen parallele Bus-Interfaces (IEEE-488, IEC-625) zum Einsatz.
Da der Rechner in den beschriebenen Fällen unter Umständen zu viele Interfaces benötigt, wird bei größeren Systemen ein zusätzlicher Controller verwendet, der mit einem einzigen schnellen Interface an den Rechner angeschlossen ist. Dieser Controller über-

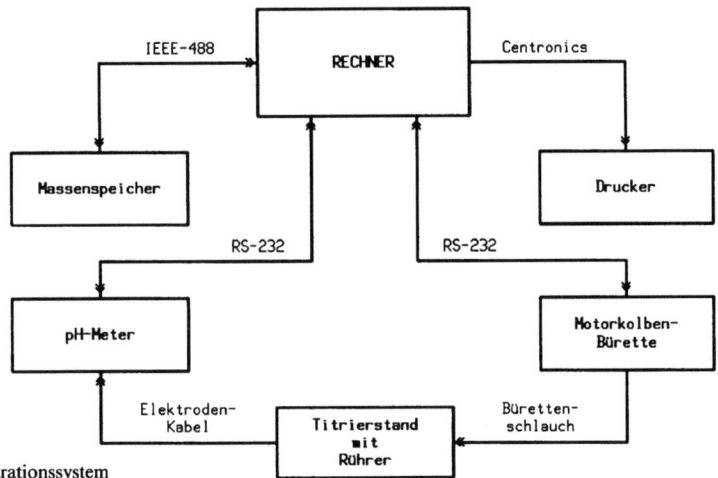

Abb. 2.284. Halbautomatisches Titrationssystem

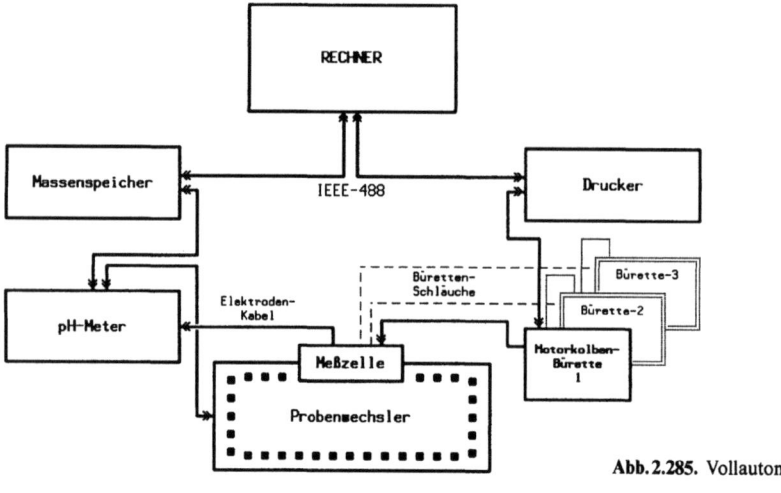

Abb. 2.285. Vollautomatisches Titrationssystem

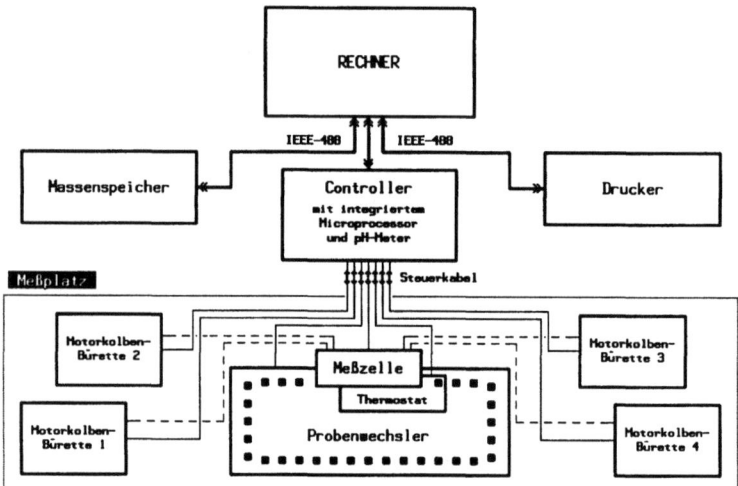

Abb. 2.286. Vollautomatisches Titrationssystem mit Controller

nimmt dann zumindest die Verteilung der Befehle und Daten zu den einzelnen Geräten nach den Vorgaben des Rechners. Gleichzeitig kann der Meßverstärker sowie der Analog-Digital-Wandler im Controller integriert sein. Wenn das Gerät mit einem eigenen Mikroprozessor ausgestattet ist, besteht die Möglichkeit, den Rechner von zeitaufwendigen Arbeiten, wie z. B. die Driftkontrolle bei der Meßwertübernahme oder die Überwachung des Probenwechslers zu entlasten. Der Rechner steht in dieser Zeit für die Verarbeitung der Meßergebnisse (Berechnungen, Abspeichern und Ausdrucken) zur Verfügung. Durch diese Parallelverarbeitung kann der Probendurchsatz besonders dann erheblich gesteigert werden, wenn der verwendete Rechner und/oder der Drucker nicht sehr schnell sind.

Gerätefunktion

Spannungsmeßgerät oder pH-Meter. Das Meßgerät ist in jedem Analysensystem der wichtigste Baustein. Es hat die Aufgabe, das von einem entsprechenden Sensor (bei Titrationen meistens eine Elektrode) kommende Signal ohne Verfälschung aufzunehmen, ggf. zu verstärken und über einen A/D-Wandler an den Rechner weiterzuleiten. In Abb. 2.287 ist der prinzipielle Aufbau dargestellt.
Dabei ist in einfachen Geräten jeweils nur ein Eingangsverstärker, der A/D-Wandler und das Interface vorhanden. Über die Eingangsverstärker, die als Spannungsfolger bzw. Impedanzwandler (Verstärkung 1:1) geschaltet sind und zur Anpassung bzw. Entkopplung von den weiteren Schaltungen dienen, werden die Signale einem vom Rechner umschaltbaren Eingangsmultiplexer zugeführt. Damit kann je nach Titrationsart der Eingang, d. h. der entsprechende Sensor ausgewählt werden. Der Instrumentenver-

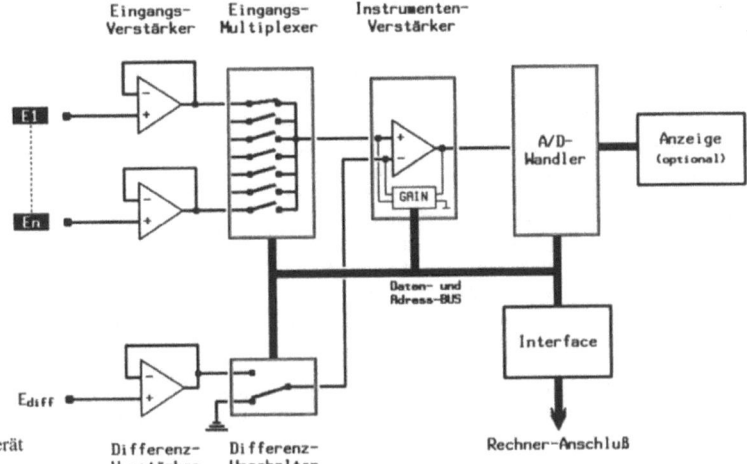

Abb. 2.287. Spannungsmeßgerät
oder pH-Meter

Eingangs-
Verstärker

Eingangs-
Multiplexer

Instrumenten-
Verstärker

E1

En

Ediff

A/D-
Wandler

Anzeige
(optional)

GAIN

Daten- und
Adress-BUS

Interface

Differenz-
Verstärker

Differenz-
Umschalter

Rechner-Anschluß

stärker führt das selektierte Eingangssignal mit dem am Differenzverstärker anliegenden Signal bzw. GND (OV-Potential des Gerätenetzteils) zusammen und paßt das Ergebnis durch die vom Rechner vorgegebene Verstärkung an den nachfolgenden A/D-Wandler an.

Am A/D-Wandler ist zur Datenübertragung an den Rechner ein Interface sowie zur direkten Darstellung der Daten optional eine Digitalanzeige angeschlossen.

Da der Rechner bei einem solchen System eine Verstärkungsanpassung an die Größe des Meßsignals nur nach einer vorangegangenen Messung vornehmen kann, besteht die Möglichkeit, den Instrumentenverstärker mit einer zusätzlichen elektronischen Schaltung zu versehen, die die Verstärkung automatisch an das Meßsignal anpaßt. Man erhält dadurch einen „Floating-point"-A/D-Wandler. Dabei wird der eingestellte Verstärkungswert zusammen mit dem A/D-Wandlerergebnis durch das Interface an den Rechner weitergeleitet, der daraus den effektiven Meßwert errechnen kann. Bei einem Verstärkungswert zwischen 1:1 und 1:64 sowie einem 12-bit-A/D-Wandler erhält man ein System mit 18 bit dynamischem Bereich. Für eine bei Titrationen maximal sinnvolle Eingangsspannung von ± 2.000 mV beträgt die Auflösung bei kleinen Signalen $\pm 1,5$ µV und bei großen ± 1 mV. Eine weitere Verbesserung der Meßwertgenauigkeit läßt sich auf zwei Wegen erreichen:

- Verwendung eines A/D-Wandlers höherer Auflösung / z. B. 14 oder 16 bit).
- Rechnerisch: Dabei summiert der Rechner zunächst eine bestimmte Zahl von Meßwerten auf und mittelt diese. Danach wird der erste Meßwert von der Summe abgezogen, ein weiterer hinzuaddiert und erneut gemittelt. Bei 2^n Werten erhöht sich die Auflösung um den Faktor $2^{(n/2)}$. Gleichzeitig werden die Meßwerte dadurch geglättet („Moving-average"-Verfahren), was besonders bei verrauschten Meßsignalen für die weitere Verwendung der Werte innerhalb der Titrationsdurchführung von Vorteil ist.

Motorkolbenbürette. Diese übernimmt in einem rechnergesteuerten Titrationssytem die Dosierung von Maß- und Hilfslösungen. Sie besteht aus einer steuerbaren Antriebseinheit und einem Bürettenaufsatz, der einen Präzisionsglaszylinder enthält, in dem sich ein Teflon- oder Edelstahlkolben durch die Antriebseinheit bewegen läßt. Das ausgestoßene Volumen ergibt sich durch die Querschnittsfläche des Zylinders und den Vorschubweg des Kolbens.

$$V = r^2 \cdot \pi \cdot l$$

V = Volumen,
r = Radius des Zylinders,
l = zurückgelegter Weg des Kolbens.

Die Antriebseinheit verschiebt den Kolben durch einen Schrittmotor bzw. einen exakt geregelten Gleichstrommotor, wobei ein Schritt des Motors 1/2.000 bis 1/100.000 des Zylindervolumens entspricht. Die Auflösung der Büretteneinheit ergibt sich zu:

Auflösung = V_{max} / Z_{max}

V_{max} = Zylindervolumen,
Z_{max} = Zahl der Schritte für einen Kolbenhub.

Daraus resultiert z. B. bei einem 10-ml-Aufsatz und 10.000 Schritten pro Hub eine Auflösung von 1 µl. Die Genauigkeit beträgt unter gleichen Bedingungen 1 bis 2 µl.

Ein durch einen weiteren Motor betriebener Dreiwegehahn aus Teflon oder ein entsprechendes Dreigeventil ermöglicht es, nach Ausstoß des Zylindervolumens die Bürette aus einem Vorratsgefäß nachzufüllen. Um von Temperaturschwankungen während der Titration unabhängig zu sein, verfügen moderne Bürettenaufsätze über einen Thermostatmantel. Lichteinflüsse auf die Reagenzien werden durch Einfärben des Glaszylinders ausgeschlossen.

Probenwechsler. Da bei vollautomatischen Titrationssystemen normalerweise mehrere Proben hintereinander ohne Eingriffe des Anwenders titriert werden sollen, benötigt man einen Probenwechsler. Es handelt sich hierbei um eine Mechanik, die auf einem Förderband Probenbecher aus Kunststoff oder Glas unter einen Titrierstand bewegt, sie dort anhebt und nach erfolgter Titration wieder absenkt. Im Kopf des Standes befinden sich Bohrungen zur Aufnahme von Elektroden und Bürettenschläuchen sowie ein Stabrührer. Ein Kontakt, der beim Anheben vom Probenbecher betätigt wird, schaltet den Rührer ein und meldet dem Rechner das Vorhandensein der Probe. Am Ende der Titration sendet der Rechner ein Signal an die Steuerlogik, wonach diese den Rührer wieder abschaltet, die Probe absenkt und ein Ventil öffnet, das die Zufuhr eines geeigneten Lösungsmittels ermöglicht, um Elektroden, Bürettenschläuche und Rührstab zu spülen. Nach dem Absenken wird das Förderband wieder in Gang gesetzt, so daß ein neuer Probenbecher zum Titrierstand bewegt wird. Um Proben zu schützen, die gegenüber Luftsauerstoff oder CO_2 empfindlich reagieren, können die Probenbecher mit Kunststoffdeckeln verschlossen werden. Eine geeignete Mechanik entfernt den Deckel, sobald der Becher den Titrierstand erreicht und angehoben wird. Über einen Schlauch im Titrierkopf kann die Probe dann während der Titration mit Stickstoff begast werden.

Rechner. Als Rechner für ein automatisches Titrationssystem läßt sich je nach Anforderungen an die Komplexizität der Programme ein PC oder eine Workstation verwenden, wobei der Unterschied zwischen beiden Rechnertypen heutzutage fließend ist. Voraussetzung für die Verwendung eines bestimmten Rechners ist zunächst eine ausreichende Arbeitsgeschwindigkeit, genügend Speicher und das Vorhandensein entsprechender Interfaces. Für ein kleineres System genügt ein Rechner mit einem 16-bit-Prozessor, 8 MHz Taktfrequenz, 512 KByte Speicher und zwei seriellen Interfaces. Zur On-line-Darstellung der Titrationskurven sollte der Rechner über ein Graphik-Interface verfügen. Bei größeren Anforderungen benötigt man eine höhere Taktfrequenz (16 bis 25 MHz), mehr Speicher (1 bis 4 MByte) und zusätzlich ein Bus-Interface. Damit besteht dann die Möglichkeit, zwei oder auch mehrere Titrationen parallel von einem Rechner bearbeiten zu lassen, wodurch sich der Probendurchsatz eines solchen Systems erheblich steigern läßt (ca. 30 bis 100 Proben in der Stunde). Zum Abspeichern der Titrationsdaten und -ergebnisse kommt im einfachsten Fall ein Diskettenlaufwerk in Frage. Bei größeren Datenmengen benötigt man eine Winchester-Disk mittlerer Größe und Geschwindigkeit (10 bis 80 MByte, 50 bis 500 KByte/s). Der Ausdruck der Ergebnisse erfolgt auf einem graphikfähigen Nadel-, Tintenstrahl- oder Laserdrucker. Da der komplette Protokollausdruck bei langsamen Druckern unter Umständen die gleiche Zeit erfordert wie die Titration selbst, muß zwischen Rechner und Drucker entweder ein Druck-Spooler geschaltet werden, oder es muß eine per Software realisierte Spooler-Funktion vorhanden sein. Anderenfalls wird der Probendurchsatz stark verringert.

Software

Die Programmierung der Rechner kann prinzipiell in jeder Programmiersprache erfolgen, in der das Ansprechen von Interfaces und Graphikfunktionen

möglich ist. Als Betriebssystem kommt dabei MS-DOS, UNIX oder ein in die Programmiersprache integriertes, rechnerspezifisches System wie z. B. Rokky-Mountain-BASIC der Fa. Hewlett-Packard in Frage.

Die für ein vollautomatisches Titrationssystem nötigen Programme bestehen im wesentlichen aus vier Teilen:

- Dateneingabe,
- Titrationsablaufsteuerung,
- Ergebnisausgabe und -speicherung,
- Hilfsprogramme.

Zusätzlich können je nach Anforderungen an das Gesamtsystem diverse Programme vorhanden sein, die nicht spezifisch für die Titrationen sind, sondern allgemein verwendbar. Dazu gehören z. B. Statistik-, Backup- und File-Transfer-Programme.

Dateneingabe. Vor Beginn einer Titration oder Titrationsserie ist in jedem Fall die Angabe der Arbeitsmethode und die Vorgabe einiger Parameter erforderlich. Unabhängig von der Art der Titration benötigt das Programm zur Berechnung der Ergebnisse die Einwaage der Proben und/oder die Vorlagevolumina, die Faktoren der verwendeten Maßlösungen, die relativen Molmassen der Substanzen, evtl. probenspezifische Umrechnungsfaktoren (wie z. B. Blindwerte) und den Rechenalgorithmus, nach dem die Resultate ermittelt werden sollen. Abhängig von der Methode der Titrationsdurchführung müssen die Reagenzzugabegeschwindigkeit, die Art der Meßwertaufnahme, die Endpunkterkennung und Kriterien für den Abbruch der Titration festgelegt werden. Soll die Titration außer zur Gehaltsbestimmung auch zur Berechnung substanz- oder lösungsmittelspezifischer Konstanten herangezogen werden, ist zusätzlich die Eingabe der Daten der verwendeten Elektrode (z. B. pK-Bestimmung: pH 0, Steilheit) und der Meßtemperatur erforderlich.

Mit Ausnahme der Einwaagen, Vorlagevolumina und Faktoren der Maßlösungen können alle Daten für einen bestimmten Titrationstyp als einmal erarbeitete Methode auf dem Massenspeicher abgespeichert und dann im Bedarfsfall z. B. über eine Methoden-Nr. geladen werden. Dadurch wird für den Anwender eine erhebliche Arbeitserleichterung erreicht.

Titrationsablaufsteuerung. Dieser Programmteil ist für die eigentliche Titrationsdurchführung verantwortlich. Obwohl in diesem Teil die wichtigste Arbeit verrichtet wird, ist dessen Größe vergleichsweise gering (ca. 5 bis 20% des Gesamtprogramms). Nach den Vorgaben aus der Dateneingabe wird solange immer wieder im Wechsel Maßlösung zugegeben und gemessen, bis alle Abbruchkriterien erfüllt sind. Bereits während der Titration wird nach Endpunkten gesucht. Die Titrationsdaten, gefundene Endpunkte und/oder die Titrationskurve werden auf dem Bildschirm des Rechners angezeigt. Am Ende ermittelt das Programm aus den Endpunkten nach den eingegebenen Berechnungsformeln die Gehalte oder sonstige Ergebnisse.

Ergebnisspeicherung und -ausgabe. Nach Beendigung der Titration werden zur späteren Kontrolle alle Eingabedaten, die Meßdaten, die gefundenen Endpunkte mit den zugehörigen Potentialen (oder sonstigen Meßgrößen) und die berechneten Ergebnisse auf dem Massenspeicher abgespeichert. Dann erfolgt je nach Vorgabe des Anwenders der teilweise oder komplette Ausdruck der Daten und der Titrationskurve zur Dokumentation.

Im Gegensatz zum Ausdruck hat der Anwender keinen Einfluß auf die Speicherung. Diese wird in jedem Fall durchgeführt. Es kann nur festgelegt werden, wie lange die Daten auf dem Speichermedium verbleiben, bis sie von neuen überschrieben werden. Je nachdem, wieviele Proben bei der Eingabe festgelegt wurden, werden weitere Titrationen abgearbeitet.

Hilfsprogramme. Dazu gehören Programme, die es erlauben, einmal erstellte Methoden unter einer Nummer dauerhaft abzuspeichern oder gespeicherte Titrationsdaten noch einmal darzustellen bzw. Ergebnisse nach anderen Verfahren nachträglich neu zu berechnen. Auch die Verrechnung mehrerer Titrationen miteinander ist möglich. Zur Überführung der Titrationsergebnisse in ein Textverarbeitungsprogramm können diese in ASCII-Text- bzw. HP-GL-Files abgespeichert werden.

Arbeitsmethoden

Rechnergesteuerte Titrationen lassen sich nach allen Methoden durchführen, für die es ein meßtechnisches Verfahren gibt, mit dem während der Titration nach jeder Reagenzzugabe ein für den Ablauf der Titration aussagekräftiger Meßwert erfaßt und in eine für einen Rechner verarbeitbare Form umgewandelt werden kann. Dazu gehören potentiometrische, amperometrische, coulometrische, konduktometrische und photometrische Titrationen. Am weitesten verbreitet sind die potentiometrischen Verfahren. Abb. 2.288 zeigt eine entsprechende Titrationskurve, wie sie von einem vollautomatischen System aufgenommen wurde.

Die Reagenzzugabesteuerung kann hierbei auf zwei prinzipiell unterschiedlichen Wegen erfolgen. Entweder wird mit konstanten Volumeninkrementen oder dynamisch titriert, d. h. die Zugabe wird abhängig von der Potentialänderung in jedem Schritt neu berechnet (Verfahren der konstanten Potentialdifferenzen). Dafür existiert eine Vielzahl von Rechenformeln. Man erreicht auf diesem Weg den Endpunkt einer Titration, selbst wenn dieser von Probe zu Probe schwankt, nach relativ wenigen Titrationsschritten mit hoher Genauigkeit, da im flachen Teil der Titrationskurve mit großen und in der Nähe des Endpunktes mit kleinen Inkrementen dosiert wird, da dort die Änderungen der Potentiale pro Volumeneinheit immer größer werden. Durch unterschiedliche Vorgabe der Sollpotentialdifferenz läßt sich die Geschwindigkeit der Titration in weiten Grenzen an die jeweiligen Erfordernisse anpassen. Um ein durch Fehlberechnungen ausgelöstes Übertitrieren bzw. einen unregelmäßigen Kurvenverlauf zu vermeiden, wird die Zugabeberechnung durch eine Dynamikbegrenzung und vom Anwender zu wählende Ober- und Untergrenzen der Dosierung eingeschränkt.

Die Meßwertübernahme erfolgt entweder nach einer konstanten Wartezeit oder bei modernen Systemen überwiegend mit einer voreingestellten Driftkontrolle. Durch entsprechende Auswahl dieser Drift kann die Titrationsgeschwindigkeit ebenfalls beeinflußt werden.

Für die Endpunkterkennung und -berechnung stehen viele verschiedene Möglichkeiten zur Verfügung, die teils nur wenige Meßwerte in der Nähe des Endpunktes (bei den Interpolationsverfahren) oder eine größere Zahl bzw. alle Meßwerte (bei den mathematischen und den Approximationsverfahren) berücksichtigen. Die Auswahl eines geeigneten Verfahrens hängt davon ab, wie symmetrisch die Titrationskurve verläuft. Da bei asymmetrischen Kurven der Endpunkt vom wahren Äquivalenzpunkt der Reaktion mehr oder weniger stark abweicht, sollte das ausgewählte Verfahren dies berücksichtigen.

Eine weitere Methode der Titrationsdurchführung besteht in der sog. Endpunkttitration. Hierbei wird solange Reagenz zugegeben, bis ein vorgewählter Meßwert (z. B. mV, pH-Wert oder Coulomb bei der coulometrischen Titration) erreicht ist. Danach wird die Reagenzzufuhr beendet und die bis dahin erfolgte Zu-

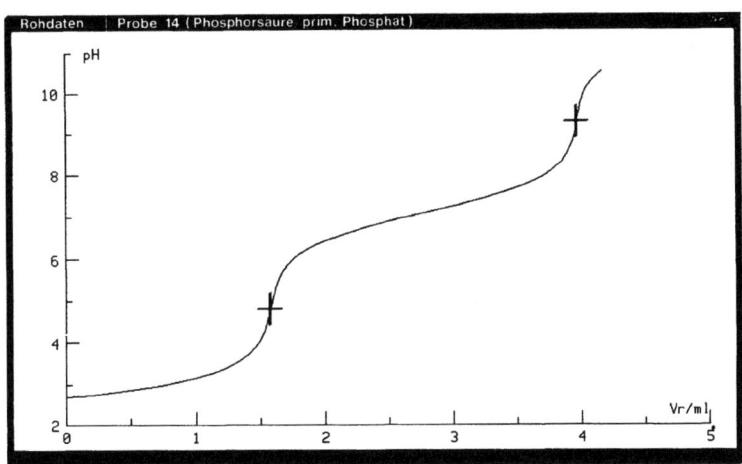

Abb. 2.288. Potentiometrische Titrationskurve

gabe als Endpunkt verwendet. Der Vorteil der Methode besteht darin, daß bei einem geeigneten Regelalgorithmus eine hohe Arbeitsgeschwindigkeit erreicht werden kann (Gesamtzeit 1 bis 2 min). Außerdem ist der Reagenzverbrauch vergleichsweise gering, da nur eine der Probe äquivalente Menge benötigt wird. Anwendung findet die Methode hauptsächlich bei Proben, die nach der Titration noch weiter analysiert werden sollen und es daher erfordern, daß kein Überschuß an Reagenz in die Vorlage gelangt. Als Nachteil ergibt sich ein relativ zu anderen Verfahren größerer Analysenfehler, der zudem stark vom praktischen Vorgehen abhängig ist. Im Gegensatz zu Methoden, bei denen die komplette Titrationskurve aufgenommen und ausgewertet wird, ist es erforderlich, ein genaues Vorlagevolumen einzuhalten und das Indikatorsystem (z. B. Elektroden) zu kalibrieren. Da nach dem Endpunkt keine weiteren Meßwerte zur Verfügung stehen, lassen sich Fehler bei der Titrationsdurchführung unter Umständen nicht zurückverfolgen. Speziell bei hoher Arbeitsgeschwindigkeit ergibt sich die Gefahr des Übertitrierens, d. h., der gefundene Endpunkt ist größer als der wahre Äquivalenzpunkt.

Eine seltener verwendete Titrationsmethode ist die sog. pH-Stat-Titration. Dabei wird nach Voreinstellung des Lösungsmittels auf einen vorgegebenen pH-Wert und anschließender Probenzugabe der pH-Wert durch Reagenzdosierung vom System konstant gehalten und der Reagenzverbrauch in Abhängigkeit von der Zeit aufgezeichnet. Das Ende der Titration ist erreicht, wenn eine eingestellte Maximalzeit vergangen ist oder die Volumendrift in ml/min bzw. ml/s einen bestimmten Minimalwert unterschreitet. Als Ergebnis erhält man außer dem Endvolumen den Verbrauch bei z. B. 60, 75 und 90 % der Gesamtzeit. Zusammen mit der Meßkurve ergibt sich ein Protokoll, das die Charakterisierung und Güte von Antacida und anderen Magentabletten erlaubt.

Außer den bis hierher geschilderten direkten Arbeitsmethoden lassen sich mit rechnergesteuerten Titrationssystemen auch indirekte Verfahren vollautomatisch durchführen. Dazu gehört z. B. die Rücktitration, wobei die Vorlage der Maßlösung im Überschuß mit einer zweiten Bürette am Titrationsstand selbst oder im Falle längerer Reaktionszeiten an einem Vorbereitungsstand des Probenwechslers vom System vorgenommen wird.

Ein weiteres Beispiel für komplexe Arbeiten sind Titrationen, bei denen vor der eigentlichen Bestimmung ein definierter pH-Wert eingestellt werden muß. Hier führt das System zunächst mit einer Glaselektrode eine Endpunkttitration mit Säure oder Lauge durch, schaltet dann auf eine andere Bürette und eine andere Elektrode um und erledigt die Analyse.

Für Substanzen, die mehrere verschiedene Titrationen zur Gehaltsberechnung erfordern, können die Ergebnisse dieser nacheinander ausgeführten Bestimmungen automatisch miteinander verrechnet werden. Bei Vernetzung der Titrationsanlage mit anderen rechnergesteuerten Analysenstationen lassen sich zur endgültigen Gehaltsberechnung oder für ein komplettes Protokoll auch deren Ergebnisse mit einbeziehen.

Somit ergibt sich gerade bei diesen komplexeren Aufgabenstellungen eine wesentliche Arbeitserleichterung für den Anwender, der nur noch die Probenvorbereitung (im einfachsten Fall eine Einwaage), die Dateneingabe und die Überwachung der Anlage vornehmen muß.

Vor- und Nachteile rechnergesteuerter Titrationssysteme

Der wesentliche Vorteil besteht in der hohen Reproduzierbarkeit, da ein solches System im Gegensatz zum Menschen nicht ermüdet. Fehler, die oft durch Unachtsamkeiten nach vielen Titrationen auftreten können, werden so vermieden. Außerdem können im Vergleich zu manuellen Titrationen mit visueller Endpunkterkennung keine unterschiedlichen Interpretationen über die Lage des Umschlagpunktes bei einem Indikator erfolgen. Zusätzlich zur erreichbaren hohen Arbeitsgeschwindigkeit lassen sich auch Bestimmungen mit sehr kleinen Endpunktvolumina (im μl-Bereich) bei Verwendung entsprechend kleiner Büretten noch gut durchführen. Da alle Titrationsdaten gespeichert werden, ist es eventuell möglich, bei Vermutung fehlerhafter Ergebnisse zurückzuverfolgen, wodurch der Fehler hervorgerufen wurde. Manipulationen durch den Anwender werden daher weitestgehend ausgeschlossen.

Die Datenspeicherung erlaubt es außerdem, eine Analyse nicht nur zur Gehaltsbestimmung zu verwenden, sondern die Titrationsdaten auch zur Berechnung von Konstanten, wie z. B. den pK_a- oder den pK_b-Wert von Säuren oder Basen heranzuziehen.

Man darf allerdings nicht damit rechnen, sowohl kürzere Analysenzeiten als auch genauere Ergebnisse zu erhalten. Meist muß man sich für eine der beiden Möglichkeiten entscheiden. Entweder wird die Analysendurchführung schneller oder man erhält bessere Resultate als bei manuellen Titrationen.

Der gravierendste Nachteil eines rechnergesteuerten Titrationssystems ist in dessen hohem Preis zu sehen. Je nachdem, wie komplex es ist, liegt dieser zwischen DM 40.000 und DM 100.000. Eine preiswertere Alternative stellen rein mikroprozessorgesteuerte Systeme dar. Diese können Titrationen zwar genausogut erledigen, sind aber i. allg. weniger flexibel, da die Programme dafür in Festspeichern (ROM's oder EPROM's) abgelegt sind und meist nur durch Austausch dieser Bausteine verändert werden können. Außerdem stellt die Bedienerfreundlichkeit solcher Geräte den Anwender sehr oft vor mehr oder weniger große Probleme, da weder die Anzeige- noch die Eingabeeinheit den Komfort eines Rechners aufweisen. Ein weiterer Nachteil vollautomatischer Titrationssysteme liegt darin, daß bei Auftreten relativ kleiner Fehler, wie z. B. Undichtigkeiten eines Bürettenschlauchs oder das Auslaufen des Leitelektrolyten einer Elektrode, evtl. die Ergebnisse einer ganzen Titrationsserie falsch sind. Bei aufwendigeren Probenvorbereitungen führt dies zu einem großen Zeitverlust, da dann alle Titrationen wiederholt werden müssen.

5.1.5 Fließinjektionsanalyse

E. Lamparter

Prinzip

Eine flüssige Probe S wird in einen kontinuierlich fließenden Trägerstrom C injiziert und zu einem Detektionssystem D transportiert. Innerhalb der Transportstrecke vermischt sich die Probenzone mit der umgebenden Trägerlösung und die Probe wird anschließend in der Durchflußzelle eines Detektors vermessen (Abb. 2.289).

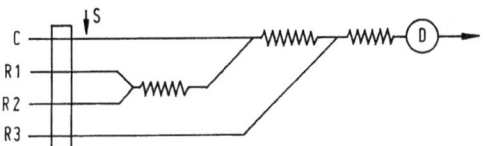

Abb. 2.289. Schematische Darstellung der FIA. C Trägerstrom, Transportstrom, S Probe (Injektionssystem), R_1, R_2, R_3 Reagenzien, D Detektionssystem

Reagenzien R zur Derivatisierung können entlang der Transportstrecke z.B. über T-Stücke hinzugefügt werden. Die entstehenden Reaktionsprodukte werden dann reproduzierbar vermessen, obwohl die Durchmischung der Probenzone mit der Träger- und Reagenzlösung nicht homogen ist.
Die Fließinjektionsanalyse (FIA) beruht auf den folgenden drei Prinzipien:

1. reproduzierbare Injektion einer Probenzone in einen nichtsegmentierten, kontinuierlich fließenden Trägerstrom,
2. exakt reproduzierbare Aufenthaltszeiten der Probenzone von der Einbringung in das System bis zum Detektor,
3. Kontrolle der Dispersion der injizierten Probenzone im FIA-System, wobei Dispersion die Verbreiterung der Probenzone vom Injektionsort zum Detektionssystem bedeutet.

Folgende Grundregeln sind zu beachten:

- Probe- und Standardlösungen sollten jeweils auf dieselbe Weise vorbereitet, injiziert und transportiert werden, so daß die Aufenthaltszeiten im System nachvollziehbar sind. In FIA-Systemen werden wegen der dynamischen Verhältnisse weder der physikalische noch der chemische Gleichgewichtszustand erreicht.
- Luftblasen müssen vermieden werden.

Unter Dispersion[1-3] versteht man die Verbreiterung der Probenzone vom Injektionsort zum Detektionssystem; dabei bildet sich unter laminaren Strömungsbedingungen ein parabolisches Geschwindigkeitsprofil aus. Die Dispersion und somit die Bandenverbreiterung der Probe setzt sich aus einem radialen und einem axialen Massentransportanteil zusammen. Die Ausbreitung der Probe läßt sich leicht am Signal der

Probe in Form eines Peaks durch Rückkehr zur Basislinie an einem Registrierungsgerät visualisieren.
In der Praxis hat sich der Dispersionskoeffizient D nach folgender Definition bewährt:

$$D = \frac{c_0}{c_{max}}$$

c_0 = ursprüngliche Konzentration der Probe vor der Vermischung,
c_{max} = Konzentration des Probensegments in der Detektionszelle im Signalmaximum.

Über den Dispersionskoeffizienten kann der Verdünnungsgrad der Probe bestimmt werden. Die Kenntnis des D-Werts erlaubt es, FIA-Systeme zu charakterisieren und Methoden bzgl. der Empfindlichkeit zu optimieren. Die Dispersion läßt sich am effektivsten durch Änderung des injizierten Volumens beeinflussen. Die Empfindlichkeit einer Methode bei der Injektion verschiedener Probenvolumina kann so beeinflußt werden.
Der vielseitige Einsatz der (FIA) ist auf die leichte Automatisierung naßchemischer Prozesse zurückzuführen.[4] Die Vorteile dieser Methode sind:

1. hohe Flexibilität durch schnellen Methodenwechsel,
2. einfache Adaptierung und Automatisierung,
3. hoher Probendurchsatz durch kurze Analysenzeiten,
4. einfache und kostengünstige Instrumentarien,
5. hohe Zuverlässigkeit, Präzision und Reproduzierbarkeit sowie
6. Minimierung des Reagenzienverbrauchs

Aufbau einer FIA-Apparatur

Transportsysteme. Träger- und Reagenzlösungen müssen möglichst entgast und pulsationslos bei konstanter Geschwindigkeit durch Schläuche oder Kapillaren zum Detektionssystem gefördert werden. Dies geschieht durch die Anwendung von Gasüberdruck oder durch Pumpensysteme. Schlauchpumpen verfügen über mehrere Kanäle und können so Träger- und Reagenzlösungen gleichzeitig fördern. Hochdruckpumpen werden bei organischen, nicht mit Wasser mischbaren Lösungsmitteln eingesetzt.

Injektionssystem. Drehventile oder Schleifenventile kommen vorwiegend zum Einsatz.[5] Sie zeichnen sich durch hohe Volumenpräzision aus. Allerdings entstehen beim Umschalten durch die kurzzeitige Unterbrechung des Trägerstroms Druckimpulse, die bei elektrochemischen Detektoren zu empfindlichen Störungen führen können. Dies kann weitgehend durch den Einsatz von Schleifenventilen mit Bypass vermieden werden.

Reaktionsstrecken. Reaktionsstrecken dienen zur Einbringung von Reagenzien und zur Umsetzung mit der Probe. Sie werden in die Transportstrecke zwischen Injektions- und Detektionssystem eingebaut. Einfache Reaktionssysteme bestehen aus T-Stücken, die mit den Schläuchen der Transportstrecke verbunden werden.

Detektionssysteme. Unterschieden werden elektrochemische und optische Detektoren.

Amperometrie und Potentiometrie mit ionenselektiven Elektroden sind bei der *elektrochemischen Erfassung* die wichtigsten Detektionsverfahren. Aber auch die polarographische und coulometrische Detektion ist möglich.

Das häufigste, *optische Detektionsprinzip* in der FIA ist die Spektralphotometrie. Photometer mit Durchflußzellen oder HPLC-UV-VIS-Detektoren werden eingesetzt. Typische kolorimetrische Reaktionen in der FIA sind die Tetrazolblau- Reaktion zur Bestimmung von Corticosteroiden,[6,7] Kupplungreaktionen zur Farbstoffbildung von phenolartigen Wirkstoffen mit 4-Aminoantipyrin[8] oder Oxidationsreaktionen von Katecholaminen mit Hexacyanoferrat (III).[9]

Fluorimeter, ausgerüstet mit Durchflußzellen, werden bei Substanzen mit nativer Fluoreszenz oder solchen, die nach Derivatisierung zur Fluoreszenz anregbare Chromophore bilden, angewendet. So lassen sich Triazolobenzodiazepine direkt nach der Injektion im Transportstrom (0,1 n HCl) zur Fluoreszenz anregen.[10] Chemilumineszenzmethoden zeichnen sich durch Einfachheit und hohe Empfindlichkeit aus, werden jedoch selten eingesetzt.

Die Atomabsorptionsspektroskopie läßt sich, z. B. in der Wasser- und Umweltanalytik, ebenfalls mit der FIA erfolgreich koppeln.

Spezielle Techniken

Gradientensysteme. Im Gegensatz zu anderen Durchflußtechniken ist bei der FIA eine vollständige Vermischung der Probelösung mit dem Reagenz nicht notwendig. Bedingt durch die kontrollierte Dispersion und die reproduzierbaren Aufenthaltszeiten muß deshalb nicht im Maximum des Signals gemessen werden, denn jeder individuellen Konzentration c entspricht ein bestimmter Wert des Dispersionskoeffizienten[3]

$$D = \frac{c_0}{c}$$

c_0 = ursprüngliche Konzentration der Probe vor der Vermischung.

D besitzt ein Minimum bei c_{max} und nimmt nach beiden Seiten kontinuierlich größere Werte an (Abb. 2.290).

So können beliebige Volumensegmente zur Messung herangezogen werden.[11] Manuelle Verdünnungen höherer Probenkonzentrationen sind nicht nötig, da nicht im Maximum des Signals gemessen werden muß. „Stopped-flow"-Messungen bauen ebenfalls auf diesem Prinzip auf. Durch Anhalten des Transportstroms, während sich ein Segment der Reaktionszone in der Durchflußzelle des Detektors befindet, kann der Verlauf einer Reaktion verfolgt werden. So lassen sich kinetische Messungen für die Methodenoptimierung durchführen, indem die Zunahme (oder Abnahme) der Konzentration einer bestimmten Substanz verfolgt wird.

Titrationen. Wird eine säurehaltige Probe (z.B. HCl) in einen Trägerstrom, bestehend aus Natronlauge und Bromthymolblau als Indikator, injiziert, so lassen sich die Konzentrationsgradienten, die sich an beiden Seiten der Probenzone bilden, mit Titrationskurven vergleichen.[12]

In der Mischungsschlaufe entsteht nach der Injektion entlang der Probenzone ein pH-Gradient, vom pH der reinen Base bis auf den sauren pH in der Mitte der Probenzone und wieder zurück auf den pH der Base (Abb. 2.291).

Die beiden Äquivalenzpunkte werden durch die Farbveränderung des Indikators bestimmt, die mittels eines Photometers verfolgt wird. Die Auswertung erfolgt über Kalibrierungskurven (Abb. 2.292). Es gilt:

$$\Delta t = t_{w2} - t_{w1}$$

Δt ist direkt proportional zum injizierten Volumen und damit bei gleichbleibenden Injektionsvolumina zur Konzentration der Probe.

Extraktion. Durch eine Flüssig-flüssig Extraktion ist die Anreicherung eines Analyten und / oder seine

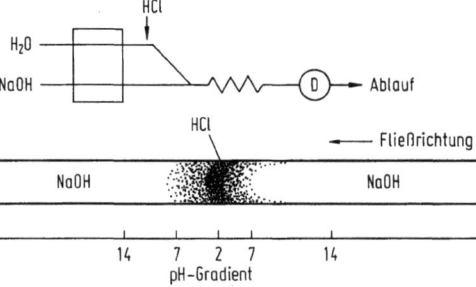

Abb. 2.291. FIA-System zur Bestimmung des Säuregehalts in wäßrigen Proben

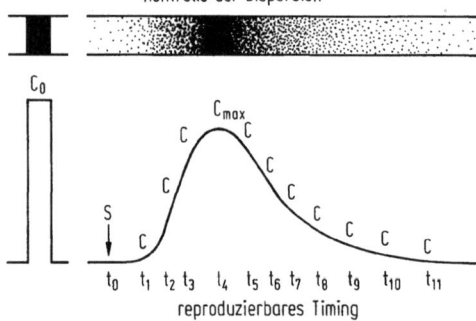

Abb. 2.290. Schematische Darstellung einer dispergierten Probenzone der ursprünglichen Konzentration c_0, die am Punkt S injiziert wurde

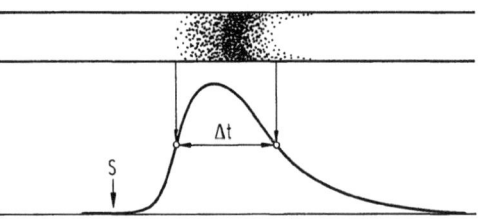

Abb. 2.292. Zur Auswertung bei FIA-Titrationen

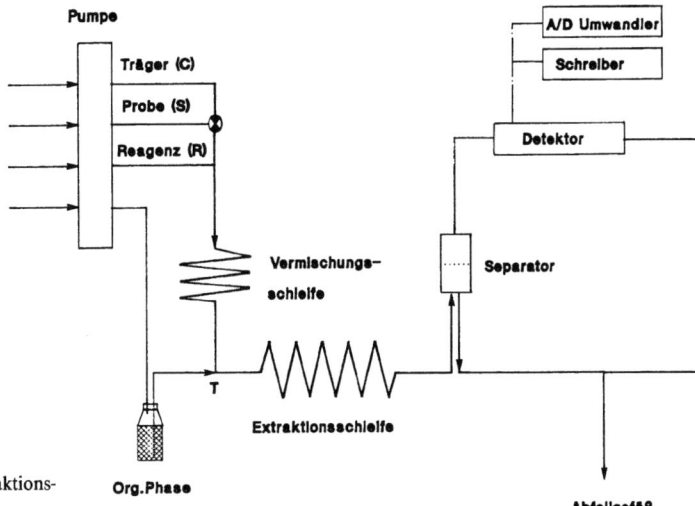

Abb. 2.293. Schema eines FIA-Extraktions-systems

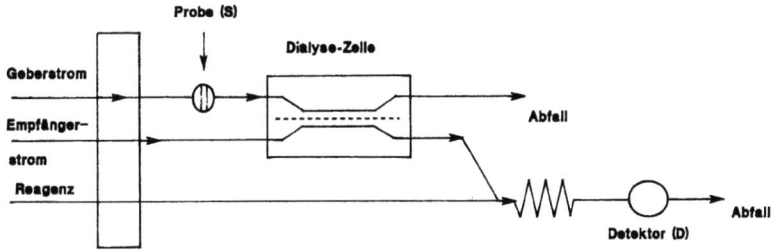

Abb. 2.294. Schematische Darstellung einer Dialysezelle, integriert in ein FIA-System

Abtrennung von Matrixbestandteilen möglich (Abb. 2.293).[13]
Die Probe S wird in einen wäßrigen Trägerstrom C injiziert und mit einem Reagenz R vermischt. Anschließend wird der wäßrige Strom nach Durchlaufen der Vermischungsschleife am Segmentor T durch ein organisches Lösungsmittel in kleine homogene Volumensegmente aufgeteilt. Der Übergang des Analyten von der wäßrigen in die organische Phase findet in der Extraktionsschleife statt. Nach der Phasentrennung an einer für Wasser nicht durchlässigen Membran (Separatorzelle) wird die organische Phase in die Durchflußzelle eines Detektors weitergeleitet und ausgewertet. Vorteilhaft läßt sich dieses Extraktionsverfahren in der pharmazeutischen Analytik dort einsetzen, wo Direktmethoden oder Derivatisierungsreaktionen entweder aufgrund interferierender Matrixeffekte versagen oder die zu bestimmende Arzneistoffkonzentration in der Darreichungsform für diese Methoden zu gering ist.

Dialyseverfahren. Dialyseverfahren werden vorwiegend zur Abtrennung niedermolekularer von hochmolekularen Stoffen eingesetzt.[14] Die Probe durchläuft nach Injektion in den Trägerstrom erst eine Dialysezelle, bevor sie mit einem Reagenz versetzt wird und im Detektionssystem ausgewertet wird (Abb. 2.294).

So können Chlorid und Phosphat[15] sowie Glucose und Galaktose[16,17] im Serum nach Abtrennung von Proteinbestandteilen bestimmt werden. Auch störende Hilfsstoffe in Darreichungsformen wie Gelatine in Kapseln werden vor einer Arzneistoffuntersuchung erfolgreich entfernt.[10]

Gasdiffusion. In einer Reaktionsschleife wird nach Injektion der Probe in den Trägerstrom ein Gas freigesetzt, das in einer Gasdiffusionszelle über eine Teflonmembran in den Akzeptorstrom diffundiert, der mit einer Indikatorlösung versetzt sein kann. Die Auswertung erfolgt im sich anschließenden Detektor (Abb. 2.295).
Einsatzmöglichkeiten bestehen in der Bestimmung von Schwefeldioxid in Getränken,[19] von Kohlendioxid im Blut[20] oder für die Bestimmung von Harnstoff[21].

Anwendungen

Klinische Chemie. Einsatzmöglichkeiten bestehen in der simultanen Bestimmung von klinisch-chemisch relevanten Spezies[22,23] wie den Elementen Li, Na, K, Mg, Ca, Fe, Cu und Zn aus Serum, Blut, Plasma oder Urin. Weitere typische FIA-Anwendungen zur Bestimmung von körpereigenen Substanzen sind in Tab. 2.62 aufgelistet.

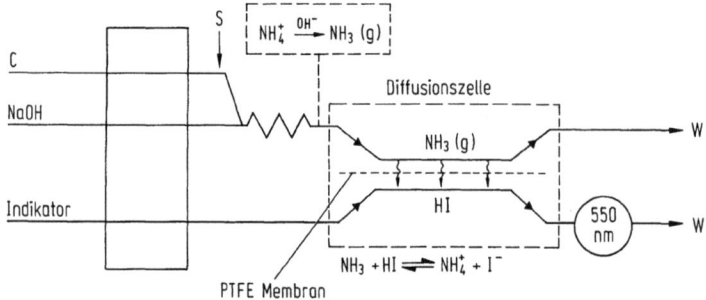

Abb. 2.295. Schematische Darstellung des Prinzips der Gasdiffusion am Beispiel der Ammoniumbestimmung (HI. Indikatorsäure)

Tabelle 2.61. Beispiele zur Bestimmung von körpereigenen Substanzen mittels der FIA

Spezies	Matrix	Methode / Reaktion	Detektion	Literatur
Albumin	Plasma	Bromkresolviolett	Photometrie	24
Ammoniak	Blut, Plasma	Gasdiffusion	Photometrie	25
Cholesterin	Serum	enzym. Oxidation	Chemielumineszenz	26
Glucose	Plasma	Peroxidase	Photometrie	27
Harnstoff	Serum	Urease	Potentiometrie	28
Kreatinin	Urin, Serum	Jaffe-Reaktion	Photometrie	29
LDH	Serum	Pyruvat/NADH	Photometrie	30
Phospholipide	Serum	Lecithinsensitive Elektrode	Amperometrie	31
Pyridoxal/Pyridoxalphosphat	Serum	Oxidation in Gegenwart von Cyanid	Fluorimetrie	32

Tabelle 2.62. Beispiele zur Bestimmung von Arzneistoffen in Körperflüssigkeiten mittels FIA

Arzneistoff	Matrix	Methode / Reaktion	Detektion	Literatur
Ascorbinsäure	Hirngewebe	immobilisierter Enzymreaktor	Elektrochem. Detektion	33
Epinephrin	Plasma		Amperometrie	34
Levodopa	Plasma		Amperometrie	34
Lithium	Urin		AAS	35
Insulin	Serum	Enzym-Immuno-Assay	Chemielumineszenz	36
Digoxin	Plasma	Immuno-Assay		37
Doxorubicin	Urin	Kohlenpasteelektrode		38
Meptazinol	biol. Flüssigkeiten		Voltammetrie	39

Tabelle 2.63. Methodenscreening zur „On-line"-Analytik von Enzymen

Methode	Eignung	Beispiele	Bemerkungen
Spektrophotometrie	+ +	Fumarase	Nur bei hinreichend klaren Lösungen
Kolorimetrie	+ +	Trypsin	Nur bei hinreichend klaren Lösungen
Polarimetrie	+ +	Protease	Nur bei klaren Lösungen, selten angewendet
Fluorimetrie	+ +	Glucoseoxidase	Hohe Empfindlichkeit
Mikrokalorimetrie	+ +	Urease	Universell anwendbar (Handhabungsproblem)
Konduktometrie	+ +	Lipase	Beschränkt auf niedrige Ionenstärken
Potentiometrie	+ +	Hexokinase	Auch in trüben Medien anwendbar
Amperometrie	+ +	Alkoholdehydrogenase	Auch in trüben Medien anwendbar
Titrimetrie	+	Penicillinacylase	Auch in trüben Medien anwendbar
Chromatographie (FPLC, HPLC)	o	β-Galactosidase	Aufwendig, wenig selektiv
Viskosimetrie	o	α-Amylase	Relativ aufwendig, wenig selektiv
Ultrafiltration	+	Hydrolasen	Bei hochmolekularen Substraten

+ + hohes Anwendungspotential,
+ mittleres Anwendungspotential,
o mögliches, aber eingeschränktes Anwendungspotential.

Auch Arzneistoffe können mittels FIA in Körperflüssigkeiten bestimmt werden (s. Tab. 2.62)

Biotechnologie. Aufgrund ihrer Schnelligkeit ist die FIA zur Steuerung und Überwachung biotechnologischer Prozesse besonders geeignet.[40] Die Bestimmung von Enzymaktivitäten, z. B. bei Herstellungsprozessen von Cephalosporin[41] oder Penicillin V[42] mittels immobilisierter Enzymreaktionen bzw. enzymatischer Hydrolyse steht dabei im Vordergrund. Die gängisten Meßverfahren in der Enzymanalytik mit automatisierten Probennahmen finden sich in Tab. 2.63.

Pharmazie. Typische Anwendungsgebiete für die FIA sind die Durchführung folgender Bestimmungen:

1. Homogenität einzeldosierter Arzneiformen entsprechend Arzneibuchanforderungen.
2. In-vitro Wirkstoffreisetzung fester oraler Darreichungsformen, transdermaler Systeme oder aus Implantaten.
3. Dosis / Hub bei Treibgasdosieraerosolen.
4. Wirkstoffausbringung bei Inhalationspräparaten auf Pulverbasis.

Nicht geeignet ist die FIA zur Stabilitätsprüfung von Pharmaka, da Zersetzungs- und Reaktionsprodukte oft ähnliche Molekülstrukturen aufweisen und so miterfaßt werden würden.
Direktbestimmungen von Arzneistoffen (s. Tab. 2.64) werden dann ausgeführt, wenn keine interferierenden Matrixbestandteile vorhanden sind und somit die Messung nicht gestört wird.
Will man dagegen eine Veränderung der spektralen Eigenschaften des zu bestimmenden Wirkstoffmoleküls erreichen, um störende Begleitstoffe zu eliminieren oder die Empfindlichkeit der Meßmethode durch gezielten Einsatz von Reagenzien steigern, so sind Derivatisierungsreaktionen zu bevorzugen (Tab. 2.65).

Beispiel 1 (Flüssig-Flüssig-Extraktion)

Im folgenden wird die Leistungsfähigkeit der FIA an der Bestimmung zur Gleichförmigkeit des Gehalts von 2-[N-Allyl-N-(2,6-dichlorphenyl)amino]-2-imidazolin-HBr (Alinidin) in Tabletten mittels Ionenpaarextraktion demonstriert.[10]
Über einen automatischen Probengeber wird ein wäßriger Tablettenextrakt aus Alinidin (30 µg/100 µl)

Tabelle 2.64. Beispiele zur Direktbestimmung von Arzneistoffen mittels FIA

Arzneistoff	Matrix	Methoden / Reaktion	Detektion	Literatur
Ascorbinsäure	Tabletten	Redox	Potentiometrie	43
Ascorbinsäure/Epinephrin	Tabletten	Redox	Amperometrie/ Coulometrie	34
Dopamin	Drogen		Voltammetrie	44
Ergometrinmaleat	Tabletten	Kel-F-Graphitelektrode	Amperometrie	45
Isoniazid	Tabletten	Oxidation an glassy carbon electrode	Amperometrie	46
Isosorbiddinitrat	Substanz	Hg-Tropfelektrode	Polarographie	47
Nitrazepam/Flunitrazepam	Tabletten	glassy carbon electrode	Voltammetrie	48
Paracetamol	Tabletten	Redox	Potentiometrie	49
Phenazopyridin	Tabletten	Oxidation an glassy carbon electrode	Amperometrie	50
Phenothiazine, N-substituiert	Tabletten	carbon fibre glass electrode	Amperometrie	51
Penicilline G, V	Tabletten, Injektionslsg.	Enzymreaktor	Potentiometrie	52
Propanthelinbromid	Tabletten	glassy carbon electrode	Amperometrie	53

Tabelle 2.65. Beispiele mit Derivatisierungsreaktionen und Extraktionsverfahren

Arzneistoff	Matrix	Methode / Reaktion	Detektion	Literatur
Alinidin	Tabletten	Ionenpaarextraktion	Fluorimetrie	10
Coffein	Tabletten	Ionenpaarextraktion	Photometrie	54
Codein	Tabletten	Ionenpaarextraktion	Photometrie	55
Corticosteroide	Substanz	Tetrazolblau-Reaktion	Photometrie	56
Dramamin	Drogen	Extraktion	Photometrie	57
Enalapril	Tabletten	Ionenpaarextraktion	Photometrie	58
Isoprenalin	Substanz	Hexacyanoferrat (III)	Photometrie	59
Brotizolam	Tabletten	Protonierung	Fluorimetrie	10
Penicillin V	Fermentationsproben	Enzym. Hydrolyse	Photometrie	42
Procyclidin	Tabletten	Ionenpaarextraktion	Photometrie	59
Steroidsulfate	Substanz	Ionenpaarextraktion	Chemilumineszenz/ Fluorimetrie	60
Sulfonylhalogenamine	Substanz	Iodometrisch		61
Terbutalinsulfat	Tabletten	Aminoantipyrin/Hexacyanoferrat (III)	Photometrie	62
Thiamin	Drogen	Thiochrom-Methode, Extraktion	Fluorimetrie	63
Apafant	Kapseln	Dialyse/Protonierung	Fluorimetrie	10

in den Transportstrom injiziert (s. Abb. 2.293). Nach Vermischung in der Vermischungsschleife wird das Gegenion 9,10-Dimethoxyanthracennatriumsulfonat (DMAS) über ein T-Stück kontinuierlich der Probenzone zugeleitet. Die Zuführung von Chloroform erfolgt vor der Extraktionsschlange mittels einer Verdrängungsflasche über den Segmentor T. Die Phasen werden segmentiert, wobei der Wirkstoff in Form eines Ionenpaares

$$[Alinidin]^+ (aq) + [DMAS]^- (aq) \rightleftharpoons [Alinidin] [DMAS] (org)$$

in die Chloroformphase übertritt und nach Abscheidung der wäßrigen Phase fluorimetrisch bestimmt wird.

Probenvorbereitung. Entsprechend dem DAB 9 wird der Gehalt an zehn Tabletten bestimmt, wobei der Wirkstoff aus der Tablettenmatrix wäßrig im Ultraschallbad extrahiert wird. Nach Zentrifugation werden die klaren Lösungen mittels FIA-Methode vermessen.

Methodenbedingungen. Bei der Optimierung der Extraktionsmethode müssen folgende Parameter mitberücksichtigt werden, da sie unmittelbar die Meßkonzentration des Analyten beeinflussen. Die optimierten Bedingungen werden in Klammern angegeben.

1. Durchflußgeschwindigkeiten von Reagenz- (0,1 ml / min DMAS-Lsg.), Transport (0,3 ml dest. Wasser / min) und Chloroformstrom (0,6 ml / min),
2. Konzentration der Reagenzlösung (0,02 % in Methanol / Puffer),
3. pH der Reagenzlösung (Citrat / Dinatriumhydrogenphosphat pH 6,0),
4. Injektionsvolumen der Probelösung (100 µl)

Fluoreszenzdetektion.
Anregungswellenlänge: $\lambda = 383$ nm,
Emissionswellenlänge: $\lambda = 465$ nm,
Zellvolumen: 12 µl

Linearität/Richtigkeit. Die Linearität wurde im Konzentrationsbereich von 18,6 mg bis 43,48 mg Alinidin / 100 ml mit und ohne Hilfsstoffanteil bestimmt. Die Ursprungsregressionsgeraden unterscheiden sich nicht signifikant.

Reproduzierbarkeit. Zur Überprüfung der Reproduzierbarkeit wurde eine wäßrige Probelösung (30 mg Alinidin / 100 ml) 20mal injiziert und der Variationskoeffizient VK über die Peakfläche ermittelt. Der VK-Wert beträgt 0,99 %.

Bestimmungsgrenze. Die Bestimmungsgrenze liegt unter den in der Methode festgelegten Bedingungen bei 50 ng Alinidin / 50 µl.

Probendurchsatz. Die Retentionszeit bei der FIA-Extraktionsmethode beträgt 2 min., so daß 30 Injektionen / Stunde durchgeführt werden können.

Beispiel 2 (Dialyse)

Beispielhaft wird das Dialyseverfahren bei der Bestimmung des PAF-Antagonisten Apafant (Triazolo-

benzodiazepinderivat) aus einem Kapselpräparat erläutert.[10] Bei der in-vitro-Auflösung von Kapselpräparaten gehen zusätzlich zum Wirkstoff Gelatinebestandteile in Lösung. Direktbestimmungen oder Derivatisierungsreaktionen sind dann mittels FIA häufig nicht mehr durchzuführen, da die gelösten Proteine entweder durch Eigenabsorption (UV) oder aufgrund ähnlicher funktioneller Gruppen Derivate bilden und die Wirkstoffbestimmung stören. Entsprechend Abb. 2.294 werden die Proteinbestandteile der Gelatine über die Dialysezelle abgetrennt, wobei die wäßrige Freisetzungslösung (S) direkt in den Geberstrom injiziert wird. Der Wirkstoff Apafant tritt aufgrund der Konzentrationsunterschiede auf beiden Seiten der Membran (osmotischer Druck) in den Empfängerstrom über und wird somit von der Gelatine abgetrennt. Im Empfängerstrom wird der Wirkstoff protoniert und anschließend in einem Fluoreszenzdetektor bestimmt.

Probenvorbereitung. Entsprechend der Blattrührermethode des DAB 9, V.5.4, erfolgt die Wirkstofffreisetzung bei 50 Upm in 900 ml Wasser bei 37 °C. Die Probe wird nach 30 min automatisch über ein Schlauchpumpensystem entnommen und in eine Apparatur überführt, die gleizeitig Fraktionssammler und Probengeber für das FIA-System darstellt.

Geberstrom
- Medium: 10 % wäßrige NaCl-Lösung
- Durchflußgeschwindigkeit: 1,5 ml / min
- Injektionsvolumem: 50 µl (entspr. 5,55 µg Apafant)

Empfängerstrom
- Medium: 0,05 n wäßrige HCl-Lösung
- Durchflußgeschwindigkeit: 1,5 ml / min

Fluoreszenzdetektion.
Anregungswellenlänge: $\tau = 290$ nm
Emissionswellenlänge: $\lambda = 510$ nm

Linearität/Richtigkeit. Die Linearität wurde im Konzentrationsbereich von 25,05 mg bis 125,24 mg Apafant / 900 ml Wasser mit und ohne Hilfsstoffanteil bestimmt. Die Ursprungsregressionsgraden unterscheiden sich nicht signifikant. Statistisch ausgewertet, beträgt der mittlere Bias 0,65 %.

Reproduzierbarkeit: Zur Überprüfung der Reproduzierbarkeit wurde eine wäßrige Probelösung (100 mg Apafant / 900 ml) 21mal injiziert und der Variationskoeffizient über die Peakfläche ermittelt. Der VK-Wert beträgt 0,79 %.

Continuous flow analyzer (CFA)

Ein Vorläufer der FIA ist die CFA, die heute vorwiegend in der klinischen und pharmazeutischen Chemie zum Einsatz kommt. Aminosäurenanalysatoren arbeiten ebenfalls nach diesem Prinzip.
Alle Proben werden sequentiell durch dasselbe Röhrensystem bewegt. Probe- und Vergleichslösungen werden über eine Mehrkanal-Peristaltikpumpe separat aus einem karussellförmigen Probengeber in das System eingespeist (Abb. 2.296).
Um eine Probenvermischung zu verhindern, erfolgt anschließend durch Luftblasenzufuhr eine Segmen-

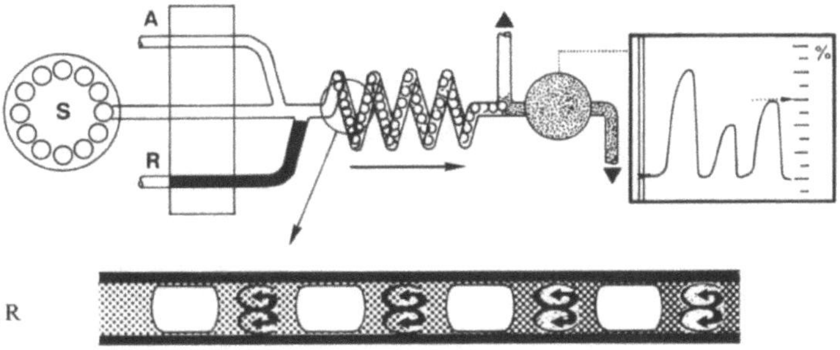

Abb. 2.296. CFA-Methode, S Probe, R
Reagenzien, A Luftblasenzufuhr

tierung. Eine Derivatisierung der Proben durch gezielte Reagenzienzufuhr über T-Verbindungsstücke
kann an strategischen Stellen des Röhrensystems
durchgeführt werden. Über die Länge des Reaktions-
wegs läßt sich dann eine vollständige Durchmischung
von Probe- und Reagenzlösung erreichen, so daß für
die Eduktbestimmung Steady-state Bedingungen vor-
herrschen. Kurz vor der Messung müssen die Luftblasen wieder entfernt werden, um Störungen durch Luft
in den Detektorsystemen zu vermeiden.

Ausblick

Die Automatisierung in der pharmazeutischen
Analytik mit Hilfe der FIA wird fortschreiten. Die oft
noch manuell durchzuführenden naßchemischen
Präparationsschritte werden durch neue und verbesserte Manifolds zur Matrixabtrennung ersetzt werden. Weiterentwicklungen in den Detektorsystemen
und Kopplungstechniken (z. B. FIA-MS, FIA-AAS)
ermöglichen genauere und kompliziertere Bestimmungen. Durch eine fortlaufende Miniaturisierung
der FIA-Methode wird das Verfahren wirtschaftlicher und umweltfreundlicher, da Lösungsmittel und
Reagenzien eingespart werden können.

Literatur

 1. Halasz J, Walking P (1970) Ber Bunsenges Phys Chem
    74:66
 2. Betteridge D (1978) Anal Chem 50:832A
 3. Ruzicka J, Hansen HE (1981) Flow Injection Analysis, J.
    Wiley & Sons, New York
 4. Ruzicka J, Hansen EH (1975) Anal Chim Acta 78:145
 5. Ruzicka J, Hansen HE, Ramsing A (1982) Anal Chim Acta
    134:55
 6. Mader WJ, Buck RR (1952) Anal Chem 24:666
 7. Landis JB (1980) Anal Chim Acta 114:155
 8. Emerson E (1943) J Org Chem 8:417
 9. Betteridge D, Sly TJ, Wade AP, Tillman JEW (1983) Anal
    Chem 55:1292
10. Lamparter E, Lunkenheimer CH (1988) GIT Fachz Lab
    3:215
11. Möller, J (1988) Analytiker Taschenbuch 7:199
12. FIA star Bibliography, Supplement (1986) Tecator AB,
    Box 70, S-26301 Höganäs, Schweden
13. Karlberg B (1988) Fresenius Z Anal Chem 319:660
14. Kroner KH, Kula MR (1984) Anal Chim Acta 163:3
15. Ruzicka J, Hansen EH (1976) Fresenius Z Anal Chem
    87:353
16. Hansen EH, Ruzckia J, Rietz B (1977) Fresenius Z Anal
    Chem 89:241
17. Olsson B, Lundbäck H, Johannsson G (1985) Fresenius Z
    Anal Chem 167;123
18. Sundqvist U (1988) Fresenius Z Anal Chem 329:688
19. Möller J, Winter B (1985) Fresenius Z Anal Chem 320:451
20. Baadenhujsen H, Seuren-Jacobs HEH (1979) Clin Chem
    25:55
21. Tectator Applikation Note List, Tectator GmbH, Rodgau
22. Rocks B, Riley C (1982) Clin Chem 28:409
23. Peisker K, Matschiner H (1985) Z Klin Med 40:1455
24. Rocks BF, Wartad SM, Sherwood RA, Riley C (1985)
    Analyst 110:669
25. Svensson G, Anfält T (1982) Clin Chem Acta 119:7
26. Malavolti NL, Pilosof D, Nieman TA (1985) Anal Chim
    Acta 170:199
27. Worsfold PJ, Farelly J, Matharu MS (1984) Anal Chim
    Acta 164:103
28. Ruzicka J, Hansen EH, Ghose AK, Moltolo AH (1979)
    Anal Chem 51:199
29. Van Staden JF (1983), Fresenius Z Anal Chem 315:141
30. Riley C, Rocks BF, Sherwood RA, Aslett LH, Oldsfield PR
    (1983) J Autom Chem 5:32
31. Yao T, Kobayashi Y, Sato M (1983) Anal Chim Acta
    153:337
32. Linares P, Luque de Castro MD, Valcarcel M (1985) Anal
    Chem 57:2101
33. Bradberry CW, Adams RN (1983) Anal Chem 55:2439
34. Strohl AN, Curran DJ (1979) Anal Chem 51:1045
35. Rocks BF, Sherwood RA, Riley C (1982) Clin Chem
    28:440
36. Maeda M, Tsuji A (1985) Anal Chim Acta 167:241
37. Wehmeyer KR, Halsall HB, Heinemann WR Volle CP,
    Chen JW (1986) Anal Chem 58:135
38. Chaney EN, Baldwin RP (1985) Anal Chim Acta 176:105
39. Chan HK, Fogg AG (1979) Anal Chim Acta 111:281
40. Kroner KH (1988) Fresenius Z Anal Chem 329:718
41. Decristoforo G, Knauseder F (1984) Anal Chim Acta
    163:73
42. Schneider J (1984) Anal Chim Acta 166:293
43. Karlberg B, Thelander S (1978) Anal Chem 103:1154
44. Tougas TP, Curran DJ (1984) Anal Chim Acta 161:325
45. Belal F, Anderson JL (1986) Talanta 33:448
46. Shah MH, Stewart JT (1983) Anal Lett 16:931
47. Forsman U, Karlsson A (1982) Anal Chim Acta 139:133
48. Ruiz E, Blanco MH, Abad EL, Hernández L (1987)
    Analyst 112:697
49. Ivaska A, Ryan TH (1981) Coll Czech Chem Commun
    46:2865
50. Belal F (1985) J Assoc of Anal Chem 68:1207
51. Belal F, Anderson JL (1985) Analyst 110:1493
52. Gnanasekaran R, Mottola HA (1985) Anal Chem 57:1005
53. Shah MH, Steward JT (1985) J Assoc Off Anal Chem
    68:165
54. Karlberg B, Thelander S (1978) Anal Chim Acta 98:1

55. Karlberg B, Johansson PA, Thelander S (1979) Anal Chim Acta 104:21
56. Landis JB (1980) Anal Chim Acta 114:155
57. Fossey L, Cantwell LL (1983) Anal Chem 55:1882
58. Kato T (1985) Anal Chim Acta 175:339
59. Fossey L, Cantwell LL (1982) Anal Chim Acta 54:1693
60. Maeda M, Tsuji A (1985) Analyst 110:665
61. Leggett DJ, Chen NH, Mahadevappa DS (1982) Fresenius Z Anal Chem 31:687
62. Strandberg M, Thelander S (1983) Anal Chim Acta 145:219
63. Karlberg B, Thelander S (1989) Anal Chim Acta 114:129

5.2 Messung der Radioaktivität

I. BENES

Bestimmte instabile Atomkerne geben beim Übergang in die stabile Konfiguration spontan Energie in Form von Kernstrahlung ab. Nuklide solcher Atomkerne werden Radionuklide genannt, und ihre Eigenschaft wird als Radioaktivität bezeichnet. Der qualitative Nachweis und die quantitative Messung der Radioaktivität ist nur aufgrund der Wechselwirkung zwischen Strahlung und Materie möglich. Dabei wird die Strahlungsenergie durch die Materie absorbiert oder geschwächt. Die Wechselwirkung manifestiert sich dann durch Anregung oder Ionisation der Hüllenelektronen von Nucliden der Materie.

Wechselwirkung zwischen Strahlung und Materie

Beim Eintritt ionisierender Strahlen in Materie wird ihre Energie auf verschiedene Arten geschwächt und übertragen. Die Korpuskularstrahlung (α-und β-Teilchen) wird unter Energieabgabe absorbiert, während die ungeladene Wellenstrahlung (γ-Quanten) durch die stetige Verringerung der Zahl von primären Photonen nur geschwächt wird.

Absorption von Korpuskularstrahlung. α-Partikel sind schnelle Heliumkerne $_2^4$He, bestehend aus zwei Protonen und zwei Neutronen, mit einer Masse von 4,002 u und einer Energie von 4 bis 8 MeV. Sie entstehen beim Kernzerfall schwerer Nuclide des Periodensystems (z. B. ^{222}Rn, ^{226}Ra, ^{239}Pu, ^{241}Am). Sie sind wegen der relativ geringen Eindringtiefe nur bei Forschungsarbeiten und im Strahlenschutz von Bedeutung.

β-Teilchen (e^-) sind schnelle Elektronen mit einer Masse von 1/1823 u und einer negativen Elementarladung $e = 1,602 \cdot 10^{-19}$ C. Diese Elektronen entstehen im Atomkern bei Neutronenüberschuß durch Zerfall eines Neutrons in ein Proton (p) und ein Elektron, das ausgestrahlt wird. Elektronen in Form von Hüllenelektronen von Atomkernen sind Bestandteil jeder Materie und können aus dieser heraustreten, wenn ausreichend Energie von außen zugeführt wird. Positronen (e^+) sind Teilchen mit einer positiven Elementarladung und einer Masse von 1/1823 u. Sie entstehen im Atomkern bei Neutronenmangel durch Protonzerfall in ein Neutron und ein Positron, welches sofort emittiert wird. Positronen wurden bisher

nur bei künstlich erzeugten Radionucliden, sog. Positronstrahlern, beobachtet. Positronen kommen nicht als normale Bestandteile der Materie vor. Nach seiner Entstehung vereinigt sich das emittierte Positron mit einem Elektron, und beide gehen sofort in zwei γ-Quanten (Vernichtungsstrahlung) über.

Beim Durchgang durch die Materie treten die Teilchen mit den Atomen in Wechselwirkung. Dabei werden die Teilchen abgebremst und ihre Energie abgegeben. Bei der Wechselwirkung von geladenen Teilchen mit Materie spielen folgende Vorgänge eine Rolle:

- Unelastische Zusammenstöße mit Atomelektronen.
- Elastische Zusammenstöße mit Atomkernen.
- Unelastische Zusammenstöße mit Atomkernen.

Da die Atomhülle den weitaus größten Teil des Atomvolumens ausmacht, ist die Wahrscheinlichkeit der Wechselwirkung von einfallenden Teilchen mit den Hüllenelektronen wesentlich größer als mit einem Atomkern.

Für den meßtechnischen Nachweis von β-Strahlung stellen unelastische Zusammenstöße mit den Atomelektronen den wichtigsten Prozeß dar. Dabei wird die Energie des einfallenden Teilchens auf ein Hüllenelektron übertragen. Dieses Elektron wird dadurch vorübergehend auf eine höhere Bahn innerhalb der Atomhülle gehoben. Dieser Atomzustand wird als Anregung bezeichnet. Es besteht auch die Möglichkeit, daß das energetisch angeregte Elektron durch den unelastischen Zusammenstoß aus dem Atom herausgeschleudert wird. Bei diesem Prozeß, der als Ionisation bezeichnet wird, entsteht durch den Verlust eines negativen Elektrons ein positiv geladener Atomrest – ein Ion. Das bei der Ionisation freigewordene Elektron und das Ion nennt man Ionenpaar. Zur Entstehung eines Ionenpaares muß von einfallenden Teilchen eine Energie von einigen eV übertragen werden. Da die α- und β^--Teilchen selbst eine Energie in der Größenordnung von 0,1 bis 10 MeV haben, reicht diese aus, um einige Millionen Ionenpaare zu bilden. Die Korpuskularstrahlung hinterläßt auf ihrer Bahn durch Materie eine elektrisch geladene Spur, die von Ionenpaaren gesäumt ist. Die bei der Ionisation herausgeschleuderten Elektronen können wieder selbst in der Materie andere Atome anregen bzw. ionisieren, so daß am Ende eines Absorptionsvorganges eine große Menge angeregter und ionisierter Atome vorliegt.

Bei den elastischen Zusammenstößen mit Atomkernen werden die β^--Teilchen aus ihrer ursprünglichen Richtung nur abgelenkt. Dabei gibt das Elektron sehr wenig Energie ab, da es den schweren Atomkern kaum bewegen kann. Der Energieverlust entspricht gerade der Energie, die zur Änderung der Bahnrichtung notwendig ist. Diese Streuung führt zu unterschiedlichen Reichweiten und Richtungen von β^--Teilchen. Besteht das streuende Medium aus genügend dicker Materie, so entstehen Vielfachstreuungen mit unterschiedlichen Streuwinkeln, die auch mehr als 90° betragen können. Dabei werden einige β-Teilchen auch in die Richtung zurückgestrahlt, aus der sie herkommen. Dieser Rückstreueffekt ist bei der Messung von Strahlung sehr bedeutsam. Die

Rückstreuung kann sowohl eine Verminderung als auch eine erhebliche Erhöhung der Impulsrate bewirken, besonders in Materie mit Nucliden hoher Ordnungszahl Z (Atomkerne schwerer Metalle). Bei den unelastischen Zusammenstößen hochenergetischer Elektronen mit den Atomkernen geht die Energie des einfallenden β-Teilchens in elektromagnetische Strahlung, die sog. Bremsstrahlung über. Die Erzeugung von Bremsstrahlung spielt beim Strahlenschutz eine wichtige Rolle, wenn z. B. zur Abschirmung hochenergetischer β-Strahlung unfachmännisch Materialien aus Schwermetallen verwendet werden. Beispiele für Wechselwirkungen der α - und β⁻ -Teilchen mit Materie zeigt Abb. 2.297.

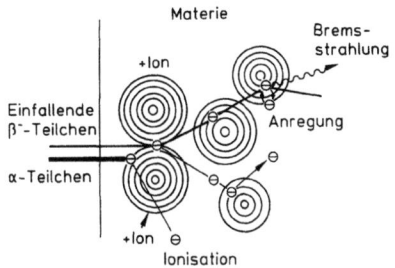

Abb. 2.297. Wechselwirkung von α- und β-Teilchen mit Materie

Wechselwirkung zwischen γ-Strahlen und Materie. γ-Strahlen sind elektromagnetische Wellen mit einer Wellenlänge zwischen 10^{-13} und 10^{-15} m. Dies wird als Quantenstrahlung (γ-Quanten) oder Photonenstrahlung bezeichnet.

Beim Durchgang durch Materie treten die γ-Quanten (Photonen) mit den Atomelektronen, den Atomkernen und mit deren elektrischen Feldern in Wechselwirkung. Sie werden dabei absorbiert und mit oder ohne Energieverlust gestreut. Die Energie kann in mehreren Stufen abgegeben werden, wobei immer geladene Teilchen entstehen. Den Energieverlust des einfallenden γ-Quants durch die Materie bezeichnet man als Schwächung der γ-Strahlung. Dabei können drei wichtige Prozesse, abhängig von der Quantenenergie und der Ordnungszahl des absorbierten Materials, auftreten: der Photoeffekt, der Compton-Effekt und die Paarbildung.

Beim *Photoeffekt* (Abb. 2.298) trifft ein γ-Quant ein Elektron der Atomhülle der Materie, übergibt ihm seine ganze Energie und entfernt dieses aus der Hülle, wobei das Atom ionisiert wird. Am Photoeffekt beteiligen sich hauptsächlich Elektronen der K-Schale. Die Leerstelle in der inneren Schale der Elektronenhülle wird durch den Übergang eines Elektrons einer äußeren Schale wieder aufgefüllt. Dabei wird ein Photon emittiert, das sich als für das jeweilige Nuclidatom charakteristische Röntgenstrahlung manifestiert. Der Photoeffekt überwiegt bei der γ-Strahlung mit niedrigerer Quantenenergie sowie bei absorbierender Materie mit hoher Ordnungszahl.

Der *Compton-Effekt* (Abb. 2.299) tritt auf, wenn ein γ-Quant seine Energie nur teilweise auf ein lockeres Hüllenelektron überträgt. Bei diesem unelastischen

Zusammenstoß wird das Quant aus seiner einfallenden Richtung abgelenkt und fliegt in eine andere Richtung mit verminderter Energie weiter. Die Restenergie des gestreuten Quants (Streuquant) ist um so kleiner, je größer der Streuwinkel ist. Das gestreute Quant kann selbst, bei ausreichender Energie, wieder weitere Compton-Effekte auslösen. Dabei gibt es jedesmal einen Teil seiner Energie ab, bis es durch einen Photoeffekt vollständig absorbiert wird. Der Compton-Effekt überwiegt bei γ-Quanten mit einer mittleren Energie zwischen 0,2 und 5 MeV und spielt bei der Radioaktivitätsmessung und bei bildgebenden Verfahren (nuclearmedizinische Szintigraphie) eine bedeutende Rolle. Er ist bei der Szintigraphie nachteilig, da die Streuquanten zur Erhöhung der uneffektiven und störenden Untergrundstrahlung führen. Vorteilhaft können sich die Streuquanten dagegen bei der Radioaktivitätsmessung mit niedriger Impulsrate als zusätzliche Strahlen auswirken (Registrierung ohne Diskriminator).

Zur *Paarbildung* (Abb. 2.300) kommt es, wenn ein einfallendes γ-Quant mit einer Energie über 1,002 MeV

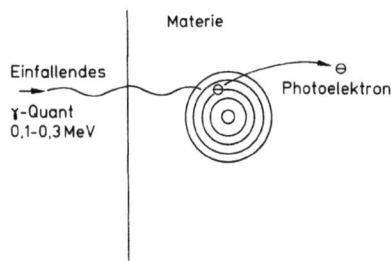

Abb. 2.298. Photoeffekt

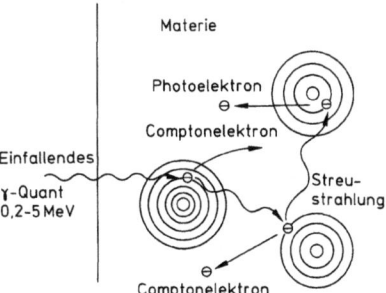

Abb. 2.299. Compton-Effekt

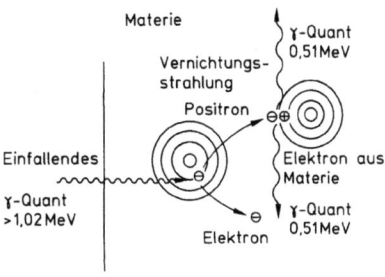

Abb. 2.300. Paarbildung

von Materie absorbiert wird. Dies geschieht, nachdem das Photon mit dem Kernfeld des Atoms in Berührung kommt. Die elektromagnetische Energie materialisiert sich, indem sie in zwei Elektronen mit entgegengesetzter Ladung, ein sog. Elektron-Positron-Paar, umgewandelt wird. Daher wird die Paarbildung auch als Energiematerialisation bezeichnet. Das auftretende Positron (β^+) stößt mit einem freien Elektron (β^-) des Absorbermediums unter Aussendung von zwei γ-Quanten mit einer Energie von je 0,511 MeV (Vernichtungsstrahlung) zusammen. Die beiden werden dann selbst wieder über Compton-Effekt und Photoeffekt absorbiert.

Die beim Kernzerfall auftretenden Strahlungsarten können durch Schwärzung photographischer Emulsionen, durch Leitfähigkeitsänderungen in Kristallen und Flüssigkeiten, durch Gasionisation oder durch Luminiszenzeffekte in organischen und anorganischen Kristallen nachgewiesen werden. Die durch Wechselwirkung von geladenen Teilchen bzw. elektromagnetischer Quantenstrahlung mit Materie (Gas, Kristalle) erzeugten Prozesse werden zu einem Spannungsimpuls umgewandelt und anschließend verstärkt. Diese Impulse können entweder durch ein Zählwerk, z. B. mit einer Zeitmessung, einzeln registriert werden (digitale Messung) oder einem Impulsdichtemesser (beim Scanner) bzw. einem anderen bildgebenden System (Gammakamera) zugeführt werden.

Strahlungsdetektoren

Die Aufgabe eines Strahlungsdetektor ist es, die einfallenden Elektronen oder γ-Quanten im Detektor zur Bildung von Ionenpaaren zu bringen bzw. die Atome in angeregten Zustand zu versetzen. Wenn die entstandenen Ionenpaare ein Meßsignal erzeugen, spricht man von Ionisationsdetektion. Wird beim Übergang von angeregten Atomen in den Grundzustand für die Bildung des Meßsignals die Lichtemission benutzt, spricht man von Szintillationsdetektion.

Gasgefüllte Detektoren. Sie dienen zum Nachweis und zur Messung von α- und β-Strahlung und werden als Ionisationsdetektoren bezeichnet. Die gebräuchlichsten Ionisationsdetektoren sind die Ionisationskammer, das Proportionalzählrohr und das Geiger-Müller-Zählrohr (Abb. 2.301). Alle Gasionisationszähler bestehen aus einer Meßkammer, die mit einem Gas (Ar, Xe, Propan) gefüllt ist und mit einer oder mehreren voneinander isolierten eingebauten Elektroden versehen ist. Bei manchen Detektoren dient die Kammerwand als Außenelektrode. Die einzelnen Meßsysteme unterscheiden sich im wesentlichen durch ihre Betriebsweise und durch ihre Zählrohrspannung (Abb. 2.302). Die in eine Gaskammer eintretenden geladenen Teilchen (α- und β-Strahlung) geben ihre kinetische Energie an Gasatome ab. Bei Eintritt von γ-Quanten werden durch Photo- oder Compton-Effekt in der Kammerwand Elektronen frei, die dann wiederum die Gasatome ionisieren können. Die Zahl der ionisierenden Gasatome hängt von der Energie der Teilchen ab. Wird an der Meßkammer zwischen Anode (Anodendraht im Zentrum der Kammer) und Kathode (meist das Innere der Kammerwand) eine

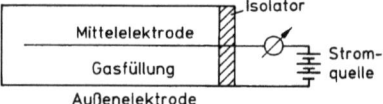

Abb. 2.301. Grundschema der gasgefüllten Detektoren

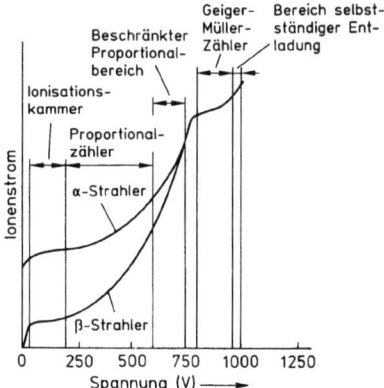

Abb. 2.302. Charakteristische Zählrohrspannungen für verschiedene Typen von Ionisationsdetektoren

Spannung angelegt, werden Ionen in entgegengesetzter Richtung beschleunigt, d. h. Elektronen wandern zur Anode, positive Ionen zur Kathode. Die gasgefüllten Detektoren werden in der Dosimetrie, beim Strahlenschutz und in speziellen Meßanordnungen, wie z. B. bei Radiodünnschichtchromatographen bei der Registrierung von β-Strahlung eingesetzt.

Praktische Verwendung findet die *Ionisationskammer* als Taschen- und Stabdosimeter in Füllhalterform im Strahlenschutz und als System zur Kalibrierung von radioaktiven Präparaten. In einer speziellen Konstruktion werden sie als Dosiskalibratoren, wie z. B. Becquerelmeter, zur quantitativen Bestimmung der Radioaktivität von Präparaten und bei der Herstellung von Radiopharmaka verwendet (Abb. 2.303). Nach einer Eichung mit einem Standardpräparat erfolgt die Aktivitätsanzeige der zu messenden Präparate digital direkt in der Aktivitätseinheit (s. S. 398) Becquerel (Bq). Die Anpassung des Dosiskalibrators an die unterschiedlichen Dosiskonstanten der verschiedenen Radionuclide erfolgt bei modernen Geräten durch Betätigung einer Taste mit angegebenem Radionuclid.

Proportionalzählrohre und -kammern, auch Gasdurchflußzähler bzw. Flowcounter genannt, sind meist großflächige Meßgeräte, die mit einer höheren Spannung (ca. 250 bis 600 V) im sog. Proportionalbereich arbeiten. Dadurch ist die Zahl der insgesamt erzeugten Ionenpaare der primär durch die Spannung erzeugten Menge proportional. Das Zählgas besteht häufig aus Methan, Propan bzw. Butan, welches ständig erneuert werden muß. Das Gas fließt kontinuierlich bei Atmosphärendruck durch die Kammer. Da in der Meßkammer kein Überdruck besteht, lassen sich auch großflächige Kammern mit extrem dünnen Folien als Eintrittsfenster für die Strahlung herstellen.

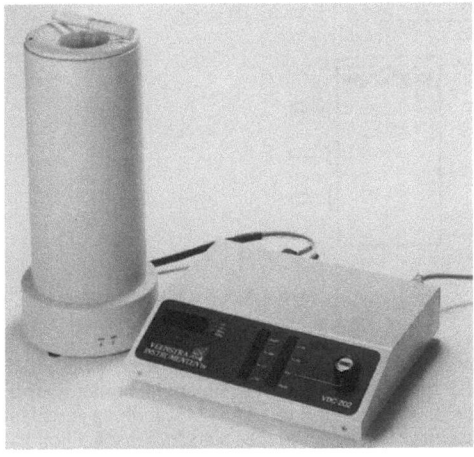

Abb. 2.303. Dosiskalibrator (Freundlicherweise von Fa. Uehlinger-Pfiffner AG zur Verfügung gestellt)

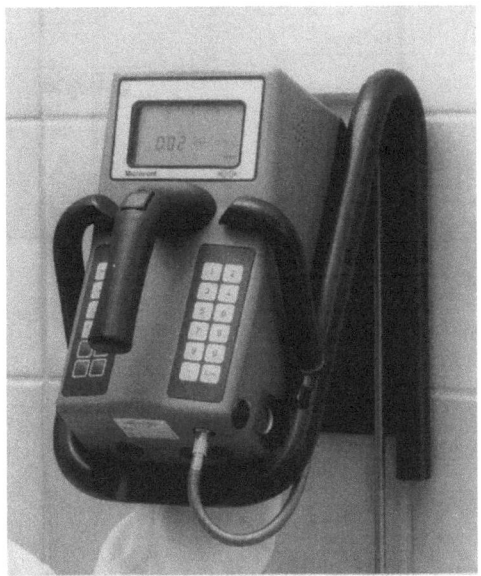

Abb. 2.304. Kontaminationsmonitor (Freundlicherweise von Fa. Uehlinger-Pfiffner AG zur Verfügung gestellt)

Diese Geräte sind sehr empfindlich und können α- und β-Strahlung sowie γ-Qunaten auch bei sehr niedrigen Aktivitäten (als einzelne Impulse) nachweisen. Solche Systeme werden z. B. bei der Messung von niederenergetischer β-Strahlung in Meßplätzen für Einzelproben, in Probenwechslern oder in Geräten für die Radiochromatographie verwendet. Neben der verbreiteten Anwendung im Strahlenschutz als Hand-Fuß-Monitoren finden sie Anwendung zur Bestimmung des $^{14}CO_2$-Gehaltes in der Atmosphäre sowie zur Messung der Aktivität in der Ausatmungsluft bei verschiedenen medizinischen Metabolismusuntersuchungen. Ein moderner universeller Kontaminaminationsmonitor mit konstanter Xe-Gasfüllung ist in Abb. 2.304 dargestellt.

Geiger-Müller-Zählrohre. Ihre Arbeitsspannung liegt oberhalb von 1.000 V. Damit wird β-Strahlung mit einer Zählausbeute um 90% direkt gemessen. Die γ-Quanten können nur indirekt, d. h. erst nach ihrer Wechselwirkung mit den schweren Atomen in der Wand des Zählrohrs (z. B. Metallschicht) registriert werden. Die Zählempfindlichkeit für γ-Strahlung liegt nur bei 1% der Rate für β-Strahlung. Durch Einführung des Szintillationszählers und der Halbleiterdetektoren haben die Geiger-Müller-Zähler an Bedeutung verloren. Sie werden heute nur im Strahlenschutz beim Nachweis einer Boden-, Arbeitsflächen- oder Personenkontamination verwendet.

Halbleiterdetektoren. Diese arbeiten nach ähnlichem Prinzip wie Ionisationsdetektoren. Es handelt sich um Halbleiterkristalle aus Germanium bzw. Silicium mit einem kleinen Zusatz von Lithium, deren elektrische Leitfähigkeit zwischen der von Metallen und Isolatoren liegt. Wenn es im Halbleiterkristall zu einer Wechselwirkung mit radioaktiver Strahlung kommt, wird der Kristall elektrisch leitfähig, und es kommt zu einem kurzzeitigen Stromfluß. Die Höhe eines entstandenen Spannungsimpulses ist proportional der absorbierten α- und β-Teilchen bzw. γ-Quanten. Die Halbleiterdetektoren arbeiten mit niedriger

Spannung. Wegen ihres hohen energetischen Auflösungsvermögens und der kurzen Totzeit werden sie hauptsächlich zur Spektroskopie von γ-Strahlung verwendet. Nachteilig ist ihre relativ kurze Lebensdauer. Manche Halbleiterdetektoren müssen tiefgekühlt werden.

Szintillationszähler. Sie sind in der Meßtechnik sowie in der bildgebenden Strahlungstechnik bis heute die wichtigsten und meistgenutzten Strahlungsdetektoren. Ein Szintillationszähler besteht aus einem Szintillator und einem Photovervielfacher (Abb. 2.305). Als Szintillatoren dienen anorganische Einkristalle, meist aus NaI, aktiviert mit Thallium (NaI(Tl)), oder organische Stoffe (Plastikszintillatoren) in fester oder flüssiger Form. Das Verständnis der Wirkungsweise eines Szintillationszählers setzt die Kenntnis von mehreren nacheinander ablaufenden Prozessen voraus: Neben Ionisation und Anregung durch Wechselwirkung mit Atomen der Materie des Szintillators erfolgt die Umwandlung der absorbierten Energie in Photonen durch Lumineszens. Die Photonen werden weiter auf die Photokathode eines Sekundärelektronenvervielfachers (SEV) übertragen, wo sie die Auslösung von Photoelektronen verursachen. Die Photoelektronen werden in einem System von Dynoden des SEV-Rohres zu einem Spannungsimpuls vervielfältigt, der über die nachgeschaltete Meßelektronik als Ausgangsimpuls registriert wird. Dabei ist die Höhe des an der SEV-Anode entstandenen negativen Ausgangsimpulses proportional zur Energie der einfallenden Strahlung.
Bei Szintillatoren unterscheidet man zwischen anorganischen Einkristallen mit hoher Dichte (Abb. 2.306) und organischen Plastikszintillatoren. Die Plastikszintillatoren und die flüssigen Szintillatoren ge-

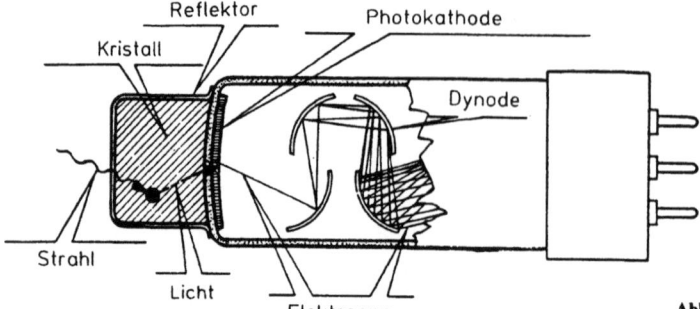

Abb. 2.305. Szintillationszähler

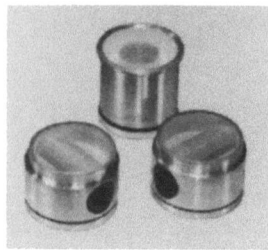

Abb. 2.306. Beispiele der NaI(Tl)Szintillations-Einkristallen

hören in die Gruppe der nichtkristallinen Szintillatoren. Sie werden meist aus einem mit organischen Substanzen, wie Anthracenderivaten, 2,5-Diphenyloxazol (PPO), 1,4-Bis[2-(5-phenyloxazolyl)]benzol (POPOP) u. a. angereicherten Polystyren hergestellt. Bei den flüssigen Szintillatoren werden die organischen szintillierenden Stoffe in organischen Lösungsmitteln, meist in Toluol, aufgelöst (Szintillations-Cocktails), so daß das ganze Flüssigkeitsvolumen als Szintillator wirkt. Wegen der hohen Dichte sind die anorganischen Kristalle vorwiegend zur Messung von γ-Quanten geeignet. Die organischen Szintillatoren werden zur Messung von β-Strahlung benutzt. Die Fähigkeit der organischen Detektoren, auch im gelösten Zustand ihre Szintillatoreigenschaft beizubehalten, bietet die Möglichkeit, die zu messende Probe im Detektor zu lösen, zu suspendieren oder zu emulgieren. Dadurch kann auch niederenergetische Strahlung mit hoher Effektivität und ohne Absorptionsverlust gemessen werden. Die einfallende Strahlung bewirkt im Kristall direkt oder indirekt eine Anregung und Ionisation (Compton-Effekt, Photo-Effekt, Paarbildung), wodurch weitere Photonen als Lichtblitze mit einer Dauer von 10^{-5} bis 10^{-10} s erzeugt werden. Die Menge der durch Anregung und Ionisation im Szintillator entstehenden Lichtphotonen ist der vom Kristall absorbierten Strahlungsenergie proportional.
Die in den Szintillatoren entstandenen Lichtsignale sind zu klein, um direkt registriert bzw. analysiert zu werden. Darum müssen diese weiter verstärkt werden, damit ein Impulsanalysator oder ein Registriergerät auf sie ansprechen kann. Zur Erzeugung und Verstärkung von Stromimpulsen wird ein elektronischer Vorverstärker verwendet, der als Photovervielfacher oder Sekundärelektronenvervielfacher (SEV,

engl. photomultiplier) bezeichnet wird. Er wandelt die im Szintillator entstehenden Lichtphotonen in elektrische Impulse um. Die Umwandlung geschieht in einer lichtempfindlichen Schicht, der sog. Photokathode. Dabei werden die über einen Photoeffekt aus der empfindlichen Schicht ausgelösten Elektronen durch eine auf einem System von Sammelelektroden (Dynoden) angelegte Spannung beschleunigt und dabei auf das 10- bis 1000fache linear vervielfältigt. Diese Verstärkung führt zu einer Elektronenlawine, die an der Anode des SEV als Stromstoß auftritt. Zur weiteren Verstärkung der Ausgangsimpulse muß der SEV an einen Vorverstärker und anschließend an einen elektronischen Linearverstärker angeschlossen werden. Danach wird ein Impulshöhenanalysator geschaltet, der die unterschiedliche Energie von Radionukliden analysieren und dadurch identifizieren kann. Die Impulse werden schließlich in die impulsverarbeitende Elektronik des Meßgerätes geleitet und dort registriert.
Ein Szintillationszähler hat gegenüber anderen Strahlungs-Detektor-Systemen einige Vorteile:

- Höhere Nachweisempfindlichkeit für γ-Strahlung als Geiger-Müller-Zähler.
- Geringere Totzeit gegenüber Gasionisationsdetektoren, dadurch auch schnelles Zählvermögen.
- Die Energiespektrometrie von γ-Quanten ist möglich, da die einfallende Strahlungsenergie und das Ausgangssignal proportional sind.

Szintillationszähler dienen als Grundelemente verschiedener Meßanordnungen für Nuclidmessungen in Laboratorien, hauptsächlich in der medizinischen Diagnostik (Nuclearmedizin), z. B. bei Gammabohrlochmeßplätzen, -Probenwechslern, Scannern, Gammakameras, Beta- und Gammaspektrometern, Ganzkörperzählern, Ein- und Mehrkanalfunktionsplätzen u. a.

γ-Spektren von Radionukliden. Die γ-Spektrometrie ist ein Meßverfahren mit einem speziellen Szintillationsdetektor, der energieproportionale Impulse an ein angeschlossenes Zählgerät abgibt. Dabei werden die Impulse durch ein elektronisch gesteuertes schrittweises Verschieben der Meßkanallage um eine schmale Kanallage einzeln aufgenommen, registriert und gespeichert. Durch das separate Zählen und Registrieren der auf verschiedenen Energieintervallen anfallenden γ-Quanten entsteht ein für jedes Radionuclid charakteristisches γ-Spektrum (Abb. 2.307a).

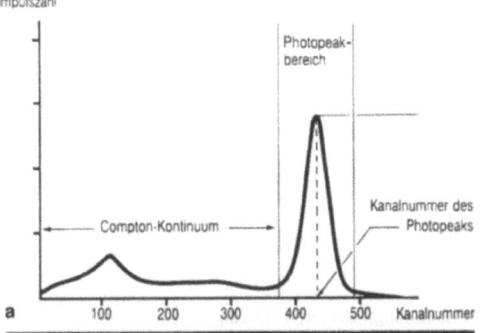

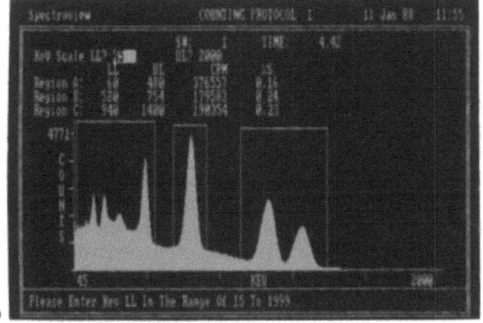

Abb. 2.307. a. ^{137}Cs-γ-Spektrum registriert mit einem NaI(Tl)-Szintillationszähler, **b.** γ-Spektren einiger Radionuclide, dargestellt auf dem Monitor

Dieses Meßverfahren ermöglicht mit Hilfe eines erstellten γ-Spektrums nicht nur den Nachweis eines Radionuclids, sondern auch die Bestimmung seiner Radionuclideinheit (Abb. 2.307 b). In der Meßtechnik von Radionucliden ist die γ-Spektrometrie ein wichtiges Verfahren. Ausführliche Übersichten finden sich in der Literatur.[1,2]

Signalverarbeitende Systeme

Spannungsversorgung. Ein wesentliches Bauteil aller Strahlungsmeßgeräte ist die stabilisierte Spannungsversorgung von Strahlungsdetektoren. Besonders wichtig ist die Stabilität der Spannungsquelle für die Photovervielfacher und die Proportionalzähler, da sich die Verstärkung von primären Ionisationsereignissen mit schwankender Spannung sehr stark ändert. Die stabilisierte und beruhigte Hochspannung wird überwiegend mit Hilfe von Transformatoren, Gleichrichtern, Stabilisatoren und Siebgliedern aus der Netzspannung gewonnen. Die Höhe der Spannung wird meist in groben Schritten mit einer zusätzlichen feinen Regulation eingestellt, um dem Detektor angepaßt zu werden. Ionisationsdetektoren benötigen eine positive Hochspannung gegen Masse, Szintillationszähler hingegen eine negative. Die Hochspannung des Detektors wird von den nachfolgenden elektronischen Schaltelementen durch einen Hochspannungskondensator getrennt, der jedoch für die Impulse durchgängig ist. Die Strom- und Hochspannungsversorgung für die Detektoren mit eingebautem Vorver-

stärker sind gewöhnlich in einem Bauteil des Meßgerätes vereinigt.

Verstärker. Die in den oben beschriebenen Detektoren entstandenen elektrischen Signale in Form von Ladungs- bzw. Spannungsimpulsen sind zu schwach, um direkt registriert oder analysiert zu werden. Sie müssen daher verstärkt werden. Zur Verstärkung der Stromimpulse am Ausgang von Ionisationskammern, Proportionalzählrohren und Geiger-Müller-Zählern können direkt elektronische Verstärker angeschlossen werden. Ihre Aufgabe ist es, die einzelnen Stromstöße auf das 10- bis 1.000fache linear zu verstärken. Die Zeit, die ein Verstärker zur Spannungserhöhung eines Impulses benötigt, liegt zwischen 10^{-9} und 10^{-7} s. Diese sollte möglichst kurz sein. Moderne Impulsverstärker sind meist in Vorverstärker und Hauptverstärker aufgeteilt, wobei erste, zur Vermeidung von Störspannungen und Kapazitäten im Kabel, direkt am Detektor angebracht sind. Die vom Vorverstärker im Zählgerät ankommenden Impulsspannungen liegen im Bereich von einigen mV. Diese werden dann durch einen meist regelbaren Hauptverstärker nochmals auf das 100- bis 1.000fache verstärkt, bis die Spannung einige V erreicht (s. a. Diskriminator).

Photovervielfacher. Dieses, auch Sekundär-Elektronen-Vervielfacher (SEV) genannte Bauelement (Abb. 2.308) hat die Aufgabe, die im Szintillator (NaI(Tl)-Kristall für γ-Strahlung, Anthracenderivate und Flüssigszintillatoren für β-Strahlung) erzeugten Lichtquanten in verwertbare Spannungsimpulse umzusetzen. Die auf die Photokathode auftreffenden Lichtquanten haben eine ganz bestimmte Wellenlänge, die ihrem Emissionsspektrum entspricht. Im Idealfall entsteht aus jedem Lichtquant in der Photokathode ein Photoelektron. Unter diesem Aspekt ist ihre Gesamtzahl auch ihrer Gesamtenergie proportional. Bei harter, hochenergetischer γ-Strahlung, die im Kristall nicht abgebremst wird, bzw. wenn ein Lichtquant vorzeitig den Szintillator verläßt (z. B. Randeffekt bei kleinen Kristallen), verringert sich aber auch die Photonenzahl (Abb. 2.308). Der SEV ist eine Kombination aus Photozelle (Photokathode) und Elektronenverstärker (Dynodensystem). Die Verstärkungsvorgänge verlaufen im Vakuum, wobei nur die Elektronen beteiligt sind. Da die Szintillationszeit etwa 10^{-9} s dauert und die Auflösungszeit von Photoelektronen nur ca. 10^{-10} s beträgt, können in einem SEV pro Sekunde etwa 10^8 Impulse/s bewältigt werden. Die Photoelektronen werden fokussiert und beschleunigt und prallen auf die erste positiv geladene Dynode. Dort werden die Sekundärelektronen herausgeschlagen und zur 2. Dynode weiterbeschleunigt. Hier geschieht derselbe Vorgang, der sich von einer Dynode zur nächsten wiederholt. So bildet sich eine Elektronenlawine, deren Maximum als Stromstoß auf der Anode ankommt. Dieser Spannungsimpuls wird weiter von der Anode über einen Trennkondensator (für die Abtrennung der Hochspannung) zum Verstärker und weiter zur Elektronik geleitet. Von einer Dynode zur nächsten wächst die Elektronenzahl auf das Vierfache. Bei einem SEV mit 11 Dynodenstufen erreicht man in bezug auf die Elektronenzahl einen Verstärkungsfaktor von 4^{11}. Der Verstärkungsfaktor des SEV hängt von der Bauart und der Einstel-

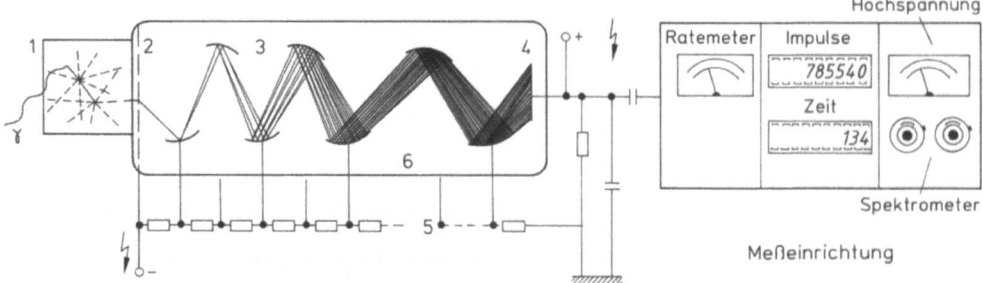

Abb. 2.308. Schema eines Szintillationszählers. **SEV** Sekundärelektronenvervielfacher, γ einfallendes γ-Quant, 1 Szintillationskristall, 2 Photokathode, 3 Dynoden, 4 Sammel-Anode, 5 Hochspannungsverteiler, 6 Vakuum

lung der Hochspannung zwischen Photokathode und Anode ab. Zur weiteren Verstärkung der Ausgangsimpulse muß der SEV an einen Vorverstärker und anschließend an einen elektronischen Linearverstärker angeschlossen werden. Dann wird ein Impulshöhenanalysator angeschlossen, der die unterschiedliche Energie von Radionukliden analysieren und dadurch identifizieren kann. Die Impulse werden danach in die impulsverarbeitende Elektronik des Meßgerätes geleitet und dort registriert.

Impulshöhenanalysatoren. Diese elektronischen Schaltungen dienen zur Analyse der Impulsamplitude bzw. zur Messung der Verteilung der Impulshäufigkeit in Abhängigkeit von ihrer Amplitude. Die Impulsamplitude ist ein Maß für die einfallende Strahlungsenergie. Dadurch kann die Energie der γ-Strahlung mit Hilfe der Impulshöhenanalyse bestimmt werden. Der Impulshöhenanalysator wird zwischen einen Verstärker und den Impulszähler geschaltet und besteht aus zwei Diskriminatoren und einer Antikoinzidenzstufe. Die Diskriminatoren sind parallel geschaltet, und ihre Spannung ist variabel einstellbar. Ein Diskriminator kann Impulse oberhalb bzw. unterhalb einer bestimmten Spannungshöhe (Schwelle) gesondert zählen bzw. von der Zählung ausschließen. Die Wirkungsweise eines Diskriminators beruht darauf, daß die Spannung jedes verstärkten Impulses mit einer definierten Hilfsspannung verglichen und die oberhalb bzw. unterhalb der eingestellten Schwelle verbleibende Spannungsdifferenz weiter verstärkt wird. Ein Diskriminator leitet nur die Impulse weiter, deren Höhe größer bzw. niedriger als eine vorgewählte Schwelle ist. Die Differenz zwischen den beiden eingestellten oberen und unteren Schwellen nennt man Fenster bzw. Fenster- oder Kanalbreite. Ein Diskriminator kann so eingestellt werden, daß

- Impulse unterhalb und oberhalb der Schwelle gezählt werden,
- nur Impulse oberhalb der Schwelle gezählt werden,
- nur Impulse unterhalb der Schwelle gezählt werden oder
- bei Einstellung eines einzigen Diskriminators Impulse nur eines Spannungsintervalls (Kanal) gezählt werden.

Die verschiedenen Einstellungen von Diskriminatoren ermöglichen es, bei den Aktivitätsmessungen uner-

wünschte Impulse, z. B. Streustrahlung oder hochenergetische γ-Quanten zu eliminieren. So werden bei der Integralmessung bei Elimination derjenigen Impulse, deren Energie unterhalb der eingestellten unteren Schwelle liegt (Compton-Kontinuum), alle Impulse ohne Impulsanalyse registriert. Das bedeutet, daß solche γ-Quanten diskriminiert werden, die eine geringere Energie als die des zu messenden Radionuklids besitzen (Unterdrückung von Streustrahlung bzw. eines anderen weicheren Strahlers) (Abb. 2.309). Bei der Differentialmessung ist es möglich, mit Hilfe einer oberen Schwelle die hochenergetischen γ-Quanten zu eliminieren. Bei dieser Meßart sind die beiden Diskriminatoren auf unterschiedliche Spannungen eingestellt, so daß je nach eingestellter Kanalbreite (Fenster) nur Impulse passieren können, deren Amplitude größer als die untere bzw. kleiner als die obere Diskriminatorspannung ist (Abb. 2.310). Impulse mit einer Energie, die die Spannung des oberen Diskriminators überschreitet, werden durch Antikoinzidenzschaltung beider Diskriminatoren nicht weitergeleitet. Die den Impulshöhenanalysator passierenden Impulse werden im Impulszähler pro Zeiteinheit gezählt und registriert. Der Impulshöhenanalysator ist für die Strahlungsmessung ein sehr wichtiges und nützliches elektronisches Bauteil eines Szintillationszählers. Er erhöht durch Unterdrückung von Untergrundstrahlung (Background), z. B. der kosmischen oder terrestrischen Strahlung bzw. des Detektorrauschens, die Meßempfindlichkeit und -genauigkeit. Der Impulshöhenanalysator ermöglicht bei Doppeltracer-Messungen von zwei Radionukliden, deren Energielinien sich überlappen, (z. B. bei simultaner Anwendung von ^{51}Cr mit einem Photopeak von 323 keV und ^{59}Fe mit einem Photopeak von 191 keV in der Hämatologie) eine energetische Trennung. Dieses Bauteil ist ein wichtiger Bestandteil in der Gammaspektrometrie, wo durch schrittweises Verschieben der Kanallage um ein schmales Fenster das γ-Spektrum eines unbekannten Strahlers aufgenommen wird (Abb. 2.307 a). Ein Vielkanal-Impulshöhenanalysator funktioniert ähnlich wie ein Einkanal-Impulshöhenanalysator. Während dieser nur die Energiebereiche eines Radionuklids nacheinander abtasten kann, registriert und analysiert der Vielkanal-Impulshöhenanalysator das Energiespektrum eines oder mehrerer Radionuklide in einem Radionuklidgemisch Abb. 2.307 b) in einigen Tausend Meßkanälen gleichzeitig.

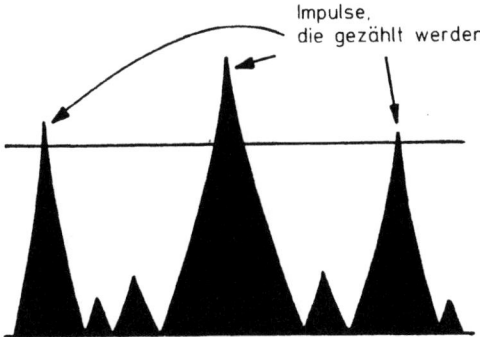

Abb. 2.309. Schema der Impulsverarbeitung bei Szintillationszähler mit Diskriminator

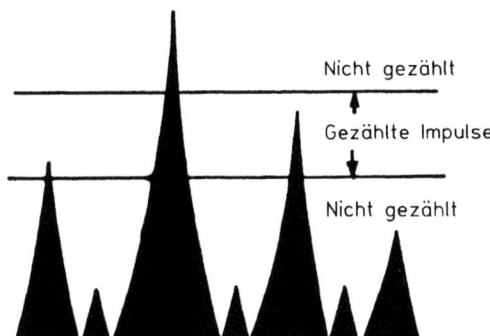

Abb. 2.310. Schema der Impulsverarbeitung beim Szintillationszähler mit Impulshöhenanalysator

Koinzidenz- und Antikoinzidenzstufe. Der statistische Charakter der Kernumwandlung bedingt, daß der Zeitpunkt des Auftretens eines Strahlungsquants nicht vorhergesagt werden kann. Daraus ergibt sich die Möglichkeit, daß zwei Strahlungsereignisse gleichzeitig durch einen Detektor registriert werden. Dies wird als Koinzidenz bezeichnet. Um diese gleichzeitig auftretenden Strahlungsereignisse registrieren zu können, muß der Verstärker mit einer Einrichtung versehen werden, die bei zwei angeschlossenen Strahlungsdetektoren (Szintillationszähler bzw. Halbleiterdetektoren) nur die Impulse zum Zähler durchläßt, die gleichzeitig, d. h. koinzident in jedem der beiden Detektoren ankommen (Koinzidenzstufe, Koinzidenzmessung). Die Messung der zeitlichen Korrelation von zwei Impulsen ist in der nuclearmedizinischen Meßtechnik von Positronenstrahlern und bei der Messung mit flüssigen Szintillatoren von Bedeutung. Bei der Messung von Positronenstrahlern dient die gleichzeitige Erfassung der beiden diametral (Winkel von 180°) emittierten γ-Quanten (s. Vernichtungsstrahlung) einer zusätzlichen Erhöhung der Richtwirkung und ermöglicht z. B. die dreidimensionale Messung der räumlichen Aktivitätsverteilung, wie bei der Positronen-Emissions-Computertomographie (PET) (s. dort). Auch bei Messungen von β-Strahlung mit flüssigen Szintillatoren spielt die Koinzidenzschaltung eine wichtige Rolle. Durch die

gleichzeitige Erfassung der Nutzphotonen von zwei bzw. auch drei SEV werden die sog. Rauschimpulse, die zeitlich nicht korrelieren, auch nicht registriert. Dadurch läßt sich deren Anteil stark reduzieren (niedriger Untergrund).
In der Strahlungsmeßtechnik ist es z. T. notwendig, die gerade koinzidierenden Signale zu eliminieren. Das wird dadurch erreicht, daß am Meßgerät eine bestimmte Zeitspanne eingestellt wird und nur diejenigen Impulse registriert werden, deren zeitlicher Abstand größer als die vorgegebene Zeit ist. Diese Meßanordnung wird, reziprok zur Koinzidenz, als Antikoinzidenz bzw. Antikoinzidenzmessung bezeichnet.

Impulszähler. Mit diesen Einrichtungen wird während einer bestimmten Zeit (Meßzeit) die Anzahl der eingetroffenen Impulse gezählt, d. h. die Impulsrate bestimmt. Die Impulszahlen werden mit elektronischen oder elektromagnetischen Zählwerken registriert. Die vom Meßgerät aufgenommenen Impulse können mit vorgewählter Meßzeit, z. B. als Imp./min, bzw. mit vorgewählter Impulszahl, in variablen Zeitangaben, registriert werden. Als Endergebnis erhält man eine Impulsrate. Diese unmittelbare, indirekte Registrierung von Einzelergebnissen wird als digitaler Zählratenmesser bezeichnet.
Im Gegensatz zur unmittelbaren Impulsregistrierung über Zählwerk und Zeitgeber ist eine direkte Bestimmung der Impulsrate mit Hilfe von integrierten Geräten (z. B. Ratemeter, Integrator, Linienschreiber) möglich. Diese Systeme nennt man analoge Meßsysteme, denn hier erscheint der Meßwert als mittlere Meßhäufigkeit, z. B. als Ausschlag eines Zeigerinstruments bzw. eines Schreibers, welches direkt in Impulsen pro Minute (Imp./min) oder anderen Einheiten (MBq, mCi) geeicht ist. Die modernen Strahlenschutzgeräte bzw. Monitore arbeiten meist nach dem Prinzip der Analogdarstellung der Meßwerte und sind sehr empfindlich.
Ob in der Meßtechnik die digitale oder analoge Darstellung der Meßwerte benutzt wird, hängt von den speziellen Erfordernissen ab. Messungen von radioaktiven Proben mit geringen Zählraten und einer konstanten Größe werden wegen der empfindlicheren Meßmethode und der einfacheren Ablesung digital ausgewertet. Für die Registrierung zeitlich veränderlicher Aktivitätswerte wird der analoge Ratemeter mit nachgeschaltetem Schreiber verwendet.

Meßtechniken, Labormeßplätze und abbildende Geräte

Die Messung der Radioaktivität ist eine der empfindlichsten und genauesten Meßmethoden, um geringste Substanzkonzentrationen quantitativ nachzuweisen. Die Aktivität einer radioaktiven Quelle ergibt sich aus der Anzahl der Kernzerfälle (Desintegrationen). Eine bestimmte radioaktive Substanz kann theoretisch auf verschiedene Arten und mit verschiedenen Strahlungsmeßsystemen, jedoch nicht immer mit den gleichen Ergebnissen und mit optimalem Resultat, gemessen werden. Welche Meßmethode für die zu messende Substanz geeignet ist, hängt von vielen Faktoren ab, die immer im Zusammenhang zu sehen sind.

Dabei spielt die Art des Strahlers (reiner β- bzw. γ-oder gemischter β-/γ-Strahler), seine Strahlungsenergie, die Halbwertszeit, die physikochemische Form (fest, flüssig oder gasförmig), die Aktivitätsstufe, die Verfügbarkeit von Geräten, die Menge der Proben, die Genauigkeit der Messungen, verfügbares Personal und weitere Parameter eine wichtige Rolle.

β-Aktivitätsmessungen. Viele Radionuclide (z. B. $^{14}C, ^{32}P, ^{90}Y$) senden überhaupt keine γ-Strahlung aus, so daß in solchen Fällen zur Aktivitätsmessung spezielle, mit β-Zählern ausgestattete Geräte verwendet werden müssen. Aber auch dann, wenn ein Radionuclid ein gemischter β-/γ-Strahler ist, kann die Messung über seine β-Komponente eine wertvolle Alternative darstellen. In jedem Fall aber ist die Anwendbarkeit der verschiedenen β-Meßmethoden durch die Energie der β-Strahlung bestimmt.

Hat der zu messende β-Strahler eine ausreichend hohe Energie, dann kann die Messung einer *flüssigen, homogenen Probe* mit Hilfe eines dünnwandigen Geiger-Müller-Zählrohrs (sog. Auffüllrohr) durchgeführt werden (Abb. 2.311 b). Dieses kann, je nach Konstruktion, ein Volumen bis zu 10 ml aufnehmen und für Strahler mit einer β-Energie über 1,2 MeV sowie für γ-Strahler verwendet werden. Für diejenigen Radionuclide, die eine β- oder γ-Energie über 2,5 MeV aufweisen (^{24}Na mit 4,17 MeV, ^{132}I mit 2,7 MeV), entsprechen die mit dem Flüssigkeitszählrohr erzielten β-Meßergebnisse hinsichtlich der Empfindlichkeit ungefähr den Messungen mit einem Szintillationszähler. Bei einer β-Energie unter 1 MeV nimmt der Wirkungsgrad wegen der sog. Selbstabsorption der β-Strahlung durch die Flüssigkeitsschicht und durch die Zählrohrwand rasch ab. So beträgt z. B. bei ^{131}I-Proben die Meßausbeute weniger als ein Zehntel der bei einem Gammaszintillationszähler erzielten Werte. Obwohl heute modernere Meßeinrichtungen als Flüssigkeitszählrohre zur Verfügung stehen, handelt es sich dennoch um ein wertvolles und preisgünstiges Zählrohr. Flüssigkeitszählrohre gibt es in verschiedenen Ausführungen und Formen, z. B. als Tauch-, Auffüll-, Durchflußzählrohre und in weiteren Varianten (Abb. 2.311).

Solange der ringförmige Raum des Flüssigkeitszählrohres immer mit dem gleichen Flüssigkeitsvolumen (gleiche Meßgeometrie) bzw. bis über den dünnwandigen Teil des Zählrohres mit Flüssigkeit gefüllt ist, ist die ermittelte Impulsrate jeder Probe direkt proportional zu ihrer Aktivitätskonzentration. Das Hauptproblem, das bei den Messungen gelegentlich auftritt, ist die Dekontamination des Zählrohres zwischen den einzelnen Probemessungen. Deswegen muß für jede Art der Probenmessung eine durch Erfahrung ermittelte, praktische und sinnvolle Dekontaminationsmethode angewendet werden. Grobe Meßfehler treten auf, wenn die einzelnen Aktivproben unterschiedliche chemische Zusammensetzungen und Flüssigkeitsdichten aufweisen.

Bei der *Messung einer Probe im Innern eines Zählrohrs* steigt bei niederenergetischen β-Strahlern die Meßausbeute auf das Zwei- bis Dreifache an. Dies beruht zum Teil auf der verbesserten Meßgeometrie und zum Teil auf der Tatsache, daß die Strahlungsabsorption durch die Wand bzw. das Endfenster des Zählrohrs entfällt. Diese Bedingungen erfüllt das sog. Glocken-

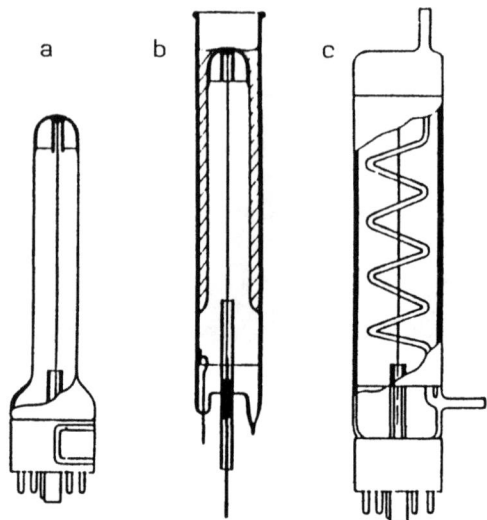

Abb. 2.311 a–c. Beispiele von dünnwandigen Geiger-Müller-Zählrohren. **a** Tauchzählrohr, **b** Auffüllzählrohr, **c** Durchflußzählrohr

zählrohr, daß zu einem Methandurchflußzähler umgewandelt wird. Der Flüssigkeits-Szintillationszähler (engl. Liquid Scintillation Counter) hat für die Routinemessungen das Glockenzählrohr weitgehend ersetzt. Die modifizierten Methandurchflußzähler werden zu Lokalisationsmessungen von weichen, β-strahlenden Radionucliden ($^3H, ^{14}C$) bei der Radio-Papierchromatographie, Radio-Dünnschichtchromatographie und Radio-Elektrophorese verwendet.

Bei der *Messung einer gasförmigen Probe* kann der Selbstabsorptionseffekt eliminiert werden, da das Gas ein Bestandteil der Füllung des Zählrohrs bzw. der Ionisationskammer ist. In solchen Fällen wird die Radioaktivität praktisch mit 100%iger Ausbeute gemessen. Diese Methode wird hauptsächlich für Messungen von ^3H und ^{14}C verwendet. Die Messung eines Gases ($^3H_2, ^{14}CO_2$) ist relativ einfach. Die quantitative Umwandlung eines Radionuclids vom festen in den gasförmigen Zustand und die Reinigung des Gases ist jedoch sehr aufwendig. Deshalb verwendet man andere einfachere Methoden, auch dann, wenn damit eine geringere Meßempfindlichkeit verbunden ist. Bei einer ausreichenden Probenmenge mit geringer Radioaktivität ist die Messung in einer Ionisationskammer bzw. mit einem proportional messenden Gasdurchflußzähler vorzuziehen. Diese Meßtechnik wird z. B. zur quantitativen Bestimmung von $^{14}CO_2$ in der Ausatmungsluft bei metabolischen Untersuchungen an Patienten (z. B. zur Bestimmung der pathologischen bakteriellen Besiedlung des Dünndarms) verwendet.

Die Radioaktivitätsmessung von β-Strahlung jeder Energiestufe mit einem *Flüssigkeits-Szintillationszähler* ist die Methode der Wahl. Dieses Gerät ist eines der empfindlichsten Meßgeräte zur Ermittlung von β-Strahlung, besonders wenn es sich um die Messung tritierter Verbindungen handelt. Bei diesem Meßverfahren werden die radioaktiven Proben und das Lösungsmittel mit den organischen Szintillatoren gemischt, so daß sie im engsten Kontakt stehen. Eine solche Meßanordnung wird als 4π-Meßgeometrie für die Elektronenenergie bezeichnet und stellt das optimale Meßverfahren mit der größten Meßausbeute dar. Diese Methode wird in der Biologie, Medizin, Pharmakologie sowie dort, wo mit weichen β-Strahlern gearbeitet wird, verwendet. Da die Flüssigkeits-Szintillationszähler meist mit Impulshöhenanalysatoren ausgerüstet sind, sind sie auch für simultane Messungen von Proben geeignet, die mit zwei β-Strahlern verschiedener Energie doppeltmarkiert sind. Diese Geräte ermöglichen auch Messungen von Proben mit hohen Zählraten, da eine sog. Totzeit (Auflösungszeit) wie bei den Proportional- und Geiger-Müller-Zählern nicht berücksichtigt werden muß.

Als flüssige Szintillatoren werden drei Arten von organischen Verbindungen benutzt: aromatische Verbindungen wie z. B. Naphthalin, Anthracen oder p-Terphenyl; Oxazole, wie z. B. 2,5-Diphenyloxazol (PPO); Stilbenderivate, wie z. B. 4,4-Diphenylstilben, $trans$-Stilben u. a. Jeder flüssige Szintillator hat eine bestimmte Fluoreszenzcharakteristik, deren Wellenlängenmaximum im Aufnahmebereich der Photokathode des Photovervielfältigers liegen sollte. In manchen Fällen, wenn es das Probegut verlangt, muß noch ein sog. Sekundärszintillator (secondary solute) in geringen Mengen zugefügt werden. Seine Aufgabe in diesem Szintillator-Cocktail ist es, das Fluoreszenzmaximum zu einer größeren Wellenlänge hin zu verschieben (shifter). Zu diesem Zweck werden verschiedene markengeschützte Verbindungen, wie z. B. 1,4-Bis[2-(5-phenyloxazolyl)]benzol (POPOP) benutzt. Die Szintillations-Cocktails werden als fertige Lösungen mit Emulgatoren für wässrige Meßproben versehen. Ist die zu untersuchende Verbindung in organischen Lösungsmitteln, z. B Toluol, Xylol, 1,4-Dioxan u. a. direkt löslich, so kann sie als Lösung direkt in den flüssigen Szintillator eingebracht werden. Liegt aber die zu messende Probe als unlösliches Pulver vor, so kann sie in einem Szintillator-Gel suspendiert werden. Die wässrigen Meßproben müssen wieder mit einem Szintillator, der einen geeigneten Emulgator enthält, gemischt werden.

Die modernen Geräte, die die Möglichkeiten dieser Meßmethode optimal ausnutzen, sind meist mit zwei SEV-Meßköpfen und aufwendiger Elektronik ausgerüstet.

Gegen die kosmische und terrestrische Umgebungsstrahlung (Untergrund, Background) sind die Meßköpfe und der Meßkanal für das Probenfläschchen durch eine hinreichend dicke Bleischicht abgeschirmt. Das störende und falsche Impulse produzierende thermische Rauschen der Photokathode des SEV wird durch Kühlung des Photovervielfältigers und der Probenfläschchen reduziert, da bei tieferen Temperaturen die thermisch bedingte Molekularbewegung herabgesetzt wird. Bei Geräten, die mit zwei SEV-Systemen arbeiten, werden die Impulse über eine Koinzidenzschaltung geführt. Dabei wird ein Impuls nur dann gezählt, wenn zwei Impulse von beiden SEV fast gleichzeitig (innerhalb von etwa 10 μs) registriert werden. Durch diese Schaltung wird der Untergrund des Gerätes stark reduziert, da die Rausch-

impulse von beiden Photokathoden statistisch unabhängig voneinander sind.

Die zu messenden Proben mit flüssigem Szintillations-Cocktail werden in speziellen Meßfläschchen aus kaliumfreiem Glas (^{40}K ist ein natürliches Radionuclid) bzw. aus Polypropylen oder Polyethylen abgefüllt. Die Probenmessung findet in absoluter Dunkelheit statt. Obwohl aufgrund der Meßgeometrie eine fast 100%ige Meßausbeute zu erwarten ist, wird diese durch störende Fluoreszenzabsorption in der Probe herabgesetzt. Diese Lichtlöschung (Quenching) wird durch unsichtbare Verunreinigungen der Probe, wie Sauerstoff, Wasser, Farbstoffe, Lösungsmittel u. a. verursacht, die von der chemischen Aufbereitung der radioaktiven Probe und der Zusammensetzung des Szintillations-Cocktails stammen. Solche Stoffe unterdrücken die Szintillation und beeinflussen die Meßergebnisse negativ. Der Quench-Einfluß kann jedoch korrigiert werden, indem man einen Zählausbeute-Faktor zu jeder Messung bestimmt und die gemessenen Impulse pro min (Ipm) in Zerfälle (disintegrations) pro min (Dpm) umrechnet. Die Zählausbeute einer Messung kann mit verschiedenen Methoden bestimmt werden, meist mit Hilfe einer Quench-Reihe (mehrere Proben mit bekannten Quench-Faktoren), die zusätzlich gemessen werden. Manche Geräte sind mit einer externen Standardisierung, d. h. mit einer zusätzlichen γ-Strahlenquelle ausgestattet, die in genau definierter Position neben das Probenfläschchen gebracht und noch einmal gemessen wird. Spitzengeräte enthalten zusätzlich noch eine interne Recheneinheit, die diese Meßergebnisse automatisch umrechnet und korrigiert.

Für die erfolgreiche Messung von β-Strahlern mit den Flüssigkeits-Szintillationszählern gibt es einige wichtige Grundprinzipien, welche immer beachtet werden müssen:

- Aktivitätsverluste bei der Probenaufbereitung vermeiden.
- Die Probe klar und lichtleitend halten.
- Quench-Verunreinigungen in der Probe vermeiden.

Die heutigen Geräte (Abb. 2.312) sind nicht nur mit einer umfassenden Elektronik, sondern auch mit Kühlaggregaten und mit einer Mechanik zum automatischen Probenwechsel und zur Qualitätskontrolle der Meßergebnisse ausgestattet. Ein Anschluß für weitere Datenverarbeitungs- und -registrierungssysteme ist selbstverständlich.

γ-Aktivitätsmessung. Einer der besten Detektoren für die Messung der γ-Strahlung ist der Szintillationszähler. Dieses Meßsystem befindet sich in verschiedenen Varianten in einer ganzen Reihe von Labormeßgeräten sowie in speziellen medizinisch-diagnostischen Apparaten. Das Meßprinzip ähnelt dem Flüssigkeits-Szintillationszähler, jedoch ist die Meßsonde mit einem anorganischen Einkristall versehen. Der Kristall ist mit einer reflektierenden Schicht aus Magnesium- bzw. Aluminiumoxid umhüllt, um die Rückstreuung der nicht auf die Photokathode gerichteten Photoluminiszenz zu reflektieren. Da diese anorganischen Kristalle stark hygroskopisch sind, müssen sie stets in einem luftdichten Gehäuse montiert werden. Meist

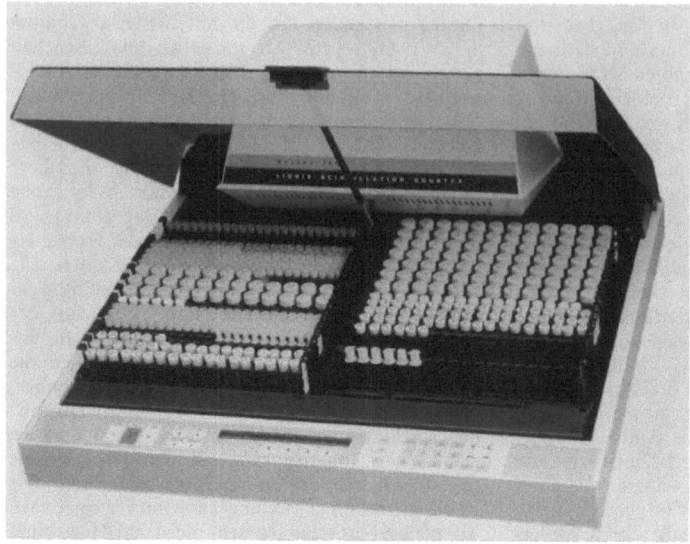

Abb. 2.312. Automatischer Flüssigkeits-Szintillationszähler (Aus einem Prospekt der Fa. Wallac)

werden Aluminium-, in speziellen Fällen auch Kupfer- oder Edelstahlgehäuse, mit einem Glas- bzw. Quarzfenster zum Austritt der Lichtquanten verwendet. Zur Übertragung von Lichtquanten auf die Photokathode des SEV wird das Austrittsfenster des Kristalls durch Immersionsöl bzw. Siliconöl zur Verringerung der Lichtverluste mit dem SEV verbunden. Ein Bohrloch-Szintillationszähler ist ein Bestandteil eines *Bohrlochmeßplatzes.* Er dient der Messung radioaktiver Substanzen in flüssiger und fester Form mit geringer Aktivität. In der Mitte des Kristalls befindet sich eine zentrale Bohrung, in welche die Strahlenquelle, meist ein Probeglas mit der Probe, eingeführt wird (Abb. 2.313). Die Probe ist dann von allen Seiten vom Kristalldetektor umschlossen. Diese sehr empfindliche Meßanordnung entspricht nahezu einer 4π-Meßgeometrie (Abb. 2.319 b). Bei flüssigen Proben ist für eine optimale Meßeffektivität die Füllhöhe zu beachten. Je näher der Flüssigkeitsspiegel dem oberen Bohrlochrand kommt, desto schlechter ist die Meßausbeute, da viele Strahlenquanten nicht mehr vom Kristall erfaßt werden. Um eine hohe Meßempfindlichkeit der Szintillationssonde zu erreichen, muß diese mit einer dicken Bleiabschirmung gegen die kosmische und terrestrische Umgebungsstrahlung umhüllt werden, welche die Geräte sehr schwer werden läßt. Vor seiner Anschaffung muß die Tragfähigkeit des Fußbodens geprüft werden.
Zur Messung von kleineren Probenmengen mit einem Bohrloch-Szintillationszähler verwendet man sog. Handprobenwechsler, bei welchen die zu messende Probe manuell in das Bohrloch eingeführt und wieder herausgenommen werden muß. Die Bedienung des eigentlichen Meßgerätes und das Notieren der Meßwerte wird ebenfalls manuell durchgeführt. Für das Messen von größeren Probenserien benutzt man automatische Bohrlochmeßplätze, sog. automatische γ-Probenwechsler (Abb. 2.314). Die manuelle Arbeit wird von einer elektromechanischen Transportein-

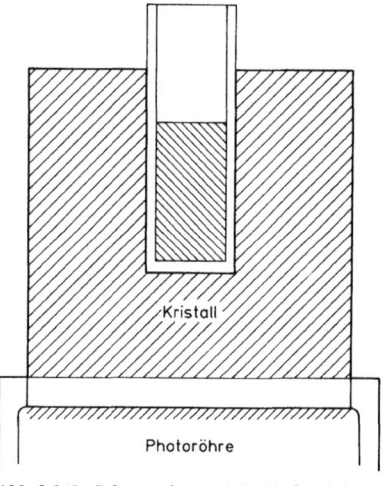

Abb. 2.313. Schema eines γ-Szintillationskristalls vom Bohrloch-Typ

richtung übernommen. Die einzelnen Proben werden durch eine Transportkette bzw. in Kassetten (Racks) in das Bohrloch gefördert. Moderne Geräte haben einen Anschluß zur Datenregistrierung bzw. für eine Datenverarbeitungsanlage oder verfügen über einen eingebauten kleinen Computer. Dadurch können die Meßergebnisse entweder als Impulsraten ausgedruckt oder über einen eingebauten Mikroprozessor mit Standardmessungen verglichen und verrechnet werden.
Bei den Multikristall-γ-Zählern (Multidetector Gamma Systems) (Abb. 2.315) handelt es sich um γ-Szintillationszähler, die mit 12 bzw. 24 einzelnen Bohrloch-Szintillationszählern ausgestattet sind. Die Detektoranordnung besteht aus 12 bzw. 24 Bohrloch-

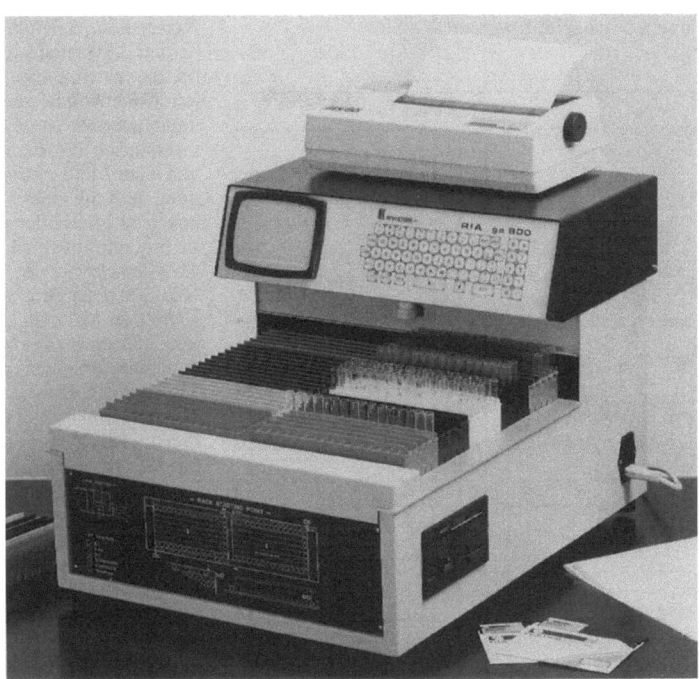

Abb. 2.314. Beispiel eines automatischen γ-Probenwechslers (Aus einem Prospekt der Fa. Uehlinger-Pfiffner)

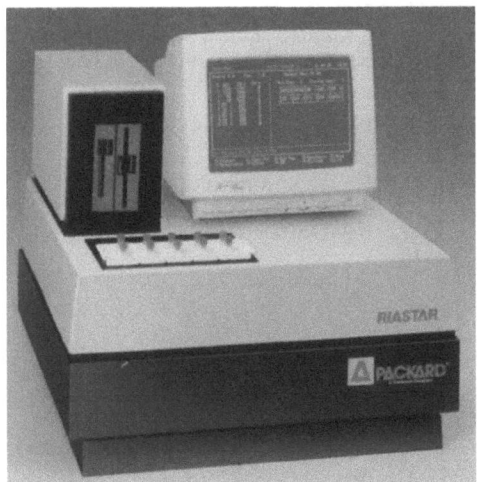

Abb. 2.315. Beispiel eines 12-Kanal-Multi-Kristall-Gammazählers (Aus einem Prospekt der Fa. Packard)

Meßsysteme sind mit kleinen eingebauten, für verschiedene Meßanordnungen vorprogrammierten Computern ausgerüstet. Bei der Programmierung der Meßparameter führt man mit dem Gerät über einen Videomonitor einen Dialog, wobei eine Standardkurve, die Meßzeit und die Parameter der Qualitätskontrolle der Meßergebnisse angegeben werden kann. Solche Meßsysteme haben sich in den Medizinisch-chemischen und Forschungslaboratorien sehr bewährt.

Medizinische Meßgeräte und abbildende Geräte. Darunter versteht man diejenigen Strahlungsmeßgeräte, die zu nuclearmedizinischen Untersuchungen benötigt werden. So dienen die Funktionsmeßplätze zur Registrierung eines zeitlichen Aktivitätsverlaufes in ausgewählten Bereichen des menschlichen Körpers. Die abbildenden Geräte, die in der Nuclearmedizin verwendet werden, sind Meß- und Registriervorrichtungen, mit denen die räumliche Verteilung eines radioaktiven Strahlers abgebildet werden kann. Da in diesen Geräten meist Szintillationsdetektoren verwendet werden, bezeichnet man dieses bildgebende Verfahren als Szintigraphie und die Abbildung der Radioaktivitätsverteilung als Szintigramm.

Ein *Funktionsmeßplatz* ist eine Anordnung zur Registrierung eines zeitlichen Aktivitätsverlaufes in ausgewählten Körperbereichen. Die Grundanordnung des Gerätes ist schematisch gleich wie bei anderen Systemen, die mit Szintillationszählern ausgestattet sind, und besteht aus Detektor, Verstärker, Analysator und Ausgabeeinheit. Die Datenausgabe ist immer so gewählt, daß der Aktivitätsverlauf mit der Zeit fortlaufend registriert werden kann. Die Verwendung dieser Meßgeräte wird immer seltener, da die gleichen Un-

Szintillationszählern, die in zwei bzw. vier Sechserreihen angeordnet sind. Die Proben werden in speziellen Magazinen in Meßposition gebracht, wobei die Magazine gleichzeitig als Kontaminationsschutz dienen. Diese Geräte können gleichzeitig 12 bzw. 24 verschiedene Proben messen und auswerten. Sie sind speziell für die Auswertung von Radioimmunoassays (RIA- und IRMA-Tests) konzipiert, die meist mit niederenergetischen γ-Strahlern wie ^{125}I und ^{57}Co arbeiten. Diese

tersuchungen mit weniger Aufwand und schneller mit modernen Systemen, wie z. B. mit einer Gammakamera durchgeführt werden können.

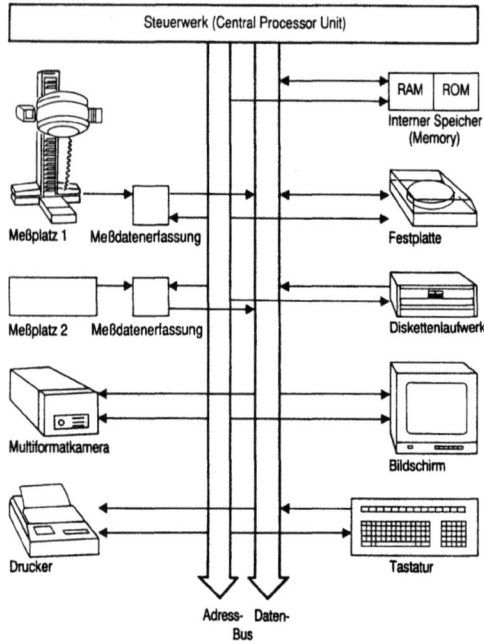

Abb. 2.316. Aufbau einer Datenverarbeitungsanlage in Verbindung mit einer klassischen Gammakamera. (Aus[3])

Der *Scanner* (Abtaster) ist das älteste nuclearmedizinische Gerät zur zweidimensionalen Darstellung der räumlichen Aktivitätsverteilung im Körper eines Patienten. Er verfügt wie jedes nuclearmedizinische Gerät über eine mit einem Kollimator versehene Szintillationsmeßsonde, die sich zeilenweise über das zu untersuchende Areal bewegt. Die Registriereinheit ist mechanisch mit dem Detektor gekoppelt und wird von einer Meßelektronik gesteuert. Die Bildaufzeichnung wird mit einem Strichdrucker auf einen Papierbogen farblich oder photographisch mit Hilfe einer Lichtquelle auf einen Film registriert. Die resultierende Filmschwärzung oder Farbänderung sowie die Häufigkeit der Striche entspricht der Intensität der registrierten Aktivität. Der Scanner arbeitet relativ langsam. Darum wird er heute relativ selten verwendet. In manchen Kliniken dient er zur Anfertigung von Schilddrüsen-Szintigrammen.

Gammakameras oder *Szintillationskameras* sind Geräte mit feststehendem Meßkopf, bei denen gleichzeitig ein Bildbereich erfaßt wird. Dabei wird die Impulsverteilung des eingestellten Sichtbereiches kontinuierlich registriert, so daß Aktivitätsverteilungen eines Radiopharmakons in zu untersuchenden Organen bzw. Regionen des Körpers sichtbar werden. Der große Vorteil der Gammakamera liegt in ihrer universellen Anwendbarkeit. Mit einer Gammakamera sind sowohl statische als auch dynamische Untersuchungen mit Radiopharmaka möglich. Die gewonnenen Informationen können ohne Schwierigkeiten in einem Rechnersystem weiterverarbeitet werden (Abb. 2.316). Der Kopf der Gammakamera besteht aus dem Kollimator, dem Szintillationskristall, dem Lichtleiter und mehreren (bis zu 70) Photover-

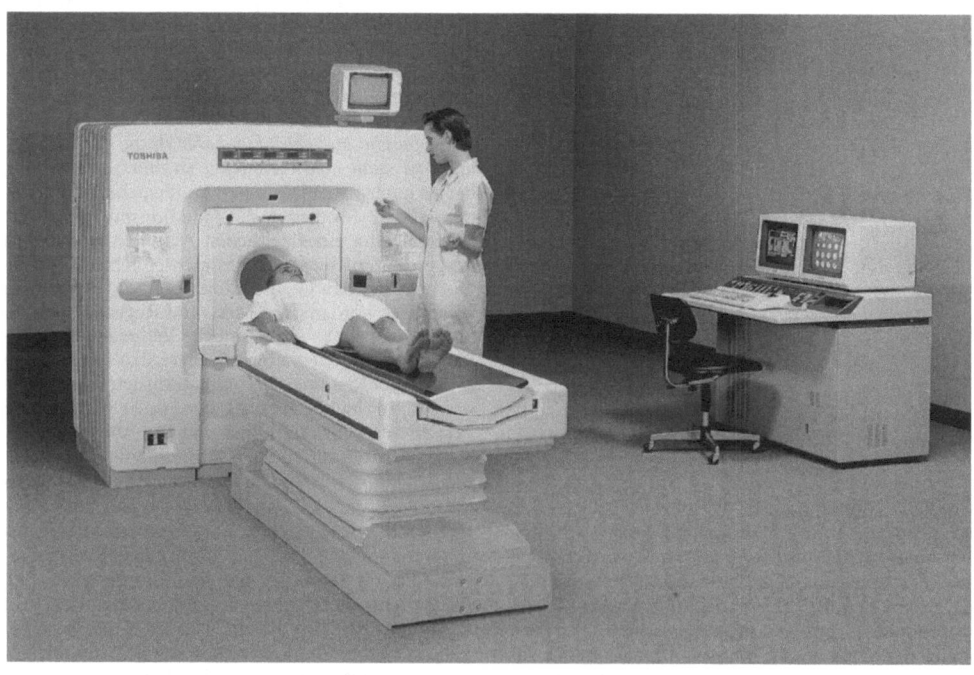

Abb 2.317. Moderne ECT-Kamera (Mit freundlicher Erlaubnis der Fa. Toshiba)

vielfältigern. Der Patient kann entweder liegend, sitzend oder stehend untersucht werden. Eine spezielle Entwicklung der Gammakamera ist die Ganzkörperkamera. Mit ihr werden Ganzkörperszintigramme im Rahmen einer Knochenszintigraphie mit ^{99m}Tc-knochenaffinen Radiopharmaka durchgeführt.

Die *Emissionscomputertomographie* ist ein nuclearmedizinisches diagnostisches Verfahren zur schichtweisen Abbildung der Radionuclidverteilung mit Hilfe eines Computers. Bei diesen Systemen wird ein dreidimensionales Objekt in planaren zweidimensionalen Schichten aufgenommen. Dadurch entstehen tomographische Aufnahmen des untersuchten Objektes (Organs). ECT-Kameras unterteilt man in Single-Photon-Emission-Computed-Tomography (SPECT)-Systeme (Abb. 2.317), die mit den üblichen Einzelphotonen aussendenden Radionucliden wie ^{99m}Tc, ^{201}Tl oder ^{123}I arbeiten, und die Positron-Emission-Tomography(PET)-Systeme, die die Eigenschaft von Positronenstrahlern nutzt. PET- und SPECT-Kameras sind mit rotierenden Köpfen ausgerüstet. Der Vorteil gegenüber klassischen Gammakameras liegt in der Aufnahme von Projektionsbildern, die die Rekonstruktion von konsekutiven transversalen Schichten gestatten.

Praktische Hinweise zur Meßtechnik. Die genannten Verfahren dienen in Laboratorien, am Arbeitsplatz, in der Medizin und in der Natur dazu, die verschiedenen Strahlungsarten nachzuweisen und möglichst quantitativ zu registrieren. Die Strahlung kann hierbei aus einem Reagenzglas, aus radioaktiv kontaminierten Lebensmitteln oder aus einem lebenden Organismus austreten. Alle drei Fälle erfordern zum Messen prinzipiell die gleiche Meßanordnung: Strahlungsdetektoren, Hochspannungsquelle, Vorverstärker, Verstärker, Impulsanalysator, Steuerung, Anzeige- und Ausgabesystem und eventuell noch Geräte für die Auswertung und Registrierung der Informationen (Abb. 2.318). Diese Meßanordnung ermöglicht es, das im Detektor entstandene Signal zu verstärken, zu analysieren, zu registrieren und anzuzeigen. Dieses Grundschema wird bei jeder Strahlungsmessung an-

gewendet. Die weiteren elektronischen und elektromagnetischen Bausteine dienen der Arbeitserleichterung im Sinne einer Automatisierung der Meßvorgänge sowie der weiteren Verarbeitung der Meßergebnisse und deren Optimierung.

Im Detektor werden außer der von der Probe einfallenden Strahlung auch andere energiereiche Strahlen absorbiert, die ebenfalls zu Impulsen verarbeitet werden. Zur *Unterdrückung der Störstrahlung,* die aus dem Weltall, aus dem Boden und dem Mauerwerk bei der Messung von Radionucliden vom Detektor mitregistriert werden, insbesondere zur Erreichung eines besseren Meßverhältnisses zwischen der zu messenden Strahlung und der Störstrahlung, müssen die Strahlungsdetektoren mit einer *Abschirmung* versehen werden. So muß bei einem Szintillationszähler neben dem Szintillationskristall auch der Photovervielfacher gegen unerwünschte Einstrahlungen geschützt werden. Für Detektorabschirmungen wird Abschirmmaterial mit einer hohen Dichte und geringen natürlichen Eigenaktivität benutzt. Am häufigsten wird Altblei bzw. Eisen verwendet. Altblei wird eingesetzt, weil eines der Zerfallprodukte des Radiums das radioaktive Bleiisotop ^{210}Pb ($T_{1/2}$ 22,3 Jahre) ist, welches beim Herstellungsprozeß vom nichtaktiven Blei getrennt werden kann. Im Altblei ist das ^{210}Pb im Laufe der Zeit größtenteils zerfallen. Durch gute und dickwandige Bleiabschirmungen läßt sich der Nulleffekt um den Faktor 10 bis 100 reduzieren.

Die Störstrahlung wird als Untergrundstrahlung und der von ihr verursachte Meßeffekt als Nulleffekt des Zählers bezeichnet. Bei den Probenmessungen muß der Nulleffekt, der auch als Leerwert bezeichnet wird, bei der Auswertung von allen Meßergebnissen der Proben und Standards abgezogen werden. Ein Teil des Nulleffekts, sofern dieser von energetisch höherer oder niedrigerer Strahlung als die des gemessenen Radionuclids stammt, läßt sich elektronisch mit Hilfe eines Impulshöhenanalysators bzw. einer Koinzidenzschaltung reduzieren.

Als *Kollimator* wird die Bleiabschirmung eines Szintillationsdetektors bezeichnet, die hauptsächlich bei nuclearmedizinischen In-vivo-Untersuchungen verwendet wird. Der Kollimator wird dem Szintillationszähler zur Abschirmung der Störstrahlung und zur Ausblendung des vom Detektor erfaßten Strahlungsareals vorgeschaltet. Kollimatoren sind absorptionsfähige Bleiblöcke mit einer Bohrung oder einem System von mehreren regelmäßigen Löchern im Bleiblock, die man unmittelbar vor dem Detektor anbringt. Für Funktionsuntersuchungen werden einkanalige Kollimatoren mit einer zylindrischen oder konischen Bohrung benutzt. Für die Szintigraphie mit dem Scanner bzw. der Gammakamera werden verschiedene Typen von Vielkanalkollimatoren verwendet.

Bei Laboruntersuchungen wird die relative Aktivität einer Probe in Impulsen pro Zeiteinheit angegeben, meist in Impulsen pro Minute (Ipm) (counts per minute, cpm). Bei Messungen von β-Strahlern mit Hilfe eines Flüssigkeits-Szintillationszählers können bei starkem und unterschiedlichem Proben-Quenching die Impulse pro Minute auf sog. Zerfälle pro Minute (disintegrations pro Minute, dpm) umgerechnet werden. Der Start und das Ende des Zählvorganges kann frei gewählt werden oder es kann mit Hilfe einer elek-

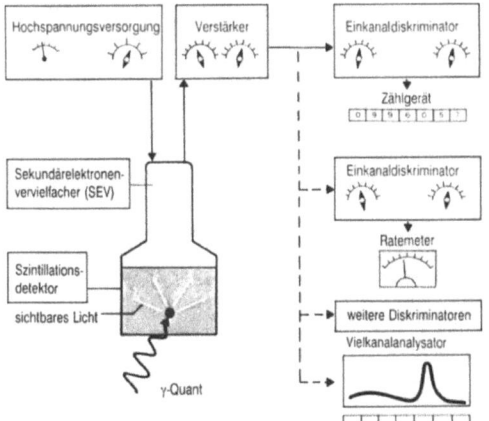

Abb. 2.318. Blockschaltbild eines Kernstrahlungsgerätes. Nach[3]

tronischen Schaltuhr die *Meßdauer* mit Zeitvorwahl bzw. umgekehrt mit Impulsvorwahl gesteuert werden. Diese Möglichkeit ist sehr wichtig, damit man Proben mit sehr unterschiedlichen Impulsraten in einem automatischen Vorgang messen kann. Die Meßgeräte müssen mit einer sog. Auflösezeitschaltung versehen werden. Diese bewirkt, daß der Zähler nach einer registrierten Impulszahl automatisch für die weitere Impulszählung gesperrt wird. Dadurch wird erreicht, daß bei hohen Impulsfrequenzen, die die Kapazität des Zählers überschreiten, ein Überlaufen des Zählers durch Verkürzung der Meßzeit vermieden wird.

Nach einem Impuls ist ein Auslösezählrohr für kurze Zeit unempfindlich und kann keinen neuen Impuls aufnehmen und diesen registrieren. Ähnlich ist es mit der ganzen Meßanordnung. Die Zeitdauer, die eine Meßanordnung zur Verarbeitung eines Impulses braucht und in welcher sie keinen neuen Impuls annehmen kann, wird als *Totzeit* der Meßanlage bezeichnet. Dabei wird die Dauer der Totzeit der gesamten Meßanordnung vom langsamsten Teil bestimmt. Danach folgt die Erholungszeit. Jeder Strahlungsdetektor-Typ hat eine unterschiedliche Totzeit. Die kürzeste Totzeit haben Szintillationszähler mit 10^{-5} bis 10^{-10} s. In bezug auf die Probenaktivität, die Totzeit der Meßanordnung des Gerätes und die Meßempfindlichkeit des Detektors gegenüber der zu messenden Strahlenart sind die Strahlungsdetektoren vergleichbar und liefern daher reproduzierbare Meßergebnisse. Eine wichtige Rolle bei den Probenmessungen spielt die Meßgeometrie, d. h. die Entfernung und das Volumen der Probe im Verhältnis zum Detektor sowie der Wirkungsgrad des Detektors. Dementsprechend muß der Wirkungswinkel (Raumwinkel) des Detektors in Richtung auf den zu messenden Strahler so groß wie möglich sein. Das bedeutet, daß die Probe und der Zähler möglichst nahe beisammen liegen müssen. Schon geringe Abstands- bzw. Volumenveränderungen von Proben können zu erheblichen Schwankungen der Meßergebnisse führen. Deshalb müssen die Messungen immer unter gleichen und exakt reproduzierbaren meßgeometrischen Bedingungen durchgeführt werden. Die heutigen Meßgeräte sind so konstruiert, daß zwischen der Probe und dem Zähler bei Verwendung von gleichen Meßbehältern (z. B. Probengläser) automatisch die gleiche Entfernung eingehalten wird. In diesem Fall ist es nur wichtig, die zu messenden Proben auf die gleichen Volumina aufzufüllen. Bei Suspensionen oder festen Strahlern muß besonders auf eine exakte Homogenität der Probe geachtet werden.

An einigen Beispielen kann gezeigt werden, wie die Meßgeometrie bzw. Probenpositionierung Meßergebnisse beeinflussen kann (Abb. 2.319). Da eine punktförmige Strahlquelle Quanten nach allen Richtungen emittiert und diese von Detektoren kugelförmig umgeben wird, erhält man in einer 4π-Meßgeometrie Meßergebnisse von etwa 100 %. Bei niedrigem Füllstand eines in einem Bohrlochkristall eingebrachten Probenglases werden ca. 95 % der gesamten Strahlung registriert (Fast-4π-Geometrie). Mit zunehmendem Volumen im Probenglas nimmt die Zählrate und dadurch auch die Meßeffektivität ab. Deswegen muß diese volumenabhängige Meßgeometrie im Bohrloch-Szintillationszähler bei Vergleichsmessungen von Flüssigkeiten beachtet wer-

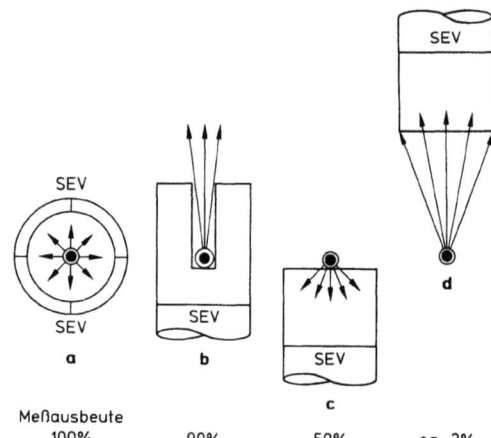

Meßausbeute
100%   90%   50%   ca. 2%

Abb. 2.319a–d. Meßgeometrie: Lage einer γ-Strahlenquelle zum Detektor. **a** Quelle umgeben von Szintillatioszählern (4π-Geometrie), **b** Quelle am Boden eines Bohrlochszintillationskristalls (annähernd 4π-Geometrie), **c** Quelle auf dem Kristall (2π-Geometrie), **d** Quelle im Abstand vom Kristall

den. Bringt man eine radioaktive Quelle direkt auf die Oberfläche eines flachen Detektors (Stirnflächen-Meßanordnung), wird ca. 50 % der Gesamtaktivität registriert. Bei einem Abstand der gleichen Strahlenquelle von 12,5 cm vom Kristall werden nur 1 % und bei Entfernungen von 25 cm nur 0,25 % der Strahlung registriert. Aus diesem Beispiel geht hervor, daß nach dem quadratischen Abstandsgesetz die Aktivität (Impulsrate) einer radioaktiven Quelle reziprok zum Quadrat der Entfernung abnimmt.

Die Kernumwandlung von Radionukliden, der sog. radioaktive Zerfall, erfolgt spontan, d. h. ohne jede Beeinflussung von außen nach einem *statistischen Zerfallsgesetz*. Eine Vorausberechnung der Kernzerfälle einer kleinen Zahl von radioaktiven Atomkernen ist nicht möglich. Diese Tatsache ist für die Strahlungsmeßtechnik sehr wichtig, da die Aktivitätsmessungen immer mit einem bestimmten Meßfehler erfolgen. Der Fehler kann nur durch entsprechend große Impulszahlen, wie z. B. bei längeren Meßzeiten, verringert werden. Wenn eine radioaktive Probe unter identischen Bedingungen oft hintereinander gemessen wird, stellt man fest, daß unterschiedliche Werte während gleicher Meßzeiten registriert werden, die jedoch um einen Mittelwert schwanken. Die Schwankungsbreite ist um so geringer, je höher die gemessene Impulsrate und je länger die Meßzeit gewählt wird. Werden die erhaltenen Meßergebnisse in einer Säulendarstellung aufgetragen, so bekommt man ein Diagramm, dessen Form sich einer Gauß-Glockenkurve nähert.

Mit Hilfe der Gauß- oder Normalverteilung ist es möglich, den mittleren statistischen Fehler σ der zu messenden Größe zu berechnen:

$$\sigma = \pm \frac{(x - n_i)}{n}$$

x = Mittelwert,
n_i = Einzelwert,
n = Anzahl der Einzelwerte.

Der in Prozent ausgedrückte mittlere relative Fehler (F) beträgt:

$$F = \frac{\sigma}{\chi} \cdot 100$$

Um von einem Strahlungsmeßgerät immer exakte und vergleichbare Meßergebnisse zu bekommen, muß dieses regelmäßig vor jeder Messung kontrolliert werden. Diese Gerätekontrolle besteht in der Messung des Nullwertes und der Zählausbeute. Für die Kontrollen der Zählausbeute verwendet man ein Radionuklid bekannter Aktivität mit möglichst längerer physikalischer Halbwertszeit. Die Kontrolle des Nullwertes geht von der Voraussetzung aus, daß sich die Untergrundstrahlung an einem bestimmten Ort über Jahre hinaus nicht wesentlich ändert und daß sich bei konstanten Meßbedingungen die Zählrate nur wenig schwangt. Deswegen muß der Meßplatz bzw. Meßraum vom Lager der radioaktiven Substanzen und von den Präparationslabors ausreichend weit entfernt sein. Wenn bei Kontrollmessungen ein niedrigerer Nulleffekt als normal gemessen wird, deutet dies auf eine falsche Einstellung des Gerätes bzw. im schlimmsten Fall auf ein defektes Gerät hin. Ein erhöhter Nulleffekt deutet dagegen auf eine radioaktive Verunreinigung des Meßraumes, des Meßgerätes, der Kontrollprobe und im schlimmsten Fall auf einen kontaminierten Detektor hin. Liegt kein Defekt des Meßgerätes vor und ist seine Einstellung in Ordnung, dann dürfen die täglichen Meßschwankungen des Nulleffektes maximal $\pm 5\%$ betragen. Es ist zweckmäßig, über die Kontrollmessungen Buch zu führen, in dem die Kontrollwerte für die verschiedenen Einstellungen angegeben sind. Dies erleichtert die Suche eines Meßfehlers, der durch eine falsche Geräteeinstellung aufgetreten ist.

Maßeinheiten der Radioaktivität und Dosimetrie

Die in der Natur vorkommenden Elemente bestehen aus stabilen oder instabilen Nucliden. Die instabilen Nuclide, ob natürlichen Ursprungs oder künstlich mit Hilfe von Kernreaktionen hergestellt, weisen eine spontane Umwandlung ihrer Atomkerne von einem angeregten in einen stabilen Grundzustand auf. Die Kernumwandlung ist von einer Emission von Kernstrahlung, der α- oder β-Teilchen bzw. γ-Quanten, begleitet. Die instabilen Nuclide werden Radionuclide genannt, und ihre strahlende Eigenschaft wird als Radioaktivität bezeichnet.

Radioaktiver Zerfall. Bei der Umwandlung radioaktiver Atomkerne (Mutterradionuclide) wird die dabei freigesetzte Energie auf die emittierte Korpuskularstrahlung, die α- oder β-Teilchen, übertragen. Die dabei entstehenden Atomkerne (Tochterradionuclide) bleiben noch eine gewisse Zeit in einem angeregten Zustand und gehen mit der Emission von γ-Quanten in ihren Ruhezustand über. Bei der α-Umwandlung (α-Zerfall) kommt es zur Emission eines α-Teilchens, das aus einem Heliumkern ($^{4}_{2}$He) besteht. Dieser Kernzerfall kommt nur bei den schweren Elementen des Periodensystems, der Uran-Radium-Reihe, Uran-Actinium-Reihe, Thorium-Reihe

und Neptunium-Reihe vor. Bei der β-Umwandlung unterscheidet man drei Zerfallsarten:

β^{-}-Umwandlung, bei welcher durch den Neutronenüberschuß im Atomkern ein Neutron in ein Proton und ein Elektron (e^{-}) zerfällt, wobei das Elektron und ein Neutrino ausgestrahlt werden. Die β-Strahlung ist durch Elektronen, die ausschließlich aus dem Atomkern stammen, charakterisiert.

β^{+}-Umwandlung entsteht durch einen Neutronenmangel im Atomkern, wenn ein Proton in ein Neutron und ein Positron (e^{+}) zerfällt, wobei das Positron und ein Neutrino emittiert werden. Das ausgestrahlte Positron vereinigt sich sofort mit einem Elektron, beide gehen in zwei γ-Quanten über und entfernen sich in einem Winkel von 180° voneinander.

Der Elektronen- bzw. K-Einfang ist eine Kernumwandlung, bei welcher vom Atomkern ein Elektron aus der K- bzw. L-Schale der Atomhülle eingefangen wird, wobei ein Proton in ein Neutron umgewandelt wird. Die leere Stelle in der Schale wird durch ein Elektron aus einer der äußeren Schalen besetzt, wobei die charakteristische K-Strahlung (Röntgenstrahlung) entsteht.

γ-Strahlung besteht aus elektromagnetischen Wellen, die als Quanten bzw. Photonen, vergleichbar mit Licht oder Röntgenstrahlen, auftreten, jedoch eine höhere Energie haben. Die γ-Strahlung stammt auch aus dem Atomkern, und im Gegensatz zu den Korpuskularstrahlungen hat γ-Strahlung weder eine Masse noch eine elektrische Ladung auf.

Die bei der Umwandlung der Radionuclide freiwerdende Energie liegt im Bereich von keV (10^{3} eV) bis MeV (10^{6} eV). Die Energiebereiche der emittierten Strahlen sind jeweils für ein Radionuclid charakteristisch. Während γ-Strahlung einzelne definierte Energieniveaus besitzt, weisen die β-Teilchen dagegen ein Energiespektrum auf, das sich kontinuierlich von Null bis zu einer für jedes Radionuclid charakteristischen Maximalenergie erstreckt.

Zerfallsgesetz. Radionuclide sind durch die spontane Umwandlung ihrer Atomkerne von einem angeregten Zustand in einen stabilen Grundzustand charakterisiert, welche immer von einer Kernstrahlungsemission begleitet ist. In der Praxis werden die Umwandlungen eines Radionuclids als radioaktiver Zerfall bezeichnet. Obwohl die Umwandlung der Radionuclide spontan und rein zufällig verläuft, unterliegt sie gewissen Gesetzmässigkeiten, die den zeitlichen Verlauf der Umwandlung charakterisieren. Der zeitliche Ablauf der Umwandlung ist durch die Halbwertszeit gekennzeichnet. Dies ist die Zeit, in der jeweils die Hälfte der vorhandenen instabilen Atome umgewandelt wird. Dabei ist die Wahrscheinlichkeit, daß ein Kern zu einem bestimmten Zeitpunkt zerfällt, unabhängig davon, wie lange er schon existiert. Nach dem Zerfallsgesetz ist von ursprünglich N_{0} vorhandenen Atomkernen eines Radionuclids nach einer Zeit t noch eine Anzahl N vorhanden. Die Anzahl N kann nach der Gleichung:

$$N = N_{0} \cdot e^{-\frac{t}{T}}$$

berechnet werden. Dabei bezeichnet man die Zeit T als die Lebensdauer eines Radionuclids. Diese entspricht 1,443mal der physikalischen Halbwertszeit (HWZ$_p$) des entsprechenden Radionuclids. Die Ermittlung der Aktivität eines Strahlers zum gewünschten Zeitpunkt ist in der Praxis sehr umständlich. Deswegen verwendet man für jedes Radionuclid spezifische bzw. universelle Zerfallstabellen. Ohne die vorhandenen Zerfallstabellen ist es auch möglich, die Aktivitätsabnahme bei bekannten HWZ des Radionuclids auf halblogarithmischem Papier graphisch darzustellen.

Einheiten der Radioaktivität. Die Aktivität (*A*) eines Radionuclids entspricht einem Quotienten (d*N*) dividiert durch (d*t*), wobei d*N* die Anzahl spontaner Kernumwandlungen darstellt, die im Zeitintervall d *t* erfolgen:

$$A = \frac{dN}{dt}$$

Die Aktivität von radioaktiven Stoffen wird in Bequerel angegeben. Ein Bequerel (Bq) ist die Menge eines radioaktiven Stoffes, in der 1 Zerfall pro Sekunde stattfindet. Die Umrechnung von Bequerel in die nicht mehr zu verwendende Einheit Curie (Ci) lautet: 1 Bq = 1/37 nCi = 0,027 nCi.

Eine weitere für die Charakteristik eines radioaktiven Präparates wichtige Einheit ist die spezifische Aktivität. Diese gibt die Zahl der zum Zeitpunkt *t* im radioaktiven Präparat vorhandenen, noch nicht umgewandelten Kerne in der Substanzmasse an:

$$\text{Spezifische Aktivität} = \frac{\text{Aktivität}}{\text{Masse der Substanz}}$$

Die spezifische Aktivität wird in MBq/kg (mCi/mg) oder MBq/mol (mCi/mmol) angegeben. Die Angaben über die spezifische Aktivität eines radioaktiven Präparates müssen vom Hersteller auf dem Etikett des Primärbehälters, des Bleibehälters sowie im Lieferschein (Zertifikat) angegeben werden. Besteht ein Präparat ausschließlich aus Atomen eines Radionuclids, so wird dieses als trägerfrei bezeichnet.

Die flüssigen radioaktiven Präparate können auch in Aktivitätskonzentrationen deklariert werden:

$$\text{Aktivitätskonzentration} = \frac{\text{Aktivität}}{\text{Volumeneinheit}}$$

Die in der Praxis gebräuchliche Größe wird in MBq/ml (mCi/ml) radioaktiver Lösung angegeben.

Einheiten der Dosimetrie. Trifft ionisierende Strahlung auf einen lebenden Organismus und wird diese absorbiert, so kommt es, wie in toter Materie, zu Wechselwirkungen, die zur Ionisation bzw. Anregung von Atomen und Molekülen in den Zellen führen. Die ionisierten und angeregten Atome sind chemisch sehr reaktiv. Sie bilden mit anderen unveränderten Molekülen neue, zellfremde Substanzen. Diese verändern die chemischen Abläufe in den Zellen und stören damit die normale Zellfunktion. Das Ausmaß der Störung ist von einer Reihe zellphysiologischer Größen abhängig. Die Zahl der durch die Strahlenwirkung in einem Organismus geschädigten Zellen sowie das Ausmaß der Störung von Zellfunktionen ist direkt von der verabreichten Strahlenenergie und der Strahlenmenge (Ionendosis *I*) abhängig. Die beim Arbeiten mit radioaktiven Stoffen und bei diagnostischen und

therapeutischen Maßnahmen verursachte Strahlenbelastung ist überwiegend auf die Absorption von *β*-Strahlung, Röntgenstrahlung und niederenergetischer *γ*-Strahlung zurückzuführen. Die in einem bestrahlten Körper absorbierte Energiemenge, die sog. Energiedosis (*D*) kann nicht immer direkt gemessen werden. Nur bei gezielten Bestrahlungen kann diese durch Umrechnung der Ionendosis bestimmt werden. Dabei wird die ionisierende Fähigkeit der Strahlung für Messung ausgenützt. Die SI-Einheit der Ionen-Dosis ist Coulomb pro Kilogramm einer Masse (C/kg).

Als Energiedosis (*D*), auch absorbierte Dosis genannt, bezeichnet man die Energie, die von der Strahlung an das Gewebe pro Gewichtseinheit (kg,g) abgegeben wird. Die Einheit der Energiedosis wird in SI-Einheit als Gray (Gy) angegeben. Ein Gray bedeutet eine Energieabsorption von 1 Joule in 1 Kilogramm Gewebe oder 10.000 erg/g.

Die Äquivalentdosis (*H*) ist eine weitere wichtige Größe, die die unterschiedliche Wirkung auf Gewebe verschiedener Strahlenarten berücksichtigt. Eine bessere Bezeichnung für diese Einheit ist das biologische Dosisäquivalent. Die Einheit ist das Sievert (Sv) (früher rem, 100 rem = 1 Sv). Der Begriff Äquivalentdosis wird meist im Strahlenschutz verwendet.

Die Dosismessung ionisierender Strahlung ist nicht immer einfach durchzuführen, da eine Dosismessung direkt im Gewebe nicht immer möglich ist. Man führt nur Vergleichsmessungen in einem anderen, möglichst gleichen Medium durch. Je nach Strahlenart werden verschiedene Dosimeter-Systeme verwendet: Ionisatioskammer, Zählrohrmethoden meist mit Geiger-Müller-Zählrohren, Thermolumineszenz, Radio-Photoluminiszenz, Szintillationszähler, chemische Dosimeter u. a.

Literatur

1. Crouthamel CE (1970) Applied Gamma-Ray Spectrometry, 2nd ed. Pergamon Press, Oxford
2. Van Lishout R, Wapstra AH, Ricci RA, Girgis RK (1965) Szintillation Spectra Analysis. In: Siegbahn K (Hrsg.) Alpha, Beta- and Gamma-Ray Spectroscopy, Vol. 1, North-Holland Publishing CO, Amsterdam
3. Oberhausen E, Berberich R, Brill G, Glöbel B, Kunkel R (1990) Technik der Nuklearmedizin, 4. Aufl. Deutscher Ärzte-Verlag, Köln
4. Benes IF (1985) Radiopharmazie. In: Dolder R (Hrsg.) Praxis der Krankenhauspharmazie, Thieme, Stuttgart New York
5. Hermann HJ (1989) Nuklearmedizin, 2. Aufl., Urban & Schwarzenberg, München Wien Baltimore
6. Autorenkollektiv (1980) Nuklearmedizinische Diagnostik. In: Krestel E (Hrsg.) Bildgebende Systeme für die medizinische Diagnostik, Siemens AG-Verlag, Berlin München
7. Autorenkollektiv (1980) Radiopharmaka, Gerätetechnik, Strahlenschutz. In: Hundeshagen H (Red.) Nuklearmedizin, Teil 1A, Bd. 15., Springer, Berlin Heidelberg New York
8. Autorenkollektiv (1987) Klinische Nuklearmedizin, Büll U, Hör G (Hrsg.) Edition Medizin VCH, Weinheim

5.3 Trennmethoden in der Analytik

5.3.1 Destillation

J. PLOSCHKE

Moderne Apparaturen ermöglichen sowohl die Destillation von Mengen unter 1 g als auch Durchsätze von 5 L/h bei kontinuierlicher Arbeitsweise. Es lassen sich Gemische mit geringen Siedepunktsdifferenzen trennen und auch das Arbeiten bei Drücken unter 10^{-2} Pa ist einfach durchzuführen. Eine Übersicht zur gesamten Destillationspraxis findet man in der Literatur.[1]

Grundlagen

In einer Flüssigkeit werden die Moleküle durch zwischenmolekulare Kräfte zusammengehalten. Da die Moleküle in ständiger Bewegung sind, können sie so lange die Oberfläche verlassen, bis sich ein Gleichgewicht zwischen flüssiger und gasförmiger Phase einstellt. Je mehr Moleküle die Gasphase erreichen, desto größer ist der Dampfdruck. Dieser nimmt mit steigender Temperatur der Flüssigkeit infolge der Zunahme der kinetischen Energie der Moleküle zu. Die Abstände der Moleküle vergrößern sich, die Beweglichkeit der Moleküle steigt, und die zwischenmolekularen Kräfte nehmen ab. Wenn der Dampfdruck den über der Flüssigkeit herrschenden Atmosphärendruck erreicht hat, siedet die Flüssigkeit. Die Temperatur bleibt an diesem Punkt konstant, bis die gesamte Flüssigkeit verdampft ist.

Bei einer einfachen Destillation wird der entstehende Dampf in einem Kühler als Destillat kondensiert. Da sich der aufsteigende Dampf und das abfließende Kondensat in die gleiche Richtung bewegen, spricht man hier von einer Gleichstromdestillation oder auch Einstufendestillation. Wird dagegen das Flüssigkeitsgemisch unter wiederholtem Verdampfen und Kondensieren getrennt, d. h. der aufsteigende Dampf mit herabfließendem Kondensat, dem sog. Rücklauf, ins Gleichgewicht gebracht, so spricht man von einer Gegenstromdestillation oder Rektifikation. Aus theoretischen Gründen ist die Trennwirkung einer Gleichstromdestillation geringer als die der Gegenstromdestillation. Gleichstromdestillationen sind nur sinnvoll, wenn ein genügend großer Dampfdruckunterschied zwischen der leichtsiedenden Komponente und dem Rückstand besteht. Anwendungen sind z. B. die Rückgewinnung von Lösungsmitteln, das Abtrennen von Lösungsmitteln durch Rotationsverdampfer oder von Salz zur Gewinnung von Trinkwasser oder destilliertem Wasser.

Bei der Rektifikation findet zwischen den zwei Phasen Dampf und Kondensat ein Stoff- und Wärmeaustausch statt.[2] Die Trennung eines Flüssigkeitsgemisches in die Einzelkomponenten durch Wärme beruht dabei auf der Tatsache, daß sowohl bei der Teilverdampfung des Flüssigkeitsgemisches als auch bei der Teilkondensation eines Dampfgemisches im Normalfall eine Anreicherung der leichter siedenden Komponente im Dampf stattfindet. Dieser Vorgang erfolgt bei der Gleichstromdestillation nur einmal,

während er bei einer Rektifikation vielfach ausgenutzt wird. Man kann sie als eine Vielzahl hintereinander ausgeführter einfacher Destillationen auffassen. Beide lassen sich sowohl diskontinuierlich als Blasendestillation als auch kontinuierlich im Durchlauf betreiben. Im allgemeinen lassen sich Flüssigkeitsgemische mit einer Siedepunktsdifferenz der zu trennenden Stoffe von weniger als ca. 80 °C nur durch eine Rektifikation trennen.

Einige Flüssigkeitsgemische lassen sich destillativ nicht trennen, obwohl die Einzelkomponenten unterschiedliche Siedepunkte haben. Dieses ist der Fall, wenn Dampf und flüssige Phase die gleiche Zusammensetzung haben. Bei der Destillation gehen dann konstant siedende Gemische über, die Azeotrope genannt werden. Sie können destillativ nicht getrennt werden. Häufig gelingt es, durch Druckerhöhung bzw. -verminderung oder Salzzugabe vorhandene Azeotrope zu zerstören.

Viele organische Stoffe, die für sich allein einen zu geringen Dampfdruck haben und mit Wasser nicht mischbar sind, wie ätherische Öle, werden durch Wasserdampfdestillation getrennt. Hierbei addieren sich die Dampfdrücke der reinen Komponenten p_A und p_B, da sich die Moleküle bei völliger Unlöslichkeit der beiden Komponenten nicht beeinflussen. Da der Dampfdruck des Gemisches p_M größer als p_A und p_B ist, siedet das Gemisch niedriger als die beiden reinen Bestandteile. Der niedriger siedende Stoff hat den größten Dampfdruck, d. h. die größere Konzentration in der Dampfphase, deshalb geht mit viel Wasser nur wenig hochsiedende Substanz über.

Bei der extraktiven Destillation wird durch Zugabe eines selektiv wirkenden dritten Stoffes der Trennfaktor des zu trennenden Gemisches vergrößert. Die Zusatzstoffe sind meistens Flüssigkeiten mit einem wesentlich höheren Siedepunkt.

Einige organische Stoffe können bei Normaldruck nicht unzersetzt destilliert werden. Hier wird die Vakuumdestillation angewendet, bei der durch Verminderung des Außendruckes der Siedepunkt einer Flüssigkeit erheblich herabgesetzt wird. Man unterscheidet dabei zwischen Grobvakuum (10^5 bis 10^2 Pa), Feinvakuum (10^2 bis 10^{-1} Pa) und Hochvakuum (10^{-1} bis 10^4 Pa).

Mit der Molekulardestillation lassen sich thermolabile Substanzgemische trennen, die einen identischen Dampfdruck haben, sich aber in der Molekülmasse unterscheiden. Dieses Verfahren wird in der Naturstoffchemie zur Trennung von Vitamin-, Glycerid- oder Riechstoffgemischen angewendet.

Clausius-Clapeyron-Gleichung

Diese Gleichung beschreibt den Zusammenhang zwischen Dampfdruck und Temperatur eines reinen Stoffes und lautet in integrierter Form:

$$\log p = \frac{-\Delta H_v}{R \cdot T} + C \tag{1}$$

p = Dampfdruck,
ΔH_v = molare Verdampfungsenthalpie,
R = Gaskonstante,
T = absolute Temperatur,
C = Integrationskonstante.

Trägt man in einem Diagramm den Logarithmus p gegen $1/T$ auf, so ergibt sich (annähernd) eine Gerade. Bei Kenntnis des Dampfdruckes eines Stoffes bei zwei verschiedenen Temperaturen bzw. den Siedepunkten bei zwei verschiedenen Drücken kann man für andere Dampfdrücke die entsprechenden Siedepunkte auf der durch die zwei Punkte im $\log p/\frac{1}{T}$-Diagramm gelegten Gerade ermitteln.

Die molare Verdampfungsenthalpie (Verdampfungswärme) bestimmt die Steigung der Geraden. Bei Kenntnis des Siedepunktes bei Normaldruck (101,3 kPa) kann man mit Hilfe eines Nomogramms näherungsweise den Siedepunkt bei beliebigem Druck bestimmen. Ferner besagt eine Faustregel, daß eine Druckhalbierung den Siedepunkt um etwa 15 °C herabsetzt. Ein Stoff mit einem Siedepunkt von 200 °C bei Normaldruck würde demnach bei 50 kPa bei ca. 185 °C sieden und bei Wasserstrahlpumpenvakuum von 1,6 kPa bei ca. 110 °C.

Dampfdrücke binärer idealer Gemische

Bei binären Gemischen hat man es in bezug auf den Dampfdruck überwiegend mit realen Mischungen zu tun.[1] Die Dampfdruckkurven der Mischungen sind mehr oder weniger gekrümmt und zeigen ein Minimum oder ein Maximum. Je nach der Mischbarkeit der Komponenten wird in Mischungen mit und ohne Mischungslücke unterschieden. Unter einer Mischungslücke versteht man einen temperaturabhängigen Konzentrationsbereich, in dem sich die beiden Komponenten nicht mischen. Die folgenden Ausführungen beschränken sich auf die Betrachtung von idealen Mischungen.

Neben den beiden Variablen Dampfdruck und Temperatur bei reinen Stoffen muß bei Gemischen die Konzentration in der flüssigen und in der gasförmigen Phase berücksichtigt werden. Die Gesetze von Dalton und Raoult ermöglichen für ideale Gemische quantitative Aussagen für die Anreicherung einer leichter siedenden Komponente im Dampf bei Teilverdampfung und Teilkondensation.

Nach Dalton ist der gesamte Dampfdruck p_M eines Gemisches zweier Stoffe A und B gleich der Summe der Partialdampfdrücke.

$$p_M = p_A + p_B. \tag{2}$$

Der Partialdampfdruck einer Komponente eines idealen Gemisches ergibt sich nach Raoult aus dem Produkt des Dampfdruckes der reinen Substanz und ihrem Molenbruch in der Flüssigkeit:

$$p_A = p^*_A \cdot x_A,$$
$$p_B = p^*_B \cdot x_B. \tag{3}$$

Der Gesamtdampfdruck der Mischung ist deshalb nach Gleichung (2) und (3):

$$p_M = p^*_A \cdot x_A + p^*_B \cdot x_B = p^*_B + (p^*_A - p^*_B) x_A, \tag{4}$$
$$x_A + x_B = 1; \; x_B = 1 - x_A.$$

p^*_A, p^*_B = Dampfdruck der reinen Komponente A bzw. B,
x_A, x_B = Molenbruch der Komponenten A und B in der Flüssigkeit.

Aus $x_B = 1 - x_A$ und Gleichung (3) folgt:

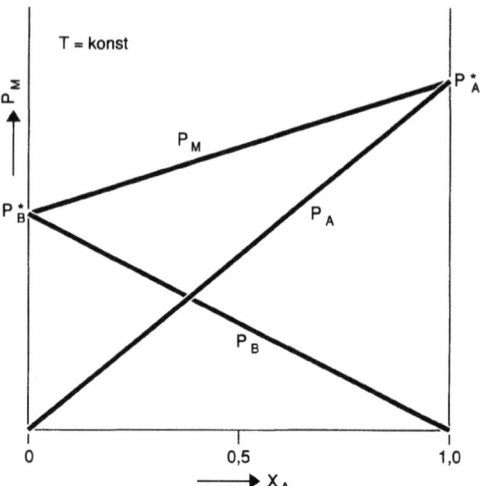

Abb. 2.320. Dampfdruckdiagramm eines idealen, binären Gemisches

$$\frac{p_A}{p_B} = \frac{p^*_A}{p^*_B} \cdot \frac{x_A}{1 - x_A} \tag{5}$$

Die graphische Darstellung (Abb. 2.320) des Dampfdruckes p_M eines idealen binären Gemisches in Abhängigkeit vom Molenbruch des leichter flüchtigen Stoffes x_A ergibt nach Gleichung (4) eine Gerade, die eine Verbindung der Dampfdrücke p^*_A und p^*_B der reinen Stoffe darstellt.

Der Dampf, der sich über einem Flüssigkeitsgemisch bildet, hat nicht die gleiche Zusammensetzung wie die flüssige Phase. Die Partialdampfdrücke p_A und p_B sind mit dem Gesamtdampfdruck p_M über die Molenbrüche der Komponenten A und B im Dampf (y_A und y_B) verbunden:

$$p_A = p_M \cdot y_A \tag{6}$$
$$y_A + y_B = 1; \; y_B = 1 - y_A$$
$$p_B = p_M \cdot y_B = p_M (1 - y_A) \tag{7}$$

y_A, y_B = Molenbrüche der Komponenten A und B im Dampf.

Mit Hilfe von Gleichung (5) erhält man:

$$\frac{y_A}{1 - y_A} = \frac{p^*_A}{p^*_B} \cdot \frac{x_A}{1 - x_A} \tag{8}$$

Das Verhältnis der Dampfdrücke der reinen Komponenten bezeichnet man als idealen Trennfaktor α oder auch als relative Flüchtigkeit α.

$$\alpha = \frac{p^*_A}{p^*_B} \tag{9}$$

Die relative Flüchtigkeit kann mit steigender Temperatur zu- oder abnehmen. Im allgemeinen sinkt die Flüchtigkeit mit steigender Temperatur, so daß es ratsam ist, bei möglichst tiefer Temperatur im Vakuum zu destillieren.

Eine Trennung mittels Destillation ist nur möglich, wenn $\alpha > 1$ ist. Je größer α ist, desto einfacher lassen sich die Komponenten destillativ voneinander trennen.
Die bisher für ideale Gemische abgeleiteten Beziehungen können auch zur Beschreibung der Verhältnisse von realen Gemischen benutzt werden, wenn man anstelle der Molenbrüche Aktivitäten einsetzt und eine Druckkorrektur für die Abweichungen vom idealen Gasgesetz berücksichtigt.

Siedediagramme

Die in Abb. 2.320 gezeigten Dampfdruckkurven binärer Gemische gelten nur für eine bestimmte Temperatur. Diese Kurven bezeichnet man als Isothermen. Sie sind jedoch ungeeignet, um die Verhältnisse bei einer Destillation darzustellen, da man hier gewöhnlich bei konstantem Druck und variabler Temperatur arbeitet. Für die Diskussion von Destillationszusammenhängen ist die isobare Gleichgewichtskurve, das sog. Siedediagramm, hilfreich. In Abb. 2.321 ist eine ideale binäre Mischung von zwei Flüssigkeiten A und B dargestellt. Auf der Ordinate ist die Temperatur und auf der Abszisse der Stoffmengenanteil von A und B aufgetragen. Die Siedekurve zeigt die Abhängigkeit der Konzentration der flüssigen Phase an A und B von der Temperatur, während die Kondensationskurve die Abhängigkeit der Konzentration der Dampfphase an A und B von der Temperatur darstellt. Alle Punkte zwischen den beiden Kurven beschreiben die Zusammensetzung des im Gleichgewicht befindlichen Zweiphasensystems Dampf-Flüssigkeit. Beide Kurven fallen bei den reinen Komponenten zusammen. Diese Punkte entsprechen den Siedepunkten der reinen Komponenten.
Geht man von einem Gemisch der Zusammensetzung C aus, so siedet dieses bei der Temperatur T_1 und bildet gemäß der Kondensationskurve mit der Komponente A angereicherten Dampf der Zusammensetzung D. Die flüssige Phase ist folglich mit der Komponente B angereichert. Im Gleichgewichtszustand, d. h. wenn Dampf und Flüssigkeit im Gleichge-

wicht stehen und der gebildete Dampf nicht abgeführt wird, nimmt der Siedepunkt entlang der Siedekurve solange zu (Punkt E, T_2), bis Dampf mit der Zusammensetzung F entsteht, welcher der flüssigen Phase zu Beginn (Punkt C) entspricht. Dies ist erst der Fall, wenn die gesamte Flüssigkeit verdampft ist. Zuvor ist der Dampf immer mit der leichter flüchtigen Komponente angereichert.
Wird jedoch der Dampf des Ausgangsgemisches C kondensiert und abgeführt, wie z. B. bei einer einfachen Destillation (Gleichstromdestillation), so kann man als Trenneffekt nur ein Flüssigkeitsgemisch mit der Zusammensetzung G erreichen. Zur Gewinnung der reinen Komponente A muß der Cyclus aus Verdampfung und Kondensation mehrmals wiederholt werden. Verdampft man das Flüssigkeitsgemisch G erneut, so erhält man danach Dampf der Zusammensetzung H. Eine ständige Wiederholung des Vorgangs C-D, G-H, I-J findet in einer Rektifikationskolonne statt.

Theoretische Bodenzahl (Trennstufenzahl)

Die Anreicherung bei einer Rektifikation ist umso größer, je weiter die Siedepunkte der Komponenten auseinanderliegen und je größer die Trennleistung der Kolonne ist. Diese wird durch die Zahl ihrer theoretischen Böden charakterisiert. Diese Zahl entspricht ungefähr der Anzahl an einfachen Destillationen (C-D, G-H, I-J), die für den gleichen Anreicherungseffekt anstelle der einmaligen Destillation durch eine Rektifikationskolonne erforderlich wären. Die Zahl der theoretischen Böden wird graphisch ermittelt.[3]
Die Trennwirkung einer Kolonne ist zum größten Teil abhängig von der Art der verwendeten Füllkörper, die einen mehr oder minder intensiven Stoff- und Wärmeaustausch ermöglichen. Sie hängt außerdem von den Betriebsbedingungen, wie z. B. Druck, Druckverlust, Belastung und Rücklaufverhältnis ab. Das Rücklaufverhältnis ist das Verhältnis von Rücklauf- zu Destillatmenge. Je größer das Rücklaufverhältnis ist, desto weniger Trennstufen benötigt man für eine Trennung.
Die zu einer Trennung erforderliche Trennstufenzahl kann graphisch oder mathematisch ermittelt werden. Für die Beurteilung der möglichen Trennbarkeit eines gegebenen Stoffgemisches ist die Kenntnis der Dampf-Flüssigkeits-Phasengleichgewichtskurve wichtig. Der Verlauf der Gleichgewichtskurve gibt an, ob ein ideales Zweistoffgemisch, eines mit Mischungslücke oder mit azeotropem Punkt vorliegt. Die Daten zur Aufnahme von Gleichgewichtskurven werden experimentell mit einer Dampf-Flüssigkeits-Gleichgewichtsapparatur aufgenommen. Eine Mischung mit einem Maximum oder Minimum im Siedediagramm kann man durch Destillation nur in die azeotrope Mischung und den Überschuß trennen.

Apparaturen und Arbeitshinweise

Einstufendestillation. Die Hauptbauelemente sind im Normalfall Verdampferkolben, Destillationsbrücke (nach Claisen oder Liebig), Auffangkolben, Heizbad und Thermometer (Abb. 2.322). Einstufendestillatio-

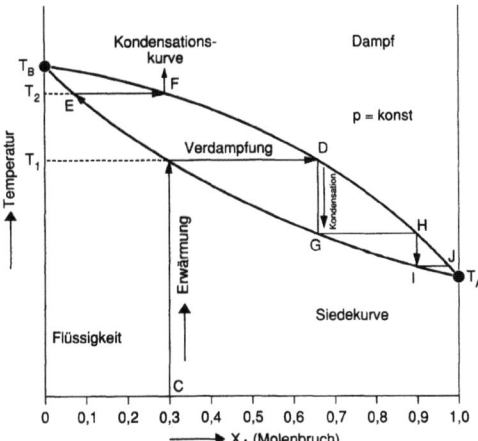

Abb. 2.321. Siedediagramm eines binären, idealen Gemisches

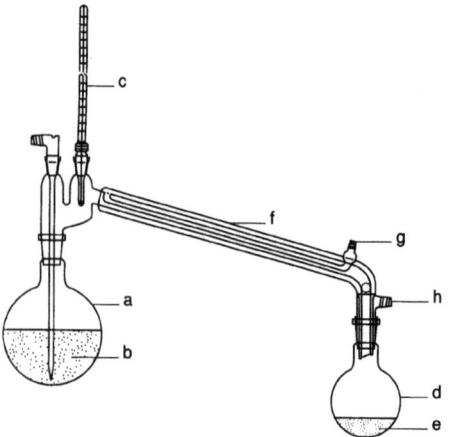

Abb. 2.322a–h. Labor-Standarddestilliereinheit. **a** Destillationskolben (Blase), **b** Sumpf, **c** Thermometer, **d** Vorlagekolben, **e** Destillat, **f** Kühler mit angeschmolzenem Claisen-Aufsatz und Vakuumvorstoß, **g** Kühlwasser, **h** Vakuum

nen führt man bei Normaldruck bei Siedetemperaturen zwischen 40 °C und 150 °C durch. Bei Siedetemperaturen über 150 °C destilliert man im Vakuum, bis ca. 1,6 kPa mit Wasserstrahlpumpen, bis ca. 10 Pa mit Drehschieberpumpen, und für geringere Drücke benutzt man Dampfstrahl- und Diffusionspumpen. Die Destillationsblase ist so zu wählen, daß der Kolben nur zur Hälfte bei Vakuum- und zu max. zwei Drittel bei Normaldruckdestillationen gefüllt ist. Zu den Fortschritten der Apparatetechnik bei der Destillation gehören weite Schliffe, neuartige Kegelverbindungen mit feuerpolierten Oberflächen (sie benötigen keine Schmierung mehr), Teflonbälge zum Aufbau beweglicher Teile, vakuumfeste Schraubverbindungen, Kunststoffbeschichtung der Glasgeräte als Implosionsschutz, wirksamere Intensivkühler und chemikalienbeständige Vakuumpumpen.
Zu der Methode der Einstufendestillation gehört ebenfalls die in den Laboratorien in kontinuierlicher Arbeitsweise betriebene Destillation mit einem Rotationsverdampfer. Hierbei erfolgt die Verdampfung aus einer dünnen Schicht durch die ständige Drehung des Kolbens. Der Durchsatz wird dabei durch die Heizbadtemperatur, die Kolbengröße, den Destillationsdruck und die Geschwindigkeit der Kolbendrehung bestimmt. Die Vorteile liegen in der schnellen Verdampfung der Lösungsmittel durch die große Oberfläche und in der Schonung der Substanzen durch niedrige Verdampfertemperaturen. Das Anwendungsspektrum reicht von Mikro-Rotationsverdampfern für Mengen ab 5 ml bis hin zu 100-L-Verdampfern im Technikumsmaßstab. Nach dem Prinzip der Einstufendestillation arbeiten ebenfalls die Flash-, Fallfilm-(Dünnschicht-) und Sprühverdampfer. Für Grobtrennungen von Mengen zwischen 100 mg bis 5 g und für hochsiedende Flüssigkeiten eignet sich die Kugelrohr-Destillation.
Als Heizbadflüssigkeiten werden Wasser (bis 80 °C), Silikonöl (bis 350 °C) und leichtschmelzende Metalllegierungen (ab 70 °C) verwendet. Die höchste er-

reichbare Temperatur eines offenen Heizbades soll 10 bis 20 °C über dem Siedepunkt der zu destillierenden Flüssigkeit liegen. Zur Beheizung sind u. a. auch Heizhauben, Heizbänder und Infrarotstrahler gebräuchlich.
Die Kühlung erfolgt überwiegend nach dem Gegenstromprinzip. Mit Wasserkühlung kann man bis ca. 150 °C arbeiten, darüber kühlt man mit Luft. Bei Stoffen mit sehr niedrigen Siedepunkten wird Kühlsole verwendet.
Das plötzliche Verdampfen überhitzter Flüssigkeiten, den sog. Siedeverzug, verhindert man durch Zugabe von Siedesteinen, Raschig-Ringen, Tonscherben oder durch Rühren. Wird die Destillation unterbrochen, so müssen vor Wiederbeginn frische Siedesteine zugefügt werden. Bei Destillationen im Vakuum wird der Siedeverzug durch eine Kapillare vermieden. Bei der Destillation luftempfindlicher Produkte wird ein mit inertem Schutzgas (N_2, Ar) gefüllter Gummiballon auf die Kapillare gesetzt.
Die Destillationsgeschwindigkeit wird so gewählt, daß pro Sekunde 1 bis 2 Tropfen Destillat entstehen. Die zuerst destillierenden Bestandteile der Flüssigkeit nennt man Vorlauf (1. Fraktion), das überdestillierende Hauptprodukt wird Hauptlauf (2. Fraktion) und die zum Schluß übergehende Fraktion wird Nachlauf (3. Fraktion) genannt.
Bei der Durchführung jeder Destillation sind der Gebrauch von Schutzbrille und Schutzscheibe obligatorisch.

Rektifikation. Bei diesem Verfahren befindet sich zwischen Verdampferkolben und Kondensator eine Kolonne oder Rektifiziersäule. Für die Trennwirkung ist bei der Rektifikation im wesentlichen die Länge der Kolonne und das Rücklaufverhältnis von entscheidendem Einfluß. Im Labor verwendet man leere Rohre und deren Modifikationen, Kolonnen mit rotierenden Einsätzen, Füllkörper- und Bodenkolonnen. Ein Kolonnenkopf dient zur Kondensation des Dampfes, Teilung des Kondensats in Rücklauf und Destillat sowie zur Messung der Destillationstemperatur. Man unterscheidet dabei Kolonnenköpfe, die den Dampf teilen und andere, die das Kondensat teilen.
Den besten Erfolg hat man bei Kolonnen mit Vakuummantel, die nach außen - ähnlich wie bei einem Dewar-Gefäß - wärmeisoliert sind und bei denen man den Rückfluß durch einen Kolonnenkopf erreicht. Die theoretische Bodenzahl einer Kolonne nimmt mit der Flüssigkeitsoberfläche zu, die von den Dämpfen berührt wird. Man erreicht eine Vergrößerung entweder durch das Füllen der Kolonne mit Füllkörpern unterschiedlicher Geometrie aus Glas, Keramik und Edelstahl oder wie bei Bodenkolonnen dadurch, daß der Dampf die Flüssigkeit durchströmt. Die Anwendung von Bodenkolonnen bewirkt eine ganz erhebliche Herabsetzung der Destillationszeit um den Faktor 4 bis 5.
Die einfachste Ausführung, abgesehen von einem leeren Rohr, ist die Vigreux-Kolonne, bei der ein 20 bis 30 cm langes Glasrohr mit vielen Ausbuchtungen zwecks Oberflächenvergrößerung versehen ist. Zur Isolierung wird die Kolonne oft mit einem zweiten evakuierten Glasrohr ummantelt. Die Isolierung dient zur günstigeren Gleichgewichtseinstellung.

Die Trennwirkung von Füllkörperkolonnen hängt überwiegend von der Art der Füllkörper ab. Die am häufigsten benutzten Füllkörpertypen sind Raschig-Ringe, Dixon-Ringe, Kugeln, Drahtwendeln, Glaswendeln und Sattelkörper. Gute Trennleistungen werden auch mit Kolonnen erreicht, die feste Einbauten wie Drahtnetze oder Spiralen enthalten. Die Trennwirkung einer Kolonne ist außerdem von der Belastung, d. h. der pro Zeiteinheit aus dem Destillationskolben verdampften Flüssigkeitsmenge abhängig. Die Bodenzahl sinkt mit zunehmender Belastung. Im Vakuum ist die Belastung der Kolonnen geringer. Sehr wirksame Geräte für die Rektifikation von kleinen Mengen (5 bis 100 ml) sind Drehband-[4] und Spaltrohrkolonnen.[5] Es werden Bodenzahlen von etwa 30 bis 80 pro Meter angegeben. Die Spaltrohrkolonne zeichnet sich einerseits durch einen sehr geringen Druckverlust von 10 Pa bis 10^{-1} Pa aus, so daß Blasendrücke unter 10^{-1} Pa erreichbar sind, und durch besonders niedrige Betriebsvolumina von 0,2 bis 2 ml, welche sich positiv auf die Schärfe einer Trennung auswirken.

Mit den heute verfügbaren Computerprogrammen kann man die meisten Rektifizierprobleme berechnen und die Trennungen optimieren.

Aufgrund des technischen Fortschritts lassen sich Rektifizierapparate vollautomatisch betreiben. Elektronische Regler ermöglichen eine Sumpfbeheizung auf $\pm 0,1\,^\circ C$ genau. Das Rücklaufverhältnis wird automatisch gesteuert und über Endkontaktschalter bei Erreichen einer bestimmten Kopftemperatur geändert. Vakuumkonstanthalter regeln den Druck und Differenzdruckregler ermöglichen durch Steuerung der Sumpfbeheizung eine konstante Belastung. Störungen des adiabatischen Betriebs können durch automatisch gesteuerte Kompensationsbeheizung der Kolonne vermindert werden. Fraktionssammler wechseln automatisch nach Zeit oder Temperatur die Vorlagen, und mit Hilfe von Mehrkanalschreibern kann man die Temperaturen von Bad, Sumpf, Mantel und Kopf verfolgen. Der Sicherheit dienen Wassermangelschalter, Magnetschalter und Kontaktthermometer, die bei Störungen die Stromzufuhr unterbrechen.

Literatur

1. Krell E (1976) Handbuch der Laboratoriumsdestillation, 3. Aufl., VEB Deutscher Verlag der Wissenschaften, Berlin
2. Weiß S (1979) Chem Techn 31:459–463
3. McCabe WL, Thiele EW (1925) Ind Eng Chem 17: 605
4. Lesesne SD, Lochte NL (1938) Ind Eng Chem Anal Ed 10: 450
5. Fischer WG (1976) Chem Labor Betr 27:42–46

5.3.2 Extraktion

J. PLOSCHKE

Unter dem Begriff Extraktion versteht man die Überführung einzelner Substanzen aus einem Gemisch fester Stoffe oder aus einer Phase, in der sie gelöst sind, in eine andere flüssige Phase. Je nach Art der Durchführung unterscheidet man zwischen Flüssig-flüssig-Extraktion und Fest-flüssig-Extraktion. Es gibt sowohl kontinuierliche Verfahren, zu denen die Perforation, Perkolation und Soxhlet-Extraktion gehören, als auch diskontinuierliche Verfahren, wie z. B. das Auslaugen, Auskochen, Ausschütteln und Digerieren. Verteilungsverfahren wie die Gegenstromverteilung gehören ebenso dazu, werden jedoch gesondert in Kap. 2, 5.3.3 behandelt. Eine Extraktion mit Lösungsmitteln wird durchgeführt, um Substanzen aus Lösungen oder Feststoffen zu isolieren oder um unerwünschte, lösliche Verunreinigungen aus Gemischen zu entfernen. Neben den vielfältigen Laboranwendungen der Extraktion[1] wird diese Methode der Stoffreinigung oft auch großtechnisch eingesetzt.[2] So werden z. B. Aromaten und Olefine aus Schmieröl entfernt und Penicilline aus Fermentationslösungen extrahiert. Man trennt ein- und zweibasische Fettsäuren, gewinnt Mercaptane aus Benzin, Isobutylen aus Butadien-Raffinat, Phenol aus Stein- und Braunkohlenteer und reinigt Abwässer mittels Extraktion.

Flüssig-flüssig-Extraktion

Die Flüssigextraktion wird immer dann angewendet, wenn die zu isolierenden Substanzen bereits gelöst vorliegen oder in Lösung gebracht werden können. Sie beruht auf der unterschiedlichen Gleichgewichtsverteilung der zu trennenden gelösten Substanzen zwischen zwei flüssigen, nur begrenzt mischbaren Phasen. Die Substanzen verteilen sich zwischen den beiden Phasen in einem konstanten, reproduzierbaren Verhältnis.

Die Flüssig-flüssig-Extraktion ist sehr nützlich für die schnelle Reinigung von organischen und anorganischen Substanzen. Eine Extraktion ist dann einfach durchführbar, wenn sich nur eine Substanz eines Gemisches in der einen Phase gut löst, die Begleitsubstanzen aber in der anderen Phase besser löslich sind. Voraussetzung für eine einfache Extraktion einer Substanz aus einer flüssigen Phase ist ein Verteilungskoeffizient von $K > 100$ (Definition des Verteilungskoeffizienten s. S. 405). Bei $K < 100$ muß die Extraktion mit frischem Lösungsmittel mehrmals wiederholt werden. Mehrfaches Extrahieren vermeidet hauptsächlich Substanzverluste, es verbessert nicht die Trennung. Neben der Möglichkeit der selektiven Abtrennung einer Substanz aus einer Mischung läßt sich manchmal auch durch eine Extraktion ihre Reinheit bestimmen oder ihr Gehalt in einer Mischung messen und ihr Verteilungsverhalten charakterisieren.

Der Stoffaustausch ist bei allen Extraktionsverfahren nur an der Phasengrenzfläche möglich. Daher sind große Phasengrenzflächen für eine schnelle Gleichgewichtseinstellung notwendig. Flüssige Phasen werden deshalb geschüttelt oder durch Fritten fein verteilt, Feststoffe vor der Extraktion pulverisiert. Im Labor werden Extraktionen üblicherweise im Scheidetrichter durchgeführt. Zur Gleichgewichtseinstellung wird der Scheidetrichter schnell um 180° um seine Querachse gedreht und nach kurzem Verweilen in die Ausgangsstellung zurückgebracht. Dieser Vorgang mit zwei Kippungen wird als eine Standard-Umschüttelung bezeichnet.[1] Zur vollständigen Einstellung des Verteilungsgleichgewichts genügen 50

Umschüttelungen. Emulsionen behindern diese Gleichgewichtseinstellung. Entstandene Emulsionen lassen sich durch Filtrieren oder Zentrifugieren der Lösung, Sättigen der wäßrigen Phase mit NaCl oder Na_2SO_4, durch Zugabe von Amylalkohol, Octanol, Aceton, EtOH oder Antischaummittel brechen. Dabei neigen alkalische Lösungen stärker zur Emulsionsbildung als saure Lösungen. Die o. g. Zusätze vergrößern entweder den Dichteunterschied oder die Oberflächenspannung der Phasen. Sehr oft extrahiert man die zu isolierenden Substanzen aus wäßrigen Lösungen mit einem mit Wasser nicht mischbaren organischen Lösungsmittel. Organische Substanzen lösen sich normalerweise besser in organischen Lösungsmitteln als in Wasser. Folglich können sie gut aus wäßrigen Lösungen extrahiert werden.

Häufig gebrauchte Extraktionsmittel sind Heptan, Tetrachlorkohlenstoff, Toluol, Chloroform, Dichlormethan, Diisopropylketon, Butylacetat, tert. Butylmethylether (bildet keine Peroxide), Diethylether (bildet explosive Peroxide), Methylisobutylketon, Essigester, Methylpropylketon, Methylethylketon, Cyclohexanol und Butanol. Gelöste Stoffe, wie z. B. Salze, können durch Komplexbildung oder Aussalzeffekte eine Extraktion wesentlich beeinflussen. Die Extraktionslösung muß vorher oft noch von gelösten Fremdstoffen wie Säuren und Basen befreit werden. Man schüttelt dazu die Extrakte mit wäßrigen Lösungen von Basen oder Säuren und zuletzt mehrfach mit Wasser. Anschließend wird die Extraktionslösung mit geeigneten Mitteln getrocknet.

Organische Substanzen zeigen nur dann annähernd ideales Verhalten, wenn sie unpolar sind. Da viele organische Substanzen in Arzneimitteln als Säuren oder Basen oder deren Salze vorliegen, werden sie in wäßrigen Lösungen durch Zugabe von stärkeren Säuren oder Basen in ihre undissoziierte Form überführt und erst danach extrahiert.

Säuren, Basen, lipophile und hydrophile Substanzen können unter Ausnutzung der Parameter pH-Wert und Selektivität organischer Lösungsmittel voneinander durch den Stas-Otto-Trennungsgang[3,4] getrennt werden.

Eine weitere, sehr elegante Methode, Säuren, Basen oder Mischungen von beiden, amphotere Verbindungen und Mischungen von ionisierten und nichtionisierten Verbindungen zu trennen, ist die Ionenpaar-Extraktion.[5,6] Quantitative Bestimmungen[7,8] z. B. von Penicillinen, sind ebenfalls durch eine Ionenpaar-Extraktion möglich.

Die biologische Wirksamkeit steht bei vielen Substanzklassen in engem Zusammenhang mit dem Verteilungsverhalten.[9] Den Einfluß des Lipoid-Wasser-Verteilungskoeffizienten von Arzneistoffen auf ihre biologische Wirksamkeit haben viele Untersuchungen[10-14] bestätigt.

Perforation. Darunter versteht man die kontinuierliche Extraktion von Lösungen. Diese Flüssig-flüssig-Extraktionsmethode wird immer dann angewandt, wenn die Löslichkeit der zu extrahierenden Substanzen im Extraktionsmittel sehr gering ist. Analog einer kontinuierlichen Feststoffextraktion wird das Extraktionsmittel im Umlauf benutzt. Der Stoffaustausch erfolgt zwischen den nicht oder begrenzt mischbaren

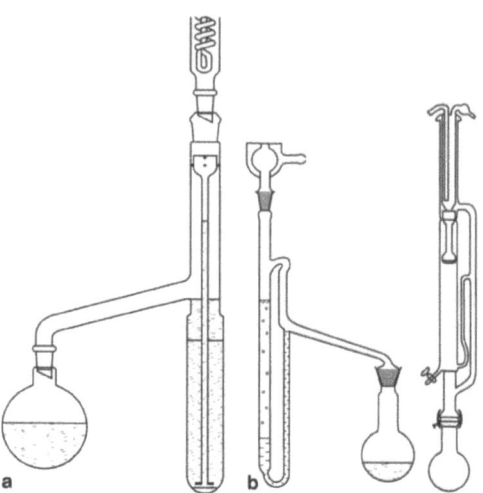

Abb. 2.323a, b. Perforatoren. a Zum Abtrennen mit einer spezifisch leichteren Phase, nach[26]; b Zum Abtrennen mit einer spezifisch schwereren Phase, nach[27]

Lösungsmitteln. Perforatoren (Abb. 2.323) ermöglichen das kontinuierliche „Ausschütteln" mit einer sehr geringen Menge Extraktionsmittel. Es gibt sowohl Perforatoren für spezifisch leichtere als auch für spezifisch schwerere Extraktionsmittel, wobei letztere nicht so effektiv und daher weniger zu empfehlen sind.

Das Lösungsmittel wird in einem Kolben ständig verdampft, in einem Rückflußkühler kondensiert, perlt dann, meist durch eine Fritte fein verteilt, durch die zu extrahierende Lösung und fließt mit Substanz beladen durch einen Überlauf in den Siedekolben zurück. Die Wirksamkeit der Perforatoren ist ohne zusätzliche Rührvorrichtung gering, da eine vollständige Gleichgewichtseinstellung beim Durchperlen der Flüssigkeitströpfchen durch die andere Phase nicht erreicht wird.

Parameter der Flüssig-flüssig-Extraktion. Wenn sich ein Stoff A zwischen zwei Phasen physikalisch verteilt, führt diese Verteilung wie bei einer chemischen Reaktion zu einem Gleichgewicht, welches durch die Beziehung

$$k_A = \frac{c_{A,\,OP}}{c_{A,\,UP}} \tag{1}$$

bestimmt ist.

Der Quotient aus der Konzentration einer Molekülart A in der Oberphase ($c_{A,OP}$) und der Konzentration der gleichen Molekülart in der Unterphase ($c_{A,UP}$) wird als der *individuelle Verteilungskoeffizient (k)* von A bezeichnet.

Die Beziehung (1) wird „Nernst-Verteilungsgesetz" genannt und hängt im Idealfall nur von der Art des Lösungsmittelsystems und der Temperatur, nicht aber von der Konzentration der gelösten Substanz und von anderen in der Lösung enthaltenen Stoffen ab.[15] Diese Aussage gilt für organische, undissoziierte Moleküle bis zu einer Konzentration von ungefähr

0,1 Mol/L unter der Voraussetzung, daß der gelöste Stoff in beiden Phasen den gleichen Assoziationszustand besitzt. Eine Substanz verteilt sich so zwischen zwei flüssigen Phasen, daß sich, unabhängig von der Absolutmenge der Phasen, immer das gleiche Konzentrationsverhältnis zwischen den beiden Phasen ausbildet. Der Konzentrationsbereich, in dem das Nernst-Verteilungsgesetz gültig ist, muß durch Messungen bestimmt werden.[1] Der Verteilungskoeffizient hat bei gegebenen Phasen für jeden Stoff einen charakteristischen Wert. Viele Substanzen liegen in einer oder beiden Phasen dissoziiert oder assoziiert vor (Abb. 2.324).

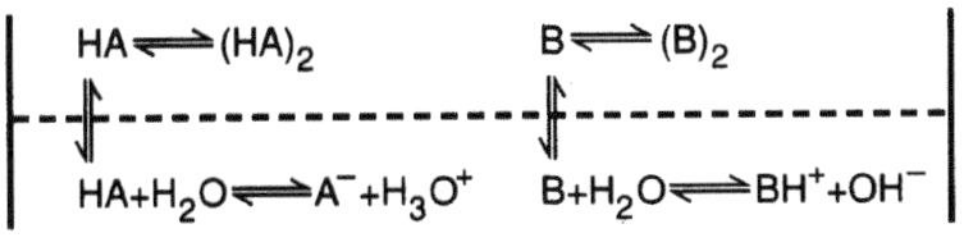

Abb. 2.324. Assoziations-, Dissoziations- und Verteilungsgleichgewicht bei einbasischen Säuren und einsäurigen Basen. Nach[1]

Hierbei ist für jede Molekülart ein konzentrationsunabhängiger Verteilungskoeffizient zu erwarten, der nicht ohne weiteres bestimmt werden kann. Einfacher ist die Gesamtkonzentration einer Substanz A in der Oberphase ($C_{A,OP}$) und in der Unterphase ($C_{A,UP}$) zu bestimmen. Der hieraus resultierende Verteilungskoeffizient von A wird mit K_A bezeichnet.

$$K_A = \frac{C_{A,OP}}{C_{A,UP}} \qquad (2)$$

Bei dissoziierenden Verbindungen ist der Verteilungskoeffizient pH-abhängig. Als Beispiel hierfür soll die Extraktion von Benzoesäure (HBz) aus wäßriger Lösung (W) mit Toluol (T) betrachtet werden:
Der Verteilungskoeffizient der undissoziierten Benzoesäure ist

$$k_{HBz} = \frac{[HBz]_T}{[HBz]_W} \qquad (3)$$

Für den Verteilungskoeffizienten aus den Gesamtkonzentrationen gilt die Beziehung

$$K_{HBz} = \frac{[HBz]_T}{[HBz]_w + [Bz^-]_w} \qquad (4)$$

Unter Einbeziehung der Aciditätskonstanten K_a der Benzoesäure erhält man:

$$K_{HBz} = \frac{k_{Bz}[HBz]_w}{[HBz]_w + K_a[HBz]_w / [H^+]_w} \qquad (5)$$

Daraus resultiert

$$K = \frac{k}{1 + K_a / [H^+]} \qquad (6)$$

Gleichung (6) zeigt die Abhängigkeit des Verteilungskoeffizienten K von der Dissoziationskonstanten K_a und der Wasserstoffionenkonzentration $[H^+]$. Wenn $[H^+] >> K_a$ ist, sind K und k annähernd gleich. Dies

bedeutet für das Beispiel Benzoesäure, daß bei großem k die Benzoesäure in die Toluolphase extrahiert wird. Wenn $[H^+] \ll K_a$ ist, wird K sehr klein und die Benzoesäure verbleibt in der wäßrigen Phase. Gleichung (6) beschreibt also, daß Benzoesäure in alkalischer Lösung dissoziiert ist und nicht extrahiert werden kann, während sie in saurer Lösung weitgehend undissoziiert vorliegt und deswegen gut extrahierbar ist.

Verteilungszahl, Volumenfaktor, Trennfaktor. In engem Zusammenhang mit dem Verteilungskoeffizienten steht die *Verteilungszahl G*, die als das Verhältnis der relativen Substanzmengen in Ober- und Unterphase definiert ist.

$$G_A = \frac{p_A}{q_A} \qquad (7)$$

$$p_A = \frac{\text{Substanzmenge A in der Oberphase}}{\text{Gesamtsubstanzmenge A}} \qquad (8)$$

$$q_A = \frac{\text{Substanzmenge A in der Unterphase}}{\text{Gesamtsubstanzmenge A}} \qquad (9)$$

Daraus folgt, daß

$$p_A + q_A = 1 \qquad (10)$$

ist.
Die Beziehung zwischen G und K erhält man über das *Verhältnis der verwendeten Volumina V* für Ober- und Unterphase:

$$V = \frac{\text{Volumen Oberphase}}{\text{Volumen Unterphase}} , \qquad (11)$$

$$G_A = K_A \cdot V. \qquad (12)$$

Sind zwei Substanzen in einer Lösung vorhanden, wird der Quotient aus größerem Verteilungskoeffizienten bzw. Verteilungszahl dividiert durch den kleineren Verteilungskoeffizienten bzw. Verteilungszahl als der *Trennfaktor β* dieser Trennung bezeichnet.

$$\beta = \frac{K_A}{K_B} = \frac{G_A}{G_B} \qquad (13)$$

Der Trennfaktor β ist definitionsgemäß ≥ 1. Ist $\beta = 1$, sind in diesem Phasensystem die Substanzen nicht trennbar. Der Trennfaktor bestimmt den Schwierigkeitsgrad und den Aufwand für eine Trennung. Er ist ein Maß für die Trennbarkeit zweier Substanzen und die Selektivität des benutzten Phasenpaares.
Zwei Substanzen lassen sich durch einmalige Extraktion mit guter Ausbeute und Reinheit nur trennen, wenn $\beta \geq 100$ ist. Andere einfache Extraktionsverfahren führen ab β-Werten ≥ 10 ebenfalls zu relativ reinen Substanzen, jedoch sind dabei in Abhängigkeit des β-Wertes mehr oder weniger große Substanzverluste unvermeidlich. Bei β-Werten ≤ 10 müssen multiplikative Verteilungsverfahren (s. Kap. 2, 5.3.3) angewandt werden, d. h., es ist erforderlich, viele einzelne Trennschritte nacheinander durchzuführen.

Berechnungen zur Flüssig-flüssig-Extraktion. Soll eine in Wasser gelöste Substanz A mittels einfacher oder mehrfacher Extraktion gewonnen werden, so kann man die wäßrige Phase entweder ein- oder mehrmals mit dem gleichen Volumen eines spezifisch leichteren oder schwereren Extraktionsmittels schütteln, oder man teilt das Extraktionsvolumen in n Teile und wiederholt die Extraktion n-mal. Bei einmaligem Extrahieren errechnet sich der extrahierte Prozentanteil (% E von A in der Oberphase) aus

$$\% \ E_{A,OP} = p_A \cdot 100. \tag{14}$$

In der wäßrigen Unterphase UP verbleibt ein Rest % R von

$$\% \ R_{A,UP} = q_A \cdot 100. \tag{15}$$

Bei mehrmaligem Extrahieren mit gleichen Volumina ergeben sich folgende Beziehungen:

$$\% \ E_{A,OP,n} = (1 - q_A{}^n) \cdot 100 \tag{16}$$

für die prozentuale Substanzmenge E_A in der Gesamtoberphase nach n Extraktionen und

$$\% \ R_{A,UP,n} = q_A{}^n \cdot 100 \tag{17}$$

bzw. $\% \ R_{A,\,UP,\,n} = \dfrac{100}{(1 + G_A)^n} \tag{18}$

für die prozentuale Restmenge R_A in der wäßrigen Unterphase nach n Extraktionen und

$$\% \ E_{A,n-te\,OP} = p_A \cdot q_A{}^{n-1} \cdot 100 \tag{19}$$

für die prozentuale Substanzmenge E_A in der n-ten Oberphase.
Analoge Beziehungen ergeben sich, wenn eine Substanz A in der Oberphase gelöst und n-mal mit frischer Unterphase extrahiert wird:

$$\% \ E_{A,UP,n} = (1 - p_A{}^n) \cdot 100 \tag{20}$$

$$\% \ R_{A,OP,n} = p_A{}^n \cdot 100. \tag{21}$$

Bei bekannter Verteilungszahl G kann also sehr einfach berechnet werden, wie oft extrahiert werden muß und wie groß der Substanzverlust bei n-maliger Extraktion ist.

Aus Gleichung (22) läßt sich die Anzahl der Extraktionen n bis zu einer prozentualen Restmenge R errechnen:

$$n = \frac{\lg \dfrac{100}{\% \ R}}{\lg (1 + G)} \tag{22}$$

Es ist ersichtlich, daß die Zahl der Extraktionsschritte n bei kleinen Verteilungszahlen sehr groß wird.
Wegen der Abhängigkeit der Verteilungszahl vom Volumen (Gl. 12) kann man durch Veränderung des Volumens der Ober- oder Unterphase die Anzahl der notwendigen Extraktionen verringern. Verwendet man bei einer Verteilungszahl $G = 1$ anstatt eines Volumenfaktors $V = 1$ einen Volumenfaktor $V = 4$, so daß $G = 4$ wird, verringert sich die Anzahl der notwendigen Extraktionsschritte bezogen auf 1% Restmenge von 7 auf 3, wobei jedoch zu berücksichtigen ist, daß die extrahierte Substanz aus einem entsprechend größeren Volumen isoliert werden muß (Tab. 2.66, Beispiel 1).

Tabelle 2.66. Auswirkung des Extraktionsvolumens auf % E, % R und n

	Beispiel 1		Beispiel 2	
Verteilungszahl G	1	4	10	30
Extraktionsvolumen (ml)	100	400	100	300
Anzahl der Extraktionsschritte n	7	3	3	1
Extraktionsrate und Restmenge	% E 99	% E 99	% R 0,08	% R 3,2
Summe Extraktionsvolumen (ml)	700	1.200	300	300

Tab. 2.66, Beispiel 2, zeigt, daß es, bezogen auf die Ausbeute, vorteilhafter ist, mit kleineren Portionen zu extrahieren. Wenn man bei gleichem Gesamtextraktionsvolumen von 300 cm^3 statt einmal mit 300 cm^3 dreimal mit 100 cm^3 extrahiert, so ist die Restkonzentration in der unteren Phase 0,08% statt 3,2% und somit die Extraktion 40mal effektiver.
Diese Regel gilt ebenso für das Entfernen von löslichen Verunreinigungen durch Extraktion wie für das Waschen eines Rückstandes mit Lösungsmitteln. Mehrere Schritte mit kleinen Lösungsmittelmengen ergeben bessere Resultate als ein Schritt mit der gesamten Lösungsmittelmenge.
Die mehrmalige Extraktion einer Lösung ist dazu geeignet, eine gelöste Substanz möglichst vollständig aus einer Lösung zu isolieren. Bei zwei oder mehreren Substanzen in einer Lösung ist es möglich, daß man bei mehrfacher Extraktion stark verunreinigte Substanzen erhält. Es ist im Hinblick auf die Reinheit einer Substanz günstiger, wenn man nach der Trennung der beiden Phasen die Oberphase ein zweites Mal mit frischer Unterphase extrahiert. Dieses Vorgehen wird als *retrograde Extraktion*[1] bezeichnet und entspricht den ersten Schritten einer multiplikativen Verteilung (s. Kap. 2, 5.3.3). Daraus ergibt sich:

$$\text{Reinheit von A in \%} = \frac{100}{1 + \dfrac{p_B^2}{p_A^2}} \tag{23}$$

$$\text{Ausbeute von A in \%} = p_A{}^2 \cdot 100. \tag{24}$$

Das folgende Beispiel (Tab. 2.67) zeigt den Vorteil der retrograden Extraktion bezüglich der Reinheit der Substanz A:
Zwei Substanzen A und B liegen in gleichen Mengen in Wasser gelöst vor. Die lipophile Substanz A mit der Verteilungszahl 5 soll durch Extrahieren mit Essigester möglichst quantitativ von der polaren Substanz B mit der Verteilungszahl 0,1 abgetrennt werden ($\beta = 50$).
Es ist ersichtlich, daß eine zweimalige Extraktion zwar eine gute Ausbeute an A von 97,2% liefert, aber nur eine Reinheit von ca. 85%. Dagegen beträgt bei einer retrograden Extraktion die Ausbeute nur ca. 70%, die Reinheit jedoch fast 99%.
Eine weitere Verbesserung hinsichtlich Ausbeute und Reinheit bei zwei zu trennenden Substanzen A und B erreicht die *Cross-Extraktion*.[16] Bei dieser Variante

Tabelle 2.67. Gegenüberstellung von einfacher und retrograder Extraktion am Beispiel eines Substanzgemisches von 50% A und 50% B. $G_A = 5$, $G_B = 0,1$

Zweimalige Extraktion der wäßrigen Phase mit frischer Oberphase		Retrograde Extraktion	
1. Extraktion	83,3% A	1. Extraktion	83,3% A
Mengenbilanz in der Oberphase	9,1% B	Mengenbilanz in der Oberphase	9,1% B
2. Extraktion	13,9% A	Retrograd	13,9% A
Mengenbilanz in der 2. Oberphase	8,3% B	Mengenbilanz in der 2. Unterphase	8,3% B
Summe in 1. und 2. Oberphase	97,2% A	Mengenbilanz in der 1. Oberphase nach retrograder Extraktion	69,4% A
	17,4% B		0,8% B
Reinheit	84,8% A	Reinheit	98,8% A

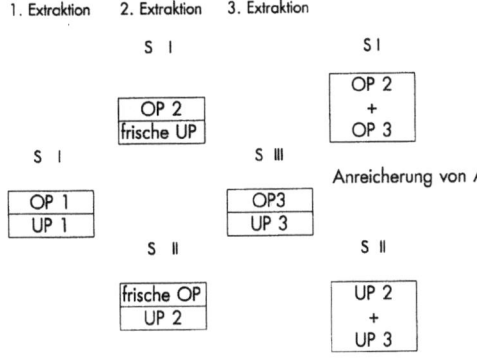

Abb. 2.325. Cross-Extraktion. OP Oberphase, UP Unterphase, S Scheidetrichter

werden drei Extraktionsschritte in drei Scheidetrichtern durchgeführt (Abb. 2.325).
Der erste Extraktionsschritt beginnt mit der Einstellung des Verteilungsgleichgewichtes der zu trennenden Substanzen A und B in dem gewählten Phasenpaar im Scheidetrichter I. Man trennt die untere Phase 1 ab und überführt sie in Scheidetrichter II. Den zweiten Extraktionsschritt beginnt man durch Schütteln der Oberphase 1 im Scheidetrichter I mit frischer Unterphase und analog der Unterphase 1 im Scheidetrichter II mit frischer Oberphase. Nach der Trennung der Schichten vereinigt man die Unterphase 2 aus Scheidetrichter I mit der Oberphase 2 aus Scheidetrichter II in einem weiteren Scheidetrichter III. Man schüttelt zur Gleichgewichtseinstellung, trennt die Phasen und gibt die Oberphase 3 aus Scheidetrichter III zu der Oberphase 2 in Scheidetrichter I und die Unterphase 3 aus Scheidetrichter III zu der Unterphase 2 in Scheidetrichter II. Je öfter diese Operation wiederholt wird, desto größer ist die Reinheit der Substanzen A und B. Der Nachteil dieser Methode liegt darin, daß sich die Volumina pro Cyclus verdoppeln.
Die Berechnung der Cross-Extraktion entspricht den ersten Schritten einer Craig-Verteilung (s. Kap. 2, 5.3.3) und leitet sich aus dem Binom $(p + q)^n$ ab. Es ergeben sich folgende Formeln:
Zur Berechnung von p und q siehe Gleichung (7, 10).

Reinheit von A in % = (25)

$$\frac{100}{1 + \frac{(p_B^2 + 2p_B^2 q_B) \cdot \%B \text{ im Gemisch}}{(p_A^2 + 2p_A^2 q_A) \cdot \%A \text{ im Gemisch}}}$$

Ausbeute von A in % = $(p_A^2 + 2p_A^2 q_A) \cdot 100$, (26)

Reinheit von B in % = (27)

$$\frac{100}{1 + \frac{(q_A^2 + 2p_A q_A^2) \cdot \%A \text{ im Gemisch}}{(q_B^2 + 2p_B q_B^2) \cdot \%B \text{ im Gemisch}}}$$

Ausbeute von B in % = $(q_B^2 + 2p_B q_B^2) \cdot 100$. (28)

Fest-flüssig-Extraktion

Bei der Fest-flüssig-Extraktion liegt ein Stoffgemisch in fester Form vor. Häufig handelt es sich dabei um pflanzliche oder tierische Produkte, aus denen mit Hilfe von geeigneten flüchtigen Lösungsmitteln einzelne Bestandteile herausgelöst werden sollen. Zu den bekannten Verfahren[17] gehören die Drogenextraktion, Knochenextraktion, Ölsaaten-Extraktion, die Extraktion von Fett aus Wolle, Palmkernen und Sojabohnen, die Extraktion von Gerbstoffen aus zerkleinerten Hölzern und Rinden, von ätherischen Ölen aus Blüten und Früchten, von Zucker aus Rüben und Zuckerrohr und die Extraktion von wertvollen Metallen aus Erzen durch organische Lösungsmittel. Obwohl die Fest-flüssig-Extraktion prinzipiell nur einen Grenzfall der Flüssig-flüssig-Extraktion darstellt, ist sie sowohl von der allgemeinen Aufgabenstellung als auch von der apparativen Ausführung unterschiedlich. Es wird nur eine Hilfsphase, das Lösungsmittel, verwendet. Das unterschiedliche Lösungsvermögen des Lösungsmittels für die jeweiligen Substanzen und die Effizienz der Berührung der löslichen Komponenten mit diesem Lösungsmittel bestimmen die Wirksamkeit einer Trennung. Eine befriedigende mathematische Ableitung der Substanzverteilung für die Fest-flüssig-Extraktion findet man bei[18,19]. Es besteht ein Zusammenhang mit den Gesetzen der Verteilung, Absorption und Diffusion. Die Diffusion des zu extrahierenden Stoffes in das Extraktionsmittel erfolgt umso schneller, je größer das Konzentrationsgefälle und je größer die Oberfläche zwischen Gut und Extraktionsmittel ist (Fick-Gesetz). Man geht dabei von der Voraussetzung aus, daß die zu extrahierenden Substanzen in ungebundener, meist molekulardisperser Form vorliegen. Die Substanzen sind jedoch oft in Zellen eingeschlossen oder an Zellbestandteile und Ballaststoffe gebunden. Die zu extrahierende Probe wird deshalb oft vor oder während der Extraktion zerkleinert, fein gemahlen, gequollen oder in Form eines dünnen Films gebracht, um die Angriffsfläche für die Extraktionsflüssigkeit zu vergrößern. Zu feine Pulverisierung ist oft nicht sinnvoll, da sich vielfach nach erfolgter Extraktion der Rückstand nur schwer vom Lösungsmittel abtrennen läßt und die Wirkstoffe sorptiv gebunden werden. Andererseits werden durch die mechanische Zerkleinerung kurze Kapillarwege erzeugt und dadurch die Diffusion erleichtert. Bei schlechter Benetzbarkeit durch das Lösungsmittel kann es günstig sein, das Pulver mit Wasser vorzuquellen. Sollen schwerer lösliche Wirkstoffe von unlöslichen Ballaststoffen abgetrennt werden, benutzt man Extraktionsapparate, wie den Thielepape-Aufsatz oder den Soxhlet-Extraktor, die die Lösungsmittelmenge durch kontinuierliches Eindampfen der Extrakte minimieren.

Ein heterogenes Extraktionsgut führt dazu, daß die Elutionsabläufe, d. h. Lösung, Diffusion, Desorption des Extraktes und die Penetration des Extraktionsmittels, verschieden beeinflußt werden und somit zu unterschiedlich zusammengesetzten Extrakten führen können. Zur Verbesserung des Stofftransports während des Extraktionsvorganges ist es zweckmäßig, den Feststoff in Bewegung zu halten. Im Labor verwendet man dazu u. a. Magnetrührer oder Ultraschallbäder. Bei oxidationsempfindlichen Wirkstoffen ist die Anwendung von Ultraschall ungeeignet, da während der Beschallung Wasserstoffperoxid gebildet werden kann. Bei der Fest-flüssig-Extraktion treten ebenso wie bei der Flüssig-flüssig-Extraktion Aussalzeffekte auf. Wenn das Probenmaterial fetthaltig ist, wird zweckmäßigerweise eine Extraktion mit unpolaren Lösungsmitteln wie Heptan oder Dichlormethan vorgeschaltet, um den Lipidanteil zu vermindern.

Die Wahl des Lösungsmittels[20] richtet sich in erster Linie nach der chemischen Struktur der Inhalts- bzw. Wirkstoffe der Proben, nach deren Stabilitätseigenschaften und vor allem nach deren Löslichkeit, wobei die Regel „gleiches löst gleiches" gilt. So werden z. B. Triglyceride von Fettsäuren üblicherweise mit Heptan extrahiert, während für die wesentlich polareren freien Fettsäuren Alkohole verwendet werden. Neben Alkoholen, Alkohol-Wasser-Mischungen und Alkanen werden häufig halogenierte Alkane für die Extraktion benutzt. Bezüglich des Wirkstoffes sollte das Lösungsmittel gutes Lösungsvermögen besitzen, selektiv und chemisch indifferent sein. Die Selektivität kann durch Änderung des Wassergehaltes oder Mischen mit anderen Lösungsmitteln verändert werden. Die Lösungsmittel sollten ungiftig, unbrennbar, thermisch stabil und ungefährlich sein und nicht zur Bildung von Emulsionen neigen. Bei der Verwendung von Wasser als Extraktionsmittel für Drogeninhaltsstoffe ist zu beachten, daß diese zwar häufig gut wasserlöslich sind, aber Wasser oft auch viele Ballaststoffe löst und die Inhaltsstoffe leicht hydrolytisch und

fermentativ zersetzt werden können. Wäßrige Lösungen werden auch oft mikrobiell befallen. Diese Schwierigkeiten vermeidet man mit Mischungen verschiedener Lösungsmittel, bevorzugt EtOH-Wasser-Mischungen im Verhältnis 7:3. Der gewonnene Extrakt wird entweder auf einen bestimmten Wirkstoffgehalt eingestellt oder mit dem Ziel weiterverarbeitet, den aus dem Rohstoff herausgelösten Wirkstoff in reiner Form darzustellen. Oft wird die Extraktion von einer chemischen Reaktion überlagert, wodurch die Extraktstoffe erst in die lösliche Form überführt werden. Das Extrahieren von $CaCO_3$ aus Silicaten oder Fluoriden mit verd. HCl oder Essigsäure ist ein derartiges Beispiel.

Zunehmend wichtig wird die Extraktion mit überkritischen Gasen[21,22], wie z. B. CO_2 oder N_2O. Diese liegen im Bereich des kritischen Druckes und der kritischen Temperatur flüssig vor und werden z. B. für das Entcoffeinieren von Kaffee, die Abtrennung von Nicotin aus Tabak, Cacaobutter aus Cacaobohnen, Sojaöl aus Sojabohnen und die Extraktion von Alkaloiden aus Drogen verwendet. Der Einsatz überkritischer Medien zur Extraktion und zur Charakterisierung von Lebensmitteln und pharmazeutischen Produkten ist ein großtechnisch eingesetztes Verfahren.[23]

Die Extraktionsgeschwindigkeit wird von der Geschwindigkeit der Auflösung oder der Diffusion im Feststoff bestimmt. Die Extraktionsrate wird stark von der Einwirkungszeit und der Temperatur der Lösungsmittel beeinflußt.

Deshalb werden sowohl Kalt- als auch Heißextraktionen durchgeführt. Neben kontinuierlichen Verfahren, wie z. B. der Perkolation und der Soxhlet-Extraktion, werden auch diskontinuierliche Verfahren, wie z. B. Auskochen, Mazeration, Digestion und Auslaugen angewendet.

Mazeration. Diese Methode ist eine der einfachsten Fest-flüssig-Extraktionsverfahren und zählt zu den diskontinuierlich arbeitenden Verfahren mit unvollständiger Extraktion, d. h. bis zur Einstellung eines Konzentrationsgleichgewichtes. Dabei wird das zerkleinerte Extraktionsgut in einem verschlossenen inerten Gefäß mit dem Lösungsmittel in Kontakt gebracht. Für die Gleichgewichtseinstellung ist dreimaliges Schütteln pro Tag nötig. Die Mazerationszeit beträgt 4 bis 10 Tage. Danach wird dekantiert, filtriert und der Rückstand ausgepreßt. Eine vollständige Extraktion des Wirkstoffes ist bei einer einfachen Mazeration nicht erreichbar. Wird das Extraktionsgut zwecks Ausbeutesteigerung ein zweites Mal extrahiert, spricht man von Remazeration. Eine mehrfach wiederholte Mazeration wird Stufenmazeration und eine Mazeration bei erhöhter Temperatur Digestion genannt.

Perkolation. Ein Perkolator (Abb. 2.326) ist ein zylindrisches oder konisches Gefäß mit einer Zu- und Ablaufvorrichtung. Über dem Ablauf ist ein filterbespannter Siebboden eingebaut, auf dem sich das Extraktionsgut befindet. Die Perkolation wird unter ständiger Zugabe von frischem Extraktionsmittel und unter regulierter Durchlaufgeschwindigkeit bis zur vollständigen Erschöpfung des Extraktionsgutes durchgeführt. Die Ausbeute hängt im wesentlichen

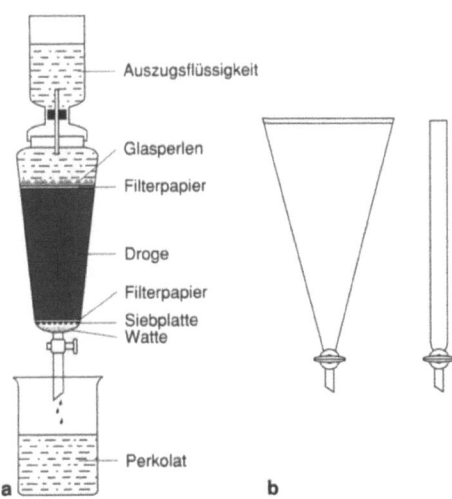

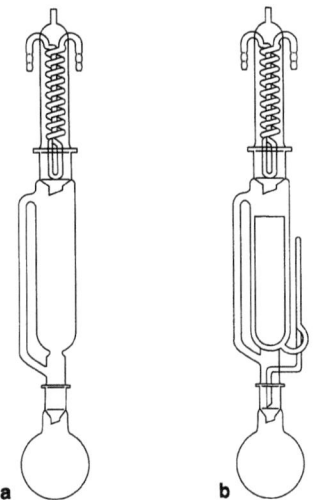

Auszugsflüssigkeit

Glasperlen

Filterpapier

Droge

Filterpapier

Siebplatte
Watte

Perkolat

a   b

Abb. 2.326. a Perkolation, **b** Perkolatorformen. Aus[28]

a   b

Abb. 2.327. a Thielepape-Extraktor, **b** Soxhlet-Extraktor

von der Extraktionszeit und der Extraktionsmittelmenge ab. Wichtig ist das Vorquellen des Extraktionsgutes mit dem Extraktionsmittel, um die Gefahr des Platzens des Perkolators durch den Quelldruck zu vermeiden. Die Bauweise und der Arbeitsablauf sind dem Betreiben einer Chromatographiesäule sehr ähnlich. Varianten der Perkolation sind die Evakolation, bei der unter Vakuum perkoliert wird, die Diakolation, bei der unter Druck perkoliert wird und die Reperkolation, bei der viele Perkolatoren aneinandergereiht werden.

Wiederholte einfache Extraktion. Der bekannteste Extraktionsapparat für feste Substanzen ist der Soxhlet-Apparat (Abb. 2.327 b). Er ist aus Rundkolben, Rückflußkühler und einem zylindrischen Glasgefäß

zusammengesetzt, das seitlich ein Rohr zum Rückflußkühler und ein Heberohr besitzt. Der Dampf eines im Rundkolben siedenden Lösungsmittels kondensiert im Rückflußkühler. Das abtropfende Kondensat durchtränkt kontinuierlich das Extraktionsgut, das sich in einer Hülse aus Filterpapier im Glasgefäß befindet. Es belädt sich dabei mit den löslichen Anteilen und wird, wenn es ein bestimmtes Flüssigkeitsniveau erreicht hat, durch Siphonwirkung über das Heberohr periodisch in den Rundkolben abgesaugt, wo sich durch fortwährendes Verdampfen des reinen Lösungsmittels der extrahierte Wirkstoff anreichert. Zur vollständigen Extraktion werden oft mehrere Stunden benötigt, in denen der Wirkstoff abhängig vom Siedepunkt des verwendeten Lösungsmittels einer Temperaturbelastung ausgesetzt ist. Das Extraktionsgut muß vor dem Einfüllen in die Filterpapierhülse zerkleinert oder, bei klebrigen Proben, mit Na_2SO_4 oder Seesand verrieben werden. Ähnlich arbeitet der Durchflußextraktor nach Thielepape (Abb. 2.327 a). Der Unterschied besteht darin, daß das Extraktionsgut in der Filterhülse von dem im Kühler kondensierten Lösungsmittel kontinuierlich durchströmt wird.

Festphasenextraktion. Dieses leistungsfähige Verfahren dient zur Isolierung von hydrophoben, polaren oder ionogenen Substanzen aus verschiedenen Matrices.[24] Bei dem Verfahren, das auch als Flüssig-fest-Adsorption bezeichnet wird, adsorbiert man eine gelöste Substanz an ein geeignetes, in einer Säule befindliches Adsorbens, während die störenden Begleitsubstanzen in Lösung bleiben.
Nach dem Waschen des Adsorbens zur Entfernung eventuell störender Matrixbestandteile wird die adsorbierte Substanz mit einem geeigneten Eluens extrahiert. Die Adsorbenzien werden in Kunststoffsäulen gepackt, die mit Fritten an den Enden verschlossen sind. Die Säulen sind mit 100 mg, 200 mg, 500 mg, 1 g, 2 g, 5 g und 10 g Sorbens gepackt verfügbar.
Die ungefähre Kapazität der Säulen liegt bei etwa 5 % der Sorbensmenge. Die Vorteile dieser Methode liegen im niedrigen Lösungsmittelverbrauch, in hohen Wiederfindungsraten, in der Gewinnung reinerer Extrakte als bei der einfachen Flüssig-flüssig-Extraktion, in der raschen, gleichzeitigen Aufarbeitung mehrerer Proben, in der Möglichkeit der Automation durch Laborrobotersysteme und in der Vermeidung einer Emulsionsbildung. Zur Festphasenextraktion sind eine Vielzahl verschieden gebundener Silicagele mit unterschiedlicher Polarität kommerziell in Einwegsäulen erhältlich (Tab. 2.68). Dieses ermöglicht die Auswahl eines speziellen Adsorbens für das jeweilige Trennproblem, und durch den Einsatz von Säulenkombinationen kann die Leistungsfähigkeit erhöht werden. Das Adsorbens sollte eine hohe Affinität gegenüber der zu isolierenden Substanz, jedoch eine geringe Affinität gegenüber der Matrix und den Begleitsubstanzen haben.
Bei der Auswahl des Adsorbens müssen chemische und physikalische Eigenschaften, wie z. B. Acidität, Basizität, chemische Struktur und Löslichkeit der zu isolierenden Substanz berücksichtigt werden. So wird dieses Probenvorbereitungsverfahren zur Analytik

Tabelle 2.68. Auswahlhilfe für die Festphasenextraktion. Nach[25]

	Säule	Funktionelle Gruppe der Analyten	Probenmatrix	Typische Elutionsmedia	Typische Anwendungen
Unpolare Extraktion	C$_{18}$-Octadecyl, C$_8$-Octyl, C$_2$-Ethyl, CH-Cyclohexyl, PH-Phenyl, CN-Cyanopropyl	Hydrophobe Gruppen: Aromaten, Alkylketten	Wäßrig: Wasser, Puffer, Biologische Flüssigkeiten	Methanol, Acetonitril, Ethylacetat, Chloroform, Hexan	Drogenanalytik, Peptide, Pesticide, Arzneistoffanalytik, PCB, PAK, Vitamin D
Polare Extraktion	CN-Cyanopropyl, (OH)$_2$-Diol, Si-Silica, NH$_2$-Aminopropyl, PSA-N-Propylethylendiamin	Hydrophile Gruppen: Alkoholische Funktionen, Amine, Heteroatome (S,O,N)	Unpolar: Hexan, Öle, Chloroform, Fette	Methanol, Isopropanol, Aceton	Trennung von Lipiden, Ölzusätze, Kohlenhydrate, Phenole
Kationenaustauschextraktion	SCX-Benzolsulfonsäure (stark), PSA-Propylsulfonsäure (stark), CBA-Carbonsäure (schwach)	Kationen: Amine, Pyrimidine	Wäßrig: Wasser, saure Puffer, Biologische Flüssigkeiten	1. alkalische Puffer, 2. hohe Ionenkonzentration	Katecholamine, Herbicide, Arzneimittel
Anionenaustauschextraktion	SAX-Quaternäres Amin (stark), PSA-Primäres/Sekundäres Amin, NH$_2$-Aminopropyl (schwach), DEA-Diethylaminopropyl (schwach)	Anionen: Carbonsäuren, Sulfonsäuren, Phosphate	Wäßrig: Wasser, Alkalische Puffer, Biologische Flüssigkeiten	1. saure Puffer, 2. hohe Ionenstärke	Organische Säuren, Vitamine, Fettsäuren, Phosphate
Kovalente Extraktion	PBA-Phenylboronsäure	Vicinale Diole	Wäßrig: Alkalische Puffer, Biologische Flüssigkeiten	Angesäuertes Methanol	Nucleotide, Nucleoside, Kohlenhydrate, Katecholamine

von Cocain, Morphin, Codein, Amphetamin, Phencyclidin, Gallensäuren, Pesticiden, Digoxin, Theophyllin, Estrogenen, Vitaminen, Lipiden oder tricyclischen Antidepressiva verwendet.[25]

Berechnungen zur Fest-flüssig-Extraktion. Zur Berechnung der extrahierbaren Menge M einer in ungebundener Form vorliegenden Substanz A aus einem festen Extraktionsgut X muß der Verteilungskoeffizient K der Substanz A zwischen dem festen Extraktionsgut X und dem flüssigen Extraktionsmittel E bekannt sein.
Nach dem Nernst-Verteilungsgesetz[15] gilt:

$$K = \frac{\text{Gleichgewichtskonzentration im Extraktionsgut}}{\text{Gleichgewichtskonzentration im Extraktionsmittel}} \quad (29)$$

Die Stoffkonzentration im Extraktionsmittel beträgt $(M_A - M_{AX})/V_E$ und im Rückstand M_{AX}/V_X, wobei M_A die Gesamtmenge von A, M_{AX} die Menge A im Extraktionsgut X, V_E das Volumen des Extraktionsmittels E und V_X die Masse oder das Volumen des Extraktionsgutes X bedeuten.
Für den Verteilungskoeffizienten K der Substanz A ergibt sich dann:

$$K = \frac{\dfrac{M_{AX}}{V_X}}{\dfrac{(M_A - M_{AX})}{V_E}} \quad (30)$$

Bei einer einmaligen Extraktion verbleiben an Substanzmenge A im Extraktionsgut X:

$$M_{AX} = M_A \cdot \frac{K \cdot V_X}{K \cdot V_X + V_E} \quad (31)$$

Die Berechnung der Restmenge von A im Extraktionsgut X nach mehrmaligen Extraktionen (n) ergibt sich aus:

$$M_{AXn} = M_A \cdot \left(\frac{K \cdot V_X}{K \cdot V_X + V_E} \right)^n \quad (32)$$

Diese Gleichung zeigt, daß die Effizienz einer Extraktion dann am größten ist, wenn n groß und V_E klein ist, d. h. wenn man oft mit kleinen Mengen Lösungsmittel extrahiert.
Die Summe der extrahierten Menge M_{An} nach n Extraktionen ist demnach:

$$M_{An} = M_A - M_{AXn} \quad (33)$$

Literatur

1. Hecker E (1955) Verteilungsverfahren im Laboratorium, Verlag Chemie, Weinheim
2. Müller E (1972) Flüssig-Flüssig-Extraktion. In: Ullmanns Enzyklopädie, Verlag Chemie, Weinheim, Bd. 2, S. 546
3. Ebel S (1977) Handbuch der Arzneimittelanalytik, Verlag Chemie, Weinheim, S. 1–3
4. Phillips GF (1973) Die Analyse von Arzneimitteln. In: Korte F (Hrsg.) Methodicum Chimicum, Bd. 1, Teil 2, Thieme, Stuttgart, S. 904
5. Schill G, Modin R, Persson BA (1965) Acta Pharm Suec 2:119
6. Modin R, Schill G (1970) Acta Pharm Suec 7:585

7. Graf E, Rönsberg W (1970) Pharmazie 25:608-613
8. Lippold BC (1973) Pharmazie 28:713-720
9. Hansch C, Fujita T (1964) J Am Chem Soc 86:1616
10. Meyer H (1899) Arch Exp Pathol Pharmakol 42:109
11. Ferguson (1939) J Proc R Soc. 127:387
12. Schanker LS (1962) Pharmacol Rev 14:501
13. Garrett ER (1969) J Am Pharm Assoc, NS 9:110
14. Lachman L, Urbanyi T, Weinstein S (1963) J Pharm Sci 52:244
15. Nernst W (1891) Z Phys Chem 8:110
16. Frenc M (1925) Z Angew Chem 38:323-324
17. Kirk-Othmer (1965) Encyclopedia of Chemical Technology, 3. Aufl., Bd. 8, Intersience, New York, S. 719-775, und Bd. 9, S. 672-767
18. Plachco FP, Lago ME (1976) Chem Eng Sci 31:1085
19. McCabe WL, Smith JC (1976) Unit Operations in Chemical Engineering, 3. Aufl., McGraw-Hill Book Co., London
20. Treybal RE (1963) Liquid Extraction, McGraw-Hill Book Co., London
21. Schneider GM, Stahl E, Wilke G (1978) Extraction with Supercritical Gases, Verlag Chemie, Weinheim
22. Zosel K (1978) Angew Chem 90:748
23. Stahl E, Quirin KW, Gerard D (1987) Verdichtete Gase zur Extraktion und Raffination, Springer, Heidelberg
24. Breiter J (1978) Arzneim Forsch 28 (II):1941-1944
25. Firmenschrift (1989) „Festphasen-Extraktion", Analytichem International, Frankfurt
26. Kutscher F, Steudel H (1903) Z Physiol Chem 39:473
27. Wehrli S (1973) Helv Chim Acta 20:937
28. Voigt R (1984) Lehrbuch der pharmazeutischen Technologie, 5. Aufl., Verlag Chemie, Weinheim, S. 451

5.3.3 Gegenstromverteilung

J. PLOSCHKE

Die Gegenstromverteilung (engl.: Countercurrent Distribution, CCD) ist ein Trennverfahren zur analytischen und präparativen Abtrennung von Bestandteilen einer homogenen Mischung. Für die Trennung von komplexen Stoffgemischen steht, als vorzügliche Ergänzung zu den sehr leistungsfähigen chromatographischen Verfahren, mit der Gegenstromverteilung ein Trennverfahren zur Verfügung, das hohe Selektivität mit äußerster Schonung der Stoffe verbindet. Man nutzt zur Trennung Unterschiede im Verteilungsverhalten der Substanzen zwischen zwei nicht miteinander mischbaren flüssigen Phasen aus.
Von den verschiedenen Arbeitsprinzipien der Gegenstromverteilung ist die Craig-Verteilung in der Praxis am weitesten verbreitet. Ihre mathematische Behandlung dient zum Verständnis aller multiplikativen Verteilungsverfahren. Die Craig-Verteilung ist eine Weiterentwicklung der einfachen Flüssig-flüssig-Extraktion. Die Grundparameter und Berechnungen sind z. T. bereits im Kap. 2, 5.3.2 behandelt.
Die einfache Flüssig-flüssig-Extraktion zwischen zwei nicht oder nur begrenzt mischbaren Phasen ist zur Reinigung nur dann geeignet, wenn die Löslichkeit der zu trennenden Stoffe in dem verwendeten flüssigen Phasenpaar sehr unterschiedlich ist, d. h. die Verteilungskoeffizienten der abzutrennenden Stoffe müssen sich von den Verteilungskoeffizienten des zu isolierenden Stoffes deutlich unterscheiden. Die Trennfaktoren β($\rightarrow$ Kap. 2, 5.3.2) müssen größer als 100 sein, damit

eine einzige Trennstufe ausreicht. Prinzipiell können zwei Substanzen in einem Phasensystem getrennt werden, wenn das Verhältnis ihrer Löslichkeiten in Ober- und Unterphase unterschiedlich ist. Werden durch einen einzelnen Verteilungsschritt nur geringe Trenneffekte erzielt, führt ein Aneinanderreihen einzelner Extraktionsschritte, und damit ein Vervielfachen der geringen Anreicherungseffekte, zum Trennerfolg. Diese Vielstufenextraktion nennt man auch multiplikative Verteilung oder Gegenstromverteilung. Sie wird zur Isolierung von Reinststoffen, z. B. zur Standarderstellung in der analytischen Chemie, zur Reinigung von Syntheseprodukten und Naturstoffen für pharmakologische und toxikologische Untersuchungen, zur Isolierung von unbekannten Nebenkomponenten aus Synthese und Produktion zwecks Strukturaufklärung und Standarderstellung, zur Isolierung von Metaboliten aus Harn oder Serum zwecks Identifizierung und zur Trennung von Isomeren, sowohl von Struktur- und geometrischen als auch von optischen Isomeren, eingesetzt.[1]
Die Gegenstromverteilung bietet im Vergleich zu anderen Trennverfahren folgende Vorteile:

- Durch die Abwesenheit von Trägerstoffen und das Arbeiten bei Raumtemperatur sind schonende Trennbedingungen gewährleistet.
- Der Verteilungsverlauf läßt sich genau berechnen, und die Versuchsbedingungen sind dadurch vollkommen reproduzierbar. Abweichungen zwischen experimentellen und theoretischen Kurven deuten auf eine Inhomogenität hin.
- Die Substanzverluste einer Trennung sind gering.
- Die Selektivität ist groß. Die Gegenstromverteilung trennt nach anderen Eigenschaftsparametern als die meisten gebräuchlichen Trennmethoden. Sie unterscheidet nach den Nebenvalenzbindungen der Substanzen zum Lösungsmedium.
- Im Gegensatz zu chromatographischen Verfahren kann die Methode leicht vom analytischen in den präparativen oder sogar technischen Maßstab übertragen werden.
- Eine Trennung kann jederzeit ohne Beeinträchtigung unterbrochen und z. B. nach einer Zwischenanalytik fortgesetzt werden.
- Komplexe Gemische, wie z. B. Syntheserohansätze, können ohne Vorreinigung getrennt werden, da in Gegenwart mehrerer Molekülarten in beiden Phasen sich die einzelnen Moleküle unabhängig voneinander verteilen.[4]
- Vollautomatische Apparaturen machen das Verfahren kostengünstig. Es stehen sowohl analytische Geräte als auch Industriemodelle kommerziell zur Verfügung.

Der Nachteil der Verteilung besteht hauptsächlich darin, daß die getrennten Substanzen in verdünnter Lösung anfallen und daraus isoliert werden müssen. Multiplikative Verteilungen lassen sich nach verschiedenen Verfahren durchführen. Sie unterscheiden sich im wesentlichen durch zwei Merkmale:

- Das Stoffgemisch kann einmalig oder kontinuierlich zugegeben werden.
- Die Phasenfortbewegung erfolgt schubweise oder gleichförmig.

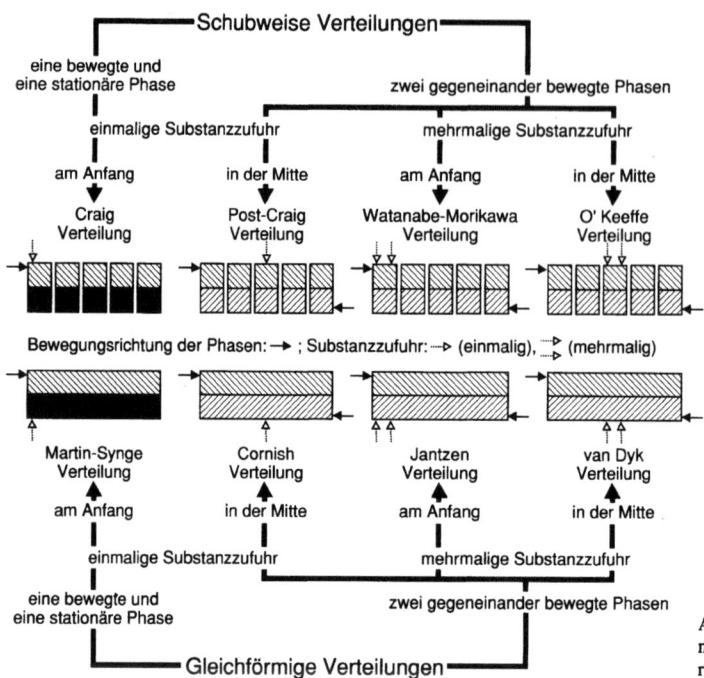

Abb. 2.328. Zusammenfassung der multiplikativen Verteilungsverfahren. Aus[6]

Eine Übersicht über die Gegenstromverteilungsverfahren zeigt Abb. 2.328. Die Craig- und O'Keeffe-Verteilung haben sich speziell im Laborbereich bewährt, während sich für den industriellen Einsatz besonders die kontinuierlichen Verteilungsverfahren nach van Dyk und Jantzen eignen.

Lösungsmittelsystem

Die Auswahl des richtigen Lösungsmittelsystems für eine multiplikative Verteilung hat entscheidenden Einfluß auf die Trennung. Der Trenneffekt einer Verteilung hängt im wesentlichen von der Anzahl der durchgeführten Trennstufen und von der Selektivität des gewählten Lösungsmittelpaares ab.

Für die Auswahl geeigneter Lösungsmittelsysteme gibt es zahlreiche Verfahren.[7,8] Die Auswahl des günstigsten Lösungsmittelsystems ist eines der schwierigsten Probleme der Gegenstromverteilung. Folgende Forderungen müssen erfüllt sein, damit sich das Lösungsmittelsystem für eine Verteilung gut eignet:

- Die Selektivität des Verteilungssystems muß möglichst groß sein, d. h. der Quotient aus den Verteilungskoeffizienten zweier Substanzen, den man als Trennfaktor β bezeichnet, soll in der Regel größer als 1,5 sein. Bei $\beta = 1$ ist eine Trennung unmöglich.
- Der mittlere Verteilungskoeffizient soll etwa zwischen 0,2 und 5 liegen. Eine optimale Trennung erreicht man, wenn das Produkt der Verteilungszahlen G_A und G_B nahe bei 1 liegt.
- Die Löslichkeit des zu trennenden Gemisches im Phasensystem soll gut sein, um größere Mengen trennen zu können.
- Die Phasen müssen sich gut entmischen und rasch gegeneinander absetzen. Dies setzt hohe Dichte-unterschiede, ausreichende Oberflächenspannung und geringe Viskosität der Phasen voraus. Eine hohe Viskosität behindert zusätzlich den Stoffübergang.
- Die Verteilungsisotherme soll möglichst geradlinig sein, d. h. der Verteilungskoeffizient soll konzentrationsunabhängig sein.
- Das System darf nicht zu Emulsionsbildung neigen, um die Gleichgewichtseinstellung der Verteilung nicht zu behindern.
- Die Lösungsmittel dürfen mit den Substanzen nicht irreversibel reagieren und müssen thermostabil sein.
- Die Lösungsmittel sollen eine verlustfreie und schonende Wiedergewinnung der Substanzen und ihre qualitative und quantitative Bestimmung nicht behindern. Dadurch ist die Verwendung von hochsiedenden Lösungsmitteln und Salzlösungen eingeschränkt.
- Wichtig ist auch die Verfügbarkeit der Lösungsmittel in guter Reinheit und zu einem wirtschaftlich tragbaren Preis.
- Die Lösungsmittel müssen den sicherheitstechnischen Richtlinien entsprechen und sollen leicht entsorgbar sein.

Die Auswahl geeigneter Lösungsmittelsysteme geschieht oft empirisch. Hinweise zu einer systematischen Auswahl finden sich in der Literatur.[1,7,9] Eine Vorentscheidung läßt sich anhand der Löslichkeit treffen: „Similia similibus solvuntur", d. h. Lösungsmittel mit ähnlichen chemischen Strukturelementen, wie sie das zu trennende Gemisch besitzt, sind häufig auch gute Lösungsmittel hierfür.

Man beginnt mit der Wahl von zwei Lösungsmitteln, die nach ihrer Vermischung zwei Phasen ergeben und

Tabelle 2.69. Mischbarkeit von Lösungsmitteln: X nicht mischbar bzw. begrenzt mischbar, (-) begrenzt mischbar, starke Phasenverschiebung, – bei Raumtemperatur mischbar

Siedepunkt (°C)	Methanol 64	Ethanol 78	Amylalkohol 114	Cyclohexanol 161	Ethylenglycol 197	Diethylenglycol 250	Glycolmonoacetat 181	Eisessig 118	Acetessigester 180	Formamid (Zersetzung) 210	Dimethylformamid 155	Acetonitril 82	Nitromethan 101	Wasser 100
38 Heptan	X	–	–	–	X	X	X	–	X	X	X	X	X	X
81 Cyclohexan	X	–	–	–	X	X	–	–	–	X	X	X	X	X
101 Methylcyclohexan	X	–	–	–	X	X	–	–	–	–	–	X	X	X
195 Decalin	–	–	–	–	X	–	X	–	–	X	–	X	–	X
111 Toluol	–	–	–	–	X	X	–	–	–	X	–	–	–	X
207 Tetralin	–	–	–	–	X	X	–	–	–	X	–	–	–	X
132 Chlorbenzol	–	–	–	–	X	X	–	–	–	X	–	–	–	X
42 Methylenchlorid	–	–	–	–	X	–	–	–	–	X	–	–	–	X
84 Dichlorethan	–	–	–	–	X	–	–	–	–	X	–	–	–	X
33 Ethylether	–	–	–	–	X	X	X	–	–	X	–	–	–	X
90 i-Propylether	–	–	–	–	X	X	X	–	–	X	–	–	–	X
141 n-Butylether	–	–	–	–	(-)	X	–	–	–	X	–	–	–	X
77 Essigester	–	–	–	–	X	–	–	–	–	X	–	–	–	X
124 Butylacetat	–	–	–	–	–	–	–	–	–	X	–	–	–	X
116 Methylisobutylketon	–	–	–	–	X	–	–	–	–	X	–	–	–	X
210 Formamid (Zersetzung)	–	–	–	–	–	–	–	–	–	(-)	–	X	–	(-)
101 Nitromethan	–	–	–	X	–	–	–	–	–	–	–	–	–	X
100 Wasser	–	–	X	X	–	–	–	–	X	–	–	X	X	–

von denen man annimmt, daß sie ausreichende Mengen des zu trennenden Gemisches lösen. Eine Tabelle zur Mischbarkeit von Lösungsmitteln[7] erleichtert die Auswahl (Tab. 2.69).

Zur Trennung von stark polaren Substanzen sind stark polare Lösungsmittel nötig. Dabei ist die empirische Ordnung der Lösungsmittel nach steigender Polarität $E°$ hilfreich, die man als eluotrope Reihe bezeichnet.[10] Die eluotrope Reihe (Tab. 2.70) beginnt mit einem Lösungsmittel, das die Polarität $E° = 0$ besitzt. Es ist das schwächste Lösungsmittel der Reihe für polare Substanzen. Die $E°$-Werte gelten für Aluminiumoxid als Adsorbens.

Tabelle 2.70. Eluotrope Reihe

Lösungsmittel	Polarität $E°(Al_2O_3)$	Viskosität mPa·s (20 °C)	Dichte kg/L (20 °C)	Siedepunkt (°C)
Cyclohexan	0,04	1,00	0,78	81,0
Cyclopentan	0,05	0,47	0,74	49,0
Tetrachlorkohlenstoff	0,18	0,97	1,59	77,0
tert-Butylmethylether	0,20	0,35	0,74	53,0
Butylchlorid	0,26	0,47	0,89	78,0
i-Propylether	0,28	0,37	0,72	68,0
Toluol	0,29	0,59	0,87	111,0
Chlorbenzol	0,30	0,80	1,10	132,0
Diethylether	0,38	0,24	0,71	34,5
Dichlormethan	0,42	0,44	1,32	40,0
Methylisobutylketon	0,43	0,54	0,80	116,5
Methylethylketon	0,51	0,40	0,80	80,0
Essigsäureethylester	0,58	0,45	0,90	77,0
Nitromethan	0,64	0,67	1,14	101,0
Acetonitril	0,65	0,37	0,78	82,0
Ethanol	0,88	1,20	0,79	78,0
Methanol	0,95	0,60	0,79	65,0
Essigsäure	groß	1,26	1,05	118,0
Wasser	größer	1,00	1,00	100,0
Salzlösungen und Puffer	sehr groß			

Tabelle 2.71. Eluotrope Reihe. Nach[12]

Lösungsmittel	P	X_e	X_d	X_n	Gruppe
Butylether	2,1	0,44	0,18	0,38	I
i-Propylether	2,4	0,48	0,14	0,38	I
Toluol	2,4	0,25	0,28	0,47	VII
Chlorbenzol	2,7	0,23	0,33	0,44	VII
Ethylether	2,8	0,53	0,13	0,34	I
Methylenchlorid	3,1	0,29	0,18	0,53	V
Ethylenchlorid	3,5	0,30	0,21	0,49	V
Butanol	3,9	0,56	0,19	0,25	II
Chloroform	4,1	0,25	0,41	0,33	VIII
Ethanol	4,3	0,52	0,19	0,29	II
Essigsäureethylester	4,4	0,34	0,23	0,43	VI
Methylethylketon	4,7	0,35	0,22	0,43	VI
Methanol	5,1	0,48	0,22	0,31	II
Acetonitril	5,8	0,31	0,27	0,42	VI
Essigsäure	6,0	0,39	0,31	0,30	IV
Nitromethan	6,0	0,28	0,31	0,40	VII
Methylformamid	6,0	0,41	0,23	0,36	III
Dimethylformamid	6,4	0,39	0,21	0,40	III
Ethylenglycol	6,9	0,43	0,29	0,28	IV
Formamid	9,6	0,36	0,33	0,30	IV
Wasser	10,2	0,37	0,37	0,25	VIII

Gute Lösungsmittel können bezüglich der Selektivität trotzdem ungünstig sein, so daß die Komponenten eines Gemisches zu wenig getrennt werden. Man wird in diesem Fall versuchen, die Trennung mit Lösungsmitteln ähnlicher Stärke, aber anderen Wechselwirkungseigenschaften, zu optimieren. Eine wesentliche Hilfe ist dazu die modifizierte eluotrope Reihe[9,11,12] (Tab. 2.71). Der Polaritätsparameter P, ist ein Maß für die Interaktion mit Ethanol, Dioxan und Nitromethan. Er beruht auf anderen Messungen als E^0 und ist nur begrenzt damit vergleichbar. Die Parameter X_e, X_d und X_n charakterisieren die wichtigsten Selektivitätseigenschaften des Lösungsmittels, d. h. die Fähigkeit, als Protonenakzeptor (X_e), Protonendonator (X_d) und als Dipolinteraktor (X_n) zu wirken. Die Summe der X-Werte eines Lösungsmittels beträgt immer 1.

Bezüglich ihrer Selektivitätsparameter lassen sich die Lösungsmittel in acht Gruppen einteilen (Tab. 2.71). Danach setzen sich z. B. die polaren Wechselwirkungseigenschaften von Essigsäureethylester aus 34 % Protonenakzeptor-, 23 % Protonendonator- und 43 % Dipolwechselwirkungen zusammen.

Für die Trennwirkung eines Verteilungssystems mit zwei Lösungsmittelkomponenten ist es vorteilhaft, wenn die Komponenten verschiedenen, möglichst entfernten Selektivitätsgruppen angehören. Zur Selektivitätsmodifizierung können zusätzliche Komponenten, möglichst aus den Ecken des Dreiecks naheliegenden Gruppen, zugemischt werden. Dabei kann es günstig sein, die Polaritätsdifferenz zu reduzieren. Dies setzt jedoch eine Löslichkeit der zugesetzten Komponenten in beiden Phasen voraus.

Für Gegenstromverteilungen haben sich in der Praxis folgende Lösungsmittelsysteme besonders bewährt:

1. Butanol (II) – Wasser (VIII),
2. Heptan – Acetonitril (VI),
3. Formamid (IV) – Toluol (VII),
4. 1,2-Dichlorethan (V) – Methanol (II) – Wasser (VIII),
5. Heptan – Methanol (II) – Wasser (VIII),
6. 1,2-Dichlorethan (V) – Methanol (II) – Heptan,
7. 1,2-Dichlorethan (V) – Acetonitril (VI) – Heptan,
8. Heptan – Toluol (VII) – Formamid (IV),
9. Heptan (o.Petrolether) – Essigsäureethylester (VI) – Dimethylformamid (III) – Wasser (VIII),
10. Heptan (o.Petrolether) – Essigsäureethylester (VI) – Methanol (II) – Wasser (VIII).

Die Zahlen in den Klammern geben die Gruppenzugehörigkeit in Abb. 2.329 an. Wegen des kleinen Polaritätsparameters von Heptan sind die X-Werte nicht ausgeprägt und damit eine Gruppenzuordnung nicht angebracht.

Die Verteilungskoeffizienten eines idealen Lösungsmittelsystems überschreiten den Bereich von 0,2 bis 5 nicht. System 9 erfüllt diese Forderung überwiegend. Die Komponenten Dimethylformamid und Essigsäureethylester ermöglichen aufgrund ihres ausgezeichneten Lösungsvermögens, die Verteilungskoeffizienten durch Veränderung ihrer Anteile in den gewünschten Bereich zu bringen.

Für ionische Substanzen sind Zusätze von Basen, Säuren oder Puffern notwendig. Säuren, Basen, Mischungen von beiden, amphotere Verbindungen und Mischungen von ionisierten und nichtionisierten Verbindungen werden vielfach auch über die Ionenpaarverteilung getrennt.[2,3]

Bestimmung der Verteilungskoeffizienten

Nach der Durchführung von Löslichkeitsversuchen in geeigneten Lösungsmitteln werden die gewählten Phasen des Lösungsmittelsystems durch Schütteln gesättigt. Eine ungefähre Abschätzung der Verteilungskoeffizienten läßt sich durch einen einfachen Schüttelversuch in einem Scheidetrichter vornehmen. Dazu gibt man je 5 ml Ober- und Unterphase in einen Scheidetrichter und fügt 10 bis 20 mg des zu trennenden Gemisches hinzu. Anschließend stellt man durch nicht zu starkes 30- bis 50maliges Hin- und Herschwenken das Verteilungsgleichgewicht ein. Dann werden die Phasen voneinander getrennt. Die Konzentration der einzelnen Substanzen in den beiden Phasen wird mittels HPLC, DC, GC oder Titration bestimmt. Andere Konzentrationsbestimmungsmethoden, wie z. B. Eindampfen und Wägen, Messen der Extinktion und Polarimetrie von Ober- und Unterphase, können die Einzelkomponenten des zu trennenden Gemisches nicht getrennt erfassen. Dadurch kann mit diesen Methoden keine Aussage über die Selektivität des Phasensystems gemacht werden. Nach der Konzentrationsbestimmung der Einzelkomponenten in Ober- und Unterphase können die Verteilungskoeffizienten mit Hilfe von Gleichung (2) und der Trennfaktor β mit Hilfe von Gleichung (13) aus dem Beitrag „Extraktion" (Kap. 2.5.3.2) errechnet werden. Die ermittelten Verteilungskoeffizienten können jedoch fehlerhaft sein. Eine genaue Beurteilung der Leistungsfähigkeit eines Trennsystems ist erst nach einer 30- bis 100stufigen Verteilung und deren rechnerischen Auswertung möglich.

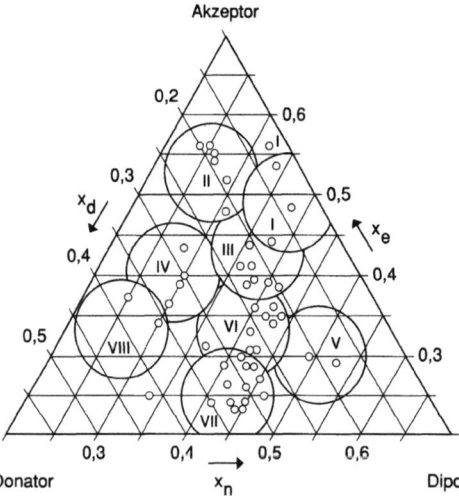

Abb. 2.329. Einteilung der Lösungsmittel im Selektivitätsdreieck. Aus[9]. Jedes Lösungsmittel ist durch einen kleinen Kreis gekennzeichnet

Craig-Verteilung

Die Craig-Verteilung ist das im Laboratorium am häufigsten angewandte Verfahren der Gegenstromverteilung. Sie gehört zu den Verfahren der schubweisen Verteilungen, d. h. ihre Oberphasen werden nach jeder Gleichgewichtseinstellung schubförmig bewegt. Die Unterphase ist stationär, und die Substanzzugabe erfolgt einmalig am Anfang der Apparatur.
Abb. 2.330 zeigt eine Batterie aus Glasverteilelementen. Je fünf Elemente sind zu einer Einheit zusammengefaßt und können durch einen Teflonschlauch mit Kugelschliff und Klammer mit der nächsten Einheit verbunden werden. Die Verteilelemente werden auf einem Schüttelrahmen mit Haltebügel auf

Moosgummi montiert. Die einzelnen Elemente sind mit Kugelschliffstopfen und Klammern verschlossen.
In Abb. 2.331 ist eine Craig-Verteilungsapparatur mit 21 Einheiten zu je fünf Verteilelementen dargestellt, die zusammen 105 Trennstufen ergeben. Die Vorratsbehälter für Ober- und Unterphase ermöglichen dabei eine automatische Dosierung der Phasenvolumina nach jedem Verteilungsschritt. Mit dem Steuergerät lassen sich Betriebsart (automatischer Betrieb, Handbetrieb, Waschen) und Parameter der Verteilung (Anzahl der Schüttelbewegungen, Schüttelintensität, Trennzeit und Trennstufenzahl) wählen. Aus Sicherheitsgründen befindet sich das Antriebsaggregat in einem fremdbelüfteten Gehäuse.

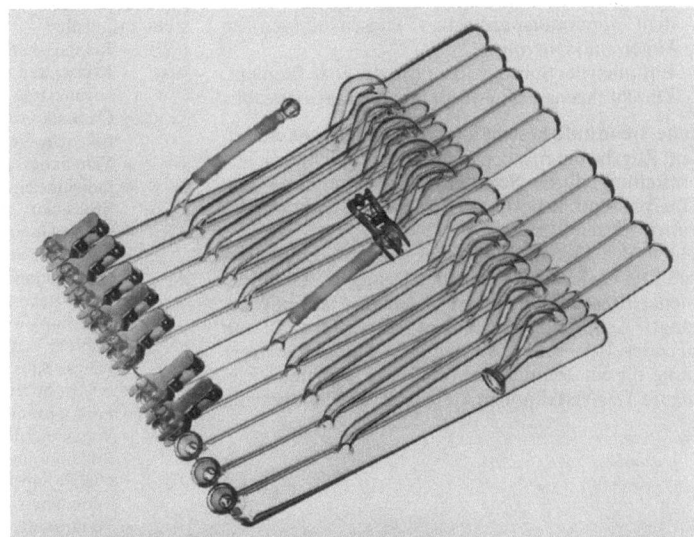

Abb. 2.330. Verteilungselemente einer Craig-Verteilungsapparatur (Fa. Labortec, Bubendorf/Schweiz)

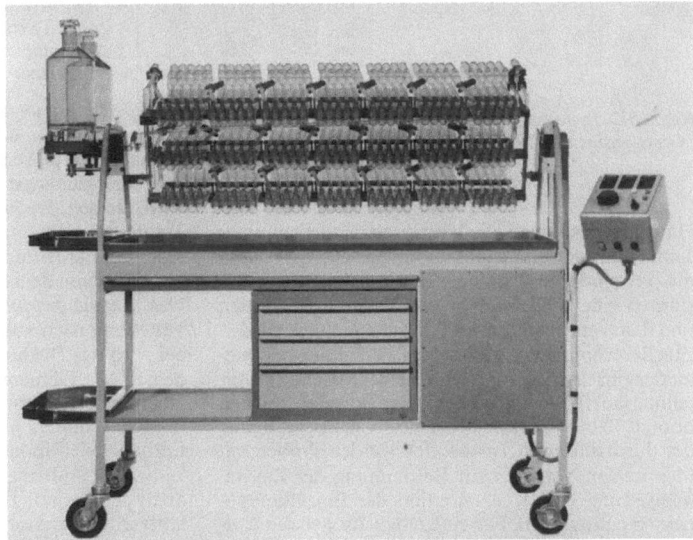

Abb. 2.331. Apparatur für die Craig-Verteilung (Fa. Labortec, Bubendorf/Schweiz)

Die Craig-Verteilung läßt sich in den Grundprozeß und die Verfahren der Nachfraktionierung einteilen.[1]

Grundprozeß. Folgende Arbeitsschritte sind für eine Trennung durchzuführen:

- Mischung der Lösungsmittelkomponenten des Phasensystems zur Vorbereitung der Verteilung und gegenseitiges Absättigen durch ca. einstündiges Rühren.
- Trennung der Phasen.
- Füllen der Vorratsflasche für die Unterphase.
- Automatisches Füllen aller Verteilelemente mit Unterphase (Mariott-Prinzip).
- Füllen der Vorratsflasche für die Oberphase.
- Entleeren der Anzahl an vorderen Elementen, die für die Substanzlösung benötigt werden.
- Lösen des zu trennenden Substanzgemisches in dem apparaturspezifischen Phasenvolumen an Unter- und Oberphase.
- Einfüllen der Substanzlösung in das erste Element.
- Durchführung der gewünschten Trennstufenzahl.

Jede Trennstufe besteht aus folgenden Arbeitsschritten: Zugabe der frischen Oberphase, Gleichgewichtseinstellung durch Schütteln, Phasentrennung und Oberphasentransport mit Hilfe eines Dekantierteiles zum nächsten Element.
Nach der Durchführung des letzten Verteilungsschrittes ist die mit der Substanzlösung im ersten Element eingesetzte Oberphase im letzten Element angelangt. Die Verteilung nach dem Grundprozeß ist nun beendet. Bei großen Apparaturen genügt zur Trennung oft ein Teil der zur Verfügung stehenden Elemente. Das Verteilprinzip ist in Abb. 2.332 dargestellt.

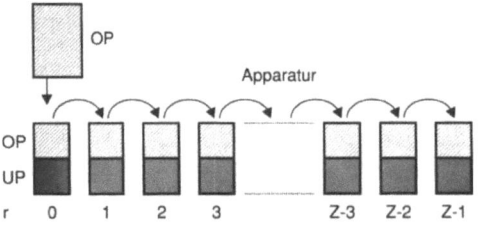

Abb. 2.332. Schematische Darstellung der Methode des „Grundprozesses". OP Oberphase, UP Unterphase

Häufig ist es sinnvoll, die Verteilungszahlen auf unter 1 mit Hilfe des Volumenfaktors einzustellen, da durch die verminderte Wandergeschwindigkeit der Substanzen eine größere Zahl von Verteilungsschritten und damit eine verbesserte Trennung möglich wird.
Zur Berechnung der wichtigsten Verteilungsparameter der einzelnen Komponenten einer Mischung, Verteilungskoeffizienten und Trennfaktoren, reichen normal 30 bis 50 Trennstufen aus. Nach Beendigung der durchgeführten Trennstufen werden Proben mit identischem Volumen zur Bestimmung der Zusammensetzung und Konzentration der Einzelkomponenten entnommen. Für eine möglichst genaue Auswertung werden gleiche Mengen von Ober- und Unterphase unter Zusatz von Isopropanol als Lö-

sungsvermittler zur Analytik eingesetzt. Zur Berechnung einer Craig-Verteilung mit 50 Trennstufen genügen als Analysenpunkte die Daten von jedem zweiten oder dritten Element.
Zur Konstruktion eines Verteilungsdiagramms werden die ermittelten Konzentrationen der Komponenten der eingesetzten Mischung auf der Ordinate gegen die Fraktionsnummern r auf der Abszisse aufgetragen. Wenn keine Methode verfügbar ist, die die quantitative Bestimmung der einzelnen Komponenten nebeneinander zuläßt, wie z. B. GC oder HPLC, wird mittels Gravimetrie eine Bestimmung der Gesamtstoffkonzentration vorgenommen. Die alternativen Berechnungsmethoden für diese beiden Arbeitsweisen werden anhand eines Beispiels im Abschnitt „Berechnungen zur Craig-Verteilung" gezeigt. Die gebräuchlichen Abkürzungen sind in folgender Übersicht aufgeführt.

C_R = Reinheitskonstante
c_l, c_s = Konzentration einer einzelnen Molekülart in der leichten bzw. schweren Phase
C_l, C_s = Gesamtkonzentration einer Substanz in der leichten bzw. schweren Phase
G = Verteilungszahl
k = individueller Verteilungskoeffizient einer einzelnen Molekülart
K = auf die Gesamtkonzentration einer Substanz bezogener Verteilungskoeffizient
K_a = Dissoziationskonstante
m = Apparatekonstante (um 1 verminderte Zahl der Verteilungselemente)
n = Zahl der Verteilungsschritte
p = relative Substanzmenge in der leichten Phase
q = relative Substanzmenge in der schweren Phase
r = Fraktionsnummer bezogen auf die Abszisse des Verteilungsdiagramms
$\overset{\bullet}{r}$ = Fraktionsnummer beim Kreislaufverfahren
$T_{n,r}$ = relative Substanzmenge in der Fraktion r nach n Verteilungsschritten
V_l = Volumen der leichten Phase
V_s = Volumen der schweren Phase
V = Volumenverhältnis V_l/V_s
$y_{n,r}$ = Gewicht der Fraktion r nach n Verteilungsschritten
Z = Zahl der Verteilungselemente n oder Stufen einer Apparatur
β = Trennfaktor

Nachfraktionierung. Zu den Verfahren der Nachfraktionierung gehören das Kreislaufverfahren und die Entnahmeverfahren. Diesen Verfahren ist gemeinsam, daß zunächst ein Grundprozeß durchgeführt wird, dessen Trennstufenzahl zur quantitative Trennung nicht ausreicht. Welches Verfahren der Nachfraktionierung sich zur weiteren Trennung eignet, hängt von dem konkreten Trennproblem ab.
Das *Kreislaufverfahren* stellt eine Weiterführung der Verteilung nach vollendetem Grundprozeß dar. Dabei wird das Dekantierteil des letzten Elementes mit dem ersten Element verbunden. Es wird keine neue Oberphase mehr zugeführt. Man läßt die Oberphase im Kreis laufen und hat dadurch gegenüber den Entnahmeverfahren einen geringeren Lösungsmittelverbrauch und eine geringere Anzahl Proben, die zu analysieren sind. Die Trennstufenzahl eines Kreislaufverfahrens wird durch die Verbreiterung der Kurven begrenzt, d. h. man kann nur so lange verteilen, bis die schneller laufende Komponente die langsamer

laufende Komponente zu erreichen beginnt. Sofern dabei die ausgeführten Trennstufen noch nicht zu einer ausreichenden Trennung geführt haben, kann man den Inhalt der Elemente mit der unerwünschten Komponente gegen frische Phasen austauschen und weiterverteilen. Das Kreislaufverfahren ist nur sinnvoll anwendbar, wenn wenige Substanzen zu trennen sind und die ersten Elemente schon frei von gelöster Substanz sind. Es setzt also voraus, daß das Substanzgemisch keine Substanzen mit sehr kleinen Verteilungskoeffizienten enthält. Abb. 2.333 zeigt den Kreislaufprozeß und seine Numerierung.

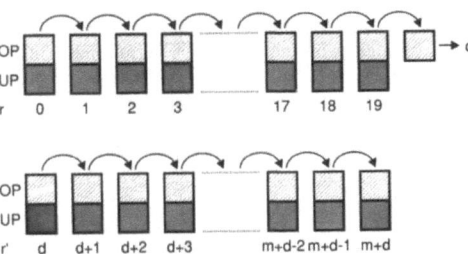

OP
UP
r   0   1   2   3   17   18   19

OP
UP
r'   d   d+1   d+2   d+3   m+d-2 m+d-1   m+d

Abb. 2.333. Schematische Darstellung des „Kreislaufprozesses". r und r' = Numerierung vor und nach Beginn des Kreislaufprozesses

Das Kreislaufverfahren beginnt mit dem 20. Verteilungsschritt, nach dessen Beendigung die Oberphase aus Element 19 in das Element 0 überführt wird. Die Zahl der durchgeführten Verteilungsschritte n beträgt jetzt $n = Z + d$, wobei Z die Zahl der Verteilungselemente und d die Zahl der zusätzlich zum Grundprozeß durchgeführten Dekantierstellungen bedeutet.[1] Bei der *einphasigen Entnahme der Oberphase* wird nach vollendetem Grundprozeß durch schubweise Verteilung nach jedem zusätzlichen Verteilungsschritt die mobile Oberphase aus dem letzten Element fraktioniert und jeweils entsprechend frische Oberphase zum ersten Element zudosiert (Abb. 2.334). Dieses Verfahren ist besonders zur Trennung von schwer trennbaren Mehrstoffgemischen geeignet. Bedingt durch die zusätzlichen Trennstufen erhält man in jedem Fall eine bessere Trennung als beim Grundprozeß. Dieses Verfahren ist sehr einfach durchzuführen, indem man über den Grundprozeß hinaus Trennstufen durchführt und den Auslauf des letzten Elementes mit einem Fraktionssammler verbindet. Die Verteilungszahlen sollten für dieses Verfahren so gewählt werden, daß sie kleiner als 1 sind. In diesem Fall können bei gegebener Größe der Apparaturen mehr Verteilungsschritte durchführt werden als bei

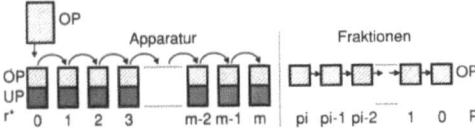

OP
Apparatur   Fraktionen
OP   OP
UP
r'   0   1   2   3   m-2 m-1   m   pi pi-1 pi-2   1   0   P

Abb. 2.334. Schematische Darstellung der Methode der „einphasigen Entnahme der Oberphase". r' und p = Numerierung der Elemente und Fraktionen

$G = 1$, da die Anzahl der Elemente, die die entsprechende Substanz enthalten, bei $G = 1$ ein Maximum besitzen und die Substanzen umso länger in der Apparatur bleiben, je kleiner ihre Verteilungskoeffizienten sind. Es ist daher vorteilhaft, mit kleineren Volumenfaktoren zu arbeiten.

Je nach Trennproblem kann es auch günstig sein, eine Substanz mit der größten Verteilungszahl durch einphasige Entnahme abzutrennen und anschließend die restlichen Substanzen durch das Kreislaufverfahren weiter aufzutrennen.

Neben den bereits genannten Verfahren kann man bei einer Craig-Verteilung auch die Verfahren der vollständigen, der wechselphasigen, der doppelphasigen Entnahme und der einphasigen Entnahme der Unterphase durchführen. Sie haben jedoch keine praktische Bedeutung und sind kompliziert auszuführen.

Berechnungen

Der Berechnung eines Grundprozesses liegen einfache mathematische Gesetzmäßigkeiten zugrunde. Zur Ausnutzung der vielfältigen Möglichkeiten ist es zweckmäßig, die Rechnungen mit programmierbaren Rechnern durchzuführen. Weitere Formeln und Ableitungen findet man in der Literatur.[1,6]

Die Verteilung einer Substanz nach der Methode des Grundprozesses läßt sich durch die Glieder des Binoms

$$(p + q)^n = 1 \tag{1}$$

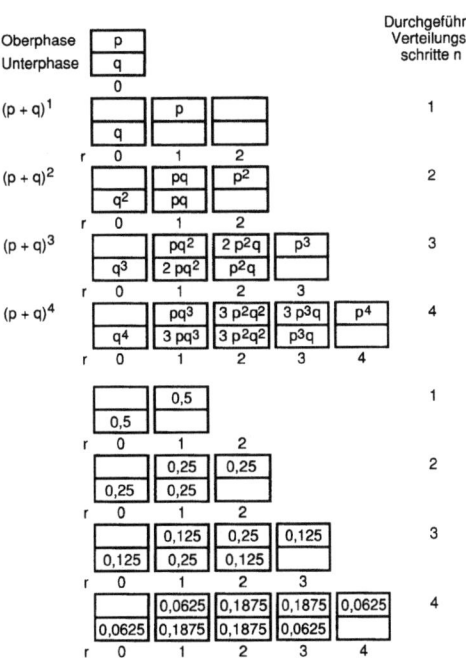

					Durchgeführte Verteilungsschritte n
Oberphase	p				
Unterphase	q				
	0				
$(p + q)^1$		p			1
	q				
	r 0	1	2		
$(p + q)^2$		pq	p²		2
	q²	pq			
	r 0	1	2		
$(p + q)^3$		pq²	2 p²q	p³	3
	q³	2 pq²	p²q		
	r 0	1	2	3	
$(p + q)^4$		pq³	3 p²q²	3 p³q	p⁴ 4
	q⁴	3 pq³	3 p²q²	p³q	
	r 0	1	2	3	4

		0,5			1
	0,5				
	r 0	1	2		
		0,25	0,25		2
	0,25	0,25			
	r 0	1	2		
		0,125	0,25	0,125	3
	0,125	0,25	0,125		
	r 0	1	2	3	
		0,0625	0,1875	0,1875	0,0625 4
	0,0625	0,1875	0,1875	0,0625	
	r 0	1	2	3	4

Abb. 2.335. Ausbreitung des Binoms $(p + q)^n$ bis $n = 4$ (oben). Relative Substanzmengen in den Verteilelementen $r = 0$ bis $r = 4$ beim Grundprozeß für eine Substanz mit $G = 1$ (unten)

darstellen. Die Ausbreitung des Binoms und die entsprechende relative Substanzverteilung für eine Substanz mit $G = 1$ und $n = 4$ zeigt Abb. 2.335.

Diese Gesetzmäßigkeit ist für alle Substanzen gültig und ermöglicht nach Ableitung und Umformung die Berechnung von theoretischen, prozentualen Verteilungskurven. Die vielfältigen Berechnungsmöglichkeiten für eine Craig-Verteilung sollen anhand eines Beispiels gezeigt werden:

Von einem Synthesegemisch wird durch Scheidetrichterversuch in dem Verteilungssystem Petrolether-Essigester-Dimethylformamid-Wasser (7:3:5:5) ein Gesamtverteilungskoeffizient von 1,2 gefunden. Die daraufhin durchgeführte Craig-Verteilung mit 1 g Substanzgemisch über $n = 50$ Verteilungsschritte ergibt das folgende Diagramm (Abb. 2.336).

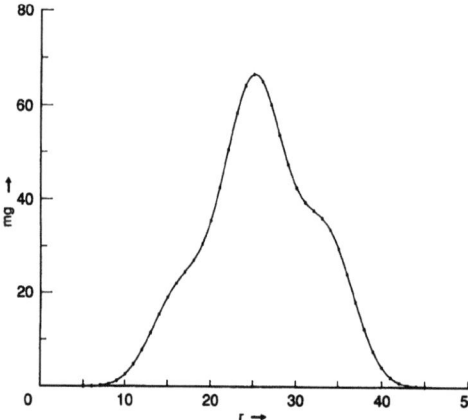

Abb. 2.336. Gravimetrische Verteilungskurve eines Substanzgemisches. Grundprozeß $n = 50$, $V = 1$, Phasenvolumen $= 10$ ml, $Z = 50$, Einsatzmenge $= 1$ g

Zur Berechnung der Verteilungszahlen G wird eine gravimetrische Ermittlung der Verteilungskurve angenommen. Treten dabei keine Maxima auf, so kann man aus den Gewichten benachbarter Elemente ($y_{n,r}$ und $y_{n,r-1}$) mit folgender Formel die Verteilungszahlen berechnen:

$$G = \frac{Y_{n,r}}{Y_{n,r-1}} \cdot \frac{r}{n+1-r} \qquad (2)$$

Oft genügt die Auswertung jedes zweiten oder dritten Elementinhalts zur Berechnung der Verteilungszahlen, hierfür gilt:

$$G = \sqrt{\frac{Y_{n,r} \cdot r\,(r-1)}{Y_{n,r-2} \cdot (n+1-r)\,(n+2-r)}} \qquad (3)$$

$$G = \sqrt[3]{\frac{Y_{n,r} \cdot r\,(r-1)\,(r-2)}{Y_{n,r-3} \cdot (n+1-r)\,(n+2-r)\,(n+3-r)}} \qquad (4)$$

Eine Berechnung der Verteilungszahlen entlang der Kurvenpunkte mittels Gleichung (3) zeigt Tab. 2.72.

Tabelle 2.72. Verteilungszahlen aus den Gewichten jedes zweiten Elementes nach Gleichung (3), $n = 50$

r	G	r	G	r	G	r	G
10	0,50	18	0,71	26	1,06	34	1,94
12	0,51	20	0,87	28	1,22	36	1,99
14	0,52	22	0,96	30	1,52	38	1,99
16	0,58	24	1,01	32	1,81	40	2,00

Bei der Verteilung einer einheitlichen Substanz müssen die Verteilungszahlen innerhalb der Fehlergrenze übereinstimmen. Dieses Beispiel zeigt drei Bereiche mit ähnlichen Verteilungszahlen, welches vermuten läßt, daß es sich möglicherweise um ein ternäres Gemisch handelt. Man wird mit den Verteilungszahlen $G_1 = 0,50$, $G_2 = 1,01$ und $G_3 = 2$ eine erste Berechnung der theoretischen Verteilungskurven vornehmen. Dazu wird die logarithmische Form (6) der aus dem Binom $(p+q)^n$ entwickelten Formel (5) verwendet.

$$T_{n,r} = \frac{n!}{r!\,(n-r)!} \cdot \frac{G^r}{(1+G)^n} \qquad (5)$$

$$\log T_{n,r} = \log(n!) + r \cdot \log G - \log(r!) - \log[(n\text{-}r)!] - n \cdot \log(1+G). \qquad (6)$$

Die Logarithmen der Fakultäten lassen sich mit Hilfe der Sterling-Approximation (7) berechnen:

$$\log(n!) = (n+0,5)\log n - 0,43429n + 0,39909. \qquad (7)$$

Für jede der drei Verteilungszahlen (G_1, G_2, G_3) wird der prozentuale Inhalt des entsprechenden Elementes r ($r_1 = 12$, $r_2 = 24$, $r_3 = 40$) mit Hilfe der Gleichung (6) und (7) berechnet. Danach ergeben sich für $r_1 = 12$, $G_1 = 0,5$ und $n = 50$ folgende Berechnungen:

$$\log T_{50,12} = \log(50!) + 12 \cdot \log 0,5 - \log(12!) - \log[(50\text{-}12)!] - 50 \cdot \log(1+0,5),$$

$$\log T_{50,12} = 64,483 - 3,612 - 8,68 - 44,719 - 8,805$$

$$\log T_{50,12} = -1,333,$$

$$T_{50,12} = 0,046.$$

Dieses ist die relative Substanzmenge T für eine Substanz mit der Verteilungszahl $G = 0,5$ in der Fraktion $r = 12$ nach $n = 50$ Verteilungsschritten. Daraus errechnet sich die prozentuale Substanzmenge % $T_{50,12}$:

$$\% \, T_{50,12} = T_{50,12} \cdot 100 = 4,6\%.$$

Nach der Berechnung dieses Kurvenpunktes $T_{50,12}$ werden die benachbarten Punkte $T_{50,11}$ und $T_{50,13}$ durch die Rekursionsformeln (8) und (9) ermittelt.

$$T_{n,r} = T_{n,r-1} \cdot G\,\frac{n+1-r}{r} \qquad (8)$$

$$T_{n,r} = T_{n,r+1} \cdot \frac{r+1}{G\,(n-r)} \qquad (9)$$

Für die aufsteigenden Kurvenpunkte wird Gleichung (8), für die absteigenden Gleichung (9) benutzt. Nach diesem Schema lassen sich für alle drei G-Werte die

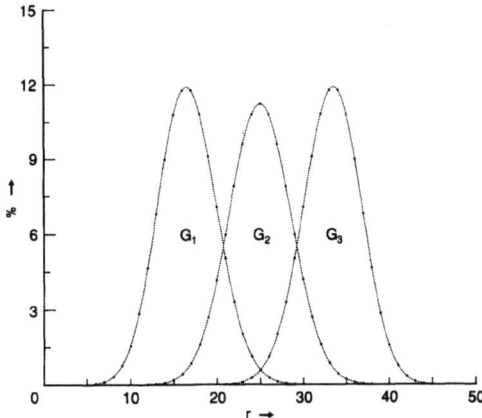

Abb. 2.337. Theoretische 100-%-Kurven für $G_1 = 0,5$, $G_2 = 1,01$, $G_3 = 2$, $n = 50$

prozentualen theoretischen Verteilungskurven berechnen (Abb. 2.337).

Zur Anpassung der drei prozentualen theoretischen Verteilungskurven auf die gefundene gravimetrische Kurve in Abb. 2.336 werden für die Kurvenpunkte $r_1 = 12$, $r_2 = 25$ und $r_3 = 38$ die Umrechnungsfaktoren F_1, F_2 und F_3 ermittelt. Die Auswahl dieser Punkte erfolgt nach den Kriterien Reinheit und Auswaage, d. h., daß man zur Berechnung genügend hohe Auswaagen mit ausreichender Reinheit der entsprechenden Komponente an diesen Punkten der Verteilungskurve benötigt.

$$F = \frac{y_{n,\,r}}{\%\;T_{n,\,r}} \qquad (10)$$

Zur Angleichung der prozentualen auf die experimentelle Verteilungskurve müssen die Prozentwerte für jedes Element mit dem entsprechenden Faktor ($F_1 = 1,66$, $F_2 = 5,7$, $F_3 = 2,64$) multipliziert werden. Die Summe aller drei theoretischen Kurven muß

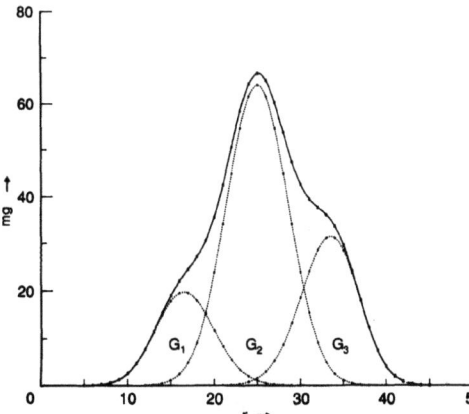

Abb. 2.338. Verteilungsdiagramm eines ternären Substanzgemisches. $G_1 = 0,5$, $G_2 = 1,01$, $G_3 = 2$, $Z = 50$, $V = 1$, $n = 50$. —●—●— Experimentelle Gewichtskurve, ● ● ● Theoretische Verteilungskurve n

möglichst nahe mit der experimentellen Kurve zusammenfallen (Abb. 2.338).

Anderenfalls versucht man, durch Variation der Verteilungszahlen und Umrechnungsfaktoren eine bessere Anpassung zu bekommen. Bei gravimetrischen Diagrammen kann aus den ermittelten Faktoren der Gewichtsprozentgehalt der Substanzen im Gemisch berechnet werden.

$$\text{Gew.-\% Substanz A} = \frac{F_A}{\Sigma F} \cdot 100 \qquad (11)$$

F_A Faktor der Substanz A,
ΣF Summe aller Faktoren.

Liegt eine Analysenmethode vor, die eine Trennung des Substanzgemisches ermöglicht, können die Fraktionen r der Verteilung damit analysiert und die Verteilungsmaxima bestimmt werden. Aus der Lage des Maximums r_{max} einer Substanz lassen sich deren Verteilungszahl G und mit den Gleichungen (6), (8) und (9) die entsprechende Verteilungskurve berechnen.

$$G = \frac{r_{max} + 0,5}{n - r_{max} + 0,5} \qquad (12)$$

Durch Umformung der Gleichung (12) nach r_{max} läßt sich für jede Verteilungszahl die Lage des Maximums vorausberechnen.

$$r_{max} = \frac{(n + 0,5)\,G - 0,5}{1 + G} \qquad (13)$$

Das weitere Vorgehen zur Trennung von größeren Substanzmengen hängen von der Reinheit und Menge der zu trennenden Substanzen und den zur Verfügung stehenden Apparaturen ab. In diesem Beispiel sollen die drei Bestandteile des Substanzgemisches in einer Apparatur mit $Z = 150$ Verteilelementen möglichst vollständig getrennt werden. Im folgenden werden die rechnerischen Möglichkeiten zur Vorausberechnung der Trennung gezeigt. Eine einfache Beziehung zur Abschätzung der notwendigen Verteilungsschritte in Abhängigkeit von Reinheit, Ausbeute und Trennfaktor wird beschrieben.[5] Sie basiert auf der Annahme, daß die Verteilungskurven Gauss-Kurven wiedergeben.

$$n_\beta = \frac{C_R}{[(\beta + 1)/\sqrt{\beta}] - 2} \qquad (14)$$

n_β notwendige Verteilungsschritte in Abhängigkeit des Trennfaktors β. C_R Reinheitskonstante, deren Größe von der Ausbeute an reiner Substanz abhängt (Tab. 2.73).

Die Anzahl der nötigen Verteilungsschritte für Trennfaktoren zwischen $\beta = 1,1$ und $\beta = 100$ zeigt Tab. 2.74.

Die vorliegenden Trennfaktoren

$$\beta_1 = \frac{G_2}{G_1} = \frac{1}{0,5} = 2 \quad \text{und} \quad \beta_2 = \frac{G_3}{G_2} = \frac{2}{1} = 2$$

verlangen gemäß Gleichung (14) zur 99,7%igen Trennung aller drei Substanzen ca. 292 Verteilungsschritte. Für die Praxis reicht normalerweise eine 90%ige Trennung aus, wodurch sich die notwendigen Verteilungsschritte, z. B. bei binären Gemischen, fast halbieren.

Tabelle 2.73. Reinheitskonstanten C_R für verschiedene Ausbeuten an reiner Substanz. Aus[1]

Ausbeute an reiner Substanz (%)	Reinheitskonstante C_R
1,0	0,181
2,5	1,082
5,0	1,836
10,0	2,953
20,0	4,659
30,0	6,128
40,0	7,546
50,0	9,000
60,0	10,58
70,0	12,42
80,0	14,76
90,0	18,33
95,0	21,58
97,5	24,60
99,0	31,08
99,7	36,00

Tabelle 2.74. Anzahl der nötigen Trennstufen n_β in Abhängigkeit von % Reinsubstanz und Trennfaktor β nach Gleichung (14). Aus[1]

β	$n99\%$	$n97,5\%$	$n95\%$	$n90\%$	$n70\%$	$n50\%$
1,1	13683	10831	9498	8070	5469	3962
1,2	3737	2958	2594	2204	1494	1082
1,3	1804	1428	1252	1064	721	522
1,4	1096	867	761	646	438	314
1,5	754	597	523	445	301	218
1,8	357	283	248	211	143	104
2,0	256	203	178	151	102	74
2,2	197	156	137	116	79	57
2,5	146	115	101	86	58	42
3,0	101	80	70	59	40	29
3,5	77	61	53	45	31	22
4,0	62	49	43	37	25	18
5,0	46	36	32	27	18	13
10	21	17	15	12	8	6
20	12	9	8	7	5	3
50	6	5	4	4	3	2
100	4	3	3	2	2	1

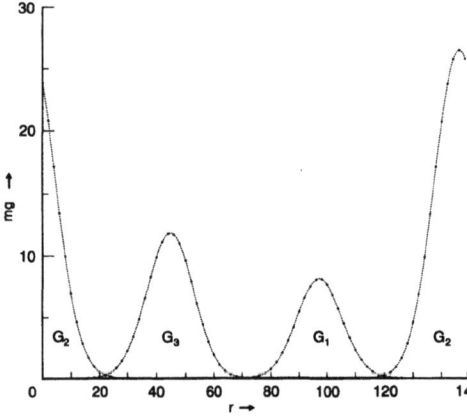

Abb. 2.339. Verteilungsdiagramm eines ternären Gemisches nach durchgeführtem Kreislaufverfahren. $G_1 = 0,5$, $G_2 = 1,01$, $G_3 = 2$, $Z = 150$, $V = 1$, $n = 292$

Die Maxima der drei Substanzen nach $n = 292$ Verteilungsschritten errechnen sich nach Gleichung (13) zu $r_{max1} = 97$, $r_{max2} = 146$ und $r_{max3} = 195$.

Da die zur Verfügung stehende Apparatur nur 150 Verteilelemente besitzt, kann eine Trennung mittels Grundprozeß nicht erreicht werden. Hier kann eine Trennung sowohl durch das Kreislaufverfahren als auch durch einphasige Entnahme der Oberphase erreicht werden.

Das Kreislaufverfahren ist nur anwendbar, wenn die Summe aller drei Kurvenbreiten die Zahl der Verteilelemente nicht überschreitet. Diese Kurvenbreite errechnet sich näherungsweise aus

$$\Delta r_{99,7\%} = 6\sqrt{n \cdot [G/(1+G)^2]} \qquad (15)$$

$\Delta r_{99,7\%}$ die Zahl der Verteilelemente, die zusammen 99,7 % der Substanz enthalten.

Aus Gleichung (15) ergeben sich folgende Kurvenbreiten:

$\Delta r_{99,7\%} (G_1) = 48$,
$\Delta r_{99,7\%} (G_2) = 51$,
$\Delta r_{99,7\%} (G_3) = 48$.

Da die Summe der Kurvenbreiten kleiner als die Zahl der Verteilelemente ist, läßt sich das vorliegende Substanzgemisch durch das Kreislaufverfahren trennen (Abb. 2.339).

Das Berechnungsverfahren der theoretischen Kurven ist mit dem des Grundprozesses identisch. Es muß allerdings beachtet werden, daß die Elementnumerierung r für Substanzen, die die Apparatur mehrmals durchlaufen, korrigiert werden muß (s. Abb. 2.333).

Das Verfahren der einphasigen Entnahme der Oberphase führt in diesem Fall ebenfalls zur Trennung aller drei Substanzen. Die Substanz mit der größten Verteilungszahl beginnt dabei nach n_m Trennstufen die Apparatur zu verlassen.

$$n_m = \frac{1}{G}\left[m(1+G) - 3\sqrt{m(1+G)}\right]$$

Für das gewählte Beispiel ($G_3 = 2$) ist $n_m = 192$.

Bei der zur vollständigen Trennung nötigen Trennstufenzahl von $n = 292$ erhält man bei diesem Verfahren die Anzahl Fraktionen $p_i = 100$, die zum größten Teil Reinsubstanz von G_2 und G_3 enthalten. Die Anzahl der Fraktionen wird mit Gleichung (17) berechnet:

$$p_i = n_\beta - n_m \qquad (17)$$

Für dieses Trennbeispiel ist wegen der vielen zusätzlich anfallenden Fraktionen das Kreislaufverfahren vorzuziehen.

Die Substanzmenge in den Fraktionen wird mit folgender Gleichung ermittelt:

$$T_{m,p} = \frac{(m+p)!}{p!\,m!} \cdot \left(\frac{G}{1+G}\right)^{m+1} \cdot \left(\frac{1}{1+G}\right)^p \qquad (18)$$

$$\log T_{m,p} = \log(m+p)! + (m+1) \cdot \log\left(\frac{G}{1+G}\right) + \qquad (19)$$

$$+ p \cdot \log\left(\frac{1}{1+G}\right) - [\log p! + \log m!]$$

Gleichung (19) ist die logarithmische Form der Gleichung (18) und dient zur Berechnung des Ausgangswertes für die prozentuale Verteilung. Zur Ermittlung der folgenden Kurvenpunkte dient die Rekursionsgleichung (20).

$$\log T_{m,p} =$$
$$= \log T_{m,p-1} + \log\left(\frac{m+p}{p}\right) + \log\left(\frac{1}{1+G}\right) \qquad (20)$$

Die Fraktionen bei der Methode der einphasigen Entnahme der Oberphase werden mit p bis p_i numeriert.

Literatur

1. Hecker E (1955) Verteilungsverfahren im Laboratorium, Verlag Chemie, Weinheim.
2. Schill G, Modin R, Persson BA (1965) Acta Pharm Suec 2:119
3. Modin R, Schill G (1970) Acta Pharm Suec 7:585
4. Nernst W (1891) Z Phys Chem 8:110
5. Hecker E (1953) Z Naturforsch 8b:77
6. Maehr H (1987) GIT Fachz Lab 5:397–409
7. Von Metsch FA (1953) Angew Chem 65:586–598
8. Hecker E (1954) Chimia 8:229–236
9. Snyder LR (1978) Solvent selection for separation processes. In: Techniques of Chemistry, Perry S, Weisberger A (Eds.) John Wiley & Sons, New York, 2. Ed., Vol. XII, Part 1:25–75
10. Snyder LR (1968) Principles of Adsorption Chromatography, Marcel Dekker, New York
11. Snyder LR (1974) J Chromatogr 92:223–230
12. Snyder LR (1978) J Chromatogr Sci 16:223

5.3.4 Chromatographie

Dünnschichtchromatographie

P. PACHALY

Die DC ist sowohl für qualitative als auch für quantitative Analysen geeignet. Nach der Trennung eines Substanzgemisches werden die erhaltenen Flecken von der DC-Platte abgekratzt, die Substanzen vom Sorbens durch Elution abgetrennt und anschließend photometrisch vermessen. Nach diesem Prinzip läßt das DAB 9 z. B. den Gehalt an Glycyrrhizinsäure in der Süßholzwurzel nach prächromatographischer Hydrolyse zu Glycyrrhetinsäure gegen eine entsprechend behandelte Glycyrrhizinsäure CRS durch postchromatographische Absorptionsmessung bei 250 nm bestimmen. Ähnlich verfährt das DAB 9 bei Cayennepfeffer. Diese indirekte Auswertung unterscheidet sich im wesentlichen nur um die vorgeschaltete, relativ schnelle Trennoperation und durch die äußerst geringe Menge von der üblichen quantitativen Analyse einer Reinsubstanz. Die Wiederfindungsrate liegt bei dieser postchromatographischen, indirekten photometrischen Bestimmung - bedingt z. B. durch irreversible Adsorption beim Trocknen der DC-Platte nur zwischen 92 und 96 %.[2] Dieser umständlichen quantitativen DC-Auswertungsmethode stehen ausgereifte kommerzielle Meßsysteme für die DC-Direktauswertung gegenüber, die die zahlreichen anfänglichen Mängel von Apparaturen und DC-Plat-ten längst überwunden haben. Inzwischen wird die quantitative direkt ausgewertete DC als schonendes und leistungsfähiges Analyseverfahren neben der HPLC in der chemischen und biochemischen Analytik genutzt.

Meßprinzip. Für die quantitative Direktauswertung eines DC benötigt man einen DC-Scanner, der mechanisch die DC-Platte durch den Lichtstrahl eines Photometers bewegt. Der von der Lichtquelle eines Photometers ausgehende und durch ein Gitter oder Prisma in monochromatische Strahlung zerlegte Lichtstrahl wird in einem bestimmten Winkel auf die DC-Platte gerichtet. Der reflektierte Strahlungsanteil wird von einem Empfänger als „Remission" gemessen, während die DC-Platte langsam in Laufrichtung der mobilen Phase bewegt wird. Solange der Lichtstrahl auf die substanzfreie Sorptionsschicht trifft, wird ein großer Anteil des Lichts reflektiert. Trifft der Lichtstrahl jedoch den Fleck einer lichtabsorbierenden Substanz, wird der reflektierte Strahlungsanteil geringer, man beobachtet eine Remissionslöschung. Über den mit dem Empfänger verbundenen Schreiber erhält man so als Diagramm eine Remissionsgrad-Ortskurve (Abb. 2.340) in Abhängigkeit vom Rf-Wert auf der DC-Platte. Das Maximum in der Remissionsgrad-Ortskurve entspricht einer starken Remissionslöschung durch die Lichtabsorption einer Substanz, während der von der leeren Sorptionsschicht reflektierte Strahlungsanteil die hier idealisierte Grundlinie ergibt.

Theoretische Grundlagen. Der dem dünnschichtchromatographischen Trennprozeß zugrunde liegende Mechanismus beruht auf einer Verteilung der chromatographierten Substanzen zwischen einer stationären und einer mobilen Phase ($\rightarrow$ Kap. 2, 3.9.1). Das Konzentrationsprofil eines Substanzflecks auf der DC-Platte ähnelt einer Gauß-Funktion, wobei zu beachten ist, daß mit zunehmendem Rf-Wert die Peaks zunächst niedriger und breiter werden, daß aber mit $Rf > 0,5$ die umgekehrte Tendenz auftritt.[2] Zusätzlich sind die Breite des Auftragflecks und die diffusionsbedingte Verbreitung der DC-Flecken während der Entwicklung zu beachten. Für die Praxis der quantitativen DC hat das wichtige Konsequenzen:

1. Jede Vergrößerung eines Startflecks verursacht automatisch eine Verschlechterung der Trennung. Die wachsende Startbreite vermindert die Trennleistung und erhöht die Nachweisgrenze. Als Auftragevolumen werden für normale DC-Platten Volumina von 0,5 bis 2 µl, für HPTLC-Platten 0,1 µl empfohlen.
2. Die aufzutragende Substanzmenge sollte so gering wie möglich sein. Optimal sind Mengen von 0,5 bis 2 µg/Fleck auf normalen DC-Platten und für HPTLC-Platten 0,1 bis 0,5 µg/Fleck.
3. Die optimale Steighöhe liegt dann (d. h. bei Beachtung von 1. und 2.) bei 7 bis 10 cm auf normalen Platten, auf HPTLC-Platten bei etwa 2 bis 3 cm. Die Vergrößerung der Steighöhe erhöht zwar die Zahl der Trennstufen, dieser an sich positive Effekt wird aber durch die Diffusionsverbreitung zunichte gemacht.

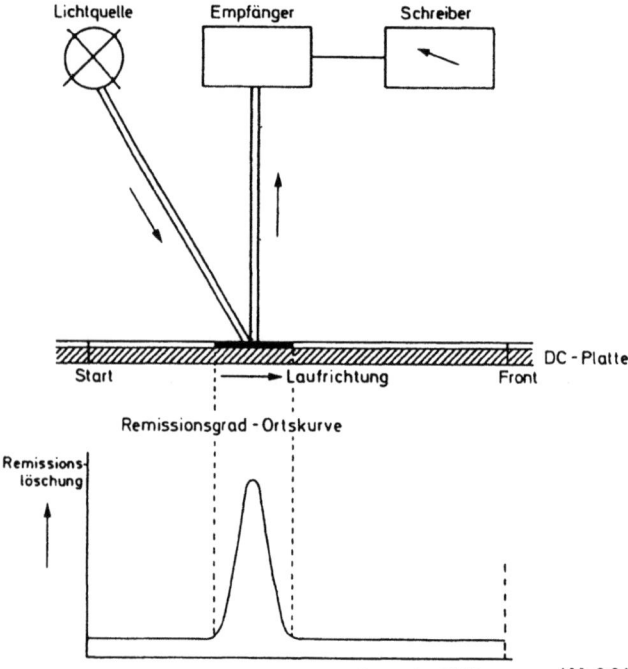

Abb. 2.340. Meßprinzip eines DC-Scanners. Aus[3]

Bei der optischen Direktauswertung der Flecken auf einer DC-Platte sind wesentliche Unterschiede zur üblichen photometrischen Bestimmung einer homogenen Lösung zu beachten. Im Gegensatz zur Absorptionsmessung einer Lösung verursacht bei der Remissionsmessung der DC-Platte der erhebliche Streulichtanteil an der Sorptionsschicht und die Lichtabsorption der Sorbenspartikeln entscheidende Schwierigkeiten, so daß das Lambert-Beer-Gesetz nicht mehr unverändert anwendbar ist.

An jedem Sorbenspartikel kann ein Teil des Lichts absorbiert werden (zunehmend mit abnehmender Wellenlänge), der größere Teil wird zum benachbarten Sorbenspartikel reflektiert usw. Da die Sorbenspartikeln auch noch unregelmäßige Oberflächen besitzen, beobachtet man keine gerichtete, sondern eine diffuse Reflektion (Remission). Die vereinfachte Darstellung dieser komplizierten Verhältnisse auf der Sorptionsschicht führt letztlich zur Kubelka-Munk-Funktion:

$$\frac{\alpha}{\rho} = \frac{(1 - R_\infty)^2}{2\,R_\infty},$$

wobei α der Absorptionskoeffizient im Lambert-Beer-Gesetz (A = $\alpha\,c\,d$), ρ der Streukoeffizient der Remission R und R_∞ die absolute Remission bei unendlich dicker Schicht bedeutet. Während bei Bestrahlung einer homogenen Lösung das austretende Licht überall die gleiche Intensität besitzt, ist die Remission eines bestrahlten Flecks auf der DC-Platte an jedem Meßpunkt unterschiedlich, da die Substanzbelegung der Sorptionsschicht in einem Fleck ein charakteristisches Konzentrationsprofil besitzt. Aus der Kubelka-Munk-Funktion ergibt sich, daß die Remission mit der Belegungsdichte des Sorbens nicht linear zusammenhängt.

Der Photomultiplier des Photometers integriert das erhaltene nichtlineare Signal über die gesamte Meßfläche und mittelt daraus die Gesamtremission. Für eine ausführliche Diskussion der Kubelka-Munk-Funktion siehe[2].

Durchführung. Um die optimale Meßwellenlänge zu bestimmen, sollte ein Remissionsspektrum von der zu bestimmenden Substanz aufgenommen werden. Im Vergleich zu üblichen aus Lösungen erhaltenen Absorptionsspektren können in Remissionsspektren die Absorptionsmaxima verschoben sein (z. B. Chinin: Absorptionsspektrum λ_{max} 335 nm, Remissionsspektrum λ_{max} 320 nm). Zur Aufnahme eines Remissionsspektrums wird die Substanz auf eine DC-Platte aufgetragen und chromatographiert. Anschließend wird vom Substanzfleck die Remissionslöschung (Maximum auf der Remisssionsgrad-Ortskurve) bei verschiedenen Wellenlängen gemessen. Die Remissionslöschungsmaxima gegen die Wellenlänge aufgetragen werden als Remissionsspektrum bezeichnet. Üblicherweise wird die Wellenlänge eines Maximums im Remissionsspektrum als Meßwellenlänge verwendet. Sind durch Begleitsubstanzen an dieser Wellenlänge Störungen zu erwarten, sollte man die Messung bei anderen Wellenlängen (möglichst in einem Maximum) durchführen.

Aus dieser Diskussion der theoretischen Grundlagen ergibt sich, daß für die quantitative DC-Messung nur HPTLC-Platten wegen ihrer gleichmäßigen und feinkörnigen Beschichtung benutzt werden sollten. Je gleichmäßiger die Schicht ist, um so geringer ist das Untergrundsignal bei der Messung. Hochaktive DC-

Platten können während der Lagerung nicht nur Wasserdampf, sondern auch andere mehr oder weniger flüchtige Substanzen absorbieren. Hierzu zählen auch Weichmacher und Klebstoffanteile der Verpackung ebenso wie z. B. oligomere Anteile des polymeren Binders. Zur Entfernung dieser störenden Verunreinigungen werden die DC-Platten in einem Methanol-Chloroform-Gemisch (1 + 1) oder im vorgesehenen Fließmittel vorchromatographiert, wobei die Entwicklungshöhe deutlich höher als die spätere Front des DC liegen muß. Anschließend werden die DC-Platten erneut aktiviert.

Beim Auftragen der Substanzlösungen auf die DC-Platte sind die exakte Positionierung der Startflecken bzw. -zonen und ebenso die exakte und reproduzierbare Dosierung äußerst wichtig. Besondere Positionier- und Auftragegeräte ermöglichen eine Positionierung der Startflecken mit weniger als 1 mm Abweichung.

Die Dosierung erfolgt mit festvolumigen Einmal-Kapillaren oder Mikroliterspritzen von 10 nl bis 100 µl punktförmig oder ebenso reproduzierbar als bandförmige Startlinie.

Die Entwicklung erfolgt wie üblich (→ Kap. 2, 3.9.1), wobei die Horizontalentwicklungskammern besonders vorteilhaft für die quantitative HPTLC sind, weil sie gleichzeitig von zwei Seiten entwickelt werden können und so die mögliche Probenzahl verdoppeln. Nach der Entwicklung und Abtrocknung der DC-Platte erfolgt die Aufnahme der Remissionsgrad-Ortskurve in Elutionsrichtung der Platte mit dem DC-Scanner.

Instrumentierung und Meßtechnik. Alle erhältlichen Meßsysteme zur optischen Direktauswertung eines DC basieren auf der gleichen prinzipiellen Anordnung (Abb. 2.340). Dabei werden verschiedene Methoden angewendet. Bei der Einstrahlmessung wird vor allem als Vorteil angesehen, daß das monochromatische Licht vollständig für den eigentlichen Meßvorgang ausgenutzt wird. Nachteilig wirkt sich hier jedoch aus, daß Unregelmäßigkeiten der Sorptionsschicht unkorrigiert in den Meßwert eingehen (z. B. Schichtdickenänderungen oder Korngrößegradienten). Bei der Zweistrahlmessung (Abb. 2.341) wird das monochromatische Licht geteilt und getrennt von zwei Photozellen empfangen. Diese Technik bedeutet also einen Strahlungsverlust, der nur durch eine intensivere Strahlungsquelle (z. B. Xenonlampe) ausgeglichen werden kann.

Während mit dem Meßstrahl der DC-Fleck abgetastet wird, erfaßt der Vergleichsstrahl eine daneben liegende leere Vergleichsspur. Durch die von unterschiedlichen Orten gewonnenen und getrennt verstärkten Meß- und Vergleichssignale müssen sich lokale Unregelmäßigkeiten der Sorptionsschicht stärker bemerkbar machen. Dagegen fallen alle gradientenbedingten Störungen, die in der Routine eine größere Rolle spielen, hier weniger ins Gewicht. Untergrundabsorptionen, die in der Nähe der Fließmittelfront zu beobachten sind, werden eliminiert, so daß Zweistrahlgeräte einen größeren Rf-Wertbereich für die quantitative Bestimmung ausnutzen können.

Bei der Zweiwellenlängenmessung arbeitet man mit zwei getrennten Monochromatoren. Die beiden resultierenden Lichtbündel werden über ein rotierendes Spiegelsegment (Chopper) alternierend auf den DC-Fleck gelenkt, so daß der gleiche Ort nacheinander mit verschiedenen Wellenlängen abgetastet wird. Hierdurch ergibt sich eine gleichmäßige Basislinie durch Elimination gradientenartiger Unregelmäßigkeiten der Sorptionsschicht.

Nur im sichtbaren Bereich anwendbar ist die Simultanmessung von Remission und Transmission. Mit zunehmender Schichtdicke nimmt die Remission zu und die Transmission ab. Letztere mißt man zusätzlich zur Remission von der Rückseite der DC-Glasplatte (Abb. 2.342). Hierdurch werden Untergrundschwankungen weitgehend eliminiert.

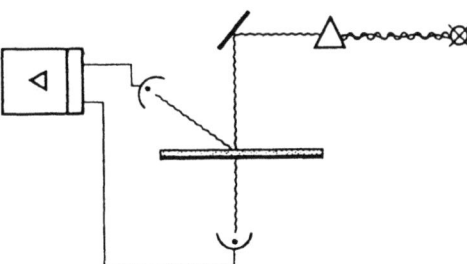

Abb. 2.342. Simultane Messung von Transmission und Remission. Aus[4]

Spaltscanner. Die spaltförmige Abtastung mit dem Spaltscanner wird als Meßtechnik am häufigsten eingesetzt. Hierbei wird der DC-Fleck in seiner gesamten Breite erfaßt (Abb. 2.343). Nachteilig ist die unkontrollierte optische Mittelwertbildung. Je nach Spurbreite erhält man deshalb unterschiedliche Nutzsignale: Eine geringere Spurbreite ergibt ein höheres Nutzsignal bei praktisch gleicher Halbwertsbreite, da aus dem DC-Fleck ein Spur mit höherer Substanzbelegung herausgeschnitten werden kann, gleichzeitig wird durch die dann notwendigerweise größere Verstärkung das Untergrundrauschen erhöht. Natürlich ist es bei dieser Meßtechnik wichtig, die Meßspur optimal einzustellen, was bei den scharf begrenzten Flecken auf HPTLC-Platten besonders ins Gewicht fällt. Bei ungenauer Positionierung der Meßspur kann ein großer Teil einer erreichten Trennleistung wieder verloren gehen.

Bei der punktförmigen Abtastung wird diese unkontrollierte Mittelwertsbildung vermieden. Für diese Meßtechnik wurden drei Varianten entwickelt, von denen das Flying-spot-Prinzip und das Zig-zag-Prinzip kommerziell verwendet werden.

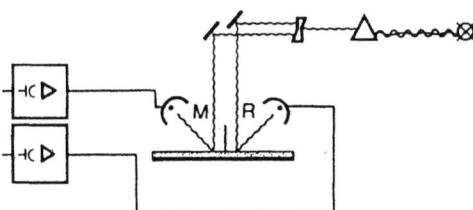

Abb. 2.341. Prinzip eines Zweistrahl-DC-Photometers. M Meßstrahl, R Referenzstrahl. Aus[4]

Der *Mäander-Scanner* fährt die zu messende DC-Bahn mäanderförmig ab (Abb.2.343). Dabei wird mit quadratischer Meßfläche und entsprechender Koordination des Plattenvorschubs jeder Punkt eines DC-Flecks genau einmal erfaßt. Die Integration aller Einzelscans entspricht der echten Integration des Signals über dem zu vermessenden Fleck. Diese Technik setzt eine Steuerung durch einen Rechner voraus.

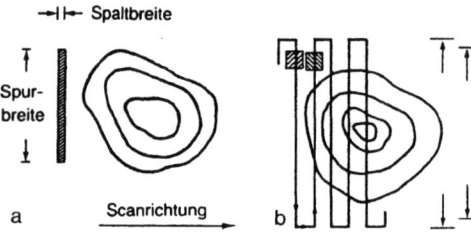

Abb.2.343a,b. Abtastung des DC-Flecks **a** durch einen Spalt-Scanner und **b** durch einen Mäander-Scanner. Aus[4]

Beim Flying-spot-Scanner wird während des linearen Plattenvorschubs in der eigentlichen Scan-Richtung die Plattenhalterung seitlich exzentrisch ausgelenkt. Die Exzenterbewegung führt aber dazu, daß die Geschwindigkeit in der Schwingrichtung nicht konstant ist. Im Gegensatz zum Mäander- oder Zig-zag-Scanner ist nicht gewährleistet, daß jeder Punkt des DC-Flecks genau einmal erfaßt wird (Abb.2.344a,b).
Auch beim Zig-zag-Scanner wird die DC-Platte quer zur Scan-Richtung ausgelenkt (Abb.2.344c). Anders als beim Flying-spot-Scanner wird jedoch durch mechanische Steuerung eine konstante Auslenkgeschwindigkeit erreicht, wobei die jeweiligen Umkehrpunkte nicht in die Messung einbezogen werden. Beide Bewegungen sind so aufeinander abgestimmt, daß jeder Punkt eines DC-Flecks genau zweimal erfaßt wird. Die Kombination von Zig-zag-Scan mit Zweiwellenlängenmessung gilt als optimale Meßtechnik, wenn auch die Scan-Geschwindigkeit gering ist, was wiederum eine Automatisierung erschwert.

Meßmethoden. Für die direkte optische DC-Auswertung stehen Transmissions-, Remissions- und Fluoreszenzmessung im sichtbaren und UV-Spektralbereich zur Verfügung. Die Geräte sind durchweg mit Deuterium- oder Xenonlampen ausgerüstet, die eine kontinuierliche Messung von ca. 200 bis 750 nm erlauben. Bei Deuteriumlampen muß bei 350 nm auf eine Wolfram- oder Iodquarzlampe umgeschaltet werden. Diskontinuierliche Strahler (z. B. Hohlkathodenlampen) haben den Vorteil, daß an den Emissionslinien die Lichtintensität sehr hoch ist, was ein günstigeres Signal-Rausch-Verhältnis bewirkt.

Auf die Transmissionsmessung können die Gesetzmäßigkeiten der Photometrie in Lösung nicht direkt angewendet werden, da die Remission annähernd der Kubelka-Munk-Funktion gehorcht und die Summe von Remission, Transmission und Absorption gleich der Intensität des eingestrahlten Lichts sein muß. Zudem lassen DC-Glasplatten nur 5 bis 10% des eingestrahlten Lichts durch. Zu dem Zwang, deshalb in einem ungünstigen Meßbereich arbeiten zu müssen, wirken sich hier Schwankungen der Schichtdicke und Korngrößenverteilung auf die Messung ungünstiger aus als bei der Remissions- oder Fluoreszenzmessung.

Die universellste Meßmethode ist die Remissionsmessung mit relativ günstigem Signal-Rausch-Verhältnis. Schichtdickenschwankungen machen sich hier am wenigsten bemerkbar.

Fluoreszierende Substanzen können auf der DC-Platte über ihre Eigenfluoreszenz vermessen werden. Durch ein zusätzliches Filter oder einen zweiten Monochromator muß die Anregungswellenlänge ausgeblendet werden. Die ungleiche Substanzverteilung im DC-Fleck stört hierbei nicht, so daß auch mit runder Meßfläche der ganze Fleck auf einmal erfaßt werden kann. Scan-Betrieb ist aber ebenso gut möglich. Während die Remissionsmessung eine Differenzmessung darstellt, ist das bei der Fluoreszenzmessung nicht der Fall, sofern der Untergrund keine Eigenfluoreszenz aufweist.

Auf Sorptionsschichten mit einem Fluoreszenzindikator führt die Absorption einer Substanz zu einer Abschwächung des fluoreszenzanregenden Lichts, so daß die Substanzen einen mehr oder weniger dunklen Fleck durch „Fluoreszenzlöschung" ergeben. Dazu braucht die Substanz nicht genau im Maximum der Anregungswellenlänge (254 oder 365 nm) der Fluoreszenzstrahlung zu absorbieren. Die Messung der Fluoreszenzminderung hat aber ein ungünstigeres Signal-Rausch-Verhältnis als normale Remissionsmessungen, so daß diese Meßtechnik keine Vorteile besitzt.

Quantitative Auswertung. Die mit dem Scanner erhaltenen Remissionsgrad-Ortskurven oder Fluoreszenz-Ortskurven lassen sich graphisch oder durch elektronische rechnergekoppelte Integration der einzelnen

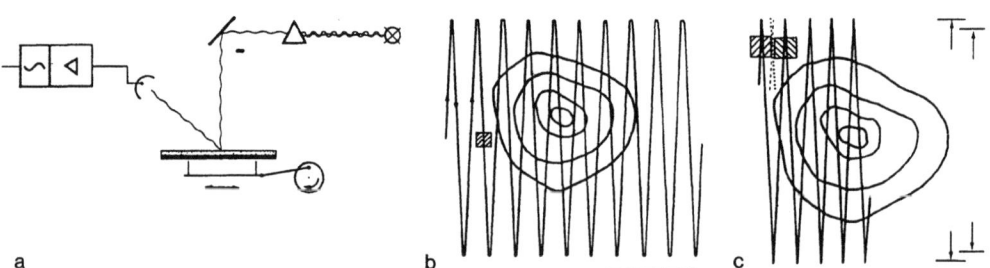

a   b   c

Abb.2.344a–c. Abtastung des DC-Flecks **a,b** durch einen Flying-spot-Scanner und **c** durch den Zig-zag-Scanner

Peaks auswerten. Mit der leicht zu ermittelnden Peakhöhe erhält man eine recht gut auswertbare mengenabhängige Meßgröße. Die Peakfläche F läßt sich näherungsweise mit der Höhe h und der Halbwertsbreite $b_{0,5}$ ermitteln, wobei der Basislinienverlauf mit berücksichtigt werden muß. Die Fläche ist dann:

$$F \approx 1/2\, b_{0,5}\; h.$$

Bei asymmetrischen Peaks erhält man bessere Ergebnisse nach Condal-Bosch.[6] Hierbei wird die Peakbreite bei 15 und 85% der Peakhöhe einbezogen:

$$F \approx 1/4\,(b_{0,15} + b_{0,85})\, h.$$

Am genauesten ist das Ausschneiden und Wiegen der Meßkurven. Bei der Auswertung mit der Kubelka-Munk-Funktion muß die gesamte Remissionsgrad-Ortskurve nach der Gleichung umgewandelt werden, was nur mit Rechnerunterstützung praktikabel erscheint.[5]
Prinzipieller Nachteil der optischen Direktauswertung von Dünnschichtchromatogrammen ist die Tatsache, daß die erforderlichen Eichfunktionen nur in bestimmten Bereichen linear verlaufen und daß Peakhöhe bzw. -fläche nicht nur von den chromatographischen Parametern, sondern auch von den einzelnen DC-Platte abhängen. Deshalb müssen Eichfunktionen auf jeder Platte neu ermittelt werden. Dafür verteilt man die Eichbahnen und Analysenbahnen auf der DC-Platte statistisch so, daß jede Analysenbahn mindestens einer Eichbahn benachbart ist. Die Verteilung nach der Data-pair-Methode[6,7] verbessert oft - besonders beim Arbeiten mit den normalen DC-Platten - die Ergebnisse. Es ist wichtig, daß hierbei niemals verschiedene Volumina, sondern nur gleiche Volumina mit unterschiedlichen Konzentrationen aufgetragen werden dürfen. Normalerweise erhält man gekrümmte Eichfunktionen. Mehr oder weniger lineare Beziehungen zwischen Signal und Substanzmenge sind im Bereich niedriger Substanzmengen/Fleck oder auch dann zu erwarten, wenn in einem eingeschränkten Substanzmengenbereich gearbeitet wird. In der pharmazeutischen Routineanalytik kann man davon ausgehen, daß im Bereich von 90 bis 110% des Sollwerts Linearität zwischen Signal und Substanzmenge/Fleck besteht.
Die Vermessung von nativen Fluoreszenzen ergibt sowohl für die Peakhöhe als auch für die Fläche einen linearen Zusammenhang zwischen Meßsignal und Substanzmenge/Fleck. Abweichungen treten hier nur auf, wenn hohe Konzentrationen oder Absorptions- und Emissionsmaxima sehr dicht beieinander liegen und eine Reabsorption verursachen. Die Bestimmung der Peakhöhe erfolgt am genauesten mit dem Zig-zag-Scanner, da man hier mit kleiner Meßfläche arbeitet und Fehler durch ungenaue Positionierung kaum auftreten.

Auswertung mit externem Standard. Das Mitlaufen eines Standards auf derselben DC-Platte, aber auf einer anderen Bahn wird als Methode mit externem Standard bezeichnet. Bei HPTLC-Platten können wegen der gleichmäßigeren und besseren Sorptionsschicht mehrere Analysenbahnen auf eine Standardbahn bezogen werden. Bei dieser Methode wird davon ausgegangen, daß das Signal der Substanzmenge proportional ist. Unter der Voraussetzung, daß gleiche Volumina aufgetragen wurden ($V_A = V_S$), ergibt sich dann für die Substanzmenge m:

$$m_A = m_s \cdot \frac{h_A}{h_s} = m_s \cdot \frac{F_A}{F_s}, \text{ mit}$$

m = Substanzmenge/Fleck,
F = Fläche,
h = Peakhöhe,
A = Analysenbahn,
S = Standardbahn.

Auswertung mit internem Standard. Eine der Hauptfehlerquellen bei der quantitativen Auswertung von DC ist das Auftragen der Analysenlösungen. Je geringer das Auftragevolumen, um so besser ist die Trennung, aber um so fehleranfälliger die Reproduzierbarkeit der Dosierung. Diesen Dosierfehler kann man mit einem inneren Standard umgehen. Hierbei wird der Analysenlösung eine genau bekannte Menge einer weiteren Substanz zugesetzt. Auf einer Standardeichbahn wird die zu bestimmende Substanz ebenfalls mit derselben Menge an internem Standard aufgetragen. Die Auswertung kann nach Peakfläche oder Peakhöhe erfolgen. Für die Peakhöhe gilt dann die Beziehung:

$$c_{XA} = c_{XE} \cdot \frac{h_{iE}}{h_{XE}} \cdot \frac{h_{XA}}{h_{iA}}, \text{ mit}$$

c = Konzentration der Auftragelösung,
h = Peakhöhe,
X = zu bestimmende Substanz,
i = interner Standard,
E = Standard Eichbahn,
A = Analysenbahn.

Bei optimaler Ausnutzung der meßtechnischen Möglichkeiten erreicht man mit dem inneren Standard die genauesten Ergebnisse (ca. 0,3 bis 0,5%). Bei der Zumischmethode wird einmal die unveränderte Analyse vermessen und daneben gleichzeitig unter Zusatz einer definierten Menge der zu bestimmenden Substanz. Voraussetzung ist eine lineare Eichfunktion, die als Ursprungsgerade darstellbar ist, was nur in sehr niedrigen Konzentrationsbereichen und bei Fluoreszenzmessungen gegeben ist. Die erreichbare Genauigkeit liegt nur bei ca. 3 bis 5%. Ausführliche Diskussion der Auswertemethoden siehe[8].

Spezielle Meß- und Auswertetechniken. Wenn die zu bestimmenden Substanzen im ultravioletten oder sichtbaren Spektralbereich nicht absorbieren, kann eine chemische Reaktion vor oder nach der Chromatographie bestimmbare Derivate ergeben. Bei der Spurenanalyse kann die Derivatisierung von nichtfluoreszierenden Verbindungen zu fluoreszierenden Derivaten Erfolg haben, weil hierdurch meist eine Empfindlichkeitssteigerung erreicht wird. Deshalb ist die fluorimetrische Messung bei der quantitativen DC-Auswertung hinsichtlich Nachweisgrenze, Signalabhängigkeit von der Fleckform u. a. der Remissionsmessung überlegen. Die bekanntesten Reagenzien für die Derivatisierung zu fluoreszierenden Verbindungen sind Dansylchlorid [(5-Dimethylamino)naphthalin-1-sulfonsäurechlorid] und NBD-chlorid (7-Chlor-4-nitrobenzofurazan), weitere Beispiele siehe[10,11].

Bei der prächromatographischen Derivatisierung kann die Umsetzung mit einem derartigen fluorogenen Reagens mit Reinsubstanz zwar hervorragende Ergebnisse liefern, während in der Analysensubstanz Begleitstoffe den Umsetzungsgrad (Ausbeute) und Nebenreaktionen das Ergebnis verfälschen, so daß die prächromatographische Derivatbildung als das Mittel letzter Wahl angesehen werden muß.

Zu den postchromatographischen Derivatisierungen zählen alle Reaktionen mit Sprüh- oder Tauchreagenzien, aber auch mit Gasen. Entscheidendes Hindernis ist z. B. bei der Analyse von Lipiden die Tatsache, daß sich diese ohne Reaktion nur unterhalb von 200 nm durch Remission vermessen lassen. Hier sind Reaktionen mit fluorogenen Reagenzien, z. B. ANS (Ammonium-8-Anilinonaphthalin-1-sulfonat) sehr hilfreich.[11] Die Sprühtechnik führt zu ungenaueren und schlechter reproduzierbaren Ergebnissen. Gerade für die quantitative DC ist das Tauchen bei gleichmäßigem Eintauchen und Herausziehen der DC-Platte - am besten quer zur Entwicklungsrichtung - die bessere Lösung. Hierfür gibt es spezielle Geräte, die gleichmäßiges Ein- und Auftauchen gewährleisten.

Die begrenzte Trennstrecke der DC-Platte ist nur im Rf-Wert-Bereich über 0,2 und unter 0,8 auswertbar. Unterhalb Rf = 0,2 ist das Konzentrationsprofil wesentlich durch die Auftragetechnik bestimmt. Bei Flecken oberhalb Rf = 0,8 treten ebenfalls Fleckdeformationen, besonders an der Fließmittelfront und auch im Bereich von β-Fronten, auf. Hier ist die Auswertung besonders mit Einstrahlgeräten dann schwierig, wenn zwei Substanzen nur unvollständig getrennt sind. Abhilfe kann dann die Zweiwellenlängenmessung bringen. Man wählt dabei die Referenzwellenlänge so, daß die nicht zu bestimmende Substanz die gleiche Absorption wie an der eigentlichen Meßwellenlänge besitzt. Um das Ergebnis deutlicher erkennbar zu machen, läßt sich - allerdings ohne Verbesserung des Informationsgehaltes - bei unvollständig getrennten Substanzen auch die erste Ableitung der Remissionsgrad-Ortskurve einsetzen.[9]

Obwohl es wünschenswert ist, direkt von der DC-Platte das Absorptionsspektrum einer getrennten Substanz zu erhalten, gelingt es bisher mit den DC-Photometern nur, den ungefähren Spektrenverlauf aufzuzeichnen. Bei Absorptions- oder Remissionsspektren mit hoher Auflösung gelingt es, diese in gewissem Rahmen für die Identifizierung von Arzneistoffen nach der DC-Trennung auszunutzen. Für die Unterscheidung von sehr ähnlichen Substanzen ist u. U. hierbei die erste Ableitung hilfreich, was z. B für verschiedene Pyrazolon-Derivate bei[10] gezeigt wird.

Von fluoreszierenden Substanzen können Emissionsspektren direkt aufgenommen werden (bei Anregungsspektren unter Berücksichtigung des Untergrundspektrums).[10] Im Gegensatz zur GC oder HPLC ist die DC bisher kaum als On-line-Verfahren automatisiert worden. Erst in jüngster Zeit sind hier kommerzielle Ansätze zu verzeichnen, z. B. das AMD-System, das eine vollautomatische Mehrfachentwicklung ermöglicht. Ebenso sind inzwischen Geräte mit Scan-Automatik und rechnergesteuerte DC-Photometer auf dem Markt.[10,12]

Fehlermöglichkeiten. Wie jedes Analyseverfahren ist auch die quantitative Direktauswertung von Dünnschichtchromatogrammen mit einer Reihe von systematischen und statistischen Fehlern behaftet. Abgesehen von der Probenvorbereitung treten Fehler beim Auftragen, während der Chromatographie und bei der Auswertung auf. Die häufigsten chromatographischen Fehler sind sog. Randeffekte. Während der Entwicklung wird das dynamische Gleichgewicht in der DC-Kammer laufend verändert, die Zusammensetzung der mobilen Phase ändert sich durch die bevorzugte Adsorption polarer Fließmittelkomponenten. Zusätzlich treten thermische Effekte auf, die ebenfalls zu Störungen beitragen. Meist werden am Rand der DC-Kammer andere Verhältnisse vorliegen als im Inneren, es kommt zu unterschiedlicher Vorbeladung der Schicht aus der Gasphase mit dem Resultat, daß Rf-Werte am Rand und in der Mitte differieren. Solche Rf-Wertdifferenzen verändern auch das Konzentrationsprofil eines Flecks - da die Substanz am Rand und im Inneren der DC-Platte eine unterschiedliche Trennstufenzahl durchlaufen hat. Obwohl also gleiche Substanzmenge/Fleck vorliegt, unterscheiden die Flecken sich im Meßsignal. Derartige Fehler können durch die Data-pair-Technik[7] oder durch Anwendung von Mäander- oder Zig-zag-Scan z. T. verringert werden. Beim Vorliegen komplexer Gemische, z. B. bei der Analyse von Naturstoffgemischen oder Arzneimitteln, erscheinen die Peaks auf einer nicht horizontal verlaufenden Basislinie. Meist tritt nach dem Startfleck ein Abfall und ein mehr oder weniger steter Anstieg der Basislinie bis zum Ort der Fließmittelfront auf. Diese Basislinienänderung verfälscht natürlich das Ergebnis von Peakhöhen- und Peakflächenermittlung. Obwohl in diesem Fall die Auswertung durch einen quer zur Entwicklungsrichtung verlaufenden Scan besser reproduzierbare Werte liefert, liegen die Ergebnisse bis zu 15 % zu hoch durch die dabei unvermeidliche vollständige Miterfassung der Begleitstoffe. Durch die bessere Reproduzierbarkeit wird also ein falsches Ergebnis als richtiger suggeriert; aus dem statistischen Fehler ist ein größerer systematischer Fehler geworden.

Es wurde schon darauf hingewiesen, daß durch Sorbensgradienten und Unregelmäßigkeiten der Sorptionsschicht Fehler besonders beim Einstrahlmeßprinzip auftreten. Hier kann ein erneuter 100%-Remissionsabgleich vor jedem Fleck Abhilfe schaffen. Bessere Ergebnisse liefern Messungen in Zweistrahlprinzip, wobei die Auswertung über die Peakhöhe die besten Ergebnisse liefert. Die Data-pair-Technik vermindert systematische Fehler durch unterschiedliche Schichtdicken dadurch, daß der jeweils zwischen zwei Bahnen gebildete Mittelwert ausgewertet wird.

Auch apparative Fehler müssen berücksichtigt werden, zumal ja der Anwender diese in der Regel nicht ändern kann. Eine zu hohe Scan-Geschwindigkeit muß zu Signalverfälschungen führen. Hier sollte man darauf achten, daß kein merklicher Unterschied zu einem Scan mit langsamer Geschwindigkeit besteht. Bei Spalt-Scannern ist die Abhängigkeit des Meßergebnisses von der optimalen Positionierung des Meßspaltes auf die jeweilige DC-Bahn besonders zu spüren. Diese muß bei jeder neuen DC-Bahn erneut optimiert werden. Die grundsätzliche Fehlermöglichkeit des Flying-spot-Scanners wurde schon erwähnt. Aber auch bei der graphischen Auswertung treten Fehler auf, die zu berücksichtigen sind, wenn die Qualität dieses Analysenverfahrens beurteilt wird. Allein die Strichbreite des Schreibers von z. B. 0,4 mm führt zu Fehlern, die sich bei der Auswertung über die Peakhöhe · Halbwertsbreite stärker bemerkbar machen als bei der Auswertung über die Peakhöhe. Eine ausführliche Fehlerdiskussion findet man bei[1] und[3].

Literatur

1. Jork H, Wimmer H (1982) Quantitative Auswertung von Dünnschicht-Chromatogrammen, GIT-Verlag, Darmstadt
2. Ebel S, Geitz E, Klarner D (1980) Kontakte 1:11
3. Rücker G, Neugebauer M, Willems GG (1988) Instrumentelle Pharmazeutische Analytik, Wissenschaftliche Verlagsgesellschaft, Stuttgart
4. Ebel S, Geitz E, Klarner D (1980) Kontakte 2:12
5. Ebel S, Geitz E, (1981) Kontakte 1:44
6. Candol-Bosch L (1964) J Chem Educ 41 A:235
7. Bethke H. Santi W, Frei RW (1974) J Chromatogr Sci 12:392
8. Ebel S, Geitz E (1981) Kontakte 2:34
9. Ebel S, Geitz E, Hocke J, Kaal M (1981) 3:19
10. Ebel S, Geitz E, Hocke J, Kaal M (1982) Kontakte 1:39
11. Jork H, Funk W, Fischer W, Wimmer H (1989) Dünnschicht-Chromatographie Reagenzien u. Nachweismethoden Band 1a, Verlag Chemie, Weinheim
12. Ebel S, Geitz E, Hocke J, Kaal M (1983) Kontakte 1:53
13. Ebel S, Hocke J (1983) Kontakte 2:40

Gaschromatographie

K.-H. KUBECZKA

Die gaschromatographische Gehaltsbestimmung einer oder mehrerer Komponenten eines Substanzgemisches beruht auf der Tatsache, daß unter gewissen Voraussetzungen das Signal, welches den Detektor passierende Substanz erzeugt, ihrer Masse oder Konzentration im Trägergas – je nach Detektortyp – proportional ist. Das analoge Meßergebnis, welches in Form eines Kurvenzuges als „Gaschromatogramm" erhalten wird, muß zunächst in digitale Form umgewandelt werden, d. h., die in einem Differentialchromatogramm registrierten Peaks der einzelnen Komponenten müssen zunächst in entsprechende Zahlenwerte umgesetzt werden. Hierzu ist es erforderlich ihre Flächen über der Basislinie zu ermitteln. Bei symmetrischen Peaks kann unter gewissen Einschränkungen auch die Peakhöhe für quantitative Aussagen als digitale Größe herangezogen werden. Für genauere Bestimmungen ist allerdings die Messung der Peakflächen vorzuziehen, da diese u. a. nicht wie die Peakhöhen von den Retentionszeiten abhängig sind. Grundsätzlich ist die Verwendung eines Detektors mit ausreichend großem linearen Bereich Voraussetzung für die quantitative Analyse eines Mehrkomponentengemisches, um über einen größeren Konzentrationsbereich Proportionalität zwischen Signalgröße und Substanzmenge zu gewährleisten.

In einem zweiten Schritt müssen dann aus den digitalen Flächenwerten die quantitativen Analysenresultate ermittelt werden, indem durch Multiplikation mit Proportionalitätsfaktoren (Response-Faktoren) aus den Peakflächen die Mengen bzw. Konzentrationen der einzelnen Substanzen in der Analysenprobe berechnet werden.

Ermittlung der Peakflächen. Zur Flächenermittlung gaschromatographischer Peaks können unterschiedliche Methoden eingesetzt werden, je nachdem ob das Chromatogramm durch einen Kompensations-Linienschreiber als Funktion des Detektorsignals von der Zeit aufgezeichnet wurde und nachträglich ausgewertet werden muß oder eine direkte „On-line"-Verarbeitung des analogen Detektorsignals durchgeführt wird.

Die früher ausschließlich manuell ausgeführte Ermittlung der einzelnen Peakflächen läßt sich mit folgenden Methoden durchführen:

- Ausschneiden der einzelnen Peaks und Wiegen; eine Methode, die auch bei unsymmetrischen Peaks recht brauchbare Resultate liefert, jedoch sehr zeitaufwendig ist und heute praktisch nicht mehr angewandt wird.
- Planimetrie (zeitaufwendig und trotz des Aufwandes recht ungenau).
- Berechnung eines näherungsweise flächengleichen Dreiecks durch Multiplikation der Peakhöhe h mit der Breite in halber Höhe $b_{0,5}$ (Abb. 2.345)

$$F = h \cdot b_{0,5}.$$

Der dabei gemachte Fehler ist bei symmetrischen Banden etwa 6%, wirkt sich aber nicht aus, da er bei allen Banden – vergleichbare Peakform vorausgesetzt – annähernd gleich ist.

Bei asymmetrischen Peaks können systematische Fehler auftreten, weshalb im Arzneibuch zur Bestimmung der Peaksymmetrie ein Symmetriefaktor S_S definiert ist. Er läßt sich nach der Formel berechnen:

$$S_S = \frac{b_{0,05}}{2\,A}$$

$b_{0,05}$ = Peakbreite bei einem Zwanzigstel der Peakhöhe,
A = Entfernung zwischen der durch das Maximum des Peaks gezogenen Senkrechten und dem aufsteigenden Kurvenast bei einem Zwanzigstel der Peakhöhe.

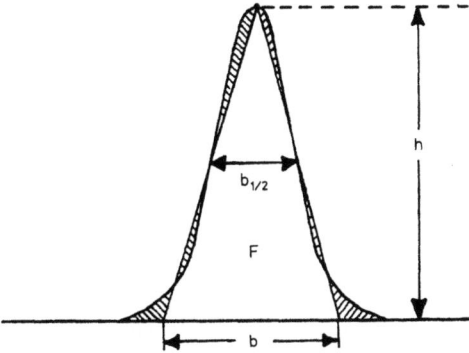

Abb. 2.345. Peakflächenberechnung nach $h \cdot b_{0,5}$

Während symmetrische Peaks einen Wert von $S_S = 1$ besitzen, weisen solche mit einem sog. *heading* Werte von $S_S > 1$, Peaks mit einem *tailing* Werte von $S_S < 1$ auf. Bei letzteren werden nach der $h \cdot b_{0,5}$-Methode wegen der meist konkaven Rückflanke der Peaks zu niedrige Flächenwerte erhalten. Für solche Peaks eignet sich deshalb eine von Condal-Bosch[1] vorgeschlagenen Methode, bei der anstelle der Peakbreite in halber Höhe das arithmetische Mittel der Peakbreiten in 15 % ($b_{0,15}$) und in 85 % ($b_{0,85}$) zur Berechnung herangezogen wird (Abb. 2.346).

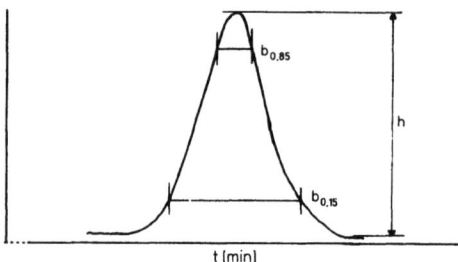

Abb. 2.346. Peakflächenberechnung nach Condal-Bosch

$$F = h \cdot \frac{b_{0,15} + b_{0,85}}{2}$$

Bei beiden Methoden ist auf eine präzise Bestimmung der Peakbreite zu achten, da diese – in der Regel relativ kleine Werte – mit den meist wesentlich größeren Peakhöhenwerten multipliziert werden. Es empfiehlt sich mit einer Meßlupe vom äußeren Rand der einen zum inneren Rand der anderen Peakflanke zu messen (Abb. 2.347), da man sich bei Messung von Strichmitte zu Strichmitte leicht verschätzt.

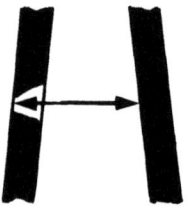

Abb. 2.347. Messung von $b_{0,5}$ mit einer Meßlupe vom äußeren Rand der einen zum inneren Rand der anderen Peakflanke

Sind in einem Gaschromatogramm mehrere Komponenten mit starken Konzentrationsunterschieden quantitativ zu bestimmen, ist eine Signalabschwächung bei den stark konzentrierten Verbindungen meist unumgänglich. Dies kann entweder durch Herabsetzung der Schreiberempfindlichkeit oder der Signalverstärkung meist um den Faktor 0,5 erfolgen. Hierbei ist auf den Versatz der Basislinie und damit auch des Peakmaximums zu achten, sofern der elektrische Nullpunkt des Schreibers nicht mit der Basislinie im Chromatogramm übereinstimmt (Abb. 2.348). Da z. B. bei halber Empfindlichkeit die Basislinie auf den halben Wert des Abstandes zwischen Basislinie und elektrischer Nullinie absinkt,

muß h von diesem Niveau aus bis zum registrierten Peakmaximum gemessen werden, während $b_{0,5}$ an den um den Faktor 2 empfindlicher registrierten Peakflanken, welche um den Betrag a höher liegen, gemessen wird und demzufolge im Abstand a über dem registrierten Peakmaximum entnommen werden muß. Die richtige Peakfläche wird durch Verdopplung der gemessenen Höhe h nach

$$F = 2h \cdot b_{0,5}$$

erhalten. Bei Verwendung anderer Abschwächungsfaktoren ist die Höhe h entsprechend mit deren Reziprokwerten zu multiplizieren, also bei zweifacher Zurückschaltung unter jeweiliger Signalhalbierung mit dem Faktor 4, bei dreifacher Zurückschaltung mit 8 usw.

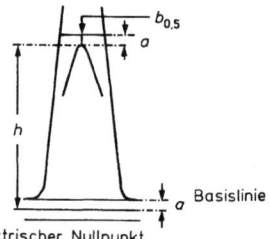

Abb. 2.348. Peakflächenbestimmung eines mit dem Faktor 0,5 abgeschwächten gaschromatographischen Peaks

Eine weitere Flächenberechnungsmethode geht von der Beobachtung aus, daß bei isothermer GC die Basisbreite der einzelnen Peaks ebenso wie ihre Breite in halber Höhe mit der Retentionszeit nahezu kontinuierlich zunimmt (Abb. 2.349). Die Gesamtretentionszeit t_{m+s} stellt demnach eine zur Peakbreite analoge Größe dar, die mit der Peakhöhe multipliziert einen der Fläche proportionalen Wert liefert. Der Proportionalitätsfaktor a ist für einen relativ weiten Retentionsbereich nahezu konstant und weist lediglich bei hohen Retentionszeiten höhere Werte auf.[2]

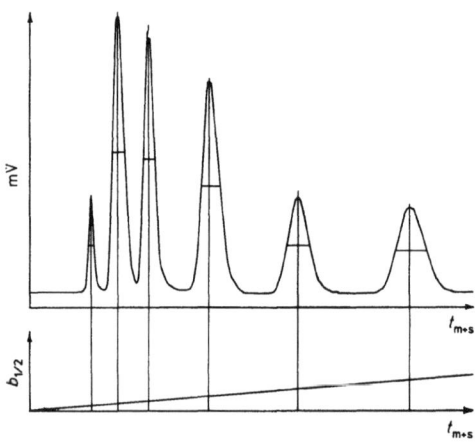

Abb. 2.349. Lineare Zunahme von $b_{0,5}$ bei isothermer GC in Abhängigkeit der Gesamtretentionszeit t_{m+s}

$$F \approx \frac{h \cdot t_{m+s}}{a}$$

Dieses Verfahren führt auch bei unvollkommen getrennten Substanzen zu brauchbaren Werten. In der Kapillargaschromatographie ist das Verfahren bei isothermen Arbeiten und manueller Peakflächenberechnung praktisch unumgänglich, da bei der Breitenmessung der sehr schmalen Peaks zu große Fehler auftreten würden.

Anstelle der manuellen Peakflächenauswertung werden heute zunehmend elektronische Integratoren und Rechner eingesetzt, die zu deutlich genaueren Resultaten führen und in der Kapillargaschromatographie speziell bei temperaturprogrammiertem Arbeiten unerläßlich sind. Mit ihrer Hilfe läßt sich eine Genauigkeit der Flächenbestimmung von relativ ± 0,2 % erreichen und die Arbeit erheblich erleichtern. Ihr linearer dynamischer Bereich umfaßt in der Regel sechs Zehnerpotenzen, so daß Detektorsignale zwischen 0,1 mV und 10 V richtig erfaßt und verarbeitet werden können. Durch integrierte A-D- oder A-F-Wandler im Integrator- bzw. Rechnereingang werden die analogen Spannungen des Detektors in digitale Signale oder Frequenzen umgewandelt und als flächenproportionale Werte aufsummiert und gespeichert.

Neben den Peakintegralen werden außerdem die Retentionszeiten der einzelnen Peaks erfaßt und können zusammen mit diesen nach verschiedenen gespeicherten Methoden bearbeitet werden. Es ist mit diesen Geräten auch möglich, Basislinienkorrekturen vorzunehmen und Peakflächen nicht vollkommen voneinander getrennter Substanzen nach verschiedenen Methoden zu berechnen. Aufwendiger gebaute Integratoren und vor allem GC-Rechnersysteme gestatten darüberhinaus qualitative Analysen und Namenszuordnung der einzelnen Peaks mit vorher eingegebenen Retentionsdaten in Form frei definierbarer Zeitfenster vorzunehmen. Auch lassen sich Peakflächenkorrekturen mit gespeicherten Korrekturfaktoren durchführen und schließlich komplette Analysenprotokolle erstellen. Durch die Möglichkeit der Speicherung von Analysenrohdaten können außerdem nachträgliche Korrekturen an den Ergebnissen vorgenommen und z. B. Re-Integrationen mit geänderten Parametern durchgeführt werden.

Auswertung der Peakflächen zum quantitativen Ergebnis. Für die Berechnung der quantitativen Resultate einer gaschromatographischen Analyse aus den manuell oder mit einem Integrator bzw. Rechner ermittelten Peakflächen stehen mehrere Methoden zur Verfügung, die je nach Fragestellung und erforderter Genauigkeit auszuwählen sind.

Um aus der Peakfläche F_i, welche ein Maß für die Menge der betreffenden Komponente ist, auf ihre Konzentration in der Analysenprobe schließen zu können, muß ein stoffspezifischer Korrekturfaktor f_i ermittelt werden, mit dessen Hilfe sich die zu bestimmende Konzentration aus der Peakfläche errechnen läßt. Wegen der unterschiedlichen Nachweisempfindlichkeit gaschromatographischer Detektoren gegenüber den verschiedenen chemischen Verbindungen müssen die Korrekturfaktoren für jede zu quantifizierende Substanz mit Hilfe von Eichlösun-

gen ermittelt werden, um zu verläßlichen Resultaten zu gelangen. Die Verwendung von tabellierten Korrekturfaktoren führt in der Regel zu einer größeren Ungenauigkeit und ist daher nur bei schwer oder nicht in genügender Reinheit zu beschaffenden Eichsubstanzen zu empfehlen.

Bei den in der Literatur zumeist angegebenen relativen stoffspezifischen Korrekturfaktoren f_i dienen häufig Benzol oder *n*-Heptan als Bezugssubstanzen, deren Faktoren $f = 1,000$ gesetzt worden sind. Zur Berechnung dieser Korrekturfaktoren wird die Peakfläche F_B einer bestimmten Menge Benzol m_B zur Peakfläche F_i der gleichen Menge m_i der Testverbindung in Beziehung gesetzt:

$$f_i = \frac{m_i \cdot F_B}{m_B \cdot F_i}$$

Auf diese Weise werden die im Chromatogramm gemessenen Peakflächen nach Multiplikation mit f den jeweiligen Gewichtsmengen direkt proportional. Neben diesen relativen stoffspezifischen Korrekturfaktoren trifft man in der Literatur auch auf relative molare Response-Faktoren (RMR_i), aus denen sich die entsprechenden f_i-Werte nach der Beziehung

$$f_i = \frac{M_i}{RMR_i}$$

unter der Voraussetzung errechnen lassen, daß die gleiche Bezugssubstanz gewählt worden ist. Dabei ist M_i die relative Molekülmasse der Substanz i.

Methode der externen Standardisierung oder absoluten Eichung. Mit dieser Methode wird die Konzentration einer Analysenkomponente durch direkten Vergleich ihrer Peakfläche mit der einer Eichlösung, in der die zu bestimmende Komponente in bekannter Konzentration enthalten ist, ermittelt. Voraussetzung für die Anwendbarkeit dieser Methode ist eine genaue und reproduzierbare Dosierung von Analysen- und Referenzprobe, da sich Dosierungsungenauigkeiten im Analysenergebnis stark bemerkbar machen. Für die Bestimmung mehrerer Komponenten ist die Erstellung mehrerer Eichkurven für jede einzelne Komponente erforderlich. Besteht ein linearer Zusammenhang zwischen der Peakfläche F_i und der Konzentration C_i, so ist

$$C_i = F_i \cdot f_i.$$

Der stoffspezifische Korrekturfaktor f_i wird nach der gleichen Beziehung aus dem Eichchromatogramm ermittelt. Bei graphischer Auswertung mit Hilfe von Eichkurven ist ein lineares Verhalten des Detektors nicht unbedingt erforderlich, da sich auch stärker gekrümmte Kurven auswerten lassen. Die Methode kann deshalb auch bei spezifischen, nichtlinear arbeitenden Detektoren, wie z. B. optischen Detektoren, angewandt werden.

Methode der inneren (internen) Standardisierung. Bei dieser relativen Auswertemethode wird eine genau abgewogene Menge einer (Standard-)Substanz, welche im Analysengemisch nicht vorkommt und sich auch keinem Peak der Analyse überlagert, also an einer peakfreien Stelle des Chromatogramms eluiert wird, der untersuchenden Probe zugesetzt. Nach der gaschromatographischen Trennung wird die daraus resultierende Peakfläche des Standards zu den Flächen der einzelnen zu bestimmenden Peaks ins Verhältnis gesetzt. Über Referenzsubstanzen, die zuvor unter gleichen apparativen Bedingungen zusammen mit dem Standard untersucht wurden, lassen sich für die einzelnen, interessierenden Verbindungen relative Korrekturfaktoren bestimmen, mit deren Hilfe eine genaue quantitative Bestimmung der interessierenden Komponenten möglich ist. Der entscheidende Vorteil dieser am häufigsten angewandten quantitativen Bestimmungsmethode ist die Eliminierung von Dosierungenauigkeiten. Nicht identifizierte Peaks stören bei diesem Verfahren nicht. Die Berechnung erfolgt für eine Einzelkomponente A nach der Formel

$$C_A \, (Gew. - \%) = \frac{F_A \cdot f_A \cdot m_{St}}{F_{St} \cdot m_{Pr}} \cdot 100$$

aus den Peakflächen F_A der Komponente A und des Standards F_{St} korrigiert mit dem relativen Korrekturfaktor f_A der Komponente A, welcher sich nach der Beziehung errechnet

$$f_A = \frac{F_{St} \cdot m_A}{F_A \cdot m_{St}}$$

m_A, m_{St}, m_{Pr} = Einwaagen der zu bestimmenden Komponente A, des Standardards St und der Analysenprobe Pr.

Normierung auf 100 % (100%-Methode). Diese Methode geht von der Voraussetzung aus, daß alle Substanzen der Analysenprobe erfaßt sind und die Summe aller Peakflächen gleich 100 % gesetzt werden kann. Daraus läßt sich auf einfache Weise der prozentuale Anteil jeder einzelnen Komponente C_A in Gewichtsprozenten berechnen. Wegen der unterschiedlichen Detektorempfindlichkeit gegenüber den verschiedenen chemischen Verbindungen ist es allerdings bei exakten Analysen nötig, alle gemessenen Flächenwerte mit stoffspezifischen Korrekturfaktoren zu multiplizieren. Daraus ergibt sich zur Berechnung des prozentualen Anteils einer Komponente A die Beziehung

$$C_A \, (Gew. - \%) = \frac{F_A \cdot f_A \cdot 100}{\Sigma F_i f_i}$$

In der Gleichung ist F_A die Peakfläche und f_A der stoffspezifische Korrekturfaktor der Verbindung A. F_i und f_i sind die Peakflächen und die stoffspezifischen Korrekturfaktoren der einzelnen Komponenten des Gemisches. Zur Bestimmung der spezifischen Korrekturfaktoren f_i werden Eichmischungen mit den Konzentrationen C_i verwendet

$$f_i = \frac{C_i}{F_i}.$$

Bei Verwendung mehrerer Eichmischungen ist auf eine in allen Mischungen enthaltene Standardverbindung mit dem Korrekturfaktor $f_{St} = 1$ zu normieren.

Zumischmethode. Diese relativ selten angewandte Methode zur quantitativen Bestimmung einer Gemischkomponente setzt eine lineare Abhängigkeit des Detektorsignals von der Masse der zu bestimmenden Komponente voraus. Außerdem muß die zu quantifizierende Substanz in reiner Form verfügbar sein,

während die Bestimmung eines stoffspezifischen Korrekturfaktors nicht erforderlich ist. Für die Durchführung sind zwei Analysenläufe nötig, eine Dosierung der Analysenprobe und eine zweite, nachdem der Analysenprobe die zu bestimmende Komponente in genau gewogener Menge zugesetzt worden ist; daher die Bezeichnung Zumischmethode. Die zugesetzte Menge Reinsubstanz sollte möglichst in der gleichen Größenordnung zu der in der Analysenprobe vorliegenden Substanzkonzentration sein. In der Analysenprobe beträgt die Konzentration C_x der zu bestimmenden Komponente

$$C_x \, (Gew. - \%) = \frac{m_x \cdot 100}{m_{Pr}}$$

wobei m_x und m_{Pr} die Massen der unbekannten Substanz x und der Probe Pr sind. Nach Zumischen einer genau abgewogenen Menge m_A von der zu analysierenden Substanz erhält man

$$C_{x+A} = \frac{m_x + m_A}{m_{Pr} + m_A} \cdot 100$$

Für die Berechnung von C_x wird auf die Peakfläche einer in der Analysenmischung vorhandenen Komponente St standardisiert, die im Chromatogramm in der Nähe der zu bestimmenden Substanz liegt und deren Identität nicht bekannt sein muß. Dadurch lassen sich auch Dosierungenauigkeiten kompensieren. Die Berechnung erfolgt nach

$$C_x \, (Gew. - \%) = \frac{m_A \cdot F_x \cdot 100}{m_{Pr} \left(\left(\dfrac{F_{St1}}{F_{St2}} \right) \cdot F_{x+A} - F_x \right)} =$$

$$= \frac{m_A \cdot 100}{m_{Pr} \left(\dfrac{F_{St1} \cdot F_{x+A}}{F_{St2} \cdot F_x} - 1 \right)}$$

wobei m die Massen von zugesetzter Substanz (m_A) und Analysenprobe (m_{Pr}) sind; F_x ist die Peakfläche der zu bestimmenden Komponente x in der Analysenprobe und F_{x+A} nach Zusatz der Masse A. F_{St1} ist die Peakfläche der Bezugssubstanz St in der Ausgangsprobe und F_{St2} diejenige nach Zumischen von A im zweiten Analysenlauf. Der Grund für die relativ seltene Anwendung der Methode ist die für jede Bestimmung einer Substanz erforderliche genaue Einwaage der zu quantifizierenden Komponente sowie die zeitaufwendige Durchführung zweier Analysenläufe.

Literatur

1. Condal-Bosch L (1964) J Chem Educ 41:235
2. Kaiser R (1969, 1973, 1975) Chromatographie in der Gasphase, Bd.I-IV, 2. bzw. 3. Aufl., Bibliographisches Institut, Mannheim

HPLC, SEC

W. DAMMERTZ

HPLC – Hochdruckflüssigkeitschromatographie

Bei der Hochdruckflüssigkeitschromatographie handelt es sich um ein säulenchromatographisches Trennverfahren, bei dem Drücke zwischen etwa 50 und 250 bar für die Bewegung der mobilen Phase erforderlich sind.

Die HPLC eignet sich insbesondere für die quantitative Bestimmung von Arzneistoffen sowie deren Abbauprodukten in komplexen Mischungen, wie sie z. B. in Fertigarzneimitteln vorliegen. Sie wird jedoch auch für Routine-Identitätsprüfungen, vorwiegend bei Gemischen, sowie bei Reinheitsprüfungen von Einzelstoffen und Naturstoffen eingesetzt. Aufgrund der wesentlich höheren Trennleistung im Vergleich zur DC sowie der Tatsache, daß die zu trennenden Substanzen nicht verdampfbar sein müssen wie bei der Gaschromatographie, hat sich die HPLC in vielen Bereichen als Routinemethode etabliert.

HPLC-Apparatur. In Abb. 2.350 sind die zur Durchführung einer HPLC-Analyse erforderlichen Bausteine eines HPLC schematisch dargestellt, wobei Eluentenreservoir, Pumpe, Probenaufgabe, Säule und Detektor mit Schreiber bzw. Integrator essentielle Bausteine sind.

Die einzelnen Bausteine sind sowohl als komplette Systeme als auch – für eine modulare Bauweise – einzeln kommerziell erhältlich.

Eluentenreservoir und Eluent. Als Vorratsgefäße für das zur Analyse benötigte Fließmittel (-gemisch) eig-

net sich Glas oder inertes Kunststoffmaterial, wobei eine sorgfältige Reinigung – am besten eine Spülung mit dem vorbereiteten Eluenten – unerläßlich ist. Bei der Auswahl der Eluenten sind neben Überlegungen im Zusammenhang mit der verwendeten stationären Phase, dem vorliegenden Trennproblem sowie dem verwendeten Detektor (z. B. die UV-Durchlässigkeit des verwendeten Fließmittels bei Verwendung eines UV-Detektors) eine Reihe wichtiger Punkte zu beachten, die grundsätzlich für die Fließmittelvorbereitung von Bedeutung sind:

1. Fließmittel sollten grundsätzlich vor ihrer Verwendung über Membranfilter filtriert werden, um Verstopfungen der Kapillaren und der Kugelventile der Pumpe zu vermeiden. Eine weitere Sicherheit im Hinblick auf das Verstopfen von Kapillaren gibt die Verwendung von In-line-Filtern bzw. Ansaugfritten.

2. Für die Entgasung des Fließmittels kommen verschiedene Verfahren in Betracht; die Auswahl wird sich in den meisten Fällen nach den vor Ort vorhandenen Möglichkeiten richten:
   - Auskochen,
   - Ultraschallbad,
   - Heliumentgasung,
   - Entgasung mittels Vakuum,
   - On-line-Entgasung mittels Entgasungsgerät (z. B. Erma-Degasser der Fa. ERC).

3. Eine Thermostatisierung des Fließmittels ist im Hinblick auf die Temperaturabhängigkeit der Retentionszeiten von Vorteil.

Eine sorgfältige Entgasung verhindert die Bildung von Gasblasen in der Meßzelle des Detektors und, beim Gradientenbetrieb, in der Mischkammer.

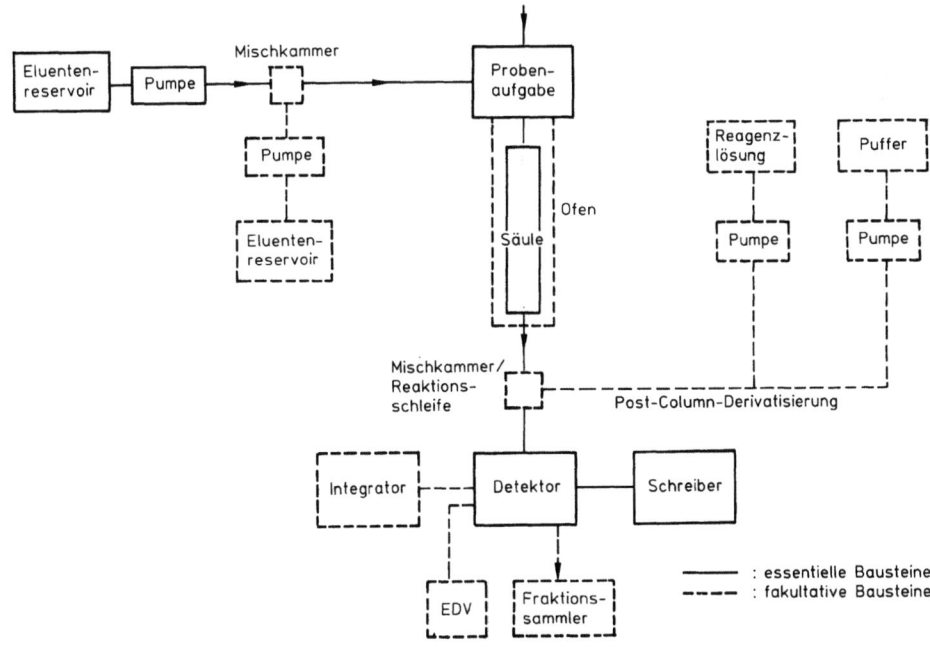

Abb. 2.350. Schematischer Aufbau einer HPLC-Apparatur (Erläuterung im Text). —— = essentielle Bausteine, · · · · · = fakultative Bausteine

Phosphathaltige, schwach saure Puffer stellen ebenso wie destilliertes Wasser einen guten Nährboden für Pilze und Algen dar; eine Aufbewahrung sollte daher, wenn überhaupt nötig, nur im Kühlschrank erfolgen; besser werden wäßrige Fließmittel bei Bedarf immer frisch hergestellt.

Pumpe. Für die HPLC werden heute überwiegend Membrankolbenpumpen und Kolbenpumpen mit einem oder zwei Pumpenköpfen eingesetzt. Die Anforderungen an eine moderne HPLC-Pumpe sind

- kontinuierlicher, möglichst pulsationsarmer Fließmittelfluß,
- konstante vom Gegendruck unabhängige Flußrate, stufenlos verstellbar zwischen ca. 0,01 und 10 ml/min,
- inertes Verhalten gegenüber den verwendeten Fließmittelgemischen,
- leichte und reproduzierbare Einstellung der Flußrate,
- einstellbare Druckgrenzwerte (minimaler/maximaler Druck), bei deren Erreichen die Pumpe abschaltet.

Für eine Übersicht über die heute kommerziell erhältlichen Pumpen sei auf die Literatur[1,2] verwiesen.
Während ein UV-Detektor relativ unempfindlich auf Pumpenpulsationen reagiert, sind die Folgen bei Verwendung eines Brechungsindexdetektors oder eines elektrochemischen Detektors wesentlich gravierender; falls eine vorhandene Hochdruckpumpe den Anforderungen an die Pulsationsarmut nicht gerecht wird, besteht die Möglichkeit der Pulsationsdämpfung auf der Druckseite durch eine Pulsdämpfereinheit, die – soweit sie für den verwendeten Druckbereich optimal justiert ist – Pulsationen nahezu vollständig absorbiert. Ein Nachteil der Verwendung von Pulsdämpfern ist die Vergrößerung des Fließmittelvolumens, die bei einer Gradientenelution längere Zeiten bis zur Änderung der Fließmittelzusammensetzung bedeutet.
Gradientenelution. Bei vielen Trennproblemen ist eine konstante Fließmittelzusammensetzung während der gesamten Analyse ausreichend (isokratische Trennung).
Bei komplexen Trennproblemen kann es erforderlich sein, die Zusammensetzung des Fließmittels während der Trennung zu ändern; Systeme zur Gradientenelution werden heute für binäre und ternäre Fließmittelgemische kommerziell angeboten, wobei die Mischung der zwei bzw. drei Fließmittelkomponenten entweder niederdruckseitig oder, wie in Abb. 2.350 gezeigt, hochdruckseitig erfolgen kann. Üblicherweise werden heute lineare oder Stufengradienten, seltener konkave oder konvexe Gradienten verwendet. Bei der Gradientenelution ist eine sorgfältige Entgasung des Fließmittels besonders wichtig. Zur Erleichterung der Entgasung ist es empfehlenswert, nicht mit rein wäßrigen Fließmittelkomponenten zu arbeiten, sondern der wäßrigen Komponente 10% der lipophilen Komponente zuzusetzen, um die Oberflächenspannung der wäßrigen Phase zu erniedrigen. Weiterhin sollte, insbesondere bei der Verwendung von Acetonitril als lipophile Fließmittelkomponente, die Mischbarkeit mit dem als wäßrige Phase verwendeten Puffer unbedingt vor der Verwendung geprüft werden, da es ansonsten während der Erhöhung des Acetonitrilanteils zur Ausfällung von Puffersubstanzen in den Kapillaren und Kugelventilen des Systems kommen kann.

Probenaufgabe. Wie bei allen chromatographischen Verfahren soll auch bei der HPLC die zu trennende Probe luftfrei und in möglichst kleinem Volumen auf die Säule aufgetragen werden. Während die Injektion mit einer Injektionsnadel in der Gaschromatographie auch heute noch ein gutes Verfahren darstellt, ist dieses bei der HPLC aufgrund des Gegendrucks nur bedingt geeignet. Üblicherweise werden heute für die manuelle Probenaufgabe Sechswegeventile mit Dosierschleifen und Volumina zwischen 5 und 25 µl verwendet. Im Gegensatz zu manuellen Injektionssystemen mittels Spritze ist hierbei auch eine manuell reproduzierbare Volumendosierung möglich (Abb. 2.351).
Nach Füllung der Dosierschleife mit Probelösung wird die gefüllte Schleife in den Fließmittelfluß geschaltet.
Automatische Probenaufgabesysteme arbeiten überwiegend nach dem Prinzip der Dosierschleife, wobei jedoch häufig eine Spritze zur Füllung der Schleife verwendet wird. In der Regel werden bei der Dosierung Standardabweichungen von unter 1% erreicht; eine regelmäßige Überprüfung der Dosierungskontrolle ist jedoch unerläßlich.
Um die Verschleppung von Probelösung zu vermeiden bzw. eine vollständige Füllung der Probenschleife sicherzustellen, ist sorgfältiges Spülen der Dosierschleife mit der Probelösung notwendig. Bei einwandfreien Aufgabesystemen (gute Dichtungen) reicht i. allg. das 4- bis 5fache Volumen der Dosierschleife aus.

Probelösung und Probevolumen. Um den Einfluß des Probenvolumens auf die Peakbreite möglichst klein

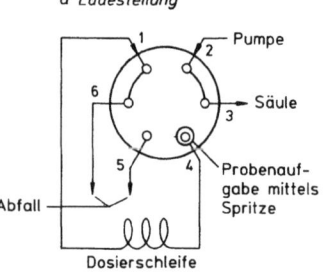

a Ladestellung

Pumpe

Säule

Probenaufgabe mittels Spritze

Abfall

Dosierschleife

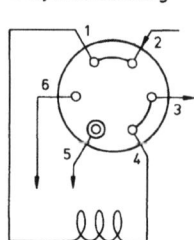

b Injektionsstellung

Abb. 2.351. Funktionsprinzip eines Injektionssystems mit Sechswegeventil. **a** Ladestellung, **b** Injektionsstellung

zu halten, sollten so geringe Probenmengen wie reproduzierbar möglich und in so konzentrierter Form wie möglich injiziert werden, ohne die Säule bzw. den Detektor zu überladen; bei der Verwendung von Standardsäulen werden in der Regel Volumina von 10 bis 20 µl mit einer Konzentration von bis zu 1 mg/ml injiziert. Probelösungen sind grundsätzlich über Membranfilter zu filtrieren, um eine Verstopfung des Injektionssystems zu vermeiden. Obwohl bei der Wahl des Lösungsmittels die Löslichkeit der Probe sowie eine Abtrennung von unerwünschten Begleitstoffen bei der Aufarbeitung sicherlich im Vordergrund steht, sollte ein dem Fließmittel ähnliches Lösungsmittel, im Idealfall das Fließmittel selbst gewählt werden, um unerwünschte Brechungsindex-Effekte, Peaks durch UV-Absorption des Lösungsmittels, Störungen des chromatographischen Gleichgewichtes oder, im Extremfall, Ausfällung einer gelösten Substanz auf der Säule zu vermeiden.

Säulen. Für die Routineanalytik werden heute zumeist stahl- oder glasummantelte Säulen mit einem Innendurchmesser von 4,6 mm oder kleiner und einer Länge zwischen 10 und 25 cm verwendet, wobei der Säulendurchmesser lediglich einen Einfluß auf die Beladbarkeit der Säule und den Fließmittelverbrauch hat; die Länge der Säule hat, neben der Korngröße des verwendeten Füllmaterials, einen wesentlichen Einfluß auf die Trennleistung, wobei i. allg. bei Längen über 25 cm die Trennleistung einer Säule durch Diffusion wieder abnimmt.

Da heute eine Vielzahl verschiedener Kartuschensysteme und Fertigsäulen auf dem Markt angeboten werden, ist die Auswahl des zu verwendenden Trennsäulensystems nicht leichter geworden. Während Kartuschensysteme in der Regel preiswerter sind als komplette Fertigsäulen, kann es bei der Montage gelegentlich zu Dichtigkeitsproblemen kommen (Abb. 2.352).

Da die Lebensdauer einer HPLC-Säule selbst bei schonendster Behandlung endlich ist, wird je nach Aufgabenstellung und Analysenzahl entweder der preiswerteren Kartusche oder der bezüglich der Montage unproblematischeren Fertigsäule der Vorzug zu geben sein. Aufgrund der Tatsache, daß auch heute noch kein Hersteller von Säulenfüllmaterial in der Lage ist, in ihrem chromatographischen Verhalten identische Chargen eines Füllmaterials zu produzieren, kann es sogar je nach Problemstellung sinnvoll sein, eine größere Menge Füllmaterial einer Charge zu bevorraten und die Säulen selbst zu füllen (oder mehrere Säulen einer Charge zu bestellen), wobei wirtschaftliche Überlegungen heute nicht mehr für die Eigenfüllung von HPLC-Säulen sprechen.

Seit einigen Jahren werden auf dem Markt zunehmend kürzere Säulen (1 bis 5 cm) mit z. T. deutlich kleinerem Innendurchmesser ($\leq$ 1 mm) für eine schnellere und fließmittelsparendere HPLC angebo-

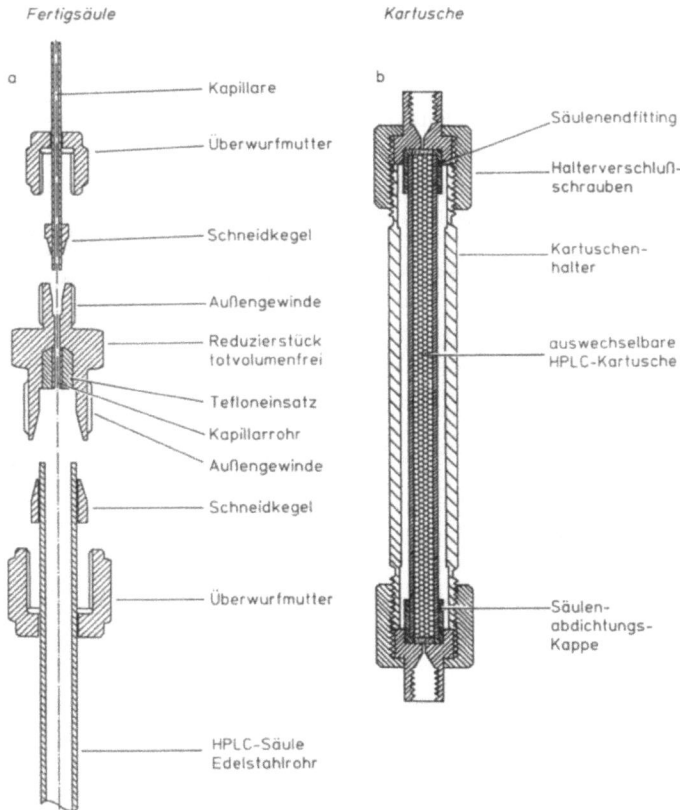

Fertigsäule   *Kartusche*

a

- Kapillare
- Überwurfmutter
- Schneidkegel
- Außengewinde
- Reduzierstück totvolumenfrei
- Tefloneinsatz
- Kapillarrohr
- Außengewinde
- Schneidkegel
- Überwurfmutter
- HPLC-Säule Edelstahlrohr

b

- Säulenendfitting
- Halterverschlußschrauben
- Kartuschenhalter
- auswechselbare HPLC-Kartusche
- SäulenabdichtungsKappe

Abb. 2.352. a HPLC-Fertigsäule und **b** Kartusche

ten. Auch die Korngröße des Füllmaterials wurde von 10 auf 3 μm verkleinert, wobei sich gleichzeitig die theoretische Bodenzahl der Trennsäulen bis auf 100.000/m erhöhte; zur Berechnung s. Literatur[3]. Obwohl diese Trennsäulen für eine Routineanalytik mit großen Probenzahlen sicherlich ihre Berechtigung haben, sollte jedoch bei ihrer Verwendung beachtet werden, daß

- extrem kurze Säulen (1 bis 2 cm) keine hohe Trennleistung haben können, also nur für einfache analytische Aufgaben verwendet werden sollten sowie
- Säulen mit Füllmaterialien kleiner Korngröße (< 5 μm) leichter verstopfen und, je nach Länge, durch den höheren Betriebsdruck die Dichtungen des gesamten HPLC-Systems stärker belasten.

Wesentlich wichtiger als der Säulentyp ist jedoch die richtige Auswahl einer für das vorhandene Trennproblem optimalen stationären Phase (s. Phasensysteme).

Säulenofen. Da die Viskosität des Fließmittels, die Retentionszeiten einzelner Substanzen und die Trennleistung des chromatographischen Systems temperaturabhängig sind, ist eine Thermostatisierung der Säule besonders für schwierige Trennprobleme ebenso wie für quantitative Bestimmungen erforderlich. Während man bei Thermostatisierung mit einem Wasserbad in der Wahl der Temperatur frei ist, sollte bei der Verwendung von Luftthermostaten, die gewöhnlich nicht über eine Kühleinrichtung verfügen, die gewählte Temperatur mindestens 10 °C über der Umgebungstemperatur liegen, da sonst eine konstante Temperatur nicht gewährleistet ist. Beim Arbeiten mit höheren Temperaturen ist jedoch zu beachten, daß bei Lösungsmitteln mit niedrigem Siedepunkt durch die Erhöhung des Dampfdrucks mit der Bildung von

Gasblasen, insbesondere nach Entspannung in der Meßzelle des Detektors zu rechnen ist.

Detektoren. Der Detektor hat in einem HPLC-System die Aufgabe, eine eluierte Substanz zu erkennen und ein der Konzentration proportionales elektrisches Signal zu erzeugen, das dann von einem Schreiber, Integrator oder Labordatensystem aufgezeichnet und ggf. weiterverarbeitet wird. Ein idealer Detektor sollte

- alle interessierenden Substanzen möglichst selektiv erkennen,
- über einen großen Konzentrationsbereich linear sein, d. h. ein der Konzentration direkt proportionales elektrisches Signal erzeugen,
- gegenüber Temperatureinflüssen und Änderungen der Fließmittelzusammensetzung möglichst unempfindlich sein,
- leicht zu handhaben sein und in ein vorhandenes System integriert werden können,
- ein möglichst kleines Volumen (1 bis 15 μl) der Meßzelle haben.

Für eine Routineanwendung werden neben den am meisten eingesetzten UV-Vis-Detektoren Brechungsindexdetektoren, Fluoreszensdetektoren und elektrochemische Detektoren verwendet.
Darüber hinaus gibt es eine Reihe von Detektoren für spezielle Anwendungen, wie z. B. Leitfähigkeitsdetektoren, Radioaktivitätsdetektoren, Lichtstreudetektoren und polarimetrische Detektoren. Zur Identifizierung unbekannter Substanzen unmittelbar nach der chromatographischen Trennung werden auch HPLC-MS- bzw. HPLC-IR-Kopplungen (s. S. 198, 231) verwendet.
Für die Detektion UV-Vis-absorbierender Substanzen werden meist *UV-Vis-Detektoren* eingesetzt. Sie

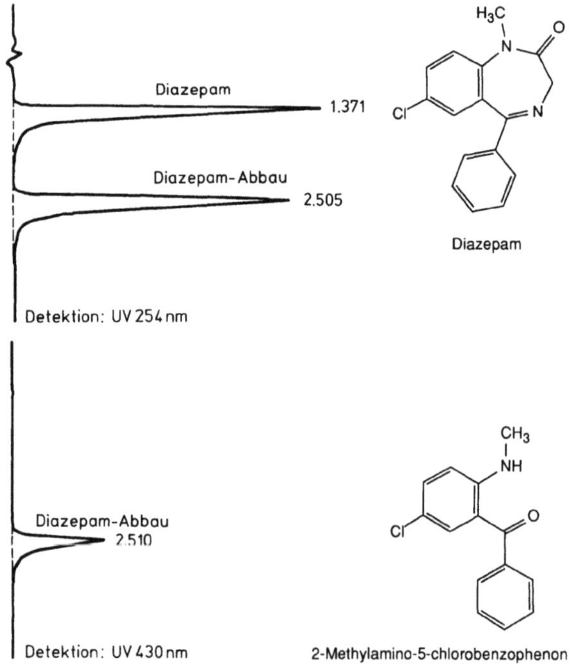

Probelösung: je 0,1 mg Diazepam und Diazepam-Abbau/ml
Einspritzvolumen: 20 μl
Säule: RP Select B, 5 μm, 100 mm
Fließmittel: 0,01 M Phosphatpuffer pH 2,5 35%
    Acetonitril 65%
Gerät: HP 1084 B

Diazepam   1.371

Diazepam-Abbau   2.505

Diazepam

Detektion: UV 254 nm

Diazepam-Abbau   2.510

Detektion: UV 430 nm   2-Methylamino-5-chlorobenzophenon

Abb. 2.353. Detektion bei verschiedenen Wellenlängen

reagieren auf Temperaturschwankungen ebenso unempfindlich wie auf Änderungen der Fließmittelzusammensetzung bei Gradientenbetrieb, solange die Fließmittel bei der bzw. den eingestellten Meßwellenlängen nicht selber absorbieren. Daraus leitet sich als Forderung an die verwendeten Fließmittel ab, daß sie möglichst frei von UV-absorbierenden Verunreinigungen sein müssen und daß sie bei der gewählten Meßwellenlänge eine ausreichende UV-Durchlässigkeit aufweisen müssen.

In der Praxis empfiehlt sich daher – für die heute am meisten eingesetzten RP-Phasen – die Verwendung des bis 190 nm UV-durchlässigen Acetonitrils als lipophile Fließmittelkomponente, um gegebenenfalls ohne Fließmittelwechsel die Meßwellenlänge auf bis zu 200 nm senken zu können.

Die UV-Durchlässigkeit ist ebenfalls bei der Auswahl des Puffers und anderer Fließmittelzusätze wie Ionenpaaren zu beachten.

Während Festwellenlängendetektoren nur bei – durch Filter wählbaren – fixen Wellenlängen benutzt werden können, ermöglichen Spektralphotometerdetektoren (variable Wellenlängendetektoren, VW-Detektoren) eine selektivere und oft empfimdlichere Detektion eines eluierten Stoffes.

Durch die gezielte, mittels Monochromator stufenlos mögliche Auswahl der Meßwellenlänge, z. B. im Absorptionsmaximum der interessierenden Substanz – oder aber abseits der Absorption störender Begleitstoffe – ist die Selektivität des VW-Detektors deutlich besser als die eines Festwellenlängendetektors. (Abb. 2.353).

Noch wesentlich weitergehende Möglichkeiten bietet der heute zunehmend verwendete Diodenarray-Detektor (DAD, PAD), bei dem polychromatisches Licht nach Wechselwirkung mit der Probe an einem Gitter spektral zerlegt wird und das Spektrum von einem Diodenarray simultan registriert wird.

Neben der Einsatzmöglichkeit als Multiwellenlängendetektor, bei der nahezu die gleiche Empfindlichkeit wie bei herkömmlichen UV-Vis-Detektoren erreicht wird, ist als wesentlicher Vorteil die Möglichkeit zur Aufnahme vollständiger Spektren innerhalb von ms während der Entwicklung eines Chromatogramms hervorzuheben.

Aufgrund der hohen Kosten, insbesondere auch für die zum optimalen Einsatz eines DAD erforderliche Auswerteeinheit zur Verarbeitung der anfallenden Datenmengen, wird der DAD hauptsächlich zur Methodenentwicklung eingesetzt, sowie in Fällen, wo die spektrale Information neben der Retentionszeit eines Stoffes besondere Bedeutung hat, wie z. B. bei der Identifizierung unbekannter Substanzen.

Brechungsindex-(RI-)Detektoren (engl.: refraction index), messen – als Differentialrefraktometer – die Differenz der Brechungsindices zwischen dem reinen Fließmittel, das sich (statisch) in einer Referenzzelle befindet, und dem durch die Meßzelle fließenden Eluenten. Wandert eine gelöste Substanz durch die Meßzelle, so ergibt sich eine der Konzentration proportionale Änderung des Brechungsindexes. RI-Detektoren sind zwar unspezifisch und relativ unempfindlich, jedoch universell einsetzbar, da nahezu jede gelöste Substanz unabhängig von ihrer chemischen Struktur den Brechungsindex des Lösungsmittels verändert. So können z. B. Zucker und einige Polysaccharide ohne Derivatisierung mittels RI-Detektor erfaßt werden.

Da der Brechungsindex einer Lösung stark temperaturabhängig ist, stellen RI-Detektoren an die Temperaturkonstanz wesentlich höhere Anforderungen als UV-Detektoren; die erforderliche Temperaturkonstanz des Detektors wird entweder durch ein Wasserbad oder über eine eingebaute elektronische Temperaturregelung erreicht.

Obwohl Temperaturschwankungen außerhalb des Detektors nicht die gleichen Auswirkungen wie eine Temperaturdifferenz zwischen Referenz- und Meßzelle haben, sollte eine thermisch möglichst stabile Umgebung für das gesamte chromatographische System angestrebt werden. RI-Detektoren sind nicht gradiententauglich.

Aufgrund der sehr hohen Nachweisempfindlichkeit für fluoreszierende Verbindungen, die z. T. um den Faktor 100 besser ist als bei UV-Detektoren, gewinnen *Fluoreszenzdetektoren* zunehmend an Bedeutung. Je nach Gerät werden entweder Filter und/oder Monochromatoren für die Wahl der Anregungs- und Emissionswellenlänge verwendet. Da die Fluoreszenzintensität nicht nur von der zu detektierenden Substanz, sondern auch stark von Lösungsmittel, pH-Wert, Temperatur und im Fließmittel vorhandenen weiteren Substanzen abhängig ist, muß der Einhaltung reproduzierbarer Bedingungen insbesondere bei einer quantitativen Bestimmung besondere Bedeutung beigemessen werden. Ein wesentliches Einsatzgebiet für Fluoreszenzdetektoren ist weiterhin bei Stoffen gegeben, die erst nach entsprechender Vor- oder Nachsäulenderivatisierung als fluoreszierende Reaktionsprodukte bestimmt werden (s. u.).

Mit *amperometrischen Detektoren* können Substanzen detektiert werden, die unter den im Fließmittel vorhandenen Bedingungen oxidiert oder reduziert werden können. Da für die Oxidierbarkeit bzw. Reduzierbarkeit die Anwesenheit bestimmter funktioneller Gruppen (z. B. Nitrogruppe, Chinonstruktur, aromatisches Amin oder Phenol) erforderlich ist, sind elektrochemische Detektoren sehr selektiv, allerdings damit auch nicht so universell einsetzbar wie Detektoren, die Stoffe aufgrund ihrer optischen Eigenschaften detektieren. Obwohl sehr hohe Nachweisempfindlichkeiten erreicht werden können, ist die mit der hohen Empfindlichkeit verbundene Störanfälligkeit der Elektrochemischen Detektoren ein Grund für die zur Zeit noch geringe Verbreitung. Optimale Fließmittelentgasung, Temperierung des gesamten chromatographischen Systems und extrem saubere Reagenzien sind unabdingbare Voraussetzungen für den erfolgreichen Einsatz eines ECD. Der ECD ist nicht gradiententauglich.

Die Auswahl eines geeigneten Detektors ist von den Eigenschaften der zu bestimmenden Stoffe abhängig. Während organische Verbindungen mit ausreichend absorbierenden chromophoren Gruppen in der Regel von einem UV-Detektor mit ausreichender Empfindlichkeit erfaßt werden können, sind z. B. Zucker und Aminosäuren durch UV-Detektion nicht vernünftig bestimmbar. Ist ein Ausweichen auf geeignete Detektoren nicht möglich, besteht die Möglichkeit zur Derivatisierung der zu bestimmenden Stoffe, um sie detektierbar zu machen.[4] So können die bereits angesprochenen Zucker und Aminosäuren durch die Einführung UV-absorbierender oder fluoreszierender Gruppen zu mit UV- oder Fluoreszenzdetektor detektierbaren Verbindungen umgesetzt werden.

Bei der *Vorsäulenderivatisierung* (Pre-column-Derivatisierung) wird ein Stoffgemisch mit einem geeigneten Reagenz *vor* der chromatographischen Trennung umgesetzt. Den Vorteilen - problemlose Entfernung von Reagenzüberschüssen und freie Wahl der Reaktionsbedingungen - steht der seit langem aus der Gaschromatographie bekannte Nachteil der oft nicht reproduzierbaren Reaktionsbedingungen gegenüber (besonders bei unterschiedlicher bzw. wechselnder Matrix).

Während Vorsäulenderivatisierung keinen besonderen apparativen Aufwand erfordert, wenn sie nicht automatisch ausgeführt werden sollen, ist für die *Nachsäulenderivatisierung* (Post-column-Derivatisierung) zusätzliches Equipment erforderlich, wie in Abb. 2.350 dargestellt:

- Eine oder zwei Pumpen fördern Reagenzlösungen oder Puffer zur Einstellung der Reaktionsbedingungen in den Fluß nach der Säule. Die Mischung von Fließmittel, Reagenz, Pufferlösung und derivatisierendem Stoff erfolgt in einer Mischkammer, der gegebenenfalls eine Reaktionsschleife (mit Heizung) nachgeschaltet ist.
- Dem apparativen Mehraufwand stehen jedoch als Vorteil die absolut reproduzierbaren Reaktionsbedingungen gegenüber, welche die Nachsäulenderivatisierung zur Methode der Wahl insbesondere bei der Analyse von Proben mit wechselnder Matrix macht.

(Beispiel → Kap. 2, 3.9.3 und 4.3.3)

Verbindung der Bauelemente. Für die Verbindung von Eluentenreservoir und Pumpeneingang werden am besten Teflonschläuche verwendet, da sie gegen die meisten als Fließmittel verwendeten organischen Lösungsmittel sowie Säuren und Laugen beständig sind. Für die Verbindung von Pumpe, Injektionssystem, Säule und Detektor werden heute noch zumeist 1/16"-Stahlkapillaren mit einem Innendurchmesser von 0,5, 0,25 oder 0,1 mm sowie Schneidringe und Fittings aus Stahl verwendet, obwohl für das Zuschneiden auf die passende Länge sowie für die Montage grundsätzlich Werkzeug benötigt wird; empfehlenswert ist die Umstellung auf Kapillaren aus einem druckstabilen, inerten Kunststoffmaterial (z. B. PEEK), die ohne Werkzeug mittels sog. Finger-tight-fittings befestigt werden (Abb. 2.354).

Falls man keine genauen Kenntnisse über Gewindemaße sowie Schneidkegelgrößen und -formen hat, sollte man zur Vermeidung von Dichtigkeitsproblemen grundsätzlich nur bei dem von einem Hersteller angebotenen System bleiben, zumal auch die Schneidringmaße und Formen zwar sehr ähnlich, aber nicht identisch sind. Zur Illustration der Problematik sind in Abb. 2.355 einige handelsübliche Schneidkegel, Hohlschrauben und die für eine totvolumenfreie Verbindung erforderlichen Montageabstände zusammengestellt.

Für die Kapillarverbindungen gilt, daß sie möglichst kurz und totvolumenarm sein sollten, um die Peakverbreiterung möglichst gering zu halten. Für die Verbindung des Detektorausgangs mit dem Abfallgefäß werden am besten auch Teflonschläuche verwendet, wobei sich der Einbau einer Restriktion (z. B. eines Kapillarstücks) zur Vermeidung eines zu großen Druckabfalls nach der Meßzelle bewährt hat, um eine Entgasung des Eluenten in der Meßzelle zu verhindern.

Meßdaten - Erfassung und Auswertung. Die meisten Detektoren liefern ein analoges elektrisches Signal, das von einem Schreiber aufgezeichnet wird.

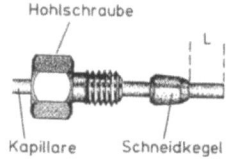

Hohlschraube
L
Kapillare   Schneidkegel

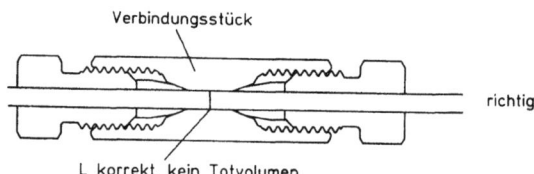

Verbindungsstück
richtig
L korrekt, kein Totvolumen

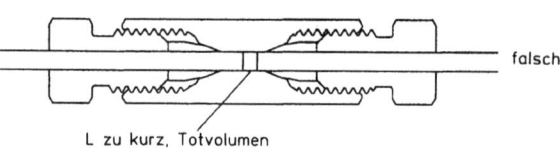

falsch
L zu kurz, Totvolumen

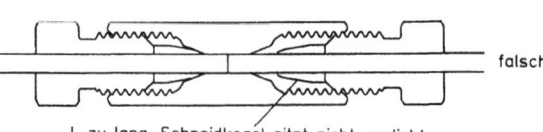

falsch
L zu lang, Schneidkegel sitzt nicht, undicht

Abb. 2.354. Kapillarverbindung durch totvolumenfreies Verbindungsstück. Aus[5]

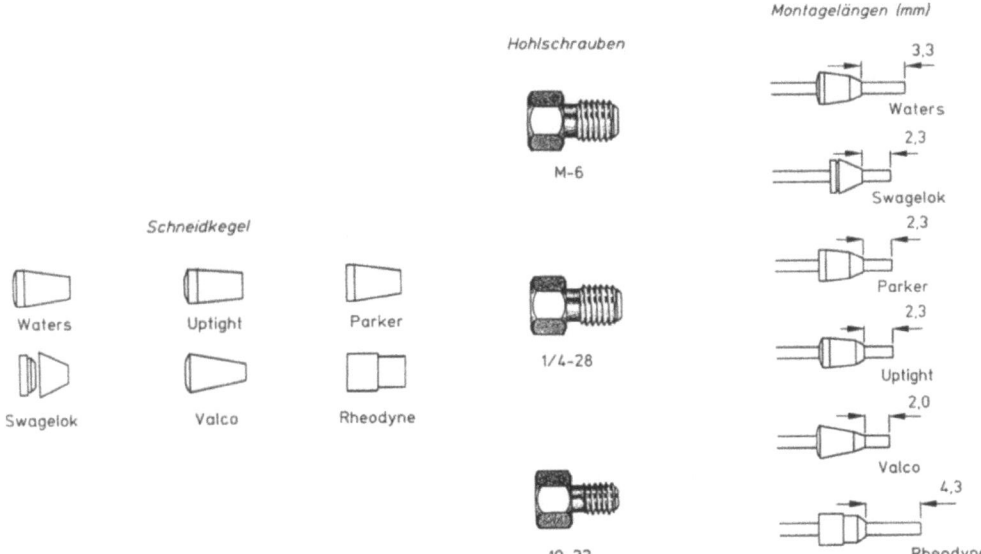

Abb. 2.355. Handelsübliche Schneidkegel, Hohlschrauben und Montagelängen für totvolumenfreie Kapillarverbindungen. Aus[5]

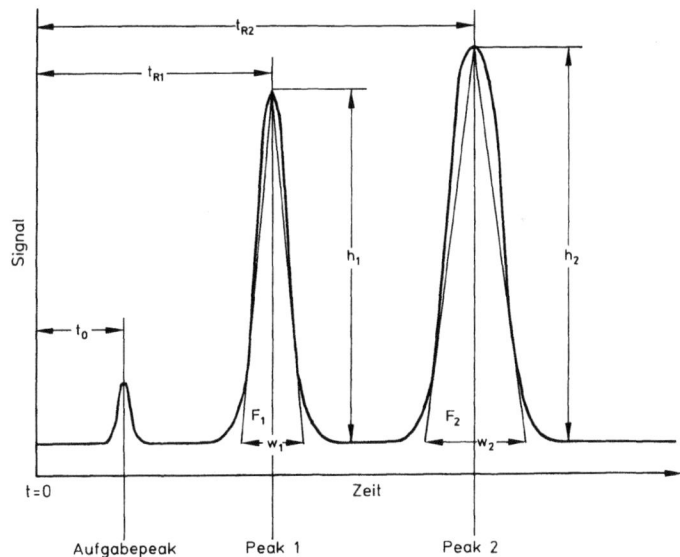

Abb. 2.356. Das Chromatogramm und seine Kenngrößen. Nach[6]

In Abhängigkeit von der Analysenzeit wird die Änderung eines Meßsignals registriert; diese Signale werden als Peaks bezeichnet und ergeben in ihrer Gesamtheit das Chromatogramm. Die Auswertung des Chromatogramms erlaubt eine qualitative und quantitative Aussage über die in der Probe enthaltenen einzelnen Komponenten und deren Konzentration.
Folgende Parameter beschreiben das Chromatogramm (Abb. 2.356):

- $t = 0$: Zeitpunkt der Probenaufgabe.
- t_R: Retentionszeit; die Zeit von der Injektion bis zum Peakmaximum.

- t_0: Totzeit; die Zeit, welche die mobile Phase oder eine nicht verzögerte Substanz von der Injektion bis zur Registrierung durch den Detektor benötigt.
- h: Peakhöhe; Abstand von der Basislinie des Chromatogramms bis zum Peakmaximum.
- F: Peakfläche.
- W: Basisbreite eines Peaks; die Peakbreite wird auch häufig in halber Höhe des Peaks als $w_{1/2}$ angegeben.

Die Retentionszeit t_R gibt die qualitative Zusammensetzung der gemessenen Probe an; die Peakhöhe h

bzw. die Peakfläche F läßt eine quantitative Aussage zum Gehalt der Komponenten zu.

Die Peakhöhe h ist proportional zur maximalen Konzentration in der Probenzone. Diese Konzentration ist proportional zur Aufgabemasse und darüberhinaus von der Diffusion in den Kapillaren und während des chromatographischen Prozesses abhängig.

Die Peakfläche F ist proportional zur Aufgabemasse und unabhängig von Diffusionsvorgängen.

Ein Maß für die Qualität der Trennsäule bietet die Peakauflösung R; sie kann nach folgender Beziehung berechnet werden:

$$R = \frac{2 \cdot (t_{R2} - t_{R1})}{w_2 - w_1}$$

Bei einer Auflösung von 1 sind die Peaks nicht basisliniengetrennt, jedoch gut voneinander zu unterscheiden. Angestrebt wird eine Auflösung $R = 1,25$, die eine reproduzierbare quantitative Auswertung der Peakflächen zuläßt. Höhere Auflösungen mit $R > 1,5$ bringen keinerlei Vorteile, sondern verlängern nur die Analysenzeit und damit den Fließmittelverbrauch.

Während bei einer Schreiberaufzeichnung eine manuelle Auswertung des Chromatogramms sehr zeitaufwendig ist (Ausmessen der Retentionszeiten und Peakhöhen ggf. Planimetrieren der Peakflächen oder Wiegen der ausgeschnittenen Peakflächen), ist eine Auswertung nach Digitalisierung des Analogsignals mittels Integrator oder Labordatensystem schneller und gut automatisierbar, was aber nicht bedeutet, daß die automatisch erhaltenen Ergebnisse präziser oder richtiger sein müssen.

Eine ausführliche Diskussion der z. Zt. auf dem Markt angebotenen Labordatensysteme, Integratoren und PC-Programme würde den vorgegebenen Rahmen sprengen,[7-9] so daß für die Auswahl des Auswertesystems nur einige praktische Hinweise gegeben werden können, die – neben dem Preis – beachtet werden sollten:

1. Die vom Rechner bzw. Analog-Digital-Wandler durchgeführten Operationen (Messungen des Basislinienrauschens, Peakerkennung, Übertragungsraten, Datenbündelung/Datenreduktion, Flächenermittlung und evt. Korrekturen) müssen verständlich und nachvollziehbar erläutert und dargestellt werden, um eine Beurteilung der ermittelten Ergebnisse zu ermöglichen. Obwohl sich viele Hersteller heute noch weigern, einen vollständigen Einblick in die zur Auswertung verwendete Hard- und Software zu geben, wird dies im Zuge der Forderung nach einer vollständigen Validierung aller Analysenschritte in absehbarer Zeit erforderlich werden, um damit dem Nutzer den dringend erforderlichen Einblick in die Hard- und Software zu ermöglichen.
2. Einfache Bedienung der Geräte ist auch heute noch nicht selbstverständlich (z. B. mehrfach belegte Tastatur), wie eine Speichermöglichkeit für einmal festgelegte Parametersätze, die auch nach Stromausfall noch zur Verfügung stehen.
3. Präzision und Richtigkeit können in der Regel nur durch Analysen überprüft werden, da die wenigsten Chromatographen elektronische Chromatogramme zur Überprüfung der Auswerteeinheit erzeugen. Näheres hierzu siehe Abschnitt Validierung einer HPLC-Gehaltsbestimmung.
4. Eine optische Kontrolle der vom Integrator für die Flächenbestimmung (Integration) verwendeten Basislinie muß möglich sein.
5. Die Möglichkeit zur wiederholten Auswertung eines als Rohdaten abgespeicherten Chromatogramms mit geänderten Auswerteparametern ist vorteilhaft, insbesondere wenn lange Chromatographiezeiten oder aber instabile Proben bzw. aufwendige Probenaufarbeitung die Wiederholung der gesamten Analyse erschweren.

Phasensystem in der HPLC. Wie bei jedem chromatographischen Trennverfahren beruht die Trennung von Stoffgemischen auch in der HPLC auf Wechselwirkungen der Analyten mit einer stationären und einer mobilen Phase. Während bei der SEC ($\rightarrow$ Kap. 2, 4.3.3) die Trennung von Stoffgemischen im Idealfall nur über die unterschiedliche Molekülgröße stattfindet, sind bei der Trennung von Stoffen aufgrund ihrer chemischen und physikalischen Eigenschaften eine Vielzahl von Wechselwirkungen möglich. Adsorption an eine feste Phase, Verteilung zwischen einer flüssigen stationären und flüssigen mobilen Phase, Ionenaustausch, Wasserstoffbrückenbindungen, Dipol-Dipol-Wechselwirkungen und Wirkung von Van-der-Waal-Kräften können – einzeln oder in Kombination – Ursache für die Trennung eines Stoffgemisches sein.

Für HPLC-Säulen werden druckstabile *stationäre Phasen* einer definierten Korngröße mit einer engen Größenverteilung benötigt. Neben Säulenmaterialien auf Polymerbasis und sog. Dünnschichtteilchen, die meist aus einem Glaskern mit einer porösen Außenbeschichtung bestehen, werden heute als achirale Phasen überwiegend Materialien auf Kieselgelbasis verwendet.

Neben sphärischem (kugelförmigen) Material ist auch Material aus unregelmäßig geformten Teilchen im Handel erhältlich, wobei sphärisches Material wegen der i. allg. besseren Druckstabilität vorzuziehen ist. Der mittlere Teilchendurchmesser bei analytischen Trennsäulen liegt bei 10, 7, 5, 4 oder 3 μm. Neben den seit langem bekannten polaren Normalphasen wie Kieselgel und Aluminiumoxid für Adsorptions- und Verteilungschromatographie haben sich in den letzten Jahren zunehmend chemisch modifizierte Kieselgelphasen durchgesetzt.

Während bei einer polaren stationären Phase die mobile Phase lipophil ist (Normalphasen-Chromatographie), ist bei Umkehrphasen die stationäre Phase lipophil und die mobile Phase durch ihren Wassergehalt polar (Reversed-Phase-Chromatographie).

Bei chemisch modifizierten Kieselgelen wurden die an der Oberfläche vorhandenen freien Silanolgruppen durch chemische Reaktionen umgesetzt, so daß auf der Oberfläche eine monomere Schicht des gebundenen organischen Restes (sog. Bürsten) vorliegt. Chemisch modifizierte stationäre Phasen haben gegenüber den nichtmodifizierten Trägermaterialien den Vorteil, daß sie i. allg. selektiver sind und daß die Zeiten zur Equilibrierung des Systems, d. h. zur Einstellung des chromatographischen Gleichgewichts, deutlich kürzer sind.

Tabelle 2.75. Chemisch modifizierte Kieselgelphasen für die HPLC

Funktionelle Gruppe	Kurzbe- zeichnung	bevorzugte An- wendung als
polare Phasen:		
Sulfonsäuregruppen	SA	Kationenaus- tauscher
Quartäre Ammoniumgruppen	SB	Anionenaus- tauscher
mittelpolare Phasen:		
Aminopropyl-	NH$_2$	Normal- und Umkehrphase, schwacher Ionen- austauscher
Dimethylaminopropyl-	N(CH$_3$)$_2$	wie NH$_2$
Nitropropyl-	NO$_2$	Normal- und Umkehrphase
Cyanopropyl-	CN	Normal- und Umkehrphase
Vicinale Hydroxylgruppen an C-Ketten	Diol	Normal- und Umkehrphase
unpolare Phasen:		
Alkylreste verschiedener Länge	C$_2$-C$_{18}$	Umkehrphase
Phenylpropyl-	C$_6$H$_5$	Umkehrphase

Während sich Kieselgel erst ab pH > 8 in der mobilen Phase zu lösen beginnt, werden modifizierte Kieselgele auch durch saure Fließmittel (allerdings deutlich langsamer als im alkalischen Bereich) hydrolysiert. Je kürzer die Kettenlänge der Substituenten und je unvollständiger die Kieselgeloberfläche mit Substituenten belegt ist, um so hydrolyseempfindlicher ist das verwendete Material. Da sich durch die Hydrolyse neben den mechanischen Eigenschaften („nachsacken" des Füllmaterials) auch die Selektivität und Trennleistung der Säule, bedingt durch die Zunahme an freien Silanolgruppen, ständig ändert, sollten die kurzkettigen mittelpolaren Phasen nur dann verwendet werden, wenn Trennprobleme nicht anders gelöst werden können. Aus diesem Grund

wird heute die Masse der Trennungen auf den sehr stabilen unpolaren RP-Phasen, überwiegend auf C$_{18}$-Material durchgeführt.

Ist ein Arbeiten im alkalischen Milieu nicht zu vermeiden – z. B. durch Änderung des Trennprinzips – so muß eine kurze Lebensdauer der Säule in Kauf genommen werden. Eine andere Möglichkeit ist das Ausweichen auf alkalistabile polymere Trägermaterialien für die C-18-Ketten oder auf eine – allerdings extrem lipophile – Carbonsäule.[10-12]

Für die Auswahl der *mobilen Phase* bei der Normalphasenchromatographie ist die Polarität des Fließmittels eines der wichtigsten Auswahlkriterien. Da die meisten Säulenfüllmaterialien auch als DC-Folien oder -Platten erhältlich sind, empfiehlt sich zur Vorauswahl ein Test mittels DC. Die zu bestimmenden Stoffe sollten dabei Rf-Werte von etwa 0,3 bis 0,5 haben. Bei richtiger Polarität, aber unzureichender Selektivität muß unter Berücksichtigung der chemischen Struktur des zu trennenden Stoffgemisches entweder die mobile Phase optimiert[13,14] oder aber die stationäre Phase gewechselt werden.

Während bei der Normalphasenchromatographie eine Vielzahl verschiedener Lösungsmittel verwendet werden, kommen bei der Umkehrphasenchromatographie fast ausschließlich Acetonitril oder Methanol als lipophile Fließmittelkomponete zur Anwendung. Als hydrophile Fließmittelkomponente werden Wasser bzw. wäßrige Pufferlösungen mit diversen Zusätzen verwendet.

Die Änderung der Polarität des Fließmittels erfolgt in der Regel durch Erhöhung des prozentualen Anteils der hydrophilen Fließmittelkomponente, die Änderung der Selektivität i. allg. durch pH-Wert-Änderung und/oder den Zusatz von Ionenpaarbildnern, Erhöhung der Ionenkonzentration des Puffers oder Wechsel der Puffersubstanzen. Grundsätzlich ist die Verwendung von Puffern der Verwendung von reinem Wasser vorzuziehen, da zum einen die freien Silanolgruppen durch die im Puffer vorhandenen Anionen abgeschirmt werden (und damit die teureren, zur vollständigen Absättigung aller Silanolgruppen nachsilanisierten - endcapped - Säulenmaterialien eigent-

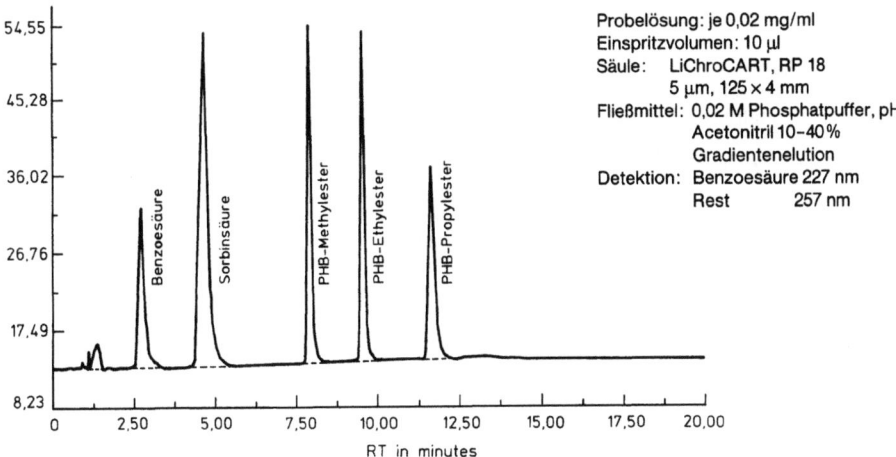

Probelösung: je 0,02 mg/ml
Einspritzvolumen: 10 µl
Säule: LiChroCART, RP 18
 5 µm, 125 × 4 mm
Fließmittel: 0,02 M Phosphatpuffer, pH 4.2
 Acetonitril 10–40%
 Gradientenelution
Detektion: Benzoesäure 227 nm
 Rest 257 nm

Abb. 2.357. HPLC-Trennung von Konservierungsstoffen

Tabelle 2.76. Kennzahlen von Fließmittelkomponenten. Nach[6]

Lösungsmittel	Polarität $E°$ (Al$_2$O$_3$)	Viskosität (cP) bei 20 °C	Brechungs-index n_D^{20}	UV-Grenze[a] (nm)	Siede-punkt °C
n-Pentan	0,00	0,23	1,3575	210	36
n-Hexan	0,00	0,33	1,3749	210	69
i-Octan	0,01	0,5	1,3914	210	99
Petrolether	0,01	0,3		210	
n-Decan	0,04	0,92	1,4119	210	174
Cyclohexan	0,04	1,00	1,4262	220	
1,1,2-Trichlortriflourethan	0,14	0,71	1,3588	235	48
Schwefelkohlenstoff	0,15	0,37	1,6280	380	46
Tetrachlorkohlenstoff	0,18	0,97	1,4652	270	77
t-Butylmethylether	0,2	0,35	1,3689	220	53
Xylol	0,26	0,62 bis 0,81	1,50	295	138 bis 144
Isopropylether	0,28	0,37	1,3681	220	68
Toluol	0,29	0,59	1,4969	290	111
Benzol	0,32	0,65	1,5011	285	80
Diethylether	0,38	0,24	1,3524	220	34,5
Chloroform	0,40	0,57	1,4457	250	61
Methylenchlorid	0,42	0,44	1,4242	235	40
Methylisobutylketon	0,43	0,54	1,3957	330	116,5
Tetrahydrofuran	0,45	0,46	1,4072	250	66
1,2-Dichlorethan	0,49	0,79	1,4448	235	83
Methylethylketon	0,51	0,4	1,3788	330	80
Aceton	0,56	0,32	1,3587	335	56
Dioxan	0,56	1,54	1,4224	240	101
Essigsäureethylester	0,58	0,45	1,3724	260	77
Essigsäuremethylester	0,60	0,37	1,3614	260	56
Amylalkohol	0,61	4,1	1,4100	225	138
Dimethylsulfoxid	0,62	2,24	1,4783	275	189
Diethylamin	0,63	0,38	1,3854	275	55
Acetonitril	0,65	0,37	1,3441	200	82
Pyridin	0,71	0,94	1,5102	310	115
i-Propanol	0,82	2,3	1,3772	220	82
n-Propanol	0,82	2,3	1,3856	220	97
Ethanol	0,88	1,20	1,3614	215	78
Methanol	0,95	0,60	1,3284	220	65
Ethylenglykol	1,11	19,9	1,4318	210	197
Essigsäure	groß	1,26	1,3719		118
Wasser	größer	1,00	1,3330	< 190	100
Salzlösungen und Puffer	sehr groß	abhängig von der Konzentration			

[a] Wellenlänge, bei der die Durchlässigkeit gegen H$_2$O noch etwa 50 % beträgt (1 cm Küvette).

lich überflüssig werden) und zum anderen bei definierten pH-Bedingungen Säuren und Basen reproduzierbar chromatographiert werden.

Abb. 2.357 zeigt die hohe Selektivität einer RP-Säule für geringe Polaritätsunterschiede; umgekehrt zur Reihenfolge bei der Normalphasenchromatographie werden polare Säuren vor weniger polaren Estern und diese wiederum in der Reihenfolge sinkender Polarität eluiert

Die meisten Fließmittelkomponenten werden heute in einer für die HPLC geeigneten Qualität und Reinheit kommerziell angeboten. Aufgrund des hohen Preises sollte man - bei entsprechendem Verbrauch der organischen Fließmittelkomponenten - eine Rückgewinnung in Erwägung ziehen, z. B. mittels Destillation. So läßt sich Acetonitril (als Azeotrop mit 15 % H$_2$O) problemlos aus Acetonitril-Puffer-Gemischen mittels Destillation zurückgewinnen, wenn keine anderen organischen Lösungsmittel im Abfallgemisch vorhanden sind. Das Wasser für die HPLC sollte aus Kostengründen selbst gewonnen werden.

Demineralisiertes Wasser ist i. allg. aufgrund seines Gehaltes an organischen Verunreinigungen nicht für die HPLC geeignet.

Destillation und anschließende Reinigung über eine Niederdrucksäule, die mit RP-Material gefüllt ist, stellen das Verfahren der Wahl dar; ggf. sollte - je nach Wasserqualität - noch eine Säule mit Aktivkohle nachgeschaltet sein. Für die Aufbewahrung des so gereinigten Wassers hat sich eine 10-L-Braunglasflasche bewährt, die einige g metallisches Quecksilber zur Verhinderung des Algenwachstums enthält. (Das Wasser entspricht hinsichtlich seines Quecksilbergehaltes noch der TrinkwasserVO!)

Zur Herstellung von Wasser für die HPLC in entsprechender Qualität werden heute auch komplette Anlagen kommerziell angeboten.

IPC-Ionenpaarchromatographie. Polare Stoffe, insbesondere ionische Stoffe haben auf RP-Phasen oft sehr kurze Retentionszeiten und sind schlecht voneinander trennbar. Daher werden häufig positiv und negativ geladene Ionenpaarbildner zur Polaritätsänderung ionogen vorliegender Analyten als Gegen-Ionen zur Verlängerung der Retentionszeiten oder aber, wenn auch seltener, mit gleicher Ladung wie der Analyt zur Elutionbeschleunigung eingesetzt. Als anionische Ionenpaarbildner werden Alkylsulfonsäuren zur Verlängerung der Retentionszeiten protonierter Basen eingesetzt. Als kationische Ionenpaar(IP)-Reagenzien werden Tetraalkylammoniumsalze zur Retentionszeitverlängerung von negativ geladenen Stoffen verwendet.

Die Änderung der Retentionszeit ist maßgeblich von der Länge der Alkylkette des Ionenbildners abhängig; je länger die Alkylkette des IP-Reagenzes ist, um so größer ist die Retentionszeit des Ionenpaares.

Üblicherweise zeigen IP-Reagenzien in Konzentrationen zwischen 10^{-3} und 10^{-2} mol/L den größten Effekt. Je nach Zusammensetzung des Fließmittels und je nach der Stabilität der sich bildenden Ionenpaare können zwei verschiedene Theorien zur Erklärung der Retentionszeitverlängerung herangezogen werden.[15]

Bei stabilen Ionenpaaren und einem Fließmittel mit hohem Anteil der lipophilen Komponente treten die gebildeten Ionenpaare als Komplex mit der RP-Phase in Wechselwirkung.

Bei labilen Ionenpaaren und bei hohem Wasseranteil des Fließmittels kann die RP-Phase mit dem IP-Reagenz „belegt" werden, indem sich die lipophilen Seitenketten des Reagenzes an das RP-Material anlagern; das Trennprinzip wäre dann eine Art dynamischer Ionenaustausch.

In vielen Fällen kann sicherlich keine Aussage über den Anteil der beiden Theorien am tatsächlichen Trennmechanismus gemacht werden, was jedoch für den Praktiker i. allg. nicht von Bedeutung ist.

Das Vorliegen der Analyten in ionischer Form ist Voraussetzung für die Bildung von Ionenpaaren. Daher ist die Wahl des pH-Wertes der mobilen Phase von den pK-Werten der Analyten abhängig.

Bei der Verwendung von IP-Reagenzien sind zum einen längere Zeiten zur Konditionierung der Säule und zum anderen lange Spülzeiten mit Wasser nach der Analyse zur quantitativen Entfernung des IP-Reagenzes erforderlich. Daher sollten für Trennungen mit IP-Reagenzien separate Säulen verwendet werden.

Auswahl des Phasensystems. Aus dem bisher gesagten ergeben sich bereits einige Anhaltspunkte für die Auswahl eines geeigneten Phasensystems zur Lösung eines vorgegebenen analytischen Problems, wobei die chemischen und physikalischen Eigenschaften des zu trennenden Stoffgemisches von elementarer Bedeutung sind.

Bevor mit der Suche nach einem geeigneten Phasensystem für die HPLC begonnen wird, sollte man sich folgende Fragen beantworten:

- Gibt es geeignetere analytische Verfahren zur Lösung der vorliegenden Trennprobleme als die HPLC? Flüchtige Verbindungen können i. allg. mittels GC besser bestimmt werden als mittels HPLC.
- Ist eine geeignete Ausstattung vorhanden, insbesondere ein geeigneter Detektor und ggf. Einrichtung zur Nachsäulenderivatisierung?

Wurde die HPLC als grundsätzlich geeignetes Trennverfahren gefunden, so ist bei der Methodenauswahl zunächst die Molekülmasse eines Stoffes zu beachten. Stoffe mit einer Molekülmasse von über 2.000 werden i. allg. mittels SEC getrennt.

Weiterhin ist zu prüfen, ob das zu trennende Stoffgemisch in der möglicherweise verwendeten mobilen Phase löslich ist (idealerweise wird die Probe im Fließmittel gelöst!).

Während für extrem lipophile Stoffe, insbesondere Neutralstoffe, wie z. B. einige fettlösliche Vitamine, die Adsorptionschromatographie auf Normalphasen nach wie vor das Verfahren der Wahl darstellt - ebenso wie für kleine Ionen die IC - werden die meisten Probleme heute mittels Umkehrphasenchromatographie an unpolaren RP-Phasen gelöst, wie ein Blick in die kaum noch übersehbare Orginalliteratur zeigt; dabei wird jedoch auch offensichtlich, daß es kein Patentrezept zur Lösung aller Trennprobleme gibt.

Mit dem nachfolgendem Schema soll dennoch versucht werden eine Hilfestellung zur Lösung von Trennproblemen auf RP-Phasen zu geben, wobei allerdings eine Reihe grundsätzlicher Überlegungen vorab zu beachten sind:

1. Besteht das zu analysierende Stoffgemisch aus Säuren, Basen, Neutralstoffen oder einer Mischung? Die Beantwortung dieser Frage ist für die Wahl des pH-Wertes der mobilen Phase sowie ggf. die Auswahl des Ionenpaar-Reagenzes von essentieller Bedeutung.

2. Sind möglicherweise Stoffe vorhanden, die durch den verwendeten Detektor nicht erfasst werden (z. B. Stoffe ohne chromophore Gruppen bei UV-Detektion), irreversibel auf der Säule gebunden werden (z. B. Fette) oder die einen Einfluß auf das chromatographische Gleichgewicht haben können (z. B. anorganische Ionen)?

3. Können bekannte, aber bei der HPLC-Analyse nicht erwünschte Stoffe (z. B. Hilfsstoffe) bereits bei der Aufarbeitung der Probe durch geeignete Lösungsmittelwahl oder Festphasenextraktion abgetrennt werden?

Somit ist eine möglichst umfassende Kenntnis über die chemischen und physikalischen Eigenschaften des zu trennenden Stoffgemisches von großer Bedeutung für eine möglichst zügige Ermittlung des optimalen Phasensystems.

Die Anwendung eines solchen Schemas führt bei den meisten Problemen zunächst einmal zu brauchbaren k'-Werten einzelner oder - im Idealfall - aller im Gemisch vorhandenen Stoffe (richtige Polarität), jedoch oft nicht zu einer Basislinientrennung aller Komponenten (unzureichende Selektivität des Phasensystems).

Für die weitere Optimierung einer im Ansatz erkennbaren Trennung lassen sich folgende allgemeingültige Regeln aufstellen:

1. Chemisch sehr ähnliche Stoffe lassen sich oft durch Erhöhung der theoretischen Bodenzahl der Trennsäule (kleinere Teilchengröße des Füllmaterials und/oder längere Säulen sowie Änderung der Flußrate) oder mittels Gradientenelution trennen.

Stationäre Phase: RP18, 5 oder 10µ-Material, Säule 4–5 mm, Ø
10–20 cm lang
Mobile Phase: Eluent A: 0.01 M Puffer, Eluent B: Acetonitril
(pH 2.5, 4.5 oder 7)

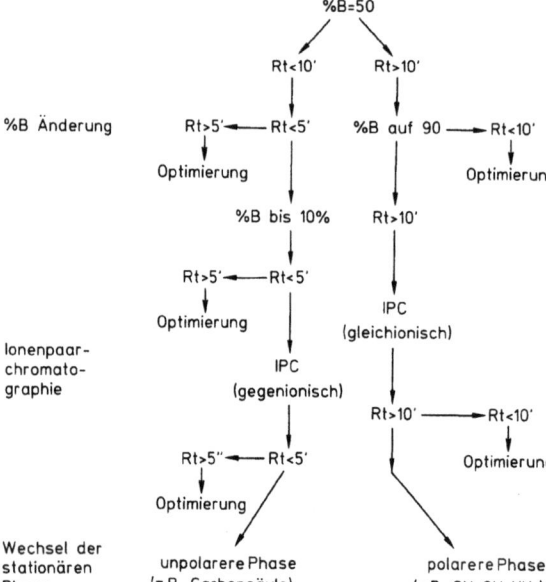

Abb. 2.358. Schema zur Methodenentwicklung auf RP-Phasen

2. Besteht die Möglichkeit zur gezielten Beeinflussung des Retentionsverhaltens einzelner Stoffe? So werden z. B. als Anionen vorliegende Säuren in der Regel (nach Protonierung) als undissoziierte Säuren länger auf der Säule verweilen als in dissoziierter Form, während das Retentionsverhalten von Neutralstoffen i. allg. nicht stark pH-abhängig ist. Ähnliche Überlegungen sind für den gezielten Einsatz von Ionenpaarbildnern erforderlich.

Näheres zur Optimierung und Strategie ist der Orginalliteratur zu entnehmen.[16]

SEC – Größenauschlußchromatographie

Bei der SEC (engl.: Size Exclusion Chromatography) werden Phasensysteme verwendet, denen ein von der HPLC grundsätzlich verschiedenes Trennprinzip zur Auftrennung eines Stoffgemisches zugrunde liegt. Während bei der HPLC Wechselwirkungen der Probenmoleküle mit der stationären Phase, wie Adsorption oder Verteilung, für die Auftrennung von Stoffgemischen verantwortlich sind, werden bei der SEC Stoffe nicht aufgrund ihrer unterschiedlichen chemisch-physikalischen Eigenschaften aufgetrennt, sondern – im Idealfall ausschließlich – aufgrund ihrer Molekülgröße (zur ausführlichen Darstellung der SEC→Kap. 2, 4.3.3).
Obwohl die SEC überwiegend zur Charakterisierung von Polymeren (Molekülmassenbestimmung und Bestimmung der Molekülmassenverteilung) verwendet wird, ist die quantitative Bestimmung von Stoffen oder Stoffgemischen mittels SEC bei Verwendung einer HPLC-Apparatur mit SEC-Säule genauso möglich wie durch andere chromatographische Methoden, so daß die nachfolgenden Ausführungen zur

quantitativen Bestimmung mittels HPLC auf die SEC übertragen werden können.

Quantitative Bestimmung. Sowohl die Peakfläche als auch die Peakhöhe stellen ein Maß für die Aufgabemasse eines Stoffes dar und können zur Gehaltsbestimmung verwendet werden.
Während die Peakhöhe von Flußschwankungen nahezu unabhängig ist und die Höhenmessung bei überlappenden Peaks unproblematischer ist als die Ermittlung der Fläche, kann die Auswertung stark asymetrischer Peaks über die Höhe zu fehlerhaften Ergebnissen führen.
Die Peaksymmetrie wird nach DAB 9 mit folgender Formel berechnet:[17]

$$S = \frac{W}{2A}$$

S = Symmetriefaktor,
W = Peakbreite bei einem Zwanzigstel der Höhe,
A = Abstand zwischen der durch das Peakmaximum gezogenen Senkrechten und der ansteigenden Flanke bei einem Zwanzigstel der Peakhöhe.

Nach DAB 9 dürfen nur Peaks mit einem Symmetriefaktor $0,8 > S < 1,2$ über die Peakhöhe ausgewertet werden, stärker asymetrische Peaks müssen integriert werden.
Da es mit modernen Integratoren problemlos möglich ist, Peakfläche und Peakhöhe gleichzeitig auszuwerten, sollte man grundsätzlich sowohl über Höhe als auch über die Peakfläche auswerten; bei gleichem Ergebnis nach beiden Auswerteverfahren ist davon auszugehen, daß die Auswertung korrekt ist, bei unterschiedlichen Ergebnissen ist die Ursache zu ermitteln.

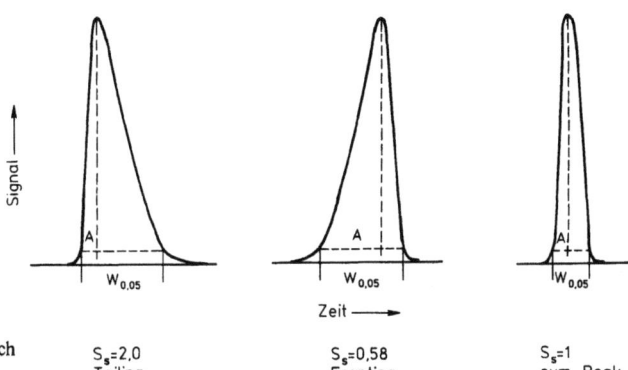

Abb. 2.359. Peaksymmetrie in der HPLC nach
DAB 9

$S_s = 2,0$
Tailing

$S_s = 0,58$
Fronting

$S_s = 1$
sym. Peak

Um eine Reihe von Problemen zu vermeiden, sollten quantitative Bestimmungen – wenn irgend möglich – isokratisch durchgeführt werden.

Da die HPLC kein Ablolutverfahren zur Gehaltsbestimmung ist, muß ein HPLC-System kalibriert werden. Zur Kalibrierung gibt es zwei prinzipiell unterschiedliche Methoden, nämlich die Kalibrierung mit innerem Standard oder mit externem Standard.[18]

Für eine Kalibrierung mit innerem Standard gelten in der HPLC die gleichen Vor- und Nachteile wie in der Gaschromatographie.

Da für ein HPLC-Gerät in der Regel ein reproduzierbar arbeitendes Injektionssystem zur Verfügung steht, wird in der HPLC überwiegend mit externem Standard gearbeitet.

Bei einer Kalibrierung mit externem Standard muß zunächst die zu bestimmende Substanz als Reinsubstanz mit genau definiertem Gehalt zur Verfügung stehen.

Mittels dieses Standards wird dann eine Kalibriergerade erstellt, deren Länge von der Problemstellung abhängig ist.

Während für die Gehaltsbestimmung eines Arzneistoffes in einem Fertigarzneimittel in der Regel eine Kalibrierung im Bereich 80 bis 120 % der zu erwartenden Konzentration erforderlich ist, kann für die Bestimmung von Abbauprodukten oder Serumspiegeln eine Weitbereichskalibrierung über einen großen Konzentrationsbereich, ggf. über mehrere Zehnerpotenzen, erforderlich sein; gleichzeitig wird damit die Linearität des gesamten HPLC-Systems in dem für die Analyse benötigten Konzentrationsbereich überprüft sowie Nachweis- und Bestimmungsgrenze ermittelt.

Unter Nachweisgrenze wird i. allg. diejenige Konzentration verstanden, bei der die Höhe des Meßsignals dem dreifachen Grundrauschen der Basislinie entspricht. Die Bestimmungsgrenze ist diejenige Konzentration, ab der der Analyt mit der erforderlichen, von der Problemstellung abhängigen Präzision bestimmt werden kann. Die Gehaltsberechnung kann dann mit der Geradengleichung erfolgen oder aber, unter bestimmten Voraussetzungen, auch nach der Formel

$$\text{Konzentration } X = \frac{\text{Signal } X \cdot \text{Konzentration Eichlösung}}{\text{Signal Eichlösung}}$$

Diese Berechnung ist nur dann richtig, wenn der Achsenabschnitt der Kalibriergeraden nicht signifikant von Null verschieden ist und eine direkte Proportio-

nalität, d. h. ein linearer Zusammenhang zwischen Konzentration und Meßsignal besteht.

Um bei nichtidealen Voraussetzungen mit obiger Formel dennoch nur einen vernachlässigbar kleinen Fehler zu machen, empfiehlt es sich in jedem Fall, die Standardkonzentration an die Konzentration der Probe so weit anzupassen, daß die Differenz der Flächen- oder Höhenwerte nur etwa 2 bis 3 % beträgt, was gegebenenfalls eine Wiederholung der Analyse bedeuten kann.

Nach der Kalibrierung des Systems hat man bereits einen ersten Eindruck von der Präzision des angewendeten HPLC-Verfahrens unter Wiederholungsbedingungen gewonnen, wenn man wie im folgenden Beispiel acht verschiedene Konzentrationen je sechsmal eingespritzt hat und neben dem Korrelationskoeffizienten auch die Vertrauensbereiche der Mittelwerte jeder Stützstelle berechnet hat.

Validierung einer HPLC-Gehaltsbestimmung. Validierung eines Analysenverfahrens heißt, die Richtigkeit der erhaltenen Ergebnisse und die Genauigkeit des Verfahrens zu ermitteln und zu belegen.

Hierzu wird das gesamte Verfahren zweckmäßigerweise in Teilschritte aufgeteilt, die einzeln überprüft werden. Zu validieren sind

- die Probenaufbereitung und ggf. die Derivatisierung,
- die chromatographische Trennung und Peakreinheit (Selektivität des Verfahrens) sowie
- das HPLC-System.

Sinnvollerweise beginnt man mit der Validierung des HPLC-Systems. Dabei ist der Dosiergenauigkeit des Injektionssystems, der Flußkonstanz der Pumpen, der Stabilität und Empfindlichkeit des Detektors sowie der reproduzierbaren Datenverarbeitung besondere Aufmerksamkeit zu schenken. Im allgemeinen sind die Verfahren zur Überprüfung des HPLC-Gerätes sowie die Systemspezifikationen in den Handbüchern der Hersteller beschrieben.

Die Ermittlung der Präzision eines Analysenverfahrens ist in der Regel relativ einfach, während die Ermittlung der Richtigkeit des Verfahrens möglicherweise problematisch ist.

1. Präzision

Es ist zwischen Wiederholpräzision und Vergleichspräzision zu unterscheiden; während beim ersteren lediglich die Genauigkeit des angewandten Verfah-

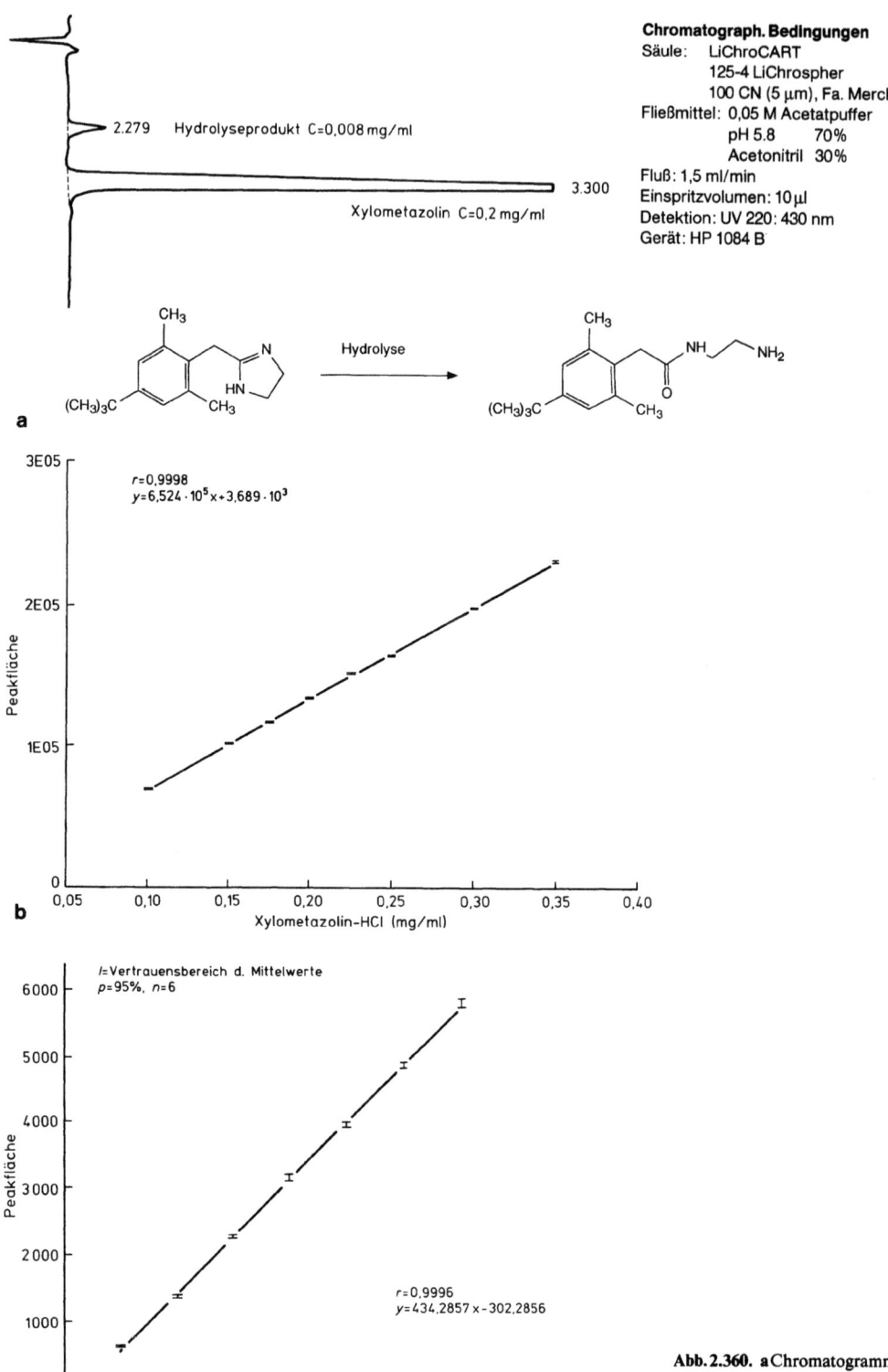

Chromatograph. Bedingungen
Säule: LiChroCART
         125-4 LiChrospher
         100 CN (5 μm), Fa. Merck
Fließmittel: 0,05 M Acetatpuffer
         pH 5.8   70%
         Acetonitril 30%
Fluß: 1,5 ml/min
Einspritzvolumen: 10 μl
Detektion: UV 220: 430 nm
Gerät: HP 1084 B

2.279   Hydrolyseprodukt C=0,008 mg/ml

3.300

Xylometazolin C=0,2 mg/ml

Hydrolyse

a

$r=0,9998$
$y=6,524 \cdot 10^5 x + 3,689 \cdot 10^3$

Peakfläche

b   Xylometazolin-HCl (mg/ml)

I=Vertrauensbereich d. Mittelwerte
$p=95\%$, $n=6$

Peakfläche

$r=0,9996$
$y=434,2857 x - 302,2856$

c   N-(2-Aminoethyl)-4-tert-butyl-2,6-xylylacetamid (μg/ml)

Abb. 2.360. a Chromatogramm,
b Kalibriergerade für Xylometazolin-HCl, c Kalibriergerade für
Xylometazolin-Abbau

Tabelle 2.77. Präzision unter Wiederholbedingungen bei der Analyse von Xylometazolin (chromatographische Bedingungen s. Abb. 2.360): s Standardabweichung, s_{rel} relative Standardabweichung, T Streubereich der Einzelwerte, VB Vertrauensbereich

Konzentration der Probelösung	0,1 mg	0,15 mg	0,175 mg	0,2 mg	0,225 mg	0,25 mg	0,3 mg	0,35 mg/ml
Flächeneinheiten	68.604	101.549	117.065	134.728	152.099	164.142	199.269	233.788
	69.396	100.870	116.377	134.098	152.206	165.304	199.205	231.616
	68.981	101.282	117.415	133.838	152.073	164.123	199.048	232.589
	69.499	101.037	117.199	134.709	153.434	165.385	200.426	232.015
	69.452	102.361	118.359	133.659	151.517	165.542	200.480	232.293
	69.605	101.279	116.718	134.544	151.505	165.723	200.037	230.660
	Mittelwert	Mittelwert	Mittelwert	Mittelwert	Mittelwert	Mittelwert	Mittelwert	Mittelwert
	69.256	101.396	117.189	134.263	152.139	165.037	199.744	232.160
s	±385	±526	±681	±462	±704	±715	±647	±1.041
s_{rel}	±0,56%	±0,52%	±0,58%	±0,34%	±0,46%	±0,43%	±0,32%	±0,45%
T	±989	±1.352	±1.751	±1.188	±1.810	±1.838	±1.663	±2.676
VB	±404	±552	±715	±484	±739	±750	±679	±1.093

Geradengleichung: $y = 6,524 \cdot 10^5 x + 3.689$
Korrelationskoeffizient: $r = 0,9998$

rens am selben Gerät mit derselben Probe (und demselben Operator) zumeist am selben Tag ermittelt wird, gibt die Vergleichpräzision Auskunft über die Robustheit des gesamten Verfahrens. Während es bei einmaligen Projekten ausreichend ist, die Analyse unter den Bedingungen der Wiederholpräzision an verschiedenen Tagen durchzuführen, muß bei laufend wiederkehrenden Routineuntersuchungen zusätzlich mit einem Wechsel der Mitarbeiter und des Gerätes gerechnet werden. Obwohl es für ein Routinelabor eine erhebliche zeitliche Belastung bedeutet, sollten je nach Problemstellung alle Variablen bei der Ermittlung der Vertrauensbereiche der Mittelwerte berücksichtigt werden, um eine zuverlässige Aussage über die Präzision des gesamten analytischen Verfahrens einschließlich Probenaufarbeitung machen zu können. Die erreichbaren Präzisionen sind sowohl von dem Wartungszustand der Geräte, der Güte der Chromatographie als auch von der Probenaufbereitung abhängig; eine relative Standardabweichung von ca. 2% ist bei einfachen Analysen i. allg. erreichbar, während bei geringen Probenkonzentrationen, komplexer Matrix oder schwieriger Chromatographie z. T. relative Standardabweichungen von über 20% durchaus realistisch sein können.

2. Richtigkeit
Für die Überprüfung der Richtigkeit gibt es prinzipiell zwei Möglichkeiten: Man bestimmt die Wiederfindungsrate von dem Analyten zugesetzten Stoffen oder man validiert das HPLC-Verfahren mit einer Absolutmethode – was in den seltensten Fällen möglich ist – oder aber mit einem zweiten chromatographischen Verfahren, bei dem das Trennprinzip ein anderes ist. Bei statistisch nicht signifikant verschiedenen Ergebnissen können jeweils beide chromatographischen Verfahren als validiert angesehen werden (zur Validierung der chromatographischen Trennung →Kap. 2, 4.3.3, Näheres zur gesamten Verfahrensvalidierung in der Literatur[19,20]).

Troubleshooting – Fehlersuche und Problemlösung. Da eine HPLC-Apparatur – je nach Grad der Instrumentierung – sehr komplex aufgebaut sein kann, gibt es theoretisch sehr viele Fehler- und Störungsmöglichkeiten.

Bei näherer Betrachtung der tatsächlich auftretenden Störungen zeigt sich jedoch, daß für die weitaus meisten Probleme immer wieder die gleichen Bauteile bzw. chromatographischen Phänomene verantwortlich sind. Für eine gezielte und vor allem systematische Fehlersuche und -behebung finden sich oftmals gute Hinweise in den Handbüchern der Gerätehersteller, HPLC-Lehrbüchern sowie – gelegentlich als eigene Rubrik – in Periodica.
Bei der Fehlersuche muß systematisch vorgegangen werden. Grundsätzlich sollte immer nur ein Teil des gesamten Systems geändert bzw. ersetzt werden, da eine sichere Zuordnung der Fehlerursache sonst nicht möglich ist. Defekte Bauteile sollten nicht aufbewahrt werden, da ansonsten bei einem erneut auftretenden Fehler die Gefahr besteht, daß durch den Einbau defekter Teile die eigentliche Fehlerursache nicht erkannt wird.
Eine Dokumentation von Fehlersuche und -behebung leistet im Wiederholungsfall ebenso gute Dienste wie für die Fälle, in denen eine Fehlerbehebung mit eigenen Mitteln nicht möglich war und eine Reparatur durch den Kundendienst erforderlich ist.
Die am häufigsten für Störungen verantwortlichen Teile eines HPLC-Systems sind die Pumpen mit ihren mechanisch stark belasteten Dichtungen und Kugelventilen, das Injektionssystem, die Säule und der Detektor, wobei hier zumeist die Lampe die Ursache von Störungen ist. Die Folgen einer Fehlfunktion der angesprochenen Bauteile können schwankende Retentionszeiten (Pumpe), schwankende Peakhöhen und -flächen (Injektionssystem), Peakprobleme wie Doppelpeaks, Tailing oder Fronting (Säule) sowie Basislinienrauschen und/oder Drift der Basislinie (Detektor) sein, wobei für die aufgeführten Störungen nicht immer nur das jeweils angegebene Bauteil verantwortlich sein muß.
Die weitaus häufigste Störungsursache ist eine Fehlfunktion der *Pumpe*, nicht zuletzt deshalb, weil hier die meisten beweglichen und daher mechanisch belasteten Teile des HPLC-Systems zu finden sind.
Die häufigste Ursache für Flußstörungen ist jedoch nicht ein Verschleiß der beweglichen Teile, sondern das Eindringen von Luft in das Pumpensystem durch

„Trockenlaufen" der Pumpe, undichte Fittings auf
der Ansaugseite der Pumpe sowie das Entgasen des
Fließmittels zu nennen.

Nach Beseitigung der Ursache (Auffüllen des Eluentenreservoirs, Reinigen der Ansaugfritten, Nachzie-
hen der Fittings sowie Entgasung des Eluenten) kann
die HPLC-Pumpe i. allg. nach der Vorschrift des Herstellers entlüftet werden und sollte dann wieder einwandfrei arbeiten.

Eine weitere Ursache für Pumpenprobleme können
Partikel sein, z. B. Schmutz aus schlecht filtrierten
Eluenten oder auskristallisierte Puffersubstanzen.

Die Folgen sind nicht mehr dicht schließende Kugelventile und eine hohe mechanische Belastung der
Dichtungen, die ggf. sogar zu einem Eindringen von
Fließmittel in die Pumpe und dort zur Korrosion führen kann. Durchspülen der Pumpe, Reinigen der Kugelventile im Ultraschallbad und gegebenenfalls ein
Austausch der Dichtungen beseitigen in der Regel
schmutzbedingte Pumpenstörungen.

Während bei isokratisch arbeitenden Pumpen eine
Kontrolle der Förderleistung mit Meßzylinder und
Stoppuhr ausreichend ist, sollte bei Gradientensyste-
men nicht nur die Flußkonstanz, sondern auch das
Mischungsverhältnis der zwei (oder mehrerer) Fließmittelkomponenten überprüft werden. Um einen
Fließmittelgradienten sichtbar zu machen, kann man
z. B. einer Fließmittelkomponente einige ml eines
UV-absorbierenden Lösungsmittels zusetzen und so
den Gradientenverlauf mittels UV-Detektion sichtbar
machen.

Neben den angesprochenen Pumpenproblemen können für Flußstörungen auch Lecks (undichte Fittings)
sowie verstopfte Kapillaren, verschmutzte Ansaugfritten und ein verstopftes Injektionssystem verantwortlich sein.

Ein nicht einwandfrei funktionierendes *Injektionssystem* führt i. allg. zu schlecht reproduzierbaren Peakflächen und -höhen (bei konstanter Retentionszeit).
Ursache hierfür können sowohl abgenutzte Dichtungen als auch Schmutzpartikel sein, die hier in aller
Regel aus der Probe oder von den Septen der Auto-
sampler-Vials stammen. Reinigung des Injektionssystems, ggf. Austausch der Dichtungen sowie die Filtration der Probe dürften meist das Problem lösen.

Der Grund für Peakprobleme wie Doppelpeaks, Tailing oder Fronting ist häufig in der verwendeten
HPLC-Säule zu suchen; insbesondere mechanische
Defekte (Nachsacken des Füllmaterials, Bildung von
Rissen in der Packung) führen zu den oben genannten
Phänomenen, wenn nicht Überladungseffekte, Lös-
lichkeitsprobleme oder chromatographische Probleme (wie z. B. eine Selektivitätsänderung der Säule
durch Hydrolyse) die Ursachen sind.

Mit einem Wechsel der Säule dürfte die Abklärung
dieser möglichen Fehlerquelle leicht möglich sein.
Für das Auftreten negativer Peaks ist i. allg. nicht die
Säule, sondern das Lösungsmittel der Probe verantwortlich. Ursache hierfür können z. B. Brechungsin-
dexeffekte oder eine - im Vergleich zum Fließmittel -
bessere UV-Durchlässigkeit sein. Zur Erklärung sog.
Geisterpeaks s.[21]

Die häufigsten Probleme bei optischen *Detektoren*,
nämlich ein starkes Basislinienrauschen sowie eine
Basisliniendrift, werden durch eine verschmutzte

Meßzelle, Gasblasen in der Meßzelle oder durch die
Alterung der Lampe verursacht.

Wird ein Rauschen auch bei ausgebauter Meßzelle
beobachtet, so sollte zunächst die Lampe gewechselt
werden. Bei gleichbleibender Intensität des Rauschens besteht der Verdacht, daß es sich um eine elektronische Störung handelt, die in den seltensten Fällen mit eigenen Mitteln behoben werden kann.

Literatur

1. Baumann W (1988) Nachr Chem Tech Lab 36
2. Colin H, Guiochon G, Martin M (1986) Liquid Chromatography equipment. In: Engelhard H Ed. Practice of
   High Performance Liquid Chromatography, 1. ed., Springer, Berlin Heidelberg, S. 1–64
3. Meyer V (1985) J Chromatogr 334:197
4. Krull IS (Ed.) (1986) Reaction Detection in Liquid Chromatography, Chromatographic Science, Vol. 34 Marcell
   Dekker, New York
5. Upchurch-Catalog of Chromatography, Fittings and Ac-
   cessories (1990) Upchurch Scientific, Inc., Oak Harbor
6. Meyer V (1986) Praxis der Hochdruckflüssigkeitschromatographie, 4. Aufl., Diesterweg Salle Sauerländer, Frankfurt Berlin München
7. Ebert K, Ederer H (1984) Nachr Chem Tech Lab 32:
   S3-S10
8. Ebel S (1988) Nachr Chem Tech Lab 36 (Sonderheft
   Chromatographie):M3-M10
9. Engelhardt H, Loew H (1988) Nachr Chem Tech Lab 36
   (Sonderheft Chromatographie):29-57
10. Ciccioli P, Liberti A (1984) J Chromatogr 290:173
11. Colin H, Eon C, Guiochon G (1976) J Chromatogr 122:233
12. Applikation der Fa. Shandon, Frankfurt
13. Gazdag M, Szepesi G, Szeleczki E (1988) J Chromatogr
    454:83
14. Gazdag M, Szepesi G, Fakian-Varga K (1988) J Chroma-
    togr 454:95
15. Körner A, Surmann P (1989) Ionenpaarchromatographie,
    S. Roderer, Regensburg
16. Gazdag M, Szepesi G (1989) J Chromatogr 464:279
17. Hartke K, Mutschler E (1987) DAB 9 Kommentar Bd. 1,
    Wissenschaftliche Verlagsgesellschaft, Stuttgart
18. Schönleber WD (1983) Chromatographische und elektro-
    phoretische Trennverfahren. In: Feltkamp H, Fuchs P,
    Sucker H (Hrsg.) Pharmazeutische Qualitätskontrolle,
    Thieme, Stuttgart New York, S. 103–214
19. Gazdag M, Szepesi G, Mihalyfi K (1989) J Chromatogr
    464:265
20. Bosshardt H, Schorderet F (1983) Validierung analyti-
    scher Methoden. In: Feltkamp H, Fuchs P, Sucker H
    (Hrsg.) Pharmazeutische Qualitätskontrolle, Thieme,
    Stuttgart New York, S. 87–102
21. Stranahan JJ, Deming SN (1982) Anal Chem 54:1540

Ionenchromatographie

K.-P. RAEZKE

Die Ionenchromatographie (IC) ist ein HPLC-Verfahren zur Trennung ionogener Stoffe.
Die IC wird in drei verschiedene Verfahren unterteilt:

- Ionenaustauschchromatographie,
- Ionenpaarchromatographie,
- Ionenausschlußchromatographie.

Ionenaustauschchromatographie

Bei diesem Trennverfahren werden Ionen an Ionenaustauschern mit meist niedriger Kapazität getrennt. Ionenaustauscher sind Stoffe, an deren Oberfläche geladene Gruppen fixiert und deren freie Gegen-Ionen austauschbar sind. Kationenaustauscher tragen negativ geladene Gruppen, z. B. Sulfonat-Reste, Anionenaustauscher positiv geladene Gruppen, z. B. quartäre Ammonium-Ionen. Die frei beweglichen Gegen-Ionen stehen mit den Ionen des Eluenten im Gleichgewicht. Die Ionen der Probe konkurrieren um die geladenen Zentren am Austauscher und können so je nach Affinität die Ionen des Eluenten mehr oder weniger verdrängen. Der Mechanismus kann folgendermaßen dargestellt werden:

- Kationenaustausch

Harz-SO$_3^-$Na$^+$ + K$^+$ $\rightleftharpoons$ Harz-SO$_3^-$K$^+$ + Na$^+$

- Anionenaustausch:

Harz-NR$_3^+$Cl$^-$ + A$^-$ $\rightleftharpoons$ Harz-NR$_3^+$A$^-$ + Cl$^-$

Beim Kationenaustauscher ist das SO$_3^-$-Ion kovalent an das polymere Packungsmaterial gebunden, wobei die Ladung durch ein aus dem Eluenten stammenden Gegen-Ion Na$^+$ neutralisiert wird. Dieses Gegen-Ion wird durch das in der Probe enthaltene Kation K$^+$ in einem Gleichgewichtsprozeß ausgetauscht, so daß K$^+$ in seinem Fluß gegenüber dem Eluenten verzögert wird. Je nach Stärke der Bindung an die Austauschergruppe können also die Kationen der Probe an der stationären Phase unterschiedlich verzögert und damit aufgetrennt werden; der Mechanismus des Anionenaustausches ist analog.

Ionenpaarchromatographie

Dieses Verfahren ist eine Alternative zur Ionenaustauschchromatographie, wenn z. B. Säuren, Basen und Neutralstoffe in einem Analysengang voneinander getrennt werden sollen. Als stationäre Phase werden dabei keine Ionenaustauscher verwendet, sondern Materialien mit neutraler Oberfläche. Die gebräuchlichste Phase ist die Umkehrphase (engl.: reversed phase), die eine fast unpolare Oberfläche hat und die bei der Trennung organischer Verbindungen in der HPLC eingesetzt wird.

Die Ionen in der Probe bilden mit einem dem Eluenten zugesetzten Gegen-Ion Ionenpaare, die sich in ihrer Polarität von den Einzel-Ionen deutlich unterscheiden. Bei geeigneter Wahl des Gegen-Ions kann das gebildete Ionenpaar so unpolar sein, daß es von der stationären Phase retardiert wird.

Besonders einfach sind so amphiphile Ionen, die neben dem hydrophilen ionischen Teil einen unpolaren lipophilen Teil enthalten, bei Einsatz eines ebenfalls amphiphilen Gegen-Ions trennbar.

—⊕ + —⊝ $\rightleftharpoons$ —⊕⊝—

Wählt man als Gegen-Ion ein Tensid, z. B. Octansulfonat, so kann dieses wegen der ausgeprägten Lipophilie des Octyl-Restes an der unpolaren stationären Phase teilweise adsorbiert werden, so daß ein dynamischer Ionenaustauscher entsteht.

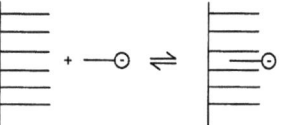

In der Ionenpaarchromatographie sind häufig beide Mechanismen nebeneinander wirksam.

Als Beispiel ist die Trennung von Carbonsäuren erläutert: Während kurzkettige Mono- und Dicarbonsäuren aufgrund ihres ionischen Charakters über die Ionenausschlußchromatographie mit Leitfähigkeitsdetektion chromatographiert werden, eignet sich die Ionenpaarchromatographie besonders zur Trennung von Carbonsäuren (R-COOH), bei denen der organische Rest R überwiegt:

(R$_3$NH)$^+$ + $^-$OOC-R $\rightleftharpoons$ (R$_3$NH)$^+$$^-$OOC-R

Das tertiäre Ammoniumsalz (R$_3$NH)$^+$ bildet mit der Carbonsäure ein neutrales Ionenpaar, das sich mit der Reversed-phase-Chromatographie (unpolare stationäre Phase, polare mobile Phase mit organischem Modifier) trennen läßt.

Ionenausschlußchromatographie

Neben der Ionenaustausch- und Ionenpaarchromatographie kann mit entsprechenden Trennmaterialien die Ionenausschlußchromatographie (engl.: High Performance Ion Exclusion Chromatography, HPIEC) durchgeführt werden. Die Grundlage für die chromatographische Trennung ist der Donnan-Ausschluß der Ionen. Die HPIEC ist z. B. an sulfonierten Kationenaustauscherharzen hoher Kapazität zur Trennung organischer Säuren und weiterer schwach dissoziierter Anionen anwendbar.

Der wirksame Trennmechanismus ist sehr komplex und basiert auf drei Prinzipien:

- Donnan-Ausschluß,
- sterischer Ausschluß und
- Adsorption.

Zu Beginn der Trennung überwiegt die Einstellung des Donnan-Gleichgewichts. Die an das Harz gebundenen Sulfonsäuregruppen werden von einer Hydrathülle umgeben, die als partiell negativ geladene Membran (Donnan-Membran) fungiert und nur für undissoziierte Säuren durchlässig ist. Organische Säuren eluieren entsprechend ihren pK_a-Werten, während völlig dissoziierte anorganische Mineralsäuren aufgrund ihrer negativen Ladung der Membran nicht durchstoßen können und mit dem Totvolumen eluiert werden. Später eluierende Peaks sind durch hydrophobe Wechselwirkung – also Adsorption – und durch sterischen Ausschluß beeinflußt. Hierbei wird die Retention durch die Molekülgröße bestimmt, wobei das Porenvolumen des Austauscherharzes durch dessen Vernetzungsgrad festgelegt ist. Eine Optimierung der Trennung wird durch Variation des pH-Wertes des Eluenten erreicht, der den Ionisierungsgrad und somit die Retention beeinflußt.

Methode der Ionenchromatographie

Da die IC geeignet ist, ionogene Verbindungen zu trennen, erfolgt die Detektion in der Ionenaustausch-

und Ionenausschlußchromatographie hauptsächlich über ihre Leitfähigkeit. Daneben können in Einzelfällen auch die UV-, amperometrische- oder potentiometrische Detektion eingesetzt werden. In der Ionenpaarchromatographie werden pseudo-nichtionische Verbindungen getrennt und detektiert. In diesen Fällen werden Detektionsverfahren wie die UV- und Vis-, Fluoreszenz-, Brechungsindex- und elektrochemische Detektion angewandt.

Bei allen Detektionsmethoden in der IC nimmt die Detektionsempfindlichkeit mit sinkender Ionenstärke des Eluenten zu. Gleichzeitig dauert die Elution der Komponenten aber länger, so daß immer ein Kompromiß zwischen Analysendauer und Bestimmungs- und Nachweisgrenze gefunden werden muß. Zwei Arten der Leitfähigkeitsdetektion werden heute angewendet:

- Leitfähigkeitsdetektion mit chemischer Unterdrückung sowie
- Leitfähigkeitsdetektion mit elektronischer Unterdrückung.

Leitfähigkeitsdetektion mit chemischer Unterdrückung.
Bei Verwendung von Ionenaustauschersäulen in der Ionenaustausch- und der Ionenausschlußchromatographie werden als Eluenten Puffer- oder Salzlösungen mit hoher Eigenleitfähigkeit eingesetzt. Eine empfindliche Detektion der Ionen ist nur dann möglich, wenn die Eigenleitfähigkeit der Eluenten herabgesetzt werden kann. Dieses erfolgt über sog. Suppressorsäulen, die den analytischen Trennsäulen nachgeschaltet werden und zur Detektionseinheit zählen. In diesen Fällen wird von einer Zwei-Säulen-Ionenchromatographie (engl.: Suppressed Ion Chromatography, SIC) gesprochen. Abb. 2.361 zeigt den schematischen Aufbau dieses Systems.

Bei der Suppressor-Technik werden Ionen des Eluenten gegen solche Ionen ausgetauscht, die mit den entgegengesetzt geladenen Ionen des Eluenten zu Neutralteilchen reagieren.

- Eluens für die Anionen-IC:

M^+OH^-: Suppressorsäule Harz-$SO_3^-H^+$

Harz-$SO_3^-H^+ + M^+ \rightleftharpoons$ Harz-$SO_3^-M^+ + H_3O^+$

- Eluens für die Kationen-IC:

$H_3O^+X^-$: Suppressorsäule Harz-$NR_3^+OH^-$

Harz-$NR_3^+OH^- + X^- \rightleftharpoons$ Harz-$NR_3^+X^- + OH^-$

$H_3O^+ + OH^- \rightleftharpoons 2H_2O$

Bei der Suppressor-Technik ist die Auswahl möglicher Eluenten auf starke Säuren und Basen beschränkt, was von Nachteil ist.
Stark basische Anionen werden mit unterdrückt, wie z. B.

Harz-$SO_3^-H^+ + K^+ + CN^- \rightleftharpoons$ Harz-$SO_3^-K^+ + HCN$

ebenso stark saure Kationen, wie z. B.

Harz-$NR_3^+OH^- + Cl^- + [Fe(H_2O)_6]^{3+} \rightleftharpoons$ Harz-$NR_3^+Cl^- + [Fe(H_2O)_5(OH)]^{2+} + H_2O$

Harz-$NR_3^+OH^- + Cl^- + [Fe(H_2O)_5(OH)]^{2+} \rightleftharpoons$ Harz-$NR_3^+Cl^- + [Fe(H_2O)_4(OH)_2]^+ + H_2O$

Harz-$NR_3^+OH^- + Cl^- + [Fe(H_2O)_4(OH)_2]^+ \rightleftharpoons$ Harz-$NR_3^+Cl^- + [Fe(H_2O)_3(OH)_3] + H_2O$

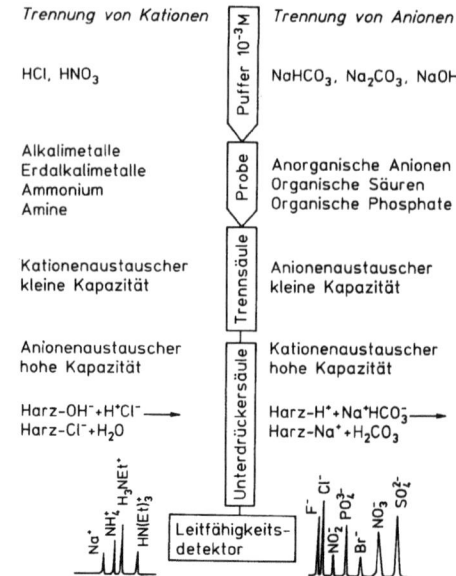

Abb. 2.361. Ionenchromatographie mit chemischer Unterdrückung. Aus[3]

Die Suppressorsäulen müssen zusätzlich regelmäßig regeneriert bzw. permanent überprüft werden.
Am Beispiel einer Anionentrennung von Cl^- und NO_3^- wird die Wirkungsweise deutlich:
In der Suppressorsäule befindet sich ein Anionenaustauscherharz hoher Kapazität, da alle Ionen des Eluenten ausgetauscht werden müssen, um die Eigenleitfähigkeit der mobilen Phase möglichst zu minimieren. Nach der Injektion der Probe und Auftrennung auf der Trennsäule befinden sich die Komponenten im NaOH-Eluenten mit hoher Eigenleitfähigkeit.
Zwei Reaktionen finden in der Suppressorsäule statt:

- Eluent:

$Na^+OH^- +$ Harz-$SO_3^-H^+ \rightleftharpoons$ Harz-$SO_3^-Na^+ + H_2O$

- Probe-Ionen:

$K^+Cl^- + K^+NO_3^- +$ Harz-$SO_3^-H^+ \rightleftharpoons$

$\rightleftharpoons$ Harz-$SO_3^-K^+ + H^+Cl^- + H^+NO_3^-$

Die chemische Unterdrückung der Eigenleitfähigkeit hat zur Folge, daß jetzt die Ionen in hoher Empfindlichkeit detektiert werden können. Der Nachteil dieses Verfahrens ist, daß die Suppressorsäule in regelmäßigen Abständen regeneriert werden muß. Damit eine Analysensequenz während der Regenerationsphase nicht unterbrochen werden muß, ist der Betrieb mit zwei Unterdrückersäulen sinnvoll, die über ein Umschaltventil wechselseitig betrieben und regeneriert werden können.

Leitfähigkeitsdetektion mit elektronischer Unterdrük-kung. In der Einsäulen-Ionenchromatographie (engl.: Single Column Ion Chromatography, SCIC) werden Austauschermaterialien mit geringerer Kapazität und Eluenten verwendet, die bei geringer Eigenleitfähig-keit starke Elutionseigenschaften besitzen. Durch die Entwicklung von Leitfähigkeitsdetektoren mit elek-tronischer Kompensation des Reststromes kann ohne chemische Unterdrückung gearbeitet werden. Vor-teilhaft sind die weniger aufwendigen Analysensyste-me, die bei nur etwas geringerer Empfindlichkeit einen großen dynamischen Arbeitsbereich und eine deutlich erhöhte Flexibilität besitzen.

Aufbau und Funktion eines IC-Systems
Der Aufbau eines IC-Systems (Abb. 2.362) zur Be-stimmung ionogener Substanzen in Verbindung mit der Leitfähigkeitsdetektion orientiert sich am Aufbau eines isokratischen HPLC-Systems, d. h. die mobile Phase ändert ihre Zusammensetzung während der Analyse nicht. Die in der Reversed-phase-HPLC häu-fig angewendete Gradientenelution mit Änderung der mobilen Phase während der Analyse wird wegen der hohen Empfindlichkeit der Leitfähigkeitsdetek-tion gegenüber Änderungen im Eluenten bisher noch nicht so häufig angewandt.

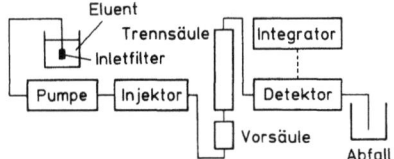

Abb. 2.362. Schematischer Aufbau eines IC-Systems

Systemkomponenten. Die einzelnen Komponenten haben innerhalb des Gesamtsystems folgende Funk-tionen:
Im *Eluentenreservoir* befindet sich der Vorrat an mo-biler Phase, die zur Einstellung des Gleichgewichtes zwischen mobiler und stationärer Phase und für meh-rere Analysen hintereinander in ausreichendem Ma-ße vorhanden sein muß. Jeder neue Eluent benötigt eine neue Equilibrierungsphase. Ein zu großer Eluen-tenvorrat kann sich zeitlich abhängig verändern und stört somit die Reproduzierbarkeit der Ergebnisse. Insbesondere können Störungen durch Kontamina-tion mit Mikroorganismen - Bakterien, Algen, Pilze - und deren Wachstum auftreten. Bei einigen in der IC gebräuchlichen Eluenten entfällt dies wegen der anti-mikrobiellen Wirkung einzelner Komponenten, z. B. von *p*-Hydroxybenzoat.
Gut eignen sich braune 1-L-Glasgefäße oder Kunst-stoffflaschen aus Polypropylen, die in jedem Fall gründlich gereinigt werden müssen.
Um noch im Eluenten befindliche kleinste Feststoff-teilchen zu entfernen, empfiehlt sich der Einsatz eines *Inletfilters* am Ansaugstutzen der HPLC-Pumpe. Die-ser Filter besteht meistens aus einem porösen Materi-al (z. B. Keramik, Kunststoff) mit einer Porengröße von 0,45 μm.
Die *HPLC-Pumpe* sorgt für den konstanten und re-produzierbaren Eluentenfluß durch das chromato-

graphische System. Die Fließrate muß zwischen 0,1 und 5 ml/min zur Anpassung an verschiedene An-wendungsmöglichkeiten regelbar sein. Besonders wichtig sind die Flußkonstanz und der pulsationsfreie Eluentenfluß, da die Empfindlichkeit des Systems entscheidend von diesen Faktoren abhängt. Die durch die Kolbenbewegung eventuell freiwerdende Wärme sollte gut ableitbar sein, da sonst bei zu starker Erwärmung des Eluenten die Temperiereinheit über-fordert sein kann.
Das *Injektionssystem* gibt die zu analysierende Probe in den Eluentenfluß. Es gibt Systeme zur Einzelinjek-tion sowie automatische Probenaufgabesysteme, sog. Autosampler, zur Injektion ganzer Probensequenzen. Die Qualität eines Aufgabesystems zeigt sich in der Reproduzierbarkeit bei wiederholten Injektionen von identischen Proben mit konstantem Aufgabevolumen.

Das *Trennsäulensystem* besteht aus einer Vor- bzw. Schutzsäule und der eigentlichen analytischen Trenn-säule.
Die Vorsäule schützt die analytische Säule, um eine hohe Standzeit des Systems bei geringem Verschleiß der Trennsäule zu erreichen. Zum einen werden durch Abrieb entstandene oder aus der Probe kom-mende Partikel zurückgehalten, zum anderen können durch gezielte Auswahl des Packungsmaterials uner-wünschte Substanzen, die die Analyse stören, absor-biert werden.
Die eigentliche analytische Trennsäule bildet das Kernstück des ionenchromatographischen Systems.
Beim *Detektionssystem* ist eine hohe Empfindlichkeit bei gleichzeitig hoher Linearität des Detektions-signals zur Konzentration der gesuchten Verbindun-gen wichtig.
In einem *Abfallreservoir* sollten die verwendeten Elu-enten, Proben und Probenzusätze gesammelt werden. Über die *Auswerteeinheit* erhält man qualitative und quantitative Daten über die Analyse. Zur Optimie-rung einer Analyse ist ein Schreiber zur Aufzeichnung der Chromatogramme ausreichend. Zur quantitati-ven Bestimmung werden Integratoren oder PC-ge-stützte Auswertesysteme eingesetzt, die zudem die Kalibrierung des Systems unterstützen und die Sub-stanzen identifizieren.
Insbesondere in der Leitfähigkeitsdetektion spielt die Temperierung des Trennsäulensystems und der Leit-fähigkeitszelle eine entscheidende Rolle. Als *Tempe-riereinheiten* werden Säulenöfen oder vollkommen integrierte Analysensysteme verwendet, die das Trennsäulensystem und die Leitfähigkeitsmeßzelle aufnehmen können. Damit erhöht sich die Stabilität des Systems und die Empfindlichkeit der Leitfähig-keitsdetektion.
Aufbau eines IC-Systems. Für eine hohe Standzeit ver-bunden mit hoher Reproduzierbarkeit des IC-Sy-stems sollten beim Aufbau folgende Hinweise be-rücksichtigt werden:

1. Zwischen dem Injektionssystem, dem Trennsäu-lensystem und dem Detektor müssen die Kapillar-verbindungen möglichst kurz gehalten werden. Zu große Totvolumina verursachen Diffusionseffekte, welche die Leistung der Trennsäule herabsetzen.
2. Geringste Luftanteile stören den Betrieb des Sy-stems. Trotz Entgasung des Eluenten kommt es vor,

daß kleinste Luftbläschen im Eluenten entstehen. Durch Anordnung des Eluentenreservoirs oberhalb der HPLC-Pumpe verbleiben kleinste Luftbläschen aufgrund ihrer geringen Dichte im Eluentengefäß. Sollte dennoch Luft in den Eluentenstrom gelangen, steht diese unter einem geringen statischen Druck und kann dann nicht

so leicht im Kolbenvolumen der Pumpe akkumulieren. Luftblasen in bestimmten Pumpentypen ohne Drucksensor verursachen Aussetzer und können bis zum Stillstand des Eluentenflusses führen.

3. Der Eluentenweg zwischen der Pumpe und dem Injektionssystem kann etwas länger sein; dadurch

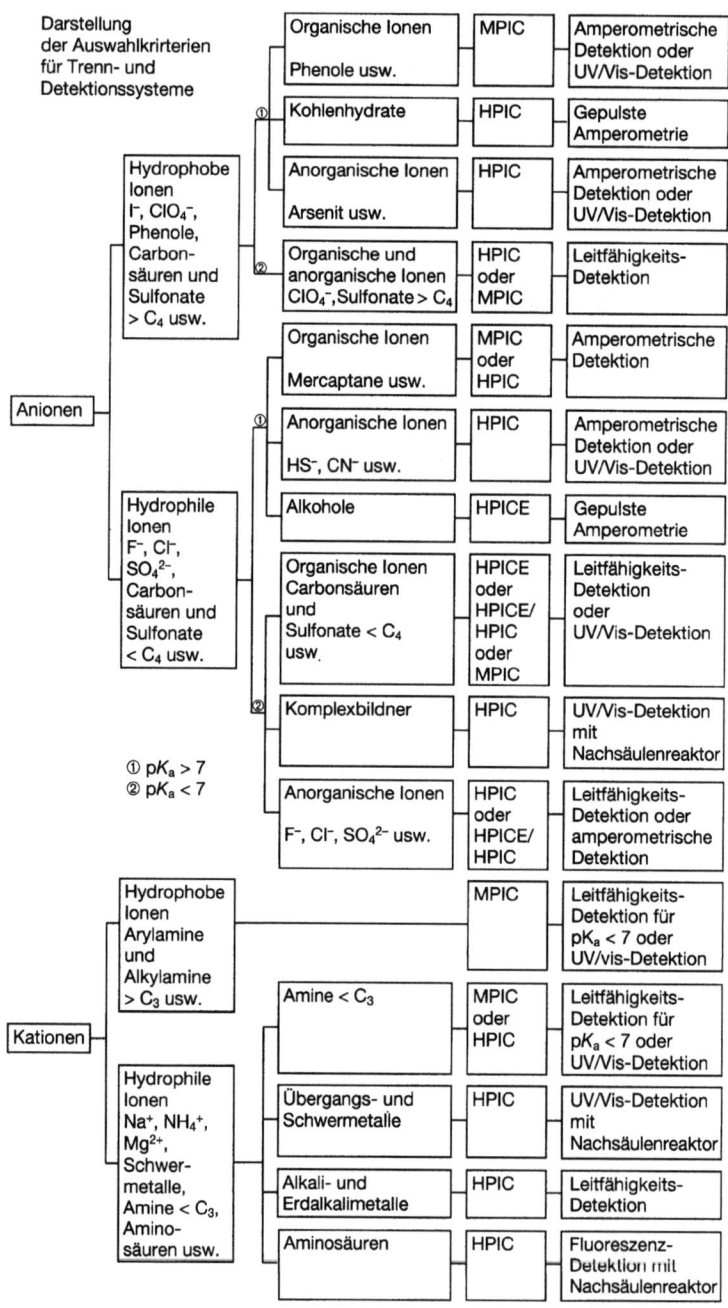

Abb. 2.363. Auswahlkriterien für Trenn- und Detektionssysteme. MPIC Mitteldruckionenchromatographie (engl.: Mid Pressure Ion Chromatography), HPIC Hochdruckionenchromatographie (engl.: High Pressure Ion Chromatography), HPIEE Ionenausschlußchromatographie (engl.: High Performance Ion Exclusion Chromatography) Aus[10]

bauen sich zum einen Restpulsationen der Pumpe weitestgehend ab, zum anderen könnte in einer Temperiereinheit ein Wärmeaustausch stattfinden, wenn eine Kapillare mit guter Wärmeleitfähigkeit – z. B. Stahl, nicht Kunststoff – eingesetzt wird. Beide Effekte erhöhen die Empfindlichkeit des Systems.

Inbetriebnahme eines IC-Systems. Nach dem vorschriftsmäßigen Ansetzen und Vorbereiten des Eluenten sollten zuerst die Kapillaren des IC-Systems bis zum Säulensystem gereinigt werden. Dazu wird die Schutzsäule auf der Seite des Injektionssystems abgekoppelt und das System mit maximaler Durchflußrate der Pumpe durchgespült, was als „primen" bezeichnet wird. Dadurch werden alle Luftblasen aus dem System entfernt.
Nach Ankopplung des Trennsäulensystems und Wiederanfahren der Pumpe innerhalb kurzer Zeit (ca. 2 min) auf die gewünschte Flußrate, muß das System equilibrieren. Die Gleichgewichtseinstellung zwischen der mobilen und der stationären Phase zeigt sich an einer stabilen, nichtdriftenden Basislinie mit minimalem Rauschen. Erst jetzt ist das System betriebsbereit.

Auswahl geeigneter Trenn- und Detektionssysteme

Neben einem zweckmäßigen Trennsystem wird die Leistungsfähigkeit der IC auch durch die passende Wahl des Detektors bestimmt. Leitfähigkeitsdetektoren werden am häufigsten eingesetzt, seltener amperometrische, coulometrische, potentiometrische und Brechungsindex-Detektoren. Immer wichtiger wird die UV-Detektion. Damit ist es möglich, UV-absorbierende Anionen wie NO_3^- und Br^- bei 215 nm oder etwas höherer Wellenlänge selektiv zu detektieren. Bei 200 nm lassen sich auch andere Anionen empfindlich nachweisen.
Einen Überblick über die Auswahlkriterien für geeignete Trenn- und Detektionssysteme gibt Abb. 2.363.

Beschreibung eines Chromatogramms

Das Resultat einer chromatographischen Trennung wird durch ein Chromatogramm (Abb. 2.364) dargestellt. In Abhängigkeit von der Analysenzeit wird die Änderung eines Meßsignals festgehalten; diese Signale werden als Peaks bezeichnet.
Durch die Auswertung eines Chromatogramms können die Einzelkomponenten einer Probe qualitativ und quantitativ erfaßt werden.
In Abb. 2.365 ist ein Chromatogramm mit den dazugehörigen Parametern dargestellt.
Die Retentionszeiten t_R werden zur qualitativen Beschreibung des Trennvorganges bestimmt. Aus der Peakhöhe h bzw. der Peakfläche F kann der Gehalt der einzelnen Komponenten des Probengemisches bestimmt werden, da diese Parameter proportional zur Konzentration sind. Die Peakhöhe h entspricht der maximalen Konzentration in der Probenzone und ist abhängig vom Aufgabevolumen, von der Konzentration in der Probe, von der Dispersion in Kapillaren und vom chromatographischen Prozeß. Die Peakfläche F bezeichnet die Aufgabemasse und ist bei gleichbleibendem Probevolumen proportional zur Konzentration in der aufgegebenen Probe.
Ein Maß für die Qualität der Trennsäule ist die Peak-

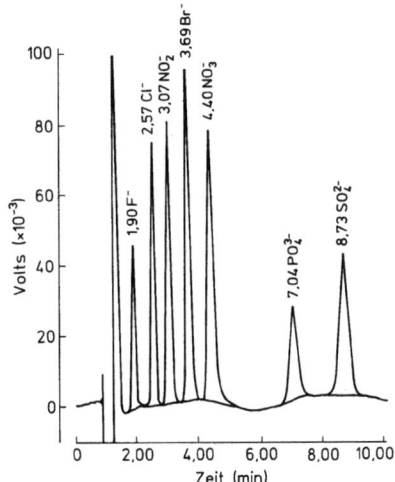

Abb. 2.364. Standardchromatogramm einer Anionenanalyse. Bedingungen: Säule GAT 269-029, Eluent 4 mmol/p-Hydroxybenzoesäure/2 % MeOH, pH 8,5, Fluß 2 ml/min, Leitfähigkeitsdetektion, Aufgabevolumen 100 μl, Konzentrationen 5 mg/L F⁻, 5 mg/L Cl⁻, 10 mg/L NO₂⁻, 20 mg/L Br⁻, 20 mg/L NO₃⁻, 15 mg/L PO₄³⁻, 10 mg/L SO₄²⁻

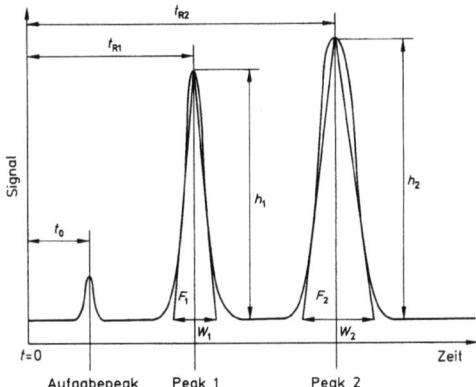

Abb. 2.365. Beschreibung eines Chromatogramms. $t = 0$ Zeitpunkt der Probenaufgabe, $t = t_R$ Retentionszeit, d. h. die Zeit von der Injektion bis zum Peakmaximum, $t = t_0$ Totzeit, d. h. die Zeit, die die mobile Phase oder eine nichtverzögerte Substanz von der Injektion bis zur Registrierung durch den Detektor benötigt, h Peakhöhe, d. h. der Abstand von der Basislinie des Chromatogramms bis zum Peakmaximum, F Peakfläche, w Basisbreite eines Peaks, wobei die Peakbreite auch häufig in halber Höhe des Peaks als $w_{1/2}$ angegeben wird

Auflösung R. Sie kann mit folgender Formel berechnet werden:

$$R = \frac{2\,(t_{R,2} - t_{R,1})}{w_2 - w_1}$$

Bei $R = 1$ sind die Peaks nicht basislinien-getrennt, jedoch gut voneinander zu unterscheiden. Angestrebt wird eine Auflösung von $R = 1,25$, die eine reproduzierbare quantitative Auswertung der Peakflächen zuläßt. Eine Auflösung $R > 1,5$ bringt keinerlei Vorteile, sondern verlängert nur die Analysenzeit.

Eluentenauswahl und Analysenparameter

Für die ionenchromatographische Analyse gibt es unterschiedliche Trennsäulen. Ihre Einsatzgebiete sind in Abb. 2.363 dargestellt. Je nach Probenmatrix müssen die Analysenbedingungen optimiert werden. Die Trennleistung wird von verschiedenen Parametern, wie Säulenmaterial und -dimension, Eluent, Eluentenkonzentration und -pH-Wert beeinflußt.

Als Qualitätskriterium gilt eine nahezu basislinienaufgelöste Trennung der einzelnen Peaks des Chromatogramms. Die Peak-Auflösung R kann durch Variation der Analysenparameter optimiert werden.

In der Anion-Ionenaustauschchromatographie werden zwei Eluentenarten unterschieden:

Organische Pufferlösungen haben eine geringe Leitfähigkeit, wobei die Probe-Ionen durch Erhöhung der Leitfähigkeit bestimmt werden. Gebräuchliche Eluenten sind Bernsteinsäure, Phthalsäure und *p*-Hydroxybenzoesäure. Die Puffer enthalten einen ca. 2- bis 10%igen Anteil an organischer Phase, wie z. B. MeOH oder Acetonitril, um den gelösten Anteil dieser organischen Säuren in Wasser zu erhöhen. Die Pufferkonzentration und der pH-Wert beeinflussen die Auflösung und Retention und lassen sich für spezifische Applikationen optimieren. Eine Konzentrationserhöhung des Eluenten verringert die Retentionszeiten der Proben-Ionen, wobei durch die gleichzeitige Erhöhung der Eluentenleitfähigkeit die Empfindlichkeit niedriger liegt. Der Einfluß des pH-Wertes auf die Retention einiger Standard-Anionen für 5 mmol/L *p*-Hydroxybenzoesäure auf einer GAT 269-029-Anionensäule auf Polymerbasis wird in Abb. 2.366 dargestellt.

Hydroxid-Pufferlösungen besitzen gegenüber den Probe-Ionen eine erhöhte Leitfähigkeit, d. h., die Detektion erfolgt durch die Verringerung der Leitfähigkeit. In der Praxis werden diese Eluenten mit schwächerer Elutionskraft mit einem geringen Anteil an organischer Säure (z. B. 5 mmol/L LiOH/0,1 mmol/L Na-Benzoat) versetzt, um die Retentionszeiten zu verringern und die Peakschärfe zu erhöhen. Gebräuchliche Eluenten sind LiOH und NaClO$_4$.

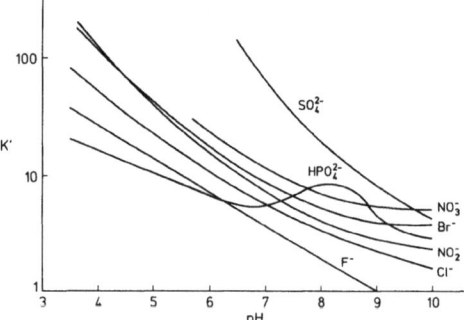

Abb. 2.366. Retention einiger Anionen in Abhängigkeit vom pH-Wert des Eluenten. Bedingungen: Säule GAT 269-029, Eluent 5 mmol *p*-Hydroxybenzoesäure, Leitfähigkeitsdetektion

In der Ionenausschlußchromatographie eluieren die Probe-Ionen schneller als die Puffer-Ionen und verändern die Leitfähigkeit. Man unterscheidet zwei Eluentensysteme:

- Schwache anorganische Anionen wie F^-, HCO_3^-, etc. können mit Wasser als mobiler Phase eluiert werden.
- Organische Säuren können mit stark verdünnten (mmolaren) Mineralsäuren wie H_2SO_4 und HNO_3 eluiert werden.

Kationen werden mit Eluenten relativ hoher Äquivalentleitfähigkeit getrennt, die Probe-Ionen werden durch Erniedrigung der Leitfähigkeit detektiert. Monovalente Kationen werden mit monovalenten Eluenten, z. B. HNO_3, divalente Kationen mit divalenten Eluenten, z. B. Ethylendiammoniumcitrat, eluiert. Übergangsmetalle können mit kationischen oder anionischen Komplexbildnern wie Weinsäure/Oxalsäure und Dinatriumethylendiamintetraacetat (Na$_2$ EDTA) eluiert werden.

Auswertung und Kalibrierung

Das Ziel einer Analyse ist es, die qualitative und quantitative Zusammensetzung der zu untersuchenden Probe festzustellen, d. h. die Peaks des Chromatogramms zu identifizieren und über diese die Konzentration der einzelnen Komponenten zu bestimmen. Eine konkrete Aussage ist nur dann zulässig, wenn die Probe mit einem in seiner Zusammensetzung und Konzentration bekannten Standardgemisch verglichen wird.

Die Peaks werden durch Vergleich ihrer Retentionszeiten zugeordnet und über die Peakhöhe oder die Peakfläche quantifiziert. Bevorzugt wird die Quantifizierung des Substanzgemisches über die Peakflächen, da ein größerer linearer Bereich zur Verfügung steht und auch Änderungen im analytischen System die Peakhöhe stärker beeinflussen als die Peakfläche.

Einpunkt-Kalibrierung. Das IC-System wird durch die Injektion eines definierten Substanzgemisches, einer sog. Standardlösung, in dem erwarteten Konzentrationsbereich der Proben kalibriert. Kalibriert wird immer unter gleichen chromatographischen Bedingungen sowie bei gleichbleibendem Injektionsvolumen. Geschieht das bei nur einer Konzentration, spricht man von Einpunkt-Kalibrierung. Eine Mehrpunkt-Kalibrierung (Zweipunkt- usw.) ergibt eine stoffspezifische Kalibrierfunktion, die in den meisten Fällen durch lineare Regression aufgestellt wird.

Die wichtigste Voraussetzung für den Einsatz der Einpunkt-Kalibrierung ist die Überprüfung der Linearität zwischen Meßgröße und Eingangssignal. Dazu werden die Peakflächen oder -höhen bei verschiedenen Konzentrationen im erwarteten Konzentrationsbereich ermittelt. Durch Auftragen der Peakflächen/Peakhöhen gegen die Konzentration ergibt sich die Eichfunktion, die sich auch durch lineare Regression ermitteln läßt:

$$F = a \cdot c + b$$

F = Peakfläche/Peakhöhe,
a = Steigung der Eichfunktion,
c = Konzentration,
b = Achsenabschnitt.

Die Steigung der Eichfunktion ist ein stoffspezifischer Faktor, der auch die Empfindlichkeit des chromatographischen Systems auf die jeweilige Substanz wiedergibt. Werte > 1 bedeuten bei kleinen Konzentrationsänderungen hohe Peakflächen- bzw. Peakhöhenänderungen, d. h. das System ist sehr empfindlich. Bei Werten < 1 verändern sich die Peakflächen bzw. Peakhöhen bei einer Konzentrationserhöhung geringfügiger, das System ist also weniger empfindlicher. Der Achsenabschnitt b sollte nahe bei 0 liegen, da sonst eine Einpunkt-Kalibrierung an der Nachweisgrenze fehlerbehaftet ist.

Bei der Einpunkt-Kalibrierung wird zuerst der Response-Faktor R_F jeder Komponente bestimmt (Auswertung über die Peakfläche):

$$R_{F,K} = c_K / FE_K$$

c_K = Konzentration einer Komponente der Standardlösung,

FE_K = Peakfläche in Flächeneinheiten der Standardlösung.

Mit Hilfe der Response-Faktoren kann die Konzentration der einzelnen Komponenten der Probe bestimmt werden:

$$c_{K,P} = FE_{K,P} \cdot R_{F,K}$$

$c_{K,P}$ = Konzentration einer Probenkomponente,

$FE_{K,P}$ = Peakfläche der Komponente.

Das folgende Beispiel zeigt eine Einpunkt-Kalibrierung mit einem Kationen-Standard (Abb. 2.367 und Tab. 2.78):

Tabelle 2.78. Einpunkt-Kalibrierung eines Kationenstandards. c Konzentration in mg/ml, FE Peakflächen in Flächeneinheiten, R_F Responsefaktor in c/FE

Kation	c	FE	R_F
Li$^+$	0,2	1045795	$1,91 \cdot 10^{-7}$
Na$^+$	1	1652555	$6,05 \cdot 10^{-7}$
NH$_4^+$	2	1717243	$1,16 \cdot 10^{-6}$
K$^+$	2	1951770	$1,02 \cdot 10^{-6}$

Die Konzentration einer unbekannten Probe errechnet sich aus den Peakflächen der Probenanalyse (Abb. 2.368 und Tab. 2.79):

Tabelle 2.79. Auswertung der Kationen-Probenanalyse. c Konzentration in mg/ml, FE Peakflächen in Flächeneinheiten, R_F Response-Faktor in c/FE

Kation	R_F	FE	c
Li$^+$	$1,91 \cdot 10^{-7}$	507586	0,10
Na$^+$	$6,05 \cdot 10^{-7}$	2867251	1,73
NH$_4^+$	$1,16 \cdot 10^{-6}$	45291536	52,54
K$^+$	$1,02 \cdot 10^{-6}$	1303049	1,33

Mehrpunkt-Kalibrierung. Muß für die Messungen ein großer Konzentrationsbereich abgedeckt werden, wird die Eichfunktion analog der Linearitätsüberprüfung aus der Einpunkt-Kalibrierung aufgestellt und mit dieser Funktion die Konzentration der Probesubstanzen bestimmt. Im einfachen Fall ermittelt man die Eichfunktion durch lineare Regression, aber auch

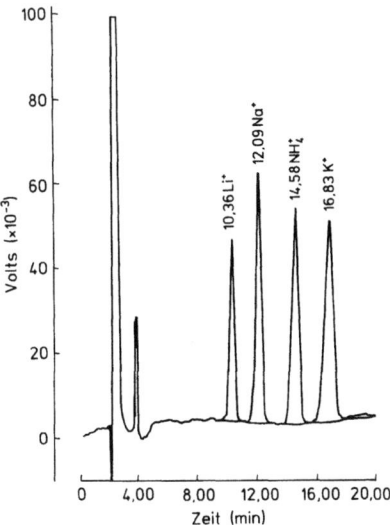

Abb. 2.367. Standardchromatogramm einer Kationenanalyse. Bedingungen: Säule Hamilton PRP-X-200, Eluent 5 mmol/L HNO$_3$/ 30% MeOH, Fluß 1 ml/min, Leitfähigkeitsdetektion, Aufgabevolumen 100 µl, Konzentrationen 0,2 mg/L Li$^+$, 1 mg/L Na$^+$, 1 mg/L NH$_4^+$, 2 mg/L K$^+$

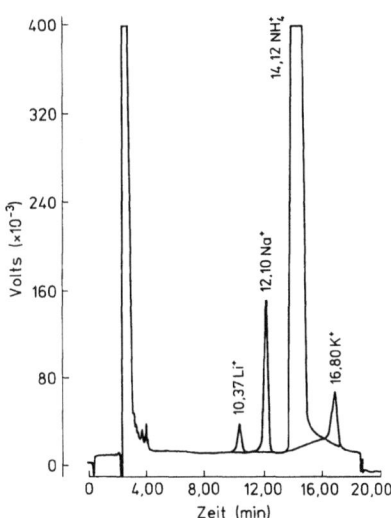

Abb. 2.368. Chromatogramm einer Brunnenwasserprobe. Bedingungen: s. Abb. 2.367

Eichfunktionen nichtlinearer Regression mit und ohne Achsenabschnitt werden heute zur Abdeckung großer Konzentrations- oder kleiner Linearitätsbereiche verwendet.

Durchführung der Messungen und Bewertung des IC-Systems

Zur *Herstellung des Eluenten* wird HNO$_3$ verwendet. Im ersten Schritt wird ein Konzentrat hergestellt, das gekühlt mehrere Monate haltbar ist und aus dem dann die Eluenten angesetzt werden können.

Zur Herstellung der Konzentratlösung werden in einen 1.000-ml-Meßkolben 9,7 g (6,9 ml) konzentrierte 65%ige HNO_3 gegeben; das entspricht einer Konzentration von 0,1 mol/L. Zur Herstellung des gebrauchsfertigen Eluenten, 2 mmol/L HNO_3, werden 20 ml Konzentrat in einem 1.000-ml-Meßkolben mit Aqua dest. bis zur Marke aufgefüllt. Dieser Eluent dient auch als Verdünnungslösung für die Mischstandardlösungen.

Zur *Herstellung der Standardlösung* für die angegebenen Ionen wird jeweils eine Stammlösung mit einer Konzentration von 1.000 mg/L verwendet. Die verwendeten Substanzen und deren Einwaagen sind in Tab. 2.80 genannt:

Tabelle 2.80. Einwaagen der Standardsubstanzen zur Herstellung der Stammlösung (1.000 mg/L)

Kation	Substanz	Molmasse (g/mol)	Einwaage (g)
Li^+	LiCl	42,39	6,1081
Na^+	NaCl	58,44	2,5420
NH_4^+	NH_4Cl	53,46	1,9066
K^+	KCl	74,55	2,9651

In jeweils einen 1.000-ml-Meßkolben werden die in Tab. 2.80 angegebenen Mengen gegeben und in wenig Wasser gelöst, bevor bis zur Marke aufgefüllt wird. Diese Lösungen sind gekühlt mehrere Monate haltbar.

Aus den Stammlösungen werden die Mischstandardlösungen für mehrere Konzentrationen angesetzt, um einen größeren Konzentrationsbereich abzudecken und die Linearität zwischen Konzentration und Meßsignal festzustellen.

Die Standardlösungen werden nach Tab. 2.81 in einen 100-ml-Meßkolben pipettiert und mit dem Eluenten bis zur Marke aufgefüllt. Diese Lösung wird am besten in Polyethylen-Flaschen aufbewahrt.

Tabelle 2.81. Herstellung der Misch-Standardlösung. *c* Konzentration der Kationen in mg/ml in sechs verschiedenen 100-ml-Misch-Standardlösungen, *V* Volumen der jeweiligen Stammlösung in µl

Kation	c_1	V	c_2	V	c_3	V	c_4	V	c_5	V	c_6	V
Li^+	0,1	10	0,2	20	0,4	40	0,6	60	0,8	60	1,0	100
Na^+	0,5	50	1,0	100	2,0	200	3,0	300	4,0	400	5,0	500
NH_4^+	0,5	50	1,0	100	2,0	200	3,0	300	4,0	400	5,0	500
K^+	1,0	100	2,0	200	4,0	400	6,0	600	8,0	800	10,0	1.000

Analysenbedingungen. Analytische Säule: GAT 269-004 Kation-Austauschersäule auf Polymerbasis, 250 x 4,6 mm innerer Durchmesser. Eluent: 2 mmol/L HNO_3. Flußrate: 1 ml/min. Detektor: Leitfähigkeitsdetektor GAT-ICM 300 Ionenchromatographie-System. Zellen- und Säulentemperatur: 40 °C. Probenaufgabevolumen: 100 µl.

Nach Erreichen einer stabilen Basislinie (ca. 30 min nach Inbetriebnahme und vorher thermostatisierter Meßzelle und Säule) kann mit den Messungen begonnen werden.

Präzision des IC-Systems. Zur Feststellung des zufälligen Fehlers der Ergebnisse werden zehn Wiederholungsmessungen bei einer vorgegebenen Kationen-Konzentration, die wesentlich oberhalb der Bestimmungsgrenze liegt, durchgeführt. Die erzielten Ergebnisse sind in Tab. 2.82 aufgeführt.

Tabelle 2.82. Reproduzierbarkeit der Kationen-Analyse. *c* Konzentration in der Misch-Standardlösung in mg/ml, *FE* Mittelwert der Peakflächen aus 10 Wiederholungsmessungen, *s* Standardabweichung der Peakflächen, s_r relative Standardabweichung der Peakflächen in %

Kation	c	FE	s	s_r
Li^+	1	6878676	47088	0,68
Na^+	5	7077650	71104	1,00
NH_4^+	5	7371177	72799	0,99
K^+	10	6790830	58374	0,86

Die Streuung der Werte, ausgedrückt durch die relative Standardabweichung s_r, liegt unterhalb von 1%, die von guten analytischen Systemen erreicht wird.

Linearität des IC-Systems. Zur Feststellung der Linearität wird bei sechs unterschiedlichen Misch-Standardlösungen durch Doppelbestimmung jedes einzelnen Meßpunktes eine lineare Regression durchgeführt. Tab. 2.83 gibt die Ergebnisse der Messungen sowie die Auswertung durch die lineare Regressionsanalyse wieder.

Tabelle 2.83. Regressionsanalyse der Linearität. *r* Korrelationskoeffizient, *a* Regressions-Koeffizient bzw. Steigerung der Ausgleichsgeraden in *FE/c*, *b* Konstante bzw. Achsenabschnitt in *FE*

Kation	r	a	b
Li^+	0,9989	5567423	-3553
Na^+	0,9984	1757934	21840
NH_4^+	0,9985	1800613	11669
K^+	0,9982	1001368	35545

Die berechneten Korrelationskoeffizienten *r* mit Werten > 0,998 weisen auf den linearen Zusammenhang

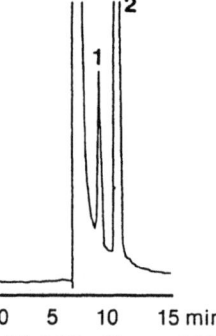

Abb. 2.369. Citrat und SO_3^{2-} in Narkoselösung. Bedingungen: Säule GAT 269-006, Eluent 5 mmol/L H_2SO_4, pH 2,3, Fluß 0,5 ml/min, Leitfähigkeitsdetektion, Aufgabevolumen 100 µl auf 1/10 verdünnt, **1** Citrat, **2** SO_3^{2-}

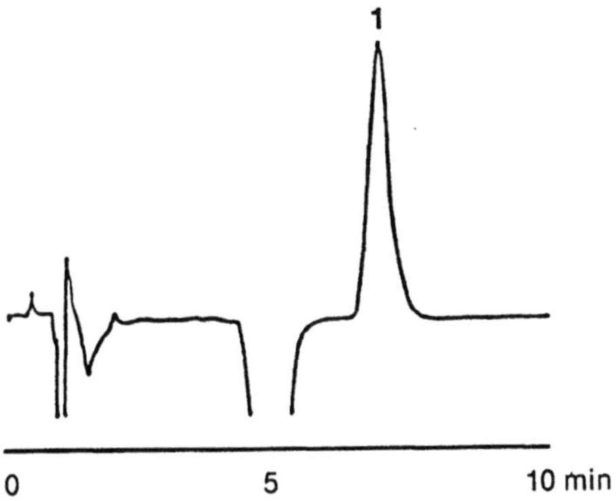

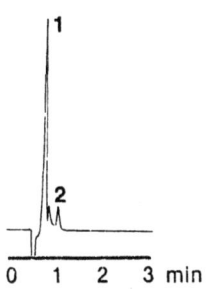

Abb. 2.370. SO_4^{2-} in Glycoproteinen. Bedingungen: Säule GAT 269-001, Eluent 6 mmol/L Kaliumhydrogenphthalat, pH 6,9, Fluß 1 ml/min, Leitfähigkeitsdetektion, Aufgabevolumen 100 µl, 1 SO_4^{2-}

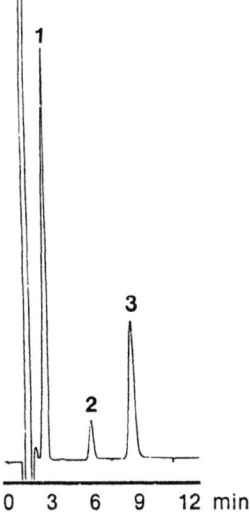

Abb. 2.371. Kationen in Vitamintabletten. Bedingungen: Säule GAT 269-004, Eluent 1 mmol/L EDTA, pH 6,1, Fluß 1,5 ml/min, Leitfähigkeitsdetektion, Aufgabevolumen 100 µl, 1 Mg^{2+}, 2 Ca^{2+}

Abb. 2.372. Anionen in Vitamintabletten. Bedingungen: Säule GAT 269-029, Eluent 2 mmol/L Kaliumhydrogenphthalat, pH 4,5, Fluß 2 ml/min, Leitfähigkeitsdetektion, Aufgabevolumen 100 µl, 1 Cl^-, 2 I^-, 3 SO_4^{2-}

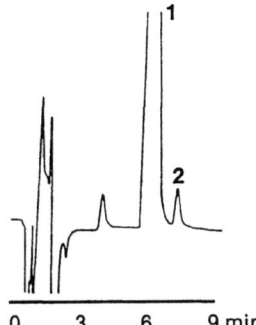

Abb. 2.373. Cl^- und Br^- in Serum. Bedingungen: Säule GAT 269-001, Eluent 5 mmol/L Phthalsäure, Fluß 3,7 ml/min, Leitfähigkeitsdetektion, Aufgabevolumen 100 µl auf 1/20 verdünnt nach der Probenvorbereitung, 1 Cl^-, 2 Br^-

zwischen der Konzentration der Kationen und deren Leitfähigkeit über diesen Konzentrationsbereich hin. Auch die kleinen Werte des Achsenabschnittes b gegenüber den ermittelten Peakflächen ermöglichen eine Einpunkt-Kalibrierung des Systems.

Anwendungen

Die abgebildeten Chromatogramme zeigen Applikationen aus der pharmazeutischen/biochemischen Analytik (Abb. 2.369 bis 2.373).
Weitere spezifische Anwendungsmöglichkeiten sind in der Literatur genannt.

Literatur

1. Unger KK (Hrsg) (1989) Handbuch der HPLC – Teil 1: Leitfaden für Anfänger, GIT-Verlag Darmstadt
2. Gjerde DT, Fritz JS (1987) Ion Chromatography, 2nd ed., Hüthig, Heidelberg Basel New York
3. Meyer V (1984) Praxis der Hochleistungs-Flüssigchromatographie, 3. Aufl., Diesterweg, Salle, Sauerländer
4. 5th Symp. on Ion Chromatography Sils-Maria, October 14–16, 1987, J Chromatogr 1:439
5. Schwedt G (Hrsg.) (1984) Ionen-Chromatographie, Heft 4, Literaturdokumentation zur chemischen Analytik, Vogel, Würzburg
6. Behnert J, Behrend P, Kipplinger A (1986) LaborPraxis 8:872–881
7. Jupille TH, Togami DW, Burge DE, February 1983, Wescan Instruments Inc., Reprinted from Industrial Resaerch & Development
8. Schwedt G (1985) GIT Fachz Lab 7:697–703
9. Bogenschütz G, Loyall U, Schäfer J (1990) LaborPraxis 3:120–125
10. Weiß J (1985) Handbuch der Ionenchromatographie, Dionex, Weiterstadt
11. Wescan Instruments Inc. (1987) Bulletin No. 110
12. Fratz DD (1979) Ion chromatographic analysis of food, drug and cosmetic color additives. In: Sawicki E, Mulik JD (Eds.) Ion chromatographic analysis of enivronmental pollution, Vol. 2, Ann Arbor Science Publishers, Ann Arbor, MI, pp 371–379
13. Rich WE, Johnson E, Lois L, Stafford BE, Kara PM, Marton LJ (1981) Clinical analysis of endogenous human biochemicals. Organic acids by ion chromatography. In: Kabra PM, Marton LJ (Eds.) Liquid chromatography and clinical analysis, Humana, Clifton NY, pp 393–407

14. Hieftje GM (1983) Clin Chem 29,9:1659–1664
15. Hayakawa K, Hiraki H, Choi B, Miyazaki G (1983) Hokuriku Koshu Eisei Gakkaishi 10,2:24–25
16. Yoshizawa I, Kameyama M (1985) J Chromatogr 338,2:404–409
17. Croft MY, Haddad PR (1986) Applications of non-suppressed ion chromatography in pharmaceutical and clinical analysis. In: Sampson DC (Ed.) High Performance Liquid Chromatography in Clinical Laboratory, Austr Assoc Clin Biochem, Sydney, Australia, pp 138–141
18. Senio JP (1987) Ion chromatography and pharmaceutical research - a study of counter-ions. In: Williams PA, Hudson MJ (Eds.) Recent Developments of Ion Exchange, Paper of International Conference of Ion Exchange Processes. Elsevier Appl. Sci. London, pp 60–66
19. Yagi I, Hamada N (1988) Shimadzu Hyoron 45,3:189–193
20. Murayama M, Suzuki M, Takitani S (1989) J Chromatogr 463,1:147–152

5.3.5 Elektrophorese und isoelektrische Fokussierung

R. WESTERMEIER

Elektrophoretische Gehaltsbestimmungen werden entweder in Kapillarsystemen direkt über UV-Messung der Zonen, bei Verwendung von Trägermaterialien, wie Gelen und Folien, indirekt über Autoradiographie oder Anfärbung der Zonen und deren densitometrische Vermessung durchgeführt.

Meßkurven aus Kapillar-Elektrophoresen gleichen Chromatogrammen, wobei die Peaks wie bei der Standardchromatographie oder HPLC integriert werden können.

Bei Immun-Elektrophoresen ist der Abstand der Präzipitatlinie vom Probenaufgabepunkt ein Maß für den Substanzgehalt einer Probe, unabhängig davon, ob es sich um eine elektrophoretische oder elektroosmotische Wanderung oder um Diffusion handelt. Wichtig ist allerdings die Kenntnis der eingesetzten Antikörpermenge und des Antigen-Antikörper-Titers. Die Qualität des Ergebnisses ist von der Qualität der Antikörper abhängig. Verunreinigungen mit kreuzreagierenden Antikörpern müssen ausgeschlossen werden. Die am besten reproduzier- und ablesbaren Quantifizierungsergebnisse erhält man mit der „Rocket"-Technik.[1] Die von den Präzipitatlinien eingeschlossenen Flächen sind proportional zu den Antigenmengen in den Proben. In vielen Fällen ist die einfache Vermessung der Höhen der Präzipitatbögen ausreichend genau.

Der Erfolg einer Gehaltsbestimmung nach der elektrophoretischen Trennung in einem Gel oder einem anderen Trägermaterial ist von mehreren Faktoren abhängig:

1. Bei der Probenvorbereitung muß der Verlust von zu analysierenden Substanzen durch Adsorption an Membranen oder Säulenmaterial bei eventueller Entsalzung oder Aufkonzentrierung sowie die irreversible Präzipitation bei der Extraktion oder beim Ausfällen vermieden werden. Auch müssen Komplex- und Chelatbildner aus der Probe entfernt bzw. die Komplexbildung inhibiert werden.

2. Die Probenaufgabemethode muß so gewählt werden, daß alle Probensubstanzen vollständig in das Trennmedium einwandern. Dies ist bei der isoelektrischen Fokussierung heterogener Proteingemische besonders kritisch. Unterschiedliche Proteine sind bei unterschiedlichen pH-Werten instabil oder neigen zum Aggregieren. In solchen Fällen muß man davon ausgehen, daß niemals alle Arten von Proteinen an einer Stelle in das Gel einwandern. Die optimale Auftragungsstelle im pH-Gradient wird für die zu analysierende Probe durch einen Stufentest ermittelt, bei dem eine Auftragung dieser Probe an unterschiedlichen pH-Werten erfolgt. Wichtig bei der Probenaufgabe ist natürlich auch die volumetrische Exaktheit der Spritze bzw. der Mikropipette.

3. Die Qualität der Trennung ist ausschlaggebend für die densitometrische Auswertbarkeit. Krumme und verzerrte Zonen, die z. B. durch zu hohe Salzkonzentrationen in den Proben entstehen, ergeben unbrauchbare Densitogramme. Außerdem kann eine Zone nur quantifiziert werden, wenn sie ausreichend von den danebenliegenden Banden abgetrennt ist.

4. Da jedes Protein eine spezifische, von anderen Proteinen unterschiedliche Affinität zu dem jeweiligen Farbstoff besitzt, sind nur dann absolute quantitative Werte bestimmbar, wenn man die zu messende Substanz in reiner Form zur Verfügung hat und in bekannter Konzentration mit aufträgt. Außerdem ist zu berücksichtigen, daß die quantitative Bindung der Farbstoffe nur in bestimmten Konzentrationsbereichen linear ist. Deshalb sollte man eine Verdünnungsreihe, z. B. von Markersubstanzen, mit auftrennen und densitometrisch vermessen. Besonders schwierig sind Quantifizierungen von silbergefärbten Substanzen. Diese Nachweismethode besitzt sehr steile Färbekurven. Gut quantifizierbar sind Autoradiogramme. Besondere Vorsicht ist bei Gehaltsbestimmungen auf Blotfolien nach Transfers aus Gelen geboten, da es eine 100%ige Transfereffektivität nicht gibt.

5. Schließlich ist die Optik und Art der Auswertung mit Densitometern für das Quantifizierungsergebnis ausschlaggebend. Die Messung muß ohne Auflösungsverlust bei gleichzeitig hoher Lichtintensität erfolgen, um den wahren Absorptionswert einer Bande zu ermitteln. Außerdem sollte man die Banden vollständig, d. h. in ihrer Gesamtbreite ausmessen, weil die Bandenbreite je nach Salzgehalt und Konzentration der Substanzen in den Proben variiert. Bei der Integration der Absorptionskurven muß die korrekte Basislinie gefunden werden; diese ist unterschiedlich je nach verwendeten Trennmedien und Färbetechniken.

Densitometer

Densitometer unterschiedlicher Bauart funktionieren alle nach dem gleichen Prinzip. Ein Lichtstrahl tastet das durch die elektrophoretische Fraktionierung gewonnene Bandenmuster ab und wird je nach Bandendichte stärker oder schwächer absorbiert. Das transmittierte Restlicht des Lichtstrahls wird mit einer Photozelle gemessen. Die Werte werden entweder direkt über einen Schreiber aufgezeichnet oder über einen Analog-Digital-Wandler in einem Integrator oder Computer berechnet. In manchen Fällen dient das Densitogramm nur zur qualitativen Beurteilung des Trennergebnisses und zur vereinfachten Dokumentation im Versuchsprotokoll oder auf einer Diskette. An ein Densitometer werden, je nach Trennmethode und Anwendungsbereich, unterschiedliche Anforderungen gestellt:

Bei Gel-Elektrophoresen in nichtrestiktiven Medien, z. B. Agarose-Elektrophoresen, sind die Pherogramme relativ diffus; dann braucht ein Densitometer kein hohes Auflösungsvermögen und keine besonders starke Lichtquelle zu haben. Bei hochauflösenden Techniken jedoch, bei denen man scharfe, konzentrierte Banden erhält, soll der Lichtstrahl diese Banden noch durchdringen, die hohe Auflösung soll im Densitogramm erhalten bleiben. Bei vielen Analysen müssen auch schwach erkennbare Zonen eindeutig gegenüber dem Hintergrund aufgelöst werden. Bei hohem Probendurchsatz soll das Densitometer automatisch viele Pherogramme nacheinander auswerten können und die Peaks integrieren.

Wichtig für die Quantifizierung von Elektrophorese-Ergebnissen ist, daß bei hohem Auflösungsvermögen gleichzeitig genügend Licht vorhanden ist, um auch hochkonzentrierte Banden oder Flecke noch zu durchdringen. Mit Laserlicht erhält man lineare Absorptionsmessungen bis zur optischen Dichte von vier Absorptionseinheiten.

Manche Densitometer können an ein Computersystem angeschlossen werden, um exaktere Basislinienkonstruktionen, Densitogramm-Spreizungen, Angleichungen der Peaks an Gauß-Kurven zur genaueren Peakflächen-Berechnung und Densitogramm-Vergleiche durchführen zu können. Dabei hat man die Möglichkeiten der automatischen Molekulargewichts- und pI-Berechnung sowie der Weiterverarbeitung mit Statistikprogrammen.

Literatur

1. Laurell CB (1966) Anal Biochem 15:45–50

5.3.6 Isotachophorese

R. WESTERMEIER

Bei der Isotachophorese (Gleichgeschwindigkeits-Elektrophorese) wird die Trennung in einem diskontinuierlichen Puffersystem durchgeführt. Die ionisierten Probensubstanzen wandern zwischen einem „schnellen" Leit-Ionelektrolyten (L) und einem „langsamen" Folge-Ionelektrolyten (T, von terminierend) mit gleichen Geschwindigkeiten. Dabei trennen sich die verschiedenen Probenkomponenten nach ihren elektrophoretischen Mobilitäten und bilden einen Stapel. Die Substanzen mit der höchsten Mobilität folgen direkt dem Leit-Ion, die mit der niedrigsten Mobilität wandern direkt vor dem Folge-Ion (Abb. 2.374), die anderen wandern dazwischen in der Reihenfolge abnehmender Mobilität:

$$m_L > m_A > m_B > m_T$$

m = Mobilität, L = Leit-, T = Folge-, A und B = Probe-Ionen

Die Zone mit der höchsten Mobilität hat die niedrigste Feldstärke, die mit der niedrigsten Mobilität die höchste Feldstärke; das Produkt aus Feldstärke und Mobilität jeder Zone ist konstant. Das hat den Zonenschärfungseffekt zur Konsequenz: Ionen, die in eine Zone mit höherer Mobilität diffundieren, werden aufgrund der dort herrschenden niedrigeren Feldstärke verlangsamt, bis sie wieder in der ihr eigenen Zone wandern. Bleibt ein Ion zurück, wird es durch die höhere Feldstärke aus der Folgezone nach vorne beschleunigt. Wie man sieht, wirkt das System an sich der Diffusion entgegen, und man erhält eine klare Trennung der Einzelsubstanzen. Allerdings folgen die Fraktionen, im Unterschied zu allen anderen Trenntechniken, direkt aufeinander.

Die Isotachophorese wird bei konstanter Stromstärke durchgeführt, um innerhalb der einzelnen Zonen die Feldstärken konstant zu halten. Dadurch bleibt auch die Wanderungsgeschwindigkeit während der Trennung konstant.

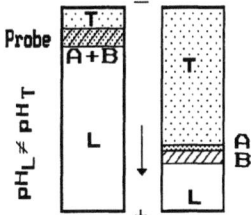

Abb. 2.374. Trennprinzip der Isotachophorese. A und B sind verschiedene Probenkomponenten

Die Grundlage der quantitativen Analyse mit isotachophoretischen Trennungen ist die „beharrliche Funktion" von Kohlrausch.[1] Sie definiert die Bedingungen an der Grenze zwischen zwei verschiedenen Ionen (L^-, A^-) mit einem gemeinsamen Gegen-Ion (R^+) während der Wanderung dieser Grenze im elektrischen Feld. Das Verhältnis zwischen den Konzentrationen c_L und c_A der Ionen L^- und A^- ergibt sich wie folgt:

$$\frac{c_L}{c_A} = \frac{m_L}{m_L + m_R} \cdot \frac{m_A + m_R}{m_A}$$

wobei *m* die effektive Mobilität ($cm^2/V \cdot s$), die für jedes Ion unter definierten Bedingungen konstant ist. Bei vorgegebener Konzentration des Leit-Ions L ist die Konzentration des Probe-Ions A festgelegt, da alle übrigen Parameter Konstanten sind. Ist nun die Konzentration des Probe-Ions A vorgegeben, ist auch die Konzentration des Probe-Ions B in der nächstfolgenden Zone festgelegt, und so weiter.

Vereinfacht kann die Kohlrausch-Formel wie folgt geschrieben werden:

$$c_{A^-} = c_{L^-} \cdot const.$$

Somit ist im Gleichgewichtszustand die Konzentration des Probe-Ions proportional zur Leit-Ionenkonzentration. Daraus folgt, daß die Ionenkonzentration in jeder Zone konstant ist. Die Ionenmenge in jeder Zone ist proportional zur Zonenlänge. Daraus ergibt sich auch der Konzentrierungseffekt. Charakteristisch für die Isotachophorese ist, daß die Quantifizierung der einzelnen, aufgetrennten Probenkomponenten über die Messung der Zonenlänge erfolgt, unabhängig davon, in welcher Konzentration die Probe aufgegeben worden ist (Abb. 2.375)

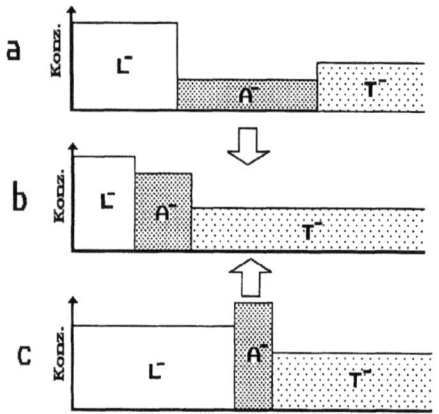

Abb. 2.375 a–c. Der Konzentrations-Regulierungs-Effekt ist die Grundlage zur Quantifizierung bei der Isotachophorese

Die Isotachophorese wird hauptsächlich in Teflonkapillaren durchgeführt,[2,3] bei neuesten Entwicklungen auch in Quarzkapillaren.[4] Dabei verwendet man Spannungen bis zu 30 kV und Stromstärken im µA-Bereich. Während man zur Zonendetektion mit UV nach Trennungen in Teflonkapillaren Meßzellen verwendet, kann man in Quarzkapillaren direkt messen.[4] Zur sicheren Differenzierung zwischen den direkt aufeinanderfolgenden Zonen werden zuweilen zusätzlich Leitfähigkeitsdetektoren eingesetzt.

Literatur

1. Kohlrausch F (1987) Ann Phys 62:209–220
2. Everaerts FM, Becker IM, Verheggen TPEM (1976) Isotachophoresis Theory, Instrumentation and Applications. J Chromatogr, Library Vol. 6, Elsevier, Amsterdam Oxford New York
3. Hjalmarsson SG, Baldesten A (1981) CRC Critical Reviews in Anal Chem:261–357
4. Hjertén S (1983) J Chromatogr 270:1–6

5.3.7 Massenspektrometrie

H.J. FÖRSTER

Massenselektive Detektion. Im Gegensatz zur Identifizierung von Arzneistoffen durch komplette Massenspektren (→ Kap. 2, 3.7) nutzt die quantitative MS das Massenspektrometer als Detektor, der nur den Ionenstrom eines oder mehrerer ausgewählter Ionen des Analyten als Funktion der Zeit registriert. Diese Meßtechnik wird als massenselektive Detektion (engl. selected ion monitoring) bezeichnet. Sie ist der Spektrenaufnahme im Scan-Betrieb in bezug auf die Nachweisempfindlichkeit für den Analyten um den Faktor 100 bis 1.000 überlegen, da die Registrierung insignifikanter, signalfreier Regionen des Massenspektrums unterbleibt. Man erhält Ionenstrom-Zeit-Profile (engl.: selected ion recordings), die sich in ähnlicher Weise wie z. B. Gaschromatogramme auswerten lassen. Massenspektrometer sind substanzflußabhängige Detektoren.[1] Sie liefern Signale, deren Größe durch die in der Zeiteinheit fließende Stoffmenge bestimmt ist. Der Substanz- oder Massenfluß hat die Dimension g/s. Mit den Kombinationsverfahren GC-MS und HPLC-MS wird der Analyt nicht nur von interferierenden Substanzen getrennt, sondern zugleich auch der Ionenquelle des Spektrometers mit hohem Substanzfluß zugeführt. Dadurch sind diese MS-Kombinationsverfahren für die Quantifizierung der Analyten im Spurenbereich besonders geeignet. Der Substanzfluß des Analyten in die Ionenquelle läßt sich durch Änderung der chromatographischen Bedingungen beeinflussen. Zugunsten höherer Nachweisempfindlichkeit des Analyten, aber auf Kosten der chromatographischen Auflösung werden z. B. bei der quantitativen Kapillar-GC-MS das Temperaturprogramm und der Trägergasstrom des Gaschromatographen, die Länge und die Filmdicke der Säule so gewählt, daß sich möglichst geringe Peakbreiten ergeben. Auch für die Kombination HPLC-MS ist es experimentell möglich, den Substanzfluß in die Ionenquelle zu maximieren.[2] Ein hoher Substanzfluß in die Ionenquelle läßt sich ferner durch sehr schnelle Verdampfung des Analyten von der Direkteinlaßprobe des Spektrometers, die sog. „Flash"-Verdampfung, erreichen. Die Spezifität des Massenspektrometers als Detektor nimmt mit der Zahl der für einen Analyten registrierten m/z-Werte zu, allerdings auf Kosten der Nachweisempfindlichkeit. Selbst die massenselektive Detektion in Kombination mit den verschiedenen chromatographischen Techniken bietet noch keine Gewähr für interferenzfreie Signale eines Analyten im Chromatogramm. Natürliche Inhaltsstoffe der biologischen Matrix, Verunreinigungen der Lösungsmittel aus der Probenvorbereitung, das Abbluten der chromatographischen Phase sowie Geräteuntergrund des Massenspektrometers können die Quantifizierung des Analyten in der Nähe der Nachweisgrenze empfindlich stören. Im Hinblick auf größtmögliche Spezifität der Detektion sind auch diese Faktoren bei der Auswahl der analytspezifischen m/z-Werte zu berücksichtigen, obwohl generell bevorzugt das Molekül-Ion eines Analyten registriert wird. Die Spezifität der MS-Detektion läßt sich auch durch das verwendete Ionisierungsverfahren steuern (→ Kap. 2, 3.7, Ionisationsmethoden). In den Positiv-CI-Spektren vieler basischer Arzneistoffe ist der gesamte Ionenstrom im Signal der $(M+H)^+$-Ionen kumuliert. Das NICI-Spektrum des Flurazepams zeigt praktisch nur das Signal des M^--Ions.[3] In solchen Fällen haben die CI-Verfahren gegenüber der EI mit ihrem stärker ausgeprägten Fragmentionenanteil für die quantitative MS sowohl hinsichtlich Spezifität wie Nachweisempfindlichkeit erhebliche Vorteile. Werden die für den Analyten charakteristischen Ionen mit dem Massenspektrometer im Hochauflösungsbetrieb (→ Kap.2,3.7, Hochauflösende Massenspektrometrie) registriert, so lassen sich auch isobare Interferenzsignale ausschließen. Für die Quantifizierung von Salbutamol im Plasma muß das Massenspektrometer z. B. mit einer Auflösung $m/\Delta m \geq 3.000$ betrieben werden, wenn die Signale des Arzneistoffderivats frei von Interferenzen aus der biologischen Matrix sein sollen.[4] Auch mit der selektiven Registrierung von Tochter-Ionen in Tandemmassenspektrometern (→ Kap.2, 3.7, Tandem-Massenspektrometrie) läßt sich die Spezifität der quantitativen MS-Verfahren noch weiter steigern.

Gehaltsbestimmungen in pharmazeutischen Formulierungen. Zur Gehaltsbestimmung von Arzneistoffen in pharmazeutischen Formulierungen wird die quantitative MS nur selten eingesetzt. Die Anwendungen beschränken sich auf die wenigen Fälle, in denen ein Arzneistoff, extrem niedrig dosiert ist, in einer komplizierten Matrix vorliegt oder andere Gehaltsbestimmungen nicht genügend selektiv sind. Stabilitätsuntersuchungen an Arzneistoff-Nagerfutter-Mischungen für toxikologische Untersuchungen und Gehaltsbestimmungen in Fütterungsarzneimitteln[5] sowie die Bestimmung antiseptischer quartärer Ammoniumverbindungen[6] sind Anwendungsbeispiele. Cetylpyridiniumchlorid und Benzethoniumchlorid lassen sich in verdünnten Desinfektionslösungen

oder wäßrigem Lutschtablettenextrakt durch FAB-MS (→ Kap.2, 3.7, Fast-atom-bombardment) selektiv über die quartären Kationen mit Wiederfindungsraten von 98,7 bis 100,4% bestimmen. In ähnlicher Weise sind in Kontaktlinsenreinigern die C_{12} - und C_{14}-Homologen des Benzalkoniumchlorids ohne weitere Aufbereitung im Bereich von 3 bis 180 µg/ml quantifizierbar.[7] Die hohe Selektivität und Nachweisempfindlichkeit der MS-Methoden wird auch zur Quantifizierung von Spurenverunreinigungen in Arzneistoffen genutzt. 100 bis 500 ppm Benzylamin werden mit Wiederfindungsraten von 96 bis 104% in 1-g-Proben von Bethanidin durch GC-MS bestimmt.[8] Die Nachweisgrenze für Benzylamin beträgt 20 ppm, die relative Standardabweichung ist $V_k = \pm 4\%$. Spurenverunreinigungen und Zersetzungsprodukte des Phenylbutazons sind aus 250-mg-Probe des Arzneistoffs durch Festproben-MS bei Nachweisgrenzen von 100 ppm quantifizierbar[9], ohne daß der Hauptanteil des unzersetzten Phenylbutazons vorher abgetrennt werden muß.

Quantifizierung von Arzneistoffen in biologischem Material. Das wichtigste Anwendungsgebiet der quantitativen MS ist die Bestimmung von Arzneistoffen in biologischem Material für pharmakologische Untersuchungen und Bioverfügbarkeitsstudien.[10] Bekannte Mengen oder Volumina der biologischen Matrix wie Plasma, Urin oder Gewebe, deren Arzneistoffgehalt zu bestimmen ist, werden mit einer

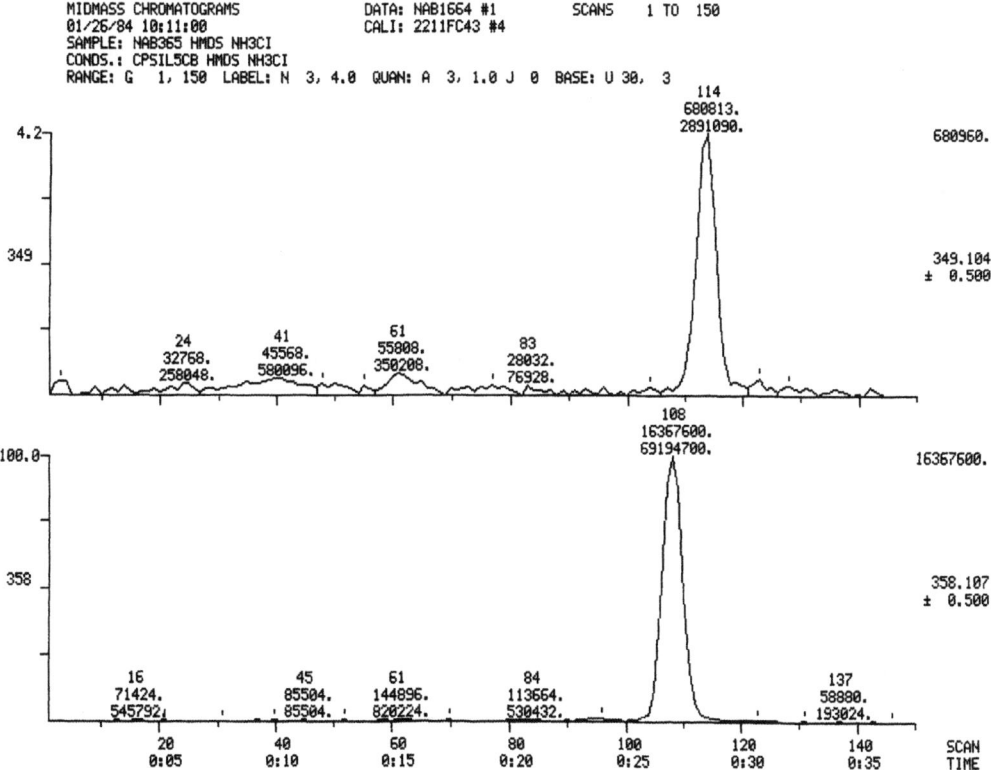

Abb. 2.376. Selektive Ionenstromkurven. Aus[5]

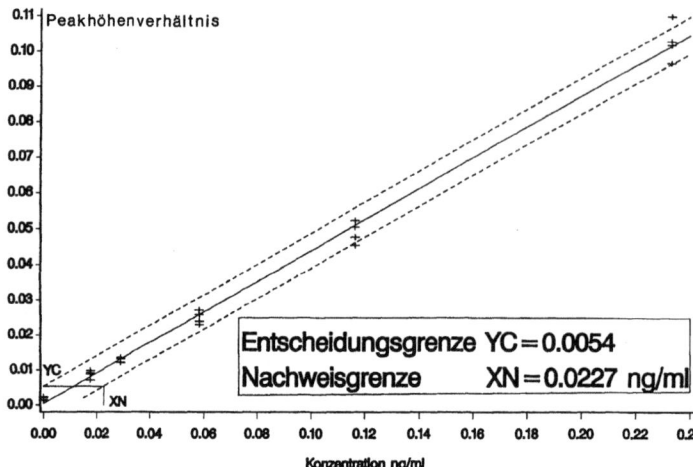

Abb. 2.377. Eichkurve eines Clenbuterol-Assays

bekannten Menge eines internen Standards dotiert. Der interne Standard ist ein mit stabilen Isotopen markiertes Analogon des Arzneistoffs, ein sog. Isotopomer. Für die MS-Analyse wird die Probe durch Extraktion, Derivatisierung, Chromatographie etc. vorbereitet. Der interne Standard fungiert dabei teilweise auch als „Schlepper"-Substanz, die adsorptive Verluste des Analyten in Grenzen hält. Das Massenspektrometer registriert von der aufgearbeiteten Probe nur die Ionen, die für den Arzneistoff und dessen Isotopomer im chromatographischen Effluent charakteristisch sind. Dividiert man die Peakhöhe der selektiven Ionenstromkurve des Analyten durch die Peakhöhe der selektiven Ionenstromkurve des internen Standards, so läßt sich aus diesem Peakhöhenverhältnis der Arzneistoffgehalt des biologischen Materials mit Hilfe einer Eichkurve bestimmen. Die Eichkurve wird ermittelt, in dem man Proben der arzneistofffreien biologischen Matrix mit variierenden Mengen des Arzneistoffs und einer konstanten Menge des Isotopomers dotiert und anschließend in der beschriebenen Weise analysiert.

Abb. 2.376 zeigt als Beispiel die selektiven Ionenstromkurven, die von einer Plasmaprobe erhalten werden, die 150 pg/ml des β-Agonisten Clenbuterol (I) und 2.500 pg/ml seines ^{2}H9-Isotopomers (II) als internen Standard enthält.[5] Der Kapillar-GC-MS-Analyse mit massenselektiver Detektion der durch NH_3-CI gebildeten $(M+H)^+$-Ionen $m/z = 349$ für Clenbuterol-O-trimethylsilylether und $m/z = 358$ für den O-Trimethylsilylether seines Isotopomers geht die Extraktion des I-II-Gemisches aus dem Plasma und die Derivatisierung des Extrakts mit Hexamethyldisilazan voraus. Abb. 2.377 zeigt für den Clenbuterol-Assay[11] eine Eichkurve im Bereich von 0 bis 250 pg/ml Plasma, aus der man auch die statistisch gesicherte Nachweisgrenze des Verfahrens ablesen kann. Der Variationskoeffizient, das Maß für die Präzision des Assays, beträgt $V_k = \pm 4\%$ auf dem 100-pg/ml-Niveau. Die Wiederfindungsrate als Maß für die Richtigkeit beträgt 103,8 ± 2 %. Die vorstehend genannten Kennzahlen sind trotz großer Variationen für den jeweiligen Arzneistoff typisch für sorgfältig ausgearbeitete quantitative Kapillar-GC-

MS-Verfahren mit isotopomeren internen Standards im Subnanogramm-Bereich. Quantitative HPLC-MS-Verfahren gewinnen an Bedeutung[12], obwohl gegenwärtig die Nachweisgrenzen noch erheblich über denen der quantitativen Kapillar-GC-MS liegen. Die HPLC-MS zur Quantifizierung ist besonders attraktiv, weil die Derivatisierung entfällt und die Probenaufarbeitungen für die HPLC-Analytik insgesamt unkomplizierter sind. Viele Arzneistoffe und ihre Metaboliten sind trotz aller Fortschritte in der GC-Säulentechnologie nicht ohne thermische Zersetzung gaschromatographierbar, so daß sich HPLC-MS als Alternative anbietet. Sie wird z. B. benutzt, um die Blutspiegel von Carbamazepin und des thermolabilen Metaboliten Carbamazepinepoxid im µg/ml-Bereich zu verfolgen.[13] Zur Analyse kommt ein Methylenchlorid-Extrakt des Blutes. In günstigen Fällen kann direkt aus wäßriger Matrix quantifiziert werden. Durch Kombination der In-vivo-Mikrodialyse mit der Thermospray-MS (→ Kap. 2, 3.7, Methodenkombination) lassen sich z. B. Konzentrations-Zeit-Profile für Arzneistoffe im Rattenhirn ermitteln, ohne daß der Analyt aus dem Dialysat isoliert werden muß.[14]

Simultanapplikation isotopischer Varianten von Arzneistoffen. Die massenselektive Detektion eines Arzneistoffs und des isotopomeren internen Standards läßt sich mit geringem zusätzlichen Meßaufwand auf weitere isotopische Varianten des Arzneistoffs in derselben biologischen Probe ausdehnen. Dadurch werden sehr elegante biopharmazeutische Studien möglich. Man kann z. B. die unmarkierte und eine mit stabilen Isotopen markierte Variante des Arzneistoffs simultan an das gleiche Individuum verabreichen und in den Plasma- oder Urinproben beide Analyten unter Zuhilfenahme eines weiteren internen Standards durch MS separat quantifizieren.

Mit der Simultanapplikation isotopischer Varianten lassen sich für den gleichen Arzneistoff zwei verschiedene Applikationswege oder für den gleichen Applikationsweg zwei verschiedene Arzneistofformen exakt vergleichen. Wird z. B. die Bioverfügbarkeit zweier Arzneiformen jeweils relativ zu einer simultan verabreichten Trinklösung der isotopischen Variante bestimmt, so erhält man schon mit wenigen Probanden statistisch signifikante Aussagen zur Bioäquivalenz. Der Versuchsaufbau stellt die intraindividuellen Unterschiede in der Resorption und im Metabolismus des Arzneistoffs bereits in Rechnung. In das Cross-over-Design konventioneller Bioäquivalenzstudien, mit ein- bis zweiwöchigen Auswaschperioden zwischen den Versuchsphasen, müssen wegen der intraindividuellen Variabilität der Arzneistoffdisposition oft 20 bis 30 Probanden einbezogen werden, bevor man die geforderte statistische Signifikanz der Bioäquivalenzaussage erreichen kann. Tabletten mit 10 mg 17α-Methyltestosteron wurden in ihrer Bioverfügbarkeit mit einer Lösung des Arzneistoffs bei simultaner Applikation von ^{2}H3-17α-Methyltestosteron ebenfalls als Lösung an acht Probanden verglichen.[15] Aus den erhaltenen Daten läßt sich errechnen, daß eine Bioverfügbarkeitsdifferenz beider Formulierungen von 20 % ($\alpha = 0{,}05$; $\beta = 0{,}8$) mit der Technik der Simultanapplikation des Isotopomeren bereits mit 12 Probanden erkennbar wäre. Im konventionellen Cross-over-Vergleich von Lösung und Tablette wären dafür 40 Probanden nötig. Isotopeneffekte der Resorption und des Metabolismus von Arzneistoffen können bei simultan verabreichten ^{15}N- oder ^{13}C-Isotopomeren vernachlässigt werden. Die aus Kostengründen am häufigsten eingesetzten ^{2}H-Isotopomeren zeigen gelegentlich solche Isotopeneffekte; sie sind jedoch leicht durch Verabreichung einer äquimolaren Trinklösung des unmarkierten und des deuterierten Arzneistoffs zu erkennen. Für eine Trinklösung aus Terbutalin und ^{2}H6-Terbutalin ist ein geringer In-vivo-Isotopeneffekt der Resorption demonstrierbar.[16] Er wird durch die im Vergleich zum unmarkierten Terbutalin verminderte Lipophilie des Isotopomeren erklärt. Ungeklärt ist der arzneimittelrechtliche Aspekt der Verabreichung isotopomerer Arzneistoffe an den Menschen, da sicherheitsrelevante Daten für die Isotopomeren selten vorliegen. Es ist jedoch fraglich, ob isotopische Varianten von Arzneistoffen in jedem Fall als separate, neue chemische Stoffe im Sinne des Arzneimittelrechts anzusehen sind. Weitere, interessante Beispiele der Simultanapplikation isotopischer Varianten von Arzneistoffen werden in der Literatur beschrieben.[17-19] Die Anwendung stabiler Isotope in der quantitativen MS ist zusammengefaßt.[20-23] Alle wesentlichen Aspekte der Arzneistoffquantifizierung durch GC-MS diskutieren Garland und Powell.[3] In übersichtlicher Form sind dort auch Assays aus den Jahren 1970 bis 1980 zusammengefaßt. Die Monographie des National Instituts on Drug Abuse[24], die Kapitel über Drug Metabolism and Pharmacokinetics in den Specialist Periodical Reports on Mass Spectrometry[25-28], die Publikationen im Journal of Biomedical and Environmental Mass Spectrometry, jetzt Journal of Biological Mass Spectrometry, und im Journal of Chromatography, Biomedical Applications werden als neuere Literatur empfohlen.

Literatur

1. Halász J (1964) Anal Chem 36:1428-1430
2. Van der Greef J, Niessen WMA, Tjaden UR (1989) J Chromatogr 474:5-19
3. Garland WA, Powell ML (1981) J Chromatogr Sci 19: 392-434
4. Martin LE, Rees J, Tanner RJN (1976) Biomed Mass Spectrom 3:184-190
5. Ecker EM, Förster HJ, Wittrock A, Rominger KL (1987) Berichtet auf der 35th Conference on Mass Spectrometry and Allied Topics, Denver CO, May 24-29, 1987, paper TPB 9
6. Bambagiotti-Alberti M, Pinzauti S, Moneti G, Agati G, Giannellini V, Coran SA, Vincieri FF (1984) J Pharm Biomed Anal 2:409-415
7. Pinzauti S, Bambagiotti-Alberti M, Moneti G, La Porta E, Coran SA, Vincieri FF, Gratteri P (1989) J Pharm Biomed Anal 7:1611-1616
8. Quaglia MG, Mazzeo P, Secco F (1984) J Pharm Biomed Anal 2:129-131
9. Quaglia MG, Carlucci G, Cavicchio G, Mazzeo P (1988) J Pharm Biomed Anal 6:421-425
10. Van den Heuvel WJ, Liesch JM (1986) Selected Ion Monitoring Methods. In: Elving PJ, Winefordner JD (Hrsg.) Chemical Analysis, Vol. 85, John Wiley & Sons, New York Chichester Brisbane Toronto Singapore, S. 91-108
11. Förster HJ, Rominger KL, Ecker E, Peil A, Wittrock A (1988) Biomed Environ Mass Spectrom 17:417-419
12. Frei RW, Van der Greef J (Hrsg.) (1989) Journal of Chromatography Vol 474, 5th Symposium on Liquid Chromatography-Mass Spectrometry, Supercritical Fluid Chromatography-Mass Spectrometry and Tandem Mass Spectrometry, Freiburg i.Br., November 2-4, 1988, Elsevier, Amsterdam Oxford New York Tokyo
13. Moor MJ, Rashed MS, Kalhoon TF, Levy RH, Howald WN (1989) J Chromatogr 474:223-230
14. Menacherry SD, Justice Jr JB (1990) Anal Chem 62: 597-601
15. Shinohara Y, Babor S, Kasuya Y, Knapp G, Pelsor FR, Shah VP, Honigberg JL (1986) J Pharm Sci 75:161-164
16. Borgström L, Lindberg C, Jöhnsson S, Svenson K (1988) J Pharm Sci 77:952-954
17. Baillie TA (Hrsg.) (1978) Stable Isotopes, Applications in Pharmacology, Toxicology and Clinical Research, The MacMillan Press Ltd, London Basingstoke
18. De Leenheer AP, Roncucci RR (Hrsg.) (1977) Quantitative Mass Spectrometry in Life Sciences, Elsevier, Amsterdam
19. De Leenheer AP, Roncucci RR, Van Peteghem C (Hrsg.) (1978) Quantitative Mass Spectrometry in Life Sciences, Elsevier, Amsterdam
20. Klein ER, Klein PD (1978) Biomed Mass Spectrom 5: 91-111
21. Klein ER, Klein PD (1978) Biomed Mass Spectrom 5: 321-330
22. Klein ER, Klein PD (1978) Biomed Mass Spectrom 5: 373-379
23. Klein RE, Klein PD (1978) Biomed Mass Spectrom 5: 425-432
24. Foltz RL, Fentiman AF, Foltz RB (1980) GC/MS Assays for Abused Drugs in Body Fluids, NIDA Research Monograph 32, National Institute on Drug Abuse, Rockville, MD
25. Harvey DJ (1989) The Use of Mass Spectrometry in Studies of Drug Metabolism and Pharmacokinetics. In: Rose ME (Hrsg.) Mass Spectrometry Vol.10, A Specialist Periodical Report, The Royal Society of Chemistry, Cambridge, S.273-322

26. Harvey DJ (1987) Drug Metabolism, Pharmacokinetics, and Toxicity. In: Rose ME (Hrsg.) Mass Spectrometry Vol. 9, A Specialist Periodical Report, The Royal Society of Chemistry, London, S. 302–372
27. Harvey DJ (1985) Pharmacokinetics, Drug Metabolism, and Toxicity. In: Rose ME (Hrsg.) Mass Spectrometry Vol.8, A Specialist Periodical Report, The Royal Society of Chemistry, London, S.284–332
28. Harvey DJ (1983) Pharmacokinetics and Drug-metabolism Studies. In: Johnstone RAW (Hrsg.) Mass Spectrometry Vol.7, A Specialist Periodical Report, The Royal Society of Chemistry, London, S.293–352

5.4 Optische Methoden

5.4.1 Polarimetrie

W. BAUMANN

Die Polarimetrie ist ein Meßverfahren zur Bestimmung der optischen Aktivität. Alle chiralen Moleküle sind optisch aktiv. Man versteht darunter die optische Rotationsdispersion (ORD) und den Circulardichroismus (CD) im Bereich einer Absorptionsbande sowie die optische Drehung im allgemeinen, also auch außerhalb von Absorptionsbanden (→ Kap.2, 3.3). Unter Polarimetrie im klassischen Sinn versteht man die Bestimmung der optischen Drehung im absorptionsfreien, meist im sichtbaren Spektralbereich. Die Bedeutung der Polarimetrie liegt darin, daß man sowohl Konzentrationsbestimmungen als auch Identitätsprüfungen von chiralen Molekülen über die Bestimmung der optischen Drehung durchführen kann. Basisbeziehung dazu ist das Biot-Gesetz:

$$c = 100 \, \alpha/(d[\alpha]), \tag{1}$$

das die Konzentration c (in g pro 100 ml Lösung) einer chiralen Species mit dem Drehwinkel α, der vom Licht durchstrahlten Schicht d (in dm) der Lösung und der spezifischen Rotation $[\alpha]$ bei gegebener Wellenlänge λ und gegebener Temperatur T verknüpft. In der Pharmazie wird die Wellenlänge der gelben Natrium-D-Linie ($\lambda = 589,3$ nm) benutzt und der Drehwinkel wird bei $20 \pm 0,5\,°C$ abgelesen. Dementsprechend wird die spezifische Rotation angegeben als $[\alpha]_D^{20}$.
Verwendete Polarimeter sollen eine Ablesegenauigkeit von 0,01° haben. In bestimmten Fällen, etwa in Polarimeterdetektoren für die Flüssigkeitschromatographie, sind die Anforderungen noch höher – 0,001° oder darunter sind hier als Auflösung erwünscht.
Die Eichung kann mit Quarzkristallplättchen geschehen, die man zu Eichzwecken, z. B. als eines der Fenster einer Polarimetermeßzelle (meist Polarimeterrohr genannt), einsetzen kann.

Funktionsweise

Man unterscheidet zwischen visuell arbeitenden und photoelektrisch arbeitenden Polarimetern. Ein typischer Aufbau eines Polarimeters für visuelle Beobachtung ist in Abb. 2.378 gezeigt.

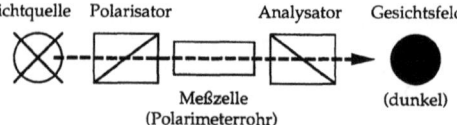

Abb. 2.378. Prinzip eines einfachen visuellen Polarimeters

Charakteristisch ist die Anordnung einer Meßküvette zwischen zwei linearen Polarisatoren (→ Kap.2, 3.3). Der erste Polarisator selektiert eine Polarisationsrichtung aus dem natürlichen Licht einer monochromatischen Lichtquelle, in pharmazeutischen Anwendungen meist einer Natriumdampf-Lampe. Die Schwingungsebene des linear polarisierten und monochromatischen Lichts wird beim Durchgang durch die zu untersuchende Probelösung einer chiralen Verbindung gedreht. Der Drehwinkel, um den die Schwingungsebene des linear polarisierten Lichts gedreht wurde, wird mit Hilfe des zweiten Polarisators analysiert, der deswegen auch Analysator heißt.
In der Grundeinstellung des Polarimeters, also mit leerer Meßzelle, befinden sich in der einfachsten Anordnung die Polarisatoren in gekreuzter Stellung, d. h. der Winkel φ_0 zwischen ihren Polarisationsrichtungen wird durch Drehen des Analysators auf $\varphi = \varphi_0 = 90°$ eingestellt, und am Ausgang des Analysators wird Dunkelheit beobachtet, d. h. die Transmission der Anordnung ist Null, wobei T_m die maximale Transmission bei Parallelstellung der Polarisatoren ist. Wird eine optisch aktive Probe in den Strahlengang gebracht, wird die Polarisationsrichtung des Lichts beim Durchgang durch die Probe um einen bestimmten Winkelbetrag φ_1 gedreht, wodurch zunächst Aufhellung nach dem Analysator beobachtet wird. Man dreht nun in der Praxis den Analysator von Hand oder automatisch solange zurück, bis wieder Dunkelheit herrscht, was gerade bei einer Drehung um den Winkel $-\varphi_1$ erreicht ist.
Käufliche, visuelle Polarimeter werden meist als sog. Halbschattenpolarimeter betrieben, wobei die Grundstellung nicht bei φ_0, sondern bei einem kleinen Winkel $\delta\varphi_0$ neben φ_0 gewählt wird, praktisch bei $\delta\varphi_0 = (2$ bis $10)°$. Die zusätzliche Drehung und damit leichte Aufhellung des Gesichtsfelds wird nach Abb. 2.379 nur in einer Hälfte des Gesichtsfeldes eines Halbschattenpolarimeters mit einem kleinen optisch aktiven Quarzkristallplättchen eingestellt und der Analysator wird dann nicht mehr wie oben auf Dunkelheit des Gesichtsfeldes, sondern auf gleiche (schwache) Helligkeit der beiden Gesichtsfeldhälften gedreht. Damit wird in der Praxis eine Drehwinkelgenauigkeit von 0,01° erreicht.
Bei automatisch arbeitenden photoelektrischen Polarimetern wird entweder ein Polarisator mechanisch

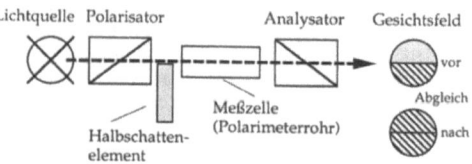

Abb. 2.379. Prinzip eines Halbschattenpolarimeters

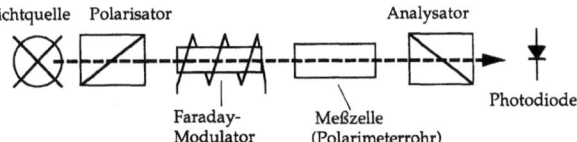

Lichtquelle Polarisator   Analysator

Abb. 2.380. Prinzip eines photoelektrischen Polarimeters mit Faraday-Modulator

Faraday-   Meßzelle
Modulator   (Polarimeterrohr)

Photodiode

mit dem kleinen Winkel $\delta\varphi_0$ um $\varphi_0 = 90°$ mit einer Modulationsfrequenz ω schwingen gelassen, oder es wird die Polarisationsrichtung des Lichts zwischen den Polarisatoren nach Abb. 2.380 zusätzlich mit Hilfe des Faraday-Effekts periodisch gedreht, was durch ein magnetisches Wechselfeld der Frequenz ω in einem Glasstab erreicht wird.

Die Meßgenauigkeit eines Polarimeters mit Faraday-Kompensation ist grundsätzlich sehr hoch, Werte kleiner 0,0001° sind erreichbar, allerdings müssen diese Geräte im Gegensatz zu Teilkreisgeräten von Zeit zu Zeit geeicht werden.

Lichtquellen

Als Lichtquellen für empfindliche Polarimeter kommen wegen der Rotationsdispersion aller chiralen Stoffe grundsätzlich nur sehr schmalbandige Lichtquellen, also am besten Spektrallampen, in Frage. Man kann allerdings auch in Geräten mit Kontinuumstrahlern und Filtern die durch endliche spektrale Bandbreite bedingten Probleme in gewissen Grenzen korrigieren, etwa im Quarzkeilpolarimeter für Zukker, oder über größere Bereiche mit Faraday-Kompensation in Spektropolarimetern. Moderne ORD-Geräte verwenden Xe-Hochdrucklampen und Monochromatoren, deren Bandbreite dem Problem angepaßt werden kann.

Eine gute Monochromasie der Lichtquelle ist besonders bei Messungen im Bereich von Flanken von Absorptionsbanden wichtig, wo eine nichtlineare Mittelung im Bereich endlicher spektraler Bandbreiten zu Verfälschungen der Meßwerte führt. In der Pharmazie ist fast ausschließlich die Natrium-D-Linie ($\lambda = 589,3$ nm) vorgeschrieben. Nur selten werden andere (meist Hg-)Spektrallinien zusätzlich zur Messung herangezogen.

Identitäts- und Reinheitsprüfungen

Nach DAB 9 ist zur Messung der optischen Drehung ein Polarimeter zu verwenden, das die Messung mit der Natrium-D-Linie ($\lambda = 589,3$ nm) bei $20 \pm 0,5$ °C mit einer Ablesegenauigkeit von 0,01° erlaubt. Die verwendete Schichttiefe des Polarimeterrohrs ist 10 cm.

Das Meßergebnis soll stets als Differenz aus dem Mittelwert von mindestens fünf Einzelbestimmungen an der Probe und dem Mittelwert von mindestens fünf Einzelbestimmungen an einer Bezugsprobe errechnet werden. Bezugsprobe ist bei Lösungen das reine Lösungsmittel und bei Flüssigkeiten das leere Polarimeterrohr.

Die Proben dürfen keine streuenden Partikel enthalten, also weder Luftbläschen noch Schwebstoffe.

Ein bestimmter Wert der spezifischen Drehung, oder aber auch nur das Vorzeichen der optischen Drehung,

kann als Identitätskriterium herangezogen werden, ebenso wie das Nichtvorhandensein einer optischen Drehung ein Identitätskriterium sein kann.

Zur Reinheitsprüfung kann die Polarimetrie ebenfalls benutzt werden, mit Ausnahme des relativ unwahrscheinlichen Falles, daß eine Beimengung zufällig die gleiche optische Drehung wie der zu prüfende Stoff zeigt. Ein wichtiges Beispiel ist die Überprüfung von optisch aktiven Stoffen auf Racemisierung, etwa bei Arzneistoffen.

5.4.2 Flammenphotometrie, Atomabsorptions-, Atomemissionsspektrometrie

Flammenphotometrie

B. Unterhalt

Grundlagen, apparativer Aufbau. Vgl. Kap. 2, 4.7.1

Vorbereitung. Die Erstellung einer guten Arbeitsvorschrift erfordert umfangreiche Vorbereitungen. Am einfachsten gestaltet sich die Untersuchung einer wäßrigen Lösung, die nur ein einziges in der Flamme anregbares Element enthält. Man wählt die am besten geeignete Analysenlinie oder Bande aus und erprobt günstige Anregungsbedingungen. Enthält die Lösung neben dem Bestimmungselement weitere anregbare Bestandteile, so können diese durch Anregungsbeeinflussung und Querempfindlichkeit die Meßauswertung erschweren und machen Vorversuche und mehrfache Eichungen erforderlich. Brenner und Mischkammer sind außer für Wasser für nahezu alle organischen Lösungsmittel ausgelegt. Im einzelnen geht man folgendermaßen vor:

Es wird eine Probelösung bekannter Konzentration hergestellt, die so zu wählen ist, daß die Intensität der Analysenlinie des gesuchten Elements mit der Apparatur bequem und genau gemessen werden kann. Sind Störstoffe vorhanden, die Zusätze zur Meßlösung erfordern, muß die Probelösung entsprechend konzentrierter sein. Aus einem Aliquot und den meist wäßrigen Lösungen der Zusätze sowie mit destilliertem Wasser wird die eigentliche Meßlösung bereitet. Eine konzentrierte Probelösung ist auch dann empfehlenswert, wenn zur Bestimmung mehrerer Elemente bei unterschiedlichen Konzentrationen gearbeitet werden muß.

Wasserunlösliche feste Proben müssen mit geeigneten Säuren oder Säuremischungen aufgeschlossen werden. Diese sind in reinstem Zustand und in möglichst kleiner Menge zu verwenden.

– Konz. HCl löst Oxide, Carbonate, Phosphate sowie unedle Metalle (Zn, Fe, Al etc.),

- HNO$_3$ ist geeignet zum Aufschluß von Sulfiden und edleren Metallen (Cu, Ag),
- H$_2$F$_2$ / H$_2$SO$_4$ (Platintiegel) kann Silicate, Glas sowie keramische Bau- und Werkstoffe aufschließen.

Messung und Optimierung. Die Meßempfindlichkeit hängt von mehreren Betriebsparametern ab: Ansaugleistung des Zerstäubers, Tröpfchengröße des Aerosols, Flammentemperatur, Brenngas und Wellenlänge. Die optimalen Parameter sind von der Problemstellung, der Methode und vom Instrumentarium vorgegeben.

Beim Flammenphotometer und -spektrophotometer stellt die direkte Messung der Intensität unter Verwendung einer Eichkurve das *Standardverfahren* dar. Die Arbeitsbedingungen, vor allem die Justierung und die Stellung des Brennerkopfes, müssen beibehalten werden. Nach dem Auswechseln des Zerstäubers oder wichtiger Teile der lichtelektrischen Meßanordnung ist die Eichkurve zu überprüfen. Trotz ausgezeichneter Konstanz der Flamme hat man die beim Standardverfahren durchgeführte direkte Intensitätsmessung einer Analysenlinie durch Messung des Verhältnisses der Intensität dieser Linie zur Intensität einer inneren Bezugslinie ersetzt. Diese *Leitlinienmethode* oder *Internal Standard Methode* verwendet als Bezugsgröße die Linie oder Bande eines Elements, das in der Probe nicht vorhanden ist und Meß- sowie Eichlösung in bekannter gleicher Menge zugesetzt wird. Als Bezugselement wird häufig Li verwendet.

Weitere Sonderverfahren sind das *Kurvenscharverfahren*, das *Einschachtelungsverfahren* und das *Profilierungsverfahren.*[4]

Nachweisgrenzen. Die erfolgreiche Analyse zahlreicher Elemente ist an Spektralphotometer mit hoher Auflösung und guter Dispersion gebunden. Mit einem Flammenspektrophotometer bestimmbare Elemente und deren Grenzkonzentrationen sind in Tab. 2.46 (s. S. 333) angegeben. Die Reproduzierbarkeit läßt sich in Abhängigkeit vom Gerätetyp bis unter 1% relativ optimieren – Variationskoeffizient 1,5% bzw. 1%. Das gilt insbesondere für Kalium und Natrium, bei anderen Elementen muß man mit Abweichungen zwischen 3% und 5% rechnen.

Anwendung. Flammenphotometrische Gehaltsbestimmungen werden z.B. bei Arzneibuchpräparaten und Serumproben durchgeführt. Sie dienen auch zur Erfassung von Alkalimetallen sowie Calcium in Aschen, Wein, Essig, Mineralwässern, Obstsäften, Limonaden und Bodenproben.

Beispiel Standardverfahren. Sodium Acetate Injection nach USP XXII: nicht weniger als 95,0% und nicht mehr als 105,0% der deklarierten Menge Natriumacetat.

Standard-Stammlösung: 570,0 mg NaCl (2 h bei 105 °C getrocknet) in 100 ml Wasser lösen, in einen 1000-ml-Meßkolben überführen und mit Wasser auffüllen. 1 ml dieser Lösung enthält 224 µg Na, entsprechend 800 µg wasserfreiem Natriumacetat.

Standardzubereitungen: In jeden von vier 100-ml-Meßkolben 10 ml eines Tensids (0,2%) überführen, einen der Kolben mit Wasser auffüllen (Blindlösung), in die anderen 5,0, 10,0 und 15,0 ml Standard-Stammlösung einpipetieren und mit Wasser auffüllen.

Probelösung: Ein genau gemessenes Volumen Sodium Acetate Injection, das 800 µg wasserfreiem Natriumacetat äquivalent ist, in einen 1000-ml-Kolben überführen und mit Wasser auffüllen. 10 ml dieser Lösung in einen 100-ml-Meßkolben mit 10 ml Tensidlösung (0,2%) pipetieren und mit Wasser auffüllen.

Eichkurve: Das Flammenphotometer mit der Blindlösung auf 0 und mit der konzentrierten Standardzubereitung auf 100% Transmission einstellen, die übrigen Werte ablesen und die Eichkurve zeichnen.

Versuchsdurchführung: Das Gerät wie bei der Erstellung der Eichkurve justieren, die Transmission der Probelösung bestimmen und den Natriumacetat-Gehalt aus der Eichkurve ermitteln.

Beispiel Leitlinienmethode. KCl in NaCl-Injektion nach USP XXII: nicht weniger als 95,0% und nicht mehr als 110,0% der deklarierten Menge K; nicht weniger als 95,0% und nicht mehr als 105,0% der deklarierten Menge Na.

Innere Standardlösung: 1,04 g LiNO$_3$ in einen 1000-ml-Kolben überführen, ein geeignetes, nichtionisches Tensid zusetzen und mit Wasser zur Marke auffüllen.

Kalium-Stammlösung: 18,64 g KCl (2 h bei 105 °C getrocknet) in einen 250-ml-Meßkolben einwiegen, in Wasser lösen und zur Marke auffüllen. 1 ml enthält 39,10 mg (1 mÄqu.) K.

Natrium-Stammlösung: 14,61 g NaCl (2 h bei 105 °C getrocknet) in einen 250-ml-Meßkolben einwiegen, in Wasser lösen und zur Marke auffüllen.

Stamm-Standardzubereitung: 0,1 J ml Kalium-Stammlösung und 0,1 J' ml Natrium-Stammlösung in einen 100-ml-Meßkolben pipetieren. J und J' sind die deklarierten Mengen K und Na in mÄqu / L in der Injektionslösung. Mit Wasser zur Marke auffüllen. Jeder ml dieser Lösung enthält 0,0391 J mg K und 0,02299 J' mg Na.

Standardzubereitung: 5,05 ml Stamm-Standardzubereitung in einen 500-ml-Meßkolben überführen, mit Innerer Standardlösung auffüllen.

Probelösung: 5,0 ml der Injektionslösung in einen 500-ml-Kolben überführen, mit Innerer Standardlösung auffüllen.

Versuchsdurchführung: Mit einem geeigneten Flammenphotometer, das mit der Inneren Standardlösung auf 0 eingestellt ist, wird nacheinander die Emission der Standardzubereitung und der Probelösung bei den Wellenlängen der maximalen Emission für K, Na, Li (766 nm, 589 nm, 671 nm) abgelesen.

Die Menge an K in mg / ml ergibt sich aus der Formel:

$$K(mg) = C \cdot \frac{R_{U,766}}{R_{U,671}} \cdot \frac{R_{S,671}}{R_{S,766}} \tag{1}$$

C = Konzentration von K in der Stamm-Standardzubereitung (mg / ml);

$R_{U,766}$ bzw. $R_{U,671}$ = Emissionen der Probelösung bei den durch die tiefgestellten Zahlen angegebenen Wellenlängen;

$R_{S,671}$ bzw. $R_{S,766}$ = Emissionen der Standardzubereitung

Jedes mg K entspricht 0,02558 mÄqu K. Die Menge Na ergibt sich aus der Formel:

$$Na(mg) = C \cdot \frac{R_{U,589}}{R_{U,671}} \cdot \frac{R_{S,671}}{R_{S,589}} \qquad (2)$$

C = Konzentration von Na in der Stammstandardzubereitung (mg / ml);

$R_{U,589}$ bzw. $R_{U,671}$ = Emissionen der Probelösung bei den durch die tiefgestellten Zahlen angegebenen Wellenlängen;

$R_{S,589}$ bzw. $R_{S,671}$ = Emissionen der Standardzubereitung.

Jedes mg Na entspricht 0,04350 mÄqu Na (s. auch Kaliumbestimmung in Potassium Citrate and Citric Acid Oral Solution nach USP XXII).

Ausführliche Vorschriften zur Bestimmung von Na, K, Ca in Wasser und Abwasser sowie im Serum sind in der Literatur angegeben.[1]

Literatur

1. Fa. Merck (1974) Klinisches Labor, 12. Aufl. In: Cannon HRJ, Winkelman DC (Eds.) (1974) Clinical Chemistry, Principles and Technics, 2. ed., Verlag Chemie, Weinheim

Atomabsorptionsspektrometrie

H. LAHL

Physikalische Grundlagen, Aufbau einer AAS-Apparatur, Interferenzen. Vgl. Kap. 2, 4.7.2.

Anwendungen. Vorteile der Flammentechnik sind die Verträglichkeit relativ hoher Salzfrachten und der gute Probendurchsatz. Einsatzmöglichkeiten sind in Tab. 2.84 zusammengefaßt.

Tabelle 2.84. Anwendungen der AAS in der Arzneimittelanalytik

Element	Matrix
Natrium, Kalium, Calcium, Magnesium (nach DAB 9)	Hämodialyselösungen
Kupfer (nach USP XXII)	Cupric Sulfate, -Chloride Injection
Kalium (nach USP XXII)	Trikates Oral Solution
Zink (nach USP XXII)	Zinc Sulfate, -Chloride Injection
Mangan (nach USP XXII)	Manganese Chloride Injection
Zink (nach USP XXII)	Bacitracin Zinc

Probenvorbereitung. Da die Gefahr für systematische Fehler mit abnehmender Konzentration oft exponentiell ansteigt und sowohl Minder- als auch Mehrbefunde des zu bestimmenden Elements eintreten können, ist eine sorgfältige Probenvorbereitung unerläßlich. Sie beginnt bereits bei der *Auswahl und Reinigung des Materials* zur Probennahme. Quarz und Kunststoffe wie PTFE und Polypropylen erwiesen sich als geeignet.[1] Man arbeitet am besten in kleinen Gefäßen mit der größten Elementkonzentration, die erreichbar ist und führt möglichst viele Aufbereitungsschritte in demselben Gefäß durch. Notwendige Verdünnungen sollten erst kurz vor der eigentlichen

Messung vorgenommen werden. Verwendete Reagenzien müssen in ihrer Reinheit den Anforderungen an die Aufgabe gerecht werden, wobei zu beachten ist, daß diese auch von ihrer Aufbewahrung abhängt. Es dürfen nur vorbehandelte Gefäße verwendet werden. Verunreinigungen auf der Gefäßoberfläche können durch Kontakt mit Säuren oder Reagenzien aktiviert werden und so in die Probenlösung gelangen. Eine Reinigung mit 20%iger Salpetersäure über zehn Tage und anschließendem Spülen mit hochreinem Wasser hat sich in vielen Fällen als ausreichend erwiesen. Höheren Anforderungen wird jedoch nur die Ausdämpfmethode mit Wasser und Salpeter- oder Salzsäure gerecht. Die Reinigungsflüssigkeit wird zum Sieden erhitzt und steigt in Dampfform in einen aus Quarzglas bestehenden Rechen und an die Oberfläche des zu reinigenden Gefäßes. Die Oberfläche wird ständig mit frischem Dampf benetzt. Durch einen Überlauf tropft kondensierte Reinigungsflüssigkeit in den Vorratsbehälter zurück. Die Ausdämpfmethode ist für Glas, Quarz und PTFE, nicht aber Polypropylen und Polyethylen geeignet.[2]

Gefäße zur *Probenaufbewahrung* sollten mit den entsprechenden Ionen in vergleichbaren Konzentrationen bereits in Kontakt gewesen sein, um Desorptionsvorgänge zu vermeiden. Die Aufbewahrungszeit von Lösungen sehr niedriger Konzentration sollte möglichst kurz sein. Da Metallionen aus sauren Lösungen in der Regel weniger stark adsorbiert werden als aus neutralen oder alkalischen, empfiehlt sich die Ansäuerung der aufzubewahrenden Lösungen. Die eingesetzte Säurekonzentration muß dabei der Konzentration in den bei der Messung verwendeten Bezugslösungen entsprechen.

Bei der Probennahme selbst ist auf *Kontaminationsquellen* aus dem Umfeld der Analyse zu achten. Hierzu zählt selbstverständlich auch die Laborluft sowie der Analytiker, der die Analyse durchführt. Der in der Luft enthaltene Staub repräsentiert im wesentlichen die ubiquitär vorkommenden Elemente Si, Al, Fe, Ca, Ti, Na, K, Mg, C, Cl, P, S sowie in geringerem Umfang auch Pb, V, Zn, Ni, Cr, Cu, Br und F.

Wäßrige Lösungen können direkt in die Flamme gesprüht werden, wenn sie keine unlöslichen Anteile oder Schwebstoffe enthalten und wenn der Anteil gelöster Feststoffe 10% nicht überschreitet. Höhere Konzentrationen blockieren nach kurzer Ansaugphase den Zerstäuber und den Brennerkopf. Die Probe ist zu verdünnen, wobei die Konzentration des Analyten unter die Nachweisgrenze der Methode fallen kann. Als Alternative bietet sich dann der GFAAS an.

Nichtwäßrige Lösungen können, wenn die Zusammensetzung die Verbrennung in der Flamme erlaubt, ebenfalls direkt eingesprüht werden. Es ist jedoch darauf zu achten, daß die Teile des Gerätes, die mit der Lösung in Berührung kommen, resistent sind. Organische Lösungen können aufgrund ihrer Viskosität und Oberflächenspannung nicht gegen wäßrige Bezugslösungen vermessen werden. Es sind hier bei der Herstellung entsprechende Lösungsmittel zu verwenden. Feststoffe und biologische Proben müssen, bevor sie gemessen werden können, in Lösung gebracht werden. Das Lösen in Wasser oder in einem für die FAAS geeigneten, organischen Lösungsmittel ist die einfachste Methode. Gelingt diese nicht, empfiehlt sich in den meisten Fällen der *Naßaufschluß* der Probe. Dieser soll zu einer Lösung definierter Verbindungen führen und vorhandene organische Matrix eliminieren. Dazu wird vorzugsweise die nicht-wäßrige Probe mit oxidierenden Säuren umgesetzt, wobei der Kohlenstoff der organischen Matrix zu Kohlendioxid oxidiert und so von den interessierenden Elementen abgetrennt wird. Die wichtigsten Aufschlußreagenzien sind Salpetersäure und Perchlorsäure. Beim Arbeiten mit Perchlorsäure ist äußerste Vorsicht geboten. Da diese mit organischen Materialien explosionsartig reagieren kann, darf sie nur in Gemischen mit anderen Säuren, meistens Salpetersäure, verwendet werden. Salpetersäure läßt sich dagegen gefahrlos handhaben. Oft reicht jedoch ihr Oxidationsvermögen nicht aus, um z. B. biologisches Probenmaterial im offenen System vollständig zu mineralisieren; insbesondere bei fetthaltigen Proben ist der Aufschluß ungenügend. Einen Ausweg bietet der *Druckaufschluß*,[1,3] der die Anwendung von Salpetersäure bei Temperaturen oberhalb ihres Siedepunkts erlaubt. Da es sich um ein geschlossenes System handelt, treten Elementverluste durch Verflüchtigung nicht auf; nachteilig sind jedoch der große Zeitaufwand und die hohen Kosten der Aufschlußgeräte.

Weitere Probenaufschlußverfahren sind die Trocken- und die Plasmaveraschung.[4] Die *Trockenveraschung* bei Temperaturen von 400 bis 1.000 °C wird vorwiegend zur Analyse organischer Proben, wie Gewebe und Getreide, eingesetzt. Die Hauptvorteile sind die geringe Kontaminationsgefahr, die Schnelligkeit und die Möglichkeit, eine große Anzahl von Proben, z. B. in einem Muffelofen, gleichzeitig bearbeiten zu können. Der Nachteil ist, daß anorganische Bestandteile nicht verändert werden und flüchtige Metalle verloren gehen. Die *Plasmaveraschung*, eine Variante der Trockenveraschung, findet bei niedrigen Temperaturen statt, so daß Verluste an flüchtigen Elementen nicht zu befürchten sind.

Die Probenvorbereitung kann aufgrund der Eigenschaften einer Probe auch ein *Anreicherungsverfahren* erforderlich machen. Häufig lassen sich Metall-Ionen komplexieren und anschließend in eine organische Phase ausschütteln. Für die FAAS richtet sich die Wahl des Lösungsmittels nach der vollständigen Verbrennbarkeit in der Flamme. Geeignet sind aliphatische Ester und Ketone mit sechs oder sieben Kohlenstoffatomen. Ein System mit dem Vorteil, über einen relativ weiten pH-Bereich stabile Chelat-Komplexe mit zahlreichen Metallen zu bilden, ist die Komplexierung mittels Ammoniumpyrrolidindithiocarbamat (APDC) und die anschließende Extraktion in Methylisobutylketon (MIBK).

Ionenaustauschverfahren werden erfolgreich für die Trennung von Kupfer, Blei, Zink, Cadmium, Nickel und Eisen aus Abwässern angewendet.

Die Probenvorbereitung zur FAAS ist grundsätzlich auch zur GFAAS einsetzbar. Die Empfindlichkeit dieser Methode degradiert jedoch jeden Probenvorbereitungsschritt zur potentiellen Kontaminationsquelle. Große Umsicht bei allen notwendigen Maßnahmen ist bei der GFAAS-Analyse unerläßlich. Der grundsätzliche Unterschied zur Flammentechnik ist hier die Möglichkeit, noch während des Prozeßablaufs störende Matrixbestandteile gezielt vor dem Atomisierungsschritt zu entfernen.

Auswertung. Gehaltsbestimmungen werden durch Vergleich mit Lösungen bekannten Gehalts des zu bestimmenden Elements entweder mit Hilfe einer Bezugskurve oder nach dem Additionsverfahren ermittelt.

Zur Durchführung des *Additionsverfahrens* stellt man eine Bezugsgerade im begrenzten Konzentrationsbereich auf, wobei die Probe selbst bei den Bezugspunkten die Matrix darstellt. In drei volumenmäßig gleiche Kolben werden gleiche Aliquote der Analysenlösung einpipettiert. Die µg-Menge des zu bestimmenden Elements im Aliquot soll in etwa bekannt sein oder muß in Vorversuchen ermittelt werden. Sie wird als C_x bezeichnet. Das Aliquot im Kolben 1 wird nur mit Wasser aufgefüllt. Zu dem Aliquot in Kolben 2 wird das 0,5- bis 1,0fache von C_x zugefügt (C_1). Danach wird der Kolben mit Wasser gefüllt. Zu dem Aliquot im Kolben 3 wird das 1,0- bis 1,5-fache von C_x zugefügt (C_2) und mit Wasser aufgefüllt. Es ergeben sich die Extinktionswerte E_0, E_1 und E_2. Folgende Bedingungen müssen erfüllt sein:

1. Die Bezugskurve muß sich innerhalb der Konzentrationsspanne von C_x bis $C_x + C_2$ durch eine Gerade darstellen lassen.
2. Die Bezugskurve muß durch den Koordinatenursprung gehen.

Die Aliquote sind so zu wählen, daß die Extinktionswerte zwischen 0,015 und 0,7 Extinktionseinheiten liegen. Die graphische Ermittlung von C_x erfolgt durch Extrapolation auf Nullextinktion. In der rechnerischen Auswertung wird der statistische Ausgleich der Meßwerte E_0, E_1 und E_2 angewendet.

Literatur

1. Jackwerth E, Gomisak S (1984) Pure & Appl Chem 56:479
2. Tschöpel P, Kotz L, Schulz W, Veber M, Tölg G (1980) Fresenius Z Anal Chem 302:1-14
3. Kuderman D, Blaufuss KH (1988) GIT Fachz Lab 10:1070
4. Bock R (1979) A Handbook of Decomposition Methods in Analytical Chemistry, Intern Textbook Comp Ltd, London

Atomemissionsspektrometrie

H. Lahl

Das induktiv gekoppelte Plasma hat als Anregungsquelle in der Atomemissionsspektrometrie (AES) die größte Verbreitung gefunden.

Physikalische Grundlagen. Neben den klassischen Aggregatzuständen fest, flüssig und gasförmig gibt es einen weiteren, den als Plasma bezeichnet wird. Das Plasma ist ein Gas, dessen Atome oder Moleküle zu einem Teil in positive und negative Ladungsträger dissoziiert sind. So liegen neben neutralen Teilchen auch frei bewegliche, elektrisch geladene Partikel vor. Die Plasmen werden durch elektrische Energie, Ionisierungsarbeit genannt, angeregt. Die Übertragung der elektrischen Energie auf das Plasmagas erfolgt durch einen Hochfrequenzgenerator. Er erzeugt ein elektrisches Feld, das einen Hochfrequenzstrom im vorhandenen, ionisierbaren Gas induziert. Es entsteht ein induktiv gekoppeltes Plasma (ICP). Wesentliche

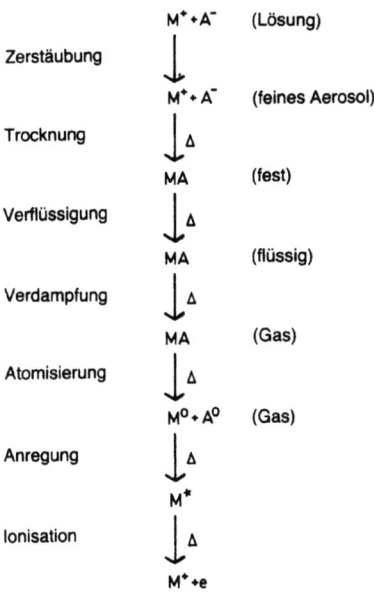

M = Kation; A = Anion
Abb. 2.381. Prozesse in einem ICP[1]

Voraussetzung für die Aufrechterhaltung des Plasmas ist die Anwesenheit einer ausreichenden Anzahl von Elektronen. Sie übertragen bei ihrer Bewegung im elektrischen Feld ihre Energie durch Zusammenstöße mit anderen Partikeln, wodurch die notwendigen hohen Temperaturen zur Atomisierung und Ionisierung erreicht werden. Die größte Bedeutung als Plasmagas kommt dem leicht ionisierbaren Argon zu, aber auch Stickstoff kann bei Verwendung eines leistungsfähigen Energielieferanten eingesetzt werden. Die im Plasma ablaufenden Prozesse sind in Abb. 2.381 dargestellt.

Die Temperatur bestimmt die Verdampfung der Lösungsmitteltröpfchen und der festen Partikel, die Anregung von Atomen und Ionen in Zustände höherer Energie sowie die Ionisation zur Lieferung der notwendigen Elektronen. Es werden Verdampfungstemperaturen von ca. 3.000 K (ca. 2.725 °C), Anregungstemperaturen von ca. 5.000 K (ca. 4.725 °C) und Ionisationstemperaturen von ca. 8.000 K (7.725 °C) erreicht.[2]

Aufbau eines ICP-Systems. Eine ICP-Apparatur (Abb. 2.382) besteht aus einem Hochfrequenzgenerator mit Induktionsspule, dem Brennersystem mit Zerstäubereinrichtung, einer Gasversorgung und einem optisch-mechanischen System, dem Monochromator. Ein Detektor ermöglicht die Auswertung der gemessenen Signale, ein Computer deren Verarbeitung.

Der *Hochfrequenzgenerator* liefert mit einer bestimmten Frequenz eine elektrische Leistung an die Induktionsspule.

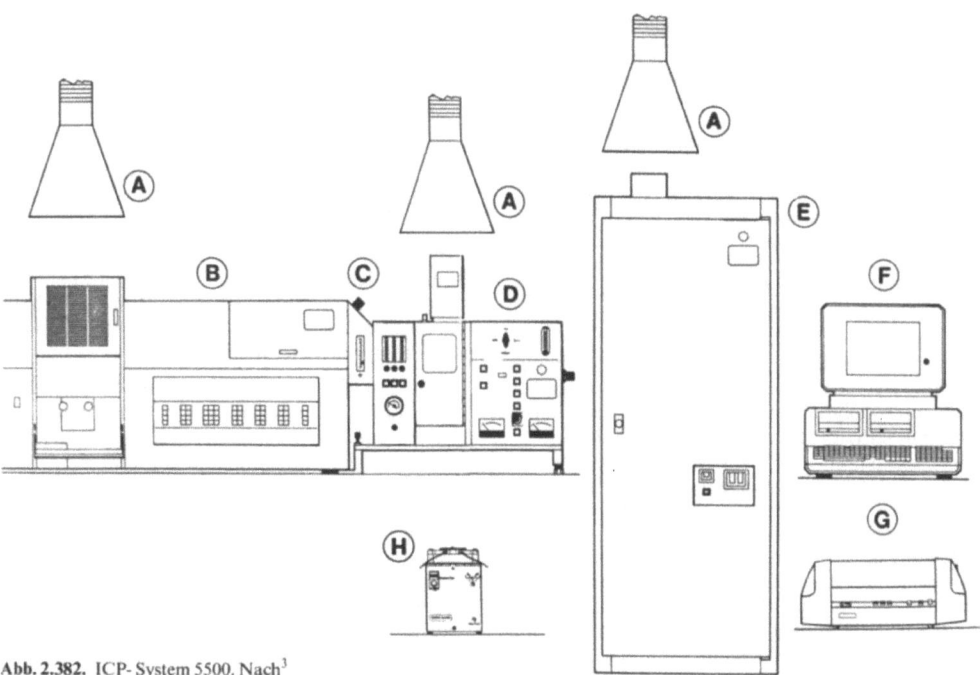

Abb. 2.382. ICP- System 5500. Nach[3]

Der Weg zwischen Probe und Plasma läßt sich durch die Schritte Flüssigkeitstransport der Probe mit Hilfe einer peristaltischen Pumpe, Zerstäubung und Aerosoltransport beschreiben. Der *Zerstäuber* erzeugt dabei, pneumatisch oder mit Ultraschall, ein feines Aerosol, das durch ein Trägergas weitergeleitet wird. Das *Brennersystem* (Abb. 2.383) setzt sich zusammen aus der Plasmafackel (Torch),[4] der Sprühkammer und der Endkappe mit Zerstäuber.

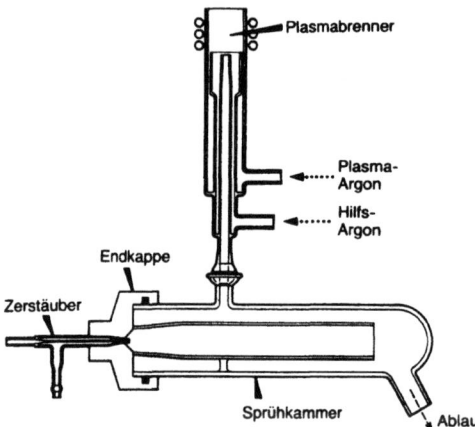

Abb. 2.383. ICP-Brennereinheit mit Sprühkammer, Zerstäuber und Plasmabrenner[5]

Die *Plasmafackel* dient zur Einbringung des von einem Argon-Gasstrom transportierten Probenaerosols in das Plasma. Dabei übernimmt das Plasmagas sowohl die Plasmabildung als auch die Kühlung. Eingesetzt werden Ar / Ar-Brenner und Ar / N_2 -Brenner. Stickstoff ist zwar das bessere Kühlmedium, benötigt jedoch erheblich höhere Hochfrequenzleistungen zur Ionisation. Durch die Auswahl bestimmter Bedingungen bei der Frequenz, Brennerkonstruktion und Gasgeschwindigkeit erhält das Plasma eine toroidale Form, wobei die axiale Zone kühler ist als der umgebende Ring. Richtet man einen Argon-Gasstrom auf die Mitte des Plasmas, so bohrt sich dieser einen Tunnel in das Plasma, ohne die Stabilität des Plasmas zu stören. Das Probenaerosol kann so wirkungsvoll in das Plasma eingebracht werden. Beim Fehlen der Toroidstruktur würde der Probenstrom größtenteils außen am Plasma vorbeilaufen und nicht ausreichend angeregt werden. Die Plasmafackel ist mit der *Sprühkammer* verbunden. Sie hat die Aufgabe, als Filter für zu große Nebeltröpfchen zu wirken, was hinsichtlich einer guten Stabilität und eines günstigen Signal-Untergrund-Verhältnisses von größter Bedeutung ist. Da es sich bei der ICP-Technik um eine Emissionsanalyse handelt, bei der allein das *optisch-mechanische System* über die Elementselektion entscheidet, muß eine gute Auflösung erreicht werden, d. h. zwei gleich intensive, dicht nebeneinander liegende Spektrallinien müssen so getrennt werden, daß das Maximum des einen Signals auf das Minimum des anderen Signals fällt. Es werden unterschiedliche Monochromatoranordnungen zur sequentiellen[5] wie zur simultanen[6] Emissionsbestimmung eingesetzt.

Als *Detektor* eines ICP-AES-Systems dient ein Photomultiplier, der das eintreffende, photoenergetische Signal verstärkt.

Interferenzen. Aufgrund der hohen Temperaturen treten chemische Interferenzen und Ionisationsinterferenzen selten auf. Die hohe Elektronendichte im Plasma führt zu einer gepufferten Umgebung, die Ionisationsinterferenzen verhindert.

Dagegen sind *Probentransportstörungen* mit Auswirkung auf die Aerosolbildung, die durch unterschiedliche physikalische Eigenschaften der Probenlösung verursacht werden, recht häufig. Korrekturmöglichkeiten bestehen in der Anwendung des Additionsverfahrens (vgl. Kap. 2, 5.4.2., AAS), durch angepaßte Probeninjektionssysteme sowie durch die Verwendung eines internen Standards. Bei dieser Technik wird ein Element, das in allen zu analysierenden Proben in derselben Konzentration vorhanden ist, als interner Standard festgelegt. Es kann ein Element der Matrix sein oder eines, das zugesetzt wird. Im Idealfall unterliegt der interne Standard während der Messung genau den gleichen Störeinflüssen wie das zu bestimmende Element, so daß der Quotient der zugehörigen Signale konstant bleibt. Bei der Kalibration wird dieses Verhältnis ermittelt, und alle späteren Daten werden hierauf korrigiert.

Untergrundinterferenzen (Streulicht und spektrale Interferenzen) bereiten die größten Probleme. Sie zeigen sich in einer elementspezifischen Erhöhung der Emissionsintensität auf der zu messenden Linie. Streulicht entsteht durch Unregelmäßigkeiten auf den reflektierenden Oberflächen des Monochromators. Durch Einsatz von Spiegeln mit vergüteten Oberflächen und holographischen Gittern sind die Streulichtprobleme in gut konzipierten Monochromatoren minimiert. Auch durch Messen des Untergrunds hinreichend nah vor und hinter der Analysenlinie können solche Fehler kompensiert werden. Bei hohen Konzentrationen stark emittierender Elemente treten folgende Probleme auf:

- Calcium verursacht Streulichtstörungen bei 395 und 230 nm.
- Magnesium zeigt bei niedrigen Wellenlängen ein Kontinuum und stört den Nachweis von Bor bei 249 nm.

Zu den *spektralen Interferenzen* zählen das direkte Zusammenfallen von Linien, die Überlappung nahe beieinander liegender oder verbreiteter Linien, die Kontinuumstrahlung aus der Matrix und die Emission oder Absorption von Molekülbanden.

- Zusammenfallen oder Überlappung tritt auf, wenn die Auflösung des Monochromators nicht ausreicht, um die Linien zu trennen. Steht kein hochauflösender Monochromator zur Verfügung, muß man zur Messung auf andere Linien des Elements ausweichen.
- Linienverbreiterungen zeigen sich bei hohen Konzentrationen stark emittierender Elemente wie Calcium, Magnesium oder Aluminium. Auch hier sollte man, wenn möglich, auf eine andere Linie ausweichen.
- Emissionslinien von Molekülbanden und des eingesetzten Plasmagases entstehen im Wellenlängen-

bereich unter 300 nm durch OH-, N_2-, C_2-Banden oder durch Ar- und H-Linien ; NO-Banden können zwischen 190 und 240 nm auftreten.

Einsatzgebiete. Die hohen Temperaturen von 6.000 K bis 8.000 K im Tunnel, der durch die Toroidstruktur entsteht, und die lange Verweilzeit der Probe von einigen ms sind entscheidend für die Effektivität der Energieübertragung vom ionisierten Gas auf die Probe und beeinflussen damit die Atomisierung, Ionisierung und Anregung. Da das Plasma im wesentlichen aus Argon besteht und Sauerstoff lediglich in geringem Umfang durch Dissoziation des mit der Probe eingebrachten Wassers entsteht, ist die Bildung von Oxiden recht unwahrscheinlich. So lassen sich, im Gegensatz zur Flamme, auch Elemente mit hoher Affinität zu Sauerstoff wirkungsvoll atomisieren. Weitere Vorteile im Vergleich zur Atomabsorptionsspektrometrie (AAS) sind:

- P, B, W, Nb, Ta, U, Ti und weitere, schwer atomisierbare, refraktäre Elemente können auch bei niedriger Konzentration bestimmt werden.[7,8]
- Die Analyse von S, Ce, I und weiteren Elementen, die mit der AAS nicht bestimmbar sind, ist möglich.[9]
- Es können generell sehr geringe Elementkonzentrationen, aber auch ein großer Konzentrationsbereich erfaßt werden.
- Die Analyse einer großen Probenzahl mit jeweils mehreren unterschiedlichen Elementen wird erleichtert.
- Es sind kaum chemische Interferenzen oder Ionisationsinterferenzen sowie Matrixeinflüsse zu erwarten, dagegen treten spektrale Interferenzen verstärkt auf.

Das komplexe Linienspektrum einer Mehrkomponentenprobe wird anhand von Referenzspektren oder mit Hilfe der selektiven Elementanalyse über unterschiedliche Einstellungen des Monochromators aufgeschlüsselt. Der Monochromator kann über Rechner gesteuert werden. Die Aufgabe der quantitativen Analyse übernimmt die Reflektorplatte in einer Peak-Such-Routine, die an einen Schrittmotor angeschlossen ist. In Tab. 2.85 sind typische Nachweisgrenzen für die verschiedenen Methoden und Techniken im Vergleich zur AES-ICP dargestellt.

Tabelle 2.85. Vergleich typischer Nachweisgrenzen für die ICP-AES, ICP-MS und AAS mit Flammen-, Graphitrohr-, Hydrid-, und Kaltdampftechnik (alle Werte in μg/L)[10]

Element	FAAS	Hg/Hydride	GFAAS	ICP-AES	ICP-MS
Ag	0,9		0,005	1	0,04
Al	30		0,04	4	0,1
As	100	0,02	0,2	20	0,05
Au	6		0,1	4	0,1
B	700		20	2	0,1
Ba	8		0,1	0,1	0,02
Be	1		0,01	0,06	0,1
Bi	20	0,02	0,1	20	0,04
Br					1
C				50	50
Ca	1		0,5	0,08	5

Tabelle 2.85. Fortsetzung

Element	FAAS	Hg/Hydride	GFAAS	ICP-AES	ICP-MS
Cd	0,5		0,003	1	0,02
Ce				10	0,01
Cl					10
Co	6		0,01	2	0,02
Cr	2		0,01	2	0,02
Cs	8		0,05		0,02
Cu	1		0,02	0,9	0,03
Dy	50				0,04
Er	40				0,02
Eu	20				0,02
F					100
Fe	3		0,02	1	1
Ga	50		0,1	10	0,08
Gd	1200				0,04
Ge	200		0,2	10	0,08
Hf	200				0,03
Hg	200	0,008	1	20	0,03
Ho	40				0,01
I					0,02
In	20		0,05	30	0,02
Ir	600		2	20	0,06
K	2		0,02	50	10
La	2000			1	0,01
Li	0,5		0,05	0,9	0,1
Lu	700				0,01
Mg	0,1		0,004	0,08	0,1
Mn	1		0,01	0,4	0,04
Mo	30		0,04	5	0,08
Na	0,2		0,05	4	0,06
Nb	1000			3	0,02
Nd	1000				0,02
Ni	4		0,1	4	0,03
Os	80				0,02
P	50000		30	30	20
Pb	10		0,05	20	0,02
Pd	20		0,25	1	0,06
Pr	5000				0,01
Pt	40		0,5	20	0,08
Rb	2		0,05		0,02
Re	500			20	0,06
Rh	4			20	0,02
Ru	70			4	0,05
S				50	500
Sb	30	0,1	0,2	60	0,02
Sc	20			0,2	0,08
Se	70	0,02	0,2	60	0,5
Si	60		0,4	3	10
Sm	2000				0,04
Sn	100		0,2	40	0,03
Sr	2		0,02	0,05	0,02
Ta	1000			20	0,02
Tb	600				0,01
Te	20	0,02	0,1	50	0,04
Th					0,02
Ti	50		1	0,5	0,06
Tl	9		0,1	40	0,02
Tm	10				0,01
U	10000			10	0,01
V	40		0,2	2	0,03
W	1000			20	0,06
Y	50			0,2	0,02
Yb	5				0,03
Zn	0,8		0,01	1	0,08
Zr	300			0,8	0,03

Die Nachweisgrenzen sind für wäßrige Elementlösungen angegeben. Sie werden von den Matrixelementen, dem Gesamtsalzgehalt der Probenlösung und der Einstellung der Geräteparameter beeinflußt. Darum können sie zwar einen Hinweis auf die Leistungsfähigkeit des Gesamtsystems geben, in „realen" Proben aber stark von denen in wäßrigen abweichen.

Die DIN 38406 Teil 22 ermöglicht die Bestimmung von 33 Elementen in Wasser, Abwasser und Schlämmen. Eine Vielzahl weiterer Anwendungsarbeiten sind beschrieben u. a. aus den Bereichen: Pharmazie,[11] Lebensmittelchemie,[12] Medizin,[13] Physik,[14] Geologie[15] und Umwelt.[16-18]

Probenvorbereitung und Methodenentwicklung.
Die *Probenvorbereitung* muß zu einer partikelfreien, stabilen Lösung führen. Diese ist durch Verdünnen oder Aufkonzentrieren dem linearen Bereich der Bezugskurve anzupassen, der in der ICP-AES üblicherweise drei bis fünf Zehnerpotenzen über der Nach-

weisgrenze eines Elements liegt. Die Matrix und die Säurekonzentration der Bezugslösung sind der Probenlösung anzugleichen. Bei einer Endkonzentration von 1 bis 5% Säure sind die Proben längere Zeit stabil. Salpetersäure wird bevorzugt eingesetzt, da Säuren, wie z. B. Schwefel- oder Phosphorsäure, bei der Messung den Emissionsuntergrund beeinflussen. Die Probenlösungen müssen vernebelbar sein.

Liegt die Probe nicht als Lösung vor, ist sie durch Maßnahmen wie Lösen in verdünnten Säuren oder durch Aufschlußoperationen in Lösung zu bringen. Lösungen mit hohem organischem Anteil sind so weit zu verdünnen, daß keine Transportprobleme im Pumpen- und Zerstäubersystem auftreten; andernfalls sind Schritte wie die Abtrennung des Analyten, die Mineralisierung der organischen Bestandteile, das Angleichen der Bezugslösung an die Matrix oder die Interne Standard Methode erforderlich.

Lösungen mit hohen Salzgehalten, wie Solen und Meerwasser, sind entsprechend zu behandeln.[20] Körperflüssigkeiten wie Blut, Serum und Urin[21] oder Getränke wie Milch[22] können mit notwendiger und hinreichender Verdünnung direkt ins Plasma zerstäubt werden; gegenüber der Bezugslösung veränderte Transporteigenschaften sind zu berücksichtigen.

Bei Verwendung von organischen Lösungsmitteln[23] ist eine höhere Generatorleistung erforderlich. Zur Vermeidung systematischer Fehler sind die Bezugslösungen in der jeweils zu messenden Lösungsmittelkonzentration der Probe anzusetzen.

Die Probenmengen für die ICP-Analyse richten sich nach der Anzahl der zu bestimmenden Elemente. Die peristaltischen Pumpen, die üblicherweise bei der ICP-AES Verwendung finden, fördern mit ca. 1 ml/min. Bei einer Multielementanalyse sind so 5 bis 10 ml einzuplanen.

Zur Entwicklung der Analysenmethode werden im „Develop Mode" mit Hilfe der graphischen Darstellung des Elementspektrums auf einem Bildschirm, Wellenlängenkalibration, Untergrundkorrekturintervalle, Meßzeit und der Konzentrationswert der Bezugslösung für jedes zu analysierende Element festgelegt. Vergleichsspektren von Bezugslösung und typischen Proben können ebenfalls aufgezeichnet werden. Alle Informationen zu einem Element werden unter einem Namen auf einer Diskette oder einer Festplatte abgespeichert. Je nach Gerätekonfiguration können bis zu 80 Elemente zu einem „Methoden File" zusammengefaßt werden. Dieses Programm kann dann im „Analyze Mode" vom Computer abgearbeitet werden, wobei hier auch Spülzeiten, die Anzahl der Wiederholungsmessungen und interne Bezugslösungen anzugeben sind.

Zur Durchführung einer Analyse werden die Geräteparameter wie Probenzuführrate, Plasmaabstimmung, Plasmagas-, Zerstäubergas- und Hilfsgasströmung, Beobachtungshöhe und HF-Leistung optimiert und der Methoden File in den Arbeitsspeicher des Computers geladen, dann kalibriert man das Gerät mit Hilfe einer Bezugslösung und eines Blindwertes, läßt die interessierende Probe ansaugen und startet mittels einer Funktionstaste den Ablauf des Analyze-Programms. Die Analysendaten werden in einem vorwählbaren Format als Hardcopy ausgegeben oder im

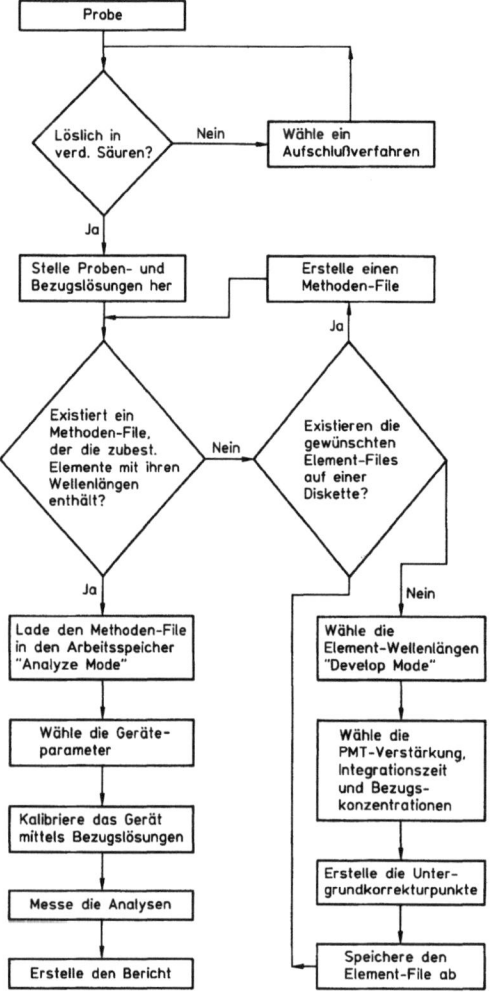

Abb. 2.384. Flußdiagramm einer typischen ICP-Analyse. Nach[19]

Computer zur nachträglichen Bearbeitung gespeichert. Mittelwerte und Standardabweichungen werden üblicherweise für jedes Element automatisch berechnet.

Durchführung einer Messung. Die Aluminiumkontamination von Trinkwasser und Diätetika hat in den letzten Jahren zunehmendes Interesse gefunden.[24] Aluminiumbestimmungen können in solchen Proben z. T. mit der ICP-AES durchgeführt werden. Das ubiquitär vorkommende Aluminium stellt hier hohe Anforderungen an die Probenvorbereitung. Die Probennahme hat mit vorbehandelten Gefäßen unter Vermeidung des Einschleppens von Schwebstoffen zu erfolgen. Die Proben sollten sofort analysiert werden. Ist eine Aufbewahrung unumgänglich, so ist eine Lagerung bei 4 bis 6 °C oft dem Einfrieren vorzuziehen, da man beim Wiederauftauen Gefahr läuft, nicht alle Bestandteile in Lösung zu bekommen. Zur Vermeidung einer Al-Kontamination sind Reinstraumbedingungen für alle Tätigkeiten zwingend. Alle Behälter und Pipettenspitzen sind vor Gebrauch durch Einlegen in 10%ige Salpetersäure p. a. für mindestens zehn Tage zu reinigen; anschließend mit hochreinem Wasser zu füllen, einen Tag aufzubewahren, dreimal mit hochreinem Wasser zu spülen und bei 50 °C zu trocknen. Zur Trinkwasser und Getränkeanalyse wird eine 5 ppm Al-Bezugslösung durch Verdünnen einer kommerziellen Stammlösung mit hochreinem Wasser hergestellt. Das Trinkwasser wird unverdünnt analysiert, während die Getränkeproben 1 : 10 verdünnt werden. Alle Proben einschließlich des Blindwerts enthalten 1 % Salpetersäure. Typische Geräteparameter sind im folgenden angegeben:

- Al-Wellenlänge: 396,15 nm,
- Beobachtungshöhe: 15 mm,
- Plasmagas: 12 L/min,
- Zerstäubergas: 0,55 L/min,
- Zerstäubergasdruck: 25 psi,
- Rf. power: 1,25 kW,
- Spaltbreite: 0,02 nm,
- Untergrundkorrektur: 0,06 nm (BGL), 0,05 nm (BGH).

Das ICP-Gerät wird mit der Blindlösung auf Null und mit der Bezugslösung auf 5 ppm kalibriert. Die Proben werden gemessen und direkt gegen die Bezugslösung ausgewertet.

Literatur

1. Schrader W, Grobenski Z (1981) Angewandte Atom Spektroskopie, Heft 28, Bodenseewerk Perkin-Elmer & Co. GmbH, Überlingen
2. Schrader W, Hein H (1983) Labor Praxis 7:1
3. Instructions ICP/5500 Inductively Coupled Plasma System (1982) Perkin-Elmer Corp., Norwalk, CT, USA
4. Schrader W (1982) Atomic Spectroscopy Applications Laboratory 35 D, Bodenseewerk Perkin-Elmer & Co. GmbH, Überlingen
5. Schrader W (1982) Git Fachz Lab 26:324
6. Bogdain B (1985) ICP Sequenz- oder Multielement-Analyse? In: Rickert F (Hrsg.) ICP Spektralanalytik, Kontron Elektronik Gruppe, München
7. Blödorn W, Wünsch G, Ortner HM, Wilhartitz P (1989) Refraktärmetallanalytik: Abtrennung und Anreicherung von Spurenelementen zur Leistungssteigerung von AAS und ICP-AES. In: Welz B (Hrsg.) 5. Colloquium Atomspektrometrische Spurenanalytik, Bodenseewerk Perkin-Elmer GmbH, Überlingen, S. 475
8. Lahl H, Schöllmann L (1989) Zur Titananalytik von Tonstein: Ein Methodenvergleich von FAAS und ICP-AES. In: vgl. 7., S. 697
9. Kuß HM (1989) Chem Ind 12:56
10. Firmenschrift Perkin-Elmer Corp. (1988) The Guide to Techniques and Applications of Atomic Spectrocopy, Norwalk, CT, USA
11. Davidowski L (1989) Determination of Major and Minor Elemental Content of Multivitamins by ICP Emission Spectrometry, ICP Bulletin 4, Perkin-Elmer
12. Schrader W (1982) Git Fachz Lab 26:429
13. Winterberg B, Bocchicchio M, Hossdorf Th, Lahl H, Lison AE, Zumkley H (1989) Trace Elem Med 6, 4:173
14. Pruszkowska E, Barret P (1984) At Spectrosc 5, 3:96
15. Nadkarin RA, Botto RJ, Smith SE (1982) At Spectrosc 3, 6:180
16. Schramel P, Klose BJ, Hasse S (1982) Fresenius Z Anal Chem 310:209
17. Mayr P, Sommer RJ (1986) Kombinierter Einsatz von AAS und AES in der Umweltanalytischen Praxis In: Welz B (Hrsg.) Fortschritte in der atomspektrometrischen Spurenanalytik, VCH-Verlagsgesellschaft, Weinheim, S. 627
18. Dannecker W, Krause P, Meyberg f (1989) Vergleich moderner spektroskopischer Verfahren zur Elementbestimmung in Umweltrelevanten Proben. In: vgl. 7., S. 613
19. Boss ChB, Fredeen KI (1989) Concepts, Instrumentation and Techniques in Inductively Coupled Plasma Atomic Spectrometry, The Perkin-Elmer Corporation, USA
20. Fredeen KJ, Salit ML, Anderau C (1988) At Spectrosc 9:40
21. Schramel P, Klose BJ, (1981) Fresenius Z Anal Chem 307:26
22. Schramel P (1979) Z Lebensm Unters Forsch 169:255
23. Sommer S, Ohls K (1982) Labor Praxis 6:598
24. Knoll O, Lahl H, Böckmann J, Hennig H, Unterhalt B (1986) Trace Elem Med 3, 4:172

5.4.3 UV/Vis-Photometrie

G. GAUGLITZ, K.-A. KOVAR

Grundlagen des quantitativen Messens

Die Lichtschwächung einer Lösung hängt von der Teilchenzahl (also von der Konzentration des absorbierenden Stoffes), von der Schichtdicke und von den physikalischen Eigenschaften der Probe ab. Letzteres wird in dem wellenlängenabhängigen *bezogenen dekadischen spektralen Absorptionskoeffizienten* $\chi(\lambda)$ (kurz: Extinktionskoeffizient ε_λ) einer Substanz zusammengefaßt. Ist das Meßlicht I_0 monochromatisch (I_d ist das durchgelassene Licht), fällt es senkrecht auf die Probe, sind die Küvettenfenster bei Untersuchung von Flüssigkeiten planparallel und treten keine intermolekularen Wechselwirkungen zwischen den Molekülen auf, so erhält man das Bouguer-Lambert-Beer-Gesetz für eine Reinsubstanz mit Konzentration c bei der Schichtdicke d als

$$lg\frac{I_0}{I_d} = E_\lambda = \varepsilon_\lambda \cdot c \cdot d, = A_\lambda$$

Nach den Vorschriften verschiedener DIN-Normen (1349, 32 635)[1,2] wird die Größe A_λ als *spektrales dekadisches Absorptionsmaß* (absorbance) bezeichnet.[3] Daneben ist aber der Begriff (*spektrale*) *Extinktion* (E_λ) weiterhin gestattet.[2] Letzterer wird in der Praxis schon wegen der Länge der genauen Bezeichnung häufiger gebraucht. Eindeutschungen, wie „Absorbanz", sind irreführend, da die Endung -anz bzw. -enz eine ganz andere Bedeutung hat. Auch die im DAB 9 verwendete Bezeichnung „Absorption" ist sehr unglücklich gewählt, da Wörter wie Absorption, Transmission, Reflexion, Brechung oder Emission physikalische Phänomene und keine spektralen optischen Kennzahlen sind. Der Begriff Absorption darf auch nicht mit dem spektralen Absorptionsgrad $\alpha(\lambda)$ (absorptance) verwechselt werden, der Werte zwischen 0 und 1 annimmt und entsprechend dem Transmissions-, $\tau(\lambda)$, bzw. dem Reflexionsgrad, $\rho(\lambda)$, definiert ist (falls keine Emission auftritt):

$$\alpha(\lambda) + \tau(\lambda) + \rho(\lambda) = 1$$

Diese Größen beschreiben die Quotienten von Strahlungsleistungen – absorbierte zu einfallender, durchgelassene zu einfallender und reflektierte zu einfallender Strahlung. Reflexion ist ein Effekt an Oberflächen, d. h., sie findet an der jeweiligen Grenzfläche des Materials statt. Daher definiert man auch Reintransmissions-, $\tau_i(\lambda)$, bzw. Reinabsorptionsgrade, $\alpha_i(\lambda)$, (spectral internal absorptance), die diesen „Reflexionsverlust" berücksichtigen.[4,5] Entsprechend wird das spektrale dekadische Absorptionsmaß zu

$$A(\lambda) = -\lg \tau_i(\lambda) = -\lg(1 - \alpha_i(\lambda))\, [\triangleq E_\lambda] \text{ mit}$$

$$\chi(\lambda) = -\frac{1}{c\,d} \lg \tau_i(\lambda)$$

definiert. Da sprachlich die Unterscheidung zum *spektralen dekadischen Absorptionskoeffizienten* $a(\lambda) = A(\lambda)/d$ (im Unterschied zu der bezogenen Größe) schwerfällt, wird gerne noch der Begriff *molarer Extinktionskoeffizient* (alte engl. Bezeichnung: molar absorptivity, neu: molar absorption coefficient) $\varepsilon_\lambda = E_\lambda/c \cdot d$ verwendet.[2] Irreführend ist dagegen der Begriff „Optische Dichte", auf den in Kap. 2, 3.4 schon in anderer Bedeutung eingegangen worden ist. Da der Extinktionskoeffizient ε_λ eine substanzspezifische Größe ist, die auch von der Wellenlänge abhängt, muß das Meßlicht monochromatisch sein. Außerdem dürfen nur Reinsubstanzen vermessen werden, damit das Lambert-Beer-Gesetz in dieser Form erfüllt ist.

Ausgehend von diesen Überlegungen unterscheidet man zwei verschiedene Typen von Abweichungen beim Lambert-Beer-Gesetz:

1. *Wahre* Abweichungen beruhen darauf, daß *chemische* Veränderungen des absorbierenden Stoffes – wie Dissoziation, Assoziation oder Molekülkomplexe (mit dem Lösungsmittel) – zu Konzentrationsänderungen führen können. Dies täuscht eine Abweichung von der Linearität einer Konzentrationsmeßreihe vor.

2. *Scheinbare* oder *physikalische* Abweichungen treten dann auf, wenn die vorausgesetzte Monochromasie des Meßlichtes nicht in dem Ausmaß verwirk-

licht ist, wie es der Ansatz verlangt. Sind die natürlichen Bandbreiten der Substanzen nicht mindestens zehnmal so groß wie die angebotene spektrale Bandbreite des Meßlichtes, so wird die wahre Absorptionsbande verfälscht.[6] Es kommt zu einer Erniedrigung des Maximums und zu einer Verbreiterung der Banden. Dies wirkt sich natürlich bei einer quantitativen Auswertung aus und führt zu großen Fehlern. Da dieses Problem trotz der üblichen Messung breitbandiger Spektren in Flüssigkeit sehr häufig auftritt, wird noch später ausführlicher auf solche Meßfehler eingegangen.

3. Natürlich kann das Lambert-Beer-Gesetz auch dann nicht mehr erfüllt sein, wenn die Probe inhomogen ist (Messung von Verlauffiltern, Schlierenbildung in Mikroküvetten) oder wenn der Meßstrahl den Küvettenboden, seitliche Küvettenwände oder die Lösungsoberfläche streift.

Bei Absorptionsmessungen verwendet man immer eine Referenz. Dabei handelt es sich üblicherweise um eine Vergleichslösung mit dem reinen Lösungsmittel, so daß im Prinzip eine Bezugsmessung zwischen reinem Lösungsmittel und Lösungsmittel mit gelöster Substanz stattfindet.[1] Auf diese Weise werden auch Reflexionen an Phasengrenzflächen nahezu vollständig eliminiert. Dieses Verfahren erlaubt, statt des „äußeren" Transmissionsgrades inklusive Reflexionsverlusten näherungsweise den „Reintransmissionsgrad" der Probe zu bestimmen (somit τ_i statt τ). Gerade bei Messungen niedriger Konzentrationen und hoher Durchlässigkeiten spielt diese Unterscheidung eine wesentliche Rolle. Aus diesem Grunde sollte ein Spektrometer immer mit zwei „identischen" Küvetten, gefüllt mit dem richtigen Lösungsmittel, kalibriert werden.

Normengemäß schließt der Begriff „Extinktion" diesen Bezug auf den „Blindwert" ein.[2] Wie aber der Name „Extinktion" (Auslöschung) besagt, wird bei der beschriebenen Meßtechnik jede Form von Verringerung der Durchlässigkeit miterfaßt. So können größere Moleküle elektromagnetische Strahlung auch streuen. Diese Streustrahlung verliert die Vorzugsrichtung des Meßlichtes und führt zu einer scheinbaren Verringerung der Durchlässigkeit der Probe, die nicht auf Absorption beruht. Daher werden streuende Proben nicht direkt dem Lambert-Beer-Gesetz gehorchen. Allerdings ist der Fehler in gewissen Konzentrationsbereichen und bei bestimmten Streuquerschnitten nicht übermäßig groß, weil in Analogie zum Extinktionskoeffizient für streuende Proben ein „Trübungskoeffizient" mit einem ganz ähnlichen logarithmischen Zusammenhang gefunden werden kann, so daß die gemessene Lichtschwächung proportional zu den Trübungs- und Absorptionseigenschaften der Probe wird.[7,8]

Um bei solchen Proben Schwierigkeiten zu vermeiden, wird häufig die Differenzspektroskopie eingesetzt. Dabei wird das streuende Grundmedium ohne die farbgebende und absorbierende Komponente (Chromophor) in die Vergleichsküvette gefüllt. Vor dieser Methode ist immer dann zu warnen,[9] wenn

– das Ausmaß der Streuung der Grundkomponente durch die Wechselwirkung mit dem Chromophor

beeinflußt werden kann (Veränderung des Streuverhaltens),
- wenn eine Wechselwirkung zwischen Chromophor und streuendem Trägermaterial stattfindet (Bandenverschiebung und Änderung der Extinktionskoeffizienten) und
- das Trägermaterial in der Meßzeit sedimentieren kann.

Messung von Extinktionskoeffizienten

Die im vorhergehenden Abschnitt angegebenen Probleme mit einzelnen Geräteparametern und die im Zusammenhang mit dem Lambert-Beer-Gesetz angesprochenen Abweichungen können insgesamt zu Fehlern bei der Bestimmung der Extinktionskoeffizienten führen. Dabei beeinflussen die im folgenden aufgeführten Fehler das Ergebnis zwar unterschiedlich, jedoch meist additiv:

- Wäge- und Volumenfehler,
- Schichtdickenfehler der Küvette,
- unterschiedliche Vielfachreflexion in Meßküvette und Vergleich,
- Wellenlängenrichtigkeit,
- Fehlstrahlungsanteil,
- Temperatur,
- Polarisation der Strahlung des Meßlichtes,
- streuende Proben.

Diese Einflüsse können sich leicht zu Fehlern im Prozentbereich aufsummieren.[6,9,10] Hinzu kommt noch die Beeinflussung durch verunreinigte Lösungsmittel, Wechselwirkungseffekte mit dem Lösungsmittel selbst sowie Konzentrationseffekte. Dabei ist immer davon ausgegangen worden, daß es sich bei der zu vermessenden Chemikalie um einen Reinstoff handelt. Es war auch schon darauf hingewiesen worden, daß fluoreszierende Substanzen noch über diese angegebenen Effekte hinaus das Absorptionsspektrum beeinflussen ($\rightarrow$ Kap. 2, 3.4).

Um möglichst viele dieser Fehler erkennen und ausschließen zu können, muß dringend empfohlen werden, sich nicht mit den üblichen Auftragungen von Lambert-Beer-Geraden zu begnügen, in denen die Extinktion bei einer Wellenlänge gegen die Konzentration dargestellt wird. Vielmehr ist es unabdingbar, bei mehreren, möglichst charakteristischen Wellenlängen zu messen und diese auch für eine Bestimmung der Extinktionskoeffizienten heranzuziehen. Dies erfordert natürlich einen Ansatz von Stammlösungen verschiedener Konzentration, um auch die unterschiedlichen Extinktionen bei den verschiedenen Wellenlängen in solch einer Größenordnung zu erhalten, daß sie innerhalb der optimalen Signalbereiche des Gerätes liegen.
In Abb. 2.385a ist schematisch ein Absorptionsspektrum wiedergegeben. Diesem Spektrum sind drei verschiedene Störungen überlagert, nämlich einmal eine streuende Probe, außerdem eine absorbierende Verunreinigung und schließlich noch das die Extinktion scheinbar verringernde Licht einer fluoreszierenden Probe.[9] Trägt man nun z. B. bei der zweiten Wellenlänge die Extinktionen gegen verschiedene Konzentrationen der reinen Substanz auf, so erhält man die in Abb. 2.385b wiedergegebene Gerade (Kalibrierschritt). Über diese Kalibriergerade läßt sich für eine Lösung unbekannter Konzentration über die gemessene Extinktion die Konzentration theoretisch ermitteln. Wird aber die Probe durch einen bzw. mehrere der oben angegebenen Effekte beeinflußt, so erhält man aus der gemessenen Extinktion scheinbar eine falsche Konzentration, wie in Abb. 2.385b durch den Pfeil im Falle der überlagerten Streuung markiert ist (scheinbar höhere Extinktion ensprechend einer falschen, zu hohen Konzentration).
Dieser systematische Fehler läßt sich dadurch vermeiden, daß nicht nur eine Wellenlänge gegen die Konzentration aufgetragen wird, sondern vielmehr mehrere Wellenlängenkombinationen gegeneinander. Dann äußert sich ein Unterschied zwischen ver-

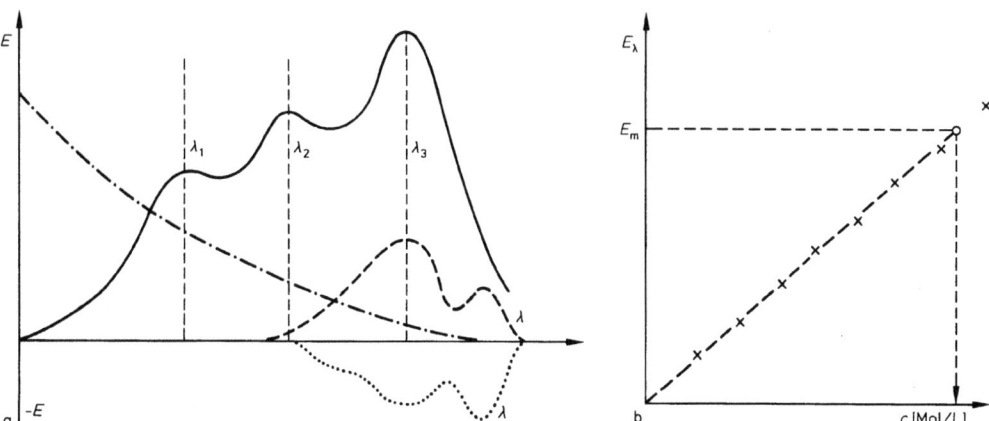

Abb. 2.385. **a** Absorptionsspektrum einer Reinsubstanz (-), dieses Spektrum kann durch Streuung (- - - -), durch Verunreinigung einer zweiten Komponente (- - - -) oder bei Beeinflussung durch Eigenfluoreszenz ($\cdots$) verfälscht werden. **b** Lambert-Beer-Auftragung Extinktion gegen Konzentration. (x) stellen die Werte der Kalibrierfunktion dar, durch überlagerte Streuung kommt es bei der zweiten Wellenlänge zu einer fälschlicherweise zu hoch abgelesenen Extinktion (O), so daß auch eine falsche Konzentration abgelesen wird

messener Probe und Kalibrierspektrum sofort in einer Abweichung des Meßwertes von der Kalibriergerade. Durch Vergleich der verschiedenen Wellenlängenkombinationen läßt sich ermitteln, bei welchen Wellenlängen sich diese Abweichung besonders zeigt. Zwar werden in diesem Fall Verdünnungsreihen der „beeinflußten" bzw. „verunreinigten" Probe normalerweise auch zu Nullpunktgeraden führen, so daß „innere Verunreinigungen" kaum unterschieden, jedoch eigentlich immer entdeckt werden können.

Diese Effekte lassen sich jedoch deutlich von „äußeren Verunreinigungen" unterscheiden. Ein „Daumenabdruck" auf der Küvette wird zwar bei einer solchen Verdünnungsreihe zu einer Geraden führen, deren Steigung sogar derjenigen der Kalibriergeraden entspricht. Allerdings erhält man bei denjenigen Diagrammen mit Wellenlängenkombinationen, bei denen diese Verunreinigung das Spektrum verändert, keine Nullpunktgerade, sondern einen Achsenabschnitt. Schlecht gesäuberte Küvetten oder falsche Behandlung des Küvettenmaterials sind auf diese Weise leicht zu entdecken.

Quantitative Auswertung von Farbreaktionen

Im sichtbaren Bereich der elektromagnetischen Strahlung (380 bis 780 nm) sind quantitative Auswertungen möglich, wenn die zu bestimmende Substanz entweder farbig ist oder funktionelle Gruppe enthält, die mit einem geeigneten Reagenz Färbungen ergeben. Diese quantitativen Auswertungen können kolorimetrisch, photometrisch und spektrometrisch durchgeführt werden.

Man wird immer dann eine Farbreaktion zur Gehaltsbestimmung heranziehen, wenn im UV-Bereich keine Messung erfolgen kann (Photometer, Störung durch Matrixeffekte).

Dazu muß folgendes beachtet werden:

- Linearität zwischen Konzentration und Absorption für einen bestimmten Konzentrationsbereich,
- Wahl der Konzentration der Probelösung, so daß die Absorption zwischen 0,4 und 1,2 liegt,
- Messung gegen eine Blindprobelösung, deren Absorption möglichst kleiner als 0,2 ist und 0,4 nicht überschreiten soll,
- Stabilität der verwendeten Reagenzien und der entstandenen Färbung unter der gewählten Durchführungsbedingung,
- keine Interaktion der Reagenzien,
- breites Farbmaximum zur Verminderung des Meßfehlers besonders beim Photometer,
- Extraktion mancher Farbreaktionen (für die Beständigkeit des entstandenen Farbproduktes von Vorteil, jedoch wegen des zusätzlichen Zeitaufwandes, des auftretenden Streueffektes oder des Entsorgungsproblems von Nachteil),
- Temperatureinflüsse bei der Farbstoffbildung und der Messung (Farbstoffzersetzung, Verdunstung des Lösungsmittels),
- Reproduzierbarkeit der Farbreaktion.

Beispiel einer zuverlässigen Anwendung einer Farbreaktion ist die Bestimmung von Apomorphinhydro-

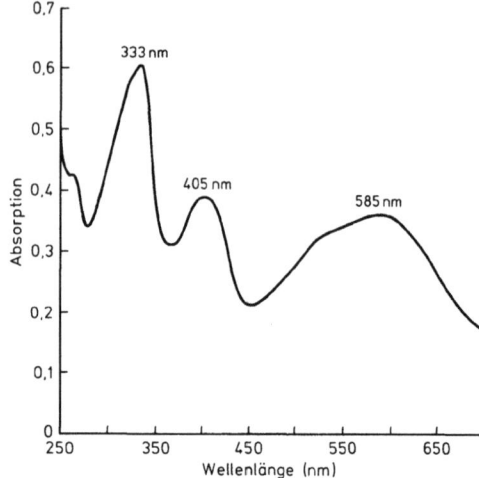

Abb. 2.386. Vis-Spektrum der Farbreaktion von Apomorphinhydrochlorid mit Kaliumchromat/Wasserstoffperoxid/Essigsäure nach Methylenchlorid-Extraktion

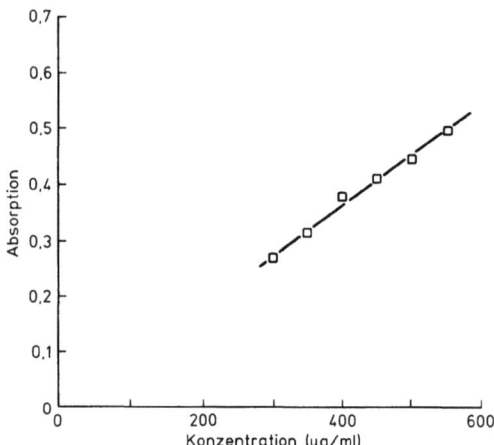

Abb. 2.387. Kalibrationskurve der Farbreaktion von Apomorphinhydrochlorid (Abb. 2.386) bei 585 nm gegen Blindprobe gemessen. $y = 0,89x + 0,007$, $r = 0,999$

chlorid mit Kaliumchromat und Wasserstoffperoxid in Gegenwart von Essigsäure nach Extraktion mit Methylenchlorid (Abb. 2.386 und 2.387).[11]

Mehrkomponentenanalyse

Im Gegensatz zu anderen Spektroskopiearten gestattet die UV/Vis-Spektroskopie auch die quantitative Bestimmung von Einzelkomponenten in Lösungen, die aus mehreren Komponenten bestehen. Dazu müssen aber die Spektren der Einzelkomponenten bekannt sein. Diese werden als Reinsubstanzen eingewogen und in einem ersten *Kalibrierungsschritt* einzeln spektral vermessen. Aus jedem dieser Spektren läßt sich bei bekannter Konzentration der Extinktionskoeffizient der Komponenten in Abhängigkeit von der Wellenlänge bestimmen.

Ist nun für eine Mehrkomponentenanalyse bekannt, aus welchen Substanzen sich das System zusammensetzt, so kann über das Lambert-Beer-Gesetz

$$E = d \cdot \sum_{i=1}^{i=n} \varepsilon_i \cdot c_i$$

die Konzentration der i-ten Komponente aus dem Spektrum der Lösung (Abb. 2.388) bestimmt werden. Dies setzt mathematische Algorithmen voraus, die für fehlerfreie Meßwerte entwickelt wurden. Das Problem ist hierbei nicht so sehr die begrenzte Rechengenauigkeit des Rechners, sondern vielmehr die Empfindlichkeit des verwendeten numerischen Algorithmus gegenüber verrauschten Daten sowohl bei der Kalibrierungsmessung als auch bei der eigentlichen Mehrkomponentenanalyse.[9,12]

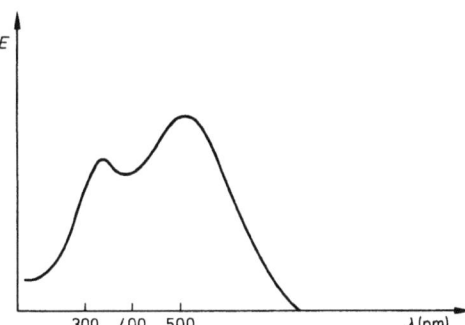

Abb. 2.388. Schematische Darstellung des Spektrums eines Mehrkomponentengemisches, bei dem drei Wellenlängen (300, 400, 500 nm) für die Mehrkomponentenanalyse ausgewählt wurden

Neuerdings werden diese Mehrkomponentenanalysen über Matrixverfahren durchgeführt.[13,14,15] Im folgenden werden die Gleichungen für die Extinktionen bei drei Wellenlängen (300, 400, 500 nm) nach dem Lambert-Beer-Gesetz aufgestellt, wobei die Schichtdicke $d = 1$ cm aus Gründen der Übersichtlichkeit weggelassen wurde:

$$E_{500} = \varepsilon_{500,A} \cdot a + \varepsilon_{500,B} \cdot b + \varepsilon_{500,C} \cdot c$$
$$E_{400} = \varepsilon_{400,A} \cdot a + \varepsilon_{400,B} \cdot b + \varepsilon_{400,C} \cdot c$$
$$E_{300} = \varepsilon_{300,A} \cdot a + \varepsilon_{300,B} \cdot b + \varepsilon_{300,C} \cdot c$$

Dieses lineare Gleichungssystem läßt sich vereinfacht in Form von Vektoren und Matrizen darstellen. Dabei stellen die gemessenen Extinktionen bei den drei Wellenlängen den Vektor $\underline{E}$, die Konzentrationen der drei Komponenten A, B und C den Konzentrationsvektor $\underline{c}$ und die neun Extinktionskoeffizienten der drei Komponenten bei den drei Meßwellenlängen eine Matrix $\underline{\varepsilon}$ dar:

$$\underline{E} = \underline{\varepsilon} \cdot \underline{c}$$

Da das Transponieren einer Matrix das Vertauschen der Zeilen und Spalten bedeutet, ergibt die Multiplikation einer Matrix mit ihrer Transponierten nach den Regeln der Matrizenrechnung eine quadratische Matrix. Dieser Vorgang stellt den ersten Schritt der Lösung des linearen Gleichungssystems dar, nämlich den Erhalt der sog. Normalenmatrix:

$$\underline{\varepsilon} \cdot \underline{c} = \underline{E}$$
$$\Rightarrow \underline{\varepsilon}^t \cdot \underline{\varepsilon} \cdot \underline{c} = \underline{\varepsilon}^t \cdot \underline{E}$$

$$\underline{\varepsilon}^t \cdot \underline{\varepsilon} \cdot \underline{c} = \underline{N} \cdot \underline{c} = \underline{\varepsilon}^t \cdot \underline{E}$$

Wenn das Gleichungssystem auf der linken Seite mit der transponierten ε-Matrix multipliziert wird, muß dies natürlich auch auf der rechten Seite geschehen. In der weiteren Berechnung kommt nun der numerisch-kritische Schritt im Ansatz. Durch eine sog. Matrixinversion erhält man aus der Normalenmatrix eine neue Matrix, nämlich die inverse N^{-1}. Es werden in der Literatur zwar verschiedene Algorithmen beschrieben, die diese Inversion auch bei schlechter Kondition der Extinktionskoeffizientenmatrix (ungünstige relative Extinktionskoeffizienten der einzelnen Komponenten bei den notwendigen Beobachtungswellenlängen) gestatten.[15] Es zeigt sich aber immer wieder, daß die bekannten Algorithmen Schwachstellen aufweisen, die im Normalfall eine Begrenzung der Mehrkomponentenanalyse auf wenige Komponenten (manchmal nur bis zu drei) erzwingen. Multipliziert man eine Matrix mit ihrer Inversen, so erhält man die sog. Einheitsmatrix $\underline{1}$. Sie besteht im Idealfall nur aus Einsen auf der Hauptdiagonalen:

$$\underline{N}^{-1} \cdot \underline{N} \cdot \underline{c} = \underline{N}^{-1} \cdot \underline{\varepsilon}^t \cdot \underline{E} = \underline{1} \cdot \underline{c}$$

Beim Einsetzen von fehlerbehafteten Meß- bzw. Kalibrierwerten werden auch die Elemente außerhalb der Diagonale endliche Werte annehmen. Multipliziert man einen Vektor mit dieser Einheitsmatrix, so bleibt der Vektor bzw. die Matrix unverändert. Auf dieser Eigenart der Matrixalgebra beruht diese Vorgehensweise der Mehrkomponentenanalyse. Durch die Multiplikation der Normalmatrix mit ihrer Inversen ergibt sich das Produkt von Einheitsmatrix mit dem Konzentrationsvektor, so daß der Konzentrationsvektor sich aus dem Produkt aus inverser Normalenmatrix, transponierter Extinktionskoeffizientenmatrix und dem Vektor der gemessenen Extinktionen berechnen läßt:

$$\underline{c} = \underline{N}^{-1} \cdot \underline{\varepsilon}^t \cdot \underline{E}$$

Allerdings ist dabei darauf zu achten, daß die Bedingungen optimal gewählt werden. Beliebige drei Wellenlängen (bei drei Komponenten) werden keine optimalen Ergebnisse ergeben. Aus diesem Grunde wird bei wesentlich mehr Wellenlängen gemessen. Es sind Algorithmen bekannt, die aus dieser Vielzahl von Wellenlängen optimale Wellenlängen aussuchen. Somit kann man in einem überbestimmten Gleichungssystem (Einsatz von mehr als drei Meßwellenlängen) inklusive einer Fehlerberechnung genauere Konzentrationswerte ermitteln.[15] Entscheidend für die Signifikanz des Ergebnisses ist die *Kondition* der Extinktionskoeffizientenmatrix, d. h. wie schon oben erwähnt, die relative Größe der Extinktionskoeffizienten der einzelnen Komponenten bei den gewählten Wellenlängen. Ganz wesentlich ist die richtige Auswahl von Meßwellenlängen. Unterscheiden sich die Spektren der einzelnen Komponenten nur geringfügig, so wird die Auswertung auch von wenigen Komponenten sehr schwierig.

Als Software-Pakete werden eine Vielzahl von Programmen zur Mehrkomponentenanalyse angeboten, bei denen die Hersteller aber leider nur ganz selten die verwendeten Algorithmen angeben. Außerdem wird gerne eine große Anzahl von Komponenten als Argument in der Werbung verwendet. Gegenüber solchen allgemein gehaltenen Angaben ist immer Vorsicht geboten. Glücklicherweise können diese Angaben leicht geprüft werden. Unter Laborbedingungen werden dazu mehrere Komponenten (ähnliche bzw. unterschiedliche Spektren) eingewogen (extreme Konzentrationsverhältnisse bzw. alle gleiche Konzentration)

und bei mehreren Wellenlängen (geeignete oder ungeeignete) vermessen (Extinktionswerte im optimalen Bereich oder nicht). Da die vorgegebenen Konzentrationen bekannt sind, läßt sich das Software-Paket leicht je nach Anzahl der Komponenten und den gewählten Bedingungen testen.

Absorption zur Identifizierung

Obwohl die Stärke der UV-Vis-Spektroskopie in der Quantifizierung einer Substanz liegt, können doch auch Identifizierungen durchgeführt werden (vgl. hierzu DAB 9 sowie[6-18]). Aromatische Carbonsäuren (Abb. 2.389a-d und Tab. 2.86) erkennt man an zwei

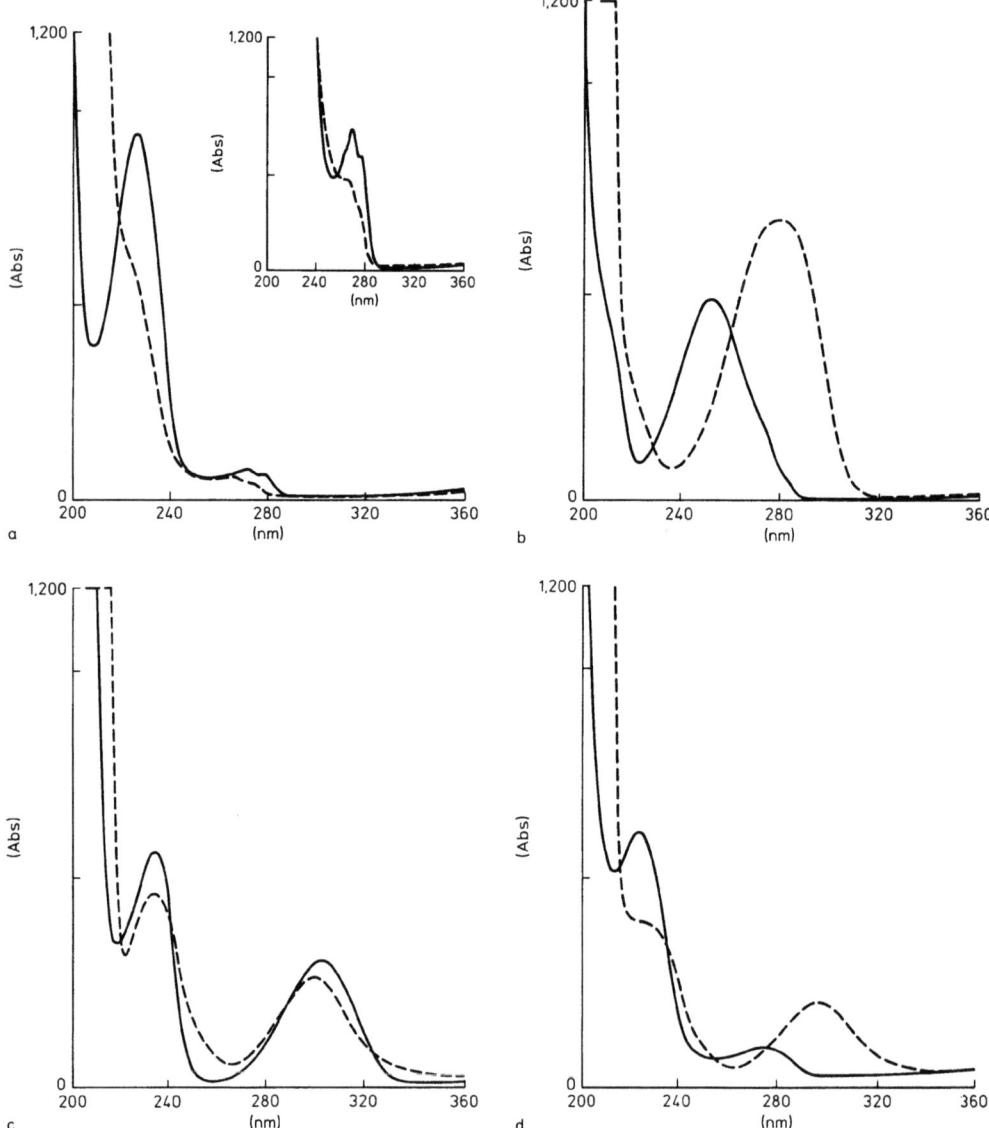

Abb. 2.389 a-d. Elektronenspektren von aromatischen Carbonsäuren in Methanol (——) und 0,1 N NaOH (- - - -): **a** Benzoesäure, **b** 4-Hydroxybenzoesäure, **c** Salicylsäure, **d** Acetylsalicylsäure

Tabelle 2.86. Maxima und ε-Werte der Carbonsäuren in Abb. 2.389 (Abweichung bei Mehrfachmessung 2%)

	in CH$_3$OH		in 0,1 N NaOH	
	λ_{max}	(ε)	λ_{max}	(ε)
Benzoesäure	226	(13.400)	223	(10.500)
(Abb. 2.389 a)	271	(890)	268	(570)
p-Hydroxybenzoesäure	252	(13.100)	279	(19.900)
(Abb. 2.389 b)				
Salicylsäure	235	(8.020)	231	(6.600)
(Abb. 2.389 c)	302	(4.450)	297	(3.870)
Acetylsalicylsäure	225	(8.900)	226	(7.040)
(Abb. 2.389 d)	276	(1.080)	297	(3.500)

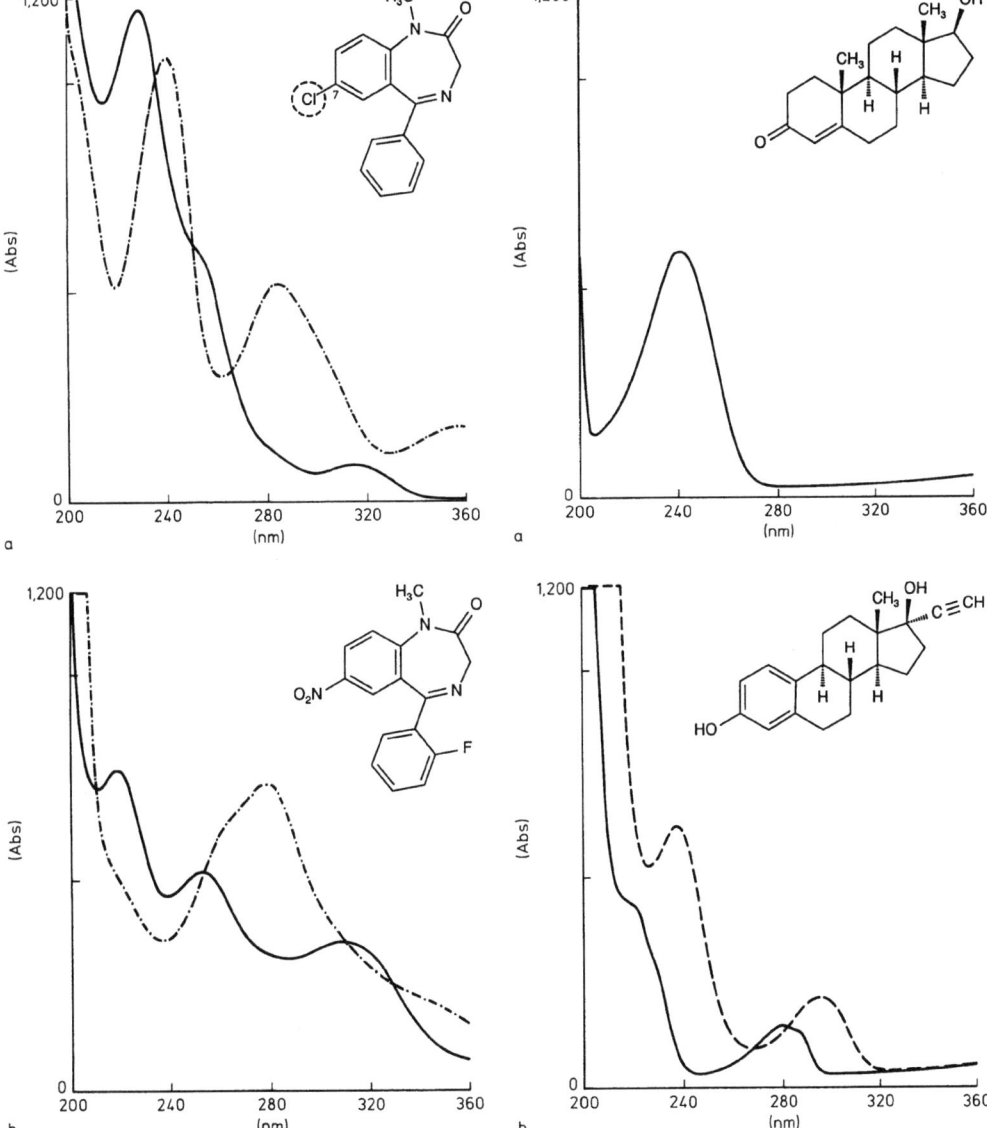

Abb. 2.390 a, b. Elektronenspektren von Benzodiazepinen. **a** mit Chlorsubstituent (Diazepam), **b** mit Nitrogruppe an C-7 (Flunitrazepam); in Methanol (——) und in 0,1 N HCl (–·–·–)

Abb. 2.391 a, b. Elektronenspektren von Steroiden der Pregnenon- bzw. Androstenon-Reihe (**a**: Testosteron) und der Estratrien-Reihe (**b**: Ethinylestradiol); in Methanol (——), in 0,1 N NaOH (– – –)

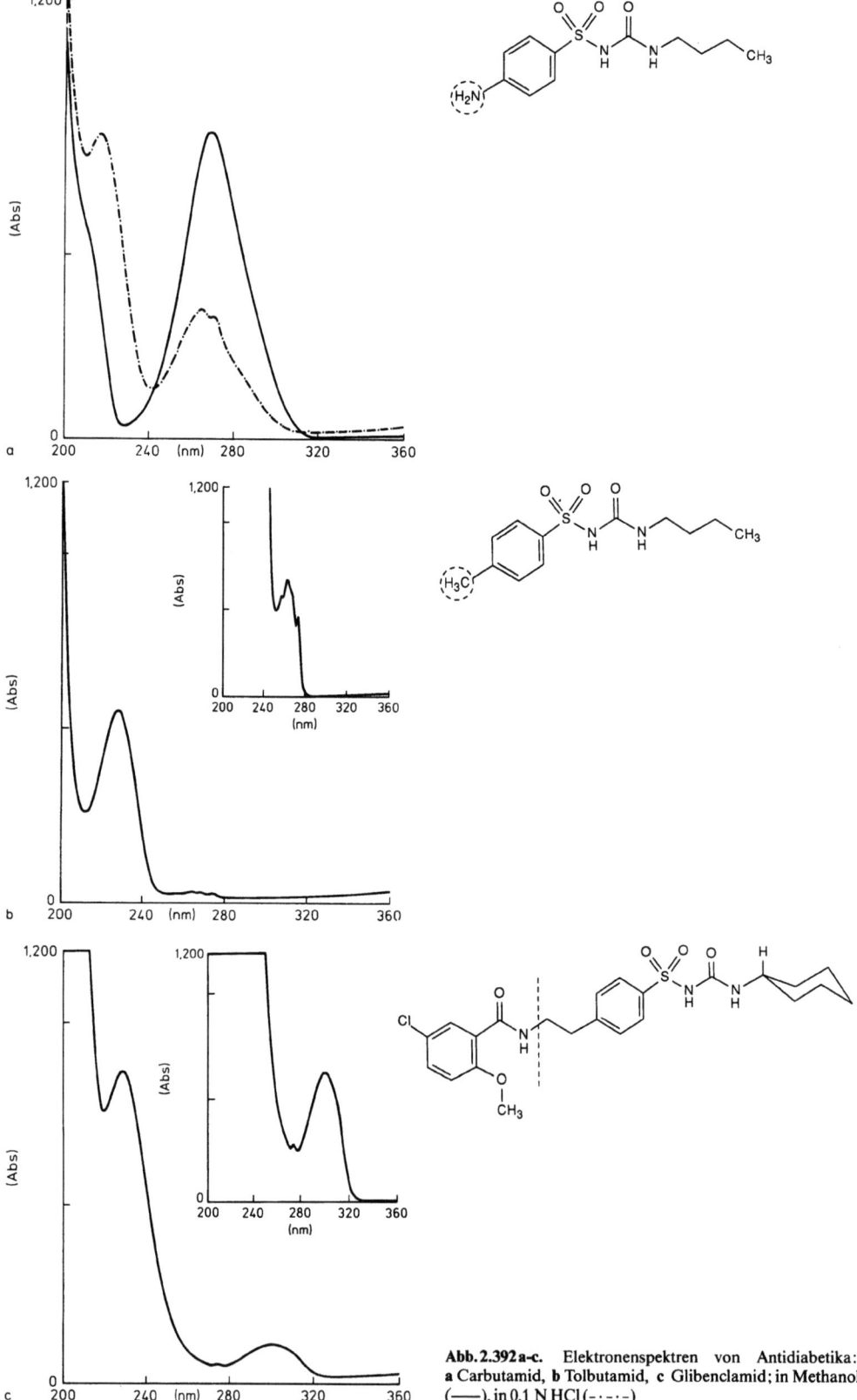

Abb. 2.392a–c. Elektronenspektren von Antidiabetika:
a Carbutamid, **b** Tolbutamid, **c** Glibenclamid; in Methanol
(——), in 0,1 N HCl (– · – · –)

Maxima, die - wenn keine weiteren Substituenten vorliegen - zwischen 224 und 230 nm (p-Bande) bzw. zwischen 270 und 276 nm (α-Bande) auftreten. Die Inkremente einer p-Hydroxygruppe (+25 nm) und der o-Hydroxygruppe (+7 nm) verschieben das Hauptmaximum bathochrom nach 252 nm (4-Hydroxybenzoesäure; Abb. 2.389 b) bzw. 235 nm (Salicylsäure; Abb. 2.389 c). Säuren erleiden im alkalischen Medium unter geringfügiger hypsochromer Verschiebung einen hypochromen Effekt, der durch die p-ständige phenolische Hydroxylgruppe (Abb. 2.391 b) umgekehrt wird.

In der Salicylsäure liegen die Verhältnisse noch etwas anders: Durch die bekannte intramolekulare Ausbildung einer Wasserstoffbrücke zwischen o-ständiger OH-Gruppe und dem Carbonylsauerstoff der Carboxylgruppe entsteht ein weiteres Maximum bei 302 nm mit etwa halber Extinktion des Maximums bei 235 nm. Die Aufnahme des Elektronenspektrums in 0,1 N NaOH führt zur Extinktionsabnahme und Blauverschiebung der Maxima. Acetylsalicylsäure (Abb. 2.389 d) erinnert stark an das Benzoesäurespektrum (Abb. 2.389 a). Im alkalischen Medium wird jedoch seine Estergruppe verseift, so daß zeitabhängig das Elektronenspektrum des Salicylates ausgebildet wird; die Lösung ist unbeständig.

Die Elektronenspektren der Benzodiazepine (Abb. 2.390 a, b) werden nach[19] als überlagerte Spektren zweier unterschiedlicher Benzolringe interpretiert, wobei die Schulter bzw. das Maximum der mittleren Wellenlänge (≈ 250 nm, $\varepsilon \geq$ 15.000) der p-Bande des Phenylringes am Azomethin-Kohlenstoff zuzuordnen ist. Das Maximum oberhalb von 300 nm resultiert aus der bathochromen Verschiebung des substituierten, anellierten Aromaten, während das Maximum zwischen 200 und 240 nm auf die bathochrome Verschiebung der β-Bande desselben Ringes zurückgeführt wird. Für Benzodiazepine ist die Ausbildung

einer asymmetrischen Absorptionsbande bei ca. 280 nm ($\varepsilon \geq$ 15.000) in saurer Lösung charakteristisch, welche bei den 7-Nitroderivaten unbeständig ist. In den an C-7 chlorsubstituierten Verbindungen fällt in 0,1 N HCl ein flaches Maximum (> 350 nm) auf.

Die Elektronenspektren der Pregnenon- bzw. Androstenon-Reihe lassen sich auf α, β-ungesättigte cyclische Sechsringketone zurückführen, die i. allg. bei 240 nm absorbieren (Abb. 2.391 a) und deren $\pi\pi^*$-Bande nach der Keton-Regel von Woodward berechnet werden können:[17,18]

Ausgangswert für α, β-ungesättigtes cyclisches Sechsringketon	215 nm
2 Ringreste in β-Stellung	24 nm
berechnet	239 nm
gefunden	241 nm

Estratriene wie Ethinylestradiol absorbieren bei 220 (Schulter) und 280 nm ($\varepsilon \geq$ 2.000) (Abb. 2.391 b). Dies entspricht dem Elektronenspektrum eines alkylsubstituierten Phenols. In alkalischer Lösung werden die Maxima entsprechend bathochrom unter Erhöhung der Extinktion nach 238 nm (ε = 9.800) und 296 nm (ε = 3.360) verschoben.

Ebenfalls wie ein Phenol verhält sich Morphin (λ CH$_3$OH $_{max}$: 286 nm, ε = 1.940), das vom Phenolether Codein (λ CH$_3$OH $_{max}$: 284 nm, ε = 1.585) nur durch die Messung in 0,1 N NaOH unterschieden werden kann: 297 nm (ε = 2.820).

Die Elektronenspektren der Antidiabetika (Abb. 2.392 a-c) lassen sich recht gut berechnen und zuordnen. Carbutamid und Tolbutamid unterscheiden sich nur durch die p-Substitution am aromatischen Sulfonamidring. Addiert man infolgedessen das Inkrement p-NH$_2$ (55 nm) bzw. p-CH$_3$ (10 nm) zum Aus-

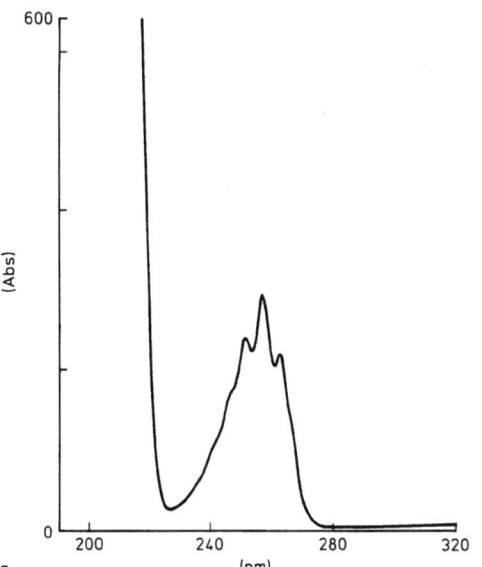

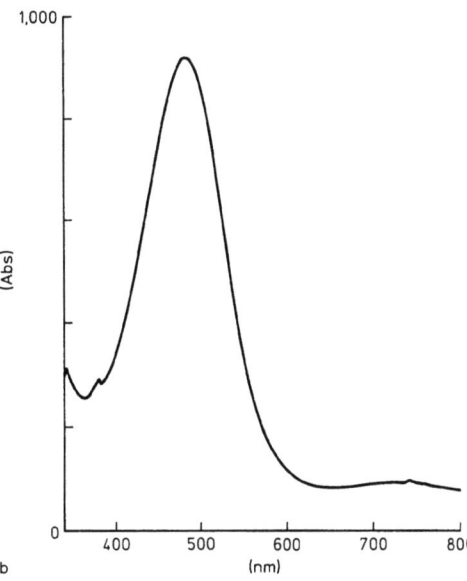

Abb. 2.393 a, b. Elektronenspektrum von **a** Methamphetamin und **b** der Umsetzung von Methamphetamin mit Marquis-Reagenz

gangswert des Benzolsulfonamids (218 nm), so erhält man im ersten Fall ein berechnetes Maximum bei 276 nm (gefundenes Carbutamid: 269 nm, $\varepsilon = 20.430$), im zweiten Fall eines bei 228 nm (gefundenes Tolbutamid: 228 nm, $\varepsilon = 14.530$). Zur weiteren Unterscheidung dient die Messung in 0,1 N HCl, die entsprechend der Vorhersagen bei aromatischen Aminen (vgl. Abb. 2.128 b in Kap. 2, 3.4) zu einer deutlichen Verringerung des molaren Extinktionskoeffizienten ($\varepsilon = 4.070$) führt (- · - · - Kurve in Abb. 2.392 a).
Das Elektronenspektrum des Glibenclamids (Abb. 2.392 c) setzt sich aus seinen beiden Einzelchromophoren, Toluylsulfonylharnstoff (228 nm, $\varepsilon = 13.500$; 265 nm, $\varepsilon = 600$) (entspricht Tolbutamid, rechte Formelhälfte) und Benzcarboxamid (linke Formelhälfte) zusammen. Letztere Verbindung absorbiert bei 230 nm ($\varepsilon = 8.000$) und 300 nm ($\varepsilon \geq 3.000$). Dies erklärt das hohe Maximum bei 228 nm ($\varepsilon = 28.700$), die niedrigere Absorptionsbande bei 300 nm ($\varepsilon = 3.140$) und das in einem Minimum aufgesetzte kleine Maximum bei 274 nm ($\varepsilon = 1.435$).
Methamphetamin zeigt in Methanol nur die unspezifische α-Bande des Benzols bei 255, 257, 263 nm mit einem ε-Wert kleiner 200 (Abb. 2.393 a). Durch Umsetzung mit Marquis-Reagenz ($HCHO\text{-}H_2SO_4$) entsteht ein Diarylcarbeniumion,[20] das bei 475 nm absorbiert.

Literatur

1. DIN-Norm 1349, Durchgang optischer Strahlung durch Medien, Teil 1, Beuth-Vertrieb, Berlin
2. DIN-Norm 32 635 (Entwurf 1982) Absorptionsspektrometrische Analyse von Lösungen, Beuth-Vertrieb, Berlin
3. CIE (1987) Internationales Wörterbuch der Lichttechnik, Publikation 50 (845), Commission Electrotechnique Internationale
4. Krystek M (1989) Zusammenhang zwischen optischen Kennzahlen und Stoffkenngrößen. In: Erb W (Hrsg.) Leitfaden der Spektroradiometrie, Springer, Berlin Heidelberg
5. Gauglitz G (1988) Kleines Lexikon UV/VIS-Spektroskopie. In: Ebel S (Hrsg.) Parat, Jahrbuch Pharmalabor 1988, Verlag Chemie, Weinheim
6. Optimum Parameters for Spectrophotometry, Varian Instruments, OPT-720A
7. Stuart HA (1967) Molekülstruktur, Springer, Berlin
8. Kerker M (1969) The Scattering of Light, Academic Press, New York London
9. Gauglitz G (1983) Praktische Spektroskopie, Attempto Verlag, Tübingen
10. Ingle JD (1977) Anal Chim Acta 88:131
11. Gögüs ZZ (1991) zukünftige Dissertation, Universität Tübingen
12. Herschberg IS (1964) Fresenius Z Anal Chem 36:244
13. Kalivas JH (1986) Anal Chem 58:989–992
14. Fraws SD, Harris JM (1985) Anal Chem 57:2680–2684
15. Ebel S, Glaser F, Abdulla S, Steffens U, Walter V (1982) Fresenius Z Anal Chem 313:24
16. Dibbern HW (1978) UV- und IR-Spektren wichtiger pharmazeutischer Wirkstoffe, Editio Cantor, Aulendorf
17. Williams DH, Fleming I (1985) Strukturaufklärung in der organischen Chemie, 5. Aufl., Thieme, Stuttgart
18. Rücker G, Neugebauer M, Willems GG (1988) Instrumentelle pharmazeutische Analytik, Wissenschaftliche Verlagsgesellschaft, Stuttgart
19. Barret I, Smyth WF, Davidson IE (1973) J Pharm Pharmacol 25:387
20. Brieskorn CH, Reiners W, Kiderlen H (1935) Arch Pharm 298:505

5.4.4 IR- und NIR-Photometrie[1-3]

C. VOTTELER

Grundlagen

IR- und NIR-Spektren können zu quantitativen Analysen verwendet werden, da die IR- und NIR-Strahlung um so stärker abgeschwächt wird, je mehr Moleküle absorbieren, d. h. je konzentrierter die Probe an absorbierender Substanz und je länger ihr Weg durch die Substanz ist. Dieser Sachverhalt wird wie bei der UV- und Vis-Spektroskopie durch das Lambert-Beer-(Bouguer)-Gesetz beschrieben:

$$\log I_0/I = \alpha(\lambda) \cdot l$$

I_0 = Intensität der Strahlung vor Durchgang
    durch die Probe,
I = Intensität der Strahlung hinter der Probe,
l = Schichtdicke der Probe und
$\alpha(\lambda)$ = Proportionalitätsfaktor.

Den Proportionalitätsfaktor $\alpha(\lambda)$ nennt man den Absorptionskoeffizienten. Er ist charakteristisch für die absorbierende Substanz und abhängig von der Wellenlänge der Strahlung. Ist die absorbierende Substanz in einem Lösungsmittel gelöst, das in dem betreffenden Bereich selbst nicht absorbiert, dann gilt:

$$\log I_0/I = E = \varepsilon(\lambda) \cdot c \cdot l$$

c = Konzentration der absorbierenden Substanz und
$\varepsilon(\lambda)$ = dekadischer Extinktionskoeffizient.

E nennt man Extinktion. Sie ist der Konzentration der absorbierenden Substanz direkt proportional. Durch eine Extinktionsmessung läßt sich die Konzentration der absorbierenden Substanz bestimmen, wenn die Schichtdicke l bekannt ist und der Extinktionskoeffizient $\varepsilon(\lambda)$ durch Messung einer Eichsubstanz bestimmt wird. Als Durchlässigkeit oder Transmission T wird das Verhältnis I/I_0 bezeichnet. $1-T$ heißt Absorption. IR- und NIR-Spektren können in Transmission oder Extinktion dargestellt sein (Abb. 2.394). Zur Ermittlung der Extinktion bestimmt man häufig entweder die Höhe des Bandenmaximums oder die Fläche einer Bande (integrale Extinktion). Die Bedeutung von Bandenflächen liegt darin, daß sie bei verschiedenen Spektrenverfälschungen weniger beeinflußt werden als Bandenhöhen und daß sich das Rauschen, das im Extinktionsmaximum einer Bande am größten ist, weniger bemerkbar macht. Bei der Ermittlung von Bandenhöhen und Bandenflächen kann eine Basislinie auf unterschiedliche Art und Weise gezogen oder auch weggelassen werden (Abb. 2.395). Das Lambert-Beer-Gesetz ist ein Näherungsgesetz. Abweichungen treten insbesondere bei höheren Konzentrationen und bei Festsubstanzen wegen Wechselwirkungen der Moleküle untereinander auf. Daher

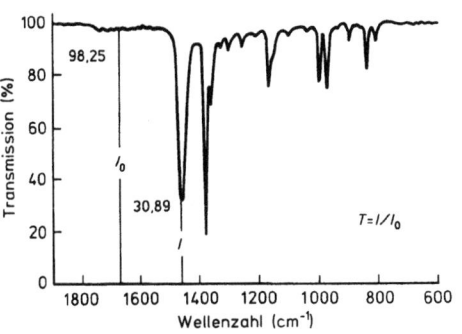
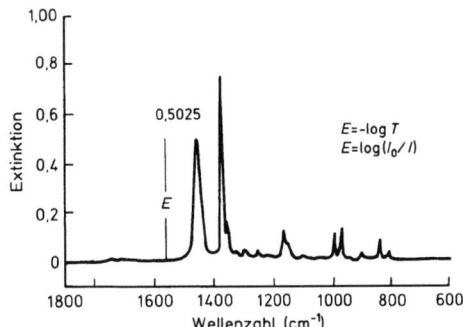

T= 30,89% / 98,25% =0,3144   E=-log 0,3144 = 0,5025

Abb. 2.394. Darstellung eines Spektrums in Transmission und Extinktion

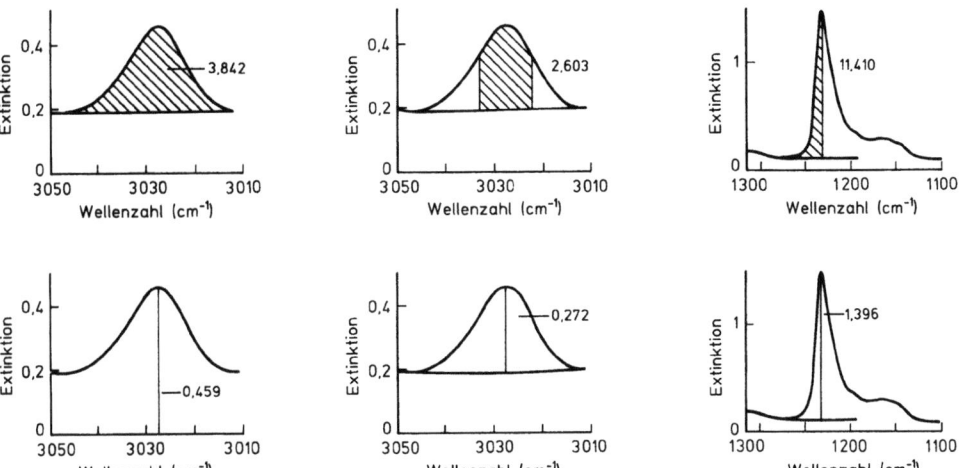

Abb. 2.395. Verschiedene Bestimmungsmöglichkeiten der maximalen und integralen Extinktion

wird mit mehreren Standards unterschiedlicher Konzentration eine Eichkurve erstellt, die von einer Geraden abweichen kann. Das Meßsignal wird auch durch Geräteparameter beeinflußt, so daß Eichkurven kaum von einem Gerät auf ein anderes übertragbar sind und auf die Einhaltung geeigneter Meßparameter geachtet werden muß.

Bestimmung der Schichtdicke. Die genaue Bestimmung der Schichtdicke ist bei flüssigen Proben möglich, indem die leere Flüssigkeitsküvette vor der eigentlichen Messung im IR-Spektrometer aufgenommen wird. Man erhält einen wellenförmigen Kurvenzug, da die IR-Strahlung beim Übergang von Luft in das Kristallmaterial teilweise reflektiert und teilweise durchgelassen wird. Hinter der Küvette überlagern sich durchgelassene Strahlen und mehrfach reflektierte, die einen Gangunterschied von 2*l* aufweisen. Je nach Wellenlänge verstärken sie sich oder schwächen sich ab (Abb. 2.396). Aus den Abständen der Intensitätsmaxima läßt sich die Dicke der Küvette bestimmen:

$2\,l = m/(\,\tilde{\nu}_1 - \tilde{\nu}_2)$, wobei

m die Anzahl der Maxima zwischen den Wellenzahlen $\tilde{\nu}_1$ und $\tilde{\nu}_2$ ist.

Gehaltsbestimmung bei unbekannter Schichtdicke. Bei Festproben läßt sich die Schichtdicke häufig nicht genau bestimmen. Eine Gehaltbestimmung ist dennoch möglich, wenn die Schichtdicke der Standards und der zu untersuchenden Proben gleich ist, so daß sie zusammen mit dem Extinktionskoeffizienten eine Konstante bildet. Sind die Schichtdicken unbekannt und nicht konstant, dann können relative Konzentrationen über Extinktionsverhältnisse (innerer Standard) ermittelt werden.

Reflexionsmessungen. Sie ermöglichen unter bestimmten Voraussetzungen auch quantitative Aussagen. Bei Pulvern mit vielen Streuzentren tritt diffuse Reflexion auf, d. h., die einfallende Strahlung wird in alle Richtungen gleichermaßen gestreut und dabei teilweise von der Probe absorbiert. Bezieht man die

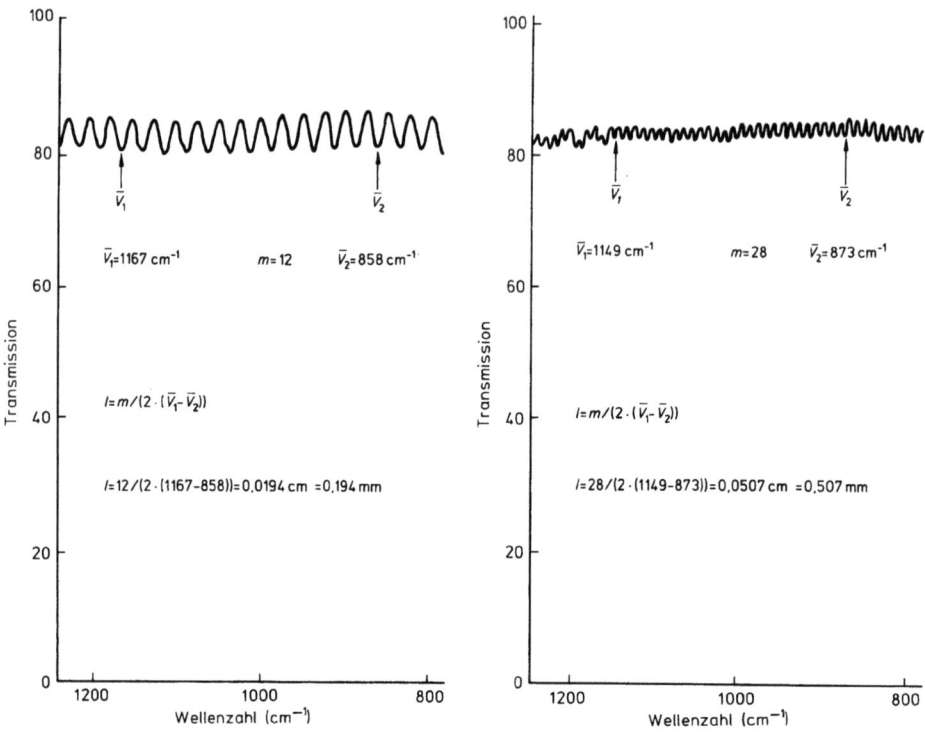

Abb. 2.396. Bestimmung der Schichtdicke leerer Flüssigkeitsküvetten

gesamte, in alle Richtungen zurückgestreute Strahlung I auf die einfallende Strahlung I_0, erhält man das diffuse Reflexionsvermögen

$$R_{diff} = I/\,I_0.$$

Es hängt von den Streueigenschaften der Probe ab, d. h. von ihrem Streukoeffizienten S und ihrem Absorptionskoeffizienten K, der proportional zur Konzentration c und zum Extinktionskoeffizienten des absorbierenden Stoffes ist. Bei dicken, lichtundurchlässigen Schichten – bei Kristallpulvern ab ca. 1 mm – gilt die Kubelka-Munk-Funktion[4]

$$(1 - R_{diff})^2/2 \cdot R_{diff} = K/S \sim c.$$

Dieser Ausdruck ist mit dem Lambert-Beer-Gesetz für die Absorption nichtstreuender Proben vergleichbar. In der Praxis erhält man das diffuse Reflexionsvermögen einer Probe, indem man ihr Einstrahlreflexionsspektrum durch das Einstrahlreflexionsspektrum eines Standards dividiert, der in dem interessierenden Wellenzahlenbereich nicht absorbiert. Als Standard wird häufig KBr- oder KCl-Pulver verwendet.

Mehrkomponentenanalysen. Für die einzelnen Komponenten lassen sich nicht immer isolierte Banden finden. Eine quantitative Auswertung anhand des IR- und NIR-Spektrums ist dennoch mit aufwendigen mathematischen Verfahren möglich. Man geht davon aus, daß sich die Extinktion bei jeder Wellenzahl aus den Extinktionen aller Komponenten additiv zusammensetzt. Bei mehr als zwei Komponenten wird die Rechnung so aufwendig, daß sie nur mit einem Computer durchführbar ist. Die Spektrometerhersteller liefern fertige Computerprogramme, die einfach über ein Menu zu bedienen sind.

Einsatzmöglichkeiten

Substanzen, die IR-aktive Schwingungen zeigen, können grundsätzlich mittels IR- und NIR-Spektroskopie quantitativ bestimmt werden. Dies sind fast alle organischen Verbindungen und Polymere. Seltener wird die IR- und NIR-Photometrie bei anorganischen Verbindungen verwendet, deren IR- und NIR-Spektren nicht so spezifisch sind. Die Einsatzmöglichkeiten der IR- und NIR-Photometrie werden außerdem durch ihre geringe Empfindlichkeit und durch die Präparationsmöglichkeiten bei der zu untersuchenden Probe, das sind hauptsächlich deren Lösungseigenschaften, begrenzt. Die IR- und NIR-Photometrie eignet sich für Konzentrationsbestimmungen im Prozentbereich, aber nicht für die Spurenanalytik. Wo die Bestimmungsgrenze liegt, hängt stark von der jeweiligen Substanz ab. Je stärker sich bei einer Schwingung das Dipolmoment ändert, desto intensiver ist die IR-Absorptionsbande und desto geringere Konzentrationen dieser Substanz können bestimmt werden. Für quantitative Bestimmungen sollten die Proben in Durchlicht gemessen werden, d. h. in Lösung, als Gas oder bei Polymeren auch als Film. KBr-Preßlinge sind weniger geeignet, da eine homogene Verteilung der absorbierenden Substanz nicht gewährleistet ist. Mögliche Lösungsmittel werden einerseits durch die Lösungseigenschaften der zu untersuchenden Probe und andererseits durch die Eigenabsorptionen der Lösungsmittel eingeschränkt. Übliche Lösungsmittel sind $CHCl_3$, CH_2Cl_2, CS_2, THF, DMF, Tetrachlorethylen, Cyclohexan, n-Heptan, Acetonitril und deuterierte Lösungsmittel wie Hexadeuteroethanol oder Decadeuterodiethylether. Optimale Schichtdicken liegen je nach Eigenabsorption des Lösungsmittels zwischen 0,1 und 2 mm, optimale Konzentrationen je nach Schichtdicke zwischen 1 und 20 %. Man benötigt für eine Messung zwischen 1 und 10 ml Lösung. Gasküvetten haben entsprechend der geringeren Dichte von Gasen Schichtdicken von 5 oder 10 cm. Die Empfindlichkeit kann bei gasförmigen Proben durch die Verwendung von Langwegküvetten erhöht werden (Erfassungsgrenzen zwischen 1 und 50 ppm). Messungen in Reflexion sind i. allg. mit einem größeren Fehler behaftet als Transmissionsmessungen, weil die Oberflächenbeschaffenheit und Teilchengröße der Probe die Messung beeinflußt und das Signal-Rausch-Verhältnis durch Energieverlust schlechter ist. Daher sind quantitative Bestimmungen mittels diffuser Reflexion im NIR-Bereich, für den es energiereichere Strahlungsquellen gibt, verbreiteter als im IR-Bereich. Im IR-Bereich werden sie nur in FT-IR Spektrometern durchgeführt. Bei Mehrkomponentenanalysen können nur in seltenen Fällen mehr als vier oder fünf Komponenten erfaßt werden, obwohl die von den Spektrometerherstellern angebotenen Computerprogramme auf 10 bis 15 Komponenten ausgelegt sind. Die Genauigkeit IR- und NIRspektroskopischer Methoden ist sehr unterschiedlich und besonders stark von der Probenpräparation abhängig. Als Richtwert kann für Transmissionsmessungen ein Variationskoeffizient von 2 % genommen werden.

Einflüsse auf das Meßsignal

Probenpräparation. Die Probenpräparation, die für die Reproduzierbarkeit von IR- und NIR-spektroskopischen Messungen besonders wichtig ist, sollte bei Probe und Standard möglichst ähnlich durchgeführt werden. Folgende Punkte sind zu beachten:

- homogene Verteilung der durchstrahlten Probe,
- Teilchengröße bei diffuser Reflexion,
- Schichtdicke,
- Wechselwirkungen der absorbierenden Substanz mit der Matrix,
- Modifikation, Kristallinitätsgrad, Orientierungsgrad,
- Interferenzen an der Probe.

Bei einer inhomogenen Verteilung des absorbierenden Materials im Strahlungsschnitt werden zu kleine Extinktionswerte registriert. Diese Verfälschung ist um so größer, je größer die Extinktionswerte sind. Wegen inhomogener Verteilung der absorbierenden Substanz sind KBr-Preßlinge für quantitative Messungen weniger gut geeignet als Lösungen oder Filme. Bei diffuser Reflexion an Pulvern beeinflußt die Teilchengröße der absorbierenden Substanz und der Matrix, z. B. des KBr-Pulvers, die Bandenverhält-

nisse. Die Schichtdicke der Proben soll so gewählt werden, daß die zu bestimmenden Extinktionen zwischen ca. 0,3 und 0,8 liegen, da außerhalb dieses Extinktionsbereichs der relative Fehler rasch ansteigt. Bei modernen Geräten mit elektronischer Verhältnismessung liegt der nutzbare Extinktionsbereich zwischen ca. 0,3 und 1,5 Extinktionseinheiten. Wechselwirkungen der absorbierenden Substanz mit der Matrix (Einbettungsmittel oder Lösungsmittel) führen zu Abweichungen vom Lambert-Beer-Gesetz. Beispielsweise ist die Änderung der OH-Valenzschwingung von Alkoholen durch Wasserstoffbrückenbildung konzentrationsabhängig. Bei pH-abhängigen Dissoziationsgleichgewichten ist nicht nur die Konzentration, sondern auch der pH-Wert von den Standardmischungen und den zu analysierenden Proben möglichst ähnlich zu wählen. Bei Gasen muß beachtet werden, daß die Extinktionskoeffizienten stark vom Gesamtdruck abhängig sind. Man sollte Gase immer unter identischem Gesamtdruck spektroskopieren. Er kann mit einem IR-inaktiven Gas, z. B. Stickstoff, eingestellt werden. Bei festen Proben können Modifikation, Kristallinitätsgrad und Orientierungsgrad durch die Vorbehandlung der Probe beeinflußt sein. Verschiedene Modifikationen der gleichen Substanz und amorphe Bereiche weisen unterschiedliche IR-Spektren auf. Ein unterschiedlicher Orientierungsgrad von Kristalliten macht sich ebenfalls in IR-Spektren bemerkbar, wenn die IR-Strahlung der Geräteoptik teilweise polarisiert ist. Festgestellt wird eine solche Verfälschung, indem man die identische Probe um 90° gedreht noch einmal mißt. Bei Filmen mit planparallelen Oberflächen können die Extinktionen durch Interferenzen verfälscht werden. Sie können präparationstechnisch vermieden werden, indem der Film zwischen Platten aus durchlässigem Material mit etwa gleichem Brechungsindex, z. B. KBr-Platten, gepreßt wird.

Meßparameter. Generell sollten die Meßparameter bei den Messungen der Standards und der zu analysierenden Proben identisch gewählt werden. Eine Fehlerquelle bei Extinktionsmessungen ist das Rauschen im Spektrum. Es ist um so größer, je größer die Auflösung ist. Daher sollte bei quantitativen Messungen keine zu hohe Auflösung gewählt werden. Das Spektrometer sollte etwa 15 Minuten vor Beginn der Messungen eingeschaltet und mit Stickstoff gespült werden. Eine unterschiedliche Temperatur der Probe, verursacht durch die Umgebungstemperatur oder durch längere IR-Bestrahlung, kann Unterschiede in den IR-Spektren hervorrufen.

Geräteparameter. Sie sind von Gerät zu Gerät so verschieden, daß Eichkurven und Extinktionskoeffizienten nicht von einem Gerät auf ein anderes übertragbar sind. Es unterscheiden sich die Empfindlichkeit der Detektoren, die Abweichungen der Extinktion von der Linearität bei großen Werten, der Energiedurchsatz beim Durchgang der Strahlung von der Strahlungsquelle bis zum Detektor, die Größe des Strahlungsquerschnitts am Ort der Probe und die Polarisierung der Strahlung. Um zu gewährleisten, daß einmal erstellte Eichkurven an einem bestimmten Spektrometer auch nach einer gewissen Zeit noch gültig sind, muß das Gerät in regelmäßigen Abständen überprüft werden. Bei dispersiven Spektrometern werden

- die 100%-Linie, wobei besonders auf Sprungstellen bei Filterwechsel zu achten ist,
- die 0%-Einstellung,
- die Einstellung der Verstärkung,
- die Verstärkerdrift

und bei FT-IR-Spektrometern

- der Verlauf der 100%-Linie und damit die Kurzzeitstabilität sowie
- der Verlauf des Untergrunds

entsprechend der Bedienungsanleitung überprüft. In größeren Abständen, z. B. monatlich, werden die Wellenzahlgenauigkeit und die Software überprüft. Das DAB 9 schlägt vor, einen Polystyrolfilm zu messen und die Wellenzahlen einiger Banden und einige Intensitätsverhältnisse zu überprüfen. Da Polystyrolfilme zerkratzt werden können und altern, werden manchmal statt dessen die Absorptionsbanden von gasförmigem Wasser im Probenraum herangezogen. Komplizierte Software, deren fehlerhafte Funktion nicht in allen Fällen sofort bemerkt wird, testet man mit abgespeicherten Rohdaten, z. B. den Interferogrammen eines Untergrunds und einer Probe.

Computerunterstützte Auswertungen[5]

Da alle FT-IR- und NIR-Spektrometer und viele moderne dispersive IR-Spektrometer mit einem Computer ausgestattet sind, werden IR-Spektren kaum noch von Hand quantitativ ausgewertet. Computerunterstützte Auswertungen von IR- und NIR-Spektren haben den Vorteil, daß subjektive Fehler beim Ziehen von Basislinien und Ausmessen der Extinktionen wegfallen. Dadurch wird die Präzision der Ergebnisse erhöht. Der Zeitaufwand für Auswertungen ist geringer, wenn eine computerunterstützte Methode einmal etabliert ist. Ferner können aufwendige mathematische Verfahren eingesetzt werden, die ohne Computer nicht durchführbar sind. Der Computer kann eingesetzt werden

- zur Erzeugung von rauschärmeren Meßwerten durch Aufaddieren und Mitteln mehrerer Messungen,
- zur Aufbereitung der Spektren vor der eigentlichen Auswertung,
- zur Ermittlung von Extinktionen,
- zur Berechnung von Konzentrationen bzw. von Extinktionskoeffizienten sowie
- zur statistischen Interpretation der Ergebnisse.

Die verschiedenen Schritte der computerunterstützten Spektrenauswertung, z. B. Glätten des Spektrums, Festlegen von Basislinien, Bestimmung von Extinktionen und Konzentrationsberechnung, können in einem Programm oder Macro zusammengefaßt werden.

Aufbereitung der Spektren. Dazu gehören das Glätten von Spektren, das Entfernen störender Banden durch Differenzspektrometrie oder das Auftrennen stark überlappender Banden. Beim Glätten von Spektren wird das Rauschen rechnerisch verringert, wobei

auch echte Information teilweise verlorengeht. Man macht sich die Tatsache zunutze, daß Banden, die durch Rauschen erzeugt sind, schmaler als IR- und NIR-Absorptionsbanden sind. Bei einer Glättung können die Meßpunkte von Wellenzahlintervallen gemittelt werden oder eine Ausgleichskurve, z. B. eine Parabel, kann durch sie gelegt werden. Wird das Intervall zu groß gewählt, dann wird die Bandenhöhe schmaler Banden erheblich verfälscht. Bei FT-Spektrometern kann die Glättung außerdem am Interferogramm durch Verwendung einer geeigneten Apodisationsfunktion durchgeführt werden.[6] Störende Banden, z. B. Wasserbanden von gasförmigem Wasser im Probenraum, können entfernt werden, indem von dem auszuwertenden Extinktionsspektrum das Extinktionsspektrum des gasförmigen Wassers abgezogen wird. Auch bei stark überlappenden Banden können durch Differenzspektrometrie aus einem Bandenkomplex einer Mischung Banden einer Komponente entfernt werden. Lösungsmittelbanden können subtrahiert werden, was zu rauschärmeren Spektren führt als das Kompensieren der Lösungsmittelbanden durch gleichzeitiges Messen des Lösungsmittels im Vergleichsstrahl. Zur Auftrennung stark überlappender Banden können die Derivativspektrometrie[7-9] und bei FT-IR-Spektrometern die Self-Deconvolution[6,10,11] angewandt werden (Abb. 2.397). Da das Rauschen bei jeder Ableitung zunimmt, verwendet man nur die 1. oder 2. Ableitung.

Ermittlung von Extinktionen. Die häufigste Computeranwendung ist die Umrechnung eines Transmissionsspektrums in ein Extinktionsspektrum und die Berechnung der Kubelka-Munk-Funktion bei Mes-

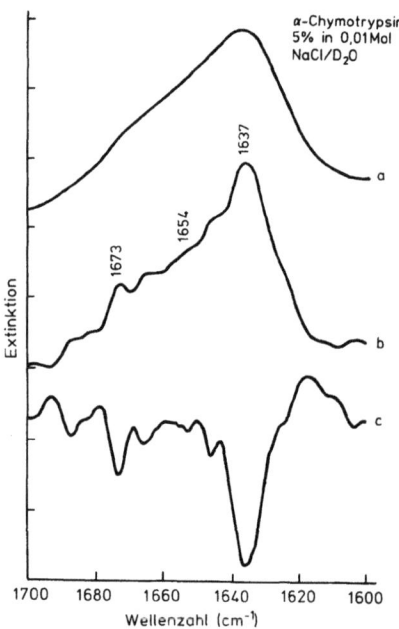

Abb. 2.397. Auftrennung überlappender Banden am Beispiel eines FT-IR Spektrums von α-Chymotrypsin. a Originalspektrum, b Spektrum nach Self-Deconvolution, c 2. Ableitung des Spektrums. Aus[11]

Tabelle 2.87. IR- und NIR-photometrische Bestimmungen an Ausgangsstoffen

Quantitativ bestimmte Substanz(en)	Art der Probe	Konzentrations-bereich	Probenvorbereitung	Gerätetyp	Meßtechnik (Schichtdicke)	Computerunterstützte Konzentrationsberechnung
N,N-Diethyl-*m*-toluamid USP XXII	*N,N*-Diethyltoluamid	95 bis 100%	Lösen in CS$_2$	IR	Durchlicht (1,0 mm)	–
Acetazolamid USP XXII	Acetazolamid	98 bis 100%	Lösen in Pyridin	IR	Durchlicht (1,0 mm)	–
Essigsäure[16]	Essigsäureanhydrid	0,5 bis 15%	keine	IR	Durchlicht	–
Rifamycin O[17]	Gemisch aus Rifamycin O und Rifamycin S	0,1 bis 0,5%	Extrahieren mit CHCl$_3$	IR	Durchlicht (1,0 mm)	–
Novonal(2,2-Diethyl-4-pentenamid)[18]	Stärke	0,20%	keine	NIR (dispersiv)	diffuse Reflexion	multiple lineare Regression
Wasser[19]	Glyceride	0,4 bis 1,2%	Lösen in CHCl$_3$	NIR	Durchlicht (5 cm)	–
Wasser[20]	Methanol Ethanol Aceton	1,3% 7 % 1,6%	keine	NIR	Durchlicht (1,0 und 0,2 cm)	–
Wasser[20]	Streptomycinsulfat Peptone Reisstärke Lactose	3,4 % 6,6 % 12 % 1,85%	Extrahieren mit MeOH	NIR	Durchlicht (1,0 und 0,2 cm)	–
Wasser[20]	Sulfaguanidin Sulfadimidin Tetracyclinhydrochlorid	7,7 % 0,09% 2,2 %	Extrahieren mit MeOH	NIR	Durchlicht (1,0 und 0,2 cm)	Differenzspektrometrie
Wasser[20]	Salicylamid Aspirin Penicillin Chloramphenicol	0,18% 0,08% 0,7 % 0,08%	Lösen in MeOH	NIR	Durchlicht (1,0 und 0,2 cm)	Differenzspektrometrie

Tabelle 2.88. IR- und NIR-photometrische Bestimmungen von Fertigarzneimitteln

Quantitativ bestimmte Substanz(en)	Art der Probe	Konzentrationsbereich	Probenvorbereitung	Gerätetyp	Meßtechnik (Schichtdicke)	Computerunterstützte Konzentrationsberechnung
N,N-Diethyl-m-toluamid USP XXII	Äußerliche Diethyltoluamid-Lösung	92 bis 100%	Verdunsten des Alkohols und Lösen in CS$_2$	IR	Durchlicht (1 mm)	–
Thiotepa USP XXII	Thiotepa zur Injektion	95 bis 100%	Extrahieren mit CS$_2$	IR	Durchlicht (0,1 mm)	–
Meprobamat[21,22]	Tabletten, Kapseln, Suspensionen, Injectabilia	2 bis 7 mg/ml	Lösen bzw. Extrahieren mit CHCl$_3$	IR	Durchlicht (5 cm)	–
Acetylsalicylsäure[22]	Tabletten	–	Extrahieren mit CHCl$_3$	IR	Durchlicht (0,5 mm)	–
Nicotinamid[22]	Tabletten	–	Extrahieren mit CHCl$_3$	IR	Durchlicht (0,5 mm)	–
Amiodaronhydrochlorid[23,24]	Tabletten	47 bis 63%	keine	NIR (Filter)	diffuse Reflexion	multiple lineare Regression
Ketoprofen[25]	Puder / Gel	33 % / 2,5%	keine / keine	NIR (Filter) / NIR (dispersiv)	diffuse Reflexion	multiple lineare Regression
Siliconöl[26]	Emulsionen, Pasten	0,2 bis 15 mg/ml	Lösen in CCl$_4$	IR (dispersiv)	Durchlicht (0,15 mm)	Differenzspektrometrie
Wasser[27]	Lyophilisate	0,2 bis 5%	keine	NIR (Faseroptik)	diffuse Reflexion	Principal-component-Regression
Acetylsalicylsäure + Coffein[22]	Tabletten	–	Extrahieren mit CHCl$_3$	IR	Durchlicht (0,5 mm)	–
Salicylamid + Coffein[22]	Tabletten	–	Extrahieren mit CHCl$_3$	IR	Durchlicht (0,5 mm)	–
Trimethoprim + Sulfamethoxazol[28]	Infusionslösung	14 bis 18 mg/ml / 64 bis 94 mg/ml	keine	IR (FT-IR)	Flüssigkeits-ATR	Partial-least-squares-Methode
Acetaminophen + Coffein[29]	Tabletten	5%	Mahlen	NIR (dispersiv)	diffuse Reflexion	–
Ceftazidim + Wasser[30]	Puder	78% / 11 bis 15%	Mahlen	NIR	diffuse Reflexion	multiple lineare Regression

Tabelle **2.88.** (Fortsetzung)

Quantitativ bestimmte Substanz(en)	Art der Probe	Konzentrations-bereich	Probenvorbereitung	Gerätetyp	Meßtechnik (Schichtdicke)	Computerunterstützte Konzentrationsberechnung
Renatidinhydrochlorid + Wasser[31]	Tabletten	51 bis 55 % 0,45 bis 2,18%	keine	NIR (Filter)	diffuse Reflexion	multiple lineare Regression
Meglumin + Meglumindiatrizoat[32]	Iniectabilia	70 mg/ml	keine	NIR (Filter)	Flüssigkeits-ATR	multiple lineare Regression
Ampicillin + Oxacillin[33]	Kapseln, Tropfen	53 % 38 %	Lösen in Ethylenglykolmono-methylether/CCl$_4$	IR	Durchlicht	K-Matrix-Methode
Acetaminophen + Codeinphosphat + Chlorpheniraminmaleat[29]	Hustensirup	0,6 mg/ml 0,3 mg/ml 0,1 mg/ml	keine	NIR (dispersiv)	Durchlicht (2 bis 3 mm)	
Carisoprodol + Phenacetin + Coffein[34]	Tabletten	200 mg 160 mg 32 mg	Lösen in CHCl$_3$ und Abfiltrieren. Abtrennen von Coffein über Glassäule, Lösen in CCl$_4$	NIR	Durchlicht	lineare Regression
Acetylsalicylsäure + Paracetamol + Coffein[35]	Tabletten	45 bis 55% 35 bis 45% 5 bis 15%	keine bzw. Mahlen	NIR (dispersiv)	diffuse Reflexion	multiple lineare Regression
Phenazon + Glycerin + Ethanol + Lidocainhydrochlorid + Natriumthiosulfat[36]	Ohrentropfen	3 % 77 % 19 % 0,7 % 0,04%	keine	NIR (dispersiv)	gerichtete Reflexion	multiple lineare Regression

Tabelle 2.89. IR- und NIR-photometrische Bestimmungen einiger Sonderfälle

Quantitativ bestimmte Substanz(en)	Art der Probe	Konzentrations-bereich	Probenvor-bereitung	Gerätetyp	Meßtechnik (Schichtdicke)	Computerunterstützte Konzentrations-berechnung
Siliconöl[26]	Oberflächen (Glas, Kunststoff, Gummi)		Lösen in CCl_4 bzw. Extrahieren mit CCl_4	IR (dispersiv)	Durchlicht (0,15 mm) bzw. ATR	Differenz-spektrometrie
Silicon-beschichtung[37]	Papiere	0,24 bis 4,2 g/m^2	keine	NIR (FT-NIR)	diffuse Reflexion	multiple lineare Regression
Ethylenoxid[38]	FCKW-Gasmischung	5 bis 25%	keine	IR (FT-IR)	Durchlicht (10 cm)	–
Bortrioxid[39]	Glas	0,9 bis 2,6%	keine	IR (FT-IR)	Durchlicht (5 mm)	K-Matrix-Methode
Z-Clomiphencitrat + E-Clomiphencitrat[40]	Clomiphencitrat	20 bis 100% 20 bis 100%	Lösen in DMF	IR (FT-IR)	Durchlicht	Differenz-spektrometrie
Natriumhydroxid + Natriumcarbonat + Natriumchlorid[41]	wäßrige Lösungen	2,5 bis 15%	keine	NIR (Filter)	gerichtete Reflexion	multiple lineare Regression
Triglyceride + Phospholipide + Cholesterylester[42,43]	Blutserum	0,03 bis 0,3% bzw. 0,1 bis 0,4%	Lösen in $CHCl_3$	IR (dispersiv)	Durchlicht (0,1 bzw. 13 mm)	Kurvenanpassung bzw. Cross-Korrela-tionsmethode bzw. K-Matrix-Methode

sungen in diffuser Reflexion. Oft wird auch die Bandenintegration durchgeführt.

Berechnung von Konzentrationen. Aus den Meßwerten der Standards wird eine Ausgleichsgerade berechnet. Ist die Eichkurve nichtlinear, können quadratische und höhere Glieder bei der Ausgleichsrechnung verwendet werden. Werden bei Mehrkomponentenanalysen gleichzeitig mehrere Eichgeraden an Extinktionswerte verschiedener Wellenzahlen angepaßt, benutzt man die multiple lineare Regression. Für Mehrkomponentenanalysen, bei denen für die einzelnen Komponenten keine isolierten Banden vorhanden sind, gibt es verschiedene mathematische Verfahren (K-Matrix-Methode, P-Matrix-Methode, Faktor-Analyse, Partial-least-squares-Methode und Principal-component-Regression[12-15]).

Anwendungen

Das DAB 9 und die PhEur beschreiben keine IR- und NIR-photometrischen Methoden. In der USP XXII finden sich einige wenige Beispiele (Tab. 2.87 und 2.88). Weitere Beispiele aus der Literatur sind in Tab. 2.87 zur IR- und NIR-Photometrie bei Ausgangsstoffen und in Tab. 2.88 bei Fertigarzneimitteln aufgeführt. Bei den Beispielen zu Fertigarzneimitteln werden eine bis zu fünf Komponenten bestimmt. Tab. 2.89 enthält Sonderfälle.

Literatur

1. Günzler H, Böck H (1983) IR-Spektroskopie. Eine Einführung, 2. Aufl., Verlag Chemie GmbH, Weinheim
2. Weitkamp H, Barth R (1976) Einführung in die quantitative Infrarot-Spektrophotometrie, Thieme, Stuttgart
3. Weitkamp H (1983) Spektroskopische Verfahren. In: Feltkamp H (Hrsg.) Pharmazeutische Qualitätskontrolle, Thieme, Stuttgart New York, S. 215
4. Fuller MP, Griffiths P (1978) Anal Chem, 50:1906–1910
5. Obremski RJ, Mohar JW (1979) Pharm Technol, 4:59–66
6. Kauppinen JK, Moffat DJ, Mantsch HH, Cameron DG (1981) Anal Chem 53:1454–1457
7. Maddams WF, Mead WL (1982) Spectrochim Acta 38A:437–444
8. Hawkes S, Maddams WF, Mead WL, Southon MJ (1982) Spectrochim Acta 38A:445–457
9. Maddams WF, Southon MJ (1982) Spectrochim Acta 38A:459–466
10. Kauppinen JK, Moffatt DJ, Mantsch HH, Cameron DG (1981) Appl Spectrosc 35:271–276
11. Byler DM, Susi H (1986) Biopolymers 25:469–487
12. Ramana Rao G, Zerbi G (1984) Appl Spectrosc 38:795–803
13. Frank IE, Kalivas JH, Kowalski BR (1983) Anal Chem 55:1800–1804
14. Fredericks PM, Lee JB, Osborn PR, Swinkels DAJ (1985) Appl Spectrosc 39:303–310
15. Fredericks PM, Lee JB, Osborn PR, Swinkels DAJ (1985) Appl Spectrosc 39:311–316
16. Junghänel H, Förster I (1988) Pharmazie 43:512
17. Jankova M, Pavlova A, Dimov N, Boneva V, Chaltakova M (1981) Pharmazie 36:380
18. Molt K, Egelkraut M (1987) Fresenius Z Anal Chem 327:77–78
19. Warren RJ, Zarembo JE, Chong CW, Robinson MJ (1970) J Pharm Sci 59:109–110
20. Issa RM, El-Marsafy MK, Gohar MM (1988) An Quim Ser B 84:312–315
21. Zappala AF, Post A (1977) J Pharm Sci 66:292–293
22. Ahmad F, Akbar M, Aminuddin, Siddiq M (1989) Pak J Sci Ind Res 32:155–158
23. Jensen R, Peuchant E, Castagne I, Boirac A-M, Roux G (1988) Spectrosc Int J 6:63–72

24. Jensen R, Peuchant E, Castagne I, Boirac A-M, Roux G (1988) Ann Pharm Fr 46:313–321
25. Corti P, Dreassi E, Murratzu C, Corbini G, Ballerini L, Gravina S (1989) Pharm Acta Helv 64:140–145
26. Fuhrmann J, Glänzer K (1985) Pharm Ind 47:652–656
27. Kamat MS, Lodder RA, DeLuca PP (1989) Pharm Res 6:961–965
28. Hartauer KJ, Guillory JK (1989) Pharm Res 6:608–611
29. Ciurczak EW, Torlini RP (1987) Spectroscopy 2:41–43
30. Lonardi S, Viviani R, Mosconi L, Bernuzzi M, Corti P, Dreassi E, Murratzu C, Corbini G (1989) J Pharm Biomed Anal 7:303–308
31. Corti P, Dreassi E, Corbini G, Lonardi S, Viviani R, Mosconi L, Bernuzzi M (1990) Pharm Acta Helv 65:28–32
32. Rose JJ, Prusik T, Mardekian J (1982) J Parenter Sci Technol 36:71–78
33. Weitkamp H, Barth R (1973) Arch Pharm 307:426–437
34. Allen L (1974) J Pharm Sci 63:912–916
35. Molt K, Egelkraut M (1988) GIT Fachz Lab 32:1311–1313
36. Dubois P, Martinez J-R, Levillain P (1987) Analyst 112:1675–1679
37. Paralusz CM (1989) Appl Spectrosc 43:1273–1279
38. Allen PV, Vanderwielen AJ (1977) Anal Chem 49:1602–1606
39. Haaland DM (1986) Appl Spectrosc 40:1152–1156
40. Gendreau RM, Griffiths PR (1976) Anal Chem 48:1910–1914
41. Grant A, Davies AMC, Bilverstone T (1989) Analyst 114:819–822
42. Tyson LL, Ling Y-C, Mann CK (1984) Appl Spectrosc 38:663–668
43. Kisner HJ, Brown CW (1982) Anal Chem 54:1479–1485

5.4.5 Nephelometrie und Turbidimetrie

W. Baumann

Lichtstreuung

Fällt ein paralleles Primärstrahlbündel weißen Lichts durch eine Suspension oder Emulsion kleiner Partikel bzw. kleiner Tröpfchen in einem optisch homogenen, transparenten Medium (Gas, Flüssigkeit, Glas), so beobachtet man seitlich aus der durchstrahlten Strecke austretendes Streulicht, das bläulich gefärbt ist. Dieses Phänomen wird Tyndall-Effekt genannt.
Die Streuung von monochromatischem Licht der Wellenlänge λ an kugelförmigen, nichtabsorbierenden, nichtmetallischen Streuzentren, deren Durchmesser d klein gegen λ ist, nennt man Rayleigh-Streuung. Aus der Winkelabhängigkeit der Streuintensität und der Polarisation der Streustrahlung (wenn mit linear polarisiertem Primärlicht gearbeitet wird) kann man grundsätzlich auf Größe und Form der streuenden Partikel zurückschließen, wie etwa bei Strukturuntersuchungen an Polymeren. Im folgenden soll jedoch nur die wichtige Anwendung von Streulichtmessungen zur Bestimmung von Teilchenzahldichten nach entsprechender Eichung besprochen werden.

Nephelometrie

Die Nephelometrie ist ein Analysenverfahren, das zur Bestimmung von Teilchenzahlen (Mengen- und Konzentrationsbestimmung) von kolloidal gelösten Teilchen quantitativ die Streulichtintensität relativ zu geeigneten Standards mißt. Abb. 2.398 zeigt den grundsätzlichen Aufbau eines Nephelometers.
Als Lichtquelle kommen heute neben klassischen Lampen auch Laser, insbesondere Halbleiterlaser im nahen IR in Frage, die den Vorteil hoher Intensität bei bester Monochromasie und des einfach beherrschbaren parallelen Strahlengangs haben. Durch eine geeignete Blende oder eine optische Falle wird verhindert, daß Primärlicht in den Sekundärstrahlengang eintreten kann. Der ausgenutzte Winkelbereich liegt ungefähr zwischen 10 und 30°.
Grundsätzlich sind auch Fluorometer als Nephelometer verwendbar, allerdings mit dem Nachteil, daß in marktüblichen Fluorometern dann die Streustrahlung unter 90° zur Primärstrahlrichtung abgenommen wird.

Turbidimetrie

Die Turbidimetrie oder Trübungsmessung ist wie die Nephelometrie ein quantitatives Analysenverfahren zur Bestimmung von Teilchenzahlen. Auch hier wird gegen geeignete Eichstandards gemessen.
Im Unterschied zur Nephelometrie wird in der Turbidimetrie das Verhältnis aus der Intensität Φ_T des nach Durchtritt durch die zur charakterisierende trübe Lösung der Schichttiefe d verbleibende Licht zur Intensität Φ_0 des Primärlichts gemessen.
In der Praxis ist die ideale Voraussetzung kleiner kugelförmiger Teilchen nur höchst selten gegeben - die praktisch wichtigen Fälle betrachten größere nichtkugelförmige Teilchen oft uneinheitlicher Größe. Ein theoretischer Zusammenhang zwischen dem Streukoeffizienten und der analytisch wichtigen Teilchenzahldichte bzw. der Teilchenkonzentration kann dann nicht mehr hergestellt werden. Statt dessen arbeitet man mit Eichstandards.
Grundsätzlich kann in jedem Photometer gemessen werden.
In einer Eichmessung mit einem Eichstandard bekannter (kleiner) Konzentration c wird die durch die

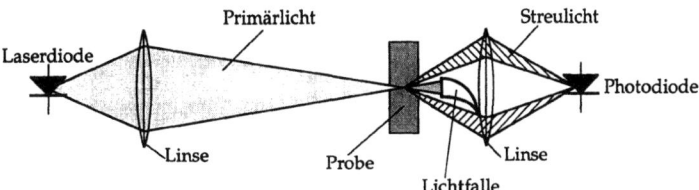

Abb. 2.398. Schema des optischen Aufbaus eines Nephelometers. Das Primärlicht läuft sich in der Lichtfalle tot

Streuung hervorgerufene scheinbare Extinktion, also die Trübung, und damit ein Eichwert bestimmt. Mit diesem Wert können dann unbekannte Teilchenkonzentrationen bzw. Stoffmengenkonzentrationen bestimmt werden.

Methodenvergleich

Im Falle der Turbidimetrie ist eine kleine Konzentration *c* einer kleinen Differenz der Logarithmen zweier großer Lichtintensitäten, im Falle der Nephelometrie aber direkt der Streulichtintensität proportional. Der Unterschied ist also völlig äquivalent zu dem zwischen Absorptions- und Fluoreszenzmessungen zur Konzentrationsbestimmung. Wie dort ist die Nephelometrie als direkte Methode der Differenzmethode der Turbidimetrie in ihrer Empfindlichkeit überlegen. Andererseits ist die Abhängigkeit des Streukoeffizienten von der Apparategeometrie bei der Nephelometrie größer als bei der Turbidimetrie, da sie nur einen kleinen Teil des in alle Raumrichtungen winkelabhängig gestreuten Lichts erfaßt und damit indirekt von der optischen Bandbreite des Primärlichts und der Form und Größe der streuenden Teilchen sehr viel stärker abhängig wird, als die Turbidimetrie, die ja grundsätzlich das gesamte gestreute Licht (allerdings über eine Differenz) erfaßt. Dementsprechend kritischer ist die Wahl von Eichstandards.

Anwendungen

Um eine möglichst hohe Empfindlichkeit zu erhalten, muß grundsätzlich eine kurze Wellenlänge, etwa im UV-Bereich, gewählt werden, die allerdings zumindest außerhalb der Lösungsmittelabsorption liegen sollte. Eigenabsorption oder Eigenfluoreszenz der streuenden Teilchen spielt in vielen Fällen, wie etwa bei biochemisch relevanten Makromolekülen, keine große Rolle, kann aber, wie bei Metallkolloidlösungen, sich dem Streueffekt überlagern, was z. B bei bestimmten „Farb"-Gläsern ausgenutzt wird.

Ein inhärent kritischer Punkt aller turbidimetrischer und nephelometrischer Konzentrationsbestimmungen ist die Notwendigkeit der Verwendung von Eichstandards. Da in die Eichung einerseits apparative Parameter, andererseits auch die Form und die Größe der zur Eichung verwendeten „Trübungsstandards" eingeht, sollte ein Eichstandard immer soweit möglich den zu quantifizierenden Proben ähnlich sein. Aus ähnlichen Gründen ist auch die Vergleichbarkeit von Ergebnissen, gemessen an gleichen Proben in unterschiedlichen Geräten, oft nicht ausreichend gegeben.

Wichtige Anwendungen der Turbidimetrie und der Nephelometrie sind in der Qualitätskontrolle zur Einhaltung bestimmter Trübungen gegeben, etwa bei Aerosolen, Suspensionen und Emulsionen in der Pharmazie.

Ein in der Polymerchemie und der Biochemie verwendetes Verfahren ist die Trübungstitration. Dosiert man zu einer klaren Polymerlösung ein Fällungsmittel, so werden die hochmolekularen Anteile zunächst als relativ große Assoziate ausgefällt, die die klare Lösung trüben, wenn nicht zufällig die Brechzahl der Assoziate und der Lösung identisch ist. Da die Fällungs-

mittelkonzentration am Fällpunkt mit der relativen molaren Masse des Polymeren zusammenhängt, kann auf diese geschlossen werden.

Ähnlich nutzt man die sich bei der Reaktion von Antigenen mit Antikörpern bildende Trübung als Folge entstehender unlöslicher Antigen-Antikörper-Komplexe zum Nachweis bestimmter Plasmaproteine.

5.5 Elektrochemische Methoden

5.5.1 Potentiometrie

N. BUSCHMANN

Unter dem Begriff „Potentiometrie" soll im Rahmen dieses Kapitels die (quasi-)stromlose Messung der Potentialdifferenz zwischen einer potentialkonstanten Referenzelektrode und einer Ionensensitiven Elektrode, im folgenden als „ISE" abgekürzt, verstanden werden. Die mit Hilfe dieser „Direktpotentiometrie" bestimmten Potentialdifferenzen können anschließend über ein geeignetes Auswerteverfahren in Substrataktivitäten umgerechnet werden. Zur Ausnutzung potentiometrischer Messungen zur Indikation von Titrationen → Kap. 2, 5.1.2.

Die Ionensensitive Potentiometrie hat sich im Laufe der letzten Jahre für viele analytisch-chemische Aufgabenstellungen als eine routinetaugliche Meßmethode etabliert. Für zahlreiche Kationen und Anionen werden geeignete Ionensensitive Elektroden kommerziell angeboten (s. Tab. 2.93). Eine Anzahl weiterer Substanzen kann mit Hilfe dieser Elektroden indirekt bestimmt werden. Neuere Entwicklungen lassen absehen, daß in Zukunft auch die Analyse biologisch relevanter Substanzen wie Enzyme, Antigene und Antikörper oder auch Pharmaka möglich sein wird. Ein besonderer Vorteil der Ionensensitiven Potentiometrie liegt darin, daß Messungen auch in Mikroliterproben verbrauchsfrei durchgeführt werden können.

Leider besitzen Ionensensitive Elektroden z. Zt. noch nicht immer die gewünschte Spezifität für ein einziges Ion. Diese Tatsache fordert eine möglichst genaue Kenntnis der vorliegenden Probenmatrix, damit Störeinflüsse ausgeschaltet oder berücksichtigt werden können.

Grundlagen

Taucht man eine inerte Elektrode, z. B. einen Pt-Draht, in die Lösung eines Redoxpaares, so liefert unter idealisierten Bedingungen die Nernst-Gleichung den mathematischen Zusammenhang zwischen den Konzentrationen von oxidierter und reduzierter Form des Redoxpaares, z. B. $Fe^{3+} + e^- \rightarrow Fe^{2+}$, allgemein $Ox + n\,e^- \rightarrow Red$, und dem gemessenen elektrischen Potential:

$$E = E^0 + \frac{RT}{nF} \cdot \ln \frac{a_{Ox}}{a_{Red}} \qquad (1a)$$

$$E = E^0 + \frac{0,059}{n} \cdot \log \frac{a_{Ox}}{a_{Red}} \qquad (1b)$$

E = Elektrisches Potential des Redoxpaares bezogen auf die Normalwasserstoffelektrode,

E^0 = Normalpotential des Redoxsystems für Standardbedingungen (Aktivitäten aller Reaktionspartner 1 mol/L, 25 °C, Gasdrucke 1013 hPa),

R = Allgemeine Gaskonstante ($8,314\ J \cdot mol^{-1} \cdot K^{-1}$),

T = Absolute Temperatur in Kelvin; n Zahl der übertragenen Elektronen; F Faraday-Konstante ($96487\ C \cdot mol^{-1}$),

a_{Ox} bzw. a_{Red} = Aktivitäten an oxidierter bzw. reduzierter Spezies; Faktor 0,059. Zusammenfassung der Konstanten und des Umrechnungsfaktors vom natürlichen auf den dekadischen Logarithmus ($\ln 10 = 2,303$).

Nun liegen keine idealen Bedingungen vor, insbesondere dürfen die Konzentrationen nur bei sehr verdünnten Lösungen den Aktivitäten gleichgesetzt werden. Eine Umrechnung von Konzentrationen in Aktivitäten ist zwar prinzipiell möglich, wenn die genaue qualitative und quantitative Zusammensetzung der Lösung bekannt ist. Sie ist jedoch mit so hohen Fehlern behaftet, daß sie in der Praxis nicht anwendbar ist. Vielmehr wird bei konzentrierteren Lösungen eine besondere Form der Meßtechnik eingesetzt, die in allen Lösungen eine hohe, aber konstante Konzentration und damit eine ähnliche Aktivität einstellt.

In nahezu allen Fällen potentiometrischer Messungen mit Ionensensitiven Elektroden treten abweichend von der idealen Nernst-Gleichung (1a/b) keine Redoxpaare auf, vielmehr werden Aktivitäten einzelner Ionen bestimmt. Diese Aktivitäten werden im Zähler der Nernst-Gleichung eingesetzt, der Nenner wird konventionsgemäß gleich 1 gesetzt:

$$E = E^0 + \frac{RT}{zF} \cdot \ln a_{Mess} \qquad (2a)$$

$$E = E^0 + \frac{0,059}{z} \cdot \log a_{Mess} \qquad (2b)$$

z = Wertigkeit des betreffenden Ions unter Berücksichtigung des Vorzeichens, Faktor $0,059/z$ = sog. „Elektrodensteilheit", d. h. die Änderung des Potentials bei einer Konzentrationsänderung von einer Dekade. Reale Elektroden besitzen allerdings im allgemeinen eine Steilheit kleiner 59 mV / Konzentrationsdekade (typisch sind 50 bis 55 mV).

Die meisten Ionensensitiven Elektroden sind nicht völlig spezifisch, d. h., sie zeigen nicht nur ein einziges Ion an, sondern werden auch durch andere Ionen mehr oder weniger stark in ihrem Potential beeinflußt. Dieser - unerwünschte - Effekt kann berücksichtigt werden, wenn man in die Nernst-Gleichung den sog. Selektivitätskoeffizienten K_{MS} einführt (Nikolsky-Gleichung).

$$E = E^0 + \frac{R \cdot T}{z \cdot F} \cdot \ln \left[a_{Mess} + \sum K_{MS}\, (a_{Stör})^{z_{Mess}/z_{Stör}} \right]$$

Zwar ist der Selektivitätskoeffizient keine Konstante, sondern abhängig von den einzelnen Konzentrationen an Meß- und Stör-Ionen, er bietet aber eine gute Hilfe, um Störeinflüsse abzuschätzen. Je kleiner der Selektivitätskoeffizient in Gl. 3 ist, desto weniger wird die Bestimmung des Meß-Ions durch das Stör-Ion beeinflußt; hat K_{MS} beispielsweise den Wert 10^{-4}, dann ruft erst die 10^{+4}fache Menge an Stör-Ion das gleiche Signal wie das Meß-Ion hervor. Da für das gleiche Meß-Ion ISEs mit unterschiedlichen Selektivitätskoeffizienten angeboten werden, besteht die einfachste Methode zur Ausschaltung von Störungen in der Auswahl einer geeigneten ISE.

Ionensensitive Elektroden

Es werden die folgenden Haupttypen Ionensensitiver Elektroden unterschieden: Glasmembranelektroden, Festkörpermembranelektroden, Flüssigmembranelektroden und Spezial-ISEs, die durch geeignete konstruktive Veränderungen den Partialdruck von Gasen messen können oder durch Kombination mit enzymatischen oder immunologischen Reaktionen die Bestimmung von Biomolekülen gestatten.

Glasmembranelektroden. Die Glasmembranelektroden sind strenggenommen eine Spezialform der Festkörpermembranelektroden. Sie unterscheiden sich aber so weitgehend von diesen, daß sie in einem eigenen Punkt vorgestellt werden sollen. Die bekannteste Glasmembranelektrode ist die pH-Elektrode. Sie besteht im wesentlichen aus einer dünnen Glasmembran aus einem Na-reichen Glas. Je nach geplanter Anwendung kann diese Membran eine unterschiedliche Form besitzen: kugelförmig, kegelförmig (leicht zu reinigen) oder flach. Verschiedene Ausführungsformen sind in Abb. 2.399 dargestellt. Die für die direkte pH-Messung im Labor oder zur Indikation von Titrationen am häufigsten eingesetzte Form ist die Kugelform. Kegelförmige Elektroden werden u. a. als Einstichelektroden zur pH-Bestimmung in Fleisch, Brot, Käse usw. verwandt. Die flache Membranausführung gestattet eine pH-Bestimmung auf Oberflächen.

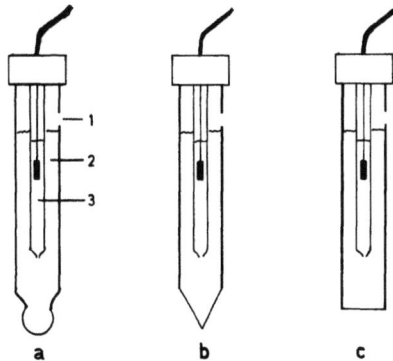

a   **b**   **c**

Abb. 2.399. a–c. Verschiedene Konstruktionsformen von Glasmembranelektroden; 1 Einfüllöffnung; 2 Pufferlösung als Innenelektrolyt; 3 Referenzelektrode als Ableitsystem; **a** kugelförmige Membran; **b** kegelförmige Membran (Einstichelektrode); **c** flache Membran

Die Elektrode ist mit einer Pufferlösung von definiertem pH-Wert gefüllt. Das elektrische Potential, das sich an der Membran ausbildet, wird von einem Ableitsystem, im allg. einer Ag / AgCl-Elektrode, gemessen und an ein geeignetes Meßgerät weitergeleitet. Die pH-Elektrode muß zur Vervollständigung des

Stromkreises stets noch mit einer potentialkonstanten Bezugselektrode kombiniert werden. Ein geeignetes Bezugssystem ist häufig in den Elektrodenschaft der pH-Elektrode integriert („Einstabmeßkette") und vereinfacht deren Handhabung.

pH-Elektroden besitzen stets eine geringe Querempfindlichkeit gegenüber Alkali-Ionen, speziell Na^+ („Alkalifehler"). Der Selektivitätskoeffizient für die Störung der pH-Messung durch Natrium-Ionen beträgt 10^{-13}. Für die Funktion von pH-Elektroden ist es wichtig, daß die Membran zum Zeitpunkt der Messung gequollen ist. Vor der ersten Inbetriebnahme sollte man sie deshalb über Nacht in eine 3 molare KCl-Lösung stellen und auch zwischen den Messungen darin aufbewahren.

Neben den pH-sensitiven werden auch Glasmembranelektroden zur Bestimmung von Natrium-Ionen kommerziell angeboten. Sie sind in einem Konzentrationsbereich von 1 mol / L bis zu 10^{-6} mol / L einsetzbar. Der Selektivitätskoeffizient der pNa-Elektroden ist aber z. T. sehr viel ungünstiger als der der pH-Elektroden. Er beträgt z. B. für die Störung durch Protonen 10^{+3}, für Li^+, K^+ und Cs^+ etwa 10^{-3}. Eine Natriumbestimmung sollte stets bei einem pH-Wert vorgenommen werden, der mindestens vier Einheiten über dem zu erwartenden pNa-Wert liegt.

Festkörpermembranelektroden. Die Festkörpermembranelektroden besitzen als Sensorelement eine Membran, die entweder aus einem Einkristall besteht, oder durch Verpressen von feinkristallinem Membranmaterial (evtl. unter Zusatz von Bindemittel, z. B. Teflonpulver) unter hohem Druck hergestellt wird. Diese Membran wird in einem Elektrodenschaft fixiert; die elektrische Ableitung des Membranpotentials erfolgt entweder durch einen Festkontakt oder mit Hilfe eines Innenelektrolyten und einem Ableitsystem, z. B. Ag / AgCl. Abb. 2.400 zeigt den schematischen Aufbau von Festkörpermembranelektroden.

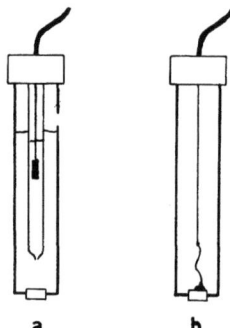

Abb. 2.400. a, b. Festkörpermembranelektroden; a mit Innenelektrolyt und Referenzelektrode als Ableitsystem; b mit Festkontakt

Entsprechende Elektroden werden u. a. für die folgenden Ionen angeboten: Halogenide, Cyanid, Silber, Kupfer, Blei, Cadmium. Tab. 2.90 gibt Auskunft über die Membranzusammensetzungen der angegebenen Elektroden:

Tabelle 2.90. Ionensensitive Membranen verschiedener Festkörpermembranelektroden

Elektrode	Membran
Anionen	
F^-	LaF_3 (Eu^{2+}-dotiert)
Cl^-	AgCl
Br^-	AgBr / Ag_2S
I^-	AgI / Ag_2S
CN^-	AgI / Ag_2S
Kationen	
Ag^+	Ag_2S
Cu^{2+}	CuS / Ag_2S
Pb^{2+}	PbS / Ag_2S
Cd^{2+}	CdS / Ag_2S

Grundsätzlich stören alle Ionen, die mit dem Membranmaterial unter Bildung einer Verbindung reagieren, die schwerer löslich ist als das Membranmaterial selbst, also z. B. die höheren Halogenide im Falle der Chlorid-Elektrode. Diese „Vergiftungsreaktion" erfolgt zunächst an der Oberfläche der Membran und schreitet nur sehr langsam weiter in das Innere fort. Eine vergiftete Elektrode kann daher häufig durch vorsichtiges Polieren der Membran mit einem Schleifmittel wieder gereinigt werden.

Im Gegensatz zu den Glasmembranelektroden können die Festkörpermembranelektroden auch trocken aufbewahrt werden. Sie sind unempfindlich gegen organische Lösungsmittel. Die Membran sollte jedoch nicht mit den Fingern berührt werden, um sie fettfrei zu halten.

Flüssigmembranelektroden. Die elektroaktive Phase besteht bei diesem Elektrodentyp aus einer Flüssigkeit. Diese muß jedoch mechanisch stabilisiert werden. Dazu wird sie entweder in einem viskosen und möglichst unpolaren organischen Lösungsmittel (Paraffin, höherer Alkohol oder ähnlichem) gelöst und in einer mechanisch stabilen Membran, z. B. einem Membranfilter oder ähnlichem, aufgesaugt. Alternativ kann die elektroaktive Komponente auch in eine

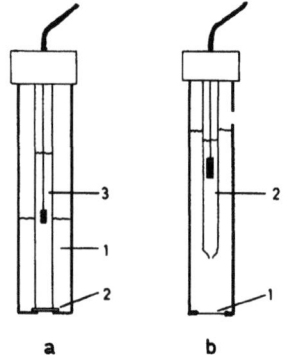

Abb. 2.401. a, b. Flüssigmembranelektroden; a mit Reservoir (1) für den flüssigen Ionencarrier, die Phasengrenze zur Probelösung wird durch eine Membran oder ähnliches (2) stabilisiert, eine Referenzelektrode (3) dient als Ableitsystem; b PVC-Membranelektrode mit PVC-Membran (1) und Referenzelektrode (2) als Ableitsystem

Matrix aus hochmolekularem PVC eingebettet werden. Schemazeichnungen dieser beiden Konstruktionsformen sind in Abb. 2.401 dargestellt.

Die eigentliche elektroaktive Komponente der Flüssigmembranelektroden besteht aus einem geladenen Ionentauscher oder einem elektrisch neutralen Ionencarrier. In beiden Fällen sollte die aktive Komponente eine genügend hohe Affinität gegenüber dem zu bestimmenden Ion besitzen bei einer gleichzeitig möglichst hohen Selektivität gegenüber Störionen. In Tab. 2.91 sind einige geeignete Ionentauscher bzw. Ionencarrier zusammengefaßt, wie sie in Flüssigmembran-ISEs Verwendung finden.

Tabelle 2.91. Elektroaktive Komponenten verschiedener Flüssigmembranelektroden

Ion	elektroaktive Komponente
Kationen	
K^+	Valinomycin
NH_4^+	Nonactin-Monactin
Li^+	Li-Carrier, z. B. N,N,N',N'-Tetraisobutyl-cis-cyclohexan-1,2-dicarboxamid = ETH 1644 (Fluka)
Ca^{2+}	Ca-Salz der Didecylphosphorsäure
Anionen	
NO_3^-	$Ni(o\text{-phen})_3^{2+}$
ClO_4^-	$Fe(o\text{-phen})_3^{2+}$
BF_4^-	$Fe(o\text{-phen})_3^{2+}$

Um die Gefahr des Ausblutens der aktiven Phase aus der Membran zu vermeiden, sollten diese Elektroden nicht in einer Lösung des Meßions, sondern an möglichst feuchter Luft aufbewahrt werden. Vor der Messung konditioniert man sie etwa 1 Stunde in einer Lösung, die das Meßion in etwa der zu erwartenden Konzentration enthält. Es sollte strikt vermieden werden, die Elektroden mit lipophilen Substanzen (Öle usw.) in Berührung zu bringen, da das die Membran „vergiften" kann.

Spezial-ISEs. Neben den bisher genannten ISEs sind weitere Typen kommerziell erhältlich, mit denen Gase bestimmt werden können. Das Prinzip dieser ISEs beruht darauf, daß der eigentliche Sensor mit Hilfe einer gasdurchlässigen Membran von der Analyse getrennt ist. Das zu bestimmende Gas diffundiert aufgrund der Partialdruckdifferenz aus der Analysenlösung in den Elektrodenraum und wird dort von dem eigentlichen Sensor potentiometrisch bestimmt. Im Falle von Gasen, die sauer oder basisch reagieren, kann eine konventionelle pH-Elektrode als Sensor eingesetzt werden, für H_2S oder HCN findet eine Silbersulfid-Membranelektrode Verwendung.

Die ebenfalls kommerziell angebotenen Sauerstoffsensoren beruhen nicht auf einer potentiometrischen Messung und sollen deshalb nicht an dieser Stelle behandelt werden.

Enzymelektroden und Biosensoren befinden sich in einer stürmischen Entwicklung, sie sind heute aber noch nicht für den Routinebetrieb erhältlich.

Instrumentierung

Messungen mit Ionensensitiven Elektroden erfordern einen nur minimalen instrumentellen Aufwand, der sich für weniger als DM 1000,– realisieren läßt. Ergänzend zu der eigentlichen ISE sind eine Referenzelektrode und ein geeignetes Meßgerät erforderlich. Eine komplette Meßanordnung für potentiometrische Messungen ist in Abb. 2.402 dargestellt.

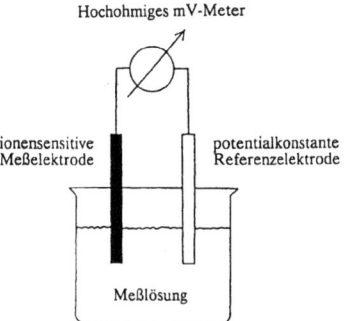

Abb. 2.402. Vollständige Meßanordnung für die Ionensensitive Potentiometrie

Es ist für korrekte Messungen entscheidend, daß das Meßgerät einen möglichst hohen Eingangswiderstand besitzt, der um einen Faktor von mindestens 10000 über dem Membranwiderstand der ISE (ca. $10^8\,\Omega$) liegen muß, damit die Potentialmessung (quasi-)stromlos erfolgt und nicht verfälscht wird. Alle kommerziellen Geräte besitzen einen Eingangswiderstand im Bereich von 10^{12} bis $10^{13}\,\Omega$, erfüllen also die gestellte Bedingung. Gleichzeitig muß für präzise Messungen eine genügende Meßgenauigkeit gewährleistet sein. Eine Meß- und Ablesegenauigkeit von $\pm 0,5$ bis 1 mV ist für die meisten potentiometrischen Bestimmungen ausreichend.

Da die Temperatur das elektrische Potential beeinflußt, s. Gl. 3, muß diese bei potentiometrischen Messungen berücksichtigt werden. Einige mV-Meter bieten die Möglichkeit, neben der ISE auch einen Temperaturfühler anzuschließen, der simultan die Temperatur der Meßlösung ermittelt. Falls diese Option nicht vorgesehen ist, muß die Temperatur von Hand am Gerät eingestellt werden.

Über diese Minimalausstattung hinaus werden von mehreren Herstellern (z. B. ORION, Radiometer, Schott) Geräte angeboten, die eine weitgehend automatische Kalibration der Elektrode und Auswertung der Ergebnisse leisten. Weitere Optionen sind die automatische Zudosierung von Standardlösungen durch eine angeschlossene Motorbürette und die Ausgabe aller für die Auswertung und Dokumentation der Analyse relevanten Daten auf einem eingebauten Drucker.

Außerdem gestatten diese Instrumente eine „intelligente" Meßwertaufnahme und warten z. B. bei driftenden Elektrodenpotentialen eine vorgebbare Zeit oder bis die Drift einen vorgebbaren Schwellenwert unterschreitet.

Eine Reihe von Ionensensitiven Elektroden werden als kombinierte Elektroden angeboten, d. h. eine Referenzelektrode ist bereits im Elektrodenkörper integriert. Falls das nicht der Fall ist, muß zur Vervollständigung der elektrochemischen Kette die ISE mit einer zusätzlichen Referenzelektrode kombiniert werden. Diese potentialkonstanten Elektroden dienen als Bezugspunkt für die potentiometrisch durchgeführten Messungen. Als Nullpunkt der elektrochemischen Potentialskala wurde in einer internationalen Vereinbarung die Normalwasserstoffelektrode gewählt. Diese ist jedoch nur mit großem Aufwand reproduzierbar herzustellen und kompliziert in der Handhabung. Für die Praxis bewährt haben sich Elektroden zweiter Art; das sind Metallelektroden, überzogen mit einem schwerlöslichen Salz, z. B. ein Silberdraht, der mit Silberchlorid beschichtet ist. In der Elektrode laufen die beiden folgenden Vorgänge ab:

$$Ag \rightarrow Ag^+ + e^-$$

$$Ag^+ + Cl^- \rightarrow AgCl$$

Die Nernst-Gleichung liefert für das Potential der Elektrode (vgl. Gl. 1b):

$$E = E^0 + 0{,}059 \cdot \log[Ag^+]$$

$$E = E^0 + 0{,}059 \cdot \log \frac{K_L}{[Cl^-]}$$

K_L = Löslichkeitsprodukt von Silberchlorid ($K_L = 10^{-10}$ mol^2 / L^2), eckige Klammern = Konzentrationen.

Hält man in der Elektrolytlösung die Konzentration an Chlorid konstant, so bleibt auch das Elektrodenpotential konstant. Es hängt nur noch von der Temperatur ab, da diese in den Faktor 0,059 eingeht.
Der Elektrolyt der Referenzelektrode („Innen-" oder „Zwischenelektrolyt") wird durch ein Diaphragma von der eigentlichen Meßlösung abgetrennt. Es hat die Aufgabe, Referenzsystem und Meßlösung zwar elektrisch leitend miteinander zu verbinden, aber ein unkontrolliertes Ausfließen des Innenelektrolyten zu verhindern. Die Eigenschaften des Diaphragmas werden so gewählt, daß während der Messung eine sehr geringe, aber konstante Menge an Zwischenelektrolyt aus dem Diaphragma in die Meßlösung austritt. Dieses besteht bei den heute handelsüblichen Referenzelektroden entweder aus einem porösen Keramikstift oder einer Kegelschliff-Verbindung.

Für die Auswahl und Handhabung von Bezugselektroden gelten folgende Richtlinien:

1. Da der Innenelektrolyt der Bezugselektrode während der Messung in geringem Maße in die Meßlösung fließen muß (bei Keramik-Diaphragmen beträgt die Ausflußrate etwa 10 µl / h, bei Schliffdiaphragmen ca. 400 µl / h), ist streng darauf zu achten, daß er keinen störenden Einfluß auf die zu bestimmenden Ionen ausübt. z. B. sollte für die Bestimmung von Ag^+-Ionen der Innenelektrolyt der Bezugselektrode halogenidfrei, im Falle einer Na-Bestimmung Na^+-frei sein usw.
2. Das Diaphragma darf nicht verstopft sein, z. B. durch ausgefallenes Silberchlorid oder durch in der Probe suspendierte feste Teilchen. Ist es dennoch verstopft, muß es entweder chemisch (Lösen von AgCl in konzentriertem Ammoniak, Eiweißstoffe in Pepsin / HCl etc.) oder mechanisch (vorsichtiges Anfeilen mit einer feinen Feile) gesäubert und der Zwischenelektrolyt erneuert werden. Grundsätzlich lassen sich Schliffdiaphragmen besser reinigen und sollten bei Messungen in trüben oder viskosen Medien eingesetzt werden.
3. Der Innenelektrolyt sollte stets bis zu der vom Hersteller angegebenen Füllhöhe aufgefüllt sein, im allg. 1 bis 2 cm unterhalb der Einfüllöffnung, einerseits um ein Rückdiffundieren der Meßlösung in das Referenzsystem auszuschließen, andererseits um eine konstante Ausflußrate zu gewährleisten. Die Einfüllöffnung ist aus dem gleichen Grund während der Messung zu öffnen.
4. Zur Aufbewahrung der Elektrode wird die Einfüllöffnung verschlossen und die Referenzelektrode in die Lösung gestellt, mit der sie gefüllt ist, damit ein Austrocknen vermieden wird.

Eine gesättigte Lösung von LiCl in Methanol, Ethanol oder Eisessig empfiehlt sich als Zwischenelektrolyt, wenn die Messung in organischen Lösungsmitteln, speziell in wasserfreien Medien, durchgeführt werden muß.
Eine Übersicht über gebräuchliche Referenzelektroden gibt Tab 2.92.

Tabelle 2.92. Häufig benutzte Referenzelektroden, ihre Potentiale und Verwendungstemperaturen

Elektrode	Potential[a]	Temperaturbereich	Elektrodengifte
Hg / Hg$_2$Cl$_2$ / KCl (0,1 m)[b]	+0,334 V		Komplexbildner (Cyanide!), Sulfide, starke Oxidations- und Reduktionsmittel
Hg / Hg$_2$Cl$_2$ / KCl (1,0 m)	+0,280 V	15° bis 70 °C	s. o.
Hg / Hg$_2$Cl$_2$ / KCl (ges.)	+0,241 V		s. o.
Ag / AgCl / KCl (0,1 m)	+0,290 V		wie bei Hg / Hg$_2$Cl$_2$ / KCl
Ag / AgCl / KCl (1,0 m)	+0,222 V	15° bis 110 °C	s. o.
Ag / AgCl / KCl (ges.)	+0,197 V		s. o.
Hg / Hg$_2$SO$_4$ / K$_2$SO$_4$ (0,5 m)[c]	+0,682 V	15° bis 70 °C	wie bei Hg / Hg$_2$Cl$_2$ / KCl
Hg / Hg$_2$SO$_4$ / K$_2$SO$_4$ (ges.)	+0,650 V		s. o.
Tl(Hg) / TlCl / KCl (3,5 m)[d]	−0,575 V	15° bis 120 °C	Sulfide, starke Oxidationsmittel, beständig gegen Komplexbildner!

[a] Potentiale bezogen auf die Normalwasserstoffelektrode; [b] Kalomel-Elektrode; [c] Mercurosulfat-Elektrode; [d] Thalamid-Elektrode, mit hervorragender Temperaturstabilität.

Auswerteverfahren

Ziel aller Auswerteverfahren ist es, aus den zwischen ISE und Referenzelektrode gemessenen Spannungsdifferenzen Substrataktivitäten bzw. -Konzentrationen zu berechnen. Es gibt prinzipiell zwei Verfahren zur Auswertung, die zu diesem Ziel führen, die Auswertung über eine Konzentrations-Kalibrierkurve und die Auswertung über das Standardadditions-Verfahren.

Auswertung mit Hilfe einer Konzentrations-Kalibrierkurve. Hierzu werden die Spannungsdifferenzen zwischen ISE und Referenzelektrode zunächst für eine Reihe von Lösungen mit unterschiedlichen, aber bekannten Gehalten an der zu bestimmenden Substanz ermittelt, also z. B. für eine 0,1 m, 0,01 m, 0,001 m und eine 0,0001 m Lösung. Die gemessenen Potentiale sollten nach Gl. 2 eine lineare Abhängigkeit vom Logarithmus der Konzentration zeigen, so daß aus einer graphischen Auftragung oder rein rechnerisch unbekannte Konzentrationen direkt aus den gemessenen Spannungsdifferenzen ermittelt werden können.

Dieses Verfahren besitzt mehrere grundlegende Schwierigkeiten: Bei Herstellung der Kalibrierlösungen verwendet man reine Salze. In der realen Meßlösung können jedoch noch weitere, störende Ionen vorhanden sein, die gemäß Gl. 3 auch zu einem Potential an der ISE führen. Darüberhinaus führt bereits das Vorhandensein von nichtstörenden Ionen dazu, daß sich die Ionenstärken von Kalibrier- und Meßlösung unterscheiden und die beschriebene Auswertemethode keine korrekten Ergebnisse liefert.

Für die zweite Störung läßt sich dadurch Abhilfe schaffen, daß man in allen Lösungen, d. h. Kalibrier- und Meßlösungen, durch Zugabe eines konzentrierten, indifferenten Elektrolyten eine gleichmäßige Ionenstärke einstellt. Diese Ionenpuffer, die häufig auch noch Komplexierungsmittel zur Maskierung von Stör-Ionen enthalten, werden in Anlehnung an die englischsprachige Bezeichnung TISAB-Lösungen genannt (TISAB = Total Ionic Strength Adjusting Buffer). Selbstverständlich darf eine solche TISAB-Lösung keine Ionen enthalten, für die die eingesetzte ISE eine Querempfindlichkeit zeigt.
Verwandt werden u. a.:

- eine 5 m $NaNO_3$-Lösung (falls weder Na^+ noch NO_3^- stören),
- eine 1 m Na_2SO_4-Lösung (für die Bestimmung von ClO_4^-, BF_4^- oder NO_3^-),
- eine je 1 m NH_4OH / NH_4Cl oder eine 0,5 m Triethanolamin / HCl mit einem pH-Wert von 7 (Na^+-Bestimmung),
- eine 10 m NaOH (Bestimmung von CN^- und NH_3),
- eine für Fluorid-Messungen geeignete TISAB-Lösung enthält in einem Liter Lösung 57 ml Eisessig, 58 g NaCl und 4 g 1,2-Diaminocyclohexan-N,N,N',N'-tetraessigsäure-Di-Natriumsalz bei einem pH-Wert zwischen 5,0 und 5,5.

Durch Verwendung einer TISAB-Lösung erhält man auch bei höheren Probenkonzentrationen noch lineare Kalibrierfunktionen innerhalb von 4 bis 6 Konzentrationsdekaden. Analysenfehler von weniger als

±2% bzw. ±4% relativ (für ein- bzw. zweiwertige Ionen) können erreicht werden.
Hinweise:

1. Kalibrierlösungen mit Gehalten unter 0,01 m sollten täglich frisch aus einer konzentrierten Stammlösung durch Verdünnen hergestellt werden, da in stark verdünnten Lösungen sehr schnell Verluste durch Adsorption von Ionen an den Gefäßwänden auftreten.
2. Besondere Sorgfalt ist selbstverständlich auf die Herstellung der Stammlösung zu verwenden. Falls sie nicht fertig vom Elektrodenhersteller bezogen wird, empfiehlt es sich, für genaue Bestimmungen Urtitersubstanzen zu verwenden oder den Gehalt der Stammlösung mit Hilfe einer unabhängigen Meßmethode zu kontrollieren.
3. Bei der Aufnahme der Kalibrierkurve sollte stets in aufsteigender Konzentration gemessen werden, damit Fehler durch verschleppte Lösung nicht ins Gewicht fallen.

Methode der Standardaddition. Sie ist in den Fällen durchzuführen, in denen es nicht möglich ist, Kalibrierlösungen herzustellen. Das ist stets beim Vorliegen einer sehr komplexen Matrix gegeben, z. B. bei der Bestimmung von Alkali-Ionen in Serum. Grundlage des Verfahrens ist es, zu der Probelösung einmal oder besser mehrfach eine genau bekannte Menge der zu bestimmenden Substanz zuzusetzen und die dabei gemessenen Elektrodenpotentiale zur Konzentrationsbestimmung heranzuziehen.

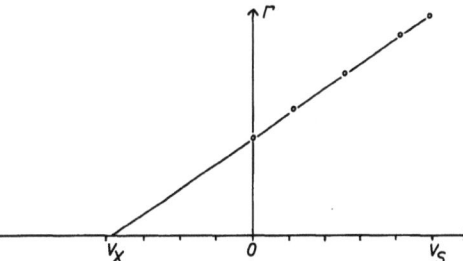

Abb. 2.403. Zur Auswertung beim Standardzusatzverfahren, Erläuterung s. Text. Nach[1]

Voraussetzung ist, daß die aktuelle Steilheit der Elektrode bekannt ist. Eventuell muß diese zunächst durch Kalibration über zwei bis drei Konzentrationsdekaden bestimmt werden (s. oben). Für jeden erhaltenen Meßpunkt berechnet man nun nacheinander die folgenden Größen, was auch mit einem Taschenrechner noch leicht erfolgen kann:

1. zugesetztes Volumen der Standardlösung V_S,
2. Gesamtvolumen der Meßlösung V_{ges},
3. gemessene Potentialdifferenz ΔE,
4. die Größe $pE = 10^{\Delta E \cdot (z/S)}$, wobei z die Ladung des Ions und S die Elektrodensteilheit bedeutet (beides inklusive Vorzeichen!),
5. die Größe $\Gamma = pE \cdot V_{ges}$

In einem Diagramm wird nun Γ gegen V_S aufgetragen, wobei sich eine Gerade ergibt. Aus dem Schnittpunkt der Ausgleichsgeraden mit der Abszisse V_x ergibt sich die gesuchte Konzentration c_x nach der Formel

$$c_x = \frac{-c_S \cdot V_x}{V_A},$$

c_S = Konzentration der Standardlösung,
V_A = Ausgangsvolumen an Analyse.

Hinweise:

1. Die durch die Standardaddition hervorgerufenen Konzentrationsänderungen sollten nicht so groß sein, daß sich dadurch die Aktivitätskoeffizienten der Lösung signifikant ändern. Bei Verwendung eines Ionenpuffers ist diese Bedingung im allgemeinen erfüllt. Andererseits sollte die Konzentrationsänderung so groß sein, daß sich eine signifikante und gut meßbare Potentialänderung ergibt. Als Kompromiß haben sich Potentialänderungen von etwa 30 mV bei einwertigen und etwa 10 mV bei zweiwertigen Ionen bewährt.
2. Die Genauigkeit des Analysenergebnisses hängt auch hier ganz entscheidend von der Genauigkeit ab, mit der die Standardlösung hergestellt wurde. Eine nicht exakt eingestellte Standardlösung führt zu systematischen Fehlern im Ergebnis, die nicht im Laufe der Auswertung erkannt werden können – im Gegensatz z. B. zu einem Pipettierfehler, der sich dadurch bemerkbar macht, daß ein Meßpunkt nicht auf der Ausgleichsgeraden liegt.

Verfügbare Ionensensitive Elektroden

Die folgende Tabelle 2.93 gibt einen Überblick über die zur Zeit (Stand Herbst 1989) kommerziell erhältlichen Ionensensitiven Elektroden. Es wurde darauf verzichtet, solche Elektroden in die Liste aufzunehmen, die zwar in der Literatur beschrieben sind, aber bislang noch selbst gebaut werden müssen, da für die reproduzierbare Herstellung praxistauglicher ISEs relativ viel Erfahrung erforderlich ist.

Fehler und Störungen

Obwohl die Ionensensitive Potentiometrie nur eine minimale Instrumentierung erfordert, gibt es eine Reihe von Störungsmöglichkeiten, durch die eine Messung verfälscht oder unmöglich gemacht werden kann. Zu unterscheiden sind hier grundsätzlich chemische und apparative Störungen. Während letztere sich meist recht auffällig äußern und leichter zu beseitigen sind, sind erstere schwerer zu erkennen und zu beheben.

Die häufigsten apparativen Fehler sind im folgenden beschrieben.

Meßgerät zeigt nichts an. Zu überprüfen wäre hierbei:

- Verbindung zum Stromnetz in Ordnung? Netzschalter „ein"? (Gerät anschließen bzw. einschalten)
- Sind die Elektroden richtig angeschlossen? Im Falle getrennter Elektroden die ISE als Meß-, die potentialkonstante Elektrode als Bezugselektrode? (Elektroden entsprechend der Bedienungsanleitung des Gerätes korrekt anschließen)

- Ist die Referenzelektrode (ggf. auch die ISE selbst) genügend mit Zwischenelektrolyt gefüllt? (Elektrolyt nachfüllen)

Potential ist instabil. Um zu unterscheiden, ob die Ursache von der ISE oder der Referenzelektrode herrührt, ersetzt man die ISE durch eine zweite Referenzelektrode. Falls das Potential weiterhin instabil ist:

- Ist die Einfüllöffnung der Referenzelektrode geöffnet? (Öffnen)
- Ist das Diaphragma durch eine schwerlösliche Verbindung, z. B. AgCl, oder auskristallisierten Zwischenelektrolyten verstopft? (Niederschlag lösen wie im Text angegeben. Auskristallisierten Zwischenelektrolyten durch vorsichtiges Erwärmen im Wasserbad wieder in Lösung bringen. In beiden Fällen Zwischenelektrolyten erneuern.)
- Ist das Diaphragma mechanisch verstopft? (Reinigen)
- Ist das Potential abhängig von der Rührgeschwindigkeit? (Die Störung beruht auf Diffusionspotentialen und läßt sich durch die Einstellung einer höheren Ionenstärke mit Hilfe von Ionenpuffer meist beheben.)

Falls das Potential jetzt stabil ist:

- Sind die Elektrodenkabel genügend elektrisch abgeschirmt? (Abgeschirmte Kabel verwenden, evtl. die ganze Apparatur in einen Faraday-Käfig stellen.)
- Ist die ISE nicht genügend konditioniert? (Konditionieren nach Herstellerangaben)
- Ist die Elektrode „vergiftet"? (Festmembranelektroden können vorsichtig mit feinem Schleifmittel poliert werden, Glasmembranelektroden lassen sich durch kurzzeitiges Eintauchen in Chromschwefelsäure oder 5%ige Flußsäure und anschließendes gründliches Waschen reinigen. Flüssigmembranelektroden können nur durch vorsichtiges Abtupfen mit weichem Filterpapier gesäubert werden.)
- Enthält der Zwischenelektrolyt der Referenzelektrode das zu bestimmende Ion, z. B. KCl oder KNO_3 bei der Bestimmung von K^+? (Geeignetes Salz für den Zwischenelektrolyten wählen, beim Austauschen auch das Diaphragma reinigen.)
- Bei Messungen mit Flüssigmembranelektroden: Enthält die Meßlösung organisches Lösungsmittel? (Rein wäßrige Lösungen benutzen.)

Bei chemischen Störungen ist an folgende Möglichkeiten zu denken (apparative Störungen sollten erst ausgeschlossen werden):

ISE besitzt eine ungenügende Steilheit.

- Ist die Elektrode vergiftet? (Abhilfe s. o.)
- Enthalten die Lösungen zu viele Stör-Ionen? (Gehalt an Stör-Ionen abschätzen oder bestimmen, daraus mit Hilfe des Selektivitätskoeffizienten die Höhe des „Störpotentials" berechnen. Evtl. Störionen komplexieren.)
- Besitzen Kalibrier- und Meßlösungen unterschiedliche Ionenstärken? (TISAB-Lösung benutzen)

Bestimmung führt zu falschen Ergebnissen.

Tabelle 2.93. Kommerziell erhältliche Ionensensitive Elektroden (Stand 1989)

Elektroden typ	elektroaktive Phase[a]	sensitiv für	Meßbereich [mol/l]	empfohlener pH-Bereich	zuläss. Temperaturbereich [°C]	Selektivitätskoeffizienten $K_{M\cdot S}$[b]
pNa	(G)	$Ag^+ > H^+ > Na^+ > K^+$	10^{-8} – 1	7–10, pH ≥ pNa + 4	0–100	Ag^+: 500, H^+: 10^{+3} $Li^+/K^+/Cs^+$: 10^{-3}, Tl^+: $2\cdot10^{-3}$, Rb^+/NH_4^+: $3\cdot10^{-5}$
pK	Valinomycin (F, P)	K^+, Rb^+, Cs^+	10^{-6} – 1	2–11	0–50	Li^+: 10^{-4}, Na^+: 10^{-2}, Rb^+: 2, Cs^+: 1–5, NH_4^+: 10^{-2}, Ca^{2+}/Mg^{2+}: 10^{-4}, H^+: 10^{-4}; kationische Tenside: nicht erlaubt
pCa	(F)[d]	Zn^{2+}, Ca^{2+}, Fe^{2+}, Pb^{2+}	10^{-5} – 1	5,5–11	0–50	Zn^{2+}: 3,2, Pb^{2+}: 0,5, Fe^{2+}: 0,8, $Mg^{2+}/Sr^{2+}/Ba^{2+}$: 0,01–0,02, K^+/Na^+: 10^{-3}; kationische Tenside: nicht erlaubt
	(P)[d]	Zn^{2+}, Ca^{2+}, Fe^{2+}, Pb^{2+}	10^{-5} – 1	5,5–11	0–50	Fe^{2+}: 0,05, Mg^{2+}/Ba^{2+}: 0,02–0,03, K^+: 10^{-6}; kationische Tenside: nicht erlaubt
pAg	Ag_2S (P)	Ag^+, S^{2-}	10^{-23} – 1[c], 10^{-7} – 1	2–9	0–100	Cu^{2+}: $5\cdot10^{-6}$, Pb^{2+}: 10^{-8}, H^+: 10^{-7}, Spuren Hg^{2+} nicht erlaubt
pNH₄	Nonactin-Monactin	NH_4^+	10^{-5} – 0,1	2–8	0–50	$Li^+/Na^+/Rb^+/Cs^+$: 2–5·10^{-3}, K^+: 0,1, Ca^{2+}: 10^{-4}; kationische Tenside: nicht erlaubt
pCu	CuS/Ag_2S (P) $CuSe$ (E)	Ag^+, S^{2-}, Hg^{2+}, Cu^{2+} Cu^+, Cu^{2+}, Ag^+, Hg^{2+}	10^{-17} – 1[c], 10^{-8} – 1 10^{-18} – 1[c], 10^{-6} – 1	0–14, 0–14	0–100, -5–60	Fe^{3+}: 10, Cu^+: 1; Ag^+ und Hg^{2+}: nicht erlaubt. Cu^+: 10^{+11}, Ag^+: 10^{+6}, Hg^{2+}: 10^{+4}, Pb^{2+}: $3\cdot10^{-4}$, $Cd^{2+}/Ni^{2+}/Co^{2+}/Zn^{2+}/Mn^{2+}$: 10^{-4}–10^{-5}
pCd	CdS/Ag_2S (P)	Ag^+, S^{2-}, Cu^{2+}, Cd^{2+}	10^{-10} – 0,1[c], 10^{-7} – 0,1	1–14	0–100	Fe^{2+}: 200, Tl^+: 120, Pb^{2+}: 6, Mn^{2+}: 3; $Ag^+/Hg^{2+}/Cu^{2+}$: nicht erlaubt
pPb	PbS/Ag_2S (P)	Ag^+, S^{2-}, Cu^{2+}, Cd^{2+}	10^{-10} – 0,1[c], 10^{-7} – 0,1	2–14	0–100	Fe^{3+}: 1, Cd^{2+}: 1, $Ag^+/Hg^{2+}/Cu^{2+}$: nicht erlaubt
pS	Ag_2S (P)	Ag^+, S^{2-}	10^{-23} – 1[c], 10^{-7} – 1	13–14	-5–100	Spuren Hg^{2+} nicht erlaubt
pF	LaF_3 (E)	F^-	10^{-6} – 1	4–8	-5–100	OH^-: 0,1; $Hal^-/NO_3^-/HCO_3^-/SO_4^{2-}$: $< 10^{-3}$
pCl	$AgCl/Ag_2S$ (P)	Ag^+, Cl^-	10^{-5} – 1	2–11	0–80	J^-: 10^{+6}, CN^-: 10^{+4}, Br^-: 10^{+2}, OH^-: 10^{-2}; S^{2-}: nicht erlaubt
	$AgCl$ (E)	Ag^+, Cl^-	10^{-5} – 1	0–14	-5–60	J^-: 2, CN^-: 8, Br^-: 2, OH^-: 10^{-2}, NH_3: 0,1; S^{2-}: nicht erlaubt
pBr	$AgBr/Ag_2S$ (P)	Ag^+, Br^-	10^{-6} – 1	2–12	0–100	J^-: $5\cdot10^{+3}$, CN^-: 10^{+2}, Cl^-: $5\cdot10^{-3}$, OH^-: 10^{-5}; S^{2-}: nicht erlaubt
	$AgBr$ (E)	Ag^+, Br^-	10^{-6} – 1	0–14	-5–60	J^-: 2, CN^-: 1, Cl^-: $5\cdot10^{-3}$ OH^-: 10^{-4}, NH_3: $5\cdot10^{-3}$; S^{2-}: nicht erlaubt
pI/pCN	AgI/Ag_2S (P)	Ag^+, I^-, S^{2-}, CN^-	$5\cdot10^{-8}$ – 1	0–14	0–80	Cl^-: 10^{-6}, Br^-/SCN^-: 10^{-4}, CN^-: 10^{-2}, OH^-: 10^{-7}, NH_3: $5\cdot10^{-3}$; S^{2-}: nicht erlaubt
pSCN	$AgSCN/Ag_2S$	Ag^+, SCN^-	$5\cdot10^{-6}$ – 1	2–12	0–100	J^-: $5\cdot10^{+3}$, Br^-/CN^-: 10^{+2}, Cl^-: 0,1, $S_2O_3^{2-}$: 10^{+2}, NH_3: 10, OH^-: 10^{-7}, S^{2-}: nicht erlaubt
pNO₃	$Ni(phen)_3^{2+}$	NO_3^-, ClO_4^-, I^-, ClO_3^-	10^{-5} – 0,1	2–12	0–50	ClO_4^-: 10^{+3}, J^-: 20, ClO_3^-: 2; anionische Tenside: nicht erlaubt
pBF₄	$Ni(phen)_3^{2+}$	I^-, ClO_4^-, BF_4^-	10^{-5} – 0,1	2–12	0–50	I^-: 20, NO_3^-: 0,1, Br^-: $5\cdot10^{-2}$, $F^-/Cl^-/SO_4^{2-}$: 10^{-3}; anionische Tenside: nicht erlaubt

[a] Der Elektrodentyp ist in Klammern angegeben: G = Glasmembranelektrode, P = Pressling, E = Einkristall, F = Flüssigmembranelektrode, P = PVC-Membranelektrode; [b] ungefähre Zahlenwerte; [c] gepufferte Lösung; [d] Ca-Salz der Didecylphosphorsäure in Dioctylphenylphosphonat.

- Besitzen die Standardlösungen den Soll-Gehalt? Korrekte Einwaage unter Berücksichtigung von Trocknung, Kristallwassergehalt usw.? (Gehalt überprüfen)
- Besitzen Kalibrier- und Meßlösungen unterschiedliche Ionenstärken? (Abhilfe s. o.)
- Ergibt sich beim Standardzusatz eine gekrümmte Kalibrierfunktion? (linearen Bereich aufsuchen oder über Kalibrierfunktion auswerten)
- Ungeeigneter Zwischenelektrolyt? (s. o.)
- Besitzen Kalibrier- und Probelösung die gleiche Temperatur? (Lösungen temperieren, Meßtemperatur an dem mV-Meter einstellen.)

Neuere Entwicklungen

Miniaturisierung. Bei den klassischen Meßanordnungen, wie sie in den vorstehenden Abschnitten beschrieben sind, ergibt sich das minimal erforderliche Meßvolumen aus der Größe der Elektroden, die ganz in die Lösung eintauchen müssen. Durch eine Verkleinerung der geometrischen Oberfläche der Membran kann jedoch dieses Volumen drastisch gesenkt werden. Es ist z. B. möglich, in einem einzigen Lösungstropfen mit einer Festkörpermembranelektrode zu messen, wenn deren Sensorfläche nach oben gerichtet ist. Flüssigmembranelektroden können so stark miniaturisiert werden, daß die Membran sich an der Spitze einer Glaskapillare befindet. Bei einem Durchmesser der Kapillare im μm-Bereich sind so auch Messungen in einzelnen biologischen Zellen möglich. Ein weiteres Anwendungsgebiet miniaturisierter ISEs liegt in der Detektion bei der Hochleistungs-Flüssigchromatographie „HPLC" und Fließinjektionsanalyse „FIA" (→ Kap. 2, 5.1.5 ,5.3.4), da bei beiden Methoden in einem möglichst kleinen Volumen gemessen werden sollte.

Biosensorik. Wie bereits bei den Spezial-IESs angedeutet, kann die ionensensitive Messung mit Trennmethoden und / oder (bio)chemischen Reaktionen gekoppelt werden. So wird z. B. die Bestimmung von Harnstoff mit einer pH-Elektrode unter Ausnutzung dieser Reaktionsfolge möglich:

$$\text{Harnstoff} \xrightarrow{\text{Urease}} NH_3 \xrightarrow{\text{Wasser}} NH_4^+ + OH^-$$

Das Enzym Urease braucht dabei nicht einmal jeder Probelösung zugesetzt zu werden, sondern kann mit verschiedenen Methoden direkt an der pH-Elektrode immobilisiert werden.

Auf ähnliche Weise lassen sich eine Vielzahl von Biomolekülen bis hin zu Antigenen oder Antikörpern oder auch Arzneistoffe mit einer geeignet modifizierten ISE bestimmen. Gleichzeitig gewinnt man dabei den Vorteil der außerordentlichen Spezifität biochemischer Reaktionen.

Einmal-Sensoren. Es ist zu erwarten, daß sich vor allem im medizinisch-diagnostischen Bereich Einmal-Sensoren einen wichtigen Platz erobern werden. Der Vorteil dieser Systeme liegt vor allem darin, daß die benutzten Elektroden stets frisch sind und somit eine reproduzierbare und vom Hersteller garantierte Empfindlichkeit und Selektivität besitzen. Bei Verwendung konventioneller ISEs müßten beide Größen häufig kontrolliert werden, was im Routinebetrieb einen erhöhten Zeit- und Kostenaufwand verursacht. Zwei unterschiedliche Systeme dieser Art sind bereits am Mark erhältlich: das KODAK-EKTACHEM-System und das System CHEMPRO 1000 (Hersteller: Arden Medical Corp.).

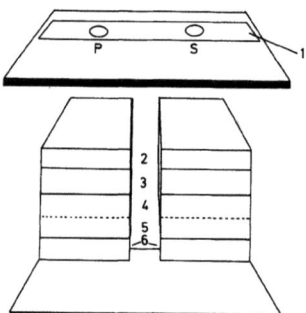

Abb. 2.405. Schematische Darstellung eines KODAK-EKTACHEM-Analysenplättchens; 1 Papierbrücke; 2 Ionensensitive Membran; 3 Elektrolyt der Referenzelektrode (KCl in Gelatine); 4, 5 AgCl-Schicht auf einer Ag-Schicht; 6 Trägerschicht; ein Tropfen der zu analysierenden Probe wird bei „P" aufgebracht, das gleiche Volumen einer Standardlösung bei „S", die Potentialmessung erfolgt über Öffnungen in der oberen Abdeckung, die der Übersichtlichkeit halber hier nicht eingezeichnet sind

Abb. 2.405. zeigt schematisch den Aufbau eines Analysenplättchens für die potentiometrische Kalium-Bestimmung mit Hilfe des KODAK-EKTACHEM-Systems. Es besteht aus zwei stark miniaturisierten K^+-sensitiven Elektroden, die nebeneinander auf einem Kunststoffträger angeordnet sind. Auf die Probefläche der ersten ISE wird mit Hilfe einer Mikroliterpipette ein definiertes Volumen der zu untersuchenden Lösung gegeben, auf die der zweiten das gleiche Volumen einer Lösung mit bekanntem Gehalt an Kalium. Die beiden Lösungen diffundieren in der Papierbrücke zueinander und schaffen so eine elektrisch leitende Verbindung zwischen beiden Elektro-

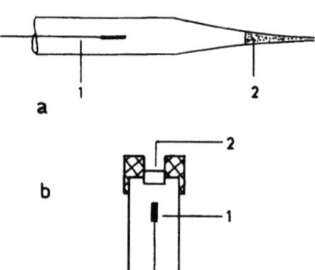

Abb. 2.404. a, b. Miniaturisierte Konstruktionsformen von ISEs; a Flüssigmembran-ISE als Einstichelektrode, die Einstichkapillare ist ca. 200 μm lang und besitzt einen Durchmesser von 2 μm, 1 Referenzelektrode als Ableitsystem, 2 flüssiger Ionencarrier; b Festkörpermembranelektrode, die Membran (2) ist von einem Kragen umgeben (schraffiert), in den die Probelösung einpipettiert wird, 1 Referenzelektrode als Ableitsystem

den. Es bildet sich an jeder Elektrode ein Potential aus, das der K^+-Konzentration propotional ist. Die Potentialdifferenz zwischen beiden Elektroden ist ein Maß für den Kaliumgehalt der Probelösung. Sie wird von dem zugehörigen Analysenautomaten gemessen und bei standardisierten Arbeitsbedingungen in das Analysenergebnis umgerechnet.

Das Sensor-System CHEMPRO 1000 vereinigt mehrere miniaturisierte ISEs auf einem Träger, die in ähnlicher Weise wie bei dem oben beschriebenen System aufgebaut sind, und erlaubt so die gleichzeitige Bestimmung von z. B. Na^+, K^+, Cl^- und pH-Wert. Auch hier ist eine strikte Trennung von Sensorik und Elektronik eingehalten, die aus konstruktiver Sicht sehr wünschenswert ist. Darüberhinaus enthalten die Sensorkarten bereits die erforderlichen Kalibrierlösungen. Diese werden - wie die Analysenlösung - durch Kapillarkräfte aus dem zugehörigen Reservoir an die eigentlichen ISEs transportiert, so daß der Arbeitsaufwand für eine Analyse sich noch einmal reduziert.

Ionensensitive Feldeffekt-Transistoren (ISFETs). ISFETs sind eine spezielle Gruppe von Halbleitern. Sie stellen einen n-p-n-Transistor dar. Die Abkürzung „n-p-n" bezeichnet einen Aufbau, bei dem die erste und die dritte Schicht durch Dotierung mit Fremdelementen überschüssige Elektronen (*negative* Überschußladungen), die mittlere jedoch zu wenig Elektronen (Defektelektronen, *positive* Überschußladungen) besitzt. Bei konventionellen Transistoren heißen dann die drei Zonen Emitter, Basis und Kollektor. Für die Funktionsweise des Transistors ist es wichtig, daß die p-dotierte Basis-Zone sehr schmal ist (< 0,1 mm). Ein Stromfluß zwischen Emitter und Kollektor kann beeinflußt werden durch ein Potential an der Basis und einen daraus resultierenden sehr geringen Emitter-Basis-Strom.

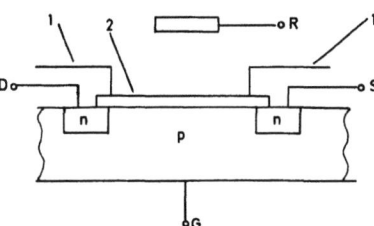

Abb. 2.406. Vereinfachte Darstellung eines ISFETs; Source (S) und Drain (D) bestehen aus n-dotiertem, Gate (G) aus p-dotiertem Halbleitermaterial; durch eine festhaftende und dichte Schicht (1) wird das Ionensensitive Material (2) von Source und Drain isoliert; R Referenzelektrode

Bei ISFETs, vgl. Abb. 2.406, werden die drei Schichten als Source, Gate und Drain bezeichnet, wobei das Gate wesentlich breiter ist als die Basis-Schicht eines Transistors und mit einer isolierenden Schicht überdeckt wird. Eine Stromleitung zwischen Source und Drain kann hier nicht mehr durch ein Potential am Gate beeinflußt werden, sondern statt dessen über ein elektrisches Feld im Bereich des Gate. Die Funktionsweise eines ISFETs beruht - stark vereinfachend dar-

gestellt - auf folgendem Mechanismus: Wählt man die Isolationsschicht des Gate so, daß sie OH-Gruppen trägt, läßt sich das geforderte elektrische Feld über eine Protonierung oder Deprotonierung der OH-Gruppen erzielen. Es resultiert ein Halbleiter, durch den in Abhängigkeit vom pH-Wert mehr oder weniger Strom fließt. Analoge Konstruktionen können auch mit anderen Ionensensitiven Membranen hergestellt werden.

Der wesentliche Vorteil von ISFETs liegt darin, daß sie mit den Methoden der Halbleitertechnologie äußerst klein hergestellt werden können. Auf einem elektronischen „Chip" können mehrere ISFETs angeordnet sein, die für unterschiedliche Ionen sensitiv sind, und gleichzeitig weitere Elektronik, z. B. Verstärker, Umschalter zwischen den einzelnen Sensoren.

Literatur

1. Gran G (1952) Analyst 77:661
2. Ammann D (1986) Ion Selective Microelectrodes - Principles, Design and Application. Springer, Berlin Heidelberg New York Tokio
3. Bailey PL (1976) Analysis with Ion-Selective Electrodes. Heyden & Sons, London
4. Bock R (1984) „Nachweis- und Bestimmungsmethoden", Teil 2. In: Methoden der Analytischen Chemie, Bd. 2, Verlag Chemie, Weinheim Deerfield Beach Basel, S. 33-83
5. Cammann K (1977) Das Arbeiten mit ionenselektiven Elektroden, 2. Aufl., Springer, Berlin Heidelberg New York
6. Cammann K (1980) Fehlerquellen bei Messungen mit ionenselektiven Elektroden. In: Analytiker-Taschenbuch Bd. 1, Springer, Berlin Heidelberg New York
7. Durst RA (1969) Ion-Selective Electrodes, NBS Special Pulication No. 314
8. Ebel S, Parzefall W (1975) Experimentelle Einführung in die Potentiometrie, Verlag Chemie, Weinheim
9. Eisenman G (1967) Glass Electrodes for Hydrogen and other Cations, Principles and Practice. M. Dekker, New York
10. Ives DJG, Janz J (1961) Reference Electrodes. Academic Press, New York
11. Koryta R (1975) Ion Selective Electrodes. Cambridge University Press, Cambridge
12. Ma TS, Hassan SSM (1982) Organic Analysis Using Ion-Selective Electrodes, 2 Bde., Academic Press, New York
13. Moody GJ, Thomas JDR (1977) Selective Ion Electrodes, 2. Aufl., Merrow Publishing Co. Ltd., Watford
14. Pungor E (1973) Ion-Selective Electrodes. Akadémiai Kiadó, Budapest
15. Umezawa K, Umezawa Y (1983) Selectivity Coefficients for Ion Selective Electrodes. University Tokyo Press, Tokio
16. Applikationsbeispiele und zusammenfassende Übersichten der Hersteller Ionensensitiver Elektroden

5.5.2 Polarographische, voltammetrische und tensammetrische Analyse

P.M. BERSIER

Voltammetrie, Polarographie und Tensammetrie sind elektroanalytische Methoden zur quantitativen Bestimmung kleiner Konzentrationen gelöster anorganischer, metallorganischer und organischer Substanzen, allein oder im Gemisch in Reinsubstanzen, in Arzneiformen und in biologischen Medien.
Vorteile:

1. Im Vergleich zu anderen instrumentellen Analysenverfahren ist der apparative Aufwand wesentlich geringer.
2. Breiter, ausnutzbarer Konzentrationsbereich von 10^{-3} (10^{-1}) bis 10^{-9} mol/L und weniger für anorganische, metallorganische und organische Depolarisatoren. Dabei direkte Bestimmung reduzierbarer, oxidierbarer bzw. oberflächenaktiver Substanzen und indirekte Bestimmung elektrochemisch inaktiver Substanzen nach Überführen durch chemische, photochemische oder elektrochemische Funktionalisierung in eine elektrochemisch reduzierbare oder oxidierbare Form.
3. Einsatzmöglichkeit eines wesentlich breiteren Spektrums protischer und aprotischer Lösungsmittel, als dies mit anderen Methoden möglich ist.
4. Breiter, nutzbarer Temperaturbereich von ca. $+160\,^\circ$C bis hinab zu $-35\,^\circ$C mit der Quecksilbertropfenelektrode (QTE), und wesentlich tiefer mit Festelektroden.
5. Breiter linearer Bereich der Signalhöhe-Konzentrations-Abhängigkeit.
6. Möglichkeit der Multielement- und Multispeziesanalyse bis in den Mikro- ($\leq 10^{-6}$ mol/L), Nano- ($\leq 10^{-9}$ mol/L), in günstigen Fällen bis in den Picospuren-Bereich ($\leq 10^{-12}$ mol/L).
7. Einfache, direkte Bestimmung von Wertigkeiten und der Bindungsform von Metallen und anorganischen Spezies.
8. Direkte Unterscheidung anorganischer und organischer Spezies.
9. Einsatz kleiner Probenmengen von 1 mg und weniger.
10. Suspendierte, ungelöste Teilchen bzw. trübe oder gefärbte Lösungen stören nicht bzw. weit weniger als bei spektrometrischen Methoden. Vorteil bei der Analyse der verschiedenen Arzneiformen.

Nachteile:

1. Quecksilber als Arbeitselektrode.
2. Geringe Selektivität und Spezifität für organische Stoffe, wenn es sich um geringfügige Änderungen im Grundgerüst des Moleküls handelt.
3. Bis jetzt weniger vollautomatisierte Geräte. Der Zeitaufwand pro Analyse ist, verglichen mit anderen instrumentellen Methoden, bei direkter Bestimmung oft geringer.

Definitionen

Voltammetrie. Messung des Stroms zwischen zwei Elektroden in Abhängigkeit von der Spannung.

Polarographie. Spezialfall der Voltammetrie, Arbeitselektrode ist die tropfende QTE.

Tensammetrie. Strom resultiert ausschließlich durch Adsorption und ist deshalb ein reiner Kapazitätsstrom.

Voltammetrische Meßanordnung

Eine typische Meßanordnung in der heute üblichen Dreielektrodenanordnung ist in Abb. 2.407 dargestellt.
Zur Meßwertbildung wird von einer äußeren Spannungsquelle – potentiostatische Regelungseinheit – eine stetig periodisch ansteigende oder abnehmende Spannung beliebiger Form zwischen der Arbeitselektrode A und der Gegenelektrode G angelegt. Ein dem Gerät integrierter Funktionsgenerator sorgt für die Erzeugung verschiedener Spannungssignale.
Referenzelektroden sind meist die gesättigte Kalomel- oder die Ag/AgCl-Elektrode. Bei Angabe von Potentialen muß die Referenzelektrode immer ange-

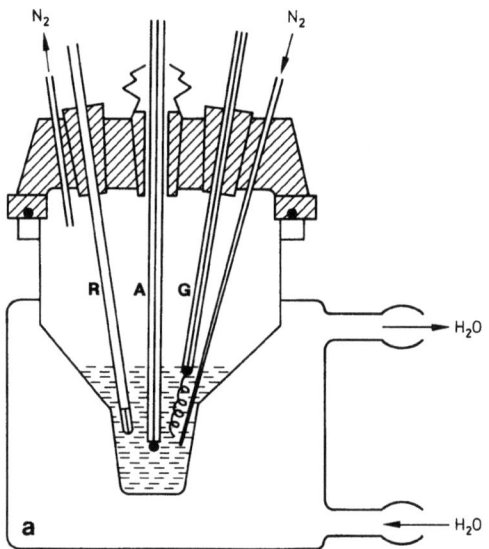

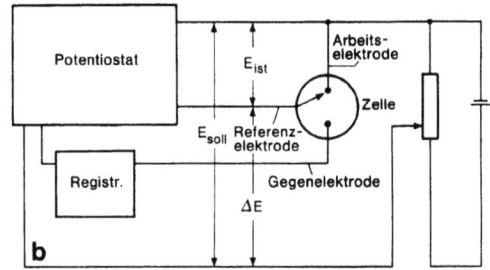

Abb. 2.407. a Polarographische Meßzelle in der potentiostatischen Dreielektrodenanordnung: A Arbeitselektrode, G Gegenelektrode, R Referenzelektrode; **b** Blockschaltbild der potentiostatischen Meßanordnung zur Aufnahme polarographischer und voltammetrischer Strom-Spannungs-Kurven

geben werden. Zur Sicherung der Leitfähigkeit und zur Unterdrückung von Migrationsströmen der geladenen Teilchen im elektrischen Feld wird ein Grund- oder Leitelektrolyt in $\geq$ 50fachem Überschuß gegenüber dem Analyten zugesetzt.

Die an der Arbeitselektrode ablaufenden, elektrochemischen Reaktionen – Reduktionen, Oxidationen und Adsorptionen – werden als Polarogramm bzw. als Voltammogramm oder als eine äquivalente Funktion registriert oder gespeichert. Die Meßgröße ist der beim Ablauf eines Elektrodenprozesses resultierende Strom, d. h. die Höhe des Signals. Sie liefert die quantitative Information. Die Lage einer Stufe oder eines Peaks liefert die qualitative Information über die Art der in einer gelösten Analysenprobe enthaltenen elektrochemisch aktiven anorganischen, organischen oder metallorganischen Stoffe.

Gleichspannungspolarographie

In der klassischen Gleichspannungspolarographie wird die Strom-Spannungs-Kurve in ruhender Lösung mit einer frei-tropfenden Quecksilberelektrode oder mit einer durch mechanisches Abklopfen tropfenkontrollierten Quecksilberelektrode mit einem Potentialvorschub von $\leq$ 10 mV s^{-1} aufgenommen. Es werden treppenförmige Kurven registriert. Die Höhe der einzelnen Stufen ist der jeweilige Diffusionsgrenzstrom i_d. Das Tropfenwachstum und der Tropfenabfall sind im Polarogramm als Zacken zu erkennen (Abb. 2.408).

Da große Zacken die Reproduzierbarkeit und Auswertung der Polarogramme erschweren, werden diese zweckmäßig auf ca. 10 % der Größe der Gesamtstufenhöhe gedämpft. Bei mechanisch abgeklopften

Tropfen mit Tropfzeiten zwischen 0,1 und 1,5 s kann auf die Dämpfung verzichtet werden.

Für den mittleren Diffusiongrenzstrom i_d an der Quecksilberelektrode gilt sowohl für reversible als auch irreversible Systeme folgende Gleichung:

$$i_d = 607 \cdot n \cdot D^{1/2} \cdot m^{2/3} \cdot t_t^{1/6} \cdot c \quad (1)$$

n = Elektronenübergangszahl,
D = Diffusionskoeffizient (cm^{2}s^{-1}),
m = Masse des ausfliessenden Quecksilbers (mgs^{-1}),
t_t = Tropfzeit (s),
c = Depolarisatorkonzentration (mmol $\cdot$ l^{-1})
i_d = Diffusionsgrenzstrom (µA).

Der mittlere Diffusionsgrenzstrom i_d ist direkt proportional zur Depolarisationskonzentration c in der Lösung, wenn n, D und t_t konstant sind. Da er temperaturabhängig ist, muß bei quantitativen Messungen die Temperatur konstant gehalten werden. Der Temperaturkoeffizient beträgt für sehr viele Fälle 1 bis 2 %/°C. Im nutzbaren Konzentrationsbereich von 10^{-3} und 10^{-5} mol/L besteht eine lineare Abhängigkeit zwischen Diffusionsgrenzstrom i_d und der vorliegenden Depolarisatorkonzentration c. Die Stufenhöhe des DC-Polarogramms ist unabhängig vom Reversibilitätsgrad.

In der Praxis werden Konzentrationen allgemein nicht rechnerisch, sondern wie in vielen anderen instrumentellen Methoden mit Eichkurven oder Standard-Eichzusätzen und erneuter Registrierung der Meßkurve bestimmt. Der Kurvenverlauf des Polarogramms eines reversiblen Prozesses kann durch Gl. (2) (bei 25 °C) dargestellt werden.

$$E_{E1} = E_{1/2} - \frac{0,059}{n} \lg \frac{i}{i_d - i} \quad (2)$$

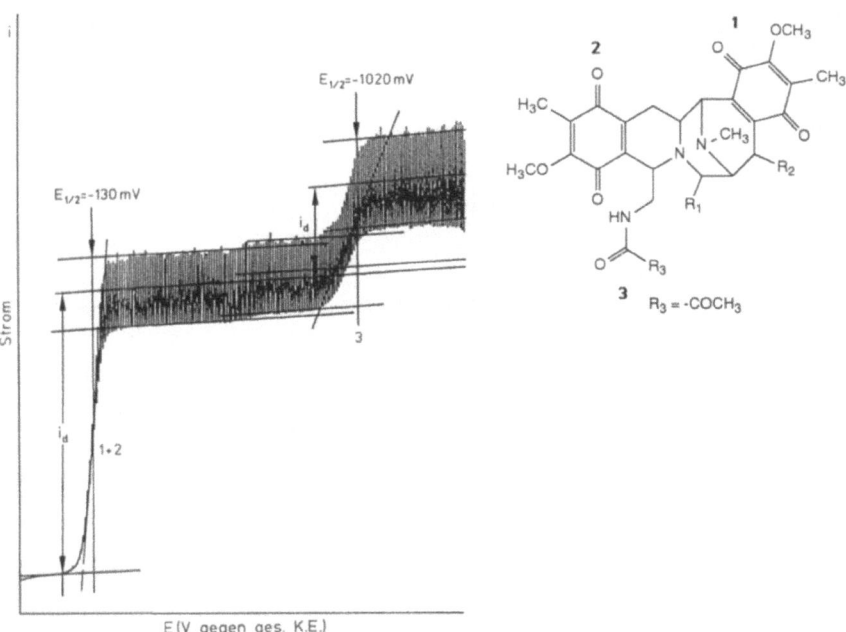

Abb. 2.408. Gleichspannungspolarogramm von Saframycin A; Grundelektrolyt: Phosphatpuffer pH 7, 20 % Methanol; Saframycinkonzentration $7,9 \cdot 10^{-4}$ mol/L

Bei $i = 0,5 \cdot i_d$, d. h. im Halbstufenpotential gilt:

$$E_{E1} = E_0 = E_{1/2} \tag{3}$$

E_0 = Standardelektrodenpotential

Bei irreversiblem Verlauf des Elektrodenprozesses gilt (bei 25 °C):

$$E_{E1} = E_{1/2}^{\text{irrev}} - \frac{0,059}{\alpha n} \lg \frac{i}{i_d - i} \tag{4}$$

α = Durchtrittsfaktor, der den Bruchteil des Potentials angibt, der die Geschwindigkeit der Durchtrittsreaktion beeinflußt. Für viele Reaktionen liegen die α-Werte im Bereich von 0,3 bis 0,7.

Die elektrochemische Reaktion der Mehrzahl der organischen Depolarisatoren und somit vieler pharmazeutisch relevanter, organischer Substanzen ist irreversibel.

Die polarographischen Kurven verlaufen mit zunehmender Irreversibilität der Elektrodenreaktion weniger steil. Das $E_{1/2}$ der Reduktion wird dabei negativer, bei anodischen Prozessen sind positivere Potentiale erforderlich. Da die meisten Redoxreaktionen organischer Elektrodenprozesse mit einem Protonenumsatz verbunden sind, ist das Halbstufenpotential pH-abhängig. Um starke pH-Änderungen zu verhüten, ist eine hinreichende Pufferung entscheidend. Viele organische Redoxsysteme sind zweielektronig und zweiprotonig, so daß sich das Halbstufenpotential pro pH-Einheit um 0,059 V (bei 25 °C) verschiebt.

Die Lage des $E_{1/2}$, die Form des Polarogramms und die Höhe ergeben neben rein analytischen Angaben auch Informationen über den Reaktionsmechanismus und Reversibilitätsgrad des Elektrodenprozesses, über pK-Werte von Säuren, Stabilitätskonstanten und Koordinationszahlen von Komplexen und andere physikalische Größen. Mit einem Auflösungsvermögen von 100 bis 200 mV besitzt die konventionelle Gleichspannungspolarographie eine recht beschränkte Selektivität. $E_{1/2}$ der polarographisch aktiven Elemente, von Metalloiden sowie einer Vielzahl metallorganischer und organischer Verbindungen sind tabellarisch erfasst.[1-4]

Analytisch ausgewertete polarographische Ströme

Polarographie und Voltammetrie sind Grenzstrommethoden. Man unterscheidet zwischen konzentrationsabhängigen Strömen, die einen Stoffumsatz bedingen und konzentrationsunabhängigen, rein physikalischen Strömen.

Faraday-Diffusionsströme i_F. Sie sind durch den elektrochemischen Stoffumsatz bedingt.

Kinetische Ströme i_{kin}. Sie sind durch die Geschwindigkeit einer vorgelagerten chemischen Reaktion bestimmt. Ein Beispiel hierzu ist die Bestimmung des Formaldehyds, der als polarographisch inaktive, hydratisierte Form in der Lösung vorliegt und erst nach Überführung in die Aldehyd-Form polarographisch aktiv wird. Formaldehyd-Spuren bis hinunter zu wenigen ppm sind polarographisch einfach nachzuweisen.[1,5,6] Kinetische Ströme sind stark pH-abhängig. Ihr Temperaturkoeffizient ist mit 5 bis 20 %/°C we-

sentlich größer als der Temperaturkoeffizient für Diffusionsströme, die eine Änderung der Signalhöhe von 1 bis 2 % aufweisen.

Katalytische Ströme i_{kat}. Gewisse Substanzen, wie z. B. N-haltige, heterocyclische Verbindungen setzen die Wasserstoffüberspannung an der Quecksilberelektrode herab, so daß das Potential der Protonenabscheidung zu positiveren Werten verschoben wird. Mit Hilfe katalytischer Wasserstoff-Stufen lassen sich Alkaloide, Proteine und organische Thioverbindungen bis hinunter zu 10^{-8} mol/L bestimmen.[7] Für die Praxis sind diese katalytischen Wasserstoffsignale jedoch weniger bedeutend, da sie unspezifisch sind und durch andere Verbindungen, z. B. Puffersubstanzen, gestört werden können. Weniger störanfällig sind die durch Co^{2+}- oder Ni^{2+}-Ionen katalysierten Wellen.[5]

Adsorptionsströme i_{ad}. Hierbei ist zu unterscheiden, ob das Edukt α oder das Produkt β des Elektrodenprozesses adsorbiert wird. Wird im Fall α durch die Adsorption die Überspannung herabgesetzt, so tritt eine kleine Vorstufe oder Welle auf. Nachgelagerte Stufen bzw. Peaks sind durch die zusätzlich aufzubringende Adsorptionsenergie bedingt. Asymmetrische Signale sind häufig auf Adsorptionsprozesse zurückzuführen. Im Fall β treten ebenfalls Vorstufen bzw. Vorwellen auf; andererseits kann auch eine Herabsetzung des Signals infolge Blockierung der Oberfläche durch Adsorbat beobachtet werden.

Kapazitive Ströme i_c. Hierbei handelt es sich um einen konzentrationsunabhängigen, rein physikalischen Strom.

Nachweisvermögen und Steigerung des Nachweisvermögens polarographischer und voltammetrischer Methoden

Der durch die polarographische Zelle fließende Gesamtstrom i setzt sich aus dem Faradayschen Gleichstrom $i_{F=}$ und dem Grundstrom i_z zusammen, bestehend zum Hauptteil aus dem Kapazitätsstrom $i_{c=}$, der zur Aufladung der elektrochemischen Doppelschicht fließt, und aus dem durch Verunreinigungen im Grundelektrolyten bedingten Reststrom $i_{R=}$. Die Empfindlichkeit – Nachweisvermögen – der Polarographie ε ist durch das Verhältnis des Faraday-Stromes i_F und des Kapazitätsstroms i_c gegeben. Eine Verbesserung der Empfindlichkeit wird erreicht durch:

1. Eine Erhöhung des Faraday-Stroms, z. B. durch Rühren oder den Einsatz rotierender Elektroden, durch chemische Anreicherungsverfahren oder durch elektrochemische Anreicherung, sogenannte „Stripping"- oder Invers-Verfahren.

2. Eine Reduktion des konzentrationsunabhängigen Kapazitätsstoms i_c, wie z. B. in der Tast- und Kathodenstrahl-Polarographie.

3. Eine meßtechnische Ausschaltung des Kapazitätsstroms. Dies erfolgt in der Ladestromkompensation-, bzw. in der modernen Puls- und in der phasenselektiven Wechselstrom- (Alternating-Current-) sowie in der Rechteckimpuls- (Square-Wave-) Voltammetrie und -Polarographie.

Im folgenden werden einzelne Verfahren näher erläutert:

Erhöhung des Faraday-Stroms, hydrodynamische Voltammetrie.[8] Bei rotierenden Mikrofestelektroden wird der Stofftransport zur Arbeitselektrode außer durch Diffusion auch durch Konvektion bewirkt. Routinemäßig sind Messungen mit einer Genauigkeit

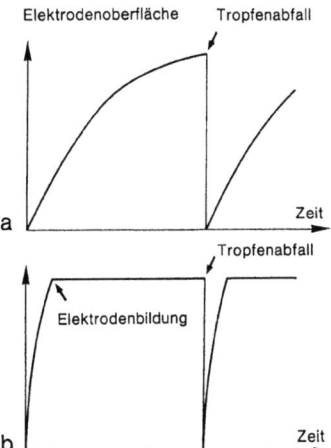

Abb. 2.409 a, b. Zeitliche Bildung der Elektrodenoberfläche; a normale Hg-Tropfelektrode (DME), b statischer Hg-Tropfen (SMDE). Aus[1]

von ± 1 % möglich. Rotierende Elektroden werden in der Praxis im anodischen Bereich wegen der genau definierten, hydrodynamischen Bedingungen häufig gebraucht.

Reduktion des Kapazitätsstroms. Bei *Messungen am statischen Quecksilbertropfen* (Static-Mercury-Drop-Electrode, SMDE)[1] (Abb. 2.409) erfolgt die Messung durch ventilgesteuerte Quecksilberelektroden bei unterbrochenem Tropfenwachstum und damit bei konstanter Tropfenoberfläche.

Wegen des reduzierten Ladestroms und infolge der größeren Quecksilberoberfläche erhält man im Vergleich zu der konventionellen QTE erhöhte Empfindlichkeiten.

Bei der *Tastpolarographie* (Abb. 2.410) oder getasteten Gleichspannungspolarographie (Sampling-DC, SDC)[1,9-11] liegt die Nachweisgrenze dank des verbesserten $i_{F=}$ / $i_{C=}$-Verhältnisses bei 10^{-6} M.

Durch das kurze Tastintervall δ am Ende des Tropfenlebens treten bei der Stromermittlung nur geringfügige Oszillationen des Stroms (Stromzacken) auf (s. Abb. 2.416), die keiner weiteren Dämpfung bedürfen. Die Auswertung der Tastpolarogramme ist i. allg. einfacher als die der konventionellen Polarographie.

Die *Kathodenstrahlpolarographie* (Abb. 2.411) (Single-Sweep-Voltammetry)[1,9-11] beruht darauf, daß während der Lebensdauer eines Tropfens t_t nach Ablauf der Verzögerungszeit t_v innerhalb der Registrierzeit t_R der Potentialvorschub E_s an die langsam tropfende Quecksilberelektrode angelegt wird. Es ist eine

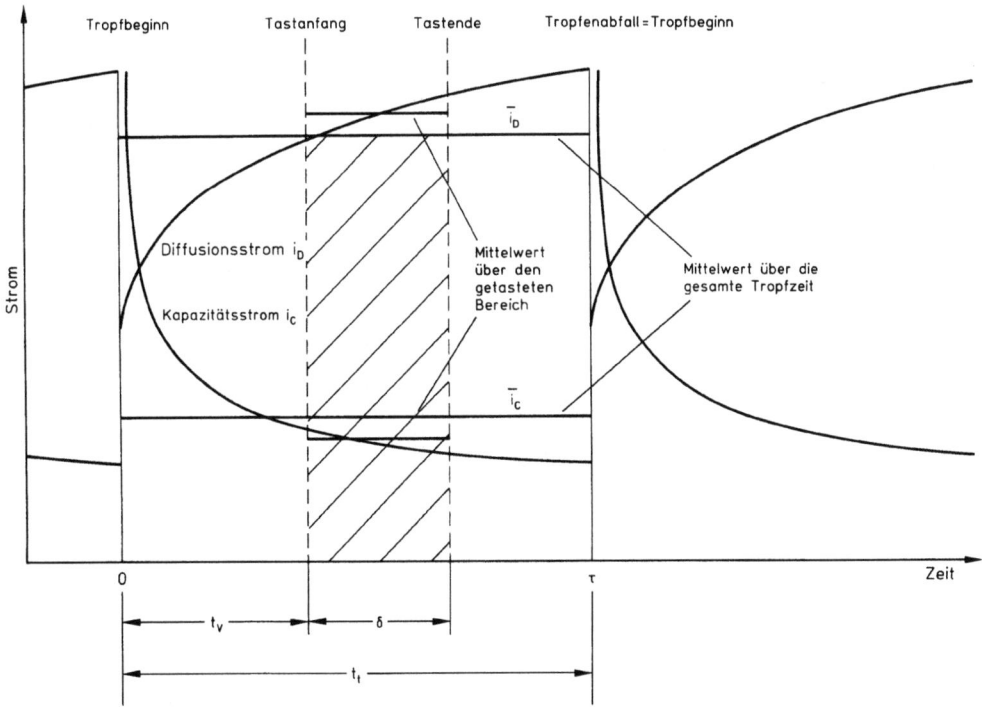

Abb. 2.410. Tastpolarographie; zeitliche Änderung der Tropfenoberfläche und des Kapazitätsgleichstroms während eines Tropfenlebens. t_t Tastintervall, δ Registrierintervall

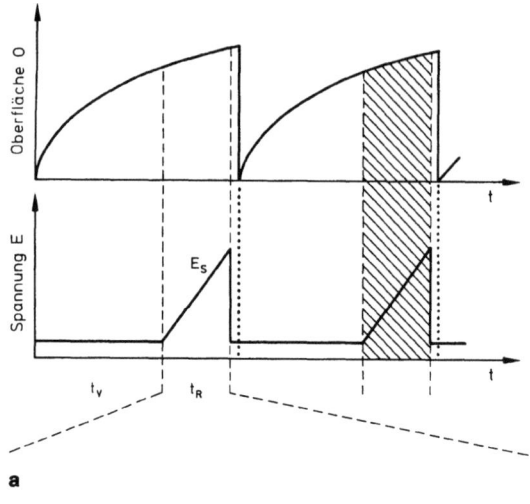

Abb. 2.411. a Schematische Darstellung der zeitlichen Änderung der Tropfenoberfläche und der Sweep-Spannung. Aus[1]. **b** Kurvenform der Kathodenstrahlpolarographie von Saframycin A, Scan = $100 \, mV \cdot s^{-1}$

Synchronisation des Starts des Spannungsdurchlaufs und der Tropfzeit notwendig.

Die quantitative Stoffbestimmung beruht auf der Höhe der Peaks i_p, die proportional zur Konzentration ist (s. Abb. 2.411 b).

Die Form der Kurve wird durch den Reversibilitätsgrad und die Anzahl der umgesetzten Elektronen n bestimmt, wobei die Steilheit der Stromspannunskurven von der Reversibilität abhängig ist. Die für vollständige Reversibilität gebildeten Signale entarten mit zunehmender Irreversibilität zu Stufen. Im Bereich von 10^{-2} bis 10^{-6} mol/L gilt die Proportionaltität von Konzentration und Peakstrom. Große Nachweisgrenzen bedingen möglichst kleine v, da i_{F} mit der Wurzel von v anwächst, i_{C} jedoch proportional zu v ansteigt. Für reversible, diffusionsbedingte Elektrodenprozesse gilt für das Spitzenpotential E_p bei 25 °C:

$$E_p = E_{1/2} \pm \frac{0{,}028}{n} \qquad (5)$$

Für vollständig irreversible Systeme gilt bei 25 °C:

$$E_p = E_{1/2} \pm \frac{0{,}018}{\alpha n} \qquad (6)$$

Da eine echte Basislinie für den nachfolgenden Peak fehlt, ist die Bestimmung der Höhe nachfolgender Wellen (s. Abb. 2.411 b, zweiter Peak mit $E_p = -1200$ mV) immer problematisch. Die Basislinie muß extrapoliert werden, so daß die Peakhöhenmessung subjektiv ist.

Oberflächenaktive Stoffe bilden ebenfalls Peaks. Adsorptionsbedingte Spitzenströme lassen sich von diffusionsbedingten Strömen dadurch unterscheiden, daß erstere linear von v, letztere linear von $v^{1/2}$ abhängen.[11]

Die *Cyclovoltammetrie* (Abb. 2.412) (Dreieckspannungsmethode, CV)[12] wird an einer ruhenden Elektrode in ruhender Lösung durchgeführt.

Ausgehend von einem Potential E_1 wird ein zeitlich-linear veränderliches Potential E_t in Dreieckform aufgeprägt, das nach Erreichen eines Umkehrpunktes E_λ wiederum zeitlich linear zum Ausgangspunkt zurückgeführt wird. Es werden Geschwindigkeiten von wenigen $mV \cdot s^{-1}$ bis zu $1 \, V \cdot s^{-1}$ verwendet. An Ultramikroelektroden werden Messungen mit Vorschubgeschwindigkeiten bis zu $1 . 10^6 \, Vs^{-1}$ durchgeführt.[13]

Für quantitative Zwecke wird die CV im praktischen Labor wenig gebraucht. Die Hochgeschwindigkeits-CV mit Ultramikrofestelektroden mit Durchmessern von 1 bis 30 µm gewinnt im biologischen und im pharmakokinetischen Bereich dagegen immer mehr an Bedeutung.[13,14] Die CV wird für Vorstudien für präparative Elektrolysen und neuerdings vielfach für die Abklärung der elektrochemischen Bedingungen für die HPLC mit elektrometrischer Detektion (HPLC-EC) benutzt.

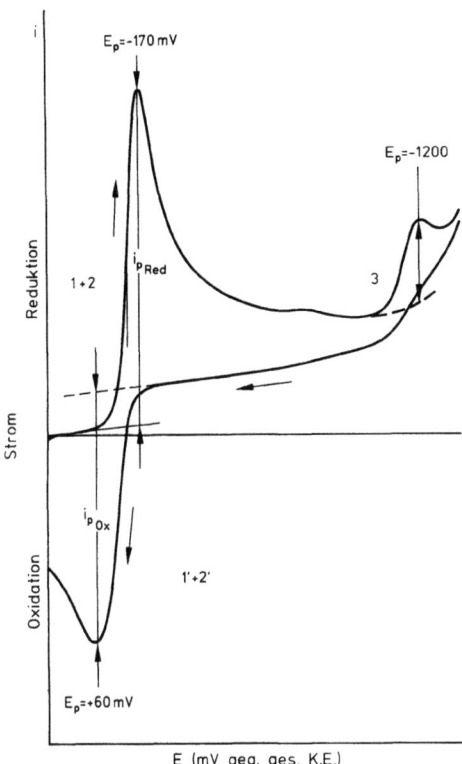

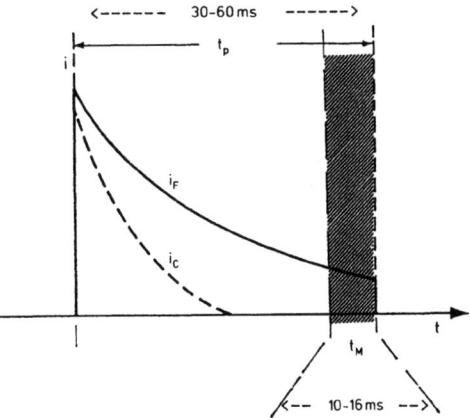

Abb. 2.413. Pulsverfahren; zeitlicher Verlauf des Faraday-(i_F) und des Kapazitätstroms (i_c). t_M Meßzeit, t_P Pulszeit

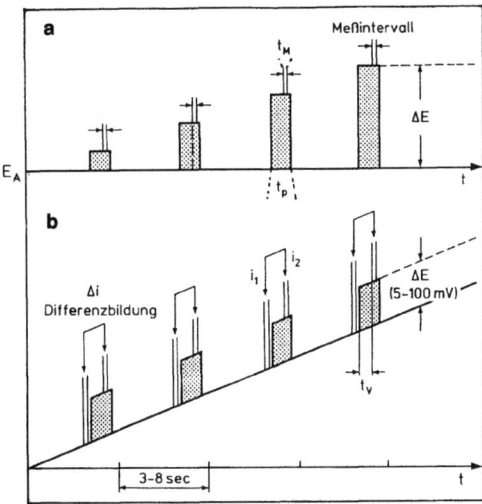

Abb. 2.412. Cyclisches Voltammogramm von Saframycin A, Scan $= 100\,\mathrm{mV \cdot s^{-1}}$; Grundelektrolyt: Phosphatpuffer pH 7/20% Methanol; Saframycin-A-Konzentration $7,9 \cdot 10^{-4}\,\mathrm{mol/L}$

Abb. 2.414. a Meßtechnik der Normalpulspolarographie, **b** Meßtechnik der Differentialpulspolarographie. t_p Pulsdauer, t_v Verzögerungszeit der Messung. Aus[1]

Die cyclische Voltammetrie gibt Einblick in thermodynamische Parameter, wie das Redoxpotential und auch unmittelbar in die Kinetik von Elektrodenreaktionen. Das Aussehen des Cyclovoltammogramms (s. Abb. 2.412), das Verhältnis der Peakhöhe $\frac{i_{p,Red}}{i_{p,Ox}}$, die Peakbreite und die Peakpotentiale des Hin- und Rücklaufes liefern wertvolle Informationen über die Reversibilität einer Reaktion, über Anzahl der umgesetzten Elektronen etc. Die beim Hinlauf gebildeten Reaktionsprodukte können auf dem „Rücklauf" bei reversiblen Prozessen wieder oxidiert werden, während irreversible Systeme (s. Abb. 2.412, Peak 3) im nutzbaren Spannungsbereich keine Reaktion zeigen. Für eine reversible Reaktion gilt:

$$\Delta\left(E_{p,kath} - E_{p,anod} \right) = 56/n\,(mV) \tag{7}$$

Das Auffinden der Basislinie für den Rücklauf ist oft nicht einfach und bedarf einer Extrapolation. Aus dem Voltammogramm des 1. und 2. Durchlaufs sind Rückschlüsse auf gebildete Zwischenprodukte, Stabilität von Radikal-Ionen, elektrochemischen und chemischen Folgereaktionen, vor- und nachgelagerten Adsorptionen etc. zu ziehen.

Meßtechnische Eliminierung des Kapazitätsstoms. Die *Pulsverfahren* (Square-Wave-Polarographie und Pulspolarographie) (Abb. 2.413), in denen meßtechnisch der störende Kapazitätsstrom weitgehend ausgeschaltet wird, haben zentrale Bedeutung erlangt.[1,5,9-11,15,16] Diese Verfahren beruhen auf dem unterschiedlichen Zeitverhalten des diffusionskontrollierten Faraday-Meßstroms $i_{F=}$ und des Kapazitätsstroms i_c. Bei der *Normalpulspolarographie* (NPP) (Abb. 2.414) wird die QTE mit einem Rechteckimpuls bestimmter Dauer t_p polarisiert (s. Abb. 2.414a). Ein Rechteckimpuls von 30 bis 60 ms wird pro Tropfen am Ende des Tropfenlebens angelegt. Dieser Vorgang wiederholt sich von Tropfen zu Tropfen mit zunehmender Impulsamplitude. Dabei wird das Potential der Elektrode von einem konstant bleibenden Ausgangspotential E_A auf ein Endpotential E_E gebracht. Gemessen wird am Ende des Impulses während des Meßintervalls t_M, wenn der Kapazitätsstrom praktisch auf Null abgefallen ist (s. Abb. 2.413,

Abb. 2.414a). Das resultierende Pulspolarogramm hat die klassische Stufenform. Die Stufenhöhe ist der Konzentration des Depolarisators proportional. Die Nachweisgrenzen liegen für reversible und irreversible Fälle bei 10^{-7} bis 10^{-8} mol/L.

Die NPP eignet sich zur kontinuierlichen Überwachung von Prozessen unter Verwendung von Durch-flußzellen, da mäßige Konvektion der Lösung wegen der kurzen Pulszeit die Rate des Massentransportes zur Elektrode nicht beeinflußt.

Rund 80% aller publizierten polarographischen und voltammetrischen Arbeiten neueren Datums für Routine- und Forschungszwecke entfallen auf die *Differentialpulspolarographie* (DPP) (Abb. 2.415).[5,9-11,15-17]

In der DPP und Differentialpulsvoltammetrie (DPV) wird die lineare Spannungsrampe E von einem Zug rechteckiger Spannungspulse von 50 bis 60 ms (t_p) und konstanter Pulshöhe (ΔE) zwischen 5 und 100 mV überlagert. Der Faraday-Strom i_{F-} wird nach Abklingen des Kapazitätsstromes i_c, also am Ende der Pulsdauer, gemessen. Entscheidend ist der Differenz des Stroms eines Meßintervalls Δi unmittelbar vor dem Puls und am Ende des Pulses bzw. des Tropfenlebens. Registriert wird ($\Delta i - \Delta i$) gegen die jeweils angelegte Gleichspannung. An Stelle der Stufen werden Stromspitzen (Peaks) erhalten.

Dank der Peaks ist die Auflösung der DPP und der DPV im Vergleich zu der DC und NPP stark erhöht und liegt bei reversiblen, gut ausgebildeten Wellen bei 40 bis 60 mV. Die Nachweisgrenzen der DPP und DPV für reversible Prozesse liegen bei $1 \cdot 10^{-8}$ mol/L, für irreversible Systeme bei 5×10^{-8} mol/L.

Die Pulspolarographie ist besonders zur Verwendung in organischen Solvenzien geeignet. Sie erlaubt Messungen mit Leitsalzkonzentrationen von 10^{-2} mol/L und weniger. Dadurch läßt sich die Konzentration der mit dem Leitsalz eingeschleppten Verunreinigungen ohne aufwendige Reinigungsoperation niedrig halten. Der erreichte Grenzstrom der NPP ist nicht, wie der Spitzenstrom der DPP, vom Reversibilitätsgrad abhängig. Durch die Rückkehr zwischen den einzelnen Pulsen zum Startpotential kann ein Reinigungseffekt

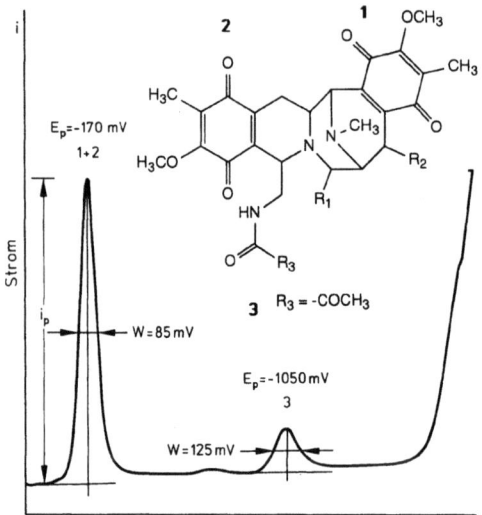

Abb. 2.415. Differentialpulspolarogramm von Saframycin A; Grundelektrolyt: Phosphatpuffer pH 7 / 20 % Methanol; Saframycin-A-Konzentration $7{,}9 \cdot 10^{-4}$ mol/L; Puls-amplitude Δ 25 mV; Scan $= 5$ mV·s^{-1}; $t = 1$ s

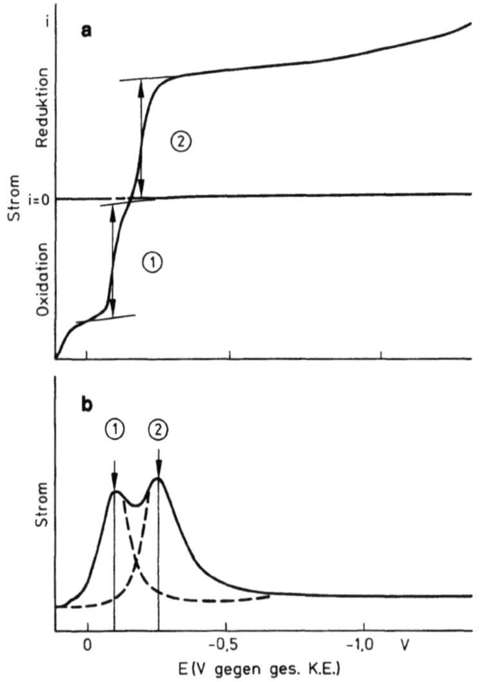

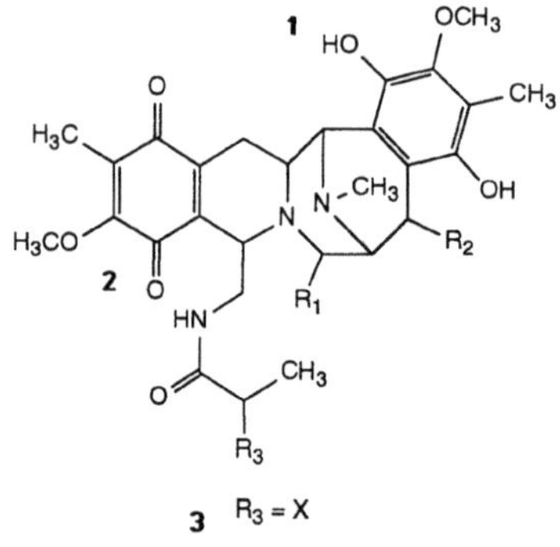

Abb. 2.416a, b. Saframycin XIV. **a** Tastpolarogramm (DC), **b** Differentialpulspolarogramm. Nach[62]

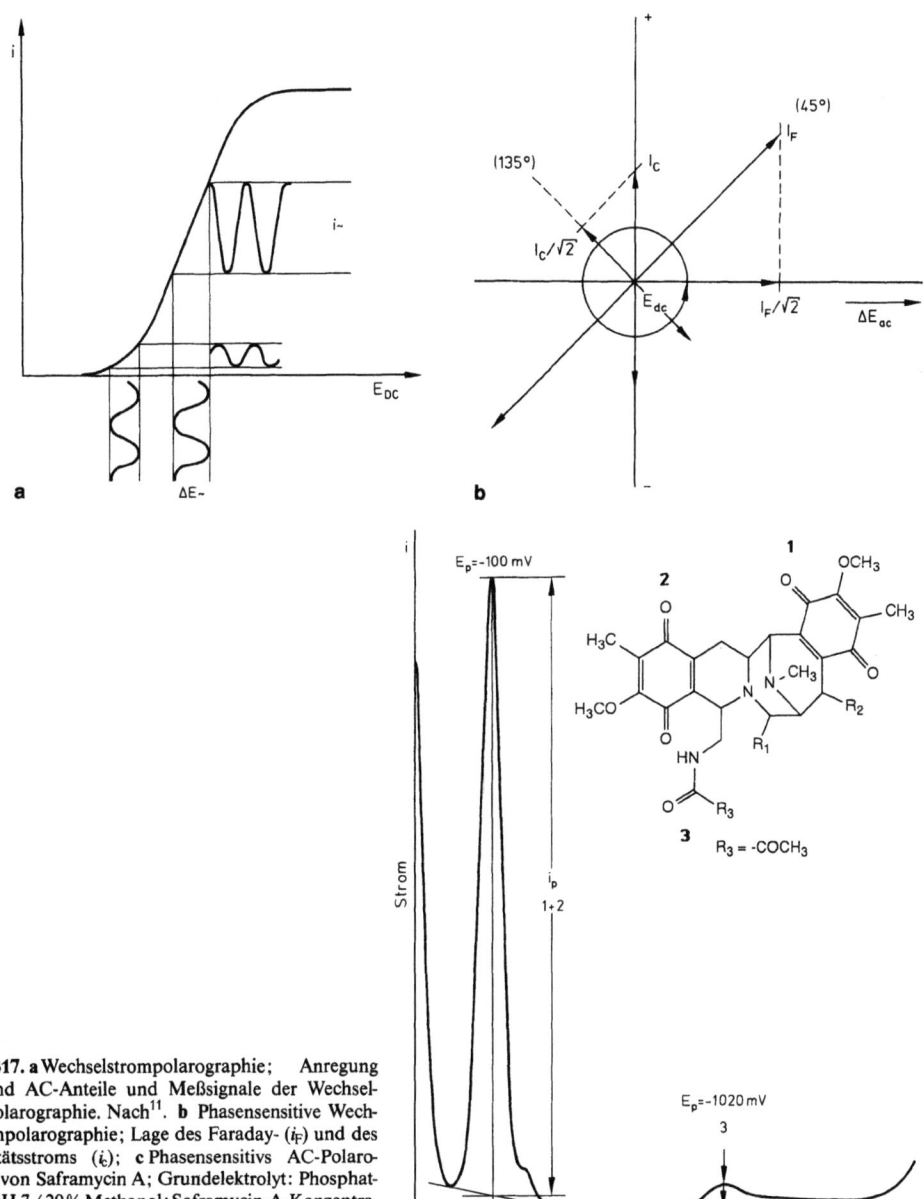

Abb. 2.417. a Wechselstrompolarographie; Anregung DC- und AC-Anteile und Meßsignale der Wechselstrompolarographie. Nach[11]. **b** Phasensensitive Wechselstrompolarographie; Lage des Faraday- (i_F) und des Kapazitätsstroms (i_c); **c** Phasensensitivs AC-Polarogramm von Saframycin A; Grundelektrolyt: Phosphatpuffer pH 7 / 20% Methanol; Saframycin-A-Konzentration $7,9 \cdot 10^{-4}$ mol/L; ΔE 10 mV; Frequenz 100 Hz; Scan $= 5$ mV·s^{-1}; $t = 1$ s

der Elektrode erzielt werden, so daß die Normalpulstechnik auch für viele Festelektroden vorteilhaft ist. An Hand des Differentialpulspolarogramms kann nicht zwischen Reduktions- und Oxidationsprozessen unterschieden werden (Abb. 2.416).

Grenzflächenaktive Stoffe geben in der DPP tensammetrische Wellen, da der Kapazitätsstrom nicht vollständig eliminiert ist.[18] Eine ungenügende Berücksichtigung dieser Effekte, z. B. bei der Messung von Arzneistoffen in formulierten Produkten, kann zu falschen Interpretationen der Polarogramme und fehlerhaften Resultaten führen.[5]

Wechselstrompolarographie (AC-Polarographie).[9-11,19] (Abb. 2.417) Der linear ansteigenden Gleichspannung wird eine niederfrequente Sinusspannung von 5 bis 100 Hz und kleiner Amplitude von ≤ 10 bis 50 mV überlagert. Gemessen wird der Wechselstrom $i_{F\approx}$ in Funktion der angelegten Gleichspannung $E_\approx$. Der Kapazitätswechselstrom besitzt gegenüber der polarisierenden Wechselspannung eine Phasenverschiebung von 90°, während der Faraday-Wechselstrom bei reversiblen, diffusionskontrollierten Elektrodenprozessen nur einen Phasenwinkel von 45° und weniger aufweist.

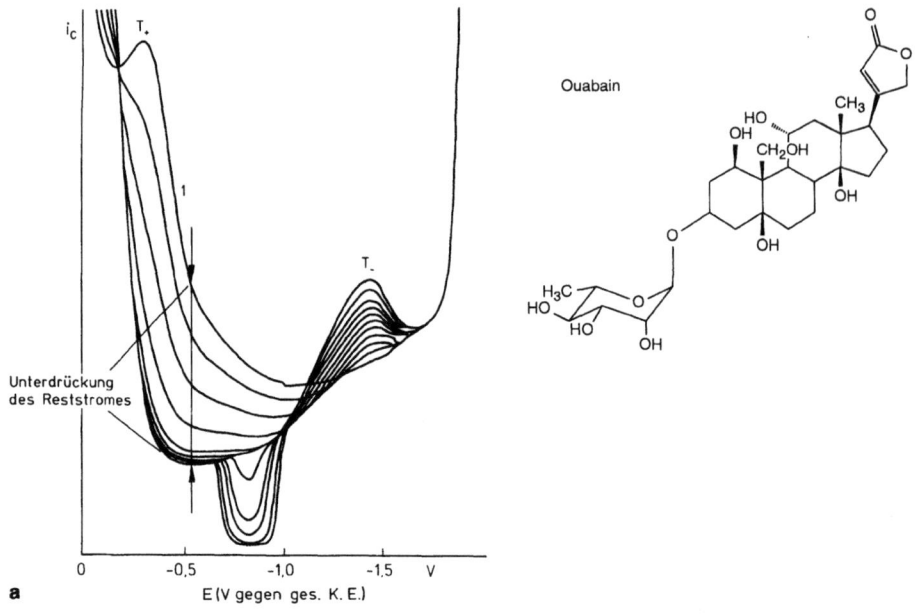

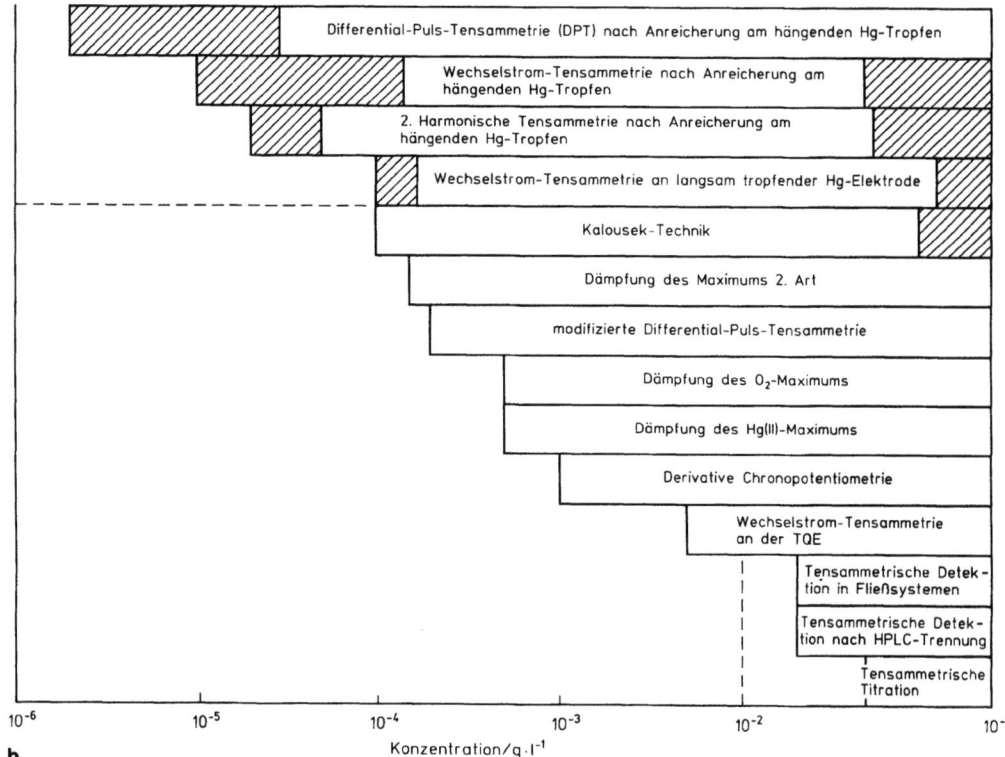

Abb. 2.418. a Kapazitäts-Potential-Kurven der Tensammetrie; Adsorptions- und Desorptionspeaks; Tensammogramm von Ouabain in 0,1 N NaClO₄, **b** Nutzbare Konzentrationsbereiche moderner tensammetrischer Methoden. Aus[18]

Diese Phasenwinkeldifferenz wird zur Abtrennung des Störsignals i_C vom Nutzsignal i_F mit Hilfe einer phasenempfindlichen Gleichrichtung benutzt. Für reversible Prozesse sind damit Nachweisgrenzen von 10^{-7} bis 10^{-8} mol/L zu erreichen.

Wechselstrompolarogramme hängen stark von kinetischen Parametern ab. Eine zunehmende Irreversibilität führt zu einer Verbreiterung der Welle bei abnehmender Spitzenhöhe und $E_p \neq E_{1/2}$. Vollständig irreversible Systeme sind nur ungenau zu bestimmen (s. Kurve 3, Abb. 2.417 c). Dadurch tritt ein Selektivitätsgewinn für die Bestimmung reversibler Prozesse ein, was beim Arbeiten in biologischen Medien von Vorteil sein kann.

In der *Square-Wave-Polarographie* und *-Voltammetrie* wird der Polarisationsspannung, die an die QTE angelegt wird, eine periodische, rechteckige Wechselspannung von 225 Hz mit konstanter Amplitude ΔE von 5 bis 50 mV überlagert.[15,20-22] Nutzsignal ist der Faraday-Wechselstrom $i_{F\approx}$, während die restlichen Stromkomponenten als Störsignale eliminiert werden.

Die Stromwerte gegen die angelegte Gleichspannung $E_{\_}$ aufgetragen, ergeben ein glockenförmiges Square-Wave-Polarogramm. Für irreversible Systeme gilt, daß bei gleichbleibender Symmetrie der Welle die Höhe mit zunehmender Irreversibilität abnimmt. Die Empfindlichkeit liegt für reversible Systeme bei 10^{-7} mol/L, für irreversible Systeme bei 10^{-6} mol/L. Am hängenden Hg-Tropfen wird die Erfassungsgrenzen bis hinunter zu $1 \cdot 10^{-8}$ mol/L erreicht.

Statt einer linear ansteigenden Gleichspannung erzeugen moderne Geräte eine treppenförmige Spannung, die in der Polarographie tropfensynchron bei strenger Tropfenkontrolle ist.

Elektrosorptionsanalyse, Tensammetrie.[18,23,24] Viele organische Verbindungen werden spannungsabhängig an Elektroden adsorbiert. Hieraus folgt eine Änderung der Kapazität und damit ein veränderter Kapazitätsstrom. Neben Kathodenstrahlpolarographie und cyclischer Voltammetrie[18] sind vor allem die phasenselektive AC und Square-Wave-Polarographie zur Messung der Kapazitätsströme geeignet. Auch in der DDP sind tensammetrische Signale erkennbar,[18] besonders dann, wenn die Meßzeit an den Beginn des Spannungspulses gelegt wird. Eine lineare Abhängigkeit zwischen Signalhöhe und Depolarisatorkonzentration besteht nur im Bereich kleiner Konzentrationen ($\leq 10^{-6}$ mol/L). Für höhere Konzentrationen ist das Spitzenpotential E_p proportional zu log c. Empfindlichkeitsteigerungen sind durch Einsatz langsam tropfender Hg-Elektroden, stationärer Quecksilberelektroden und empfindlichere Meßtechniken, wie Square-Wave-, Puls- und in Kombination mit Anreicherungsverfahren möglich. Vielversprechend ist die tensammetrische Detektion nichtreduzierbarer bzw. nichtoxidierbarer Tenside, wie z. B. Gallensäuren nach HPLC-Trennung.[18] Nutzbare Konzentrationsbereiche moderner tensammetrischer Methoden sind in Abb. 2.418b zusammengestellt.

Invers- und Stripping-Voltammetrie.[1,9-11,25-30] Eine drastische Erhöhung des Nachweisvermögens voltammetrischer Methoden (10^{-9} bis 10^{-11} mol/L) ermöglichen die Invers- oder Stripping-Methoden. Ein wichtiger Aspekt elektrochemischer Methoden ist die Leichtigkeit, mit der gewisse gelöste, anorganische, metallorganische und organische Spezies aus einer Lösung in oder an der Elektrode bei einer definierten Spannung angereichert werden können. Die Anreicherung erfolgt vor der eigentlichen Bestimmung über eine festgelegte Zeitspanne t_E unter genau definierten, hydrodynamischen Bedingungen wie Rühren (s. Abb. 2.419). Als Anreicherungsreaktionen werden hauptsächlich gebraucht:

1. die Metallabscheidung (Anodic-Stripping-Voltammetry, ASV),
2. die Bildung nichtmetallischer Festphasen (Cathodic-Stripping-Voltammetry, CSV) zur Bestimmung von Halogen- und Sulfid-Ionen bzw. von organischen Thioverbindungen (s. Tab. 2.94),

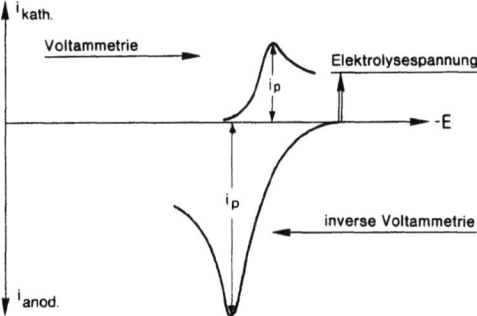

Abb. 2.419. Gesamtverlauf einer inversvoltammetrischen Bestimmung. Aus[1]

Tabelle 2.94. Beispiele und Nachweisgrenzen der Inversvoltammetrie pharmazeutisch relevanter Substanzen nach der Cathodic-Stripping-Methode[5,31]

Molekül	Vorbehandlung/Grundelektrolyt	Nachweisgrenze (M)
Thioamide	biolog. Matrices	$2 \cdot 10^{-8}$
Cystin	verd. wäßrige Lsg.	$1 \cdot 10^{-8}$
Cystein		$1 \cdot 10^{-9}$
Disulfide (Protein)	nach Zersetzung mit verd. Alkali	$1 \cdot 10^{-8}$
Penicilline	alkal. Zersetzung zur Penicilloicsäure, Abscheidung als Penicillamin, Cu-Komplex, Stripping bei $-0,4$ V	$2 \cdot 10^{-10}$
2-Thiobarbiturate, 2-Mercaptopyridin, Thioanilide	wäßr. Lsg.	$5 \cdot 10^{-8}$
Halogenhaltige Substanzen	Stabilitäts-Löslichkeits-Tests	$5 \cdot 10^{-6}$

Tabelle 2.95. Beispiele und Nachweisgrenzen der Inversvoltammetrie pharmazeutisch relevanter Substanzen mit der Adsorptive-Stripping-Methode[5,31]

Molekül	Arbeitselektrode	Medium	Nachweisgrenze (M)
Dopamine	Pt	EtOH	$5 \cdot 10^{-8}$
Adriamycin	C-Pastenelektrode = Kohlenpastenelektrode	Acetatpuffer	10^{-8}
Codein	statischer Hg-Tropfen	NaOH	10^{-8}
Cocain			
Papaverin			
Diazepam	statischer Hg-Tropfen	Acetatpuffer	10^{-8}
Nitrazepam			
Amethopterin			$2 \cdot 10^{-8}$
Benzodiazepine			10^{-7} bis 10^{-9}
Chlorpromazin	imprägnierte Kohlenstoffelektrode, Glaskohlenstoffelektrode	Phosphatpuffer	$5 \cdot 10^{-9}$
Phenothiazine			
Cimetidin	statischer Hg-Tropfen	0,1 M HCl	$5 \cdot 10^{-9}$
Nifedipin			$2 \cdot 10^{-9}$
Dacarbazin			$4 \cdot 10^{-9}$
Digoxin	statischer Hg-Tropfen		$2{,}3 \cdot 10^{-10}$
Digitoxin			
Digitoxigenin			$7{,}5 \cdot 10^{-10}$
Testosteron			
Streptomycin			$7 \cdot 10^{-10}$
Vitamin K_3			$1{,}3 \cdot 10^{-10}$
Captopril			$3 \cdot 10^{-6}$ bis $9 \cdot 10^{-10}$
Riboflavin	statischer Hg-Tropfen	5 mM NaOH	$2{,}5 \cdot 10^{-11}$
Folsäure			10^{-9} bis 10^{-11}

3. die Adsorbatbildung an der Elektrodenoberfläche (Adsorptive-Stripping-Voltammetrie, AdSV)[28,30] zur Anreicherung oberflächenaktiver Metallkomplexe, oberflächenaktiver, organischer und metallorganischer Substanzen (s. Tab. 2.95).

Zur quantitativen Bestimmung wird der angereicherte Analyt durch die Umkehrung der Anreicherungsreaktion, die sog. Stripping-Reaktion, wieder in den Elektrolyten zurückgeführt.
Der grundlegende Vorteil der elektrochemischen Anreicherung liegt darin, daß sie in situ aus der voltammetrischen Lösung erfolgt und damit, im Gegensatz zu anderen Anreicherungsverfahren, keine zusätzlichen Kontaminationsrisiken in der Bestimmungsphase hervorruft. Die Nachweisgrenze wird somit allein durch die Verunreinigungsbeiträge der eingesetzten Chemikalien beeinflußt. Bei der inversvoltammetrischen Bestimmung von Metallspuren muß die organische Matrix vollständig zerstört werden, da bereits Spuren organischen Materials stören.[1,28]
Im Stripping-Schritt werden die DC-, AC-, Square-Wave-, Tast- und Puls-Voltammetrie und die Tensammetrie verwendet. Als Arbeitselektroden gebraucht man den hängenden Quecksilbertropfen (HMDE), die Hg-Filmelektrode (MFE) sowie Platin-, Silber- und Goldelektroden. Rotierende Arbeitselektroden werden zur Erhöhung der Abscheidungsrate im Anreicherungsschritt eingesetzt. Die Anreicherungselektrolyse wird mit Ausnahme der adsorptiven Technik bei vorgegebener Spannung potentiostatisch durchgeführt, so daß Trennungen über die Wahl der Elektrolysespannung möglich sind. Die geeignete Spannung liefern entsprechende (Gleichspannungs)polarogramme oder die Halbstufenpotentiale.

Für die anodische Anreicherung in der sog. *Cathodic-Stripping-Voltammetrie*[5,28,29,31] sollte die Elektrolysespannung einige 100 mV positiver liegen als die gemessenen Halbstufenpotentiale. Eingesetzt wird sie zur Bestimmung anionischer Spezies und organischer Verbindungen, die mit Quecksilber oder mit Silber bei anodischen Potentialen schwerlösliche Verbindung eingehen oder Komplexe bilden. Beispiele und Nachweisgrenzen verschiedener Arzneistoffe sind in Tab. 2.94 zusammengestellt.
Die *Adsorptions-Voltammetrie* (Film-Stripping-Voltammetrie, Adsorptive-Stripping-Voltammetry, AdSV)[28,30,31] hat die klassische, inversvoltammetrische Ultraspurenbestimmung amalgambildender Metalle auch bei anderen Metallen, die oberflächenaktive Metallchelate bilden, sowie bei Metalloiden, metallorganischen und insbesondere bei oberflächenaktiven organischen Verbindungen ermöglicht. Beispiele aus der neueren Literatur und Nachweisgrenzen pharmazeutisch relevanter Verbindungen sind in der Tab. 2.94 zusammengestellt.
Die adsorptive Anreicherung erfolgt stromlos. Das Nachweisvermögen reicht hinunter bis in den Ultraspurenbereich von 10^{-9} bis 10^{-11} mol/L. Bei der Adsorption aus wäßrigen Medien hängt die Signal-Konzentrations-Abhängigkeit von dem hydrophoben Charakter und von der Größe und der Orientierung der Moleküle an der Elektrodenoberfläche ab.
Wichtige Parameter der AdSV sind:

- Wahl der Adsorptionsbedingungen,
- pH-Kontrolle,
- Anreicherungszeit,
- Elektrodentypen,
- Optimierung der Ligand-Konzentration bei Metallbestimmungen.

Hauptstörungen stellen dar:

- Überlappende Wellen,
- Kalomelbildung,
- Sorption anderer organischer Spezies und Bildung intermetallischer Verbindungen.[28]

Zur Sicherung der Reproduzierbarkeit empfielt sich der programmgesteuerte Ablauf der einzelnen Schritte. Verschiedene Geräte werden hierzu kommerziel angeboten.

Hinweise zur Ausführung

Anforderungen an eine ideale Arbeitselektrode sind:

- einfache mechanische Handhabung mit reproduzierbarer bzw. leicht konditionierbarer Oberfläche,
- großer, anodischer und kathodischer Anwendungsbereich in den verschiedensten Grundelektrolyten,
- geringer Grundstrom und hohe Empfindlichkeit.[1]

Quecksilberelektroden. Die frei tropfende, die mechanisch kontrollierte, die stationäre, die statische und die Hg-Filmelektrode erfüllen diese Anforderungen weitgehend. Ihr Einsatz im anodischen Bereich ist je-

doch infolge der Eigenoxidation des Quecksilbers bei + 500 mV begrenzt. Die Sampling- bzw. Tast-Technik wird heute in Verbindung mit tropfkontrollierten Elektroden bei allen polarographischen Verfahren angewandt.

Neuere Geräte verwenden *ventilgesteuerte Quecksilberlektroden.* Der Hg-Fluß aus der Glaskapillare von 30 bis 120 µm Innendurchmesser wird mit einem Ventil mit Öffnungszeiten von 20 bis 200 ms gesteuert. Nach Schließen des Ventils bleibt die Hg-Oberfläche konstant. Der Vorteil dieses Elektrodentyps besteht darin, daß er als tropfkontrollierte Hg-, als statische Hg-Tropfenelektrode (SMDE) und als stationärer Hg-Tropfen einsetzbar ist.

Der *stationäre Hg-Tropfen* gestattet durch kleine Kapillar-Innendurchmesser (≤ 30 µm) die Bildung sehr kleiner Hg-Tropfen, die in der Inversvoltammetrie schlanke Auflösungspeaks liefern, vergleichbar denen der Hg-Filmelektrode. Kapillaren mit großen Innendurchmessern von 80 bis 200 µm führen zu großen Tropfen; bei längeren Elektrolysezeiten kann infolge der Rückdiffusion Metall in die Kapillare eindringen und so zu falschen Resultaten führen.

Bei der *Hg-Filmelektrode* wird der Hg-Film entweder durch Elektrolyse „in situ" mit zu der Probelösung zu-

Tabelle 2.96. Zersetzungspotentiale (E_Z) verschiedener Lösungsmittel bei 25 °C an Pt und Hg. Nach[37]

Lösungsmittel	Dielektrizitätskonstante	E_Z (V) an Pt anod.	kath.	E_Z (V) an Hg anod.	kath.
1,2-Dimethoxyethan	3,5	–	–	0,7	−3,0
Eisessig	6,2	2,0	–	–	−1,7
Dichlormethan	9,1	1,8	−1,7	–	–
Pyridin	12,0	1,2	−2,2	–	–
Methanol	31,5	1,3	–	–	−2,2
Acetonitril	36,2	2,7	−2,6	–	–
N,N-Diemthylformamid	36,7	1,5	−2,7	–	–
Propylencarbonat	65,2	1,7	−1,9	–	–
Wasser	80	1,4	–	–	−2,9
H_2SO_4 85 bis 96 %	100	2,1	–	–	−1,0

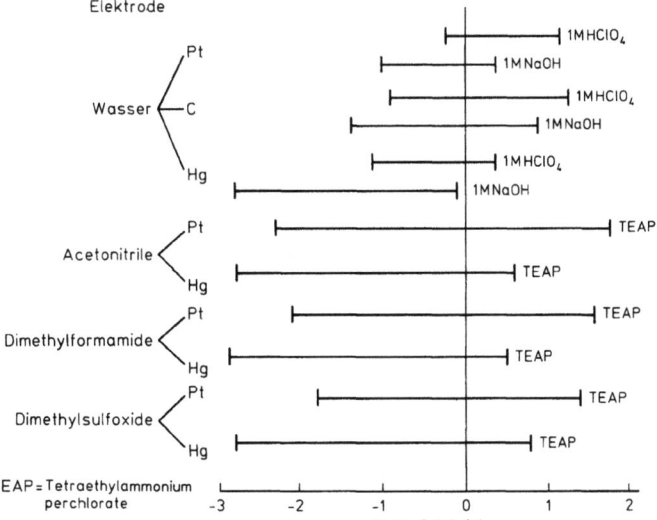

Abb. 2.420. Polarographisch nutzbare Spannungsbereiche verschiedener Lösungsmittel an der Hg-, Pt- und C-Elektrode. Nach[37]

gesetztem Hg(II) auf einer geeigneten Grundlage, meist glasartiger Kohlenstoff, oder „ex situ" durch Elektrolyse aufgebracht. Die Hg-Filmelektrode bringt in der Anodic-Stripping-Voltammetrie höhere Empfindlichkeiten und eine höhere Auflösung als der hängende Hg-Tropfen. Ungenügend bedeckte Hg-Filmelektroden haben oft eine geringere Wasserstoffüberspannung als reines Hg, wodurch der nutzbare Spannunsbereich eingeschränkt wird.

Festelektroden,[32] *modifizierte Elektroden.*[33-35] Sie werden vor allem im anodischen Bereich verwendet. Wegen der geringen Wasserstoff-Überspannung beschränkt sich der kathodisch nutzbare Potentialbereich in protischen Medien auf einige 100 mV.

Als Elektroden haben sich die *Kohlenpastenelektrode* und die *Glaskohlenstoffelektrode* durchgesetzt, die als stationäre, rotierende Scheiben und Ring-Scheiben-Elektroden eingesetzt werden.[1, 36]

Massive Pt-, Au-, Ag- sowie stationäre und rotierende Cu-Elektroden[1,9-11,32] werden auch dort verwendet, wo Quecksilber die Bestimmung stört. Die Grenzen der Polarisierbarkeitsbereiche hängen neben dem Elektrodenmaterial auch von der Zusammensetzung der Grundlösung, ab.

Grundlösungen. Bestandteile der Grundlösung sind:

- Lösungsmittel,
- Leitelektrolyt,
- Maximadämpfer und
- Komplexbildner.

In der polarographischen und voltammetrischen Pharmaanalytik von Arzneistoffen, Hilfsstoffen, Arzneiformen und biologischen Proben werden wäßrige, wäßrig-nichtwäßrige und nichtwäßrige Grundlösungen verwendet. Die Mehrzahl der Elektrodenreaktionen organischer Verbindungen ist mit dem Umsatz von Protonen verbunden, so daß häufig in gepufferten Systemen gearbeitet werden muß.

Nutzbare Spannungsbereiche gebräuchlicher *Lösungsmittel* sind in Abb. 2.420 zusammengestellt. Die Dielektrizitätskonstante ist für die Löslichkeit des Leitsalzes entscheidend.

Aufgaben und Funktionen des *Leitelektrolyten* sind:

1. Kleinhalten des Lösungswiderstandes;
2. Unterbindung der Migration der Depolarisator-Ionen, so daß diese ausschließlich durch Diffusion zur Elektrode gelangen. Deshalb soll der Leitelek-

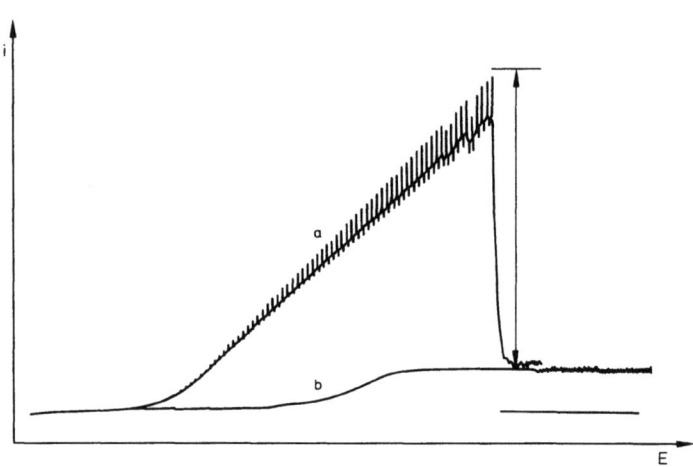

a

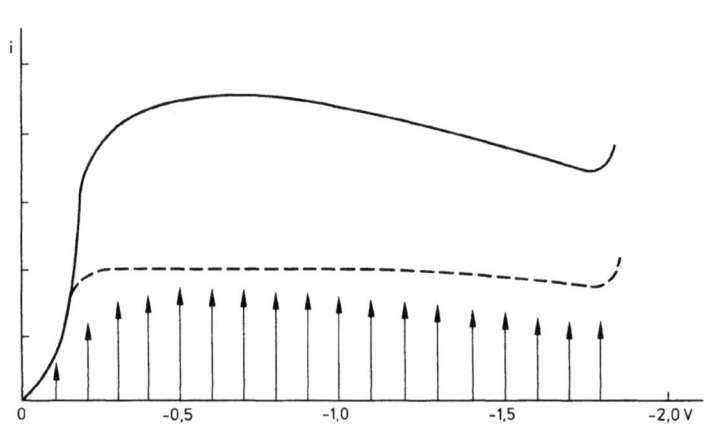

b

Abb. 2.421. a, b Gleichspannungspolarogramm von Sauerstoff. a ohne Maximumunterdrücker, b mit Maximumunterdrücker (Triton-X-100). Lösung 0,01 mol/L KCl

trolyt in der Grundlösung mindestens die 50fache Konzentration des Depolarisators besitzen;

3. Bestimmung des Potentialbereichs für die jeweils eingesetzte Arbeitselektrode.

Im sauren Medium ist der Potentialbereich am negativen Ende der Spannungsskala begrenzt durch die Wasserstoffentwicklung, im neutralen und alkalischen Medium durch die Reduktion des Kations der Grundlösung, z. B. K^+, Na^+, Li^+, NH_4^+, R_4N^+ etc., am positiven Ende durch die Bildung von schwerlöslichen Niederschlägen oder Komplexen der Anionen des Leitsalzes mit Hg_2^{2+}- oder Hg^{2+}-Ionen aus der Auflösung des Elektrodenmaterials oder durch die Sauerstoffentwicklung.

Polarographische Maxima.[1,9-11,18] Sie stören oder verfälschen die Auswertung der Polarogramme (Abb. 2.421).

Maxima der 1. Art werden durch oberflächenaktive Stoffe, die an der Elektrodenoberfläche adsorbiert werden, unterdrückt. Meist gebrauchte Maximadämpfer sind Triton-X-100, Gelatine und Agar Agar. Maxima 2. Art können durch Änderung der Quecksilberniveauhöhe, jedoch nicht durch Zusatz von Maximadämpfern verhindert werden.

Maxima 1. Art und in geringerem Maße Maxima 2. Art werden in der Adsorptionspolarographie zur Bestimmung oberflächenaktiver Substanzen ausgewertet.[18,23,24]

Verhalten des gelösten Sauerstoffes, Entlüftung der polarographischen bzw. voltammetrischen Lösung.[1,9-11] Gelöster Sauerstoff wird in zwei Schritten elektrochemisch reduziert.

1. Schritt: In saurer (I) bzw. alkalischer-neutraler (II) Lösung

I: $O_2 + 2H^+ + 2e^- \rightleftharpoons H_2O_2$

II: $O_2 + 2H_2O + 2e^- \rightleftharpoons H_2O_2 + 2OH^-$

Bis zu pH $\leq$ 9 ist der Prozess reversibel und ist im DC-Polarogramm von einem scharfen Maximum 1. Art begleitet, das zur Bestimmung des gelösten Sauerstoffes benutzt werden kann.

2. Schritt: Für pH-Werte bis zu $\leq$ 10 (II) tritt eine breit gezogene, irreversible Stufe zwischen $-0,7$ und $-1,3$ V (vs. ges. K. E.) auf.

I: $H_2O_2 + 2H^+ + 2e^- \rightarrow 2H_2O$

II: $H_2O_2 + 2e^- \rightarrow 2OH^-$

Gelöster Sauerstoff selbst kann mit Hg reagieren.

$O_2 + 2Hg + 2Cl^- + 2H_2O \rightarrow H_2O_2 + Hg_2Cl_2 + 2OH^-$

Die Sauerstoff-Reduktionsstufen stören stark DC-, Square-Wave- und Puls-Signale. Im Inversvoltammogramm verursacht Sauerstoff einen schlechten Grundstrom. Reaktionen mit Hg-Amalgam sind möglich. Unabhängig von der eingesetzten Methode sind die Meßlösungen zu entlüften und während der Messung unter Schutzgas zu halten. Hierzu werden vor der eigentlichen Messung für 5 bis 20 min Stickstoff oder Argon durch die Lösung geleitet. Sauerstoff ist in organischen Lösungsmitteln meist noch besser löslich als in rein wäßrigen Lösungen. Deshalb werden vielfach längere Entlüftungszeiten als in wäßri-

gen Lösungen gebraucht. In alkalischen Lösungen kann der Sauerstoff durch Zusatz von festem Natriumsulfit entfernt werden. Die Reaktion verläuft meist langsam und unvollständig. Schwermetallspuren beschleunigen sie katalytisch, während EDTA oder Ethanol sie verlangsamen.

Auswertung von Polarogrammen und Voltammogrammen

Beispiele graphischer Auswertungen von Polarogrammen und Voltammogrammen sind in Abb. 2.422 dargestellt.

Zur quantitativen Auswertung der Polarogramme und Voltammogramme sind in der Literatur verschiedene Verfahren vorgeschlagen worden.[1,38,39] Mit wenigen Ausnahmen liegt immer eine lineare Funktion der Form $i = f(c)$ oder $h = f(c)$ zugrunde. Dabei ist h die Höhe des in mm gemessenen Signals. Für Routinebestimmungen reicht es in der Regel, den Grundstrom im Potentialbereich des auszuwertenden Signals zu interpolieren. Das jeweils ausgewählte Verfahren muß innerhalb einer Meßreihe streng beibehalten werden.

Bei *identischen Grundstromverläufen* wird der Grundstrom getrennt aufgenommen und anschließend visuell oder rechnerisch abgezogen.

Zur *Auswertung von Spitzenströmen* gibt es mehrere Möglichkeiten: die visuelle Ermittlung des Grundstromverlaufs durch Anlegen eines „extrapolierten" Reststroms; bei stark gekrümmten Grundströmen das Anlegen einer Tangente, wobei die resultierenden Eichgeraden oft nichtlinear sind oder nicht durch den Nullpunkt gehen; die rechnerischen Approximationen des Basisverlaufs liefern möglicherweise die besten Werte.[1]

Die *Auswertung bei der Simultanbestimmung* ist oft schwierig, wobei der Schwierigkeitsgrad durch den Abstand der Stufen oder Peaks sowie durch deren Neigung bzw. deren Breite bestimmt wird. Bei idealen Wellen, entsprechend einer symmetrischen Gauss-Verteilung, können bei bekanntem Elektronenumsatz n und bekannter Amplitudenhöhe ΔE die Peaks bei Peaküberlappungen berechnet und daraus die Peakhöhen ermittelt werden.[40,86,87]

Die *quantitative Bestimmung* eines Depolarisators beruht auf der Eichung entsprechend der Analysenfunktion $i = f(c)$ bzw. $h = f(c)$. Sie erfolgt durch *Eichzusätze oder Eichkurven.* Das Aufstockungs- bzw. Standardadditionsverfahren im linearen Bereich der Eichkurve empfielt sich besonders in der organischen Polarographie, da unbekannte oder schlecht kontrollierbare Matrixeffekte ausgeschaltet werden. Die gesuchte Konzentration c_x ergibt sich aus:

$$c_x = \frac{h \cdot c \cdot v}{(H(V+v) - V \cdot h)} \tag{8}$$

V = Volumen der Analysenlösung,
c = Konzentration der Eichlösung,
h = Höhe der Stufe / Welle vor dem Eichzusatz,
H = Höhe nach dem Eichzusatz,
v = Volumen der Eichlösung.[1]

Der Nachteil bei Eichkurven ist, daß die eingesetzte Kapillare gegen eine bekannte Bezugslösung wieder-

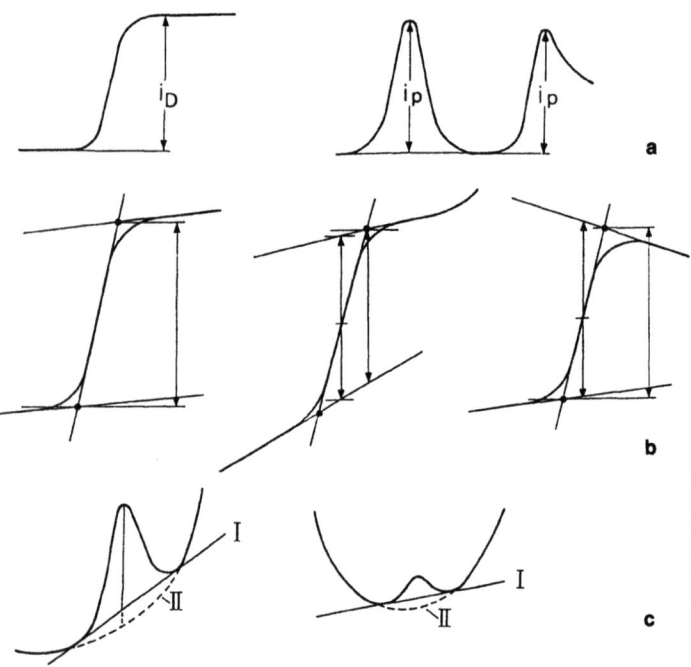

a

b

c

Abb. 2.422 a–c. Auswertung von Polarogrammen und Voltammogrammen. **a** ideale Verhältnisse, linearer Grundstromverlauf; **b** Auswertung von Stufenhöhen unter nichtidealen Verhältnissen; **c** Auswertung von Spitzenströmen bei stark gekrümmtem Grundstromverlauf: I. Tangentenmethode, II. Auswertung mit Kurvenlineal. Aus[1]

holt geeicht werden muß. Seltener sind *Standardvergleichslösungen* oder der Zusatz eines *internen Standards*.

Fehler bei polarographischen und voltammetrischen Messungen

Reproduzierbarkeit und Langzeitwiederholbarkeit polarographischer und voltammetrischer Messungen hängen von der Qualität der verwendeten Arbeits- und Referenzelektrode und der Meßanordnung ab. Hauptfehler bei den Messungen sind:

Fehlerhafte Arbeitselektroden. Bei der *Hg-Tropfelektrode* ist es der unregelmässige Tropfenabfall, bedingt durch verunreinigtes Quecksilber oder durch Verunreinigungen in der Kapillare bzw an der Kapillarenspitze. Externe Verunreiningungen der Kapillare können durch Eintauchen in heiße Salpetersäure (10%) oder heißes DMF entfernt werden. Erfahrungsgemäß ist der Austausch einer unregelmäßig tropfenden Hg-Elektrode ohne vorherige, langwierige Reinigungsversuche immer besser. Voraussetzung für ein einwandfreies Verhalten von *Festelektroden* ist eine spiegelglatte Oberfläche. Polieren der Elektrodenoberfläche mit befeuchtetem Aluminiumoxid-Pulver einer Korngröße von 0,5 μm, das z. B. zum Polieren von IR-Fenstern gebraucht wird, liefert brauchbare Oberflächen. Die Art einer weiteren chemischen Behandlung und/oder chemischen oder elektrochemischen Konditionierung der Oberfläche hängt vom jeweiligen Einsatz ab. Als *Bezugselektroden* werden meist die ges. Kalomel- oder Silber/Silberchlorid-Elektrode mit einer Elektrolytbrücke verwendet. Neben Gasblasen in der Brücke stellen

Verunreinigungen durch undichte, verunreinigte Brücken-Fritten oder Diaphragmen eine ernsthafte Fehlerquelle dar, nicht nur in der Spurenanalyse.

Matrixeffekte. Sie können gemessene Ströme und Potentiale beeiflussen.

Keine konstante Temperatur. Die Temperatur übt einen starken Einfluß auf den Diffusionskoeffizienten *D* sowie auf die Viskosität des Hg und somit auf die Änderung der Strömungsgeschwindigkeit aus. Bei der hängenden Hg-Tropfenelektrode bewirkt der Thermometereffekt eine Änderung der Hg-Tropfenoberfläche; ebenso beeinflußt sie die Geschwindigkeitskonstanten vor- und nachgelagerter Reaktionen mit kinetischen und katalytischen Strömen sowie die Elektrodenreaktionen und Adsorptionsvorgänge. Die Temperaturkoeffizienten polarographischer Ströme sind von den einzelnen Methoden abhängig.

Einsatz alter Lösungen. Das gilt insbesondere für alte Eichzusatzlösungen. Es ist zweckmässig, bei organischen Depolarisatoren und bei anorganischen Spezies im Spurenbereich stets frische Eichlösungen anzusetzen und anzuwenden.

Fehlen eines Lichtschutzes. Der Einsatz von Braunglaszellen ist daher bei lichtempfindlichen Substanzen notwendig.

Praktische Anwendungen

Die elektrochemische Aktivität organischer Substanzen hängt grundsätzlich von ihrem nucleophilen oder elektrophilen Charakter ab.

Direkte Bestimmung. Die elektrochemische Reduktion bzw. Oxidation findet ausschließlich an Bindungen oder funktionellen Gruppen oder Molekülgruppen statt. In der Tab. 2.97 sind reduzierbare Bindungstypen und funktionelle Gruppen, in der Tab. 2.98 oxidierbare Gruppen zusammengestellt.

Tabelle 2.97. Reduzierbare funktionelle Gruppen für die polarographische und voltammetrische Bestimmung organischer Verbindungen. Nach[1,6]

Reduzierbare Gruppen	Verbindungen
$>C=C<$	
$-C\equiv C-$	ungesättigte aliphatische und (poly-)aromatische KW mit konjugierten Doppel- oder Dreifachbindungen und mit kumulierten Doppelbindungen
$-\overset{\mid}{\underset{\mid}{C}}-X$	halogensubstituierte aliphatische und aromatische KW, mit Ausnahme der Fluorverbindungen
$>C=O$	aliphatische und aromatische Aldehyde, Ketone und Chinone
$-O-O-$	aliphatische und aromatische Peroxide und Hydroperoxide
$-NO_2$	aliphatische und aromatische Nitro- und
$-NO$	Nitrosoverbindungen
$-N=N-$	Azoverbindungen
$>C=N-$	Benzodiazepine, Pyridine, Chinoline, Acridine, Pyrimidine, Triazine, Oxime, Hydrazone, Semicarbazone
$-S-S-$	Disulfide
$>C=S$	Thiobenzophenone
$-SO-$	Diaryl- und Alkylaryl-Sulfoxide,
$-SO_2-$	-Sulfone und
$-SO_2NH-$	-Sulfonamide
$-\overset{\mid}{\underset{\mid}{C}}-Me$	metallorganische Verbindungen

Tabelle 2.98. Oxidierbare funktionelle Gruppen für die voltammetrische (und polarographische) Bestimmung organischer Verbindungen. Nach[1,6]

Oxidierbare Gruppen	Verbindungen
$R-\overset{\mid}{\underset{\mid}{C}}-H$	(poly-)aromatische KW (R = Aryl)
$-OH$	Phenole
$-NH_2$	aromatische Amine
$-CO-N<$	Amide

Beispiele für oxidierbare, elektrochemisch bestimmbare Stoffklassen zeigt Tab. 2.99.

Tabelle 2.99. Oxidierbare, elektrochemische bestimmbare Stoffklassen. Nach[1]

Stoffklasse, Substanzen	Allgemeine Strukturformel	Elektrodenpotential (vs. Ag/AgCl)
Aromatische Hydroxyverbindungen		
Antioxidanzien		+ 800 mV
		+1.000 mV
		+1.200 mV
Catechole		+ 800 mV
Flavone		+1.000 mV
Halogenierte Phenole		+1.200 mV
Hydroxybiphenyle		+ 800 mV
Hydroxycumarine		+1.000 mV
Methoxyphenole		+ 800 mV
Estrogene		+1.000 mV
Phenole		+1.200 mV
Tocopherole		+ 800 mV
Aromatische Amine		
Aniline		+1.000 mV
Benzidine		+ 600 mV
Sulfonamide		+1.200 mV
Indole		
Indolyl-3-Verbindungen		+1.000 mV
5-Hydroxyindole		+ 800 mV
Phenothiazine		+1.000 mV
Thiole		+ 800 mV
Verschiedene		
Ascorbinsäure		+ 800 mV
Carotine		+ 800 mV
Purinderivate		+ 800 mV
		+1.000 mV
Vitamin A		+1.000 mV

Die Potentialbereiche sind in Abb. 2.423 festgehalten. Die elektrochemische Bestimmung oxidierbarer, funktioneller Gruppen, wie Amine, Phenole, Endiole etc. gewinnt mit dem Einsatz der elektrometrischen Detektion nach HPLC-Trennung immer mehr an Bedeutung, so daß heute in der Praxis die Anzahl elektrochemisch indizierter Proben nach HPLC-Trennung die direkte polarographische und voltammetrische Bestimmung übertrifft.

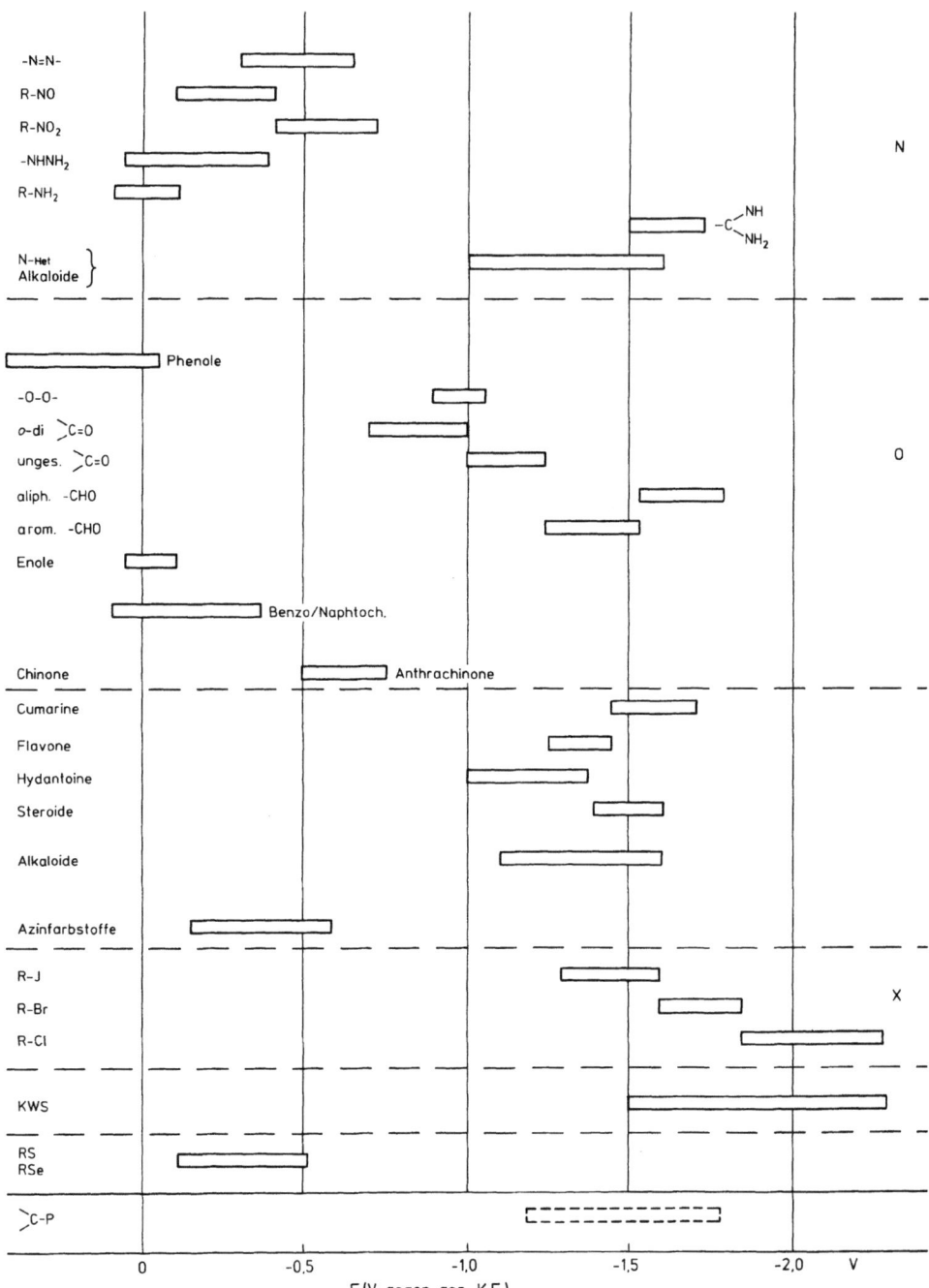

Abb. 2.423. Reduktionspotentiale funktioneller Gruppen. Vereinfachte Darstellung für wäßrige Medien. Aus[41]

Funktionelle Gruppen, die mit dem Elektrodenmetall (Quecksilber, Silber) oder mit Schwermetallen unlösliche oder komplexe Verbindungen eingehen, und so direkt oder inversvoltammetrisch zu bestimmen sind, sind in der Tab. 2.100 aufgelistet.
Eine auch für die Pharmaanalytik sehr interessante neue Entwicklung ist die adsorptive Anreicherung an der Elektrodenoberfläche (AdSV), gefolgt von inversvoltammetrischer Bestimmung. So lassen sich verschiedene Arzneistoffe – in reiner Form oder in Zubereitungen bzw. in biologischen Matrices – bis in den Ultraspurenbereich von 10-9 mol/L und weniger bestimmen.

Tabelle 2.100. Mit Quecksilber- und Silber-Ionen reagierende Gruppen. Nach[1,6]

Mit Quecksilber-Ionen reagierende Gruppen	Verbindungen
—SH	Thiole
$\begin{array}{c}\\\end{array}$ N—C $\overset{S}{\underset{S-}{\diagup}}$	Dithiocarbamate
$\begin{array}{c}-NH\\-NH\end{array}$ C=S	Thioharnstoffe, Thiobarbiturate
$-C\overset{S}{\underset{NH_2}{\diagup}}$	Thioamide
$\begin{array}{c}-NH\\-NH\end{array}$ C=O	Barbitursäure- und Uracilderivate

Indirekte Bestimmung. Polarographisch und voltammetrisch nicht reduzierbare oder oxidierbare Substanzen oder solche, die analytisch nicht oder schwer verwertbare Signale liefern, lassen sich nach chemischer, photochemischer oder elektrochemischer Funktionalisierung – Veränderung vorhandener inaktiver funktioneller Gruppen – bzw. durch Neueinführung oder Bildung einer elektrochemisch aktiven Gruppe polarographisch oder voltammetrisch bestimmen (Tab. 2.101).[42, 86, 87]
Indirekt bestimmbar sind auch katalytisch wirksame Substanzen sowie oberflächenaktive, elektrochemisch inaktive Stoffe. Letztere können mit Hilfe der Adsorptionspolarographie und tensammetrisch erfaßt werden.[18,23,24]

Bestimmung formulierter Formen. Die polarographische und voltammetrische Bestimmung von Arznei- und Hilfsstoffen erfolgt in protischen und aprotischen Lösungsmitteln je nach:

- Löslichkeit der Arzneistoffe und der Arzneiformen,
- elektrochemischem Verhalten der zu bestimmenden Arzneistoffe,
- der Formulierungskomponenten und
- bei biologischen Proben je nach Verhalten der Matrix.

Im allgemeinen stören ungelöste, suspendierte Begleitstoffe oder gefärbte Lösungen die polarographische und voltammetrische Bestimmung nicht oder weit weniger als dies etwa für photometrische Methoden der Fall ist.[6]
In *flüssigen Arzneiformen* können Arznei-, Hilfs- oder Begleitstoffe oftmals direkt nach Verdünnen mit Lösungsmittel und Zusatz eines Leitsalzes bzw. von Grundelektrolyt oder von Wasser bestimmt werden.
Feste Arzneiformen werden, nach Zerkleinern, mit einem geeigneten Grundelektrolyten, der den (die) Arzneistoff(e) löst, behandelt und gegebenenfalls nach Verdünnung polarographiert.[1] Eine Abtrennung des Arzneistoffes ist in festen Arzneiformen in Gegenwart oberflächenaktiver Hilfsstoffe, wie Gelatine, Polyvinylpyrrolidon, Methylcellulose etc. oft erforderlich, da diese die polarographischen und voltammetrischen Signale verzerren oder durch starke Verschiebung der

Tabelle 2.101. Indirekte polarographische/voltammetrische Bestimmung nach Funktionalisierung. Nach[42]

Reaktion	Erläuterungen	Beispiele
Oxidationen	mit H_2O_2, Br_2 oder $KMnO_4$ zu N-Oxiden	tert. Amine (z. B. Codein), Lidocain, Hydrazinderivate (z. B. Nialamid, Iproniazid, Isoniazid
	mit Br_2 oder HNO_3	Phenothiazine, Purinderivate (z. B. Coffein, Theobromin)
	mit HIO_4 zu HCHO	vicinale Glycole
	mit HIO_4 zu Chinonen	Adrenalin, Noradrenalin
Nitrierung	mit HNO_3/H_2SO_4 bei Bestimmung in alkalischer Lsg. stört Reagenzüberschuß nicht	Anilide (z. B. Phenacetin, Paracetamol), Methadon, Phenazon, Hydantoine (z. B. Phenytoin), Phenobarbital, Primidon, Morphinderivate
	nitrierende Spaltung	Chlorprothixen
Einführung von Substituenten mit Nitrogruppen	Umsetzung mit 3,5-Dinitrobenzoylchlorid oder -anhydrid	Phenole, Alkohole, Mercaptane, Thiophenole, prim. und sek. Amine
N-Nitrosierung	Umsetzung mit $NaNO_2/H_2SO_4$	Anilide (z. B. Phenacetin), sek. Amine (z. B. Ketamin, Tetracain)
Azomethinbildung	Umsetzung mit NH_3, Hydrazin, Hydroxylamin, prim. Aminen, Girard-Reagenzien	Aldehyde, Ketone, Ketosteroide, Pyridoxal
	Umsetzung mit Formaldehyd	Aminosäuren
Bromierung	Addition von Br_2	Olefine, Citronensäure
	Substitution durch Br	Sulfonamide, Phenole

Signale stören; im Fall der Differential-pulspolarographie können die Signale durch tensam-metrische Wellen u. U. völlig unterdrückt sein.[6,43-45]
In *fetthaltigen Präparaten*, wie Salben, Cremes, Zäpf-chen etc. ist die Abtrennung der zu bestimmenden Sub-stanzen meistens unumgänglich. Wasserlösliche Arz-neistoffe werden aus den mit Petrolether, Hexan oder Ether gelösten Proben mit Pufferlösungen oder mit verdünnten Säuren ausgeschüttelt bzw. extrahiert.[44,45]
Ist der zu bestimmende Arzneistoff an der Elektro-denoberfläche stärker adsorbiert als der tensidische Hilfsstoff, dann entfällt meistens eine vorherige Ab-trennung. Thyroxin und Liothyronin sind so stark an der Elektrodenoberfläche adsorbiert, daß sie direkt ohne vorherige Trennung vom Tablettenmaterial be-stimmt werden können.[46] Die Differential-Puls-Pola-rographische-Reduktionswelle der Nitrogruppe im Chloramphenicol wird durch Gelatine und Methyl-cellulose nicht beeinflußt, während Hydroxypropyl-methylcellulose eine starke Verschiebung des Reduk-tionspotentials verursacht. Polyvinylpyrrolidon, Dodecylsulfat oder Polyethylenglycocol setzen die Höhe der Nitro-Reduktionswelle bis zu 75 % herab.[43]
In einigen Fällen wird auch eine Vergrößerung der Si-gnalhöhe durch Tenside beobachtet.[5,43] Die Höhe des Riboflavin-Peaks einer 10^{-5} molaren Lösung wird durch Zusatz von 200 µg Methocel ml^{-1} verdoppelt.
Bei der Ausarbeitung einer neuen Bestimmungsme-thode sollten, wenn möglich, vorher die polarographi-schen Bedingungen in der Placebolösung genau stu-diert werden. Die Auswertung der Polarogramme sollte zweckmäßig mit Hilfe der Eichzusatzmethode vorgenommen werden, da sich so oft unkontrollierba-re bzw. schlecht kontrollierbare Einflüsse bekannter und unbekannter Matrixkomponenten bzw. Lö-sungspartner einfach ausschalten lassen.

Beispiel

Der praktische Einsatz der Polarographie wird durch nachfolgende Analysenvorschrift zur Bestimmung von Formaldehyd in Stärke illustriert. Der Vorteil des polarographischen Verfahrens besteht darin, daß die Messung bis in den Spurenbereich auch in Gegenwart von ungelöster oder suspendierter Stärke möglich ist.

Methode. Differentialpulspolarographie (DPP).

Polarograph. z. B. Polarecord 626 oder E 506, Fa. Metrohm; Polarographic Analyzer PAR 174; Multi-polarograph Amel A 433/A 430 oder gleichwertiges Gerät mit Differentialpulsmodus.

Elektroden. Tropfende Quecksilberelektrode (QTE) als Arbeitselektrode; gesättigte Kalomelelektrode als Referenzelektrode; Platindraht als Gegenelektrode.

Meßzelle. Thermostatisierte Braunglaszelle mit ma-gnetischem Rührer; Temperaturkonstanz (Raumtem-peratur 23 ± 0,5 °C).

Chemikalien. Folgende Substanzen werden verwen-det:

- Formaldehyd ≥ 37 %, pA-Ware (Titer muß be-kannt sein);
- Natronlauge 0,1 N;
- Natronlauge 2 N;

- bidestilliertes Wasser (kein Ionenaustauscherwas-ser!);
- Stickstoff, hochrein (99,999 %), Stickstoff in vorge-schalteter Waschflasche mit Grundelektrolyt sätti-gen, Durchfluß etwa 100 ml/min (Rotameter).

Formaldehyd-Stammlösung. 1 ml Formaldehyd (mit bekanntem Titer) auf 0,1 mg genau gewogen in einen 50-ml-Braunglas-Meßkolben geben, mit Wasser lö-sen und bis zur Marke auffüllen (1 Woche haltbar).

Formaldehyd-Eichlösung. 5 ml der Formaldehyd-Stammlösung in einen 100-ml-Braunglas-Meßkolben pipettieren, 5 ml Natronlauge (2 N) zusetzen und mit Wasser bis zur Marke auffüllen (täglich frisch herstel-len!).

Messung. 0,5 g Maisstärke-Muster, auf 0,1 mg genau gewogen, in die Meßzelle geben, 20 ml Natronlauge (0,1 N) zufügen, während 10 min mit Stickstoff (ca. 100 ml/min) unter Rühren entlüften, dann 1 bis 5 min die suspendierten, nichtgelösten Teilchen sich absetzen lassen und mit den unten angegebenen Pa-rametern polarographien. 40 µl der Eichlösung zuge-ben, 30 s unter Rühren entlüften, dann 1 bis 5 min ab-setzen lassen und anschließend mit den gleichen Parametern polarographien. Ist die Welle der Prüf-lösung (Muster) kleiner als die Hälfte der Zunahme der Wellenhöhe nach dem ersten Formaldehyd-Eichzusatz, ist die Messung beendet. Andernfalls sind drei Formaldehyd-Eichzusätze derart zuzuge-ben, daß die Höhe der gemessenen Welle nach dem letzten Zusatz mindestens 2,5mal so hoch ist wie die der Welle der Prüflösung vor den Formaldehyd-Eichzusätzen.

Meßparameter. Es gelten folgende Parameter:

- Differentialpulspolarographie (DPP);
- Impulshöhe: $\Delta E = 50$ mV;
- Startpotential: -1.400 mV (vs. ges. K. E.);
- Scan: 5 mV/s;
- Scanrichtung: negativ;
- Tropfzeit: 0,5 s;
- Geräteempfindlichkeit E: etwa 0,5 nA/mm, je nach Signalhöhe; ausgemessene Welle mit E_p (Spitzen-potential) bei: -1.720 mV ± 30 mV (vs. ges. K. E.).
- Achtung: Die Quecksilbertropfelektrode sollte nicht mehr als 5 mm in die Meßlösung eintauchen!

Auswertung. Die Signalhöhen der Prüf- und Ver-gleichslösungen werden in mm ausgemessen.

Berechnung. Der Formaldehyd-Gehalt der Probe be-rechnet sich zu:

$$w = \frac{c_s \cdot S_0}{n \cdot E} \cdot \Sigma \frac{V_i}{S_i - S_0} \quad [\mu g/g = ppm] \quad (9)$$

S_0 = Signal der Prüflösung,
V_0 = Volumen der Prüflösung (ml),
c_s = Konzentration der Eichlösung (µg/ml),
V_i = Volumen der i-ten zugesetzten Eichlösung (ml),
s_i = Signal der Probelösung nach i-tem Eichzusatz,
S_i = $s_i \cdot (V_0 + V_i) / V_0$,
n = Anzahl der Eichzusätze,
E = Einwaage (g).

Polarographische und voltammetrische Bestimmung von Arzneistoffen

Arzneistoff	Verfahren	Elektrode	Bedingungen	Möglichkeiten	Literatur
Analgetika Indometacin (I)	AC_1		Bestimmung in Nitrosier-Lsg. pH 1,3; Nachweisgrenze: 10^{-9} mol/L (0,30 µg/ml)	Bestimmung als Nitrosamin nach Nitrosierung; indirekte Bestimmung in Serum nach Extraktion mit Dichlormethan; Methode ist geeignet für pharmakokinetische Messungen	47
Indometacin (I)	DC_1P	(DME)	Bestimmung in 2 % Aceto-nitril, Britton-Robinson-Puffer; Nachweisgrenze bei pH 4,81 und 9,39	NPP-Bestimmung von (I) in Kapseln (25 µg); Elektroden-reaktion hängt stark vom pH ab	48
	LSV DPP, NPP	(HMDE)			

Nachweisgrenze:

	pH	DC_1P	DPP	NPP	
	4,81	0,023	0,012	0,018	
	9,39	0,015	0,030	0,031	

Arzneistoff	Verfahren	Elektrode	Bedingungen	Möglichkeiten	Literatur
Indometacin (I)	DCP	(DME)	Bestimmung in Methanol, Puffer pH 2,26 bis 9,35, in Methanol, 0,1 molarer LiCl	Bestimmung von (I) als Rein-substanz und in Arzneiformen: Kapseln (25, 50 mg), Suppositorien (50, 100 mg), Suspensionen (500 mg)	49
Paracetamol (II)	DPV	(CPE)	Bestimmung in Pufferlsg. pH 1, 2, 5, 8, 1 molare $NaNO_3$, Konzentrationsbereich: 10^{-6} bis 10^{-4} mol/L	Simultanbestimmung von (II) und Vitamin C; Bestimmung in Arzneiformen (Tabletten), nach Extraktion im Serum	50
Alkaloide Berberin (I) Canadin (II) Jatrorubin (III)	NP DPP	(DME)	Bestimmung in 0,1 molarer NaCl/HCl pH 2, Nachweis-grenze: NP = 5×10^{-5} mol/L, DPP = $1 \cdot 10^{-6}$ mol/L; E_p = Funktion der Depolarisatorkonzentration	NP und DPP zum Nachweis von (I) und (III) in Arznei-formen	51
Sanguinarin (IV), Chelerythrin (V)	DPP	(DME)	Bestimmung in McIlvain-Puffer pH 3,4; E_p(IV) = $-0,392$ V (Ag/AgCl), E_p(V) = $-0,44$ V	Bestimmung von kommerziellen Produkten auf Basis von San-guinaria-canadensis-Extrakten	52
Reserpin (VI)	CV	(GCE)	Bestimmung in 0,005 molarem Phosphatpuffer pH 4, Nach-weisgrenze (VI): $2 \cdot 10^{-9}$ mol/L nach Anreicherung	Bestimmung im Urin mit Aus-tausch des Grundelektolyten nach der Anreicherung; 10^{-7} mol/L sind neben Yohimbin und Propranolol (10^{-4} mol/L) bestimmbar	53
	DPP AdSV CV	(CPE) (GCE)	Messung in Methanol, 0,05 molarer KH_2PO_4 pH 4,5, 0,005 molarer Heptansulfonsäure		54
	HPLC-EC	(GCE)	Mobile Phase wie oben, $E_{Anreich}$ = $+1,0$ V (Ag/AgCl)	Bestimmung von (VI) in komplexen biologischen Medien, Urin; HPLC-EC ca. 30mal empfindlicher als HPLC-UV	
Papaverin (VII)	AdSV	(HMDE)	Bestimmung nach Anreicherung in 0,2 molarer KF; $E_{Anreich}$ = $-1,1$ V (SCE), E_p = $-1,45$ V (SCE); linearer Konzentrationsbereich: 10^{-9} bis $1 \cdot 10^{-6}$ mol/L		55

Arzneistoff	Verfahren	Elektrode	Bedingungen	Möglichkeiten	Literatur
Sulfonamide Sulfadiazine (I)	LSV, DPV	(stat. GCE)	Bestimmung in Britton-Robinson-Puffer; Nachweisgrenze: DPV $= 10^{-6}$ mol/L	Bestimmung in Arzneiformen: Tabletten	55a
Chlorquinaldol (II)	DCP	(DME)	Bestimmung in KCl, HCl, pH 0,5 bis 1,5, 50% Isopropanol (V/V), linearer Bereich: $5 \cdot 10^{-5}$ bis $5 \cdot 10^{-4}$ mol/L	Bestimmung in Arzneiformen: Tabletten, Cremes, Pomaden	56
Clioquinol (III)	DPP, rapid DC	(DME)	Bestimmung in 50% Isopropanol, KCl, HCl, pH < 1,5	Bestimmung in Arzneiformen: ölige Formen, Cremes	57
Antibiotika Chloramphenicol (I)	DCP	(DME)	Bestimmung in Britton-Robinson/Acetat-Puffer pH 4,6, 10% DMF, 0,01% Gelatine	Bestimmung in kombinierten Formen, geeignet für Produktionskontrolle	58
Chloramphenicol (I)	DCP	(DME)	Bestimmung in Pyridin-Ameisensäure, Me_4NCl, pH 4,3, Gelatine, $E_{1/2}(I) = -0,43$ V (Ag/AgCl), $E_{1/2}(II) = -0,18$ V $E_{1/2}(III) = -0,52$ V	Simultanbestimmung von (I) und Nitrofurantoin (II), Nitrophenol (III); Bestimmung im Urin; Bestimmung in Arzneiformen: Tabletten, Kapseln	59
Gentamycin (IV)	DCP, NP, DPP, AC	(DME)	Bestimmung in Phosphatpuffer pH 5 bis 8, $Na_2SO_4 +$ NaOH, pH > 12; Konzentrationsbereich: 0,5 bis 10 µg/ml in wäßriger Pufferlsg.	Vergleich des Verhaltens von (IV) mit dem Verhalten von Streptomycin	60
Rifampicin (V), 25-Desacetylrifampicin (VI)	HPLC-EC	(GCE)	Mobile Phase = 70% MeOH, 50 mM KNO_3; $E_{Anreich} = +0,45$ V (Ag/AgCl); Nachweisgrenze: (V) = 0,05 µg/ml, (VI) = 0,02 µg/ml bei 10 nA	Direkte Einspritzung, Bestimmung in Serum	61
Saframycine A, YD-1, Y-3', MX' (VII)	DC_1P, DPP	(DME)	Bestimmung in 20% MeOH, Phosphatpuffer pH 7, linearer Bereich: 0,5 bis 20 µg/ml	DPP-Bestimmung nach DC-Trennung; DPP-Bestimmung in Gärlösungen, Vergleich mit HPLC-UV	62
Tetracyclin (VIII)	DPP	(DME)	Bestimmung in Phosphatpuffer pH 6,8, $E_p(VIII) = -1,39$ V (SCE)	Bestimmung von (VIII) in kommerziellen Proben in Gegenwart von Anhydrotetracyclin (Abbauprodukt)	63
Antiarrythmika Nifedipin (I)	DCP, DPP	(DME)	Bestimmung in 10 bis 30% EtOH, Acetatpuffer (0,02 molar), Phosphorsäure (0,02 molar); Sörensen-Phosphatpuffer, 0,18 molare KCl; linearer Bereich: DPP = 10^{-4} bis 10^{-8} mol/L	Bestimmung in Arzneiformen: Tabletten (20 mg); Content-uniformity-Tests; Stabilitätstests	64
Nifedipin (I)	CV, AdSV	(HMDE)	Bestimmung in Britton-Robinson-Puffer pH 4,4, 0,25 molare $NaClO_4$; $E_{Anreich} = -0,2$ V (SCE); linearer Bereich: $2 \cdot 10^{-9}$ bis $1 \cdot 10^{-7}$ mol/L bei (t_a) = 120 s; Erfassungsgrenze: 4,1 ng/ml in Blutserum; Nachweisgrenze: $4 \cdot 10^{-10}$ mol/L	Bestimmung in Arzneiformen: Kapseln, nach Extraktion auf Sep-Pak C_{18} in Humanserum; Gelatine (7 ppm), Albumin (8 ppm) unterdrücken das Signal, 450 ppm Cl^- stören nicht	65
Nifedipin (I)	DPP	(DME)	Bestimmung in EtOH, Phosphatpuffer pH 6 (30:70, V/V); untere Erfassungsgrenze: $5 \cdot 10^{-9}$ mol/L	Polarographische Untersuchung der Photozersetzung; Auftreten neuer Reduktionswellen	66

Arzneistoff	Verfahren	Elektrode	Bedingungen	Möglichkeiten	Literatur
Hormone Steroidhormone, Sterole, Vitamin D, Herzglykoside	(Potentiometrie), Polarographie, Voltammetrie			Übersichtsarbeit	67
Testosteron (I), Methyltestosteron (II), Progesteron (III)	AdSV, LSV, DP	(SMDE)	Bestimmung in 25 ml EtOH, 20 ml 0,005 molarer NaOH; $E_{Anreich} = -0,8$ V (Ag/AgCl); Nachweisgrenzen: (I) $= 1,6 \cdot 10^{-10}$ mol/L, (II) $= 3,3 \cdot 10^{-10}$ mol/L, (III) $= 2 \cdot 10^{-10}$ mol/L	Bestimmung von (II) in Tabletten	68
Ethinylestradiol (IV)	DCP, CV	(SMDE)	Bestimmung in 50% MeOH/Wasser (V/V), 0,1 molarer Na_2CO_3	Direkte Bestimmung basiert auf der Bildung einer schwerlöslichen -C≡C-Hg-Verbindung	69
Levonorgestrel (V)	NPP, HPLC-EC		Mobile Phase: MeOH (60% V/V), 0,01% $(NH_4)_2HPO_4$, pH 8	Bestimmung von (V) in Arzneiformen: Verhütungsmittel	
	CSV	(LSV)	Bestimmung in MeOH (50% V/V), Wasser, 0,1 molare $NaNO_3$, 0,005 molare NaOH; $E_{Anreich} = -0,2$ V (Ag/AgCl); Nachweisgrenze: $5 \cdot 10^{-9}$ mol/L	Eine vorherige Trennung ist bei Bestimmungen in biologischen Matrices notwendig	
Psychopharmaka Chlorpromazin (I)	CV, AdSV	(modifizierte GCE)	Bestimmung in 0,05 molarem Phosphatpuffer pH 7,4; Nachweisgrenze: $1,3 \cdot 10^{-8}$ mol/L bei $t_a = 300$ s	Bestimmung in Serum und Urin	70
Bromazepam (II)	DPP	(DME)	Bestimmung in Britton-Robinson-Puffer pH 4 bis 12	Polarographisches reduktives Verhalten 12 relevanter 1,4-Benzodiazepine	71
Chlordiazepoxid (III); 1,4-Benzodiazepine (11)	DPP	(DME)		DPP in biologischen Flüssigkeiten	72
	HPLC-EC	(HMDE)			
Clothiazepam (IV)	CV, DPP		Bestimmung in Britton-Robinson-Puffer pH 1 bis 10,4; linearer Bereich: $6,5 \cdot 10^{-7}$ bis $1,1 \cdot 10^{-5}$ mol/L	Bestimmung in Arzneiformen: Tabletten (10 mg), nach Lösen in 0,1 molarer H_2SO_4	73
Flunitrazepam (V)	DPP	(DME)	Bestimmung in Acetatpuffer pH 4,6, 10% DMF; $E_{p,1} = -0,312$ V, $E_{p,2}: -0,872$ V (Ag/AgCl)	Bestimmung in Arzneiformen: Ampullen, Tabletten (2 mg)	74
Brotizolam (VI)	DCP, DC_1P, DPP	(DME)	Bestimmung in Britton-Robinson-Puffer pH 4 bis 9; Nachweisgrenzen: $DC_1P = 10^{-6}$ mol/L, DPP $= 10^{-7}$ mol/L	DCP und DPP Bestimmung von Arzneiformen: Tabletten (0,25 mg)	75
	CV	(HMDE)			
Cloxazolam (VII)	DC_1P	(DME)	Bestimmung in Britton-Robinson-Puffer pH 1,42 und 11,75; Nachweisgrenze: $5,7 \cdot 10^{-8}$ mol/L	Bestimmung in Arzneiformen: Tabletten (1 mg)	76
	DPP, CV	(SMDE)			

Arzneistoff	Verfahren	Elektrode	Bedingungen	Möglichkeiten	Literatur
Vitamine					
Vitamin A$_1$ (I)	CV	(GCE)	Bestimmung in 95 % MeOH, 0,075 molarem Acetatpuffer pH 5	Voltammetrisches Verhalten an der GCE	77
	HPLC-EC	(GCE)	Mobile Phase: MeOH, 0,075 molarem Acetatpuffer pH 5	Bestimmung von (I) in Humanserum; HPLC-EC ca. 4mal empfindlicher als HPLC-UV	
Folsäure (II)	CV	(HMDE, DME)	Bestimmung in Acetatpuffer (0,1 molar) pH 5,5		77a
	DC, AC$_1$, DPP		Bestimmung in 0,1 molarem Acetatpuffer; 0,03 M DTPA pH 5,5; linearer Bereich: $2 \cdot 10^{-8}$ bis $2 \cdot 10^{-6}$ mol/L	Bestimmung in Arzneiformen: Tabletten, neben Fe(III)fumarat	
Vitamin K$_1$, K$_3$ (III)	DCP, AC$_1$, DPP		Bestimmung in TBAP (0,5 molar), Chloroform; Piperidin/Perchlorat (0,75 molar), Chloroform; Nachweisgrenzen: DCP $= 10^{-5}$ mol/L, AC$_1$ $= 2 \cdot 10^{-6}$ mol/L, DPP $= 5 \cdot 10^{-7}$ mol/L	Bestimmung in Arzneiformen: Tabletten, Injektionen, Pulvern	78
Cytostatica					
Daunorubicin (I)	CV AdSV	(HMDE, CPE)	Bestimmung in Acetatpuffer (0,1 molar) pH 4,4 nach Anreicherung bei $-0,3$ V (Ag/AgCl); Nachweisgrenze: $1 \cdot 10^{-9}$ mol/L bei $t_a = 300$ s	Simultanbestimmung von (I) und Methotrexat	79
Uracil-Derivate (II)	DCP	(DME)	Bestimmung in Boraxpuffer pH 7,6; E_p, i_p der untersuchten Uracil/Thymin-Verbindungen sind angegeben; DPCSV: linearer Bereich für 5-Fluorouracil: 0,5 bis $1 \cdot 10^{-7}$ mol/L	Gebildete Signale bedingt durch Bildung schwerlöslicher Hg-Salze	80
	DPP DPCSV	(SMDE) (SMDE)			
Methotrexat (IV)	CV	(HMDE)	Bestimmung in 0,02 molarem Boratpuffer pH 9,6		81
	DPP		Bestimmung in 0,025 molarem Acetatpuffer pH 5,5; nutzbarer Konzentrationsbereich: 0,044 bis 1,59 µMol; Nachweisgrenze: ca. 8 nMol		
	AdSV	(HMDE)		Bestimmung in Serum nach Extraktion	
cis-Platin (V)	LSV CV, DPP	(SMDE)	Bestimmung in 0,5 molarer KCl		82
	AdSV		$E_{Anreich} = -0,2$ V (Ag/AgCl); Nachweisgrenze: $2 \cdot 10^{-8}$ mol/L bei $t_a = 600$ s	Bestimmung in filtrierten Urin (10 bis 15 µm Filter)	
Varia					
Nitrofurantoin (I)	DPP	(DME)	Bestimmung in Britton-Robinson-Puffer pH 5,5, DMF (200:1)	Content-uniformity-Bestimmung in Tabletten	83
Isoniazid, analoge Hydrazide (II)	DPP	(DME)	Bestimmung in Britton-Robinson-Puffer pH 5 bis 6; Nachweisgrenze: ca. 10^{-6} mol/L; linearer Bereich: $2 \cdot 10^{-6}$ bis $2,8 \cdot 10^{-5}$ mol/L	Bestimmung von (II) in Arzneiformen: Tabletten	84
Metronidazol (III)	DPP	(DME)	Bestimmung in Kaliumbiphthalat (0,2 molar) pH 3,8; $E_p = -0,24$ V (Ag/AgCl)	Bestimmung in Arzneiformen: Tabletten	85

Erläuterung der verwendeten Abkürzungen. AC: Wechselstrompolarographie; AdSV: Adsorptionsvoltammetrie; CPE: Kohlenpastenelektrode; CSV: Cathodic-Stripping-Voltammetrie; CV: Cyclovoltammetrie; DCP: Gleichspannungspolarographie; DME: Hg-Tropfelektrode; DP bzw. DPP: Differentialpulspolarographie; DPCSV: Differential-Puls-Cathodic-Stripping-Voltammetrie; DPV: Differentialpulsvoltammetrie; DTPA: Diethylentriaminpentaessigsäure (Titriplex V); GCE: Glaskohlenstoffelektrode; HMDE: hängende Quecksilbertropfenelektrode; HPLC-EC: HPLC mit elektrochemischer Detektion; LSV: „Linear-Sweep"-Voltammetrie; NP bzw. NPP: Normalpulspolarographie; rapid DC: Rapid-Gleichstromverfahren; SCE: gesättigte Kalomelelektrode; SMDE: statischer Hg-Tropfen; TBAP: Tetrabutylammoniumperchlorat

Literatur

1. Henze GM, Neeb R (1986) Elektrochemische Analytik, Springer, Berlin
2. Meites L, Zuman P, Rupp E (1976–1983) Handbook Series in Organic Electrochemistry, Vol. 1–6, CRC Press, Boca Raton, FL
3. Schwabe K, Baer HJ, Dietz G, Tuemmler R (1957) Polarographie und Chemische Konstitution organischer Verbindungen. Akademie Verlag, Berlin
4. Bard AJ, Lund H, (Hrsg.)(1978) Encyclopedia of Electrochemistry of Elements (Organic Section), Marcel Dekker, New York.
5. Bersier PM, Bersier J (1985) CRC Crit Anal Chem 15:15
6. Bersier PM, Bersier J (1985) CRC Crit Anal Chem 15:81
7. Brezina M, Zuman P (1958) Polarography in Medicine, Biochemistry and Pharmacy, Interscience, New York
8. Levich VG, Physicochemical Hydrodynamics (1962), Englewood Cliffs, Prentice-Hall
9. Bard AJ, Faulkner LR (1980) Electrochemical Methods, Wiley & Sons, New York
10. Bond AM (1980) Modern Polarographic Methods in Analytical Chemistry, Marcel Dekker, New York
11. Geissler M (1980) Polarographische Analyse, Akademische Verlagsgesellschaft, Geest & Portig, Leipzig
12. Heinze J (1984) Angew Chem 96:823
13. Fleischmann M, Pons S, Rolison DR, Schmidt PP (1987) Ultramicroelectrodes Datatech Systems, Inc Science Publ, Morganton, NC 28655-0435
14. Wightman RM, May LJ, Michael AC (1988) Anal Chem 60:769A–779A
15. Barker GC, Milner GWC, Shagolsky HI (1957), Prog Congr Modern Analytical Chemistry in Industry, St.Andrews:199
16. Barker GC, Gardner AW (1960) Fres Z Analyt Chem 173:79
17. Nuernberg HW (1981) Differentielle Pulspolarographie, Pulsvoltammetrie und Pulsinversvoltammetrie. In: Analytiker Taschenbuch, Band 2, S.211, Heidelberg
18. Bersier PM, Bersier J (1988) Analyst 113:3
19. Smith DE (1971) CRC Crit Rev Anal Chem 2:247
20. Sturrock PE, Carter RJ (1975) Square Wave Polarography and Related Techniques, CRC Crit Anal Chem 5:201
21. Osteryoung J, O, Dea JJ (1986) Square Wave Voltammetry. In: Bard AJ (Hrsg.) Electroanalytical Chemistry 14:276
22. Geissler M, Kuhnhardt C (1970) Square wave polarographie, VEB Deutscher Verlag für Grundstoffindustrie.
23. Jehring H (1974) Elektrosorptionsanalyse mit der Wechselstrompolarographie, Akademie Verlag, Berlin
24. Kalvoda R (1987) Pure & Appl Chem 59:715
25. Kissinger PT, Heineman WR (Hrsg.) (1984) Laboratory Techniques in Electroanalytical Chemistry, Marcel Dekker, New York
26. Neeb R (1969) Inverse Polarographie und Voltammetrie, Verlag Chemie, Weinheim
27. Brainina Kz (1974) Stripping Voltammetry in Chemical Analysis, John Wiley & Sons, New York
28. Wang J (1985) Stripping Analysis, Principles, Instrumentation and Applications, Verlag Chemie, Weinheim; Deerfield Beach, FL
29. Wang J (1988) Electroanalytical Techniques in Clinical Chemistry and Laboratory Medicine, Verlag Chemie, Weinheim
30. Smyth WF (1986) 29. In: Smyth MR, Vos JG (Hrsg.) Anal Symp Ser 25, Elsevier Amsterdam Oxford New York Tokyo
31. Smyth WF (1987) CRC Crit Rev Anal Chem 18:155
32. Adams RN (1969) Electrochemistry at Solid Electrodes, Marcel Dekker, New York
33. Murray RW (1984) Chemically Modified Electrodes in Electroanalytical Chemistry. In: Bard AJ (Hrsg.) Electroanalytical Chemistry, Vol. 13, 191–371, Marcel Dekker, New York
34. Brainina Kz, Tchernyshova AV, Stozhko NY, Kalnyshevskaya LN (1989) Analyst 114:173
35. Murray RW, Ewing AG, Durst RA (1987) Anal Chem 59:379A
36. Kamau GN (1988) Anal Chim Acta 207:1
37. Vlcek AA, Volke J, Pospisil L, Kalvoda R (1986) Polarography. In: Rossier BW (Hrsg.) Physical Methods of Chemistry, Vol. 2, Electrochemical Methods, John Wiley & Sons, New York
38. Ebel S, Hocke J, Richter M, Surmann P (1980) Fres Z Analyt Chem 300:200
39. Zuman P (1962) Important Factors in Classical Polarography. In: Zuman P, Kolthoff IM (Hrsg.) Progress in Polargraphy, Intersc. Publ., New York London
40. Bond AM, Boston RC (1974) CRC Crit Rev Anal Chem. 2:129
41. Bersier PM, nicht veröffentlichte Resultate
42. Rücker G, Neugebauer M, Willems GG (1988) Instrumentelle pharmazeutische Analytik, Wissenschaftliche Verlagsgesellschaft, Stuttgart
43. Jacobson E (1980). In: Smyth WF (Hrsg.) Electroanalysis in Hygiene, Environmental, Clinical and Pharmaceutical Chemistry, Anal Symp Ser, Elsevier, Amsterdam, 2:227
44. DeBoer HS, Lansaat PH, van Oort WJ (1980) Anal Chim Acta 116:69
45. De Beor HS (1980) Thesis, Utrecht
46. Jacobson E, Fonahn W (1980) Anal Chim Acta 119:33
47. Alkayer M, Vallon JJ, Pegon Y, Bichon C (1981) Anal Lett 14:1047
48. Arcos J, Lopez-Palacios J, Sanchez-Batanero P (1989) Electroanalysis 1:279
49. Kazemifard G, Holleck L (1973) Arch Pharm 306:664
50. Navarro I, Gonzales-Arjona D, Roldan E, Rueda M (1988) J Pharm & Biomed Analysis 6:969
51. Komorsky-Lovric S (1986) Mikrochim Acta (I):407
51. Pinzauti S, La Porta E, Vincieri FF, Gratteri P, Papeschi G, Bambagiotti-Alberti M (1988) Int J Pharmaceutics 46:255
53. Wang J, Tapia T, Bonakdar M (1986) Analyst 111:1245
54. Wang J, Bonakdar M (1986) J Chromatogr 382:343
55. Kalvoda R (1984) Anal Chim Acta 162:197
55a. Pingarron Carrozon JM, Corona Corona P, Polo Diez LM (1987) Electrochim Acta 32:1573
56. Bosch E, Izquierdo A, Izquierdo R, Lacort G (1987) Microchem J 35:133

57. Bosch E, Guiteras J, Izquierdo A (1988) J Pharm Biomed Anal 6:983
58. Kazandzhieva P, Ninjo N, Nedelchev J (1986) Farmatsiya (Sofia) 36:4
59. Morales A, Toral MI, Richter P (1984) Analyst 109:633
60. Flemming J (1989) Pharmazie 44:270
61. Oldfield S, Berg JD, Stiles HJ, Buckley BM (1986) J Chromatogr 377:78
62. Bersier PM, Jenny H-B (1988) Analyst 113:721
63. Sabharwal S, Kamal Kishore, Moorthy PN (1988) J Pharm Sciences 77:78
64. Squella JA, Lemus I, Perna S, Nunez-Vergara LJ (1988) Anal Lett 21:2293
65. Barrio Diez-Caballero RJ, Lopez de la Torre L, Arranz Valentin JF, Arranz Garcia A (1989) Talanta 36:501
66. Squella JA, Barnafi E, Perna S, Nunez-Vergara LJ (1989) Talanta 36:363
67. Bersier PM, Bersier J, in Görög S (Hrsg.) (1989) Steroid Analysis in the Pharmaceutical Industry: Hormonal Steroids, Sterols, Vitamins D, Cardiac Glycosides, Ellis Horwood Ltd, Chichester, S. 166–180
68. Wang J, Farias PAM, Mahmoud JS (1985) Anal Chim Acta 171:195
69. Bond AM, Heritage ID, Briggs MH (1982) Anal Chim Acta 138:35
70. Wang J, Bonakdar M, Pack MM (1987) Anal Chim Acta 192:215
71. Smyth WF, Smyth MR, Groves JA, Tan SB (1978) Analyst 103:497
72. Brooks MA (1983) Bioelectrochem Bioenerg 10:37
73. Alonso Roja RM, Hernandez-Hernandez L (1986) Anal Chim Acta 186:295
74. Sengün FI, Caliskan Z (1983) Sci Pharm 51:297
75. Oelschläger H, Volke J, Fedai I (1988) Arch Pharm 321:1
76. Rodriguez FJ, Jimenez RM, Alonso RM (1989) Fres Z Anal Chem 334:158
77. Wring SA, Hart JP, Knight DW (1988) Analyst 113:1785
77a. Jacobson E, Wiese Bjornsen M (1978) Anal Chim Acta 96:345
78. Pournaghi-Azar MH, Golabi SM (1987) J Pharm Belg 42:315
79. Wang J, Meng Shan Lin, Villa V (1987) Analyst 112:1303
80. Bouzid B, MacDonald AMG (1988) Anal Chim Acta 211:155
81. Cataldi TRI, Guerrieri A, Palmisano F, Zambonin PG (1988) Analyst 113:869
82. Wang J, Tuzhi Peng, Meng-Shan Lin (1986) Bioelectrochem Bioenerg 16:395
83. Surmann P, Penpan Aswakun (1985) Arch Pharm 318:14
84. Sulaiman ST, Hameed YO (1988) Anal Chim Acta 206:379
85. Papas AN, Delaney MF (1982) Anal Lett 15:739
86. Brezina M, Volke J (1975). In: Ellis GP, West GB (Hrsg.) Progress in Medicinal Chemistry, 12:247
87. Zuman P (1964) Organic Polarographic Analysis, Pergamon Press, Oxford

5.6 Immunchemische Methoden

H. RÜDIGER

Konventionelle chemische Bestimmungsmethoden versagen dann, wenn in komplexen Gemischen aus chemisch sehr ähnlichen Stoffen ein einziger, der dazu in nur geringster Menge vorkommt, spezifisch erkannt und quantitativ bestimmt werden soll. Hier liegt die Domäne der immunchemischen Methoden, die auf einer Antigen-Antikörper-Reaktion beruhen.

Ein Wirbeltierorganismus reagiert auf das Eindringen eines Antigens in die Blutbahn mit der Bildung von bestimmten Proteinen, den Antikörpern.[1] Produziert werden die Antikörper von Lymphozyten, einer Untergruppe der Leukozyten. Als Antigene können körperfremde Makromoleküle agieren. Auch niedermolekulare Substanzen, sog. Haptene, können antigen werden, wenn sie kovalent oder auch nur adsorptiv auf Makromolekülen gebunden sind.

Antigene reagieren mit den durch sie hervorgerufenen Antikörpern unter Bildung eines Assoziates. Diese Reaktion ist äußerst spezifisch; Kreuzreaktionen werden nur dann beobachtet, wenn man verwandte Antigene einsetzt, also solche, die gleiche oder fast gleiche Erkennungsregionen (Epitope) besitzen. Trotzdem sind die Antikörper, die ein Organismus produziert, chemisch sehr uneinheitlich, da ein normales hochmolekulares Antigen viele immunologisch verschiedene Epitope besitzt, und ein Organismus in der Lage ist, auch gegen ein einheitliches Epitop mehrere verschiedene Antikörper zu produzieren. Dagegen bildet ein einzelner Lymphozyt bzw. seine durch Teilung entstandene Nachkommenschaft, der Klon, eine chemisch einheitliche Art von Antikörpern. Da die normalerweise gebildeten Antikörper Gemische sind, die vielen Lymphozytenklonen entstammen, bezeichnet man sie als polyklonal. Seit der Mitte der siebziger Jahre ist man in der Lage, einzelne Lymphozyten zu Klonen hochzuzüchten und diese zur Antikörperproduktion zu nutzen.[2] Die so entstandenen Antikörper sind monoklonal und chemisch einheitlich. Moderne immunchemische Tests verwenden oft diese Antikörper. Sie sind den polyklonalen in mancher Hinsicht überlegen, da sie eine höhere Spezifität aufweisen, und da man, je nach Verwendungszweck, Antikörper mit hoher oder niedriger Affinität auswählen kann. Es gibt allerdings auch Fälle, wo es von Vorteil ist, mit polyklonalen Antikörpern zu arbeiten, vor allem dann, wenn auf dem Antigen die Zahl der vom monoklonalen Antikörper erkannten Epitope so gering ist, daß sich die Wechselwirkung nur schwer nachweisen läßt.

Die Antigen-Antikörper-Reaktion läßt sich durch Präzipitation erkennen. Empfindlicher sind Agglutinationstests, von denen einige kommerziell für die Routineanalytik angeboten werden. Die eigentlichen Agglutinationstests sind heute jedoch unbedeutend. Die moderne Entwicklung geht dahin, die hohe Spezifität der Antigen-Antikörper-Reaktion mit Nachweismethoden zu koppeln, die höchste Empfindlichkeit in Detektion und Quantifizierung bieten. Eine Revolution für die klinische Analytik bedeutete die Einführung des Radioimmunoassays (RIA).[3] Hier macht man sich die hohe Nachweisempfindlichkeit von Radioisotopen zunutze. In neueren Entwicklungen versucht man, die Anwendung von Isotopen zu vermeiden. Diese Tendenz ergibt sich aus dem hohen apparativen Aufwand für die Zählung, der potentiellen Gefahr von Radioisotopen für den Anwender, vor allem aber aus dem gestiegenen Umweltbewußtsein, das zu erhöhten Anforderungen beim Umgang und bei der Entsorgung von radioaktiven Materialien geführt hat. Stattdessen macht man sich die signalverstärkende Wirkung von Enzymen zunutze.[4,5] Diese neuesten Verfahren werden meist mit dem Akronym

ELISA (enzyme linked immunosorbent assay), seltener als EIA (enzyme immuno assay) bezeichnet, jedoch sind auch andere, für spezielle Modifikationen zugeschnittene Akronyme in Gebrauch. RIA und ELISA werden derzeit noch nebeneinander gebraucht. In der neueren Literatur scheint sich jedoch ein Trend zugunsten von ELISA abzuzeichnen.

RIA

Das Prinzip des klassischen RIA besteht darin, daß man authentisches, radioaktiv markiertes Antigen mit dem in der Analysenprobe vorhandenen Antigen, dem Analyten, um eine begrenzte Menge an Antikörpern konkurrieren läßt. Wegen der zahlreichen Versuchsparameter ist es erforderlich, jede Meßserie von einer Standardserie begleiten zu lassen.

Für den Test benötigt man einen Antikörper gegen den Analyten, eine radioaktive („heiße") Referenz des Analyten, für die Standardreihe eine nichtaktive („kalte") Referenz des Analyten und eine Methode, den Antigen(Analyt)-Antikörper-Komplex von freiem Analyt abzutrennen.

Für die Markierung des Antigens eignen sich im Prinzip alle Radioisotope, sofern man sie ohne Veränderung seiner antigenen Eigenschaften einführen kann. Meist wird das Radioisotop ^{125}I, seltener ^{3}H verwendet. Das Isotop ^{125}I steht trägerfrei zur Verfügung, daher ist seine Nachweisgrenze sehr niedrig, sie liegt im fMol-Bereich. Es hat eine Halbwertszeit von 60 Tagen, was zwar die Langzeitgefährlichkeit stark vermindert, aber für die Lagerfähigkeit von Nachteil ist. Elementares Iod substituiert in Proteinen bereits ohne Mithilfe eines Enzyms die phenolischen Seitenketten der Aminosäure Tyrosin, meist ohne die immunchemischen Eigenschaften des Proteins nennenswert zu beeinträchtigen. Die Iodierung ist zwar experimentell einfach, die Sicherheitsvorkehrungen sind aber beträchtlich, denn bei der oxidativen Iodierung entsteht flüchtiges ^{125}I$_2$, das auf keinen Fall inkorporiert werden darf. Radioiodierungen dürfen daher nur in entsprechend ausgerüsteten Isotopenlaboratorien durchgeführt werden.

Die Trennung des Antigen-Antikörper-Komplexes von freiem Antigen kann auf verschiedene Weise geschehen. Chromatographische und elektrophoretische Verfahren sind zwar im Prinzip geeignet, werden aber in der Routineanalytik nicht angewandt. Meist wählt man Bedingungen, unter denen der Komplex aus Antigen und Antikörper ausfällt und trennt ihn vom Antigen durch Zentrifugation ab. Als Präzipitationshilfe kann eine hohe Salzkonzentration, z. B. von $(NH_4)_2SO_4$, oder der Zusatz von Aktivkohle dienen. Eleganter und spezifischer ist es, den ersten Antikörper, der gegen den Analyten gerichtet ist, durch einen zweiten Antikörper auszufällen, der gegen den ersten gerichtet ist, oder zur Fällung die bakteriellen Proteine A oder G einzusetzen, die generell mit Immunglobulinen reagieren.

Nach der Abtrennung der Komplexe wird ihre Radioaktivität in einem Gammazählgerät gezählt. Da in der beschriebenen Form des RIA der „kalte" Analyt mit der „heißen" Referenz konkurriert, wird die gemessene Radioaktivität um so höher sein, je geringer die Menge des Analyten in der Probe war. Man erhält also in der üblichen Auftragung (Konzentration gegen Zählrate, logarithmisch oder halblogarithmisch) eine Kurve mit negativer Steigung.

Festphasen-RIA. Bei dieser Methode wird Antikörper immobilisiert, indem man ihn mit einer frischen, unbenutzten Plastikoberfläche reagieren läßt. Verwendet werden Platten aus Polystyrol oder Polyvinylchlorid („Mikrotiterplatten"), in die als Reaktiongefäße üblicherweise $8 \cdot 12 = 96$ Näpfe von jeweils etwa 200 µl Fassungsvermögen eingelassen sind. In diese Näpfe wird die Antikörperlösung pipettiert und nach einer Inkubationszeit von einigen Stunden wieder entfernt. Die Platten werden mit Puffer gewaschen und meistens noch mit einem Inertprotein (z. B. Rinderserumalbumin) oder einem nichtionischen Detergens (z. B. Tween 20) nachbeschichtet, um noch offene Bindungsstellen der Plastikoberfläche abzusättigen, die andernfalls zu unspezifischer Adsorption führen würden, und wieder mit Puffer gewaschen. Für diese sich ständig wiederholenden Waschvorgänge sind Geräte entwickelt worden, mit denen man in bestimmten Zeitabständen vorgewählte Volumina in die Näpfe einpipettieren und wieder heraussaugen kann. Danach kann man mit dem Analyten zusammen mit einer radioaktiv markierten Referenz des Analyten inkubieren. Nach der Entleerung wird mit Puffer gewaschen. Schließlich werden die Näpfe aus der Platte ausgeschnitten, einzeln in Zählröhrchen überführt und die Radioaktivität bestimmt. Auch hier bedeuten hohe Zählraten eine geringe Konzentration des Analyten in der Probe und umgekehrt. Alternativ sind auch „Sandwich"-Verfahren üblich. Hierbei wird, wie oben beschrieben, mit „kaltem" Antikörper vorbeschichtet, anschließend mit dem Analyten, schließlich aber, in Abweichung zur genannten Methode, erneut mit Antikörper, der hier aber „heiß" ist. Danach wird wie oben beschrieben weitergearbeitet. In diesem Fall dient der erste, nichtmarkierte Antikörper nur dazu, das Antigen auf der Plastikoberfläche zu fixieren. Der zweite markierte Antikörper besetzt noch unabgesättigte immunologische Determinanten des Antigens. Durch seine Radioaktivität zeigt er die Menge an Analyt an. Im Gegensatz zum klassischen RIA besteht hier also keine Konkurrenz zwischen markiertem und nichtmarkiertem Antikörper, man kann diese Methode eher mit einer Titration vergleichen. Daher weisen die Standardkurven eine positive Steigung auf.

Das Sandwich-Verfahren setzt voraus, daß nach Bindung des Analyten an den ersten, plastikfixierten Antikörper noch genügend Bindungsstellen für den zweiten Antikörper frei sind, die außerdem auch räumlich zugänglich sein müssen. Diese Voraussetzung ist zwar bei polyklonalen Antikörpern erfüllt, bei monoklonalen Antikörpern jedoch nicht unbedingt, vor allem nicht bei relativ niedermolekularen Analyten, die nur wenige verschiedene Epitope aufweisen. Daher ist es bei Tests mit monoklonalen Antikörpern üblich, zwei Antikörper auszuwählen, die gegen verschiedene, räumlich möglichst weit voneinander getrennt liegende Epitope des Analyten gerichtet sind.

ELISA

ELISA-Verfahren haben sich in vielfältigen Variationen etabliert. Ausführliche Zusammenfassungen finden sich in der Literatur.[6-9]
Methodisch sind die ELISA-Modifikationen den RIA-Vorläufern sehr ähnlich: Man braucht einen Antikörper gegen den Analyten und eine Methode, den Antigen(Analyt)-Antikörper-Komplex von freiem Analyt abzutrennen. Letzteres geschieht heute meist nach der Festphasen-Methode. Der wesentliche Unterschied gegenüber den RIA-Verfahren ist allerdings, daß die verwendeten Antikörper nicht mit einem radioaktiven Isotop, sondern mit einem Enzym markiert werden. Enzyme, die dafür in Frage kommen, müssen stabil und preiswert sein und außerdem eine Reaktion katalysieren, die leicht nachzuweisen und zu quantifizieren ist. Meist werden relativ unspezifische Enzyme verwendet, die künstlich hergestellte chromogene, fluorigene oder chemolumineszierende Pseudosubstrate umsetzen. Am häufigsten werden als Enzyme Peroxidase und alkalische Phosphatase eingesetzt. Peroxidase gewinnt man aus Meerrettich (HRP, engl.: horse radish peroxidase). Dieses Enzym enthält im aktiven Zentrum ein Häm-Eisen, das empfindlich gegen manche Komplexbildner ist. Daher müssen bei Verwendung von Peroxidase die Puffer frei von Azid sein, das sonst oft Puffern als Schutz vor mikrobiellem Wachstum zugesetzt wird. Das Enzym katalysiert die Oxidation einer großen Anzahl von Substraten mit H_2O_2 (oder organischen Peroxiden), u. a. von ABTS (2,2'-Azino-bis(3-ethylbenzthiazolinsulfonsäure) oder o-Phenylendiamin, die meist als Chromogene eingesetzt werden.
Alkalische Phosphatase aus Kälberdarm (AP) besitzt ein Wirkungsoptimum im alkalischen pH-Bereich. Das allgemein übliche Substrat ist p-Nitrophenylphosphat. Durch Spaltung im alkalischen Bereich entsteht sofort das farbige p-Nitrophenolat.
Im Prinzip läßt sich die Farbentwicklung mit einem normalen Photometer oder einem Scanner verfolgen. Für die Routine sind spezielle Photometer (ELISA-Reader) entwickelt worden, die es erlauben, alle 96 Näpfe einer Mikrotiterplatte mit einem Mal zu vermessen, die Werte auszudrucken oder sie mit Hilfe eines angeschlossenen Rechners sofort auszuwerten. Methoden zur Herstellung kovalenter Konjugate aus Antikörpern und Enzymen finden sich in der Literatur.[8]
Unter den zahlreichen Varianten des ELISA haben sich vor allem die Festphasen-Methoden durchgesetzt, unter ihnen wieder sind die Sandwich-Methoden vorherrschend.

Sandwich-Antikörperbestimmung. Man immobilisiert das Antigen auf einer Plastik-Oberfläche (Abb. 2.424a). Nach dem Waschen und Blockieren überschüssiger Bindungsstellen läßt man einen ersten Antikörper, z. B. aus Kaninchen, einwirken (Abb. 2.424b). Die gebundene Menge an erstem Antikörper wird schließlich sichtbar gemacht durch Zusatz eines Konjugats aus einem Enzym und einem zweiten, aus einer anderen Tierspezies stammenden und generell gegen Kaninchenproteine gerichteten Antikörpers (Abb. 2.424c), dessen Enzymanteil schließlich ein chromogenes Substrat zu einem Farbstoff umsetzt (Abb. 2.424d). Falls allerdings der Analyt nur in geringer Konzentration vorliegt und mit vielen anderen Substanzen um die Bindungsstellen auf der Plastikoberfläche konkurrieren muß, ist die Nachweisempfindlichkeit gering.

Sandwich-Antigenbestimmung. Man beschichtet die Plastikoberfläche einer Mikrotiterplatte mit einem Antikörper gegen den Analyten (Abb. 2.425a), wäscht, blockiert überschüssige Bindungsstellen, setzt den Analyten zu (Abb. 2.425b), wäscht wieder und detektiert schließlich, analog zu Abb. 2.424, den gebundenen Analyten mit einem enzymmarkierten, gegen den Analyten gerichteten Antikörper. Bei Verwendung monoklonaler Antikörper ist hier allerdings darauf zu achten, daß man zwei gegen verschiedene Epitope gerichtete Antikörper verwendet. Gegenüber der oben beschriebenen Sandwich-Antikörperbestimmung besteht der Vorteil darin, daß man den Analy-

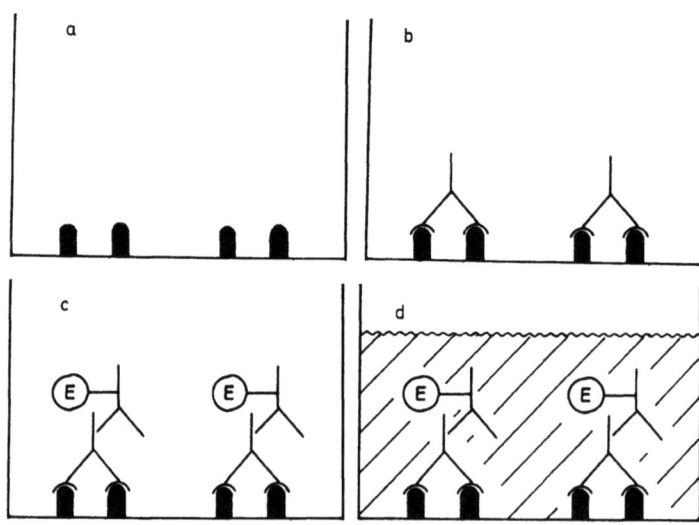

Abb. 2.424a–d. Sandwich-Antikörperbestimmung. **a** Immobilisiertes Antigen, **b** Antigen mit Antikörper, **c** Konjugatzusatz aus enzymmarkierten Antikörpern, **d** Detektion durch Farbstoffbildung

ten von vornherein spezifisch über den an Plastik fixierten Antikörper bindet, so daß die Konkurrenz mit anderen an Plastik bindenden Substanzen entfällt. Man kann deshalb auf diese Weise den Analyten auch bei einem hohen Überschuß ähnlicher Substanzen erkennen und quantifizieren.

Bei einer Variante der Sandwich-Antigenbestimmung geht man zunächst wie oben beschrieben vor. Allerdings ist der zweite gegen den Analyten gerichtete Antikörper nicht enzymmarkiert (Abb. 2.425 c). Statt dessen erfolgt die Detektion durch einen dritten, enzymmarkierten Antikörper, der gegen die Tierspecies gerichtet ist, aus der der zweite Antikörper stammt (Abb. 2.425 d, e). Man erreicht dadurch einen weiteren Verstärkungseffekt, denn ein zweites Antikörpermolekül kann mehrere dritte Antikörper binden. Ein weiterer Vorteil liegt darin, daß man mit einem einzigen Enzym-Antikörper-Konjugat viele verschiedene Bestimmungen aufbauen kann, ohne den Antikörper für jeden Analyten einzeln mit dem Enzym markieren zu müssen.

Kommerzielle ELISA-Tests für häufig benötigte Routineuntersuchungen verwenden statt Mikrotiterplatten speziell geformte Plastikkörper. So enthält einer der üblichen *Schwangerschaftstests* einen auf einer Plastikkugel gebundenen monoklonalen Antikörper gegen humanes Chorion-Gonadotropin (HCG). Der Analyt (HCG-haltiger Urin) wird mit einem Konjugat aus polyklonalem Antikörper und einem Enzym (alkalische Phosphatase) gemischt und damit die Plastikkugel inkubiert, anschließend wird die Plastikkugel gespült und in die Lösung eines chromogenen Phosphatesters getaucht. Eine Verfärbung der Kugel zeigt dann das Vorhandensein von HCG an.

Es sind auch Bestimmungen aufgebaut worden, die ganz in flüssiger Phase stattfinden. Hier verzichtet man auf eine Trennung der Analyt-Antikörper-Komplexe von den gelösten Stoffen. Das Meßprinzip beruht in diesen Fällen darauf, daß die Aktivität des am Antigen gebundenen Enzyms durch die Komplexbildung modifiziert, meist verringert wird.

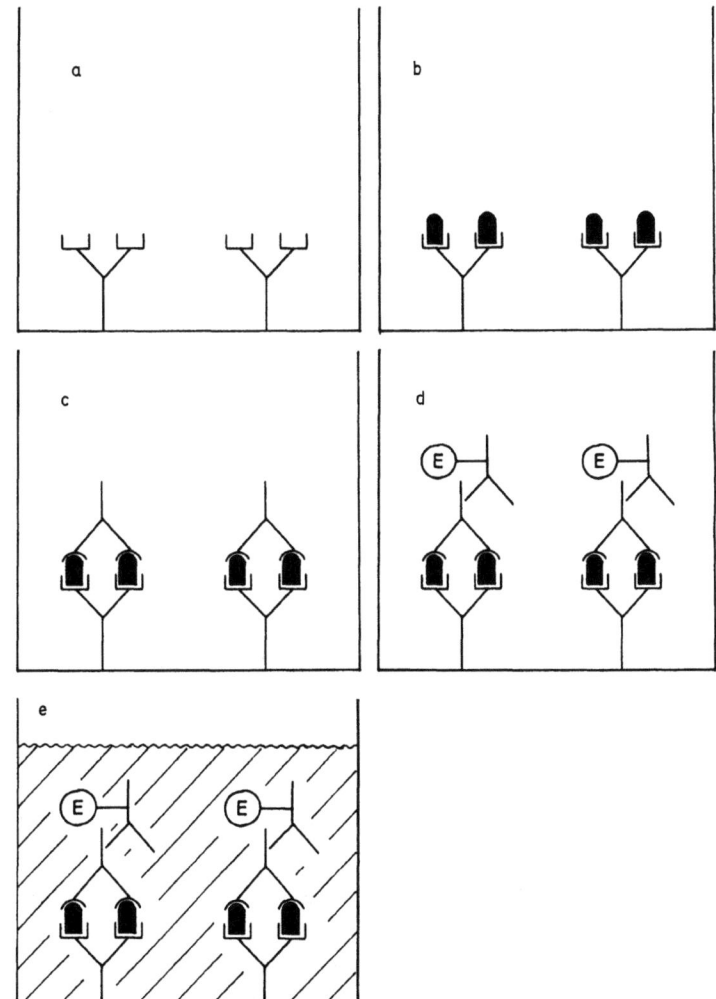

Abb. 2.425 a-e. Sandwich-Antigenbestimmung. **a** Antikörper gegen den Analyten, **b** Analytenzusatz, **c** Konjugatzusatz aus nicht-enzymmarkierten Antikörpern, **d** und **e** Detektion durch enzymmarkierte Antikörper

Obwohl dieses Testprinzip verhältnismäßig selten angewendet wird, soll hier die Variante EMIT® (enzyme multiplied immunoassay technique, geschützter Name) beschrieben werden.

Der Analyt wird mit einem Überschuß eines gegen ihn gerichteten Antikörpers und dem Substrat für das eingesetzte Enzym gemischt. Es bildet sich ein Komplex aus Analyt und einem Teil des Antikörpers. Danach wird enzymmarkierter Analyt im Überschuß zugegeben. Ein Teil von ihm bindet an den übriggebliebenen Antikörper, sein Enzymanteil ist nun nicht mehr aktiv. Aus der verbleibenden Aktivität des Enzym-Analyt-Konjugats läßt sich auf die ursprünglich vorhandene Menge an Analyt schließen; die Enzymaktivität ist um so größer, je größer die Menge an Analyt war.

Neuere Entwicklungen und spezielle Verfahren. In neueren Verfahren wird häufig in die Kette der Antigen-Antikörper-Reaktionen die (nicht-immunchemische) Wechselwirkung zwischen Biotin und Avidin eingeschaltet. Biotin (Vitamin H) bindet sich an das Protein Avidin aus Eiklar extrem fest, die Bindungskonstante beträgt 10^{15} M^{-1}. Statt Avidin wird auch das bakterielle Protein Streptavidin eingesetzt, das einen niedrigeren Hintergrund liefert. In Anlehnung an den Sandwich-ELISA wird zunächst die Mikrotiterplatte mit einem Antikörper gegen den Analyten beschichtet, es folgt der Analyt, anschließend ein Konjugat aus einem zweiten Antikörper und Biotin, schließlich wird ein Avidin- oder Streptavidin-Peroxidase-Konjugat gebunden, das dann das chromogene Substrat umsetzt. Die hohe Empfindlichkeit, die man mit diesem Verfahren erzielt, resultiert daraus, daß das Biotin-Antikörper-Konjugat mehrere der niedermolekularen Biotinmoleküle enthält, die ihrerseits wiederum mehrere Avidin-Peroxidase-Konjugate aufnehmen. Die sterische Hemmung, die bei den eher dicht gepackten Konjugaten aus Makromolekülen (Antikörper-Enzym) die volle Ausnutzung der Bindungsmöglichkeiten unmöglich macht, entfällt hier.

Statt einer Farbentwicklung kann auch eine Fluoreszenz oder Chemilumineszenz als Indikator dienen. Diese Verfahren entsprechen den üblichen ELISA. Statt chromogener Substrate verwendet man jedoch solche, die nach der Umsetzung fluoreszieren oder Licht emittieren.

Bei bestimmten physiologischen Zuständen (Schwangerschaft, Krankheiten) kann sich das Glycosylierungsmuster von Proteinen ändern. Daher sind Methoden entwickelt worden, bei denen sich die Fähigkeit pflanzlicher Lectine, bestimmte Oligosaccharidreste selektiv zu erkennen, mit der Spezifität des ELISA für ein bestimmtes Protein kombinieren werden (GLIA, engl.: glycoprotein lectin immunosorbent assay[10]).

Die Palette der Substanzen, die immunchemisch bestimmt werden können, ist eigentlich unbegrenzt. Sowohl Makromoleküle als auch niedermolekulare Stoffe lassen sich immunchemisch nachweisen und quantifizieren. Unter den Makromolekülen, für deren Bestimmung Testsätze auf dem Markt sind, finden sich viele Proteohormone (Insulin, HCG, LH, FSH, TSH, Prolactin), α-Fetoprotein, Interleukin, zahlreiche Tumormarker, Virus- und Bakterienantigene).

Testsätze für niedermolekulare Substanzen werden für Steroidhormone, die Schilddrüsenhormone T4 und T3, Prostaglandine, Thromboxane und Leukotriene angeboten. Auch für zahlreiche Pharmaka, Narcotica, Mycotoxine und Pestizide sind Testsätze im Handel.

Die zahlreichen hintereinandergeschalteten Schritte bei immunchemischen Bestimmungen bringen eine gewisse Unsicherheit mit sich. Deshalb ist es unbedingt erforderlich, jede Meßserie von einer Standardreihe begleiten zu lassen. Unter diesen Umständen werden Variationskoeffizienten von 2 bis 10% angegeben. In Anbetracht der ohnehin sehr hohen biologischen Schwankungsbreiten sind solche Koeffizienten, zumindest in der klinischen Analytik, durchaus tragbar. Der Vergleich verschiedener immunchemischer Verfahren (RIA, ELISA) mit Absorption, Fluoreszenz oder Chemolumineszenz ergibt hohe Korrelationskoeffizienten ($r \geq 0{,}95$), sie werden allerdings im Bereich der unteren Nachweisgrenzen schlechter. Die unteren Nachweisgrenzen der immunchemischen Verfahren liegen von Fall zu Fall sehr verschieden. Für den klassischen RIA werden Werte im fMol-Bereich angegeben. Diese Grenze erreichen ELISA-Verfahren, vor allem die moderneren Varianten, ebenfalls oder unterschreiten sie sogar.

Die Spezifität der Bestimmungen hängt ganz von der Art der verwendeten Antikörper ab. So wird für die Bestimmung des thyreotropen Hormons (TSH) keine Kreuzreaktion gefunden, obwohl andere, in der Analytlösung ebenfalls vorhandene Proteohormone sehr ähnliche Strukturen aufweisen. Im Test auf L-Thyroxin dagegen beobachtete man eine erhebliche Kreuzreaktion mit Triiodthyronin und D-Thyroxin.[11]

Literatur

1. Roitt IM, Brostoff J, Male DK (1987) Kurzes Lehrbuch der Immunologie, Thieme, Stuttgart New York
2. Peters JH, Baumgarten H (Hrsg.) (1990) Monoklonale Antikörper, 2. Aufl. Springer, Berlin
3. Yalow RS, Berson SA (1959) Nature 184:1648–1649
4. van Weemen BK, Schuurs AHWM (1971) FEBS Letters 15:232–235
5. Engvall E, Perlmann P (1971) Immunochemistry 8:871–874
6. Oellerich M (1980) J Clin Chem Clin Biochem 18:197–208
7. Oellerich M (1983) Principles of Enzyme-immunoassays. In: Bergmeyer HU (Hrsg.) Methods of Enzymatic Analysis, Bd. 1, Verlag Chemie, Weinheim, S. 233–260
8. Voller A, Bidwell DE; Bartlett A (1979) The enzyme linked immunosorbent assay (ELISA), Dynatech Europe Guernsey, UK
9. Linke R, Küppers R (1989) Nicht-isotopische Immunoassays – Ein Überblick. In: Borsdorf R et al. Analytisches Taschenbuch, Bd. 8, Springer, Berlin, S. 127–177
10. Köttgen E, Hell B, Müller C, Tauber R (1988) Biol Chem Hoppe-Seyler 369:1157–1166
11. Schmidt R (1987) Ärztl Lab 33:272–282

5.7 Mikrobiologische Gehaltsbestimmungen

W. Henninger

5.7.1 Antibiotika

Die mikrobiologische Gehaltsbestimmung von Antibiotika gestattet eine Aussage über die Wirkung des Antibiotikums auf einen bestimmten lebenden Testorganismus.

Bei der Bestimmung der Aktivität, d. h. der biologischen Wirkung des Antibiotikums, wird der wesentliche Parameter direkt erfaßt, was von Vorteil ist. Begleitstoffe mit ähnlicher chemischer Struktur, aber fehlender Wirkung werden nicht berücksichtigt. Der Test ist spezifisch und sehr empfindlich.

Nachteilig sind ein wesentlich größerer Aufwand für eine hinreichende Genauigkeit als bei chemischen Bestimmungen sowie die beim Umgang mit lebenden Mikroorganismenkulturen erforderlichen Bebrütungszeiten.

Die Methode für derartige Prüfungen ist detailliert in der PhEur[1], der USP XXII[2], im Code of Federal Regulations der FDA[3] sowie in Fachbüchern[4,5] beschrieben.

Die mikrobiologische Gehaltsbestimmung von Antibiotika ist bei Arzneistoffen und bei Fertigpräparaten aller Darreichungsformen sowie auch nach Applikation bei der Bestimmung des Blut- bzw. Serumspiegels einsetzbar. Im letzten Fall ist dies oft wegen ihrer hohen Empfindlichkeit die Methode der Wahl.

Agardiffusionstest. Ein Agargel, das gelöste Nährstoffe enthält, wird mit einer Mikroorganismensuspension so beimpft, daß im Gel noch keine Trübung entsteht. Bei Bebrütung des Gels vermehren sich die Mikroorganismen. Dabei trübt sich das Gel. Für die Antibiotika-Gehaltsbestimmung wird auf das beimpfte Agargel in geeigneter Weise eine bestimmte Menge Antibiotikum in wäßriger Lösung aufgetragen. Das Antibiotikum diffundiert radial in den Agar. Dabei entsteht ausgehend vom Auftragungsort ein Konzentrationsgefälle. Sinkt die Konzentration im Agar unter die minimale Hemmkonzentration, so beginnt der Mikroorganismus zu wachsen. Um den Auftragsort verbleibt eine klare Zone, deren Größe abhängig von der Konzentration des Antibiotikums ist. Dieser Effekt wird bei der Gehaltsbestimmung ausgenutzt. Es gilt die Beziehung $\log c = K \cdot r^2$, wobei c die Konzentration des Antibiotikums und r der Radius des Diffusionshofes ist. Die Konstante K berücksichtigt die Summe aller weiteren Variablen wie Temperatur, Nährmedium, Teststamm, Molekulargewicht des Antibiotikums, Diffusionszeit etc., d. h., sie gilt nur für eine definierte Testanordnung.

Um diese Einflüsse beim Test zu kompensieren, wird stets neben der zu prüfenden Probelösung eine Standardlösung mit bekanntem Gehalt des Antibiotikums in vergleichbarer Konzentration mitgeprüft. Durch Vergleich der Diffusionshöfe der Standardlösung mit denen der Probelösung wird die Konzentration der Probe bestimmt. Nur so kann eine hinreichende Genauigkeit erreicht werden.

Die absolute Konzentration des Antibiotikums auf dem Agar ist unkritisch, da die Diffusionsfläche proportional dem Logarithmus der Konzentration ist. Große Konzentrationsunterschiede bewirken nur geringe Flächenunterschiede. Dieser Zusammenhang schränkt zugleich die Präzision der Messung wegen der oft ungenauen Bestimmung des Diffusionsradius ein.

Als *Teststamm* ist grundsätzlich jeder gegen das zu prüfende Antibiotikum sensible Mikroorganismenstamm geeignet. Bevorzugt werden apathogene Organismen, die im Labor leicht zu handhaben sind. Die o. g. Standardwerte geben die für die verschiedenen Antibiotika geeigneten Teststämme an. Es wird eine frische Zellsuspension in einer Nährlösung angezüchtet bzw. von Sporenbildnern eine Sporensuspension verwendet. Nach Verdünnung wird die Suspension dem flüssigen Agar zugesetzt. Die Zellkonzentration im Agar soll vor Bebrütung 10^5 bis 10^6/ml betragen.

Die Zusammensetzung des *Nähragars* richtet sich nach den Nährstoffansprüchen des verwendeten Teststammes und ist für diesen Stamm optimiert. Der beimpfte Nähragar wird in vorbereitete sterile Agarschalen gegossen. Bei einer Temperatur von 40 bis 45 °C erstarrt der Agar. Er kann danach mit den Prüflösungen beschickt werden.

Von dem zu prüfenden Antibiotikum werden eine weitere *Standardlösung* mit bekanntem Gehalt und Konzentrationen (Verdünnungsfaktor je 1:2) hergestellt. Verwendet wird Pufferlösung pH 6 bis pH 8. Der pH-Wert darf keine extremen Werte annehmen, da sonst das Wachstum des Testorganismus beeinflußt werden kann. Eine höhere Molarität der Pufferlösung beschleunigt die Diffusion.

Von der *Probelösung* wird, ggf. nach Extraktion oder anderen Schritten, eine Verdünnungsreihe in Pufferlösung mit drei um den Faktor zwei abgestuften Konzentrationen hergestellt. Diese Konzentrationen sollen denen der Standardlösungen entsprechen.

Es gibt verschiedene Auftragsmethoden von Standard- und Probelösungen auf die Platte.

Bei der Agarlochmethode werden mit einem Korkbohrer Löcher in den Agar gestanzt und in diese das Antibiotikum pipettiert.

Bei der Zylindermethode werden kleine Stahlzylinder auf den Agar aufgesetzt; in diese wird die Prüflösung pipettiert. Nach Absorption der Lösung durch den Agar werden die Zylinder entfernt.

Schließlich besteht die Möglichkeit, Filterpapierblättchen mit Prüflösungen verschiedener Konzentration zu tränken und diese auf den Agar aufzulegen.

Nach PhEur wird meist die *3-Konzentrationen-6-Punkt-Methode* angewendet, so daß sich für Standard und Probe pro Platte 36 Meßpunkte ergeben. Die Anordnung der Testpunkte erfolgt im lateinischen Quadrat.

Für die in den Pharmacopöen geforderte Genauigkeit ist oft eine größere Zahl von Parallelansätzen erforderlich.

Die Agarplatten werden ca. 24 bis 48 Stunden bei 28 bis 37 °C bebrütet. Temperatur und Zeit der Bebrütung richten sich nach dem verwendeten Testorganismus.

Zur Auswertung werden die Hemmhöfe nach der Bebrütung ausgemessen und durch Vergleich von Probe mit dem bekannten Standard erhält man den Gehalt der Probe.

Für die statistisch gesicherte Berechnung des Gehalts der unbekannten Probe geben die Pharmacopöen den Rechengang an.

Beispiel: Bestimmung des Gehalts an Penicillin-V-Kalium im Rohstoff

Teststamm:	Bacillus subtilis ATCC 6633	
Agar:	Antibiotika-Agar Nr. 1	(g/L)
	Fleischpepton	6
	Caseinpepton	4
	Hefeextrakt	3
	Fleischextrakt	1,5
	Glucose	1
	Agar	15
	pH nach Sterilisation	6
Pufferlösung:	Phosphatpuffer pH 6	
	KH_2PO_4	2
	K_2HPO_4	8
Impfmenge:	0,5 ml Sporensuspension auf 300 ml Agar.	
	Endkonzentrationen von Standard und Probelösung: 4,2 und 1 E/ml.	
Standardisierung:		1695 E/mg.

In den sterilisierten flüssigen und auf 40 bis 45 °C abgekühlten Agar wird die Impfmenge gegeben. Danach werden die Platten gegossen. Nach Erstarren werden Löcher mit 1 cm Durchmesser mit dem Korkbohrer in den Agar gestanzt. In die Löcher werden jeweils 0,15 ml der auf die Endkonzentrationen verdünnten Standard- und Probelösungen gegeben. Die Platten werden anschließend bei 35 °C 18 Stunden bebrütet.

Turbidimetrische Gehaltsbestimmung. Ein Antibiotikum wirkt hemmend auf eine in Nährlösung wachsende Mikroorganismensuspension, wenn der Mikroorganismus gegen das Antibiotikum empfindlich ist. Dabei ist die sich einstellende Trübung abhängig von der Konzentration: je größer die Konzentration des Antibiotikums, um so geringer die Trübung. Der Konzentrationsbereich, in dem eine Messung möglich ist, ist sehr klein. Zwischen dem unbeeinflußten Wachstum und der völligen Hemmung durch das zugesetzte Antibiotikum variiert der Konzentrationsunterschied etwa um den Faktor 3 bis 5.

Der Vorteil der turbidimetrischen Testung gegenüber dem Agardiffusionstest besteht darin, daß die Prüfsubstanz nicht diffundieren muß. Dies nutzt man bei der Prüfung von Arzneistoffen, die infolge des Molekulargewichtes schlecht diffundieren.

Ein bekanntes Beispiel ist das Antibiotikum Gramicidin. Dieses ist nur im turbidimetrischen Test prüfbar, da es durch sein hohes Molekülmasse von 2826 nur sehr schlecht diffundiert.

Die über Teststamm, Nährlösung, Pufferlösung etc. beim Agardiffusionstest gemachten Aussagen gelten für den turbidimetrischen Test in gleicher Weise.

Die Arzneibücher lassen dem Anwender freie Wahl bei der Methode.

5.7.2 Mikrobiologische Vitaminbestimmungen

Prinzip. Vitamine, insbesondere die des B-Komplexes, haben eine wachstumsfördernde Wirkung auf eine Reihe von Mikroorganismen. Vor allem Milchsäurebakterien der Gattungen Lactobacillus und Streptococcus haben hohe Nährstoffansprüche und benötigen zum Wachstum B-Vitamine.

Zur mikrobiologischen Gehaltsbestimmung verwendet man ein Nährmedium, daß mit Ausnahme des zu bestimmenden Vitamins alle anderen benötigten Vitamine und Nährstoffe enthält.

Durch Zugabe des zu bestimmenden Vitamins in unterschiedlicher Konzentration zum Nährmedium erhält man nach Beimpfen mit dem Teststamm und Bebrütung eine Trübung im Medium.

Die Trübung ist direkt abhängig von der Vitaminkonzentration: je höher die Vitaminkonzentration, um so größer die Trübung.

Der Einsatz dieser empfindlichen Meßmethode ist vor allem bei geringer Vitaminkonzentration angezeigt. Die Erfassungsgrenze liegt bei 100 ng/ml Nährlösung, im Falle von Vitamin B_{12} sogar bei 50 pg/ml Nährlösung.

Bei oralen Darreichungsformen von komplexen Vitaminpräparaten ist die mikrobiologische Gehaltsbestimmung in den meisten Fällen die Methode der Wahl.

Infolge der hohen Empfindlichkeit der Teststämme für die zu prüfenden Vitamine ist bei der *Ausführung* von mikrobiologischen Vitaminbestimmungen größte Aufmerksamkeit auf saubere, d. h. vitaminfreie Glasgeräte, Wasser für Verdünnungen etc. zu achten. Man erreicht dies durch Waschen mit doppelt destilliertem Wasser sowie Hitzebehandlung bei 200 °C.

Als *Teststämme* kommen vitaminauxotrophe Stämme der Gattung Lactobacillus sowie auch Verlustmutanten anderer Gattungen in Betracht:

Vitamin		Teststamm	
B_1	Thiamin	Lactobacillus fermenti	ATCC 9598
B_2	Riboflavin	Lactobacillus casei	ATCC 7469
B_6	Pyridoxal	Saccharomyces carlsbergensis	ATCC 4228
B_{12}	Cyanocobalamin	Lactobacillus leichmanii	ATCC 7830
H	Biotin	Lactobacillus arabinosus	ATCC 8014
	Folsäure	Streptococcus faecalis	ATCC 8014

ATCC = American Type Culture Collection, 12303 Parklawn Drive, Rockville, MD 20852, USA

Die Teststämme werden auf einem Medium ange-züchtet, daß alle für das Wachstum erforderlichen Nährstoffe enthält:

Mikro-Inokulum-Bouillon	(g/L)
Fleichpepton	5
Hefeextrakt	20
D(+)-Glucose	10
KH_2PO_4	2
Tween 80	0,1

Die für den jeweiligen Test erforderlichen Stämme werden nach Vorzucht in Mikro-Inokulum-Bouillon gewaschen, um restliche Vitamine zu entfernen. Mit einer Verdünnung dieser Teststammsuspension wird der Prüfansatz beimpft.

Die Nährmedien für den Vitamintest sind von defi-nierter Zusammensetzung und vollsynthetisch. Ihnen fehlt jeweils das zu bestimmende Vitamin. Sie sind über den Laborfachhandel zu beziehen.

Diese Medien werden nach Vorschrift des Herstellers eingesetzt und nach Zugabe der Probelösungen sowie der Standardlösung in verschieden hoher Konzentra-tion hitzesterilisiert. Bei der Sterilisation sind die Temperatur und Zeit genau einzuhalten, um eine Zer-störung des Vitamins zu vermeiden.

Die *Probe* wird nach geeigneter Aufbereitung und Verdünnung auf die für den Test erforderlichen Kon-zentrationen zum Testmedium gegeben.

Der *Standard* wird in destilliertem Wasser gelöst, auf möglichst gleich hohe Konzentrationen wie die Pro-belösungen verdünnt und ebenfalls zum Testmedium gegeben.

Die Bebrütung der Prüfansätze dauert bei Tempera-turen zwischen 30 und 45 °C bis zu 24 Stunden. Die Auswertung erfolgt photometrisch bei einer Wellen-länge von 546 nm. Die Messung der Konzentrations-folgen der Probelösung sowie der Standardlösung werden graphisch aufgetragen. Durch Vergleich bei-der erhält man den Gehalt der Probe.

Nur in einem sehr engen Konzentrationsbereich ist ei-ne lineare Abhängigkeit der Trübung von der Kon-zentration gegeben. Dieser muß für jeden Teststamm und jedes Vitamin bestimmt werden. Die Auswertung mittels 3-Dosis-6-Punkt-Versuch nach PhEur ist bei Vitaminbestimmungen ebenfalls möglich.

Die Methode der Vitaminbestimmungen und ihre Einsatzmöglichkeiten sind ausführlich beschrieben.[6,7]

Literatur

1. PhEur Bd. II (1975) S. 49–51, 413–420
2. USP XXII (1989) S. 1488ff
3. Code of Federal Regulations, Food and Drugs Administra-tion (1984) 21:Part 436.100–436.106
4. Hewitt W (1977) Microbiological Assay, Academic Press, Inc, Orlando, FL
5. Grove DC, Randall WA (1955) Assay Methods of Anti-biotics, Medical Encyclopedia, Inc, New York, S. 220ff
6. Mücke D (1957) Einführung in mikrobiologische Bestim-mungsverfahren, Verlag VEB, Thieme, Leipzig Stuttgart
7. Strohecker R, Henning HM (1963) Vitaminbestimmungen, E. Merck (Hrsg.), Darmstadt, Verlag Chemie, Weinheim

Kapitel 3

Verarbeitung von Stoffen

1 Zerkleinern

J. GOEDE

Unter der Grundoperation Zerkleinern versteht man das Zerteilen fester Körper in kleinere Partikeln unter Einsatz mechanischer Kräfte. Die Zerkleinerung kann z. B. durch Brechen, Mahlen oder Zerschneiden erfolgen.

Ziel ist die Überführung grobstückiger Güter in Haufwerke mit definierter Korngrößenverteilung. Dies kann erforderlich sein, um die physikalisch-technischen Eigenschaften, wie Fließverhalten, Mischverhalten, Kompaktierbarkeit oder ganz allgemein die Handhabung zu verbessern.

In der Pharmazie spielt die Vergrößerung der Oberfläche zur Erhöhung der Lösungsgeschwindigkeit und Resorbierbarkeit eine bedeutende Rolle. Als Beispiel ist in Abb. 3.1 die mittlere Plasmakonzentration bei sechs Probanden nach Gabe von 1,5 g Phenacetin mit unterschiedlicher Partikelgröße dargestellt.

Die resorbierte und damit die im Plasma nachweisbare Arzneistoffmenge steigt mit dem Zerkleinerungsgrad des Phenacetins deutlich an.

Manche Ausgangsprodukte werden erst durch Zerkleinerung in eine applizierbare Form gebracht, wie z. B. Mineralien oder Drogen.

Das in einem Arbeitsgang gewonnene Haufwerk zeigt stets eine statistische Korngrößenverteilung. Zur Erzielung einheitlicher Korngrößen bzw. enger Kornverteilungen wird anschließend an die Zerkleinerung häufig eine Klassierung vorgenommen (→ Kap. 3, 4.1).

Verfahrenstechnische Grundlagen

Die Zerkleinerung ist ein äußerst komplexer Vorgang und wissenschaftlich nicht einfach formelmäßig zu erfassen. Neben den durch die Zerkleinerungsgeräte ausgeübten mechanischen Krafteinwirkungen spielen die Zerkleinerungseigenschaften des zu mahlenden Materials, wie Festigkeit, Härte, Sprödigkeit, Elastizität und Zähigkeit eine Rolle. Das Zerkleinerungs- oder Verformungsverhalten eines Stoffes ist aber keine konstante Materialeigenschaft, sondern es ist durch Temperatur, Feuchtigkeit, Mahlgutmenge und äußere Faktoren bei der Mahlung beeinflußbar.

Die Bruchmechanik und Bruchphysik versuchen, ausgehend von Modellvorstellungen, die Vorgänge beim Zerkleinern theoretisch zu beschreiben.

Man unterscheidet zwischen *sprödem* und *zähem* Bruchverhalten. Die Einzelteile spröder Körper lassen sich nach dem Bruch wieder zusammenfügen, während bei zähen Stoffen die Beanspruchung bleibende Formveränderungen hervorruft.

Die Physik des spröden Bruchs zeigt, energetisch betrachtet, daß dabei neue Oberflächen entstehen, die eine freie Oberflächenenergie besitzen. Da diese Energie vor der Zerkleinerung nicht vorhanden war, muß sie angeliefert werden. Beim Bruch wird ein Teil der im Körpervolumen gespeicherten elastischen Energie frei und deckt den Bedarf an zusätzlicher freier Oberflächenenergie ab. Gemäß dieser Bedingung einer Umsetzung von volumengespeicherter in eine flächenabhängige Energie setzt die Rißbildung als Rißkeim einen Anriß bestimmter Länge, der sog. Griffith-Länge, voraus. Allerdings stellt der spröde Bruch eine Idealisierung dar, die bezüglich des Energiebedarfs weit von der Realität entfernt liegt.[1] Für den Bruchfortschritt muß wesentlich mehr Energie bereitgestellt werden, als es der Zunahme der spezifischen freien Oberflächenenergie entspricht. Sämtliche beim Bruchfortschritt absorbierten Energiemengen werden in der spezifischen Bruchflächenenergie zusammengefaßt. Sie ist je nach Stoff um einige Zehnerpotenzen größer als die spezifische freie Oberflächenenergie.

Die Größe des Anrisses ist materialabhängig. Ist ein Anriß vorhanden, muß nur an der Rißspitze die molekulare Zerreißfestigkeit überwunden werden. Dies ist auch bei kleineren Belastungen durch die Kerbwirkung möglich. Die Kerbtheorie liefert die Kenntnis des Spannungsverlaufs in der Umgebung des sich ausbreitenden Risses.

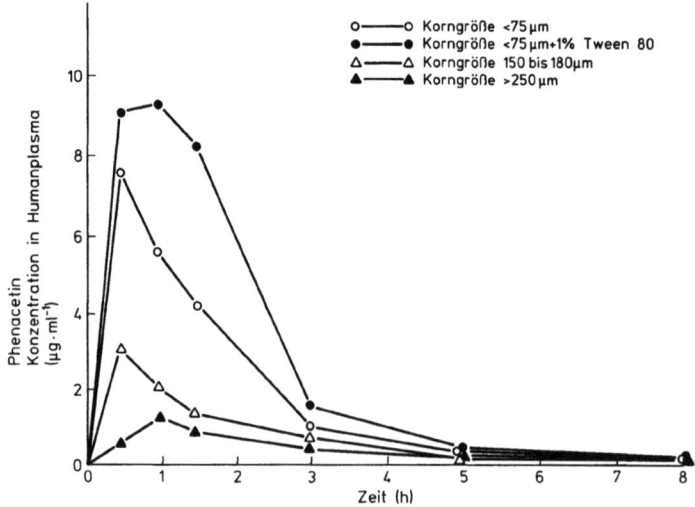

○——○ Korngröße <75 µm
●——● Korngröße <75 µm+1% Tween 80
△——△ Korngröße 150 bis 180 µm
▲——▲ Korngröße >250 µm

Abb. 3.1. Mittlere Phenacetin-Plasmakonzentration nach Gabe von 1,5-g-Dosen Phenacetin mit unterschiedlicher Korngröße. Mittelwerte von sechs Probanden. Nach[13]

Die Erkenntnisse der Bruchmechanik und der Bruchphysik nützen dem Verständnis der Brucherscheinungen beim Zerkleinern. Eine Vorausberechnung des Verhaltens der zu zerkleinernden Teilchen eines Teilchenkollektivs ist aber nicht möglich.

Hierfür gibt es mindestens zwei Gründe:

1. Reale Teilchen sind unregelmäßig geformt. Die bei der Beanspruchung entstehenden Spannungszustände lassen sich nicht berechnen.
2. Die Kenntnisse der Anriß- und Fehlstellensysteme sind unvollständig.

Trotzdem hilft die Bruchphysik durch die Kenntnis der beim Zerkleinern ablaufenden Vorgänge im Mikrobereich mit bei der Beschreibung von Mahlvorgängen in der Praxis und wirkt damit auf die Auswahl der geeigneten Zerkleinerungsmaschine ein.

Aus Einzelkornzerkleinerungsversuchen kann man das Verhalten von Teilchen unter bestimmten Beanspruchungsbedingungen in Abhängigkeit von den Stoffeigenschaften zumindest quantitativ vorhersagen.[2] Mit solchen Versuchen lassen sich zwar Minimalbedingungen zum Zerkleinern auffinden und Verbesserungen für Zerkleinerungsmaschinen aufzeigen. Es ist jedoch nicht möglich, das Mahlergebnis für ein Haufwerk von Partikeln unterschiedlicher Form und Größe, d. h. für ein reales Pulver, in einer technischen Mahlung vorauszuberechnen.

Für die praktische Anwendung wird man bei der Auswahl und Auslegung der Zerkleinerungsmaschinen deshalb auf Mahlversuche nicht verzichten können. Wichtig für die Auswahl der Mahlwerkzeuge sind die Brucheigenschaften und die Härte des Mahlgutes. Eine Einteilung in verschiedene Härteklassen erfolgt nach der zehnteiligen Mohs-Skala (Ritzhärte) (Abb.3.2).

Diese Einteilung wurde aus der Mineralogie übernommen. Die Stellung eines Materials in der Mohs-Skala wird dadurch gegeben, daß dieses Material einerseits alle vorherigen zu ritzen vermag, andererseits von allen nachfolgenden geritzt wird. Zur orientierenden Einstufung zerreibt man eine Probe zwischen Platten aus Materialien bekannter Härte und prüft auf Kratzspuren.

Modifikationsänderungen bei der Zerkleinerung

Bei der Mahlung empfindlicher Stoffe sind immer die durch die Bruchvorgänge möglicherweise ausgelösten Strukturumwandlungen zu beachten.

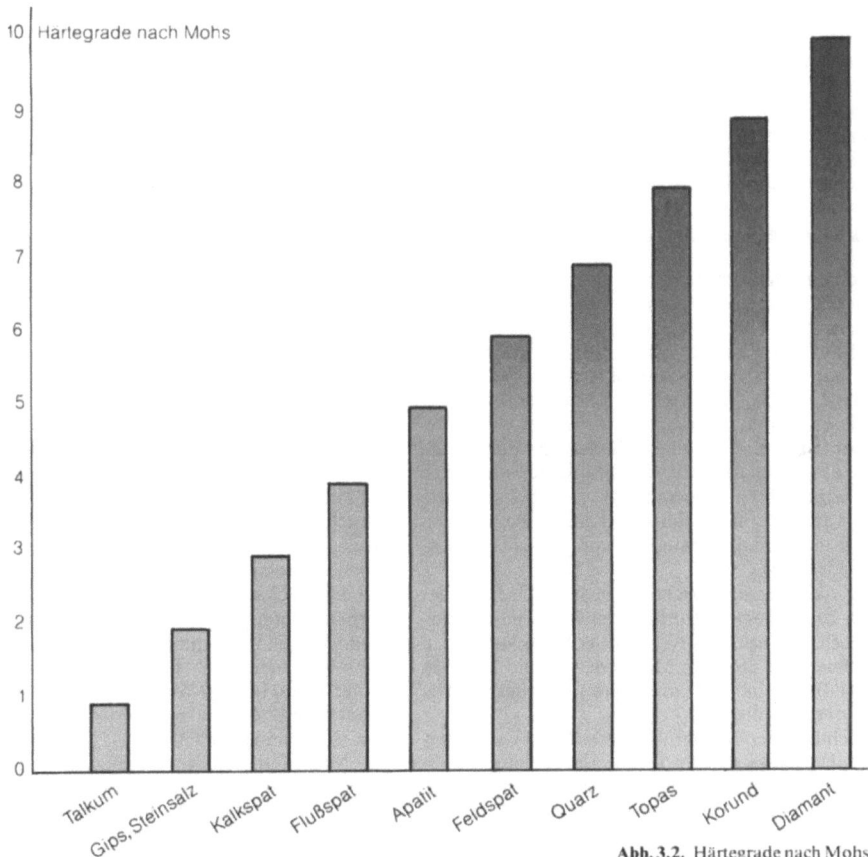

Abb. 3.2. Härtegrade nach Mohs

An der Rißfront herrschen hohe Schubspannungen, die für kurze Zeit (Nano- bis Millisekunden) zu sehr hohen Energiezuständen führen.[3] Diese sog. „hot spots" entsprechen Temperaturen von 700 bis über 1.000 K und liegen damit oft weit über dem Schmelzpunkt der Stoffe. Es bilden sich flüssigkeitsähnliche Zustände, die bei der Rekristallisation zu Gitterfehlern, amorphen Bereichen oder sogar zu Modifikationsumwandlungen führen können.

So kommt es beim Mahlen von Acetylsalicylsäure und Citronensäure zu einer von der mechanischen Belastung abhängigen thermischen Zersetzung.[4]

Bei der Mahlung von Ephedrin kann die Umwandlung von Kristallisaten der Enantiomeren zum Racemat nachgewiesen werden.[5]

Einfluß der Dispersionsmittel

Der Mahlvorgang kann durch die in einem flüssigen oder gasförmigen Dispersionsmittel auftretenden Scherkräfte unterstützt werden. Diese Effekte werden bei der Naßmahlung und Luftstrahlmahlung ausgenutzt. Auch schon allein die Sättigung der Mahlkammer mit Lösungsmitteldämpfen kann den Zerkleinerungsvorgang positiv beeinflussen.[6]

Naßmahlung

In den meisten Fällen lassen sich Substanzen naß rascher und effektiver mahlen als trocken.[7] Der Mahlvorgang wird durch die hierbei auftretenden Scherkräfte und Kavitationen unterstützt. Durch die Adsorption eines geeigneten Dispersionsmittels an die neu erzeugten Partikeloberflächen wird die Agglomeration der feinen Teilchen sowie Kleben und Adhäsion des Mahlgutes an den Zerkleinerungswerkzeugen weitgehend unterbunden.

Zerkleinerungsmaschinen

Für den mechanischen Abbau, d. h. das Zerkleinern gröberer Partikeln bis zum gewünschten Feinheitsgrad, existieren die verschiedensten Mühlentypen.

Die Funktionsweise der Mühlen beruht im wesentlichen auf den Beanspruchungsmechanismen Druck, Reibung, Schlag, Prall bzw. der Kombination mehrerer dieser Wirkungsweisen.

Der optimale Einsatz eines Mühlentyps richtet sich nach der Beschaffenheit des Mahlgutes und nach dem angestrebten Dispersitätsgrad. Dies sind, wie bereits ausgeführt, die Härte und das Bruchverhalten der zu mahlenden Substanzen von ausschlaggebender Bedeutung.

Die Zerkleinerungsmaschinen lassen sich nach der Kraft- bzw. Energiezuführung, nach den Festigkeitseigenschaften und den Korngrößenbereichen der zu zerkleinernden Stoffe in Maschinen für die Trocken- und Naßzerkleinerung sowie nach konstruktiven Gesichtspunkten gliedern.

Hinsichtlich der Korngrößenbereiche des zu verarbeitenden Gutes wird in Grobzerkleinerung (Grobbrechen), Mittelzerkleinerung (Feinbrechen) und Feinzerkleinerung (Mahlen) unterschieden. Für pharmazeutische Rohstoffe ist die zusätzliche Abgrenzung der Feinstzerkleinerung von Bedeutung,

denn dieser auch als Mikronisierung bezeichnete Prozeß gehört inzwischen zu den Grundoperationen der pharmazeutischen Verfahrenstechnik.

Tab. 3.1 gibt eine orientierende Einteilung der Feinheitsbereiche im Bereich der pharmazeutischen Technologie.

Tabelle 3.1. Feinheitsbereiche. Nach[11]

Bereich	Partikelgrößen	Beispiele
grob	> 10 mm	vorzerkleinerte Drogen, z. B. Kräuter, Wurzeln
mittel	1 bis 10 mm	Briketts nach Trockenkompaktierung, Granulate
fein	um 0,1 mm	gut lösliche Arzneistoffe
feinst	< 20 μm	schwerlösliche oder niedrig zu dosierende Arzneistoffe, Farbpigmente, Mikronisierungen

Die Zerkleinerung stellt eine der wichtigsten Grundoperationen in der Arzneimittelherstellung dar. Im Rezepturmaßstab bedient man sich zur Zerkleinerung - insbesondere von pulverförmigen Substanzen - oft manueller Methoden. Hier werden Mörser, Reibschalen und Pistill eingesetzt. Drogen lassen sich in Stampfmörsern oder mit Wiege- oder Rollmessern zerkleinern.

In Defektur und bei der industriellen Zerkleinerung verwendet man die unterschiedlichsten Maschinen, die speziell an die Aufgabenstellung angepaßt sein sollten.

Im folgenden werden verschiedene Zerkleinerungsmaschinen beschrieben. Die Gliederung orientiert sich an konstruktiven Gesichtspunkten.

Tab. 3.2 zeigt die erreichbaren Feinheitsgrade und das Wirkungsprinzip von Zerkleinerungsmaschinen. Es ist darauf hinzuweisen, daß einzelne Bautypen für mehrere Aufgabenbereiche anzuwenden sind. Oft lassen sich Maschinen durch den Austausch von Schlagwerkzeugen, Änderungen der Umdrehungszahlen u. a. Maßnahmen mehr oder weniger universell verwenden. Maschinen für härteres und gröberes Gut werden Brecher genannt, als Mühlen bezeichnet man die leichteren Ausführungen.

Backenbrecher. Diese eignen sich vor allem zur Grobzerkleinerung harter bis mittelharter Stoffe. Das Gut wird im Prozeßraum überwiegend durch Druck beansprucht.

Backenbrecher, die im pharmazeutischen Labor eingesetzt werden, sind z. B. die pulverisette 1 (Fritsch Laborgerätebau, D-6580 Idar-Oberstein) oder der Laborbackenbrecher BB 0 (Retsch GmbH, D-5657 Haan 1). Die letztgenannte Zerkleinerungsmaschine (Abb. 3.3) eignet sich für mittelharte, harte, spröde Stoffe bis zur Mohs-Härte von etwa 8,5. Bei einer Aufgabekorngröße bis 40 mm läßt sich eine Endfeinheit von ca. 0,5 mm erzielen.

Der Mahlraum ist trichterförmig ausgebildet und verjüngt sich zum Austragsende hin in Abhängigkeit von der Spaltweite, die in 0,1-mm-Schritten genau eingestellt werden kann. Der Laborbackenbrecher verfügt über einen feststehenden und einen beweglichen

Tabelle 3.2. Erreichbare Feinheit und Wirkungsprinzipien von Zerkleinerungsmaschinen

Erreichbare Feinheit	Zerkleinerungsmaschine	Zerkleinerungsprinzip	Maschinenbeispiel
10 bis 5 mm	Backenbrecher	Druck, Schlag	Laborbackenbrecher BB
	Walzenbrecher	Reibung, Druck	
5 bis 1 mm	Schneidemühlen	Schneiden	Rotoplex® Ro
5 bis 1 mm	Raspeln, Reibschnitzler	feuchte Masse wird durch Lochzylinder gepreßt	Reibschnitzler
3 bis 1 mm	Walzenmühlen	Reibung, Druck	Granulator TG, Fa. Erweka
2 bis 0,3 mm	Hammermühlen	Prall, Schlag	Fizz mill
2 bis 0,05 mm	Wälzmühlen	Druck, Reibung	Dreiwalzenmühle SM
2 bis 0,02 mm	Kugelmühlen	Reibung, Druck, Schlag, feucht auch Scherung	Kugelmühle KM
500 bis 20 μm	Stiftmühlen	Prall, Schlag	Contraplex® 205 CW
100 bis 10 μm	Mörsermühlen	Druck, Reibung	Mörsermühle RM
100 bis 1 μm	Luftstrahlmühlen	Prall, Reibung	Aeroplex® 200 AS
30 bis 1 μm	Kolloidmühlen	Reibung, Scherung in Suspensionen	Zahnkolloidmühle

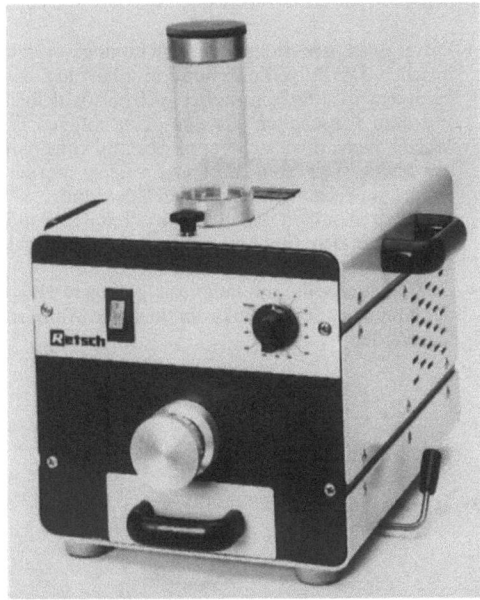

Abb. 3.3. Backenbrecher (Laborbackenbrecher BB 0, Retsch GmbH & Co KG, 5657 Haan 1)

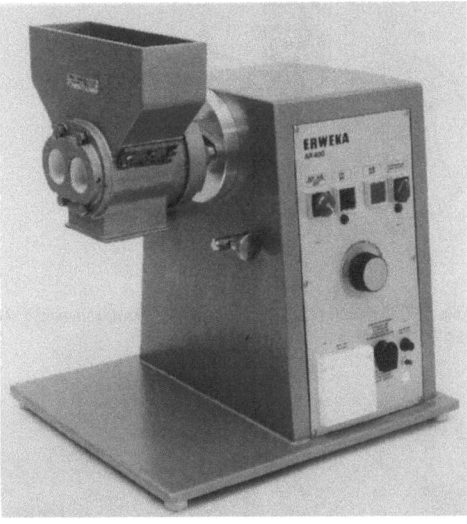

Abb. 3.4. Walzenbrecher (Trockengranulierer TG 2/S, Erweka Apparatebau GmbH, 6056 Heusenstamm)

Brecharm, zwischen denen die Zerkleinerung stattfindet. Die exzentrische Bewegung des angetriebenen Brecherarmes bewirkt eine stetige Materialförderung zum Austragsende. Sobald das Mahlgut den gewünschten Zerkleinerungsgrad erreicht hat, passiert es den Spalt zwischen den beiden Brecharmen und fällt in den Auffangbehälter.

Walzenbrecher und Walzenmühlen. Sie verfügen überwiegend über gegenläufig rotierende Walzenpaare, zwischen denen das Gut vor allem durch *Druck*, bei unterschiedlichen Walzenumfangsgeschwindigkeiten auch durch Scherung und bei schnellaufenden Nockenwalzenbrechern zusätzlich durch Schlag beansprucht wird.

Den Druck erzeugen starke vorgespannte Federn, die beim Eindringen von harten Fremdkörpern ein Ausweichen der schwingend im Gleitrahmen gelagerten Walze gegenüber der der fest gelagerten Walze gestatten.
Bei Walzengrobbrechern ist die Walzenoberfläche mit Nocken, Zähnen, Stacheln oder anderen Brechorganen besetzt. Walzenfeinbrecher für die Mittel- bis Feinzerkleinerung von hartem Gut besitzen glatte Walzenoberflächen.
In Abb. 3.4 ist der Trockengranulierer TG 2/S (Erweka, Apparatebau GmbH, D-6056 Heusenstamm) als typischer Vertreter eines in der Pharmazie eingesetzten Walzenbrechers dargestellt. Die Leistung dieses Laborgerätes liegt bei maximal 20 kg pro Stunde.
Walzenmühlen sind zur Fein- bis Feinstzerkleinerung geeignet und besitzen glatte oder geriffelte Walzen. Zu ihnen gehören auch die Walzenstühle.

Wesentlich für die Arbeitsweise dieser Zerkleine-rungsmaschinen ist das möglichst rutschfreie Einzie-hen des aufgegebenen Gutes in den Walzenspalt. Dafür sind die Bedingungen bei glatten Walzenober-flächen am ungünstigsten. Abb.3.5 zeigt schematisch die Wirkungsweise einer Walzenmühle. Solche Walzenmühlen zur Feinzer-kleinerung mit hohem Druck sind besonders für sprö-de Stoffe geeignet. Sie werden u. a. zur Herstellung ul-trafeiner Mehle eingesetzt.

Walzenstühle. Aus der Farben- und Lackindustrie kommend, haben die als Walzenstühle bezeichneten Walzenmühlen schon vor vielen Jahren Eingang in die Pharmazie gefunden.

Walzenstühle mit zwei oder mehr genau geschliffenen Walzen werden zur Zerkleinerung der dispergierten

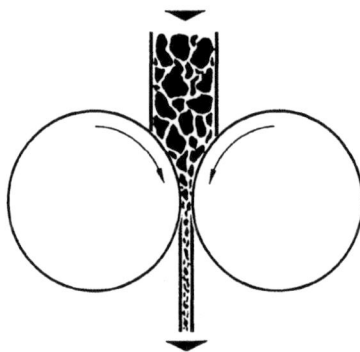

Abb.3.5. Schematische Darstellung der Funktionsweise ei-ner Walzenmühle

Teilchen in pastösen bis dickflüssigen Suspensionen eingesetzt. Die Walzen laufen mit Friktion, d. h. mit unterschiedlicher Ganggeschwindigkeit, so daß die Zerkleinerung der Feststoffpartikeln durch *Reibung, Druck und Scherkräfte* bewirkt wird. Nur durch eine hohe Oberflächengenauigkeit ist ein hoher Feinheits-grad erreichbar. Die Dispersion des Mahlgutes muß häufig mehrfach durch den Walzenstuhl gegeben werden, um die gewünschte Feinheit zu erreichen. Es ist zweckmäßig, mit hoher Feststoffkonzentration zu beginnen und erst bei den wiederholten Durchgän-gen nach und nach zu verdünnen.

Für Rezeptur und Defektur in Apotheken werden meist Dreiwalzenstühle eingesetzt. Auch zur Salben-herstellung verwendet man diese häufig als Salben-mühlen bezeichneten Maschinen. Ziel ist dabei die Zerkleinerung von Agglomeraten, die Zerstörung von Pulvernestern und Homogenisierung der Salbe. Abb.3.6 zeigt einen solchen Dreiwalzenstuhl. Zur Schonung der Walzen sind folgende Regeln zu beachten:

1. Pulver und Dispersionsmittel sind homogen vorzu-mischen. Die Pulverkonzentration sollte möglichst hoch sein; die Masse muß aber noch pastös bleiben.
2. Vor dem Einschalten der Maschine müssen die Walzen einen noch sichtbaren Abstand voneinan-der haben. Der Spalt darf erst verengt werden, wenn alle Walzen mit Mahlgut beladen sind.
3. Die Walzen sollten bis auf einen schmalen Rand-streifen mit dem Gut beladen sein, da unbedeckte Walzenteile schneller verschleißen.
4. Der Schaber sollte mit möglichst geringem Druck zur Abnahme des Produkts an die letzte Walze ge-legt werden.

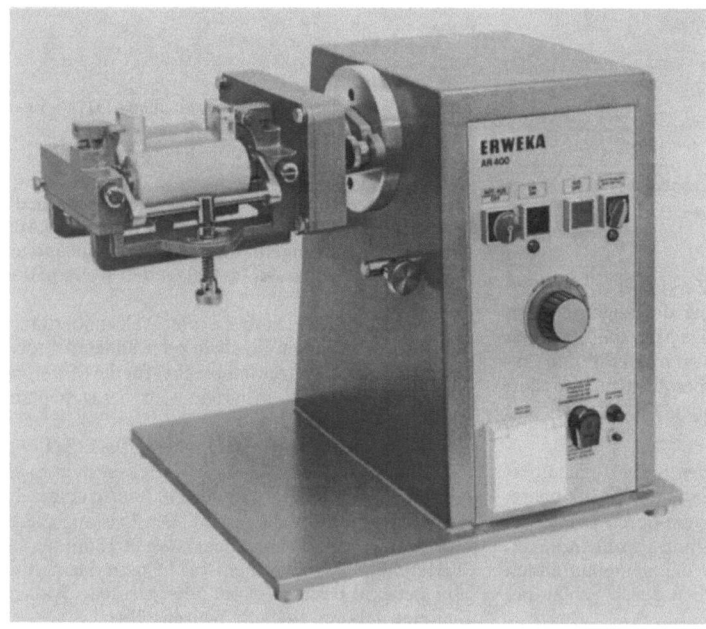

Abb.3.6. Dreiwalzenstuhl (Dreiwalzenmühle SM, Erweka Apparatebau GmbH, 6056 Heusenstamm)

Prallbrecher und Prallmühlen. Prallbrecher besitzen vorwiegend eine schnell umlaufende Prallwalze, weitere Prallorgane wie Prallplatten, Mahlbahnen sind im Brecherraum angeordnet. Sie werden für grobe bis mittelgrobe Güter eingesetzt.

Prallmühlen für die Fein- und Feinstzerkleinerung besitzen die unterschiedlichsten Prallorgane. Meist ist ein schnell umlaufender Rotor vorhanden.

Sehr viele der im folgenden beschriebenen Mühlentypen wie Schlagkreuzmühlen, Stiftmühlen u. a. arbeiten im wesentlichen wie Prallmühlen, wenn auch die Prallzerkleinerung zum Teil noch durch andere Effekte überlagert wird.

Zu den Prallmühlen für die Feinzerkleinerung und Mikronisierung gehören auch die Strahlprallmühlen, bei denen die erforderliche Teilchenbeschleunigung durch Luft-, Gas- oder Dampfstrom erzielt wird. Während in Schlägermühlen die rotierenden Mahlwerkzeuge Umfangsgeschwindigkeiten von 40 bis 120 m/s erreichen, liegt die Strömungsgeschwindigkeit in Strahlmühlen bei 400 bis 500 m/s.

Strahlmühlen. Eine besondere Bauform stellen die sog. Jetmills dar. Bei diesen Strahlmühlen, die häufig zur Arzneistoffmikronisierung eingesetzt werden, wird der Gasstrom nicht gegen feststehende Mühlenteile gelenkt. Die Zerkleinerung erfolgt durch *Reibung der Teilchen aneinander*.

Pulverförmiges Zerkleinerungsgut wird zusammen mit Gasen unter Drücken um 10^6 Pa (10 bar) tangential durch Injektordüsen in einen zylindrischen Mahlraum mit unten liegender zentraler Austrittsöffnung geführt. Im spiralförmig laufenden Gasstrom werden die Pulverpartikel auf hohe Strömungsgeschwindigkeiten beschleunigt und durch gegenseitige Reibung und Prall zerkleinert. Aufgrund der Zentrifugalkraft werden die

Partikeln ihrer Masse entsprechend nach außen getragen. Nur feinste Partikeln können vom Gasstrom mitgeführt, durch die zentrale Austrittsöffnung den Mahlraum verlassen. Je nach Bauart erfolgt die Abtrennung des Mahlproduktes durch Filtersäcke oder Zyklone. Durch die Zahl, Größe und Stellung der Injektordüsen, den Gasdruck und damit durch die Strömungsgeschwindigkeit kann die Feinheit des Gutes variiert werden. Korngrößen unter 10 μm bis herab zu 0,1 μm sind erreichbar. Die obere Korngröße des Aufgabegutes sollte kleiner als 0,1 bis 1 mm sein.

Da die Umlaufströmung mit wachsender Mahlgutbeladung stark abgebremst wird, sollte die Gutbeladung, d. h. das Verhältnis von Feststoffmassedurchsatz zu Gasmassedurchsatz, den Betrag von 0,3 nicht überschreiten.

Mit zunehmender Feinheit steigt durch die hohe Grenzflächenenergiezunahme die Agglomerationsneigung des Mahlproduktes exponentiell an.

Meist wird als Arbeitsgas Druckluft verwendet, zum Schutz gegen Staubexplosionen werden Inertgase eingesetzt.

Die wichtigsten Bautypen der Strahlmühlen sind die Spiralstrahlmühlen und die Gegenstrahlmühlen.[8]

In Spiralstrahlmühlen ist der Zerkleinerungsvorgang gleichzeitig mit einer Sichtung des Mahlgutes gekoppelt. Dadurch wird die Mahlfeinheit des Produktes wesentlich von der Trenngrenze der Sichtzone mitbestimmt.

In Abb. 3.7 ist eine Spiralstrahlmühle dargestellt. Mit diesem Gerät lassen sich Stoffe mit Mohs-Härte etwa bis 3 und sprödem Bruchverhalten auf 0,5 bis 30 μm zerkleinern. Die maximale Korngröße des Aufgabegutes sollte bei etwa 1,5 mm liegen. Die Abb. 3.8 zeigt schematisch den Aufbau einer Spiral- und einer Umlaufstrahlmühle.

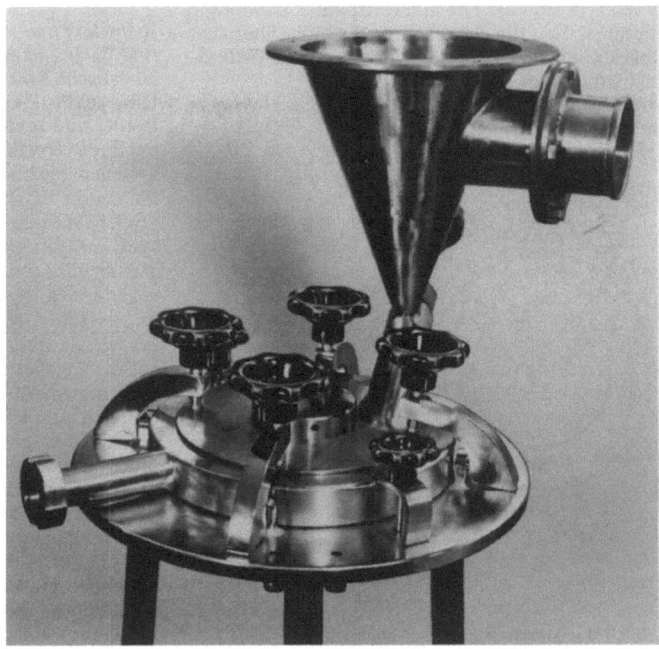

Abb. 3.7. Luftstrahlmühle (Spiralstrahlmühle Aeroplex® 200 AS, Alpine AG, 8900 Augsburg 1)

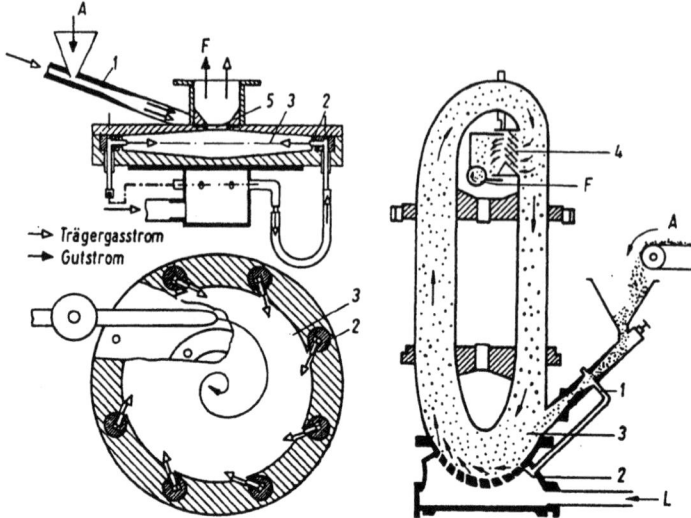

→ Trägergasstrom
→ Gutstrom

Abb. 3.8. Schematische Darstellung einer Strahlmühle. Links: Spiralstrahlmühle, rechts: Umlaufstrahlmühle. A Aufgabe, F Fertiggut, L Luft- bzw. Gasstrom, 1 Aufgabeinjektor, 2 Düsen, 3 Mahlraum, 4 Sichter. Aus[9]

Hammerbrecher und Hammermühlen. Bei diesen Maschinen sind auf den schnell umlaufenden Rotoren Schläger gelenkig befestigt. Diese auch als Hämmer bezeichneten Teile werden durch Fliehkräfte radial ausgerichtet. Das Mahlgut wird hauptsächlich durch *Prall und Schlag* beansprucht.

Zu den Hammerbrechern gehören auch die zur Zerkleinerung von Stahlschrott verwendeten Shredder.

Für pharmazeutische Anwendungen geeignete Hammermühlen besitzen meist eine Siebvorrichtung direkt am Mahlraum. Damit ist das kontinuierliche Austragen des auf die gewünschte Korngröße zerkleinerten Materials möglich.

Im anglo-amerikanischen Raum verbreitete Mühlen dieses Typs sind die Fitz mill (Fitzpatrick Company, Elmhurst, IL), die Stokes-Tornado-Mill (Sharples-Stokes, Clark, NJ) oder der Micropulverizer (Mikro-Pul Corporation, Summit, NJ).

Abb. 3.9 zeigt den typischen Aufbau einer Hammermühle mit eingebauter Siebwand.

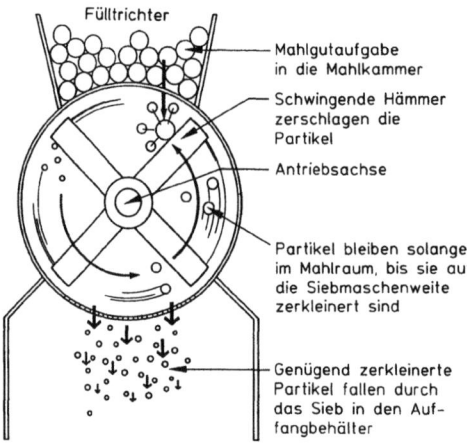

Fülltrichter

Mahlgutaufgabe in die Mahlkammer

Schwingende Hämmer zerschlagen die Partikel

Antriebsachse

Partikel bleiben solange im Mahlraum, bis sie auf die Siebmaschenweite zerkleinert sind

Genügend zerkleinerte Partikel fallen durch das Sieb in den Auffangbehälter

Abb. 3.9. Funktionsschema einer Hammermühle. Aus[10]

Wälzmühlen. Bei diesen auch Roll- oder Ringmühlen genannten Zerkleinerungsmaschinen wälzen sich Mahlkörper auf Mahlbahnen ab und zerkleinern das dort in dünnen Schichten befindliche Gut durch *Druckbeanspruchung* sowie teilweise durch *Scherung.* Als Mahlkörper werden Kugeln oder Walzen verwendet. Der erforderliche Mahldruck wird durch Schwerkraft, durch Zentrifugal-, Feder- oder hydraulische Druckkräfte erzeugt.

Kollergänge stellen einen speziellen Typus der Wälzmühlen dar. Die in der keramischen Industrie eingesetzten Kollergängen dienen zum gleichzeitigen Zerkleinern und Mischen der feuchten keramischen Massen.

Reibschale und Pistill, Mörser und Stößel. Reibschalen sind flache, starkwandige Schalen aus Porzellan, für analytische Arbeiten oft aus Achat, in denen man mit Hilfe des Pistills feste, gröbere Substanzen zerkleinert. Pistille sind keulenförmig oder zylindrisch, am unteren Ende verdickt und mit einer gewölbten Reibfläche versehen. Sie bestehen meist aus dem gleichen Material wie die zugehörige Reibschale.

DIN 12 906 gibt Normmaße für Reibschalen und Pistille an. Danach sind Reibschalen und Pistille weiß glasiert mit Ausnahme der in Abb. 3.10 durch ········· gekennzeichneten Flächen. Der kleinste Krümmungsradius der Reibfläche der Reibschale muß größer sein als der größte Krümmungsradius der Reibfläche des zugehörigen Pistills.

Die Zerkleinerung erfolgt bei größeren Stücken durch *Stoß* mit dem Pistill. Kleinere Partikeln werden zwischen den rauhen Flächen von Pistill und Reibschale unter *Druck* zerrieben. Dabei führt die Hand eine nach innen gerichtete Kreisbewegung aus, wobei der Stiel des Pistills leicht vom Körper weg geneigt ist. Um das Mahlgut stets in der Mahlzone zu halten, ist häufiges Abkratzen des an der Wandung der Reibschale haftenden Pulvers mittels eines Spatels oder Kartenblattes notwendig. Bei Pulvermischungen erhöht dies die Homogenität des Materials.

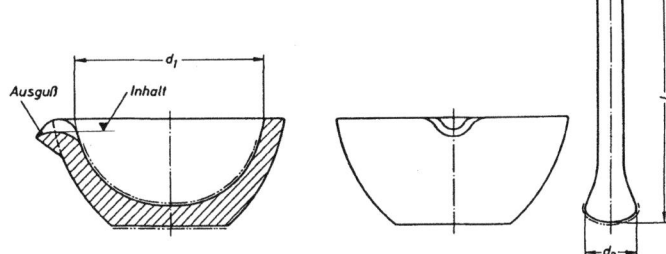

Abb. 3.10. Reibschale mit Pistill 90–30 nach DIN 12 906. Durchmesser der Reibschale A 90: $d_1 = 90$ mm, dazu passendes Pistill B 90–30 der Nenngröße $d_2 = 30$ mm

Mörser sind zylindrische oder konisch-zylindrische Gefäße mit gewölbtem inneren Boden und aufgebogenem oberen Rand. Sie bestehen aus Metall (Eisen, Messing, Bronze) oder auch aus Porzellan, Stein oder Hartholz. Die dazugehörigen Stößel sind schlanke, zylindrische oder mehrkantige Stäbe mit keulen- oder pilzförmigen Enden.

Mörser dienten und dienen gelegentlich noch zum Zerstoßen harten Materials oder zum Quetschen von Frucht- und Samendrogen. Die Zerkleinerung erfolgt dabei fast ausschließlich durch Stoß und Druck.

Mörsermühlen. Sie arbeiten nach dem Prinzip von Reibschale und Pistill. Dieser Mühlentyp kann zur Trocken- und Naßvermahlung eingesetzt werden, ist schnell montiert und einfach zu reinigen. Beispiele sind die Pulverisette® 2 (Fritsch Laborgerätebau, D-6580 Idar-Oberstein) oder die Labor-Mörsermühle

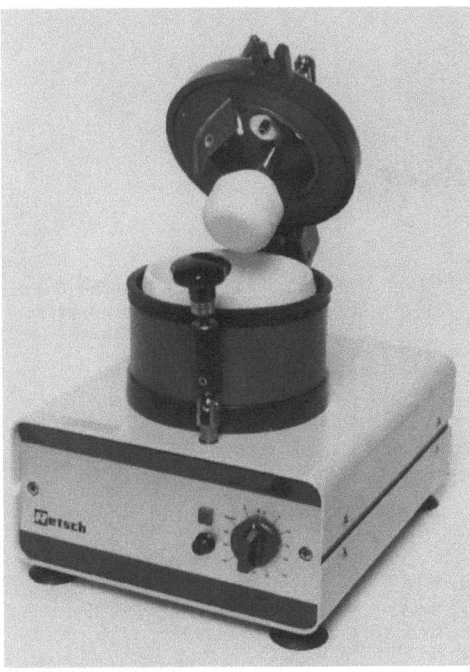

Abb. 3.11. Mörsermühle (Labormörsermühle RM 0, Retsch GmbH & Co KG, 5657 Haan 1)

RM 0 (Fa. Retsch, D-5657 Haan 1), deren Arbeitsweise hier kurz beschrieben werden soll (Abb. 3.11).

Das Mahlgut wird in den auf dem Antriebsteller befindlichen Mörser gegeben. Nach Schließen des Deckels führt die Rotation des Mörsers das Pistill mit. Der Anpreßdruck des Pistills auf das Mahlgut ist stufenlos einstellbar. Ein Abstreifer mit regelbarem Federdruck verhindert das Festsetzen von Mahlgut an der der Mörserwand und leitet es stets zwischen die Mahlflächen von Mörser und Pistill. Dadurch wird gleichzeitig ein Homogenisierungseffekt erzielt. Die Feinstzerkleinerung des Mahlgutes erfolgt zwischen unterer Pistillkante und Rundung der Mörserwand.

Trommelmühlen, Kugelmühlen. Für diese Zerkleinerungsmaschinen ist ein horizontal gelagerter, zylindrischer oder zylindrisch-konischer rotierender Mahlraum charakteristisch. In der Trommel befindet sich das Mahlgut mit den Mahlkörpern. Bei der Drehung der Trommel wird der Inhalt umgewälzt bzw. gestürzt und dadurch das Mahlgut zerkleinert. Als Mahlkörper werden vornehmlich Kugeln aus Stahl, Sinterkorund, Zirkonoxid oder Achat verwendet. Übernehmen größere Stücke des jeweiligen Haufwerks die Funktion der Mahlkörper, spricht man von autogener Mahlung.

Auch die in der Farbenindustrie und im Pharmabereich verbreiteten Kugelmühlen gehören zu den Trommelmühlen.

Während in der Farbenindustrie meist offne Kugelmühlen mit Zulauf und Sieben für die kontinuierliche Produktion eingesetzt werden, wird im Pharmabereich die geschlossene Bauweise für den Chargenbetrieb bevorzugt.

Kugelmühlen zeichnen sich durch einen hohen erzielbaren Zerkleinerungsgrad und gute Durchmischung des Mahlgutes aus.

Der Bewegungsablauf der Mahlkörper ist für die Mahlwirkung bestimmend. Er wird von der Drehzahl und dem Durchmesser der Trommel, der Art und Größe der Mahlkörper, der Mahlkörperfüllung sowie den Reibungsverhältnissen in der Trommel beeinflußt.

Große Kugeln werden zum Schroten und Grießmahlen, kleinere zum Feinmahlen verwendet. Die Mahlkörperfüllung beträgt 15 bis maximal 45 %. Das Mahlgut sollte trocken oder in Form einer Mahltrübe vorliegen. Der Feuchtebereich zwischen etwa 2 und 20 Masse-% ist wegen des ungünstigen Fließverhaltens infolge kapillarer Haftmechanismen zu vermeiden.

Die um ihre Längsachse rotierende Trommel nimmt die Mahlkugeln an der Trommelwand in Drehrichtung mit (Abb.3.12). Sie hebt die Kugeln, bis sie sich infolge ihres Eigengewichts entgegen der Zentrifugalkraft von der Trommelwand lösen, zurückrollen oder einer Wurfparabel folgend zum Ausgangspunkt zurückfallen. Die Drehzahlen sind so zu wählen, daß sich die Mahlkörper im Laufe der Aufwärtsbewegung von der Trommelwand lösen. Kommt es zum Mahlkörperfall (Kataraktwirkung) wird das Mahlgut

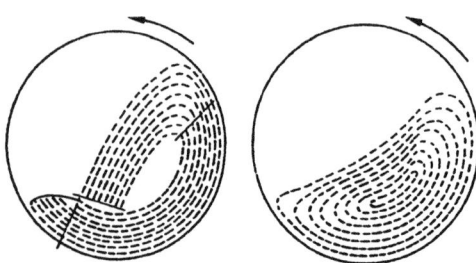

Abb.3.12. Schematisch Darstellung der Bewegung der Kugeln und des Mahlgutes in einer Kugelmühle. Links: Kataraktwirkung, rechts: Kaskadenwirkung. Nach[9]

durch *Schlagwirkung* zerkleinert. Das Rollen und Gleiten der gehobenen Mahlkörper (Kaskadenwirkung) bewirkt *Scherbeanspruchungen* und hat eine Abriebwirkung (Abb.3.13 und 3.14).

Das Zentrifugieren der Mahlkörper beginnt bei der *kritischen Drehzahl*. Die Zentrifugalkraft ist gleich oder größer als das Mahlkörpergewicht; die Kugeln lösen sich nicht mehr von der Trommelwand und die Wurfbewegung entfällt.

Die theoretische kritische Drehzahl n_{krit} läßt sich berechnen nach:

$$n_{krit} = \sqrt{\frac{g}{r} \cdot \frac{30}{\pi}} = \frac{42.3}{\sqrt{2r}} \; min^{-1}$$

g = Erdbeschleunigung (9,81 m/s^2),
r = Radius der Mahltrommel.

Die Mehrzahl der Mühlen arbeitet im Bereich von 0,6 bis 0,9 n_{krit}, meist bei 0,75 n_{krit}.

Da die Grobzerkleinerung im wesentlichen durch den Kugelfall, die Feinmahlung jedoch durch Reibung erfolgt, wird die Drehzahl für das Vormahlen 5 bis 10% höher, für das Feinmahlen 10 bis 30% niedriger gewählt.

Mit fortschreitender Anreicherung von Feinkorn nimmt die Wirksamkeit der Mahlkörperbewegung ab

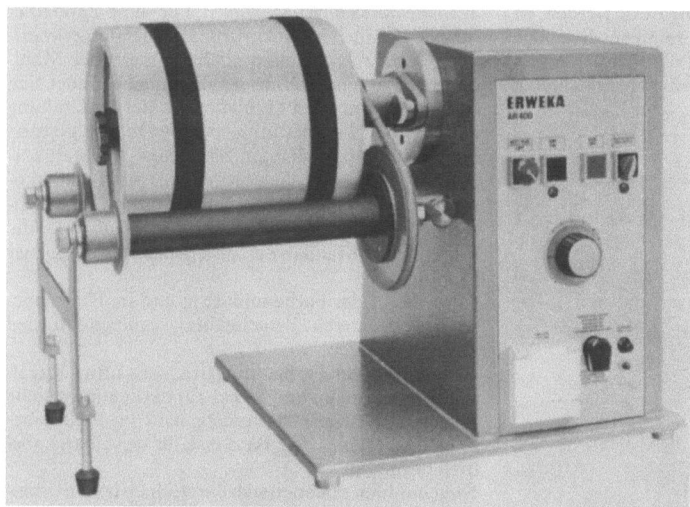

Abb.3.13. Kugelmühle (Kugelmühle KM, Erweka Apparatebau GmbH, 6056 Heusenstamm)

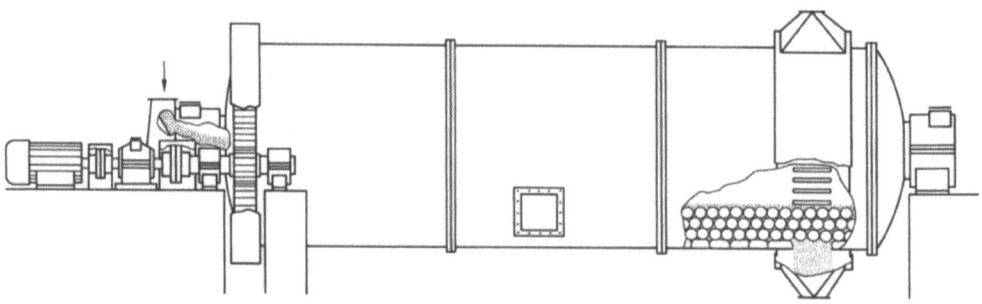

Abb.3.14. Kugelmühle (Super-Orion®-Kugelmühle, schematisch, Alpine AG, 8900 Augsburg 1)

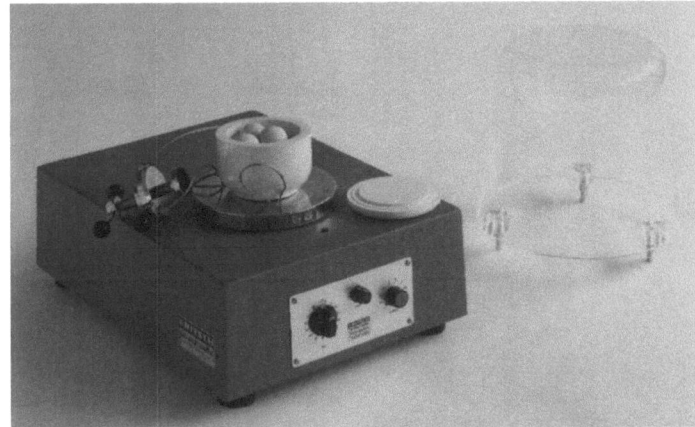

Abb. 3.15. Fliehkraftkugelmühle (pulverisette® 6, Fritsch GmbH, 6580 Idar-Oberstein)

und kommt schließlich zum Stillstand. Es ist deshalb zweckmäßig, von Zeit zu Zeit den Feinanteil des Mahlgutes abzusieben.

Fliehkraftkugelmühlen, wie die in Abb. 3.15 dargestellte Maschine, werden zum Feinstmahlen von Laborproben in trockener oder nasser Form verwendet. Durch die besondere Bewegung der Mahlbehälter erreichen die Mahlkugeln eine erheblich höhere Schlagenergie als in herkömmlichen Kugelmühlen. Man erzielt deshalb in den Fliehkraftkugelmühlen eine sehr hohe Mahlleistung bzw. eine entsprechend kurze Mahldauer.

Scheibenmühlen. Diese Mühlen werden zur Mahlung elastischer oder faseriger Substanzen eingesetzt. Sie zerkleinern das Mahlgut im Spalt zwischen zwei scheibenförmigen Arbeitsflächen, von denen eine meist feststeht, während die andere rotiert. Bei niedriger Geschwindigkeit wirken Druck- und Scherbeanspruchung, bei höherer Scheibengeschwindigkeit erfolgt die Zerkleinerung durch *Schlag- und Scherbeanspruchung.*

Durch Variation von Anordnung, Größe, Material, Profil sowie Umdrehungsgeschwindigkeit der Mahlscheiben sind eine Vielzahl von Scheibenmühlentypen entwickelt worden.

Für pharmazeutische Anwendungen gebräuchlich sind Zahnscheibenmühlen mit auswechselbaren Zahnscheiben, die sich dadurch für verschiedenste Materialien anpassen lassen.

Korundscheibenmühlen besitzen als Zerkleinerungsorgane Korundscheiben verschiedener Körnung. Sie werden zum Zerkleinern und Dispergieren von *flüssigen oder pastösen* Materialien eingesetzt. Mühlen dieses Typs werden in der Pharmazie zur Herstellung von Salben oder Pasten, in der Kosmetikindustrie zur Lippenstift- oder Make-up-Herstellung benutzt. Abb. 3.16 zeigt die schematische Darstellung des Mahlraumes einer Korundscheibenmühle. Im unteren Teil der Abbildung ist zu erkennen, wie das Mahlgut sich zwischen den rauhen Oberfläche der Rotor- und Statorscheibe bewegt.

Durch Austausch der Korundscheiben durch andere Mahlscheiben läßt sich diese Mühle auch als Zahnkolloidmühle oder Lochscheibenmühle verwenden.

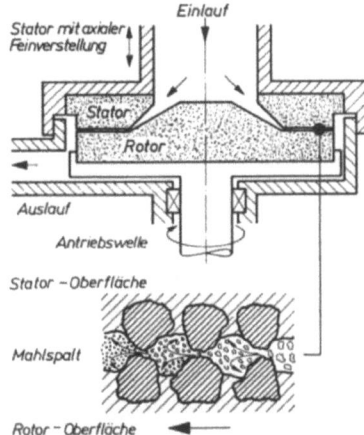

Abb. 3.16. Schematische Darstellung einer Korundscheibenmühle

Stiftmühlen. In Mühlen dieses Typs erfolgt die Zerkleinerung durch *Prall- und Schlagwirkung* einer ruhenden und einer hochtourig laufenden Stiftmahlscheibe. Stiftmühlen können aber auch so konstruiert sein, daß sich die beiden Stiftscheiben im entgegengesetzten Drehsinn als gegenläufige Rotoren drehen. Hierbei erhöht sich die Aufprallgeschwindigkeit.

Die Stifte sind in mehr oder weniger großen Abständen in konzentrischen Kreisen so angeordnet, daß die Reihen der Rotorscheibe in die der Statorscheibe eingreifen.

Das Gut wird über einen Fülltrichter zentral eingesaugt und durch die Fliehkraft nach außen getrieben, wobei es von der rotierenden Stiftscheibe verteilt und in stufenweisem Durchgang zwischen den Stiftscheiben zerkleinert wird.

Da bei fortschreitendem Zerkleinerungsgrad die Agglomeration des Mahlproduktes zunimmt, besteht die Gefahr, daß das Mühlengehäuse verstopft wird. Die aus diesem Grund entwickelten Weitkammermühlen verhindern einen durch Brückenbildung begünstigten Feingutansatz und das Zubauen der Stiftscheiben.

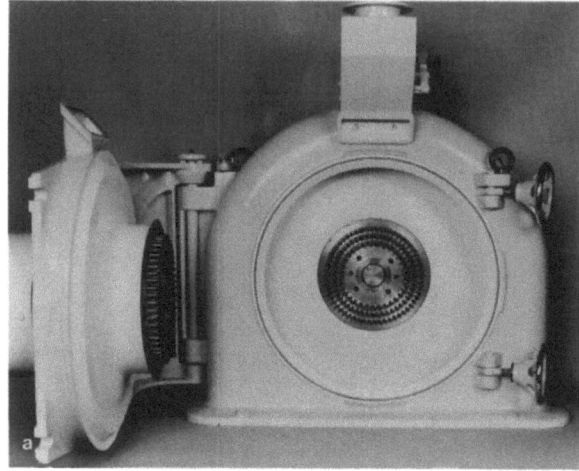
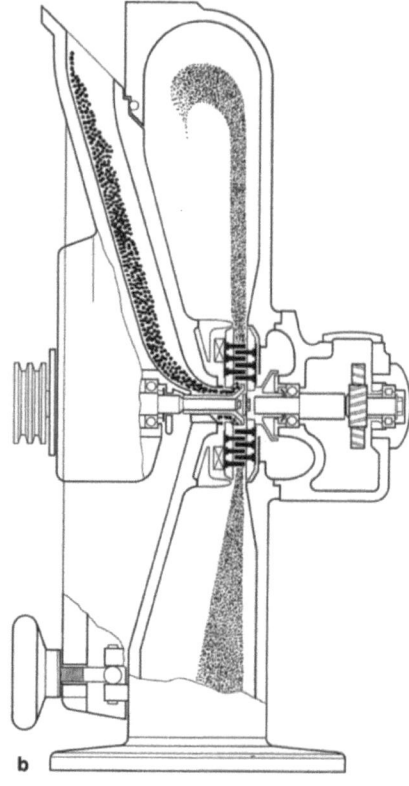

Abb. 3.17. a Stiftmühle (Weitkammermühle Contraplex® 250 CW, Alpine AG, 8900 Augsburg 1), **b** Funktionsschema

In Abb. 3.17 ist eine solche Weitkammermühle und ein dazugehöriges Funktionsschema dargestellt.

Rotormühlen, Zentrifugalmühlen. Als typischer Vertreter der durch *Schlag und Scherung* zerkleinernden Rotormühlen sei die in Abb. 3.18 dargestellte Rotor-Schnellmühle pulverisette® 14 (Fritsch GmbH, 6580 Idar-Oberstein) genannt. Diese Mühle besitzt einen mit 15.000 bis 20.000 Umdrehungen pro Minute laufenden Rotor, der von einem Siebring umgeben ist. Durch die Zentrifugalkraft wird das Mahlgut nach außen geschleudert und das zerkleinerte Material durch das Sieb abgetrennt. Geeignet ist diese Mühle zur Zerkleinerung von Chemikalien, Drogen oder Getreide im Labormaßstab

Schneidemühlen. Diese Mühlen werden zum Zerkleinern sperriger, weicher bis mittelharte sowie faseriger Materialien eingesetzt. Das Mahlgut wird durch im Mahlraum rotierende Messer zerschnitten. Der umgebende Siebring begrenzt die Korngröße des abgetrennten Materials nach oben. Abb. 3.19 zeigt den Blick in eine geöffnete Schneidemühle. Deutlich zu erkennen sind die Messer des Schneidrotors.

Universalmühlen. Diese Zerkleinerungsmaschinen sind für in der pharmazeutischen Entwicklung sehr beliebt, da sie durch Austausch der Mahlorgane für eine breite Anwendungspalette geeignet sind. So sind die Universalmühlen der Typenreihe CUM der Fa. Condux, D-6450 Hanau für die Vorzerkleine-

rung bis Feinstzerkleinerung, aber auch für die Zerfaserung geeignet (Abb. 3.20). Nach dem Baukastenprinzip lassen sich Stiftscheiben, Schlagkreuze, Schlägerwerke oder Gebläserotoren einbauen und mit langen oder kurzen Mahlbahnen sowie mit verschiedenen Siebkörben kombinieren.

Kolloidmühlen. Mit Kolloidmühlen sind Teilchengrößen von 1 µm, bei geeigneten Mahlbedingungen sogar unter 0,1 µm erreichbar. Das Mahlgut wird in einem Dispersionsmittel - meist Wasser - angeschlämmt zugeführt. Im Mahlgehäuse bewegt sich ein konischer Rotor mit hoher Geschwindigkeit. Der regelbare Abstand zwischen Rotor und umgebender Wand beträgt nur Bruchteile eines Millimeters. Die hohe Zerkleinerungsleistung beruht auf einer Scherwirkung zwischen den Flüssigkeitsfilmen auf der Oberseite des drehenden Rotors einerseits und auf den ruhenden Gefäßwänden andererseits. Zahnkolloidmühlen werden bevorzugt zur Emulgierung und Dispergierung von Cremes, Salben, Suppositorienmassen oder für Pigmentsuspensionen bei der Tablettenlackierung eingesetzt. Das Produkt wird zwischen dem schnell drehenden verzahnten Rotor und dem verzahnten Stator starken Scherkräften unterworfen. Die Mahlspaltbreite, die Verzahnung von Rotor und Stator bestimmen die erzielbare Feinheit und die Leistung der Maschine.

In Abb. 3.21 ist die Kolloidmühle PUC60 (Fa. Probst & Class, 7550 Rastatt) gezeigt. Dieses Gerät erlaubt in

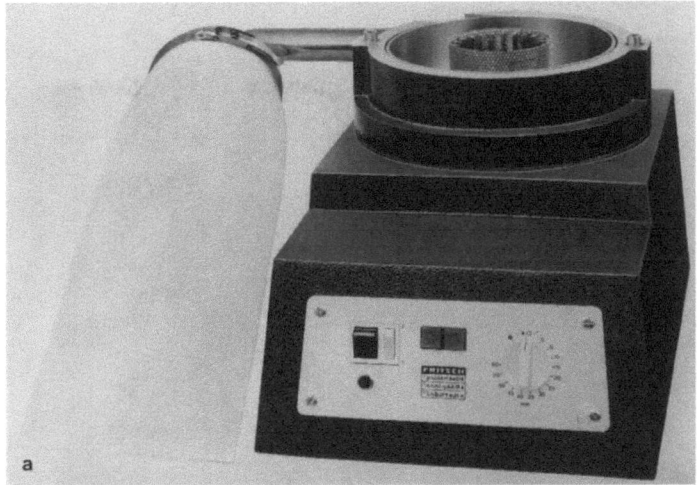

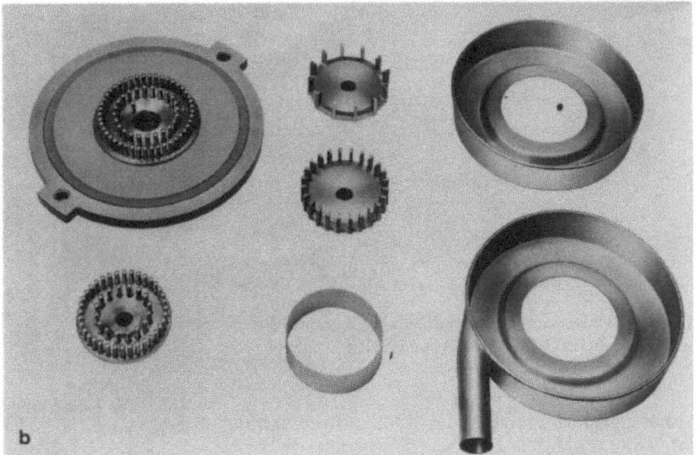

Abb. 3.18 a, b. Rotor-Schnellmühle (pulverisette® 14, Fritsch
GmbH, 6580 Idar-Oberstein).
a Mühle geöffnet, **b** Mahlsätze,
Pfannen, Siebeinsatz

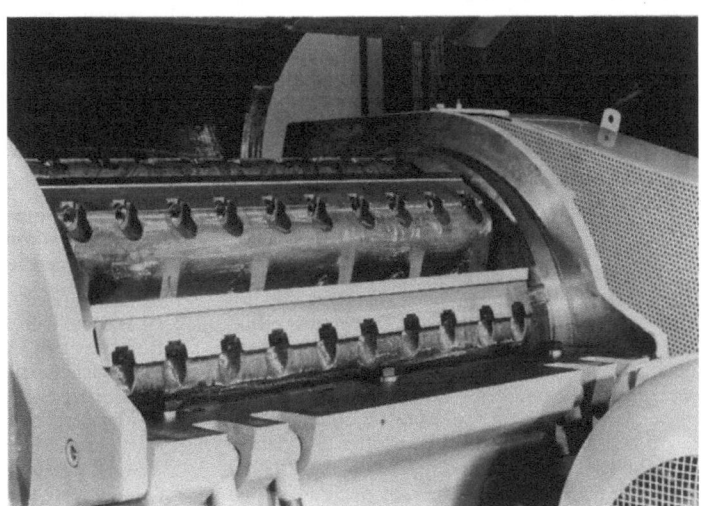

Abb. 3.19. Schneidemühle (Ro-
toplex®, geöffnet, Alpine AG,
8900 Augsburg 1)

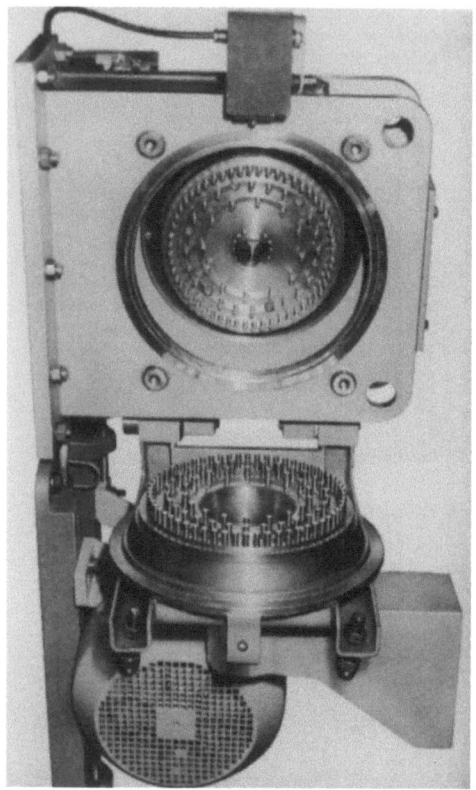

Abb. 3.20. Universalmühle (Condux CUM, Condux Maschinenbau GmbH & Co. KG, 6450 Hanau 1)

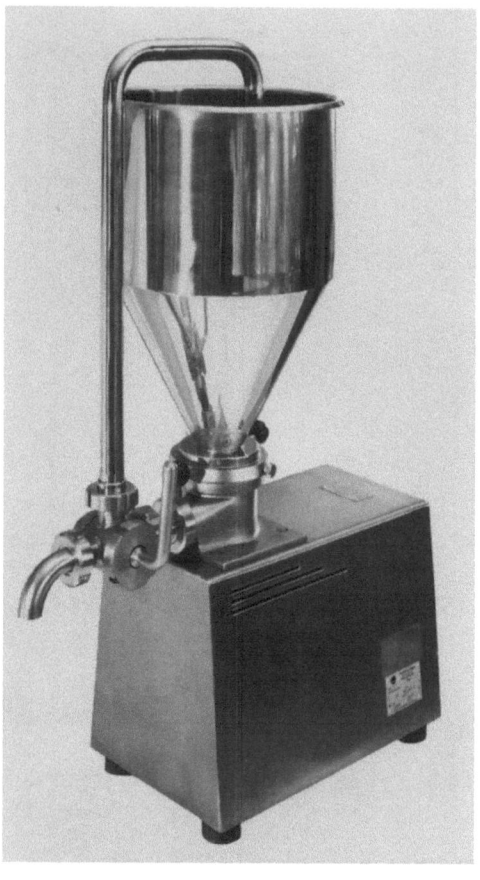

Abb. 3.21. Kolloidmühle (PUC60, Fa. Probst & Class, 7550 Rastatt)

Abhängigkeit von Produktviskosität und Verzahnung von Rotor und Stator Durchsatzleistungen von bis zu 200 kg pro Stunde.
Der Mahlsatz, bestehend aus Stator und Rotor in kreuzverzahnter Ausführung, ist in Abb. 3.22 dargestellt.

Hochtourige Dispergiergeräte. In der Analytik und Pharmatechnik sind die ebenfalls nach dem Rotor-Stator-Prinzip arbeitenden hochtourigen Dispergiergeräte weit verbreitet. Diese Geräte werden zum Zerteilen der Feststoffe in Suspensionen, zur Emulsionsherstellung sowie zum Homogenisieren eingesetzt.
Stellvertretend ist in Abb. 3.23 der Ultra-Turrax® (Fa. IKA-Labortechnik, 7813 Staufen) dargestellt.
Das zu bearbeitende Medium wird durch den hochtourig laufenden Rotor von unten angesaugt und tritt seitlich an den Statorschlitzen aus. Der Stator verhindert weitgehend die Rotation des Mediums und ermöglicht das Einbringen großer mechanischer Energiemengen auf engstem Raum. Die Wahl des Dispergierkopfes hängt vom Material und der Partikelgröße des einzutragenden Feststoffes ab. Maßgebend für den Dispergierwirkungsgrad ist das Produkt aus Schergradient und Verweilzeit der Partikel im Scherfeld.

In Abb. 3.24 ist die Arbeitsweise des Ultra-Turrax® schematisch dargestellt.

Hinweise zur Auswahl der Zerkleinerungsmaschine

Für eine erfolgreiche Zerkleinerung sind Kenntnisse zu physikalisch-chemischen Parametern der Substanzen unabdingbar.
Vor der Durchführung erster Mahlversuche – z. B. im Rahmen der Präformulierungsarbeiten – sollten folgende Fragen beantwortet werden:

1. Ist das Mahlgut faserig, kristallin oder amorph?
2. Ist es einheitlich, homogen oder ein Gemisch?
3. Besitzt es eine Adhäsionsneigung an bestimmte Oberflächenmaterialien?
4. Ist es plastisch verformbar; ist es spröde?
5. Wie groß ist seine Härte?
6. Wie hoch ist die Schmelztemperatur; wo liegt der Erweichungspunkt?
7. Gibt es verschiedene Modifikationen; wo liegen die Umwandlungstemperaturen?

8. Ist das Mahlgut hitzeempfindlich? Sind thermische Zersetzungsprodukte bekannt?
9. Kann das Mahlgut naß vermahlen werden? Welche Dispersionsmittel können eingesetzt werden?
10. Ist das Mahlgut hygroskopisch?
11. Welche Ausgangskorngrößen hat das Material?
12. Auf welche Korngröße bzw. Korngrößenverteilung soll es zerkleinert werden?

Speziell für die moderne industrielle Arzeimittelherstellung sollten Zerkleinerungsmaschinen unter GMP-Gesichtspunkten ausgewählt werden. Hier stehen im Blickfeld Fragen wie:

13. Ist die Zerkleinerungsmaschine gut zu reinigen?
14. Ist die Maschine qualifiziert und validierbar?

Einige dieser Fragen können mit den im Folgenden aufgeführten Vorproben weitgehend beantwortet werden:

1. Der kristalline Aufbau ist meist unter dem Mikroskop erkennbar. Ein Polarisationsmikrokop macht kristalline Strukturen durch unterschiedliche Farben sichtbar.
2. Auch diese Frage läßt sich, wenn nicht schon makroskopisch, so bei der Betrachtung unter dem Mikroskop beantworten. Bereiche unterschiedlicher Härte im Material können durch Zerdrücken mit dem Spatel oder Anreibung im Mörser erkannt werden.
3. Hierzu können die Anhaftung an Metallfächen, Kunststoffen oder Porzellan bzw. den einzuset-

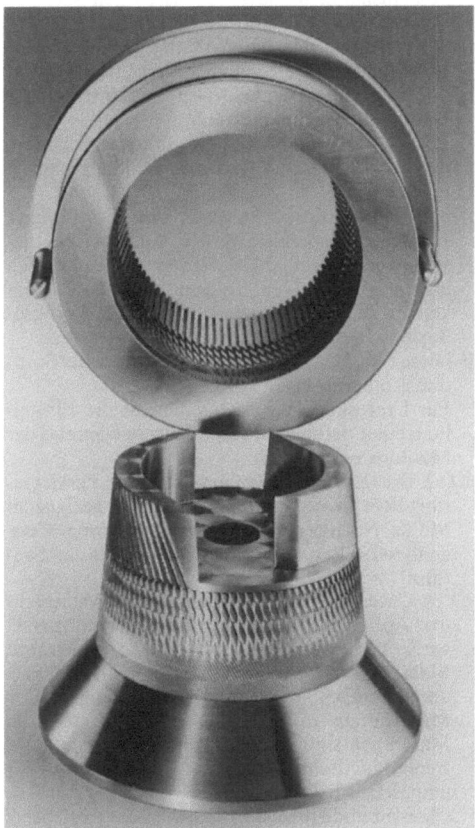

Abb. 3.22. Kolloidmühle, Mahlsatz (Fa. Probst & Class, 7550 Rastatt)

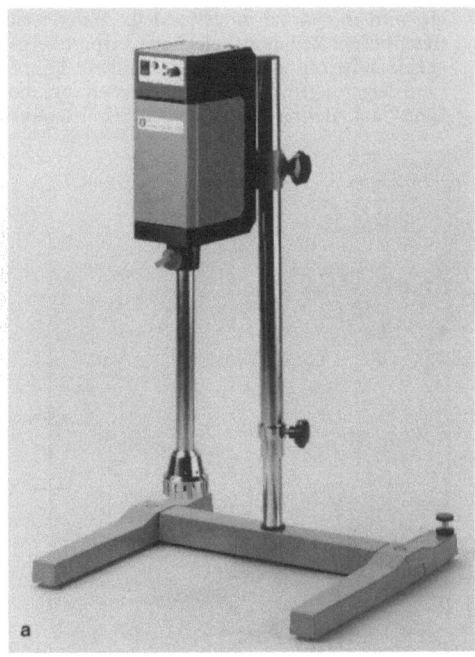

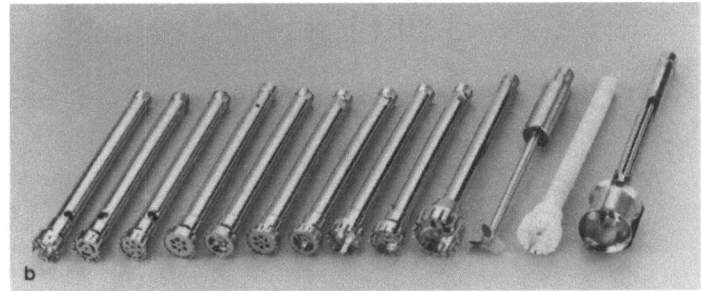

Abb. 3.23a, b. Ultra-Turrax® T50. **a** Geräteansicht, **b** Dispergierwerkzeuge (Fa. IKA-Labortechnik, 7813 Staufen)

zenden Mahlkörpern oder Gefäßen visuell untersucht werden.

4. Je spröder die Materialien brechen, desto besser sollte die Energieübertragung bei der Mahlung erfolgen. Allerdings geben spröde Materialien häufig sehr breite Kornverteilungen.

Unter Umständen ist eine Kühlung bei der Mahlung erfolgversprechend.

Weiche, schmierende Mahlgüter wie Frucht und Samendrogen lassen sich häufig mit Zahnscheibenmühlen sehr gut zerkleinern. Wegen der schonenden Arbeitsweise dieser Maschinen werden lyophilisierte Extrakte wie Kaffee, Tee u. a. in ihnen „granuliert".

5. Die Härte eines nicht stückig vorliegenden Materials ist schwer zu messen und gibt nicht immer die gewünschte Auskunft über die Mahlbarkeit. Will man die Härte nährungsweise eingrenzen, so verreibt man eine Probe zwischen Platten aus Kunststoffen, Glas, Stahl oder anderen Materialien bekannter Härte und prüft auf Kratzspuren. Die Feststellung der Härte ist im Hinblick auf den Verschleiß der Maschinenteile beim späteren Mahlen sinnvoll.

6. Der Großteil der beim Mahlen zugeführten Energie wird in Wärme umgewandelt. Andererseits treten bei der Reibung zweier Substanzpartikel gegeneinander oft hohe, streng lokalisierte Temperatursteigerungen, die bereits erwähnten sog. „hot spots" auf. Bei niedrig liegenden Schmelzpunkten, Eutektika oder Erweichungspunkten thermoplastischer Substanzen kommt es zum Verkleben der Partikel untereinander und mit Mühlenteilen.

7. Stehen thermoanalytische Methoden wie Differentialthermoanalyse oder Differential Scanning Calorimetrie zur Verfügung, lassen sich diese Fragen meist schnell beantworten.

8. Auch hier kann die Thermoanalyse wertvolle Hinweise liefern. Häufig kann auf Ergebnisse von Lagerversuchen unter Streßbedingungen zurückgegriffen werden.

9. Von Ausnahmen abgesehen lassen sich Substanzen naß rascher als trocken vermahlen. Der wichtigste Vorteil der Naßmahlung ist jedoch die Verhinderung der Agglomeration und Aggregation der Pulverpartikel. Weiterhin tritt bei der Naßmahlung kein Staub auf.

Lösungsversuche müssen Gewißheit verschaffen, daß das Mahlgut im Dispersionsmittel praktisch unlöslich ist.

Soll das Mahlprodukt später ohnedies in einer Flüssigkeit dispergiert werden, kann meist in diesem Medium gemahlen werden. Soll es letztlich als trockenes Pulver vorliegen, muß die Flüssigkeit gut zu entfernen sein, ohne daß die Korngröße des Pulvers verändert wird.

10. Diese Frage läßt sich durch Aufnahme einer Sorptionsisotherme beantworten.

Für hygroskopische Materialien ist die Einstellung einer definierten Raumfeuchte während der Mahlung erforderlich.

11./12. Die Korngrößenanalyse vor der Zerkleinerung liefert Kriterien zur Auswahl der geeigneten Mühle. Nach der Mahlung wird die Korngrößenanalyse zur Beurteilung des Mahlerfolgs durchgeführt.

13./14. Unter GMP-Gesichtspunkten sind Verschleiß und Abrieb der Mühlen von besonderem Interesse. So können durch Abrieb an Maschinen und Mahlkörpern metallische oder anorganische Verunreinigungen ins Mahlprodukt gelangen. Der Mahlvorgang muß so geführt werden bzw. die Maschinen sind so auszuwählen, daß möglichst wenig kinetische Energie in Werkstoffverschleiß umgesetzt wird.

Clement und Huwald[12] verglichen das Abriebverhalten bei Mahlungen in Kugel- und Strahlmühlen. Sie konnten zeigen, daß die Strahlmahlung zu deutlich geringeren absoluten Verschleißwerten führt, als der Gleit- und Reibungsverschleiß in einer Trommelkugelmühle. So lag in einzelnen Vergleichsversuchen der Verschleiß an der Kugelmühle mehr als doppelt so hoch wie der der Strahlmühle.

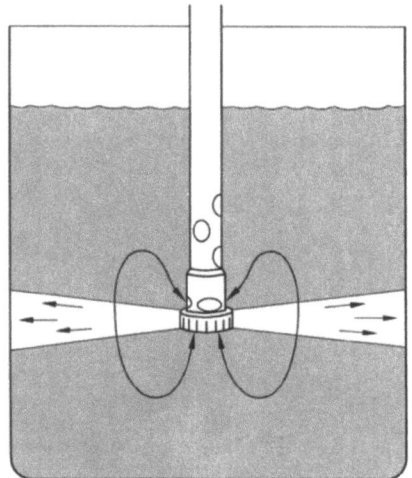

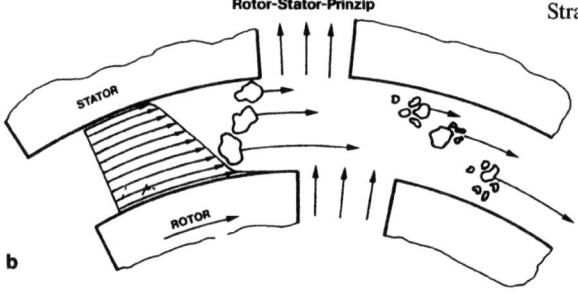

Rotor-Stator-Prinzip

Abb. 3.24 a, b. Arbeitsweise eines hochtourigen Dispergiergerätes (Ultra-Turrax®, Fa. IKA-Labortechnik, 7813 Staufen). **a** Darstellung der Materialbewegung, **b** Schematische Darstellung der Bewegung im Dispergierkopf

Je mehr der in diesem Beitrag diskutierten Fragen und je genauer sie beantwortet werden können, um so sicherer läßt sich vorhersagen unter welchen Mahlbedingungen mit welcher Zerkleinerungsmaschine das Material optimal bearbeitet werden kann.

Allerdings können in der Praxis gerade bei den im Pharmabereich häufig zu zerkleinernden Gemischen nur selten alle Fragen beantwortet werden und nicht immer steht der optimale Mühlentyp zur Verfügung. Beachtet werden sollte aber in jedem Fall, daß das gewählte Mahlverfahren validierbar ist und auch beim Upscaling von der Entwicklung auf den Produktionsmaßstab reproduzierbare Mahlergebnisse geliefert werden.

Literatur

1. Heckel K (1983) Einführung in die technische Anwendung der Bruchmechanik, 2. Aufl., Hanser, München Wien
2. Rumpf H, Schönert K (1972) Die Brucherscheinungen in Kugeln bei elastischen sowie plastischen Verformungen durch Druckbeanspruchung. In: Rumpf H, Schönert K (Hrsg.) Dechema-Monographien Nr. 1292-1362 69 Teil 1 Verlag Chemie, Weinheim, S. 51
3. Schönert K (1980) Arbeitsunterlagen zum Kurs „Zerkleinern", Kontaktstudium des Instituts für Mechanische Verfahrenstechnik der Universität Karlsruhe, 4. erg. Auflage, Karlsruhe
4. Junginger H (1976) Pharm Ind 38:388-393
5. Sigrist K, Heinicke G, Steinicke U (1973) Chem Ing Tech 8:393-403
6. Schmidt U (1983) Dissertation, Technische Universität, Braunschweig
7. Mölls HH, Hörnle R (1972) Wirkungsmechanismus der Naßzerkleinerung in der Rührwerkskugelmühle. In: Rumpf H, Schönert K (Hrsg.) Dechema-Monographien Nr. 1292-1362 69 Teil 2, Verlag Chemie, Weinheim, S. 631
8. Rink N, Giersiepen G (1976) Vergleichende Untersuchungen an Strahlmühlen. In: Rumpf H, Schönert K (Hrsg.) Dechema-Monographien Nr. 1589-1615 79 Teil B, Verlag Chemie, Weinheim S. 387
9. Schubert H (Hrsg.), Heidenreich E, Liepe F, Neeße T (1986) Mechanische Verfahrenstechnik II, 2.Aufl., VEB Deutscher Verlag für Grundstoffindustrie, Leipzig
10. Russell J, Lantz J (1981) Size Reduction. In: Liebermann H A, Lachman L (Hrsg.) Pharmaceutical Dosage Forms: Tablets Volume 2, Marcel Dekker, New York
11. Bauer K, Frömming K H, Führer C (1986) Pharmazeutische Technologie, Thieme, Stuttgart
12. Clement M, Huwald E (1976) Mahlung und Verschleiß in Trommel- und Strahlmühlen. In: Rumpf H, Schönert K (Hrsg.) Dechema-Monographien Nr. 1589-1615 79 Teil A, Verlag Chemie, Weinheim, S. 235
13. Prescott LF, Steel RF, Ferrier WR (1970) Clin Pharmacol Ther 11:496-504

2 Kristallisation

M.-W. SCHEIWE

Die Kristallisation bezeichnet die Bildung von Kristallen aus vorher homogenen Systemen wie Lösungen, Schmelzen oder Dampf. Mit der Kristallisation gelingt die Umwandlung von geeigneten Stoffen mit den Möglichkeiten zur Reinigung, Trennung und Formgebung. In diesem Beitrag werden die Einflußmöglichkeiten zwecks Erreichens gewünschter Kristallisationseigenschaften aus pharmazeutisch-galenischer Sicht dargestellt und anhand von Beispielen erläutert. Aus der Fülle möglicher Kristallisierverfahren wird das Kristallisieren aus der Lösung näher ausgeführt, da Arzneistoffe häufig mit diesem Verfahren hergestellt werden bzw. hierdurch das morphologische Erscheinungsbild maßgeblich beeinflußt wird. Aufgrund des Praxisbezuges dieses Beitrags werden die theoretischen Grundlagen nur gestreift. Für tieferes Eindringen in die Materie wird auf die zitierte Literatur hingewiesen. Standardwerke sind[1,8,14,15,17-20].

Kristallisationsverfahren

Kristallisation ist ein thermisches Verfahren zur Reinigung, Trennung und Formgebung.[14,17,18] Man kann die unterschiedlichen Kristallisationsverfahren je nach Art der „Technik", mit der kristallisiert wird, in Kristallisation aus der Lösung, der Schmelze und Desublimieren einteilen. Das Zonenschmelzverfahren als Sonderform des Erstarrens aus der Schmelze sowie das Kristallziehverfahren als Sonderform des Kristallisierens aus der Lösung sind weitere Verfahren (Tab. 3.3)

Tabelle 3.3. Kristallisationsverfahren

Allgemeine Verfahren	Sonderverfahren
Kristallisation aus der Lösung:	Zonenschmelzverfahren:
- Kühlung	
- Verdampfung	- Erstarren aus der Schmelze
- Fällung	
- Reaktion	Ziehverfahren:
Kristallisation aus der Schmelze (Schichtkrist.):	- Kristallzüchtung
- Erstarren	
- Gefrieren	
Kristallisation aus der Gasphase:	
- Desublimieren	

Kristallisation aus der Lösung ist das den Pharmazeuten wohl am ehesten interessierende und ein in der Arzneistoffherstellung übliches Verfahren. Es wird weiter unten als Schwerpunkt behandelt.

Kristallisation aus der Schmelze erfolgt durch Erstarren oder Gefrieren, wobei insbesondere das Gefrieren von Wasser als natürlicher Vorgang bekannt ist. Unter diese Rubrik fällt das Erstarren einer aufgeschmolzenen Fettmasse, wie von der Suppositorienherstellung geläufig ist. Da sich bei solchen Kristallisiervorgängen Verunreinigungen der Schmelze von der auskristallisierenden Phase trennen können[10], läßt sich ein solcher Vorgang bei geeigneten Stoffpaarungen zur Reinigung der auskristallisierenden Substanz oder aber zur Konzentrierung der Verunreinigung heranziehen. Die Meerwasserentsalzung kann so z. B. mit Hilfe der Auskristallisation von Eis durchgeführt werden.[24] Bei der Schichtkristallisation taucht man gekühlte rotierende Walzen in eine Schmelze, so daß sich kristallisierende Schichten an den Walzen bilden.

Kristallisation aus der Gasphase ist ein auch aus der Natur bekannter Vorgang, der bei der Eisnebelbildung auftritt. Im technologischen Bereich wird dieser Prozeß bei der Gefriertrocknung eingesetzt, wobei die Feuchte der das Produkt umgebenden Luft durch Gefrieren am sog. Kondensator niedergeschlagen wird und dort zu Eis erstarrt. Bei diesem auch Desublimieren genannten Vorgang erfolgt das Kristallisieren des Wasserdampfes unter Umgehung der flüssigen Phase.[2]

Das *Zonenschmelzverfahren* ist ein Sonderverfahren des Kristallisierens aus der Schmelze und wird z. B. im Bereich der Metallurgie zur Aufreinigung von Werkstoffen eingesetzt. Man erhitzt dazu einen Metallstrang lokal so weit, daß sich örtlich eine Schmelze bildet, die gleich anschließend wieder durch Abkühlung erneut kristallisiert. Dazu wird ein solcher Metallstrang beispielsweise kontinuierlich über eine entsprechende Erhitzungsstelle hinweggeführt.[8]

Das Kristallziehverfahren ist ein Sonderverfahren der Kristallisation aus der Lösung und ist eine an Bedeutung gewinnende Methode der Kristallisation zwecks Züchtung von z. B. hochreinen Einkristallen, die unter anderem in der Halbleitertechnik benötigt werden. Man kann in die übersättigte Schmelze oder Lösung einen Startkristall an einem Halter einbringen, und so hiervon ausgehend große Kristalle erhalten, die nach und nach mit fortschreitender Kristallisation und dadurch zunehmender Länge aus der Lösung oder Schmelze herausgezogen werden. Durch Steuerung der Ziehgeschwindigkeit in Abhängigkeit der Wachstumsgeschwindigkeit können optimale Ergebnisse hinsichtlich des Reinheitsgrades erhalten werden.[8]

Massenkristallisation

Der Begriff bezeichnet Kristallisierverfahren, mit denen eine Vielzahl von gleichartigen Kristallen aus einer Schmelze oder Lösung gewonnen werden; es entsteht ein Haufwerk einzelner Kristalle als Ergebnis dieses Verfahrens. Man kann hierbei eine weitere Einteilung nach der Art des dem System aufgezwungenen thermodynamischen Ungleichgewichts, hier gleich der Übersättigung, vornehmen, die eine Kristallbildung zur Folge hat (Tab. 3.4).[1,14] Ausgangsprodukt ist eine gesättigte Lösung, auch Mutterlauge genannt, z. B. Natriumchlorid in Wasser oder eine Schmelze, z. B. Ibuprofen, d. h. der Ansatz enthält gerade keine ungelösten Bestandteile mehr, er ist „gesättigt". Die Kristallisation wird nun durch Erzeugen einer Übersättigung erzwungen. Bei der Kühlungskristallisation

Tabelle 3.4. Massenkristallisationsverfahren. Nach[1]

Kristallisationsart	Erzeugung der Übersättigung durch
Kühlung	Absenkung der Temperatur
Verdampfung	Verdampfung des Lösungsmittels
Reaktion	Entzug von Lösungsmittel durch exotherme Reaktion
Fällung	Verminderung der Löslichkeit durch Zusatz eines Stoffes

wird hierzu die Temperatur abgesenkt; man kühlt durch Absenken der Temperatur der Außenwand, durch Kühlschlangen im Ansatz oder durch Anlegen eines Vakuums ab, was z. B. unter Rühren im gesamten Ansatz praktisch gleichmäßig erfolgen kann. Bei der Verdampfungskristallisation wird durch Verdampfen des Lösungsmittels kristallisiert. Dazu wird unter Vakuum Lösungsmittel verdampft und meist gleichzeitig die abgedampfte Menge durch gesättigte Mutterlauge ersetzt. Eine weitere Variante ist der Entzug des Lösungsmittels durch eine chemische Reaktion. Die Fällung schließlich nutzt die Abhängigkeit der Löslichkeit von der Lösungsmittelzusammensetzung aus, um durch kontrollierten Zusatz einer Komponente die Löslichkeit zu reduzieren, z. B. Zugabe von Ethanol zu einer Natriumchlorid-Wasser-Lösung.

Pharmazeutische Anforderungen an Kristallisate

Anforderungen an Kristallisate, die durch den Kristallisierprozeß prinzipiell realisierbar sind, insbesondere von Arzneistoffen, lassen sich aus pharmazeutisch-technologischer Sicht (Tab. 3.5) durch möglichst hohe Reinheit, d. h. keine meßbaren Rückstände von Vorprodukten, Lösungsmitteln oder anderen Verunreinigungen formulieren. Weiterhin erwartet man keine Staubneigung, d. h. die Korngrößenverteilung sollte wenig Feinstanteile aufweisen.

Gefordert wird weiter gute Granulierfähigkeit, die z. B. durch gute Benetzbarkeit, geringe Neigung zu statischer Aufladung und auch günstige Korngrößenverteilung und Kornform charakterisierbar ist.

Wünschenswert ist die direkte Verpreßbarkeit für zu tablettierende Substanzen. Die Pelletisierbarkeit bei der Herstellung von Aufbaupellets, bei der die Kristallkörner als Starterkerne vorgelegt werden können, ist bei Bedarf von Interesse. Außerdem sollten keine polymorphen Kristalle bei den üblichen Verarbei-

Tabelle 3.5. Pharmazeutische Anforderungen an Kristallisate

Technologisch	Biopharmazeutisch
Reinheit	schnelle Freisetzung (Mikronisat)
keine Staubneigung	Retardierung (grobes Kristallisat)
Granulierfähigkeit	Instant- und Retardeffekt (Mischkristallisat)
direkte Verpreßbarkeit	
Pelletisierbarkeit	
keine Polymorphie bei Verarbeitungstemperatur	

tungstemperaturen entstehen. Gute Schütt- und Do-
sierfähigkeit sowie geringe Anbackneigung sind weitere Forderungen.

Aus biopharmazeutischer Sicht sind Anforderungen
definierbar, die sich aufgrund der unterschiedlichen
Auflösegeschwindigkeit von Kristallen mit „großer"
bzw. „kleiner" Oberfläche in Relation zum Volumen
der Kristalle ergeben. So kann ein Mikronisat gegenüber „grobem" Kristallisat einer Substanz, z. B. als
Kristallisat in Gelatinekapseln abgefüllt, schnell frei-
setzend sein, das grobe Kristallisat kann eine Retard-
wirkung haben.[23] Mit einem aus diesen Formen gemischten Kristallisat läßt sich theoretisch ein Instant-
und Retardeffekt erzielen.

Entwicklung eines Kristallisierverfahrens

Anhand der vorzunehmenden Schritte zur Entwicklung eines Massenkristallisationsverfahrens im Labor
werden im Folgenden wichtige Einflußgrößen und zu
definierende Parameter aufgezeigt. Selbstverständlich
müssen für die Fragestellungen, die sich bei der Kristallisation eines bestimmten Produktes ergeben, nicht
alle aufgezeigten Effekte näher bekannt sein. Als Hilfe
zur Gestaltungsmöglichkeit des Kristallisierablaufs
sollte man jedoch eine Überprüfung durchführen.

Ausrüstung. Im Labor wird man zweckmäßigerweise
mit einem Vollglasreaktor in Doppelmantelausfüh-
rung[6] beginnen, wobei Innendurchmesser zu Füll-
standshöhe etwa das Verhältnis 1 haben soll. Ferner
benötigt man zur Temperierung einen programmierbaren Thermostaten mit Kühlvorrichtung.[11] Als
Rührwerk empfiehlt sich ein Laborrührwerk mit ver-
stellbarem, ablesbarem Drehzahlbereich, sowie Pro-
peller und Schrägblattrührer, deren Flügeldurchmes-
ser 1/3 des Behälterinnendurchmessers sein soll.
Stromstörer sind ebenfalls vorzusehen, wobei deren
Breite ca. 1/10 des Behälterinnendurchmessers betragen soll. Der Reaktor soll einen dichtschließenden
Deckel inklusive Abdichtung der Rührwelle sowie einen Rückflußkühler aufweisen.

Vorversuche zur Bestimmung eines geeigneten Lösungsmittels kann man in einem einfachen Becherglas auf der beheizbaren Magnetrührplatte durchführen. Zur Registrierung sollte man zumindest ein
Thermoelement oder Pt-100-Meßfühler mit Auf-
zeichnungsmöglichkeit der Produkttemperatur vorse-
hen, z. B. mit einem y,t-Recorder[22] oder einem Personal Computer mit Meßwerterfassungskarte und
Software.[16] Die in Abb. 3.25 vorgeschlagene Vorgehensweise beginnt mit der Festlegung der Produktan-
forderungen, in die neben die üblichen pharmazeuti-

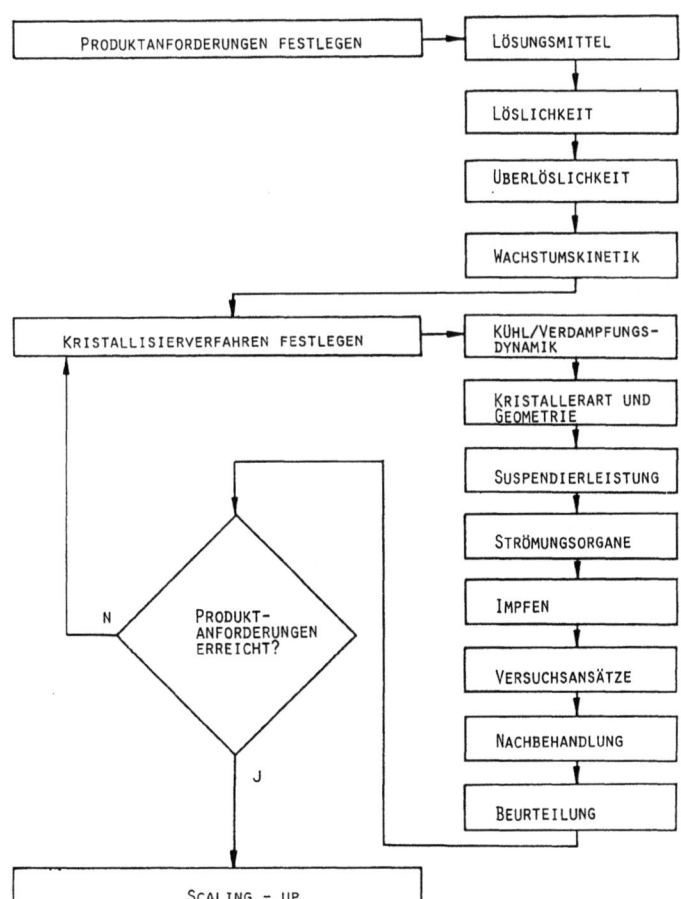

Abb. 3.25. Schematische Darstellung der Einzelschritte zur Entwicklung eines Kristallisierprozesses unter Verwendung eines Rührreaktors

schen Qualitätsanforderungen für dieses Beispiel als Ziel „grobes" Kristallisat aufgenommen wird.

Lösungsmittel. Zunächst ist das Lösungsmittel festzulegen. Erste Informationen über ein geeignetes Lösungsmittel kann man in MI bei der betrachteten Substanz finden. Häufig ist bei Arzneistoffen Essigsäureethylester, Ethanol oder Methanol geeignet, aber auch Wasser ist bei organischen und anorganischen Stoffen als Lösungmittel nicht ungewöhnlich. Man gibt nun solange Substanz in definierter Menge in das Lösungsmittel, bis ein deutlicher Bodensatz liegenbleibt, ohne daß sich dieser auflöst. Nun erwärmt man unter Rühren, bis der gesamte Bodensatz gelöst erscheint und kühlt unter langsamem Rühren bei geringem Aufwirbeln der Oberfläche wieder ab. Hierbei kommt es bei geeigneter Stoffpaarung zur Kristallisation, d. h. es bilden sich spontan Kristalle aus der Lösung, die als Bodensatz sichtbar sind. Nach Abkühlung auf Raumtemperatur kann man das Kristallisat auf Filterpapier trocknen und mikroskopisch betrachten. Es können sich z. B. Nadeln, Prismen, Rhomben, Oktaeder etc. bilden.

Die Aufzeichnung des zeitlichen Temperaturverlaufes während dieses einfachen Kristallisierprozesses erlaubt die näherungsweise Festlegung des Temperaturbereichs, bei der sich Kristalle in dieser gewählten Zusammensetzung bilden. Je nachdem, wie groß der Betrag der latenten Wärmeproduktion bei der Umwandlung von der flüssigen in die feste Kristallstruktur ist, ergibt sich nämlich ein kurzzeitiges Temperaturplateau während des Auskristallisierens. Durch Variation des Lösungsmittels kann man manchmal die Form der ausgebildeten Kristalle beeinflussen. Häufig sind z. B. nadelförmige Kristallstrukturen nicht erwünscht, weil diese Schwierigkeiten bei der Abtrennung der Mutterlauge und der späteren Weiterverarbeitung beim Granulieren bereiten und auch kaum Möglichkeiten lassen, das Kristallisat in der Korngröße zu beeinflussen. Auch Kristallagglomerate können unerwünscht sein, da hierbei evtl. die eingeschlossene Mutterlauge unerwünscht ist.

In den Fällen, wo sich mit der beschriebenen Methode keine Kristallisation erzeugen läßt, kann durch Zusatz von Impfkristallen oder anderen „Verunreinigungen" (s. u.) die Kristallisation erzwungen werden. Führt dies nicht zum Ziel, so kann man die Lösung eindampfen und so mit oder ohne Impfen Kristalle erzeugen. Ein weiterer Weg ist die Zugabe eines weiteren Lösungsmittels, in dem die Substanz weitgehend unlöslich ist. Man titriert von diesem zusätzlichen Lösungsmittel so viel zu, bis sich der Ansatz trübt und die Kristallisation einsetzt. Auf diese Weise kann ein Screening geeigneter Lösungsmittel durchgeführt werden, wobei die Bewertung hinsichtlich des Ziels, in diesem Beispiel grobes Kristallisat, getroffen wird.

Löslichkeit. Ein wichtiger Parameter für die Festlegung eines Kristallisierverfahrens ist, nachdem das Lösungsmittel definiert worden ist, die Löslichkeit der Substanz in diesem Lösungsmittel. Im einfachsten Fall liegen in der Literatur oder in Standardtabellen wie MI und Wst Informationen zu dieser Fragestellung vor. Beschäftigt man sich jedoch mit relativ neuen, noch nicht in Tabellenwerken erfaßten Substanzen, wird man gezwungen sein, die Löslichkeit selbst

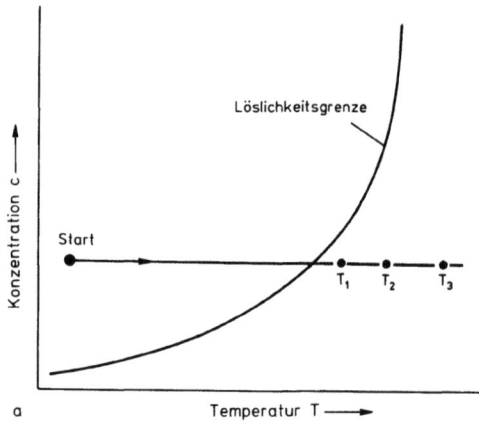

a

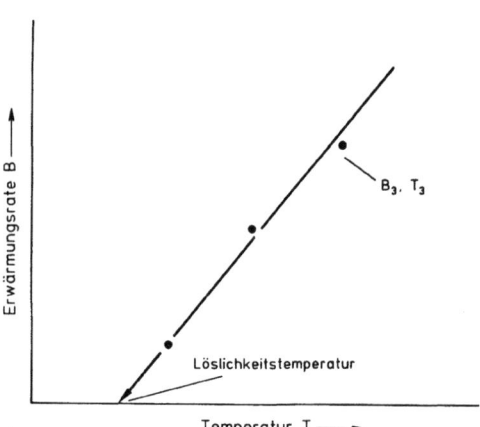

b

Abb. 3.26 a,b. Ermittlung der Löslichkeitsgrenze $\overset{\bullet}{c}$ einer Substanz (schematisch). **a** Darstellung des Prozesses im Phasenzustandsdiagramm; **b** Eintragung der gefundenen Temperatur T im Diagramm „Erwärmungsrate B über Temperatur T"

zu ermitteln. Die Löslichkeitsgrenze, d. h. die Sättigungskonzentration der Substanz im jeweiligen Lösungsmittel wird erst dadurch erkennbar, indem das System von dieser Grenze durch Änderung von Druck oder Temperatur entfernt wird. Daher wendet man sinnvollerweise zur Ermittlung des interessierenden Ausschnittes aus dem binären Phasenzustandsdiagramm die folgende Methode an (Abb. 3.26):

Um einen Punkt der Löslichkeitskurve zu bestimmen, setzt man bei Raumtemperatur Kristallisat im Lösungsmittel solange an, bis ein Bodensatz übrigbleibt, der sich über einen Zeitraum von 15 min nicht weiter auflöst. Nun erwärmt man die Suspension unter leichtem Rühren mit einer definierten linearen Erwärmungsrate B_1, z. B. 10 °C/h. Man beobachtet nun die Auflösung des Kristallisates bei Temperaturpunkt T_1 des Diagramms. Nun kühlt man wieder auf Raumtemperatur ab, wobei wieder Bodensatz entsteht. Im nächsten Schritt erwärmt man den Ansatz mit einer schnelleren Erwärmungsrate B_2, beispielsweise 20 °C/h und wird die Auflösung z. B. bei Temperatur T_2 beobachten. Nach erneutem Abkühlen erwärmt man mit einer dritten Erwärmungsrate, beispielsweise 30 °C/h und beobachtet die Auflösung bei Temperatur T_3.

Je nach Genauigkeit der Durchführung dieses Experimentes, wobei insbesondere auf gute Abdichtung der Gefäße zu achten ist, damit keine Veränderung der Konzentration durch Abdampfung auftritt, kann man nun die Erwärmungsrate B über der beobachteten Temperatur T auftragen. Man extrapoliert nun die gefundene Temperatur für die Erwärmungsrate $B = 0$ auf die Temperaturachse und erhält so im Schnittpunkt dieser Geraden mit der Temperaturachse einen Punkt der Löslichkeitsgrenzkurve für die gewählte Konzentration.

Für weitere Punkte der Löslichkeitsgrenzkurve ist die Konzentration des Ansatzes zu verändern und dann der gesamte in Abb. 3.26 gezeigte Vorgang zu wiederholen. Es sei noch darauf hingewiesen, daß diese Messung keineswegs exakt ist, sondern aufgrund verschiedenster Einflüsse wie Rührgeschwindigkeit, Druck, Temperaturinhomogenität, Genauigkeit der Beobachtung der Auflösung, Luftblasen und ähnlicher Effekte lediglich eine unter technischen Bedingungen brauchbare Näherung darstellt.

Beim Antiarrhythmicum Propafenonhydrochlorid ergibt sich im Lösungsmittel Methanol der in Abb. 3.27 dargestellte Temperatur-Konzentrations-Verlauf. Bei Temperaturen oberhalb dieser Löslichkeitstemperatur können Kristalle auf Dauer nicht existieren, bei Temperaturen unterhalb der Löslichkeitstemperatur sind jedoch Kristalle auf Dauer existenzfähig. Neben den Absolutwerten für diese Löslichkeitsgrenzkurve an sich interessiert auch der Verlauf dieser Kurve, da hiervon ganz wesentlich die Gestaltung des Kristallisierverfahrens abhängt. Im gezeigten Bereich des Phasenzustandsdiagrammes Propafenonhydrochlorid-Methanol sind keine Besonderheiten erkennbar; das Produkt zeigt eine starke Abhängigkeit der Löslichkeit von der Temperatur.

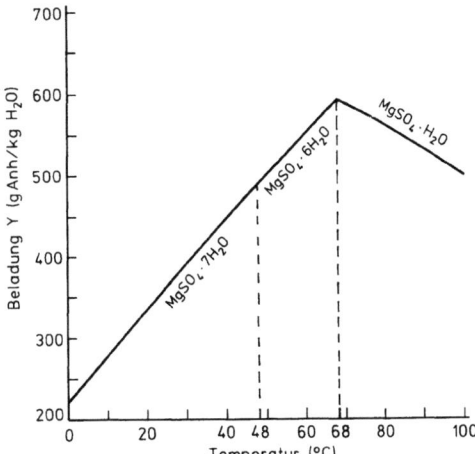

Abb. 3.28. Löslichkeitgrenze im Phasenzustandsdiagramm von Magnesiumsulfat in Wasser. Die Beladung ist definiert als Masse Kristallisat ohne Kristallwasser pro reines Lösungsmittel. Aus[15]

Prinzipiell anders ist der Verlauf der Löslichkeitsgrenzkurve bei Magnesiumsulfat in Wasser (Abb. 3.28). Hier erkennt man zunächst eine zunehmende Löslichkeit mit wachsender Temperatur, aber ab etwa 67 °C ergibt sich wieder eine Abnahme der Löslichkeit mit zunehmender Temperatur. Erhöht man also die Temperatur über diesen Punkt hinaus, weil z. B. noch nicht alles gelöst ist, so erhält man den fatalen Effekt, daß bei weiterer Temperaturerhöhung zusätzlich Kristallisat erzeugt wird, welches zu unangenehmen Verkrustungen führen kann.

Aus dem Verlauf der Löslichkeitsgrenzkurve läßt sich weiterhin entnehmen, ob sich ein Verfahren auf Basis

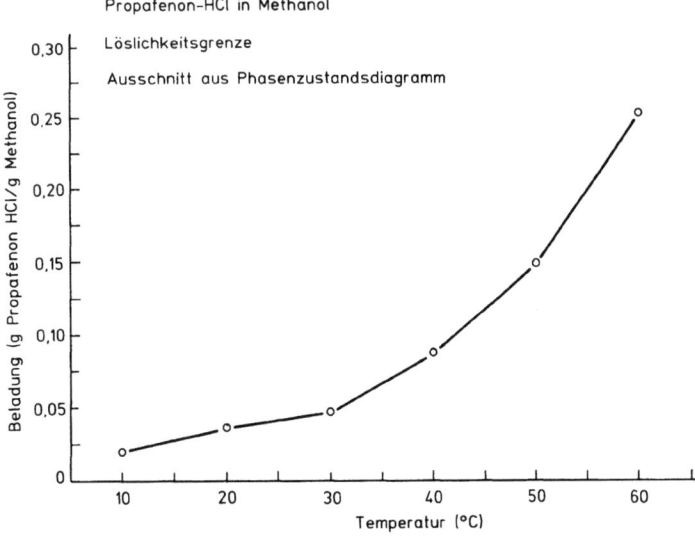

Abb. 3.27. Darstellung der Löslichkeitsgrenze $\overset{*}{c}$ von Propafenonhydrochlorid in Methanol im Phasenzustandsdiagramm. Der Graph ist durch das Polynom $y = f(x)$: $y = 6,666667 \cdot 10^{-4} + 2,800265 \cdot 10^{-3} x - 9,960317 \cdot 10^{-5} x^2 + 2,037037 \cdot 10^{-6} x^3$ anzunähern

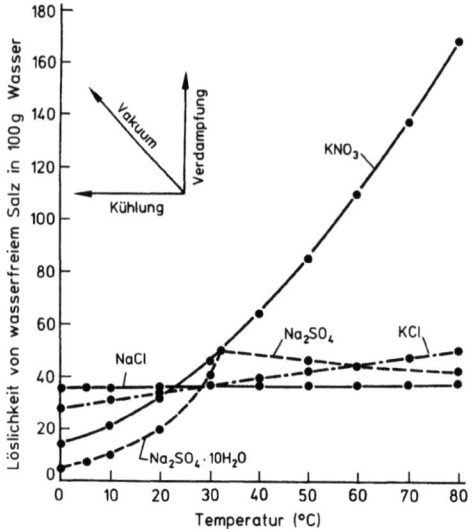

Abb. 3.29. Löslichkeitsgrenze verschiedener Substanzen in Wasser im Phasenzustandsdiagramm. Aus[14]

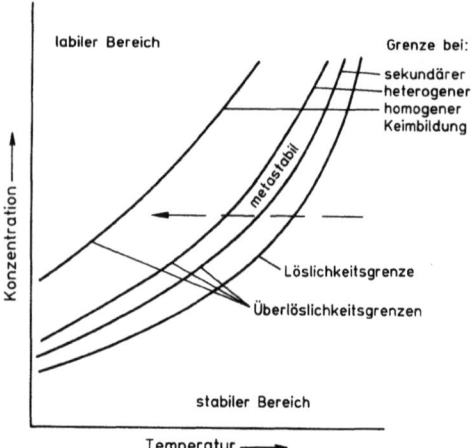

Abb. 3.30. Darstellung der verschiedenen Überlöslichkeitsgrenzen sowie der Löslichkeitsgrenze einer zu kristallisierenden Substanz (schematisch). Der Verlauf bei Abkühlung der Lösung ist gestrichelt eingezeichnet. Modifiziert nach[14,15]

einer reinen Abkühlung der Lösung zur Kristallisation eignet oder ob man ein Verdampfungsverfahren wählen muß oder aber ein Erwärmungsverfahren notwendig ist, um das gewünschte Kristallisat zu erreichen. In Abb. 3.29 ist dieser Zusammenhang an einigen Beispielen gezeigt.

Bei Natriumchlorid und Kaliumchlorid in Wasser ist die Änderung der Löslichkeitskurve mit der Temperatur sehr gering. Um beim System Kaliumchlorid-Wasser eine sinnvolle Kristallisatausbeute zu erhalten, genügt es nicht, einen Ansatz zur Auflösung der Kristalle bei beispielsweise 80 °C herzustellen, und anschließend durch Abkühlung Kristalle zu erzeugen. Man erhält in diesem Fall nur etwa 10 g Kristallisat/100 g Wasser, wenn man von 80 °C auf 20 °C abkühlt. Bei Natriumchlorid ist sogar nur ein Bruchteil zu erwarten. In diesen Fällen muß also eine Verdampfungskristallisation durchgeführt werden, d. h. durch Verkochen der Lösung bei in der Regel gleichzeitigem Zuführen von gesättigter Mutterlauge wird ausreichend Kristallisat, z. B. bei der Prozeßtemperatur 80 °C erzeugt.

Um das Kristallisat entnehmen zu können, muß von der Prozeßtemperatur ausgehend abgekühlt werden. Dies erfolgt normalerweise durch Anlegen eines Vakuums, wodurch der Siedepunkt der Lösung allmählich bis auf Raumtemperatur abgesenkt werden kann. Ein reines Kühlungsverfahren kommt beispielsweise bei Propafenonhydrochlorid in Methanol oder, wie in Abb. 3.29 dargestellt, bei Kaliumnitrat-Wasser in Frage. Hier ergibt sich nämlich bei Absinken der Temperatur ein beträchtlicher Anteil an Kristallisat, so daß dieses Verfahren mit ausreichender Ausbeute durchgeführt werden kann. Beim System Natriumsulfat-Wasser ist Abb. 3.29 zu entnehmen, daß ab etwa 32 °C das Anhydrid bei weiterer Temperaturerhöhung auskristallisiert. Die Form des Löslichkeitsverlaufs ist analog zu Magnesiumsulfat (Abb. 3.28).

Überlöslichkeit. Der nächste Entwicklungsschritt schließt die Feststellung der Überlöslichkeitsgrenzkurve ein, d. h. des metastabilen oder „Ostwald-Miers-Bereiches". Zur Erläuterung des metastabilen Bereiches betrachtet man anhand von Abb. 3.30 das vollständig gelöste Kristallisat im Temperaturbereich oberhalb der Löslichkeitsgrenze, entsprechend dem rechten Endpunkt der gestrichelten Linie. Kühlt man nun auf die Löslichkeitstemperatur ab, so setzt keineswegs der Beginn der Kristallisation ein. Man kann vielmehr diesen Temperaturbereich noch weiter durchfahren, indem man die Temperatur des Systems erniedrigt, bis schließlich die Überlöslichkeitsgrenze erreicht wird. In Abb. 3.30 verfolgt man dazu die gestrichelte Linie in Pfeilrichtung. Erst jetzt kann die Kristallisation beginnen, h. h. erste Keime können sich bilden.

Ganz wesentlich für die Steuerung eines Kristallisierprozesses ist es, herauszufinden, durch welchen Mechanismus unter den vorliegenden Bedingungen Keime gebildet werden. Hierbei spielen stoffliche Eigenschaften und experimentell aufgeprägte Bedingungen eine Rolle. Die Arten der Kristallkeimbildung sind in Tab. 3.6 aufgeführt.

Als primär bezeichnet man eine Keimbildung dann, wenn nicht bereits Kristalle im Ansatz vorliegen. Es

Tabelle 3.6. Mechanismen der Keimbildung. Nach[15]

Keimbildung	
primär	homogen: spontanes, schauerartiges Ausfallen von Keimen aus homogener, ideal reiner Lösung
	heterogen: geringe Übersättigung, durch artfremde Feststoffteilchen, Rauhigkeiten, Risse an Gefäßwänden
sekundär	durch mechanische Einwirkung auf vorhandene Kristalle

bilden sich dann in der Regel aufgrund von Staubpartikeln, Luftblasen, Verunreinigungen an Rührwerkzeugen und Behälteroberflächen sog. heterogene Keime. Demgegenüber ist die homogene Keimbildung aufgrund der technischen Gegebenheiten allenfalls in aufwendigen Laborexperimenten unter höchster Reinheit und Gasfreiheit der Lösung zu erreichen. Der sekundäre Keimbildungsmechanismus findet statt, wenn bereits vorhandene Kristalle in irgendeiner Form Kristallteile abgeben und diese als Keime in der Suspension zur Verfügung stehen.

Formen und Mechanismen der sekundären Keimbildung sind in Abb. 3.31 zusammengestellt. Beispielsweise können anhaftende Kriställchen von Impfkristallen abgelöst werden und diese dadurch Einzelkeime darstellen. Nadelförmige Kristalle können in Einzelteile zerbrechen und dadurch neue Keime bilden. Durch die Rührerenergie entsteht eine gewisse Kontaktenergie beim Auftreffen eines Kristalls auf bewegte Rührteile oder auch mit der Strömung auf feststehende Rühreinbauten, so daß ein Abbrechen von Kriställchen vom größeren Kristall stattfindet. Weiterhin kann durch rein strömungstechnische Effekte eine Abscherung der Adsorptionsschicht an Kristallen stattfinden und so neue Kristalle bilden. Hier nicht dargestellt, aber auch zu beachten ist bei Vorliegen einer ausreichenden Menge Kristalle der Abriebeffekt von Kristallen durch Kontakt untereinander.[19]

In Abb. 3.30 ist verdeutlicht, daß bei Vorliegen von Kristallen, z. B. Impfkristallen, die sekundäre Keimbildung als erster Effekt nach Unterschreiten der Löslichkeitsgrenztemperatur einsetzen kann. Liegen keine Kristalle in der Lösung vor, so ist der metastabile Bereich „breiter" und die Grenze der Kristallkeimneubildung ergibt sich erst bei der heterogenen Keimbildungskurve. Die homogene Keimbildung hingegen ist technisch normalerweise ohne Interesse und findet bei noch wesentlich tieferen Temperaturen statt.

Warum ist nun die Kenntnis der Keimbildungsmechanismus und die Korrelation zum metastabilen Bereich von Interesse? Die Begründung liegt in einer Besonderheit des metastabilen oder Oswald-Miers-Bereiches, da vorhandene Kristalle in diesem Bereich wachsen.[14,17,18] Man kann sich leicht überlegen, daß bei gegebener Menge an Kristallisatmasse kleine Kristalle nur zu erwarten sind, wenn eine hohe Anzahl von Kristallkeimen vorliegt. Wenn grobe Kristalle erreicht werden sollen, muß die Anzahl vorhandener Kristalle, die die Kristallisatmasse bilden, gering sein. Möchte man also grobes Kristallisat erzeugen, wird man eine entsprechend geringe Anzahl an Impfkristallen vorlegen und den Prozeß im metastabilen Bereich durchführen, so daß diese Impfkristalle wachsen können und ein grobes Kristallisat ergeben. Will man feines Kristallisat erhalten, wird man unter Umständen ohne Impfkristalle rasch die heterogene Keimbildungsgrenze überschreiten und so eine große Menge an sich neubildenden Kristallen erzeugen, die klein bleiben können, weil ein Wachsen im metastabilen Bereich unterbunden wird. Trotzdem können sich jedoch auch außerhalb der diskutierten Effekte durch sog. Ostwald-Reifung wieder größere Kristalle auf Kosten kleinerer bilden. Hierbei findet ein weiteres Wachsen der Kristalle bei konstanter Temperatur statt.

Soll der metastabile Bereich für ein Produkt bestimmt werden, so kann man gemäß Abb. 3.32a folgendermaßen vorgehen: Man setzt eine Lösung aus Kristallisat und Lösungsmittel in solcher Konzentration an, daß der Bodensatz bei einer Temperatur von ca. 10 °C unter der Siedetemperatur des Lösungsmittels vollständig gelöst ist. Man erwärmt nun diese Lösung bis auf die Temperatur T_0 oberhalb der Löslichkeitsgrenze, so daß sämtliches Kristallisat in Lösung geht. Anschließend kühlt man mit möglichst hoher Geschwindigkeit, beispielsweise 30 °C/h, auf die Temperatur T_1 ab und mißt die Zeit t_1, die bis zum Beginn der Spontankristallisation vergeht. Dieser Vorgang wird für die Temperatur T_2 und T_3 wiederholt. In einem weiteren Diagramm, wie in Abb. 3.32b gezeigt, trägt man nun auf der Ordinate den Kehrwert der jeweiligen Kristallisationszeit $1/t$ auf, auf der Abszisse die jeweils zugehörige Temperaturdifferenz ΔT und ermittelt die korrelierende Gerade durch die Meßpunkte. Die Extrapolation der Geraden auf die Abszisse ergibt im Schnittpunkt den unter diesen Bedingungen zutreffenden metastabilen Temperaturbereich ΔT.

Der so ermittelte metastabile Bereich ist unter anderem von folgenden experimentellen Bedingungen abhängig: Rührintensität, Abkühlungsgeschwindigkeit, Art der Detektion der beginnenden Kristallisation, Anwesenheit von Kristallen, die als Impfkristalle dienen können. Interessanterweise spielt auch die Höhe der Starttemperatur T_0 oberhalb der Löslichkeitstemperatur eine Rolle.

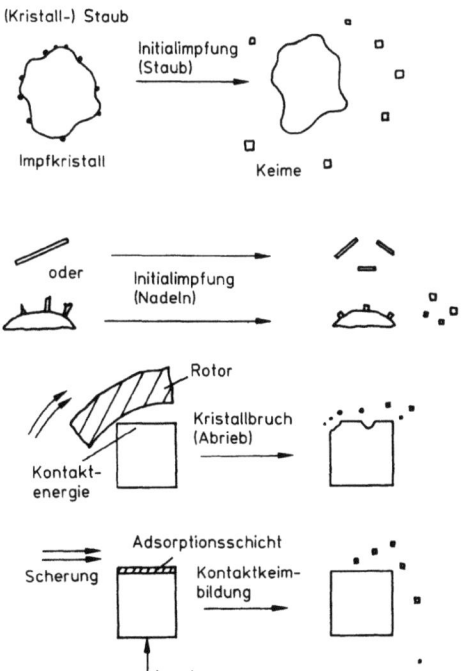

Abb. 3.31. Mechanismen der sekundären Keimbildung. Aus[15]

Die geschilderte Versuchsdurchführung bezieht sich auf die Ermittlung des metastabilen Bereiches ohne Impfkristalle. Arbeitet man in der Praxis mit Impfkristallen, so sind diese zuzusetzen, nachdem man die Löslichkeitsgrenzkurve unterschritten, d. h. bereits abgekühlt hat und noch keine Kristallisation erfolgt ist. Man wird für diesen Fall in der Regel eine geringere Temperaturdifferenz zur Löslichkeitsgrenzkurve für den metastabilen Bereich ermitteln. In Abb. 3.33 sind als Beispiel die Meßwerte der beschriebenen Bestimmung für heterogene Keimbildung für das System Propafenonhydrochlorid-Methanol dargestellt. Die Intervallbreite zwischen Löslichkeitsgrenze und Überlöslichkeitsgrenze für heterogene Keimbildung liegt hier bei $\Delta T = 7,5\ ^\circ$C. Das Temperaturintervall des metastabilen Bereichs für weitere Substanzen ist in Tab. 3.7 zusammengefaßt.

Wachstumskinetik. Der nächste Schritt gemäß Abb. 3.25 ist die Ermittlung der Wachstumskinetik. Wünschenswert ist hier die Kenntnis, in welcher Zeit.

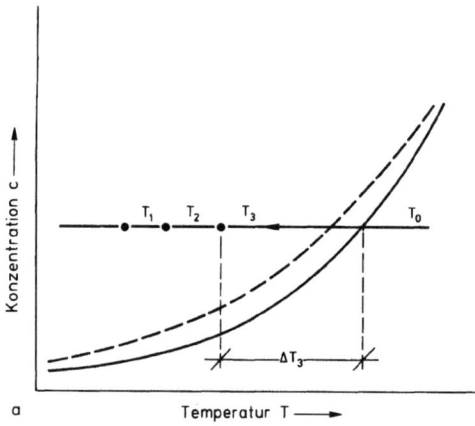

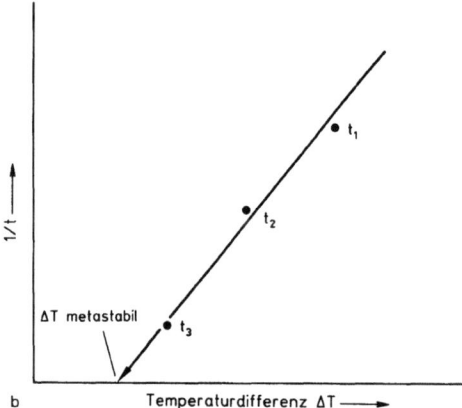

Abb. 3.32 a,b. Experimentelle Ermittlung des metastabilen Bereiches einer zu kristallisierenden Substanz. **a** Verlauf des Prozesses bei Abkühlung von der Starttemperatur T_0 bis auf die verschiedenen Endtemperaturen T_1 bis T_3, **b** Eintrag der gefundenen Zeiten t_1 bis t_3 bis zum Beginn der Spontankristallisation im Diagramm „Kehrwert der Zeit $1/t$ über Temperaturdifferenz ΔT"

Tabelle 3.7. Breite des metastabilen Bereichs für einige bekannte wäßrige Salzlösungen. Die Messungen wurden in Anwesenheit von Kristallen bei mäßiger Rührleistung und langsamer Abkühlung (mit ca. 5 °C/h) durchgeführt. Nach[17]

Substanz	(°C)	Substanz	(°C)
NH_4-Aluminat	3,0	$MgSO_4 \cdot 7H_2O$	1,0
NH_4Cl	0,7	$NiSO_4 \cdot 7H_2O$	4,0
NH_4NO_3	0,6	$NaBr \cdot 2H_2O$	0,9
$(NH_4)_2SO_4$	1,8	$Na_2CO_3 \cdot 10H_2O$	0,6
$NH_4H_2PO_4$	2,5	$Na_2CrO_4 \cdot 10H_2O$	1,6
$CuSO_4 \cdot 5H_2O$	1,4	$NaCl$	0,6
$FeSO_4 \cdot 7H_2O$	0,5	$Na_2B_4O_7 \cdot 10H_2O$	3,0
NaI	1,0	KBr	1,1
$NaHPO_4 \cdot 12H_2O$	0,4	KCl	1,1
$NaNO_3$	0,9	KI	0,6
$NaNO_2$	0,9	KH_2PO_4	9,0
$Na_2SO_4 \cdot 10H_2O$	0,3	KNO_3	0,4
$Na_2S_2O_3 \cdot 5H_2O$	1,0	KNO_2	0,8
K-Aluminat	4,0	K_2SO_4	6,0

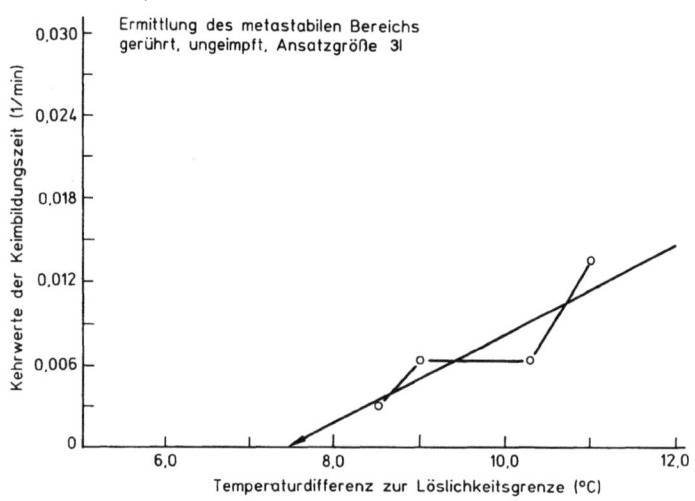

Propafenon-HCl in Methanol

Ermittlung des metastabilen Bereichs
gerührt, ungeimpft, Ansatzgröße 3l

Abb. 3.33. Experimentelle Ergebnisse zum metastabilen Bereich für heterogene Keimbildung von Propafenonhydrochlorid in Methanol. Die Gleichung der Ausgleichsgeraden lautet
$Y = -0,024605 + 0,003281\ X$.
Regressionskoeffizient $r = 0,87$

z. B. vorgelegte Impfkristalle eine bestimmte Größe unter den gegebenen Bedingungen erreichen können. Änderung der Übersättigung mit der Zeit, Rührintensität, Anteil Kristallisatmasse/Gesamtansatzmasse, Impfkristallanteil, Impfkristallkorngrößenverteilung u. a. sind bekannte Einflußfaktoren.

Der Mechanismus des Kristallwachstums in der Lösung gemäß Adsorptionsschichtmodell[25] schließt ein, daß gelöste Moleküle der Kristallphase an die Kristalloberfläche transportiert und dann anschließend in das Kristallgitter eingebaut werden müssen. Je nach Art des dominierenden Vorganges für die Wachstumsgeschwindigkeit unterscheidet man zwischen diffusionskontrollierter und einbaukontrollierter Wachstumsgeschwindigkeit. In einer ungerührten Lösung wird in der Regel ein diffusionskontrollierter Wachstumsmechanismus vorliegen, d. h. der Transport aus der Lösung an die Kristalloberfläche ist relativ zur Einbaureaktion so langsam, daß die Geschwindigkeit der anschließenden Einbaureaktion für die Wachstumsgeschwindigkeit ohne Belang ist. Durch intensive Bewegung des Kristalls relativ zur umgebenden Flüssigkeit kann die Diffusionsgrenzschicht reduziert werden, so daß allmählich der Einbaumechanismus den geschwindigkeitsbestimmenden Schritt darstellt.

Man kann annehmen, daß die Einbaureaktion an einer Fehlstelle im Kristallgitter beginnt, wobei das Wachstum an dieser Fehlstelle energetisch besonders günstig ablaufen kann. Gemäß BCF-Modell[5] ändert sich der Ort der Fehlstelle durch den laufenden Einbau von Kristallmolekülen so, daß eine schraubenförmige Oberfläche des Kristalls entsteht.

Mit zunehmender Übersättigung ergibt sich in der Regel auch eine zunehmende Wachstumsgeschwindigkeit der Kristalle. Als Berechnungsansatz für die Wachstumsgeschwindigkeit G von Kristallen ist ein einfacher Potenzansatz der Form

$$G = K_r \cdot S^n$$

mit K_r als Proportionalitätsfaktor und S als relativer Übersättigung üblich, der auch experimentell ermittelten Werten in den Parametern weitgehend angepaßt werden kann und die diskutierten Zusammenhänge reflektiert. Häufig tritt der Exponent n je nach Kristallsystem im Bereich $1 \leq n \leq 2$ auf, so daß die Abhängigkeit von der relativen Übersättigung S linear bis quadratisch ist. Der Wachstumskoeffizient K_r ist von der Beschaffenheit der Wachstumsfläche abhängig. In Tab. 3.8 sind für einige Salze in Wasser die Wachstumsgeschwindigkeit als Funktion der Übersättigung dargestellt. Die Werte liegen im Bereich zwischen 10^{-8} und 10^{-7} m/s, also 1/100 bis 1/10 μm/s.

Es gibt verschiedenste Möglichkeiten, die Wachstumsgeschwindigkeit von Kristallen zu messen, darunter z. B. durch Beobachtung mit dem Mikroskop oder durch Vergleich der Korngrößenverteilung von Kristallisaten zu verschiedenen Zeiten des Kristallisationsprozesses. Oft ist eine Wachstumshemmung zu beobachten, z. B. bei nadelförmig kristallisierenden Substanzen. In der Achse radial zur Hauptlängenausdehnung ist dann praktisch kein Wachstum zu messen. Erfahrungsgemäß läßt sich eine Kristallisation bei hoher Wachstumsgeschwindig-

Tabelle 3.8. Wachstumsrate von Kristallen, angegeben als lineare Wachstumsgeschwindigkeit y bei der Temperatur $T(°C)$. Die Übersättigung S ist definiert durch $S = c/\overset{*}{c}$, mit c = kg Kristallisat/kg Wasser. Betrachtete Kristalle sind zwischen 0,5 und 1 mm groß und wachsen in Anwesenheit anderer Kristalle. Nach[17]

Kristallisierende Substanzen	T (°C)	S	y(m/s)
$(NH_4)_2SO_4 \cdot Al_2(SO_4)_3 \cdot 24H_2O$	15	1,03	$1,1 \cdot 10^{-8}$
	30	1,03	$1,3 \cdot 10^{-8}$
	30	1,09	$1,0 \cdot 10^{-7}$
	40	1,08	$1,2 \cdot 10^{-7}$
NH_4NO_3	40	1,05	$8,5 \cdot 10^{-7}$
$(NH_4)_2SO_4$	30	1,05	$2,5 \cdot 10^{-7}$
	60	1,05	$4,0 \cdot 10^{-7}$
	90	1,01	$3,0 \cdot 10^{-8}$
$NH_4H_2PO_4$	20	1,06	$6,5 \cdot 10^{-8}$
	30	1,02	$3,0 \cdot 10^{-8}$
	30	1,05	$1,1 \cdot 10^{-7}$
	40	1,02	$7,0 \cdot 10^{-8}$
$MgSO_4 \cdot 7H_2O$	20	1,02	$4,5 \cdot 10^{-8}$
	30	1,01	$8,0 \cdot 10^{-8}$
	30	1,02	$1,5 \cdot 10^{-7}$
$NiSO_4 \cdot (NH_4)_2SO_4 \cdot 6H_2O$	25	1,03	$5,3 \cdot 10^{-9}$
	25	1,09	$2,6 \cdot 10^{-8}$
	25	1,20	$4,0 \cdot 10^{-8}$
$K_2SO_4 \cdot Al_2(SO_4)_3 \cdot 24H_2O$	15	1,04	$1,4 \cdot 10^{-8}$
	30	1,04	$2,8 \cdot 10^{-8}$
	30	1,09	$1,4 \cdot 10^{-7}$
	40	1,03	$5,6 \cdot 10^{-8}$
KCl	20	1,02	$2,0 \cdot 10^{-7}$
	40	1,01	$6,0 \cdot 10^{-7}$
KNO_3	20	1,05	$4,5 \cdot 10^{-8}$
	40	1,05	$1,5 \cdot 10^{-7}$

keit der Kristalle in der Lösung, von der Verfahrensführung her gesehen, leichter so gestalten, daß eine bestimmte Korngrößenverteilung des Produktes folgt. Häufig stehen jedoch gerade die Daten zur Wachstumsgeschwindigkeit für betrachtete Substanzen nicht zur Verfügung, so daß man auf eigene Experimente angewiesen ist.

Kühl-Verdampfungsdynamik. Aufgrund der Information zu Löslichkeit, Überlöslichkeit und Wachstumskinetik kann das prinzipielle Kristallisationsverfahren festgelegt werden, beispielsweise eine Kühlungs- oder Verdampfungskristallisation. Der zeitliche Temperaturverlauf kann unter vereinfachenden Annahmen für die Kühlungskristallisation wie folgt ausgelegt werden:

– Änderung der Kristallisatmasse m als Funktion der Zeit t:

$$\frac{dm}{dt} = -D \cdot A/\delta \cdot (\overset{*}{c} - c).$$

– Annahmen: Impfen mit der Impfkristallmasse m_s mit der Impfkorngröße x_s; Wachstumsgeschwindigkeit G ist keine Funktion der Zeit, die Keimbildungsrate $\frac{dn}{dt}$ ist 0:

$$m = m_s \cdot (G \cdot t/x_s + 1)^3.$$

- Die Löslichkeitsgrenze $\overset{*}{c}$ ist als Funktion der Temperatur T mit den Parametern a und b zu beschreiben:

$$\overset{*}{c} = a + bT.$$

- Daraus ergibt sich folgender Verlauf der Temperatur mit der Kristallisierzeit:

$$T = (\overset{*}{c} - a)/b - 3m_s \cdot \delta \cdot G/(A \cdot D \cdot b \cdot x_s) \cdot$$
$$(G \cdot t/x_s + 1)^2.$$

A = Kristalloberfläche (m^2),
m = Kristallisatmasse (kg),
$\underset{*}{d}$ = Dicke der Diffusionsgrenzschicht (m),
$\overset{*}{c}$ = Sättigungskonzentration (kg/m^3),
m_s = Impfkristallisatmasse (kg),
x_s = Korngröße der Impfkristalle (m),
G = lineare Wachstumsgeschwindigkeit (m/s),
a,b = Parameter des Verlaufs der Löslichkeitsgrenze $\overset{*}{c}$ (kg/m^{3}K),
T = Temperatur (K),
t = Zeit (s).

Für die Aufgabe, Kristalle im metastabilen Bereich wachsen zu lassen, ergibt die Berechnung einen Startwert. Als Größenordnung für typische Kristallisierprozesse sei z. B. für die mittlere Abkühlrate bei anorganischen Salzen in Wasser ca. 20 °C/h genannt, für organische Substanzen in polaren oder unpolaren Lösungsmitteln ca. 5 °C/h.
Führt man den Kristallisationsprozeß mit deutlich geringerer Abkühlrate als oben angegeben durch, kann sich ebenfalls ein Gleichgewicht zwischen Übersättigung und Kristallbildung einstellen. Da dieses Verfahren jedoch für praxisgerechte Prozesse zu langwierig ist, muß die geeignete kontrollierte Abkühlrate gewählt werden. Dabei wird zunächst näherungsweise linear abgekühlt, anschließend mit sich ständig beschleunigender Abkühlrate (Abb. 3.34 a). Man kann diese kontrollierte Abkühlrate mit der erwähnten Thermostatkombination oder im technischen Maßstab mit entsprechend größeren Heiz- und Kühlregistern durch programmierte Vorgabe einer Abkühlkurve erreichen. Die natürliche Abkühlkurve als exponentielle Funktion ergibt sich dann, wenn man z. B. den Reaktor nicht mehr weiter temperiert und abkühlen läßt.
In Abb. 3.34 b ist die Übersättigung als Funktion der Prozeßzeit qualitativ aufgetragen. Es ist zu erkennen, daß bei kontrollierter Abkühlung die Übersättigung im Laufe der Zeit konstant bleibt. Bei linearer Abkühlung überschreitet die Übersättigung den konstanten Wert zunächst, um anschließend darunter zu bleiben. Noch ausgeprägter ist dieses Über- und Unterschreiten der idealen, konstanten Übersättigung bei der natürlichen Abkühlung. Der Effekt des Verlassens der als ideal angenommenen Übersättigung besteht in einer unerwünschten zusätzlichen heterogenen Keimbildung beim Überschreiten der Überlöslichkeitskurve. Ebenso ist auch die Wachstumsgeschwindigkeit zu gering, wenn der für das Wachstum als günstig ermittelte Bereich der Temperaturdifferenz zur Löslichkeitsgrenzkurve unterschritten wird. Im letzteren Fall können sich zu hohe Anteile an abgescherten Kristallstückchen bilden, die ihrerseits als Impfkristalle wir-

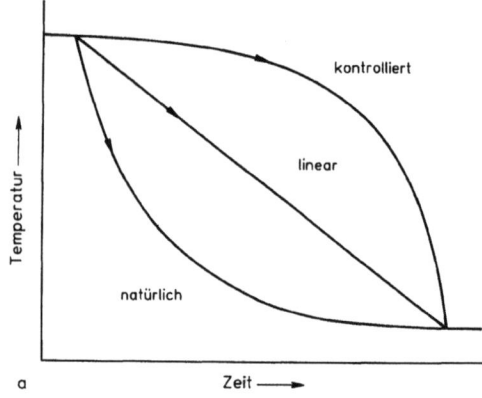

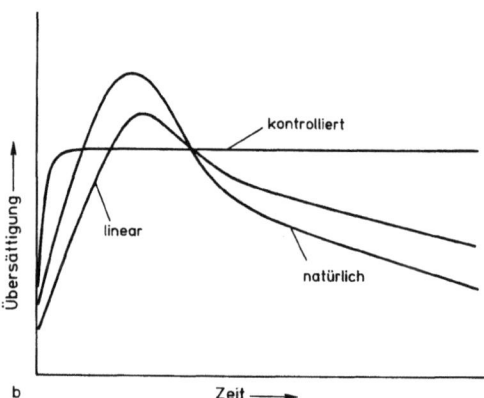

Abb. 3.34. a Schematische Darstellung der verschiedenen Abkühlungsdynamiken einer Kühlkristallisation; **b** zugehöriger zeitlicher Verlauf der Übersättigung

ken und damit die Korngrößenverteilung unerwünscht verschieben können.

Kristaller. Im nächsten Schritt ist die Kristallerart und -geometrie festzulegen. Bei Rührreaktoren orientiert man sich an der durch die DIN-Norm festgelegte Faustregel, daß der Behälterdurchmesser zur Behälterhöhe das Verhältnis 1:1 aufweisen soll. Der Rührerdurchmesser soll ein Drittel des Behälterdurchmessers betragen, und der Rührer ist etwa ein Drittel oberhalb des Behälterbodens anzuordnen. Zusätzlich sind Stromstörer in den Reaktor einzubringen. Aus der Vielzahl möglicher Kristaller-Bauarten[26], wie z. B. der oben beschriebene einfache Rührreaktor mit oder ohne Verdampfungseinrichtung für das Produkt, existieren u. a. folgende Kristaller-Systeme:

- Systeme mit spezieller Vorrichtung zur Vernichtung von Feinstkorn, indem dieses in einem Bypass durch Erhitzen der Lösung wieder aufgelöst wird;
- Systeme mit spezieller Strömungsführung zur Anreicherung bestimmter Kornfraktionen in bestimmten Zonen des Kristallers, wobei dort jeweils eine Vorrichtung zum Abzug des Produktes vorhanden ist;
- Kristaller, bei denen die Umwälzung der Lösung nicht durch einen Rührer, sondern durch eine Pumpe erzeugt wird.

Zu unterscheiden ist zwischen dem diskontinuierlich oder chargenweise betriebenen Reaktor, der lediglich eine Reaktorfüllung verarbeiten kann, wobei zur Produktentnahme eine vollständige Entleerung des Behälters stattfindet, und dem kontinuierlichen Kristaller, bei dem permanent Lösung zu- und Kristallisat abgeführt wird. Im pharmazeutischen Bereich bedient man sich häufig der einfachen, chargenweise betriebenen Rührreaktoren mit und ohne Verdampfungseinrichtung.

Rührintensität. Der Suspendierleistung als nächstem Schritt in der Festlegung des Kristallisierverfahrens kommt, wenn man gezielt kristallisieren will, eine wichtige Rolle zu.[19] Man hat hier verschiedene Kriterien der Suspendiergüte, d. h. der Verteilung der sich bildenden Kristallisatmasse im Reaktor aufgestellt (Tab. 3.9). Das Eine-Sekunde-Kriterium beinhaltet eine maximale Ruhezeit von Kristallisat am Boden von 1 s. Beim Schichthöhen-Kriterium ist mindestens 90 % Aufwirbelhöhe des Kristallisats in der Mutterlauge zum Ziel gesetzt. Das Aufwirbel-Kriterium, d. h. ab wann das Kristallisat beginnt, sich in der Lösung vom Boden aus gleichmäßig zu verteilen, ist durch die kritische Froude-Zahl Fr_{krit} gegeben, die experimentell zu dem in Tab. 3.9 angegebenen Wert bestimmt wurde. Daraus kann die Drehzahl n mit dem Durchmesser des Rührers d, der kritischen Froude-Zahl Fr_{krit}, der Erdbeschleunigung g, des inneren Behälterdurchmessers D sowie der Dichtedifferenz fest-flüssig $\Delta\rho$ und der Dichte der Flüssigkeit ρ_l berechnet

Tabelle 3.9. Kriterien der Suspendiergüte

1-Sekunde-Kriterium	Schichthöhen-kriterium	Aufwirbeln[25]
1 s Ruhezeit am Boden	90 % Aufwirbelhöhe	$Fr_{krit} = 0,58 \cdot \Delta\rho / \rho l \cdot (V_s / V_1)^{0,5}$ $n = d \cdot (Fr_{krit} \cdot g \cdot D \Delta\rho / \rho_l)^{0,5}$

Definition der Froude-Kennzahl Fr:

$$Fr = \frac{d \cdot n^2}{g}$$

werden. V_s / V_1 bezeichnet den Volumenanteil der festen Phase zum Volumenanteil der flüssigen Phase. Man sollte ebenfalls die Rührleistung pro kg des Ansatzes berechnen, damit dieser wesentliche Parameter in den Versuchsbedingungen mit erfaßt werden kann. Hierbei geht man nach dem Leistungsdiagramm für den jeweiligen Rührertyp vor, welches von Rühreranbietern mitgeliefert wird. Dazu berechnet man zunächst die Reynoldszahl Re der aktuellen Anordnung. Die Reynolds-Zahl Re ist gegeben durch Drehzahl n, Durchmesser des Rührers d, Dichte ρ und Viskosität η. Für die Viskosität η wird man zunächst Schätzwerte annehmen müssen, da es schwierig ist, diese unter den aktuellen Kristallisierbedingungen zu ermitteln. Als erste Näherung eignet sich die Viskosität von Wasser. Im Leistungsdiagramm (Abb. 3.35) liest man nun für die ermittelte Reynolds-Zahl Re die zugehörige Newton-Kennzahl Ne an der Ordinate ab. Da die Newton-Kennzahl gegeben ist durch die eingebrachte Rührleistung P, die Dichte ρ, die Drehzahl n und den Rührerdurchmesser d, berechnet man die Leistung P, wobei die massebezogene Leistung aus dem Quotienten der Leistung N und dem Behälterinhalt erhalten wird.

Aus rührtechnischer Sicht sei noch darauf hingewiesen, daß z. B. ein Leitrohr die Strömungsbedingungen unter Umständen gegenüber einem Aufbau ohne Leitrohr wesentlich verbessern kann. Hierbei wird der Rührer innerhalb des Leitrohres angeordnet, so daß eine Umwälzung des Reaktorinhaltes in der Regel von oben nach unten durch das Leitrohr erfolgt. Als Ergebnis kann eine bessere Aufwirbelung der Kristalle bei geringerer Rührleistung und damit weniger Kontaktkeimerzeugung erwartet werden.

Impfen. Der nächste festzulegende Schritt ist das Impfen. Hier gibt es die verschiedensten Möglichkeiten: Zusetzen von Fremdkristallen, was im pharmazeutischen Bereich in der Regel jedoch nicht durchgeführt wird, Zusetzen von vorher angesiebten und gereinigten Impfkristallen vorhandenen Kristallisates oder aber Erzeugung von Impfkristallen im Kristallisierprozeß selbst. Dazu bringt man etwa einen Kaltkör-

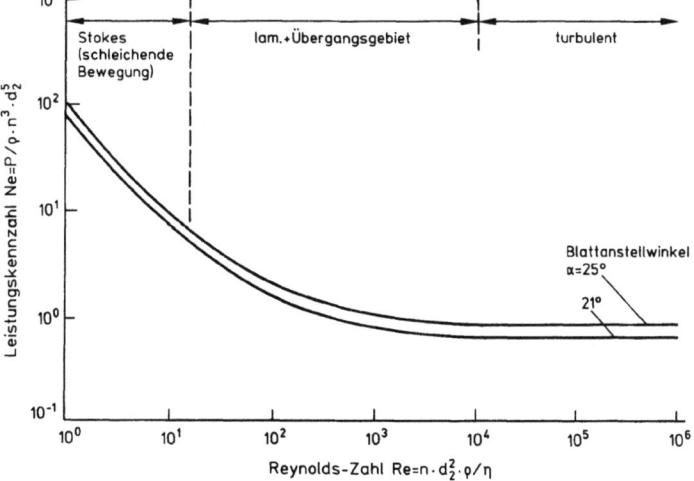

Abb. 3.35. Leistungskennlinie eines fünfflügeligen Propellerrührers zur Ermittlung der effektiv an das gerührte Medium übertragenen Rührleistung. Ne Newton-Kennzahl, Re Reynolds-Kennzahl, P mechanische Leistung, ρ Dichte, n Drehzahl des Rührers, d Rührdurchmesser, η Viskosität des gerührten Mediums

per, z. B. eine Metallplatte von Raumtemperatur, in den Ansatz, wobei sich dann dort lokal Primärkristalle bilden. Alternativ kühlt man den Ansatz bis unter die heterogene Keimbildungsgrenze ab, wartet, bis eine bestimmte Menge Kristalle vorhanden sind, und erwärmt dann, bis man den metastabilen Bereich wieder erreicht.

Als Ausgangswert der Masse an benötigtem Kristallisat kann man ca. 1 % der erwarteten Gesamtkristallisatmasse einsetzen. Es empfiehlt sich zunächst eine Fraktion mit etwa 0,2 bis 0,1 mm abzusieben. Man sollte die Impfkristalle unter dem Mikroskop betrachten, damit man eventuell aufsitzende Staubkristalle erkennen und diese z. B. durch Waschen mit Lösungsmitteln beseitigen kann. Ebenso sollte die Form der Impfkristalle bekannt sein, da extrem unregelmäßige bzw. durch Sieben oder Mahlen in irreguläre Formen gebrachte Impfkristalle unter Umständen eine nicht reproduzierbare Impfung zur Folge haben.

Während des Kristallisierungsprozesses ist darauf zu achten, ob die zugesetzten Impfkristalle ausreichen, bei der gewählten Prozeßführung eine heterogene zusätzliche Keimbildung zu verhindern. Falls dies doch erfolgt, kann man unter Umständen durch Erhöhen des Impfkristallisatanteils oder durch Verringerung der Korngröße bei gleicher Impfkristallisatmasse eine Besserung erreichen.

Versuchsansätze. Es sind nun unter Berücksichtigung der genannten Voraussetzungen geeignete Versuchsansätze durchzuführen, wobei im Erfolgsfall das gewünschte Kristallisat als Bodensatz im Reaktor erhalten wird. Nach Abkühlung des Kristallisates auf Umgebungstemperatur wird der Ansatz über Filter von der Flüssigkeit abgetrennt. Es empfiehlt sich, das abfiltrierte Kristallisat noch einmal zu waschen, wobei man Mutterlauge oder reines Lösungsmittel verwenden kann. Kleinere Kristallisatmengen kann man durch Ausbreiten auf Horden trocknen und anschließend gewünschte Fraktionen aussieben. Größere Mengen trocknet man z. B. in der Wirbelschicht oder in einem Dragierkessel. Die Beurteilung des Kristallisates erfolgt zunächst nach den üblichen Kriterien der Bewertung von Schüttgütern, wie z. B. Schüttdichte, Form des Kornes und Rieselfähigkeit. Unerläßlich ist eine mikroskopische Beurteilung, wobei man unter Umständen die Korngrößenverteilung, eventuell auch die Formfaktoren der vorhandenen Kristalle mit Hilfe einer Bildanalyse bestimmt.

Scaling-up. Dieser Begriff bezeichnet die Umsetzung der in kleinem Maßstab gewonnenen Erkenntnisse und Verfahren in den größeren Maßstab, also vom Labor- in den Technikums- oder Produktionsmaßstab. Obwohl diese Problematik den Pharmazeuten normalerweise wenig tangiert, sollte eine möglichst gut abgesicherte Laborphase vorliegen, damit darauf aufgebaut werden kann. Die Erkenntnisse der Laborphase können als Ausgangspunkt für die vorzunehmenden Berechnungen, z. B. Wärmeübergang, Stoffübergang, Konvektion, der Festlegung kritischer Parameter und einer sinnvollen Ansatzgröße dienen.

Hilfsmittel zur Prozeßführung und -bewertung

Aufgrund der vielen komplex ineinander greifenden Einflußfaktoren sind weitere Meßtechniken für die Verfolgung des Kristallisierprozesses von Interesse. Hilfreich zur Beurteilung des Kristallisiervorganges ist der Einsatz einer Trübungsmeßsonde, deren Funk-

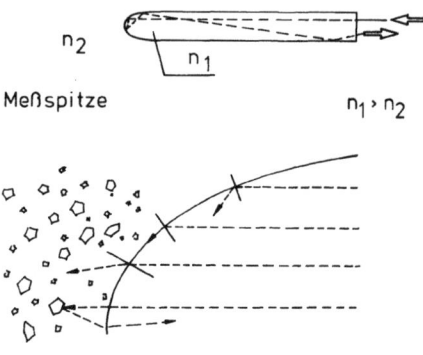

Abb. 3.36. Prinzipskizze zur Funktionsweise des optoelektronischen Grenzwertgebers zur Bestimmung des Beginns der Kristallisation

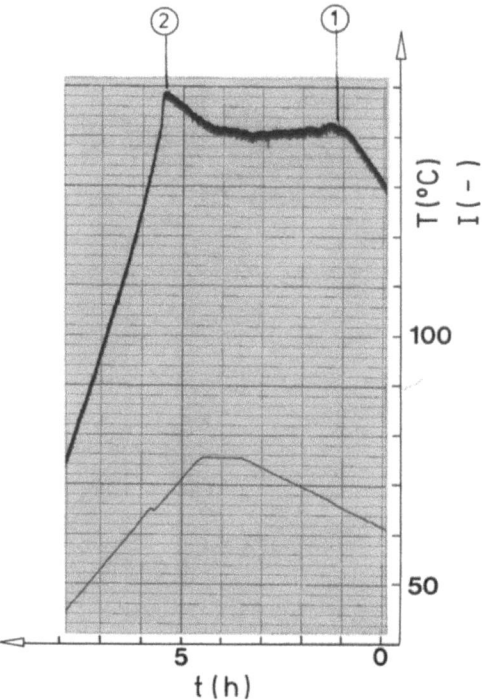

Abb. 3.37. Zeitlicher Verlauf von Temperatur (untere Kurve) und Signal des optoelektronischen Grenzwertgebers (obere Kurve) während eines Kristallisierprozesses. *T* Temperatur. *I* Intensität, *t* Zeit

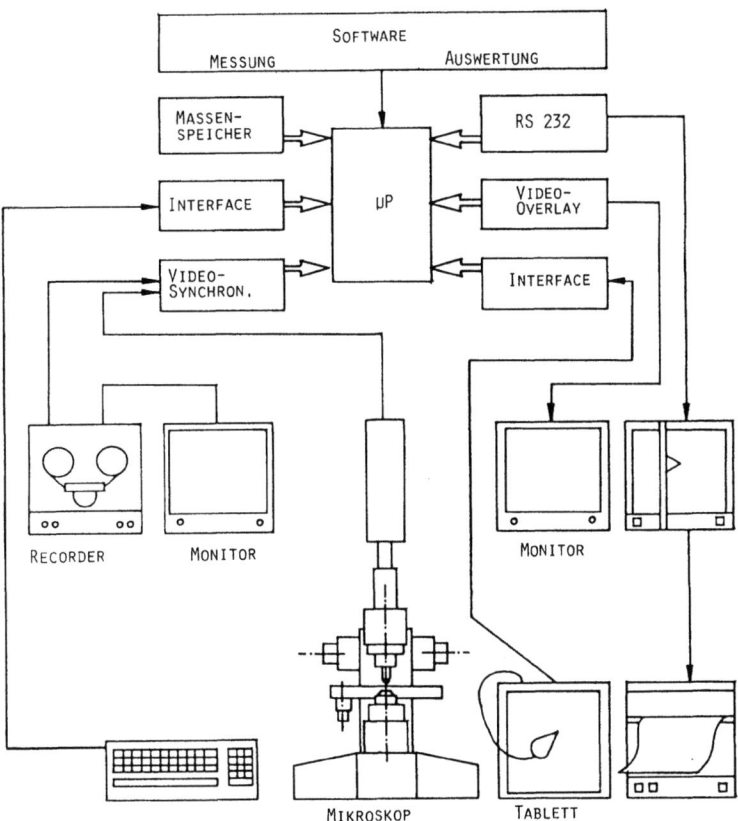

Abb. 3.38. Prinzipskizze einer Bildanalyseanlage unter Verwendung von Mikroskop, Videorecorder und Rechnersystem zur Korngrößen- und Formanalyse von Kristallen

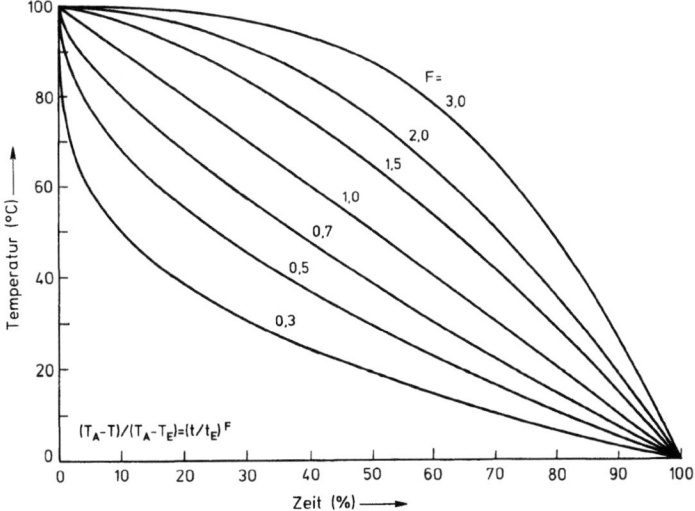

Abb. 3.39. Darstellung von für das Ermitteln von Kühlungskristallisationsverfahren geeigneten Temperatur-Zeitverläufen. T_A Starttemperatur, T_E Endtemperatur, t_A Startzeitpunkt, t_E Endzeitpunkt, F Faktor der Kurvenkrümmung

tionsprinzip[7] in Abb. 3.36 dargestellt ist. Bei diesem optoelektronischen Meßverfahren wird in einen Glasstab ein Lichtsignal gesendet, welches an der parabolisch geformten Spitze der Sonde entweder innen reflektiert wird oder aber nach außen gebrochen und an Kristallen ins Innere der Sonde zurückreflektiert wird. Auf diese Weise ist eine Änderung des Meßsignales bei Vorhandensein von Kristallen zu erwarten. In Abb. 3.37 ist das Ergebnis einer Messung während eines Kristallisierprozesses zu erkennen. Im unteren Teil der Abb. 3.37 ist der Temperaturverlauf im Kristaller dargestellt, der von etwa 62 °C auf etwa 76 °C erwärmt wird. In der Erwärmungsphase ergibt sich bei Punkt 1 der oberen Kurve, die das Signal der Sonde darstellt, ein Knickpunkt, der das vollständige Auflösen des Kristallisates anzeigt. Beim weiteren Prozeßverlauf wird nach etwa 4,5 h die, in diesem Falle lineare Abkühlung des Reaktorinhaltes eingeleitet, worauf bei etwa 65 °C eine Spontankristallisation erfolgt. Diese Kristallkeimbildung ist zum einen am Betrag der latenten Wärme erkennbar, die sich in einem Knick der Temperaturkurve ausdrückt. Deutlicher sichtbar ist dieser Effekt am Signal der Sonde im Punkt 2, die zum Zeitpunkt des Auftretens von Kristallisat deutlich abknickt. Da der Grenzwertgeber auch die optische Dichte der Flüssigkeit miterfaßt, ergibt sich die starke Veränderung des Meßsignales abgesehen von den Knickpunkten durch die Veränderung der optischen Dichte mit der Temperatur.

Die Bildanalyse erlaubt die Ermittlung von Kristallform, Korngrößenverteilung, Formfaktor und Agglomeratanteil. Man benötigt gemäß der möglichen Zusammenstellung in Abb. 3.38,[3] ein Mikroskop mit Videokamera, einen Personal Computer mit Interface-Karten und Software, sowie Monitor und Ausgabegerät, evtl. ein interaktives Tablett zur manuellen Markierung von Objekten. Optional sind Videorecorder und separater Monitor zur Aufzeichnung der Bilder mit späterer Analyse nützlich. Vorteilhaft bei Nutzung optischer Systeme ist die zerstörungsfreie Prüfung der Kristalle und die Erfassung auch von kleinsten Partikeln ab etwa 1 µm Längenausdehnung.

Die unmittelbare Ermittlung der Korngrößenverteilung von Kristallen in der Lösung ist durch Laser-Beugungsanalyse möglich, wobei jedoch bisher noch oftmals eine verdünnte Suspension zugeführt werden muß.[13] Eine weitere Variante der unmittelbaren Messung in der Suspension, z. B. durch ein Glasfenster hindurch, ist mit Laser-Scannern möglich, wobei durchlaufende Partikel auch noch in hoher Suspensionsdichte erfaßt werden.[12]

In Abb. 3.39 ist eine einfache Vorgabemöglichkeit des kontrollierten Temperatur-Zeit-Verlaufs anhand der dargestellten Funktion dokumentiert. Es genügen die Eingaben der Anfangs- und Endtemperatur und -zeiten. Durch den Faktor F wird die geeignete Krümmung der Temperatur-Zeit-Kurve erreicht.

Beispiele

Die beschriebene Prozeßführung unter Beachtung der relevanten Parameter Kühlrate, Rührintensität, Impfen ergibt für Propafenonhydrochlorid in Methanol relativ grobe, gut ausgebildete rhombenförmige Kristalle (Abb. 3.40a) bei 4 °C/h mittlerer Abkühlgeschwindigkeit und einer kontrollierten Kühlrate mit $F = 1,5$ gemäß Abb. 3.39 nach Impfen. Das gleiche Produkt bei rascher Abkühlung mit 40 °C/h mittlere Kühlrate ergibt ein wesentlich feineres Kristallisat mit zum Teil nadelförmigen Strukturen (Abb. 3.40b). Die zugehörigen Korngrößenverteilungen (Abb. 3.41a,b) wurden optisch durch Bildanalyse ermittelt und ergeben als mittleren Korndurchmesser im Fall a 372 µm gegenüber 71 µm in Fall b.

Mit einem experimentellen Aufbau unter Verwendung eines isothermen Heiztisches gemäß Abb. 3.42 läßt sich der Verlauf der Kristallisation in einem Laborreaktor verfolgen. Dazu wird der Heiztisch auf die jeweilige Prozeßtemperatur gebracht, dann eine Probe aus dem Reaktor isotherm entnommen und auf

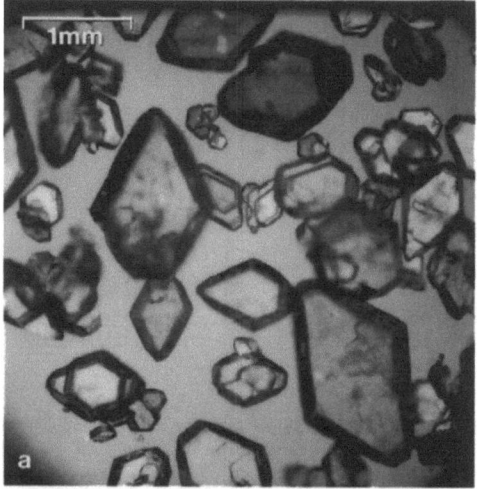

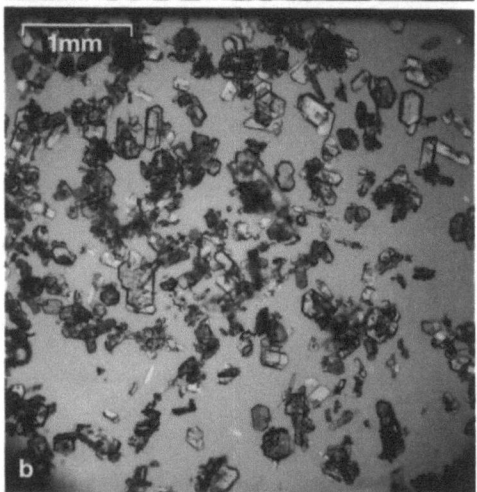

Abb. 3.40a, b. Mikrofoto von Propafenonhydrochlorid, kristallisiert aus Methanol. Die Fotos zeigen die Veränderung der Korngröße durch die Kristallisierbedingungen. Länge des Balkens im Bild: 1 mm (Leitz Labolux K, Objektiv EF4, Okular Periplan GW10, polarisiertes Licht, Kamera: Polaroid SX70). **a** langsame Abkühlung; **b** schnelle Abkühlung

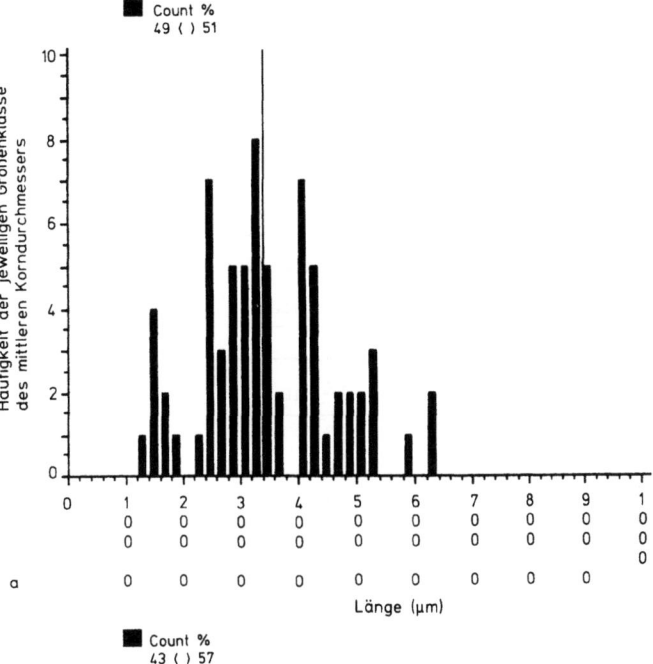

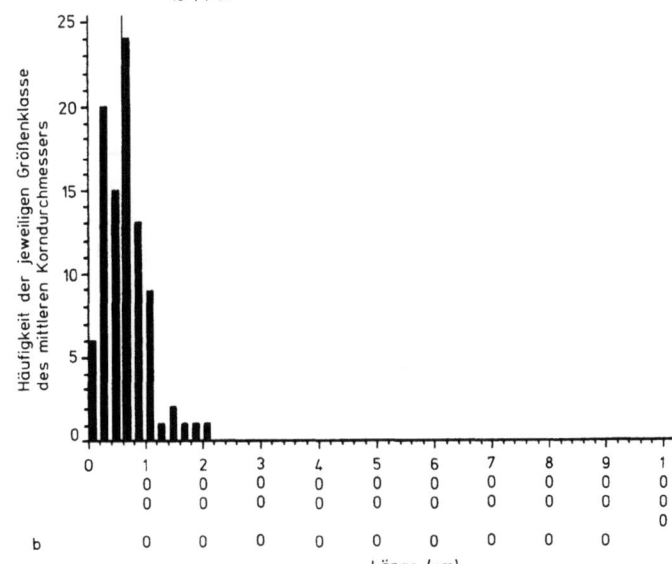

Abb. 3.41 a, b. Histogramm der Korngrößenverteilung der Kristallisate gemäß Abb. 3.40. Ausgewertet wurde die Längenausdehnung der Kristalle als mittlerer Korndurchmesser.
a langsam abgekühltes Kristallisat,
b schnell abgekühltes Kristallisat

dem Heiztisch positioniert. Da durch Verdunstung des Lösungsmittels Veränderungen an den Kristallen stattfinden, deren Kinetik man in Vorversuchen ermittelt, ist die sofortige Aufnahme des Kristallisates notwendig, hier mit einem Videorecorder durchgeführt. Die Bildanalyse erfolgt später anhand der auf Band gespeicherten Videobilder und ergibt den in Abb. 3.43 gezeigten Verlauf der mittleren Korngröße im Verlauf der Temperaturabsenkung.

Der Prozeß verläuft von der rechten Diagrammseite zur linken, entsprechend der Temperaturabsenkung. Die mittlere Korngröße ist zunächst 140 μm, erreicht

unter den vorliegenden Kristallisierbedingungen 550 μm und sinkt dann wieder auf 260 μm gegen Ende des Prozesses ab.

Ein Beispiel für Pellets aus Kristallen ist in Abb. 3.34 gezeigt, wobei es sich um das Produkt Kalinorretard P® der Fa. Nordmark Arzneimittel handelt. Man erkennt die meist kugeligen Kristalle, die offensichtlich noch mit einem Polymerfilm überzogen wurden (zitronenförmige Partikel). Die Bildanalyse ergibt einen mittleren Korndurchmesser von 789 μm; die Kristallpellets sind in Hartgelatinekapseln abgefüllt.

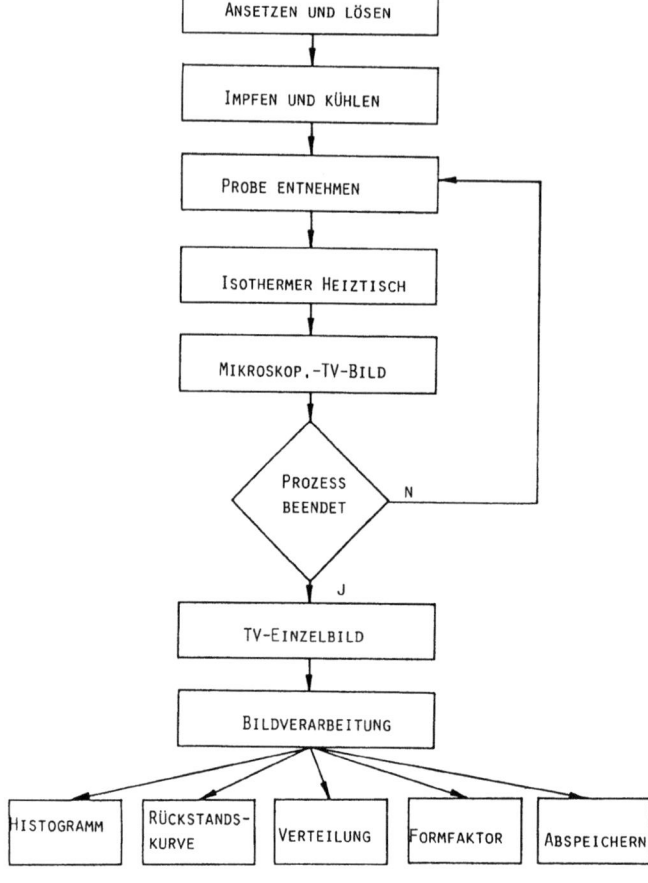

Abb. 3.42. Flußdiagramm zur Bestimmung von Korngrößenverteilung und Formfaktor von Kristallisat im Verlauf eines Kristallisationsprozesses

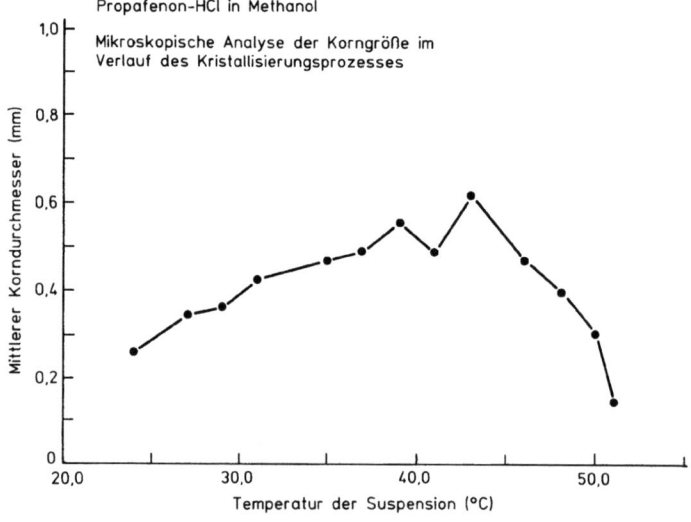

Abb. 3.43. Verlauf des mittleren Korndurchmessers von Propafenonhydrochlorid während einer Kühlungskristallisation

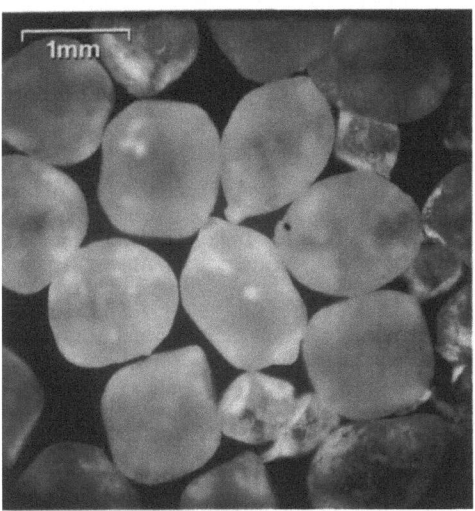

Abb. 3.44. Mikrobild eines Retard-Pelletpräparates aus Kristallpellets (Kalinor-retard P®, Charge 70601). Länge des Balkens im Bild: 1 mm (Leitz Labolux K, Objektiv EF4, Okular Periplan GW10, polarisiertes Licht, Kamera Polaroid SX70)

Literatur

1. Baumann KH, Voigt H (1984) Technische Massenkristallisation, Akademie Berlin
2. Beer W (1979) Dissertation, RWTH Aachen
3. Bildanalysesysteme (1990) Fa. Bestobell-Mobrey, Düsseldorf; Fa. Cambridge-Instruments, Nußloch; Fa. Leica, Wetzlar; Fa Zeiss, Oberkochem
4. Bolhuis GK, Lerk CF (1973) Pharm Weekblad 108:469–481
5. Burton WK, Cabrera N, Frank FC (1951) Phil Trans A 243:299
6. Glasreaktoren (1990) Fa. HWS, Mainz; Fa. Schmizo, CH-Zofingen
7. Grenzwertgeber (1985) Fa. Phönix Armaturen-Werke Bregel, Frankfurt
8. Jancic J, De Jong EJ (Hrsg.) (1984) Industrial Crystallization, Elsevier, Amsterdam
9. Kipke K (1985) Strömungstechnische Auslegung von Leitrohrpropellern, Ekato GmbH, Schopfheim
10. Körber C, Scheiwe MW, Wollhöver K (1983) Int J Heat Mass Transfer 26:1241–1253
11. Laborthermostate (1990), Fa. Haake, Karlsruhe; Fa. Huber, Offenburg; Fa. Julabo, Seelbach; Fa. Lauda, Königshofen
12. Laserscanner, (1990), Fa. Lasentec, Houston TX77080, USA
13. Laserstreulichtmeßsysteme (1990) Fa. Malvern-Granulometer, Mütek, Herrsching; Fa. Cilas-Granulometer, Pabisch, München
14. Matz G (1969) Kristallisation, Springer, Berlin Heidelberg
15. Mersmann A (1986) Kristallisation aus Lösungen, Hochschulscript, TU München
16. Meßdatenerfassungssysteme (1990), Fa. Caesar, München; Fa. Keithley, München; Fa. Ziegler, Mönchengladbach
17. Mullin JW (1972) Crystallization, Butterworths, London
18. Nyvlt J (1971) Industrial Crystallization from Solutions, Butterworths, London
19. Nyvlt J (1978) Industrial Crystallization, Chemie, Weinheim
20. Randolph AD, Larson MA (1971) Theory of Particulate Processes, Academic Press, New York San Francisco London
21. Rautenbach R (1984) Verfahrenstechnik, Hochschulscript, RWTH Aachen
22. Registrierschreiber (1990) Fa. Kipp & Zonen, Solingen; Fa. Linseis, Selb; Fa. Metrawatt, Nürnberg; Fa. Siemens, München
23. Scheiwe MW (1987) Pharm Ztg 132:1645
24. Seide A (1978) Dissertation, RWTH Aachen
25. Volmer M (1939) Kinetik der Phasenbildung, Steinkopf, Dresden Leipzig
26. Wöhlk W, Hofmann G (1985) Chem Ing Techn 57: 318–327

3 Mischen von Feststoffen

H. EGERMANN

In diesem Beitrag wird für die Standardabweichung der Grundgesamtheit (Gesamtcharge) das Symbol σ verwendet, für die Standardabweichung der Stichprobe das Symbol s.

Mischen ist einer der häufigsten Arbeitsprozesse, im täglichen Leben ebenso wie in fast allen Industriezweigen. Das Ziel ist eine möglichst gleichmäßige Verteilung der Komponenten im Gemisch. In Abhängigkeit vom Aggregatzustand und der Löslichkeit der Ausgangsstoffe entstehen verschiedene Systeme und es treten unterschiedliche Mischprobleme auf. Gase sind in jedem Verhältnis miteinander mischbar. Sie bereiten die geringsten Schwierigkeiten. Ihre niedrige Viskosität erleichtert die gegenseitige Durchdringung bis hin zum Endzustand der zufälligen Verteilung der Gasmoleküle im Gemisch. Der molekulare Dispersitätsgrad ermöglicht eine praktisch ideale Homogenität. Das Mischen von Flüssigkeiten führt zu Lösungen oder Emulsionen (→ Kap. 4; 4, 10). In analoger Weise ergeben Feststoffe mit Flüssigkeiten Lösungen oder Suspensionen (→ Kap. 4; 10, 17).

Das Mischen von Feststoffen (Pulver, Granulate, Drogen) ist in der Pharmazie vor allem für die festen Arzneiformen von Bedeutung. Die Herstellung von Arzneipulvern, Granulaten, Tabletten und Steckkapseln schließt fast immer die Anfertigung von Arzneistoff/Hilfsstoff-Pulvergemischen ein. Im Vergleich zu anderen Systemen ist das theoretische Fundament des Feststoffmischens noch wenig entwickelt. Das liegt nicht zuletzt am dispersen Charakter der Komponenten, der eine Vielzahl zusätzlicher Einflußgrößen nach sich zieht. Partikeleigenschaften wie die Korngröße können nicht nur selbst in weitem Rahmen variieren. Ihre Änderung zieht auch Veränderungen anderer maßgebender Pulvercharakteristika, etwa der Fließeigenschaften, nach sich.

Die theoretischen Grundlagen werden daher oft aus stark vereinfachten Modellen abgeleitet, z. B. aus Mischversuchen mit freifließenden Sandfraktionen gleicher Korngröße, die sich nur in der Farbe unterscheiden. Reale Feststoffe weisen meist eine Korngrößenverteilung auf und sie unterscheiden sich in der Korngröße, Kornform und Dichte. Zudem enthalten die Gemische meist feinkörnige, kohäsive Bestandteile, die zu interpartikulären Wechselwirkungen, Kohäsion und Adhäsion, Anlaß geben. Die zunehmende Beschäftigung mit solchen realen Gemischen in den beiden letzten Jahrzehnten hat aber ungeachtet einiger Irrwege zu wesentlichen Erkenntnisfortschritten geführt, die auch in der Praxis nutzbar sind.

Mischungsarten

Mischen ist ein Unordnungsprozeß. Entsprechend den Gesetzmäßigkeiten der Thermodynamik strebt die Verteilung der Partikeln der maximalen Entropie entgegen. Die erreichbare Homogenität ist durch die Güte der Zufallsmischung begrenzt. Geordnete Systeme mit idealer Homogenität, analog der regelmäßigen Anordnung der Felder eines Schachbrettmusters, sind durch Mischen nicht erreichbar. Sie erfordern Ordnungsprozesse. Nachfolgendes Mischen führt wie beim ungemischten Zustand wieder zur Zufallsmischung (s. Abb. 3.45). In Abhängigkeit vom Grad der Durchmischung können daher drei Arten von Systemen unterschieden werden: *Geordnete Mischungen, Zufallsmischungen* und *unvollständige* oder *segregierte Mischungen* von geringerem Durchmischungsgrad.

Zufallsmischungen

Die üblichen Definitionen von Zufallsmischungen leiten sich von idealisierten Systemen mit gleichen Korneigenschaften der Komponenten ab. Sie treffen auf reale Gemische nicht zu. Allgemein kann eine Zufallsmischung als ein System mit *größtmöglicher Unordnung der Partikelverteilung* charakterisiert werden. Die dabei resultierende Struktur der Mischung ist von den Eigenschaften der Komponenten abhängig.[1] Sie wird insbesondere von den Unterschieden in der Korngröße bzw. im eigentlich maßgebenden Kornvolumen, vom Mischungsverhältnis, in geringerem Maß auch von partikulären Wechselwirkungen bestimmt. Pharmazeutische Feststoffgemische aus mehreren Bestandteilen können auch als Zweikomponentensysteme aufgefaßt werden. Der betrachtete Arzneistoff stellt die eine Komponente dar, alle anderen Bestandteile gemeinsam die andere. Eine Übersicht über die bisher bekannten Arten von binären Zufallsmischungen gibt Tab. 3.10. Zur Berechnung ihrer Güte gelten verschiedene Gleichungen.

Nichtinteraktive Zufallsmischungen. Beim Mischen freifließender, nichtinteraktiver Komponenten kann sich jedes Teilchen einzeln und unabhängig von den anderen bewegen.

Mit Bestandteilen von *gleicher Korngröße und einheitlichem Kornvolumen der Komponenten (Typ 1),* die sich nur durch die Farbe unterscheiden, ist jeder beliebige Platzaustausch zwischen den Individualteilchen der gleichen und der verschiedenen Komponenten möglich. Im Gleichgewichtszustand resultiert eine Zufallsverteilung aller Einzelpartikeln (Abb. 3.45). Für diesen Spezialfall einer Zufallsmischung gilt auch die übliche Definition, wonach die Wahrscheinlichkeit, an einem beliebigen Raumpunkt des Gemisches aufgefunden zu werden, für jedes Teilchen gleich und unabhängig ist von der Lage der anderen Teilchen. Die Berechnung der Güte binärer Zufallsmischungen mit zumindest ähnlicher Korngröße von Arzneistoff X und Hilfsstoff Y kann mit Hilfe der Gleichung von Stange[2] erfolgen. Sie beruht auf der Bino-

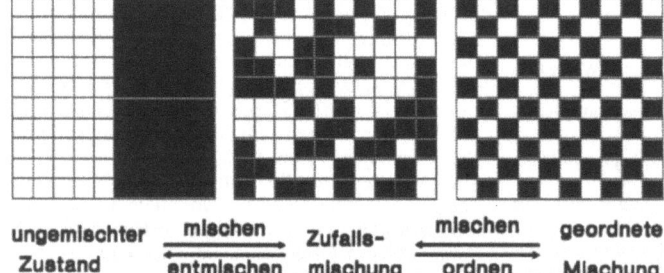

ungemischter Zustand ⟶ mischen / entmischen ⟶ **Zufallsmischung** ⟶ mischen / ordnen ⟶ **geordnete Mischung**

Abb. 3.45. Zufallsmischung bei gleicher Korngröße der Komponenten (Typ 1)

Tabelle 3.10. Arten von binären Zuallsmischungen aus den Komponenten A und B. d_a Korngröße von A, d_b Korngröße von B, a_v Volumenanteil von A am Gesamtvolumen 1 der Mischung

Typ	Korngrößenverhältnisse	Mischungsanteil a_v	Zufallsverteilung der Teilchen von:	Interaktivität der Mischung	Gleichung Nr.
1	$d_a = d_b$	bis 1	A und B	potentiell	1 und 5
2	$d_a > d_b$	bis 0,7	A in Matrix von B	potentiell	5a für A, 5b für B
2P	$d_a > d_b$	bis 0,1	A in Matrix von B	potentiell	5a und 6
3	$d_a > d_b$	ab 0,9	B in Zwischenräumen von A	nein	6
4	$d_a > d_b$	ab 0,9	B haftend an A	ja	6 und 7
5	$d_a > d_b$	ab 0,9	Kombination von Typ 3 und 4	partiell	6 und 7

mialverteilung und hat in der praxisnäheren Modifikation von Poole et al.[3] folgendes Aussehen:

$$\sigma_{R\%x} = \frac{100}{x} \sqrt{\frac{x \cdot y \, (\bar{m}_x \cdot y + \bar{m}_y \cdot x)}{M}} \qquad (1)$$

$\sigma_{R\%x}$ (R von random, Zufall) ist die relative Standardabweichung des Arzneistoffgehaltes in den Einzeldosen (z. B. Tabletten) der Zufallsmischung (die zufällige Streuung des Arzneistoffgehaltes). x und y (= 1 - x) sind die mittleren relativen Masseanteile von X und Y in den Dosen. $\bar{m}_x$ und $\bar{m}_y$ sind die repräsentativen mittleren Kornmassen von X und Y. M ist die Probenmasse (Tablettenmasse), die als konstant vorausgesetzt wird.

Die mittlere Kornmasse $\bar{m}$ ergibt sich aus dem entsprechenden mittleren Kornvolumen $\bar{v}$ und der Korndichte ρ der jeweiligen Komponente

$$\bar{m} = \bar{v} \cdot \rho \qquad (2)$$

und weiter aus der für die Mischgüte repräsentativen, volumenbezogenen mittleren Korngröße $\bar{d}_v$:

$$v = \frac{d_v^3 \cdot \pi}{6} \cdot F \qquad (3)$$

$\bar{d}_v$ ist durch einen Mengenartindex und einen Korngrößenindex von je 3 gekennzeichnet.[4] Die Berücksichtigung der Korngrößenverteilung mit dieser mittleren Korngröße ist solange zulässig, als die Struktur der Mischung durch die Korngrößenunterschiede gegenüber Gleichkorn nicht wesentlich verändert wird (vgl. Typ 2). Das ist die Regel. Der Wert von $\bar{d}_v$ wird ganz überwiegend von den größten Kornklassen dominiert.[5] Er kann daher auch bei relativ feinen Pulvern, z. B. von $\bar{d}_v = 40$ μm, ausreichend genau mit der dafür am besten geeigneten Siebanalyse bestimmt werden. Berechnungsbeispiele sind in der Literatur zu finden.[6]

F ist der volumenbezogene Formfaktor der Teilchen.[7] Bei annähernd isometrischer Kornform, wie sie z. B. Mahlprodukte aufweisen, kann F gewöhnlich ausreichend genau mit dem Wert 1 der Kugel approximiert werden. Im Fall stark anisometrischer, z. B. nadelförmiger Teilchen ist die von 1 abweichende Größe von F zu berücksichtigen.[8]

Die *Stange-Poole-Gleichung* setzt eine konstante Gesamtpartikelzahl der beiden Komponenten X und Y in den Proben von konstanter Masse M voraus. Diese Bedingung ist bei deutlichen Korngrößenunterschieden nicht hinreichend erfüllt. Beträgt z. B. die Korngröße

des Hilfsstoffes das Zehnfache jener des Arzneistoffes, so liefert die Stange-Poole-Gleichung viel zu hohe Werte der zufälligen Streuung des Wirkstoffgehaltes.[9]

Der Arzneistoff X kann aus der gröberen Komponente A oder aus der feineren Komponente B bestehen. Der scheinbare Volumenanteil der feineren B der beiden *Komponenten mit unterschiedlicher Korngröße* am Gemisch ist bei *Typ 2* so groß, daß er über der sog. *Perkolationsschwelle* liegt (Abb. 3.46). Der Begriff Perkolation hat in diesem Zusammenhang eine andere Bedeutung als die in der Pharmazie bei Extraktionsprozessen und bei Entmischungsvorgängen übliche. Er zeigt an, ob in dem betrachteten Zweistoffsystem eine der Komponenten eine kohärente, das ganze System durchziehende Struktur ausbildet und damit „perkoliert".

Anders als bei Zufallsmischungen mit gleicher Korngröße der Komponenten (Typ 1) ist die Wahrscheinlichkeit, an einem beliebigen Raumpunkt des Gemisches aufgefunden zu werden, für die Partikeln A und B nicht die gleiche. Die Wahrscheinlichkeit steigt vielmehr mit zunehmendem Partikelvolumen an und ist für die gröberen Teilchen A höher. Auch ein zufälliger Platztausch der Einzelteilchen von A und B beim Mischen ist wegen der Unterschiede im Kornvolumen nicht möglich. Die kleinste zwischen den Komponenten austauschbare Einheit entspricht dem Kornvolumen v_a der groben Komponente. Dabei ersetzt jedes Teilchen A eine Partikelgruppe B vom gleichen scheinbaren Gesamtvolumen v_a. Das wahre Partikelvolumen v_b als solches ist ohne Belang für die Struktur und die Güte der Zufallsmischung, solange es klein gegenüber v_a ist. Die größtmögliche Entropie der Mischung besteht in der zufälligen Verteilung der Grobkornpartikeln A in der kohärenten Matrix der Feinkornteilchen B (Abb. 3.46).

Bei der Tablettierung und Kapselfüllung, zumeist auch beim Dosieren von Pulvern, erfolgt die Probenahme nicht nach konstanter Masse, sondern nach konstantem scheinbarem Volumen (Abb. 3.47). Wegen des zufälligen Platztausches von Volumeneinheiten sind für die Streuung der Probenzusammensetzung nicht die Massenanteile a und b (bzw. x und y in Gl. 1) maßgebend, sondern die entsprechenden scheinbaren Volumenanteile a_v und b_v, welche die Komponenten in den Proben einnehmen.

Diesen Gegebenheiten wird Rechnung getragen, wenn man die Masseparameter der Stange-Poole-Gleichung durch die entsprechenden Volumenpara-

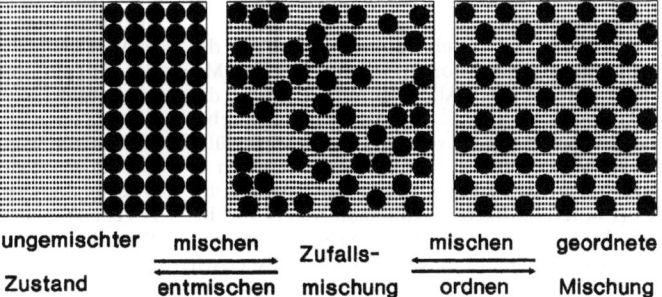

Abb. 3.46. Zufallsmischung bei unterschiedlicher Korngröße der Komponenten (Typ 2)

ungemischter Zustand   mischen / entmischen   Zufallsmischung   mischen / ordnen   geordnete Mischung

● grobe Komponente (A)

▨ feine Komponente (B)

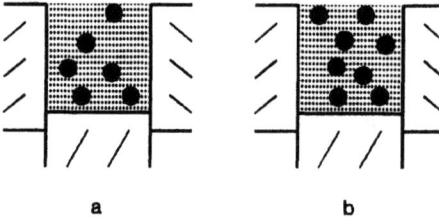

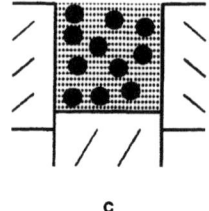

a b c

Abb. 3.47 a-c. Proben von konstantem Volumen aus einer Zufallsmischung (Typ 2). **a** B im Überschuß, **b** mittlere Zusammensetzung, **c** A im Überschuß

meter ersetzt.[10] Zusätzlich ist auch das *effektive* mittlere Kornvolumen der feineren Komponente, $v_b$eff, gleichzusetzen dem wahren mittleren Kornvolumen $\bar{v}_a$ von A:

$$v_b\mathrm{eff} = \bar{v}_a \qquad (4)$$

Nach Umformung resultiert für die zufällige Gehaltsstreuung $\sigma_{R\%a}$ der groben Komponente A pro Dosis:

$$\sigma_{R\%a} = 100 \sqrt{\frac{\bar{v}_a \cdot b_v}{a_v \cdot V}} \qquad (5a)$$

und für die zufällige Gehaltsstreuung $\sigma_{R\%b}$ der feinen Komponente B pro Dosis:

$$\sigma_{R\%b} = 100 \sqrt{\frac{\bar{v}_a \cdot a_v}{b_v \cdot V}} \qquad (5b)$$

Gl. (5a) ist anzuwenden, wenn der Arzneistoff die gröbere Komponente darstellt (X = A), Gl. (5b), wenn er die feinere Komponente bildet (X = B). Das Probenvolumen V entspricht dem Matrizenvolumen bei der Tablettierung bzw. dem Fassungsvermögen der Kapselunterhälfte. Die Volumenanteile a_v und b_v (= 1 - a_v) können unter Berücksichtigung der scheinbaren Dichte der Gemischkomponenten in der Matrize aus den entsprechenden Masseanteilen a und b abgeschätzt werden.[11] Welche Komponente die höhere scheinbare Dichte besitzt, ist für die Anwendung von Gl. (5) ohne Bedeutung.

Gl. (5) impliziert, daß die gröbsten Teilchen B ein kleineres Kornvolumen besitzen als die feinsten Teilchen A. Da aber das Ausmaß der zufälligen Gehaltsstreuung ganz überwiegend von den gröbsten Kornklassen von A bestimmt wird, gilt Gl. (5) auch bei Überschneidungen in der Korngrößenverteilung von A und B mit hoher Genauigkeit.

Weiterhin setzt Gl. (5) eine kohärente Struktur der Feinkornkomponente voraus, welche die ganze Mischung durchdringt (s. Abb. 3.46 und 3.47). Nach der *Perkolationstheorie*[12] (s. S. 567) ist diese Bedingung bei einem Volumenanteil b_v von ca. 0,3 und mehr erfüllt. Bei kleinerem Anteil b_v liegt B diskontinuierlich in Form von Einzelteilchen oder diskreten Partikelgruppen (Cluster) im Interpartikularraum von A vor. Im Fall deutlicher Korngrößenunterschiede zwischen den Komponenten ist daher der Gültigkeitsbereich von Gl. (5) auf Gemische mit Anteilen b_v von ca. 0,3

bis 1,0 beschränkt, entsprechend Grobkornanteilen a_v von ca. 0 bis 0,7.[11] Bei gleicher und ähnlicher Korngröße ist sie für jedes Mischungsverhältnis $a_v : b_v$ einsetzbar, erfordert aber im Gegensatz zur vereinfachenden Gl. (1) eine Bestimmung dieser Volumenanteile.

Homogenitätsprobleme treten besonders bei Formen mit *niedrigem Arzneistoffanteil (Typ 2P und 3)* auf. Bei diesen macht gleichzeitig der Arzneistoff nur einen geringen Bruchteil der Gesamtmischung aus. In diesen Fällen ist die Poisson-Verteilung anwendbar. Eine einfache Gleichung, welche die Bestimmung der Volumenanteile a_v und b_v umgeht, ist jene von Johnson[13] in der erweiterten Form von Egermann[7]:

$$\sigma_{R\%x} = 100 \sqrt{\frac{\bar{m}_x}{G}} \qquad (6)$$

$\sigma_{R\%x}$ ist die relative Standardabweichung des Arzneistoffgehaltes in den Einzeldosen einer Zufallsmischung. $\bar{m}_x$ ist die Gl. (2) entsprechende mittlere Kornmasse des Arzneistoffes. Der mittlere Arzneistoffgehalt G der Einzeldosen entspricht im Idealfall dem Sollgehalt bzw. der Dosierung.

Gl. (6) setzt voraus, daß der Arzneistoff keinen zusätzlichen Raum in den Proben beansprucht. Stellt der Arzneistoff X die größere Komponente A dar (*Typ 2P*), so ist diese Bedingung auch bei sehr niedriger Konzentration nicht ganz erfüllt. Die Struktur der Mischung entspricht grundsätzlich jener der Abb. 3.46 und 3.47, wo jedes Teilchen A eine Volumenzunahme der Probe bewirkt. Der dadurch bedingte Fehler ist aber vernachlässigbar klein, solange der Volumenanteil a_v einen Wert von 0,1 nicht übersteigt. Dies entspricht in der Regel einer Massekonzentration des Arzneistoffes von ca. 20 %, in manchen Fällen bis zu 30 %.[14]

Ist der Arzneistoff die feinere Komponente B, so resultiert eine andere Struktur der Zufallsmischung (*Typ 3*). Die Arzneistoffteilchen können völlig in den interpartikulären Zwischenräumen von A lokalisiert sein, so daß das Volumen der Mischung und damit der Proben nur vom Hilfsstoff bestimmt wird (Abb. 3.48).[15] Die maximale Entropie besteht dann in der zufälligen Verteilung der Körnchen B im Interpartikularraum von A. Exakt gilt dies allerdings nur für den schwerelosen Zustand. Unter Schwerkrafteinfluß wird nur die obere Hälfte der Partikeloberflächen von A genutzt, auf welcher die Teilchen B in zufälliger Verteilung aufliegen. Das Ausmaß der zufälligen Gehaltsstreuung pro Dosis wird davon aber nicht beeinflußt und kann mit Gl. (6) berechnet werden. In

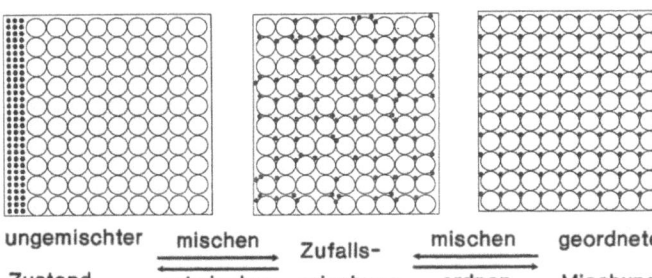

Abb. 3.48. Zufallsmischung mit kleinem Anteil einer feinkörnigen Komponente (Typ 3)

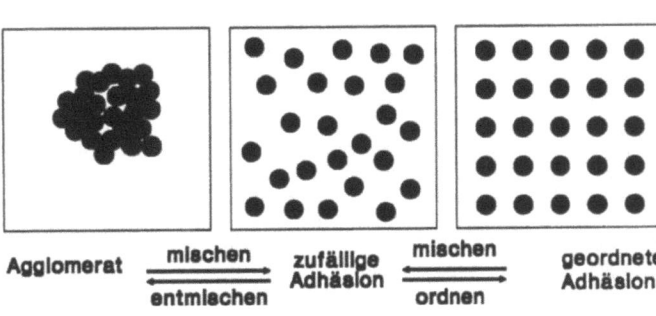

Abb. 3.49. Arten der Adhäsion

Analogie zu den Verhältnissen mit grobkörnigen Arzneistoffen ist Gl. (6) auch bei größerem Arzneistoffanteil bis b_v gleich 0,1 noch mit hoher Genauigkeit einsetzbar.

Die Herstellung von nichtinteraktiven Zufallsmischungen aus freifließenden Komponenten ist in der Praxis allerdings kaum realisierbar. Allenfalls gelingt sie mit engen Granulatfraktionen von ähnlicher Korngröße (Typ 1). Im Fall der zumeist vorhandenen Korngrößenunterschiede ist wegen der hohen Teilchenbeweglichkeit eine teilweise Entmischung schon während des Mischvorganges und vor allem bei der weiteren Handhabung der Gemische fast nicht zu vermeiden (s. unvollständige Mischungen).

Interaktive Zufallsmischungen. Die Mehrzahl der pharmazeutischen Pulvergemische enthält kohäsive Bestandteile, zumindest in Form von Feinanteilen einer Komponente. Die dadurch bedingten Kohäsions- und Adhäsionserscheinungen setzen die individuelle Teilchenbeweglichkeit herab. Sie erschweren daher einerseits das Entstehen einer Zufallsmischung. Andererseits bewirken sie eine Stabilisierung der einmal entstandenen zufälligen Verteilung. Die gebildeten Mischungsstrukturen sind denen der nichtinteraktiven Zufallsmischungen gleich oder ähnlich. Für die Berechnung ihrer Güte gelten daher im wesentlichen dieselben Gleichungen wie für die nichtinteraktiven Systeme:

Mit kohäsiven Pulvern von gleicher oder ähnlicher Korngröße ist eine der Abb. 3.1 analoge, zufällige Verteilung aller Individualteilchen anzunehmen (s. Typ 1). Die Güte kann mit Gl. (1) und (5) berechnet werden. Bei deutlichen Korngrößenunterschieden zeigt zumindest die feinere Komponente B gewöhnlich kohäsive Eigenschaften. Die Struktur der Mischung

bleibt bei hohem Anteil B jenseits der Perkolationsschwelle davon unberührt und entspricht dem Typ 2 der Abb. 3.46 und 3.47. Die Kohäsionskraft von B erlaubt aber eine leichtere Realisierung der zufälligen Güte von Gl. (5) und deren Aufrechterhaltung bei der Weiterverarbeitung zu Tabletten.[10] Analoges gilt bei kleinem Anteil an grobkörnigem Arzneistoff, bei dem die Güte nach der einfacheren Gl. (6) berechnet werden kann.

Als *interaktive Mischungen* im engeren Sinne werden solche bezeichnet, bei denen eine Feinkornkomponente vollständig an einen gröberen Trägerstoff adhäriert (*Typ 4*). Entgegen einer verbreiteten Ansicht führen solche Interaktionen zwischen den Bestandteilen nicht zur Bildung geordneter Mischungen (s. geordnete Mischungen) von besserer als der zufälligen Güte. Nach dem Stand des Wissens entspricht der Verlauf der Adhäsion im Idealfall einem Zufallsprozeß. Jedes feine Arzneistoffkörnchen hat beim Mischen die gleiche Chance, an einem beliebigen Punkt der Gesamtoberfläche der Hilfsstoffteilchen anzuhaften. Im Gleichgewichtszustand resultiert eine zufällige Verteilung auf der Oberfläche (*zufällige Adhäsion*, Abb. 3.49).[16]

Die Wahrscheinlichkeit, an einem beliebigen Punkt der Trägeroberfläche angetroffen zu werden, ist dann für jedes Arzneistoffteilchen die gleiche und unabhängig von der Lage der anderen haftenden Teilchen (Abb. 3.50). Die Zufallsmischung mit maximaler Entropie ist erreicht, wenn auch die *interaktiven Einheiten* aus je einem Hilfsstoffkorn und anhaftendem Arzneistoff eine zufällige Lage eingenommen haben. Ihre Güte ist bei Gleichkorn des Trägers identisch mit jener der nichtinteraktiven Zufallsmischung Typ 3 und kann mit Gl. (6) berechnet werden.[17]

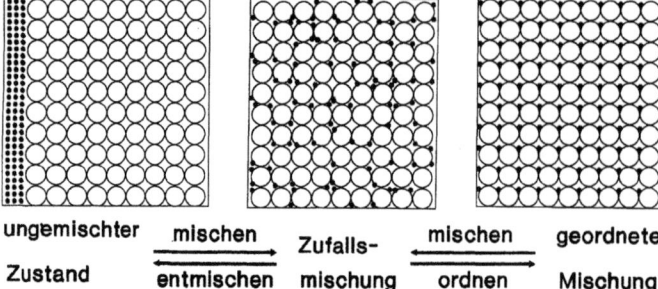

ungemischter mischen Zufalls- mischen geordnete

Zustand entmischen mischung ordnen Mischung

Abb. 3.50. Interaktive Zufallsmischung (Typ 4)

Eine Korngrößenverteilung des Hilfsstoffes kann theoretisch eine zusätzliche Gehaltsstreuung hervorrufen. Wegen der unterschiedlichen spezifischen Oberfläche der verschiedenen Trägerkornklassen sind die feineren Klassen relativ stärker mit Arzneistoff beladen. Die zufällige Verteilung der interaktiven Einheiten zieht daher eine zusätzliche, hilfsstoffbedingte Streuung des Arzneistoffgehaltes nach sich. Nach der Fehleradditionsregel ergibt sich die Gesamtstreuung, $\sigma_{R\,total}$, additiv aus den Varianzen der durch Gl. (6) gegebenen *arzneistoffbedingten* und der *hilfsstoffbedingten* Streuung des Arzneistoffgehaltes pro Dosis:

$$\sigma^2_{R\,total} = \sigma^2_{R\,Arzneistoff} + \sigma^2_{R\,Hilfsstoff} \qquad (7)$$

In der Praxis ist dieser zusätzliche Effekt der Hilfsstoffkomponente allerdings minimal und ohne Bedeutung[18].

Interaktive Zufallsmischungen mit zufälliger Adhäsion des gesamten Arzneistoffes sind unter realen Mischbedingungen kaum herstellbar. Für eine stabile Adhäsion ist ein sehr hoher Feinheitsgrad erforderlich. Die damit verbundene starke Kohäsionskraft behindert die Auftrennung des Arzneistoffes in Einzelteilchen als Voraussetzung für die zufällige Adhäsion. Selbst bei langer Mischzeit und hoher Scherintensität bleibt die Mischung unvollständig. Das Beispiel von

Abb. 3.51a zeigt die rasterelektronenmikroskopische Aufnahme einer Mischung von mikronisiertem Ethinylestradiol mit Maisstärke nach 90 min Mischen in einem Planetenmischer.[19] Der Arzneistoff haftet vorwiegend in Form kleiner Agglomerate und nur zum kleinen Teil als Einzelpartikeln an den Stärkekörnern. Nach nur 2 min Mischen in einem Hochschermischer ist andererseits schon eine deutliche Zerkleinerung erkennbar (Abb. 3.51b), ohne daß die monopartikuläre Auftrennung gelungen wäre. Allerdings können auch solche unvollständigen interaktiven Mischungen aufgrund der geringen Primärteilchengröße eine außerordentlich hohe Güte besitzen, sofern die Agglomerate ausreichend klein sind.

Partiell interaktive Zufallsmischungen (Typ 5). In den meisten Gemischen mit kohäsiven Arzneistoffpulvern erfolgt eine teilweise Adhäsion. Bei niedriger Arzneistoffkonzentration ergibt sich die Struktur der Zufallsmischung als Kombination aus Typ 3 und Typ 4 (s. Tab. 3.10). Ihre Güte ist durch Gl. (6) definiert. Der stabil adhärierende Anteil ist außer von der Korngröße und den Haftkräften auch von der Scherintensität des Mischprozesses und der nachfolgenden Arbeitschritte abhängig. Er ist daher im einzelnen kaum abschätzbar. Da aber die Güte der Zufallsmischung von den Interaktionen praktisch unabhängig

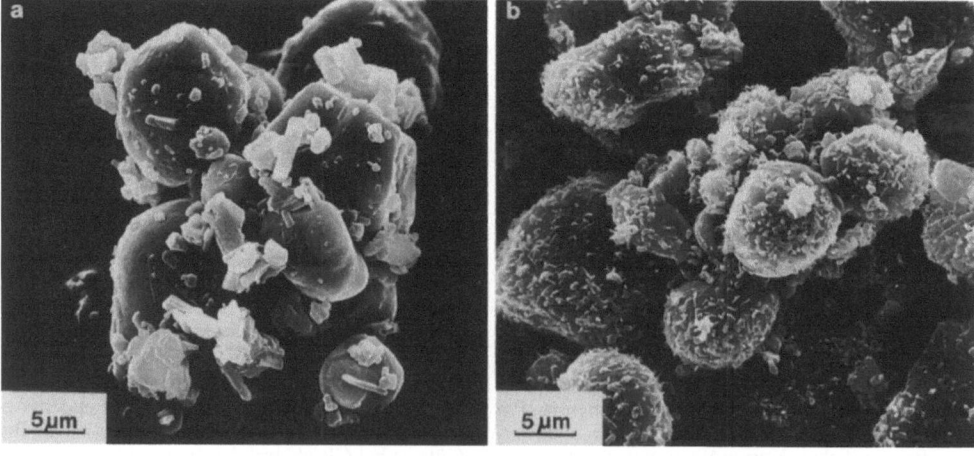

Abb. 3.51 a, b. Mischung hergestellt aus 10% Ethinylestradiol und 90% Maisstärke, REM-Aufnahme. **a** nach 90 min Mischen in einem Planetenmischer, **b** nach 2 min in einem Schermischer. Aus[19]

ist, ist sie auch unabhängig davon, ob eine vollständige, teilweise, oder keine Adhäsion erfolgt. Diese Unabhängigkeit ist in der Praxis von Vorteil. Sie erlaubt eine Berechnung des Homogenitätsoptimums ohne Berücksichtigung der freifließenden oder kohäsiven Eigenschaften der Komponenten. Zu achten ist allerdings auf eine dem Gültigkeitsbereich bzw. dem Mischungstyp entsprechende Auswahl der Gleichung.

Beispiele für die Herstellung von Zufallsmischungen mit pharmazeutischen Pulvern und ihre Weiterverarbeitung zu Tabletten von entsprechender Dosierungsgenauigkeit sind in der Literatur häufig beschrieben.[3,8-11,13,20-22] Mitentscheidend für die überraschend leichte Realisierbarkeit der zufälligen Güte ist der Einsatz kohäsiver, entmischungshemmender Hilfsstoffe. Auch wird sie zumindest bei niedriger Arzneistoffdosierung nur von der Korngröße des Arzneistoffes und dabei ganz überwiegend von dessen gröbsten Kornklassen bestimmt. Bei der Korngrößenanalyse fallen daher die größeren Ungenauigkeiten bei den Feinkornklassen kaum ins Gewicht. Ebenso spielen die unvermeidlichen Abweichungen von einer Zufallsverteilung der oft stark agglomerierenden Feinanteile bis zu einem gewissen Grad eine untergeordnete Rolle.

Charakteristika von Zufallsmischungen. Die Güte der Zufallsmischung ist ein Maß für die kleinstmögliche Gehaltsstreuung der Einzeldosen, die auch bei idealem Mischerfolg noch verbleibt. Damit sie einen bestimmten Wert nicht übersteigt, muß nach Gl. (6) der Arzneistoff um so feiner sein, je niedriger er dosiert ist. Gl. (6) läßt damit eine Abschätzung zu, welche Arzneistoffkorngröße zur Einhaltung der Arzneibuchforderungen nicht überschritten werden soll.

Nach PhEur/DAB 9 dürfen die gefundenen Abweichungen des Einzelgehaltes x_i vom Mittelwert G, 15% nicht übersteigen. Nur ausnahmsweise - in 1 bis 3 von 30 geprüften Einheiten - ist eine stärkere Abweichung bis 25% erlaubt (→ Kap. 4,3). Nach der 3 σ-Regel

$$3\,\sigma \approx (x_i - G)_{\max} \qquad (8)$$

umfaßt bei Vorliegen einer Normalverteilung der dreifache Wert der Standardabweichung σ praktisch alle - nämlich 99,7% - der Einzelabweichungen x_i - G vom Mittelwert. *Die Arzneibuchforderung entspricht demnach einer relativen Standardabweichung von ca. 5%.* Die zulässige Gesamtstreuung σ_{tot} beinhaltet allerdings neben dem zufälligen Mischfehler σ_R auch alle anderen in Betracht kommenden Fehler. Dazu zählen insbesondere ein zusätzlicher, bei unvollständigem Mischerfolg auftretender Mischfehler σ_{seg}, der Massefehler σ_M der Einheiten sowie der Analysenfehler σ_A. Bei voneinander unabhängigen Fehlern sind nach der *Fehleradditionsregel* deren Varianzen additiv:

$$\sigma_{\text{tot}} = \sqrt{\sigma_R{}^2 + \sigma_{\text{seg}}{}^2 + \sigma_M{}^2 + \sigma_A{}^2} = \sqrt{\sigma_R{}^2 + \sigma_{\text{Rest}}{}^2} \quad (9)$$

Diese Beziehung gilt auch in Form der entsprechenden relativen Standardabweichung $\sigma\%$. Limitiert man den zufälligen Mischfehler $\sigma_{R\%}$ bei 1%[13] oder auch bei 2%[21], so ergibt sich für die Summe der restlichen Fehler, $\sigma_{\text{Rest}\%}$, ein Wert von 4,9% bzw. 4,6%

$$\sigma_{\text{Rest}\%} = \sqrt{25-4} = 4,6\% \qquad (10)$$

Tabelle 3.11. Zulässige Kornmasse $\overline{m}$ und Korngröße $\overline{d}_v$ des Arzneistoffes in Abhängigkeit von seiner Dosierung — G ($\rho = 1,5$ g/ml)

$\sigma_{R\%}$	1%		2%		5%	
G(mg)	$\overline{m}$(µg)	$\overline{d}_v$(µm)	$\overline{m}$(µg)	$\overline{d}_v$(µm)	$\overline{m}$(µg)	$\overline{d}_v$(µm)
50	5,0	185	20,0	294	125,0	542
20	2,0	137	8,0	217	50,0	399
10	1,0	108	4,0	172	25,0	317
5	0,5	86	2,0	137	12,5	252
2	0,2	63	0,8	101	5,0	185
1	0,1	50	0,4	80	2,5	147
0,2	0,02	29	0,08	47	0,5	86
0,1	0,01	23	0,04	37	0,25	68
0,05	0,005	18	0,02	29	0,10	54
0,01	0,001	11	0,004	17	0,025	32

Der vorhandene Spielraum wird also kaum eingeengt. Tab. 3.11 gibt eine Zusammenstellung der mittleren Arzneistoffgrößen $\overline{d}_v$, die für Dosierungen G im Bereich von 50 bis 0,01 mg $\sigma_{R\%}$-Werte von 1, 2 und 5% liefert. Sie zeigt, daß bis herab zu Dosierungen von 2 mg, ab welcher die Einzelgehaltsprüfungen vorgeschrieben sind (→ Kap. 5,3.3), noch relativ grobkörnige Arzneistoffpulver von $\overline{d}_v$ 100 µm eingesetzt werden können. Andererseits sind bei dieser Dosierung mit Arzneistoffen gröber 200 µm die Arzneibuchforderungen selbst unter idealen Bedingungen nicht mehr erfüllbar.

Die Korngrößen von Tab. 3.11 sind nach Gl. (6) berechnet und bei kleinem Arzneistoffanteil gültig. Bei hoher Konzentration liefert Gl. (6) etwas größere $\overline{d}_v$-Werte als die dann genauere, aber aufwendigere Gl. (5). Die in Tab. 3.11 angegebenen Feinheitsgrade sind daher auch bei hohem Arzneistoffanteil jedenfalls ausreichend.

Die Korngröße der Hilfsstoffkomponente ist in Gl. (6) nicht enthalten. Sie übt bei niedriger Arzneistoffdosierung keinen limitierenden Effekt auf die Mischgüte aus, bei hohem Arzneistoffanteil nur dann, wenn der Hilfsstoff die gröbere Komponente darstellt, Gl. (5b). Analoges gilt für das Mischungsverhältnis. Bei niedriger Dosierung von z. B. 1 mg ist es unwichtig, ob der Arzneistoff zu kleinen Tabletten von 20 mg oder zu Brausetabletten von mehreren g Masse verarbeitet wird. Der begrenzende Faktor für die bestmögliche Gehaltseinheitlichkeit besteht nur in der niedrigen Dosierung von 1 mg selbst. Diese Zusammenhänge stehen zwar in gewissem Gegensatz zu früheren Anschauungen, haben sich aber auch experimentell bestätigt.[22]

Geordnete Mischungen

Nach einer in den siebziger Jahren aufgestellten Hypothese führt die Adhäsion zur Bildung geordneter Mischungen von höherer Güte als der Zufallsgüte.[23] Diese in der Folge weit verbreitete Vorstellung hat sich bisher nicht bestätigt. Sie beruht auf einer Fehlinterpretation der Adhäsion als Ordnungsmechanismus. Die dadurch üblich gewordene Bezeichnung von *interaktiven* als *geordnete* Mischungen, unabhängig vom tatsächlichen Durchmischungsgrad, hat zusätzliche Verwirrung hervorgerufen.

In Wirklichkeit handelt es sich bei der Adhäsion nicht um einen Ordnungsprozeß, sondern um eine Wechselwirkung.[16] Der beim Mischen resultierende Verteilungszustand der haftenden Teilchen ist nicht von dieser Wechselwirkung selbst abhängig, sondern von den gleichzeitig einwirkenden Verteilungskräften. Das Mischen arbeitet in Richtung einer ungeordneten Verteilung und führt im Grenzfall zur *zufälligen Adhäsion*. Für eine *geordnete Adhäsion* mit regelmäßiger Anordnung (s. Zufallsmischungen, Abb. 3.49) wären zusätzliche Ordnungskräfte erforderlich. Sie müßten dem Unordnungseffekt des Mischens entgegenwirken und diesen überwiegen.

Solche Mechanismen sind vorstellbar. Bei starkem Überwiegen der Adhäsions- gegenüber den Kohäsionskräften wäre eine ordnende Wirkung der schon anhaftenden Partikeln möglich. Ist die Oberfläche der Hilfsstoffteilchen schon zu einem wesentlichen Teil, z. B. mehr als zur Hälfte, besetzt, so könnte die weitere Adhäsion nicht mehr zufällig verlaufen. Die Arzneistoffteilchen würden bevorzugt an den noch freien Stellen anhaften und schließlich zur gleichmäßigen, monopartikulären Bedeckung führen.

Es ist aber wenig wahrscheinlich, daß ein solcher Ordnungseffekt wirksam wird. Von der Gasadsorption ist bekannt, daß die multimolekulare Oberflächenbedeckung schon einsetzt, bevor die monomolekulare abgeschlossen ist. Dies ungeachtet der fehlenden Kohäsion zwischen den freien Gasmolekülen. Dazu kommen die bei mikronisierten Pulvern praktisch unüberwindlichen Schwierigkeiten bei der vorhergehenden monopartikulären Auftrennung (s. Zufallsmischungen).

Selbst im Fall einer geordneten Adhäsion wäre eine signifikant bessere als die zufällige Güte nur bei Gleichkorn auch des Arzneistoffes möglich. Dieses kommt bei Mahlprodukten nie vor. Bei einer üblichen Korngrößenverteilung ist die Zahl der für die zufällige Gehaltsstreuung maßgebenden Grobkornteilchen des Arzneistoffes, die oft nur weniger als 5% seiner Gesamtmasse ausmachen,[5] kleiner als die Zahl der Trägerkörner in der Mischung. Sie könnten daher nur an einem Teil der Träger anhaften und würden beim Mischen mit diesen zufällig verteilt. Die Folge ist eine von jener der Zufallsmischung nicht mehr unterscheidbare Gehaltsstreuung.

Experimentelle Belege für eine geordnete Adhäsion sind nicht bekannt. Die zahlreichen Abbildungen interaktiver Mischungen in der Literatur[16] zeigen wie das Beispiel von Abb. 3.51 alle ein unregelmäßiges Adhäsionsmuster. Auch der experimentelle Nachweis einer geordneten Mischung ist bisher nicht gelungen. Gegenteilige Angaben[24] sind auf die Verwendung der für solche Systeme ungeeigneten Stange-Poole-Gleichung, Gl. (1), zur Berechnung der zufälligen Güte zurückzuführen.[25]

Die Frage der Herstellbarkeit geordneter Mischungen ist zwar von theoretischem Interesse, ihre praktische Bedeutung ist aber gering. Die Gehaltsstreuung der entsprechenden Zufallsmischungen nach Gl. (6) liegt wegen der kleinen Arzneistoffkorngröße bei relativen Standardabweichungen von kleiner 0,1 %[25] und damit jenseits der Nachweisgrenze der präzisesten Analysenverfahren. Eine noch höhere, nicht mehr nachweisbare Güte bringt keine Vorteile.

Unvollständige Mischungen

Mischungen von schlechterer Güte als die der Zufallsmischung besitzen einen unvollständigen Durchmischungsgrad. Dieser kann mit dem *Mischungsindex* I_m beschrieben werden. Er ist definiert als der Quotient aus der in der Stichprobe gefundenen relativen Standardabweichung des Arzneistoffgehaltes, $s\%$, und jener in der Zufallsmischung, $\sigma_{R\%}$:

$$I_m = \frac{s\%}{\sigma_{R\%}} \tag{11}$$

Bei unvollständigem Mischerfolg ist I_m signifikant höher als 1. Die Hauptursachen sind Entmischungen (s. u.) bei freifließenden, nichtinteraktiven Gemischen und eine unvollständige Desagglomerierung bei kohäsiven Pulvern. Das Ausmaß dieser Störungen ist selbst unter gleichen Prozeßbedingungen oft deutlichen Schwankungen unterworfen. Unvollständige Gemische besitzen daher nicht nur eine schlechtere Güte als solche, sondern auch eine schlechtere Reproduzierbarkeit ihrer Güte als Zufallsmischungen.

Maßgebend für den erreichten Durchmischungsgrad sind die Gestaltung des Mischprozesses (s. Mischgeräte und Herstellung homogener Mischungen) und die Eigenschaften der Feststoffe:

Feststoffeigenschaften. Folgende Parameter sind für den Mischerfolg maßgeblich:

- Korngröße, Korngrößenverteilung,
- Kornform, Oberflächenrauhigkeit,
- Rieselfähigkeit, Kohäsion, Agglomerierneigung,
- Elektrostatische Aufladung,
- Feuchtegehalt,
- Scheinbare Dichte, Partikeldichte,
- Bruchfestigkeit, Friabilität.

Neben der Korngröße und den Fließeigenschaften ist die Kornform wegen ihres Effektes auf die Fließfähigkeit von gewisser Bedeutung. Eine stark anisometrische Form, wie sie z. B. direkttablettierbare Celluloosearten aufweisen, bewirkt eine entmischungshemmende Zunahme der Kohäsion. Andererseits kann die damit verbundene Abnahme der scheinbaren Dichte die Perkolation kleinerer Teilchen erleichtern. Auch Unterschiede in der Kornform sowie in der Oberflächenrauhigkeit und in der Partikeldichte erhöhen die Entmischungsneigung. Feuchtigkeit verstärkt oft schon in geringer Konzentration die Kohäsion und Agglomerierneigung wesentlich. Bei geringer mechanischer Festigkeit der Teilchen kann deren Zerkleinerung das Mischergebnis beeinflussen.

Die zentrale Rolle für Mischgüte und Durchmischungsgrad spielt die Korngröße. Einerseits limitiert sie die Güte der Zufallsmischung, andererseits bestimmt sie in erster Linie der für den Durchmischungsgrad maßgebenden Fließeigenschaften. Beim Mischen grobkörniger, freifließender und feinkörniger, kohäsiver Komponenten lassen sich schematisch die folgenden fünf Fälle unterscheiden:

Fall 1: *Grobkörniger Arzneistoff und grobkörniger Hilfsstoff*: Die Güte der Zufallsmischung (Typ 1) ist gering. Die hohe Teilchenbeweglichkeit bewirkt allerdings eine rasche Annäherung an die Zufallsgüte.

Schon geringfügige Unterschiede in der Korngröße oder in anderen Eigenschaften führen aber zu Entmischungen.

Fall 2: *Grobkörniger Arzneistoff und feinkörniger Hilfsstoff*: Die Güte der Zufallsmischung (Typ 2) ist nur durch die Korngröße des Arzneistoffes definiert und gleich schlecht wie beim ersten Beispiel. Liegt der Anteil des kohäsiven Hilfsstoffes über seiner Perkolationsschwelle (s. Zufallsmischungen), so erhält die ganze Mischung kohäsive Eigenschaften. Die Entmischungsstabilität ist daher verbessert, die Mischgeschwindigkeit reduziert. Da aber diese Zufallsmischung keine monopartikuläre Auftrennung und Verteilung des Hilfsstoffes erfordert, sind die Mischzeiten kürzer als bei geringem Anteil an kohäsivem Arzneistoff (s. u.). Kleine, nichtadhärierende Hilfsstoffanteile führen zur Entmischung.

Fall 3: *Feinkörniger Arzneistoff und grobkörniger Hilfsstoff*: Hier sind in Abhängigkeit vom Mischungsverhältnis und von den partikulären Interaktionen mehrere Möglichkeiten zu unterscheiden. Bei großem Arzneistoffanteil über der Perkolationsschwelle wird die Güte der Zufallsmischung (Typ 2) von der Hilfsstoffkorngröße limitiert. Die Entmischungsgefahr ist gering, die Mischgeschwindigkeit gleich wie bei Fall 2. Bei kleinerem Arzneistoffanteil besitzt die Zufallsmischung eine hohe Güte. Inwieweit eine Annäherung daran erfolgen kann, bestimmen die Interaktionen. Fehlen diese, besteht extreme Entmischungstendenz. Die Zufallsmischung (Typ 3) ist auch nicht näherungsweise realisierbar.

Mit mäßig bis stark kohäsiven Arzneistoffen kann durch Adhäsion der Feinanteile eine gewisse Stabilisierung der Zufallsmischung (Typ 5) erfolgen. Die nicht stabil haftenden groben Kornklassen provozieren aber weiterhin Entmischungen (s. Fall 5).

Eine vollständige Adhäsion erfolgt nur mit sehr stark kohäsiven, mikrofeinen Arzneistoffen. Die Güte der Zufallsmischung (Typ 4) ist außerordentlich hoch. Sie kann aber wegen der großen Agglomeratstabilität des Arzneistoffes höchstens annähernd erreicht werden. Die Mischgeschwindigkeit nimmt mit zunehmender Kohäsionskraft weiter ab, der Mischprozeß erfordert hohe Scherkräfte und kann zur Zerkleinerung führen. Durch vorhergehendes Desagglomerieren ist eine geeignete Begrenzung der maximalen Agglomeratgröße sicherzustellen.

Fall 4: *Feinkörniger Arzneistoff und feinkörniger Hilfsstoff*: Die Güte der Zufallsmischung ist mit jedem Mischungsverhältnis hoch. Wegen der auch bei kohäsi-

ven Pulvern beträchtlichen Korngrößenunterschiede können alle Zufallsmodelle mit Ausnahme von Typ 3 zutreffen. Die praktische Realisierbarkeit der Zufallsgüte ist bei mäßig kohäsivem Charakter beider Komponenten am besten. Bei sehr hohem Feinheitsgrad beider Bestandteile verläuft die Durchmischung äußerst langsam. Entmischungen sind kaum zu befürchten.

Fall 5: *Korngrößenverteilung beider Komponenten*: Bei der üblicherweise vorliegenden Korngrößenverteilung überlagern sich mehrere der in den vorigen Beispielen behandelten Effekte. Für die Güte der Zufallsmischung und das anwendbare Zufallsmodell ist die volumenbezogene mittlere Korngröße $\bar{d}_v$, Gl. (3), der Komponenten und deren Unterschiede maßgebend. Von Entmischungen in Grob- und Feinanteile können bei freifließendem Charakter manchmal schon die Einzelkomponenten selbst betroffen sein. Allerdings ist ihre Entmischungsneigung bei kontinuierlicher Korngrößenverteilung geringer als die der Gemische mit diskontinuierlicher Kornverteilung. Bei kohäsiven, entmischungsstabilen Arzneistoffen kann die interne Entmischung durch den Mischprozeß ausgelöst werden, wenn durch Adhäsion der Feinanteile am Hilfsstoff freifließende Grobkornanteile freigelegt werden.

Grundsätzlich sinkt die Entmischungstendenz mit abnehmender mittlerer Korngröße und abnehmender Breite der Korngrößenverteilung. Durch kohäsive Eigenschaften der Mischung sind korngrößenbedingte Entmischungen meist vermeidbar.

Entmischung. Auslösend wirken Unterschiede in den physikalischen Partikeleigenschaften (s. Feststoffeigenschaften), insbesondere in der Korngröße. Korngrößenbedingte Entmischungen verlaufen nach zwei Mechanismen:

Bei der *Perkolation* rieseln feinere Teilchen durch die interpartikulären Räume der groben Teilchen hindurch. Es kommt zu einer Anreicherung der Feinanteile in den unteren Regionen der Mischung. Durch mechanische Beanspruchung, wie Rühren, Erschütterung, Vibration, die eine kurzzeitige Aufweitung von Interpartikularräumen zur Folge haben, wird die Perkolation u. U. dramatisch verstärkt. Vibration kann sogar eine Flotation der groben Körner nach sich ziehen, selbst wenn ihre Dichte höher ist als die der feinen.

Das Aufschütten eines Pulverkegels führt zur *unterschiedlichen Partikelbeschleunigung*: grobe, schwere Teilchen werden stärker beschleunigt als feine. Auch

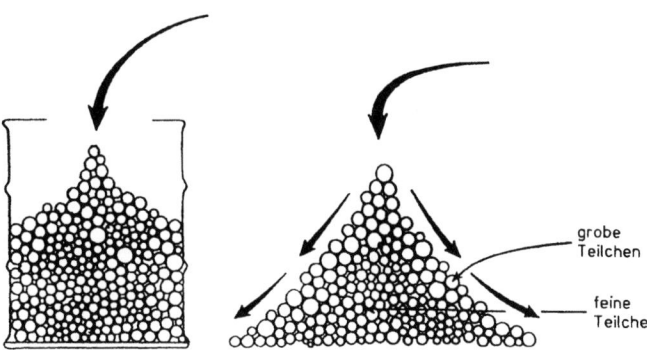

Abb.3.52. Korngrößenbedingte Entmischung in Pulverschüttungen. Nach[26]

grobe
Teilchen

feine
Teilchen

die größeren geometrischen Abmessungen erleichtern die Überwindung der von feinen Teilchen gebildeten Unebenheiten an der Kegeloberfläche. Die groben rollen daher an der Kegelwand ab und reichern sich an der Peripherie an. Die feinen Teilchen bleiben vermehrt im Mittelteil des Kegels (Abb. 3.52).

Diese Art der Trennung führt bei Umfüllprozessen zu einer Anreicherung der groben Partikeln an der Behälterwand. Auch in Wälzmischern (s. Mischgeräte) kann bei ungeeigneter Gutführung die höhere Geschwindigkeit der gröberen Teilchen zur lokalen Konzentrationszunahme führen. In analoger Weise werden in Mischern mit Rührwerken die Grobpartikeln durch die stärkere Zentrifugalkraft in die Randzonen bewegt.

Von Entmischungen sind vor allem grobkörnige, freifließende Systeme mit hoher Partikelbeweglichkeit betroffen. Nicht nur beim Mischprozeß selbst kann sich die voranschreitende Durchmischung mit einer Entmischung überlagern. Nahezu unvermeidlich ist sie bei der nachfolgenden Weiterverarbeitung. Schon das Umfüllen beim Entleeren des Mischbehälters kann zu beträchtlicher Segregation führen. Die Weiterverarbeitungsschritte lassen sich gewöhnlich nicht so genau normieren, daß das Ausmaß der Entmischung stets konstant ist. Bei nicht entmischungsstabilen Gemischen ist daher mit einer schlechten Reproduzierbarkeit ihrer Güte zu rechnen.

Unvollständige Desagglomerierung. Der geschwindigkeitsbestimmende Schritt des Mischprozesses besteht bei kohäsiven Pulvern im Agglomeratabbau, der durch Bruch und Abrieb erfolgt. Die anschließende zufällige Verteilung der Einzelpartikeln verläuft vergleichsweise rasch.[27] Von mikrofeinen Pulvern können auch nach stundenlangem Mischen noch einzelne Agglomerate von unzulässiger Größe vorliegen.

Abb. 3.53a zeigt Agglomerate, die nach halbstündigem Mischen von mikronisiertem Medazepam mit Avicel PH 102 in einem Schüttelmischer beim vorsichtigen Aussieben auf einem 0,5-mm-Sieb als Rückstand verblieben.[28] Die Gesamtmasse der Agglomerate beträgt 9 % der Arzneistoffeinwaage, die Masse des größten Einzelagglomerates 9,5 mg. In einer Tablette von 1 mg Sollgehalt hätte dieses Agglomerat zusammen mit der feinverteilten Hauptmenge des Arzneistoffes eine ca. 10fache Überdosierung zur Folge. Auch nach 3 Stunden Mischen waren noch 2 % an Agglomeraten mit einer Masse bis 1,2 mg zu finden (Abb. 3.53b). Da die Zahl der Agglomerate oft viel kleiner ist als die Zahl der aus der Mischung herstellbaren Tabletten, ist ihr Nachweis überdies mit großen Unsicherheiten verbunden (s. Prüfung der Mischgüte).

Sowohl für eine hohe Mischgüte als auch für eine gute Aussagekraft der Prüfergebnisse ist ein lückenloser Agglomeratabbau auf ein unterkritisches Maß sicherzustellen. In der Regel genügt eine Limitierung der maximalen Agglomeratmasse m_{max} auf 5 % des Arzneistoffgehaltes pro Dosis. Dies kann durch *Sieben von Vormischungen* des Arzneistoffes, z. B. mit der neunfachen Menge an Hilfsstoff geschehen.[29] Der

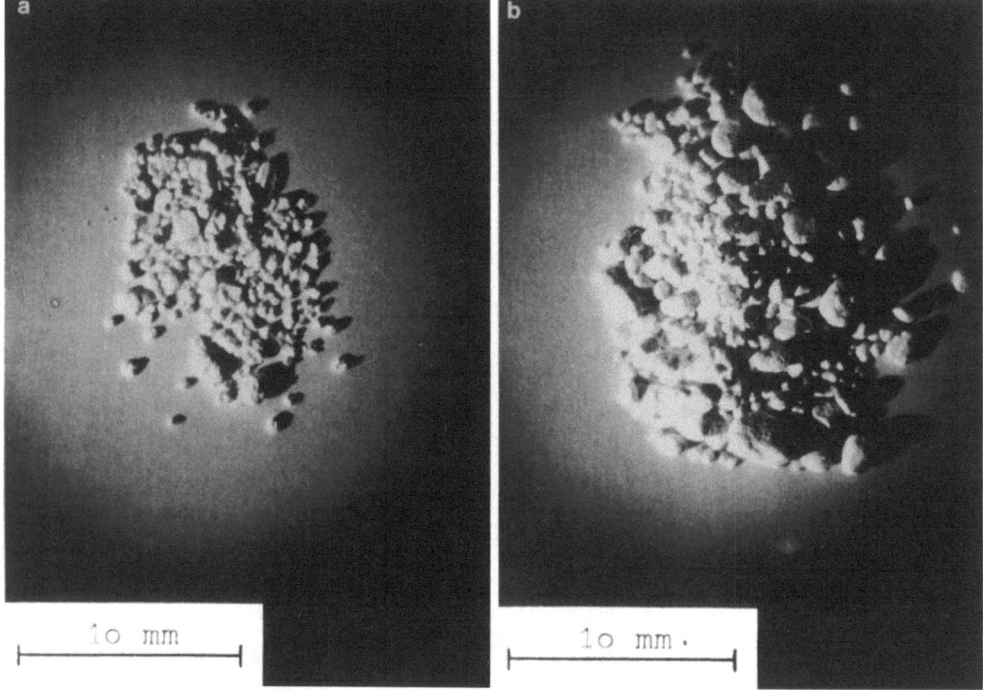

Abb. 3.53a, b. Isolierte Agglomerate aus Mischungen von mikronisiertem Medazepam (0,5 %) und Avicel PH 102 (99,5 %) nach Mischen im Schüttelmischer. **a** nach 180 min Mischdauer, **b** nach 30 min Mischdauer

überschüssige Hilfsstoff verhindert die Reagglomerierung nach der Siebpassage. Zur weiteren Erhöhung der Sicherheit kann die Siebung wiederholt werden. Die zulässige *Maschenweite d des Siebes* wird mit abnehmender Arzneistoffdosierung kleiner. Sie kann unter der Annahme einer Kugelform nach folgender Gleichung berechnet werden:

$$d = \sqrt[3]{\frac{m_{max} \cdot 6}{\rho_{Agg} \cdot \pi}} \qquad (12)$$

Tabelle 3.12. Siebmaschenweite *d* zur Limitierung der Maximalmasse m_{max} von Agglomeraten und Partikeln auf 5% der Arzneistoffdosierung *G*

G (mg)	m_{max} (mg)	Agglomerate $\rho = 0{,}5$ g/ml d (µm)	Partikeln $\rho = 1{,}5$ g/ml d (µm)
50	2,5	2.120	1.470
20	1,0	1.560	1.080
10	0,5	1.240	860
5	0,25	985	683
2	0,10	730	503
1	0,05	580	400
0,2	0,01	380	230
0,1	0,005	270	185
0,05	0,0025	212	150
0,01	0,0005	120	87

Die Werte *d* der linken Spalte von Tab. 3.12 gelten bei einer Dichte ρ_{Agg} der Agglomerate von 0,5 g/ml. Für Dosierungen von mehr als 2 mg kommt die Maschenweite mit über 0,7 mm schon in den Bereich der üblichen Granulatkorngrößen. Bei der Weiterverarbeitung der Pulvermischung zu einem Granulat kann sich ein zusätzlicher Siebvorgang erübrigen. Allerdings ist wegen des schlechten Zerkleinerungseffektes der Siebung bei feuchten Pulvermassen zu prüfen, ob auch die mittlere Agglomeratmasse ausreichend klein ist (s. Tab. 3.11).
Umgekehrt ist das Sieben von Vormischungen selbst bei extrem niedriger Dosierung technisch noch durchführbar. Für die 10-µg-Dosierung liegt die Maschenweite noch deutlich über 100 µm. Geeignete Hilfsstoffe dieses Feinheitsgrades, z. B. manche Stärkesorten, haben eine ausreichende Rieselfähigkeit, die eine problemlose Siebung noch erlaubt. Das Sieben kann bei kleinen Ansätzen von Hand unter Zuhilfenahme eines Kartenblattes erfolgen, bei größeren Mengen unter Verwendung einer Siebschleuder.
Über die Möglichkeit einer Reagglomerierung beim Mischen ist nur wenig bekannt. Sie kommt aber höchstens ausnahmsweise vor. Eine dritte Komponente, z. B. ein Gleitmittel, kann den adhärierenden Arzneistoff von der Trägeroberfläche ablösen und so zur Wiederverklumpung führen.[30] Durch *elektrostatische Aufladung* beim Mischen ist eine bevorzugte Adhäsion von Arzneistoffteilchen besonders an nichtleitenden Behältermaterialien aus Kunststoff oder Plexiglas möglich. Wieder abgelöste Klumpen des Wandansatzes bewirken ähnlich gravierende Inhomogenitäten wie die unzureichende Desagglomerierung des Arzneistoffes. Ein im Mischbehälter oder an anderen Geräteteilen verbleibender Wandansatz

kann auch einen zu niedrigen Arzneistoffgehalt der Mischung zur Folge haben.
Die Reproduzierbarkeit der Güte ist bei agglomerathaltigen Gemischen besonders schlecht.[28] Kohäsive Pulvermassen besitzen stets eine ungleichmäßige Pakkungsdichte. Verschiedene Teilbereiche weisen daher eine unterschiedliche Kohäsionskraft auf, die von den detaillierten Druckbeanspruchungen bei der Herstellung, Lagerung und Handhabung abhängig ist. Aufgrund dieses „Gedächtnisses" haben verschiedene Einwaagen nicht die gleiche Agglomeratstabilität und können recht unterschiedliche Mischergebnisse liefern. Dies umso mehr, je feiner und kohäsiver das Arzneistoffpulver ist. Durch das Desagglomerieren von Vormischungen wird die Reproduzierbarkeit entscheidend verbessert.

Mischgeräte

Mechanismen des Mischprozesses. Beim Feststoffmischen sind drei Mechanismen simultan wirksam. Die *Konvektion* besteht in einer relativen Lageverschiebung von Partikelgruppen gegeneinander. Die zunächst getrennt vorliegenden Komponenten werden stufenweise in kleinere Portionen aufgeteilt und vermengt. Durch *Diffusion* kommt es zu einer gegenseitigen Durchdringung dieser Partikelgruppen mit den Einzelteilchen der jeweils anderen Komponente. Voraussetzung für Konvektion und Diffusion ist eine ausreichende *Scherung.* Bei kohäsiven Massen sind für das Zerteilen in die Pulverklumpen und Einzelteilchen höhere Scherkräfte erforderlich. Bei freifließenden Feststoffen genügt die Schwerkraft.

Voraussetzungen für eine gute Mischerwirkung. Es sind sechs einfache Prinzipien zu erfüllen, deren exakte Beurteilung in der Praxis allerdings nicht immer leicht ist:
1. Das Pulverbett muß die Möglichkeit zur *Expansion* haben. Die zur Konvektion notwendigen Fließvorgänge und die gegenseitige Durchdringung der Partikelgruppen durch Diffusion erfordert eine Zunahme des interpartikulären Raumes. In vollständig gefüllten Mischbehältern sind die Relativbewegungen der Teilchen nicht möglich. Je nach Mischertyp erfolgt die *Beladung* daher *nur mit 30 bis 80%* des Fassungsvermögens.
2. Das Mischsystem muß Verschiebungskräfte in alle *drei Raumrichtungen* ausüben. Bei zweidimensionalen Mischprozessen, etwa in einem horizontal rotierenden Zylinder, erfolgt die Durchmischung nur sehr langsam durch Diffusion. Konvektion kann nicht im wesentlichen Ausmaß stattfinden. Die dreidimensionale Gutführung wirkt auch dem Entmischungseffekt der unterschiedlichen Teilchenbeschleunigung (s. unvollständige Mischungen) entgegen.
3. Die gesamte Masse soll *gleichzeitig in Bewegung* sein. Auch kleine Totzonen mit ruhendem Material sind zu vermeiden. Die Ecken von Mischbehältern sind daher oft abgerundet. Bei Mischern mit Rührwerken müssen diese eine Bewegung des gesamten Gutes gewährleisten. Ein Wandansatz von kohäsiven Pulvern ist z. B. durch *Abstreifvorrichtungen* zu verhindern.
4. Der Mischer muß eine *geeignete Scherwirkung* besitzen. Zum Zerteilen kohäsiver Pulvermassen sind höhere Scherkräfte erforderlich. Mit deren Zunahme

steigt aber die Gefahr der Zerkleinerung, wovon besonders Teilchen von hoher Korngröße und geringer Bruchfestigkeit betroffen sind.

5. Eine *Entmischung*(s. o.) muß verhindert werden. Von besonderer Bedeutung dafür sind eine geeignete, dreidimensionale Gutführung und die Vermeidung zu starker Partikelbeschleunigungen bei freifließenden Massen.

6. Es muß eine ausreichende *Mischdauer* gewählt werden. Die manchmal empfohlene Begrenzung der Mischzeit auf ein Maß, welches gerade die Bildung der Zufallsmischung bewirkt, bevor Entmischungen auftreten, ist in der Praxis wenig zielführend. Derart labile Systeme, die schon in geeignet konstruierten Mischern zur Segregation neigen, entmischen sich spätestens beim Entleeren des Mischbehälters. In solchen Fällen ist vielmehr bei der Modifikation der maßgebenden Feststoffeigenschaften anzusetzen. In der Regel soll die Mischdauer zumindest so lange sein, daß ein Gleichgewichtszustand erreicht wird und bei weiterer Verlängerung keine bessere Güte mehr nachweisbar ist. Zur Sicherung einer hohen Reproduzierbarkeit des Mischergebnisses ist es sinnvoll, die tatsächliche Mischzeit noch länger zu halten.

Die erforderlichen *Mischzeiten* können in weiten Grenzen variieren. Maßgebend sind neben den Guteigenschaften (s. Zufallsmischungen) vor allem der eingesetzte Mischertyp (s. u.) und die Chargengröße. In Zwangsmischern können schon wenige Minuten ausreichend sein. Langdauerndes Mischen birgt hier die Gefahr von nachteiligen Gutveränderungen, insbesondere von Zerkleinerungsprozessen. Auch kann bei Tablettiermassen mit filmbildenden Gleitmitteln, z. B. Magnesiumstearat, die zunehmende Überzugsbildung zu starker Hydrophobisierung und zur Behinderung der Preßbarkeit Anlaß geben (→ Kap. 4, 18). Sind aus Gründen der Homogenität der Arzneistoffverteilung längere Mischzeiten notwendig, so empfiehlt es sich, das Gleitmittel erst wenige Minuten vor Beendigung des Mischprozesses zuzusetzen.

Mit abnehmender Scherwirkung des Mischers nimmt die erforderliche Mischdauer zu. Sie kann bei Wälzmischern und hoher Chargengröße bis zu mehreren Stunden betragen. In großen Produktionschargen haben die Pulverteilchen längere Wege bis zur zufälligen Verteilung in der Masse zurückzulegen. Die Mischzeiten sind daher in der Regel deutlich größer als bei kleinen Laboransätzen.

Kohäsive Pulvermassen benötigen wesentlich längere Mischzeiten als freifließende mit hoher Partikelbeweglichkeit. Ist nur die Arzneistoffkomponente stark kohäsiv, so kann die Mischdauer durch das Sieben von Vormischungen und die dabei erfolgende Desagglomerierung (s. Zufallsmischungen) auf einen Bruchteil reduziert werden.

Über die oft als wesentlich angesehene Rolle des Mischungsverhältnisses Arzneistoff zu Hilfsstoff ist nur wenig Gesichertes bekannt. Sie ist aber uneinheitlich und wesentlich komplexer als vielfach angenommen. In Abhängigkeit davon, ob der Arzneistoffanteil über oder unter seiner Perkolationsschwelle liegt, sowie von den Korngrößenverhältnissen zwischen Arznei- und Hilfsstoff und von den freifließenden bzw. kohäsiven Eigenschaften der Komponenten sind mit abnehmendem Arzneistoffanteil sowohl längere als auch kürzere Mischzeiten bis zur Zufallsverteilung zu erwarten.

Das aus pharmazeutischer Sicht wichtigere Kriterium ist der Arzneistoffgehalt pro Dosis. Mit abnehmender Arzneistoffdosierung fallen schon relativ geringfügige Abweichungen von der Zufallsverteilung immer stärker ins Gewicht. Für eine pharmazeutischen Erfordernissen entsprechende Gleichförmigkeit der Arzneistoffverteilung muß daher der Durchmischungsgrad um so höher sein, je niedriger der Arzneistoff dosiert ist. Demnach sind für niedrigere Dosierungen längere Mischzeiten zweckmäßig. Indirekt gilt diese Faustregel häufig auch für den Arzneistoffanteil, da dieser mit abnehmendem Arzneistoffgehalt pro Dosis in der Regel ebenfalls kleiner wird.

Mischertypen. Die in einer *Reibschale mit Pistill* durchgeführten Mischprozesse unterscheiden sich in mehrfacher Hinsicht von jenen in anderen Mischertypen. Der Mischvorgang ist viel ungleichmäßiger. Es ist jeweils nur jener Teil der Pulvermasse in Bewegung, der gerade vom Pistill gerührt wird. Der größere Teil ist wechselweise in Ruhe. Das birgt die Gefahr von kleinen Totzonen in sich, in denen überhaupt nicht gemischt wird. Die Mischintensität ist nahe der Schalenwand größer als in den darüberliegenden Bereichen. Diese Ungleichmäßigkeiten nehmen mit zunehmendem Füllungsgrad der Reibschale zu. Sie bedingen die Zweckmäßigkeit der geometrischen Verdünnung bei kleinem Arzneistoffanteil.

Die Gutbewegung erfolgt überwiegend zweidimensional in horizontaler Richtung, die Druckausübung führt leicht zum Wandansatz. Diesen Effekten wird durch wiederholtes Zusammenkratzen und Umschaufeln entgegengewirkt. Eine lückenlose Desagglomerierung des Wandansatzes ist dabei aber wenig wahrscheinlich. Die auch von manchen Arzneibüchern geforderte Siebung von Pulvern (→Kap. 4, Pulver) ist daher besonders bei niedrigem Arzneistoffgehalt unbedingt durchzuführen.

Der hohe Druck führt zu starker Zerkleinerung und zu kohäsiven Eigenschaften. Die Güte der Zufallsmischung ist hoch, die Entmischungsgefahr gering. Allerdings ist zu wenig untersucht, welche Gleichförmigkeit der Arzneistoffverteilung tatsächlich in der Reibschale erzielt wird.

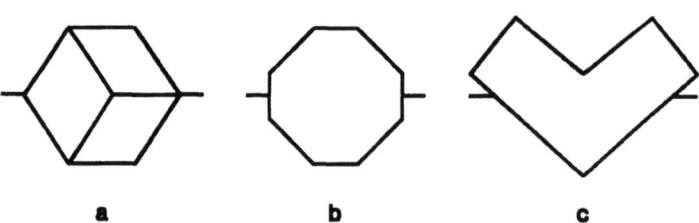

Abb. 3.54a–c. Wälz- oder Fallmischer. **a** Kubusmischer, **b** Doppelkonusmischer, **c** V-Mischer, Rollknie

a   b   c

Bei *Wälz-* oder *Fallmischern bzw. Trommelmischern* handelt es sich um rotierende Hohlkörper mit unterschiedlicher geometrischer Form, aber weitgehend gleicher Dimension der drei Raumachsen (Abb. 3.54). Die dreidimensionale Gutbewegung wird beim Kubusmischer (Abb. 3.55) und beim Rhönradmischer (Abb. 3.56) durch Rotation um eine Diagonalachse erreicht. Der Rhönradmischer hat den Vorteil der leichten Austauschbarkeit des Mischbehälters. Die durch Reinigungsarbeiten bedingten Standzeiten werden vermieden, die Gefahr einer cross contamination verringert. Eine langgestreckte Form der Fässer fördert allerdings eine Vorzugsrichtung der Partikelbewegung und erhöht die Entmischungsgefahr.

Diese Gruppe von Mischern ist vornehmlich für freifließende und wenig kohäsive Stoffe geeignet. Erfolgt die Agglomeratzerstörung durch Sieben einer Vormischung, so liefern aber auch stark kohäsive Arzneistoffe gute Resultate (s. Herstellung homogener Mischungen). Anders als in der Reibschale wird eine gering vertretene Komponente auf schon im Mischer vorhandenen Hilfsstoff aufgebracht, um einen eventuellen Wandansatz besonders in Ecken und Kanten

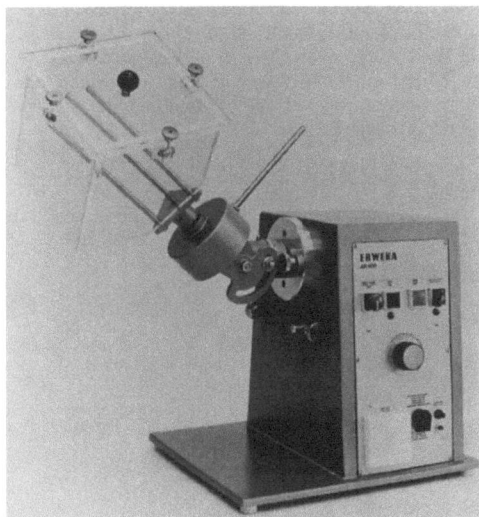

Abb. 3.55. Kubusmischer (Fa. Erweka, Häusenstamm)

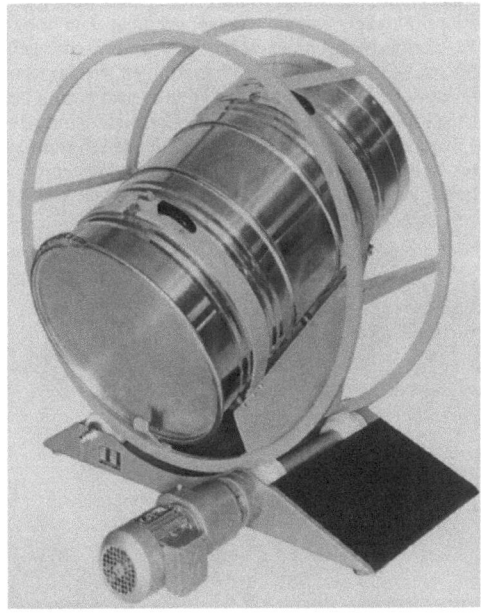

Abb. 3.56. Rhönradmischer (Fa. J. Engelsmann, Ludwigshafen)

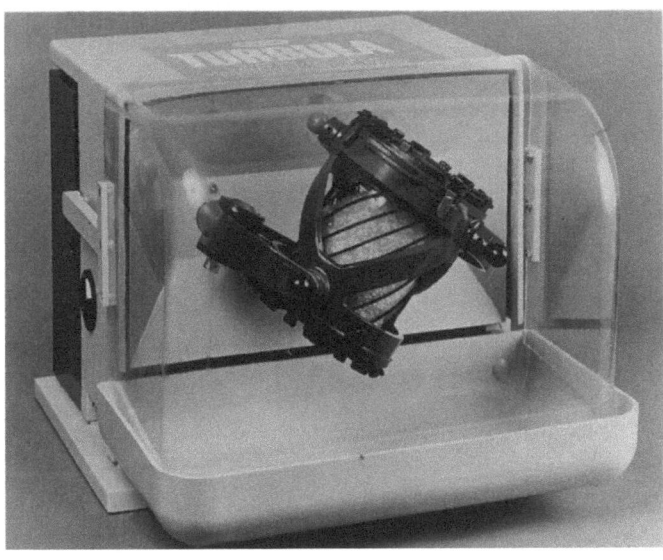

Abb. 3.57. Schüttelmischer (Fa. W.A. Bachofen, Basel)

zu vermeiden. Der Füllungsgrad ist mit maximal 40 % kleiner zu halten als bei den anderen Typen.

Der *Schüttelmischer* (Abb. 3.57) übt etwas stärkere Scherkräfte aus. Der austauschbare Mischbehälter wird unter Schütteln in alle drei Raumrichtungen bewegt. Er ist auch für mäßig kohäsive Pulvermassen noch geeignet und erlaubt einen höheren Füllungsgrad.

Scher- oder *Zwangsmischer* werden für stark kohäsive Güter eingesetzt. In den still stehenden Behältern befinden sich rasch rotierende, verschieden geformte Mischwerkzeuge. Bei hoher Korngröße und guter Rieselfähigkeit sind sie weniger geeignet. Die hohen Partikelbeschleunigungen bewirken Entmischungen, die starken Scherkräfte Zerkleinerungen, die das technologische Verhalten bei der Weiterverarbeitung der Mischung verändern können. Beispiele sind der Pflugscharmischer (Abb. 3.58) und der Mischgranulator (Abb. 3.59). Dieser ermöglicht eine Weiterverarbeitung der Gemische zu Granulaten ohne Gerätewechsel.

Prüfung der Mischgüte

Vertrauensbereich. Die Beurteilung der Mischgüte erfolgt mit Stichproben. Grundsätzliche, mit Stichprobenverfahren verbundene Unsicherheiten sind im Kap. 5,1 dargelegt. Für Rückschlüsse auf die Qualität der Gesamtcharge sind Annahmen über die Art der statistischen Verteilung des untersuchten Parameters in der Grundgesamtheit notwendig. Die einzige für die Gehaltsprüfung brauchbare Annahme ist die einer Normalverteilung des Arzneistoffgehalts in den Einzeldosen der Mischung bzw. der daraus hergestellten Arzneiformen. In diesem Fall kann ein Vertrauensbereich um die in der Stichprobe *gefundene Standardabweichung s* angegeben werden, in dem die *tatsächliche Standardabweichung* σ der Grundgesamtheit mit vorgegebener *Wahrscheinlichkeit P* liegt. Die Breite dieses Vertrauensbereiches wird wie jene des Mittelwertes (→ Kap. 5,1) mit zunehmendem Stichprobenumfang n und mit abnehmender Sicherheit der Aussage kleiner.

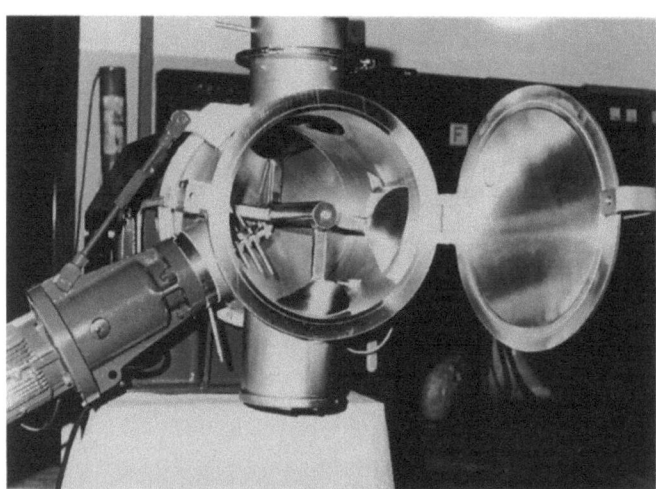

Abb. 3.58. Pflugscharmischer (Fa. Gebr. Lödige, Paderborn)

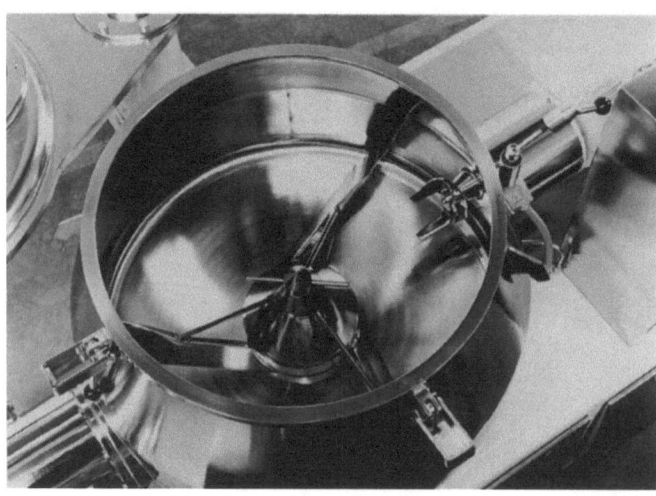

Abb. 3.59. Mischgranulator (Fa. Dierks & Söhne, Osnabrück)

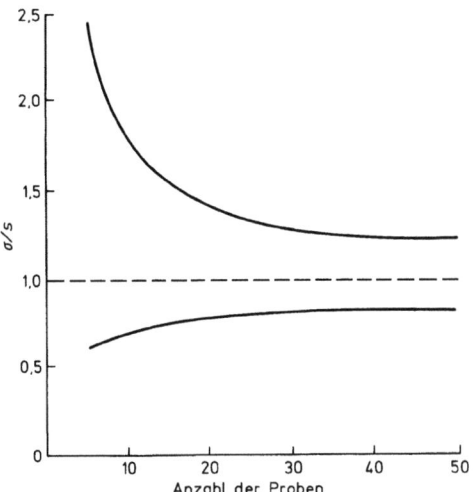

Abb. 3.60. 95%-Vertrauensgrenzen bei Vorliegen einer Normalverteilung. Aus[31]

Die für $P = 95\%$ geltenden Bereiche sind in Abb. 3.60 dargestellt.[31] Bei $n = 10$ kann σ zwischen $0,69\,s$ und $1,82\,s$ liegen, bei $n = 30$ immerhin noch zwischen $0,80\,s$ und $1,34\,s$. Die gleichen Relationen gelten für die relativen Standardabweichungen $s\%$ und $\sigma\%$. Signifikante Abweichungen von der Normalverteilung können weitaus größere Unterschiede nach sich ziehen, ohne daß ihr Ausmaß aus s abschätzbar ist.

Aussagekraft der Prüfergebnisse. In *Zufallsmischungen* von einer pharmazeutischen Anforderungen entsprechenden Güte folgt der Arzneistoffgehalt einer Normalverteilung. Voraussetzung ist eine Begrenzung der maximalen Kornmasse des Arzneistoffes auf 5 % des mittleren Arzneistoffgehaltes pro Dosis.[32] Größere Teilchen können zu Abweichungen führen und sind durch Aussieben zu entfernen. Die dafür geeigneten Siebmaschenweiten sind in Tab. 3.12, unter Zugrundelegung einer Partikeldichte von 1,5 g/ml angegeben. Die Probenahme ist wenig kritisch (→ Kap. 2,1; Kap. 5,3.1; Kap. 5,3.2). Wegen der Zufallsverteilung des Arzneistoffes ist jede aus der Mischung abgeteilte Einheit gleichwertig. Stichproben aus kleinen Teilbereichen der Mischung und nacheinander aufgefangene Tabletten oder Kapseln sind daher ebenso repräsentativ wie Zufallsmuster aus der ganzen Charge.

Bei unvollständigen Gemischen sind die statistischen Eigenschaften von der Art der Unvollständigkeit abhängig. In *segregierten Mischungen* ausreichender Güte, in denen der Arzneistoff monopartikulär verteilt ist, liegt wie in Zufallsmischungen eine Normalverteilung vor.[32] Die repräsentative Probenahme ist aber schwieriger und erfordert Zufallsmuster. Stichproben aus unterschiedlichen Teilen der Mischung können signifikant voneinander verschiedene Resultate liefern, unter Umständen kann auch die Güte der Zufallsmischung vorgetäuscht werden.

Wesentlich anders sind die Verhältnisse bei *agglomerathaltigen Mischungen.*[28,32] In diesen liegt nur die feindisperse Hauptmenge des Arzneistoffes normal-

verteilt vor, der agglomerierte Anteil gehorcht der Poisson-Verteilung. Aufgrund der geringen Zahl und der starken Masseunterschiede der Agglomerate (Abb. 3.53) kann ihr Gehalt auch von Zufallsstichproben nicht annähernd repräsentativ wiedergegeben werden. Das bedingt eine außerordentlich schlechte Reproduzierbarkeit der Prüfergebnisse, die bei wiederholter Analyse gefundenen Standardabweichungen können sich um den Faktor 10 und mehr unterscheiden. Experimentell nachgewiesen sind z. B. relative Standardabweichungen von 2,9 bis 24,9 % bei mehrfacher Content-uniformity-Prüfung direktgepreßter Tabletten nach den USP-Vorschriften.[28] Häufig enthält nur ein kleiner Bruchteil der Dosen, z. B. jede hundertste, ein Agglomerat. Wie auch im angeführten Fall können daher agglomeratfreie Stichproben eine hohe Mischgüte und eine den Arzneibuchforderungen entsprechende Gleichförmigkeit des Gehaltes vortäuschen. Dies, obwohl manche Einheiten Überdosierungen von 100 % und mehr aufweisen. Besonders irreführend ist dabei, daß solche Stichproben gleichzeitig eine Normalverteilung und damit eine hohe Aussagekraft des Prüfergebnisses vorspiegeln.[32]

Da eine verläßliche Prüfung auf Normalverteilung des Gehaltes der Charge mit Stichproben nicht möglich ist, muß diese bei der Herstellung der Mischungen sichergestellt werden. Das erfordert eine lückenlose Zerstörung der Arzneistoffagglomerate auf eine unterkritische Masse. Wie bei den Einzelteilchen genügt eine Limitierung auf 5 % der Dosierung. Gleichzeitig wird eine hohe Gleichförmigkeit des Gehaltes ermöglicht (Tab. 3.12).

Ausschaltung der anderen Fehler. Eine wirklich exakte Beurteilung der Mischgüte mit Stichproben ist aber bei keiner der drei Arten von Mischungen möglich. Zu der durch den Vertrauensbereich bedingten Unschärfe kommt, daß in das Analysenergebnis neben dem Mischfehler auch der Massefehler der geprüften Einheiten und der Analysenfehler eingehen, Gl. (9). Von allen drei Fehlern ist aber in der Regel nur der Schätzwert s der Stichprobe, nicht aber die tatsächliche Standardabweichung σ der Grundgesamtheit bekannt. Da die s-Werte bei wiederholter Analyse im Erwartungsbereich um σ schwanken, ist die Anwendung der Fehleradditionsregel von σ nach Gl. (9) auf s mit beträchtlichen Ungenauigkeiten verbunden.

Eine genauere Ausschaltung des Massefehlers ist dadurch möglich, daß die Standardabweichung des Gehaltes nach Umrechnung der gefundenen Einzelgehalte auf die mittlere bzw. die Sollmasse der Einzeldosen ermittelt wird. Diese Vorgehensweise setzt voraus, daß der Massefehler unabhängig vom Mischfehler ist. Bei niedrigem Arzneistoffanteil ist dies ausreichend der Fall. In Mischungen vom Zufallstyp 2 gilt dies hingegen nur bei ähnlicher scheinbarer Dichte der Komponenten. Weist hingegen der Arzneistoffanteil eine niedrigere scheinbare Dichte in der Matrize auf, so resultiert sogar eine umgekehrt proportionale Beziehung zwischen Arzneistoffgehalt und Masse der Einheiten (→ Kap. 5,3.3). Ein zusätzlicher, durch Abteilungenauigkeiten bedingter Massefehler ist dann nicht mehr rechnerisch eliminierbar.

Anders als beim Massefehler ist vom Analysenfehler nicht bekannt, welchen Anteil er vom gefundenen Arzneistoffgehalt jeder Einzeldosis ausmacht. Eine exakte Ausschaltung aus dem Analysenergebnis ist daher überhaupt nicht möglich. Aus der Fehleradditionsregel geht aber hervor, daß ein kleinerer Fehler gegenüber einem größeren rasch in den Hintergrund tritt, Gl. (10). Sein Effekt ist daher vernachlässigbar klein, sobald er deutlich unter dem Mischfehler liegt. Beispielsweise bewirkt bei einer tatsächlichen Gehaltsstreuung von 3,5 % selbst ein Analysenfehler von 2 % nur mehr eine Zunahme der Gesamtstreuung auf 4 %.

Herstellung homogener Mischungen

Aus den dargelegten Grundlagen ergeben sich folgende Richtlinien zur Herstellung homogener Mischungen:

Korngrößenspezifikationen. Die Güte der *Zufallsmischung* als Maß für die beim bestmöglichen Mischerfolg erzielbare Homogenität ist bei niedrigem Arzneistoffgehalt nur von der Korngröße der Arzneistoffkomponente abhängig. Zur Erfüllung der Arzneibuchbestimmungen über die Gleichförmigkeit des Gehaltes sind an den Feinheitsgrad des Arzneistoffes zwei Anforderungen zu stellen. Die *mittlere Korngröße* soll so begrenzt sein, daß die zufällige Gehaltsstreuung 1 bis 2 % nicht übersteigt (s. Tab. 3.11). Die *maximale Kornmasse* soll nicht mehr als 5 % des mittleren bzw. deklarierten Arzneistoffgehaltes pro Dosis betragen (s. Tab. 3.12). Damit sind gleichzeitig die Voraussetzungen für eine Normalverteilung und eine hohe Aussagekraft der Stichprobenprüfungen gegeben. Eine wesentlich stärkere Zerkleinerung des Arzneistoffes kann wegen seiner hohen Kohäsions- und Adhäsionskraft gewisse Probleme nach sich ziehen. Diese sind aber bei geeigneter Verarbeitung in der Regel vermeidbar.
Die Korngröße der Hilfsstoffkomponente ist meist ohne Belang für das Homogenitätsoptimum. Nur beim Typ 2 der Zufallsmischung mit hohem Anteil an feinkörnigem Arzneistoff übt sie einen limitierenden Effekt aus. Von beiden Komponenten ist die Korngröße aber wesentlich für den tatsächlich erreichbaren Durchmischungsgrad und für die Auswahl der Mischmethode.
Die angeführten Korngrößenspezifikationen gelten sinngemäß auch für Arzneiformen aus Suspensionssystemen, z. B. perorale Suspensionen, Suppositorien, entsprechende Weichkapseln und Iniectabilia. Bei diesen ist die größtmögliche Homogenität der zufälligen Arzneistoffverteilung ebenso wie bei Feststoffgemischen für kleine Pulveranteile durch Gl. (6), für große durch Gl. (5a) gegeben. Wegen des oft geringeren Ausmaßes der Abteilungenauigkeit kommt in Einzelfällen eine etwas höhere Arzneistoffkorngröße als bei Feststoffgemischen in Betracht. In der Regel werden aber schon im Hinblick auf eine geringe Sedimentationsgeschwindigkeit feinere Pulver verarbeitet (→ Kap. 5,3.3). Dabei ist analog zu den Feststoffgemischen auf eine Begrenzung der Agglomeratmasse bei maximal 5 % der Dosierung (s. Tab. 3.12) zu achten.

Mischmethoden. Bei der Auswahl des *Mischers* ist unter den dort angeführten Kriterien auf die Feststoffeigenschaften zu achten. Wälz- und Schüttelmischer sind für freifließende und mäßig kohäsive Stoffe besser geeignet, Schermischer bei starker Kohäsion und hoher Partikelfestigkeit.
Eine ungünstige Materialbeschaffenheit ist aber nicht immer durch entsprechende Mischerauswahl auszugleichen. Bei starker Tendenz zur *Entmischung* kann zwar das Mischen selbst noch brauchbare Resultate liefern, die nachfolgende Weiterverarbeitung zur Arzneiform aber mit starken Inhomogenitäten verbunden sein. In solchen Fällen ist bei den Stoffeigenschaften anzusetzen. Eine Reduzierung der maximalen Korngröße und damit auch der Korngrößenunterschiede verringert generell die Entmischungsneigung. Ein mäßig kohäsiver Charakter der Mischung, der noch keinen Schermischer erfordert und die Weiterverarbeitung nicht behindert, kann sie oft ganz beseitigen. In allen Fällen gelingt das nicht. Bei Prozessen wie Umfüllen, die mit einer starken Dilatation des Pulverbettes verbunden sind, können sich grobe, freifließende Körnchen aus der kohäsiven Matrix lösen und an der Schüttung seitlich abrollen. Abhilfe ist durch Reduktion der maximalen Korngröße und durch vorsichtige Handhabung möglich.
Durch Herstellung *interaktiver Mischungen*, in denen eine Feinkornkomponente an gröberen Teilchen adhäriert, ist eine Stabilisierung unter Beibehaltung des freifließenden Charakters der Mischung erreichbar. An geeigneten Trägern mit hoher Oberflächenrauhigkeit können manchmal durch multipartikuläre Bedeckung relativ große Anteile von mehr als 10 % mikronisiertem Arzneistoff zur Adhäsion gebracht werden.[33] Abb. 3.61 zeigt eine solche hochkonzentrierte interaktive Mischung aus Propanolol · HCl und sprühgetrocknetem Sorbit. Zu achten ist allerdings auf eine hinreichende Stabilität der Adhäsion bzw. auf die Möglichkeit der Verdrängung des Arzneistoffes von der Trägeroberfläche durch eine dritte Komponente.
In manchen Fällen ist eine für den Mischerfolg zweckmäßige Modifizierung der Feststoffeigenschaften nicht möglich. Bei Teegemischen aus Schnittdrogen, die zusätzlich kristalline Arzneistoffe enthalten, ist die Perkolation der Arzneistoffe an den Boden des Aufbewahrungsbehälters unvermeidlich. Das ÖAB 81 sieht daher vor, den Arzneistoff in Wasser zu lösen und einen Teil der Droge mit der Lösung zu imprägnieren. Nach dem Antrocknen ist eine gleichmäßige Verteilung erreichbar.
Eine solche Einarbeitung von *Arzneistofflösungen* stellt auch eine mögliche Alternative zum Pulvermischen dar (→ Kap. 5,3.3).

Niedrigdosierte Arzneistoffpulver weisen schon wegen des erforderlichen Feinheitsgrades kohäsive Eigenschaften auf. Das Hauptaugenmerk beim Mischen ist auf eine ausreichende Desagglomeration zu legen. Schon sehr kleine Agglomerate mit Durchmessern von wenigen mm-Bruchteilen können gefährliche Überdosierungen hervorrufen. Eine sehr einfache und sichere Methode ist das - eventuell wiederholte - Sieben von Vormischungen mit überschüssigem Hilfsstoff. Zur Herstellung der *Vormischungen* genügt

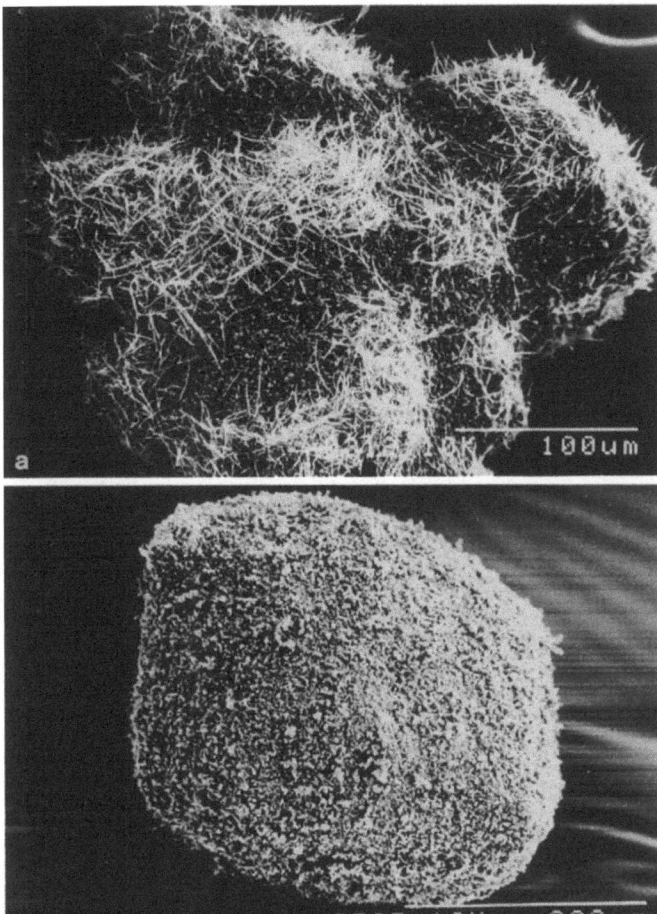

Abb. 3.61 a, b. Interaktive Mischung hergestellt aus Propanolol· HCl (16 %) und sprühgetrocknetem Sorbit. **a** Sorbit, sprühgetrocknet, **b** Mischung. Aus[33]

ein kurzzeitiges, oberflächliches Mischen. Die maximale Agglomeratmasse soll durch Wahl der entsprechenden Siebgröße (s. Tab. 3.12) bei höchstens 5 % der Arzneistoffdosierung begrenzt werden. Sie liegt bei niedriger Dosierung im µg-Bereich.

Ob ein lückenloser Abbau dieses Ausmaßes auch durch die Verwendung von Schermischern garantiert werden kann, ist eine noch offene Frage. Im Sinne einer hohen Arzneimittelsicherheit sollte daher die Siebung in jedem Fall vorgeschaltet werden. Die Vordesagglomerierung nimmt außerdem den geschwindigkeitsbestimmenden Schritt beim Mischen kohäsiver Pulver vorweg. Bei der Herstellung der Endmischungen können dann auch Kubusmischer[18,22] und Schüttelmischer[18,22,29] ausgezeichnete Ergebnisse liefern.

Das auch im industriellen Maßstab manchmal geübte *stufenweise Verdünnen* mit Hilfsstoff entbehrt einer theoretisch fundierten Grundlage. Es leitet sich vom Mischen in der Reibschale ab, bei dem wesentlich andere Bedingungen herrschen. In mechanischen Mischern ist das gesamte Gut gleichzeitig in Bewegung,

die Mischgeschwindigkeit kann sogar mit abnehmendem Arzneistoffanteil zunehmen. Das theoretische Homogenitätsoptimum der Zufallsmischung ist bei niedrigem Arzneistoffanteil unabhängig vom Mischungsverhältnis. Der limitierende Faktor liegt in der niedrigen Arzneistoffdosierung selbst, nicht in seiner Konzentration. Diese Zusammenhänge sind auch für unvollständige Mischungen von noch ausreichender Güte experimentell belegt.[22] Ein über den Schritt der Vordesagglomerierung hinausgehendes, stufenweises Verdünnen ist demnach unnötig.

Herstellung der Zufallsmischungen. Die von den Arzneibüchern geforderte Gleichförmigkeit des Gehaltes kann bei entsprechendem Feinheitsgrad sowohl mit vollständigen als auch mit unvollständigen Mischungen erzielt werden. Zufallsmischungen weisen jedoch wesentliche Vorteile auf. Ihre Güte ändert sich bei Überschreitung der erforderlichen Mindestmischzeit nicht mehr und ist daher sehr gut reproduzierbar. Die Normalverteilung des Arzneistoffes sichert verläßliche Analysenergebnisse.

Gerade mit niedrigdosierten Arzneistoffen ist die Herstellung oft recht einfach. Eine Desagglomerierung kann durch Sieben einer kleinen Menge an Vormischung vorweggenommen werden. Die Fließeigenschaften der Mischung werden von den Hilfsstoffen bestimmt. Ein mäßig kohäsiver Charakter ist am besten geeignet. Er verhindert Entmischungen, die bei freifließenden Hilfsstoffeigenschaften auch mit kohäsiven Arzneistoffen nicht auszuschließen sind, und erlaubt noch ein problemloses Sieben der Vormischung.

Durch das vorhergegangene Desagglomerieren der stark kohäsiven Komponente ist die Zufallsgüte der Endmischung in Mischgeräten mit geringerer Scherwirkung wie Kubus- oder Schüttelmischer erreichbar.[18,22] In diesen können unerwünschte Partikelzerkleinerungen vermieden werden. Auch die Gleichförmigkeit der Masse der Einzeldosen (Tabletten, Kapseln) wird durch eine schwache Kohäsion der Mischung eher gefördert als beeinträchtigt (→ Kap. 5,3.3).

Mit geringem Aufwand ist die Berechnung der Zufallsgüte verbunden. Sie erfordert gewöhnlich nur eine Auswertung der Siebanalysendaten des Arzneistoffes unter Bedachtnahme auf eine exakte Bestimmung der maßgebenden und leichter untersuchbaren Grobkornklassen. Die übrigen Parameter der Gl. (3) und (6) sind entweder von vornherein bekannt (Dichte, Dosierung) oder können meist vernachlässigt werden (Formfaktor, s. Zufallsmischungen).

Herstellung von unvollständigen Mischungen. Bei sehr hohem Feinheitsgrad des Arzneistoffes ist die Herstellung von Zufallsmischungen oft nicht möglich und auch nicht notwendig. Die kleine Korngröße erlaubt eine außerordentlich niedrige, unter dem Analysenfehler liegende Gehaltsstreuung, auch wenn die monopartikuläre Auftrennung nur unvollständig gelingt. Voraussetzung ist eine entsprechende Begrenzung der Agglomeratmasse beim Sieben der Vormischung. Solche Mischungen haben hinsichtlich der Reproduzierbarkeit und Nachweisbarkeit ihrer hohen Güte ähnlich günstige Eigenschaften wie Zufallsmischungen. Die nicht ganz auszuschließende Möglichkeit der Reagglomerierung oder der Adhäsion an Geräteteilen ist aber zu bedenken.

Mischgüte und Arzneistofffreigabe. Die Lösungsgeschwindigkeit von Feststoffen ist von ihrer *verfügbaren,* vom Lösungsmittel benetzten *Oberfläche* abhängig. Agglomerierende Arzneistoffpulver mit geringer Lösungsgeschwindigkeit und Benetzbarkeit besitzen in reiner Form eine kleine verfügbare Oberfläche. Sie wird durch die Desagglomerierung beim Mischen mit Hilfsstoffen vergrößert. Das Ausmaß der Zunahme wird außer von der Hilfsstoffmenge von der Dauer und Scherwirkung des Mischprozesses bestimmt. Die Eigenschaften der Hilfsstoffkomponente spielen ebenfalls eine Rolle, es sind Effekte der Löslichkeit, Korngröße und Oberflächenrauhigkeit nachgewiesen.[34]
Eine hohe und vor allem gut reproduzierbare Mischgüte ist daher auch im Hinblick auf eine gleichbleibende Freisetzungscharakteristik von schlecht löslichen Arzneistoffen zu beachten.

Literatur

1. Egermann H (1991) Types of Binary Random Powder Mixtures (in Vorbereitung)
2. Stange K (1954) Chemie Ing Techn 26:331-337
3. Poole KR, Taylor RF, Wall GP (1964) Trans Inst Chem Eng 42:T 305-T 315
4. Egermann H (1982) Powder Technol 31:231-232
5. Egermann H (1976) Acta Pharm Technol 22:207-215
6. Egermann H (1974) Sci Pharm 42:1-19
7. Egermann H (1985) J Pharm Pharmacol 37:491-492
8. Egermann H, Kemptner J (1982) Sci Pharm 50:305
9. Egermann H, Pesendorfer J (1986) Pharm Acta Helv 61:10-14
10. Egermann H, Frank P (1991) Novel Approach to Estimate the Quality of Binary Random Powder Mixtures: Samples of Constant Volume I: Derivation of the Equation. J Pharm Sci (zur Publikation eingereicht)
11. Egermann H, Krumphuber A, Frank P (1991) Novel Approach to Estimate the Quality of Binary Random Powder Mixtures: Samples of Constant Volume III: Range of Validity of the Equation. J Pharm Sci (zur Publikation eingereicht)
12. Holman LE, Leuenberger H (1990) Powder Technol 60:249-258
13. Johnson MCR (1972) Pharm Acta Helv 47:546-559
14. Egermann H, Krumphuber A, Frank P (1991) Evaluation of the Poisson Distribution to Estimate the Random Quality of Drug/Diluent Powder Mixtures. I: Ingredient of Large Particle Size. Pharm Res (in Druck)
15. Egermann H, Hastaba J (1991) Evaluation of the Poisson Distribution to Estimate the Quality of Drug/Diluent Random Powder Mixtures. II: Small Particle Size of the Drug Constituent (in Vorbereitung)
16. Egermann H (1984) Pharmazie 39:641-642
17. Egermann H (1985) J Pharm Sci 74:999-1000
18. Egermann H, Kemptner I, Pichler E (1985) Drug Dev Ind Pharm 11:663-676
19. Hess H (1976) Acta Pharm Technol Suppl 2:49-64
20. Hess H, Johnson MCR, Loewe W (1975) Acta Pharm Technol 21:245-254
21. Egermann H (1978) Sci Pharm 46:188-193
22. Egermann H, Pichler E (1988) Acta Pharm Jugosl 38:279-286
23. Hersey JA (1975) Powder Technol 11:41-44
24. Yip CW, Hersey JA (1977) Powder Technol 16:189-192
25. Egermann H (1989) J Pharm Pharmacol 41:141-142
26. Lantz RJ, Schwartz JB (1981) Mixing. In: Liebermann HA, Lachmann L (Hrsg.) Pharmaceutical Dosage Forms: Tablets Volume 2, Marcel Dekker Inc., New York Basel, S. 12
27. Egermann H (1979) Pharm Ind 41:285-289
28. Egermann H (1978) Pharm Ind 40:1377-1381
29. Egermann H (1979) Sci Pharm 47:25-31
30. Lai FK, Hersey JA (1979) J Pharm Pharmacol 31:800
31. Williams JC (1972) Pharm Ind 34:816-820
32. Egermann H (1991) Statistical Properties of Powder Mixtures, and their Relevance to Dose Uniformity Control, Pharm Technol Int (in Vorbereitung)
33. Schmidt PC, Ben ES (1987) Pharm. Ztg 132:2550-2557
34. Ibrahim H, Sallam E, Takieddin M, Abu Shamat M (1988) Drug Dev Ind Pharm 14:1249-1276

4 Trennen

4.1 Trennen von Feststoffen

J. GOEDE

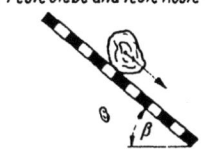

1. *Feste Siebe und feste Roste*

Mit Hilfe eines Trennprozesses wird ein Ausgangsstoff, bestehend aus mehreren Komponenten oder Phasen, durch Ausnutzung einer charakteristischen Trenneigenschaft in mindestens zwei Produkte zerlegt.[1] Zu den Trennprozessen die auf Feststoffe angewendet werden, gehören Klassieren und Sortieren.

Klassieren. Unter Klassieren versteht man das Trennen eines Haufwerks in verschiedene Kornklassen durch Sieben oder Stromklassieren. Haufwerke entstehen u. a. bei der Zerkleinerung groben Materials. Dabei fällt immer eine mehr oder weniger breite Korngrößenverteilung an (s. a. Korngrößenmessung).

Für die Weiterverarbeitung eines Schüttgutes ist oft ein bestimmter Korngrößenbereich erforderlich. Soweit dieser Bereich nicht durch die Auswahl geeigneter Mühlentypen schon bei der Zerkleinerung erhalten werden kann, muß das Haufwerk klassiert werden.

Sieben. Beim Siebklassieren erfolgt die Trennung nach charakteristischen Längen der Partikeln mittels einer semipermeablen Trennfläche, dem Siebboden. Im Siebboden befinden sich viele geometrisch angenähert gleiche Öffnungen. Partikeln, die bei ihrer Bewegung über den Siebboden hinweg in einer passenden Lage kleiner als die Öffnungen sind, können diese passieren und ins Feingut, den Siebdurchgang, gelangen, während die anderen oberhalb des Siebbodens verbleiben und das Grobgut oder den Siebrückstand bilden. Andere Bezeichnungen für Siebrückstand sind Siebüberlauf oder Siebgrobes; solche für den Siebdurchgang sind Siebunterlauf, Siebfeines oder Feinkorn. Als Unterkorn bezeichnet man das im Siebrückstand verbleibende Feinkorn, als Überkorn das in den Siebdurchgang gelangte Grobkorn. *Unterkorn* und *Überkorn* werden gemeinsam als *Fehlkorn* bezeichnet. Besondere Schwierigkeiten bereiten beim Absieben jene Kornanteile, deren Korngröße der Sieböffnungsweite benachbart sind. Diese Korngröße wird als *Grenzkorn* bezeichnet.

Die Trennung auf einem Siebboden setzt voraus, daß dem Unterkorn auf seiner Bewegung über den Siebboden hinweg Gelegenheit gegeben wird, sich unmittelbar über die Sieböffnung einzuordnen. Weiterhin muß eine ausreichend große Kraft vorhanden sein, die das Unterkorn durch die Sieböffnungen fördert.

Die Siebung beruht im wesentlichen darauf, daß schwingende bzw. vibrierende Siebe oder ein Luftstrom das Siebgut auf den Sieben in Bewegung halten, so daß fortlaufend Feinanteil durch die Maschen fallen kann.

Siebmaschinen. Unter dem Gesichtspunkt der Siebgutbewegung auf dem Siebboden kann man die Ausrüstungen für das Siebklassieren in mehrere Gruppen untergliedern (Abb. 3.62):

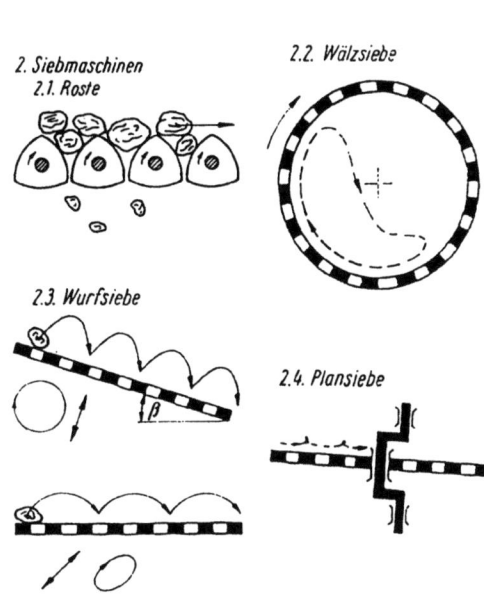

2. *Siebmaschinen*
2.1. *Roste*   2.2. *Wälzsiebe*
2.3. *Wurfsiebe*   2.4. *Plansiebe*

Abb. 3.62. Geräte und Maschinen zum Siebklassieren; Einteilung nach der Siebgutbewegung. Nach[1]

1. Feste Roste oder feste Siebe werden für einfache Siebungen im Grob- und Mittelkornbereich eingesetzt. Den Guttransport über den Siebboden hinweg durch Gleiten oder Rollen bewirkt dabei die Schwerkraft.
2. Siebmaschinen.
   - Rostsiebmaschinen zeichnen sich dadurch aus, daß die Elemente des Siebbodens abwechselnd zu getrennt oder relativ zueinander bewegten Systemen vereint oder überhaupt getrennt angetrieben werden. Dadurch wird der Guttransport bewirkt.
   - Bei Wälzsieben bilden die Siebböden die Mäntel rotierender Trommeln.
   - Wurfsiebe besitzen in einer Längsebene schwingende Siebböden. Der Siebguttransport erfolgt wurfartig.
   - Plansiebe schwingen in der Siebebene. Das Siebgut bewegt sich dabei auf zykloidartigen Bahnen über den Siebboden hinweg.
   - Der Siebboden von Kreisschwingern und Schwingsieben mit festsitzendem Siebkasten (Stößelschwingsiebe) muß für den Guttransport genügend geneigt sein.

Als Siebböden werden Roste, Lochbleche, Draht- oder Textilgewebe eingesetzt.

Neben den in Apotheken und Entwicklungslabors eingesetzten Handsieben mit auswechselbaren Sieb-

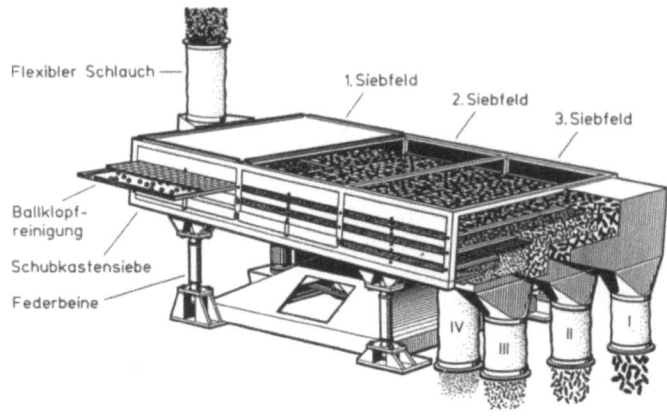

Flexibler Schlauch

1.Siebfeld

2.Siebfeld

3.Siebfeld

Ballklopf-
reinigung

Schubkastensiebe

Federbeine

Abb.3.63. Wurfsiebmaschine: Rechtecksiebmaschine ARSM, schematisch (Allgaier GmbH, 7366 Uhingen)

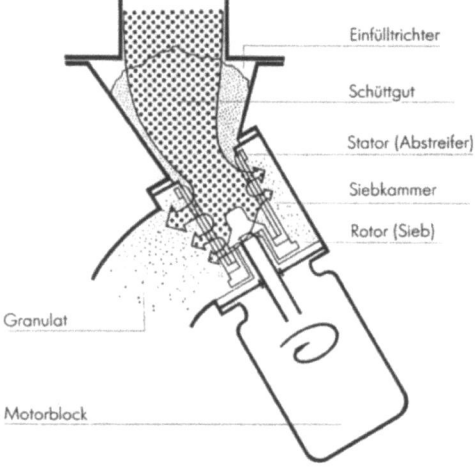

Einfülltrichter

Schüttgut

Stator (Abstreifer)

Siebkammer

Rotor (Sieb)

Granulat

Motorblock

Abb.3.64. Rotorsieb: Schnellsieb GRS, schematisch (Glatt GmbH, 7852 Binzen/Lörrach)

einsätzen werden die unterschiedlichsten Siebmaschinentypen bei der Arzneimittelherstellung eingesetzt.

Die Abb.3.63 und 3.64 zeigen einige solcher Siebmaschinen.

Auch bei der Wahl der geeigneten Siebmaschine gewinnen GMP-Aspekte eine steigende Bedeutung. So sollte darauf geachtet werden, daß die Siebmaschine leicht zu reinigen ist, keine toten Ecken aufweist und ihr Material keine chemischen Reaktionen mit dem Siebgut eingeht. Verfärbungen eines Arzneimittels können ihre Ursache im Kontakt mit den metallischen Siebflächen bei der Granulatsiebung haben.

Auch Siebmaschinen sollten qualifiziert und validiert werden.

Siebgüte, Siebleistung. Das Ziel einer Klassierung, in diesem Fall der Siebung besteht darin, alle Partikel mit einer Korngröße kleiner als die gewünschte Trennkorngröße vom Grobkorn möglichst vollständig abzutrennen. Technische Trennprozesse sind aber nicht als ideale, d. h. vollständige Trennungen realisierbar. Dies gelingt nur nährungsweise, so z. B. bei bestimmten Prüfsiebungen.

Für die Trennprodukte lassen sich *Kornmerkmalsverteilungsfunktionen* ermitteln, die zur Beurteilung der Güte des Trennverfahrens herangezogen werden.

Aus Diagrammen oder mit geeigneten Rechenprogrammen können die Fehlkornanteile bestimmt werden.[2]

Die Siebleistung wird von mehreren Faktoren beeinflußt. So hängt sie nicht allein von den Durchmessern der einzelnen Sieböffnungen ab, sondern auch vom Verhältnis der offenen Siebfläche zur Gesamtsiebfläche.

Bei Sieben aus Drahtgeweben kann dieses Verhältnis aus den lichten Maschenweiten und den Drahtstärken errechnet werden. Kleine lichte Maschenweiten und stärkere Drähte ergeben im Verhältnis zur Gesamtsiebfläche eine kleine offene Siebfläche und eine dementsprechend niedrige Siebleistung.

Einen bestimmenden Einfluß üben auch die Formen der Sieböffnungen aus. Bei quadratischen Sieböffnungen ist zu bedenken, daß nicht nur die Maschenweite, sondern auch die längere Diagonale (Maschenweite · $\sqrt{2}$) für die Grenzpartikelgröße bestimmend sein kann. Unter Grenzpartikelgröße ist die Partikelgröße zu verstehen, die ein Sieb eben noch passiert. Der Siebrückstand besteht im Vergleich zur Grenzpartikelgröße aus gröberen, der Siebdurchgang aus feineren Partikeln.

Für den analytischen Einsatz schreibt das DAB 9 Siebe mit quadratischen Öffnungen vor. Für andere Zwecke können auch Rundlochsiebe verwendet werden, deren Lochdurchmesser für die gleiche Siebnummer das 1,25fache der entsprechenden Maschenweite beträgt (Tab. 3.13).

In Tab. 3.14 sind die Siebgrößen nach international gebräuchlichen Normen und Vorschriften einander gegenübergestellt.

Neben der Beschaffenheit und Bewegung der Siebböden sind die Schichtdicken und Eigenschaften des Siebgutes für den Sieberfolg von entscheidender Bedeutung.

Es ist leicht einzusehen, daß bei einer geringen Gutschicht die Zahl der Auftreffereignisse auf den Siebboden für das Einzelkorn höher ist als bei hoher Gutschichtdicke.

Tabelle 3.13. Siebtabelle nach DAB 9 (Zahlenangaben in μm)

Nominelle Siebnummer	Maschenweite			Drahtdurchmesser		
	Höchsttoleranz der Maschenweite + X	Toleranz der mittleren Maschenweite ± Y	Zwischenraumtoleranz + Z	Empfohlene nominelle Dimension d	Zulässige Grenzen	
					d_{max}	d_{min}
11.200	770	350	560	2.500	2.900	2.100
8.000	600	250	430	2.000	2.300	1.700
5.600	470	180	320	1.600	1.900	1.300
4.000	370	130	250	1.400	1.700	1.200
2.800	290	90	190	1.120	1.300	950
2.000	230	70	150	900	1.040	770
1.400	180	50	110	710	820	600
1.000	140	30	90	560	640	480
710	112	25	69	450	520	380
500	89	18	54	315	360	270
355	72	13	43	224	260	190
250	58	9,9	34	160	190	130
180	47	7,6	27	125	150	106
125	38	5,8	22	90	104	77
90	32	4,6	18	63	72	54
63	26	3,7	15	45	52	38
45	22	3,1	13	32	37	27
38	–	–	–	30	36	24

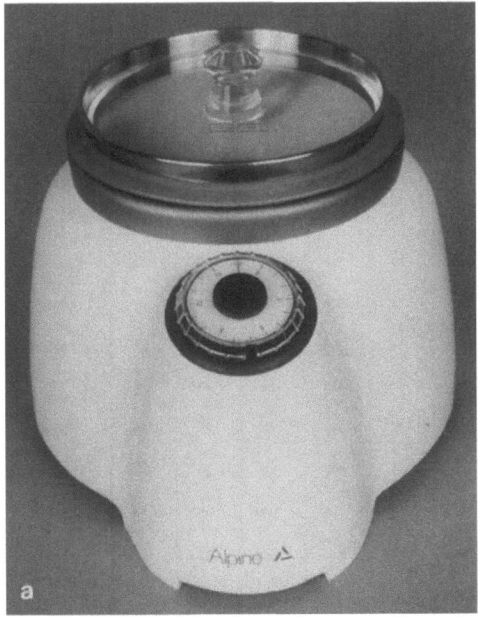

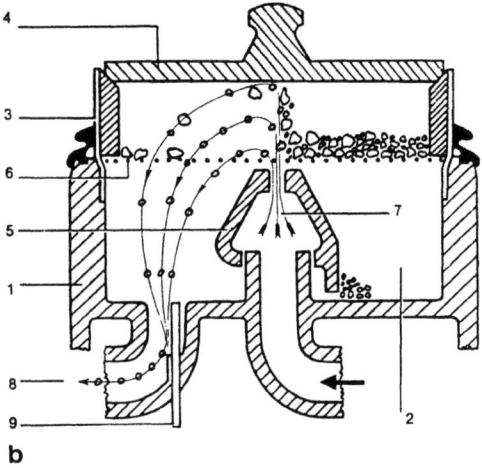

Abb. 3.65 a, b. Luftstrahlsieb. **a** Labor-Luftstrahlsieb 200 LS (Alpine AG, 8900 Augsburg 1), **b** Querschnitt, schematisch

Die Oberflächenfeuchtigkeit oder elektrostatische Anziehungskräfte können bei feinkörnigem Siebgut die Beweglichkeit der Partikel und damit die Absiebung beeinflussen. Abhilfe ist möglich, indem die auf das Siebgut übertragenen Kräfte erhöht werden. Hierzu kann die Bewegung des Siebbodens gesteigert werden. Siebhilfen wie Gummiwürfel, Bürst-, Kratz-, Klopf- oder Blasvorrichtungen können die Siebreinigung verbessern.

Die kapillaren Anziehungskräfte feuchter Güter werden entweder durch Trocknung oder durch Zusatz von Dispersionsmittel, in der Regel Wasser, vermindert.
Die Trocknung ist meist kosten- und zeitaufwendiger als eine Naßsiebung. Daher ist die Naßsiebung der häufiger beschrittene Weg. Dabei werden die Flüssigkeitsbrücken durch zugesetztes Wasser aufgehoben. Gleichzeitig spült die zugesetzte Flüssigkeit das Feinkorn beim Ablaufen durch die Sieböffnungen.

Tabelle 3.14. Internationale Analysensieb-Vergleichstabelle

Internationale Analysensieb-Vergleichstabelle 1990 — SIEBBÖDEN FÜR ANALYSENSIEBE (Prüfsiebe) Maschen- bzw. Lochweiten

International Test Sieve Comparison Table 1990 — SCREENS FOR TEST SIEVES — WIDTH OF APERTURES

1	2	3	4	5	6	8	10	11	12	13	14	15	16
ISO	DIN	AFNOR	CANADA	UdSSR	ITALIEN	JAPAN	BSI		NIEDERLANDE	AMERICAN NATIONAL STANDARD		TYLER® Standard Screen Scale Sieve Series	ISO
ISO 565 R'10 R 20	DIN 4188	NF X 11-501	8-GP-2M	GOST 3584	UNI 2331 Parte 2ᵃ	JIS Z 8801	BS 410		NEN 2560	ASTM E 11 ASTM E 161			ISO 565 R'10 R 40/3
							Table 2	Table 5					
1990	1977	1970	1976	1973	1980	1982	1986		1980	1987		1910	1990
5-500										5-500			5-500
20-1000	0,02-1	20-1000	20-1000	0,04-1	0,04-1	0,026-1	32-1000	440-16	38-1000	20-1000	635-18	635-16	20-1000
µm	mm	µm	µm	mm	mm	mm	µm	Mesh	µm	µm	No.	Mesh	µm
5										5			5
10										10			10
16										16			16
20	0,02	20	20							20	635	635	20
25	0,025	25	25							25	500	500	25
32	0,032	32	32			32	32	440		32	450	450	32
36	0,036	36	36										
						38	38	400	38	38	400	400	38
40	0,04	40	40	0,04	0,04								
45	0,045	45	45	0,045	0,045	45	45	350	45	45	325	325	45
50	0,05	50	50	0,05	0,05								
						53	53	300	53	53	270	270	53
56	0,056	56	56	0,056	0,056								
63	0,063	63	63	0,063	0,063	63	63	240	63	63	230	250	63
71	0,071	71	71	0,071	0,071								
						75	75	200	75	75	200	200	75
80	0,08	80	80	0,08	0,08								
90	0,09	90	90	0,09	0,09	90	90	170	90	90	170	170	90
100	0,1	100	100	0,1	0,1	100*							
						106	106	150	106	106	140	150	106
112	0,112	112	112	0,112	0,112								
125	0,125	125	125	0,125	0,125	125	125	120	125	125	120	115	125
140	0,14	140	140	0,14	0,14								
						150	150	100	150	150	100	100	150
160	0,16	160	160	0,16	0,16	160*							
180	0,18	180	180	0,18	0,18	180	180	85	180	180	80	80	180
200	0,2	200	200	0,2	0,2	200*							
						212	212	72	212	212	70	65	212
224	0,224	224	224	0,224	0,224								
250	0,25	250	250	0,25	0,25	250	250	60	250	250	60	60	250
280	0,28	280	280	0,28	0,28								
						300	300	52	300	300	50	48	300
315	0,315	315	315	0,315	0,315								
355	0,355	355	355	0,355	0,355	355	355	44	355	355	45	42	355
400	0,4	400	400	0,4	0,4								
						425	425	36	425	425	40	35	425
450	0,45	450	450	0,45	0,45								
500	0,5	500	500	0,5	0,5	500	500	30	500	500	35	32	500
560	0,56	560	560	0,56	0,56								
						600	600	25	600	600	30	28	600
630	0,63	630	630	0,63	0,63								
710	0,71	710	710	0,70	0,71	710	710	22	710	710	25	24	710
800	0,8	800	800	0,8	0,8								
						850	850	18	850	850	20	20	850
900	0,9	900	900	0,9	0,9								
1000	1	1000	1000	1	1	1000	1000	16	1000	1000	18	16	1000

\# Drahtgewebe / Woven Wire Cloth ● Rundlochung / Circular Holes ■ Quadratlochung / Square Holes ⊕ Electroformed / Electroformed * Ergänzungswerte / Supplementary values

Weitere Normen für Analysensiebe / Other Standards for Test Sieves	µm	# mm	● mm	■ mm	Weitere Normen für Analysensiebe / Other Standards for Test Sieves	µm	# mm	● mm	■ mm
Arab. Standard ASMO No. 136-1973	20-900	1-125	1-125	4-125	Pakistan Standard 392: 1964	37-841	1-107,6	1,6-203	4-107,6
Australian Standard 1152-1973	22-850	1-16	-	4-125	Norma Portuguesa NP 1458-1977	20-900	1-125	1 -125	4-125
Indian Standard IS 460 (Part. I+II)-1978	22-850	1-125	1-125	4-125	Schweizer. Normenvereinigung SNV 70808-1965	63-630	-	1 -100	-
Irish Standard Specification I.S.24: 1973	38-850	1-16	1-125	4-125	South African Standard SABS 197-1971 (1976)	38-850	1- 16	1 -125	4-125
Jugoslovenski Standard JUS L.J.9.010-1976	20-900	1-125	1-125	4-125					

Tabelle 3.14. Fortsetzung

	1	2	3	4	5	6	7	8	9	10	11	12	13	14	15	16	
	ISO 565 R 20	DIN 4188 # 4187 ● ■	AFNOR NF X 11-501	CANADA 8-GP-2M	UdSSR GOST 3584	ITALIEN UNI 2331 Parte 2ª	JAPAN JIS Z 8801		BSI BS 410			NIEDER-LANDE NEN 2560	AMERICAN NATIONAL STANDARD ASTM E 11 # ASTM E 323 ● ■		TYLER® Standard Screen Scale Sieve Series	ISO 565 R 40/3	
									Table 3	Table 2	Table 5						
	1990	1977+1974	1970	1976	1973	1980	1982		1986			1980	1987	1985	1910	1990	
#	1–125	1–125	1–125	1–125	1–2,5	1–12,5		1–125	1–16		1–16	1–8	1–125	1–125	1–26,5	1–125	#
●	1–125	1–125	1–125				5–125		1–125	1–125		1–125	1–125			1–125	●
■	4–125	4–125	4–125				5–125		4–125	4–125		4–125	3,35–125			4–125	■
	mm	mm	mm	mm	mm	mm	mm	mm	mm	mm	Mesh	mm	mm	No.	Mesh	mm	
	1,00	1	1	1,0	1,00	1,00		1,00	1,00	1,00	16	1	1,00	18	16	1,00	
	1,12	1,12	1,12	1,12		1,12			1,12								
										1,18	14		1,18	16	14	1,18	
	1,25	1,25	1,25	1,25	1,25	1,25			1,25								
	1,40	1,4	1,4	1,4		1,40		1,40	1,40	1,40	12	1,4	1,40	14	12	1,40	
	1,60	1,6	1,6	1,6	1,60	1,60			1,60								
										1,70	10		1,70	12	10	1,70	
	1,80	1,8	1,8	1,8		1,80			1,80								
	2,00	2	2	2,0	2,00	2,00		2,00	2,00	2,00	8	2	2,00	10	9	2,00	
	2,24	2,24	2,24	2,24		2,24			2,24								
										2,36	7	2,36	2,36	8	8	2,36	
	2,50	2,5	2,5	2,5	2,50	2,50			2,50								
	2,80	2,8	2,8	2,8		2,80		2,80	2,80	2,80	6	2,8	2,80	7	7	2,80	
	3,15	3,15	3,15	3,15		3,15			3,15								
										3,35	5		3,35	6	6	3,35	
	3,55	3,55	3,55	3,55		3,55			3,55								
	4,00	4	4	4,0		4,00		4,00	4,00	4,00	4	4	4,00	5	5	4,00	
	4,50	4,5	4,5	4,5		4,50			4,50								
										4,75	3.1/2		4,75	4	4	4,75	
	5,00	5	5	5		5,00	5	5,00*	5,00								
	5,60	5,6	5,6	5,6		5,60	5,6	5,6	5,60	5,60	3	5,6	5,6	3.1/2	3.1/2	5,60	
	6,30	6,3	6,3	6,3		6,30	6,3		6,30	6,30		6,3	6,3*	1/4"		6,30	
								6,7		6,70			6,7	.265"	3	6,70	
	7,10	7,1	7,1	7,1		7,10	7,1		7,10								
	8,00	8	8	8		8,00	8	8,0	8,00	8,00		8	8,0	5/16"	2.1/2	8,00	
	9,00	9	9	9		9,00	9		9,00	9,00							
								9,5		9,50			9,5	3/8"	.371"	9,50	
	10,0	10	10	10		10,0	10		10,0			10					
	11,2	11,2	11,2	11,2		11,2	11,2	11,2	11,2	11,2		11,2	11,2	7/16"	.441"	11,2	
	12,5	12,5	12,5	12,5		12,5	12,5		12,5			12,5	12,5*	1/2"		12,5	
								13,2		13,2			13,2	.530"	.525"	13,2	
	14,0	14	14	14			14		14,0								
	16,0	16	16	16			16	16,0	16,0	16,0		16	16,0	5/8"	.624"	16,0	
	18,0	18	18	18			18			18,0							
								19,0		19,0			19,0	3/4"	.742"	19,0	
	20,0	20	20	20			20			20,0		20					
	22,4	22,4	22,4	22,4			22,4	22,4		22,4		22,4	22,4	7/8"	.883"	22,4	
	25,0	25	25	25			25			25,0		25	25,0*	1"			
								26,5		26,5			26,5	1.06"	1.05"	26,5	
	28,0	28	28	28			28			28,0							
	31,5	31,5	31,5	31,5			31,5	31,5		31,5		31,5	31,5	1.1/4"		31,5	
	35,5	35,5	35,5	35,5			35,5			35,5							
								37,5		37,5			37,5	1.1/2"		37,5	
	40,0	40	40	40			40			40,0		40					
	45,0	45	45	45			45	45		45,0		45	45	1.3/4"		45,0	
	50,0	50	50	50			50			50,0		50	50*	2"			
								53		53,0			53	2.12"		53,0	
	56,0	56	56	56			56			56,0							
	63,0	63	63	63			63	63		63,0		63	63	2.1/2"		63,0	
	71,0	71	71	71			71			71,0							
								75		75,0			75	3"		75,0	
	80,0	80	80	80			80			80,0		80					
	90,0	90	90	90			90	90		90,0		90	90	3.1/2"		90,0	
	100	100	100	100			100			100		100	100*	4"			
								106		106			106	4.1/4"		106	
	112	112	112	112			112			112							
	125	125	125	125			125	125		125		125	125	5"		125	

Drahtgewebe / Woven Wire Cloth
● Rundlochung / Circular Holes
■ Quadratlochung / Square Holes
* Ergänzungswerte / Supplementary values

Bei sehr feinkörnigen, trockenen Siebgütern hat sich die *Luftstrahlsiebung* bewährt. Hierbei wird das Gut vorwiegend oder ausschließlich von Schleppkräften eines Luftstrahls bewegt. Abb.3.65 zeigt ein Labor-Luftstrahlsieb, bei dem die Luft aus unter der Siebfläche rotierenden Düsen von unten nach oben durch den Siebboden geblasen wird. Die Luftstrahlen wirbeln das Gut auf, kehren wieder um und nehmen dabei das Feingut durch die Sieböffnungen mit. Abb.3.66 zeigt schematisch den Aufbau eines kontinuierlich arbeitenden Luftstrahlsiebes.

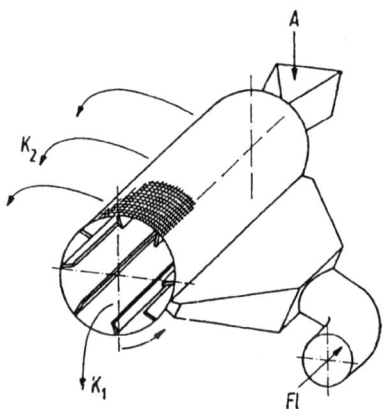

Abb.3.66. Kontinuierlich arbeitendes Luftstrahlsieb. A Aufgabe, K₁ Grobgut, K₂ Feingut, Fl Luft. Nach[1]

Stromklassierung. Bei der Stromklassierung wird zwischen Hydroklassierung, auch als nasse Stromklassierung bezeichnet, und Aeroklassierung, d. h. Windsichtung unterschieden. Das einem Stromklassierer aufgegebene Gut nennt man Klassiergut. Die Produkte der Klassierung heißen Klassiergrobgut bzw. Klassierunterlauf oder Sande und Klassierfeingut bzw. Klassierüberlauf oder Schlämme.[1]
Hier soll nur auf die Windsichtung näher eingegangen werden.

Windsichtung. Bringt man Haufwerke in einen Luftstrom, so werden die kleinen Teilchen von diesem mitgerissen, während die größeren zu Boden sinken. Die Trenngrenze kann durch Regulierung des Luftstromes variiert werden und liegt zwischen 2 µm und 1 mm. Von den zahlreichen Sichterbauarten seien hier nur ein Kreiselsichter und ein Zickzacksichter dargestellt (Abb.3.67).
Die wesentlichen Teile eines Sichters sind die Aufgabevorrichtung, die das Gut gleichmäßig und desagglomeriert zuführen soll, der Sichtraum, der Ventilator für den Sichtluftstrom sowie der Feingutabscheider.
Die meisten Probleme bereitet nach wie vor die Abscheidung von Feinststäuben, d. h. Partikeln unter 10 µm.[3]

Sortieren. Beim Sortieren bedient man sich eines Trennmerkmals, bezüglich dessen sich die zu trennenden Bestandteile genügend unterscheiden. Hierbei kommen Dichte, elektrische Leitfähigkeit, magnetische Eigenschaften, Grenzflächeneigenschaften und optische Eigenschaften in Betracht.

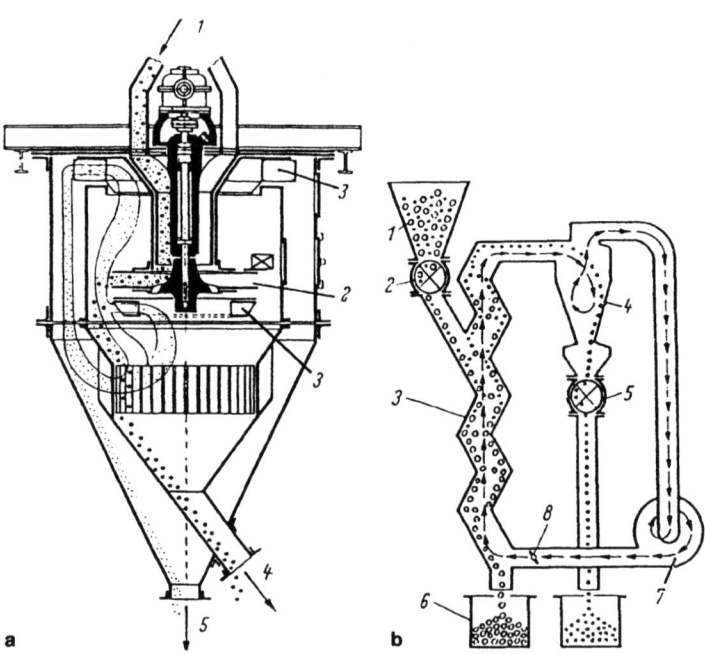

Abb.3.67 a,b. Windsichter, schematisch. **a** Kreiselsichter konventioneller Bauart: 1 Aufgabe, 2 Streuteller, 3 Ventilator, 4 Grobgutaustritt, 5 Feingutaustritt; **b** Zickzacksichter: 1 Aufgabe, 2 Zellenradschleuse, 3 Zickzack-Sichtkanne, 4 Feinstaubabscheider, 5 Zellenradschleuse, 6 Grobgutsammler, 7 Ventilator, 8 Drosselklappe

Zu den Dichtesortierungen gehören neben der Sortierung auf Rinnen auch die Schwimm-Sink-Sortierung.[4]
Bei der Arzneimittelherstellung werden magnetische Eigenschaften benutzt, um *metallische Verunreinigungen*, die z. B. durch Abrieb von Maschinenteilen entstanden sind, aus dem Produkt zu entfernen.
Die visuelle Kontrolle von Tabletten oder Dragees verbunden mit dem Aussortieren beschädigter Einheiten ist ein Sortiervorgang, verfahrenstechnisch also ein Trennen von Feststoffen.

Literatur

1. Schubert H (Hrsg.), Heidenreich E, Liepe F, Neeße T (1986) Mechanische Verfahrenstechnik II, 2. Aufl., VEB Deutscher Verlag für Grundstoffindustrie, Leipzig
2. Pethö S (1976) Die neue Meßzahl der Güte des Trennverfahrens. In: Rumpf H, Leschonski K (Hrsg.), Dechema-Monographien Nr. 1589-1615 79 Teil B, Verlag Chemie, Weinheim, S. 405
3. Bohnet M (1984) Abtrennen fester und fluider Partikel aus Gasen. In: Progres in Chemical Engineering 22, VDI Verlag, Düsseldorf, S. 119
4. Hoberg H, Schneider FU (1985) Trennen von Feststoffen nach Größe und Zusammensetzung, Progres in Chemical Engineering 23, VDI Verlag, Düsseldorf, S. 165

4.2 Trennen von Flüssigkeiten

J. TEIFKE

Zum Trennen von Flüssigkeiten bedient man sich der Grundoperationen der Verfahrenstechnik. Hierbei wird zwischen den thermischen und mechanischen Verfahren unterschieden. Durch die Grundoperationen werden Stoffe nach Art, Eigenschaften und Zusammensetzung gezielt verändert. Bei den thermischen Trennverfahren (z. B. Destillation) sind die betrachteten Teilchengrößen von der Größenordnung der Moleküle, wogegen bei den mechanischen Trennverfahren (z. B. Tropfenabscheidung aus Flüssigkeit beim Trennen nicht mischbarer Flüssigkeiten) die Teilchengrößen vielfach höher sind als die der Moleküle. Bei der Berechnung thermischer Trennverfahren wird überwiegend von den Gesetzmäßigkeiten der Thermodynamik, bei den mechanischen Trennverfahren überwiegend von den Gesetzmäßigkeiten der Mechanik Gebrauch gemacht. Das Gemeinsame der thermischen Trennverfahren ist, daß (auf unterschiedliche Weise) zwei Phasen mit auch im Gleichgewicht voneinander abweichenden Zusammensetzungen hergestellt werden und diese Phasen sich dann aufgrund ihrer Dichtedifferenz leicht mechanisch trennen lassen.

Destillation

Einfache Destillation. Die Destillation ist eine Grundoperation der thermischen Verfahrenstechnik. Sie wird angewendet, wenn Flüssigkeiten mit löslichen Bestandteilen (Komponenten) zu trennen sind und dabei die Komponenten unterschiedliche Dampf-

drücke aufweisen. Im einfachsten Fall hat die Ausgangsflüssigkeit zwei Komponenten.
Destillationsapparate bestehen aus einer Destillierblase, in der durch Wärmezufuhr Dampf aus der Ausgangsflüssigkeit erzeugt wird, einem Kondensator, in dem der Dampf niedergeschlagen wird, und einer Vorlage, in der das Kondensat gesammelt wird. Die Beheizung erfolgt meist indirekt mit Feuerungsgasen, Heizbädern aus Flüssigkeiten hoher Siedetemperatur, elektrischem Strom oder Dampf, der auch direkt in die Blase eingeführt wird. Bei der diskontinuierlichen Destillation ist der erste gebildete Dampf reich an leichtersiedender Komponente, entsprechend auch das erste anfallende Kondensat. Im weiteren Verlauf der Destillation nimmt der Anteil an leichtersiedender Komponente im Kondensat, gemesssen am Anfangszustand, immer mehr ab, bis schließlich die Flüssigkeit mit der Ausgangszusammensetzung aus der Blase in die Vorlage „herüberdestilliert" ist, was nicht das Ziel der Destillation sein kann. Das Trennziel wird bei der diskontinuierlichen Destillation einerseits dadurch erreicht, daß man die Destillation gezielt beendet, andererseits das Kondensat gezielt auf getrennte Vorlagen leitet. Die Arbeitsweise bezeichnet man als fraktionierte Destillation (Abb. 3.68).

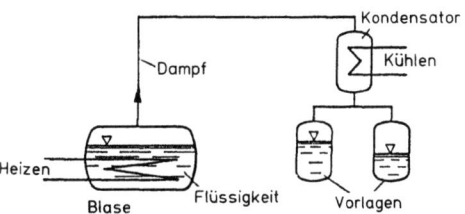

Abb. 3.68. Einfache Destilliereinrichtung. Aus[3]

Die Vorgänge bei der Destillation können über Zustandsdiagramme dargestellt und verfolgt werden. Wesentliche Grundlage für diese Diagramme sind die Gesetzmäßigkeiten für die Gleichgewichtszusammensetzungen von Flüssigkeit und Dampf. Bei idealen Flüssigkeiten wird die Gültigkeit des *Raoult-Gesetzes* über den gesamten Konzentrationsbereich vorausgesetzt. Nach diesem Gesetz ist der Partialdruck p_j einer Komponente j über einer Flüssigkeit im Gleichgewicht dem Molanteil x_j sowie dem Dampfdruck p_{Dj} proportional:

$$p_1 = x\,p_{D1} ; p_2 = (1 - x)\,p_{D2} \qquad (1)$$

Bei idealem Verhalten des Gases gilt das *Dalton-Gesetz* und somit

$$p(x) = p_1 + p_2 = p_{D2} + x(p_{D1} - p_{D2}) \qquad (2)$$

Da verfahrenstechnische Apparate meist näherungsweise unter konstantem Druck arbeiten (dieser ändert sich nur um die kleinen Strömungsdruckabfälle und die hydrostatischen Druckdifferenzen), soll bei den Betrachtungen der Gesamtdruck p konstant, dagegen die Temperatur ϑ variabel angenommen werden. Gl. (2) läßt sich auch schreiben als

$$x(\vartheta) = \frac{p - p_{D2}(\vartheta)}{p_{D1}(\vartheta) - p_{D2}(\vartheta)} \qquad (3)$$

Da gilt

$$p_j = y_j\,p = x_j\ p_{Dj} \text{ oder } y_j = \frac{x_j\,p_{Dj}}{p} \qquad (4)$$

wird

$$y\,(\vartheta) = \frac{p_{D1}\,(\vartheta)}{p}\ \frac{p - p_{D2}\,(\vartheta)}{p_{D1}\,(\vartheta) - p_{D2}\,(\vartheta)} \qquad (5)$$

Mit Gl. (3) und (5) lassen sich Siede- und Taulinie eines idealen Gemisches (wie beispielhaft in Abb. 3.69 gezeigt) auf der Grundlage der Dampfdruckkurven der reinen Komponenten beschreiben. Aus dem Diagramm in Abb. 3.69 lassen sich wiederum für alle Gemischtemperaturen, die zwischen den Siedetemperaturen der reinen Komponenten liegen, die Gleichgewichtskonzentrationen von Flüssigkeit und Dampf ablesen.

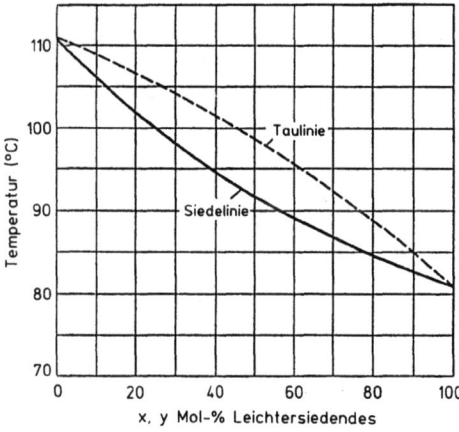

Abb. 3.69. Siede- und Taulinie des idealen Gemisches Benzol-Toluol bei einem Druck von 1.013 hPa (1.013 mbar). Nach[4]

Kontinuierliche Destillation. Die für technische Anwendungen fast immer interessantere kontinuierliche Arbeitsweise läßt sich realisieren, wenn die Blase so gestaltet ist, daß stetig frische Lösung zugegeben und in gleichem Maße Flüssigkeit mit erhöhtem Gehalt an Schwerersiedendem abgezogen werden kann.

Dephlegmation. Die Trennung von Flüssigkeitsgemischen durch Destillation kann verbessert werden, wenn über der Blase ein Kühler (Dephlegmator) angebracht ist, dessen Kühlflüssigkeitstemperatur nur wenige Kelvin unter der Siedetemperatur der schwerersiedenden Komponente der Ausgangsflüssigkeit liegt. Dadurch wird aus dem Dampf vorwiegend die schwerersiedende Komponente kondensiert und als „Phlegma" in die Blase zurückgeführt.

Wasserdampfdestillation. Temperaturempfindliche Flüssigkeitsgemische mit stark differierenden Siedepunkten der Komponenten können unter schonenden Bedingungen getrennt werden, wenn man mit einem unlöslichen Hilfsstoff - meist Wasserdampf - arbeitet. Zwei unlösliche Komponenten verhalten sich hinsichtlich des Gleichgewichtes zwischen Flüssigkeit und Dampf so, als ob die andere nicht vorhanden wäre. D. h. jede Komponente besitzt bei einer bestimmten Temperatur im Dampf einen Partialdruck, der von der Flüssigkeitszusammensetzung unabhängig und gleich dem Dampfdruck der reinen Komponente ist - Abweichung vom *Raoult-Gesetz* nach Gl. (1). Auf diese Weise läßt sich mit der Summe aus den Partialdrücken von Wasserdampf und leichtersiedender Komponente der Atmosphärendruck leicht erreichen (die schwerersiedende Komponente leistet nur einen sehr geringen Beitrag). Da die molare Zusammensetzung des Dampfes dem Verhältnis der Partialdrücke entspricht, läßt sich der mit dem Wasserdampf übergehende Anteil der Komponenten bei bekanntem Dampfdruck errechnen. Die Wasserdampfdestillation, die auch unter vermindertem Druck ausgeführt werden kann, dient vorwiegend der Reinigung und Abscheidung hydrophober Stoffe, wie z. B. der ätherischen Öle. Abb. 3.70 zeigt den Aufbau einer einfachen Glasapparatur zur Wasserdampfdestillation. In der Vorlage trennt sich der Hilfsstoff (Wasser) und das Destillat in Schichten infolge der Dichtedifferenz.

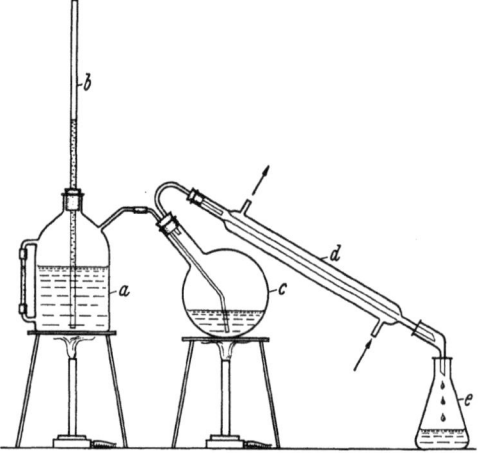

Abb. 3.70. Glasapparatur zur Wasserdampfdestillation. a Dampftopf, b Steigrohr, c Destillierblase, d Kühler, e Vorlage

Vakuumdestillation. Ebenfalls zur Produktschonung dient die Vakuumdestillation. Man destilliert hierbei nicht unter dem gewöhnlichen Atmosphärendruck, sondern unter vermindertem Druck, wodurch der Siedepunkt gesenkt wird. Dazu ist zusätzlich eine Pumpe (Wasserstrahlpumpe, Kapselpumpe, Ölpumpe, Diffusionspumpe) mit den dazugehörigen Absperrhähnen oder -ventilen erforderlich.

Rektifikation

Gestattet die Destillation nur eine beschränkte Trennung der Lösungen in ihre Komponenten, so ist die Rektifikation ein Verfahren, mit dem man eine weitergehende Trennung, im Grenzfall bis zu den reinen Komponenten vornehmen kann. Am einfachsten wird diese Trennung in kontinuierlich arbeitenden

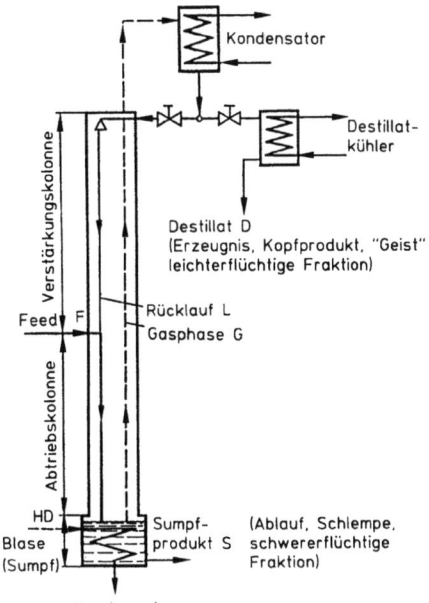

Abb. 3.71. Schema einer vollständigen, aus Verstärkungs- und Abtriebssäule bestehenden Rektifizieranlage; HD Heizdampf. Aus[1]

Rektifizieranlagen verwirklicht (s. Abb. 3.71). Über der Blase (Sumpf) befindet sich eine Kolonne bzw. Säule mit speziellen Einbauten (Füllkörper- oder Bodenkolonne). Hierin wird die zulaufende Flüssigkeit (Feed) im Gegenstrom zu dem aufsteigenden Dampf aus der Blase geführt. Durch intensiven Wärme- und Stoffaustausch wird dabei das Leichtersiedende abgetrieben, wodurch der Name Abtriebskolonne begründet ist. Blase und Abtriebskolonne können als Einheit angesehen werden, die es gestattet, definierte Orte für den Zulauf (Feed) und den Abzug des mit Schwersiedendem angereicherten Sumpfproduktes festzulegen. Der aufsteigende Dampf tritt nach der Abtriebskolonne in die ebenso gebaute Verstärkungskolonne, nach deren Verlassen am Kopf der Anlage wird der Dampf kondensiert und zu einem Teil in die Verstärkungssäule zurückgegeben (Rücklauf). Der andere Teil ist das Kopfprodukt, reich an leichtersiedender Komponente. Durch den intensiven Wärme- und Stoffaustausch in der Verstärkungssäule wird die Konzentration an leichtersiedender Komponente im Dampf in dessen Strömungsrichtung weiter erhöht. Die Höhe von Abtriebs- und Verstärkungssäule (bzw. bei Bodenkolonnen die Anzahl der erforderlichen Austauschböden) richtet sich nach der geforderten Reinheit von Sumpf- und Kopfprodukt.

Azeotroper Punkt. Die grundsätzliche Möglichkeit, bei der Rektifikation im Grenzfall zu den reinen Komponenten zu gelangen, findet eine Beschränkung in der Art der zu trennenden Flüssigkeiten. Weicht nämlich das Verhalten der zu tennenden Flüssigkeit von dem der im Abschnitt über Destillation beschriebenen idealen Flüssigkeit ab, können ausgezeichnete Zustandspunkte auftreten, bei denen die Flüssigkeit und der mit ihr im Gleichgewicht stehende Dampf die gleiche Zusammensetzung haben (azeotroper Punkt). Die Zusammensetzung des azeotropen Punktes kann weder durch Destillation noch durch Rektifikation überschritten werden. Sie legt deshalb die Grenze der Trennung fest.

Ideales Verhalten einer Flüssigkeit tritt meistens auf, wenn die Komponenten chemisch ähnlich sind. Es ist nur dann zu erwarten, wenn in der Flüssigkeit die Anziehungskraft a_{12} zwischen einem Molekül der Komponente *1* und einem Molekül der Komponente *2* durch $a_{12} = \sqrt{a_{11}\,a_{22}}$ gegeben ist (a_{11}, a_{22} = Anziehungskraft zwischen zwei Molekülen der Komponente *1* bzw. *2*). Ist dagegen $a_{12} > \sqrt{a_{11}a_{22}}$, so werden die verschiedenartigen Moleküle stärker gebunden als in einer idealen Lösung. Der Dampfdruck ist also verglichen mit dem der idealen Lösung im ganzen Konzentrationsbereich erniedrigt. Ist andererseits $a_{12} < \sqrt{a_{11}a_{22}}$, so ist der Dampfdruck entsprechend erhöht. Um diese Abweichung vom idealen Verhalten zu erfassen, erweitert man das *Raoult-Gesetz* mit einem Korrekturfaktor, dem Aktivitätskoeffizienten. Der so aus den Partialdrücken resultierende Gesamtdampfdruck kann bei bestimmten Kombinationen von Komponenten ausgeprägte Minima bzw. Maxima aufweisen. An diesen Stellen berühren sich Siede- und Taulinie. Abb. 3.72 zeigt beispielhaft für ein azeotropes Gemisch mit Dampfdruckminimum den Verlauf von Siede- und Taulinie für das Gemisch Salpetersäure-Wasser mit dem azeotropen Punkt in A.

Vakuumrektifikation. Auch bei der Rektifikation kann die Trennung temperaturempfindlicher Flüssigkeiten durch Absenkung des Druckes und damit der Siedetemperatur schonender ablaufen. Um den Vorteil des niedrigen Druckes allerdings richtig nutzen zu können, darf der Druckabfall der Rektifiziersäule auch nicht zu hoch sein. Insofern mußten für die Vakuumrektifikation besondere Einbauten entwickelt werden.

Wasserdampfrektifikation. Aufgrund der zur Wasserdampfdestillation erläuterten physikalischen Gege-

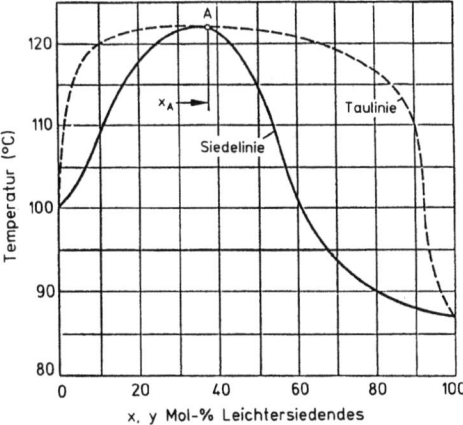

Abb. 3.72. Siede- und Taulinien für das Gemisch Salpetersäure-Wasser (mit Maximumsiedepunkt) bei einem Druck von 1.013 hPa (1.013 mbar). Nach[4]

benheiten läßt sich auch für die Rektifikation durch Zugabe eines unlöslichen Hilfsstoffes (Wasserdampf) die Siedetemperatur erniedrigen und eine schonende Trennung erreichen. Gegenüber der Vakuumrektifikation kann hierbei durchaus ein Vorteil entstehen, weil der apparatetechnische Aufwand geringer gehalten werden kann. Man spricht auch von Wasserdampfrektifikation, wenn ein anderer Dampf als Hilfsstoff verwendet wird.

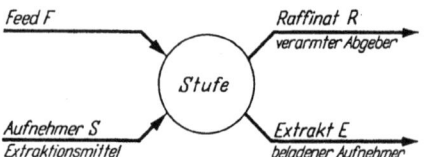

Abb. 3.73. Fließbild einer Extraktionsstufe. Aus[1]

Extraktion

Die Flüssig-flüssig-Extraktion ist ein Trennverfahren, das wie die Destillation und Rektifikation auf der unterschiedlichen Zusammensetzung zweier miteinander im Gleichgewicht stehenden Phasen beruht. Während bei der Destillation und Rektifikation die zweite Phase (die Dampfphase) durch Energiezufuhr ausschließlich aus den Komponenten der vorhandenen (flüssigen) Phase gebildet wird, muß bei der Extraktion die zusätzliche Phase durch eine neue Substanz, das Lösungsmittel, gebildet werden. Das Lösungsmittel darf in einer Komponente der Ausgangsflüssigkeit (Rohprodukt, Feed) nicht löslich sein. Die andere Komponente der Ausgangsflüssigkeit muß jedoch im Extraktionsmittel bevorzugt gelöst werden, damit das Extraktionsmittel diese Komponente aufnehmen kann. Im einfachsten Fall sind also im Gegensatz zur Destillation und Rektifikation statt zwei mindestens drei verschiedene Stoffe an der Extraktion beteiligt. Hat das Lösungsmittel ausreichend viel von der zu extrahierenden Komponente aufgenommen, kann es aufgrund der Dichtedifferenz leicht mechanisch abgetrennt und zur weiteren Behandlung bzw. Trennung einer Destillation oder Rektifikation zugeführt werden. Da das Trennverfahren offensichtlich sehr stark von dem Verhalten des Lösungsmittels beeinflußt wird, ist die Auswahl des Lösungsmittels bei der Extraktion eine sehr wichtige Aufgabe. Die Flüssig-flüssig-Extraktion wird häufig dann eingesetzt, wenn

- Flüssigkeitsgemische zu trennen sind, die eine sehr geringe Siedepunktsdifferenz aufweisen und damit durch Rektifikation nur unwirtschaftlich behandelt werden können,
- azeotrope Gemische zu trennen sind,
- bei Erwärmung des zu trennenden Gemisches eine Zersetzung der Komponenten auftritt oder
- gleichzeitig mehrere Komponenten mit stark unterschiedlichen Siedepunkten entfernt werden sollen.

Diskontinuierliche Flüssig-flüssig-Extraktion. Eine diskontinuierlich (absatzweise) arbeitende Extraktionsapparatur setzt sich aus sog. Extraktionsstufen zusammen. Als Stufe wird eine Anordnung bezeichnet, in der ein Flüssigkeitsgemisch (Feed) mit dem Lösungsmittel (Aufnehmer, Solvens, S) innig vermischt, zu Wärme- und Stoffaustausch veranlaßt und anschließend wieder in die beiden unlöslichen Phasen (Raffinat R, Extrakt E) aufgrund der Dichtedifferenz getrennt wird. Das Fließbild einer solchen Anordnung zeigt Abb. 3.73, in Abb. 3.74 ist deren technische Verwirklichung schematisch dargestellt. Stehen Raffinatphase R und die Extraktphase E im Gleichgewicht, so spricht man von einer theoretischen oder idealen Stufe. Meist sind für die Trennung mehrere

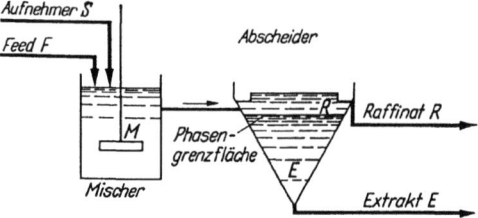

Abb. 3.74. Technische Verwirklichung einer absatzweise arbeitenden Extraktionsstufe mit Mischer und Abscheider. Aus[1]

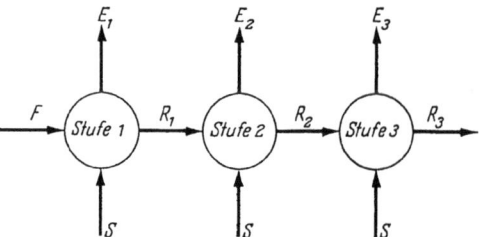

Abb. 3.75. Fließbild einer aus drei Stufen bestehenden absatzweisen Kreuzstromextraktion. Aus[1]

solcher Stufen nötig, die in verschiedener Weise kombiniert werden können. Eine häufige Schaltung ist der sog. Kreuzstrom, wie er durch das Fließbild der Abb. 3.75 dargestellt ist. Der Feed wird nacheinander durch mehrere mit frischem Extraktionsmittel gespeiste Stufen geführt, um am Ende mit möglichst hoher Reinheit als Raffinat gewonnen zu werden.

Kontinuierliche Flüssig-flüssig-Extraktion. Die kontinuierliche Flüssig-flüssig-Extraktion wird als Gegenstromextraktion am häufigsten eingesetzt. Sie ist in großtechnischen Anlagen wirtschaftlicher als die diskontinuierliche Extraktion. Die kontinuierliche Gegenstromextraktion ist in Abb. 3.76 schematisch dargestellt. Von oben wird die Phase mit der höheren Dichte aufgegeben und von unten die Phase mit der niedrigeren Dichte. Dann fällt entweder die schwere Phase in Form von Tropfen durch die leichtere, aufsteigende, kontinuierliche Flüssigkeit, oder die leichtere steigt in Form von Tropfen durch die sich nach unten bewegende schwere Phase. Die Lage der Phasengrenzfläche kann durch eine Niveauregelung (auch mit Syphonanordnung möglich) gehalten werden und bestimmt, welche Phase in disperser (verteilter) Form auftritt. Befindet sich, wie in Abb. 3.76, der Phasenspiegel am oberen Ende der Kolonne, so wird die schwere Phase zur kontinuierlichen und die leich-

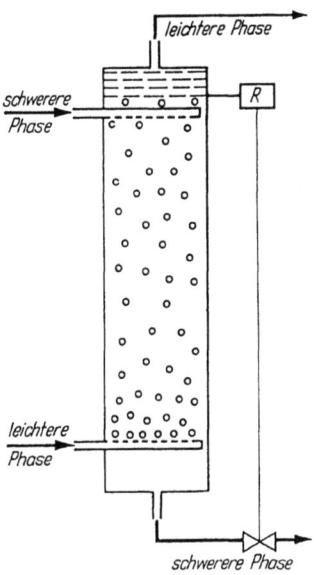

Abb. 3.76. Sprühkolonne; R Regulierung der Phasengrenzfläche. Aus[1]

tivität der Membran auf die Seite der Lösung,
Abb. 3.77. Die Membran muß für den gelösten Stoff
undurchlässig sein. Dies ist mit entsprechenden
Membranen auch mehr oder weniger perfekt möglich
(Membranen →Kap. 3, S. 605, Abschnitt Filtrieren).
Hierdurch steigt der hydrostatische Druck in der Lö-
sung. Der erhöhte Druck ist die Ursache für einen Lö-
sungsmittelstrom zurück auf die Lösungsmittelseite.
Im osmotischen Gleichgewicht sind die beiden Lö-
sungsmittelströme gleich groß. Abb. 3.78 gibt für einige Stoffe Zahlenwerte für den osmotischen Druck $\Delta\pi$
Durch Anwendung eines äußeren Druckes auf der
Lösungsseite kann ein resultierender Lösungsmittel-
strom zur reinen Seite erzwungen werden. Man
spricht von umgekehrter Osmose (reverse osmosis,
RO). Bei der technischen Anwendung der Umkehrosmose werden Drücke bis 15 MPa (150 bar) angewendet.

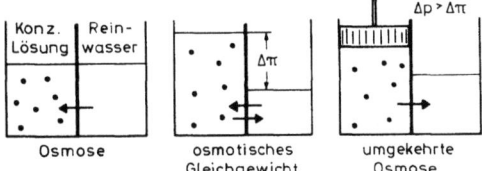

Abb. 3.77. Prinzip von Osmose, osmotischem Gleichgewicht
und Umkehrosmose. Der Lösungsmittelfluß ist durch Pfeile
markiert. Aus[5]

te zur dispersen Phase. Dabei kann sowohl die leichte
als auch die schwere Phase Feed bzw. Lösungsmittel
sein. Um mit der Trennanordnung einen intensiven
Wärme- und Stoffaustausch zwischen den Phasen
und damit einen guten Wirkungsgrad zu erreichen, ist
eine möglichst große Berührungsfläche zwischen den
Phasen – über eine möglichst feine Verteilung der dispersen Phase – anzustreben. Außerdem werden hohe
Stoffdurchgangskoeffizienten benötigt, die sich
durch die Turbulenz der Strömung entsprechend beeinflussen lassen. Um diese Anforderungen zu erfüllen, haben sich – neben den reinen Sprühkolonnen –
Füllkörperkolonnen, Bodenkolonnen und Rührko-
lonnen in unterschiedlichsten Varianten etabliert.
Die Extraktionsapparatur wird meistens ergänzt
durch eine Regenerierung (Rektifikation) für das Lösungsmittel, das dann erneut der Extraktionskolonne
zugeführt wird.

Membranverfahren

Membranverfahren werden zum Abtrennen von Makromolekülen und Ionen aus Lösungen angewendet.
Eine Übersicht über die wesentlichen Membranverfahren gibt Tab. 3.15.

Osmose. Bei der Osmose wandert das Lösungsmittel
aufgrund der Konzentrationsdifferenz und der Selek-

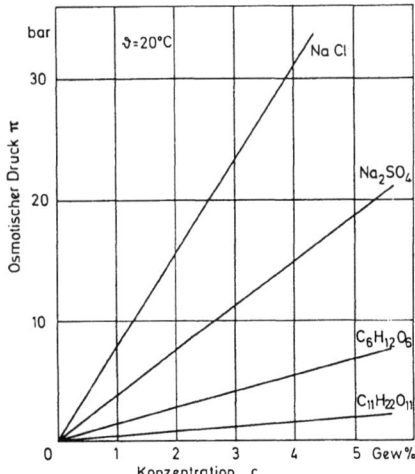

Abb. 3.78. Osmotischer Druck verschiedener Lösungen. Aus[5]

Tabelle 3.15. Übersicht über Membrantrennverfahren

Membranverfahren	Phase	Triebkraft	Permeat
Osmose	fl/fl	Konzentrationsdifferenz	Lösungsmittel
Umkehrosmose, Ultrafiltration	fl/fl	Druckdifferenz	Lösungsmittel
Dialyse	fl/fl	Konzentrationsdifferenz	gelöster Stoff
Elektrodialyse	fl/fl	elektrisches Feld	gelöste Ionen
Flüssigmembrantechnik	fl/fl	Konzentrationsdifferenz und chemische Reaktion	gelöster Stoff/Ionen

Umkehrosmose, Ultrafiltration. Hat die Membran auf der Lösungsseite nur Makromoleküle zurückzuhalten, deren osmotischer Druck unbedeutend ist, so spricht man von Ultrafiltration. Die Abgrenzung von Umkehrosmose und Ultrafiltration ist also nicht scharf definiert, da die Grenze zwischen Makromolekülen und Ionen nicht angegeben werden kann.

Dialyse. Mit Dialyse wird die Abtrennung niedermolekularer Bestandteile aus einer Lösung bezeichnet. In diesem Fall nutzt man das Konzentrationsgefälle für den gelösten Stoff aus. Die Membran muß dann vorwiegend für den gelösten Stoff durchlässig sein. Die bekannteste Anwendung ist die Blutreinigung nierenkranker Patienten.

Elektrodialyse. Mit der Elektrodialyse lassen sich selektiv Ionen aus Lösungen entfernen und/oder anreichern. Man benötigt dazu eine Anordnung von anionen- und kationendurchlässigen Membranen (Abb. 3.79). Bei Anlegen einer Spannung verarmt die Lösung im 2., 5. und 7. Kanal der Abb. 3.79 an Ionen, während diese in den entsprechenden anderen Kanälen angereichert werden.

Flüssigmembranen. Bei der Flüssigmembrantechnik werden z. B. Paraffinöltropfen in der Rohlösung dispergiert. In den Tropfen ist wiederum eine Aufnehmerphase dispergiert (Abb. 3.80). Der abzutrennende Stoff in der Rohlösung durchdringt das Öl (Membran) und setzt sich in der Aufnehmerphase infolge entsprechend gewählter pH-Werte chemisch um. Hierbei werden Reaktionsprodukte (Salze) gebildet, die in der Membranphase löslich sind. Als Folge der chemischen Umsetzung des Permeanden bleibt die Triebkraft für den diffusiven Stofftransport erhalten. Wegen der Tropfenform der Membran steht eine hohe spezifische Oberfläche für die Reaktion zur Verfügung.

Trennung im Fliehkraftfeld

Flüssigkeiten unterschiedlicher Dichte können durch Sedimentation im Fliehkraftfeld getrennt werden. Man verwendet hierzu Vollmantelzentrifugen. Da der Sedimentationsvorgang und die Zentrifugenbauarten im Vergleich zur Trennung von Flüssigkeiten und Feststoffen nicht prinzipiell unterschiedlich sind, wird hierzu auf Kap. 3, Trennen von Feststoffen und Flüssigkeiten, Abschnitt Zentrifugieren verwiesen.

Literatur

1. Grassmann P, Widmer F (1974) Einführung in die thermische Verfahrenstechnik, 2. Aufl., de Gruyter, Berlin New York
2. Vauck WRA, Müller HA (1990) Grundoperationen chemischer Verfahrenstechnik, 8. Aufl., Verlag Chemie, Weinheim
3. Bartholome E, Biekert E, Hellmann H, Ley H (Hrsg.) Ullmanns Encyklopädie der technischen Chemie, 4. Aufl. (1972), Bd. 2, Verlag Chemie, Weinheim
4. Kirschbaum E (1969) Destillier- und Rektifiziertechnik, 4. Aufl., Springer, Berlin Heidelberg New York
5. Rautenbach R, Albrecht R (1981) Membrantrennverfahren, Ultrafiltration und Umkehrosmose, 1. Aufl., Salle u. Sauerländer, Frankfurt Berlin München Aarau Salzburg

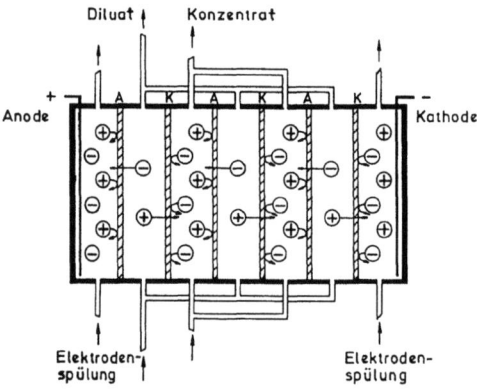

A – Anionenaustauscher - Membran
K – Kationenaustauscher - Membran

Abb. 3.79. Funktionsprinzip der Elektrodialyse. Aus[5]

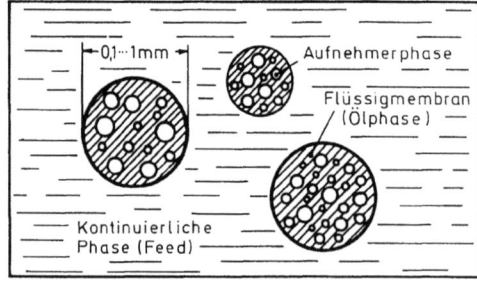

Abb. 3.80. Flüssigmembranen nach dem Prinzip multipler Emulsionen. Aus[5]

4.3 Trennen von Feststoffen und Flüssigkeiten

S. Bernotat, J. Teifke

Auch beim Trennen von Feststoffen und Flüssigkeiten lassen sich die Grundoperationen der Verfahrenstechnik in thermische und mechanische Verfahren unterscheiden (→ Kap. 3,4.2). Wieder ist es das Ziel der thermischen Trennverfahren, über eine zweite Phase (beim Verdampfen und Trocknen die Dampfphase) zu einer leichten mechanischen Trennbarkeit (Dichtedifferenz) zu gelangen. Zur Trennung mittels mechanischer Kräfte gibt es drei grundsätzliche Möglichkeiten:

- die Sedimentation,
- die Filtration,
- das Auspressen.

Beim *Sedimentieren* setzen sich die Feststoffe unter der Wirkung von Schwerkraft oder Fliehkraft (Zentrifugieren) ab und bilden eine Feststoffschicht, deren Zwischenräume noch mit Flüssigkeit erfüllt sind. Oberhalb der abgesetzten Feststoffe befindet sich der geklärte Flüssigkeitsanteil. Beim *Filtrieren* halten Filtermittel die in einem Suspensionsstrom verteilten Feststoffe zurück, während die Flüssigkeit das Filtermittel durchströmen kann. Als treibende Kraft für den Filtervorgang kann die Schwerkraft, die Fliehkraft (Filter- oder Siebzentrifugen) oder eine Druckkraft (Nutschen, Tellerfilter, Kammer- oder Rahmenfilterpressen) genutzt werden. Die filternden Abscheider sind zusätzlich noch in der Lage, den Filterkuchen, die auf dem Filtermittel zurückgehaltenen Feststoffe, zu waschen und zu entwässern. Unter Waschen wird das Verdrängen der ursprünglichen Suspensionsflüssigkeit aus den Hohlräumen des Filterkuchens durch eine andere Flüssigkeit verstanden. Die Entwässerung mit Hilfe einer Luftströmung oder aufgrund von Schwer- und Fliehkraft gelingt nicht vollständig, es bleibt immer ein Rest Flüssigkeit in den Hohlräumen zwischen den Partikeln zurück (z. B. einige % des Hohlraumvolumens beim Entwässern von grobem Kies, bis zu ca. 80 % bei Klärschlämmen).

Beim *Auspressen* werden die Partikeln einer Feststoffschicht durch mechanische Kräfte umorientiert und eventuell zerkleinert, so daß der Hohlraum zwischen den Partikeln kleiner wird und die darin befindliche Flüssigkeit verdrängt wird. Das Auspressen von Früchten und Beeren unterscheidet sich insoweit, als daß durch die Krafteinwirkung zuerst einmal Zellwände aufgebrochen werden, um das Öl oder den Saft freizusetzen.

Verdampfen

Von Verdampfen spricht man im Zusammenhang der Trennung Feststoff und Flüssigkeit, wenn der Feststoff in gelöster Form in einem Lösungsmittel vorliegt und die Trennung über Erzeugen einer Dampfphase durch Energiezufuhr erreicht wird. Das thermodynamische Merkmal dieser Grundoperation ist, daß die Dampfphase (annähernd) aus reinem Lösungsmittel besteht. Der entsprechende Dampf wird als Brüden oder Brüdendampf bezeichnet. In der Regel ist man beim Verdampfen an der Gewinnung möglichst reinen Lösungsmittels interessiert. Ist nur eine gewisse Aufkonzentrierung der Lösung von Interesse, so spricht man auch von Eindampfen.

Verdunstung. Flüssigkeiten haben die Eigenschaft, auch unterhalb ihrer Siedetemperatur Moleküle über ihre Oberfläche in den Dampfraum abzugeben. Bei geschlossenen Gefäßen stellt sich ein Gleichgewicht zwischen der flüssigen Phase und dem Dampf ein, d. h., es treten pro Zeiteinheit ebenso viele Moleküle aus der Flüssigkeit aus, wie aus dem Dampfraum zurückkommen. Die Lage des Gleichgewichts ist abhängig von der Temperatur. Wird der Dampf abgezogen oder mit einem Luftstrom fortgetragen, nimmt die Flüssigkeitsmenge ab, sie verdunstet. Dieser Vorgang benötigt Energie, die der Flüssigkeit entnommen wird. Das führt bis zu einer gewissen Grenze (Kühlgrenztemperatur) zu einer Abkühlung der Flüssigkeit und damit zu einer Abnahme der Verdunstungsgeschwindigkeit. Die Verdunstungsgeschwindigkeit kann aber durch eine äußere Energiezufuhr gehalten werden. Abb. 3.81 zeigt eine einfache Anordnung zur Verdunstung von Flüssigkeiten. Zur Schonung der Stoffe wird hier auf einem Wasserbad

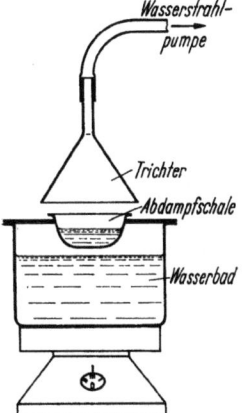

Abb. 3.81. Einfache Anordnung zur Verdunstung von Flüssigkeiten

abgedunstet. Außerdem wird bei dieser Anordnung der entstehende Dampf durch eine Wasserstrahlpumpe abgeführt, was zu einer höheren Verdunstungsgeschwindigkeit führt und u. U. lästige Dämpfe beseitigen hilft.

Wärmeübergang beim Verdampfen. Wird die beim Verdunsten angesprochene schwache Energiezufuhr so gesteigert, daß der Dampfdruck der Flüssigkeit dem auf der Flüssigkeit lastenden Umgebungsdruck entspricht, so beginnt die Flüssigkeit zu sieden. Der Siedezustand ist durch eine zu beobachtende Dampfblasenbildung innerhalb der Flüssigkeit charakterisiert. Diese findet bei der Siedetemperatur statt. Jede weitere Energiezufuhr führt ausschließlich zur Bildung von weiterem Dampf und nicht zu einer Erhöhung der Flüssigkeitstemperatur. Nach genaueren Beobachtungen muß man davon ausgehen, daß Flüssigkeiten nur an einer Grenzfläche zwischen Flüssigkeit und Dampf verdampfen können, d. h. eine Dampfblase entsteht nur, wenn ein kleiner Dampf- bzw. Gaseinschluß als „Keim" vorhanden ist. So entstehen Dampfblasen an festen Oberflächen immer an ganz bestimmten Stellen, die sich bei näherer Analyse als mikroskopisch kleine Vertiefungen erweisen, die kleinste Mengen Luft (oder andere Gase) einschließen können.

An einer sehr sauber polierten und sorgfältig entgasten Oberfläche können in einer gasfreien Flüssigkeit keine Dampfblasen entstehen, auch wenn die Flüssigkeit weit über ihren Siedepunkt hinaus erhitzt wird (Siedeverzug). Bildet sich dann aber durch eine Störung doch eine Blase, so wird die in der Flüssigkeit gespeicherte Energie schlagartig zur Dampfbildung verbraucht, was zu einer Zerstörung der Apparatur führen kann. Um solche Siedeverzüge zu vermeiden, legt man in die Flüssigkeit vor dem Erhitzen (auf keinen Fall in die bereits erhitzte Flüssigkeit!) poröse Körperchen (Siedesteinchen) ein, deren Gaseinschlüsse als Blasenbildungskeime dienen. Auch das Einlegen von einseitig zugeschmolzenen Kapillarröhrchen (z. B. Schmelzpunktröhrchen) erfüllt diesen Zweck. Dagegen sind Glaskugeln wegen ihrer glatten Oberfläche weniger geeignet. Siedesteinchen sind nur

einmal zu verwenden, da sie nach einiger Siedezeit entgast sind und sich beim Erkaltenlassen der Flüssigkeit mit dieser vollsaugen. Vor dem Wiederanheizen sind also neue Siedesteinchen hinzuzufügen.
Für die Energiezufuhr, beim Verdampfen stets Übertragung von Wärme, sind die Transportmechanismen Wärmeleitung, Konvektion und Wärmestrahlung zu diskutieren. Unter Wärmeleitung versteht man das Fortpflanzen von Wärme innerhalb eines Stoffes durch Stöße schwingender Moleküle, wobei die Moleküle ihre Lage zueinander nicht ändern. Ein energiereicheres Molekül überträgt jeweils einen Teil seiner kinetischen Energie auf ein energieärmeres. Insofern tritt Wärmeleitung allein nur in Feststoffen auf, wogegen bei Flüssigkeiten und Gasen mit ihren frei beweglichen Molekülen die Konvektion der Hauptträger des Wärmeaustausches ist. Nur in sehr dünnen Flüssigkeitsfilmen und Gasschichten (< 1 mm), tritt Wärmeleitung allein auf. Heiße Körper strahlen Wärme aus. Diese Wärmestrahlung ist nicht an stoffliche Wärmeträger gebunden und geht durch leeren oder gaserfüllten Raum, und zwar über elektromagnetische Wellen mit einer Wellenlänge von 0,8 bis 15 μm (Infrarot- oder Ultrarotstrahlung). Wärmestrahlung tritt beim Verdampfen grundsätzlich immer auf, kann jedoch gegenüber Leitung und Konvektion in der Regel vernachlässigt werden. Geht Wärme von einer festen Wand auf eine Flüssigkeit über und umgekehrt, so spricht man von Wärmeübergang.
Der Wärmestrom $\dot{Q}$ beim Wärmeübergang ist

$$\dot{Q} = \alpha F(\vartheta_W - \vartheta_F) \qquad (1)$$

worin α der Wärmeübergangskoeffizient, F die Heizfläche, ϑ_W die Wandtemperatur und ϑ_F die Flüssigkeitstemperatur ist. Im Siedezustand ist diese Flüssigkeitstemperatur gleich der Siedetemperatur ϑ_{FS}. In Abb. 3.82 ist der Wärmeübergangskoeffizient α die Heizflächenbelastung $\dot{q} = \dot{Q}/F$ über der Temperaturdifferenz $\Delta\vartheta = (\vartheta_W - \vartheta_{FS})$ für Wasser bei Atmosphärendruck dargestellt. Die Temperaturdifferenz $\Delta\vartheta$ legt unterschiedliche Bereiche des Wärmeübergangs fest:

- Bereich A bis B: Freie Konvektion; da sich bei kleinen Temperaturdifferenzen $\Delta\vartheta$ keine Blasen an der Heizfläche bilden können, findet in diesem Bereich Verdampfung nur an der freien Flüssigkeitsoberfläche statt.
- Bereich B bis C: Blasenverdampfung (nucleate boiling); an der Heizfläche bilden sich sehr viele Blasen. Der Wärmeübergangskoeffizient α und die Heizflächenbelastung $\dot{q}$ steigen mit zunehmender Temperaturdifferenz $\Delta\vartheta$ stark an. Dies ist der technisch wichtige Bereich, in dem fast alle technischen Verdampfer betrieben werden. Bei verhältnismäßig kleinen Temperaturdifferenzen (10 bis 30 K) erhält man hohe Wärmestromdichten (100 bis 1.000 kW/m²).
- Bereich C bis D: Übergangsgebiet (transition boiling); dies ist ein instabiler Bereich, der deshalb auch nur gestrichelt eingezeichnet ist. Die Dampfblasen wachsen in diesem Bereich derart schnell an, daß die Heizfläche teilweise mit einem instabilen, isolierenden Dampffilm überzogen ist.

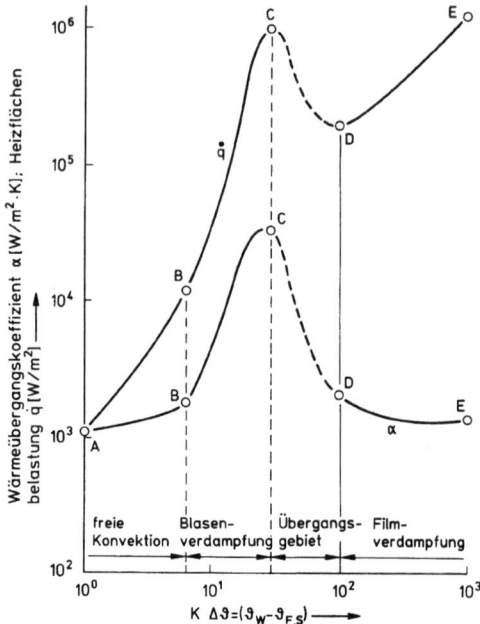

Abb. 3.82. Wärmeübergangskoeffizient α und Heizflächenbelastung $\dot{q}$ als Funktion der Temperaturdifferenz $\vartheta_W - \vartheta_{FS}$ beim Sieden Wasser unter Atmosphärendruck. Nach[1]

- Bereich D bis E: Filmverdampfung (film boiling); in diesem Bereich ist die Heizfläche vollständig mit einem nunmehr stabilen, isolierenden Dampffilm bedeckt, so daß der Wärmeübergangskoeffizient wieder absinkt. Wegen der sehr großen Temperaturdifferenz $\Delta\vartheta$ ist hier der Wärmetransport durch Strahlung maßgebend beteiligt.

Einfache Verdampfer. Da eine Flüssigkeit dann siedet, wenn ihr Dampfdruck gleich dem auf ihr wirkenden Atmosphärendruck ist, kann die Siedetemperatur durch Verringerung des Druckes abgesenkt werden. Hierdurch erreicht man eine schonende Trennung, die häufig gefordert ist. Sind nur kleine Mengen einzudampfen oder zu verdampfen, können einfache Apparaturen zur Vakuumverdampfung verwendet werden. Solche einfachen Anordnungen sind beispielhaft in Abb. 3.83 und Abb. 3.84 gezeigt.
Eine für das Apothekenlaboratorium geeignete Apparatur zum Verdampfen bzw. Eindampfen von Lösungen unter vermindertem Druck sollte aus folgenden Bauteilen bestehen:

- Wasserbad (gegebenenfalls Ölbad) mit Thermometer zur Kontrolle der Badtemperatur.
- Destillationsgefäß, das, falls zur Gewinnung der Feststoffe verwendet, aus einem weithalsigen Kolben mit Deckel oder einer flachen Schale mit aufgesetzter Kalotte bestehen sollte. Der Deckel oder die Kalotte müssen Bohrungen mit Schliffhülsen tragen, die zur Aufnahme eines Belüftungshahnes, eines bis zum Boden der Blase reichenden Thermometers, einer Siedekapillare und des Destillierbogens dienen.

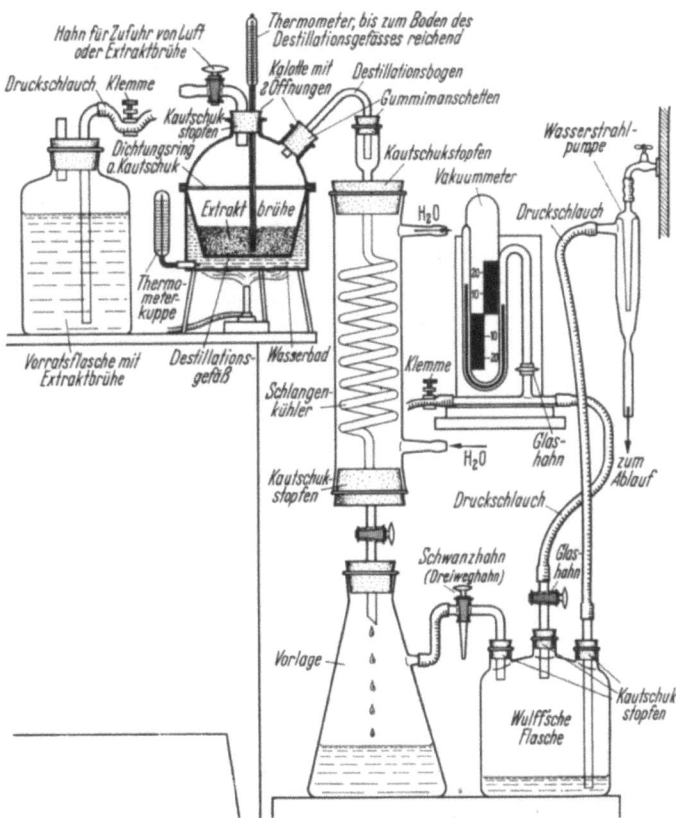

Hahn für Zufuhr von Luft
oder Extraktbrühe

Druckschlauch   Klemme

Kautschuk-
stopfen

Dichtungsring
a.Kautschuk

Thermometer, bis zum Boden des
Destillationsgefässes reichend

Kalotte mit   Destillationsbogen
2 Öffnungen

Gummimanschetten

Kautschukstopfen

Vakuummeter

Extraktbrühe

Thermo-
meter-
kuppe

Vorratsflasche mit
Extraktbrühe

Destillations-
gefäß

Wasserbad

Schlangen-
kühler

Kautschuk-
stopfen

Wasserstrahl-
pumpe

H_2O Druckschlauch

Klemme

H_2O Glas-
hahn

zum
Ablauf

Druckschlauch

Schwanzhahn
(Dreiweghahn)

Glas-
hahn

Vorlage

Wulffsche
Flasche

Kautschuk-
stopfen

Abb. 3.83. Apparatur zur Vakuumverdampfung von Lösungen

- Kondensator mit möglichst großer Kühlfläche. Ge-
  eignet sind Schlangenkühler, Dimroth-Kühler
  oder Doppelspiral-Kühler, sog. Intensivkühler.
  Gegen die Vorlage sollte der Kühler durch einen
  Hahn absperrbar sein, damit die Vorlage während
  des Betriebes problemlos entleert werden kann.
- Vorlage, z. B. in Form einer großen Saugflasche.
- Dreihalsige *Woulf*-Flasche zur Aufnahme des Ver-
  bindungsrohres zur Vorlage, möglichst mit Dreiwegehahn, zum Anschluß des Manometers und zum
  Anschluß der Vakuumpumpe.
- Manometer, dessen Hahn jeweils nur zum Ablesen
  des Druckes geöffnet wird, sonst geschlossen zu
  halten ist.
- Vakuumpumpe, z. B. Wasserstrahlpumpe.

Der erzeugte Unterdruck ist begrenzt und hängt u. a.
von der Art der Pumpe ab. So ist bei der Wasserstrahlpumpe der Dampfdruck des Wassers die unterste
Grenze für den Druck, besser bleibt man deutlich darüber. Ferner ist zu berücksichtigen, daß z. B. der in der
Woulf-Flasche ermittelte Druck nicht für die gesamte
Apparatur gilt. In der Verdampferblase (Destillationsgefäß) ist im Betrieb ein höherer Druck, weil über
dem Kühler eine Druckdifferenz liegt, die durch die
Kondensation begründet ist (das Kondensat benötigt
wesentlich weniger Volumen als Dampf).
Sowohl für das Labor als auch für großtechnische
Anwendungen gibt es eine Vielzahl von Verdampfer-

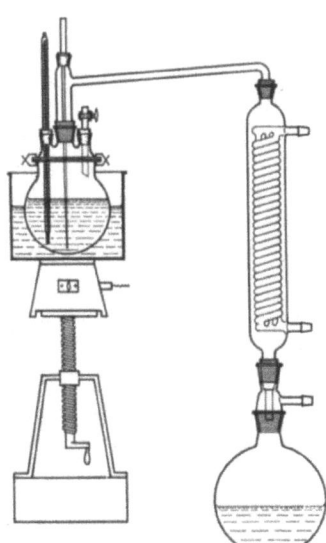

Abb. 3.84. Apparatur zur Vakuumverdampfung von Lösungen in Weithals-Flansch-Kolben

bauarten, die hier nicht alle besprochen werden
können, dazu sei auf die weiterführende Literatur
verwiesen. Hier sollen nur beispielhaft eine weitere
Bauart für Laborverdampfer und eine für die Groß-
technik wichtige Verdampferbauart angesprochen
werden.

Rotationsverdampfer. Wesentliches Merkmal des Ro-
tationsverdampfers ist die im Betrieb stetig mit mäßiger Drehzahl rotierende Verdampferblase (in der Regel ein Glaskolben, der zum Teil in ein Heizbad
eingetaucht ist). Die gegenüber der Senkrechten geneigte Drehachse sorgt dafür, daß der aufsteigende
Dampf, nachdem er in einem feststehenden Kühler
kondensiert ist, nicht wieder in die Blase zurück-
gelangt, sondern in einen feststehenden Auffangkolben.
Durch die Rotation der Blase wird die Verdamp-
fungsoberfläche vergrößert und damit schonendes
Verdampfen bei niedrigen Temperaturdifferenzen
möglich. Zudem wird ein Schäumen der Flüssigkeit
weitgehend vermieden. Siedekapillaren oder Siedesteinchen sind bei Rotationsverdampfern deshalb
nicht nötig, weil durch die ständige Bewegung Siedeverzüge nicht auftreten können. Durch die Regulierung der Eintauchtiefe in das Heizbad, der Badtemperatur, gegebenfalls des Vakuums und der
Kühlwassertemperatur kann der Rotationsverdampfer den verschiedensten Anforderungen gerecht werden. Fast immer läßt sich dabei die Blase entlang der
Drehachse kontinuierlich mit frischer Lösung beschicken.

Robert-Verdampfer. Im industriellen Bereich werden
am häufigsten parallel geschaltete Rohre als Heizflächen verwendet. Die zu verdampfende Flüssigkeit befindet sich im Innern der Rohre. Von außen werden
diese Rohre mit einem Heizmittel (in der Regel
Dampf) beheizt. Die dadurch enstehenden Dampfblasen in der Flüssigkeit beeinflussen maßgeblich die
Strömung sowie den Wärmeübergang im Innern der

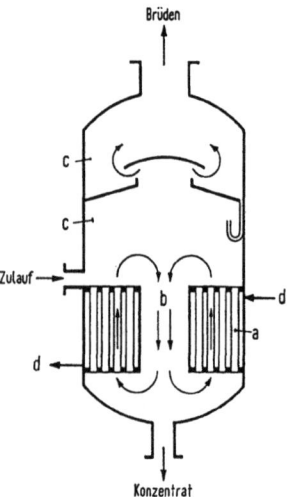

Abb. 3.85. Robert-Verdampfer: a Heizregister, b Fallrohr,
c Brüdenraum, d Heizmittel. Aus[3]

Rohre. Solche Röhrenverdampfer sind für große Leistungen geeignet und haben Heizflächen bis zu
400 m². Das Verhältnis von Heizfläche zu Betriebsin-
halt ist bei Röhrenverdampfern besonders günstig.
Eine besondere, nach seinem Erfinder benannte Bauart der Röhrenverdampfer ist der Robert-Verdampfer, der in Abb. 3.85 schematisch dargestellt ist. Der
Durchmesser der Heizrohre beträgt im Mittel 1/25
der Rohrlänge. Die zu verdampfende Lösung tritt mit
bereits konzentrierter Lösung von unten in die senkrecht angeordneten Verdampferrohre ein. Der Umlauf der Flüssigkeit aus den Verdampferrohren durch
den Brüdenraum und das Fallrohr wieder in das Heizregister erfordert eine Triebkraft, die bei natürlichem
Umlauf (Selbstumlauf) ein Mindesttemperaturge-
fälle zwischen Heizdampf- und Siedeseite von mehr
als 10 K bedingt. Zur Trennung der Brüden von
Schaum und mitgerissenen Flüssigkeitstropfen ist
oberhalb des Brüdenraumes ein Prallabscheider eingebaut.

Trocknen

Unter Trocknen soll hier die Entfernung einer Flüssigkeit aus einem Gut durch Verdunsten oder Verdampfen verstanden werden. Das Ziel des Trocknens
ist die Herstellung des trockenen Gutes, wobei die dazu notwendige Energie in der Regel dem Gut in Form
von Wärme von außen zugeführt wird. Es kann aber
auch im Gut gespeicherte Energie oder in ihm erzeugte Wärme zum Trocknen benutzt werden.
Die zum Trocknen benötigten Energiemengen sind
beträchtlich. Weil die mit der Abluft bzw. den Ab-
dämpfen entweichende Energie nur mit hohem apparativen Aufwand wiedergewonnen werden kann, ist
das Trocknen ein energiewirtschaftlich recht ungün-
stiges Verfahren. Man wird deshalb immer versuchen,
die mechanischen Grundoperationen zum Trennen
von Feststoffen und Flüssigkeiten vorzuschalten und
diese soweit wie möglich auszunutzen. Ein vollständig trockenes Produkt läßt sich mit den mechanischen
Verfahren jedoch nicht erzielen.
Zur Entfernung der Feuchtigkeit aus dem Gut stehen
grundsätzlich zwei Möglichkeiten zur Verfügung:
Verdunsten oder Verdampfen.
Beim *Verdunsten* enthält der Raum über dem Trok-
kengut, der den Dampf aufnimmt, wenigstens ein
weiteres Gas, meistens Luft. Dieses weitere Gas liefert
in den meisten Fällen die für das Trocknen benötigte
Energie. Der Gesamtdruck im Trockner ist beim Ver-
dunstungstrocknen höher als der Partialdruck des aus
dem Gut entweichenden Dampfes. Von *Verdampfen*
spricht man, wenn im Raum über dem Trockengut
nur der Dampf aus der Flüssigkeit im Gut anwesend
ist. Der Gesamtdruck ist dann gleich dem Partialdruck des entweichenden Dampfes.
Meist ist die im Gut gebundene Flüssigkeit Wasser.
Liegt das Wasser in fester Form als Eis vor, so erfolgt
das Trocknen durch *Sublimation.* Man spricht dann
von Sublimations- oder Gefriertrocknung.

Feuchtigkeitsbindung. Die im feuchten Gut enthaltene
Flüssigkeit ist entweder eine reine Flüssigkeit oder eine Salzlösung. In den weitaus meisten Fällen ist jedoch Wasser die vorherrschende Flüssigkeit. Sie kann

auf die folgenden Arten an das zu trocknende Gut gebunden sein:

- Als Haftflüssigkeit: Die Flüssigkeit bildet einen zusammenhängenden Film auf der Oberfläche des Gutes, womit auch grobe Hohlräume von porösen Stoffen und Schüttungen gemeint sind. Der Dampfdruck dieser Flüssigkeit entspricht dem Dampfdruck der ungebundenen Flüssigkeit. Ist ausschließlich Haftflüssigkeit vorhanden, so kann das Gut vollständig getrocknet werden.
- Als Kapillarflüssigkeit: Hierbei handelt es sich um die in den engen Kapillaren poröser Körper festgehaltene Flüssigkeit. Während bei vielen Stoffen der Dampfdruck der Kapillarflüssigkeit ebenfalls dem Dampfdruck der ungebundenen Flüssigkeit entspricht (nichthygroskopisches Verhalten), ist er bei anderen Stoffen unterhalb eines kritischen Feuchtegehaltes geringer (hygroskopisches Verhalten).
- Als Quellflüssigkeit: Diese Flüssigkeit läßt das Gut aufquellen, führt also zu einer Volumenvergrößerung des Gutes. Die Quellflüssigkeit ist Bestandteil der Gutsphase, die sie vollständig durchdringt.
- Als chemisch gebundene Flüssigkeit (z. B. Kristallwasser): Eine Entfernung chemisch gebundener Flüssigkeit ist erst oberhalb der Zersetzungstemperatur möglich und wird i. allg. nicht mehr als Trocknen bezeichnet.

Hygroskopisches Verhalten (Sorptionsisotherme). Drei Effekte können hygroskopisches Verhalten verursachen. Zunächst kann Flüssigkeit durch Adsorption über *van-der-Waals*-Kräfte an der äußeren und inneren Oberfläche von Feststoffen gebunden werden. Die Adsorption ist stoffabhängig und kann nur bis zu einem Gleichgewichtszustand beim Trocknen abgebaut werden. Bei besonders feinporigen Substanzen wird hygroskopisches Verhalten auch durch Kapillarkondensation verursacht. Schließlich kann man als Grund für hygroskopisches Verhalten nennen, daß die Flüssigkeit im Gut eine Salzlösung ist. Solche Lösungen haben einen niedrigeren Dampfdruck als das reine Lösungsmittel. Da mit fortschreitendem Trocknen die Lösung stärker konzentriert wird, nimmt auch die Dampfdruckerniedrigung zu. Alle drei genannten Effekte werden zu den sog. Sorptionseffekten zusammengefaßt. Man beschreibt diese Effekte mittels Sorptionsisothermen, mit denen der Zusammenhang zwischen dem Flüssigkeitsgehalt des Gutes und dem Partialdruck dieser Flüssigkeit in der umgebenden Gasphase bei konstanter Temperatur für den Gleichgewichtszustand angegeben wird. Die Gutsfeuchte ist meist Wasser und das Trocknungsmittel meist Luft; man trägt deshalb häufig den Feuchtigkeitsgehalt des Gutes über der relativen Luftfeuchtigkeit auf. Da sich bei hoher Luftfeuchtigkeit der Adsorption meist noch die Kapillarkondensation überlagert, weisen die meisten Stoffe S-förmige Sorptionsisothermen auf. Abb. 3.86 zeigt die Sorptionsisothermen von Kartoffeln.

Wärmeübertragung an das feuchte Gut. Die notwendige Wärmezufuhr an das zu trocknende Gut kann grundsätzlich unterschiedlich erfolgen. Besonders zu erwähnen sind dazu die freie und erzwungene Konvektion, die Wärmeleitung (Kontakttrocknen), die

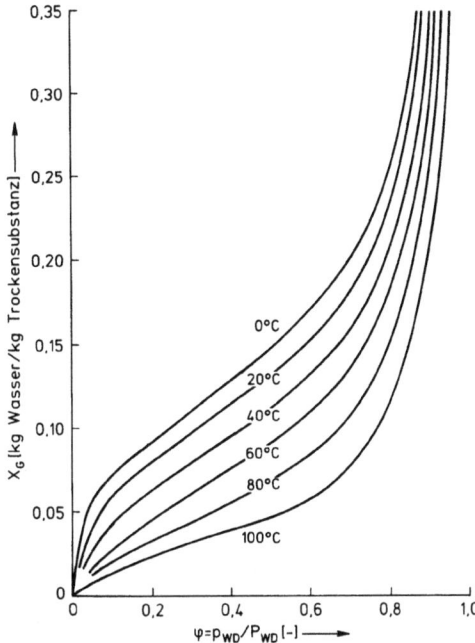

Abb. 3.86. Die Sorptionsisothermen von Kartoffelstücken bei verschiedenen Temperaturen. Nach Görling, aus[1]

Wärmestrahlung (Strahlungstrocknen) und Kombinationen dieser Möglichkeiten. Daneben wird auch im Gut gespeicherte Wärme (adiabates Vakuumtrocknen) oder im Gutsinnern erzeugte Wärme (dielektrisches Trocknen) verwendet. Am weitesten verbreitet ist jedoch das Konvektionstrocknen. Beim Konvektionstrocknen überträgt ein heißes Gas (Luft oder Rauchgase, seltener überhitzter Wasserdampf) die Wärme an das zu trocknende Gut. Es nimmt dabei die Feuchtigkeit auf und führt sie aus dem Trockner.

Trocknungsverlauf. Der Verlauf der Trocknung soll im folgenden am reinen Konvektionstrocknen von kapillarporösem Gut erläutert werden. Um eindeutige Zusammenhänge zu finden, ist es zweckmäßig, Temperatur, Feuchtigkeit und Geschwindigkeit der über die Gutsprobe strömenden Luft konstant zu halten. Wenn dann auch noch die Luftmenge im Verhältnis zur Gutsmenge ausreichend hoch eingestellt wird, kann der Luftzustand durch den Wärme- und Stoffaustausch mit dem Gut nicht spürbar verändert werden. Einen unter diesen Bedingungen aufgenommenen Trocknungsverlauf zeigt schematisch Abb. 3.87. Es können hierbei drei Trocknungsabschnitte unterschieden werden.

Erster Trocknungsabschnitt (A bis B): Die Oberfläche des Gutes ist naß und die verdunstende Flüssigkeit wird durch Kapillarkräfte aus dem porösen Gut nachgefördert, so daß die Änderung der Gutsfeuchte pro Zeiteinheit konstant ist. Gegen ·Ende des ersten Trocknungsabschnittes beginnen die größten Poren auszutrocknen, so daß die flüssigkeitsbenetzte Oberfläche allmählich abnimmt. Diese Abnahme ist

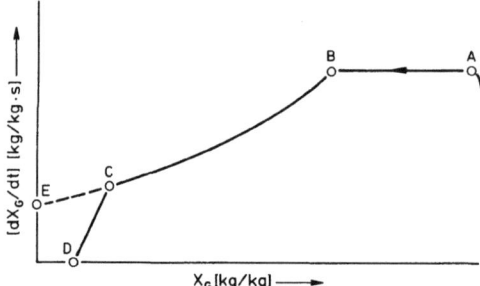

Abb. 3.87. Trocknungsverlauf bei konstanten Bedingungen. Die ausgezogenen Linien beschreiben die Trocknung eines hygroskopischen Gutes, die gestrichelten die eines nichthygroskopischen Gutes. Aus[1]

jedoch so schwach, daß ihr Einfluß auf die Trocknungsgeschwindigkeit kaum wahrgenommen werden kann.

Zweiter Trocknungsabschnitt: Mit fortschreitender Trocknung zeigt die Trocknungsverlaufskurve einen deutlichen Knickpunkt in B. Nach diesem Knickpunkt gehorcht die Trocknung nämlich anderen physikalischen Gesetzen. Hierbei muß zwischen hygroskopischen und nichthygroskopischen Gütern unterschieden werden. Während die hygroskopischen Güter insgesamt drei Trocknungsabschnitte durchlaufen, sind es bei nichthygroskopischen nur zwei. Im Abschnitt B bis C bzw. B bis E findet keine Oberflächenverdunstung mehr statt. Die Verdunstungsstellen, deren Gesamtheit den sog. Trocknungsspiegel darstellt, ziehen sich mehr und mehr in das Gutsinnere zurück. Bevor die verdunstete Flüssigkeit von dem über die Gutsoberfläche strömenden Medium abgeführt wird, muß sie durch die gasgefüllten Poren hindurchdiffundieren. Der Diffusionsweg wird mit fortschreitender Trocknung länger, und damit nimmt die Trocknungsgeschwindigkeit immer mehr ab. Bei nichthygroskopischen Gütern führt dieser Trocknungsabschnitt zu wirklich trockener Substanz. Hygroskopische Güter durchlaufen noch einen dritten Abschnitt.

Dritter Trocknungsabschnitt (C bis E): Nach einem deutlichen Knickpunkt in C geht die Trocknungsgeschwindigkeit noch stärker (meist linear) zurück, um bei einer bestimmten (Gleichgewichts-)Gutsfeuchte den Wert Null zu erreichen. Dieser Abschnitt beginnt also dann, wenn sich die Sorptionseffekte bemerkbar machen.

Trocknungsverfahren. Für die Trocknung pharmazeutischer Produkte zur Verfügung stehende Verfahren lassen sich nach der Arbeitstemperatur wie folgt einteilen:

- Trocknung bei hoher Arbeitstemperatur und Normaldruck im Trockenschrank, auf Walzen, durch Zerstäuben oder Wirbelschichttrocknung.
- Trocknung bei mittlerer Arbeitstemperatur und Unterdruck im Vakuumschrank oder auf Vakuumwalzen.
- Trocknung bei tiefer Arbeitstemperatur und Vakuum bei der Gefriertrocknung.

Trocknung im Trockenschrank kommt nur für Güter in Frage, die relativ hohe Trocknungstemperaturen vertragen. Wichtig ist dabei, daß neben der Energiezufuhr (fast ausschließlich elektrische Beheizung) die entsthenden Dämpfe abgeführt werden (Lüfter). Im technischen Maßstab werden Trockenschränke auch mit Rauchgasen, indirektem Dampf oder Wärmeöl beheizt. Die Vorteile der Schranktrocknung sind der geringe technische Aufwand und der relativ geringe Energiebedarf. Als Nachteile gelten der große manuelle Aufwand (diskontinuierliche Arbeitsweise), die zeitraubende Reinigung und die langen Trocknungszeiten bei hoher Temperatur.

Bei der *Walzentrocknung* verläuft die Trocknung auf beheizten Walzen weitgehend selbsttätig, kontinuierlich und wirtschaftlich. Das Verfahren wird hauptsächlich bei flüssigen, aber auch sirupösen, brei- und pastenförmigen Naßstoffen angewendet (die Trocknung von Feststoffen ist damit naturgemäß nicht möglich). Das getrocknete Gut wird von den Walzen durch Schabeisen abgenommen, wobei es meist Schuppen- oder Flockenform annimmt. Die Abnahmestelle wird möglichst entfernt von der Aufgabestelle angeordnet, damit fast der gesamte Walzenumfang zur Trocknung ausgenutzt werden kann und die Wärmeabgabe der freien Walzenoberfläche, die den Hauptteil der Wärmeverluste ausmacht, gering ist.

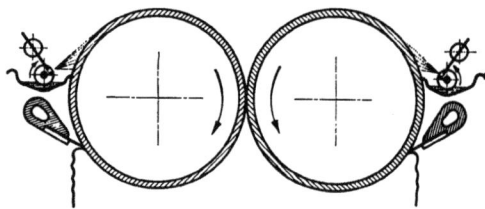

Abb. 3.88. Zweiwalzen-Sprühtrockner

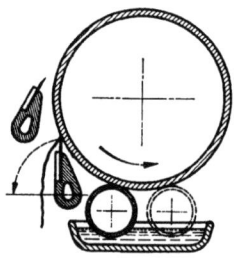

Abb. 3.89. Einwalzentrockner mit untenliegenden Auftragwalzen mit zwei Schabern

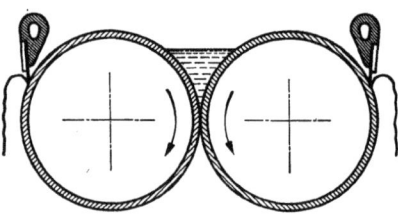

Abb. 3.90. Zweiwalzen-Sumpftrockner

Bei den mit einer oder zwei Walzen ausgestatteten Trocknern kann die Auftragung des Trocknungsgutes durch Aufsprühen, durch Auftragewalzen oder, bei Zweiwalzentrocknern, aus dem Sumpf erfolgen. Die Abb. 3.88, 3.89 und 3.90 zeigen schematisch verschiedene Möglichkeiten (Fa. Escher Wyss, Ravensburg). Durch optimale Vergrößerung der Gutsoberfläche läßt sich die Trocknungzeit eines Produktes erheblich verkürzen. Davon wird in den sog. *Zerstäubungstrocknern* Gebrauch gemacht. Durch Überführung von Lösungen, Suspensionen oder Emulsionen verschiedener Konzentration in feine Nebel kann bei geeigneter Energiezufuhr die Trocknung in Sekundenschnelle erfolgen. Zerstäubungstrockner bestehen aus turmartigen Trockenkammern, in die zusammen mit dem versprühten Trocknungsgut heiße Luft (auch Rauchgase oder erhitzte Inertgase) im Gleichstrom eingeblasen wird. Durch tangentiale Anordnung des Lufteinlaßstutzens werden die Nebeltröpfchen in spiraliger Bahn bewegt, trocknen dabei und sinken als schaumige, trockene Kügelchen, sofern ihr Gewicht groß genug ist, zu Boden. Kleinere Partikeln werden mit dem Luftstrom fortgetragen und in sog. Zyklonabscheidern abgeschieden. Kleinste Partikeln gehen entweder mit der Abluft verloren oder werden durch Filterschläuche zurückgehalten. Durch geeignete Vorrichtungen können sie dem Prozeß erneut zugeführt werden, wobei sie durch Belegung mit zerstäubtem Trocknungsgut vergrößert werden.

Die Bauarten der Zerstäubungstrockner unterscheiden sich in der Art der Zerstäubungsvorrichtung, der Ausbildung des Trockenraumes, der Art der Luftführung und im Verfahren der Abluftreinigung.

Die Zerstäubungstrocknung dient zur Trocknung von pflanzlichen und tierischen Extrakten, Arzneimitteln, Waschpulvern, Gerbstoffen, Eisensalzen, Kunststoffen, Lebensmitteln, Tonaufschlämmungen und anderen Substanzen.

Als Vorteile der Zerstäubungstrocknung sind anzusehen: Trocknung bei niedriger Temperatur, damit Schonung thermolabiler Substanzen, kurze Trockenzeiten, kontinuierliches Arbeiten, einfaches Reinigen und Möglichkeit weitgehender Automation. Als Nachteile gelten der erhebliche technische Aufwand und die nötige große Erfahrung im Umgang mit dem Verfahren.

Bei der *Wirbelschichttrocknung* bringt man ein feuchtes, körniges Gut in einen Schacht oder Trog, dessen unteres Ende durch eine poröse Unterlage abgeschlossen ist (Sieb- oder Sinterboden) und der von einem kräftigen Warmluftstrom durchströmt wird. Dabei wird das Haufwerk bei genügender Strömungsgeschwindigkeit angehoben, aufgelockert und stetig durchmischt. Es entsteht eine sog. Wirbelschicht, deren Ausdehnung und Bewegung um so größer wird, je höher die Strömungsgeschwindigkeit liegt. Dabei wird der aus dem feuchten Gut austretende Dampf mit dem Abluftstrom fortgetragen. Der hohe Luftdurchsatz (ggf. auch Inertgas) läßt feuchte Güter sehr rasch trocknen. Die sehr guten Wärme- und Stoffübergangsbedingungen werden jedoch nur im ersten Trocknungsabschnitt wirksam, im zweiten Trocknungsabschnitt kann die Trocknungsgeschwindigkeit durch die Wirbelschicht nicht mehr verbessert werden. Insgesamt ist die gleichmäßige Temperatur-

verteilung im Gut und die genaue Einstellbarkeit der Temperatur ein Vorteil gegenüber der Trocknung bei ruhendem Gut.

Im *Vakuumtrockenschrank* kann durch Verminderung des Luftdruckes bei gegebener Temperatur die Trocknungsgeschwindigkeit erhöht werden. Andererseits können empfindliche Güter bei niedriger Temperatur getrocknet werden, wobei sich die Trocknungszeiten jedoch wieder verlängern. Die dazu häufig verwendeten Vakuumtrockenschränke unterscheiden sich von den gewöhnlichen Trockenschränken durch verstärkte Wandungen, die einem äußeren Überdruck von 0,1 MPa (1 bar) standhalten, und durch eine vakuumdicht verschließbare Tür, die meist ein Schauglas trägt. Zum Absaugen der Luft dient ein mit Hahn versehener, möglichst weitlumiger Ansatz. Außerdem trägt der Schrank ein Belüftungsventil. Nicht alle Bauarten sind mit einem Manometer ausgerüstet.

In diese Kategorie der Trocknungsgeräte gehören auch der Vakuumexsikkator und die Trockenpistole, beides Laborgeräte, in denen die Dämpfe durch ein Trocknungsmittel, z. B. Calciumchlorid, Silicagel, Phosphorpentoxid u. a., aufgenommen werden.

Die Konstruktionsmerkmale der *Vakuumwalzentrockner* entsprechen denen der Walzentrockner, nur mit dem Unterschied, daß sie vakuumdicht eingekapselt sind. Da hier jedoch durch den kontinuierlichen Betrieb große Wasserdampfmengen entstehen, die auch von leistungsfähigen Pumpen kaum wirtschaftlich ausgetragen werden können, schaltet man zusätzlich zwischen Pumpe und vakuumdicht umkapselte Trockenwalze einen Kondensator. Dadurch wird zusätzlich auch der Druck verringert (besseres Vakuum). Die entsprechenden Apparaturen sind kostspielig und bedürfen guter Wartung. Allerdings sind die Trockenprodukte von ausgezeichneter Qualität.

Bei der *Gefriertrocknung* oder *Lyophilisation* nutzt man die Tatsache, daß auch bei tiefen Temperaturen über Eis ein nennenswerter Dampfdruck herrscht, d. h. aus dem festen Eis treten ständig Wassermoleküle in den Dampfraum über und umgekehrt. Werden die in den Dampfraum tretenden Moleküle ständig abgeführt (z. B. durch einen trockenen Luftstrom, durch ein Adsorbens oder durch Kondensation an einer stark gekühlten Fläche), so wird das Eis nach und nach weniger werden und schließlich verschwinden. Die Sublimationsgeschwindigkeit kann erheblich gesteigert werden, wenn einmal der auf dem Eis lastende Luftdruck vermindert wird und zum anderen so viel Energie zugeführt wird, wie zum Übergang des Wassers vom festen in den gasförmigen Aggregatzustand nötig ist. Diese Erscheinung liegt der Gefriertrocknung zugrunde, einer Methode, die in großem Umfang zur Trocknung und damit meist Konservierung zahlreicher Güter verwendet wird. Alle bisher genannten Trocknungsverfahren bringen z. T. erhebliche Nachteile mit sich. Hitzetrocknung und auch die schonendere Vakuumtrocknung verändern leicht das Trocknungsgut. Allmählicher Wasserentzug durch Adsorbenzien wie Calciumchlorid, Phosphorpentoxid oder Schwefelsäure kann sich bei Eiweißstoffen wie Fermenten u. ä. schädlich auswirken, da diese durch die gleichzeitige Konzentrationserhöhung der Mineralsalze in dem sie umgebenden Medium denaturiert werden. Führt man jedoch die Trocknung im gefrorenen Zustand durch, so entfallen wegen der tiefen Temperatur und der damit verbundenen dauernden Fixierung der Moleküle alle genannten Möglichkeiten der Veränderung. Selbst flüchtige Verbindungen wie z. B. Aromastoffe bleiben durch Adsorption am lockeren Gerüst der Trockensubstanz weitgehend erhalten. Das trockene Material zeigt außerdem eine besondere Affinität zum ursprünglichen Lösungsmittel; es ist „lyophil", woraus sich die Bezeichnung Lyophilisation für Gefriertrocknung herleitet.

Entscheidend für die Wirtschaftlichkeit sind die Energiepreise und genügend große Durchsätze. Heute dient die Gefriertrocknung in erster Linie der schonenden Trocknung besonders hochwertiger Stoffe. Blut- und Gewebebanken halten Vollblut, Plasma, Plasmafraktionen, Haut, Arterien, Cornea, Knochen u. a. in lyophilisiertem Zustand vorrätig. Auch Extrakte aus tierischem Material werden konserviert. Wertvolle Therapeutica wie manche Antibiotica und fast alle Trockenampullen-Präparate werden so behandelt. Darüber hinaus dient die Gefriertrocknung mehr und mehr zur Trocknung hochwertiger Nahrungsmittel. So hat sich z. B. gefriergetrockneter Kaffee-Extrakt auf dem Markt durchgesetzt.

Dekantieren

Wenn nach einem Sedimentationsvorgang der Flüssigkeitsüberstand abgegossen oder mittels eines Hebers abgepumpt wird, spricht man von Dekantieren. Wie stark der Überstand von Feststoff befreit ist, hängt von der Sinkgeschwindigkeit w_g ab. Sie kann unter bestimmten Voraussetzungen, insbesondere Kugelform und kein Konzentrationseinfluß, berechnet werden. Für Partikeln kleiner ca. 60 μm ergibt sich

$$w_g = \frac{18\,(\rho_s - \rho_f)}{\eta}\, g\, d^2$$

ρ_s = Dichte des Feststoffs,
ρ_f = Dichte der Flüssigkeit,
d = Partikeldurchmesser,
g = Erdbeschleunigung,
η = dynamische Zähigkeit (Viskosität).

Die Sinkgeschwindigkeit wird klein – und damit die Absetzzeit groß –, wenn die Dichtedifferenz klein ist, die Zähigkeit hoch ist und insbesondere wenn die Partikeln klein werden. Beispiel: Sinkgeschwindigkeit w_g für 10-μm-Partikeln in Wasser ca. 0,05 mm/s, $\rho_s = 2{,}0$ g/cm^3.

Bei geringen Feststoffkonzentrationen in der Suspension, die häufig Trübe genannt wird, kann man auch bei relativ langen Absetzzeiten noch feinste Partikeln im Überstand finden. Bei hohen Feststoffvolumenkonzentrationen ($c_v > 0{,}05$) tritt ein Effekt auf, der „hindred settling" genannt wird. Das bedeutet, daß alle Partikeln mit der gleichen Geschwindigkeit absinken. Zwischen Feststoff und Klarwasser stellt sich eine deutlich erkennbare Grenze ein. Dieser Effekt kann durch Zugabe von Flockmitteln zur Bildung von Feststoffagglomeraten unterstützt werden.

Da durch Dekantieren oft nur eine ungenügende Klärung der überstehenden Flüssigkeit zu erzielen ist, wird das Verfahren meist mit der Filtration gekoppelt, indem man den Überstand, ohne das Sediment aufzuwirbeln, durch ein Filter gießt. Zuletzt wird dann der Bodensatz durch das gleiche Filter filtriert und evtl. gewaschen. Bei schlecht filtrierenden Trüben bedeutet dies eine erhebliche Zeitersparnis.

Zum Dekantieren bedient man sich schlanker, hoher Gefäße, aus denen der Überstand entweder durch vorsichtiges Abkippen abgegossen oder besser noch mittels eines Hebers abgezogen wird.

Zentrifugieren

In einem Zentrifugalfeld kann die Sinkgeschwindigkeit erheblich vergrößert werden, so daß auch feine Partikeln durch Sedimentieren abgetrennt werden können. Es gilt

$$w_b = \frac{r\omega^2}{g}\, w_g = z\, w_g$$

r = der gerade betrachtete Radius in der Zentrifuge,
ω = Winkelgeschwindigkeit.

Das Beschleunigungsverhältnis z wird auch Schleuderfaktor oder -ziffer genannt. Für Vollmantelschnekkenzentrifugen liegt dieser Zahlenwert bei 1.500 bis 4.500, für Tellerzentrifugen bei 5.000 bis 13.000 und für Röhrenzentrifugen bei 13.000 bis 17.000.

Vollmantelzentrifugen. Die Rotoren von Vollmantelzentrifugen weisen keine Sieböffnungen auf, d. h. es ist ausschließlich eine Sedimentation möglich. Es gibt Bauarten, die absatzweise betrieben werden - d. h., wenn sich eine bestimmte Feststoffmenge abgesetz hat, muß die Zentrifuge abgeschaltet und der Feststoff entfernt werden - oder die in der Lage sind, den abgesetzten Feststoff kontinuierlich aus der Zentrifuge zu fördern.

Im folgenden werden einige Bauarten beschrieben.[9,10] Bezüglich Hersteller und Lieferanten von Zentrifu-

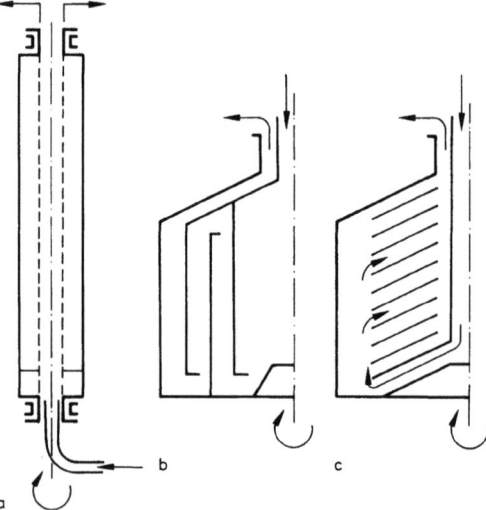

Abb. 3.91 a-c. Grundformen von Separatortrommeln: **a** Röhrentrommel, **b** Kammertrommel, **c** Tellertrommel. Aus[9]

gen sei auf[11] verwiesen. Abb. 3.91 zeigt die Grundformen von Vollmanteltrommeln für den absatzweisen Betrieb.

Röhrentrommeln werden von unten nach oben von der Suspension durchströmt. Dabei beobachtet man ein Phänomen, das in Abb. 3.92 verdeutlicht ist. Derjenige Flüssigkeitsanteil, der an der Trommelinnenwand anliegt, rotiert mit der Winkelgeschwindigkeit der Trommel, weist jedoch keine axiale Bewegungskomponente auf. Die Durchströmung der Trommel findet in einer dünnen Schicht mit der Dicke s statt. Alle Feststoffpartikeln, die bis zum Ausgang der Trommel diese Schicht radial durchwandert haben, können ungestört zum Trommelmantel aussedimentieren. Um einen ausreichend großen Feststoffsammelraum und eine ausreichende Verweilzeit zu verwirklichen, sind die Trommeln von Röhrenzentrifugen immer deutlich länger als ihr Durchmesser. Der austretende Flüssigkeitsstrom wird in das die Trommel umgebende Gehäuse abgeschleudert, dort aufgefangen und über ein Rohr nach außen abgeführt (Abb. 3.93).

Die bisher beschriebene Sedimentation für Feststoff-Flüssigkeits-Gemische gilt gleichermaßen für Mischungen aus Flüssigkeiten unterschiedlicher Dichte (Emulsionen). Man spricht dann von Trennen, während die Fest-flüssig-Trennung als Klären bezeichnet wird. Im Beispiel der Röhrenzentrifuge sammelt sich die schwere Flüssigkeit an der Trommelwand. Die Trommel hat dann zwei Auslaßöffnungen auf unterschiedlichen Radien, so daß die beiden flüssigen Phasen kontinuierlich abgeleitet werden können.

Wenn die Flüssigkeit wegen Lufteinmischung oder Schaumbildung nicht abgeschleudert werden soll, kann sie auch durch ein bzw. zwei Schälrohre abgezogen werden. Die rotierende Flüssigkeitsoberfläche wird an einem bestimmten Radius von einer feststehenden und geeignet geformten Rohröffnung abgeschält (Abb. 3.94). Bei dieser Bauart ist die Trommel nicht so schlank wie bei Röhrenzentrifugen.

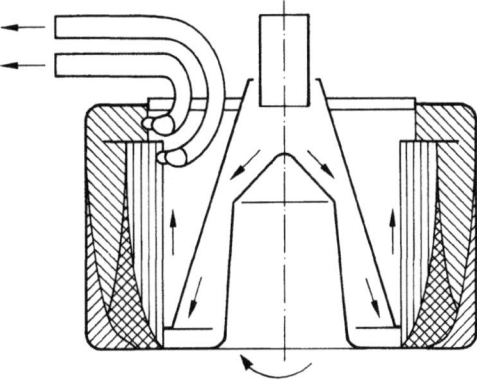

Abb. 3.94. Trennen von Emulsionen und Flüssigkeitsabzug durch Schälrohre. Aus[12]

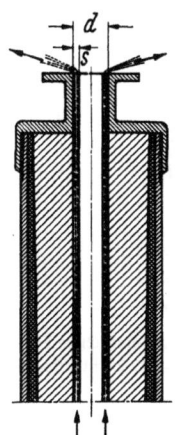

Abb. 3.92. Strömung in einer Röhrentrommel

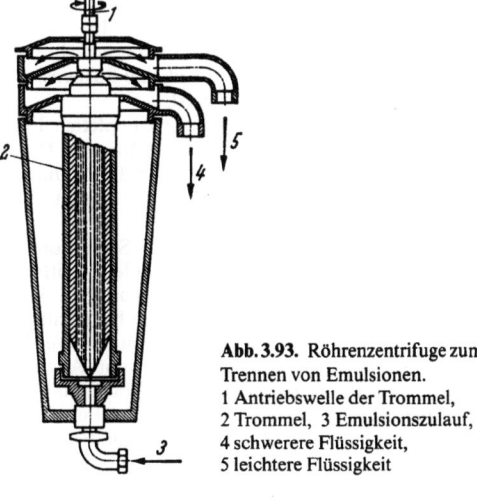

Abb. 3.93. Röhrenzentrifuge zum Trennen von Emulsionen.
1 Antriebswelle der Trommel,
2 Trommel, 3 Emulsionszulauf,
4 schwerere Flüssigkeit,
5 leichtere Flüssigkeit

Anwendungsbeispiele für Röhrenzentrifugen sind das Abschleudern von Viren und Bakterien oder das Gewinnen von Impfstoffen.

Zur Vergrößerung des Feststoffsammelraums und der Verweilzeit kann eine Kammertrommel eingesetzt werden (s. Abb. 3.91). Nachteile sind jedoch die aufwendigere Konstruktion, der höhere Zeitaufwand beim Entleeren und die geringeren Schleuderziffern. Außerdem ist eine Kammertrommel nicht zur Flüssig-flüssig-Trennung einsetzbar. Anwendungsbeispiele für Kammertrommeln findet man dann, wenn die abgesetzten Feststoffe besondere Anforderungen stellen, z. B. Bakterien, Leuchtstoffe, Blutbestandteile.

Bei einer Tellertrommel wird in den zylindrischen Rotor ein Paket von konischen Tellern eingesetzt (s. Abb. 3.91). Ein solches Paket kann bis zu 100 Teller enthalten. Die Abstände zueinander reichen von 0,3 bis 2 mm. Die Suspension durchströmt die Kanäle zwischen den Tellern von außen nach innen (Abb. 3.95). Wegen der axialen Ausdehnung des Sedimentationsraums ist die Strömungsgeschwindigkeit zwischen den Tellern deutlich kleiner als im Zulauf. Die Partikeln sedimentieren radial nach außen und bilden auf den einzelnen Tellern eine Sedimentschicht, die aufgrund der Fliehkräfte auf dem Teller

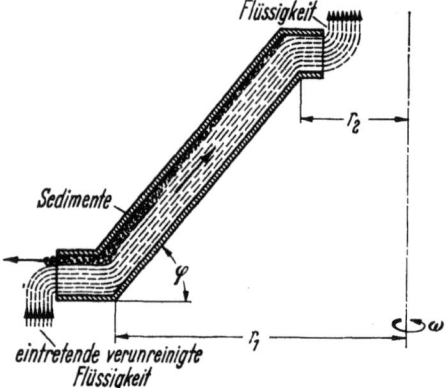

Abb. 3.95. Strömung zwischen zwei Tellern

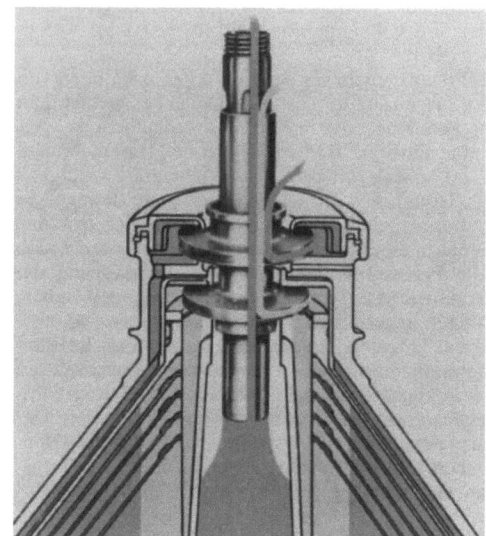

Abb. 3.97. Flüssigkeitsabzug durch Greifer. Aus[9]

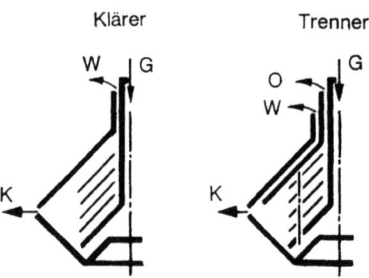

Abb. 3.98. Schema für Trommeln mit kontinuierlichem Feststoffaustrag. G Suspension, W Klarphase, O leichte Phase, K Konzentrat. Aus[9]

abrutscht und in den Feststoffsammelraum (zylindrische Trommelwand in Abb. 3.91) gelangt. Der geschilderte Abtransport der Feststoffe gelingt nur deshalb, weil die Haftkräfte der Feststoffpartikeln untereinander sehr viel höher sind als die Mitnahmekräfte der Strömung an der Oberfläche der Sedimentschicht.

Zur Flüssig-flüssig-Trennung erhalten die Teller Steigkanäle. Das sind übereinander angeordnete Löcher in den einzelnen Tellern (Abb. 3.96). Das Flüssigkeitsgemisch steigt vom Zulaufkanal in diesen Kanälen auf. Die Flüssigkeit mit der höheren Dichte sedimentiert in Richtung Trommelmantel und wird über einen zweiten Abführungskanal aus der Trommel geleitet. Um die beiden getrennten Phasen ohne abzuschleudern aus der Zentrifuge abzuleiten, werden Schälscheiben oder „Greifer" eingesetzt, mit denen die Flüssigkeitsoberfläche an mehreren Stellen des Umfangs abgeschält wird (Abb. 3.97). Eine solche Trenntrommel kann auch zur Trennung von zwei Flüssigkeiten und einem Feststoff genutzt werden (z. B. Milchindustrie, Wasser-Öl-Gemische an Bord von Schiffen).

Mit Feststoffvolumenkonzentrationen größer als 2 bis 3 % muß für einen kontinuierlichen Feststoffaustrag gesorgt werden. Tellerzentrifugen sind auch hierzu in der Lage. Für den Bereich von ca. 2 bis 10 Vol.-% werden selbstentleerende Trommeln und für den Bereich von ca. 7 bis 25 Vol.-% werden Trommeln mit Düsen eingesetzt. Abb. 3.98. zeigt das Prinzip. Bei den selbst-

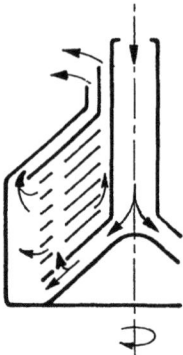

Abb. 3.96. Trenntrommel. Aus[9]

entleerenden Trommeln wird die Öffnung bei K periodisch durch eine Vertikalbewegung des Rotorbodens oder eines speziellen (nicht gezeichneten) Kolbens geöffnet und geschlossen. Es wird also jeweils eine Zeitlang Feststoff gesammelt, der dann während einer kurzen Zeitspanne als eingedickte Suspension aus dem Rotor abgeschleudert wird.

Düsentrommeln weisen anstelle der kompletten Teilung des Rotors bei K an dieser Stelle über den Umfang verteilt mehrere Düsen auf (Abb. 3.99). Durch diese strömt die eingedickte Suspension kontinuierlich ab.

Zur Anwendung von Tellerzentrifugen (Separatoren) ist zu sagen, daß wegen der hohen Schleuderziffern feine Partikeln bis herab zu 0,5 μm und/oder Flüssigkeiten mit geringen Dichtedifferenzen bis herab zu 0,01 bis 0,03 g/cm³ getrennt werden können. Wegen der unterschiedlichen Bauarten ist eine breite Anwendungspalette auf den Gebieten der Biotechnologie und Lebensmitteltechnik sowie zur Herstellung von pharmazeutischen und chemischen Produkten gegeben.[9]

Eine Zentrifuge mit kontinuierlichem Feststoffaustrag für Feststoffvolumenkonzentrationen bis zu 60 % ist die Vollmantel-Schneckenzentrifuge (Dekanter) (Abb. 3.100). Zwischen Trommel und Schnecke wird mittels eines Getriebes eine geringe Differenzdrehzahl (ca. 40 bis 60 U/min) eingestellt. Aufgrund der daraus resultierenden Förderwirkung der Schnecke wird der sedimentierte Feststoff über den konischen Teil des Rotors zum Austrag transportiert. Die Austragsöffnung liegt oberhalb des Flüssigkeitsspiegels

in der Trommel, daher wird der Feststoff im Gegensatz zu den bisher besprochenen Konstruktionen unter der Wirkung der Fliehkraft zusätzlich entwässert. Die Flüssigkeit fließt auf dem konischen Teil zurück in den „Teich".

Für Arbeiten im Labor bieten einige Hersteller Laborzentrifugen an, die äußerst vielseitig eingesetzt werden können. Die unterschiedlichsten Rotoren, angefangen vom Bechereinsatz für wenige ml Suspension über die beschriebenen Vollmanteltrommeln bis zur Siebtrommel, lassen sich einfach austauschen und auf ein und denselben Antrieb montieren (Abb. 3.101).

Filtrieren

Das Zurückhalten der Feststoffpartikeln durch die Filtermittel erfolgt auf zwei Arten. Einmal dadurch, daß die Öffnungen im Filtermittel kleiner sind als die Partikeln, zum anderen können feine Partikeln innerhalb des Filtermittels festgehalten werden (→ Kap. 3, 4.4). Der erste Fall wird Oberflächenfiltration genannt, der zweite Innen- oder Tiefenfiltration.

Im ersten Fall baut sich im Laufe des Filtrationsvorgangs eine Feststoffschicht auf (Filterkuchen). Die Durchströmung des Filterkuchens erfordert mit wachsender Dicke einen höheren Druckverlust. Da

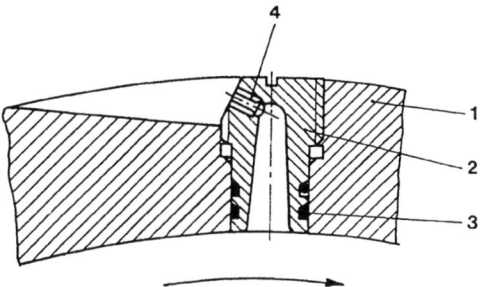

Abb. 3.99. Konstruktion einer Düse. 1 Trommelwand, 2 Düsenhalter, 3 Dichtring, 4 Hartmetalldüse. Aus[9]

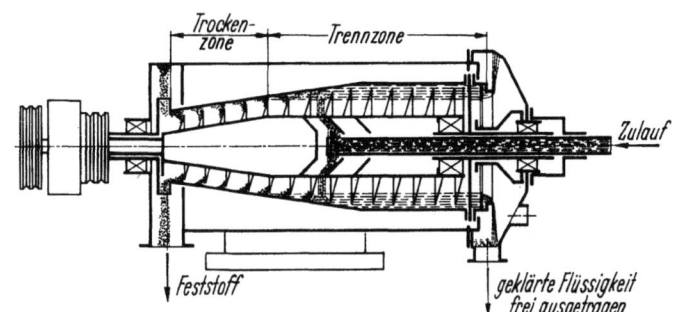

Abb. 3.100. Schema eines Dekanters

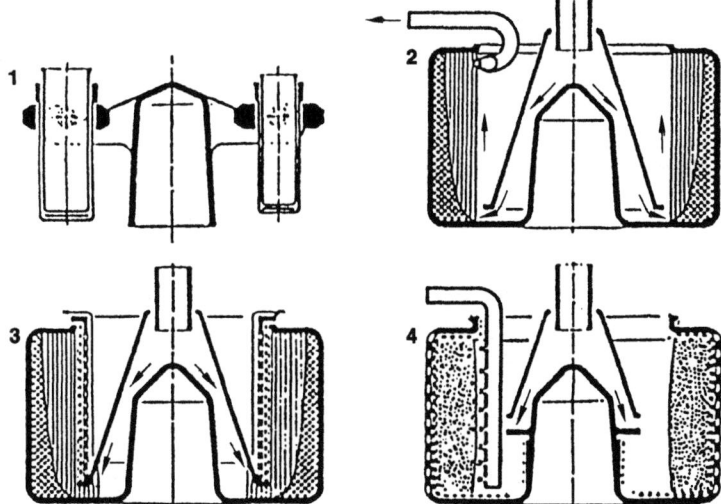

Abb. 3.101. Laborzentrifugen. 1 Becheraufnehmer, 2 Klären von Flüssigkeiten, 3 Abtrennen von aufschwimmenden Feststoffen mit Innensieb, 4 Siebrotor (s. Abschnitt Filtrieren). Aus[12]

im Normalfall nur eine begrenzte Druckdifferenz oder eine vorgegebene Kraft, z. B. die Schwerkraft, zur Verfügung steht, nimmt der Filtratdurchfluß mit fortdauernder Zeit ab. Im Dauerbetrieb eines Filters muß der Filterkuchen in periodischen Abständen entfernt werden.

Für den Druckverlust bei der Durchströmung des Filterkuchens gilt:

$$\Delta p = \alpha \eta h v / d^2$$

Δp = Druckverlust,
α = Durchströmungswiderstand,
η = dynamische Zähigkeit,
h = Kuchenhöhe,
v = Strömungsgeschwindigkeit der Suspension,
d = Partikelgröße.

In der Proportionalitätskonstanten α ist der im Normalfall unbekannte Einfluß des Hohlraumvolumenanteils (Porosität) und der Kuchenstruktur (Anordnung und Form der Partikeln) enthalten. Die Gleichung zeigt, daß sich bei vorgegebener Druckdifferenz und bei einer gewählten Mindestfiltratgeschwindigkeit eine bestimmte Kuchenhöhe ergibt. Der einzige Faktor, der beeinflußt werden kann, ist die Zähigkeit, die für Flüssigkeiten mit steigender Temperatur abnimmt. Für Wasser gilt beispielsweise, daß eine Temperaturerhöhung von 20 auf 55 °C die Zähigkeit um die Hälfte vermindert.

Zur Innenfiltration werden sehr poröse Schichten aus dünnen Fasern verwendet (→ Kap. 3,4.4). Die gesamte Filterschicht wird oft aus einzelnen Schichten von unterschiedlich dicken Fasern zusammengesetzt, da mit dünneren Fasern immer feinere Partikeln zurückgehalten werden können (Abb. 3.102). Es ergibt sich so ein Vorfilterbereich mit hohem Feststoffaufnahmevermögen. Dies ist wichtig, da Filtermittel im Normalfall nicht regenerierbare Speicherfilter sind, die bei einer gewissen Feststoffsättigung entsorgt werden müssen. Für Filtermittel, die nicht zur Innenfiltration vorgesehen sind, ist eine Anlagerung von Partikeln im Innern des Filtermittels unerwünscht, da mit der Zeit trotz periodischer Abreinigung die Filtermittel verstopfen. Innenfiltration erfolgt jedoch auch immer im Filterkuchen selbst und sorgt so positiv für ein klares Filtrat, da bevorzugt besonders feine Partikeln im Innern von Filterschichten zurückgehalten werden.

Filterhilfsmittel. Unter Filterhilfsmitteln versteht man Stoffe, die die Struktur und Durchlässigkeit des Filterkuchens beeinflussen. Sobald man keine relativ grobe, kristalline Partikeln mehr hat, wird der Filterkuchen mehr oder weniger kompressibel. Er wird von der zur Durchströmung notwendigen Druckdifferenz zusammengedrückt. Der Effekt davon ist, daß der Filtratfluß schon bei sehr geringen Kuchenhöhen gegen Null geht. In solchen Fällen kann man sich mit inerten Feststoffen wie z. B. Kieselgur oder Aktivkohle helfen, die der Suspension beigemischt werden oder vor der Filtration an das Filtermittel angeschwemmt werden. Dies ist nur dann eine Lösung, wenn ein klares Filtrat das Ziel der Filtration ist und nicht die Wiedergewinnung des Feststoffs.

Filtermittel. Den Filtermitteln selbst kommt naturgemäß besondere Bedeutung zu. Generelle Anforderungen sind:

- hohe Rückhaltefähigkeit bei möglichst hoher Durchlässigkeit für die Flüssigkeit,
- beständig gegen Flüssigkeit, Feststoff, Temperatur usw.,
- ausreichende Festigkeit gegenüber mechanischer Beanspruchung,
- geringe Haftkräfte gegenüber dem Filterkuchen (das Entfernen des Filterkuchens erfordert beim kontinuierlichen Filterbetrieb besonders starke Aufmerksamkeit),
- Sterilisierbarkeit, Reinigung.

Als Filtermittel werden verwendet:

- Schüttungen aus Kies, Sand, Keramikmaterial oder Aktivkohle (→ Kap. 3,4.4),
- Lochbleche, Lochplatten, Siebe, häufig als Stützgewebe für andere Filtermittel,
- Gewebe aus Natur, Kunststoff- und Metallfasern,
- verfilzte Schichten (z. B. Papier, Nadelfilze, Vliese),
- poröse Massen aus Glas, Keramik, Metall,
- Membranen aus Celluloseprodukten und organischen Stoffe, wie z. B. Polyamiden, Polysulfan, Polyharnstoff, Polyfuran, Polycarbonat, Polyethylen, Polypropylen.

Membranen. In den letzten 20 Jahren hat die Entwicklung zur Herstellung und Anwendung von Membranen außerordentliche Fortschritte erfahren. Membranen werden vorwiegend im Bereich der Mikro- und Ultrafiltration sowie zur Umkehrosmose eingesetzt

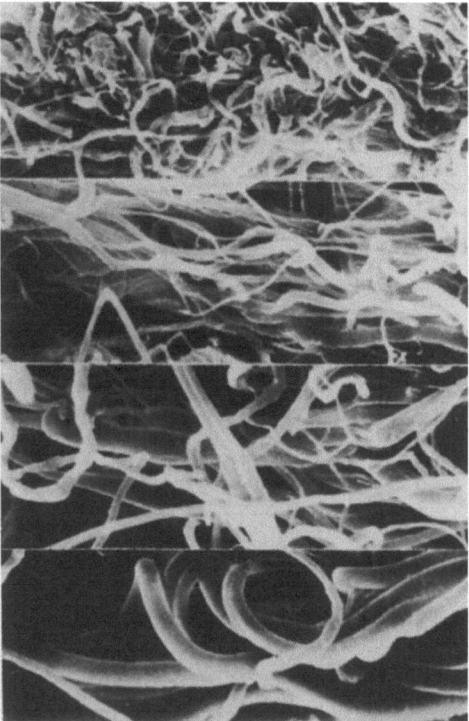

Abb. 3.102. Filterschichten aus unterschiedlich dicken Fasern. Aus[16]

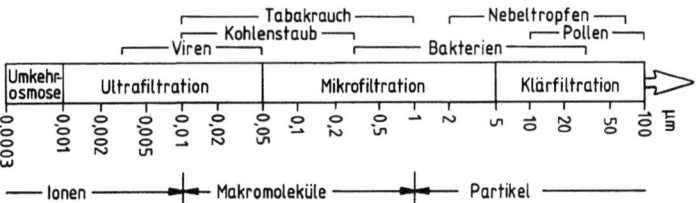

Abb.3.103. Filtrationsbereiche in Abhängigkeit von der Partikelgröße

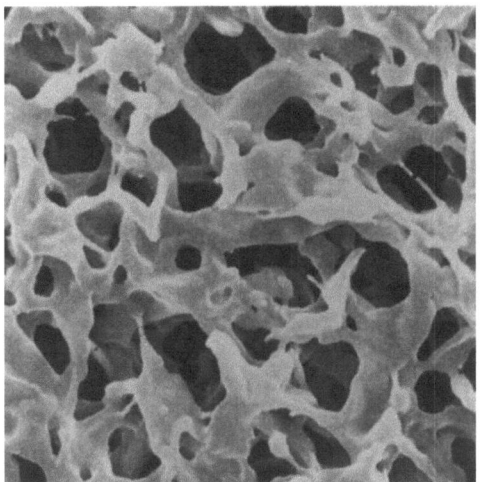

Abb.3.104. Symmetrische Membranstrukturen, 0,22-µm-Membran, 10.000fach vergrößert. Aus[13]

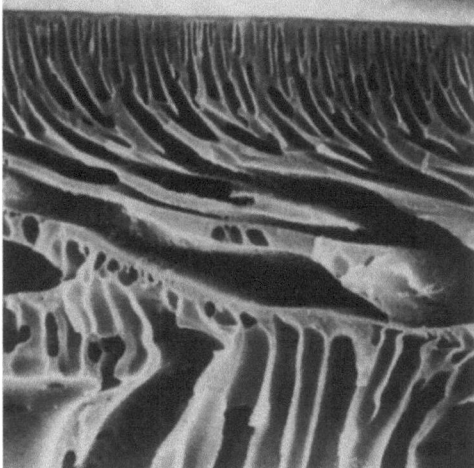

Abb.3.106. 650fache Vergrößerung einer asymmetrischen Membran. Aus[13]

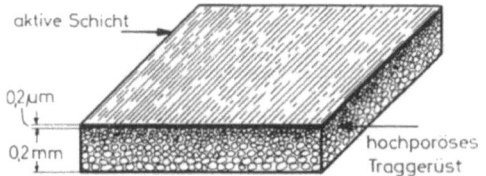

Abb.3.105. Prinzip einer asymmetrischen Membran. Aus[19]

(Abb. 3.103). Die angegebenen Grenzen für die Filtrationsbereiche sind jedoch fließend und nicht definiert. Im Bereich der Ultrafiltration ist es nicht mehr sinnvoll, von Partikelgrößen zu sprechen, man verwendet statt dessen die Molekülmasse. Die Membranen haben entweder einen symmetrischen Aufbau, d. h. sie besitzen eine Struktur mit relativ einheitlichen Porengrößen (Abb. 3.104), oder sie sind asymmetrisch strukturiert (Abb. 3.105). Dann ist die Porengröße auf einer Seite deutlich kleiner als auf der anderen (Abb. 3.106). Die feinporige Seite ist im Normalfall der Rohlösung zugekehrt, um die gelösten Stoffe zurückzuhalten. Es gibt aber auch Anwendungen, bei denen asymmetrische Membranen als Tiefenfilter benutzt werden. Dann wird die großporige Seite der Rohlösung zugewendet, um ein hohes Speichervermögen zu erreichen. Die feinporige Seite wirkt dann als Absolut- oder Sicherheitsfilter.

Die symmetrischen Strukturen werden durch Porengrößen charakterisiert. Die feinsten Porengrößen liegen bei 0,1 µm mit maximalen Öffnungen vom ca. dreifachem Wert. Zur Kennzeichnung von asymmetrischen Strukturen wird das Rückhaltevermögen (Retention) für einen bestimmten Stoff angegeben (z. B. $R \geq 98\%$ für Albumin) oder aber man bestimmt den Rückhaltegrad in Abhängigkeit der Molekülmasse (Partikelgröße). Abb. 3.107 zeigt als Beispiel das Rückhaltevermögen von Membranfiltern aus Celluloseregenerat.

Es können auch vorwiegend selektiv wirkende Membranen verwendet werden. Diese sind dann in erster Linie entweder für das Lösungsmittel (Anwendung Osmose) oder für die gelösten Stoffe durchlässig (Anwendung Dialyse). Für die gelösten Stoffe kann noch zwischen kationen- oder anionendurchlässigen Membranen unterschieden werden (Anwendung Elektrodialyse; →Kap. 3,4.2, Abschnitt Membran-Verfahren).

Der Filtratfluß für Wasser liegt bei den sehr feinen Porengrößen im Bereich von 10 ml/(cm² min bar). Er ist allerdings nicht nur von der Poren- und Partikelgröße abhängig, sondern er wird wesentlich durch Wechselwirkungen zwischen Membran und Feststoff beeinflußt. Daher sind für unbekannte Trennaufgaben zuerst einmal Auswahlversuche bezüglich Membranwerkstoff, Porengröße und Membranstruktur notwendig. Hersteller und nicht herstellergebundene

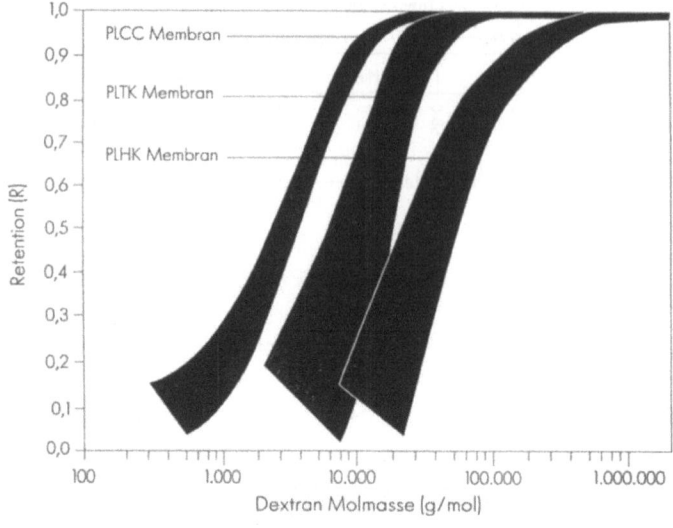

Abb. 3.107. Rückhaltevermögen R von Ultrafiltrationsmembranen gegenüber Dextran. Aus[13]

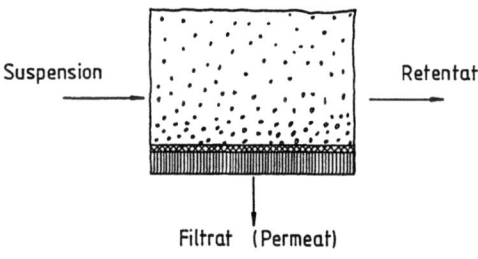

Abb. 3.108. Prinzip der Querstromfiltration

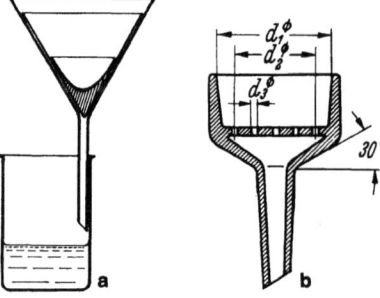

Abb. 3.109 a, b. Filtration: a durch einen glatten Filter, b mit einem Büchner-Trichter (Normmaße und dazu passende Filter siehe Tab. 3.16)

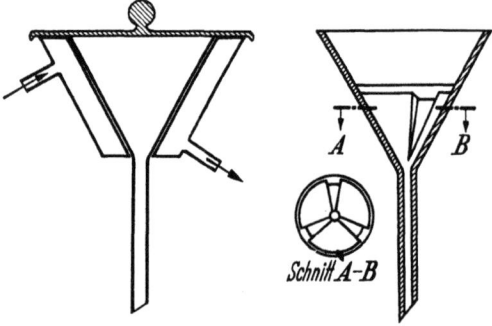

Abb. 3.110. Dampfbeheizter Trichter

Lieferanten[11] verfügen über eine Auswahl entsprechender Testmöglichkeiten.

Da in den in Frage kommenden Feinheitsbereichen schon ein sehr dünner Filterkuchen zu sehr geringem Durchfluß führt, hat sich insbesondere für die Ultrafiltration das Verfahren der Querstrom-(crossflow)Filtration eingeführt. Die Filterfläche wird im Gegensatz zur herkömmlichen Filtration parallel überströmt, während nur ein geringer Teil der Flüssigkeit durch die Membran strömt (Abb. 3.108). Bei richtiger Wahl von Membran, Strömungsgeschwindigkeit und transmembraner Druckdifferenz gelingt es, den Aufbau eines dickeren Filterkuchens zu vermeiden. Eine geringe Belegung der Membranoberfläche ist allerdings unvermeidbar. Das Ergebnis dieses Verfahrens ist ein reines Permeat und eine durch die zurückgehaltenen Stoffe aufkonzentrierte Suspension.

Die Hauptanwendungsgebiete für die Membranfiltration im Bereich der Pharmazie sind das Entfernen von Partikeln und Bakterien aus Lösungen während verschiedener Phasen des Produktionsprozesses, die Sterilfiltration des Endproduktes und die zentrale Wasseraufbereitung.

Filterapparate. Für Filterarbeiten im Labor eignen sich Trichter und Nutschen (Büchner-Trichter) (Abb. 3.109). Die treibende Kraft für den Filtratfluß ist die Schwerkraft oder ein Unterdruck. Die Filter-

mittel sind vorwiegend Papiere und Membranen, deren Größe den Gerätegrößen angepaßt ist (Tab. 3.16). Trichter und Nutschen mit Wärmetauschern können auch für das Arbeiten bei bestimmten Temperaturen eingesetzt werden (Abb. 3.110).

Von den Filtermittelherstellern[11] werden geeignete Filteraufnehmer und Filterapparate angeboten. Sie reichen vom Spritzenaufsatz (Abb. 3.111) über Aufsätze für Saugflaschen (Abb. 3.112) und kompakte, klei-

Tabelle 3.16. Büchner-Trichter mit den für die verschiedenen Norm-Maße passenden Filtergrößen

Nenngröße ∅	Filterpapier	18	27	40	45	55	70	90	110	125	150	185	240	270	320
Filternutschenplatte	d_1 ∅	21	30	43	48	60	75	95	115	130	156	192	248	279	330
	d_2 ∅ (größtm.)	15	21	28	34	47	61	80	100	114	137	172	206	253	302
	d_3 ∅			1		1		1,5					2		

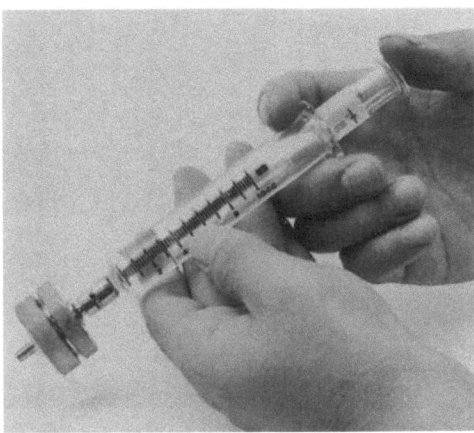

Abb. 3.111. Filtereinheit zum Aufsatz auf eine Spritze. Aus[13]

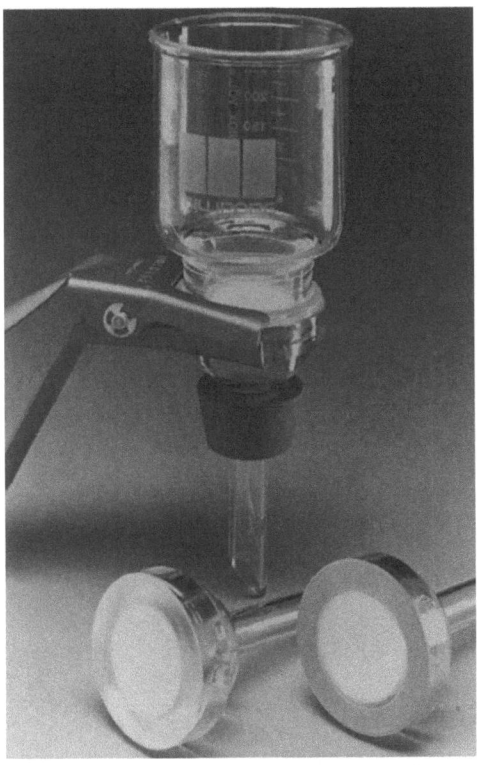

Abb. 3.112. Filtereinheit zum Aufsatz auf eine Saugflasche. Aus[13]

ne, geschlossene Filtereinheiten (Abb. 4.3.113) bis zu Filtermitteltestgeräten mit den notwendigen Versorgungs- und Regelungseinrichtungen (Abb. 3.114).

Abb. 3.115 zeigt auf der linken Seite den Strömungskanal für eine Querstromanordnung. Die Supension strömt in diesem Beispiel mäanderförmig vom Einlaß zum Auslaß (kreisförmige Öffnungen auf dem Bild). Die Strömungsgeschwindigkeiten liegen im Bereich von einigen m/s. Der Kanal wird mit dem Filtermittel abgedeckt. Ein Stützgewebe und ein Auffangraum für das Filtrat (Permeat) vervollständigen die Einheit. Alle Einzelteile sind in einem kompakten Gehäuse mit den entsprechenden Anschlüssen zusammengefaßt. Zur Vergrößerung der Filterfläche können mehrere solche Einheiten zu einem Modul zusammengestellt werden. Sinnvoll erdachte und angeordnete Zu-, Abfuhr- und Verteilerkanäle sorgen für eine Parallel- oder Reihenschaltung der einzelnen Filterflächen (Abb. 3.116).

Neben den plattenförmigen Ausführungen der Filtermittel werden zickzackförmig gefaltete Membranen benutzt (Abb. 3.117), die in zylinderförmige Stützmäntel eingelegt sind (Abb. 3.118). Die Stützzylinder sind passend für entsprechende Filtergehäuse und leicht auswechselbar. Diese Zylinderfilter werden von außen nach innen durchströmt. Bei Sättigung mit abgeschiedenen Feststoffen müssen sie entsorgt werden.

Das Prinzip der Nutsche läßt sich auch im Druckbetrieb einsetzen. Es sind Kessel für Suspensionsvolumina von 0,1 bis 5 m³. Man findet sie dann in der pharmazeutischen Produktion. Da Filterkuchenhöhen von 500 mm und mehr auftreten, können nur Feststoffe filtriert werden, die einen geringen Durchströmungswiderstand haben. Abb. 3.119 zeigt, wie beispielsweise die einzelnen Filterschritte, Filtration und Kuchenaufbau, Entwässern, Waschen und Feststoffaustrag mit solchen Nutschen ausgeführt werden können. Der Balkenrührer wird für unterschiedliche Aufgaben genutzt. Für schwer filtrierbare Produkte wird der Aufbau eines dicken Filterkuchens unterbunden, bei stark unterschiedlichen Partikelgrößen mit entsprechend unterschiedlichen Sinkgeschwindigkeiten werden die Feststoffe möglichst lange in der Schwebe gehalten. Beim Entwässern treten häufig Risse im Filterkuchen auf, durch die die Luft dann vorzugsweise strömt, ohne den übrigen Bereich des Filterkuchens weiter zu entwässern. Hier hilft ein Verstreichen der Risse. Als letztes wird zum Feststoffaustrag die Kuchenoberfläche von dem Rührer von oben her abgekratzt und zur Austragsöffnung gefördert. Der Boden des Kessels ist im gezeigten Beispiel mit dem Filtermittel und einem Stützgewebe belegt. Er ist absenkbar, so daß das Filtermittel leicht ausgewechselt werden kann und der Kessel zur Kontrolle oder Reinigung gut zugänglich ist.

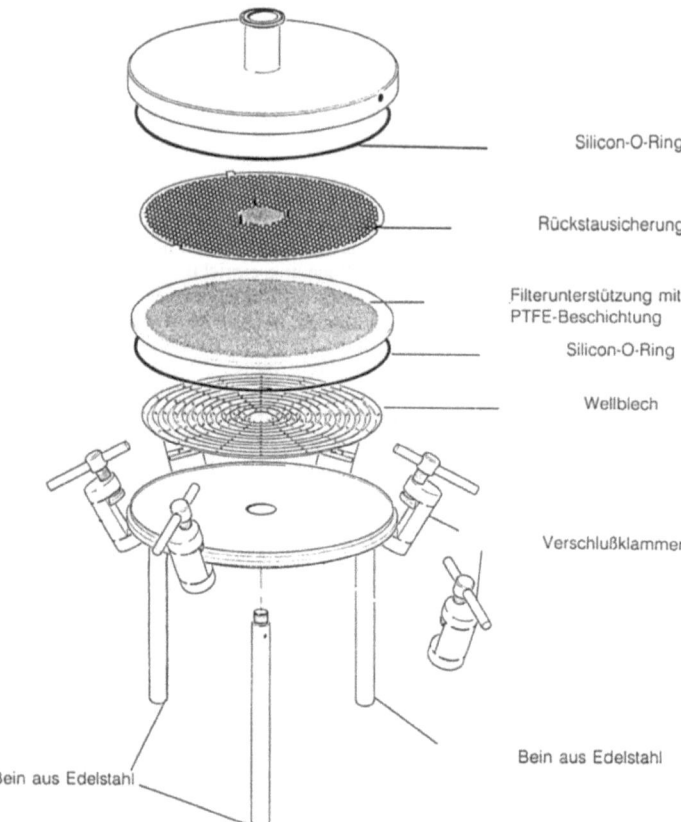

Silicon-O-Ring

Rückstausicherung

Filterunterstützung mit
PTFE-Beschichtung

Silicon-O-Ring

Wellblech

Verschlußklammer

Bein aus Edelstahl

Bein aus Edelstahl

Abb. 3.113. Druckfiltrationsgerät in Kompaktbauweise. Aus[14]

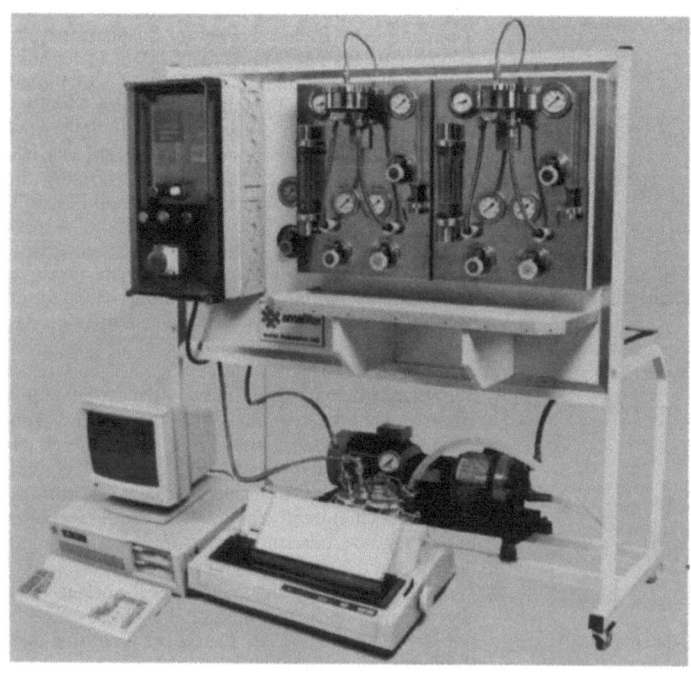

Abb. 3.114. Filtermitteltest- und Vergleichsapparatur. Aus[15]

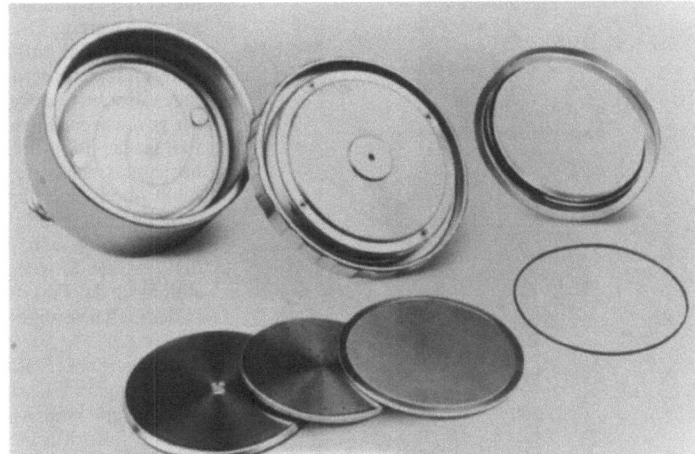

Abb. 3.115. Querstrom-Filter-
einheit. Aus[15]

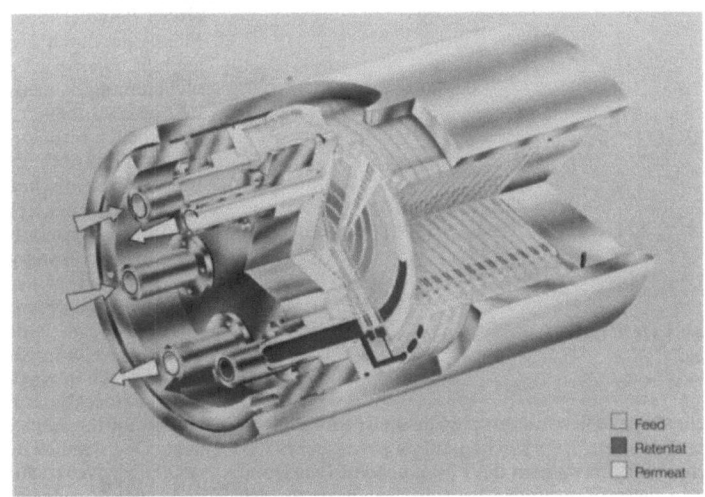

□ Feed
■ Retentat
□ Permeat

Abb. 3.116. Modul mit mehreren Filterflächen. Aus[15]

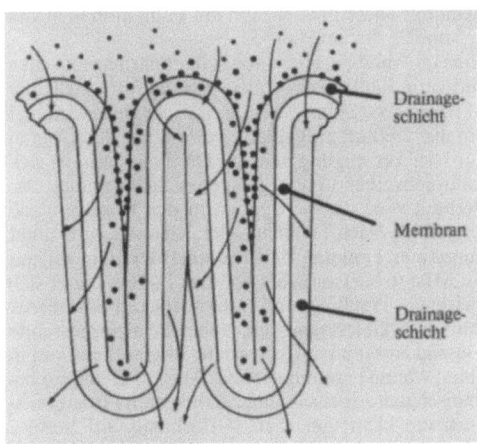

Drainage-
schicht

Membran

Drainage-
schicht

Abb. 3.117. Querschnitt eines Filtermittels mit Stütz- und
Drainageschichten. Aus[16]

Eine weitere Bauart für die Druckfiltration stellen die
Kammer- und Rahmenfilterpressen dar. Einzelne mit
Filtertüchern oder anderen Filtermitteln belegte Fil-
terplatten (Abb. 3.120) – sie dienen als Stützen für das
Filtermittel und enthalten Kanäle zum Abfluß des Filtrats – werden zu einem Paket mechanisch oder hydraulisch zusammengepreßt (Abb. 3.121). Die Filter-
platten und Filtermittel haben fluchtend angeordnete
Bohrungen, die die Kanäle für die Suspensionszufuhr
oder Entlüftung bilden. Wenn zwischen den einzelnen Platten Distanzrahmen angebracht sind, spricht
man von Rahmenfilterpressen. Der Raum zwischen
den Platten ist der Sammelraum für den Filterkuchen.
Nach Beendigung des Filtervorgangs müssen die von
den Platten und evtl. Rahmen gebildeten Zwischenräume durch Verschieben der Platten geöffnet werden, um den Filterkuchen zu entfernen. Diese offene
Bauweise entscheidet wesentlich über die Anwendbarkeit solcher Filter.

Siebzentrifugen. In pharmazeutischen Produktionsprozessen findet man neben den Filtern auch Sieb-

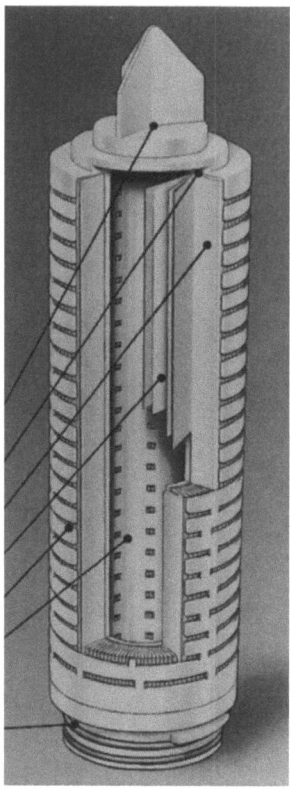

Abb. 3.118. Einbaufertiges, zylindrisches Filterelement. Aus[16]

zentrifugen. Diese nutzen die Fliehkraft zum Flüssigkeitstransport beim Kuchenaufbau sowie beim Waschen und Entwässern des Filterkuchens. Die Trommeln dieser Zentrifugen sind im Gegensatz zu den Vollmantelzentrifugen gelocht. Auf der Innenseite sind sie mit einem Filtermittel belegt. Diese können z. B. Spaltsiebe oder Filtertücher sein. Es werden zwei im pharmazeutischen Bereich oft anzutreffende Bauarten beschrieben. Weitere Beschreibungen findet man beispielsweise in[3,10].

Die in Abb. 3.122 gezeigte Dreisäulenzentrifuge verdankt ihren Namen der Aufhängung an drei Stellen des Umfangs. Die Suspension läuft durch eine entsprechende Öffnung im Deckel in die langsam laufende Zentrifuge, so daß sich auf der Innenwand der Trommel ein gleichmäßig dicker Filterkuchen bilden kann. Die Flüssigkeit wird von der Trommel abgeschleudert, im Gehäuse aufgefangen und abgeleitet. Zur Entwässerung des Filterkuchens wird die Drehzahl erhöht. Die gezeigte Feststoffentnahme mittels aushebbarem Filtersack bei Stillstand der Zentrifuge ist die schonendste Art, dies zu tun. Der absatzweise Betrieb ermöglicht es, die jeweils notwendigen Zeitspannen für die Kuchenbildung und das Trockenschleudern zu wählen.

Der Feststoffaustrag aus Zentrifugen erfordert besondere konstruktive Maßnahmen. Beim Abschälen mittels einer Schneide muß wegen der Gefahr, das Filtermittel zu beschädigen, immer eine Restschicht übriggelassen werden. Diese führt im Laufe der Zeit zu vermindertem Filtratfluß bzw. zur Verstopfung des Filtermittels. Außerdem sind nicht alle Feststoffe der mechanischen Beanspruchung durch ein Schälmesser gewachsen. Eine interessante Lösung für diesen Fall ist die Stülpfilterzentrifuge. Abb. 3.123 zeigt die horizontal gelagerte Siebtrommel. Die Suspension fließt durch eine nicht gezeichnete Rohrleitung von links in die drehende Trommel. Nach Beendigung des Filtervorgangs wird bei weiter drehender Trommel der zentrale Einsatz nach links verschoben. Dabei stülpt sich das Filtertuch um, so daß der Filterkuchen in das Gehäuse abgeschleudert wird.

Scheidepressen. Flüssigkeits-Feststoff-Gemische mit nur geringem Flüssigkeitsanteil, z. B. Drogenrückstände, kann man in sog. Scheidepressen mechanisch in eine feststoffarme Trübe und einen flüssigkeitsarmen Preßkuchen zerlegen. Das Gemisch wird in einem Behälter, dessen Wände oder Böden für die Flüssigkeit durchlässig sind, mechanisch zusammengepreßt. Hierbei ist es vorteilhaft, den Preßvorgang nicht unnötig schnell auszuführen, um der Flüssigkeit Zeit zum Abfließen zu lassen. Außerdem sollte der Preßkuchen nicht zu dick sein, da der komprimierte Feststoff das Abfließen stark behindert.

Im pharmazeutischen Bereich werden in der Hauptsache Korb- oder Kelterpressen, Seiherpressen, Willmes-Presser, kontinuierlich arbeitende Schneckenpressen u. a. verwendet. Das Wirkungsprinzip einiger dieser Pressen sei hier dargestellt.

Die *Schwanke-Presse* (vormals Hafico) ist eine Tinkturenpresse mit hydraulischem Preßstempel, deren Wirkungsweise in Abb. 3.124 dargestellt ist. Das Gut befindet sich in einem Metallzylinder ohne Bohrungen auf einer durch Filtrierpapier abgedeckten Siebplatte, die ihrerseits auf der gelochten Bodenplatte liegt. Der Behälter wird durch einen Deckel abgedeckt. Der Preßkuchen wird durch hydraulisches Anheben der Bodenplatte erzeugt. Das Heben des Stempels erfolgt entweder durch Pumpen von Hand oder bei den größeren Ausführungen durch einen Getriebemotor. Diese Pressen sind mit Füllgutinhalten von 2, 5 und 25 dm^3 im Handel.

Eine im Weinbau, aber auch in der pharmazeutischen Industrie häufig verwendete Pressenform stellt der *Willmes-Presser* dar. Anstelle eines Kolbens wird hier ein mit Preßluft aufgeblasener Preßbalg aus Gummi zur Druckerzeugung benutzt. Der Balg befindet sich im Innern einer drehbar gelagerten Siebtrommel. Das Preßgut wird durch Klappen in der Trommelwand eingefüllt. Nach Schließen der Klappen wird unter langsamer Drehung der Trommel der Balg bis auf 0,6 MPa (6 bar) aufgeblasen. Das Füllgut lagert sich zwischen Preßbalg und Trommelwand als relativ dünner Zylindermantel an, wobei die abzupressende Flüssigkeit radial auf kürzestem Weg abfließt und in einer Wanne gesammelt wird. Abb. 3.125 zeigt schematisch den Arbeitsablauf. Zur besseren Flüssigkeitsausbeute kann von Stufe 4 nochmals auf Stufe 2 geschaltet werden. Feinkörniges Gut wird in Textilsäcken eingelegt (z. B. Hefe), während z. B. grobkörnige Drogenansätze direkt in die Trommel eingefüllt

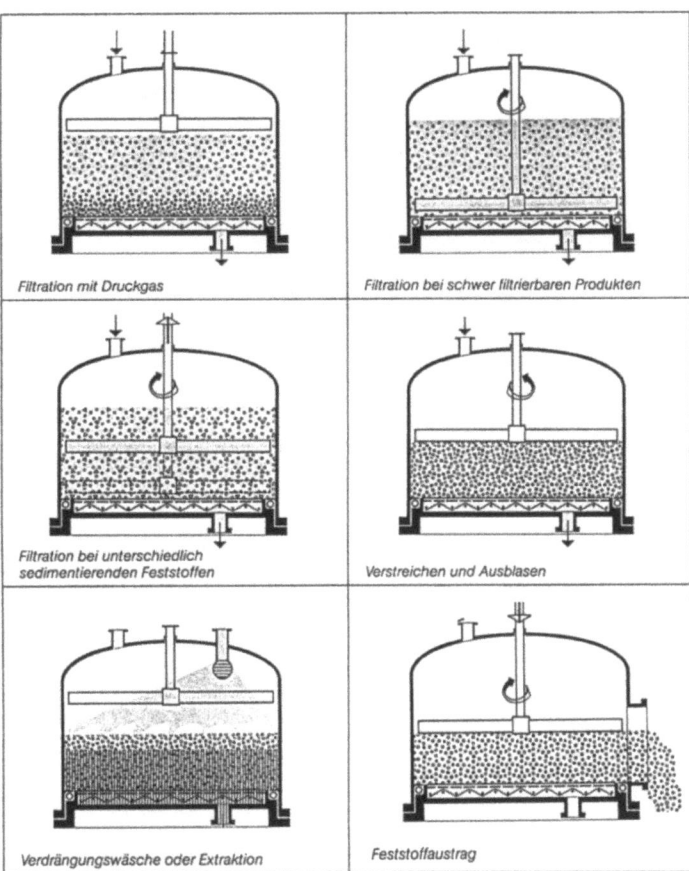

Filtration mit Druckgas

Filtration bei schwer filtrierbaren Produkten

Filtration bei unterschiedlich sedimentierenden Feststoffen

Verstreichen und Ausblasen

Verdrängungswäsche oder Extraktion

Feststoffaustrag

Abb. 3.119. Arbeitsgänge in einer Drucknutsche. Aus[17]

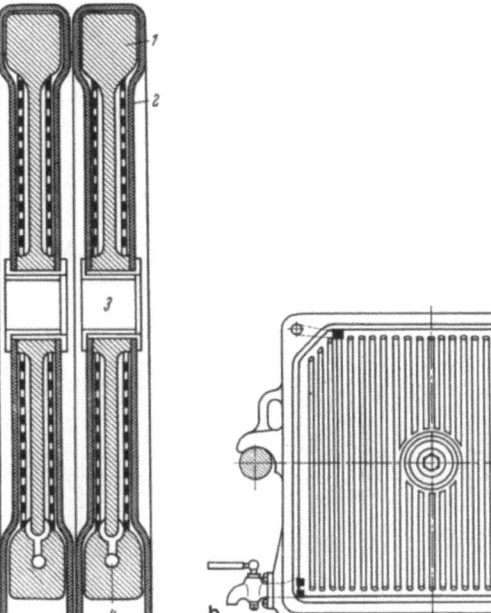

Abb. 3.120 a, b. Kammerfilterpresse. **a** Anordnung der Platten: 1 Filterplatte, 2 Filtertuch, 3 Trübezulauf, 4 Filtratablauf; **b** Platte der Kammerfilterpresse

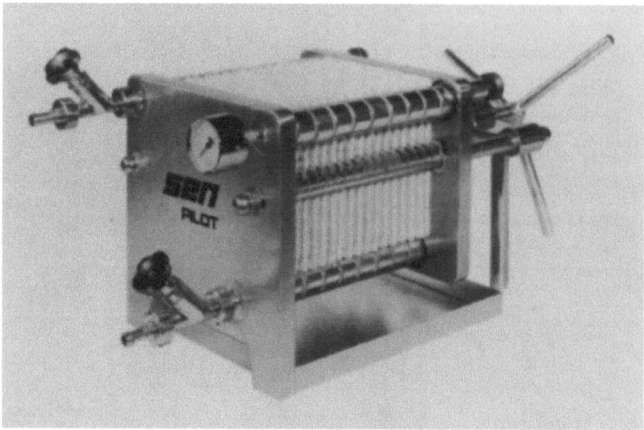

Abb. 3.121. Schichtenfilter mit Preßspindel in zusammengepreßter Position. Aus[17]

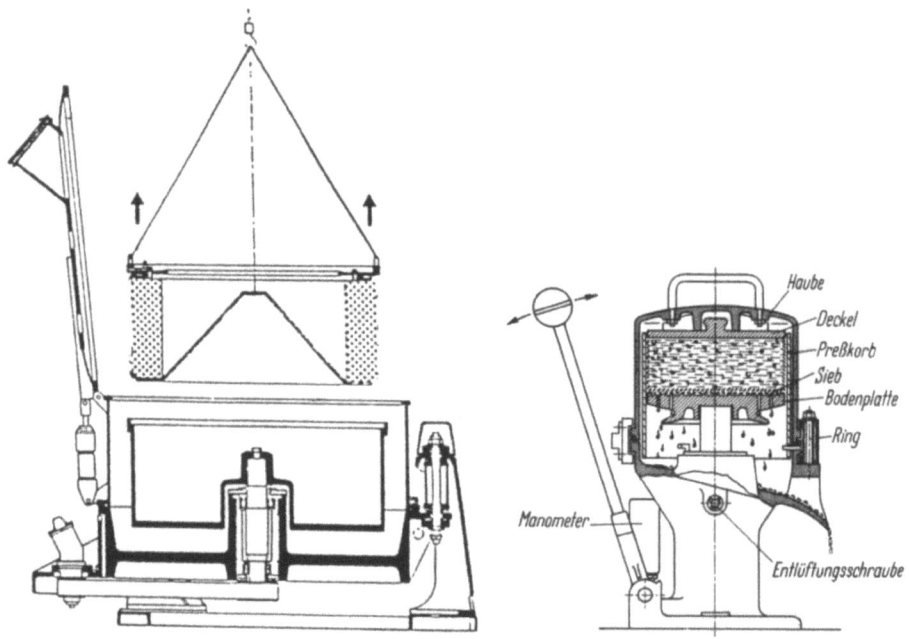

Abb. 3.122. Dreisäulenzentrifuge mit aushebbarem Filtersack. Aus[18]

Abb. 3.124. Tinkturenpresse mit hydraulischem Preßstempel. Aus[20]

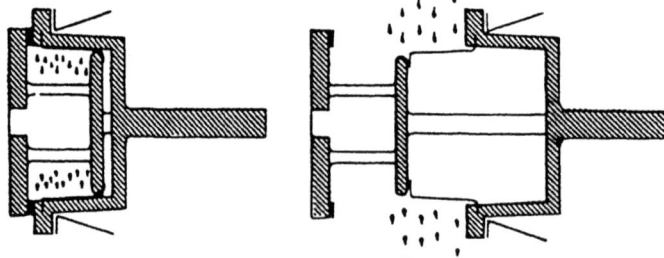

Abb. 3.123. Prinzip einer Stülpfilterzentrifuge. Aus[18]

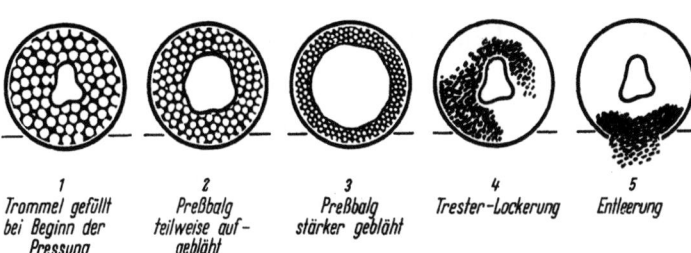

Abb. 3.125. Arbeitsstufen beim Willmes-Presser. Aus[21]

1	2	3	4	5
Trommel gefüllt bei Beginn der Pressung	*Preßbalg teilweise aufgebläht*	*Preßbalg stärker gebläht*	*Trester-Lockerung*	*Entleerung*

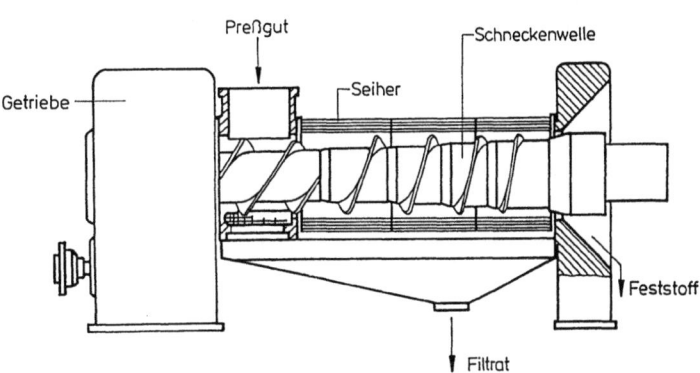

Abb. 3.126. Prinzip einer Schneckenpresse. Aus[10]

werden können. Die trotz des geringen Arbeitsdruckes erzielte gute Wirkung beruht auf der großen, durch das Preßgut belegten Fläche und dessen relativ geringer Schichtdicke.

Zum kontinuierlichen Auspressen feststoffreicher Systeme werden häufig *Schneckenpressen* verwendet, deren Wirkungsprinzip in Abb. 3.126 dargestellt ist. Die Schneckenwelle fördert mit ca. 10 U/min das Preßgut gegen einen Ringspalt am Ende der Welle. Aufgrund der unterschiedlichen Schneckensteigung und des sich verjüngenden Spalts im Schneckenteil können Drücke von 10 bis 30 MPa (100 bis 300 bar) aufgebaut werden. Die abgepreßte Flüssigkeit tritt durch ein in Längsrichtung ausgerichtetes Spaltsieb (Seiher) aus. Schneckenpressen werden vor allem in Kombination mit kontinuierlich arbeitenden Extraktionsanlagen, die entsprechende Mengendurchsätze aufweisen, eingesetzt.

Literatur

1. Grassmann P, Widmer F (1974) Einführung in die thermische Verfahrenstechnik, 2. Aufl., de Gruyter, Berlin New York
2. Vauck WRA, Müller HA (1990) Grundoperationen chemischer Verfahrenstechnik, 8. Aufl., Verlag Chemie, Weinheim
3. Bartholome E, Biekert E, Hellmann H, Ley H (Hrsg.) Ullmanns Encyklopädie der technischen Chemie, 4. Aufl. (1972), Bd. 2, Verlag Chemie, Weinheim
5. Rant Z (1975) Verdampfen in Theorie und Praxis, 2. Aufl., Verlag Sauerländer, Aarau Frankfurt/Main
6. Kneule F (1975) Das Trocknen, 3. Aufl., Verlag Sauerländer, Aarau Frankfurt/Main
7. Krischer O (1978) Die wissenschaftlichen Grundlagen der Trocknungstechnik, Trocknungstechnik Erster Band, Springer, Berlin Heidelberg New York
8. Kröll K (1978) Trockner und Trocknungsverfahren, Trocknungstechnik Zweiter Band, 2. Aufl., Springer, Berlin Heidelberg New York
9. Hemfort H (1983) Separatoren, 2. Aufl., Technisch-wissenschaftliche Dokumentation Nr. 1 der Westfalia Separator AG, Oelde
10. List PH, Schmidt PC (1984) Technologie pflanzlicher Arzneizubereitungen, Wissenschaftliche Verlagsgesellschaft, Stuttgart
11. Seibt Pharmatechnik (1990) Bezugsquellennachweis für die pharmazeutische Technik Seibt, München
12. Firmenschrift der Firma Siebtechnik GmbH, Mülheim (Ruhr)
13. Katalog (1991) der Firma Millipore, Eschborn
14. Laborfiltration, Druckschrift der Firma Sartorius, Göttingen
15. Firmenschrift der Firma Amafilter Membrantechnik, Hannover
16. Firmenschrift der Firma Pall Filtrationstechnik, Dreieich
17. Firmenschrift der Firma Seitz Enzinger Noll, Bad Kreuznach
18. Stahl W (1987) Fest-Flüssig-Trennung, Hochschulkurs am Institut für Mechanische Verfahrenstechnik der Technischen Universität Karlsruhe
19. Rautenbach R, Albrecht R (1981) Membrantrennverfahren, Ultrafiltration und Umkehrosmose, 1. Aufl., Salle u. Sauerländer, Frankfurt Berlin München Aarau Salzburg
20. Firmenschrift der Firma H. Schwanke, Neuss 21
21. Firmenschrift der Firma J. Willmes, Bensheim

4.4 Trennen von Feststoffen und Gasen

S. BERNOTAT

Die Aufgabe, feste Partikeln aus Gasen möglichst vollständig abzuscheiden, stellt sich z. B. bei der Wiedergewinnung des pulverförmigen Produkts in Wirbelschichtgranulatoren oder bei der Reinigung von Luft, z. B. zur Herstellung von keimfreien Arbeitsplätzen und Räumen in der Elektronik, Biotechnologie und Pharmazie, insbesondere aber bei der Reinigung von Abgasen aus technischen Prozessen.

Die Trennaufgabe wird immer schwieriger, je feiner die Partikelgrößen werden. (Lungengängige Partikeln sind z. B. solche, die kleiner als 5 μm groß sind.) Dies gilt auch für ein und denselben Apparat, unterschiedliche Partikelgrößen werden unterschiedlich gut zurückgehalten oder abgeschieden. Hierauf ist zu achten, wenn über die Wirksamkeit eines Trennapparates diskutiert wird.

Kein Abscheider ist in der Lage, die zugeführten Partikeln vollständig vom Gasstrom zu trennen. Ein Teil der Partikeln, insbesondere die feinsten, verlassen den Abscheider mit dem Gas. Man kann für jeden Abscheider einen Abscheidegrad bzw. den komplementären Wert dazu, einen Durchlaßgrad, definieren. Wenn die gesamte abgeschiedene Staubmenge auf die dem Abscheider zugeführte Menge bezogen wird, spricht man vom Gesamtabscheidegrad bzw. vom Gesamtdurchlaßgrad. Wenn man hingegen die abgeschiedene Menge einzelner Partikelgrößenfraktionen betrachtet, spricht man vom Fraktionsabscheidegrad oder Trenngrad.

Mit dessen Hilfe lassen sich Kennwerte, wie z. B. Trenngrenze und Trennschärfe, bestimmen, die ein Maß für den Effekt der Trennung oder Abscheidung darstellen.[1]

Es gibt eine Reihe von Geräten, die zur Abscheidung genutzt werden:

- Zyklone,
- filternde Abscheider,
- elektrische Abscheider,
- Naßabscheider oder Wäscher.

Diese Gerätetypen unterscheiden sich - und in ihren einzelnen Bauarten - in der Fähigkeit, eine Mindestpartikelgröße noch abscheiden zu können, nur für bestimmte Gasdurchsätze geeignet zu sein sowie in dem notwendigen Energiebedarf (z. B. in kWh/1.000 m³ oder als Druckdifferenz).

Bei den Naßabscheidern kommt hinzu, daß die abgeschiedenen Feststoffe sich anschließend in einer Flüssigkeit befinden. Wenn keine anderen Gründe dafür sprechen, werden sie daher sinnvoll nur dann eingesetzt, wenn die Suspension mit den abgeschiedenen Feststoffen im Prozeß wieder verwendet werden kann.

Zyklone. Diese nutzen eine wendel- bzw. spiralförmige Drehströmung, um die Partikeln im Zentrifugalfeld zur Zyklonwand sedimentieren zu lassen (Abb. 3.127). Das gereinigte Gas verläßt den Zyklon als schnell drehender Wirbel im Zentrum, während die abgeschiedenen Partikeln sich meist als Strähnen an der Konuswand zum Sammelbehälter abwärts bewegen.

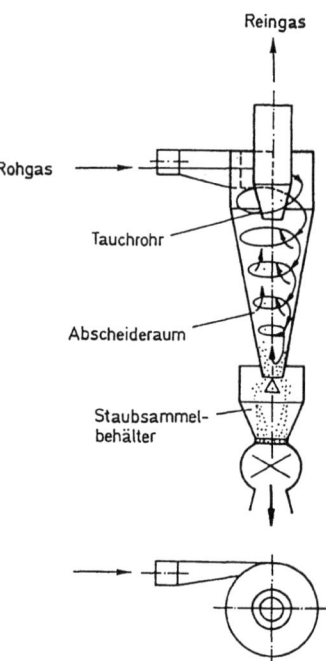

Abb. 3.127. Schema eines Zyklons. Aus[1]

Wegen des einfachen Aufbaus und der großen Betriebssicherheit haben sie sich in der Industrie bewährt. Man findet sie beispielsweise in der Zementindustrie für große Gasströme als Vorabscheider mit bis zu 5 m Durchmesser und im Meter-Bereich in der holzverarbeitenden Industrie zur Abluftreinigung. Mit einem Durchmesser von 200 mm lassen sich bei einem Gasdurchsatz von 200 m³/h und einem Druckverlust von ca. 1.500 Pa (15 mbar) Trenngrenzen von 1 bis 2 μm erreichen. - Die Trenngrenze bezeichnet diejenige Partikelgröße, die sich nach der Trennung jeweils zur Hälfte, z. B. als Anzahl oder Masse, im Reingas und im abgeschiedenen Staub befindet. Sie ist ein Maß, mit dem das Abscheidevermögen bezüglich der Partikelgröße gekennzeichnet werden kann. - Die genannten Daten geben einen Anhaltswert für die Anwendungsgrenze von Zyklonen im feinen Partikelgrößenbereich. Sie zeigen zudem, daß zur Luftreinhaltung sehr häufig noch ein filternder Abscheider nachgeschaltet werden muß. Da Zyklone für Temperaturen bis 1.000 °C gebaut werden können, stellen sie derzeit das einzige großtechnisch einsetzbare Heißgasentstaubungssystem dar.

Filternde Abscheider. Die filternden Abscheider kann man in drei Gruppen einteilen:

- Tiefen- oder Speicherfilter,
- Abreinigungsfilter,
- Schüttschichtfilter.

Tiefen- oder Speicherfilter bestehen aus sehr porösen Fasermatten. Nur 1 bis maximal 10% des Volumens sind Fasern (Abb. 3.128a). Synthetische Fasern (Kunststoffe) von ca. 1 bis 50 μm Durchmesser erset-

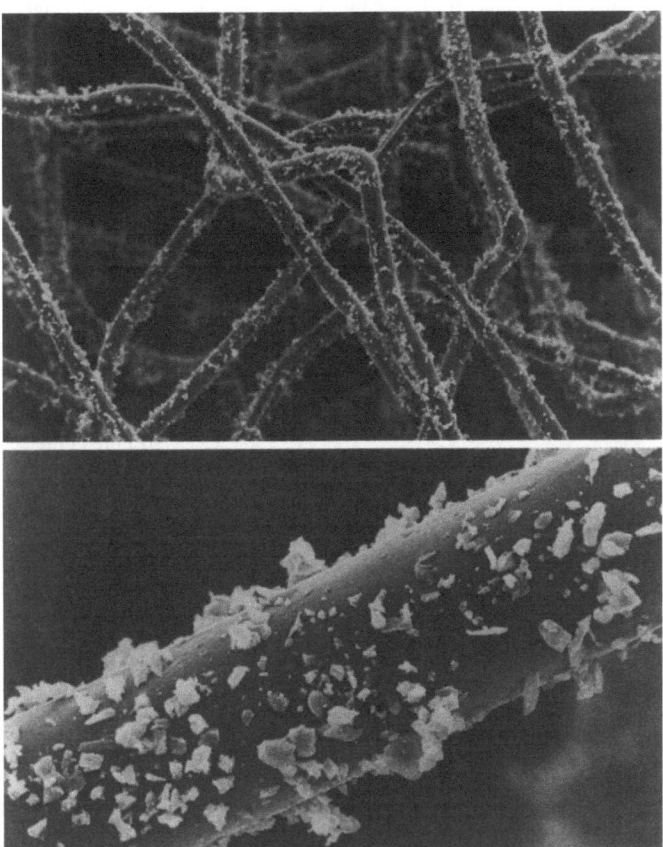

Abb. 3.128. a Rasterelektronenmikroskopaufnahme einer Fasermatte: Faserdurchmesser 45 μm, Partikel ca. 5 μm; **b** Ausschnittsvergrößerung. Aus[1]

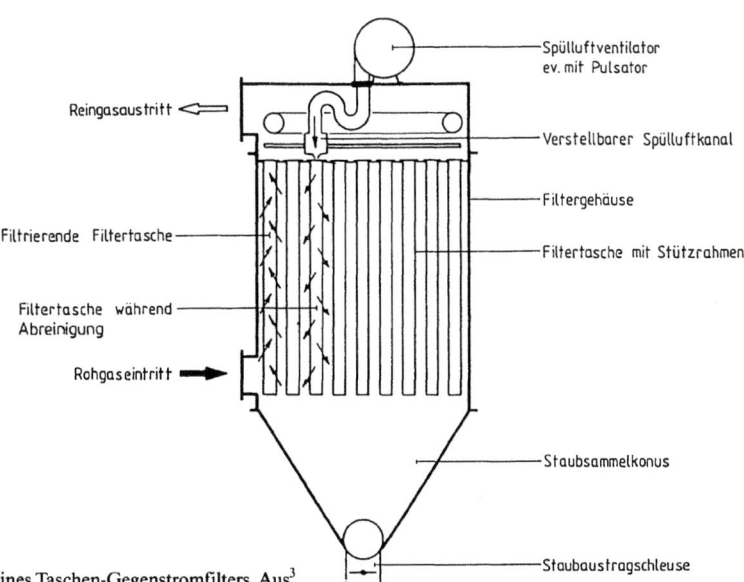

Abb. 3.129. Funktionsprinzip eines Taschen-Gegenstromfilters. Aus[3]

zen immer mehr die bisher gebräuchlichen Naturfasern aus Baumwolle, Wolle, Cellulose und Asbest. Die Partikeln werden in den Fasermatten auf der Oberfläche der einzelnen Fasern festgehalten (Abb. 3.128 b).

Der Transport zu den Fasern wird durch Trägkeits- und Diffusionskräfte sowie durch elektrostatische Effekte bewirkt. Es sind hierzu relativ hohe Gasgeschwindigkeiten notwendig (0,1 bis 3 m/s). Mit Fasern von 1 μm Durchmesser können Aerosole < 0,1 μm zurückgehalten werden.

Bei Staubsättigung werden diese Filter überwiegend entsorgt, nur einige Typen werden regeneriert. Daher erklärt sich ihr Einsatz für niedrige Staubkonzentrationen im Rohgas. Die Werte liegen im Bereich von mg/m³. In Frage kommen die Klima- und Reinraumtechnik[2] für Büros, Krankenhäuser, pharmazeutische, chemische und elektronische Arbeitsplätze.

Für hohe Staubkonzentrationen bis zu einigen 100 g/m³ werden *Abreinigungsfilter* eingesetzt. Der Abscheidemechanismus beruht vorwiegend auf dem Rückhalteeffekt der Filtermittel und insbesondere auf dem Tiefenfiltereffekt des gebildeten Filterkuchens. Als Filtermittel werden Gewebe und nichtgewebte Stoffe, wie Filze und Vliese, aus Baumwolle, Wolle, Polyester, Polyamid, Polyacrilnitril, Polypropylen, Polytetrafluorethen, Glas- und Metallfasern eingesetzt.[3]

Um einen Staubdurchtritt durch die Filtermittel zu vermeiden, sind die Anströmgeschwindigkeiten ca. 100fach geringer als bei den Tiefenfiltern.

Mit dem Aufbau des Filterkuchens steigt der Druck, der für das Durchströmen von Filterkuchen und Filtermittel für eine gegebene Gasmenge notwendig ist, immer mehr an. Die von außen nach innen durchströmten Filterschläuche oder -taschen werden daher periodisch durch Rütteln oder Rückblasen vom Filterkuchen befreit (Abb. 3.129).

Bei *Schüttschichtfiltern* übernimmt eine Schüttung aus festen Partikeln (Kies, Sand, Keramikmaterialien, Aktivkohle) die Aufgabe des Filtermittels. Sie werden derzeit vorzugsweise für außergewöhnliche Entstaubungsaufgaben eingesetzt. Beispiele sind heiße Gase, Abscheiden von abrasiven, chemisch aggressiven und/oder klebrigen Stäuben sowie bei der Gefahr von Glimmbränden oder Taupunktunterschreitungen. Neben diesen Problemen entscheidet die Verwendung oder Regenerierbarkeit der beladenen Schüttung über die Anwendung.

Elektrische Abscheider. In Kraftwerken, Eisen- und Metallhütten, Zementwerken, Müllverbrennungsanlagen usw. müssen bis zu $10^6 \, \text{m}^3/\text{h}$ an Abgasen entstaubt werden. Dies ist die Domäne der elektrischen Abscheider (Elektrofilter). Es wird die Kraftwirkung auf geladene Partikeln im elektrischen Feld für die Abtrennung genutzt. Der Vorgang läßt sich in drei Schritte unterteilen:

- Aufladen der Staubpartikeln,
- Abscheiden der geladenen Partikeln im elektrischen Feld,
- Entfernen der abgeschiedenen Partikeln aus dem durchströmten Abscheider.

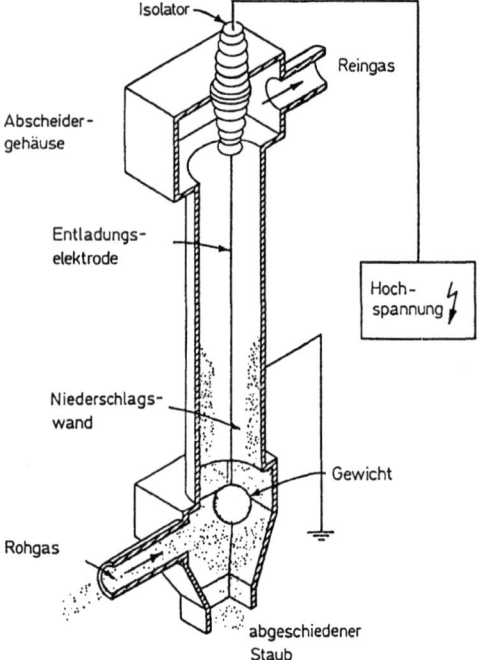

Abb. 3.130. Rohrelektrofilter. Aus[1]

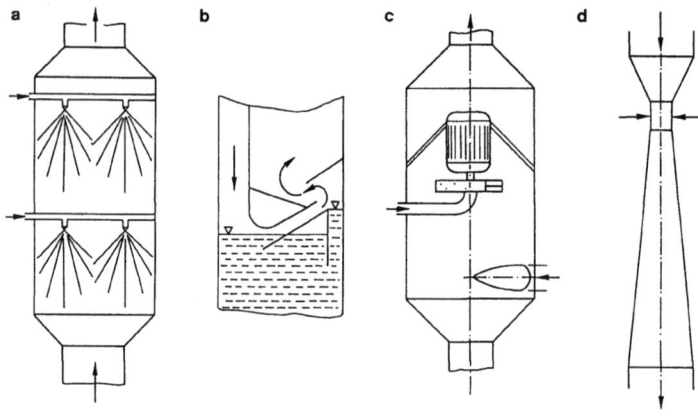

Abb. 3.131 a–d. Bauarten von Naßabscheidern. **a** Sprühturm, **b** Wirbelwäscher, **c** Rotationswäscher, **d** Venturi-Wäscher. Aus[1]

Die Aufladung der Partikeln erfolgt durch Gas-Ionen, die durch Elektronenbeschuß (Corona-Entladung) entstehen. Der notwendige Elektronenstrom wird durch eine hohe Spannungsdifferenz (20 bis 70 kV) zwischen der meist negativ geladenen Sprühelektrode und der positiv geladenen Niederschlagsfläche sowie durch einen hohen Feldgradienten in der Nähe der Sprühelektrode erzwungen. Die aufgeladenen Staubpartikeln wandern senkrecht zur Gasströmung zu den Niederschlagsflächen. Die dort abgelagerten Partikeln müssen zwangsweise durch Besprühen mit Flüssigkeiten oder durch Klopfen und Rütteln abgereinigt werden. Das Prinzip läßt sich am einfachsten durch ein Rohrelektrofilter veranschaulichen (Abb. 3.130). Diese Bauart ist jedoch nicht für die erwähnten hohen Gasdurchsätze geeignet. Hierzu werden die Niederschlagsflächen in großen rechtekkigen Kanälen zu Gassen von 200 bis 600 mm Breite angeordnet. Die Gasgeschwindigkeit in Elektrofiltern beträgt 0,5 bis 2,5 m/s.

Naßabscheider. Mit Naßabscheidern können feste, flüssige oder gasförmige Verunreinigungen aus Gasen entfernt werden. Hierzu sind vier Vorgänge notwendig:

- Zugabe der Waschflüssigkeit zum Abgasstrom und Erzeugen von Tropfen,
- Zusammenführen von Waschflüssigkeit und Partikeln,
- Bindung der Partikeln an die Tropfen,
- Abscheiden der beladenen Tropfen.

Diese Vorgänge sind meistens in einem Gerät zusammengefaßt. Die Bauarten unterscheiden sich im wesentlichen durch die Erzeugung der Flüssigkeitstropfen, z. B. mittels Düsen, Rotationszerstäubern oder Scherkräften der Gasströmung, sowie durch die Relativbewegung zwischen Tropfen und Gas. Die möglichen Trenngrenzen reichen von einigen µm beim Sprühturm und Wirbelwäscher bis ca. 0,1 µm beim Venturi-Wäscher (Abb. 3.131).

Literatur

1. Löffler F, (1988) Staubabscheiden, Thieme, Stuttgart New York
2. Hörner B, Stäbler W (1988) Reinraumtechnik. In: Handbuch der Klimatechnik, Band 3, Müller, Karlsruhe
3. Löffler F, Dietrich H, Flatt W (1984) Staubabscheidung mit Schlauch- und Taschenfiltern, Vieweg, Braunschweig Wiesbaden

Kapitel 4

Arzneiformen

1 Aerosole

Th. Wimmer

1.1 Grundlagen

Aerosole sind eine vergleichsweise moderne Darreichungsform. Monographien für Zubereitungen in Druckbehältnissen sind erst in jüngerer Zeit in ausführlicher Form in die Arzneibücher aufgenommen worden. Der Vorteil von Aerosolen ist die feine Verteilung der Arzneistoffe, die bei der Inhalation eine pulmonale Resorption ermöglicht. Der Wirkungseintritt entspricht u. U. dem einer i. v. Injektion und erlaubt eine Umgehung des First-pass-Effektes.

Aerosole mit gröberen Teilchenspektren dienen zur hygenischen, dosierten Arzneimittelapplikation in Körperhöhlen und auf die Haut. Treibgaspackungen sind zudem hermetisch verschlossen; eine Kontamination von außen ist praktisch nicht möglich.

Bisher wurden bei Druckgaspackungen hauptsächlich vollhalogenierte Fluorchlorkohlenwasserstoffe (FCKW) als Treibmittel eingesetzt. Die Veröffentlichung der von Molina und Rowland[1] 1974 aufgestellten Hypothese, daß es durch emittierte FCKW zu einem Abbau der Ozonschicht kommt sowie Untersuchungen zur Ozonabnahme in der Atmosphäre hatten einen deutlichen Einfluß auf die Entwicklung von Aerosolpräparaten. Auch in Zukunft sind weitere Veränderungen zu erwarten, da in allen Bereichen der Aerosolanwendung nach Alternativtechnologien gesucht wird. Definitionsgemäß stellen Aerosole Dispersionen von Flüssigkeiten oder Feststoffen in Gasen dar. Sie werden auch als Nebel, flüssig/gasförmig, oder Stäube, fest/gasförmig, bezeichnet. Abhängig von der Teilchengröße sind sie durch Sedimentation und Koagulation relativ instabil.

Bei Systemen vom Typ flüssig/gasförmig kommt es – bedingt durch die Brown-Molekularbewegung – bei Berührung zum Zusammenfließen von Teilchen, zur perikinetischen Koagulation.

Größere Teilchen sedimentieren entsprechend der Gleichung von Stokes-Cunningham schnell. Treffen sie dabei auf weitere Partikel, kommt es zur orthokinetischen Koagulation. Kleine Aerosolteilchen weisen dagegen in Abhängigkeit von der Größe beachtliche Schwebefähigkeiten auf.

Arzneibuchmonographien

DAB 9/PhEur. In der Monographie werden „Zubereitungen in Druckbehältnissen" als wirkstoffhaltige Zubereitungen unter dem Druck von Gasen beschrieben. Die Freisetzung erfolgt über ein Ventil in Form eines Aerosols oder in flüssiger oder halbfester Form. Es finden Lösungen, Emulsionen oder Suspensionen zur lokalen Anwendung auf Haut, Schleimhaut oder in Körperhöhlen sowie zur Inhalation Verwendung. Als Treibmittel werden druckverflüssigte Gase wie Fluorchlorkohlenwasserstoffe oder Kohlenwasserstoffe sowie komprimierte Gase wie Stickstoff, Kohlendioxid oder Distickstoffmonoxid bzw. Flüssigkeiten mit niedrigem Siedepunkt oder Mischungen davon verwendet.

Eingesetzt werden dichte, druckresistente Behälter aus Metall, Glas oder Kunststoff oder Kombinationen davon. Glasgefäße müssen mit Kunststoff ummantelt sein.

Dichtigkeit und Freisetzung hängen vom Ventil ab. Es kann eine kontinuierliche oder dosierte Arzneistoffabgabe erzielt werden. Besondere Anforderungen können an Applikatoren, die Wahl der Treibgase, der Teilchengröße und der Dosiereinheit gestellt werden. Aerosole sollen nicht über 50 °C gelagert werden und sind vor Gefrieren zu schützen.

Helv VII, PF X, Ned 9 und Ital 9. Diese Aerosol-Monographien entsprechen weitgehend den Angaben des DAB 9. Sie enthalten zusätzliche Angaben zur Beschriftung, die allgemeinen internationalen und nationalen Vorschriften entsprechen müssen. PF X und Ital 9 enthalten zusätzliche Prüfungen.

ÖAB 81. „Aerosola medicamentosa" bzw. „Medikamentöse Aerosole" sind in Gas kolloid-, mikro- oder makrodispers verteilte flüssige oder feste Stoffe zur Inhalation oder Oberflächenbehandlung.

Die Teilchengröße von Aerosolen zur Anwendung in der Nase oder im Mund und Rachen liegt bei 10 μm, in Kehlkopf oder Trachea bei 5 bis 10 μm und in Bronchien und Alveolen bei 0,5 bis 5 μm; die untere Grenze liegt bei 0,1 bis 0,2 μm. Zur Oberflächenbehandlung werden nasse Sprays mit Teilchen größer 10 μm verwendet.

Aerosole werden durch Zerstäubung fester und/oder flüssiger Stoffe mittels eines Gasstromes oder durch die Expansionskraft von Gasen oder Gasgemischen, vorzugsweise Fluorchlorkohlenwasserstoffen, erzeugt. Druckgaspackungen müssen der österreichischen Dampfkessel-Verordnung (DKV) entsprechen. Aerosoleigenschaften lassen sich weitgehend durch Variation von Ventil, Druck, Treibgas und dessen Anteil variieren. Zur Beurteilung werden Sprühbilder angefertigt. Dosierventile sind bei stark wirksamen Arzneistoffen zur Inhalation zwingend vorgeschrieben. Sicherheitshinweise und bei Dosieraerosolen die abgegebene Wirkstoffmenge pro Sprühstoß sind anzugeben. Aerosole zur Inhalation müssen eine Gebrauchsanweisung in Wort und Bild enthalten. Die Aufbewahrung soll nicht oberhalb Zimmertemperatur erfolgen.

BP 88. Sie beschreibt „Inhalations", Inhalationen als Lösungen oder Suspensionen eines oder mehrerer Arzneistoffe. Diese sollen flüchtige Bestandteile zur Inhalation abgeben, wenn sie auf einen Wattebausch oder in heißes, nicht kochendes Wasser gegeben werden. Hierzu enthält die BP 88 einige Rezepturen.

Unter Insufflations, Insufflationen wird nur eine „Sodium Cromoglycate-Insufflation" beschrieben. Gefordert wird eine ausreichende Feinheit des Pulvers, das in Hartgelatine-Steckkapseln abgefüllt ist. Es ist u. a. zu kennzeichnen, daß das Produkt nicht zur Einnahme, sondern zur Anwendung in einem Inhaler bestimmt ist.

Die Monographie „Pressurised Inhalations" soll den Angaben des Europäischen Arzneibuches entsprechen, ist aber etwas anders abgefaßt:

Zubereitungen in Druckbehältnissen sind hier Dosierzubereitungen unter Druck von Treibgasen, die aus Lösungen, Suspensionen oder Emulsionen eines oder mehrerer Arzneistoffe bestehen. Mit Hilfe eines Dosierventils appliziert, werden sie in definierten Konzentrationen inhaliert. Formulierung, Verpackung und erzielte Teilchengröße gewährleisten die Freisetzung einer ausreichenden Menge Arzneistoff. Da sich ein Teil im Inneren des Sprühkopfes niederschlägt, ist die zur Inhalation zur Verfügung stehende Menge geringer als die durch das Dosierventil geförderte. Treibgase sind verflüssigte Gase wie halogenierte Kohlenwasserstoffe oder Druckgase wie Kohlendioxid sowie Mischungen davon. Der Zusatz von Hilfsstoffen ist möglich; mikrobielle und partikuläre Kontamination sind zu minimieren.

USP XXII. „Aerosols" sind unter Druck abgefüllte Produkte, die durch Betätigung eines Ventilsystems freigesetzt werden. Sie dienen der Anwendung auf der Haut, lokal in der Nase, im Mund oder in der Lunge. Die übrigen Angaben entsprechen weitgehend *DAB 9/PhEur.* Aufbau von Zwei-Phasen- und Drei-Phasen-Aerosolen sowie unterschiedliche Abfüllverfahren werden beschrieben.

Inhalations-Aerosole – „Inhalations" – werden nasal oder oral respiratorisch angewendet, um lokale oder systemische Effekte zu erzielen. Eine Teilchengröße unter 10 µm soll gewährleistet sein.

„Sterile" wäßrige Lösungen" von Arzneistoffen können mit inerten Gasen vernebelt werden, wobei bronchiolengängige Teilchenspektren erzielt werden müssen.

„Dosieraerosole" (MDI) sollen definierte Volumina an Arzneistoff in den Respirationstrakt abgeben. Die Einzeldosis dieser Mehrdosenbehältnisse liegt bei 25 bis 100 µl oder mg. Neun treibgashaltige Inhalationsaerosole werden beschrieben. Davon sind sechs Suspensionen und drei Lösungen von Arzneistoff in Treibgas. Bei zweien sind Fluorchlorkohlenwasserstoffe vorgeschrieben, an ein Produkt werden spezielle mikrobiologische Forderungen gestellt.

Zudem enthält die USP XXII 10 Monographien für „Topical Aerosols" mit Lösungen, Pudern, Suspensionen und Lotions als Füllgut. In einem Fall wird Stickstoff als Treibgas vorgeschrieben. Ein Produkt ist mit einem Dosierventil zu versehen, in drei Fällen sind spezielle mikrobiologische Anforderungen gestellt.

Weiter sind „Pulver", die mit mechanischen Hilfsmitteln oder durch Tiefeninhalation des Patienten appliziert werden, beschrieben.

„Inhalants" (Inhalantien) sind Stoffe, die aufgrund ihres hohen Dampfdrucks durch einen Luftstrom mittels eines Inhalators intranasal appliziert werden können.

BPC 79. Dort werden „Inhalations", „Insufflations" und „Aerosol Inhalations" ähnlich wie in der BP 88 beschrieben. Zusätzlich sind Sprays als hydro-alkoholische Zubereitungen zur Anwendung in Mund und Rachen aufgenommen. Hierfür werden Rezepturen beschrieben; Packmittel sind entweder Aerosolpackungen oder Quetschflaschen. Der Einsatz öliger Lösungsmittel soll unterbleiben, da Öle die Ziliartä-

tigkeit der Nasenschleimhaut beeinträchtigen und in der Lunge Lipoidpneumonien hervorrufen können.

Neben Monographien zu den Fluorchlorkohlenwasserstoff-Treibgasen 11, 12 und 114 findet sich ein allgemeines Kapitel Treibgase mit Angaben zu Eigenschaften und Herstellung von Aerosolen zu definierten Anwendungszwecken. Fünf verschiedene Inhalationsaerosole werden beschrieben. Die Monographien enthalten Angaben zu Ventilen und Dosierungshinweise. Hinsichtlich weiterer Anforderungen wird auf *BPC 73* und *BNF 76/78* Bezug genommen.

1.2 Herstellung

Aerosole können durch Kondensation von Dampf oder durch Dispersion von Flüssigkeiten oder Feststoffen in einem Gas hergestellt werden. In der Pharmazie findet in der Regel die Dispersionsmethode Verwendung. In Abhängigkeit von den Entstehungsbedingungen können unterschiedliche Teilchengrößen resultieren (Tab. 4.1).

Tabelle 4.1. Klassifikation von Aerosolen und Sprays in Abhängigkeit von der Teilchengröße. Nach[2]

Bezeichnung	Teilchengröße
Molekulares Aerosol	0,01 µm
Kolloides Aerosol	0,1 µm
Aerosol	5 bis 25 µm
Feuchte Sprays	50 bis 1.000 µm

Technologische Systematik

Aerosolpackungen stellen eine Einheit aus Füllgut, Treibgas und Packmaterial dar. Die eigentliche Darreichungsform – das Aerosol – wird erst durch technische Hilfsmittel vor der Anwendung erzeugt. Eine Systematik ist daher eng mit der eingesetzten Technologie verknüpft.

Prinzipiell kann man zwischen Systemen mit druckverflüssigten Gasen und solchen mit komprimierten Gasen unterscheiden. Beide Varianten sind in Arzneibüchern beschrieben.

Systeme mit druckverflüssigten Gasen. Es werden Gase eingesetzt, deren kritische Temperatur ausreichend weit oberhalb der Raumtemperatur liegt. Sie lassen sich bei 20 °C unter relativ niedrigen Drücken um 10 bar verflüssigen. Verwendet werden Fluorchlorkohlenwasserstoffe (FCKW), gesättigte Kohlenwasserstoffe (KW) und Dimethylether (DME). Systeme mit druckverflüssigten Gasen sind durch das Vorliegen von zwei Phasen des Treibgases gekennzeichnet. Neben der flüssigen befindet sich noch eine gasförmige Phase in der Aerosolpackung. Wird Füllgut entnommen, so sinkt der Betriebsdruck durch die Verringerung des Volumens ab, wird aber durch Verdampfen flüssigen Treibgases wieder ergänzt. So ist ein konstanter Betriebsdruck praktisch über die gesamte Anwendungszeit gewährleistet. Nachteilig ist der bei der Verdampfung auf Haut oder Schleimhaut

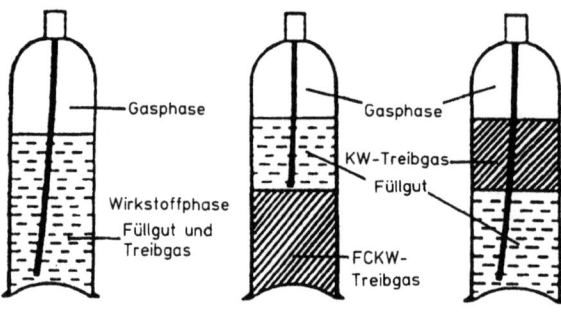

Zwei-Phasen-Aerosol   Drei-Phasen-Aerosol

Abb. 4.1. Aufbau von Zwei-Phasen- und Drei-Phasen-Aerosolen. Nach[3]

einwirkende Kältereiz und die starke Temperaturabhängigkeit des Betriebsdrucks.
In Abhängigkeit von Löslichkeits- bzw. Mischungsverhalten zwischen Füllgut und Treibgas entstehen Zwei-Phasen- oder Drei-Phasen-Aerosole.

Zwei-Phasen-Aerosole liegen vor, wenn flüssiges Füllgut und flüssiges Treibgas sich miteinander mischen oder feste Arzneistoffe sich in flüssigem Treibgas lösen. Der in der Aerosolpackung herrschende Druck treibt das flüssige Füllgut durch Steigrohr und Ventil hinaus. Da außerhalb der Aerosolpackung der nötige Stützdruck entfällt, verdampfen die Treibgas-Füllgut-Tröpfchen spontan. Dabei vergrößert sich das Volumen der versprühten Flüssigkeit in Abhängigkeit vom eingesetzten Treibgas um das 200- bis 300fache. Durch diesen „Aerosolierungseffekt" wird der Arzneistoff fein in der Luft verteilt. Die zu erzielenden Teilchengrößen lassen sich durch das Verhältnis Füllgut/Treibgas steuern und können so dem Anwendungszweck entsprechend gewählt werden. In Tab. 4.2 sind diese Abhängigkeiten wiedergegeben.

Tabelle 4.2. Beziehungen zwischen Darreichungsform und Treibmittelanteil an Fluorchlorkohlenwasserstoffen bei Aerosolpackungen. Nach[2]

Darreichungsform	Treibmittelanteil
Trockene Sprays	
Inhalationsaerosole	98%
Raumsprays	80 bis 90%
Pudersprays	80 bis 90%
Nasse Sprays	
Oberflächensprays für verschiedene Anwendungszwecke	30 bis 80%
Schaumsprays	3 bis 15%
Pasten	5%
Flüssigkeitsstrahl	2%

Den Zwei-Phasen-Aerosolen vergleichbare Verhältnisse liegen bei Suspensionsaerosolen vor. Hier sind feste Arzneistoffpartikel in der flüssigen Treibgasphase dispergiert. Die Teilchengröße wird jedoch weitgehend von der Partikelgröße des Arzneistoffes bestimmt. Hohe Treibgasanteile und spezielle Ventile

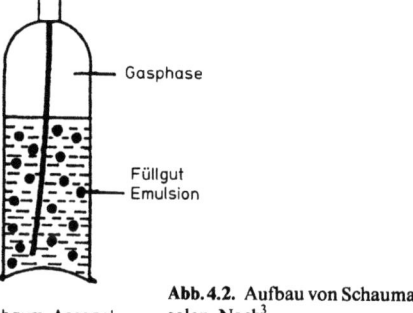

Schaum-Aerosol

Abb. 4.2. Aufbau von Schaumaerosolen. Nach[3]

mit Dampfphasenöffnung sind notwendig, um die Betriebssicherheit zu gewährleisten. Der Füllgutanteil sollte 10% nicht überschreiten.

Drei-Phasen-Aerosole entstehen, wenn das Füllgut nicht mit dem flüssigen Treibgasanteil mischbar ist. Das Füllgut wird dann durch das Treibgas nur grob dispergiert (Abb. 4.1).
Eingesetzt wird eine Sonderform des Drei-Phasen-Aerosols, das Schaumaerosol (Abb. 4.2). Füllgut ist hier meist eine Emulsion vom O/W-Typ. Der Treibgasanteil ist gering, da das Produkt durch den gasförmigen Treibmittelanteil nur aus der Packung gefördert werden soll. Der flüssige Anteil des Treibgases löst sich in der inneren, lipophilen Phase der Emulsion und bläht diese nach Verlassen des Ventils auf.

Systeme mit komprimierten Gasen. Treibmittel sind Lachgas oder Kohlendioxid sowie die permanenten Gase Stickstoff und Sauerstoff. Sie sind bei Raumtemperatur mit den für Aerosolpackungen erforderlichen Drücken nicht zu verflüssigen.
Systeme mit diesen Gasen können Flüssigkeiten nur dispergieren. Die entstehenden Teilchen sind größer als beim Einsatz druckverflüssigter Treibgase. Vorteilhaft ist die geringere Temperaturabhängigkeit des Betriebsdrucks, nachteilig dagegen die größere Empfindlichkeit gegenüber einer Fehlbenutzung, da keine flüssige Treibgasphase als Depot vorliegt. Der Betriebsdruck sinkt auch bei bestimmungsgemäßem Gebrauch in Abhängigkeit vom Entleerungsgrad der Aerosolpackung (Abb. 4.3).

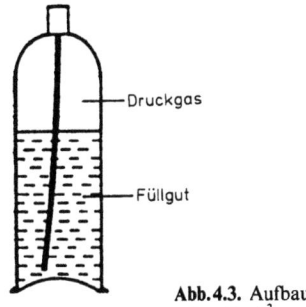

Abb.4.3. Aufbau von Druckgasaero-
solen. Nach[3]

Druckgas-Aerosol

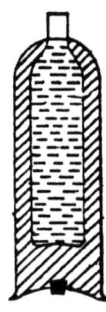
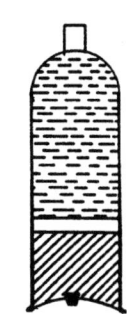

Zwei-Kammer-Packung
mit Innenbeutel

Zwei-Kammer-Packung
mit Kolben

Abb.4.4. Aufbau von Zwei-Kammer-Packungen mit Innenbeutel und Kolben. Nach[3]

Bei *Zwei-Kammer-Druckpackungen* oder *Trenn-
schichtsystemen* sind Treibgas und Füllgut getrennt. In
einem meist nahtlosen Außenbehälter befindet sich
entweder ein Innenbeutel aus Aluminium, Kunststoff
oder Verbundfolie oder ein Kolben (Abb. 4.4). Betrieben werden diese Systeme mit Stickstoff, hochreiner
Preßluft oder mit druckverflüssigten Gasen.
Das Sprühbild ist abhängig von Ventil und Sprühkopf
und kann auch durch Zusatz von druckverflüssigten
Gasen zum Füllgut beeinflußt werden. Der Einsatz eines Steigrohres entfällt; das System fördert Füllgut in
jeder Lage. Nachteilig ist die nur grobe Zerstäubung
der Partikel und der relativ hohe Preis des Packmaterials. Zudem ist bei Einsatz von Kunststoffinnenbeu-
teln keine absolute Gasdichtigkeit zu erreichen. Zwei-
Kammer-Systeme müssen mit relativ hohen Drücken
beaufschlagt werden, da der Druck im Laufe der
Entleerung auf etwa 1/3 des Anfangswertes zurück-
geht. Dadurch sinkt auch die Entleerungsgeschwin-
digkeit.[4]

Aufbau einer Aerosolpackung

Eine Aerosolpackung besteht neben Füllgut und
Treibgas aus Füllgutbehälter, Ventil mit Steigrohr,
Sprühkopf und meist einer Schutzkappe.

Füllgutbehälter. Technische Anforderungen an Füllgutbehälter sind in den Technischen Regeln Druckgase (TRG) beschrieben. Insbesondere die TRG 300 befaßt sich mit Anforderungen an Aerosolpackungen.

Behälter aus verzinntem *Stahlblech* (Weißblech) werden aus zwei bzw. drei Teilen zusammengelötet oder
geschweißt. Die Nahtstellen müssen mit einem Lack-
überzug gegen Korrosion geschützt werden. Anwendung finden diese Dosen im Nahrungsmittelsektor, in
der Kosmetik, aber auch bei pharmazeutischen Produkten zur äußerlichen Pflegemittelanwendung.
Behälter aus *Aluminium* haben in Form der Alumini-
um-Monobloc-Dosen weite Verbreitung gefunden.
Sie werden aus einem Stück unter Anwendung hoher
Drücke kalt fließgepreßt.
Kleine Dosen, etwa für Inhalationsaerosole, können
auch durch Tiefziehen hergestellt werden.
Um Interaktionen mit dem Füllgut zu vermeiden,
werden die Dosen praktisch ausnahmslos mit einem
Innenschutzlack versehen. Verwendung finden Epo-
xi-Phenolharzlacke teilweise mit Pigmentzusatz, aber
auch Polyimidamid-Harze.[5,6]
Behälter aus *Glas* zeichnen sich durch gute chemische
Inertheit aus. Zum Einsatz kommt meist Glas der hydrolytischen Klasse 3. Nachteilig ist das hohe Gewicht druckresistenter Glassorten, die Bruchgefähr-
dung sowie das teilweise schwankende Tara-Gewicht
der leeren Flaschen.[6] Die TRG 300 sieht u. a. einen
Berstschutz für Glasbehälter vor und schränkt Einsatz
und Betriebsdruck der verwendeten Treibgase ein.

Kunststoffbehälter haben sich – obwohl bereits 1955
als Aerosolpackmittel eingeführt – bisher nicht
durchsetzen können. Erst kürzlich wurden jedoch
wieder spezielle Aerosolbehältnisse aus Polyethylenterephthalat (PET) beschrieben, die bis zu 20 bar
druckresistent sind.[7,8]

Ventile. Aerosolventile sind federbelastete Sitz- oder
Stem-Ventile. Die TRG 300 läßt Ventile, die nur
durch den Innendruck der Packung geschlossen werden, nicht zu. Bei einem Stem-Ventil ist der Ventilkegel
oder -sitz zu einem kleinen Stift, dem Ventilstamm,
ausgebildet. Die Dosierung bei Stem-Ventilen läßt
sich besser durch das Ventilsystem als durch Sprühköpfe variieren.
Für spezielle Anwendungszwecke werden außerdem
Ventil-Sonderformen angeboten. Hiervon sollen nur
einige angesprochen werden.

Dosierventile geben beim Betätigen eine definierte
Menge Füllgut ab. Bei Druck auf den Sprühkopf wird
das Doseninnere zunächst mit einer zusätzlichen
Dichtung zum Ventilinneren hin abgedichtet. Kurz
danach wird die Öffnung des Ventilstamms von der
Innendichtung freigegeben und das Füllgut kann entweichen.
Die Einzeldosis wird durch das Volumen des Ventil-
innenraums - der Dosierkammer - bestimmt. Über
unterschiedliche Volumina der Dosierkammer in
Verbindung mit der Arzneistoffkonzentration läßt
sich dann die Dosierung des Arzneistoffs einstellen.

Ventile für komprimierte Gase sind so konzipiert, daß
beim Abfüllen durch das Ventil im Inneren der Dose
große Turbulenzen erzeugt werden. So wird sichergestellt, daß das Produkt sofort viel Gas absorbiert und
hohe Drücke in den Dosen vermieden werden.
Bei *Upside-down-Ventilen* (360°-Ventile) ermöglicht
z. B. ein im Steigrohr angebrachtes Kugelventil eine
Verwendung der Aerosolpackung, wenn diese mit

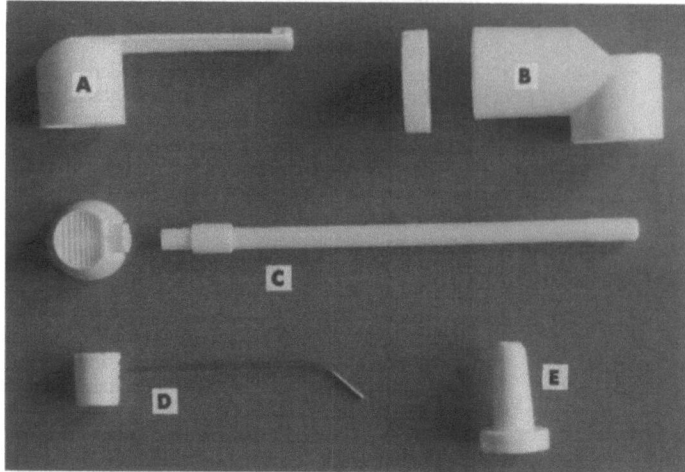

Abb. 4.5 a–e. Spezielle Applikatoren für Aerosolpackungen. **a** Sprühkopf für Rachensprays, **b** Sprühkopf zur Inhalation, **c** Sprühkopf mit Vaginaladapter (zweiteilig), **d** Sprühkopf zur Applikation von Lokalanästhetika, **e** Sprühkopf für die Nasalapplikation. Nach[9]

dem Ventil nach unten eingesetzt wird. Dies reduziert die Gefahr einer Fehlbenutzung.

Sprühköpfe und Schutzkappen. Sprühköpfe dienen der Auslösung des Ventils, sie formen den Sprühstrahl, bestimmen seine Richtung und können durch Prallflächen eine weitere Teilchenverkleinerung bewirken. Es wird eine Vielzahl von ein- und mehrteiligen, Standard- und Wirbelsprühköpfen beschrieben. Für problematische Produkte wie Pudersprays und Schaumaerosole werden Sprühköpfe mit großen Expansionskammern eingesetzt. Spezielle Oral-, Nasal- und Vaginalapplikatoren werden verwendet (Abb. 4.5). Sie sollen eine gezielte Applikation ermöglichen.

Schutzkappen sollen die Aerosolpackung vor einer unbeabsichtigten Betätigung schützen. Sie sind aus Kunststoff oder Metall und teilweise als Originalitätsverschluß oder Kindersicherung ausgebildet. Kombinationen von Sprühkopf und Schutzkappe in Form von Sprühkappen werden eingesetzt.

Treibmittel

Aerosoltreibmittelmonographien für druckverflüssigbare Treibgase sind in den Pharmacopöen noch selten zu finden. Kompressible Gase zur medizinischen Anwendung wie etwa Sauerstoff oder Lachgas sind beschrieben – wenn auch nicht als Treibgas für Aerosole.

Druckverflüssigbare Gase. Sie lassen sich meist beliebig mischen, soweit sie innerhalb der Rezeptur kompatibel sind. Dadurch oder durch Zusatz von Lösungsmitteln mit eigenem Dampfdruck lassen sich unterschiedliche Betriebsdrücke einstellen, da sich der Dampfdruck des Gemisches aus der Summe der Partialdrücke ergibt.

Der Einsatz von früher überwiegend verwendeten Fluorchlorkohlenwasserstoffen wurde aus Umweltgründen drastisch reduziert.[10]

In pharmazeutischen Produkten sind Fluorchlorkohlenwasserstoffe nicht ohne weiteres zu ersetzen. Bei folgenden Anwendungen gelten sie derzeit noch als unvermeidbar:[11]

- Inhalationsaerosole zur Behandlung von Bronchialasthma und chronischer Bronchitis,
- Aerosole zur Vorbeugung und Behandlung des Angina-pectoris-Anfalls,
- bei speziellen Antibiotika-Pudersprays,
- bei lebensbedrohenden Erkrankungen der Atemwege wie Mucoviscidose, Emphysem, bei schweren Infektionen oder Krebs.

Notwendig ist eine pulmonale Applikation und Resorption auch dann, wenn eine Resorption des Arzneistoffs aus dem Magen-Darm-Trakt überhaupt nicht oder nicht ausreichend gegeben ist.

In einigen Ländern wie Schweden, Österreich und den USA ist der Einsatz von FCKW bereits generell verboten. Auch in der Bundesrepublik Deutschland ist eine entsprechende Verordnung bereits verabschiedet.

Alle diese Länder lassen jedoch in Arzneimitteln den Einsatz von Fluorchlorkohlenwasserstoffen weiter zu, wenn dies medizinisch dringend erforderlich ist.

Als *Kohlenwasserstoffe* kommen hauptsächlich n-Butan, i-Butan und Propan zum Einsatz. Beschrieben sind diese Treibgase in NF XVII und Mar 29. Eigenschaften und Anforderungen wurden in den Tab. 4.3 und 4.4 zusammengestellt.

Kohlenwasserstoffe werden bereits seit 1956 alternativ zu Fluorchlorkohlenwasserstoffen eingesetzt.[7] Gegenüber letzteren besitzen sie eine wesentlich geringere Lebenszeit von wenigen Tagen in der Atmosphäre. Literaturangaben, vor allem aus den USA, weisen auf eine gute Verträglichkeit dieser Treibgase hin.[13] Der MAK-Wert für alle drei Substanzen wird mit 1.000 ppm angegeben. Bei vorsätzlicher Inhalation können sie zur Erstickung führen. Nachteilig zu be-

Tabelle 4.3. Eigenschaften von Kohlenwasserstoff-Aerosoltreibgasen (NF XVII, Mar 29,[12])

	Propan	n-Butan	i-Butan
Beschreibung:	Bei Normaltemperatur farblose, geruchlose, brennbare, explosive Gase		
Löslichkeit:	In flüssigem Zustand praktisch nicht mischbar mit Wasser, mischbar mit Alkohol		
Formel:	C_3H_8	C_4H_{10}	C_4H_{10}
Molmasse:	44,09	58,12	58,12
Dichte (g/ml)[a]:	0,507	0,579	0,563
Druck (21 °C, kPa):	820 bis 875	205 bis 235	303 bis 331
Gehalt:	> 98 %	> 97 %	> 95 %

[a]Dichte des unter Druck verflüssigten Gases bei 15 °C in g/ml.

Tabelle 4.4. Anforderungen an Kohlenwasserstoff-Aerosoltreibgase (NF XVII)

Prüfung	Anforderungen/Methode
Identität	A: IR-Spektrum
	B: Dampfdruck
Reinheit	
Wassergehalt	max. 0,001 Gew.-%
Hochsiedende Verunreinigungen	max. 5 ppm
Saure Verunreinigungen	Grenzprüfung
Schwefelhaltige Verunreinigungen	Organoleptische Prüfung
Gehalt:	GC

Tabelle 4.6. Anforderungen an Fluorchlorkohlenwasserstoff-Aerosoltreibgase (BP 88, NF XVII)

Prüfung	Anforderung/Methode
Identität	A: Siedepunkt
	B: IR-Spektrum
Reinheit:	
Säuregehalt	max. 2 ppm als HCl
Siedebereich	0,2 bis 0,3 °C
Chlorid	Grenzprüfung
Hochsiedende Verunreinigungen	max. 0,01 Vol.-%
Wasser	max. 0,001 Gew.-%

chemische und physiologische Inertheit und fehlende Brennbarkeit. Bei thermischer Zersetzung entstehen jedoch toxische Abbauprodukte wie Kohlenmonoxid, Halogenwasserstoff und Phosgen. Positiv zu bewerten sind dagegen ihre antibakteriellen Eigenschaften.[14] Die Toxizität ist gut untersucht; Fluorchlorkohlenwasserstoffe werden inhalativ und topisch als gut verträglich beschrieben. Der MAK-Wert für die drei genannten Treibgase liegt bei 1.000 ppm. Die vorsätzliche Inhalation hoher Konzentrationen zur Erzielung euphorischer Effekte kann jedoch zu ZNS-Depression, Herzarrythmien, Atemdepression und Tod führen. Problematisch ist die schlechte Abbaubarkeit in der Atmosphäre. Die Lebensdauer von Treibgas 12 beträgt 120 Jahre, die von Treibgas 11 65 Jahre. Üblicherweise werden auch Fluorchlorkohlenwasserstoffe gemischt eingesetzt, um einen bestimmten Betriebsdruck einzustellen. In Abb. 4.6 wird der Druck der Kombination Treibgas 12/Treibgas 114 in Abhängigkeit von Mischungsverhältnis und Temperatur wiedergegeben.
Als Alternative zu den vollhalogenierten FCKW können nichtvollhalogenierte Fluorchlorkohlenwasserstoffe - H-FCKW - eingesetzt werden. Zu diesen zählen das nichtbrennbare Monochlordifluormethan (CHClF$_2$, Treibgas 22) sowie das brennbare 1,1-Difluorethan (CHF$_2$-CH$_3$, Treibgas 152) und das ebenfalls brennbare 1,1,1-Chlordifluorethan (CClF$_2$-CH$_3$, Treibgas 142)
Weitere nichtbrennbare Alternativen wie Treibgas 123 (CHCl$_2$-CF$_3$) und Treibgas 134a (CH$_2$F-CF$_3$) werden derzeit getestet, sollen aber nicht vor 1993 verfügbar sein.[16] Monochlordifluormethan, das allgemein als Zwischenlösung angesehen wird, ist exemplarisch beschrieben.[17,18]

werten ist ihre Brennbarkeit sowie die Eigenschaft, mit Luft explosive Gemische zu bilden. Üblicherweise werden Kohlenwasserstoffe als Mischungen aus Propan/n-Butan oder Propan/i-Butan angeboten. Der Druck wird durch Variation des Mischungsverhältnisses eingestellt. Zumeist sind auch die übrigen Kohlenwasserstoffe in geringen Mengen vorhanden. Von den vollhalogenierten Fluorchlorkohlenwasserstoffen werden hauptsächlich Trichlormonofluormethan (Treibgas 11), Dichlordifluormethan (Treibgas 12) und 1,2-Dichlor-1,1,2,2,-Tetrafluorethan (Treibgas 114) eingesetzt.
Beschrieben sind diese Treibgase in BP 88 und NF XVII. Eigenschaften und Anforderungen wurden in Tab. 4.5 und 4.6 zusammengestellt. Die Vorteile der Fluorchlorkohlenwasserstoffe sind weitgehende

Tabelle 4.5. Eigenschaften von Fluorchlorkohlenwasserstoff-Aerosoltreibgasen (BP 88, NF XVII, BPC 79, PF X)

	Treibgas 11	Treibgas 12	Treibgas 114
Beschreibung:	Bei Normaltemperatur farblose, nichtbrennbare flüchtige Flüssigkeiten oder Gase mit schwach etherischem Geruch		
Löslichkeit:	In flüssigem Zustand nicht mischbar mit Wasser, mischbar mit Alkohol		
Formel:	CCl_3F	CCl_2F_2	$CClF_2$-$CClF_2$
Molmasse:	137,37	120,91	170,92
Siedepunkt (°C):	23,7	−29,8	3,5
Dichte (−35 °C, g/ml)):	1,61	1,50	1,63
Dichte (g/ml)[a]:	1,50	1,35	1,49
Druck (20 °C, kPa):	87	560	181

[a] Dichte des unter Druck verflüssigten Gases bei 15 °C

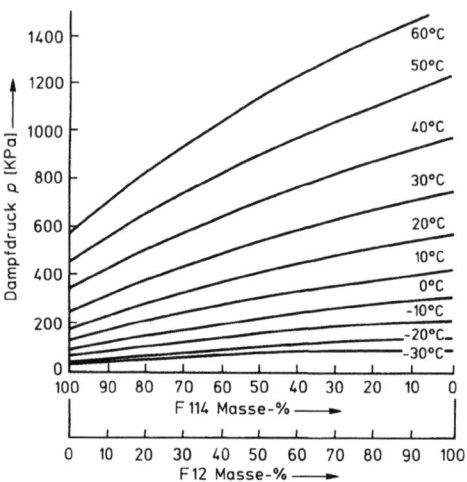

Abb. 4.6. Dampfdruck von Fluorchlorkohlenwasserstoff-Treibgasen: Abhängigkeit von Zusammensetzung und Temperatur (F12/F114). Nach[15]

- Monochlordifluormethan, ($CHClF_2$, Treibgas 22)
  Beschreibung: Bei Normaltemperatur ein farbloses, nichtbrennbares Gas. Unter Druck verflüssigt wiegt 1 ml etwa 1,21 g bei 20 °C (Molmasse: 86,5).
  Druck: 910 kPa (9,1 bar) bei 20 °C, 1.940 kPa (19,4 bar) bei 50 °C
  Siedepunkt: − 40,8 °C
  Die Substanz zeigt sehr gute Löseeigenschaften und ist mit Fluorchlorkohlenwasserstoffen, Kohlenwasserstoffen und Inertgasen kombinierbar. Nachteilig ist der hohe Dampfdruck, der immer Mischungen mit druckreduzierenden Treibgasen oder Lösungsmitteln nötig macht. Ein weiterer Nachteil ist die erhöhte Tendenz zur Hydrolyse. Mit nur 20 Jahren Lebenszeit wird Treibgas 22 als 95 % weniger ozonschädlich als vollhalogenierte Fluorchlorkohlenwasserstoffe beschrieben und stellt derzeit die einzige nichtbrennbare Alternative dar, die in größerer Menge verfügbar ist. Die Toxikologie wurde zusammenfassend beschrieben.[19]

Dimethylether (DME) wird seit über 50 Jahren als Aerosoltreibmittel eingesetzt. Obwohl ähnlich brennbar wie Propan-Butan-Treibgassysteme, kann die Brennbarkeit durch Zusatz von Wasser und/oder nicht brennbaren Halogenkohlenwasserstoffen reduziert oder völlig beseitigt werden. Aufgrund seiner guten Löseeigenschaften und seines relativ kurzen Verbleibens in der Atmosphäre hat es als Fluorchlorkohlenwasserstoff-Ersatz an Bedeutung gewonnen. Da dimethyletherhaltige Zubereitungen in der Regel Wasser enthalten, ist eine größere Hydrolysegefahr für inkorporierte Arzneistoffe gegeben. Daten zur Toxikologie der Substanz wurden erst kürzlich zusammengestellt.[20] Der MAK-Wert wird mit 1.000 ppm angegeben.

- Dimethylether
  Beschreibung: Bei Normaltemperatur ein farbloses, brennbares Gas mit etherischem Geruch. Unter Druck verflüssigt wiegt 1 ml etwa 0,66 g bei 20 °C (Molmasse: 46,07).

Druck (20 °C): 530 kPa (5,3 bar)
Löslichkeit: 34 Gew.-% lösen sich bei 20 °C unter Eigendruck in Wasser. Gut löslich in Ethanol.
Siedepunkt: − 24,5 °C

Komprimierte Gase. Aerosole mit komprimierten Gasen sind durch grobe Teilchenspektren gekennzeichnet. Ihr Einsatz ist auch durch die mangelnde Betriebssicherheit begrenzt. Verwendung finden sie in speziellen Zubereitungen oder Packmitteln, wie etwa Zwei-Kammer-Systemen. Vorteilhaft ist ihre in der Regel größere Umweltverträglichkeit.
Kohlendioxid und Distickstoffmonoxid (Lachgas) können in speziellen Rezepturen zum Einsatz kommen. Da beide Gase in wäßrigem Füllgut löslich sind, lassen sich druckgesättigte Lösungen herstellen. Der Abfall des Betriebsdrucks ist während der Anwendung weniger stark ausgeprägt und die Verneblung etwas feiner als bei Einsatz von Stickstoff oder Sauerstoff. Ein Volumenanteil Lachgas löst sich in etwa 1,5 Volumenanteilen Wasser, bei Kohlendioxid liegt das Verhältnis etwa bei 1:1.
Kohlendioxid reagiert beim Lösen in Wasser leicht sauer und wirkt antibakteriell in der Zubereitung. Der MAK-Wert wird mit 5.000 ppm angegeben.

Treibgasfreie Aerosolpackungen

Seit einigen Jahren wird versucht, Alternativen zu treibgashaltigen Aerosolprodukten zu entwickeln. Solche Systeme werden oft auch als „Non-Aerosols" bezeichnet, obwohl das Ziel der Entwicklung die Erzeugung eines echten Aerosols ohne Treibgas ist. Gemeinsam ist ihnen der Vorteil, daß sie während Lagerung und Transport druckfrei sind, somit also nicht den TRG 300 unterliegen.

Dosier- und Zerstäuberpumpen. Bei diesen Systemen handelt es sich um mechanisch arbeitende Pumpsysteme, die über ein Ventilsystem eine dosierte Freigabe des Füllgutes ermöglichen.
Dosierpumpen können flüssige Füllgüter dosiert abgeben; Pumpsprays sind in der Lage mit Hilfe einer Düse Füllgut auch zu vernebeln.
Es werden Pumpen nach unterschiedlichen Bauprinzipien angeboten. Systeme mit elastischer Einfachmanschette und Kugel sowie Systeme mit Schleppkolben und Doppelmanschette ohne Kugel werden beschrieben.
Bei Betätigung wird im Ventilsystem ein Druck von etwa 6 bis 12 bar aufgebaut und die Pumpe entlüftet. Das Füllgut wird angesaugt, in der Dosierkammer verdichtet, strömt in die Düse und wird vernebelt.
Pumpventile können durch Crimpen oder Clinchen fest mit dem Behältnis verbunden sein oder aufgeschraubt werden. Sprühköpfe zur Applikation in Rachenraum oder Nase werden angeboten.
Mit diesen Systemen kann kein kontinuierlicher Sprühnebel erzeugt werden. Die abgegebene Dosis ist klein, die Teilchen sind meist relativ groß. Bei Füllgütern mit niedriger Viskosität lassen sich derzeit Teilchengrößen von 10 bis 70 μm erzielen. Suspensionen und Schäume sind bisher noch nicht zufriedenstellend zu applizieren.
Da Pumpsysteme bauartbedingt nicht von der Außenluft abgeschlossen sind, ist bei wäßrigem Füllgut

meist eine Konservierung notwendig. Bei nicht fest mit der Flasche verbundenen Ventilen besteht außerdem die Gefahr der Manipulation.

Neuerdings werden Systeme verwendet, die - mit Stickstoff beaufschlagt - bei der Entnahme das Eindringen von Luft verhindern. Obwohl die Produktförderung mechanisch erfolgt, handelt es sich um Grenzfälle zu echten Druckgaspackungen. Solche Präparate müssen, da sie unter Druck stehen, den Anforderungen der TRG 300 entsprechen.

Entwicklungsarbeiten zielen darauf hin, mit Pumpsystemen Teilchenspektren wie bei Treibgasaerosolen zur Inhalation zu erzeugen. Vorteilhaft wäre neben dem Verzicht auf Treibgas die Vermeidung des bei druckverflüssigten Gasen auftretenden, teilweise unangenehm empfundenen Kältereizes.

Eine Variante des Pumpaerosols ist mit einer Luftpumpe versehen, die in den Sprühkopf integriert ist. Mit dieser Pumpe kann der Anwender vor Benutzung den Behälter selbst mit Druck beaufschlagen und den nach Produktentnahme abgesunkenen Betriebsdruck wieder ergänzen.[8]

Weitere Systeme zur Erzeugung von Aerosolen. *Quetschflaschen* mit kleineren Zerstäuberdüsen werden zur Herstellung von Nasensprays eingesetzt. Durch Zusammenpressen wird das meist niedrigviskose Füllgut aus der Flasche vernebelt. Die entstehenden Teilchen sind relativ groß und gelangen zudem oft nicht tief genug in die Nase.

Ein weiteres Quetschsystem ermöglicht es auch, tensidhaltige Flüssigkeiten als schnellbrechende Schäume zu applizieren.

Zur *Inhalationsnarkose* werden Ether, Lachgas oder Halothan mit einem getränkten Wattebausch, mit Inhalationsmasken oder Inhalationstuben und Atemgeräten verabreicht.

Bei *Wasserdampfinhalationen* werden ätherische Öle aus Drogen, Ätherisch-Öl-Mischungen oder Cremes in heißem Wasser schonend verdampft und bilden beim Kondensieren feine Aerosole. Gleichmäßigere Teilchenspektren entstehen nach dem gleichen Prinzip bei der Verwendung von Wasserdampfinhalatoren.

Bei *Düsenverneblern* wird Füllgut über ein Steigrohr durch einen Luft- oder Wasserdampfstrahl, der senkrecht oder parallel zu einem Steigrohr läuft, mitgerissen und dispergiert. Im einfachsten Fall wird der Luftstrom durch einen Gummiball erzeugt. Modernere Systeme arbeiten mit elektrischen Kompressoren oder Pumpen.[21]

Lungengängige Aerosole sind durch Einsatz von *Ultraschallverneblern* zu erzielen. Hierbei können Lösungen von Arzneistoffen oder solche im Ultraschallbereich schwingenden Piezo-Kristall vernebelt werden. Die Weiterleitung der Schwingungen kann entweder durch Wasser oder durch einen kegelförmigen Übertrager erfolgen.

Bei *Insufflationen* wird der pulverförmige Arzneistoff aus Hartgelatine-Steckkapseln mittels eines Pulverzerstäubers freigesetzt. Die Inhalation erfolgt durch den inspiratorischen Fluß.

Abfüllung von Aerosolen

Bei der industriellen Abfüllung von Aerosolen ist eine aufwendige Technik erforderlich. So ist teilweise der Einsatz von Reinraumtechnik notwendig, um die vorgeschriebene Minimierung von Partikel- und Keimkontamination zu erzielen. In vielen Fällen wird daher nach Produktion des Füllgutes die Abfüllung bei einem geeigneten Lohnhersteller sinnvoll sein.

Im Rahmen des Ersatzes von Fluorchlorkohlenwasserstoffen durch meist brennbare Treibgase waren teilweise erhebliche Baumaßnahmen nötig, um die erforderliche Sicherheit zu gewährleisten. Sogar die Laborentwicklung mit diesen Treibgasen muß u. U. extern durchgeführt werden.

Bei der Abfüllung hat sich die *Druckfüllung* weitgehend durchgesetzt. Zunächst wird dabei das Füllgut in die offene Dose vorgelegt. Über dem Füllgut stehende Luft kann als permanentes Gas nach dem Befüllen mit Treibgas zu einem Druckanstieg in der Aerosolpackung führen und die Stabilität labiler Arzneistoffe beeinträchtigen. Es ist daher in vielen Fällen sinnvoll, die Luft vor Verschließen der Aerosoldosen zu vertreiben. Dies kann beispielsweise durch Einblasen von Treibgas geschehen, was als „Purgen" bezeichnet wird. Eine weitere Möglichkeit ist das Verschließen der Dose unter Vakuum. Nach Aufsetzen und Verschließen des Ventils durch Clinchen oder Crimpen wird dann das vorkomprimierte Treibgas unter Druck in flüssiger Form durch das Ventil zudosiert. Das Befüllen kann vor Aufsetzen des Sprühkopfes oder durch den bereits aufgesetzten Sprühkopf nach dem Button-on-System erfolgen. Ventile mit Außenfüllcharakteristik ermöglichen auch bei kleinen Ventilquerschnitten hohe Fülleistungen, da das Treibgas auch zwischen Ventilkegel oder -sitz und Dichtung durch das Steigrohr ins Füllgut gelangt.

Die *Kaltabfüllung* kommt heute nur noch bei der Herstellung einiger Dosieraerosole zur Anwendung. Dabei wird das unter den Siedepunkt gekühlte Treibgas in bereits gekühlte Dosen eingefüllt und dann das System durch das Ventil verschlossen. Da auch das Füllgut gekühlt werden muß, können nur solche Füllgüter eingesetzt werden, die durch eine Abkühlung auf $-35\,^{\circ}C$ keiner irreversiblen Veränderung unterliegen. Die Kaltabfüllung ist sehr energieintensiv und nur bei großen Stückzahlen rentabel. Zudem muß durch Verdampfen mit einem Verlust von Treibgas gerechnet werden. Dadurch entfällt allerdings das Purgen, das verdunstendes Treibmittel die überstehende Luft verdrängt.

Beim *Under-cup-Verfahren* wird das Ventil auf die mit Füllgut beschickte Aerosoldose lose aufgesetzt. Beim Abfüllen wird der Ventilbereich durch den Füllkopf abgedichtet, der Ventilteller durch Vakuum angehoben und das Treibgas unter hohem Druck durch die Dosenöffnung zudosiert. Danach wird das Ventil auf die Dose geclincht. Das beim Freigeben der Dosen aus der Füllkammer entweichende Treibgas kann durch geeignete Absaugvorrichtungen zurückgeführt werden.

Bei der *Herstellung von Druckaerosolen* mit CO_2 und N_2O wird meist die Druckfüllung eingesetzt. Das Treibgas wird unter hohem Druck in die Dose gepreßt, um die notwendige Menge ins Füllgut zu bringen. Da beide Treibgase begrenzt im Füllgut löslich sind, muß das Füllgut dabei möglichst rasch mit Treibgas saturiert werden. Um Deckelabhebungen zu vermeiden, werden spezielle Ventile eingesetzt, die das Treibgas stark verwirbeln und dadurch eine schnelle Sättigung des Füllgutes mit Gas ermöglichen.[22]

Bei der Füllung von *Zwei-Kammer-Druckpackungen* können je nach Packungstyp unterschiedliche Fülltechniken eingesetzt werden. Bei einem System wird zunächst das Füllgut in den Innenbeutel zudosiert und die Dose mit dem Ventil verschlossen. In einem zweiten Schritt wird das Treibgas durch ein Loch im Dosenboden zugeführt und das Loch durch Einpassen eines diffusionsfesten Stopfens aus Nitrylkautschuk verschlossen. Alternativ kann das Treibgas auch mittels einer Injektionslanze durch den bereits montierten Stopfen eingefüllt werden.[23]

Bei einem anderen System erfolgt die Abfüllung im Under-cup-Verfahren. Ein Stopfen im Dosenboden ist dabei nicht mehr nötig.[21]

Die Abfüllgeschwindigkeit bei Zwei-Kammer-Systemen ist niedriger als bei konventionellen Aerosolen. Dadurch und durch das notwendige Packmaterial sind solche Produkte meist teurer.

Eine Herstellung von Aerosolen in der Apotheke wird sich auf Präparate mit Dosier- oder Zerstäuberpumpen beschränken müssen. Als Füllgut eignet sich eine Reihe von Lösungen, die in einschlägigen Rezeptursammlungen zur lokalen Anwendung zu finden sind. Hinweise und Vorschläge wurden beschrieben.[24]

Eine Herstellung von treibgashaltigen Aerosolpackungen wäre bei Einsatz von Sicherheitstreibgasen vom Typ der FCKW mittels Kaltabfüllung prinzipiell möglich. Auch werden Laborgeräte zur Druckabfüllung angeboten. Die apparativen Voraussetzungen der Aerosolabfüllung und die Prüfung sind in der Regel in einer Apotheke kaum zu realisieren. Der Einsatz der heute geforderten zumeist explosiven Ersatztreibgase wird aufgrund erheblicher Sicherheitsrisiken auch nicht möglich sein.

1.3 Prüfung

Das Arbeiten mit verdichteten, druckverflüssigten oder unter Druck gelösten Gasen in ortsbeweglichen Behältern wird in den TRG und dort insbesondere in den TRG 300 - Besondere Anforderungen an Druckgasbehälter, Druckgaspackungen - vom September 1983 geregelt. Diese ursprünglich vom Juni 1973 stammende Reglung baut auf die Druckgasverordnung - TG 41 - vom 20.06.1968 auf.

Im folgenden sind übliche Prüfungen an Packmitteln, bei Entwicklung und Herstellung beschrieben. Arzneibuchprüfungen lehnen sich teilweise an die in den TRG 300 festgelegten Vorgaben an oder fordern darüber hinaus unterschiedliche weitere Prüfungen. Diese sind im Anschluß beschrieben.

Prüfungen von Packmaterialien

Aerosolbehältnisse werden u. a. durch den Prüfüberdruck *p'* beschrieben. Bei diesem Druck dürfen leere Behälter nach 25 s keine Undichtigkeiten oder bleibende sichtbare Verformungen aufweisen. Befüllte Druckgaspackungen müssen dieser Anforderung ebenfalls entsprechen. Metallbehälter dürfen symmetrische Verformungen von Boden oder Profil der Behälterwandung zeigen, beim 1,2fachen des Prüfüberdrucks jedoch nicht bersten.

Der Prüfüberdruck *p'* muß bei Metallbehältern mindestens 10 bar und darf höchstens 18 bar betragen. Bei Glasbehältern sind zusätzliche Vorgaben zu beachten. Bei der Herstellung von Behältnissen ist die Einhaltung dieser Werte regelmäßig zu prüfen. Zusätzlich sollten alle Aerosoldosen auf äußere Unversehrtheit, d. h. die Abwesenheit von Dellen, Riefen oder Rissen geprüft werden.

Bei der Fallprüfung werden leere Dosen zu 90 % mit Wasser gefüllt, verschlossen und bis zu 2/3 des Prüfüberdrucks *p'* mit Stickstoff gefüllt. Nach einem Sturz aus 2,5 m Höhe auf einen Stein- oder Eisenboden dürfen sie nicht undicht werden. Bei Aerosolpackungen in nichtsplitternden Kunststoffbehältern oder Glasbehältern, die mit Kunststoff ummantelt sind, darf bei einem Fall aus 1,8 m Höhe auf eine Betonplatte kein Splitterwurf auftreten.

Eine wichtige Prüfung bei Metallbehältern ist die Unversehrtheit der Innenschutzlackierung. Sublimatlösung - in Dosen eingefüllt - führt bei Beschädigung des Innenschutzlackes zur Entstehung von $Al(OH)_3$-Ausblühungen. Ein Maß für die Dichtigkeit des Lackes sind auch Widerstand oder Leitfähigkeit zwischen unlackiertem Dosenboden und dem mit einer Elektrolytlösung gefüllten Innenraum der Dosen.

Ventilsysteme werden auf Federdruck, Dichtigkeit und Durchflußmenge geprüft. Sie sollen nach Betätigung wieder gasdicht schließen und bei Temperaturen von − 20 bis + 70 °C funktionsfähig sein.

Prüfung bei der Entwicklung von Aerosolen

Auswahl und Prüfung von Ventilen zur Erzielung einer definierten Sprühcharakteristik sind Bestandteil der Rezepturentwicklung. Eine Prüfung der Teilchengröße läßt sich durch Zusatz von Farbstoffen in Entwicklungsrezepturen und Absprühen auf Filterpapier oder Glasplatten durchführen. Dafür werden meistens Sprühkabinette oder Sprühautomaten verwendet. Sprühnebel kann man aber auch mittels Hochgeschwindigkeitsphotographie, Streulicht, Impulsholographie, Laserlichtbeugung oder akustischer Methoden charakterisieren.[25,26]

Bestimmt werden neben der erzielten Teilchengröße die Sprühmenge bei Dosierventilen in g/Sprühstoß oder die Sprührate bei kontinuierlich sprühenden Ventilen in g/s. Dabei ist zu berücksichtigen, daß eingesetzte Sprühköpfe oder Adaptoren einen Teil des Aerosolnebels zurückhalten. Es sollte daher soweit möglich die Dosis nicht durch Zurückwiegen der Packung, sondern der Anteil freigesetzten Arzneistoffes unter Einbeziehung des Adaptors ermittelt werden.

Sprühbreite oder Sprühwinkel, Staudruck, aber auch der Kühleffekt verdampfenden Flüssigtreibgases sind weitere Prüfparameter.[27] Sicherheitsprüfungen wie die auf Brennbarkeit der Treibgas-Füllgut-Mischung werden mit Hilfe des Flammstrahltests und der Flammerhaltungsprüfung durchgeführt. Weitere Aussagen liefert der sog. Faßtest und die Flammpunktbestimmung. Essentiell ist auch die Berücksichtigung der Inhalationstoxizität in der Rezeptur eingesetzter Arznei- und Hilfsstoffe.

Bei *Stabilitätseinlagerungen* wird die Kompatibilität von Füllgut mit Treibgas und Aerosolpackung geprüft. Die Quellung der Dichtmaterialien unter dem Einfluß von Treibgas und Füllgut wird bestimmt, die Dichtigkeit von Crimpung oder Clinchung ermittelt. Stabilitätsprobleme für die Arzneistoffe können aus der Salzsäureabspaltung bei Einsatz von Fluorchlorkohlenwasserstoffen entstehen. Mit Hilfe von Korrosionsinhibitoren kann einer Beschädigung des Innenschutzlackes vorgebeugt werden. Cacking bei Puderaerosolen ist durch Suspensionsstabilisatoren oder durch Zusatz von Mischhilfen wie Stahlkugeln zur Redispergierung zu begegnen.

Ein wichtiges Kriterium der Stabilität ist die Dichtigkeit der Packung über die Lagerzeit, die meistens über die Gewichtsabnahme bestimmt wird.

Teilchengröße und Dosis/Sprühstoß müssen über die Laufzeit im Rahmen der therapeutischen Anforderungen weitgehend konstant bleiben. Dies gilt insbesondere für Produkte mit stark wirksamen Arzneistoffen zur alveolaren oder bronchialen Anwendung.

Einem beschleunigten Haltbarkeitstest bei erhöhten Temperaturen sind durch den Druckanstieg in der Aerosolpackung Grenzen gesetzt.

Prüfungen bei der Herstellung von Aerosolen

Bei der Herstellung von Aerosolen spielt die Füllmengenkontrolle eine besondere Rolle. Exakte Dosierung von Treibmittel und Füllgut sind notwendig, um Betriebssicherheit und Wirksamkeit zu gewährleisten. In Abhängigkeit vom Behältermaterial legt die TRG 300 Grenzen für die Füllmenge fest.

Nach der Abfüllung wird der Druck in der Aerosolpackung bestimmt. Bei allen Druckprüfungen ist auf exakte Temperierung zu achten, da der Druck druckverflüssigter Gase stark temperaturabhängig ist.

Alle Dosen müssen auf Dichtigkeit geprüft werden. Üblicherweise durchlaufen sie - entsprechend den Angaben der TRG 403 (Anlagen zum Füllen von Druckgaspackungen und Druckgaskartuschen) - dazu ein Wasserbad von 50 °C. Bei dieser Temperatur werden die Behälter visuell auf Undichtigkeiten geprüft. Es sind jedoch auch andere Methoden der Prüfung zulässig.[28]

Der Betriebsdruck bei Metallbehältern darf bei 50 °C maximal 2/3 des Prüfüberdrucks p', des Behältnisses betragen und 12 bar nicht überschreiten. Bei Glas und Kunststoff sind entsprechend Ausstattung und Treibgas weitere Vorgaben zu beachten.

Eine Überprüfung der Sprühcharakteristik und Dosiergenauigkeit schließt sich an.

Anforderungen an die mikrobiologischen Eigenschaften von Aerosolen werden unterschiedlich beschrieben. Das *ÖAB 81* fordert Sterilität für alle Inhalationsprodukte. Andere Autoren ordnen gemäß Vorschlag PhEur Inhalationsaerosole in die Kategorie II der nichtsterilen Produkte, topisch anzuwendende Präparate in Kategorie III ein. Besteht die Gefahr einer mikrobiellen Kontamination wie etwa bei Pumpaerosolen, so ist der Erfolg der zugesetzten Konservierung üblicherweise über einen Keimzahlbelastungstest zu belegen.[14,29]

Prüfungen der Arzneibücher

Die *PF X* läßt Prüfungen bei unterschiedlichen Entleerungsgraden durchführen. Die Behälter sind zu temperieren.

Bei Behältern mit Ventilen zur kontinuierlichen Produktabgabe ist wie folgt zu prüfen:
Der *Betriebsdruck* wird mit einer Genauigkeit von 10 kPa ermittelt. Das Druckmeßgerät ist mit zwei verflüssigten Gasen bekannten Drucks zu eichen.

Die *Abgabemenge* wird gravimetrisch bestimmt. Der Mittelwert - ausgedrückt in g/s - darf maximal um 15 % von der Deklaration abweichen.

Bei Behältern mit Dosierventilen schreibt die PF X folgendes vor:
Zur Ermittlung der *Gleichförmigkeit der Menge einer Dosis* werden Dosisgewichte gravimetrisch ermittelt. Bei Dosen kleiner 50 μl darf kein Einzelwert um mehr als 20 %, bei Dosen größer 50 μl keiner um mehr als 15 % vom Mittelwert abweichen.

Unter *Gleichförmigkeit des Gehaltes einer Dosis* wird eine Einzeldosis in eine spezielle Waschflasche mit Ethanol überführt und die Menge gravimetrisch bestimmt. Kein Einzelwert darf um mehr als 25 % von der angegebenen Dosis abweichen.

Weiterhin ist in der *PF X* im allgemeinen Teil unter V.5.B ein Verfahren zur Entnahme einer für den Behälterinhalt repräsentativen Probe beschrieben.

Nach *Ital 9* soll die *Partikelgröße* - falls erforderlich - mit geeigneten Methoden ermittelt werden.

Die *Wirksamkeit von Dosierventilen* wird durch Ermittlung des Gesamtgehaltes von 10 Sprühstößen bestimmt. Der Mittelwert darf um ± 15 % von der Deklaration/Dosis abweichen.

Laut *ÖAB 81* sind Aerosoldosen vor der Prüfung zu temperieren.

Bei *Dosierungsgenauigkeit* von Dosieraerosolen sind zehnmal je zehn Sprühstöße zu entnehmen und zurückzuwiegen. Zwei der Gewichtsdifferenzen dürfen mehr als ± 5 %, jedoch keine mehr als ± 10 % vom Gesamtdurchschnittsgewicht abweichen, der Gesamtdurchschnitt selbst um nicht mehr als ± 10 % vom deklarierten Soll.

Der *Wirkstoffgehalt* wird nach Absprühen des Inhalts in einen Erlenmeyer-Kolben mit einer geeigneten Absorptionsflüssigkeit bestimmt. Er darf um nicht mehr als ± 10 % vom angegebenen Soll abweichen.

Der sachgemäß entnommene *Gesamtinhalt* der Druckgaspackung darf um nicht mehr als ± 10 % von der Deklaration abweichen. Aerosole zur innerlichen Anwendung (Inhalation) müssen den Anforderungen der PhEur auf *Sterilität* entsprechen.

In der *BP 88* werden zur Bestimmung der *Arzneistoffabgabe bei Betätigung des Ventils* zehn Einzeldosen ohne Sprühkopf mit Hilfe einer Absprühvorrichtung in ein Lösungsmittel überführt und der Arzneistoffgehalt ermittelt.

Die effektive *Sprühstoßzahl* darf nicht kleiner sein als die deklarierte.

Zur Bestimmung der *Arzneistoffabgabe* sind in Appendix XVII C zwei Apparaturen beschrieben. Der Arzneistoff wird in ein Lösungsmittel überführt, der Gehalt bestimmt und in Prozent der bei „Arzneistofffreigabe bei Betätigung des Ventils" ermittelten Menge angegeben.

Die *Partikelkontamination* wird mikroskopisch bestimmt. Die Zahl an Teilchen größer 100 μm darf 50 nicht überschreiten. Metallbehälter müssen nationalen Anforderungen entsprechen.

Die *USP XXII* ermittelt die *Freigaberate* bei Dosieraerosolen durch Absprühen in eine spezielle Waschflasche. Sie muß meist zwischen 75 und 125 % des pro Sprühstoß deklarierten Gehaltes betragen. Bei kontinuierlich sprühenden Ventilen sind Freigaberaten in g/s zu ermitteln.

Teilchengrößen bei Suspensionen sollen kleiner 5 μm sein. *Druckprüfungen* und *Prüfung auf Dichtigkeit* sind gefordert. Die Dichtigkeit wird gravimetrisch bestimmt. Bei der Prüfung von 12 Aerosoldosen dürfen diese pro Jahr eine Gewichtsabnahme von 3,5 % des Nettofüllvolumens aufweisen. *Treibgase* sollen in einen speziellen Stahlzylinder überführt werden, um die Reinheitsprüfungen der Treibgas-Monographien durchführen zu können.

Bei Aerosolinhalationen im *BPC 79* wird Bezug auf die Anforderungen im *BPC 73* genommen.

Die *Partikelgröße* suspendierter Arzneistoffteilchen soll in der Mehrzahl unter 5 μm liegen, Teilchen größer 20 μm dürfen nicht auftreten.

Die *Dosierungsgenauigkeit* wird mit 75 bis 125 % des deklarierten Arzneistoffgehaltes/Sprühstoß angegeben und als Differenz zwischen der mit aufgesetztem Mundstück abgegeben Menge und der im Mundstück zurückgehaltenen Menge bestimmt.

Anforderungen an die Beschriftung

Aerosolpackungen müssen zur Sicherheit eine Reihe von Warnhinweisen tragen. Laut TRG 300 sind folgende Angaben erforderlich:

- „Behälter steht unter Druck, vor Erwärmung über 50 °C (z. B. durch Sonnenbestrahlung) schützen".
- „Nicht gewaltsam öffnen oder verbrennen".
- „Nicht gegen Flamme oder auf glühende Körper sprühen" es sei denn, die Druckgaspackung ist hierfür ausdrücklich vorgesehen.
- „Brennbar" oder das Symbol „Flamme", wenn der Anteil an brennbaren Komponenten mehr als 45 Gew.-% oder mehr als 250 g beträgt.

Angaben entsprechend der Gefahrstoff-Verordnung (GefVO) und internationale Vorgaben weichen teilweise hiervon ab.[30] Zusätzlich fordert beispielsweise Belgien bereits seit 1. Dezember 1989 die Deklaration in der Packung vorhandener Fluorchlorkohlenwasserstoffe. Arzneibücher haben Angaben zur Beschriftung mehr oder weniger vollständig in die Monographien übernommen.

Weitere Anforderungen

Auch bei Lagerung und Transport von Aerosolpackungen sind eine Vielzahl von Vorschriften zu beachten. Hierzu sei auf die Angaben der TRG 300 sowie weitere Vorschriften verwiesen, die erst kürzlich zusammenfassend beschrieben wurden.[31,32]

1.4 Anwendungen

Pharmazeutische Einsatzgebiete lassen sich beispielsweise wie folgt unterteilen:[15]

Aerosole zur Haut- und Wundbehandlung

Präparate mit lokaler Wirkung sind Desinfektionssprays, Antimykotikasprays oder Wundschnellverbände. Oberflächensprays mit systemischer Wirkung werden bei Sportverletzungen sowie zur Rheuma- und Venenbehandlung eingesetzt.

Aerosole zur Anwendung auf Schleimhäuten

Präparate zur lokalen Anwendung im Mund- und Rachenraum dienen zur Desinfektion oder Lokalanästhesie, solche in der Nase zur Schleimhautabschwellung oder als Antiallergika-Sprays. Vaginal angewendete Sprays enthalten Lokalanästhetika, Antimykotika oder lokale Kontrazeptiva.

Systematische Anwendungen sind dann sinnvoll, wenn empfindliche Substanzen wie Nitroglycerin oder Proteine unter Umgehung des First-pass-Effektes über Schleimhäute resorbiert werden.

Aerosole zur Inhalation

Vorwiegend lokal wirken Erkältungssprays, Cremes zur Einreibung und Inhalation oder Pulver zur Inhalation.

Systematisch angewendete Aerosole sind im Bereich von Antiasthmatika und Arzneistoffen bei Angina pectoris oder Migräne zu finden.

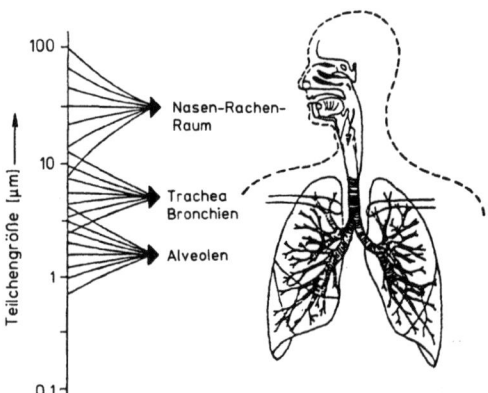

Abb. 4.7. Ablagerung von Aerosolpartikeln im Respirationstrakt in Abhängigkeit von der Teilchengröße. Nach[2]

Die biologische Verfügbarkeit von Inhalationsaerosolen ist von der Teilchengröße abhängig. Angestrebt wird eine Teilchengröße von 0,5 bis 5 μm. Sind die Partikel zu klein, werden sie wieder exhaliert. Sind die Teilchen zu groß, gelangen sie nicht bis in die Lungenalveolen, sondern schlagen sich bereits im Mund und Rachenraum nieder. In beiden Fällen ist keine ausreichende pulmonale Resorption gegeben. Die Abhängigkeit von Teilchengröße und Wirkort zeigt Abb. 4.7.

Literatur

1. Molina MJ, Rowland FS (1974) Nature 249:810-812
2. Thoma K (1984) Aerosole und Sprays - gegenwärtiger Stand und Entwicklungstendenzen. In: Concept Heidelberg (Hrsg.), Pharma Technologie, Heidelberg, S. 94-102
3. Voigt R (1987) Lehrbuch der pharmazeutischen Technologie, 6. Auflage, Verlag Chemie, Weinheim
4. Stoffel G (1990) Seifen, Oele, Fette, Wachse 116:150-151
5. Kaufmann L (1984) Aluminium-Monobloc-Aerosoldosen; Herstellung und Normierung. In: Concept Heidelberg (Hrsg.), Pharma Technologie, Heidelberg, S. 109-112
6. Warnke G (1988) aerosol report 27:297-304
7. Simpson A (1989) Seifen, Fette, Oele, Wachse 115:107-111
8. Miles GM (1987) Seifen, Oele, Fette, Wachse 113:433-436
9. Firmeninformation Fa. Coster GmbH, D-6000 Frankfurt/Main
10. Industrie-Gemeinschaft Aerosole e.V. (IGA) (1989) aerosol report 28:607-610
11. Sickmüller B (1989) Pharm Ind 51:616-632
12. Propan-Menke, Shell-Treibmittel für Aerosole, Hamburg
13. Lehmann H (1987) aerosol report 26:40-45
14. Grigo J (1975) Pharm Ind 37:18-21
15. Thoma K (1979) Aerosole, Werbe- und Vertriebsges. deutscher Apotheker, Frankfurt/Main
16. Fischer FX, Hess H, Sucker H, Byron PR (1989) Pharm Technol Int 1:16-18
17. Tauscher W, (1987) Seifen, Oele, Fette, Wachse 113:419-422
18. Frigen®-Informationsdienst der Hoechst AG (1987) Seifen, Oele, Fette, Wachse 113:423-424
19. Litchfield MH, Longstaff E (1984) Food Chem Toxicol 22:465-475
20. Debets FMH (1990) aerosol report 29:16-22
21. Tauscher W (1990) Seifen, Oele, Fette, Wachse 116:137-140
22. Anonym (1986) Seifen, Oele, Fette, Wachse 112:104-106
23. Stoffel G (1990) aerosol report 29:73-80
24. Thoma K, Merk B, (1986) Neue Arzneiformen in der Apothekenrezeptur: Kapseln, Pumpsprays, Cremes, Hydrogele; Schriftenreihe der Bayer. Landesapothekerkammer, Heft 34, München, S. 53-62
25. Szirmai S, Baktay G, Ginesi O, Cserfalvi T, Farkas A, Környony M (1987) aerosol report 26:353-361
26. Tauscher W (1990) aerosol report 29:89-102
27. Schönfeld KW (1970) aerosol report 9:340-348
28. Gewerbeaufsichtsamt Sigmaringen (1987) aerosol report 26:280-284
29. Eichner K (1984) Die pharmazeutisch-galenische Dokumentation bei der Zulassung von Aerosolen. In: Concept Heidelberg (Hrsg.), Pharma Technologie, Heidelberg, S. 105-108
30. Anonym (1990) Seifen, Oele, Fette, Wachse 116:225-226
31. Schmidt R (1988) Seifen, Oele, Fette, Wachse 114:662-665
32. Schütz W (1989) Seifen, Oele, Fette, Wachse 115:411-414

2 Augenpräparate

M. VAN OOTEGHEM

2.1 Einführung

Das Auge ist das wichtigste, aber auch empfindlichste Organ des Menschen. Es ermöglicht, Formen, Farben und Gegenstände zu unterscheiden, zu beobachten und durch das Gehirn zu einem Bild zu formen, wodurch der Mensch direkt mit der Außenwelt kommunizieren kann. Das Auge ist kompliziert gebaut und hat zahlreiche Schutzeinrichtungen. Präparate, die auf das Auge appliziert werden, dürfen keine Schäden oder eine Abnahme des Sehvermögens verursachen. Sie müssen gut verträglich sein und dürfen keine Irritationen hervorrufen. Für Augenpräparate gelten besonders strenge Anforderungen der verschiedenen Arzneibücher.

In diesem Beitrag werden nach einigen Betrachtungen über Definitionen und Systematik die Anatomie und die Physiologie des Sehorgans besprochen. Dann werden die Faktoren, die die Aktivität der Arzneistoffe beeinflussen können, und die Anforderungen, die an Augenpräparate gestellt werden, dargelegt. Der größte Teil dieses Beitrags wird der Darstellung der verschiedenen Augenpräparate gewidmet sein, nämlich den wäßrigen Lösungen, Suspensionen, Augensalben, Präparaten mit verzögerter Wirkung und den Reinigungs- und Aufbewahrungslösungen für Kontaktlinsen. Unter Berücksichtigung der Arzneibuchmonographien werden Zusammensetzung, Herstellung, Verpackung und Gebrauchsanweisung der verschiedenen Arzneiformen besprochen.

2.1.1 Definitionen

Augenpräparate sind Arzneiformen, die direkt am Auge oder an den Augenlidern appliziert werden. Sie sind zur Anwendung am erkrankten, verletzten, gesunden oder unverletzten Auge bestimmt. Ophthalmika werden zur Erzielung lokaler pharmakologisch-therapeutischer oder diagnostischer Effekte eingesetzt; dies setzt die Penetration der Arzneistoffe in die jeweiligen Gewebeabschnitte voraus. Die PF X definiert Augenpräparate, auch „Préparations oculaires" oder „Ocularia" genannt, als „Flüssige oder halbfeste Präparate", bestimmt zum Eintropfen oder zur Applikation in das Auge, um eine lokale Wirkung zu erreichen. Andere Arzneibücher enthalten kein allgemeines Kapitel über Augenpräparate, sondern beschreiben die verschiedenen Darreichungsformen separat.

Die Herstellung, die Zusammensetzung und die Anforderungen für Lösungen, die in das Augengewebe injiziert werden, sind im Kapitel D 8 „Parenteralia" besprochen.

2.1.2 Systematik

Die meisten Augenpräparate werden lokal angewendet. Ihre Applikation erfolgt durch Aufbringen der Zubereitung auf die Cornea oder in den Bindehautsack, durch Baden des Auges oder durch Auftragen auf die Lidränder. Folgende Darreichungsformen können unterschieden werden:

- Augentropfen:
  Wäßrige oder ölige Lösungen bzw. Suspensionen, die zum Eintropfen auf die Hornhaut oder in den Bindehautsack des Unterlids bestimmt sind.
- Augenwässer:
  Wäßrige Lösungen, die zum Baden bzw. zum Spülen der Augen oder zum Tränken von Augenkompressen bestimmt sind.
- Augensalben:
  Weiche Salben zur Anwendung auf die Hornhaut oder auf die Augenlider.
- Augensprays:
  Aerosole zur lokalen Anwendung an Hornhaut und Bindehaut.
- Augenarzneiformen mit verlängerter Wirkung:
  Arzneiformen, die die Arzneistoffe während einer längeren Zeit freigeben. Zu diesen gehören Inserte (PF X), Lamellae (BP 88; Nord 90; Svec 90), Ocular Systems (USP XXII; z. B. Ocusert®), therapeutische Kontaktlinsen, Filme usw.
- Künstliche Tränenpräparate:
  Viskose Lösungen (DAC 86) oder langsam auflösende Festkörper in Form von Inserten (Lacrisert®), die zur Behandlung von trockenen Augen längere Zeit auf der Augenoberfläche verweilen.
- Kontaktlinsenflüssigkeiten:
  Pflegelösungen zum komplikationslosen Gebrauch von Kontaktlinsen (Helv VII; PF X).
- Streifen:
  Papierstreifen, imprägniert mit einem Diagnosti-

kum, das nach Berührung mit dem präcornealen Tränenfilm freigegeben wird (z. B. Strip, USP XXII/NF XVII).
- Intraoculäre Injektionslösungen:
  Lösungen, die subconjunctival oder retrobulbär injiziert werden.

Augentropfen, Augenwässer und Augensalben werden in den meisten Arzneibüchern und Formularien (Codices) beschrieben. Da die Nomenklatur dieser Präparate nicht immer gleich oder sogar widersprechend ist, werden die Bezeichnungen der verschiedenen Arzneibücher und Vorschriftensammlungen zusammengefaßt (Tab. 4.7).

2.2 Anatomie und Physiologie des Auges

2.2.1 Augapfel

Der Augapfel hat - mit Ausnahme der stärkeren Krümmung der Hornhaut - eine nahezu kugelförmige Gestalt. Er liegt geschützt in der knöchernen, trichterförmigen Augenhöhle. Die Wand des Augapfels besteht aus zwei Teilen, der rückwärts gelegenen undurchsichtigen Membran oder Sclera und der vorwärts gelegenen durchsichtigen Hornhaut oder Cornea. Der vordere Teil des Auges wird durch die Lider geschützt. In einem Horizontalschnitt des Augapfels sind folgende Strukturen erkennbar (Abb. 4.8):

- die durchsichtige Hornhaut oder Cornea;
- die vordere Augenkammer, gefüllt mit dem Kammerwasser;
- die hintere Augenkammer;
- die Linse, ein durchsichtiges, elastisches Gebilde. Durch Änderung ihrer Form ermöglicht sie den Akkomodationsvorgang.

Tabelle 4.7. Nomenklatur der Augenpräparate in den verschiedenen Arzneibüchern und Codices

Arzneibuch/Codex	Augenpräparate		
	Augentropfen	Augenwässer	Augensalben
PhEur	Guttae ophthalmicae	Solutiones ophthalmicae (Vorschlag)	Unguenta ophthalmica
	Eye drops	Eye lotions (Vorschlag)	Eye ointments
	Collyres	Solutions pour lavage oculaire (Vorschlag)	Pommades oculaires
DAB 9	Augentropfen	Augenwässer	Augensalben
	Guttae ophthalmicae	Collyria	Unguenta ophthalmica
Helv VII	Guttae ophthalmicae	Solutiones ophthalmicae	Unguenta ophthalmica
	Collyria	Collyria	Augensalben
	Augentropfen	Augenlösungen	Pommades ophtalmiques
	Collyres	Solutions oculaires	Unguenti oftalmici
	Gocce oftalmiche	Soluzioni oftalmiche	Oculenta
ÖAB 90	Collyria	Collyria	Augensalben
	Augentropfen	Augenwässer	Unguenta ophthalmica
BP 88	Eye drops	Eye lotions	Eye ointments
PF X	Collyres	Solutions pour lavage oculaire	Pommades ophtalmiques
	Guttae ophthalmicae		Unguenta ophthalmica
USP XXII/NF XVII	Ophthalmic solutions		Ophthalmic ointments
Jap XI	Eye drops		Eye ointments
Ital 9	Colliri		Pomate oftalmiche
	Collyria		Oculenta
BPC 79	Eye drops	Eye lotions	Eye ointments

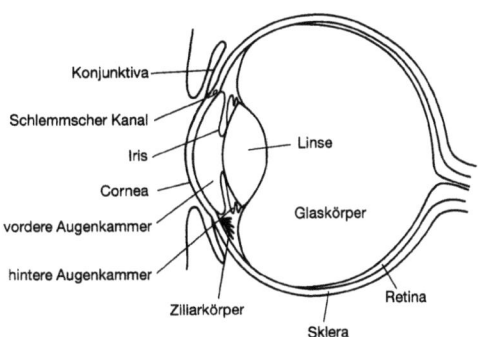

Abb. 4.8. Horizontalschnitt durch das Auge. Nach[1]

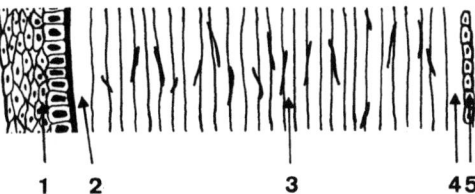

Abb. 4.9. Schematische Darstellung eines Hornhautquerschnittes. 1 Epithel, 2 Bowman-Membran, 3 Stroma, 4 Descemet-Membran, 5 Endothel. Nach[2]

- der Glaskörper, dessen gallertartige Masse aus 98 bis 99 % Wasser besteht, das an Proteoglykane gebunden ist;
- die Netzhaut oder Retina, welche die lichtempfindlichen Rezeptoren enthält;
- die Conjunctiva;
- der Schlemmkanal;
- die Iris;
- der Ciliarkörper;
- die Sclera.

Das abbildende System des Auges entwirft auf der Netzhaut ein reelles, umgekehrtes und verkleinertes Bild der beobachteten Gegenstände. Dieser Effekt kommt durch Brechung der Lichtstrahlen an den gekrümmten Flächen zustande, die Medien unterschiedlicher optischer Dichte voneinander trennen. Der größte Beitrag an der Gesamtbrechung ist der Übergangsfläche Luft-Hornhaut zuzuschreiben. Dieser Effekt ist auf die relativ starke Krümmung der Hornhaut und die unterschiedlichen Brechungsindices von Luft und Hornhaut zurückzuführen.[1]

Der Augeninnendruck ist für die Aufrechterhaltung der äußeren Form des Auges verantwortlich. Er hängt vor allem von der Menge des kontinuierlich gebildeten und abfließenden Kammerwassers ab, das vom Epithel des Ciliarkörpers durch aktive und passive Transportprozesse abgesondert wird. Von der hinteren Augenkammer fließt das Kammerwasser durch die Pupillenöffnung in die vordere Augenkammer. Von hier aus gelangt es über den Kammerwinkel in den Schlemmkanal und fließt dann in kleinen Venen ab. Der intraoculare Druck, der beim gesunden Auge 1,3 bis 2,93 kPa (10 bis 22 mm Hg) beträgt, ist konstant, wenn die Menge des durch den Schlemmkanal abgeleiteten Kammerwassers der pro Zeiteinheit gebildeten Kammerwassermenge (etwa 2 μL/min) entspricht. Dieser Zu- und Abfluß führt zu einer mehrmaligen Erneuerung des Kammerwassers während eines Tages.[1]

2.2.2 Hornhaut

Der sichtbare Teil der Augenhaut in der Lidspalte besteht aus der derben, weißen und undurchsichtigen Lederhaut oder Sclera und der durchsichtigen Hornhaut oder Cornea. Die weiße Sclera ist eine dicke, vorwiegend aus Collagenfasern, aufgebaute, dehnungsfeste Bindegewebskapsel, die in ihrem vorderen Abschnitt mit Bindehaut überzogen ist. Die Hornhaut besteht aus fünf Schichten: Epithel, Bowman-Membran, Stroma, Descemet-Membran, Endothel (Abb. 4.9).

Epithel. Es bedeckt das Stroma und geht in das Epithel der Conjunctiva über, die die Innenwand der Augenlider auskleidet. Dieses Gewebe besteht aus fünf bis sechs Zellschichten. Die unterste Zellschicht, die an die Bowman-Membran grenzt, besteht aus zylinderförmigen Zellen. Unter dem Druck von neugebildeten Zellen wandern diese an die Oberfläche, ändern ihre Form und bilden eine Schicht von hexagonalen Zellen, die sich zusammendrängen. Es entstehen starke Bindungen zwischen den Membranen,[2] was zu einer niedrigen Permeabilität des Epithels führt. Dieser Gewebeabschnitt ist sehr wenig ionendurchlässig und bildet eine semipermeable Membran. Die oberste Schicht des Epithels enthält einige Becherzellen mit Promucin und Mikrovilli. Diese werden durch eine Differenzierung von einigen Zellen der obersten Schicht gebildet.[3]

Eine Erneuerung des Epithels geschieht durch Verschiebung der Zellen der untersten Schicht. Die Lebensdauer von Epithelzellen beträgt 4 bis 8 Tage. Durch die Zusammensetzung der applizierten Lösungen (Osmolarität, Konservierungsmittel, Anästhetika) können Zellstruktur und intrazelluläre Bindungen beeinflußt werden.[4]

Bowman-Membran. Diese Schicht besteht aus uniformen Collagenfibrillen, die sie fest an die Oberseite des Stromas binden.

Stroma. Diese Struktur, die 90 % der Dicke des Epithels ausmacht, ist aus Zellen und Lamellen, die aus collagenen Fibrillen gebildet sind, zusammengesetzt. Die menschliche Hornhaut ist aus mindestens 200 Lamellen aufgebaut. Collagenfibrillen haben einen Durchmesser zwischen 20 und 25 nm. Sie sind sehr regelmäßig angeordnet und hydratisiert. Alles, was diese Anordnung und die Hydratation stört, verringert die Durchsichtigkeit des Gewebes.[3]

Descemet-Membran. Diese Membran, die lose an die Unterseite des Stromas befestigt ist, besitzt keine durch das Endothel gebildete Struktur und enthält collagene und nichtcollagene Glykoproteine.

Endothel. Es besteht aus einer Schicht abgeplatteter Zellen, deren Unterseite mit dem Kammerwasser in Kontakt steht. Diese Zellschicht wirkt wie eine Permeabilitätsbarriere und ermöglicht den aktiven Ionentransport.

Die Hornhaut ist nicht kapillarisiert, was in bezug auf deren Durchsichtigkeit vorteilhaft ist. Sie wird durch Diffusion des Kammerwassers bzw. der Tränenflüssigkeit und durch arterielle Gefäße am Hornhautrand ernährt.

Die Nerven penetrieren die Hornhaut in die mittleren und untersten Schichten des Stromas. Sie haben keine Myelinscheide, um die Durchsichtigkeit nicht zu stören. Die Axone winden sich zwischen den Fibrillen des Stromas, penetrieren die Bowman-Membran und bilden dort ein Netzwerk. Die freien Nervenenden durchdringen das Epithel und enden unter der obersten Schicht der Epithelzellen.[5]

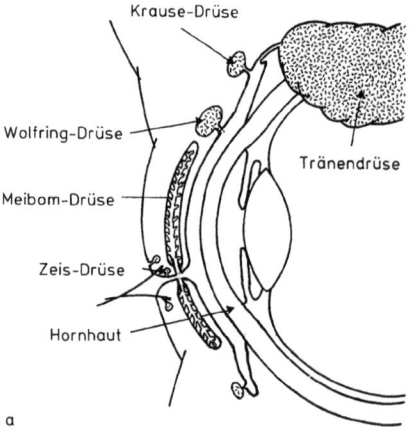

2.2.3 Tränen

Tränenorgane

Die Hornhaut und der vorderste Teil der Conjunctiva ist mit einer dünnen Schicht aus Tränenflüssigkeit bedeckt. Die Tränenorgane bestehen aus sezernierenden Organen (Drüsen) und einem Ablaufsystem (Abb. 4.10).

Die Tränen sind ein Ausscheidungsgemisch verschiedener Drüsen. Der wäßrige Teil der Tränen wird durch die eigentlichen Drüsen und durch die akzessorischen Tränendrüsen der Bindehaut (Wolfring- und Kraus-Drüsen) sezerniert. Die eigentlichen Tränendrüsen werden durch eine Reizung des Auges (Berührung, Kälte, Gase usw.) oder durch zentralsensorische Reize (starke Beleuchtung, Krankheiten, psychische Ursachen) über die Nerven des parasympathischen Systems beeinflußt. Die akzessorischen Tränendrüsen haben keine Nervenenden und ihre Sekretion ist relativ konstant. Als Drüsen der Augenlider sezernieren die Meibom- und Zeiss-Drüse die meisten Lipide der Tränen. Die Becherzellen des Epithels der Hornhaut und der Oberfläche der Conjunctiva bilden den Mucus.[6] Über die Hornhautoberfläche fließt Tränenflüssigkeit und wird dort durch den Lidschlag gleichmäßig auf die Hornhautoberfläche verteilt. Dabei verdampft ein Teil des Wassers. Es werden mehr Tränen produziert, als zur ständigen Feuchterhaltung benötigt werden. Der Überschuß fließt über ein Ablaufsystem in den Unterlidsack und wird nasenwärts zu den Tränenpünktchen an der inneren Kante des Ober- und Unterlides abgeleitet. Von ihm führen jeweils das obere und untere Tränenröhrchen zum Tränensack.[7] Dieser führt weiter in den Tränennasenkanal und mündet in der Nase.

Die basale Tränensekretion beträgt durchschnittlich 1,2 μL/min (0,5 bis 2,2 μL/min).[8] Die systemische Verabreichung von Antimuscarinika (z. B. Atropin, Scopolamin), Antihistaminika, β-adrenergen Blockern, Anästhetika (N$_2$O, Halothan, Enfluran), Diuretika, Tranquilizern (Trizyklische Antidepressiva, MAO-Inhibitoren, Benzodiazepine, Meprobamat) und einigen lokal applizierten Arzneimitteln, wie Lokalanästhetika und β-adrenerge Blocker (Metoprolol, Timolol) erniedrigen die Tränensekretion. Dagegen erhöht eine Stimulation des Nervenendes im Epithel der Hornhaut die Tränensekretion auf bis zu

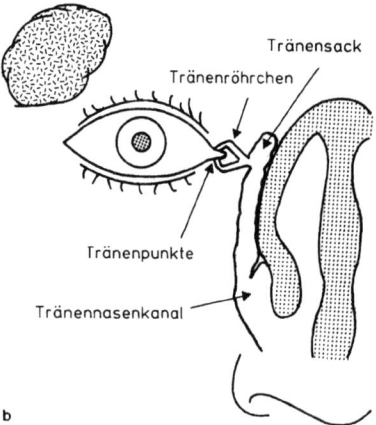

Abb. 4.10 a, b. Tränenorgane. **a** Sezernierende Organe (Drüsen), **b** ableitende Tränenwege

300 μL/min, was zu Reflextränen führt.[9] Zu einer Reizung führen Helligkeit, Kälte, Wind, psychische Faktoren (z. B. Emotion oder Gemütserregung), größere Partikeln und Arzneimittel. Nach einer systemischen Verabreichung stimulieren Muscarinika (Pilocarpin, Carbachol, Neostigmin), Sympathomimetika (Epinephrin, Ephedrin), Cytostatika (Fluorouracil), Bromhexedin, der chronische Gebrauch von Heroin, Histamin usw. die Tränensekretion. Lokal am Auge angewendet, erhöhen β-adrenerge Blocker (Metipraponol, Timolol), Pilocarpin, Antazolin und Eledoisin den Tränenfluß.[10-14]

Zusammensetzung der Tränenflüssigkeit

Die Tränenflüssigkeit ist aus vielen verschiedenen Stoffen zusammengesetzt. Ihre Zusammensetzung ist von der Gewinnungstechnik abhängig. Frisch sezernierte Tränen, am Auge gesammelt, sog. basale Tränen, haben folgende nichtirritierte Zusammensetzung:[15]

- Proteine:
  Präalbumin, Albumin, Coeruloplasmin, Lactoferrin, Transferrin, IgA, IgG, IgE, IgD, IgM.

- Enzyme:
  LDH, Amylase, Peroxidase, Plasminogen-Aktivator, Collagenase, Antiproteinase, Lysozym, Non-Lysozym-Faktor.
- Stoffwechselprodukte:
  Glucose, Lactat, Harnstoff, Catecholamin, Histamin, Prostaglandine.
- Lipide:
  Cholesterol, Fettsäuren, Cholesterolester, Triglyceride.
- Elektrolyte:
  Na^+, Ca^{2+}, Mg^{2+}, Cl^-, HCO_3^-.
- Gase:
  O_2, CO_2.

Die gelösten Substanzen beeinflussen die physikalischen Eigenschaften der Tränen. Durch das geöffnete Auge verdampfen Wasser und Gase während des Tages aus dem Tränenfilm, so daß die verschiedenen Konzentrationswerte für die übrigen Substanzen ansteigen. In Tab. 4.8 sind die Normalwerte am Tag von basalen Tränen angegeben.

Tabelle 4.8. Physikalische Werte der Tränenflüssigkeit[16]

pH-Wert	7,1 bis 7,6
Osmolalität $(mOsm \cdot kg^{-1})$	302 bis 318
Spezifisches Gewicht (g/ml)	1,004 bis 1,005
Brechungsindex	1,336 bis 1,357
Viskosität $(mPa \cdot s)$	1,3 bis 5,9
Oberflächenspannung $(dyn \cdot cm^{-1})$	40 bis 50
Trockengehalt (% m/V)	1,8
Elektrische Leitfähigkeit (Ohm)	$0,5 \cdot 10^{-5}$

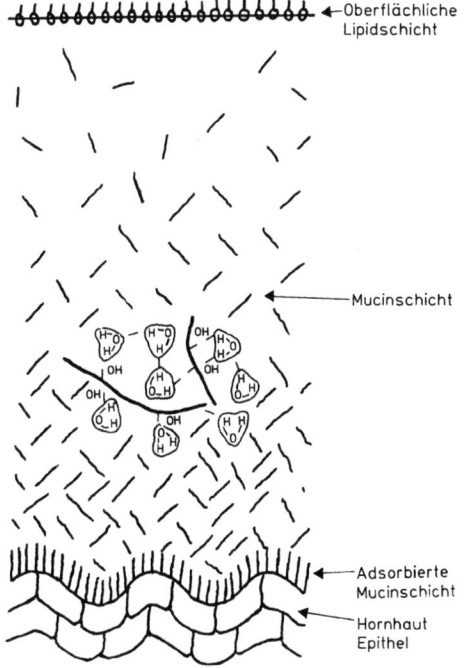

Abb. 4.11. Aufbau des präcornealen Tränenfilms. Nach[15]

(Bildbeschriftungen:) Oberflächliche Lipidschicht – Mucinschicht – Adsorbierte Mucinschicht – Hornhaut Epithel

Präcornealer Tränenfilm

Der vorderste Teil des Auges ist mit einem dünnen, ca. 6 bis 9 μm dicken Tränenfilm bedeckt. Etwa 7 bis 8 μL Tränenflüssigkeit ist auf der von außen sichtbaren Augenoberfläche ausgebreitet, während im unteren Augenlidsack etwa 3 μL Tränenflüssigkeit enthalten sind. Der präcorneale Tränenfilm besteht aus drei Schichten (Abb. 4.11):[17]

- einer äußeren, ca. 100 bis 150 Moleküle dicken Schicht aus Lipiden mit einer Stärke von ca. 100 nm. Dieser Film soll das Verdampfen von Wasser verhindern.
- einer wäßrigen Schicht, die 90 % des präcornealen Tränenfilms ausmacht. Diese Schicht enthält die verschiedenen wasserlöslichen Substanzen des Tränenfilms. Die Konzentration von Mucin erhöht sich aber in der Nähe des Epithels.
- einer Mucin-Schicht, die aus zwei Teilen besteht: Die obere Schicht bildet Fasern und Unebenheiten, die untere Schicht ein Mucin-Gel, welches an die Membranen der Epithelzellen gebunden ist. Die Mucin-Schicht ist mit 20 bis 50 nm äußerst dünn und beträgt nur 0,5 % des präcornealen Films. Mucin ist hydrophil, erniedrigt die Oberflächenspannung der Tränenflüssigkeit und erhöht die Stabilität des präcornealen Tränenfilms.

2.2.4 Augenlider und Lidschlagfrequenz

Der in das Fettgewebe eingebettete Augapfel ist von den Augenlidern bedeckt. Das geschlossene Augenlid als äußerster Teil des Auges bietet einen hervorragenden Schutz. Tagsüber wird die Lidspalte durch einen glatten Muskel ermüdungsfrei offengehalten. In die Lidspalte sind Talgdrüsen (Meibom- und Zeiss-Drüsen) eingelagert, die den Lidrand einfetten. Das Offenhalten wird nur durch einen Lidschlag unterbrochen. Beim entspannten Erwachsenen erfolgt das periodische Blinzeln im Durchschnitt 15- bis 16mal pro Minute.[18] Stimuli können die Frequenz erhöhen und ein Reflexblinzeln verursachen. Das Reflexblinzeln entsteht 100 ms nach der Einwirkung eines Stimulus. Verschiedene Stimuli wie helles Licht (Blitz), lauter Schall, Nasenreizung, Kontaktlinsen und Augenpräparate können die Lidschlagfrequenz erhöhen (bis 30/min).[19,20] Die Geschwindigkeit der Lider beim Lidschlag beträgt ca. 16 cm/s.[21] Der Lidschlag führt wie ein Scheibenwischer Staub und Unreinheiten zu den Tränenpünktchen. Durch ihn soll auch das Sekret der Tränendrüsen gleichmäßig über die Hornhaut verteilt werden. Die Kraft, die zum Schließen des oberen Lides nötig ist, schwankt zwischen 0,2 und 0,8 N. Eine Kraft über 0,9 N bereitet Schmerzen.[22]

2.3 Biopharmazie der Augenarzneimittel

Die Schutzmechanismen des Auges – nämlich fremde Stoffe fernzuhalten und die Durchsichtigkeit der Cornea zu gewährleisten – können die Wirkung eines Augenarzneimittels beeinträchtigen. Durch Lidschläge, Tränensekretion und Drainage wird ein großer Teil der eingetropften Lösung eliminiert. Außerdem verhindert die selektive Permeabilität der Hornhaut eine leichte Diffusion der meisten Arzneistoffe. Weniger als 1 bis höchstens 10 % der applizierten Arzneistoffmenge erreichen die vordere Augenkammer.[23]

2.3.1 Lokale und systemische Wirkung

Arzneistoffe, die lokal ihre Wirkung an der Augenoberfläche ausüben sollen, müssen leicht aus der Arzneiform freigesetzt werden. Außerdem wird die Wirkung durch die Verweildauer, z. B. bei Antibiotika, Desinfektionsmittel usw. beeinflußt. Arzneistoffe, die ihre Wirkung im Inneren des Auges ausüben, müssen durch die Hornhaut oder durch die Conjunctiva des Auges und des Augenlidsacks diffundieren. Die Oberfläche der Conjunctiva ist 16mal größer als die Oberfläche der Hornhaut und ihr Epithel ist durchlässiger. Nur ein Teil der resorbierten Arzneistoffmenge erreicht das Augengewebe, der Rest gelangt in den allgemeinen Kreislauf. Die Wirkung ist aber von der Verweildauer auf der Hornhautoberfläche und auf dem Epithel der Conjunctiva abhängig.

2.3.2 Einflußfaktoren

Das Verweilen an der Augenoberfläche und die Diffusion durch die Hornhaut werden durch verschiedene Faktoren beeinflußt. Einige sind abhängig von den Eigenschaften der Arzneistoffe wie dem hydrophilen/lipophilen Charakter und den irritierenden Eigenschaften, während andere vom Präparat abhängig sind: applizierte Menge, Tonizität, Wasserstoffionenkonzentration, Oberflächenspannung und Viskosität.

Eigenschaften der Arzneistoffe

Lipophiler/hydrophiler Charakter. Die Hornhaut ist der wichtigste Penetrationsweg für Arzneistoffe in der Augenheilkunde. Deren Passage durch die Hornhaut geschieht über passive Diffusion durch die Zellen. Nur Ionen, geladene Substanzen und Substanzen mit einer hohen Molekülmasse können durch parazelluläre Diffusion die vordere Augenkammer erreichen. Die Hornhaut besteht aus drei Schichten: dem stark lipophilen Epithel, dem hydrophilen Stroma und dem leicht lipophilen Endothel. Das lipophile Epithel bildet eine starke Barriere gegen die Diffusion von schwach lipophilen und hydrophilen Arzneistoffen, und das Stroma behindert die Diffusion von stark lipophilen Substanzen. Der optimale lipophile/hydrophile Charakter zur Erzielung einer transzellulären Diffusion kann durch den Verteilungskoeffizienten Octanol/Pufferlösung pH 7,65 gekennzeichnet werden. Er sollte zwischen 10 und 100 liegen.[24] Um diesen Verteilungskoeffizienten zu erreichen, muß der pH-Wert der Lösung, der vom pK_a-Wert abhängig ist, zuweilen angepaßt werden.

Irritierende Eigenschaften. Das Auge toleriert manche Arzneistoffe schlecht. Diese irritieren das Augengewebe und verursachen ein brennendes Gefühl und Reizungen. Sie ändern das Aussehen und die Struktur der Gewebe und erhöhen die Tränensekretion sowie die Lidschlagfrequenz. Allergieauslösende Substanzen verursachen dieselbe Reaktion, die allerdings erst viele Jahre nach dem ersten Gebrauch auftreten kann. Durch Tränensekretion und Lidschlagfrequenz werden die Arzneistoffe sehr schnell aus dem Auge entfernt.[25]

Es besteht keine Beziehung zwischen Struktur und irritierenden Eigenschaften; diese sind für jede Substanz spezifisch.[26] Durch den *Draize-Test* bestimmt man die irritierende Kapazität am Kaninchenauge.[27] Dabei muß berücksichtigt werden, daß die Lidschlagfrequenz und Tränensekretion bei Kaninchen nur ein Hundertstel oder weniger im Vergleich zum Menschen beträgt. Bei der *In-vitro-Eytex-Methode* aggregieren Suspensionen von Proteinen unter dem Einfluß von irritierenden Substanzen.[28] Diese Methode ist ebenso empfindlich wie die Draize-Methode. Am menschlichen Auge ist die Verträglichkeit einer Substanz am besten zu bestimmen. Dabei werden die Augen sofort, 5, 10, 30 und 55 Minuten nach Verabreichung des Augenpräparates untersucht.[29]

Eigenschaften des Präparates

Applizierte Menge. Die Hornhaut ist mit 7 bis 8 µL eines dünnen Tränenfilms bedeckt, der nur 3 µL Flüssigkeit aufnehmen kann, ohne den Tränenfilm zu zerstören.[30] Außerdem kann der untere Augenlidsack nur maximal 20 µL aufnehmen.[9] Nach Eintropfen von 50 µL Lösung (50 µL entspricht 1 Tropfen nach den Pharmakopöen) wird der Überschuß an Flüssigkeit sofort eliminiert.[31] Die Wirkung nach Eintropfen von 20 µL einer 0,5%igen Pilocarpin-Lösung ist in der Wirkung mit 50 µL derselben Lösung identisch.[32] Die eingetropfte Menge von 20 µL wird mit der vorhandenen Menge von 10 µL Tränenflüssigkeit gemischt (7 µL des präcornealen Tränenfilms + 3 µL im Unteraugenlidsack), wodurch die Konzentration des Arzneistoffes um 33,3 % erniedrigt wird.

Tonizität. Die Tränenflüssigkeit besitzt wie alle elektrolythaltigen wäßrigen Lösungen einen bestimmten osmotischen Druck, der von der Gesamtzahl der gelösten Moleküle und Ionen abhängt. Die Tränenflüssigkeit wird auch durch das Verdampfen von Wasser aus dem Tränenfilm der offenen Augen verändert. Die Tränenosmolalität variiert nach langem Schließen des Auges oder nach dem Schlafen zwischen 293 und 288 mOsm.[33] Während des Tages und mit offenen Augen steigt die Osmolalität mit 1,43 mOsm/h und variiert zwischen 302 und 318 mOsm.[34,35] Die in die Augen eingetropfte Lösung wird mit der vorhandenen Tränenflüssigkeit gemischt, und die Osmolalität der Mischung ergibt sich aus der Osmolalität der vorhandenen Tränenflüssigkeit und der eingetropften Lösung. Nach Verabreichung einer nichtisotonischen Lösung und infolge der schnellen Wasserdiffusion durch die Hornhaut wird die ursprüngliche Osmolalität wieder innerhalb von 1 bis 2 min erreicht.[36,37] Durch das Eintropfen einer hypotonischen Lösung entsteht ein osmotisches Gefälle zwischen dem Tränenfilm und dem umliegenden Gewebe. Dadurch findet eine Diffusion von Wasser aus der Augenoberfläche durch die Hornhaut statt, und es kommt momentan zu einer Konzentrationserhöhung des Arzneistoffes an der Augenoberfläche.[38]

Wasserstoffionenkonzentration. Die Tränenflüssigkeit hat einen mittleren pH-Wert von etwa 7,4.[39] Dieser Wert wird durch verschiedene gelöste Substanzen bestimmt, wovon einige eine Puffermischung bilden ($NaHCO_3^-/H_2CO_3$).
Der präcorneale Tränenfilm hat an der Augenoberfläche eine Dicke von etwa 8 µm. Wegen der großen Oberfläche, über die dieser dünne Film gebreitet ist, verdampft bei offenen Augen das CO_2. Bei offenen Augen steigt nach 50 s ohne Lidschlag der pH-Wert auf bis zum 9,3.[40] Durch häufiges Blinzeln werden neue Tränen abgesondert und mit vorhandenen Tränen gemischt. Dadurch wird der pH-Wert stetig reguliert.
Abhängig von der Tageszeit - beim Aufwachen oder am Tag - und abhängig vom Alter - Neugeborene haben einen mittleren Tränen-pH-Wert von 6,7 - schwankt der Tränen-pH-Wert von Erwachsenen zwischen 6,8 und 7,8, mit einem Mittelwert von etwa 7,45.[39,41,42] Augenentzündungen und Augenerkrankungen ändern nur wenig am pH-Wert, der zwischen 6,7 und 8 schwankt.[43-46]

Oberflächenspannung. Die Oberfläche des Hornhautepithels ist stark hydrophob und hat nach dem Auswaschen des Auges eine kritische Oberflächenspannung von 28 mN/m.[47] Sie ist mit einem dünnen Tränenfilm bedeckt, der eine niedrige Oberflächenspannung hat, um die Ausbreitung auf der hydrophoben Oberfläche zu erleichtern. Die Tränenflüssigkeit hat bei Zimmertemperatur (20 bis 25 °C) eine Oberflächenspannung von 43,6 ± 2,7 mN/m.[48] Da die Temperatur an der Augenoberfläche 34,3 ± 1,5 °C beträgt, muß die Oberflächenspannung etwas niedriger sein.[49] Die Oberflächenspannung wird hauptsächlich durch das vorhandene Mucin und durch die Tränenproteine beeinflußt. Einige Arzneistoffe und Tenside können die Oberflächenspannung des Tränenfilms erniedrigen.
Die Instillation eines Tropfens einer Lösung solcher Substanzen bewirkt zunächst die Solubilisierung der Fettschicht des präcornealen Films. Die Unterbrechung oder der Verlust dieser Fettschicht führt dann zu einer raschen Verdunstung der Wasserphase des Präcornealfilms, und es entstehen Trockenstellen (dry spots), die mit einem Fremdkörpergefühl und höherer Lidschlagfrequenz verbunden sind.[50] Der *Reizeffekt von Tensiden* klingt i. allg. in dieser Reihenfolge ab: kationenaktive Tenside, anionenaktive Tenside, Ampholyte, nichtionogene Tenside. Oberflächenaktive Substanzen (Arzneistoffe und Hilfsstoffe) können die Bindungen zwischen den Hornhautzellen auflösen und dadurch die Resorption erhöhen. Trotzdem liegen die Resorptionsverbesserung und die Möglichkeiten einer Reizung sehr nahe beieinander.

Viskosität. Die Viskosität der Tränenflüssigkeit wird durch gelöste Eiweißkörper beeinflußt. Tränen bilden eine quasiplastische Lösung mit einer Fließgrenze von etwa 0,03 mPa · s.[51] Gemessen mit einem Kapillarviskosimeter liegt die Viskosität zwischen 1,3

und 5,9 mPa · s ($\eta = 2,82 \pm 0,23$ mPa · s) bei einem Geschwindigkeitsgefälle D unter 4 s^{-1}.[52] Der Tränenfilm ist den verschiedenen Geschwindigkeitsgefällen ausgesetzt. Bei offenen Augen wird der Tränenfilm nur von der Schwerkraft beeinflußt, d. h. das Geschwindigkeitsgefälle $D = 1$ s^{-1}.[53] Beim Schließen des Auges (beim Blinzeln) bewegt sich das Augenlid mit einer Geschwindigkeit von 10 bis 30 cm/s.[21] Da die Filmdicke etwa 8 µm beträgt, unterliegt der Tränenfilm bei normalem Blinzeln einem Geschwindigkeitsgefälle D zwischen 0 und 14.000 bis 43.000 s^{-1}.[54] Nach Eintropfen einer viskosen Lösung wird die Tränenfilmdicke erhöht und die Geschwindigkeit des Lidschlags erniedrigt, wodurch ein niedrigeres Geschwindigkeitsgefälle resultiert.[22]

2.4 Anforderungen an Augenpräparate

Darreichungsformen für das Auge müssen steril sein, da wegen des mangelhaften Abwehrmechanismus (Abwesenheit von Blutgefäßen) das Auge nicht in der Lage ist, die Mikroorganismen eines infizierten Augenpräparates zu inaktivieren. Augenpräparate dürfen auch keine Irritation oder Reizung verursachen, damit keine Reflextränen und keine Reflexlidschläge ausgelöst werden, die zu einer schnellen Elimination der Zubereitungen führen würden.

2.4.1 Sterilität

Obwohl das Auge in Berührung mit Luft steht, ist die Wahrscheinlichkeit einer Augeninfektion durch Luftkeime sehr gering. Der Keimgehalt von Luft ist je nach Jahreszeit und Standort zwischen 100 und 500 Keimen/m^3, während man in einem Raum, in Abhängigkeit von der Anzahl der sich darin aufhaltenden Personen Keimzahlen von 500 bis 2.000 Keime/m^3 und in Tierställen bei Luftverunreinigung durch technische Vorgänge bis 10.000 und mehr Keime/m^3 mißt.[55,56] Die Chance, daß verschiedene Luftkeime gleichzeitig auf die kleine Augenoberfläche (ca. 18 cm^2) treffen, ist sehr gering.[57] Außerdem ist die Adhäsion dieser Keime an die intakte Augenoberfläche sehr gering.[57,58] Das Blinzeln der Augenlider eliminiert rasch die adsorbierten Keime, und schließlich töten die bakteriziden Substanzen der Tränen (Lysozyme, Lactoferrin, Transferrin, IgA usw.) die zurückbleibenden und adhärierten Luftkeime.[60] Die meisten Augenpräparate werden als Lösungen oder halbfeste Arzneiformen angewendet. Diese Darreichungsformen stellen zum Teil gute Nährmedien für Mikroorganismen dar. Falls ein Präparat keine Konservierungsmittel enthält, können aus einer einzigen Bakterienzelle bei einer Generationszeit von 30 Minuten innerhalb von 24 Stunden 2^{48} und nach 48 Stunden 2^{96} Bakterien entstehen.[68] Bei Applikation von einem Tropfen (50 µL) wird die Tränenflüssigkeit verändert, wodurch der natürliche Abwehrmechanismus gegen Mikroorganismen abgeschwächt wird.
Außerdem erreichen die Mikroorganismen bei einer Beschädigung der Hornhaut direkt das Stroma, wo sie adsorbiert werden und sich schnell vermehren.[58] Aus

diesen Gründen müssen Augenpräparate bei der Verabreichung steril sein. Der Gebrauch von mikrobiell kontaminierten Augenpräparaten oder Reinigungs- und Aufbewahrungslösungen für Kontaktlinsen kann eine Augeninfektion auslösen, die im Extremfall zur Erblindung führen kann.[61,66]

2.4.2 Verträglichkeit und Reizfreiheit

Die Verabreichung von Augenpräparaten darf zu keiner Reizung der Augen führen. Sie müssen gut toleriert werden, andernfalls werden sie schnell durch Reflextränen und Reflexblinzeln eliminiert. Die Reizbarkeit ist hauptsächlich von der Art des Arzneistoffes und der Hilfsstoffe abhängig und wird auch durch die Eigenschaften des Präparates beeinflußt.

Arzneistoffe und Hilfsstoffe

Zahlreiche Substanzen wirken bei der Anwendung am Auge als Allergene, indem sie entweder unmittelbar mit den Antigenen einer Zelle oder eines Gewebes (Typ-I-Reaktion) reagieren.[67,68] Oft reizen Substanzen die Nervenenden des ausgedehnten Nervennetzwerkes in der Hornhaut.[25] Das Auge reagiert darauf mit einer verstärkten Tränensekretion und einer höheren Lidschlagfrequenz, um die Fremdsubstanz zu eliminieren.[69] Eine Untersuchung über die Nebenwirkungen von Augenarzneimitteln während eines Zeitraums von 12 Jahren zeigt, daß 165 Arzneistoffe und Hilfsstoffe eine Reizung verursachen können.[31] Die meisten Antibiotika (Amoxycillin, Bacitracin, verschiedene Penicilline, Cephalosporine, Chloramphenicol, Chlortetracyclin, Clindamycin, Colistin, Neomycin, Gentamicin, Kanamycin, Polymycin B, Streptomycin, Amphotericin B), verschiedene Sulfonamide, Miotika (Pilocarpin, Neostigmin), Mydriatika (Atropin, Homatropin, Tropicamid), Antiviralia (Idoxuridin, Acyclovir, Cytarabin), Antiglaukomatosa (Timolol, Dipevefrin), Antihistaminika (Antazolin), Sympathomimetika (Ephedrin, Epinephrin, Phenylephrin, Naphazolin), Hg- und Ag-Verbindungen (HgO, kolloidales Ag, Ag-Proteine, $AgNO_3$) haben für das Auge reizende Eigenschaften.[25, 62, 66] Oberflächenanästhetika können direkt nach ihrer Verwendung eine Irritation mit Tränensekretion verursachen.[25] Verschiedene Hilfsstoffe, wie z. B. Konservierungsmittel (Benzalkoniumchlorid, 2-Phenylethanol, Chlorhexidinsalze) und einige viskositätserhöhende Substanzen haben ebenfalls irritierende Eigenschaften.[70,74-79]

Tonizität

Das Wasser des Tränenfilms verdampft bei geöffneten Augen, wodurch die Osmolalität zunimmt. Etwa alle 10 bis 15 Sekunden schließen sich und öffnen sich die Augenlider und mischen frische Tränenflüssigkeit mit dem vorhandenen Tränenfilm auf der Augenoberfläche, wodurch die Osmolalität der Flüssigkeit auf der Augenoberfläche wieder abnimmt. Beim Eintropfen einer Arzneistofflösung mischen sich 50 µL (= 1 Tropfen) Lösung mit 10 µL vorhandener Tränenflüssigkeit. Die Osmolalität der Mischung wird hauptsächlich durch die Tonizität der eingetropften Lösung bestimmt. Lösungen mit einer Osmolalität unter 100 oder 266 mOsm/kg sowie 445, 480 oder 640 mOsm/kg sind irritierend.[80-85] Augentropfen müssen möglichst eine Osmolalität zwischen 100 und 640 mOsm/kg haben. Augenwässer bleiben längere Zeit auf der Augenoberfläche und sollen demnach isotonisch mit der Tränenflüssigkeit sein.

pH-Wert

Die Augen sind sehr empfindlich gegenüber pH-Wert-Schwankungen; der schmerzfreie pH-Wert-Toleranzbereich am gesunden Auge beträgt etwa 7 bis 9, wobei das Auge gegenüber Abweichungen in den sauren Bereich empfindlicher reagiert.[86] Patienten mit Ceratitis sicca bevorzugen leichte Lösungen mit einem pH-Wert von 8 bis 8,5.[87] Wenn alkalisch reagierende Verbindungen unbeabsichtigt in das Auge gelangen, wird die Hornhaut irritiert; der pH-Wert des Tränenfilms wird schnell auf 10 bis 11 erhöht und bildet dabei eine Puffermischung aus denaturierten Proteinen.[88] Die Tränenflüssigkeit enthält verschiedene Puffersysteme, um pH-Wert-Abweichungen von Lösungen an der Augenoberfläche zu korrigieren; diese Systeme sind hauptsächlich bei Abweichungen im sauren Bereich wirksam.[89] Bei Verabreichung von Augentropfen, deren pH-Wert von dem der Tränenflüssigkeit abweicht, wird der pH-Wert der Lösung durch das Puffersystem des Tränenfilms korrigiert. Dies führt aber wegen des kleinen Volumens des Films (10 µL) und des großen Volumens der eingetropften Lösung (50 µL) nicht immer zum Erfolg, so daß Reflextränen und Reflexblinzeln die Lösung nach 2 bis 5 min eliminieren.[90] Augentropfen sollen, wenn möglich, einen pH-Wert zwischen 6,5 und 9 haben und, falls die Lösungen gepuffert sind, brauchen nur ein schwaches Puffersystem zu enthalten. Augenwässer, die in großen Mengen appliziert werden, sollen möglichst einen neutralen pH-Wert haben.

Viskosität

Die Viskosität von Augenarzneilösungen wird mitunter erhöht, um das Ablaufen der eingetropften Lösung zu verzögern. Allerdings darf die Viskositätserhöhung kein unangenehmes Gefühl oder eine Irritation hervorrufen. Lösungen müssen schmerzfrei spreitbar sein und dürfen die Tränenkanäle nicht verstopfen. Durch die Verteilung der Lösung mit den Augenlidern wird die Viskosität wieder erniedrigt.[22,53] Bei geöffneten Augen oder im Ruhezustand nimmt sie zu. Demnach müssen Augenarzneilösungen stark quasiviskose Eigenschaften haben, wie z. B. Hydroxyethylcellulose und Natriumhyaluronat.[54,79,91-94] Die am häufigsten verwendeten viskositätserhöhenden Substanzen ergeben meistens Newton- oder schwach quasiviskose Lösungen mit Werten zwischen 10 und 25 mPa · s.[95,98]
Nach dem Eintropfen fließt die Lösung durch Tränenkanäle ab. Diese sind dehnbar und haben einen Durchmesser von etwa 0,3 mm.[7] Für Lösungen mit einer Viskosität mit über 30 mPa · s besteht die Gefahr einer Verstopfung der Tränenkanäle.[99]

Bei Verabreichung von viskosen Lösungen wird der vorhandene Tränenfilm an der Augenoberfläche in Abhängigkeit von der Art des Hilfsstoffes zähflüssiger.[100] Ein dickerer Tränenfilm führt zu trüberem Sehen, das dann Reflextränen und Reflexblinzeln hervorruft. Nur viskose Lösungen mit dem gleichen Brechungsindex wie die Tränenflüssigkeit dürfen verwendet werden. Die viskositätserhöhenden Hilfsstoffe dürfen nicht die Oberflächenspannung der Tränen beeinflussen. Sie dürfen also nicht mit den in den Tränen vorhandenen Ionen reagieren, da sonst die Viskosität der Tränen herabgesetzt wird, wie dies z. B. bei Carbopol-Lösungen der Fall ist.

Teilchengröße

Präparate, welche Arzneistoffe in ungelöster Form enthalten, d. h. wäßrige Suspensionen und Suspensionssalben, können Irritationen verursachen. Teilchen in Augenpräparaten werden meistens sanft auf der Augenoberfläche verteilt.[101] Die Reizwirkung hängt von der Teilchengröße, dem Verteilungszustand, der Teilchenform und der Zusammensetzung der suspendierten Substanz ab. Teilchen, die zufällig, z. B. mit dem Wind, auf die Augenoberfläche geblasen werden, penetrieren in die Hornhaut oder bis in das Stroma. In dieser Hinsicht unterscheiden sich zufällig in das Auge gelangte Partikeln von solchen, die als Arzneistoffe in Augenpräparaten enthalten sind. Letztere verbleiben jedoch i. allg. auf der Oberfläche und werden rasch durch die Tränenflüssigkeit und durch den Lidschlag eliminiert. Beim Lidschlag können allerdings die Partikeln mechanische Schäden verursachen. Es ist schwer vorauszusagen, wie groß ein Fremdkörper sein muß, um solche Schäden zu verursachen.[102] In der Ophthalmologie gilt eine maximale Teilchengröße von 50 µm als oberste Zulässigkeitsgrenze bezüglich der Reizwirkung.[103,104] Die homogene Verteilung aller Partikeln ist maßgebend für die Augenverträglichkeit. Agglomerate, Partikelnester und Verklumpungen agieren dabei wie entsprechend große Einzelteilchen.[105] Die Form der Partikeln spielt bei der Verträglichkeit ebenfalls eine Rolle. Ein scharfkantiges Teilchen wird eher Hornhautläsionen verursachen als ein abgerundetes und gleichmäßig geformtes.[106] Formen mit spitzen Winkeln und scharfen Kanten sind für Läsionen verantwortlich.[107] Die Rekristallisation von polymorphen Formen ergibt größere und schärfere Teilchen.[108] Eine Irritation, verursacht durch eine Reaktion zwischen Teilchen- und Augengewebe, wird durch die Zusammensetzung des Teilchens bestimmt. Verschiedene Mineralien sowie Glas und Sand werden gut toleriert, andere Substanzen und manche Mineralien führen zu Reizungen.[109,110]

2.5 Augenpräparate

2.5.1 Augentropfen

Die PhEur-Monographie ist in allen Ländern der europäischen Gemeinschaft (Bundesrepublik Deutschland, Frankreich, Großbritannien, Niederlande, Belgien, Luxemburg, Dänemark, Italien, Spanien, Portugal, Irland und Griechenland) und einigen europäischen Ländern, die nicht zur EG gehören (Schweiz, Österreich, Norwegen, Schweden, Finnland, Island und Zypern) gültig. Die Monographien der PhEur ersetzen die früher erschienenen Monographien, aber einige Länder haben Modifikationen und Ergänzungen erlassen.

Modifikationen und Ergänzungen der PhEur-Monographie

Beschriftung und Abgabe. Nach DAB 9 muß die Beschriftung des Behältnisses oder der Verpackung insbesondere folgende Angaben enthalten: Bezeichnung und Menge des oder der Konservierungsmittel. Bei Einzeldosisbehältnissen kann wegen ihrer Größe nicht jedes Behältnis beschriftet sein. Das Behältnis muß mit einem Hinweis auf Art und Menge des Arzneistoffes gekennzeichnet sein. Auf der Verpackung müssen Name und Menge des Arzneistoffes vollständig deklariert sein. Auf Mehrdosenbehältnissen muß ein Hinweis enthalten sein, daß die Zubereitung nach Anbruch höchstens 6 Wochen lang verwendet werden darf.

Gemäß Helv VII muß ein Mehrdosenbehältnis für Augentropfen die Aufschrift tragen: „Nach dem Anbruch nicht länger als 1 Monat zu verwenden". Das Etikett auf dem Behältnis oder der Verpackung muß insbesondere den Namen und die Konzentration des oder der Konservierungsmittel und weiterer Zusätze angeben. Bei Einzeldosisbehältnissen kann wegen ihrer Größe nicht jedes Behältnis beschriftet sein. Es muß mit einem Hinweis auf Art und Konzentration des Arzneistoffes gekennzeichnet sein. Auf der Verpackung müssen Name und Konzentration des Arzneistoffes vollständig angegeben werden. Ferner müssen Augentropfen, die nur als Einzeldosis anzuwenden sind, zusätzlich zur ärztlichen Gebrauchsanweisung durch die Aufschrift „Nur für den einmaligen Gebrauch" gekennzeichnet sein. Bei Suspensionsaugentropfen muß das Behältnis die Aufschrift tragen: „Vor Gebrauch umschütteln". Augentropfen, die nur zum einmaligen Gebrauch bestimmt sind, müssen vom Arzt ausdrücklich als solche verordnet werden („ad usum singularem").

Die BP 88 fordert, daß auf dem Etikett der Name und der Gehalt des oder der Arzneistoffe, das Datum, ab wann die Augentropfen nicht mehr zu gebrauchen sind, die Konservierungsbedingungen sowie das Konservierungsmittel nach Art und Menge zu deklarieren sind. Die Etiketten der Mehrdosenbehältnisse müssen folgende Hinweise enthalten: „Der Inhalt ist ein Monat nach der ersten Öffnung des Behältnisses nicht mehr verwendbar; während des Gebrauchs darf es zu keiner Kontamination des Inhalts kommen". Für Einzeldosisbehältnisse, die wegen ihrer Größe nur eine Deklaration der Arzneistoffe enthalten, müssen die Codes, wie in Appendix XVIII D angegeben, sowie die Angabe der Konzentration aufgeführt werden. Wenn ein Code auf dem Behältnis aufgeführt wird, muß dieser auch auf der Verpackung aufgeführt sein.

Herstellungsvorschriften. Nach Ital XI müssen Augentropfen möglichst mit der Tränenflüssigkeit isotonisch sein; der osmotische Druck darf zwischen dem von Lösungen liegen, die 6 bis 27 g/L NaCl enthalten. In besonderen Fällen dürfen wäßrige Augentropfen auch hypertonisch sein. Bei der Wahl des pH-Wertes von wäßrigen Augentropfen muß die Stabilität des verarbeiteten Arzneistoffes und die lokale Verträglichkeit berücksichtigt werden. Die Verwendung von Puffersubstanzen mit einem pH-Wert, der vom physiologischen abweicht, ist nur in bestimmten Fällen zugelassen.

Nach der BP 88 schließt die Herstellung von Augentropfen als Lösung oder Suspension mit gereinigtem Wasser die Zugabe von geeigneten Hilfsstoffen - um den obenerwähnten Anforderungen der PhEur zu entsprechen - nicht aus. Demnach muß, wenn Puffersubstanzen zur Herstellung von Präparaten für den chirurgischen Gebrauch benötigt werden, die Art und Konzentration der Hilfsstoffe sorgfältig ausgewählt werden. Bei oxidationsempfindlichen Arzneistoffen müssen Vorsichtsmaßnahmen getroffen werden, wie z. B. die Zugabe eines geeigneten Antioxidans. In diesem Fall muß auf Wechselwirkungen zwischen dem Antioxidans und anderen Komponenten der Zubereitung, wie z. B. Konservierungsmittel, geachtet werden.

Jap XI fordert, daß eine Kontamination während der Herstellung der Augentropfen zu vermeiden ist und das gesamte Herstellungsverfahren möglichst schnell ablaufen muß. Die Arzneistoffkonzentration wird durch den Prozentsatz der Arzneistoffe (% *m/V*) angegeben. Alle Zubereitungen, die vor Gebrauch gelöst oder suspendiert werden müssen, sind zusammen mit einem geeigneten Lösungsmittel abzugeben. Lösungsmittel, die bei der Herstellung von Augentropfen verwendet oder hinzugefügt werden, dürfen bei normaler Anwendung weder irritierend wirken noch die therapeutische Wirksamkeit beeinträchtigen oder klinische Untersuchungen beeinflussen. Lösungsmittel für Augentropfen können in zwei große Gruppen eingeteilt werden:

- Das gebräuchlichste wäßrige Vehikel für Augentropfen ist gereinigtes und sterilisiertes Wasser. Wenn nichts anderes vorgeschrieben ist, kann auch eine isotonische NaCl-Lösung oder eine andere geeignete wäßrige Lösung verwendet werden.
- Als Vehikel für nichtwäßrige Augentropfen können die nichtwäßrigen Lösungsmittel für Injektionspräparate eingesetzt werden.

Wenn nichts anderes vorgeschrieben ist,

- können geeignete Stabilisatoren, Lösungshilfsmittel, Suspensionsmittel, Emulgatoren, Puffersubstanzen, Verdickungsmittel, Konservierungsmittel oder andere geeignete Hilfsstoffe den Augentropfen hinzugefügt werden;
- dürfen keine Farbstoffe hinzugefügt werden;
- kann ein geeignetes Lösungsmittel vor dem Gebrauch der Zubereitung hinzugefügt werden;
- können zur Isotonisierung oder pH-Wert-Anpassung NaCl, nichttoxische Säuren, Alkaliverbindungen oder andere geeignete Hilfsstoffe den wäßrigen Zubereitungen hinzugefügt werden.

USP XXII erlaubt den Zusatz von Methylcellulose (z. B. 1%, falls die Viskosität 25 mPa · s, oder 0,25%, falls sie 4.000 mPa · s betragen soll) oder eines anderen Verdickungsmittels, wie z. B. Hydroxypropylmethylcellulose oder Polyvinylalkohol zur Viskositätserhöhung, um den Kontakt zwischen Arzneistoffen und dem Gewebe zu verlängern. Solche Augenarzneilösungen mit erhöhter Viskosität müssen frei von sichtbaren Teilchen sein. Augenarzneisuspensionen müssen den Arzneistoff in mikrofeiner - möglichst mikronisierter - Form enthalten, um eine Reizung oder Verletzung zu vermeiden. Augenarzneisuspensionen dürfen nicht abgegeben werden, wenn anzunehmen ist, daß es zum Zusammenbacken (Caking) oder zur Aggregation kommen könnte.

Sterilisation und Konservierung. Die in der BP 88 erlaubten Sterilisationsmethoden zur Herstellung von Augentropfen sind im Anhang XVIII genannt: Autoklav 121 °C für 15 min; trockene Wärme 180 °C für 30 min, 170 °C für 1 Stunde oder 160 °C für 2 Stunden; Filtration durch Filter mit 0,22 μm Porengröße; ionisierende Strahlung mit 25 kGy; Ethylenoxid.

Sterile Zubereitungen in speziellen Behältnissen für den individuellen Gebrauch müssen nach USP XXII in jedem Krankenhaus und in jeder Einrichtung, in denen operierte oder verletzte Augen behandelt werden, vorhanden sein. An erster Stelle bestimmt der Charakter des Produktes die Sterilisationsmethode. Wenn möglich, wird die Filtration durch eine sterile Membran unter aseptischen Bedingungen durchgeführt. Die Sterilisation durch Autoklavierung der Zubereitung in der Endverpackung wird jedoch bevorzugt; es muß aber sichergestellt sein, daß diese Methode die Stabilität des Arzneistoffes nicht negativ beeinflußt. Das Puffern mancher Arzneistoffe in der Nähe des physiologischen pH-Wertes führt zur Instabilität bei höheren Temperaturen. Um die Anwendung von Hitze zu vermeiden, ist die Filtration durch Entkeimungsfilter eine wertvolle Methode, sofern Apparatur und Methode den Anforderungen entsprechen. Vorsterilisierte Einmalfilter sind für die Herstellung kleiner Einheiten im Rezepturmaßstab gut geeignet. Augenarzneilösungen, die während eines chirurgischen Eingriffs appliziert werden, dürfen, obwohl sie steril sein müssen, keine Konservierungsmittel enthalten, da diese irritierend wirken können. Bei der Herstellung einer individuellen Rezeptur entfällt die Prüfung auf Sterilität (Helv VII).

Verpackung. Nach BP 88 erfolgt die Verfüllung von Augentropfen häufig in zusammendrückbaren Behältnissen. Vor Gebrauch muß die Verträglichkeit von Kunststoff- oder Gummibestandteilen geprüft werden. Mehrdosenbehältnisse für Augentropfen sind mitunter mit einem inkorporierten Tropfer oder häufiger mit einer sterilen Schraubkappe aus geeignetem Material, die eine Pipette und einen Gummi- oder Plastiktropfer enthalten, ausgerüstet. Alle Teile müssen steril sein.

Nach Svec 90 bzw. Nord 90 sollte die Verpackung von Augentropfen möglichst aus einem Material bestehen, das die Klarheit von Lösungen und die homogene Verteilung von Suspensionen erkennen läßt. Augenarzneilösungen können nach USP XXII in Mehrdosenbehältnissen abgefüllt werden, wenn sie für den individuellen Gebrauch bestimmt sind und wenn die Augenoberfläche nicht verletzt ist. Die Primärpackmittel für Augenarzneilösungen müssen gegen vorzeitige Entnahme gesichert sein, so daß die Sterilität bis zum ersten Gebrauch gesichert ist. Jede Lösung muß ein geeignetes Konservierungsmittel oder eine Mischung derselben enthalten, um das Wachstum von Mikroorganismen zu verhindern oder um sie abzutöten.

Jap XI fordert die Aufbewahrung von ophthalmischen Zubereitungen in geschlossenen Behältnissen.

Prüfungen. Nach Jap XI müssen bei Untersuchungen mit bloßem Auge mit Hilfe einer elektrischen Glühbirne der Stärke 3.000 bis 5.000 Lux die Augentropfen, Lösungen oder die wäßrigen Lösungsmittel, die für die Herstellung der Lösungen verwendet werden, klar und frei von fremden ungelösten Teilchen sein. Die Behältnisse für Augentropfen müssen transparent sein, um die Prüfung auf fremde Teilchen zu ermöglichen.

Zusammensetzung

Lösungsmittel. Nach DAB 9 muß für die rezepturmäßige Herstellung von wäßrigen Augentropfen Wasser für Injektionszwecke verwendet werden. Da Augentropfen nicht pyrogenfrei sein müssen, können sie nach anderen Pharmakopöen mit gereinigtem Wasser (aqua purificata) hergestellt werden. Die PhEur schreibt vor, Wasser zu verwenden, während die BP88 und die Jap XI gereinigtes Wasser vorschreiben.

Ölige Augentropfen werden viel seltener verwendet als wäßrige Lösungen. Als Lösungsmittel werden hochgereinigte peroxidarme Pflanzenöle mit einer niedrigen Säurezahl, insbesondere Erdnußöl und Ricinusöl verwendet.[111] Eine ölige Lösung zerstört den Tränenfilm, der jedoch 5 Stunden nach der Anwendung dieser Lösung wieder aufgebaut ist.[112] Nichtwäßrige Zubereitungen verursachen mehr Kontaktallergien und Irritationen als wäßrige Lösungen.[12,25]

Hilfsstoffe. Als Hilfsstoffe werden eingesetzt:

- isotonisierende Substanzen und Puffermischungen,
- Antioxidanzien,
- Tenside,
- Konservierungsstoffe,
- viskositätserhöhende Substanzen.

Hilfsstoffe werden zuweilen zu Augentropfenlösung hizugefügt, um die Isotonie der Lösung anzupassen, um einen günstigen pH-Wert für das Lösen und die Stabilität der Arzneistoffe zu erreichen, um die Keimfreiheit der Zubereitung während des Gebrauchs zu gewährleisten und um die Verweildauer der Lösung an der Augenoberfläche zu verlängern. Die Hilfsstoffe müssen mit dem Arzneistoffen, den Lösungsmitteln und dem Verpackungsmaterial verträglich sein. Sie müssen stabil und wärmebeständig sein, gut toleriert werden und dürfen keine Irritation verursachen. Verschiedene dieser Substanzen dringen ins Gewebe ein oder schädigen das Hornhautepithel. Adjuvanzien sollten daher nur in geringstmöglicher Konzentration und nur nach genauer Abwägung der dadurch erziel-

baren Vorteile hinzugefügt und der möglicherweise auftretenden schädigenden Nebenwirkungen eingesetzt werden.[113]

Isotonisierende Substanzen und Puffermischungen. Natriumchlorid ist der meistgebrauchte isotonisierende Hilfsstoff; eine 0,9%ige NaCl-Lösung verursacht keine Irritation und ist gut zu vertragen. Falls dieser Hilfsstoff mit den Substanzen der Lösung unverträglich ist, werden nach DAC KNO_3, KCl oder Na_2SO_4 angewandt.[114] Oft wird die Lösung mit einem oder einer Mischung von Hilfsstoffen isotonisiert, die gleichzeitig für die Stabilität einen günstigen pH-Wert haben: Borsäure (ÖAB 81, CsL 3, BPC 79), Borsäure/Natriumtetraborat (CsL 3, Hung VII, BPC 79), Natriumdihydrogenphosphat/Natriummonohydrogenphosphat (ÖAB 80),[115,116] Essigsäure/Natriumacetat,[86] Borsäure/Natriumacetat,[117] Borsäure/Natriumpropionat[118]. Auftretende pH-Wert-Abweichungen von Augenarzneilösungen müssen leicht und schnell durch die Tränen neutralisiert werden.[119] Demnach dürfen Augenarzneilösungen nicht zu stark gepuffert sein und nur kleine Mengen der Puffermischungen zugefügt werden.

Antioxidanzien. Um oxidationsempfindliche Arzneistoffe (Epinephrin, Phenylephrinhydrochlorid, Physostigmin, Sulfacetamid-Natrium usw.) vor Luftsauerstoff zu schützen, werden Antioxidanzien zu Lösungen mit diesen Arzneistoffen hinzugefügt. Das am meisten gebrauchte Antioxidans ist $Na_2S_2O_5$ (Natriumdisulfit, Natriummetabisulfit, Natriumpyrosulfite), meistens in Konzentrationen von 0,1 bis 0,5%. Kaliumdisulfit ($K_2S_2O_5$) wird selten verwendet (APF Australian Pharmaceutical Formulary). Außer diesen Antioxidanzien werden in Augenpräparaten Natriumthiosulfat (Na_2SO_3), Natriumsulfit[120], Ascorbinsäure[121,122], Isoascorbinsäure[123], Thioharnstoff[123], Cystein[121,124–126] und Acetylcystein[121,124–126] verwendet. Natriumdisulfit schützt eine Epinephrinlösung nur vor Verfärbung; demnach muß eine Mischung von Natriumdisulfit mit einem anderen Antioxidanz, z. B. Cystein, verwendet werden.[126] Um den katalytischen Einfluß von Schwermetallspuren auszuschalten, werden nach DAC oft Komplexbilder wie Na-EDTA oder 8-Hydroxychinolinsulfat zu den Lösungen hinzugefügt.[125] Antioxidanzien müssen gut verträglich sein. Die FDA gibt Maximalkonzentrationen für Augenpräparate an: Natriumdisulfit max. 0,1%, Thioharnstoff max. 1%, Na-EDTA max. 0,1%, 8-Hydroxychinolinsulfat max. 0,1%.[115].

Tenside. Tenside werden als Dispersionsvermittler oder als Lösungsverbesserer angewendet.[112] Sie werden auch zur Solubilisierung, durch Mizellbildung von nichtlöslichen Arzneistoffen wie Chloramphenicol, verwendet.[122] Folgende nichtionogene Tenside werden für die Herstellung von Augentropfenlösungen verwendet: Polysorbat 80, Polysorbat 20, Polysorbat 60, Polyoxyethylen-40-stearat, Tyloxapol (Triton® WR 1339).[112,122] Da Tenside oft einen physiologischen Einfluß haben, ist bei ihrer Verwendung große Vorsicht geboten (s. S. 639, Oberflächenspannung). Die maximal zugelassene Konzentration von Polysorbat 20 und Polysorbat 40 ist nach der FDA 1 %.[116]

Oberflächenaktive Substanzen neigen zu Komplex- und Mizellbildungen unter Inaktivierung von Arznei- und insbesondere von Konservierungsmittel. Suspendierte Arzneistoffe können aber durch Mizellbildung solubilisiert und ohne Irritation angewendet werden, z. B. Tropicamid solubilisiert mit Poloxamer, oder 17-β-Estradion oder Indomethacin solubilisiert durch Cyclodextrine.[127,129] Insulin solubilisiert mit Saponin kann resorbiert werden.[130]

Zusätze von Tensiden können die Tropfengröße beträchtlich ändern, was zu Fehldosierungen führen kann.[112]

Konservierungsmittel. Augentropfen müssen nicht nur die Sterilitätsanforderungen der Arzneibücher erfüllen, sie müssen bei der Anwendung am Auge keimfrei sein.

Ursachen bakterieller Kontaminationen können sein:[131]

- „Restkontamination" bei der Herstellung von Augentropfen: Sofern die Lösung im Endbehältnis sterilisiert wird, ist ihre Keimfreiheit sichergestellt. Falls die Zubereitung keiner Endsterilisation unterworfen wird, z. B. bei aseptischer Herstellung und bei Membranfiltration, ist keine absolute Sterilität garantiert und eine „Restkontamination" könnte bestehen bleiben.
- Kontamination während des Gebrauchs der Augentropfen: Bei der Anwendung von Augentropfen wird es häufig zur Berührung zwischen Tränenfilm oder Wimper und der Oberfläche der Pipette oder der Flüssigkeit in der Pipette kommen. Die kontaminierte Lösung wird weiter in der Pipette aufgesaugt und damit die Lösung in der Flasche kontaminiert.[132] Beim Gebrauch von Präparaten, die in der Arztpraxis für die Diagnose kurzfristig verwendet werden, besteht das Risiko der Übertragung pathogener Keime von Patient zu Patient. Bei der Anwendung in der Arztpraxis ist, sachgemäß geschultes Personal vorausgesetzt, das Kontaminationsrisiko gering, aber das Gefährdungspotential bei einmaliger Übertragung, evtl. mit hochpathogenen Keimen kontaminierter Augentropfen, sehr hoch.[133,134] Bei der Anwendung eines Präparates bei ein und demselben Patienten kann es zur Kontamination der Pipette und der Augentropfenlösung kommen.[135-137] Die Kontamination des Auges mit diesen Keimen - sofern sich die Keimzahl inzwi-

schen nicht vermehrt hat - bleibt aber ohne wesentliche Folgen.[131]

Die häufigsten Keime, die Augentropfen kontaminieren können, sind: Pseudomonas spec., insbesondere Ps. aeruginosa, Staphylococcus aureus, Proteus vulgaris, Escherichia coli, Aerobacter spec. div., Alcaligenes faecalis, Bacillus subtilis, Clostridium welchii, Aspergillus fumigatus, Viren.[131]

Um die Keimfreiheit von Augentropfen beim Gebrauch zu sichern oder ihre Kontamination stark herabzusetzen und zu limitieren, müssen Konservierungsmittel zu den Lösungen hinzugefügt werden. Die Wirkung dieser Substanzen kann verschieden sein, muß aber dem Gebrauch der verschiedenen Lösungen angepaßt sein.[138,139]

Bei Augentropfen, die von einem einzelnen Patienten angewendet werden, hat das Konservierungsmittel mindestens 3 Stunden, d. h. die minimale Zeit zwischen zwei Anwendungen, Zeit, um bakterizid oder bakteriostatisch zu wirken.[140]

Da Konservierungsmittel die Zellen der verschiedenen Hornhautschichten und das Gewebe, welches die vordere Augenkammer auskleidet, reizen und schädigen können, müssen Augentropfen, die bei chirurgischen Eingriffen verwendet werden, steril und ohne Konservierungsmittelzusatz in Einzeldosenbehälter abgepackt sein. Ein ideales Konservierungsmittel soll:[141,142]

- ein breites Aktivitätsspektrum (mindestens bakteriostatisch, möglichst bakterizid wirksam) haben;
- jede Kontamination, außer Sporen, selbst bei höheren Kontaminationen (10^6 Keime/ml) nach spätestens 3 Stunden, möglichst nach 1 Stunde oder die Inokula von 10^3 Keime/ml innerhalb etwa 10 Minuten abzutöten;[142-146]
- auf das okulare Gewebe weder toxische noch reizende Wirkung haben;
- verträglich mit den anderen Bestandteilen des Präparates sein;
- nicht absorbiert werden durch Teile des Behältnisses;
- stabil sein, auch bei Hitzebehandlung.

Aus experimentellen und klinischen Untersuchungen über antimikrobiell wirksame Substanzen geht hervor, daß nur wenige Stoffe für Augentropfen brauchbar sind. In Tab. 4.9 ist die Häufigkeit der Verwendung verschiedener Konservierungsmittel in 360 nach Arzneibüchern und Codices bzw. industriell

Tabelle 4.9. Häufigkeit der Verwendung von in Augentropfen eingesetzten Konservierungsmitteln (%)

Konservierungsmittel	360 Formulierungen (Arzneibücher, Codices und Industriepräparate)	168 industriell angefertigte Präparate in der Bundesrepublik Deutschland	161 industriell angefertigte Präparate in der Schweiz
Benzalkoniumchlorid	39,5	38,4	59,6
Andere quarternäre Verbindungen	6,2	10,1	5,0
Thiomersal	14,8	17,6	10,6
Phenylquecksilbersalze	20,1	7,1	13,9
Chlorobutanol	6,4	14,2	3,1
Chlorhexidinsalze	8,5	5,3	3,7
Parabene	2,1	1,2	9,9
Phenylethanol	2,4	0,6	1,2

Tabelle 4.10. Konzentrationsangaben von Konservierungsmitteln (%, m/V) in Augentropfen

Konservierungsmittel	DAB 7	Helv VI	ÖAB 80	AB-DDR	USP XXI	DAC 86
Benzalkoniumchlorid	0,002	0,01	0,02		0,01	0,01
Alkoniumbromid				0,002 bis 0,008		
Thiomersal				0,002 bis 0,008		0,002
Phenylquecksilbersalze	0,002	0,004	0,002	0,002 bis 0,008	0,002	0,002
Chlorbutanol		0,5			0,5	
Chlorhexidinsalze				0,005 bis 0,02		0,01
Parabene	0,08		0,1			
Phenylethanol					0,5	

Tabelle 4.11. Empfohlene Konservierungsmittel. Nach[149]

Konservierungsmittel	Empfohlen für
Benzalkoniumchlorid (0,02 %)	Atropinsulfat, Carbacholinchlorid, Cocainhydrochlorid, Ephedrinhydrochlorid, Ethylmorphinhydrochlorid, Homatropinhydrobromid, Oxibuprocain-hydrochlorid, Physostigminsalicylat, Pilocarpinhydrochlorid, Scopolamin-hydrobromid, Tetracainhydrochlorid
Thiomersal (0,002 bis 0,01 %)	Pilocarpinhydrochlorid, Sulfacetamid
Phenylquecksilbersalze (0,001 bis 0,002 %)	Adrenalinbitartrat, Atropinsulfat, Carbacholinchlorid, Cocainhydrochlorid, Ephedrinhydrochlorid, Ethylmorphinhydrochlorid, Hydrocortison und Neomycinsulfat, Pilocarpinhydrochlorid, Sulfacetamid
Phenylquecksilbernitrat oder -acetat (0,002 %)	Calciumchlorid, Fluorescein-Natrium, Silberdiacetyltanninoalbuminat, Zinksulfat
Chlorhexidinsalze (0,01 %)	Cocainhydrochlorid, Homatropinhydrobromid, Kaliumiodid, Natriumiodid, Resorcinol, Scopolaminhydrobromid
Phenylethanol (0,5 %)	Ethylmorphinhydrochlorid, Homatropinhydrobromid, Kaliumiodid, Natriumiodid, Resorcinol, Scopolaminhydrobromid

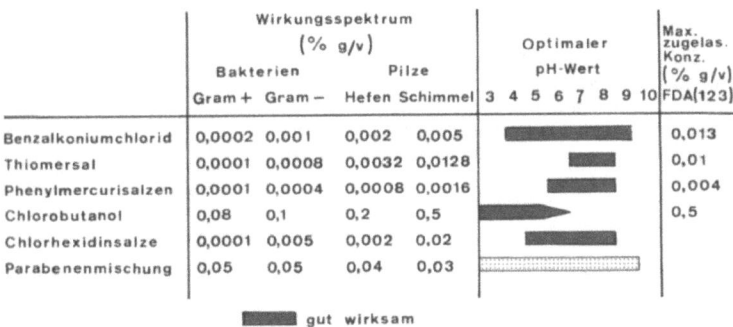

Abb. 4.12. Eigenschaften von in Augentropfen verwendeten Konservierungsmitteln. Nach[138]

angefertigten Augentropfenzubereitungen angegeben.[147-149]

Da es kein Konservierungsmittel gibt, das für alle Präparate gleichermaßen geeignet ist, und die Konzentration jedes Konservierungsmittels an die Zusammensetzung eines Präparates angepaßt sein muß, schreiben die neueren Arzneibücher (PhEur, DAB 9, USP XXII, Jap XI) vor, „Konservierungsmittel in angemessener Konzentration" einzusetzen. Die früheren Ausgaben gaben die jeweiligen Konservierungsmittel und deren gebräuchliche Konzentrationen an (Tab. 4.10).

Einige Eigenschaften der in Augentropfen verwendeten Konservierungsmittel sind in Abb. 4.12 angegeben.

Die Wirksamkeit von Parabenen ist in Konzentrationen, die für das Auge noch verträglich sind, ungenügend.[150] Wegen möglicher Unverträglichkeiten zwischen dem Konservierungsmittel und den Arzneistoffen in Augentropfen wurde für jeden Arzneistoff ein zu verwendendes Konservierungsmittel empfohlen (Tab. 4.11).[149]

Benzalkoniumchlorid kann wegen mangelnder Wirksamkeit gegen Pseudomonas-Keime immer mit 0,1 % Na-EDTA kombiniert werden.[149,151] Benzalkoniumchlorid ist unverträglich mit anionenaktiven Substanzen, Nitraten, Benzoaten, Silberproteinat, Kaliumiodid, Sufadiazin-Natrium, Sublimat, Tannin, Schwermetallsalzen, Fetten und fetten Ölen. Viskosi-

tätserhöhende Stoffe (PVP, HEC, HPMC)[149,152] und
Klebstoffe auf weichen Kunststoffflaschen, die durch
die Kunststoffwand diffundieren, beeinträchtigen die
antimikrobielle Wirkung.[153] Wegen der kurzen Verweildauer einer eingetropften Lösung an der Oberfläche des menschlichen Auges ist es dadurch bei kurz-
fristiger Anwendung wenig aggressiv gegen das
Hornhautepithel.

Thiomersal ist unverträglich mit Säuren, sauer reagierenden Stoffen und Halogeniden.[149] Die Sauerstoff-
durchlässigkeit von Kunststoffbehältern führt zu einem beschleunigten Abbau des Thiomersals.[154,155]
Na-EDTA könnte nach Bestrahlung durch Chelatbildung mit den aktivsten Zersetzungsprodukten zu einer Erniedrigung der antimikrobiellen Aktivität führen.[156,157] Thiomersal wird reizlos und gut vertragen,
aber nach langfristiger Anwendung können Quecksilber-Ionen penetrieren und in der Hornhaut und der
vorderen Augenkammer akkumulieren.[158]

Phenylquecksilbersalze sind unverträglich mit Atropin, Ephedrin, Homatropin und Pilocarpin.[149] In
Kunststoffflaschen kommt es zur Sorption und Zersetzung.[159] Nach langfristiger Anwendung kann es,
wie bei Thiomersal, zur Penetration und Akkumula-
tion von Quecksilber-Ionen kommen.[160]

Chlorhexidingluconat und -acetat sind unverträglich
mit Silbernitrat, Na-Fluorescein, Zinksulfat, Chloramphenicol, Penicillin, bestimmten Anionen, wie
z. B. Sulfat und anionischen Kolloiden, Silber-Ei-
weiß-Verbindungen und Pilocarpin.[149,161] Lösungen
in einer Konzentration von 0,1 bis 0,2 % werden reizlos vertragen, Allergisierungserscheinungen können
aber auftreten.[149,162]

Phenylethanol ist mit nichtionogenen Tensiden unverträglich, z. B. Polysorbat 20.[147] Lösungen mit 0,6 %
und höhere Konzentrationen sind irritierend.[163]
Da einzelne Konservierungsmittel ein zu schmales
Wirkungsspektrum haben, wurden zahlreiche Kombinationen vorgeschlagen:[164]

Benzalkoniumchlorid	0,005 %
Chlorhexidin	0,01 %
Benzalkoniumchlorid	0,005 %
Phenylethanol	0,4 %
Phenylquecksilbersalz	0,001 %
Phenylethanol	0,4 %
Thiomersal	0,02 %
Phenylethanol	0,4 %

Viskositätserhöhende Substanzen. Die Viskosität von
Augenarzneilösungen wird mitunter erhöht, um

- das Ablaufen der Lösung zu verzögern, d. h. um eine längere Kontaktzeit zwischen dem Arzneistoff
  und der Hornhaut und eine erhöhte Diffusion zu
  erreichen oder um die Hornhaut für längere Zeit
  feucht zu halten (für trockene Augen);
- eine Sedimentationsverzögerung bei Suspensionen
  zu erzielen.

An die viskosen Lösungen werden folgende Anforderungen gestellt:[165]

- Sie müssen klar, farblos und sterilisierbar sein.
- Sie müssen reizlos und verträglich sein. Die Lösungen dürfen keine Irritation verursachen; sie müssen
  geeignete rheologische Eigenschaften haben (s.
  Viskosität) und die Oberflächenspannung darf
  nicht zu stark erniedrigt sein (s. Oberflächenspannung).
- Sie müssen etwa den gleichen Brechungsindex haben wie die Tränenflüssigkeit.
- Sie müssen mit den am Auge verwendeten Arzneistoffen, Konservierungsmitteln und anderen Hilfsstoffen verträglich sein.

Als viskositätserhöhende Hilfsstoffe werden meist
hydrophile Makromoleküle aus der Gruppe der Celluloseether (Hydroxypropylmethylcellulose, Methylcellulose, Hydroxyethylcellulose), der Polyvinyl-
derivate (Polyvinylalkohol, Polyvinylpyrrolidon),
Dextrane und Polyacrylsäuren verwendet. Neben
diesen Hilfsstoffen werden ausschließlich für künstliche Tränenflüssigkeit auch Gelatine, Natriumhyaluronat und Chondroitinsulfat benutzt. Nur reinste
Qualitäten dürfen verwendet werden. Die hochviskosen, d. h. langkettigen Typen, werden bevorzugt eingesetzt, da eine niedrige Konzentration dieser Hilfsstoffe die Viskosität ausreichend erhöht und die
Brechungszahl sehr wenig beeinflußt.[166]

Hydroxypropylmethylcellulose, Hypromellose oder
HPMC ist der Propylenglykolether der Methylcellulose; die Methyl- und Hydroxypropylgruppen sind
über Etherbrücken mit dem Anhydroglucoseteil des
Cellulose verbunden. HPMC ist der meistgebrauchte
viskositätserhöhende Celluloseether für Augenpräparate; er wird bei 42,3 % aller viskosen Augenpräparate zur Viskositätserhöhung verwendet.[147] Verschiedene Arzneibücher und Codices (USP XXII, BP 88
Add. 90, BPC 79 und FNA Formularium Nederlandse Apothekers) schreiben seine Verwendung vor. Die
gebräuchlichsten Sorten sind die Typen 4000, 4500
und 5000.[167] Lösungen mit HPMC sind quasivisko
und zeigen eine deutlich niedrigere Oberflächenspannung.[92,122] Möglicherweise verursachen sie dadurch
eine Irritation des Auges.[168]

Methylcellulose oder MC wird heute weniger oft verwendet als HPMC; nur 8,9 % aller viskosen Augen-
arzneipräparate enthalten MC. USP XXII, Helv VII
und CsL 87 schreiben die Verwendung von MC vor;
nach der USP XXII muß 1 % vom Typ 25 cP oder
0,25 % vom Typ 4000 cP verwendet werden. Der „Viskose Augenarzneiträger" nach DAC enthält 0,5 %
MC. Die Lösungen mit MC enthalten mehr ungelöste
Fasern, wodurch sie weniger klar sind als HPMC-Lö-
sungen.[167] Da MC stärker die Oberflächenspannung
der Lösungen erniedrigt. irritieren Lösungen daraus
das Auge.[122]

Hydroxyethylcellulose oder HEC ist ein Glykolether
der Cellulose. Die AB-DDR schreibt eine 2 % HEC-
Lösung für die Herstellung von viskosen Augenarzneilösungen vor. Lösungen daraus sind Nicht-
Newton-Systeme und stark quasiviskos. HEC
erniedrigt die Oberflächenspannung von Wasser nur
wenig und wird möglicherweise dadurch sehr gut vom
Auge vertragen.[168,169]

Weitere Cellulosederivate zur Erhöhung der Viskosität von Augenlösungen und Suspensionen sind Methylhydroxyethylcellulose[170], Ethylhydroxyethylcellulose (Helv VII), Hydroxypropylcellulose[54,168,171,172] und Natriumcarboxymethylcellulose[173].

Polyvinylalkohol oder PVA ist ein Polymer, hergestellt durch Hydrolyse von Polyvinylacetat. Es ist das am meisten gebrauchte Polyvinylderivat; 19,4 % der viskosen Augenarzneilösungen enthalten PVA.[147] Seine Verwendung wird durch die USP XXII vorgeschrieben. Die verschiedenen PVA-Typen werden durch ihren Polymerisations- und Hydrolysegrad charakterisiert. Meistens werden Lösungen mit 1,4 % (1 bis 2 %) PVA mit einer mittleren Molekülmasse von 125.000 hergestellt.[174-178] PVA-Lösungen haben nahezu Newton-Fließeigenschaften und niedrigere Oberflächenspannungen als Wasser.[93] Die eingetropften PVA-Lösungen mischen sich schwer mit Tränen, und Lösungen mit höheren Konzentrationen als 2,8 % PVA irritieren die Augen.[93]

Polyvinylpyrrolidon oder PVP sind lineare Polymere des 1-Vinylpyrrolidon. Je nach Polymerisationsgrad erhält man Produkte mit einer Molekülmasse zwischen 10.000 und 70.000. Für Ophthalmika kann nur der apyrogene parenterale Typ eingesetzt werden. 7,46 % aller viskosen Augenarzneilösungen sind in ihrer Viskosität mit PVP erhöht.[93] Es wird hauptsächlich für Künstliche Tränenflüssigkeit verwendet. Die Oberflächenspannung von Wasser wird durch PVP nur wenig erniedrigt.[177]

Dextran ist ein Polysaccharid, das man durch Fermentation der Saccharose mit Stämmen von Leuconostoc mesenteroides erhält. Nur die Typen 40 und 70 (Molekülmasse 40.000 und 70.000) sind hinreichend löslich und können in Augenpräparaten verwendet werden.[186] Dextran erhöht nur wenig die Viskosität der Lösung; dafür werden oft Mischungen von Dextran und einem Cellulosederivate verwendet. Dextran beeinflußt die Oberflächenspannung nicht und irritiert auch nicht die Augen.[180]

Polyacrylsäure, Carbopol oder Carbomer sind Polymerisate der Acrylsäure. Für Ophthalmika kann nur Carbopol 940 (Molekülmasse $4 \cdot 10^6$) verwendet werden.[181] Niedrige Konzentrationen von Carbopol ergeben quasiplastische Lösungen, die Viskosität von Gelen auf der Augenoberfläche wird durch die anwe-

senden Ionen in der Tränenflüssigkeit stark erniedrigt und die Gelen verflüssigen sich.[182] Carbopollösungen und -gelen werden hauptsächlich in Präparaten bei Keratoconjunctivitis sicca (trockene Augen) verwendet.[183] Die Viskosität von Künstlicher Tränenflüssigkeit wird zuweilen mit Gelatine erhöht.[91,184] Neben einer viskositätserhöhenden Substanz (z. B. MC) wird 0,01 % Gelatine A zugefügt.[185]

Natriumhyaluronat oder NaHA ist das Natriumsalz eines natürlichen Mucopolysaccharids aus der Glucosaminoglycan-Gruppe mit einer Molekülmasse zwischen 500.000 und 4.500.000. Die Lösungen von NaHA werden hauptsächlich bei der Implantation von Intraocularlinsen und bei trockenen Augen angewandt.[185] Lösungen daraus sind stark quasiplastisch, sie kleben leicht an der Augenoberfläche und irritieren die Augen nicht.[79,93,94,186-190]

Chondroitinsulfat A oder CHON ist ein Mucopolysaccharid mit einer mittleren Molekülmasse von 50.000. Lösungen aus CHON werden hauptsächlich für trockene Augen und weniger für eine Viskositätserhöhung von Augenarzneilösungen verwendet.[191] CHON kann anwesende Arzneistoffe zu stark binden und deren Freigabe verhindern.[192,193]

Polyacrylamid ist ein lineares Polymer von Acrylamid mit einer relativen Molekülmasse zwischen 30.000 und 6.000.000.[194] Lösungen daraus sind quasiplastisch. Viskose Augenarzneilösungen können zwischen 0,05 und 1 % Polyacrylamid enthalten.[195-197]

Herstellung

Wäßrige Lösungen. Am gesunden, unverletzten Auge verursachen Lösungen mit einer Osmolalität zwischen 100 und 610 mOsm · kg^{-1} und einem pH-Wert zwischen 6,5 und 9 keine Irritation. Lösungen für verletzte Augen müssen aber isotonisch mit der Tränenflüssigkeit sein, was einer Osmolalität von 286 mOsm · kg^{-1} und einem pH-Wert von 7,4 entspricht. Manche Arzneibücher stellen keine Anforderungen; einige dagegen geben Grenzwerte an, zwischen denen die Osmolalität und die pH-Werte liegen müssen (Tab. 4.12). Hypotonische Lösungen können durch Zugabe von inerten Hilfsstoffen oder durch isotonische Pufferlö-

Tabelle 4.12. Anforderungen einiger Arzneibücher und Codices

Arzneibuch, Codex	Tonizität			pH-Wert
	NaCl-Äquivalent	$\Delta T(°C)$	Osmolalität (mOsm · kg^{-1})	
PhEur	–	–	–	–
DAB 9	–	–	–	–
AB-DDR	(0,67 bis 1,35)	– 0,40 bis – 0,80	(214 bis 427)	–
ÖAB 80	–	–	–	5,5 bis 8,5
Ital XI	0,60 bis 2,70	(– 0,35 bis – 1,61)	(192 bis 864)	–
USP XXII/NF XVII	0,60 bis 2,00	(– 0,36 bis – 1,19)	(192 bis 638)	3,5 bis 8,5
Hung VI	(0,67 bis 1,10)	– 0,40 bis – 0,65	(214 bis 439)	–
DAC	(0,70 bis 1,35)	(– 0,42 bis – 0,80)	225 bis 427	–
FNA	0,70 bis 1,40	(– 0,42 bis – 0,83)	(225 bis 446)	–

– keine Anforderungen, ( ) berechnete Werte nach Weast[198]

sungen isotonisiert werden. Um einen günstigen pH-Wert für die Löslichkeit und die Stabilität der Arzneistoffe zu erreichen, können Säuren, Laugen oder schwache Pufferlösungen verwendet werden.

Die Methoden zur Herstellung von exakt isotonen Lösungen sind beim Herstellungsverfahren von Parenteralia beschrieben (→ Kap. 4, 8). Das AB-DDR, das ÖAB 80 und der DAC 86 arbeiten mit der Methode der Gefrierpunktserniedrigung; die zuzufügende Masse Hilfsstoff (%) wird nach folgender Formel berechnet:

$$\text{Hilfsstoff (\%)} = \frac{0,52 - \omega \cdot \Delta T_A}{\Delta T_H}$$

0,52 = Gefrierpunktserniederigung der Tränenflüssigkeit,
ω = Massengehalt der Lösung des betreffenden Arzneistoffes (%),
ΔT_A = Gefrierpunktserniedrigung einer 1%igen Lösung des Arzneistoffes,
ΔT_H = Gefrierpunktserniedrigung einer 1%igen Lösung des Hilfsstoffes.

Die Gefrierpunktserniedrigungen (°C) ΔT 1%iger wäßriger Lösungen betragen für die wichtigsten Hilfsstoffe:

Borsäure	0,28
Kaliumchlorid	0,43
Kaliumnitrat	0,32
Natriumchlorid	0,58

Die ΔT_A-Werte (Gefrierpunktserniedrigungen) von 1%igen wäßrigen Lösungen von in der Augenheilkunde verwendeten Arzneistoffen sind in Tab. 4.13 angegeben. Enthält eine Lösung mehrere Arzneimittel, so sind die jeweiligen Werte $n \cdot (\Delta T_A)$ zu addieren. Für die Praxis hat sich die Verdünnungsmethode als universell brauchbar erwiesen. Die Wassermenge, die mit dem vorgeschriebenen Arzneistoff eine isotonische Lösung ergibt, wird ermittelt und nachher auf das vorgeschriebene Volumen mit einer isotonischen NaCl-Lösung oder mit einer isotonischen Pufferlösung ergänzt. Mit dieser Methode wird die Isotonisierung mit einer pH-Angleichung verbunden. Das Volumen an Wasser, das mit der vorgeschriebenen Menge Arzneistoff eine isotonische Lösung ergibt, wird nach folgender Formel berechnet:

$$V = A \cdot E \cdot v$$

V = Volumen Wasser (ml), das mit der vorgeschriebenen Menge Arzneistoff eine isotonische Lösung ergibt,
A = Menge (g) an vorgeschriebenem Arzneistoff,
E = NaCl-Äquivalent (E-Wert) des Arzneistoffes, d. h. die Menge NaCl, die eine gleiche Gefrierpunktserniedrigung verursacht wie 1 g Arzneistoff,
v = Volumen isotonischer Lösung von 1 g NaCl (ml) oder 111,1.

Die E-Werte können durch folgende Formel berechnet werden:

$$E = \frac{\Delta T_A}{0,58}$$

Wenn verschiedene Arzneimittel vorgeschrieben sind, wird das Volumen für jedes Arzneimittel berechnet und nachher die verschiedenen Volumen addiert.

Tabelle 4.13. Gefrierpunktserniedrigungen ΔT_A 1%iger wäßriger Lösungen von in der Augenheilkunde verwendeten Arzneistoffen

Arzneistoff	ΔT_A(°C)
Atropinsulfat	0,07
Borsäure	0,28
Calciumchlorid	0,20
Carbachol	0,20
Cocainhydrochlorid	0,09
Diacetyltannin-Protein-Silber	0,10
Dioxopromethazinhydrochlorid	0,08
D,L-Ephedrinhydrochlorid	0,16
Epinephrinbitartrat	0,10
Ethylmorphinhydrochlorid	0,09
Fluorescein-Natrium	0,18
Gerbsäure	0,02
Homatropinhydrobromid	0,10
Kaliumiodid	0,22
Natriumedetat	0,15
Natriumhydrogencarbonat	0,38
Natriumiodid	0,22
Natriumsalicylat	0,21
Natriumtetraborat	0,24
Natriumthiosulfat	0,18
Neostigminbromid	0,12
Noradrenalinbitartrat	0,11
Oxybuprocainhydrochlorid	0,11
Oxytetracyclinhydrochlorid	0,08
Paraoxonverreibung	0,58
Physostigminsalicylat	0,09
Pilocarpinhydrochlorid	0,13
Procainhydrochlorid	0,12
Propipocainhydrochlorid	0,12
Resorcin	0,16
Silbernitrat	0,19
Scopolaminhydrobromid	0,07
Streptomycinsulfat	0,04
Tetracainhydrochlorid	0,11
Tolazolinhydrochlorid	0,18
Zinksulfat	0,08

Die zu verwendenden isotonischen Lösungen sind 0,9%ige Natriumchloridlösung, 1,9%ige Borsäurelösung (pH-Wert 4,8), 1,6%ige Kaliumnitratlösung oder 2%ige Natriumacetatlösung. Isotonische Pufferlösungen sind Borsäure-Natriumacetat oder Borsäure-Natriumborat. Da Phosphatpufferlösungen gute Vermehrungs- und Überlebensbedingungen für Mikroorganismen bieten, sind sie für die Herstellung von Augentropfenlösungen nicht zu empfehlen.[199] Lösungen für gesunde Augen müssen nicht genau isoton sein. Lösungen mit 3 bis 4 Arzneistoffen und Lösungen mit einer 3- bis 4%igen Arzneistoffkonzentration sind bereits schwach hypoton oder selbst isoton. Die Lösungen werden durch Lösen der Arzneistoffe in Wasser oder in schwach hypotonischen Lösungen hergestellt, wie 0,7%ige Natriumchloridlösung, 1,2%ige Kaliumnitratlösung oder 1,5%ige Borsäurelösung.

Augentropfen für gesunde Augen dürfen einen pH-Wert zwischen 6,5 und 9 haben. Dieser kann durch Lösen der Arzneistoffe in isotonen oder schwach isotonen Pufferlösungen erreicht werden (s. oben). Kann aus Löslichkeits- und Stabilitätsgründen dieser pH-

Wert nicht eingestellt werden, so ist eine Pufferung der Lösung zu unterlassen und die Lösung darf nur schwache Säuren oder Laugen enthalten. Lösungen für verletzte Augen müssen möglichst isohydrisch (pH-Wert 7,4) sein, da die Tränenflüssigkeit nicht in der Lage ist, die pH-Werte zu korrigieren.

Lösungen, die nicht nach chirurgischen Eingriffen angewendet werden, müssen auch ein geeignetes Konservierungsmittel und eventuell einen viskositätserhöhenden Hilfsstoff enthalten. Wegen der Toxizität der Konservierungsmittel dürfen Lösungen, die an operierten und verletzten Augen angewandt werden, kein Konservierungsmittel enthalten und sollen in Einzeldosisbehältnissen verpackt sein.

Nach der Herstellung müssen die Lösungen filtriert werden, um sie klar und faserfrei zu machen. Lösungen mit thermostabilen Arzneistoffen können in Verpackungen aus Glas, Polypropylen oder Niederdruckpolyethylen abgefüllt und im Autoklav bei 120 °C für die Dauer von 20 min sterilisiert werden. Die anderen Lösungen müssen durch Filtration, z. B. Membranfilter mit 0,22 µm Porendurchmesser, keimfrei gemacht werden und direkt auf aseptischem Weg, möglichst in einem Laminar-Flow-Gerät, in die sterile Verpackung abgefüllt werden.

Wäßrige Suspensionen. Schlechtlösliche Arzneistoffe werden oft in Form einer Suspension verabreicht. Nur die gelösten Moleküle in der gesättigten Dispergierflüssigkeit sind therapeutisch aktiv. Außerdem verweilt die Lösung nur sehr kurze Zeit (max. 10 min) auf der Augenoberfläche, wodurch nur eine sehr kleine Menge Arzneistoff in Lösung gehen kann. Die wichtigste Anforderung an *Suspensionsaugentropfen* ist die maximale zulässige Teilchengröße des Arzneistoffes, da größere Partikeln vom Auge als Fremdkörper empfunden werden und Hornhautschädigungen verursachen können. Für die Herstellung der Suspensionen sollte von mikrokristallinen oder mikronisierten Stoffen, die im Handel erhältlich sind, ausgegangen werden. Es ist zu beachten, daß durch die Mikronisierung eine Aktivierung im Kristall und darauf folgend ein Kristallwachstum verursacht werden kann.[200] Die Teilchen müssen in einem viskosen Vehikel verteilt werden, welches die Anforderungen an Augentropfenlösungen erfüllt. Da der Gehalt von Augensuspensionen an festen Arzneistoffen niedrig ist, beschränkt sich die Wahl und die Konzentration der Hilfsstoffe, z. B. müssen die Netzmittel verträglich sein und die Viskosität der Lösung darf keine Verstopfung der Tränenkanäle verursachen. Suspensionen müssen auf aseptischem Weg mit sterilen Arzneistoffen, Hilfsstoffen und Verpackungen hergestellt werden. In einigen Fällen ist eine Sterilisation der fertigen Suspensionen mit Strahlen möglich.

Ölige Lösungen und Suspensionen. In der Augentherapie werden zuweilen ölige Lösungen oder ölige Suspensionen von Antibiotika, Corticoiden und Alkaloidbasen verwendet.[201-203] Ölige Lösungen und Suspensionen haften länger an den Lidrändern als wäßrige und geben möglicherweise deshalb den Arzneistoff verzögert frei; dagegen zerstören sie, über mehrere Stunden verabreicht, die Oberflächenstruktur des Tränenfilms und haben eine höhere Brechzahl

als der Tränenfilm, was Sichttrübung verursacht.[112,204,205]

Für die Herstellung wird vorzugsweise Ricinusöl verwendet, das eine gewisse Resistenz gegen Ranzigkeit aufweist, eine gute Transparenz und eine gute Haftfähigkeit besitzt. Andere verwendete Öle sind Erdnußöl, Olivenöl, Mandelöl, Sesamöl, Siliconöl, Miglyol®.[206,207]

Ölige Augentropfen brauchen nicht isotonisiert, gepuffert oder im pH-Wert angepaßt zu werden. Sie können wie die Augensalben ein Konservierungsmittel enthalten. Die öligen Lösungen können durch Filtration oder bei hitzestabilen Arzneistoffen durch trockene Hitze keimfrei gemacht werden. Ölige Suspensionen müssen auf aseptischem Weg hergestellt werden.

Verpackung

Behältnisse für Augentropfen sollen folgende Eigenschaften haben:

- Sie sollen die Lösung vor äußeren Einflüssen, insbesondere mikrobieller und partikulärer Kontamination, Gasen, wie Sauerstoff der Luft, und Licht schützen.
- Sie sollen möglichst inert sein und nicht mit der Lösung reagieren; es darf keine Adsorption der Inhaltsstoffe der Lösung durch die Behälter und keine Abgabe aus dem Behältermaterial stattfinden.
- Sie müssen eine geeignete Form haben; sie müssen das Eintropfen in den unteren Augenlidsack leicht und genau ermöglichen; die Kraft für die Tropfenbildung darf nicht zu groß sein und soll zwischen $3 \text{ kg} \cdot \text{cm}^{-2}$ und $5 \text{ kg} \cdot \text{cm}^{-2}$ liegen;[208] der Tropfer muß einen Tropfen von etwa 20 µl bilden können (s. Eigenschaften der Arzneistoffe); das Ende des Tropfers muß abgerundet und eben sein, um bei einer eventuellen Berührung zwischen Tropfer und Auge keine Irritation des Auges zu verursachen.[209]
- Sie müssen mit einer oder mehreren Sterilisationsmethoden, die in den Arzneibüchern beschrieben sind, sterilisierbar sein.

Die Behältnisse für Augentropfen können in zwei verschiedene Gruppen eingeteilt werden. Die Mehrdosenbehältnisse enthalten eine bestimmte Menge an Lösung, die öfter an verschiedenen Tagen verwendet werden kann, während die Einzeldosisbehältnisse diejenige Menge Flüssigkeit enthalten, die für eine einzelne Applikation oder für eine Applikation während eines Tages notwendig ist.[210]

Mehrdosenbehältnisse bestehen meistens aus drei Teilen:

- einer Flasche aus Glas oder Kunststoff,
- einer Eintauchpipette oder einem aufgesetzten Tropfer,
- einer Schutzkappe.

Manche Plastikbehälter sind zweiteilig und bestehen aus einem zugeschweißten flaschenförmigen Hohlkörper und einer Schutzkappe.

Flaschen aus Glas müsen aus Neutralglas hergestellt sein (Glasart I, PhEur) oder aus Glas mit einer hohen hydrolytischen Resistenz (Glasart II, PhEur), die durch eine geeignete Oberflächenbehandlung erreicht wird. Eine Wiederverwendung von Augentropfenflaschen ist nicht zugelassen.[211] Leere Flaschen können durch die verschiedenen Methoden, wie in den Arzneibüchern beschrieben, sterilisiert werden. Bei einer Sterilisation bei 120 °C im Autoklav muß das Innere der Flaschen befeuchtet werden, z. B. durch einige Tropfen Wasser, um verbleibende Kaltluftnester auszuschalten. Für die Einzelanfertigungen in der Apotheke gibt es strahlensterilisierte Flaschen in Kunststoffolie verpackt.[212]

Kunststoffflaschen sind meistens aus Hochdruckpolyethylen hergestellt, wobei die Wanddicke so gewählt werden muß, daß sie eine optimale Elastizität für eine mühelose Applikation besitzt.[213] Wegen mangelnder Thermostabilität können sie nur durch Gase oder durch ionisierende Strahlen sterilisiert werden. Bei einer Sterilisation mit Ethylenoxid kann das Gas in den Kunststoff permeieren und erst nach einigen Stunden Belüftung vollständig herausdiffundieren. Hochdruckpolyethylen enthält einen hohen amorphen Anteil, der locker gebaut ist und Hohlräume enthält.[214] In diese kann Einwanderung von Fremdmolekülen erfolgen. Außer den organischen quecksilberhaltigen Konservierungsmitteln zeigen die übrigen Stoffe nur eine geringe Sorptionsneigung.[154,159,214,215]

Eintauchpipetten bestehen aus einer Glasgummipipette, die mit einem Hartplastikverschluß festgehalten ist. Diese Pipetten sind leicht zu handhaben und erlauben eine genaue tropfenweise Verabreichung.[216] Nach der Anwendung können kontaminierte Pipetten in sterile, aber konservierte Lösungen eingetaucht werden. Da die Keime dadurch in der Lösung verteilt werden, sinkt die Keimkonzentration und die Pipette ist innerhalb kurzer Zeit wieder keimfrei.

Ein *aufgesetzter Tropfer* besteht aus einer an das Schraub- oder Steckverschlußteil befestigten Gummi- oder Plastikpipette, die nicht in die Flasche hineinragt, sondern nach oben gerichtet ist. Für die Entnahme von Tropfen wird die Pipette oder die Kunststoffflasche zusammengedrückt. Die Tropfengröße wird durch den Durchmesser der Öffnung der Pipette, durch die Form dieser Öffnung, durch die Eigenschaften der Lösung (Oberflächenspannung, Viskosität usw.) und die Geschwindigkeit der Tropfenbildung beeinflußt. Es gibt Tropfenflaschen, aus denen sehr kleine Tropfen entnommen werden können.[217] Silicon- und Butylgummi adsorbiert stark organische quecksilberhaltige Konservierungsmittel.[218] Beim Bottle-pack-Verfahren wird die Plastikflasche in einem Zyklus geformt, mit der Lösung abgefüllt und verschweißt.[219] Die Flasche wird mit einer Schutzkappe, an der ein Dorn befestigt ist, versehen. Beim ersten Gebrauch wird mit diesem Dorn eine Öffnung in die Flasche gedrückt.

Einzeldosisbehältnisse enthalten diejenige Menge an Flüssigkeit, die bei einer einzelnen Applikation an operierten oder verletzten Augen benötigt wird bzw. diejenige Menge für einen eintägigen Gebrauch am unverletzten Auge. Diese Behältnisse haben meistens die Form einer kleinen Ampulle mit einem Inhalt von 0,1 bis 1 ml. Bei einigen Einzeldosisbehältnissen geht die Spitze des Kegels in eine Fahne bzw. einen Knebel

über, die beim ersten Gebrauch abgedreht wird, wodurch eine Öffnung zum Austritt der Lösung gebildet wird.[220] Andere sind zweiteilig und bestehen aus einer Ampulle und einer Schutzkappe.[221] Nach der Anwendung kann die Schutzkappe zurück auf die Ampullenspitze gesetzt werden. Sie sind aus Polypropylen, Hochdruck- oder Niederdruckpolyethylen hergestellt. Die Behältnisse aus Polypropylen und Niederdruckpolyethylen können im Autoklav bei 120 °C sterilisiert werden, die anderen nur mit ionisierenden Strahlen oder Ethylenoxid.

Lagervorschriften und Gebrauchsanweisungen

Mehrfachdosenzubereitungen dürfen nach DAB 9 maximal 10 ml Lösung enthalten, abgesehen von begründeten und zugelassenen Ausnahmefällen. Nach ÖAB 81 können sie 50 ml enthalten, während die USP XXII kein maximal zugelassenes Volumen angibt. Dagegen fordert die USP XXII, daß Lösungen in Mehrfachdosenbehältnissen verpackt nur am gesunden Auge angewandt werden dürfen, um eine Cross-Kontamination zu vermeiden. Einzeldosisbehältnisse enthalten maximal 0,5 ml (BPC 79) bzw. das Volumen von 1 bis 2 Tropfen.[220]

Die FNA fordert, daß Lösungen in Mehrdosenbehältern nicht länger als zwei Jahre nach ihrer Herstellung verwendet werden dürfen.

Die Aufbrauchfrist nach Anbruch von Augentropfen in Mehrfachdosenbehältnissen ist in den einzelnen Arzneibüchern und Codices unterschiedlich (Tab. 4.14).

Tabelle 4.14. Aufbrauchfristen nach Anbruch von Augentropfen

Arzneibuch, Codex	Aufbrauchfrist
BPC 79 (Krankenhausgebrauch)	1 Woche
BPC 79 (Gebrauch durch den Patienten)	4 Wochen
Helv VII, Belg VI, FNA	1 Monat
DAB 9	6 Wochen
ÖAB 80, 1. Nachtrag	2 Monate

Deutsche Augenärzte sind der Ansicht, daß eine Aufbrauchfrist von 4 Wochen nicht praxisgerecht und ein Zeitraum von 2 bis 3 Monaten sinnvoller ist.[222]

Um eine verbesserte Wirkung, z. B. eine höhere Hornhautpenetration, zu erzielen und um die Nebenwirkungen, z. B. eine geringere systemische Absorption, zu erreichen, muß die eingetropfte Lösung so lang wie möglich auf der Augenoberfläche verweilen. Eine längere Kontaktzeit kann folgendermaßen erreicht werden:[236]

- Das Unterlid unter den Wimpern wird sanft zwischen die Zeigefinger und den Daumen genommen und nach vorn gezogen, um einen kleinen Sack zu bilden.
- Ein Tropfen der Arzneilösung wird in diesen Sack getropft, ohne die oculären und periculären Gewebe mit dem Tropfer zu berühren.
- Das Unterlid wird währenddessen einige Sekunden nach vorn gehalten, um die Lösung in den Unterlidsack herabsinken zu lassen.

- Der Patient sieht nach unten, während das Unterlid nach oben gezogen wird, bis es das Auge berührt.
- Das Unterlid wird losgelassen und die Augenlider bleiben für mindestens zwei Minuten geschlossen. Das Auge unter den geschlossenen Augenlidern wird kreisförmig bewegt, um die eingetropfte Lösung über die ganze Augenoberfläche zu verteilen.
- Währenddessen wird mit dem Zeigefinger ein leichter Druck auf den inneren Augenwinkel ausgeübt, um die Tränenpunkte zu schließen, damit die eingetropfte Lösung nicht nasenwärts wegfließen kann.

2.5.2 Augenwässer

Augenwässer sind wäßrige Lösungen von Arzneistoffen zum Spülen und Waschen der Augen nach Unfällen, z. B. als Erste-Hilfe-Maßnahme nach dem Eindringen von Fremdkörpern, bei Verätzungen und Verbrennungen, nach Chemikalienspritzern u. a.[224] Sie werden auch zum Baden der Augen mit desinfizierenden Lösungen oder zur Reizlinderung bei Entzündungen verwendet. Mit Augenwässern werden auch Augenkompressen durchfeuchtet.

Angaben der Arzneibücher

Die Eigenschaften und Anforderungen in bezug auf Augenwässer, die in verschiedenen Arzneibüchern angegeben werden, sind in Tab. 4.15 zusammengefaßt.

Herstellung

Augenwässer sind wie Augentropfen herzustellen. Da sie jedoch in viel größeren Mengen und zudem oft am entzündeten oder sogar verletzten Auge angewendet werden, gelten für sie verschärfte Forderungen. Augenwässer müssen mit der Tränenflüssigkeit nahezu isotonisch und euhydrisch sowie steril sein.

Für isotonische Augenwässer kann die Arzneistoffmenge mit folgender Formel berechnet werden:

$$\% \text{ Arzneistoff} = \frac{0{,}52}{\Delta T_A}$$

Die ΔT_A-Werte (Gefrierpunktserniedrigung von 1 % Arzneistoff in Wasser) ist Tab. 4.13 zu entnehmen. Die ΔT_A-Werte (Gefrierpunktserniedrigung von 1 % Arzneistoff in Wasser ist Tab. 4.13 zu entnehmen. Ist eine hypotonische Arzneistoffkonzentration vorgeschrieben, kann mittels der Verdünnungsmethode s. S. 648) das erforderliche Volumen einer isotonischen Pufferlösung berechnet werden, um die gewünschte Lösung zu erhalten. Die isotonische Pufferlösung muß möglichst den gleichen pH-Wert wie die Tränenflüssigkeit haben; folgende Lösung ist zu verwenden: Borsäure 1,615 g, Natriumtetraborat 0,395 g, Konservierungsmittel, Wasser ad 100 ml. Die Lösungen müssen filtriert und danach durch Filtration oder durch Sterilisation im Autoklav bei 121 °C keimfrei gemacht werden.
Für die Anwendung von Augenwässern werden sog. Augenwannen oder Augenbadgläser benötigt, die vor Gebrauch gründlich zu reinigen und möglichst zu sterilisieren sind.

2.5.3 Augensalben

Augensalben bieten gegenüber wäßrigen Augentropfen den Vorteil, daß sie über einen längeren Zeitraum Arzneistoffe abgeben.[225-229] Salben haften an den Rändern der Augenlider und bei jeder Augenlidbewegung wird Arzneistoff an die Augenoberfläche abgegeben.[229] Der höhere Brechungsindex von Salben im Vergleich zur Tränenflüssigkeit sowie deren geringe Transparenz führt indessen zu einem trüben Sehen.[112,205,230] Demnach sind Augensalben am besten abends vor dem Schlafengehen zu applizieren.

Tabelle 4.15. Augenwässer, Eigenschaften und Anforderungen

	DAB 9	Helv VII	ÖAB 80 1. Nachtrag	PF X	Svec 90, Nord 90	BPC 79
Sterilität	ja	ja[a]	ja	ja	ja	ja
Isotonie	ja	ja		ja	ja	ja
pH-Wert		7,4	7,15 bis 7,35	6,4 bis 7,8		
Konservierungsmittel						
Einzeldosis		nein				nein
Tagesdosis[b]						nein
Mehrfachdosen	ja	ja[c]	ja	ja	ja	ja
Verpackungsinhalt						
Tagesdosis						25 ml
Mehrfachdosen	200 ml					200 ml
Aufbrauchzeit nach erfolgtem Anbruch						
Tagesdosis						24 Stunden
sMehrfachdosen	6 Wochen	1 Monat				7 Tage

[a] Für Augenwässer, die als steril deklariert sind.
[b] Mehrfachdosen, innerhalb von 24 Stunden zu verwenden.
[c] Erlaubte Konservierungsmittel: eine Mischung von bis zu 0,01 % Benzalkoniumchlorid + 0,1 % Na EDTA + 0,5 % Benzylalkohol, bis zu 0,08 % Chlorhexidingluconat oder -acetat.

Angaben der Arzneibücher

Der Text der DAB-9-Monographie ist mit der PhEur-Monographie „Augensalben" identisch.

Modifikationen und Ergänzungen der PhEur-Monographie

Beschriftung und Abgabe. Gemäß Helv VII muß das Etikett auf dem Behältnis oder der Verpackung Name und Konzentration des oder der Konservierungsmittel und möglicher weiterer Zusätze enthalten. Ferner muß eine Augensalbe, die nur als Einzeldosis anzuwenden ist, zusätzlich zur ärztlichen Gebrauchsanweisung durch die Aufschrift „Nur für einmaligen Gebrauch" gekennzeichnet sein. Eine Augensalbe, die nur zur einmaligem Gebrauch bestimmt ist, muß vom Arzt ausdrücklich als solche verordnet werden („ad usum singularem").
Auf dem Etikett muß nach der BP 88 der Name und der prozentuale Gehalt der Arzneistoffe, das Datum, ab wann die Augensalbe nicht mehr zu verwenden ist, und die Aufbewahrungsbedingungen der Augensalben erwähnt werden. Wenn nichts anderes vorgeschrieben ist, müssen die Augensalben bei einer maximalen Temperatur von 25 °C aufbewahrt werden.

Rezepturvorschriften. Sofern keine bestimmte Grundlage vorgeschrieben ist, muß nach Helv VII für Suspensionsaugensalben Unguentum ophthalmicum simplex, für W/O-Emulsionsaugensalben Unguentum ophthalmicum emulsificans verwendet werden.
Bei der Herstellung von Augensalben in tropischen oder in subtropischen Gegenden, wo hohe Temperaturen die Salbengrundlagen für einen geeigneten Gebrauch zu stark erweichen, erlaubt die BP 88 das Verhältnis von gelbem weichem Paraffin und flüssigem Paraffin, wie es in den einzelnen Monographien angegeben ist, zu ändern; die Zugabe von festem Paraffin ist möglich, die Verhältnisse der Arzneistoffe aber dürfen nicht geändert werden.
Augensalben sind nach USP XXII mit sterilisierten Bestandteilen auf streng aseptischem Weg herzustellen und müssen den Anforderungen, die bei der Sterilitätsprüfung angegeben sind, entsprechen. Wenn die spezifischen Bestandteile der angewendeten Formulierung nicht mit gewöhnlichen Sterilisationsmethoden sterilisert werden können, müssen Bestandteile entsprechend den Sterilitätsanforderungen, die bei der Sterilitätsprüfung angegeben sind, verwendet werden. Augensalben können eine Substanz oder eine Mischung von Substanzen zur Abtötung oder Verhinderung des Wachstums von Mikroorganismen, die zufällig beim Gebrauch in die geöffneten Behälter geraten, enthalten; Abweichungen davon sind nur dann möglich, wenn es anders in einzelnen Monographien vorgeschrieben ist oder die Formulierung selbst bakteriostatisch ist. Der Arzneistoff wird, sei es in Form einer Lösung, sei es in mikronisierter Form, der Salbengrundlage zugefügt. Die hergestellte Salbe muß frei von größeren Teilchen sein und muß den Anforderungen der Dichtheitsprüfung und der Prüfung auf Metallteilchen in Augensalben entsprechen. Die Primärpackungen für Augensalben müssen beim Abfüllen und Verschließen der Verpackung steril sein. Die Primärpackungen für Augensalben müssen versiegelt und gegen Entnahme gesichert sein, um die Sterilität bis zur ersten Entnahme zu gewährleisten. Jap XI schreibt eine maximale Partikelgröße der Arzneistoffteilchen von 75 μm vor.

Verpackung. BP 88 schreibt vor, daß Einzeldosisbehältnisse für Augensalben bzw. Kanülen der Tuben eine derartige Form haben müssen, daß sie die Anwendung erleichtern, ohne die Augensalbe zu kontaminieren. Der erstgenannte Behältertyp wird einzeln verpackt. Tuben sind gegen Entnahme gesichert.

Zusammensetzung

Salbengrundlage. Folgende Eigenschaften werden gefordert:

- Augensalbengrundlagen müssen reizlos und gut verträglich sein. Sie dürfen das Sehen so wenig wie möglich trüben; sie müssen an der Augenoberfläche gut haften, ohne die Lider zu verkleben.
- Die verwendeten Grundlagen müssen geeignete rheologische Eigenschaften haben. Sie müssen leicht durch die Augenlider auf der Augenoberfläche ausgebreitet werden können. Nach dem Ausbreiten muß die Salbe an der Augenoberfläche haften bleiben. Bei 33 bis 34 °C (Temperatur der Cornea und der Bindehaut) haben sie eine Fließgrenze (τ_0) von 100 bis 500 dyn · cm^{-2} [231,232]
- Die Arzneistoffe müssen leicht und regelmäßig inkorporiert werden können und nach dem Ausbreiten auf der Augenoberfläche leicht durch die Salbengrundlage diffundieren und vollständig an das Auge abgegeben werden können.
- Salbengrundlagen für Augensalben müssen auf einfache Weise keimfrei gemacht werden können.

Die meisten Arzneibücher schreiben für Kohlenwasserstoffgele weißes oder gelbes Vaselin (BP 88) vor, gemischt mit wechselnden Mengen an flüssigem Paraffin, um die rheologischen Eigenschaften anzupassen. Für eine Erhöhung der Wasseraufnahmefähigkeit lassen verschiedene Arzneibücher W/O-Emulgatoren (Wollwachs, Cholesterol) und andere Emulgatoren zusetzen. Die PhEur schreibt vor, nichtwäßrige Grundlagen wie Vaselin, flüssiges Paraffin oder Wollwachs zu verwenden, die USP XXII Vaselin oder eine andere geeignete Substanz. Andere Arzneibücher und Codices schreiben Mischungen vor (Tab. 4.16).
Die Arzneistofffreigabe aus fetten Salbengrundlagen nimmt in folgender Reihe zu: wasserfreie Kohlenwasserstoffsalben, Kohlenwasserstoffgele mit Emulgatorzusatz (z. B. Wollwachs oder Cetylalkohol), Kohlenwasserstoffgele mit Emulgatorzusatz und einer kleinen Menge (± 5 %) Wasser. [233-236] Monate bis Jahre nach der Anwendung kann es gelegentlich zur Entwicklung von sog. Paraffingranulomen kommen. [237] Für tropische und subtropische Gegenden können pflanzliche Öle, wie Erdnußöl, geliert mit Wachs oder kolloidalem Siliciumdioxid (Aerosil®) verwendet werden. [238] O/W-Emulsionsgrundlagen werden wegen der Reizwirkung von O/W-Emulgatoren kaum verwendet. [232,238] Reine Macrogole (Polyethylenglycole) sind wegen des entstehenden osmotischen Drucks

Tabelle 4.16. Zusammensetzung (%) der Augensalbengrundlagen einiger Arzneibücher und Codices

	Helv VII		BP 88	ÖAB 80	Belg V	Hung VI		DAC 86	BPC 79	FNA
	1A	1B	2	3	4	5A	5B	6	7	8
Vaselinum album	65	55	–	–	60	70[a]	63[a]	60	–	51,5
Vaselinum flavum	–	–	80	7	–	–	–	–	80	–
Paraffinum liquidum	35	35	10	72	30	25	22,5	40[b]	10	40[b]
Paraffinum solidum	–	–	–	16,8	–	–	–	–	–	–
Adeps lanae	–	10	10	–	7	5	4,5	–	10	6
Alcoholès lanae	–	–	–	4,2	–	–	–	–	–	–
Alcohol cetylicus	–	–	–	–	3	–	–	–	–	–
Alcohol cetylstearylicus	–	–	–	–	–	–	–	–	–	2,5
Aqua destillata	–	–	–	–	–	–	10	–	–	–

[a]Vaselinum album ophthalmicum,
[b]Paraffinum subliquidum (dickflüssiges Paraffin),

1A = Unguentum ophthalmicum simplex, Einfache Augensalbe, Pomade ophthalmique simple, Unguento oftalmico semplice,
1B = Unguentum ophthalmicum emulsificans, Emulgierende Augensalbe, Pomade ophthalmique émulsifiante, Unguento oftamico emulsificante,
2 = Simple eye ointment,
3 = Salbengrundlage für Augensalben,
4 = Unguentum occulare, Oogzalf, Onguent ophtalmique,
5A = Oculentum simplex,
5B = Oculentum hydrosum,
6 = Einfache Augensalbe, Oculentum simplex,
7 = Eye ointment basis,
8 = Oculentum simplex, Unguentum ophthalmicum Fischer, Zalfbasis volgens Fischer.

nicht zu empfehlen; Mischungen dieser Substanzen mit anderen hydrophilen Hilfsstoffen reizen nur wenig.[240,241] Die Hydrocolloidgele, z. B. aus Celluloseether, verteilen sich sehr gut im Bindehautsack und bilden einen langhaftenden, transparenten Film über der Cornea (s. Viskositätserhöhende Substanzen).[242]

Hilfsstoffe. Nach den meisten Arzneibüchern und Codices können Augensalben Antioxidanzien, Stabilisatoren und Konservierungsmittel enthalten. Um die Arzneistoffe gegen eine Oxidation durch Bestandteile der Salbengrundlagen zu schützen, z. B. durch Peroxide in Adeps lanae, durch oxidierende Stoffe oder durch Rückstände von Bleichmitteln, die für die Herstellung von weißem Vaselin verwendet werden, dürfen Antioxidationsmittel zugefügt werden.[166,243] Diese Hilfsstoffe müssen fettlöslich sein und dürfen die Augen nicht irritieren. Um Arzneistoffe, die in der wäßrigen Phase gelöst sind, zu schützen, können Antioxidationsmittel für wäßrige Augentropfen verwendet werden (s. Antioxidanzien).

Augensalben können während der Anwendung kontaminiert werden. Obwohl sich Mikroorganismen in lipophiler Grundlage, z. B. Vaselin, nicht vermehren können, überleben sie darin lange Zeit. Augensalben können daher stark kontaminiert sein.[63,244,248] Um eine völlige Sterilität zu erreichen, können die Konservierungsmittel zugefügt werden. Diese können gleichzeitig in der Wasser- und in der Ölphase wirksam sein; das Konservierungsmittel muß möglichst zwischen die beiden Phasen verteilt werden.[249,250] Es können Konservierungsmittel, die bei den Augentropfen angegeben sind, verwendet werden. Die am meisten eingesetzten Konservierungsmittel in Augensalben sind in Tab. 4.17 aufgeführt.

Tabelle 4.17. In Augensalben häufig verwendete Konservierungsmittel

Konservierungsmittel	Konzentration (%)	Literatur
Benzylalkohol	0,5	Belg V
	0,9	251
	1 bis 2	252
	2	253
Chlorbutanol	0,3 bis 0,5	Helv VI
	0,3 bis 0,6	252
	0,5	122
Phenylethylalkohol	0,3 bis 0,5	Helv VI
	0,7 bis 1,5	252
Dodecyldimethylbenzyl-ammoniumchlorid	0,001	251
Benzalkoniumchlorid	0,01 bis 0,001	Helv VI
	0,02	ÖAB 80[a]
Phenylquecksilbersalze	0,001 bis 0,004	Helv VI
p-Hydroxybenzoesäureester	0,1	ÖAB 80[a]

[a]Bei wasserhaltigen Augensalben.

Herstellung

Arzneistoffe können in Salbengrundlagen gelöst, emulgiert oder suspendiert werden.

Nur gut fettlösliche Substanzen, wie Alkaloidbasen, kommen für die Herstellung von Lösungssalben in Frage, Als möglicher Störeffekt ist eine Kristallisation, verursacht durch die Temperaturschwankungen während der Lagerung, zu beachten.[166] Um bei der Herstellung den Lösevorgang der Arzneistoffe in der Salbengrundlage zu beschleunigen, kann nach Literaturangaben eine Lösung der Arzneistoffe in einem leichtflüchtigen, untoxischen Lösungsmittel mit der erwärmten Salbengrundlage gemischt und dann unter Umrühren das Lösungsmittel wieder zum Verdunsten gebracht werden. Dieses Verfahren macht jedoch eine Restmengenbestimmung des Lösungsmittels in der Zubereitung erforderlich. Die Salbe kann danach durch leichtes Erwärmen und durch Filtration keimfrei gemacht werden und auf aseptischer Weise in die sterile Verpackung abgefüllt werden.[254,255] Wenn die Salbe aus Salbengrundlage und Arzneistoff wärme- oder strahlungsbeständig ist, kann die fertige Salbe in ihrer Endverpackung mit Heißluft oder durch Bestrahlung sterilisiert werden. Wenn der Arzneistoff sehr gut wasserlöslich ist und eine Rekristallisation nicht befürchtet werden muß, kann eine wäßrige Lösung des Arzneistoffes in die Salbengrundlage emulgiert werden. Der Wassergehalt der Salbe sollte 30 % nicht überschreiten.[256] Die wäßrige Lösung muß ebenso wie wäßrige Augentropfen konserviert werden; vor der Emulgierung wird der Lösung ein Konservierungsmittel zugefügt (s. Konservierungsmittel). Die sterile Lösung wird dann aseptisch in eine sterile Salbengrundlage emulgiert. Die Lösung kann, abhängig vom Arzneistoff, durch Filtration oder durch feuchte Hitze sterilisiert werden. Manche Augensalbengrundlagen können warm durch Filtration entkeimt werden.[255,257] Vaselin, Paraffinöle, Wollfett und Cholesterol können ohne schädliche Folgen mit Heißluft sterilisiert werden.[258-262] Bei einer Bestrahlung von Vaselin und Paraffinölen mit ionisierender Strahlung in Dosen, die für eine Sterilisation ausreichen, kommt es nur zu sehr geringen radiolytischen Veränderungen.[263-265] Wenn die verwendeten Arzneistoffe in der Salbengrundlage schwer- bis unlöslich sind, werden am häufigsten Suspensionssalben hergestellt. Bei Suspensionssalben ist zur Vermeidung von mechanischen Reizungen des Auges eine ausreichend feine Partikelgröße erforderlich (s. Teilchengröße); die PhEur und das DAB 9 fordern, daß in einer Salbenmenge mit 10 µg festem Arzneistoff höchstens 20 Teilchen größer als 25 µm sein dürfen, wobei höchstens 2 Teilchen größer als 50 µm sein dürfen und kein Teilchen größer als 90 µm sein darf. Einige Arzneistoffe sind in mikronisierter Form in Handel: Cortisonacetat, Hydrocortison, Hydrocortisonacet, Prednisolonacetat, Neomycinsulfat sowie einige weitere Steroide und Antibiotika.[105] Im Industriemaßstab werden mikronisierte Pulver mit Luftstrahlmühlen, Schlagkreuzmühlen mit Fliehkraft oder Mehrzweckanlagen (Schlagkreuzmühlen und eine anschließende Teilchenfraktionierung) hergestellt.[105,166,232,266,267] Mit anderen Zerkleinerungsgeräten wie der Kugelmühle ist nur für wenige Substanzen unter großem Zeit- und Arbeitsaufwand eine Mikronisierung durchführbar.[107] Für die Defektur kann die Zerkleinerung druch Mahlen in Glas-, Prozellankugelmühlen, Stahlwalzenmühlen oder Pirouettenmühlen mit niedrigem Füllungsgrad nach dauerhaftem Mahlen erzielt werden.[104,268] Es ist mitunter schwierig, in der Rezeptur durch eine Verreibung mit Mörser und Pistill genügend kleine Teilchengrößen zu erzielen. Es wird deshalb vorgeschlagen, mikronisierte Pulver oder Salbenkonzentrate, die industriell hergestellt sind, in der Offizin zur Herstellung von Augensuspensionssalben

zu verwenden. Während des Mahlvorganges, z. B. mit einer Luftrahlmühle, können sich Agglomerate bilden, die nachher durch Verreiben mit der Salbengrundlage nicht beseitigt werden.[271] Feinverteilte Arzneistoffe können auch aus Lösungen gewonnen werden, z. B. Hydrocortison, gelöst in einer Mischung aus Methanol und Ethanol.[272-274] Feinverteiltes Quecksilberoxid oder Borsäure kann durch Fällung aus Quecksilberchlorid und Natriumhydroxid bzw. aus Natriumtetraborat und Salzsäure erhalten werden.[105,275]

In der Industrie wird die Emulgierung von Arzneistofflösungen und das Suspendieren von festen Arzneistoffen in aseptischen Anlagen durchgeführt.[270-279] Die rezepturmäßige Herstellung von Emulsions- und Suspensionssalben erfolgt unter aseptischen Bedingungen entweder auf einer angerauhten Glasplatte oder in einem Mörser oder in einer sterilen Kunststoffreibschale für den Einmalgebrauch.[257,279] Salben werden in der Industrie mittels spezieller Abfüllmaschinen in einem geschlossenen System in Tuben abgefüllt.[276,280] Die Abfüllung von Augensalben in der Apotheke kann mit Hilfe eines Schlauches aus Polypropylen, Nylon oder Pergamentpapier, einer Kunststoffspritze, einer halbeinschiebbaren Tube oder mit dem Reinicke-Apparat durchgeführt werden.[257,281,284] Dabei kommt es jedoch zu Verlusten von etwa 7,6 bis 9,2 %.[281]

Verpackung

Augensalben können in Mehrdosenbehältnissen oder in Einzeldosisbehältnissen verpackt werden.

Weiche Tuben mit einem Applikationsansatz oder solche, an der eine Kanüle befestigt wird, sind die geeignetsten Behältnisse für Mehrfachdosenzubereitungen. Sie schützen vor Licht, Feuchtigkeit und Luftsauerstoff. Der Patient kann leicht die gewünschte Menge entnehmen und diese ohne Verwendung eines Glasstabes direkt applizieren. Die kleine Öffnung der Tube garantiert eine kontaminationsarme und ökonomische Entnahme; 4 g Salbe in einer Tube verpackt reicht so lange wie 10 g in einer Salbenkruke abgefüllt.[285] Weiche Tuben sind aus Metall, Kunststoff oder metallbeschichtetem Kunststoff (Laminattuben) hergestellt. Metalltuben aus Zinn oder Aluminium haben gegenüber den Plastiktuben den Vorteil, daß sie unelastisch sind und so bei der Entnahme von Salben keine kontaminierte Luft in der Salbe aufgesaugt wird.

Obwohl Zinntuben allmählich aus dem Handel verschwinden, werden sie in einigen Ländern noch häufig als Verpackungsmittel von Augensalben verwendet. Für die Herstellung wird reines Zinn, das nur Spuren von Unreinheiten (0,02 bis 0,09 %) enthält, verwendet.[286] Nur wenige Verbindungen, z. B. Chloride, Bromide und Sulfide in wäßrigen Lösungen, greifen Zinn an.[286] Zinntuben sind als Verpackung von Augensalben sehr geeignet.

Aluminiumtuben werden aus hochreinem Aluminium (99,5 bis 99,7 %) hergestellt.[287] Manche Substanzen reagieren mit der Aluminiumoxidschicht, die das Metall schützt, und bilden Sauerstoff, der in der Tube eingeschlossen bleibt, diese aufbläht und zum Platzen bringen kann.[288,289] Um das Aluminium zu schützen, wird in der Regel die Innenwand mit Schutzlacken - z. B. Epoxidlacken - überzogen.[290] Diese müssen auf der ganzen Innenoberfläche des Tubenmantels und der Kanüle einen porenfreien Film bilden. Die Schutzlackierung muß bei jeder Produktionscharge kontrolliert werden.[291-293] Kunststofftuben werden aus Polyethylen niedriger Dichte hergestellt. Laminattuben bestehen aus einer Schicht Aluminium und einer Schicht Polyethylen, die das Aluminium vor dem Tubeninhalt schützt.[122] Die Verschlüsse der Zinntuben bestehen aus Metall oder Kunststoff und die der Aluminium- und Kunststofftuben aus Kunststoff. Metalltuben können durch trockene Hitze, Gase oder Bestrahlung sterilisiert werden, während Kunststofftuben nur mit Gasen oder Strahlen sterilisiert werden können.[294-298]

Die Abfüllmenge beträgt nach PhEur und DAB 9 maximal 5 g. Die Abmessungen von weichen Tuben ohne Kanüle sind in der DIN 5061 angegeben.[299-301]

Bei der Herstellung von Metalltuben können Metallsplitter bzw. Metallspäne in die Tuben gelangen, die die Augensalben kontaminieren können. Prüfverfahren auf Metallsplitter sind in der USP XXII/NF XVII und Jap XI vorgeschrieben.[292,302,303]

Die ersten Einzeldosisbehältnisse für Augensalben waren Ampullen aus Glas.[304] Wegen der Gefahr der Splitterbildung beim Brechen wurden später Ampullen aus Kunststoff vorgeschlagen.[305] Nach BPC 79 können Salbeneinzeldosen in weiche Gelatinekapseln verpackt werden. Es wird vorgeschlagen, Augensalben in einen Silicongummischlauch abzufüllen, aus dem sich eine geringe Menge (etwa 0,005 ml) ausdrücken läßt.[306] Kleine Mengen (0,2 g) können in eine 1-ml-Spritze abgefüllt werden.[307] Industriell können Salbeneinzeldosen aseptisch in Kunststoffampullen mit Bottle-pack-Maschinen abgefüllt werden.[308]

Lagervorschriften und Gebrauchsanweisungen

Mehrdosenbehältnisse können nach der PhEur maximal 5 g und nach der Hung VII maximal 10 g Salbe enthalten. Nach PhEur müssen Augensalben in keimdichten Verpackungen und nach BP 88 bei einer Temperatur unter 25 °C aufbewahrt werden. Die Arzneibücher geben keine Aufbrauchfrist an. Es wurde aber vorgeschlagen, die Zubereitung maximal 6 Monate nach der Herstellung anzuwenden, wenn nicht aus Gründen der Arzneistoffstabilität eine kürzere Frist einzuhalten ist.[309]

Augensalben sind auf die gleiche Weise wie Augentropfen zu applizieren. Eine kleine Salbenmenge wird in den Unterlidsack gebracht. Durch ein- oder zweimaliges Blinzeln wird die Salbe auf der ganzen Augenoberfläche ausgebreitet. Anschließend werden die Augenlider für einige Minuten geschlossen.[115,228]

2.5.4 Augensprays

Seit einigen Jahren wird in Kurorten zur Behandlung chronischer Augenleiden neben allgemeiner Bade- und Trinkkuren auch eine örtliche Sprühbehandlung durchgeführt.[310-312] Es wurden verschiedene Aerosolpackungen für Augenarzneimittellösungen entwickelt.[313-317]

Augensprays bieten gegenüber Augentropfen verschiedene Vorteile: die Darreichung ist einfach, sie verlangt nur wenig Mitwirkung z. B. von alten Patienten und Kindern, die Kontaminationsgefahr bei der Darreichung ist sehr niedrig. Von Nachteil ist, daß der Arzneistoff gelöst sein muß, was zu einer Hydrolyse führen kann. Außerdem ist die Verpackung sehr teuer.[318,319] Die Wirkung von Augensprays mit Pilocarpin, Phenylephrin, Tropicamid und Cyclopenthat entspricht ungefähr der von Augentropfenlösungen.[320-323] Heute wird für die Kryotherapie von Augenlidtumoren flüssiger Stickstoff in Aerosolform auf die Augenlider gesprüht.[324-326]

2.5.5 Arzneiformen mit verlängerter Wirkung

Diese Arzneiformen verbleiben auf der Augenoberfläche oder im unteren Augenlidsack und geben für längere Zeit den Arzneistoff frei. Der Arzneistoff ist in Membranen oder in einem Polymergerüst eingeschlossen oder verteilt. Er wird durch Diffusion, Lösen oder Erosion der Arzneiform freigegeben. Diese Arzneiformen können als Scheiben, Linsen, Stäbchen, Lamellen oder Filme gestaltet sein und in zwei Gruppen eingeteilt werden:

- in Arzneiformen mit unlöslichen Arzneiträgern, die nach der Freigabe der Arzneisubstanz entfernt werden und
- in Arzneiformen mit löslichen oder erodierbaren Arzneiträgern.

Eine verlängerte Wirkung kann ebenfalls durch den Einschluß von Arzneistoffteilchen (Bildung von Gelen, Mikrokapseln, Liposomen oder Nanokapseln) oder durch Bildung von Prodrugs erreicht werden. An der Augenoberfläche werden die Arzneistoffe langsam freigegeben.

Augenarzneiformen mit biologisch nichtabbaubaren Arzneiträgern

Ocusert®. Der Arzneiträger besteht aus zwei Ethylen-Vinylacetat-Copolymerscheiben, zwischen denen sich das Arzneistoffdepot (Pilocarpin in einem Alginatgel) befindet (Abb. 4.13).[327,328] Die Membran kontrolliert die Diffusion des Arzneistoffes aus dem Depot an die Augenoberfläche. Nach der Applikation in den unteren Augenlidsack soll der Arzneistoff nach einer Initalphase von 90 bis 120 min mit einer konstanten Geschwindigkeit diffundieren; die Freigabe verläuft nach 0. Ordnung.[329,330] Bis heute haben sich zwei unterschiedlich dosierte Präparate mit Pilocarpin klinisch bewährt. Pilocarpin wird innerhalb von 7 Tagen freigegeben, danach wird der Arzneiträger herausgenommen und durch ein neues Ocusert ersetzt.[328]

Diese Arzneiform hat aber auch einige Nachteile: vor allem für ältere Patienten ist das Auswechseln des Präparates, das wöchentlich vorgenommen werden muß, ein Problem, ebenso ist der hohe Preis zu nennen.[329,331]

Weiche Kontaktlinsen. Weiche Kontaktlinsen können mit Arzneistofflösung imprägniert werden, damit der

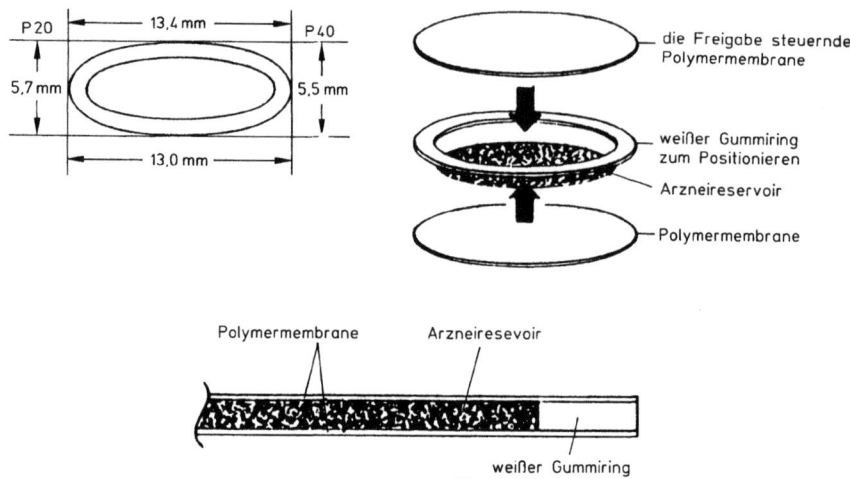

Abb. 4.13. Schematische Darstellung von Ocusert®. Nach[331]

Arzneistoff während längerer Zeit an die Augenober-fläche freigegeben wird. Die Adsorption des Arznei-stoffes und die spätere Liberation werden durch die Eigenschaften der Linsen und der Arzneistoffe be-einflußt: Art des Polymers, Porengröße und Hydra-tationsfähigkeit der Linse, Molekülmasse und Lös-lichkeit des Arzneistoffes. Arzneistoffe mit einer hohen Molekülmasse penetrieren schlecht in die Linsenmatrix.[332] Linsen mit einem höheren Wasser-gehalt absorbieren größere Mengen niedermolekula-rer wasserlöslicher Arzneistoffe und geben sie schneller ab als Linsen mit einem geringen Wasserge-halt.[333]
Mit folgenden Arzneistoffen wurden Linsen impräg-niert: Pilocarpin[334-343], Prednisolon[344], Phenyl-ephrin[336], Acetazolamid[345], Methazolamid[345], 5-Iodo-2-Desoxyuridin[336,346], Dexamethason[347], Ben-zalkoniumchlorid[348], Gentamycin[349-352], Chloram-phenicol[349,352,353], Tetracyclin[353], Carbenicillin[349], Baci-tracin[354], Polymyxin B[354], Tobramycin[355] und Rifampicin[356].
Die Untersuchungen zeigen, daß die Freigabe von Arzneistoffen aus Linsen nicht mit der gewünschten Kinetik der 0. Ordnung stattfindet.
Die Verwendung von weichen Kontaktlinsen als Arz-neistoffträger mit verlängerter Wirkung bleibt weiter fraglich.

Augenarzneiformen mit biologisch abbaubaren Arzneiträgern oder Inserten

Diese Zubereitungen bestehen aus einem Polymerge-rüst, in dem der Arzneistoff verteilt ist. Sie werden in den unteren Augenlidsack oder auf die Augenober-fläche gebracht, wo der Arzneistoff nach dem Lösen oder nach der Erosion aus dem Polymergerüst freige-geben wird. Sie haben die Form von kleinen Scheiben, Zylindern oder Filmen, wiegen zwischen 4 und 14 mg, haben eine Länge zwischen 2 und 10 mm und eine Dicke von maximal 1 mm.[357] Sie werden durch Ver-dampfung von Lösungsmitteln aus einer Polymer-Arzneistoff-Lösung, durch Extrusion oder durch

Kompression von Polymer mit dem Arzneistoff her-gestellt. Mit Ethylenoxid oder durch Gammabestrah-lung werden sie sterilisiert.[357,358] Zahlreiche Polymere werden für die Herstellung von löslichen oder ero-dierbaren Inserten (Tab. 4.18. und 4.19) untersucht. In den Vereinigten Staaten werden Collagenscheiben unter dem Namen Bio-Cor® (Fa. Bausch & Lomb) für die Behandlung von verletzten Augen vertrieben. In Frankreich sind ophthalmologische Inserte aus Hy-droxypropylcellulose unter dem Namen Lacrisert® (Fa. Merck Sharp & Dohme, Chibret) im Handel. In der UdSSR werden lösliche Inserte mit 19 verschiede-nen Arzneistoffen (Antiglaukoma, Antibiotika, Anti-viralia etc.) in der ophthalmologischen Klinik ver-wendet.[453]

Weitere Augenpräparate mit vestärkter und verlängerter Wirkung

Eine längere Verweildauer auf der Augenoberfläche kann durch Eintropfen einer kolloidalen Dispersion erreicht werden, die an der Augenoberfläche in ein Gel übergeht. Dieser *Sol-Gel-Übergang* findet je nach pH-Wert - z. B. bei einem Latex aus Pilocarpincellu-loseacetophthalat[434-437] - statt. Die Präparate bestehen aus einer Lösung von Pilocarpinalginat oder z. B. aus einer Polysaccharidlösung, dem Gelrite®[400,438,440]). Ein temperaturbedingter Sol-Gel-Übergang findet z. B. bei einer Pilocarpin-Poloxamer-Lösung an der Augenoberfläche statt.
Pilocarpin, gebunden an ein Acrylatpolymer und in-korporiert in die disperse Phase einer Emulsion, wird innerhalb einiger Stunden an die Augenoberfläche freigegeben.[442-445] Gele vernetzter Polymerer von Acrylsäuren bleiben für längere Zeit auf der Augen-oberfläche.[446] Pilocarpin, eingeschlossen in *Albumin-kügelchen*, wird langsam freigegeben.[447] Verschiedene Arzneistoffe (Pilocarpin, Amikacin, Betaxolol), ad-sorbiert an die Oberfläche von Alkylcyanoacrylat-Nanopartikeln, werden langsam aus diesen Nanopar-tikeln, die an die Augenoberfläche adhärieren, an die Tränenflüssigkeit freigegeben.[448-456]

Tabelle 4.18. Lösliche Inserte

Polymer	Arzneistoff	Form	Literatur
Collagen	Pilocarpin	Streifen, Zylinder, Scheibe	359–361
	Gentamicin	Scheibe	362–364
	Dexamethason	Scheibe	365–367
	Cyclosporin A	Scheibe	368,369
	Tobramycin	Scheibe	370
	Vancomycin	Scheibe	363
	Kanamycinsulfat	Scheibe	366
	Indometacin	Scheibe	371
	Trifluorothymidin	Scheibe	372,373
	Amphotericin	Scheibe	374
	5-Fluorouracil	Scheibe	375
	−	Scheibe[a]	376
	−	Scheibe, Linse[b]	377–381
Polyvinylalkohol	Pilocarpin	Scheibe, NODS[c]	382–384
Hydroxypropylcellulose	Pilocarpin	Scheibe, Streifen	383,385–389
	Morphin	Scheibe	390,391
	−	Scheibe, SRAT[a,d]	392–398
Hydroxypropylmethylcellulose	Morphin	Scheibe	390
	−	Zylinder[a]	399
Methylcellulose	Pilocarpin	Scheibe	400
	Morphin	Scheibe	390
	−	Scheibe, Zylinder[a]	401,402
Natriumcarboxymethylcellulose	Morphin	Scheibe	390
Cellulose-Polymere	−	Zylinder, Scheibe, SRAT[a,d]	403–405
Gelatine	Atropin, Cocain, Homatropin, Physostigmin	Scheibe	403–405
Polyvinylpyrrolidon	Pilocarpin	Scheibe, Streifen	389,406
Polyacrylamid	Antibiotika, Sulfonamiden, Idoxuridin, Corticoiden, Atropin, Pilocarpin, Anästhetika	Scheibe	407–410
Hydroxypropylcellulose/Polyvinylpyrrolidon	Pilocarpin	Streifen	388,389
Polyvinylalkohol/Hydroxypropylmethyl-cellulosephthalat	9-(1,3-Dihydroxy-2-propo-xymethyl)guanidin	Scheibe	411
Polyacrylamid/Polyvinylalkohol	Nickelchlorid	Scheibe	412
Polyacrylamid/Polyvinylpyrrolidon	Nickelchlorid	Scheibe	408
Polyacrylamid/Vinylacetat/Polyvinylpyrrolidon	−	Scheibe	408
Polyacrylamid/Ethylacrylat/Vinylpyrrolidon	Neomycin, Kanamycin, Sulfamethoxypyridazin, Idoxuridin, Atropin, Dexamethason	Scheibe, SODI[e]	413–417

[a]Zur Behandlung von trockenen Augen.
[b]Bandage für verletzte Augen.
[c]NODS (Novel Ophthalmic Delivery System). Die Substanz, die das Insert mit dem Applikationsstäbchen verbindet, erweicht und zerbricht bei Berührung des Inserts mit den Tränen.
[d]SRAT (Slow Release Artificial Tears).
[e]SODI (Soluble Ophthalmic Drug Insert).

Der Einfluß auf die Verweildauer auf der Augenoberfläche und auf die Resorption von Arzneistoffen, inkorporiert in *Liposomen*, wurde untersucht: Atropin[457], Carbachol[458], Concanvalin[459], Dihydrostreptomycinsulfat[460], Epinephrin[461,462], 5-Fluorouracil[463], Gentamycin[464], 8-Hydroxychinolin465, Idoxuridin[466], Indoxol[467], Inulin[461,462,486], Penicillin G[467] und Triamcinolonacetonid[469]. Diese Untersuchungen haben gezeigt, daß Liposomen die Absorption von Arzneistoffen sowohl erhöhen als auch herabsetzen können. Diese ist abhängig von der Affinität zwischen Arzneistoff und Liposom und der Affinität zwischen Liposom und Augengewebe.[470,471] Diese Affinitäten werden durch den Arzneistoff und die Zusammensetzung der Liposomen beeinflußt.

Um die Absorption eines Arzneistoffes zu erhöhen, werden zuweilen lipophilere Derivate, meistens Ester, oder *Prodrugs* verwendet. In der Cornea und im Kam-

Tabelle 4.19. Erodierbare Inserte

Polymere	Arzneistoff	Form	Literatur
Polypeptide	Hydrocortison, Prednisolon	Scheibe	418–420
	Idoxuridin	Scheibe	421
Chitin	Pilocarpin	Scheibe	422
Gelatine-Formal-dehyd	Pilocarpin Dexamethason	Scheibe	423–425
Polyacrylate	Dexamethason, Pilocarpin	Scheibe	424–427
Polyvinylalkohol	Pilocarpin, Antibiotika	Scheibe	427,428
Ester von Poly-(vinylmethyl-ether-Malein-säureanhydrid)	Pilocarpin,	Scheibe	386,429–431
	Timolol		
Fibrin	Pilocarpin	Scheibe	432

merwasser wird der Arzneistoff durch Esterasen schnell freigesetzt. Die Prodrugs verschiedener Arzneistoffe wurden untersucht: Phenylephrin[472], Nadolol[473], Propronalol[474], Pilocarpin[475-478], Idoxuridin[479], Dexamethason[480] und einige andere Substanzen[481].

2.5.6 Streifen und Stäbchen als Untersuchungshilfsmittel und als Arzneistoffträger

Zur Untersuchung der Augenoberfläche können die Epithel- und Becherzellen, die an einem Membranstreifen von 4 × 6 mm (Membranfilter, Fa. Millipore) adhärieren, nach dem Kontakt der Augenoberfläche mit einem solchen Streifen mikroskopisch untersucht werden.[482]

Wenn ein Membranfilter (Fa. Sartorius, Durchmesser 25 mm, Porenweite 3 μm), getränkt mit einer chemotaktischen Testsubstanz in den unteren Bindehautsack eingelegt wird, wandern Leukocyten durch die chemotaktische Stimulierung in das Membranfilter ein.[483] Die Zahl und die Verteilung der Zellen erlaubt Rückschlüsse auf pathologische Prozesse.

Zur Untersuchung der Hornhaut auf Läsionen werden mit Na-Fluorescein imprägnierte Filterpapierstreifen (50 × 6 mm, Whatman-Filterpapier Nr. 41) verwendet. Die Zubereitung ist in der USP XXII beschrieben: „Strips; Na-Fluorescein wird in sterilen Einzeldosisbehältnissen oder als steril imprägnierter Papierstreifen aufbewahrt. Der Streifen gibt genügend Arzneistoff für eine diagnostische Untersuchung nach der Berührung mit dem Auge, das auf Fremdkörper oder Hornhautabrieb untersucht wird, frei. Der Kontakt zwischen dem Papier und dem Auge kann vermieden werden, indem der Arzneistoff des Streifens mit sterilem Wasser oder steriler Natriumchloridlösung auf das Auge appliziert wird." Die USP XXII stellt Anforderungen an die Na-Fluoresceinstreifen, welcher für diese Untersuchung verwendet wird. Papierstreifen mit Bengalrot getränkt werden ebenfalls zur Untersuchung der Augenoberfläche verwendet.[439]

Geringe Mengen (maximal einige mg) eines Arzneistoffes können auf einfache Weise mit Hilfe von Acrylplastikstäbchen von etwa 5 cm Länge appliziert werden, die als OR oder OROD (engl.: ophthalmic rod) bezeichnet werden. Das Ende des Stäbchens wird in eine Arzneistofflösung getaucht und danach aseptisch getrocknet. Zum Gebrauch wird bei heruntergezogenem unterem Augenlid mit dem imprägnierten Stäbchenende die Innenseite des Augenlids sanft gerieben. Tropicamid, Oxybuprocain, Na-Fluorescein, Pilocarpin, Metoprolol und Clonidin können so appliziert werden.[484-490]

2.5.7 Kontaktlinsenflüssigkeiten

Zur Verbesserung der Sehschärfen wird oft eine Brille durch Kontaktlinsen ersetzt, die direkt auf die Augenoberfläche gesetzt werden. In den Vereinigten Staaten werden auch gefärbte Linsen ohne optische Wirkung für kosmetische Zwecke verwendet.[491] Im Jahr 1990 trugen ungefähr 20 Millionen Amerikaner, d. h. 8 % der amerikanischen Bevölkerung, Kontaktlinsen.[492,493]

Für den einwandfreien Gebrauch der Linsen sind verschiedene Hilfsmittel oder Flüssigkeiten erforderlich: Lösungen zum Reinigen, Aufbewahren, Spülen, Benetzen und Einsetzen. Diese Lösungen müssen den unterschiedlichen Linsenmaterialien angepaßt sein.

In der Bundesrepublik Deutschland gelten die Aufbewahrungs-, Konservierungs- und Benetzungslösungen als Arzneimittel.[494] Nach Ansicht der Schweizerischen Interkantonalen Kontrollstelle für Heilmittel (IKS) stehen Hydrophilisierungslösungen, die naturgemäß mit dem Auge in Kontakt kommen, an der Grenze zwischen Kosmetika und Heilmitteln.[495] In Frankreich werden Lösungen, die beim Gebrauch der Linsen in Berührung mit den Augen kommen, als Arzneimittel angesehen und können nur in der Apotheke abgegeben werden.[496]

Die schweizerischen und französischen Arzneibücher beschreiben Lösungen für Kontaktlinsen.

Kontaktlinsenmaterialien und Gebrauch der Linsen

Harte Linsen bestehen meistens aus hydrophoben Polymeren oder Copolymeren; sie zeichnen sich durch eine gute Sauerstoffpermeabilität aus. Die verwendeten Materialien sind Polymethylmethacrylat, Celluloseacetatbutyrat, Polyethylmethacrylat, Ethylenvinylacetat, Fluorosiliconacrylat und Mischungen dieser Polymere.[497,498]

Weiche Linsen bestehen aus hydrophilen Polymeren und enthalten verschiedene Menge Wasser, was ihre weiche Konsistenz bewirkt. Als Materialien werden Hydroxyethylmethacrylat, Polyhydroxyethylmethacrylat, Methylmethacrylat, Methacrylsäuren, Vinylpyrrolidon und Mischungen dieser Polymere verwendet.[497,499]

Als Vernetzer werden Divinylbenzol, Ethylenglykol-Dimethacrylat, Tetraethylenglykol-Dimethacrylat und Trimethylenpropan-Trimethylacrylat verwendet.[500] Die Zusammensetzung der in der Bundesrepublik Deutschland und in der Schweiz verkauften Linsen sind in der Literatur angegeben.[498-500]

Nur 20 % der verwendeten Linsen sind harte Linsen, die täglich am Abend herausgenommen werden müssen, gereinigt, über Nacht sterilisiert und am folgenden Morgen wieder eingesetzt werden.[501] Wegen der großen Sauerstoffpermeabilität können einige Linsen oder die RGP-Linsen (engl.: rigid gaspermeable) für längere Zeit (zwischen 24 Stunden und 3 Tagen) getragen werden.[502] Die meisten weichen Linsen müssen täglich herausgenommen, gereinigt und desinfiziert werden. Wegen des im Wasser der Linsen gelösten Sauerstoffs können manche sehr dünnen Linsen für 2 bis 3 Tage auf der Augenoberfläche verweilen.[503] Gefärbte Linsen bestehen aus weichem Linsenmaterial. Wegwerflinsen oder Einmallinsen sind sterile weiche Linsen, die höchstens 1 Woche auf den Augen bleiben und nachher weggeworfen werden.[504-506]

Angaben der Helv VII und PF X

Helv VII. Kontaktlinsenflüssigkeiten sind wäßrige Lösungen, welche zur Reinigung, Aufbewahrung, Desinfektion, Spülung oder Benetzung von Kontaktlinsen oder als Kontaktmedien für Frontlinsen ophthalmologischer Untersuchungsgeräte bestimmt sind. Sie sind Bestandteil eines Pflegesystems für diese Materialien und können eventuell mehreren Zwecken dienen (z. B. Desinfektion und Aufbewahrung). Die Zusammensetzung einer Kontaktlinsenflüssigkeit richtet sich in erster Linie nach der Art des Linsenmaterials.

Reinigungsflüssigkeiten dienen zur Säuberung der Kontaktlinsen nach dem Gebrauch und enthalten Tenside und eine antimikrobiell wirksame Substanz. Sie sind nach der Anwendung durch gründliches Spülen zu entfernen.

Für weiche Kontaktlinsen werden zur periodischen Reinigung auch proteolytische und lipolytische Enzyme verwendet, die höchstens 10^3 Keime/g enthalten dürfen (V.2.1.8). Sie liegen meist als Tabletten vor, die kurz vor Gebrauch nach Vorschrift zu lösen sind. Nach der Reinigung ist diese Lösung von den Kontaktlinsen gründlich abzuspülen.

Aufbewahrungsflüssigkeiten werden zur Aufbewahrung von Kontaktlinsen eingesetzt, wenn diese nicht getragen werden. Sie müssen gegenüber dem Linsenmaterial inert sein, können einen Tensidzusatz aufweisen und müssen eine antimikrobiell wirksame Substanz in geeigneter Konzentration enthalten. Aufbewahrungsflüssigkeiten für weiche Kontaktlinsen sollen mit der Tränenflüssigkeit isokryoskopisch sein, um die Hydratisierung der Linsen aufrechtzuerhalten.

Desinfektionsflüssigkeiten sind Aufbewahrungsflüssigkeiten, welche eine oder mehrere antimikrobiell wirksame Substanzen enthalten. Sie sind nach der Anwendung durch gründliches Spülen zu entfernen.

Spülflüssigkeiten sind Lösungen zum Abspülen von Reinigungs- und Aufbewahrungsflüssigkeiten von Kontaktlinsenmaterialien, für die reines frisches Leitungswasser ungeeignet ist. Sie sollen mit der Tränenflüssigkeit isokryoskopisch, eventuell auch

isohydrisch sein und *können* eine antimikrobiell wirksame Substanz in geeigneter Konzentration enthalten.

Benetzungsflüssigkeiten (Einsetzflüssigkeiten) haben die Aufgabe, die Linsen mit einem gleichmäßigen Film zu überziehen sowie deren Hydrophilierung zu fördern, um die Reibung zwischen der Linse und der Hornhaut herabzusetzen. Zu diesem Zweck wird durch grenzflächenaktive Hilfsstoffe in geeigneter, reizfreier Konzentration die Oberflächenspannung der Flüssigkeit herabgesetzt, um eine rasche Benetzung der Linsen zu ermöglichen. Die Flüssigkeiten müssen antimikrobiell wirksame Substanzen in geeigneter Konzentration enthalten. Muß aus Allergisierungsgründen auf einen solchen Zusatz verzichtet werden, so ist die sterile Benetzungsflüssigkeit in Mengen für eine einmalige Anwendung, in Behältnissen, die zum einmaligen Gebrauch bestimmt sind, abzugeben. Als Filmbildner werden geeignete, viskositätserhöhende Makromoleküle verwendet. Die Benetzungsflüssigkeit darf das Auge nicht reizen und muß gegenüber dem Linsenmaterial inert sein. Die Oberflächenspannung soll weniger als $50\,mN \cdot m^{-1}$ betragen und vorzugsweise zwischen 37 und $43\,mN \cdot m^{-1}$ liegen. Die Viskosität soll zwischen 25 und $50\,mPa \cdot s$ liegen. Die Benetzungsflüssigkeit muß mit der Tränenflüssigkeit isokryoskopisch sein. Für die Herstellung und Konfektionierung sind Verfahren anzuwenden und Substanzen sowie Geräte eines solchen Reinheitsgrades zu benutzen, daß eine mikrobielle Verunreinigung des Produktes weitgehend vermieden wird.

Der pH-Wert der Benetzungsflüssigkeiten muß zwischen 7,35 und 7,45 liegen (V.6.3.1.). Benetzungsflüssigkeiten müssen frei von makroskopisch sichtbaren Schwebestoffen sein.

PF X. Zubereitungen für Kontaktlinsen sind meistens sterile, wäßrige Lösungen, welche zur Aufbewahrung und Applikation von Kontaktlinsen bestimmt sind. Die Zusammensetzung richtet sich nach ihrem Gebrauch und nach dem Linsentyp.

Die zugefügten Hilfsstoffe, wie Isotonisierungs-, Puffer- und Konservierungsmittel, dürfen nicht toxisch sein oder irritierende Reaktionen verursachen. Zubereitungen für Kontaktlinsen werden je nach Inhalt in Einzeldosis- oder Mehrdosenbehältnissen so abgepackt, daß eine mikrobielle Kontamination beim Gebrauch begrenzt wird. In begründeten Fällen können Zubereitungen für Kontaktlinsen, verpackt in Mehrdosenbehältnissen, einen antimikrobiellen Hilfsstoff in geeigneter Konzentration enthalten. Man unterscheidet je nach Verwendungszweck folgende Lösungen:

- Reinigungsflüssigkeiten,
- Desinfektionsflüssigkeiten (Dekontaminationsflüssigkeiten),
- Neutralisierungsflüssigkeiten,
- Spülflüssigkeiten,
- Einsetzflüssigkeiten.

Reinigungsflüssigkeiten werden für die Entfernung von Niederschlägen verwendet, die sich an der Linsenoberfläche bilden können. Diese können mechanisch, chemisch oder enzymatisch entfernt werden.

Reinigungsflüssigkeiten enthalten Tenside, z. T. auch viskositätserhöhende und chelatisierende Substanzen, Oxidationsmittel wie Wasserstoffsuperoxid oder Natriumperoxid, Enzyme wie Papain und Lipase oder Puffersubstanzen. Sie können als Pulver oder in Form einer Tablette vorliegen, die kurz vor der Anwendung in einer sterilen 0,9%igen Natriumchloridlösung, in gereinigtem Wasser oder einer anderen geeigneten sterilen wäßrigen Lösung gelöst wird.
Sie dürfen nicht mit dem Auge in Berührung kommen.
Die Prüfung auf „Mikrobielle Kontamination" (V.2.1.8.) muß mit frisch zubereiteten Lösungen durchgeführt werden. Reinigungsflüssigkeiten entsprechen der Prüfung, wenn die Anzahl aller lebensfähigen aeroben Keime (V.2.1.8.1.) maximal $10^2/ml$ beträgt, bestimmt durch Filtration auf eine Membran. Geprüft wird außerdem auf Abwesenheit von Enterobacteriaceae (V.1.8.2.), Pseudomonas aeruginosa (V.2.1.8.2.) und Staphylococcus aureus (V.1.8.2.).
Gebrauchsfertige Reinigungsflüssigkeiten müssen der Prüfung auf Sterilität (V.1.8.2.) entsprechen.

Desinfektionsflüssigkeiten (Dekontaminationsflüssigkeiten) werden zur Elimination oder Zerstörung von Mikroorganismen, die sich auf der Oberfläche der Linsen befinden, verwendet. Sie enthalten antimikrobielle Hilfsstoffe wie Guanidinderivate (Chlorhexidinsalze), Organoquecksilberverbindungen (Phenylquecksilbersalze), Oxidationsmittel (Wasserstoffperoxid).
Sie dürfen nicht mit dem Auge in Berührung kommen.
Desinfektionsflüssigkeiten müssen der Prüfung auf Sterilität (V.2.1.1.1.) entsprechen.

Neutralisierungsflüssigkeiten werden zur Elimination von Oxidationsmittelspuren auf der Linse verwendet. Sie enthalten Substanzen, die physikalisch (z. B. Platinschwamm), chemisch (z. B. Natriumthiosulfat) oder enzymatisch (z. B. Katalase) wirksam sind.
Sie dürfen Puffersubstanzen, isotonisierende Stoffe und Konservierungsmittel enthalten.
Sie dürfen nicht mit dem Auge in Berührung kommen.
Neutralisierungsflüssigkeiten müssen der Prüfung auf Sterilität (V.2.1.1.) entsprechen.

Eintauchflüssigkeiten werden für die Aufbewahrung der Linsen verwendet.
Sie dürfen isotonisierende Stoffe, Puffersubstanzen und Konservierungsmittel enthalten.
Der pH-Wert der Lösung, die Puffersubstanzen enthält, darf nicht mehr als 0,5 pH-Einheiten vom angegebenen pH-Wert abweichen (V.6.3.1.).
Eintauchflüssigkeiten müssen der Prüfung auf Sterilität (V.2.1.1.) entsprechen.

Einsetzflüssigkeiten werden zum besseren und leichteren Einsetzen auf die Linsen getropft.
Sie enthalten hauptsächlich Netzmittel und als Verdickungsmittel Cellulosederivate, Dextran oder Polyvinylpyrrolidon. Isotonisierungsmittel, Puffersubstanzen und Konservierungsmittel sind erlaubt. Die Viskosität ist an die gewünschten Einsetzeigenschaften angepaßt und wird mit geeigneten Methoden kontrolliert.

Wenn die Lösung Puffersubstanzen enthält, darf der pH-Wert nicht mehr als 0,5 pH-Einheiten vom angegebenen pH-Wert abweichen (V.6.3.1.).
Die Einsetzflüssigkeiten müssen der Prüfung auf Sterilität entsprechen.

Zusammensetzung, Herstellung und Verpackung

Die Zusammensetzung von 164 in Deutschland und von 213 in Großbritannien im Handel befindlichen Lösungen sind in der Literatur angegeben.[507,508] Die am häufigsten verwendeten viskositätserhöhenden Hilfsstoffe sind Hydroxyethylcellulose, Polyvinylalkohol und Mischungen dieser Substanzen. Weniger häufig verwendet werden Polyvinylpyrrolidon, Hydroxypropylmethylcellulose und Dextran.
Die häufigsten Konservierungsmittel in Lösungen sind Thiomersal (Deutschland 60%, Großbritannien 42%), Benzalkoniumchlorid (Deutschland 20%, Großbritannien 33%) und Chlorhexidindigluconat (Deutschland 20%, Großbritannien 25%). Um mögliche Nebenwirkungen zu vermeiden, werden in Kontaktlinsenflüssigkeiten geringere Konservierungsmittelkonzentrationen verwendet als in Augentropfen (Tab. 4.20).[509,510]

Tabelle 4.20. Verwendete Konservierungsmittelkonzentrationen (%, *m/V*)

Konservierungsmittel	Augentropfen	Kontaktlinsenflüssigkeiten
Thiomersal	0,002 bis 0,01	0,0010 bis 0,010
Benzalkoniumchlorid	0,002 bis 0,02	0,0040 bis 0,010
Chlorhexidindigluconat	0,005 bis 0,02	0,0025 bis 0,006

Die Lösungen werden i. allg. in Kunststoffverpackungen verpackt. Die zugelassenen Mengen sind in Tab. 4.21 ersichtlich.[511,512]

Tabelle 4.21. Zugelassene Menge (ml) der verschiedenen Lösungen je Verpackung

	Großbritannien[511]	Frankreich[512]
Desinfektionsflüssigkeiten	max. 120	100 bis 135
Reinigungsflüssigkeiten	max. 25	15 bis 35
Benetzungsflüssigkeiten	max. 25	10 bis 60
Spülflüssigkeiten	–	250 oder 10 bis 15 (in Einzeldosisbehältnissen)

Literatur

1. Thews G, Mutschler E, Vaupel P (1980) Gesichtssinn. In: Anatomie, Physiologie, Pathophysiologie des Menschen, Wissenschaftliche Verlagsgesellschaft, Stuttgart, S. 588-613
2. Pedler C (1962) Exp Eye Res 1:286-289
3. Davson H (1980) The vegetative physiology and biochemistry of the eye. In: Physiology of the eye, 4th ed., Churchill Livingstone, Edinburgh, p 89-115
4. Pfister RR, Burstein N (1976) Invest Ophthalmol Vis Sci 15:246-259
5. Millodot M (1984) Ophthalm Physiol Opt 4:305-318
6. Botelho SY (1964) Sci Am 211:78-85
7. Doane MG (1981) Ophthalmology (Rochester) 88:844-851
8. Mishima S, Gasset A, Klyce SO, Baum JL (1966) Invest Ophthalmol Sci 15:264-266
9. Jordan AJ, Baum JL (1980) Ophthalmology (Rochester) 87:920-930
10. Crandall DC, Leopold IH (1979) Ophthalmology (Rochester) 86:115-125
11. Polak BCP (1987) Doc Ophthalmol 67:115-117
12. Norn M (1985) Trans Ophthalmol Soc UK 104:410-414
13. Krupin T, Cross DA, Becker B (1977) Arch Ophthalmol 95:107-108
14. Egger-Büssing CH, Zirm M (1980) Klin Monatsbl Augenheilk 176:85-87
15. Zirm M (1982) Der Tränenfilm im Normalen und Pathologischen. In: Marquardt R (Hrsg.) Chronische Conjunctivitis trockenes Auge, Springer, Wien New York, S. 88-104
16. Ibrahim H, Buri P, Gurny R (1988) Pharm Acta Helv 63:146-154
17. Calabria G, Rolando M (1984) Struttura e funzione del film lacrimale. In: Calabria G, Rolando M (eds.) Fisiopatologia del film lacrimale, Simposio del 64° Congresso del Societa Oftalmol Ital Genova, p 9-15
18. Drew GC (1951) Quart J Exp Psychol 3:73-88
19. Carney LG (1984) Int Contact Lens Clin 11:249-252
20. Welsch FB, Hoyt WF (1969) Clinical Neuroophthalmology, Williams & Wilkins, Baltimore, p 318-328
21. Doane MG (1980) Am J Ophthalmol 89:507-516
22. Hung G, Hsu F, Stark L (1977) Am J Optom Physiol Opt 54:678-690
23. Maurice DM (1987) Kinetics of topically applied ophthalmic drugs. In: Saettone MF, Bucci M, Speiser P (eds.) Ophthalmic Drug Delivery. Fidea Research Series, Vol. 11, Srpinger, Berlin Heidelberg New York Tokyo, p 19-26
24. Schoenwald RD, Huang HS (1983) J Pharm Sci 72:1266-1272
25. Wilson FM (1979) Surv Ophthalmol 24:57-88
26. Scoville B, Krieglstein GK, Then E, Yokoyama S, Yokoyama T (1985) J Clin Pharmacol 25:210-218
27. Draize JH, Woodard G, Calvery HO (1944) J Pharmacol Exp Ther 82:377-390
28. Kelly C (1989) United States Pharmacopeial Forum, Jan/Feb:4815-4824
29. Lippa EA, Von Denffer HA, Hofmann HM, Brunner-Ferber FL (1988) Arch Ophthalmol 106:1694-1696
30. Benedetto DA (1982) Invest Ophthalmol Vis Sci 21 (ARVO Suppl.):221
31. Chrai SS, Makoid MC, Eriksen SP, Robinson JR (1974) J Pharm Sci 63:333-338
32. File RR, Patton TF (1980) Arch Ophthalmol 98:112-115
33. Terry JE, Hill RM (1978) Arch Ophthalmol 96:120-122
34. Benjamin WJ, Hill RM (1983) Invest Ophthalmol Vis Sci 24:1624-1626
35. Gilbard PJ, Farris RL (1978) Arch Ophthalmol 96:677-681
36. Holly FJ, Lamberts DW (1981) Invest Ophthalmol Vis Sci 20:236-245
37. Mishima S (1965) Exp Eye Res 11:30-33
38. Barendsen H, Oosterhuis JA, Van Haeringen NJ (1979) Ophthalmic Res 11:83-89
39. Carney LG, Hill RM (1976) Arch Ophthalmol 94:821-824
40. Fisher FH, Weiderholt M 81982) Graefes Arch Clin Exp Ophthalmol 96:677-681
41. Hill RM, Carney LG (1978) J Am Optom Assoc 49:269-270
42. Dahl H, Dahl C (1985) Acta Ophthalmol (Copenhagen) 63:692-694
43. Thygesen JEM, Jensen OL (1987) Acta Ophthalmol (Copenhagen) 65:134-136
44. Norn MS (1988) Acta Ophthalmol 66:485-489
45. Abelson MB, Sadun AA, Udell IJ, Weston JH (1980) Am J Ophthalmol 90:866-869
46. Jaros PA, Coles WH (1983) CLAO Journal 9:333-336
47. Holly FJ, Lemp MA (1971) Exp Eye Res 11:239-250
48. Tiffany JM, Winter N, Bliss G (1989) Curr Eye Res 8:507-515
49. Efron N, Young G, Brennan NA (1989) Curr Eye Res 8:507-515
50. Wilson WS, Duncan AJ, Jay JL (1975) Br J Ophthalmol 59:667-669
51. Hamano H, Mitsunaga S (1973) Jpn J Ophthalmol 17:290-299
52. Schuller WO, Yang WH, Hill RM (1972) J Am Optom Ass 43:1358-1361
53. Eastman NC, Rose JK (1968) Hydroxyethylcellulose. In: Davidson RL, Settig M (eds.) Water soluble resins, Reinhold Book Corp., New York, p 63-90
54. Dudinski O, Finnin BC, Reed BL (1983) Current Ther Res 33:322-337
55. Wallhäusser KH (1988) Luftkeimzahlen-Standards-Richtlinien, Beispiele. In: Wallhäusser KH (Hrsg.) Praxis der Sterilisation-Desinfektion-Konservierung, 4. Aufl., Thieme, Stuttgart, S. 138-141
56. Botzenhart K (1980) Erfassung und Beurteilung von Luftkeimen aus hygienischer Sicht, Concept Symposium, Heidelberg, S. 74
57. Watsky MA, Jablonski MM, Edelhauer HE (1988) Curr Eye Res 7:483-486
58. Rao NA, Riggio DW, Delmage JM, Calandra AJ, Evans S, Lewis W (1985) Curr Eye Res 4:851-856
59. Stern GA, Lubniewski A, Allen C (1985) Arch Ophthalmol 103:1221-1225
60. Selsted ME, Martinze RJ (1982) Exp Eye Res 34:305-318
61. Allen HF, Mangiaracine AB (1964) Arch Ophthalmol 72:452-462
62. McJulloch JC (1943) Arch Ophthalmol 29:924-935
63. Harte VJ, O,Hanrahan MT, Timoney RF (1978) Int J Pharmacol 1:165-171
64. Lass JH, Haaf J, Foster CS, Belcher C (1981) Am J Ophthalmol 92:384-390
65. Mayo MS, Schlitzer RL, Ward MA, Wilson LA, Ahearn DG (1987) J Clin Microbiol 25:1398-1400
66. Stehr-Green JK, Bailey TM, Brandt FH, Carr JH, Bond WW, Visvesvara GS (1987) J Am Med Assoc 258:57-60
67. Easty DL (1978) Practitioner 220:581-590
68. Coombs RRA, Gell PGH (1975) Classification of allergic reactions responsible for clinical hypersensitivity and disease. In: Gell PHG, Coombs RRA, Lachmann PJ (eds.) Clinical aspects of immunology, Blackwell, London Melbourne, p 761-781
69. Allansmith MR, Ross RN (1988) Clin Allergy 18:1-13

70. Fraunfelder FT, Meyer SM (1989) Drug induced ocular side effects. Drug Interactions, 3rd. Ed., Lea & Febiger, Philadelphia London, p 1-489
71. Hätinen A, Teräsvirta M, Fräki JE (1985) Acta Ophthalmol (Copenhagen) 63:424-426
72. Kruyswijk MRL, Van Driel LMJ, Polak BCP, Go-Sennema N (1979) Doc Ophthalmol 48:251-253
73. Polak BCP (1988) Bijwerkingen van geneesmiddelen in de oogheelkunde. In: Vorderingen in de geneeskunde II. Stafleu Alphen a/d Rijn, Brussel, S. 71-85
74. Burstein NL (1985) Trans Ophthalmol Soc UK 104:402-409
75. Bourrinet P, Rodde D (1975) Labo-Pharma Probl Tech 240:121-124
76. Gasset AR (1977) Am J Ophthalmol 84:169-171
77. Boer Y (1981) Pharm Weekbl Sci Ed 3:826-827
78. Van Haeringen NJ (1987) Pharm Weekbl 122:1101-1102
79. Ludwig A, Van Ooteghem M (1989) J Pharm Belg 44:391-397
80. Bisantis C, Squeri CA, Colsi P, Provenzano P, Trombetta C (1982) Bull Mem Soc Fr Ophthalmol 94:75-78
81. Riegelman S, Vaughan DG (1958) J Am Pharm Ass Pract Ed 8:474-477
82. Trolle-Lassen C (1958) Pharm Weekbl 93:148-155
83. Maurice DM (1971) Exp Eye Res 11:30-33
84. Ludwig A, Van Ooteghem M (1987) J Pharm Belg 42:259-266
85. Mishima S, Herbeys BO (1967) Exp Eye Res 6:10-32
86. Dolder R (1990) Die Angleichung des pH-Wertes. In: Dolder R, Skinner F (Hrsg.) Ophthalmika, 4. Aufl., Wissenschaftliche Verlagsgesellschaft, Stuttgart, S. 385-393
87. Motolko M, Breslin CW (1981) Am J Ophthalmol 91:781-784
88. Hill RM, Carney LG (1980) Invest Ophthalmol Vis Sci 19:207-210
89. Carney LG, Mauger TF, Hill RM (1990) Acta Ophthalmol (Copenhagen) 68:75-79
90. Norn M (1985) Acta Ophthalmol (Copenhagen) 63, suppl. 173:32-34
91. Bron AJ (1985) Trans Ophthalmol Soc UK 104:801-826
92. Ludwig A, Van Ooteghem M (1989) Int J Pharm 54:95-102
93. Lang E, Mark D, Miller FA, Wik O (1984) Arch Ophthalmol 102:1079-1082
94. Bothner H, Waaler T, Wik O (1990) Drug Dev Ind Pharm 16:755-768
95. Blaug SM, Canada AT (1965) Am J Hosp Pharm 22:662-666
96. Adler CA, Maurice DM, Paterson ME (1971) Exp Eye Res 11:34-42
97. Chrai SS, Robinson JR (1974) J Pharm Sci 63:1218-1223
98. Patton TF, Robinson JR (1975) J Pharm Sci 64:1312-1316
99. Steiger-Trippi K (1958) Schweiz Apoth Ztg 96:961-972
100. Benedetto DA, Shah DO, Kaufman HE (1975) Invest Ophthalmol 14:887-902
101. Duke-Elder S, Mac Faul P (1972) Retained Foreign Bodies. In: Duke-Elder S (ed.) System of Ophthalmology, Vol. XIV Injuries; Part 1 Mechanical Injuries, Kimpton, London, p 451-576
102. Müller F, Seidel H (1963) Pharmazie 18:803-807
103. Doden W (1959) Klin Mbl Augenheilk 135:305-347
104. Speiser P (1962) APV Informationsdienst 8:87-103
105. Skinner FS (1990) Die Teilchenfeinheit in Augensalben. In: Dolder D, Skinner FS (Hrsg.) Ophthalmika, 4. Aufl., Wissenschaftliche Verlagsgesellschaft, Stuttgart, S. 469-483
106. Jaensch PA (1958) Augenschädigungen in Industrie und Gewerbe, Wissenschaftliche Verlagsgesellschaft, Stuttgart, S. 153-174

107. Speiser P (1967) Il Farmaco (Ed. Prat.) 23:181-209
108. Borka L (1977) Norg Apot Tidsskr 85:440-442
109. Parrish CM, Chandler JW (1988) Corneal Trauma. In: Kaufman HE, Barron BA, McDonald MB, Waltman SR, The Cornea, Churchill Livingstone, New York, p 566-646
110. Gombos GM (1973) Handbook of ophthalmic emergencies, Medical Examination Publishing, Flushing, NY, p 99
111. Voigt R, Bornschein M (1973) Augentropfen. In: Lehrbuch der pharmazeutischen Technologie, VEB Verlag Volk und Gesundheit, Berlin, S. 459-467
112. Hamano H, Hori M, Kawabe H, Umeno M (1980) Folio Ophthalmol Jpn 31:529-532
113. Honegger H, Werry H (1990) Nebenwirkungen und Schädigungen durch Augentropfen und Augensalben. In: Dolder D, Skinner FS (Hrsg.) Ophthalmika, 4. Aufl., Wissenschaftliche Verlagsgesellschaft, Stuttgart, S. 14-24
114. Dorvault F (1978) L'Officine, Vigot, Paris, S. 346
115. Menghini C (1952) Pharm Acta Helv 27:91-206,212-228
116. Robinson JR, Goshman LM (1982) Topical Drug-Delivery Systems (Eye, Ear, Nose). In: Banker G, Chalmers R (eds.) Pharmaceutics and Pharmacy Practice, Lippincott, Philadelphia, p 312-352
117. Bogs U (1960) Pharmazie 15:603-609
118. Trose D (1962) Pharmazie 17:81-85
119. Baeschlin K, Etter JC (1968) Schweiz Apoth Ztg 106:935-939
120. Nürnberg E (1986) Augentropfen, Guttae ophthalmicae. In: Hartke K, Mutschler E, DAB 9-Kommentar, Bd. 2, Wissenschaftliche Verlagsgesellschaft, Stuttgart, S. 896
121. Akers M, Schoenwald R (1977) Drug Dev Ind Pharm 3:185-217
122. Hecht G, Roehrs R, Shively D (1979) Design and evaluation of ophthalmic products. In: Banker G, Rhodes C (eds.) Modern pharmaceutics, Dekker, New York, p 479-564
123. Vergazova S, Kandratyeeva T, Denisova T, Arzamastsev A (1985) Farmatsiya (Moscow) 34:32-35
124. Raether G, Wollmann H (1979) Pharmazie 34:667-668
125. Raether G, Wollmann H (1982) Pharmazie 37:382-383
126. Bojtor K, Gergely-Zobin A, Budvary-Barany Z, Gergely A (1985) Gyogyszereszet 24:449-452
127. Saettone MF, Giannaccini B, Delmonte G, Campigli V, Tota G, La Marca F (1988) Int J Pharm 43:67-76
128. Pharmacia AB, Uppsala (1985). Eye drop composition. Patent PCT WO 85/01875 von 9/5/85; ref. Pharm Ind (1966) 46:676
129. Van Doorne H, Lerk CF (1988) Pharm Weekbl (Sci Ed) 10:100
130. Chiou GCY, Chuiang CY (1989) J Pharm Sci 78:815-818
131. Miestereck H (1981) Konservierung von Augentropfen. Referate des Symposions „Konservierung pharmazeutischer und kosmetischer Produkte", Concept, Heidelberg, 4:21-26
132. Coad CT, Osato MS, Wilhelmus KR (1984) Am J Ophthalmol 98:548-551
133. Äslund B, Olson OT, Sandell E (1978) Acta Pharm Suec 15:389-394
134. Templeton WC, Eiferman RA, Snyder JW, Melo JC, Raff MJ (1982) Am J Ophthalmol 93:723-726
135. Waylward G, Wilson RS (1987) Br Med J 294:1587
136. Hovding G, Sjursen H (1982) Acta Ophthalmol 60:213-222
137. Schein OD, Wasson PJ, Boruchoff SA, Kenyon KR (1988) Am J Ophthalmol 105:361-365
138. Wallhäusser KH (1974) Pharm Ind 36:716-722
139. Crawford SY (1989) Am J Hosp Pharm 46:1984

140. Wallhäusser KH (1978) Dtsch Apoth Ztg 118:1510-1515
141. Hamacher H (1976) Pharm Unserer Zeit 5:77-93
142. Abdou MAF (1973) Pharm Ind 35:857-867
143. Bean HS (1972) J Soc Cosmet Chem 23:703-720
144. Kohn SR, Gershenfeld L, Barr M (1963) J Pharm Sci 52:967-974
145. Zembrzuska E (1978) Farm Pol 34:233-235
146. Lingnau J (1977) Acta Pharm Technol 23:39-52
147. Anonym Codex der Augenarzneistoffe und Hilfsstoffe (1990). In: Dolder R, Skinner FS, Ophthalmika, 4. Aufl., Wissenschaftliche Verlagsgesellschaft, Stuttgart, S. 130-347
148. Wallhäusser KH (1985) Pharm Ind 47:191-202
149. Schlumpf R, Skinner FS (1990) Sterilität und Konservierung wäßriger Augentropfen. In: Dolder R, Skinner FS, Ophthalmika, 4. Aufl., Wissenschaftliche Verlagsgesellschaft, Stuttgart, S. 415-441
150. Anonym (1987) Schweiz Apoth Ztg 125:526
151. Richards RME, Cavill RH (1976) J Pharm Sci 65:76-80
152. Tromp TFJ, Dankert J, De Rooy SH, Huizinga T (1976) Pharm Weekbl 111:561-569
153. Chrai S, Gupta S, Brychta K (1977) Bull Parenter Drug Assoc 4:195-200
154. Pohloudek-Fabini R, Martin E (1981) Pharmazie 36:683-685
155. Lüdtke E, Darsow H, Pohloudek-Fabini R (1977) Pharmazie 32:99-100
156. Anthony Y, Meakin BJ, Davis DJG (1981) J Pharm Pharmacol 33:Suppl. 73P
157. Morton DJ (1985) Int J Pharm 23:357-358
158. Winder AF, Astbury NJ, Sheraidah GAK, Ruben M (1980) Lancet 2:237-239
159. Pohloudek-Fabini R, Martin E, Ramm R (1982) Pharmazie 37:261-263
160. Garron LK, Wood IS, Spencer WH, Hayes TL (1976) Trans Am Ophthalmol Soc 74:295-320
161. Oelschläger H, Canenbley R (1983) Pharm Ztg 128:1166-1168
162. Wallhäusser KH (1988) Chlorhexidin. In: Wallhäusser KH (Hrsg.) Praxis der Sterilisation-Desinfektion-Konservierung, 4. Aufl., Thieme, Stuttgart, S. 562-564
163. Boer Y (1981) Pharm Weekbl Sci Ed 3:122-123
164. Wozniak-Parnowska W, Krowczynski L (1981) Pharm Int 2:91-94
165. Frauch P (1968) Schweiz Apoth Ztg 106:43-48,74-78
166. Dolder R (1978) Arzneiformen zur Anwendung an Auge, Ohr und Nase. In: Sucker H, Fuchs P, Speiser P (Hrsg.) Pharmazeutische Technologie, Thieme, Stuttgart New York, S. 693-729
167. Van Ooteghem M (1990) Viskosität. In: Dolder R, Skinner FS (Hrsg.) Ophthalmika, 4. Aufl., Wissenschaftliche Verlagsgesellschaft, Stuttgart, S. 393-407
168. Ludwig A, Van Ooteghem M (1989) The evaluation of cellulosic polymers in ophthalmic formulations. Proc 5th Int Conf Pharm Technology (APGI), Paris, Vol. 1, p 313-321
169. Kläwicke G (1969) Hydroxyaethylcellulosum. Kommentar zum Deutschen Arzneibuch 7. Ausgabe, Akademie Verlag, Berlin
170. Kassem MA, Attia MA, Habib FS, Mohamed AA (1987) Drug Dev Ind Pharm 13:1447-1469
171. Saettone MF, Giannaccini B, Ravecca S, La Marca F, Tota G (1984) Int J Pharm 20:187-202
172. Saettone MF, Alderigi C, Giannaccini B, Galli-Angeli D (1989) Drug Dev Ind Pharm 15:2621-2637
173. Nerlo H, Wilunska Z (1975) Farm Pol 31:565-569
174. Anderman G (1979) Dissertation, Universität Strasbourg
175. Krishna N, Brow F (1964) Am J Ophthalmol 57:99-106
176. Patton TE, Robinson JR (1975) J Pharm Sci 64:1312-1316
177. Saettone MF, Giannaccini B, Teneggi A, Savigni P, Tellini N (1982) J Pharm Pharmacol 34:464-466
178. Green K, Dows SJ (1975) Arch Ophthalmol 93:1165-1168
179. Callas B (1978) Dissertation, Universität Montpellier
180. Ludwig A, Van Ooteghem M (1988) Drug Dev Ind Pharm 14:2267-2284
181. Deshpande SG, Shirolkar S (1989) J Pharm Pharmacol 41:197-200
182. Ludwig A, Unlü N, Van Ooteghem M (1990) Int J Pharm 61:15-25
183. Van Bijsterfeld OP (1988) Z Prakt Augenheilk 9:151-154
184. Lemp MA, Szymanski S (1975) Arch Ophthalmol 93:134-136
185. Gossel TA (1985) US Pharm 10:20,22-24
186. Nelson JD, Farris RL (1988) Arch Ophthalmol 106:484-487
187. Saettone MF, Chetoni P, Torracca MT, Burgulassi S, Giannaccini B (1989) Int J Pharm 51:203-212
188. Hazlett LD, Barrett R (1987) Ophthalmic Res 19:277-284
189. Camber O, Edman P (1989) Current Eye Res 8:563-567
190. Gurny R, Ibrahim H, Aebi A, Buri P, Wilson CG, Washington N, Edman P, Camber O (1987) J Contr Rel 6:367-373
191. Limberg MB, McCaa C, Kissling GE, Kaufman HE (1987) Am J Ophthalmol 103:194-197
192. McDermott ML, Edelhauser HF (1989) Arch Ophthalmol 107:261-263
193. Azuma I, Sakaguchi K, Yukioka Y, Miura M (1965) Acta Soc Ophthalmol Jap 68:1018-1023
194. Isacoff H, Ziegler TF (1978) Drug Cosmet Ind 126, 10:46-49
195. Maichuk YV, Tishina IF (1971) Vest Oftal 84, 6:60-63
196. Kondratyeva TS, Pirozhnikova LN (1975) Farmatsiya (Moscow) 24:29-33
197. Grigoryeva ON, Kondratyeva TS, Maichuk YV, Kromov GL (1982) Farmatsiya (Moscow) 31:20-23
198. Weast RC (1978) Handbook of Chemistry and Physics, 58th ed., C.R.C. Press, Cleveland, D-220
199. Spegg H (1976) Dtsch Apoth Ztg 16:1939-1944
200. Skinner FS (1990) Suspensions-Augentropfen. In: Dolder R, Skinner FS (Hrsg.) Ophthalmika, 4. Aufl., Wissenschaftliche Verlagsgesellschaft, Stuttgart, S. 441-447
201. Grmusa J, Stupar M, Vuleta G, Parunovic A (1985) Arch Farm 35:175-177
202. Timouth T, Briscoe J (1984) Med J Aust 140:119
203. Salminen L (1959) Acta Ophthalmol 57:633-636
204. Dolder R (1990) Ölige Augenarzneien. In: Dolder R, Skinner FS (Hrsg.) Ophthalmika, 4. Aufl., Wissenschaftliche Verlagsgesellschaft, Stuttgart, S. 451-452
205. Lippold BC, Steinke G (1990) Biopharmazeutische Aspekte der Augenarzneizubereitungen. In: Dolder R, Skinner FS (Hrsg.) Ophthalmika, 4. Aufl., Wissenschaftliche Verlagsgesellschaft, Stuttgart, S. 354-368
206. Horsch W (1969) Augentropfen. In: Jung F, Kny L, Pethke W, Pohloudek-Fabini R, Richter J (Hrsg.) Kommentar zum Deutschen Arzneibuch 7. Ausgabe, Akademie-Verlag, Berlin
207. Werner R, Fischer D (1987) Schweiz Apoth Ztg 125:339-340
208. Beyrich T (1976) Pharmazie 31:577
209. Loeffler M, Hornblass A (1990) Arch Ophthalmol 108:640
210. Dolder R (1990) Einzeldosenbehältnisse. In: Dolder R, Skinner FS (Hrsg.) Ophthalmika, 4. Aufl., Wissenschaftliche Verlagsgesellschaft, Stuttgart, S. 591-598
211. Anonym (1981) Pharm Ztg 126:164

212. Anonym (1973) Dtsch Apoth Ztg 113:200
213. Cambrosio F (1990) Industrielle Fertigung von Augenarzneimitteln. In: Dolder R, Skinner FS (Hrsg.) Ophthalmika, 4. Aufl., Wissenschaftliche Verlagsgesellschaft, Stuttgart, S. 565–575
214. Skaletzki B, Wollmann H (1973) Pharmazie 28:1–6
215. Aspinall JA, Duffy TD, Saunders MB, Taylor CC (1980) J Clin Hosp Pharm 5:21–29
216. Florentine M (1959) Am J Hosp Pharm 16:513–518
217. Veikko Pirilä H (1990) US Patent No. 4.936.498
218. Boer Y, Nijland CJ (1981) Pharm Weekbl 116:371–374
219. Graf E (1978) Pharm Unserer Zeit 7:99–104
220. Fröhlich J (1977) Dtsch Apoth Ztg, Beilage Krankenhausapotheke 27:26–29
221. Brouwers JRBJ (1977) Pharm Weekbl 112:157–159
222. Groos M (1984) Dtsch Apoth Ztg 124:1614–1615
223. Kass MA, Hodapp E, Gordon M, Kolker AE, Goldberg I (1982) Ann Ophthalmol 14:889–893
224. List H (1980) Arzneiformenlehre, 2. Aufl., Wissenschaftliche Verlagsgesellschaft, Stuttgart, S. 409–423
225. Norn MS (1964) Acta Ophthalmol (Copenhagen) 42:727–734
226. Hardberger R, Hanna C, Boyd DM (1975) Arch Ophthalmol 93:42–45
227. Cable MK, Hendrickson RO, Hanna C (1978) Arch Ophthalmol 96:84–86
228. Jacknowitz AI (1986) US Pharm 11:29
229. Robin JS, Ellis PP (1978) Surv Ophthalmol 22:335–340
230. Shell JW (1984) Surv Ophthalmol 29.117–128
231. Kragh G, Berneis KH, Münzel K (1966) Sci Pharm 34:42–66
232. Voigt R, Bornschein M (1973) Lehrbuch der pharmazeutischen Technologie, VEB Verlag Volk und Gesundheit, berlin, S. 328–333
233. Brenner J (1969) Pharm Acta Helv 44:193–207
234. Kagan EZ (1971) Antibiotiki 16:987–990
235. Richter G (1957) Arzneim Forsch 7:419–435
236. Sieg JW, Robinson JR (1979) J Pharm Sci 68:724–728
237. Lieb W (1987) Klin Mbl Augenheilk 190:125–126
238. Amdidouche D, Dutertre H, Chaumeil JC (1989) Pharm Acta Helv 64:273–275
239. Stenbeck A, Östholm I (1954) Acta Ophthalmol (Copenhagen) 32:405–423
240. Elsner Z, Grzegorzewicz W (1970) Farm Pol 26:899–903
241. Newton DW, Becker CH, Torosian G (1973) J Pharm Sci 62:1538–1542
242. Friede R (1952) Klin Mbl Augenheilk 120:163–172
243. Lazareva EN (1971) Chim Farm Z (Moskva) 5:30–34
244. Vander Wyk RW, Granston AE (1958) J Am Pharm Assoc Sci Ed 47:193–196
245. Bowman FW, Holdowsky S (1959) J Am Pharm Assoc Sci Ed 48:95–96
246. Bowman FW (1969) J Pharm Sci 58:277–278
247. Bowman FW, Knoll EW, White M, Mislivec P (1972) J Pharm Sci 61:532–535
248. Ayliffe GAJ, Barry DR, Lowbury EJL, Roper-Hall MJ, Walker WM (1966) Lancet I:1113–1117
249. Engler GR (1981) Pharm Int 2:141–144
250. Mitchell AG, Kazmi SJA (1977) Cosm Toil 92:33–43
251. Ivanova LA, Kondrateva TS (1970) Farmacija (Moskva) 19:23–26
252. Spieser P (1968) Pharm Acta Helv 43:193–227
253. Dankert J, Tromp TFJ, Doets A, Huizinga T (1975) Pharm Weekbl 110:189–193
254. List PH, Momberger H (1974) Dtsch Apoth Ztg 114:1062
255. Gallinger S (1974) Dtsch Apoth Ztg 114:1678
256. Horsch W, Bogs U (1969) Augensalben. In: Jung F, Kny L, Poethke W, Pohloudek-Fabini R, Richter J (Hrsg.) Kommentar zum Deutschen Arzneibuch 7. Ausgabe, Akademie-Verlag, Berlin
257. Frauch P (1970) Pharm Acta Helv 45:75–88
258. Stozek T, Krowczynski L, Ozimek M (1971) Farm Pol 27:477–483
259. Przyborowski R (1967) Wiss Z Humboldt-Univ Berlin Math Nat R 16:239–242
260. Pferdekämper G (1966) Pharm Ind 28:379–384
261. Horsch W, Seifferth R, Ullrich M (1972) Pharmazie 27:800–801
262. Horsch W, Seifferth R, Ullrich M (1973) Zentralbl Pharm Pharmakother Laboratoriumsdiagn 112:227–233
263. Hangay G (1970) Acta Pharm Hung 40:75–80
264. Schwenker G, Vogt H (1962) Pharm Ind 24:163–167
265. Hüttenrauch R, Süss W, Schmeiss U (1974) Pharmazie 29:31–35
266. Anonym (1978) Manuf Chem Aerosol New 49:64
267. Trose D (1962) Pharm Prax 17:215–217
268. Quellmalz K, Schmidt R, Kastens W (1971) Pharm Prax 26:113.115
269. Kata M, Mayer A (1973) Gyógyszerészet 4:136–137
270. Mozsgai K (1972) Gyógyszerészet 16:339–342
271. Lerk CF, Zuurman K (1972) Pharm Weekbl 107:173–178
272. Boymond P (1960) Schweiz Apoth Ztg 98:561–563
273. Weis-Fogh O, Wiese CF (1964) Arch Pharm Chemi 71:835–844
274. Chrai SS, Stupak EI (1976) Bull Parent Drug Assoc 30:100–103
275. Bormann G (1974) Pharm Prax 29:9–10
276. Lagner HJ, Ketelhohn K (1974) Pharm Ind 36:596–600
277. Smith GG, Fonner DE, Griffin JC (1975) Bull Parent Drug Assoc 29:18–25
278. Abshire R, Cash P (1986) J Parent Sci Technol 40:97–99
279. Jacobsen F (1969) J Mond Pharm 40:14–22
280. Ruetz A (1974) Drugs made Ger 17:90–96
281. Atawowczyk A, Kryzyzanowska T (1974) Farm Pol 30:1029–1033
282. Paris G.A.W.J.O.E. (1953) Pharm Weekbl 86:646–647
283. Van Ooteghem M (1964) Pharm Tijdschr Belg 41:104–114
284. Sandell E, Ernerot L (1966) Acta Pharm Suec 3:59–60
285. Weiss H (1974) Pharmazie 29:427
286. Britton SC (1952) Tin Res Inst 15:23–25
287. Sacharow S (1968) Pharm Weekbl 103:1261–1265
288. Van Ooteghem M, Cambrosio F (1990) Augensalbentuben. In: Dolder R, Skinner FS (Hrsg.) Ophthalmika, 4. Aufl., Wissenschaftliche Verlagsgesellschaft, Stuttgart, S. 586–591
289. Anonym (1955) Das chemische Verhalten von Aluminium, Aluminium-Verlag, Düsseldorf, S. 64–211
290. Cooper J (1966) J Mond Pharm 9:259–281
291. Marks A (1967) APV-Informationsdienst 13:164
292. Aerts A, Alexis J, Barbé P, Boudon P, Delattre L, Leloup J, Stein E, Van den Eeckhout E (1972) J Pharm Belg 27:480–492
293. Stehle-Sand U (1989) Pharm Praxis (Beilage Acta Pharm Technol) 11:1–5
294. Münzel K (1953) Schweiz Apoth Ztg 91:273–283
295. Köchel J (1966) Krankenhaus-Apotheke (Beilage Dtsch Apoth Ztg) 16:9–14
296. Polli GP, Fong DTK, Shoop CE (1972) J Pharm Sci 51:1078–1080
297. Pochapinskii YI (1962) Med Prom UdSSR 16:34–39
298. Golda H (1984) Die Sauberhaltung bei der Herstellung von Tuben. In: Algner S, Helbig J, Spingler E (Hrsg.) Primär-Packmittel, Paperback APV 9, Wissenschaftliche Verlagsgesellschaft, Stuttgart, S. 32–38
299. British Standard 4230: (1967 and 1986). Specification for metal collapsible tubes for eye ointments

300 U.N.I 3061 (1950). Tubetti metallici deformabili con punta oftalmica. Dimensioni, caratteritichi
301. DIN 5061 Teil 1 (1985) Tuben aus Aluminium; DIN 5061 Teil 2 (1989) Tuben aus Kunststoff
302. Cavatorta L, Romaniello E, Allievi R (1968) Boll Chim Farm 107:721-725
303. Brunzell A, Nilsson G (1973) Acta Pharm Suec 10:247-253
304. Dolder R (1963) Pharm Acta Helv 38:418-422
305. Dolder R (1973) Schweiz Apoth Ztg 111:487-489
306. Cable MK, Hendrickson RO, Hanna C (1978) Arch Ophthalmol 96:84-96
307. Wyatt BK (1984) Am J Hosp Pharm 41:654-655
308. Kunstcher H (1973) Pharm Ind 35:422-434
309. Horsch W, Kny L, Röthig J, Dressel H (1973) Zentralbl Pharm Pharmakother Laboratoriumsdiagn 112:909-910
310. Fulmek R (1967) Wien Med Wochenschr 117:838-840
311. Fulmek R (1967) Arch Phys Ther (Leipzig) 19:151-155
312. Ogielska E, Baran L, Barczyk I, Madeyski A (1979) Klin Oczan 81:271-273
313. Wittlinger P (1961) US Patent No. 2.987.439
314. Hall VC (1965) US Patent No. 3.170.462
315. Carroll A (1967) US Patent No. 3.314.426
316. Hollet CC (1969) US Patent No. 3.506.001
317. Coleman DJ, Trokel SL (1977) US Patent No. 4.052.985
318. Mansour A, Aswad MI, Traboulsi EI (1984) Am J Ophthalmol 97:245
319. Longwell A, Birss S, Keller N, Moore D (1976) J Pharm Sci 65:1654-1657
320. Halberg GP, Kelly SE, Morrone M (1975) Ann Ophthalmol 7:1199-1209
321. Sharp J, Hanna C (1977) J Arkansas Med Soc 73:462-463
322. Sharp J, Wallace T, Hanna C (1975) J Pediat Ophthalmol 12:119-122
323. Popescu MP (1975) Oftalmologia (Bucuresti) 19:73-77
324. Buschmann W, Linnert D (1980) Klin Mbl Augenheilk 177:345-353
325. Fraunfelder FT, Zacarian SA, Limmer BL, Wingfield D (1980) Ophthalmology (Rochester) 87:461-465
326. Frauenfelder FT, Pertursson GJ (1979) Ophthalmic Surg 10:42-46
327. Heilmann K, Sinz U (1974) Klin Monatsbl Augenheilkd 165:519-524
328. Heilmann K (1984) Okulares therapeutisches System. In: Heilmann K (Hrsg.) Therapeutische Systeme, Enke, Stuttgart, S. 58-59
329. Buri P (1985) Voie oculaire. In: Buri P, Puisieux F, Boelker E, Benoit JP (eds.) Formes pharmaceutiques nouvelles, Technique et documentation Lavoisier, Paris p 411-439
330. Beyrich T, Krugmann G (1981) Zentralbl Pharm Pharmakother Laboratoriumsdiagn 120:1017-1020
331. Dolder R (1990) Weitere Augenpräparate. In: Dolder R, Skinner FS (Hrsg.) Ophthalmika, 4. Aufl., Wissenschaftliche Verlagsgesellschaft, Stuttgart, S. 493-502
332. Calabria G, Rathschuler F (1987) Contact lenses as therapeutic systems. In: Saettone MS, Bucci G, Speiser P (eds.) Ophthalmic drug delivery: biopharmaceutical, technological and clinical aspects. Fidia research series Vol. 11, Springer, Berlin, p 67-81
333. McDermott ML, Chandler JW (1989) Surv Ophthalmol 33:381-394
334. Hillman JS (1974) Br J Ophthalmol 58:674-679
335. Hillman JS, Marsters JB, Broad A (1975) Trans Ophthalmol Soc UK 95:79-84
336. Kaufman HE, Uoltila MH, Gasset AR, Wood TO, Ellison ED (1971) Trans Am Acad Ophthalmol Otolaryngol 75:361-373

337. Podos SM, Becker B, Asseff C, harstein J (1972) Am J Ophthalmol 73:336-341
338. Ruben M, Watkins R (1975) Brit J Ophthalmol 59:455-458
339. Smolen VF, Vemuri R, Miya TS, Williams EJ (1975) Drug Dev Comm 1:479-494
340. Krohn DL, Breitfeller JM (1975) Invest Ophthalmol 14:152-155
341. Marmion VJ, Yurdakul S (1977) Trans Ophthalmol Soc UK 97:162-163
342. Zatloukal Z, Dolezal P, Skubalova Z (1986) Cesk Farm 35:318-321
343. Goto S (1988) Folia Ophthalmol Jpn 39:574-579
344. Hull DS, Edelhauser HF, Hyndiuk RA (1974) Arch Ophthalmol 92:413-416
345. Friedman Z, Allen RC, Raph SM (1985) Arch Ophthalmol 103:963-966
346. Shchipanova AI, Maichuk YF, Babich GA, Kivaev AA, Zelenskaya AA (1982) Vestn Oftamol 99:74-76
347. Coto S, Fujiwara H, Egi K, Katayama T, Suzuki T (1989) Acta Soc Ophthalmol Jpn 93:254-257
348. Lemp MA (1978) Ann Ophthalmol 10:1319-1321
349. Jain MR, Lal S (1983) Ind J Ophthalmol 31:645-648
350. McCarey BE, Schmidt FM, Wilkinson KD, Baum JP (1984) Curr Eye Res 3:977-989
351. Busin M, Spitnas M (1988) Ophthalmology (Rochester) 95:796-798
352. Jain MR (1988) Br J Ophthalmol 72:150-154
353. Praus R, Brettschneider L, Kreja L, Kalvadora D (1972) Ophthalmologica 165:62-70
354. Brettschneider L, Preus R, Kreja L, Havranek M 81975) Ophthalmol Res 7:296-299
355. Matoba AY, McCulley JP (1985) Ophthalmology (Rochester) 92:97-99
356. Lyons RW (1979) New Engl J Med 300.372-373
357. Dumortier G, Zuber M, Chaumeil JC (1989) S T P Pharma 5:561-566
358. Garfinkle B, Cochran J, Snyder J, Trasher G, Thompson B, Orlowski S, Harwoord RJ, Cohen EW (1985) J Parenter Sci Technol 39:246-250
359. Rubin AL, Stenzel KH, Miyata T, White MD, Dunn M (1973) J Clin Pharmacol New Drugs 13:309-312
360. Kitazawa Y (1975) Acta Soc Ophthalmol Jap 79:1715-1747
361. Vansantha R, Sehgal PK, Panduranga Rao K (1988) Int J Pharm 47:95-102
362. Bloomfield SE, Miyata T, Dunn MW, Bueser N, Stenzel KH, Rubin AL (1978) Arch Ophthalmol 96:885-887
363. Phinney RB, Schwartz SD, Lee DA, Mondino BJ (1988) Arch Ophthalmol 106:1599-1604
364. Rootman DS, Avaria M, Bassu PK (1990) Abstracts of papers presented at 9th Int Congress of Eye Research, Helsinki (1990) 219:773
365. Hwang DG, Stern WH, Hwang PH, MacGowan-Smith LA (1990) Arch Ophthalmol 107:1375-1380
366. Ivanova LA, Abramova TA, Popova ZS, Felisova EV (1988) Farmatsiya (Moscow) 37:24-27
367. Kaufman H E (1990) Abstracts of papers presented at 9th Int Congress of Eye Research, Helsinki (1990) 219:772
368. Reidy JJ, Gebhardt BM, Kaufman HE (1990) Cornea 9:196-199
369. Gebhardt BM, Chen YF, Reidy JJ, Kaufman HE (1990) Abstracts of papers presented at 9th Int Congress of Eye Research, Helsinki (1990) 220:776
370. Sawusch MR, O,Brien TP, Dick JD, Gottsch JD (1988) Am J Ophthalmol 106:279-281
371. D'Oncien MJ, Amrani K, Santoul C, Coquelet C, Bonne C (1990) Abstracts of papers presented at the 4th Eur

Congress Bipharmaceutics and Pharmacokinetics, Genève (1990) 8:209

372. Gossler JR, Ashton P, Van Meter WS, Smith TJ (1990) Invest Ophthalmol Vis Sci 31 (ARVO Suppl):485

373. Colin J, Malet F, Richard MC, Chastel C (1991) Contactologia 13D:23-25

374. Schwartz SD, Harrison SA, Engstrom RE, Bawden RE, Lee DA, Mondino BJ (1990) Invest Ophthalmol Vis Sci 31 (ARVO Suppl):485

375. Finkelstein I, Trope GE, Menon IA, Spero L, Rootman DS, Heathcote G (1990) Invest Ophthalmol Vis Sci 31 (ARVO Suppl):591

376. Bloomfield SE, Dunn MW, Miyata T, Stenzel KH, Randle SS, Rubin AL (1977) Arch Ophthalmol 95:247-250

377. Shaker GJ, Ueda S, LoCascio JA, Aquavella JV (1989) Invest Ophthalmol Vis Sci 30:1565-1568

378. Frantz JM, Dupuy BM, Kaufman HE, Beuerman RW (1989) Am J Ophthalmol 108:524-528

379. Murata Y, Yoshioka H, Kitaoka M, Iyama K, Okamura R, Usuku G (1990) Ophthalmic Res 22:144-151

380. Marquardt R, Pillunat LE (1990) Abstracts of papers presented at the 9th Int Congress of Eye Research, Helsinki (1990) 219:774

381. James V, Aquavella MD (1990) Abstracts of papers presented at the 9th Int Congress of Eye Research, Helsinki (1990) 219:775

382. Yakolev AA, Lenkevich MM (1966) Vestn Oftal 79:40-42

383. Saettone MF, Giannaccini B, Chetoni P, Galli G, Chiellini E (1984) J Pharm Pharmacol 36:229-234

384. Kelly JA, Molyneux PD, Smith SA, Smith SE (1989) J Pharm Pharmacol 73:360-372

385. Harwood RJ, Schwartz JB (1982) Drug Dev Ind Pharm 8:663-682

386. Urtti A, Salminen L, Miinalainen O (1985) Int J Pharm 23:147-161

387. Saettone MF, Chetoni P, Torracca MT, Giannaccini B, Naber I, Conte U, Sangalli ME, Gazzaniga A (1990) Acta Pharm Technol 36:15-19

388. Urtti A, Juslin M, Miinalaine O (1985) Int J Pharm 25:165-178

389. Urtti A, Periviita L, Salminen L, Juslin M (1985) Drug Dev Ind Pharm 11:257-268

390. Dumortier G, Zuber M, Chast F, Sandouk P (1989) Proceedings of 5th Int Conf Pharm Technol, Paris 1989, Vol. 1, p 61-69

391. Dumortier G, Zuber M, Chast F, Sandouk P, Chaumeil JC (1990) Int J Pharm 59:1-7

392. Gelatt KN, Gum GG, Williams LM, Peiffer RL (1979) Am J Vet Res 40:702-704

393. Hovding G, Aasved H (1981) Acta Ophthalmol (Copenhagen) 59:842-846

394. Werblin TP, Rheinstrom SD, Kaufman HE (1981) Ophthalmology (Rochester) 88:78-81

395. Wright P, Vogel R (1983) Br J Ophthalmol 67:393-397

396. Harwood RJ (1984) Eur Pat Appl EP 108,661

397. Cordonnier M, Pereleux A, Herode A, Zanen A (1985) Bull Soc Belg Ophthalmol 212:65-69

398. Hill JC (1989) Br J Ophthalmol 73:151-154

399. Molemans M, Maugdal PC, Misotten L (1982) Bull Soc Belg Ophthalmol 201:93-97

400. Loucas SP, Haddad HM (1975) Metabolic Ophthalmology, Pergamon, London, Vol. 1:27-34

401. Katz IM (1982) US Patent No. 4.343.787

402. Gonzales GM, Jimeno JCP (1984) Arch Soc Esp Oftalmol 47:435-440

403. Lamberts DW, Langston DP, Chu W (1978) Ophthalmology (Rochester) 85:794-800

404. Katz JI, Kaufman HE, Breslin C, Katz IM (1978) Ophthalmology (Rochester) 85:787-793

405. Gautheron PD, Lotti VJ, Le Douarec JC (1979) Arch Ophthalmol 97:1944-1947

406. Salminen L, Urtti A, Kujari H, Juslin M (1983) Graefes Arch Ophthalmol 221:96-99

407. Maichuk YF, Pozdnyakov VI, Khromov GL, Koneva EB, Starunova LN (1974) Vestn Oftal 90:73-76

408. Khromov GL, Davydov AB, Maichuk YF, Tishina IF (1974) Ger Patent 2.251.076

409. Maichuk YF (1977) Arch Ophthalmol (Paris) 37:545-550

410. Nuritidinov VA (1980) Vestn Oftal 97:59-60

411. Harwood R (1988) US Patent No. 4.730.013

412. Khromov GL, Starunova LN, Maichuk YF, Davydov AB, Kondrateva TS (1974) Khim Farm Zh 8:24-29

413. Maichuk YV (1975) Lancet 1:173

414. Maichuk YV (1975) Invest Ophthalmol 14:87-90

415. Khromov GL, Davydov AB, Maichuk YF, Tishina IF (1976) US Patent No. 3.978.201

416. Khromov GL, Erofeeva LN, Maichuk YF, Davydov AB (1975) Khim Farm Zh 9:31-34

417. Maichuk YF, Khromov GL (1977) Vest Oftal 94:61-62

418. Dohlman CH, Pavan-Langston D, Rose J (1972) Ann Ophthalmol 4:832-833

419. Allansmith MR, Lee JR, McClellan BH, Dohlman CH (1975) Trans Am Acad Ophthalmol 79:OP128-OP136

420. Keller N, Longwell AM, Birss SA (1976) Arch Ophthalmol 94:664-652

421. Pavan-Langston D, Langston RHS, Geary PA (1975) Arch Ophthalmol 93:1349-1351

422. Capozza RC (1974) Ger Patent 2.505.305

423. Higuchi T, Hussain A, Shell JW (1976) Can Patent 989.732

424. Kassem MA, Attia MA, Safwat SM (1986) J Pharm Belg 41:106-110

425. Attia MA, Kassem MA, Safwat SM (1988) Int J Pharm 47:21-30

426. Habib FS, Attia MA (1986) Acta Pharm Technol 32:133-136

427. Grass GM, Cobby J, Makoid MC (1984) J Pharm Sci 73:618-621

428. Maichuk YF (1967) Antibiotiki 5:435

429. Urtti A (1985) Int Pharm 26:45-55

430. Finne U, Kyyrönen K, Urtti A (1989) J Controlled Release 10:189-194

431. Finne U, Väisänen V, Urtti A (1990) Int J Pharm 65:19-27

432. Miyazaki S, Ishii K, Takada M (1982) Chem Pharm Bull 30:3405-3407

433. Salimen L (1987) Pilocarpine inserts: experimental and clinical experiences. In: Saettone MS, Bucci G, Speiser P (eds.) Ophthalmic drug delivery: biopharmaceutical, technical and clinical aspects. Fidia research series Vol. 11, Springer, Berlin, p 161-170

434. Gurny R (1981) Pharm Acta Helv 56:130-132

435. Gurny R (1985) Systèames thérapeutiques à base de latex. In: Buri P, Puisieux F, Doelker E, Benoit JP (eds.) Formes pharmaceutiques nouvelles, Technique et Documentation, Lavoisier Paris, p 657-671

436. Gurny R, Ibrahim H, Boye T, Buri P (1987) Latices and thermosensitive gels as sustained delivery systems to the eye. In: Saettone MS, Bucci G, Speiser P (eds.) Ophthalmic drug delivery: biopharmaceutical, technical and clinical aspects. Fidia research series Vol. 11, Springer, Berlin p 27-36

437. Ibrahim H, Gurny R, Bindschaedler C, Buri P (1989) Proceedings of the 5th Int Conf Pharm Technol (Paris 1989), Vol. 1, p 70-76

438. Haddad HM, Loucas SP (1975) US Patent No. 3.870.791

439. Dolder R (1990) Weitere Augenpräparate. In: Dolder R, Skinner FS (Hrsg.) Ophthalmika, 4. Aufl., Wissenschaftliche Verlagsgesellschaft, Stuttgart, S. 493-504

440. Rozier A, Mazuel C, Grove J, Plazonnet B (1989) Int J Pharm 57:163-168
441. Miller CM, Donovan MD (1982) Int J Pharm 12:147-152
442. Ticho U, Blumenthal M, Zonis S, Gal A, Blank I, Mazor Z (1979) Ann Ophthalmol 11:555-561
443. Ticho U, Blumenthal M, Zonis S, Gal A, Blank I, Mazor Z (1979) Br J Ophthalmol 63:45-47
444. Mazor A, Ticho U, Rehany U, Rose L (1979) Br J Ophthalmol 63:48-51
445. Blumenthal J, Ticho U, Zonis S, Gal A, Blank I, Mazor Z (1979) Glaucoma 1:145-148
446. Leibowitz HM, Chang RK, Mandell AI (1984) Ophthalmology (Rochester) 91:1199-1204
447. Leucata SE (1989) Int J Pharm 54:71-78
448. Wood RW, Li VHK, Kreuter J, Robinson JR (1985) Int J Pharm 23:175-183
449. Kreuter J (1987) Nanoparticles and liposomes in ophthalmic drug delivery. In: Saettone MS, Bucci G, Speiser P (eds.) Ophthalmic drug delivery: biopharmaceutical, technical and clinical aspects. Fidia research series Vol. 11, Springer, Berlin, p 101-106
450. Harmia T, Speiser P, Kreuter J (1987) Pharm Acta Helv 62:322-331
451. Harmia T, Kreuter J, Speiser P, Boye T, Gurny R, Kubis A (1986) Int J Pharm 33:187-193
452. Diepold R, Kreuter J, Guggenbuhl P, Robinson JR (1989) Int J Pharm 54:149-153
453. Diepold R, Kreuter J, Himber J, Gurny R, Lee VHL, Robinson JR (1989) Graefes Arch Ophthalmol 277:188-193
454. Alonso MJ, Losa C, Seijo B, Torres D, Vila Jato JL (1989) Proceedings of the 5th Int Conf Pharm Technol (Paris 1989), Vol. 1, p 77-83
455. Marchal-Heussler L, Maincent P, Hoffman M, Spittler J, Couvreur P (1990) Int J Pharm 58:115-122
456. Jacob-Labarre JT, Kaufman HE (1990) Invest Ophthalmol Vis Sci 31 (ARVO Suppl):485
457. Meisner D, Pringle J, Mezei M (1989) Int J Pharm 55:105-113
458. Schaeffer HE, Brietfeller JM, Krohn DL (1983) Invest Ophthalmol Vis Sci 25:530-533
459. Megaw JM, Takei Y, Lerman S (1981) Exp Eye Res 32:395-405
460. Singh K, Mezei M (1984) Int J Pharm 19:263-269
461. Stanford RE, Yang DC, Redell MA, Lee VHL (1983) Int J Pharm 13:263-272
462. Stanford RE, Yang DC, Redell MA, Lee VHL (1983) Curr Eye Res 2:377-386
463. Simmons ST, Sherwood MB, Nochols DA, Penne RB, Sery T, Spaeth GL (1988) Br J Ophthalmol 72:688-691
464. Barza M, Baum J, Szoka F (1984) Invest Ophthalmol Vis Sci 25:486-490
465. Fitzgerald P, Hadgraft J, Wilson CG (1987) J Pharm Pharmacol 39:487-490
466. Smolin G, Okumoto M, Feiler S, Gondon D (1981) Am J Ophthalmol 100:481-483
467. Schaeffer HE, Krohn DL (1982) Invest Ophthalmol Vis Sci 22.220-227
468. Lee VHL, Takemoto KA, Iimoto DS (1984) Curr Eye Res 3:585-591
469. Singh K, Mezei M (1983) Int J Pharm 16:339-344
470. Lee VHL, Urrea PT, Smith RE, Schanzlin DJ (1985) Surv Ophthalmol 29:335-348
471. Shell JW (1985) Drug Dev Res 6:245-261
472. Schoenwald RD, Folk JC, Kumar V, Piper JG (1987) J Ocular Pharmacol 3:333-340
473. Duzman E, Chen CC, Anderson J, Blumenthal M, Twizer H (1982) Arch Ophthalmol 100:1916-1919
474. Sugrue MF, Gautheron P, Grove J, Mallorga P, Viader MP (1987) Invest Ophthalmol Vis Sci 28 (ARVO Suppl):267
475. Bundgaard H, Falch E, Larsen C, Mikkelson TJ (1986) J Pharm Sci 75:36-43
476. Bundgaard H, Falch E, Larsen C, Mosher G, Mikkelson TJ (1986) J Pharm Sci 75:775-783
477. Mosher GL, Bundgaard H, Falch E, Larsen C, Mikkelson TJ (1987) Int J Pharm 39:113-120
478. Bundgaard H (1989) Proceedings of the 5th Int Conf Pharm Technol (Paris 1989), Vol. 1, p 52-60
479. Narurkar MM, Mitra AK (1986) Pharm Res 3 (Suppl):48s
480. Leibowitz HM, Kupferman A, Stewart RH, Kimbrough RL (1978) Am J Ophthalmol 86:418-423
481. Lee VHL, Li VKL (1989) Adv Drug Delivery Res 3:1-38
482. Nelson JD (1982) Surv Ophthalmol 27:67-69
483. Korsatko W, Egger G (1988) Pharmazie 43:776-779
484. Alani DS (1978) Acta Ophthalmol 56:473-474
485. Alani DS (1978) Acta Pharm Suec 15:237-240
486. Dimenäs E, Blychert LO, Lambert H 81981) Acta Ophthalmol 59:453
487. Nielson NV (1981) Acta Ophthalmol 59:495-502
488. Gwon A, Borrmann LR, Duzman E, Robins DS, Shen D (1986) Ophthalmology (Rochester) 93 (Suppl):82-85
489. Novack GD, Ober M, Batoosingh AL, Eto CY, Mordaunt JM (1988) Invest Ophthalmol Vis Sci 29 (ARVO Suppl):83
490. Tan-Liu DDS, Sandri R (1989) J Ocular Pharmacol 5:133-140
491. Bagley JL (1984) Am Drug 189:94,96,98
492. MacKeen DL (1986) Am Pharm NS26:27-31
493. Anonym (1987) Drug Topics 131:73
494. Assmann A (1979) Dtsch Apoth Ztg 119:400
495. Dolder R (1988) Schweiz Apoth Ztg 126:603
496. Faure M, Heitz R (1988) Contactologia 10:190-193
497. Kreiner CF (1989) Acta Pharm Technol 35:58-66
498. Brethfeld V (1989) Contactologia 11:105-107
499. Brethfeld V (1989) Contactologia 11:155-158
500. Bürki E (1989) Contactologia 11:1-4
501. Wing DS, Gellathy KW (1987) Can Pharm J 120:161-166
502. Swarbrick HA (1988) Int Contact Lens Clin 15:13-19
503. Baldone JA, Kauman HE (1983) Ann Ophthalmol 15:595-596
504. Driebe WT (1989) Surv Ophthalmol 34:44-46
505. Pace P, Guyot-Sionet M, Vidal R, Giorgi G, Jonard M (1989) Contactologia 11:59-62
506. Kersley HJ (1989) Contactologia 11:108-111
507. Brewitt H, Mandel S (1990) Contactologia 12:1-6
508. Philips AJ, Stone J (1989) Appropriate drugs and solutions for use with contact lenses. In: Philips AJ, Stone J (eds.) Contact lenses, A textbook for practitioner and student, 3rd Edition, Butterworth, London, p 979-988
509. Davies DJG (1978) J Appl Bacteriol 44:XIX-XXVII
510. Van Ooteghem M (1982) Labo Pharm Probl Techn 30:802-811
511. Medicines Act 1968: Control of contact lens fluids. Department of Health and Social Security; Medicines Division, London, Mal 53:1-40
512. Faure M (1982) Labo Pharm Probl Techn 30:92-97

3 Blutzubereitungen

W. SCHNEIDER, J. SETTER

Das menschliche Blut stellt eine eiweiß- und elektrolythaltige Flüssigkeit (Plasma) dar, in der Zellen suspendiert sind. In der Vielzahl und Vielfalt der im Blut enthaltenen Bestandteile mit ihren unterschiedlichen rheologischen und immunologischen Aktivitäten drückt sich die Fülle von Funktionen aus, die das Blut im Organismus des Menschen zu erfüllen hat. Die Aufgaben des Blutes im Organismus lassen sich vereinfacht in Versorgung und Entsorgung unterteilen; sie schließen u. a. den Transport von Sauerstoff (Erythrocyten), Mineralsalzen, Lipiden, Hormonen,

Vitaminen sowie zahlreicher Stoffwechselprodukte ein. Für diese unterschiedlichen Aufgaben enthält das Blut Zellen und im Plasma gelöste Proteine, deren Aufbau auf die vorgesehene Funktion abgestimmt ist. Nach den wesentlichen funktionellen therapeutischen Prinzipien ist folgende Unterteilung möglich:

- Volumenangebot zur Aufrechterhaltung des Blutkreislaufes.
- Sauerstofftransport für den Stoffwechsel.
- Immunologische Aktivität durch Immunglobuline und Komplementfaktoren.
- Gerinnungsaktivität; Erhalten der Funktionsfähigkeit des Gefäßsystems durch Verschluß von Gefäßdefekten (Thrombocyten/Fibrinablagerung) oder Auflösen von Verschlüssen im System (Lyse).
- Onkotische Aktivität zur Gefäß- und Blutdruckregulierung (Albumin).

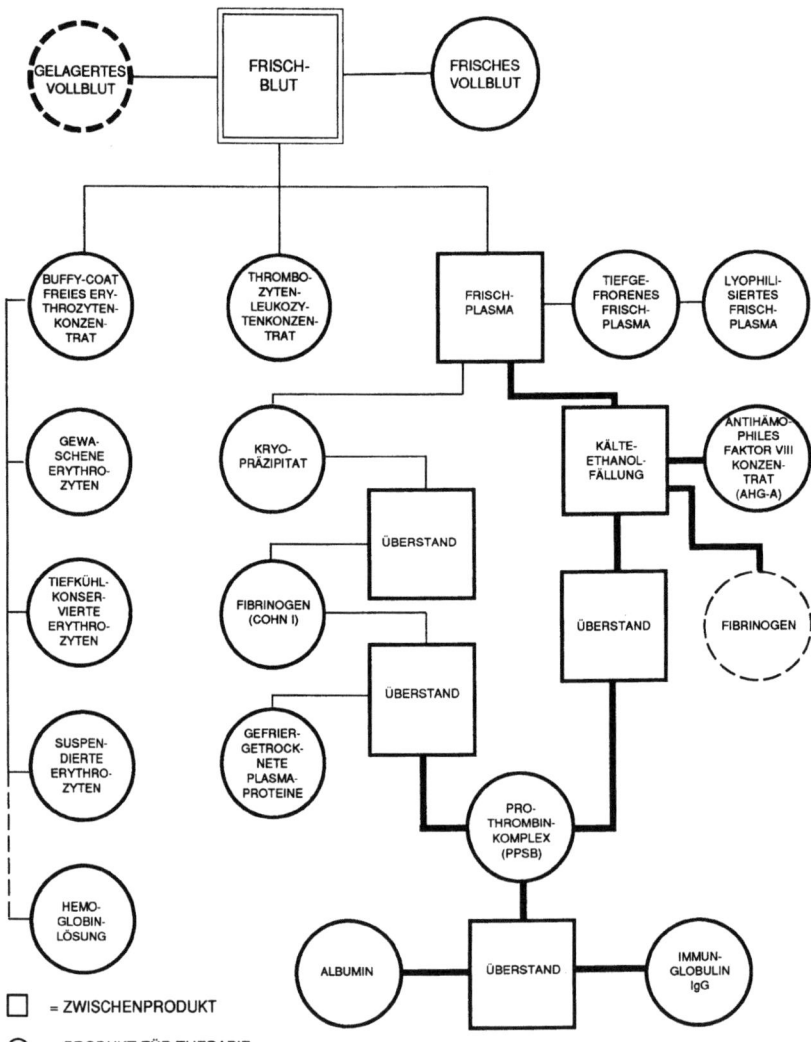

☐ = ZWISCHENPRODUKT

◯ = PRODUKT FÜR THERAPIE

— = EINZELSPENDE ODER KLEINANSATZ

▬ = GROSSANSATZ

Abb. 4.14. Präparationen aus Frischblut

Diese grobe schematische Einteilung zeigt, daß nur für wenige Indikationen die Gabe aller Bestandteile des Blutes (Voll- bzw. Frischblutkonserve) angezeigt ist. Die pathophysiologischen Erkenntnisse auf dem Gebiet der Immunologie und des Schocks führen weg von der Applikation von Vollblut hin zur Hämotherapie nach Maß, also zur Gabe der jeweils benötigten Komponente des Vollblutes.

Bei der Fraktionierung des frischen Blutes für therapeutische Zwecke erhält man die in Abb.4.14 dargestellte Bestandteile (Komponenten, Derivate). Die Zerlegung des Vollblutes in die zellhaltigen Komponenten zu Erythrocyten-, Thrombocyten- und Leukocytenkonzentraten und in Plasma erfolgt i. allg. durch Zentrifugation im geschlossenen System unter aseptischen Bedingungen als Einzelspenderpräparation (Primärfraktionierung). Die Isolierung der Proteine aus dem Blutplasma als großtechnische (Pool-)Fraktionierung ist eine sinnvolle Verbindung verschiedener Separationstechniken.

3.1 Blutgewinnung

Behältnisse und Stabilisatoren

Blutbehältnisse und Konservierungslösungen müssen steril und pyrogenfrei sein. Vor gut 30 Jahren begann die Verdrängung der Glasflasche als Blutbehältnis durch den unzerbrechlichen und platzsparenden Plastikbeutel, der zudem mit höheren Drehzahlen zentrifugiert werden kann und somit bessere und schärfere Trennungen der Blutkomponenten erlaubt. Mehrere Plastikbeutel können bereits bei der Herstellung steril miteinander verbunden und zur Auftrennung, Weiterverarbeitung und Anwendung der einzelnen Blutbestandteile im geschlossenen System zur Vermeidung einer bakteriellen Kontamination eingesetzt werden. Eine Übersicht über Blutbeutelsysteme gibt Abb.4.15.

Plastikbeutel zur Gewinnung von Vollblut und zur anschließenden Lagerung des Erythrocytenkonzentrates bestehen seit über 25 Jahren aus PVC; Weichmacher (Di-2-Ethylhexylphthalat, DEHP, oder Tri-2-Ethylhexyltrimellitat) halten dieses Material geschmeidig und elastisch. Für die Lagerung von kompatiblen und funktionsfähigen Thrombocyten sind nur hochpermeable Folien geeignet, die den Gasaustausch von Sauerstoff/Kohlendioxid zwischen Thrombocyten und Umgebungsluft ermöglichen. Diese Folien sind aus 60% Polystyrol, 20% Polypropylen und 20% EVA (Ethinyl-Vinyl-Acetat) zusammengesetzt.

In der Bluttransfusion eingesetzte Behältnisse und Materialien müssen nach PhEur steril, pyrogenfrei, chargengeprüft und amtlich zugelassen sein. Die Kennzeichnung erfolgt nach § 10 AMG.

Voraussetzung für die Konservierung von Blut ist die Unterbindung der Blutgerinnung durch Antikoagulanzien, wie z. B. Heparin oder Citrat, die Aufrechterhaltung des Energiestoffwechsels der zellulären Bestandteile durch Zusatz von Glucose und die Vermeidung von Zellschädigungen durch Einstellen eines optimalen pH-Wertes für die vorgegebene Lagertemperatur. Eine Übersicht über die handelsüblichen Stabilisatoren und den damit erzielbaren Lagerzeiten gibt Tab. 4.22.

Lagerung

Für die Lagerung der einzelnen Bestandteile des Vollblutes gibt es verschiedene optimale Temperaturbereiche:

- Erythrocyten: erschütterungsfrei bei 2 bis 8 °C (DAB 9).
- Thrombocyten: unter Rotation im gasdurchlässigen Behältnis bei 20 bis 24 °C.
- Leukocyten: nicht lagerfähig; nach Herstellung zur sofortigen Transfusion bestimmt.
- Plasma: schockgefrieren bei −80 °C; Lagerung bei mind. −30 °C.

Herstellung von Blutkomponenten

Für Vollblutkonserven gibt es heute nur noch wenige Indikationen; eine mögliche ist die Austauschtransfusion im Rahmen eines Morbus haemolyticus neonatorum bei Neugeborenen, für die heute jedoch kompatible Erythrocytenkonzentrate in Plasma der Blutgruppe AB verwendet werden.

Vollblut wird durch Zentrifugationsschritte im geschlossenen Mehrfachbeutelsystem, durch Sedimentation oder durch Filtrationstechniken (Celluloseacetatfilter) in die einzelnen Komponenten zerlegt. Weiterhin wird die Präparation von Einzelkomponenten (Plasma, Thrombocyten, Granulocyten) über kontinuierlich arbeitende (Cobe, Fenwal, Fresenius) oder diskontinuierlich arbeitende (Haemonetics, Fenwal) Zellseparatoren vorgenommen.

Erythrocytenpräparationen. Die Unterschiede der einzelnen Erythrocytenpräparationen entstehen durch die Herstellungsmethoden und die verwendeten Stabilisatoren.

Bei *buffycoatarmem Erythrocytenkonzentrat* wird der nach Zentrifugation (3.000 g/15 min) zwischen Erythrocyten und Plasma befindliche Thrombocyten-Leukocyten-Saum (Buffy coat) abgetrennt; diese Konserve eignet sich vor allem für Patienten, die häufiger Transfusionen erhalten. Anwendungsgebiete sind alle Formen normovolämischer Anämien. Zunehmend werden diese Erythrocytenkonzentrate mit additiven Lösungen SAG-M oder PAGGS-M zur Verbesserung der Fließeigenschaften der Präparation und zur Verlängerung der Lagerzeit des Konzentrates versehen. Eine Beeinträchtigung der Qualität des Plasmas erfolgt nicht, da die additive Lösung erst nach der Abtrennung des Plasmas den Erythrocyten zugeführt wird.

Zur Gewinnung von *leukocytenfrei gefilterten Erythrocyten* werden diese mittels eines Filters aus Celluloseacetatfasern aus Erythrocytenkonzentraten entfernt. Indiziert sind leukocytenfreie Erythrocyten für Patienten, die für eine Organtransplantation oder häufigere Bluttransfusionen vorgesehen sind, sowie zur Vermeidung von febrilen Transfusionsreaktionen bei hochgradig immunisierten Patienten.

Indikationen für *gewaschene Erythrocyten* sind Eiweißunverträglichkeiten sowie Immunisierung gegen

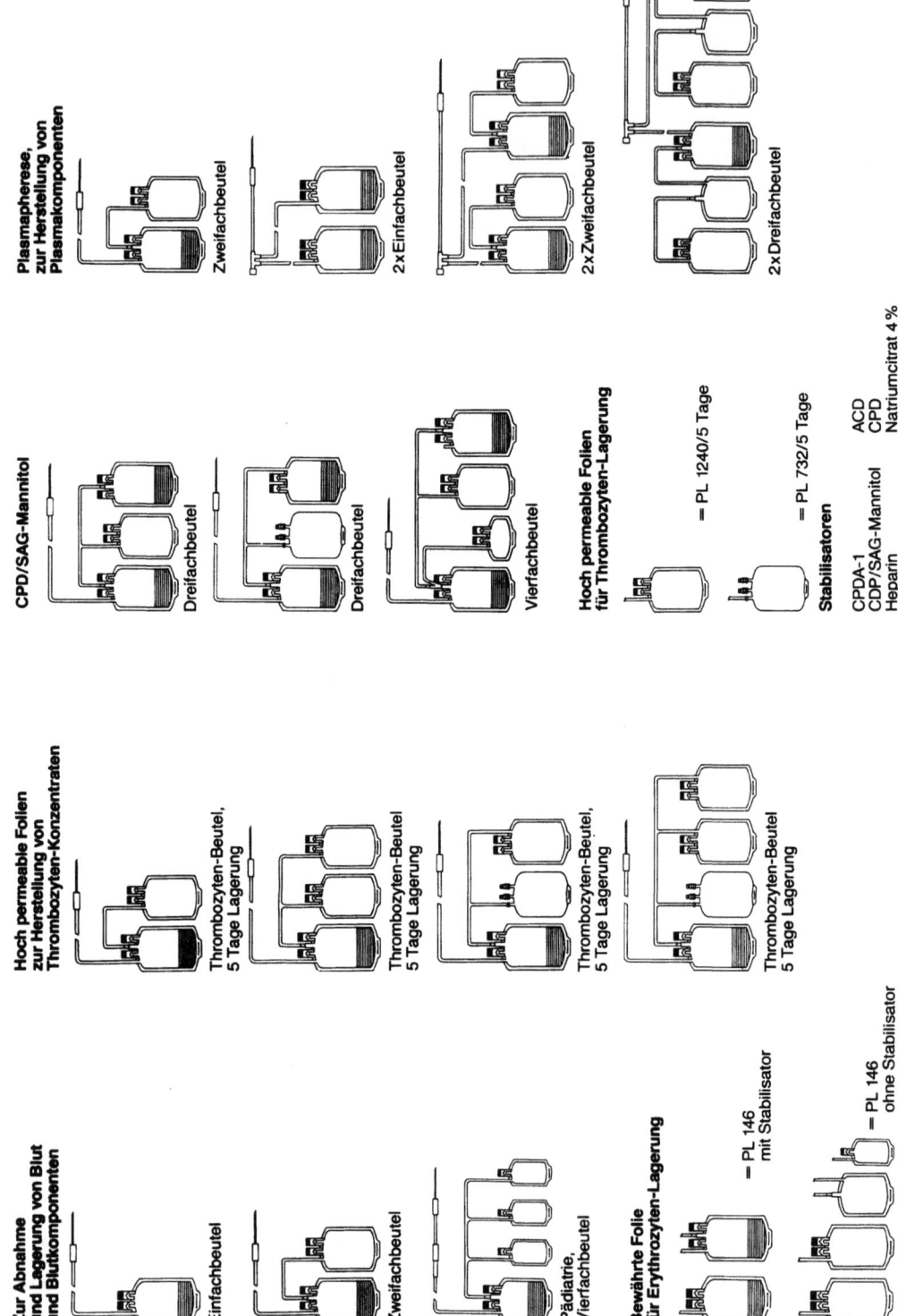

Abb. 4.15. Blutbeutelsysteme

Tabelle 4.22. Zusammensetzung von Stabilisatorlösungen

Stabilisatorlösung	ml/100 ml Blut	Zusammensetzung	Anwendung	Lagerung der Konserven bei 4 bis 6 °C
ACD Form A nach USP	15	22,0 g Natriumcitrat · 2H$_2$O 7,3 g Citronensäure 24,5 g Glucose-Monohydrat Aqua ad iniect. ad 1.000 ml	Blutkonservierung Transfusion	21 Tage
ACD Form A nach USP mit Adenin	15	22,0 g Natriumcitrat · 2H$_2$O 7,3 g Citronensäure 24,5 g Glucose-Monohydrat 518,0 mg Adenin Aqua ad iniect. ad 1.000 ml	Blutkonservierung Transfusion	28 bis 35 Tage
ACD Form A nach USP mit Adenin-Guanosin	15	22,0 g Natriumcitrat · 2H$_2$O 7,3 g Citronensäure 24,5 g Glucose-Monohydrat 259,0 mg Adenin 543,0 mg Guanosin Aqua ad iniect. ad 1.000 ml	Blutkonservierung Transfusion	35 Tage
Heparin-Natrium nach USP	6(450 IE)	75.000 IE Heparin isotone Kochsalzlösung ad 1.000 ml	Blutkonservierung Transfusion Herz-Lungen-Maschine Pädiatrie Austauschtransfusion	48 Stunden
Natriumcitrat-Lösung pH 7	10	39,6 g Natriumcitrat · 2H$_2$O 0,26 g Citronensäure Aqua ad iniect. ad 1.000 ml	Plasmapherese Blutkonservierung	48 Stunden
CPD nach USP	14	26,3 g Natriumcitrat · 2H$_2$O 3,0 g Citronensäure 25,5 g Glucose-Monohydrat 2,2 g Natriumdihydrogen-phosphat · H$_2$O Aqua ad iniect. ad 1.000 ml	Blutkonservierung	21 Tage
CPDA-1 CPD nach USP mit Adenin (0,25 mMol) mit Glucose (1,25fach)	14	3,0 g Citronensäure 26,3 g Natriumcitrat · 2H$_2$O 2,22 g Natriumdihydrogen-phosphat · H$_2$O 31,9 g Glucose-Monohydrat 0,35 g Adeninhydrochlorid	Erythrocytenkonservierung	28 bis 35 Tage
CPD-A,D CPD nach USP mit Adenin (0,4 mMol) mit Glucose (1,5fach)	14	3,0 g Citronensäure 26,3 g Natriumcitrat · 2H$_2$O 2,22 g Natriumdihydrogen-phosphat · H$_2$O 38,25 g Glucose-Monohydrat 0,56 g Adeninhydrochlorid	Erythrocytenkonservierung Hämatokrit bis 80%	35 bis 42 Tage

Erythrocyten-Konservierungslösung	ml/100 ml Erythrocyten-konzentrat	Zusammensetzung	Anwendung	Lagerung der Konserven bei 4 bis 6 °C
SAG-Mannitol (SAG-M)	30	8,77 g Natriumchlorid 0,215 g Adeninhydrochlorid 9,0 g Glucose-Monohydrat 5,25 g Mannitol Aqua ad iniect. ad 1.000 ml	Erythrocyten-Konservierungslösung	42 Tage

Tabelle 4.22. Fortsetzung

Stabilisatorlösung	ml/100 ml Blut	Zusammensetzung	Anwendung	Lagerung der Konserven bei 4 bis 6 °C
PAGGS-Mannitol	30	4,21 g Natriumchlorid	Erythrocyten-Konservierungslösung Hexokinase 75%	49 Tage
(PAGGS-M)		1,14 g Di-Natriumhydrogen-phosphat 1,11 g Natriumhydrogen-phosphat · H_2O 9,40 g Glucose-Monohydrat 10,0 g Mannitol 0,246 g Adeninhydrochlorid 0,408 g Guanosin Aqua ad iniect. 1.000 ml		

Erythrocyten-Gefrierlösung	ml/100 ml Erythrocyten-konzentrat	Zusammensetzung	Anwendung	Lagerung der Konserven bei 4 bis 6 °C
Gefrierlösung nach Krijnen	100	338,0 g Glycerin 29,0 g Sorbit 6,3 g Natriumchlorid Aqua ad iniect. ad 1.000 ml	Tiefgefrierung Erythrocyten bei − 196 °C	

Leukocyten- und Thrombocytenantigene. Durch sog. Waschen der Erythrocyten mit physiologischer Kochsalzlösung wird die noch im Erythrocytenkonzentrat vorhandene Restmenge an Plasma und Thrombocyten/Leukocyten entfernt. Der zeitaufwendige manuelle Waschprozeß kann maschinell erfolgen.

Erythrocyten mit seltenen Antigenmustern können als tiefgefrorene Erythrocyten durch intrazelluläre Gefrierschutzmittel (Glycerol, DMSO) stabilisiert in flüssigem Stickstoff über Jahre gelagert werden. Gefrier- und Auftauverfahren sind nicht nur personal- und zeitaufwendig, sondern auch mit größeren Ausbeuteverlusten verbunden.

Tiefgefrorene Erythrocyten stehen für Transplantatempfänger und Patienten mit seltenen erythrocytären Antikörpern zur Verfügung.

Thrombocytenkonzentrat. Die Herstellung von Thrombocytenkonzentraten erfolgt

- durch Zentrifugation aus plättchenreichem Plasma (1. Stufe: 2.100 g/44,5 min; 2. Stufe: 3.000 g/6 min),
- aus Buffy coat (Hochlauf auf 3.000 über 5 min, dann 3.000 g/10 min: Buffy coat 350 g/6 bis 7 min zur Eliminierung der Leukocyten auf 100 bis 200 Leukocyten/ml),
- durch Thrombophorese mit einem nach dem Prinzip einer Durchlaufzentrifuge arbeitenden Zellseparator.

Indikationen für Thrombocytenkonzentrate sind thrombopenische Spontanblutungen, verursacht durch

- Thrombopenien infolge verminderter Synthese (Leukose, Knochenmarkschädigung bei Bestrahlung oder cytostatischer Therapie),

- Thrombopenien infolge beschleunigten Abbaus bei Immunopathien (Morbus Werlhof) oder bei Verbrauchskoagulopathien.

Die Gabe von Thrombocytenkonzentraten ist immunologisch problematisch, da in die Zellmembran der Thrombocyten individualspezifische Faktoren (human leukocyte antigen, HLA) eingebaut sind, die eine Immunantwort auslösen und die Bildung von gegen Thrombocytenantikörpern veranlassen können. Ideal ist daher die Auswahl von HLA-kompatiblen Spendern für die Präparation solcher Konzentrate.

Gerinnungsaktives Frischplasma

Für die Qualität eines gerinnungsaktiven Frischplasmas (GFP) ist ein rasches und sauberes Abtrennen des Plasmas von den zellulären Bestandteilen des Blutes möglichst unmittelbar nach der Blutentnahme entscheidend. Durch eine doppelte Zentrifugation des Plasmas sind Leukocytengehalte von $1 \cdot 10^2/\mu l$ und Thrombocytengehalte $1 \cdot 10^4/\mu l$ erreichbar.

Frisch gefrorenes Plasma hat bei einer Lagertemperatur von − 30 °C eine Laufzeit von einem Jahr.

Gerinnungsaktives Frischplasma enthält außer den Gerinnungsfaktoren auch deren Inhibitoren und ist daher bei Blutungsneigungen aufgrund komplexer Störungen des Hämostasesystems indiziert. Im Vordergrund stehen Verdünnungskoagulopathien im Rahmen einer Massivtransfusion und die disseminierte intravasale Gerinnung.

Frisch gefrorenes, gerinnungsaktives Plasma wird als Ausgangsmaterial für die Abtrennung (Fraktionierung) der im Blutplasma gelösten Proteine zur Herstellung therapeutisch relevanter Plasmaproteinkonzentrate verwendet.

3.2 Plasmaproteine

Zusammensetzung, Eigenschaften und Funktionen

Heute sind weit über 100 Plasmaproteine bekannt, die aufgrund ihrer Funktion eingeteilt werden:

- Transportproteine (Tab. 4.23),
- Gerinnungsfaktoren (Tab. 4.24),
- Immunglobuline,
- Lipoproteine,
- Komplementfaktoren,
- Protease-Inhibitoren.

Weiterhin sind viele Proteine analytisch gut charakterisierbar, während ihre Funktion hingegen noch unbekannt bleibt. Einige dieser Proteine dienen in der klinischen Diagnostik als wichtige Kenngrößen, so z. B. das C-reaktive Protein bei entzündlichen Prozessen, das α_1-Fetoprotein bei der Tumorsuche oder das β-HCG bei der Schwangerschaftsfrüherkennung.

Der Anteil der einzelnen Proteine am gesamten Blutplasma ist recht unterschiedlich und variiert je nach Alter, Geschlecht und Gesundheitszustand. Für den gesunden, erwachsenen Menschen mit einem Gehalt von 6,5 bis 8,7 g Protein/dl Plasma ergibt sich folgende Verteilung:

- Albumin: ca. 65 %,
- Immunglobuline: ca. 15 %,
- Restproteine: ca. 15 %, Gehalt > 100 mg/dl, ca. 10 Proteine,
- Spurenproteine: ca. 5 %, Gehalt < 100 mg/dl, > 100 Proteine.

Unterschiede im Aufbau der Proteine, verursacht durch die chemischen und physikalischen Eigenschaften der Bausteine (Aminosäuren), erlauben eine Einteilung der Proteine nicht nur nach ihrer Funktion, sondern auch in saure, neutrale und basische, in hydrophile und hydrophobe Proteine. Die meisten Proteine gehen eine chemische Bindung mit Kohlenhydraten (Glucoproteine) oder mit Lipiden (Lipoproteine) ein. Plasmaproteine unterscheiden sich z. T.

Tabelle 4.23. Eigenschaften von Transportproteinen

Protein	Biologische Funktion	Molekülmasse (Da)	Elektrophoretische Fraktion	Normalkonzentration in mg/dl Serum
Präalbumin	Bindung von Thyroxin (T_4) und retinolbindendem Protein	54.980	eigene	10 bis 40
Albumin	Bindung von Wasser, Ionen, Pigmenten, Medikamenten, osmotische Funktion	66.500	eigene	3.500 bis 5.500
Transcortin	Bindung von Cortisol und Progesteron	49.500	α_1	4
Thyroxinbindendes Globulin	Bindung von Thyroxin (T_4) und Triiodthyronin (T_3)	63.000	α_1	2
Retinolbindendes Protein	Bindung von Vitamin A	21.000	α_2	3 bis 6
Gc-Globulin	Bindung von Vitamin D_2 und D_3	50.800	α_2	40
Haptoglobin	Bindung von Hämoglobin	100.000	β	145 bis 210
Transcobalamin I, II und III	Bindung von Vitamin B_{12}	65.000	α_1-β	0,3
Coeruloplasmin	Bindung von Kupfer: Oxidase	160.000	α_2	15 bis 60
Transferrin	Bindung von Eisen	77.000	β	200 bis 330
Hämopexin	Bindung von Hämin	57.000	β	72

Tabelle 4.24. Blutgerinnungsfaktoren

Faktor	Herkömmlicher Name	Molekülmasse (Da) (Inaktive Form)	Elektrophoretische Fraktion	Normalkonzentration in mg/100 ml Plasma
Faktor I	Fibrinogen	340.000	β_2	200 bis 400
Faktor II	Prothrombin	73.000	α_2	14
Faktor III	Gewebefaktor			
Faktor IV	Calcium-Ionen			
Faktor V	Proaccelerin	270.000	α_1	< 3
Faktor VII	Proconvertin	59.000	β	< 0,1
Faktor VIII	Antihämophiles Globulin A	ca. $1,1 \cdot 10^6$	–	1 bis 2
Faktor IX	Antihämophiles Globulin B (Christmas-Faktor)	57.000	β_2	0,5 bis 1
Faktor X	Stuart-Prower-Faktor	59.000	α_1	0,3
Faktor XI	Plasma-Thromboplastin-Antecedent (PTA)	175.000	γ	ca. 0,1
Faktor XII	Hageman-Faktor	80.000	β	1,5 bis 4,7
Faktor XIII	Fibrinstabilisierender Faktor	320.000	β	1,0 bis 4,0
	Protein C	62.000	α_2 bis β_1	0,3 bis 0,5
	Protein S	69.000	β	0,9 bis 1,2
	Präkallikrein	95.000	γ	9 bis 11
	Plasminogen	91.000	β	6 bis 25

erheblich in der Molekülmasse und in der Ladung. Der isoelektrische Punkt der Proteine wird durch die Ladung festgelegt. Die Ladung bestimmt die Beweglichkeit im elektrischen Feld (→ Kap. 2, 3.8), die chromatographischen Eigenschaften an Ionenaustauschern bei der Gelchromatographie, die Löslichkeit in organischen Flüssigkeiten beim Ausschütteln im Zweiphasensystem und das Fällungsverhalten mit Mineralsalzen, Präzipitation, bei definierten pH-Werten und Temperaturen.

Diagnose und Therapie

Bei vielen Plasmaproteinen fehlen Kenntnisse über ihre Funktion; hieraus resultiert eine unterschiedliche Wertung für die klinische Diagnose und den therapeutischen Einsatz. Die Isolierung und Anreicherung einzelner Proteine aus dem Plasma setzt einen sinnvollen Einsatz in der Therapie und damit die Kenntnis der Funktion voraus. Die Zahl der für die Therapie relevanten Plasmaproteine beschränkt sich somit auf wenige Präparationen.

Die Herstellung der Konzentrate erfolgt einerseits durch die Isolierung nach unterschiedlichen Methoden aus Humanplasma und/oder durch Methoden der Gentechnologie. Die rasante Entwicklung auf dem Gebiet der Gentechnologie ermöglicht es, Spurenproteine des menschlichen Blutplasmas im technischen Maßstab für eine therapeutische Anwendung bereitzustellen, wie z. B. Gerinnungsfaktor VIII, Erythropoetin oder Interferon. Erweiterte Kenntnisse über die physiologische Bedeutung der Plasmaproteine führen zu einem größeren Bedarf an gefrorenem oder lyophilisiertem Frischplasma sowie an Plasmafraktionen. Letztere dienen gezielt der Substitution von angeborenen oder erworbenen Mangel- und Defektproteinämie, z. B. Hämophilie A (Faktor-VIII-Konzentrate), Hämophilie B (Faktor-IX- oder PPSB-Konzentrate) oder Immunsuppressionen (Immunglobulin-Konzentrate).

Isolierung und Anreicherung

Proteine sind nichtflüchtige, organische Substanzen, die durch Hitze, starke Säuren oder Laugen sofort und irreversibel verändert werden. Für eine Abtrennung und Reinigung dieser Substanzen eignen sich daher nur schonende Präparationsmethoden.

Präzipitation. Zu den ältesten Techniken in der präparativen organischen Chemie gehören Methoden zur Ausfällung von Substanzen durch die Berücksichtigung unterschiedlicher Löslichkeiten in den eingesetzten Lösungsmitteln sowie die Verdrängung von Molekülen aus der Lösung durch den Effekt des „Aussalzens".

Für die in industriellem Maßstab durchgeführte Auftrennung des Proteingemisches im Humanplasma werden Löslichkeitsunterschiede genutzt, die sich als Wechselwirkung der hydrophilen (polaren) und hydrophoben (unpolaren) Gruppen im entsprechenden Proteinmolekül mit den Ionen bzw. Dipolen des Lösungsmittels in Abhängigkeit von der Dissoziationskonstanten der verschiedenen ionisierbaren Gruppen des Proteinmoleküls, dem pH-Wert der Lösung, der

Temperatur der Lösung und der Dielektrizitätskonstanten des Lösungsmittels darstellen.

Durch Variation des pH-Wertes, der Temperatur und der Konzentration des die Löslichkeit des Proteins beeinflussenden Hilfsstoffes kann ein Löslichkeitsminimum für das zu fällende Protein (isoelektrischer Punkt) erreicht und für die Präzipitation genutzt werden. Dieser Effekt tritt am isoelektrischen Punkt auf.

Für die Auftrennung des Proteingemisches durch Fällungsmethoden können nur Techniken eingesetzt werden, bei denen die verwendeten Hilfsmittel und Präzipitationsbedingungen keine Denaturierung oder biologisch-chemische Veränderungen der Proteinmoleküle bewirken. Weiterhin ist eine möglichst vollständige Entfernung der Fällungsmittel durch einfache und kostengünstige Methoden, wie z. B. Dialyse oder Zwei-Phasen-Trennung, für den großtechnischen Einsatz einer solchen Methode zwingende Vorbedingung.

Die verwendeten Substanzen sind den folgenden Stoffklassen zuzuordnen:

- Neutralsalze,
- Anionen, z. B. ClO_4^- oder Polyphosphate,
- anorganische Kationen, z. B. Zn^{2+} oder Ba^{2+},
- organische Kationen, z. B. Rivanol®,
- Fettsäuren, z. B. Caprylsäure,
- wasserlösliche nichtionisierte hochmolekulare Polymere, z. B. Polyethylenglykol, oder
- wassermischbare organische Lösungsmittel, z. B. Methanol, Ethanol oder Ether.

Neutralsalze reduzieren die Löslichkeit der Proteine durch eine Dehydratation der hydrophilen Gruppen. Aufgrund der elektrischen Ladung zeigen Neutralsalze mit mehrwertigen Anionen, wie z. B. Sulfate oder Phosphate, eine stärkere Aussalzwirkung als einwertige Anionen. Salze mit mehrwertigen Kationen sind dagegen weniger effektiv als solche mit einwertigen Kationen. Die Hydratationshülle in Abhängigkeit zur Größe des Ions führt bei den einwertigen Kationen zu einem höheren Wirkungsgrad für das große, schwach hydratisierte Cäsium-Ion bei den Techniken des Aussalzens als für das kleinere, stark hydratisierte Lithium-Ion.

Präzipitationen mit Neutralsalzen können bei Raumtemperatur durchgeführt werden.

Folgende *Anionen* können als Hilfssubstanzen für die fraktionierte Fällung von Plasmaproteinen eingesetzt werden:

- Polyacrylat,[40]
- Polyphosphat zur Isolierung von Immunglobulinen,[24]
- Dextransulfat, Heparin oder Phosphorwolframat zur Isolierung von Lipoproteinen,[4]
- Perchlorat für Abtrennung von stark kohlenhydratreichen Glycoproteinen von den restlichen Proteinen des Blutplasmas,[31]
- Trichloracetat für die Herstellung von Humanalbumin aus hämolytischem Blut, gewonnen aus gefrorenem Placentagewebe.[22]

Anorganische Kationen, wie z. B. Zn^{2+} oder Ba^{2+}, binden sich mit einer großen Zahl von Proteinen unter Neutralisation der elektrischen Ladung der für die Hydratation des Proteins verantwortlichen funktionellen Gruppen. Dies führt häufig zu einer verringerten Löslichkeit und damit zu einer Präzipitation des entsprechenden Proteins ohne Verschiebung des pH-Wertes. Da die Metallion-Protein-Komplexe meist reversibel sind, stellt der Einsatz anorganischer Kationen wegen des konstanten pH-Wertes eine schonende Fällungsmethode für einige Plasmaproteine dar. Durch eine Adsorption an Bariumsulfat gelingt die Separation der Gerinnungsfaktoren II, VII und IX; eine Zugabe von 20 mmol Zink bei pH 7,2, 0 °C führt zur Präzipitation der Gerinnungsfaktoren I, V, VIII, Plasminogen sowie von Immunglobulin.[35]

Organische Kationen unterliegen dem gleichen Wirkungsmechanismus wie die anorganischen Kationen. Der bekannteste Vertreter dieser Gruppe ist Rivanol®, 2-Ethoxy-6,9-diaminoacridin, das zur Isolierung einer Immunglobulinfraktion aus Humanplasma eingesetzt werden kann.[18] Viele Serumproteine sind bei pH 8 negativ geladen und bilden unter dieser Bedingung mit Rivanol® unlösliche Komplexe, mit Ausnahme von IgG und Transferrin. Diese Fällungseigenschaft wird bei Rivanol® bei einer großtechnischen Fraktionierungsmethode durch Kombination mit Ammoniumsulfat ausgenutzt.[32]

Verschiedene kurzkettige *Fettsäuren*, C_6 bis C_{12}, bewirken unterschiedlich starke Plasmaproteinausfällungen.[5] Dieser Effekt wird bei Isolierungsmethoden für IgG und IgM sowie zur speziellen Reinigung von IgG durch Zugabe von Caprylsäure, C_8, angewendet.[40] Mit einer leicht veränderten Technik ist auch die Isolierung von Immunglobulinfraktionen aus tierischem Serum möglich, wobei durch die Caprylsäuremethode eine Anreicherung der Immunglobulinfraktionen IgA, IgG, IgM in physiologischer Verteilung gelingt.

Polyethylenglykol (PEG), ein *wasserlösliches nichtionisiertes hochmolekulares Polymer*, kann bei der Plasmafraktionierung zur Reinigung von Immunglobulin und Fibrinogen verwendet werden.[26] Proteine werden durch eine Verdrängungsreaktion aufgrund der besseren Löslichkeit von PEG in Wasser ausgesalzt. Im Gegensatz zu Ethanol löst sich PEG in Wasser unter Freisetzung von wenig Lösungswärme; dies erlaubt eine Fraktionierung im Bereich um 0 °C ohne aufwendige Kühleinrichtungen. Die schonende Wirkung von PEG auf die Plasmaproteine ist der Grund für die Entwicklung zahlreicher großtechnischer Fraktionierungsmethoden unter Verwendung von PEG. Der Einsatz von PEG wird durch die notwendige Totalentfernung des Polymers aus den Fertigprodukten eingeschränkt. Hierdurch nötige zusätzliche Reinigungsschritte erfolgen heute durch Bindung des gesuchten Plasmaproteins nach einem PEG-Fällungsschritt an geeignete Ionenaustauscher; das ungeladene PEG bleibt hierbei in Lösung und fließt durch den Ionenaustauscher ab. Zum Einsatz für Proteinfällungen gelangen üblicherweise PEG-Lösungen mit Molekülmassen von 4.000 Da (PEG 4.000) und 6.000 Da (PEG 6.000). Höhere Polymere sind zwar für die Fällung effektiver, finden aber seltener Anwendung.

Zahlreiche Präzipitationsmethoden für Plasmaproteine basieren auf dem Einsatz von *organischen, mit Wasser mischbaren Lösungsmitteln* wie Methanol, Ethanol etc. Die guten Fällungseigenschaften basie-

ren auf der Senkung der Dielektrizitätskonstanten in der Proteinlösung. Eine Aufstellung der Dielektrizitätszahlen für einige der für die Fraktionierung eingesetzten Lösungsmittel gibt Tab. 4.25. Die Verwendung organischer Lösungsmittel für die Fällung von Plasmaproteinen erfordert eine Abführung der bei der Mischung der Flüssigkeiten freiwerdende Lösungswärme. Dafür wird die Fraktionierung in Kühlräume bzw. in kühlbare Behälter verlagert, um eine Denaturierung der Proteine zu vermeiden. Die Gefrierpunkternaiedrigung durch die Zugabe von Ethanol erlaubt eine Fraktionierung von Plasmaproteinen auch in Bereichen unterhalb von 0 °C.

Tabelle 4.25. Dielektrizitätszahlen für Lösungsmittel

Substanz	Dielektrizitätszahl ε_r bei 20 °C
Wasser	80,08
Methanol	31,20
Ethanol	25,80
Isopropanol	26,00
Butanol	19,20
Aceton	21,50
Diethylether	4,30

Obwohl einige physikalische Daten, wie die Dielektrizitätszahl oder die Polarität, für den Einsatz auch der Lösungsmittel Methanol oder Ether bei der Präzipitation von Proteinen sprechen, hat sich Ethanol als universelles Fällungsmittel durchgesetzt. Für den bevorzugten Einsatz dieses Alkohols sprechen:

- Unbegrenzte Mischbarkeit mit Wasser,
- Gefrierpunktserniedrigung auf −22 °C bei einer Konzentration von 32 % (*m/m*) (Tab. 4.26),
- keine Bildung explosiver Gasgemische bei normalen Arbeitsbedingungen (Vorteil gegenüber Ether),
- geringe Toxizität (Vorteil gegenüber Methanol),
- chemisch relativ inert,
- preisgünstig und nahezu unbegrenzt erhältlich,
- Verhinderung von Bakterienwachstum und damit Einschleppung von Pyrogenen.

Tabelle 4.26. Gefrierpunktserniedrigung in Wasser-Ethanol-Gemischen

Ethanolgehalt (Vol.-%, 25 °C)	Gefrierpunkt (°C)
10	−3,4
15	−5,4
25	−10,7
40	−23,0

Plasmaproteine, die im ionenarmen Milieu bei Veränderung des pH-Wertes ihren isoelektrischen Punkt erreichen und ausfallen, tragen die Bezeichnung *Euglobuline.* Eine Euglobulin-Fällung führt nur bei den starken Euglobulinen wie IgM zu befriedigenden Ausbeuten. Für den großtechnischen Einsatz gelangt keine der bisher beschriebenen Methoden allein und ausschließlich zur Isolierung von Proteinen zum Einsatz. Vielmehr wurden im Laufe der Entwicklung auf die Aufgabenstellungen abgestimmte *Methodenkombinationen* eingesetzt bzw. weiterentwickelt, deren

Zusammensetzung nicht allein vom eingesetzten Ausgangsmaterial (fresh-frozen plasma, out-dated plasma), sondern auch von den zu isolierenden Produkten und der zur Verfügung stehenden technischen Ausrüstung geprägt wurden.

Kristallisation. Eine bewährte Technik zur Reinigung einer Substanz ist die Kristallisation und - wenn nötig - die Umkristallisation. Diese Methode hat auch Eingang in die Präparation reinster Plasmaproteine, wie Albumin und Transferrin gefunden. Einschränkend sei darauf hingewiesen, daß einige Proteine nach Abspaltung eines Molekülfragmentes besser kristallisieren als das native Ausgangsmolekül.[14]
Proteinkristalle werden für die Strukturaufklärung mittels Röntgenanalyse benötigt; die hierfür notwendigen Einkristalle können nur aus absolut klaren Lösungen bei hoher Konzentration und Reinheit des Proteins gezogen werden. Mit Wasser mischbare organische Lösungen wie Methanol, Ethanol oder Aceton finden als Kristallisationshilfsmittel Verwendung; weitere wichtige Parameter für ein gutes Kristallwachstum sind Temperatur und pH-Wert.

Extraktion. Das Prinzip der Extraktion beruht auf der unterschiedlichen Löslichkeit von Substanzen in zwei miteinander nicht mischbarer Phasen (flüssig/flüssig oder flüssig/fest) und der damit verbundenen Anreicherung des Stoffes in der Phase mit der höheren Löslichkeit, dem Extraktionsmedium. Die Extraktion findet ebenfalls bei der Auftrennung des Gemisches von Blutplasmaproteinen Anwendung. Da die Arbeitbedingungen für die Extraktion keine schonende Behandlung der Proteinmoleküle erlauben, ist bei dieser Trennungsmethode die gute Löslichkeit der Proteine häufig mit einer Umstrukturierung der Raumordnung und damit einer Denaturierung der Moleküle, verbunden. Die Extraktion stellt somit eine Methode der Abtrennung unerwünschter Proteine dar.

Ultrazentrifugation. Die präparative Ultrazentrifugation wird bei der Blutplasma-Fraktionierung verwendet, um die Lipoproteine nicht nur zu isolieren, sondern auch in die vier Dichteklassen Chylomicronen, Very Low Density Lipoproteins (VLDL), Low Density Lipoproteins (LDL) und High Density Lipoproteins (HDL) aufzutrennen.[13]

Ultrafiltration. Sie dient in der Plasmafraktionierung vorwiegend zur Konzentrierung der Proteinlösung und der Entfernung von Hilfsstoffen zur Präzipitation, z. B. Ethanol, aus der Lösung. Die anfänglich verwendeten Systeme mit porösen Hohlfasern, hollow fibers, mußten inzwischen den kompakteren, und damit auf gleichem Raum leistungsfähigeren Plattensystemen mit Kassettenmodulen weichen. Methoden der präparativen Ultrafiltration, die z. B. zur Entdeckung und Isolierung von β_2-Mikroglobulinen führten,[,] verlieren zunehmend an Bedeutung durch Verdrängung durch die mit einer größeren Trennschärfe arbeitenden Methoden der Gelfiltration.

Adsorption. Verfahren zur Reinigung von Proteinen durch selektive Adsorption werden seit langem dazu benutzt, entweder einzelne Proteine aus einem Gemisch zu isolieren oder aber bereits gewonnene Anreicherungsfraktionen von Begleitproteinen zu säubern.

Verwendet werden sowohl anorganische als auch organische Stoffe. Die Bindung der zu selektierenden Proteine ist abhängig von den eingesetzten Adsorptionsstoffen und kann bei völlig ungerichteten, unspezifischen Reaktionen, z. B. durch Van der Waals-Kräfte, erfolgen oder bei streng gerichteten, also spezifischen Reaktionen, über Antigen-Antikörper- und Enzym-Substrat-Wechselwirkungen ablaufen.
Die Abtrennung der adsorbierten Proteine geschieht durch Elution nach Änderung des pH-Wertes und/oder der Ionenstärke oder Temperaturvariation und kann durch Zugabe von Salzen zur Elutionslösung verbessert werden, was als Aussalz-Adsorption bezeichnet wird.
Bewährt hat sich die Aufreinigung von Proteinpräparationen wie IgG durch Adsorption der Verunreinigungen an Aluminiumhydroxid. Eine schnelle Anreicherung des Spurenproteins Amylase erfolgt aus dem menschlichen Serum durch vollständige Adsorption an Kartoffelstärke. Durch Einwirkung von $Mg(OH)_2$, $Al(OH)_3$, $Ca_3(PO_4)_2$, $CaCO_3$ oder $BaSO_4$ auf Humanplasma und anschließende Elution mit Lösungen von Ethylendiamintetraacetat (EDTA), Natriumcitrat oder Ammoniumsulfat werden Proteinanreicherungen für die Präparationen hochreiner Gerinnungsfaktorenkonzentrate (Faktor VII, IX, X, Protein C, Protein S) gewonnen.

Elektrophorese-Techniken. Die elektrophoretische Auftrennung von Proteingemischen erfolgt durch unterschiedliche Wandergeschwindigkeiten einzelner Proteine im elektrischen Feld. Die Wanderungsgeschwindigkeit ist abhängig von der Molekülgröße, der Anzahl der eine Ladung tragenden funktionellen Gruppen und deren Verteilung im Proteinmolekül. Die Reinheit der so erhältlichen Proteinfraktion, die Trennschärfe, ist abhängig von der Wanderungsgeschwindigkeit, dem Puffermilieu, dem Trägermaterial und der Zeitdauer der Elektrophorese.
In der analytischen Elektrophorese können Auftrennung von Proteingemischen mit sehr guter Trennschärfe erreicht werden. Entwicklungen der letzten Jahrzehnte, wie die Isoelektrische Fokussierung (→ Kap. 2, 3.8), die Isotachophorese (→ Kap. 2, 5.3.6), die Chromatofokussierung oder die zweidimensionale Elektrophorese, fanden Eingang in die präparative Isolierung von Spurenproteinen. Sie sind jedoch zur großtechnischen Plasmafraktionierung ungeeignet.

Chromatographie. Die Auftrennung von Plasmaproteinen mit der *Gelfiltration* - auch als Ausschlußchromatographie bezeichnet - erfolgt durch fraktionierte Filtration der Moleküle nach Größe und Form mit Hilfe eines Molekularsiebes. Die Methode ist einfach in der Durchführung, deckt weite Bereiche von Molekülmassen (bis zu $40 \cdot 10^6$) ab und trennt auch empfindliche Moleküle schonend.[28] Das Prinzip der Gelfiltration (Abb. 4.16) beruht auf der unterschiedlichen Durchwanderung eines Stoffes durch ein poröses Gelbett in Abhängigkeit von der Molekülmasse. Große Moleküle vermögen nicht in die feinen Hohlräume des dreidimensionalen Gelnetzes einzudringen und durchwandern das Medium daher schnell. Kleinere Moleküle dringen in die Poren des Geles ein und erreichen das Ende der chromatographischen Säule mit deutlicher Verzögerung. Als Gelfiltrationsmedien ste-

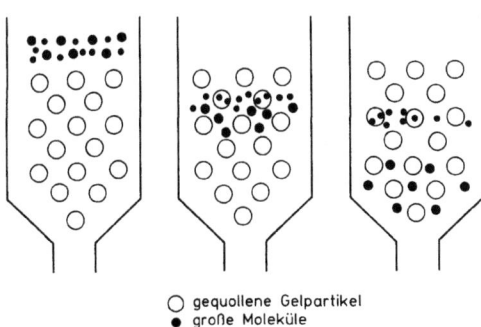

○ gequollene Gelpartikel
● große Moleküle
• kleine Moleküle

Abb. 4.16. Prinzip der Gelfiltration

Tabelle 4.27. Handelsübliche Typen für Agarosegel

Handelsname	Material	Molekülmassenbereich (Da)	
Bio-Rad Labs			
Bio-Gel A-0-5		10.000 bis	500.000
Bio-Gel A-1-5	Agarosegel	10.000 bis	1.500.000
Bio-Gel A-5	(Xerogel-Aerogel-Hybrid)	10.000 bis	5.000.000
Bio-Gel A-15		40.000 bis	15.000.000
Bio-Gel A-50		100.000 bis	50.000.000
Bio-Gel A-150		1.000.000 bis	150.000.000

hen drei Grundsorten, nämlich quervernetztes Dextran (Sephadex), Agarose (Sepharose, Bio-Gel A, Gelerose, Sagarose) und Polyacrylamid (Bio-Gel P) zur Verfügung, sowie die Kombinationen von Polyacrylamid mit Agarose (Ultrogel AcA) und mit Dextran (Sephacryl S). Die Trenngele sind mit unterschiedlicher Porenweite für einen genau definierten Molekülmassenbereich im Handel. Dieser Bereich findet sich häufig in der Typenbezeichnung wieder (Tab. 4.27).

Ionenaustauscher werden sowohl als Anionen- als auch als Kationenaustauscher eingesetzt; weiterhin stehen Ionenaustauscher mit unterschiedlichen funktionellen Gruppen zur Verfügung (Tab. 4.28). Typ und Stärke des Ionenaustauschers wird durch die Art der funktionellen Gruppe bestimmt, die Kapazität hingegen durch die Anzahl der Gruppen sowie deren räumliche Verfügbarkeit. Die Abtrennung eines Proteins über einen Ionenaustauscher erfolgt durch eine reversible Adsorption an ein geeignetes Trenngel bei optimierten Versuchsbedingungen (pH-Wert, Temperatur, Ionenstärke), während die nicht gebundenen Proteine ausgewaschen werden. Durch Zugabe von Salz und/oder pH-Gradienten können die adsorbierten Proteine vom Trenngel eluiert werden, wobei die Proteine mit geringeren Affinitäten zum Gel des Ionenaustauschers zuerst eluiert werden.

Neben Cellulose (Sephacel, aus kristalliner Cellulose in Kügelchenform) stehen drei weitere Typen als Trägermaterial zur Verfügung, nämlich quervernetztes Dextran (Sephadex), quervernetzte Agarose (Sepha-

Tabelle 4.28. Cellulose-Ionenaustauscher

Anionenaustauscher	Funktionelle Gruppe		mEq/g[a]
AE-Cellulose	Aminoethyl	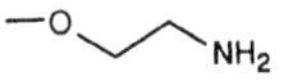 $-O\diagup\diagdown NH_2$	0,3 bis 1,0
DEAE-Cellulose	Diethylaminoethyl	$-O\diagup\diagdown \overset{+}{N}H(C_2H_5)_2$	0,1 bis 1,1
TEAE-Cellulose	Triethylaminoethyl	$-O\diagup\diagdown \overset{+}{N}(C_2H_5)_3$	0,5 bis 1,0
GE-Cellulose	Guanidoethyl	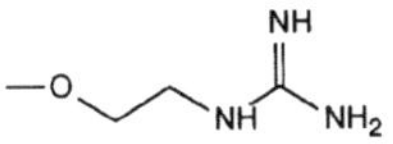 $-O\diagup\diagdown NH\diagdown\overset{NH}{\underset{}{C}}\diagup NH_2$	0,2 bis 0,5
PAB-Cellulose	p-Aminobenzyl	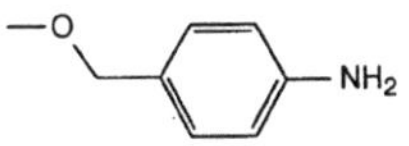 $-O\diagdown\bigcirc-NH_2$	0,2 bis 0,5
Kationenaustauscher			**mEq/g[a]**
CM-Cellulose	Carboxymethyl	$-O\diagup\diagdown COOH$	0,5 bis 1,0
P-Cellulose	Phosphate	$-O-\overset{O}{\underset{OH}{\overset{\|}{P}}}-OH$	0,7 bis 7,4
SE-Cellulose	Sulfoethyl	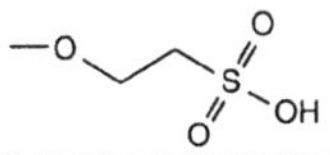 $-O\diagup\diagdown\underset{O}{\overset{O}{S}}-OH$	0,2 bis 0,3

[a] Säure-Basen-Kapazität nach Herstellerangabe.

rose) und quervernetztes Polyacrylamid (Bio-Gel). Als schonend arbeitende Routinemethode gewinnt die Ionenaustauschchromatographie für die Präparation reiner Proteinfraktionen aus Blutplasma zunehmend an Bedeutung.

Das Prinzip der Affinitätschromatographie beruht auf einer spezifischen und reversiblen Bindung des zu isolierenden Proteins an eine bindende Substanz, einen komplementären Liganden, der wiederum fest an eine unlösliche, möglichst inerte Matrix eines Polymers oder Gels fixiert ist. Die Affinitätschromatographie ist eine Art von Adsorptionschromatographie, bei der das Trennmedium eine biologische Affinität zu dem zu isolierenden Protein besitzt. Diese biologische Affinität kann auf einer Antigen-Antikörper-, Enzym-Inhibitor-, Enzym-Substrat- oder anderen spezifischen Protein-Reaktionen basieren.

Für die Elution des isolierten Proteins ist die Art und Stärke der Protein-Ligand-Bindung entscheidend. Relativ schwache Bindungen können durch Änderung des pH-Wertes und/oder der Ionenstärke gelöst werden, während bei sehr festen Bindungen, z. B. bei der Antigen-Antikörper-Reaktion, Puffer mit sehr niedrigen pH-Werten oder chaotrope Substanzen, Harnstoff oder Isothiocyanat, notwendig sind.

Da der Ligand häufig zu verschiedenen Proteinen affin ist, sind die durch Affinitätschromatographie hergestellten Proteinfraktionen oft noch verunreinigt. Als zusätzlicher Reinigungsschritt hat sich eine anschließende Gelfiltration bewährt.

Plasmafraktionierung

Cohn-Verfahren. Bei diesem Verfahren werden Plasmaproteine schrittweise aus gekühltem Blutplasma durch Ethanolzugabe abgetrennt. Die dabei möglichen variablen Arbeitbedingungen sind in Tab. 4.29 zusammengefaßt.

Tabelle 4.29. Variable Bedingungen für die Fraktionierung nach Cohn

Variable	Bereich
1. Ethanolkonzentration	0 bis 40%
2. Proteinkonzentration	von 6% an abwärts
3. pH-Wert	7,7 bis 4,8
4. Ionenstärke ($\Gamma/2$)	0,01 bis 0,16
5. Temperatur	0 bis $-8\,^{\circ}$C

Von den zahlreichen Cohn-Methoden erlangten besondere Bedeutung für die Herstellung klinisch relevanter Proteinpräparationen[15] die Methode 6 für die Gewinnung von reinen Albuminen (Abb. 4.17) sowie die Methode zur Isolierung von Immunglobulinen und weiterer Plasmaproteine[25] (Abb. 4.18). Die stufenweise Abtrennung der Proteine in den einzelnen Cohn-Fraktionen (I bis V) ergibt folgende Verteilung (Tab. 4.30)

Wesentliche Verbesserungen in bezug auf Ausbeute und Reinheit der Plasmafraktionierung wurden

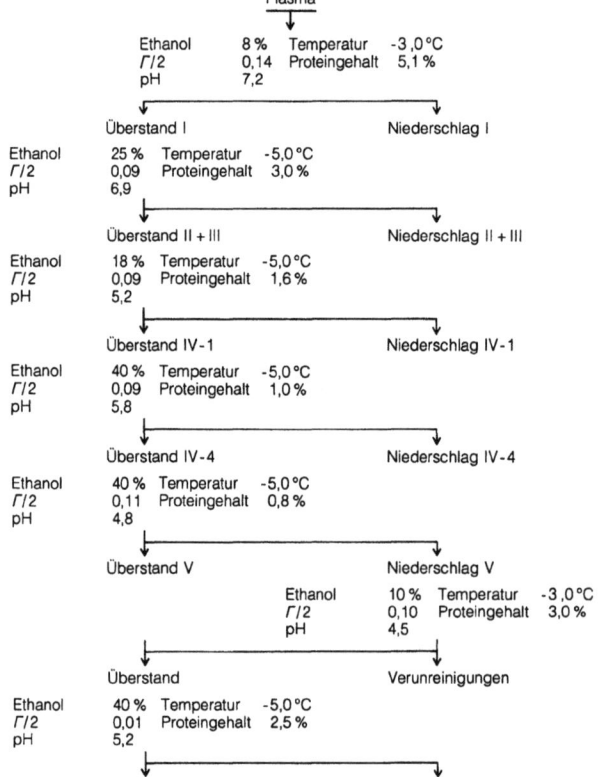

Abb. 4.17. Albumingewinnung. Γ Ionenstärke. Nach[6]

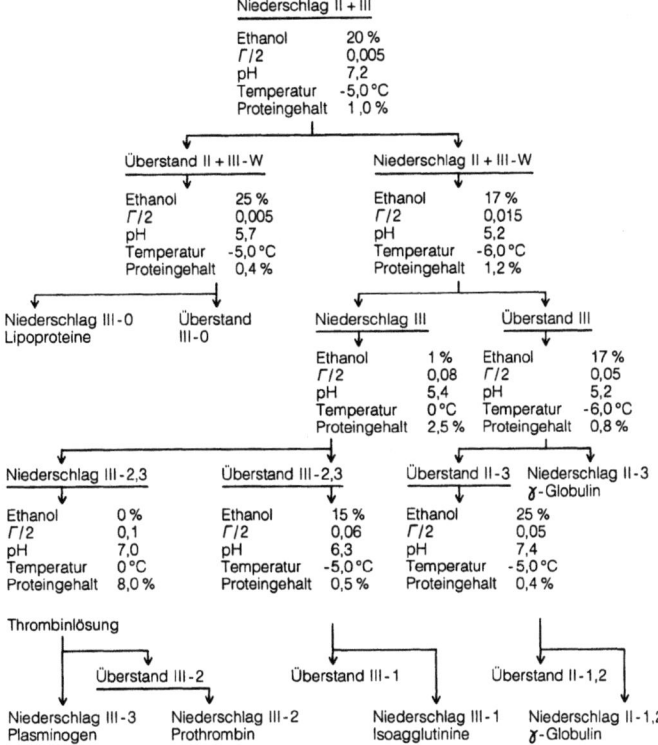

Abb. 4.18. Gewinnung von Immunglobulinen und weiteren Plasmaproteinen. Γ Ionenstärke. Nach[25]

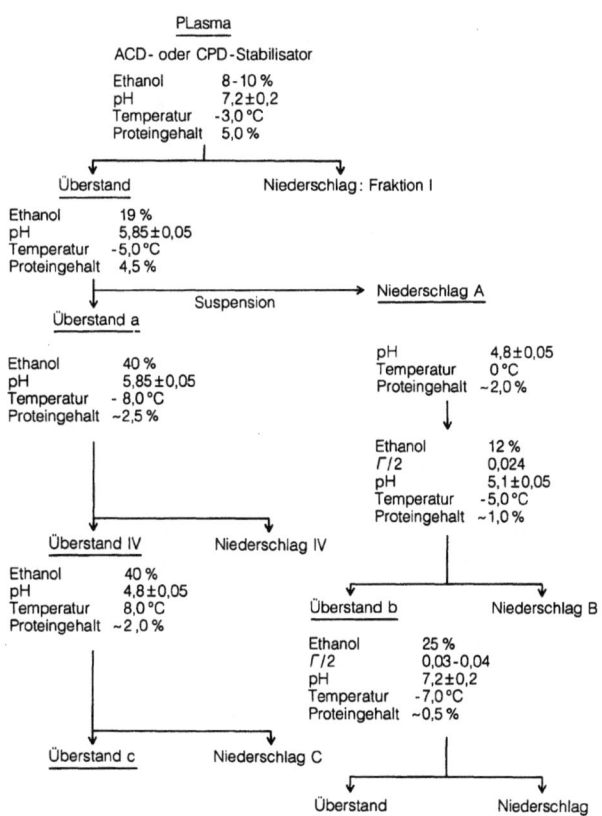

Abb. 4.19. Gewinnung von Albumin und IgG aus Plasma. Γ Ionenstärke. Nach[21]

Tabelle 4.30. Verteilung der Plasmaproteine bei der Fraktionierung nach Cohn

Fraktion	% Ethanol	pH	Proteine
I	8 bis 10	7,2	Fibrinogen, Faktor VIII, Fibronectin
II + III	25	6,9	IgA, IgG, IgM, Faktor II, VII, IX, X, Globuline
IV–1	18	5,2	Antithrombin III, IgM, α- und β-Globuline, Komplementfaktoren, α_1-Antitrypsin
IV–4	40	5,8	α- und β-Globuline, Transferrin, Haptoglobulin, Coeruloplasmin
V	40	4,8	Albumin, α- und β-Globuline

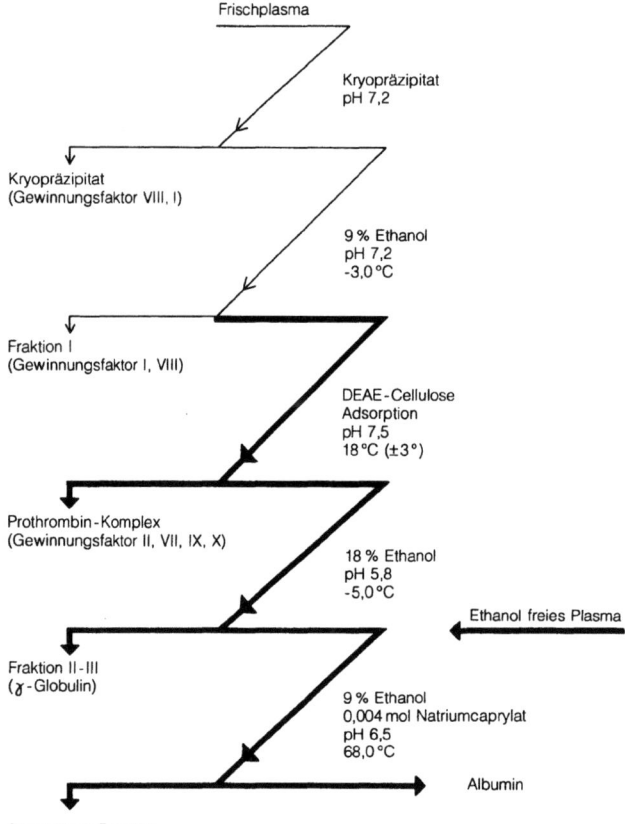

Abb. 4.20. Hitze-Ethanol-Verfahren. Nach[29,30]

durch Weiterentwickelung der Cohn-Methode 6 erreicht:

- Präzipitate aus Fraktion IV-4 und V,[17]
- Vereinfachung der Fraktionierungsmethoden[21] (Abb. 4.19),
- Reduktion des Alkoholverbrauchs,[3]
- vereinfachte Fraktionierung durch Hitzedenaturierung der Restproteine[29] (Abb. 4.20).

Bei der Hitze-Ethanol-Technik[29,30] wird das Albuminmolekül durch Zugabe von Natriumcaprylat stabilisiert, die restlichen Proteine durch Erhitzen denaturiert und durch Filtration abgetrennt.[29,30] Diese Methode ist vorteilhaft bei der direkten Aufarbeitung von Plasma zu Albumin, zum Entfernen von Pyrogenen oder als Reinigungsschritt vor der Isolierung von Albumin.

Zur Entfernung des Ethanols im Zwischen- oder Endprodukt konnte Cohn lediglich die Gefriertrocknung einsetzen. Inzwischen stehen für diese Aufgaben die Ultrafiltration[11], die Gelfiltration[10] sowie die Flachbett-Verdampfung[33] zur Verfügung.

Weitere Präzipitationsverfahren. Zur Verbesserung der Cohn-Methoden und/oder als Ethanolersatz werden auch andere Stoffe als Fällungshilfen („Aussalz-Effekt") in der Plasmafraktionierung eingesetzt. Ammoniumsulfat hat als Mittel der Wahl bei der Präparation von Enzymen wie C_1-Inaktivator eine gewisse Bedeutung.

Rivanol® wird für die Reinigung von Proteinfraktionen wie α_2-Makroglobulin eingesetzt. Meist gelangt Rivanol® zusammen mit Ammoniumsulfat zur Anwendung.[18] Die Kombinationsmethode dient zur Anreicherung und anschließenden Herstellung von Immunglobulinen (IgA, IgM), Transferrin und Cholinesterase (ChE).

Bei der Proteinausfällung mit PEG haben leichte Temperaturschwankungen keinen größeren Einfluß auf Ausbeute und Reinheit der präzipitierten Fraktion[9,19,20] (Abb. 4.21). Die PEG-Verwendung ermöglicht es im Bereich von 0 °C ohne exakte Temperaturkontrolle bzw. kostenintensive Temperaturregelung zu arbeiten. PEG ist somit eine Alternative zu Ethanol oder anderen organischen Lösungsmitteln. Außerdem wird für die quantitative Ausfällung eines Plasmaproteins bei Verwendung von PEG lediglich eine Standzeit der Reaktionslösung von wenigen Minuten benötigt, gegenüber einer ethanolischen Präzipitation mit Standzeiten von mehreren Stunden.

PEG kann bei der großtechnischen Isolierung und Reinigung von Gerinnungsfaktor VIII[23], Albumin[27,29], α_2-Makroglobulin[36], Prothrombinkomplex-PPSB[37], C_1-Inaktivator[38] und Antithrombin III[39] eingesetzt werden.

Chromatographische Verfahren. Bei den heute üblichen Fraktionierungsmethoden für Plasmaproteine werden die Separationen im großtechnischen Maßstab mit Chargengrößen von mehr als 500 L Plasma im Grundschema nach einem der Cohn-Verfahren mit spezifischen Variationen durchgeführt. Bei kleineren Plasmamengen je Ansatz werden die Cohn-Fällungsmethoden durch Verfahren, die auf Ionenaustausch-Interaktionen oder auf biospezifischen Affinitätswechselwirkungen basieren, ersetzt. Die Ultrafiltration dient heute nicht nur zur Abtrennung

von Proteinen, sondern auch bevorzugt zu ihrer Ankonzentrierung und stellt damit eine ideale Ergänzung zu den chromatographischen Verfahren dar. Auch bei den im großtechnischen Maßstab durchgeführten Fraktionierungsverfahren nach Cohn hat die Chromatographie ihren Stellenwert als zusätzliche Methode der Wahl zur Isolierung, Reinigung und Anreicherung empfindlicher und in geringer Konzentration enthaltener Proteine, wie z. B. PPSB oder Faktor VIII. Bei der Fraktionierung von Humanplasma nach dem Kälte-Ethanol-Verfahren nach Cohn bleiben 10 bis 15 % Albumin als Verlust im Präzipitationsrückstand der Fraktion IV. Dieses Albumin kann über Extraktion und durch anschließende chromatographische Verfahren zurückgewonnen werden.[8] Verantwortlich für Nebenreaktionen bei Immunglobulinpräparationen, hergestellt nach dem Cohn-Verfahren, sollen Polymere des Immunglobulins und Verunreinigungen durch Enzyme sein. Weiterhin wird vermutet, daß denaturierte und/oder polymere Immunglobuline für antikomplementäre Aktivitäten verantwortlich sind, die den Einsatz eines solchen IgG-Präparates zur intravenösen Applikation verhindern. Hier werden beachtliche Produktverbesserungen durch nachgeschaltete chromatographische Reinigungsverfahren erzielt.

Chromatographische Verfahren wurden im letzten Jahrzehnt in der Plasmafraktionierung immer bedeutender, da diese flexible Technologie an jedes spezielle Protein und an das zur Verfügung stehende Ausgangsmaterial angepaßt werden kann. Die Weiterentwicklung der chromatographischen Trennmedien erlaubt inzwischen die Verarbeitung größerer

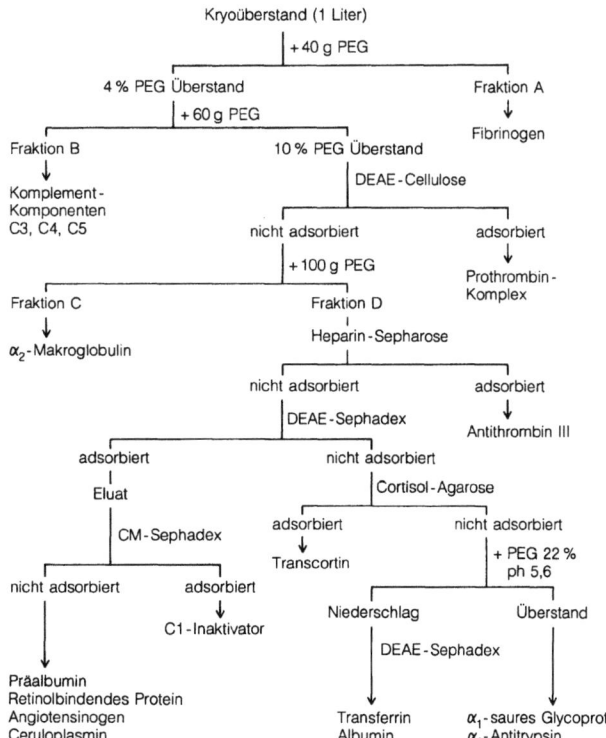

Abb. 4.21. Proteinisolierungen aus PEG-Fällungen von Humanplasma

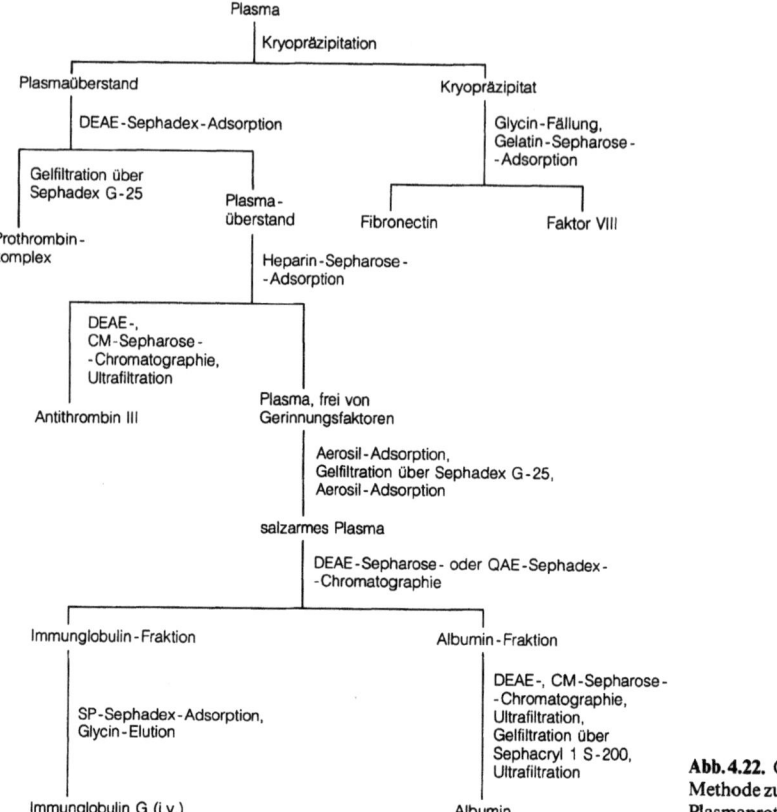

Plasma

Kryopräzipitation

Plasmaüberstand   Kryopräzipitat

DEAE-Sephadex-Adsorption   Glycin-Fällung,
                                                                          Gelatin-Sepharose-
                                                                          -Adsorption

Gelfiltration über
Sephadex G-25   Plasma-
                                  überstand   Fibronectin   Faktor VIII
Prothrombin-
komplex   Heparin-Sepharose-
                                   -Adsorption

        DEAE-,
        CM-Sepharose-
        -Chromatographie,
        Ultrafiltration
                                  Plasma, frei von
Antithrombin III   Gerinnungsfaktoren

                                  Aerosil-Adsorption,
                                  Gelfiltration über Sephadex G-25,
                                  Aerosil-Adsorption

salzarmes Plasma
                                  DEAE-Sepharose- oder QAE-Sephadex-
                                  -Chromatographie

Immunglobulin-Fraktion   Albumin-Fraktion

                                                                  DEAE-, CM-Sepharose-
                                                                  -Chromatographie,
        SP-Sephadex-Adsorption,   Ultrafiltration,
        Glycin-Elution   Gelfiltration über
                                                                  Sephacryl 1 S-200,   **Abb. 4.22.** Chromatographische
                                                                  Ultrafiltration   Methode zur Fraktionierung von
                                                                                                      Plasmaproteinen
Immunglobulin G (i.v.)   Albumin

Plasmamengen. So kann Albumin in reiner Form nach einer vorgeschalteten Entsalzung direkt aus Plasma oder aus verschiedenen Fraktionen beim Ethanol-Verfahren nach Cohn über chromatographische Prozesse mit DEAE-Sepharose, CM-Sepharose und Sephacryl isoliert werden.[2]

Ein nur auf chromatographischen Verfahren beruhendes Fraktionsschema für die wichtigsten Plasmaproteine wie Faktor VIII, Prothrombinkomplex, Antithrombin III, Immunglobulin und Albumin zeigt Abb. 4.22.

Virussicherheit

Mit der Verfügbarkeit von tiefgefrorenem oder lyophilisiertem Frischplasma und einer zunehmenden Zahl von Blutplasmapräparationen werden immer neue Bereiche des therapeutischen Einsatzes dieser Produkte erschlossen. Allerdings birgt der Einsatz von Blutpräparaten auch das Risiko einer Virusübertragung in sich, was sich in den letzten Jahren an der hohen Infektionsrate für HIV (Bundesrepublik Deutschland: mehr als 50%) bei den Blutern (Hämophilie A) nachweisen läßt. Durch Blut und Blutpräparate werden nicht nur HIV, sondern auch Viren übertragen, die verschiedene Formen der Serumhepatitis auslösen. Seit Jahren bekannt ist die Serumhepatitis, ausgelöst durch das Hepatitis-B-Virus (HBV). Weiter-

hin können Hepatitisviren übertragen werden, die weder dem Typ der Hepatitis-A-Viren, HAV, noch HBV zuzuordnen sind. Es gelang in den letzten Jahren die Isolierung eines Virus, das Hepatitis-C-Virus (HCV) genannt und für ca. 90% der Infektionen mit Non-A-Non-B-Viren (NANBV) ursächlich angesehen wird. Ein Testsystem zum Nachweis ist seit 1990 verfügbar.

Komplikationen bei Lebererkrankungen sind der schwere chronische Verlauf und das Auftreten einer Leberzirrhose, bei der Übertragung von HIV die opportunistischen Infektionen sowie verschiedene Tumorformen, wie das Kaposi-Sarkom. Andere übertragbare Virusinfektionen sind von untergeordneter Bedeutung oder stellen eine Gefahr nur für bestimmte Patientengruppen (Behandlung mit Cytostatica) dar.

Das Risiko einer Übertragung von bekannten oder noch unbekannten Viren durch Blut und Plasmaderivate kann durch folgende Maßnahmen verringert oder vermieden werden:

- Auswahl der Spender (unentgeltliche Spende, also ohne materiellen Anreiz; Möglichkeit eines freiwilligen Selbstausschlusses).
- Untersuchung der Einzelspende auf Infektionsmarker.
- Einbau von Arbeitsschritten in den Herstellungsprozeß zur Abreicherung und/oder zur Inaktivierung von Viren.

Erst die Anwendung aller Maßnahmen zusammen ergibt das notwendige Maß an Sicherheit für die Produkte und deren Anwendung am Patienten.

Virusabreicherung. Die jahrelange Anwendung der Präparate ohne nachweisbare Übertragung von Viren durch die Produkte sowie zusätzliche, gezielte Studien hierzu belegen eine ausreichende Virusabreicherung durch die bei der Kälte-Ethanol-Fällung der Cohn-Fraktion I und II/III mit 20 % Ethanol (-5 °C; pH 6,9) zur Isolierung von Immunglobulinen und Albumin.[41,42] Bei den chromatographischen Reinigungsmethoden wird für die Affinitätschromatographie ebenfalls eine ähnliche Abreicherung von Viren nachgewiesen.[7]

Virusinaktivierung. Während der Herstellung der Plasmaproteinpräparate bzw. am Fertigprodukt werden verschiedene chemische, physikalische oder kombinierte Verfahren zur Virusinaktivierung eingesetzt.

Das älteste und wirkungsvollste Verfahren zur Virusinaktivierung ist das *Erhitzen* einer wäßrigen Proteinlösung für 10 Stunden auf 60 °C.[12] Eine Denaturierung des Proteinmoleküls wird durch Zugabe von Stabilisatoren (Natriumcaprylat, *N*-Acetyltryptophan für Albumin; Aminosäuren, Zucker für Gerinnungsfaktoren) verhindert.

Die *Trockenhitze-Methode* wird für lyophilisierte Produkte im Endbehältnis eingesetzt. Gerinnungsfaktorenkonzentrate, wie z. B. PPSB oder Faktor VIII, werden zur Virusinaktivierung auf 50 bis 70 °C über mehrere Tage erhitzt. Hierbei ist der Schutz des Lyophilisats vor Hitzedenaturierung von einer möglichst geringen Restfeuchte abhängig, die wiederum von der Position des Behältnisses im Gefriertrockner erheblich beeinflußt werden kann, so daß gleiche Bedingungen für das Trockenerhitzen nur mit erheblichem Aufwand sichergestellt werden können.

Bei der *Naßhitze-Methode* werden lyophilisierte Plasmaprodukte in einem geschlossenen System unter inertem Schutzgas mit kontinuierlichem Dampfstrom bei 60 °C 10 h lang erhitzt. Die drei variablen Bedingungen Dampfdruck, Temperatur und Einwirkzeit erlauben eine Anpassung dieser Methode an die Empfindlichkeit jedes Proteinpräparates.

Die *kombinierte chemisch-physikalische Behandlung* zur Virusinaktivierung durch Zugabe von β-Propiolacton und anschließend Bestrahlung des Produktes im UV-Licht wird erfolgreich bei Immunglobulinen, stabilisierten Serumeiweißlösungen (PPL) und Prothrombinkomplexen (PPSB) eingesetzt, während diese Inaktivierungsmethode bei Faktor-VIII-Konzentraten zu Ausbeuteverlusten führt und nicht eingesetzt wird.

Bei der *Solvent-Detergent-Inaktivierung* wird als Solvent das Lösungsmittel Tri-(*n*-Butyl)phosphat (TNBP) mit verschiedenen Detergenzien (Natriumcholat, Polysorbat 80, Triton X-100) kombiniert. Die Inaktivierung erfolgt über ein Auflösen der Lipidhülle (HIV, HBV, HCV) und anschließende Denaturierung der Kernstruktur des Virus. Viren mit Proteinhüllen (Parvoviren) und freie Nucleinsäuren werden nicht inaktiviert. Nachteil dieses Verfahrens ist die nach dem Inaktivierungsschritt notwendige Entfernung der Reagenzien über eine Zweiphasentrennung (Wasser/Öl) oder über chromatographische Verfahren. Methoden zur Virusabreicherung durch *Filtrationsverfahren* befinden sich noch in Entwicklungsstadium. Für Aussagen über Wirkungsgrad und mögliche Nachteile liegen noch keine Erfahrungswerte aus großtechnischer Anwendung vor (Tab. 4.31)

Plasmaproteinpräparationen zur Therapie

Nachfolgend sind die für die therapeutische Anwendung wichtigsten Präparationen aus Humanplasma mit den wichtigsten Indikationsgebieten beschrieben:

Fibrinogen. Indikationen für die Anwendung von Fibrinogenpräparaten (1 bis 2,5 g Fibrinogen) sind

- angeborene A- oder Hypofibrinogenämie,
- Blutungen infolge Fibrinogenmangels bei reaktiver Fibrinolyse im Rahmen von Verbrauchsreaktionen (Disseminierte intravasale Koagulation) oder unter einer Therapie mit Streptokinase,
- in der Urologie bei Pyelotonien zur Entfernung von Nierensteinen.

Prothrombin-Komplex, PPSB-Konzentrat. Dieses PPSB-Konzentrat (200 bis 500 E) enthält die Vitamin-

Tabelle 4.31. Virusinaktivierungsmethoden für großtechnisch hergestellte Plasmaproteinpräparationen

Methode	Vorteil	Nachteil
Zugabe spezifischer Antikörper	keine Denaturierung von Proteinen	Anwendung beschränkt auf wenige Viren
Schutzimpfung der Patienten	keine Denaturierung von Proteinen	Anwendung beschränkt auf wenige Viren
Pasteurisieren	sichere Inaktivierung vom HIV, HBV, NANBV	Stabilisatoren notwendig; Ausbeuteverluste, Anwendung beschränkt auf wenige Viren
Ethanol	Teil des Herstellungsverfahrens	Anwendung beschränkt auf wenige Proteine
Kaltsterilisation (β-Propiolacton/UV-Licht)	sichere Inaktivierung von HIV, HBV, NANBV	Zerstörung einiger Proteinstrukturen; nicht anwendbar für Faktor-VIII-Präparate
Trockenerhitzung bei 60 °C und höheren Temperaturen	einfaches Verfahren beim Lyophilisat	bei 60 °C werden Proteine denaturiert; HIV, HBV, NANBV nicht sicher inaktiviert
Trockenerhitzung bei 60 °C unter Dampf und Druck	sichere Inaktivierung von HIV, NANBV; weitgehend sichere Inaktivierung von HBV	bei 60 °C werden Proteine denaturiert
Solvent-Detergent-Verfahren (SDI)	sichere Inaktivierung von HIV, HBV, NANBV	Inaktivierung nur Viren mit Lipidhülle; Entfernung der Reagenzien notwendig

K₁-abhängigen, in der Leber synthetisierten Gerinnungsfaktoren II (Prothrombin), VII (Proconvertin), X (Stuart-Prower-Faktor) und IX (Antihämophiles Globulin B) und kann bei allen Blutungen eingesetzt werden, die durch angeborene oder erworbene Gerinnungsstörungen infolge Verminderung der genannten Faktoren bedingt sind. Weiterhin ist PPSB bei schweren Gerinnungsstörungen, verursacht durch Vitamin-K-Mangel, Überdosierung oraler Antikoagulanzien, Leberzirrhose oder passagere Leberfunktionseinschränkungen (protrahierter Schock, Vergiftungen) indiziert.

Antihämophiler Faktor VIII. Indikationen für die Gabe von Antihämophilem Globulin A (Gerinnungsfaktor VIII, 250 bis 1.000 IE) sind:

- der angeborene oder erworbene Mangel an Gerinnungsfaktor VIII, unter strenger Indikationsstellung (bei schwerer und mittelschwerer Hämophilie oder Prophylaxe bei Eingriffen, die zu Blutungen führen können),
- das Willebrand-Jürgens-Syndrom mit Gerinnungsfaktor-VIII-Mangel.

Gerinnungsfaktor-IX-Konzentrat. Diese Konzentrate (200 bis 1.000 IE) werden bei Blutungen und Blutungsneigungen bei Hämophilie B, Hemmkörperhämophilie mit Faktor-IX-Inhibitor sowie bei allen Formen erworbener Faktor-IX-Mangelzustände eingesetzt.

Antithrombin III. Anwendungsgebiete für diese Konzentrate (250 bis 1.000 IE) sind:

- Substitutionsbehandlung bei erblich bedingtem Antithrombin-III-Mangel, z. B. zur therapeutischen Behandlung bei Thromboembolien und Verbrauchskoagulopathien, zur Thromboembolieprophylaxe bei operativen Eingriffen, Schwangerschaft und Geburt,
- verminderte Antithrombin-III-Synthese und disseminierte intravasale Gerinnung (DIC),
- Verbrauchskoagulopathie, z. B. bei Sepsis oder Fruchtwasserembolie.

Immunglobuline. Sie sind in Mengen von 1 bis 10 g je nach Präparation i.m. oder i.v. applizierbar, enthalten ein Breitbandspektrum an Antikörpern und finden Anwendung

- zur Antikörpersubstitution bei primären und sekundären Antikörpermangelzuständen in Therapie und Prophylaxe,
- zur Behandlung schwerer bakterieller Infektionen und septisch-toxischer Zustände, insbesondere in Kombination mit einer Antibiotika-Therapie,
- bei idiopathischer thrombozytopenischer Purpura (ITP) in kritischen Situationen.

Hyperimmunglobuline. In diesen Präparaten sind bestimmte Antikörper aus Hyperimmunseren gezielt angereichert. Diese Konzentrate werden zur passiven Immunisierung (Keuchhusten, Mumps, Pocken, Röteln, Tetanus) und zur Therapie von Impfkomplikationen eingesetzt.

Serumeiweißlösung. Diese wird aus Frischplasma durch Abtrennen der Gerinnungsfaktoren hergestellt und eignet sich zur raschen Auffüllung des Kreislaufes bei akutem Blut- bzw. Plasmaverlust nach Unfällen, Operationen und Verbrennungen sowie zur massiven Substitution von Serumproteinen.

Humanalbumin. Die Anwendung von niedrigprozentigem Albumin (3 bis 5 %) gehört vor allem in den Bereich der Akutmedizin. Als Hauptindikation ist der Ausgleich von Volumenverlusten mit Stabilisierung des onkotischen Drucks über längere Zeit zu nennen. Angezeigt ist die Gabe von 3- bis 5%igem Albumin bei:

- Schockzuständen, wie hämorrhagischer Schock, Schock bei Plasmaverlust und anderen Situationen mit Schock,
- Plasma- bzw. Albuminmangelzuständen bei Verbrennungen, nephrotischem Syndrom, Plasmaaustausch, Hyperviskositätssyndrom sowie vor, während und nach Operationen.

Die Anwendungsbereiche von hochprozentigem Albumin (20 bis 25 %) sind:

- Prophylaxe und Therapie von Schockzuständen jeder Genese,
- Ausschwemmung von Ödemen bei Hirntraumen, nephrotischen Syndromen, Leberzirrhosen sowie im Stadium einer Präklampsie und Eklampsie,
- Verbesserung der Calciumretention bei Osteoporose,
- symptomatische Behandlung von Hypalbuminämien bzw. Dysproteinämien bei chronischen Hepatiden, kachektischen Zuständen und nach Operationen sowie in der Pränatalmedizin, z. B. in Verbindung mit Austauschtransfusionen.

Literatur

1. Berggard J (1965) Identification and isolation of urinary proteins. In: Peeters H (Ed.) Protides of the biological fluids. Proc. 12th Col Bruges, 1964, p 285–291
2. Berglöf JH, Eriksson SE (1989) Plasma fractionation by chromatography of albumin and IgG. In: Stoltz JF (Ed.) Biotechnology of plasma proteins. Colloque INSERM, Vol. 175, p 201–206
3. Björling H (1972) Vox Sang 23:18–26
4. Burstein M (1970) J Lipid Res 11:583–595
5. Chanutin A, Curnish RR (1960) Arch Biochem Biophys 89:218–220
6. Cohn EJ, Strong LE, Hughes WL jr, Mulford DJ, Ashworth JN, Melin M, Taylor HL (1946) J Am Chem S 68:459–475
7. Einarsson M (1988) Scand J Infect Dis 17:141–146
8. Eriksson S, Berglöf JH, Suomela H (1982) Recovery of human albumin from Cohn fraction IV paste. In: Curling JM (Ed.) Separation of Plasma Proteins. Pharmacia, p 89–102
9. Foster PR, Dunnill P, Lilly MD, (1973) Biochim Biophys Acta 317:505–516
10. Friedli H, Kistler P (1972) Chimica 26:25–27
11. Friedli H, Mauerhofer M, Faes A, Kistler P (1976) Vox Sang 31:289–295
12. Gellis S (1948) J Clin Invest 27.239–244
13. Gofman JW, Lindgren IT, Elliot H (1949) J Biol Chem 179:973–979
14. Haupt H, Heide K (1966) Klin Wochenschr 47:270–272

15. Heide K, Haupt H, Schwick HG (1977) Plasma Protein Fractionation. In: Putnam FW (Ed.) The Plasma Proteins, Vol. III. Academic Press, New York San Francisco London, pp 545–597
16. Heimberger N, Haupt H (1988) Plasmafraktionierung. In: Mueller-Eckhardt (Hrsg.) Transfusionsmedizin, Springer, New York Berlin Heidelberg, S. 246–277
17. Hink JH, Hildalgo J, Seeberg VP, Johnson FF (1957) Vox Sang 2:174–186
18. Horejsi J, Smetana R (1956) Acta Med Scan 155:65–70
19. Ingham KC (1978) Arch Biochem Biophys 186:106–113
20. Juckes IRM (1971) Biochim Biophys Acta 229:535–546
21. Kistler P, Nitschmann H (1962) Vox Sang 7:414–424
22. Liautaud J, Pla J, Debrus A, Gattel P, Plan R, Peyron L (1973) 13th Intern Congr of IABS, Budapest 1973, Part A: Purification of Proteins, Develop biol Standard, Vol. 27, p 107–114
23. Newman J, Johnson AJ, Karpatkin MH, Puszkins S (1971) Br J Haematol 21:1–20
24. Nitschmann H, Rickli E, Kistler P (1959) Helv Chim Acta 17:2198–2211
25. Oncley JL, Melin M, Richert DA, Cameron JW, Gross PM jr (1949) J Amer Chem S 71:541–550
26. Polson A, Potgieter GM, Largier JF, Mears GEF, Joubert FG (1964) Biochim Biophys Acta 82:463–475
27. Polson A, Ruiz-Bravo C (1972) Vox Sang 23:107–118
28. Porath J, Flodin P (1959) Nature 183:1657–1659
29. Schneider W, Lefevre H, Fiedler H, McCarty LJ (1975) Blut 30:121–134
30. Schneider W, Wolter D, McCarty LJ (1976) Blut 33:275–278
31. Schultze HE, Heide K, Haupt H (1962) Clin Chim Acta 7:854–868
32. Schultze HE, Heremans JF (1966) Molecular Biology of Human Proteins, Vol. I. Elsevier Publishing Company, Amsterdam London New York
33. Smith JK, Watt JG, Watson CN Mastenbroek GGA (1972) Vox Sang 22:120–130
34. Steinbuch M (1972) Vox Sang 23:92–106
35. Surgenor DM (1952) Rev Int Med Dermatol 9:145
36. Wickerhauser M, Sgouris JT (1972) Vox Sang 22:137–160
37. Wickerhauser M, Hao YL (1972) Vox Sang 23:119–125
38. Wickerhauser M Hao YL, Mercer JE (1978) Abstracts of the Joint Congress of the International Societies of Haematology and Blood Transfusion, Paris, p 483
39. Wickerhauser M, Williams C, Mercer JE (1979) Vox Sang 36:281–293
40. Wieland T, Goldmann H, Kern W, Schultze HE, Matheka HD (1953) Makromol Chem 10:136–146
41. Piszkiewicz D, Kingdon H, Apfelzweig R (1985) Lancet 1188–1189
42. Wells M, Wittek A, Epstein J (1986) Transfusion 26:210–213

4 Emulsionen und Mikroemulsionen

C. MÜLLER-GOYMANN

4.1 Definitionen der Arzneibücher für Emulsionen

Als einziges Deutsches Arzneibuch führte das AB-DDR eine Monographie Emulsionen. Emulsionen werden als disperse flüssige Zubereitungen definiert, die in der Regel aus zwei ineinander nicht löslichen Flüssigkeiten bestehen, von denen eine wäßrig ist. Emulsionen, die zur Anwendung auf der Haut bestimmt sind, können als Linimente bezeichnet werden. Zum Einnehmen bestimmte Emulsionen, die löffelweise dosiert werden, können als Mixturen bezeichnet werden. Emulsionen, die zur Infusion oder Injektion bestimmt sind, werden unter Injektions- und Infusionszubereitungen im AB-DDR geführt.

DAB 9 führt keine Monographie Emulsionen auf und befindet sich damit in Analogie zur PhEur, die ebensowenig eine Monographie Emulsionen führt. Folgerichtig fehlen im DAB 9 auch Monographien über Emulsionszubereitungen. Auf einen etwaigen Emulsionscharakter wird jedoch im Zusammenhang mit Cremes in der Monographie Salben hingewiesen. Danach ist zwischen dem Öl-in-Wasser- und dem Wasser-in-Öl-Emulsionstyp bei Cremes zu unterscheiden (→ Kap. 4, 15).

ÖAB 81 führt die Monographie Emulsiones-Emulsionen. Danach sind Emulsionen mehr oder weniger dickflüssige, zur äußerlichen oder innerlichen Anwendung bestimmte Arzneizubereitungen, die ein feindisperses System von zwei miteinander nicht mischbaren Flüssigkeiten, meist Öl und Wasser darstellen. Man unterscheidet zwei Typen von Emulsionen: Öl-in-Wasser-Emulsionen (O/W-Emulsionen), bei denen das Öl als innere oder disperse Phase und das Wasser als äußere oder geschlossene Phase vorliegt, und Wasser-in-Öl-Emulsionen (W/O-Emulsionen), bei denen Wasser als innere oder disperse Phase und Öl als äußere oder geschlossene Phase vorliegt. Zur Erhöhung ihrer Stabilität enthalten Emulsionen in der Regel noch bestimmte, dem Emulsionstyp entsprechende Emulgatoren.

Helv VII differenziert zwischen äußerlich und innerlich anzuwendenden Emulsionen. In einer Monographie Emulsiones orales werden peroral applizierbare Emulsionen aufgeführt, die in der Regel Öl-in-Wasser-Emulsionen (O/W-Emulsionen) darstellen. Die innere disperse Phase mit lipophilem Charakter stellt evtl. den Arzneistoff selbst dar, z. B. Lebertran. Die äußere Phase besteht aus Wasser oder anderen hydrophilen Flüssigkeiten und enthält oral zulässige O/W-Emulgatoren sowie ggf. Arzneistoffe und weitere Hilfsstoffe.

Die Hilfsstoffe erfüllen dabei Aufgaben wie Verhinderung oder Herabsetzung einer Aufrahmung oder Sedimentation, Konservierung, Aromatisierung. Auch der W/O-Emulsionstyp zur oralen Anwendung wird erwähnt, wobei entsprechende oral zulässige W/O-Emulgatoren zur Stabilisierung einzusetzen sind.

Emulsionen, die zur äußerlichen Anwendung gelangen, werden in Helv VII als Linimenta bezeichnet. Für sie gelten die unter Emulsiones orales gemachten Angaben. Nicht alle Linimente der Helv VII sind jedoch zweiphasige Emulsionen. Monographien wie Linimentum salicylatum compositum und Linimentum saponato-camphoratum liquidum enthalten zwar fette Öle als Grundstoffe; diese bilden jedoch keine eigene disperse Phase aus, sondern werden – z. B. Ricinusöl – durch Alkohol gelöst und/oder durch grenzflächenaktive Fettsäuresalze solubilisiert. Trotz des unterschiedlichen physikochemischen Zustands werden alle flüssigen Zubereitungen, die gleichzeitig lipophile und hydrophile Flüssigkeiten enthalten, in Helv VII als Linimente bezeichnet. Gemeinsam ist ihnen die äußerliche Anwendung.

BP 88 differenziert ebenfalls zwischen peroral und äußerlich zu applizierenden Emulsionen. Die Monographie Oral Liquids enthält neben anderen flüssigen Arzneiformen zur p. o. Anwendung als Untergruppe Oral Emulsions. Perorale Emulsionen werden als stabilisierte Öl-in-Wasser-Dispersionen definiert und enthalten in einer oder in beiden Phasen gelöste Arzneistoffe. In p. o. Emulsionen können außerdem Feststoffpartikel suspendiert sein. In der Monographie Liniments der BP 88 werden Linimente als flüssige oder halbflüssige Zubereitungen definiert, die einen oder mehrere Arzneistoffe in einer geeigneten Grundlage enthalten. Sie werden äußerlich auf der unverletzten Haut durch Einreiben appliziert. Die gleiche Definition mit der Ausnahme, daß die Applikation durch Auftragen und nicht durch Einreiben erfolgt, ist in der Monographie Lotions zu finden. Ferner führt BP 88 die Monographie Applications. Dabei handelt es sich ebenfalls um flüssige oder halbflüssige Zubereitungen zur dermalen Anwendung, die einen

oder mehrere Arzneistoffe enthalten. Das Arzneibuch verzichtet bei diesen Zubereitungen jedoch auf eine Angabe, wie die Applikation erfolgt, also z. B. durch Einreiben oder durch Auftragen.

Nach diesen sehr allgemein gehaltenen Arzneibuchdefinitionen müssen Liniments, Applications und Lotions nicht zwangsläufig disperse Systeme zweier miteinander nicht mischbarer flüssiger Phasen sein. Entsprechend findet man z. B. bei den Applications Rezepturen, die einerseits Emulsionen und andererseits Suspensionen darstellen; Lotions sind entweder Lösungen oder Suspensionen.

Nach *USP XXII/NF XVII* ist eine Emulsion ein Zweiphasensystem. Eine der Flüssigkeiten ist in Form kleiner Tropfen als innere oder dispergierte Phase in der zweiten äußeren oder kontinuierlichen Flüssigkeit, dem Dispersionsmedium dispergiert. Wenn Öl die dispergierte Phase und eine wäßrige Lösung die kontinuierliche Phase darstellt, wird das System als Öl-in-Wasser-Emulsion (O/W-Emulsion) bezeichnet. Diese kann leicht und gleichmäßig mit Wasser verdünnt werden. Im Gegensatz dazu, wenn Wasser oder eine wäßrige Lösung die disperse Phase und Öl oder ein öliges Material die kontinuierliche Phase bildet, wird das System als Wasser-in-Öl-Emulsion (W/O-Emulsion) bezeichnet. Eine Verdünnung mit Wasser ist in diesem Fall nicht möglich.

Darüber hinaus führen USP XXII/NF XVII auch Lotions auf. Im Unterschied zur vorherigen Ausgabe USP XXI/NF XVI werden Lotionen nicht mehr als flüssige oder thixotrope Emulsionen oder Suspensionen, die zur äußeren Anwendung kommen, definiert. Vielmehr sind Lotions nach neuerem Verständnis Lösungen oder Suspensionen (→ Kap. 4, 10 und Kap. 4, 17). Damit verstehen USP XXII/NF XVII Lotionen im gleichen Sinne wie BP 88. Eine Ausnahme in USP XXII/NF XVII bildet die Monographie Benzyl Benzoate Lotion, bei der es sich um eine Emulsion des Öl-in-Wasser-Typs handelt.

Tabelle 4.32. Synonyma der Arzneibücher für Emulsionen. Berücksichtigt werden folgende Arzneibücher: DAB 9, AB-DDR, ÖAB 81, Helv VII, BP 88, USP XXII/NF XVII

Arzneibuch	Monographiebezeichnung	Synonyma bzw. Untergruppe	Bemerkungen zur Anwendung
DAB 9	–	–	–
AB-DDR	Emulsionen	Emulsiones	
		Linimente,	äußerlich
		Linimenta	äußerlich
		Mixturen,	p. o.
		Mixturae	p. o.
ÖAB 81	Emulsiones	Emulsionen	p. o. und äußerlich
Helv VII	Emulsiones orales	orale Emulsionen	p. o.
		Emulsions orales	p. o.
		Emulsioni orali	p. o.
		Linimenta	äußerlich
		Linimente	äußerlich
		Liniments	äußerlich
		Linimenti	äußerlich
BP 88	Oral Liquids	Oral Emulsions	p. o.
	Liniments	–	äußerlich auf unverletzter Haut
	Applications	–	äußerlich
USP XXII/NF XVII	Emulsions	–	p. o. und äußerlich

Die unterschiedlichen Definitionen der Arzneibücher für die Arzneiform Emulsion weisen als Gemeinsamkeit die Zuordnung zu den dispersen Systemen auf. Als einziges Arzneibuch vermeidet BP 88 bei der Definition der äußerlich anzuwendenden Emulsionen eine eindeutige Aussage zur Mehrphasigkeit. Andererseits läßt das AB-DDR mit seiner Definition der Emulsion, „die in der Regel aus zwei ineinander nicht löslichen Flüssigkeiten, von denen eine wäßrig ist," besteht, auch die Interpretation zu, daß mehr als zwei miteinander nicht mischbare flüssige Komponenten gegebenenfalls mehr als zwei Phasen bilden. In der Tat gibt es flüssige Emulsionszubereitungen, die zwei verschiedene dispergierte Phasen enthalten. Es empfiehlt sich daher die folgende allgemeine Definition:

Emulsionen sind disperse Systeme. Die äußere oder kontinuierliche Phase, auch Dispersionsmittel genannt, umschließt mindestens eine oder mehrere innere oder dispergierte Phasen, die entweder flüssig und/oder flüssigkristallin sind. Zusätzlich kann als weitere disperse Phase ein Feststoff eingearbeitet sein, so daß Suspensions-Emulsions-Systeme resultieren.

Im allgemeinen bestimmt die Art des Emulgators, ob eine O/W- oder W/O-Emulsion gebildet wird. Diejenige Phase wird die äußere Phase, in der der Emulgator am besten löslich ist. Hydrophile Emulgatoren wie Arabisches Gummi und Polysorbat 80 erleichtern die Dispergierung von Öl in Wasser. Öllösliche Tenside wie Cholesterol und Stearylalkohol ermöglichen die Emulgierung von Wasser in lipophilen Medien wie Ölen und Paraffinkohlenwasserstoffen. Emulgatoren, die zu lipophilen und hydrophilen Medien gleichermaßen affin sind, stabilisieren sowohl O/W- als auch W/O-Emulsionen. Das Phasenvolumenverhältnis beeinflußt dabei den Typ der gebildeten Emulsion. Die Phase mit dem kleineren Volumenanteil wird zur dispersen Phase.
Bei den Emulsionen fällt die Partikelgröße der inneren zerteilten Phase in den grobdispersen Bereich und grenzt an den kolloiddispersen Bereich an, während bei den Mikroemulsionen die Partikelgröße in kolloidaler Größenordnung oder darunter liegt. Damit ist die Zweiphasigkeit für die Mikroemulsionen streng genommen nicht mehr gegeben. Trotzdem werden wie bei Emulsionen die Termini O/W oder W/O zur Kennzeichnung von Mikroemulsionen verwendet, um auszudrücken, daß es sich um wasser- oder ölkontinuierliche Systeme handelt. Mikroemulsionen werden bislang noch nicht als Arzneibuchmonographien aufgeführt.

4.2 Systematik und Theorie

Als disperse Systeme sind Emulsionen thermodynamisch nicht stabil. Sie verändern sich durch Zusammenfließen der dispergierten kleinen Tropfen zu größeren Tropfen. Der Prozeß des Zusammenfließens wird als *Koaleszenz* bezeichnet und bedeutet für das System im thermodynamischen Sinne die Einstellung

eines günstigeren Energieniveaus. Ein disperses System besitzt ein um so ungünstigeres Energieniveau entsprechend einem hohen Energieinhalt, je größer einerseits die Grenzflächenspannung zwischen den verschiedenen Phasen und andererseits die Grenzfläche selbst ist. Fließen Tropfen zusammen, wird die Grenzfläche verkleinert. Bei gegebener Grenzflächenspannung wird infolge der Koaleszenz daher der Energieinhalt kleiner. Im thermodynamischen Sinn stabilisiert sich das System dabei zunehmend. Schließlich bildet die vormals disperse Phase eine einzige zusammenhängende Phase, d. h. die Emulsion ist zerstört.
Um eine Koaleszenz zu verhindern, also eine endliche kinetische Stabilität der Emulsion von der Herstellung über die Lagerung bis zur Applikation zu erreichen, werden den Emulsionen emulgierende Substanzen zugesetzt. Koaleszenz wird verhindert, indem sich zwischen dispergiertem Tropfen und äußerer Phase an der Grenzfläche Emulgatormoleküle anreichern und eine mechanische Barriere mit elastischen Eigenschaften um die Partikeln herum bilden. Die Wirkung von Emulgatoren ist dadurch zu erklären, daß im Zuge der Adsorption der Emulgatormoleküle mono- bis multimolekulare Schichten an der Phasengrenze ausgebildet werden.
Emulgatoren, die zur Gruppe der Tenside oder oberflächenaktiven Substanzen gehören, verringern außerdem die Grenzflächenspannung zwischen den Phasen und erhöhen damit die Emulgierfähigkeit. Tenside können anionisch (z. B. Natriumlaurylsulfat), nichtionisch (z. B. Polysorbat 80) oder kationisch (z. B. Benzalkoniumchlorid) sein. Je nachdem, ob der eingesetzte Emulgator besser wasserlöslich oder besser öllöslich ist, bildet sich eine Öl-in-Wasser-Emulsion (O/W) oder eine Wasser-in-Öl-Emulsion (W/O). Nach der *Bancroft-Regel* wird diejenige Phase zur kontinuierlichen Phase, in der sich der Emulgator am besten löst (Abb. 4.23 a,b).
Hydrophile Polymere, die entweder natürlicher, halbsynthetischer oder synthetischer Herkunft sind, und andere hydrophile Verbindungen teilweise kolloidaler Größenordnung wirken in erster Linie dadurch emulsionsstabilisierend, daß sie die Tropfen durch Bildung einer kolloiden Schutzschicht umhüllen.
Eine zweite Erklärungsmöglichkeit für die Emulsionsstabilisierung durch den Zusatz hydrophiler Polymere ist dadurch gegeben, daß diese sich in der kontinuierlichen Phase lösen und damit deren Viskosität unter Bildung einer Gerüststruktur soweit erhöhen, daß die dispergierte Phase aufgrund der plastisch-thixotropen Fließeigenschaften der kontinuierlichen Phase in dieser immobilisiert ist und nicht mehr zusammenfließen kann. Ausschließlich über eine Viskositätserhöhung wirkende Emulgatoren werden auch als *Quasiemulgatoren* bezeichnet.
Eine Stabilisierung von Emulsionen ist darüberhinaus durch Zusatz hochdisperser Feststoffteilchen möglich. Unter der Voraussetzung, daß die Feststoffpartikeln sowohl von den hydrophilen als auch von der lipophilen Phase benetzt werden, reichern diese sich in der Phasengrenze in der Weise an, daß sie in beide nicht miteinander mischbaren Phasen hineinreichen. Diese Emulsionen werden als *Pickering-Emulsionen* bezeichnet und sind häufig außerordentlich stabil (Abb. 4.23 g).

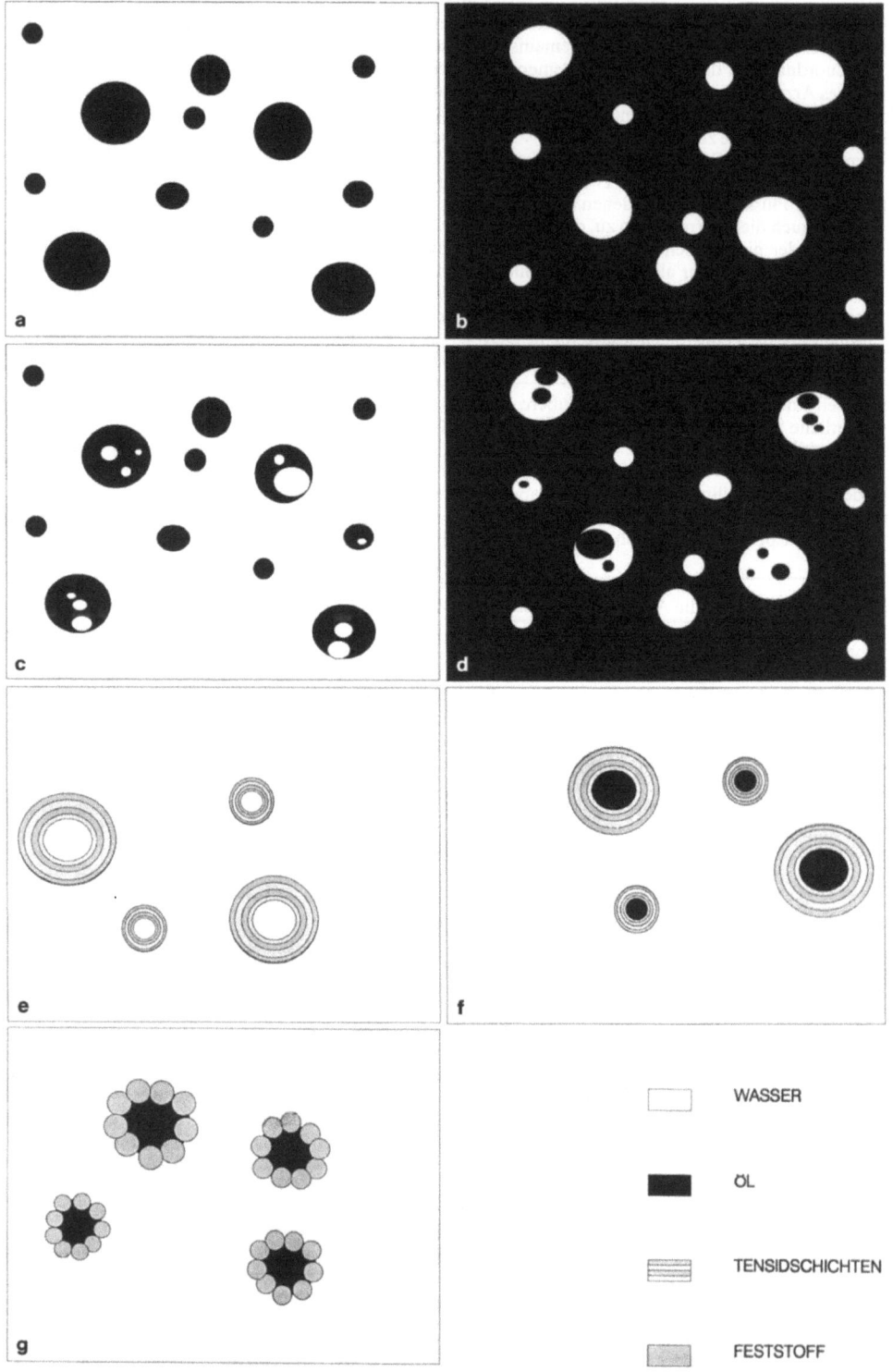

Abb. 4.23 a-g. Schematische Darstellung von Emulsionssystemen. **a** O/W-Emulsion, **b** W/O-Emulsion, **c** multiple W/O/W-Emulsion, **d** multiple O/W/O-Emulsion, **e** multilamellare Vesikel, Liposomen, Niosomen, **f** O/W-Emulsion mit adsorbierten lamellaren Flüssigkristallen an der Phasengrenze, **g** Pickering-Emulsion des Typs O/W mit dispergierten Feststoffpartikeln an der Phasengrenze

Emulsionen mit mehr als zwei flüssigen Phasen

Von den zweiphasigen Emulsionen des Typs W/O oder O/W setzen sich die multiplen Emulsionen ab. Diese sind mindestens dreiphasig. Sie werden hergestellt, indem eine W/O- oder O/W-Emulsion in einer weiteren Phase, die der jeweils dispergierten Phase der Ausgangsemulsion entspricht, dispergiert wird, so daß dann ein W/O/W-Typ oder ein O/W/O-Typ vorliegt (Abb. 4.23 c, d). Multiple Emulsionen werden eingesetzt, um eine Verzögerung der Arzneistofffreisetzung aus der Zubereitung zu erreichen.[3,4] Ein wasserlöslicher Arzneistoff z. B., der sich in der innersten dispersen Phase einer W/O/W-Emulsion befindet, muß durch eine Barriere in Form der lipophilen dispergierten Phase hindurchdiffundieren, um in die kontinuierliche Phase der Emulsion überzugehen und aus dieser dann freigesetzt zu werden.

Mehrphasige Systeme mit Beteiligung flüssigkristalliner Phasen

Flüssigkeiten sind in der Regel amorph. Es gibt jedoch auch Flüssigkeiten, deren Moleküle eine bestimmte Orientierung zueinander einnehmen. Sie werden als *Flüssigkristalle* bezeichnet. Von den Kristallen unterscheiden sie sich durch ihre Fließfähigkeit bei niedriger Scherbeanspruchung und die Tatsache, daß keine Nahordnung, sondern eine Fernordnung zwischen den Molekülen besteht. Daß flüssigkristalline Phasen ebenso wie flüssige in einer kontinuierlichen Phase dispergiert werden können, ist in der allgemeinen Definition einer Emulsion berücksichtigt. Je nachdem ob eine flüssige und/oder flüssigkristalline Phase dispergiert wird, entstehen entweder zwei- oder dreiphasige Systeme, an denen Flüssigkristalle beteiligt sind. Zweiphasige Systeme mit dispergierter Flüssigkristallphase sind z. B. *Lipo-*

somen-Zubereitungen (Abb. 4.23 e). Hier ist zwischen unilamellaren und multilamellaren Liposomen zu unterscheiden. Es handelt sich dabei um eine dispergierte flüssigkristalline Lamellarphase, wobei entweder eine Doppelschicht aus Emulgatormolekülen bzw. Lecithinmolekülen oder aber mehrere Doppelschichten aus Emulgatormolekülen konzentrisch aufgebaut sind und Flüssigkristallpartikel in der kontinuierlichen Phase bilden. Als Liposomen werden diese dispersen Systeme bezeichnet, wenn als Emulgatoren Lecithine oder Phospholipide eingesetzt werden. Synthetische nichtionische Emulgatoren, wie z. B. Fettalkohol-PEG-ether zeigen aber das gleiche Phänomen, hierfür wird jedoch der Begriff *Niosomen* verwendet.[5] Von den zweiphasigen Systemen mit flüssigkristalliner disperser Phase sind die dreiphasigen Systeme abzugrenzen (Abb. 4.23 f). Hier liegt im Prinzip eine klassische W/O- oder O/W-Emulsion vor, bei der die an der Phasengrenze adsorbierten Tensidmoleküle eine multilamellare Schicht um die dispergierten Tropfen ausbilden. Die adsorbierten Schichten aus hydratisierten Tensidmolekülen liegen im flüssigkristallinen Zustand vor und erreichen eine solche Dicke, daß sie als eigenständige flüssigkristalline Phase anzusehen sind. Diese zusätzliche flüssigkristalline Phase ist jedoch nicht in Tropfenform dispergiert, sondern an der Phasengrenze um die Tropfen herum adsorbiert. Aufgrund der Dicke, der hohen mechanischen Stabilität und ausgeprägten elastischen Eigenschaften dieser Flüssigkristallschichten sind solche Emulsionen ausgesprochen koaleszenzstabil.

Eine Adsorption von hydratisierten Tensidmolekülen in Form einer flüssigkristallinen Lamellarphase muß nicht an eine hohe Tensidkonzentration geknüpft sein. Eine elektronenmikroskopische Aufnahme (Abb. 4.24) beweist, daß in einem mit Cholesterol und Natriumcetylstearylsulfat stabilisierten System an der Phasengrenze der dispergierten Öltropfen zur kontinuierlichen wäßrigen Phase eine Mehrschichtigkeit

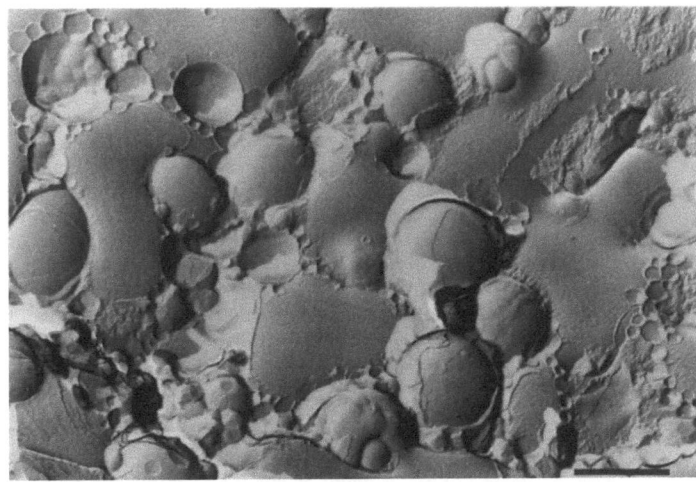

Abb. 4.24. Transmissionselektronenmikroskopische Darstellung einer gefriergebrochenen O/W-Emulsion. Die Emulsion enthält je 1 % Cholesterol und Natriumcetylstearylsulfat als Emulgatoren sowie jeweils 49 % Wasser und Paraffin; Balkenlänge 500 nm. Aus[6]

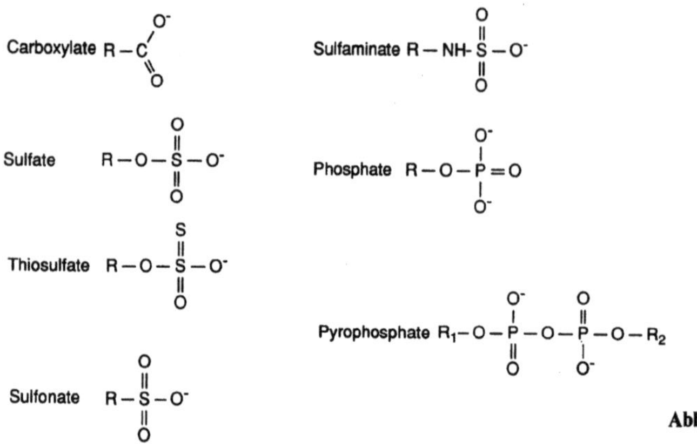

690 Arzneiformen

Carboxylate $R-C(O^-)(=O)$

Sulfaminate $R-NH-\overset{O}{\underset{O}{S}}-O^-$

Sulfate $R-O-\overset{O}{\underset{O}{S}}-O^-$

Phosphate $R-O-\overset{O^-}{\underset{O^-}{P}}=O$

Thiosulfate $R-O-\overset{S}{\underset{O}{S}}-O^-$

Pyrophosphate $R_1-O-\overset{O^-}{\underset{O}{P}}-O-\overset{O}{\underset{O^-}{P}}-O-R_2$

Sulfonate $R-\overset{O}{\underset{O}{S}}-O^-$

Abb. 4.25. Strukturen anionischer Emulgatoren

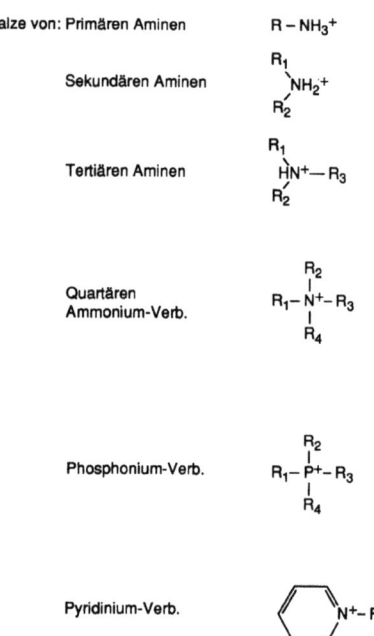

Salze von: Primären Aminen $R-NH_3^+$

Sekundären Aminen $\overset{R_1}{\underset{R_2}{}}NH_2^+$

Tertiären Aminen $\overset{R_1}{\underset{R_2}{}}HN^+-R_3$

Quartären Ammonium-Verb. $R_1-\overset{R_2}{\underset{R_4}{N^+}}-R_3$

Phosphonium-Verb. $R_1-\overset{R_2}{\underset{R_4}{P^+}}-R_3$

Pyridinium-Verb.

Abb. 4.26. Strukturen kationischer Emulgatoren

zu beobachten ist, obwohl die Emulgatorkonzentration nur 2% beträgt. Der Volumenanteil von hydrophiler und lipophiler Komponente ist in dieser Emulsion jeweils 49%.

Emulgatoren

Die Vielzahl der handelsmäßig angebotenen Emulgatoren ist auf eine relativ kleine Anzahl von Strukturelementen zu beschränken. Grundsätzlich enthalten grenzflächenaktive Substanzen im Molekül lipophile und hydrophile Gruppen. Die lipophilen Gruppen sind in der Regel aliphatische, aromatische oder aber Kombinationen aus aliphatisch-aromatischen Strukturen. Hydrophile Gruppen werden durch polare Strukturen, die elektrisch geladen oder ungeladen sein können, gebildet. Demnach ist die grenzflächenaktive Substanz *anionisch*, wenn das Tensid in wäßriger Lösung negativ geladene organische Ionen ausbildet. Diese Tenside sind in der Regel ausgesprochen hydrophil und bilden deshalb O/W-Emulsionen. Überwiegend lipophile Eigenschaften weisen als Ausnahme Erdalkali- und Metallseifen auf, mit denen eine Emulsionsbildung des W/O-Typs erfolgt. Die Dissoziationsneigung dieser Seifen ist geringer als die der Alkaliseifen. Außerdem sind wegen der Mehrwertigkeit der Kationen mindestens zwei bzw. drei Fettsäurereste zum Ladungsausgleich erforderlich, so daß die lipophilen Eigenschaften überwiegen.

Kationaktive Tenside bilden in wäßriger Lösung organische Kationen. Auch diese Verbindungen sind überwiegend hydrophil und begünstigen daher die Herstellung von O/W-Emulsionen. Kationaktive Tenside sind jedoch nicht wie die anionaktiven Tenside physiologisch inert, sondern besitzen eine Eigenwirkung. Sie wirken desinfizierend und werden dementsprechend als Desinfektionsmittel bzw. in geringerer Konzentration als Konservierungsmittel z. B. für Augentropfen eingesetzt. Ihr Einsatz als Konservierungsmittel in Dermatika ist beschränkt, da zu berücksichtigen ist, daß diese Substanzen mit weiteren zugesetzten Tensiden insbesondere anionischer Art in Wechselwirkung treten können. Kommt es zur Bildung eines undissoziierten Komplexes zwischen Emulgator und Konservierungsmittel, wird einerseits die Emulgierfähigkeit des Emulgators herabgesetzt,

so daß die Emulsion unter Umständen zerstört wird. Andererseits bedeutet die Komplexbildung auch eine Abnahme der konservierenden Wirkung, da die Aktivität des Konservierungsmittels reduziert ist. Daneben ist generell zu berücksichtigen, daß durch teilweise Solubilisierung der Konservierungsmittelmoleküle in Tensidmizellen die konservierende Wirkung verringert wird.

Amphotere Tenside vereinigen im Molekül beide Ionentypen. Dazu gehören die Phospholipide oder Lecithine, ebenso wie die Betaine und die Eiweißstoffe, wie z. B. Gelatine und Albumin.
Bildet die polare Gruppe der grenzflächenaktiven Substanz in wäßriger Lösung keine Ionen aus, das heißt eine Dissoziation kann nicht stattfinden, spricht man von *nichtionischen oberflächenaktiven Substan*-

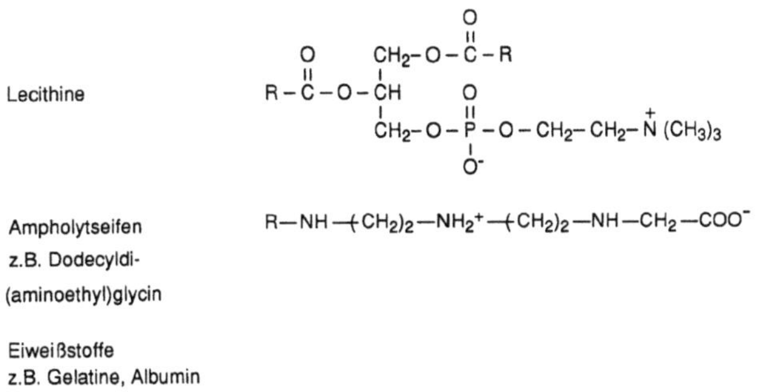

Lecithine

R—C—O—CH
O
CH₂—O—C—R
CH₂—O—P—O—CH₂—CH₂—N⁺(CH₃)₃
O⁻

Ampholytseifen
z.B. Dodecyldi-
(aminoethyl)glycin

R—NH—(CH₂)₂—NH₂⁺—(CH₂)₂—NH—CH₂—COO⁻

Abb.4.27. Strukturen amphoterer Emulgatoren

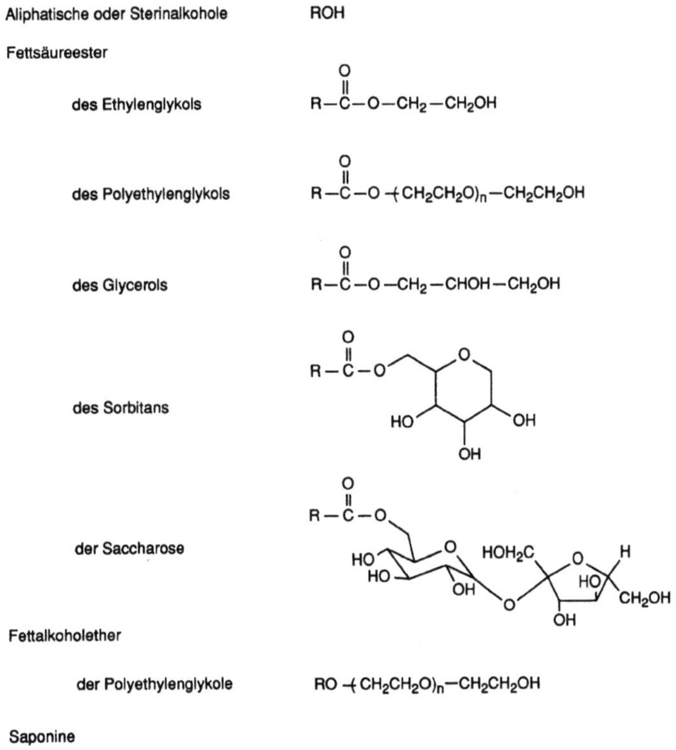

Eiweißstoffe
z.B. Gelatine, Albumin

Aliphatische oder Sterinalkohole   ROH

Fettsäureester

des Ethylenglykols

$$R—\overset{O}{\overset{\|}{C}}—O—CH_2—CH_2OH$$

des Polyethylenglykols

$$R—\overset{O}{\overset{\|}{C}}—O—(CH_2CH_2O)_n—CH_2CH_2OH$$

des Glycerols

$$R—\overset{O}{\overset{\|}{C}}—O—CH_2—CHOH—CH_2OH$$

des Sorbitans

$$R—\overset{O}{\overset{\|}{C}}—O—$$
HO   OH
OH

der Saccharose

$$R—\overset{O}{\overset{\|}{C}}—O—$$
HO
HO   HOH₂C
OH   HO   H
OH   CH₂OH
OH

Fettalkoholether

der Polyethylenglykole   RO—(CH₂CH₂O)ₙ—CH₂CH₂OH

Abb.4.28. Strukturen nichtionischer Emulgatoren

Saponine

zen. Die Hydrophilie dieser Verbindungen ist in Abhängigkeit von der jeweiligen funktionellen Gruppe unterschiedlich ausgeprägt, da deren Hydratisierbarkeit ebenfalls variiert. Es gibt daher Emulgatoren, die bevorzugt Wasser-in-Öl-Emulsionen oder aber Öl-in-Wasser-Emulsionen bilden, weil das hydrophile-lipophile Gleichgewicht bei Raumtemperatur, quantifizierbar im HLB-Wert (hydrophilic lipophilic balance) nach Griffin, bei den Substanzen dieser Gruppe mehr auf der einen oder aber mehr auf der anderen Seite liegt.

Der *HLB-Wert* nach Griffin ist als das prozentuale Verhältnis des hydrophilen Molekülanteils zur Gesamtmolekülmasse definiert. Dieser Wert wird durch 5 dividiert, so daß die HLB-Skala von 0 bis 20 reicht. Je niedriger der HLB-Wert ist, um so lipophiler ist die Substanz. Die HLB-Skala gilt nur für nichtionische Tenside. Um die hydrophilen bzw. lipophilen Eigenschaften ionischer Tenside zu klassifizieren, werden willkürlich Werte außerhalb der HLB-Skala nach Griffin festgesetzt, der z. B. für Natriumdodecylsulfat ca. 43 beträgt und Ausdruck der ausgeprägten Hydrophilie dieser Substanz ist.

Es hat nicht an weiteren Versuchen gefehlt, das hydrophile-lipophile Gleichgewicht oberflächenaktiver Substanzen zu charakterisieren. Es gibt Modifizierungen des HLB-Wertes von einer Reihe verschiedener Autoren. Allen Ansätzen ist jedoch gemeinsam, daß eine exakte Klassifizierung über diesen Weg ebensowenig möglich ist wie eine generelle Voraussage der Stabilität der erzeugten Emulsion. Emulsionen mit chemisch unterschiedlichen Emulgatoren, die zufäl-

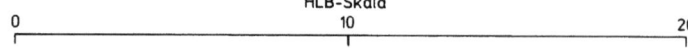

HLB-Skala

0   10   20

Antischaummittel 1,5 bis 3

W/O-Emulgatoren 3 bis 8

O/W-Emulgatoren 10 bis 18

Waschmittel 13 bis 18

Lösungsvermittler 15 bis 18

Abb. 4.29. Technologische Eigenschaften von Tensiden mit unterschiedlichen HLB-Werten.

lig den gleichen HLB-Wert aufweisen, können eine sehr unterschiedliche kinetische Stabilität besitzen. Der HLB-Wert bietet daher nicht mehr als eine gute Orientierungshilfe für die Einsatzmöglichkeiten von Emulgatoren.

Für die nichtionischen Tenside gilt im Gegensatz zu den ionischen Tensiden, daß die Bildung von Wasserstoffbrücken bei der Hydratation durch Wasser sehr stark von der Temperatur abhängt. Bei Temperaturerhöhung nimmt die Zahl der Wasserstoffbrücken und damit die Hydratation des Tensids ab. Der Charakter des Tensids verändert sich in Richtung höherer Lipophilie. Dadurch wird es möglich, daß sich die Phasenlage der Emulsion umkehrt. Die Temperatur oder der Temperaturbereich, bei dem die Umkehr der Phasenlage erfolgt, wird als *Phaseninversionstemperatur* (PIT) bezeichnet.

Eine Phaseninversion ist in der Regel immer dann zu beobachten, wenn nach der üblichen Herstellungsmethode über die Schmelze die gebildete Primäremulsion als W/O-Emulsion vorliegt. Während des Kaltrührens bildet der hydrophile Molekülanteil des Emulgators in zunehmendem Maße Wasserstoffbrücken aus. Der polare Charakter des Tensids nimmt zu. Das hydrophile-lipophile Gleichgewicht des Emulgators verschiebt sich in Richtung zunehmender Hydrophilie. Es kommt schließlich zur Phasenumkehr. Bei Raumtemperatur liegt die fertige Emulsion dann als O/W-Emulsion vor. Auf diese Weise hergestellte Emulsionen sind i. allg. hochdispers, wenn sie nicht nachträglich durch Koaleszenz verändert werden.

Im Bereich der Phaseninversionstemperatur entsprechen die Tensideigenschaften einem HLB-Wert von ca. 10, da hydrophiler und lipophiler Molekülanteil einander etwa gleichwertig sind. In diesem Temperaturbereich ist die Affinität des Tensids sowohl zur lipophilen als auch zur hydrophilen Phase gleich, so daß eine sehr hohe Dispersität möglich ist. Die vormals trübe W/O-Emulsion wird mehr oder weniger transparent, bevor sie nach der Phasenumkehr dann wieder in ein weißes System der Phasenlage O/W übergeht. Der mit einer Transparenz der Zubereitung einhergehende hochdisperse Zustand im Bereich der Phaseninversion entspricht der Mikroemulsion.

4.3 Mikroemulsion

Mikroemulsionen werden in der Regel aus wäßriger und lipophiler Phase zu gleichen Anteilen unter Zusatz von Emulgatoren und Co-Emulgatoren gebildet. Als Co-Emulgatoren werden in der Regel kurzkettige Alkohole, wie Octanol und Decanol eingesetzt.

Eine Mikroemulsion ist ein thermodynamisch stabiles, einphasiges, transparentes oder opaleszentes System. Sie ist *flüssig*, wobei der dynamische Viskositätskoeffizient relativ klein ist. Im ungescherten Zustand ist die Mikroemulsion optisch isotrop, das heißt der Brechungsindex ist in allen Richtungen gleich groß. Auf der einen Seite sind Mikroemulsionen von molekulardispersen und mizellaren Lösungen, auf der anderen Seite von Flüssigkristallen und Emulsionen abzugrenzen. Eine Verwechslungsgefahr besteht insbesondere mit Flüssigkristallen, da unter den Flüssigkristallen auch isotrope transparente Systeme zu finden sind. Diese sind jedoch nicht dünnflüssig, sondern besitzen eine – wenn auch niedrige – Fließgrenze. Sie gehören dann zu den Gelen, und werden auch als *Mikroemulsionsgele* bezeichnet. Diese Mikroemulsionsgele sind darüberhinaus hochelastisch. Da sie im hörbaren Bereich Resonanzerscheinungen zeigen, werden sie von mehreren Autoren auch als Brummgele oder ringing gels bezeichnet. Aufgrund der charakteristischen Flüssigkristallstruktur ist auch eine Klassifizierung als kubische Gele in der Literatur zu finden (→ Kap. 4, 15).

Als thermodynamisch stabile einphasige Systeme trennen sich Mikroemulsionen bei isothermer Lagerung nicht in zwei oder mehr makroskopisch erkennbare Phasen auf. Damit ist der Begriff Mikroemulsion insofern irreführend, als Emulsionen grundsätzlich als Mehrphasensysteme mit nur kinetischer Stabilität aber nicht thermodynamischer Stabilität zu verstehen sind.

Über die Struktur von Mikroemulsionen bestehen derzeit keine verbindlichen allgemeingültigen Vorstellungen.[7] Mit der erstmaligen Beschreibung von Mikroemulsionen durch Hoar und Schulmann[8] wird die Struktur der Mikroemulsion zunächst als hochdisperse zweiphasige Emulsion vorgeschlagen, wobei entweder eine mehr hydrophile oder eine mehr lipophile Phase als kontinuierliche Phase eine zweite Phase aus kugelförmigen Emulsionströpfchen umschließt. Die Tropfengröße wird dabei unter 200 nm angenommen, weil die Mikroemulsionen transparent

bis höchstens opaleszierend sind. Sie zeigen einen mehr oder weniger stark ausgeprägten Tyndall-Effekt, das heißt Lichtstreuung senkrecht zur Einfallsrichtung von Licht.
Die Emulsionstheorie wird abgelöst von der Theorie des mizellaren Mikroemulsionszustandes. Hierbei werden Mikroemulsionen als eine spezielle Form mizellarer Assoziate bzw. Solubilisate verstanden. Die Abgrenzung der Mikroemulsionen vom echten Solubilisat besteht darin, daß in der Mikroemulsion die solubilisierte Komponente nicht wie beim Solubilisat molekulardispers in der Mizelle verteilt ist, wobei die solubilisierten Moleküle entsprechend ihrer Affinität zu den amphiphilen Tensidmolekülen innerhalb der Mizelle lokalisiert sind. Bei der Mikroemulsion befindet sich die disperse Komponente als Kern in der Mitte der Mizelle und ist damit gleichzeitig für die Durchmesserzunahme des Tensidassoziats verantwortlich.[9]

Aufgrund der Tatsache, daß es neben wasser- und ölkontinuierlichen Mikroemulsionen solche gibt, die nicht dem W/O- und O/W-Typ zuzuordnen sind, entsteht die Theorie des bikontinuierlichen Mikroemulsionszustandes. Scriven beschreibt erstmalig den Übergang von einer wasser- zur ölkontinuierlichen Mikroemulsion über einen Zwischenzustand, den er als bikontinuierliche Mikroemulsion bezeichnet.[10]
Die bisher vorgestellten Modelle basieren alle auf einer Strukturierung der Mikroemulsion bzw. auf einer räumlichen Trennung in diskrete Öl- oder Wasserbereiche. Es gibt aber auch Systeme, die keine deutliche Strukturierung, also keine Trennung in Öl- und Wasserbereiche zulassen. Man nimmt daher ein dynamisches Gleichgewicht zwischen Bildung und Zerfall sehr kleiner hochflexibler Assoziate an. Diese extrem kurzlebigen Assoziate werden unter Beteiligung aller in der Mikroemulsion vorhandenen verschiedenen Moleküle gebildet. Im Prinzip sind diese dynamischen Prozesse als Dichtefluktuationen zu verstehen.[11] Die Nichtexistenz einer wohldefinierten dispersen bzw. kontinuierlichen Phase ist mit der Abwesenheit einer Phasengrenzfläche zu korrelieren. In diesem Zusammenhang wird daher auch eine Abnahme der Grenzflächenspannung auf Null diskutiert.
Tenside, die zur Herstellung von Mikroemulsionen verwendet werden, sind Alkaliseifen, sulfurierte Verbindungen, sulfonierte Verbindungen und Aminseifen als anionische bzw. kationische Tenside. Vertreter der nichtionischen Tenside sind PEG-Fettalkoholether, Partialfettsäureester des Sorbitans, Partialfettsäureester des PEG-Sorbitans, Polyoxyethylenglycerolfettsäureester und Ethylenoxid-Propylenoxid-Copolymere, sog. Poloxamere bzw. Pluronics®. Eine Literaturübersicht über pharmazeutisch anwendbare Mikroemulsionen und deren Bestandteile geben Keipert et al.[12] Für die pharmazeutische Anwendung ist auf eine geringe Toxizität der eingesetzten Tenside zu achten, so daß insbesondere Lecithin oder das ionische Tensid Natriumdioctylsulfosuccinat (Aerosol OT®) in Kombination mit Sorbitanlaurat zum Einsatz kommen kann. Bei Verwendung von Aerosol OT® für ölkontinuierliche Mikroemulsionen kann sogar ein Co-Tensidzusatz entfallen,[13,14] da Aerosol OT® durch solubilisiertes

Wasser in kurzer Zeit hydrolysiert wird und sein eigenes kurzkettiges Co-Tensid produziert.[15] Normalerweise werden als Co-Tenside kürzerkettige Alkohole eingesetzt. Die Problematik dieser niedermolekularen Alkohole liegt jedoch in ihrer Toxizität.
Als physiologisch kompatible Öle werden definierte Triglyceridgemische gesättigter Fettsäuren - z. B. Neutralöl - bzw. synthetische Fettsäureester - z. B. Isopropylpalmitat, Isopropylmyristat - eingesetzt.[16]

4.4 Ausgangsstoffe und Rezepturen für Emulsionen

Die Tab. 4.33 und 4.34 führen zur Emulsionsherstellung einsetzbare Grundstoffe der berücksichtigten Arzneibücher - DAB 9, AB-DDR, ÖAB 81, Helv VII, BP 88, USP XXII/NF XVII - auf. Es wird zwischen Emulgatoren, die die Oberflächenspannung reduzieren - amphiphile Substanzen -, und solchen, die durch eine Viskositätszunahme stabilisierend wirken - Gelbildner -, differenziert. Auf die Angabe von Herstellerfirmen und Firmenbezeichnungen für die Hilfsstoffe wird verzichtet und auf die einschlägige Literatur verwiesen.[18,19]
Die Tab. 4.35 und 4.36 enthalten Arzneibuchmonographien für Emulsionen. Berücksichtigt werden ÖAB 81, Helv VII, BP 88 und USP XXII/NF XVII. In der seit 1985 gültigen Fassung des AB-DDR sind keine Rezepturen für Emulsionen und Linimente mehr enthalten. Die ehemaligen Arzneibuchmonographien - Emulsio nasalis, Linimentum ammoniatum camphoratum und Linimentum aquosum - sind in die Sammlung der Standardrezepturen überführt worden.

4.5 Herstellung, Verfahren und Geräte

Flüssige Emulsionen, die ausschließlich aus flüssigen Komponenten einschließlich der Tenside bestehen, können durch unmittelbares Zusammenmischen bei Raumtemperatur hergestellt werden. In der Regel wird jedoch mindestens eine Komponente bei Raumtemperatur in fester oder halbfester Form vorliegen, so daß durch Lösen und/oder Schmelzen bei erhöhter Temperatur zunächst ölige und wäßrige Flüssigkeiten herzustellen sind. Die lipophile und die hydrophile Phase sind dann zur Emulsion zu vereinigen. Der Emulgierprozeß ist in zwei Teilschritte zu unterteilen

1. Herstellung einer zunehmenden Phasengrenzfläche:
   Durch Zuführung mechanischer Energie kommt es zu einer Teilchengrößenverkleinerung, die mit einer Zunahme der Phasengrenzfläche verbunden ist.
2. Egalisieren:
   Angestrebt ist eine möglichst monodisperse Teilchengrößenverteilung der emulgierten Tropfen.

Die Emulgierung kann unter Einsatz unterschiedlicher Geräte erreicht werden.[20] Die einfachste Mög-

Tabelle 4.33. Emulgatoren einzelner Arzneibücher. *Übereinstimmung mit PhEur; (*) nationale Monographie; Δ Neuaufnahme in ÖAB 1990[17]

DAB 9	AB-DDR	ÖAB 81	Helv VII	BP 88	USP XXII/NF XVII
Cetrimid*	Acidum dehydrocholicum	Acidum cholicum	Acidum oleinicum	Cetomacrogol 1000	Cetostearyl Alcohol
Cetylalkohol*	Alcohol stearylicus	Acidum dehydrocholicum	Alcohol cetylicus*	Cetostearyl Alcohol	Cetyl Alcohol
Cetylstearylalkohol	Alcoholes emulsificantes	Acidum oleicum	Alcoholes adipis lanae*	Cetrimide*	Cholesterol
Emulgierender Cetyl-stearylakohol	Alcoholes emulsificantes non ionogeni	Aethanolaminum	Cetrimidum*	Cetyl Alcohol(*)	Diethanolamine (Adjuncts)
Glycerolmonostearat* 40 bis 50%	Cholesterolum	Cetanolum(*)	Cetylanum	Ethanolamine	Glycerin Monostearate
Macrogolstearat 400	Glycerolum stearinicum	Cetrimidum*	Glyceroli monostearas 40–50*	Glyceryl Monostearate 40–50*	Lanolin Alcohols
Macrogol-Glycerol-hydroxystearat	Natrium alkansulfonicum	Cholesterolum	Macrogoli-400-monostearas	Selfemulsifying Glyceryl Monostearate	Lecithin
Mittelkettige Partialglyceride	Sorbimacrogolum oleinicum 80	Glycerolum monooleicum	Natrii laurilsulfas	Oleic Acid	Mono- and Diglycerides
Natriumcetylstearyl-sulfat	Sorbitanum trioleinicum GOT	Glycerolum monostearicum*	Natrii stearas	Polysorbate 20*	Monoethanolamine (Adjunct)
Natriumdodecylsulfat*	Sorbitanum trioleinicum 85	Lanalcolum(*)	Polysorbatum 20*	Polysorbate 60*	Oleic acid (Adjunct)
Polysorbat 20*	Triethanolaminum	Lecithinum vegetabile	Polysorbatum 60*	Polysorbate 80*	Oleyl Alcohol (Stabilizer)
Polysorbat 60*		Natrium cetylosulfuricum	Polysorbatum 80*	Sodium Lauryl Sulphate*	Poloxamer
Polysorbat 80*		Natrium laurylsulfuricum(*)	Sorbitani sesquioleas	Sorbitan Monolaurate	Polyoxyethylen 50 Stearate
Wollwachsalkohole		Polyaethylenglycolum 400-stearicum	Triethanolaminum	Sorbitan Monooleate	Polyoxyl 10 Oleyl Ether
		Polysorbitanum-20-lauratum*		Sorbitan Monostearate	Polyoxyl 20 Cetostearyl Ether
		Polysorbitanum-80-oleinatum*		Sorbitan Monostearate(*)	Polyoxyl 35 Castor Oil
		Polysorbitanum-60-stearatum*		Wool Alcohols(*)	Polyoxyl 40 Hydrogenated Castor Oil
		Stearolum			Polyoxyl 40 Stearate
		Stearolum emulsificans			Polysorbate 20
		Triaethanolaminum			Polysorbate 40
					Polysorbate 60
					Polysorbate 80
					Propylene Glycol Diacetate
					Propylene Glycol Monostearate
					Sodium Lauryl Sulfate
					Sodium Stearate
					Sorbitan Monolaurate
					Sorbitan Monooleate
					Sorbitan Monopalmitate
					Sorbitan Monostearate
					Stearic Acid
					Stearyl Alcohol
					Trolamine
					Emulsifying Wax

Tabelle 4.34. Viskositätserhöhende Stoffe der Arzneibücher. *Übereinstimmung mit PhEur; (*) nationale Monographie; Δ Neuaufnahme in ÖAB 1990[17]

DAB 9	AB-DDR	ÖAB 81	Helv VII	BP 88	USP XXII/NF XVII
Agar*	Agar	Acidum polyacrylicum Δ	Acaciae gummi*	Acacia*	Acacia
Alginsäure*	Alcohol polyvinylicus	Agar(*)	Acaciae gummi dispersione desiccatum*	Agar*	Agar
Arabisches Gummi*			Agar*	Bentonite*	Alginic Acid
Sprühgetrocknetes arabisches Gummi	Gelatina	Bentonitum*	Bentonitum*	Carbomer	Aluminium Monostearate
Bentonit*	Gummi arabicum	Carboxymethylcellulosi Natrium(*)	Carboxymethylcellulosum natricum*	Colloidal Anhydrous Silica*	Bentonite
Carboxymethylcellulose-Natrium*	Hydroxyethylcellulosum	Carrageen	Gelatina*	Gelatin*	Carbomer 934 P
Gelatine*	Natrium carboxymethyl-amylopectinum	Gelatina alba(*)	Hydroxyethylcellulosum*	Hydroxyethylcellulose*	Carboxymethylcellulose Calcium
Hydroxyethylcellulose*	Natrium carboxymethyl-cellulosum	Gummi arabicum	Hydroxypropylcellulosum*	Hydroxypropylcellulose*	Carboxymethylcellulose Sodium
Hydroxypropylcellulose*	Polyvidonum	Methylcellulosum(*)	Methylcellulosum*	Methylcellulose*	Carboxymethylcellulose Sodium 12
Methylcellulose*	Silicium dioxydatum dispersum	Natrium alginicum(*)	Methylhydroxyethyl-cellulosum*	Methylhydroxyethyl-cellulose*(Hydroxyethyl-methylcellulose)	Carrageenan
Methylhydroxyethyl-cellulose*	Tragacantha	Pectinum	Methylhydroxypropyl-cellulosum*	Methylhydroxypropyl-cellulose*(Hypromellose)	Ethylcellulose
Methylhydroxypropyl-cellulose*		Silicium dioxydatum dispersum(*)	Silica colloidalis anhydrica*	Povidone(*)	Gelatin
Natriumalginat*		Tragacantha*	Tragacantha*	Sodium Carboxymethyl-cellulose*	Guar Gum
Polyvidon*				Spray-dried Acacia	Hydroxyethyl Cellulose
Hochdisperses Siliciumdioxid				Tragacanth	Hydroxypropyl Cellulose
Tragant*					Hydroxypropyl Methylcellulose
					Magnesium Aluminium Silicate
					Methylcellulose
					Pectin
					Polyvinyl Alcohol
					Povidone
					Propylene Glycol Alginate
					Colloidal Silicon Dioxide
					Sodium Alginate
					Tragacanth
					Xanthan Gum

Tabelle 4.35. Arzneibuchmonographien flüssiger Mehrphasensysteme - Emulsionen, Linimente, Applikationen und Lotionen. Die Ziffern in Klammer verweisen auf die Rezepturen in Tab. 4.36

ÖAB 81	Helv VII	BP 88	USP XXII
Orale Emulsionen			
Emulsio Paraffini liquidi (1)	Paraffini liquidi emulsio oralis (2)	Liquid Paraffin Oral Emulsion (3)	Mineral Oil Emulsion (4)
–	–	Liquid Paraffin and Magnesium Hydroxide Oral Emulsion (5)	–
Emulsio Olei Amygdalae (6)	–	–	–
Emulsio Olei Jecoris Aselli (7)	–	–	–
Emulsio Olei Ricini (8)	–	–	–
–	–	Concentrated Peppermint Emulsion (9)	–
Äußerlich anzuwendende Emulsionen			
Emulsio ammoniata (10)	–	–	–
Emulsio ammoniata camphorata (11)	–	–	–
–	–	White Liniment (12)	–
–	Linimentum terebinthinae compositum (13)	Turpentine Liniment (14)	–
–	Linimentum gaultheriae compositum (15)	–	–
–	Linimentum salicylatum compositum (16)	–	–
–	Linimentum saponato-camphoratum liquidum (17)	–	–
Emulsio Calcis (18)	–	–	–
–	–	Benzyl Benzoate Application (19)	Benzyl Benzoate Lotion (20)
–	–	Lindane Application (21)	–

Tabelle 4.36. Rezepturen der Arzneibuchmonographien aus Tab. 4.35

1. Emulsio Paraffini liquidi - Paraffinemulsion, ÖAB 81

Flüssiges Paraffin	40	g
Enzymfreies arabisches Gummi	1	g
Traganth	1	g
Benzoesäure	0,1	g
Saccharin-Natrium	0,01	g
Glyzerin (85 %)	10	g
Destilliertes Wasser	ad 100	g

2. Paraffini liquidi emulsio oralis, Helv VII
Paraffinöl-Emulsion, syn.: Emulsio paraffini liquidi

Methylcellulosum (4.000 mPa·s)	2,0	g
Acidum benzoicum	1,0	g
Saccharinum natricum	1,0	g
Sorbitolum 70 per centum cristallisabile	200,0	g
Glycerolum 85 per centum	40,0	g
Vanillinum	1,0	g
Paraffinum liquidum	300,0	g
Aqua purificata	455,0	g

3. Liquid Paraffin Oral Emulsion, BP 88
syn.: Liquid Paraffin Emulsion

Liquid Paraffin	500	ml
Vanillin	500	mg
Chloroform	2,5	ml
Benzoic Acid Solution	20	ml
Methylcellulose 20	20	g
Saccharin Sodium	50	mg
Water a sufficient quantity to produce	1.000	ml

4. Mineral Oil Emulsion, USP XXII

Mineral Oil	500	ml
Acacia, in very fine powder	125	g
Syrup	100	ml
Vanillin	40	mg
Alcohol	60	ml
Purified Water, a sufficient quantity, to make	1.000	ml

5. Liquid Paraffin and Magnesium Hydroxide Oral Emulsion, BP 88
syn.: Liquid Paraffin and Magnesium Hydroxide Emulsion

Liquid Paraffin	250	ml
Chloroform Spirit	15	ml
Magnesium Hydroxide Mixture sufficient to produce	1.000	ml

6. Emulsio Olei Amygdalae - Mandelölemulsion, ÖAB 81

Mandelöl	10	g
Enzymfreies arabisches Gummi	5	g
Destilliertes Wasser	85	g

Tabelle 4.36. Fortsetzung

7. Emulsio Olei Jecoris Aselli – Lebertranemulsion, ÖAB 81

Lebertran	40,0	g
Ätherisches Zimtöl	0,01	g
Enzymfreies arabisches Gummi	1	g
Traganth	1	g
Saccharin-Natrium	0,01	g
Gallussäurelaurylester	0,01	g
Äthylalkohol	1	g
Glyzerin (85%)	8	g
Destilliertes Wasser	ad 100,0	g

8. Emulsio Olei Ricini – Rizinusölemulsion, ÖAB 81

Rizinusöl	40	g
Saccharin-Natrium	0,02	g
Vanillin	0,04	g
Äthylalkohol	1	g
Enzymfreies arabisches Gummi	5	g
Traganth	2	g
Destilliertes Wasser	ad 100	g

9. Concentrated Peppermint Emulsion, BP 88

Peppermint Oil	20	ml
Polysorbate 20	1	ml
Double-strength Chloroform Water	500	ml
Purified Water, freshly boiled and cooled sufficient to produce	1.000	ml

10. Emulsio ammoniata – Ammoniakemulsion, ÖAB 81
syn.: *Linimentum ammoniatum, Linimentum volatile*

Erdnußöl	60	g
Rizinusöl	15	g
Ölsäure	1	g
Ammoniak	24	g

11. Emulsio ammoniata camphorata – Ammoniak-Kampfer-emulsion, ÖAB 81
syn.: *Linimentum ammoniato-camphoratum, Flüchtiges Kampferliniment*

Kampfer	5	g
Erdnußöl	55	g
Rizinusöl	15	g
Ölsäure	1	g
Ammoniak	24	g

12. White Liniment, BP 88
syn.: *White Embrocation*

Oleic Acid	85	ml
Turpentine Oil	250	ml
Dilute Ammonia Solution	45	ml
Ammonium Chloride	12,5	g
Purified Water	625	ml

13. Linimentum terebinthinae compositum, Helv VII
Zusammengesetztes Terpentin-Liniment

Olivae oleum	12,5	g
Acidum oleinicum	4,5	g
Camphora	4,5	g
Terebinthinae aetheroleum medicinale	20,0	g
Sapo kalinus	6,0	g
Aqua purificata	ad 100	g

14. Turpentine Liniment, BP 88

Soft Soap	75	g
Camphor	50	g
Turpentine Oil	650	ml
Purified Water, freshly boiled and cooled	225	ml

15. Linimentum gaultheriae compositum, Helv VII
Wintergrün-Liniment

Methylis salicylas	5,0	g
Linimentum terebinthinae compositum	95,0	g

16. Linimentum salicylatum compositum, Helv VII
Zusammengesetztes Salicyl-Liniment

Acidum salicylicum	2,0	g
Camphora	3,0	g
Methylis salicylas	5,0	g
Eucalypti aetheroleum	2,0	g
Myristicae aetheroleum	2,0	g
Salviae aetheroleum	2,0	g
Iuniperi aetheroleum	4,0	g
Ricini oleum	20,0	g
Ethanolum 96 per centum	60,0	g

17. Linimentum saponato-camphoratum liquidum, Helv VII
Flüssiger Opodeldok

Olivae oleum	7,0	g
Kalii hydroxidum	q.s.	
Ethanolum 96 per centum	48	g
Camphora	2,2	g
Rosmarini aetheroleum	1,0	g
Thymi aetheroleum	0,5	g
Ammonii hydroxidi solutio 10 per centum	6,5	g
Kohlendioxidfreies Wasser R	q.s.	
Aqua purificata	ad 100	g

18. Emulsio Calcis – Kalkemulsion, ÖAB 81
syn.: *Linimentum Calcariae, Linimentum Calcis, Brandliniment, Kalkliniment*

Leinöl	45	g
Ölsäure	nach Bedarf	
Wollwachs	5	g
Kalziumhydroxydlösung	50	g

19. Benzyl Benzoate Application, BP 88

Benzyl Benzoate	250	g
Emulsifying Wax	20	g
Purified Water, freshly boiled and cooled sufficient to produce	1.000	ml

20. Benzyl Benzoate Lotion, USP XXII

Benzyl Benzoate	250	ml
Triethanolamine	5	g
Oleic Acid	20	g
Purified Water	750	ml
to make about	1.000	ml

21. Lindane Application, BP 88

Lindane or a sufficient quantity	1	g
Emulsifying Wax	40	g
Lavender oil	10	ml
Xylene	150	ml
Purified Water, freshly boiled and cooled sufficient to produce	1.000	ml

lichkeit sind Rührwerkzeuge. Rührer besitzen eine Vielzahl an Variationen hinsichtlich Form und Umdrehungsgeschwindigkeit der Rührwerkzeuge. Als *Rührwerkzeuge* werden Propeller-, Korb-, Kreuz-, Blatt-, Anker- und Fingerrührer eingesetzt. Die Rührwerkzeuge sind entweder schräg oder exzentrisch angebracht. Die Drehzahl und die Rührerstellung ist für das jeweilige Verfahren zu standardisieren. Auch Küchenmaschinen, deren Rührwerkzeuge als Schlagmesser ausgelegt sind, können verwendet werden.

Für die Erzielung höherer Dispersitätsgrade vor allem von O/W-Emulsionen sind *Homogenisatoren* einzusetzen. Dabei werden die Emulsionen mit hohem Druck bis zu 5.000 MPa (500 bar) durch die Düse oder einen engen Spalt gepreßt. Es treten Kavitationskräfte auf, die zu feinsten Tröpfchen und damit zu einem hohen Dispersitätsgrad führen. Der Einsatz dieser Hochdruckhomogenisatoren ist aber nicht generell möglich, da es Emulsionssysteme gibt, deren Qualität durch die hohe Beanspruchung negativ beeinflußt werden kann. Unter Umständen kommt es zur Phasentrennung. Dies ist immer dann der Fall, wenn die Emulgatorschichten um die Tropfen herum nicht ausreichend stabil sind und zu geringe elastische Verformungseigenschaften haben.

Eine weitere Alternative sind Geräte, die nach dem *Rotor-Stator-Prinzip* arbeiten und zum Teil als Kolloidmühlen bezeichnet werden. Es handelt sich dabei im Prinzip um einen Mahlvorgang zwischen dem rotierenden und statischen Element, was nicht nur zur Herstellung von Emulsionen, sondern insbesondere auch zur Herstellung von Suspensionen eingesetzt werden kann. Je nach Einstellung der Spaltbreite zwischen den Rotor-Stator-Teilen und entsprechender Beanspruchung kommt es neben der erwünschten Dispergierung zur Entstehung von Reibungswärme. Deshalb ist die Kolloidmühle zu kühlen, innerhalb des Gehäuses sowohl der Stator als auch gegebenenfalls der Rotor kühlbar ausgelegt sind. Nach dem Rotor-Stator-Prinzip arbeiten auch Dispergiergeräte, deren Rotor als Scheiben- oder Schaufelrührer ausgelegt ist. Zusätzlich können Schlagmesser im Rotor integriert sein.

Im Labor- und Technikumsmaßstab kann *Ultraschall* zur Dispergierung eingesetzt werden. Durch Kavitationskräfte entstehen feinste Tröpfchen. Ultraschallgeräte werden insbesondere zur Dispergierung von Liposomen eingesetzt. Ein Nachteil ist der Abrieb der Ultraschallgeber, so daß Metallverunreinigungen der Zubereitungen resultieren und die Gefahr einer chemischen Veränderung der Ausgangssubstanz durch Katalyse besteht. Über die erfolgreiche Herstellung von Liposomenzubereitungen mit als Schlagmesser ausgelegten Rührwerkzeugen wird berichtet.[21]

Die Qualität einer Emulsion hängt von ihrer Herstellung ab, und zwar nicht nur maschinenseits, sondern auch in welcher Reihenfolge die Substanzen miteinander kombiniert werden und welche Temperatur bei der Herstellung herrscht. Kristalline Tenside, also Feststoffe, können in der jeweils affinen Komponente Wasser oder Öl gelöst werden, so daß dadurch eine Emulgierung bei Raumtemperatur möglich wird. In der Regel muß man jedoch Wärme einsetzen, damit eine klare Schmelze bzw. eine ölige oder wäßrige Lö-

sung entsteht. Die zweite Phase wird zugegeben und durch schnellaufende Rührwerke die Grund- oder Voremulsion gebildet. Bei vielen Produkten kann bereits sofort nach der Vereinigung der miteinander nicht homogen mischbaren Komponenten mit dem Kühlprozeß begonnen werden.

Ist die Bildung der Emulsion erreicht, wird homogenisiert bzw. egalisiert, um eine besonders feine Tropfengröße und eine enge Tropfengrößenverteilung zu erreichen.

Die Zugabe der zweiten Phase zur vorgelegten Phase wird entweder diskontinuierlich in kleinen Anteilen oder kontinuierlich mit mehr oder weniger großer Zugabegeschwindigkeit erfolgen. Es gibt jedoch auch die Möglichkeit, z. B. die gesamte wäßrige Phase in den öligen Ansatz zu geben. Die wäßrige Phase darf durchaus auch kalt sein oder muß jedenfalls nicht die gleiche Temperatur wie die ölige Phase aufweisen, so daß auf diese Weise der Abkühlprozeß stark verkürzt wird. Diese Vorgehensweise wird als Kaltemulgierung bezeichnet.

Hinsichtlich der Reihenfolge der Vereinigung der nicht miteinander mischbaren und zu einer Emulsion zu verarbeitenden Komponenten bzw. Phasen unterscheidet man die *kontinentale Methode* von der *englischen Methode*. Bei der englischen Methode löst man den Emulgator – eventuell unter Zufuhr von Wärme – in der späteren äußeren Phase und gibt langsam die innere Phase zu und homogenisiert. Auf diese Weise werden vor allem Emulsionen hergestellt, die mit Quellstoffen stabilisiert werden.

Nach der kontinentalen Methode werden vorzugsweise O/W-Emulsionen hergestellt. Hierbei wird der O/W-Emulgator zur inneren Ölphase gegeben, zu der er eine geringe Affinität hat und in der er sich nur teilweise löst. Mit einem Teil der äußeren Phase wird eine Grundemulsion gebildet und dann werden allmählich die verbleibenden Anteile zugefügt.

Eine Kombination aus kontinentaler und englischer Methode ist die sog. *Mayonnaisenmethode*. Mayonnaisen liegen immer dann vor, wenn der Anteil der inneren Phase besonders hoch ist. Zur Herstellung legt man den gesamten Emulgator vor und gibt dann abwechselnd Anteile der äußeren und inneren Phase zu, so daß zunächst eine Stammemulsion gebildet wird, die dann zunehmend verdünnt und zur endgültigen Emulsion weiterverarbeitet wird.

Während des Dispergiervorganges kommt es in der Regel zur Einarbeitung von Luft, so daß mehr oder weniger schaumige Systeme resultieren. Bei Lagerung besteht die Gefahr einer Veränderung. Unter Umständen kollabieren die eingearbeiteten Gasblasen. Die hohen Luftgehalte können auch chemische Zersetzungsreaktionen beschleunigen. Aus diesem Grund ist es günstig, während des Herstellungsprozesses ein Vakuum zur Vermeidung der Lufteinarbeitung anzulegen. In der Regel bieten Industriemaschinen diese Möglichkeit. Herstellerfirmen, wie z. B. Erweka, Haagen & Rhinau, Herbst oder Stephan liefern solche Industriemaschinen auch für kleine Ansatzmengen bis zu wenigen Litern. Sie eignen sich damit für den Apothekenbetrieb.

Multiple Emulsionen werden in der Regel in einem Zwei-Stufen-Prozeß hergestellt. Die Primäremulsion,

z. B. eine W/O-Emulsion, entsteht mit Hilfe eines relativ lipophilen Emulgators unter Einsatz schnelllaufender Rührwerkzeuge oder eines Spalthomogenisators. Die starke mechanische Dispergierung hat Teilchengrößen von 1 μm oder weniger zur Folge. Die Primäremulsion wird dann zur multiplen Emulsion des Typs W/O/W weiterverarbeitet, indem diese in einer wäßrigen Lösung eines ausgeprägt hydrophilen Tensids dispergiert wird. Dabei werden nur geringe Scherkräfte angewendet, um eine Phaseninversion der Primäremulsion zu vermeiden. Die resultierenden Partikelgrößen der multiplen Emulsion betragen bis zu 10 μm. Um lagerstabile Zubereitungen zu erhalten, kommt der Auswahl geeigneter Emulgatoren entscheidende Bedeutung zu. Ferner ist auf gleiche osmotische Aktivität der dispersen bzw. kontinuierlichen wäßrigen Phase zu achten.

Der optimale Weg der Herstellung ist für jede Rezeptur neu zu ermitteln und aus Gründen der Chargenkonstanz genau einzuhalten. Dies schließt z. B. die exakte Vorgabe der Ansatzgröße, sowie den Zeitpunkt und die Dauer der verschiedenen Herstellungsschritte, wie z. B. die Homogenisierung ein. Die Einhaltung einer definierten Temperatur-Zeit-Kurve für den Kühlprozeß ist sehr wichtig. Je größer die Ansatzgröße ist, um so schwieriger ist eine schnelle Abkühlung zu erreichen. Ohne zusätzliche Kühlung folgt die Abkühlungs-Zeit-Kurve einer Exponentialfunktion. Die Abkühlungsgeschwindigkeit nimmt mit Annäherung an die Umgebungstemperatur ab.

4.6 Eigenschaften

Chemische und physikalische Stabilität

Neben der chemischen Stabilität hinsichtlich der Arznei- und Hilfsstoffe ist auch die physikalische Stabilität der Emulsionen zu gewährleisten.

Zu den chemischen Veränderungen gehören z. B. die Verseifung von Fetten und Ölen sowie Autoxidationsprozesse an Doppelbindungen. Alle Arzneibücher lassen als Reinheitskriterien die Fettkennzahlen der lipophilen Ausgangsstoffe von Emulsionen bestimmen: Säurezahl, Hydroxylzahl, Verseifungszahl, Iodzahl, Peroxidzahl. Der Zerfall von gebildeten Peroxiden läuft über Radikalreaktionen ab, so daß weitere chemische Veränderungen an Arznei- und Hilfsstoffen erfolgen können. Gleichzeitig damit kann auch die physikalische Stabilität beeinträchtigt werden. Um die chemische Stabilität zu erhöhen, können entsprechende Stabilisatoren zugesetzt werden. Oxidationsvorgänge in Fetten und Ölen bzw. zugesetzten lipophilen Arzneistoffen sind durch Zusatz von Antioxidanzien z. B. α-Tocopherol zu verzögern. α-Tocopherol in dermalen Zubereitungen hat darüber hinaus eine verbesserte Arzneistoffpermeation durch die Haut zur Folge.[22] Oxidationsempfindliche hydrophile Arzneistoffe können prinzipiell durch Zugabe von Ascorbinsäure geschützt werden. Das Wirkprinzip der Antioxidanzien ist einerseits ihre leichte chemische Veränderbarkeit im Zuge einer Redoxreaktion, so daß sie gegenüber dem zu schützenden Arznei- bzw. Hilfsstoff bevorzugt chemisch umgesetzt wer-

den. Andererseits sind Antioxidanzien in der Lage, Radikalreaktionen, die bei den Autoxidationsprozessen der Fette ablaufen, zu stoppen. Synergisten für Antioxidanzien sind solche Substanzen, die Verunreinigungen, die katalytisch auf den Oxidationsprozeß wirken, z. B. Schwermetallspuren, komplexieren. In Tab. 4.37 sind gebräuchliche Antioxidanzien und Synergisten mit ihren wirksamen Konzentrationen aufgeführt.

Tabelle 4.37. Antioxidanzien und Synergisten für Antioxidanzien. Nach Helv VII

Antioxidanzien und Synergisten		wirksamer Konzentrationsbereich (%)
Antioxidans für hydrophile Arzneimittel	Ascorbinsäure	0,01 bis 0,05
	Natriumhydrogensulfit	0,1 bis 0,15
	Natriumdisulfit	0,1 bis 0,15
Antioxidans für lipophile Arzneimittel	Ascorbinsäure	0,01 bis 0,015
	Butylhydroxytoluol	0,005 bis 0,02
	Gallussäureester	0,05 bis 0,1
	Guajakharz	0,1 bis 0,15
	Tocopherole	0,05 bis 0,075
Synergisten für Antioxidanzien		
	Ascorbinsäure	0,01 bis 0,05
	Citronensäure	0,005 bis 0,01
	Citraconsäure	0,03 bis 0,045
	Phosphorsäure	0,005 bis 0,01
	Weinsäure	0,01 bis 0,02
	Ethylendiamintetraessigsäure	0,025 bis 0,075

Zu den physikalischen Instabilitätserscheinungen bei Emulsionen gehören Koaleszenz, Flocculation, Aufrahmung bzw. Sedimentation und die sog. Ostwald-Reifung.

Unter *Koaleszenz* versteht man das Zusammenfließen einzelner Tröpfchen zu im Extremfall einem großen Tropfen. Verursacht wird die Koaleszenz dadurch, daß es sich bei Emulsionen grundsätzlich um Zweiphasensysteme mit einer Phasengrenze, einer resultierenden Grenzflächenspannung und Grenzflächenenergie handelt. Jedes System ist bestrebt, das niedrigste Energieniveau einzunehmen. Da die Grenzflächenenergie proportional dem Produkt aus Grenzflächenspannung und Grenzfläche ist, wird eine Emulsion bestrebt sein, ihre Grenzfläche zu minimieren. Dies kann erreicht werden, indem kleine Tropfen zu großen zusammenfließen. Je größer die Grenzflächenspannung zwischen den beiden Phasen ist, um so stärker ausgeprägt ist dieser Prozeß.

Eine Reduzierung der Grenzflächenenergie des Systems wird zum Teil bereits durch *Flocculation* erreicht. Hierbei kommt es im Unterschied zur Koaleszenz jedoch nicht zu einem Zusammenfließen der Tropfen, sondern nur zu einer Aneinanderlagerung der einzelnen Tropfen. Die Individualität der Einzeltropfen bleibt erhalten. Die Vermeidung einer nachfolgenden Koaleszenz liegt darin begründet, daß an der Grenzfläche Emulgatormoleküle angereichert sind und damit eine so hohe mechanische Stabilität der Grenzfläche resultiert, daß eine nachfolgende Koaleszenz wirksam verhindert wird. Nach der DLVO-Theorie (→ Kap. 4, 17) befinden sich flocculierte Emulsionen im Zustandsniveau ihres sekundären Minimums. Erst weitere Energiezufuhr und damit ein Überschreiten des Energiebergs führt zur Koaleszenz. Dabei wird das primäre Minimum erreicht. Die Energiezufuhr kann z. B. in Form thermischer Energie erfolgen, so daß Temperaturerhöhung unter Umständen die Koaleszenz einer flocculierten Emulsion auslöst.

Aufgrund eines Dichteunterschieds zwischen lipophiler und hydrophiler Phase der Emulsion kommt es zur *Aufrahmung* bzw. *Sedimentation.* Qualitativ ist die Aufrahmungs- bzw. Sedimentationsgeschwindigkeit durch das Stokes-Gesetz beschreibbar.

$$v = \frac{2\,(\rho_1 - \rho_2)\,r^2 \cdot g}{9\eta}$$

v = Aufrahmungs- bzw. Sedimentationsgeschwindigkeit,
r = Radius der Partikeln,
g = Erdbeschleunigung,
η = dynamischer Viskositätskoeffizient,
ρ_1, ρ_2 = Dichten der beiden Phasen.

Bei einer gegebenen Dichtedifferenz rahmen die Teilchen um so schneller auf bzw. sedimentieren um so schneller, je größer der Radius ist. Eine Verkleinerung der Emulsionstropfen reduziert die Aufrahmungsgeschwindigkeit. Erreicht der Teilchendurchmesser kolloidale Größenordnungen, findet keine gerichtete Bewegung im Sinne einer Aufrahmung bzw. Sedimentation mehr statt. Verursacht durch die Brown-Molekularbewegung stoßen Lösungsmittelmoleküle die Emulsionstropfen an. Es kommt damit zu einer ungerichteten Bewegung, die die gerichtete Bewegung einer Aufrahmung oder Sedimentation wirksam unterbindet. Andererseits sind solche Emulsionen aufgrund der großen spezifischen Grenzfläche unter Umständen unzureichend gegen Koaleszenz geschützt.

Unter der *Ostwald-Reifung,* die bei polydispersen Emulsionen und Suspensionen auftritt, ist die Diffusion von Molekülen der dispersen Phase zu verstehen, wobei sich ein ursprünglich polydisperses System in Richtung einheitlicher Teilchengröße verändert. Kleine Teilchen verschwinden zugunsten großer Teilchen. Die Ursache für diesen als Ostwald-Reifung bezeichneten Prozeß ist der mit abnehmender Teilchengröße zunehmende Innendruck in dispergierten Phasen. Dadurch steigt die Tendenz für Moleküle in der dispersen Phase, aus dieser in das umgebende Medium zu diffundieren. Liegt eine breite Teilchengrößenverteilung vor, herrscht in den größeren Partikeln ein geringerer Innendruck als in den kleinen, so daß Moleküle der dispersen Phase an den großen Partikeln ankondensieren können.

Der Endzustand einer instabilen Emulsion ist das vollständige Brechen; die beiden vorher zu einer Emulsion vereinigten Phasen liegen wieder getrennt vor. Die Phase mit der geringeren Dichte befindet sich dabei über der mit der höheren Dichte. Der Zeitpunkt bis zur vollständigen Zerstörung der Emulsion ist bei den verschiedenen Emulsionen unterschiedlich lang. Um innerhalb kurzer Zeit eine Aussage über die physikalische Stabilität zu erhalten, werden beschleunigte *Stabilitätstests* durchgeführt. Zur Erfassung von Aufrahmungs- und Sedimentationsprozessen werden z. B. *Zentrifugenbelastungen* ausgeübt. Dabei wird die Aufrahmungs- bzw. Sedimentationsgeschwindigkeit erhöht und die Zeit bis zur vollständigen Aufrahmung bzw. Sedimentation der Emulsionstropfen verkürzt, so daß der Prozeß deutlich erkannt werden kann.

Für die Beurteilung einer Koaleszenz empfiehlt sich die mikroskopische Kontrolle der Teilchengröße sowohl direkt nach der Herstellung als auch nach der Lagerung. Auf diese Weise sind ferner Agglomerate zu erkennen. Wenn die Emulsion zusätzlich dispergierte Feststoffe enthält, sind auch diese in ihrer Größe zu beurteilen. Ein eventuelles Kristallwachstum während der Lagerung kann mikroskopisch festgestellt werden. Eine Alternative zur mikroskopischen Bestimmung von Teilchengröße und Teilchengrößenverteilungen stellen die Methoden der dynamischen Laser-Lichtstreuung und der Photonenkorrelationsspektroskopie dar.[23]

Beschleunigte Stabilitätstests zur Bestimmung einer Neigung zur Koaleszenz sehen extreme Belastungen vor, die die Emulsion nach entsprechend langer Einwirkungszeit schließlich zerstören. Beispielsweise werden die Emulsionen abwechselnd *eingefroren* und wieder *aufgetaut.* Eine zweite Variante stellt das *mehrmalige Autoklavieren* der Zubereitungen dar. Nach jeder Streßbelastung ist die Teilchengröße zu kontrollieren. Je stabiler die Emulsion gegen Koaleszenz ist, um so mehr Streßbelastungen verträgt sie, ohne eine Teilchengrößenzunahme zu zeigen. Diese beschleunigten Stabilitätstests haben jedoch nur dann eine gewisse Aussagekraft, wenn sich der physikochemische Zustand der Emulsion unter der Streßbelastung nicht ändert, d.h. es darf z. B. keine Phasenumwandlung in einen thermodynamisch stabilen Zustand stattfinden. Sicherer ist in jedem Fall die Lagerung der Zubereitung und ihre laufende Überwachung.

Die Neigung zur Flocculation nimmt mit Abnahme des Zetapotentials der Emulsionstropfen zu, weil die Abstoßung zwischen zwei zufällig in Kontakt kommenden Teilchen nicht mehr gewährleistet ist. Jedes Emulsionssystem weist ein charakteristisches *Zetapotential* auf, bei dem es zur Flocculation kommt. Die Messung des Zetapotentials während der Lagerung, aber auch bereits bei der Entwicklung einer Rezeptur bietet eine Möglichkeit, die Tendenz zur Flocculation zu bestimmen.

Um die Instabilität disperser Systeme zu erfassen, werden eine Reihe weiterer Methoden empfohlen, wie z. B. Messung der elektrischen *Leitfähigkeit*[24] oder der *Dielektrizitätskonstanten.* Die Erfassung der Instabilität beruht auf einer Änderung des Dispersitätsgrades, der sich in einer Änderung der elektrischen Leitfähigkeit bemerkbar macht. Eine weitere Streßmöglichkeit ist die mechanische Energiezufuhr durch Scherbelastung und/oder Schüttelmaschinen. Damit kann man das Verhalten von Emulsionen beim Abfüllen oder Transport prüfen.[25]

Eine Reihe von Instabilitäten kann am einfachsten bereits organoleptisch erkannt werden (Tab. 4.38).

Tabelle 4.38. Organoleptisch erkennbare Qualitätsmängel bei topisch verwendeten Emulsionen. Nach[26]

Kriterium	Beanstandung	mögliche Ursache
gleichmäßige Beschaffenheit	austretende Flüssigkeit öliger oder wäßriger Art	Brechen von Emulsionen
	körnige Struktur	Rekristallisationen, Inkompatibilitäten, mangelhafte Verarbeitung
	Fremdpartikel	Teile der Innenlackierung, Aluminium-Späne in Tuben
	krümeliger Inhalt	Austrocknung von O/W-Emulsionen
Farbe	Verfärbungen	Licht, Temperatur, Verpackung, Inkompatibilitäten von Arznei- und Hilfsstoffen
Geruch	unangenehmer Geruch	Ranzidität durch Autoxidation ungesättigter Triglyceride, mikrobieller Befall
physikalische Stabilität	Aufrahmen, Brechen	Temperatur, Inkompatibilitäten, ungenügende Stabilisierungsmaßnahmen

Phasenlage von Emulsionen

Es gibt W/O- und O/W-Emulsionen. Die Bestimmung der Phasenlage ist über mehrere Möglichkeiten gegeben:

1. Anfärbung mit Farbstoffen:
   Es wird eine Verreibung mit einem öllöslichen und einem wasserlöslichen Farbstoff, z. B. Sudanrot und Methylenblau hergestellt. Eine Spatelspitze der Verreibung wird auf die Emulsion, deren Phasenlage zu bestimmen ist, gegeben. Die Farbe, die sich unmittelbar nach dem ersten Kontakt oder nach Verrühren der Farbstoffmischung in der Emulsion erkennen läßt, gibt an, welches die kontinuierliche Phase ist, da diese sich zuerst anfärbt. Bei einheitlicher Blaufärbung liegt ein O/W-Typ vor, bei Rotfärbung ein W/O-Typ. Die Beurteilung ist unmittelbar nach Verrühren vorzunehmen, da länger stehende Emulsionen durch den Farbstoff verändert oder sogar zerstört werden können, und der Farbeindruck dann eine Verfälschung des Ergebnisses bedeutet.
2. Abwaschbarkeit:
   Nur eine O/W-Emulsion ist mit einem Überschuß an Wasser verdünnbar oder aber mit Wasser abwaschbar, während eine W/O-Emulsion nur mit einer lipophilen Phase verdünnbar bzw. abwaschbar ist.
3. Leitfähigkeit:
   Grundsätzlich ist die Leitfähigkeit wäßriger Phasen an die Anwesenheit von Elektrolyten gebunden. Emulsionen, die mit ionischen Emulgatoren hergestellt werden, weisen entsprechend höhere Werte als Emulsionen mit nichtionischen Emulgatoren auf. Die Leitfähigkeit von O/W-Emulsionen ist aufgrund der kontinuierlichen wäßrigen Phase sehr viel höher als die von W/O-Emulsionen. Der tatsächliche Unterschied ist aber auch vom Dispersitätsgrad abhängig.
4. Mikroskopisches Verfahren:
   Hochdisperse Emulsionen können auch mikroskopisch auf ihre Phasenlage untersucht werden. Dazu wird durch Fokussieren das scharf eingestellte Präparat „über- oder unterfokussiert". Ein dabei an der Phasengrenze zu beobachtender heller Randsaum bzw. Lichtreflex, die Becke-Linie, wandert bei Abstandsvergrößerung zwischen Objektiv und Probe in das höherbrechende Medium hinein. Bildet das höherbrechende Medium den Tropfen, handelt es sich um eine O/W-Emulsion, da ölige Phasen einen höheren Brechungsindex als Wasser aufweisen.

Mikrobiologische Stabilität

Das DAB 9 schreibt vor, daß für die Herstellung von wasserhaltigen Mehrphasensystemen frisch abgekochtes Wasser – wobei die Siedetemperatur über 5 Minuten gehalten werden muß – zu verwenden ist. Auf diese Weise werden vegetative Keime abgetötet, so daß die mikrobiologische Belastung der Zubereitung reduziert wird. Die Keimzahlverminderung kann andererseits auch durch Filtration durch bakterienzurückhaltende Filter erreicht werden. An Fertigarzneimittel werden im DAB 9 N 1 mikrobiologische Reinheitsanforderungen gestellt, die damit auch für defekturmäßig hergestellte Emulsionen gelten und für rezepturmäßig hergestellte wünschenswert sind. Da Emulsionen auf vielerlei Weise appliziert werden können, unterscheiden sich die Anforderungen zur mikrobiologischen Reinheit je nach Anwendungsart der Emulsion.

Parenterale Emulsionen müssen steril – und soweit sie in Volumina größer als 15 ml appliziert werden – außerdem pyrogenfrei sein. Emulsionen zur topischen Anwendung dürfen höchstens 10^2 aerob wachsende Mikroorganismen pro g oder ml enthalten. Es dürfen dabei jedoch keine Enterobakterien, kein Pseudomonas aeruginosa und kein Staphylococcus aureus vorhanden sein. Für Zubereitungen zur transdermalen Anwendung, die eine intakte und nicht durch einen Erkrankungszustand vorgeschädigte Haut voraussetzt, sind die Grenzen großzügiger gefaßt: pro g oder ml dürfen höchstens 10^3 aerob wachsende Bakterien und höchstens 10^2 Hefen und Schimmelpilze enthalten sein. Wenn die Zubereitung Ausgangsstoffe pflanzlichen und/oder tierischen Ursprungs enthält, die nicht mit Verfahren zur Verminderung der Keimzahl behandelt werden können, sind sogar höchstens 10^4 aerob wachsende Bakterien zugelassen. Weder Escherichia coli noch Salmonellen dürfen vorhanden sein. Flüssige Emulsionen zur oralen Anwendung müssen die gleichen Anforderungen wie Zubereitungen zur transdermalen Anwendung erfüllen, mit der Ausnahme, daß bei Abwesenheit von Escherichia coli und Salmonellen pro g oder ml höchstens 10^2 andere Enterobakterien enthalten sein dürfen. Die geforderte Abwesenheit von Pseudomonas aeruginosa und Staphylococcus aureus in oralen Emulsionen entspricht den Reinheitsanforderungen zur topischen Anwendung.

Die Unterschiede bei den Angaben zur zulässigen Grenzkonzentration an Mikroorganismen in den verschieden applizierten Zubereitungen sind im Zusammenhang mit einer möglichen Schädigung zu sehen. Bei peroraler Applikation kann der menschliche Organismus Mikroorganismen am leichtesten unschädlich machen. In einigen Abschnitten des Gastrointestinaltrakts ist die Anwesenheit bestimmter Mikroorganismen sogar physiologisch, z. B. Escherichia coli im Dickdarm. Die Forderung nach Abwesenheit bestimmter Keime erklärt sich damit, daß von ihnen bei Anwesenheit in den jeweiligen Zubereitungen einerseits eine Gesundheitsgefährdung für den Patienten ausgeht - z. B. Salmonellen in oralen Liquida - und daß andererseits die genannten Keime Indikatorkeime für bestimmte Verunreinigungen sind. Escherichia coli dient als Indikatorkeim für fäkale Verunreinigungen; Staphylococcus aureus als Indikatorkeim für eine Verunreinigung durch Eiter; Pseudomonas aeruginosa zeigt als ubiquitärer Keim mit Minimalansprüchen an das umgebende Medium insbesondere eine Wasserkontamination an.

Parenteral anzuwendende Emulsionen wie auch solche zur Anwendung am Auge (→ Kap. 4, 2) müssen steril sein, weil von Mikroorganismen in diesen Zubereitungen ein hohes Gefährdungspotential für den Patienten ausgeht. Sofern eine Endsterilisation für die Zubereitung aus Stabilitätsgründen nicht in Frage kommt, sind die zuvor sterilisierten Ausgangsstoffe der Emulsion unter aseptischen Bedingungen zu verarbeiten. Für O/W-Emulsionen zur parenteralen Ernährung wird bei der Rezepturentwicklung die Sterilisierbarkeit eine zwingende Voraussetzung sein. Es kommen deshalb nur Rezepturen in Frage, in denen bei Temperaturbelastung im Autoklaven - in der Regel 120 °C und 20 MPa (2 bar) - weder Koaleszenz und Flocculation noch Aufrahmung stattfinden. Im gesamten bei der Sterilisation durchlaufenen Temperaturbereich und auch bei der Lagertemperatur sollte die Grenzflächenspannung so niedrig wie möglich sein, damit ein hoher Dispersitätsgrad der emulgierten Öltropfen erreicht wird. Die mechanische Stabilität der Grenzfläche, an der Emulgatormoleküle adsorbieren, sollte ausreichend hoch sein, damit keine Koaleszenz stattfindet. Auch an die chemische Stabilität des Emulgators und der übrigen Emulsionsbestandteile werden hohe Anforderungen gestellt. Es darf keine Hydrolyse- oder Oxidationsanfälligkeit in der Hitze vorliegen, da die Reaktionsprodukte die Emulsionsqualität negativ beeinflussen können. Eine weitere Voraussetzung für die parenterale Anwendung von Emulsionen ist die physiologische Verträglichkeit der eingesetzten Tenside, so daß als Emulgatoren eigentlich nur Lecithine und andere Phospholipide, eventuell im Kombination mit Cholesterol, in Frage kommen.

Bei der Herstellung von Emulsionen, die nicht steril sein müssen und die daher in der Regel nicht unter aseptischen Bedingungen hergestellt werden, ist mit einer Keimbelastung der Zubereitung durch Kontamination zu rechnen. Sind Keime vorhanden, kann es während der Lagerung zu einem Keimwachstum kommen. Das Bakterienwachstum ist als eine mikrobiologisch bedingte Instabilität zu werten. Ein Keimwachstum findet insbesondere dann ungehemmt statt, wenn die äußere Phase wäßriger Natur ist. Bei W/O-Emulsionen beschränkt sich das Wachstum von Mikroorganismen auf das Volumenelement des dispergierten Wassertropfens, in den Keime durch Kontamination eingetragen wurden. Auch bei der Benutzung durch den Verbraucher findet häufig eine Kontamination mit Mikroorganismen, die sich dann vermehren können, statt. Vor allem O/W-Emulsionen sind deshalb zweckmäßigerweise zu *konservieren*. Bei Emulsionen zur peroralen Anwendung, die in der Regel nicht mit echten Emulgatoren - mit Ausnahme von Lecithin -, sondern mit Gelbildnern stabilisiert sind, besteht nach Kontamination mit Mikroorganismen eine ausgeprägte Neigung zum selektiven Wachstum von Hefen und Pilzen, da diese mit kohlenhydrathaltigen Gelbildnern - z. B. Cellulose- oder Stärkederivaten - ideale Nährbodenbedingungen vorfinden. Gegen Hefen und Pilze wirken *p*-Hydroxybenzoesäureester, Nipagin®, Nipasol®, die für orale und dermale Zubereitungen häufig eingesetzt werden, jedoch nur relativ schwach. Die Konzentration in der hydrophilen kontinuierlichen Phase sollte 0,2 % betragen. Für orale Emulsionen sind außerdem Sorbinsäure oder Benzoesäure bzw. deren Salze geeignet. Eine konservierende Wirkung wird für orale Zubereitungen ebenfalls durch Ethanolzugabe erreicht. Wichtig ist, daß die Konservierungsmittel in ausreichend hoher Konzentration eingesetzt werden. Da sie alle mehr oder weniger stark ausgeprägte amphiphile Eigenschaften besitzen, verteilen sie sich entsprechend ihrem Verteilungskoeffizienten sowohl auf die hydrophile als auch auf die lipophile Phase. Konservierend wirkt jedoch nur die Konzentration, die sich in der wäßrigen Phase befindet und das dortige Keimwachstum unterbindet. In Tab. 4.39 sind gebräuchliche Konservierungsmittel für flüssige Arzneiformen zur peroralen Anwendung mit gleichzeitiger Angabe der wirksamen Konzentrationen zusammengefaßt. Für Konservierungsmittel, die in dermal anzuwendenden Emulsionen eingesetzt werden können, sei auf Kap. 4,15 verwiesen. Problematisch bei der peroralen wie auch bei der dermalen Applikation ist die Gefahr einer möglichen Allergisierung.

Tabelle 4.39. Konservierungsmittel für orale flüssige Arzneimittel

Konservierungsmittel	wirksamer Konzentrationsbereich (%)	
Ethanol	10	bis 15
Benzoesäure, Natriumbenzoat	0,1	bis 0,15
p-Hydroxybenzoesäureester	0,1	bis 0,15
Sorbinsäure und deren Salze	0,1	bis 0,15
Cetylpyridiniumchlorid	0,001	bis 0,01

Bioverfügbarkeit

Die unterschiedlichen Möglichkeiten der Applikation von Emulsionen bedingen auch eine unterschiedliche Wirkung. Der Arzneistoff kann entweder lokal oder systemisch wirken. Bei der parenteralen Applikation steht die systemische Bioverfügbarkeit im Vordergrund, während bei der dermalen Applikation in der Regel die dermale Bioverfügbarkeit gefragt ist. Für letztere sei auf den Abschnitt Bioverfügbarkeit im Kap. 4, 15 (Salben) verwiesen. Bei der peroralen Applikation wird entweder eine lokale oder eine systemische Wirkung angestrebt.

Perorale Emulsionen der Arzneibücher werden mit Ausnahme von Lebertranemulsion nicht mit dem Ziel einer systemischen Wirkung verabreicht. Im Vordergrund steht die lokale laxierende Wirkung, z. B. bei den verschiedenen Paraffinemulsionen der Arzneibücher bzw. bei Ricinusölemulsion. Aus Geschmacksgründen werden arzneilich verwendbare Öle zu O/W-Emulsionen weiterverarbeitet, bevor sie peroral appliziert werden. Üblich ist außerdem die Verwendung peroraler Emulsionen als Trägermedium für schlecht schmeckende und in Wasser schwerlösliche Arzneistoffe. Deren Auflösung in der dispersen Phase einer O/W-Emulsion erleichtert einerseits die Einnahme, andererseits wird im Zuge der Fettverdauung[27] die Bereitstellung des Arzneistoffs verbessert. Auch wenn ausschließlich eine lokale Wirkung im Gastrointestinaltrakt gewünscht ist, bietet eine hochdisperse Emulsion gegenüber einer öligen Lösung den Vorteil, den Arzneistoff schneller und in größerem Ausmaß an den Wirkort heranzubringen. Unter dem Einfluß von Gallensaft und den darin enthaltenen verschiedenen Gallensäuresalzen kommt es im Dünndarm zu einer weitergehenden Emulgierung und damit zu einer Erhöhung des Dispersitätsgrades. Die Pankreas-Lipase sorgt für eine Hydrolyse der Fette, so daß aus den Fetten freie Fettsäuren und 2-Monoglyceride entstehen, die beide stärker ausgeprägte amphiphile Eigenschaften als die lipophilen Fette haben. Die Hydrolyseprodukte werden in Gallensalzmizellen solubilisiert. Lipophile Arzneistoffe können über diesen Mechanismus ebenfalls molekulardispers in Gallensalzmizellen aufgenommen werden. Bei Kontakt der Mizellen mit den Dünndarmepithelzellen diffundieren solubilisierte Arzneistoffmoleküle bzw. Fettsäuren und 2-Monoglyceride passiv in die Dünndarmzelle hinein, in der anschließend die Triglyceride unter Energieverbrauch resynthetisiert werden und als Chylomikronen in die Lymphflüssigkeit abgegeben werden. Die passive Diffusion im ersten Schritt folgt dem ersten Fick-Diffusionsgesetz:

$$\frac{dm}{dt} = - D \cdot A \frac{dc}{dx}$$

$\dfrac{dm}{dt}$ = pro Zeiteinheit diffundierende Substanzmenge ($\widehat{=}$ Diffusionsgeschwindigkeit),

$\dfrac{dc}{dx}$ = Konzentrationsgefälle zwischen zwei Orten in einer Entfernung entsprechend einem Weg x,

D = Diffusionskoeffizient (Konstante für eine gegebene Substanz im Organismus),

A = Fläche, durch die die Diffusion stattfindet.

Je größer das Konzentrationsgefälle zwischen Darmlumen und Epithelzelle bzw. Epithelzelle und Plasma im Gefäßsystem ist, um so größer ist die Diffusionsgeschwindigkeit. Durch nachfolgende Verdünnung der Konzentration im Plasma – bedingt durch Distribution des Arzneistoffs im Körper, Metabolisierung und Elimination – wird das Konzentrationsgefälle aufrechterhalten. Es resultiert ein ständiger Einstrom aus dem Darmlumen in den Organismus. Neben der Höhe des Konzentrationsgefälles bestimmt ebenfalls die Diffusionsfläche die Diffusionsgeschwindigkeit. In diesem Zusammenhang ist der Dispersitätsgrad einer applizierten peroralen Emulsion von Bedeutung. Je höher der Dispersitätsgrad ist, um so größer ist die spezifische Oberfläche der dispersen Phase. Da die Querschnittsfläche, durch die die Diffusion erfolgt, proportional der Diffusionsgeschwindigkeit ist, bedeutet eine hochdisperse Emulsion eine schnellere zur Bereitstellung des in der Fettphase gelösten Arzneistoffs. Über den Weg der O/W-Emulsion sind daher bei peroraler Applikation fettlösliche Arzneistoffe in höherem Ausmaß und schneller zur Verfügung zu stellen.

Parenterale Emulsionen können intravenös oder ins Gewebe z. B. intramuskulär oder subcutan verabreicht werden. Die intravenöse Applikation großer Volumina an O/W-Emulsionen dient einerseits der hochkalorischen parenteralen Ernährung, andererseits können auf diesem Wege lipophile Arzneistoffe mit geringer Wasserlöslichkeit, aber guter Öllöslichkeit in das Plasma eingebracht werden. Aus den hochdispersen Fetttröpfchen diffundieren die Arzneistoffmoleküle in das umgebende Plasma bzw. weiter an den jeweiligen Wirkort. Ein ausgeprägter Depoteffekt ist bei einer intramuskulären oder subcutanen Applikation von Emulsionen zu beobachten, da hier der Diffusionsweg des Arzneistoffs, bis das intravasale Gefäßsystem erreicht wird, verlängert ist.

4.7 Anwendung, spezielle Einsatzgebiete

Emulsionen sind dermal, peroral oder parenteral anzuwenden. Bei der dermalen Applikation ist zu unterscheiden zwischen der Applikation auf der Dermis bzw. auf der Schleimhaut. Während auf der Dermis O/W- und W/O-Emulsionen eingesetzt werden können, ist auf der Schleimhaut nur die Anwendung von O/W-Emulsionen sinnvoll, da deren äußere Phase sich mit dem hydrophilen Schleim mischt. Perorale Emulsionen sind immer O/W-Emulsionen. W/O-Emulsionen werden peroral aus Geschmacksgründen nicht verwendet. Bei parenteraler Applikation ist die intravenöse von den übrigen Applikationsarten abzugrenzen. Intravenöse Emulsionen – in der Regel zur parenteralen Ernährung – sind immer O/W-Emulsionen, da der umgekehrte Emulsionstyp eine Fettembolie verursacht. In das Gewebe kann jedoch auch eine W/O-Emulsion appliziert werden.

Literatur

1. Hager H (1878) Hagers Handbuch der Pharmaceutischen Praxis, 1. Aufl., Springer, Berlin
2. Geissler E, Moeller J (1908) Real-Enzyklopädie der gesamten Pharmazie, 2. Aufl. Moeller J, Thoms H (Hrsg.) Urban & Schwarzenberg, Berlin Wien
3. Rocha Filho PA, Vaution C, Seiller M (1989) STP Pharma 5:652–660
4. Tadros TF (1989) Pestic Sci 26:51–77
5. Handjani-Vila RM, Ribier A, Rondot A, Vanlerberghe G (1979) Int J Cosmet Sci 1:303–314
6. Müller-Goymann C, Führer C (1982) Acta Pharm Technol 28:243–251
7. Chevalier Y, Zemb T (1990) Rep Prog Phys 53:279–371
8. Hoar TP, Schulmann JH (1943) Nature 152:102–103
9. Eicke HF (1982) Pharm Acta Helv 57:322–329
10. Scriven LE (1976) Nature 263:123–125 und Proc Int Symp Micellization, Solubilization, Microemulsions 2:877–93
11. Kahlweit M, Strey R, Firman P, Haase D, Jen J, Schomäcker R (1988) Langmuir 4:499–511
12. Keipert S, Siebenbrodt I, Lüders F, Bornschein M (1989) Pharmazie 44:433–444
13. Johnson KA, Shah DO (1985) J Coll Interf Sci 107:269–271
14. Osborne DW, Middleton CA, Rogers RL (1988) J Disp Sci Tech 9:415–423
15. Delord P, Larche FC (1984) J Coll Interf Sci 98:277–278
16. Kölln CJ (1986) Dissertation, Universität Kiel
17. Luszcak E (1990) Österr Apothek Ztg 44:741–742
18. Fiedler HP (1989) Lexikon der Hilfsstoffe für Pharmazie, Kosmetik und angrenzende Gebiete, 3. Aufl., Band I und II, Editio Cantor, Aulendorf
19. Gebler H (1982) Tabellen für die Pharmazeutische Praxis, 2. Aufl., 1. Erg. 1987, Govi, Frankfurt
20. Koglin B (1984) Kontinuierliche Herstellung von Salben, Cremes und Emulsionen. In: Asche H, Essig D, Schmidt PC (Hrsg.) Technologie von Salben, Suspensionen und Emulsionen, Wissenschaftliche Verlagsgesellschaft, Stuttgart, S. 134–159
21. Rogasch R, List PH, Bremecker KD (1990) Acta Pharm Technol 36:17S
22. Junginger HE (1989) Persönliche Mitteilung
23. Müller RH (1983), Beilage der Dtsch Apothek Ztg Pharmazeutische Verfahrenstechnik heute 1:87–89,91–94
24. Brandau R, Bold KW (1976) Pharm Ind 38:379–380
25. Reng AK (1984) Stabilitätsprüfungen von dispersen Zubereitungen. In: Asche H, Essig D, Schmidt PC (Hrsg.) Technologie von Salben, Suspensionen und Emulsionen, Wissenschaftliche Verlagsgesellschaft, Stuttgart, S. 189–206
26. Thoma K, Gröning R, Zimmer T (1978) Pharm Ztg 123:1762–1773
27. Thiele OW (1979) Lipide, Isoprenoide mit Steroiden, Thieme, Stuttgart, S. 118–121

5 Gentechnologisch hergestellte Arzneimittel

R.G. WERNER, H. LANGLOUIS-GAU

5.1 Grundlagen

Proteine

Die Strategie der Arzneimittelentwicklung auf Basis der rekombinanten DNA-Technologie geht von den Kenntnissen der molekularbiologischen Grundlagen für den pathophysiologischen Zustand des Patienten aus. Hierbei spielen Proteine eine entscheidende Rolle.[1]

Proteine sind essentiell für den Aufbau und die Erhaltung des physiologischen Zustandes des Organismus. Trotz sehr unterschiedlichen Funktionen bestehen Proteine aus nur 20 Bausteinen, den Aminosäuren. Alle übergeordneten Strukturen eines Proteinmoleküls wie Primär-, Sekundär-, Tertiär- und Quartärstrukturen werden durch die Aminosäuresequenz bestimmt, welche in der Sequenz der DNA codiert ist. Eine Verknüpfung mit anderen Molekülen wie einem Kohlenhydrat, einer prosthetischen Gruppe oder Metallionen ist möglich.

Proteine spielen eine wichtige Rolle als Membranproteine für den Sauerstofftransport oder als Rezeptoren; sie katalysieren enzymatische Reaktionen und sind als Antikörper entscheidend bei der körpereigenen Abwehr.[2-5] Defekte Proteinstrukturen oder ein Defizit einzelner Proteine führen zu pathologischen Reaktionen im Körper.

Durch die Substitutionstherapie ist es mittlerweile möglich, Krankheiten, die darauf basieren, zu behandeln (Tab. 4.40).

Entstehung eines Proteinmoleküls

Kaum eine chemische Substanz steht heute mehr im Zentrum des naturwissenschaftlichen Interesses als die, die sich hinter dem Kürzel DNA verbirgt, der Abkürzung für Desoxyribonucleinsäure, dem Träger der genetischen Erbinformation. In ihrer Struktur steckt die Erbinformation für den Aufbau aller Proteine, so daß diesem Molekül entscheidende Bedeutung für alle Lebensprozesse zukommt.

Bausteine der DNA. Die genetische Information besteht aus vier verschiedenen Bausteinen, den Pyrimidin-Basen Adenin und Guanin und den Purin-Basen Thymin und Cytosin sowie der Desoxyribose und der Phosphatgruppe. Die Pyrimidin- und Purinbasen sind aus sterischen Gründen jeweils komplementär angeordnet, wobei Adenin Thymin und Guanin Cytosin gegenübersteht. Die Basen sind an die 1'-Positionen der Zuckermoleküle Desoxyribose kovalent gebunden und bilden eine Polynucleotid-Kette (Abb. 4.30).

Vergleichbar den Buchstaben eines Wortes bilden diese vier Basen, die entlang eines DNA-Stranges angeordnet sind, die Buchstaben für die Schrift der Erbinformation. Die beteiligten Moleküle bilden eine

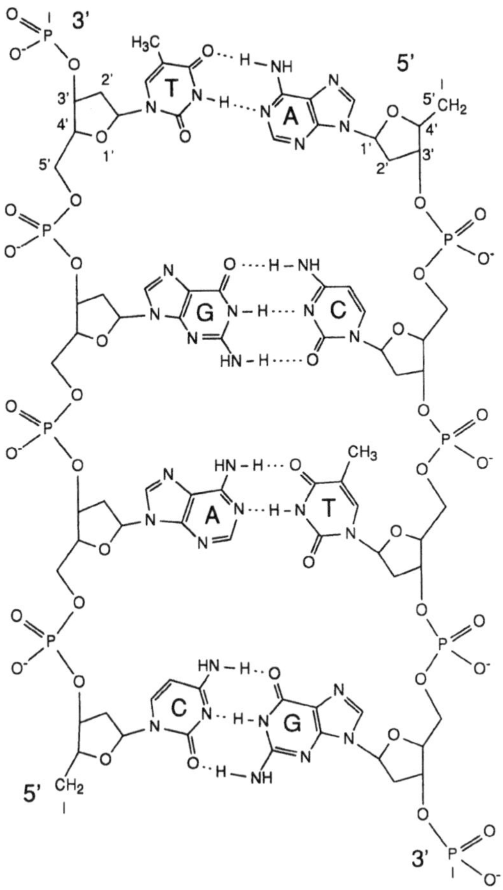

3'

5'

T — A

G — C

A — T

C — G

5'

3'

Abb.4.30. Entrollt gleicht die DNA-Helix einer Leiter. Die Zucker-Phosphat-Holme laufen in entgegengesetzte Richtungen; die 3'- und 5'-Enden sind nach den 3'- und 5'-Kohlenstoff-Atomen der Zuckerringe benannt. Jede Basenpaar-Sprosse besteht aus einem Purin, Adenin (A) oder Guanin (G), und einem Pyrimidin, Thymin (T) oder Cytosin (C), die über Wasserstoffbrücken (Punkte) verknüpft sind.[6]

Doppelhelix-Struktur, wobei die beiden Polynucleotid-Ketten über die Wasserstoffbrücken der Basen zusammengehalten werden. Aufgrund der komplementären Anordnung der Purin- und Pyrimidin-Basen sind die beiden Stränge der Doppelhelix als ein Paar aus je einer positiven und negativen Matrize anzusehen. Jede dieser Matrizen bestimmt dabei die Basenfolge ihres komplementären Gegenstranges (s. Abb.4.31)

Verdoppelung der Stränge. Bei einer Zellteilung wird der DNA-Doppelstrang unter der Wirkung von Enzymen partiell in Einzelstränge aufgetrennt und durch eine Reihe von Enzymen wie DNA-Polymerase und DNA-Ligase an diesen Matrizen jeweils der komplementäre DNA-Baustein in Form eines Nucleotids angelagert. Da Adenin nur mit Thymin und Guanin nur mit Cytosin paart, wird der Doppelstrang durch den Replikationsprozeß fehlerfrei kopiert. Damit entstehen zwei identische DNA-Doppelhelices, die die genetische Information der Elternzelle tragen. So wird gewährleistet, daß jede Zelle die identische genetische Information enthält.

Die DNA-Sequenz stellt detaillierte Bauanweisungen für Eiweißmoleküle dar, die eine Zelle braucht, um den metabolischen und katabolischen Stoffwechsel aufrecht erhalten zu können. Der genetische Code ist jedoch nicht die Botschaft selbst, sondern nur das Wörterbuch, das die Zelle benutzt, um die Vier-Buchstaben-Sprache der Nucleinsäure in die 20-Aminosäuren-Buchstabensprache des Proteins zu übersetzten. Bei dieser Übersetzung verwendet die Zelle eine Vielzahl zusätzlicher Moleküle und Mechanismen.

Transkription. Die in der DNA enthaltene Information wird zunächst in ein ähnliches Molekül, die Boten-RNA oder messanger-RNA (m-RNA) umgeschrieben. Sie transportiert die genetische Anweisung der DNA ins Cytoplasma. Die Umschreibung wird als Transkription bezeichnet. Die RNA besitzt ebenfalls vier verschiedene Basen, Adenin, Guanin, Cytosin und Uracil. Uracil ist analog dem Thymin in der RNA. Ebenfalls wurde die Desoxyribose durch Ribose ersetzt. Trotz dieser beiden Unterschiede ist jedoch die m-RNA ebenfalls das komplementäre Abbild der DNA. Um nun eine Übersetzung von dieser Vier-Buchstaben-Sprache in die 20-Buchstaben-Sprache der Aminosäuren vornehmen zu können, werden die Basen auf der m-RNA in Dreier-Gruppen abgelesen, wobei diese Tripletts oder Codons jeweils einer bestimmten Aminosäure entsprechen (Abb.4.31)

Translation. Die Anordnung der vier Basen in Dreier-Gruppen ergibt 64 verschiedene Kombinationsmöglichkeiten. Da nur 20 verschiedene Aminosäuren verwendet werden, besagt dies zugleich, daß eine Aminosäure gewöhnlich von mehreren Codons repräsentiert wird. Die „Proteinfabriken" der Zellen, Ribosomen genannt, befinden sich im Cytoplasma. Den Transport der Aminosäuren zu den Ribosomen übernimmt die Transfer-RNA (t-RNA). Die t-RNA besteht aus einem Einzelstrang mit spezifischer Tertiärstruktur; für jede Aminosäure gibt es eine spezifische t-RNA, die jeweils ein sogenanntes Anticodon trägt: darunter versteht man die spezifische Sequenz von drei Basen, die die Erkennungsdomaine der t-RNA darstellen und komplementär zur Basensequenz der m-RNA sind. Während die t-RNA über das Anticodon an das komplementäre Codon der m-RNA gebunden ist, kann die Aminosäure, die die t-RNA gebunden ist, vom Ribosom an das letzte Glied der Peptidkette kovalent gebunden werden. Dazu verfügt das Ribosom über zwei „Anlegestellen" für die t-RNA: An der ersten hängt noch die t-RNA mit dem wachsenden Proteinmolekül und an der zweiten Stelle wartet die t-RNA mit der nächsten Aminosäure. Das Ribosom wandert an der m-RNA entlang und übersetzt die Basensequenz in die Aminosäuresequenz, bis ein Stopp-Codon erreicht wird, für das keine t-RNA mit komplementärem Anticodon vorhanden ist. An dieser Stelle wird die Proteinsynthese terminiert, das synthetisierte Protein entlassen. Diese Übertragung wird als Translation bezeichnet (Abb.4.32).

Tabelle 4.40. Auswahl von Proteinen mit medizinischer Relevanz

Immunmodulatoren	Antitumortherapeutika	Plasma-Proteine	Hormone
Interferon Alpha	Cytotoxisches Glykoprotein	Human-Serumalbumin	Atrial Natriuretic Factor
Interferon Beta	Immuncytotoxische Agentien	Alpha 1-Antitrypsin	Bone Morphogenic Protein
Interferon Gamma	Immunradiotherapeutika	Antithrombin III	Calcitonin
Interleukin-1	Immunotoxine	Apolipoprotein E	Cartilage Inducing Factor
Interleukin-2	Oncostatin	Erythropoietin	Epidermaler Wachstumsfaktor
Interleukin-1 Rezeptor	Protein A	Faktor VIII	Gonadotropin
Interleukin-2 Rezeptor	Tumor Inhibitorische Faktoren	Faktor IX	Humanes Wachstumshormon
Colony Stimulating Factor-1	Tumornekrose-Faktor	Gewebeplasminogen-Aktivator	Human-Insulin
Colony Stimulating Factor-GM		Haemopoietin-1 Lipomodulin	
Colony Stimulating Factor-Alpha		Lipocortin	Luteinisierendes Hormon
Makrophagen aktivierender Faktor		Surfactant Protein	Nerven-Wachstumsfaktor
Suppressiver Faktor für Allergie		Protein C	Parathormon
		Pro-Urokinase/Urokinase Superoxid-Dismutase	Plättchen-Wachstumsfaktor Prolactin-Inhibitor Relaxin Renin Somatomedin C Somatostatin

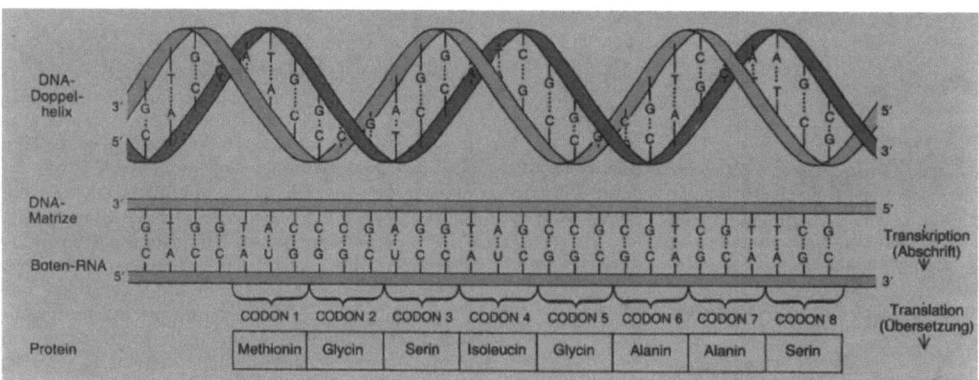

Abb. 4.31. Die genetische Information fließt von der DNA über die RNA zum Protein. Die DNA besteht aus zwei Strängen, die in Form einer Doppelschraube (Doppelhelix) gewunden sind. Ihre Bausteine, die Nucleotide, bilden die Buchstaben des genetischen Alphabets. Jedes dieser Nucleotide enthält als chemische Gruppe eine Base, hier Adenin (A), Guanin (G), Thymin (T) und Cytosin (C), wobei die Anfangsbuchstaben meist stellvertretend für das gesamte Nucleotid stehen. In einem Doppelstrang sind die Nucleotide paarweise komplementär, d. h., es stehen sich immer A und T sowie G und C gegenüber. Diese Paarung wird durch Wasserstoffbrücken (gepunktete Linien) zwischen den Basen der Einzelstränge erzeugt. Jeder Strang besitzt ein 3'- und ein 5'-Ende, wobei einer dem anderen entgegenläuft. Der Matrix-Strang der DNA (helle Farbe) wird mit Hilfe des Enzyms RNA-Polymerase in einen komplementären Strang aus RNA umgeschrieben. Dabei wird in der m-RNA anstelle von Thymin Uracil verwendet. An den Ribosomen wird die in der m-RNA enthaltene genetische Information in Proteine übersetzt. Jeder Aminosäure im Protein entspricht ein Nucleotid-Triplett (ein Codon) der DNA bzw. RNA. Die Reihenfolge der Codons bestimmt also die Reihenfolge der Aminosäuren. Hier sind es die ersten acht Aminosäuren des Ovalbumins.[7]

Verlauf der Synthese eines Protein-Moleküls. Begonnen wird die Aminosäuresequenz mit einem Start-Codon AUG für Methionin. Den meisten AUG-Startregionen, die den Anfang einer Polypeptid-Kette markieren, geht eine Sequenz von Purinbasen (Adenin und/oder Guanin) voraus. Sie hilft möglicherweise der Starter-t-RNA unter Mitwirkung spezifischer Enzyme, den Inhibitationsfaktoren, exakt an das Start-Codon zu binden, wobei die beteiligten Komponenten einen sogenannten Initiationskomplex bilden.

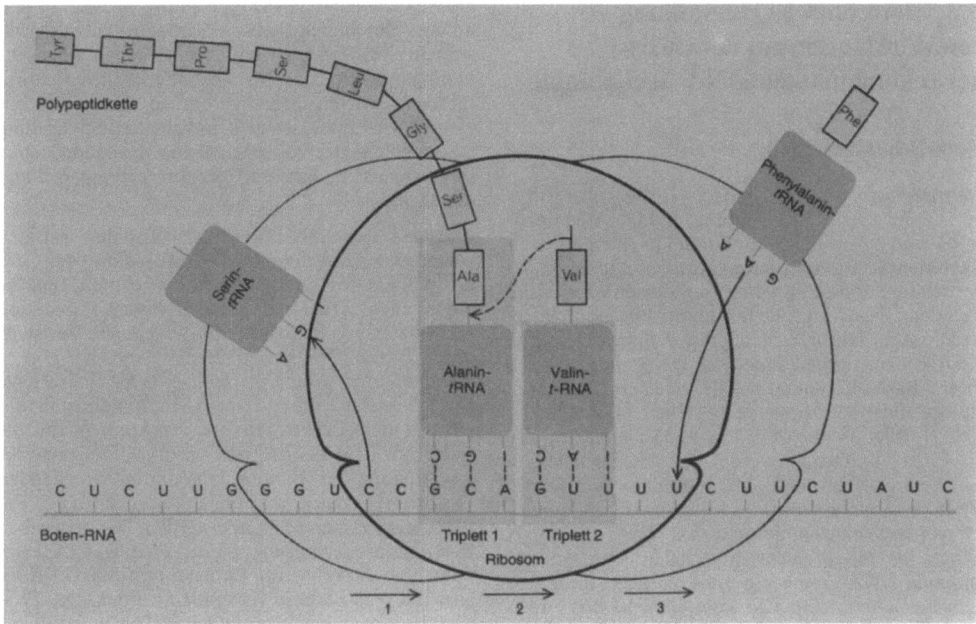

Abb. 4.32. Aufbau einer Aminosäure nach Anweisung des genetischen Codes zu Proteinmolekülen in den Ribosomen. Die Aminosäurebausteine sind mit Kürzeln (hier Tyrosin, Threonin, Prolin, Serin, Leucin, Glycin, Alanin, Valin und Phenylalanin) gekennzeichnet.[8]

In diesem werden m-RNA mit Ribosomen und Starter-t-RNA derart positioniert, daß in Folge das Leseraster genau eingehalten wird durch eines von drei vorkommenden Stoppcodons, UAA, UAG und UGA markiert, für die keine t-RNA mit entsprechendem Anticodon existiert. Sie codieren nicht für Aminosäuren.

Genetische Kontrolle

Der genetische Code der DNA ist universell. Dies wurde bei einer Vielzahl von Organismen bestätigt, von den einfachsten Prokaryonten bis hin zu den kompliziertesten Eukaryonten.

Noch ehe der genetische Code überhaupt in groben Umrissen entschlüsselt war, stand fest, daß es ausgeklügelte, molekulare Mechanismen in der Zelle geben müßte, welche die Konzentrationen der einzelnen Proteine steuern. Dabei sind zwei Wege vorstellbar, wie die Zelle solch eine differenzierte Proteinsynthese zustande bringt. Der erste wäre, molekulare Signale zu entwickeln, welche die Häufigkeit steuern, mit der spezifische m-RNA-Moleküle von ihren DNA-Matrizen abgeschrieben werden, die Kontrolle der Transkription. Der zweite würde auf molekularen Mechanismen erfolgen, welche die Häufigkeit steuern, mit der bereits synthetisierte m-RNA-Moleküle in ihre Polypeptid-Produkte übersetzt werden, die Kontrolle der Translation. Darüber hinaus spielt die m-RNA-Stabilität und die Protein-Stabilität eine zusätzliche Rolle für die Verfügbarkeit der Proteine in der Zelle. Da die Zelle sinnvollerweise nicht mehr m-RNA-Moleküle synthetisieren sollte, als sie braucht,

verfügt sie tatsächlich über Nucleotidsequenzen, die als Promotoren bezeichnet werden und Startsignale für die RNA-Synthese sind. In Prokaryonten ist diesem Promotor der Operator nachgeschaltet, der gleichzeitig den Repressor für die Transkription bindet. Die Operatorsequenz, an die sich der Repressor anheftet, liegt immer dicht am Promotor des zu regelnden Operons.

Die Bindung eines Repressors hindert die RNA-Polymerase, sich an den naheliegenden Promotor zu binden und die Transkription zu beginnen. Die Kontrolle eines Promotors durch einen Repressor ist deshalb ein Beispiel für eine negative Regulation. Zum Start der m-RNA-Synthese bindet ein Induktor an den Repressor. Der entstehende Repressor-Induktor-Komplex dissoziiert von der Operatorregion, wodurch in der Folge die RNA-Polymerase an den Promotor bindet und mit der Transkription beginnen kann.

Promotoren können auch unter Kontrolle positiv wirkender Effektoren stehen, welche die Syntheserate von m-RNA erhöht. Solche positiv wirkenden Steuerelemente helfen sehr wahrscheinlich, die beiden Stränge der Doppelhelix am Promotor zu öffnen, wodurch die Bindung der RNA-Polymerase erleichtert wird.

5.2 Biotechnische Herstellung von Wirkstoffen auf der Basis der rekombinanten DNA-Technologie

Natürliche Gentechnik

Restriktionsenzyme. Die Entdeckung derartiger Enzyme stammt aus der Beobachtung, daß DNA-Moleküle, die von einem Bakterien-Stamm in einen anderen Bakterien-Stamm transferiert wurden, nur selten genetisch funktionsfähig waren. Stattdessen wurden die fremden DNA-Moleküle fast immer rasch durch Restriktionsenzyme in kleinere Stücke zerlegt. Derartige Restriktionsenzyme können die DNA glatt inmitten ihrer Basen-Erkennungsstelle spalten, wodurch stumpf endende Fragmente entstehen. Hieran lassen sich Nucleotidsequenzen, sog. kohäsive Enden, die als Linker bezeichnet werden, enzymatisch heften. Ein derartiges Enzym ist die terminale Transferase, ein in der Thymusdrüse von Kälbern vorkommendes Enzym, das Nucleotide an das 3'-Ende der DNA hängt. Sie bietet einen universellen Weg, stumpf endende DNA-Fragmente mit kohäsiven Enden zu versehen (Abb. 4.33). Die komplementären Enden schließen sich durch Basenpaarung zusammen. Irgendwelche noch in einem Einzelstrang bestehende Lücken werden durch Nucleotide aufgefüllt und die Fragmente durch die DNA-Ligase dauerhaft miteinander verbunden.

Da diese Technik jedoch jeweils Adenin- und Thymin-komplementäre Abschnitte an den Verbindungsstellen zwischen den Fragmenten einschließt, was die Funktion der gekoppelten Moleküle beeinträchtigen könnte, werden vorzugsweise Restriktionsenzyme benutzt, die kohäsive Enden zur Herstellung rekombinanter DNA-Moleküle erzeugen. Das Restriktionsenzym EcoR1 (ein Escherichia coli-Restriktionsenzym) schneidet den Doppelstrang versetzt, so daß an den Enden eines jeden Fragmentes kurze einzelsträngige Reste von je vier Basen entstehen. Ebenfalls komplementäre Einzelstrangenden können sich mit diesen kohäsiven Enden verbinden. Durch das Enzym DNA-Ligase ist eine kovalente Verknüpfung zweier beliebigen, von demselben Enzym ungeachtet ihrer unterschiedlichen Herkunft erzeugten Fragmente, möglich.

Plasmide. Die Entdeckung von Plasmiden war eine weitere Voraussetzung für die Entwicklung der Gentechnologie. Sie wurden dadurch bekannt, daß sie bakteriellen Krankheitserregern durch Prokution von Enzymen oder Strukturproteinen eine Resistenz gegenüber Antibiotika verleihen.

Plasmide sind autonom replizierende, ringförmige DNA-Moleküle, die von einem Mikroorganismus auf einen anderen übertragen werden können und die sich deshalb für die Integration fremder DNA und zur Übertragung der fremden DNA in entsprechenden Organismen eignen. Sie können mit spezifischen Restriktionsenzymen gespalten werden. Mit demselben Restriktionsenzym prozessierte Fremd-DNA kann dann über die kohäsiven Enden durch eine DNA-Ligase mit dem Plasmid verbunden werden. Das Plasmid dient dann gewissermaßen als Transportvehikel, als Vektor, das in das Bakterium das fremde DNA-Fragment einschleust (Abb. 4.34)

Gentechnische Programmierung des Produktionsorganismus

Aufgrund der komplementären Struktur der Nucleinsäure und der colinearen Sequenz der Aminosäuren bei Prokaryonten liegen die Ansatzpunkte für die Gentechnologie prinzipiell auf allen drei Ebenen: DNA, RNA und Protein.

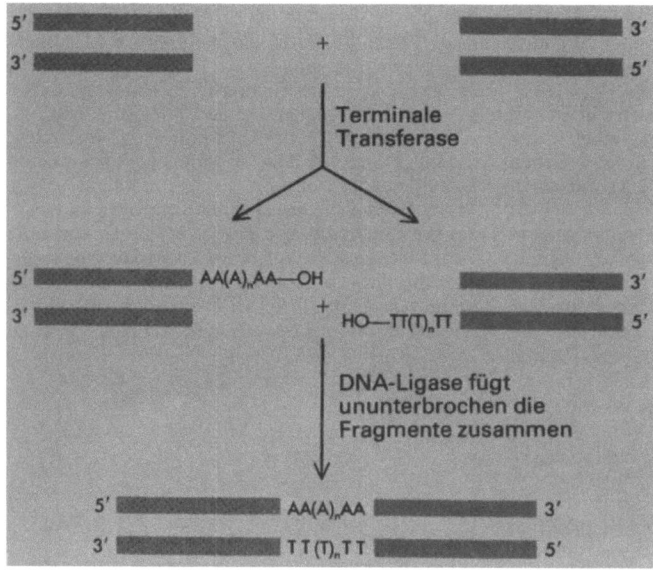

Abb. 4.33. Verbindung zweier stumpf endender DNA-Fragmente durch Basenpaarung.[9]

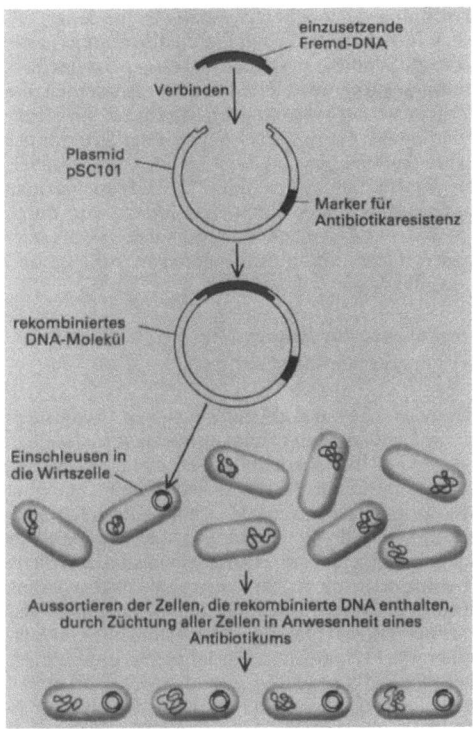

Abb. 4.34. Die Klonierung von DNA in einem Plasmid.[10]

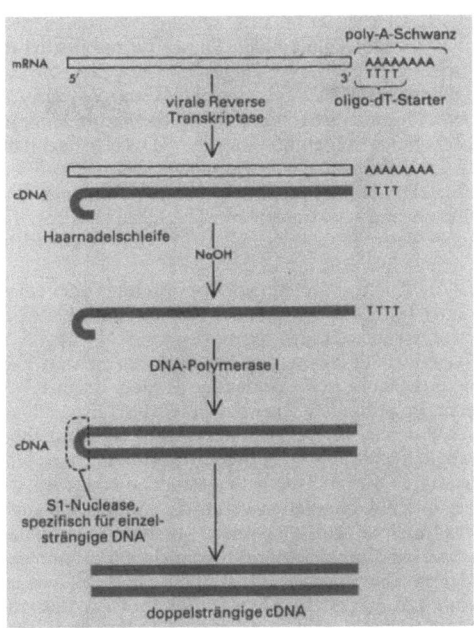

Abb. 4.35. Die Synthese doppelsträngiger c-DNA aus m-RNA.[11]

DNA. Wird die gesamte DNA einer menschlichen Zelle mit einem geeigneten Restriktionsenzym in Fragmente geschnitten, die Spaltstücke in Plasmidvektoren eingebaut und die rekombinierte DNA in eine Population von Bakterien eingeschleust, so resultiert dies in einer sogenannten Bibliothek menschlicher Gene. Allerdings fehlt zu dieser Bibliothek ein Schlagwortregister. Das Problem besteht somit darin, das Bakterium mit dem gewünschten Gen unter Millionen von anderen zu suchen. Ein weiterer Nachteil dieser Methode ist, daß möglicherweise mehr Nucleotidsequenzen in das Plasmid integriert werden als für die eigentliche Gensequenz des gewünschten Produktes notwendig ist oder daß die genetische Information nicht vollständig auf dem Plasmid enthalten ist.

Diese Methode wird nicht zur Genexpression, sondern zur Genisolierung und Klonierung benutzt. Auf diese Weise werden codierende und nicht codierende DNA-Sequenzen in das Plasmid eingebaut. Bei der Expression in einem Bakterium werden die nicht codierenden Bereiche nicht entfernt wie das in höheren Eukaryonten der Fall ist, wodurch eine inkorrekte m-RNA und ein Protein mit inkorrekter Aminosäuresequenz gebildet werden kann.

m-RNA. Eine wesentlich elegantere Methode ist die Gentechnologie auf der Ebene der Boten-RNA (m-RNA). Da eine m-RNA spezifisch für die Codierung eines Proteins verantwortlich ist, gilt es bei dieser Methode, m-RNA-Moleküle aus der menschlichen Zelle zu isolieren und sie durch ein virales Enzym, die Reverse Transkriptase, in eine entsprechende, doppelsträngige komplementäre DNA zu überführen. Diese abkopierte DNA wird als copy-DNA oder c-DNA bezeichnet. Dazu wird eine kurze Oligo-Desoxythymidinkette mit dem Poly-A-Ende einer Boten-RNA hybridisiert. Diese dient als Starter für die Reverse Transkriptase, die an der m-RNA als Matrize einen komplementären DNA-Strang herstellt. Die abkopierte c-DNA endet in einer Haarnadelschleife. Sie fungiert wiederum, sobald der m-RNA-Strang durch Behandlung mit Natronlauge abgebaut ist, als Starter für die DNA-Polymerase 1, die den dazugehörigen Strang ergänzt. Die Schleife wird mittels S1-Nuclease abgespalten und das doppelsträngige c-DNA-Molekül ist fertig (Abb. 4.35).

An die stumpfen Enden der doppelsträngigen c-DNA werden nun mit Hilfe der terminalen Transferase Polydesoxy-Adenosin-Reste angehängt; damit ist das gewünschte Gen für ein spezifisches Proteinprodukt fertig und steht zur Integration in ein Plasmid zur Verfügung.

Eine andere Methode zur Integration der c-DNA in ein geeignetes Plasmid kann unter Verwendung von sogenannten Bam-H1-Linkern durchgeführt werden. Solche Verbindungsstücke sind kurze Oligonucleotide mit einer Erkennungsstelle für das Restriktionsenzym Bam-H1. Sie werden an die Enden des doppelsträngigen c-DNA-Moleküls mit Hilfe von DNA-Ligase gekoppelt und dann mit Bam-H1 gespalten. Auch das Plasmid wird mit demselben Enzym geöffnet. Sowohl die c-DNA als auch das Plasmid haben nun korrespondierende kohäsive Enden, über die die c-DNA in das Plasmid eingebaut werden kann. Durch diese Prozedur ensteht ein Plasmidgemisch, welches im Idealfall sämtliche verschiedenen m-RNA-Moleküle enthält. Dieses Gemisch wird in Escherichia coli-Zellen eingeschleust, wobei eine sogenannte c-DNA-Bank entsteht. Wenn das verwendete Plasmid Steuersignale für die Expression in Escherichia coli enthält und die c-DNA benachbart zu diesen Steuersignalen eingefügt werden, können die Bakterien anhand der exprimierten Proteine identifiziert und selektioniert werden. Dazu sind spezifische Bestimmungsmethoden für das gewünschte Genprodukt erforderlich.

Ist die Aminosäuresequenz eines Proteins oder eines seiner Teile bekannt, so lassen sich die möglichen Nucleotidsequenzen der zugehörigen m-RNA ableiten. Da jedoch für die meisten Aminosäuren mehrere Codons codieren, ist die eindeutige Sequenz der m-RNA eines Proteins nicht von vorneherein festzulegen. Dieses Problem wird umgangen, indem zu sämtlichen möglichen m-RNA-Sequenzen künstliche komplementäre Oligonucleotide hergestellt und dann mit einer m-RNA-Population vermischt werden, die auch das fragliche Molekül enthält. Mit ihm wird sich das passende komplementäre Oligonucleotid zusammenlagern. Die Reverse Transkriptase braucht, wie in Abb. 4.35 dargestellt, einen Starter. Im Gegensatz zur Verwendung von Oligo-dT, das an die komplementären, am 3'-Ende der meisten eukaryontischen m-RNA befindlichen Poly-A-Regionen bindet, binden Oligonucleotide, die von einer bestimmten Aminosäuresequenz abgeleitet wurden, praktisch ausschließlich an spezifische m-RNA. Die entstehende c-DNA-Population ist dann eine stark angereicherte Präparation der interessierenden c-DNA, die über entsprechende Linker und Ligasen in ein Plasmid integriert wird.

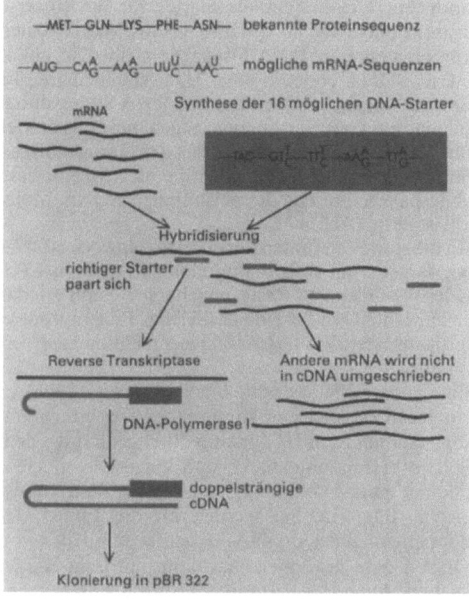

Abb. 4.36. Isolierung seltener c-DNA unter Verwendung eines synthetischen Oligonucleotids als Starter.[12]

Die Validierung der Herstellung von biotechnischen Wirkstoffen beginnt bereits auf der Ebene der genetischen Information, da hier die Voraussetzung für die korrekte Synthese der Aminosäuresequenz des Proteins geschaffen wird. Hierbei ist es erforderlich, die Verifikation der Vektorkonstruktion durch die Identifizierung des Genes, den Nachweis der Struktur des Expressionsvektors und der Selektionsmarker mittels der Restriktionsanalyse und DNA-Sequenzierung durchzuführen. Der Status des Vektors wird durch den Beweis eines extrachromosomalen Vektors oder dessen Integration in das Genom sowie die Bestimmung der Kopienzahl ermittelt.

Organismen zur Expression der genetischen Information

Bakterien. Die Auswahl der einzelligen Organismen für die Produktion des Humanproteins wird vor allem durch die Charakteristik des zu synthetisierenden Proteins bestimmt. So lassen sich Proteine mit einer Molekülmasse bis zu 20.000 D, mit wenigen Disulfidbrücken, die für die Ausbildung der Tertiärstruktur mit entscheidend sind, ebenso wie nichtglykosylierte Proteine oder solche, bei denen eine Glykosylierung für die biologische und antigene Wirkung nicht entscheidend ist, am ökonomischsten mit Hilfe von Bakterien wie Escherichia coli oder Hefen produzieren. Derartige Mikroorganismen sind jedoch nicht immer in der Lage, eine korrekte Faltung des Proteins durchzuführen, da die Proteine oft als unlösliche Einschlußkörper im Bakterium vorliegen, die erst eine chemische Renaturierung erfordern. Ferner haben Bakterien nicht die Fähigkeit, Proteine zu glykosylieren, was unter anderem die Pharmakokinetik des Proteins beeinflussen kann.

Hefen. Hefen verfügen zwar über ein Glykosylierungssystem, das allerdings ein zu Säugetierzellen unterschiedliches Glykosylierungsmuster erzeugt.

Säugetier-Zellkulturen. Bei der Synthese komplexer Proteine oder Glykoproteine mit einer Molekülmasse größer 30.000 D, zahlreichen Disulfidbrücken sowie Glykosylierung mit Relevanz für die biologische Aktivität ist daher die einzige Alternative die Synthese durch Säugetier-Zellkulturen (Tab. 4.41). Ein weiterer Vorteil ist, daß bei Zellkulturen die synthetisierten Proteine oder Glykoproteine häufig in löslicher Form sezerniert werden und sich damit eine chemische Renaturierung mit oft unterschiedlichem Ergebnis und eine Abreicherung falsch gefalteter Proteine, die sich oft schwierig gestaltet, erübrigt. Zellkulturen, die für die Synthese komplexer Proteine eingesetzt werden, sind Ovarial-Zellen des chinesischen Hamsters (CHO), Affennieren-Zellen (BHK) und Mausfibroblasten-Zellen (C127). Der Vorteil einer mit dem menschlichen Organismus identischen Protein- oder Glykoproteinsynthese muß allerdings mit dem Nachteil erkauft werden, daß Zellkulturen im Vergleich zu Bakterien eine bis zu 50fach längere Generationszeit haben, die eine erhöhte Kontaminationsgefahr durch Mikroorganismen mit sich bringt. Darüber hinaus benötigen Zellkulturen relativ anspruchsvolle und damit teure Nährmedien und erreichen um Zehner-Potenzen niedrigere Zelldichten als Bakterien. Die Raum-Zeit-Ausbeute für die Protein-Synthese ist deshalb bei Säugerzellen vergleichsweise niedrig. Insgesamt führen diese Faktoren bei hoher Produktqualität zu relativ höheren Herstellkosten als bei der mikrobiellen Proteinsynthese.

Tabelle 4.41. Auswahl des produzierenden Organismus in Abhängigkeit von chemisch-physikalischen Parametern des rekombinanten Proteins

Protein	Produzierender Organismus
Niedrige Molekülmasse, keine oder wenige Disulfidbrücken, keine posttranlationale Prozessierung, Glykosylierung ohne biologische Relevanz	Mikroorganismen: Einschlußkörper, Sekretion in den periplasmatischen Raum oder Fusionsproteine
Hohe Molekülmasse, zahlreiche Disulfidbrücken, posttranslationale Prozessierung, Glykosylierung mit biologischer Relevanz	Zellkulturen: Sezernierung des nativen Proteins

Fermentation des Produktionsorganismus

Zellinien. Bei der Verwendung von Säugetier-Zellkulturen wird als erster Schritt aus der Zellinie eine Master-Zellbank angelegt. Bei der Herstellung der Master-Zellbank dürfen keine anderen Zellinien gleichzeitig im selben Raum oder am selben sterilen Arbeitsplatz kultiviert werden, um jegliche Cross-Kontamination auszuschließen. Die Zellen werden vom Kultivierungsmedium getrennt, in das Einfriermedium transferiert, in Glas- oder Plastikampullen abgefüllt und nach einem validierten Verfahren eingefroren. Damit die Zellinie keine Veränderungen durch Abnahme der Vitalität oder durch Mutationen erfährt, wird die Zellbank in flüssigem Stickstoff bei − 196 °C gelagert.

Von der Zellinie hängt die korrekte Synthese des Proteins ab. Da das Zellsystem posttranslationale Modifikationen und eine Reihe von Aspekten der Arzneimittelsicherheit beeinflußt, muß die Master-Zellbank im Hinblick auf Identität, Reinheit, Sicherheit und Produktivität sorgfältig charakterisiert werden. Die Identitätsprüfung erfolgt durch Bestimmung des Selektionsmarkers sowie durch Karyotypisierung und Charakterisierung von Isoenzymen. Außerdem kann eine immunologische Charakterisierung durch monoklonale Antikörper, die spezifische Oberflächenproteine der Zellinie erkennen, durchgeführt werden. Durch Elektronenmikroskopie werden phenotypische Eigenschaften bestimmt sowie mögliche virale Verunreinigungen detektiert. Für eine reproduzierbare Kultivierung der Zellinie und eine konstante Produktivität ist die Abwesenheit von mikrobiellen Kontaminationen wie Mycoplasmen, Bakterien, Pilzen sowie zellspezifischen Viren von großer Bedeutung und muß deshalb überprüft werden. Zellinien, die derartige Verunreinigungen enthalten, müssen entsprechend gereinigt oder rekloniert werden. Wenn dies nicht zum Erfolg führt, kann die Zellinie nicht für die Produktion von Arzneimitteln verwendet werden.

Als weitere Sicherheitsmaßnahme ist die Tumorigenität der Zellinie, der DNA und des Produktes zu überprüfen. Die konstante Produktivität und damit die Stabilität des Zell-/Vektorsystems sollte für den Produktionszeitraum und darüber hinaus gezeigt werden können. Die Ausbeute, die Vitalität der Zelle und die Produktqualität sollten nicht durch die Kultivierungsdauer negativ beeinflußt werden.

Vermehrung der Biomasse. Die ersten Schritte des fermentativen Produktionsprozesses dienen einem allmählichen Scale up und damit der Vermehrung der einzelligen Organismen, bis genügend Zellmasse und damit genetische Information für die Synthese des Proteins vorhanden ist. Die Biomassevermehrung kann ein-, zwei- oder mehrstufig erfolgen, unter Verwendung von speziellen Bedingungen und Kulturnährmedien, die leicht metabolisierbare N- und C-Substrate und manchmal spezifische Induktoren und Vorstufen enthalten. Die eigentliche Herstellung des Produkts erfolgt dann durch Fermentation in einem Batch-Verfahren oder im kontinuierlichen Betrieb in Fermentern mit einem Volumen von 1.000 bis 50.000 L. Das Fermentationsvolumen hängt vom Kultursystem - Mikroorganismus oder Zellkulturen -, von der Ausbeute sowie der für den Markt erforderlichen Menge ab. Eine Batch-Fermentation liegt dann vor, wenn in einem Fermenter eine bestimmte Menge Nährmedium eingefüllt wird, definierte Fermentationsbedingungen eingestellt werden (Drehzahl, Temperatur, Druck, Belüftung, pH, pO_2, u. a.) und das System mit einer bestimmten Menge Zellsuspension, dem Inoculum, beimpft und betrieben wird. Die spezifische Wachstumsrate der Biomasse wird in einem solchen System - nach Durchlaufen der einzelnen Wachstumsphasen - zum völligen Erliegen kommen, sei es durch Erschöpfung des Nährmediums oder durch Anreicherung cytotoxischer Stoffwechselprodukte und deren toxische Einwirkung auf den Mikroorganismus oder die Zellkultur. Bei einer Batch-Fermentation erfolgt keine Zugabe von neuem Medium, ebenso erfolgt kein Abgang von Kulturlösung mit Mikroorganismen oder Zellkulturen. Im Gegensatz dazu ist die kontinuierliche Fermentation darauf ausgerichtet, daß bei konstantem Arbeitsvolumen und konstanter spezifischer Wachstumsrate der Kultur frisches Medium mit konstanter Zuflußrate dem System steril zudosiert und gleichzeitig die gleiche Menge Kulturlösung abgeführt wird. Zwischen der Batch-Fermentation und dem kontinuierlichen Betrieb gibt es Verfahren, bei denen in Intervallen oder kontinuierlich Nährlösung zudosiert wird (Fed-batch-Fermentation) oder Verfahren, bei denen sowohl Nährlösung zudosiert als auch Kulturlösung abgeführt wird, die zur Aufarbeitung verwendet wird bzw. für andere Fermenter mit gleichen Bedingungen und Nährmedien als Inoculum dient (semikontinuierliche Fermentation).

Fermentation adhärenter Zellen. Viele nicht transformierte Säugetierzellen, die biologisch aktive Substanzen produzieren wie Enzyme, Hormone, Interferone und Impfstoffe, können nur an Oberflächen haftend kultiviert werden. Die Fermentation solcher adhärenter Zellen erfolgt durch Immobilisieren an Oberflächen von Microcarriern oder Spiralfedern sowie durch Mikroverkapselung.[13]

Für hohe Zelldichten, wie sie für eine großtechnische Produktion notwendig sind, eignen sich nur biokompatible Oberflächen. Dafür haben sich *Microcarrier* bewährt. Das Prinzip des Microcarriersystems besteht aus Kügelchen, deren Oberfläche geladen ist. Daran haften die Zellen und wachsen bis zu einer Zelldichte von 10^7/ml. Entsprechend der Vielfalt der Zellsysteme wurden mehrere Microcarrierarten entwickelt, z. B. basierend auf Dextran,[14] Cellulose,[15,16] Acrylamid,[15,17] Fluorcarbon-polylysin,[18] Polystyren,[15] Gelatine[19] und Kollagen.[20] Außerdem gibt es seit kurzem Microcarrier, an welche die für das Zellwachstum notwendigen Substrate gebunden sind. Dadurch werden selbst im serumfreien Medium sehr hohe Zelldichten erhalten.[21] Der Vorteil der Microcarriersysteme besteht in dem hohen Oberflächen-Volumen-Verhältnis. Dadurch ist weniger Medium notwendig, um eine bestimmte Zellmenge zu erhalten als bei anderen Systemen. So können z. B. mit 7,5 L Microcarrierkultur so viele Zellen wie in 500 Rollerflaschen produziert werden und benötigen dabei nur 15 % des Mediums, das in Rollerflaschen notwendig ist.

Die *Mikroverkapselung* wird vor allem bei der großtechnischen Herstellung monoklonaler Antikörper durch Hybridomazellen angewendet. Im Vergleich zur konventionellen Suspensionskultur, bei der eine maximale Zelldichte von ca. $2 \cdot 10^6$/ml erreicht wird, können durch Mikroverkapselung Zelldichten bis zu 10^8/ml erhalten werden. Dies ist sehr vorteilhaft, da in den meisten Fällen die Konzentration des hergestellten Produktes proportional zur Zelldichte ist. Der Verkapselungsprozeß selbst läuft in zwei Schritten ab.[22,23] Zuerst werden die Zellen durch Bildung von Natriumalginatkügelchen, in welche die homogen verteilten Zellen eingeschlossen werden, immobilisiert. Dann werden die Kügelchen mit einer semipermeablen Membran überzogen, indem durch schrittweise Zugabe von Reagenzien, die eine polykationische Polyaminosäureverbindung enthalten, diese mit dem polyanionischen Alginatkügelchen ein Salz bilden. Der Prozeß dauert ca. 2 bis 3 Stunden. Kurz vor der Zugabe des Zellkulturmediums wird das eingekapselte Alginat mit einem Komplexbildner entfernt, damit das Nährmedium in die Kapseln zu den Zellen diffundieren kann. Im Vergleich zur konventionellen Suspensionszellkultur verbraucht die Fermentation mit Mikrokapseln wenig Medium. So konnten z. B. 30 g monoklonale Antikörper mit ca. 17 L Mikrokapseln produziert werden, während bei der Suspensionszellkultur 500 L Nährmedium für dieselbe Ausbeute gebraucht wurden. Moleküle mit einer Molekülmasse von größer 90.000 D können die semipermeable Membran nicht passieren und bleiben innerhalb der Kapsel, wo sie vor Serumkomponenten, wie z. B. Proteasen, geschützt sind. Unter diesen Voraussetzungen liefert die Mikroverkapselung ein relativ reines Produkt, für dessen Aufarbeitung und Reinigung nur wenige Schritte notwendig sind.[24]

Zur Oberflächenvergrößerung für die Kultivierung von adhärenten Zellen können auch Fermenter mit eingebauten *Spiralfedern* aus rostfreiem Stahl verwendet werden.[13] Die Spiralfedern können je nach Zelltyp unterschiedliche Durchmesser haben. Meistens werden Federn mit $6 \times 6 \times 0,6$ mm verwendet (3.600 Stück pro Liter). Mit diesen Spiralfedern kann die Oberfläche auf 600 m²/m³ Kulturflüssigkeit vergrößert und eine Zelldichte von ca. $1,2 \cdot 10^5$ Zellen/cm²/cm³ erreicht werden. Nach Abschluß des Fermentationsprozesses werden die Spiralfedern aus dem Bioreaktor entfernt, gereinigt und können dann wieder eingesetzt werden oder sie werden in situ gereinigt und sterilisiert. Außer adhärenten Zellen können in diesem Bioreaktortyp auch an Suspension adaptierte Zellen für die Herstellung verschiedener Produkte wie Interferone, Impfstoffe und monoklonale Antikörper kultiviert werden.

Fermentation mit in Suspension wachsenden Organismen. Bakterien und nicht adhärente Zellen können in Bioreaktoren mittels Rühren oder in Airlift-Fermentern in einer Suspension bis zu einem Volumen von ca. 50.000 L kultiviert werden. Da Zellen im Gegensatz zu Bakterien keine Zellwand besitzen und daher durch Rühren leicht beschädigt werden können, ist für die Flügelblätter der Rührer ein bestimmtes Design erforderlich, um auch bei niedrigen Drehzahlen eine vertikale oder horizontale Durchmischung zu erreichen. Eine Alternative zum Bioreaktor mit Rührwerk ist der Airlift-Fermenter. Er besteht aus einem Bioreaktor, der innen ein Steigrohr enthält. Die Durchmischung der Kultur erfolgt durch einen Luftstrom, der durch das Innere des Steigrohres führt. Der Vorteil dieses Systems besteht darin, daß die Kultur bei niedrigen Scherkräften belüftet wird.

Prozeßkontrolle. Die Kenntnis und Bestimmung von spezifischen Parametern während der Fermentation ist unabdingbar für eine konstante Prozeßführung. Eine effektive Prozeßkontrolle kann automatisch on line und/oder off line durchgeführt werden. Wichtige On-line-Kontrollen der Fermentation sind die Bestimmung der Temperatur, des pH-Wertes, der Drehzahl, der Belüftungsrate, des gelösten Sauerstoffes, der Kohlendioxidbildung und des Druckes. Die Kontrollen erfolgen durch den Einsatz entsprechender Sonden. Wichtige, nicht automatische Kontrollen, für die es bislang noch keine sterilisierbaren und über längeren Zeitraum verläßlich arbeitenden Sonden gibt, sind die Bestimmung der Zellzahl, der Zellvitalität, der Morphologie, des Produkttiters, des Substratverbrauchs und des aseptischen Zustandes. Diese Kontrollen erfolgen durch Probennahme und Analyse in den Laboratorien. Die Probennahme ist ein wichtiger Vorgang in der Fermentation. Nur aus steril genommenen, homogenen Proben kann im Labor die zur Verfolgung des Prozesses notwendige Analytik vorgenommen und die Sterilität getestet werden. Je nach technischer Ausrüstung des Fermenters wird die Probe über ein sterilisierbares Probennahmeventil oder über ein kontinuierlich arbeitendes Probennahmesystem entnommen.

Abbruch. Der Zeitpunkt der Ernte oder des Abbruches eines Fermentationsprozesses und das Transferieren der produkthaltigen Kulturlösung in die Aufarbeitung kann nach verschiedenen Gesichtspunkten und Überlegungen eingeleitet und festgelegt werden; z. B. entsprechend der Vitalität der Zellen, der Produktausbeute oder der Metabolitenkonzentration.

Die Gewinnung der Proteine erfolgt aus der abgeernteten Kulturlösung, indem primär in den meisten Aufarbeitungsfällen eine Filtration und sekundär verschiedene chromatographische Trennschritte erfolgen.

Validierung des Fermentationsprozesses. Im Hinblick auf die Validierung der Kultivierung von Mikroorganismen oder Zellkulturen sind folgende Parameter zu berücksichtigen:

- die Reinheit und Qualität der Rohmaterialien,
- die Sterilität während des gesamten Kultivierungsprozesses,
- die Zellzahl und Zellvitalität sowohl während des Scale up als auch in der Produktionsphase,
- die Produktivität der Zellen,
- die Produktqualität,
- die Prozeßbedingungen.

Für die *Qualität der Rohmaterialien*, die in den Kulturmedien eingesetzt werden, müssen Spezifikationen etabliert werden. Außer den in Arzneibüchern aufgeführten Methoden zur Bestimmung der Identität, Reinheit und des Gehaltes werden die Rohmaterialien hinsichtlich ihrer Eignung zur Förderung des Zellwachstums und der Produktbildung überprüft. Rohmaterialien biologischen Ursprungs, wie z. B. bovines Insulin, Serumalbumin oder Lipoproteine können nur eingesetzt werden, wenn diese Substanzen einem validierten Verfahren zur Inaktivierung von potentiellen Viren bovinen Ursprungs unterzogen werden. Fötales Kälberserum kann nicht inaktiviert werden. Dieser Rohstoff sollte deshalb nur von Regionen bezogen werden, in denen keine Rinderseuchen vorkommen. Außerdem ist das Kälberserum entsprechend den FDA-Richtlinien auf die Abwesenheit von bovinen Viren zu prüfen.

Aufgrund der Hitzesensitivität der Nährmedienkomponenten (Vitamine, Proteine) werden die Medien durch *Filtration* (0,2 μm) sterilisiert. Um eine effektive Filtration zu gewährleisten, müssen die Medienkomponenten keimarm sein. Außerdem wird die Integrität der Filter vor und nach der Sterilfiltration überprüft.

Um eine konstante Produktqualität zu erhalten, ist die Einhaltung *konstanter Produktionsbedingungen* notwendig. Der Verlauf des Zellwachstums, die Zellvitalität und die Produktivität der Zellen sollten von Charge zu Charge innerhalb bestimmter Grenzen konstant sein. Aus diesen Gründen muß der Fermentationsprozeß bezüglich der Einhaltung konstanter Produktionsbedingungen validiert werden. Die Produktionsparameter Temperatur, Druck, pH-Wert, Belüftung, Rührgeschwindigkeit und Sauerstoffverbrauch werden durch Sonden automatisch kontrolliert und über Prozeßleitsysteme automatisch gesteuert. Voraussetzung für eine korrekte Messung und Steuerung ist die adäquate Kalibrierung der Sonden und die Validierung der Hard- und Software des Prozeßleitsystems. Für die Bestimmung der Parameter Zellzahl, Zellvitalität und Produkttiter werden validierte Analysenmethoden angewendet.

Von entscheidender Bedeutung für einen erfolgreichen Produktionsprozeß ist außer den konstanten Prozeßbedingungen die *Aufrechterhaltung der Sterilität der Kultur* von Beginn der Zellanzucht bis zum En-

de der Produktionsphase. Um dies zu gewährleisten, müssen die Reinigungs- und Sterilisationsverfahren ebenso validiert werden wie die für den Prozeß erforderlichen Operationen (Belüftung, Probennahme, Medientransfer).

Die Glasgefäße für die Zellanzucht werden in Spülmaschinen intensivst gereinigt und durch Heißluft sterilisiert. Die Fermenter werden durch verschiedene Spülgänge mit säure- und laugenhaltigen Reinigungsmitteln automatisch gereinigt (CIP = Cleaning in Place) und anschließend sterilisiert (SIP = Sterilisation in Place). Bei der Validierung der Reinigungsverfahren wird das letzte Spülwasser auf Produktionsrückstände, Rückstände von Reinigungsmitteln und auf die Wasserqualität geprüft. Die Validierung der Heißluftsterilisatoren erfolgt durch Überprüfung der Temperatur mit Meßfühlern an verschiedenen Stellen und bei verschiedener Beladung. Außerdem werden Bioindikatoren eingebracht, um die Effektivität des Verfahrens zu testen. Die Validierung des SIP der Fermenter erfolgt ebenfalls durch Überprüfung der Temperatur mit Thermofühlern und durch Bioindikatoren. Um die Einflüsse der Zugabe von Medienkomponenten, der Belüftung des Fermenters, des Rührens und der Probennahme auf die Integrität des Systems zu testen, werden Proberläufe mit angereichertem Medium, welches das Wachstum von Mikroorganismen fördert, durchgeführt.

Zusätzlich zu diesen Maßnahmen müssen die *Umgebungsbedingungen* für ein aseptisches Arbeiten geeignet sein. Arbeiten mit Mikroorganismen oder Zellkulturen werden unter Laminar-Flow-Bänken durchgeführt. Sie müssen der PIC-Reinheitsklasse A entsprechen.[25] Dies bedeutet, daß pro m³ Luft maximal 1 Luftkeim und kein Partikel größer als 5 μm sowie maximal 3.500 Partikeln mit einer Größe von 0,5 bis 5 μm vorhanden sein dürfen. Die Luftgeschwindigkeit sollte 0,45 m/s horizontal und 0,3 m/s vertikal betragen, der Abscheidungsgrad des Filters sollte 99,997 % betragen. In den Räumlichkeiten der Medienherstellung und der Fermentation in geschlossenen Systemen genügen die Anforderungen der PIC-Reinheitsklasse D. Dies heißt, daß maximal 500 Luftkeime/m³, maximal 20.000 Partikeln größer als 5 μm und maximal 3.500.000 Partikeln mit 0,5 bis 5 μm vorhanden sein dürfen. Der Luftaustausch sollte 5- bis 20mal pro Stunde erfolgen, der Abscheidungsgrad der endständigen Filter sollte mindestens 95 % betragen. Um diese Anforderungen zu erfüllen, muß die Klimaanlage validiert und regelmäßig überprüft sowie entsprechende Hygienemaßnahmen eingehalten werden.

5.3 Aufarbeitung und proteinchemische Reinigung von Proteinen

Aufarbeitung

Die Produkte biotechnologischer Prozesse liegen meistens in komplexer Mischung sowie sehr verdünnt vor und müssen daher konzentriert und gereinigt wer-

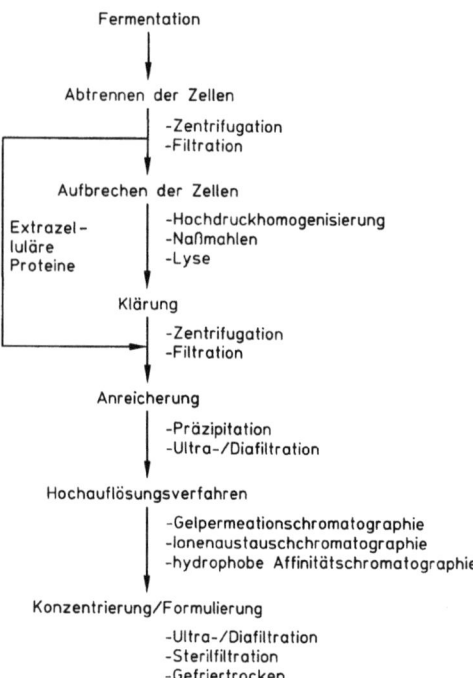

Abb 4.37. Flußdiagramm und allgemeine Verfahren bei der Aufarbeitung und Reinigung von Proteinen

den.[26] Ein allgemeines Reinigungsschema ist in Abb. 4.37 dargestellt.

Die Aufarbeitung der Proteine hängt vom Produktionsorganismus ab. Bei Mikroorganismen liegt das Protein häufig in unlöslicher Form als Einschlußkörper in der Zelle vor, bei Zellkulturen wird es in löslicher Form sezerniert.

Erste Abtrennung. Die Aufarbeitung der Proteine bei Mikroorganismen und Zellkulturen beginnt mit dem Abtrennen der Zellen von der Zellkulturflüssigkeit durch Filtration oder Zentrifugation.

Aufbruch der Zellen. Bei Mikroorganismen, bei denen das Prokukt als unlöslicher Einschlußkörper vorliegt, müssen die Zellen zur Freisetzung des Produktes aufgebrochen werden. Dabei werden chemische, physikalische oder in seltenen Fällen enzymatische Verfahren alternativ zu mechanischen Verfahren angewendet.

Biochemische, physikalische Verfahren:

- chemische Behandlung (Säuren, Basen, Lösungsmittel und Detergenzien),
- physikalische Behandlung (Einfrieren/Auftauen, osmotischer Schock),
- enzymatische Verdauung (lytische Enzyme, Phagen).

Mechanische Verfahren:

- Naßmahlen,
- Hochdruckhomogenisierung,
- Druckextrusion,
- Ultraschallbehandlung.

In der großtechnischen Herstellung werden vor allem die mechanischen Methoden angewendet, insbesondere Hochdruckhomogenisierung und Naßmahlen. Das Aufbrechen der Zellen verursacht eine Verunreinigung des Proteins mit intrazellulären Proteinen und Medienkomponenten. Das Refolding der unlöslichen Einschlußkörper führt zu inkorrekt gefaltetem Protein. Dieses Problem kann durch ein entsprechendes Expressionssystem weitgehend vermieden werden, wenn das Protein in das Periplasma sezerniert wird, anstelle der Konzentrierung als Einschlußkörper.

Zweite Abtrennung. Nach dem Aufbrechen der Zellen erfolgt eine Abtrennung der Zellreste vom Protein durch Zentrifugation oder Filtration. Da es bei längerer Verweilzeit des Proteins im Zentrifugen-Rotor zu Temperaturerhöhungen kommen kann, die die Qualität des Produktes beeinträchtigen, ist eine Kühlung während des Zentrifugierens in vielen Fällen erforderlich. Eine Filtration wird durchgeführt, wenn das Produkt in löslicher Form in der Zellkulturflüssigkeit vorliegt. Auch bei der Filtration gelangen Verunreinigungen mit zellulären Proteinen und Medienkomponenten, jedoch in geringerem Ausmaß als beim Aufbrechen der Zellen, in die Proteinlösung.

Konzentrierung. Da das Protein im Kulturfiltrat sehr verdünnt vorliegt, besteht der nächste Schritt in einer Konzentrierung des Proteins durch Präzipitation oder Ultrafiltration. Bei den löslichen Proteinen befinden sich die meisten polaren, hydrophilen Gruppen in den Seitenketten der Aminosäuren auf den Oberflächen dem Lösungsmittel zugewandt, während die hydrophoben Reste innerhalb der Makromoleküle sind. Geladene und dipolare Gruppen bilden eine Schicht von Gegenionen dicht an der Oberfläche des Proteins. In dieser Schicht mit Gegenionen ist Wasser gebunden, das eine Hydratationsschale bildet und so als stabilisierende Hülle dient und die Aggregation der Proteinmoleküle verhindert. Eine Proteinpräzipitation wird ausgelöst durch Beeinflussung der Hydratationshülle, indem Salz in hohen Konzentrationen oder hydrophile Polymere zugegeben werden oder die Oberflächenladung über den pH verändert wird oder durch Erhöhung der elektrostatischen Interaktionen zwischen den Molekülen sowie durch Verbindung der Moleküle über multivalente Ionen.

Bei der Präzipitation durch *Aussalzen* werden vor allem anorganische Salze wie Ammoniumsulfat, Natriumsulfat oder Magnesiumsalz eingesetzt. Sulfate werden gegenüber Phosphaten aufgrund ihrer besseren Löslichkeit bevorzugt. Vor allem Ammoniumsulfat ist bei niederen Temperaturen sehr gut löslich und wird bei der Herstellung in kleinerem Maßstab eingesetzt. Die großtechnische Anwendung ist wegen seiner Korrosionswirkung und der Freisetzung von Ammoniak bei höheren pH-Werten problematisch.

Mit Wasser mischbare *organische Lösungsmittel* wie Ethanol, Methanol, Isopropanol oder Aceton können ebenfalls zur Präzipitation von Proteinen eingesetzt werden. Diese Lösungsmittel erniedrigen die Dielektrizitätskonstante des Mediums und erhöhen dadurch die intermolekulare elektrostatische Anziehung. Um eine Inaktivierung des Proteins zu verhindern, muß die Ausfällung bei niederen Temperaturen durchgeführt werden. Bei der großtechnischen Anwendung sind Sicherheitsmaßnahmen zu treffen, um die Feuer- und Explosionsgefahr abzuwenden. Voraussetzung für dieses Verfahren ist die Verfügbarkeit organischer Lösungsmittel in hoher Qualität sowie das leichte Aufarbeiten und Recycling der Lösungsmittel. Die durch Feuer- und Explosionsgefahr bedingten Nachteile organischer Lösungsmittel können durch den Einsatz von *nichtionischen Polymeren* wie z. B. Polyethylenglycol umgangen werden. Die Löslichkeit des Proteins in Gegenwart von hydrophilen Polymeren wird durch Temperatur, Ionenstärke, pH-Wert, Proteinkonzentration sowie durch die Molekülmasse des Polymeres beeinflußt. Da nichtionische Polymere Proteine stabilisieren, kann die Präzipitation bei Raumtemperatur durchgeführt werden. Dies ist im Hinblick auf die Zunahme der Viskosität wünschenswert.[27,28] Als Polyelektrolyte werden natürliche, saure Polysaccharide wie z. B. Alginate, Pektinate und Carragen, aber auch Carboxymethylcellulose und Polyacryl- sowie Polymethacrylsäuren zur Präzipitation eingesetzt. Sie bilden ein Netzwerk aus Polyelektrolyt- und Proteinmolekülen. Anionische Polyelektrolyte müssen bei pH-Werten unterhalb des isoelektrischen Punktes angewendet werden. Sie werden deshalb meistens im sauren Bereich eingesetzt, was ihren Einsatz limitiert. Im Gegensatz dazu werden kationische Polyelektrolyte wie das Polyethylenimin oberhalb des isoelektrischen Punktes in einem Bereich eingesetzt, der die Stabilität der aufzuarbeitenden Proteine nicht beeinflußt. Polyethylenimin mit einer Molekülmasse von 40.000 bis 60.000 D findet breite Anwendung bei der Proteinpräzipitation.[29]

Eine *Ultrafiltration* findet vor allem dann Anwendung, wenn große Volumina von Proteinlösungen konzentriert werden sollen, entweder zur Weiterverarbeitung, für den Transport oder zur Lagerung.

Ähnlich bedeutend ist die Entfernung niedermolekularer Komponenten aus der Proteinlösung durch *Diafiltration*. Dabei wird Wasser oder ein Puffer bestimmter Zusammensetzung durch das Ultrafiltrationssystem im Recycling zugesetzt. Die Entwicklung dieses Verfahrens war durch die Einführung hydrophiler, anisotropischer Membranen möglich, die aus einer ultradünnen Haut bestehen. Diese Membranen haben bei entsprechender Druckanwendung eine ausreichende Permeabilität. Sie sind chemisch resistent und können mehrfach gereinigt und wieder verwendet werden.

Reinigung des Proteinwirkstoffes

Nach der Aufarbeitung ist die weitere Reinigung des Proteins nicht mehr abhängig vom Produktionsorganismus, sondern von den physikalisch-chemischen Eigenschaften des Proteins, wie zum Beispiel von Molekülmasse und von der Ladung und der Hydrophobizität.[30] Dementsprechend können verschiedene Chromatographiemethoden angewendet werden.

Molekülmasse. Da Proteine durch unterschiedliche Molekülmassen charakterisiert sind, können sie durch Gelpermeationschromatographie gereinigt werden. Diese Technik ist dann effektiv, wenn die Molekülmasse des Proteins und der Verunreinigungen sich signifikant unterscheidet. Die Gelpermeationschromatographie trennt Moleküle nach ihrer Größe. Das Säulenmedium enthält Poren unterschiedlicher Größe. Die größten Poren bestimmen die obere Ausschlußgrenze. Moleküle, die größer als die größte Pore sind, können nicht in die Poren eindringen und werden zuerst eluiert. Moleküle, deren Größe unterhalb der Ausschlußgrenze liegt, dringen unterschiedlich in die Poren ein und verbleiben dort unterschiedlich lange je nach Größe und Form. Der Trennprozess beruht auf der Gelmatrix.

Elektrische Ladung. Die elektrische Ladung eines Proteins hängt von der Anzahl und der Natur der ionisierbaren Aminosäuren des Proteins ab. Proteine haben an ihrem isoelektrischen Punkt keine Ladung. Sie sind positiv geladen bei niedrigen pH-Werten und negativ geladen bei höheren pH-Werten. Deshalb können nen durch Veränderung der pH-Werte Proteine durch Ionenaustauschmatrices getrennt werden. Die Kombination von Anionen- und Kationenaustauschchromatographie eignet sich für die Entfernung von zellulären Proteinen und Medienkomponenten.

Hydrophobizität. Proteine enthalten hydrophobe Domainen, die aus nichtpolaren Aminosäuren bestehen. Da die Anzahl, Größe und die Zugänglichkeit dieser hydrophoben Zonen von Protein zu Protein unterschiedlich sind, kann diese Eigenschaft zur Proteintrennung benutzt werden. Die Proteine können durch hydrophobe Chromatographie aufgrund ihrer Interaktion mit einer hydrophoben Komponente gereinigt werden.

Liganden

Bei der Affinitätschromatographie wird eine Trennung von Proteinen durch die Spezifität der Ligandenbindung erreicht. Es handelt sich dabei um eine Interaktion, die einer Antigen-Antikörper-Bindung ähnelt. Bei der Affinitätschromatographie werden Liganden an eine unlösliche Chromatographiematrix gebunden und bilden dadurch ein hoch selektives Adsorbens. Moleküle, die nicht an den Liganden binden können, passieren die Matrix, während Moleküle, die eine Affinität zum Adsorbens haben, gebunden werden. Zur Elution des gebundenen Proteins wird die Bindungsaffinität durch die mobile Phase geändert, indem der pH-Wert, die Ionenstärke, Temperatur oder andere Parameter variiert werden.

Immunoaffinitätschromatographie. Monoklonale Antikörper sind besonders für die Affinitätschromatographie geeignet, da sie kovalent an Chromatographiematerialien gebunden werden können und da sie spezifische Epitope des rekombinanten Proteins erkennen können.[31,32] Deshalb wird die Immunoaffinitätschromatographie häufig für die quantitative Isolierung von Proteinen wie Interferonen, Tumornekrosefaktor und Gewebeplasminogen-Aktivator verwendet. Diese Methode bietet zwar aufgrund ihrer Selektivität große Vorteile, sie ist jedoch sehr aufwendig: zur Gewinnung großer Mengen von monoklonalen Antikörpern ist die Anwendung der Hybridomatechnik notwendig, die Antikörper müssen gereinigt und an geeignete Chromatographiematerialien ge-

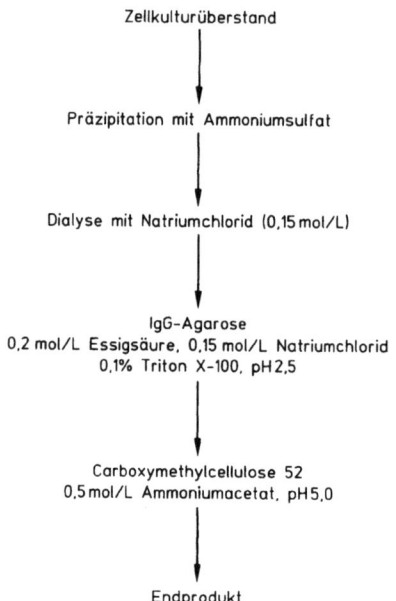

Abb. 4.38. Reinigungsschema von Interferon Alpha

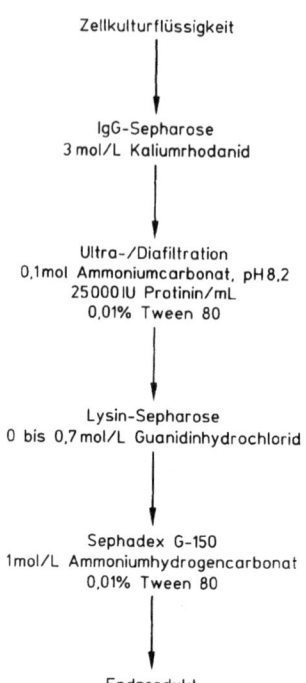

Abb. 4.39. Reinigungsschema für Gewebeplasminogen-Aktivator

bunden werden. Die Standzeit dieser Immunoaffinitätschromatographie-Säulen ist relativ kurz. Außerdem kann es während des Eluierens zum „Bluten" der Antikörper in die Proteinlösung kommen. Sehr aufwendig ist die Charakterisierung der Zellbank, die für die Produktion der monoklonalen Antikörper verwendet wird, vor allem im Hinblick auf die Prüfung auf mögliche Viruskontaminationen. Ein weiterer Kostenfaktor ist die Fermentation und Reinigung der Antikörper, die in ihrer Reinheit, Identität und Effektivität Arzneimittelqualität besitzen müssen.

Bioaffinitätschromatographie. Eine Alternative zur Immunoaffinitätschromatographie ist die Bioaffinitätschromatographie. Bei dieser Methode werden die spezifischen Bindungseigenschaften des Proteins an bestimmte Substrate oder Metall-Ionen ausgenutzt.[33,34] Für ersteres werden als Liganden Peptide oder Aminosäuren verwendet, die spezifisch mit dem Protein binden. Die spezifische Reinigung von Urokinase kann mit Benzamidin-Sepharose[35] oder Pyroglutamyl-Lysyl-Leucyl-Arginal-Agarose[36] durchgeführt werden, Gewebeplasminogen-Aktivator bindet an Lysin-Sepharose.[37]
Im Prinzip ist es durch die Chromatographie möglich, einzelne Proteine von einem komplexen Gemisch abzutrennen. Werden verschiedene Chromatographieschritte mit Filtrations- und/oder Präzipitationsschritten kombiniert, kann ein Protein von hoher Reinheit erhalten werden. Die Abbildungen 4.38 und 4.39 zeigen Schemata zur Reinigung von Interferon Alpha[37] und von Gewebeplasminogen-Aktivator.[38]

Abreicherung von Nucleinsäuren

Nucleinsäuren, die aus der Produktionszelle stammen, werden durch Anionenaustauschchromatogra-

phie, z. B. an DEAE-Matrices oder durch Verdauung der Makromoleküle mit Nucleasen und anschließender Abtrennung der Fragmente vom Protein durch Gelpermeationschromatographie entfernt. Der Abreicherungsfaktor wird durch Spike-Versuche experimentell bestimmt, bei denen definierte Mengen einer Nucleinsäure zur Ausgangslösung zugegeben werden und ihre Abreicherung nach jedem Reinigungsschritt bestimmt wird. Reinigungsfaktoren, die für die DNA im gesamten Reinigungsprozeß erzielt werden, liegen in der Größenordnung von 10^{15}.

Abreicherung von potentiellen viralen Kontaminationen

Die Entfernung potentieller viraler Kontaminationen ist überflüssig, wenn Zellkulturen eingesetzt werden, bei denen keine virale Kontamination während der Zellbank-Charakterisierung nachgewiesen wurde und biologische Rohstoffe für die Fermentation verwendet werden, bei denen keine viralen Kontaminationen nachgewiesen werden konnten.
Wenn allerdings nicht sichergestellt werden kann, daß die Zellkultur frei von viralen Kontaminationen ist, werden zur Validierung des Reinigungsverfahrens, bezüglich der Entfernung potentieller viraler Kontaminationen Spiking-Experimente durchgeführt, bei denen eine Auswahl relevanter Viren der Kulturflüssigkeit zugegeben werden und die Abreicherung auf jedem Reinigungsschritt bestimmt wird. Potentielle virale Kontaminationen können durch Ultrafiltration oder Inaktivierung der Viren mit Detergentien entfernt werden. β-Propiolacton, γ-Bestrah-

lung, extreme pH-Werte, erhöhte Temperaturen oder hohe Konzentrationen chaotroper Salze wie Harnstoff oder Guanidin-Hydrochlorid sind für Virus-Inaktivierung geeignet. Bei der Anwendung dieser Methoden muß allerdings sichergestellt werden, daß das aktive Protein nicht negativ beeinflußt wird. Eine effiziente Entfernung viraler Kontaminationen kann durch Ultrafiltration an 300-kD-Membranen erfolgen. Reinigungsfaktoren, die für die Inaktivierung oder Entfernung erzielt werden können, liegen im Bereich von 10^7 bis 10^{15} in Abhängigkeit der verwendeten Verfahren.

Validierung des Reinigungsverfahrens

Um einen reproduzierbaren Prozeßverlauf und damit eine konstante Produktqualität zu erreichen, ist die Validierung kritischer Prozeßparameter notwendig.[39]

Filtrationssysteme. Bei den Mikro- und Ultrafiltrationssystemen ist die Integrität der Membranen, deren Ausschlußgrenze, die Flußrate sowie der Filtrat- und Retentatdruck zu validieren.

Sanitisierungsbedingungen. Eine Validierung ist hier notwendig, um Kontaminationen zu vermeiden und hohe Standzeiten zu ermöglichen.

Chromatographie. Für die chromatographischen Prozeßschritte sind Kapazität, Selektivität, Flußraten, Druck, Temperatur und das „Bluten" instabiler Liganden kritische Parameter, die validiert werden müssen. Die Regeneration der Säulen muß dahingehend validiert sein, daß Kontaminationen entfernt werden, ohne die Trennleistung der Säule negativ zu beeinflussen. Hierfür wird die alkalische Sanitisierung bevorzugt angewendet. Um eine optimale Trennleistung zu gewährleisten, sind die maximalen Standzeiten durch Validierung zu ermitteln.

Virale Kontamination. Bei der Inaktivierung viraler Kontaminationen sind Inaktivierungszeit, Temperatur und homogene Mischung der inaktivierenden Agentien zu validieren. Potentielle Viruskontaminationen müssen durch die gewählte Kombination der Reinigungsschritte entfernt werden können.[40,41] Bei den Spike-Experimenten werden DNA- und RNA-Viren mit Einzelstrang oder Doppelstrang eingesetzt, die unterschiedliche Durchmesser haben und mit oder ohne Hülle sind. Außerdem werden Viren verwendet, die bei extremen pH-Werten stabil sind und solche, die bei hohen Temperaturen resistent sind (s. Tab. 4.42). Durch dieses rationale Vorgehen kann ge-

währleistet werden, daß mögliche virale Kontaminationen durch den Reinigungsprozeß entfernt werden.

Ausbeute. Die Ausbeute nach jedem Reinigungsschritt sowie die Gesamtausbeute sollte ebenfalls in der Prozeßspezifikation enthalten sein, um einen reproduzierbaren Verlauf der Reinigung zu gewährleisten.

Zwischenprodukte, Nachreinigung. Lagerbedingungen von Zwischenprodukten sowie Bedingungen und Kriterien für Nachreinigungen müssen festgelegt werden. Ebenso müssen Akzeptanz- und Rückweisungskriterien spezifiziert werden. Um immunologische oder toxische Reaktionen, bedingt durch Verunreinigungen des Wirkstoffes, zu verhindern, muß der Reinigungsprozeß bezüglich der Entfernung von Verunreinigungen aus der Produktionszelle oder dem Zellkulturmedium validiert werden. Die Proteinverunreinigungen sollten unter 1 % liegen. Der Gehalt an Nucleinsäuren darf entsprechend den WHO-Richtlinien nicht höher als 100 pg DNA pro Dosis betragen.[42] Da die Konzentrationen der Nucleinsäure zellulären Ursprungs im Zellkulturfiltrat sehr niedrig ist, kann die Validierung der Nucleinsäureentfernung nur über Spike-Experimente erfolgen. Absicherungsfaktoren, die bei diesen Spike-Experimenten erzielt werden, liegen bei $5 \cdot 10^4$ bis 10^5.
Nach der Reinigung erfolgt durch Ultra- und Diafiltration die Überführung des Proteins in ein definiertes Puffersystem, das für die Formulierung notwendig ist. Außerdem wird der Wirkstoff auf einen bestimmten Gehalt eingestellt. Anschließend wird die Proteinlösung sterilfiltriert, um eventuelle mikrobielle Kontaminationen zu entfernen. Eine Hitzesterilisation ist nicht möglich, da Proteine dabei denaturiert werden.

5.4 Qualitätskontrolle

Im Gegensatz zu niedermolekularen chemischen oder biosynthetischen Wirkstoffen müssen bei hochmolekularen biotechnisch hergestellten Arzneistoffen weit umfangreichere Kontrollen durchgeführt werden, um verläßliche Aussagen über Identität, Reinheit und Aktivität des Produktes zu erhalten. Dies liegt darin begründet, daß spektroskopische Methoden wie Massenspektroskopie, NMR oder IR, die für die eindeutige Charakterisierung chemischer Verbindungen verläßlich eingesetzt werden, für Proteine in der Qualitätskontrolle nicht anwendbar sind.

Tabelle 4.42. Auswahl von Viren für Spike-Experimente (ds Doppelstrang, es Einzelstrang)

Virus	Familie	Natürlicher Wirt	Genom	Hülle	Größe	Form	Resistenz gegenüber physikochemischen Agentien
Murine-leukemia-Virus (MuLV)	Retro	Maus	RNA	ja	80 bis 110 nm	sphärisch	gering
Influenza-Virus PR 8	Orthomyxo	Mensch	RNA	ja	80 bis 120 nm	pleosphärisch	gering
SV 40	Papova	Affe	DNA	nein	45 nm	Ikosaeder	hoch
Pseudorabies-Virus	Herpes	Schwein	DNA	ja	120 bis 200 nm	sphärisch	mittel

Identität und Reinheit

Die Reinheit eines biologischen Produktes ist definiert als der Prozentsatz aktiver Substanz im Verhältnis zur Gesamtsubstanz.[43] Als Verunreinigungen gelten alle Substanzen, die aus dem Herstellungsprozeß stammen und kein aktives Material oder Hilfsstoffe darstellen.

Mögliche Verunreinigungen. Beispiele von möglichen Verunreinigungen, die in Produkten biotechnischer Herstellungsprozesse vorkommen, sind Endotoxine, Proteine der Wirtszelle bzw. des Zellkulturmediums, DNA, inkorrekt gefaltete Varianten des Wirkstoffes, Aggregate, Produkte aus proteolytischer Spaltung, monoklonale Antikörper oder Proteine mit modifizierten bzw. substituierten Aminosäuren, wie z. B. Methionine und endogene Viren. Die analytischen Methoden zum Nachweis dieser Verunreinigungen sind in Tab. 4.43 aufgeführt.

Es gibt nicht eine bestimmte Methode, um die Identität und Reinheit eines biotechnologisch hergestellten Produktes nachweisen zu können, es sind vielmehr ein Reihe von Analysen durchzuführen. Die Nachweisgrenzen der angewendeten Methoden sind in Tab. 4.44 aufgeführt.

Analysenmethoden. Die Aminosäureanalyse dient zum Nachweis der qualitativen und quantitativen Zusammensetzung der Aminosäuren des Proteins entsprechend der DNA-Sequenz. Bei der aminoterminalen Sequenzierung wird die Sequenz der 10- bis 15-aminoterminalen Aminosäuren durch den *Edman-Abbau*überprüft, wobei ein aminoterminaler proteolytischer Abbau ausgeschlossen werden kann. Eine weitere bedeutende Methode zum Nachweis der Reinheit und genetischen Stabilität ist die *Peptidkartierung.* Dabei wird das Protein mit Trypsin behandelt. Trypsin spaltet das Protein selektiv nach Lysin- und Argininresten. Dadurch entstehen spezifische Peptidfragmente, die durch Hochdruckflüssigkeits-chromatographie aufgetrennt werden können. Das Elutionsprofil der Peptide ist charakteristisch für das jeweilige Protein und wird als „Fingerabdruck" des Proteins bezeichnet. Die Sensitivität der Methode zeigt sich dadurch, daß z. B. eine rt-PA-Mutante, bei der nur eine einzige Aminosäure an der Stelle 275 ausgetauscht wurde, ein anderes Peptidprofil zeigt als das humane rt-PA (Abb. 4.40), wenn der Aminosäure-Austausch an der enzymatischen Spaltstelle liegt.

Die *SDS-Gelelektrophorese* dient vor allem zur Molekülmassenbestimmung und zum Nachweis von Verunreinigungen, die über 1 μg liegen. Die *Isoelektrofokussierung* trennt Proteine entsprechend ihrem isoelektrischen Punkt. Damit kann die Mikrohetero-

Tabelle 4.44. Nachweisgrenzen analytischer Methoden, die zur Überprüfung der Reinheit eingesetzt werden[44]

Methode	Nachweisgrenzen
Aminosäureanalyse	10.000 bis 100.000 ppm (1 bis 10%)
HPLC	
– Ionenaustausch	1.000 bis 5.000 ppm (0,1 bis 0,5%)
– Reversed Phase	
SDS PAGE (reduziert/ nicht reduziert)	
– Coomassie-Färbung	5.000 bis 10.000 ppm
– Silber-Färbung	ca. 50 ppm (in Abhängigkeit von Substanz und Substanzmenge)
Isoelektrofokussierung	
– Coomassie-Färbung	5.000 bis 10.000 ppm
– Silber-Färbung	ca. 50 ppm (in Abhängigkeit von Substanz und Substanzmenge)
Polyklonaler ELISA	0 bis 1 ppm

Tabelle 4.43. Verunreinigungen von biotechnologisch hergestellten Produkten und ihre Nachweismethode

Verunreinigungen	Nachweismethode
Endotoxine	Limulus Amoebocyte Lysat-Test, Kaninchen-Pyrogentest
Proteine der Wirtszelle	Sodiumdodecylsulfat-Polyacrylgelelektrophorese (SDS-PAGE), Enzyme linked immuno adsorbence assay (ELISA)
Proteine von Medienkomponenten	SDS-PAGE, ELISA, High performance liquid chromatography (HPLC)
DNA	DNA-Hybridisierung
Proteinmutanten	Tryptische Peptidkartierung, Aminosäureanalyse
Aggregate	HPLC-Size exclusion chromatography (HPLC-SEC), Light Scattering
Oxidierte Methionine	Aminosäureanalyse, Tryptische Peptidkartierung, Aminoterminale Sequenzierung
Proteolytische Spaltprodukte	Isoelektrofokussierung (IEF), SDS-PAGE, HPLC, Aminoterminale Sequenzierung
Deamidierung	IEF, HPLC
Monoklonale Antikörper	ELISA
Viren	Cytopathischer Effekt, Hämadsorption, Hämagglutination, Elektronenmikroskopie, Reverse-Transkriptase-Aktivität (bei Retroviren)

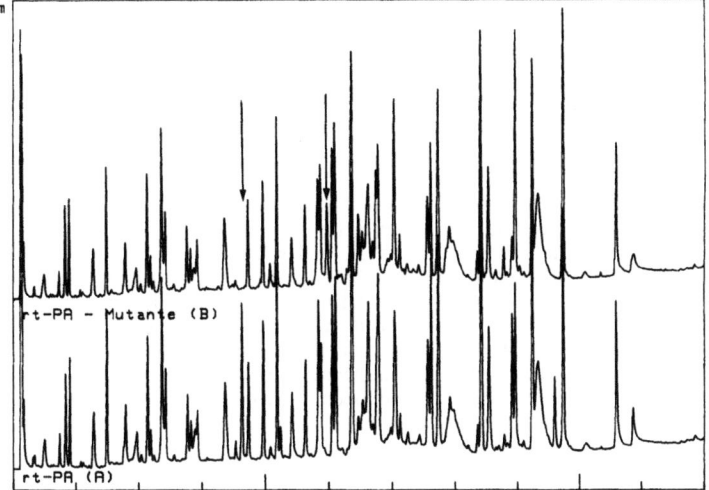

Abb. 4.40. Peptidkartierung von humanem rt-PA (A) und von einer rt-PA-Mutante (B) mit einer Glutaminsäure anstelle von Arginin in Position 275. Die Pfeile zeigen, wo das Chromatogramm aufgrund der Aminosäure-Substitution verändert ist.[44]

genität überprüft werden, die sich durch Deamidierung, Proteolyse oder unterschiedliche Glykosylierung ergibt. Die Mikroheterogenität ist charakteristisch für komplexe Proteine und sollte von Charge zu Charge konstant sein. Die *ELISA-Technik*, bei der spezifische monoklonale Antikörper gegen das zu bestimmende Protein eingesetzt werden, eignet sich zur Identitäts- und Konzentrationsbestimmung des Wirkstoffes und der Fremdproteine im ppm-Bereich.

Enzymatische Tests

Endotoxine. Endotoxine sind ein kritischer Parameter bei der Herstellung von Proteinen zur parenteralen Applikation. Sie werden als Indikatoren bakterieller Verunreinigungen betrachtet. Sie können beim Menschen Fieber erzeugen. Die Endotoxine werden durch den LAL-Test (Limulus Amoebocyte Lysat-Test) oder durch den Kaninchen-Pyrogentest entsprechend DAB 9 nachgewiesen.

DNA. Eine Verunreinigung durch DNA der Wirtszelle wird durch DNA-Hybridisierung unter Verwendung von radioaktiv markierter Wirtszell-DNA als Sonde im Pikogramm-Bereich (pg) nachgewiesen.[45] Diese Methode detektiert in Abhängigkeit der verwendeten DNA-Sonden spezifische DNA aus der Wirtszelle. Als eine Alternative zur radioaktiven DNA-Hybridisierung gilt das Testsystem „Threshold" der Firma Molecular Devices, USA. Mit Hilfe von zwei DNA-bindenden Proteinen, die sequenzunabhängig an einzelsträngige DNA binden, wird jegliche DNA erfaßt. Dieses Verfahren zeigt eine hohe Empfindlichkeit (5 bis 10 pg Nachweisgrenze).

Aktivität

Methoden zur Bestimmung der biologischen Aktivität müssen spezifisch auf das jeweilige Protein ausgerichtet sein. So läßt sich die Aktivität von Interferonen durch ihre antivirale Wirkung, die Wachstumshemmung von Tumorzellinien oder durch die Aktivierung

von Natural-Killerzellen bestimmen. Mit Hilfe enzymatischer Tests, bei denen synthetische Peptid-Substrate, die einen Chromophor enthalten, durch Proteasen gespalten werden und die optische Dichte des freigesetzten Chromophors gemessen wird, läßt sich die proteolytische Aktivität bestimmen. Die Aktivität des Gewebeplasminogen-Aktivators kann durch seine fibrinolytische Wirkung bestimmt werden. Der Assay basiert auf der Herstellung eines synthetischen Vollblut-Thrombus aus Humanblut. In diesem Thrombus ist Plasminogen eingeschlossen, wie es beim Herzinfarkt der Fall ist. Durch Zugabe von rt-PA wird das Plasminogen in Plasmin umgewandelt, das den synthetischen Thrombus schnell auflöst. Alternativ dazu können ebenfalls die essentiellen Gerinnungs-Parameter Thrombin und Fibrinogen und die Fibrinolyse-Parameter Plasminogen und t-PA zusammengegeben werden. Die Aktivität wird anhand der Auflösezeit des „Clots" und einer Standardkurve bestimmt. Die Methode ist sehr genau und gut reproduzierbar.[46] Die spezifische Aktivität von Actilyse, die damit gemessen wird, ist 580.000 I.E., verglichen mit dem WHO-Standard.

Die Eignung der Analysenmethoden wird durch Validierung der Präzision, Richtigkeit, Nachweisgrenze und Robustheit beurteilt. Da die biotechnisch hergestellten Arzneistoffe parenteral angewendet werden, sind außer den genannten Prüfungen entsprechend den chemisch hergestellten Parenteralia die Sterilität, Pyrogenität und zum Teil die anomale Toxizität nach den Arzneibuchmethoden zu überprüfen. Die Spezifikationen für die verschiedenen Prüfmethoden ergeben sich im Laufe der Entwicklung des Produktes und werden endgültig festgelegt, nachdem einige Chargen im Produktionsmaßstab hergestellt wurden.

Stabilität

Bei der Überprüfung der Stabilität von Proteinen werden verschiedene Methoden eingesetzt, da die Denaturierung von Proteinen auf verschiedene Arten erfolgen kann, und zwar durch Proteolyse, Aggregation,

Dimerisierung, Oxidation, Deamidierung, Photolyse oder chemische Reduktion durch Hilfsstoffe. Für die Evaluierung der Stabilität werden die SDS-Gelelektrophorese, Isoelektrofokussierung, Hochdruckflüssigkeitschromatographie und die Aktivitätsbestimmung eingesetzt. Außerdem werden, wie bei chemischen Substanzen, das Aussehen, die Farbe, die Klarheit und der pH-Wert überprüft. Die Haltbarkeit wird im allgemeinen im gefrorenen Zustand, bei Kühlschranktemperatur, bei Zimmertemperatur (20 °C in den Klimazonen I und II, 30 °C in den Klimazonen III und IV) und unter Streßbedingungen (40 °C und 51 °C) getestet. Wenn das Endprodukt nicht die gebrauchsfertige Form darstellt, müssen zusätzliche Stabilitätsprüfungen der gebrauchsfertigen Form durchgeführt werden, die mindestens den Zeitraum der Anwendung abdecken. Streßbedingungen werden derzeit von den Behörden noch nicht als Langzeit-Stabilitätskriterium für proteinhaltige Arzneimittel akzeptiert.

5.5 Formulierung biotechnisch hergestellter Wirkstoffe

Flüssigformulierung

Obwohl die Formulierung keine Novität für Arzneimittelzubereitungen darstellt, spielt sie eine große Rolle im Hinblick auf die Stabilität des Proteins. Da die Proteine bislang ausschließlich parenteral appliziert werden können, eignet sich vor allem die Flüssigformulierung oder das Lyophilisat für die Anwendung. Für die Stabilisierung der Proteine werden Humanserum-Albumin, Gelatine oder Aminosäuren eingesetzt. Beim Humanserum-Albumin muß die Virusfreiheit garantiert sein. Zur Angleichung des pH-Wertes und osmotischen Druckes an physiologische Bedingungen werden entsprechende Puffer dazugegeben. Vorteilhaft ist in jedem Fall eine proteinfreie Formulierung.

Der Vorteil der Flüssigformulierung ist die sofortige Anwendbarkeit. Nachteilig sind die Lager- und Transportbedingungen, da flüssige Formulierungen von Proteinen derzeit nur in gefrorenem Zustand oder bei Kühlschranktemperatur aufbewahrt werden können. Außerdem kann es aufgrund von minimalen Verunreinigungen durch Proteasen zu Degradierung des Proteins kommen.

Das Lyophilisat ist die stabilste Form für Proteine. Derzeitige Erfahrungen zeigen, daß lyophilisierte Proteine mehr als drei Jahre bei Raumtemperatur stabil sind. Aufgrund der extremen Temperaturen und des angewendeten Druckes, denen das Produkt während der Lyophilisation ausgesetzt ist, eignet sich jedoch nicht jedes Protein zum Lyophilisieren. Nachteilig ist das Lyophilisat bei der Anwendung, da das Protein zuerst mit einem geeigneten Lösungsmittel aufgelöst werden muß.

Neuartige Freigabesysteme, z. B. Liposomen, die Medikamente genauer dosieren und gezielter an ihren Ort bringen und damit auch die Anwendung biologischer Wirkstoffe stark fördern, sind in der Entwicklung.

Dokumentation

Die biotechnische Herstellung von Arzneimitteln erfordert wie die herkömmliche Art der Herstellung die Einhaltung der GMP-Richtlinien. Dies bedeutet im Hinblick auf die Dokumentation, daß für alle in der Fermentation und Proteinaufarbeitung sowie -endreinigung eingesetzten Rohmaterialien Spezifikationen und Prüfvorschriften erstellt werden müssen, nach deren Kriterien die Rohmaterialien für den Einsatz im Prozeß geprüft und freigegeben werden. Für die Herstellung der Medien und Puffer werden Vorschriften erstellt, in denen die Art und Menge der einzusetzenden Komponenten sowie das Herstellungsprocedere definiert sind. Die Durchführung der einzelnen Herstellungsschritte in der Kultivierung von Mikroorganismen und Proteinaufarbeitung sowie -endreinigung einschließlich der Probennahme für Inprozeß-Kontrollen werden in Form von Arbeitsanweisungen vorgegeben. Die Methoden für die Inprozeß-Kontrolle werden in Prüfvorschriften festgelegt. Die Validierung der Anlagen, die Justierung und Kalibrierung der Geräte erfolgt ebenfalls nach schriftlich fixierten Anweisungen.

Bei der Herstellung jeder Charge muß ein Herstellungsbericht erstellt werden, der dokumentiert, daß die in den Vorschriften und Arbeitsanweisungen geforderten Prozeßschritte durchgeführt worden sind. Im Herstellungsbericht sind das Datum der Durchführung, die verwendete Anlage, die Art und Menge der eingesetzten Komponenten einschließlich ihrer Chargennummer und das Ergebnis von Inprozeß-Kontrollen zu protokollieren. Außerdem müssen die Ausbeuten der Herstellungsschritte und des gesamten Herstellungsprozesses dokumentiert sein. Die einzelnen Prozeßschritte werden von der Person, die den Schritt durchgeführt hat und vom Verantwortlichen abgezeichnet. Die modernen Fermentationsanlagen sind nicht nur computergesteuert, sondern sie ermöglichen auch die Dokumentation der on line gemessenen Parameter wie Temperatur, pH-Wert, Sauerstoffpartialdruck, Kohlendioxidbildung und Rührgeschwindigkeit durch den Computer.

Die CIP-(Cleaning in Place) und SIP-(Sterilisation in Place)Abläufe werden ebenfalls automatisch dokumentiert. Die Dokumentation der Einwaage von Komponenten für die Medien- und Pufferherstellung erfolgt meistens ebenfalls durch an die Waagen angeschlossene Rechner. Die Meßgeräte für die Offline-Inprozeß-Kontrollen sowie für die Bulk- und Endproduktkontrollen sind in vielen Fällen zur Auswertung der Meßdaten am Personalcomputer oder zentrale Rechneranlagen gekoppelt, die dann die entsprechenden Prüfberichte ausdrucken. Die computerunterstützte Prozeßdokumentation hat den Vorteil, daß die vorhandenen Daten nach entsprechender Selektion und Reduktion in ein Datenbanksystem übertragen werden können und dort für Recherchen und vor allem für Auswertungen sowie Trendanalysen zur Verfügung stehen.

Sicherheitsaspekte

DNA. Die DNA als eine makromolekulare chemische Substanz, die aus Basen, Zuckern und Phosphaten zusammengesetzt ist, hat selbst keine Aktivität und kann als harmlos betrachtet werden. Für die Expression der genetischen Information, die in der DNA enthalten ist, sind lebende Organismen notwendig, die in der Lage sind, die Information der DNA in eine m-RNA und in der Folge in Proteine zu überschreiben. Die DNA selbst stellt daher keine Gefahr dar, wenn sie nicht in einen Mikroorganismus, Virus oder in eine Zellkultur integriert ist und wenn sie dort nicht die Synthese toxischer Produkte veranlaßt.

Säugerzellkulturen. Die Säugerzellkulturen stellen ein großes Potential für die Produktion pharmazeutisch relevanter Produkte dar. Sie bergen jedoch auch potentielle Risiken in sich. Primärzellen, die wenig risikoreich eingestuft werden, wenn sie aus spf-Tieren (spf = specific pathogen free) stammen, eignen sich nicht für die Produktion von Arzneistoffen, weil sie nicht konsistent und nicht für eine angemessene Kulturdauer propagiert werden können. Aus diesem Grund werden permanente Zellinien eingesetzt, die aus Tumoren isoliert, durch Retroviren transformiert oder durch Fusion mit Myelomzellen erhalten werden. Diese Tatsache impliziert jedoch, daß solche permanenten Zellinien gewisse onkogene Sequenzen enthalten können, die möglicherweise aktiviert werden könnten. Deshalb sollten nicht charakterisierte Zellinien unter Sicherheitsmaßnahmen der Kategorie EFB 2 durchgeführt werden.

Kontaminationen der Zellkultur. Da Zellinien außerhalb der kontrollierten Bedingungen im Bioreaktor nicht lebensfähig sind und selbst nicht pathogen sind, muß neben dem tumorigenen Potential hinsichtlich der Sicherheit die Aufmerksamkeit vor allem auf mögliche Kontaminationen der Zellkultur gerichtet werden.

Einteilung der Zellinien. Entsprechend der potentiellen Gefahr, die von Kontaminationen permanenter Zellinien ausgehen, werden diese in EFB-Klassen 1, 2, 3 und 4 eingeteilt.[47] Je nach Klassifizierung sind entsprechende Sicherheitsvorsichtsmaßnahmen zu ergreifen, die in den OECD-Richtlinien enthalten sind.[48,49]

- Wenn eine permanente Zellinie von gesunden Spendern stammt und keine mikrobielle oder virale Verunreinigung nachgewiesen werden kann, wird die Zellinie als harmlos entsprechend EFB 1 eingestuft. Ein physikalisches Containment ist nicht notwendig. Die Produktion sollte sich jedoch an die Hygienevorsichtsmaßnahmen bei der Arbeit mit Mikroorganismen halten, die in den GILSP-Regeln (GILSP = Good Industrial Scale Practices) festgelegt sind.
- Permanente Zellinien, die nicht von spf-Tieren stammen und in denen keine mikrobiellen oder viralen Verunreinigungen nachgewiesen werden können und deshalb sehr wahrscheinlich keine Krankheiten beim Menschen verursachen können, werden als EFB 2 klassifiziert. Bei der Produktion sind die OECD-Sicherheitsvorsichtsmaßnahmen

der Containment Kategorie 1 einzuhalten. Das Ziel dieser Maßnahme ist, die Freisetzung von Mikroorganismen mit niedrigem Risiko zu minimieren.
- Die EFB-Klasse 3 beinhaltet Zellkulturen, die mit Mikroorganismen kontaminiert sind und die eine ernste Gesundheitsgefährdung für die Menschen darstellen, die damit arbeiten. Für die Bevölkerung allgemein bedeuten sie jedoch nur ein geringes Risiko. Eine Vorbeugung ist möglich, außerdem gibt es entsprechende wirksame Behandlungsmethoden. Beim Umgang mit diesen Mikroorganismen im Labor oder in der Produktion sind die Sicherheitsmaßnahmen der Containment Kategorie 2 einzuhalten, um die Freisetzung dieser Organismen zu verhindern. Alle Prozeßschritte müssen in hermetisch abgeschlossenen Anlagen durchgeführt werden, nur bestimmte Personen haben Zutritt zu diesen Anlagen, die Personen müssen eine Schutzkleidung anziehen, Luft, die nach außen geht, muß mit HEPA-Filtern gereinigt werden.
- Die EFB-Klasse 4 beinhaltet Zellkulturen, die mit Mikroorganismen kontaminiert sind, die ein hohes Risiko, sowohl für die Menschen, die damit umgehen, darstellen als auch für die Bevölkerung allgemein eine große Gesundheitsgefährdung sind. Eine Vorbeugung ist nicht möglich und es gibt auch keine effektive Behandlung, wenn eine Infektion erfolgt ist. Beim Umgang mit diesen Organismen sind die strengen Maßnahmen der Containment Kategorie 3 einzuhalten, um eine Freisetzung zu verhindern, selbst wenn die Mikroorganismen das primäre Containment bereits durchbrochen haben. Das bedeutet, daß die Anlagen total isoliert werden müssen, innerhalb des Gebäudes muß ein Überdruck bestehen, nach außen strömende Luft muß doppelt HEPA-filtriert werden, Personen müssen eine spezielle Schutzkleidung tragen und unterliegen verschärften Hygienemaßnahmen.

Die meisten Mikroorganismen, die zur biotechnischen Herstellung von Substanzen eingesetzt werden, sind harmlos und gehören der EFB-Klasse 1 oder 2 an. Die moderne Biotechnologie trägt darüber hinaus dazu bei, die pathogenen Organismen, die in biologischen Prozessen eingesetzt werden, zu reduzieren: Faktor VIII, der normalerweise von menschlichem Blut isoliert wird und damit das Risiko einer Kontamination mit HIV I- oder Hepatitis B-Viren in sich birgt, ist durch eine rekombinante Zellinie mit einem hohen Reinheitsgrad herstellbar; das Wachstumshormon braucht nicht mehr aus der Hypophyse von Leichen mit dem Risiko einer Kontamination durch den Creutzfeldt-Jakob-Erreger extrahiert werden; durch die Expression des Hepatitis B-Oberflächenantigens in rekombinanten Hefen brauchen nicht große Mengen des pathogenen Virus aufgearbeitet werden, um eine wirksamen Impfstoff zu erhalten.
Eine Nutzen-Risiko-Abwägung ergibt, daß die mit Hilfe von Mikroorganismen oder Zellkulturen hergestellten Arzneimittel der Menschheit einen großen Vorteil bringen, wenn die notwendigen verfügbaren Sicherheitstechniken angewendet und die nationalen und internationalen Richtlinien eingehalten werden.

Literatur

1. Dolittle RF (1986) Die Moleküle des Lebens, Spektrum der Wissenschaft, S. 42–52
2. Bretscher MS (1986) Die Moleküle des Lebens, Spektrum der Wissenschaft, S. 54–63
3. Snyder SH (1986) Die Moleküle des Lebens, Spektrum der Wissenschaft, S. 90–99
4. Berridge MJ (1986) Die Moleküle des Lebens, Spektrum der Wissenschaft, S. 100–110
5. Tonegawa S (1987) Die Moleküle des Lebens, Spektrum der Wissenschaft, S. 80–89
6. Dickerson RE (1986) Erbsubstanz DNA, Spektrum der Wissenschaft, S. 21
7. Chambon P (1986) Erbsubstanz DNA, Spektrum der Wissenschaft, S. 84
8. Crick FHC (1986) Erbsubstanz DNA, Spektrum der Wissenschaft, S. 75
9. Watson JD, Tooze J, Kurtz DT (1986) Rekombinierte DNA, Spektrum der Wissenschaft, S. 56
10. Watson JD, Tooze J, Kurtz DT (1986) Rekombinierte DNA, Spektrum der Wissenschaft, S. 57
11. Watson JD, Tooze J, Kurtz DT (1986) Rekombinierte DNA, Spektrum der Wissenschaft, S. 63
12. Watson JD, Tooze J, Kurtz DT (1986) Rekombinierte DNA, Spektrum der Wissenschaft, S. 72
13. Werner RG, Merk W, Walz F (1988) Arzneim Forsch/Drug Res 38 (I):320–325
14. Gebb C, Clark JJ, Hirtenstein MD (1982) Develop Biol Stand 50:95
15. Renveny S, Corett R, Mizrahi A (1984) World Biotech Rep (Europe) 1:343
16. Renveny S, Silberstein L, Shahar A, Freeman E, Mizrahi A (1982) In Vitro 18:92
17. Renveny S, Mizrahi A, Kotler M, Freeman A (1983) Am N Y Acad Sci 431 Biochem Eng III:413
18. Keese CR, Giaever I (1983) Science 219:1448
19. Wissemann KW, Jakobson BS (1985) In Vitro 21:391
20. Gebb C, Clark JM, Hirtenstein MD, Lindgren GE, Lundgren BJ, Lindskog U, Vretblas PA (1984) Enkaryotic Cell Cultures In: Action RT, Lynn JD (Hrsg.) Plenum Press, New York London, S. 151–167
21. Müller (1985) Forum Mikrobiol 8:296
22. Lim F, Sun AM (1980) Science 210:908
23. Jarvis Jr Ap, Grdina TA (1983) Biotechniques 1:22
24. Posillico EG (1986) Bio/Technology 4:114
25. PIC-Dokument PH 1/81
26. Werner RG, Berthold W (1988) Arzneim Forsch/Drug Res 38 (I) 3:422–428
27. Foster PR, Dunhill P, Lilly MD (1973) Biochim Biophys Acta 317:505–516
28. Hönig W, Kula MR (1976) Anal Biochem 72:502–512
29. Bergmeyer HU, Naeher G, Thum W, Weimann G (1970) DP 20019027
30. Scopes RK (1983) Protein Purification – Principles and Practice, Springer, Heidelberg New York Tokyo
31. Chase HA (1983) Chem Eng Sci 39:1099
32. Reagan ME, Robb H, Bornstein J, Niday EG (1985) Thromb Res 40:1
33. Sulkowski E (1985) Trends Biotechnol 3:1
34. Rijken DC, Collen DJ, (1981) Biochem 256:7035
35. Winkler ME, Blaber M, Bennett GC, Holmes W, Vehar GA (1985) bio/Technology 3:990
36. Someno T, Saino T, Katoh K, Miyazaki H, Ishii S (1985) J Biochem 97:1493
37. Staehelin T, Hobbs DS, Kung H, Pesta S (1981) Meth Enzymol 78:505
38. Einarsson M, Brandt J, Kaplan L (1985) Biochem Biophys Acta 830:1
39. Werner RG, Langlouis-Gau H, Walz F, Allgaier H, Hoffmann H (1988) Arzneim-Forsch/Drug Res 38 (I) 6: 855–862
40. Office of Biologics Research and Review Center for Drugs and Biologics (1985) Points to consider in the Production and Testing of New Drugs and Biologicals Produced by Recombinant DNA-Technology
41. Committee for proprietary medicinal products (1987) Notes to Applicants for Marketing Authorization. On Requirements for the production and quality control of medicinal prodcucts derived by recombinant DNA-technology
42. World Health Organization (1987) Technical Report Series 747, Genf
43. American Society for Testing and Materials (ASTM) (1988) Draft Standard Guide for Determination of Purity, Impurities, and Containments in Biological Drug Products, Philadelphia, PA
44. Garnick RL (1989) J of Pharmaceutical and Biomedical Analysis 7 (2):255–266
45. Kafatos FC, Jones CW, Efstratiadis A (1979) Nucleic Acids Res 7:1541:1552
46. Carlson RH, Garnick RL, Jones AJS, Meunier AM (1988) Anal Biochem 168:428–435
47. Küenzi M et al (1985) Safe Biotechnology (1) – General Considerations; Appl Microbiol Biotechnol 21:1–6
48. OECD-Report (1986) Recombinant DNA Safety Considerations, ISBN 92-64-12857-3, Paris
49. Frommer W et al (1981) Safe Biotechnology (2), Appl Microbiol Biotechnol 30-541-552

6 Granulate

G. SCHEPKY

Nach dem DAB 9[1] sind Granulate „Zubereitungen, die aus festen und getrockneten Körnern bestehen, wobei jedes Korn ein Agglomerat aus Pulverpartikeln mit genügender Festigkeit darstellt, um verschiedene Handhabungen zuzulassen. Granulate sind zur peroralen Anwendung bestimmt. Bestimmte Granulate werden geschluckt, andere werden gekaut oder vor der Einnahme in Wasser oder anderen geeigneten Flüssigkeiten gelöst oder zerfallen gelassen. Sie enthalten einen oder mehrere Wirkstoffe mit oder ohne Hilfsstoffe und, falls erforderlich, zugelassene Farb- und Aromastoffe. Granulate sind in Form von Einzeldosis- oder Mehrdosenzubereitungen im Handel. Mehrdosenzubereitungen erfordern die Verwendung eines Meßgefäßes, das die vorgeschriebene Menge abzumessen gestattet. Bei Einzeldosiszubereitungen ist jede Dosis in einem Einzelbehältnis, zum Beispiel einem Beutelchen (Sachet), einem Papiersack oder einem Fläschchen abgepackt". Und der Kommentar zum DAB 9[2] ergänzt diese Definition noch: „Granulate sind sowohl Arzneiformen als auch Zwischenprodukte". Letzteren kommt die Hauptbedeutung der Granulate für die Arzneimittelherstellung zu.

6.1 Systematik der Granulate

Aus obiger Beschreibung ergibt sich eine mögliche Gliederung von Granulaten, nämlich in Zwischen- und Endprodukte (Tab. 4.45).

Tabelle 4.45. Einteilung von Granulaten nach ihrer Verwendung

Zwischenprodukt	Endprodukt
Tablettengranulate	Eßgranulate
Kapselgranulate	
Trockensaftgranulate	
Trinkgranulate/Brausegranulate	

Neben der Einteilung nach ihrer Verwendung lassen sich Granulate auch nach ihrer Herstellung ordnen. So unterscheidet man Auf- und Abbaugranulierung sowie Feucht- und Trockengranulierung (Abb. 4.41). Diese Granulierarten werden durch die verschiedensten Verfahren hergestellt.

6.2 Beschreibung der einzelnen Granulate

Tablettengranulate

Darunter versteht man Granulate, die allein oder nach Zumischung weiterer Bestandteile zu Tabletten verpreßt werden. Durch eine der Tablettierung vorausgehende Granulierung können folgende Eigenschaften der fertigen Tablette beeinflußt werden:

- die mechanische Festigkeit,
- die Gewichtskonstanz,
- die Arzneistoffverteilung.

Brausegranulate

„Brausegranulate sind nicht überzogene Granulate, die saure Substanzen und Carbonate oder Hydrogencarbonate enthalten, die im Wasser rasch Kohlendioxid freisetzen. Sie werden vor der Einnahme in Wasser gelöst oder dispergiert."[4-6] Brausegranulate stellen sowohl Vorstufen für Brausetabletten als auch eigene Handelsformen dar. Zur Vermeidung vorzeitiger Kohlendioxidentwicklung müssen sie vor Feuchte geschützt werden.

Eßgranulate

Hierzu zählen Granulate, die oral eingenommen werden können. Je nach ihrer Arzneistofffreisetzung kann man sie in unverzögert freigebende, magensaftresistent-überzogene Granulate und Granulate mit modifizierter Arzneistofffreisetzung unterteilen. Nach ihrem Herstellverfahren unterscheidet man zwischen Klebstoff-, Krusten-, Lochscheiben-, Preß-, Schüttel-, Sintergranulaten und überzogenen Granulaten.
Eßgranulate werden auf den Gebieten der Antibiotika, Mucolytika, Magen-Darm-Mittel, Laxantia, Multivitaminpräparate und Analgetika verwendet.
„Granulate mit modifizierter Wirkstofffreisetzung sind überzogen oder nicht überzogen. Sie werden unter Einsatz von speziellen Hilfsstoffen oder besonderen Verfahren oder von beidem hergestellt, um Geschwindigkeit oder Ort der Freisetzung des oder der Wirkstoffe gezielt zu verändern."[5,7,8]

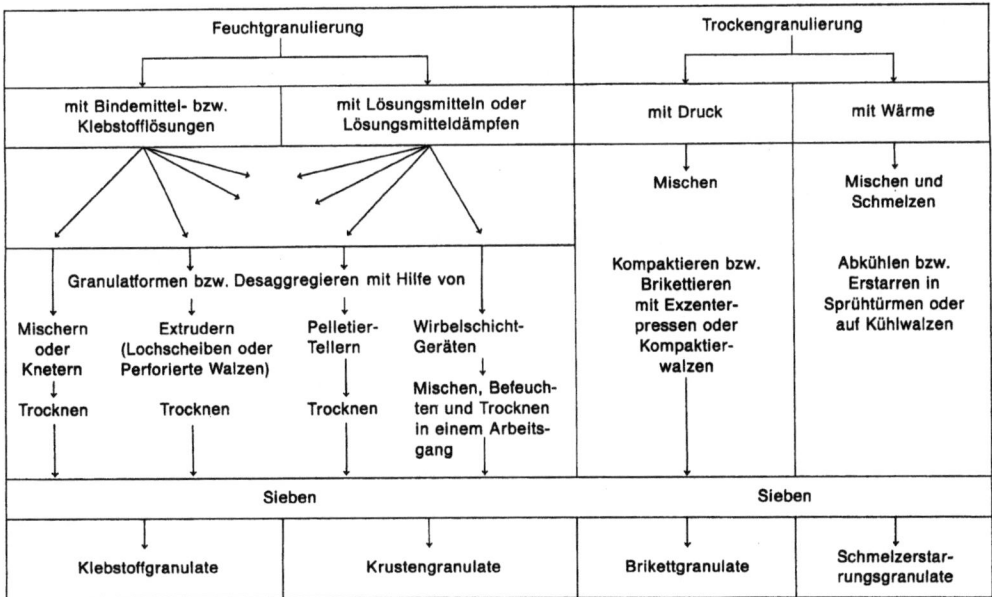

Abb. 4.41. Die wichtigsten Granuliertechniken. Aus[104]

Kapselgranulate

Nach DAB 9^9 liegt in Hartgelatinekapseln der oder die Arzneistoffe üblicherweise in fester Form, und zwar als Pulver oder Granulat, vor. Granulate anstelle von Pulvern verwendet man zur Verbesserung der Fließeigenschaften und Arzneistoffverteilung sowie zur Beeinflussung der Arzneistofffreigabe.[10]

Klebstoffgranulate

Sie werden durch Feuchtgranulierung (s. dort) von Pulvern oder deren Mischungen hergestellt. Die Überführung der Pulverpartikel in Granulatkörner erfolgt mit Hilfe von Lösungen meist makromolekularer Bindemittel bzw. Klebstoffe. Beim anschließenden Trocknen bilden diese Klebstoffbrücken zwischen den einzelnen Teilchen der Pulvermischung aus.
Gebräuchliche Bindemittel bzw. Klebstoffe sind Polyvinylpyrrolidon, Stärkekleister, Gelatine sowie Cellulosederivate. Als Lösungsmittel dient vor allem Wasser.
Eine scharfe Trennung zwischen Klebstoffgranulaten und Krustengranulaten (s. dort) ist nicht möglich. Meistens werden nämlich bei der Klebstoffgranulierung auch Pulverpartikeln mit angelöst, wodurch Kristallkrusten entstehen. Klebstoffgranulate sind gegenüber Krustengranulaten vielfach problemloser herzustellen. Ihre Klebstoffbrücken sind nichtkristallin und deshalb fester.

Krustengranulate

Wie Klebstoffgranulate (s. dort) werden sie durch Feuchtgranulierung hergestellt. Anstelle von Bindemittel- und Klebstofflösungen werden Granulierflüssigkeiten verwendet, die zumeist einen Teil der zu granulierenden Pulverpartikeln anzulösen vermögen. Das sich durch Adhäsionskräfte zwischen Feststoffpartikeln und Flüssigkeit bildende Sekundärkorn verfestigt sich während des anschließenden Trocknungsprozesses zu kristallinen Krusten. Diese halten über Adhäsions- und Kohäsionskräften die Teilchen zusammen.

Schmelzerstarrungsgranulate

Sie entstehen durch Schmelzen einzelner oder mehrer Bestandteile einer Pulvermischung. Die so gebildete flüssige Phase führt zum Agglomerieren von Pulverpartikeln, zwischen denen sie nach Erstarren Feststoffbrücken bildet.
Die zum Schmelzen notwendige Energiezufuhr kann thermisch oder durch hohe Drücke, wie sie z. B. bei Verwendung von Strangpressen entstehen, erfolgen.

Trink- und Trockensaftgranulate

Sie stellen eine Kombination von fester Verkaufsform und flüssiger Anwendung dar. Beide Zubereitungen müssen vor ihrer oralen Verabreichung erst in Wasser suspendiert bzw. gelöst werden. Während Trockensäfte vom Patienten gleich auf einmal für alle Einnahmen in Wasser dispergiert werden, geschieht dies bei Trinkgranulaten für jede einzelne Dosierung aufs Neue.
Trink- und Trockensaftgranulate bieten Alternativen, wenn der Arzneistoff in Wasser schwer löslich oder instabil ist oder wenn er in Fertigsuspensionen zu starker Sedimentation oder Kristallisation neigt.
Wegen ihrer Mehrfachdosierung müssen Trockensäfte in einer definierten Menge Wasser suspendiert oder gelöst werden.
Das Granulat muß sich dabei möglichst rasch in den endgültigen Zustand dispergieren lassen. Dadurch soll einmal dem Patienten die Zubereitung erleichtert, zum anderen das Risiko einer Über- bzw. Unterdosierung minimiert werden. Die Einzeldosis wird nach Volumen dosiert, häufig mit Hilfe eines Meßbechers.
Trinkgranulate bieten gegenüber Trockensaftgranulaten einen Ausweg, wenn wäßrige Dispersionen schon in kürzester Zeit Instabilitäten aufweisen. In Beuteln (Sachets) verpackt oder vom Patienten mit Meßbechern aus einem Meßdosenbehälter entnommen, werden sie unmittelbar nach dem Dispergieren in Flüssigkeit eingenommen.
Bei den Trockensäften sind Antibiotika als besonders wichtige Arzneistoffgruppe zu nennen; bei den Trinkgranulaten stehen Magen-Darm-Präparate, gefolgt von Vitaminzubereitungen im Vordergrund.

Überzogene Granulate

„Überzogene Granulate sind im allgemeinen Zubereitungen in Mehrdosenbehältnissen, die aus Granulatkörnern mit einer oder mehreren Schichten aus Mischungen verschiedenster Substanzen bestehen. Die für den Überzug verwendeten Substanzen werden im allgemeinen in Form einer Lösung oder Suspension unter Bedingungen, die das Verdunsten der Flüssigkeit begünstigen, aufgetragen".[4-6]
Gründe zum Überziehen von Granulaten sind schlechter Geruch und Geschmack, Verbesserung der Einnahmefähigkeit, Schutz gegen chemische Einflüsse u. a. m.
Die Herstellung der Überzüge erfolgt analog den überzogenen Tabletten (s. dort).

Magensaftresistentüberzogene Granulate

„Magensaftresistent-überzogenen Granulate sind Granulate, die mit einer oder mehreren Schichten überzogen sind. Diese Schichten sind im Magensaft beständig und zerfallen erst im Darm. Um dies zu erreichen, werden Substanzen wie Celluloseacetatphthalat sowie anionische Copolymere der Methacrylsäure und deren Ester verwendet".[4,5,8]
Magensaftresistentüberzogene Granulate werden unter „überzogene Tabletten" ausführlicher behandelt.

6.3 Grundlagen der Granulate und ihrer Herstellung

Die wichtigsten Gründe für eine „Granulierung" von Pulvern sind die Verbesserung der Fließeigenschaften und die Beeinflussung von Teilchenform, Tablettiereigenschaften, Arzneistoffverteilung und -verfügbarkeit.

Der Vielzahl verschiedener Granulate steht eine mindestens ebensogroße Anzahl von Herstellverfahren gegenüber (vgl. Abb. 4.41). Alle Herstellverfahren lassen sich in wenige Grundoperationen einteilen, nämlich Mischen, Aggregieren/Agglomerieren, Granulieren (sofern „Abbaugranulierung") und Sieben.

Die einzelnen Verfahren haben einen spezifischen Einfluß auf Bildung, Mechanismus und Eigenschaften des fertigen Granulates. Deshalb sollen die nachstehenden Grundlagen danach unterteilt werden. Zusammenfassende Literatur s.[56,57].

Feuchtgranulierung

Die Feuchtgranulierung ist die älteste und pharmazeutisch noch immer die am häufigsten eingesetzte Granulierart. In der Pharmazie versteht man darunter einen Mischprozeß von Pulvern in Gegenwart von Flüssigkeiten, bei dem Aggregate von 0,1 bis 2,0 mm Größe gebildet werden.

Die Feuchtgranulierung dient in erster Linie der Herstellung von Tablettengranulaten. Ihre weite Verbreitung trotz ihres relativ großen Arbeitsaufwandes hat vor allem drei Gründe:

1. Als älteste Granuliermethode bestehen für sie fast überall die maschinellen Voraussetzungen.
2. Die Feuchtgranulierung wird von vielen Galenikern als sicher für eine gute Arzneistoffverteilung angesehen. So lasssen sich mühelos z. B. sehr kleine Arzneistoffmengen durch Auflösen oder Suspendieren in der Granulierflüssigkeit gleichmäßig über die gesamte Granuliermasse verteilen. Und diese Verteilung bleibt auch weitgehend erhalten, weil die Feuchtgranulierung generell die Entmischung einer homogenen Pulvermischung während späterer Manipulationen verhindert: die Zusammensetzung jedes Granulatkornes ist weitgehend fixiert.
3. Die Feuchtgranulierung bildet oft die einzige Möglichkeit, sehr hohe Arzneistoffmengen zu Tabletten zu verarbeiten.

Der größte Nachteil der Feuchtgranulierung ist ihr hoher Aufwand bezüglich Arbeitzeit, Geräte, Energie und Raumbedarf. So hat es nicht an Versuchen gefehlt, diesen Aufwand durch neue Verfahren (s. Granulierverfahren) zu minimieren. Ein weiterer Nachteil ist ihre Einschränkung auf ausreichend feuchtestabile Substanzen. Die Verwendung nichtwäßriger Lösungsmittel stellt nur eine Notlösung dar und erfordert entsprechende apparative Voraussetzungen.

Agglomerieren von Pulvern mit Hilfe von Flüssigkeiten. Sehr feine Pulverpartikeln können sich beim Mischen spontan auf Grund von van-der-Waals- und elektrostatischen Kräften zusammenlagern.[11] Die meisten pharmazeutisch verwendeten Pulver benötigen zum Aneinanderhaften einen ausreichenden Flüssigkeitszusatz, der für eine Benetzung der Pulveroberflächen und Bildung von Flüssigkeitsbindungen sorgt.

Bei der Zugabe von Granulierflüssigkeit zum Pulver kann man drei verschiedene Stufen der Feuchtesättigung unterscheiden (Abb. 4.42). In der 1. Stufe kommt es zu der Bildung von Flüssigkeitsfilmen auf der Oberfläche der Pulverpartikeln. An Kontaktstellen solcher Filme untereinander bilden sich Flüssigkeitsbrücken. Sie sorgen über Oberflächenspannung und negativen Kapillardruck für eine lose Verbindung der Partikeln.

Mit zunehmender Flüssigkeitsmenge (2. Stufe) fließen einige Flüssigkeitsbrücken zusammen. Dies erhöht geringfügig die Haftkräfte zwischen den Partikeln.

Durch weitere Feuchtezufuhr und Kneten, was die einzelnen Pulverpartikeln einander näher bringt, werden alle Hohlräume mit Flüssigkeit gefüllt (3. Stufe). Der Zusammenhalt der Pulverpartikeln wird jetzt durch Grenzflächenkräfte und durch negativen Kapillardruck bewirkt. Diese Stufe ist von allen die festeste.

Bei weiterer Flüssigkeitszufuhr bilden sich Tröpfchen und die Festigkeit der Agglomerate sinkt wieder. Aus diesem Grund versucht man in der Praxis, den Befeuchtungsprozeß in der 3. Stufe zu beenden. Als eine mögliche Meßgröße dafür wird der Kraftbedarf der Mischer kontinuierlich gemessen (Abb. 4.43).[14] Je nach Herstellverfahren schließt sich an das Befeuchten und Verdichten des Pulvers eine Klassierung an, z. B. in Form einer Siebung. Auch hierbei kann es zu einer zusätzlichen Verdichtung der einzelnen Pulveraggregate kommen.

Trocknen von Granulaten. Nach dem Agglomerieren der Pulverpartikeln muß die nicht mehr benötigte Flüssigkeit wieder durch Trocknen entfernt werden.

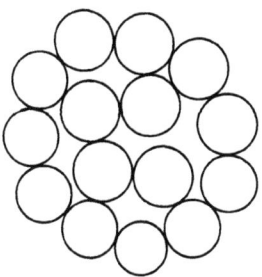 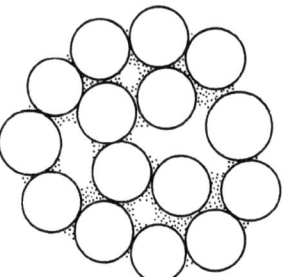 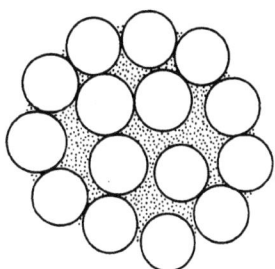

1. Stufe   2. Stufe   3. Stufe

Abb. 4.42. Stufen der Feuchtesättigung nach Zumischung von Granulierflüssigkeit zu Pulvern. Aus[13]

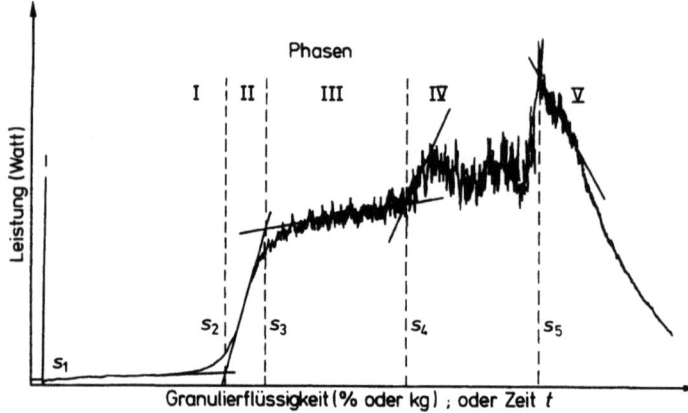

Abb. 4.43. Leistungsaufnahme eines Planetenmischers als Funktion der zugegebenen Menge an Granulierflüssigkeit. Die Phasen I bis IV stellen verschiedene Stadien der Granulatkornbildung dar. Aus[14]

In der Granulierflüssigkeit gelöste Substanzen kristallisieren oder fallen dabei aus und bilden Feststoffbrücken innerhalb der Aggregate.

Allgemein führen die Feststoffbrücken zu einer drastischen Erhöhung der Granulatfestigkeit.

Die Art der Trocknung kann die Granulatqualität deutlich beeinflussen. Durch zu schnelle Trocknung wird bei bestimmten Rezepturen der Granulataufbau gestört – es kommt zu spröden Agglomeraten. Dies wiederum kann sich negativ auf die Weiterverarbeitung auswirken.

An die Trocknung schließt sich häufig eine sog. Trockensiebung. Sie soll eine definierte obere Teilchengröße gewährleisten.

Trockengranulierung

Nach Abb. 4.41 lassen sich die wichtigsten Verfahren der Trockengranulierung in solche, die unter Druck und in solche, die mit Hilfe von Wärmeeinwirkung granulieren, gliedern. Im einen Fall spricht man von Brikett-, im anderen von Schmelzerstarrungsgranulaten.

Brikettgranulate. Das zu granulierende Material wird unter hohem Druck zu Briketts, Tabletten, Schülpen oder Strängen verpreßt und anschließend zur eigentlichen Granulatkorngröße wieder zerkleinert. Dieser Vorgang kann bei Bedarf wiederholt werden.

Als Bindunggsmechanismus im Brikettgranulat werden Anziehungskräfte zwischen den Feststoffteilchen sowie formschlüssige Bindungen angenommen. Bei dem hohen Preßdruck können auch einzelne Pulveranteile zum plastischen Fließen oder Sintern gebracht werden und nach dem Erstarren Feststoffbrücken bilden.

Zur Verbesserung der gegenseitigen Partikelnhaftung werden dem Ausgangsmaterial häufig sog. Trockenbinder zugesetzt. Als solche werden vor allem Cellulosepulver, Cellulosederivate und Polyvinylpyrrolidon eingesetzt.

Brikettgranulate stellen eine Möglichkeit zur Verarbeitung von feuchteempfindlichen Substanzen dar. Gegenüber der Feuchtgranulierung benötigten sie allgemein weniger Herstellungsgeräte und Arbeitsraum.

Schmelzerstarrungsgranulate. Voraussetzung zu ihrer Herstellung ist die Anwesenheit entsprechend niedrig schmelzender Substanzen bzw. Gemische. Fehlen sie, so kann man sich häufig mit Zusätzen wie Macrogol (Polyethylenglykol) 6.000 behelfen. Schmelzerstarrungsgranulate werden u. a. als oral einzunehmende Granulate mit gesteuerter Arzneistofffreigabe verwendet.

Granulateigenschaften und deren Auswirkungen

Der wichtigste pharmazeutische Einsatz von Granulaten ist nach wie vor die Herstellung von Tabletten. Dementsprechend beziehen sich auch die meisten Untersuchungen von Granulateigenschaften auf das Gebiet der Tablettenherstellung.

Unabhängig von ihrer Verwendung ist für alle Granulate das Fließverhalten sehr bedeutend,[18,19] da von ihm weitgehend die Dosiergenauigkeit abhängt.[16] Je nach Feuchtigkeit eines Granulates kann sein Fließverhalten stark variieren, wie Abb. 4.44 anhand eines Eßgranulates zeigt.[17]

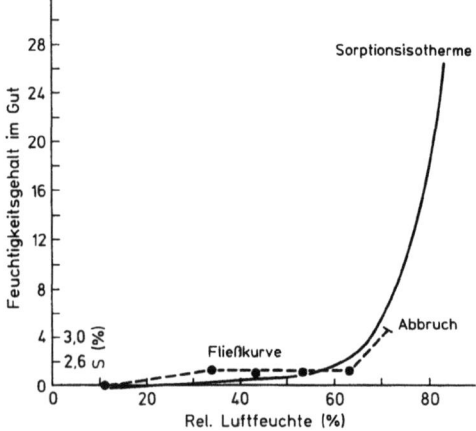

Abb. 4.44. Zusammenhang zwischen Sorptionsisotherme (22 °C) und Fließverhalten eines Eßgranulates. Aus[17]

Dieses wurde bei Raumtemperatur parallel in verschiedenen Luftfeuchten gelagert und auf Feuchteaufnahme zur Bestimmung der Sorptionsisotherme sowie des Fließverhaltens hin untersucht. Die Fließkurve weist kurz nach Einsetzen einer kräftigen Feuchteaufnahme einen deutlichen Anstieg der Fließzeit/Menge Granulat und kurz darauf den völligen Abbruch des Fließens auf.

Über Zusammenhänge zwischen Granulateigenschaften und der mechanischen Festigkeit daraus hergestellter Tabletten gibt es viele Untersuchungen.[20] Wie schon für die Fließfähigkeit von Granulaten beschrieben, bestehen auch deutliche Zusammenhänge zwischen Granulatfeuchte und Tablettenfestigkeit. Abb. 4.45 zeigt dies am Beispiel eines Maisstärke-Milchzucker-Granulates, das mit unterschiedlichem Feuchtegehalt tablettiert wurde.[21]

Dieselbe Arbeit läßt außerdem einen deutlichen Zusammenhang zwischen Granulatfeuchte und Zerfallszeit der daraus hergestellten Tabletten erkennen. Zusammenfassende Literatur über Grundlagen von Granulaten und ihrer Herstellung s.[78].

6.4 Granulathilfsstoffe

Arzneistoffe werden nur ganz selten für sich allein zu Granulaten verarbeitet. In der Regel bestehen Granulate aus Arznei- und Hilfsstoffen. Hinzu kommen noch Hilfsstoffe, die während bestimmter Herstellungsschritte benötigt, anschließend aber wieder entfernt werden als sog. flüchtige Bestandteile. Bei den durch Feuchtgranulierung gewonnenen Granulaten sind vor allem die flüchtigen Bestandteile der Granulierflüssigkeit zu nennen.

Die Granulathilfsstoffe dienen recht unterschiedlichen Zwecken.[23,24,25] Einmal sollen sie dem Granulat eine bestimmte mechanische Qualität verleihen. Andere in Frage kommende Aufgaben der Hilfsstoffe sind die Optimierung und Steuerung der Arzneistofffreigabe, die Beeinflussung der äußeren Beschaffenheit wie Geschmack, Geruch, Farbe und schließlich eine Verbesserung der Haltbarkeit. Dabei hat jeder Hilfsstoff ganz bestimmte Funktionen. Nach Funktionen gegliedert, werden die einzelnen Hilfsstoffe auch nachstehend in Gruppen abgehandelt.

Manche dieser Funktionen sind in fast jeder Granulatrezeptur vertreten, wie z. B. die der Füllstoffe. Andere, wie etwa die der Konservierungsmittel, findet man nur in ganz speziellen Formulierungen. Speziell für Trockengranulate geeignete Hilfsstoffe werden unter direkttablettierbaren Hilfsstoffen (s. dort) abgehandelt.

Zusammenfassende Literatur über Hilfsstoffe s.[23-25].

Die wichtigsten Hilfsstoffgruppen

Füllstoffe. Sie geben dem Granulat das notwendige Volumen. Daneben üben sie meistens noch andere Funktionen aus, wie Beeinflussung der Arzneistofffreigabe oder der mechanischen Eigenschaften der fertigen Zubereitung. Tab. 4.46 enthält gebräuchliche Granulatfüllstoffe.

Bindemittel/Klebstoffe und daraus hergestellte Granulierflüssigkeiten. Bindemittel, auch Klebstoffe genannt, verkleben Pulverpartikeln zu Granulatkörnern und können trocken, wie im Falle der Trockengranulation, oder eingearbeitet in Granulierflüssigkeiten eingesetzt werden. In letzteren kommen ihre agglomerierende Wirkung in der Regel besser und gleichmäßiger zum Tragen.

Tab. 4.47 gibt einen Überblick über wichtige Bindemittel bzw. Klebstoffe sowie ihren Einsatz in Granulierflüssigkeiten.

In Trink- und Trockensaftgranulaten sowie in Granulaten für Lutsch- und Brausetabletten wird auch Saccharose als Bindemittel eingesetzt. Über spezielle Bindemittel bei Brausegranulaten wird auf die Literatur verwiesen.[30-32]

Zerfallsbeschleuniger/Sprengmittel. Sie sind häufig Bestandteile von Tablettengranulaten und sollen einen raschen Zerfall des Preßlings in Wasser, Magen- oder Darmsaft bewirken bzw. diesen unterstützen. Bei ihnen handelt es sich in der Regel um in Wasser stark quellende Stoffe. Als solche werden in Granulaten die preisgünstigen Stärken wie Mais- und Kartoffelstärke bevorzugt. Die stärker wirkenden und auch

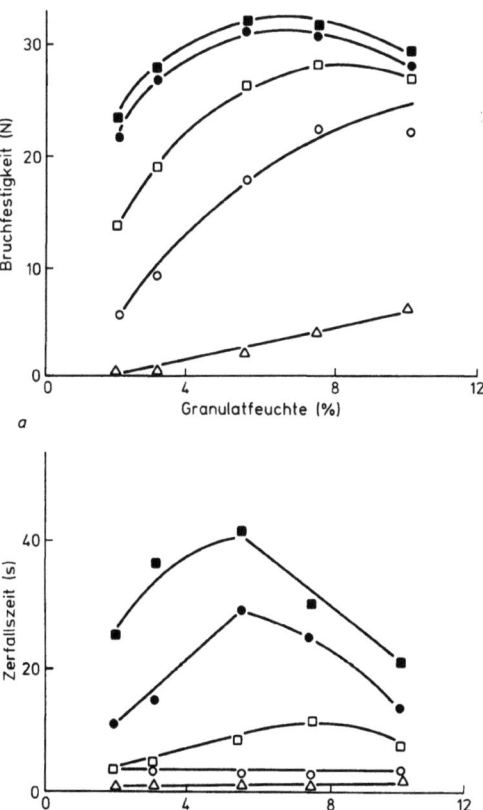

a

b

Abb. 4.45a, b. Einfluß von Granulatfeuchte und Abpreßdruck auf a Bruchfestigkeit und b Zerfallszeit von daraus hergestellten Tabletten. Aus[21]

Tabelle 4.46. Gebräuchliche Füllstoffe in Granulaten

Name	gebräuchliche Qualitäten	Bemerkungen	Literatur
Laktose	α-Lactosemonohydrat	Verfärbungen mit primären Aminen	24,25,26
Stärke	Mais-, Kartoffel-, Reis-, Weizenstärke		23,24,25
Dicalciumphosphat	wasserfrei bzw. als Dihydrat		23,24,25
Tricalciumphosphat		Beeinflußt Vitamin-D-Resorption, Ca-Komplex mit Tetracyclinen	23,24,25
Calciumsulfat	Dihydrat		23,24
Calciumcarbonat	gefälltes Calciumcarbonat	Instabil mit Säuren	23,24
Saccharose	fein gepulvert	Kau- und Lutschtabletten, Trinkgranulate Inversion mit Säuren	23,24,25
Mannit		Kau-, Sublingual-, Buccal-, Lutschtabletten	23,24,25
Glucose	fein gepulvert, α-Glucose-Monohydrat	Kau-, Lutschtabletten	23,24,25

Tabelle 4.47. Gebräuchliche Bindemittel/Klebstoffe in Granulaten und deren Einsatz

Name	gebräuchliche Qualitäten	Granulierflüssigkeiten	Literatur
Stärke	Mais-, Weizen-, Kartoffelstärke, prägelatinierte Stärken	10- bis 25%ige wäßrige Kleister	23,24,25,29
Polyvinylpyrrolidon	Mittlere Molekülmasse 29.000 bis 45.000	1- bis 5%ige wäßrige oder alkoholische Lösungen	23,24,25,27,29
Gelatine	150 bis 280 Bloom-Gramm	2- bis 20%ige Lösung	23,24,25,27,29
Cellulosederivate	Hydroxypropylmethylcellulose	1- bis 5%ige wäßrige bzw. wäßrig-alkoholische Lösung	23,24,25,29
	Methylcellulose	1- bis 5%ige wäßrige Lösung	23,24,25,28
	Hydroxypropylcellulose	2- bis 4%ige wäßrige Lösung	23,24,25
	Natrium carboxymethylcellulose	1- bis 6%ige wäßrige Lösung	23,25
	Ethylcellulose	5- bis 10%ige alkoholische Lösung	23,24,25

teureren Sprengmittel wie einige Stärkederivate, quervernetztes Polyvinylpyrrolidon und einige Cellulosederivate dagegen setzt man den fertigen Granulaten vor der Tablettierung zu. Hier können sie ihre Wirkung besser entfalten. Sie werden unter Hilfsstoffen zur Direkttablettierung ausführlich behandelt.

Fließregulierungs-, Schmier- und Formentrennmittel (FST-Mittel). Darunter werden Hilfsstoffe verstanden, welche die Reibung zwischen den Granulatkörnern bzw. zwischen Granulat und Maschinenteilen herabsetzen bzw. eine Schmierwirkung ausüben. Verwendet werden z. B. Stearinsäure und Macrogole (Polyethylenglykole).

Zur Tablettenherstellung werden die „FST"-Mittel häufiger den fertigen Granulaten zugemischt, wodurch in der Regel bei niedrigeren Zusätzen höhere Tablettenfestigkeiten erzielt werden.

In Einzelfällen ist auch die Arzneistofffreigabe bei nachgemischten FST-Mitteln besser als bei eingranulierten.

Für Brausegranulate können nur klar wasserlösliche FST-Mittel eingesetzt werden.[30,31,32]

Feuchthaltemittel. Sie werden gelegentlich in Tablettengranulaten eingesetzt und sollen eine Mindestrestfeuchte, die ganz wesentlich für die Tablettierbarkeit ist, gewährleisten. Als Feuchthaltemittel verwendet werden mehrwertige Alkohole wie Glycerol und Sorbitol.

Gegensprengmittel. So bezeichnet werden Hilfsstoffe, die in der späteren Tablette einen raschen Zerfall ver-

hindern. Entsprechende Granulate werden vor allem für Lutschtabletten verwendet. Zum Einsatz kommen als Gegensprengmittel Saccharose, Dextrin, Gummi arabicum und Traganth, insbesondere aber auch fettartige Substanzen wie hydrierte Fette und Macrogole (Polyethylenglykole).

Geschmackskorrigenzien. Hierzu zählen insbesondere Süßungsmittel, Süßstoffe und Aromen. Sie werden häufig in Trockensäften, Trinkgranulaten, Brausegranulaten sowie Granulaten für Lutsch- und Kautabletten eingesetzt.

Als Süßungsmittel werden vor allem Saccharose, Glucose, Sorbitol, Xylit und Mannitol verwendet. Bei den Süßstoffen sind besonders Saccharin-Natrium, Natriumcyclamat und deren Mischungen zu nennen.

Die Liste der verwendeten Aromen reicht von Schokolade über Himbeeren, Pfefferminz bis hin zu den Citrusfrüchten. Wegen der Flüchtigkeit einzelner Aromabestandteile ist die Einarbeitung in Feuchtgranulate vor deren Trocknung nicht zu empfehlen.

Farbstoffe. Gründe für ihren Einsatz sind die erleichterte Identifizierung und dadurch bedingte geringere Verwechslungsgefahr während der Herstellung und beim Patienten.

Farbstoffe können dem Pulver vor der Granulierung trocken zugemischt werden. Eine gleichmäßigere Verteilung erzielt man im Falle von Feuchtgranulaten, wenn man den Farbstoff in der Granulierflüssigkeit löst bzw. suspendiert.

Farbstoffe unterliegen in den einzelnen Ländern recht unterschiedlichen Zulassungsbestimmungen bzw. Einschränkungen.

Elektrolyte. Sie spielen in Trockensäften als ionogene Stabilisatoren eine Rolle, indem sie die Aufschüttelbarkeit der fertigen flüssigen Form verbessern und ein Verfestigen von Sedimenten, auch caking genannt, verhindern.
Typische Elektrolyte sind Natriumcitrat, Natriumgluconat sowie Phosphate.

Konservierungsmittel. Auf sie kann in Trockensäfte häufig nicht verzichtet werden. Verwendet werden Parabene und Natriumbenzoat.

Verdickungsmittel. Liegen Trockensäfte und Trinkgranulate in ihrer Anwendungsform als Suspensionen vor, so werden ihnen meistens Verdickungsmittel zugesetzt. Diese verringern nach dem Stokes-Gesetz die Sedimentationsgeschwindigkeit der suspendierten Partikeln.
Verarbeitet werden Cellulosederivate, Gummi arabicum, hoch disperses Siliciumdioxid, lineare sowie quervernetzte Polyvinylpyrrolidone und Alginate.

Lösungsvermittler. Mit ihrer Hilfe wird die Löslichkeit einzelner Arzneistoffe verbessert. Ihr Spektrum reicht von nichtionogenen Tensiden über Polyvinylpyrrolidone bis hin zu Macrogolen (Polyethylenglykolen). Sie können ebenso gut in Granulaten über feste Lösungen oder durch Lösen oder Suspendieren in der Granulierflüssigkeit eingearbeitet werden.

6.5 Granulierverfahren

Wie Abb. 4.41 zeigt, läßt sich die Granulatherstellung in verschiedene Schritte unterteilen. Im folgenden Abschnitt werden nur diejenigen Verfahren beschrieben, die ein fertig geformtes Granulat ergeben.
Um die Granulatherstellung so rationell und reproduzierbar wie möglich zu gestalten, wurde mit Erfolg versucht, einzelne Herstellschritte zu rationalisieren oder sie in einem und demselben Gerät zusammenzufassen. Entsprechend reichhaltig ist auch das Angebot von Granuliermaschinen.

Feuchtgranulierung

Von den hierzu zählenden Verfahren werden die Kesselgranulierung und die Granulation im Granulierteller bzw. in der Granuliertrommel an anderer Stelle behandelt.

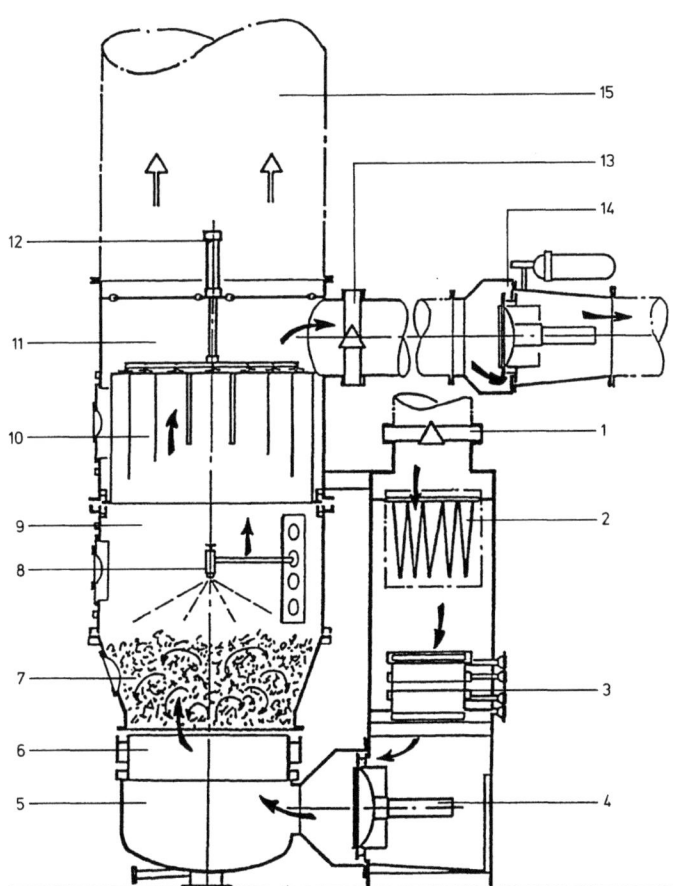

Abb. 4.46. Wirbelschichtgranulator (Fa. Glatt, Binzen). 1 Zuluftklappe, 2 Zuluftfilter, 3 Lufterhitzer, 4 Schnellschlußventil, 5 Unterteil, 6 Anpressung, 7 Materialbehälter, 8 Sprühdüse, 9 Sprühgehäuse, 10 Abluftfilter, 11 Filterkammer, 12 Rüttelzylinder, 13 Abluftklappe, 14 Schnellschlußklappe, 15 Ex-Kanal

Schüttelgranulate. Sie entstehen bei der Passage der feuchten Pulvermasse durch Schüttel- oder Rüttelsiebe. Dabei bilden sich überwiegend kugelförmige Granulate mit geschlossener Oberfläche, hoher Packungsdichte und guter Rieselfähigkeit.

Da auf die feuchte Pulvermasse kein zusätzlicher Druck während der Siebpassage ausgeübt wird, verläuft diese Art der Granulierung verhältnismäßig langsam und ist für den technischen Maßstab nur von untergeordneter Bedeutung.

Die so erhaltenen Schüttel- oder Rüttelgranulate müssen noch getrocknet und anschließend gegebenenfalls nochmals gesiebt werden.

Preßgranulate. Hier wird die zu granulierende feuchte Masse unter Druck zur Passage eines Siebes oder einer Lochscheibe gezwungen. Im letzteren Fall erhält man ein sog. Lochscheibengranulat.

Bei Verwendung eines Siebes hat sich ein darüber oszillierender Rotor bewährt, der die feuchte Pulvermasse durch die Siebmaschen preßt. Diese Maschen bestimmen die maximale Granulatkorngröße. Je nach Feuchtigkeit der zu granulierenden Masse entstehen quader- bis stäbchenförmige Granulate.

Lochscheibengranulate. Mit Hilfe von Schnecken und Walzen wird die feuchte zu granulierende Masse durch meist runde Öffnungen gepreßt. Die so entstehenden extrudierten Stränge besitzen eine sehr gleichmäßige Oberfläche. Ihr Zusammenhalt steigt allgemein mit der Gutsfeuchte.

Rotierende Messer zerteilen die Stränge zu den eigentlichen Granulatkörnern, die entweder gleich getrocknet oder zuvor einem Ausrundungsprozeß in speziellen Geräten unterworfen werden.

Gegenüber Siebgranulaten besitzen Lochscheibengranulate in der Regel die höhere Festigkeit.

Wirbelschichtgranulierung. Im Gegensatz zu Schüttel- und Preßgranulaten, bei denen der eigentliche Granulierprozeß eine Abbaugranulierung darstellt, d. h. die feuchte aggregierte Pulvermasse wird in die Granulatkörner zerteilt, handelt es sich bei der Wirbelschichtgranulierung um eine Aufbaugranulierung.[12,33,34,36,73] Eine weitere Charakterisierung der Wirbelschichtgranulierung ist die Zusammenfassung mehrerer Arbeitsschritte in einem, nämlich Mischen, Granulieren und Trocknen.

Neben der Mischergranulierung stellt die Wirbelschichtgranulierung in der pharmazeutischen Industrie die wichtigste Granulierart dar. Das Fassungsvermögen der einzelnen Geräte reicht von weniger als einem kg bis hin zu 800 kg.

Trotz unterschiedlicher Bauweise entsprechen die Geräte[55] weitgehend dem in Abb. 4.46 aufgeführten Prinzip: Mit Hilfe eines Ventilators wird Luft durch einen Materialbehälter gesaugt. Dadurch wird das zu granulierende Pulver im zentralen Teil nach oben bewegt, um dann gegen die Behälterwand hin wieder herabzusinken. In dieses Fließbett hinein wird die Granulierflüssigkeit gesprüht. Dies kann im Gleich- oder im Gegenstromprinzip erfolgen. Die durch Zusammenkleben von Pulverpartikeln entstehenden Granulas werden im Luftstrom, der zu diesem Zweck auf 40 bis 80 °C erwärmt wird, getrocknet. Nach Ende der Sprühphase wird in der Regel noch einige Zeit nachgetrocknet.

Die Vielzahl der Möglichkeiten, durch *Variation der Prozeßparameter* die Granulateigenschaften zu beeinflussen, spiegelt sich in einer Fülle von Publikationen wider.[33,34,35]

Von großem Einfluß auf die Bildung der Granulatkörner ist der richtige Feuchtegehalt des Fließbettes. Ist er zu hoch, so kommt es zu Verklumpungen; ist er zu niedrig, so findet keine ausreichende Agglomeration statt. Eingestellt wird eine bestimmte Feuchte mit Hilfe der Sprühmenge/Zeit der Granulierflüssigkeit, der Zulufttemperatur bzw. beider Parameter zusammen. Abb. 4.47 und 4.48 zeigen den Einfluß der Sprühmenge/Zeit bzw. Zulufttemperatur auf die Granulatkorngröße und deren Friabilität.[37]

Ein weiterer sehr wichtiger Prozeßparameter ist die Tröpfchengröße der versprühten Granulierflüssigkeit. Ihren direkten Einfluß auf die Granulatkorngröße gibt Abb. 4.49 anhand von drei verschiedenen Klebstofflösungen wieder.

Die Wirbelschichtgranulierung hat folgende Vor- und Nachteile: Vor allem die Zusammenfassung von drei

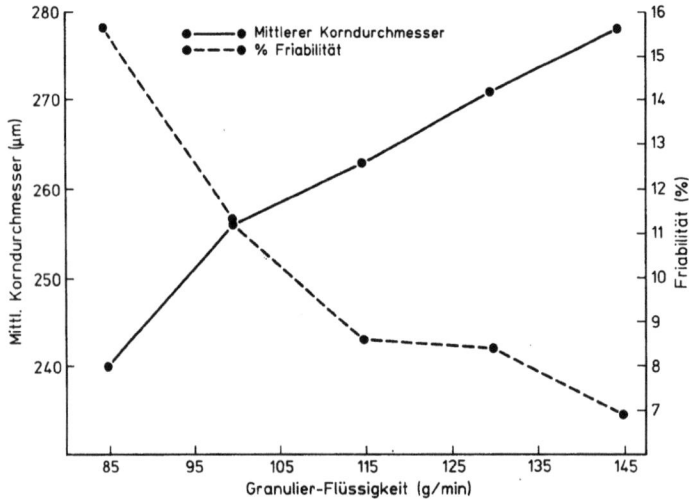

Abb. 4.47. Einfluß der Einsprühgeschwindigkeit im Wirbelschichtgranulierer auf Korngröße und Kornfriabilität.

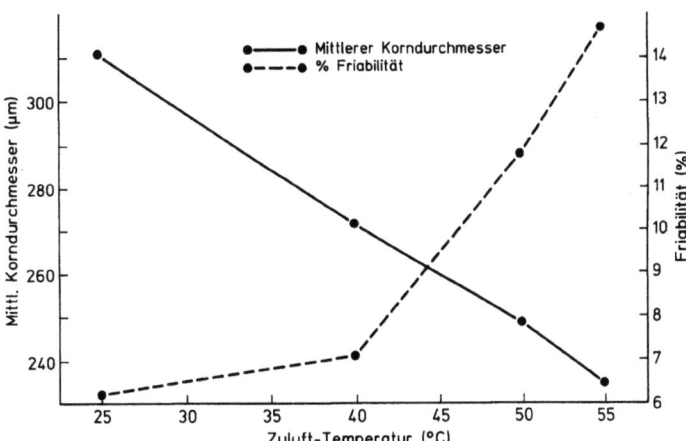

Abb. 4.48. Einfluß der Zulufttemperatur im Wirbelschichtgranulierer auf Korngröße und Kornfriabilität.

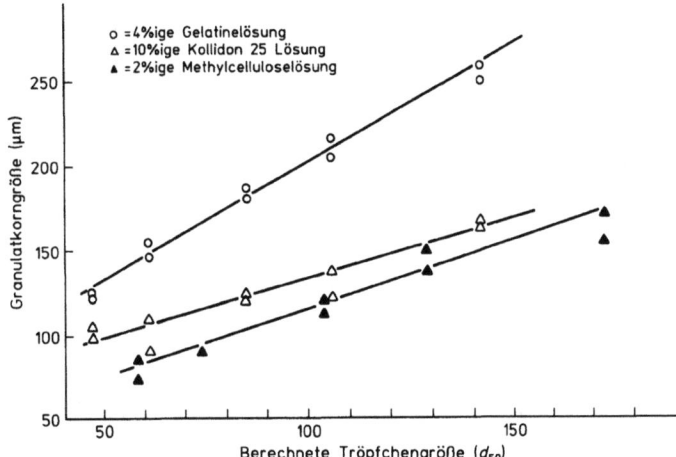

Abb. 4.49. Korrelation zwischen berechneter Tröpfchengröße der versprühten Granulierflüssigkeit und der Granulatkorngröße. Nach[38]

Arbeitsschritte in einem einzigen Gerät muß als ein großer Fortschritt gewertet werden. Da die Luft nicht durch das Gut gedrückt sondern gesaugt wird, herrscht in der Granulier- und Filterzone ein Unterdruck. Dies verringert das Risiko der Crosskontamination sowie des Entweichens hochwirksamer Granulatbestandteile.

Ein ganz besonderer Vorteil der Wirbelschichtgranulierung ist ihre kurze Prozeßdauer.

Leicht wasserlösliche Bestandteile lassen sich unter Umständen ohne zu verklumpen, wie es bei konventionellen Granulierverfahren der Fall sein kann, im Wirbelschichtgranulierer mit wäßrigen Granulierflüssigkeiten granulieren. Ebenso können einige Spezialgranulate nur im Wirbelschichtgranulator hergestellt werden, z. B. bestimmte Sintergranulate.

Bei den Nachteilen der Wirbelschichtgranulierung sind vor allem ein erhöhtes Explosionsrisiko zu nennen. Die für eine Explosion notwendigen Voraussetzungen sind in der Misch- und Trocknungskammer vorhanden, nämlich Luftsauerstoff, Pulverstaub und evtl. brennbare Lösungsmittel. Durch elektrostatische Aufladungen können sie gezündet werden. Eine ganze Anzahl von Verhütungsmaßnahmen wurden diskutiert bzw. ergriffen.[39,40,41]

Die große Abluftmenge bereitet wegen Staub- oder auch Lösungsmittelgehalt ein weiteres Problem. Zur Rückhaltung hochwirksamer Stäube dienen Spezialfilter; zur Rückgewinnung von Lösungsmitteln wurden geschlossene Zu- und Abluftsysteme entwickelt. Granulate, die ein intensives Kneten erfordern, lassen sich nicht in der Wirbelschicht granulieren.

Die potentiellen Möglichkeiten der Wirbelschichtgranulierung regten im Laufe der Jahre zu einer Reihe von *Variationen und Zusätzen* an Wirbelschichtgranulatoren an. So wurde versucht, die Umwälzung des zu granulierenden Gutes und dadurch seine Durchmischung zu verstärken. Beim sog. Zerhackverfahren[42] wird über dem Siebboden des Materialkorbes ein preßluftgetriebener Zerhacker angebracht. Damit lassen sich die Sprühzeiten deutlich verkürzen, da mit deutlich höherer Sprühgeschwindigkeit ohne Klumpenbildung eingesprüht werden kann.

Durch Einbau eines heb- und senkbaren Bodenrotors in den Materialbehälter eines Wirbelschichtgranulators wird eine gleichmäßige spiralförmige Umwälzung des Granuliergutes erreicht. Dieser sog. Rotor-Wirbelschicht-Granulator zeigt gegenüber dem ursprünglichen Granulator wesentlich verbesserte Mischleistungen. Dies wiederum führt zu besserer

Arzneistoffverteilung, besserer Reproduzierbarkeit der Granulierung und rascherer Einsprühgeschwindigkeit.[43,44]

Beim Spaltkreisel-Granuliergerät[45] wird mit Hilfe von zwei bis drei rotierenden Spaltkreiseln eine gerichtete Zuluftführung unterhalb des Siebbodens des Gutbehälters erzeugt. Dies führt zu einer rollierenden Durchmischung des Gutes. Ein mitdrehender Sprühdom mit Mehrfachdüsen sprüht die Granulierflüssigkeit in die Durchmischungszone. Dieses Verfahren erzielt ein reproduzierbares Befeuchten des Pulvers, reduziert Sprühverluste und garantiert eine schonende Behandlung des gebildeten Granulatkorns.

Zum Einsatz von organischen Lösungsmitteln, aber auch zur Verarbeitung temperatur- und sauerstoffempfindlicher Substanzen wurde ein Vakuum-Wirbelschichtverfahren entwickelt.[46] Durch das Erzeugen einer Wirbelschicht unterhalb des Mindestzünddruckes des betreffenden Lösungsmittels kann auf den Einsatz einer Inertbegasung verzichtet werden.

Zusammenfassende Literatur über Wirbelschichtgranulierung s.[12,33,34,36,73], Maschinentypen und Anbieter s.[55].

Sprühtrocknung. In einem Sprühturm wird eine Lösung, Suspension oder Emulsion mit oder gegen einen erhitzten Luftstrom versprüht. Die Zerstäubung erfolgt entweder durch einen rotierenden Zerstäuber, wie in Abb. 4.50 gezeigt, oder durch stationäre Düsen.

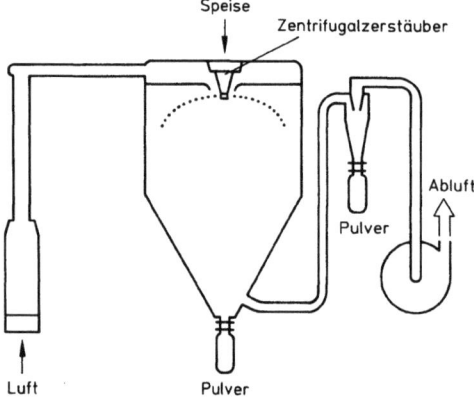

Abb. 4.50. Schematische Darstellung eines Sprühtrockners (Angaben mit freundlicher Genehmigung der Fa. Niro, Kopenhagen)

Unter kontrollierten Temperatur- und Strömungsverhältnissen verdampft die Flüssigkeit in den Sprühtröpfchen unter Bildung von Trockenpartikeln. Diese werden am Ende des Sprühturmes kontinuierlich durch die Trockenluft ausgetragen und in einem Auffanggefäß gesammelt.

Variable Prozeßparameter sind die Sprühmenge/Zeit, die Zulufttemperatur, Zuluftmenge und die erzeugte Tropfengröße.

Die Tropfengröße wird bei einer Zweistoffdüse über die Flüssigkeitsmenge/Zeit, die Düsenbohrung sowie

den Zerstäubungsluftdruck eingestellt. Die Tropfengröße der Einstoffdüse richtet sich nach der Düsenbohrung und Düsenform sowie dem Flüssigkeitsdruck. Bei rotierenden Zerstäubern wird die Tropfengröße von der Form des Zerstäubers, der Flüssigkeitsmenge/Zeit und der Drehzahl des Zerstäubers beeinflußt.

Die Sprühtrocknung zeichnet sich durch folgende *Vorteile* aus:

- Sonst übliche Schritte zur Herstellung von Festformen aus Flüssigkeiten wie Kristallisieren, Trocknen, Mahlen und Klassieren werden in einem Prozeß zusammengefaßt,
- wärmeempfindliche Stoffe lassen sich schonend bearbeiten; selbst bei hoher Zulufttemperatur hält die Verdunstungskälte die Guttemperatur niedrig,
- bei kontinuierlicher Arbeitsweise sind für große Herstellmengen nur relativ kleine Apparate notwendig,
- da sich der Prozeß im geschlossenen Gerät abspielt, ist die Kontaminationsgefahr gering,
- sprühgetrocknete Produkte fließen meistens frei, bestehen aus ausreichend runden Teilchen, besitzen ein enges Spektrum und eine dichte Packung und lassen sich meistens gut tablettieren,
- eine weitere Möglichkeit mit zunehmender Bedeutung für die Pharmazie liegt in der Herstellung sog. Arzneistoff-Sprüheinbettungen zur Modifizierung der Arzneistoffreigabe.[47,48,49]

Sprühtrockner werden in vielen Variationen hergestellt. Dies beginnt mit der Trocknergröße, die bis hinab zu Laborgeräten für 1 bis 2 g Ausbeute reicht.

Die Sprühtrocknung kann als Frischlufttrocknung oder als Kreislauftrocknung erfolgen. Bei der Frischlufttrocknung gelangt die Abluft nach Reinigung in Zyklonen und entsprechenden Filtern in die Atmosphäre. Bei der Kreislauftrocknung bildet Stickstoff als Trägergas einen geschlossenen Kreislauf. Dadurch können bei diesem Verfahren lösungsmittelhaltige bzw. sauerstoffempfindliche Produkte getrocknet werden. Die Lösungsmittel werden kondensiert und in flüssiger Form eliminiert.

Eine weitere Trocknervariante dient der Wärmerückgewinnung aus der Trocknungsluft.

Schließlich sei noch auf die aseptische Trocknung hingewiesen, die mit sterilfiltrierter Trocknungsluft arbeitet. Um jede Pulverkontamination zu vermeiden, arbeitet dieser Trockner unter leichtem Überdruck. Automatische Reinigungs- und Sterilisationssysteme sind verfügbar. Der Produktaustrag erfolgt über den Zyklon zu einer Laminar-flow-box direkt in die Endverpackung.

Zusammenfassende Literatur über Sprühtrocknung s.[50], Maschinentypen und Anbieter s.[55].

Mischergranulierung. Hier werden die Arbeitsschritte Mischen, Befeuchten und Granulieren in einem Gerät durchgeführt. In den dazu verwendeten Mischern kommt es zu einer gleichmäßigen Verteilung der Pulverkomponenten. Bei dem nun anschließenden Zusatz von Granulierflüssigkeit entsteht ein Aufbaugranulat. Klumpenbildung wird mit Hilfe eines Zerhackers verhindert. Dadurch kann in vielen Fällen auf eine Feuchtsiebung verzichtet werden.

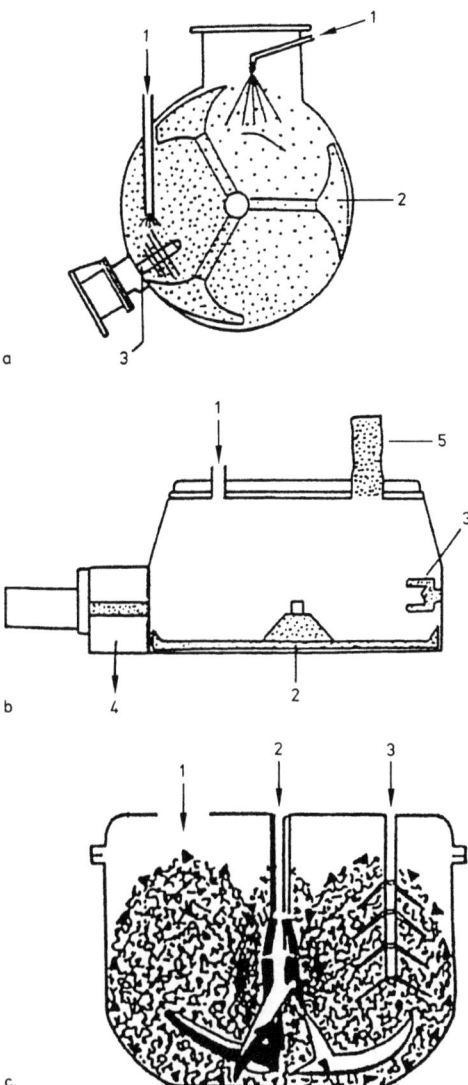

Abb. 4.51 a-c. Verschiedene Bauwiesen von Mischergranulierern. **a** horizontal, **b** vertikal, **c** Gutbehälter entfernbar. 1 Granulierflüssigkeit,   2 Hauptmischwerkzeug,   3 Zerhacker, 4 Austrag, 5 Luftfilter. Nach[51]

Gerätetechnisch werden die Mischergranulatoren überwiegend in vertikaler und horizontaler Bauweise gefertigt. Vereinzelt sind die Gutbehälter austauschbar.

Bei den horizontalen Mischergranulatoren nach Abb. 4.51 a wird das Mischen, Verdichten und Agglomerieren des befeuchteten Pulvers durch Scher- und Verdichtungskräfte, die von einem Hauptmischwerkzeug ausgeübt werden, bewirkt. Dieses Mischwerkzeug dreht sich um eine horizontale Achse im Mischerbehälter. Die Arme des Hauptmischwerkzeuges sind pflugscharartig geformt. Radial am Außenbehälter zwischen den Hauptmischwerkzeugen befindet

sich ein Zerhacker. Als Zerhacker bezeichnet man rotierende Messer.

In den vertikalen Mischergranulatoren (vgl. Abb. 4.51 b) dreht sich das Hauptmischwerkzeug um eine vertikale Achse. Radial am Behälter über dem Hauptmischwerkzeug befindet sich der Zerhacker.

Bei Abb. 4.51 c sind die Achsen von Hauptmischwerkzeug und Zerhacker vertikal angeordnet und von oben her kommend. Dies ermöglicht die Entfernung des Gutbehälters zum Beschicken, Entleeren und Reinigen.

Die Granulierflüssigkeit kann innerhalb weniger Minuten in den Mischer geschüttet oder gepumpt werden. Eine gleichmäßigere Befeuchtung und mit ihr eine kontrollierbarere Granulatbildung erzielt man durch Einsprühen. Die Tröpfchengröße der Granulierflüssigkeit ist dabei jedoch von geringerer Bedeutung als bei der Wirbelschichtgranulierung (vgl. Abb. 4.49).

Nach der Flüssigkeitszugabe wird in der Regel zur weiteren Verdichtung und Granulatkornbildung noch einige Minuten lang gerührt.

Für die Porosität und die Korngrößenverteilung sind die Geschwindigkeit des Hauptmischwerkzeuges und die Mischdauer sowie die Laufzeit des Zerhackers von besonderer Bedeutung. Die Drehzahl des Hauptmischwerkzeuges und des Zerhackers sollten variabel sein, um individuellen Rezeptureigenarten zu entsprechen.

Die vom Mischergranulator aufgenommene Energie äußert sich in einer Erwärmung der zu granulierenden Masse. Guttemperaturen von 110 °C werden dabei erreicht. Da solche Erwärmungen bei thermolabilen Substanzen zu Problemen führen können, werden Mischgranuliermaschinen mit Kühlmänteln angeboten.

Im Anschluß an die Granulierung muß noch eine Trocknung in einem weiteren Gerät durchgeführt werden. Einen Mischergranulator mit kombinierter Granulattrocknung stellt der sog. *Topogranulator*[52] dar.

Er besteht aus einem evakuierbaren, trommelförmigen Behälter mit Doppelmantel zur Heizung und Kühlung. In der Längsachse des Behälters rotiert ein hydraulisch angetriebener Misch- und Förderflügel. Er kann, je nach Drehrichtung, das Gut komprimieren oder auflockern. Das zu granulierende Material wird durch Unterdruck in den Behälter gesaugt und mit Hilfe des Doppelmantels aufgeheizt, bis es die zur Verdampfung benötigte Energie aufgenommen hat. Unter Mischen wird nun die Granulierflüssigkeit in den Granulator eingesaugt, wobei sie sich fein zerstäubt und mit dem Pulver intensiv vermischt. Die Trocknung erfolgt bei Vakuum unter geringer Mischerdrehzahl.

Vergleicht man die beiden wichtigsten Verfahren der Feuchtgranulierung, nämlich die Wirbelschicht- und die Mischergranulierung miteinander, so kann folgendes festgestellt werden:

Mischergranuliermaschinen führen zu rascherer und stärkerer Verdichtung des Gutes als Wirbelschichtgranulierer. Dafür läßt sich bei letzteren die Herstellung eines bestimmten Teilchenspektrums leichter reproduzieren. Ein Vorteil der Wirbelschichtgranulierung ist die Kombination von Granulierung und Trocknung.

Die höhere Verdichtung der Mischergranulierung kann sich auch nachteilig auf die Arzneistofffreigabe auswirken. Wegen der Kürze des Granulierprozesses besteht gelegentlich auch die Gefahr einer Überfeuchtung. Und schließlich kann die starke Energieaufnahme wärmeempfindliches Material übermäßig belasten.

Der hohe Luftdurchsatz der Wirbelschichtgranulierung birgt die Explosionsgefahren und Belastungen für die Umwelt in sich bzw. führt zu hohen Kosten, um diese auszuschließen.

Eine Variante der Mischgranulierung, bei der die Trocknung wegfallen kann und die somit einen Übergang zur Trockengranulierung darstellt, ist die „*Feuchte aktivierte Trockengranulation*".[53] Bei dieser werden in einem ersten Schritt 30 bis 60 % der endgültigen Pulvermischung mit einem geeigneten trockenen Bindemittel gemischt. Dieser Mischung werden anschließend 1 bis 4 % Wasser, bezogen auf das Gesamtgewicht des Granulates, fein versprüht zugemischt. Bei der jetzt stattfindenden Granulation werden vor allem die feinen Pulveranteile gebunden. Anschließend mischt man noch den restlichen Pulveranteil zu.

Zusammenfassende Literatur über die Mischergranulierung s.[36,72], Maschinentypen und Anbieter s.[55,67].

Trockengranulierung

Darunter versteht man die Granulierung von Pulvern ohne Verwendung von Granulierflüssigkeit.

Die Trockengranulierung ist in der Regel die am wenigsten wünschenswerte Granulierform:

- Wird sie mit Hilfe von Tablettiermaschinen ausgeführt, dann sollten diese für besonders hohen Preßdruck ausgelegt sein, um möglichst große und trotzdem ausreichend harte Preßlinge, und dies bei schlecht verpreßbarem Material, zu liefern.
- Schwerlösliche Arzneistoffe können bei hoher Verdichtung in ihrer Auflösegeschwindigkeit weiter verlangsamt werden.
- Die Trockengranulierung ist allgemein mit viel Staubbildung verbunden.
- Die gleichmäßige Verteilung sehr niedrigdosierter Rezepturkomponenten, z. B. von Arzneistoffen, Geschmackskorrigenzien oder Farbstoffen ist schwierig.

Vorteile der Trockengranulierung sind, daß sie i. allg. mit weniger Geräten und kleinerer Stellfläche auskommt als die Feuchtgranulierung. Sie wird vorteilhaft eingesetzt, wenn es sich um feuchteempfindliche oder um sehr thermolabile Substanzen handelt.

Drei Methoden der Trockengranulierung sind zu nennen:

- die Walzenkompaktierung,
- die Brikettierung auf Tablettiermaschinen,
- die Schmelzerstarrung.

Letztere wird an anderer Stelle behandelt.

Walzenkompaktierung. Das zu granulierende Pulver wird zwischen zwei gegenläufig rotierenden Walzen, deren Oberfläche glatt oder mit Vertiefungen von definierter Form versehen ist, komprimiert (Abb. 4.52).

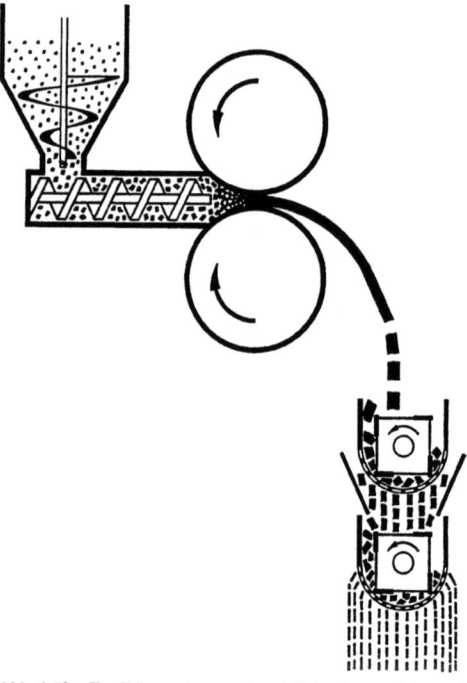

Abb. 4.52. Funktionsschema eines Walzenkompaktors mit Schneckeneinspeisung und nachgeschaltetem Siebgranulator (Fa. Alexander Werk, Remscheid)

Die dabei entstehenden Plättchen, Formlinge oder Schülpen besitzen eine relativ hohe Dichte. Die Walze kann heiz- bzw. kühlbar sein und damit auch zur Herstellung von Sintergranulaten bzw. zur Verarbeitung thermolabiler Substanzen verwendet werden.

Häufig ist dem Walzenkompakter gleich ein Brechaggregat nachgeschaltet, das die Preßlinge passieren müssen (vgl. Abb. 4.52 und 4.53). Dieses Brechaggregat kann mit Stachel- oder Riffelwalzen bestückt sein, es kann auch eine Siebmaschine darstellen. Zu feine Granulatanteile werden in manchen Anlagen den Walzen automatisch wieder zugeführt (Abb. 4.53)

Die Durchsatzmenge/Zeit wird durch Walzendurchmesser, deren Umdrehungsgeschwindigkeit, den Walzenspalt sowie die Pulverzudosierung bestimmt. Dichte und Härte des verpreßten Gutes hängen i. allg. vom Druck in dem Pulvertrichter vor den Walzen und der problemlosen Entlüftung ab. Eine maßgebende Rolle spielt die Umfangsgeschwindigkeit der Walzen und ihr Anpreßdruck.

Für schlecht fließende und voluminöse Pulver werden entsprechende Zuführeinrichtungen bzw. Entlüftungsschritte vorgeschaltet. Ein Beispiel dafür ist die Kombination aus einer vertikalen sowie einer horizontalen Dosierschnecke (vgl. Abb. 4.52). Die Vertikale nimmt das Pulver aus dem Zuführtrichter auf und sorgt für einen kontinuierlichen Pulverzufluß zur horizontalen Schnecke. Diese mündet über den Kompaktorwalzen. Sie entlüftet das Pulver und dosiert es gleichmäßig auf die Walzen.

Der Durchsatz durch Walzenkompaktoren reicht von wenigen kg bei kleineren Geräten bis hin zu 1 t/Stunde.

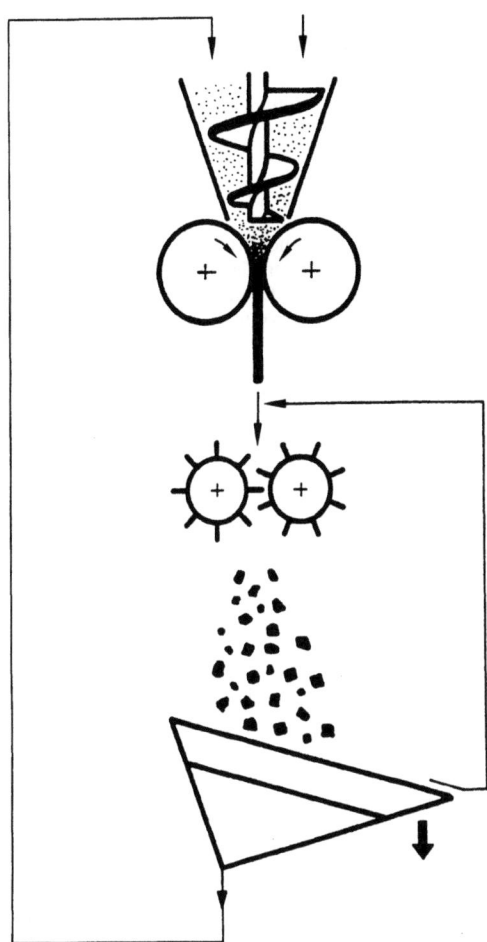

Abb.4.53. Schematischer Aufbau eines Walzenkompaktors mit Produktzuführung, Walzenbrecher und Feinanteilrückführung. Aus[54]

Zusammenfassende Literatur über Walzenkompaktoren s.[57-59], Maschinentypen und Anbieter s.[55].

Brikettierung auf Tablettiermaschinen. Die Trockengranulierung kann, wie schon erwähnt, auch durch Verpressen von Pulvern auf Tablettiermaschinen und anschließendem Zerkleinern der Tabletten zu Granulatkörnern erfolgen. Die Tablettendurchmesser sollten dabei möglichst groß sein, um ein rasches und problemloses Füllen der Matrizen auch bei schlecht rieselnden Pulvern zu gewährleisten und um einigermaßen befriedigende Durchsatzleistungen zu erzielen. Daraus folgt, daß die Tablettiermaschinen für höhere Preßdrücke ausgelegt sein sollten.

Das Aussehen der so hergestellten Preßlinge ist von untergeordneter Bedeutung. Gute Gewichtsgleichmäßigkeit und geringe Deckelneigung wirken sich dagegen positiv auf die spätere Granulatqualität aus.

Beim Brikettieren sind runde, flache Tablettierwerkzeuge gewölbten vorzuziehen, da letztere eher zum Kleben oder Deckeln führen. Bei Tablettenmassen, die zum Deckeln neigen, kann gegebenenfalls durch Senken des Abpressdruckes, Verwendung vorgeweiteter Matrizen und Reduzierung der Füllmenge, wodurch die Tablettenhöhe verringert wird, gegengesteuert werden. Auch der Einsatz einer Vorpreßstation kann hier weiterhelfen.

Zur Verbesserung von Granulaten kann auch zweimalig brikettiert werden. Eine andere Möglichkeit ist die zweimalige Pressung ein und desselben Preßlings. Sie ist auf bestimmten Pressen mit zwei Preßstationen in einem Arbeitsgang möglich.

Die Weiterverarbeitung der „Briketts" erfolgt analog den Schülpen der Walzenkompaktierung.

Werden die Granulate zu Tabletten weiterverarbeitet, dann sollte der pro Flächeneinheit angewendete Preßdruck beim Brikettieren unter demjenigen der endgültigen Tablettierung liegen. Dies ist nämlich in vielen Fällen die Voraussetzung für eine gleichmäßige Tablettenoberfläche.

Vergleicht man die beiden Verfahren der Trockengranulierung, nämlich die Walzenkompaktierung und die Brikettierung auf Tablettiermaschinen miteinander, so zeigen beide Verfahren deutliche Vor- und Nachteile: Für die Brikettierung spricht, daß sie mit üblicher Standardausrüstung eines pharmazeutischen Betriebes durchführbar ist. Der Walzenkompaktor bedeutet meistens eine zusätzliche Maschinenanschaffung. Dafür bietet der Kompaktor aber den Vorteil höherer Durchsätze und kann gegenüber der Brikettierung z. T. auch ohne übliche Schmiermittelzusätze angewendet werden.

Maschinentypen und Anbieter s.[55].

6.6 Granulatherstellung

Nachdem in den vorangegangenen Abschnitten auf die Definition der Granulate, ihre Grundlagen, die zur Granulierung verwendeten Hilfsstoffe und schließlich die einschlägigen Herstellungsverfahren eingegangen worden ist, soll nun der eigentliche Ablauf der Granulatherstellung beschrieben werden. Dabei werden nicht mehr die Verfahren behandelt, die mehrere Herstellschritte kombiniert durchführen.

Pulvermischung

Ihre richtige Durchführung ist eine wichtige Voraussetzung vor allem für eine gleichmäßige Arzneistoffverteilung. Sie kann Schwierigkeiten bereiten, z. B. bei Mischungen mit sehr niedrigem Arzneistoffanteil oder bei sehr unterschiedlicher Dichte und Korngröße der einzelnen Mischungskomponenten.

Als Mischer kommen in der pharmazeutischen Praxis sog. V-Mischer, taumelnde Doppelkonusmischer sowie Pflugscharmischer zum Einsatz. In zunehmendem Maße werden auch Produktionsbehälter so gestaltet, daß sie in entsprechenden Mischvorrichtungen integriert werden können.

Bei der Feuchtgranulierung setzen sich verstärkt Geräte durch, die auch als Trockenmischer befriedigende Mischergebnisse erzielen.

Zusammenstellung von Mischgeräten s.[67].

Granulierflüssigkeit

Im Zusammenhang mit Bindemitteln und Klebstoffen wurden auch übliche Granulierflüssigkeiten aufgeführt. Ihre Herstellung erfolgt in der für Lösungen und Suspensionen üblichen Weise (s. dort). Manche Granulierflüssigkeiten, wie z. B. Stärkekleister, werden warm eingesetzt. Dadurch wird eine gute zeitliche Abstimmung mit der Herstellung der Pulvermischung notwendig. Vor der Verwendung verdunstete Granulierflüssigkeit ist gegebenenfalls zu ergänzen.

Müssen organische Lösungsmittel zur Granulierung verwendet werden, so ist u. a. zu prüfen, ob

- Möglichkeiten der Lösungsmittelrückgewinnung aus dem Prozeß bestehen,
- alle direkten Kontakte der am Prozeß beteiligten Personen mit dem Lösungsmittel ausgeschlossen sind,
- zündfähige Konzentrationen im Bereich möglicher Zündquellen vermieden sind und
- Granulierlösungsmittel mit darin löslichen Maschinenteilen nicht in Berührung kommen.

Befeuchten/Kneten

Dieser Herstellungsschritt wird nur bei der Feuchtgranulierung durchgeführt. Im Abschnitt „Mischergranulierung" wurden moderne Geräte zum Mischen sowie Befeuchten und Kneten vorgestellt. Zwei weitere, vor allem in der Vergangenheit viel verwendete Gerätetypen, sind die Planeten-Mischkneter und die Z- oder Sigma-Kneter. Die ersteren verwenden einen Mischarm, der sich auf einer Kreisbahn um seine Hauptachse bewegt und sich dabei um seine eigene Achse dreht. Der Mischarm taucht von oben in den Mischbehälter ein. Auf der jeweils entgegengesetzten Seite des Mischarms im Behälter dreht sich ein Abstreifer um die Hauptachse und wirft nach außen geschleudertes Gut zum Zentrum zurück.

Bei Z- bzw. Sigma-Knetern drehen sich zwei ineinandergreifende waagerecht liegende Knetarme in meist waagerecht liegenden trogartigen Knetgefäßen. Diese Kneter zeichnen sich durch hohe Knetkräfte aus. Vor allem bei weniger intensiv arbeitenden Mischgeräten hat die Art und Geschwindigkeit der Zugabe der Granulierflüssigkeit einen großen Einfluß auf die spätere Granulatqualität. Eine langsame und fein versprühte Zugabe wird dabei zu einer gleichmäßigeren Befeuchtung führen als ein rasches Zuschütten der Flüssigkeit.

Es werden auch Kneter mit temperierbarem Außenmantel verwendet.

Auf die Bedeutung einer optimalen Granulatbefeuchtung wurde bereits hingewiesen (vgl. Grundlagen/Feuchtgranulierung). Da sie eine Funktion aus zugesetzter Flüssigkeitsmenge *und* Knetintensität darstellt, ist sie empirisch nur schwer zu erkennen. Eine Reihe von Meßeinrichtungen wurden zum sicheren Erkennen dieses Optimums aus Flüssigkeitsmenge und Knetzeit eingesetzt und bieten damit auch die Möglichkeit zur Automation des Befeuchtungs- und Knetprozesses. Abb. 4.43 zeigt ein Meßdiagramm, bei dem der Kraftbedarf eines Mischers in Abhängigkeit von der zugesetzten Menge an Granu-

lierflüssigkeit bestimmt wurde: brauchbare Granulate wurden nur bei Befeuchtungsende in dem dort mit Phase III angegebenen Bereich erzielt.

Geräte zum Befeuchten und Mischen s.[67], Literatur über die Bestimmung des Befeuchtungsoptimums s.[68-71].

Granulatformgebung

Darunter soll nachstehend nur der Zerkleinerungsschritt verstanden werden, der bei der Abbaugranulierung zum eigentlichen Granulatkorn führt. Auf die bei der Trockengranulierung dazu eingesetzten Geräte wurde bereits unter „Granulierverfahren" eingegangen.

Bei der Abbaugranulierung feuchter Massen wird die geknetete Masse in Siebmaschinen mit Rotor (vgl. Preßgranulat), durch Reibschnitzler oder durch Extruder (vgl. Lochscheibengranulate) in die eigentlichen Granulatkörner aufgeteilt.

Größe, Dichte und auch Form der Granulatkörner werden stark durch die jeweilige Maschinenart, die Sieb-, Raspel- oder Lochscheibeneinsätze, die Laufgeschwindigkeit und z. T. auch durch die Beschickungsmenge der Granulatoren bestimmt.

Granulatortypen und Anbieter s.[55].

Nachbehandlung der Granulate

Für die wenigsten Granulate ist die Granulierung der letzte Herstellungsschritt vor der Verpackung. So müssen die feucht hergestellten Granulate anschließend getrocknet werden. An die Trocknung schließt sich in vielen Fällen noch eine Trockensiebung an. Stellen Granulate die eigentliche Darreichungsform dar, so werden sie evtl. noch einer Sichtung sowie einer Entstaubung unterzogen.

Feuchtgranulate, die als Vorstufe für Pellets dienen, werden vor der Trocknung häufig einem Ausrundungsprozeß unterworfen (→ Kap. 4, 11).

Trocknung von Granulaten. In der Pharmazie erfolgt sie in der Regel in Umlufttrocknern oder Wirbelschichttrocknern. Vakuumtrockner und dielektrische Trocknungsverfahren bilden hier die Ausnahme, wobei erstere, vor allem aus Gründen der Umweltbelastung, an Bedeutung gewinnen.

Den beiden wichtigsten Trocknungsverfahren liegt folgender *Trocknungsverlauf* im Gut zugrunde: mit Aufheizen der Trockenluft im beschickten Gerät beginnt Feuchte an der Granulatoberfläche zu verdampfen und dadurch der Oberfläche Wärmeenergie zu entziehen.

Nachdem die Arbeitstemperatur der Zuluft erreicht ist, stabilisiert sich auch die Temperatur an der Granulatoberfläche. Sie bleibt solange konstant und mit ihr die Trocknungsgeschwindigkeit, solange die Granulatoberfläche vollständig mit einem Feuchtigkeitsfilm bedeckt ist. Die Flüssigkeit, welche in diesem Abschnitt verdunstet, wird sofort durch neue ersetzt, die durch Diffusion aus dem Granulatinnern an dessen Oberfläche gelangt. Schließlich kommt der Zeitpunkt, an dem die Diffusion gegenüber der Verdunstung zurückbleibt. Es entstehen trockene Stellen an der Granulatoberfläche und die Trocknungsgeschwindigkeit sinkt ab. Letztere wird in der nun folgenden Phase durch die Diffusionsgeschwindigkeit mitbestimmt. Schließlich ist die Oberflächenflüssigkeit vollständig weggetrocknet; die Geschwindigkeit der Trocknung hängt nun bei sonst konstanten Gerätebedingungen nur noch von derjenigen der Diffusion ab. Wie lange in diesem Stadium noch weiter getrocknet wird, kommt auf die jeweilige Rezeptur an. In vielen Fällen, wie z. B. bei den meisten Tablettengranulaten, ist eine gewisse Restfeuchte sogar dringend notwendig.

Die Trocknungsgeschwindigkeit in den nicht allein durch Diffusion bestimmten Phasen ist gerätespezifisch.

Hordentrockner bestehen aus einer Kammer, in welcher das Gut auf Horden, die in Regalen übereinander angeordnet sind, getrocknet wird. Die Zahl der Horden hängt von der Größe des Trockners ab und reicht von drei, bei kleinen Labortrocknern bis zu etwa 20 Horden bei Betriebsgeräten (Abb. 4.54). Die Regale können fest im Hordentrockner verankert oder mit Rädern versehen Hordenwagen darstellen. Wegen der leichteren Beschickung, Gutentnahme und Reinigung wird die mobile Anordnung in der Produktion bevorzugt. Diese Hordenwagen bestehen aus einem oder zwei Regalen. Die Horden besitzen gelochte oder Maschensiebböden. Diese Perforation kommt jedoch als

Luftdurchlaß in vertikaler Richtung nur geringfügig zum Tragen, da die Horden häufig der besseren Reinigung wegen mit Papier ausgelegt werden. Die Trocknungsluft strömt somit mehr über das ausgebreitete Gut hinweg als durch dieses hindurch.

Die meisten Hordentrockner arbeiten, sofern sie nicht bei Vakuum trocknen, nach dem Umluftprinzip. Die auf konstante Temperatur erhitzte Trocknungsluft wird im Kreislauf mit Hilfe eines Ventilators möglichst gleichmäßig über die Horden geleitet. Der Luftstrom sorgt ebenso für die nötige Kompensation der Verdunstungswärme im Gut wie für den Abtransport der verdunsteten Flüssigkeit. Um einen zu hohen Dampfgehalt der Trocknungsluft zu verhindern, wird sie ständig zu einem konstanten, i. allg. frei wählbaren Anteil durch Frischluft ersetzt. Die Reinigung vor Produktwechsel bei Umluftbetrieb ist problematisch.

Die Trocknungsgeschwindigkeit wird, außer durch die Temperatur der Trocknungsluft, vor allem durch die Schichtdicke des zu trocknenden Gutes auf den Horden bestimmt. Je dicker die Schicht, desto länger braucht die Feuchte, um von unten an die luftüberströmte Gutsoberfläche zu gelangen.

Problematisch sind Probennahmen vor Abschluß der Trocknung, um den jeweiligen Trocknungsgrad des Gutes zu bestimmen und damit den Trocknungsendpunkt. An verschiedenen Stellen des Gutes entnom-

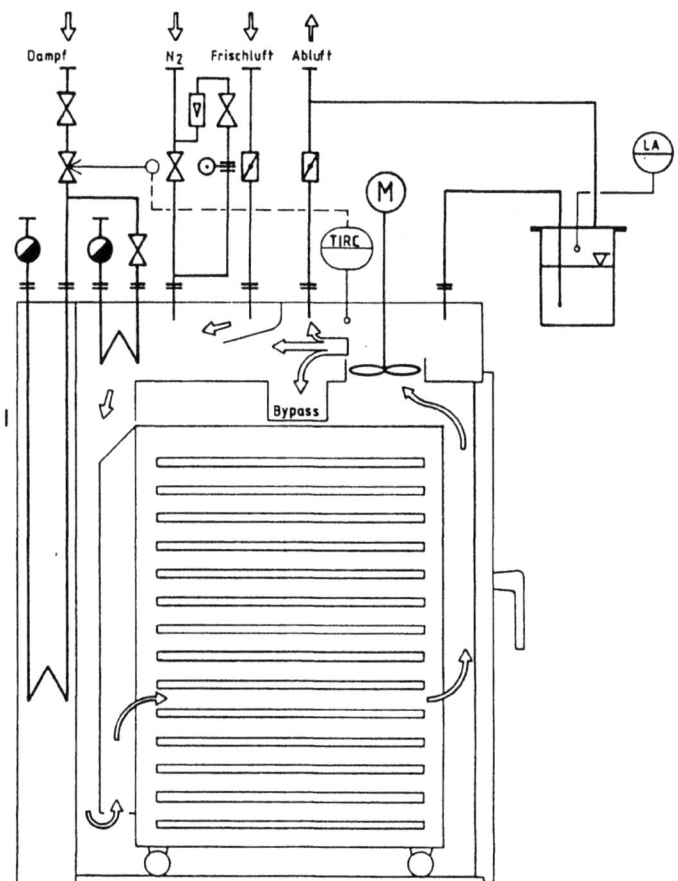

Abb. 4.54. Schematische Darstellung eines Hordentrockners (Fa. Waldner, Wangen). TIRC Temperaturanzeige, -registrierung und -regelung, LA Niveauanzeige für Überdruck im Trockenschrank, M Motor

mene Proben schwanken nämlich meistens stark. Man behilft sich oft durch Entnahme mehrerer Proben an möglichst unterschiedlichen Stellen. Diese werden anschließend gemischt und daraus wird das eigentliche Untersuchungsmuster gezogen. Eine andere Möglichkeit besteht darin, den beschickten Hordenwagen zu wiegen und so den Trocknungsverlust zu ermitteln.

Zur Trocknung von Lösungsmitteln gibt es Schränke, die mit Stickstoff im Kreislauf trocknen und das Lösungsmittel über Abscheider zurückgewinnen. Hordentrockner und ihre Anbieter s.[55].

In der pharmazeutischen Praxis werden zwei Grundtypen von *Wirbelschichttrocknern* verwendet, nämlich der vertikale und der horizontale Wirbelschichttrockner.

Die Arbeitsweise des vertikalen Typs wurde im Zusammenhang mit der Wirbelschichtgranulierung erläutert; auch diese Geräte können zur bloßen Granulattrocknung eingesetzt werden.

Ein horizontaler Wirbelschichttrockner ist in Abb. 4.55 dargestellt: Durch einen perforierten Anströmboden gelangt die Trocknungsluft gleichmäßig von unten nach oben durch das Gut. Eine genau dosierte Luftgeschwindigkeit sorgt für eine homogene Wirbelschicht. Die wirbelnden Granulatkörner fließen am Ende des Trockners über ein in der Höhe verstellbares Stauwehr. Über diese Höheneinstellung wird die Verweilzeit des Produktstromes im Trockner reguliert. Zu gleichem Zweck werden auch Vibratoren oder Schwingvorrichtungen eingesetzt. Das Gerät kann kontinuierlich sowie diskontinuierlich arbeiten.

Bei der Wirbelschichttrocknung wird jedes einzelne Granulatkorn von Trocknungsluft umströmt. Dies führt zu einer sehr viel schnelleren und gleichmäßigeren Trocknung als in Hordentrocknern. Die Granulatkörner sind nur kurze Zeit im aktiven Luftstrom und gleiten danach wieder dem Anströmboden zu. So kann im Wirbelschichttrockner mit höheren Temperaturdifferenzen gearbeitet werden als im Hordentrockner.

Allerdings darf im Wirbelschichttrockner das zu trocknende Granulat nicht zum Verkleben neigen. Außerdem muß das getrocknete Gut eine ausreichende Abriebfestigkeit für dieses Verfahren aufweisen. Nachteilig sind auch die hohen Luftmengen, die zur Erzeugung des Wirbelbettes notwendig sind und nur als Nebeneffekt der Trocknung selbst dienen. Das heißt, es muß deutlich mehr Luft durch das Gut strömen, als zur Wärmeübertragung und zum Abtransport der Feuchtigkeit notwendig ist.

Zur Überwachung des Trocknungsprozesses wird die Differenz zwischen Zu- und Ablufttemperatur, die Guttemperatur oder auch die Abluftfeuchte herangezogen.

Das bei der Wirbelschichtgranulierung über Explosionsgefahren Gesagte, gilt analog auch für den Wirbelschichttrockner.

Literatur zur Wirbelschichttrocknung s.[60,61,73,74].

Bei der *Vakuumtrocknung* befindet sich das Gut in einem Raum, in dem das mit eingeschlossene Gas verdünnt ist und deshalb nur geringen Druck auf das Gut ausübt. Dementsprechend kommt es zu einer verstärkten Verdampfung bei Anwesenheit von Flüssigkeit im Gut. Restliche Luft bzw. entstandener Dampf werden abgesaugt bzw. der Dampf wird mit Hilfe von Kondensatoren eliminiert.

In dem Maße, wie durch die Evakuierung das Verhältnis von Dampf- zur Luftmasse im Trockner zunimmt, strebt auch die Guttemperatur der Siedetemperatur der Gutflüssigkeit beim jeweiligen Gesamtdruck zu. Ist nur noch reiner Dampf vorhanden, so wird die Guttemperatur im ersten Trocknungsabschnitt vom Dampfdruck bestimmt.

In ihrer Bauweise können Vakuumtrockner äußerlich normalen Hordentrocknern für Umluftbetrieb sehr ähneln, von denen sie sich vor allem durch stabilere Druckgehäuse und dicht verschließbare Türen unterscheiden. Die Wärmeübertragung in ihnen erfolgt durch Kontakt über die Böden der Horden und durch Strahlung.

Andere Vakuumtrockner, auch Taumeltrockner genannt, schichten das Gut durch langsame Drehung des Gutbehälters um eine horizontale Achse um. Die Energiezufuhr erfolgt hier über die heizbare Trocknerwand.

Mit Hilfe von Vakuumtrocknern können thermolabile und sauerstoffempfindliche Granulate schonend

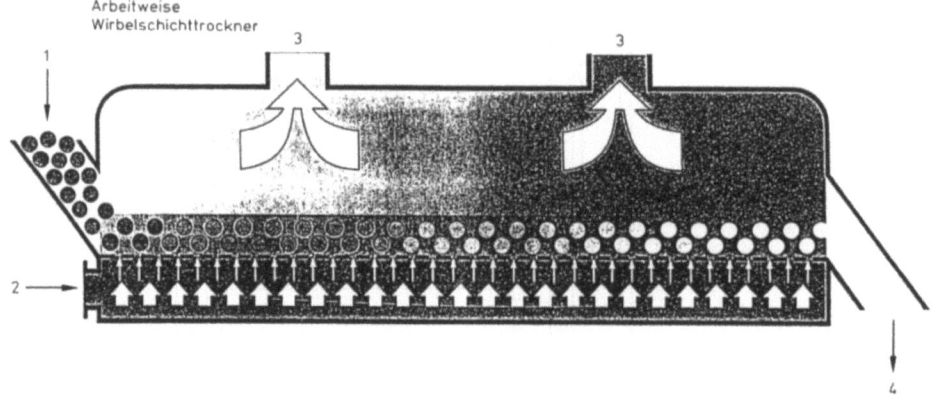

Abb. 4.55. Schematische Darstellung eines horizontalen Wirbelschichttrockners (Fa. Allgaier, Uhingen). 1 Produkteintrag, 2 Eintritt des Trocknungsgases, 3 Brüdenabzug, 4 Produktaustrag

getrocknet werden. Da Vakuumtrockner ohne Trockenluft arbeiten, werden Staubprobleme weitgehend vermieden. Zur Granulierung verwendete Lösungsmittel werden durch Kondensation zurückgewonnen. Durch dielektrische Energiezufuhr zum feuchten Granulat, eine Methode, die schon für sich allein zu rascher Granulattrocknung beschrieben wurde[62,63], kann die Granulattrocknung im Vakuum sehr stark beschleunigt werden.[64,65,66]

Zusammenfassende Literatur über Trocknen und Trockner s.[105,106], Anbieter von Trocknungsgeräten s.[55].

Trockensiebung. An die Trocknung des Granulates schließt sich häufig eine sog. Trockensiebung an. Sie soll entweder während der Trocknung miteinander verklebte Granulatkörner wieder trennen, oder man hat für die Feuchtgranulation bewußt eine gröbere Körnung gewählt, die nun mit Hilfe der Trockensiebung reduziert wird.

Als Geräte werden dafür vorwiegend Siebmaschinen mit Rotor (vgl. Preßgranulate) oder Schüttel- und Rüttelsiebgeräte eingesetzt.

Siebmaschinen und ihre Anbieter s.[55].

Entfernung von Feinanteilen. Bildet das Granulat die eigentliche Darreichungsform, so werden bei einzelnen Rezepturen Pulveranteile abgesiebt.

Verschiedenes. An besonders wichtigen Stellen des Abschnitts wurde bereits die Verwendung von Lösungsmitteln, Explosionsgefahren sowie Probleme der Crosskontamination angesprochen. Entsprechende Überlegungen sind bei allen anderen dafür in Frage kommenden Schritten anzustellen.

6.7 Granulatprüfung

In diesem Abschnitt werden relevante Qualitätsmerkmale genannt und deren Bestimmungsmethoden diskutiert.

Nicht behandelt werden die Prüfungen auf Identität, Reinheit und Gehalt. Ebenso wird hier auf Prüfungsbeschreibungen verzichtet, die ausschließlich der Rezepturfindung dienen. Sie werden unter „Entwicklung eines Granulates" aufgeführt.

Vorrangig eingegangen wird auf Anforderungen der zuständigen Pharmakopöen. Welche die über die gesetzlichen Forderungen hinausgehenden Prüfungen jeweils durchzuführen sind, muß von Rezeptur zu Rezeptur entschieden werden. Oft ergeben Erfahrungen aus der Entwicklungszeit Hinweise auf die Notwendigkeit bestimmter Prüfungen. Ebenso individuell ist zu entscheiden, welche Prüfungen im Rahmen der In-prozeß-Kontrollen[75] und welche in der Endkontrolle durchzuführen sind.

Allgemeine Qualitätsmerkmale

Aussehen. Hierzu zählen Farbgleichheit mit einem Standard, Homogenität der Farbe sowie Abwesenheit von Fremdpartikeln.

Als Standard bei der Bestimmung der Farbgleichheit kann eine Schablone oder ein Rückmuster dienen.

Der Vergleich erfolgt visuell oder mit Hilfe der Remissionsmessung.[76] Bei Granulaten, die erst nach Dispergieren in Wasser eingenommen werden, empfiehlt sich auch die Farbprüfung der flüssigen Form.

Fließeigenschaften. Zu ihrer Charakterisierung werden die Fließgeschwindigkeit oder der Böschungswinkel gemessen. Der Bestimmung des Böschungswinkels liegt die Tatsache zugrunde, daß gut fließende Granulate einen flachen und schlecht fließende einen hohen Materialkegel und damit einen entsprechenden Böschungswinkel bilden. Für die Bestimmung selbst wird eine Vielzahl verschiedener Geräte beschrieben.[75]

Bei der Übertragung der Meßergebnisse auf die Praxis zeigt die Bestimmung des Böschungswinkels deutliche Schwächen. So können Materialien mit unterschiedlichem Fließverhalten durchaus den gleichen Böschungswinkel ergeben. Auch führen Entmischungen während der Messung gelegentlich zu Problemen. So ist die Bestimmung der Fließgeschwindigkeit das Mittel der Wahl. Sie kann auf drei Arten erfolgen:

- durch Messung der Zeit, die eine vorgegebene Probenmenge zum Durchfluß benötigt;
- durch Messung der Probenmenge, die in einer vorgegebenen Zeit ausfließt und
- mit Hilfe von Trichtern mit definierter Form, jedoch unterschiedlicher Ausflußöffnung. Die „Fließklasse" wird durch diejenige Öffnung bestimmt, durch welche die Probe noch eben ohne zu stocken ausfließt.

Zusammenfassende Literatur über Fließeigenschaften s.[75,78], spezielle Literatur über Fließeigenschaften s.[79,81].

Schütt-/Stampfvolumen. Unter Schüttvolumen versteht man das Volumen, das eine bestimmte Gewichtsmenge eines Pulvers oder Granulates nach möglichst erschütterungsfreiem Einfüllen in einen Meßbehälter einnimmt.

Rechnerisch wird es in $ml \cdot g^{-1}$ ausgedrückt. Berechnet man davon den reziproken Wert, d. h. $g \cdot ml^{-1}$, so erhält man die Schüttdichte. Der Aufbau des Pulverbettes und damit auch sein Volumen hängt von Partikelgröße und -form ab.

So ergeben nadel- und stäbchenförmige Partikeln meist lockere Packungen, da sie zwischen den Kontaktstellen viele Hohlräume freilassen.

Setzt man das Meßgerät einer gleichmäßigen vertikalen Stampfbewegung aus, bis das Probebett in konstantes Volumen erreicht hat, so erhält man das Stampfvolumen der Probe. Es wird wiederum in $ml \cdot g^{-1}$ berechnet. Der Reziprokwert, d. h. $g \cdot ml^{-1}$, wird als Stampfdichte bezeichnet.

Die Relation zwischen Schütt- und Stampfvolumen ist deshalb von Bedeutung, weil die meisten Granulatdosierungen, sei es bei der Tablettierung, der Abfüllung in Kapseln oder als Packmittel, volumetrisch erfolgt. Eine deutliche Verdichtung, bedingt durch maschinelle Erschütterungen, führt so automatisch zu Dosierungsschwankungen.

Sowohl das Schüttvolumen[82] wie das Stampfvolumen[83] kann nach DIN-Normen bestimmt werden. Zusammenfassende Literatur über Schütt- und Stampfvolumen s.[77,78].

Kornverteilung. Die Kornverteilung wird in der Literatur mit sehr wesentlichen Granulateigenschaften in Verbindung gebracht[84], wie z. B. mit Gewichtsschwankungen beim Tablettieren, mit der Zerfallszeit von Tabletten, der Friabilität des Granulatkornes und den Fließeigenschaften des Granulates.

Die bei Granulaten wohl am häufigsten eingesetzte Bestimmungsmethode der Kornverteilung erfolgt auf Vibrationssieben. Mit dieser Methode werden Hauptmengen zwischen 100 und 1.000 µm bestimmt. Auf die Einhaltung von Standardbedingungen während der Messung ist vor allem wegen eines möglichen Granulatabriebes und Teilchenbrechens sehr zu achten.

Die Meßergebnisse werden bevorzugt als Histogramm bzw. durch Eintragen in ein Körnungsnetz dargestellt.

Beim Histogramm trägt man die prozentualen Mengenanteile je Siebfraktion in Form von Balken auf der Abszisse auf.

Beim RRSB-Körnungsnetz[85] erreicht man durch Eintragen der gefundenen Siebfraktionen in ein Wahrscheinlichkeitsnetz eine Linearisierung der Werte und damit eine einfache und eindeutige Charakterisierung der Korngrößenverteilung: sie wird durch den Korngrößenparameter *d*, der die Rückstandsmenge von 36,8 % definiert ausgedrückt, zusammen mit der Gleichmäßigkeitszahl $n = \tan\alpha$.

Zusammenfassende Literatur zur Kornverteilung s.[75,77,84], spezielle Literatur zur Kornverteilung s.[86,87].

Trocknungsverlust, Wassergehalt bzw. Feuchtegehalt. Wasser liegt in Granulaten sehr unterschiedlich fest gebunden vor.[88] Von der Festigkeit dieser Bindung hängt andererseits ab, ob die zahlreichen möglichen chemischen und physikalischen Auswirkungen des Wassers[90] zum Tragen kommen oder nicht.

Auch die einzelnen gebräuchlichen Bestimmungsmethoden von Wasser unterscheiden sich zum Teil erheblich in ihrer Fähigkeit, fester oder nur lockerer gebundenes Wasser zu erfassen.[89]

Das DAB 9[91] führt vier Möglichkeiten zur Bestimmung des Trocknungsverlustes auf:

- im Exsikkator über Phosphor(V)-oxid bei Atmosphärendruck und Raumtemperatur,
- im Vakuum über Phosphor(V)-oxid bei Raumtemperatur,
- im Vakuum über Phosphor(V)-oxid und einer vorgeschriebenen Temperatur und
- im Trockenschrank bei einer vorgeschriebenen Temperatur.

Eine Reihe von Schnellmethoden trocknen die Proben, z. B. mit Hilfe einer Infrarotlampe, und bestimmen auf demselben Gerät den Gewichtsverlust.

Je nach Trocknungsbedingungen wird bei der Bestimmung des Trocknungsverlustes unterschiedlich fest gebundenes Wasser erfaßt.

In einem geschlossenen Meßbehälter stellt sich zwischen Probe und Luft bei konstanter Temperatur, ein Feuchtegleichgewicht ein. Die *relative Gleichgewichtsluftfeuchte* kann mit Hilfe von elektrischen Meßfühlern rasch und genau gemessen werden.[92] Bei dieser Methode wird nur locker gebundenes Wasser erfaßt.

Man spricht deswegen hier auch von „Wasser-Aktivitäts-Messung".

Die Bestimmung des *Wassergehaltes nach Karl Fischer*[93,94,95] beruht darauf, daß Iod und Schwefelsäure nur in Gegenwart von Wasser miteinander reagieren. Mit Hilfe dieser Methode wird auch sehr fest gebundenes Wasser quantitativ erfaßt.

Zusammenfassende Literatur über die Bestimmung von Wasser in Granulaten s.[77,96,97].

Gleichförmigkeit des Gehaltes. Nach DAB 9[98] müssen Granulate „in Einzeldosisbehältnis mit weniger als 2 mg oder weniger als 2 % Wirkstoff, bezogen auf die Gesamtmasse, der Prüfung auf „Gleichförmigkeit des Gehaltes" entsprechen.

Enthält die Zubereitung mehrere Arzneistoffe, bezieht sich die Prüfung nur auf solche Arzneistoffe, die den oben angeführten Bedingungen entsprechen.

Die Prüfung ist für Multivitaminzubereitungen und Zubereitungen aus Spurenelementen nicht erforderlich. Wenn die Prüfung auf Gleichförmigkeit des Gehaltes für alle Wirkstoffe vorgeschrieben ist, ist die Prüfung auf Gleichförmigkeit der Masse nicht erforderlich."

Zur Bestimmung der Gleichförmigkeit des Gehaltes läßt DAB 9 in zehn willkürlich nach dem Stichprobenverfahren entnommenen Einheiten den Arzneistoffgehalt mit Hilfe eines geeigneten analytischen Verfahrens bestimmen. „Die Zubereitung entspricht der Prüfung, wenn nicht mehr als ein Einzelgehalt außerhalb der Grenzen 85 bis 115 Prozent des Durchschnittsgehaltes und keiner außerhalb der Grenzen 75 bis 125 Prozent des Durchschnittsgehaltes liegt. Wenn nicht mehr als 3 Einzelgehalte außerhalb der Grenzen 85 bis 115 Prozent und keiner außerhalb der Grenzen 75 bis 125 Prozent liegen, werden erneut 20 Einheiten willkürlich nach dem Stichprobenverfahren entnommen und bei diesen einzeln der Wirkstoffgehalt bestimmt. Die Zubereitung entspricht der Prüfung, wenn nicht mehr als 3 Einzelgehalte der 30 Einheiten außerhalb der Grenzen 85 bis 115 Prozent des Durchschnittsgehaltes und keiner außerhalb der Grenzen 75 bis 125 Prozent des Durchschnittsgehaltes liegen."

Die Helv VII[5] sowie die PhEur[6] enthalten entsprechende Vorschriften.

Gleichförmigkeit der Masse. „Granulate im Einzeldosisbehältnis (ausgenommen überzogene Granulate) müssen der Prüfung auf „Gleichförmigkeit der Masse" entsprechen.[99] Dazu verfährt das DAB 9 wie folgt: „20 willkürlich nach dem Stichprobenverfahren entnommene Einheiten oder bei Zubereitungen in Einzeldosisbehältnissen der Inhalt von 20 Behältnissen werden einzeln gewogen und deren Durchschnittsmasse errechnet. Bei höchstens 2 der 20 Einheiten darf die Einzelmasse um einen höheren Prozentsatz, als in der Tabelle angegeben ist, von der Durchschnittsmasse abweichen, jedoch darf bei keiner Einheit die Masse um mehr als das Doppelte dieses Prozentsatzes abweichen." Laut DAB-9-Tabelle zu Gleichförmigkeit der Masse dürfen Granulate mit einem Durchschnittsgewicht von < 300 mg höchstens um 10 %, solche mit 300 mg und mehr höchstens um 7,5 % von der Durchschnittsmasse abweichen.

Spezielle Prüfungen

Geruch. Er stellt den Eigengeruch bestimmter Bestandteile des Granulates dar oder stammt, wie häufig bei Trockensäften und Brausegranulaten, von Aromazusätzen.
Der Geruch kann ein Anzeichen für negative Veränderungen sein, z. B. mikrobiologische Kontamination oder chemische Zersetzungen. Er kann aber auch von Lösungsmittelrestmengen, die bei der Herstellung verwendet wurden, stammen.
Die Prüfung auf Geruch erfolgt unmittelbar nach Öffnen der Verpackung und sollte an mindestens 20 Einzelpackungen durchgeführt werden. Die Prüfung erfolgt organoleptisch oder auch gaschromatographisch.

Geschmack. Er kann für den Patienten sehr wichtig sein. Seine Prüfung sollte zumindest bei aromatisierten Granulaten zur direkten Einnahme bzw. zur Einnahme nach dispergieren in Wasser erfolgen. In letzterem Falle ist die flüssige Form zu prüfen.

Zerfallszeit. Brausegranulate werden nach DAB 9[4] und anderen Pharmakopöen[5,6] folgendermaßen auf Zerfallszeit geprüft: „Eine Dosis Granulat wird in ein 250-ml-Becherglas, welches 100 ml Wasser von 15 bis 25 °C enthält, gegeben; zahlreiche Gasblasen entweichen. Wenn die Entwicklung von Gasblasen in der Umgebung der einzelnen Granulatkörner beendet ist, sind diese zerfallen, d. h. im Wasser gelöst oder dispergiert.
Die Prüfung wird mit fünf weiteren Dosen wiederholt. Die Zubereitung entspricht der Prüfung, wenn jede der sechs Dosen innerhalb 5 min zerfallen ist."
Das ÖAB 81[100] läßt alle Granulate auf Zerfallbarkeit prüfen: „1 g Granulat wird in einem Erlenmeyerkolben mit 50 ml Wasser von 37 °C übergossen; der Kolben wird von Zeit zu Zeit umgeschwenkt. Das Granulat muß innerhalb von 10 Minuten zerfallen sein oder sich gelöst haben."

Restlösungsmittel. Auf sie wird bei Granulaten, die unter Verwendung von Lösungsmitteln hergestellt wurden geprüft.
Bewährt haben sich dabei gaschromatographische Bestimmungsmethoden.

Bruchfestigkeit und Abrieb. Ihre Bestimmungen sind vor allem für Granulate wichtig, die als solche zum Verbraucher gelangen. Mit Hilfe dieser Messungen soll sichergestellt werden, daß die Produkte möglichst unversehrt die Verpackung und den Transport überstehen.
Für obige Bestimmungen wird u. a. ein Roche-Friabilator unter Zugabe von Kunststoffkugeln zur Probe eingesetzt. 10 g Granulat läßt man so 10 min lang rotieren. Als Maßzahl für die Friabilität werden die prozentualen Veränderungen des durchschnittlichen Granulatdurchmessers bestimmt.[101]
Zusammenfassende Literatur über Bruchfestigkeit und Abrieb von Granulaten s.[102], zusammenfassende Literatur über Granulatprüfungen s.[75,77,103], zusammenfassende Literatur über Meßgeräte und Anbieter s.[55].

Literatur

1. DAB 9, S. 846-847
2. Nürnberg E (1987) Granulate. In: Kommentar zum DAB 9, Wissenschaftliche Verlagsgesellschaft, Stuttgart, S.1804-1807
3. Bauer KH, Frömming KH, Führer C (1989) Pharmazeutische Technologie, 2. Aufl., Thieme, Stuttgart, S. 365
4. DAB 9, S. 847
5. Helv VII, Granulata
6. PhEur, S. 499
7. DAB 9, S. 848
8. BP 88, Vol. II. p 695
9. DAB 9, S. 943
10. Ridgeway K (1987) Hard Capsules-Development and Technology, Pharmaceutical Press, London, p 200
11. Ho T, Hersey JA (1979) Powder Technol 23:191-195
12. Kristensen HG, Schaefer T (1987) Drug Dev Ind Pharm 13(4+5):803-872
13. Newitt DM, Conway-Jones JM (1958) Trans Inst Chem Eng 36:430
14. Bier HP, Leuenberger H (1979) Acta Pharm Technol Suppl 7:41-44
15. Leuenberger H (1982) Pharm Acta Helv 57/5:72-82
16. Fahrig W, Hofer U (1983) Die Kapsel, Paperback APV Band 7, Wissenschaftliche Verlagsgesellschaft, Stuttgart, S. 87-95
17. Grimm W, Schepky G (1980) Stabilitätsprüfung in der Pharmazie, Editio Cantor, Aulendorf, S. 206
18. Nyqvist H, Brodin A (1982) Acta Pharm Suec 19/2:81-90
19. Dawoodbhai S, Rhodes CT (1989) Drug Dev Ind Pharm 15/10:1577-1600
20. Alderborn G (1988) Acta Pharm Suec 25:229-238
21. Cole ET, Elworthy PH, Sucker HJ (1975) J Pharm Pharmacol Suppl 27:1P
22. Bauer KH, Frömming KH, Führer C (1989) Pharmazeutische Technologie, 2. Aufl., Thieme, Stuttgart, S. 363-373
23. Fiedler HP (19899 Lexikon der Hilfsstoffe, Bd. 1 und 2, Editio Cantor, Aulendorf
24. The Pharmaceutical Society of Great Britain (1986) Handbook of Pharmaceutical Excipients, 1 Lambeth High Street, London SE1 7JN, England
25. Ciba-Geigy, Hoffmann-La Roche, Sandoz (1974) Katalog pharmazeutischer Hilfsstoffe, Deutscher Apotheker Verlag, Stuttgart
26. Tappert GI, Lingberg NO (1986) Acta Pharm Suec 23:47-56
27. El-Gindy NA, Samaha MW, El-Maradyn HA (1988) Drug Dev Ind Pharm 14/7:977-1005
28. Wan LSC, Prasad KPP (1989) Pharm Ind 51/1:105-109
29. Voigt R, Richter M (1988) Pharmazie 43/3:191-194
30. Stammberger W (1975) Acta Pharm Technol 21/3:177-184
31. Brögmann B (1986) Dissertation, Phillips-Universität, Marburg
32. Schmidt PC, Christin I (1990) Pharmazie 45/2:89-101
33. Thurn U (1970) Dissertation, ETH Zürich
34. Schepky G (1978) Acta Pharm Technol 24/3:185-212
35. Kristensen HG, Schaefer T (1987)Drug Dev Ind Pharm 13(4+5):829-843
36. Schaefer T (1988) Acta Pharm Suec 25:205-228
37. Davies WL, Gloor WT (1971) J Pharm Sci 60/12:1869-1874
38. Schaefer T, Worts O (1978) Arch Pharm Chem Sci 6:22-25
39. Bartknecht W (1976) Maschinenmarkt 82:826-829
40. Külling W (1977) Pharm Ind 39:631-636 sowie 831-834
41. Siwek R (1987) Pharm Ind 49/11:1165-1175

42. Schepky G (1978) Acta Pharm Technol 24/3:208-209
43. Jäger KF, Bauer KH (1982) Pharm Ind 44/2:193-197
44. Jones DM (1985) Pharm Technol 4:50-62
45. Hüttlin H, US-Patent 4.320.584 vom 23.03.1982
46. Luy B, Hirschfeld P, Leuenberger H (1989) Pharm Ind 51/1:89-94
47. Junginger H (1984) Acta Pharm Technol 30/1:68-77
48. Kala H, Traue I (1983) Acta Pharm Technol 29/1:29-34
49. Hertzfeld CD, Priewer H (1982) Acta Pharm Technol 28/3:191-197
50. Nürnberg E (1980) Acta Pharm Technol 26/1:39-67
51. Schaefer T, Bak HH, Jaegerskou A, Kristensen A, Svensson JR, Holm P, Kristensen HG (1986) Pharm Ind 48/9:1083-1084
52. Bartsch H (1979) Pharm Ind 41/7:696-698
53. Ullah I, Corrao RG, Wiley GI, Lipper RA (1987) Pharm Technol 9:48-54
54. Bakele W (1983) Chem Tech 12/5:73
55. Seibt Pharma Technik (1991) 9. Ausg., Seibt, München
56. Sherrington PJ, Oliver R (1981) Granulation, Heyden, London Philadelphia Rheine
57. Pietsch W (1973) APV Informat 19(2/3):147-182
58. Herrmann W (1973) Das Verdichten von Pulvern zwischen zwei Walzen, Verlag Chemie, Weinheim
59. Dehont FR, Hervieu PM (1989) Drug Devel Ind Pharm 15(14-16):2245-2263
60. Scott MW, Lieberman HA, Rankell AS, Chow FS, Johnston GW (1963) J Pharm Sci 52/3:284-291
61. Köblitz T, Eberhardt L (1985) Pharm Technol 3:62-81
62. Schepky G (1972) Dtsch Apoth Ztg 112/3:87-93
63. Köblitz T, Körblein G, Eberhardt L, Peter S (1985) Pharm Ind 47/1:104-112
64. Doyle C, Cliff MI (1987) Manufact Chem 2:23-25,32
65. De Smet P, (1989) Manufact Chem 3:37-39
66. De Smet P, (1989) Manufact Chem 4:49-53
67. Anonyme Mitteilung (1981) Verfahrenstechnik 15/2:123-129
68. Kristensen HG, Schaefer T (1987) Drug Dev Ind Pharm 13(4+5):849-863
69. Werani J (1988) Acta Pharm Suec 25:247-266
70. Ritala M, Holm P, Schaefer T, Kristensen HG (1988) Drug Dev Ind Pharm 14/8:1041-1060
71. Parker MD, Rowe RC (1989) J Pharm Pharmacol Suppl 12:31P
72. Kristensen HG, Schaefer T (1987) Drug Dev Ind Pharm 13(4+5):820-872
73. Beránek J, Rose K, Winterstein G (1975) Grundlagen der Wirbelschichttechnik, Krausskopf, Leipzig
74. Stahl PH (1980) Feuchtigkeit und Trocknen in der pharmazeutischen Technologie, Steinkopff, Darmstadt, S. 129-133
75. Hauschild G (1977) Acta Pharm Technol Suppl 4:53-59
76. Burns M (1980) Ind Res Dev 3:126-130
77. Sucker H (1982) Pharm Ind 44/3:312-316
78. Gordon RE, Rosanske TW, Fonner DE (1990) Granulation Technology. In: Lieberman HA, Lachman L, Schwartz JB (Eds.) Pharmaceutical Dosage Forms: Tablets, Vol. 2., Dekker, New York Basel, pp. 245-316
79. Dahlinder LE, Johansson M, Sjögren J (1982) Drug Dev Ind Pharm 8/3:455-461
80. Laughlin SM, Carstensen JT (1981) J Pharm Sci 70/6:711-713
81. Carstensen JT, Ching Chang P (1977) J Pharm Sci 66/9:1235-1238
82. DIN 53912 (1969) Bestimmungen der Schütt- und Rütteldichte von Pulvern und Granulaten
83. DIN ISO 784 (1983) Bestimmung des Stampfvolumens und der Stampfdichte. Teil 11: Prüfung von Pigmenten und anderen pulverförmigen und granulierten Erzeugnissen. Bestimmung des Stampfvolumens und der Stampfdichte
84. Gordon RE, Rosanske TW, Fonner DE (1990) Granulation Technology. In: Lieberman HA, Lachman L, Schwartz JB (Eds.) Pharmaceutical Dosage Forms: Tablets, Vol. 2., Dekker, New York Basel, pp. 201-202
85. DIN 66145 (1976) Darstellung von Korn-(Teilchen-)größenverteilungen, RRSB-Netz
86. Motzi II, Anderson NR (1984) Drug Dev Ind Pharm 10/2:225-239
87. DAC 86, S. 11
88. Zografi G (1988) Drug Dev Ind Pharm 14/14:1905-1926
89. Schepky G (1975) Acta Pharm Technol 21/4:267-268
90. Schepky G (1989) Drug Dev Ind Pharm 15/10:1715-1741
91. DAB 9, S. 142-143
92. USP XXI, S. 1280-1281
93. PhEur, V.3.5.6
94. USP XXI, S. 1619-1621
95. Connors KA (1988) Drug Dev Ind Pharm 14/14:1891-1903
96. Vemuri S (1983) Pharm Technol 9:119-123
97. Stahl PH (1980) Feuchtigkeit und Trocknen in der pharmazeutischen Technolgoie, Steinkopff, Darmstadt, S. 60-105
98. DAB 9, S. 847, 105-106
99. DAB 9, S. 847, 104-105
100. ÖAB 81
101. Rubinstein MH, Musikabhumma P (1978) Pharm Acta Helv 53/5:125-129
102. Gordon RE, Rosanske TW, Fonner DE (1990) Granulation Technology. In: Lieberman HA, Lachman L, Schwartz IB (Eds.) Pharmaceutical Dosage Forms: Tablets, Vol. 2, Dekker, New York Basel, pp. 216-222
103. Feldkamp H, Fuchs P, Sucker H (1983) Pharmazeutische Qualitätskontrolle, Thieme, Stuttgart New York, S. 685-715
104. Bauer KH, Frömming KH, Führer C (1989) Pharmazeutische Technologie, 2. Aufl., Thieme, Stuttgart, S. 365
105. Kröll K, Kast W (1989) Trocknen und Trockner in der Produktion, 3. Bd., Springer, Berlin Heidelberg
106. Van Scoik KG, Zoglio M, Carstensen JT (1990) Drying. In: Lieberman HA, Lachman L, Schwartz JB (Eds.) Pharmaceutical Dosage Forms: Tablets Vol. 2, Dekker, New York Basel

7 Homöopathische Zubereitungen

J. FRIESE-JONES

Die in der Homöopathie verwendeten Urtinkturen, Lösungen und Triturationen sowie ihre flüssigen und festen Verdünnungen werden als homöopathische Zubereitungen bezeichnet. Sie stellen die wirksamen Bestandteile homöopathischer Arzneimittel dar.

Der Begriff Homöopathie leitet sich aus den griechischen Wörtern homoion (ähnlich) und pathos (Leiden) ab. Er beruht auf dem Grundprinzip der homöopathischen Medizin „Similia similibus curentur" (Ähnliches soll mit Ähnlichem geheilt werden). Diese Forderung besagt, daß bei der Behandlung von Kranken ein Arzneimittel eingesetzt werden soll, das bei der Arzneimittelprüfung am Gesunden ähnliche

Symptome auszulösen vermag, wie sie der Kranke zeigt. Die bestehende Krankheit wird gleichsam vorübergehend von der ihr ähnlichen Arzneimittelkrankheit überlagert und ausgelöscht, während die Selbstheilungskräfte des Organismus spezifisch zur Heilung der ursprünglichen Krankheit angeregt werden.

Das Ähnlichkeitsgesetz geht auf den Begründer der klassischen Homöopathie *Christian Friedrich Samuel Hahnemann* (1755 bis 1843) zurück, obgleich schon früher z. B. von Hippokrates und Paracelsus ähnliche Gedanken formuliert wurden.

Theoretische Grundlage der damaligen Medizin war die Humoralpathologie (Viersäftelehre). Man war bestrebt, das gestörte Gleichgewicht der verschiedenen Körpersäfte durch Entfernung der krankmachenden Materie wiederherzustellen. Die Grundlage der medizinischen Behandlung war die Polypragmasie.

Aufgrund seiner Erfahrungen nach einem Selbstversuch mit Chinarinde bei Malaria und der Auswertung der Symptome, die das in fieberfreier Zeit eingenommene Arzneimittel hervorgerufen hatte, stellte Hahnemann das Ähnlichkeitsgesetz auf. Die Veröffentlichung seiner neuen Erkenntnisse 1796 im Hufelandjournal, Band 2 („Über ein neues Prinzip zur Auffindung der Heilkräfte der Arzneisubstanzen nebst einigen Blicken auf die bisherigen") war die Geburtsstunde der Homöopathie.

Um die Wirksamkeit der Arzneimittel kennenzulernen, sammelte Hahnemann Beschreibungen von Vergiftungsfällen, prüfte weitere Arzneimittel zuerst am Gesunden und danach die so gewonnenen Arzneimittelbilder am Krankenbett.

Das richtige Simile wird in mehreren Stufen ermittelt:

- Aufnahme des Krankheitsbildes,
- Vergleich des Krankheitsbildes mit den bekannten Arzneimittelbildern,
- Auswahl des Simile, des Arzneimittels, das dem Krankheitsbild am ähnlichsten ist,
- Auswahl der individuellen Dosierung.

Um die Homöopathie von anderen biologischen Heilverfahren klar abzugrenzen, wurde der Begriff Homöopathie 1990 vom Deutschen Zentralverein homöopathischer Ärzte wie folgt definiert: „Die Homöopathie umfaßt im Rahmen der Gesamtmedizin die Regulationstherapie. Ihr Ziel ist die Steuerung der körpereigenen Regulation mit Hilfe einer homöopathischen Arznei, die jedem Kranken in seiner personalen Reaktionsweise entspricht."

Was der Gesetzgeber unter einem homöopathischen Arzneimittel versteht, regelt § 39 AMG (Entscheidung über die Registrierung) nur indirekt. „Ein homöopathisches Arzneimittel muß nach einer im homöopathischen Teil des Arzneibuches beschriebenen Verfahrenstechnik hergestellt werden."

7.1 HAB 1

Das HAB 1 von 1978 ist das erste Arzneibuch, das die Herstellung und Qualität von homöopathischen Arzneimitteln rechtsverbindlich festlegt. Es folgten in kurzen Abständen vier Ergänzungsbände.

Der Konzeption des HAB 1 lag der Gedanke zugrunde, die *Qualität und die Herstellungsregeln* für alle Arzneimittel, die nach einer homöopathischen Verfahrensweise hergestellt werden, festzulegen. Was unter einer homöopathischen Verfahrensweise zu verstehen ist, wurde nicht definiert. Ebenso wurden die Beurteilungskriterien für die Ausklammerung von Phantasie-Verfahrensweisen nicht festgelegt. Deswegen sind im HAB 1 nicht nur Herstellungsvorschriften und Monographien für die Arzneimittel der klassischen Homöopathie nach Hahnemann enthalten, sondern auch für Arzneimittel anderer Therapiekonzepte, soweit diese Arzneimittel nach einer homöopathischen Verfahrensweise hergestellt werden. Dazu gehören anthroposophische und spagyrische Arzneimittel ebenso wie homöopathische Mischungen, Nosoden und Organpräparate.

Darüber hinaus wurden bei der Konzeption des HAB 1 folgende Punkte berücksichtigt:

- Die Aufnahme neuer Technologien, da homöopathische Arzneimittel überwiegend industriell im größeren Umfang gefertigt werden.
- Die exakte Beschreibung der Herstellungsregeln, um die Reproduzierbarkeit und damit die Qualität homöopathischer Arzneimittel zu gewährleisten.
- Die Durchführbarkeit der aufgenommenen Untersuchungsmethoden auch in der Apotheke und in kleineren Betrieben.
- Das verwendete Ausgangsmaterial sollte demjenigen Material, mit dem die *Arzneimittelbilder* erstellt wurden, entsprechen. Von diesem Grundsatz sollte nur abgewichen werden, wenn das ursprüngliche Ausgangsmaterial des HAB 34 nicht eindeutig festzustellen oder nicht mehr im Handel erhältlich ist.
- Homöopathische Arzneimittel wirken als Ganzes, und eine Gehaltsbestimmung einzelner Arzneistoffe ist in der Homöopathie nicht aussagekräftig. So sollte bei biologischem Ausgangsmaterial mit pharmakologisch stark wirksamen Arzneistoffen nur dann eine Gehaltsbestimmung gefordert werden, wenn deren Konzentrationen im Hinblick auf die Unbedenklichkeit von Bedeutung sein könnten.
- Eine strikte Neutralität gegenüber den verschiedenen, oft rivalisierenden Richtungen in der Homöopathie sollte gewahrt werden.

Aufbau

Das HAB 1 ist gegliedert in

- einen allgemeinen Teil,
- die allgemeinen Bestimmungen zur Herstellung von homöopathischen Arzneimitteln und
- die Monographiensammlung.

Im *allgemeinen Teil* wird darauf hingewiesen, daß das HAB 1 wie das DAB 9, das integriert die PhEur enthält, ein Teilband des Arzneibuches ist. Damit gelten die Prüfvorschriften des DAB und der PhEur auch für das HAB 1, soweit das HAB 1 nichts anderes vorschreibt.

Die im HAB 1 angegebenen Lagerungsbedingungen gelten für das Ausgangsmaterial und dessen Zubereitungen bis einschließlich der 3. Dezimalverdünnung, sofern nichts anderes angegeben wird. Die Lagerungshinweise wurden überwiegend aus dem HAB 34 übernommen.

Urtinkturen, Lösungen und Verdünnungen müssen den Grenzprüfungen auf Schwermetalle, Methanol und höhere Alkohole des DAB entsprechen. In den Monographien wird nicht gesondert auf diese allgemein geforderten Prüfungen hingewiesen.

Abweichend von der PhEur werden bei der DC die Untersuchungslösung und die Referenzlösung bandförmig auf die Startlinie (20 × 3 mm) aufgetragen. Bis zum 2. Nachtrag zum HAB 1 wurden die Laufstrecken generell mittels R_{st}-Werten angegeben. In den späteren Nachtragsbänden zum HAB 1 wurden die Zonen im Chromatogramm der Untersuchungslösung nach Lage und Aussehen im Vergleich zu Referenzsubstanzen beschrieben. Alle Dünnschichtchromatogramme des HAB 1 werden auf selbstgestrichenen Platten angefertigt.

Da das HAB 1 zur Zeit des DAB 8 veröffentlicht wurde, beziehen sich alle Vorschriften, Methoden, Reagenzien und Bezeichnungen des HAB 1 auf das DAB 8 und die PhEur 1. Ausgabe.

7.2 Herstellungsbestimmungen

Ausgangsmaterial

Als Ausgangsmaterial für die Herstellung von homöopathischen Arzneimitteln werden Pflanzen, Tiere, anorganische und organische chemische Verbindungen, Bakterien und Viren, Körpersekrete sowie gesunde und pathologisch veränderte Gewebe von Tieren und Menschen verwendet. Ausgangsmaterialien sind auch Stoffe, die durch besondere Vorbehandlung gewonnen werden, wie z. B. die vegetabilisierten Metalle, die in der anthroposophischen Therapierichtung verarbeitet werden. Diese Vorbehandlung muß bei der Kennzeichnung angegeben werden, z. B. Hypericum Auro culta.

Für frische Pflanzen werden ausführliche Hinweise zu den Erntebedingungen, Erntezeiten und Verarbeitungsbedingungen gegeben.

Die für Pflanzenschutzmittel festgelegten Wartezeiten müssen beachtet werden. Eine spezielle Rückstandsprüfung wurde jedoch nicht in die Monographien aufgenommen. Besteht der Verdacht auf ungewöhnliche Verunreinigungen, wird nach den Bestimmungen des DAB verfahren.

Können frische Pflanzen nicht sofort weiterverarbeitet werden, sind sie entweder kühl, tiefgefroren oder in EtOH zu lagern. Damit kein Pflanzensaft verlorengeht, muß tiefgefrorenes Material in noch gefrorenem Zustand mit EtOH der vorgeschriebenen Konzentration versetzt werden. Aus dem gleichen Grund muß bei der Weiterverarbeitung von in EtOH gelagerten Pflanzen dieses EtOH mitverwendet und sein Gehalt berücksichtigt werden.

Tiere müssen zur Gewinnung des Ausgangsmaterials im gesundem Zustand unter Beachtung des Tierschutzgesetzes verwendet werden. Die Identität des Ausgangsmaterials für Nosoden muß durch fachärztlichen Befund bestätigt werden. Nosoden, die aus pathologischem Material von Mensch oder Tier hergestellt werden, müssen vor der Verarbeitung sterilisiert werden.

Arzneiträger und Hilfsstoffe

Im HAB 1 werden nur Arzneiträger und Hilfsstoffe beschrieben, die in den aufgenommenen Herstellungsvorschriften aufgeführt werden. Arzneiträger, die nicht im HAB 1 beschrieben sind, dürfen nicht verwendet werden. Ebenso ist für die Herstellung homöopathischer Arzneimittel der Zusatz von Aromastoffen, Farbstoffen und, wenn aus mikrobiologischen Gründen nicht zwingend erforderlich, auch Konservierungsmitteln nicht gestattet.

Grund für die große Anzahl von EtOH-Wasser-Gemischen, die als Arzneiträger aufgenommen wurden, ist, daß zwar die Herstellungsvorschriften des HAB 34 für pflanzliche Urtinkturen verändert wurden, die ursprünglich festgelegten EtOH-Konzentrationen der Urtinkturen und ihre flüssigen Zubereitungen aber erhalten bleiben sollten.

Da in den Herstellungsvorschriften des HAB 1, ebenso wie im HAB 34 unter Teilen Masseteile verstanden werden, ergeben sich die ungeraden Zahlen aus der Umrechnung der Volumenprozente in Masseprozente (Tab. 4.48).

Tabelle 4.48. Ethanolische Arzneiträger im HAB 1

	% (m/m)	% (V/V)
Wasserfreies EtOH:	99,7	99,8
EtOH-Wasser-Gemisch:	93,9	96,0
	86	90
	73	80
	62	70
	43	50
	30	5
	15	17

Nicht alle Hilfsstoffe, die in das HAB 1 aufgenommen wurden, sind in ihrer Qualität beschrieben. Generell gilt, daß Stoffe, die im DAB aufgeführt sind, den dort genannten Anforderungen entsprechen müssen. Für die anderen Stoffe gelten zum Teil spezifische Verordnungen. So muß Honig der Europäischen Honigverordnung und Hefe, die gärfähig sein muß, dem Lebensmittelgesetz entsprechen.

Zubereitungen und Darreichungsformen

Aus den Ausgangsmaterialien und Arzneiträgern werden die wirksamen Bestandteile - Urtinkturen, Lösungen, Verreibungen und deren flüssige (Dilutionen) bzw. feste Verdünnungen (Triturationen) - hergestellt. Sie werden im HAB 1 auch als Zubereitungen oder als Arzneiformen bezeichnet.

Die verschiedenen Verdünnugsgrade für Zubereitungen werden durch Potenzierung erhalten. Unter Potenzierung wird die stufenweise Verdünnung fester oder flüssiger Zubereitungen nach der jeweilig angegebenen Vorschrift verstanden. Sie erfolgt entweder nach der Dezimalskala im Verhältnis 1:10 oder nach der Centesimalskala im Verhältnis 1:100, wobei zu beachten ist, daß für die Herstellung der 1. Dezimal- bzw. 1. Centesimalverdünnung aufgrund des tatsächlichen Arzneigehaltes unterschiedliche Mengen Urtinktur, Lösung oder Substanz einzusetzen sind. Bei Urtinkturen nach den Herstellungsvorschriften (HV) 1 und 2 werden 2 Teile, bei Urtinkturen nach der HV 3 werden 3 Teile zu 10 Teilen an 1. Dezimalstufe verdünnt. Wird als Ausgangsmaterial eine chemische Verbindung verwendet, muß ihr tatsächlicher Gehalt bei der Weiterverarbeitung beachtet werden, so ergeben z. B. 10 Teile Acidum nitricum (12%) und 2 Teile Wasser die Lösung (1. Dezimalverdünnung).

Das Zeichen D kennzeichnet die *Dezimalverdünnungen*, das Zeichen C die *Centesimalverdünnungen*. Eine den Zeichen C und D hinzugefügte Zahl z. B. D 3 bzw. C 3 gibt die Anzahl der Verdünnungsschritte an. Da es auf die Zahl der Verdünnungsschritte ankommt und nicht auf die Konzentration, kann nicht anstelle einer D 8 eine C 4 abgegeben werden.

Daneben gibt es noch die in HV 17 beschriebenen *LM-Potenzen*. Sie werden im Verhältnis 1 zu 50.000 hergestellt. Aus den römischen Zahlenzeichen L für 50 und M für 1.000 leitet sich ihre eigentlich falsche Kennzeichnung (LM) ab. Ihre inoffizielle Bezeichnung Quinquagintamillesimalpotenzen oder Q-Potenzen ist die korrektere Kennzeichnung. Irreführend ist die Bezeichnung dennoch, da die Potenzen nicht durch 50.000maliges Verdünnen hergestellt worden sind (Tab. 4.49).

Flüssige Verdünnungen werden nach der Mehrglasmethode in Gefäßen hergestellt, deren Rauminhalt um mindestens ein Drittel größer ist als das aufzunehmende Flüssigkeitsvolumen. Nach Zugabe des vorgeschriebenen Arzneiträgers zum wirksamen Bestandteil wird zur Potenzierung jedes Mal mindestens 10mal kräftig in Richtung Erdmittelpunkt geschüttelt. Die Herstellung fester Zubereitungen ist in den HV 6 und 7 beschrieben.

Tabelle 4.49. Theoretischer Vergleich zwischen LM-Potenzen, Dezimal- und Centesimalverdünnungen

LM-Potenz	etwa entsprechende Dezimal- verdünnung	etwa entsprechende Centesimal- verdünnung
LM I	D 10	C 5
LM II	D 15	C 7 bis 8
LM III	D 19	C 1 bis 10
LM IV	D 24	C 12
LM XXX	D 146	

Das HAB 1 schreibt für die Potenzierung der flüssigen Zubereitungen die Mehrglasmethode vor, d. h. für jede Verdünnungsstufe muß ein neues Gläschen mit einem neuen Verschluß verwendet werden. Die Einglasmethode nach *Korsakoff* wurde aufgrund ihrer schlechten Reproduzierbarkeit nicht in das HAB 1 aufgenommen. Bei der *Korsakoff-Methode* erfolgt die Potenzierung bis zum gewünschten Verdünnungsgrad in einer einzigen Flasche. Hergestellt werden nur Centesimalpotenzen, als Arzneiträger wird mit Ausnahme der letzten Verdünnungsstufe Wasser verwendet.

Bei der Herstellung fester und flüssiger Verdünnungen nach HAB 1 darf keine Stufe übersprungen werden, sofern nichts anderes in den Monographien angegeben ist. Um den Wunsch einiger Therapeuten zu berücksichtigen, denen der früher übliche End-Ethanolgehalt von 45 Prozent zu hoch war, ist es zulässig, eine andere als die in den einzelnen Vorschriften angegebene EtOH-Konzentration zu verwenden, wie z. B. 15 oder 30 Prozent. Dies muß jedoch gekennzeichnet werden.

Vom HAB 34 wurden die gewohnten homöopathischen Bezeichnungen Dilution, Trituration und Potenzierung übernommen. Dagegen werden im HAB 1 für die Bezeichnungen Essenz, Potenzierungsgrad und Paragraph die Begriffe Urtinktur, Verdünnungsgrad und Herstellungsvorschrift verwendet.

Aus den flüssigen und festen Zubereitungen werden nach Zufügen von Hilfsstoffen die im HAB 1 beschriebenen Darreichungsformen hergestellt. Wird mit Arzneiträgern nicht potenziert, sondern werden diese nach HV 16 zugemischt, so sind die Arzneiträger als Hilfsstoffe zu kennzeichnen.

Kapseln sind im Sinne des HAB 1 keine Darreichungsform. Sie sollen lediglich die sichere Einzeldosierung von Verreibungen ermöglichen. Deswegen ist das Zumischen von Hilfsstoffen zur Kapselfüllung nicht erlaubt.

Für alle Herstellungsvorgänge sind Apparaturen aus indifferentem Material vorgeschrieben. Verdunstungsverluste, Wärmeeinwirkung und direktes Sonnenlicht sind bei der Herstellung möglichst zu vermeiden.

Das HAB 1 unterscheidet bei den tiefst herstellbaren flüssigen Zubereitungen in *Lösungen* von chemischen Verbindungen in flüssigen Arzneiträgern und in *Urtinkturen* (Kurzzeichen ∅), die folgendermaßen definiert sind:

- Mischungen pflanzlicher Preßsäfte mit EtOH,
- Auszüge aus frischen oder getrockneten Pflanzen sowie deren Absonderungen, Pflanzenteilen, Pflanzenbestandteilen, Tieren, Teilen von Tieren sowie deren Absonderungen mit den genannten flüssigen Arzneiträgern.

Frische Pflanzen und Pflanzenteile werden aufgrund ihrer individuellen Eigenschaften nach den HV 1 bis 3 verarbeitet.

Sind Urtinkturen aus frischen Pflanzen oder Pflanzenteilen, die nicht monographisch im Arzneibuch aufgeführt sind, herzustellen, so ist die passende Herstellungsvorschrift des HAB 1 auszuwählen und die Art der Herstellung zu deklarieren.

Getrocknete Pflanzen, Teile oder Bestandteile davon, Tiere, Teile von Tieren sowie ihre Absonderungen werden nach den HV 4a bzw. 4b hergestellt.

Arzneigehalt

Anstelle der im HAB 34 vorgeschriebenen Ermittlung des theoretischen Saftgehaltes wird im HAB 1 die genauere Bestimmung des Trocknungsverlustes vorgeschrieben.

Der Saftgehalt stellte für Hahnemann den Arzneigehalt der frischen Pflanze dar, sozusagen die Einheit der Arzneikraft, auf die bei der Herstellung der Urtinkturen und Verdünnungsstufen bezogen werden konnte und mußte. Als Bezugsgröße für eine einheitliche Normierung der Urtinkturen ist der Saftgehalt allerdings nicht besonders geeignet. Da je nach Wetter, Standort und Wachstumsbedingungen der Saftgehalt starken Schwankungen unterworfen ist, konnten die nach dem HAB 34 hergestellten Urtinkturen unterschiedlich stark konzentriert sein. Für das HAB 1 wird als Bezugsgröße für den Arzneigehalt der Trocknungsverlust (Feuchtigkeitsgehalt) ausgewählt. Bei der Festlegung der neuen Bezugsgröße für den Arzneigehalt wurde der Wunsch der homöopathischen Ärzteschaft berücksichtigt, den EtOH-Gehalt der bereits im Verkehr befindlichen homöopathischen Zubereitungen nicht zu verändern. Gleichzeitig schied damit die Möglichkeit aus, analog zu den homöopathischen Pharmakopöen aus Frankreich und den USA die getrocknete Pflanze als Bezugsgröße für den Arzneigehalt zu wählen und zu einer international einheitlichen Herstellung der homöopathischen Arzneimittel zu kommen. Bei der Bestimmung wird in der Praxis so verfahren, als seien der Trocknungsverlust (in %) und der Saftgehalt (in %) identisch. Damit fällt das früher übliche Auspressen und Filtrieren der Saftprobe und deren nachfolgende Trockenrückstandsbestimmung weg.

Die fertigen Urtinkturen sind zusätzlich mittels des Trockenrückstandes und ggf. mittels stark wirksamer Inhaltsstoffe standardisiert. Wird nach der Herstellung der Urtinkturen festgestellt, daß die in der Monographie geforderten Werte überschritten sind, wird mit Hilfe der nachfolgenden Gleichung mit EtOH der gewünschten Konzentration verdünnt:

$$E_1 = \frac{M(N_x - N_0)}{N_0} \tag{1}$$

E_1 = Zur Einstellung auf den vorgeschriebenen Wert erforderliche Menge EtOH in kg,
M = Masse des Filtrats in kg,
N_0 = in der Monographie geforderter Wert für Trockenrückstand oder Gehalt in %,
N_x = Trockenrückstand oder Gehalt des Filtrats in %.

Bei nicht verschreibungspflichtigen Urtinkturen wird für den Trockenrückstand nur ein Mindestgehalt festgelegt; bei den verschreibungspflichtigen muß der Mindest- und Höchstgehalt angegeben werden, obwohl aufgrund von Untersuchungen bekannt ist, daß der Gehalt des Trockenrückstandes häufig nicht mit dem Gehalt der Inhaltsstoffe korreliert.

7.3 Herstellungsvorschriften

Urtinkturen nach HV 1 sind Mischungen gleicher Teile Preßsaft und EtOH 86 Prozent. Zu ihrer Herstellung werden die fein zerkleinerten Pflanzen oder Pflanzenteile ausgepreßt. Der Preßsaft wird sofort mit gleichen Masseteilen EtOH 86 Prozent gemischt und frühestens nach fünftägigem Stehenlassen bei maximal 20 °C filtriert. Generell anzumerken ist, daß die Klarheit der Urtinktur nicht mehr gefordert wird. Statt dessen heißt es im HAB 1, daß Urtinkturen nicht stärker getrübt sein dürfen, als es der Natur des Ausgangsstoffes entspricht.

Aufgrund der schlechten Ausbeute und technischer Schwierigkeiten werden nach HV 1 nur wenige Urtinkturen hergestellt, wie z. B. Avena sativa.

Urtinkturen nach HV 2a und 2b werden durch Mazeration hergestellt. Sie unterscheiden sich durch ihren EtOH-Gehalt. Um fermentative Veränderungen während der Bestimmung des Trocknungsverlustes zu vermeiden, wird die Pflanzenmasse sofort nach dem Zerkleinern mit einem halben Masseteil EtOH 86 Prozent konserviert und die zugesetzte EtOH-Menge bei der Mazeration rechnerisch berücksichtigt.

Der Arzneigehalt der nach HV 1 und HV 2 hergestellten Urtinkturen beträgt $^1/_2$.

Urtinkturen nach HV 3a bis 3c werden ebenfalls durch Mazeration mit einer vorgeschriebenen Menge EtOH bestimmter Konzentration hergestellt. Der Arzneigehalt der nach HV 3 hergestellten Urtinkturen beträgt $^1/_3$.

Urtinkturen nach HV 4a werden aus getrockneten Drogen, nach HV 4b aus Tieren, Teilen von Tieren und deren Absonderungen im Verhältnis 1 zu 10 mit EtOH geeigneter Konzentration durch Mazeration oder Perkolation nach einem in der Monographie *Tinkturen* des Arzneibuches beschriebenen Verfahren hergestellt.

Soll auf einen vorgeschriebenen Wert eingestellt werden, wird die benötigte Menge EtOH der zur Herstellung vorgeschriebenen oder verwendeten Konzentration wie bei den vorhergehenden Urtinkturen nach Gleichung (1) berechnet. Der Arzneigehalt der nach HV 4 hergestellten Urtinkturen beträgt $^1/_{10}$.

Ursprünglich war vorgesehen, daß nach HV 4b nur niedere Tiere oder Teile davon in frischem oder getrocknetem Zustand verarbeitet werden sollen. In der Praxis werden nach dieser HV auch getrocknete Organe aufbereitet.

Aus chemischen Verbindungen werden nach den HV 5a und 5b Lösungen hergestellt. Zu beachten ist, daß nur die in diesen Vorschriften genannten Arzneiträger verwendet werden dürfen; die Verwendung anderer Arzneiträger ist nicht zulässig.

HV 6 regelt die Herstellung von Verreibungen aus festem Ausgangsmaterial mit Lactose und legt für die 1. Dezimal- bzw. Centesimalverreibung die Größe der enthaltenen Arzneigrundstoffteilchen (Ausgangsmaterialien) fest: 80 % der Teilchen müssen kleiner als 10 μm sein und kein Teilchen darf größer als 50 μm sein.

Zusätzlich zur Handverreibung, die nach den Angaben Hahnemanns durchzuführen ist, erlaubt das HAB 1 die Maschinenverreibung. Für Mengen über 1.000 g wird sie sogar vorgeschrieben. Für höhere Verdünnungen als D 4 bzw. C 4 ist die Herstellung durch maschinelle Mischung Pflicht. Die maschinelle Mischung wurde erst nach kontroversen Diskussionen in das HAB 1 aufgrund von experimentellen Ergebnissen aufgenommen. Sie zeigten, daß nach vorschriftsmäßiger Verreibung bis zur 4. Dezimal- bzw. 4. Centesimalverdünnung die Partikelgröße des eingesetzten Ausgangsmaterials auch bei weiterem Verreiben nicht mehr verändert wird.

Für die maschinelle Mischung sind die Auswahl des geeigneten Mischers und die für die Erzielung der Homogenität erforderliche Mischzeit für jeden Gerätetyp einmal experimentell zu ermitteln und zu dokumentieren.

Nach HV 7 werden feste Zubereitungen aus Urtinkturen oder Lösungen sowie deren Verdünnungen mit Lactose als Arzneiträger durch Mischen in geeigneten Geräten hergestellt. Da im Vergleich zu Verreibungen in flüssigen Systemen die Partikel kleiner sind, darf die vorgeschriebene Gesamtmenge der flüssigen Zubereitung der erforderlichen Gesamtmenge Lactose in einem geeigneten Gerät zugemischt werden. Die homogene feuchte Mischung wird danach schonend getrocknet, nach eventuellem Mahlen gesiebt und nochmals gründlich gemischt.

Die so hergestellte Mischung von beispielsweise 1 g einer flüssigen D 2 mit 10 g Lactose (abzüglich der Masse des Trockenrückstandes der flüssigen Verdünnung) ergibt 10 g einer D 3 Zubereitung.

Bei der Verwendung von Urtinkturen sind die in der jeweiligen HV angegebenen Mengenverhältnisse zu beachten. So werden für die 1. Dezimalverdünnung (D 1) 2 Teile der Urtinkturen nach HV 1 oder HV 2 oder 3 Teile Urtinktur nach HV 3 mit Lactose zu 9 Teilen verarbeitet. Anschließend wird nach Berücksichtigung des Trockenrückstandes so viel Lactose zugesetzt, daß die Gesamtmenge 10 Teile beträgt. Mengen über 1.000 g müssen maschinell, kleinere Mengen können auch manuell hergestellt werden.

Daraus ergibt sich, daß für diese Vorschrift die HAB-1-Bezeichnung „Verreibungen" im Grunde nicht stimmt. Es werden Mischungen hergestellt, die in anderen Staaten korrekterweise als Puder bezeichnet werden.

Den umgekehrten Weg, die Herstellung von flüssigen Zubereitungen aus Verreibungen, beschreiben die HV 8a und 8b. Nach den Angaben Hahnemanns muß eine unlösliche Substanz bis zur 6. Stufe verrieben werden, damit sie so „verfeinert" ist, daß sie flüssig weiter potenziert werden kann. Auf Einspruch der Ärzte, die unterschiedliche therapeutische Effekte bei der Verwendung einer aus einer unlöslichen Substanz hergestellten D4- bzw. C4- und D6- bzw. C6-Verreibung sahen, darf im HAB 1 von der 4. Dezimal- bzw. Centesimalverreibung an flüssig weiterpotenziert werden. Einschränkend dürfen die in dieser Weise hergestellten flüssigen Verdünnungen D 6 und D 7 sowie C 6 und C 7 nicht zur Herstellung von weiteren flüssigen Verdünnungen verwendet werden.

Die HV 25 bis 31 beschreiben die verschiedenen *spagyrischen (spagirischen) Verfahren* nach Zimpel, Krauß und Heinz. Diese sehr speziellen Verfahren beruhen auf alchimistischer Tradition. Sie folgen der Idee, aus dem Ausgangsmaterial die unsichtbaren, geistigen Kräfte in möglichst konzentrierter, gereinigter und veredelter Form unter Einschränkung des materiellen Ballastes zu gewinnen. Typisch für spagyrische Tinkturen ist der angenehme Geruch, der auf wasserdampfflüchtige Bestandteile zurückzuführen ist.

Auf *anthroposophische Verfahren* beziehen sich die HV 18 bis 24 sowie 32 bis 39. Sie beruhen auf folgenden Überlegungen: Im Naturzustand wirken die verschiedenen Ausgangsmaterialien aus dem Pflanzen-, Tier- und Mineralbereich nicht oder nur selten. Sie müssen, bevor sie im menschlichen Organismus als Heilmittel wirken können, durch besondere pharmazeutische Prozesse aufgeschlossen werden, deren Zweck nicht

die stoffliche Anreicherung der Inhaltsstoffe, sondern die Erfassung des gesamten Wesens des verwendeten Stoffes ist. Damit kommt den pharmazeutischen Prozessen in der Anthroposophie eine wichtige Vermittlerfunktion zwischen Natur und Mensch zu.

Die Heilkräfte einer Pflanze werden unter anderem bei unterschiedlichen Wärmestufen aufgeschlossen. Verfahren mit Wärmebehandlung werden in den HV 18 („äthanol. Digestio"), 19 („äthanol. Decoctum"), 20 („äthanol. Infusum"), 23 (wäßr. „Decoctum") und 24 (wäßr. „Infusum") beschrieben. Durch die Art der Zubereitung soll eine Lenkung des Arzneimittels auf Organsysteme erzielt werden. Die spezifischen Wärmebehandlungen, zu denen auch Rösten, Verkohlen und Veraschen gehören, differenzieren dabei die Wirkungsrichtung des Arzneimittels im menschlichen Organismus.

Unter dem Einfluß rhythmischer Wärmeprozesse und unter Berücksichtigung der Tagesrhythmen werden *Rh-Tinkturen* aus frischem Pflanzenpreßsaft ohne Arzneiträger- oder Lösungsmittelzusatz nach den HV 21 und 22 hergestellt. Der pharmazeutische Prozeß findet im wäßrigen Medium statt, um die schädigende Wirkung (Mumifizierung) von EtOH auf die Heilpflanze zu vermeiden. Pflanzenprozesse, die sich im „Naturzusammenhang" abspielen, sollen durch einen bestimmten Temperatur- und Bewegungsrhythmus verlängert werden.

Innerhalb von mindestens 30 Minuten wird der Preßsaft morgens auf 37 °C erwärmt und abends auf 4 °C abgekühlt. Während der Erwärmungs- und Abkühlungsphasen, der Übergangszeiten der Pflanzenrhythmen (Assimilation - Dissimilation), wird der Ansatz geschüttelt. In der Zwischenzeit wird der Ansatz nicht bewegt. Die ausgewählten Temperaturen sind auf die Eigenschaften des Wassers zurückzuführen. Wasser hat bei 4 °C sein größtes spezifisches Gewicht und bei etwa 37 °C, der menschlichen Körpertemperatur, seine geringste spezifische Wärme. Bewußt werden beim pharmazeutischen Prozeß der Einfluß der Schwerkraft und die Erwärmung mit der geringsten Wärmemenge berücksichtigt.

Bis zur Fertigstellung der Rh-Tinktur wird der Pflanzensaft einige Wochen dem Bewegungs- und Wärmerhythmus ausgesetzt. Dabei findet, bedingt durch die pflanzenspezifische Mikroflora, eine Milchsäuregärung statt, die zu einer stabilen Tinktur führt.

Die Tinktur bleibt aber im Gegensatz zu einer ethanolischen Tinktur anfällig gegenüber einer mikrobiellen Kontamination und muß deshalb aseptisch weiterverarbeitet werden.

In den HV 33 bis 38 wird die Herstellung von wäßrigen Urtinkturen mit Wärmebehandlung und Fermentation und deren flüssigen Verdünnungen durch Potenzierung mit Wasser beschrieben. Das wäßrige Milieu wird in der Anthroposophie als adäquates Medium angesehen, um die Wesensstruktur der Pflanze zu bewahren. Ihm fehlt im Gegensatz zu EtOH eine konservierende, schädigende Eigenschaft. Für die Gewinnung stabiler Zubereitungen und zur Lenkung der Gärung werden im Verlauf des rhythmischen Herstellungsprozesses Hilfsstoffe wie Wasser, Honig, Lactose, Hefe, Hämatit und Zink zugefügt.

Auch für die Herstellung der *Globuli velati* ist Wasser als Medium vorgeschrieben. Nach den HV 39a und

39b werden wäßrige und feste Zubereitungen allein oder in Mischungen mit Zuckersirup (wäßriges Milieu) gemischt und potenziert. Da mit dieser Mischung Saccharosekügelchen dragiert werden, wurde für diese Darreichungsform die Bezeichnung Globuli velati (eingehüllte Globuli) gewählt, zur Unterscheidung zu den Globuli nach HV 10.

Die HV 40a bis 40c beschreiben die Herstellung gemeinsam potenzierter Mischungen aus festen und flüssigen Zubereitungen. Nach HV 40a dürfen flüssige Zubereitungen nur dann gemeinsam potenziert werden, wenn in ihrer Herstellungsvorschrift die Potenzierung mit einem ethanolhaltigen Arzneiträger vorgeschrieben ist. Der EtOH-Gehalt des Arzneiträgers kann frei gewählt werden.

Organpräparate werden nach den HV 41a und 41b durch Mazeration im Verhältnis 1 zu 100 mit einer Mischung von NaCl-Lösung und Glycerol, nach HV 42 im Verhältnis 1 zu 10, hergestellt. Aufgrund des für die Mazeration vorgeschriebenen Arzneiträgers, bei dem die üblichen Sterilisationsverfahren nicht angewendet werden können, wird für die Glycerol(Gl)-Urtinkturen keine Prüfung auf Sterilität gefordert. Auch wenn homöopathische Organpräparate nur in höheren Verdünnungsgraden hergestellt werden, erscheint ihre Verwendung als Injektionslösungen problematisch.

Nosoden sind Zubereitungen aus Krankheitsprodukten von Mensch und Tier, aus Krankheitserregern oder deren Stoffwechselprodukten oder aus Zersetzungsprodukten frischer Organe oder Körperflüssigkeiten, die Krankheitserreger enthalten. Ihre Herstellung ist in den HV 43 und 44 beschrieben. Das Ausgangsmaterial von Nosoden muß vor der Weiterverarbeitung sterilisiert werden.

Dabei bleibt der antigene Charakter des Ausgangsmaterials erhalten. Bestehen die Nosoden aus Kulturen von Mikroorganismen, muß die Kultur vor dem Sterilisieren auf 10 Keime/g eingestellt werden. Weitere Anforderungen sind nicht mehr spezifiziert. Sie richten sich individuell nach dem Nosodentyp, der verwendet wird.

Auch die HV 46 ist eine Spezialvorschrift. Sie regelt die Herstellung flüssiger weniger Verdünnungen. Als Arzneiträger wird Likörwein verwendet.

7.4 Darreichungsformen

In den HV 9 bis 16 und 45 wird die Herstellung von Darreichungsformen beschrieben. Soweit im HAB 1 nicht extra aufgeführt, müssen Darreichungsformen den Anforderungen des DAB entsprechen.

Tabletten nach HV 9 können durch Pressen - gegebenenfalls nach Granulieren - hergestellt werden. Die Art und Menge der Hilfsstoffe, die zugegeben werden dürfen, ist festgelegt.

Die Masse der Tabletten, die aus mehreren homöopathisch hergestellten Zubereitungen bestehen, ist nicht festgelegt. Dagegen muß jede Tablette, die nur eine einzige nach HV 6 oder 7 hergestellte Zubereitung enthält, 100 bzw. 250 mg wiegen.

Globuli nach HV 10 werden durch Imprägnieren von 100 Teilen Saccharosekügelchen mit 1 Teil Dilution hergestellt. Damit die Zuckerkügelchen nicht aufgelöst werden, muß der EtOHGehalt der Dilution mindestens 60 Prozent betragen. Da das Imprägnieren kein Potenzierungsschritt ist, werden die Globuli mit dem Verdünnungsgrad der verwendeten Dilution bezeichnet.

Die HV 11, 13, 14, 15 und 45 für *Injektionslösungen, Salben, Suppositorien, Augentropfen* und *Nasentropfen* wurden bei der Fortschreibung des HAB 1 weitgehendst den Anforderungen des DAB 9 angepaßt. Die HV 17a und 17b wurden zu einer Vorschrift zusammengefaßt.

Die HV 12a bis 12i regeln die Herstellung *Flüssiger Einreibungen (Externa)*. Neben den ehemaligen „Ad usum externum"-Vorschriften des HAB 34, nach denen Urtinkturen in einem bestimmten Verhältnis mit EtOH einer vorgeschriebenen Konzentration gemischt wurden, sind unter diesen Vorschriften auch anthroposophische Verfahren aufgenommen.

Durch die Aufnahme der HV 16, die alle nur denkbaren Mischungen erlaubt, wurde die Herstellung homöopathischer Komplexmittel als eine homöopathische Verfahrensweise anerkannt. *Komplexmittel* werden von der klassischen Homöopathie strikt abgelehnt.

7.5 HAB-1-Monographien

Das HAB 1 enthält in seinem 2. Abschnitt eine Sammlung von 342 Monographien, in denen Pflanzen, Tiere, chemische Verbindungen und Elemente beschrieben werden.

Der Aufbau dieser Monographien ist hinsichtlich der Beschreibung, Eigenschaften, der Identitäts- und Reinheitsprüfungen, Gehaltsbestimmungen und Lagerungsbedingungen mit dem Aufbau der Monographien der PhEur vergleichbar. Darüber hinaus enthalten die Monographien Angaben über die tiefst herstellbaren flüssigen und festen Zubereitungen (Urtinkturen, Lösungen und Triturationen). Für verschreibungspflichtige Zubereitungen wird zusätzlich eine Grenzprüfung der D 4 verlangt.

Aufbau

- Bezeichnung: wissenschaftlicher lateinischer Name,
- Ausgangsmaterial,
- Definition,
- Beschreibung, Eigenschaften,
- Prüfung auf Identität
- Prüfung auf Reinheit,
- (Gehaltsbestimmung),

Arzneiformen

- Herstellung,
- Eigenschaften,
- Prüfung auf Identität,
- Prüfung auf Reinheit,
- (Gehaltsbestimmung),
- (Grenzprüfung der D 4),
- Lagerung.

Die Monographien werden bei Pflanzen mit dem botanisch-wissenschaftlichen (Ausnahme Asa foetida) und bei chemischen Verbindungen mit dem altlateinisch-wissenschaftlichen Namen bezeichnet. Die in der Homöopathie gebräuchlichen Bezeichnungen erscheinen als Untertitel. Haupt- und Untertitel sind gleichberechtigt und können wahlweise für die Kennzeichnung des homöopathischen Arzneimittels verwendet werden.

Beispiele:
- Haupttitel: Artemisia abrotanum
  Untertitel: Abrotanum
- Haupttitel: Hydrargyrum sulfuratum rubrum
  Untertitel: Cinnabaris

Großer Wert wird auf die exakte Definition des verwendeten Ausgangsmaterials gelegt. Wird im DAB und HAB 1 identisches Ausgangsmaterial beschrieben, gelten grundsätzlich die Qualitätsanforderungen des DAB. Darüber hinaus müssen in den entsprechenden HAB-1-Monographien zusätzliche Angaben für die tiefst herstellbaren Zubereitungen enthalten sein (Beispiele: Ammi visnaga, Acidum hydrochloricum).
Wird zur Standardisierung von getrockneten Pflanzen eine Gehaltsangabe, z. B. von ätherischem Öl, gefordert, wird nur die Mindest- und nicht die Höchstforderung angegeben. Damit wird ausgeschlossen, daß qualitativ besseres Material verworfen werden muß.
Das Ausgangsmaterial wird ausführlich beschrieben, jedoch nur die Teile, die tatsächlich verwendet werden. Frischpflanzen und lebende Tiere werden morphologisch-makroskopisch beschrieben, um Verwechselungen auszuschließen, getrocknete Pflanzen und Tiere zusätzlich auch mikroskopisch.
Bei chemischen Verbindungen und getrockneten Drogen muß das Ausgangsmaterial auf *Identität* und auf *Reinheit* geprüft werden, dazu gehört auch die Prüfung auf fremde Bestandteile.
Eine *Gehaltsbestimmung* wird bei chemischen Verbindungen grundsätzlich angegeben, bei frischen Drogen nie und bei getrockneten Drogen nur, wenn sie pharmakologisch stark wirksame Inhaltsstoffe enthalten, deren Konzentration im Hinblick auf die Unbedenklichkeit von Bedeutung sein könnte. Soweit wie möglich wird bewußt auf nicht aussagekräftige Gehaltsbestimmungen, die nur eine scheinbare Sicherheit vortäuschen würden, verzichtet. So ist in den Monographien von Pflanzen mit Herzglycosiden keine Gehaltsbestimmung aufgenommen.
Da bei der chemischen Bestimmung der Herzglycoside nicht zwischen toxischen und weniger toxischen Inhaltsstoffen unterschieden wird, ist für den Gehalt der Herzglycoside nur die biologische Wertbestimmung am Meerschweinchen aussagekräftig. Da die Resorption der Glycoside beim Menschen unterschiedlich verläuft, kann das Ergebnis der biologischen Wertbestimmung am Meerschweinchen nicht mit den Verhältnissen beim Menschen korreliert werden.
Auf die Beschreibung und Prüfung des Ausgangsmaterials folgt in der Monographie der Abschnitt Arzneiformen.

Wenn eine quantitative Bestimmung durchgeführt werden muß, ist für die tiefst herstellbare flüssige bzw. feste Zubereitung der geforderte Mindest- und Höchstgehalt festgelegt.
Für die Angabe der Herstellung wird auf die entsprechende HV verwiesen. Wird von dieser abgewichen, wird das gesondert aufgeführt.
Unter *Eigenschaften* werden bei pflanzlichen Urtinkturen die Farbe, der Geruch und Geschmack angegeben, bei Lösungen und Verreibungen chemischer Substanzen wird nur das Aussehen beschrieben.
Unter *Prüfung auf Identität* sind gewöhnlich für Pflanzen zwei bis drei einfache Farbreaktionen und eine DC-Bestimmung aufgenommen. Im allgemeinen sind die für chemische Verbindungen aufgenommenen Prüfungen spezifischer.
Da das Ausgangsmaterial sehr genau beschrieben wird und die Qualität homöopathischer Zubereitungen auch über das exakt beschriebene Herstellungsverfahren definiert wird, werden unter *Prüfung auf Reinheit* bei Pflanzenmonographien meist nur die relative Dichte und der Trockenrückstand angegeben; bei Lösungen wird das Aussehen objektiviert und die relative Dichte festgelegt. Wenn eine Verwechselung bzw. Verfälschung mit anderen Bestandteilen ausgeschlossen werden soll, wird unter Prüfung auf Reinheit zusätzlich eine DC-Untersuchung aufgenommen, z. B. bei Rheum.
Eine *Gehaltsbestimmung*, die bei einer chemischen Verbindung oder aus Gründen der Arzneimittelsicherheit durchgeführt werden muß, wird nur für die tiefst herstellbaren flüssigen und festen Verdünnungen angegeben. Bei verschreibungspflichtigen homöopathischen Arzneimitteln, die ab der D 4 nicht mehr der Verschreibungspflicht unterliegen, wurde eine *Grenzprüfung* aufgenommen, die zwischen der D 3 und D 4 unterscheidet. Die Grenzprüfung gilt nur für die entsprechenden Einzelmittel, sie soll nicht in Mischungen durchgeführt werden.
Falls erforderlich werden abschließend *Lagerungshinweise* gegeben und Hinweise, bis zu welcher Dezimalverdünnung die Lösung frisch hergestellt werden muß, z. B. bei Jodum.
Bei der Abfassung der HAB-1-Monographien war es den Sachverständigen durchaus bekannt, daß einige Urtinkturen nur begrenzt haltbar sind. Die Veränderung ihrer Inhaltsstoffe läßt sich außerdem analytisch leicht nachweisen. So enthalten nach kurzer Lagerzeit die Urtinkturen von Atropa belladonna kein Hyoscyamin, von Aloe kein Aloin, von Secale cornutum keine unveränderten Peptidalkaloide mehr. Vom rein naturwissenschaftlichen Standpunkt aus hätten instabile Zubereitungen nicht in das HAB 1 aufgenommen werden dürfen. Das widersprach aber der homöopathischen Denkweise, denn die Arzneimittelbilder, nach denen die Auswahl des geeigneten Simile erfolgte, wurden nicht mit einer frisch hergestellten, sondern mit einer älteren Urtinktur erstellt.
Es war für die homöopathischen Ärzte nicht einsichtig, daß gerade Arzneimittel, auf denen die therapeutische Erfahrung beruht, von der Verwendung ausgeschlossen werden sollten, nur weil ihre analytisch erfaßbaren Eigenschaften von denjenigen nach der Herstellung abweichen. Überdies wirkt nach Ansicht der homöopathischen Therapeuten die homöopa-

thisch hergestellte Zubereitung als Ganzes, d. h. Einzelwirkungen werden im allgemeinen nicht bestimmten Inhaltsstoffen zugeordnet. Ebenso wird eine Wirksamkeit der veränderten Inhaltsstoffe von den homöopathischen Ärzten nicht ausgeschlossen. Somit wird hinsichtlich der Haltbarkeit die therapeutische Qualität der homöopathischen Zubereitungen höher als die pharmazeutische Qualität bewertet.

Zur Behebung der analytischen Schwierigkeiten wurden die Qualitätsanforderungen an das Ausgangsmaterial und an die Arzneiform (Urtinktur) variiert. Die pharmazeutische Standardisierung des Ausgangsmaterials bleibt erhalten. Das Ausgangsmaterial muß grundsätzlich in Identität, Reinheit und Gehalt, d. h. in seiner Qualität, den Arzneibuchanforderungen entsprechen. Bei der Prüfung der Urtinktur wurden dagegen die veränderten Eigenschaften der flüssigen Zubereitung berücksichtigt. Bei der DC-Beschreibung wurde das DC einer gelagerten und zusätzlich das DC einer frisch hergestellten Urtinktur mit den noch unzersetzten Inhaltsstoffen beschrieben. Damit sind beide Urtinkturen, die frische und die gelagerte, arzneibuchkonform.

7.6 Fortschreibung des HAB 1

Für das HAB 1 gelten die Vorschriften und Bezeichnungen des DAB 8 und der PhEur 1. Ausgabe. Dagegen entsprechen die Monographien und Vorschriften, die nach Abschluß des HAB 1 von der zuständigen Kommission verabschiedet wurden, den Anforderungen des gültigen DAB 9. Für den 5. Nachtrag zum HAB 1 liegen 12 überarbeitete und 11 neue HV, 12 Reagenzien sowie 138 Monographien vor.

Lange Zeit wurde die Herstellung der flüssigen Zubereitungen durch maschinelle Verschüttelung als ein im Vergleich zur manuellen Verschüttelung nicht gleichwertiges Verfahren abgelehnt. Da aber homöopathische Arzneimittel zunehmend industriell hergestellt werden, gab die HAB-Kommission ihre ablehnende Haltung gegenüber der *maschinellen Verschüttelung* auf und stimmte zu, eine entsprechende Vorschrift in den 5. Nachtrag zum HAB 1 aufzunehmen.

Die HAB-1-Vorschriften, die die Herstellung der Darreichungsformen regeln, wurden ursprünglich für Einzelmittel konzipiert. Nachdem die HV 16 für Mischungen in das HAB 1 aufgenommen wurde, werden nach diesen Vorschriften auch Komplexmittel hergestellt. Das ist zwar durchaus zulässig, jedoch wird die Herstellung ihrer Darreichungsformen nicht eindeutig beschrieben. Deswegen wurden die HV 11, 13, 14, 15 und 45 überarbeitet und verändert.

HV 17. Die Vorschrift 17b „Flüssige LM-Potenzen aus LM-Streukügelchen" wurde gestrichen. Unter Berücksichtigung, daß LM-Potenzen nicht durch Potenzierung, sondern durch Auflösungen der LM-Globuli hergestellt werden, wird in die HV 17 ein entsprechender Abschnitt aufgenommen.

HV 27 bis 30. Die Vorschriften für die Herstellung der spagyrischen Urtinkturen nach Krauß wurden aus galenischen Gründen geändert.

Bei den für das HAB 2 erarbeiteten Monographien, die im Aufbau den HAB-1-Monographien gleichen, wurde auf die ausführliche botanische Beschreibung verstärkt Wert gelegt. Der Umfang der Prüfungen des Ausgangsmaterials und der Arzneiform blieb unverändert. Die DC-Untersuchung erfolgte zum Teil mit geeigneten Fertigplatten des Handels.

Als zusätzliche Methode wird für die Analytik von Proteinen die isoelektrische Fokussierung aufgenommen. Diese Elektrophorese-Methode wird bei der Untersuchung der Schlangengifte von Lachesis mutus und Naja naja angewendet.

7.7 Der Homöopathie verwandte Therapierichtungen

Nosoden

Die Bezeichnung „Nosode" geht auf Konstantin Hering (1800 bis 1880) zurück. Er schlug 1831 in Stap's Archiv vor, Krankheiten mit ihren eigenen Krankheitsprodukten zu behandeln, nachdem er zuvor Krätze mit „Psorin", einem aus Krätzeeiter durch Potenzierung gewonnenen Präparat, behandelt hatte. Ebenso heilte Hering mit „Hydrophobin" aus dem Speichel von tollwütigen Hunden andere an Tollwut erkrankte Hunde. Die Nosodentherapie ist im eigentlichen Sinne eine Isopathie, da Gleiches mit Gleichem behandelt wird und nicht Ähnliches mit Ähnlichem (Homöopathie). Später wurden die Nosoden auch an Gesunden geprüft und ihre Arzneimittelbilder in die Arzneimittellehren aufgenommen. Das HAB 1 enthält zwei Vorschriften für die Herstellung von Nosoden und die Forderung, daß das verwendete Ausgangsmaterial steril sein muß.

Ausgangsmaterial für Nosoden sind:

- Kulturen von Mikroorganismen, wie Streptococcus-viridis-Nosode, Coxsackie-Virus-Nosode,
- pathologisch veränderte Organe oder Organteile, wie Tonsillitis-Nosode, Mamma-Cystica-Nosode,
- Körperflüssigkeiten mit Krankheitsprodukten, wie Sinusitis-Nosode,
- Impfstoffe oder Sera, wie Vaccinum oder Tetanus-Antitoxin-Nosode.

Nosoden können folgendermaßen eingeteilt werden:

- Erbnosoden (nach O. Julian Gruppe der biotherapeutischen Polychreste): Tuberculinum, Psorinum, Medorrhinum, Luesinum (homöopathische Anwendung).
- Nosoden mit spezifischen Angriffspunkten (Fremdnosoden): Grippenosode, Pertussinum, Anthracinum.
- Autonosoden: Eigenblutnosoden.

Nosoden sind Reaktionsmittel mit *antigener Wirkung.* Sie werden nach homöopathischen Regeln als Simile oder nach isotherapeutischen Prinzipien bei der entsprechenden ursprünglichen Krankheit, bei akuten Infektionskrankheiten oder rezidivierenden Infekten zur Steigerung der Abwehrkräfte verabreicht sowie bei allergischen Erkrankungen zur Desensibilisierung. Nosoden werden selten als Einzelmittel angewendet. Ihre Dosierung richtet sich nach dem Stadium der Erkrankung, d. h., ob es sich um eine akute oder chronische Krankheit handelt.

Die Anwendung der Nosoden erfolgt somit nach den Gesichtspunkten der:

- symptomatischen Ähnlichkeit (homöopathische Anwendung): Nach dem Vergleich des Krankheitsbildes mit dem Arzneimittelbild wird das geeignete Simile ausgewählt.
  Beispiel: Diphtherinum-Nosode zur Behandlung von Herzerkrankungen, bei denen ähnliche Symptome auftreten wie bei einem diphtheriegeschädigten Herzen.
- anamnestischen ätiologischen Ähnlichkeit (isopathische Anwendung):
  Beispiele: Diphtherinum-Nosode zur Behandlung von Herzerkrankungen, die auf eine scheinbar geheilte Diphtherie zurückzuführen sind. Herpeszoster-Nosode zur Behandlung von Nervenschmerzen nach längst abgeheiltem Herpes zoster.
- aktuellen anamnestischen ätiologischen Ähnlichkeit:
  Beispiel: Staphylococcus-Nosode und weitere Arzneimittel bei einer beginnenden Furunculose.
- Autonosoden, wie z. B. Eigenblutnosode bei Heuschnupfen, werden zur Desensibilisierung bei allergischen Erkrankungen angewendet.

Homotoxinlehre

Die 1952 von Dr. H. H. Reckeweg formulierte Homotoxinlehre befaßt sich mit den Auswirkungen von für den Menschen giftigen Stoffen, den Homotoxinen, im menschlichen Organismus. Krankheiten werden als Vergiftungen mit Homotoxinen angesehen. Auf die Giftwirkungen der Homotoxine werden alle Krankheitserscheinungen zurückgeführt. Nach der Homotoxinlehre sind Krankheiten aber auch Selbstheilungsversuche des Organismus zur Abwehr der endogenen und exogenen Homotoxine bzw. die Versuche, die Giftschädigung zu kompensieren. Ziel der antihomotoxischen Medizin ist die Entgiftung und Beseitigung der Giftschäden, ohne die körpereigene Abwehr zu unterdrücken.

Nach Reckeweg lassen sich während des Abwehrkampfes des Organismus gegen die Homotoxine verschiedene humorale (1 bis 3) und zelluläre Phasen (4 bis 6) unterscheiden:

- Exkretionsphase: Phase der physiologischen Ausscheidung.
- Reaktionsphase: Phase der pathologisch verstärkten Ausscheidung, wie z. B. als Eiter.
- Depositionsphase: Phase der benignen Ablagerungen, wie z. B. in der Haut.
- Imprägnationsphase: Rückvergiftungsphase, in der Homotoxine und Retoxine in das Zellinnere eindringen und Zellenzyme und -strukturen schädigen.
- Degenerationsphase. Entartungsphase, die durch die Zerstörung intrazellulärer Strukturen (Fermente, Gene) gekennzeichnet ist.
- Neoplasmaphase: Neubildungsphase, in der durch die Einwirkung der Carcinomtoxine Krebs entsteht.

Der Übergang der Homotoxine auf andere Phasen und Gewebe wird als *Vikariation* bezeichnet. Dabei können völlig andere Krankheiten auftreten. Unterschieden wird zwischen der progressiven (fortschreitenden) und regressiven (rückbildenden) Vikariation. Durch die antihomotoxische Therapie sollen die regressive Vikariation verstärkt sowie die körpereigenen Reaktionen und Abwehrkräfte angeregt und unterstützt werden.

Zu den antihomotoxischen Arzneimitteln zählen:

- homöopathische Einzelmittel,
- Potenzakkorde verschiedener homöopathischer Einzelmittel (*Injeele*), die die Krankheit auf verschiedenen Ebenen ansprechen sollen. Mögliche Erstverschlimmerungen sollen durch Höchstpotenzen gemildert werden.
- Gemischte Potenzakkorde verschiedener homöopathischer Einzelmittel (*Homaccorde*), die als fixe Kombinationspräparate vorliegen.
- Kombinationspräparate, die aus mehreren homöopathischen Einzelmitteln eines bestimmten Verdünnungsgrades zusammengesetzt sind.

Antihomotoxische Arzneimittel enthalten homöopathische Zubereitungen aus dem Pflanzen-, Tier- und Mineralreich sowie Nosoden und Organpräparate. Organtherapeutika werden aus einem dem erkrankten menschlichen Organ homologen tierischen Organ hergestellt. Überwiegend werden die Organpräparate von Schweinen, deren Gewebe als besonders minderwertig und daher dem kranken Gewebe verwandt gilt, gewonnen. Diese *„Suis"-Präparate* sollen die reguläre Funktion des erkrankten Organs stimulieren.

Spagyrik

Die wahrscheinlich von Paracelsus zuerst verwendete Bezeichnung Spagyrik oder Spagirik leitet sich von den griechischen Begriffen für trennen und vereinigen ab. Bereits der Begriff weist auf den alchimistischen Ursprung des Verfahrens hin. Unter der „Ars spagyrika" wurde früher die Kunst der Alchimie in ihrem ganzen Umfang verstanden. Das grundlegende Prinzip der Alchimie ist, das Wertvolle (*Quintessenz, Arcanum*) vom Unreinen zu trennen (*Putrefactio*) und die veredelten, gereinigten Stufen wieder zu vereinigen (*Conjunctio*).

Das geschieht durch Vergären des frischen, zerkleinerten Pflanzenmaterials (Trennen), Destillieren, Veraschen des Ansatzes (Reinigung) und Vereinigung der Asche und des Destillates.

Die Ärzte Carl-Friedrich Zimpel (1801 bis 1879) und Theodor Krauß (1864 bis 1924) sowie neuerdings einige Arzneimittelhersteller nahmen die alten, auf Paracelsus, Glauber und andere zurückgehende Ideen und Verfahren wieder auf. Die Verfahren wurden modernisiert und von pharmazeutischen Unternehmen (Fa. Staufen-Pharma, Fa. Iso) übernommen. Obwohl spagyrische Arzneimittel auf andere Art und Weise hergestellt werden, entsprechen ihre Indikationen dem homöopathischen Arzneimittelbild oder der Phytotherapie.

Komplexmittel

Die Forderung Hahnemanns, nur immer „ein einziges, einfaches Arzneimittel" zu verordnen, wird als *Unizismus* der Homöopathie bezeichnet. Das Einhalten dieser Forderung war immer schwierig, da sie Zeit (gründliche Anamnese) und große Erfahrung (genaue Kenntnis der Arzneimittelbilder) erforderte. So entwickelte sich neben der Behandlung mit Einzelmitteln die Therapie mit Komplexmitteln. Diese Entwicklung kam der industriellen Herstellung homöopathischer Arzneimittel entgegen. Es entstanden Arzneimittel mit fünf Bestandteilen (*Pentarkane*), mit wenigen (fünf bis zehn) Bestandteilen (*Oligoplexe*), aber auch Arzneimittel mit sehr vielen Bestandteilen. In der klassischen Homöopathie wird die Behandlung mit Komplexmitteln abgelehnt. Zur Verteidigung der Komplexmittel wird von ihren Anwendern angeführt, daß die verwendeten Pflanzen aus einem Komplex von Wirkstoffen mit oft unterschiedlichen Wirkungen bestehen und daß Krankheiten eine multifaktorielle Ursache haben und deswegen eine komplexe Therapie erfordern.

Anthroposophische Medizin

Die anthroposophische Medizin basiert auf der naturwissenschaftlichen Medizin und den geisteswissenschaftlichen Erkenntnissen von Rudolf Steiner (1861 bis 1925).
Das anthroposophische Menschenbild, das zu einer Erweiterung der Medizin geführt hat, ergibt sich aus der Anthroposophie durch geisteswissenschaftliche Forschung. Nach den Erkenntnissen der anthroposophischen Geisteswissenschaft haben Mensch und Natur eine gemeinsame, durchschaubare Entwicklung durchlaufen. Sie besitzen eine erkennbare Wesensverwandtschaft. Durch den Prozeß der Individualisierung hat sich der Mensch zwar von der Natur getrennt, er blieb ihr jedoch verwandt. Die Zusammenhänge zwischen Natur, menschlichen Organen und Funktionen werden beim Studium des Wesens einer Pflanze, eines Tieres, eines Minerals und des Menschen erkennbar. Die aufgrund dieser Wesensverwandtschaft entwickelten Arzneimittel sprechen den Gesamtorganismus, nicht einzelne Symptome an. Substanzen, die nicht aus der Natur kommen bzw. isolierte Inhaltsstoffe z. B. aus einer Pflanze, die das Wesen der Pflanze nicht erfassen können, werden in der anthroposophischen Medizin nicht angewandt.
Die verwandtschaftliche Beziehung zwischen Natur und Mensch spiegeln gemäß der anthroposophischen Menschenkunde, die vier Wesensglieder des Menschen wider: physischer Leib, Lebensorganisation, seelische Empfindungsorganisation und geistige Ich-Organisation.
Den physischen Leib, der mit den Sinnen wahrnehmbar ist, haben Mensch, Tier, Pflanze und Mineral gemeinsam.
Der Wirksamkeit der Lebensorganisation (*Ätherleib*) mit den Funktionen Stoffwechsel, Wachstum, Regeneration und Fortpflanzung wird der Übergang von der leblosen mineralischen zur belebten Welt zugeordnet.

Die Empfindungsorganisation (*Astralleib*), die Mensch und Tier gemeinsam haben, ist Träger von Trieben, Instinkten und Empfindungen.
Darüber hinaus hat der Mensch eine Ich-Organisation, das Bewußtsein seiner selbst, die Fähigkeit zu denken, planvoll zu handeln und Verantwortung zu tragen.

Nach geisteswissenschaftlicher Erkenntnis beruht der menschliche Organismus auf der Trias von Nerven-Sinnes-System, rhythmischem System und Stoffwechsel-Gliedmaßen-System. Diese Systeme beeinflussen das Zusammenwirken der Wesensglieder des Menschen. Der Mensch ist überdies eine leiblich-seelische Einheit. Der leiblichen Dreigliederung entspricht eine seelische Dreigliederung.
Im gesunden menschlichen Organismus wirken die Wesensglieder und die Organisationssysteme in harmonischer Weise zusammen. Kommt es zu einem Ungleichgewicht der Kräfte, entstehen Krankheiten. Aufgabe des Arzneimittels ist es, das harmonische Gleichgewicht der Kräfte durch eine entsprechende Unterstützung oder Abschwächung der Wesensglieder wiederherzustellen. Der Arzneifindung liegt somit ein anderes Prinzip als das der übrigen Therapierichtungen zugrunde. Gemäß ihrer Beziehung zu den menschlichen Wesensgliedern werden als Arzneigrundstoffe nur Stoffe aus dem Mineral-, Pflanzen- und Tierreich verwendet. Durch eine besondere pharmazeutische Bearbeitung, die die Wesensverwandtschaft zwischen Mensch und Natur berücksichtigt, werden die Naturstoffe zu Arzneimitteln umgewandelt.
Anthroposophische Arzneimittel werden nicht wie homöopathische Arzneimittel über die D 30 hinaus potenziert. Die Potenzen werden unter anderen Gesichtspunkten angewendet.
Rudolf Steiner, der kein Mediziner war, hat zusammen mit Dr. Ita Wegmann die Grundlage für das anthroposophische Krankheitsverständnis und die Heilmittelfindung zusammengestellt.

7.8 Homöopathische Pharmakopöe der Vereinigten Staaten

The Homeopathic Pharmacopoeia of the United States (HPUS) wird seit 1897 in unregelmäßigen Abständen vom American Institut of Homeopathy herausgegeben. Seit der letzten Neuausgabe im Dezember 1988 liegt die HPUS erstmalig als Loseblattsammlung vor. Sie umfaßt neben der HPUS Eighth Edition, Volume I (1978), das Compendium of Homeotherapeutics (1974) und das Supplement „A" of the HPUS Eighth Edition (1982) und wird als Homeopathic Pharmacopoeia of the United States Revision Service bezeichnet.
Eine vollständige Neuausgabe der HPUS soll es zukünftig nicht mehr geben. Bei Bedarf werden überholte Monographien und Angaben durch den Revision Service ausgewechselt bzw. neue Monographien aufgenommen.
Inhalt und Aufbau der Monographien der HPUS und des HAB 1 sind sehr unterschiedlich. In die HPUS-

Monographien sind weder chemisch-physikalische Prüfungen, DC-Untersuchungen oder Lagerungsbedingungen noch Gehaltsbestimmungen aufgenommen worden. Dafür enthalten die HPUS-Monographien Angaben, von wem die homöopathischen Arzneimittel ab welchem Verdünnungsgrad abgegeben werden dürfen.

Nachfolgend wird die Struktur einer HPUS-Monographie dargestellt:

1. Bezeichnung (lateinisch), numerischer Code, offizielle Abkürzung.
   Gebräuchliche Bezeichnung, Synonyme: lateinisch, englisch, französisch, deutsch.
2. Botanische bzw. zoologische Systematik bzw. chemische Formel und Molekülmasse.
3. Beschreibung des Ausgangsmaterials; Eigenschaften.
4. Verbreitung, Vorkommen, ggf. Sammelbedingungen.
5. Herstellung, Klassifizierung: EtOH-Gehalt der Urtinktur.
6. Hinweise zur Abgabe: im Handverkauf, auf Verschreibung oder zur Weiterverarbeitung.

Als Auswahlkriterien für die Aufnahme von homöopathischen Arzneimitteln in die HPUS gelten, daß

- die Homeopathic Pharmacopoeia Convention of the United States die Sicherheit und Wirksamkeit des homöopathischen Arzneimittels bestätigt hat,
- die Herstellung nach den Regeln der HPUS erfolgt,
- die vorgelegte Dokumentation akzeptiert wurde und
- der therapeutische Nutzen der Substanzen belegt ist.

Um eine reproduzierbare Qualität der homöopathischen Arzneimittel sicherzustellen, wurde in der HPUS dem Teil, der die Monographien enthält, eine allgemeine Monographie (General Pharmacy) vorangestellt, die allgemeine Bedingungen und alle wesentlichen Angaben für die Herstellung der Zubereitungen und Darreichungsformen enthält.

Die Unterschiede und Gemeinsamkeiten der HPUS und des HAB 1 lassen sich anhand der Angaben der allgemeinen Monographie aufzeigen:

Definition der Aufgaben der HPUS. Im Gegensatz zum HAB 1 enthält die HPUS nur Angaben zum Ausgangsmaterial, zur Zusammensetzung, Identität und zu den Herstellungsvorschriften der homöopathischen Arzneimittel.

Maßeinheiten. In der HPUS sind die Einheiten für flüssige Zubereitungen Volumenteile, für feste Zubereitungen Masseteile. Das HAB 1 versteht dagegen bei den Herstellungsvorschriften unter Teilen immer Masseteile. Ebenso beziehen sich im HAB 1 alle Konzentrationsangaben für EtOH und EtOH-Wasser-Gemische als Arzneiträger auf Masseprozente (m/m).

Einheit des Arzneigehaltes. Um stets den gleichen Arzneigehalt zu gewährleisten, wird abweichend vom HAB 1 das getrocknete Ausgangsmaterial als Bezugseinheit für den Arzneigehalt angesehen. Dieser Bezug ändert sich auch dann nicht, wenn frisches Ausgangsmaterial oder z. B. Substanzen mit Kristallwasser verwendet werden. Mit wenigen Ausnahmen, die in der zugehörigen Monographie aufgeführt sind, ist ein Teil des getrockneten Ausgangsmaterials jeweils in 10 Teilen Urtinktur (D 1), Lösung (D 1) oder Trituration (D 1) enthalten.

Arzneiträger. Wie im HAB 1 müssen die verwendeten Arzneiträger, Hilfsstoffe und Lösungsmittel den Anforderungen des gültigen nationalen Arzneibuches entsprechen.

Arzneiträger des HPUS:
- Strong Alcohol, 94,9 Prozent (V/V) EtOH bzw. 92,3 Prozent (m/m)
  = Alcohol Fortior
  = Alcohol
- Alcohol officinale, mind. 70 Prozent (V/V) EtOH bzw. 62 Prozent (m/m)
  = Dispensing Alcohol
- Gereinigtes Wasser
- Lactose
- Saccharose
- Glycerol 95 Prozent

Bezeichnungen. Die Monographien werden mit dem in der Homöopathie gebräuchlichen lateinischen Namen bezeichnet. Im Unterschied dazu werden im HAB 1 die wissenschaftlichen Bezeichnungen als Haupttitel verwendet und die alten homöopathischen Namen gleichberechtigt als Untertitel angegeben.

Definition und Eigenschaften der Arzneimittel. Wie im HAB 1 können als Ausgangsmaterial pflanzliche, tierische und chemische Substanzen, Mineralien, Organe sowie Nosoden verwendet werden. Für Pflanzen bzw. Teile davon werden in der HPUS die Sammel- oder Erntezeiten bzw. -bedingungen festgelegt. Sie entsprechen weitgehend den Forderungen des HAB 1.

Reinheit und Qualität des pflanzlichen Ausgangsmaterials. Die Anforderungen unterscheiden sich nicht von denen im HAB 1 angegebenen. Allerdings dürfen frische Pflanzen vor der Verarbeitung nicht tiefgefroren oder in EtOH aufbewahrt werden.

Flüssige Zubereitungen. Flüssige Zubereitungen werden, wenn nicht in der Monographie anders angegeben, im Normalfall im Verhältnis 1 zu 10 hergestellt und als D 1 (1x) bezeichnet. Die verwendete Substanz wird als Masseteil, das Lösungsmittel als Volumteil berechnet. Im HAB 1 erfolgt die Berechnung nur in Masseteilen. Wäßrige Lösungen gelten in der Regel in der HPUS als nur für kurze Zeit haltbar. Lösliche Substanzen können zu flüssigen und festen Zubereitungen weiterverarbeitet werden. Unlösliche bzw. teilweise lösliche Substanzen können unterhalb der D 8 (8x) nur als Trituration verarbeitet werden. Im Gegensatz dazu dürfen im HAB 1 unlösliche Substanzen bereits von der 4. Verreibungsstufe (D 4) an in die flüssige Form überführt werden (HV 8, HAB 1).

Urtinkturen oder ethanolische Lösungen. Urtinkturen werden, wie im HAB 1, durch Mazeration oder Perkolation hergestellt. Abweichend davon wird, wie bereits erwähnt, immer der einheitliche Arzneigehalt der Urtinkturen mit Bezugnahme auf die getrocknete Substanz eingestellt. Dazu wird zuerst der Feuchtig-

keitsgehalt der Pflanze bestimmt. Der zurückbleibende Trockenrückstand wird als Berechnungseinheit verwendet. Bis auf wenige Ausnahmen, die in den Monographien spezifiziert sind, ergeben 1 Masseteil des Trockenrückstandes und 10 Volumteile eines EtOH-Wasser-Gemisches die fertige Urtinktur. Bei Pflanzen sowie Pilzen, Früchten und Wurzeln, die einen Feuchtigkeitsgehalt von über 85 % haben, z. B. Citrus limonum, werden die Urtinkturen im Verhältnis 1 zu 20 hergestellt, um eine für die Lagerung ausreichend hohe EtOH-Konzentration zu gewährleisten.
Der EtOH-Gehalt der Urtinkturen hängt vom verwendeten Ausgangsmaterial ab (Tab. 4.50). Aufgrund der abweichenden Berechnung stimmt der EtOH-Gehalt der HAB 1- und HPUS-Tinkturen nicht überein und muß von Fall zu Fall verglichen werden.

Tabelle 4.50. Ethanolgehalt der Urtinkturen der HPUS

EtOH-Gehalt der Urtinkturen der HPUS in Prozent (V/V)	Pflanzliches Ausgangsmaterial
90	mit Gummi, Harzen oder ätherischem Öl, Feuchtigkeitsgehalt: 42 %, z. B. Asa foetida
65	mit ätherischem Öl, Gerbstoffen oder Alkaloiden, Feuchtigkeitsgehalt: 79 %, z. B. Cinchona
55	mit ätherischem Öl, Gerbstoffen oder Alkaloiden, Feuchtigkeitsgehalt: bis 83 %, z. B. Berberis vulgaris
45	mit Schleim, Zucker, Feuchtigkeitsgehalt: 85 %, z. B. Allium cepa
35	Spezifikation in der Monographie, z. B. Avena sativa

Um Urtinkturen eines bestimmten EtOH-Gehaltes zu erhalten, kann die Zugabe von EtOH (strong alcohol, 93 Prozent (V/V) und Wasser mit Hilfe eines Umrechnungsfaktors berechnet werden.
Die weitere Herstellung der Urtinkturen erfolgt analog zu den Vorschriften des HAB 1 entweder durch Mazeration oder Perkolation. Überdies wird auch die Herstellung von Urtinkturen mit zusätzlicher Wärmebehandlung (Inkubate, Dekokte bzw. Infuse) beschrieben. Bis auf die Zeitangaben für die Mazeration, die in der HPUS erheblich länger sind, entsprechen die Verfahren den analogen Herstellungsvorschriften HV 18 bis 20 des HAB 1.
Urtinkturen aus Tieren oder Teilen von Tieren werden, sofern in der Monographie nicht anders vorgeschrieben, mit EtOH 65 Prozent im Verhältnis von 1 Masseteil getrocknetem Ausgangsmaterial zu 20 Volumteilen Arzneiträger hergestellt.
Sofern nicht extra spezifiziert, gilt für alle Urtinkturen generell eine fünfjährige Haltbarkeit.
Obwohl keine entsprechenden Angaben in den HPUS-Monographien zu finden sind, wird darauf hingewiesen, daß die Urtinkturen vor ihrer Verwendung analytisch geprüft werden müssen. Neben organoleptischen und chemisch-physikalischen Prüfun-

gen wird, wenn pharmakologische Inhaltsstoffe in meßbaren Konzentrationen in der Urtinktur enthalten sind, auch eine Gehaltsbestimmung gefordert. Im Gegensatz dazu schreibt das HAB 1 Gehaltsbestimmungen bei pflanzlichen Urtinkturen nur dann vor, wenn sie vom Standpunkt der Arzneimittelsicherheit her erforderlich sind.

Potenzierung, Verdünnungsgrade. Analog zum HAB 1 erfolgt die Herstellung der Verdünnungsgrade der festen und flüssigen Zubereitungen durch Potenzierung nach dem Dezimal- (1 zu 10), d. h. 1 + 9 Teile, bzw. Centesimalsystem (1 zu 100), d. h. 1 + 99 Teile.

Flüssige Verdünnungsgrade. Im Gegensatz zum HAB 1 entsprechen die Urtinkturen immer einer D 1 (1x), sofern die Monographien nichts anderes vorschreiben.
Von Urtinkturen, die im Verhältnis 1 zu 20 hergestellt werden, werden zur Herstellung der D 2 2 Teile Urtinktur und 8 Teile Arzneiträger verwendet.
Bei der Herstellung der Verdünnungsgrade fordert das HAB 1 entweder die Verwendung der Dezimalskala oder der Centesimalskale. Ein Wechsel zwischen beiden Systemen ist nicht erlaubt. Die HPUS schreibt diese Regelung auch vor, kennt aber Ausnahmen: Für die Herstellung der ersten Centesimalverdünnung von Lösungen bzw. von Urtinkturen nach der HPUS wird 1 Teil Lösung bzw. Urtinktur (D 1) mit 9 Teilen Arzneiträger zur C 1 potenziert.
Das HAB 1 schreibt vor, daß für die Herstellung jeder Verdünnungsstufe ein eigenes Gefäß (*Mehrglasmethode*) benutzt werden muß. Dagegen erlaubt die HPUS zusätzlich auch die *Einglasmethode* nach Korsakoff. Sie empfiehlt von der Verdünnungsstufe C 200 an für weitere Verdünnungsgrade die Korsakoff-Methode zu benutzen.
Welche Methode benutzt wurde, geht aus den Bezeichnungen hervor (Tab. 4.51).

Tabelle 4.51. Bezeichnung verschiedener Verdünnungsgrade

Bezeichnung	Verwendete Skala	Verwendete Methode
X oder D	Dezimal (1 zu 10)	Hahnemann
CH oder C	Centesimal (1 zu 100)	Hahnemann
CK oder K	Centesimal (1 zu 100)	Korsakoff
M (1 M = 1.000 CK)		

Im Unterschied zum HAB 1 müssen die Endstufen von wäßrigen Verdünnungen entweder mit EtOH mit einem Mindestgehalt von 20 Prozent hergestellt oder mit einem Konservierungsmittel versetzt werden.

Verreibungen. Nach der HPUS sollen kleine Mengen von Verreibungen von Hand, größere Mengen maschinell hergestellt werden. Im Gegensatz zum HAB 1 werden Intensität und Zeit der Verreibung sowie die Teilchengröße des verriebenen Arzneigrundstoffes nicht vorgeschrieben. Abweichend zum HAB 1 erfolgt auch die Herstellung der C1-Verreibung, für die ein Teil einer D1-Verreibung mit 9 Teilen Lactose verrieben wird.

Darreichungsformen. Die Darreichungsformen der HPUS und des HAB 1 entsprechen sich weitgehend.

Klassifikation und Herstellungsvorschriften für homöopathische Zubereitungen. Bei der Neuausgabe der HPUS wurde die Einteilung der homöopathischen Arzneimittel in Klassen (A bis L), d. h. der Bezug zum Herstellungsverfahren, überarbeitet. Die entsprechenden Herstellungsvorschriften wurden neu formuliert. Das HAB 1 kennt keine analoge Einteilung in Klassen. Vergleichsweise wird in den einzelnen Monographien des HAB 1 die Nummer der Herstellungsvorschrift angegeben, unter der die Herstellung dann explizit beschrieben wird.

Neben allgemeinen Angaben zur Beschriftung enthält die HPUS zusätzlich eine Tabelle, in der für ca. 1.000 homöopathische Arzneimittel die Klasse sowie der vorgeschriebene EtOH-Gehalt des Endproduktes aufgelistet werden, ebenso ab welchem Verdünnungsgrad ihre Abgabe im Handverkauf, auf Rezept oder zur Weiterverarbeitung erfolgen darf.

7.9 Französische Homöopathische Pharmakopöe

1965 wurde mit der Aufnahme einer allgemeinen Monographie für homöopathische Zubereitungen (Préparations Homéopathiques) in das Französische Arzneibuch die Herstellung und Definition von Homöopathika amtlich in Frankreich geregelt.

Homöopathische Zubereitungen werden aus heterogenen Ausgangsmaterialien, den sogenannten homöopathischen Urstoffen (souches), durch aufeinanderfolgende Verdünnungen nach der „Hahnemann-Methode" hergestellt. Die Zubereitungen werden normalerweise mit ihrem lateinischen Namen, dem die Angabe des Verdünnungsgrades folgt, bezeichnet.

Monographien für homöopathische Zubereitungen aus Pflanzen und Tieren wurden erstmals 1989 in die offizielle Pharmakopöe CPF 10. Ausgabe, 6. Ergänzungsband aufgenommen.

Der Aufbau der 179 „Monographies de souches pour préparations homéopathiques" ist vergleichbar mit dem der Monographien des HAB 1 und der PhEur.

Eine „Monographie de souches pour préparations homéopathiques" ist folgendermaßen aufgebaut:

- Bezeichnung: wissenschaftlicher lateinischer Name
- Ausgangsmaterial
  Definition
  Beschreibung: botanisch, mikroskopisch, organoleptische Eigenschaften.
  Prüfung auf Identität
  Prüfung auf Reinheit: Chromatographie, Asche, Verunreinigungen bzw. Verfälschungen.
- Souche (Urtinktur)
  Definition
  Eigenschaften
  Prüfung auf Identität
  Prüfung auf Reinheit: EtOH-Gehalt, Trockenrückstand, Chromatographie, Verfälschungen.
  Spezielle Lagerungshinweise

Die Herstellungsvorschriften für homöopathische Zubereitungen und Darreichungsformen sind in der allgemeinen Monographie „Préparations Homéopathiques", die 1983 überarbeitet wurde, erfaßt.

Ausgangsmaterial. Verwendet werden Pflanzen, Pflanzenteile, Tiere, Teile, Organe bzw. Sekrete von Tieren, Minerale, chemisch definierte Stoffe sowie Produkte oder Mischungen, die nur durch ihre Herstellungsweise definiert werden.

Pflanzen sollen bevorzugt als Wildpflanzen gesammelt und in frischem Zustand verarbeitet werden.

Die Erntezeiten entsprechen weitgehend den Forderungen des HAB 1 und des HPUS.

Arzneiträger. Verwendet werden gereinigtes Wasser, EtOH unterschiedlicher Konzentration, Glycerol, Lactose sowie Saccharose. Andere, nicht genannte Arzneiträger, dürfen ebenfalls verarbeitet werden.

Urstoffe (souches). Neben dem Begriff Ausgangsmaterial wird zum Teil für den gleichen Stoff der Begriff „souche" verwendet. Definitionsgemäß überschneiden sich damit die Begriffe. Das HAB 1 kennt den Begriff „souche" nicht.

Als homöopathischer Urstoff („souche homéopathique") wird jeder Stoff, jede Substanz oder Mischung bezeichnet, die, in definierter Form, als Ausgangspunkt für Hahnemann-Verdünnungen dient.

Urstoffe sind im allgemeinen:

- die Urtinktur,
- das Glycerolmazerat,
- chemische Stoffe,
- tierische Sekrete, lyophilisierte Organextrakte,
- chemisch nicht definierte Stoffe, die im allgemeinen als „Urstoffe für Biotherapien" bezeichnet werden, pathologische oder nichtpathologische Exkrete, Stoffe mikrobiellen Ursprungs wie
- Colibacillinum,
- Diphtherotoxinum,
- Luesinum,
- Parathyphoidinum B,
- Tuberculinum.

Urtinkturen. Diese werden durch die Abkürzung TM (Teinture mère) gekennzeichnet. Sie müssen in Gefäßen aus möglichst inertem Material hergestellt werden.

Im allgemeinen entspricht bei Pflanzen die Masse der gewonnenen Urtinktur dem zehnfachen, bei Tieren und Glycerolmazeraten dem 20fachen der Masse des Trockenrückstandes des Ausgangsstoffes.

Urtinkturen aus pflanzlichem Ausgangsmaterial werden durch Mazeration von frischen, von stabilisierten frischen oder, seltener, von getrockneten Pflanzen oder Pflanzenteilen im Verhältnis 1 zu 10 hergestellt.

Nach dem Waschen und Zerkleinern des Ausgangsmaterials wird der Trocknungsverlust bestimmt. Das Ausgangsmaterial wird mit einer berechneten Menge Wasser und EtOH gemischt. Bei der Berechnung werden der Trocknungsverlust, der gewünschte Gehalt der Urtinktur (1 zu 10) und der geforderte EtOH-Gehalt berücksichtigt. Mindestens 3 Wochen lang wird unter ausreichendem Schütteln mazeriert. Anschließend wird dekantiert und mit einem Druck von ca. 10^7 Pa (100 bar) abgepreßt. Die Flüssigkeiten werden

gemischt und nach 48 Stunden filtriert. Urtinkturen, deren Wirkstoffgehalt angegeben werden muß, sind, falls erforderlich, durch die Zugabe von EtOH der gleichen Konzentration einzustellen. Im allgemeinen haben Urtinkturen aus Pflanzen einen EtOH-Gehalt von 45, 55 oder 65 Prozent (V/V).
In gleicher Weise, aber im Verhältnis 1 zu 20, werden Urtinkturen aus tierischem Ausgangsmaterial hergestellt.
Die Urtinkturen müssen hinsichtlich des EtOH-Gehaltes, der Prüfung auf MeOH und Isopropylalkohol sowie der Bestimmung des Trockenrückstandes den Anforderungen der PF X entsprechen. Sie sollen vor Licht geschützt in gut verschlossenen Behältern, die nicht aus Kunststoff sein sollen, aufbewahrt werden. Sie sind höchstens 5 Jahre haltbar.

Glycerolmazerate. Sie werden durch Mazeration von pflanzlichem Ausgangsmaterial wie Knospen, jungen Trieben oder, seltener, Wurzeln, Samen oder Rinden mit einer Mischung von gleichen Teilen EtOH und Glycerol im Verhältnis 1 zu 20 hergestellt.
Glycerolmazerate müssen mit Ausnahme der Bestimmung des Trockenrückstandes den an Urtinkturen gestellten Anforderungen entsprechen.

Potenzierung. Flüssige und feste Zubereitungen (Dilutionen, Triturationen) werden durch Potenzierung nach der „Hahnemann-Methode" unter Verwendung des Centesimalsystems oder des Dezimalsystems hergestellt.
Zur Kennzeichnung werden die folgenden Abkürzungen verwendet, denen eine der Verdünnungsstufe entsprechende Zahl vorangestellt wird:

- Dezimalverdünnungen: D, DH, X oder XH,
- Centesimalverdünnungen: C oder CH.

Dilutionen. Für die Herstellung der Dilutionen wird als Arzneiträger EtOH 70 Prozent (V/V) verwendet. Abweichend können für die erste oder die letzte Dilution andere Arzneiträger verwendet werden.
Für die Herstellung der 1. Centesimaldilution (CH) werden in das erste Fläschchen 99 Volumteile des geeigneten Arzneiträgers gegeben. Ein Masseteil des homöopathischen Urstoffes wird zugefügt und mindestens 100mal geschüttelt. Bis zum gewünschten Verdünnungsgrad wird 1 Volumteil der vorangegangenen Dilution jeweils ein in neues Fläschchen, das bereits 99 Volumteile Arzneiträger enthält, gegeben und mindestens 100mal geschüttelt.
Die Herstellung der Dezimaldilutionen erfolgt in gleicher Weise nach dem Dezimalsystem.

Triturationen. Als Arzneiträger wird Lactose verwendet.
Für die Herstellung der 1 CH werden in einem Mörser 1 Masseteil des festen homöopathischen Urstoffes fein pulverisiert und lange und sorgfältig mit einer kleinen Menge Lactose verrieben. Anschließend wird nach und nach unter sorgfältigem Verreiben die restliche Lactose zugegeben. In gleicher Weise werden die Verdünnungsstufen bis zur 3 CH hergestellt. Von der 4. Centesimalpotenz an kann ein flüssiger Arzneiträger verwendet werden.
Die Herstellung der Dezimaltriturationen erfolgt gleichermaßen nach dem Dezimalsystem. Von der 8. De-

zimalpotenz (8 DH) an kann auf einen flüssigen Arzneiträger gewechselt werden.

Imprägnieren. Das Fixieren einer homöopathischen Dilution auf einen inerten Träger wie Granula, Globuli, Tabletten oder Lactose wird als Imprägnieren bezeichnet. Dabei sind:

- Granula ca. 50 mg schwere kleine Kügelchen aus einer Mischung von Lactose und Saccharose.
- Globuli 3 bis 5 mg schwere kleine Kügelchen aus einem Gemisch von Lactose und Saccharose.
- Tabletten ca. 100 mg schwere Preßlinge aus Lactose bzw. Saccharose oder einer Mischung von beiden.
- Puder aus Lactose bestehende Pulver.

Imprägniert wird im Verhältnis von 1 zu 100 (V/m) bei Granula, Globuli und Pudern und 2 zu 100 (V/m) bei Tabletten.
Anschließend werden Granula, Globuli bzw. Tabletten ausreichend gemischt und danach bei einer Temperatur unter 40 °C getrocknet; die Puder werden ausreichend verrieben.
Bei der Bezeichnung wird der Verdünnungsgrad der Dilution, die zur Imprägnierung verwendet wurde, angegeben.

Darreichungsformen. Neben Granula, Globuli und Pudern sind in Frankreich die am meisten verwendeten Darreichungsformen:

- Trinkbare Lösungen
- Injektionslösungen
- Tabletten
- Suppositorien
- Salben
- Dosen: „Doses" sind abgabefertige Einzeldosen bestimmter Darreichungsformen wie Globuli, Trinkampullen und Zäpfchen.

Alle Darreichungsformen dürfen die flüssige oder feste homöopathische Zubereitung nur bis zur 30 CH enthalten.
Da die Anpassung der unterschiedlichen französischen und deutschen Herstellungsregeln für homöopathische Zubereitungen je nach Standpunkt entweder vehement gefordert oder strikt abgelehnt wird, sollen die Unterschiede bei der Herstellung, die letztlich auf der verschiedenen Einstellung des Arzneigehaltes beruhen, kurz aufgezeigt werden.
Die geforderte Vereinheitlichung betrifft nur die HAB 1-Herstellungsvorschriften 2 bis 3 und die PF X-Vorschriften für pflanzliche Urtinkturen. Nach HV 1 des HAB 1 werden nur wenige homöopathische Zubereitungen hergestellt. Sie ist somit unbedeutend.
Die anderen homöopathischen Herstellungsvorschriften des HAB 1 sind den französischen Herstellungsvorschriften ähnlich und unproblematisch.
Beide Pharmakopöen schreiben die Mazeration von Frischpflanzen mit EtOH geeigneter Konzentration vor. Aufgrund unterschiedlicher Ausgangsüberlegungen wird in Frankreich und der Bundesrepublik Deutschland bei der Mazeration EtOH verwendet, das hinsichtlich des Gehaltes nicht vergleichbar ist. Dadurch verschiebt sich das Spektrum der isolierten Inhaltsstoffe.

Der EtOH-Gehalt der Urtinkturen ist in den Arznei-büchern festgelegt. Bei der Herstellung der Urtinktu-ren des HAB 1 hängt die Menge und die Konzentration des zu verwendenden EtOH von den Inhaltsstoffen und dem Feuchtigkeitsgehalt (Trocknungsverlust) des Ausgangsmaterials ab. Beide Faktoren gehen in die im HAB 1 vorgeschriebene Berechnung ein. Sie stellen sicher, daß der für die Urtinktur festgelegte EtOH-Gehalt reproduzierbar ist und Schwankungen des Feuchtigkeitsgehaltes keinen Einfluß auf den Arzneigehalt der Urtinktur haben. Dagegen beeinflußt der ermittelte Wert des Feuchtigkeitsgehalts die Ausbeute. Mit zunehmendem Feuchtigkeitsgehalt (Trocknungsverlust) der Pflanze erhöht sich die hergestellte Menge der HAB 1-Urtinkturen.

Für Urtinkturen nach HV 2a wird mit folgender Gleichung die für die Pflanzenmasse erforderliche Menge EtOH 86 Prozent errechnet.

$$ E = \frac{M \cdot T}{100} \qquad (2) $$

E = Erforderliche EtOH-Menge (kg),
M = Pflanzenmasse (kg),
T = Trocknungsverlust der Probe (%).

Die Einstellung der Urtinkturen auf einen bestimmten Arzneigehalt erfolgt entsprechend der PF X nach einem anderen Prinzip. Eingestellt wird einheitlich auf einen Arzneigehalt, der rechnerisch der Trocken-rückstand des Ausgangsmaterials ist. Zuerst wird der Trocknungsverlust des Ausgangsmaterials bestimmt und davon ausgehend wird der Trockenrückstand ermittelt.

Der ermittelte Wert ist der Arzneigehalt, dessen zehnfacher Wert die Menge der hergestellten Urtinktur ist. Im Gegensatz zu dem HAB-1-Verfahren wird beim französischen Verfahren die Menge der hergestellten Urtinktur mit zunehmendem Feuchtigkeitsgehalt der Pflanze bzw. bei geringerem Trockenrückstand kleiner (Tab. 4.52).

Da nach dem HAB 1 und der PF X auch die 1. Dezimalpotenz unterschiedlich hergestellt wird, kommt es hinsichtlich der hergestellten Menge zu noch größeren Abweichungen.

Werden Frischpflanzen mit einem Feuchtigkeitsgehalt von über 85% nach der französischen Verfahrensweise verarbeitet, kann unter Umständen der für die Urtinktur vorgeschriebene EtOH-Gehalt nicht erreicht werden. Als Ausweg erlaubt die Französische Pharmakopöe, die Urtinktur im Verhältnis 1 zu 20 herzustellen.

7.10 Homöopathische Europäische Pharmakopöe

Neben dem HAB 1 und der Französischen Homöopathischen Pharmakopöe gibt es in Europa keine weiteren amtlich anerkannten homöopathischen Pharmakopöen. In den anderen Staaten werden die Homöopathika entweder nach dem HAB 1, der PF X, der HPUS oder nach speziellen Vorschriften hergestellt und sind oft, da keine einheitliche Kennzeichnungspflicht besteht, nur im Ursprungsland reproduzierbar.

Mit der häufiger werdenden Anwendung homöopathischer Arzneimittel wächst die Notwendigkeit, die Qualität, Herstellung, Kennzeichnung und Überwachung der homöopathischen Arzneimittel einheitlich in Europa zu regeln. Seit langem gibt es Bestrebungen, eine Europäische Homöopathische Pharmakopöe zu erarbeiten, mit einheitlichen Qualitätsanforderungen, Prüfmethoden und Herstellungsvorschriften für Homöopathika.

Da es europäische Staaten gibt, in denen die Homöopathie entweder keine Tradition hat oder abgelehnt wird, konnten diese Bestrebungen bislang noch nicht erfolgreich umgesetzt werden. Problematisch bleiben die unterschiedlichen deutschen und französischen Herstellungsvorschriften. Ihrer Angleichung bzw. einheitlichen Festlegung stehen einerseits prinzipielle Erwägungen von seiten der Ärzteschaft im Wege. Die homöopathischen Ärzte in den verschiedenen europäischen Staaten berufen sich auf ihren therapeutischen Erfahrungsschatz, der nicht auf in anderer Weise hergestellte Homöopathika zu übertragen sei.

Andererseits setzt die Erarbeitung von europäischen Monographien voraus, daß neben dem verwendeten Ausgangsmaterial auch das Herstellungsverfahren für die Zubereitungen eindeutig festgelegt wird. Solange das nicht möglich ist, müssen aufgrund der verschiedenen Herstellungsvorschriften mehrere Monographien für das gleiche Ausgangsmaterial erarbeitet werden.

In der heutigen Zeit ist die Homöopathie nicht nur ein Phänomen der Medizin- und Pharmaziegeschichte, sondern Realität. Der Nachweis des Wirkungsmechanismus homöopathischer Arzneimittel mit naturwissenschaftlichen Methoden konnte bisher trotz intensiver Bemühungen nicht erbracht werden, obgleich es nicht an zahlreichen experimentellen Versuchen fehlt.

Tabelle 4.52. Vergleich der HV des HAB 1 und des PF X bezüglich der Herstellungsmenge

Frischpflanzen 1 kg	Empirischer Feuchtigkeits-gehalt (%)	Herstellungsmenge Urtinktur in kg, EtOH-Gehalt ca. 60 Prozent (m/m)		Herstellungsmenge 1. Dezimalverdünnung (D 1) (kg)	
		PF X (HV 1:10)	HAB 1 (HV 3a)	PF X	HAB 1
Aesculus hippocastanum	50	5,0	1,5	50,0	5,0
Thuja occidentalis	60	4,0	1,8	40,0	6,0
Eupatorium perfoliatum	75	2,5	2,2	25,0	7,3
Chelidonium majus	85	1,5	2,5	15,0	8,3

Von den Gegnern der Homöopathie wird die therapeutische Wirkung der homöopathischen Arzneimittel auf eine *Placebowirkung* zurückgeführt. Die Anhänger der Homöopathie diskutieren verschiedene Wirkungsmechanismen.

So werden Homöopathika bezeichnet als:

- *Biokatalysatoren*, die noch in geringsten Konzentrationen eine katalytische Wirksamkeit zeigen,
- als Arzneimittel, die die körpereigene Regulation zur Heilung anregen und zur spezifischen *Reiztherapie* eingesetzt werden,
- als *Immunstimulanzien*, die immunologische Abwehrmechanismen beeinflussen.

Nicht beachtet wird bei der Diskussion, daß die Immunmodulation über die Stimulierung unspezifischer Abwehrmechanismen erfolgt.

Der Zweifel an der Wirksamkeit der Homöopathika wird besonders durch die hohen Verdünnungen der wirksamen Bestandteile hervorgerufen.

Nach der Loschmidt-Zahl enthält ein Mol eines jeden Stoffes nicht mehr als $6{,}02 \cdot 10^{23}$ Moleküle. In homöopathischen Zubereitungen können je nach Molekulargewicht des wirksamen Bestandteils von der D 21 oder D 22 an rechnerisch keine Wirkstoffe mehr enthalten sein.

Potenzen, die über diese Verdünnungsgrade hinausgehen, werden als *Hochpotenzen* bezeichnet. Sie wurden bereits von Hahnemann angewandt. Ihre therapeutische Wirksamkeit wird von vielen homöopathischen Ärzten bestätigt, ihr Wirkungsmechanismus konnte bisher nicht geklärt werden. Zur Erklärung wird u. a. die *„Imprint-Theorie"* herangezogen. Danach sollen homöopathische Arzneimittel beim Potenzieren Informationen auf den Arzneiträger übertragen und sie ihm einprägen.

Der Arzneiträger wird somit „Träger der Arzneiinformation", die er im weiteren Verlauf der Potenzierung sogar reproduzieren kann. Bei den Hochpotenzen soll der Arzneiträger zum alleinigen Träger der Information geworden sein.

Diese Hypothese wurde inzwischen verfeinert. Neuerdings wird ein Modell diskutiert, bei dem die verschiedenen Wasserstrukturen für die Informationsübertragung verantwortlich sein sollen.

Wasser kann, ebenso wie Wasser-EtOH-Gemische, Molekülpolymere, sogenannte *Cluster*, bilden, die als Gedächtnis („memory in water") funktionieren sollen.

Beim Potenzieren werden die molekularen und elektromagnetischen Eigenschaften der Cluster verändert. Gleichzeitig wird den Clustern eine neue Struktur eingeprägt, die weitergegeben werden kann.

Bis experimentelle Untersuchungen diese Hypothesen bestätigt haben, bleibt das Argument „Wer heilt, hat recht".

8 Parenteralia

R. RÖSSLER

Parenteralia werden im DAB 9 in der dafür vorgesehenen Monographie folgendermaßen definiert:

> „Parenteralia sind sterile Zubereitungen, die zur Injektion, Infusion oder Implantation in den menschlichen oder tierischen Körper bestimmt sind. Bei diesen Zubereitungen sind zu unterscheiden: *Injektionslösungen, Infusionslösungen, Konzentrate zur Bereitung von Parenteralia, Pulver zur Bereitung von Parenteralia, Implantate...*
> ...Parenteralia werden so hergestellt, daß ihre Sterilität gewährleistet ist und eine mikrobielle Kontamination, die Anwesenheit von Pyrogenen sowie Wachstum von Mikroorganismen vermieden werden...
> ...Zahlreiche Parenteralia erfordern den Zusatz von Hilfsstoffen, zum Beispiel um die Zubereitung blutisoton zu machen, den *p*H-Wert einzustellen, die Löslichkeit zu erhöhen, die Zersetzung der Wirkstoffe zu verhindern oder um ausreichende antimikrobielle Eigenschaften zu gewährleisten. Diese Hilfsstoffe dürfen weder einen nachteiligen Effekt auf die beabsichtigte Wirkung der Zubereitung haben, noch in der angewandten Konzentration toxische Symptome oder nennenswerte lokale Reizungen hervorrufen."

Zusätzlich zu diesen Angaben werden in der Parenteralia-Monographie Anforderungen an die Behältnisse und Verschlüsse für die Verpackung und Aufbewahrung von Parenteralia gestellt. Die Behältnisse sollen aus Materialien hergestellt werden, die

- „genügend durchsichtig sind, um eine visuelle Prüfung des Inhalts zu ermöglichen...
- möglichst inaktiv gegenüber der Zubereitung sind, mit der sie in Kontakt kommen
- so beschaffen sind, daß weder Diffusion in oder durch das Behältnis auftritt, noch fremde Substanzen in die Zubereitung gelangen."

Die Anforderungen an Verschlüsse beziehen sich auf deren Dichtigkeit, um ein Eindringen von Mikroorganismen und jeder anderen verunreinigenden Substanz zu verhindern und außerdem die Entnahme eines Teils oder des ganzen Inhalts des Behältnisses, üblicherweise ohne Entfernen des Verschlusses, zu ermöglichen. Außerdem müssen die Verschlüsse so beschaffen sein, daß das Durchstechen mit einer Nadel ohne nennenswertes Ausstanzen von Teilchen ermöglicht wird. Die Verschlüsse von Mehrdosenbehältern sollen eine ausreichende Elastizität besitzen, um einen Wiederverschluß der Einstichstelle nach dem Herausziehen der Nadel zu gewährleisten.

In der Prüfung auf Reinheit kann bei Wasser für Injektionszwecke die Prüfung auf Pyrogene durch die Prüfung auf Bakterien-Endotoxine ersetzt werden, wenn dies in einer Monographie vorgeschrieben oder von der zuständigen Behörde zugelassen ist.

Injektionslösungen sind sterile Lösungen, Emulsionen oder Suspensionen. Sie werden durch Auflösen,

Emulgieren oder Suspendieren der Wirkstoffe in Wasser für Injektionszwecke, in einer geeigneten nichtwäßrigen Flüssigkeit oder in einer Mischung aus beiden hergestellt.

Das Volumen in einem Einzeldosisbehälter muß so groß sein, daß die Entnahme des deklarierten Volumens unter Verwendung einer üblichen Technik möglich ist. Wäßrige Lösungen in Mehrdosisbehältern müssen, falls die Lösung selbst keine antimikrobiellen Eigenschaften hat, konserviert sein. Dies gilt besonders für aseptisch hergestellte, nicht im Endbehältnis sterilisierbare Zubereitungen. Allerdings gilt dabei folgende Einschränkung:

- Das Volumen der Einzeldosis darf 15 ml nicht überschreiten. Ausnahmen gelten in begründeten Einzelfällen.
- Wenn die Zubereitung für eine Anwendung bestimmt ist, bei der aus medizinischen Gründen der Zusatz eines Konservierungsmittels nicht zulässig ist.

In diesen Fällen muß das Arzneimittel in Einzeldosisbehältnissen abgefüllt werden.

Beträgt die Einzeldosis mehr als 15 ml, so muß die Zubereitung frei von pyrogen wirkenden Stoffen sein. Beträgt die Einzeldosis weniger als 15 ml, wird jedoch auf der Beschriftung auf die Pyrogenfreiheit des Präparats hingewiesen, so muß die Zubereitung der entsprechenden Prüfung entsprechen.

Infusionslösungen sind sterile, wäßrige Lösungen oder Öl-in-Wasser-Emulsionen. Sie müssen frei von Pyrogenen sein und sind normalerweise blutisotonisch. Sie sind dazu bestimmt, in größeren Mengen appliziert zu werden.

Konzentrate zur Herstellung von Parenteralia sind konzentrierte, sterile Lösungen, die nach dem Verdünnen zur Injektion oder Infusion bestimmt sind.

Pulver zur Herstellung von Parenteralia sind feste, sterile Substanzen, die sich in ihrem Endbehältnis befinden. Meist handelt es sich bei Pulvern zur Herstellung von Parenteralia um gefriergetrocknete Substanzen, sog. Lyophilisate.

Implantate sind feste, sterile Zubereitungen geeigneter Größe und Form, die parenteral implantiert, eine Freigabe ihrer Wirkstoffe über einen längeren Zeitraum gewährleisten. Implantate werden einzeln in sterile Behältnisse abgefüllt.

Neben der PhEur und dem DAB 9 beeinflussen noch die GMP-Richtlinien der WHO und die PIC-Regeln die Herstellung und Prüfung von Parenteralia.

8.1 Allgemeine Einführung

Injektions- und Infusionspräparate sollen nach DAB 9 an die physiologischen Verhältnisse des Applikationsortes angepaßt sein. Das bedeutet, daß in rein wäßrigen, wäßrig-alkoholischen und wäßrig-glycolischen Lösungen der pH-Wert und die Osmolalität so eingestellt werden sollen, daß keine Reizung der Gewebe oder der Venenwandungen entsteht. So angepaßte Lösungen können, ohne Schmerzen oder lo-

kale Nekrosen zu verursachen, auch in größeren Volumina angewendet werden. Bei einer einmaligen i. v. Injektion eines kleinen Volumens ist eine solche Anpassung allerdings in den meisten Fällen nicht nötig. Kritischer sind dagegen die subcutane bzw. intramusculäre Anwendung oder auch die Applikation großer Volumina. Als Beispiel sei hier die Reizung von peripheren Venen bei der Infusion einer osmotisch wirksamen Lösung genannt. Erst die Infusion mit einem Venenkatheter in ein größeres Gefäß erlaubt durch die dabei stattfindende Verdünnung mit Blut die Applikation konzentrierterer Lösungen in größeren Mengen. Ebenso wie bei osmotisch wirksamen Lösungen spielt auch der pH-Wert eine gewisse Rolle. Hier steht allerdings mehr die Titrationsacidität im Vordergrund. Reicht die Pufferkapazität des Blutes nicht aus, um die mit der Lösung zugeführten H^+-Ionen abzufangen, entwickeln sich auch hier Veränderungen der Venenwandung.

Isotonie

Das Blut und andere Gewebsflüssigkeiten, wie z. B. der Liquor, enthalten neben Elektrolyten auch Eiweiße, die diesen Körperflüssigkeiten einen bestimmten osmotischen Druck verleihen. Dieser hängt von der Anzahl gelöster Moleküle und Ionen ab. Durch die bei der Verdauung und Resorption in den Körper aufgenommenen niedermolekularen Kohlenhydrate, Aminosäuren und Elektrolyte sowie durch die Umwandlung von osmotisch wenig wirksamen großen in kleinere Moleküle während des Stoffwechsels wird das osmotische Gleichgewicht ständig gestört. Die Osmoregulation des Körpers ermöglicht es, den osmotischen Druck in einem bestimmten Bereich konstant zu halten.

Der osmotische Druck von Lösungen undissoziierter Verbindungen mit gleicher Teilchenzahl ist identisch. Als Beispiel seien die molaren Lösungen von Glucose, Sorbit, Xylit oder Glycerol genannt. Bei Elektrolyten dagegen ist der osmotische Druck einer Lösung von der Anzahl der gebildeten Ionen und vom Dissoziationsgrad des Elektrolyten abhängig. Der osmotische Druck solcher Lösungen läßt sich aus folgender Formel berechnen:

$$\pi = i \cdot C \cdot R \cdot T, \text{mit} \tag{1}$$

π = osmotischer Druck,
i = Van't Hoff-Koeffizient,
C = molare Konzentration des gelösten Elektrolyten,
R = Gaskonstante,
T = Temperatur in Kelvin.

Der folgende Ausdruck stellt den Van't Hoff-Koeffizienten dar:

$$i = 1 + (z-1) \cdot \alpha, \text{mit} \tag{2}$$

α = Dissoziationsgrad des Elektrolyten,
z = Anzahl gebildeter Ionen.

In stark verdünnten Lösungen wird $\alpha = 1$ und dadurch $i = z$. Bei Nichtelektrolyten ist $\alpha = 0$ und damit $i = 1$.

Als Beispiel für eine Berechnung seien die Werte für eine isotone Kochsalzlösung (9 g/1.000 ml; $M_r = 58,5$) angeführt. Diese hat bei 20 °C

($T = 293$ K), vollständiger Dissoziation ($\alpha = 1$) und einer Ionenzahl $z = 2$ einen osmotischen Druck von:

$$\pi = 2 \cdot \frac{9}{58,5} \cdot 0,0821 \cdot 293 = 7,40 \text{ atm} = 7496,2 \text{ hPa}$$

(3)

Nachdem aber die Messung des osmotischen Drucks experimentell häufig auf Schwierigkeiten stößt, wird auf die wesentlich einfacher durchzuführende Bestimmung der Gefrierpunktserniedrigung, die ebenfalls von der Anzahl der gelösten Teilchen abhängt, zurückgegriffen. Zur Berechnung der Isotonisierung einer Lösung gibt es zwei verschiedene Verfahren: Mit Hilfe einer rechnerischen Methode können über die Gefrierpunktserniedrigung bzw. mit dem Natriumchlorid-Äquivalent die Mengen entsprechender Zusätze berechnet werden.

Zum gleichen Ziel gelangt man mit einer graphischen Methode, die Diagramme oder Nomogramme zur Ermittlung der zuzusetzenden Menge einer isotonisierenden Substanz benutzt.

Die Ermittlung des Natriumchlorid-Äquivalents setzt die Kenntnis der Molekülmasse und des Dissoziationstyps der gelösten Substanz voraus. Aus Tabellen[1] oder Graphiken[2] wird die Gefrierpunktserniedrigung der Arznei- und Hilfsstoffe entnommen und die Summe dieser auf die osmotisch wirksame Menge von Kochsalz berechnet.

Tabelle 4.53. L-Durchschnittswerte.[*)]

Dissoziationstyp	L	Beispiele
Nichtelektrolyte	1,9	Glycerin, Glucose, Sorbit
Schwache Elektrolyte	2,0	Alkaloidbase, Barbitursäuren
Divalente Elektrolyte	2,0	$MgSO_4$
Monomonovalente Elektrolyte	3,44	$NaCl$
Monodivalente Elektrolyte	4,3	Na_2SO_4, Na_2HPO_4
Dimonovalente Elektrolyte	4,8	$CaCl_2$
Monotrivalente Elektrolyte	5,2	Na_3PO_4, Trinatriumcitrat
Trimonovalente Elektrolyte	6,0	$AlCl_3$, $FeCl_3$

Aus Tab. 4.53 kann der L-Wert der Dissoziationstypen und dann mit der Formel

$$E = \frac{L \cdot M_{NaCl}}{M \cdot L_{NaCl}} = \frac{L \cdot 58,45}{M \cdot 3,44} = 17 \cdot \frac{L}{M}$$

(4)

der notwendige Kochsalzzusatz ermittelt werden. Dazu werden die vorgesehenen Mengen an Arznei- und Hilfsstoffen mit dem nach Formel (4) errechneten E-Wert multipliziert und alle so erhaltenen Kochsalzäquivalenzwerte addiert. Die Differenz aus der Summe und der Menge an Kochsalz, die zur Herstellung des gleichen Volumens isotoner Natriumchloridlösung benötigt würde, ergibt den erforderlichen Zusatz, welcher zur Isotonisierung benötigt wird.

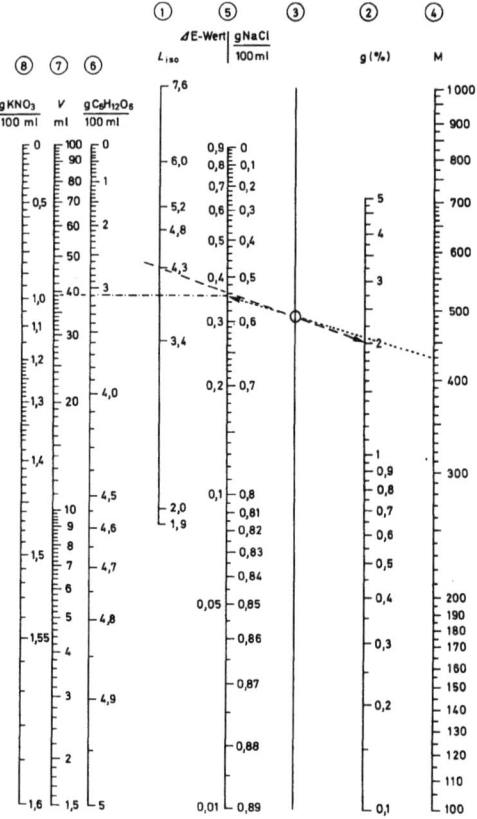

Abb. 4.56. Isotonisierungsnomogramm. Nach[3]

Bei der zweiten Methode werden die zur Isotonisierung benötigten Mengen an Kochsalz oder Glucose mit Hilfe des Isotonisierungsnomogramms[3] ermittelt (Abb. 4.56). Bei der Anwendung des Nomogramms wird der L-Wert aus Tab. 4.53 entnommen und auf der Skala 1 aufgetragen. Von diesem Punkt wird eine Gerade zum Konzentrationswert auf der Skala 2 gezogen. Der Kreuzungspunkt mit der Hilfsskala 3 dient zur Ermittlung der Menge an Natriumchlorid, die zur Isotonisierung von 100 ml Lösung benötigt werden. Zu diesem Zweck wird auf der Skala 4 der Punkt, der der Molekülmasse der gelösten Substanz entspricht, markiert. Von hier wird eine Linie durch den Kreuzungspunkt auf der Hilfsskala bis zur Skala 5 gezogen und damit die Menge an Natriumchlorid in g ermittelt, die zur Isotonisierung benötigt wird. Soll mit Sorbit, Glucose oder KNO_3 isotonisiert werden, so muß nur vom erhaltenen Punkt auf Skala 5 horizontal nach links gegangen werden, um die entsprechenden Werte ablesen zu können.

Isohydrie, Euhydrie

Unter dem Begriff *Isohydrie* versteht man die Anpassung des pH-Wertes an den physiologischen Bereich von 7,2 bis 7,6, wobei man unter *Euhydrie* die bestmögliche Annäherung an diesen Bereich unter Einbeziehung der Wirkstoffstabilität versteht. Parenterale

---

[*)] Der L-Wert errechnet sich aus der Gefrierpunktserniedrigung geteilt durch die molare Konzentration einer isotonen Lösung.

Lösungen, die in kleineren Volumina i. v. angewendet werden, müssen meist weder streng isoton, noch isohydrisch sein. Die Pufferkapazität der Körperflüssigkeiten ist so groß, daß bei Einhaltung einer passenden Injektionsgeschwindigkeit kaum Störungen zu erwarten sind. Wird das Arzneimittel dagegen s. c. oder i. m. angewandt oder handelt es sich um große Volumina

Tabelle 4.54. Gefrierpunktserniedrigung von NaCl-Lösungen verschiedener Konzentration

NaCl (%)	$\Delta T(°C)$
0,00	0,000
0,05	-0,031
0,1	-0,062
0,15	-0,091
0,2	-0,121
0,25	-0,150
0,3	-0,179
0,35	-0,208
0,4	-0,237
0,45	-0,265
0,5	-0,294
0,55	-0,322
0,6	-0,351
0,65	-0,379
0,7	-0,407
0,75	-0,436
0,8	-0,464
0,85	-0,492
0,9	-0,520

wie bei Infusionslösungen, so sollte der pH-Wert möglichst nahe am physiologischen Bereich sein. Selbstverständlich spielt dabei die H^+-Ionenkonzentration eine große Rolle. Handelt es sich um Lösungen mit sehr geringer Pufferkapazität, wie z. B. bei reinen Glucoselösungen, so können ohne Anpassung des pH-Wertes auch größere Volumina infundiert werden. Bei Infusionslösungen mit höherer H^+-Ionenkonzentration sollte der pH-Wert möglichst nahe dem physiologischen Wert eingestellt werden. Wird ein Puffer zur Anpassung verwendet, so sollte der pH-Wert nicht unter 7,0 und nicht über 7,5 eingestellt werden, um das Puffergleichgewicht des Blutes nicht unnötig zu belasten.

Bei einer gleichzeitig notwendig werdenden Anpassung parenteraler Lösungen im Tonizitäts- und pH-Bereich treten unter Umständen größere Probleme auf. Um zusätzlich dazu auch noch die physiologischen Bedingungen und die Stabilität des Wirkstoffs in Einklang zu bringen, müssen oft entsprechende Kompromisse geschlossen werden.

Einen gangbaren Weg stellt die Berechnung des E-Wertes (4) dar. Aus der Summe aller ermittelten Werte läßt sich das osmotische Kochsalzdefizit errechnen. Aus Tab. 4.54 läßt sich die dazu entsprechende Gefrierpunktserniedrigung ablesen.

Die zu dieser Gefrierpunktserniedrigung und zum gewünschten pH-Wert passende oder extrapolierte Zusammensetzung eines Phosphatpuffers kann aus Tab. 4.55 oder aber auch aus einem Handbuch entnommen werden.

Tabelle 4.55. Gefrierpunktserniedrigung verschiedener Phosphat-Pufferlösungen

pH	Gefrierpunktserniedrigung $\Delta T(°C)$										
	0,10	0,15	0,20	0,25	0,30	0,35	0,40	0,45	0,50	0,55	
5,4	3,58	5,59	7,62	9,73	11,91	14,06	16,29	18,54	20,75	23,01	a
	0,14	0,21	0,29	0,37	0,45	0,53	0,62	0,70	0,79	0,88	b
5,6	3,42	5,35	7,33	9,40	11,70	13,55	15,70	17,87	20,04	22,23	a
	0,20	0,31	0,43	0,55	0,68	0,79	0,91	1,04	1,16	1,29	b
5,3	3,32	5,19	7,08	9,06	11,02	13,06	15,07	17,22	19,23	21,38	a
	0,26	0,41	0,56	0,72	0,87	1,03	1,19	1,36	1,52	1,69	b
6,0	3,13	4,89	6,68	8,59	10,40	12,42	14,36	16,37	18,32	20,37	a
	0,39	0,61	0,83	1,07	1,20	1,54	1,78	2,03	2,27	2,53	b
6,2	2,85	4,47	6,12	7,85	9,62	11,40	13,27	15,07	16,90	18,84	a
	0,57	0,89	1,23	1,57	1,92	2,28	2,66	3,01	3,38	3,77	b
6,4	2,51	3,96	5,45	7,03	8,61	10,23	11,89	13,55	15,24	16,94	a
	0,80	1,27	1,74	2,25	2,76	3,27	3,81	4,34	4,88	5,42	b
6,6	2,16	3,40	4,66	6,00	7,36	8,71	10,14	11,56	12,97	14,42	a
	1,11	1,74	2,38	3,07	3,77	4,46	5,19	5,92	6,64	7,38	b
6,8	1,70	2,62	3,56	4,54	5,52	6,49	7,48	8,49	9,48	10,52	a
	1,55	2,38	3,24	4,13	5,02	5,90	6,81	7,73	8,63	9,75	b
7,0	1,33	2,07	2,81	3,59	4,37	5,14	5,93	6,73	7,55	8,36	a
	1,82	2,83	3,84	4,90	5,96	7,02	8,09	9,18	10,30	11,40	b
7,2	0,91	1,41	1,92	2,45	2,97	3,50	4,05	4,59	5,13	5,68	a
	2,13	3,31	4,49	5,73	6,95	8,20	9,48	10,74	12,02	13,31	b
7,4	0,65	1,00	1,36	1,72	2,09	2,46	2,83	3,19	3,57	3,95	a
	2,38	3,65	4,93	6,27	7,59	8,93	10,28	11,61	12,97	14,36	b
7,6	0,46	0,70	0,94	1,20	1,45	1,70	1,96	2,21	2,47	2,73	a
	2,54	3,91	5,27	6,68	8,07	9,51	10,97	12,36	13,80	15,28	b
7,8	0,26	0,40	0,54	0,68	0,82	0,97	1,12	1,26	1,41	1,56	a
	2,68	4,13	5,57	7,08	8,57	10,09	11,64	13,15	14,72	16,29	b
8,0	0,19	0,29	0,39	0,50	0,60	0,72	0,82	0,93	1,05	1,15	a
	2,70	4,15	5,62	7,15	8,53	10,21	11,75	13,34	14,93	16,48	b

a = g $NaH_2PO_4 \cdot 2H_2O$ (Helv VI)/ 1.000 ml, b = g Na_2HPO_4(Helv VI)/1.000 ml.

Onkotische Anpassung

Darunter versteht man den Zusatz von natürlichen oder synthetischen Makromolekülen, um die Verweildauer einer Infusionslösung im Kreislauf zu verlängern und dadurch verlorengegangenes Volumen zu ersetzen. Dies kann intraoperativ bzw. im Schock besonders wichtig sein. Zum Einsatz kommen hierbei neben Humanplasma vor allem Dextrane und Hydroxyethylstärke mit unterschiedlicher Molekülmasse.

8.2 Flüssige parenterale Zubereitungen

Lösungsmittel Wasser

Das DAB 9 kennt die beiden Wasserqualitäten gereinigtes Wasser (Aqua purificata) und Wasser für Injektionszwecke (Aqua ad iniectabilia). Die Anforderungen an die chemische Reinheit ist mit einer gewissen Einschränkung für beide Wassersorten gleich. Die Anforderungen an die chemische Reinheit von sterilisiertem Wasser für Injektionszwecke sind dagegen etwas gelockert. Die Grenzwerte sind wegen der Interaktion des Wassers während der Sterilisation mit der Glaswand sowie mit dem Verschluß des Behälters toleranter. Dieses Wasser muß steril und pyrogenfrei sein.

Für die Zubereitung von Injektions- und Infusionslösungen schreibt das DAB 9 die Verwendung von Aqua ad iniectabilia vor. Die Herstellung dieser Wasserqualität erfordert die Anwendung der Destillation. Vorschriftsmäßig hergestelltes, frisch destilliertes Wasser ist praktisch frei von Keimen und anderen Verunreinigungen, wie z. B. Pyrogenen. Es wird erwartet, daß in den verwendeten Anlagen eine Cross-Kontamination zwischen dem Primär- und dem Kühlwasserkreislauf ausgeschlossen ist.

Zur Destillation von Wasser können verschiedene Systeme verwendet werden. Im Einsatz sind heute fast ausnahmslos Apparate, die nach dem Prinzip der Thermokompression arbeiten sowie Mehrstufen-Druckkolonnen.

Diese Destillationsapparate werden meist mit Wasser gespeist, das einer Ionenaustausch- oder einer Umkehrosmoseanlage entnommen wird. Damit vermeidet man die Belagbildung auf den Heizflächen, die sowohl die Reinheit des destillierten Wassers beeinträchtigen als auch den Wärmeübergang behindern könnte.

Ionenaustausch. Die im Rohwasser immer enthaltenen Ionen können durch Ionenaustausch völlig abgetrennt werden. Nur die Destillation liefert in bezug auf anorganische Verunreinigungen Wasser mit gleicher chemischer Reinheit. Die Abscheidung geschieht dabei durch den Austausch der Kationen gegen H^+-, der der Anionen gegen OH^--Ionen. Diese Ionen sind an funktionellen Gruppen im Molekül der Ionenaustauscherharze gebunden. Die Kationen und Anionen besetzen bei dem Austausch die Stellen im Molekül der Ionenaustauscher, an denen ursprünglich die H^+- bzw. OH^--Ionen saßen. Bei der Regeneration läuft der umgekehrte Vorgang ab. Durch Behandlung der Kationenaustauscher mit Salzsäure

werden die Kationen wieder gegen H^+-Ionen und durch Behandlung mit Natronlauge die Anionen durch OH^--Ionen ersetzt. Dieser Vorgang kann im Prinzip beliebig oft wiederholt werden. Die Lebensdauer der Ionenaustauscherharze ist allerdings durch mechanische Beschädigungen und Beläge aus unlöslichen anorganischen Verbindungen begrenzt.

Die Ionenaustauscherharze werden in geeigneten stählernen, meist mit einer Gummiauskleidung versehenen Behältern angeordnet und in diesen von oben nach unten vom zu behandelnden Wasser durchströmt. Bei den Mischbettaustauschern sind die beiden Harzsorten in einer Kolonne zusammengemischt. Durch die unterschiedliche Dichte der beladenen, d. h. erschöpften Kationen- und Anionenharze können diese voneinander getrennt werden. Dazu leitet man Wasser von unten mit einer eingestellten Strömungsgeschwindigkeit durch das Harzbett. Das Kationenharz sinkt dabei zu Boden, während sich das Anionenharz wegen seiner geringeren Dichte oberhalb des Kationenaustauschers ablagert. Wenn sich die Menge der ursprünglich eingefüllten Harze nicht geändert hat, so kommt die Trennschicht zwischen den beiden Harzsorten genau dort zustande, wo in der Säule der Einlaß für die Regeneriermittel angeordnet ist. Dort befindet sich auch ein Schauglas, damit man die einwandfreie Trennung der Harze beobachten kann. Nach dem Wasserstrahlprinzip werden zur Regeneration der Harze entsprechende Mengen an Salzsäure und Natronlauge mit dem Wasser eingespült und durch dieses die von den Harzen abgelösten Kationen bzw. Anionen ausgewaschen. Nach erfolgreicher Regeneration und Ausspülen der überschüssigen Regeneriermittel werden die beiden Harzsorten durch Einleiten von Preßluft wieder miteinander gemischt. Die Funktionstüchtigkeit der Mischbettanlage kann an einem Leitfähigkeitsmeßgerät im Ausgang der Anlage gemessen werden. Eine intakte, frisch regenerierte Mischbettanlage erreicht Leitfähigkeitswerte $< 1 \mu S \triangleq > 10^6 \Omega$.

Bei einer anderen Variante von Ionenaustauscheranlagen sind die beiden Harzsorten in getrennten Säulen angeordnet. Diese Form wendet man vor allem bei großer Durchflußleistung an. Die Regeneration ist in einem solchen Fall nicht so umständlich wie bei einer Mischbettanlage. Deswegen erlaubt diese Anordnung auch eine automatische Regeneration. Häufig wird diese sogar in Abhängigkeit von der Leitfähigkeit automatisch eingeleitet.

Das Prinzip der Wasseraufbereitung durch Ionenaustausch hat zwei gravierende Nachteile. Zum einen fallen durch die Regeneration größere Salzmengen an, als ursprünglich im Rohwasser enthalten waren, und zum anderen werden für Trenn- und Spülzwecke sehr große Wassermengen verbraucht. Außerdem stellen die Harze selbst einen guten Nährboden dar. Daraus kann eine hohe Verkeimung durch die im Wasser enthaltenen Keime, wie z. B. Pseudomonas aeruginosa oder Pseudomonas fluorescens, resultieren. Dieses Keimwachstum kann zur Bildung von Pyrogenen führen, wenn das Harzbett einige Zeit nicht durchströmt wird. Dies ist auch der Grund, weshalb die PhEur und andere Pharmakopöen Wasser, das einer Ionenaustauscheranlage entnommen worden ist, nicht zur Herstellung von Parenteralia zuläßt.

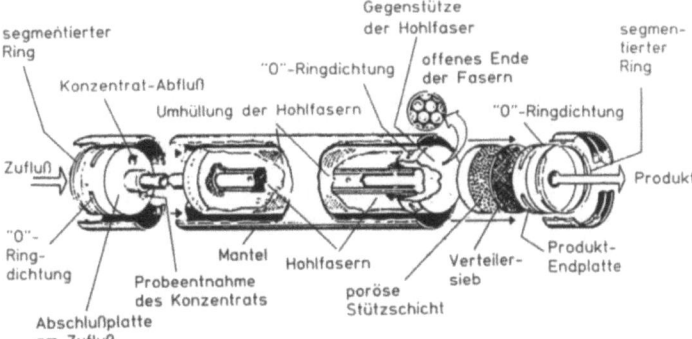

Abb. 4.57. Hohlfasermodul

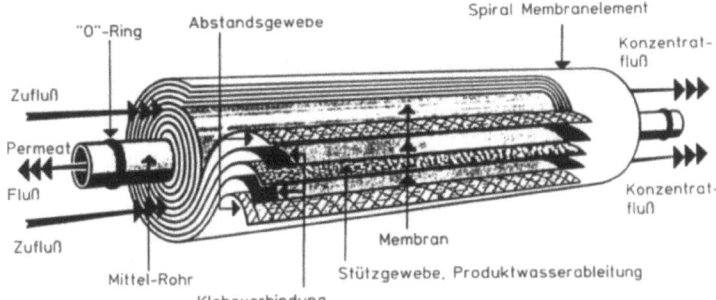

Abb. 4.58. Spiral- oder Wickel-
modul

Umkehrosmose. Das Funktionsprinzip der Umkehrosmose, engl.: reverse osmoses (RO), beruht auf der
Umkehrung der normalen Flußrichtung des Wassers
in einem System mit einer semipermeablen Membran. Während sonst das Wasser durch eine solche
Membran von der Seite mit niedrigerer Konzentration zur konzentrierteren Seite diffundiert, wird im
Falle der RO durch Erzeugen eines hohen Drucks auf
der konzentrierteren Seite Wasser in die umgekehrte
Flußrichtung gezwungen. Als semipermeable Membranen werden Hohlfasern (Abb. 4.57) oder auch zu
einer Spirale aufgewickelte Membranen (Abb. 4.58)
zu einem sog. Modul verarbeitet. Die Hohlfasern werden aus Polyamid, die Membranen meist aus Cellulo-
seestern hergestellt.
Bei den Hohlfasern handelt es sich um sehr dünne
Röhrchen, die an beiden Enden in eine Abschlußplat-
te eingeschweißt sind. Das Rohwasser strömt von außen durch die Hohlfasern und wird innen als reines
Wasser abgeführt. Damit die Fasern nicht brechen, erfolgt die Anströmung laminar. Es ist allerdings nie
ganz auszuschließen, daß durch Druckschwankun-
gen auf der Rohwasserseite solche Fasern auch abbrechen können. Dadurch besteht die Gefahr der Kontamination des Reinwassers durch Rohwasser.
Außerdem können sich wegen der sehr hohen Pakkungsdichte der Fasern Bakterien in den Zwischenräumen ansiedeln, die dadurch u. U. Desinfektionsmaßnahmen entgehen können.
Die Spiralmodule bestehen aus zwei semipermeablen
Membranen, die, durch eine spezielle Siebschicht getrennt, spiralig um einen Kern gewickelt sind. Jede
solche Dreierkombination wird von der Nächsten

durch eine weitere Siebschicht getrennt, durch die das
Rohwasser mit hoher Geschwindigkeit die äußere
Membran turbulent umströmt. Diese Anordnung hat
erstens eine sehr gute mechanische Festigkeit und ist
dadurch gegen Beschädigungen während des Betriebs ziemlich unempfindlich. Zweitens verhindert
die turbulente Strömung des Wassers das Belegen der
Membran mit einem Belag, der die Durchflußleistung
reduzieren würde.
Der für die Umkehrosmose maximal benötigte Druck
bei Hohlfasermodulen beträgt ca. 2.800 kPa (28 bar),
für Spiralmodule ca. 4.000 kPa (40 bar).
Die Umkehrosmose verringert den Gehalt von im
Rohwasser enthaltenen Verunreinigungen. Salze und
höhermolekulare organische Substanzen, wie z. B.
Pyrogene und Viren, werden teilweise oder sogar völlig abgetrennt und mit dem Konzentrat aus dem Modul abgeleitet. Der Abscheidungsgrad bei Kationen
hängt sehr stark von ihrer Wertigkeit ab. Einwertige
Ionen werden dabei nur zu 80 bis 90 % zurückgehalten, wogegen Ionen mit höherer Wertigkeit bis zu 99
% aus dem Permeat entfernt werden. Die Trenngrenze für organische Verunreinigungen liegt bei einer relativen Molekularmasse von etwa 300 D. Wegen der
meistens vorhandenen Undichtigkeiten durch Brüche
können Bakterien mit dieser Methode oft nur unvollständig abgeschieden werden. Soll Wasser erzeugt
werden, das praktisch frei von Verunreinigungen ist,
so können zwei Module hintereinander geschaltet
werden, wodurch auch der größte Teil der Ionen zurückgehalten wird, die das erste Modul passieren.
Ein großer Nachteil der RO ist der relativ große Was-
serverlust durch die notwendige Ableitung des Kon-

zentrats, der je nach Wasserhärte bis zu 50% des eingesetzten Volumens betragen kann. Zur Verringerung dieses Verlustes kann man das Konzentrat nochmals durch ein weiteres Modul aufkonzentrieren. Ein weiterer Nachteil ist, daß das entnommene Wasser kalt anfällt und deshalb für eine längere Lagerung meist noch aufgeheizt werden muß.
Hersteller für Umkehrosmoseanlagen mit Hohlfasermodulen sind z. B. die Firmen Christ und Hager + Elsässer. Spiralmodule werden von der Fa. Millipore in RO-Anlagen verwendet.

Destillation. Thermokompressionsapparate bestehen aus einem Verdampferteil, einem Abscheider für Wassertröpfchen und andere Partikel, einer mechanisch betriebenen Wärmepumpe und einem Wärmetauscher.
Bei der Thermokompression kann zwischen zwei verschiedenen Systemen mit mechanischem Kompressor unterschieden werden. Es handelt sich dabei um Einkreis- bzw. Zweikreissysteme.
Im Einkreissystem wird der bei der Verdampfung entstehende Dampf direkt vom Kompressor verdichtet, während im Zweikreissystem der Verdichter mit seinen beweglichen Teilen im Sekundärkreislauf angeordnet ist.

Bei der *Einkreis-Thermokompression* (Abb. 4.59) wird das zur Speisung verwendete Wasser im Gegenstrom zur Kondensation des Dampfes und Abkühlung des gebildeten Destillats über einen Wärmetauscher (1) vorgewärmt. Von dort gelangt es in den Sumpf des Apparats (2), wo wahlweise durch Dampf- oder Elektroheizung die apparativen Wärmeverluste ausgeglichen werden. Die Verdampfung des vorgewärmten Speisewassers erfolgt im Wärmetauscher (3). Im Kopf des Dampfraums ist ein Abscheider (4) für Tröpfchen oder andere Partikeln angeordnet. Von dort gelangt der Dampf in den Verdichter (5), wo dieser durch die aufgewendete elektrische Energie in seiner Temperatur erhöht wird. Dieser Energiezuwachs wird im Wärmetauscher (3) an das Speisewasser abgegeben. Dadurch wird der Dampf zu Destillat kondensiert und das Speisewasser verdampft. Wird das Destillat kalt entnommen, so wird nur eine geringfügige zusätzliche Heizung benötigt, um die Wärmeverluste im System auszugleichen. Bei heißer Entnahme muß die mit dem Wasser abgegebene Wärmeenergie von außen wieder zugeführt werden. Die Anordnung der Wärmepumpe im Destillatkreislauf erfordert eine Abdichtung der sich drehenden Wellen des Verdichters. Die Dichtungen können entweder aus Baumwolle oder aus Viton sein. Im ersten Fall ist es kaum möglich, innerhalb des

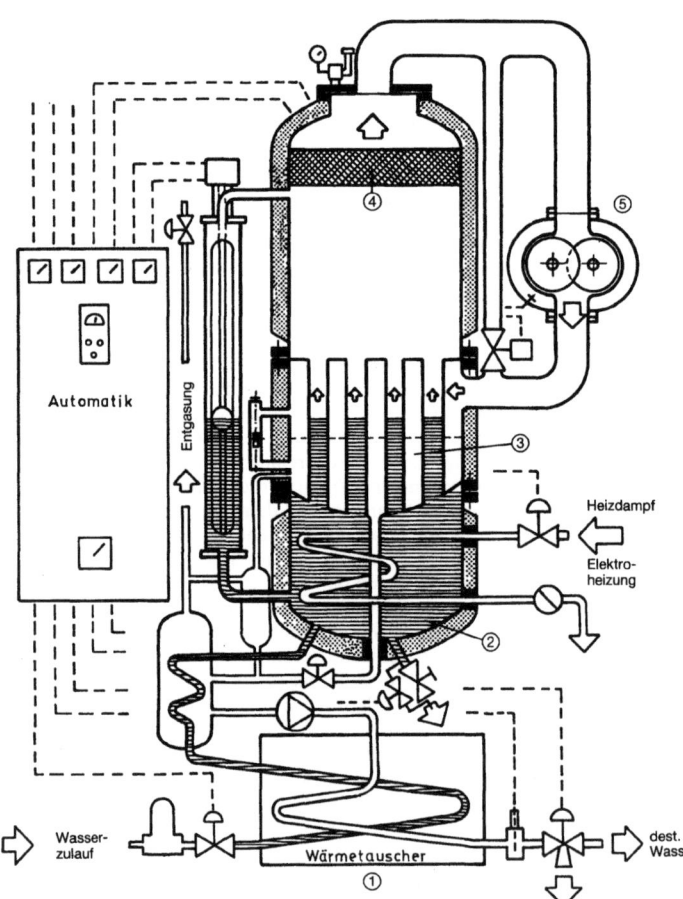

Abb. 4.59. Schematische Darstellung der Einkreis-Thermokompression

Systems Temperaturen zu erzeugen, die wesentlich über 100 °C liegen, weil die feuchte Baumwolle zu wenig Druck aushält.

Bei einer Abdichtung mit Baumwolle besteht außerdem die Gefahr, daß durch die feuchte Baumwollpackung während des Stillstands Bakterien von außen nach innen wachsen und dabei der Destillatweg mikrobiell verunreinigt werden kann.

Im Gegensatz dazu bieten Viton- oder andere Dichtungsmaterialien die Möglichkeit, auch mit höheren Destillationstemperaturen zu arbeiten, weil durch die bessere Abdichtung der Wellendurchführung ein Überdruck im Apparat aufgebaut werden kann. Auch die Gefahr der Rekontamination während des Stillstands wird durch diese Art der Abdichtung minimiert. Einkreis-Thermokompressoranlagen werden von den Firmen Finn-Aqua, Mascarini und Pharma-Technik Smeja vertrieben.

Bei der *Zweikreis-Thermokompression* (Abb. 4.60) wird das zur Speisung verwendete Wasser auch in diesem Fall im Gegenstrom zur Abkühlung des gebildeten Destillats über einen Wärmetauscher (5) vorgewärmt. Von dort gelangt es in den Sumpf des Apparats, wo entweder eine Dampfheizschlange (8) oder elektrische Heizstäbe (7) eingebaut sind. Dort wird das Speisewasser im ersten Wärmetauscher (1) verdampft. Der erzeugte Dampf passiert im Primärkreislauf auf seinem Weg zum zweiten Doppelrohrwärmetauscher (3) einen Zyklonabscheider (2), wo durch eine hohe Zentrifugalbeschleunigung vom Dampf mitgerissene Tröpfchen und andere Partikel abgeschieden werden. Der sich dabei im Zyklon bildende Wasserfilm wird zusammen mit den Partikeln als Abwasser nach außen abgeführt. Nach dem Zyklon gelangt der Reindampf in den zweiten Wärmetauscher (3), wird dort kondensiert und gibt dabei seine Energie an den Sekundärkreislauf ab. Das anfallende Destillat kann aus dem nachgeschalteten Doppelrohrkühler (5) entweder mit 95 °C, oder aber mit einer Temperatur entnommen werden, die ca. 5 °C höher als die des Speisewassers liegt.

Der Sekundärkreislauf besteht aus zwei Wärmetauschern (1 und 3) sowie einer Wärmepumpe (6). Durch Kondensation des Dampfes aus dem Zyklon wird das aufgeheizte Wasser des Sekundärkreislaufs im Wärmetauscher (3) verdampft. Dieser Dampf wird in der Wärmepumpe (6) komprimiert und dadurch in seiner Temperatur erhöht. Die dabei gewonnene Wärmeenergie wird im Verdampfer (1) an das vorgewärmte Speisewasser wieder abgegeben.

Da der Energiekreislauf mit dem darin enthaltenen Kompressor und seinen bewegten Teilen komplett vom Destillatkreislauf getrennt ist, erhält man ein sehr reines Destillat. Durch das geschlossene System ohne bewegte Teile und Dichtungen wird außerdem eine Rekontamination des destillierten Wassers verhindert.

Das System „Zyclodest" stellt die Fa. Schott, Mainz, her.

Mehrstufen-Druckkolonnen (Abb. 4.61) bestehen aus drei bis maximal acht Verdampfungskolonnen. Die Beheizung der ersten Stufe erfolgt mit Heizdampf. Heizdampfdruck, Temperatur des Speisewassers und Druck in der ersten Kolonne hängen von der Zahl der installierten Druckkolonnen ab.

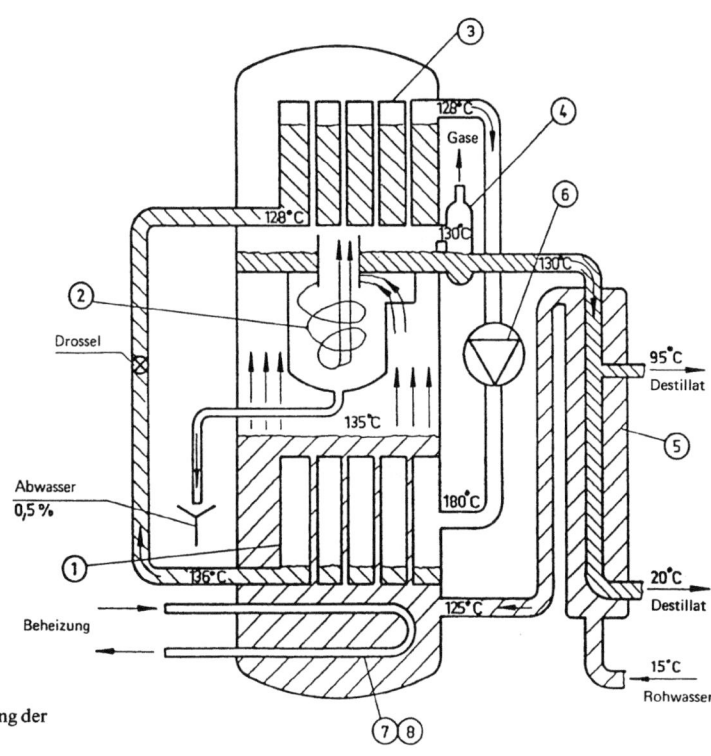

Abb. 4.60. Schematische Darstellung der Zweikreis-Thermokompression

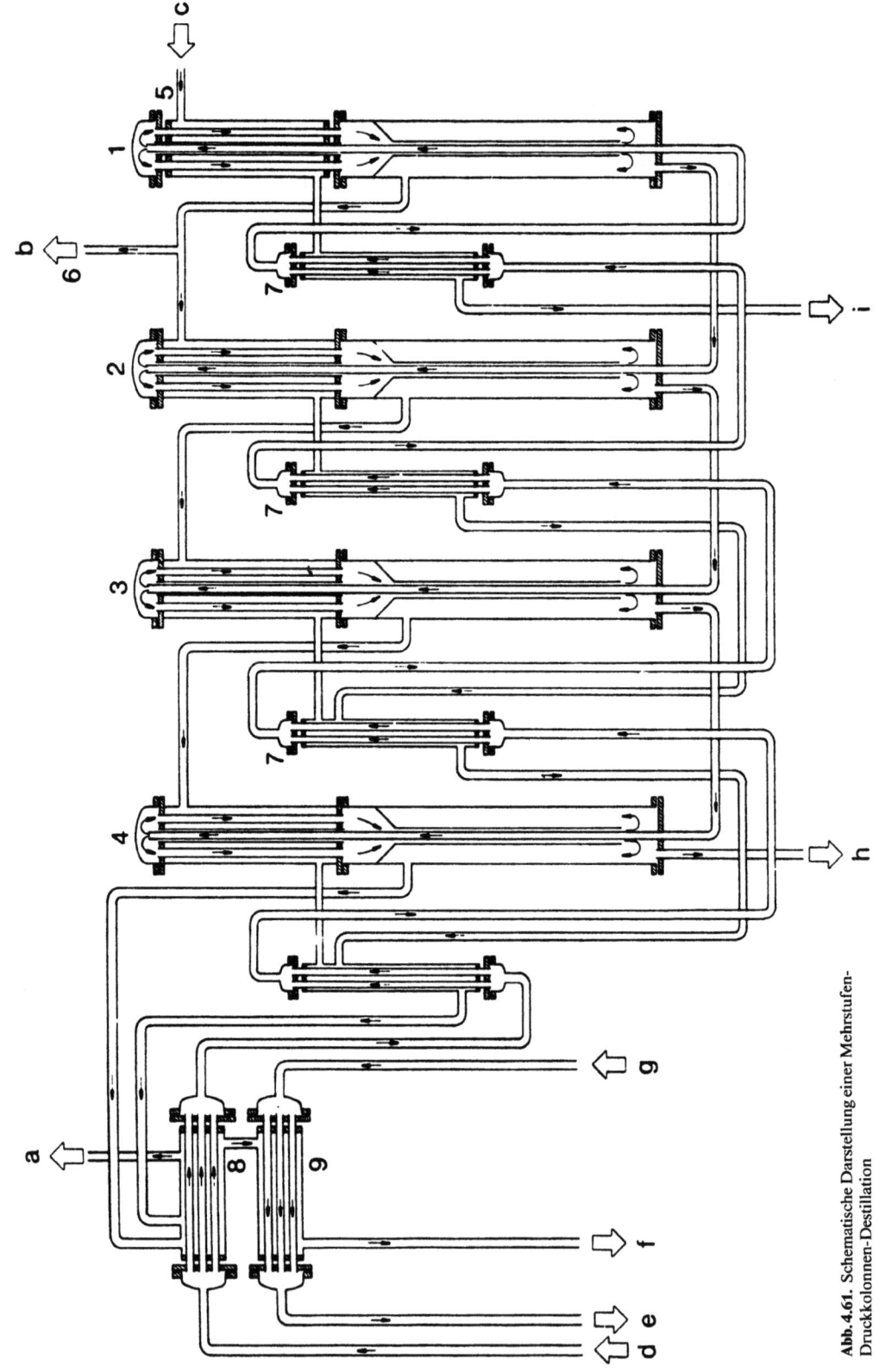

Abb. 4.61. Schematische Darstellung einer Mehrstufen-Druckkolonnen-Destillation

Das vollentsalzte Speisewasser (d) wird im Gegenstrom durch die ganze Anlage geführt. Es passiert zuerst den Destillatkühler (8), dann die Zwischenwärmetauscher (7), kommt über ein Rohr in den oberen Teil der ersten Verdampfungskolonne (1) und wird dort im Kopfraum versprüht. Das Speisewasser hat an dieser Stelle fast die Verdampfungstemperatur erreicht und fließt als dünner Film durch den Röhrenwärmetauscher im oberen Teil der Kolonne. Die direkte Beheizung mit Dampf (5) bewirkt eine sofortige Verdampfung eines Teils des Speisewassers. Aus dem Wärmetauscher tritt eine Mischung aus Dampf und unverdampftem Speisewasser aus. Nach der Trennung von Dampf und unverdampftem Restspeisewasser und einer Tröpfchenabscheidung gelangt der Reindampf in die zweite Kolonne (2), wo er als Heizdampf wirkt und dabei selbst zu Destillat kondensiert. Die Abkühlung des Destillats erfolgt im Gegenstrom mit dem Speisewasser in den Zwischenwärmetauschern (7) und in den Destillatkühlern (8,9). Der Kühler (9) benötigt nur noch eine geringe Menge an Kühlwasser. Das Restspeisewasser der ersten Kolonne wird in der zweiten, das Restspeisewasser der zweiten in der dritten usw. verdampft. Der Verdampfungsvorgang wiederholt sich jedesmal bei niedrigerem Druck und Temperatur in den nachfolgenden Kolonnen. Das Restspeisewasser aus der letzten Kolonne (max. 10 %) wird als Konzentrat verworfen. Im Destillatkühler (8) erfolgt eine sehr wirkungsvolle Abscheidung von unkondensierbaren Gasen (a). Das Destillat tritt mit einer Temperatur von ca. 90 °C aus. Die Destillatmenge ist abhängig vom Dampfdruck des Heizdampfes. Die Verbrauchsmengen für Heizdampf und Kühlwasser hängen von der Anzahl der eingesetzten Kolonnen ab und werden mit steigender Säulenzahl geringer.

Lagerung und Verteilung. Das durch Destillation gewonnene Wasser ist bei einwandfreiem Betrieb steril und pyrogenfrei. Es muß deshalb dafür gesorgt werden, daß dieses sowohl während der Lagerung als auch bei der Verteilung nicht rekontaminiert wird.
Da der Verbrauch von destilliertem Wasser beim Herstellen einer Lösung diskontinuierlich ist, muß das kontinuierlich aus der Destillation gewonnene Wasser zwischengelagert werden können.
Das Destillat wird zu den einzelnen Verbrauchsstellen über eine Ringleitung verteilt, in die meist vor jeder Entnahmestelle ein Kühler eingebaut ist, der das destillierte Wasser bei Bedarf auf die gewünschte Temperatur herunterkühlen kann.

Nichtwäßrige Lösungsmittel

Zur Herstellung von Infundibilia darf als Lösungsmittel ausschließlich Wasser für Injektionszwecke verwendet werden. Wenn die Löslichkeit der enthaltenen Wirkstoffe in Wasser zu gering ist, können zum Auflösen auch nichtwäßrige Lösungsmittel verwendet werden. Zum Einsatz kommen

- Öle für Injektionszwecke, wie z. B. Erdnußöl, Olivenöl, Ricinusöl, Sesamöl. Weiterhin zählen auch die halbsynthetischen Glyceride der gesättigten Fettsäuren mit C_8 bis C_{12} dazu.

- Alkohole, wie z. B. Glycerol, Propylenglycol oder Polyethylenglycole mit relativen Molekülmassen von 200 bis 400 D.
- Ester von Fettsäuren, wie z. B. Ethyloleat, Isopropylmyristat oder Isopropylpalmitat.
- Ethanol in Mischung mit anderen Lösungsmitteln, wie z. B. Wasser für Injektionszwecke.

Diese Lösungsmittel können entweder separat oder in passender Mischung untereinander eingesetzt werden. So kann beispielsweise die Kombination mehrerer Alkohole oder Polyole eine bessere Löslichkeit für schwerlösliche Arzneistoffe haben als die einzelnen Bestandteile des Lösungsmittelgemisches.
Die pflanzlichen Öle müssen, gemäß den Arzneibuchvorschriften, vor ihrer Verwendung meist neutralisiert werden, was sich auf ihre Stabilität ungünstig auswirkt. Als Limit für eine notwendige Neutralisation kann ein Säuregrad von mehr als 0,25 angesehen werden. Eine weitere ungünstige Eigenschaft der pflanzlichen Öle ist ihr Gehalt an ungesättigten Fettsäuren. Sie sind dadurch oxidations- und hitzeempfindlich. Dies spielt eine wesentliche Rolle bei ihrem Einsatz als Lösungsmittel für Iniectabilia, die in ihrem Endbehältnis sterilisiert werden sollen.
Die als Lösungsmittel ebenfalls verwendeten halbsynthetischen Glyceride der mittelkettigen Fettsäuren haben diese Nachteile nicht. Ein weiterer Vorteil dieser Substanzklasse gegenüber den natürlichen Ölen ist außerdem ihre niedrigere Viskosität. Diese Eigenschaft macht sie dadurch für Präparate geeigneter, die für die Applikation, wie z. B. i. m. Injektion, eine dünne Kanüle erforderlich machen.
Präparate, bei denen Öl als Lösungsmittel verwendet wird, zeigen häufig bei i. m. Applikation eine meist erwünschte Depotwirkung.

Lösungsvermittler

Wenn das Injektionsvolumen eines Präparates klein sein muß und die Löslichkeit des Arzneistoffs im Lösungsmittel oder in einer Mischung aus mehreren nicht ausreichend ist, so muß ein passender Lösungsvermittler verwendet werden. Diese lassen sich in zwei große Klassen einteilen. Die erste Klasse der Lösungsvermittler bildet Addukte zwischen dem zu lösenden Arzneistoff und den polaren Gruppen des Lösungsvermittlers. Dazu zählen Harnstoffe und Amide, Polyole sowie Glycolether und -ester, wie z. B. Sorbit, Xylit, Mannit und Carboxymethylcellulosen. Um eine ausreichende Menge Arzneistoff auf diese Weise in Lösung zu bringen, ist meist eine größere Menge an solchen molekulardispersen Lösungsvermittlern notwendig. Im Gegensatz zu diesen werden die sog. kolloiddispersen Lösungsvermittler seltener eingesetzt. Meist handelt es sich dabei um ionogene oder nichtionogene Netzmittel, die wegen ihrer hämolytischen Eigenschaften bei Parenteralia kaum in Frage kommen. Nur Pluronic F 68, Pluronic 65, Tween 60 und Cremophor EL haben sich bisher im i.v.-Bereich als bedingt verwendbar erwiesen.
Werden Präparate, die unter Verwendung von Lösungsvermittlern hergestellt werden, in Kombination mit anderen Arzneimitteln verwendet oder bei einem Zusatz zu Infusionslösungen verdünnt, so ist auf mögliche Inkompatibilitäten zu achten.

Stabilisatoren, Konservierungsmittel

Der Herstellung von Parenteralia wird in den allermeisten Fällen eine Hitzesterilisation der fertigen Zubereitung im Endbehältnis folgen. Diese Energiezufuhr kann bei den Arzneistoffen, die vor allem bei Iniectabilia meist organische Moleküle sind, günstige Reaktionsbedingungen für eine Schädigung oder sogar für einen Abbau schaffen. Zu denken ist hierbei vor allem an Einflüsse durch Luftsauerstoff, Schwermetallspuren und den pH-Wert. Ein Einfluß von Licht macht sich meist erst später während der Lagerung bemerkbar. Um den Verlust an Arzneistoff durch solche Einflüsse zu vermeiden, oder wenigstens zu vermindern, können unterschiedliche Stabilisatoren eingesetzt werden.

Um den Einfluß von *Luftsauerstoff* soweit als möglich auszuschließen, muß zunächst beim Lösungsmittel durch eine geeignete Maßnahme der darin enthaltene Luftsauerstoff vor dem Kontakt mit dem oxidationsempfindlichen Arzneistoff weitestgehend entfernt werden. Im Falle von Wasser kann dies je nach Volumen entweder durch Auskochen und Abkühlen lassen unter einer Schutzgasatmosphäre, oder bei größeren Volumina durch Begasen des Wassers im Ansatzbehälter geschehen.

Handelt es sich um organische Lösungsmittel, so hängt der Erfolg der Entgasung nicht nur von der Methode, sondern vor allem von der Viskosität des Lösungsmittels ab. In allen Fällen ist es vorteilhaft sein, wenn die Entfernung des gelösten Sauerstoffs bei höheren Temperaturen vorgenommen wird. Zum einen wird dadurch die Viskosität des Lösungsmittels erniedrigt und zum anderen ist die Löslichkeit des Sauerstoffs analog zu Wasser bei höheren Temperaturen meist geringer. Darüber hinaus empfiehlt sich auch das Anlegen eines Vakuums zur Beschleunigung der Entgasung. Wird die Entgasung bei höherer Temperatur vorgenommen, so läßt man das Lösungsmittel unter Schutzgas abkühlen. Soll ein Erwärmen des Lösungsmittels vermieden werden, so genügt u. U. schon die alleinige Begasung mit dem Schutzgas, das man lange genug, am besten fein verteilt, durch das Lösungsmittel perlen läßt. Die oxidationsempfindlichen Arzneistoffe müssen selbstverständlich auch unter Schutzgas gelöst werden.

Als bevorzugte Schutzgase kommen Stickstoff und Kohlendioxid in Frage. Weniger gebräuchlich sind die Edelgase Argon und Helium. Bei der Anwendung von Schutzgasen ist vor dem Einsatz auf ihre Reinheit zu achten. So enthält z. B. der normale, in Flaschen erhältliche Stickstoff noch bis zu 2 % Restsauerstoff. Zu einer effektiven Entgasung sollte deshalb nur Stickstoff mit einer Reinheit von mind. 99,999 % eingesetzt werden. Wird CO_2 zur Ent- und Begasung verwendet, so kann dies neben der Entfernung des Restsauerstoffs noch den Vorteil bieten, daß sich über der Flüssigkeitsoberfläche wegen seiner größere Dichte gegenüber Luft ein CO_2-Polster bildet. Dieses erschwert ein Wiedereindringen von Sauerstoff in die Lösung. Vor allem während der Abfüllung kann dies günstig sein, weil dadurch im nach oben hin noch offenen Behältnis ein solches Gaspolster den eindringenden Luftsauerstoff fernhält. Im Falle von Wasser als Lösungsmittel ist allerdings die größere Löslichkeit des

CO_2 zu beachten. Dies kann durchaus erwünscht sein, wenn dadurch bei der Abfüllung von Natriumhydrogencarbonat-Lösung durch die gute Löslichkeit des Schutzgases der pH-Wert der Lösung und damit das Decarboxylierungsgleichgewicht günstig beeinflußt werden. Dies hat zur Folge, daß der Zerfall des $NaHCO_3$ in CO_2 und Na_2CO_3 reduziert wird.

Der Einsatz von CO_2 als Schutzgas kann durch seine pH-erniedrigende Wirkung aber auch nachteilig sein. Bei säureempfindlichen Arzneistoffen, aber auch bei calciumhaltigen Lösungen, muß auf ein neutrales Schutzgas ausgewichen werden. Selbstverständlich müssen die zur Ent- und Begasung verwendeten Schutzgase steril und partikelfrei sein.

Schwermetall-Ionen wirken bei der Autoxidation mancher Arzneistoffe katalytisch. Für die Auflösung extrem oxidationsempfindlicher Arzneistoffe ist deshalb in solchen Fällen ein möglichst schwermetallfreies Lösungsmittel einzusetzen. Im Falle von Wasser ist dies nicht einfach, denn selbst die Verwendung hochresistenter Glassorten bei der Konstruktion von Destillationsapparaten führt nicht immer zu schwermetallfreien Destillaten. Bei der Destillation bildet sich z. B. wasserdampfflüchtiges Kupferhydrid, weshalb der Cu-Gehalt nicht unter einen Wert von 10^{-6} mol/L gesenkt werden kann.[4] Das Vorschalten einer Ionenaustauscheranlage kann hier Abhilfe schaffen. Neben der Entfernung der Schwermetallspuren aus dem Wasser durch Destillation kann die Maskierung von Metall-Ionen durch Komplexbildner in den meisten Fällen die Autoxidation verhindern. Verwendet werden in der Hauptsache Dinatriumethylendiamintetraacetat und Nitrilotriessigsäure. Sind in der Zusammensetzung des Arzneimittels selbst Spurenelemente enthalten, so ist in jedem Fall vom Zusatz solcher Stoffe abzuraten, da die gebildeten Komplexe meist renal eliminiert werden. Werden Komplexbildner bei der Herstellung von Infundibilia eingesetzt, so sollte deren Konzentrationen unter 0,01 % liegen, weil sonst bei der Applikation größerer Volumina der Blutcalciumspiegel gestört werden kann. Nach Möglichkeit sollte generell vom Zusatz von Komplexbildnern zu Infusionslösungen abgesehen werden, weil dann bei der Applikation größerer Flüssigkeitsmengen immer Spurenelemente aus dem Körper des Patienten ausgeschwemmt werden können.

Antioxidanzien sind Stoffe, die einerseits als Oxidationsschutz für Arzneistoffe in wäßriger Lösung fungieren und andererseits ölige Medien vor dem vorzeitigen Ranzigwerden bewahren. Ihre Wirkung beruht auf ihrem stärkeren Reaktionsvermögen gegenüber aktiviertem molekularen Sauerstoff sowie im Abfangen aktiver Hydroxy- oder Peroxyradikale.

Die bekanntesten *Antioxidanzien* für wäßrige Lösungen sind die Salze der schwefligen Säure und deren Abkömmlinge. Sulfite, Hydrogensulfite, Disulfite und Pyrosulfite sind auch heute noch die bei Parenteralia am meisten eingesetzten Substanzen. Ihre Schutzfunktion werden sie selbst irreversibel zu Sulfat oxidiert. Es muß allerdings ausgeschlossen werden, daß durch Reaktion mit Arzneistoffen toxische Verbindungen entstehen.

Für ölige Lösungen sind die Tocopherole die am meisten benutzten Antioxidanzien. Die mit Palmitin-

oder Stearinsäure veresterte Ascorbinsäure wird ebenfalls als Antioxidans eingesetzt, muß aber eher den Redoxstabilisatoren zugeordnet werden. Neben dem Redoxsystem Ascorbinsäure-Dehydroascorbinsäure gibt es noch Cystein-Cystin sowie Bernsteinsäure-Fumarsäure. Auch Verbindungen, wie z. B. Thiomilchsäure oder Thiodipropionsäure werden eingesetzt, die durch ihre Eigenschaft, Schwermetalle zu komplexieren, auch die katalytische Autoxidation selbst verhindern.

Primärpackmittel

Zu den Behältnissen für Parenteralia werden Ampullen, Injektions- und Infusionsflaschen, Einmalspritzen sowie die zu den Behältern passenden Verschlüsse gezählt. Die Behältnisse können entweder aus Glas oder aus Kunststoff hergestellt werden. Verschlüsse für sterile Produkte werden aus Elastomeren gefertigt, die für die Abdichtung der Behälteröffnung ausreichend elastisch sind. Verglichen mit den allgemein als Hohlkörper bezeichneten Behältnissen sind vorgefüllte Einmalspritzen nur für Iniectabilia einsetzbar.

Glasbehältnisse. Der weitaus größte Teil der *Ampullen* wird aus Glas der Glasart I, das auch als „Neutralglas" oder „Borosilicatglas" bezeichnet wird, hergestellt. Dieses Material gibt nur sehr geringe Alkalimengen ab und eignet sich deshalb besonders für Injektionspräparate mit empfindlichen Arzneistoffen. Neben Klarglas wird auch Braunglas bei der Fertigung von Ampullen verwendet.

Ampullen werden aus Glasröhren auf Maschinen zu den verschiedenen Ampullenarten geformt. Alle Formen und Maße dieser Ampullen sind genormt.[5] Dabei wird nach DIN zwischen Spieß- (Form A oder B), Trichter- (Form C) und Aufbrennampullen (Form D) unterschieden. Brechampullen können durch eine Sollbruchstelle leichter geöffnet werden. Alle Ampullen werden nach ihrer Herstellung zum Abbau von Glasspannungen in einem Temperofen auf Temperaturen von mehr als 400 ° C erhitzt und sind deshalb bei der Anlieferung bereits steril und pyrogenfrei.

Am weitesten verbreitet sind *Spießampullen,* die oben offen angeliefert werden. Nach der Reinigung werden diese in einem Heißluftofen oder bei kontinuierlicher Fertigung auch in einem Heißlufttunnel sterilisiert und entpyrogenisiert. Spießampullen können nur für flüssige Zubereitungen verwendet werden. Für sehr schnell laufende Ampullenfüllmaschinen wird bereits beim Hersteller auf sehr enge Toleranzen in den Abmessungen sortiert.

Trichterampullen werden ebenfalls offen angeliefert. Ihre Öffnung ist jedoch trichterförmig nach oben hin erweitert, weshalb sie vor allem für die Abfüllung pulverförmiger Präparate verwendet werden. Außerdem werden sie noch für solche Präparate eingesetzt, die wegen ihrer höheren Viskosität eine Dosiernadel mit größerem Durchmesser erfordern. Trichterampullen werden vor der Füllung in gleicher Weise wie die Spießampullen vorbehandelt.

Auch die beiden nachfolgend genannten Ampullenarten werden wie die vorher beschriebenen nach oben hin offen angeliefert.

Brechampullen werden so hergestellt, daß zum Öffnen der Ampulle keine Feile benötigt wird. Die Sollbruchstelle an der Ampulle entsteht dadurch, daß ein Emailpunkt oder -ring in der Einengung am Spieß der Ampulle heiß aufgebracht wird. Durch die unterschiedlichen Ausdehnungskoeffizienten wird im Glas eine Spannung erzeugt, die zu einem leichteren Abbrechen des Ampullenspießes führt.

Im Handel sind auch sog. *OPC-Ampullen* (engl.: one point cut), die in der Einschnürung des Ampullenspießes anstelle eines Emailringes vorgeritzt sind und dadurch ebenfalls leichter geöffnet werden können.

Aufbrennampullen sind bei der Anlieferung noch geschlossen und werden erst kurz vor der Abfüllung mit Hilfe einer Flamme aufgebrannt. Durch den Entspannungsprozeß nach der Herstellung der Ampullen sind diese bei der Anlieferung noch steril und pyrogenfrei. Aufbrennampullen werden ohne vorherige Reinigung gefüllt und wieder verschlossen. Eine mögliche Verunreinigung durch Partikel, wie z. B. Glassplitter oder Staub, hängt deshalb ganz entscheidend von der Qualität der verwendeten Glasrohre sowie von der Sorgfalt des Herstellers während der Fertigung dieser Ampullen ab.

Injektionsflaschen oder auch Vials sind Glasbehältnisse mit einem Füllvolumen bis zu maximal 100 ml, die entweder ebenfalls aus Röhren oder aber wie normale Flaschen in der Glashütte hergestellt werden. Ihre Mündung ist im Vergleich zu Infusionsflaschen kleiner und je nach Füllvolumen unterschiedlich im Durchmesser. Injektionsflaschen werden mit einem Gummistopfen verschlossen und mit einer Bördelkappe gesichert. Injektionsflaschen werden häufig als Multidose-Behälter eingesetzt. Ihre Abmessungen und die zulässigen Toleranzen sind genormt.[6]

Infusionsflaschen sind Glasbehältnisse, die in der Glashütte aus einer Schmelze durch Ausformen eines flüssigen Glastropfens in einer Form hergestellt werden. Ihr Füllvolumen beträgt 50 bis 1.000 ml. Teilweise sind auch Flaschen mit einem Fassungsvermögen von 2 L in Gebrauch. Der Mündungsdurchmesser ist bei allen Flaschengrößen gleich. Ihre Abmessungen und die zulässigen Toleranzen sind genormt.[7]

Die PhEur und das DAB 9 schreiben für Glasflaschen für Infusionslösungen die Glasart II vor, die durch eine Oberflächenbehandlung der Flaschen erzeugt wird. Dazu wird entweder unmittelbar nach der Ausformung in die noch heiße Flasche pulverförmiges Ammoniumchlorid bzw. Ammoniumsulfat dosiert, oder diese Mittel zur Oberflächenbehandlung werden in die bereits erkaltete Flasche eindosiert und danach das Glas nochmals auf über 500 ° C aufgeheizt. Durch die hohe Temperatur verdampft das Ammoniumsalz. Die zweite Methode hat den Vorteil, daß sich die komplette Prüfung der Flaschen nach der Herstellung automatisieren läßt. Bei der Oberflächenvergütung setzen sich die jeweiligen Anionen des eingesetzten Ammoniumsalzes mit den an der Oberfläche befindlichen Na-Ionen um und machen diese dadurch wasserlöslich. Bei der Reinigung der Glasflaschen vor ihrem Einsatz wird der gebildete graue, stumpfe Belag abgewaschen. Die Oberfläche der Flaschen verarmt dadurch an Natrium-Ionen und entspricht nach dieser Behandlung in ihrem hydrolytischen Verhalten der Glasart I.

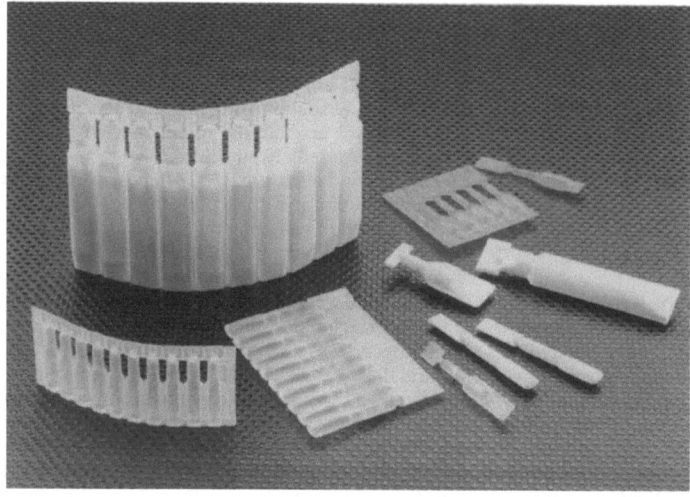

Abb. 4.62. Einzeldosisbehälter mit Drehknebelverschluß

Plastikbehältnisse. Im Gegensatz zu den Glasbehältern können Behältnisse aus Kunststoff direkt beim Arzneimittelproduzenten hergestellt werden. Möglich sind hierbei Ampullen sowie Behälter mit größerem Volumen (s. Bottlepack-Verfahren). Kunststoffbehälter sind nicht genormt.

Für die zur Herstellung von Plastikbehältnissen verwendeten Materialien werden im DAB 9 verschiedene Monographien aufgeführt. Sowohl für Injektions- als auch für Infusionsbehältnisse wird meistens Polyethylen niederer Dichte (LDPE) eingesetzt. Dieses Material erlaubt wegen seines niederen Erweichungspunktes während der Sterilisation nur eine Temperatur von 107 bis 108 °C. Polypropylen hat dagegen einen wesentlich höheren Erweichungspunkt. Flaschen aus Polypropylen können deshalb bei 121 °C sterilisiert werden. Aus diesem Grund wird Polypropylen immer dann bevorzugt eingesetzt, wenn auf einer anderen Maschine vorgefertigte Behältnisse beim pharmazeutischen Hersteller gefüllt und verschlossen werden.

Zur Herstellung sind zwei Verfahren möglich. Beiden Verfahren ist gemeinsam, daß während des Extrusionsprozesses zur Plastifizierung des Kunststoffs Temperaturen um 170 bis 230 °C sowie ein Druck bis zu 35 MPa benötigt werden. Der aus dem Extruder austretende Kunststoffschlauch wird bei diesen Bedingungen zwangsläufig sterilisiert, Schwebstoffe werden durch die Plastifizierung des Granulats so in die Kunststoffschmelze eingearbeitet, daß ein Herauslösen von Partikeln nach dem Erkalten unmöglich ist.[8]

Bei der konventionellen Blasmethode werden die Flaschen nach ihrer Herstellung aus der Maschine ausgeworfen und bis zur Weiterverarbeitung meist mit noch offener Mündung in größeren Zwischenbehältern aufbewahrt bzw. in diesen transportiert. Erst später werden die Flaschen mit dem Arzneimittel gefüllt und, analog zu den Glasflaschen, mit einem Gummistopfen und einer Bördelkappe verschlossen.

Im zweiten Fall, dem Bottlepack-Verfahren, wird ein Kunststoffhohlkörper unter sterilen Bedingungen in einem Arbeitsgang in der Form geblasen, gefüllt und verschlossen. Dieses Verfahren wurde für die Verpak-

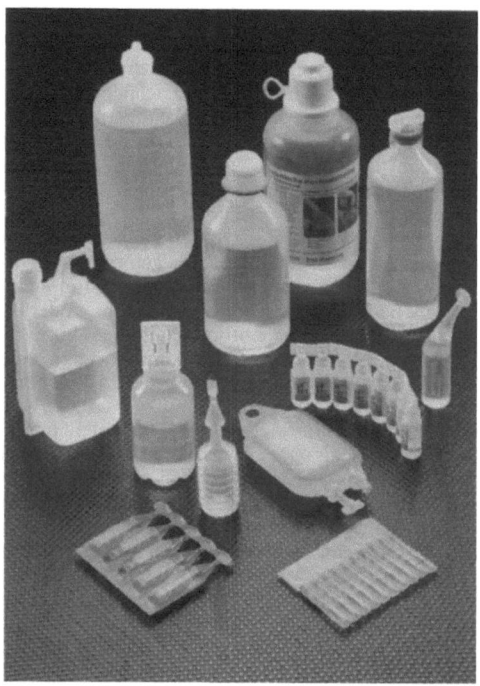

Abb. 4.63. Flaschen für Infusionslösungen und Sonderformen

kung von Flüssigkeiten entwickelt, die in Behältnisse von 0,1 ml bis zu 10 L abgefüllt werden. Bei den Behältnissen handelt es sich entweder um Einzeldosisbehälter für Tropfen bzw. um Ampullen (Abb. 4.62) oder Flaschen für Injektions- bzw. Infusionslösungen (Abb. 4.63). Großbehältnisse bis 10 L dienen der Aufnahme von Spüllösungen oder Desinfektionsmitteln. Das Bottlepack-Verfahren wird hauptsächlich zur Herstellung von Plastikbehältern für Parenteralia an-

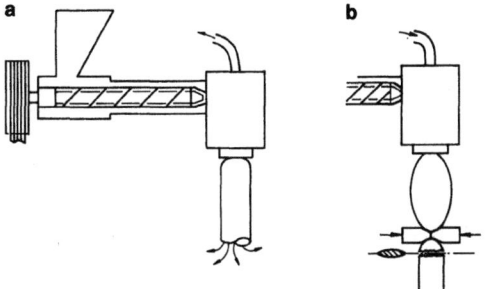

Abb. 4.64. **a** Schutz mit steriler Stützluft, **b** Schlauchabklemmung

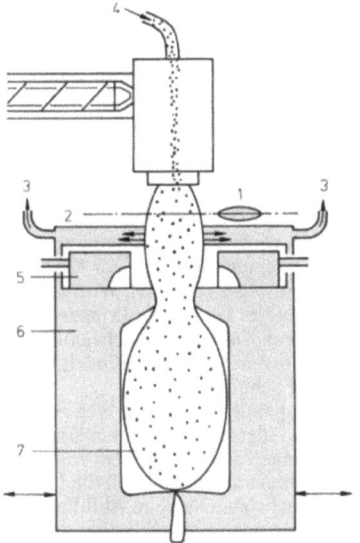

Abb. 4.65. Schlauchtrennung durch beheiztes Trennmesser

gewandt.[8] Zur Erhaltung der Reinheit der inneren Oberfläche des stetig aus dem Extruder austretenden Endlosschlauches wird entweder durch sterile Stützluft (Abb. 4.64a) oder durch Abklemmen des Schlauches (Abb. 4.64b) ein Eindringen von Keimen verhindert.

Nachdem der Kunststoffschlauch (7) von der Blasform (6) übernommen und am Boden eingeklemmt worden ist, wird er am oberen Ende durch ein Glühdrahtmesser (1) abgetrennt (Abb. 4.65).

Das auf ca. 300 bis 400 °C erwärmte Trennmesser garantiert einen keimfreien Schnitt. Aus technischen Gründen muß die Form die Position verlassen, da kontinuierlich bereits der nächste Schlauchabschnitt den Extruder verläßt. Während des Transports der Form in die Abfüllposition schrumpft der in der Form eingeklemmte Schlauch durch Abkühlung der Stützluft. Durch diese Verkleinerung des Volumens tritt Luft aus dem Schlauch und schützt so vor dem Eindringen von unfiltrierter Umgebungsluft (Abb. 4.66 links).

Hat die Form die Abfüllposition erreicht, so wird der oben immer noch offene Schlauch durch einen leichten Strom filtrierter Luft geschützt. Dieser Luftstrom tritt aus dem unter Überdruck stehenden Kasten aus, in dem sich die Abfülldorne während ihrer oberen Lage befinden (Abb. 4.66 rechts). Auch dadurch wird ein Eindringen von Partikeln oder Keimen in den Schlauch verhindert. Im nächsten Arbeitsgang wird der kombinierte Blas-Füll-Dorn in die Form abgesenkt (Abb. 4.67).

Der noch ungeformte sterile Kunststoffschlauch wird dadurch in der Form nach außen abgedichtet. Das nun folgende Aufblasen des Kunststoffschlauchs geschieht ebenfalls mit sterilfiltrierter und partikelfreier Druckluft. Dadurch ist eine Rekontamination der inneren Oberfläche des erzeugten Behältnisses ausgeschlossen.

Nachdem der Behälterrumpf ausgeformt ist, wird das innen liegende Füllrohr (3) weiter abgesenkt (Abb. 4.68) und dadurch der bei der Ausformung in

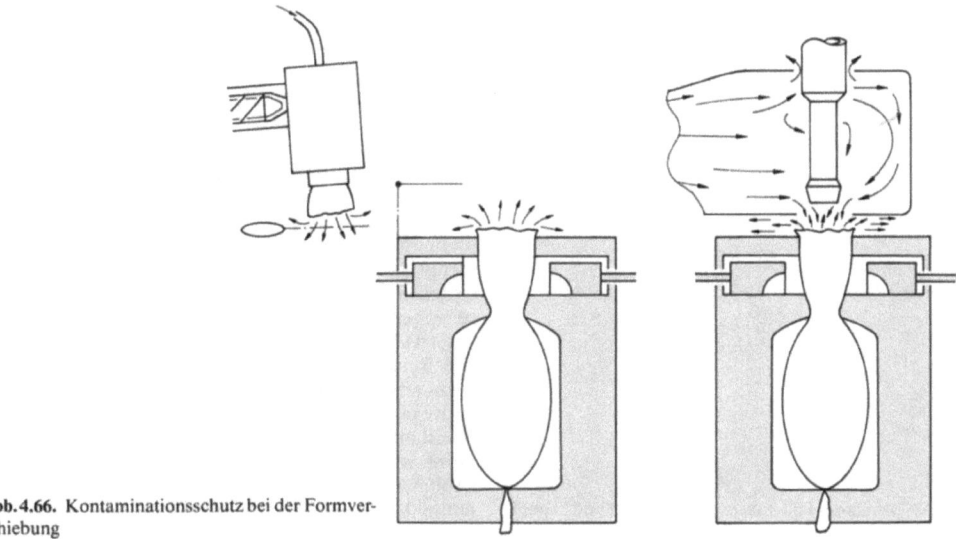

Abb. 4.66. Kontaminationsschutz bei der Formverschiebung

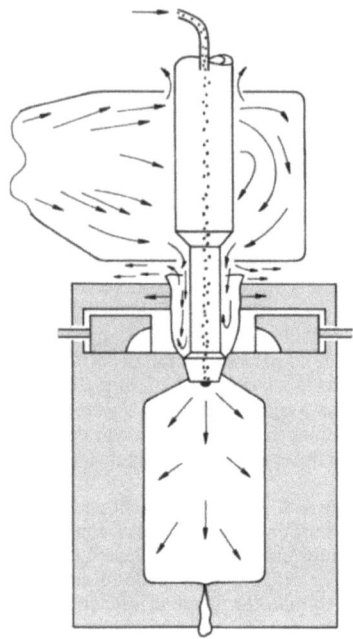

Abb. 4.67. Arbeitsstellung des Blas- und Fülldornes

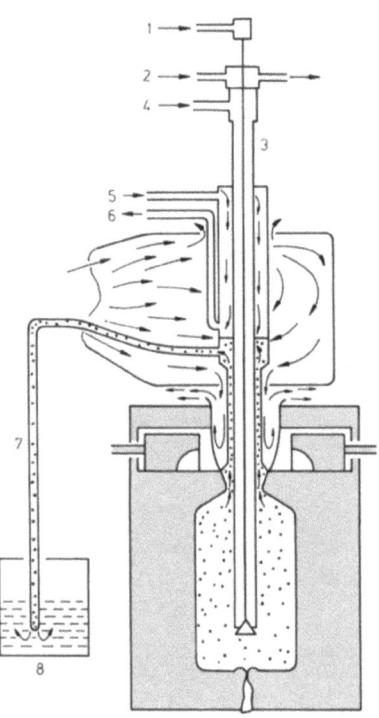

Abb. 4.68. Schutz des Füll-Tauchrohres mit Luft und Dampf

der Flasche entstandene Überdruck vor dem Dosieren der Lösung durch eine Leitung (7) nach außen abgelassen. Diese muß in einem Gefäß mit einer Verschlußlösung (8) enden, weil sonst im Laufe der Zeit eine mikrobiologische Rekontamination des Sterilsystems von außen erfolgen kann. Zum Verschluß eignet sich eine Desinfektionslösung.

Durch die vertikale Verschiebung des Blas-Füll-Dornes in der Tauchrohreinheit können außen am Füllrohr Keime eingeschleppt werden. Um dies zu verhindern, wird der vertikale Hub des Füllrohres durch eine entsprechende Dampfsperre (5) steril gehalten. Das dabei anfallende Kondensat wird über die Leitung (6) abgeführt.

Die Dosierung der Lösung in die fertig geblasene Flasche geschieht durch die beschriebene Anordnung in einem hermetisch abgeschlossenen System. Abb. 4.69 zeigt eine vereinfachte Darstellung der Dosierwege und des Abfüllsystems.

Die über das Filter (1) sterilfiltrierte Lösung gelangt in das geschlossene Puffergefäß (2), das unter einem leichten Überdruck steht. Als Dosiereinrichtung stehen entweder Kolbenpumpen oder zeitgesteuerte Ventile zur Verfügung. Im Falle einer Kolbenpumpe wird über die aseptisch arbeitenden Ein- und Auslaß-Schlauchventile (3,4) die Volumendosierung (5) gesteuert. Außerdem wird der Pumpenhinterraum durch eine Sperrdampfeinrichtung (6) vor Kontamination des Kolbenhubweges geschützt. Wird zur Dosierung ein zeitgesteuertes Dosierventil eingesetzt, so entfallen die Ein- und Auslaß-Schlauchventile. Da sich dieses im geschlossenen System befindet, bedarf es keines besonderen Schutzes.

Die dosierte Lösung passiert auf ihrem Weg zur Flasche noch einmal ein Filter (11), wo eventuelle mechanische Verunreinigungen aus dem System zurückgehalten werden. Bei ihrem Einfüllen kühlt die Lösung die noch warme Flasche ab. Die beim Abfüllen über der Lösung eingeschlossene Luft wird über die Entlüftungsöffnung in ein Gefäß mit Desinfektionslösung abgeleitet. Ein Zurückwachsen von Keimen wird dadurch verhindert. Während der gesamten Zeit wird der oben noch offene Schlauch durch einen Strom filtrierter Luft aus dem sterilen Abfüllraum (12) vor einer Rekontamination geschützt.

Die Flasche wird nach ihrer vollständigen Füllung verschlossen. Dazu wird die Blas-Füll-Einheit vertikal nach oben in ihre Endlage, d. h. in den sterilen Abfüllraum gebracht und damit auch durch den permanenten Luftstrom geschützt.

Unmittelbar danach schließt sich über der Rumpfblasform das Kopfwerkzeug. Da der Schlauchabschnitt im Kopfwerkzeug noch heiß ist, kann er thermoplastisch verformt werden. Durch das Zusammenpressen der Kopfbacken wird der Kunststoffschlauch verschweißt. Das Ausformen des Kopfes selbst geschieht mit Vakuum, das an den Kopfbacken ansetzt (Abb. 4.70 a, b).

Die Reinigung und Sterilisation des gesamten Systems erfolgt in line im CIP-SIP-Verfahren. Alle Füllgutwege können ohne Ausbau von Teilen direkt im Kreislauf gereinigt werden. Dazu werden die Fülldorne mit einer Reinigungshaube (9) verschlossen (Abb. 4.71). Durch die Zuleitung (1) wird die Reinigungslösung dem System zugeführt. Über eine By-

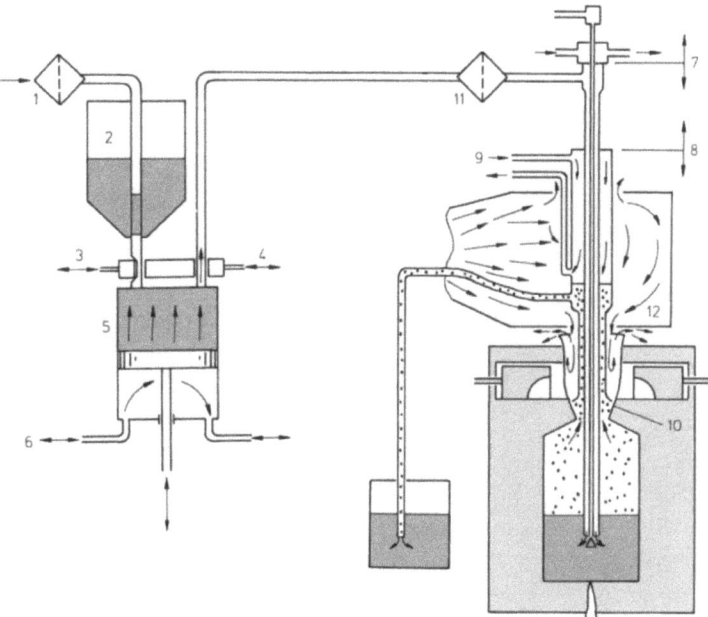

Abb. 4.69. Geschlossenes Füllsystem

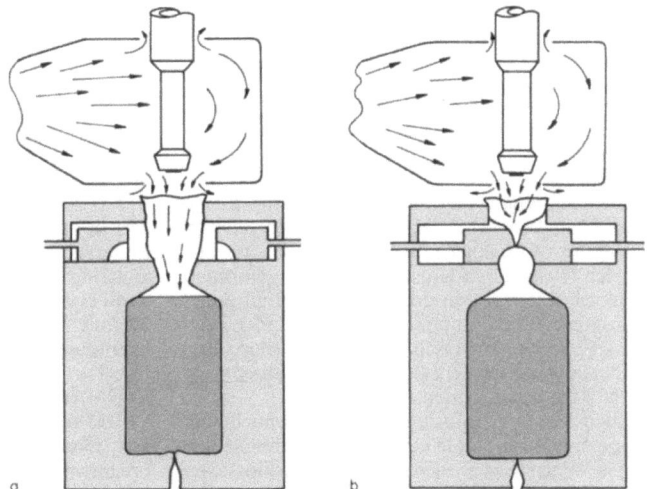

Abb. 4.70a, b. Schließen der Flasche;
a Blas-Füll-Einheit in Endlage,
b Schließen des Kopfwerkzeugs über
der Rumpfblasform

pass-Leitung ist das Puffergefäß (2) mit dem Kolbenhinterraum (6) der Dosierpumpe (5) verbunden, damit auch dort noch vorhandene Lösungsreste mit der Reinigungslösung entfernt werden können. Während der Reinigungsphase sind die Ein- und Auslaßventile (3,4) geöffnet und ermöglichen dadurch den ungehinderten Fluß durch die Pumpe (5). Bei einem zeitgesteuerten Dosierventil wird dieses während des gesamten Vorganges offen gehalten. Über das Tauchfüllrohr gelangt die Reinigungslösung in die Dornhaube (9), von dort in die Ausblasleitung (8) und dann zurück über die Sammelleitung (10) zum Vorratsgefäß für die Reinigungslösung.

Die Sterilisation der Füllwege und der gesamten Pressluftleitungen geschieht über den gleichen Weg. Über ein Absperrventil (15) und den Kondensatableiter (16) wird das anfallende Dampfkondensat abgeleitet. Damit steht auch am tiefsten Punkt des Systems stets frischer, strömender Dampf für die Sterilisation zur Verfügung. Ebenso wie die Füllgutwege werden alle Leitungen und Filter der Sterilluftversorgung sterilisiert. Zum Schluß werden alle noch heißen, mit dem Füllgut in Berührung kommenden Teile mit Sterilluft trockengeblasen und dann durch Anlegen eines Überdruckes bis zum nächsten Einsatz vor einer Rekontamination geschützt.

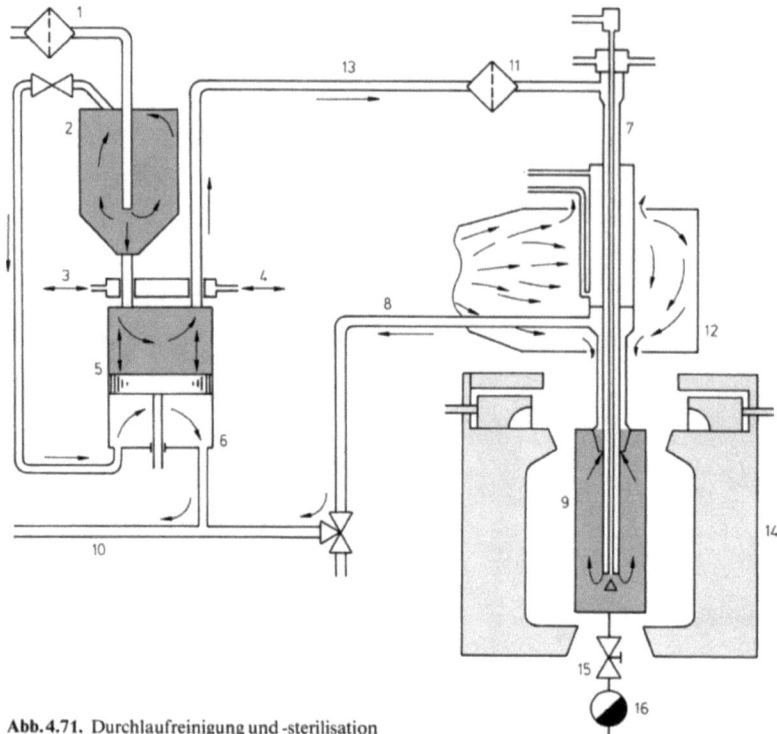

Abb. 4.71. Durchlaufreinigung und -sterilisation

Während der Sterilisation wird auf einem Schreiber ein Zeit-Temperatur-Diagramm mitgeschrieben, um den einwandfreien Ablauf dieses Vorgangs zu dokumentieren.

Mit dem Bottlepack-Verfahren können sowohl kleine als auch alle Behälter für Infusionslösungen gefertigt werden. Tropfbehältnisse für Einzeldosisbehälter lassen sich leicht durch einen am Kopf angeformten Drehknebel öffnen. Mit dem gleichen Öffnungsmechanismus können Ampullen versehen werden (s. a. Abb. 4.62 und 4.63). Maschinen zur Herstellung dieser Behältnisse nach dem Bottlepack-Verfahren stellt die Fa. Rommelag, Laufen, her.

Auf den Kopf der Infusionsflasche wird noch eine Kappe aufgesetzt, in die eine Gummischeibe eingelegt ist. Wegen des bereits hermetisch verschlossenen Kopfes kommt die Gummischeibe nicht mit der Lösung in Berührung. Einerseits wird das Infusionsgerät durch diese Scheibe im Einstich festgehalten, andererseits erfolgt gleichzeitig eine Abdichtung des Einstichdornes, um eine Rekontamination bzw. ein Auslaufen der Lösung zu verhindern.

Verschlüsse. Für Injektions- und Infusionsflaschen können diese je nach Anforderung aus den unterschiedlichsten Elastomeren gefertigt werden. Verwendet werden Naturkautschuk, Butylgummi mit den Halogenderivaten Chlorbutyl- und Brombutylgummi, *E*thylen-*P*ropylen-*D*ien-Poly-*m*ethylen (EPDM) und Siliconkautschuk. Die Anforderungen an Verschlüsse sind in der PhEur festgelegt. Die Abmessungen und Toleranzen sind genormt.[7]

Die einzelnen Elastomeren sind für sehr verschiedene Anforderungen bestimmt. Naturkautschuk wird hauptsächlich dort eingesetzt, wo eine sehr schnelle und sichere Wiederabdichtung nach dem Herausziehen einer Nadel oder eines Kunststoffdorns erforderlich ist. Dies trifft vor allem auf Glasflaschen für Blutkonserven zu, die vor einer möglichen Rekontamination geschützt werden müssen. Eine vermehrte Partikelabgabe hat dabei eine geringere Priorität. Für wäßrige Injektions- und Infusionslösungen werden hauptsächlich verschiedene Butylsorten eingesetzt. Ihre Partikelabgabe ist vergleichbar gering wie bei EPDM, jedoch ist ihre Gasdichtigkeit im Vergleich zu EPDM wesentlich besser. Problematischer ist bei beiden Elastomertypen ihre Wiederabdichtung und Fragmentationshäufigkeit. Die chemischen Eigenschaften sind dagegen bei beiden Materialien gleich gut. Siliconkautschuk wird wegen seiner geringeren mechanischen Festigkeit, seiner hohen Gasdurchlässigkeit und auch wegen seines Preises seltener verwendet.

Die chemische Resistenz von Elastomeren kann durch ein „Coating" mit einer Teflonfolie verbessert werden. Durch die mittlerweile für die breite Anwendung erhältlichen Butylgummisorten ist dieses Verfahren schon wegen des höheren Preises speziellen Anforderungen an Verschlüsse vorbehalten.

Verschlüsse werden vor ihrer Anwendung durch spezielle Waschmaschinen gereinigt und sterilisiert, in denen durch hohe Wassertemperaturen eine sehr keimarme Oberfläche erhalten wird. Nach Abschluß der Reinigung sorgt ein Trockenprozeß zusammen mit der meist LF-geschützten Entnahmeseite der Maschine für Verschlüsse mit sehr geringer Kontaminationsrate. Vielfach werden Stopfen bereits beim Hersteller so vorbehandelt und in dichte Plastiksäcke eingeschweißt. Sollen Verschlüsse nicht im aseptischen Bereich eingesetzt werden, so genügt je nach Anforderung eine solche Behandlung möglicherweise bereits zur unmittelbaren Verwendung. Auf eine nochmalige Behandlung kann der Verwender dann verzichten. Entsprechende mikrobiologische Untersuchungen und die Kontrolle der Partikelabgabe der angelieferten Verschlüsse sollten allerdings sicherstellen, daß der Waschprozeß dem validierten Verfahren entsprechend angewendet worden ist.

Bei Verwendung der Verschlüsse im Rahmen der aseptischen Herstellung ist eine Sterilisation und Trocknung noch im Autoklaven unmittelbar vor ihrer Verwendung unumgänglich. Eine sehr gute Alternative zu Waschmaschine und Autoklav bietet in diesem Fall eine Vorrichtung der Fa. Smeja (Abb. 4.72 a). Dort wird ein Behälter (1), der zum Laden und Entladen dient, mit den Stopfen gefüllt und an den Prozeßbehälter (2) angedockt. Durch Drehen dieses Behälterverbundes um 180° um seine horizontale Achse werden die Stopfen in den Prozeßbehälter entleert. Der zum Laden benutzte Behälter wird nun durch eine eingebaute Sprühkugel (3) innen gereinigt, mit Dampf sterilisiert und dann getrocknet. Während dieser Zeit werden die Stopfen im Prozeßbehälter ebenfalls gewaschen, sterilisiert und getrocknet. Im Bedarfsfall können die Verschlüsse auch noch siliconisiert werden (Abb. 4.72 b). Nach Ablauf des gesamten Vorganges werden durch Zurückdrehen des Behälterverbundes in seine Ausgangsposition (4) die sterilen Stopfen in den sterilen Ladebehälter zurückentleert. Nach dem Verschluß des Ladebehälters kann dieser vom Prozeßbehälter abgekoppelt werden und steht dann zur Versorgung der Abfüllinie bereit. Eine besonders ausgebildete Zuführrinne (5) erlaubt das Andocken des Ladebehälters noch auf der unreinen Seite des Abfüllraumes und die Entnahme durch die Zuführrinne in den Sortierer (6) der Verschließeinrichtung im Sterilraum.

Keimreduzierende Maßnahmen

Das DAB 9 unterscheidet grundsätzlich zwischen Arzneizubereitungen, die in ihrem Endbehältnis sterilisiert werden können und solchen, die aseptisch zubereitet und abgefüllt werden müssen. Die Sterilisation ist dann zwingend vorgeschrieben, wenn das Produkt dies erlaubt. Die Wirksamkeit der Maßnahmen, d. h. das zu beachtende Kontaminationsrisiko für beide Herstellarten unterscheidet sich wesentlich. Für aseptisch hergestellte Arzneimittel darf theoretisch maximal ein kontaminiertes Behältnis in 10^3 Einheiten, für sterilisierte Arzneimittel dagegen nur ein kontaminiertes Behältnis in 10^6 Einheiten enthalten sein.

Filtration. Unter diesem Oberbegriff ist sowohl die Filtration von gas- und dampfförmigen Medien als auch die von Flüssigkeiten zu verstehen. Klär-, Entkeimungs- und Sterilfiltration sind Unterbegriffe davon.

Als *Klärfiltration* kann jede Art von Filtration bezeichnet werden, bei der aus einem zu filtrierenden Medium Verunreinigungen filtriert werden. Dies können grobe Partikeln, bei Lösungen auch kolloidal gelöste Stoffe sein.

Mit *Entkeimungsfiltration* bezeichnet man die Abtrennung vorhandener Mikroorganismen aus Gasen und Lösungen. Die Wirksamkeit einer solchen Filtration wird sehr stark von der vorhandenen Keimart sowie von der Ausgangskeimzahl beeinflußt.

Unter *Sterilfiltration* versteht man die völlige Abscheidung vorhandener Keime. Dies gilt allerdings nur für Gase. Da bei der Sterilfiltration nicht immer eine absolute Keimabscheidung erreicht wird, wird zur Beurteilung der Wirksamkeit eine Abscheidequote definiert. Hierzu wird verlangt, daß bei einer Keimbelastung von 10^7 Keimen/cm^2 Filterfläche keine Passage von Mikroorganismen nachweisbar sein darf.[9]

Zur Filtration stehen unterschiedliche Filtermaterialien zur Verfügung:

1. Zur Filtration von *Gasen* oder zur sterilen *Be- und Entlüftung von Behältern* werden hauptsächlich hydrophobe Filtermaterialien eingesetzt. Hierzu zählen Teflon (PTFE) und Polyvinylidenfluorid (PVDF). Bei der Filtration von Druckgasen, wie Preßluft oder Stickstoff, ist bei der Auswahl der Materialien neben der Abscheiderate auf die mechanische Festigkeit zu achten, da durch Öffnen und Schließen von Ventilen Druckstöße auf das Filter ausgeübt werden können. Die Behälterbelüftung macht es andererseits nötig, auf eine minimale Druckdifferenz bei sehr hoher Durchflußrate zu achten. Nach Sterilisation und schneller Abkühlung kann ein Vakuum im Behälter entstehen, das je nach Konstruktion zur Zerstörung des Behälters führen kann. Filter aus den o. g. Materialien können mehrmals sterilisiert werden. Ihre Standzeit hängt von der Belastung durch Staub oder Mikroorganismen ab.

Für die Apotheke und den industriellen Einsatz werden von verschiedenen Firmen unterschiedliche Material-Varianten angeboten. PTFE-Filter werden von der Fa. Pall mit einer Palette von Emflon-Typen verschiedener Größe zur Druckgas- oder Dampffiltration und auch zur Behälterbelüftung hergestellt. Die Fa. Sartorius hat Filter aus diesem Material als Sartofluor II in verschiedenen Kerzengrößen und -arten im Programm. PVDF-Filter für den Einsatz im Apothekenbetrieb und für die Industrie sind von der Fa. Millipore unter der Bezeichnung Durapore TP und von der Fa. Pall als Emflon II zu erhalten. Die absolute Abscheiderate beider Filtermaterialien wird von den einzelnen Herstellern für die Filtration von Luft oder Gasen mit besser als 0,01 μm bzw. für Flüssigkeiten mit 0,2 μm angegeben.

Alle beschriebenen Filtermaterialien können sowohl in line als auch im Autoklaven mit Dampf bis zu 135 °C sterilisiert werden. Die hydrophoben Filter können nach Ethanolbenetzung mit dem Bubblepoint-Test und dem Diffusionstest auf ihre Integrität geprüft werden.

2. Zur Filtration von *Dampf* werden neben Teflon von der Fa. Pall für den Dauerbetrieb hauptsächlich Filter aus porös gesintertem Edelstahl (PSS) angeboten. Außerdem sind noch solche aus Edelstahldrahtgewebe (Rigimesh und PMM-Composit) erhältlich.

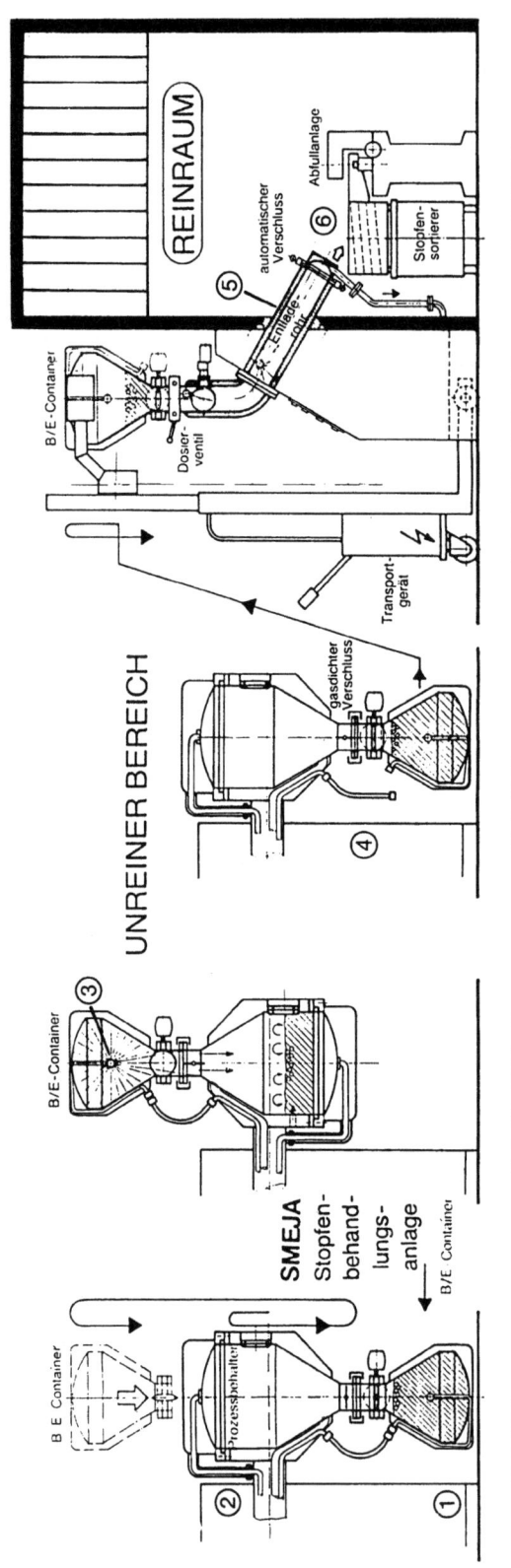

Abb. 4.72. a Laden, Behandlung und Entladen von Stopfen für aseptisches Arbeiten

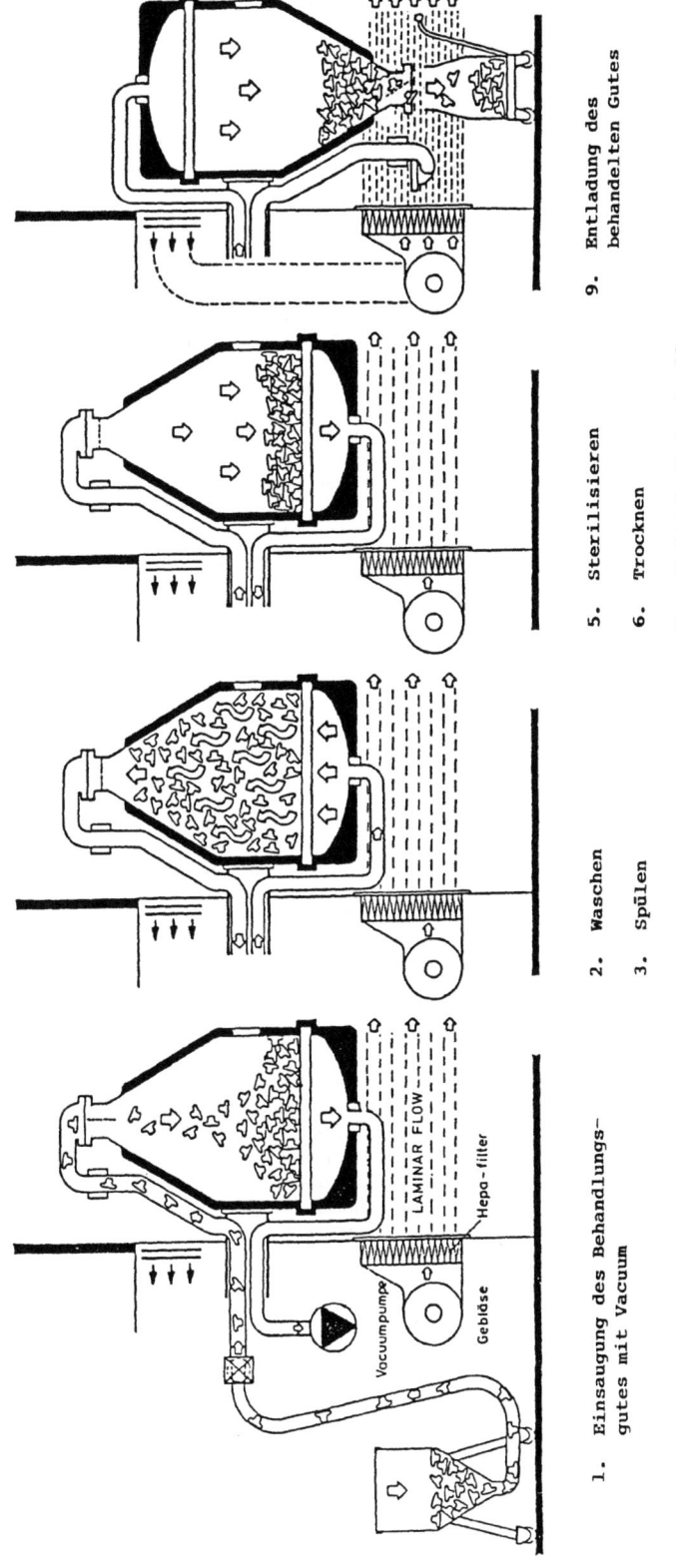

1. Einsaugung des Behandlungs-
   gutes mit Vacuum

2. Waschen
3. Spülen
4. Siliconisieren

5. Sterilisieren
6. Trocknen
7. Dichtigkeitskontrolle

9. Entladung des
   behandelten Gutes

Abb. 4.72. b Behandlungsschritte von Stopfen für aseptisches Arbeiten

Die absolute Abscheiderate wird vom Hersteller des gesinterten Edelstahlfilters mit 13 μm aus Flüssigkeiten bzw. 1 μm aus trockenen Gasen ausgewiesen. Für das normale Rigimesh-Filter wird im besten Fall eine absolute Abscheiderate von 15 μm aus Flüssigkeiten bzw. 2 μm aus trockenen Gasen angegeben. Für hochreinen Dampf kann das als PMM-Composit-Filterelement bezeichnete Filter eingesetzt werden. Seine absolute Abscheiderate beträgt nach Herstellerangaben 0,1 μm.

3. Für Filterschichten, die bei der Herstellung von *Parenteralia* verwendet werden, sind verschiedene Materialien im Einsatz. Hierzu zählen:

Cellulosefasern, die zu einer mehrere mm dicken Schicht für ein Tiefenfilter verpreßt werden. Die Fasern bilden dabei ein unregelmäßiges, dreidimensionales Netz mit entsprechenden Zwischenräumen. Partikel werden sowohl auf der Oberfläche als auch im Innern dieser Struktur zurückgehalten. Den Schichten können für besondere Einsatzgebiete auch noch Adsorbenzien, wie z. B. Aktivkohle oder Aluminiumoxid beigemischt sein. Reine Cellulose kann auch ohne Zusatz von Bindmitteln zu gefalteten Kerzenfiltern verarbeitet werden. Hersteller für Schichten und Kerzen aus reiner Cellulose sind die Firmen Filtrox, Pall und Seitz.

Celluloseacetat, Cellulosenitrat, die entweder einzeln oder in Mischung zur Herstellung von Membranfilterschichten eingesetzt werden können. Die erzeugten Schichten sind meist zwischen 100 und 300 μm dick.

Filterelemente aus Polypropylen werden durch Verpressen von Fäden hergestellt und werden im pharmazeutischen Bereich hauptsächlich nur als Vorfilter eingesetzt. Bei der Fa. Millipore werden Trenngrenzen von 0,5 bis 100 μm beschrieben. Bei der Fa. Sartorius werden Filterfliese aus Polypropylen und Glasfaser mit unterschiedlichen, feiner werdenden Abscheideraten miteinander verarbeitet. Als nominale Abscheideleistungen werden hierfür 0,2 und 1,2 μm angegeben. Bei der Fa. Pall werden ebenfalls Filterkerzen aus Endlos-Polypropylenfäden hergestellt, deren Durchmesser von außen nach innen immer feiner werden. Die Rückhalteraten hängen dabei von den jeweiligen Fadendurchmessern ab und betragen nach Herstellerangabe im feinsten Fall absolut 0,5 μm. Bei keiner der Filterkerzen kann auf Grund des beschriebenen Aufbaus ein Bubble-Point- oder Druckhaltetest durchgeführt werden. Aber gerade wegen ihres speziellen Aufbaus eignen sie sich hervorragend als Vorfilter mit großer Schmutzaufnahmekapazität.

Polyamid oder auch Nylon 66 wird ebenfalls zur Herstellung von Membranfilterschichten benutzt. Die Fa. Pall beschreibt die Herstellung seiner Filter Ultipor N_{66} als ein „geschäumtes polymeres Material". Die erzeugten Schichten sind ebenfalls zwischen 100 und 300 μm dick. Filter aus diesem Material haben den Vorteil, daß sie im Gegensatz zu Celluloseester-Filtern bei der Sterilisation mit Dampf kaum schrumpfen und so die vorgegebene Porenweite erhalten bleibt. Dies ist besonders dann wichtig, wenn Filterkerzen, die aus diesem Material hergestellt sind, mehrmals verwendet werden sollen und deshalb öfter als nur einmal sterilisiert werden müssen.

Teflon ist im Gegensatz zu den vorgenannten Materialien hydrophob und wird deswegen hauptsächlich zur Filtration von Preßluft oder Schutzgasen eingesetzt. Wird das Filter vorher mit einem mit Wasser mischbaren organischen Lösungsmittel, wie z. B. Ethanol, benetzt, so können auch wäßrige Lösungen damit filtriert werden.

PVDF (Polyvinylidenfluorid) wird von der Fa. Millipore zur Herstellung von Kerzenfiltern für die Abscheidung von Partikeln und zur Sterilfiltration eingesetzt.

Neben diesen Ausgangsmaterialien für die Membranen gibt es noch eine Reihe anderer Kunststoffe, die zu Stütz- bzw. Schutzfunktionen nötig sind. Dazu zählen die Kerne und die Stützgewebe sowie die Abschlußkappen bei Kerzenfiltern. Für eine Klebeverbindung der Teile können außerdem Epoxidharze oder Urethane eingesetzt werden. Verschiedene Kerzenfilter sind ohne jegliche Kleber nur durch Verschweißen der Einzelteile miteinander verbunden. O-Ringe aus Silicon oder EPDM dichten die Kerzen im Gehäuse ab.

Wenn man davon ausgeht, daß die Keimpassage durch eine Filterschicht in der Hauptsache von der Anwesenheit größerer Poren abhängt, so kann die Sicherheit der Keimabscheidung bei einer Sterilfiltration erhöht werden, wenn dem ersten Sterilfilter ein zweites nachgeschaltet wird.

Das Prinzip dieser Doppelfiltration wenden die meisten Hersteller dadurch an, daß sie bei der Produktion von Flachmembranen und Kerzenfilter nicht nur eine Membran, sondern zwei zusammen verschweißen und miteinander zu einer Kerze falten.

Die Sterilfiltration ist keine echte Sterilisationsmaßnahme, da das Filtrat vor und während seiner Abfüllung in das Endbehältnis einem erhöhten Kontaminationsrisiko ausgesetzt ist. Bei der Abtrennung von Viren im Rahmen einer Sterilfiltration spielt die Porenweite des Entkeimungsfilters eine ganz besondere Rolle.

Zur Filtration von Parenteralia werden Membranfilter mit einer Nennporenweite von 0,2 μm eingesetzt. Um diese vor frühzeitigem Verstopfen durch Verunreinigungen in den Lösungen zu schützen, werden den Endfiltern Vorfilter mit einer größeren Porenweite vorgeschaltet. Die Nennporenweite von Membranfiltern kann durch Ermittlung des Bubble-Point-Druckes bestimmt werden. Die dazu errechneten maximalen Porenweiten in μm können Tab. 4.56 entnommen werden:[10]

Tabelle 4.56. Nennporenweite, Bubble-Point-Druck und errechnete maximale Porenweite. Nach[10]

Nennporenweite (μm)	Bubble-Point-Druck (kPa)	errechnete maximale Porenweite (μm)
0,1	600	0,48
	500	0,57
0,2	350	0,72
0,3	300	0,82
0,45	160	1,79
0,65	120	2,38

Produktionsbedingt ist es nicht zu vermeiden, daß in den Endfiltern einige größere Poren enthalten sind. Wieviele solcher Poren pro Flächeneinheit in einem

Filter vorhanden sind, hängt stark vom jeweiligen Herstellverfahren ab. In der Literatur werden Werte zwischen 10 und 60 Poren/cm² beschrieben.[11]

Vor dem Einsatz von Membranfiltern muß die Integrität des Filtersystems getestet werden. Dazu hat die Industrie verschiedene Geräte entwickelt, die die automatische Prüfung der Dichtigkeit der bereits sterilisierten Filter von der unreinen Seite her erlauben. Dadurch wird eine Verunreinigung der Sterilseite während des Tests vermieden. Als Prüfgeräte sind hier das Sartocheck II der Fa. Sartorius, das Palltronik FFE04 der Fa. Pall, das Seitz-MEMBRAtest II der Fa. Seitz und das Integritest II Automatic der Fa. Millipore zu nennen.

Der Integritätstest ermittelt meist neben dem Druckhaltevermögen auch noch den Bubble-Point. Zur Durchführung der Prüfung muß die Membran vollständig und ausreichend feucht sein. Zum Druckhaltetest wird das Filter von der unsterilen Seite her langsam mit Druck beaufschlagt. Man wählt dazu etwa 80 % des zu erwartenden Bubble-Point-Wertes. Bei einem 0,2-μm-Membranfilter beträgt der vorgesehene Druck 250 kPa (2,5 bar). Dieser wird je nach Filterart 3 bis 5 min lang beobachtet. Innerhalb dieser Zeit darf der Druckabfall ein Limit, das von der Art des Filtermaterials abhängt, nicht überschreiten. Nach Ablauf der vorgegebenen Zeit wird der Druck wieder langsam erhöht und der Bubble Point gemessen. Sollte das Filterelement von der vorhergehenden Sterilisation noch heiß sein, so muß der zweite Teil des Tests möglicherweise weggelassen werden, weil dadurch das Filter zerstört werden kann. Bei Polyamidfiltern kann der Einsatz von Stickstoff anstelle von Preßluft angezeigt sein, weil heißes Polyamid durch den Luftsauerstoff oxidiert werden kann. Bei der Durchführung wird als Ergebnis des Diffusionstests und des Forward-Flow-Tests (Fa. Pall) ein Diagramm und Protokoll ausgedruckt. Dieses enthält neben vorher eingegebenen Daten alle ermittelten Druckwerte und bei einigen auch eine Kurve, die den charakteristischen Druckverlauf in Abhängigkeit von der Zeit wiedergibt. Diese Registrierung erlaubt neben der guten Beurteilungsmöglichkeit der ordnungsgemäßen Filtration auch die Aufnahme dieses wichtigen Tests in die Chargendokumentation.

Tritt während der Prüfung ein Druckabfall auf, so kann dies verschiedene Ursachen haben:

1. Undichtigkeit im System durch eine fehlerhafte Dichtung. Bei Flachmembranen kann dies die Dichtung für die Filterplatte sein. Bei Filterkerzen ist dafür meist der zur Abdichtung verwendete O-Ring verantwortlich. Im ersten Fall muß daraus nicht unbedingt eine Unsterilität des Filtrats resultieren. Bei Kerzen würde eine solche Undichtigkeit zu einem Durchtritt von Lösung von der unsterilen auf die sterile Seite führen.
2. Ein Druckabfall kann durch ein verletztes Membranfilter hervorgerufen werden. Eine nicht ausreichend feuchte Membran läßt ebenfalls Luft durch.
3. Bei Kerzenfiltern besteht auch die Möglichkeit der Undichtigkeit an der Klebe- bzw. Schweißstelle zwischen der plissierten Membran und den Abschlußkappen.

In allen Fällen der Undichtigkeit lassen sich diese durch den Druckhaltetest sicher erkennen und dadurch auch abstellen.

Bei der Betrachtung der *Filtergehäuse* muß zwischen solchen unterschieden werden, die für den Apothekenbetrieb geeignet und jenen, die durch ihre Größe nur im industriellen Maßstab einsetzbar sind. Außerdem kann bei den Filtergehäusen zwischen solchen für Flachmembranen bzw. für Kerzen unterschieden werden. Zwei Sonderformen für Flachmembranen sind von der Fa. Millipore unter den Bezeichnungen Millipak bzw. Millidisk entwickelt worden.

Bei einer Filtration unter Anwendung von Vakuum kann bei einem undichten System auf der Reinseite das Filtrat durch Ansaugen von unsteriler Luft aus der Umgebung rekontaminiert werden kann. Für die Erzeugung keimarmer bzw. keimfreier Filtrate sollte deshalb in allen Fällen eine Druckfiltration angewendet werden.

Als Filtereinrichtungen mit Flachmembranen für den Apothekenbetrieb eignen sich hauptsächlich zunächst alle Filtrationsvorsätze, die einen Luer-Lock-Eingang zum Anschluß an eine Injektionsspritze haben. Diese sind mit einem Durchmesser von 13 bis 50 mm erhältlich und eignen sich für die Erzeugung von wenigen bis zu 1.000 ml Filtrat. Diese Filtrationsvorsätze sind entweder als Einmalgeräte oder für den wiederholten Gebrauch erhältlich. Meist sind es fertig montierte, steril und pyrogenfrei gelieferte Vorsätze aus Kunststoff, in die die Membran eingeschweißt ist. Sie sind aber auch aus Edelstahl gefertigt und können dann mit Filtern geeigneter Größe und Porenweite belegt und im Autoklaven mit Dampf sterilisiert werden. Besondere Bedeutung im Apothekenbetrieb dürfte eine Anordnung haben, mit der die zu filtrierende Lösung über einen Dreiwegehahn in eine Spritze aufgesaugt und nach Umstellen des Dreiwegehahns durch das Filter in ein vorher sterilisiertes Gefäß gedrückt werden kann.

Für etwas größere Mengen eignen sich solche Filter besser, die einen Aufgußraum haben. Die Filtergröße kann bei diesen Filtern zwischen 25 und 142 mm betragen. Als Aufgußraum stehen solche mit einem Fassungsvermögen bis zu 2.000 ml zur Verfügung.

Die Millipak-Filtereinheiten der Fa. Millipore haben eine Filtrationsfläche von 100 bis 1.000 cm² und sind mit Schlauchanschlüssen oder mit Tri-Clamp-Anschlüssen versehen. Sie eignen sich für die Sterilfiltration von Parenteralia, Medien und biologischen Flüssigkeiten. Außerdem können sie auch als Endfilter an Füllmaschinen eingesetzt werden.

Die als Millidisk-Filtereinheiten bezeichneten Geräte sind fertig montierte Mehrfachscheibenfilter, die entweder im Autoklaven oder auch in line mit Dampf sterilisiert werden können. Für ihren Einsatz wird im Gegensatz zu den vorgenannten Filtern das dafür geeignete Millidisk-Gehäuse benötigt.

Neben den beschriebenen diskontinuierlichen Filtern werden im industriellen Bereich Filter eingesetzt, die in bestehende Leitungen für die kontinuierliche Filtration von Lösungen oder Gasen eingebaut werden können. In diesen Fällen handelt es sich ausnahmslos um Kerzenfilter, deren Oberfläche wesentlich größer ist und die dadurch eine hohe Durchflußleistung neben einer wesentlich längeren Standzeit besitzen. Die dazu nötigen Kerzengehäuse gibt es in den unterschiedlichsten Größen mit einer Vielzahl von Anschlüssen. Sie sind für Kerzen mit einer Länge von 25 bis 75 cm erhältlich. Neben den Gehäusen, in die nur eine Kerze paßt, gibt es auch noch solche, in die bis zu 19 Kerzen eingesetzt werden können.

Zum Einbau in die Produktleitungen besitzen die Kerzengehäuse Anschlüsse zum direkten Einschweißen in die Rohrleitung, Milchrohrverschraubungen nach DIN 11 851 oder Tri-Clamp-Anschlüße. Außerdem müssen alle Filtergehäuse mit Entlüftungsventilen ausgestattet sein. Wird die im Gehäuse eingeschlossene Luft nicht vollständig abgelassen, so steht nicht die volle Filterfläche für die Filtration zur Verfügung und die Durchflußleistung des Filters sinkt ab.

Sterilisation von Fertigprodukten. Produkte, die als steril bezeichnet werden, müssen der Prüfung auf Sterilität (DAB 9, V.2.1.1) entsprechen. Sie werden im Endbehältnis sterilisiert, ausgenommen, wenn das Produkt keine solche Behandlung zuläßt.

Die Wirksamkeit der Sterilisation wird nach DAB 9 dann als gegeben angesehen, wenn sich ein theoretischer Wert von höchstens einem lebenden Keim in 10^6 sterilisierten Einheiten des Endprodukts ergibt. Dieser Grenzwert, der ursprünglich in der Nord IV Add vorgeschlagen wurde, wird auch in der USP XXII angegeben.[12]

Der D-Wert, oder auch die Dezimalreduktionszeit, gibt die Zeit in Minuten an, die erforderlich ist, die Ausgangskeimzahl um eine Zehnerpotenz zu vermindern. Die Angabe des D-Wertes bezieht sich immer auf eine definierte Keimart und die dazu gehörende Abtötungstemperatur.

Der z-Wert gibt die erforderliche Erhöhung bzw. Erniedrigung der Temperatur als Differenz an, die benötigt wird, um den D-Wert um den Faktor 10 zu ändern. Dieser Wert ist ebenfalls für jede Keimart charakteristisch.

Der F-Wert gibt die erforderliche Zeit in Minuten an, die bei vorgegebener Temperatur nötig ist, um alle vorhandenen Sporen einer bestimmten Art abzutöten. Der F-Wert läßt sich in Verbindung mit dem D-Wert auch als Produkt aus der Differenz der Anfangskeimzahl minus der gewünschten Endkeimzahl multipliziert mit dem D-Wert ausdrücken. Dieses Produkt wird auch als Gesamtletalität bezeichnet:

$$F = D(\log N_A - \log N_E), \text{ mit} \tag{5}$$

N_A = Anfangskeimzahl,
N_E = gewünschte Endkeimzahl.

Mit F_0 wird der F-Wert bei der Referenztemperatur von 121,1 °C und einem z-Wert von 10 bezeichnet. Ein F_0 von 1 ergibt sich bei einer Einwirkungszeit von 1 min. Ein F_0 von mindestens 8 min gilt als ausreichend sicher.

Für andere Temperaturen als 121 °C und andere z-Werte läßt sich der Letalitätseffekt in F_0-Einheiten/min aus der folgenden Formel berechnen:

$$F_0 = \Sigma \, \delta t \cdot 10^{-\frac{T_1 - T_2}{10}}, \text{ mit} \tag{6}$$

T_1 = gemessene Temperatur im Arzneimittel,
T_2 = Bezugstemperatur, meist 121,1 °C.

Der L-Wert, oder auch Letalrate bzw. Letalitätswert, gibt den reziproken Wert der benötigten Sterilisationszeit F bei der Letaltemperatur T an. Damit wird im Vergleich zur Referenztemperatur von 121,1 °C die Effektivität einer Sterilisation bei der Letaltemperatur T und vorgegebenem z-Wert errechnet:

$$L = \frac{1}{F} \text{ oder } L = 10^{-\frac{T_1 - T_2}{z}}, \text{ mit} \tag{7}$$

T_1 = gemessene Temperatur im Arzneimittel,
T_2 = Bezugstemperatur von 121,1 °C,
z = z-Wert.

Unter *Qualifizieren* versteht man den Nachweis, daß der benutzte Sterilisator im Rahmen der jeweils geltenden Richtlinien einwandfrei funktioniert. Dazu gehört, daß alle erforderlichen Kontrollinstrumente geeicht bzw. kalibriert und danach auch periodisch überwacht werden. Die Funktion und Anzeige dieser Instrumente muß innerhalb festgesetzter Parameter liegen. Außerdem wird bei der Qualifizierung die Wärmeverteilung im Sterilisator ermittelt. Autoklaven dürfen nur dann in Betrieb genommen werden, wenn die Qualifizierung erfolgreich abgeschlossen worden ist. Eine erneute Qualifizierung ist dann erforderlich, wenn der Autoklav in wesentlichen funktionellen Teilen verändert worden ist.

Das DAB 9 verlangt, daß jeder Sterilisationsprozeß *validiert*, d. h. auf seine Effektivität geprüft wird. Dabei müssen die Ergebnisse aus mehrfach, unter gleichbleibenden Bedingungen durchgeführten Sterilisationen ergeben, daß die festgelegten Parameter eingehalten und die errechnete Wahrscheinlichkeit einer Kontamination kleiner als der vorgegebene Grenzwert von 10^{-6} ist. Neben den rein physikalischen Messungen müssen zur Validierung des Prozesses auch Bioindikatoren verwendet werden.

Bei der Herstellung von Parenteralia können unterschiedliche *Sterilisationsverfahren* angewendet werden. Diese sind in DIN 58 950, auf das Sterilisiergut bezogen, in Klassen eingeteilt:

- Dampfsterilisation:
  - Verfahren mit reinem Dampf,
  - Dampf-Luft-Gemisch.
- Überschütten mit Heißwasser.
- Subaqua-Verfahren.

Die Sterilisation mit Dampf kann entweder mit gespanntem, gesättigten Wasserdampf oder mit einem Dampf-Luft-Gemisch erfolgen. In den allermeisten Fällen wird gesättigter Wasserdampf unter erhöhtem Druck angewendet.

Bei den *Verfahren mit reinem Dampf* kann zwischen zwei verschiedenen Varianten unterschieden werden. Die eine wird als Schwerkraftverfahren bezeichnet, bei dem die im Autoklaven eingeschlossene spezifisch schwerere Luft durch den leichteren Dampf, der von oben in die Kammer einströmt, unten aus einer entsprechend großen Abströmöffnung hinausgedrückt wird. Bei der anderen Variante wird die im Autoklaven befindliche Luft durch Anlegen eines Vakuums entfernt. Diese Art wird hauptsächlich bei der Sterilisation von porösen Gütern, wie z. B. Wäsche, angewendet. In einem solchen Fall kann die Luft durch strömenden Dampf alleine nicht vollständig verdrängt und dadurch auch kein sicherer Sterilisationseffekt erreicht werden.

Wohl am häufigsten wird die Sterilisation angewendet, bei der die Luft im Schwerkraftverfahren aus dem Autoklaven herausgedrückt wird.

Im Gegensatz zum vorher beschriebenen Verfahren setzt die Sterilisation mit einer Mischung aus gesättigtem Wasserdampf und Luft eine spezielle Autoklavenkonstruktion voraus. Damit sich das *Dampf-Luft-Gemisch* während der Sterilisation nicht entmischen kann, ist in einen Autoklaven, der für dieses Verfahren gebaut wurde, ein Ventilator integriert. Dieser sorgt für eine ständige Zirkulation und verhindert dadurch die Entmischung der beiden unterschiedlichen Medien.

Bei der Methode des *Überschüttens mit Heißwasser* spielt die Entfernung der vorhandenen Luft keine Rolle. Ganz im Gegenteil kann diese Methode bevorzugt dort angewendet werden, wo bei flexiblen Behältern zur Erhaltung der Behältnisform während der Sterilisation ein zusätzlicher Stützdruck benötigt wird.

Beim *Subaqua-Verfahren* wird die gesamte Ladung im Wasser stehend erhitzt, d. h. das zur Sterilisation verwendete Wasser wird im Umlauf durch einen Wärmetauscher auf die vorgegebene Temperatur erhitzt. Nach Abschluß der Sterilisation wird dieses Wasser in einem Sekundärkreislauf durch Kühlwasser abgekühlt.

Bei der praktischen Durchführung der *Qualifizierung eines Autoklaven* werden zunächst die am Autoklaven installierten Meß- und Regelgeräte auf ihre Funktionstüchtigkeit und Anzeigegenauigkeit hin überprüft. Für den Vergleich werden amtlich geeichte Meßgeräte bzw. Normale verwendet.

Bei der Qualifizierung eines Autoklaven werden zwei verschiedene Arten von Temperaturmeßfühlern eingesetzt: die im Autoklaven fest montierten, die während des Betriebs zur Steuerung oder als Meßwertaufnehmer dienen sowie die extern nur zur Aufnahme apparatespezifischer Temperaturwerte eingesetzten. Die fest installierten Fühler werden als System, d. h. angeschlossen an die Regel-, Anzeige- bzw. Registriergeräte, in einem temperaturkonstanten Ölbad gegen ein geeichtes Quecksilberthermometer verglichen. Die Regel-, Anzeige- und Registriergeräte, die meistens eine Abgleichmöglichkeit haben, werden dabei auf die am Quecksilberthermometer abgelesene Temperatur eingestellt. Diese Prüfung sollte bei wenigstens zwei, besser drei verschiedenen Temperaturen durchgeführt werden, wobei eine davon 121 °C betragen sollte. Zur Dokumentation werden die ermittelten Meßwerte für jeden einzelnen Fühler gegen die abgelesene Temperatur des Quecksilberthermometers in einer Graphik aufgetragen. Die Verbindung der Meßpunkte sollte eine Gerade ergeben.

Zur Kalibrierung werden die extern benutzten Fühler ebenso wie die festmontierten Fühler auch gegen ein geeichtes Quecksilberthermometer geprüft. Werden Thermoelemente eingesetzt und steht ein geeichtes mV-Meter zur Verfügung, so werden die Ausgangsspannungen der Thermoelemente gemessen und diejenigen Meßfühler für die nachfolgende Prüfung des Autoklaven zusammen gruppiert, die die geringste Abweichung untereinander haben. Die Abweichung der gemessenen zu den aus einer Tabelle entnehmbaren Werte werden als Faktor für die Berechnung der bei der Qualifizierung gefundenen Werte benutzt.

Das DAB 9 läßt maximal ± 2 °C als Abweichung bei der Temperaturmessung im Autoklaven zu. Wird auch der Dampfdruck gemessen, so gilt für dieses Anzeigegerät eine maximale Abweichung von ± 10 kPa. Zur Vermessung des Autoklaven werden so viele Fühler eingesetzt, daß sich aus den Meßwerten ein repräsentatives Bild der Temperaturverteilung in der Autoklavenkammer ergibt. Dabei sollte jeweils ein Fühler an den acht Ecken der Kammer positioniert werden. Je ein weiterer Fühler mißt die Temperatur in der Mitte der Ladung, in der meist vorhandenen Referenzflasche in einer Nische des Autoklaven sowie in der Kammer selbst und in der Abströmung. Die Fühler, die in Flaschen positioniert sind, werden so befestigt, daß sich der temperaturempfindliche Punkt an der Stelle in der Flasche befindet, die als der sog. Kaltpunkt ermittelt wurde. Dieser Kaltpunkt befindet sich meist in 1/3 der Höhe vom Boden entfernt in der Durchmessermitte des Behälters. Die Flasche wird mit dem Nominalvolumen Wasser gefüllt und der Fühler im Hals der Flasche so abgedichtet, daß das Meßergebnis dem einer normal verschlossenen Flasche entspricht und weder durch Kondensat noch durch eindringendes Kühlwasser verfälscht werden kann.

Während eines Sterilisationscyclus wird der zeitliche Temperaturverlauf in den Flaschen aufgezeichnet. Zur Auswertung werden die F_0-Werte mit einem z-Wert von 10 für alle Meßfühler berechnet. Die Mittelwerte der aus mehreren Messungen gefundenen Temperaturen werden miteinander verglichen und daraus zunächst der Kaltpunkt des Autoklaven ermittelt. Dies ist die Stelle, an die die vorgegebene Temperatur zuletzt erreicht wurde. Dieser Punkt ist auch die Stelle, an der später der Fühler, der für die Bestimmung des Sterilisationseffekts benutzt wird, positioniert werden soll. Daneben wird auch der niedrigste F_0-Wert gesucht. Dies wird für die spätere Einstellung zur Sterilisation am Autoklaven benötigt. Die Qualifizierung muß für jede Beladungsart und für jede verwendete Behältergröße durchgeführt werden.

Alle Ergebnisse müssen sorgfältig dokumentiert werden. Bei Inspektionen durch die überwachende Behörde werden diese Unterlagen in aller Regel verlangt.

Zur *Validierung eines Sterilisationsverfahrens* werden einige wichtige Daten benötigt:

1. Zunächst wird ein Limit für die Ausgangskeimzahl (Bioburden) vor der Sterilisation festgelegt. Die Bioburden ist die Summe aller Keime, die vor der Sterilisation im Endbehältnis enthalten sind. Aus der Differenz zum Grenzwert ergibt sich der Faktor *n*, der für die Errechnung des theoretischen *F*-Werts benötigt wird.

2. Der zweite wichtige Parameter ist die Kenntnis der Thermoresistenz der für die Validierung verwendeten Testsporen.

3. Der Kaltpunkt des Autoklaven muß aus der Qualifizierung ermittelt worden sein.

4. Der *F*-Wert wird aus der Differenz der Anfangskeimzahl minus der gewünschten Endkeimzahl und dem ermittelten *D*-Wert errechnet, s. a. Formel (5).

In der Autoklavenladung werden Flaschen an den als kritisch gefundenen Stellen (Kaltpunkt) plaziert. Diese sollen mindestens 10^5 Sporen des Testkeims enthalten. Für die Dampfsterilisation empfiehlt das DAB 9 Sporen von *Bacillus stearothermophilus* (z. B. ATCC 7953 oder CIP 52.81). Der *D*-Wert des verwendeten Testkeims sollte mindestens 1,5 min betragen.

Werden andere Sporen als Bacillus stearothermophilus eingesetzt und ist deren *D*-Wert nicht bekannt, so muß zur Ermittlung der Thermoresistenz eine Überlebenskurve ermittelt werden. Dazu wird eine Sporensuspension mit bekannter Keimzahl in kleine Ampullen eingeschmolzen und diese an einem Draht in ein Ölbad mit einer konstanten Temperatur von 121 °C eingehängt. Jeweils nach 1, 2, 3 min usw. wird eine Ampulle herausgenommen und sofort im kalten Wasser abgekühlt. Trägt man die gefundene Zahl der überlebenden Keime aus diesen Ampullen im logarithmischen Maßstab gegen die Zeit auf, so ergibt die Verbindung der Punkte die sog. Überlebenskurve als Gerade (Abb. 4.73). Aus dieser Darstellung läßt sich der für 121,1 °C geltende *D*-Wert ablesen.

Sollte die Thermoresistenz der vorhandenen Sporen bei dieser Temperatur zu gering sein, so können durch Verkürzen des Zeitintervalls auf kürzere Werte die für eine Kurve besser verwertbaren Ergebnisse erhalten werden. Sollte für die Sterilisation eine niedrigere Temperatur nötig sein, so ist auch ein anderer Testkeim

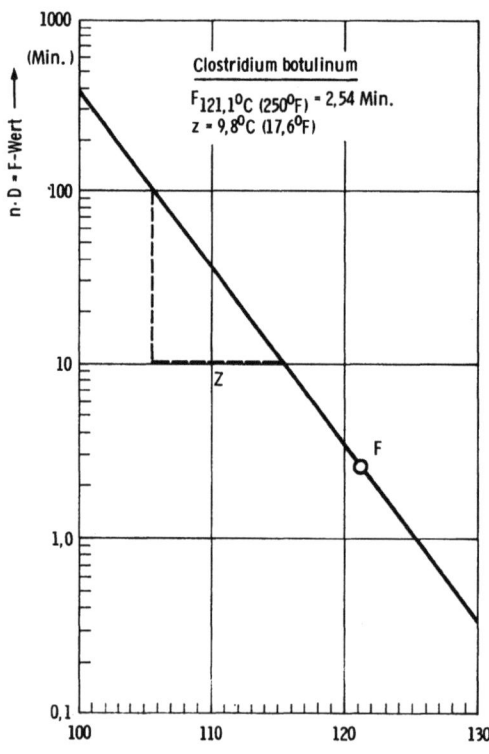

Abb. 4.73. Thermische Abtötungszeitkurve von Clostridium botulinum. Aus[13]

für die Validierung zu benutzen. Die Grundlagen der Sterilisationsberechnung sind in[14] beschrieben.

Für die Validierung des Sterilisationsverfahrens wird der Temperaturverlauf während eines Cyclus festgelegt. Die Aufheiz-, Ausgleichs-, Sterilisations- und Abkühlzeiten entsprechen dabei denen während des normalen Betriebs und sollten später nicht wesentlich von diesen Vorgaben abweichen. Größere Abweichungen bedingen auch Abweichungen im F_0-Wert.

Wird die Sterilisation mit einem bestimmten Temperatur-Zeit-Verhältnis durchgeführt, so ist für die Ausgleichszeit, d. h. für die Zeit des Wärmeübergangs vom Autoklavenraum in die Flasche, ein Sicherheitszuschlag zum errechneten *F*-Wert zu machen. Wird die Steuerung der Sterilisation dagegen mit einem rechnenden Temperaturschreiber überwacht, so ist der Sicherheitszuschlag nicht nötig. An die Stelle der Zeitvorgabe tritt die Vorgabe eines F_0-Wertes, bei dessen Erreichen von der Sterilisierphase in die Kühlphase umgeschaltet wird. Bei dieser Art der Steuerung kann sich auch der Temperaturverlauf während der Sterilisation ohne negativen Einfluß auf das Sterilisierergebnis ändern, da jede Abweichung in der laufenden Berechnung berücksichtigt wird. Der einzige einzuhaltende Parameter bei Verwendung eines rechnenden Temperaturschreibers ist die ungefähre Sterilisationstemperatur, weil während der Abkühlung des Autoklaveninhalts noch solange F_0-Einheiten dazukommen, bis eine Temperatur von 100 °C unterschritten ist. Der Betrag, der während der Abkühlung dazuaddiert wird, wird bereits bei der Einstellung der Steuerung des Autoklaven berücksichtigt. Würde sich also die Sterilisiertemperatur wesentlich von der bei der Validierung angewendeten unterscheiden, dann würde sich dadurch auch der endgültige F_0-Wert je nach Unter- oder Überschreiten verringern oder vergrößern.

Bei der Planung eines Sterilisationsverfahrens kann man davon ausgehen, daß die mit gespanntem, gesättigten Wasserdampf oder mit Heißwasser arbeitenden Sterilisationsverfahren die sichersten Methoden sind. Zum sicheren Erreichen des im DAB 9 vorgegebenen theoretischen Kontaminationsrisikos von maximal einem kontaminierten Behältnis in 10^6 Einheiten stehen zwei verschiedene Sterilisationsarten zur Auswahl:

1. Im DAB 9 wird eine Einwirkung von *121 °C während 15 min* auf das zu sterilisierende Gut als Standardbedingung gefordert. Diese Methode ist auch unter der Bezeichnung „Overkill" bekannt.
2. Neben der Standardmethode können sog. Äquivalenzverfahren angewendet werden, die ein anderes Temperatur-Zeit-Verhältnis haben.

Die Auswahl des Verfahrens hängt zunächst vom Produkt selbst ab. Können für das Arzneimittel die Standardbedingungen angewendet werden, so besitzen diese Priorität. Bei Anwendung eines Äquivalenzverfahrens müssen folgende wichtige Voraussetzungen erfüllt sein:

- Der Nachweis der Funktionstüchtigkeit des Autoklaven muß bereits bei dessen Inbetriebnahme bzw. erneut nach grösseren Umbauten erbracht worden sein (Qualifizierung).

- Die Effektivität des angewandten Sterilisationsverfahrens muß nachgewiesen werden (Validierung).
- Die Ausgangskeimzahl (Bioburden) im Endbehältnis darf den bei der Validierung festgesetzten Grenzwert nicht überschreiten.
- Die Thermoresistenz der im Endbehälter noch enthaltenen Keime muß bekannt und die Anzahl kleiner sein als die während der Validierung eingesetzten Testkeime.

Die Wirksamkeit des Äquivalenzverfahrens hängt somit im wesentlichen von der Anzahl und der Art der im Produkt vor der Sterilisation noch enthaltenen Keime ab.

Kann für ein bestimmtes Produkt die Standardbedingung bei der Sterilisation also nicht eingesetzt werden, so muß das Verfahren geplant werden. Dies setzt die Kenntnis folgender Faktoren voraus:

- Art der abzutötenden Mikroorganismen,
- ihr Zustand, d. h. vegetative Formen oder Sporen,
- die zu erwartende Ausgangskeimzahl,
- der geplante Endeffekt, d. h. Verminderung der Keimzahl nach DAB 9 auf einen Wert von 10^{-6},
- die Umgebungsbedingungen. Keime können z. B. in schützende Hüllen eingeschlossen sein. Auch der pH-Wert übt einen Einfluß auf die Empfindlichkeit der Keime aus;
- die aktuelle Temperatur an der kältesten Stelle im Autoklaven,
- die Einwirkungszeit der Letaltemperatur.

Sind alle diese Faktoren bekannt, so kann daraus das dafür geeignete optimale Verfahren geplant und berechnet werden.

Mit Ausnahme der kontinuierlichen Sterilisation haben die für alle anderen Verfahren verwendeten Autoklaven in allen Größen die gleichen *Konstruktionsmerkmale*. Die zur Aufnahme des zu sterilisierenden Gutes vorgesehene Kammer hat entweder einen rechteckigen oder runden Querschnitt. Die Kammer wird nur an einer Seite mit einer druckfesten Tür oder aber an beiden Enden mit entsprechenden Türen verschlossen. Im letzten Fall spricht man von Durchreicheautoklaven, die bevorzugt bei aseptischer Herstellung zur Sterilisation von Gummistopfen und anderen Teilen verwendet werden. Solche Autoklaven sind i. allg. in die Wand eingebaut und werden von der unreinen Seite beladen, während die Entnahme der sterilisierten Güter im Sterilraum erfolgt. Die Entnahmeseite kann man bei aseptischem Arbeiten zusätzlich noch durch einen Laminar-flow-Bereich vor einer möglichen Rekontamination schützen. Autoklaven mit zwei Türen werden aber auch in der normalen Produktion deswegen gern eingesetzt, weil durch diese Anordnung eine räumliche Trennung von unsterilen und bereits sterilisierten Autoklavenwagen leicht und sicher erreicht werden kann.

In einem Fall wird die Tür mechanisch durch Keile verschlossen, wenn diese durch Drehen einer Spindel in Ausschnitte, die sich an der Türöffnung der Kammer befinden, geschoben werden. Oder es wird das Türblatt durch hydraulisch betätigte Spanner gegen die Dichtung gedrückt. In beiden Fällen besteht die Abdichtung aus hitzebeständigem Gummi, meist als Endlosmaterial mit rechteckigem Querschnitt, welche

fest in einer Nut am Autoklaven sitzt. Um ein Ankleben der inneren Türverkleidung zu vermeiden, wird diese Dichtung vor der ersten Inbetriebnahme und auch später mehrmals mit Graphit eingerieben. Eine dritte Art der Abdichtung besteht aus einer flexiblen Hohldichtung, die durch Aufblasen mit Preßluft gegen die geschlossene und von außen fixierte Tür gepreßt wird. Diese Art der Dichtung muß wegen des hohen Innendrucks noch durch eine besondere Ausbildung der Dichtungshalterung gegen Herausdrükken gesichert werden.

Die Zuführung des Heizmediums ist unterschiedlich. Dampf und Heißwasser werden immer von oben entweder durch normale Öffnungen oder durch Düsen in die Kammer geleitet. Bei Heißwasser kann die Verteilung des Wassers auch durch Lochbleche erfolgen, die oberhalb der Ladung fest in den Autoklaven eingebaut sind. Im Gegensatz dazu strömt beim Subaqua-Verfahren das Wasser von unten nach oben durch die Ladung.

Wird die Ladung nur mit Dampf sterilisiert, so muß für eine wirkungsvolle Entfernung der Luft gesorgt werden. Bei Gütern mit glatten Oberflächen, wie z. B. Flaschen, genügt es, wenn die Luft durch den einströmenden Dampf nach unten herausgedrückt wird. Die Abströmöffnungen am Boden der Kammer sollten zusammen mindestens den 1,5fachen Querschnitt gegenüber dem Dampfeinlaß haben, wobei aber bedacht werden muß, daß nicht diese Öffnungen allein maßgebend sind. Wird die Abströmung durch Einbauten, wie z. B. Ventile, in ihrem Querschnitt verengt, so führt dies zu einer erschwerten Ableitung der Luft. Neben der daraus resultierenden Verlängerung der Aufheizzeit besteht auch eine gewisse Gefahr, daß Luftblasen in der Ladung, von Dampf eingeschlossen, verhindern, daß die Ladung an diesen Stellen die erforderliche Temperatur erreicht.

Sollen poröse Güter, wie etwa Wäsche, sterilisiert werden, so wird durch die beschriebene Anordnung die Luft nicht vollständig entfernt. Hier hilft nur ein meist mehrfach nötiges Evakuieren der Kammer mit nachfolgendem Einleiten von Dampf.

Bei dem als *Schwerkraftverfahren* (Abb. 4.74) bezeichneten Sterilisiercyclus, wo die Luft durch den Dampf aus dem Autoklaven verdrängt wird, kondensiert der in die Autoklavenkammer (1) einströmende Dampf an der bis dahin noch kälteren Ladung und gibt dabei seinen Wärmeinhalt an das zu sterilisierende Gut ab. Diese Form der Erhitzung ist die wirkungsvollste. Das dabei anfallende Kondensat fließt zusammen mit der Luft aus der am tiefsten Punkt des Autoklaven angeordneten Abströmung (2). Dort ist ein Thermometer (3) angebracht, mit dessen Hilfe man erkennen kann, ob auch tatsächlich die gesamte Luft aus dem Autoklaven entfernt worden ist. Häufig wird hier ein Quecksilberthermometer verwendet, um die Temperatur nach unterschiedlichen physikalischen Prinzipien zu messen. Bei älteren Steuerungen wird mit dem Start der Sterilisierzeit dann begonnen, wenn die für die Sterilisation vorgesehene Temperatur an dieser Stelle erreicht wird. Die damit zwangsläufig entstehende Überhitzung der Autoklavenladung ist nur dann zu tolerieren, wenn das zu sterilisierende Gut dadurch nicht geschädigt wird. Diese Anordnung kann aber auch dann noch verwendet werden, wenn die Sterilisation

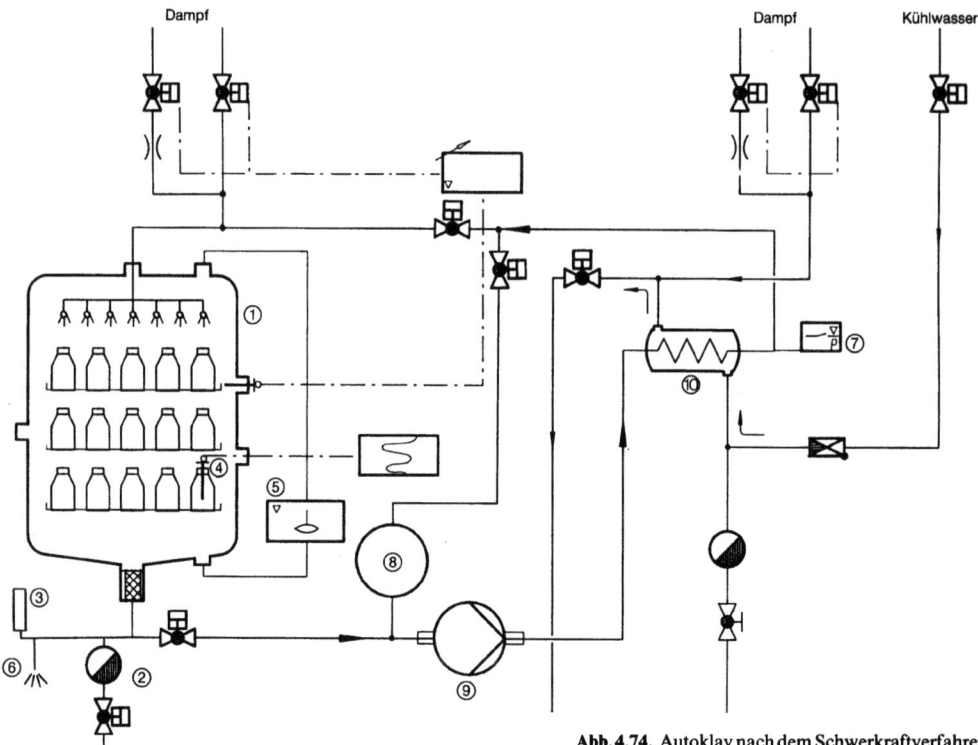

Abb. 4.74. Autoklav nach dem Schwerkraftverfahren

nach dem „Standardverfahren" durchgeführt wird. Bei empfindlicheren Lösungen benutzt man heute zur Temperaturmessung Steuerflaschen, die entweder in einer Nische des Autoklaven oder in der Ladung (4) selbst stehen. Auch hier muß, wie in allen anderen Fällen, das in der Abströmung angeordnete Thermometer zum Nachweis der völligen Entfernung der Luft aus dem Autoklaven benutzt werden. Entweder wird, wie bei Quecksilberthermometern, die Temperatur abgelesen und protokolliert oder bei elektrischen Thermometern die Temperatur an dieser Stelle auf dem Schreiber mit registriert.

Neben Lufteinschlüssen bildet die völlige Entfernung des anfallenden Kondensats eine weitere Gefahrenquelle für den Sterilisationseffekt. Ist die Abströmöffnung z. B. durch Glassplitter verlegt, so kann der verbleibende Querschnitt einerseits noch ausreichen, um die Luft durchzulassen, aber andererseits den Kondensatabfluß behindern. Staut sich das Kondensat dabei soweit, daß die unteren Teile der Autoklavenladung im Wasser stehen, so werden diese nicht die erforderliche Temperatur erreichen, weil das Kondensat immer kälter als der Dampf ist. Außerdem ist auch der Wärmeinhalt gegenüber Dampf wesentlich geringer anzusetzen. Bei einer guten Autoklavenkonstruktion wird also immer eine Vorrichtung eingebaut sein, mit der durch eine Sichtkontrolle erkennbar ist, ob das Kondensat vollständig aus der Kammer abgeflossen ist. Meist besteht eine solche Kontrolleinrichtung aus einem Wasserstandsglas, an das sich leicht mit einem integrierten Schwimmer auch eine akustische oder optische Warnvorrichtung anschließen läßt (5).

Ist die gesamte Luft und vor allem die Hauptmenge des Kondensats aus dem Autoklaven entfernt, so steigt die Temperatur am Ausgang des Apparats an. Bei einer Temperatur von meist über 90 °C wird das Hauptabströmventil geschlossen. Offen bleibt nur mehr ein kleineres Ventil, das in einem Bypass eingebaut ist und mit dem eine konstante Strömung eingestellt werden kann. Anstelle dieses Ventils kann auch ein sog. „Bleeder", d. h. eine Blende mit einem Loch von etwa 1,8 mm Querschnitt, verwendet werden (6). Durch diese Zwangsabströmung wird ständig frischer Dampf nachgespeist und die jetzt noch anfallenden geringeren Kondensatmengen und Restluft aus dem Autoklaven entfernt. Nach dem Schließen des Hauptabströmventils wird zur besseren Steuerung des Temperaturverlaufs im Autoklaven meist nur noch ein zweites, kleineres Dampfventil verwendet.

Zur Abkühlung der Autoklavenladung nach der Sterilisation wird meist Wasser verwendet. Dieses kann entweder durch ein keimabscheidendes Filter sterilfiltriert oder besser noch während der Sterilisation der Ladung in einem Nebenkreislauf durch Erhitzen auf 120 °C sterilisiert werden. Im ersten Fall muß das eingesetzte Filter selbst sterilisiert werden. Außerdem muß sowohl vor als auch nach seinem Einsatz dessen Integrität durch ein entsprechendes Verfahren nachgewiesen werden. Zeigt sich am Ende, daß das Filter undicht geworden ist, so besteht u. U. die Gefahr, daß ein undichter Behälter nach der Sterilisation rekontaminiert worden sein kann. Daraus ist zu ersehen, daß diese Art der Sterilisation des Kühlwassers ein nicht zu unterschätzendes Risiko bergen kann, weil nicht si-

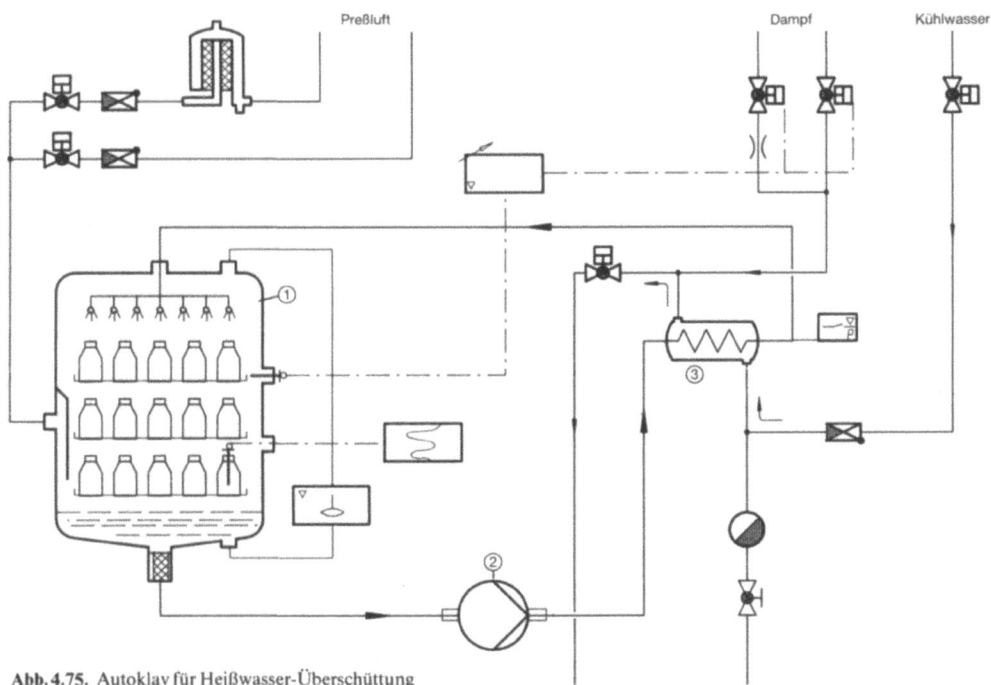

Preßluft   Dampf   Kühlwasser

Abb. 4.75. Autoklav für Heißwasser-Überschüttung

cher ist, daß ein undichtes Behältnis bei der optischen Kontrolle immer entdeckt wird.

Weitaus sicherer ist das zweite Verfahren, bei dem das zur Kühlung verwendete Wasser bei jedem Sterilisationscyclus aus dem Zwischenbehälter (8) und die Pumpe (9) über einen Wärmetauscher (10) mitsterilisiert wird. In einem geschlossenen Kreislauf kann durch Kontrolle und Registrierung der Temperatur (7) sichergestellt werden, daß das Kühlwasser tatsächlich die zur Sterilisation erforderliche Temperatur erreicht hatte.

Neben dieser konventionellen Art der Sterilisation gewinnt das *Überschütten mit Heißwasser* (Abb. 4.75) deshalb an Bedeutung, weil dabei die völlige Entfernung der Luft unerheblich ist. Das zur Sterilisation verwendete Wasser kann sich entweder im unteren Teil der Autoklavenkammer (1) oder in einem separaten Behälter befinden. Die Zirkulation dieses Wassers erfolgt mit einer Pumpe (2). Der mit Sattdampf verglichene geringere Wärmeinhalt des Heißwassers wird bei diesem Sterilisationsverfahren dadurch ausgeglichen, daß sich das Wasservolumen durch eine hohe Pumpenleistung mit großer Geschwindigkeit im Umlauf über die Autoklavenladung ergießt. Das verwendete Wasservolumen kann dabei sehr klein gehalten werden und ist nur abhängig von der Größe der Autoklavenkammer und der übrigen Konstruktion des Apparats (meist genügt ein Viertel bis ein Drittel des Kammervolumens). Die in die Ladung übergegangene Wärmeenergie wird dem Wasser in einem meist dampfbeheizten externen Wärmetauscher (3) wieder zugeführt. Nach abgeschlossener Sterilisation wird der gleiche Wärmetauscher zum Abkühlen der Ladung verwendet. Ein Vorteil dieser Sterilisationsmethode ist, daß das als Heizmedium verwendete Wasser bei jedem Cyclus mitsterilisiert wird. Durch das geschlossene System ist bei der anschließenden Abkühlung keine Rekontamination der Ladung zu befürchten.

Sollen poröse Güter, wie z. B. Reinraumkleidung, im Autoklaven mit Dampf sterilisiert werden, so kann nur durch ein solches Verfahren eine sichere Sterilisation erreicht werden, durch das die im Sterilisiergut enthaltene Luft schnell und vor allem vollständig entfernt wird. Bei dem *fraktionierten Vakuumverfahren* (Abb. 4.76) wird die im Autoklaven und in der Ladung enthaltene Luft vor der Dampfzufuhr evakuiert. Der Autoklav muß dafür zusätzlich mit einem Kühler (3), einer Vakuumpumpe (4) und einem Rückschlagventil (5) ausgerüstet sein. Die Autoklavenkammer (1) sollte auch noch einen heizbaren Doppelmantel (2) haben. Zu Beginn des Sterilisiervorgangs wird zunächst die Kammer soweit als möglich evakuiert und dann mit einem ersten Dampfstoß die noch im Sterilisiergut enthaltene kältere Restluft zum am Boden befindlichen Auslaß transportiert. Durch mehrmaliges Wiederholen wird die Luft komplett aus dem Autoklaven entfernt. Sowohl durch diese Dampfstöße als auch am Ende der Sterilisationsphase müssen große Dampfmengen aus dem Autoklaven entfernt werden. Um die Vakuumpumpe zu schonen wird dieser vor Eintritt in die Vakuumpumpe im Kühler (3) kondensiert. Die Rückschlagklappe (5) verhindert ein Zurücksaugen von Luft oder Wasser in die Autoklavenkammer. Nach Abschluß der Sterilisation wird das noch heiße, feuchte Sterilisiergut durch evakuieren getrocknet.

Die Sterilisation mit einem *Dampf-Luft-Gemisch* (Abb. 4.77) wird vor allem bei flexiblen Behältern an-

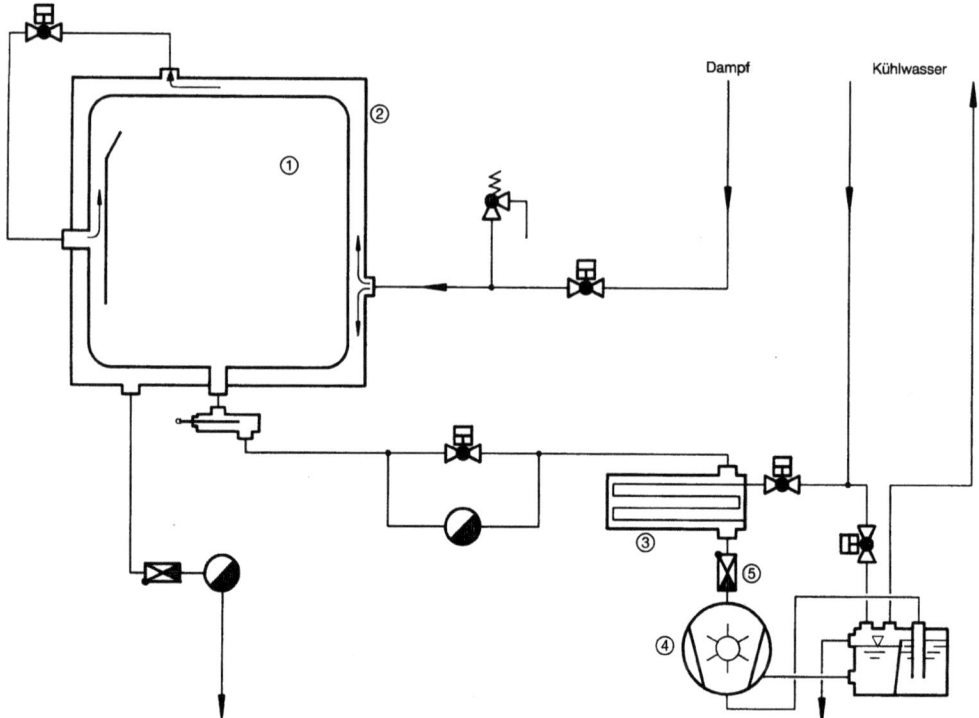

Abb. 4.76. Autoklav für Vakuumverfahren

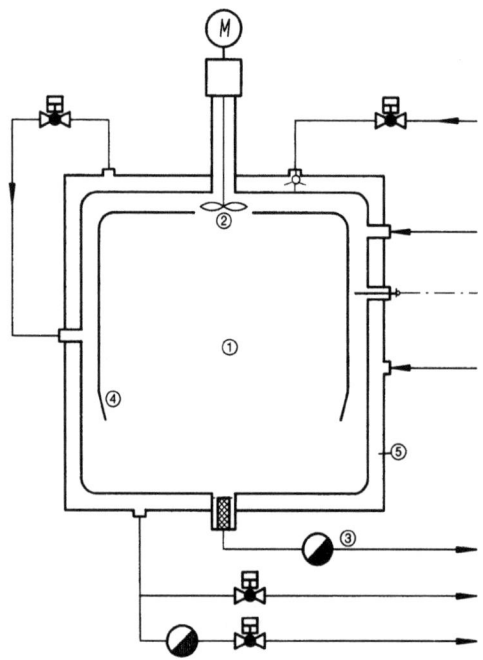

Abb. 4.77. Autoklav für Dampf-Luft-Gemisch-Verfahren

gewendet, wenn der bei der Sterilisation durch den Dampf verursachte Druck nicht ausreicht, den Innendruck zu kompensieren. Dadurch kann es zu einer Verformung der Behälter kommen. Eine für dieses Verfahren konstruierte Autoklavenkammer (1) ist mit einem Ventilator (2) ausgestattet, der den eintretenden Dampf mit der im Autoklaven eingeschlossenen Luft vermischt. Bei dieser Art der Sterilisation wird möglichst schon von Anfang an die Abströmöffnung (3) geschlossen und nur das Kondensat aus dem Autoklaven abgelassen. Eine Steuerung sorgt durch Zugabe von Preßluft für einen Kammerdruck, der entsprechend der Temperatur den Behälterinnendruck kompensiert. Durch den Ventilator wird das Dampf-Luft-Gemisch durch Leitbleche (4) vom oberen Teil der Kammer an der Wandung entlang nach unten geführt und von dort durch die Ladung selbst nach oben umgeleitet. Bei kleineren Autoklaven genügt der Doppelmantel (5) der Kammer zur Kondensation des Dampfes und zur Abkühlung der Luft. In größeren Systemen werden zwischen den Leitblechen und der Kammerwandung Wärmetauscher eingebaut, um die zur Kühlung des Sterilisiergutes verwendete Luft abzukühlen. Ein Nachteil dieser Methode ist der schlechte Wärmeübergang vom sterilisierten Gut auf das Kühlmedium Luft und die dadurch verlängerte Abkühlzeit. Von Vorteil ist jedoch, daß keine Rekontamination möglich ist und das Sterilisiergut trocken aus dem Autoklaven entnommen werden kann.

Beim *Subaqua-Verfahren* wird der gesamte Autoklav mit Wasser geflutet und so die Ladung völlig mit Wasser bedeckt. Die Zirkulation sowie das Aufheizen und

Abkühlen dieses Wassers geschieht analog zum Verfahren mit Heißwasser. Auch hier spielt der Lufteinschluß während der Sterilisation keine Rolle. Der Subaqua-Sterilisation ist heute aus ökonomischen Gründen das vom Effekt her gleichwertige Verfahren des Überschüttens mit Heißwasser vorzuziehen, da hiermit wesentlich weniger Energie zum Aufheizen und Kühlen gebraucht wird.

Eine Variante zum Subaqua-Verfahren wird im *Rotationsautoklaven* angewandt. Auch hier wird der gesamte Autoklavenraum mit Wasser geflutet, das in einem separaten Vorratskessel vorgewärmt wurde. Die zu sterilisierenden Flaschen werden bei diesem Verfahren in besondere Wagen eingepackt, die mit einer Spannvorrichtung in der Autoklavenkammer festgeklemmt werden. Dadurch ist es möglich, die Wagen zusammen mit der Ladung um ihre horizontale Achse zu drehen. Durch diese Drehbewegung der gesamten Ladung im Autoklaven und damit auch des Flascheninhalts wird der Wärmeübergang von der Flaschenwandung in die Lösung verbessert, die Sterilisationszeit verkürzt und Temperaturdifferenzen innerhalb der Ladung vermieden. Am Ende resultiert daraus eine schonendere Sterilisation. Für temperaturempfindliche Güter, wie z. B. Fettemulsionen, ist dies die Methode der Wahl.

Eine weitere Variante des Subaqua-Verfahrens ist die kontinuierliche *Turmsterilisation*. Dabei werden die Flaschen in Aufnahmen, die an einer Kette befestigt sind, durch das in verschiedenen Säulen des Turms enthaltene Heißwasser mit konstanter Geschwindigkeit bewegt. In den ersten Säulen werden die Flaschen auf die vorgegebene Temperatur erhitzt, d. h. dieser Abschnitt entspricht der Aufheizphase in den bisher beschriebenen Systemen. In der mittleren Säule wird die Temperatur gehalten, was der Haltezeit entspricht. In den folgenden Säulen werden die Flaschen auf die Temperatur abgekühlt, mit der sie aus dem Turmsterilisator entnommen werden sollen.

Die Abkühlsäulen sind bei diesem System die kritischen Stellen. Durch Chlorieren des zum Kühlen verwendeten Wassers wird der Keimgehalt auf niedrige Werte begrenzt, um eine mögliche Rekontamination auszuschließen.

Aseptische Herstellung. Mit dieser Methode können solche Arzneimittel hergestellt werden, deren Arzneistoffe eine Hitzesterilisation nicht unbeschadet überstehen. Die Anwendung eines aseptischen Verfahrens bedarf umfangreicher Vorkehrungen, um ein einwandfreies Ergebnis zu erzielen. Der Erfolg dieses Verfahrens wird ganz entscheidend von mehreren Faktoren beeinflußt:

- Validierung jedes einzelnen Prozeßschrittes,
- mikrobiologischer Status der Ausgangsstoffe,
- Vorbehandlung der Primärpackmittel,
- Herstellung und Abfüllung des Arzneimittels,
- Zuverlässigkeit von Maschinen und Anlagen,
- Umgebungsbedingungen,
- Ausbildung und Trainingsstand des Personals.

Der Mensch ist bei der aseptischen Herstellung die größte Gefahrenquelle. Um diese Gefahr soweit als möglich zu reduzieren, muß der Verarbeitungsprozeß

nach der Sterilfiltration des Arzneimittels weitgehend automatisiert sein.

Beginnend bei den Ausgangsstoffen müssen auf allen Stufen äußere Einflüsse bezüglich einer Kontamination strikt limitiert werden. Auf die Übereinstimmung der Parameter, die während der Validierung auf den einzelnen Stufen ermittelten wurden, ist bei der Bearbeitung ebenfalls besonders zu achten.

Die Begrenzung der Keimzahl und -art der Ausgangsstoffe ist der erste wichtige Schritt. Es ist für die Bewertung der Zuverlässigkeit der gefundenen Keimzahlen in den Rohstoffproben hilfreich, wenn die Qualität der Ausgangsstoffe eines Lieferanten über einen langen Zeitraum als konstant gefunden wird. Neben der Keimlimitierung ist im Zusammenhang mit der Anlieferung von Ausgangsstoffen auch die Pyrogenfreiheit zu beachten.

Ein weiterer sehr wichtiger Ausgangsstoff ist das Lösungsmittel. Handelt es sich um Wasser für Injektionszwecke, so ist dessen Qualität genau definiert und während der Lagerung in einer einwandfreien mikrobiologischen Qualität zu halten. Andere Lösungsmittel, besonders wasserfreie, sind mikrobiologisch nicht so sehr gefährdet.

Primärpackmittel können ebenfalls mikrobiologische Gefahrenquellen sein. Am einfachsten und sichersten sind hier bei Injektionslösungen die Aufbrennampullen. Diese sind innen bereits durch die Herstellung, d. h. nach der Hitzebehandlung im Entspannungsofen, steril und pyrogenfrei. Die Anlieferung als geschlossene Ampulle garantiert diesen Zustand bis zur Abfüllung. Allerdings müssen diese Ampullen außen noch gereinigt und sterilisiert werden, damit die Sterilzone der Abfüllanlage nicht durch das Packmaterial kontaminiert wird. Offen angelieferte Ampullen müssen, genau wie Injektions- und Infusionsflaschen, zunächst durch Waschen gereinigt und anschließend durch eine Behandlung im Heißluftofen oder -tunnel sterilisiert und entpyrogenisiert werden. Ein weiterer kritischer Schritt ist der sich daran anschließende Transport der Behältnisse bis zur Abfüllstelle. Dieser Weg muß konsequent durch Laminar Flow abgedeckt sein, außerdem dürfen die sterilen Behältnisse bis zu ihrem endgültigen Verschluß nicht mehr berührt werden. Zu diesem Zweck ist es sinnvoll, den gesamten Raum zwischen dem Auslauf des Sterilisiertunnels und der Verschließmaschine mit Laminar Flow zu überdecken und den Zugang für das Personal strikt einzuschränken. Dieser Raum mit seinen gesamten Oberflächen muß vor Beginn der Arbeiten durch ein gas- bzw. dampfförmiges Desinfektionsmittel keimfrei gemacht werden. Eingesetzt werden Formaldehyd, verdampftes H_2O_2 und eventuell Glutaraldehyd. Sollte aus technischen Gründen während des Produktionsprozesses ein Eingriff in das System nötig sein, so ist vor Wiederaufnahme der Arbeiten zunächst der Raum erneut zu sterilisieren. Durch einen geringen Überdruck aus der Laminar-flow-Anlage wird der geschlossene Bereich vor einer möglichen Rekontamination von außen geschützt.

Die Sterilfiltration der Lösung stellt kein besonderes Problem dar. Mehr Aufmerksamkeit ist dagegen der Abfüllung, der Vorbehandlung und dem Wartungszustand der Maschinen zu widmen. Alle mit dem Arzneimittel in Berührung kommenden Teile der Abfüllmaschine sollten in line sterilisierbar sein, um eine Re-kontamination extern gereinigter und sterilisierter Maschinenteile während der Montage zu vermeiden. Eine besondere Gefahrenquelle sind die zum Verschluß von Flaschen nötigen Gummistopfen. Die Sterilisation selbst ist problemlos. Das Handling der sterilisierten Stopfen dagegen kann sehr leicht zu einer Rekontamination führen. Diese Gefahr kann durch die Verwendung der Einrichtung der Fa. Smeja ausgeschlossen werden, die unter Primärpackmittel beschrieben ist (s. a. Abb. 4.71).

Sind die Behältnisse erst einmal verschlossen, so ist noch darauf zu achten, daß diese unbeschädigt bleiben und die Verschlüsse selbst dicht sind.

Entpyrogenisierung und Pyrogenprüfung

Endotoxine entstehen hauptsächlich während des Wachtums von gramnegativen Bakterien als deren Stoffwechselprodukte. Bei den Endotoxinen handelt es sich um Lipopolysaccharide. Niedermolekulare Substanzen, Chemikalien usw. können ebenfalls pyrogen wirken. Gelangen solche Stoffe in den Kreislauf des Menschen, so erzeugen sie Fieber und Schüttelfrost. Auch die bei der Abtötung von Bakterien zurückbleibenden Bakterienhüllen erzeugen in höherer Konzentration dieselben Symptome. Es ist deshalb wichtig, die Anwesenheit dieser Stoffe auf alle Fälle zu verhindern.

Pyrogene können endogenen oder exogenen Ursprungs sein. Exogene Pyrogene werden häufig durch eingesetzte Arznei- und Hilfsstoffe in die Lösung eingeschleppt. Durch eine sorgfältige Prüfung im Wareneingang können die mit Pyrogenen verunreinigten Substanzen meist erkannt und so von der Verwendung ausgeschlossen werden. Handelt es sich aber um endogen entstandene, d. h. aus dem eigenen System kommende Pyrogene, so führt nur eine sorgfältig durchgeführte Überprüfung der gesamten Anlage zur Erkennung der Verunreinigungsquelle. Als Verursacher kommen häufig Anlagenteile in Frage, die entweder gar nicht oder nur unter sehr schwierigen Bedingungen zu sterilisieren sind. Dazu zählen solche Stellen, wo z. B. eine Dichtung in einer Nut sitzt, hinter der sich Lösungsreste ansammeln können. Bei der Reinigung durch einfaches Spülen sind diese nicht oder nur unvollständig zu entfernen. Auch bei der Dampfsterilisation reicht dann u. U. die Zeit oder die an dieser Stelle herrschende Temperatur nicht aus, um alle Bakterien abzutöten. Eine weitere Quelle für eine unzureichende Sterilisation ist häufig das sich während der Dampfsterilisation ansammelnde Kondensat. An solchen Stellen wird ebenfalls die zur Abtötung der Bakterien nötige Temperatur nicht erreicht. Ganz besondere Aufmerksamkeit ist solchen Anlagenteilen zu widmen, die Ventile enthalten. Dort können sich entweder in Hinterschneidungen oder in toten Leitungsteilen durch Bakterienwachstum Pyrogene bilden. Können Anlagenteile mit Heißluft sterilisiert werden, so ist diese Maßnahme gegenüber allen anderen zu bevorzugen. Eine Einwirkung von mindestens 200 °C während 60 min oder 250 °C während 30 min sichert eine ausreichende Entpyrogenisierung von Anlagenteilen, wie z. B. Rohrleitungen und Ventilen.

Parenteralia können aber auch durch Primärpackmaterial mit Pyrogenen verunreinigt werden. Frisch angelieferte Glasbehälter sind zwar in aller Regel frei von Endotoxinen, jedoch könnten sie durch Verwendung von pyrogenhaltigem Wasser bei der Reinigung kontaminiert werden. Von der WHO wird im Rahmen der GMP-Richtlinien deshalb als letztes Spülwasser für Parenteraliabehältnisse nur Wasser für Injektionszwecke zugelassen.

Ist die Anwesenheit von Pyrogenen nicht zu vermeiden, wie dies z. B. bei Rohstoffen aus biologischer Herstellung der Fall sein kann, so hilft am Ende nur noch eine Abscheidung der Endotoxine aus der fertigen Lösung. Dies kann einerseits durch eine Behandlung der Lösung mit Aktivkohle oder während der Filtration durch Einsatz spezieller Filter, die entweder Aktivkohle oder Aluminiumoxid enthalten, geschehen (s. Keimreduzierende Maßnahmen - Filtration). Bei beiden Filterarten werden Inhaltsstoffe aus der Lösung selbst adsorbiert. Dies können im günstigen Fall Endotoxine sein; aber auch Arzneistoffe, wie z. B. Vitamine, werden sowohl von Aktivkohle als auch von Aluminiumoxid gebunden.

Bei einer weiteren speziellen Filterart wird ein sog. Zeta-Potential aufgebaut. Die Materialien, die für diese Art Filter verwendet werden, tragen durch eine besondere Behandlung während ihrer Herstellung eine positive oder negative Ladung und sind so in der Lage, andere geladene Moleküle aus der Lösung zu adsorbieren. Bei der Verwendung solcher Filter ist auf deren begrenztes Adsorptionsvermögen zu achten. Bei Anwesenheit größerer Endotoxinmengen besteht die Gefahr, daß bei völliger Beladung Pyrogene schlagartig das Filter durchbrechen.

Zur Prüfung auf Pyrogene bzw. Endotoxine werden von der PhEur zwei Methoden aufgeführt. Der klassische Test benutzt die *Temperaturmessung am Kaninchen* nach Injektion eines vorgeschriebenen Volumens einer Lösung. Mit dieser Methode werden alle pyrogen wirkenden Substanzen erkannt. Eine weitere Methode verwendet das Lysat von Pfeilschwanzkrebs-Blutzellen. Dieses als *Limulus Amoebozyten-Lysat* (LAL) bezeichnete Agens reagiert äußerst empfindlich auf Endotoxine von gramnegativen Keimen in Form einer enzymatischen Reaktion und bildet dabei ein Gel. Im Gegensatz zum Kaninchentest liegt beim LAL-Test das Ergebnis bereits nach 1 Stunde vor, was diesen Test besonders für Inprozeß-Kontrollen wertvoll macht. Auch aus anderen Gründen kann es unumgänglich sein, dieses Verfahren anstelle des Kaninchentests einzusetzen. Dies trifft vor allem für die Prüfung von Radiopharmaka, Hormonen, Narcotika und Vaccinen zu, wo Kaninchen aus verständlichen Gründen für den Pyrogentest ausscheiden. Ein weiterer Vorteil dieser Methode ist die große Empfindlichkeit. Durch das Erkennen sehr geringer Mengen Endotoxine, z. B. in destilliertem Wasser, lassen sich schon lange vor dem Auftreten von Pyrogenen, die mit dem Kaninchen nachweisbar sind, entsprechende Maßnahmen zur Sanierung, d. h. Reinigung und Sterilisation des Systems, treffen.

Iniectabilia

Herstellen der Lösung. Bei der Produktion von Injektionslösungen müssen bei jedem Schritt die GMP-Regeln eingehalten werden. Dies bedeutet, daß bei allen Operationen mit dem offenen Arzneimittel aus mikrobiologischer Sicht besondere Sorgfalt erforderlich ist. Bereits bei diesem Herstellungsschritt ist auf die später bei der Sterilisation limitierte mikrobiologische Ausgangssituation zu achten. Dazu gehören neben den bereits eingewogenen Rohstoffen die in unmittelbarer Umgebung herrschenden Bedingungen bezüglich der Raumluft sowie die Hygienemaßnahmen des Personals.

Bei Lösungen, die nicht in ihrem Endbehältnis sterilisiert werden können, müssen während des Herstellvorgangs entsprechende Vorkehrungen getroffen werden, um eine unnötige zusätzliche mikrobielle Kontamination des Arzneimittels zu vermeiden. Dazu gehört neben der selbstverständlichen Personalhygiene die strikte Beachtung der während der Validierung des Verfahrens ermittelten Herstellbedingungen, wie z. B. die Sterilisationsbedingungen des Systems, die Vermeidung von Rekontamination durch verwendete Substanzbehälter usw.

Bei wäßrigen Lösungen wird je nach Empfindlichkeit der herzustellenden Lösung zunächst eine ausreichende Menge Wasser im Ansatzbehälter vorgelegt und dann die abgewogenen Substanzen zugegeben. Können Inhaltsstoffe der Lösung durch Luftsauerstoff oxidiert werden, so wird bereits in diesem Herstellungsstadium das zum Lösen verwendete Wasser mit Stickstoff begast, um den gelösten Sauerstoff so weit wie möglich zu entfernen. Dies gilt sowohl für den Herstellungsvorgang als auch für die fertige Lösung vor dem Abfüllen.

Die Herstellung von Zubereitungen in nichtwäßrigen Lösungsmitteln unterscheidet sich praktisch nicht von der Methode, bei der Wasser als Lösungsmittel verwendet werden kann.

Als Behälter für die Herstellung der Lösung können bei kleineren Volumina Glasgefäße eingesetzt werden. Wegen der besseren Sterilisierbarkeit werden aber Behälter aus rostfreiem Stahl bevorzugt. Die Behälter sind häufig mit einem Rührwerk ausgestattet, um das Auflösen der Substanzen zu erleichtern und die Homogenität der Lösung zu gewährleisten. Lösebehälter sind meist auch mit einem Doppelmantel zum Heizen und Kühlen der Lösung ausgestattet. Ist der Lösebehälter fest montiert, so wird auch eine Dampfleitung zur Sterilisation installiert sein. Auch die Vakuumbehandlung kann für die Zubereitung der Lösung nötig sein.

Bevor das hergestellte Arzneimittel in die Endbehältnisse abgefüllt werden kann, sollte zunächst in einer Inprozeß-Kontrolle sichergestellt werden, daß die vollständige Zusammensetzung der Lösung sowie die Verdünnung mit den Herstellungsvorschriften übereinstimmt. Dies ist die Voraussetzung für die Freigabe zum Weiterverarbeiten.

Filtration der Lösung. Nach abgeschlossener Herstellung und ordnungsgemäßer Inprozeß-Kontrolle wird die fertige Lösung durch Filtration vor dem Abfüllen in das Endbehältnis einer keimreduzierenden Maß-

nahme unterzogen (s. Filtration). Die Filtration der Injektionslösung dient aber nicht nur der Keimreduktion, sondern auch der Reinigung, da das Einschleppen von partikulären Verunreinigungen durch Rohstoffe unvermeidlich ist. Hierbei handelt es sich z. B. um Fasern oder andere unlösliche Verunreinigungen, die während der Herstellung oder der Verpackung in diese Ausgangsstoffe hineingelangt sein können. Außerdem können selbstverständlich auch Verunreinigungen durch das eigene System hinzukommen. Alle diese unlöslichen Verunreinigungen würden das Endfilter sehr schnell verlegen, wenn nicht vor dieses ein Vorfilter mit einer größeren Porenweite vorgeschaltet wird, das diese partikulären Verunreinigungen vom Endfilter fern hält.

Zur Filtration von Iniectabilia werden fast ausschließlich Membranfilter eingesetzt. Diese können entweder als Scheiben- oder Kerzenfilter ausgebildet sein. Als Material für wäßrige Lösungen steht entweder Celluloseacetat bzw. -nitrat oder Mischester aus beiden zur Verfügung. Außer diesen Materialien wird zur Herstellung von Membranfiltern noch Polyamid und für die Verwendung bei nichtwäßrigen Lösungen Teflon eingesetzt.

Bevor ein solches Filtrationssystem verwendet werden darf, muß zunächst dafür gesorgt werden, daß durch eine Sterilisation keine unkontrollierte mikrobielle oder partikuläre Rekontamination der Lösung erfolgen kann. Die Sterilisation der Filter erfolgt in line, um das Risiko einer Rekontamination während der Montage der Systeme zu vermeiden. Sterilisiert wird in allen Fällen mit gespanntem Sattdampf bei einer Temperatur von mindestens 121 °C für die Dauer von 30 min. Bei dieser Sterilisation ist darauf zu achten, daß die gesamte Luft aus dem System entfernt und das anfallende Kondensat vollständig abgeleitet wird. Außerdem muß dafür gesorgt werden, daß durch eine kleine Öffnung am tiefsten Punkt dieser Anordnung neben dem Kondensat auch zusätzlich etwas frischer Dampf mit abströmt.

Im Gegensatz zu Infusionslösungen werden kleinere Mengen an Iniectabilia nach der Filtration meist nicht in line abgefüllt, sondern anschließend an die Filtration in einem sterilen Zwischenbehälter gesammelt und dann so zur Ampullenfüllmaschine gebracht. Bei einer aseptischen Abfüllung ist dem Anschluß dieses Behälters an die Füllmaschine größte Aufmerksamkeit zu widmen.

Abfüllen. Das bei der Abfüllung verwendete System muß bestimmten Anforderungen entsprechen. Hervorzuheben ist hier vor allem die Dosiergenauigkeit und die Erhaltung der Reinheit der zu dosierenden Lösung. Dies gilt in besonderem Maße bei aseptischem Arbeiten. Außerdem spielt die leichte Montage und Demontage des Dosiersystems sowie dessen Reinigung und Sterilisierbarkeit eine wichtige Rolle.

Einer der wichtigsten Parameter bei der Auswahl eines geeigneten Systems ist dessen Dosiergenauigkeit. Diese spielt besonders dann eine wichtige Rolle, wenn Iniectabilia mit pharmakologisch hochwirksamen Arzneistoffen abgefüllt werden sollen. Hier muß das anzuwendende Volumen, zusammen mit einer der Ampullengröße angepaßten Überdosierung, sehr exakt dosiert werden. Selbstverständlich gilt diese

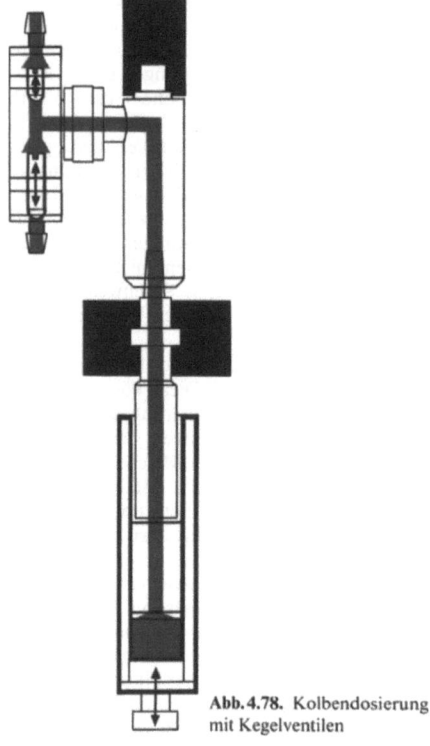

Abb.4.78. Kolbendosierung
mit Kegelventilen

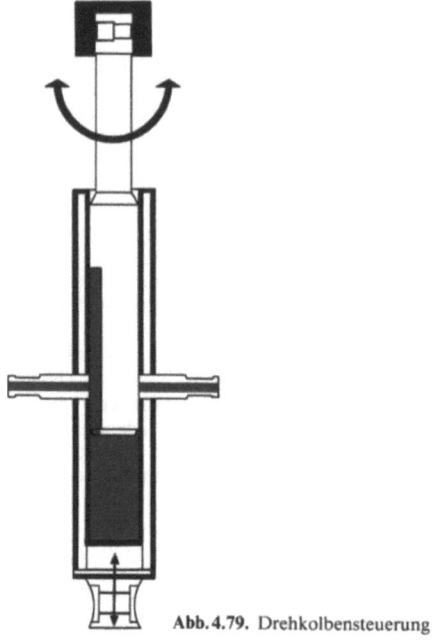

Abb.4.79. Drehkolbensteuerung

Forderung auch dann, wenn es sich um die Abfüllung sehr teurer Iniectabilia handelt.

Als Dosierprinzip wird meist eine Kolbendosierung angewandt. Diese kann mit konventionellen Ansaug- und Auslaßventilen (Abb.4.78) ausgerüstet sein, die das Ansaugen bzw. Ausstoßen jeweils im oberen oder unteren Totpunkt des Kolbens umsteuern.

Bei einer anderen Art der Dosierungssteuerung wird eine sog. Drehkolbensteuerung (Abb. 4.79) eingesetzt. Hierbei wird der Zylinder der Pumpe auf- und abwärts bewegt und das Ansaugen bzw. Ausstoßen der Lösung durch Drehen des Kolbens in die entsprechende Richtung bewirkt. Der Pumpenraum wird dadurch entweder mit der Ansaugseite oder, um 180° gedreht, mit der Ausstoßseite verbunden.

Anstelle des Ansaug- und Auslaßventils kann auch eine Drehschiebersteuerung für kleine (Abb.4.80) und große Volumina (Abb.4.81) verwendet werden. Hier wird das Ansaugen bzw. Ausstoßen der zu dosierenden Lösung durch Drehen eines Schiebers so gesteuert, daß durch eine Bohrung der Kolben entweder mit dem Vorratsgefäß oder mit der Abfüllnadel verbunden wird.

Zylinder und Kolben der Dosierpumpen können entweder aus rostfreiem Stahl, Glas oder Keramik gefertigt sein. Keramik wird vor allem dann eingesetzt, wenn ein Kolben ohne Dichtungen verwendet werden soll.

Eine sorgfältige Reinigung der füllgutführenden Teile und deren anschließende Sterilisation ist für die gleichbleibende Qualität des Endprodukts außerordentlich wichtig. Die automatische Maschinenreinigung ohne Ausbau von Teilen hat darum eine besonderer Bedeutung. Ein sehr wichtiges Kriterium bei der Auswahl eines geeigneten Systems ist deshalb die Möglichkeit, mit CIP(Cleaning in Place)-SIP(Sterilization in Place) die Reinigung und Sterilisation der Pumpe ohne Demontage in line und vollautomatisch durchzuführen. Diese Forderung ist besonders an eine Dosierungsart zu stellen, die für aseptisches Arbeiten eingesetzt werden soll. Zur CIP-SIP-Behandlung eignen sich allerdings nur solche Dosiersysteme, die mit einer Drehkolben- oder Drehschiebersteuerung ausgestattet sind. Pumpen mit Ansaug- und Ausstoßventilen sind aufgrund ihrer Konstruktion dafür nicht geeignet.

Die Abb.4.80 zeigt in der Mitte die Anordnung und Wirkungsweise der Reinigung und rechts die Sterilisation einer Kolbenpumpe für kleine Volumina mit Drehschiebersteuerung. Die Reinigung und Sterilisation einer Drehschiebersteuerung für große Volumina ist in Abb.4.81 dargestellt. Hier wird ebenso wie bei der Drehkolbenpumpe sowohl der Hinterraum des Steuerschiebers als auch der des Kolbens durch Freistellung gespült und mitsterilisiert. Die beiden Teile werden einerseits durch Verschieben des Steuerschiebers nach unten und andererseits durch Entlasten der vorgespannten Kolbendichtung freigestellt.

Die Dosiergenauigkeit von Kolbenpumpen hängt von der Dichtigkeit des Kolbens im Zylinder und der Abdichtung durch die Steuerorgane ab. Damit reduziert sich der notwendige Aufwand für eine exakte Dosierung auf rein mechanische Tätigkeiten.

Ampullenabfüllmaschinen für die unterschiedlichsten Leistungen werden z. B. von den Firmen Bausch + Ströbel, Bosch und Rota hergestellt.

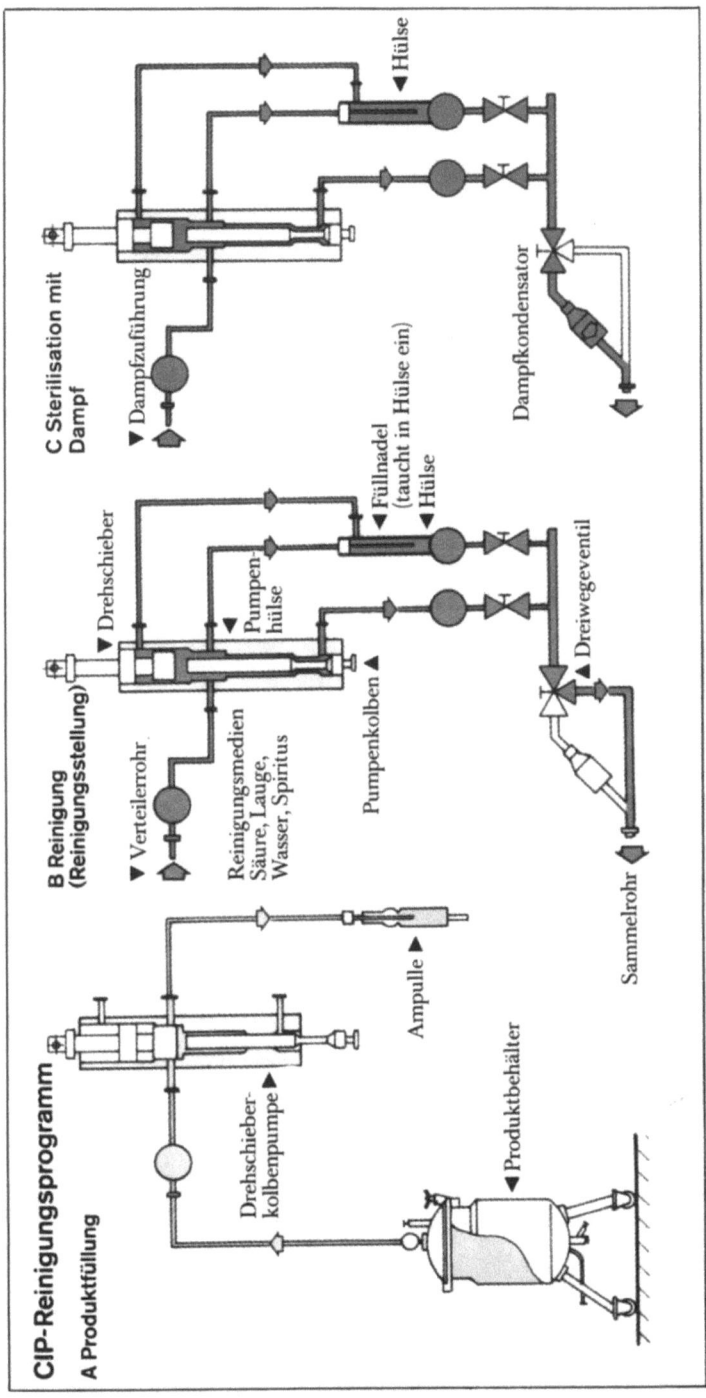

Abb. 4.80. Drehschiebersteuerung für kleine Volumina

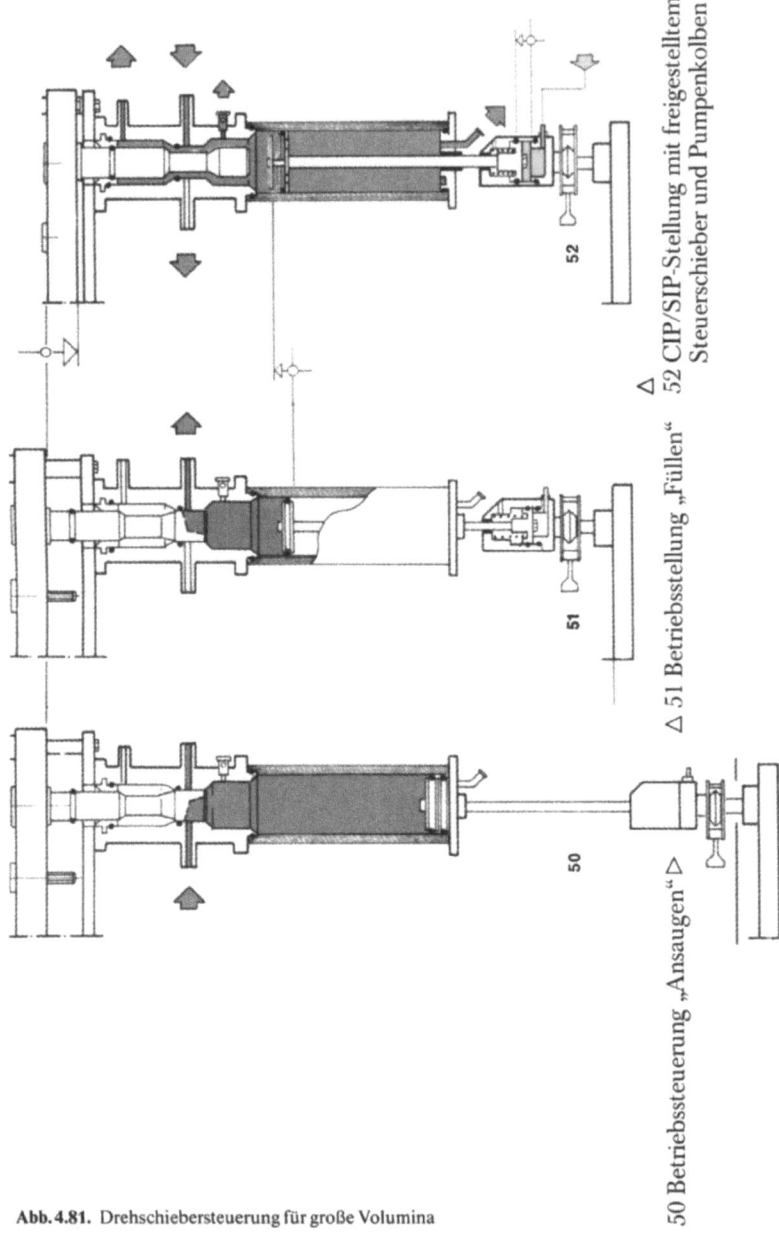

52 CIP/SIP-Stellung mit freigestelltem Steuerschieber und Pumpenkolben ◁

◁ 51 Betriebsstellung „Füllen"

50 Betriebssteuerung „Ansaugen" ▷

Abb. 4.81. Drehschiebersteuerung für große Volumina

Nach dem Verschluß der Ampullen werden diese direkt in der Abfüllmaschine automatisch in Kästen eingeschoben. In diesen Kästen werden die Ampullen transportiert und sterilisiert. Die Ampullen werden praktisch ausschließlich mit gesättigtem Dampf sterilisiert. Zur Steuerung des Autoklaven kann nicht wie bei Glasflaschen eine Referenzampulle eingesetzt werden, da der Temperaturfühler in dieser nicht abgedichtet werden kann. Geeigneter ist in solchen Fällen die Verwendung einer Injektionsflasche aus Röhrenglas, deren Wanddicke mit der der Ampullen vergleichbar ist. Durch die geringe Wanddicke der Ampullen ist der Wärmeübergang in die Lösung sehr gut, weshalb in den meisten Fällen auf eine direkte Temperaturmessung aus dem Behälterinhalt verzichtet werden kann. Sehr viel einfacher ist in solchen Fällen die Validierung des Sterilisationsverfahrens mit biologischen Indikatoren und eine genaue Nachbildung der dabei erhaltenen Sterilisationskurve während des Prozesses.

Nach Abschluß der Sterilisation wird meist direkt anschließend eine Dichtigkeitsprüfung der Ampullen durchgeführt. Dazu wird der Autoklav soweit mit einer Methylenblau-Lösung gefüllt, daß alle Ampullen untergetaucht sind. Nachdem Ampullen meist nur am Spieß undicht sind, wird durch abwechselndes Anlegen von Druck bzw. Vakuum der Kopfraum von undichten Ampullen mit der Methylenblau-Lösung gefüllt. In der nachfolgenden Sichtkontrolle können diese Ampullen erkannt und ausgesondert werden. Wenn es sich bei der Undichtigkeit nur um eine sehr feine Öffnung handelt, so kann durch diese nur sehr wenig Blaubad eindringen. Dadurch besteht die Gefahr der Rekontamination des Ampulleninhalts mit unsterilem Blaubad, ohne daß eine solche Ampulle mit dieser Methode sicher erkannt werden kann. Die Blaubadprüfung kann auch dann nicht angewendet werden, wenn einer der Inhaltsstoffe reduzierend, d. h. entfärbend auf das Methylenblau wirkt. Auch bei Braunglasampullen oder gefärbten Injektionslösungen ist diese Methode nicht anwendbar.

Zur automatischen Erkennung von undichten Ampullen kann das Prinzip der Hochfrequenz-Büschelentladung eingesetzt werden. Dazu werden die Ampullen einer Hochfrequenzspannung ausgesetzt. Befindet sich an der Ampulle eine undichte Stelle in Form eines „Pinhole" oder eines Risses, so fließt ein Strom in die Lösung, der zur Detektion der Undichtigkeit benutzt wird. Voraussetzung für die Anwendung dieser Methode ist eine ausreichende Leitfähigkeit der Injektionslösung von mindestens 2,5 µS und eine trockene und saubere Oberfläche der Ampullen. Eine Maschine, die nach diesem Prinzip arbeitet, wird von der Fa. Nikka Densok unter der Bezeichnung „Pinhole Inspector" hergestellt. Die Maschine erkennt noch 0,5 µm große Risse und „Pinholes" mit 0,85 µm Durchmesser.

Sichtkontrolle. Das DAB 9 schreibt vor, daß Lösungen zur Injektion unter geeigneten visuellen Bedingungen geprüft, klar und praktisch frei von Teilchen sein müssen.

Diese Forderung bezieht sich auf sichtbare Verunreinigungen wie z. B. Fasern, Glassplitter oder andere partikuläre Verunreinigungen. Eine Methodenbeschreibung für Parenteralia findet sich im DAC[15] unter der Bezeichnung DAC-Probe 5.

Aus der Beschreibung dieser Prüfung geht hervor, daß ein absolutes Ergebnis nicht zu erwarten ist, sondern den Tatsachen durch Anwendung eines statistischen Verfahrens besser gerecht wird. Dadurch kommt auch zum Ausdruck, daß bei subjektiven Prüfungen dieser Art immer damit zu rechnen ist, daß sowohl fehlerhafte als auch „falsch-positive" Behälter die Sichtkontrolle passieren können. Ein weiterer wichtiger Faktor an dieser Beschreibung ist die Vereinheitlichung einer Sichtkontrollmethode, um an verschiedenen Stellen erhaltene Ergebnisse vergleichbar zu machen. Zur praktischen Durchführung der Sichtkontrolle werden zunächst bei senkrechter Haltung der Ampullen diese so aufgeschüttelt, daß sich die Flüssigkeit um die Längsachse des Behältnisses dreht. Danach werden die Ampullen unter geeigneten Beleuchtungsbedingungen langsam um ihre horizontale Achse gedreht und dabei der Inhalt

5 s lang gegen einen schwarzen und danach gegen einen weißen Hintergrund durchmustert. Dabei wird vorzugsweise im rechten Winkel zur Betrachtungsrichtung beleuchtet. Das Sichtergebnis wird mit der Formel, die in der DAC-Methode angegeben ist, berechnet.

Von der Industrie sind verschiedene Maschinen entwickelt worden, die die manuelle Prüfung der Behälter durch eine mechanische Vorrichtung ersetzen. So wird z. B. von der Fa. Seidenader, München, eine Inspektionsmaschine angeboten, die die Kontrolle von Behältern effektiv und mechanisch einfach macht. Die Maschine eignet sich für die allseitige Sichtinspektion von Ampullen, Injektions- und Infusionsflaschen im Bereich von 1 bis 1.000 ml (Abb. 4.82 a). Die Behältnisse werden vor dem Einlauf in die Kontrollzone zunächst schnell rotiert. Damit werden vorhandene Partikel aufgewirbelt. Danach wird der Behälter langsam rotiert, um Glasrisse und andere äußere Fehler erkennen zu können. Anschließend folgt eine Ruhephase zum Erkennen von Partikeln und zum Entnehmen der fehlerhaften Behälter. Die Behälter werden durch den Boden mit Hilfe einer Glasfaseroptik mit einem starken, gebündelten Halogenlichtstrahl als Kaltlicht ausgeleuchtet. Durch die Lichtstreuung können Partikeln leicht mit dem bloßen Auge erkannt werden. Auch Risse im Glas lassen sich durch diese Art der seitlichen Beleuchtung durch die dabei auftretende Reflexion leicht erkennen. Die Maschine läßt sich außerdem noch mit einer Lupe mit 1,8facher Vergrößerung ausrüsten (Abb. 4.82 b). Für größere Leistungen sind Maschinen mit einer automatischen Ampullenzu- und abführung erhältlich.

Zur Erkennung von subvisuellen Partikeln in einer zerstörungsfreien Prüfung werden andere Systeme eingesetzt. Diese Maschinen besitzen Detektionseinrichtungen, die Partikeln bis zu einer Größe von etwa 50 µm erkennen.

Die japanische Fa. Eisai nutzt zum Erkennen von Partikeln in Injektionslösungen das sog. „Light blockage system", den Schattenwurf eines Teilchens, aus. Auch hier werden zunächst die vorhandenen Partikeln im Behältnis durch Rotation aufgewirbelt. Danach wird zweimal in jeweils zwei Positionen bei Stillstand des Behälters gemessen. Dabei wird durch eine Halogenlichtquelle über Lichtleitfasern ein senkrechter Lichtstreifen über fast die ganze Höhe des zylindrischen Teils der Ampulle erzeugt. Genau gegenüber sind ebenfalls über Lichtleitfasern verbundene lichtempfindliche Detektoren angeordnet, die den Schattenwurf eines Teilchens erkennen. Eine Auswerteelektronik klassifiziert die erkannten Partikeln nach der von ihnen verdunkelten Fläche, d. h. nach ihrer Größe.

Eine ähnliche Maschine wird von der Fa. Bausch + Ströbel unter der Bezeichnung API 1000 hergestellt. Auch hier wird nach Rotation ein Lichtstrahl durch die Ampullen geschickt und eventuell vorhandene Partikel durch eine Fresnel-Linse auf Photoelemente projiziert, die sich auf der gegenüberliegenden Seite des optischen Systems befinden. Eine Auswerteelektronik digitalisiert die erhaltenen Signale zur Abbildung des gefundenen Ergebnisses auf dem Bildschirm. Die Elektronik steuert auch die Auswurfeinrichtung für fehlerhafte Ampullen.

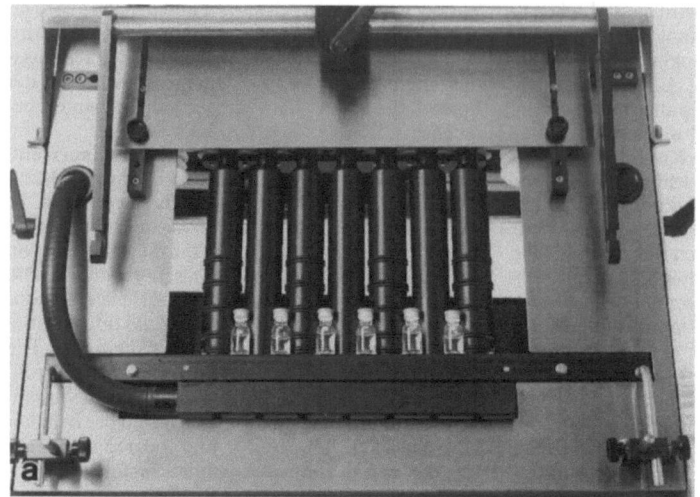

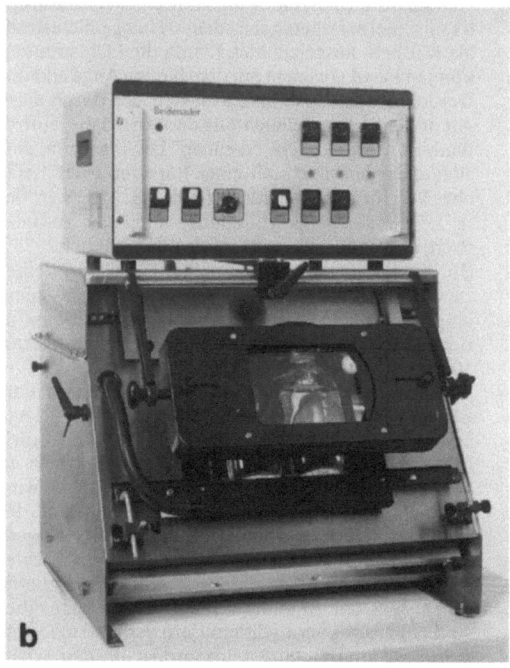

Abb. 4.82. a Sichtinspektionssystem V 90-T, **b** Sichtinspektionsgerät V 90-T mit Vergrößerungslupe

Das Zählen und die Klassifizierung subvisueller Partikeln in Parenteralia ist im Gegensatz zur Sichtkontrolle während der Produktion immer eine zerstörende Prüfung. Die während dieses Tests ermittelten Partikelgrößen reichen von 1 bzw. 2 µm bis zu etwa 100 µm.

Zur Durchführung der Prüfung stehen zwei verschiedene automatische Testmethoden zur Verfügung. Im ersten Fall handelt es sich um die in der BP beschriebene Coulter-counter-Methode. Das Meßprinzip dieser Methode beruht auf der Schwächung eines elektrischen Stromes, der zwischen zwei Elektroden fließt, die sich innerhalb bzw. außerhalb eines Meßrohres

befinden. Beide Räume sind durch eine Kapillaröffnung verbunden, deren Durchmesser bis zu 100 µm groß sein kann. An die Elektroden wird eine konstante Spannung angelegt. Vom Öffnungsdurchmesser hängt es ab, in welchem Bereich Partikeln gemessen werden können. An den Innenraum des Meßrohres wird ein schwaches Vakuum angelegt und dadurch ein konstanter Flüssigkeitsstrom durch die Kapillaröffnung erzeugt. Passiert ein Teilchen diese Kapillaröffnung, so wird der Querschnitt der Öffnung verändert und damit auch der Leitungsquerschnitt für den elektrischen Strom. Der gemessene Impuls ist dem Volumen des Partikels proportional und kann deshalb zur Größenbestimmung verwendet werden. Die Meßeinrichtung ist noch mit einem Rührer versehen, um die in der Lösung befindlichen Partikel in Schwebe zu halten. Damit eine sichere Messung möglich ist, wird der zu prüfenden Lösung eine vorher sehr sorgfältig filtrierte Elektrolytlösung zugesetzt, um eine ausreichende Leitfähigkeit zu erzeugen. Die bei der Messung erhaltenen Signale werden in Partikelgrößen umgerechnet und diese nach ihrer Größe in verschiedenen Kanälen addiert. Zur Messung selbst werden maximal 1 bis 2 ml der zu prüfenden Lösung benutzt.

Die Nachteile dieser Meßmethode sind der notwendige Zusatz einer Elektrolytlösung und das geringe Meßvolumen. Wenn auch vor Beginn der Prüfung aus der Elektrolytlösung eine Partikelzählung als Blindwert gemacht wird, der dann vom gefundenen Ergebnis abgezogen werden muß, so kann dies am Ende aber doch zu einem unbefriedigenden Resultat führen. In die sich anschließende Rechnung gehen nämlich neben diesem Blindwert auch das geringe Meßvolumen und der Verdünnungsfaktor durch den Zusatz der Elektrolytlösung ein. Ist, wie es bei lege artis hergestellten Parenteralia zu erwarten ist, der Partikelgehalt nur gering, so erreicht der zu erwartende Fehler eine nicht mehr tolerierbare Größe. Dies trifft vor allem für größere Partikeln mit einem Durchmesser von 20 μm und größer zu, deren Limit gerade in der BP sehr klein ist. Die BP88 beschreibt für die Partikelprüfung ein Meßgerät nach diesem Prinzip. Die bei Infundibilia erlaubten Limits sind 1.000 Partikeln mit einem Durchmesser über 2,0 μm bzw. 100 Partikeln mit einem Durchmesser von 5,0 μm. Diese Limits beziehen sich auf 1 ml Lösung.

Der Hersteller für das Partikelzählgerät Elzon, welches nach dem Coulter-counter-Prinzip arbeitet, ist die Fa. Particle Data. Die meßbare Partikelgröße bewegt sich nach Herstellerangaben zwischen 0,4 und 1.200 μm.

Die zweite Methode mißt den Schattenwurf eines Teilchens, das einen Lichtstrahl passiert. Bei der „Lightblockage-Methode" wird die zu analysierende Lösung direkt aus dem Behältnis ebenfalls durch eine Kapillare gepreßt. Diese Kapillare wird von einem Laserstrahl durchleuchtet, der von einem vorbeischwimmenden Teilchen teilweise abgeschwächt wird. Der Laserstrahl trifft auf der anderen Seite der Kapillare auf eine lichtempfindliche Zelle, von der das Licht entsprechend seiner Intensität in ein elektrisches Signal umgewandelt wird. Gemessen wird mit der Light-blockage-Methode nicht das Volumen des Teilchens, sondern die durch die Abdunkelung des Lichtstrahls verursachende Fläche. Auch hier wird das bei der Messung erzeugte elektrische Signal zur Errechnung der Partikelgröße verwendet. Das zur Messung der Lösung verwendete Volumen aus einem Behälter kann beliebig gewählt werden. In der Praxis hat sich bei Infusionslösungen die Messung von fünf Portionen mit jeweils 50 ml bewährt. Aus den fünf Meßreihen kann durch Mittelwertbildung ein ausreichend sicheres Resultat erzielt werden. Die gefundenen Partikel werden ihrer Größe nach klassifiziert und in verschiedenen Kanälen der Auswerteeinrichtung gezählt.

Ein Gerät nach diesem Prinzip stellt die Fa. Hiac/Royco, vertrieben durch Pacific Scientific, Silver Spring, MD, her. Nach Angabe des Herstellers können je nach eingebautem Sensor Partikeln von 0,25 bis 9.000 μm gemessen werden.

Die USP XXII beschreibt für Iniectabilia ein Kalibrier- und Meßverfahren.[22] Die dort angegebenen Partikellimits von 10.000 > 10 μm bzw. 1.000 > 25 μm beziehen sich dabei auf den gesamten Behälterinhalt.

Ein Light-scattering-System oder Streulichtmeßverfahren wendet die Fa. Malvern, England, an, um Partikel in der Größe von 0,01 bis 3 μm zu messen. Das Gerät verwendet zur Erzeugung eines Lichtstrahls ebenfalls einen Laser.

Eine dritte, ebenfalls zerstörende Prüfung von Parenteralia auf Verunreinigungen beschreibt die USP. Hier wird anstelle einer automatischen Zählung mit einem Partikelmeßgerät das manuelle Auszählen von Partikeln unter einem Mikroskop angewendet. Die zu analysierende Lösung wird dazu durch ein Membranfilter abfiltriert und anschließend unter dem Mikroskop die sichtbaren Partikeln ihrer Größe nach bestimmt und gezählt. Das in der USP XXII genannte Partikellimit beträgt für Infundibilia 50 Partikeln/ml > 10 μm bzw. 5 Partikeln/ml > 25 μm.[23] Dieses Verfahren der Partikelbestimmung besitzt den Vorteil der Erkennung der Partikelart und damit die Möglichkeit der Zuordnung zum Kontaminationsort. Die wesentlichen Nachteile dieser Methode liegen aber im großen Zeitaufwand, der für eine Untersuchung nötig ist und in der Unsicherheit, die durch eine Sekundärkontamination während der Präparation des Filters möglich ist. Wird erwartet, daß jede Charge mit dieser Methode auf die Einhaltung des Partikellimits geprüft wird, so bedeutet dies einen enormen personellen Aufwand.

Kennzeichnung. Dazu gibt es bei Ampullen zwei verschiedene Möglichkeiten. Die Ampullen können entweder in bekannter Weise nach der Sichtkontrolle etikettiert werden oder man druckt nach der Herstellung der Leerampullen die Inhaltsangabe im Siebdruckverfahren auf.

Eine andere Kennzeichnung besteht in der Markierung der Ampullen unmittelbar nach dem Zuschmelzen durch Farbringe zur Kennzeichnung des Inhalts. Dadurch wird eine Verwechslung von Ampullen vor der endgültigen Etikettierung ausgeschlossen. Die angebrachten Farbringe lassen sich ebenso wie eine Strichcodierung während des Etikettierens dazu verwenden, die richtige Verpackung den Ampullen zuzuordnen.

Infundibilia

Herstellen der Lösung. Bei der Herstellung von Infusionslösungen müssen bei jedem Schritt die GMP-Regeln eingehalten werden. Dies bedeutet, daß bei allen Operationen mit dem offenen Arzneimittel aus mikrobiologischer Sicht besondere Sorgfalt erforderlich ist. Bereits bei diesem Herstellungsschritt ist auf die später bei der Sterilisation wichtige mikrobiologische Ausgangslage zu achten. Dazu gehören neben den bereits eingewogenen Rohstoffen auch die in unmittelbarer Umgebung herrschenden Bedingungen bezüglich der Raumluft und den Hygienemaßnahmen des Personals.

Je nach Empfindlichkeit der herzustellenden Lösung wird zunächst eine ausreichende Menge Wasser im Ansatzbehälter vorgelegt und dann die abgewogenen Substanzen zugegeben. Können Inhaltsstoffe der Lösung durch Luftsauerstoff oxidiert werden, so wird bereits in diesem Stadium der Herstellung das zum Lösen verwendete Wasser mit Stickstoff begast, um den gelösten Sauerstoff so weit wie möglich zu entfernen. Dies gilt ebenso für die fertiggestellte Lösung vor dem Abfüllen.

Können Inhaltsstoffe Kohlendioxid abgeben, wie z. B. Natriumhydrogencarbonat, so wird mit möglichst niedrigen Wassertemperaturen begonnen. Außerdem wird die Lösung während des Ansetzens mit CO_2 begast. Dies kann entweder nur unter Durchleiten von CO_2 durch die fertige Lösung geschehen oder aber besser durch Einleiten des Gases unter Druck. Bei dieser Operation muß laufend der pH-Wert der Lösung überwacht werden.

Bei Lösungen, die nicht in ihrem Endbehältnis sterilisiert werden können, bedarf es während des Herstellvorgangs entsprechender Vorkehrungen, um eine zusätzliche mikrobiologische Kontamination des Arzneimittels zu vermeiden. Dazu gehört neben der selbstverständlichen Personalhygiene die strikte Beachtung der während der Validierung des Verfahrens ermittelten Herstellungsbedingungen.

Bevor das Arzneimittel in die Endbehältnisse abgefüllt werden kann, sollte zunächst in einer Inprozeß-Kontrolle sichergestellt werden, daß die vollständige Zusammensetzung der Lösung sowie die Verdünnung mit den Herstellungsvorschriften übereinstimmt. Dies ist die Voraussetzung für die Freigabe zum Weiterarbeiten.

Filtration der Lösung. Nach abgeschlossener Herstellung und ordnungsgemäßer Inprozeß-Kontrolle wird die fertige Lösung durch Filtration vor dem Abfüllen in das Endbehältnis einem keimreduzierenden Verfahren unterzogen (s. Filtration). Die Filtration der Infusionslösung dient aber nicht nur der Keimreduktion, sondern auch der Reinigung. Das Einschleppen von partikulären Verunreinigungen durch Rohstoffe ist unvermeidlich. Hierbei kann es sich z. B. um Fasern oder andere unlösliche Verunreinigungen handeln, die während der Herstellung oder Verpackung der Ausgangsstoffe in diese hineingelangt sein können. Außerdem können selbstverständlich auch Verunreinigungen durch das eigene System dazukommen. Damit das Endfilter durch unlösliche Verunreinigungen nicht zu schnell verlegt wird, wird diesem ein Vorfilter mit einer größeren Porenweite vorgeschaltet, das diese partikulären Verunreinigungen zurückhält.

Zur Filtration von Infundibilia werden heute fast ausschließlich Membranfilter eingesetzt. Diese können entweder als Scheiben- oder Kerzenfilter ausgebildet sein. Als Material steht entweder Celluloseacetat bzw. -nitrat oder Mischester aus beiden zur Verfügung. Außer diesen Materialien wird zur Herstellung von Membranfilter noch Polyamid und Teflon eingesetzt.

Weniger gebräuchlich im pharmazeutischen Bereich sind Filter aus reiner Cellulose. Filter dieser Art haben ihr Einsatzgebiet vor allem in den Bereichen, wo entweder größere Mengen an Verunreinigungen zu erwarten sind oder beispielsweise bei der Filtration von Plasma oder anderen Eiweißlösungen, die kolloidal gelöste Stoffe enthalten. In diesen Fällen dienen diese, als „Tiefenfilter" bezeichneten Filtermedien zur klärenden Vorfiltration vor der eigentlichen Endfiltration.

Bevor ein solches System zur Filtration von Infundibilia verwendet werden darf, muß ausgeschlossen werden, daß durch eine Sterilisation eine unkontrollierte mikrobielle oder partikuläre Rekontamination der Lösung erfolgt. Die Sterilisation der Filter geschieht in line, um das Risiko einer Rekontamination während der Montage der Systeme zu vermeiden. Sterilisiert wird in allen Fällen mit gespanntem Sattdampf bei einer Temperatur von mindestens 121 °C für die Dauer von 30 min. Bei der Sterilisation ist darauf zu achten, daß die Luft möglichst vollständig aus dem System entfernt wird und das anfallende Kondensat komplett abgeleitet wird. Weiter muß dafür gesorgt werden, daß durch eine kleine Öffnung am tiefsten Punkt, einem sog. „Bleeder", neben dem Kondensat auch zusätzlich etwas Dampf mit abströmt. Damit wird sichergestellt, daß stets frischer Dampf an allen Stellen des Systems zum Erreichen des Sterilisationseffekts zur Verfügung steht.

Abfüllen. Zur Dosierung von Infundibilia werden eine Reihe von Dosiersystemen eingesetzt. In allen Fällen muß das jeweils verwendete System bestimmten Anforderungen entsprechen. Wichtig ist dabei neben der Dosiergenauigkeit auch die Erhaltung der Reinheit der zu dosierenden Lösung. Dies gilt besonders bei aseptischem Arbeiten. Außerdem spielt die leichte Montage und Demontage des Dosiersystems sowie die Reinigung und Sterilisierbarkeit (CIP-SIP) eine wichtige Rolle. Die spezielle Art der Reinigung und Sterilisation einer Kolbenpumpe ist in Abb. 4.80 und 4.81 dargestellt.

Auch die Reinheit der filtrierten Lösung muß während der Dosierung erhalten bleiben. Dazu wird der gesamte Raum über den noch offenen Flaschen durch Laminar Flow geschützt.

Bei der Abfüllung von Infundibilia kann eine Kolbendosierung als Dosierprinzip eingesetzt werden. Zur Beschreibung dieses Systems s. Iniectabilia, Abfüllung. Andere mögliche Volumendosiersysteme sind Höhenfüller, Turbinenfüller, induktive Durchflußmesser und Micro-motion-Systeme. Neben dem Prinzip der Volumendosierung gibt es außerdem noch Zeitfüller und Wägefüller.

Der *Höhenfüller* stellt das einfachste Dosiersystem dar und nutzt die Flasche selbst als Meßsystem für das zu dosierende Volumen aus. Dazu wird das Füllrohr mit einem Teller dicht auf die Mündung der Flasche aufgesetzt und dadurch ein Füllventil geöffnet. Die Lösung läuft in die Flasche und verschließt bei Erreichen des dosierten Volumens die Entlüftungsöffnung, womit die Höhe des Füllstandes markiert wird. Eine eventuelle Überfüllung kann durch ein weiteres Rohr abgesaugt werden, das, wenn es vorhanden ist, meist als Überschub auf dem Füllrohr sitzt. Diese Dosierart kann nur für solche Lösungen eingesetzt werden, die während des Abfüllens nicht begast werden müssen.

Vorteile

- Sehr einfache Konstruktion.
- Außer einem meist sehr einfachen Ventil keine bewegliche Teile im Lösungsweg.

Nachteile:

- Keine Begasung während der Füllung möglich.
- Keine Filtration der Lösung unmittelbar vor der Abfüllung in die Flasche möglich.
- Füllung nach dem Schwerkraftprinzip, dadurch bei viskosen Lösungen längere Fülldauer.
- Ist die Abfülleinrichtung mit einer Absaugvorrichtung versehen, besteht dort die Gefahr einer mikrobiellen Rekontamination und damit einer Pyrogenbildung.

Im Gegensatz zum Höhenfüller wird bei einem *Turbinen-Meßsystem* das abzufüllende Volumen nicht direkt, sondern durch die Umdrehung einer Turbine abgemessen. Das Turbinenrädchen befindet sich dazu in einem Gehäuse aus rostfreiem Stahl und ist in einer Speziallagerung aufgehängt. Durch den Flüssigkeitsstrom wird das Turbinenrad proportional zum durchfließenden Volumen bewegt und die Umdrehungsimpulse von einem außen angebrachten induktiven Aufnehmer an eine elektronische Zähl- und Steuereinrichtung weitergeleitet. Der Vorteil dieser Volumenmessung ist die Unabhängigkeit der Messung von der Viskosität der Lösung. Auch unterschiedliche Temperaturen spielen praktisch keine Rolle. Der Turbinenfüller ist unter sehr einfachen Bedingungen CIP-SIP-fähig. Je nach Turbinengröße können Volumen von 5 ml bis zu 10 L dosiert werden. Die Genauigkeit beträgt $\pm 0,3$ bis 0,5 %. Mit einer Spezialturbine können auch Volumina ab 1 ml dosiert werden.

Vorteile:

- Geschlossenes Drucksystem vom Ansatzbehälter bis zur Abfüllstation möglich.
- CIP-SIP-fähig.
- Sehr gute Dosiergenauigkeit.

Nachteile:

- Die Turbine ist gegen Stöße oder andere harte Erschütterungen empfindlich.
- In die Lösung eingeschlossene Gasblasen beeinflussen die Dosiergenauigkeit.
- Gase oder kondensierender Dampf beschleunigen die Turbine sehr schnell auf hohe Umdrehungszahlen. Die eingebaute Überdrehsicherung kann eine Beschädigung des Turbinenrädchens nicht in allen Fällen sicher verhindern.

Das Prinzip des *induktiven Durchflußmessers* beruht auf dem Faraday-Induktionsgesetz. Eine elektrisch leitende Lösung mit einer Leitfähigkeit von mehr als 5 μS/cm erzeugt beim Durchfluß durch ein Magnetfeld eine Spannung. Die Höhe der Spannung ist abhängig von der Strömungsgeschwindigkeit der Lösung und dadurch auch vom durchgesetzten Volumen. Diese Spannung wird von zwei Elektroden außerhalb des durchströmten Rohres kapazitiv abgegriffen. Ein Meßumformer leitet den Meßwert an eine Steuerelektronik weiter. Von dieser wird, wie bei allen anderen Meßprinzipien, ein Dosierventil abhängig vom vorgewählten Volumen geöffnet bzw. geschlossen.

Vorteile:

- Keine beweglichen Teile im Volumenstrom.
- Großer Dosierbereich von 0,2 L bis mehrere Liter.
- Die Dosiergenauigkeit liegt bei 1 L bei $\pm 0,4$ %.
- CIP-SIP-fähig.
- Keine Ecken, Spalten und Kanten.
- Leicht zu reinigen.

Nachteile:

- In die Lösung eingeschlossene Gasblasen beeinflussen die Dosiergenauigkeit.

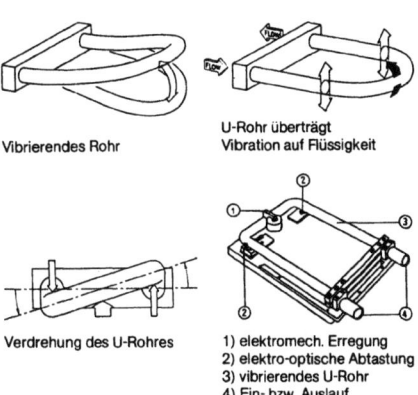

Vibrierendes Rohr

U-Rohr überträgt
Vibration auf Flüssigkeit

Verdrehung des U-Rohres

1) elektromech. Erregung
2) elektro-optische Abtastung
3) vibrierendes U-Rohr
4) Ein- bzw. Auslauf

Abb. 4.83. Micro-motion-Dosiersystem

Das *Micro-motion-Prinzip* (Abb. 4.83) beruht auf der Verstimmung der Eigenfrequenz eines in Schwingung versetzten U-Rohres (3). Dieses wird elektromagnetisch zum Schwingen gebracht und vibriert bei ruhender Lösung mit einer Eigenfrequenz. Die Massegeschwindigkeit der durchfließenden Lösung verändert die Eigenfrequenz, das U-Rohr geht in eine Dreh- oder Taumelbewegung über. Die Größe der Winkelverdrehung ist proportional zum Massedurchfluß. Die Winkelverdrehung wird optisch gemessen (2) und erzeugt dabei ein lineares Signal, das elektronisch ausgewertet wird. Die erzeugten Impulse werden für die Massedosierung ausgenutzt.

Vorteile:

- Unabhängig von Änderungen der Viskosität, Temperatur, Dichte, Druck und Gasanteilen.
- Glattes Innenrohr, dadurch leicht zu reinigen.
- CIP-SIP-fähig.
- Hohe Genauigkeit, z. B. $\pm 0,3$ % bei 500 ml.
- Auch für kleine Volumina, wie z. B. 1 ml geeignet.
- In Abhängigkeit vom Meßrohrdurchmesser entweder Durchflußleistung oder kleine Volumina mit hoher Dosiergenauigkeit.

Nach einem völlig anderen Prinzip arbeitet der *Zeit-füller.* Hier wird das Abfüllventil durch eine sehr genaue Uhr für einen ganz exakten Zeitraum geöffnet. Voraussetzung dabei ist, daß der Vordruck im Abfüllbehälter in engen Grenzen gehalten werden kann. Auch dieses Füllsystem hat außer dem Füllventil keine beweglichen Teile im Volumenstrom.

Vorteile:

- Sehr exakte Dosierung unabhängig von der Viskosität möglich.
- CIP-SIP-fähig.
- Sehr einfache Konstruktion.

Nachteile:

- Ein eingeschlossenes Gasvolumen beeinträchtigt die Dosiergenauigkeit.
- Änderungen in der Viskosität, z. B. durch eine größere Temperaturänderung während der Abfüllzeit einer Charge, können die Genauigkeit beeinflussen.
- Für jede Viskosität und jeden Vordruck im Abfüllbehälter muß eine eigene Abfüllzeit bestimmt und eingestellt werden.

Anders als die bisher beschriebenen Systeme arbeitet der *Wägefüller*. Das gewünschte Volumen wird durch das Gewicht der dosierten Lösung selbst bestimmt. Die Flasche wird dazu auf eine Wägezelle gestellt und nach Ablauf einer gewissen Einschwingzeit in einem ersten Wägevorgang das Leerflaschengewicht bestimmt. Danach wird die Lösung dosiert. Als Absperrorgane werden bei diesem System bevorzugt Kegelventile eingesetzt, die von einem Schrittmotor in einer sehr feinen Abstufung geöffnet bzw. geschlossen werden können. Sowohl für die Verarbeitung der Signale aus den Wägezellen als auch zur Steuerung der Schrittmotoren sind Abfüllmaschinen dieser Art mit einem Computer ausgestattet. Dies ermöglicht es, für Lösungsgruppen mit gleicher Viskosität oder anderer gleicher Parameter ein „Füllrezept" zu erstellen. In diesem können alle spezifischen Einstellungen abgelegt und in einer Datei gespeichert werden. Durch einen einfachen Aufruf der Datei werden die Parameter eingelesen und stehen fehlerfrei für die nächste Charge zur Verfügung. Weiterhin können durch die Computersteuerung alle Wiegevorgänge dokumentiert und anschließend statistisch ausgewertet werden. Schließlich kann am Ende auch ein Abfüllprotokoll für die Chargendokumentation ausgedruckt werden. Die Speicherung dieser Daten erlaubt zusätzlich auch eine statistische Aufarbeitung über einen längeren Zeitraum, wie z. B. für 1 Monat.

Vorteile:

- Hohe Dosiergenauigkeit.
- Kein Einfluß durch eingeschlossene Gasblasen, unterschiedliche Viskositäten und schwankende Temperaturen.
- Das System ermöglicht eine automatische Dokumentation und Auswertung von statistischen Daten (Füllmengenkontrolle).

Nachteile:

- Die Computersteuerung erfordert einen höheren Wartungsaufwand.
- Computer sind sehr empfindlich gegen Feuchtigkeit und sollten deshalb außerhalb von Naßräumen untergebracht werden. Auf die dadurch nötigen längeren Zuleitungen können bei ungünstigen Umgebungsverhältnissen Fremdsignale aufgekoppelt werden, die dann zu Störungen führen.

Sterilisation. Nach beendeter Abfüllung der Infusionslösung und ordnungsgemäßem Verschluß der Behältnisse wird die Infusionslösung im Autoklaven sterilisiert. Dazu wird das während der Entwicklung und der Validierung der Herstellung dieser Zubereitung ermittelte Sterilisationsverfahren angewendet (s. Sterilisation von Fertigprodukten).

Sichtkontrolle. Das DAB 9 fordert, daß Lösungen zur Infusion unter geeigneten visuellen Bedingungen geprüft, klar und praktisch frei von Teilchen sein müssen. Dies bezieht sich auf sichtbare Verunreinigungen, wie z. B. Fasern, Glassplitter oder andere partikuläre Verunreinigungen. Eine Methodenbeschreibung findet sich im DAC[15] unter der Nummer 5. Aus der Beschreibung dieser Prüfung geht hervor, daß ein absolutes Ergebnis nicht zu erwarten ist, sondern den Tatsachen durch Anwendung eines statistischen Verfahrens besser entsprochen wird. Dadurch kommt auch zum Ausdruck, daß bei subjektiven Prüfungen dieser Art immer damit zu rechnen ist, daß fehlerhafte Behälter die Sichtkontrolle passieren können. Ein weiterer wichtiger Faktor dieser Beschreibung ist die Vereinheitlichung einer Sichtkontrollmethode, um an verschiedenen Stellen erhaltene Ergebnisse besser vergleichbar zu machen.

Die Sichtkontrolle ist körperlich anstrengend, vor allem wegen des hohen Gewichtes von Glasflaschen mit größeren Volumen. Um diese Belastung der Prüfer zu verringern, sind von der Industrie verschiedene Maschinen entwickelt worden, die die manuelle Tätigkeit durch eine mechanische Vorrichtung ersetzen. Die im Abschnitt „Iniectabilia-Sichtkontrolle" beschriebene Inspektionsmaschine der Fa. Seidenader, München, kann auch für großvolumige Behälter eingesetzt werden.

Eine ähnliche, einfache Kontrolleinrichtung wird von der Fa. Concept unter der Bezeichnung „Partikel-Sichtgerät PK1" angeboten. Bei dieser Maschine wird eine einzelne Flasche auf einen pneumatisch angetriebenen Drehteller gestellt und von oben mit einer höhenverstellbaren Vorrichtung festgehalten. Nach dem Drehen wird der Inhalt der Flasche durch eine Lupe im polarisierten Licht auf Schwebstoffe geprüft, die sich durch die vorherige Rotation der Flasche noch in Bewegung befinden. Durch verdrehen des Polarisationsfilters läßt sich ein Dunkelfeld einstellen, in dem Partikeln durch Drehen der Ebene des polarisierten Lichts hell erscheinen.

Die Erkennung von subvisuellen Partikeln mit einer zerstörungsfreien und zerstörenden Prüfung ist im Abschnitt Iniectabilia-Sichtkontrolle beschrieben. Die Firmen Brevetti, Italien, und Harro Höfliger, Bundesrepublik Deutschland, bauen Sichtinspektionsmaschinen, deren Detektionsprinzip auf dem Vergleich von mehreren Bildern beruht, die von Videokameras aufgenommen worden sind. Auch hier werden die Behälter zuerst rotiert, um die in der Lösung befindlichen Partikeln aufzuwirbeln. Die Maschine der Fa. Brevetti beleuchtet die Flaschen mit polarisiertem Licht durch den Boden und nimmt die durch Reflexion aufleuchtenden Partikeln in einem Winkel von 90° mit einer Videokamera auf, der ein zweites Polarisationsfilter vorgeschaltet ist. Mehrere auf diese Weise hintereinander aufgenommene Bilder werden verglichen. Sind in der Lösung Partikeln enthalten, so unterscheiden sich die einzelnen Bilder vom vorhergehenden und zeigen so an, daß sich bewegende Fremdkörper in der Lösung enthalten sind. Im Unterschied zur Brevetti-Maschine werden die Flaschen in der Maschine der Fa. Harro-Höfliger im Durchlicht von zwei Videokameras, die in einem Winkel von 90° angeordnet sind, aufgenommen. Beleuchtet wird ebenfalls mit polarisiertem Licht. Bei dieser Maschine werden die Flaschen einer zweimaligen Kontrolle unterzogen. Ergeben die vier Bilder keine Übereinstimmung, so werden die Behälter als nicht in Ordnung befunden und automatisch ausgesondert.

Infusionslösungsarten

Die Infusionslösungen lassen sich in folgende Gruppen einteilen:

- Elektrolytlösungen zum Ersatz verlorengegangener Elektrolyte bzw. zur Korrektur.
- Kohlenhydratlösungen zur Energiezufuhr.
- Plasmaersatzmittel bzw. Plasmaexpander zum Auffüllen des Kreislaufs bei großen Flüssigkeitsverlusten.
- Aminosäurenlösungen zur parenteralen Ernährung.
- Fettemulsionen zur parenteralen Energiezufuhr und als Trägerlösungen für lipophile Wirkstoffe.
- Im weiteren Sinne auch Suspensionen von Liposomen, die auch als Träger für lipophile Wirkstoffe dienen.

Nicht direkt, aber im weiteren Sinne zu den Infusionslösungen zu zählen sind:

- Lösungen zur Peritonealdialyse und
- Konzentrate zur Hämodialyse.

Neben der bereits genannten isotonen Kochsalzlösung wurden weitere Elektrolytlösungen entwickelt. Im Vordergrund steht dabei der Ersatz bei einem speziellen Elektrolytdefizit oder der Korrektur des Blut-pH-Wertes bei acidotischen oder alkalotischen Zuständen. Eine ganze Reihe solcher Lösungen sind als Standardzulassungen in Gebrauch.

Die nächste Gruppe umfaßt die *Kohlenhydratlösungen*, wie z. B. Glucose-, Lävulose-, Sorbit- und Xylitlösungen unterschiedlicher Konzentration. Kombinationen aus den einzelnen Kohlenhydratlösungen werden bevorzugt eingesetzt.

Plasmaexpander werden vor allem in der Unfallmedizin und in der Chirurgie eingesetzt. Der schnelle Ausgleich von größeren Flüssigkeitsverlusten ist besonders im Schock wichtig, da bei einer mangelhaften Durchblutung der Organe sehr schnell irreversible Schädigungen, z. B. der Niere, auftreten, die letal sein können. Als onkotisch wirksame Substanz ist das Dextran bekannt. Es handelt sich dabei um ein Polysaccharid, das durch Einwirkung von Leuconostoc mesenteroides auf eine Saccharoselösung entsteht. Bei dem gebildeten Dextran handelt es sich um ein Polyglucose-Molekül. Als Nebenprodukt bleibt deshalb Fructose in der Lösung. Ein anderes Polysaccharid, das als Plasmaersatzmittel verwendet wird, entsteht durch Ethoxylierung von Stärke in Form der Hydroxyethylstärke (HES).

Beide hochmolekularen Reaktionsprodukte können entweder durch Hydrolyse mit verdünnten Säuren oder enzymatisch in kleinere Bruchstücke gespalten werden. Zur Trennung der dabei entstandenen Bruchstücke werden diese durch Fällung mit Alkohol oder durch Aussalzen in verschiedene Fraktionen getrennt. Durch Ultrafiltration mit Membranen, die durch ihre mittleren Porenweiten verschiedene Ausschlußgrößen haben, können ebenfalls einzelne Fraktionen erhalten werden. Bei dieser Methode ist eine stärkere Verdünnung der Polysaccharidlösung nicht zu vermeiden. Das erhaltene Endprodukt ist allerdings reiner.

Medizinisch bedeutsam sind Dextrane mit einer Molekülmasse von 40.000 und 70.000 D. So ist beispielsweise eine 6%ige Lösung von Dextran (Gew./Vol.) mit einer mittleren Molekülmasse von 75.000 D in isotoner Kochsalzlösung isoonkotisch. Bei HES spielen auch die höhermolekularen Fraktionen um 200.000 und 450.000 D eine Rolle. Nachdem beide Trennmethoden keine Fraktionen mit scharf abgegrenzter Molekülmasse ergeben, stellen die angegebenen Zahlen immer Mittelwerte dar. In allen Fällen wird die Wirksamkeit dieser Plasmaexpander an ihrer Verweildauer im Kreislauf und in der völligen Ausscheidung nach wenigen Tagen gemessen.

Die parenteral zugeführten Hydrolysate aus Casein als Aminosäurenlösungen haben einige gravierende Mängel: Die Zusammensetzungen dieser Hydrolysate entsprechen in keiner Weise der Relation der essentiellen Aminosäuren zueinander.[16] Ein weiterer schwerwiegender Mangel ist der bei der Säurehydrolyse auftretende Verlust an Tryptophan. Das dabei entstehende Produkt ist bezüglich seines Ernährungswertes völlig unausgewogen. Wird das Casein dagegen enzymatisch abgebaut, so wird das eingesetzte Eiweiß nicht völlig hydrolysiert und enthält noch Reste von Polypeptiden, die zu anaphylaktischen Reaktionen führen können. Die früher aus Racematen hergestellten Aminosäurenlösungen werden heute aus den in der Natur vorkommenden L-Formen produziert. Aminosäurenlösungen dienen der parenteralen Ernährung und sind geeignet, einen Patienten über einen längeren Zeitraum ohne jegliche Nahrungsaufnahme vollständig zu ernähren. Aminosäurenlösungen dienen nicht nur der Ernährung Erwachsener, sondern können durch eine entsprechend angepaßte Zusammensetzung auch zur Ernährung von Säuglingen und Kleinkindern oder auch im geriatrischen Bereich eingesetzt werden.

Die Herstellung solcher Lösungen setzt ein GMP-gerechtes Arbeiten voraus. Die früher verwendete Stabilisierung mit Natriumsulfit als Oxidationsschutz kann durch eine entsprechende Herstellungsweise in einer Schutzgasatmosphäre vermieden werden.

Ebenfalls zur Ernährung dienen die im Handel befindlichen *Fettemulsionen*. Sie haben den Kohlenhydratlösungen gegenüber den großen Vorteil, daß selbst die in einer 20%igen Emulsion vorhandene osmotisch wirksame Teilchenzahl verschwindend klein verglichen mit der einer Kohlenhydratlösung ist. Fettemulsionen brauchen deshalb zu ihrer osmotischen Anpassung den Zusatz eines Kohlenhydrats, meist in Form von Glucose, Sorbit oder Glycerin. Zu ihrer Herstellung wird hochgereinigtes Sojaöl unter Emulgatorzusatz, in den meisten Fällen Eilecithin, in Wasser sehr fein verteilt. Die Zerkleinerung der Öltröpfchen in der wäßrigen Phase wird durch mehrmalige Passage der Emulsion durch einen Homogenisator bei hohen Drücken erreicht.

Neben der reinen Ernährung können solche Emulsionen auch als Trägerlösung für solche Arzneistoffe dienen, die in Wasser schwer löslich sind. Ein Beispiel hierfür ist das Diazemuls der Fa. Kabi. Dies ist eine Öl-in-Wasser-Emulsion des Diazepams in Sojaöl. Ein Übersichtsartikel hierzu findet sich in[17].

Eine weitere Gruppe von lipophilen Trägerlösungen benutzt *Liposomen* als Carrier. Lösungen von Liposomen sind kolloidale Lösungen, die durch verschiedene Verfahren aus Phospholipiden hergestellt werden. Für Liposomen werden überwiegend Glycerophospholipide, wie z. B. Dipalmitoylphosphatidylcholin, verwendet, die sich in den Fettsäurenketten sowie den hydrophilen Kopfgruppen und dadurch in der Phasenübergangstemperatur sowie in der Ladung unterscheiden. Weiterhin werden Membranstabilisatoren (z. B. Cholesterol), Ladungsträger (z. B. Stearylamin) sowie Lipidderivate mit verschiedenen funktionellen Gruppen angewandt. Die Cytotoxizitätsgrenze der Membranbestandteile liegt im Bereich von 0,2 bis 10 μmol Lipid/ml, die für den Menschen unbedenkliche tägliche i. v. Dosis von reinem Phosphatidylcholin beträgt mehr als 2 g. Als Liganden können von den Liposomen Saccharide, Proteine, Arzneistoffe, hydrophobe Polymere usw. auf der Membranoberfläche entweder kovalent oder adsorptiv gebunden sein. Entsprechende Proteine werden von Makrophagen erkannt und phagozytiert. Mit monoklonalen Antikörpern lassen sich zielerkennende Liganden mit den Liposomen verbinden, die spezifisch, z. B. an entsprechende Krebszellen, binden. Man nennt dies „aktives targeting". Von „passivem targeting" spricht man, wenn sehr kleine Liposomen mit längeren Halbwertszeiten im Kreislauf verteilt verbleiben.

Als Herstellungsverfahren kommen Hydratation, Dispergierung, Detergensdialyse, Phasenumkehr, Frier-Auftau-Methode und Ca-induzierte Fusion in Frage.[18,19] Die erzielbaren Kenngrößen wie Einschlußvolumen, Partikelgröße und -struktur hängen sehr stark vom einzelnen Verfahren ab. Zur Sterilisation von Liposomenlösungen eignen sich entweder die Sterilfiltration oder eine Hochdrucksterilisation mit mehr als 25.000 Pa (2.500 bar).[20]

Die chemische Stabilität hinsichtlich Oxidation und Hydrolyse ist von der Lipidzusammensetzung abhängig. Zur physikalisch-chemischen Stabilität während der Lagerung gehören die Vesikelgröße, die Agglomeration, die Membranstruktur sowie deren Abbau. Die Stabilität wird durch den Gehalt an Cholesterol und anderen Zusätzen, durch die Liganden, deren Ladung, die Elektrolytkonzentration, die Phasenübergangstemperatur und die Vesikelgröße beeinflußt.

Die Wirkstoffe können sowohl in der wäßrigen als auch in der Lipidphase oder auf der Oberfläche der Liposomen auf verschiedene Weise und in unterschiedlicher Menge gebunden werden. Die Verweildauer der Liposomen hängt von der Vesikelgröße und vom Wirkungsort ab. Liposomen > 7 μm werden direkt durch Filtration in der Lunge kumuliert. Andere

werden durch Makrophagen phagozytiert. Sehr kleine, neutrale, hydrophile, cholesterolhaltige Liposomen können dagegen mehr als 20 Stunden im allgemeinen Kreislauf verbleiben.[21]

Liposomen eignen sich auf Grund ihrer Eigenschaften für die Verteilung von Immunmodulatoren, Enzymen, Antibiotika und Cytostatika im Blut oder in bestimmten Organen.

Lösungen zur *Peritonealdialyse* und *Konzentrate für die Hämodialyse* gehören explizit nicht zu den Parenteralia, müssen aber hinsichtlich ihrer Anforderungen an die mikrobielle Reinheit und Abwesenheit von pyrogen wirkenden Verunreinigungen zu dieser Gruppe gezählt werden.

Bei der Peritonealdialyse handelt es sich um ein intrakorporales Blutreinigungsverfahren, bei dem entsprechende Lösungen in den freien Bauchraum verbracht werden und dort, mit dem Peritoneum als semipermeable Membran, aufgrund ihrer Zusammensetzung einen Stoffaustausch bewirken. Das Konzentrationsgefälle zwischen dem Blut und der Peritonealdialyselösung ermöglicht eine Diffusion harnpflichtiger Substanzen.

Im Gegensatz zur Peritonealdialyse wird bei der *Hämodialyse* in einem Dialysegerät eine extrakorporal angeordnete Membran zur Trennung des Blutes von der Dialyselösung verwendet. Das Blut wird dabei dem Dialysegerät über eine Pumpe aus dem Gefäßsystem zugeleitet. Auf der anderen Seite der Membran fließt die aus dem Hämodialysekonzentrat durch Verdünnen gewonnene Dialyselösung und bewirkt ebenfalls durch ein Konzentrationsgefälle die Diffusion harnpflichtiger Substanzen.

8.3 Feste parenterale Zubereitungen

Sterile Pulver

Der Herstellung steriler Pulver geht in den meisten Fällen eine Bearbeitung der Arzneistoffe voraus, die im wesentlichen bereits im Abschnitt aseptische Herstellung beschrieben ist. Zu unterscheiden ist dabei allerdings, ob die sterilen Pulver im industriellen Maßstab hergestellt oder durch Gefriertrocknung aus ihrer sterilen Lösung im Endbehälter erzeugt werden.

Die Dosierung und Abfüllung eines *sterilen Pulvers,* das als Bulkware bezogen wird, ist sehr kompliziert und erfordert ein hohes Maß an Automatisation, um möglichst wenig Eingriffe durch den Menschen nötig zu machen. Diese Art der Herstellung wird im wesentlichen bei solchen Präparaten angewandt, die entweder nicht oder nur schlecht löslich sind oder in großen Stückzahlen abgefüllt werden. Der Aufwand, der bei dieser Art der Herstellung, Abfüllung und Endprüfung betrieben werden muß, beschränkt den Einsatz auf die industrielle Herstellung.

Lyophilisation. Wird ein steriles Pulver aus seiner Lösung direkt im Endbehältnis durch Einfrieren und anschließendes Verdampfen des Lösungsmittels erzeugt, so wird dieser Vorgang als Lyophilisation oder Gefriertrocknung bezeichnet. Diese Methode der Herstellung von sterilen Pulvern ist nicht so kompliziert wie die Verarbeitung eines als Bulkware vorhandenen Pulvers.

Bei der Lyophilisation geht Wasser aus dem Eiszustand durch Sublimation direkt in die Dampfform über. Damit überhaupt Wasser verdampfen kann, ist es wichtig, daß in der Umgebung des Eises der Wasserdampfdruck unter seinem Sättigungsdruck gehalten wird. Diese Druckdifferenz wird aufrecht erhalten, wenn der entstandene Wasserdampf an Flächen, deren Temperatur unter derjenigen des Eises liegt, kondensiert. Damit die Sublimationsgeschwindigkeit möglichst hoch ist, wird die Gefriertrocknung immer im Vakuum betrieben.

Die Gefriertrocknung eignet sich für temperaturempfindliche Arzneistoffe, deren Lösungen bei Normaltemperatur über einen kürzeren Zeitraum ausreichend stabil sind. Sie müssen solange stabil sein, bis die Lösung eingefroren wurde und zur Trocknung gelangt. Das bei der Trocknung entstehende Lyophilisat kann durch Zusätze oder die Art des Einfrierens meist so erhalten werden, daß ein Wiederauflösen nach Zugabe des Solvens rasch und vollständig erfolgt. Das dabei erhaltene parenterale Präparat muß den Anforderungen der jeweiligen Pharmakopöe entsprechen.

Sowohl die Herstellung der Lösung, deren Sterilfiltration und Abfüllung als auch die Vorbehandlung der Primärpackmittel setzt eine Technik voraus, die im Abschnitt über die aseptische Herstellung beschrieben wird. Als Lösungsmittel wird üblicherweise Wasser verwendet. Sollen andere Lösungsmittel eingesetzt werden, so ist vorher zu klären, ob diese sich aufgrund ihres Dampfdrucks und ihres Gefrierverhaltens zur Lyophilisation eignen. Als Hilfsstoffe können solche Substanzen eingesetzt werden, die durch Gerüstbildung eine bessere Struktur des Lyophilisats erzeugen. Dafür kommen hauptsächlich Mannit, Dextran, Saccharose oder Glycin in Frage. Ein Zusatz anderer Hilfsstoffe, wie z. B. Antioxidanzien, Stabilisatoren usw. ist nur dann zulässig, wenn diese für das rekonstituierte Präparat zugelassen sind. Zusätze zur Isotonisierung und pH-Korrektur sind meist besser im Solvens selbst unterzubringen. Als Behälter zur Lyophilisation eignen sich sowohl Ampullen als auch Injektions- und Infusionsflaschen. Zum Verschluß dieser Behälter werden spezielle Gefriertrocknungsstopfen eingesetzt, die das Verdampfen des Lösungsmittels durch Aussparungen am Zapfen des Stopfens ermöglichen.

Nachdem die filtrierte Lösung in das sterile Endbehältnis dosiert wurde, beginnt die Einfrierphase. Dazu wird die Lösung in den Behältnissen meist in der Gefriertrocknungsanlage selbst eingefroren. Dieser Vorgang soll rasch und auf so tiefe Temperaturen erfolgen, daß keine flüssigen Anteile erhalten bleiben. Diese Temperatur wird als eutektische Temperatur und das dabei entstehende Kristallisat als Eutektikum bezeichnet. In der Praxis kristallisiert aus verdünnten Lösungen zunächst solange Wasser aus, bis die eutektische Temperatur erreicht ist. Danach beginnt die Auskristallisation der Arzneistoffkomponente(n). Ist die Konzentration an Arzneistoffen höher als im Eutektikum, kristallisieren zunächst solange die Feststoffe aus, bis die Konzentration dem Eutektikum entspricht. Die Abhängigkeit zwischen der Temperatur, der Konzentration und dem Phasenzustand der Lösung kann in einem Phasendiagramm dargestellt werden. Aus diesem lassen sich dann die Zusammenhänge zwischen den einzelnen Bedingungen ablesen. Durch Leitfähigkeitsmessung während des Einfriervorgangs und gleichzeitiger Beobachtung der Temperatur kann der eutektische Punkt ermittelt werden. In dem Moment, wo alles Flüssige erstarrt ist, sinkt die Leitfähigkeit sprunghaft ab. In Mehrstoffgemischen muß mit einem komplizierten Phasendiagramm gerechnet werden, weshalb der eutektische Punkt besser experimentell zu ermitteln ist.

Bei der Gefriertrocknung wird zur Abkühlung der Behälter entweder Kühlsole oder ein elektrisches Verfahren eingesetzt. Werden nur kleine Volumina dosiert, so können diese ohne Bewegung des Behälters eingefroren werden. Handelt es sich aber um größere Lösungsmengen, so kann die Lösung während des Einfriervorgangs entweder durch schnelle Rotation oder langsame Rotation mit Schrägstellen des Behältnisses so an der Wandung verteilt werden, daß eine möglichst große Oberfläche entsteht. Durch diese Verteilung wird nicht nur das Einfrieren selbst, sondern auch die anschließende Trocknung erleichtert. Wird während des Trocknens die Temperatur im Gut niedriger gehalten als die eutektische Temperatur, so sublimiert das Wasser ohne zu schmelzen und die vorher mit Eis gefüllten Hohlräume bleiben erhalten. Dies führt zu einem sehr porösen Lyophilisat, das sich bei der Rekonstitution leicht und schnell wieder auflöst.

An den Vorgang der Lyophilisation schließt sich meist noch eine Nachtrocknung an, die nötig ist, um die Restfeuchte im Gut soweit als möglich zu senken. Der erreichbare Grad an Restfeuchtigkeit hängt im wesentlichen von der ökonomisch vertretbaren Dauer der Nachtrocknung und der Temperatur ab, die das Produkt ertragen kann.

Nach Abschluß der Trocknung müssen die Gummistopfen in die Behältnisse eingedrückt werden. Dies kann entweder noch im Vakuum oder nach Aufheben des Vakuums mit Inertgas noch in der Lyophilisationskammer geschehen. Ein Verschließen der Behälter außerhalb der Kammer erhöht die Gefahr einer Rekontamination.

Implantate

Diese festen, sterilen Depotarzneiformen werden in geeigneter Größe und Form parenteral implantiert. Implantate können aus den reinen Arzneistoffen zu Tabletten verpreßt sein, die vollständig resorbierbar sind, oder können auch so hergestellt werden, daß der oder die Arzneistoffe in nichtresorbierbares Gerüst eingelagert oder von einer Membran umschlossen sind. Diese Anordnung soll die Diffusion der Wirkstoffe so steuern, daß sich eine gleichmäßige Arzneistoffkonzentration über einen längeren Zeitraum im Blut befindet.

Implantate werden durch einen chirurgischen Eingriff im Gewebe plaziert. Ein speziell als Stäbchen geformtes Implantat, das in eine Kanüle eingeschoben ist, kann mit einer Injektionsspritze durch den Stempel der Applikationsvorrichtung entweder subcutan oder auch intramuscular gesetzt werden (Abb. 4.84). Implantate werden einzeln in sterile Behältnisse abgefüllt.

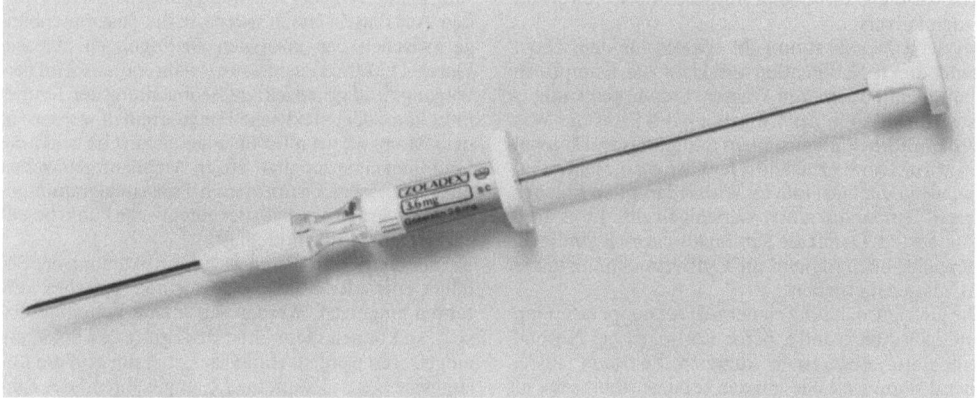

Abb. 4.84. Applikationsvorrichtung für stäbchenförmige Implantate

Literatur

1. Merck-Index (1968) Merck & Co. Rahway (USA), S. 1281-1289
2. Gstirner F (1960) Grundstoffe und Verfahren der Arzneibereitung, Enke, Stuttgart, S. 169-236
3. Stivic I, Jalsenjak I (1968) Acta Pharm Jugosl, 18:91-98
4. Krummholz B, Vatzek H (1937) Wien Monatsh Chem, 70:437
5. DIN 58 377, Blatt 1
6. DIN 58 366, Blatt 1
7. DIN 58 363, Blatt 5
8. Zimmermann L (1983) Pharm Ind, 45:1175-1181
9. HIMA Report No. 78-4.12 vom Februar 1980
10. Wallhäußer KH (1981) Pharm Ind, 43:104,146
11. Schroeder HG, Deluca PP (1980) Pharm Techn 11:80
12. USP XXII
13. Wallhäußer KH (1984) Praxis der Sterilisation, Desinfektion-Konservierung, Keimidentifizierung-Betriebshygiene, Thieme, Stuttgart New York, S. 181
14. Stumbo CR (1973) Thermobacteriology in Food Processing, 2nd ed., Academic Press, New York London
15. Deutscher Arzneimittel-Codex (DAC) (1986) Bundesvereinigung Deutscher Apothekerverbände (ABDA), Deutscher Apotheker-Verlag, Stuttgart
16. Rose WC (1949) Fed Proc 4:546-552
17. Prankerd RJ, Stella VJ (1990) J Parenter Sci Technol 44:139-149
18. Machy P, Leserman L (1987) Liposomes in Cell Biology and Pharmacology, J. Libbey & Co. Ltd., London
19. Gregoriadis G (1988) Liposomes as Drug Carrier, Recent Trends and Progress, J. Wiley & Sohns, New York
20. Mentrup E, Butz P, Stricker H, Ludwig H (1988) Pharm Ind 50:363-366
21. Kibat P, Stricker H (1988) Arzneim Forsch/Drug Res, 38 (II), 10,1472-1478
22. USP XXII (1990) 1597
23. USP XXII (1990) 1596

9 Kapseln

C.-D. HERZFELDT

9.1 Grundlagen

Kapseln

Definition. Kapseln sind feste Darreichungsformen mit einer harten, aus zwei Teilen zusammengesteckten oder mit einer weichen, einteiligen, geschlossenen Hülle von unterschiedlicher Form und Größe. Üblicherweise enthalten sie eine Einzeldosis eines oder mehrerer Arzneistoffe, ggf. im Gemisch mit einem oder mehreren Hilfsstoffen. Es werden peroral einzunehmende Kapseln von Zerbeiß- und Lutschkapseln sowie von solchen zur rektalen oder vaginalen Anwendung unterschieden.

Systematik. Hartkapseln haben eine zylindrische Form mit halbkugeligen Enden. Im Handel sind international genormte Größen von Hartkapseln, die Füllvolumina von 0,13 ml bis 1,37 ml bereitstellen und die acht Größenbezeichnungen 5, 4, 3, 2, 1, 0, 00 und 000 haben (Abb. 4.85).
Die Zuverlässigkeit des endgültigen Verschlusses der Hartkapselteile wird durch geeignete Mechanismen erhöht (Abb. 4.86).
Dadurch wird der Gefahr durch unbeabsichtigtes Öffnen beim Verpacken und beim Transport oder durch beabsichtigtes Öffnen zwecks Veränderung oder Manipulation des Inhalts entgegengewirkt.
Weichkapseln haben unterschiedliche Formen. Es können kugelige, zylindrische oder im Quer- oder Längsschnitt ellipsoide Formen hergestellt werden. Andere Anwendungen als die perorale führen zu zäpfchen- oder tubenartigen Formen (Abb. 4.87).
Die genannten Formen gibt es in mehreren abgestuften Volumina von 1 bis 20 minims für perorale Zwecke und bis zu 250 minims für andere Anwendungen. Ein minim hat ein Volumen von 0,0616 ml.
Hart- und Weichkapseln werden in einer großen Farbpalette angeboten, die auch Zweifarbenkombi-

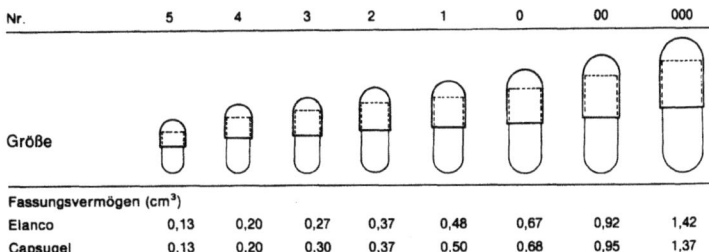

Nr.		5	4	3	2	1	0	00	000
Größe									

Abb. 4.85. Genormte Größen von Hartkapseln und ihre Füllvolumina[1]

Fassungsvermögen (cm³)								
Elanco	0,13	0,20	0,27	0,37	0,48	0,67	0,92	1,42
Capsugel	0,13	0,20	0,30	0,37	0,50	0,68	0,95	1,37

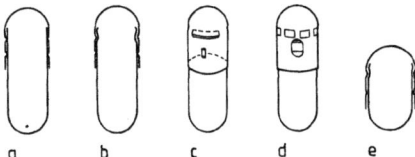

Abb. 4.86 a–e. Verschlußvorrichtungen von Hartkapseln[2,3]; a Kapsel mit SNAP-FIT®-Verschluß; b CONI-SNAP®-Kapsel mit SNAP-FIT®-Verschluß; c LOK-CAPS®-Kapsel mit Air-vent-Verschluß; d Kapsel mit STAR-LOCK®-Verschluß; e CONI-SNAP® SUPRO®-Kapsel mit SNAP-FIT-Verschluß

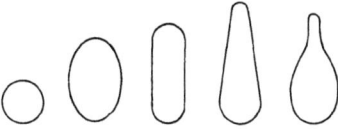

Abb. 4.87. Unterschiedliche räumliche Formen von Weichkapseln im Quer- bzw. Längsschnitt. Nach[4]

nationen zur Unterscheidung und Identifizierung erlauben.

Stärkekapseln sind entweder aus Schüssel- und Dekkelteil in Form einer runden Schachtel zusammengesteckt oder bestehen aus zwei hutförmigen Teilen, deren umlaufende Ränder verklebt werden. Sie sind in verschiedenen Größen im Handel, allerdings fast überall von der Gelatinekapsel verdrängt worden.

Mikrokapseln und Mikrosphärulen

Definition. Mikrokapseln sind feste, pulverförmige Ein- oder Umhüllungen von festen, flüssigen oder gasförmigen Stoffen mit einem oder mehreren Polymeren als Hüllmaterial, während Mikrosphärulen feste, pulverförmige Matrixeinbettungen der gleichen Ausgangsstoffe sind. Der Teilchendurchmesser beider Formen liegt zwischen 1 und 1000 μm.

Systematik. Mikrokapseln werden unterteilt in einwandige und zweiwandige, je nachdem ob eine oder zwei Hüllen um einen flüssigen oder festen Kern herum bestehen (Abb. 4.88).

Klassische Kernmaterialien sind z. B. ätherische Öle. Daneben gibt es Inkorporations-Mikrosphärulen, bei denen das Kernmaterial in einem Trägermaterial dispergiert vorliegt.

Nanopartikeln

Definition. Nanopartikeln sind feste, einen oder mehrere Arzneistoffe enthaltende Arzneiformen. Sie bestehen aus Polymeren, in denen diese Bestandteile gelöst, solubilisiert, eingebettet oder verkapselt oder an die sie adsorbiert sind. Der Teilchendurchmesser liegt in einer Größenordnung von 10 bis 1000 nm.

Systematik. Nanopartikeln können z. B. einwandige Nanokapseln oder -pellets sein, die ähnlich wie die einwandigen Mikrokapseln aussehen. Ist der Arzneistoff in einem Trägermaterial dispergiert, so wird von Inkorporations-Nanopartikeln gesprochen. Schließlich gibt es Adsorptions-Nanopartikel, bei denen der Arzneistoff auf Placebo-Nanopartikeln sorbiert ist.

Bedeutung

Eine Übersicht über die Synonyma und Arzneibuchnennungen gibt Tab. 4.57.

Gelatinekapseln verdanken ihre heutige Bedeutung der Tatsache, daß ganz unterschiedliche Anforderungen des Herstellers, des Arztes, des Apothekers und des Patienten weitgehend erfüllt werden können. Es können empfindliche und technologisch problematische Arzneistoffe schonend und rationell verarbeitet werden. Die Gelatinehülle schützt die Arzneistoffe vor den Umwelteinflüssen Licht, Luft und Feuchtigkeit. Daraus ergibt sich eine gute Haltbarkeit und Lagerungsfähigkeit. Technologisch kann eine hohe Dosierungsgenauigkeit von festen, flüssigen und

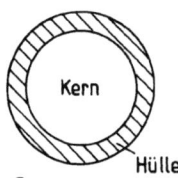
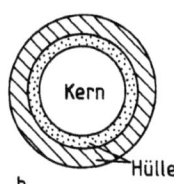
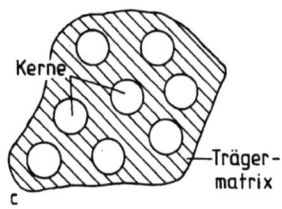

Abb. 4.88 a–c. Aufbau der Mikrokapseln und Mikrosphärulen; a einwandige Mikrokapsel, b zweiwandige Mikrokapsel, c Mikrosphärule. Nach[5]

Tabelle 4.57. Synonyma und Arzneibuchnennungen

Arzneibuch	Synonyme	Monographien	Präparate
DAB 9	Capsulae	PhEur: - Hartkapseln - Weichkapseln - Magensaftresistente Kaps. - Kapseln mit modifizierter Wirkstofffreigabe	–
AB-DDR	–	Stärkekapseln Gelatinekapseln - Vollgelatinekapseln - Mikrokapseln	–
USP XXII	Capsules (Microcapsules, Microspheres)		zahlreiche Kapselpräparate
BP 88 / BPC 79	s. USP	s. DAB 9	zahlreiche Kapselpräparate
Helv VII	–	s. DAB 9	–
ÖAB 9	Capsulae	Capsulae amylaceae Capsulae gelatinosae	–

halbfesten Kapselfüllgütern realisiert werden. Die Wirkstofffreisetzung ist gesichert, kann aber auch zum Retardeffekt verlängert werden. Weiter bedeutsam sind die ansprechende Form, Farbgebung und Identifizierungsmöglichkeit sowie Geschmacksneutralität, problemlose Einnahme und gute Verträglichkeit, wodurch die Patienten-Compliance positiv beeinflußt wird. Schließlich bietet die Hartgelatinekapsel dem Arzt und Apotheker die Möglichkeit der individuell angepaßten Zusammensetzung. Somit eröffnen sich weitere Tätigkeitsfelder in Rezeptur oder Defektur der Apotheke, die durch Rezepturen in den Standardzulassungen und in mehreren Formularien bereits bestehen.

Die Bedeutung der pharmazeutisch verwendeten Mikrokapseln und Mikrosphärulen besteht im wesentlichen in der vorbereitenden Verarbeitung des Ausgangsstoffes, um z. B. den Geschmack zu überdecken, die Wirkstofffreisetzung zu verzögern, Flüssigkeiten zu verfestigen, Unverträglichkeiten zweier Stoffe zu vermeiden und die Haltbarkeit instabiler Stoffe zu verbessern. Nach der Mikroverkapselung erfolgt die eigentliche Verarbeitung zu den Arznei- und Darreichungsformen.

Nanopartikeln besitzen gegenwärtig wissenschaftliches Interesse. Sie gelten als vielversprechende Arzneistoffträger für Impfstoffe, Antigene, radioaktive Materialien und cytostatische Arzneistoffe in parenteralen Darreichungsformen oder Augentropfen zur gezielten oder speziellen Anwendung in oder an einigen Organen.

9.2 Herstellung

Ausgangsstoffe

Hartkapseln. Die zweiteiligen Kapselhüllen bestehen überwiegend aus Gelatine. Ein Restwassergehalt in der Hülle ist obligatorisch. Weitere Bestandteile sind in Tab. 4.58 aufgelistet.

Tabelle 4.58. Bestandteile der Kapselhülle

Bestandteil	Hartkapsel (%)	Weichkapsel (%)
Gelatine	84 bis 87	40 bis 46
Glycerol (Sorbitol)	0	30 bis 20
Wasser	16 bis 13	30 bis 34
Titandioxid, Farbpigmente, lösliche	0,5 bis 2	0,5 bis 2
Farbstoffe	(max. 5)	(max. 5)

Eine zur Kennzeichnung bedruckte Oberfläche der Kapselhülle ist zulässig. Die Materialstärke der Kapselhülle liegt bei Hartkapseln bei 100 bis 150 μm. Hartkapseln kommen vorgefertigt und lose zusammengefügt in den Handel und werden zwecks Füllung geöffnet, gefüllt und endgültig mechanisch verschlossen.

Zur Füllung eignen sich in der Apothekenpraxis am ehesten Pulvermischungen oder Granulate aus Arzneistoff und Hilfsstoffen. Industriell gefertigte Hartkapselpräparate enthalten außer diesen Füllgütern noch Pellets, Mikrokapseln, kleine Tabletten sowie Mischungen der genannten Zubereitungen. Daneben werden neuerdings flüssige und halbfeste Füllgüter in homogener oder disperser Form in Hartkapseln verarbeitet. Hier dienen dann Klebestreifen (Banderolen) aus einer Gelatine-Glycerin-Wasser-Mischung um die Naht oder eine Verklebung der zusammenliegenden Nahtfläche zur sicheren Abdichtung. Eine modifizierte Wirkstofffreisetzung wird durch entsprechende Behandlung der Füllgüter wie das Überziehen von Pellets, Kristallen, Granulaten und Tabletten sowie das Inkorporieren in Fette oder Wachse erreicht.

Weichkapseln. Das Hüllmaterial ist wie bei den Hartkapseln Gelatine, deren Konsistenz - also das mehr oder weniger ausgeprägte elastische Verhalten - durch Zusatz von „weichmachenden" Substanzen wie Glycerol oder Sorbitol eingestellt wird. Ein Restwassergehalt in der Hülle ist auch bei diesen obligatorisch. Weitere Hilfsstoffe in der Hülle sind mit denen in der Hartkapselhülle identisch (Tab. 4.58). Die Materialstärke der Kapselhülle ist bei Weichkapseln häufig 0,8 mm, kann aber bis zu 2 mm betragen. Da eine frisch bereitete, plastische Gelatinemasse in einem Arbeitsschritt vorgeformt, gefüllt und verschlossen wird, entfällt die Zwischenlagerung von Leerkapseln. Weichkapseln werden ausschließlich industriell gefertigt.

Mikrokapseln/Mikrosphärulen. Zur Mikroverkapselung von Arznei- und Hilfsstoffen werden chemisch stark unterschiedliche Materialien eingesetzt, wie z. B. Gummi arabicum, Gelatine, Ethylcellulose, Polyharnstoff, Aminoharze, Maltodextrine, Saccharose oder hydrierte Pflanzenöle. Diese Stoffe können die definierte Hülle um einen Kern bilden oder als Trägermatrix der inkorporierten Arznei- und Hilfsstoffe dienen. Daneben werden andere Stoffe für ganz unterschiedliche Anwendungen angetroffen, wie z. B. Nahrungsmittelaromen und -geschmackstoffe, Parfums, Vitamine, Pestizide oder Farbstoffe.

Nanopartikeln. Breite wissenschaftliche Verwendung haben neben Polymethylmethacrylaten biologisch schneller degradierbare Materialien wie Polyalkylcyanoacrylate, Albumin oder Gelatine gefunden.

Hülle

Hartkapseln. Zur Herstellung der Hartkapselhülle tauchen Metallstifte in der Form der Ober- und Unterteile in eine auf etwa 65 °C erwärmte wäßrige Gelatinelösung ein und werden langsam wieder herausgezogen. Dann werden sie rotierend weiterbewegt, um die Gelatinemasse in gleichmäßiger Schichtdicke erstarren zu lassen. Nach der Trocknung in Trocknungstunneln werden die Rohlinge von den Metallstiften abgestreift und auf die gewünschte Länge abgeschnitten. Das Kapseloberteil mit dem größeren Innendurchmesser wird über das Kapselunterteil geschoben und lose zusammengefügt (Abb. 4.89)

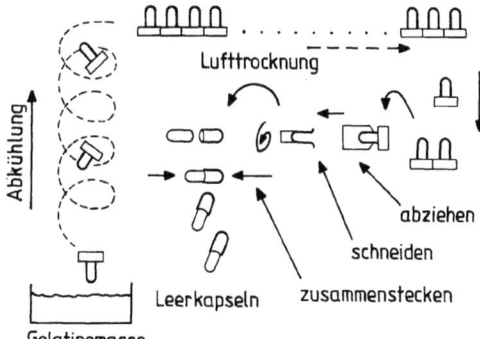

Abb. 4.89. Ablauf der Herstellung von leeren Hartkapseln. Nach[3]

Weichkapseln. Die Gelatinemasse für die Kapselhülle wird durch Erwärmen von Gelatine, Wasser und Weichmacher unter Vakuum bei 60 bis 80 °C hergestellt. Farbstoffe, Pigmente, ggf. Arzneistoffe oder Aromen werden anschließend eingearbeitet. Zur weiteren Verarbeitung wird die Masse zu Flachplanen ausgegossen oder durch einen Spalt zu Flachbändern gezogen und abgekühlt. Die Gelatinemasse ist dann bei Raumtemperatur zu gummiartiger, elastischer Konsistenz erstarrt, die mittels unterschiedlicher Verfahren zur Aufnahme des Füllguts verformt und verschlossen wird.

Füllgut

Hartkapseln. Die gleichmäßige Füllung aller Kapseln eines Herstellungsgangs wird durch die Dispensierung eines größeren Ansatzes vorgenommen. Diese Dispensierung erfordert vom Füllgut bestimmte Ei-

genschaften ihres Fließverhaltens und / oder ihrer Komprimierbarkeit. Feste Füllgüter müssen deshalb abhängig von den technischen Gerätebedingungen vorbehandelt werden. Die prinzipiellen Einflußfaktoren auf die Fließeigenschaften sind bei den Arzneiformen „Pulver" und „Granulate" nachzulesen (→ Kap. 4, 6 und 13). Bei Pulvern und Granulaten als Füllgüter für Kapseln ist die Verbesserung des Fließverhaltens durch verschiedene gezielte Maßnahmen in Abb. 4.90 schematisch dargestellt.

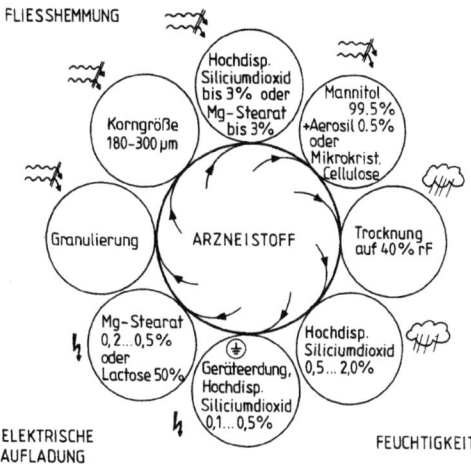

Abb. 4.90. Einflußmöglichkeiten auf die Fließeigenschaften von festen Füllgütern für Hartkapseln

Das Schema ist eine Hilfestellung zur technologischen Bearbeitung und zum Hilfsstoffeinsatz. Es sind alternative Möglichkeiten symbolisiert, die einzeln oder gemeinsam angewendet werden können.

Zu den Maßnahmen einer Vorbehandlung des Arzneistoffs wie Korngrößenfraktionierung oder Trocknung gehört auch die Auswahl geeigneter Füllstoffe, der Zusatz eines Fließregulierungsmittels und ggf. der Zusatz von Antistatika. Schließlich können durch Granulierung der Arznei- und Füllstoffe mehrere der nachteiligen Einflüsse auf die Fließeigenschaften gleichzeitig behoben werden.

Hilfsstoffe für feste Kapselfüllgüter sind der folgenden Aufzählung zu entnehmen.

Füllstoffe:

- Lactose,
- Mannitol 99,5% mit hochdispersem Siliciumdioxid 0,5%,
- Sorbitol Instant,
- mikrokristalline Cellulose.

Fließregulierungsmittel bis zu 3%:

- Hochdisperses Siliciumdioxid,
- Magnesiumstearat.

Antistatika:

- Hochdisperses Siliciumdioxid 0,1 bis 0,5%,
- Magnesiumstearat 0,2 bis 0,5%,
- Dicalciumphosphat 5%,
- Lactose 50%.

In neuerer Zeit werden auch flüssige bzw. halbfeste Füllgüter in Hartkapseln abgefüllt. Als Hilfsstoff für ölige, flüssige Arzneistoffe wird z. B. Macrogol 20000 verwendet. Weiter kommt Bienenwachs mit oder ohne Zusatz von hochdispersem Siliciumdioxid zum Einsatz. Diese Füllgutmassen müssen bis zur Abfüllung ständig durch Rühren oder Scherung fließfähig gehalten werden. In der Kapsel verfestigt sich die Masse durch den Thixotropie-Effekt. Feste Arzneistoffe können in einer Mischung aus Erdnußöl, Bienenwachs und hochdispersem Siliciumdioxid (15:4:1) suspendiert werden und ebenfalls unter Ausnutzung des Thixotropie-Effektes dieser Masse abgefüllt werden.

Die Arzneistoffdosierung wird nach dem Volumendosierverfahren vorgenommen. Die Arzneistoffdosis wird mit einem oder mehreren Hilfsstoffen zum Füllvolumen des Kapselunterteils aufgestockt, homogen gemischt, u. U. komprimiert und in das Kapselunterteil überführt. Das Verfahren der Volumendosierung erfordert die Kenntnis des Füllvolumens der Kapselunterteile für die Anzahl der herzustellenden Kapseln. Dabei sind unterschiedliche Vorgehensweisen möglich:

- Das Füllvolumen ist das Produkt aus der Anzahl herzustellender Kapseln und ihrem Nennvolumen (s. Abb.4.85). Dieses Verfahren führt in aller Regel zu optimalen Füllungen.
- Das Füllvolumen wird nach DAC Anlage G durch die Ermittlung des Eichvolumens einer Anzahl der zu verwendenden Kapselunterteile mit dem vorgesehenen Füllmittel bestimmt.

An diese Vorbereitung schließt sich die eigentliche Herstellung des Füllguts an. Wird für Rezepturansätze der Anlage G des DAC gefolgt, so sind zwei Methoden – A und B – möglich, die auch unter Bezug auf das Nennvolumen angewendet werden können (Abb.4.91, 4.92).

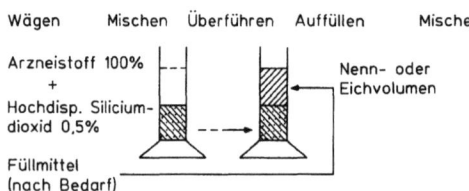

Abb.4.91. Herstellung des Füllguts nach Methode A der Anlage G des DAC. Nach[6]

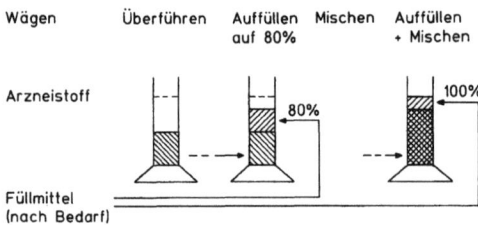

Abb.4.92. Herstellung des Füllguts nach Methode B der Anlage G des DAC. Nach[6]

Bei größeren Ansätzen, wie z. B. der defekturmäßigen Herstellung von 1000 Kapseln, ist der Bezug auf das Nennvolumen das einfachste. Die Teilung des Gesamtansatzes auf die Kapazität des Kapselfüllgeräts erfolgt durch Wägung (Abb.4.93).

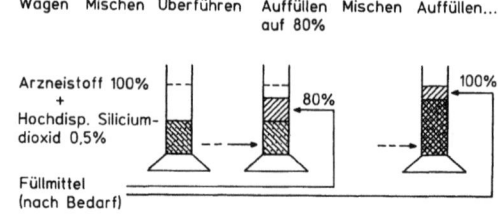

Abb.4.93. Herstellung des Füllguts in einem Defekturansatz. Nach[7]

Die Großherstellung in der Industrie verläuft im Prinzip identisch. Die größeren Ansätze erfordern allerdings die Umsetzung des Nennvolumens in eine Nennmasse, deren Beziehung zueinander beispielsweise auf der Basis des Füllguts für 1000 Kapseln während der Entwicklungsphase ermittelt wird.

Weichkapseln. Das Füllgut von Weichkapseln kann eine flüssige Mischung oder Lösung oder eine fließfähige Suspension des Arzneistoffs in einer Füllgutgrundlage sein, das die Gelatinehülle nicht angreift, auflöst oder durch sie hindurch diffundiert. Einzelne Verfahren lassen auch pulverförmige Füllgüter zu. Beispiele von Füllgutgrundlagen sowie weiterer notwendiger Hilfsstoffe sind in Tab.4.59 aufgezählt.

Tabelle 4.59. Füllgutgrundlagen und -zusätze für Weichkapseln

Füllgutgrundlage	Beispiele
lipophil	flüssige Paraffine, Bienenwachs, fette Öle, partiell hydrierte Öle, mittelkettige Triglyceride
hydrophil	Macrogole
Füllgutzusatz:	
– Fließregulator	Lecithin
– Dispersionsförderer	Mono- und Diglyceride, Sorbitantrioleat, Macrogolglycerolfettsäureester
– Gelverfestiger	Bienenwachs, hochdisperses Siliciumdioxid

Verfahren

Hartkapseln. Bei den apothekenüblichen Verfahren werden zur Dosierung direkte und indirekte Methoden unterschieden. Bei den direkten Methoden wird das Füllgut unmittelbar durch Einstreichen oder Einrieseln in die Kapselunterteile überführt (Abb.4.94). Dies ist bei den handbetriebenen Kapselfüllgeräten mit 30, 60 oder 100 Einheiten je Arbeitsgang in der Apotheke für Rezeptur oder Defektur ein diskontinuierliches Verfahren. Die Funktionsweise eines apo-

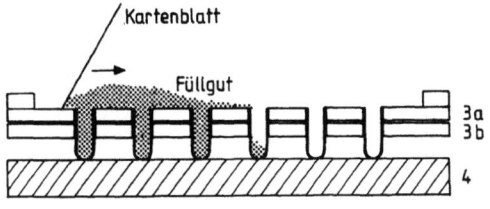

Abb.4.94. Einstreich- bzw. Einrieselverfahren für feste Füllgüter in Hartkapseln[6]

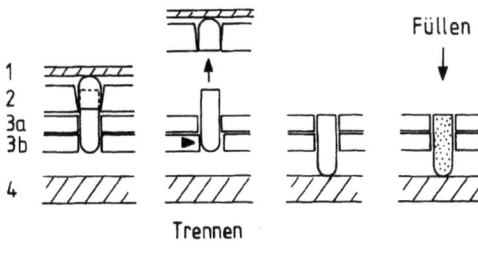

Füllen

Trennen

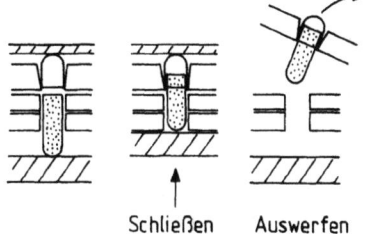

Schließen   Auswerfen

Abb.4.95. Funktionsweise eines apothekenüblichen Kapselfüllgeräts[6]; 1 Arretierbare Scharnierdeckelplatte; 2 Platte mit leicht konisch geformten Bohrungen zur Trennung der Kapselhälften; 3 a,b Gegeneinander, mit einer Rändelschraube verschiebbare Platten zur Arretierung der Kapselunterteile

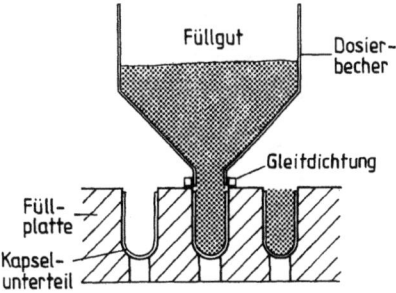

Abb.4.96. Einrieseln als direktes, industrielles Kapselfüllverfahren. Nach[3]

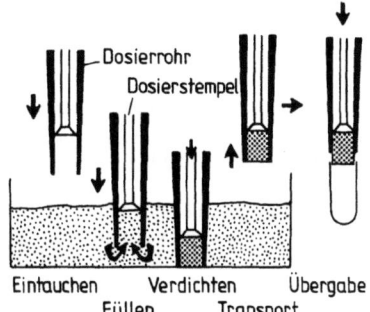

Eintauchen   Verdichten   Übergabe
        Füllen   Transport

Abb.4.97. Vorgeschaltete Dispensierung als indirektes Kapselfüllverfahren. Nach[3]

thekenüblichen Kapselfüllgeräts ist in Abb.4.95 dargestellt.
Handelsübliche Geräte besitzen einen Rahmen mit beweglicher Grundplatte und mit Führungseinrichtungen, die zur Aufnahme von mehreren Lochplatten sowie einer Deckelplatte dienen. Das Einstecken von Leerkapseln von Hand in die Lochplatten kann durch die Verwendung eines Kapselsortierers erleichtert werden. Der Herstellungsprozeß wird dadurch erheblich beschleunigt.
Erwärmte, ölige Lösungen oder Suspensionen werden durch temperierte Dosierrohre bei 1 bis 2 °C über dem Schmelzpunkt der Masse dispensiert. Die Masse erstarrt dann unmittelbar in der kälteren Kapsel.
Zu den direkten Methoden der Dispensierung zählen auch kontinuierliche industrielle Verfahren, die das Füllgut ohne weitere Maßnahmen unmittelbar einstreichen oder einrieseln lassen (Abb.4.96). Ein entsprechend gutes Fließverhalten ist Voraussetzung für eine ordnungsgemäße Dosierungenauigkeit.
Daneben werden indirekte Methoden der Kapselfüllung auch bei weniger gutem Fließverhalten angewendet. Diese schalten eine Dispensierung in Röhrchen oder Zylindern z. T. unter leichter Komprimierung außerhalb der Kapselunterteile vor, der sich

die Überführung in das Kapselunterteil anschließt (Abb.4.97).

Weichkapseln. Verwendet werden das Scherer-Verfahren und das Accogel-Verfahren. Beim Scherer-Verfahren werden die Kapseln mit homogenen oder dispersen flüssigen oder halbfesten Materialien gefüllt, während im Accogel-Verfahren außer diesen Füllgütern auch Füllungen mit Pulvern, Pulvermischungen oder Granulaten möglich sind. Füllmaterialien sind häufig ölige Arzneistoffe allein bzw. ihre flüssigen oder halbfesten Mischungen mit fetten Ölen, Makrogelen, Emulgatoren und verfestigenden Fetten und Wachsen. Feste Arzneistoffe werden zu einer öligen Suspension verarbeitet, sofern sie nicht in Öl oder anderen Hilfsstoffen gelöst werden können.
Charakteristisch für das Scherer-Verfahren ist das kontinuierliche Formen, Füllen und Verschließen der Weichkapseln in einem Arbeitsgang mit Hilfe von rotierenden Formwalzen. Der Ablauf der Herstellung setzt sich wie folgt zusammen:
Die 65 °C warme Gelatineschmelze wird links und rechts sicher durch Schlitze auf rotierende Kühltrommeln aufgebracht, so daß zwei endlose Gelatineflachbänder entstehen. Die erkalteten Gelatineflachbänder werden zwischen zwei gegenläufig rotierenden Formwalzen und einem Füllkeil hindurchgeführt (Abb.4.98).
An der Spitze des Füllkeils und zwischen den Formwalzen bilden sich durch Verschweißen der unteren und seitlichen Teile taschenartige Hohlräume aus, die über Dosierpumpen mit dem Füllgut gefüllt werden.

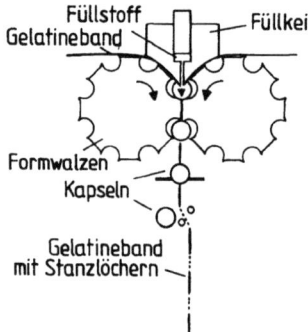

Abb. 4.98. Schematischer Querschnitt des Scherer-Verfahrens: Formen, Füllen und Verschließen von Weichkapseln in einem Arbeitsgang. Nach[3]

Das Verschweißen der seitlichen und oberen Teile schließt sich kontinuierlich an und ist gekoppelt mit einem Ausstanzvorgang. An einer Abstreifvorrichtung werden die Weichkapseln endgültig separiert; es bleibt ein Gelatinenetz übrig.

Beim Accogel-Verfahren werden Mulden durch Tiefziehen in gefräste Hohlräume mit Vakuum erzeugt. Durch Verwendung einer rotierenden Formwalze wird ein kontinuierliches und automatisches Verfahren ermöglicht. Nach dem Füllen der Mulden mit festen, halbfesten oder flüssigen Füllgütern wird ein zweites Gelatineflachband zugeführt und so angepreßt, daß an den oberen Seitenrändern ein Verschließen und ein Ausstanzen erfolgt.

Mikrokapseln/Mikrosphärulen. Drei unterschiedliche Verfahren werden hier vorgestellt.

Das Phasentrennverfahren beruht auf der Koazervation, bei dem ein gelöstes Polymer in eine polymerreiche, noch lösungsmittelhaltige Phase mittels Desolvatation überführt wird (Abb. 4.99).

Dieses Koazervat verdichtet sich an der Oberfläche des zu verkapselnden, dispergierten Öls oder Kristalls und bildet schließlich eine zusammenhängende Kapselwand, die durch Trocknung oder Polymerisation verfestigt werden kann. Neben Wasser werden auch organische Lösungsmittel eingesetzt. Phasentrennverfahren lassen sich bequem unter Rühren im Dreihalskolben durchführen und führen im allgemeinen zu definierten Umhüllungen, also Mikrokapseln. Die Phasentrennung wird bei der einfachen Koazervation

durch Aussalzen mit Natrium- oder Ammoniumsulfat, Temperatur- oder pH-Änderung sowie durch Alkoholzusatz zur Polymerlösung (z. B. Gelatine, Ethylcellulose oder Cellulosenitrat) erzielt. Bei der komplexen Koazervation wird die Abscheidung des Wandmaterials durch Zugabe eines entgegengesetzt geladenen gelösten Polymers (z. B. Gummi arabicum) zur vorgelegten Polymerlösung (z. B. Gelatine) ausgelöst.

Feste Teilchen werden auch mit mechanisch-physikalischen Verfahren umhüllt. Wirbelschichtüberzüge (→ Kap. 4, 6 und 18) sind auch in diesem Größenordnungsbereich möglich. Bei der Sprühtrocknung (→ Kap. 4, 6 und 18) wird eine Arzneistoff-Polymer-Lösung, -Suspension oder -Emulsion versprüht. Der Arzneistoff liegt als Einbettung in Form von Mikrosphärulen vor.

Grenzflächen-Polymerisationsverfahren werden auch zur Mikroverkapselung herangezogen. Hierbei wird die Wand durch Polykondensation oder Polyaddition aus monomeren oder oligomeren Ausgangsstoffen an der Grenzfläche einer W/O-Emulsion gebildet.

Nanokapseln/Nanopartikeln. Ausgangsmaterial ist eine wäßrige Arzneistofflösung, die durch Zusatz von Tensiden in einer hydrophoben Flüssigkeit wie n-Hexan oder n-Heptan solubilisiert oder feinst dispergiert ist. Nanokapseln oder Nanopartikeln können nun durch Phasentrennung mittels Koazervation nach Zusatz von natürlichen Gelbildnern wie Gelatine oder Albumin hergestellt werden. Dabei entstehen sowohl definierte Umhüllungen zu Nanokapseln, aber auch bei gegenseitiger Durchdringung von Arzneistoff und Polymer Nanopartikeln. Werden Monomere oder Oligomere zugesetzt, die sich an der Grenzfläche W / O anreichern, wird die Mizelle durch Polymerisation oder Polykondensation fixiert und anschließend gehärtet. Die Nanopartikel werden durch Ultrafiltration, Ultrazentrifugierung, Membran- oder Gelfiltration von der flüssigen Phase abgetrennt.

Verpackung

Kapseln industrieller Herkunft sind häufig in Durchdrückpackungen im Handel. Daneben werden auch dichtschließende Behältnisse aus Glas oder Kunststoff verwendet. Für Kapselpräparate aus der Apotheke sehen die Standardzulassungen[8], das Neue Re-

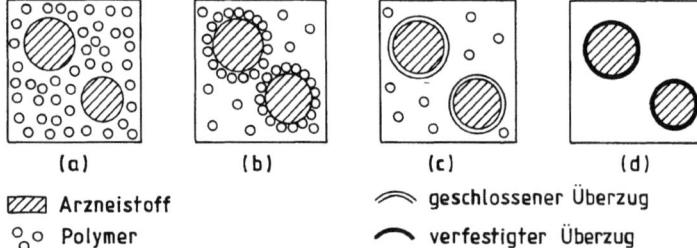

Abb. 4.99 a-d. Schema der Mikroverkapselung durch Koazervation; **a** Dispersion flüssiger oder fester Arzneistoffe in einer Polymerlösung, **b** Anreicherung des Polymers an der Oberfläche des Arzneistoffs, **c** Zusammenfließen des Polymers zu einem geschlossenen Überzug, **d** Vernetzung und Verdichtung zu einem verfestigten Überzug. Nach[5]

zeptur-Formularium[9] sowie weitere Fachliteratur[10,11] teils dichtschließende Behältnisse aus Braunglas, teils auch Tiefziehfolien aus Kunststoff, die mit Aluminium beschichteter Folie dicht verschweißt sind, vor. Dichtschließende Behältnisse aus Braunglas sind als Weithalsgläser mit Schraub- oder Schnappdeckel und mit Kunststoffstopfenverschluß erhältlich. In einigen Fällen ist ein kindersicherer Verschluß vorge-

schrieben, der durch spezielle Schließ- oder Öffnungsmechanismen oder auch durch eine opak gefärbte Durchdrückpackung erreicht wird.

Die Herstellung von Kapselpräparaten im Rahmen der Defektur erfordert nach § 8 ApBetrO die Anfertigung eines Herstellungs- und Prüfprotokolls. Eine Großherstellung nach § 9 ApBetrO und §§ 13 ff AMG verpflichtet zur Anfertigung einer Herstellungs- und

Tabelle 4.60. Übersicht über Kapselpräparate für die Apothekenpraxis. Nach[11]

Kapselpräparat	Dosis (mg)	Schüttvolumen (ml / Dosis)[a]	Kapselgröße	Füllstoff[b]	Vorschrift[c]
Acetylsalicylsäure	100	0,14	3 od. 2	mCell	CDH
Acetylsalicylsäure	500	0,70	00	MA / mCell	Sz
Allopurinol	100	0,41	0	MA	NRF
Allopurinol (gran.)	100	0,23	2	Mgran	DEF
Ambroxol	30	0,11	3 od. 2	mCell	CDH
Ascorbinsäure	100	0,12	1	MA	NRF
Ascorbinsäure	100	0,12	3 od. 2	mCell	CDH
Ascorbinsäure	200	0,25	1	MA	NRF
Ascorbinsäure	200	0,25	2	mCedl	CDH
Casaara	130		2	mCenl	FNA
Chinidinsulfat	200	0,54	0	mCell	CDH
Chloramphenicol	250		1	mCell	FNA
Cinnarizin	75		1	MA	NRF
Codeinphosphat	30	0,11	1	MA	NRF
Codeinphosphat	30	0,11	3 od. 2	mCell	DEF / Sz
Codeinphosphat	50	0,18	2	mCell	DEF / Sz
Cyclizin	50		2	mCell	FNA
Diclofenac-Na	25	0,06	3 od. 2	mCell	CDH
Diclofenac-Na	50	0,12	3 od. 2	mCell	CDH
Dimenhydrinat	40	0,1	1	MA	NRF
Dimenhydrinat	50	0,12	3 od. 2	mCell	CDH/Sz
Dimenhydrinat	80	0,2	1	MA	NRF
Dimenhydrinat	80	0,2	3 od. 2	mCell	CDH
Dimenhydrinat mit Coffein	40 + 50	0,18	1	MA	NRF
Dimenhydrinat mit Coffein	80 + 50	0,36	1	MA	NRF
Diphenhydramin-HCl	25	0,05	1	MA	NRF
Diphenhydramin-HCl	25	0,05	3 od. 2	mCell	CDH/Sz
Diphenhydramin-HCl	50	0,11	3 od. 2	mCell	CDH/Sz
Doxycyclin	100	0,22	1	MA	NRF
Doxycyclin	100	0,22	2	mCell	CDH
Etilefrin-HCl	5	0,02	3 od. 2	mCell	CDH
Etilefrin-HCl	25	0,1	3 od. 2	mCell	CDH
Etilefrin-HCl	25	0,1	1	MA	NRF
Ibuprofen	200	0,72	00	mCell	CDH
Imipramin-HCl	10		2	mCell	FNA
Indometacin	50	0,15	3 od. 2	mCell	CDH
Lithiumcarbonat	150		2	mCell	FNA
Metronidazol	300	0,53	0	mCell	DEF
Neomycinsulfat	250	0,61	0	mCell	CDH
Noscapin-HCl	15		2	mCell	FNA
Oxytetracyclin-HCl	250		1	SiO₂	FNA
Paracetamol	500	2,04	–		Sz
Pentobarbital-Na	100		1	mCell	FNA
Promethazin-HCl	25		2	mCell	FNA
Propranolol-HCl	40	0,42	1	MA	NRF
Secobarbital-Na	100		2	mCell	FNA
Sennosid-Extrakt	5		3 od. 2	mCell	CDH
Tetracyclin-HCl	250	0,60	0	MA	NRF
Tetracyclin-HCl	250		1	mCell	FNA

[a] Die im Handel erhältlichen Arzneistoffe wurden durch Sieb 180 gesiebt und danach ihr Schüttvolumen bestimmt;
[b] mCell = mikrokristalline Cellulose, MA = Mannitol 99,5 % + hochdisperses Siliciumdioxid 0,5 % (DAB 9), Mgran = Mannitol-Granulat Sieb 710 oder 500 nach[10], MgO = schweres Magnesiumoxid, SiO₂ = hochdisperses Siliciumdioxid (Aerosil® 200);
[c] CDH = Autor, Sz = Standardzulassungen,[8] NRF = Neues Rezeptur Formularium des DAC 86[9], DEF = Defektur[10], FNA = Formularium der Nederlandse Apothekers.[22]

Prüfanweisung, die Protokolle müssen vom Herstellungs- und Kontrolleiter als unabhängige Verantwortliche abgezeichnet werden.
Eine Übersicht über die Herstellung von Kapselpräparaten ist in Tab. 4.60 zusammengestellt.[6-10,12-22]

9.3 Eigenschaften

Leere Hartkapseln

Durchschnittsmasse. Die Prüfung der Gleichförmigkeit der Masse der leeren Hartkapseln dient zur Vorbereitung und Erleichterung des identischen Prüfungsverfahrens bei den fertigen Hartkapselpräparaten. Es wird in gleicher Weise vorgegangen wie in V.5.2.1 DAB 9 beschrieben. Für die Endkontrolle der Hartkapselpräparate können noch Mittelwert-Abweichungen von ± 2,5 % akzeptiert werden, damit das Entleeren des Füllguts bei der Prüfung auf Gleichförmigkeit der Masse entfallen kann.

Zerfallszeit. Ein geeignetes Verfahren für das Apothekenlabor stellt die Anwendung der Codex-Probe 13 des DAC 86 dar. Sechs Leerkapseln werden mit je zwei bis drei Drahtwindungen zur Beschwerung (z. B. Lötzinn) umwickelt und in je einen mit 50 ml Wasser von 37 °C gefüllten 100-ml-Erlenmeyerkolben gegeben. Die Kolben werden in Abständen von einer Minute leicht geschwenkt. Als Zerfall gilt die (auch teilweise) Ablösung der Deckel von Ober- oder Unterteil der Kapsel. Als obere Akzeptanzgrenze sollten 7 Minuten angesehen werden.[17]

Füllgüter

Die Eigenschaften von festen, flüssigen oder halbfesten Füllgütern für Kapseln sind in den Kapiteln der jeweiligen Arzneiformen ausführlich beschrieben. Bestimmte Merkmale sind für die Herstellung von Kapseln jedoch wesentlich und können auch durch wenig aufwendige, apothekengerechte Methoden festgelegt werden.

Teilchengröße. Die Teilchengrößenbestimmung von Pulvern oder Granulaten erfolgt nach DAB 9 mit Hilfe der allgemeinen Methode V.5.5.1 (Siebanalyse).

Böschungswinkel. Das Fließverhalten von Pulvern und Granulaten oder Pellets ist für die Dosierungsgenauigkeit bedeutsam. Zur Bestimmung des Fließverhaltens gibt es verschiedene Versuchsanordnungen mit unterschiedlichem Aufwand und Aussagekraft. Eine apothekengerechte, einfache Methode zur Charakterisierung des Fließverhaltens ist die Bestimmung des Böschungswinkels. Dazu wird eine Klarsichtdose von etwa 50 mm Durchmesser und etwa 15 mm Höhe zu einem Viertel mit dem Füllgut gefüllt und gegen die Senkrechte stehend gedreht (Abb. 4.100).
Der Winkel, bei dem das Füllgut erstmalig zu fließen beginnt, wird mit einem Winkelmesser bestimmt.

- Böschungswinkel unter 40° zeigen freies Fließen an (meist Teilchengröße > 300 μm).
- Der Bereich von 40° bis 60° weist bereits auf fließhemmende Kräfte (meist 50 μm < Teilchengröße < 300 μm).

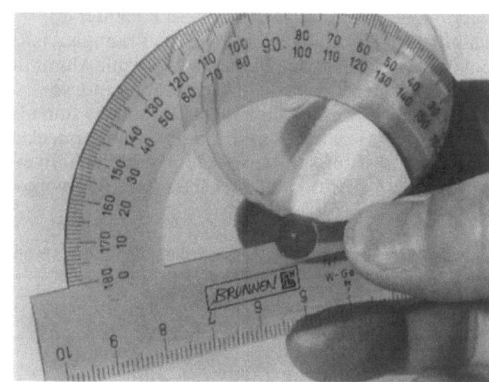

Abb. 4.100. Einfache Methode zur Bestimmung des Böschungswinkels[7]

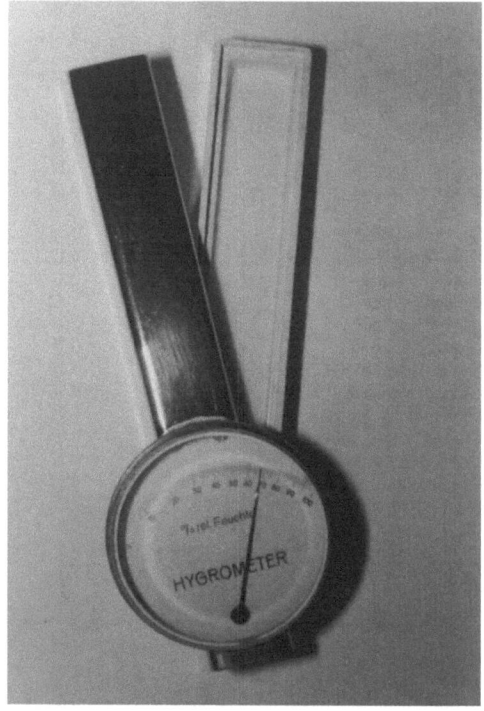

Abb. 4.101. Hygrometer mit Probengefäß im geöffneten Zustand

- Füllgüter mit Böschungswinkeln über 60° sind nicht mehr frei fließend und sollten zur Kapselfüllung nicht verwendet werden (Teilchengröße < 50 μm).

Gleichgewichtsfeuchte. Die Gleichgewichtsfeuchte des Füllguts und der Kapselhülle beeinflußt mögliche nachteilige Wechselwirkungen zwischen beiden Partnern. Die Bestimmung der Gleichgewichtsfeuchte erfolgt zweckmäßig mit einem Hygrometer mit Probengefäß (Abb. 4.101)

Schüttvolumen. Eine Entscheidungshilfe für die Wahl einer geeigneten Hartkapselgröße stellt die Bestimmung des Schüttvolumens des Füllguts dar. Dazu wird ein tariertes kleines, länglich-zylindrisches Gefäß mit bekanntem Volumen locker mit dem Arzneistoff gefüllt und das Gewicht ermittelt. Nach Umrechnung in ml / g erfolgt die Bestimmung des Schüttvolumens in ml / Dosis und darauf unter Berücksichtigung weiterer Merkmale wie das Fließverhalten die Festlegung der einzusetzenden Kapselgröße.

Viskosität. Die Viskosität öliger Flüssigkeiten kann häufig aus den Kennzahlen der Ausgangsprodukte abgeschätzt werden. Für die Praxis wichtiger ist die Dosierungsmöglichkeit mit Hilfe einer Mikroliterpipette. Eine Vorprüfung ihrer Handhabung entscheidet über die Einsatzmöglichkeit.

Schmelztemperatur. Für halbfeste Füllgüter kann die einfache offene Kapillarmethode (Steigschmelzpunkt) nach V.6.11.2 DAB 9 herangezogen werden.

Gießvolumen. Das Gießvolumen für flüssige und halbfeste Füllgüter wird bei der Temperatur der Abfüllung bestimmt. Es entspricht der reziproken Dichte und dient nach Umrechnung in ml / Dosis zur Auswahl der geeigneten Kapselgröße.

Sedimentation. Die Sedimentation suspendierter Arznei- und Hilfsstoffe in flüssigen oder halbfesten Füllgütern läßt sich nach dem Füllen in eine Klarsichtkapsel gleicher Dimension wie die des Präparats beobachten und ggf. durch Änderung der Zusammensetzung oder der Gießtemperatur vermindern.

Kapseln

Gleichförmigkeit des Gehalts und der Masse. Diese Prüfung wird allgemein auf einzeldosierte Darreichungsformen angewendet und ist an anderer Stelle ausführlich beschrieben (→ Kap. 5, 3.3).

Zerfallszeit. Hart- und Weichkapseln müssen der Prüfung auf Zerfallszeit in einer speziellen Apparatur nach DAB 9 entsprechen. Als Prüfflüssigkeit wird Wasser oder in begründeten Ausnahmefällen 0,1 N Salzsäure verwendet. Die Kapseln entsprechen der Anforderung des DAB 9, wenn das Füllgut innerhalb von 30 Minuten auszutreten beginnt. Wenn Hartkapseln auf der Prüfflüssigkeit schwimmen, kann die in der Apparatur vorgesehene Scheibe aufgesetzt werden. Bei Weichkapseln wird die Scheibe aufgesetzt, außer in den Fällen, in denen der Kapselinhalt das Scheibenmaterial angreift oder in anderen zugelassenen Ausnahmefällen. Wenn die Weichkapseln der Prüfung nicht entsprechen, weil sie an der Scheibe kleben, wird die Prüfung ohne diese Scheibe wiederholt. Magensaftresistente Kapseln unterliegen den gleichen Prüfbedingungen und Anforderungen wie magensaftresistente Tabletten.

Wirkstofffreisetzung. Diese heute bei den Kapselpräparaten der Standardzulassungen[8] obligatorische Prüfung ist im Kap. 5, 3.5 näher beschrieben. Sollten Kapseln auf der Prüfflüssigkeit schwimmen, so sind sie durch Umwickeln mit Draht oder einem anderen geeigneten inerten Material zu beschweren.

Haltbarkeit. Hart- und Weichkapseln als Behältnis und Schutzhülle beheben mögliche Stabilitätsprobleme der enthaltenen Arzneistoffe. Durch Schutz vor Licht, Luftsauerstoff und Wasser wird einer chemischen Instabilität entsprechend empfindlicher Arzneistoffe weitgehend entgegengewirkt. Einen zusätzlichen Schutz übernehmen Behältnisse aus Braunglas oder Tiefziehfolien mit Lichtschutz, die für Kapselpräparate der Standardzulassungen vorgeschrieben werden.[8]

Bei Kombinationspräparaten wie z. B. Multivitaminkapseln werden die chemischen Inkompatibilitäten einiger Bestandteile durch deren gegenseitige Isolierung vermieden. Insbesondere bei Weichkapseln, neuerdings aber auch bei Hartkapseln besteht die Möglichkeit der Isolierung von festen Arzneistoffen durch den Trenneffekt lipophiler Füllmittel.

Eine Trennung fester, inkompatibler Arzneistoffe in Hartkapseln kann durch getrennte Granulierung ggf. mit Überzügen, durch Einbringen lackierter Mikrotabletten in eine Pulverfüllung oder durch Mikroverkapselung einzelner Bestandteile erfolgen.

Zwischen der Kapselhülle, dem Füllgut und dem die Kapsel umgebenden Mikroklima im geschlossenen Behältnis besteht ein dynamisches Gleichgewicht zwischen den Wassergehalten der beteiligten Partner. Bei praktisch wasserundurchlässigen Verpackungsmaterialien gehen vom Mikroklima lediglich temperaturbedingte Feuchtigkeitsschwankungen aus. Da die verfügbaren Wassermengen im Behältnis relativ klein sind, können auch die Veränderungen an Kapselhülle und Füllgut vernachlässigt werden. Anders liegen die Verhältnisse bei ungeschützter Lagerung in einem feuchten Klima, da hier die Kapsel mit der Atmosphäre wesentlich mehr Wasser austauschen kann.[23]

Bei den Weichkapselhüllen ist die vom Wasser abhängige Haltbarkeit von weitaus geringerer Bedeutung als bei den Hartkapselhüllen, da bei jenen der Wassergehalt durch den Zusatz von Glycerol oder Sorbitol stabiler gehalten wird. Hartkapselhüllen reagieren demgegenüber erheblich empfindlicher auf Feuchteänderungen, da sie diese Hilfsstoffe nicht enthalten. Die Feuchteempfindlichkeit wird noch verstärkt durch die sechs- bis zehnfach dünnere Hülle.

Die Lagerungsvorschriften der Arzneibücher bzw. der Standardzulassungen[8] berücksichtigen dies überwiegend mit den zur Kennzeichnung obligatorischen Hinweisen.

Für die Haltbarkeit von Hartkapselpräparaten bei der Lagerung sind Wechselwirkungen zwischen Füllgut und Kapselhülle bereits bei der Herstellung zu berücksichtigen. Haben Füllgut und Leerkapseln unterschiedliche Gleichgewichtsfeuchten, kann die Kapselhülle quellen oder schrumpfen. Während eine geringe Quellung weniger problematisch ist, führt die Wasserabgabe bei der Schrumpfung zu einer Versprödung. Beim Herausdrücken aus einer Blisterpackung kann die Kapsel zerstört werden. Generell ist zu empfehlen, daß Füllgut und Leerkapseln unter gleichen Klimabedingungen vor der Abfüllung gelagert oder zuvor konditioniert werden.[23] Empfohlen wird ein Bereich von 40 bis 60 % relativer Feuchte bei Raumtemperatur.[2]

Mikrokapseln und Mikrosphärulen

Teilchengröße. Unterschiedliche Mikroverkapse-lungsverfahren führen zur Bildung von Mikrokapseln mit charakteristischen Teilchengrößenbereichen. Tab. 4.61 zeigt diese Teilchengrößenbereiche für die am meisten verwendeten Verfahren.

Tabelle 4.61. Teilchengrößenbereiche für Mikrokapseln und Mikrosphärulen nach unterschiedlichen Herstellungsverfahren[5]

Herstellungsverfahren	Teilchengrößenbereich (μm)
Phasentrennverfahren	1 bis 2000
Grenzflächenpolymerisation	2 bis 2000
Drageekessel-Überzugs-verfahren	200 bis 5000
Wirbelschichtverfahren	50 bis 1500
Sprühtrocknungsverfahren	5 bis 800

Bestimmte Teilchengrößenfraktionen von Mikrokapseln werden normalerweise mechanisch durch Siebe entsprechender Maschenweite klassiert.

Arzneistoff-Überzug-Verhältnis. Die Wandstärke der Überzughüllen von Mikrokapseln ist üblicherweise sehr gering und für ein gegebenes Verhältnis Überzug: Kern nimmt sie mit abnehmender Größe ebenfalls stark ab. Unter der Voraussetzung streng kugelförmiger Mikrokapseln von beispielsweise 400 μm Durchmesser und Kernanteilen von 1/10 oder 3/4 sind Wandstärken von 40 bzw. 20 μm üblich. Beträgt der Kernanteil 99 %, so werden Wandstärken zwischen 1 und 3 μm angetroffen.[5]

Arzneistoff-Matrix-Verhältnis. Je nach Verarbeitungsziel zu Mikrosphärulen werden unterschiedliche Verhältnisse angetroffen. Art, Menge bzw. Verhältnis sind vergleichbar mit den Retard-Einbettungsformen (→ Kap. 4, 12.1).

Wirkstofffreisetzung. Die Freisetzung eines Arzneistoffs aus Mikrokapseln und Mikrosphärulen ist ein Massentransport, der die Diffusion von Arzneistoffmolekülen aus Bereichen hoher Konzentration in der Darreichungsform zu Bereichen niedriger Konzentration in der Umgebung beinhaltet. Dieser Massentransport ist mathematisch nicht einheitlich, da die Teilchengröße, die Oberflächen-, Kern- und Hülleneigenschaften sowie das Arzneistoff-Hilfsstoff-Verhältnis unterschiedlich sein können. Auch die physikalisch-chemischen Eigenschaften des Arzneistoffs wie Löslichkeit, Diffusions- und Verteilungskoeffizient sowie zusätzlich die Dicke, Porosität und Inertheit des Hüll- bzw. Matrixmaterials tragen dazu bei. Modelle zur Interpretation der Freisetzung aus Mikrokapseln und Mikrosphärulen leiten sich von den größeren Arzneiformen in Kapsel- oder Matrixform ab.

Nanokapseln und Nanopartikeln

Teilchengröße. Aufgrund der herstellbaren Teilchengrößen von zehn bis 1000 nm können Nanokapseln und Nanopartikeln sowohl kolloidale Lösungen als auch suspensoide Systeme bilden. Sie werden durch Ultrafiltration, Gelfiltration, Ultrazentrifugation oder Membranfiltration abgetrennt. Nanokapseln und Nanopartikeln können zur Verlängerung der Haltbarkeit gefriergetrocknet werden.

Wirkstofffreisetzung. Der Stofftransport durch die Polymerhülle oder -matrix kann nach zwei unterschiedlichen Mechanismen ablaufen. Beim Porenmechanismus diffundiert der Arzneistoff durch Mikrokanäle oder Poren im Polymernetzwerk. Beim Verteilungsmechanismus ist die Auflösung des Arzneistoffs im Polymer anzunehmen, die von einer Diffusion zwischen den Polymersegmenten und an diesen entlang gefolgt wird. Der Porenmechanismus ist abhängig von der Molekülgröße des Arzneistoffs, während der Verteilungsmechanismus unabhängig davon ist.

9.4 Anwendungen

Hartkapseln

Hartkapseln dienen fast ausschließlich zur peroralen Applikation von Arzneistoffen. Es wird empfohlen, Hartkapseln stehend mit Flüssigkeitsvolumina von 75 ml oder mehr einzunehmen, um ein Anhaften in der Speiseröhre zu vermeiden.[24] Das Anhaften rührt von den Eigenschaften der Gelatine als Klebemittel und aus dem häufig geringen spezifischen Gewicht der Hartkapsel her. Durch den Lufteinschluß im halbkugeligen Oberteil erhalten Hartkapseln zusätzlichen Auftrieb, der erst mit viel Flüssigkeit überwunden wird und eine sichere Passage in den Magen gewährleistet.
Die Hartkapsel findet auch als Einzeldosisbehältnis für Pulveraerosole Verwendung. Sie wird in einem speziellen Gerät durchstoßen und der enthaltene Arzneistoff mit der Atemluft inhaliert. Dadurch wird die beim Inhalieren eines Dosieraerosol erschwerte Synchronisation umgangen.[25]

Weichkapseln

Weichkapseln haben gegenüber den Hartkapseln vielfältigere Anwendungen und Einsatzgebiete.

Perorale Weichkapseln. Die perorale Applikation von Arzneistoffen ist unter den verschiedenen Weichkapselanwendungen die häufigste. Grundsätzlich sind auch sie mit Flüssigkeit einzunehmen, jedoch sind Probleme des Anhaftens in der Speiseröhre wie bei den Hartkapseln nicht bekannt geworden.

Zerbeiß- und Lutschkapseln. Zerbeißkapseln sind Weichkapseln mit Arzneistoffen, die durch die Mundschleimhaut hindurch in den systemischen Kreislauf absorbiert werden. Sie werden spontan nach dem Zerbeißen freigesetzt, um den Wirkungseintritt zu beschleunigen. Lutschkapseln sind Weichkapseln und enthalten Arzneistoffe zur lokalen Behandlung von Mundschleimhauterkrankungen. Sie setzten den Arzneistoff meist aus der Hülle solange frei, wie diese erhalten bleibt.

Tabelle 4.62. Gründe für eine Mikroverkapselung von Arznei- und Hilfsstoffen[5]

Gründe	Beispiele
Schutz vor Licht, Luft und Feuchte	Acetylsalicylsäure, Ascorbinsäure, Kaliumchlorid, Natriumhydrogencarbonat, Vitamin-A-palmitat
Verbesserung der Magenverträglichkeit	Eisen-II-sulfat, Indometacin, Phenylbutazon
Flüssig-in-Fest-Überführung	Clofibrat, Lebertran, Pfefferminzöl, andere ätherische Öle, Ricinusöl
Geruchsmaskierung	Lebertran, Cystein, Methionin
Trennung inkompatibler Stoffe	Chloramphenicol, Eisen-II-salze, Weinsäure
Retardierung der Freisetzung	Acetylsalicylsäure, Chlorpheniraminmaleat, Codeinphosphat, Diphenhydramin-HCl, Glyceroltrinitrat, Nortriptylin, Noscapin, Papaverin-HCl, Phenylephrin-HCl, Propranolol
Geschmacksmaskierung	Antibiotika, Barbiruate, Sulfonamide, B-Vitamine, Cystein, Methionin, Chinidinsulfat

Rektal- und Vaginalkapseln. Weichkapseln zur rektalen Anwendung sind Teil der Monographie „Suppositorien" DAB 9. Sie sind der Anwendung entsprechend zylindrisch, spitzkegelig oder torpedoartig geformt. Sie können sich von den Weichkapseln durch einen Überzug aus wachsartigen Silanolen unterscheiden, die das Einführen in das Rektum erleichtern, damit das Kleben oder Anhaften auf der Schleimhaut vermieden wird.

Weichkapseln zur vaginalen Anwendung sind Teil der Monographie „Vaginalkugeln" DAB 9. Sie unterscheiden sich nur durch ihre Form und Größe von anderen Weichkapselarten.

Mikrokapseln und Mikrosphärulen

Arzneistoffe aus den unterschiedlichsten pharmakologischen Anwendungsarten und zahlreiche Hilfsstoffe werden mikroverkapselt. Die Gründe dafür sind vielfältig und richten sich nach ihrer Anwendung und Handhabung (Tab. 4.62).

Hauptsächlich werden verzögert und verlängert freisetzende Mikrokapseln und Mikrosphärulen als Bestandteil von Hartkapseln verwendet. Nach der Einnahme löst sich die Gelatinehülle schnell, und der Inhalt von bis zu 3000 Mikropartikeln verteilt sich über einen größeren Bereich des Gastrointestinaltrakts als nach Applikation einer nichtzerfallenden Matrixtablette. Dadurch ist die lokale Reizung vermindert und die Wahrscheinlichkeit einer optimalen Absorption demgegenüber erhöht. Durch die Mikroverkapselung wird das Fließverhalten gegenüber den reinen Arzneistoffen noch zusätzlich verbessert.

Nanokapseln und Nanopartikeln

Bedingt durch die kleine Teilchengröße sind Nanokapseln und Nanopartikeln medizinisch-pharmazeutisch zur parenteralen Applikation entweder als verlängert freisetzende Injektion oder als Vehikel eines Arzneistoffs zu einem Zielorgan einsetzbar.

Auch als Adjuvans können Nanopartikeln eingesetzt werden. Der Immunisierungsschutz von Mäusen gegen einen Grippevirus nach Inkorporation eines Impfstoffs in Polymethylmethacrylat-Nanopartikeln währt z. B. länger als nach Adsorption an diese Nanopartikeln oder an Aluminiumhydroxid. Der Schutz ist wesentlich stärker und länger als bei Behandlung mit reinem, flüssigem Impfstoff.[26] Die lokale Anwendung von Pilocarpin-Nanopartikeln ist in jüngster Zeit klinisch untersucht worden. Dabei wird der Intraoculardruck fünf- bis achtmal länger gesenkt als durch herkömmliche Augentropfen. Eine Pilocarpin-Nanopartikeln-Dispersion ist in klinischer Erprobung.

Das „drug targeting" von intravenös verabreichten Cytostatika-Nanopartikeln wird gegenwärtig untersucht.

Literatur

1. Friedland J (1987) Arzneiformenlehre, Thieme, Stuttgart New York
2. Alles über die Hartgelatinekapsel (1987) Capsugel AG, CH-Basel
3. Fahrig W, Hofer U (Hrsg.) (1983) Die Kapsel. Grundlagen, Technologie und Biopharmazie einer modernen Apzneiform, 1. Aufl., Wissenschaftliche Verlagsgesellschaft, Stuttgart
4. Kapsel-Kompendium, R.P. Scherer GmbH, Eberbach
5. Deasy PB (1984) Microencapsulation and Related Drug Processes, 1. Ed., Marcel Dekker Inc., New York Basel
6. Herzfeldt CD (1986) Acta Pharm Teahnol, Beil APV Pharm i d Praxis 2:3-6
7. Herzfeldt CD, Cappel M, Diepold R, Weigel P (1987) Acta Pharm Technol, Beil APV Pharm i d Praxis 3:1-3
8. Braun R (Hrsg.) (1988) Standardzulassungen für Fertigarzneimittel. Text und Kommentar, Deutscher Apotheker Verlag Stuttgart, Govi, Frankfurt
9. ABDA (Hrg.) (1986) Deutscher Arzneimittel Codex Bd. 3, Neues Rezeptur Formularium, Govi, Frankfurt a. M., Deutscher Apotheker Verlag Stuttgart
10. Herzfeldt CD (1987/88/89) Defektur. Leitfaden für die apothekengerechte Arzneimittelproduktion, Govi, Frankfurt
11. Thoma K, Merk B (1986) Neuere Arzneiformen in der Apothekenrezeptur, Schriftenreihe der Bayrischen Landesapothekerkammer Heft 34, München
12. Herzfeldt CD, Scherer D (1987) Acta Pharm Technol, Beil APV Pharm i d Praxis 4:1-3
13. Herzfeldt CD (1988) Acta Pharm Technol, Beil APV Pharm i d Praxis 7:3-5
14. Herzfeldt CD, Westerhove A (1988) Acta Pharm Technol, Beil APV Pharm i d Praxis 8:4-6

15. Strittmatter T, Siewert M (1982) Pharm Ztg 127: 495–496
16. Müller BW (1984). In: Offizinpharmazie, Bd. 8, Thieme, Stuttgart New York, S. 60–69
17. Herzfeldt CD (1988) pta i d apotheke 17:369–373
18. Herzfeldt CD (1988) pta i d apotheke 17:416–423
19. Herzfeldt CD (1988) pta i d apotheke 17:491–493
20. Schmidt PC, Stockebrand B (1986) Pharm Ztg 131:1095–1102
21. List PH (1970). In: Hagers Handbuch der Pharmazeutischen Praxis, 4. Aufl., Bd. 7 Teil A, Springer, Berlin Heidelberg New York, S. 482–502
22. Formularium der Nederlandse Apothekers (F.N.A.) Koninklijke Nederlandse Maatschappij ter Bevordering der Pharmacie, NL-s'Gravenhage
23. Bremecker KD (1988) Pharm Ind 50:487–490
24. Channer KS, Virjee J (1982) Br Med J 285:1702
25. Mitteilung des Herstellers Boehringer Ingelheim
26. Kreuter J (1988) J Microcapsulation 5:115–127

10 Lösungen

C.M. LOMMER

Lösungen im pharmazeutischen Sinne sind Zubereitungen, die einen oder mehrere Arzneistoffe in Wasser, Ethanol, Ethanol-Wasser-Gemischen oder anderen physiologisch verträglichen Flüssigkeiten enthalten. Die Arzneilösung kann auf Grund ihrer physikalischen Beschaffenheit peroral, oral, parenteral, inhalativ, nasal, dermal und rectal angewendet werden. Die Applikationsart bestimmt die Wahl des Lösungsmittel und Hilfsstoffe für eine Arzneilösung. Arzneistoffe, die in Form von flüssigen Arzneizubereitungen mit gelöstem oder feindispersem, festem Arzneistoff appliziert werden, haben aus pharmakokinetischer Sicht deutliche Vorteile bezüglich eines rascheren Wirkungseintrittes und einer höheren Resorptionsquote. Die peroralen flüssigen Zubereitungen haben auf Grund der leichteren Einnehmbarkeit eine große Bedeutung in der Pädiatrie und Geriatrie sowie bei Schluckbehinderten. Arzneilösungen können individuell besser dosiert werden, wenn auch das Risiko der falschen Dosierung erhöht ist. Lösungen zur oralen und peroralen Applikation können leicht geschmacklich verbessert werden.[8]
Da es sich bei den Lösungen in der Mehrzahl um wäßrige Lösungen handelt, ist die mikrobiologische Haltbarkeit eingeschränkt. Aus diesem Grund müssen Arzneilösungen durch Konservierung oder andere geeignete Maßnahmen mikrobiologisch stabilisiert werden.
Lösungen können auch zu nichtarzneilichen Zwecken eingesetzt werden, so z. B. Reagenzien oder gewerbliche Flüssigkeiten, wie Schädlingsbekämpfungsmittel oder galvanotechnische Produkte. Somit ist es unabdingbar, daß aus der Kennzeichnung des Produktes eindeutig hervorgeht, für welchen Zweck die Lösung zu verwenden ist. Hier sind die entsprechenden gesetzlichen Bestimmungen und Verordnungen[12,13,14] zur Kennzeichnung von Arzneimitteln und Bedarfsgegenständen zu beachten.

10.1 Definition

Lösungen im allgemeinen Sinn sind homogene, flüssige oder feste Mischungen von verschiedenen Stoffen.
Lösungen im engeren und nach allgemein üblichem Verständnis sind Systeme, in denen ein fester, flüssiger oder gasförmiger Stoff in einer normalerweise im Überschuß vorhandenen, flüssigen Substanz, dem Lösungsmittel, *atomar, in Form von Ionen* oder *molekulardispers* verteilt ist (Beispiele: Salzsäure, Zuckerlösungen, Salzlösungen, Kolloid- und Ethanollösungen). Während des Lösungsvorganges wird die gasförmige, flüssige oder feste Komponente hochdispers im kohärenten Lösungsmittel verteilt.
Werden verschiedene Stoffe miteinander gemischt, so können Zwei- oder Mehrkomponentensysteme entstehen, die in molekulardisperse und kolloidale Lösungen sowie grobdisperse Systeme differenziert werden.

10.1.1 Molekulardisperse Systeme

Bei molekulardispersen Systemen liegt die disperse Substanz homogen verteilt, gelöst in Lösungsmittel, vor. Diese Einphasensysteme stellen eine einheitliche homogene Mischung verschiedener Stoffe in unterschiedlichen Mengenverhältnissen dar. Grenzflächen existieren im Inneren nicht. Die gegenseitige Verteilung der Komponenten in der Lösung ist molekulardispers, wenn die Teilchengröße des gelösten Stoffes bei 10^{-7} bis 10^{-8} cm liegt.
Die Teilchen in molekulardispersen Systemen sind im Elektronenmikroskop unsichtbar, sie passieren Ultrafilter und semipermeable Membranen und sind durch eine schnelle Diffusion gekennzeichnet.[6]

10.1.2 Kolloiddisperse Systeme

Kolloiddisperse Systeme nehmen eine Zwischenstellung zwischen den molekulardispersen und den grobdispersen Systemen ein. Kolloide sind Moleküle oder Aggregate, die sich aus etwa 10^3 bis 10^9 Atomen zusammensetzen, wobei der Teilchendurchmesser ca. 10^{-4} bis 10^{-7} cm beträgt und die Partikeln in einem Dispersionsmittel verteilt sind.
Im Gegensatz zu den molekulardispersen Systemen ist ein kolloiddisperses System nicht allein durch die Zustandsgrößen Druck, Temperatur und Konzentration beschrieben. Auch Größe, Gestalt und Struktur bestimmen die physikalischen Eigenschaften. Die Größe der kolloiden Partikeln und die Inhomogenität der Verteilung bewirken die Ausbildung von Grenzflächen (im Gegensatz zu den molekulardispersen Systemen) und bedingen eine Reihe von Grenzflächenphänomenen wie Adsorption, Grenzflächenspannung etc. Kolloide Teilchen, die sowohl anorganischer als auch organischer Natur sein können, besitzen keinesfalls übereinstimmende Formen oder einen gleichartigen Aufbau. Kolloiddisperse Systeme lassen sich in Dispersionskolloide, Assoziationskolloide und Molekülkolloide klassifizieren.

Die Teilchen eines kolloiddispersen Systems können nicht in einem Lichtmikroskop, wohl aber mit einem Elektronenmikroskop betrachtet werden. Kolloiddisperse Systeme passieren Papierfilter, nicht aber semipermeable Membranen. Sie zeigen eine langsame Diffusion.[6]

10.1.3 Grobdisperse Systeme

Pharmazeutische Suspensionen und Emulsionen können als grobdisperse Systeme bezeichnet werden. Diese Zweiphasensysteme sind dadurch gekennzeichnet, daß die Teilchen der dispersen Phase größer als 500 nm sind. Die Teilchen sind im Lichtmikroskop sichtbar. Sie passieren weder ein Filter noch eine semipermeable Membran. Eine Diffusion findet nicht statt. Diese Systeme werden an anderer Stelle besprochen.

10.2 Lösungsarten

Lösungen lassen sich entsprechend dem Zustand des gelösten Stoffes und des Lösungsmittels in verschiedene Lösungsarten einteilen; da diese in den drei Zustandsarten gasförmig, flüssig und fest vorkommen, ergeben sich daraus neun Möglichkeiten, eine homogene Mischung zu erhalten (vgl. Tab. 4.63).

Tabelle 4.63. Lösungsarten. Nach[1]

Gelöster Stoff	Lösungsmittel	Beispiel
Gas	Gas	Luft
Flüssigkeit	Gas	Wasser in Sauerstoff
Feststoff	Gas	Ioddämpfe in Luft
Gas	Flüssigkeit	CO_2-haltiges Wasser
Flüssigkeit	Flüssigkeit	Alkohol in Wasser
Feststoff	Flüssigkeit	Glucoselösung
Gas	Feststoff	Wasserstoff in Palladium
Flüssigkeit	Feststoff	Mineralöl in Paraffinum solidum
Feststoff	Feststoff	Feste Arzneistofflösungen

Lösen sich feste oder flüssige Stoffe in einem Gas auf, so können die Moleküle des gelösten Stoffes thermodynamisch wie ein Gas behandelt werden. Entsprechend können Gase oder Feststoffe als Flüssigkeiten betrachtet werden, wenn sie in diesen gelöst sind. Bei der Bildung von *festen Lösungen* nehmen die „gelösten" gasförmigen, flüssigen oder festen Stoffe Plätze im Kristallgitter oder Gefüge des „lösenden" Feststoffes ein und verhalten sich so wie Atome oder Moleküle in Feststoffen.
Bei den zu lösenden Stoffen unterscheidet man Nichtelektrolyte und Elektrolyte. Erstere bilden keine Ionen, wenn sie in Wasser aufgelöst werden; sie leiten deshalb den elektrischen Strom nicht durch die Lösung. Beispiele für Nichtelektrolyte sind Zucker, Glycerol und Harnstoff sowie eine Reihe von Arzneistoffen. Nichtelektrolyte sind dadurch gekennzeichnet, daß konzentrationsgleiche Lösungen (gleiche Anzahl Moleküle oder äquimolare Lösungen) die gleichen kolligativen Effekte, d. h. identische Gefrierpunktser-

niedrigung, Dampfdruckerniedrigung, Siedepunktserhöhung und osmotischen Druck zeigen.
Elektrolyte bilden in wäßriger Lösung Ionen, sie leiten den elektrischen Strom und zeigen „anomale" kolligative Eigenschaften; so findet man bei ihnen eine größere Gefrierpunktserniedrigung und Siedepunktserhöhung als bei Nichtelektrolyten gleicher Konzentration.[1]

10.3 Physikalische Grundlagen

Die Löslichkeit eines Stoffes in einem Lösungsmittel ist von verschiedenen Einflußgrößen abhängig, deren Kenntnis für den Pharmazeuten bei der Entwicklung, Prüfung und biopharmazeutischen Beurteilung der Arzneiform von Bedeutung ist.
Faßt man die Theorien verschiedener Autoren zur Löslichkeit von Stoffen und zur Ladungsverteilung in einem Plasma im physikalischen Sinne zusammen, so kann festgestellt werden, daß sich dann ein Stoff in einem Lösungsmittel löst, wenn beide Komponenten über gleichartige polare und nichtpolare Gruppen mit gewissen elektrischen Eigenschaften verfügen.[3,7]
Atome sind bekanntlich aus einem elektrisch positiv geladenen Kern und den negativ geladenen Elektronen aufgebaut, die sich in verschiedenen Energieebenen um den Kern herum bewegen. Ist die Zahl der positiven Kernladungen und der negativ geladenen Elektronenladungen gleich, dann liegt ein elektrisch neutrales Teilchen vor. Wird aus diesem Verband ein oder mehrere Elektronen entfernt, dann entstehen positiv geladene Ionen. Wird ein Elektron aufgenommen, entstehen negative Ionen. Kation und Anion wandern an entgegengesetzt aufgeladene Elektroden. In elektrisch neutralen Teilchen existieren Ladungsverteilungen, da die Elektronen in ihrem Plasma schwingen. Bewegt sich ein Elektron aus seiner Lage heraus, dann hinterläßt es hinter sich eine Schicht mit nur positiven Ladungen und bildet selbst eine Schicht mit doppelt negativer Raumladung. Dazwischen existiert ein elektrisches Feld, das bestrebt ist, den Ausgangszustand wieder herzustellen, d. h. die ausgelenkten Elektronen wieder in die Ausgangslage zu bringen. Dabei kommt es auf Grund der trägen Masse der Elektronen zu einem Überschwingen über die Ausgangslage hinaus. Das Plasma schwingt. Die Schwingungsfrequenz, d. h. die Umkehr der Ladungsverteilung, liegt in einer Größenordnung von 10^{-10} s. Dieses elektrische Wechselfeld des Teilchens übt auf die Ladungsverteilung eines in seine Nähe gelangten zweiten Teilchens den gleichen Einfluß aus wie ein von außen angelegtes elektrisches Feld. Die induzierte Ladungsverschiebung bewirkt eine gegenseitige Anziehung der Teilchen, die bei gleichartigen Teilchen als Kohäsion, bei ungleichartigen als Adhäsion bezeichnet wird.

10.3.1 Dipol, Dipolmoment

Als Dipol wird ein System bezeichnet, das durch zwei in einem definierten Abstand voneinander entfernt stehenden elektrischen Ladungen mit gleichem Betrag, jedoch entgegengesetztem Vorzeichen charakterisiert ist.

Das Produkt aus dem Abstand r der Ladungsschwerpunkte und der elektrischen Ladung e wird als das elektrische Dipolmoment μ bezeichnet.

$$\mu = e \cdot r \tag{1}$$

Das Dipolmoment stellt eine gerichtete Größe, also einen Vektor dar. Die SI-Einheit des Dipolmomentes ist Coulomb · Meter.

10.3.2 Polarisierbarkeit A

Die Polarisierbarkeit A ist ein Maß für die Deformierbarkeit von Elektronenorbitalen. Sie macht eine Aussage darüber, wie leicht die Ladungen in einem Ion oder Molekül zu verschieben sind.

Gelangt ein unpolares Molekül in ein elektrisches Feld, dann werden die Ladungszentren der Moleküle voneinander getrennt, d. h. Elektronen und Kerne werden aus ihrer ursprünglichen Position in entgegengesetzte Richtung verschoben. Dies wird als induzierte (dielektrische) Polarisation der Moleküle bezeichnet. In jedem Molekül wird dabei ein temporäres elektrisches Dipolmoment μ_i induziert, welches der elektrischen Feldstärke E und der Polarisierbarkeit A proportional ist.

$$\mu_i = A \cdot E \tag{2}$$

10.3.3 Zwischenmolekulare Kräfte

Beim Lösen eines Stoffes in einem Lösungsmittel werden die Anziehungskräfte zwischen den Molekülen der reinen Komponenten gesprengt, zugleich bilden sich neue Kräfte zwischen den Lösungsmittelmolekülen und den Stoffmolekülen aus.

Eine Substanz löst sich meistens dann in einem Lösungsmittel gut, wenn die Adhäsionskräfte im reinen Stoff von der gleichen Größenordnung sind wie die Kohäsionskräfte im reinen Lösungsmittel.

Ein Stoff ist unlöslich in einem Lösungsmittels, wenn die Adhäsionskräfte zwischen Molekülen wesentlich größer oder kleiner sind als im reinen Lösungsmittel, da dann die Überwindung der Anziehungskräfte in den reinen Komponenten mehr Energie beansprucht als durch die Ausbildung der Lösung gewonnen wird. Das ist die Ursache für den Erfahrungssatz: *Gleiches wird von Gleichem gelöst, similia similibus solvuntur.* Die intermolekularen Anziehungskräfte sind unterschiedlicher Natur. Sie sind am stärksten in kristallinen Festkörpern, schwächer in amorphen Festkörpern und Flüssigkeiten und am schwächsten in Gasen. Je nach physikalischer Natur unterscheidet man folgende zwischenmolekulare Kräfte.

Ionen- oder Coulomb-Kräfte

Anziehungskräfte zwischen Ionen entgegengesetzter Ladung bezeichnet man als Ionen- oder Coulomb-Kräfte. Die Kraft K, mit der sich zwei Ionen anziehen, ist durch die elektrischen Ladungen e_1 und e_2 und durch den Abstand r zwischen den Ionen gegeben.

$$K = - \frac{e_1 \cdot e_2}{r^2} \tag{3}$$

Coulomb-Kräfte sind für die Stabilität von Ionenkristallen, z. B. NaCl, verantwortlich.

Beim Lösen einer solchen Verbindung in einem polaren Lösungsmittel tritt Dissoziation und Solvatation der Ionen ein. Die Anziehungskraft zwischen den Ionen ist nunmehr umgekehrt proportional zur Dielektrizitätskonstante ε des Lösungsmittels. Die Kohäsionskräfte werden also verringert. Dafür treten infolge der Anziehung permanenter Dipole des Lösungsmittels durch die Ionen neue Ionen-Dipol-Kräfte auf.

$$K = - \frac{e_1 \cdot \mu}{r^3} \tag{4}$$

e_1 = elektrische Ladung,
μ = elektrisches Dipolmoment.

Der Abstand zwischen den solvatisierten Ionen in der Lösung ändert sich gemäß dem Temperaturkoeffizienten der Lösung meist nur wenig mit der Temperatur. Die Kräfte zwischen den Ionen sind daher nur schwach temperaturabhängig.[16]

Induktionskräfte

Induktionskräfte sind Wechselwirkungskräfte zwischen permanenten Dipolen und induzierten Dipolen. Das elektrische Feld eines molekularen Dipols bewirkt im Nachbarmolekül eine Ladungsverschiebung und damit die Induktion eines Dipols. Die Größe des induzierten Dipolmomentes μ_{ind} hängt von der Größe des induzierenden Dipolmomentes μ und von der Polarisierbarkeit A des zweiten Moleküls ab. Induktionskräfte sind nur schwach temperaturabhängig.[16]

$$K = \frac{A \cdot \mu^2}{r^7} \tag{5}$$

Dispersionskräfte oder London-van-der-Waals-Kräfte

Dispersionskräfte entstehen durch wechselseitige Induktion kleiner atomarer Dipole in den Atomen aufgrund des Einflusses des elektrischen Feldes, das in den Atomen aus dem Kern und den Elektronen gebildet wird.

Die Dispersionskräfte K hängen daher von der Verschiebbarkeit der Elektronen in den Atomen, der Polarisierbarkeit A, und von der Verfügbarkeit der Elektronen, d. h. von der Ionisierungsenergie I ab.

$$K = \frac{A^2 \cdot I}{r^7} \tag{6}$$

Da die Ladungsverschiebung unabhängig von der Temperaturbewegung der Teilchen ist, resultiert nur eine schwache Abhängigkeit der Dispersionskräfte von der Temperatur; es besteht auch eine schwache Abhängigkeit der Dispersionskräfte vom Abstand der sich anziehenden Partner. Dispersionskräfte sind bei allen Atomen und Molekülen wirksam.[16]

Wasserstoffbrückenbindung

Wasserstoffbrückenbindungskräfte (auch Wasserstoffbrücken oder Protonenbrücken genannt) findet man in Stoffen, deren Moleküle Hydroxyl- oder Aminogruppen tragen, z. B. Wasser, Alkohole, Säuren, Glycole oder Amine. Diese Moleküle fungieren als Wasserstoffdonator und -akzeptor. Außer bei Sauerstoff und Stickstoff treten auch sehr schwache Wasserstoffbrückenbindungen bei Halogenen und Schwefel auf. Wasserstoffbrückenbindungen sind stark von der Orientierung der Moleküle zueinander und damit von der Temperatur abhängig.[16]

Thermodynamische Grundlagen

Sowohl zwischen den Molekülen der reinen Komponenten als auch zwischen den unterschiedlichen Molekülen in der Lösung wirken Anziehungskräfte. Sind diese Anziehungskräfte in der Lösung größer als in den reinen Komponenten, so verläuft der Lösevorgang unter Absenkung der inneren Energie des Systems. Es handelt sich um einen exothermen Vorgang, der unter Abgabe von Wärme verläuft. Sind jedoch die Anziehungskräfte zwischen den Molekülen der reinen Komponenten größer als zwischen denen in der Lösung, so wird die innere Energie des Systems unter Wärmeaufnahme erhöht. Es handelt sich um einen endothermen Prozeß, der unter Abkühlung eines geschlossenen Systems verläuft. In nichtgeschlossenen Systemen wird die Wärme von außen aufgenommen, endotherme Prozesse werden also durch Wärmezufuhr begünstigt. Die meisten Lösevorgänge sind endotherme Vorgänge, die durch Temperaturerhöhung forciert werden; die Löslichkeit hat einen positiven Temperaturkoeffizienten. Exotherme Lösevorgänge haben einen negativen Temperaturkoeffizienten, d. h. die Löslichkeit nimmt mit steigender Temperatur ab; oberhalb bestimmter Temperaturen treten häufig Mischungslücken auf. Zur Klärung der Spontanität endothermer Lösevorgänge kann die *Gibbs-Helmholtz-Gleichung* herangezogen werden:

$$\Delta G = \Delta H - T\Delta S \qquad (7)$$

$\Delta G =$ freie Reaktionsenthalpie,
$\Delta H =$ Reaktionsenthalpie,
$\Delta S =$ Reaktionsentropie.

Bei exothermen Vorgängen ist die Reaktionsenthalpie ΔH negativ, bei endothermen Vorgänge eine positive Größe. Die Reaktionsentropie ΔS, ein Maß für die Änderung des Unordnungszustandes des Systems, ist stets positiv, da die Entropie der Lösung (Mischung) immer größer ist als die Entropie der reinen Komponenten.
Die freie Reaktionsenthalpie ΔG muß bei allen spontan ablaufenden Vorgängen eine negative Größe sein. Bei exothermen Vorgängen ist ΔH negativ: der Löseprozeß verläuft spontan unter Abgabe von Wärme, er ist „enthalpiebestimmt". Endotherme Prozesse, bei denen ΔH positiv ist, verlaufen ebenfalls spontan, das System kühlt sich aber ab. Wegen der großen positiven Reaktionsentropie vermag der negative Betrag $T\Delta S$ die positive Reaktionsenthalpie zu kompensieren, und ΔG ist wiederum negativ. Dieser Vorgang ist „entropiebestimmt". Wenn jedoch ΔH positiv und größer ist als $T\Delta S$, so tritt keine Lösung ein: das System bleibt heterogen.
Systeme mit einem negativen Temperaturkoeffizienten der Löslichkeit sind vorwiegend enthalpiebestimmt. Bei diesen Systemen kommt häufig die Wechselwirkung zwischen den Partnern durch schwache Wasserstoffbrückenbindungen zustande, die bei Temperaturerhöhung starker geschwächt werden als die Kräfte zwischen den reinen Komponenten. Daraus resultiert eine geringere Löslichkeit bei steigender Temperatur.
Die Änderung der Gesamtenergie des Systems kann also negativ oder positiv sein. Diese Energieänderung bezeichnet man als *Lösungs- oder Mischungswärme* bzw. Lösungs- oder Mischungsenthalpie. Systeme, die ohne Temperaturänderung miteinander mischbar sind, bezeichnet man als *athermische Systeme*; hierzu gehören z. B. die Lösungsmittelpaare Benzol-Chloroform sowie Methanol-Ethanol.
Negative Mischungswärme, also Systemerwärmung findet man bei den Lösungsmittelpaaren Wasser-Aceton, Wasser-Methanol und Wasser-Propanol.
Positive Mischungswärme, also Abkühlen beim Mischen, tritt bei den Lösungsmittelpaaren Chloroform-Schwefelkohlenstoff, Aceton-Schwefelkohlenstoff und Benzin-Schwefelkohlenstoff auf.

Ideale und reale Lösungen. Entsprechend dem Raoult-Gesetz ($p_i = p_i^0 \cdot X_i$) ist der Partialdruck p_i einer Komponente in einer Flüssigkeitsmischung bei bestimmter Temperatur gleich seinem Dampfdruck im Reinzustand p_i^0, multipliziert mit dem Molenbruch X(Stoffmengengehalt) dieser Komponente in der Lösung. Die Mischung wird dann als ideal bezeichnet, wenn beide Komponenten einer binären Lösung dem Raoult-Gesetz über den gesamten Bereich der Zusammensetzung gehorchen. Somit verändern sich bei einer idealen Lösung die Eigenschaften der Komponenten nicht, wenn sie zu einer Lösung vereinigt werden. Dabei wird weder Wärme aufgenommen oder abgegeben und das Endvolumen ergibt sich additiv aus den Volumina der Einzelkomponenten. Als Beispiel wurde bereits die Mischung von Methanol und Ethanol angeführt.
Zeigt eine der beiden Substanzen negative Abweichung vom Raoult-Gesetz, so werden sie als reale Mischungen bezeichnet. Mit Hilfe der Thermodynamik kann gezeigt werden, daß in diesem Falle auch die andere Substanz vom Raoult-Gesetz abweicht.
Negative Abweichungen führen zu erhöhter Löslichkeit und sind vielfach mit der Ausbildung von Wasserstoffbrückenbindungen zwischen polaren Substanzen verknüpft.
Reale Mischungen sind durch ein nichtadditives Verhalten des Volumens und einer Temperaturabhängigkeit gekennzeichnet.
Die Wechselwirkungen zwischen Lösungsmittel und gelöstem Stoff wird als Solvatation bezeichnet.[1]

10.4 Lösungsmittel

Die Lösungsmittel werden in polar, nichtpolar und semipolar differenziert.

Polare Lösungsmittel, wie z. B. Wasser, sind in der Lage Elektrolyte und polare Substanzen zu lösen. Wie in Abschnitt 10.3 dargelegt, reicht die Betrachtung der Dipolmomente nicht allein aus, um die Löslichkeit von polaren Substanzen zu erklären. Vielmehr sind die verschiedenen intermolekularen Kräfte, besonders die Wasserstoffbrückenbindungen für das Lösungsverhalten von Bedeutung.

Nichtpolare Lösungsmittel, wie z. B. Kohlenwasserstoffe, unterscheiden sich in ihrem Lösungsverhalten von den polaren Lösungmittel beträchtlich. Wegen ihrer niedrigen Dielektrizitätskonstante sind sie nicht in der Lage, die Anziehungskräfte zwischen den Ionen starker und schwacher Elektrolyte zu verringern. Ebenso können sie kovalente Bindungen nicht aufheben und schwache Elektrolyte ionisieren, da sie zu der Gruppe der protoneutralen Lösungsmittel gehören. Ferner können nichtpolare Flüssigkeiten mit Nichtelektrolyten auch keine Wasserstoffbrückenbindungen ausbilden.

Daher können ionische und polare Substanzen in nichtpolaren Lösungsmitteln wenig bzw. gar nicht gelöst werden.

Demgegenüber sind nichtpolare Verbindungen fähig, nichtpolare Substanzen infolge von induzierten Dipolwechselwirkungen zu lösen; hier sind es die London-Kräfte oder Dispersionskräfte, welche die Feststoffmoleküle in Lösung halten.

Semipolare Lösungsmittel, wie z. B. Alkohole und Ketone, können bis zu einem gewissen Grad bei nichtpolaren Substanzen eine Polarität induzieren.[1,3]

10.4.1 Lösungsmittel in der Arzneimittelherstellung

Die Auswahl eines Lösungsmittels oder eines Lösungsmittelgemisches für die Herstellung einer Arzneiform hängt primär von der Natur des zu lösenden Stoffes oder Stoffgemisches ab. Darüberhinaus ist von entscheidender Bedeutung, ob das Lösungsmittel in der fertigen Arzneiform verbleibt oder nicht. Im Falle des Verbleibens muß das Lösungsmittel physiologisch unbedenklich sein.

Insofern kommen für die Arzneimittelherstellung nur wenige Lösungsmittel in Betracht. Das weitaus am häufigsten gebrauchte ist Wasser.

Wasser

Der Begriff „Lösung" bedeutet nach DAB 9 eine wäßrige Lösung, wenn der Name des Lösungsmittel nicht angegeben ist.[2] Unter dem Begriff „Wasser" wird bei der Prüfung auf Identität und Reinheit, bei Gehaltsbestimmungen, Reagenzien und bei der Herstellung von Lösungen Wasser verstanden, das den Anforderungen der Monographie *Gereinigtes Wasser* (*Aqua purificata*) entspricht.

Nach der Monographie „Gereinigtes Wasser" wird dieses aus Trinkwasser durch Destillation, unter Verwendung von Ionenaustauschern oder nach anderen geeigneten Verfahren hergestellt.

Der Begriff *Trinkwasser* ist ein Gütebegriff und unterliegt bestimmten gesetzlichen Vorschriften und Normen. Sie besagen im Wesentlichen, daß Trinkwasser frei sein muß von Krankheitserregern, von chemischen Stoffen und radioaktiven Substanzen in solchen Konzentrationen, die der menschlichen Gesundheit schaden können.

Zur Herstellung von Lösungen, die parenteral appliziert werden sollen, schreibt das DAB 9 die Verwendung von *Wasser für Injektionszwecke (Aqua ad iniectabilia)* als Lösungsmittel oder Verdünnungsmittel vor.

Im Gegensatz zu Gereinigtem Wasser darf Wasser für Injektionszwecke nur durch Destillation gewonnen werden. Die Apparatur muß so beschaffen sein, daß ein Mitreißen von Flüssigkeitströpfchen oder Verunreinigungen durch Bestandteile der Apparatur ausgeschlossen ist.

Durch die Vorschriften der Monographie werden alternative Herstellungsmethoden wie die Umkehrosmose untersagt. In der USP XXII ist neben der Destillation auch die Umkehrosmose als Reinigungsverfahren für Wasser für Injektionszwecke zugelassen.[2,10,11]

Ethanol und Ethanol-Wasser-Mischungen

Ethanol und Ethanol-Wasser-Mischungen sind als Monographien im DAB 9 enthalten. Das Arzneibuch führt als Einzelmonographie *Ethanol 96%,* als Sammelmonographie *Ethanol 90% (V/V), Ethanol 80% (V/V), Ethanol 70% (V/V), Ethanol 60% (V/V), Ethanol 50% (V/V)* und *Ethanol 45% (V/V)* auf.

Ethanol ist eine lichtempfindliche und feuergefährliche Flüssigkeit, Gemische von Ethanoldämpfen mit Luft oder Sauerstoff sind explosiv. Ethanol ist ein polares Lösungsmittel, das wie Wasser Wasserstoffbrückenbindungen ausbilden kann. Ethanol 96% (*V/V*) ist mit allen gebräuchlichen organischen Lösungsmitteln unbegrenzt mischbar. Ethanol löst eine Vielzahl von organischen Festsubstanzen, ebenso können eine Reihe von Elektrolyten gelöst werden.

Beim Mischen von Ethanol 96% (*V/V*) mit Wasser kommt es zu einer Volumenkontraktion und Wärmeentwicklung.

Weiterführende Angaben zur Gewinnung von Ethanol, zu den physikalischen Kennziffern, der Pharmakologie sind der Literatur zu entnehmen.[2]

In der pharmazeutischen Praxis ist zu beachten, daß für Arzneimittel, die Ethanol enthalten, die Arzneimittel-Warnhinweisverordnung (AMWarnV)[12] anzuwenden ist, sofern das Produkt zur inneren Anwendung am Menschen bestimmt ist. Es ist der Hinweis *„Enthält....Vol.-% Alkohol"* auf den Primär- und Sekundärpackmitteln anzubringen, sofern der Ethanolgehalt bei peroralen flüssigen Zubereitungen, Injektionslösungen, Infusionslösungen, Mund- und Rachendesinfektionsmitteln in der Einzelgabe nach Dosierungsanleitung mindestens 0,05 g beträgt.

10.5 Gesättigte Lösung

Befindet sich eine Lösung in dem Zustand, der einem der Punkte der Mischungsgrenze der Mischungsdiagramme entspricht, so ist sie als gesättigt zu bezeichnen. Dabei ist es gleichgültig, ob mit Überschreiten der Grenze ein Festkörper oder eine flüssige Phase von der Lösung abgeschieden wird. Aus den thermodynamischen Überlegungen geht hervor, daß das Gesamtsystem mit Überschreiten der Mischungsgrenze als homogene Lösung energiereicher wird als ein in bestimmter Form aufgetrenntes System.

Bei der Bildung getrennter Phasen tritt eine neue Phasengrenzfläche auf, die in die Energiebilanz mit eingeht. Da die Grenzflächenenergie das Produkt aus der Grenzfläche und der Grenzflächenspannung darstellt, ist bei der Bildung einer feinkristallinen Abscheidung bzw. einer hochdispersen Flüssig-flüssig-Trennung in Form einer instabilen Emulsion diese Grenzflächenenergie höher als bei einer grobdispersen Abscheidung. Es ist daher durchaus möglich, daß die innere Energie einer Lösung höher ist als die eines entsprechenden grobdispersen Systems, jedoch noch unter des zunächst entstehenden feindispersen System liegt. In diesem Fall kann die Lösung, sofern der feindisperse Zustand nicht zu umgehen ist, die Mischungsgrenze überschreiten. Erst dann, wenn durch weitere Verschiebung auch der bei der Phasentrennung primär auftretende feindisperse Zustand gegenüber der feindispersen Lösung energetisch begünstigt ist, tritt die Abscheidung ein. Der Lösungszustand zwischen der Sättigungsgrenze und der spontanen – auch feindispersen – Abscheidung wird als der einer *übersättigten Lösung* bezeichnet. Da bei der feindispersen Trennung die abgeschiedene Phase zunächst in Form kleiner Einheiten hoher Grenzflächenenergie auftritt, so daß sich weitere Mengen der abzuscheidenden Komponente unter Erniedrigung der Grenzflächenenergie des Systems bevorzugt dort abscheiden, bezeichnet man auch die feindisperse Trennung als spontane Keimbildung.

Prinzipiell liegen bei der Abscheidung eines Festkörpers oder einer flüssigen Komponente aus einer Lösung und der Erstarrung einer Schmelze die gleichen Gesetzmäßigkeiten vor. Der gesättigten Lösung entspricht eine Schmelze im Bereich des betreffenden Schmelzpunktes, der übersättigten Lösung die unterkühlte Schmelze. Die Verhältnisse lassen sich anhand des *Ostwald-Mier-Diagramms* am einfachsten demonstrieren, das in zwei verschiedenen Formen dargestellt werden kann, je nachdem ob die Erstarrung einer Schmelze oder die Abscheidung einer Komponente aus der Lösung zur Diskussion steht. Ein entsprechendes Diagramm ist in Abb.4.102 wiedergegeben. Es zeigt die Abhängigkeit der Sättigungskonzentration einer Lösung von der Temperatur in der Kurve a. Gleichzeitig ist in der Kurve b die Abhängigkeit der Konzentration der spontanen Keimbildung von der Temperatur wiedergegeben. Der Bereich I stellt den Bereich stabiler, der Bereich II den übersättigter oder labiler Lösungen und der Bereich III das Gebiet instabiler Zustände dar.

Wird eine Lösung des Zustandes x_1 abgekühlt, so erreicht sie bei x_2 die Sättigungsgrenze. Sind keine Ab-

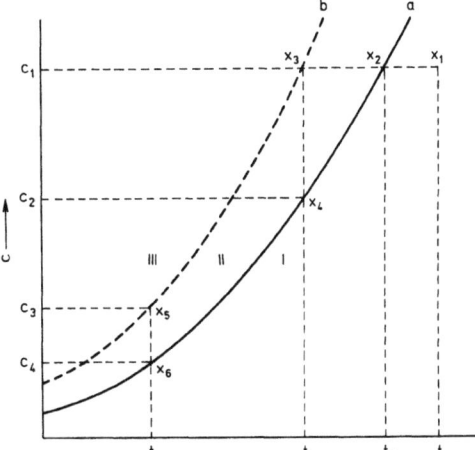

Abb.4.102. Ostwald-Mier-Diagramm

scheidungskeime vorhanden, so kann bei weiterer Abkühlung ohne Konzentrationsänderung der Zustand x_3 erreicht werden. Erfolgt jedoch eine über t_3 hinausgehende Abkühlung, so findet ab t_3 eine spontane Keimbildung statt, d.h. die Lösung scheidet einen Teil des gelösten Stoffes zunächst hochdispers ab. Mit der Keimbildung ist aber die Möglichkeit einer weiteren Abscheidung unter Wachstum der gebildeten Flüssigkeitstropfen bzw. Kristallkeime gegeben, so daß – bleibt die Temperatur bei t_3 – die Konzentration bis zur Sättigungsgrenze auf c_2 abfallen kann. Damit erreicht die Lösung mit x_4 wieder den stabilen Zustandsbereich. Erfolgt dagegen eine Abkühlung bis t_4, so läuft die Abscheidung entweder über x_3 und x_4 nach x_6 oder über x_3 und x_5 nach x_6 ab. In beiden Fällen wird die Konzentration c_4 erreicht. Ist das Abscheidungsprodukt stabil, d.h. koaguliert es nicht zu größeren Tröpfchen bzw. bildet es keine Aggregate, so sind die aus den beiden Wegen hervorgehenden Abscheidungsprodukte unterschiedlich. Der erste Weg führt zu einem Produkt geringerer Dispersität als der zweite. Da der erste Weg bei langsamer, der zweite dagegen bei rascher Abkühlung durchlaufen wird, hat man es i. allg. in der Hand, ein bestimmtes Produkt gezielt herzustellen.

Prinzipiell stellt nicht nur die Kurve a, sondern auch die Kurve b eine Sättigungsgrenze dar. In einer Sättigungsgrenze ist nämlich der Zustand einer Lösung erreicht, in dem diese mit einem Abscheidungsprodukt bestimmter Energie im Gleichgewicht steht. Danach ist in der Grenze der spontanen Keimbildung der Gleichgewichtszustand mit einem Abscheidungsprodukt hoher Dispersität, d.h. großer Grenzflächenenergie gegeben, in der mit a bezeichneten Sättigungsgrenze dagegen mit einem Abscheidungsprodukt geringer Dispersität, bei der die Grenzflächenenergie praktisch vernachlässigt werden kann.

Aus diesen Tatsachen folgt die wichtige Konsequenz, daß die Löslichkeit einer Substanz, die mit der Sättigungskonzentration gegeben ist, von ihrem Dispersitätsgrad abhängt. In einer Suspension bildet sich daher über einem mikronisiertem Material eine höher konzentrierte Lösung aus als über einem grobdispersen. Diese Erkenntnis ist u. a. für Fragen der Resorption von Arzneistoffen aus Arzneizubereitungen unterschiedlicher Dispersität der Arzneistoffe von besonderer Bedeutung. Liegen in einer Suspension Feststoffpartikeln verschiedener Größe vor, so entsteht in der Umgebung der kleineren Partikeln eine höher konzentrierte gesättigte Lösung als in der Umgebung der größeren. Dadurch resultiert ein Konzentrationsgefälle, das sich durch Diffusion ausgleichen kann. Mit der Erhöhung der Konzentration im Bereich der größeren Partikeln wird aber die dort vorliegende Sättigungsgrenze überschritten, so daß unter Wachstum der großen Teilchen die Lösung wieder verarmt. Infolge der Diffusion wird andererseits in der Nähe der kleinen Partikeln die Lösungssättigungsgrenze unterschritten, wodurch weiteres Material der kleineren Teilchen in Lösung geht. Eine heterodisperse Suspension ist daher durch ein stetiges Wachstum großer Partikeln auf Kosten der kleinsten ausgezeichnet.

Die *Löslichkeit* eines bestimmten Feststoffes wird i. allg. festgelegt, indem man diejenige Konzentration der interessierenden Lösung angibt, die mit dem unter Normalbedingungen entstehenden Kristallisat im Gleichgewicht steht. Auf diese Definition gehen die einschlägigen Tabellen, Angaben von Löslichkeitsprodukten und dergleichen zurück.

Die Angaben zur Löslichkeit in den Monographien des DAB 9 unter dem Begriff „Eigenschaften" sind nicht als Reinheitskriterien zu bewerten, sondern dienen lediglich zu einer Charakterisierung der Stoffe.[3]

10.6 Löslichkeit, Lösungsgeschwindigkeit, Löslichkeitsverbesserung

10.6.1 Löslichkeit

Während des Lösungsvorganges muß bei Nichtelektrolyten das Molekülgitter bzw. bei Elektrolyten das Ionengitter unter Energieverbrauch gelockert und schließlich soweit zerstört werden, daß die Gitterbausteine im Idealfall isoliert voneinander im Lösungsmedium vorliegen. Das wird nur dann der Fall sein, wenn der zugeführte Energiebetrag die Gitterenergie übersteigt. In den meisten Fällen ist jedoch dieses *ideale* Lösungsverhalten nicht dominant. Vielmehr kommt es bei realen Lösungen zu einer intermolekularen Wechselwirkung zwischen den Molekülen den gelösten Stoffes und denen des Lösungsmittels (z. B. Solvatation), so daß als bestimmender Parameter für die Löslichkeit der strukturelle Aufbau, insbesondere die Ladungsverteilung (Dipolmoment), fungiert. Ihre praktische Bestätigung finden diese Überlegungen in der Tatsache, daß Nichtelektrolyte, die zur Ausbildung von Wasserstoffbrückenbindungen befähigt sind, sich in Wasser lösen, während sie in apolaren Lösungsmitteln (z. B. Benzol) praktisch unlöslich sind.

Der Lösungsvorgang ist verbunden mit dem Auftreten von Lösungswärme, die sowohl positiv (Wärmeaufnahme unter Abkühlung des Systems) als auch negativ (Wärmeabgabe unter Erwärmung des Systems) sein kann. Nichtelektrolyte, vor allem organische Verbindungen, deren Gitterzusammenhalt durch relativ schwache van der Waal-Kräfte (s. dort) bewirkt wird und die keine ausgeprägten Wechselwirkungen mit den Lösungsmittelmolekülen zeigen, lösen sich endotherm (unter Abkühlung). Die Lösungswärme von Elektrolyten ergibt sich aus dem Differenzbetrag der Gitter- und Solvatationsenergie. Je nach Größe der beiden Parameter kann der Auflösungsprozeß exotherm oder endotherm verlaufen.

Die Löslichkeit, d. h. die maximale Konzentration eines festen Stoffes in der Lösung (Sättigungskonzentration) ist somit eine temperaturabhängige Größe. Wie aus der Abb. 4.103 zu ersehen ist, kann es bei der Temperaturerhöhung zu einem Anstieg (KNO_3, zu einer Erniedrigung ($Ca(CH_3COO)_2$) oder zu einer geringfügigen Veränderung (NaCl) der Löslichkeit kommen. Lösungsanomalien (Knickpunktkurven) sind für Salze charakteristisch, die in verschiedenen Hydratformen auftreten können, wie z. B. das Natriumsulfat.

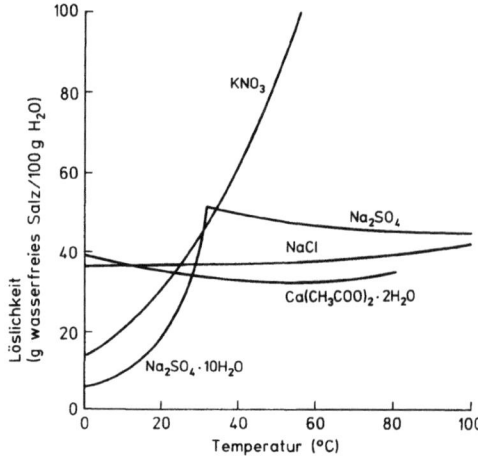

Abb. 4.103. Abhängigkeit der Löslichkeit von der Temperatur

Polymorphie und Löslichkeit

Eine Vielzahl von Substanzen kann in verschiedenen Gittern auskristallisieren und verschiedene Modifikationen aufweisen. Diese Eigenschaft bezeichnet man als polymorphes Verhalten oder Polymorphie. Die unterschiedlichen Modifikationen, die z. B. organoleptisch nicht unbedingt differenzierbar sein müssen, zeigen auf Grund verschiedener Gitteraufbauten unterschiedliche physikalische Eigenschaften, die sich in den Parametern Schmelzwärme, Dichte, Lichtbrechung, elektrischen Leitfähigkeit, Härte, Dampfdruck, Oberflächenspannung und auch der Löslichkeit zeigen. Dies bedeutet in der Praxis, daß durch gezielte Auswahl einer Substanzmodifikation bestimmte Löslichkeiten erreicht werden können. Andererseits ist die Wahl der Modifikation auch beeinflussend auf die biopharmazeutischen Parameter. Auf die Bestimmung der Polymorphie wird in Kap. 2,2.4 eingegangen. Biopharmazeutische Aspekte der Polymorphie werden in Kap. 4, 12.2 abgehandelt.

10.6.2 Lösungsgeschwindigkeit

Unter der Lösungsgeschwindigkeit eines Stoffes versteht man seine Stoffmengen- bzw. Massenabnahme pro Zeiteinheit $\left(-\dfrac{dn}{dt}\right)$ bzw. $\left(-\dfrac{dm}{dt}\right)$. Oft wird auch zur Beschreibung des Lösevorganges in Funktion der Zeit die Zunahme der Konzentration an Gelösten pro Zeiteinheit $\left(\dfrac{dc}{dt}\right)$ verwendet. Bei konstantem Volumen des Lösungsmittels (V) besteht folgender Zusammenhang zwischen diesen beiden Größen:

$$-\frac{dn}{dt} = \frac{dc}{dt} \cdot V \qquad (8)$$

Die erste Theorie über den Lösevorgang von Feststoffen in Flüssigkeiten wurde von *Noyes* und *Whitney* aufgestellt. Sie postulierten, daß beim Lösevorgang eine feste Substanz stets von einer unendlich dünnen Schicht ihrer gesättigten Lösung umgeben ist, und daß ausgehend von dieser Schicht eine Diffusion in die übrigen Teile der Lösung erfolgt. Daraus und gestützt auf experimentelle Daten folgerten sie, daß in einem bestimmten System die Konzentrationsänderung $\left(\dfrac{dc}{dt}\right)$ der Lösung proportional zum jeweils vorhandenen Konzentrationsgefälle (c_s -c) ist:

$$\frac{dc}{dt} = k(c_s - c), \qquad (9)$$

k = Proportionalitätskonstante des betreffenden Systems,
c_s = Sättigungskonzentration bzw. Löslichkeit,
c = Konzentration der Lösung.

Nernst und *Brunner* erkannten die Bedeutung des 1. Fick-Diffusionsgesetzes und setzten dieses in die von Noyes-Whitney aufgestellte Gleichung ein:

$$-\frac{dn}{dt} = D \cdot S (c_s - c)/h. \qquad (10)$$

Danach ist die Lösungsgeschwindigkeit $\left(\dfrac{dn}{dt}\right)$ direkt proportional zur geometrischen Oberfläche des Feststoffes (S), seinem Diffusionskoeffizienten (D) und dem Konzentrationsgefälle (c_s-c) zur Zeit (t), sowie umgekehrt proportional zur Dicke der Diffusionsschicht (h).
Um reproduzierbare Werte zu erhalten, müssen die geometrischen Verhältnisse der Versuchsapparatur und die Strömungsverhältnisse (Rühren) der Lösung festgelegt sein. Das sind für die praktische Anwendung dieser Gleichung große Nachteile. Deshalb leiteten *Hixson* und *Crowell* eine neue Gleichung ab, in welcher die Lösungsgeschwindigkeit als Funktion von Oberfläche (S), Konvektion (a) und Konzentrationsgefälle (c_s-c) betrachtet wird. Hierbei gingen sie von der vereinfachenden Annahme aus, daß die nicht zerfallenden Partikeln des betrachteten Festkörpers annähernd sphärisch und vom gleichen Durchmesser sind. Die bei der Integration über t erhaltene mathematische Beziehung, in welcher die Massen der Feststoffe in der dritten Wurzel auftreten, nannten sie *Kubikwurzelgesetz* (engl.: cubic root law). Für den Spezialfall, daß die Konzentration des gelösten Stof-

fes sehr viel kleiner als seine Sättigungskonzentration ist ($c \ll c_s$), was zu Beginn eines Lösevorganges meistens zutrifft, reduziert sich die Gleichung zu:

$$\left(\frac{m}{m_0}\right)^{\frac{1}{3}} = 1 - \frac{t}{T} \qquad (11)$$

T = Gesamtlösezeit,
m_0 = Feststoffmasse zur Zeit $t = 0$,
m = Feststoffmasse zur Zeit t.

Für den Spezialfall bei konstanter Konvektion und Oberfläche reduziert sich die Gleichung von Hixson und Crowell zur derjenigen von Noyes und Whitney. Die praktische Bedeutung des Kubikwurzelgesetzes besteht darin, daß es die Lösungsgeschwindigkeit eines Feststoffes unabhängig von der Versuchsanordnung charakterisieren kann.[8]
Aus pharmazeutischer Sicht ist die Bestimmung der Lösungsgeschwindigkeit unter „Methoden der pharmazeutischen Technologie" vom DAB 9 im Kapitel V.5.4 „Wirkstofffreisetzung aus festen Arzneiformen" aufgeführt. Genaue Angaben über das Auflösungsverhalten von in fast 400 Monographien unter Festlegung der Prüfbedingungen beschriebenen Tabletten und Kapseln findet man in der USP XXII.[3]

10.6.3 Löslichkeitsverbesserung

Bei der Herstellung von Arzneistofflösungen ergibt sich in der Praxis sehr häufig das Problem, daß der gewünschte Arzneistoff zwar in einem apolaren Lösungsmittel ausreichend löslich ist, aber in einer wäßrigen Zubereitung die notwendigen Konzentrationen nicht erreicht werden können. Um dennoch eine ausreichende Löslichkeit zu erreichen bedient man sich verschiedener Techniken, insbesondere der Lösungsvermittlung. Hierzu werden sog. Lösungsvermittler eingesetzt, die einerseits physiologisch und toxikologisch unbedenklich sein müssen und andererseits pharmakologisch weitgehendst indifferent sein sollten. Besonders bei der Zubereitung von parenteralen Arzneiformen ist man auf die Lösungsvermittlung angewiesen.
Eine Verbesserung der Wasserlöslichkeit von Arzneisubstanzen kann erreicht werden

- durch Bildung wasserlöslicher Salze,
- durch die Einführung polarer Gruppen in das Molekül,
- durch Komplexbildung,
- durch Zugabe hydrotroper Verbindungen,
- durch Solubilisierung.

Bildung wasserlöslicher Salze

Diese Methode wird bei Alkaloiden und organischen Säuren angewandt. So werden zum Beispiel Alkaloide wie Pilocarpin oder Morphin in die entsprechenden Hydrochloride, die Benzoesäure z. B. in das Natriumbenzoat übergeführt.

Einführung polarer Gruppen in das Molekül

Zur Hydrophilisierung einer Substanz können polare Gruppen in das Molekül eingeführt werden. Hier bieten sich Carboxyl-, Schwefel-, Sulfon-, Amin-, Amid-, Methansulfonat-, Hydroxyalkyl-, Polyoxyethylgruppen an. Man muß dabei jedoch besonders beachten, daß sich mit Einführung der polaren Gruppe sowohl die pharmakologischen Eigenschaften als auch die biopharmazeutischen Parameter verändern. Ferner hat die Einführung dieser Gruppen einen erheblichen Einfluß auf die Stabilität der Verbindung. Es kann zu einer derartigen Veränderung des Arzneistoffes kommen, daß er therapeutisch nicht mehr genutzt werden kann.

Komplexbildung

Diese Methode macht sich die Bildung molekularer Komplexe zunutze. Unter diesen Komplexen sind Verbindungen zu verstehen, die u. a. durch Wasserstoffbrückenbindungen oder Dipol-Dipol-Kräfte, auch durch hydrophobe Wechselwirkungen zwischen verschiedenen Arzneistoffen sowie zwischen Arzneistoffen und ausgewählten Hilfsstoffen zustande kommen. Die Komplexbildung geht ebenso wie die Einführung hydrophiler Gruppen mit einer Veränderung der pharmakologischen und biopharmazeutischen Eigenschaften einher. Eine entsprechende Prüfung ist daher zwingend erforderlich.

Hydrotrope Verbindungen

Durch Zugabe von hydrotropen Verbindungen, also Stoffen mit ausgeprägten hydrophilen polaren Molekülgruppen, kann die Wasserlöslichkeit von Substanzen erheblich erhöht werden. Für pharmazeutische Zwecke werden Stoffe mit einem hohen Anteil von Carboxyl- und Hydroxylgruppen wie ein und mehrwertige Alkohole (Ethanol, Propylenglycol, Glycerol, Sorbitol), Ether (Polyethylenglycole), Ester (Propylenglycolpropionat), Salze organischer Säuren, mehrbasische, aliphatische Hydroxysäuren und deren Salze sowie aromatische Carbonsäuren oder Amide eingesetzt.

Solubilisierung

Unter Solubilisierung ist eine Löslichkeitsverbesserung durch oberflächenaktive Verbindungen zu verstehen, die in der Lage sind, schlecht wasserlösliche oder wasserunlösliche Stoffe in klare oder höchsten opaleszierende wäßrige Lösungen zu überführen, ohne daß die chemische Struktur des Arzneistoffes verändert wird.
In der Praxis werden neben den ionogenen vor allem nichtionogene Emulgatoren eingesetzt, die sich gegenüber chemischen Einflüßen als weitgehend indifferent erweisen.
In der Praxis werden vor allem Vitamine, ätherische Öle[9] und andere Arzneimittel solubilisiert.
Nichtionogene Solubilisatoren vermindern bei wäßrigen Arzneizubereitungen die Wirkung von Konservierungsmitteln.

10.7 Konzentrationsangaben

Die Konzentration der in einer Lösung befindlichen Substanz kann zweckentsprechend auf verschiedene Weise angegeben werden. So können einerseits nur die Mengenverhältnisse beschrieben werden, andererseits aber auch die Raumerfüllung betrachtet werden. Während die erste Gruppe absolut unabhängige Angaben macht, zeigt sich für die zweite Gruppe eine Abhängigkeit von Druck und Temperatur.[4]
In der *DIN 1310.6* wird festgelegt, daß als Oberbegriff für die qualitative Beschreibung der Zusammensetzung von Mischphasen die Bezeichnung *Gehalt* verwendet werden soll, solange man keine Zahlenwerte angibt.
Der Begriff Konzentration bezeichnet hingegen den Quotienten aus der Masse m_i, dem Volumen V_i, der Stoffmenge n_i oder der Teilchenzahl N_i einer Stoffportion i und einem Volumen V der Mischphase, entsprechend den folgenden Definitionen:

1. Massenkonzentration
Symbol: β_i

Ist V das Volumen der gesamten Lösung, so ist die Massenkonzentration der gelösten Komponente i

$$\beta_i = m_i / V.$$

2. Volumenkonzentration
Symbol: σ_i

Ist V das Volumen der gesamten Lösung, so ist die Volumenkonzentration der gelösten Komponente i

$$\sigma_i = V_i / V.$$

3. Stoffmengenkonzentration
Symbol: c_i

Ist V das Volumen der gesamten Lösung, so gilt für die Komponente i

$$c_i = n_i / V,$$

wobei n die in dem Volumen V der Lösung vorhandene Anzahl der Mol der Komponente i bedeutet.
Der Ausdruck Stoffmengenkonzentration ist synonym für „molare Konzentration oder Molarität" zu verwenden. Die Molarität wird im chemischen Sprachgebrauch allgemein auf die Einheit von einem Liter Lösung bezogen und wird korrekterweise dann auch als Litermolarität bezeichnet.

4. Teilchenzahlkonzentration
Symbol: C_i

Ist V das Volumen der gesamten Lösung, so gilt für die Komponente i

$$C_i = N_i / V,$$

wobei N die Anzahl der Teilchen der Komponente i symbolisiert.
Der Quotient aus Masse m_i, Volumen V_i, Stoffmenge n_i oder Teilchenzahl N_i einer Stoffportion i und der Summe m, V_0 oder N der gleichdimensionalen Größen aller Stoffe der Mischphase wird nach DIN 1310.6 dagegen als *Anteil* bezeichnet.

Tabelle 4.64. In Pharmakopöen monographierte Lösungen

Arzneistoffe	Monographie	Pharmakopöe
5-Fluorouracil	Fluorouracil Topical Solution	USP XXII / NF XVII
p-Acetaminophenol	Acetaminophen Oral Solution	USP XXII / NF XVII
Acetylcystein	Acetylcysteine Solution	USP XXII / NF XVII
	Acetylcysteine and Isoproterenol HCl Inhalation Sol	USP XXII / NF XVII
Adrenalin	Compound Adrenaline and Atropine Spray	BP 83
Adrenalin (Tartrat)	Adrenaline Solution	BP 80, Add.
Aluminiumacetat	Aluminum acetate Topical Solution	USP XXII / NF XVII
Aluminiumchlorid Hexahydrat	Aluminium-Hexahydrat Lösung	DAC 86, Erg. 89 / NRF, Erg. 89
Aluminumsulfat	Aluminumacetattartrat Lösung	DAB 9
	Aluminum subacetate Topical Solution	USP XXII / NF XVII
Amaranth	Amaranth Solution	BP 80, Add.
Aminocapronsäure	Aminocaproic Acid Mixture	BP 83
Aminophyllin	Aminophylline Oral Solution	USP XXII / NF XVII
Ammoniumsulfichthol	Arningsche Lösung	DAC 86, Erg. 89 / NRF, Erg. 89
Amprolium	Amprolium Oral Solution	USP XXII / NF XVII
Anisöl, Ammoniak	Ammoniaklösung, anisölhaltige	DAC 86, Erg. 89 / NRF, Erg. 89
Anthrarobin, Ammonium-sulfobutol	Arningsche Lösung	DAC 86, Erg. 89 / NRF, Erg. 89
Antipyrin, Benzocain	Antipyrine and Benzocaine Otic Solution	USP XXII / NF XVII
Antipyrin, Benzocain, Phenylephrin	Antipyrine, Benzocaine and Phenylephrine HCl Otic Sol	USP XXII / NF XVII
Aprotinin	Konzentrierte Aprotinin Lösung	DAB 9
Atropin	Compound Adrenaline and Atropine Spray	BP 83
Atropinsulfat	Atropinsulfat Augentropfen 0,5 %	DAC 86, Erg. 89 / NRF, Erg. 89
	Atropinsulfat Augentropfen 0,2 %	DAC 86, Erg. 89 / NRF, Erg. 89
	Atropinsulfat Augentropfen 2,0 %	DAC 86, Erg. 89 / NRF, Erg. 89
	Diphenoxylate HCl Atropine sulfate Oral Solution	USP XXII / NF XVII
	Atropine sulfate Ophthalmic Solution	USP XXII / NF XVII
	Atropinsulfat 0,1 % Injektionslösung	DAC 86, Erg. 89 / NRF, Erg. 89
	Atropinsulfat Augentropfen 1,0 %	DAC 86, Erg. 89 / NRF, Erg. 89
Benoxinat	Benoxinate hydrochloride Opthalmic Solution	USP XXII / NF XVII
Benzalkoniumchlorid	Benzalkoniumchlorid Lösung	DAB 9
Benzethonium	Benzethonium Chloride Topical Solution	USP XXII / NF XVII
Bromhexin	Bromhexin-Lösung	DAC 86, Erg. 89 / NRF, Erg. 89
Calciumhydroxid	Calcium Hydroxide Solution	BP 80, Add.
Campher	Campheröl 20 %	DAC 86, Erg. 89 / NRF, Erg. 89
Carbachol	Carbachol Augentropfen 1 %	DAC 86, Erg. 89 / NRF, Erg. 89
Carbamid	Carbamide peroxide Topical Solution	USP XXII / NF XVII
Carnitin	Levocarnitine Oral Solution	USP XXII / NF XVII
Carphenazin	Carphenazine maleate Oral Solution	USP XXII / NF XVII
Cetrimid	Cetrimide Solution	BP 83
Cetylpyridinium	Cetylpyridinium Topical Solution	USP XXII / NF XVII
Chloramphenicol	Chloramphenicol Ophthalmic Solution	USP XXII / NF XVII
	Chloramphenicol 5,0 % Augentropfen	DAC 86, Erg. 89 / NRF, Erg. 89
	Chloramphenicol 0,5 % Augentropfen	DAC 86, Erg. 89 / NRF, Erg. 89
	Chloramphenicol Oral Solution	USP XXII
Chlorhexidin	Chlorhexidin-Gurgellösung	DAC 86, Erg. 89 / NRF, Erg. 89
Chlorokresol	Castellanische Lösung	DAC 86, Erg. 89 / NRF, Erg. 89
	Farblose Castellanische Lösung	DAC 86, Erg. 89 / NRF, Erg. 89
Chloroxylenol	Chloroxylenol Solution	BP 80, Add.
Clindamycin	Clindamycin Phosphate Topical Solution	USP XXII / NF XVII
Clotrimazol	Clotrimazol Hautspray 1 %	DAC 86, Erg. 89 / NRF, Erg. 89
	Clotrimazol Lösung 1 %	DAC 86, Erg. 89 / NRF, Erg. 89
	Clotrimazole Topical Solution	USP XXII / NF XVII
Codein	Codeine Linctus	BP 83
Colecalciferol	Ölige Lösungen von Colecalciferol	DAB 9
Colecalciferol oder Ergocalciferol	Calciferol Solution	BP 80, Add.
Cromoglycin	Cromolyn Sodium Nasal Solution	USP XXII / NF XVII
	Cromolyn hydrochloride ophthalmic solution	USP XXII / NRF XVII
Cyclopentolat	Cyclopentolate hydrochloride Opthalmic Solution	USP XXII / NF XVII
Cyclosporin	Cyclosporine Oral Solution	USP XXII / NF XVII
D-(+) Panthotenylalkohol	Dexpanthenol-Lösung	DAC 86, Erg. 89 / NRF, Erg. 89
Dehydrotachysterol	Dihydrotachysterol Oral Solution	USP XXII / NF XVII

Tabelle 4.64. Fortsetzung

Arzneistoffe	Monographie	Pharmakopöe
Demecariumbromid	Demecarium bromide Ophthalmic Solution	USP XXII / NF XVII
Dexamethason	Dexamethasone Sodium phosphate and Neomycin sulfate	USP XXII / NF XVII
Diethyltoluolamid	Diethyltoluolamide Topical Solution	USP XXII / NF XVII
Dihydroergotoxin, -cornin, -cristin, -cryptin	Ergoloid mesylates Oral Solution	USP XXII / NF XVII
Dihydroergotaminmethansulfonat	Dihydroergotamine Mesylate Solution	BP 80, Add.
Diphenoxylathydrochlorid	Diphenoxylate hydrochloride and atropine sulfate Oral	USP XXII / NF XVII
Doxepin	Doxepin hydrochloride Oral Solution	USP XXII / NF XVII
Dyclonin	Dyclonine hydrochloride Topical Solution	USP XXII / NF XVII
Eisessig	Acetic acid Otic Solution	USP XXII / NF XVII
Epinephrin	Neutrale Epinephrin-Augentropfen 1 %	DAC 86, Erg. 89 / NRF, Erg. 89
	Dipivefrin Ophthalmic Solution	USP XXII / NF XVII
	Epinephrine bitartrate Ophthalmic Solution	USP XXII / NF XVII
Ergocalciferol	Ergocalciferol Oral Solution	USP XXII / NF XVII
Erythromycin	Erythromycin Topical Solution	USP XXII / NF XVII
Ethamiva	Ethamivan	BP 83
Ethylmorphin	Ethylmorphinhydrochlorid-Augentropfen 2 %	DAC 86, Erg. 89 / NRF, Erg. 89
Eucatropine	Eucatropine hydrochloride Ophthalmic Solution	USP XXII / NF XVII
Fluocinolon	Fluocinolone acetonide Topical Solution	USP XXII / NF XVII
Fluorescein	Fluorescein Augentropfen 0,25 %	DAC 86, Erg. 89 / NRF, Erg. 89
	Fluorescein Augentropfen 0,50 %	DAC 86, Erg. 89 / NRF, Erg. 89
	Fluorescein Augentropfen 1,00 %	DAC 86, Erg. 89 / NRF, Erg. 89
Fluphenazin	Fluphenazine hydrochloride Oral Solution	USP XXII / NF XVII
Flurbiprofen	Flurbiprofen Sodium Ophthalmic Solution	USP XXII
Fuchsin	Castellanische Lösung	DAC 86, Erg. 89 / NRF, Erg. 89
Gentamicin	Gentamicin Sulfate Ophthalmic Solution	USP XXII / NF XVII
Gentianaviolett	Gentian Violet	USP XXII / NF XVII
Glyceroltrinitrat	Glyceroltrinitrat-Lösung 1,0 %	DAC 86, Erg. 89 / NRF, Erg. 89
	Alkoholische Glyceroltrinitrat Tropfen	DAC 86, Erg. 89 / NRF, Erg. 89
Glycin	Glycine Irrigation Solution	BP 83
Guaifenesin	Theophylline and Guafenesin Oral Solution	USP XXII / NF XVII
Halcinonid	Halcinonide Topical Solution	USP XXII / NF XVII
Haloperidol	Haloperidol Solution	BP 80, Add.
	Haloperidol Tropfen	DAC 86, Erg. 89 / NRF, Erg. 89
	Haloperidol Oral Solution	USP XXII / NF XVII
Haloprogin	Haloprogin Topical Solution	USP XXII / NF XVII
Hexylcain	Hexylcaine hydrochloride Topical Solution	USP XXII / NF XVII
Homatropin	Homatropine hydrobromide Ophthalmic Solution	USP XXII / NF XVII
Hydrocortison	Hydrocortisone and Acetic Acid Otic Solution	USP XXII / NF XVII
Hyoscyamin	Hyoscyamine sulfate Oral Solution	USP XXII / NF XVII
Idoxuridin	Idoxuridine Ophthalmic Solution	USP XXII / NF XVII
Iod	Ethanolhaltige Iod-Lösung	DAB 9
	Aqueous Iodine Solution	BP 80, Add.
Iod mit Poly(vinylpyrrolidon) komplexiert	Povidone-Iodine Solution	BP 80, Add.
Isotharin	Isoetharine Inhalation Solution	USP XXII / NF XVII
Isopropanol	Desinfektionslösung	DAC 86, Erg. 89 / NRF, Erg. 89
Isoproterenol	Isoproterenol Inhalation Solution	USP XXII / NF XVII
	Acetylcysteine and Isoproterenol HCl Inhalatio Sol.	USP XXII / NF XVII
Isosorbid	Isosorbide Oral Solution	USP XXII / NF XVII
K^+, Mg^{++}, Ca^{++}, Na^+, Cl^-, HCO_3^-	Haemodialysis Solution	BP 80, Add.
Kaliumiodid	Kaliumiodid Tropfen	DAC 86, Erg. 89 / NRF, Erg. 89
	Kaliumiodid Augentropfen	DAC 86, Erg. 89 / NRF, Erg. 89
Kaliumlactat	Kaliumlactat Lösung	DAB 9
Levobunolol	Levobunolol hydrochloride ophthalmic Solution	USP XXII / NF XVII
Lidocain	Lidocaine hydrochloride Topical Solution	USP XXII / NF XVII
Magnesiumcitrat	Magnesium citrate Oral Solution	USP XXII / NF XVII
Mesoridazin	Mesoridazine besylate Oral Solution	USP XXII / NF XVII
Metaproterenol	Metaproterenol sulfate Inhalation Solution	USP XXII
Methadon	Methadone Linctus	BP 83
	Methadone hydrochloride Oral Solution	USP XXII / NF XVII
Methoxsalen	Methoxsalen Topical Solution	USP XXII / NF XVII

Tabelle 4.64. Fortsetzung

Arzneistoffe	Monographie	Pharmakopöe
Methylcellulose	Methylcellulose Ophthalmic Solution	USP XXII / NF XVII
Metoclopramid	Metoclopramide Oral Solution	USP XXII / NF XVII
	Metoclopramid-Tropfen	DAC 86, Erg. 89 / NRF, Erg. 89
Monosulfiram	Monosulfiram Solution	BP 80, Add.
Morphin	Morphinhydrochlorid Lösung 2,0 %	DAC 86, Erg. 89 / NRF, Erg. 89
	Morphinhydrochlorid Lösung 0,2 %	DAC 86, Erg. 89 / NRF, Erg. 89
	Morphinhydrochlorid Tropfen 1,0 %	DAC 86, Erg. 89 / NRF, Erg. 89
$Na^+, K^+, Ca^{++}, Mg^{++}$, $Ac^-, Lact^-, Cl^-$	Haemodialyse-Lösungen	DAB 9
Na-Monohydrogenphosphat, Na-Dihydrogenphosphat	Phosphat-Klysma	
Naphazolin	Naphazolinhydrochlorid Nasentropfen	DAC 86, Erg. 89 / NRF, Erg. 89
	Naphazolinhydrochlord Augentropfen 0,05 %	DAC 86, Erg. 89 / NRF, Erg. 89
	Naphazoline hydrochloride Ophthalmic Solution	USP XXII / NF XVII
Natriumcarbonat	Natriumcarbonat Ohrentropfen	DAC 86, Erg. 89 / NRF, Erg. 89
Natriumchlorid	Sodium chloride Ophthalmic Solution	USP XXII / NF XVII
	Natriumchlorid Nasentropfen	DAC 86, Erg. 89 / NRF, Erg. 89
	Natriumchlorid Nasentropfen 0,9 %	DAC 86, Erg. 89 / NRF, Erg. 89
	Viskose Natriumchlorid Nasentropfen 0,9 oder 1,5 %	DAC 86, Erg. 89 / NRF, Erg. 89
	Sodium Chloride Solution	BP 80, Add.
	Natriumchlorid Nasentropfen 1,5 %	DAC 86, Erg. 89 / NRF, Erg. 89
Natriumedetat	Natriumedetat Augentropfen 0,4 % / 0,2 %	DAC 86, Erg. 89 / NRF, Erg. 89
Natriumfluorid	Natriumfluorid Tropfen	DAC 86, Erg. 89 / NRF, Erg. 89
Natriumhypochlorit	Strong Sodium Hypochlorite Solution	BP 80, Add.
Natriumhypochlorit	Dilute Sodium Hypochlorite Solution	BP 80, Add.
Neomycin	Dexamethasone Sodium phosphate and Neomycin sulfate	USP XXII / NF XVII
	Neomycin sulfate solution	
Nitrofurazon, Nitrofurazone Solution	Nitrofurazon Topical Solution	USP XXII / NRF XVII
Nitromersol	Nitromersol Topical Solution	USP XXII / NF XVII
Nortryptilin	Nortryptiline hydrochloride Oral Solution	USP XXII / NF XVII
Noscapin	Noscapine Linctus	BP 83
Oxycodon	Oxycodone hydrochloride Oral Solution	USP XXII / NF XVII
Oxymetazolin	Oxymetazoline hydrochloride Ophthalmic Solution	USP XXII
	Oxymetazoline hydrochloride Nasal Solution	USP XXII / NF XVII
Oxytocin	Oxytocin Nasal Solution	USP XXII / NF XVII
	Oxytocin Injektionslösung	DAB 9
Papaverin	Papaverinhydrochlorid Tropfen, Zusammengesetzte	DAC 86, Erg. 89 / NRF, Erg. 89
	Compound Adrenaline and Atropine Spray	BP 83
Papaverin, Atropin	Papaverinhydrochlorid-Tropfen, Zusammengesetzte	DAC 86, Erg. 89 / NRF, Erg. 89
Paramethadion	Paramethadione Oral Solution	USP XXII / NF XVII
Perphenazin	Perphenazine Oral Solution	USP XXII / NF XVII
Phenol, Fuchsin, Resorcin	Carbol-Fuchsin Topical Solution	USP XXII / NF XVII
Pholcodine	Pholcodine Linctus	BP 83
Physostigmin	Physostigmine salicylate Ophthalmic Solution	USP XXII / NF XVII
	Physostigminsalicylat Augentropfen 0,2 %	DAC 86, Erg. 89 / NRF, Erg. 89
Pilocarpin	Pilocarpin-Hydrochlorid Augentropfen 2 %	DAC 86, Erg. 89 / NRF, Erg. 89
	Pilocarpin-Hydrochlorid Augentropfen 1 %	DAC 86, Erg. 89 / NRF, Erg. 89
	Pilocarpine hydrochloride Ophthalmic Solution	USP XXII / NF XVII
Polyvidon-Iod	Polyvidon-Iod-Lösung	DAC 86, Erg. 89 / NRF, Erg. 89
	Povidone iodine Topical Solution	USP XXII / NF XVII
	Polyvidon-Iod-Lösung	DAC 86, Erg. 89 / NRF, Erg. 89
Prednisolon	Prednisolone sodium phosphate Opthalmic Solution	USP XXII / NF XVII
Prednison	Prednisone Oral Solution	USP XXII / NF XVII
Prochlorperazin	Prochlorperazine edisylate Oral Solution	USP XXII / NF XVII
Promazin	Promazine hydrochloride Oral Solution	USP XXII / NF XVII
Proparacain	Proparacaine Hydrochloride Ophthalmic Solution	USP XXII / NF XVII
Resorcin	Farblose Castellanische Lösung	DAC 86, Erg. 89 / NRF, Erg. 89
	Castellanische Lösung	DAC 86, Erg. 89 / NRF, Erg. 89
Resorcin, Salicylsäure	Akne-Spiritus	DAC 86, Erg. 89 / NRF, Erg. 89
Scopolamin	Scopolamine hydrobromide Opthalmic Solution	USP XXII / NF XVII
Silbereiweiß	Silbereiweiß-Nasentropfen 5 %	DAC 86, Erg. 89 / NRF, Erg. 89
Silbereiweiß-Acetyltannat	Silbereiweiß-Acteyltannat Augentropfen 5 %	DAC 86, Erg. 89 / NRF, Erg. 89
Silbernitrat	Silver nitrate Ophthalmic Solution	USP XXII / NF XVII

Tabelle 4.64. Fortsetzung

Arzneistoffe	Monographie	Pharmakopöe
Sorbitol	Sorbitol-Infusionslösung	DAC 86, Erg. 89 / NRF, Erg. 89
Steinkohlenteer	Coal Tar Solution	BP 80, Add.
	Coal Tar Topical Solution	USP XXII / NF XVII
Sulfacetamid	Sulfacetamide Sodium Opthalmic Solution	USP XXII / NF XVII
Sulfisoxazol	Sulfisooxazole diolamine Ophthalmic Solution	USP XXII / NF XVII
Tetracain	Tetracainhydrochlorid Augentropfen 0,5 %	DAC 86, Erg. 89 / NRF, Erg. 89
	Tetracaine hydrochloride Ophthalmic Solution	USP XXII / NF XVII
	Tetracainhydrochlorid Augentropfen 1,0 %	DAC 86, Erg. 89 / NRF, Erg. 89
Tetrahydrazolin	Tetrahydrazoline hydrochloride Nasal Solution	USP XXII / NF XVII
Theophyllin	Theophyllin-Ethylendiamin-Injektionslösung 2,5 %	DAC 86, Erg. 89 / NRF, Erg. 89
	Theophylline and Guafenesin Oral Solution	USP XXII / NF XVII
Thioridazin	Thioridazine hydrochloride Oral Solution	USP XXII / NF XVII
Thiotixen	Thiothixene hydrochloride Oral Solution	USP XXII / NF XVII
Timolol	Timolol maleate Ophthalmic Solution	USP XXII / NF XVII
Tobramycin	Tobramycin Ophthalmic Solution	USP XXII / NF XVII
Tolnaftat	Tolnaftate Topical Solution	USP XXII / NF XVII
Tretinoin	Tretinoin Topical Solution	USP XXII / NF XVII
Triamcinolon	Triamcinolonacetonid-Dermalspiritus	DAC 86, Erg. 89 / NRF, Erg. 89
Trimethadion	Trimethadione Oral Solution	USP XXII / NF XVII
Vitamin A	Ölige Lösung von Vitamin A	DAB 9
Wasserstoffperoxid	Wasserstoffperoxid-Lösung 30 %	DAB 9
	Wasserstoffperoxid-Lösung 3 %	DAB 9
Xylometazolin	Xylometazoline Hydrochlorid Nasal Drops	BP 83
	Xylometazoline hydrochloride nasal Solution	USP XXII / NRF XVII
Zinksulfat	Zinc sulfate Ophthalmic Solution	USP XXII / NF XVII
	Zinksulfat 0,25 % Augentropfen	DAC 86, Erg. 89 / NRF, Erg. 89

5. Massenanteil, Massenbruch oder Massengehalt
Symbol: w_i

Wird mit m die Gesamtsumme der in der Mischung vorhandenen Komponenten bezeichnet, dann gilt für die Komponente i

$w_i = m_i / m$.

6. Volumenanteil
Symbol: φ_i

Ist V_0 das Gesamtvolumen der Teilvolumina der Komponenten 1,2,3 ...i, dann gilt für die Komponente i

$\varphi_i = V_i / V_0$.

7. Stoffmengenanteil, Molenbruch, molarer Anteil, molarer Gehalt
Symbol: x_i

Der Stoffmengenanteil stellt den Molzahlanteil der einzelnen Komponenten dar.
Ist n die Gesamtanzahl der in der Lösung vorhanden Molanzahlen der einzelnen Teilkomponenten 1,2,3 ... i, dann gilt für den Stoffmengenanteil der Komponente i

$x_i = n_i / n$.

8. Teilchenanzahlanteil
Symbol: X_i

Ist N die Gesamtanzahl der in der Lösung vorhandenen Teilchenanzahlen der einzelnen Teilkomponenten 1,2,3... i, dann gilt für den Teilchenanzahlanteil der Komponente i

$X_i = N_i / N$.

Im DAB 9 sind in den Allgemeinen Vorschriften auch Festlegungen zur Angabe der Konzentration und Anteile in der Monographie „Konzentrationsangaben" gemacht.
Das DAB 9 schreibt vor:
Bei Konzentrationsangaben wird der Ausdruck „Prozent" (%) entsprechend einer der vier Bezeichnungen verwendet:

- Prozent (m/m) (Prozentgehalt Masse in Masse) bedeutet die Anzahl Gramm einer Substanz in 100 Gramm Endprodukt.
- Prozent (V/V) (Prozentgehalt Volumen in Volumen) bedeutet die Anzahl Milliliter einer Substanz in 100 Milliliter Endprodukt.
- Prozent (V/m) (Prozent Volumen in Masse) bedeutet die Anzahl Milliliter einer Substanz in 100 Gramm Endprodukt.
- Prozent (m/V) (Prozentgehalt Masse in Volumen) bedeutet die Anzahl Gramm einer Substanz in 100 Milliliter Endprodukt.

Der Kommentar des DAB 9 stellt dazu fest:
Entgegen den DIN-Vorschriften verwendet das Arzneibuch den Ausdruck „Konzentration" ohne Angabe der Dimension, in der die Stoffportion i ausgedrückt ist (z. B. Konzentration statt Massenkonzentration oder Volumenkonzentration).
Alle in diesem Absatz aufgeführten „Konzentrations"-Bezeichnungen sind außerdem bedauerlicherweise falsch:

- Prozent (m/m) (Prozentgehalt Masse in Masse) müßte richtig Massenanteil in Prozent heißen (z. B. $W_i = 3 \%$).

- Prozent (*V/V*) (Prozentgehalt Volumen in Volumen) müßte richtig Volumenanteil und Prozent heißen (z. B. $\varphi_i = 3\,\%$).
- Prozent (*V/m*) (Prozentgehalt Volumen in Masse) ist nach DIN 1310.6 nicht vorgesehen. Da sich außerdem Prozentangaben nur auf gleichdimensionale Größen beziehen können (*m/m*, *V/V*) ist „Prozentgehalt Volumen in Masse" sinnwidrig.
- Prozent (*m/V*) (Prozentgehalt Masse in Volumen) entspricht der Massenkonzentration β_i. Wie im vorstehenden Fall kann in diesem der Ausdruck „Prozent" nicht verwendet werden.[2]

10.8 Offizinelle Lösungen

In der Tab. 4.64 sind nach Arzneistoffen sortiert Monographien offizineller Lösungen erfaßt.

Literatur

1. Stricker H (1987) Physikalische Pharmazie, 3. Aufl., Wissenschaftliche Verlagsgesellschaft, Stuttgart
2. Hartke K, Mutschler E, Kommentar zum Deutschen Arzneibuch 9. Ausg., Bd. 1-3, Wissenschaftliche Verlagsgesellschaft, Stuttgart
3. List H (1985) Arzneiformenlehre, 4. Aufl., Wissenschaftliche Verlagsgesellschaft, Stuttgart
4. Bauer KH, Führer C, Frömming KH (1986) Pharmazeutische Technologie, Thieme, Stuttgart
5. Fricker A (1984) Lebensmittel - mit allen Sinnen prüfen, Springer, Heidelberg
6. Voigt R (1975) Lehrbuch der Pharmazeutischen Technologie, VEB-Verlag Volk und Gesundheit, Berlin
7. Gerthsen C, Kneser HO (1971) Physik, 11. Aufl., Springer, Berlin Heidelberg New York
8. Sucker H, Fuchs P, Speiser P (1978) Pharmazeutische Technologie, Thieme, Stuttgart
9. Nürnberg E, Lommer CM (1984) Dtsch Apoth Ztg 124:2170-2175
10. Triebe J, Lommer CM, Pietsch B (1985) Krankenhauspharmazie 6:274
11. Deutsche Trinkwasserverordnung (BGBl. I 1976 S. 2612)
12. Arzneimittel-Warnhinweisverordnung (AMWarnV) vom 21. Dezember 1984 (BGBl. I 1985 S. 22), geändert durch Verordnung vom 24. Oktober 1987 (BGBl. I S. 2333)
13. Gesetz zur Neuordnung des Arzneimittelrechtes vom 24. August 1976 (BGBl. I S. 2445), geändert durch das Erste Gesetz zur Änderung des Arzneimittelgesetzes vom 24. Feburar 1983 (BGBl. I S. 169) durch das zweite Gesetz zur Änderung des Arzneimittelgesetzes vom 16. August 1986 (BGBl. S. 1296 vom 21. August 1986) und durch das Dritte Gesetz vom 20. Juli 1988 (BGBl. I S. 1050)
14. Verordnung über gefährliche Stoffe (Gefahrstoffverordnung-GefStoffV) vom 26. August 1986 (BGBl. I S. 1470) i.d.F. der Ersten Änderungsverordnung vom 16. Dezember 1987 (BGBl. I S. 2721 vom 22. Dezember 1987)
15. Retzlaff G, Rust G, Waibel J (1978) Statistische Versuchsplanung, 2. Aufl., VCH, Weinheim
16. Bartholome E, Bickert E, Hellmann H (Hrsg.) Ullmanns Encyclopaedie der technischen Chemie, Bd.1 bis 25, 4. Aufl., VCH, Weinheim
17. Barrow GM (1979) Physikalische Chemie, 3. Aufl., Vieweg, Braunschweig
18. Pearson ES, Hartley HO (1970) Biometrical Tables for staticians Cambridge University Press
19. Kendall NN (1970). In: Biometrical Tables for staticians, Cambridge University Press
20. Babington NN, Smith NN (1970). In: Biometrical Tables for staticians, Cambridge University Press
21. Friedmann NN (1970). In: Biometrical Tables for staticians, Cambridge University Press
22. Schmidt P (1979) Arbeitsunterlage für den APV-Kurs „Lösungen" Mainz

11 Pellets

K. KNOP

11.1 Grundlagen

Pellets sind runde, arzneistoffhaltige Granulate im Korngrößenbereich von ca. 0,5 bis 2 mm Durchmesser, wobei eine enge Korngrößenverteilung angestrebt wird (Abb. 4.104). Sie zeichnen sich durch eine glatte, wenig poröse Oberfläche und eine hohe Festigkeit aus. Da sie überwiegend als Füllmaterial für Hartgelatinekapseln dienen, ist eine hohe Dichte vorteilhaft. Der Arzneistoffgehalt kann von wenigen bis über 95 % variieren.

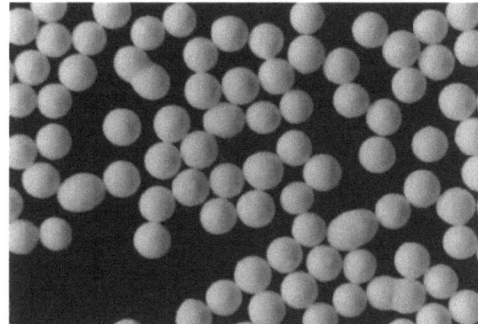

Abb. 4.104. Pellets (Korngröße 1,25 bis 1,6 mm; Arzneistoff Theophyllin; Arzneistoffgehalt 80 %)

Weitere Bezeichnungen: Kügelchen, Spheres (engl.), Beads (engl.).
Mit eigener Monographie sind Pellets bisher noch nicht in den Arzneibüchern vertreten. Im BPC 1973 werden Pellets als mögliche Füllmaterialien für Hartgelatinekapseln genannt. Die USP XXI beschreibt im Gegensatz dazu in der Monographie „Pellets or Implants" kleine, längliche, sterile Tabletten zur subcutanen Implantation bevorzugt für steroidale Arzneistoffe, erwähnt Pellets aber auch zur Füllung von Hartgelatinekapseln.
Da eine einheitliche Definition fehlt, werden unter dem Begriff Pellets häufig auch mit Filmen überzogene, arzneistoffhaltige Kügelchen verstanden. Diesen werden dann Rohpellets ohne Hülle gegenübergestellt. Da der Umhüllungsprozeß nur eine Möglich-

keit der Weiterverarbeitung ist, erscheint es sinnvoll, den Begriff Pellets ausschließlich für das nicht umhüllte Produkt zu verwenden und nach der Umhüllung von überzogenen Pellets, Diffusionspellets oder Mikrokapseln zu sprechen (→ Kap. 4,12).

Streukügelchen (Globuli) des HAB 1 sind ebenfalls kleine, arzneistoffhaltige Kügelchen, die aber wegen ihrer genau festgelegten Herstellung und den vorgeschriebenen Ausgangsstoffen nicht als Pellets bezeichnet werden sollten.

Von Pellets muß man ebenso Nonpareille abgrenzen. Bei diesen handelt es sich um kleine Zuckerkügelchen, die keinen Arzneistoff enthalten. Sie werden bei manchen Herstellungsverfahren von Pellets als Starterkorn oder als Arzneistoffträger eingesetzt.

11.2 Herstellung

Ausgangsstoffe

Drei verschiedene Gruppen kommen für die Herstellung von Pellets in Betracht: pulverförmige Ausgangsstoffe, Bindemittellösungen und ggf. Starterkorn. Daneben setzt man bei Matrixpellets zusätzlich noch Gerüststoffe ein.

Pulverförmige Ausgangsstoffe. Mit Ausnahme der Verwendung von Starterkorn werden bei der Pelletherstellung nur feinpulverige Arznei- und Hilfsstoffe eingesetzt. Grobes Ausgangsmaterial führt zu ungleichmäßiger und rauher Oberfläche der Pellets, deshalb sollte die Korngröße der Ausgangsstoffe 1/10 der Pelletgröße nicht überschreiten.[1,2]

Die Auswahl der Hilfsstoffe richtet sich nach der Herstellungsmethode und dem späteren Verwendungszweck der Pellets. Als Füll- und Sprengmittel können die aus der Granulatherstellung bekannten Stoffe verwendet werden (→ Kap. 4,6). Sollen die Pellets mit einem Film überzogen werden, der eine Wirkstofffreigabe durch Diffusion bewirkt, dürfen keine quellenden Hilfsstoffe eingesetzt werden. Als Zusatz zu Pulvermischungen, die im feuchten Zustand plastisch verformt werden sollen, hat sich insbesondere mikrokristalline Cellulose bewährt.

Durch gezielte Wahl des Hilfsstoffes kann auch das Auflösungs- oder Freigabeverhalten beeinflußt werden. So läßt sich beispielsweise durch den Einsatz von sauren Substanzen (feste, organische Säuren) oder Puffergemischen bei umhüllten Pellets (Diffusionspellets) ein bestimmter pH im Inneren der Pellets aufrechterhalten, was für eine konstante Diffusionsgeschwindigkeit pH-abhängig löslicher Arzneistoffe Voraussetzung ist (→ Kap. 4,12).[3]

Bindemittellösungen. Um Arzneistoff- und Hilfsstoffpulver miteinander zu verbinden oder um Bindung an ein Starterkorn zu gewährleisten, sind Bindemittel notwendig. Es werden die gleichen Bindemittel, meist in gelöster Form, wie bei der Feuchtgranulierung eingesetzt, und es resultieren auch die gleichen Bindungskräfte wie dort (→ Kap. 4,6).

Starterkorn. Da einige Herstellungsverfahren eine Mindestkorngröße des Ausgangsmaterials benötigen, setzt man Starterkorn in Form von kleinen, arzneistofffreien Kügelchen (Nonpareille), Hilfsstoff- oder Arzneistoffkristallen ein. Feines Granulat eignet sich wegen der geringen Dichte weniger gut. Bei Kristallen ist auf möglichst isometrische Gestalt zu achten, um nicht zu viel Substanz zur Ausrundung auftragen zu müssen. So wird zur Ausrundung eines Würfels mindestens das 1,7fache seines Volumens an Auftragesubstanz benötigt.

Gerüststoffe. Matrixpellets werden dann hergestellt, wenn eine verzögerte Freigabe des Arzneistoffs erwünscht ist (→ Kap. 4,12). Bei den Gerüstsubstanzen handelt es sich meistens um fett- oder wachsähnliche Produkte, die bei relativ niedrigen Temperaturen schmelzen. Neben festen, natürlichen Fetten und Wachsen werden auch synthetische Ester, hydrierte Öle, Fettalkohole und festes Paraffin eingesetzt.[4] Die Freigabe aus solchen Matrixpellets kann durch Zugabe löslicher Bestandteile wie Polyethylenglykol gesteuert werden. Je nach Art der verwendeten Hilfsstoffe sind zwei Freigabemechanismen möglich: Bei unverdaulichen Hilfsstoffen erfolgt die Freigabe über einen Diffusionsvorgang durch die Poren, bei verdaulichen über einen Erosionsvorgang durch Esterhydrolyse.

Auch mit organischen Polymeren wie z. B. Ethylcellulose, Polymethacrylsäurederivaten[5] oder Polyvinylacetat[6] lassen sich Matrixpellets herstellen, die je nach verwendetem Polymer unlöslich sind oder eine pH-abhängige Löslichkeit zeigen.

Verfahren

Herstellungsverfahren für Pellets können unterteilt werden in Methoden, die als Ausgangsmaterial Pulver verwenden, und solche, die Starterkorn benötigen. Die von Pulvern ausgehende Herstellung erfolgt nach Verfahren, die der aufbauenden bzw. abbauenden Granulierung entliehen sind. Bei Verwendung von Starterkorn Methoden aus dem Bereich Dragierung und Filmcoating angewandt. Daneben gibt es noch Sonderverfahren, die spezielle Anforderungen an Arznei- und Hilfsstoffe stellen und z. T. zu Pellets mit besonderen Eigenschaften führen.

Extrusion und Ausrundung.[7-10] Die Pulvermischung wird wie bei der abbauenden Granulierung in einem Mischer oder Kneter mit Bindemittellösung durchfeuchtet und anschließend mit Extruder (Abb. 4.105), Lochwalzengranulierer (Abb. 4.106) oder Zahnwalzenkompaktor (Abb. 4.107) verdichtet und desaggregiert. Es entstehen Granulatstränge, die entweder durch Abstreifer in kleine Segmente zerteilt werden oder beim Ausrunden von selbst in kurze Stücke zerbrechen.

Die Granulatstränge oder stäbchenförmigen Segmente gelangen noch feucht in eine Ausrundungsmaschine, wo sie sich plastisch zu Pellets verformen. Der Ausrundungsvorgang dauert nur einige Minuten. In dieser Phase verhindert die Zugabe einer Abstreumischung, bestehend aus trockener Pulvermischung, mikrokristalliner Cellulose oder Talkum, das Zusammenkleben der Agglomerate. Die Trocknung der feuchten Pellets kann auf Horden oder in der Wirbelschicht erfolgen.

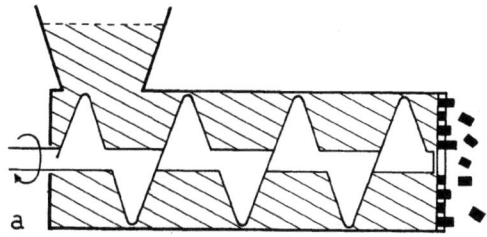

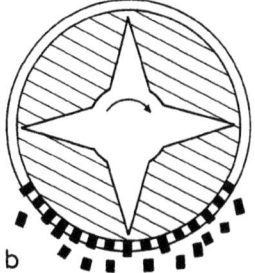

Abb. 4.105 a, b. Extruder (schematisch); a axiale Extrusion (Schneckenextruder); b radiale Extrusion

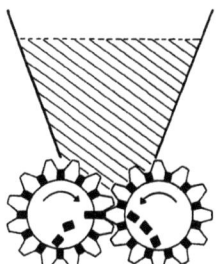

Abb. 4.106. Lochwalzengranulierer (schematisch)

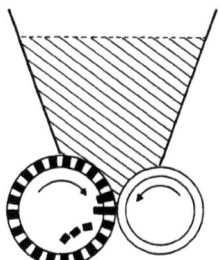

Abb. 4.107. Zahnwalzenkompaktor (schematisch)

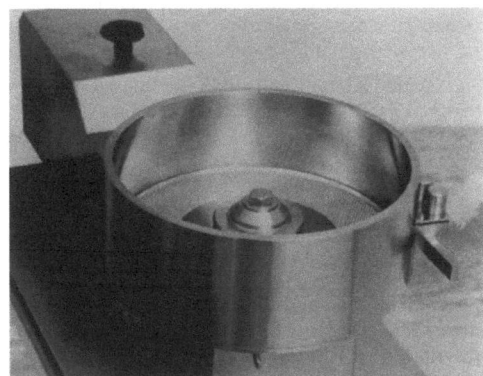

Abb. 4.108. Ausrundungsmaschine (Spheroniser® der Fa. Nica) mit genoppter Bodenplatte

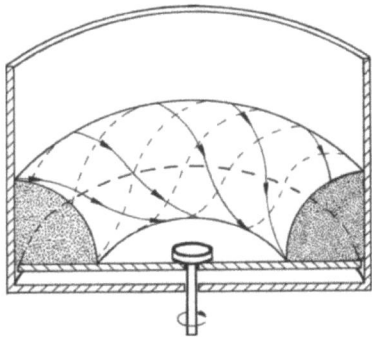

Abb. 4.109. Bewegungsverhalten der Agglomerate in der Ausrundungsmaschine

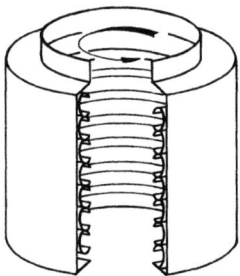

Abb. 4.110. Roto-Coil® (teilweise aufgeschnitten)

Die Ausrundungsmaschine (Abb. 11.5, Marumerizer®, Spheroniser®, Sphaeromat®) besteht aus einer Bodenplatte, die mit ca. 400 bis 1500 Umdrehungen pro Minute rotiert, und einer starren Behälterwand. Die Bodenplatte kann je nach Stärke der erwünschten Reibung glatt, gerillt oder genoppt sein; die Behälterwand ist glatt.

Die Rotation der Bodenplatte führt zu einer spiralkranzförmigen Bewegung der Agglomerate (Abb. 4.109), die sich durch Reibung an der Behälterwand und aneinander ausrunden. Voraussetzung dafür ist eine ausreichende Plastizität der feuchten Masse, was häufig durch einen Zusatz von mikrokristalliner Cellulose erreicht wird. Der Feuchtigkeit der Masse kommt dabei eine besondere Bedeutung zu: Bei zu hoher Feuchtigkeit kleben die Agglomerate zusammen, es bilden sich Mehrlinge oder die gesamte Masse verklumpt. Bei zu geringer Feuchtigkeit werden die stäbchenförmigen Agglomerate nicht ausreichend ausgerundet.

Der Roto-Coil® (Abb. 4.110) stellt eine kontinuierlich arbeitende Ausrundungsmaschine dar, bei der die stäbchenförmigen Agglomerate mit Hilfe eines Luftstroms durch ein spiralförmig gebogenes Rohr transportiert werden und sich dabei ausrunden.

Aufbaugranulation. Zur Pelletherstellung durch Aufbaugranulation sind die Verfahren geeignet, die während des Kornwachstums eine Ausrundung und Verdichtung der entstehenden Agglomerate ermöglichen. Auf dem Granulierteller (Abb. 4.111) wird das Ausgangsmaterial pulverförmig vorgelegt und während der Rotation des Tellers mit Bindemittellösung besprüht.[11,12] Zuerst bilden sich aus den Pulverpartikeln Granulatkeime, die dann durch Pulveranlagerung ständig wachsen. Die Agglomerate runden sich durch Rollbewegungen im Teller aus. Wichtig für einen optimalen Prozeßverlauf sind Tellerneigung und -geschwindigkeit sowie der Ort der Bindemittelzugabe. Fest montierte Abschaber sind geeignet, ein Ankleben der feuchten Agglomerate an Tellerboden und -rand zu vermeiden. Die fertigen Pellets verlassen noch feucht den Granulierteller und müssen anschließend getrocknet werden.

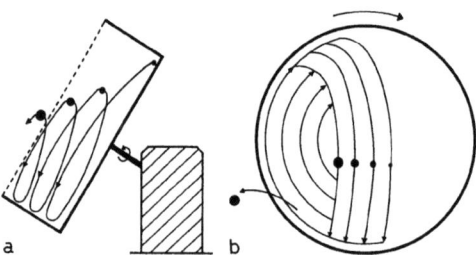

Abb.4.111a, b. Granulierteller (schematisch) und Bewegungsverhalten der Agglomerate; a Seitenansicht; b Aufsicht. Nach[11]

Auch mit anderen Aufbaugranulationsverfahren lassen sich unter optimierten Prozeßbedingungen Pellets aufbauen, so z. B. im Wirbelschichtgranulator,[2] im Rotor-Wirbelschichtgranulator, im CF-Granulator®, in Schnellmischern oder in Kesseln.

Auftrag auf Starterkorn. Ausgehend von einem Starterkorn wird durch Anlagerung von Substanz ein Pellet aufgebaut. Das älteste und apparativ einfachste Verfahren dieser Art ist die Herstellung von Nonpareille im Dragierkessel,[13] die ähnlich einer konventionellen Zuckerdragierung abläuft. Auf grobkristalline Saccharose erfolgt im Dragierkessel ein Auftrag von Zuckersirup. Als Abstreupuder dient dabei Stärke. Auskristallisierender Zucker und Stärke lagern sich um das Starterkorn und durch die Rollbewegung im Kessel entstehen ausgerundete Kügelchen. Auf gleiche Weise lassen sich arzneistoffhaltige Pellets herstellen. Der Arzneistoff wird entweder in der Auftragslösung gelöst oder suspendiert oder als Abstreupuder zugegeben. Die Auftragslösung enthält in diesem Fall ein Bindemittel, das den zugegebenen Arzneistoff auf dem Starterkorn fixiert. Sind Pellets mit sehr hohen Arzneistoffgehalten gefordert, muß auch das Starterkorn aus Arzneistoff bestehen. Anderseits lassen sich Pellets mit sehr niedrigem Arzneistoffgehalt durch Tränken von Nonpareille mit Arz-

neistofflösung herstellen. Der Nachteil dieses klassischen Verfahrens im Dragierkessel ist die relativ lange Prozeßzeit, da die Trocknung durch den geringen Luftaustausch langsam erfolgt. Beim Einsatz von Tauchrohr oder Tauchschwert wird Luft direkt in das Gut eingeblasen und so besser ausgenutzt (→ Kap. 4,18).

Eine schnellere Trocknung und damit kürzere Prozeßzeiten wird in Geräten erzielt, bei denen das feuchte Produkt von Luft durchströmt wird. In Wirbelschichtapparaturen schwebt das Produkt in einem warmen Luftstrom und wird in diesem Zustand von Bindemittellösung, die auch gelösten oder suspendierten Arzneistoff enthalten kann, besprüht.[14] Ebenso ist ein Pulvereintrag möglich. Dabei lagert sich das Pulver an das feuchte Starterkorn an und wird vom Bindemittel festgehalten.[15] Die Trocknung der Pellets kann anschließend im gleichen Gerät erfolgen. Besonders vorteilhaft wirkt sich eine rotierende Gutbewegung im Rotor-Wirbelschichtgranulator[1,16,17] (Abb. 4.112) aus, da es wie im Dragierkessel zur Ausrundung der Pellets kommt. Beim Rotor-Wirbelschichtgranulator ist der Anströmboden des konventionellen Wirbelschichtgranulators durch eine rotierende Scheibe ersetzt. Die Zuluft gelangt nur durch die enge Spaltöffnung zwischen rotierender Scheibe und Behälterwand in den Granulierraum. Durch Luftzuführung und Rotation der Scheibe entsteht eine spiralkranzförmige Gutbewegung.

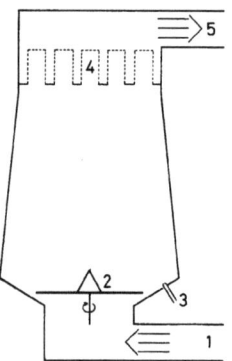

Abb.4.112. Rotor-Wirbelschichtgranulator (schematisch); 1 Zuluft (erwärmt); 2 Rotorscheibe (höhenverstellbar); 3 Sprühdüse; 4 Abluftfilter; 5 Abluft

Eine Modifizierung der Wirbelschichtapparaturen stellt der Kugelcoater[1,18] dar, bei dem durch kugelförmigen Bau, Umlenkbleche und spezielle Luftführung eine gelenkte Gutbewegung resultiert, die ebenfalls zur Ausrundung führt (→ Kap. 4,18).

Sonderverfahren. Bei der Schmelzvertropfung oder Sprüherstarrung wird der Arzneistoff in einer Schmelze mit Hilfsstoffen mit niedrigen Schmelzpunkten gelöst oder suspendiert und anschließend durch eine Düse vertropft. Die entstehenden Tropfen der Schmelze kühlen dann in einem Kaltluftstrom aus und fallen als feste Kugeln an, wobei der Arzneistoff homogen dispergiert im erstarrten Hilfsstoff vorliegt. Das Vertropfen der Schmelze kann in Ein- oder Zweistoffdüsen oder Sprühscheiben,[19,20] aber auch durch Vibrationsvertropfung,[21] d. h. durch oszillierende Düsen, erfolgen. Da es sich bei den Hilfsstoffen meist um fett- oder wachsartige Produkte handelt, entstehen Matrixpellets, die ein modifiziertes Freigabeverhalten zeigen. In Ausnahmefällen ist auch die Sprüherstarrung von reinem Arzneistoff möglich,[22] wenn der Arzneistoff ausreichend thermostabil ist.

Die Kristallisation gelöster Stoffe aus übersättigter Lösung kann bei entsprechender Prozeßführung zu sphärischen Einkristallen führen (sphärische Kristallisation).[23] Dabei wird eine wenig übersättigte Lösung unter kräftigem Rühren sehr langsam abgekühlt (weniger als 10 K / h) oder das Lösungsmittel wird entsprechend langsam abgedampft. Die Kristallisation läßt sich durch Zugabe von Impfkristallen einleiten. Durch starke mechanische Bewegung wird das Kristallflächenwachstum gestört, es kommt zur Bildung von sphärischen Kristallen (→ Kap. 3, 2). Der Vorteil dieses Verfahrens liegt darin, daß hilfsstofffreie, mechanisch sehr feste Pellets entstehen. Bei der Herstellung von Kaliumchloridpellets wird dieses Verfahren bereits industriell eingesetzt.

Durch Verpressen von Pulvermassen auf konventionellen Tablettenmaschinen mit sehr kleinen Stempeln oder auf isostatischen Pressen lassen sich sehr kleine Tabletten (Mikrotabletten) herstellen, deren Eigenschaften denen von Pellets nahekommen (→ Kap. 4, 18).

Eigenschaften

Korngröße / Korngrößenverteilung. Die Ermittlung erfolgt über eine Siebanalyse oder evt. auch über optische Verfahren. Der bevorzugte Pelletdurchmesser liegt bei ca. 1 mm.

Form. Die Form der Pellets kann durch Formfaktoren beschrieben werden, die z. B. das Verhältnis von Oberfläche eines Partikels zur Oberfläche der massengleichen Kugel oder vom Umfang der Partikelprojektion zum Umfang des flächengleichen Kreises angeben. Aber auch das Roll- und Fließverhalten von Pellets wird zur Charakterisierung der Form herangezogen. So nutzen leicht geneigte vibrierende Platten[24] oder leicht geneigte rotierende Zylinder[25] die unterschiedlichen Rolleigenschaften zur Trennung von runden und unrunden Pellets aus.

Oberfläche. Die Oberflächenrauheit läßt sich auf licht- oder rasterelektronenmikroskopischen Aufnahmen erkennen. Sie beeinflußt das Rollverhalten.

Festigkeit. Da der Umhüllungsprozeß eine starke mechanische Belastung darstellt, ist die Festigkeit eine wesentliche Voraussetzung für die Weiterverarbeitung. Die Bruchfestigkeit eines Pellets ist ein Maß für die Festigkeit des individuellen Einzelkorns unter Druckbelastung. Die Kraft, die zum Bruch des Korns führt, ist von vielen Faktoren wie Korngröße, Kornform, Porosität, Bindungskräften im Pellet u. a. abhängig. Deshalb streuen die Bruchfestigkeitswerte für ein Pelletkollektiv möglicherweise stark. Eine einfache Apparatur zur Bestimmung der Bruchfestigkeit zeigt Abb. 4.113.

Abrieb. Der Abrieb ist ein Maß für das Verhalten eines Pelletkollektivs unter Reibungs- und Prallbelastun-

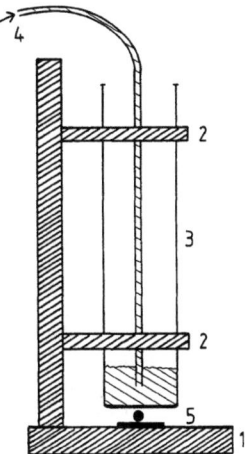

Abb. 4.113. Apparatur zur Bestimmung der Bruchfestigkeit von Pellets; 1 Stativ; 2 Führungsringe; 3 Kunststoffbehälter (teilweise wassergefüllt); 4 Wasserzufuhr (über Pumpe); 5 Pellet. Aus[2], nach[26]

gen, die z. B. auch beim Umhüllen oder Abfüllen in Hartgelatinekapseln auftreten. Einzelne Pellets stark abweichender Festigkeit fallen bei dieser Prüfung nicht so stark ins Gewicht. Die Auswirkungen des Abriebtests auf das Pellet können sehr unterschiedlich sein; es kann sowohl Bruch des Pellets als auch ein Abschleifen der Oberfläche eintreten. Zur Bestimmung des Abriebs werden Tablettenabriebtester eingesetzt, denen zur Erhöhung der Reibungsbeanspruchung Glaskugeln zugegeben werden müssen, da sonst wegen der geringen Pelletmasse kein Abrieb meßbar ist.

Dichte, Porosität.→ Kap. 2, 2.

Wirkstofffreisetzung.→ Kap. 4, 12 und 18.

11.3 Anwendung

Pellets stellen wegen ihres guten Fließverhaltens und ihrer relativ hohen Dichte ein ideales Füllmaterial für Hartgelatinekapseln dar.

Häufig werden sie vor der Abfüllung mit schützenden oder retardierenden Filmen überzogen (→ Kap. 4, 18). Durch die glatte, wenig poröse Oberfläche und die Kugelform kann mit einer geringen Auftragsmenge ein dichter, gleichmäßig dicker Film gebildet werden. Der Filmbildner wird aus organischer oder wäßriger Lösung oder wäßriger Dispersion durch Ein- bzw. Zweistoffdüsen auf die Pellets aufgesprüht. Die Umhüllung ist prinzipiell auf Granuliertellern oder in Dragierkesseln durchführbar, günstiger sind aber Anlagen, bei denen die Pellets von Luft durchströmt werden, da der Film so schneller trocknet.

Industrielle Verwendung finden zum einen Wirbelschichtapparaturen, in denen das Gut im wesentlichen durch eine starke vertikale Luftströmung bewegt wird und eine gezielte Gutbewegung z. T. durch Einbauten (Wurster-Verfahren) oder eine rotierende Bodenscheibe (Rotor-Wirbelschichtgranulator) erzwungen wird. Auch spezielle Konstruktionen wie der Kugelcoater arbeiten nach diesem Prinzip. Auf der anderen Seite ist eine Umhüllung auch in perforierten luftdurchströmten Kesseln möglich. Hier erfolgt die Gutbewegung durch Rotation des Kessels um eine horizontale Achse und die Luft hat nur Trocknungsfunktion.

Durch Kombination von Diffusions- oder Matrixpellets mit nichtüberzogenen Pellets können Retardarzneiformen mit Initialdosis erhalten werden.

Kapseln, die Pellets enthalten, stellen Multiple-units-Arzneiformen dar. Diese führen zu geringeren inter- und intraindividuellen Schwankungen der pharmakokinetischen bzw. Bioverfügbarkeitsdaten und sind sicherere Systeme als Single-unit-Arzneiformen;[27] außerdem sollen sie die Gefahr lokaler Irritationen im Gastrointestinaltrakt reduzieren.

Literatur

1. Flaig E (1987) Herstellung von Pellets durch Sprüh- und Wirbelschichtverfahren. Aus: APV-Seminar Nanopartikel, Liposomen, Pharmakosomen, Mikrokapseln, Pellets. Hannover
2. Knop K, Lippold BC (1989) Pharm Ind 51:302-309
3. Thoma K, Zimmer T (1989) Pharm Ind 51:98-101
4. Briquet F, Brossard C, Ser J, Duchêne D (1986) S T P Pharma 2:986-994
5. Akbuga J (1989) Int J Pharm 53:99-105
6. Bothmann V, Mehnert W, Frömming K H (1988) Acta Pharm Technol 34:17 S
7. Reynolds AD (1970) Manuf Chem Aerosol News 41:40-43
8. Malinowski HJ, Smith WE (1975) J Pharm Sci 64:1688-1692
9. Rowe RC (1985) Pharm Int 6:119-123
10. Appelgren C (1986) Proceedings of the 25th International Colloquium on Industrial Pharmacy, Gent
11. Köhler H (1969) Dissertation, Eidgenössische Technische Hochschule, Zürich, Schweiz
12. Wan LSC, Jeyabalan T (1985) Chem Pharm Bull 33:5449-5457
13. Stock KW, Meiners A (1973) Silesia Confiserie Manual No. 2, Silesia-Essenzenfabrik, Norf
14. Jones DM (1989) Solution and suspension layering. In: Ghebre-Sellassie I (Hrsg.) Pharmaceutical Pelletization Technology. Marcel Dekker, New York Basel, S. 145
15. Goodhart FW, Jan S (1989) Dry powder layering. In: Ghebre-Sellassie I (Hrsg.) Pharmaceutical Pelletziation Technology. Marcel Dekker, New York Basel, S. 165
16. Gajdos B (1983) Pharm Ind 45:722-728
17. Jäger KF (1983) Dissertation, Albert-Ludwigs-Universität, Freiburg
18. Fries W, Jekle K (1986) Pharm Ind 48:187-192
19. Ritschel WA (1971) Pharm Ind 33:685-689
20. Erni W, Zeller M, Piot N (1980) Acta Pharm Technol 26:165-171
21. Wehner E, Voegele D (1983) Acta Pharm Technol 29:113-120
22. Nürnberg E, Hopp A (1983) Pharm Ind 45:1296-1300
23. Pich CH, Moest T (1984) Sphärische Einkristalle für pharmazeutische Zwecke. Offenlegungsschrift DE 3306250 A1
24. Ridgway K, Rupp R (1969) J Pharm Pharmacol 21: 30 S-39 S
25. Nakagawa M, Furuuchi M, Yamahata M, Gotoh K (1985) Powder Technol 44:195-202
26. Wan LSC, Jeyabalan T (1986) Acta Pharm Technol 32:197-199
27. Stanislaus F, Huber HJ (1987) Different drug delivery systems in bioavailability studies. In: Müller BW (Hrsg.) Controlled Drug Delivery. Wissenschaftliche Verlagsgesellschaft, Stuttgart, S. 56

12 Präparate mit modifizierter Wirkstofffreigabe

12.1 Retardarzneiformen

B.C. LIPPOLD

Definition und Zielsetzung

Retardarzneiformen werden als Arzneiformen mit einer Freisetzung über eine deutlich längere Zeit als entsprechende schnell freisetzende Präparate definiert. Die Freisetzungsverlangsamung erfolgt mittels galenischer Maßnahmen. Soweit keine speziellen Hinweise gegeben werden, sind Präparate zur peroralen Anwendung gemeint. Präparate mit verlangsamter Freisetzung zur parenteralen Applikation werden als Depotpräparate bezeichnet (→ Kap. 4,8). Auch für die Anwendung in der Mundhöhle, der Lunge, im Rektum, auf der Haut oder am Auge sind langsam freisetzende Arzneiformen entwickelt worden, i. allg. unter Anwendung der gleichen Prinzipien wie bei peroralen Retard- und Depotpräparaten.[1]

Ziel der Anwendung von Retardpräparaten ist eine verlängerte Wirkung, wobei die auftretenden Plasmaspiegel dem tatsächlichen Bedarf angepaßt sein sollen.[2] Forderungen nach konstanten Blutspiegeln sind daher kritisch zu betrachten (s. Biopharmazeutische Voraussetzungen und Probleme). Gleichzeitig wird angestrebt, systemische Nebenwirkungen durch Reduzierung von Plasmaspiegelpeaks bzw. von starken Fluktuationen zwischen maximalen und minimalen Plasmaspiegeln zu verringern und lokale unerwünschte Wirkungen im Gastrointestinaltrakt durch Einhalten niedriger lokaler Konzentrationen herabzusetzen. Auch die bessere Anpassung an chronopharmakologische Phänomene ist z. T. mit Retardpräparaten erleichtert. Günstigere Einnahmezeiten und Verringerung der Einnahmefrequenz sollen eine bessere Compliance bedingen. Die tatsächlichen Vorteile werden allerdings kontrovers diskutiert, so daß diese - soweit in Anspruch genommen - bei jedem einzelnen Präparat nachzuweisen sind.[3]

Als potentielle Nachteile sind zu nennen: reduzierte Bioverfügbarkeit, häufig als Folge zu langsamer Freisetzung, Funktionsstörungen bzw. Freisetzungsvariabilität, nicht selten verursacht durch Nahrungsmitteleinfluß auf die Arzneistoffabgabe, bis hin zur unkontrollierten raschen Freisetzung der Dosis (dose dumping), ungenügende Dosierungsflexibilität, sogar verstärktes Auftreten von Nebenwirkungen durch lang anhaltende Plasmaspiegel, lokale Reizungen, Toleranzentwicklung, unbefriedigender Retardierungseffekt. Auch bezüglich reproduzierbarer Funktionstüchtigkeit bzw. Abwesenheit dieser Nachteile sind entsprechende In-vivo-Belege zu erbringen.

Es ist häufig versucht worden, das Freisetzungsverhalten bestimmter Gruppen von Retardarzneiformen durch spezifische Begriffe näher zu charakterisieren. Heute werden Retardpräparate entweder als Präparate mit modifizierter Wirkstofffreigabe (DAB 9) oder als Präparate mit verlängerter Freigabe (extended release, USP XXII), geführt. Sie sind von den magensaftresistent überzogenen Arzneiformen (DAB 9) bzw. enteric coated products (USP XXII) abzugrenzen. In der USP XXII sind extended release und enteric coated products unter dem Begriff modified release products subsumiert. Begriffe wie hinhaltende, kontrollierte, protrahierte, prolongierte, verlängerte Freisetzung beschreiben alle den gleichen Sachverhalt, nämlich eine gegenüber der entsprechenden schnell freisetzenden Arzneiform verlangsamte oder retardierte Arzneistoffabgabe. Lediglich die Begriffe verzögerte und wiederholte bzw. gestaffelte Freisetzung meinen ein anderes Freisetzungsverhalten. Verzögerte Freisetzung erfolgt erst nach einer bestimmten Zeit, z. B. nach Passage einer magensaftresistenten Arzneiform in den Dünndarm. Die wiederholte bzw. gestaffelte Freisetzung läuft in Intervallen ab. Beispiele sind etwa Kombinationen aus Initialdosis und magensaftresistent überzogenem zweiten Dosisteil sowie aus Initialdosis und Erhaltungsdosis mit langsamer Freisetzung.

Abzugrenzen von den Retardarzneiformen, bei denen die Wirkungsverlängerung arzneiformspezifisch ist, sind die Langzeitpräparate. Ihr Langzeiteffekt ist arzneistoffspezifisch und in der Regel eine Folge ihrer langsamen Elimination.[1]

Biopharmazeutische Voraussetzungen und Probleme

Voraussetzungen. Nicht jeder Arzneistoff erfüllt die Voraussetzungen, in einer Retardform appliziert zu werden. Eine grundlegende Anforderung ist zunächst, daß länger anhaltende Blutspiegel tatsächlich erwünscht sind.

Ferner muß sichergestellt sein, daß der Arzneistoff so rasch resorbiert wird, daß die retardierte Freisetzung den langsamsten und damit die Resorptionsgeschwindigkeit kontrollierenden Vorgang darstellt. Andernfalls würde sich die Entwicklung von Präparaten mit verlangsamter Freisetzung erübrigen. Rasche Resorption ist darüber hinaus notwendig, damit auch der am Ende der verlangsamten Liberation freigesetzte Arzneistoff noch resorbiert und eine möglichst 100%ige relative Bioverfügbarkeit erreicht werden kann. Für perorale Applikation gilt dabei als Voraussetzung: $t_{1/2}$ der Resorption $\ll$ 1,5 h. Dabei werden eine Magen-Dünndarm-Transitzeit von 5 Stunden und eine nur unbedeutende Resorption aus dem Dickdarm zugrunde gelegt. Sehr schlecht lösliche oder sehr hydrophile Arzneistoffe erfüllen die erste Voraussetzung z. B. nicht.

Eine wesentliche Bedingung ist die Resorbierbarkeit des Arzneistoffes über weite Bereiche des Magen-Darm-Kanals. Deshalb eignen sich starke Säuren und starke Basen für Retardpräparate in aller Regel nicht. Sie liegen im unteren bzw. oberen Bereich des Magen-Dünndarm-Kanals bei pH-Werten um 7 bzw. 2 bis 4 dissoziert vor und werden damit schlecht resorbiert. Ungeeignet sind auch Substanzen mit Resorptionsfenster wie amphotere Arzneistoffe sowie auch solche, die in bestimmten pH-Bereichen zersetzt werden.

Auch hinsichtlich der Elimination des Arzneistoffes sind gewisse Einschränkungen zu machen. Arzneistoffe mit langsamer Elimination (biologische Halbwertszeiten von mindestens 10 Stunden) besitzen einen so starken substanzspezifischen Langzeiteffekt, daß eine retardierte Freisetzung am pharmakokinetischen Gesamtgeschehen nichts Wesentliches ändert. Arzneistoffe mit Langzeiteffekt scheiden daher zur Verarbeitung in peroralen Retardarzneiformen aus. Bei Arzneistoffen mit extrem hoher Einzeldosis verbietet sich die Herstellung von Präparaten mit verzögerter Arzneistofffreisetzung häufig infolge mangelnder Applizierbarkeit. Da die Retardform i. allg. mehr als die übliche Einzeldosis enthält, entstehen sehr große Produkte, die vom Patienten nicht akzeptiert werden.

Probleme. Bei der Entwicklung und Anwendung von Retardpräparaten sieht man sich einer Reihe von Problemen gegenüber. Die mit ca. 5 Stunden relativ kurze Transitzeit t_v durch den Magen-Dünndarm-Abschnitt des gesamten Gastrointestinaltrakts[2], auch Verweilzeit genannt, erlaubt nur eine verlangsamte Freisetzung über eben diese Zeit, es sei denn, die Resorption aus dem Colon kann ausgenutzt werden (s. Verlängerung des Retardeffektes). Das hat zur Folge, daß relativ bald erneut appliziert werden muß und daß – anders als bei Infusionen – nach Kumulation ein fluktuierender, nicht aber konstanter Plasmaspiegel resultiert (s. Konzeption). Diese Fluktuation wiederum ist den Bedürfnissen, wie sie sich z. B. aus chronopharmakologischen Phänomenen und Toleranzerscheinungen[2] ergeben, anzupassen. Im Fall der Angleichung an chronopharmakologische Vorgänge, der sog. Chronooptimierung,[4] ist allerdings nicht nur an Cyclen mit niedrigen Frequenzen wie die circadianen Rhythmen, sondern auch an höherfrequent gepulste Abläufe, z. B. bei Hormonen, zu denken.[5] Häufig sind chronopharmakologische Phänomene aber noch nicht bekannt, potentielle Toleranzerscheinungen noch nicht zu Tage getreten. Die Anwendung von Retardpräparaten erfordert deshalb eine besonders intensive Patientenüberwachung.

Ein weiteres Problem stellt die starke intra- und interindividuelle Variabilität der Magen-Dünndarm-Passage von monolithischen Arzneiformen, sog. single units, dar. Sie zerfallen nicht und bewegen sich als Ganzes durch den Magen-Darm-Kanal. Die Variabilität ist verursacht durch die starke Streuung der Magenpassagezeit und abhängig vor allem vom Füllungsgrad des Magens. Damit ist die Einnahme vor oder nach dem Essen besonders zu berücksichtigen. Aber selbst bei leerem Magen ist der Verbleib von monolithischen Arzneiformen dort deutlichen Schwankungen unter-

worfen. Ganz besondere Bedeutung besitzt dies für monolithische Retardarzneiformen, deren Freisetzung pH-abhängig ist. Aber auch andere nichtzerfallende Arzneiformen können erhebliche Schwankungen bezüglich üblicher Bioverfügbarkeitsparameter ergeben. Besser schneiden demgegenüber multipartikuläre Arzneiformen, sog. multiple units, ab. Hier liegen viele kleine Partikeln vor (z. B. überzogene Pellets) oder entstehen nach der Einnahme (zerfallende Tablette mit überzogenem Granulat).[2]
Schwierigkeiten im Hinblick auf eine kontrollierte Freisetzung weisen Substanzen auf, die im pH-Bereich des Magen-Dünndarm-Kanals von pH 1 bis 8 merklich dissoziieren und damit ihre Lösungseigenschaften verändern. Je nach Arzneiform kann jedoch versucht werden, z. B. durch Zusätze die Freisetzung entsprechend den Zielsetzungen zu steuern (s. Verlängerung des Retardeffektes). Das Problem einer wirklich kontrollierten Arzneistofffreisetzung ist auch im Hinblick auf die Abhängigkeit des Retardeffektes von den übrigen Milieubedingungen des Magen-Darm-Kanals zu sehen. Nicht nur Nahrungseinfluß und pH-Wert, sondern auch z. B. Elektrolytkonzentration, Viskosität und Motilität können die Freisetzung beeinflussen. Infolgedessen ist bei der Entwicklung darauf zu achten, möglichst milieuunabhängige Freisetzungen zu garantieren.

Konzeption

Freisetzungshalbwertszeit. Charakteristisch für eine Retardarzneiform ist die im Vergleich zur anschließenden Resorption langsame Freisetzung. Sie stellt den geschwindigkeitsbestimmenden Schritt in der Reaktionsfolge Freisetzung - Resorption (mit anschließender Verteilung und Elimination) dar. Damit läßt sich bei Kenntnis der Eliminationskinetik über die Steuerung der Freisetzung der angestrebte Plasmaspiegel einstellen.
Um nach peroraler Applikation von Retardarzneiformen den therapeutisch erwünschten Blutspiegel zu erreichen und möglichst lange Zeit zu halten, müssen bei ihrer Entwicklung im wesentlichen drei Gesichtspunkte Berücksichtigung finden: die vorgegebene Transitzeit t_v der Arzneiform durch Magen und Dünndarm von ca. 5 Stunden, die Kinetik der verlangsamten Abgabe des Arzneistoffes aus der Retardform und die Eliminationsgeschwindigkeit des Arzneistoffes.
Danach kann zunächst postuliert werden, daß bei Freisetzungen nach 1. Ordnung, also entsprechend einer Exponentialfunktion, und nach anderen Kinetiken, z. B. bei Matrixkontrolle nach dem Quadratwurzelgesetz, die Halbwertszeit der Freisetzung nicht wesentlich größer als 1 Stunde sein darf, damit die vollständige Freisetzung im Magen-Dünndarm-Bereich erfolgen kann. Diese Forderung ergibt sich aus der Tatsache, daß bei einer Kinetik 1. Ordnung der Prozeß nach fünf Halbwertszeiten $t_{1/2}$ weitestgehend zum Ende gekommen ist. Diese fünf Halbwertszeiten müssen während der Transitzeit von 5 Stunden abgelaufen sein: 5 $t_{1/2\ \text{Freisetzung}}$ $\leq$ 5 Stunden. Für Freisetzungen nach 0. Ordnung, d. h. bei konstanter Abgabegeschwindigkeit, muß dementsprechend nach 2,5 Stunden die Hälfte des Arzneistoffes abgegeben sein.

Diese Zielvorgaben beziehen sich an sich auf das In-vivo-Verhalten der Retardformen. Galenische Entwicklungen beginnen aber mit In-vitro-Untersuchungen. Dabei läßt sich nicht von vornherein vollständige Übertragbarkeit annehmen. Eine Reihe von Korrelationen zeigen, daß die Freisetzung in vivo eher langsamer abläuft als in vitro.[1]

Kumulation, stationärer Zustand, Fluktuation, Dosierung. In den meisten Fällen müssen Arzneistoffe über längere Zeit eingenommen werden. Dabei sollen einerseits möglichst keine oder höchstens kurzzeitige Therapielücken auftreten (Absinken des Blutspiegels unter einen bestimmten Minimalwert), andererseits können nur sinnvolle, mit der Patienten-Compliance vereinbare Dosierungsschemata erstellt werden.
Bei Substanzen mit mittleren Eliminationshalbwertszeiten, d. h. $t_{1/2\ \text{Elimination}}$ = 1,5 bis 10 Stunden, ist abhängig vom Dosierungsintervall τ z. T. mit Kumulation zu rechnen. Kumulation tritt auf, wenn das Zeitintervall zwischen Beendigung der Freisetzung bzw. Resorption und Applikation der nächsten Dosis zur vollständigen Elimination des Arzneistoffes nicht ausreicht. Bei Gabe alle 12 Stunden (früh und abends) und Transit- bzw. Freisetzungs- bzw. Resorptionszeit t_v von 5 Stunden tritt Kumulation auf, wenn die Differenz aus Dosierungsintervall τ = 12 Stunden und Resorptionszeit t_v = 5 Stunden kleiner ist als fünf Halbwertszeiten der Elimination (7 Stunden < 5 $t_{1/2\ \text{Elimination}}$). Damit ist bei allen Arzneistoffen mit $t_{1/2\ \text{Elimination}}$ > 7 Stunden / 5 $\approx$ 1,5 Stunden mit merklicher Kumulation zu rechnen, wenn zweimal täglich appliziert wird. Für die Gabe nur einmal täglich, τ = 24 Stunden, ergibt sich entsprechend eine Kumulation bei $t_{1/2\ \text{Elimination}}$ > 19 Stunden / 5 = 4,5 bis 5 Stunden. Die Kumulation gewährleistet bei wiederholter Applikation die Einstellung eines stationären, aber fluktuierenden Plasmaspiegels mit einem mittleren Wert bei c_{ss}. Die Retardierung der Freisetzung mindert diese Fluktuation (Abb. 4.114).
Die Festlegung der Dosis D_m in einer Retardarzneiform erfolgt unter Beachtung des angestrebten therapeutischen Bereiches und des Dosierungsintervalles sowie der Eliminationshalbwertszeit und des fiktiven Verteilungsvolumens des Arzneistoffes im Organismus V_f. Dabei wird der angestrebte Plasmaspiegel c_{th} dem Plasmaspiegel im stationären Zustand c_{ss} gleichgesetzt und die allgemeine Kumulierungsgleichung angewendet, um die Dosis D_m zu berechnen:

$$c_{th} = c_{ss} = D_m / (k_e \cdot V_f \cdot \tau), \text{ mit}$$

k_e = Eliminationsgeschwindigkeitskonstante
    1. Ordnung in h^{-1},
$c_{th} = D_m \cdot t_{1/2\,El} / (0,693 \cdot V_f \cdot \tau),$
$D_m = 0,693 \cdot c_{th} \cdot V_f \cdot \tau / t_{1/2\,El}.$

Dabei hat sich gezeigt,[1] daß es für die Fluktuation ohne besonders große Bedeutung ist, ob die retardierte Freisetzung konstant oder nach 1. Ordnung bzw. anderen Kinetiken erfolgt.

Applikation ohne nachfolgende Kumulation. Diese Art der Anwendung von Retardpräparaten ist eher selten. Sie tritt bei Arzneistoffen auf, die rasch eliminiert werden und deren Dosierungsintervalle so weit auseinander liegen, daß eine vollständige Elimination erfolgen

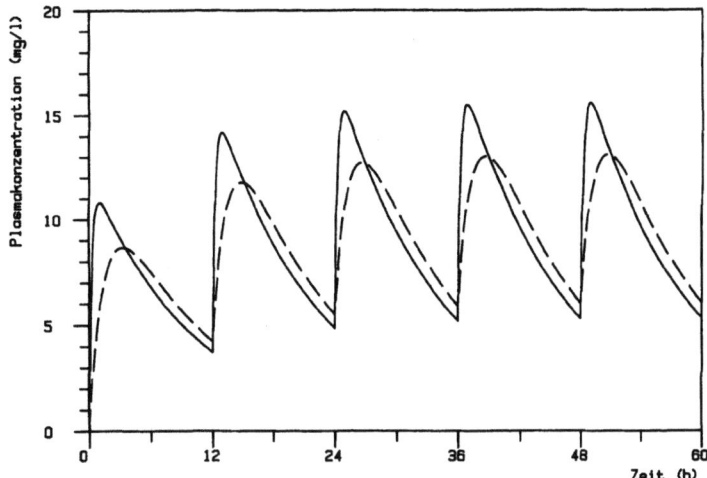

Abb. 4.114. Plasmakonzentrations-Zeit-Kurven eines Arzneistoffes nach Gabe einer schnell freisetzenden Arzneiform (durchgezogene Linie) und einer Retardform (gestrichelte Linie). Kenngrößen: $t_{1/2\,\text{Elimination}} = 7$ h, $t_{1/2\,\text{Resorption}} = 0{,}2$ h, $t_{1/2\,\text{Freisetzung retard}} = 1$ h, fiktives Verteilungsvolumen $V_f = 30$ L, Dosis $D_m = 360$ mg, Dosierungsintervall $\tau = 12$ h

kann. Unter Bezugnahme auf die obigen Berechnungen bedeutet dies für ein Dosierungsintervall von 12 bzw. 24 Stunden keine Kumulation bei einer Eliminationshalbwertszeit < 1,5 bzw. 5 bis 4,5 Stunden. Eine derartige zwischenzeitliche Absenkung der Plasmaspiegel kann z. B. beim Auftreten einer Toleranz sinnvoll sein. Für die Festlegung der Freisetzungshalbwertszeiten gilt das oben Gesagte: Die Freisetzung sollte innerhalb der Transitzeit $t_v = 5$ Stunden vollständig ablaufen. Allerdings ist hier der Freisetzung nach 0. Ordnung der Vorzug zu geben und für eine Initialdosis zu sorgen, damit ohne Entstehen von Peaks der erwünschte Plasmaspiegel rasch erreicht und wenigstens während der Freisetzungszeit aufrecht erhalten werden kann.[1] Die Gesamtdosis D setzt sich hierbei also aus Erhaltungsdosis D_m und Initialdosis D_i zusammen. D_m errechnet sich aus der Freisetzungskonstanten 1. Ordnung k_f^0 und der Freisetzungszeit t_v nach

$$D_m = k_f^0 \cdot t_v, \text{ wobei}$$

k_f^0 wiederum aus der Kumulierungsgleichung berechnet wird:

$$k_f^0 = c_{ss} \cdot k_e \cdot V_f.$$

Die Initialdosis ergibt sich näherungsweise aus der Überlegung, daß mit ihrer Hilfe unter rascher Resorption der stationäre bzw. therapeutische Plasmaspiegel erreicht werden soll:

$$D_i = c_{ss} \cdot V_f.$$

Für nichtkonstante, anfangs rasche Freisetzungen wird keine Initialdosis benötigt, der Dosisanteil D_i also wie D_m retardiert. Insgesamt ist zu beachten, daß die vorgestellten Berechnungen auf einfachste pharmakokinetische Modelle (insbesondere Einkompartimentmodell) bezogen sind, gewisse Optimierungen bei komplizierteren Verhältnissen also notwendig werden können.

Systematik, Herstellungsprinzipien, Freisetzungsvorgang, Freisetzungssteuerung

Die verschiedenen Möglichkeiten der Verlängerung der Freisetzung lassen sich am besten nach den zugrundeliegenden Mechanismen unterteilen. Dabei wird im folgenden auch auf die Grundzüge der Freisetzungssteuerung und die Herstellungsprinzipien eingegangen. Eine weitergehende Gruppen- und Untergruppenbildung unterbleibt, da zwischen den einzelnen Freisetzungsmechanismen und Steuerungsprinzipien zahlreiche Übergänge bestehen. Im Prinzip beruhen alle Retardarzneiformen darauf, den Arzneistoff nur in kleinen Teilen für die Resorption zur Verfügung zu stellen. Damit ist die Retardform als ein eigenes Kompartiment im Sinne einer pharmakokinetischen Betrachtungsweise anzusehen. Die Freisetzung erfolgt, rasche Resorption des Arzneistoffes vorausgesetzt, unter Sink-Bedingungen, d. h., es baut sich in der Umgebung der Retardarzneiform keine nennenswerte Konzentration auf, die zu einer Beeinflussung der Freisetzung führt. Soweit eine Initialdosis sinnvoll ist, kann diese auf verschiedene Weise in die Retardform inkorporiert werden, z. B. durch Zumischen nichtüberzogener Partikel, Granulate oder Pellets zu entsprechenden überzogenen in Hartgelatinekapseln, durch Mitverpressen eines nichtüberzogenen Dosisanteils (Mischgranulat- oder Mehrschichttabletten), durch Einbringen in die äußere Schicht von Manteltabletten oder Manteldragees.

Überzogene Retardarzneiformen. Dieser Typ ist bei weitem der bedeutendste. Der Arzneistoff wird hierbei von einer Barriere umhüllt. Die langsame Diffusion durch diese Diffusionsbarriere bestimmt, wie schnell die Freisetzung und damit die Resorption erfolgt. Es lassen sich Arzneiformen unterscheiden, bei denen entweder Arzneistoffkristalle direkt oder Zwischenprodukte wie Granulate, Pellets, Kerne überzogen sind. Den Vorteil multipartikulärer Arzneiformen besitzen überzogene Kristalle, Granulate und Pellets, die entweder in Hartgelatinekapseln vereinigt oder mit entsprechenden Hilfsstoffen zu zerfallenden Tabletten verpreßt sind. Letztere sind teilbar und damit in ihrer Dosierung flexibel, ergeben aber technologische Schwierigkeiten: Die Überzüge müssen nach dem Verpressen unbeschädigt bleiben, der vollständige Zerfall ist zu gewährleisten.[6-8]

Das Aufbringen der Überzüge geschieht insbesondere bei kleinen Ausgangspartikeln in Wirbelschichtgeräten, wobei zum Erzielen eines gleichmäßigen und reproduzierbaren Überzuges sphärische Partikel mit glatter Oberfläche bevorzugt werden (→ Kap.4,11). Enge Partikelgrößenverteilung garantiert dabei hohe Reproduzierbarkeit. Die Überzugsmaterialien sind in der Regel organische Polymere, vor allem Ethylcellulose (EC) und Methacrylsäuremethacrylat-Copolymere, EA-MMA-(Ethylacrylat-Methylmethacrylat-) Copolymer und solche, die zusätzlich noch 5 oder 10% Trimethylammoniummethylmethacrylat enthalten[9] (→ Kap.4,18). Sie lassen sich aus organischer Lösung aufbringen. Heute werden allerdings aus Umweltschutzgründen vermehrt wäßrige Dispersionen dieser Polymere, sog. Latices oder Pseudolatices mit Partikelgrößen bis hinunter in den kolloidalen Bereich angewendet. Die Filmbildung, d. h. das Verschmelzen der Polymerpartikel, erfolgt oberhalb der Mindestfilmbildungstemperatur MFT bzw. der Glasübergangstemperatur T_g des in Wasser gequollenen Polymers, die zuvor bestimmt und ggf. durch Weichmacherzusatz abgesenkt wird[9-11] (→Kap.4, 18). Nach Überschreiten der MFT liegen die Polymere nicht mehr im glasartigen, sondern im gummielastischen Zustand vor, so daß Polymerketten benachbarter Polymerpartikel interagieren können. Die entstehenden gecoateten Partikel gehören bis zu einer Größe von etwa 2 mm zu den Mikrokapseln (→ Kap.4,9) und werden häufig auch als Diffusionspellets bezeichnet.

Eine völlig andere Möglichkeit der Umhüllung ist die Koazervationstechnik. Hierbei werden die zu überziehenden Partikel, vor allem Kristalle, in einem Nichtlösungsmittel in Gegenwart eines gelösten Filmbildners dispergiert. Durch Ausfällen des Polymers bildet sich dann auf den Partikeln ein Überzug. Es resultieren Koazervationsmikrokapseln (→ Kap.4,9).

Die Freisetzung läuft im Prinzip in folgenden Schritten ab (Abb.4.115):

Wasser bzw. Magen- oder Darmsaft dringt durch den Überzug ein, der Arzneistoff löst sich, bei ausreichend hohem Arzneistoffgehalt des Kerns bis zur Löslich-

keit c_s, Arzneistoff diffundiert durch den Überzug nach außen. Solange im Innneren c_s aufrecht erhalten bleibt, resultiert eine konstante Abgaberate, beim Unterschreiten von c_s nimmt die Freisetzungsgeschwindigkeit exponentiell ab.

Die eigentliche galenische Entwicklungsarbeit besteht in der Einstellung einer pharmakokinetisch und pharmakodynamisch begründeten Freisetzungsgeschwindigkeit über einen bestimmten Zeitraum, in der Regel 5 Stunden. Da sich Fläche und Dicke des Überzuges nur in Grenzen variieren lassen, kommt dem Permeabilitätskoeffizienten des Überzuges besondere Bedeutung für die Freisetzungssteuerung zu. Bis auf das EA-MMA-Copolymer besitzen die verwendeten Überzugsmaterialien nur unzureichende Permeabilität, da sie bei 37 °C im glasartigen Zustand vorliegen.[12] Die Aufnahme von Wasser durch Quellung erniedrigt zwar die Glasübergangstemperatur T_g und verbessert die Permeabilität, der Effekt ist aber noch zu gering.[11]

Zur Erhöhung der Abgaberaten bei Verwendung wenig permeabler Überzüge lassen sich folgende Maßnahmen ergreifen:[12]

1. unvollständiges Überziehen:
   Diese Methode kommt unwissentlich bzw. unbeabsichtigt zwar zur Anwendung, ist aber wenig reproduzierbar.
2. Zusatz von Weichmachern:
   Ihr Effekt ist auf unterschiedliche Mechanismen zurückzuführen. Zunächst senken sie die T_g unter die Temperatur von 37 °C. Zusätzlich bewirken sie vielfach vermehrte Aufnahme von Wasser in den Überzug. Durch beide Vorgänge nimmt der Diffusionskoeffizient im Überzug zu. Je nach Wasserlöslichkeit der Weichmacher verbleiben sie im Überzug oder werden eluiert und bilden dann Mikro- oder Makroporen.
3. Zusatz von Porenbildnern:
   a) z. B. von wasserlöslichen Zusätzen wie NaCl, Saccharose, Cellulosederivaten oder Polyethylenglycolen: Sie ergeben von Anfang an oder erst im Laufe der Filmbildung (während des Lösungs- bzw. Dispersionsmittelabzuges) eine eigene disperse Phase im Überzug und lösen sich bei Kontakt mit Wasser unter Porenbildung heraus.
   b) z. B. von Pigmenten, die zu Beginn des Freisetzungsprozesses aus dem Überzug herausfallen.
4. innere Weichmachung:
   Absenkung der T_g und vermehrte Quellung in Wasser ist auch das Ziel der inneren Weichmachung. Verwendet werden Copolymere mit niedriger T_g.

überzogene AF

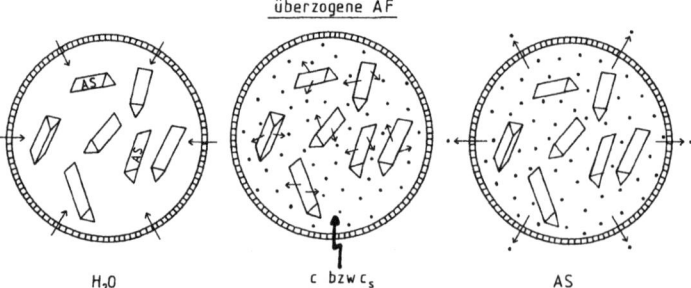

H₂O   c bzw c_s AS

Abb.4.115. Freisetzung aus einer überzogenen Retardarzneiform

Insgesamt ergibt sich bezüglich des Freisetzungsmechanismus, daß derartige relativ gut permeable Überzüge keine Verteilungsmembranen darstellen, sondern lipophile und hydrophile Substanzen, auch Ionen, passieren lassen. Je nach Zusätzen können Mikroporen (auch Molekularporen) oder Makroporen bzw. homogene oder heterogene Membranen vorliegen.[11]

Neben der Permeabilität des Überzuges ist für die Freisetzungsgeschwindigkeit die Löslichkeit c_S von entscheidender Bedeutung.[11,12] Bei dissoziierenden Substanzen wirkt sich deren pH-abhängige Löslichkeit auf die Freisetzung aus. Um eine bestimmte, vom äußeren pH-Wert unabhängige Löslichkeit einzustellen, können entsprechende Zusätze (Säuren, Basen, Puffer) eingebracht werden.[2,13]

Matrix-Retardarzneiformen. Sie sind durch ein unlösliches, eventuell poröses Gerüst aus unverdaulichen Fetten, Wachsen u. ä., unlöslichen Thermoplasten oder auch anorganischen Matrixbildnern wie Gips charakterisiert. In dieses Gerüst sind der Arzneistoff und nach Bedarf lösliche Zuschlagstoffe eingearbeitet. Die Freisetzung verläuft als Elution (Abb. 4.116).

Matrix - AF

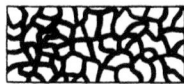 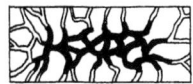

$t=0$ $t=t_{1/2}$

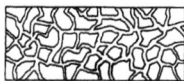

$t=\infty$

Abb. 4.116. Freisetzung aus einer Matrix-Retardarzneiform

Die Herstellung von Single-unit-Matrices erfolgt durch Direktverpressen von Mischungen der Einzelbestandteile oder durch Verpressen von mit Lösungen der Matrixbildner granulierten Partikeln. Selten finden Schmelzextrusionsverfahren und Spritzgußtechnik Anwendung.[14,15] Um eine vollständige Freisetzung zu erhalten, muß die Gesamtporosität ε, d. h. die Anfangsporosität durch eingeschlossene Luft plus die entstehende Porosität durch in Lösung gehenden Arznei- und Zuschlagstoff, mehr als ca. 0,25 betragen.[16,17] Dadurch ist beim Eindringen der Freisetzungslösung der Kontakt zu fast allen Arzneistoffpartikeln gewährleistet. Die Freisetzungskinetik entspricht zumindest annähernd dem bekannten *t*-Gesetz nach Higuchi:[18]

$$Q = k \cdot \sqrt{t}$$

$$Q = F\sqrt{(D \cdot \varepsilon \cdot c_S / \tau)(2c_0 - \varepsilon \cdot c_S)}\sqrt{t}$$

Q = freigesetzte Arzneistoffmenge bei Sink-Bedingungen,
k = Konstante,
D = Diffusionskoeffizient des Arzneistoffes in der Freisetzungslösung,
τ = Tortuosität (Gewundenheit der Kapillaren),

c_0 = Arzneistoffbeladung der Matrix (Konzentration),
c_S = Löslichkeit des Arzneistoffes in der Freisetzungslösung,
    $c_S < c_0 / \varepsilon$.

Beim Auftragen der freigesetzten Menge Q gegen die Wurzel der Zeit ergeben sich somit Geraden. Eine Freisetzungsbeschleunigung ist durch Zusatz porenbildender Hilfsstoffe wie z. B. Polyethylenglycol möglich. Voraussagen über die Gewundenheit bzw. Wegverlängerung τ in Abhängigkeit von der Porenstruktur sind allerdings bisher nicht möglich.[19]

Wegen der Tendenz zu sog. multiple units werden verstärkt Methoden angewandt, die zu Minimatrices führen:[16]

- Matrixgranulate, hergestellt z. B. über Granulierung mit gelöstem Matrixbildner oder Schmelzgranulierung (→ Kap. 4,6),
- Matrixpellets (→ Kap. 4,11),
- Extrusionsmatrixpartikel mit plastifizierbarem Matrixbildner ggf. mit nachfolgender Sphäronisation (→ Kap. 4,11).

Technisch aufwendigere Herstellung von Minimatrices erfolgt (→ Kap. 4,11) durch:[12]

- Tropf- bzw. Sprüherstarrung,
- sphärische Agglomeration,
- Perlpolymerisation,
- isostatische Verpressung.

Typisch für alle Matrix-Retardarzneiformen ist die Ausscheidung der multipartikulären oder monolithischen Gerüste mit den Faeces. Als Vorteil gilt die sehr geringe Wahrscheinlichkeit des dose dumpings.

Hydrokolloid-Retardarzneiformen. Seit den Sechziger Jahren sind gelbildende, stark quellende Substanzen wie Cellulosederivate und synthetische Polymere wie z. B. Polyvinylalkohol in Gebrauch.[20-22] Von diesen zu unterscheiden sind Hydrogel-Matrices, die aus vernetzten, stark quellenden, aber unlöslichen Polymeren bestehen, die aber für perorale Retardarzneiformen von größerer Bedeutung sind.[22] Die Herstellung von Hydrokolloid-Einbettungen kann wie der Matrix-Arzneiformen durch Direktverpressen der Arzneistoff-Hilfsstoff-Mischung oder durch vorheriges Granulieren, bevorzugt mit Hydrokolloidlösung als Bindemittel erfolgen.

Bei der Freisetzung wird in der Regel dann $\sqrt{t}$-Kinetik beobachtet, wenn ausgeprägte Gelbildungstendenz besteht, häufig bei hohen Viskositätskennzahlen (→ Kap. 2, 2.5). Beim Kontakt dieser Hydrokolloid-Retardarzneiformen mit Wasser bildet sich durch rasche Quellung eine Gelmatrix, aus der der Arzneistoff allmählich herausdiffundiert (Abb. 4.117). Je nach Löslichkeit des Arzneistoffes in der Freisetzungslösung gilt dabei:[23,24]

$$Q = 2F \cdot c_0 \sqrt{D_H / \tau} \sqrt{t} \text{ für die Lösungsmatrix bzw.}$$

$$Q = F\sqrt{2D_H \cdot c_0 \cdot c_S} \sqrt{t} \text{ für die Suspensionsmatrix mit}$$
$c_0 \gg c_S$.

D_H ist der effektive Diffusionskoeffizient im gequollenen Hydrokolloid. In gewissem Umfang wird der Freisetzungsprozeß von der allmählichen Auflösung des Hydrokolloids überlagert: Zum Ende der Freiset-

Hydrokolloid-Einbettung

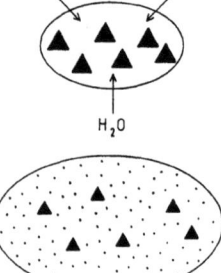

H₂0

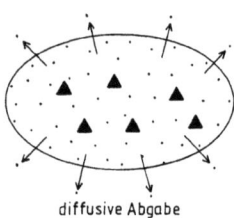

Quellung, AS-Auflösung

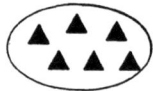

diffusive Abgabe
(mit langsamer Erosion)

Abb.4.117. Freisetzung aus einer Hydrokolloid-Einbettung, ausgeprägte Gelbildungstendenz des Polymeren

Hydrokolloid-Einbettung

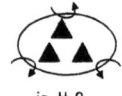

in H₂0

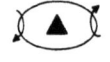

Erosion/Auflösung

Abb.4.118. Freisetzung aus einer Hydrokolloid-Einbettung, geringe Gelbildungstendenz des Polymeren

zung erfolgt schnellere Freisetzung, als aus dem Anfangsverlauf zu erwarten ist.[22]
Polymere mit geringer Gelbildungstendenz, oft gleichbedeutend mit niedrigen Viskositätszahlen und damit rascher Auflösung, lassen Freisetzungen annähernd nach 0. Ordnung zu, soweit die Fläche konstant gehalten werden kann. Hierbei ist unter der Voraussetzung ausreichender Rührgeschwindigkeit die Auflösung bzw. Erosion des Polymers geschwindigkeitsbestimmend (Abb.4.118), so daß die Löslichkeit des Arzneistoffes ohne Einfluß bleibt.[22]
Relaxationskontrolle konnte bei Hydrokolloiden bisher nicht beobachtet werden: Vorgequollene und trockene Arzneistoff-Polymer-Einbettungen ergeben gleiche Freisetzungsprofile.[22]

Als Nachteil der Hydrokolloid-Retardarzneiformen muß die mehr oder weniger große Abhängigkeit der Freisetzung von der Hydrodynamik und -mechanik angesehen werden. Diese ist bei überzogenen und Matrix-Retardarzneiformen praktisch ohne Einfluß.
Die Möglichkeiten zur Herstellung von sog. multiple units auf der Basis von Hydrokolloiden sind begrenzt. Neben Mikrotabletten werden sich die aufwendig zu produzierenden Vertropfungspellets kaum durchsetzen.[22]

Erosions-Retardarzneiformen. Klassische Erosionsarzneiformen stellen in verdauliche Fette eingebettete Arzneistoffe dar.[12] Allerdings ist ihre Anwendung nicht problemlos.[25] Die variable Enzymaktivität im Gastrointestinaltrakt kann zu streuenden Blutspiegelwerten führen. Darüber hinaus ist eine aufwendige Kontrolle der eingesetzten Fette notwendig, um reproduzierbare Freisetzung in vitro zu gewährleisten. Die Herstellung dieser Arzneistoff-Fetteinbettungen entspricht jener der Matrixarzneiformen.
Erodierende Retardkörper lassen sich auch durch Kombination lipophiler Substanzen und hochdosierter Bindemittel in Abwesenheit von Zerfallshilfsstoffen produzieren.[12] Sie zerfallen nicht, sondern erodieren unter Auflösung bzw. Quellung entsprechender Zuschläge von der Oberfläche her. Ihr Nachteil besteht in der ausgeprägten Abhängigkeit der Freisetzung von der Hydrodynamik[26] (Abb.4.119). Derartige erodierende Retardkörper werden vor allem durch Verpressen hergestellt.

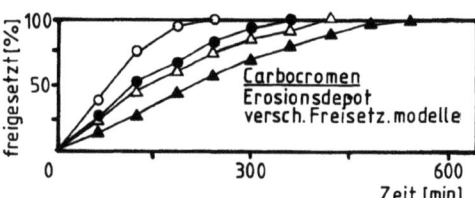

Abb.4.119. Abhängigkeit der Freisetzung einer Erosionsarzneiform von der Hydrodynamik und -mechanik (Art der Freisetzungsprüfung). Nach[26]

Ionenaustausch-Retardarzneiformen. Anwendung finden vor allem saure Ionenaustauscher, die basische Arzneistoffe gebunden enthalten und diese nach Quellung zu einem Hydrogel (s. Hydrokolloid-Arzneiformen) allmählich abgeben.
Die partikuläre Struktur der Ionenaustauscher macht sie zur Verarbeitung als multiple units zugänglich. Geeignet für ausreichende Freisetzungsverzögerung von basischen Arzneistoffen sind insbesondere Sulfonsäuren. Aus Resinaten vom Carboxylat-Typ erfolgt die Freisetzung i. allg. zu rasch.[12] Die Kinetik der Arzneistoffabgabe dürfte unter physiologischen Bedingungen dem $\sqrt{t}$-Gesetz, d. h. der Matrixkontrolle, unterliegen.
Echte Freisetzungen nach 1. Ordnung durch Filmkontrolle, verursacht von adhärierender Flüssigkeit an der Oberfläche der Ionenaustauschpartikel, ist seltener zu erwarten.[27,28]

Auflösungskontrollierte Retardarzneiformen. Der Arzneistoff liegt in ungelöster und damit nichtresorbierbarer Form vor. Die Auflösungskinetik ist für die Resorption geschwindigkeitsbestimmend. Entsprechend den Gesetzen von Noyes und Whitney sowie Nernst und Brunner läßt sich langsame Arzneistoffauflösung durch Reduzierung der Fläche (Makrokristalle) oder Einsatz schwerlöslicher Salze (ggf. auch Derivate) einstellen.[1,12] Die Verarbeitung in konventionellen Tabletten läßt nach deren Zerfall automatisch multiple units entstehen.

Osmotische Systeme. Diese speziellen Single-unit-Retardformen basieren, ob in Form der gängigen elementaren osmotischen Pumpe (Abb. 4.120), des zweikammrigen Push-pull-Systems oder der Minipumpe[29,30], auf den Wechselbeziehungen zwischen einer osmotisch aktiven Substanz, einer semipermeablen, d. h. nur für Wasser durchlässigen Membran und dem resultierenden osmotischen Druck, der zum Austritt von Arzneistofflösung durch eine vorgegebene Öffnung führt.[29,30] Für die Steuerung der Abgabe sind vor allem die Eigenschaften der eingesetzten Membranen und der resultierende osmotische Druck entscheidend. Die Austrittsöffnung wird in einem aufwendigen Verfahren per Laser in die Membran eingebrannt. Die Kinetik der Arzneistoffabgabe entspricht 0. Ordnung. In Form der wiederverwendbaren Minipumpe ist dieses System besonders für experimentelle Arbeiten geeignet. Die osmotischen Systeme werden zu den sog. Therapeutischen Systemen[30] gerechnet, wobei dieser Begriff eher als Warenzeichen bzw. im patentrechtlichen Sinn zu sehen ist, als daß er dazu dient, spezifische Arzneiformen zu charakterisieren.

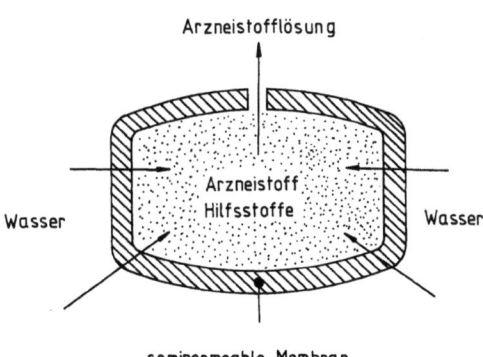

Arzneistofflösung

Wasser

Arzneistoff Hilfsstoffe

Wasser

semipermeable Membran

elementare osmotische Pumpe

Abb. 4.120. Einfaches osmotisches Retardsystem

Verlängerung des Retardeffektes

Die Retardierung muß auf die relativ kurze Transitzeit t_v der Arzneiform durch den Magen-Dünndarm-Bereich auf 5 Stunden begrenzt werden. Zur Verlängerung der Resorptions- und damit Freisetzungszeit lassen sich einige Maßnahmen ergreifen, deren Er-

folg aber von Fall zu Fall nachzuweisen ist. Zu nennen sind hier:[2,12]

1. Ausnutzen der Resorption aus dem Colon.
   Sie ist z. B. bei Theophyllin, Metoprolol, Nifedipin u. a. nachgewiesen. Damit können Retardarzneiformen mit Freisetzungen bis zu 20 Stunden konzipiert werden.
2. Einsatz von Adhäsivarzneiformen.
   Bei dieser Methode soll die Retardform an der Magen- oder Darmschleimhaut haften bleiben und damit eine höhere Transitzeit erhalten. Eindeutige Erfolge sind bisher ausgeblieben.
3. Verwendung von Schwimmarzneiformen.
   Bei monolithischen Arzneiformen ist der Schwimmeffekt im Magen nicht vom Rückhalteeffekt durch den Pylorus zu trennen. Multipartikuläre Retard-Schwimmarzneiformen erbringen eine für die Praxis zu geringe Verlängerung der Magen-Dünndarm-Transitzeit.[31]
4. Verzögerung der Magenentleerung.
   Sie läßt sich z. B. durch Gabe von Fettsäuresalzen oder auch Arzneistoffen erzielen. Die praktische Anwendung dieser Methode erscheint aber eher fraglich.
5. Konstruktion von volumenexpandierenden Arzneiformen.
   Sich stark aufblähende oder nach Kontakt mit Wasser elastisch entfaltende Arzneiformen verbleiben beim Erreichen entsprechender Größe bis zum Abbau oder der Auflösung im Magen und können somit über lange Zeit als Retardform genutzt werden. In der Praxis haben sie sich nicht durchsetzen können.

Entwicklung, Prüfung, Qualitätssicherung

Entwicklung. Im Rahmen der Entwicklung einer Retardarzneiform sind umfangreiche In-vitro-Untersuchungen zur Freisetzung notwendig, um Liberationskinetik, Steuerungsmöglichkeiten bzw. Hilfsstoffeinfluß und kritische Punkte des Herstellungsverfahrens zu erkennen. Dabei kommen üblicherweise Blattrührer- bzw. Drehkörbchen-Apparatur entsprechend Arzneibuch zum Einsatz. Zum Sicherstellen von Sink-Bedingungen bei schlecht löslichen Arzneistoffen eignen sich die Half-change- und die Durchflußmethode. Bei diesen wird entweder diskontinuierlich jeweils die Hälfte des Freisetzungsmediums erneuert oder kontinuierlich frisches Lösungsmittel zugeführt. Sie erlauben auch eine schrittweise oder kontinuierliche Änderung des pH-Wertes.[1] Sobald die Arzneiform selbst ausreichend charakterisiert ist, sollte die Unabhängigkeit der Freisetzung von den äußeren Faktoren pH-Wert des Freisetzungsmilieus und Hydrodynamik bzw. -mechanik, daneben möglichst auch von Nahrungsbestandteilen in Form von emulgierten Ölen oder Fettsäuren sichergestellt werden.[32] Die Prüfung weiterer Faktoren wie Viskosität, Oberflächenspannung, Ionenart und -konzentration, Enzyme ist zu bedenken. Erst die In-vivo-Prüfung kann allerdings Auskunft geben, ob die Entwicklung erfolgreich war.

In-vivo-Prüfung. Die In-vivo-Prüfung läuft auf einen Vergleich mit der nichtretardierten Arzneiform oder auch mit alternativen Retardpräparaten hinaus. Dabei sind neben Einfach-Dosis- auch Mehrfach-Dosenstudien zu fordern, um das Verhalten unter Anwendungsbedingungen zu überprüfen. Als In-vivo-Zielgrößen von Retardarzneiformen, die zu Vergleichszwecken heranzuziehen sind, gelten vor allem die Fläche unter der Plasmaspiegelkurve AUC, der maximale Plasmaspiegel c_{max}, die Zeit bis zu seinem Eintritt t_{max} sowie die mittlere Verweildauer des Arzneistoffes im Organismus (MRT), die beiden letzten Größen nur bei Einzelapplikation. Für die Mehrfachapplikation sind zusätzlich Fluktuationsparameter eingeführt worden, die den Retardierungseffekt nach Erreichen des stationären Zustandes beschreiben sollen.[33,34] Anhand der In-vivo-Befunde läßt sich auch ermitteln, inwieweit eine sichere In-vitro-/In-vivo-Korrelation besteht. Diese Korrelation erlaubt die sinnvolle Festlegung von Toleranz- und Regelgrenzen in der Qualitätskontrolle.[1]

Qualitätssicherung. Abgesehen von den üblichen Qualitätskriterien wie Identität, Reinheit, Massen-bzw. Gehaltseinheitlichkeit muß besonderer Wert auf die Sicherung reproduzierbarer Freisetzung gelegt werden. Dies gilt sowohl für die Chargenhomogenität als auch für die Chargenkonformität und bedeutet gleiche Freisetzung innerhalb einer Produktionscharge und von Charge zu Charge.[2,22] Anforderungen bezüglich einzuhaltender Grenzen finden sich für einzelne Präparate in der USP XXII. Fehlen solche Angaben und auch sichere In-vitro/In-vivo-Korrelationen, wird häufig eine Abweichung von $\pm 20\%$ geduldet. Ein ebenso wichtiger Punkt ist die Sicherung der Freisetzungsstabilität. Einige Untersuchungen belegen, daß zeitliche Veränderungen der Freisetzung auftreten können.

Literatur

1. Lippold BC (1984) Biopharmazie, 2. Aufl., Wissenschaftliche Verlagsgesellschaft, Stuttgart
2. Lippold BC (1988) Dtsch Apoth Ztg 133:9-15
3. Gundert-Remy U (1989) Controlled Release Products - Therapeutic Aspects. In: Gundert-Remy U, Möller H (Eds.) Oral Controlled Release Products, Wissenschaftliche Verlagsgesellschaft, Stuttgart, pp 13f
4. Staudinger H (1989) Chronopharmacology as a Rationale for the Development of Controlled Release Products. In: Gundert-Remy U, Möller H (Eds.) Oral Controlled Release Products, Wissenschaftliche Verlagsgesellschaft, Stuttgart, pp 83f
5. Lippold BC (1990) Pharm Unserer Zeit 19:13-21
6. Sandberg A, Ragnarsson G, Jonsson UE, Sjögren J (1988) Eur J Clin Pharmacol 33:S3-S7
7. Porter SC (1989) The Use of Opadry, Coateric, and Surelease in the Aqueous Film Coating of Pharmaceutical Oral Dosage Forms. In: McGinity JW (Ed.) Aqueous Polymeric Coatings for Pharmaceutical Dosage Forms, Dekker, New York, pp 317f
8. Petereit H-U (1989) Verpressen von überzogenen Partikeln zu zerfallenden Tabletten mit kontrollierter Wirkstoffabgabe, APV-Kurs Tablettieren, Hannover
9. Bauer KH, Lehmann K, Osterwald H, Rothgang G (1988) Überzogene Arzneiformen, Wissenschaftliche Verlagsgesellschaft, Stuttgart
10. Lippold BH, Sutter BK, Lippold BC (1989) Int J Pharm 54:15-25
11. Sutter B, Lippold BH, Lippold BC (1988) Acta Pharm Technol 34:179-188
12. Lippold BC (1989) Controlled Release Products-Approaches of Pharmaceutical Technology. In: Gundert-Remy U, Möller H (Eds.) Oral Controlled Release Products, Wissenschaftliche Verlagsgesellschaft, Stuttgart, pp 39f
13. Banker GS, Sharma VE (1981) Advances in Controlled Gastrointestinal Absorption. In: Prescott LF, Nimmo WS (Eds.) Drug Absorption, MTP Press, Lancaster, pp 194f
14. Speiser P (1969) Sci Pharm 37:14-29
15. Hüttenrauch R (1974) Pharmazie 29:297-302
16. Baker RW (1987) Controlled Release of biologically Active Agents, Wiley, New York
17. Carstensen JT (1987) Theoretical Aspects of Polymer Matrix Systems. In: Müller BW (Ed.) Controlled Drug Delivery, Wissenschaftliche Verlagsgesellschaft, Stuttgart, pp 132f
18. Higuchi T (1962) J Pharm Sci 53:1145-1149
19. Schwartz JB, Simonelli AP, Higuchi WI (1968) J Pharm Sci 57:274-282
20. Huber HE, Dall LB (1966) J Pharm Sci 55:974-976
21. Lapidus H, Lordi NG (1966) J Pharm Sci 55:840-843
22. Lippold BC (1990) Quellende Polymere für Hydrogel- und Hydrokolloid-Matrixtabletten, APV-Kurs Polymere zur Beeinflussung der Wirkstoff-Freigabe aus festen oralen Arzneiformen, Darmstadt
23. Higuchi WI (1962) J Pharm Sci 51:802-804
24. Higuchi T (1961) J Pharm Sci 50:874-875
25. Erni W, Zeller M, Piot N (1980) Acta Pharm Technol 26:165-171
26. Voegele D, Brockmeier D, von Hattingberg HM, Lippold BC (1983) Acta Pharm Technol 26:167-174
27. Boyd GE, Adamson AW, Myers LS (1947) J Am Chem Soc 69:2836-2848
28. Reichenberg D (1953) J Am Chem Soc 75:589-597
29. Theeuwes F (1975) J Pharm Sci 64:1987-1991
30. Heilmann K (1982) Therapeutische Systeme, Enke, Stuttgart
31. Günther J (1988) Entwicklung und vergleichende In-vivo-Prüfung einer multipartikulären Retardschwimmarzneiform, Dissertation, Düsseldorf
32. Verhoeven J, de Boer AG, Junginger HE (1987) The use of Microporous Polymeric Powders for Controlled Release Drug Delivery. In: Müller W (Ed.) Controlled Drug Delivery, Wissenschaftliche Verlagsgesellschaft, Stuttgart, pp 226f
33. Wirley L, Karim A, Pagone F, Streicher J, Wickman A (1988) Drug Develop Ind Pharm 14:13-28
34. Blume H, Siewert M, Steinijans V, Stricker H (1989) Pharm Ind 51:1025-33

12.2 Beschleunigte Freigabe, Resorptionsverbesserung, Wirkungsverstärkung

E. NÜRNBERG, B. NÜRNBERG

Voraussetzung für Eintritt und Stärke einer Arzneiwirkung ist die *pharmazeutische Verfügbarkeit*. Darunter versteht man die Auflösungsgeschwindigkeit und das Ausmaß der in Lösung gegangenen Arzneistoffe. Nur bei Präparaten, die eine optimale pharmazeutische Verfügbarkeit besitzen, kann eine günstige biologische Verfügbarkeit und damit die angestrebte Arzneiwirkung gewährleistet werden. Besondere Bedeutung kommt der pharmazeutischen Verfügbarkeit von Präparaten zu, die zur Behandlung akuter Krankheiten angewendet werden. Dies betrifft beispielsweise Analgetika, Präparate zur Behandlung von Angina-pectoris-Anfällen und anderer akuter Herz-Kreislauf-Erkrankungen sowie Arzneimittel zur Behandlung des diabetischen Schocks. Während für gut wasserlösliche Arzneistoffe i. allg. die pharmazeutische und biologische Verfügbarkeit nicht verbessert werden muß, ist dies für die Gruppe der schwerlöslichen Arzneistoffe, die häufig zu den Problemarzneistoffen gezählt werden, in vielen Fällen erforderlich. Schwerlösliche Arzneistoffe, d. h. solche, deren Wasserlöslichkeit maximal 0,5% beträgt oder bei denen die Löslichkeit einer Einzeldosis in 100 ml künstlichem Magensaft nicht gewährleistet ist, wird man zur Erzielung eines raschen Wirkungseintritts galenisch optimieren müssen.[1]

Es werden im folgenden die verschiedenen Möglichkeiten zur Sicherung eines raschen Wirkungseintritts und Gewährleistung einer möglichst hohen Bioverfügbarkeit beschrieben. Wie aus den Abb. 4.121 bis 4.124 hervorgeht, können unterschiedliche Maßnahmen zu einer Erhöhung der Lösungsgeschwindigkeit und der Sättigungslöslichkeit führen. Zunächst sind Einflüsse auf die Arzneistoffe durch Mahlung bzw. Mikronisierung, dann durch Darstellung polymorpher oder pseudopolymorpher Modifikationen und speziell die Überführung in amorphe Formen zu beachten. Eine große Bedeutung kommt den pH-Einflüssen und im Falle salzartiger Arzneistoffe der Auswahl geeigneter Ionen zu (Abb. 4.121).

Unter Anwendung spezieller technischer Verfahren können durch Hilfsstoffzusatz ebenfalls Verbesserungen des Auflösungsverhaltens erzielt werden. Im Hinblick auf die Gewinnung von Kopräzipitaten, Sprüh- und Schmelzeinbettungen, Cyclodextrinpräparaten und tensidhaltigen Zubereitungen sind insbesondere höhermolekulare Hilfsstoffe und Tenside zu erwähnen (Abb. 4.122).

Betrachtet man den Einfluß der Arzneizubereitung, so muß zunächst die Auswahl geeigneter Darreichungsformen geprüft und für diese dann eine Optimierung erzielt werden (Abb. 4.123).

Der Erfolg der vom Galeniker durchzuführenden Bemühungen wird zunächst durch geeignete *In-vitro-Untersuchungen*[2] beschrieben. Hierbei ist die Auflösungsgeschwindigkeit eines Arzneistoffes ein wichtiges Qualitätsmerkmal von festen einzeldosierten Arzneiformen. Freisetzungsdaten erlauben jedoch keinesfalls immer zuverlässige Rückschlüsse auf die *In-vivo-Bioverfügbarkeit* und stellen daher keinen Ersatz von pharmakokinetischen Studien dar. So kann z. B. an fünf verschiedenen Indometacin-Kapselpräparaten keine Korrelation von Ergebnissen aus *In-vitro-Prüfungen* mit experimentell erhaltenen pharmakokinetischen Parametern, insbesondere der AUC, nachgewiesen werden.[3]

Die Ermittlung biopharmazeutischer Kennzahlen erfolgt i. allg. unter Standardbedingungen, d. h. üblicherweise an gesunden jungen männlichen Probanden. Unter therapeutischen Bedingungen wird der Erfolg von galenischen Maßnahmen zur Erzielung eines raschen Wirkungseintritts und einer stärkeren

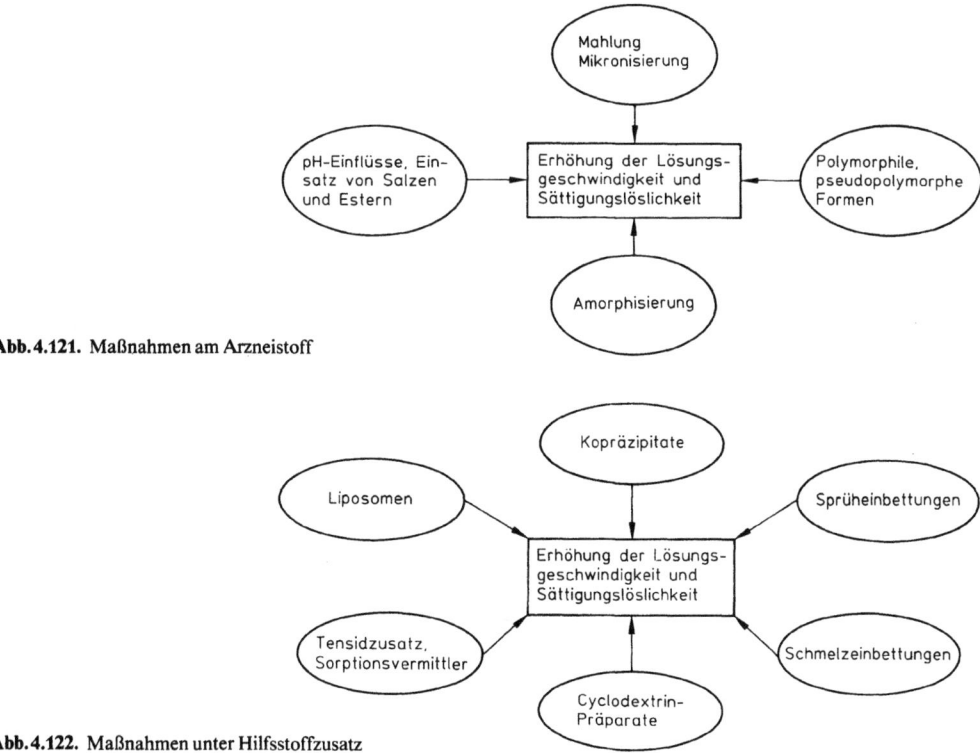

Abb. 4.121. Maßnahmen am Arzneistoff

Abb. 4.122. Maßnahmen unter Hilfsstoffzusatz

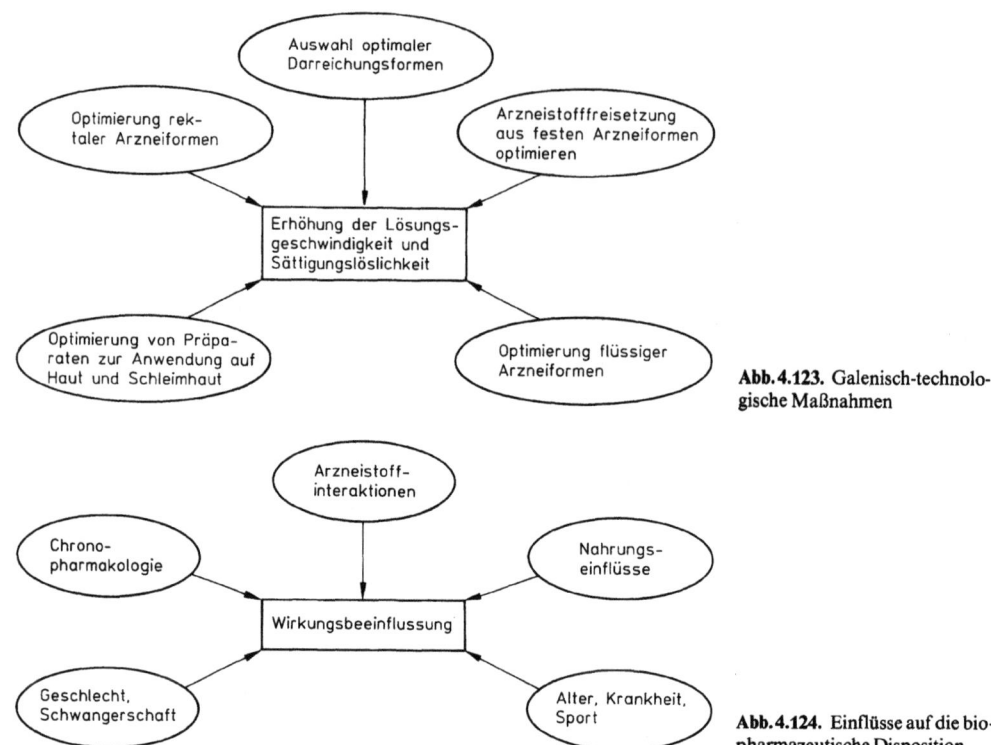

Abb. 4.123. Galenisch-technologische Maßnahmen

Abb. 4.124. Einflüsse auf die biopharmazeutische Disposition

Arzneiwirkung durch eine Vielzahl physiologischer bzw. pathophysiologischer Faktoren erheblich beeinflußt. Zusätzlich werden auch Arzneistoffinteraktionen, Nahrungseinflüsse, Alter, Geschlecht und chronopharmakologische Gesichtspunkte zu berücksichtigen sein (Abb. 4.124).

12.2.1 Physikalisch-chemische Maßnahmen am Arzneistoff

Verringerung der Teilchengröße

Bei Zubereitungen, in denen die Arzneistoffe ungelöst vorliegen, wie bei Kapselpräparaten, Tabletten, Suspensionen, zahlreichen Salben und Suppositorien muß von feingemahlenen Pulvern ausgegangen werden. Dadurch wird eine starke Vergrößerung der spezifischen Oberfläche erreicht, was eine Zunahme der Lösungsgeschwindigkeit zur Folge hat. Die Verhältnisse sind in dem Gesetz von Noyes und Whitney (1897) beschrieben.[4] Durch Nernst ist die Beziehung wie folgt formuliert:

$$\frac{dc_x}{dt} = \frac{D \cdot O}{\delta \cdot V}(c_S - c_x)$$

V = Volumeneinheit,
dc_x / dt = Lösungsgeschwindigkeit,
D = Diffusionskoeffizient des Arzneistoffes in dem betreffenden Lösungsmittel,
O = Oberfläche des ungelösten Feststoffes,

δ = Dicke der Diffusionsschicht, die ein Arzneistoffteilchen umgibt,
c_S = Sättigungskonzentration des Arzneistoffes,
c_x = Konzentration in der umgebenden Flüssigkeit zum Zeitpunkt x,
c_S-c_x = Konzentrationsgefälle in der Grenzschicht.

Diese Gleichung folgt aus dem ersten Diffusionsgesetz von Fick:

$$\frac{dn}{dt} = -q \cdot D \frac{dc}{dx}$$

Damit ist für die Lösungsgeschwindigkeit festgelegt, daß die pro Zeiteinheit in Lösung gehende Anzahl Mole (dn / dt) der Größe der Phasengrenzfläche (q), dem Diffusionskoeffizienten (D) der Substanz in dem betreffenden Lösungsmittel und dem Konzentrationsgradienten (dc / dx) proportional ist.
Es besteht eine lineare Beziehung zwischen dem Logarithmus der Teilchenoberfläche und der relativen Resorptionsgeschwindigkeit. Letztere wird als Quotient aus der Fläche unter der Blutspiegelkurve und dem Logarithmus der Dosis definiert.
Für das Antibiotikum *Griseofulvin* liegen eine Reihe von quantitativen Untersuchungen[4] vor (Tab. 4.65):
Die Reduzierung der mittleren Partikelgröße von 10 μm auf 1,6 μm führt zu einem Anstieg der relativen Resorbierbarkeit um den Faktor 2,5.[1] Nach anderen Untersuchungen ist Griseofulvin mit einer spezifischen Partikeloberfläche von 0,4 $m^2 \cdot g^{-1}$ nur etwa halb so wirksam wie die gleiche Dosis mit einer Partikeloberfläche von 1,56 $m^2 \cdot g^{-1}$.

Tabelle 4.65. Oberflächen- und Blutspiegelwerte von Griseofulvin 4 Stunden nach der Verabreichung

Spezifische Oberfläche ($m^2 \cdot g^{-1}$)	Dosis (g)	4-Stunden-Blutspiegelwerte ($\mu g/ml$)	
		Suspensionen	Tabletten
0,41	0,5	0,70	0,64
0,41	1,0	1,07	0,88
1,56	0,25	0,83	0,68
1,56	0,5	1,60	0,97

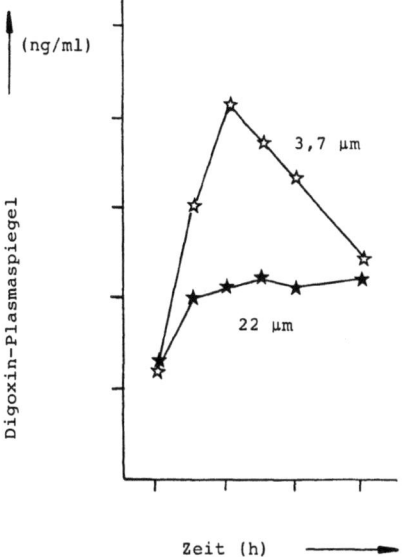

Abb. 4.125. Digoxin-Plasmaspiegel nach peroraler Verabreichung von 0,5 mg Digoxin unterschiedlicher Partikelgröße an vier Patienten. Nach[1]

Generell läßt sich feststellen, daß bei zahlreichen Arzneistoffen durch Mikronisierung eine Resorptionsverbesserung experimentell nachweisbar ist, z. B. bei Sulfonamiden wie *Sulfisoxazol,* bei *Spironolacton* und Medroxyprogesteronacetat. Die Teilchengröße spielt hingegen bei leicht-löslichen Stoffen, wie z. B. Tetracyclinhydrochlorid, nur eine untergeordnete Rolle.[4] Außer durch Mahlung oder Mikronisierung – d. h. eine Zerkleinerung auf Teilchengröße von weniger als 10 bis 15 μm – kann auch im Zuge der Herstellung eine Feinstausfällung zu sehr kleinen Teilchengrößen führen.[5] Nach Verabreichung einer *Digoxin*-Einzeldosis, bei der die mittlere Partikelgröße des Arzneistoffes 3,7 μm beträgt, werden doppelt so hohe Plasmakonzentrationen ermittelt wie nach Gabe eines Digoxin-Pulvers mit einer mittleren Partikelgröße von 22 μm (Abb. 4.125).[1]

Polymorphie/Pseudopolymorphie

Schwerlösliche Arzneistoffe zeigen in zahlreichen Fällen die Erscheinung der Polymorphie, so daß vor ihrem Einsatz in Arzneizubereitungen darauf geachtet werden muß, ob unterschiedliche polymorphe oder pseudopolymorphe Modifikationen vorliegen.

Bekanntlich unterscheiden sich verschiedene Formen eines Arzneistoffes in wesentlichen physikalischen Eigenschaften wie Schmelzpunkt und Löslichkeit. Von praktischer Bedeutung ist die Tatsache, daß thermodynamisch stabile Formen vielfach eine ungünstigere Wasserlöslichkeit aufweisen, während die metastabilen Formen eher zur Ausbildung übersättigter Lösungen befähigt sind. Ein typisches Beispiel ist *Chloramphenicolpalmitat,* das in wäßriger Suspension nur als energiereiche Form 2 zu therapeutisch erwünschten Plasmaspiegeln führt. Die polymorphe Form 1 ist dagegen unwirksam, da die enzymatische Esterspaltung in vivo mit zu geringer Geschwindigkeit verläuft. Auch Pseudopolymorphie, d. h. das Vorliegen von *Hydraten* oder *Solvaten* kann unterschiedliche Auflösungsgeschwindigkeiten zur Folge haben. So wird wasserfreies Ampicillin besser gelöst und schneller resorbiert als Ampicillintrihydrat.[6]

Amorphe Arzneistoffe

Im Gegensatz zu kristallinen Substanzen haben amorphe Modifikationen keine definierte Struktur. Als energiereiche Formen sind sie bestrebt, mehr oder weniger rasch in einen energieärmeren kristallinen Zustand überzugehen, so daß sie metastabil sind. Eine Stabilisierung durch Zusatz von indifferenten Hilfsstoffen, insbesondere von höhermolekularen Substanzen, ist deshalb zweckmäßig. Amorphe Formen besitzen vielfach eine bessere Löslichkeit und Lösungsgeschwindigkeit, so daß sie zu einer beschleunigten und verbesserten Resorption und damit einem früheren und stärkeren Einsetzen der Arzneiwirkung beitragen können. Für zahlreiche Arzneistoffe ist eine drastische Erhöhung der Auflösungsverhältnisse beschrieben worden. So kann u. a. nachgewiesen werden, daß die Sättigungslöslichkeit von amorphem *Aescin* 200mal höher liegt als die der kristallinen Substanz. Dadurch wird eine Resorptionsquote bei Ratten von etwa 10 % nach p. o. Zufuhr erreicht, obwohl Aescin normalerweise nicht aus dem Gastrointestinaltrakt resorbiert wird.
In amorpher Form sind reine Arzneistoffe bisher aus verschiedenen Arzneistoffgruppen dargestellt worden (Auswahl):[7]
- *Glykoside:*
  Digoxin,
  Digitoxin,
  Peruvosid,
  Lanatosid C.
- *Steroidhormone:*
  Dexamethason,
  Prednisolon,
  Chlormadinonacetat,
  Dexamethasonacetat.
- *Antibiotika:*
  Griseofulvin,
  Chloramphenicolpalmitat.
- *weitere Arzneistoffe:*
  Diethylbarbitursäure,
  Diethylacetylharnstoff,
  Phenobarbital,
  Sulfanilamid,
  Acetylsalicylsäure,
  Ketoconazol.

Amorphe Arzneistoffe können in vielen Fällen entweder durch Zerstäubungstrocknung oder durch längeres intensives Mahlen gewonnen werden. Auch eine tribomechanische Behandlung, wie sie beim Verreiben im Mörser erfolgt, führt somit zu einer Zerstörung des kristallinen Gitteraufbaus.

pH-Einflüsse, Einsatz von Salzen und Estern

Voraussetzung für eine befriedigende Bioverfügbarkeit ist die zumindest partielle Auflösung des Arzneistoffes am Ort der Resorption. Bei Arzneistoffen mit ionisationsfähigen Molekülstrukturen stellt die Überführung in gut wasserlösliche Salze eine Möglichkeit zur Verbesserung der Resorptionsfähigkeit dar. Ein seit langem bekanntes Beispiel ist die Erhöhung der Gesamtsalicylatkonzentration im Humanplasma nach peroraler Gabe von unterschiedlichen *Acetylsalicylsäure-Präparationen* mit verschiedener Löslichkeit.

Die Verhältnisse sind in Abb. 4.126 dargestellt.[8] Nach Mitteilung anderer Autoren soll für die bessere Bioverfügbarkeit von Salzen der *Acetylsalicylsäure* nicht eine höhere Resorptionsquote durch die Magenschleimhaut verantwortlich sein, sondern die raschere Magenentleerung von gepufferten Acetylsalicylsäure-haltigen Lösungen und die dann anschließende rasche Resorption aus dem Duodenum.[9]

Weitergehende Untersuchungen mit ungepufferten und gepufferten Präparaten berücksichtigen die jeweiligen Plasmakonzentrationen an unveränderter Acetylsalicylsäure und ihrem Hydrolyseprodukt Salicylsäure:[10] Den Probanden werden je eine ungepufferte Tablette sowie zwei unterschiedlich gepufferte Brausetabletten mit 8 bzw. 16 Milliäquivalenten (mÄq) Puffer nüchtern verabreicht und dabei festgestellt, daß die gepufferten Präparate - insbesondere ein mit 16 mÄq gepuffertes Acetylsalicylsäuremuster - nach jeweils kürzeren Zeiten signifikant höhere Plasmaspiegel von Acetylsalicylsäure und Salicylsäure ergeben.

Anstelle der kombinierten Gabe von Acetylsalicylsäure und puffernden Substanzen ist auch die alleinige Gabe von Salzen der Acetylsalicylsäure versucht worden.

Außer dem Natriumsalz sind auch die entsprechenden Salze mit den Aminosäuren L-Ornithin und D,L-Lysin geeignet, höhere Plasmasalicylatspiegel zu bewirken.[11]

Alle löslichen Salze der Acetylsalicylsäure zeigen eine höhere Resorptionsgeschwindigkeit: Die maximalen Gesamtsalicylatkonzentrationen werden bereits 30 min nach Einnahme erreicht, während die entsprechenden Werte nach Gabe der Acetylsalicylsäure erst nach über einer Stunde auftreten.

Die Eignung von Lysin als Salzbildner für saure Arzneistoffe wird aus biopharmazeutischer Sicht auch für *Ibuprofen* beschrieben.[12] Wie aus Abb. 4.127 entnommen werden kann, ist die Resorptionsgeschwindigkeit jeweils nach Gabe des Lysinsalzes größer: Nach kürzeren Zeiten werden höhere Plasmakonzentrationen festgestellt. Die AUC-Werte der beiden Formulierungen unterscheiden sich hingegen nicht signifikant. Es muß jedoch beachtet werden, daß es sich beim Einsatz eines Arzneistoffsalzes formal um eine andere chemische Verbindung handelt, die einer Prüfung durch die zulassenden Behörden bedarf.

Am Beispiel von Naproxen und Naproxen-Natrium läßt sich aufzeigen, daß pharmakokinetisch auffällige Unterschiede hinsichtlich des zeitlichen Plasmaspiegelanstiegs nicht mit der pharmakodynamischen bzw. therapeutischen Wirkung zusammenfallen müssen.

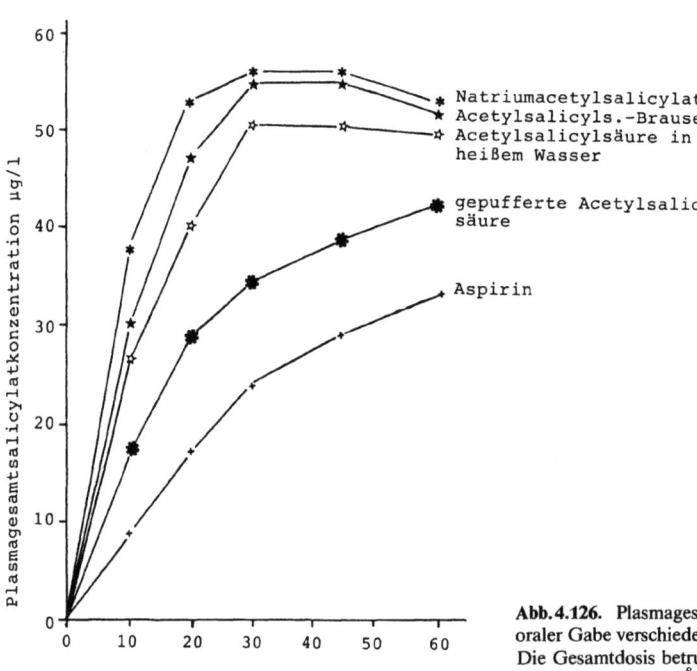

Abb. 4.126. Plasmagesamtsalicylatkonzentration nach peroraler Gabe verschiedener Acetylsalicylsäurezubereitungen. Die Gesamtdosis betrug 640 mg Acetylsalicylsäure in allen Zubereitungen. Nach[8]

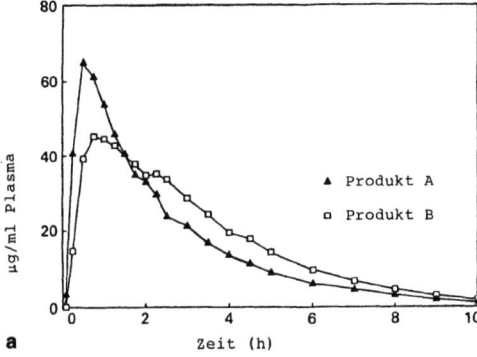

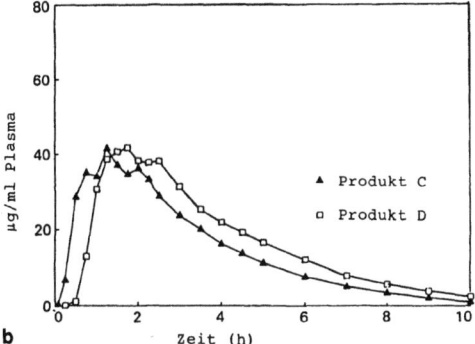

Abb.4.127a,b. Mediane Plasmakonzentration von Ibuprofen in Abhängigkeit von der Zeit **a** nach peroraler Gabe von 100 mg Lysinsalz (Gabe A) und 600 mg Ibuprofen (Gabe B) (nüchtern); **b** nach peroraler Gabe von 1.000 mg Lysinsalz (Gabe C) und 600 mg Ibuprofen (Gabe D) nach Nahrungsaufnahme. Nach[12]

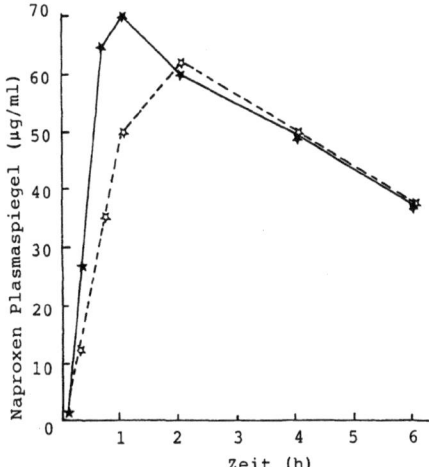

Abb.4.128. Naproxenplasmaspiegel nach Gabe von 500 mg Naproxen (✩) und äquimolarem 550 mg Naproxen-Natrium (★) an 12 gesunden männlichen Probanden in einem Cross-over-Test. Nach kürzerer Zeit wurden signifikant höhere Naproxenplasmaspiegel erreicht. Nach[13]

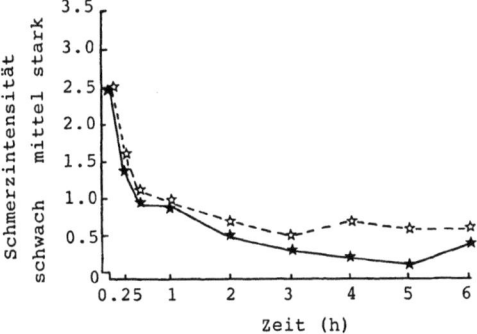

Abb.4.129. Mittlere Schmerzintensität vor und nach Gabe von 500 mg Naproxen (✩) oder der äquimolaren Menge (550 mg Naproxen-Natrium) (★) an 30 Patientinnen, die an mittleren oder schweren krampfartigen uterinen Schmerzen post partum litten. Nach[13]

Wie aus Abb.4.128 hervorgeht, liegen nach Gabe von 500 mg Naproxen bzw. der äquimolaren Menge von 550 mg Naproxen-Natrium die Plasmaspiegel nach Verabreichung des Salzes zunächst deutlich höher. Zwei Stunden nach Einnahme können jedoch keine Unterschiede mehr festgestellt werden. Wie aus Abb. 4.129 hervorgeht, sind trotzdem die subjektiven Schmerzempfindungen der behandelten Patienten in den ersten 2 Stunden nach Einnahme nicht unterschiedlich; sie differieren jedoch signifikant 4 bis 5 Stunden nach Einnahme zugunsten des Natriumsalzes.[13]
Der Zusatz von basischen Verbindungen zu sauren Arzneistoffen bewirkt prinzipiell eine Verbesserung des Auflösungsverhaltens. Allerdings ist auf galenisch ungünstige Einflüsse zu achten.[14] So wird am Beispiel von *Diflunisal* (2',4'-Difluor-4-hydroxy-3-biphenylcarbonsäure) festgestellt, daß wäßrige Lösungen nach einiger Zeit Ausfällungen unter starkem Teilchengrößenwachstum ergeben. Dieser Effekt ist besonders deutlich in Anwesenheit von Natrium-Ionen ausgeprägt; hierbei kann ein Anwachsen auf die 100fache Länge und die damit einhergehende Verfilzung durch Kristallnadelwachstum beobachtet werden. Diese Erscheinung findet auch im Tablettenkörper statt, was für eine Zerfallsinhibierung von Tabletten verantwortlich ist. Günstigere Verhältnisse

liegen bei Einsatz von Meglumin (*N*-methyl-D-glucosamin) vor. Eine Zerfallsinhibierung kann durch Herstellung des Salzes allerdings nicht vollständig verhindert werden.[14] Dennoch zeigen pharmakokinetische Untersuchungen der Meglumin enthaltenden Diflunisaltabletten im Vergleich zu Diflunisal (Säure)-Tabletten (Fluniget) Vorteile der Kombination von Diflunisal und Meglumin.[15] Eine andere Möglichkeit ist der Einsatz organischer Basen, wie aus einer Patentanmeldung für Diflunisal-Tabletten unter Zusatz von Tromethamin (Tris(hydroxy-methyl)aminomethan) hervorgeht.[16] Tromethamin wird auch zur Herstellung von Zubereitungen des Antirheumatikums Ketorolac verwendet.[17]
Bekanntlich ist oftmals die Resorption lipophilerer Substanzen günstiger. So werden nur 40 bis 50% *Ampicillin* aus dem Gastrointestinaltrakt resorbiert. Wer-

den Ampicillin-Ester wie beispielsweise Pivampicillin eingesetzt, so bewirkt dies eine Erhöhung der Resorptionsquoten. Die Esterverbindungen können als *Prodrugs* angesehen werden. Sie sind zwar leichter membrangängig, müssen aber unter physiologischen Bedingungen in die pharmakologisch wirksame Form, z. B. Ampicillin, gespalten werden.
Wasserlösliche Ester, von *Corticosteroiden* spielen eine erhebliche Rolle bei der Herstellung von rasch wirkenden Parenteralia. Nicht nur für die Schocktherapie werden Halbester der Bernsteinsäure oder Phosphorsäureester eingesetzt, sondern auch ophthalmologische Zubereitungen auf wäßriger Grundlage können mit diesen Verbindungen hergestellt werden.

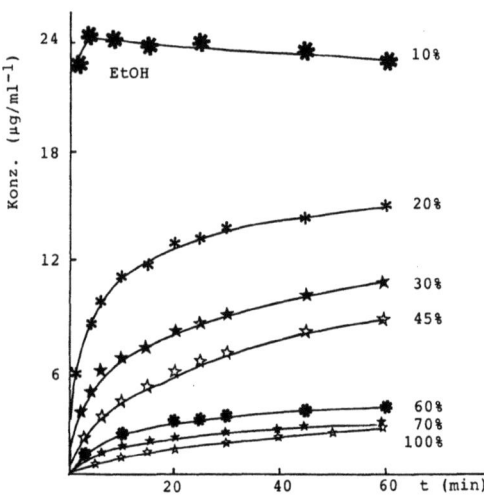

Zahlen = Acetohexamid Anteil

Abb. 4.130. Lösungsgeschwindigkeit von Acetohexamid aus einer Acetohexamid-PVP-Dispersion mit unterschiedlicher Arzneistoffkonzentration, bestimmt in 0,1 N HCl bei 30 °C

12.2.2 Technische Maßnahmen unter Hilfsstoffzusatz

Kopräzipitate

Werden Arzneistoffe unter Zusatz von vorzugsweise hochpolymeren Hilfsstoffen in einem Lösungsmittel dispergiert oder gelöst und anschließend vom Lösungsmittel befreit, so erhält man Feststoffdispersionen oder „solid solutions", sog. Kopräzipitate. Derartige Präparate enthalten den Arzneistoff in sehr feiner Verteilung. In Abhängigkeit von der Arzneistoff-Hilfsstoff-Relation können die Arzneistoffe in amorpher Form vorliegen. Als Beispiel seien Feststoffdispersionen mit dem Antidiabetikum *Acetohexamid* unter Verwendung von *Polyvinylpyrrolidon* (PVP) 25.000 genannt.[18] Die Herstellung erfolgt nach der Lösungsmethode, indem Acetohexamid mit PVP in verschiedenen Arzneistoff-Hilfsstoff-Verhältnissen in Ethanol gelöst wird. Anschließend trennt man das Lösungsmittel ab. Beträgt der PVP-Anteil 55 % und mehr, so ist das darin enthaltene Acetohexamid amorph. Durch das Kolloid wird die Löslichkeit und die Lösungsgeschwindigkeit des Arzneistoffes deutlich erhöht. Die Abhängigkeit der Lösungsgeschwindigkeit verschiedener Kopräzipitate vom Arzneistoff- bzw. Hilfsstoffanteil kann aus Abb. 4.130 entnommen werden. Man erkennt deutlich die Steigerung der Lösungsgeschwindigkeit und insbesondere der Sättigungskonzentration durch Erhöhung des Polymeranteils. Dieser Befund deutet darauf hin, daß nicht nur der amorphe Charakter des Arzneistoffs für den Anstieg der Konzentration in 0,1 N Salzsäure unter den Versuchsbedingungen verantwortlich ist, sondern daß auch Wechselwirkungen zwischen dem Arzneistoff und Polyvinylpyrrolidon bestehen.
Feststoffdispersionen werden auch für eine Reihe *nichtsteroidaler Antiinflammatorika* (NSA) beschrieben.[19] Dies gilt für *Mephenaminsäure, Azapropazon, Glafenin* und *Floctafenin,* die mit Polyvinylpyrrolidon (PVP K 25) und Polyethylenglykol 6.000 (Macrogol 6.000) im Verhältnis 1:1 vorliegen. In-vivo-Untersuchungen am Tier lassen den Schluß zu, daß die Kopräzipitate dieser Verbindungen mit PVP eine bessere Bioverfügbarkeit gegenüber den reinen Arzneistoffen aufweisen bei einer deutlich verminderten ulzerogenen Wirkung im Magen. Feststoffdispersionen von NSA mit Macrogol 6.000 erhöhen ebenfalls die Bioverfügbarkeit und reduzieren in geringem Ausmaß die Entstehung gastraler Ulzera.
Feststoffdispersionen von Arzneistoffen mit *kolloidaler Kieselsäure* finden sich ebenfalls in der Literatur.[20] *Tolbutamid, Prednisolon* und *Oxiphenbutazon* werden aus organischen Lösungsmitteln in Gegenwart von kolloidaler Kieselsäure (Aerosil®) und Silicagel (Chemapol®) bei Raumtemperatur „ausgefällt". Die Lösungsgeschwindigkeit der Präparate ist auch in diesen Fällen größer als die der Arzneistoffe ohne Kieselsäure.

Sprüheinbettungen

In der pharmazeutischen Praxis werden Einbettungen von Arzneistoffen in Hilfsstoffe meistens als Zwischenprodukte mit folgenden Zielsetzungen eingesetzt:

- Chemische Stabilisierung,
- physikalische Stabilisierung im Hinblick auf eine Verhinderung von Kristallisationserscheinungen amorpher Arzneistoffe,
- Überführung flüssiger Arzneistoffe in feste Formen, wie z. B. bei ätherischen Ölen oder Vitamin A,
- Erhöhung der Lösungsgeschwindigkeit von schwer- bzw. langsam löslichen Arzneistoffen infolge der speziellen Arzneistoffverteilung, z. B. bei amorphen Pharmaka,
- Gewinnung von übersättigten Lösungen sowie deren Stabilisierung.

Als indifferentes Trägermaterial für Einbettungen werden meist hochpolymere Verbindungen wie Galaktomannan, Polyvinylpyrrolidon, Methylcellulose bzw. andere wasserlösliche Celluloseether, Collagenhydrolysat und Gelatine verwendet.

Ebenso wie bei der Herstellung von Kopräzipitaten spielt das Arzneistoff-Hilfsstoff-Verhältnis eine wesentliche Rolle im Hinblick auf die Gewinnung amorpher Produkte. Das Resorptionsverhalten von *Ketoconazol* wird tierexperimentell unter Verwendung von Tabletten mit amorphem und kristallinem Ketoconazol beschrieben. Um unterschiedliche pH-Werte im Magen zu berücksichtigen, erfolgt die Einstellung des gastralen pH auf Werte von 1,5 (bzw. 3) und 5. Bekanntlich ist aber die Löslichkeit des basischen Arzneistoffes Ketoconazol nur im sauren Bereich als gut zu bezeichnen. Unter den gewählten Versuchsbedingungen zeigt sich, daß bei einem künstlich eingestellten Magen-pH-Wert von 5 schnell zerfallende Ketoconazol-Tabletten, welche den Arzneistoff in Form eines Sprühtrocknungsproduktes mit einem Gehalt von 15% Methylcellulose enthalten, signifikant höhere Plasmawerte ergeben als nach Gabe von Tabletten mit kristallinem Arzneistoff. Diese Aussage ist im Hinblick auf die Behandlung von Patienten mit Sub- bzw. Anacidität therapeutisch relevant. Die resultierenden Plasmawerte sind nur dann annähernd gleich, wenn der Magen-pH-Wert 1,5 bis 3 beträgt.[21] Enzymatisch abgebaute *Collagene*, z. B. Gelita Sol P® und Gelita Collagel®, sind zur Herstellung von Sprühtrocknungsprodukten sehr gut geeignet, da die Ausgangslösungen eine relativ geringe Viskositätserhöhung gegenüber Wasser zeigen. An einem nichtsteroidalen Antiphlogistikum – ein Amid aus Diclofenac und 5-Aminosalicylsäure – werden deutliche Verbesserungen des Auflösungsverhaltens durch Einsatz von Sprühtrocknungsprodukten, die jeweils 50% des Collagenhydrolysates enthalten, erzielt (Abb. 4.131).[22] Dies korreliert mit einer verbesserten Bioverfügbarkeit nach peroraler Anwendung am Tier.

Schmelzeinbettungen

Eine weitere Methode zur Überführung schlechtlöslicher kristalliner Arzneistoffe in den amorphen Zustand besteht in der Herstellung von Schmelzeinbet-

tungen. Als Trägerhilfsstoffe werden beispielsweise *Xylitol, Polyethylenglykol* (*Macrogol* 6000) sowie *Poloxamere*, wie *Pluronic F 68®* verwendet. Wie aus Abb. 4.132 hervorgeht, kann mit steigendem Xylitolgehalt das Freisetzungsverhalten von *Hydrochlorothiazid* aus Schmelzprodukten günstig beeinflußt werden.[23] Auch in diesen Präparaten wird mit steigendem Hilfsstoffanteil eine Amorphisierung erreicht.

Die Auflösungseigenschaften von *Ibuprofen* lassen sich durch Überführung des Arzneistoffes in Schmelzeinbettungen unter Verwendung von Polyethylenglykol 6000 (Macrogol 6000) signifikant verbessern. Bei einem äquimolaren Verhältnis von Ibuprofen und Macrogol 6000 scheint ein Komplex vorzuliegen.[24]

Als Grundlage für Schmelzeinbettungen wird auch das Poloxamer Pluronic F 68® verwendet. Die Schmelze von 20% *Griseofulvin* in der Polymersubstanz wird versprüht und anschließend die Freisetzungsgeschwindigkeit im Vergleich zu mikronisiertem Griseofulvin und einem physikalischen Gemisch mit dem Poloxamer bestimmt. Es resultieren deutlich gesteigerte Lösungsgeschwindigkeiten und Sättigungslöslichkeiten gegenüber dem mikronisierten Griseofulvin.[25]

Cyclodextrin-Arzneistoffpräparate

Cyclodextrine erhält man beim enzymatischen Abbau von Stärke durch die in verschiedenen Bacillusarten vorkommenden Cyclodextringlycosyltransferasen. Bei diesem Prozeß entsteht keine einheitliche Substanz, sondern es fallen Cyclodextrine mit 6 bis 12 Glucoseeinheiten an. Am häufigsten resultieren Produkte mit 6, 7 und 8 Glucosemolekülen pro Ring, die als α-, β- und γ-Cyclodextrine bezeichnet werden (Abb. 4.133).

Die wichtigste Eigenschaft der Cyclodextrine besteht in ihrer Fähigkeit, durch Aufnahme von Gastmolekülen in ihre Hohlräume Einschlußkomplexe zu bilden. Es sind Dipol-Dipol-Wechselwirkungen und andere van-der-Waals-Kräfte, die für die Bindung der Gastmoleküle verantwortlich sind.

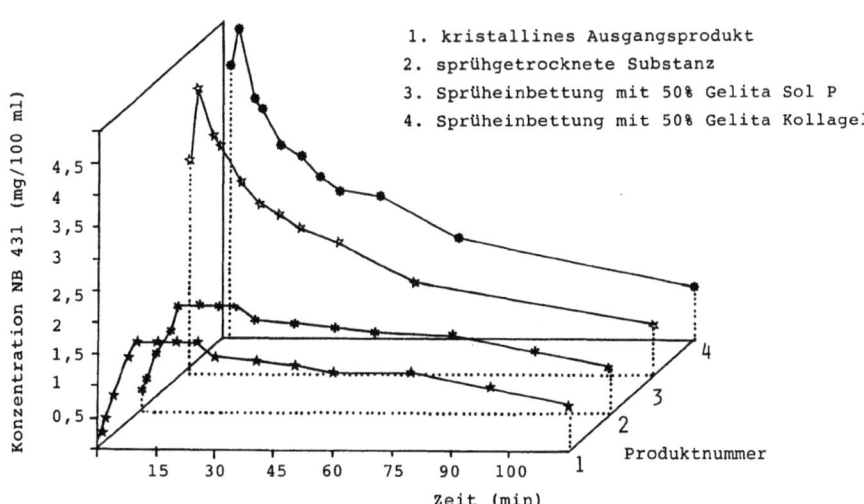

1. kristallines Ausgangsprodukt
2. sprühgetrocknete Substanz
3. Sprüheinbettung mit 50% Gelita Sol P
4. Sprüheinbettung mit 50% Gelita Kollagel

Abb. 4.131. Auflösungsprofile diverser Produkte mit Diclofenac-5-Aminosalicylsäure-Verbindungen

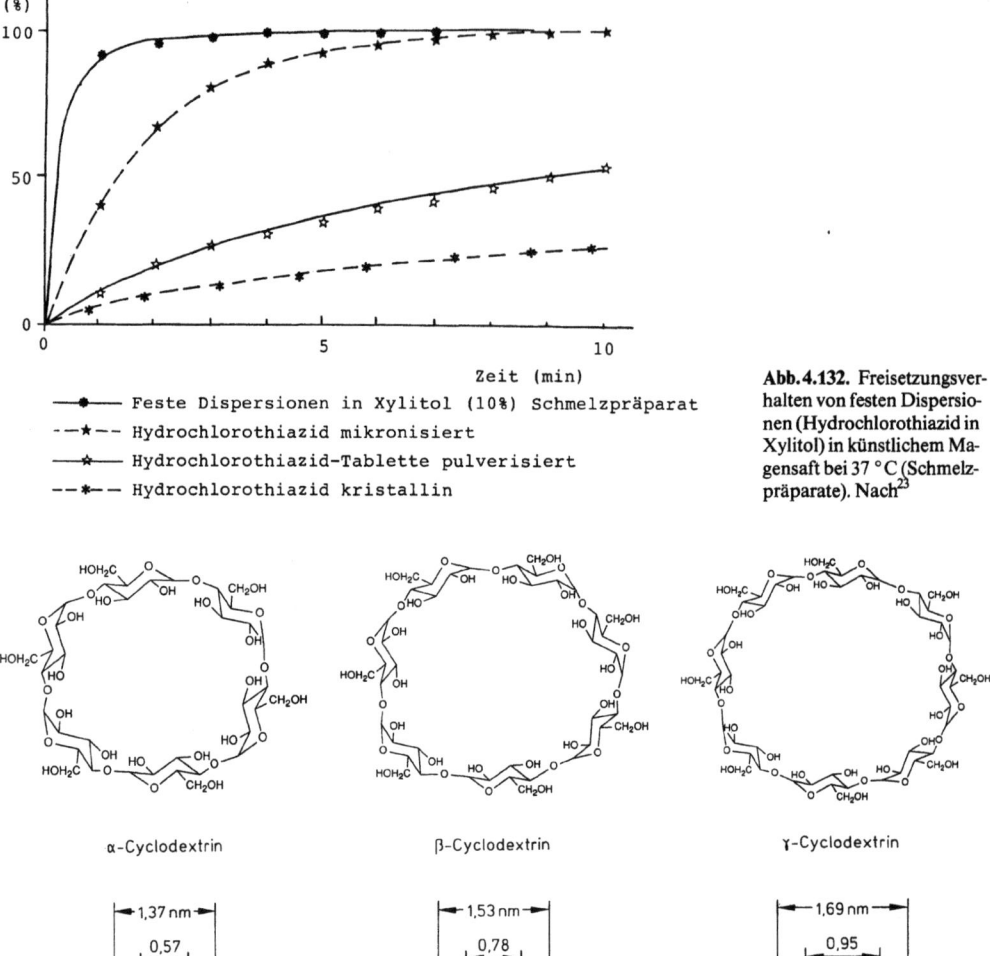

Abb. 4.132. Freisetzungsverhalten von festen Dispersionen (Hydrochlorothiazid in Xylitol) in künstlichem Magensaft bei 37 °C (Schmelzpräparate). Nach[23]

Abb. 4.133. α-, β- und γ-Cyclodextrin, chemische Struktur und Anordnung

Werden schwerlösliche Arzneistoffe in Cyclodextrine eingelagert, so liegt praktisch eine molekulardisperse Verteilung vor, d. h. die eingesetzten Substanzen sind nicht zur Bildung von kristallinen Ordnungszuständen befähigt. Arzneistoff-Cyclodextrin-Präparate können prinzipiell für feste Arzneiformen, für Suppositorien und Salben eingesetzt werden. So ist bereits eine größere Anzahl von Arzneistoffen in Cyclodextrine eingearbeitet worden.[26,27] In Tab. 4.66 ist eine Auswahl verschiedener Cyclodextrin-Arzneistoff-Präparate wiedergegeben. In allen Fällen findet man *Verbesserungen der Auflösungsverhältnisse* von in Wasser schlecht oder nur langsam löslichen Arzneistoffen. Dadurch kann eventuell auch die Dosis reduziert werden, was einer Verminderung des therapeutischen Risikos gleichkommt.

Für pharmazeutische Zubereitungen wird vorwiegend *β-Cyclodextrin* eingesetzt. Allerdings besitzt die Substanz nur eine sehr begrenzte Wasserlöslichkeit von ca. 1,8 % bei 25 °C, die für eine praktische Anwendung in flüssigen Arzneiformen häufig nicht ausreicht.[25] Als Konsequenz sind in den letzten Jahren vermehrt chemisch modifizierte Cyclodextrine hergestellt worden. Durch eine Veretherung mit kurzkettigen Substituenten wird die Wasserlöslichkeit des β-Cyclodextrins drastisch erhöht. Die resultierenden Substanzen besitzen ebenso wie ihre Ausgangsverbindungen die Fähigkeit, durch Aufnahme von Gastmolekülen in ihren zentralen Hohlräumen Einschlußkomplexe zu bilden. Eine gute Wasserlöslichkeit der *β-Cyclodextrinether* ermöglicht ihren Einsatz als Lösungsvermittler für schwerlösliche Arzneistoffe.

Tabelle 4.66. Cyclodextrin-Arzneistoffpräparate (Auswahl)

Arzneistoff	Gehalt (%)	Handelsname	Arzneistoffgehalt
1. Cinnarizin	5, 10, 15, 20, 33	Stutgeron tabl.	25 mg
2. Furosemid	11,3, 22,6, 33,9	Furosemide tabl.	40 mg
3. Griseofulvin	12,0, 21,4, 35,2	Gricin tabl.	125 mg
4. Hydrochlorothiazid	10,4, 20,8, 31,2	Hypothiazid tabl.	25 mg
5. Hydrocortison	27,2	Modellarzneistoff	α-Cyclodextrin
	24,2	Modellarzneistoff	β-Cyclodextrin
	21,8	Modellarzneistoff	γ-Cyclodextrin
6. Mebendazol	11,5, 20,7, 34,0	Mebenvet granule ad us. vet.	10 %
7. Metronidazol	15, 33, 40, 50	Modellarzneistoff	–
8. Salicylsäure	5, 10, 20	Modellarzneistoff	–
9. Spironolacton	5, 7,5, 10, 12,5, 20	Verospiron tabl.	25 mg
10. Tofisopam	14,4, 25,2, 40,3	Grandaxin tabl.	50 mg α-Cyclodextrin, β-Cyclodextrin, γ-Cyclodextrin
11. Triamcinolon	28,9	Modellarzneistoff	–
	25,8	Modellarzneistoff	–
	23,3	Modellarzneistoff	–
12. Vinpocetin (Base)	11,9, 21,3, 35,1	Cavinton tabl.	5 mg

Dadurch kann prinzipiell eine Verbesserung der Arzneiwirkung erzielt werden. Die Effizienz der lösungsvermittelnden Eigenschaften hängt von der Art und dem Ausmaß der Substitution ab. Bei niedrigem Substitutionsgrad sowie bei Auswahl hydrophiler Substituenten wie Hydroxyethyl- und Hydroxypropylgruppen ist die Oberflächenaktivität verringert. Hingegen haben Produkte mit Methylgruppen eine höhere Oberflächenaktivität. Eine Veretherung mit ionischen Substituenten führt zu Cyclodextrinderivaten ohne Oberflächenaktivität und sehr geringer hämolytischer Wirkung. Allerdings sind die lösungsvermittelnden Eigenschaften weniger ausgeprägt.

Tensidzusatz, Sorptionsvermittler

In Anwesenheit mizellbildender Hilfsstoffe werden wasserschwerlösliche Substanzen unter mehr oder weniger starker Bindung an oder in der Mizelle solubilisiert. Es muß allerdings sichergestellt sein, daß die Freigabe aus dem Mizellenverband nicht behindert ist, um eine rasche und möglichst vollständige Arzneiwirkung zu gewährleisten.

Bei festen Zubereitungen wird durch den Einsatz von Tensiden eine Verbesserung der Benetzbarkeit und damit die Voraussetzung für eine gute pharmazeutische Verfügbarkeit erreicht. Es ist verständlich, daß auch andere Hilfsstoffe, wie makromolekulare Verbindungen, die ebenfalls eine Senkung der Oberflächenspannung des Wassers bewirken, günstige Auswirkungen auf die Benetzbarkeit besitzen. Daher werden Pulver oder Granulate nicht nur mit Tensiden, sondern auch mit Polymeren wie z. B. Hydroxypropylmethylcellulose behandelt.[28] Alle diese Maßnahmen können bei richtiger Dosierung der Hilfsstoffe letztlich die Löslichkeit und Resorption von Arzneistoffen verschiedener Applikationsformen erhöhen.

In der Literatur sind eine Reihe von Beispielen bekannt. Für die Anwendung auf der *Haut* begünstigen folgende Hilfsstoffe die Penetration und Resorption:

- Ethanol,
- Isopropanol,
- Propylenglycol,
- Dimethylacetamid,
- Dimethylformamid,
- Dimethylsulfoxid,
- Harnstoff,
- Natriumlaurylsulfat,
- Azone (1-Dodecylazacycloheptan-2-on).

Außer diesen Zusätzen übt auch die pharmazeutische Grundlage einen Einfluß auf die Resorption aus. Für die *intranasale Anwendung von Insulin* ist als Resorptionsbeschleuniger Natriumtaurodihydrofusidat geeignet. Ein Zusatz dieser Verbindung in Höhe von 1 % verbessert die Insulin-Bioverfügbarkeit nach nasaler Anwendung von 0,9 auf 5,2 % bei Kaninchen und von 0,3 auf 18 % bei Ratten.[29] Ein anderer Peptidarzneistoff, das *menschliche Wachstumshormon* GH (growth hormon), kann bei *nasaler Applikation* ebenfalls durch resorptionsverbessernde Substanzen in seiner Bioverfügbarkeit positiv beeinflußt werden.[30] Geeignete Hilfsstoffe sind Phospholipide sowie Enzyminhibitoren, wie z. B. das Amastatin, ein Aminopeptidaseinhibitor. Im Falle von Lysophosphatidylcholin werden relative Bioverfügbarkeitswerte von 25,8 % und bei Zusatz von Amastatin solche von 28,9 % nachgewiesen. Auch mukolytische Substanzen wie N-Acetyl-L-cystein und ein membranärer Fettsäuretransporter, das Palmitoyl-DL-carnitin weisen ebenfalls Verbesserungen der relativen Bioverfügbarkeit in Höhe von 12,2 und 22,1 % auf. Die relativen Bioverfügbarkeitdaten beziehen sich auf die subcutane Injektion von 0,5 mg/kg.

Liposomen

Phospholipide bilden in wäßrigen Medien konzentrische vielschichtige lamellare Vesikel mit Kugelgestalt, die zur Aufnahme von Arzneistoffen befähigt sind und als Liposomen bezeichnet werden. Man unterscheidet zwischen multilamellaren und unilamellaren

Liposomen sowie anderen Vesikeln, die nicht aus Phospholipiden sondern aus wasserdispergierbaren, aber nicht gut wasserlöslichen oberflächenaktiven Stoffen gebildet werden.

Arzneistoffhaltige Liposomen werden nach systemischer Gabe von bestimmten Geweben (Leber, retikuloendotheliales System) retiniert bzw. nach lokaler Applikation aus dem Interstitium langsamer ausgeschieden als der reine Arzneistoff. Durch Beladung von Liposomen bzw. Vesikeln mit Arzneistoffen wie beispielsweise *Metrizamid* kann eine intratumorale Applikation von Vorteil sein. Der Einsatz derartiger Präparate ermöglicht u. U. einerseits eine gezielte, beschleunigte bzw. verbesserte Freigabe, andererseits kann durch Liposomen auch eine verlängerte Wirkung erreicht werden. Die Geschwindigkeit des Arzneistoffübertritts aus dem Liposom in die Gewebsflüssigkeit oder interstitielle Flüssigkeit und Serum ist u. a. von der Liposomengröße abhängig. Auch die Halbwertszeit des Arzneistoffes nach intratumoraler Injektion hängt von der Liposomengröße ab: Während kleine Liposomen den Tumor rasch verlassen, verbleiben intakte große Liposomen ca. 30 Tage im Tumor.[31]

Hochdosierte Antimonverbindungen zur Behandlung parasitärer Tropenkrankheiten, wie Leishmaniasis, können in Liposomen eingeschlossen werden.[32] Wie aus Abb. 4.134 hervorgeht, ist die durchschnittli-che Antimonkonzentration in der Mäuseleber nach i. v. Injektion des Liposomenpräparates während eines Zeitraumes von 14 Tagen deutlich höher.[6]

Indometacin wird ebenfalls in Liposomen eingeschlossen, um Magen- und Darmulzerationen zu minimieren. Entsprechende biopharmazeutische Untersuchungen erfolgen nach peroraler Gabe an Ratten. Dabei findet man eine mit der Reinsubstanz vergleichbare Bioaktivität und ebenfalls vergleichbare Blutspiegelwerte. Demgegenüber ist die ulzerogene Potenz des in Liposomen eingeschlossenen Indometacins signifikant verringert.[33]

12.2.3 Galenisch-technologische Maßnahmen

Auswahl der Applikationsart

Bezugsgröße für alle pharmakokinetischen Betrachtungen ist die i. v. Injektion von Arzneistofflösungen. Durch diese Applikationsart ist nicht nur der schnellstmögliche Wirkungseintritt, sondern auch die vollständige Aufnahme des Arzneistoffes im Organismus sichergestellt. Alle Aussagen über die Eignung anderer Darreichungsformen müssen also immer unter Bezug auf die intravenöse Injektion vorgenommen werden.

Für *Ketoprofen* findet man vergleichende Untersuchungen nach i. v., peroraler und rectaler Gabe an Hunden. Appliziert werden jeweils 100 mg Ketoprofen, das im Falle der i. v. und peroralen Gabe in Form einer Lösung unter Zusatz von Macrogol 400 vorliegt. Bei der rectalen Verabreichung werden pharmazeutische Grundlagen mit unterschiedlicher Hydrophilie verwendet.

Nach *peroraler* Gabe werden maximale Plasmaspiegel $0,83 \pm 0,61$ Stunden nach Applikation festgestellt, die absolute Bioverfügbarkeit liegt bei $0,9 \pm 0,1$. *Rectal* verabreichtes Ketoprofen führt zu einer zeitlichen

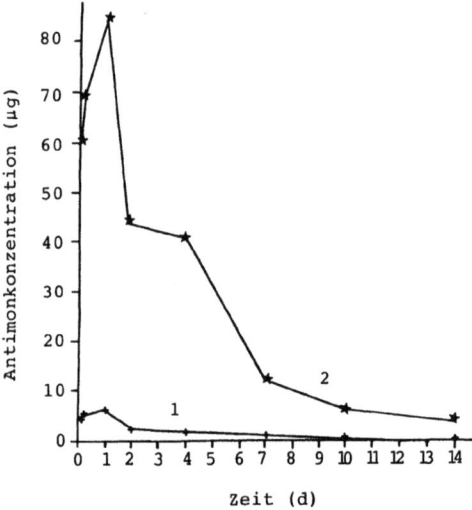

Abb. 4.134. Durchschnittliche Antimonkonzentration in der Mäuseleber nach i. v. Injektion von freiem (1) und in Liposomen eingeschlossenem (2) Stibogluconat-Natrium. Nach[32]

Tabelle 4.68. Relative Bioverfügbarkeit nach einfacher peroraler, i. m. und rectaler Gabe von 100 mg Ketoprofen am Menschen

	i. m.	peroral	rectal
t_{max}(h)	$0,45 \pm 0,03$	$1,22 \pm 0,28$	$1,05 \pm 0,09$
C_{max} (µg/ml)	$10,4 \pm 0,08$	$10,1 \pm 1,1$	$7,5 \pm 0,8$
AUC (mg · h · ml^{-1})	$20,64 \pm 0,92$	$21,9 \pm 1,57$	$18,09 \pm 1,74$

Tabelle 4.67. Pharmakokinetische Daten nach Gabe von jeweils 100 mg Ketoprofen

Parameter	Perorale Lösung	Rectale Lösung	Suppositorien		
			MEA	MEB	ME 299
C_{max}(mg/L)	$28,2 \pm 13,5$	$5,96 \pm 2,84$	$7,28 \pm 3,79$	$8,07 \pm 2,92$	$6,78 \pm 4,51$
t_{max}(h)	$0,37 \pm 0,36$	$0,90 \pm 0,58$	$1,60 \pm 1,92$	$1,13 \pm 1,25$	$1,25 \pm 1,06$
AUC (h · mg/L)	54 ± 9	39 ± 13	43 ± 22	49 ± 23	$45 \pm 1,06$

Verzögerung der maximalen Plasmaspiegel sowie zu einer um etwa 20% verminderten Bioverfügbarkeit. Im einzelnen werden die in Tab. 4.67 aufgeführten Werte erhalten.[34] Die Ketoprofen-Resultate von Untersuchungen am Menschen nach einer einmaligen peroralen, i. m. bzw. rectalen Gabe – jeweils 100 mg pro Dosis – sind in Tab. 4.68 aufgeführt. Danach stellen sich maximale Blutspiegel nach peroraler und rectaler Applikation später als nach i. m. Verabreichung ein. Hingegen sind die maximalen Plasmakonzentrationen nach i. m. und peroraler Verabreichung nicht unterschiedlich; die rectale Gabe führt zu deutlich niedrigeren maximalen Plasmakonzentrationen. Betrachtet man die AUC-Werte, so sind die Unterschiede bei allen drei Applikationsarten nicht mehr therapeutisch relevant.[35]

Perorale Darreichungsformen

Bei flüssigen Arzneiformen ist im Falle der Verabfolgung von Lösungen eine Beschleunigung nur durch resorptionsverbessernde Hilfsstoffe zu erreichen. Liegen Suspensionen vor, so ist auf eine möglichst geringe Teilchengröße und den Einsatz von geeigneten Vehikelsubstanzen zu achten. Außer Tensiden können auch Emulsionsgrundlagen eine Verbesserung der Resorptionsverhältnisse suspendierter Arzneistoffe bewirken. Die große Gruppe der festen Arzneiformen kann durch verschiedenartige Maßnahmen hinsichtlich einer Freigabebeschleunigung optimiert werden (Abb. 4.135). Außer einem günstigen Zerfall ist vielfach die Entwicklung von Brausetabletten sinnvoll, da hierdurch vor der Applikation eine Auflösung des Arzneistoffes sowie eine Pufferwirkung erreicht werden kann. Buccal- und Lingualtabletten sind in diesem Zusammenhang mit den Sprays vergleichbar und können in speziellen Fällen zu einer beschleunigten Arzneistofffreigabe führen.
Im Hinblick auf die Magenentleerungsgeschwindigkeit ist der Einsatz kleiner Formkörper wie Granula, Pellets, mit Pulvern oder Granulaten gefüllte Kapseln usw., in bestimmten Fällen sinnvoll (vgl. Abb. 4.135). Ein Einfluß der Formkörpergröße auf die Arzneistofffreisetzung ist nicht nur dadurch gegeben, daß die spezifische Oberfläche bei kleineren Pulvern oder Pellets exponentiell ansteigt und dadurch die Lösungsgeschwindigkeit zunimmt, sondern die Größe der Formkörper übt auch einen Einfluß auf die Verweildauer im Ösophagus und im Magen aus. Die Pas-

sagezeit durch die Speiseröhre ist bei größeren Tabletten länger als die von kleineren: Bei aufrechter Körperhaltung zeigen 20% der Versuchspersonen eine signifikante Verlängerung der Passagezeit, während nur bei 4% der Versuchspersonen diese Beobachtung bei kleinen Formkörpern gemacht werden kann. Werden die Tabletten hingegen in liegender Position eingenommen, so tritt sogar in 60% der Fälle eine Verklebung im Ösophagus auf.[36]
Nehmen Probanden mehrere große Formkörper (Durchmesser 12 mm) gleichzeitig ein, so resultiert eine unterschiedlich lange Verweildauer der einzelnen Formkörper im Magen, die nach Nahrungsaufnahme um mehrere Stunden differiert.[37] Allgemein kann man davon ausgehen, daß die Verweildauer kleiner Formkörper (< 2 mm) im Magen i. allg. geringer ist, so daß die Arzneistoffpassage in das Duodenum rascher stattfindet und dann eine beschleunigte Wirkung erzielt werden kann.

Parenterale Arzneiformen

Bei parenteralen Arzneiformen kann die pharmazeutische Verfügbarkeit durch Einsatz wasserlöslicher bzw. solubilisierter Arzneistoffe optimiert werden. Wie bereits erwähnt, sind hierfür wasserlösliche Salze oder Ester sowie Solubilisate oder Präparate unter Verwendung von Cosolventien zu nennen. Ist die Stabilität der Arzneistoffe - z. B. durch eine hohe Hydrolysegeschwindigkeit - beeinträchtigt, so kann durch Überführung der Lösungen in ein Lyophilisat die Stabilisierung erreicht werden. Klassische Beispiele hierfür sind die wasserlöslichen Steroidhalbester sowie die analogen Präparate von Antibiotika.

Arzneiformen zur Anwendung auf Haut und Schleimhaut

Bei Präparaten zur topischen Anwendung besteht das therapeutische Ziel entweder in einer direkten Wirkung auf die Haut oder in einer systemischen Wirkung. In beiden Fällen kann durch Zusatz von Resorptionsbeschleunigern die Penetration bzw. auch die Resorption begünstigt werden. Die wichtigsten *Resorptionsbeschleuniger* sind im Abschnitt *Tensidzusatz, Sorptionsvermittler* aufgeführt. Außer den genannten Hilfsstoffen besteht auch ein Einfluß des Vehikels auf die transdermale Resorption. So kann

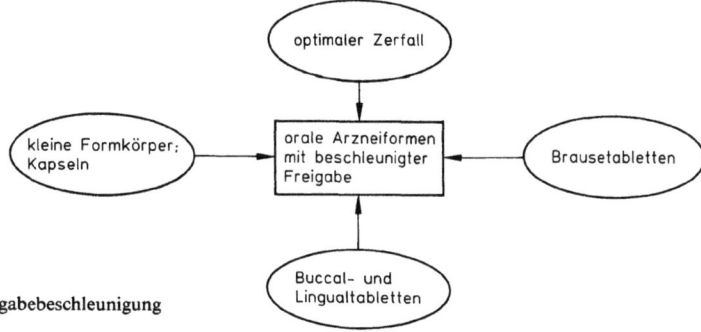

Abb. 4.135. Möglichkeiten der Freigabebeschleunigung bei peroraler Abgabe

gezeigt werden, daß beispielsweise das relativ lipophile Hydrocortison aus Vaselin besser in die Haut eindringt als aus wasserhaltiger Wollwachsalkoholsalbe. Bei anderen Arzneistoffen, wie z. B. dem hydrophilen Heparin, liegen die Verhältnisse allerdings anders.[38] Auch besteht ein deutlicher Einfluß unterschiedlicher Tenside auf die transdermale Resorption, was für *Naproxen* näher charakterisiert werden kann. Ionische Emulgatoren vom Typ des Natriumlaurylsulfates begünstigen das Eindringen in die Haut.

Neuerdings gewinnen zunehmend Präparate zur *nasalen Applikation* an Bedeutung. Hierbei ist allerdings zu beachten, daß dem Vehikel zugesetzte Hilfsstoffe, insbesondere den Resorptionsbeschleunigern, aus toxikologischer Sicht eine besondere Aufmerksamkeit beigemessen werden muß: Systematische Studien zu diesem Problem erbringen zwar den Nachweis, daß sich die nasale Resorption von Polyethylenglykolen (Macrogolen) mit Molekülmassen von 600 bis 2.000 durch den Zusatz von 1% Natriumglycocholat, 1% Natriumlaurylsulfat, 0,1% Polyoxyethylen-9-laurylether sowie 1% Polyoxyethylen-9-laurylether steigern läßt. Allerdings wird gleichzeitig beobachtet, daß sich die Schleimhautstruktur der Nase bei Anwendung von 1% Natriumlaurylsulfat und 1% Polyoxyethylen-9-laurylether histomorphologisch stark verändert. Nur bei 0,1% des Macrogolderivates im Falle der Anwendung von Macrogol 2.000 und 1% Natriumglycocholat fehlen diese toxikologisch interessanten Befunde. Jedoch ist in den toxikologisch günstig zu beurteilenden Präparaten der resorptionssteigernde Effekt relativ schwach ausgeprägt. Daraus ergibt sich die Notwendigkeit, in jedem einzelnen Fall die Verträglichkeit – unter anderem auch im Hinblick auf eine Beeinflussung der Zilienmotilität – zu überprüfen.

In diesem Zusammenhang sei auch erwähnt, daß bei den therapeutischen Systemen zur Resorptionsverbesserung Hilfsstoffe zugesetzt werden. So ist beispielsweise im Estraderm TTS (Therapeutisches System mit Estrogen als Arzneistoff) Alkohol enthalten.[38,39]

Rectale Arzneiformen

Die Aussage, daß die *Arzneistoffresorption* aus Suppositorien starken Schwankungen unterworfen ist, wird verständlich, wenn man die Ergebnisse verschiedener Untersuchungen vergleicht.[40] Es muß berücksichtigt werden, daß von Patient zu Patient unterschiedlich lange Retentionszeiten resultieren, so daß sich zwangsläufig verzögerte oder unvollständige Resorptionsraten ergeben. Wenn auch die Feststellung prinzipiell zutreffend ist, daß die Resorption von Arzneistoffen aus dem Rektum i. allg. langsamer erfolgt, so gibt es auch Beispiele, nach denen durch rektale Gabe ein rascherer Wirkungseintritt erreicht werden kann (Diazepam als Mikroklistier).

Eine systematische Untersuchung, bei der jeweils 500 mg Acetylsalicylsäure in einem randomisierten Cross-over-Test i. v., peroral und rektal appliziert wird, zeigt, daß für die perorale Zubereitung eine mittlere absolute Bioverfügbarkeit von 68% gegenüber 60% nach rektaler Gabe erreicht wird. Berechnet man die relative Acetylsalicylsäure-Bioverfügbarkeit der rektalen Arzneiformen, bezogen auf die perorale Zubereitung, so erhält man im Mittel einen Wert von ca. 93%.[41]

12.2.4 Therapeutische Einflüsse

Pharmazeutisch-technologische Maßnahmen zur beschleunigten Freigabe von Arzneistoffen können in der Regel unter naturwissenschaftlich exakten Bedingungen *in vitro* objektiviert werden. Im Hinblick auf die therapiegerechte Anwendung am Menschen oder Tier sollten zusätzlich biologische Einflüsse auf die Arzneiformen untersucht werden. Aus pragmatischen Gründen erfolgen diese experimentellen Überprüfungen an wenigen Versuchspersonen unter standardisierten Bedingungen. Alter, Gewicht, Geschlecht, vergleichbare physiologische Disposition, bestehende Krankheiten usw. sind Einflußgrößen, die hierbei beachtet werden. Obwohl *In-vitro-* und *In-vivo-Prüfungen* sinnvolle und notwendige Verfahren zur Beurteilung galenischer Formulierungen darstellen, ist eine direkte Korrelation zwischen beiden Methoden oftmals nicht gegeben.[3] Ebensowenig wie eine

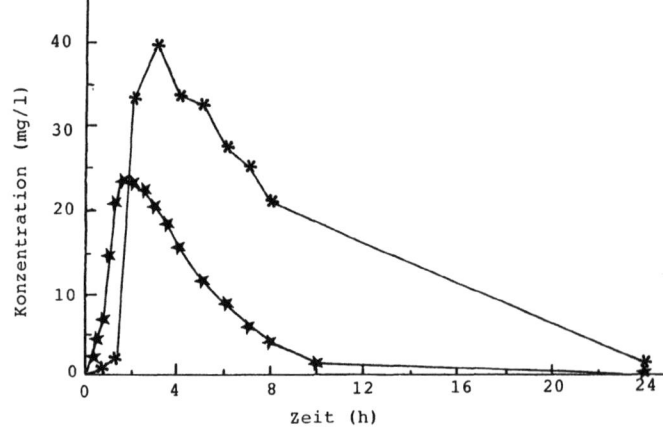

Abb. 4.136. Salicylsäureplasmakonzentrations-Zeit-Kurve von Patient A (✱) und Patient B (✶) nach peroraler Gabe von 500 mg Aspirin. Nach[42]

Korrelation zwischen *In-vitro*- und *In-vivo*-Untersuchungen bestehen muß, kann auch nicht a priori von *Invivo*-Prüfungen an *gesunden Probanden* auf die Bioverfügbarkeit bei *Patienten* in der täglichen klinischen Praxis geschlossen werden. In Abb. 4.136 ist der Plasmakonzentrationsverlauf an Gesamtsalicylat nach peroraler Gabe von 500-mg-Acetylsalicylsäuretabletten dargestellt, bei zwei Patienten mit postoperativen Schmerzen nach Cholezystektomie.[42] Wie aus Tab. 4.69 zu ersehen ist, unterscheiden sich alle drei, die Bioverfügbarkeit charakterisierenden Parameter C_{max}, T_{max} und AUC erheblich. Allerdings weist auch die Eliminationshalbwertszeit – eine normalerweise pharmazeutisch-technologisch unbeeinflußbare pharmakokinetische Kenngröße – einen 300%igen Unterschied auf.

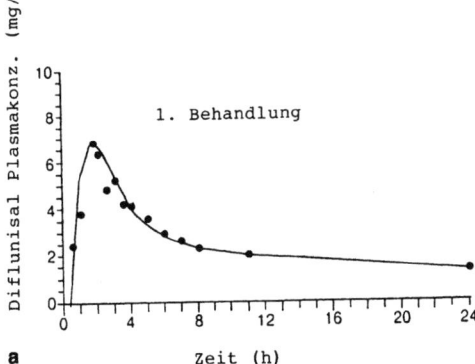

a

Tabelle 4.69. Pharmakokinetische Daten nach Gabe von 500-mg-Acetylsalicylsäuretabletten an zwei Patienten; die Werte unterscheiden sich erheblich

Pharmakokinetische Daten	Patient 1	Patient 2
C_{max}(mg/L)	39,68	23,52
T_{max}(h)	3,0	1,5
$t_{1/2}$(h)	4,29	1,41
AUC (mg · h/L)	379,0	122,5

Aus Abb. 4.137 kann ersehen werden, daß ebenso *intraindividuelle* Einflüsse bestehen. Unter gleichen Versuchsbedingungen resultieren bei zweimaliger Gabe des gleichen Präparates mit einer Pause von 8 Tagen etwa zehnmal höhere Plasmaspiegelwerte. Dabei ist auffällig, daß erst bei der zweiten Verabfolgung therapeutisch ausreichende Konzentrationen von über 40 mg/L erreicht werden. Da auch im zweiten Fall ein erhöhter Anteil der Dosis im Harn ausgeschieden wird, kann vermutet werden, daß bei der ersten Gabe eine ungenügende Resorption erfolgt.[43]

Arzneistoffbeeinflussung

Für schwerlösliche ionisationsfähige Arzneistoffe ist der gastrale pH-Wert eine wichtige Größe für die Beurteilung der Lösungsgeschwindigkeit. Für saure Arzneistoffe gilt, daß mit steigendem pH die Löslichkeit verbessert wird, aber der Anteil an resorptionsfähigem nichtionisiertem Arzneistoff sinkt. Dies bedeutet, daß die Aufnahmegeschwindigkeit von schwer löslichen sauren Arzneistoffen bei einem niedrigen pH-Wert von der Lösungsgeschwindigkeit abhängt, da die Dosis nicht vollständig gelöst ist. Hingegen ist bei pH-Werten oberhalb der vollständig gelösten Dosis der Ionisationsgrad für die Resorptionsgeschwindigkeit bestimmend.[44] Dies kann modellhaft am isolierten Mäusemagen verdeutlicht werden: Die transgastrale Diffusionsrate von *Diflunisal* ist bei niedrigen pH-Werten von 2 bis 3 sowie bei höheren pH-Werten von 6 bis 8 wesentlich geringer als im Bereich von 4 bis 5. Der Grund für die deutlich bessere Diffusionsfähigkeit bei den letztgenannten pH-Bedingungen durch den Magen liegt in der verbesserten Löslichkeit des Diflunisals unter Beibehaltung eines relativ hohen undissoziierten Arzneistoffanteils. Die-

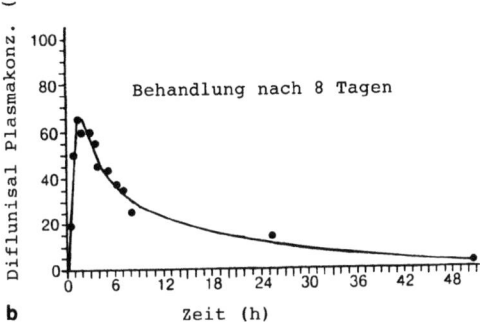

b

Abb. 4.137 a, b. Diflunisalplasmakonzentrationen nach jeweils einmaliger Gabe von 500 mg Diflunisal-Tabletten. **a** erste Gabe, **b** einmalige Gabe nach 8 Tagen. Es ist zu beachten, daß erst bei der 2. Gabe therapeutisch relevante Plasmaspiegelwerte von $\geq$ 40 mg/L erreicht werden. Nach[43]

sen Überlegungen folgend ist es verständlich, wenn die Resorptionsgeschwindigkeit saurer Arzneistoffe, wie dem eben diskutierten Diflunisal, durch Zusatz von Antacida, z. B. Natriumhydrogencarbonat, gesteigert werden kann.[45] Es muß allerdings berücksichtigt werden, daß unter Einfluß anderer Antacida vom Typ polyvalenter gelartiger Säurepuffer wie beispielsweise Sucralfat, Aluminium- und Magnesiumhydroxiden ein gegenteiliger Effekt auftreten kann.[46] Der Grund für diese Erscheinung liegt sowohl in chemischen Interaktionen mit den Arzneistoffen als auch einer Beeinflussung der Magenentleerungszeit im Sinne einer Verlängerung.

Bei optisch aktiven Arzneistoffen kann bereits durch das separat gegebene therapeutisch aktive Enantiomer (Eutomer) eine schnellere Resorption bewirkt werden, als wenn es zusammen mit dem weniger oder nicht aktiven Enantiomer (Distomer) in Form des Racemats verabfolgt wird.[47] Da die meisten neutralen, sauren und basischen Arzneistoffe überwiegend im Intestinum resorbiert werden, ist die gastrale Verweildauer ein wichtiger Faktor für eine beschleunigte Resorption. Allerdings wird die *gastrale Entleerung* durch zahlreiche Pharmaka beeinflußt. So beschleunigt Metoclopramid die Passagezeit[48], während z. B.

Opiate, Anticholinergika, β-adrenerge Agonisten, l-Dopa, Antidepressiva, Somatostatin und Calcitonin einen gegenteiligen Effekt haben.[49,50] Theophyllin scheint keinen Einfluß auf die gastrale Entleerung zu haben, erhöht aber die intestinale Passagezeit.[51]

Nahrungseinflüsse

Pharmakokinetische Mitteilungen in der Literatur weisen immer wieder auf das Auftreten von fluktuierenden Plasmaspiegeln, den sog. „Doppel-peaks", nach peroraler Gabe von Arzneistoffen hin, wie aus Abb. 4.138 entnommen werden kann. Derartige Kurvenverläufe werden oft als Folge einer enterohepatischen Rezirkulation des Arzneistoffes interpretiert. Bei näherer Betrachtung offenbart sich aber in vielen Fällen der triviale Zusammenhang zwischen einer weiteren Blutplasmakonzentrationsspitze und Nahrungsaufnahme bzw. Magenentleerung.[43,52,53] Eine Nahrungsaufnahme führt nicht nur zu einer möglichen physikalischen oder chemischen Interaktion mit einem Arzneistoff im Magendarmtrakt, sondern auch zu Änderungen in der Magenverweildauer und Magenentleerungszeit, dem gastralen und intestinalen pH-Wert, der Aktivität der arzneistoffmetabolisierenden Enzyme sowie zu quantitativen Änderungen in der Blutzirkulation des Verdauungstraktes und der Plasmaproteinbindung von Arzneistoffen.[54,55]

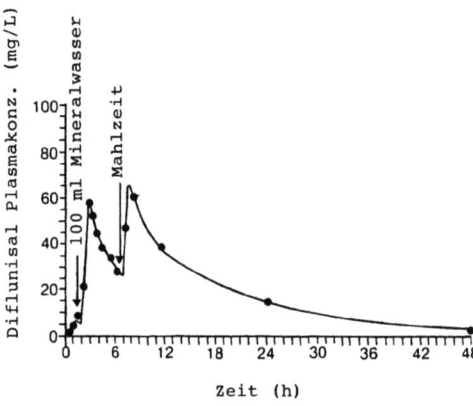

Abb. 4.138. Diflunisalplasmaspiegel nach einmaliger Gabe einer 500 mg enthaltenden Diflunisal-Tablette. Nach 1,5 Stunden erfolgte die Gabe von Mineralwasser und nach 6,5 Stunden wurde eine Mahlzeit eingenommen. Nach[43]

Alter, Krankheit, Sport

Neugeborene und Kinder unterscheiden sich von Erwachsenen durch andere physiologische Verhältnisse. Die Bioverfügbarkeit peroral gegebener Medikamente kann, wie z. B. Paracetamol, das Neugeborenen verabfolgt wurde, verringert sein. Für andere Arzneistoffe, wie beispielsweise Indometacin, werden stark variierende und inkomplette Resorptionsverhältnisse beschrieben.[56,57] Erfolgt die Indometacin-Applikation rectal, so ist die Bioverfügbarkeit ebenfalls herabgesetzt, was u. a. auf eine relativ kurze

Verweildauer der Suppositorien im Darm zurückgeführt werden kann. Bei peroraler Gabe wird ein Einfluß des pH-Wertes auf die Resorptionsgeschwindigkeit und Bioverfügbarkeit infolge der höheren gastralen pH-Werte bei Neugeborenen diskutiert. Ein rascherer Wirkungseintritt und eine Wirkungsverstärkung ist beim Früh- und Neugeborenen ebenfalls möglich: Durch eine bestehende physiologische Enzymschwäche kann die Metabolisierung und Elimination behindert sein.

Die renale Elimination ist auch beim älteren Menschen verringert, so daß in diesen Fällen eine beschleunigte und verstärkte Wirkung die Folge sein kann. Außer diesen wirkungssteigernden Faktoren kann ein erhöhter gastraler pH-Wert, verlängerte Magenverweilzeiten, verminderte Durchblutungsverhältnisse des Magen-Darm-Traktes und eine verringerte gastrointestinale Motilität eine verzögerte Resorption bewirken. Allerdings scheinen diese Faktoren therapeutisch nur eine untergeordnete Rolle zu spielen.

Zu einer Verstärkung der Arzneiwirkung kann eine verringerte Funktion und Durchblutung der Leber beim alten wie auch beim „leberkranken" Patienten führen, wenn Arzneistoffe gegeben werden, die einem hohen First-pass-Effekt unterliegen. Bei bestehender Niereninsuffizienz sollte grundsätzlich mit einer verstärkten Wirksamkeit von Arzneistoffen gerechnet werden. Allerdings gibt es auch Hinweise, wonach z. B. die Ketoconazol-Resorption bei Patienten mit chronischer Niereninsuffizienz, nach Knochenmarktransplantation und bei Sub- bzw. Anacidität verringert ist.[58] Ein ebenfalls resorptionshemmender Effekt ist auch bei Patienten, die an Migräne leiden, beobachtet worden: Infolge einer verzögerten Magenentleerung kann die Resorption behindert sein.[59]

Körperliche Anstrengungen und Sport beeinflussen die Magen- und Darmmotilität, die intestinale Durchblutung sowie die Körpertemperatur erheblich. Dies führt bei Digoxin, Sulfametizol, Doxicyclin und Tetracyclin zu Plasmakonzentrationen, die bis zu 70 % erhöht sein können, während z. B. Chinin, Salicylate und Sulfadimidin unbeeinflußt bleiben.[60] Demgegenüber wird die Resorption von Chinidin, Salicylaten, Sulfadimidin und Sulfaethidol durch sportliche Aktivität herabgesetzt.[61]

Geschlecht/Schwangerschaft

Obwohl biopharmazeutische Untersuchungen aus naheliegenden Gründen in der Regel an männlichen Probanden erfolgen, sind geschlechtsspezifische Unterschiede in der pharmakokinetischen Disposition bekannt. So werden z. B. nach Gabe von Acetylsalicylsäure und Diflunisal bei Frauen signifikant höhere Plasmaspiegel beschrieben.[62,63] Die Verhältnisse liegen somit ähnlich wie bei Zubereitungen, die eine beschleunigte bzw. verstärkte Arzneistofffreigabe aufweisen. Verantwortlich für die höheren Plasmaspiegel dürften quantitative Unterschiede in den Verteilungsvolumina im Organismus, den Plasmaproteinbindungen und den metabolischen Funktionen sein. Auch kann bei Frauen durch die gleichzeitige Einnahme von Kontrazeptiva die Metabolisierungsrate von anderen Arzneistoffen erhöht werden, was in einer gesteigerten Plasmaclearancerate ihren Ausdruck findet.[64]

Schwangere Frauen weisen z. T. erhebliche Veränderungen in ihrer physiologischen Disposition auf. Diese sind wiederum vom Stadium der bestehenden Schwangerschaft abhängig.[65] Wenn man berücksichtigt, daß experimentelle Untersuchungen an Schwangeren aus ethischen Gründen nur in Ausnahmefällen durchgeführt werden, wird verständlich, daß konkrete Angaben in der Literatur über eine Wirkungsverstärkung oder -abschwächung kaum zu finden sind.

Chronopharmakologie

Mehr als 50 Arzneistoffe wurden bislang hinsichtlich chronopharmakokinetisch bedingter Unterschiede beschrieben.[66] Am häufigsten beeinflußt ein sich alle 24 Stunden wiederholender Zyklus - der sog. circadiane Rhythmus - die Arzneistoffdisposition. In Abhängigkeit von der Tageszeit sind große Differenzen in der Resorption von Theophyllin nach peroraler Gabe bei Kindern beobachtet worden. Demnach scheint Theophyllin morgens höhere maximale Serumkonzentrationen zu erreichen als abends.

Literatur

1. Bauer KH, Frömming KH, Führer C (1989) Pharmazeutische Technologie, 2. Aufl., Thieme, Stuttgart New York
2. Nürnberg E (1987) Wirkstofffreisetzung aus festen oralen Arzneiformen. In: Hartke K, Mutschler E (Hrsg.). DAB 9 Kommentar, Wissenschaftliche Verlagsgesellschaft Stuttgart, Govi, Frankfurt, S. 202
3. Furst DE (1988) Bailliere's Clin Rheumatol 2:395-424
4. List PH (1985) Arzneiformenlehre, 4. Aufl. Wissenschaftliche Verlagsgesellschaft, Stuttgart, S. 529
5. Shaw TRD, Carless JE (1974) Eur J Clin Pharmacol 7:269
6. Derendorf H, Garrett ER (1987) Pharmakokinetik Einführung in die Theorie und Relevanz der Arzneimitteltherapie, Wissenschaftliche Verlagsgesellschaft, Stuttgart, S. 81
7. Nürnberg E (1980) Acta Pharm Technol 26:39-67
8. Leonards JR (1962) Clin Pharmacol Ther 4:476-479
9. Dotevall G, Ekenved G (1976) Scand J Gastroenterol 801-805
10. Amson WD, Winer N (1981) J Pharm Sci 70:626-265
11. Gatti G, Barzaghi N, Attardo Parrinello G, Vitiello B, Perrucca E (1989) Int J Clin Pharm Res 385-389
12. Geisslinger G, Dietzel K, Bezler H, Nürnberg B, Brune K (1989) Int J Clin Pharmacol Ther Tox 27:324-328
13. Sevelius H, Runkel R, Segre E, Bloomfield SS (1980) Br J Clin Pharmac 10:259-263
14. Nürnberg E, Oechslein W (1990) Acta Pharm Technol 36:161-165
15. Nürnberg B, Peris-Antoli B, Brune K (1990) Acta Pharm Technol 36:166-170
16. European Patent Application AGIC, Application number 87305528.9, vom 22.06.87. Anmelder Merck & Co. Inc
17. Jallad NS, Casg DC, Mastinez JJ, Mroszczak J, Weidler DJ (1990) J Clin Pharmacol 30:76-81
18. Graf E, Beyer C, Abdallah O (1982) Acta Pharm Technol 28:131-1335
19. Ramadan EM, el-Gawad H, Nonh AT (1987) Pharm Ind 49:508-513
20. Mortada LM, Mortada SAM (1982) Acta Pharm Technol 28:297-301
21. Nürnberg E, Fritsch C (1987) Dtsch Apoth Ztg 127:843-849
22. Kutz G (1988) Dissertation, Universität Erlangen-Nürnberg
23. Bloch DW, El Egakey MA, Speiser PP (1982) Acta Pharm Technol 28:177-183
24. Mohamed MS, Ghazy FS, Mahdy MA (1985) Pharm Ind 47:1293-1295
25. Heyer K (1980) Dissertation, Freie Universität Berlin
26. Brauns U (1986) Dissertation, Universität Kiel
27. Kata M, Kedvessy G (1987) Pharm Ind 49:98-100
28. Lippold BC, Ohm AM (1986) Acta Pharm Technol 32:20-25
29. Deurloo MJM, Hermens AJJ, Romeyn SG, Verhoef JC, Merkus FWHM (1989) Pharm Res 6:853-856
30. O'Hagan DT, Critchley H, Farraj NF, Fisher AN, Johansen BR, Davis SS, Illum L (1990) Pharm Res 7:772-776
31. Mentrup E, Wowra B, Zeller WJ, Sturm V, Stricker H (1989) Arzneim Forsch Drug Res 39:421-423
32. Siest G, Young D (1980) Drug Masurement and Drug Effects in Laboratory Health Science, Karger, Basel
33. Soehngen EC, Godin-Ostro E, Fielder FG, Ginsberg RS, Slusher MA, Weiner AL (1988) Arthritis Rheum 31:414-422
34. Schmitt M, Guentet TW (1990) J Pharm Sci 79:614-616
35. Ishizaki T, Sasaki T, Suganuma T, Horai Y, Chiba K, Watanabe M, Asuke W, Hoshi H (1980) Eur J Clin Pharmacol 18:407-414
36. Channer KS, Virjee JP (1986) J Clin Pharmacol 26:141-146
37. Davis SS, Norring-Christensen F, Krosla R, Feely LC (1988) J Pharm Pharmacol 40:205-207
38. Nürnberg E (1989) Schriftenreihe der Bayerischen Landesärztekammer 77:40
39. Donovan MD, Flynn GL, Amidon GL (1990) Pharm Res 7:808-815
40. Ziegler A (1986), Enterale Absorption In: Müller BW (Hrsg.) Suppositorien, Pharmakologie, Biopharmazie und Galenik rektal und vaginal anzuwendender Arzneiformen. Wissenschaftliche Verlagsgesellschaft, Stuttgart, S. 54
41. Spahn H, Altmayer P, Cattarius-Korb S, Krüger B, Lang E, Mutschler E, Sörgel F (1985) Arzneim Forsch Drug Res 35:973-976
42. Nürnberg B, Schneider HT, Brune K Eur J Clin Pharmacol, eingereicht
43. Nürnberg B, Koehler G, Brune K (1991) Clin Pharmacokinet 20:81-89
44. Nürnberg B, Szeleny I, Schneider HT, Brune K (1990) Drug Metab Dispos 18:937-942
45. Nürnberg B, Brune K (1989) Biopharm Drug Disp 10:377-387
46. Verbeeck RK (1990) Clin Pharmacokinet 19:44-66
47. Geisslinger G, Schuster O, Stock KP, Loew D, Bach GL, Brune K (1990) Eur J Clin Pharmacol 38:493-497
48. Nimmo J, Heading RC, Thothill P, Prescott LF (1973) Br Med J 587-589
49. Minami H, McCallum RW (1984) Gastroenterology 86:1592-1610
50. Jonderko G, Golab T, Jonderko K (1987) Br J Clin Pharmac 24:103-105
51. Renondin JC, Sutton JA, Fraser M (1988) Br J Clin Pharmac 25:702P-703P
52. Day RO, Williams KM, Graham GG, Lee E, Knihinicki RD, Champion GD (1988) Clin Pharmacol Ther 43:480-487
53. Milligan PA, Kelman AW, Whiting B (1990) Eur J Drug Metab Pharmacokinet 15 (Suppl):16

54. Winstanley PA, Orme MLE (1989) Br J Clin Pharmac 28:621–628
55. Mclean A, McNamara PJ, duSouich P, Gibaldi M, Lalka D (1978) Clin Pharmacol Ther 24:5–10
56. Walson PD, Mortensen ME (1989) Clin Pharmacokinet 17:116–137
57. Montamat SC, Cusack BJ, Vestal RE (1989) N Engl J Med 321:303–309
58. Daneshmend TK (1990) Brit J Clin Pharmac 29:783
59. Boyle R, Behan PO, Sutton JA (1990) Br J Clin Pharmac 30:405–409
60. van Baak MA (1990) Clin Pharmacokinet 19:23–43
61. Somani SU, Gupta SK, Frank S, Corder CN (1990) Drug Develop Res 20:251–275
62. Ho PC, Triggs EJ, Bourne DWA, Heazlewood VJ (1985) Br J Clin Pharmac 19:6775–684
63. Montgomery PR, Berger LG, Mitenko PA, Sitar DS (1986) Clin Pharmacol Ther 39:571–576
64. Macdonald JI, Herman RJ, Verbeeck RK (1990) Eur J Clin Pharmacol 38:175–179
65. Notarianni LJ (1990) Clin Pharmacokinet 18:20–36
66. Gilman JT (1990) Clin Pharmacokinet 19:1–10

13 Pulver

H. EGERMANN

Pulver sind feindisperse Feststoffe oder Mischungen derselben. Die Korngröße liegt bei pharmazeutischen Pulvern in der Regel unter 1 mm. Sie kann in dem mit freiem Auge noch erkennbaren makroskopisch-dispersen Bereich, im mikroskopisch-dispersen oder im kolloidalen Bereich liegen (Tab. 4.70). Letzteres trifft etwa für die hochdispersen Kieselsäuren (Aerosil®) mit mittleren Korngrößen von 5 bis 50 nm zu.

Tabelle 4.70. Dispersitätsgrade

Bezeichnung	Teilchengröße
Grobdispers	
– makroskopisch-dispers	> ca. 100 µm
– mikroskopisch-dispers	ca. 100 nm bis 100 µm
Kolloiddispers	
(Elektronenmikroskopisch-dispers)	ca. 1 bis 100 nm
Mikromolekular-dispers	
(Ångströmdispers)	< ca. 1 nm

Der je nach Verwendung erforderliche Feinheitsgrad wird häufig durch die maximale Korngröße, ausgedrückt als Siebmaschenweite, gekennzeichnet. Die identischen Monographien *Pulver* von PhEur und DAB 9 enthalten keine solchen Angaben. Das ÖAB 81 führt sechs Siebgrößen an. Die den Sieben IV, V, VI mit Maschenweiten von 750, 300 und 150 µm entsprechenden Feinheitsgrade sind als grob, mittelfein und fein gepulvert bezeichnet. BP 88 unterscheidet bei medizinischen oder pharmazeutischen Substanzen in Pulverform sieben Feinheitsgrade von grob bis superfein. Grobe Pulver müssen ein Sieb der nominellen Maschenweite 1.700 µm passieren, nicht mehr als 40 Gewichts-% dürfen jenes von 355 µm pas-

sieren. Bei superfeinen Pulvern wird gefordert, daß mindestens 90 % der Teilchen kleiner als 10 µm sind. Die Abgrenzung gegenüber anderen Feststoffsystemen ist unscharf. Aus Primärpulverteilchen aufgebaute Aggregate, wie Instantprodukte, die grundsätzlich der Definition der Granulate (→ Kap. 4,6) entsprechen, werden bei entsprechendem Feinheitsgrad als Pulver bezeichnet. Umgekehrt werden die nach den üblichen Granulierverfahren hergestellten Produkte auch dann nicht immer als Pulver bezeichnet, wenn ihre Korngröße deutlich unter 1 mm liegt. Aus praktischen Gründen werden auch die lockere Gerüste bildenden Lyophilisate den Pulvern zugeordnet (s. Pulver zur Herstellung von Parenteralia).

13.1 Herstellung

Die verschiedenen Verfahren, die zur Herstellung von Pulvern in Betracht kommen, werden in anderen Kapiteln behandelt. Tab. 4.71 gibt eine Übersicht mit wichtigen Beispielen. Die am häufigsten eingesetzten Verfahren sind die Kristallisation zur Gewinnung gröberer Pulver und das Mahlen für feine Pulver. Der durch Mahlen erreichbare Feinheitsgrad ist bei ca. 1 µm begrenzt. Noch feinere Pulver sind durch Fällung und Flammenhydrolyse erhältlich.

Tabelle 4.71. Verfahren zur Herstellung von Pulvern

Verfahren	Beispiel
Kristallisation	Lactose
Sprühtrocknung	Lactose
Instantisieren	Extrakte
Gefriertrocknung	Parenterale Pulver
Ausschlämmen	Stärke
Mahlen	Lactose
Fällen	Ca-hydrogenphosphat
Flammenhydrolyse	hochdisperse Kieselsäure
Sublimation	Schwefel

13.2 Eigenschaften

Je nach Verwendung der Pulver ist eine große Zahl von Eigenschaften von Bedeutung, die miteinander in vielfacher Wechselbeziehung stehen. Ein für praktische Zwecke nützliches, wenngleich nicht immer ganz exaktes Einteilungsprinzip besteht in der Unterscheidung zwischen substanzspezifischen und nicht substanzspezifischen Eigenschaften (Tab. 4.72). Erstere, wie die Dichte und die Löslichkeit sind charakteristisch für eine chemische Substanz. Sie sind unter isothermen Bedingungen und bei gegebener Kristallstruktur konstant. Verschiedene polymorphe Formen mit unterschiedlicher Kristallstruktur weisen allerdings trotz chemischer Identität gewisse Unterschiede in den anderen substanzspezifischen Eigenschaften auf. Die nicht substanzspezifischen Charakteristika, wie Korngröße und Lösungsgeschwindigkeit, können hingegen in sehr weitem Bereich verändert werden.

Tabelle 4.72. Pulver- und Partikeleigenschaften

substanzspezifische	nicht substanzspezifische
Dichte	Korngröße
Schmelzpunkt	Korngrößenverteilung
Kristallgitter	Fließeigenschaften
Polymorphe Formen	Kohäsionskraft
Härte	Agglomerierneigung
Löslichkeit	Scheinbare Dichte
Hygroskopizität	Adsorptionskraft
Elektrische Leitfähigkeit	Elektrostatische Aufladung
	Kornform
	Oberflächenrauhigkeit
	Kristallinitätsgrad
	Spezifische Oberfläche
	Lösungsgeschwindigkeit
	Feuchtegehalt
	Intrapartikuläre Porosität

Ein anderes anschauliches Prinzip unterscheidet *fundamentale*, d. h. unabhängige, und *abgeleitete* Eigenschaften.[1] Zur ersten Gruppe kann man ungeachtet der Wechselbeziehungen mit der polymorphen Form die substanzspezifischen Eigenschaften zählen sowie die Korngröße bzw. die Korngrößenverteilung. Die Korngröße besitzt deshalb herausragende Bedeutung, weil sie nahezu unbegrenzt variierbar ist. Dadurch können praktisch alle anderen, nicht substanzspezifischen Eigenschaften und in der Folge das pharmazeutisch-technologische Verhalten der Pulver in hohem Maß beeinflußt werden: Ab einem gewissen Feinheitsgrad beginnen die Oberflächenhaftkräfte die auf die Einzelteilchen einwirkende Schwerkraft zu überwiegen. Damit verlieren die Pulver ihren *freifließenden* Charakter. Sie werden zunehmend *kohäsiv* und neigen zu Agglomeratbildung, bei schlechten Leitern oft zusätzlich verstärkt durch elektrostatische Aufladung. Die Kohäsion führt auch zu einer Abnahme der scheinbaren Dichte der Pulver. Der Übergangsbereich zwischen freifließend und kohäsiv liegt häufig bei ca. 100 µm, schwankt aber in Abhängigkeit von den anderen Partikeleigenschaften zwischen ca. 50 und 200 µm. Von der Kugelform stark abweichende, *anisometrische* Teilchen werden bei der Zerkleinerung annähernd isometrisch, da der Bruch bevorzugt senkrecht zur längsten Achse erfolgt. Die Oberflächenrauhigkeit wird in Abhängigkeit von den Ausgangsbedingungen unterschiedlich verändert. Der Mahlprozeß kann überdies zu einer teilweisen oder vollständigen Amorphisierung führen. Diese Abnahme des Kristallitäts- oder Ordnungsgrades ist mit einem oft beträchtlichen Anstieg der Lösungsgeschwindigkeit verbunden. Darüber hinaus zieht sie wesentliche Veränderungen aller substanzspezifischen Eigenschaften nach sich. Auch die mit dem höheren Feinheitsgrad einhergehende Zunahme der spezifischen Oberfläche selbst ist für die Lösungsgeschwindigkeit günstig. Die gleichzeitig oft abnehmende Benetzbarkeit des Pulvers wirkt dem allerdings wieder entgegen. Eine größere adsorptionsfähige Oberfläche kann mit einer allerdings nicht immer ausgeprägten Zunahme des Feuchtegehaltes verbunden sein. In die gleiche Richtung wirkt die mit zunehmender Feinheit stärker werdende Kapillarkondensation, die eine Herabset-

zung des hygroskopischen Punktes zur Folge haben kann.
Die in der Pharmazie üblichen Bezeichnungen *kristallin* (*cristallisatus, crist.*) und *pulverisiert* (*pulveratus, pulv.*) haben mit dem Kristallinitätsgrad nichts zu tun. Sie weisen vielmehr darauf hin, ob ein Kristallisat in seiner ursprünglichen Form vorliegt oder nachträglich zerkleinert wurde.
Pulver dienen als eigene Arzneiformen oder häufiger als Ausgangsmaterialien. Bei praktisch allen Arzneiformen, wie Granulaten, Tabletten, Lösungen, Suspensionen, Salben etc. werden pulverförmige Substanzen als Ausgangsstoffe oder Zwischenprodukte eingesetzt. Dementsprechend sind die in Tab. 4.72 zusammengestellten Pulvereigenschaften in wechselndem Ausmaß für alle Zubereitungen von Wichtigkeit. Ihre Untersuchung und Bedeutung wird bei den jeweiligen Arzneiformen behandelt. Auf die Gleichförmigkeit der Masse und des Gehaltes wird in Kap. 4,3.3 eingegangen.

13.3 Arten von Pulvern

Einfache Pulver

Sie bestehen aus einer Einzelsubstanz. Ihr Feinheitsgrad richtet sich nach ihren anderen Eigenschaften und dem Verwendungszweck. Gut lösliche Stoffe, z. B. Salze, können in grob gepulverter Form abgegeben werden, auch wenn sie vor der Verwendung aufgelöst werden. Bei hygroskopischen und chemisch labilen Stoffen kann eine hohe Korngröße aus Stabilitätsgründen sogar vorteilhaft sein. Auch Drogen zur Bereitung von Auszügen werden in der Regel nur grob zerkleinert (→ Kap. 4,22). Bei schlecht löslichen, peroralen Pulvern empfiehlt sich hingegen schon aus Gründen der Bioverfügbarkeit eine geringe Korngröße. Die zur äußerlichen Anwendung bestimmten Puder besitzen grundsätzlich einen hohen Feinheitsgrad.

Zusammengesetzte Pulver

Gemischte Pulver sind Mischungen aus zwei oder mehreren Pulvern. Dabei kann es sich um reine Arzneistoffpulver handeln oder um Arzneistoff-Hilfsstoff-Gemische. Bei niedriger Arzneistoffdosierung werden Hilfsstoffe, vorzugsweise Lactose oder Mannit, als Verdünnungsmittel eingesetzt. Die Masse einer Einzeldosis soll aus Gründen der Dosierungsgenauigkeit mindestens 100 mg, besser 200 bis 500 mg betragen.

Mischen. Das Mischen von Feststoffen wird in Kap. 3,3 ausführlich behandelt. Eine Besonderheit der rezepturmäßigen Anfertigung von Pulvern besteht darin, daß das Mischen in der Reibschale in der Regel mit einer Zerkleinerung verbunden ist. Dies kann von Vorteil sein. Da die gröbere Komponente stärker betroffen ist, werden Korngrößenunterschiede verringert. Bei hohem Feinanteil unter 100 µm Korngröße erhält die ganze Mischung kohäsive Eigenschaften und Entmischungen sind wenig wahrscheinlich. Je niedriger der Arzneistoff dosiert ist, umso feiner muß er außerdem sein, damit selbst bei idealem Mischerfolg eine hinreichende Homogenität erzielbar ist. Dies ist insbesondere bei Dosierungen im mg-Bereich und darunter zu beachten. Die maximale Kornmasse ist so zu limitieren, daß sie 5 % der Einzeldosis des Arzneistoffes nicht übersteigt.

Mit abnehmender Korngröße wächst allerdings auch die Agglomerierneigung. Eine ungenügende Agglomeratzerstörung kann gerade bei niedrigdosierten Arzneistoffen leicht zu extremen Überdosierungen von mehreren 100 % des Sollgehaltes in einzelnen Pulvern führen. Zur Desagglomerierung soll der Arzneistoff in Anwesenheit von überschüssigem Hilfsstoff, z. B. der neunfachen Menge, durch ein Sieb geschlagen werden. Der Überschuß verhindert eine Reagglomerierung nach der Siebpassage. Bei Unsicherheiten ist der Siebvorgang vorsichtshalber zu wiederholen. Die Maschenweite soll so bemessen sein, daß die maximale Agglomeratmasse 5 % der Arzneistoffeinzeldosis nicht übersteigt. Es ist darauf zu achten, daß alle Bestandteile nach dem Mischen einen Feinheitsgrad aufweisen, der eine vollständige Siebpassage erlaubt. Eine entsprechende Hilfstabelle ist in Kap. 3,3 (Tab. 3.12) enthalten. Da der Siebvorgang eine gewisse Entmischung bewirken kann, ist möglichst ohne Druckanwendung nachzumischen.

Solche Siebprozesse werden teilweise auch von den Arzneibüchern vorgeschrieben. Nach ÖAB 81 müssen *Zusammengesetzte Pulver* nach dem Mischen gesiebt und nochmals durchgemischt werden. Angaben über die Maschenweite werden nicht gemacht. Helv VII schreibt bei auf ärztliche Verordnung herzustellenden Streupudern und Pulvern zur oralen Anwendung mit *vorsichtig zu handhabenden Arzneistoffen* vor, daß der Arzneistoff zunächst mit der gleichen Menge gefärbtem Mannitol (1 T Carmin und 99 T Mannitol) verrieben wird, bis auf Sieb 90 keine Rückstände von Arzneistoffpartikeln mehr zurückbleiben. Nach Tab. 3.12 in Kap. 3,3 ist dadurch gewährleistet, daß auch bei einem Arzneistoffgehalt von nur 10 µg pro Dosis die maximale Kornmasse nicht mehr als 5 % der Dosierung beträgt. Nach und nach wird mit weiteren 8 T gefärbtem Mannitol unter häufigem Zusammenkratzen bis zur visuellen Homogenität verrieben. Das gefärbte Verdünnungsmittel ist nur bei weißen Arzneistoffen einzusetzen.

Auch bei Pudern ist ein Siebvorgang zur Erzielung einer gleichmäßigen Verteilung und zur Zerkleinerung von Klümpchen der zumeist deutlich kohäsiven Bestandteile angebracht. Zweckmäßigerweise ist jedoch die gesamte Pudermasse zu sieben. BP 88 empfiehlt dafür vorzugsweise ein 250-µm-Sieb.

Zur Herstellung von Pulvern mit Farbstoffzusätzen oder Aktivkohle ist wegen der leichteren Reinigung die Verwendung einer Porzellanreibschale mit glattem Boden, einer Glasschale oder ggf. einer Pulvermischdose empfehlenswert. Letztere wird vor allem für stark stäubende Pulver, insbesondere Puder, angewandt.

Einarbeitung von Flüssigkeiten. Gelegentlich sind in Pulver kleine Mengen von flüssigen bis halbfesten Arzneistoffen, Lösungen, Korrigenzien oder geschmolzene Fettstoffe bei Pudern einzuarbeiten. Dies kann durch langsames Auftropfen unter gründlichem Mischen erfolgen. Anschließend wird zur Zerstörung überfeuchteter Klümpchen gesiebt. Wesentlich aufwendiger und auch toxikologisch nicht immer unbedenklich ist das Aufbringen der Zusatzstoffe in organischen Lösungsmitteln. Das rückstandsfreie Abdunsten der letzteren ist bei Raumtemperatur ohne Evakuierung auch in dünner Schicht nicht immer leicht zu bewerkstelligen. Die Aufnahmefähigkeit für Flüssigkeiten kann durch Zusatz feiner, adsorptionsfähiger Hilfsstoffe verbessert werden. Besonders eignen sich hochdisperse Kieselsäuren.

Unverträglichkeiten beim Mischen. Von den physikalischen Unverträglichkeiten sind Feuchtwerden und Verflüssigung am häufigsten. Bei stark kristallwasserhaltigen Verbindungen, z. B. Natriumsulfatdecahydrat (Glaubersalz), kommt es manchmal zum Austritt vom Kristallwasser, besonders in Verbindung mit hygroskopischen Substanzen. Durch Einsatz der wasserfreien Verbindung bzw. Vortrocknen ist Abhilfe möglich. Allerdings ziehen die wasserfreien Verbindungen oft schon beim Mischen wieder Wasser aus der Luft an. Dies kann durch Vorwärmen der Reibschale vermindert werden, sofern nicht Stabilitätsgründe dagegen sprechen. Die Verpackung hat dann in dicht schließenden Behältnissen zu erfolgen, ggf. unter Zusatz von Trockenmittel.

Eine weitere Ursache besteht in der Ausbildung einer Schmelzpunktsdepression, wobei besonders Stoffe mit hoher kryoskopischer Konstante wie Campher, Menthol, Chloralhydrat und Phenole dazu neigen. Zur weitgehenden Vermeidung des Kontaktes können die eutektischen Substanzen zuerst getrennt mit Hilfsstoffen ggf. unter Zusatz hochdisperser Kieselsäure gemischt werden, bevor man sie vereinigt. Dieselben Stoffe, besonders Campher, werden unter dem Druck des Pistills zäh und neigen zum Verklumpen. Durch vorsichtiges Auftropfen von Ether oder Alkohol wird die Zerkleinerung wesentlich erleichtert. Die hohe Verdunstungskälte macht die Substanz spröder und besser verreibbar.

Chemische Reaktionen spielen bei trockenen Pulvern, insbesondere für die rezepturmäßige Anfertigung, eine geringe Rolle. Lactose kann aufgrund ihrer Fähigkeit zu Aldehydreaktionen mit manchen aminartigen Arzneistoffen chemische Umsetzungen und bei längerer Lagerung Verfärbungen bewirken. Im einzelnen ist aber ihr Auftreten schlecht abschätzbar. Zu ihrer Vermeidung wird, ähnlich wie bei der rezepturmäßigen Kapselfüllung, zunehmend auf Mannit ausgewichen.

Verreibungen

Es handelt sich um Mischungen stark und sehr stark wirksamer Arzneistoffe mit indifferenten Hilfsstoffen, vorwiegend Lactose oder Mannit, zur genaueren Dosierung der niedrigdosierten Arzneistoffe (*Triturationes*). Der Arzneistoffanteil liegt zwischen 1:10 und 1:1.000. Die Herstellung erfolgt wie bei den *Zusammengesetzten Pulvern.* Bei hohen Verdünnungen ist das Sieben der gesamten Trituration nicht nötig. Ein Verhältnis von 1:10 reicht aus, um die Reagglomerierung des Arzneistoffes nach der Siebpassage zu verhindern. Durch das anschließende weitere Verdünnen entfällt auch ein zusätzliches Nachmischen nach dem Sieben. Um Inhomogenitäten sichtbar zu machen, werden Verreibungen auch mit durch 1% Carmin gefärbten Hilfsstoffen hergestellt.

Nicht abgeteilte Pulver

Mehrfach dosierte Pulver werden vornehmlich mit nicht starkwirksamen Bestandteilen verordnet. Die Verpackung erfolgt in Mehrdosenbehältern wie Pulverschachteln oder Schraubgläsern. Es ist ein Meßgefäß vorzusehen, welches die Entnahme der vorgeschriebenen Menge erlaubt.

Abgeteilte Pulver

Bei *einfach dosierten Pulvern* kann das Abteilen der Einzeldosis nach Gewicht oder Volumen erfolgen. Am genauesten, aber auch am zeitraubendsten ist das Abwiegen der Einzelpulver. Ad-hoc-Zubereitungen werden daher meist auf Kartenblättern oder Pulverschiffchen ausgeworfen und die Teile visuell auf Volumengleichheit geprüft. Diese Methode ist besonders bei sehr feinen, stark kohäsiven Pulvern recht ungenau. Zur Einhaltung der von den Arzneibüchern geforderten Gleichförmigkeit der Masse (→ Kap. 5, 3.3) ist einige Übung erforderlich. Für größere Laboransätze werden geeignete Löffel mit Abstreifvorrichtung, z. B. die Pulverschere, eingesetzt. Sie erlauben eine etwas genauere Dosierung. Die Verpackung der so gewonnenen Einzeldosen erfolgt in Papierkapseln – bei hygroskopischen und bei feuchteempfindlichen Stoffen aus Wachspapier –, nur noch selten in Oblatenkapseln. Die heute üblich gewordene Abfüllung in Gelatinekapseln wird zwar ebenfalls nach Volumen durchgeführt, bringt aber eine wesentlich höhere Gleichförmigkeit der Masse mit sich.

Pulver zur peroralen Anwendung

Orale Pulver (oral powders) sind einfache oder zusammengesetzte, abgeteilte oder nicht abgeteilte Pulver. Sie werden in der Regel in oder mit Wasser oder einer anderen geeigneten Flüssigkeit eingenommen.

Pulver zur Herstellung von Flüssigkeiten zur peroralen Anwendung

Diese in der PF X als *Poudres pour liquides oraux* bzw. in der Ital 9 als *Polveri per liquidi orali* bezeichnete Arzneiform enthält Arzneistoffe, die in einem wäßrigen Vehikel nur kurze Zeit stabil sind. Gewöhnlich ist eine Mehrfachdosis des Pulvers in einem Behälter abgepackt. Dessen Größe muß ausreichen, um die vorgesehene Menge Wasser oder einer mitgelieferten Flüssigkeit aufzunehmen und ein hinreichendes Schütteln zur Herstellung eines homogenen Präparates zu ermöglichen. Die Bereitung erfolgt kurz vor der ersten Verwendung. Es entsteht eine Lösung, ein Sirup, eine Tropfenflüssigkeit oder eine Suspension. Für eine rasche, gleichmäßige Dispergierung werden Instantprodukte bevorzugt. Als Hilfsstoffe enthalten sie hauptsächlich Saccharose und andere süße Zucker

oder Polyole, künstliche Süßstoffe, viskositätserhöhende Mittel, Stabilisatoren, Aroma- und Farbstoffe. Für Präparate, die über einen längeren Zeitraum verwendet werden, wird auch der Zusatz gut löslicher Konservierungsmittel empfohlen. Die Verwendungsdauer ist limitiert und muß angegeben sein. Zur Abmessung einer Einzeldosis kann ein Meßgefäß mitgeliefert werden.

Eingestellte Pulver

Sie werden von einigen in der Rezeptur gebräuchlichen, stark wirksamen Drogenpulvern hergestellt. Durch Verdünnen mit extrahierter Droge oder mit Lactose wird auf einen bestimmten Arzneistoffgehalt eingestellt. Zur Vermeidung von Wertminderungen sind diese *Pulveres titrati* unter Feuchteausschluß mit Trockenmittel aufzubewahren.

Pulver zur Herstellung von Parenteralia

Bei den *Pulveres parenterales* handelt es sich um sterile, feste Substanzen, vorzugsweise Lyophilisate von wenig haltbaren Arzneistoffen, die sich in ihren Endbehältnissen befinden. Lösliche Hilfsstoffe, z. B. Mannit, können als benetzungsfördernde Gerüstbildner bei der Lyophilisierung und zur Einstellung der Isotonie zugesetzt sein.

Das Auflösen oder Dispergieren in Wasser zur Injektion oder einem isotonen sterilen Vehikel erfolgt erst kurz vor der Applikation. Dabei soll rasch eine klare, schwebstoffreie Lösung, seltener eine gleichmäßige Suspension entstehen. Das so bereitete Präparat muß den Anforderungen an Parenteralia entsprechen.

Puder

Puder (*Pulver zur lokalen Anwendung, Streupuder, dusting powders, Pulveres adspersorii*) sind äußerlich auf der Haut, Schleimhaut und auf offenen Wunden anzuwendende, feine Pulver. Die Korngröße liegt zur Vermeidung von Reizwirkungen vorzugsweise unter 100 µm, feste Klümpchen sollen nicht tastbar sein. Sie werden in Streudosen oder in Aerosolpackungen (→ Kap. 4,1), sterile Wundpuder auch in Einzeldosisbehältnissen verpackt.

Puder sollen eine gute Streufähigkeit und eine hohe Haftfähigkeit auf der Haut besitzen. Besonders Wundpuder müssen sterilisierbar sein. Je nach Verwendung sind kühlende, austrocknende, gleitfähig machende, rückfettende, auch adstringierende, juckreizstillende, desinfizierende Wirkungen erwünscht, dazu das Aufsaugen von Wundsekreten und die Adsorption flüssiger Zusätze. Zur Erfüllung dieser Anforderungen steht eine relativ große Zahl von Grundlagenstoffen zur Verfügung.[2]

Anorganische, wasserunlösliche Grundlagen werden wegen der nahezu unbegrenzten Haltbarkeit und chemischen Indifferenz bevorzugt. Die häufige Verwendung von *Talk* als Hauptbestandteil von Pudern ist auf seine hervorragende Gleit- und Schmierwirkung, verbunden mit guter Fließ- und Haftfähigkeit, zurückzuführen. Wasser wird nur wenig, Öl in beträchtlichem Ausmaß aufgenommen. Zur Behandlung offener Wunden bzw. als Handschuhpuder in der

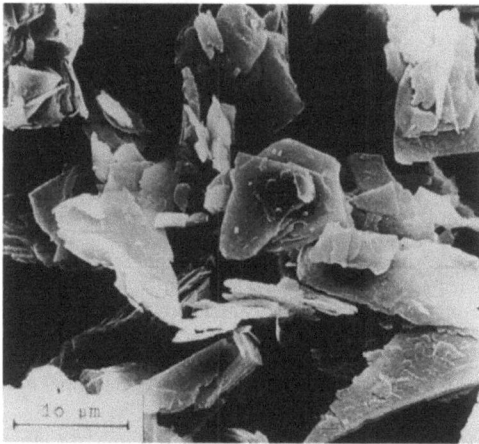

Abb. 4.139. Rasterelektronenmikroskopische Aufnahme von Talk

Chirurgie wird Talk wegen der Gefahr der Granulombildung heute abgelehnt. Die scharfkantige, Gewebereizungen in Wunden fördernde Kornform und die für den Gleiteffekt verantwortliche Schichtstruktur sind aus Abb. 4.139 erkennbar.

Zinkoxid wird häufig mit Talk kombiniert. Das Aufsaugvermögen für Wasser ist besser, Fließ- und Haftfähigkeit schlechter. Es wirkt schwach adstringierend, desinfizierend und juckreizstillend, aufgrund seiner schwach alkalischen Reaktion auch geruchshemmend auf übelriechende organische Säuren.
Bolus alba, Magnesiumoxid und *Magnesiumcarbonat* sind durch ein hohes Flüssigkeitsaufnahmevermögen und gute Haftfähigkeit gekennzeichnet, fließen aber schlecht. Die ebenfalls gut saug- und schlecht fließfähige *Kieselgur* besitzt nur eine geringe Haftfähigkeit.
Zusätze von *hochdisperser Kieselsäure* dienen zur Verbesserung der Streufähigkeit und der Flüssigkeitsaufnahme. *Titandioxid* wird manchmal wegen seiner hervorragenden, eine reinweiße Farbe bewirkenden Deckkraft zugemischt, *Bolus rubra* als hautfarbener Zusatz.
Naturprodukte wie Talk, Bolus, Kieselgur sind oft mikrobiell stark verunreinigt und bedürfen einer Heißluftsterilisation als Vorbehandlung.
Von den organischen Stoffen werden vor allem *Reis-*, *Mais-* und *Weizenstärke* verwendet, weniger die gröbere Kartoffelstärke. Die Stärken besitzen eine gute Haftfähigkeit, günstige Fließeigenschaften sowie ein hervorragendes Aufsaugevermögen für Wasser und für Öl. Ihre als angenehm empfundene Kühlwirkung beruht auf der Förderung der Verdunstung der Hautfeuchte. Die Anwendung besonders auf nässenden Hautstellen ist aber durch die Anfälligkeit gegenüber Mikroorganismen in feuchtem Zustand begrenzt. Durch Veretherung und Vernetzung gewonnene Stärkederivate sind nicht mehr quellfähig, verkleistern bei der Hitzebehandlung nicht, sind daher sterilisierbar und auch resorbierbar. Bei manchen bestehen allerdings Bedenken toxikologischer Art.

Lactose wird manchmal als löslicher, keine Pulverrückstände verursachender Träger für Wundpuder mit Antibiotika und Sulfonamiden eingesetzt. Sind diese als „resorptionsfähig" bezeichneten Puder zum Einstreuen in Operationswunden bestimmt, so müssen sie steril sein.
Metallseifen, besonders *Magnesium-, Aluminium-* und *Zinkstearat* dienen gelegentlich als Zusatz zur Verbesserung der Haftfähigkeit, sind aber aufgrund ihrer schmierenden Eigenschaften nicht immer beliebt. *Vaseline, Wollwachs* oder *fette Öle* werden in 2- bis 10%iger Konzentration zur Anwendung auf fettarmer Haut eingearbeitet bzw. um einer Entfettung der Haut entgegenzuwirken. Besonders häufig sind solche lipophilen Stoffe in kosmetischen Pudern, Wund- und Kinderpudern enthalten.
Puder bestehen in der Mehrzahl nur aus Grundlagenstoffen, meist in Kombination. Als Arzneistoffzusätze werden vor allem antimikrobiell wirkende (Sulfonamide, Antibiotika), desinfizierende (Phenole, Salicylsäure, Wismutverbindungen), adstringierende (Wismutverbindungen, Tannin), keratolytische (kolloider Schwefel, Salicylsäure) sowie juckreiz- und schmerzstillende (Menthol, Lokalanästhetika, Corticoide) verwendet. Bei stark nässenden Exanthemen werden Puder wegen zu starker Verklumpung, Sekretstau und nachfolgend möglicher Sekundärinfektionen abgelehnt.

Literatur

1. Neumann BS (1967) The Flow Properties of Powders. In: Bean HS, Becket AH, Carless JE (Hrsg.) Advances in Pharmaceutical Sciences. Vol. 2, Academic Press, London New York, S. 181
2. Voigt R (1987) Lehrbuch der Pharmazeutischen Technologie, 6. Auflage, Verlag Chemie, Weinheim, S. 145

14 Radiopharmaka

I. BENES

Radiopharmaka sind radioaktive Arzneistoffe, die aufgrund der von ihren Radionucliden emittierten Strahlung für die Diagnose und Therapie von menschlichen Erkrankungen verwendet werden. Radiopharmaka können aus einfachen anorganischen Substanzen, wie z. B. ^{131}I-NaI, aus kolloiddispersen Systemen, aus radioaktiven Komplexverbindungen oder aus hochmolekularen monoklonalen Immunoglobulinen bestehen. Radiopharmaka haben selbst praktisch keine pharmakologische Wirkung, da ihr Anteil an biologisch aktiver Substanzmenge sehr gering ist. Sie müssen, wie die anderen Arzneimittel für die parenterale Applikation, steril und pyrogenfrei sein. Wie alle Arzneimittel unterliegen auch Radiopharmaka einem strengen Registrierverfahren. Ob ein Radiopharmakon zur Diagnose (= Radiodiagnostika) oder Therapie (= Radiotherapeutika) verwendet werden kann, hängt meist von den physikalischen Eigenschaften des eingebauten Radionuclids ab. So werden in der In-vivo-Diagnostik zur Erreichung einer niedrigeren Strahlenbelastung von Patienten und Personal möglichst reine γ-Strahler mit kurzer physikalischer Halbwertszeit (HWZ_p) und optimaler Strahlungsenergie verwendet. Ein Radionuclid mit solchen Eigenschaften ist das Technetium-99m (^{99m}Tc). Es hat eine HWZ_p von nur 6 Stunden und eine γ-Energie von ca. 140 keV. Bei der Therapie mit offenen radioaktiven Strahlern verwendet man Radiopharmaka (Radiotherapeutika), die meist mit reinen β-Strahlern bzw. mit gemischten β- γ-Strahlern markiert sind. Bei dieser Therapieart nutzt man die physikalischen Eigenschaften von Radionucliden zusammen mit den biologischen Eigenschaften der markierten Substanz. Dabei nutzt man die Wechselwirkung der β-Strahlung mit der Zellmaterie der behandelten Organgewebe.

14.1 Physikalisch-chemischer Zustand

Die zur nuklearmedizinischen In-vivo-Diagnostik und zur Therapie mit Radiopharmaka verabreichten Arzneistoffe liegen in verschiedenen physikalischen Zustandsformen vor. Dadurch ergeben sich die unterschiedlichen Applikationsformen. Der physikalisch-chemische Zustand der Radiopharmaka ist nach ihrer i. v. Gabe für die Verteilung im Körper maßgebend. So werden z. B. Radiokolloide nach ihrer i. v. Applikation vom reticuloendothelialen System (RES) der Leber, der Milz und des Knochenmarks aufgenommen. Nach ihrem physikalisch-chemischen Zustand können Radiopharmaka in verschiedenen dispersen Systemen als radioaktive Gase, radioaktive Aerosole, ionendisperse, molekulardisperse oder kolloiddisperse Lösungen und grobdisperse Phasen vorliegen.

Radioaktive Gase. Sie werden zur Lungenventilation, zur Darstellung der belüfteten Lungenbereiche und für Organdurchblutungsuntersuchungen verwendet. Die radioaktiven Gase teilt man nach ihrer Affinität zu Körperflüssigkeiten in leichtlösliche und schwerlösliche Gase ein. Zu den leichtlöslichen Gasen gehören z. B. ^{11}CO, ^{11}CO$_2$, C^{15}O und C^{15}O$_2$. Da die beiden Radionuclide sehr kurzlebig sind und es sich um Positronenstrahler handelt, die nur mit Hilfe eines Cyclotrons hergestellt werden können, ist ihr Einsatz auf nuklearmedizinische Kliniken mit eigener Forschung beschränkt. Für Routineuntersuchungen haben sich dagegen radioaktive Gase mit schlechter Löslichkeit im Blut und Plasma bewährt. Eine ganze Reihe der radioaktiven Isotope der inerten Edelgase wird in der Lungendiagnostik verwendet, so z. B. ^{81m}Kr, ^{133}Xe und ^{127}Xe. Am häufigsten wird ^{133}Xe verwendet. Es wird als Gas, abgefüllt in Einwegspritzen zur Inhalation oder aufgelöst in physiologischer NaCl-Lösung zur Injektion, eingesetzt. Wegen seiner niedrigen γ-Energie von 81 keV hat ^{133}Xe bei der Gammakamera ein relativ schlechtes Auflösungsvermögen. Bessere Strahlungsparameter zeigt dagegen das ^{127}Xe mit seiner γ-Energie von 203 keV und der HWZ_p von 36,4 Tagen. Es ist ein optimales raioaktives Gas zur Lungenuntersuchung. Die aufwendige Produktion und

der damit verbundene hohe Preis rechtfertigen den Einsatz für Routineuntersuchungen jedoch nicht. Ein ideales radioaktives Gas für medizinische Zwecke wäre wegen seiner geringen Löslichkeit im Blut und dem dadurch bedingten schnellen Abtransport aus den Lungen das Krypton, von dem jedoch kein medizinisch brauchbares Radioisotop existiert.

Radioaktive Aerosole. Diese auch als Nebel bezeichneten dispersen Systeme bestehen aus flüssigen Schwebstoffen in Form von Mikrotröpfchen mit einer Größe von etwa 1 μm bis 1 nm, die homogen in einem Gas (Luft) verteilt sind. Die in Aerosolform applizierten Radiopharmaka werden mit Hilfe eines Verneblers bzw. in einem Ultraschall-Aerosolgerät dispergiert. Radioaktive Aerosole werden in der Aerosol-Inhalations-Lungenszintigraphie verwendet. Diese Untersuchungsmethode hat sich jedoch nicht sehr bewährt, da sie nur ein statisches Bild der Lungen-Einatmungsphase und kein dynamisches Lungenfunktionsbild liefert, welches man bei der Anwendung radioaktiver Edelgase erhält. Von den Substanzen, die bisher als Aerosole verwendet werden, haben sich mit ^{99m}Tc-markierte Komplexe wie ^{99m}Tc-DTPA (Diethylentriaminpentaessigsäure), ^{99m}Tc-Humanalbumin und ^{99m}Tc-Schwefelkolloid durchgesetzt.

Ionendisperse Lösungen. Diese werden auch als Kristalloide bezeichnet und sind die besten und am längsten verwendeten Radiopharmaka überhaupt. Sie bilden zusammen mit den molekulardispersen Lösungen die Gruppe der echten Lösungen, die meist als wasserlösliche radioaktive Arzneistoffe für medizinische Zwecke appliziert werden. Ionendisperse Radiopharmaka sind häufig metabolisch aktiv, und deswegen werden sie in niedrigerer Dosierung als Diagnostika und in höheren Aktivitäten als nuklearmedizinische Radiotherapeutika verwendet, wie z. B. das ^{131}I-NaI, welches in einer Aktivität von 1,8 MBq (ca. 0,05 mCi) als Diagnostikum für Schilddrüsenerkrankungen und bei einer Aktivität im Bereich von 100 MBq bis 7,4 GBq (ca. 3 bis 200 mCi) zur Therapie von Schilddrüsenüberfunktionen bzw. -carcinomen verwendet wird. Weitere zu dieser Gruppe gehörende Radiopharmaka sind das ^{32}P-o-Dinatriumphosphat, ^{99m}Tc-Pertechnetat, ^{59}Fe-Eisen(II)-chlorid, das für hämatologisch-ferrokinetische Untersuchungen unentbehrlich ist, ^{51}Cr-Natriumchromat (zur Markierung von Erythrocyten), ^{89}Sr-Strontiumchlorid und ^{90}Y-Yttriumcitrat, beide zur palliativen Behandlung von schmerzhaften Knochenmetastasen sowie ^{201}Tl-Thallium(I)-chlorid für die Herzszintigraphie.

Molekulardisperse Lösungen. Sie bilden die Gruppe der anorganischen und organischen wasserlöslichen Radiopharmaka, die meist als Komplexe vorliegen. In diesen ist das Radionuclid oft so fest gebunden und maskiert, daß im Körper anders als ein Ion verteilt und metabolisiert wird. In diese Gruppe gehören z. B. ^{131}I- bzw. ^{123}I-o-Iodhippursäure, ^{99m}Tc- und ^{111}In-DTPA, ^{59}Fe-, ^{67}Ga-Citrat, ^{99m}Tc-MDP (Methylendiphosphonat, zur Knochenszintigraphie) u. a.

Kolloiddisperse Lösungen. Dabei handelt es sich um wäßrige unechte Lösungen mit Teilchengrößen im Bereich von 1 bis 100 nm. Diese Lösungen sind filtrierbar. Darum können sie mit Membranfiltern mit einer Porenweite von 0,22 µm sterilfiltriert werden. Sie passieren aber nicht Dialysenmembranen wie die echten Lösungen. Die Radiokolloide werden nach i. v. Applikation vom RES der Leber, der Milz und des Knochenmarks aufgenommen. Sie dienen daher zur szintigraphischen Darstellung dieser Organe und deren Speicherungsdefekte. In die Gruppe der radioaktiven kolloidalen Lösungen gehören markierte menschliche Albumine, wie z. B. ^{131}I-, ^{123}I- oder ^{99m}Tc-HSA (Humanserumalbumin) und anorganische Kolloidlösungen, wie z. B. ^{99m}Tc-Schwefelkolloid, das als Technetium-Polysulfid, stabilisiert mit Gelatine, zur Leber-Milz-Szintigraphie bzw. zur Darstellung der Lymphknoten bei Lymphoszintigraphien häufig verwendet wird.

Grobdisperse Systeme. Diese werden in der Nuklearmedizin in Form von Mikrosuspensionen i. v. zur Diagnose von Lungenerkrankungen (Perfusionsszintigraphie) und zur Therapie in natürliche Körperhöhlen (z. B. bei Radiosynovectomie des Kniegelenkes bzw. in den Pleuraraum zum Stoppen eines Ergusses) appliziert. Zur Perfusionsszintigraphie der Lungen appliziert man i. v. die mit ^{99m}Tc markierten sog. Makroaggregate des menschlichen Albumins (^{99m}Tc-MAA) bzw. Mikrosphären (^{99m}Tc-MS), also Suspensionen mit einer Partikelgröße zwischen 15 und 40 µm. Nach der Injektion werden die ^{99m}Tc-MAA-Partikeln im Kapillarbett der Lungen wie von einem Netz abgefangen. Dadurch kommt es zu einer vorübergehenden Mikroembolisation der Lungenarteriolen und -kapillaren. Nach einigen Stunden bei den Makroaggregaten und einigen Tagen bei den Mikrosphären werden die Partikeln durch Abbauprozesse in kleinere Bruchstücke zerlegt und aus dem Kapillarbett mit dem Blutstrom entfernt. Sie werden dann aus dem Blut durch das RES der Leber abgefangen und dort entgiftet. Um eine dauernde homogene Aktivitätsverteilung in der Lunge bei möglichst geringer Partikelzahl zu erhalten, müssen einem Patienten zwischen 100.000 und 200.000 Partikeln verabreicht werden.

Zur Gruppe der radioaktiven Mikrosuspensionen gehören noch die sog. offenen radioaktiven Strahlenquellen. Sie werden zur nuklearmedizinischen Therapie und Behandlung exudativer Carcinomatosen und bei rheumatischen Gelenkerkrankungen in die betroffenen Körperhöhlen appliziert. Zu diesem Zweck gibt man z. B. ^{90}Y-Yttriumcitrat oder -silicat, ^{32}P-Chromphosphat, ^{169}Er-Erbiumcitrat und ^{186}Re-Rheniumsulfid. Diese Radiotherapeutika sind meist reine energiereiche β-Strahler.

14.2 Applikationsformen

Die Applikationsformen von Radiopharmaka richten sich nach ihrer gewünschten diagnostischen bzw. therapeutischen Verwendung, der gewählten Untersuchungsmethode und den Eigenschaften des benutzten Arzneistoffs. Überwiegend werden Radiopharmaka i. v. als isotonische Injektionslösungen appliziert. Sie werden auch p. o. in Form von Kapseln oder als radioaktiver Trunk gegeben, oder man verwendet radioaktive Aerosole bzw. Gase.

Parenterale Radiopharmaka. Die meisten Radiopharmaka werden parenteral (meist i. v.) appliziert. Sie werden sowohl in Einzeldosen als auch in Mehrfachdosen abgefüllt. Radioaktive Iniectabilia können nach ihrem physikalisch-chemischen Zustand in vier Gruppen eingeteilt werden: in wäßrigen Lösungen aufgelöste radioaktive Gase, echte Lösungen, kolloiddisperse Lösungen und grobdisperse Systeme (s. Applikationsformen).

Perorale Radiopharmaka. Einige Radiopharmaka können zu diagnostischen und therapeutischen Zwecken auch p. o. appliziert werden. Man verabreicht sie als radioaktive Lösungen mit entsprechender Aktivität als Trunk oder läßt sie über einen Trinkhalm einnehmen. Dabei handelt es sich überwiegend um diagnostische Aktivitäten bzw. therapeutische Dosen einer ^{131}I-NaI-Lösung bei Schilddrüsenerkrankungen. Da jeder Umgang mit offenen radioaktiven Flüssigkeiten zu einer unangenehmen und strahlenbelastenden Kontamination führen kann, werden zur Vereinfachung der Applikation einige Radiopharmaka in Kapselform appliziert. So kann das ^{131}I-NaI in diagnostischen Aktivitäten und in hohen therapeutischen Dosen abgefüllt in Kapseln von Patienten ohne Gefahr einer massiven Kontamination geschluckt werden. Auch das Vitamin ^{58}Co-B$_{12}$ zur Bestimmung der Vitamin-B$_{12}$-Resorption wird in Einzeldosen in Kapseln abgefüllt.

14.3 Aufbewahrung, Umgang und Kennzeichnung von Radiopharmaka

Bis auf einige Ausnahmen müssen Radiopharmaka in Bleibehältern zur Abschwächung ihrer Strahlung aufbewahrt und versandt werden. Zwischen dem Primärbehälter, meist einem Durchstechfläschchen, und dem äußeren Bleibehälter muß sich saugfähiges Material befinden, welches den gesamten Fläschcheninhalt aufsaugen kann. Diese Einlage soll die Glasfläschchen vor Bruch schützen sowie im Falle einer Zerstörung des Primärbehälters die auslaufende Flüssigkeit aufsaugen. Dadurch soll eine radioaktive Kontamination größeren Ausmaßes vermieden werden. Radiopharmaka müssen in Bleibehältern oder in speziellen Tresoren mit bleiverkleideten Wänden aufbewahrt werden. Thermolabile radioaktive Arzneistoffe müssen in Bleibehältern im Kühlschrank gelagert werden.

Beim Markieren, Verdünnen, Umfüllen, Sterilfiltrieren und Vorbereiten der Applikationsform muß hinter einer Bleiabschirmung (Wand aus Bleisteinen) oder einem Bleischirm, der mit einem Bleiglasfenster versehen ist, gearbeitet werden. Mit flüchtigen und gasförmigen radioaktiven Substanzen muß man in speziellen geschlossenen Boxen (Glowbox) oder in einer Laborkapelle mit einem Luftabzug arbeiten.

Alle Radiopharmaka müssen auf dem Primärbehälter, der den radioaktiven Arzneistoff enthält, sowie auf dem äußeren Bleibehälter ein Etikett tragen. Das Etikett muß folgende Angaben enthalten: Strahlenwarnzeichen, Hersteller, Radionuklid, chemische Verbindung, Gesamtaktivität, Volumen, spezifische

Aktivität oder Aktivitätskonzentration, Zeitangaben der Kalibrierung, Verfallszeit, Charge und Applikationsform. Der Bleibehälter muß zusätzlich noch Angaben bezüglich der Aufbewahrung enthalten. Jeder Lieferung einer radioaktiven Substanz muß per Gesetz ein Zertifikat über vorhandene Radioaktivität beigelegt werden. Dieses muß neben den erwähnten Angaben noch weitere Informationen in bezug auf die Radionuclid- und radiochemische Verunreinigung, Hilfsstoffe, pH-Wert der Lösung, bei Injektionslösung über Prüfungen auf Sterilität und Pyrogenfreiheit enthalten.

14.4 Herstellung und Markierung von Radiopharmaka

Radiopharmaka bestehen aus einem Träger, der für die Verteilung und den Transport des Radionuclids im Körper maßgebend ist, und einem strahlenden Bestandteil, der die Verteilung, den Einbau bzw. den physiologischen Abtransport des Radiopharmakons oder seiner Metaboliten sichtbar macht.

Herstellung von Radionucliden. Zur Herstellung von Radiopharmaka braucht man medizinisch verwend-

Tabelle 4.73. In der Nuklearmedizin zur Diagnostik und Therapie verwendbaren Radionuclide und ihre Radiopharmaka (Stand 1990)

Radionuclid	Verbindung	HWZ_p		Strahlenart	γ-Energie (MeV)	max. β-Energie (MeV)
^{14}C	diverse Verbindungen	5.760	a	β	–	0,158
^{57}Co	Vitamin B_{12}	270	d	γ	0,12	–
^{58}Co	Vitamin B_{12}	71	d	β^+, γ	0,81	$\beta^+ 0,48$
^{51}Cr	Natriumchromat	28	d	γ	0,32	–
	Chromchlorid					
	Chrom-Albumin					
	Chrom-EDTA					
^{18}F	Natriumfluorid	1,7	h	β^+	(0,511)	0,65
^{59}Fe	Eisencitrat	45	d	β, γ	1,10	0,46
	Eisenchlorid					
^{67}Ga	Galliumcitrat	3,2	d	γ	0,09	–
^{3}H	diverse Verbindungen	12,3	a	β	–	0,019
^{111}In	Indium-DTPA	2,8	d	γ	0,25/0,17	–
^{113m}In	(vom ^{113}Sn-Generator)	1,7	h	γ	0,393	–
	Indium-EDTA					
	Indium-Eisenhydroxid					
	Indium-Gelatine-Kolloid					
	Indium-Transferrin					
^{123}I	Iodid	13,2	h	γ	0,159	–
	o-Iodhippursäure					
^{125}I	Albumin	57,4	d	γ	0,035	–
	Fibrinogen					
	Natriumiodid					
	o-Iodhippursäure					
	Öle und Fette					
	Schilddrüsenhormone und deren Vorstufen					
	diverse Hormone					
^{131}I	wie ^{125}I, dazu Albumin-Partikeln	8	d	β, γ	0,346	0,61
	Cholesterol					
^{132}I	(vom ^{132}Te-Generator)	2,3	h	β, γ	0,67	1,53
	Iodid					
^{85}Kr	elementar: gasförmig oder in Lösung	10,6	a	β, γ	0,52	0,57
^{24}Na	Natriumchlorid	15,4	h	β, γ	2,75	1,39
^{32}P	Chromphosphat-Kolloid	14,3	d	β	–	1,71
	Diisopropylfluorphosphat					
	Natriumphosphat					
	Tri-n-octylphosphat					
^{85}Sr	Strontiumchlorid	65	d	γ	0,51	–
^{99m}Tc	(vom ^{99}Mo-Generator)	6	h	γ	0,14	–
	^{99m}Tc-Radiopharmaka s. Tab. 4.76					
^{201}Tl	Thalliumchlorid	3,1	d	γ	0,167	–
^{133}Xe	elementar: gasförmig oder in Lösung	5,3	d	β, γ	0,08	0,35
^{90}Y	Yttriumsilicat-Kolloid bzw. -citrat-Kolloid	2,7	d	β	–	2,27
^{169}Er	Erbiumcitrat-Kolloid	9,3	d	β	–	0,343 0,351
^{186}Re	Rheniumsulfid	90,6	h	β	0,137	0,940 1,077

bare Radionuclide. Einige Beispiele von medizinisch brauchbaren Radionucliden und deren Radiopharmaka zur Diagnose und Therapie zeigt Tab. 4.73.
Radionuclide lassen sich durch Kernreaktionen, bei welchen die Atomkerne stabiler Nuclide betroffen sind, herstellen. Die Kernreaktionen führen zu Kernumwandlungen unter Entstehung eines anderen Isotops des gleichen Nuclids oder eines neuen Nuclids. Dabei können die neu produzierten Nuclide sowohl radioaktiv als auch stabil sein. Es können auch mehrere Isotope des gleichen Nuclids entstehen. Die Radionuclide lassen sich hinsichtlich ihrer Verfügbarkeit und aufgrund der Kernreaktionen in drei Gruppen unterteilen:
Reaktor-Radionuclide, die in einem Kernreaktor mit Hilfe von gezielten Kernreaktionen mit thermischen (abgebremsten) oder schnellen Neutronen gewonnen werden. Zu dieser Gruppe zählt man auch die sog. Spalt-Radionuclide, die durch Kernspaltung von Kernreaktorbrennelementen (Uranstäben) entstehen.
Cyclotron-Radionuclide, die aufgrund von Kernreaktionen mit beschleunigten geladenen Teilchen (Deutronen, Protonen, α-Teilchen) produziert werden.
Generator-Radionuclide, die ursprünglich in einem Kernreaktor durch Cyclotronproduktion bzw. aus den Spaltprodukten (fission products) gewonnen und in ein Gewinnungssystem, einem sog. Radionuclidgenerator, eingebaut werden. Die Generatorsysteme dienen zur Gewinnung von kurzlebigen Radionucliden.
Im Kernreaktor werden vorwiegend β^--Strahler, im Cyclotron K- und β^+-Strahler (Positronenstrahler) erzeugt.

Reaktor-Radionuclide werden in einem Kernreaktor produziert, in welchem die Kernspaltungsreaktionen vom angereicherten Uranisotop ^{235}U sich selbst erhaltend und kontrolliert ablaufen können. Bei dem Spaltungsvorgang reagieren die emittierten Neutronen mit weiteren Kernen des ^{235}U und lösen neue Kernspaltungen aus (Kettenreaktion). So läuft unter bestimmten kontrollierten Bedingungen eine sich selbst erhaltende und gesteuerte Kernreaktion ab. Neben der Freisetzung von Energie werden in einem Kernreaktor viele Neutronen freigesetzt, welche zur Erzeugung von künstlichen Isotopen und Radionucliden benutzt werden. Die im Kernreaktor entstandenen Neutronen sind sehr energiereich (schnelle Neutronen) und sind nicht für alle Kernumwandlungen geeignet. Sie müssen auf eine bestimmte Geschwindigkeit (thermische Neutronen) abgebremst werden, damit sie in einen Atomkern eindringen und dort festgehalten werden können. Die Aktivierung mit Neutronen findet in Bestrahlungskanälen des Reaktors statt. Beim Einfang thermischer Neutronen entsteht durch eine (n,γ)-Kernreaktion ein neues Isotop des gleichen Nuclids. Die Massenzahl wird um eine Einheit erhöht und die Protonenzahl bleibt unverändert. Der Energiezuwachs im Atomkern des entstandenen Isotops wird als γ-Quant nach außen abgestrahlt. Die (n,γ)-Reaktion ist die zur Erzeugung künstlicher Radionuclide am häufigsten angewandte Kernreaktion. Die durch diese Reaktion produzierten Radionuclide haben aber eine relativ niedrige spezifische Aktivität.

Zwei Beispiele für medizinisch brauchbare Radionuclide aus (n,γ)-Kernreaktion sind ^{59}Co (n,γ) ^{60}Co sowie ^{31}P (n,γ) ^{32}P.
Bei der Aktivierung durch schnelle Neutronen entsteht bei einem (n,γ)-Prozeß ein neues Radionuclid. Die Neutronenenergie ist sehr hoch, so daß die Atomkerne die Neutronen nicht aufnehmen können. Daher schlagen sie aus dem bombardierten Kern ein Proton aus. Weil der neuentstandene Kern um ein Proton (p) ärmer ist als der Ausgangskern, entsteht ein Isotop eines Nuclids des nächst niedrigen Elements des Periodensystems der Elemente. Beispiele für durch schnelle Neutronen erzeugte Radionuclide sind z. B. ^{14}N (n,p) ^{14}C oder ^{32}S (n, p) ^{32}P.
Eine ganze Reihe von *Radionucliden aus Kernspaltungen* kann durch chemische Aufbereitung der Spaltprodukte von Kernreaktorbrennelementen gewonnen werden. Bei der Kernspaltung von ^{235}U und bestimmten Plutoniumisotopen, z. B. ^{239}Pu, zerplatzt nach Einwirkung des Neutrons der Ausgangskern in kleine Kerntrümmer und weitere Neutronen. Aus den kleineren Kernen und Kerntrümmern entstehen wieder neue Nuclide. So entstehen aufgrund der Fission-Reaktion (n,f) aus ^{235}U verschiedene Radionuclide, u. a. auch das ^{99}Mo, das Ausgangsradionuclid zur Herstellung von ^{99m}Tc-Radionuclidgeneratoren. Die Spaltprodukte müssen jedoch voneinander chemisch isoliert und gereinigt werden. Die aus einer Kernspaltung gewonnenen Radionuclide haben eine hohe spezifische Aktivität.
Nicht alle Radionuclide können durch Nentronenbeschuß oder aus Spaltprodukten gewonnen werden, so z. B. die *Cyclotron-Radionuclide*. Diese können nur durch Beschuß mit beschleunigten elektrisch geladenen Teilchen wie Protonen (p), Deutronen (d, ^{2}H) oder α-Partikel (α, ^{4}He) erzeugt werden. Die notwendige hohe Teilchenenergie bis ca. 30 MeV wird mit Hilfe eines Beschleunigers, z. B. mit dem Cyclotron, erreicht. Nach der Beschleunigung werden die Teilchen vom Cyclotron auf ein Target mit dem zu aktivierenden Nuclid abgelenkt. Je nach der Art der beschleunigten Teilchen erfolgen unterschiedliche Kernreaktionen: (p,n), (d,n), (α,d) oder (α,n). Aus diesen Reaktionen ist ersichtlich, daß es beim Beschuß stabiler Nuclide zu einer Erhöhung der Kernladung und somit zur Entstehung eines neuen Elementes kommt. Die im Cyclotron erzeugten Radionuclide sind neutronenarm. Deswegen handelt es sich überwiegend um Positronenstrahler, „reine" γ-Strahler und K-Strahler, wie z. B. ^{123}I, die zu einer wesentlich geringeren Strahlenbelastung der Patienten als die gemischten β,γ-Strahler führen. Beispiele für im Cyclotron erzeugte Radionuclide zeigt Tab. 4.74.
Die Verwendung von Radionucliden mit einer HWZ$_p$ von einigen Stunden und reinen γ-Strahlen führt zu einer wesentlichen Herabsetzung der Strahlenbelastung von Patienten. Da die spezielle Radionuclide während des langen Transportes zum Verbraucher an Aktivität so stark abnehmen, daß diese zur Anwendung am Applikationsort nicht mehr ausreicht, können sie nicht normal transportiert werden. Die Verwendung von *Radionuclidgeneratoren* ermöglicht die Routinenutzung von kurzlebigen Radionucliden. Es handelt sich dabei um Systeme, mit denen ein kurzlebiges Tochterradionuclid, das durch den Zerfall des

Tabelle 4.74. Nuklearmedizinisch brauchbare Cyclotron-Radionuclide und ihre Radiopharmaka (Stand 1990)

Radionuclid	HWZ_p	Strahlenart, Charakter. Energie (MeV)		Radio-pharmakon	Anwendung
^{11}C	20,5 m	β^+,γ	0,511	^{11}CO	Kreislaufdiagnostik
				$^{11}CO_2$	Tumorlokalisation
					Placentalokalisation
^{13}N	9,96 m	β^+,γ	0,511	$^{13}N_2$	Durchblutungs- und Lungenfunktionsprüfung
^{15}O	2,04 m	β^+,γ	0,511	$^{15}O_2, C^{15}O_2$	Kreislauf-, Hirn-, Lungenfunktionsprüfung
^{18}F	109,8 m	β^+,γ	0,511	$Na^{18}F$	Skelettszintigraphie
					Weichteiltumoren
^{43}K	22,4 h	β^+,γ	0,373	^{43}KCl	Elektrolytstoffwechsel
			0,619		
^{52}Fe	8,2 h	β^+,γ	0,511	^{52}Fe-Citrat	Eisen-Absorption
					Ferrokinetik
					Knochenmarkdiagnostik
^{62}Zn	9,1 h	β^+,γ	0,511	$^{62}ZnCl_2$	Prostatacarcinomdiagnostik
^{67}Ga	78 h	γ	0,093	^{67}Ga-Citrat	Weichteiltumordiagnostik
			0,184		
			0,296		
^{68}Ga	68 m	β^+,γ	0,511	^{68}Ga-Citrat	Tumordiagnostik
^{87m}Sr	2,8 h	γ	0,388	$^{87}SrCl_2$	Skelettszintigraphie
^{111}In	2,8 d	γ	0,173	^{111}In-DTPA	Myeloszintigraphie
			0,247	^{111}In-Transferrin	Zisternoszintigraphie
				$^{111}InCl_3$	Tumor-, Kreislaufdiagnostik, Erythrokinetik
^{123}I besonders für Kinder geeignet	13,3 h	γ	0,159	^{123}I-NaI	Schilddrüsendiagnostik
				^{123}I-HSA	Kreislauffunktion
				^{123}I-Hippuran	Nierenfunktion
^{201}Tl	3,08 d	γ	0,135	^{201}Tl-Chlorid	Herzszintigraphie und Herzdurchblutungsprüfung
			0,167		

Tabelle 4.75. Nuklearmedizinisch brauchbare Radionuclid-Generatorsysteme

Mutternuclid	HWZ_p	Tochternuclid	HWZ_p	Strahlenart Energie (MeV)		Endnuclid
^{68}Ge	288 d	^{68}Ga	67,8 m	β^+	1,9	^{68}Zn
				γ	1,077	
^{81}Rb	4,58 h	^{81m}Kr	13 s	γ	0,190	^{81}Kr
^{90}Sr	28,6 y	^{90}Y	2,67 d	β^-	0,278	^{90}Zr
^{99}Mo	2,76 d	^{99m}Tc	6,06 h	γ	0,140	^{99}Tc
^{113}Sn	115 d	^{113m}In	99 m	γ	0,392	^{113}In
^{115}Cd	2,3 d	^{115m}In	4,5 h	γ	0,326	^{115}In
^{132}Te	3,25 d	^{132}I	2,3 h	β^-	2,1 γ	^{132}Xe
				γ	0,668	

Mutterradionuclids ständig nachgebildet wird, vom längerlebigen Mutterradionuclid wiederholt abgetrennt werden kann. Die radioaktive Muttersubstanz ist an einen adsorbierenden unlöslichen Stoff gebunden, wobei die Tochtersubstanz als das gewünschte kurzlebige Tochterradionuclid durch geeignete Elutionsmittel abgetrennt wird. Es handelt sich bei den Tochterradionucliden um Radionuclide in metastabilem Zustand, bei welchen keine primäre β-Strahlung emittiert wird. Einige Beispiele für Generatorsysteme und deren Radionuclide zeigt Tab. 4.75.

Ein Generatorelutionssystem (Abb. 4.140) besteht aus einem Glas- oder Kunststoffzylinder, gefüllt mit einem für jede Generatorart spezifischen Adsorptionsmittel. An den Adsorber wird die Muttersubstanz fixiert. Durch ein geeignetes, für jede Generatorart spezifisches Elutionsmittel kann die jeweils gebildete und nicht fixierte Tochtersubstanz vom Säulenbett abgetrennt (eluiert) werden. Die Generatorsysteme sind von einem dicken Bleimantel umgeben, um die Strahlenbelastung des damit arbeitenden Personals so niedrig wie möglich zu halten. Die Generatorelutionssysteme (Säule, Elutionsmittel und Eluatfläschchen) für medizinische Zwecke müssen steril und pyrogenfrei sein. Die Elutionsmittel dürfen keine Konservierungsmittel oder oxidierende Bestandteile enthalten. Die Elution eines Generators geschieht meist durch einfaches Durchstechen eines Gummiverschlusses eines bereits sterilen und evakuierten Eluatfläschchens mit einer Kanüle am Säulenausgang. Die Lebensdauer eines Radionuclidgenerators ist nur von der physikalischen Halbwertszeit des Mutternuclids abhängig. Nach der Elution des Tochternuclids bildet sich dieses erneut nach, bis es ein Aktivitätsmaximum bzw. ein Gleichgewicht mit dem Mutternuclid erreicht hat (Abb. 4.141). Der

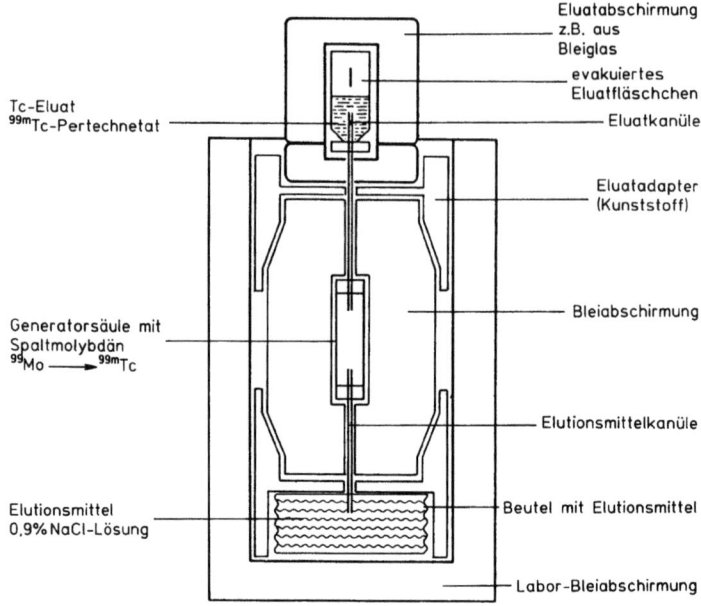

Eluatabschirmung
z.B. aus
Bleiglas

evakuiertes
Eluatfläschchen

Tc-Eluat
^{99m}Tc-Pertechnetat

Eluatkanüle

Eluatadapter
(Kunststoff)

Bleiabschirmung

Generatorsäule mit
Spaltmolybdän
^{99}Mo $\longrightarrow$ ^{99m}Tc

Elutionsmittelkanüle

Elutionsmittel
0,9% NaCl-Lösung

Beutel mit Elutionsmittel

Abb.4.140. Kompakter ^{99}Mo-^{99m}Tc-Radionuclidgenerator im Schnitt. (Nach einem Prospekt zum Tecegen^R S, Behringwerke AG)

Labor-Bleiabschirmung

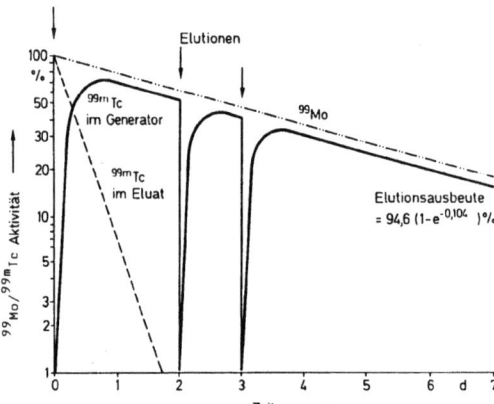

Elutionen

^{99m}Tc
im Generator

^{99m}Tc
im Eluat

^{99}Mo

Elutionsausbeute
= 94,6 $(1-e^{-0,104})$ %

Abb.4.141. Bildung des Tochternuclids und sein Gleichgewicht mit dem Mutternuclid in einem Radionuclidgenerator nach wiederholter Elution. Aus[2]

^{99}Mo/^{99m}Tc-Generator (^{99m}Tc-Generator) ist das in der nuklearmedizinischen Diagnostik am weitesten verbreitete Elutionssystem. Die aus Aluminiumoxid bestehende Generatorsäule wird mit ^{99}Mo in Form von Natriummolybdat (Na$_2$MoO$_4$) beladen. Die Aktivität eines Generators wird in Aktivität des beladenen ^{99}Mo zu einer Berechnungszeit in GBq (mCi) angegeben. Für medizinische Zwecke sind Generatoren, beladen mit einer Aktivität von 1,8 bis 20 GBq (50 bis 500 mCi), erhältlich. Die Elutionsausbeute der meisten ^{99m}Tc-Generatoren beträgt 85 bis 90%, bezogen auf die aktuelle ^{99}Mo-Aktivität.

Das ^{99}Mo als Mutterradionuclid kann durch zwei Methoden gewonnen werden: im Kernreaktor durch (n,γ)-Kernreaktion aus dem stabilen ^{98}Mo-Isotop oder aus Kernspaltprodukten durch (n,f)-Fission-Re-

aktion. Die zweite Methode hat sich heute durchgesetzt, da die Eluate von Generatoren, die mit Spaltmolybdän-99 beladen sind, eine sehr hohe Aktivitätskonzentration haben.

Das ^{99}Mo zerfällt mit der HWZ$_p$ von 66,02 Stunden unter Emission von β^-- und γ-Strahlung zu 87,5% in ^{99m}Tc (medizinisch verwendbar) und zu 12,5% direkt in ^{99}Tc. Das ^{99m}Tc geht unter Abgabe von γ-Strahlung (98,3%, 141 keV) mit einer HWZ von 6 Stunden in ^{99}Tc über. Das ^{99}Tc zerfällt mit einer HWZ$_p$ von 2,14 $\cdot$ 10^5 Jahren zu stabilem ^{99}Ru. Das anfallende ^{99m}Tc sowie das oft fälschlich als nichtaktiv betrachtete ^{99}Tc wird als Natriumpertechnetat (NaTcO$_4$) aus dem Generator mit steriler physiologischer NaCl-Lösung eluiert. Die Pertechnetat-Lösung muß eine hohe Radionuclidreinheit, radiochemische Reinheit sowie chemische Reinheit haben. Die Qualität der ^{99m}Tc-Pertechnetatlösung ist durch die entsprechenden Monographien in verschiedenen Pharmakopöen (z. B. USP, BP, PhEur u. a.) vorgeschrieben.

Das ^{99m}Tc-Natriumpertechnetat als solches ist direkt für die i. v. Applikation bei Schilddrüsen-, Speicheldrüsen-, Hirn-, Magen-, Darmanomalie- und Kniegelenksuntersuchungen (Szintigraphie) verwendbar. Für Untersuchungen anderer Organe müssen Markierungen von organspezifischen Aktivitätsträgern (Radiopharmaka) mit ^{99m}Tc-Pertechnetat vorgenommen werden (s. Gewinnung von Radiopharmaka mit Hilfe von Markierungsbestecken).

Herstellung von Radiopharmaka. Das Herstellungsverfahren und die Markierung eines Radiopharmakons ist von der chemischen Form, in welcher das Radionuclid vorliegen soll, und vom Verwendungszweck abhängig. Die Umsetzung der Radionuclide in Radiopharmaka erstreckt sich von den unkomplizierten Präparationen bei der Herstellung einfacher anorganischer Salze über die Herstellung von Komplexen und Markierungen von körpereigenen Blutbestandteilen bis zu monoklonalen Antikörpern. Dabei kann die Markierung z. B. durch radiochemische Synthese, durch Isotopenaustauschreaktion, durch Fremdmarkierung, durch Biosynthese und mit Hilfe von Markierungsbestecken (Kits) erfolgen.

Bei der *radiochemischen Synthese* werden Radiopharmaka aus einfachen, bereits radioaktiv markierten kleineren Molekülen zusammengesetzt. Die Synthese kann aus einer oder mehreren Stufen bestehen.[1,3,4] Durch diese Methode werden überwiegend organische radioaktive Arzneistoffe gewonnen. Sie unterscheiden sich chemisch nicht von ihren nichtaktiven Analoga. Die synthetisierten Radiopharmaka haben meist eine hohe spezifische Aktivität.

Beim *Isotopenaustausch* wird das Radionuklid in einen fertig synthetisierten Arzneistoff mit Hilfe einer Austauschreaktion eingeführt. Dabei werden die inaktiven Atome des gleichen Nuclids durch radioaktive Atome (Isotope) ersetzt. Die markierten Moleküle sind mit Ausnahme der Massenzahl des ausgetauschten Atoms identisch und haben deswegen die gleichen chemischen und biologischen Eigenschaften. Die Austauschreaktion kann durch unterschiedliche Reaktionsbedingungen (Temperatur, Katalysatoren, Lösungsmittel, UV-Strahlung, pH-Wert u. a.) beeinflußt werden. Das markierende Radionuclid soll möglichst in trägerfreier Form und die zu markierende Substanz in möglichst geringer Menge verwendet werden. Die Austauschreaktionen sind reversibel und erfolgen besonders gut bei den Iod-Verbindungen.

Bei der *Fremdmarkierung* wird an die inaktive fertige Verbindung mit Hilfe einer chemischen Reaktion noch ein Radionuclid bzw. eine das Radionuclid enthaltende Molekülgruppe gebunden. Damit wird die chemische Identität des Ausgangsproduktes mehr oder weniger stark verändert. Die Verwendbarkeit solcher Radiopharmaka für medizinische oder immunologische Untersuchungen (z. B. bei markierten Antikörpern zur Immunszintigraphie) ist nur dann möglich, wenn die biologisch bzw. immunologisch wirksamen Zentren intakt bleiben. Beispiele für eine Fremdmarkierung sind ^{99m}Tc- bzw. ^{123}I-markiertes Albumin oder monoklonale Antikörper, ^{51}Cr-markierte Erythrocyten, ^{111}In-DTPA, ^{125}I-markierte Antigene bzw. Antikörper für radioimmunochemische Assays (RIA) bzw. immunoradiometrische Assays (IRMA). Bei Verbindungen dieser Art erfolgt die Markierung durch Komplexbildung. Deswegen liegen zahlreiche mit ^{99m}Tc-markierte Radiopharmaka (^{99m}Tc-Methyl-

endiphosphonat, -Citrat, -Glucoheptonat, -Dimercaptosuccinat u. a.) als Komplexverbindungen vor. Die Fremdmarkierung von Proteinen mit Radioiod geschieht durch elektrophile Substitution am aromatischen Ring der Tyrosin-Gruppe.

Von den kompliziert aufgebauten oder nicht synthetisierbaren organischen Verbindungen lassen sich radioaktive Substanzen nur mit Hilfe einer *Biosynthese* in lebenden Mikroorganismen erzeugen. Dabei wird das Radionuklik dem Kulturmedium zugesetzt, und es gelangt über Stoffwechselprozesse der Mikroorganismen in die Metaboliten, die man anschließend chemisch separiert. So läßt sich das Vitamin B$_{12}$ relativ einfach produzieren, indem man ^{57}Co- bzw. ^{58}Co-Salze als Zusatz zu Bakterienkulturen von Streptomyces griseus beifügt. Auf gleichem Weg wird das ^{75}Se-Selenomethionin durch Kultivierung von Hefepilzen in einem Natriumselenit-^{75}Se enthaltenen Nährmedium biosynthetisch erzeugt.[3]

Die Gewinnung von Radiopharmaka mit Hilfe von *Markierungsbestecken* bildet den wichtigsten Anteil bei der Herstellung von markierten Substanzen für die medizinische In-vivo-Diagnostik. Diese sog. Kits enthalten inaktive fertige Substanzen mit einem Reduktionsmittelzusatz in gebrauchsfertigen Reaktionsfläschchen. Durch Zugabe von ^{99m}Tc-Natriumpertechnetat erhält man das mit ^{99m}Tc-markierte Radiopharmakon (Abb. 4.142). Diese vorgefertigten Reagenziensätze sind steril, pyrogenfrei, gefriergetrocknet und enthalten neben dem zu markierenden Arzneistoff noch ein Sn(II)-salz als Reduktionsmittel. Sn(II), meist als Chlorid, reduziert das 7wertige Technetium im Pertechnetat (TcO$_4^-$) zu einer niedrigeren Oxidationsstufe (z. B. 5-, 4- oder 3wertig), die erst dann mit der zu markierenden Substanz reagieren kann. Die Markierung dauert 10 bis 15 min, und nach dieser Zeit muß eine Markierungsausbeute von mehr als 95 % erreicht sein. Das am häufigsten benutzte Radionuclid zur Diagnostik ist das ^{99m}Tc. Es ist der ideale γ-Strahler mit einer Strahlungsenergie von 140 keV und einer Halbwertzeit von 6 Stunden und kann mit Hilfe eines ^{99m}Tc-Generators auf sehr einfache Weise praktisch zu jeder Zeit gewonnen werden. Auch die Kosten für 37 MBq (1 mCi) ^{99m}Tc-Pertechnetat sind im Vergleich zu anderen Radiopharmaka sehr niedrig.

Damit die Radiopharmaka-Markierungen immer einwandfrei ablaufen, sind unbedingt die Markierungsvorschriften des Herstellers einzuhalten. Es

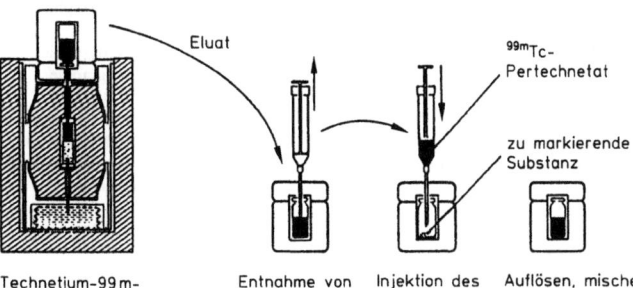

Abb. 4.142. Schematische Darstellung einer Kit-Markierung mit ^{99m}Tc-Pertechnetat (Behringwerke AG)

Technetium-99 m-Generator

Entnahme von 1 bis 10 ml Eluat

Injektion des Eluats in die Markierungseinheit

Auflösen, mischen durch Kippen, 10 min stehenlassen, fertig zur Applikation

Tabelle 4.76. Mit ^{99m}Tc-markierbare Radiopharmaka (Stand 1990). Nach[2]

Radiopharmakon	Durchführbare Untersuchungen
^{99m}Tc-Pertechnetat Natriumpertechnetat-^{99m}Tc (^{99}Mo-^{99m}Tc-Generatoreluat)	Hirnszintigraphie Schilddrüsenszintigraphie Speicheldrüsenszintigraphie Gelenkszintigraphie Magenszintigraphie Meckel-Divertikel-Szintigraphie
^{99m}Tc-Humanserumalbumin (HSA) ^{99m}Tc-HSA	Plasma- und Blutvolumenbestimmung Blutpooldarstellung (z. B. bei Herzszintigraphie) Myeloszintigraphie (nach intrathekaler Verabreichung) Liquorraumszintigraphie Zirkulations- und Organdurchblutungsstudien
^{99m}Tc-Erythrocyten (nativ)	Blutpooldarstellung (z. B. bei Herzszintigraphie) Erythrocyten- und Blutvolumenbestimmung Zirkulations- und Organdurchblutungsstudien
^{99m}Tc-Erythrocyten (alteriert)	Milzszintigraphie Gastrointestinale Blutungen
^{99m}Tc-DTPA (Diethylentriaminpentaessigsäure)	Nierenfunktionsuntersuchungen Nieren-Clearance Hirnszintigraphie Restharnvolumenbestimmung Magenentleerungsstudien Liquorraumuntersuchung Myeloszintigraphie Liquorrhoe Ventilations-Lungenszintigraphie (als Aerosol)
^{99m}Tc-Citrat	Hirnszintigraphie Nierenszintigraphie Tumorszintigraphie
^{99m}Tc-Glucoheptonat ^{99m}Tc-Gluconat	Nierenszintigraphie Nierenfunktionsuntersuchung Hirnszintigraphie
^{99m}Tc-DMSA (Dimercaptobernsteinsäure)	Nierenszintigraphie (zur Darstellung der Nierenrinde)
^{99m}Tc-HIDA N-(2,6-Dimethylphenylcarbamoylmethyl)iminodiessigsäure ^{99m}Tc-IDA N-(2,6-Diethylphenylcarbamoylmethyl)iminodiessigsäure	Leber-Funktionsszintigraphie
^{99m}Tc-Pyrophosphat (Diphosphonat) ^{99m}Tc-MDP (Methylendiphosphonat)	Herzszintigraphie Knochenszintigraphie
^{99m}Tc-DPD (3,3-Diphosphono-1,2-propandicarbonsäure)	Knochenszintigraphie
^{99m}Tc-EHDP (Ethyliden-1-hydroxy-1,1-diphosphonat)	Knochenszintigraphie
^{99m}Tc-MAA (HSA-MAA) (makroaggregiertes Humanserumalbumin)	Perfusions-Lungenszintigraphie Thrombendiagnostik Durchblutungsstudien Magenentleerungsstudien
^{99m}Tc-MS (> 10 µm) (Mikrosphären aus HSA)	wie bei dem ^{99m}Tc-MAA
^{99m}Tc-Phytat (Inositolhexaphosphat)	Leberszintigraphie
^{99m}Tc-Millimikrosphären (Durchmesser ca. 1 µm)	Leberszintigraphie Milzszintigraphie RES-Szintigraphie Ventilations-Lungenszintigraphie (als Aerosol)
^{99m}Tc-HM-PAO (Hexamethylpropylenaminoxim = Exametazime) ^{99m}Tc-MAG$_3$ (Mercaptoacetyltriglycin)	Hirndurchblutungsprüfung Leukocytenmarkierung Nierenclearance
^{99m}Tc-MIBI (= Cardiolite) (2-Methoxyisobutylisonitril)	Myocardszintigraphie
^{99m}Tc-MAK-CEA (monoklonale Antikörper gegen CEA)	Tumorszintigraphie bei Coloncarcinom und Mammacarcinom
^{99m}Tc-MAK-Granul (monoklonale Antikörper gegen Granulocyten)	Immunszintigraphie

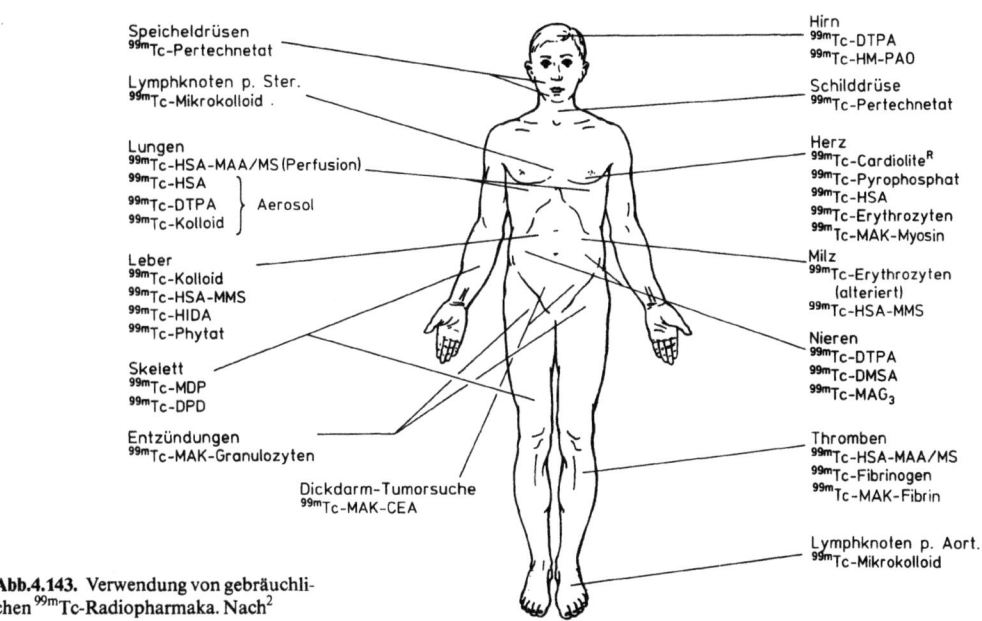

Speicheldrüsen
^{99m}Tc-Pertechnetat

Lymphknoten p. Ster.
^{99m}Tc-Mikrokolloid

Lungen
^{99m}Tc-HSA-MAA/MS (Perfusion)
^{99m}Tc-HSA
^{99m}Tc-DTPA   } Aerosol
^{99m}Tc-Kolloid

Leber
^{99m}Tc-Kolloid
^{99m}Tc-HSA-MMS
^{99m}Tc-HIDA
^{99m}Tc-Phytat

Skelett
^{99m}Tc-MDP
^{99m}Tc-DPD

Entzündungen
^{99m}Tc-MAK-Granulozyten

Dickdarm-Tumorsuche
^{99m}Tc-MAK-CEA

Hirn
^{99m}Tc-DTPA
^{99m}Tc-HM-PAO

Schilddrüse
^{99m}Tc-Pertechnetat

Herz
^{99m}Tc-Cardiolite^R
^{99m}Tc-Pyrophosphat
^{99m}Tc-HSA
^{99m}Tc-Erythrozyten
^{99m}Tc-MAK-Myosin

Milz
^{99m}Tc-Erythrozyten
(alteriert)
^{99m}Tc-HSA-MMS

Nieren
^{99m}Tc-DTPA
^{99m}Tc-DMSA
^{99m}Tc-MAG$_3$

Thromben
^{99m}Tc-HSA-MAA/MS
^{99m}Tc-Fibrinogen
^{99m}Tc-MAK-Fibrin

Lymphknoten p. Aort.
^{99m}Tc-Mikrokolloid

Abb.4.143. Verwendung von gebräuchlichen ^{99m}Tc-Radiopharmaka. Nach[2]

werden ständig neue Markierungskits für spezielle nuklearmedizinische Anwendungen entwickelt. Die z. Zt. gebräuchlichen ^{99m}Tc-markierten Radiopharmaka sind in Tab. 4.76 und ihre Verwendung in Abb. 4.143 dargestellt.

14.5 Qualitätsparameter der Radiopharmaka

Für Radiopharmaka, die am Menschen angewendet werden, gelten die gleichen Qualitätsrichtlinien wie für alle anderen Arzneimittel. Bei radioaktiv markierten Arzneistoffen kommen jedoch noch einige spezielle Prüfungen hinzu. Es handelt sich dabei um die Bestimmung der Identität des Radiopharmakons, die Radionuclidreinheit, die radiochemische Reinheit und die Radioaktivität. Bei Präparaten für die Lungenszintigraphie wird auch die Partikelgröße bestimmt. Die Art dieser Prüfungen wird in den gültigen Pharmakopöen, die Monographien über Radiopharmaka enthalten, ausführlich beschrieben. Jedem handelsüblichen Radiopharmakon muß ein Qualitätszertifikat in Form eines Lieferscheines beigelegt werden. Dieses muß neben der Bezeichnung des Herstellers noch Angaben über das Radionuclid, die chemische Verbindung des Radionuclids, die Gesamtaktivität sowie die spezifische Aktivität bzw. die Aktivitätskonzentration, das Datum und die Zeit der Aktivitätsangabe, das Gesamtvolumen in ml, das verwendete Konservierungsmittel und in speziellen Fällen Angaben über die Radionuclidreinheit enthalten. Außerdem muß eine Chargennummer, unter welcher das Präparat hergestellt wurde, angegeben werden. Jedem Radiopharmakon muß eine Packungsbeilage (Ärzteinformation) mit den wichtigsten Angaben über die Verwendung, die Pharmakologie, die Toxizi-

tät, die Strahlungsbelastung und die Spezifikation des Präparates beigelegt sein. Auch die am Ort der Applikation in den nuklearmedizinischen Abteilungen aus Markierungseinheiten hergestellten Radiopharmaka müssen zumindest auf radiochemische Reinheit, d. h. Markierungsausbeute, überprüft werden.

Radionuclidreinheit. Sie ist einer der wichtigsten Parameter eines Radiopharmakons. Diese gibt an, ob das Radiopharmakon noch fremde Radionuclide enthält oder ob sich durch den radioaktiven Zerfall andere Radionuclide gebildet haben. Die Radionuclidreinheit wird für jedes Radiopharmakon durch kleine Mengen an anderen Isotopen des gleichen Radioclids bzw. von anderen Radionucliden limitiert. Die Radionuclidverunreinigungen entstehen bereits bei der Erzeugung von Radionucliden aus Spuren von anderen Elementen und Isotopen aus dem Target bei Kernreaktionen. Die Anwesenheit von fremden Radionucliden sowie die Identifikation eines Radionuclids kann bei γ-Strahlern am einfachsten mit Hilfe der γ-Spektrographie überprüft bzw. festgestellt werden. Auch die Bestimmung der HWZ_p kann zur Identitätprüfung eines Radionuclids verwendet werden.

Radiochemische Reinheit. Dieses Qualitätskriterium fordert eine Gesamtaktivität des Radiopharmakons in der gewünschten Verbindung. Die bei der Markierung entstehenden anderen chemischen Formen und das nicht gebundene Radionuclid sind als radiochemische Verunreinigungen unerwünscht. Beispiel hierfür ist das bei den ^{99m}Tc-Radiopharmaka auftretende freie ^{99m}Tc-Pertechnetat bzw. die durch eine starke Reduktion des Pertechnetats entstandenen Technetium-^{99m}Tc-Hydroxide, wie z. B. ^{99m}Tc(OH)$_n$. Eine größere Konzentration an radiochemischen Verunreinigungen, z. B. freies TcO_4^-, beeinträchtigt immer die Qualität und Aussagekraft der medizinischen Untersuchungen (Szintigraphie), da auch andere Organe dargestellt werden können. Daher ist es wichtig, die radiochemische Reinheit der Radiopharmaka, besonders der markierten Kits zu überprüfen. Diese wird auf einfache Weise mit Hilfe von Papier-, Dünnschicht- oder Gelchromatographie durchgeführt.

Chemische Reinheit. Die chemischen Verunreinigungen können die nuklearmedizinischen Eigenschaften eines Radiopharmakons negativ beeinflussen. Beispiele dafür sind z. B. der Überschuß an „nichtaktivem" ^{99}Tc in den markierten ^{99m}Tc-Radiopharmaka oder die Anwesenheit von Bakteriostatika oder Oxidationsmitteln in ^{99m}Tc-Pertechnetat, welche die Markierungsausbeute von ^{99m}Tc-Radiopharmaka beeinflussen können. Die chemische Reinheit wird mit chromatographischen oder chemisch-analytischen Methoden bzw. mit Hilfe der HPLC geprüft.

Sterilität und Pyrogenfreiheit. Für parenteral verabreichbare Radiopharmaka ist ebenso wie für nichtradioaktive Parenteralia ein Sterilitätstest vorgeschrieben. Die erforderliche 10tägige Beobachtungszeit auf mögliches Wachstum von Mikroorganismen im Kulturmedium ist jedoch bei manchen Radiopharmaka wegen ihrer relativ kurzen HWZ_p vor ihrer Auslieferung an die Verbraucher nicht möglich. Aus diesem Grund werden die Kulturmedien wenigstens ein bis zwei Tage beobachtet, und bei negativen Ergebnissen werden die Radiopharmaka ausgeliefert. Die angefangenen Untersuchungen werden jedoch bis zum Schluß durchgeführt, auch wenn das Präparat inzwischen bereits dem Patienten verabreicht wurde. Wird dabei festgestellt, daß das vorzeitig ausgelieferte Radiopharmakon unsteril war, muß der Hersteller alle seine Abnehmer sofort benachrichtigen. Radiopharmaka sind trotz ihrer Radiation nicht autosteril. Erst Strahlendosen um 20 bis 30 kGy (2 bis 3 Mrad) können sterilisierend wirken.

Auf Pyrogenfreiheit müssen alle parenteral anzuwendenden Arzneistoffe und Injektionslösungen ab gewissen Volumina (meist ab 5 ml) je nach Forderung der entsprechenden Pharmakopöen geprüft werden. Als Pyrogene werden hitzebeständige dialysierbare Stoffe bezeichnet, die in kleinsten Dosen (weniger als 1µg/kg Körpergewicht) bei Menschen und höheren Tieren 1 bis 2 Stunden nach i. v. Verabreichung Schüttelfrost und Fieber hervorrufen. Es sind meist Lipopolysaccharide, Polypeptide oder Polysaccharide unterschiedlicher Struktur, entstanden aus Zellmembranen von abgetöteten apathogenen und pathogenen Mikroorganismen. Die Pharmakopöen schreiben auch bei Radiopharmaka einen biologischen Test am Kaninchen vor. Der Pyrogentest dauert etwa 5 bis 6 Stunden und ist praktisch bei allen kommerziellen Radiopharmaka vor ihrer Anwendung an Menschen durchzuführen. Dabei muß auf die Strahlenschutzmaßnahmen für Personal beim Test von Radiopharmaka mit hohen Aktivitäten geachtet werden. Der Limulus-Pyrogentest ist ebenfalls für die Sterilitätsprüfung geeignet. Das Limulus-Amöbocyten-Lysat (LAL) reagiert sehr empfindlich mit Endotoxinen unter Bildung einer gelartigen Trübung. Dieses In-vitro-Verfahren soll den Kaninchenversuch ersetzen. Obowhl das Verfahren eine Korrelation in 98,6% aller Untersuchungen im Vergleich mit der USP-XIX-Kaninchenmethode erreicht, wird diese Methode bis jetzt nicht von den Pharmakopöe-Kommissionen als Ersatz für den Pyrogentest am Kaninchen allgemein anerkannt.

Stabilität von Radiopharmaka. Die radiochemische und chemische Stabilität sowie bei einigen Radionucliden auch die Radionuclidreinheit nimmt durch die radioaktive Kernumwandlung des Strahlers mit der Zeit ab. Die Instabilität der Radiopharmaka wird meist durch die physikalische Inkompatibilität und durch die Radiolyse verursacht. Die Stabilität kann durch geeignete Maßnahmen wie durch Stabilisatoren, pH-Wert-Korrektur, Gefriertrocknung, Stickstoffbegasung und Lagerung bei niedriger Temperatur verbessert werden. Nicht beeinflußbar ist aber die eigene Strahlungswirkung des Radionuclids. So kann durch den Zerfall der Atomkerne unter Bildung von neuen Nucliden und durch die Wechselwirkung der Kernstrahlung und der γ-Strahlung mit Materie der eigenen markierten Moleküle die Stabilität des Radiopharmakons negativ beeinflußt werden. Die absorbierte Energiedosis, die Anregung und Ionisation führen zur Bildung von Radikalen, die aus den Wassermolekülen der Injektionslösungen von Radiopharmaka entstehen und die Moleküle zerstören. Diese Einflüsse werden als Autoradiolyse bezeichnet. Dies ist auch einer der Gründe, weshalb die radiochemische Reinheit in bestimmten Zeitabständen kontrolliert werden muß und weshalb die Verwendbarkeit eines Radiopharmakons auf einen gewissen Zeitraum limitiert ist.

Literatur

1. Andrews J, Kniseley RM, Wagner HN (1966) Radioactive Pharmaceuticals, Oak-Ridge, US Atomic Energy Commission
2. Benes IF (1985) Radiopharmazie. In: Dolder R (Hrsg.) Praxis der Krankenhauspharmazie, Thieme, Stuttgart New York, S. 128–212
3. Conti L, Hegesippe M. De Saint Sauveur S, Tempe J (1972): Biosynthèase de sélénométhionine-^{75}Se pour usage scintigraphique, Int J Appl Radiat Isot 23:415–421
4. McAfee J (1975) Radioactive diagnostic agents. In: Subramanian C et al. (Eds.) Radiopharmaceuticals. The Society of Nuclear Medicine, New York
5. Lamprecht RM, Wolf A (1975) Cyclotron Production of Radiohalogens and Their Use in Excitation Labeling. In: Subramanian et al. (Eds.) Radiopharmaceuticals. The Society of Nuclear Medicine, New York
6. Ell PJ et al. (1985) Lancet 6:50–51
7. Sharpp F et al. (1986) J Nucl Med 27:171–177
8. Freeman LM et al. (1984, 1986). In: Freeman LM (Ed.) Freeman and Johnson's Clinical Radionuclide Imaging, 3rd ed., Grune and Stratton, Orlando, FL
9. Tubis M. Wolf W et al. (Eds.) (1976) Radiopharmacy, „A Wiley-Interscience Publication", New York London Sydney Toronto
10. Bernhard H. Lieser KH (1974) Euro Spectra 9:20–24
11. Cohen Y, Besnard M (1980) A. Radionuklides. Pharmacokinetics. In: Hundeshagen H (Red.) Nuklearmedizin, Teil 1A, Bd. 15, Springer, Berlin Heidelberg New York

15 Salben, Cremes, Gele, Pasten

C. MÜLLER-GOYMANN, M. FOLGER, T. RADES

15.1 Definitionen der Arzneibücher

DAB 9, Helv VII, PhEur. Der Text der Monographie Salben im DAB 9 stimmt mit dem der Monographie Unguenta in der Helv VII nahezu im Wortlaut überein, da beide Pharmakopöen die Monographie Unguenta der PhEur zugrunde legen und in deutscher Übersetzung übernehmen. DAB 9 gibt darüber hinaus Hinweise für die rezepturmäßige Herstellung von Salben (Tab. 4.77).

Die genannten Arzneibücher definieren Salben als halbfeste Zubereitungen, die zur Anwendung auf der Haut oder einigen Schleimhäuten bestimmt sind. Augensalben sind in einer eigenen Monographie Augensalben, Unguenta ophthalmica beschrieben. Als einzige Arzneibücher führen Helv VII und DAB 9 N 2 außerdem Nasensalben als Untergruppe in der Monographie Nasalia, Nasenpräparate auf.

Salben sollen eine lokale Wirkung ausüben, Arzneistoffe percutan zur Resorption bringen oder eine erweichende oder schützende Wirkung auf die Haut ausüben und ein homogenes Aussehen haben.

Salben bestehen aus einer einfachen oder zusammengesetzten Grundlage, in der üblicherweise ein oder mehrere Arzneistoffe gelöst oder dispergiert sind. Je nach Zusammensetzung kann die Grundlage die Wirkung der Zubereitung und die Arzneistofffreigabe beeinflussen.

Die Grundlagen können aus natürlichen oder synthetischen Substanzen bestehen. Sie können Ein- oder Mehrphasensysteme sein. Je nach Art der Grundlage kann die Zubereitung hydrophile oder hydrophobe (lipophile) Eigenschaften aufweisen. Die Zubereitungen können geeignete Zusätze wie Konservierungsmittel, Antioxidanzien, Stabilisatoren, Emulgatoren und Verdickungsmittel enthalten.

Zubereitungen, die zur Anwendung auf großen offenen Wunden oder auf schwerverletzter Haut bestimmt sind, sollten steril sein. Falls gefordert wird, daß die Zubereitung steril sein soll, muß der „Prüfung auf Sterilität" entsprechen.

Wenn die Teilchengröße der in die Salbe eingearbeiteten Substanzen einen Einfluß auf die therapeutische Wirksamkeit ausübt, muß die durchzuführende Prüfungsmethode angegeben werden.

Die Arzneibücher unterscheiden mehrere Arten von Salben:

- Salben mit hydrophoben, wasseraufnehmenden oder hydrophilen Grundlagen,
- Cremes mit hydrophoben oder hydrophilen Grundlagen,
- Gele mit hydrophoben oder hydrophilen Grundlagen,
- Pasten.

Tabelle 4.77. Definitionen der Arzneibücher für Arzneizubereitungen zum äußerlichen Gebrauch auf Haut und Schleimhaut

Arzneibuch	Salbe	Creme	Gel	Paste
PhEur, Helv VII, DAB 9	einphasige Grundlage, in der Feststoffe oder Flüssigkeiten dispergiert werden können	Mehrphasensystem aus einer lipophilen und einer wäßrigen Phase	mit einem geeigneten Gelierungsmittel gelierte Flüssigkeiten	Grundlage mit hohem Anteil fein dispergierter Feststoffe
AB-DDR	Gel von plastischer Verformbarkeit	–	hochkonzentrierte Suspension mit plastischer Verformbarkeit	–
ÖAB 81	Arzneizubereitungen mit streichbarer Konsistenz bei Zimmertemperatur	–	–	homogene Mischung von unlöslichen Pulvern mit Flüssigkeiten oder Salbengrundlagen, die bei Zimmertemperatur zähe Konsistenz besitzt
USP XXII	halbfeste Zubereitung	viskose, flüssige oder halbfeste Emulsion des Typs O/W oder W/O	halbfeste Zubereitung mit einem Gelgerüst, das von einer Flüssigkeit durchdrungen ist	halbfeste Zubereitung mit in der Regel hohem Anteil pulverförmiger Arzneistoffe
BP 88	homogene, halbfeste Zubereitung, die eine Arzneistofflösung oder -dispersion in geeigneten Grundlagen enthält	homogene, viskose oder halbfeste Zubereitung, die eine Arzneistofflösung oder -dispersion in geeigneten Grundlagen enthält	homogene, halbfeste Zubereitung, die eine Arzneistofflösung oder -dispersion in geeigneten hydrophilen oder hydrophoben Grundlagen enthält, und mit Hilfe eines geeigneten Gelierungsmittels hergestellt wird	homogene, halbfeste Zubereitung, die einen oder mehrere Arzneistoffe in Pulverform in geeigneten Grundlagen enthält

Salben im engeren Sinne bestehen aus einer einheitlichen Grundlage, in welcher feste oder flüssige Substanzen gelöst und dispergiert sein können.

Hydrophobe Salben können nur kleine Mengen Wasser aufnehmen. Typische Salbengrundlagen sind Vaselin, Paraffin, flüssiges Paraffin, pflanzliche Öle oder tierische Fette, synthetische Glyceride, Wachse und flüssige Polyalkylsiloxane.

Wasseraufnehmende Salben können größere Mengen an Wasser unter Emulsionsbildung aufnehmen. Ihre Grundlagen sind diejenigen der hydrophoben Salben, in welche Wasser-in-Öl-Emulgatoren, wie Wollwachs, Wollwachsalkohole, Sorbitanester, Monoglyceride oder Fettalkohole eingearbeitet werden.

Hydrophile Salben sind Zubereitungen, deren Grundlagen mit Wasser mischbar sind. Diese Salbengrundlagen bestehen üblicherweise aus einem Gemisch von flüssigen und festen Macrogolen. Sie können Wasser in geeigneten Mengen enthalten.

Cremes sind mehrphasige Zubereitungen, die aus einer lipophilen und einer wäßrigen Phase bestehen. Es wird zwischen hydrophoben Cremes und hydrophilen Cremes differenziert.

Hydrophobe Cremes enthalten Emulgatoren vom Wasser-in-Öl-Typ, wie z. B. Wollfett, Sorbitanester und Monoglyceride. Bei den hydrophoben Cremes ist die äußere Phase lipophil.

Hydrophile Cremes haben als äußere Phase eine wäßrige Phase. Die Zubereitungen enthalten Öl-in-Wasser-Emulgatoren, wie Natriumseifen, Natriumsalze von Schwefelsäureestern einiger Fettalkohole, Polysorbate, wenn nötig in Mischung mit Wasser-in-Öl-Emulgatoren.

Gele bestehen aus gelierten Flüssigkeiten, die mit Hilfe geeigneter Quellmittel hergestellt werden.

Hydrophobe Gele oder Oleogele sind Zubereitungen, deren Grundlagen üblicherweise aus flüssigem Paraffin mit Zusatz von Polyethylen oder aus fetten Ölen bestehen, die durch Zusatz von kolloidalem Siliciumdioxid oder Aluminium- sowie Zinkseifen geliert werden.

Hydrophile Gele oder Hydrogele sind Zubereitungen, deren Grundlagen üblicherweise aus Wasser, Glycerol oder Propylenglykol bestehen, die mit geeigneten Quellstoffen, wie Tragant, Stärke, Cellulosederivaten, Carboxyvinylpolymeren oder Magnesium-Aluminium-Silicaten geliert werden.

Pasten enthalten in der Salbengrundlage große Anteile von fein dispergierten Pulvern.

AB-DDR. Das AB-DDR führt neben einer Monographie Salben (Unguenta) außerdem eine Monographie Pasten (Pastae). Nach AB-DDR sind Salben Gele von plastischer Verformbarkeit, die zur Anwendung auf der Haut oder der Schleimhaut bestimmt sind. Salben zur Anwendung am Auge sind unter einer eigenen Monographie Augensalben aufgeführt. Salben können Arzneistoffe suspendiert, gelöst oder emulgiert enthalten und müssen von gleichmäßiger Beschaffenheit sein. Emulsionssalben vom Typ lipophil in wäßrig können als Krems, Cremores bezeichnet werden. Salben, die in der Regel mindestens 40 % suspendierte Bestandteile enthalten, werden als Pa-

sten bezeichnet. Beim Verreiben auf dem Handrücken dürfen keine festen Bestandteile spürbar sein. Salben dürfen nicht ranzig riechen. Salben dürfen geeignete Konservierungsmittel enthalten.

Das AB-DDR führt keine Monographie Gele auf. In der Monographie Lösungen werden jedoch hochviskose, polymerhaltige Lösungen genannt, die als Schleime oder Mucilagines bezeichnet werden. Die Konzentration der hydrophilen Polymere ist hierbei noch nicht so groß, daß ein Gelgerüst ausgebildet wird. Die Zubereitungen bleiben fließfähig.

In der Monographie Pasten des AB-DDR werden diese als hochkonzentrierte Suspensionen von plastischer Verformbarkeit definiert. Sie sind zur Anwendung auf Haut oder Schleimhaut bestimmt und enthalten in der Regel mindestens 40 % suspendierte Bestandteile. Pasten müssen, ebenso wie Salben, von gleichmäßiger Beschaffenheit sein. Beim Verreiben einer Probe auf dem Handrücken dürfen keine festen Bestandteile spürbar sein.

ÖAB 81. Unter den halbfesten Arzneiformen zur dermalen Anwendung führt das ÖAB 81 drei Monographien auf: Emplastra bzw. Pflaster, Pastae bzw. Pasten und Unguenta bzw. Salben.

Nach ÖAB 81 sind *Pasten* zum äußerlichen Gebrauch bestimmte Arzneizubereitungen, die homogene Mischungen von unlöslichen Pulvern mit Flüssigkeiten oder Salbengrundlagen darstellen und bei Zimmertemperatur eine zähe Konsistenz besitzen.

Salben sind zum äußerlichen Gebrauch bestimmte Arzneizubereitungen, die bei Zimmertemperatur eine streichbare Konsistenz besitzen. Sie dienen zum Schutz der Haut und zur Applikation von Arzneistoffen auf Haut oder Schleimhaut.

Die im ÖAB 81 als einzigem berücksichtigten Arzneibuch aufgeführten *Emplastra* sind zum äußerlichen Gebrauch bestimmte Arzneizubereitungen. Ihre Grundmasse besteht in der Regel aus Bleisalzen höherer Fettsäuren. Zur Herstellung werden außer Bleioxid, Ölen und Fetten gegebenenfalls auch Wachse, Harze und Balsame eingesetzt. Bei gewöhnlicher Temperatur sind Pflaster fest, erweichen in der Hand und werden knetbar. Beim Erwärmen werden sie flüssig. Sie kommen als Tafeln, Stangen oder Stücke von verschiedener Form in den Handel.

Emplastra sind zu unterscheiden von Emplastra adhaesiva, Heftpflaster, die in der PhEur, im AB-DDR und weiteren Arzneibüchern aufgeführt werden. Emplastra adhaesiva sind wirkstofffreie klebende Heftpflaster, die zur Fixierung von Verbandstoffen oder Verbandmull auf Hautoberflächen gedacht sind. Eine synonyme Bezeichnung ist Collemplastra.

USP XXII. Die USP XXII führt unter den pharmazeutischen Arzneizubereitungen Gele, Salben, Cremes und Pasten auf.

Salben sind halbfeste Zubereitungen zur äußeren Anwendung auf der Haut oder Schleimhaut. USP XXII unterscheidet vier Hauptklassen bei den Grundlagen:

- Kohlenwasserstoffgrundlagen,
- Absorptionsgrundlagen,
- mit Wasser entfernbare (abwaschbare) Grundlagen und
- wasserlösliche Grundlagen.

Vertreter der *Kohlenwasserstoffgrundlagen* sind White Petrolatum, weißes Vaselin und White Ointment, weiße Salbe. In die hydrophoben Grundlagen können nur kleine Anteile wäßriger Komponenten eingearbeitet werden. Die Grundlagen sind nur schwierig abzuwaschen. Sie erhöhen die Kontaktzeit von Arzneistoffen auf der Haut und wirken okklusiv. Kohlenwasserstoffgrundlagen werden hauptsächlich wegen ihrer hauterweichenden Wirkung verwendet.

Die Gruppe der *Absorptionsgrundlagen* kann in zwei Untergruppen unterteilt werden.

- Wasserfreie Grundlagen, in die wäßrige Lösungen unter Bildung von Wasser-in-Öl-Emulsionen eingearbeitet werden können, z. B. Hydrophilic Petrolatum, und
- Grundlagen, die bereits Wasser-in-Öl-Emulsionen sind und die Einarbeitung zusätzlicher Mengen von wäßrigen Lösungen erlauben, z. B. Lanolin.

Arzneistoffe werden aus diesen Grundlagen besser als aus Kohlenwasserstoffgrundlagen resorbiert. Die Grundlagen sind als hauterweichende Grundlagen geeignet.

Mit Wasser entfernbare Grundlagen, z. B. Hydrophilic Ointment, enthalten Öl-in-Wasser-Emulgatoren. Sie werden nach Wassereinarbeitung in der Regel als Cremes bezeichnet. Sie sind mit Wasser abwaschbar. Vorteile dieser wasserabwaschbaren Grundlagen sind die verbesserte Wirksamkeit von Arzneistoffen und die Verdünnbarkeit der Grundlagen mit Wasser.

Wasserlösliche Grundlagen werden als sog. fettfreie Salbengrundlagen bezeichnet und bestehen aus wasserlöslichen Grundstoffen. Polyethylene Glycol Ointment NF XVII, Polyethylenglykolsalbe ist der einzige Vertreter dieser Gruppe im amerikanischen Arzneibuch.

USP XXII definiert *Cremes* als viskose, flüssige oder halbfeste Emulsionen entweder des Öl-in-Wasser- oder des Wasser-in-Öl-Typs. Sie werden in der Regel dermal angewendet.

Pasten sind nach USP XXII halbfeste Zubereitungen zur Anwendung auf der Haut oder Schleimhaut, die einen oder mehrere Arzneistoffe enthalten. USP XXII unterscheidet zwei verschiedene Arten für die Grundlagen: hydrophile und hydrophobe Grundlagen. Hydrophile Grundlagen von Pasten bestehen aus einphasigen wäßrigen Gelen. Die zweite Gruppe der lipophilen Pasten enthält als Grundlagen dicke, steife Salben, die in der Regel bei Körpertemperatur nicht fließfähig sind und daher als schützende Deckschicht am jeweiligen Applikationsort dienen.

Die lipophilen Pasten wirken weniger fettig und besitzen eine höhere Aufnahmefähigkeit für wäßrige Flüssigkeiten als Salben aufgrund ihres hohen Gehalts an pulverförmigen Arzneistoffen. Deren große spezifische Oberfläche hat eine hohe Adsorptionsfähigkeit für Wasser zur Folge, so daß diese Pasten dazu neigen, seröse Sekrete aufzunehmen. Sie dringen weniger als Salben in die Haut ein und mazerieren die Haut ebenfalls weniger als Salben, weshalb sie bevorzugt für akute krankhafte Hautveränderungen mit einer Neigung zu Krustenbildung, Blasenbildung und Nässen Verwendung finden.

Nach USP XXII sind *Gele* halbfeste Zubereitungen. Das von einer Flüssigkeit durchdrungene Gelgerüst wird entweder von kleinen anorganischen Partikeln in suspendierter Form oder von großen organischen Molekülen gebildet. Besteht die Gelmatrix aus einem Netzwerk kleiner diskreter Partikeln, dann wird das Gel als Zweiphasensystem bezeichnet, z. B. Aluminiumhydroxidgel. Wenn die Partikelgröße der dispergierten Phase relativ groß ist, wird das Gel auch als Magma, z. B. Bentonit-Magma, bezeichnet. Diese Gele und Magmas weisen in der Regel thixotropes Fließverhalten auf. Vor der Anwendung müssen sie zur Verflüssigung und um homogenes Aussehen zu erhalten geschüttelt werden. Beim Stehenlassen wird der halbfeste Charakter zurückgebildet.

Sind organische Makromoleküle gleichmäßig innerhalb der Flüssigkeit verteilt, sind die resultierenden Gele einphasig. Es existiert keine Phasengrenze zwischen den dispergierten Makromolekülen und der Flüssigkeit mehr. Solche Gele werden aus synthetischen Makromolekülen oder natürlichen Polymeren und Gummen, z. B. Carbomer und Tragant, gebildet. Die Gele aus natürlichen Pflanzengummen werden auch als Mucilagines bezeichnet. Wasser kann als Hydrogelbildner teilweise durch Alkohole ersetzt werden. Auch eine ölige Komponente kann die kontinuierliche Phase bilden. Beispielsweise kann Mineralöl in Kombination mit Polyethylenharz eine ölige Salbengrundlage mit Gelcharakter bilden.

BP 88. Ebenso wie die USP XXII führt die BP 88 für Cremes, Gele, Salben und Pasten jeweils eine eigene Monographie auf. Die Monographien in der BP 88 berücksichtigen dabei die entsprechenden Anforderungen der PhEur für Unguenta. In den Definitionen der verschiedenen halbfesten Arzneiformen werden sowohl physikochemische als auch therapeutische Aspekte berücksichtigt. Die Definitionen sind sehr allgemein gehalten.

Nach BP 88 sind *Cremes* homogene viskose oder halbfeste Zubereitungen, die in der Regel Lösungen oder Dispersionen eines oder mehrerer Arzneistoffe in geeigneten Grundlagen enthalten. Diese Grundlagen können hydrophiler oder hydrophober Natur sein, wobei als Ziel für die entstehende Creme gute Mischbarkeit mit den Hautsekreten zu berücksichtigen ist. Die Anwendung auf Haut oder Schleimhaut erfolgt aus Schutzgründen, zur Therapie oder Prophylaxe von Hauterkrankungen, insbesondere wenn ein okklusiver Effekt nicht notwendig ist. BP 88 läßt geeignete Konservierungsmittel sowie weitere Zusatzstoffe wie Antioxidanzien, Stabilisatoren, Emulgatoren und Konsistenzerhöher zu.

In Übereinstimmung mit der PhEur wird von der BP 88 für Cremes, wie auch für alle übrigen dermalen Zubereitungen zur Anwendung auf umfangreich verletzter Haut, Sterilität gefordert. Darüber hinaus gibt die BP 88 Hinweise für die Weiterverarbeitung, insbesondere Verdünnung von Cremes, und begrenzt die Zeitspanne der Anwendung solcher weiterverarbeiteten Cremes auf zwei Wochen.

Die Monographie der *Gele* in der BP 88 stimmt in wesentlichen Teilen mit der der Cremes überein. Der wichtigste Unterschied besteht in dem Zusatz, daß zur Herstellung der Gele, die als homogene, halbfeste Zubereitungen mit in einer geeigneten hydrophilen oder hydrophoben Grundlage gelösten oder dispergierten Arzneistoffen definiert werden, geeignete Gelierungsmittel notwendig sind.

Auch die Monographie der *Salben* in der BP 88 beginnt mit der gleichen allgemein gehaltenen Definition, die in den Monographien für Cremes und Gele zu finden ist. Zur Unterscheidung von den letztgenannten werden die zur Salbenherstellung geeigneten Grundlagen näher spezifiziert: die Grundlagen können hydrophober, hydrophiler oder wasseremulgierender Natur sein, wobei Zubereitungen resultieren, die mit den Hautsekreten nicht homogen mischbar, mischbar bzw. emulgierbar sind. Die Anwendung der Salben zielt auf einen unterschiedlichen Grad an Okklusion ab, so daß neben der therapeutischen, prophylaktischen oder Schutzfunktion als weitere die erweichende Wirkung in Frage kommt.

Die Definition der BP 88 für *Pasten* bezeichnet diese als homogene, halbfeste Zubereitungen, die einen oder mehrere Arzneistoffe in einer geeigneten Grundlage enthalten. Pasten enthalten in der Regel einen hohen Anteil von Feststoffen, die in der Grundlage fein verteilt sind.

Die allgemein gehaltenen Definitionen der BP 88 lassen keine Aussage über Ein- oder Mehrphasigkeit der Zubereitungen zu. Der physicochemische Zustand der Systeme wird nicht als Differenzierungsmerkmal herangezogen.

15.2 Synonyma der Arzneibücher

Berücksichtigt werden folgende Arzneibücher: PhEur, DAB 9, AB-DDR, ÖAB 81, Helv VII, BP 88, USP XXII/NF XVII (Tab. 4.78).

15.3 Systematik und Theorie

Berücksichtigt man die verschiedenen Bezeichnungen und Definitionen der Pharmakopöen für halbfeste Zubereitungen zur Anwendung auf der Haut, so lassen sich diese am einfachsten in wasserfreie und wasserhaltige Zubereitungen unterteilen. Als dritte Gruppe sind die Pasten abzusetzten, die in einer Grundlage der vorgenannten Gruppen dispergierte Feststoffe enthalten. In einer vierten Gruppe werden die Pflaster abgesetzt. Über ihren physicochemischen Aufbau liegen bisher keine veröffentlichten Untersuchungen vor, so daß auf eine Zuordnung zu einer der drei vorgenannten Gruppen verzichtet wird.

Wasserfreie Zubereitungen

Lipophile wasserfreie Zubereitungen. Hierzu gehören Kohlenwasserstoffsalben und Triglyceridsalben, also Fette als Grundstoffe. Beide verschiedenen Grundstofftypen, sowohl die Paraffinkohlenwasserstoffe als auch die natürlichen oder partialsynthetisierten Triglyceride, können unter Zusatz von Emulgatoren zu Absorptionsbasen weiterverarbeitet werden. Damit der lipophile Charakter erhalten bleibt, sollten die

Tabelle 4.78. Synonyma der Arzneibücher

Arznei-buch	Monogra-phiebezeichnung	Synonyma	Unter-gruppen
PhEur	Unguenta	Topical Semi-solid Preparations	Ointments Creams Gels Pastes
DAB 9	Salben	Unguenta	Salben Cremes Gele Pasten
Helv VII	Nasalia[a]	Nasenpräparate, Préparations nasales, Preparazioni per uso nasale	Nasensalben
	Unguenta	Salben Pommades Unguenti	Salben Cremes Gele Pasten
ÖAB 81	Emplastra	Pflaster	–
	Pastae	Pasten	–
	Unguenta	Salben	–
AB-DDR	Lösungen[a]	Solutiones	Schleime/ Mucilagines
	Pasten	Pastae	–
	Salben	Unguenta	Krems/ Cremores
BP 88	Creams	–	–
	Gels	–	–
	Ointments	–	–
	Pastes	–	–
USP XXII/ NF XVII	Creams	–	–
	Gels	–	–
	Ointments	–	–
	Pastes	–	–

[a] Monographien, die andere als halbfeste Arzneiformen beschreiben.

eingesetzten Emulgatoren einen niedrigen HLB-Wert haben und damit als W/O-Emulgatoren klassifiziert werden können. Zu den lipophilen wasserfreien Zubereitungen gehören ferner die Oleogele, bei denen eine kohärente Gelgerüstphase die lipophile Ölphase, die ebenfalls kohärent ist, aufnimmt. Als anorganischer Oleogelgerüstbildner eignet sich z. B. Aerosil®, hochdisperses Siliciumdioxid.

Hydrophile wasserfreie Zubereitungen. In diese Gruppe gehören die Macrogolsalben (Polyethylenglykolsalben), die Gemische von Macrogolen (Polyethylenglykolen) unterschiedlicher Molekülmassen darstellen. In der Regel liegt eine Kombination von höhermolekularen Macrogolen sowie flüssigen niedermolekularen Macrogolen in der Zubereitung vor, um eine geeignete Konsistenz der Grundlage zu erreichen. In die Gruppe der hydrophilen wasserfreien Zubereitungen gehören ferner die Absorptionsbasen des Typs O/W. Grundlagen sind auch hier wieder Kohlenwasserstoffsalben oder Triglyceridgrundstoffe, in die Emulgatoren des Typs Öl-in-Wasser eingearbeitet werden. Dadurch werden diese Zubereitungen so hydrophil, daß sie von der Haut mit Wasser abgewaschen werden können bzw. Sekrete der Haut unter Bildung einer Öl-in-Wasser-Emulsion aufnehmen können.

Wasserhaltige Zubereitungen

Wasserhaltige Zubereitungen sind in der Regel mehrphasig, können aber auch einphasig sein. Bei den mehrphasigen Systemen kann in Analogie zu den Emulsionen entweder die lipophile oder die hydrophile Phase die äußere Phase bilden. Die Phasenlage ist demnach entweder *Wasser-in-Öl* oder *Öl-in-Wasser*. Daneben gibt es den *ambiphilen Typ*. Diese Grundlagen sind sowohl mit einem Überschuß an lipophiler Komponente als auch mit einem Überschuß wäßriger Komponente verdünnbar bzw. abwaschbar. Ferner gibt es *Multiphasensysteme*, die aus mehr als zwei Phasen bestehen.

Bei den wasserhaltigen Zubereitungen werden die *Hydrogele* im engeren Sinne als einphasig verstanden, da hier der Dispersitätsgrad so hoch ist, daß kolloide Größenordnungen erreicht werden. Es kann daher nicht mehr von einer Zweiphasigkeit gesprochen werden. Ähnlich verhält es sich bei den klaren transparenten Gelen, die sowohl Wasser als auch lipophile Komponenten enthalten und die deshalb als *Mikroemulsionsgele* bezeichnet werden. Sie besitzen ausgeprägte elastische Eigenschaften. Am Aufbau der Mikrostruktur solcher Mikroemulsionsgele sind Flüssigkristalle beteiligt. In der Literatur findet sich eine Vielfalt an verschiedenen Bezeichnungen für diese Zubereitungen: transparente Öl-Wasser-Gele, Ringing-Gele, kubische Flüssigkristallgele usw.[1]

Halbfeste Zubereitungen mit dispergierten Feststoffen

In diese Gruppe gehören die *Pasten*. Je nach Anwendungszweck dienen die o. g. wasserfreien bzw. wasserhaltigen Zubereitungen als kontinuierliche Phase. Die dispergierte Feststoffphase besteht in der Regel aus weißem Ton, Zinkoxid, Talkum, Stärke und/oder in der Grundlage unlöslichen Arzneistoffen.

Emplastra, Bleipflaster

Die noch in einigen Arzneibüchern – ÖAB 81, AB-DDR – enthaltenen Bleipflaster, Emplastra bzw. deren Zubereitungen werden einer eigenen Gruppe zugeordnet. Sie haben bei Raumtemperatur eine erheblich festere Konsistenz als Salben, beim Erwärmen schmilzt der Feststoffanteil zunehmend, bis eine Flüssigkeit entsteht.

15.4 Aufbau und Struktur der Systeme

Die Arzneiformen der Salben, Cremes, Gele und Pasten zeichnen sich alle durch halbfeste Konsistenz und plastisches Fließverhalten aus. Trotz des Anteils an flüssigen Komponenten ist die Konsistenz mehr oder weniger hoch. Mit seiner Geltheorie erklärt Münzel den halbfesten Charakter solcher Systeme.[2,3] In der Grundlage bildet sich eine Gerüststruktur, in deren Maschen die Flüssigkeit immobilisiert wird. Die Gerüststruktur, die auch als Gelgerüst oder Gelmatrix bezeichnet wird, verleiht der Zubereitung den halbfesten Charakter.

In den Kohlenwasserstoffgrundlagen sind neben langkettigen Paraffinkohlenwasserstoffmolekülen auch kürzerkettige und verzweigte niedermolekulare Kohlenwasserstoffe enthalten. Zusammen bilden sie das Gemisch Vaselin. Die langkettigen Paraffinkohlenwasserstoffe sind zur Kristallisation fähig, wenn auch nicht über die gesamte Moleküllänge, so doch aber in Teilbereichen. Das bedeutet, daß amorphe und kristalline Bereiche gleichzeitig vorhanden sind. Diese Vorstellung führt zur Übertragung des aus der Kolloidchemie bekannten Fransenmizellmodells auf Vaselin (Abb. 4.144).

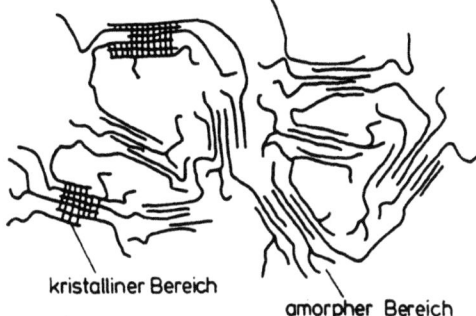

kristalliner Bereich   amorpher Bereich

Abb. 4.144. Schematische Darstellung von Fransenmizellen im Verband. Aus[4]

Darüber hinaus ist auch vorstellbar, daß ein langes Molekül an mehreren kristallinen Bereichen partizipiert, wobei diese von amorphen Bereichen unterbrochen werden. Dies hat zur Prägung des Begriffs „internationale Moleküle" geführt. Da Vaselin nur aus Paraffinkohlenwasserstoffen, die unterschiedliche Molekülmassen haben, aufgebaut wird, wird Vaselin auch als Isogel bezeichnet.

Neuere Untersuchungen[5] zeigen, daß das Fransenmizellmodell für Vaselin einer Modifizierung bedarf. Mit Hilfe der Elektronenmikroskopie können Blättchenstrukturen in Paraffinkohlenwasserstoffgelen nachgewiesen werden. Die in der Literatur häufig beschriebenen kleinen nadelförmigen Kristallite, die auch als Trichite bezeichnet werden, sind hingegen in polarisationsmikroskopischer Untersuchung nachweisbar. Dieser optische Eindruck kommt dadurch zustande, daß die doppelbrechende Aktivität der dünnen Blättchen sehr niedrig ist und nur die Kanten einen polarisationsoptischen Effekt auslösen. Die Blättchendicke beträgt ca. 0,5 bis 0,75 μm. Röntgenographische Untersuchungen zeigen, daß die Blättchen kristallin sind und aus Lamellenstapeln bestehen. Vergleiche des Kristallinitätsgrades aus Röntgenuntersuchungen, NMR- und Differential-Scanning-Calorimetry(DSC)-Untersuchungen zeigen, daß die einzelnen Lamellen nicht durchgehend hochgeordnet sind. Vielmehr besteht jede Lamelle aus einem kristallinen Kern, der von festen amorphen Deckschichten umgeben ist. Die Dicke des kristallinen Kerns beträgt ca. 3,7 nm und wird aus den *n*-Alkanen gebildet. Die einzelnen Lamellen sind jedoch 10,5 nm dick. Die Differenz zu 3,7 nm wird auf beiden Seiten von der Deckschicht im amorphen Glaszustand gebildet. Daran beteiligen sich bevorzugt die Moleküle mit Verzweigungen, also die *i*-Paraffine. Da die Moleküle jedoch außerdem partiell Segmentbeweglichkeit besitzen, liegt ein Teil der Deckschichten im flüssigen und nicht im festen Zustand vor. Die einzelnen Lamellen sind gestapelt und repräsentieren insgesamt ca. 25 % der Gesamtmasse des Isogels. Der Rest liegt frei in flüssiger Form vor und wird durch das Kristallisat immobilisiert.

Weitergehende Untersuchungen an verschiedenen Salbensystemen von Münzel und anderen Arbeitsgruppen bestätigen, daß auch in emulgatorhaltigen Salben mit Gelstrukturen zu rechnen ist, insbesondere dann, wenn eine Tensidkombination aus lipophilem und hydrophilen Tensid als sog. Komplexemulgator enthalten ist. Kung und Goddard zeigen, daß Alkylalkohol und Natriumalkylsulfat ein 1:2-Assoziat ausbilden, das mit Wasser zu einem Hydrogel aufquillt.[6]

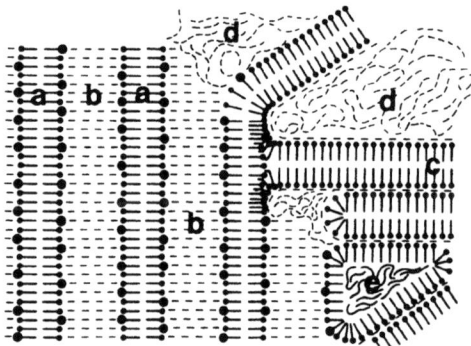

Abb. 4.145. Schematische Darstellung der Gelstrukturen der Wasserhaltigen hydrophilen Salbe DAB 9. a und b hydrophile Gelphase, a lamellares Mischkristallisat aus Cetylstearylalkohol und Cetylstearylalkoholsulfat, b interlamellar fixierte Wasserschicht, c lipophile Gelphase aus Cetylstearylalkohol-Semihydrat, d Bulkwasserphase, e disperse ölige Phase. Aus[13], nach[14]

Führer greift die Geltheorie von Münzel auf und wendet sie auf tensidhaltige Paraffinkohlenwasserstoffsysteme an.[7,8] Als Tenside fungieren hier lipophile Fettalkohole wie Cetyl- und Stearylalkohol. Weitergehende Untersuchungen an der Hydrophilen Salbe DAB 8, die in einer Grundlage aus Weißem Vaselin und Dickflüssigem Paraffin als Tensid Emulgierenden Cetylstearylalkohol enthält, bestätigen die Geltheorie von Münzel.[9,10] Die chemisch unterschiedlichen Moleküle des Emulgierenden Cetylstearylalkohols bilden dabei ein zusammenhängendes kristallines Netzwerk, das die gesamte Grundlage durchzieht. Dieses kommt wahrscheinlich dadurch zustande, daß die einzelnen Kristallite des gemeinsamen Mischkristallisats aus Cetyl- und Stearylalkohol sowie Cetyl- und Stearylalkoholsulfat-Na in so engem Kontakt sind, daß ein Zusammenwachsen der Grenzflächen möglich wird.

Weitere Untersuchungen an der Wasserhaltigen hydrophilen Salbe des DAB 8 – übernommen in das DAB 9 –, also einer Creme im üblichen Sprachgebrauch, zeigen,[11,12] daß das Mischkristallisat aus Cetylstearylalkoholsulfat-Na und Cetylstearylalkohol unter starker Schichtdickenzunahme einen Großteil des eingearbeiteten Wassers einlagert. Überschüssiges Mischkristallisat aus Cetylstearylalkohol wird nur bis zum Semihydrat hydratisiert. Der strukturelle Aufbau der Wasserhaltigen hydrophilen Salbe wird modellhaft in Abb. 4.145 dargestellt. Danach steht das stark hydratisierte Mischkristallisat in direktem Kontakt mit dem überschüssigen nicht in das kristalline Schichtgitter eingebauten Wasser, das die kontinuierliche Phase bildet.

Transmissionselektronenmikroskopische Untersuchungen nach erfolgter Gefrierbruchätztechnik (Abb. 4.146 und 4.147) bestätigen die Modellvorstellung.[14] Die lipophile Komponente in Form der Paraffinkohlenwasserstoffe bildet die dispergierte Phase, die wiederum in Verbindung mit dem schwach hydratisierten Mischkristallisat des Cetylstearylalkohols steht. Obwohl dieses Mischkristallisat relativ lipophil ist,

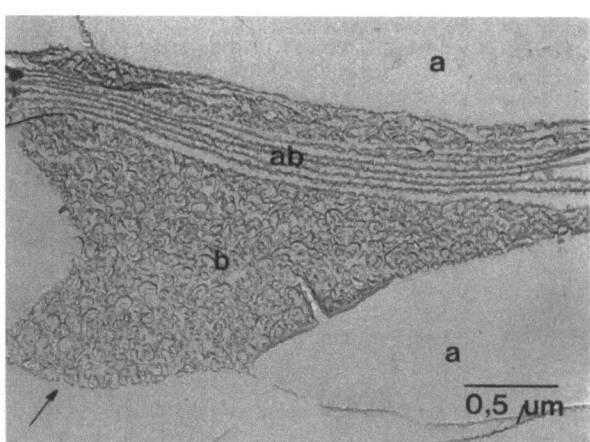

Abb. 4.146. Darstellung der hydrophilen Gelphase der Wasserhaltigen hydrophilen Salbe DAB 9. a,b treppenartiger Bruch durch die hydrophile Gelphase, a lipophile Bruchflächen, b offengelegte Lamelle mit interlamellar fixiertem Wasser. Der Pfeil im Bild links unten gibt die Richtung der Pt-C-Beschattung an. Aus[13], nach[14]

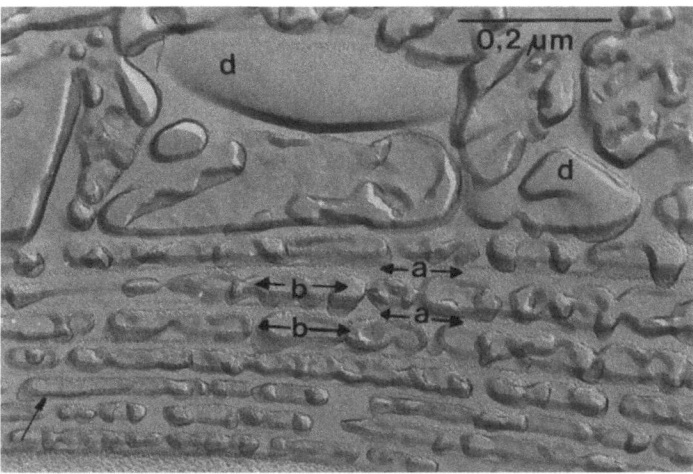

Abb. 4.147. Ausschnitt der hydrophilen Gelphase der Wasserhaltigen hydrophilen Salbe DAB 9 aus Abb. 4.146. a lamellares Mischkristallisat des Emulgierenden Cetylstearylalkohols, b interlamellar fixiertes Wasser, d Bulkwasserphase (äußere Phase der Creme). Der Pfeil im Bild links unten gibt die Richtung der Pt-C-Beschattung an. Aus[13], nach[14]

was sich in der nur geringen Hydratation äußert, sind Paraffinkohlenwasserstoffe andererseits auch nicht in der Lage, in die lipophilen Bereiche des Schichtgitters einzudringen und eine Quellung zu verursachen. Auch in anderen, betont lipophilen Zubereitungen ist eine Solvatation eines kristallinen Tensids mit ausgeprägt lipophilen Eigenschaften durch Paraffinkohlenwasserstoffe nicht zu beobachten.

Am Beispiel von Hydrophilic Petrolatum USP XXII, die im Unterschied zur Wollwachsalkoholsalbe des DAB 9 definierte Mengen an Cholesterol und Fettalkohol als Emulgatoren in Vaselin und Paraffin enthält, wird deutlich, daß die unterschiedlichen Tenside Cholesterol und Fettalkohol kein gemeinsames Mischkristallisat ausbilden. Cholesterol kristallisiert in Form einzelner Sphärolithe, die kein zusammenhängendes Gerüst aufbauen. Eine Hydratation des Cholesterols geht nicht über das Monohydrat hinaus. Die Fettalkohole rekristallisieren unter Bildung eines zusammenhängenden kristallinen Netzwerks, daß die gesamte Grundlage durchzieht. Die Fettalkohole können mit Wasser ein Semihydrat bilden. Eingearbeitetes Wasser wird daher in erster Linie in Tropfenform in der tensidhaltigen Grundlage dispergiert.[15] Es handelt sich also um eine Emulsion des Typs Wasser-in-Öl, wobei die kontinuierliche Phase ihren halbfesten Charakter durch gerüstbildende Paraffinkohlenwasserstoffe, den kristallinen Fettalkohol und die Cholesterolsphärolithe erhält. Während der Herstellung über die Schmelze und der Einarbeitung von Wasser in die Schmelze kommt es erst während des Abkühlvorgangs, der unter Rühren stattfindet, zur Kristallisation. Bei höherer Temperatur sind Cholesterol und Fettalkohol in der Lage, zusammen eine lamellare Flüssigkristallphase zu bilden, die einen Teil des Wassers interlamellar einschließen kann. Bei Raumtemperatur jedoch kommt es zur Trennung der hydratisierten Tensidmoleküle und Kristallisation in getrennten Kristallgittern. Cholesterol und Fettalko-

hol bilden eine eutektische Mischung. An der Phasengrenze zwischen dispergierter wäßriger Phase und kontinuierlicher lipophiler Phase reichern sich jedoch die gelösten Tensidmoleküle gemeinsam an. Sie bilden dabei keine monomolekulare Grenzfläche. Wie transmissionselektronenmikroskopisch gezeigt werden kann (Abb. 4.148), besteht die Phasengrenze aus Mehrfachschichten.

Ambiphile Cremes werden von Nürnberg und Mitarbeitern beschrieben.[18-22] Ihr halbfester Charakter kommt durch ein flüssigkristallines Gerüst zustande, das in Gestalt von sog. Plattenmizellen die Grundlage durchzieht. Es handelt sich dabei um stark hydratisierte Schichten hydrophiler Tenside, die innerhalb ihrer lipophilen Bereiche zusätzlich lipophile Moleküle solubilisieren können.

Im Prinzip ähnelt der mikrostrukturelle Aufbau dem der Wasserhaltigen Hydrophilen Salbe, mit dem Unterschied, daß das Gerüst nicht kristallin, sondern flüssigkristallin ist, und daß nicht nur die wäßrige, sondern auch die lipophile Phase kohärent ist. Daraus resultiert eine Verdünnbarkeit der Zubereitung sowohl mit Wasser als auch mit lipophiler Komponente. Ambiphile Cremesysteme sind im einfachsten Fall auf der Basis ethoxylierter Fettalkohole zu entwickeln.[21,23] Durch geeignete Veränderung der Zusammensetzung kann eine Creme des Typs O/W in eine ambiphile Zubereitung mit gleichzeitig vorhandenen lipophilen und hydrophilen Eigenschaften überführt werden, wie am Beispiel der Nichtionischen hydrophilen Salbe des DAC – übernommen als Nichtionische hydrophile Creme in das DAB 9 – gezeigt wird.[22,24]

Bei Erhöhung des Tensidanteils in der DAC-Creme ist ein höherer Anteil an lipophilem Material einarbeitbar, ohne daß eine Phasentrennung stattfindet. Die Fettphase liegt nicht mehr in Form diskreter Tropfen vor, vielmehr besitzt sie Kohärenz. Muckenschnabel schlägt dafür ein Strukturmodell vor, das in Abb. 4.149 dargestellt wird.[24]

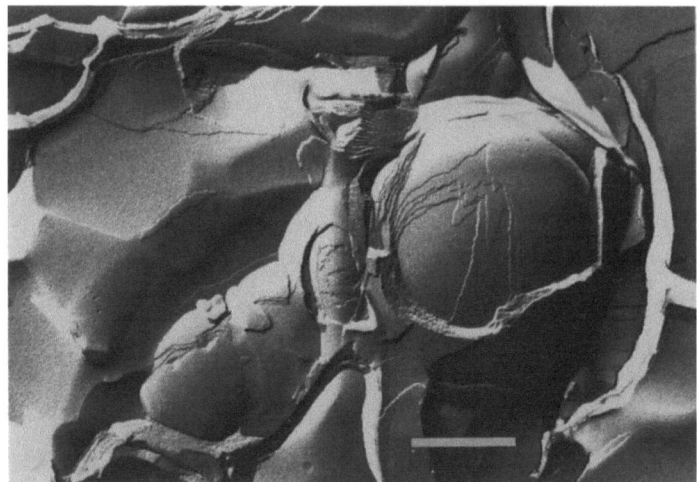

Abb. 4.148. Transmissionselektronenmikroskopische Darstellung einer Creme des Typs W/O. Die wäßrige Phase ist in Tropfenform in der kontinuierlichen lipophilen Phase dispergiert. Die Phasengrenze ist mehrschichtig, wobei jede Schicht aus einer Doppelschicht hydratisierter Emulgatormoleküle besteht. Balkenlänge 500 nm. Aus[16], nach[17]

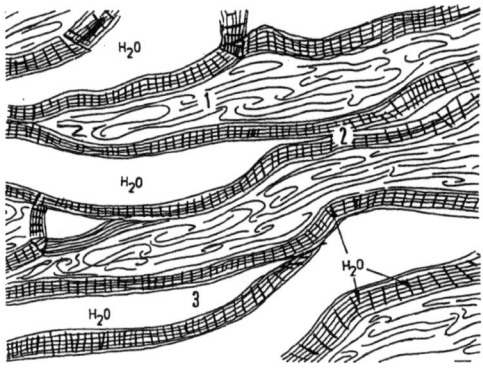

Abb. 4.149. Strukturmodell einer ambiphilen Creme. 1 kohärente Fettphase, 2 kristallines bzw. flüssigkristallines Gelgerüst mit interlamellar eingelagertem Wasser, 3 nicht interlamellar eingelagertes Wasser = kohärentes Bulkwasser. Aus[24]

Die Nichtionische hydrophile Salbe DAC enthält neben dem relativ lipophilen Cetylstearylalkohol als weiteres nichtionisches Tensid mit ausgeprägt hydrophilem Charakter zwanzigfach ethoxyliertes Glycerolmonostearat. Macrogolglycerolmonostearat (Polyethylenglykolglycerolmonostearat) ersetzt das ionische Natriumsalz des Cetylstearylalkoholsulfats in der Hydrophilen Salbe DAB 9. Wie in der Hydrophilen Salbe DAB 9 wird als Fettkomponente ein Gemisch aus flüssigem Paraffin und Vaselin verwendet. Zusätzlich enthalten ist Glycerol. Die Nichtionische hydrophile Salbe DAC, die aufgrund des Wassergehalts strenggenommen als Creme zu bezeichnen ist, besitzt ein hydratisiertes lamellares Gelgerüst, das die gesamte Grundlage durchzieht und damit mechanisch stabilisiert.[25-28] Dispergierte Paraffintropfen besitzen an ihrer Phasengrenze eine aus Multischichten aufgebaute Hülle, wie transmissionselektronenmi-

kroskopische Aufnahmen belegen.[24] Unter der Voraussetzung, daß in der Nichtionischen hydrophilen Salbe DAC wie in der entsprechenden ionischen Zubereitung des DAB nur die hydratisierten Tenside die Gelgerüststruktur aufbauen und die lipophilen Komponenten sich nicht am Aufbau des Gelgerüsts beteiligen, untersucht De Vringer ausführlich ein allein aus Wasser und Tensiden aufgebautes Gelgerüst.[25-27] Er kommt zu dem Schluß, daß es identisch mit dem Gelgerüst in der aus allen Komponenten aufgebauten Creme des DAC ist.[28]

Nichtethoxyliertes Glycerolmonostearat wird ebenfalls als Emulgator eingesetzt. Aufgrund des niedrigen HLB-Wertes ist Glycerolmonostearat als Emulgator in Vaselin und ähnlich hydrophoben Grundlagen zur Herstellung hydrophober (lipophiler) Absorptionsbasen geeignet. Die Einarbeitung von Wasser erfolgt unter Bildung einer Wasser-in-Öl-Emulsion. Bei der klassischen Herstellung über die Schmelze bilden reines Glycerolmonostearat und Wasser zunächst bei hohen Temperaturen eine flüssigkristalline Lamellarphase.[29] Diese bleibt als metastabile Phase bis Raumtemperatur bestehen und durchzieht die Zubereitung als flüssigkristallines Gelgerüst. Sie wandelt sich jedoch bei Lagerung über das α-Gel in die stabile kristalline β-Modifikation um.[30] Dabei wird das Wasser, das in der flüssigkristallinen Lamellarphase eine Quellung verursacht, bei der Kristallisation der β-Modifikation größtenteils freigesetzt. Die Gelmatrix wird zerstört und es entstehen Kristallkeime. Damit verändern sich die makroskopischen und mikroskopischen Eigenschaften der Zubereitung. Dies ist als Instabilität zu beurteilen. Sie äußert sich in einem Teilchengrößenwachstum, das sich als Griesigkeit erkennen läßt.

Da die Umwandlung der Mesophase in die kristalline Modifikation nicht verhindert werden kann, ist es sinnvoll, eine Rekristallisation der stabilen Modifikation bereits während bzw. unmittelbar nach der Herstellung zu provozieren. Dies kann durch mechanische Beanspruchung, z. B. intensives Rühren, Scherung in einem Dreiwalzenstuhl gepaart mit thermischer Energiezufuhr erreicht werden.[30,31] Die so behandelten Zubereitungen enthalten ein feinkörniges Kristallisat des Glycerolmonostearats in seiner stabilen β-Modifikation. Ein nachfolgendes Kristallitgrößenwachstum findet nicht statt. Das stabile Endprodukt ist eine Creme, die sowohl suspendierten kristallinen Emulgator als auch emulgierte Bestandteile, Wassertropfen in einer Fettphase, enthält. Die lagerstabile Creme ist also sowohl eine Suspension als auch eine Emulsion, wobei die kontinuierliche Phase ihre Gelgerüststruktur durch die vernetzten Kohlenwasserstoffe erhält.

In Cremesystemen, die einen Mischemulgator aus Cetrimid, einem kationischen Tensid des Typs quartäre Amoniumverbindung, und Cetylstearylalkohol neben Paraffin und Wasser enthalten, ist ebenfalls eine Gelgerüststruktur nachzuweisen.[32-41] Neben einer kristallinen Modifikation des Überschußanteils des Fettalkohols liegt eine α-Modifikation mit lamellarer Struktur vor, die aus beiden Tensiden in hydratisierter Form besteht. Diese lamellare α-Modifikation bildet die Gelphase aus und durchzieht die gesamte Zubereitung. Die lipophile Komponente Paraffin liegt in dispergierter Form vor. An der Phasengrenze lagern sich Multischichten der hydratisierten Gelphase an.[38]

Lamellare Gelgerüste aus Tensid und Wasser sind auch Bestandteil des strukturellen Aufbaus fettfreier Stearatcremes.[42] Mit Unguentum Stearinicum, Stearatcreme, ist einzig in Helv VII ein Vertreter dieser Gruppe aufgeführt. Der Aufbau ist im Prinzip dem der Wasserhaltigen hydrophilen Salbe DAB 9 ähnlich. So ist neben einem stark hydratisierten Mischkristallisat aus Triethanolaminstearat, Stearinsäure und Palmitinsäure ein mehr lipophiles Mischkristallisat aus überschüssiger Palmitin- und Stearinsäure vorhanden. Beide bilden Gelgerüste aus. Unterschiede zur Wasserhaltigen hydrophilen Salbe bestehen darin, daß die jeweiligen Kristallisate bei Raumtemperatur nicht in einer α-Modifikation, sondern in einer kri-

stallinen γ-4-Modifikaten vorliegen, daß keine dispergierte Fettphase vorhanden ist, daß vielmehr zusätzlich dispergierte Kristalle des Stearinsäure-Palmitinsäuregemischs in der kontinuierlichen wäßrigen Phase verteilt sind. Diese kontinuierliche wäßrige Phase macht ca. 2/3 des Gesamtwasseranteils aus.

Die Bestätigung der Geltheorie nach Münzel ist jedoch nicht für Macrogolsalben möglich.[43,44] Bei diesen handelt es sich um Gemische bei Raumtemperatur flüssiger und fester Macrogole mit unterschiedlichen Molekülmassen. Aus der homogenen Schmelze bei höherer Temperatur rekristallisieren die hochmolekularen Macrogole als Sphärolithe, d. h. ausgehend von einem Kristallkeim kondensieren weitere Moleküle und verursachen ein radialstrahliges Wachstum in alle Raumrichtungen. Dabei werden zum Teil auch niedermolekulare Macrogole in den wachsenden Sphärolithen miteingebaut. Sie finden sich insbesondere als Solvatschichten an den Begrenzungsflächen der einzelnen, sich berührenden Kristallite innerhalb des Sphärolithen. Mit weiterer Abkühlung erhöht sich der Feststoffanteil und damit die Zahl und Größe der Sphärolithe, bis sie sich schließlich berühren. Macrogolsalbe ist demnach weniger als Gel, sondern eher als eine hochkonzentrierte Suspension oder Paste mit dispergierten Macrogolkristallen aufzufassen.

Während die bisher aufgeführten halbfesten Zubereitungen in die Gruppe der Salben bzw. Cremes einzuordnen sind, gibt es unter den halbfesten Zubereitungen, die Tensid, Wasser und eine lipophile Komponente enthalten, auch solche, die nicht weiß, sondern transparent erscheinen und daher in die Gruppe der Gele gehören.

Öl- und wasserhaltige Gele von meist transparenter Beschaffenheit werden erhalten, wenn die Konzentration eines geeigneten Tensids mindestens 20 % erreicht. In einem Übersichtsartikel faßt die veröffentlichte Literatur über Untersuchungen an solchen Gelen zusammen und listet unter anderem gebräuchliche Bezeichnungen auf.[1] Die Bandbreite reicht von Bezeichnungen, die makroskopische Ei-

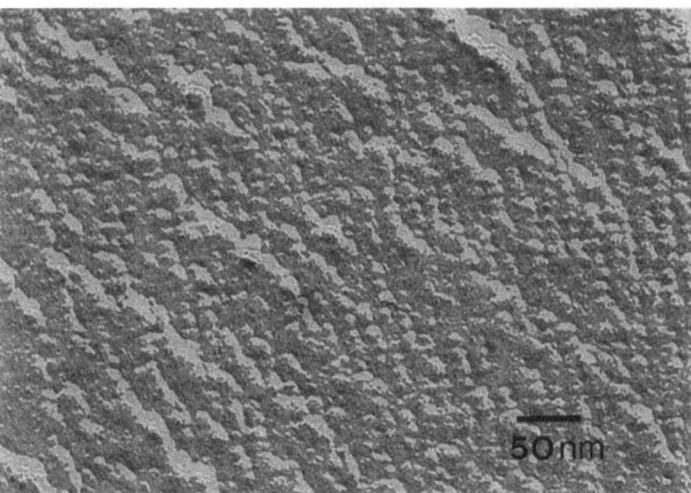

Abb. 4.150. Transmissionselektronenmikroskopische Aufnahme eines flüssigkristallinen Gels aus sphärischen Tensidmizellen, die die lipophile Komponente in solubilisierter Form enthalten

genschaften der Gele beschreiben, z. B. Ringing Gel[45] bis zu solchen, die deren Mikrostruktur charakterisieren, z. B. kubischer Flüssigkristall.[46] Ringing Gel und kubischer Flüssigkristall entsprechen den TOW-Gelen von[47] bzw. den Mikroemulsionsgelen nach[48-52]. Diese transparenten Gele erscheinen im Polarisationsmikroskop isotrop. Sie sind einphasig und werden gebildet, wenn hydrophile Tenside, z. B. hochethoxylierte Fettalkohole eingesetzt werden.[45-53]
Die Mikrostruktur dieser Gele besteht aus hydratisierten globulären Tensidassoziaten (Mizellen), die die lipophile Komponente in solubilisierter Form enthalten. Diese globulären Tensidassoziate sind dicht gepackt, so daß eine kohärente Struktur entsteht. Letztere ist als Beugungsinterferenz durch eine Röntgenkleinwinkeluntersuchung nachzuweisen und macht die Flüssigkristallstruktur deutlich. Transmissionselektronenmikroskopisch können dicht gepackte globuläre Partikel mit einem Durchmesser in der Größenordnung hydratisierter Mizellen, nämlich von ca. 10 nm direkt dargestellt werden (Abb. 4.150). Da Kugeln in dichtester Packung eine kubische oder eine hexagonale Kugelpackung aufbauen, wird eine von beiden auch das Bauprinzip des Flüssigkristalls sein. In jedem Fall aber handelt es sich um ein einphasiges System.
Ein Überschuß an lipophiler Komponente, der nicht mehr innerhalb der Mizellen solubilisierbar ist, wird in dem Gel in Tropfenform mechanisch dispergiert.[54-55] Dabei verliert das Gel seine Transparenz, wird trübe und weiß. Die Zubereitung wird zweiphasig und hat Emulsionscharakter, wobei eine dispergierte Ölphase in einer - wahrscheinlich kubischen - Flüssigkristallstruktur vorliegt. Dieser Flüssigkristall besteht aus hydratisierten Tensidassoziaten mit solubilisiertem Anteil an lipophiler Komponente und ist für den Gelcharakter der weißen Zubereitung verantwortlich.
Von den öl- und wasserhaltigen Gelen heben sich die Hydrogele ab. Sie entstehen aus Wasser und Gelierungsmitteln, die anorganische oder organische Gerüstbildner darstellen. In die Maschen des Gelgerüsts wird die flüssige Komponente Wasser aufgenommen. Eckert und Mitarbeiter zeigen transmissionselektronenmikroskopisch nach zuvor erfolgter Gefrierbruchätzpräparation die Mikrostruktur eines Hydrogels.[56]
In einem Hydrogel kann zusätzlich eine lipophile Komponente, eventuell unter Zuhilfenahme geeigneter Emulgatoren, dispergiert werden, so daß Systeme mit sowohl Emulsions- als auch Hydrogelcharakter resultieren. Die Notwendigkeit, für solche Systeme eine eigene Bezeichnung - Emulgel - zu prägen, bleibt umstritten.
Eine transmissionselektronenmikroskopische Aufnahme zeigt deutlich (Abb. 4.151), daß in der Maschenstruktur des Hydrogels die lipophile Phase dispergiert ist, wobei die Phasengrenze mehrschichtig ausgebildet ist.
Damit ähnelt das sog. Emulgel einer Dispersion multilamellarer Vesikel (Liposomen, Niosomen), die in einem Hydrogel zerteilt sind. Der Unterschied besteht darin, daß im Inneren eines multilamellaren Liposoms, das aus zahlreichen konzentrischen Doppelschichten aufgebaut wird (→ Kap. 4,4), ein hydrophi-

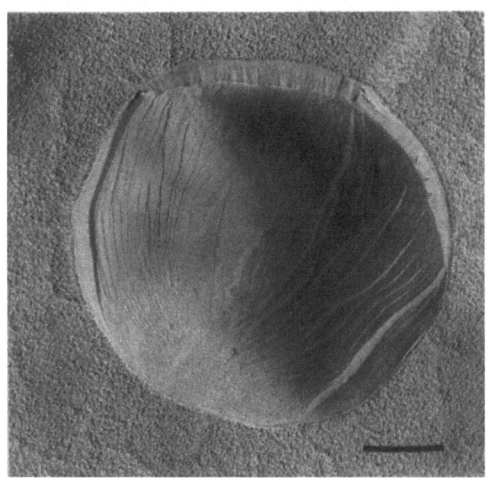

Abb. 4.151. Transmissionselektronenmikroskopische Darstellung eines Hydrogels mit dispergierter lipophiler Phase. Die Phasengrenze zwischen kontinuierlicher Hydrogelphase und dem Emulsionstropfen ist durch Adsorption hydratisierter Tensiddoppelschichten mehrschichtig. Bei der Zubereitung handelt es sich um Voltaren® Emulgel. Balkenlänge 500 nm. Aus[16]

ler Kern und kein Fett- oder Öltropfen ist. Während im Kosmetikbereich bereits eine Vielzahl von Liposomenzubereitungen- meistens als Hydrogele - im Handel sind, gibt es derzeit erst ein einziges Arzneimittel zur Anwendung auf der Haut, das arzneistoffhaltige Liposomen in einem Hydrogel dispergiert enthält. Es handelt sich um Pevaryl®-Lipogel mit dem Antimykotikum Econazol. Die Bezeichnung Lipogel für eine Kombination von Liposomen und Hydrogel ist insofern irreführend, als der Begriff Lipogel bereits mit einem Triglyceridgel, z. B. Schweineschmalz besetzt ist. In diesem Sinne besteht ein Lipogel aus einem feinmaschigen Triglyceridgerüst, das von flüssigen Triglyceriden durchtränkt ist. Sowohl die inkorporierte Flüssigkeit als auch der Gerüstbildner ist kohärent. Aufgrund des hohen Dispersitätsgrades ist das System einphasig.
Bei den Pasten handelt es sich grundsätzlich um mehrphasige Systeme, da pulverförmiger Feststoff in der Regel in hoher Konzentration in einer Grundlage möglichst homogen verteilt ist. Die Grundlage selbst kann einphasig, z. B. ein Gelatinegel zur Herstellung von Zinkleim DAB 9, oder zweiphasig sein, z. B. eine W/O-Creme zur Aufnahme von Zinkoxid in Zinci pasta mollis, Helv VII. Hydrophile Grundlagen wie Gelatinegel werden zur Aufnahme pulverförmiger Arznei- und Hilfsstoffe bei der Herstellung von Pasten eher selten eingesetzt. Lipophile Grundlagen wie Kohlenwasserstoffgele mit und ohne Emulgatorzusatz bilden die vorwiegend verwendeten Grundlagen für Pasten.
Das noch im ÖAB 81 aufgeführte Emplastrum Plumbi simplex, Einfaches Bleipflaster, sowie die unter Verwendung von Bleipflaster hergestellten Zubereitungen des ÖAB 81 und AB-DDR enthalten Bleisalze von Fettsäuren, die bei der Pflasterherstellung durch

Tabelle 4.79. Arzneibuchgrundlagen und -rezepturen für halbfeste Zubereitungen.

DAB 9	AB-DDR	ÖAB 81	Helv VII	BP 88	USP XXII/NF XVII
1 Wasserfreie Zubereitungen					
1.1 Lipophile wasserfreie Zubereitungen					
1.1.1 Kohlenwasserstoffgele					
Weißes Vaselin (1)	Vaselinum album (2)	Vaselinum album (3)	Vaselinum album (4)	White Soft Paraffin (5)	White Petrolatum (6)
–	Vaselinum flavum (7)	Vaselinum flavum (8)	Vaselinum flavum (9)	Yellow Soft Paraffin (10)	Petrolatum (11)
–	–	Unguentum Acidi borici – Borsalbe[a](12)	Acidi borici unguentum[a](13)	–	–
–	–	–	Camphorae unguentum[a](14)	–	White Ointment (15)
–	–	–	–	–	Yellow Ointment (16)
–	–	–	–	–	Sulfur Ointment[a](17)
–	–	–	–	–	Squalane (18)
1.1.2 Triglyceridgele					
Schweine-schmalz (19)	Adeps suillus (20)	Adeps suillus – Schweineschmalz (21)	–	–	–
–	–	Unguentum sulfuratum compositum – Zusammengesetzte Schwefelsalbe[a](22)	–	–	–
–	–	Unguentum aromaticum – Aromatische Salbe (23)	Unguentum resinosum (24)	–	–
–	Cera subliquida (25)	–	–	–	Hydrogenated Vegetable Oil (Type II) (26)
1.1.3 Absorptionsbasen W/O					
Wollwachs (28)	Cera Lanae (29)	Cera Lanae – Wollwachs (30)	Adeps lanae (31)	Wool Fat (32)	Anhydrous Lanolin (33)
–	Cera Lanae cruda (34)	–	–	–	–
Wollwachsalkoholsalbe (35)	Unguentum Alcoholum Lanae (36)	Unguentum Lanalcoli – Wollwachsalkoholsalbe (37)	–	Wool Alcohols Ointment (38)	–
–	Unguentum Oxytetracyclin[a](39), Unguentum nasale cum Mentholo[a](40)	–	–	Salicylic Acid Ointment[a](41)	–
–	–	Unguentum cetylicum (42)	–	Simple Ointment (43), Paraffin Ointment (44)	Hydrophilic Petrolatum (45)
–	–	Capsici unguentum compositum[a](46)	–	–	–
–	–	Unguentum salicylicum compositum[a](47)	–	–	Ichthammol Ointment[a](48), Compound Resorcinol Ointment[a](49)

[a] Arzneistoffhaltige Zubereitungen, [b]Neuaufnahme in das ÖAB 90, [c]Streichung im ÖAB 90 nach[58], [d]Streichung im DAB 9 N 1

Tabelle 4.79. Fortsetzung

DAB 9	AB-DDR	ÖAB 81	Helv VII	BP 88	USP XXII/NF XVII
1.1.4 Oleogele					
1.2 Hydrophile wasserfreie Zubereitungen **1.2.1 Macrogolsalben**					
–	Unguentum Polyaethylenglycoli (50)	Unguentum Polyaethylenglycoli – Polyäthylenglycolsalbe (51)	Macrogoli unguentum (52)	Macrogol Ointment (53)	Polyethylene Glycol Ointment (54)
–					Polyethylene Glycol Monomethyl Ether (55)
1.2.2 Absorptionsbasen O/W					
Hydrophile Salbe (56)	–	Unguentum emulsificans – Emulgierende Salbe (57)	–	Emulsifying Ointment (58)	–
	–	–	–	Compound Benzoic Acid Ointment[a] (59)	–
	–	–	–	Cetrimide Emulsifying Ointment (60)	–
Unguentum Adipis suilli (61)	–	–	–	Cetomacrogol Emulsifying Ointment (62)	–
	–	–	–	Coal Tar and Salicylic Acid Ointment[a] (63)	–
2 Wasserhaltige Zubereitungen **2.1 Mehrphasige wasserhaltige Zubereitungen** **2.1.1 W/O-Systeme**					
Wasserhaltiges Wollwachs (65)	–	Cera Lanae cum Aqua – wasserhaltiges Wollwachs (66)	Adeps lanae cum aqua (67)	Hydrous Wool Fat (68)	Lanolin (69)
				Methyl Salicylate Ointment[a](70)	–
Wasserhaltige Wollwachsalkoholsalbe (71)	Unguentum Alcoholum Lanae aquosum (72)	Unguentum Lanalcoli aquosum – wasserhaltige Wollwachsalkoholsalbe (73)		Hydrous Ointment (74)	–
			Unguentum cetylicum cum aqua (75)		
Lanolin (76)	Lanolin (77)		Lanolin (78)	–	–
	Unguentum molle (79)	–	–	–	–
	Unguentum nasale[a](80)				–
Kühlsalbe (81)	–	Unguentum leniens – Kühlsalbe (82)	Unguentum leniens (83)	–	Rose Water Ointment (84)
–	–		–	–	

Tabelle 4.79. Fortsetzung

DAB 9	AB-DDR	ÖAB 81	Helv VII	BP 88	USP XXII/NF XVII
Gelbe Quecksilber-oxidsalbe[a] (85)	–	Unguentum Hydrargyri-oxidati flavi – Gelbe Quecksilberoxydsalbe[a,c] (86)	–	–	–
Quecksilberpräzipitat-salbe[a](87)	–	Unguentum Hydrargyri-chlorati amidati – Quecksilber-amidochloridsalbe[a,c] (88)	–	–	–
2.1.2 O/W-Systeme					
Wasserhaltige hydrophile Salbe (89)	–	Unguentum emulsificum aquosum – Wasserhaltige emulgierende Salbe (90)	Unguentum hydrophilicum anionicum (91)	Aqueous Cream (92), Buffered Cream (93)	Hydrophilic Ointment (94)
–	–	–	–	Cetrimide Cream (95)	–
Nichtionische hydrophile Creme (96)	–	–	Unguentum hydrophilicum non ionogenicum (97)	–	–
–	–	–	–	Cetomacrogol Cream Formula A (98), Cetomacrogol Cream Formula B (99)	–
–	–	–	–	Chlorhexidine Cream[a](100), Clioquinol Cream[a](101), Lindane Cream[a](102)	–
–	–	–	Unguentum stearinicum (103)	–	–
2.1.3 Ambiphile Systeme					
–	–	–	–	–	–
2.2 Einphasige wasserhaltige Zubereitungen 2.2.1 Hydrogele					
–	–	–	–	–	–
Hydroxyethylcellulose-gel (104)	Mucilago Hydroxy-ethylcellulosi (105)	–	–	–	–
Carboxymethylcellulose-gel (106)	–	–	–	–	–
–	–	Mucilago Gummi arabici – Gummischleim (107)	–	–	–
–	–	Gallerta saponata camphorata – Opodeldok (108)	–	–	–

Tabelle 4.79. Fortsetzung

DAB 9	AB-DDR	ÖAB 81	Helv VII	BP 88	USP XXII/NF XVII
Wasserhaltiges Polyacrylatgel[d] (109)	–	Gelatum polyacrylatum aquosum[b]	–	–	–
Isopropylalkoholhaltiges Polyacrylatgel[d] (110)	–	Gelatum polyacrylatum cum Isopropanolo[b]	–	–	–
2.2.2 Gele mit Flüssigkristallstruktur					
–	–	–	–	–	–
3 Halbfeste Zubereitungen mit dispergierten Feststoffen					
Zinkpaste (111)	Pasta Zinci oxydati 50% (116)	Pasta Zinci – Zinkpaste (112)	Zinci pasta 25 per centum (113)	Compound Zinc Paste (114)	Zinc Oxide Paste (115)
Weiche Zinkpaste (117)	Pasta Zinci oxydati mollis (118)	–	Zinci pasta mollis (119)	–	–
–	–	–	–	Zinc Cream (120)	–
–	–	–	–	Zinc and Ichthammol Cream[a] (121)	–
–	–	Pasta Zinci cum Oleo Jecoris Aselli – Lebertran-Zinkpaste[a] (122)	–	–	–
–	–	Pasta Zinci salicylata – Salizyl-Zinkpaste[a] (123)	–	Zinc and Salicylic Acid Paste[a] (Lassar's Paste) (124), Dithranol Paste[a] (125)	Zinc Oxide and Salicylic Acid Paste[a] (126)
–	–	–	–	Coal Tar Paste[a] (127)	Coal Tar Ointment[a] (128)
–	–	–	–	Zinc and Coal Tar Paste[a] (White's Tar Paste) (129), Coal Tar and Zinc Ointment[a] (130)	–
–	–	–	Kaolini pasta glycerolata (131)	Titanium Dioxide Paste (132), Magnesium Sulphate Paste (Morison's Paste) (133), Compound Aluminium Paste (Baltimore Paste) (134)	–
Zinksalbe (135)	–	Unguentum Zinci oxydati – Zinkoxidsalbe (136)	Zinci unguentum (137)	Zinc Ointment (138)	Zinc Oxide Ointment (139)
–	–	–	–	Zinc and Castor Oil Ointment (140)	–
–	–	–	–	Calamine Ointment (141)	–
–	–	–	–	Calamine and Coal Tar Ointment[a] (Compound Calamine Ointment) (142)	–
–	–	–	–	Aqueous Calamine Cream (143)	–

Tabelle 4.79. Fortsetzung

DAB 9	AB-DDR	ÖAB 81	Helv VII	BP 88	USP XXII/NF XVII
Zinkleim (144)	–	Gelatina Zinci – Zinkleim (145)	Gelatina zinci dura (146)	–	–
4 Pflaster					
–	–	Emplastrum Plumbi simplex – Einfaches Bleipflaster (147)	–	–	–
–	Unguentum Emplastri Plumbi (148)	Unguentum Plumbi oxydati – Bleipflastersalbe (149)	–	–	–
–	–	Emplastrum saponatum – Seifenpflaster (150),	–	–	–
		Emplastrum saponatum salicylatum – Salizylseifenpflaster[a,c] (151)			

Kochen von Bleioxid und Triglyceriden in Gegenwart von Wasser entstehen. Das Wasser verursacht die hydrolytische Spaltung der Triglyceride. Untersuchungen über die physikochemische Struktur des Bleipflasters liegen bisher in der Literatur nicht vor. Insofern ist die Zuordnung der Pflaster in eine eigene Gruppe Emplastra willkürlich und beruht auf der Tatsache, daß Bleipflaster bei Zimmertemperatur eine hohe Konsistenz besitzen und sich beim Erwärmen verflüssigen. Eine physikochemische Untersuchung der Struktur könnte eine Verwandschaft sowohl mit Pasten als auch mit Gelen ergeben.

15.5 Rezepturen und Ausgangsstoffe

Die nachstehenden Tab. 4.79 und 4.80 berücksichtigen Grundlagen und Rezepturen für halbfeste Zubereitungen zur dermalen Anwendung aus folgenden Arzneibüchern: DAB 9, AB-DDR, ÖAB 81, Helv VII, BP 88 und USP XXII/NF XVII. Entsprechend der Systematik halbfester Zubereitungen erfolgt die Unterteilung in

1	Wasserfreie Zubereitungen
1.1	Lipophile wasserfreie Zubereitungen
1.1.1	Kohlenwasserstoffgele
1.1.2	Triglyceridgele
1.1.3	Absorptionsbasen W/O
1.1.4	Oleogele
1.2	Hydrophile wasserfreie Zubereitungen
1.2.1	Macrogolsalben
1.2.2	Absorptionsbasen O/W
2	Wasserhaltige Zubereitungen
2.1	Mehrphasige wasserhaltige Zubereitungen
2.1.1	W/O-Systeme
2.1.2	O/W-Systeme
2.1.3	Ambiphile Systeme
2.2	Einphasige wasserhaltige Zubereitungen
2.2.1	Hydrogele
2.2.2	Gele mit Flüssigkristallstruktur
3	Halbfeste Zubereitungen mit dispergierten Feststoffen
3.1	Pasten
4	Emplastra, Bleipflaster

Die Anzahl der Rezepturen für halbfeste Zubereitungen schwankt in den verschiedenen Arzneibüchern erheblich. Während das DAB 9 wie das AB-DDR mit je 19 Rezepturen bzw. Salbengrundlagen die niedrigste Zahl enthält, enthält BP 88 mit 39 die größte Anzahl an Rezepturen. USP XXII/NF XVII bleibt mit 20 und Helv VII mit 22 im Bereich der deutschen Pharmakopöen; ÖAB 81 liegt mit 27 im Mittelfeld.

Außer der Monographie Salben führt das DAB 9 Nichtionische hydrophile Creme, Hydrophile Salbe, Wasserhaltige hydrophile Salbe, Kühlsalbe, Quecksilberoxidsalbe, Quecksilberpräzipitatsalbe, Wollwachs, Wasserhaltiges Wollwachs, Wollwachsalkoholsalbe, Wasserhaltige Wollwachsalkoholsalbe und Lanolin. Als Hydrogele im DAB 9 enthalten sind Hydroxyethylcellulosegel und Carboxymethylcellulosegel. Die Streichung von wäßrigem sowie auch isopropanolischem Polyacrylatgel im DAB 9 N 1 ist aufgrund zu hoher Benzolgehalte im Ausgangsmate-

Tabelle 4.80. Zusammensetzung der Monographien verschiedener Arzneibücher. Die Numerierung stimmt mit der in Tab. 4.79 überein. [a] bedeutet arzneistoffhaltige Zubereitung

Kohlenwasserstoffgele

1. Weißes Vaselin, DAB 9
Gemisch gereinigter, gebleichter, vorwiegend gesättigter Kohlenwasserstoffe.

2. Vaselinum album, AB-DDR
Mischung aus gereinigten, gebleichten, gesättigten Kohlenwasserstoffen.

3. Vaselinum album, ÖAB 81
Gereinigtes und gebleichtes, salbenartiges Gemisch von vorwiegend gesättigten Kohlenwasserstoffen.
Wenn Vaselinum ohne nähere Bezeichnung verordnet ist, kann Vaselinum album oder Vaselinum flavum abgegeben werden; bei Arzneistoffzusatz: nur Vaselinum album.

4. Vaselinum album, Helv VII
Weißes Vaselin besteht aus einem Gemisch gereinigter, gebleichter, gesättigter Kohlenwasserstoffe.

5. White Soft Paraffin (White Petroleum Jelly), BP 88
White Soft Paraffin is a semi-solid mixture of hydrocarbons obtained from petroleum and bleached.

6. White Petrolatum, USP XXII
White Petrolatum is a purified mixture of semisolid hydrocarbons obtained from petroleum and wholly or nearly decolorized. It may contain a suitable stabilizer.

7. Vaselinum flavum, AB-DDR
Mischung aus gereinigten, gesättigten Kohlenwasserstoffen.

8. Vaselinum flavum, ÖAB 81
Gereinigtes, salbenartiges Gemisch von vorwiegend gesättigten, höheren Kohlenwasserstoffen. Wenn Vaselinum ohne nähere Bezeichnung verordnet ist, kann Vaselinum album oder Vaselinum flavum abgegeben werden; bei Arzneistoffzusatz: nur Vaselinum album.

9. Vaselinum flavum, Helv VII
Gelbes Vaselin besteht aus einem Gemisch gereinigter, gesättigter Kohlenwasserstoffe.

10. Yellow Soft Paraffin (Yellow Petroleum Jelly), BP 88
Yellow Soft Paraffin is a semi-solid mixture of hydrocarbons obtained from petroleum.

11. Petrolatum, USP XXII
Petrolatum is a purified mixture of semisolid hydrocarbons obtained from petroleum. It may contain a suitable stabilizer.

12. Unguentum Acidi borici - Borsalbe, ÖAB 81 [a]

Borsäure (VI)	10	Teile
Weißes Vaselin	90	Teile

13. Acidi borici unguentum, Helv VII [a]

Acidum boricum (180)	5,0	g
Vaselinum album	95,0	g

14. Camphorae unguentum, Helv VII [a]

Camphora	10,0	g
Vaselinum album	20,0	g
Arachidis oleum hydrogenatum	70,0	g

15. White Ointment, USP XXII

White Wax	50	g
White Petrolatum	950	g
to make	1.000	g

16. Yellow Ointment, USP XXII

Yellow Wax	50	g
Petrolatum	950	g
to make	1.000	g

17. Sulfur Ointment, USP XXII [a]

Precipitated Sulfur	100	g
Mineral Oil	100	g
White Ointment	800	g
to make	1.000	g

18. Squalane, NF XVII [a]
Squalane is a saturated hydrocarbon obtained by hydrogenation of squalene, an aliphatic triterpene occuring in some fish oils. $C_{30}H_{62}$.

Triglyceridgele

19. Schweineschmalz, DAB 9
Schweineschmalz ist der zwischen 75 und 100 °C ausgeschmolzene, von Wasser und Eiweiß befreite Anteil des Fettgewebes, der überwiegend aus dem frischen ungesalzenen Gewebe des Netzes und der Nierenumhüllung gesunder, nach den jeweils geltenden Rechtsvorschriften tauglich befundener Schweine gewonnen wird.

20. Adeps suillus, AB-DDR
Aus dem fettreichen Gewebe von Sus scrofa L. var. domesticus gray (Suidae) durch Ausschmelzen erhaltenes Fett, das von mechanischen Verunreinigungen befreit und mit 0,01 % Propylgallat stabilisiert ist.

21. Adeps suillus - Schweineschmalz, ÖAB 81
Das aus dem sinnfällig nicht veränderten, ungesalzenen und gewaschenen Fettgewebe des Netzes und der Nierenumhüllung stammende Fett von Schweinen (Sus scrofa L. var. domesticus gray (Suidae)), die vor und nach der Schlachtung tierärztlich untersucht und im Sinne der Fleischbeschauvorschriften tauglich befunden wurden.
Wenn nicht sofort verarbeitet: 0,01 % Gallussäurepropylester als Antioxydans.

22. Unguentum sulfuratum compositum - Zusammengesetzte Schwefelsalbe, ÖAB 81 [a]
syn.: Unguentum contra Scabiem

Schweineschmalz	25	Teile
Gelbes Wachs	7	Teile
Kaliseife	32	Teile
Gefälltes Calciumcarbonat (VI)	10	Teile
Gereinigter Schwefel (VI)	14	Teile
Buchenteer	12	Teile

23. Unguentum aromaticum - Aromatische Salbe, ÖAB 81

Erdnußöl	36	Teile
Gehärtetes Erdnußöl	36	Teile
Gelbes Wachs	15	Teile
Lorbeeröl	10	Teile
Ätherisches Lavendelöl	1	Teil
Ätherisches Rosmarinöl	1	Teil
Ätherisches Wacholderöl	1	Teil

24. Unguentum resinosum, Helv VII

Colophonium	9	g
Terebinthina laricina	9	g
Cera flava	17	g
Olivae oleum	65	g

25. Cera subliquida, AB-DDR
Mischung aus Estern vorwiegend gesättigter Fettsäuren von 16 und 18 C-Atomen mit 2-Äthylhexanol.

26. Hydrogenated Vegetable Oil Type II, NF XVII 3rd Suppl
Hydrogenated Vegetable Oil is a mixture of triglycerides of fatty acids. The melting range, heavy metal limits, iodine value and saponification value differ, depending on Type, as set forth in the accompanying table

	Type I	Type II
e.g. melting range	57–70 °C	20–50 °C

Absorptionsbasen W/O

27. Adeps lanae (Wool Fat) PhEur
Purified, anhydrous, waxy material obtained from the wool of sheep (Ovis aries). It may contain not more than 200 ppm of butylated hydroxytoluene.

28. Wollwachs, DAB 9
Gereinigte, wachsartige, wasserfreie Substanz, welche aus der Wolle des Schafes (Ovis aries) gewonnen wird und höchstens 200 ppm Butylhydroxytoluol enthalten darf.

29. Cera Lanae, AB-DDR
Aus den Wollhaaren von Ovis aries L. (Bovidae) durch Auswaschen oder Extrahieren erhaltene und gereinigte salbenartige Masse.

30. Cera Lanae – Wollwachs, ÖAB 81
syn.: Adeps Lanae anhydricus – Wollfett
Die aus Schafwolle durch Herauswaschen oder Herauslösen gewonnene und gereinigte, hauptsächlich aus Estern von Sterin-, Triterpen- und höheren aliphatischen Alkoholen mit höheren Fettsäuren bestehende, fettähnliche Masse.

31. Adeps lanae, Helv VII
Wollwachs ist eine wachsartige, wasserfreie Substanz, welche aus der Wolle des Schafes (Ovis aries) gewonnen wird und höchstens 200 ppm Butylhydroxytoluol enthalten darf.

32. Wool Fat (Anhydrous Lanolin), BP 88
Wool Fat is a purified anhydrous waxy material obtained from the wool of sheep. It may contain not more than 200 parts per million of Butylated Hydroxytoluene.

33. Anhydrous Lanolin, USP XXII
Anhydrous Lanolin is the purified, fat-like substance from the wool of sheep, Ovis aries Linnè (Fam. Bovidae), containing not more than 0,25 percent of water.

34. Cera Lanae cruda, AB-DDR
Aus den Wollhaaren von Ovis aries L. (Bovidae) durch Auswaschen oder Extrahieren gewonnenes und von mechanischen Verunreinigungen befreites Wachs.

35. Wollwachsalkoholsalbe, DAB 9

Cetylstearylalkohol	0,5	Teile
Wollwachsalkohole	6,0	Teile
Weißes Vaselin	93,5	Teile

Bis zu 12 Teile des Vaselins können durch dickflüssiges Paraffin ersetzt werden.

36. Unguentum Alcoholum Lanae, AB-DDR

Wollwachsalkohole		12,0 g
gelbes Vaselin	zu	100,0 g

Gegebenenfalls werden bis zu 10,0 g gelbes Vaselin durch Hartparaffin ersetzt (Konsistenz).

37. Unguentum Lanalcoli – Wollwachsalkoholsalbe, ÖAB 81

Wollwachsalkohole	6	Teile
Weißes Vaselin	50	Teile
Hartparaffin	12	Teile
Flüssiges Paraffin	32	Teile

38. Wool Alcohols Ointment, BP 88

Wool Alcohols	60	g
Hard Paraffin	240	g
White Soft Paraffin	may be varied	

or

Yellow Soft Paraffin	100	g
Liquid Paraffin	600	g

39. Unguentum Oxytetracyclini, AB-DDR[a]

Oxytetrazyklinhydrochlorid		1,0 g
dickflüssiges Paraffin		15,0 g
Wollwachsalkoholsalbe	zu	100,0 g

40. Unguentum nasale cum Mentholo, AB-DDR[a]

Menthol	0,6	g
dickflüssiges Paraffin	39,4	g
Wollwachsalkoholsalbe	60,0	g

41. Salicylic Acid Ointment, BP 88[a]

Salicylic Acid, finely sifted	20	g
Wool Alcohols Ointment	980	g

42. Unguentum cetylicum, Helv VII

Alcohol cetylicus	4	g
Adeps lanae	10	g
Vaselinum album	86	g

43. Simple Ointment, BP 88

Wool Fat	50	g
Hard Paraffin	50	g
Cetylstearyl Alcohol	50	g
White Soft Paraffin		

or

Yellow Soft Paraffin	850	g

44. Paraffin Ointment, BP 88

White Beeswax	20	g
Hard Paraffin	30	g
Cetylstearyl Alcohol	50	g
White Soft Paraffin	900	g

45. Hydrophilic Petrolatum, USP XXII

Cholesterol	30	g
Stearyl Alcohol	30	g
White Wax	80	g
White Petrolatum	860	g
to make	1.000	g

46. Capsici unguentum compositum, Helv VII[a]

Capsici extractum liquidum normatum	2,5	g
Eucalypti aetheroleum	3,0	g
Camphora	5,0	g
Terebinthinae aetheroleum medicinale	10,0	g
Cera alba	10,0	g
Unguentum cetylicum	69,5	g

47. Unguentum salicylicum compositum, Helv VII[a]

Acidum salicylicum (180)	10,0	g
Terebinthinae aetheroleum medicinale	10,0	g
Adeps lanae	10,0	g
Arachidis oleum hydrogenatum	70,0	g

48. Ichthammol Ointment, USP XXII[a]

Ichthammol	100	g
Anhydrous Lanolin	100	g
Petrolatum	800	g
to make	1.000	g

49. Compound Resorcinol Ointment, USP XXII[a]

Resorcinol	60	g
Zinc Oxide	60	g
Bismuth Subnitrate	60	g

Juniper Tar	20	g
Yellow Wax	100	g
Petrolatum	290	g
Anhydrous Lanolin	280	g
Glycerin	130	g
to make	1.000	g

Macrogolsalben

50. Unguentum Polyaethylenglycoli, AB-DDR

Polyäthylenglykol 600	60,0	g
Polyäthylenglykol 1500	40,0	g

Gegebenenfalls Konsistenz durch Einarbeiten weiterer Mengen eines der Bestandteile so verändern, daß sie Salben-Konsistenzprüfung entspricht.

51. Unguentum Polyaethylenglycoli - Polyäthylenglycolsalbe, ÖAB 81

Polyäthylenglycol 400	60	Teile
Polyäthylenglycol 4000	40	Teile

Polyäthylenglycole dürfen nur bis zu 10% ihres Gewichtes gegeneinander ausgetauscht werden.

52. Macrogoli unguentum, Helv VII

Macrogolum 4000	5	g
Macrogolum 1540	20	g
Macrogolum 400	70	g
Alcohol cetylicus	5	g

53. Macrogol Ointment, BP 88

Macrogol 4000	350	g
Macrogol 300	650	g

54. Polyethylene Glycol Ointment, NF XVII

Polyethylene Glycol 3550	400	g
Polyethylene Glycol 400	600	g
	1.000	g

If a firmer preparation is desired, replace up to 100 g of the PEG 400 with an equal amount of PEG 3550. If 6% to 25% of an aqueous solution is to be incorporated in PEG Ointment, replace 50 g of the PEG 3350 with an equal amount of stearyl alcohol.

55. Polyethylene Glycol Monomethyl Ether, NF XVII 2nd Suppl.

PGME is an addition polymer of ethylene oxide and methanol, represented by the formula: $CH_3(OCH_2CH_2)_nOH$ in which n represents the average number of oxyethylene groups.

Absorptionsbasen O/W

56. Hydrophile Salbe, DAB 9

Emulgierender Cetylstearylalkohol	30	Teile
Dickflüssiges Paraffin	35	Teile
Weißes Vaselin	35	Teile

Falls nach der angegebenen Vorschrift keine gut streichbare Salbe erhalten wird, dürfen dickflüssiges Paraffin und weißes Vaselin nach Bedarf bis zu 10% gegeneinander ausgetauscht werden.

57. Unguentum emulsificans - Emulgierende Salbe, ÖAB 81

Emulgierender Stearylalkohol	30	Teile
Flüssiges Paraffin	20	Teile
Weißes Vaselin	50	Teile

58. Emulsifying Ointment, BP 88

Emulsifying Wax	300	g
White Soft Paraffin	500	g
Liquid Paraffin	200	g

59. Compound Benzoic Acid Ointment, BP 88[a]

Benzoic Acid, in fine powder	60	g
Salicylic Acid, in fine powder	30	g
Emulsifying Ointment	910	g

60. Cetrimide Emulsifying Ointment, BP 88

White Soft Paraffin	500	g
Cetostearyl Alcohol	270	g
Liquid Paraffin	200	g
Cetrimide	30	g

61. Unguentum Adipis suilli, AB-DDR

Glyzerolstearat		50,0	g
Schweinefett	ad	100	g

62. Cetomacrogol Emulsifying Ointment, BP 88

White Soft Paraffin	500	g
Cetomacrogol Emulsifying Wax	300	g
Liquid Paraffin	200	g

63. Coal Tar and Salicylic Acid Ointment, BP 88[a]

Coal Tar	20	g
Polysorbate 80	40	g
Salicylic Acid	20	g
Emulsifying Wax	114	g
White Soft Paraffin	190	g
Coconut Oil	540	g
Liquid Paraffin	76	g

Mehrphasige wasserhaltige Zubereitungen W/O-Systeme

64. Adeps lanae cum aqua (Hydrous Wool Fat) PhEur

Mixture of 75% (m/m) of wool fat and 25% (m/m) of water. It may contain not more than 150 ppm of butylated hydroxytoluene.

65. Wasserhaltiges Wollwachs, DAB 9

Mischung aus 75% (m/m) Wollwachs und 25% (m/m) Wasser, darf höchstens 150 ppm Butylhydroxytoluol enthalten.

66. Cera Lanae cum Aqua - Wasserhaltiges Wollwachs, ÖAB 81

syn.: Adeps Lanae hydrosus, Lanolinum

Wollwachs	70	Teile
Destilliertes Wasser	20	Teile
Flüssiges Paraffin	10	Teile

67. Adeps lanae cum aqua, Helv VII

Wasserhaltiges Wollwachs ist eine Mischung aus 75% (m/m) Wollwachs und 25% (m/m) Wasser; darf höchstens 150 ppm Butylhydroxytoluol enthalten.

68. Hydrous Wool Fat (Lanolin), BP 88

Mixture of 75% (m/m) of Wool Fat and 25% (m/m) of Purified Water. It may contain not more than 150 ppm of Butylated Hydroxytoluene.

69. Lanolin, USP XXII

Lanolin is the purified, fat-like substance from the wool of sheep, Ovis aries L. (Fam. Bovidae), containing not less than 25,0% and not more than 30,0% of water.

70. Methyl Salicylate Ointment, BP 88[a]

syn.: Strong Methyl Salicylate Ointment

Methyl Salicylate	500	g
White Beeswax	250	g
Hydrous Wool Fat	250	g

71. Wasserhaltige Wollwachsalkoholsalbe, DAB 9

Wollwachsalkoholsalbe	1	Teil
Wasser	1	Teil

72. Unguentum Alcoholum Lanae aquosum, AB-DDR

Wollwachsalkoholsalbe	50,0	g
Wasser	50,0	g

73. Unguentum Lanalcoli aquosum – Wasserhaltige Wollwachsalkoholsalbe, ÖAB 81

Wollwachsalkoholsalbe	50	Teile
Destilliertes Wasser	50	Teile

74. Hydrous Ointment, BP 88

syn.: Oily Cream

Wool Alcohols Ointment (varied)	500	g
Phenoxyethanol	10	g
Dried Magnesium Sulphate	5	g
Purified Water, freshly boiled and cooled	485	g

75. Unguentum cetylicum cum aqua, Helv VII

Unguentum cetylicum	60	g
Aqua purificata	40	g

76. Lanolin, DAB 9

Dickflüssiges Paraffin	15	Teile
Wasser	20	Teile
Wollwachs	65	Teile

77. Lanolin, AB-DDR

dünnflüssiges Paraffin	15,0	g
Wasser	20,0	g
Wollwachs	65,0	g

78. Lanolin, Helv VII

Adeps lanae	70	g
Aqua purificata	20	g
Olivae oleum	10	g

79. Unguentum molle, AB-DDR

dünnflüssiges Paraffin	7,5	g
Wasser	10,0	g
Wollwachs	32,5	g
gelbes Vaselin	50,0	g

Wird Lanolin verwendet, sind 50,0 g
Lanolin und 50,0 g gelbes Vaselin zu mischen.

80. Unguentum nasale, AB-DDR[a]

Epinephrinlösung 0,1%	2,5	g
Natriumpyrosulfit	0,1	g
Aluminiumazetotartratlösung	25,0	g
Wollwachsalkoholsalbe	50,0	g
dickflüssiges Paraffin	zu 100,0	g

81. Kühlsalbe, DAB 9

Gelbes Wachs	7	Teile
Cetylpalmitat	8	Teile
Erdnußöl	60	Teile
Wasser	25	Teile

Der lipophilen Phase kann ein geeignetes Antioxidans zugesetzt werden.

82. Unguentum leniens – Kühlsalbe, ÖAB 81

Weißes Wachs	8	Teile
Gehärtetes Erdnußöl	20	Teile
Erdnußöl	47	Teile
Rizinusöl	5	Teile
Destilliertes Wasser	20	Teile

83. Unguentum leniens, Helv VII

Cera alba	8,0	g
Arachidis oleum hydrogenatum	17,0	g
Arachidis oleum	50,0	g
Ricini oleum	5,0	g
Natrii laurilsulfas	0,10	g
Aqua purificata	ad 100,0	g

Muß für Ungt. refrigerans abgegeben werden.

84. Rose Water Ointment, USP XXII

Cetyl Esters Wax	125	g
White Wax	120	g
Almond Oil	560	g
Sodium Borate	5	g
Stronger Rose Water	25	ml
Purified Water	165	ml
Rose Oil	200	ml
to make about	1.000	g

85. Gelbe Quecksilberoxidsalbe, DAB 9[a]

Natriumhydroxid	8,5	Teile
Quecksilber(II)chlorid	19,0	Teile
Wasser	nach Bedarf	
Wollwachs	60	Teile
Weißes Vaselin	nach Bedarf	

86. Unguentum Hydrargyri oxydati flavi – Gelbe Quecksilberoxydsalbe, ÖAB 81[a] (gestrichen im ÖAB 1990 laut[58])

syn.: Unguentum Hydrargyri flavum, Gelbe Präcipitatsalbe

Quecksilber-II-chlorid	1,9	Teile
Verdünnte Natriumhydroxydlösung	12	Teile
Destilliertes Wasser	nach Bedarf	
Wollwachs	6	Teile
Weißes Vaselin	nach Bedarf	

87. Quecksilberpräzipitatsalbe, DAB 9[a]

Quecksilber(II)chlorid	27	Teile
Ammoniak-Lsg. 10%	nach Bedarf	
Wasser	780	Teile
Wollwachs	80	Teile
Weißes Vaselin	nach Bedarf	

88. Unguentum Hydrargyri chlorati amidati – Quecksilberamidochloridsalbe, ÖAB 81[a] (gestrichen im ÖAB 1990 laut[58])

syn.: Unguentum Hydrargyri album; Unguentum Praecipitati albi, Weiße Präzipitatsalbe

Quecksilber-II-chlorid	2,7	Teile
Ammoniak	nach Bedarf	
Destilliertes Wasser	78	Teile
Wollwachs	5	Teile
Weißes Vaselin	12,5	Teile

O/W-Systeme

89. Wasserhaltige hydrophile Salbe, DAB 9

Hydrophile Salbe	30	Teile
Wasser	70	Teile

Kann mit 0,1% Sorbinsäure konserviert werden. Falls aus galenischen oder therapeutischen Gründen erforderlich, kann als Konservierungsmittel anstelle von Sorbinsäure 0,06% Methyl-4-hydroxybenzoat zusammen mit 0,04% Propyl-4-hydroxybenzoat verwendet werden.

90. Unguentum emulsificum aquosum – Wasserhaltige emulgierende Salbe, ÖAB 81

Emulgierende Salbe	30	Teile
Destilliertes Wasser	70	Teile
p-Hydroxybenzoesäuremethylester	0,06	Teile
p-Hydroxybenzoesäurepropylester	0,04	Teile

91. Unguentum hydrophilicum anionicum, Helv VII

Arachidis oleum hydrogenatum	30,0	g
Cetylanum	5,0	g
Propylenglycolum	20,0	g
Aqua purificata	ad 100,0	g

92. Aqueous Cream, BP 88

Emulsifying Ointment	300	g
Phenoxyethanol	10	g
Purified Water, freshly boiled and cooled	690	g

93. Buffered Cream, BP 88

Emulsifying Ointment	300	g
Sodium Phosphate	25	g
Citric Acid Monohydrate	5	g
Chlorocresol	1	g
Purified Water, freshly boiled and cooled	669	g

94. Hydrophilic Ointment, USP XXII

Methylparaben	0,25	g
Propylparaben	0,15	g
Sodium Lauryl Sulfate	10	g
Propylene Glycol	120	g
Stearyl Alcohol	250	g
White Petrolatum	250	g
Purified Water	370	g
to make about	1.000	g

95. Cetrimide Cream, BP 88

Cetrimide	5	g
or a sufficient quantity		
Cetostearyl Alcohol	50	g
Liquid Paraffin	500	g
Purified Water, freshly boiled and cooled		
sufficient to produce	1.000	g

96. Nichtionische hydrophile Creme, DAB 9

Polysorbat 60	5	Teile
Cetylstearylalkohol	10	Teile
Glycerol 85%	10	Teile
Weißes Vaselin	25	Teile
Wasser	50	Teile

Creme kann mit 0,1 % Sorbinsäure konserviert werden – wie bei Wasserhaltiger hydrophiler Salbe: anstelle von Sorbinsäure als Konservierungsmittel 0,1 % Methyl-4-hydroxybenzoat zusammen mit 0,04 % Propyl-4-hydroxybenzoat verwendbar.

97. Unguentum hydrophilicum non ionogenicum, Helv VII

Alcohol cetylicus		10,0	g
Arachidis oleum hydrogenatum		20,0	g
Polysorbatum 60		5,0	g
Propylenglycolum		20,0	g
Aqua purificata	ad	100,0	g

98. Cetomacrogol Cream, BP 88

Formula A:

Cetomacrogol Emulsifying Ointment	300	g
Chlorocresol	1	g
Purified Water, freshly boiled and cooled		
sufficient to produce	1.000	g

99. Cetomacrogol Cream, BP 88

Formula B:

Cetomacrogol Emulsifying Ointment	300	g
Benzyl Alcohol	15	g
Propyl Hydroxybenzoate	0,8	g
Methyl Hydroxybenzoate	1,5	g
Purified Water, freshly boiled and cooled		
sufficient to produce	1.000	g

100. Chlorhexidine Cream, BP 88[a]

Chlorhexidine Gluconate solution
a sufficient quantity

Liquid Paraffin	100	g
Cetomacrogol Emulsifying Wax	250	g
Purified Water, freshly boiled and cooled		
sufficient to produce	1.000	g

101. Clioquinol Cream, BP 88[a]

Clioquinol, in microfine powder	30	g
Cetomacrogol Emulsifying Ointment	300	g
Chlorocresol	1	g
Purified Water, freshly boiled and cooled	669	g

102. Lindane Cream, BP 88[a]

Lindane	10	g
or a sufficient quantity		
Liquid Paraffin	80	g
Cetomacrogol Emulsifying Wax	140	g
Purified Water freshly, boiled and cooled		
sufficient to produce	1.000	g

103. Unguentum stearinicum, Helv VII

Acidum stearinicum		24,0	g
Propylenglycolum		13,5	g
Triethanolaminum		1,2	g
Methylis parahydroxybenzoas		0,2	g
Propylis parahydroxybenzoas		0,1	g
Aqua purificata	ad	100,0	g

Hydrogele

104. Hydroxyethylcellulosegel, DAB 9

Hydroxyethylcellulose 10.000 (DAB 9 N 1)	2,5	Teile
Glycerol 85%	10,0	Teile
Wasser	87,5	Teile

Konservierung kann erfolgen mit 0,1 % Sorbinsäure zusammen mit 0,1 % Kaliumsorbat (oder anstelle: 0,1 % Methyl-4-hydroxybenzoat zusammen mit 0,4 % Propyl-4-hydroxybenzoat).

105. Mucilago Hydroxyethylcellulosi, AB-DDR

Hydroxyethylcellulose	8,0	g
Propylhydroxybenzoat	0,03	g
Methylhydroxybenzoat	0,07	g
Wasser	91,9	g

Wird der Schleim mit konserviertem Spiritus hergestellt, werden 91,0 g Wasser unter Rühren mit 1,0 g konserviertem Spiritus versetzt.

106. Carboxymethylcellulosegel, DAB 9

Carboxymethylcellulose-Natrium 600	5	Teile
Glycerol 85%	10	Teile
Wasser	85	Teile

Konservierung kann erfolgen mit 0,1 % Sorbinsäure zusammen mit 0,1 % Kaliumsorbat.

107. Mucilago Gummi arabici – Gummischleim, ÖAB 81

Arabisches Gummi	100	Teile
p-Hydroxybenzoesäuremethylester	0,2	Teile
p-Hydroxybenzoesäurepropylester	0,1	Teile
Destilliertes Wasser	200	Teile

108. Gallerta saponata camphorata – Opodeldok, ÖAB 81[a]

syn.: Linimentum saponato-camphoratum

Schweineschmalz	5	Teile
Konzentrierte Natriumhydroxyd-Lösung	2,5	Teile
Kampfer	2,5	Teile
Ammoniak	5	Teile
Äthylalkohol	77,5	Teile
Destilliertes Wasser	6	Teile
Ätherisches Rosmarinöl	1	Teil
Ätherisches Thymianöl	0,5	Teile

109. Wasserhaltiges Polyacrylatgel, DAB 9 (gestrichen im DAB 9 N 1)

Polyacrylsäure	0,5	Teile
NaOH-Lsg. 5%	3,0	Teile
Wasser	96,5	Teile

Konservierung kann erfolgen mit 0,1 % Sorbinsäure zusammen mit 0,1 % Kaliumsorbat (oder anstelle: 0,07 % Methyl-4-hydroxybenzoat zusammen mit 0,03 % Propyl-4-hydroxybenzoat).

110. Isopropylalkoholhaltiges Polyacrylatgel, DAB 9 (gestrichen im DAB 9 N 1)

Polyacrylsäure	0,5	Teile
NaOH-Lsg. 5%	1,0	Teile
Isopropylalkohol	25,0	Teile
Wasser	73,5	Teile

Sofern aus galenischen oder therapeutischen Gründen erforderlich, kann bei der Herstellung Isopropylalkohol durch gleiche Menge Ethanol 96% ausgetauscht werden.

Zubereitungen mit dispergierten Feststoffen

111. Zinkpaste, DAB 9

Zinkoxid	25	Teile
Weizenstärke	25	Teile
Weißes Vaselin	50	Teile

112. Pasta Zinci – Zinkpaste, ÖAB 81

Zinkoxyd (VI)	25	Teile
Talk (VI)	25	Teile
Gelbes Vaselin	50	Teile

113. Zinci pasta 25 per centum, Helv VII

Zinci oxidum (250)	25	g
Tritici amylum	25	g
Vaselinum album	50	g

114. Compound Zinc Paste, BP 88

Zinc Oxide, finely sifted	250	g
Starch, finely sifted	250	g
White Soft Paraffin	500	g

115. Zinc Oxide Paste, USP XXII

Zinc Oxide	250	g
Starch	250	g
White Petrolatum	500	g
to make	1.000	g

116. Pasta Zinci oxydati 50%, AB-DDR

Verreibung von Zinkoxid mit Wollwachsalkoholsalbe, Gehalt an ZnO: 48,0 bis 52,0 %

117. Weiche Zinkpaste, DAB 9

Zinkoxid	30	Teile
Mittelkettige Triglyceride	20	Teile
Wollwachsalkoholsalbe	50	Teile

118. Pasta Zinci oxydati mollis, AB-DDR

Zinkoxid	30,0	g
Erdnußöl	20,0	g
Wollwachsalkoholsalbe	50,0	g

119. Zinci pasta mollis, Helv VII

Zinci oxidum (250)	30,0	g
Lanolinum	30,0	g
Vaselinum album	60,0	g

120. Zinc Cream, BP 88

Zinc Oxide, finely sifted	320	g
Calcium Hydroxide	0,45	g
Oleic Acid	5	ml
Arachis Oil	320	ml
Wool Fat	80	g
Purified Water, freshly, boiled and cooled sufficient to produce	1.000	g

121. Zinc and Ichthammol Cream, BP 88[a]

Ichthammol	50	g
Cetostearyl Alcohol	30	g
Wool Fat	100	g
Zinc Cream sufficient to produce	1.000	g

122. Pasta Zinci cum Oleo Jecoris Aselli – Lebertran-Zinkpaste, ÖAB 81[a]

Lebertran	20	Teile
Zinkpaste	80	Teile

123. Pasta Zinci salicylata – Salizyl-Zinkpaste, ÖAB 81[a]

Salizylsäure (VI)	2	Teile
Zinkoxyd (VI)	24	Teile
Talk (VI)	24	Teile
Gelbes Vaselin	50	Teile

124. Zink and Salicylic Acid Paste, BP 88[a]

syn.: Lassar's Paste

Zinc Oxide, finely sifted	240	g
Salicylic Acid, finely sifted	20	g
Starch, finely sifted	240	g
White Soft Paraffin	500	g

125. Dithranol Paste, BP 88[a]

Dithranol	1	g
or a sufficient quantity		
Zinc and Salicylic Acid Paste sufficient to produce	1.000	g

126. Zinc Oxide and Salicylic Acid Paste, USP XXII[a]

Salicylic Acid, in fine powder	20	g
Zinc Oxide Paste, a sufficient quantity to make	1.000	g

127. Coal Tar Paste, BP 88[a]

Strong Coal Tar Solution	75	g
Compound Zinc Paste	925	g

128. Coal Tar Ointment, USP XXII[a]

Coal Tar	10	g
Polysorbate 80	5	g
Zinc Oxide Paste	985	g
to make	1.000	g

129. Zinc and Coal Tar Paste, BP 88[a]

syn.: White's Tar Paste

Emulsifying Wax	50	g
Coal Tar	60	g
Zinc Oxide, finely sifted	60	g
Starch	380	g
Yellow Soft Paraffin	450	g

130. Coal Tar and Zinc Ointment, BP 88[a]

Strong Coal Tar Solution	100	g
Zinc Oxide, finely sifted	300	g
Yellow Soft Paraffin	600	g

131. Kaolini pasta glycerolata, Helv VII

Kaolinum ponderosum	500,0	g
Methylis salicylas	2,0	g
Menthae piperita aetheroleum (13 Tropfen)	0,25	g
Glycerolum	q.s.	

132. Titanium Dioxide Paste, BP 88

Titanium Dioxide	200	g
Chlorocresol	1	g
Red ferric oxide, of commerce	20	g
Light Caolin or		
Light Caolin (Natural), sterilised	100	g
Zinc Oxide, finely sifted	250	g
Glycerol	150	g
Purified water, freshly boiled and cooled sufficient to produce	1.000	g

133. Magnesium Sulphate Paste, BP 88
syn.: Morison's Paste

Dried Magnesium Sulphate	a sufficient quantity
Phenol	0,5 g
Glycerol, previously heated at 120 °C for 1 hour and cooled	55,0 g

134. Compound Aluminium Paste, BP 88

Aluminium Powder	200	g
Zinc Oxide	400	g
Liquid Paraffin	400	g

135. Zinksalbe, DAB 9

Zinkoxid	10	Teile
Wollwachsalkoholsalbe	90	Teile

136. Unguentum Zinci oxydati – Zinkoxidsalbe, ÖAB 81

Zinkoxyd (VI)	10	Teile
Wollwachsalkoholsalbe	90	Teile

137. Zinci unguentum, Helv VII

Zinci oxidum (250)	10,0	g
Vaselinum album	90,0	g

138. Zinc Ointment, BP 88

Zinc Oxide, finely sifted	150	g
Simple Ointment	850	g

139. Zinc Oxide Ointment, USP XXII

Zinc Oxide	200	g
Mineral Oil	150	g
White Ointment	650	g
to make	1.000	g

140. Zinc and Castor Oil Ointment, BP 88

Zinc Oxide, finely sifted	75	g
Castor Oil	500	g
Cetostearyl Alcohol	20	g
White Beeswax	100	g
Arachis Oil	305	g

141. Calamine Ointment, BP 88

Calamine, finely sifted	150	g
White Soft Paraffin	850	g

142. Calamine and Coal Tar Ointment, BP 88[a]
syn.: Compound Calamine Ointment

Calamine, finely sifted	125	g
Zinc Oxide, finely sifted	125	g
Strong Coal Tar Solution	25	g
Hydrous Wool Fat	250	g
White Soft Paraffin	475	g

143. Aqueous Calamine Cream, BP 88

Calamine	40	g
Zinc Oxide	30	g
Liquid Paraffin	200	g
Self-Emulsifying Glyceryl Monostearate	50	g
Cetomacrogol Emulsifying Wax	50	g
Phenoxyethanol	5	g
Purified water, freshly boiled and cooled	625	g

144. Zinkleim, DAB 9

Zinkoxid	10	Teile
Glycerol 85%	40	Teile
Gelatine	15	Teile
Wasser	35	Teile

145. Gelatina Zinci – Zinkleim, ÖAB 81

Zinkoxyd (VI)	10	Teile
Gebleichte Gelatine	15	Teile

Glycerin 85%	40	Teile
p-Hydroxybenzoesäuremethylester	0,1	Teil
p-Hydroxybenzoesäurepropylester	0,05	Teile
Destilliertes Wasser	nach Bedarf	

146. Gelatina zinci dura, Helv VII

Zinci oxidum		10	g
Gelatina		30	g
Glycerolum 85 per centum		30	g
Methylis parahydroxybenzoas		0,1	g
Aqua purificata	ad	100	g

Pflaster

147. Emplastrum Plumbi simplex – Einfaches Bleipflaster, ÖAB 81
syn.: Emplastrum Lithargyri, Emplastrum diachylon

Schweineschmalz	
Erdnußöl	
Bleioxyd (VI)	
Destilliertes Wasser	nach Bedarf

148. Unguentum Emplastri Plumbi, AB-DDR

Blei(II)-oxid	140,0	g
Äthanol	24,0	g
Erdnußöl	280,0	g
Wasser	nach Bedarf	
gelbes Vaselin	nach Bedarf	

149. Unguentum Plumbi oxydati – Bleipflastersalbe, ÖAB 81
syn.: Unguentum diachylon

Einfaches Bleipflaster	50	Teile
Schweineschmalz	50	Teile

150. Emplastrum saponatum – Seifenpflaster, ÖAB 81

Einfaches Bleipflaster	80	Teile
Weißes Wachs	10	Teile
Natronseife	5	Teile
Kampfer	1	Teil
Erdnußöl	4	Teile

151. Emplastrum saponatum salicylatum – Salizylseifenpflaster, ÖAB 81[a] (gestrichen im ÖAB 1990 laut[58])

Seifenpflaster	80	Teile
Weißes Wachs	10	Teile
Salizylsäure (VI)	10	Teile

rial Polyacrylsäure erfolgt, dürfte jedoch revidiert werden, da inzwischen einige Hersteller benzolfreie Polyacrylsäure liefern können. Ein Hydrogel mit dispergiertem Feststoff ist Zinkleim, Zinci gelatina. Der Feststoffgehalt beträgt 10 %. Zinkleim ist wie alle übrigen Zinkzubereitungen zu den Pasten zu rechnen. Zu den Pasten des DAB 9 zählen ferner Zinkpaste, Weiche Zinkpaste und Zinksalbe. Als Salbengrundlagen werden Weißes Vaselin und Schweineschmalz aufgeführt.

Wie aus Tab. 4.79 und 4.80, Zusammensetzung der Zubereitungen, zu entnehmen ist, entsprechen eine Reihe von Rezepturen und Grundlagen in den verschiedenen Pharmakopöen einander. Nachfolgend sind daher für die einzelnen Pharmakopöen nur solche Rezepturen bzw. Grundlagen aufgeführt, die nicht in der Zusammenstellung des DAB 9 aufgeführt sind.

Das AB-DDR nennt eine Macrogolsalbe (Polyethylenglykolsalbe), Unguentum Polyaethylenglycoli; zwei verschiedene Nasensalben auf der Basis von Wollwachsalkoholsalbe, Unguentum nasale und Unguentum nasale cum Mentholo; eine Oxytetracyclinhydrochlorid enthaltende Salbe ebenfalls auf der Basis von Wollwachsalkoholsalbe, Unguentum Oxytetracyclini; eine Bleipflaster-Salbe, Unguentum Emplastri Plumbi.

Bisher nicht genannte halbfeste Zubereitungen in der Helv VII sind: Acidi borici unguentum, Borsalbe; Capsici unguentum compositum, Cayennepfeffersalbe; Camphorae unguentum, Kampfersalbe; Kaolini pasta glycerolata, Kaolin-Paste; Unguentum resinosum, Harzsalbe; Unguentum salicylicum compositum, Zusammengesetzte Salicyl-Salbe; Unguentum stearinicum, Stearatsalbe, die eigentlich eine Creme ist.

Helv VII läßt nicht Cetylstearylalkohol zu Salbengrundlagen verarbeiten, sondern setzt Cetylalkohol statt des Alkoholgemisches ein, um Unguentum cetylicum, Cetylsalbe bzw. Unguentum cetylicum cum aqua, Wasserhaltige Cetylsalbe herzustellen.

Hervorzuhebende Zubereitungen in USP XXII/NF XVII sind als weitere Kohlenwasserstoffgrundlage Squalane, als wachshaltige Grundlagen White Ointment und Yellow Ointment sowie Coal Tar Ointment, Ichthammol Ointment, Rose Water Ointment, Sulfur Ointment und Compound Resorcinol Ointment als arzneistoffhaltige Zubereitungen.

Bisher nicht genannte Zubereitungen im ÖAB 81 sind Unguentum aromaticum, Aromatische Salbe; mehrere Pflasterzubereitungen Emplastrum Plumbi simplex, Einfaches Bleipflaster; Emplastrum saponatum, Seifenpflaster; Emplastrum saponatum salicylatum, Salizylseifenpflaster; Gallerta saponata camphorata, Opodeldok; unter den Gelen Mucilago Gummi arabici, Gummischleim; unter den Pasten Pasta Zinci cum Oleo Jecoris Aselli, Lebertran-Zinkpaste; sowie Pasta Zinci salicylata, Salizyl-Zinkpaste. Mit dem Inkrafttreten des ÖAB 1990 am 01.10.1990 werden die Monographien Emplastrum saponatum salicylatum, Unguentum Hydrargyri chlorati amidati und Unguentum Hydrargyri oxydati flavi gestrichen; neu aufgenommen werden Gelatum polyacrylatum aquosum und Gelatum polyacrylatum cum Isopropanolo.[58]

Aus BP 88, die die größte Zahl an Grundlagen und Rezepturen führt, sind als bisher nicht genannte Zubereitungen zu nennen: in der Gruppe der O/W-Absorptionsbasen Cetrimide Emulsifying Ointment, Cetomacrogol Emulsifying Ointment; in der Gruppe der Cremes Cetomagrogol Cream, Buffered Cream, Cetrimide Cream, Chlorhexidine Cream, Clioquinol Cream und Lindane Cream; in der Gruppe der Pasten arzneistoffhaltige Zubereitungen wie Calamine Ointment und Aqueous Calamine Cream, Compound Benzoic Acid Ointment, Compound Aluminium Paste, Magnesium Sulphate Paste, Titanium Dioxide Paste, Dithranol Paste.

BP 88 führt außerdem ebenso wie die USP XXII/NF XVII eine Vielzahl an Monographien auf, die arzneistoffhaltige Zubereitungen darstellen, jedoch keine Angaben zur Zusammensetzung der Grundlage enthalten. Der Gehalt des jeweiligen Arzneistoffs wird innerhalb angegebener Grenzen vorgeschrieben, während von der Grundlage gefordert wird, daß sie geeignet sein muß.

Die nachstehenden Tab. 4.81 bis 4.88 nennen getrennt nach den berücksichtigten Pharmakopöen Hilfsstoffe auf, die für die Herstellung der aufgeführten halbfesten Zubereitungen notwendig sind. Es wird dabei in unterschiedliche Funktionen der Hilfsstoffe in den Zubereitungen untergliedert. Tab. 4.89 faßt in alphabetischer Reihenfolge alle berücksichtigten Hilfsstoffe unter Angabe des jeweiligen Arzneibuchs zusammen. Auf die Angabe von Firmenbezeichnungen der Hilfsstoffe und Herstellerfirmen wird verzichtet und auf die einschlägige Literatur verwiesen.[59,60]

15.6 Herstellung, Verfahren und Geräte

Wasserfreie Zubereitungen

Wasserfreie Grundlagen lipophiler Art sind im einfachsten Fall, wenn die beteiligten Komponenten bei Raumtemperatur flüssig sind, durch Mischen herstellbar, z. B. dünn- und dickflüssiges Paraffin in Kombination mit fetten Ölen. Das Ergebnis ist jedoch keine halbfeste Zubereitung, sondern eine Flüssigkeit, die erst bei Weiterverarbeitung, z. B. zur Paste, durch Einarbeitung pulverförmiger Feststoffe eine halbfeste Konsistenz erhält. Halbfeste Grundlagen an sich entstehen durch Kombination fester und flüssiger Hilfsstoffe. Sind flüssige und feste Grundstoffe miteinander zu einer Salbengrundlage zu vereinigen, ist in der Regel ein Schmelzvorgang erforderlich. Durch vorsichtiges Erwärmen, z. B. auf dem Wasserbad, und unter Vermeidung von Überhitzung werden die Bestandteile verflüssigt und gemischt. Homogene Mischungen bei erhöhter Temperatur sind nur bei ausreichend hoher Affinität der Einzelbestandteile zueinander möglich. Hydrophile Hilfsstoffe wie Macrogole (Polyethylenglykole) mit unterschiedlichen Molekülmassen lassen sich zu einer homogenen Schmelze vereinigen; lipophile Hilfsstoffe wie fette Öle, Paraffinkohlenwasserstoffe, Wachse und W/O-Emulgatoren mischen sich in der Schmelze ebenfalls homogen; nicht möglich jedoch ist die Vereinigung hydrophiler und lipophiler Substanzen zu einer homogenen einphasigen Mischung (s. Cremeherstellung). Die homogene Schmelze wird bis zum Erkalten gerührt.

Zur Herstellung von Salben im Rezepturmaßstab empfiehlt sich die Verwendung von Salbenschale und Pistill bzw. Salbenplatte und Spatel.

Zur Einarbeitung von Arzneistoffen in die Grundlage ist zu berücksichtigen, in welcher Form und für welchen Verwendungszweck die Zubereitung einzusetzen ist.

Lipophile Substanzen sind in lipophilen Grundlagen löslich, hydrophile Arzneistoffe jedoch schlecht löslich und können deshalb nur dispergiert werden. Hydrophile Arzneistoffe können jedoch in wasserfreien hydrophilen Grundlagen wie Macrogolsalbe gelöst

Tabelle 4.81. PhEur-Grundstoffe

Konservierungsmittel	Antioxidanzien	Emulgatoren	Feuchthaltemittel	Konsistenzerhöhende Stoffe	Vehikel	Hydrogelbildner (Viskositätserhöhende Stoffe)	Feststoffe in Pasten	Salbengrundlagen
Acidum benzoicum	Acidum ascorbicum	Alcohol cetylicus	Glycerolum	Adeps solidus	Amygdalae oleum	Acaciae Gummi	Kaolinum ponderosum	Adeps lanae
Acidum sorbicum	Butylhydroxytoluenum	Alcoholes adipis lanae	Glycerolum 85 per centum	Alcohol cetylicus	Arachidis oleum	Acaciae Gummi dispersione desiccatum	Mayidis amylum	
Alcohol benzylicus	α-Tocopheroli acetas	Cetrimidum	Propylenglycolum	Cera alba	Olivae oleum	Acidum alginicum	Oryzae amylum	
Benzalkonii chloridum	α-Tocopherolum	Glyceroli mono-	Sorbitolum	Cera flava	Paraffinum liquidum	Agar	Solani amylum	
Cetrimidum		stearas 40–50			Paraffinum perliquidum	Bentonitum	Talcum	
Cetylpyridinii chloridum		Natrii laurilsulfas			Ricini oleum	Carboxymethyl cellulose natricum	Titanii dioxidum	
Chlorobutanolum		Polysorbatum 20			Sesami oleum	Gelatina	Tritici amylum	
Chlorocresolum		Polysorbatum 60				Hydroxyethyl cellulosum	Zinci oxidum	
Kalii sorbas		Polysorbatum 80				Hydroxypropyl cellulosum		
Methylis parahydroxy-benzoas						Methylcellulosum		
Natrii benzoas						Methylhydroxyethyl cellulosum		
Phenol						Methylhydroxypropyl cellulosum		
Propylis parahydroxy benzoas						Natrium alginas		
						Polyvidonum		
						Silica colloidalis anhydrica		
						Tragacantha		

Tabelle 4.82. DAB-9-Grundstoffe. [a]Übereinstimmend mit PhEur-Monographie

Konservierungsmittel	Antioxidanzien	Emulgatoren	Feuchthaltemittel	Konsistenzerhöhende Stoffe	Vehikel	Hydrogelbildner (Viskositätserhöhende Stoffe)	Feststoffe in Pasten	Salbengrundlagen
Benzalkoniumchlorid[a]	Ascorbinsäure[a]	Cetrimid[a]	Glycerol[a]	Cetylalkohol[a]	Erdnußöl[a]	Agar[a]	Kartoffelstärke[a]	Schweineschmalz
Benzoesäure[a]	Butylhydroxytoluol[a]	Cetylalkohol[a]	Glycerol 85%[a]	Cetylpalmitat	Isopropylmyristat	Alginsäure[a]	Maisstärke[a]	Weißes Vaselin
Benzylalkohol[a]	Palmitoylascorbinsäure[a]	Cetylstearyl-alkohol[a]	Propylenglycol[a]	Cetylstearylalkohol[a]	Isopropylpalmitat	Bentonit[a]	Reisstärke[a]	Wollwachs[a]
Cetrimid[a]	α-Tocopherol[a]	Emulgierender Cetylstearylalkohol[a]	Sorbitol[a]	Hartfett[a]	Mandelöl[a]	Carboxymethylcellulose-Natrium[a]	Talkum[a]	
Cetylpyridiniumchlorid[a]	α-Tocopherolacetat[a]	Glycerolmono-stearat 40–50%[a]		Hartparaffin[a]	Oleyloleat	Gelatine[a]	Titandioxid[a]	
Chlorobutanol[a]		Macrogolstearat 400		Kakaobutter	Olivenöl[a]	Arabisches Gummi[a]	Weißer Ton[a]	
Chlorocresol[a]		Macrogol-Glycerol-hydroxystearat		Hydriertes Ricinusöl	Dickflüssiges Paraffin[a]	Sprühgetrocknetes arabisches Gummi[a]	Weizenstärke[a]	
Ethyl-4-hydroxybenzoat[a]		Mittelkettige Partialglyceride		Schweineschmalz	Dünnflüssiges Paraffin[a]	Hydroxyethylcellulose[a]	Zinkoxid[a]	
Kaliumsorbat[a]		Natriumcetyl-stearylsulfat		Gebleichtes Wachs[a]	Rizinusöl[a]	Hydroxypropylcellulose[a]		
Methyl-4-hydroxybenzoat[a]		Natriumdodecyl-sulfat[a]		Gelbes Wachs[a]	Raffiniertes Rizinusöl[a]	Methylcellulose[a]		
Natriumbenzoat[a]		Polysorbat 20[a]			Sesamöl[a]	Methylhydroxyethylcellulose[a]		
Phenol[a]		Polysorbat 60[a]			Mittelkettige Triglyceride	Methylhydroxypropylcellulose[a]		
Propyl-4-hydroxybenzoat[a]		Polysorbat 80[a]			Mittelkettige Partialglyceride	Natriumalginat[a]		
Sorbinsäure[a]		Wollwachsalkohole[a]			Propylenglycol-octanoatdecanoat	Polyvidon[a]		
						Hochdisperses Siliciumdioxid[a]		
						Tragant[a]		

Tabelle 4.83. AB-DDR-Grundstoffe

Konservierungsmittel	Antioxidanzien	Emulgatoren	Feuchthaltemittel	Konsistenzerhöhende Stoffe	Vehikel	Hydrogelbildner (Viskositätserhöhende Stoffe)	Feststoffe in Pasten	Salbengrundlagen (nur Einzelstoffe)
Acidum benzoicum	Acidum ascorbicum	Acidum dehydrocholicum	Glycerolum	Acidum stearinicum	Aethylium oleinicum	Agar	Amylum Maidis	Adeps suillus
Acidum sorbicum	Ascorbylium palmitinicum	Alcohol stearylicus	Propylenglycolum	Adeps Cacao	Cera perliquida	Alcohol polyvinylicus	Amylum Solani	Cera Lanae
Alcohol benzylicus	Butylhydroxytoluenum	Alcoholes emulsificantes	Sorbitolum	Adeps suillus	Cera subliquida	Gelatina	Amylum Tritici	Cera Lanae cruda
Benzalkonium chloratum	Propylium gallicum	Alcoholes emulsificantes non ionogeni		Alcohol stearylicus	Oleum Arachidis	Gummi arabicum	Bolus alba	Polyaethylenglycolum 600
Chlorbutanolum	Pyrogallolum	Cholesterolum		Cera flava	Oleum Lini	Hydroxyethylcellulosum	Talcum	Polyaethylenglycolum 1500
Chlorocresolum	α-Tocopherolum aceticum	Glycerolum stearinicum		Cetaceum	Oleum Olivarum	Natrium carboxymethylamylopectinum	Titanium dioxydatum	Polyaethylenglycolum 5000
Cresolum		Natrium alkansulfonicum		Paraffinum durum	Oleum Pedum Tauri	Natrium carboxymethylcellulosum	Zincum oxidatum	Vaselinum album
Ethylium hydroxybenzoicum		Sorbimacrogolum oleinicum 80		Paraffinum molle	Oleum Ricini	Polyvidonum		Vaselinum flavum
Methylium hydroxybenzoicum		Sorbitanum trioleinicum GOT			Paraffinum perliquidum	Silicium dioxydatum dispersum		
Natrium benzoicum		Sorbitanum trioleinicum 85			Paraffinum subliquidum	Tragacantha		
Phenolum		Triethanolaminum						
Propylium hydroxybenzoicum								

Tabelle 4.84. ÖAB-81-Grundstoffe.

Konservierungsmittel
- Acidum benzoicum[b]
- Acidum sorbicum[b]
- Benzalkonium chloratum[b]
- Cetrimidum[a]
- Chlorcresolum[b]
- Cresolum
- Methylum parahydroxybenzoicum[a]
- Natrium benzoicum[b]
- Phenolum[b]
- Phenylmethanolum[b]
- Propylum parahydroxybenzoicum[a]

Antioxidanzien
- Acidum ascorbicum[a]
- Laurylum gallicum
- Propylum gallicum[b]
- Pyrogallolum[d]
- α-Tocopherolum acetylatum[a]

Emulgatoren
- Acidum cholicum
- Acidum dehydrocholicum
- Acidum oleicum
- Aethanolaminum
- Cetanolum[b]
- Cetrimidum[a]
- Cholesterolum
- Glycerolum monooleicum
- Glycerolum monostearicum[a]
- Lanalcolum[b]
- Lecithinum vegetabile
- Natrium cetylosulfuricum
- Natrium laurylsulfuricum[b]
- Polyaethylenglycolum-400-stearicum
- Polysorbitanum-20-lauratum[a]
- Polysorbitanum-80-Oleinatum[a]
- Polysorbitanum-60-stearatum[a]
- Steanolum
- Steanolum emulsificans
- Triaethanoeaminum

Feuchthaltemittel
- Glycerolum-85-percentum[a]
- Glycerolum anhydricum[a]
- Propylenglycolum[a]
- Sorbitolum[b]

Konsistenzerhöhende Stoffe
- Acidum stearicum
- Adeps neutralis[a]
- Adeps suillus
- Cera alba[b]
- Cera flava[b]
- Cetaceum[b]
- Cetanolum[b]
- Oleum Arachidis hydrogenatum
- Paraffinum solidum
- Stearolum

Vehikel
- Cera liquida
- Isopropylum myristicum
- Oleum Amygdalae[b]
- Oleum Arachidis[b]
- Oleum Cacao
- Oleum Lini
- Oleum Olivae[b]
- Oleum Ricini[a]
- Oleum Sesami[a]
- Paraffinum liquidum[b]

Hydrogelbildner (Viskositätserhöhende Stoffe)
- Acidum polyacrylicum[c]
- Agar[b]
- Bentonitum[a]
- Carboxymethylcellulosi Natrium[b]
- Carrageen
- Gelatina alba[b]
- Gummi arabicum
- Methylcellulosum[b]
- Natrium alginicum[b]
- Pectinum
- Silicium dioxydatum dispersum[b]
- Tragacantha[a]

Feststoffe in Pasten
- Amylum Mayidis[a]
- Amylum Oryzae[a]
- Amylum Solani[a]
- Amylum Tritici[a]
- Bolus alba[a]
- Talcum[a]
- Zincum oxydatum[a]

Salbengrundlagen
- Adeps suillus[a]
- Cera Lanae[b]
- Polyaethylenglycola
- Vaselinum album
- Vaselinum flavum

[a] Übereinstimmend mit PhEur-Monographie, [b] Nationale Monographie, abweichend von namensgleicher PhEur-Monographie, [c] Neuaufnahme in ÖAB 90, [d] Streichung im ÖAB 90[58].

Tabelle 4.85. Helv.-VII-Grundstoffe.

Konservierungsmittel	Antioxidanzien	Emulgatoren	Feuchthaltemittel	Konsistenzerhöhende Stoffe	Vehikel	Hydrogelbildner (Viskositätserhöhende Stoffe)	Feststoffe in Pasten	Salbengrundlagen
Acidum benzoicum[a]	Acidum ascorbicum[a]	Acidum oleinicum[a]	Glycerolum[a]	Acidum stearinicum	Amygdalae oleum[a]	Acaciae gummi[a]	Kaolinum ponderosum[a]	Adeps lanae[a]
Alcohol benzylicus[a]	Butylhydroxytoluenum[a]	Alcohol cetylicus[a]	Glycerolum (85 per centum)[a]	Adeps solidus[a]	Arachidis oleum[a]	Acaciae gummi dispersione desiccatum[a]	Maydis amylum[a]	Macrogola
Benzalkonii chloridum[a]	Pyrogallolum[a]	Alcoholes adipis lanae[a]	Propylenglycolum[a]	Alcohol cetylicus[a]	Lini oleum	Agar[a]	Oryzae amylum[a]	Vaselinum album
Cetrimidum[a]	α-Tocopheroli acetas[a]	Cetrimidum[a]	Sorbitolum[a]	Arachidis oleum hydrogenatum	Olivae oleum[a]	Bentonitum[a]	Solani amylum[a]	Vaselinum flavum
Cetylpyridinii chloridum[a]		Cetylanum		Cera alba[a]	Paraffinum liquidum[a]	Carboxymethylcellulosum natricum[a]	Talcum[a]	
Chlorobutanolum[a]		Glyceroli monostearas 40–50[a]		Cera flava[a]	Paraffinum perliquidum[a]	Gelatina[a]	Titanii dioxidum[a]	
Chlorocresolum[a]		Macrogoli-400-monostearas		Natrii stearas	Ricini oleum[a]	Hydroxyethylcellulosum[a]	Tritici amylum[a]	
Methylis parahydroxybenzoas[a]		Natrii laurilsulfas		Paraffinum solidum	Sesami oleum[a]	Hydroxypropylcellulosum[a]	Zinci oxidum[a]	
Natrii benzoas[a]		Natrii stearas				Methylcellulosum[a]		
Phenolum[a]		Polysorbatum 20[a]				Methylhydroxyethylcellulosum[a]		
Propylis parahydroxybenzoas[a]		Poylsorbatum 60[a]				Methylhydroxypropylcellulosum[a]		
		Polysorbatum 80[a]				Silica colloidalis anhydrica[a]		
		Sorbitani sesquioleas				Tragacantha[a]		
		Triethanolaminum						

[a] Übereinstimmend mit PhEur-Monographie.

Tabelle 4.86. BP-88-Grundstoffe.

Konservierungsmittel	Antioxidanzien	Emulgatoren	Feuchthaltemittel	Konsistenzerhöhende Stoffe	Vehikel	Hydrogelbildner (Viskositätserhöhende Stoffe)	Feststoffe in Pasten	Salbengrundlagen
Benzalkonium Chloride[a]	Ascorbic Acid[a]	Cetamacrogol 1000	Glycerol[a]	Cetostearylalcohol	Almond Oil[a]	Acacia[a]	Calamine	Macrogol 300
Benzoic Acid[a]	Butylated Hydroxyanisole	Cetostearyl Alcohol	Glycerol (85%)[a]	Hard Fat[a]	Arachis Oil[a]	Agar[a]	Heavy Kaolin[a]	Macrogol 1540
Benzyl Alcohol[a]	Butylated Hydroxytoluene[b]	Cetrimide[b]	Propylenglycolum[a]	Hard Paraffin	Castor Oil[a]	Bentonite[a]	Starches:	Macrogol 4000
Benzyl Hydroxybenzoate	Dodecyl Gallate	Cetyl Alcohol[b]	Sorbitol[a]	White Beeswax[a]	Coconut Oil	Carbomer	– Maize Starch[a]	White Soft Paraffin
Butyl Hydroxybenzoate	Ethyl Gallate	Ethanolamine		Yellow Beeswax[a]	Ethyl Oleate	Colloidal Anhydrous Silica[a]	– Potato Starch[a]	Yellow Soft Paraffin
Cetrimide[a]	Octyl Gallate	Glyceryl Monostearate 40–50[a]			Light Liquid Paraffin[a]	Gelatin[a]	– Rice Starch[a]	Wool Fat[a]
Cetylpyridinium Chloride[a]	Propyl Gallate	Selfemulsifying Glyceryl Monostearate[a]			Liquid Paraffin[a]	Hydroxyethylcellulose[a]	– Tapioka Starch[a]	
Chlorbutol[a]	α-Tocopherol-Acetate[a]	Oleic Acid			Olive Oil[a]	Hydroxypropylcellulose[a]	– Wheat Starch[a]	
Chlorocresol[a]		Polysorbate 20[a]			Sesame Oil[a]	Methylcellulose[a]	Talc[a]	
Cresol		Polysorbate 60[a]			Soya Oil	Methylhydroxyethylcellulose[a] (Hydroxyethylmethylcellulose)	Titanium Dioxide[a]	
Ethyl Parahydroxybenzoate (Ethyl Hydroxybenzoate)[a]		Polysorbate 80[a]				Methylhydroxypropylcellulose[a] (Hypromellose)	Zinc Oxide[a]	
Methyl Parahydroxybenzoate[a] (Methyl Hydroxybenzoate)		Sodium Lauryl Sulphate[a]				Povidone[b]		
Phenol[a]		Sorbitan Monolaurate				Sodium Carboxymethylcellulose[a]		
Potassium Sorbate[a]		Sorbitan Monooleate				Spray-dried Acacia[a]		
Propyl Parahydroxybenzoate[a] (Propyl Hydroxybenzoate)		Sorbitan Monostearate				Tragacanth[a]		
Sodium Benzoate[a]		Wool Alcohols[b]						
Sodium Butyl Hydroxybenzoate								
Sodium Methyl Hydroxybenzoate								
Sorbic Acid[b]								

[a] Übereinstimmend mit PhEur-Monographie; [b] Nationale Monographie, abweichend von namensgleicher PhEur-Monographie

Tabelle 4.87. USP-XXII-Grundstoffe

Konservierungsmittel	Antioxidanzien	Emulgatoren	Feuchthaltemittel	Konsistenzerhöhende Stoffe	Vehikel	Hydrogelbildner (Viskositätserhöhende Stoffe)	Feststoffe in Pasten	Salbengrundlagen (nur Einzelsubstanzen)
Benzethonium Chloride	Ascorbic Acid	–	Glycerin	–	Castor Oil	Carboxymethylcellulose-Sodium	Kaolin	Petrolatum
Benzoic Acid			Propylene Glycol		Mineral Oil	Hydroxypropyl Methylcellulose	Topical Starch	White Petrolatum
Cetylpyridinium Chloride					Safflower Oil	Methylcellulose	Talc	Anhydrous Lanolin
Phenol					Soybean Oil	Pectin	Titanium Dioxide	
Phenylethyl Alcohol							Zinc Oxide	

Tabelle 4.88. NF-XVII-Grundstoffe

Konservierungsmittel	Antioxidanzien	Emulgatoren	Feuchthalte-mittel	Konsistenzer-höhende Stoffe	Vehikel	Hydrogelbildner (Vis-kositätserhöhende Stoffe)	Feststoffe in Pasten	Salbengrund-lagen
Benzalkonium Chloride	Ascorbyl Palmitate	Cetostearyl Alcohol	Hexylene Glycol	Hydrogenated Castor Oil	Almond Oil	Acacia	Starch	Polyethyleneglycol
Benzyl Alcohol	Butylated Hydroxyanisol	Cetyl Alcohol	Sorbitol	Cetostearyl Alcohol	Corn Oil	Agar		Polyethyleneglycol Monomethyl Ether
Butylparaben	Butylated Hydroxytoluene	Cholesterol		Cetyl Esters Wax	Cottonseed Oil	Alginic Acid		Squalane
Chlorobutanol	Propyl Gallate	Diethanolamine (Adjuncts)		Cocoa Butter	Ethyl Oleate	Aluminium Monostearate		Hydrogenated Vegetable Oil (Type II)
Chlorocresol	Sodium Stearate	Glycerin Monostearate		Hard Fat	Isopropyl Myristate	Bentonite		
Cresol	Tocopherol	Lanolin Alcohols		Paraffin	Isopropyl Palmitate	Carbomer 934 P		
Ethylparaben	Tocopherols Excipient	Lecithin		Polyethylene Excipient	Light Mineral Oil	Carboxymethylcellulose Calcium		
Methylparaben		Mono- and Diglycerides		Stearyl Alcohol	Myristyl Alcohol	Carboxymethylcellulose Sodium 12		
Methylparaben-Sodium		Monoethanolamine (Adjunct)		Emulsifying Wax	Octyldodecanol	Carrageenan		
Potassium Benzoate		Oleic acid (Adjunct)		White Wax	Olive Oil	Ethylcellulose		
Potassium Sorbate		Oleyl Alcohol (Stabilizer)		Yellow Wax	Peanut Oil	Gelatin		
Propylparaben		Poloxamer			Persic Oil	Guar Gum		
Propylparaben-Sodium		Polyoxyethylen-50-stearate			Sesame Oil	Hydroxyethyl Cellulose		
Sodium Benzoate		Polyoxyl 10 Oleyl-Ether			Squalane	Hydroxypropyl Cellulose		
Sodium Proprionate		Polyoxyl 20 Cetostearylether				Magnesium Aluminium Silicate		
Sorbic Acid		Polyoxyl 35 Castor Oil				Polyvinyl Alcohol		
		Polyoxyl 40 Hydrogenated Castor Oil				Povidone		
		Polyoxyl 40 Stearate				Propylene Glycol Alginate		
		Polysorbate 20				Colloidal Silicon Dioxide		
		Polysorbate 40				Sodium Alginate		
		Polysorbate 60				Tragacanth		
		Polysorbate 80				Xanthan Gum		
		Propylene Glycol Diacetate						
		Propylene Glycol Monostearate						
		Sodium Lauryl Sulfate						
		Sodium Stearate						
		Sorbitan Monolaurate						
		Sorbitan Monooleate						
		Sorbitan Monopalmitate						
		Sorbitan Monostearate						
		Stearic Acid						
		Stearyl Alcohol						
		Trolamine						
		Emulsifying Wax						

Tabelle 4.89. Hilfsstoffe verschiedener Arzneibücher zur Herstellung halbfester Zubereitungen. Die Hilfsstoffe sind mit deutschen Bezeichnungen in alphabetischer Reihenfolge aufgeführt. Für die Monographiebezeichnungen sei auf Tab. 4.81 bis 4.88 verwiesen

	PhEur	DAB 9	AB-DDR	ÖAB 81	Helv VII	BP 88	USP XXII	NF XVII
Agar	x	x	x	x	x	x		x
Alginsäure	x	x						x
Aluminiummonostearat								x
Aprikosenkernöl								x
Ascorbinsäure	x	x	x	x	x	x	x	
Baumwollsamenöl								x
Bentonit	x	x		x	x	x		x
Benzalkoniumchlorid	x	x	x	x	x	x		x
Benzethoniumchlorid							x	
Benzoesäure	x	x	x	x	x	x	x	
Benzylalkohol	x	x	x	x	x	x		x
Benzylhydroxybenzoat						x		
Butylhydroxyanisol						x		x
Butylhydroxytoluol	x	x	x	x	x	x		x
Butyl-4-hydroxybenzoat						x		x
Calamine						x		
Carboxymethylcellulose-Calcium								x
Carboxymethylcellulose-Natrium	x	x	x	x	x	x	x	x
Carrageen				x				x
Cetomacrogol 1000						x		
Cetrimid	x	x		x	x	x		
Cetylalkohol	x	x		x	x	x		x
Cetylesterwachs								x
Cetylpalmitat		x						
Cetylpyridiniumchlorid	x	x			x	x	x	
Cetylstearylalkohol		x		x		x		x
Cetylstearylalkohol, Emulgierender		x		x	x			x
Chlorobutanol	x	x	x		x	x		x
Chlorocresol	x	x	x	x	x	x		x
Cholesterol				x	x			x
Cholsäure					x			
Cresol			x	x		x		x
Dehydrocholsäure			x	x				
Diethanolamin								x
Dodecylgallat						x		
Emulgierende Alkohole			x					
Emulgierende Alkohole, nichtionogene			x					
Erdnußöl	x	x	x	x	x	x		x
Erdnußöl, Gehärtetes				x	x			
Ethanolamin				x		x		x
Ethylcellulose								x
Ethylgallat						x		
Ethyl-4-hydroxybenzoat		x	x			x		x
Ethyloleat		x				x		x
Gelatine	x	x	x	x	x	x		x
Glycerol	x	x	x	x	x	x	x	
Glycerol 85%	x	x		x	x	x		
Glycerolmonooleat				x				
Glycerolmonooleat 40-50%	x	x	x	x	x	x		x
Glycerolmonostearat, selbstemulgierend						x		
Guar Gummi								x
Gummi, Arabisches	x	x	x	x	x	x		x
Gummi, Sprühgetrocknetes arabisches	x	x			x	x		
Hartfett	x	x		x	x	x		x
Hartparaffin		x						
Hexylenglycol								x
Hydroxyethylcellulose	x	x	x		x	x		x
Hydroxypropylcellulose	x	x			x	x		x
Hydroxypropylmethylcellulose	x	x			x		x	

Tabelle 4.89. Fortsetzung

	PhEur	DAB 9	AB-DDR	ÖAB 81	Helv VII	BP 88	USP XXII	NF XVII
Isopropylmyristat		x		x				x
Isopropylpalmitat		x						x
Kakaobutter		x	x	x				x
Kaliumbenzoat								x
Kaliumsorbat	x	x				x		x
Kartoffelstärke	x	x	x	x	x	x		x
Kokosnußöl						x		
Laurylgallat				x				
Lecithin				x				x
Leinöl			x	x	x			
Macrogolstearat 400		x						
Macrogol-Glycerolhydroxystearat		x						
Magnesiumaluminiumsilicat								x
Maisöl								x
Maisstärke	x	x	x	x	x	x		x
Mandelöl	x	x		x	x	x		x
Methylcellulose	x	x		x	x	x	x	
Methyl-4-hydroxybenzoat	x	x	x	x	x	x		x
Methylhydroxyethylcellulose	x	x			x	x		
Methylhydroxypropylcellulose	x	x			x	x		
Mono- und Diglyceride								x
Myristylalkohol								x
Natriumalginat	x	x		x				x
Natriumalkansulfat			x					
Natriumbenzoat	x	x	x	x	x	x		x
Natriumbutyl-4-hydroxybenzoat						x		
Natriumcarboxymethylamylopectin			x					
Natriumcetylstearylsulfat		x						
Natriumcetylsulfat				x				
Natriumdodecylsulfat	x	x		x	x			x
Natriummethyl-4-hydroxybenzoat						x		x
Natriumpropionat								x
Natriumpropyl-4-hydroxybenzoat								x
Natriumstearat				x				x
Octyldodecanol								x
Octylgallat						x		
Ölsäure				x	x	x		x
Oleylalkohol								x
Oleyloleat		x						
Olivenöl	x	x	x	x	x	x		x
Palmitoylascorbinsäure		x	x					x
Paraffin, Dickflüssiges	x	x	x	x	x	x	x	
Paraffin, Dünnflüssiges	x	x	x		x	x		x
Paraffin, Hartes			x	x	x	x		x
Paraffin, Weiches			x					
Partialglyceride, Mittelkettige		x						
Pectin				x				x
Pflanzenöl, Gehärtetes								x
Phenol	x	x	x	x	x	x	x	
Phenylethylalkohol							x	
Polividon	x	x	x			x	x	
Poloxamer								x
Polyacrylsäure						x		x
Polyethylenglycole			x	x	x	x		x
Polyethylenglycolmonomethylether								x
Polyethylenglycolstearat				x	x			x
Polyoxyl-10-oleylether								x
Polyoxyl-20-cetostearylether								x
Polyoxyl-35-Rizinusöl								x
Polyoxyl-40-Gehärtetes Rizinusöl								x
Polyoxyl-40-Stearat								x

Tabelle 4.89. Fortsetzung

	PhEur	DAB 9	AB-DDR	ÖAB 81	Helv VII	BP 88	USP XXII	NF XVII
Polysorbat 20	x	x		x	x	x		x
Polysorbat 40								x
Polysorbat 60	x	x		x	x	x		x
Polysorbat 80	x	x	x	x	x	x		x
Polyvinylalkohol		x						x
Propylenglycol	x	x	x	x	x	x	x	
Propylenglycolalginat								x
Propylenglycoldiacetat								x
Propylenglycolmonostearat								x
Propylenglycoloctanoatdecanoat		x						
Propylgallat		x	x			x		x
Propyl-4-hydroxybenzoat	x	x	x	x	x	x		x
Pyrogallol		x	x	x				
Reisstärke	x	x		x	x	x		x
Rinderfußöl		x						
Rizinusöl	x	x	x	x	x	x	x	
Rizinusöl, Hydriertes		x						x
Rizinusöl, Raffiniertes		x						
Safloröl							x	
Schweineschmalz		x	x	x				
Sesamöl	x	x		x	x	x		x
Siliciumdioxid, Hochdisperses	x	x	x	x	x	x		x
Sojaöl						x	x	
Sorbinsäure	x	x	x	x		x		x
Sorbitanmonolaurat						x		x
Sorbitanmonooleat						x		x
Sorbitanmonopalmitat								x
Sorbitanmonostearat						x		x
Sorbitansesquioleat					x			
Sorbitantrioleat GOT			x					
Sorbitantrioleat 85			x					
Sorbitol	x	x	x	x	x	x		x
Squalane								x
Stearinsäure			x	x	x			x
Stearylalkohol		x						x
Talkum	x	x	x	x	x	x	x	
Tapiokastärke						x		
Titandioxid	x	x	x		x	x	x	
α-Tocopherol	x	x						x
α-Tocopherolacetat	x	x	x	x	x	x		
Ton, Weißer	x	x	x	x	x	x	x	
Tragant	x	x	x	x	x	x		x
Triethanolamin			x	x	x			x
Triglyceride, Mittelkettige		x						
Vaselin, Gelbes			x	x	x	x	x	
Vaselin, Weißes		x	x	x	x	x	x	
Wachs, Dickflüssiges			x					
Wachs, Dünnflüssiges			x					
Wachs, Flüssiges				x				
Wachs, Gebleichtes	x	x		x	x	x		x
Wachs, Gelbes	x	x	x	x	x	x		x
Walrat		x		x				
Weizenstärke	x	x	x	x	x	x		x
Wollwachs	x	x	x	x	x	x	x	
Wollwachs, Rohes			x					
Wollwachsalkoholsalbe	x	x		x	x	x		x
Xanthangummi								x
Zinkoxid	x	x	x	x	x	x	x	

werden, in denen lipophile Arzneistoffe nur dispergiert werden können.

Je nachdem, ob der Arzneistoff in der Grundlage gelöst oder in partikulärer Form dispergiert wird, ist zwischen Lösungssalben und Suspensionssalben zu unterscheiden. Eine dritte Variante stellen Emulsionssalben dar, bei denen z. B. ein hydrophiler Arzneistoff in flüssiger Form oder aber als wäßrige Lösung vorliegt und in der lipophilen Grundlage emulgiert wird. Die Phasenlage der so hergestellten Creme ist Wasser-in-Öl. Öl-in-Wasser-Cremes sind mit einem lipophilen Arzneistoff in analoger Weise herzustellen.

Bei der Herstellung von *Lösungssalben* ist zu berücksichtigen, daß lipophile Arzneistoffe mit guter Löslichkeit in einer ebenfalls lipophilen Grundlage unter Umständen nur wenig dazu neigen, die Grundlage zu verlassen und sich in die Haut umzuverteilen. Arzneistoffe mit schwächer ausgeprägten lipophilen Eigenschaften besitzen entsprechend eine geringere Löslichkeit in lipophilen Grundlagen. Mit ihnen eine Lösungssalbe herzustellen ist nur dann sinnvoll, wenn die Löslichkeit bei Normalbedingungen ausreichend hoch ist und der Verteilungskoeffizient zugunsten der Haut ausfällt. Das Erzwingen von übersättigten Lösungen durch Zusatz geeigneter Lösungsmittel ist zu vermeiden, da bei der Lagerung in Folge von Temperaturschwankungen Kristallisationskeime entstehen können, die dann weiter auswachsen.

Feste Arzneistoffe mit geringer Löslichkeit in lipophilen Salbengrundlagen sind sinnvollerweise zu *Suspensionssalben* zu verarbeiten. Dazu werden die fein gepulverten Arzneistoffe mit wenig Salbengrundlage zunächst angerieben. Nach gleichmäßiger Verreibung wird der Rest der Salbengrundlage zugegeben. Handelt es sich um hochkonsistente Salbengrundlagen, darf die Grundlage etwas erwärmt werden oder aber ein flüssiger Bestandteil der Salbe darf zum Anreiben benutzt werden. Voraussetzung für diese Vorgehensweise ist jedoch, daß der Arzneistoff in der erwärmten Grundlage bzw. in einem flüssigen Bestandteil der Salbe keine höhere Löslichkeit als in der Grundlage bei Raumtemperatur besitzt, da sonst bei der Lagerung eine nachträgliche Kristallisation bzw. unkontrolliertes Kristallwachstum stattfindet.

Für den Rezepturmaßstab ist die Verwendung des Dreiwalzenstuhls sinnvoll.

Das Wirkprinzip des Dreiwalzenstuhls beruht darauf, daß in erster Linie Zusammenballungen von Pulvern, also Agglomerate zerstört werden und daß in zweiter Linie gröbere Kristalle zerkleinert werden. Damit nimmt die Homogenität der Salbe zu. Beim Dreiwalzenstuhl rotieren die Walzen mit unterschiedlicher

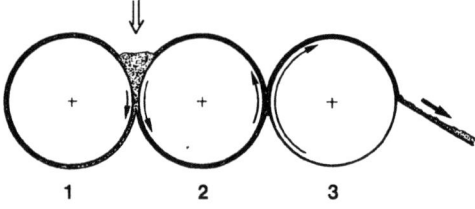

Abb. 4.152. Schematische Darstellung eines Dreiwalzenstuhls. Aus[61]

Geschwindigkeit. Die Zubereitung wird zwischen die erste und die etwas schneller rotierende zweite Walze eingebracht und bei entsprechend eingestellter Spaltbreite zu einem dünnen Film ausgewalzt. Dieser geht dann unter weiterer Desagglomerierung und Vermahlung auf die dritte Walze über, die noch schneller rotiert, und kann hier abgeschabt werden. Die reine Zerkleinerung von Kristallen auf dem Dreiwalzenstuhl ist weniger effektiv als die zuvorige Pulverisierung oder Mahlung im Mörser oder in speziellen Mühlen.

Die Arzneibücher legen eine Teilchengrößenbegrenzung der suspendierten Partikeln fest, einerseits um eine Reizung zu vermeiden und andererseits um die Wirksamkeit der Salbe zu beeinflussen. Insbesondere für Augensalben werden strenge Forderungen zur Begrenzung der Teilchengröße aufgestellt (→ Kap. 4, 2). Eine Erhöhung des Dispersitätsgrades und damit eine Verringerung der Teilchendurchmesser ist bei den sog. *Pultiformsalben* möglich. Hierbei handelt es sich um Zubereitungen, deren Feststoffanteil durch eine Fällungsreaktion in feindisperser Form erhalten wird und unverzüglich zu der fertigen Zubereitung weiterverarbeitet wird. Quecksilberpräzipitatsalbe DAB 9 und Gelbe Quecksilberoxidsalbe DAB 9 - analoge Zubereitungen sind auch als Monographien im ÖAB 81 enthalten - sind Beispiele dafür.

Suspensionssalben bieten den Vorteil eines Depots: der Arzneistoff wird aus dem Feststoffpartikeln freigesetzt und löst sich in der umgebenden lipophilen Phase, um aus dieser in die Haut zu diffundieren und zur Wirkung zu kommen. Die Wirkung kann über den Zerteilungsgrad der suspendierten Arzneistoffpartikeln modifiziert werden, da bei Suspensionssalben die Auflösungsgeschwindigkeit des Arzneistoffes von der Teilchengröße der suspendierten Partikeln abhängt. Mit abnehmender Teilchengröße nimmt die spezifische Oberfläche zu, die der Auflösungsgeschwindigkeit direkt proportional ist. Dies ist insbesondere für Corticosteroidzubereitungen wichtig, weshalb für die rezepturmäßige Verarbeitung von Corticosteroiden wie Hydrocortison, Dexamethason, Prednisolon und Triamcinolonacetonid mikronisierte Arzneistoffqualitäten im Handel erhältlich sind.

Wasserhaltige Zubereitungen

Da Wasser ideale Wachstumsbedingungen für Mikroorganismen schafft, ist bei der Herstellung wasserhaltiger Zubereitungen auf besondere Sorgfalt zu achten, um keimarme Zubereitungen zu erhalten. Die gründliche Reinigung aller eingesetzten Geräte und die persönliche Hygiene sind generell bei der Herstellung aller Zubereitungen zu beachten. Die Verwendung von Wasser macht die Beachtung zusätzlicher Punkte notwendig. Das eingesetzte Wasser muß den Anforderungen der PhEur für Aqua purificata entsprechen und kann daher sowohl durch Destillation als auch durch Demineralisation gewonnen werden. Demineralisiertes Wasser weist in ungünstigen Fällen außerordentlich hohe Keimzahlen auf. Auch destilliertes Wasser, das längere Zeit gelagert wurde, enthält in der Regel Mikroorganismen. Das DAB 9 schreibt daher vor, Wasser vor der Verwendung zur Herstellung halbfester Zubereitungen frisch aufzukochen und 5 min am Sieden zu halten. Auf diese Weise wird eine Keimreduzierung des Wassers durch Abtötung der vegetativen Formen der Mikroorganismen erreicht.

Die Herstellungsweise von Emulsionssalben, also Cremes, ist abhängig von der angestrebten Phasenlage des Cremesystems. Aufgrund der höheren Viskosität von lipophilen Bestandteilen auch im geschmolzenen oder verflüssigten Zustand im Vergleich zu wäßrigen Lösungen ist für die Dispergierung eine um so höhere mechanische Energie erforderlich, je höher der Fettanteil der Zubereitung ist. Danach erfordern Emulsionssalben vom Typ Wasser-in-Öl einen größeren Energieaufwand als Salben vom Typ Öl-in-Wasser. Der Einfluß einer Temperaturänderung macht sich bei W/O Systemen ebenfalls stärker bemerkbar, weil sich Konsistenz und Viskosität der lipophilen Bestandteile stärker als die von Wasser verändern.

Es ist zu unterscheiden zwischen Kalt- und Warmherstellung. Kaltemulgierverfahren können für beiderseits flüssige Phasen angewandt werden, wenn sowohl die lipophile als auch die hydrophile Phase bei Raumtemperatur flüssig ist.

Weist die lipophile Phase eine halbfeste bis feste Konsistenz auf, ist eine *Warmherstellung* vorzunehmen. Dazu wird die Fettphase bei ca. 60 bis 70 °C vorsichtig geschmolzen. Um Überhitzung zu vermeiden, wird der Schmelzvorgang auf einem Wasserbad vorgenommen. Das in der Regel auf die gleiche oder 2 bis 5 °C höhere Temperatur gebrachte Wasser bzw. die wäßrige Lösung wird unter Rühren zugegeben.

Nach dem Dispergier- oder Emulgiervorgang wird die Zubereitung kaltgerührt. Je größer der Ansatz ist, desto langsamer ist die Abkühlung. Zur Abkürzung diese Kühlprozesses wird in der Regel eine Kühlung des Herstellungsbehälters vorgenommen. Doppelwandige Herstellungsanlagen sind dazu mit kaltem Wasser zu durchspülen.

Eine andere Variante zur Abkürzung des Kaltrührprozesses ist die Einbringung der hydrophilen Phase im kalten Zustand in die erwärmte Fettphase.

Zur Erreichung eines hohen Dispersitätsgrades ist eine ausschließlich mechanische Rührvorrichtung im Inneren des Ansatzbehälters nicht ausreichend. Moderne Salbenprozeßanlagen sind mit Homogenisatoren bestückt, die z. B. nach dem Rotor-Stator-Prinzip arbeiten. Ein variabel verstellbarer Spalt sowie die stufenlose Einstellung der Umdrehungsgeschwindigkeit bzw. verschieden anwählbare Geschwindigkeitsstufen werden verwendet. Je nach Bauprinzip werden sie als Kolloidmühlen, Zahnkolloidmühlen, Zahnkranzdisperser bzw. Reaktoren bezeichnet.

In allen *Rührwerken* wirken Scherkräfte und in allen Homogenisatoren neben hohen Scherkräften auch Druck, Reibung, Kavitation, Prallkräfte und Schneidwirkung auf die zu dispergierende Emulsion ein. Auf diese Weise wird eine hochdisperse Emulsion erhalten. Ein Gerät zur Herstellung von Emulsionssalben im Apothekenmaßstab ist z. B. der Stephan Mischer, der nicht nur für die Emulsionsherstellung, sondern auch für die Herstellung von Granulaten sowie von Pasten und Supensionen einsetzbar ist. Dieses Gerät kommt ohne Homogenisator aus und erreicht die Dispergierung der Emulsion durch als Schlagmesser ausgelegte Rührwerkzeuge, die eine hohe Scherbean-

spruchung für das System bedeuten. Mit diesem Gerät können auch Liposomenzubereitungen hergestellt werden.[62] Der Ansatzbehälter ist doppelwandig ausgelegt, so daß durch Anschluß eines Kühlmediums die Abkühlungsphase bei der Herstellung verkürzt werden kann. An den verschließbaren Ansatzbehälter kann ein Vakuum angelegt werden, damit während des Rührvorganges die Einarbeitung von Luft minimiert wird.

Fettfreie aber wasserhaltige Zubereitungen, wie Hydrogele, werden, je nachdem um welchen Gelbildner es sich handelt, auf unterschiedliche Weise hergestellt.

In den meisten Fällen wird der Feststoff in feinzerteilter Form auf das Dispersionsmittel Wasser gestreut und eingerührt. Im allgemeinen wird er aufgrund der höheren Dichte absinken. Es empfiehlt sich die Verwendung schnellaufender Rührwerkzeuge, wobei der feinzerteilte Gelbildner in die gerührte Flüssigkeit eingestreut wird. Zur Quellung des Feststoffs wird die Mischung einige Zeit sich selbst überlassen. Bei organischen Hydrogelbildnern, wie Methylcellulose oder Hydroxyethylcellulose, die mit steigender Temperatur zunehmend schlechter löslich sind, empfiehlt es sich, den Quellvorgang im Kühlschrank stattfinden zu lassen.

Eine zweite Herstellungsvariante ist das Anreiben des Gelbildners mit erwärmtem Wasser, da bei höherer Temperatur die Benetzung des Feststoffs günstiger ist und damit eine hohe Dispersität erreicht wird. Die zunächst erzielte Suspension wird dann im Fall der nichtionischen Cellulosederivate bei niedrigerer Temperatur dem Quellen überlassen, so daß ein Gel entsteht. Ionische Gelbildner wie Natriumcarboxymethylcellulose sowie anorganische Gelbildner wie Bentonit quellen bei erhöhter Temperatur schneller und besser, weshalb man diese Mischungen möglichst leicht erwärmt.

Als dritte Alternative wird durch vorsichtiges Erwärmen die Überführung in den Solzustand erreicht, z. B. bei Gelatine oder Stärke, und anschließend meist ohne Rühren erkalten gelassen, wobei sich das formbeständige Gel ausbildet.

Polyacrylatgele (Carbopol®-Gele) entstehen erst durch Alkalisieren. Die in Wasser bzw. Wasser-Alkohol-Mischungen unlösliche Polyacrylsäure wird als feines Pulver in die gerührte wäßrige Phase eingestreut und eine homogene Suspension hergestellt. Hierzu empfiehlt sich der Einsatz eines Rührgeräts. Durch Zusatz von Lauge wie NaOH-, KOH- und Al(OH)₃-Lösung bildet sich spontan das Hydrogel aus. Intensives Rühren ist hierbei nicht mehr erforderlich, sondern eher schädlich, da das entstehende Gel über Nebenvalenzkräfte (Wasserstoffbrücken) zusammengehalten wird, die gegen Scherbeanspruchung empfindlich sind. Anstelle der genannten Basen kann insbesondere für alkoholhaltige Polyacrylatgele Trometamol, Tris-Puffer, zum Neutralisieren verwendet werden.

Trometamol besteht aus 2-Amino-2-(hydroxymethyl)-1,3-propandiol. Die Verwendung von Diethanolamin, das früher zur Salzbildung häufig eingesetzt wurde, ist wegen der möglichen Nitrosaminbildung nicht mehr üblich.

$$H_2N \underset{CH_2OH}{\overset{CH_2OH}{\rule[0.5ex]{0.8cm}{0.4pt}}} CH_2OH$$

Arzneistoffe, die starke Säuren darstellen, lassen sich nicht in Polyacrylatgele einarbeiten, da sie die Ausfällung der undissoziierten Polyacrylsäure verursachen und damit das Gel zerstören.

Pasten

Die Herstellungstechnologie von Pasten entspricht weitgehend der von Suspensionssalben. Der pulverisierte Feststoff wird nach Siebung und gegebenenfalls Trocknung - um Agglomerate in die Einzelkörner zu zerlegen - mit einem Teil der Grundlage oder einem flüssigen Bestandteil der Grundlage homogen angerieben. Wenn die Konsistenz der Grundlage sehr hoch ist, darf sie erwärmt und gegebenenfalls aufgeschmolzen werden. Das erhaltene Pastenkonzentrat wird mit dem Dreiwalzenstuhl behandelt und danach mit dem Rest der Grundlage in Anteilen verdünnt, so daß eine homogene Zubereitung resultiert. An die Teilchengröße der suspendierten Feststoffpartikeln in den Pasten stellen die Arzneibücher die gleichen Anforderungen wie an Suspensionssalben.

15.7 Eigenschaften

Homogenität

Ein wichtiges Bewertungkriterium für die Qualität einer halbfesten Zubereitung zur dermalen Applikation ist deren Homogenität. Weder makroskopisch darf Phasentrennung oder Kristallwachstum, das sich als Griesigwerden kenntlich macht, beobachtbar werden, noch sollen sich bei mikroskopischer Prüfung nach Lagerung Änderungen gegenüber der frisch hergestellten Zubereitung feststellen lassen. Bei Suspensionssalben und Pasten sollen die dispergierten Feststoffpartikeln homogen in der Grundlage verteilt sein und nicht als Agglomerate vorliegen.

Konsistenz und Fließverhalten

Die Gebrauchseigenschaften einer dermalen Zubereitung hängen entscheidend von der halbfesten Konsistenz und der plastischen Verformbarkeit ab. Die halbfeste Konsistenz ist an die Gerüststruktur innerhalb der Zubereitung gebunden. Da die Gelgerüststruktur nur durch Nebenvalenzen zusammengehalten wird, findet bei Scherbeanspruchung ein Abbau der Gerüststruktur statt. Das System wird plastisch verformt und dabei zunehmend flüssiger und leichter applizierbar. Ungünstig zu beurteilen sind Konsistenzzunahmen während der Lagerung, die unter Umständen dazu führen, daß die Zubereitung nicht mehr aus der Tube herausgedrückt werden kann. Verursacht werden Konsistenzzunahmen durch Verfestigung der Gelgerüststruktur, die z. B. durch eine Rekristallisation noch flüssiger Bestandteile im Anschluß an die Herstellung, also im Laufe der Lagerung, verursacht wird. Wird bei dieser Kristallisationszunahme gleichzeitig eine höhere Dichte des kristallinen Gelge-

rüsts erzielt, schrumpft das Gerüst, da mit der Zunahme der Dichte eine Volumenabnahme des Gelgerüsts verbunden ist.

Dieser Vorgang wird als *Synärese* bezeichnet. Die Maschenweite des Gerüsts verändert sich, und die flüssige Komponente kann nicht mehr vollständig inkorporiert bleiben, so daß es zum Bluten kommt. Bei Vaselin z. B. scheiden sich an der Oberfläche die flüssigen Paraffinkohlenwasserstoffe ab.

Auf einen unzulässig hohen Gehalt an flüssigen Kohlenwasserstoffen in Vaselin ließ das AB-DDR prüfen. Das Meßprinzip beruht darauf, daß dem Kohlenwasserstoffgel mit Hilfe eines saugfähigen Papiers die flüssige Komponente zum Teil entzogen wird. Eine definierte Menge Vaselin wird dazu bei 35 °C in Kontakt mit saugfähigem Papier gebracht. Der nach 8 Stunden resultierende Paraffinkohlenwasserstofffleck darf einen Durchmesser - gemittelt aus mindestens zwei Bestimmungen - von höchstens 70 mm aufweisen. Die Bedingungen zur Durchführung inklusive Vorbehandlung des Vaselins sind für diese Konventionsmethode genau im Arzneibuch angegeben.

Darüber hinaus ließ das AB-DDR für Vaselin eine Bestimmung der Konsistenz durchführen. Dazu wird - ebenfalls mit einer Konventionsmethode - die Eindringtiefe eines Glasstabes, der durch ein Glasrohr aus 300 mm Höhe fallengelassen wird, ermittelt. Die Eindringtiefe - gemittelt aus mindestens drei Bestimmungen - muß mindestens 10 mm und darf höchstens 50 mm betragen. In analoger Weise wird nach AB-DDR die Konsistenz von Pasten bestimmt, die Fallhöhe des Glasstabes beträgt jedoch 800 mm, die Eindringtiefe muß zwischen 10 und 30 mm liegen.

Die Konsistenzbestimmung von Vaselin wird in der Helv VII und in der USP XXII mit einem Kegelpenetrometer durchgeführt. Abb. 4.153 zeigt schematisch den Aufbau eines Kegelpenetrometers.

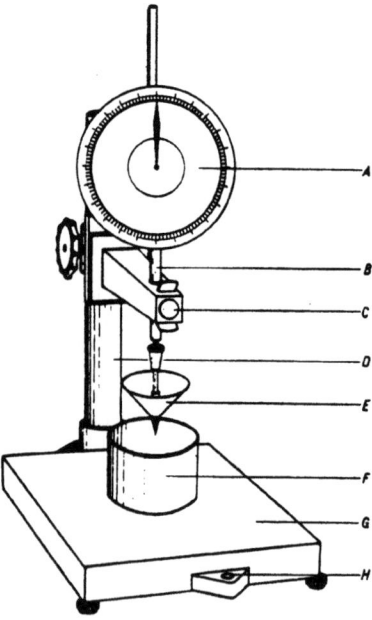

Abb. 4.153. Kegelpenetrometer nach Helv VII

Tabelle 4.90. Abmessungen des Prüfkegels zur Konsistenzbestimmung mit dem Kegelpenetrometer

	Spitze		Hauptteil	
	USP XXII	Helv VII	USP XXII	Helv VII
Kegelwinkel (°)	30	30	90	90
Kegellänge (mm)	14,94 ± 0,05	15,2	28	28
kleinster Durchmesser (mm)	0,381 ± 0,025	0,4	–	8,4
größter Durchmesser (mm)	8,38 ± 0,05	8,4	65	65
Masse des Prüfkegels (g)		102,5 ± 0,05		
Masse der Kegelführungsstange (g)		47,5 ± 0,05		
Gesamtmasse aus Prüfkegel und Führungsstange (g)	150			
Probengefäß				
Durchmesser (mm)	102 ± 6	75		
Höhe (mm)	60	62		

Nach Auslösung des Fallvorgangs eines Prüfkegels mit definierten Abmessungen und definiertem Gewicht wird die Kegelführungsstange nach 5 s automatisch arretiert und der Fallvorgang beendet. Die erreichte Eindringtiefe wird in mm oder in Penetrometergraden, wobei 10 Penetrometergrade einem mm entsprechen, angegeben. Nach USP XXII ist der Prüfkegel ein poliertes kegelförmiges Metallstück mit abnehmbarer Spitze und wiegt 150 g. Die Abmessungen nach USP XXII und Helv VII sind in Tab. 4.90 gegenübergestellt.

Zur reproduzierbaren Durchführung der Penetrometermessung sind die Vorbehandlung der Zubereitung, die Einfüllprozedur in das Probengefäß, die Lagerungszeit und Lagerungstemperatur bis zur Durchführung der Messung unter genormten Bedingungen von Bedeutung.

In der Monographie für Gelatine, die als einer der Grundstoffe für die Herstellung von Hydrogelen und Zinkleim dient, lassen sowohl USP XXII als auch Helv VII die Gelstärke bzw. das Gelbildungsvermögen von Gelatine bestimmen.

Dazu wird ein *Gelometer* benutzt. Nach Helv VII besteht das Gelometer aus:

- einem zylindrischen Stempel von 12,7 ± 0,1 mm Durchmesser mit einer ebenen Preßfläche mit abgerundeter Kante; der Durchmesser der Preßfläche beträgt 1 mm;
- einer Vorrichtung zur Einstellung der Höhe des Gefäßes, das das Gel enthält, so daß die Oberfläche des Gels mit dem Stempel in Kontakt kommen kann, ohne Druck auszuüben;
- einer Vorrichtung, durch die der Druck des Stempels konstant um 40 g/s erhöht werden kann;
- einer Vorrichtung, durch die innerhalb von höchstens 0,025 s die vertikale Bewegung des Stempels nach einer Strecke von 4 ± 0,1 mm angehalten wird;
- einer als Waage ausgelegten Meßvorrichtung, mit der die Endbelastung auf ± 0,5 g genau gemessen werden kann;
- einem Gefäß zur Aufnahme des Gels von 59 ± 1 mm innerem Durchmesser und 85 mm Höhe.

Zur Durchführung der Bestimmung muß aus der zu prüfenden Gelatine unter genau definierten Bedin-

gungen ein Hydrogel in dem Probengefäß des Gelometers bereitet werden. Die Arzneibuchangaben betreffen die Konzentration von Gelatine und Wasser, Vorquellzeit, Temperatur und Zeitdauer des Schmelzvorgangs, Abkühlzeit und Abkühltemperatur. Die genaue Einhaltung der Vorbehandlung des Gels ist zur Erzielung reproduzierbarer Versuchsergebnisse notwendig. Nach Einbringen des Probengefäßes in das Gelometer wird die Stempeloberfläche drucklos in Kontakt mit der Oberfläche des Gels gebracht. Darauf wird die Belastung auf den Stempel um 40 g/s bis zu einer vertikalen Lageveränderung von 4 ± 0,1 mm erhöht. Die Druckbelastung, die in diesem Moment durch den Stempel ausgeübt wird, wird in g angegeben und entspricht dem Gelbildungsvermögen. Der Mittelwert aus mindestens drei Bestimmungen soll zwischen 150 und 250 g liegen.

Die Bestimmung der Gelstärke von Gelatine nach USP XXII erfolgt auf ähnliche Weise. Als Meßgerät für die Gelstärke soll ein *Bloom-Gelometer* eingesetzt werden; spezifische Angaben über die Funktionsweise des Geräts werden in der USP XXII nicht gemacht. Zur Durchführung der Bestimmung wird zuvor in definierter Konzentration mit Wasser vorgequollene Gelatine geschmolzen und danach in einem auf 10 °C temperierten Wasserbad ohne Scherbeanspruchung 17 h lang abgekühlt. Bei einer Belastung für die Dauer von 5 s mit einem geeigneten Meßkörper, der ein Gewicht von 200 ± 5 g und einen Durchmesser von 12,7 mm hat, soll eine Eindringtiefe von 4 mm erreicht werden, damit die eingesetzte Gelatine die Arzneibuchanforderungen erfüllt.

Auf die Untersuchung des *Fließverhaltens* halbfester Zubereitungen verzichten die Arzneibücher. Halbfeste Zubereitungen haben kein idealviskoses, sondern strukturviskoses Fließverhalten, in der Regel plastisch-thixotropes bei Salben, Cremes und Gelen und dilatantes Fließverhalten mit Fließgrenze bei den Pasten. Da die Aufnahme eines Rheogramms erhöhten apparativen Aufwand erfordert und Einpunktmessungen mit Hilfe von Kapillar- oder Kugelfallviskosimetern nur für idealviskose Systeme geeignet sind, verzichten die Arzneibücher auf die Untersuchung des rheologischen Verhaltens. Als Ausnahme werden strukturviskose wäßrige Lösungen von Hydrogelbildnern in 2%iger Konzentration auf ihre Viskosität mit einem geeigneten Kapillarviskosimeter untersucht. Der ermittelte Viskositätswert in mPa wird als Kennzahl hinter dem Namen der Substanz angeführt, z. B. Hydroxyethylcellulose 10000.

Im Unterschied zu Hydrogelen, die einphasig sind, sind wasserhaltige Zubereitungen, die gleichzeitig eine lipophile Komponente enthalten, in der Regel mehrphasig: es liegen O/W-, W/O- oder ambiphile Systeme vor. Während ambiphile und O/W-Systeme mit Wasser unbegrenzt mischbar bzw. verdünnbar sind, kann in W/O-Systeme nur ein begrenzter Wassergehalt in disperser Form eingearbeitet werden. Deshalb ist das maximale Wasseraufnahmevermögen von Absorptionsbasen, die W/O-Emulgatoren enthalten, von Interesse.

Wasseraufnahmevermögen

Salbengrundlagen, wie z. B. Vaselin, können aufgrund ihrer halbfesten Konsistenz auf rein mechanischem Wege Wasser in disperser Form einschließen. Die maximale Wasseraufnahmefähigkeit erreicht dabei nicht mehr als 6%. Durch Zusatz von Emulgatoren zur Grundlage läßt sich das Wasseraufnahmevermögen erhöhen. Dennoch haben Absorptionsgrundlagen nur ein begrenztes Wasseraufnahmevermögen. Die maximale Wasseraufnahmefähigkeit von W/O Absorptionsgrundlagen wird nach ÖAB 81 und AB-DDR als Wasserzahl gemessen. DAB 9 und Helv VII lassen das maximale Wasseraufnahmevermögen bestimmen.

Bestimmung der Wasserzahl nach ÖAB 81. Unter Wasserzahl versteht das ÖAB 81 die höchste Menge an Wasser in g, die von 100 g einer Salbengrundlage bei Zimmertemperatur aufgenommen und 24 h lang dauerhaft festgehalten wird.
Zur Ermittlung der Wasserzahl wird zunächst in die geschmolzene Salbengrundlage Wasser in kleinen Portionen solange eingerührt, bis die Masse zu gleiten beginnt und kein Wasser mehr aufnimmt. Danach wird die Masse in einer Schichtdicke von etwa 0,5 cm auf eine Glasplatte ausgestrichen und unter mehrmaligem Durcharbeiten 24 h lang bei Zimmertemperatur stehengelassen. Das während dieser Zeit austretende Wasser wird durch Aufdrücken von Filterpapier entfernt. Gibt die Salbenmasse nach 24 h immer noch Wasser ab, so läßt man weitere 24 h stehen, wobei in derselben Weise verfahren wird. Zum Schluß wird nochmals sorgfältig durchgerührt.
Die Bestimmung des von der Salbengrundlage dauerhaft aufgenommenen Wassergehalts wird in der in Abb. 4.154 dargestellten Apparatur durchgeführt, die von der USP XXII sowie der PhEur und damit der Helv VII und des DAB 9 abweicht. Die Apparatur nach ÖAB 81 besteht aus einem etwa 250 ml fassenden Kolben a mit eingeschliffenem Destillationsaufsatz; dieser besitzt ein aufsteigendes einmal abgebogenes Glasrohr b, das in den erweiterten Teil c eines Meßrohres d übergeht. Der erweiterte Teil c ist mit einem Birnenkühler mit Glasschliff verbunden. Das Meßrohr d trägt eine über 15 ml reichende Einteilung (in 0,1 ml unterteilt). Das untere Ende derselben ist mit einem Schwanzhahn e versehen. Außerdem steht das Meßrohr d mit einem aufsteigenden Glasrohr b

durch ein Überlaufrohr f in Verbindung. Auf dieses verzichten die übrigen Arzneibücher.
5 bis 10 g der homogenen mit Wasser gesättigten Salbengrundlage werden in den Kolben eingewogen und mit 50 ml Tetrachlorethan sowie einigen Siedesteinchen versetzt.
Der Schwanzhahn e wird so eingestellt, daß eine Verbindung zwischen dem Meßrohr d und dem Rohr b besteht. Durch das Rohr c wird in das Meßrohr d soviel Tetrachlorethan eingefüllt, bis es in den Kolben zurückfließt. Dann setzt man den Kühler auf. Hierauf wird eine halbe bis eine Stunde lang bis zum lebhaften Sieden erhitzt. Sobald keine Zunahme der wäßrigen Schicht in dem Meßrohr mehr erfolgt, beendet man die Destillation. Nach eingetretenem Temperaturausgleich wird das Wasservolumen abgelesen. Die Wasserzahl ergibt sich nach der Formel

$$\text{Wasserzahl} = \frac{100 \cdot a}{b - a}$$

a = Menge des abgeschiedenen Wassers in ml,
b = Einwaage der mit Wasser gesättigten Salbengrundlage in g.

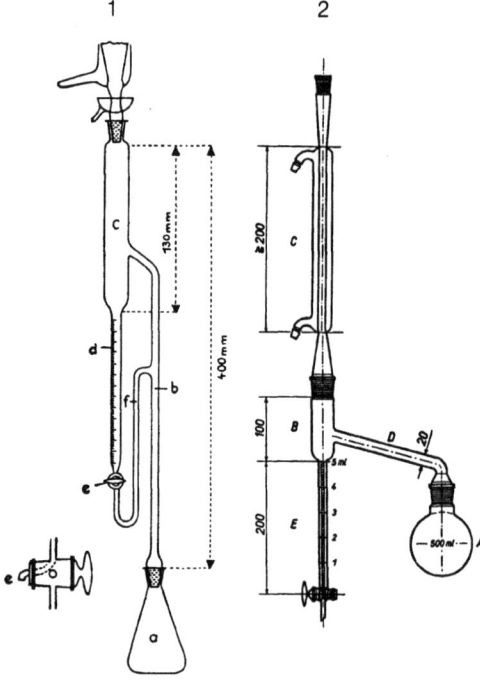

Abb. 4.154. Destillationsapparatur zur Wassergehaltsbestimmung durch azeotrope Destillation 1 nach ÖAB 81 und 2 nach USP XXII, DAB 9, Helv VII

Bestimmung der Wasserzahl nach AB-DDR. In einer mit Pistill gewogenen Salbenreibschale werden 25,0 g mäßig erwärmte Salbe nach und nach mit 110% der Menge mäßig warmen Wasser versetzt, die der in der Monographie angegebenen Wasserzahl entspricht. Die Mischung wird bis zum Erkalten gerührt, wobei die gesamte Wassermenge aufgenommen werden muß, und anschließend 24 h stehengelassen.

Das während dieser Zeit abgeschiedene Wasser wird mit Hilfe von Filterpapier entfernt, wobei die Masse mit dem Pistill vorsichtig breitgedrückt wird. Danach wird gewogen.

Der Mittelwert der Ergebnisse aus mindestens drei Bestimmungen wird der Berechnung zugrunde gelegt:

$$\text{Wasserzahl} = \frac{100 \cdot a}{b}$$

a = Masse des von der Salbe aufgenommenen Wassers in g,
b = Einwaage der Salbe in g.

Maximales Wasseraufnahmevermögen nach DAB 9 und Helv VII. Nach DAB 9 und Helv VII werden lipophile Salbengrundlagen bzw. W/O-Zubereitungen auf ihr Wasseraufnahmevermögen untersucht. 10 g Substanz werden in einer Reibschale portionsweise mit 0,2 bis 0,5 ml Wasser aus einer Bürette versetzt; nach jeder Zugabe wird kräftig gerührt, um das Wasser einzuarbeiten. Der Sättigungsgrad ist erreicht, wenn sich die Wassertröpfchen nicht mehr in die Masse einarbeiten lassen. Die Arzneibücher legen fest, welche Mindestmenge an Wasser in Volumenangabe inkorporierbar sein muß. Auf eine Überprüfung des resultierenden Wassergehalts z. B. durch azeotrope Destillation oder ein anderes Verfahren wird verzichtet.

Mit Erhöhung der Emulgatorkonzentration steigt die Wasserzahl und erreicht bei einer gegebenen Emulgatorkombination und einem definierten Gehalt den Maximalwert. Mit weiterer Erhöhung der Tensidkonzentration in der Salbengrundlage kommt es zur Kristallisation von Emulgatormolekülen aufgrund des Überschreitens der Sättigungslöslichkeit des entsprechenden Tensids. Dann nimmt die Wasseraufnahmefähigkeit ab. Die Bestimmung des resultierenden Wassergehalts der Zubereitung ist außer durch azeotrope Destillation oder auf gravimetrischem Wege außerdem durch Titration nach der Karl-Fischer-Methode möglich. Die USP XXII legt die letztgenannte Methode zur Ermittlung des Wassergehalts in der Monographie für Lanolin fest.

Absorptionsgrundlagen mit hydrophilen Emulgatoren sind mit Wasser abwaschbar, d. h. sie lassen sich bis zur Verflüssigung mit Wasser verdünnen. Wasserhaltige Zubereitungen, also Cremes des Typs O/W, gehen dabei in eine flüssige Dispersion oder Emulsion bzw. in eine wäßrige Lösung über. Cremes mit wäßriger Außenphase unterliegen einem leichten mikrobiellen Verderb und sind daher zu konservieren. Dies gilt nicht nur für mehrphasige Zubereitungen mit wäßriger Außenphase, sondern auch für einphasige Hydrogele.

Konservierung

Im DAB 9 N 1 werden an Fertigarzneimittel zur lokalen dermalen Anwendung - sofern sie nicht steril sein müssen - mikrobiologische Reinheitsanforderungen gestellt, die pro g oder ml der Zubereitung höchstens 10^2 aerob wachsende Mikroorganismen zulassen. Es dürfen dabei jedoch keine Enterobakterien, kein Pseudomonas aeruginosa und kein Staphylococcus aureus vorhanden sein. Für Zubereitungen zur transdermalen Anwendung, die eine intakte Haut voraussetzt, sind die Grenzen großzügiger gefaßt: pro g oder ml dürfen höchstens 10^3 aerob wachsende Bakterien und höchstens 10^2 Hefen und Schimmelpilze enthalten sein. Wenn die Zubereitung Ausgangsstoffe pflanzlichen und/oder tierischen Ursprungs enthält, die nicht mit Verfahren zur Verminderung der Keimzahl behandelt werden können, sind höchstens 10^4 aerob wachsende Bakterien zugelassen. Weder Escherichia coli noch Salmonellen dürfen enthalten sein. Diese an Fertigarzneimittel gestellten Anforderungen gelten auch für defekturmäßig hergestellte Dermatika. Sie sollten für die rezepturmäßige Herstellung ebenfalls berücksichtigt werden. Nicht nur bei der eigentlichen Herstellung ist auf eine minimale Keimbelastung zu achten, sondern auch während der Lagerung und später bei der Verwendung durch den Patienten darf es nicht zu einer Keimvermehrung kommen. Besonders gefährdet sind Zubereitungen mit wäßriger Außenphase. Aus diesem Grunde lassen die Arzneibücher die Verwendung geeigneter Konservierungsmittel zu, USP XXII fordert sogar für alle Emulsionssysteme antimikrobielle Zusätze. Ein ideales Konservierungsmittel sollte folgende Anforderungen erfüllen:

- breites Wirkungsspektrum gegen Bakterien, Pilze und Hefen,
- möglichst mikrobizide, wenigstens mikrobistatische Wirkung,
- Wirksamkeit in niedriger Konzentration und über einen weiten pH-Bereich,
- physiologische Verträglichkeit (keine Reizung, keine Toxizität, keine pharmakodynamische Wirkung, keine Sensibilisierung),
- chemische und physikalische Stabilität in der Zubereitung,
- chemische und physikochemische Kompatibilität mit den übrigen Rezepturbestandteilen und dem Primärpackmittel.

Ein ideales Konservierungsmittel, das alle Anforderungen erfüllt und insbesondere ein universelles Wirkungsspektrum hat, gibt es nicht. Aus dermatologischer Sicht stellt vor allem das allergene Potential aller Konservierungsmittel das Hauptproblem dar. Eine Aufstellung von in Dermatika gebräuchlichen Konservierungsmitteln mit Angabe des wirksamen Konzentrations- und pH-Bereichs gibt Tab. 4.91 wieder.

Tabelle 4.91. Konservierungsmittel für Dermatika. Nach[63]

Konservierungsmittel	wirksamer Konzentrationsbereich (%)		optimaler pH-Bereich
p-Hydroxybenzoesäureester			
-methylester	0,1	bis 0,2	6 < pH < 8
-propylester	0,02	bis 0,05	6 < pH < 8
Sorbinsäure	0,05	bis 0,2	< 4,5
Kaliumsorbat	0,15	bis 0,3	< 4,5
Benzoesäure	0,1	bis 0,2	< 4,5
Natriumbenzoat	0,1	bis 0,2	< 4,5
Benzylalkohol	1	bis 2	< 6
p-Chlor-*m*-kresol	0,05	bis 0,1	< 8,5
Chlorhexidinacetat	0,05	bis 0,1	7 < pH < 9
Thiomersal	0,005	bis 0,02	< 6
Phenylquecksilbersalze	0,002	bis 0,02	> 6
Benzalkoniumchlorid	0,05	bis 0,1	6 < pH < 8

In Dermatika am häufigsten angewendet werden
p-Hydroxybenzoesäureester (PHB-Ester) von Alkoholen unterschiedlicher Kettenlänge und damit Lipophilie. Die Lipophilie der Ester beeinflußt das
Wirkungsspektrum, weshalb PHB-Ester häufig in
Mischungen verwendet werden. Optimale Wirksamkeit haben PHB-Ester wie auch Benzalkoniumchlorid
bei pH-Werten zwischen 6 und 8. Die meisten anderen Konservierungsmittel mit Ausnahme von Chlor-
hexidinacetat und Phenylquecksilbersalzen, die ihr
Wirkungsoptimum im leicht alkalischen Milieu aufweisen, sind im sauren Milieu am wirksamsten. Konservierungsmittel sind immer in dem pH-Bereich am
wirksamsten, bei dem ein hoher Anteil an undissoziierter und damit relativ lipophiler Substanz vorliegt,
da diese die vergleichsweise beste Membranpermea-
bilität besitzt und so Mikroorganismen optimal schä-
digt. Andererseits kann es bei dermalen Zubereitungen, die Mehrphasensysteme darstellen, zu einer
Umverteilung kommen. Der undissoziierte und damit
schlechter wasserlösliche, aber besser fettlösliche
Substanzanteil reichert sich in der lipophilen Phase einer O/W-Creme an. Die Konservierungsmittelkonzentration in der wäßrigen Außenphase kann dadurch unter die minimal wirksame Konzentration
fallen. Einschluß in Tensidmizellen und Bindung an
Makromoleküle reduzieren ebenfalls die wirksame
Konservierungsmittelkonzentration. Dies erklärt
auch, weshalb ein bestimmtes Konservierungsmittel
in unterschiedlichen Zubereitungen in unterschiedlicher Konzentration einzusetzen ist.
Zu berücksichtigen ist außerdem eine Wechselwirkung mit dem Primärpackmittel. Vor allem Plastikma-
terialien sind dazu prädestiniert, Konservierungsmittelmoleküle durch einen Diffusionsprozeß in ihrem
Inneren aufzunehmen. Dieser Vorgang wird als *Migration* bezeichnet und stellt neben der reinen Ober-
flächenadsorption eine weitere Ursache für die
Abnahme der wirksamen Konzentration an Konservierungsmittel in der Zubereitung dar. Wechselwirkungen der Konservierungsmittel mit Bestandteilen
der Zubereitung können außer der mikrobiologischen Stabilität auch die physikochemische Stabilität
beeinträchtigen. Kationaktive Konservierungsmittel
bilden mit anionaktiven Emulgatoren undissoziierte
Komplexe, so daß die Emulgierwirkung reduziert
und die Zubereitung unter Umständen zerstört wird.
Die beschriebenen Vorgänge bei einer Reduzierung
der Konservierungsmittelkonzentration in der Zubereitung führen zur Forderung nach einer Prüfung auf
ausreichende Konservierung. Im DAB 9 ist eine solche Prüfung aufgenommen und wird während der
Entwicklung einer Rezeptur und nach unterschiedlichen Zeiten der Lagerung der fertigen Rezeptur empfohlen, wobei die Prüfung nicht obligatorisch bei jeder Charge einer Zubereitung durchgeführt werden
muß. Die Prüfung sieht als erstes die Kontamination
der Zubereitung, wenn möglich in ihrem Endbehältnis, mit einem empfohlenen Inokulum vor. Zur
Prüfung von Dermatika werden vier verschiedene
Impfsuspensionen mit Pseudomonas aeruginosa,
Staphylococcus aureus, Candida albicans und Aspergillus niger empfohlen. Die durch Beimpfung erzielte
Ausgangskeimzahl muß während der Lagerung der
beimpften Zubereitungen um den Faktor 10^3 für die

Bakterien und um den Faktor 10 für Hefen und Pilze
abnehmen, damit die Zubereitung als ausreichend
konserviert gilt. Die Keimzahlbestimmungen werden
nach einer Lagerung von 14 sowie 28 Tagen durchgeführt, wobei das in den Zubereitungen vorhandene
Konservierungsmittel wirksam zu inaktivieren ist, da
sonst Keime nicht oder nur unzureichend anzuzüch-
ten sind.
Der aus dermatologischer Sicht aufgrund der Gefahr
einer Sensibilisierung oder Reizung gewünschte *Verzicht auf Konservierungsmittel* stellt die Frage nach
alternativen Substanzen. Der vollständige oder teilweise Ersatz von Konservierungsmitteln durch Propylenglykol, Ethanol oder Isopropanol - die Effektivität von PHB-Estern wird beispielsweise durch
Propylenglykolzusatz erhöht - ist möglich. Ethanol
muß für eine konservierende Wirkung in einer Konzentration von 15 % im sauren Milieu bzw. 18 % im alkalischen pH-Bereich vorliegen. Propylenglykol hingegen wirkt bereits - z. B. als Zusatz zu PHB-Estern -
in 2- bis 5%iger Konzentration konservierend. Bei
Propylenglykol wird zusätzlich eine verbesserte
Feuchthaltung der Zubereitung und eine mögliche
Penetrationsbeschleunigung von Arzneistoffen in die
Haut erreicht. Allerdings kann ein Propylenglykolzusatz irritierend und sensibilisierend wirken. Isopro-
panolhaltige Polyacrylatgele sind ebenso wie rein
wäßrige Polyacrylatgele mit dem DAB 9 N 1 aus dem
Arzneibuch gestrichen worden, da Polyacrylsäure aus
dem Herstellungsprozeß zu hohe Restgehalte an Benzol aufweist. Benzolfreie Polyacrylsäure dürfte in absehbarer Zeit zur Verfügung stehen.

Bioverfügbarkeit

Die gängige Praxis der Industrie, einen Arzneistoff in
verschiedenen Darreichungsformen zur dermalen
Anwendung anzubieten, trägt einerseits der Tatsache
Rechnung, daß der Grundlage selbst ein entscheidender Einfluß auf die Wirkung zukommt, und berücksichtigt andererseits die unterschiedliche Bioverfügbarkeit eines Arzneistoffs aus verschiedenen
Zubereitungen. Wasserhaltige Zubereitungen, insbesondere solche mit Wasser als äußerer Phase, wirken
kühlend, entzündungshemmend, austrocknend und
sind bei akut entzündlichen Hauterkrankungen angezeigt, während die mehr fettigen Grundlagen bei
chronischen Erkrankungsprozessen indiziert sind.
Vor allem letztere verändern die Eigenschaften der
Haut in der Weise, daß die Arzneistoffaufnahme in
die Haut erleichtert und die spezifische Wirkung erreicht wird. Es ist zwischen dermaler und systemischer Bioverfügbarkeit zu unterscheiden. Letztere ist
bei transdermalen Zubereitungen gefragt und kann
über den zeitlichen Plasmaspiegelverlauf bestimmt
werden. Die dermale Bioverfügbarkeit schließt Ausmaß und Geschwindigkeit ein, mit der der betreffende Arzneistoff in der Haut selbst erscheint und ist in
der Regel experimentell nicht zugänglich.
Um einen Arzneistoff bei dermaler Applikation für
die Haut bioverfügbar zu machen, sind verschiedene
Voraussetzungen zu erfüllen:

- Der Arzneistoff muß aus der Grundlage freigesetzt
  werden.

- Der Arzneistoff muß in die Haut penetrieren.
- Der Arzneistoff muß durch die Haut bis zum Wirkort permeieren.

Freigesetzt ist der Arzneistoff, nachdem er die Grundlage verlassen hat. *Penetration* bedeutet das Eindringen des Arzneistoffs in die Hornschicht und in tiefere Schichten der Epidermis. Die *Permeation* ist als die Diffusion des Arzneistoffs durch die Haut definiert, wobei der Arzneistoff bis ins Corium, das von Gefäßen durchzogen wird, gelangt. Im Corium erfolgt die Aufnahme in das Gefäßsystem mit nachfolgender Verteilung im Körper, so daß systemische Wirkungen oder Nebenwirkungen eintreten.

Bei Erkrankungszuständen ausschließlich in der Epidermis kann auf die Permeation verzichtet werden. Bei Erkrankungszuständen, die im Corium oder in tieferen Hautschichten, z. B. in der Subcutis oder im Muskelgewebe lokalisiert sind, ist die Permeation ebenso wie bei Applikation transdermaler Zubereitungen eine Voraussetzung für die Wirkung.

Im ersten Schritt muß die Freisetzung oder Liberation des Arzneistoffs erfolgen. Die Freisetzung wie auch die nachfolgende Penetration wird von den chemischen Eigenschaften des Arzneistoffs in Kombination mit der gewählten Grundlage bestimmt. Damit der Arzneistoff die Zubereitung verläßt, muß er eine höhere Affinität zur Hornschicht als zur Grundlage selbst haben. Gleiche gelöste Konzentration vorausgesetzt diffundiert ein lipophiler Arzneistoff schneller aus einer hydrophilen als aus einer lipophilen Grundlage in die oberste Epidermisschicht, die ebenfalls lipophile Eigenschaften besitzt. Ein eher hydrophiler Arzneistoff diffundiert aus einer lipophilen Salbe oder Creme am besten, da die Zubereitung auf der Hautoberfläche abdeckend wirkt und durch Behinderung der Perspiratio insensibilis eine stärkere Hydratation der Hornschicht verursacht. Damit nimmt die Affinität des Arzneistoffs zur Haut zu. Gleichzeitig erhöht sich der Verteilungskoeffizient zugunsten der Haut.

Weitere Einflußfaktoren auf die Penetration sind nach[64]:

- Hautzustand, Auftragungsort mit variierender Dikke der Hornschicht.
- Kontakt zwischen Salbe und Hautoberfläche, Spreitung auf der Hautoberfläche, Filmbildung im Stratum corneum disjunctum, Einmassage und Partikelgröße.
- Veränderungen des Vehikels nach Applikation durch Abdunstung von flüchtigen Bestandteilen, Übergang von flüssigen Bestandteilen in das Stratum corneum, Vermischung mit Hautlipiden und Schweißbestandteilen.
- Veränderungen der Barriere durch aufgetragene Salbe, Applikationsart, Eindringen von flüssigen Bestandteilen des Vehikels in die Hornschicht; Hydratation; Veränderung der Reservoirfunktion, Bindung; Zerstörung der Hautstruktur durch Keratolytica oder Sorptionsverbesserer; Beeinflussung der Neubildung von Keratinocyten und Schuppung.

Unter dem Hautzustand versteht man neben einem eventuellen Erkrankungszustand auch den Zustand der Haut selbst. Man unterscheidet den seborrhöischen und den sebostatischen Hautzustand als Vertreter für mehr fette oder mehr trockene Haut. Normale Haut mit einem ausgewogenen Fett- und Feuchtigkeitsgehalt ist extrem selten. Entsprechend der Veranlagung zur Seborrhoe bzw. zur Sebostase sind entsprechende Grundlagen anzuwenden. Bei Seborrhoe muß die Grundlage mehr hydrophilen Charakter haben; es können also O/W-Cremes oder Hydrogele bzw. wasserfreie hydrophile Grundlagen eingesetzt werden. Die Verwendung fettiger Grundlagen verursacht unter Umständen Hautunreinheiten. Beim Sebostatiker jedoch sind fettreiche W/O-Cremes oder lipophile Salben zu applizieren.

Die Penetrationsfähigkeit von Arzneistoffen hängt vom Applikationsort ab. Die Dicke der Hornschicht, die als die eigentliche Barriere gilt, spielt dabei ebenso eine Rolle wie die Verteilung von Haaren, Schweiß- und Talgdrüsen in den verschiedenen Hautbereichen. Nach[65] wird z. B. Hydrocortison bei Applikation auf der Gesichtshaut sehr stark resorbiert, während es bei der Applikation auf dem Unterarm im Vergleich dazu um den Faktor 5 bis 10 weniger resorbiert wird. Im Genitalbereich erreicht die Resorptionsquote für Hydrocortison die höchsten Werte. Bei Vorschädigung der Haut ist die Penetration von Arzneistoffen ebenfalls verändert. Die Entfernung der Hautlipide mit organischen Lösungsmitteln, wie z. B. Ether, führt zu einer Steigerung der Penetrationsrate. Das gleiche ist zu beobachten, wenn die normale Schutzfunktion der Hornschicht, z. B. bei einer Dermatitis, aufgehoben ist.

Die Kontaktfläche des Arzneistoffs mit der Haut und damit die Diffusionsfläche, durch die die Penetration stattfindet, ist umso größer, je besser die Grundlage spreitet. Da die oberen Schichten der Hornschicht, das Stratum corneum disjunctum, einen sehr losen, lockeren Verband bilden, ist bei guter Spreitbarkeit der Grundlagenbestandteile ein tiefes Eindringen der Hilfsstoffe und gegebenenfalls auch der Arzneistoffe in diese Hautschicht möglich. Einmassage der Zubereitung und möglichst geringe Partikelgröße suspendierter Bestandteile fördern diesen Effekt. Gleichzeitig verändert sich die auf der Haut verbleibende Grundlage in ihrer Zusammensetzung. Die Veränderung kann auch durch Abdunstung flüchtiger Bestandteile von der Hautoberfläche oder durch Vermischung der Grundlage mit Hautlipiden und Schweiß verursacht werden. Die Folge ist eine eventuelle Beeinflussung der Barrierenfunktion der Hornschicht. Durch Abdeckeffekte mit lipophilen Hilfsstoffen wird der Wassergehalt der Haut erhöht. Im Zustand maximaler Hydratation der Hornschicht ist für die meisten Arzneistoffe die Penetrationsgeschwindigkeit erhöht.

Gleichzeitig verändert sich die Reservoirfunktion der Hornschicht. Insbesondere die lipophilen Corticosteroide, die an die Keratinstrukturen der Hornzellen gebunden sind und auf diese Weise ein Depot bilden, werden durch eine Hydratationszunahme der Hornschicht aus ihrer Bindung freigesetzt und können weiter bis ins Corium diffundieren. Die maximale Durchfeuchtung der Hornschicht bedeutet nicht nur eine Zunahme ihrer hydrophilen Eigenschaften, sondern auch eine Veränderung der Hautstruktur im Sinne einer Schädigung, wie sie ebenfalls durch Keratolytica und Sorptionsvermittler hervorgerufen wird. Die damit einhergehende Reduzierung der Barrierenfunktion der Hornschicht verbessert Penetration und Permeation von Arzneistoffen.

Die Grundlage kann außerdem einen Einfluß auf die Durchblutung der Haut nehmen und damit Wärme- oder Kühleffekte erzeugen, die den Erkrankungszustand mitbeeinflussen.

Für die Bioverfügbarkeit von dermalen Zubereitungen darf der Metabolismus in der Haut nicht vernachlässigt werden. Die Haut ist mit Enzymsystemen ausgestattet, die sowohl Phase-I- als auch Phase-II-Reaktionen katalysieren.

Trotz des hohen Massenanteils des Organs Haut – das größte Organ des menschlichen Organismus überhaupt – ist die Metabolisierungsrate im Vergleich zum Hauptmetabolisierungsorgan des menschlichen Organismus, der Leber, relativ klein. Dies liegt an der geringen Durchblutungsgeschwindigkeit der Haut im Vergleich zur Leber. Die Metabolisierungsprozesse können bei Applikation von Arzneistoffen sowohl applizierte inaktive Verbindungen in die aktiven Metaboliten als auch aktive applizierte Arzneisubstanzen in inaktive Metaboliten überführen. Bei einigen Corticosteroiden, wie z. B. Fluocortinbutyl wird der letztgenannte Effekt therapeutisch ausgenutzt, indem durch Esterverseifung durch die Enzymsysteme der Haut die freie Steroidsäure entsteht, die die inaktive Form darstellt und bei Weitertransport keine systemischen Nebenwirkungen verursacht. Eine solche Corticosteroidtherapie kann daher auch bei Kleinkindern und Schwangeren in Erwägung gezogen werden, weil die Nebenwirkungen reduziert sind. Bei den meisten Corticosteroiden sind in der Regel auch die Metaboliten noch aktiv, so daß mit systemischen Nebenwirkungen zu rechnen ist.

Inkompatibilitäten

Zwischen Arzneistoff und Salbengrundlage sind sowohl chemische Reaktionen als auch physikochemische und physikalische Wechselwirkungen möglich. Lipophile Grundlagen wie die Paraffinkohlenwasserstoffe und auch die Absorptionsbasen zeigen relativ selten Reaktionen mit Arzneistoffen. Wasserhaltige Zubereitungen hingegen bedeuten eine potentielle Hydrolyseempfindlichkeit für entsprechend empfindliche Arzneistoffe. Dies kann sich z. B. neben einer chemischen Veränderung eines Arzneistoffs in physikalischen Veränderungen bemerkbar machen. Zu den manifesten Inkompatibilitäten gehören z. B. Farbänderungen, das Brechen von Emulsionen, die Verflüssigung von Cremes und die Entquellung hydrophiler Gele. Als larvierte Inkompatibilitäten werden diese Vorgänge bezeichnet, wenn sie zwar stattfinden, aber makroskopisch und mikroskopisch nicht erkennbar sind. Die Folge ist in der Regel eine Beeinträchtigung der Wirkung, da sehr häufig die Arzneistofffreigabe aus der Zubereitung durch die auftretenden Inkompatibilitäten verlangsamt ist.

Dolder stellt in einem Übersichtsartikel insgesamt 66 verschiedene Substanzen bzw. Arzneistoffgruppen vor, die in dermatologischen Zubereitungen Inkompatibilitäten verursachen.[66] Über besonders häufig

auftretende Interaktionen mit negativen Auswirkungen auf die Stabilität der Zubereitungen wird im Zusammenhang mit Salben auf Macrogol (Polyethylenglykol)-Basis berichtet.

Macrogole und auch Macrogolderivate, wie z. B. ethoxylierte Fettalkohole aus der Gruppe der nichtionischen Emulgatoren, verursachen insbesondere mit Phenolen oder phenolischen Gruppen Unverträglichkeitsreaktionen durch Komplexbildung.[67-71]

Die Wechselwirkung von Arzneistoffen mit Macrogolen kann sich unter anderem auch in einem Einbau des Arzneistoffmoleküls im kristallinen Schichtgitter hochmolekularer Macrogole auswirken.[72] Dabei tritt der Arzneistoff mit den niedermolekularen Anteilen direkt in Wechselwirkung und wird mit diesen zusammen in das kristalline Schichtgitter der hochmolekularen Anteile eingebaut.

Dies wirkt sich negativ auf die Geschwindigkeit der Arzneistofffreisetzung aus.

Den Einbau von Arzneistoffen am Beispiel von Salicylsäure in das Gelgerüst von Emulgatorkomplexsalben, und zwar der Hydrophilen Salbe weisen Benninger und Loth nach.[73,74] Dies führt ebenfalls zu einer Freigabeverzögerung des Arzneistoffs.

Lippold und Kurka stellen einen Zusammenhang zwischen der Beschaffenheit des Gelgerüsts einer Salbe und unterschiedlichen Freisetzungsraten eines Arzneistoffs aus emulgatorfreien Lösungssalben her.[75] Je stärker die Gelgerüststruktur der Vaselingrundlage durch mechanische Beanspruchung bei der Herstellung gestört wird, umso schneller wird der Arzneistoff freigegeben. Eine während der Lagerung stattfindende Regeneration des Gelgerüsts im Sinne einer von Hüttenrauch[76-79] beschriebenen Zunahme der Kristallinität, verbunden mit einer Reduzierung der Anzahl von Hohlräumen, wird als verantwortlich für die Herabsetzung der Freisetzungsrate angesehen.

Untersuchungen von Kneczke und Mitarbeitern[80] zur Freigabe von in verschiedenen Vaselinsorten suspendierter Salicylsäure korrelieren mit den Ergebnissen von Lippold und Kurka. Die Salicylsäurefreigabe ist um so langsamer, je höher der mit verschiedenen Methoden nachweisbare feste Anteil von Vaselin ist.

Nannipieri und Mitarbeiter[81] finden, daß die Arzneistofffreigabe – Benzocain als Modellarzneistoff – durch die Variation des Verhältnisses von festem zu flüssigem Anteil eines Oleogels aus Hartparaffin, Vaselin und Isopropylmyristat beeinflußt wird. Die Autoren folgern daraus eine mögliche Wechselwirkung zwischen Arzneistoff und fester Gelmatrix der Grundlage.

Boddé und Mitarbeiter[82] untersuchen die Nikotinamidfreisetzung aus Modellcremes, bestehend aus Polyoxyethylen-20-Glycerolmonostearat und Cetylstearylalkohol im Verhältnis 1:1 sowie Wasser. Sie entwickeln eine Modellvorstellung für die Arzneistoffdiffusion. Danach soll der Arzneistoff ausschließlich durch die wassergefüllten Poren des kristallinen Schichtgitters der hydratisierten Tenside diffundieren. Mit steigendem Wassergehalt der Zubereitung soll sich der Anteil des Porenwassers in Analogie zum zunehmenden Anteil an freiem Wasser erhöhen, was sich in einer Vergrößerung der scheinbaren Diffusionskoeffizienten bemerkbar macht.

Auch halbfeste Zubereitungen, an deren Aufbau Flüssigkristalle beteiligt sind und die in der Regel Wasser, Tensid und lipophile Komponenten enthalten, können mit eingearbeiteten Arzneistoffen in Wechselwirkung treten.

Wahlgren und Mitarbeiter[83] weisen nach, daß Hydrocortison in eine flüssigkristalline Lamellarstruktur aufgenommen werden kann, indem es molekulardispers darin solubilisiert wird. Da die Diffusionsgeschwindigkeit des Arzneistoffs in der flüssigkristallinen Zubereitung vergleichsweise mit der in der Haut recht hoch ist und der Diffusionsgeschwindigkeit der Tensidmoleküle in der Grundlage entspricht, schlagen die Autoren flüssigkristalline Vehikel für die dermale Applikation vor.

Der Nachteil einphasiger Flüssigkristalle besteht darin, daß diese in der Regel eine hohe Tensidkonzentration enthalten, so daß damit die Gefahr einer Schädigung oder Reizung der Haut besteht. Bei geringeren Tensidkonzentrationen bilden flüssigkristalline Strukturen einen Bestandteil der Zubereitungen. Sie durchziehen z. B. die Grundlage in Form eines flüssigkristallinen Gelgerüsts. In diesem Gelgerüst kann dann ein Arzneistoff solubilisiert werden.

Neben einer Beeinflussung der Freigabegeschwindigkeit des Arzneistoffs aus der Zubereitung durch verzögerte Diffusion aus dem flüssigkristallinen Gelgerüst im Vergleich zu der Diffusionsgeschwindigkeit in der kontinuierlichen Phase kann die Wechselwirkung von Arznei- und Hilfsstoff auch zu einer Phasenumwandlung führen.[84,85] Die Zugabe einer geringen Arzneistoffkonzentration – Lidocain als Beispiel – kann sowohl die Transformation in eine hexagonale Flüssigkristallstruktur als auch in eine mizellare Lösung auslösen. Von der Art des amphiphilen Moleküls und der möglichen Wechselwirkung mit dem jeweiligen Arzneistoffmolekül hängt es ab, welche Transformation stattfindet.

Engström und Mitarbeiter berichten gleichfalls über die Auslösung einer Phasentransformation durch Lidocain.[86] Je nach prozentualer Zusammensetzung wandeln sich Systeme in eine kubische Flüssigkristallstruktur oder in eine Mizellarphase um.

Der Vorteil flüssigkristalliner Strukturelemente in halbfesten Zubereitungen gegenüber echtkristallinen Strukturen ist die höhere Beweglichkeit der Moleküle innerhalb der flüssigkristallinen Struktur und damit auch eine höhere Diffusionsgeschwindigkeit im Vergleich zu kristallinen Strukturen. Ein weiterer Vorteil sind die günstigen rheologischen Eigenschaften. Gelgerüste, die durch kristalline Strukturen aufgebaut werden, weisen eine höhere Scherempfindlichkeit auf, da Feststoffbrücken brechen und nicht wieder geknüpft werden können. Die Regenerationsmöglichkeit dieser Zubereitungen ist schwächer als die von flüssigkristallinen Systemen.

15.8 Anwendungen, spezielle Einsatzgebiete

Halbfeste Zubereitungen werden in erster Linie dermal appliziert. Hierbei erfüllen sie verschiedene Funktionen, z. B. als Decksalben, Schutzsalben,

Kühlsalben, Penetrationssalben, Resorptionssalben. Reine Oberflächeneffekte, z. B. zur Desinfektion oder zum Lichtschutz vor ultravioletter Strahlung,[87,88] sind von einer Wirkung zu unterscheiden, die die Aufnahme des Arzneistoffs in die Haut voraussetzt. Es gibt Zubereitungen, die in der Haut wirken sollen, sowie Zubereitungen, die den Arzneistoff durch die Haut hindurchschleusen sollen und in die systemische Zirkulation eintreten lassen.

Die weitaus größte Gruppe stellen Dermatika, die zur Behandlung der Haut selbst eingesetzt werden, wobei zwischen Erkrankungen der Oberhaut und der Lederhaut zu unterscheiden ist. Hauterkrankungen sind entweder in der Epidermis oder aber im Corium lokalisiert.

Bei einer Hauterkrankung, die in der Lederhaut, im Corium, lokalisiert ist, ist die Gefahr einer systemischen Nebenwirkung grundsätzlich gegeben, da das Corium vom Gefäßsystem durchzogen ist. Arzneistoffe, die bis in die Nähe der Gefäße diffundiert sind, werden leicht in die systemische Zirkulation aufgenommen, so daß die Nebenwirkungsrate ansteigt.

Eine spezielle Anwendung von halbfesten Zubereitungen ist die Anwendung auf der Schleimhaut oder Mucosa bzw. auf der Halbschleimhaut, wie z. B. im Lippenbereich. Die Schleimhautapplikation betrifft unter anderem die Augensalben, die in den Bindehautsack eingestrichen werden und wie alle anderen Augenarzneimittel die Anforderung nach Sterilität erfüllen müssen (→ Kap. 4,2).

Anwendung auf der Schleimhaut umfaßt außerdem die vaginale Applikation, die rektale Applikation, z. B. bei Analfissuren, Hämorrhoiden, die nasale Applikation, z. B. von schleimhautabschwellenden Zubereitungen bei Erkältungskrankheiten, sowie die orale Anwendung. Insbesondere die Anwendung auf der Mundschleimhaut macht eine ausreichend enge Haftung auf der Schleimhaut notwendig, da durch Sprechen, Kauen, Bewegung allgemein eine besonders leichte Abtragung der Zubereitung gegeben ist. Für die Anwendung auf der Schleimhaut gilt generell, daß keine ausschließlich lipophilen Grundlagen eingesetzt werden können, da diese auf der feuchten, wasserdurchtränkten Schleimhaut überhaupt nicht haften.

Als Abhilfe werden Quellstoffe in die lipophilen Grundlagen miteingearbeitet, z. B. Carboxymethylcellulose, Tragant, Gelatine. Diese werden in fein pulverisierter Form in der lipophilen Grundlage dispergiert oder suspendiert. Bei Kontakt mit der Schleimhaut nehmen die Pulverpartikel Wasser auf, quellen und gehen eine Bindung mit der Schleimhaut ein, so daß die Zubereitung haftet. Volonimat®-Haftsalbe mit Triamcinolonacetonid als Arzneistoff ist ein Beispiel für eine solche Zubereitung, die ein Corticosteroid enthält.

Eine andere Variante für die Anwendung auf der Schleimhaut stellen fettfreie Grundlagen dar. Es eignen sich insbesondere Hydrogele, die unter weiterer Aufnahme von Wasser aus der Schleimhaut eine Adhäsion der Grundlage an der Schleimhaut bewirken. Der von der Schleimhaut produzierte Schleim besteht neben Wasser in erster Linie aus Mucin, einem Glycoprotein. Der Schleim liegt nicht als molekulardisperse Lösung verschiedener Stoffe, wie Mucin, Elektrolyte etc., vor. Vielmehr bilden die Glycoproteine durch intermolekulare Assoziation zu einem polymeren Netzwerk ein Gelgerüst, das die Flüssigkeit durchzieht. Ein großer Anteil der Glycoproteine ist jedoch nicht in diesem Netzwerk integriert, sondern liegt als lösliche Fraktion vor und erhöht die Viskosität der interstitiellen Flüssigkeit. Mit diesem von der Schleimhaut produzierten Gel können nun Gele, die auf der Schleimhaut appliziert werden, in Wechselwirkung treten.

Nach dem ersten Kontakt zwischen Zubereitung und Schleimhaut kommt es zu einer gegenseitigen Durchdringung der Polymere aus der Grundlage und aus dem Schleim. Schließlich entstehen Bindungen sekundärer Art. Sie werden durch elektrostatische und hydrophobe Wechselwirkungen, Wasserstoffbrücken und van-der-Waals-London-Wechselwirkungen geknüpft. Das am häufigsten eingesetzte Polymer zur Herstellung von an der Schleimhaut haftenden also bioadhäsiven Gelen ist Polyacrylsäure, da Polyacrylatgele die stärksten bioadhäsiven Eigenschaften besitzen, die sich in einer besonders hohen Adhäsionsarbeit bemerkbar machen.[89] Ebenfalls eingesetzt werden Natriumcarboxymethylcellulose und Natriumalginat.

Der Einsatz von Hydrogelen ist nicht auf die Schleimhaut beschränkt, sondern kann auch auf der Dermis erfolgen. Aufgrund des hohen Wassergehaltes kommt es zu einem ausgeprägten Kühleffekt durch Abdunsten von Wasser von der Oberfläche, so daß sich diese Zubereitungen bei entzündlichen Prozessen bewährt haben. Als Brand- und Wundgele sowie bei Sportverletzungen finden sie breite Anwendung. Insbesondere Polyacrylatgele werden außerdem häufig als Ultraschallkontaktgele eingesetzt.

Literatur

1. Provost C (1986) Int J Cosmet Sci 8:233–247
2. Münzel K (1953) Pharm Acta Helv 28:320–336
3. Münzel K (1968) J Soc Cosmet Chem 19:289–347
4. Bauer KH, Frömming KH, Führer C (1986) Pharmazeutische Technologie, 1. Aufl., Thieme, Stuttgart New York, S. 314
5. Häusler FX (1989) Dissertation, Technische Universität, Braunschweig
6. Kung HC, Goddard ED (1964) J Phys Chem 68:3465–3469
7. Führer C (1969) APV-Informationsdienst 2/3:87–97
8. Führer C (1971) Pharmazie 26:43–45
9. Führer C, Friberg S, Fischer G (1976) Röntgenstrukturuntersuchungen der Hydrophilen Salbe, 22. Jahreskongreß der APV, Berlin
10. Junginger H, Führer C, Beer A, Ziegenmeyer J (1979) Pharm Ind 41:380–385
11. Führer C, Junginger H, Friberg S (1978) J Soc Cosmet Chem 29:703–716
12. Junginger H, Führer C, Ziegenmeyer J, Friberg S (1979) J Soc Cosmet Chem 30:9–23
13. Junginger HE, Heering W (1990) Dtsch Apoth Ztg 130:684–685
14. Junginger H, Heering W (1983) Acta Pharm Technol 29:85–96
15. Müller-Goymann CC (1981) Dissertation, Technische Universität, Braunschweig
16. Müller-Goymann C, Schütze W (1990) Dtsch Apoth Ztg 130:561–562
17. Müller-Goymann C (1984) Seifen, Öle, Fette, Wachse 110:395–400
18. Nürnberg E (1969) Fette, Seifen, Anstrichm 71:386–394
19. Nürnberg E (1971) Pharmaz Ztg 116:1466–1472
20. Nürnberg E (1975) Pharmaz Ztg 120:1509–1519
21. Nürnberg E, Kohl P (1980) Dtsch Apoth Ztg 120:1649–1657
22. Nürnberg E, Muckenschnabel R (1982) Dtsch Apoth Ztg 122:2093–2106
23. Kohl P (1979) Dissertation, Universität, Erlangen
24. Muckenschnabel R (1983) Dissertation, Universität, Erlangen
25. De Vringer T, Joosten JGH, Junginger HE (1986) Coll Polym Sci 264:691–700
26. De Vringer T, Joosten JGH, Junginger HE (1987) Coll Polym Sci 265:167–179
27. De Vringer T, Joosten JGH, Junginger HE (1987) Coll Polym Sci 265:448–457
28. De Vringer T (1987) Dissertation, Universität, Leiden
29. Lutton ES (1965) J Am Oil Chem Soc 42:1068–1070
30. Klokkers K (1985) Dissertation, Technische Universität, Braunschweig
31. Klokkers K, Führer C (1985) Acta Pharm Technol 31:151–159
32. Barry BW, Saunders GM (1970) J Coll Int Sci 34:300–315
33. Barry BW, Eccleston GM (1973) J Texture Stud 4:53–81
34. Eccleston GM (1976) J Coll Int Sci 57:66–74
35. Rowe RC, Patel HK (1985) J Pharm Pharmacol 37:222–225
36. Rowe RC, Patel HK (1985) J Pharm Pharmacol 37:564–567
37. Louden JD, Patel HK, Rowe RC (1985) Int J Pharm 25:179–190
38. Patel HK, Rowe RC, Mc Mahon J, Stewart RF (1985) Int J Pharm 25:13–25
39. Patel HK, Rowe RC, Mc Mahon J, Stewart RF (1985) Int J Pharm 25: 237–242
40. Patel HK, Rowe RC, Mc Mahon J, Stewart RF (1985), J Pharm Pharmacol 37:899–902
41. Eccleston GM (1986) Pharm Int 7:63–70
42. Junginger H (1984) Pharmazie 39:610–614
43. Fischer G (1977) Dissertation, Technische Universität, Braunschweig
44. Goede J (1983) Dissertation, Technische Universität, Braunschweig
45. Orecchioni AM (1983) Dissertation, Université Paris-Sud, Chatenay-Malabry
46. Hoffmann HN, Paulus EF (1969) Fette, Seifen, Anstrichm 71:399–403
47. Provost C (1985) Dissertation, Katholieke Universiteit, Leuven
48. Nürnberg E, Pohler W (1983) Dtsch Apoth Ztg 123:1993–1998
49. Nürnberg E, Pohler W (1986) Pharm Ind 48:1191–1196
50. Pohler W (1983) Dissertation, Universität, Erlangen
51. Nürnberg E, Pöllinger N (1986) Tenside Deterg 23:25–32
52. Pöllinger N (1986) Dissertation, Universität, Erlangen
53. Feger M (1978) Dissertation, Technische Universität, Braunschweig
54. Müller-Goymann C (1984) Pharm Res 1:154–158
55. Usselmann B, Müller-Goymann C (1984) Progr Coll Polym Sci 69:56–63
56. Mueller T, Hakert H, Eckert T (1989) Coll Polym Sci 267:230–236
57. Müller-Goymann C, Schütze W (1990) Dtsch Apoth Ztg 130:561–562
58. Luszcak E (1990) Österr Apoth Ztg 44:741–742

59. Fiedler HP (1989) Lexikon der Hilfsstoffe für Pharmazie, Kosmetik und angrenzende Gebiete, 3. Aufl., Band I und II, Editio Cantor, Aulendorf
60. Gebler H (1982) Tabellen für die Pharmazeutische Praxis, 2. Aufl., 1. Erg. 1987, Govi, Frankfurt
61. Koglin B (1984) Kontinuierliche Herstellung von Salben, Cremes und Emulsionen. In: Asche H, Essig D, Schmidt PC (Hrsg.) Technologie von Salben, Suspensionen und Emulsionen, Wissenschaftliche Verlagsgesellschaft, Stuttgart, S. 139
62. Rogasch R, List PH, Bremecker KD (1990) Acta Pharm Technol 36: 17S
63. List PH (1985) Arzneiformenlehre: Ein Lehrbuch für Pharmazeuten, 4. Aufl., Wissenschaftliche Verlagsgesellschaft Stuttgart
64. Lippold BC (1981) Acta Pharm Technol 27:1-9
65. Feldmann RJ, Maibach HI (1967) J Invest Dermatol 48:181-183
66. Dolder R (1980) Pharm Verfahrenstechnik heute 1:9-14, als Beilage der Dtsch Apoth Ztg 120
67. Guttmann D, Higuchi T (1955) J Am Pharm Assoc, Sci Edit 44:668-678
68. Török J, Mayer A (1976) Pharmazie 31:121-124
69. Török J, Sallay J, Mayer A (1976) Pharmazie 31:174-175
70. Mayer A, Török J, Stajer G (1977) Pharmazie 32:507-508
71. El-Nimr AEM (1977) Pharmazie 32:509-510
72. Di Colo G, Carelli V, Lofiego G, Nannipieri E (1983) Il Farmaco, Ed Pr 38:323-333
73. Benninger A (1977) Dissertation Universität, Saarbrücken
74. Loth H, Holla-Benninger A, Hailer M (1979) Pharm Ind 41:789-796
75. Lippold BC, Kurka P (1983) Pharmazie 38:347-348
76. Hüttenrauch R, Süss W, Schmeiss U (1972) Pharmazie 27:169-175
77. Hüttenrauch R, Fricke S (1979) Pharmazie 34:437-438
78. Hüttenrauch R, Fricke S (1976) Pharmazie 31:408-409
79. Hüttenrauch R, Fricke S, Baumann U (1982) Pharmazie 37:25-28
80. Kneczke M, Landersjo L, Lundgren P, Führer C (1986) Acta Pharm Suec 8:105-113
81. Nannipieri E, Di Colo G, Saettone MF, Serafini MF, Vitale D (1981) Il Farmaco, Ed Pr 36:235-248
82. Boddé HE, Junginger HE, De Vringer T (1986) Progr Coll Polym 72:37-42
83. Wahlgren S, Lindstrom AL, Friberg SE (1984) J Pharm Sci 73:1484-1486
84. Müller-Goymann CC, Frank SG (1986) Int J Pharm 29:147-159
85. Müller-Goymann CC (1987) Acta Pharm Technol 33:126-130
86. Engström S, Landh T, Ljunger G (1989) Proc 5th Int Conf Pharm Technol 3:432-438
87. Kindl G (1987) Pharm Ztg 132:1263-1268
88. Kindl G (1987) Pharm Ztg 132:1385-1389
89. Gurny R, Junginger HE (Hrsg.) (1990) Bioadhesion-Possibilities and Future Trends, Wissenschaftliche Verlagsgesellschaft, Stuttgart

16 Impfstoffe und Immunsera für Menschen

H. UNGEHEUER

16.1 Gesetzliche Bestimmungen und Vorschriften

In der Bundesrepublik Deutschland gibt es für Sera und Impfstoffe eine Reihe von Sondervorschriften. So bestimmt § 77 AMG:
„(1) Zuständige Bundesoberbehörde ist das Bundesgesundheitsamt, es sei denn, daß das Paul-Ehrlich-Institut zuständig ist.
(2) Das Paul-Ehrlich-Institut ist zuständig für Sera, Impfstoffe, Testallergene, Testsera und Testantigene."
Die Gründung des Paul-Ehrlich-Instituts (PEI) wurde mit dem „Gesetz über die Errichtung eines Bundesamtes für Sera und Impfstoffe" vom 07. 07. 1972 beschlossen.[1]
Nach § 4 AMG sind *Sera* Arzneimittel, die aus Blut, Organen, Organteilen oder Organsekreten gesunder, kranker, krankgewesener oder immunisatorisch vorbehandelter Lebewesen gewonnen werden, spezifische Antikörper enthalten und die dazu bestimmt sind, wegen dieser Antikörper eingesetzt zu werden. *Impfstoffe*, auch Vaccine genannt, sind als Arzneimittel definiert, die Antigene enthalten und die dazu bestimmt sind, bei Mensch oder Tier spezifische Abwehr- und Schutzstoffe zu erzeugen.
In § 15 AMG wird für den Herstellungs- oder Kontrolleiter von Sera und Impfstoffen anstelle der ansonsten vorgeschriebenen mindestens zweijährigen praktischen Tätigkeit eine mindestens dreijährige Tätigkeit auf dem Gebiet der medizinischen Serologie oder medizinischen Mikrobiologie gefordert.
In § 25 AMG ist für die Zulassung von Sera und Impfstoffen entweder eine Prüfung der eingereichten Unterlagen oder eigener Untersuchungen oder eine Beobachtung der Prüfung des Herstellers durch das Paul-Ehrlich-Institut vorgesehen.
§ 29 AMG fordert die Beantragung einer neuen Zulassung bei einer Änderung des Herstellungsverfahrens, soweit es sich um Sera, Impfstoffe und Testallergene handelt.
§ 32 AMG fordert die staatliche Chargenprüfung bei Sera und Impfstoffen. Eine Freistellung hiervon kann erfolgen, wenn die Herstellungs- und Kontrollmethoden des Herstellers einen Entwicklungsstand erreicht haben, bei dem die erforderliche Qualität, Wirksamkeit und Unbedenklichkeit gewährleistet sind.
Für *Österreich* sind im AMG vom 2. März 1983 im § 1 (7) „*Biogene Arzneimittel*" definiert. Für diese biogenen Arzneispezialitäten sieht der § 26 AMG die Chargenprüfung vor. Hierfür zuständig ist das Bundesstaatliche Serum-Prüfinstitut in Wien.[2]
Für die *Schweiz* ist die „*Verordnung über die immunbiologischen Erzeugnisse*" vom 23. August 1989 maßgeblich. Auch hier ist eine Chargenfreigabe vorgesehen (Art. 22). Zuständig ist das Bundesamt für Gesundheitswesen, Sektion immunbiologische Erzeugnisse, in Bern.[3]

Für die fortlaufende Entwicklung bei der Herstellung und Kontrolle von Sera und Impfstoffen sind die von der WHO gegebenen Empfehlungen zu beachten, die sich an dem neuesten Stand der biologischen Forschung orientieren. Diese sind in den Technical Report Series des WHO Expert Committee on Biological Standardization enthalten.[4]

16.2 Herstellung und Prüfung von Impfstoffen

Toxoid-Impfstoff (Tetanus)

Tetanus-Toxoid wird aus dem Toxin gewonnen, das beim Wachstum des Bakteriums Clostridium tetani gebildet wird. Wichtig ist, daß ein hochtoxischer Bakterienstamm vorliegt – meist wird der Stamm Harvard verwendet – und daß die Eigenschaften dieses Stammes möglichst gleichbleibend erhalten werden. Hierzu eignet sich das *Saatgut-System* (engl.: seed lot system). Dieses Saatgut mit genau definierten Eigenschaften ist gefriergetrocknet. Hieraus wird über eine Vorkultur (engl.: working seed lot) die Hauptkultur hergestellt, wobei maximal zwei Passagen erlaubt sind, um Änderungen der Eigenschaften möglichst zu vermeiden. Heute werden meistens halbsynthetische Nährmedien verwendet. Die Kultivierung im Fermenter benötigt 6 bis 7 Tage. Die Toxinausbeute wird in Lf (lat.: Limes floculationis) gemessen, was diejenige Antigenmenge angibt, die mit einer Antitoxineinheit zuerst flockt.

Das durch Filtration von den lysierten Bakterien abgetrennte Toxin wird nach Sterilfiltration mit *Formaldehyd inaktiviert* (formol toxoid), durch Ultrafiltration konzentriert und nochmals sterilfiltriert. Das Rohtoxoid wird durch Ausfällen mit Ammoniumsulfat gereinigt und das Ammoniumsulfat danach durch Dialyse ausgewaschen. Die Reinheit des Toxoids wird durch das Verhältnis Lf/mg Proteinstickstoff definiert. Das DAB 9 fordert mindestens 1.000 Lf/mg. Diese Anforderung wird von guten Impfstoffen deutlich übertroffen.

Im Rahmen der Inprozeß-Kontrollen sind die Prüfung auf spezifische Toxizität des Rohtoxoids sowie die auf reversible Toxizität des gereinigten Toxoids charakteristisch. Hierzu wird Meerschweinchen Rohtoxoidkonzentrat bis zu 5.000 Lf/Tier, gereinigtes Toxoid 1.000 Lf/Tier bzw. 90 Lf/Tier einer 20 Tage bei 37 °C gelagerten Probe injiziert und die Tiere auf das Auftreten von Tetanus-Symptomen 30 Tage lang beobachtet. Nach Abschluß der Prüfung kann das gereinigte Toxoidkonzentrat weiterverarbeitet werden.

Bei der *Wirksamkeitsprüfung* hat sich die in Deutschland schon 1939 von Prigge eingeführte Methode des Schutzversuches am Tier (Frankfurter Methode) auch international weitgehend durchgesetzt.[7] Eine heutige internationale Einheit (IE) entspricht deshalb weitgehend einer früheren deutschen Schutzeinheit (SE). Das DAB 9 sieht den Schutzversuch an Meerschweinchen oder Mäusen vor, i. allg. werden Mäuse bevorzugt. Als Testmethode kann entweder mit einer paralysierenden oder tödlichen Toxindosis gearbeitet werden. Im Prinzip handelt es sich darum, den zu prüfenden Impfstoff im Vergleich zu einer standardisierten Vaccine, die an Aluminiumhydroxid adsorbiert ist und deren Schutzwirkung in IE von der WHO deklariert ist, zu testen. Jeweils 16 Tiere werden mit drei Verdünnungsstufen (3-Punkt-Methode) der beiden Vaccinen einmal geimpft, wobei die mittlere Verdünnung etwa 50% der Tiere schützen soll. Diese einmalige Impfung entspricht nicht dem Impfschema beim Menschen und würde einen völlig ungenügenden Schutz ergeben, jedoch wird durch diese Versuchsanordnung eine größere Testschärfe erreicht. Als Beispiel ist eine Wirksamkeitsprüfung dargestellt (Tab. 4.92):[5]

Das breite Konfidenzintervall zeigt an, daß dieser biologische Test naturgemäß nicht die Genauigkeit einer physikalisch-chemischen Testmethode erreicht. Die Praxis hat jedoch bewiesen, daß diese Prüfmethode Impfstoffe garantiert, die sich hervorragend bewährt haben. Ferner ist zu bedenken, daß die Wirksamkeitsbestimmung aufwendig in bezug auf Tiere, Zeit (4-Wochen-Intervall zwischen Impfung und Belastung) und Kosten ist.

Tabelle 4.92. Wirksamkeitsprüfung eines Tetanus-Impfstoffes. Belastungs-Toxin: titrierter Wert = 112 LD_{50}; Standard-Impfstoff: 2,5 IE/ml

	Dosis (µl)	geimpfte Mäuse (n)	überlebende Mäuse nach Belastung mit Toxin (n)
Standard-Impfstoff	500.000	16	15
	250.000	16	7
	125.000	16	1
	Hieraus errechnet sich eine ED_{50} von 260,2 µl.		
Test-Impfstoff	8.340	16	15
	4.170	16	8
	2.085	16	2
	Hieraus errechnet sich eine ED_{50} von 3,88 µl.		

Wirkungsquotient $\frac{3,88}{260,2}$ = 67,04 mit einem 95-%-Konfidenzintervall, untere Grenze = 49,31, obere Grenze = 91,14.

Hieraus errechnet sich ein Schutzwert von 64,04 · 2,5 IE = 167,60 IE/ml für den Test-Impfstoff mit einer oberen Grenze 227,86 IE/ml und einer unteren Grenze von 123,28 IE/ml.

Herstellung und Prüfung eines inaktivierten Virus-Impfstoffs (Influenza)

Das besondere Problem dieser Impfstoffe besteht primär in der Gewinnung des Rohvirus, da Viren nur in lebenden Zellen vermehrt werden können. Polioviren werden heute in Affennierenzellen vermehrt. Daneben stehen menschliche, diploide Zellkulturen (HDC) zur Verfügung, die aus Zellen embryonaler Gewebe (Lunge, Vorhaut) gewonnen werden. Ein Sonderfall stellt der Hepatitis-B-Impfstoff dar; die Viren stammen entweder aus menschlichem Blut oder das Antigen wird gentechnologisch gewonnen.

Influenza-Viren können zur Vermehrung in der Allantois-Höhle eines bebrüteten Hühnereis adaptiert werden. Problematisch ist dabei die Eigenschaft von Influenza-Viren, daß sie die für die Immunität entscheidenden Oberflächen-Antigene Haemagglutinin und Neuraminidase laufend ändern (*drift*) und in größeren Abständen diese auch völlig wechseln (*shift*). Die WHO überwacht weltweit die epidemiologische Situation und erfaßt die immunologische Drift-Situation anhand des Haemagglutinations-Hemmtestes (Tab. 4.93):

Tabelle 4.93. Haemagglutinations-Hemmtest des Influenza-B-Virus

Referenzantigen	Frettchenantiserum		
	B/AA/ 1/86	B/Vic/ 2/87	B/Yam/ 16/88
B/Ann Arbor/1/86	320	40	80
B/Victoria/2/87	20	320	40
B/Yamagata/16/88	40	40	1.280

Aus Tab. 4.93 geht hervor, daß der 1988 isolierte B/Yamagata-Stamm von den Antiseren gegen die B-Stämme aus den Jahren 1986 und 1987 nur noch schwach gehemmt wird. In solchen Fällen empfiehlt die WHO den Wechsel einzelner oder auch mehrerer Impfstämme. Diese Empfehlung wird zu einem möglichst späten Zeitpunkt, meistens Mitte bis Ende Februar eines Jahres, gegeben, um die neuesten epidemiologischen Entwicklungen noch berücksichtigen zu können. Dies bringt den Produzenten in enormen Zeitdruck, da innerhalb weniger Monate die Anzüchtung, Vermehrung und Prüfung des Saatvirus, die eigentliche Produktion und die Auswertung erfolgen müssen, da die *Impfungen* in der nördlichen Hemisphäre optimal im Zeitraum *September bis November* erfolgen sollen.

Die Eier, die von gesunden Hühnerherden (engl.: healty flocks) stammen müssen, werden vor der Beimpfung 11 bis 13 Tage lang bebrütet, wobei zumeist ein beträchtlicher Ausfall entsteht. Die Beimpfung erfolgt maschinell jeweils mit einem Stamm, danach wird ca. 48 Stunden lang nachbebrütet, wobei die optimale Temperatur vom Virusstamm abhängt. Die Eier werden dann durchleuchtet, abgestorbene Eier müssen von Hand aussortiert werden. Die Bruteier werden bei 1 bis 4 °C gelagert, um die Embryonen abzutöten, danach wird die Allantois-Flüssigkeit mit Erntemaschinen gewonnen, die pro Ei ca. 8 ml beträgt.

Daran schließen sich umfangreiche Reinigungsschritte an, um Hühnereiweiß möglichst vollständig zu entfernen. Die Aufarbeitung geschieht durch Zentrifugation, Fällungsschritte und Membranfiltration. Das zur Zeit beste, jedoch technisch sehr aufwendige Verfahren ist die kontinuierliche Dichtegradienten-Ultrazentrifugation (Abb. 4.155). Die Virus-Antigene werden von den Begleitstoffen im Saccharose-Gradienten abgetrennt. Hierdurch ist eine Konzentrierung um den Faktor 100 bis 300 möglich.

Das Virus hat eine Dichte von 1,18 g/cm^3 und bandet in einem Gradienten bei einer Saccharose-Konzentration von 30 bis 40 %.

Im DAB 9 ist zusätzlich zum Influenza-Impfstoff noch der *Influenza-Spaltimpfstoff* aufgeführt. Bei diesem wird das Virus durch oberflächenaktive Substanzen wie Tween unter Zusatz von Ether gespalten. Hierbei gehen Lipide und Lipoproteine des Virus in die Etherphase, die für die Immunität wichtigen Oberflächenantigene Haemagglutinin und Neuraminidase in die wäßrige Phase.

Die Inaktivierung muß sicherstellen, daß nicht nur Influenza-Viren, sondern evtl. vorhandene Fremdviren nachweislich inaktiviert werden, ohne daß die Antigenität zerstört wird. Hierzu eignet sich Formaldehyd besonders gut. Weitere Reinigungsschritte schließen sich an, bis das monovalente Bulk-Material vorliegt. Durch Mischung mit den anderen Stämmen wird der eigentliche Impfstoff hergestellt und abgefüllt.

Die Prüfungen garantieren, daß die Virusinaktivierung vollständig und der Gesamtproteingehalt niedrig ist. Die vom DAB 9 geforderten maximal 300 µg Protein/Dosis werden heute von guten Impfstoffen deutlich unterschritten. Der Gehalt an Ovalbumin liegt heute unterhalb der Nachweisgrenze (nach DAB 9 höchstens 5 µg/Dosis). Der Haemagglutinin-Gehalt wird im Immunodiffusionstest gemessen und in µg Haemagglutinin deklariert. Neben der Forderung des DAB 9 wird die Wirksamkeit noch durch Immunisierung von Mäusen und durch Auswertung im Haemagglutinations-Hemmtest überprüft. Ferner muß bei jedem Stammwechsel bei über 100 Probanden die Antikörperentwicklung im Haemagglutinations-Hemmtest und bei 50 Probanden die Antikörperentwicklung gegen Neuraminidase dokumentiert und dem Paul-Ehrlich-Institut vorgelegt werden. Bei dieser Prüfung an verschiedenen Altersgruppen wird gleichzeitig die Verträglichkeit der neuen Zusammensetzung überprüft.

Herstellung und Prüfung attenuierter Impfstoffe

Die Abschwächung der Virulenz von Krankheitserregern kann durch Passagen über Nährböden, Tiere oder Gewebekulturen erreicht werden, wobei die antigenen Eigenschaften erhalten bleiben. Dies wird als *Attenuierung* bezeichnet und die dadurch gewonnenen Vaccinen heißen attenuierte Lebend-Impfstoffe. Es gibt verschiedene Möglichkeiten, einen Organismus mit lebenden Erregern zu immunisieren, ohne dabei ausgeprägte und nicht tolerierbare Krankheitssymptome zu verursachen.

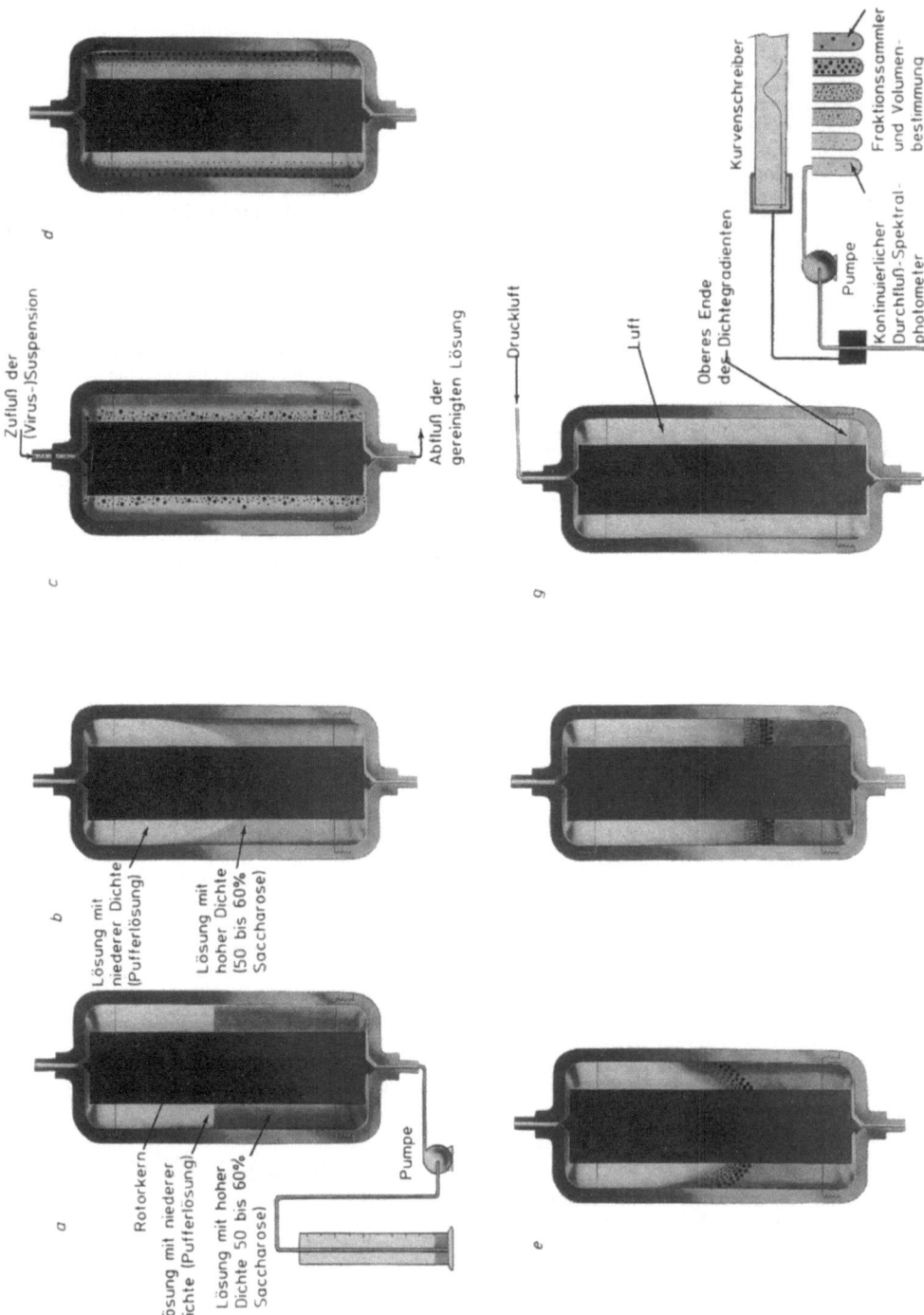

Abb. 4.155 a–g. Kontinuierliche Dichtegradienten-Ultrazentrifugation. **a** Einfüllen des Stufengradienten (Rotor im Ruhezustand), **b** Ausbildung eines Gradienten während der Beschleunigung (Rotorgeschwindigkeit 500 (U)mdrehungen (p)ro (M)inute), **c** kontinuierlicher Durchfluß (Betriebsgeschwindigkeit zwischen 2.000 und 3.500 UpM), **d** Schichtung (Banden) nach Beendigung des Durchflusses (Rotor-Betriebsgeschwindigkeit bis max. 3.500 UpM), **e** Gradientenausbildung bei Abnahme der Umdrehungsgeschwindigkeit (500 UpM), **f** Rotor im Ruhezustand vor der Entleerung, **g** Entleerung im Ruhezustand

Beim Pocken-Impfstoff handelt es sich um ein in der Natur vorkommendes, selbständiges, abgeschwächtes Pockenvirus (Vaccinia-Virus).[6]

Der Tuberkulose-Impfstoff wurde entwickelt, indem ein hochvirulenter Tb-Stamm in 231 Passagen von 1908 bis 1921 auf Kartoffel-Ochsengalle in seiner Virulenz abgeschwächt wurde (Bacillus Calmette-Guérin = BCG).[9]

Da man früher das Saatgut-System nicht angewendet hat, entwickelten sich durch fortlaufende Passagen unterschiedliche Stämme. Heute werden zumeist die Stämme Pasteur, Glaxo, Kopenhagen eigesetzt, deren Eigenschaften gut bekannt sind. Das DAB 9 schreibt vor, daß der Impfstoff aus Kulturen hergestellt werden muß, die möglichst wenig, keinesfalls jedoch mehr als 12 Passagen von dem ursprünglichen Material entfernt sind. Die Anzahl vermehrungsfähiger Einheiten (VE) pro Impfdosis richtet sich nach der Altersgruppe, für die der Impfstoff hauptsächlich bestimmt ist. In der Bundesrepublik Deutschland werden vorwiegend Neugeborene geimpft, daher ist der Impfstoff hier mit 100.000 bis 300.000 VE/Dosis relativ niedrig eingestellt. Hervorzuheben ist die besondere Lichtempfindlichkeit des BCG-Impfstoffs.

Poliomyelitis-Lebendimpfstoff. Die einzelnen Viruskollektive sind keineswegs homogen, auch wenn sie Abkömmlinge desselben Stammes sind. Es kommt also darauf an, diese Varianten insbesondere hinsichtlich ihrer Pathogenität voneinander zu trennen. Dies kann nach Sabin durch die Methode der *terminalen Verdünnung* weitgehend erreicht werden. Sabin isolierte aus dem Stuhl gesunder Kinder 70 Stämme des Polio-Virus, 50 von diesen erwiesen sich als abgeschwächt neuropathogen. Es gelang, diese Stämme auf Baumwollratten, Hautgewebe und Gewebekulturen zu übertragen und weiterzuzüchten. Dabei entstanden durch Selektion Viruspopulationen mit sehr schwacher Neuropathogenität für Affen. Aus diesen inhomogenen Virusgemischen wurden dann mit Hilfe der Plaque-Technik reine Linien gezüchtet und aus diesen diejenigen ausgewählt, die die geringste Neuropathogenität zeigten. Bei der Plaque-Technik wird eine hochverdünnte Virussuspension auf einen Zellrasen gegeben. Einzelne Zellen werden von einem einzigen Virus infiziert. Die Nachkömmlinge dieses Virus infizieren benachbarte Zellen, so daß ein zusammenhängender Haufen infizierter Zellen (Plaque) entsteht, der genetisch einheitliche Viren enthält und gezielt entnommen werden kann. Diese von Sabin entwickelten Stämme der drei Typen sind die Grundlagen des Impfstoffes.[8] Das DAB 9 schreibt vor, daß der fertige Impfstoff höchstens drei Subkulturen von demjenigen Impfstoff entfernt sein darf, an dem die Laboratoriums- und klinischen Prüfungen durchgeführt wurden. Die Vermehrung geschieht vorwiegend in Affennieren-Zellkulturen, vereinzelt werden auch diploide bzw. permanente Zell-Linien benutzt. Besonders wichtig und auch aufwendig ist bei diesem Impfstoff der vorgeschriebene Neurovirulenz-Test, der durch intraspinale Injection an Affen durchgeführt wird.

Attenuierter Masern-Impfstoff. Die Abschwächung dieses Virus erfolgte durch Adaptation und wiederholte Passagen in Zellkulturen verschiedener Species und bei unterschiedlichen Temperaturen. Hierdurch wird die Virulenz kontinuierlich herabgesetzt. Das Wildvirus stammt von einem erkrankten Jungen aus dem Jahr 1954. Es folgten zunächst 24 Passagen in primären menschlichen Nieren-Zellkulturen, 28 Passagen in primären menschlichen Amnion-Zellkulturen, 6 Passagen in embryonierten Hühnereiern (Amnion), 13 Passagen in Hühnerembryo-Zellkulturen bei +37 °C, 6 Passagen in embryonierten Hühnereiern (Amnion), 4 Passagen in Hühnerembryo-Zellkulturen bei +37 °C, 8 Passagen in Hühnerembryo-Zellkulturen bei +36 °C und 41 Passagen in Hühnerembryo-Zellkulturen bei +32 °C.

Entscheidend ist der richtige Abbruchzeitpunkt der attenuierenden Passagen. Erfolgt diese zu früh, so ist die Virulenz des Virus noch nicht genügend reduziert, die Nebenwirkungen der Impfung sind unakzeptabel hoch. Dies war bei dem ersten Masern-Impfstoff der Fall, dessen Saatvirus bereits nach den 13 Passagen in Hühnerembryo-Zellkulturen hergestellt wurde. Erst durch die oben angeführten weiteren Passagen wurde ein Impfstoff gewonnen, der sehr gut verträglich ist und trotzdem eine nahezu 100%ige Konversionsrate aufweist. Dieser aufwendige und über 10 Jahre dauernde Prozeß mußte durch umfangreiche klinische Prüfungen abgesichert werden. Wenn wie in diesem Beispiel das Attenuierungsverfahren mit Passagen auf Hühnerembryo-Zellkulturen abschließt, kommt nur diese Kulturart für die Produktionspassagen in Frage, um die Eigenschaften zu erhalten. Das DAB 9 schreibt vor, daß der Impfstoff höchstens 10 Subkulturen von dem Impfstoff entfernt sein darf, mit dem die Prüfungen durchgeführt wurden.

Attenuierter oraler Typhus-Impfstoff. Die im DAB 9 aufgeführten inaktivierten Impfstoffe gegen Typhus sind in der Praxis weitgehend durch den wirksameren und gut verträglichen oralen, attenuierten Impfstoff ersetzt worden. Die Abschwächung dieses Impfstoffes wurde dadurch erzielt, daß durch mehrfache Mutationen im Uridindiphosphat-Gal-4-Epimerase-Gen ein irreversibler Defekt erzielt wurde. Durch den Ausfall dieses Enzyms kann Galactose nicht mehr über den normalen Weg in die Zellwand-Lipopolysaccharide (LPS) eingebaut werden. Es entstehen unvollständige LPS, wodurch der Stamm seine Virulenz verliert. Andererseits sind diese Zellwand-Lipopolysaccharide aber auch für die Immunität verantwortlich. Man hätte es zwar mit einem avirulenten, aber auch unwirksamen Stamm zu tun, wenn nicht durch einen zweiten Stoffwechselweg freie Galactose, wie

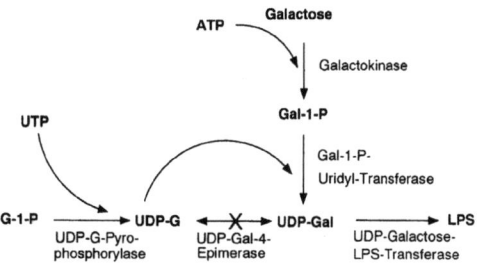

Abb. 4.156. Galactose-Metabolismus in Salmonella-Typhi-Ty21a-Bakterien

sie den Bakterien auch in vivo zur Verfügung steht, in die LPS eingebaut werden könnte (Abb. 4.156). Eine damit verbundene Virulenzsteigerung wird durch eine gleichzeitige Autolyse der Bakterien verhindert. Es laufen somit gleichzeitig zwei Mechanismen mit entgegengesetztem Effekt ab, die sich gegenseitig kontrollieren: eine für die Schutzwirkung unentbehrliche, aber auch virulenzfördernde Biosynthese der Zellwand-LPS und eine damit gekoppelte virulenzvermindernde Bakteriolyse. Der Impfstamm Ty21a ist zudem „Vi-Antigen-negativ". Da dieses Antigen für Salmonella typhi wahrscheinlich ein Virulenzfaktor ist, kann dessen Fehlen als zusätzlicher Sicherheitsfaktor betrachtet werden.[10]

16.3 Herstellung und Prüfung von Immunsera

Das DAB 9 definiert Immunsera als „Immunglobuline aus dem Serum immunisierter Tiere". Hiermit ist eine klare Abgrenzung zu den „Immunglobulinen vom Menschen" getroffen. Nach dieser Definition sind Immunglobuline vom Menschen immer *homolog*, Immunsera immer *heterolog*.

Heute spielen Immunsera nur noch eine untergeordnete Rolle. Einerseits haben homologe Immunglobuline die heterologen Sera verdrängt, andererseits haben Impfstoffe und Antibiotica den Bedarf an Sera reduziert. Heterologe Sera haben gegenüber den homologen Immunglobulinen den Nachteil, daß sie für den Menschen Fremdproteine darstellen, die zu immunogenen Reaktionen hin bis zum Schock führen können. Außerdem ist die Wirkungsdauer erheblich kürzer. Trotz dieser eindeutigen Nachteile kann in einigen Fällen noch nicht auf ein *heterologes Serum* verzichtet werden. Zum Beispiel beim *Botulismus*, *Gasbrand* und bei den *Schlangengift-Sera*. Hier ist aus naheliegenden Gründen die Herstellung eines Immunglobulins vom Menschen nicht möglich, und es gibt auch keinen Impfstoff.

Immunsera werden heute praktisch nur noch vom Pferd gewonnen, was den Vorteil hat, daß es im Verhältnis zu seinem Körpergewicht viel Blut spenden kann und leichter und schneller als z. B. das Rind große Mengen humoraler Antikörper bei der Immunisierung erzeugt. Außerdem ist das Pferd in der Regel frei von auf den Menschen übertragbaren Infektionskrankheiten.

Aufgrund behördlicher Bestimmungen müssen sämtliche Tiere vor der Nutzung als Immunspender ca. 4 Wochen in Quarantäne verbringen. Die Tiere müssen gesund sein und dürfen insbesondere keine Schäden am Herz, an der Leber, an den großen Gelenken und an der Haut haben. Sie sind unter einwandfreien hygienischen Verhältnissen zu halten und täglich tierärztlich zu überwachen. Für jedes Tier muß ein Protokoll angelegt werden, in das die tägliche Körpertemperatur, die Antigeninjectionen, die Blutentnahmen zur Serumgewinnung und evtl. Abweichungen vom Gesundheitszustand sowie die damit verbundene Therapie einzutragen sind.

Bei der Immunisierung der Tiere wird durch Application eines spezifisch detoxifizierten Antigens (z. B.

Tetanus- oder Diphtherie-Toxoid) eine *Grundimmunität* geschaffen, an die sich dann die sog. *Hochimmunisierung* anschließt. Die Hochimmunisierung läßt sich aber auch, wie beim Gasödem-Antitoxin oder bei den Schlangengift-Immunsera, durch s. c., i. m. oder i. v. Application der Toxine, zuerst in kleinsten Dosen und dann in steigender Menge, erreichen. Die Zunahme der Antikörpermenge wird ständig kontrolliert. Die Antikörperproduktion wird maximal, wenn man dem Antigen Adjuvanzien, z. B. Aluminiumhydroxid, Bentonit oder Freund-Adjuvans, zugibt.

Der Zeitraum von der ersten Antigeninjection bis zur Erreichung der optimalen Antikörperkonzentration im Blutserum des Spenders schwankt zwischen 1 und 6 Monaten. Zum Zeitpunkt des vermutlichen Immunisierungsoptimums, das meist 7 bis 8 Tage nach der letzten Antigeninjection erreicht ist, wird dann mit den Blutentnahmen für die Gewinnung des Immunserums begonnen. Da der Antikörpergehalt des Serums jedoch von Blutentnahme zu Blutentnahme abnehmen kann, ist deren Anzahl im Anschluß an die Hochimmunisierung begrenzt.

Zur weiteren Gewinnung eines hochwertigen Immunserums müssen die Tiere erneut immunisiert werden. Zwischen den einzelnen Blutentnahmen muß eine Ruhepause von 1 bis 3 Wochen gewährt werden, um dadurch die Fähigkeit zur Antikörperproduktion über einen möglichst langen Zeitraum zu erhalten. Nach dieser Ruhepause wird die Immunisierung fortgesetzt. Auf diese Weise ist es möglich, ein hochimmunisiertes Tier über viele Jahre zu nutzen.

Durch Immunisierung mit nur einem Antigen kommt man zu *monovalenten Immunsera*. *Polyvalente Immunsera* lassen sich dadurch herstellen, daß man verschiedene monovalente Sera mischt oder ein Pferd gleichzeitig mit mehreren Antigenen immunisiert. Das polyvalente Botulismus-Antitoxin vom Pferd Typ A, B und E ist z. B. durch Mischen der monovalenten Immunsera gegen Clostridium botulinum Typ A, Typ B und Typ E herstellbar, während die polyvalenten Schlangengift-Immunsera i. allg. durch Immunisierung eines Pferdes mit verschiedenen Schlangengiften gewonnen werden.

Das für die Immunserumgewinnung notwendige Blut wird dem Serumspender durch Punktion der Vena jugularis entnommen. Innerhalb einer Woche sind drei Blutentnahmen üblich, wobei jede Blutentnahme beim Pferd bis zu 8 L betragen kann.

Das entnommene Blut läßt man gerinnen und dekantiert oder zentrifugiert das Serum ab. Man kann das Blut aber auch mit einer Natriumcitrat-Lösung versetzen; aus dem davon abgetrennten Plasma wird durch Zugabe von $CaCl_2$ (Recalcifizierung) und Abfiltrieren des gebildeten Fibrins das Serum erhalten. Dieses Verfahren hat den Vorteil, daß die Blutzellen nach Verdünnung mit Kochsalz-Lösung dem Serumspender zurückgegeben werden können (*Plasmapherese*). Dadurch läßt sich mehr Blut entnehmen und die Tiere werden weniger belastet.

Um die Immunsera beim Menschen anwenden zu können, müssen die Rohsera gereinigt, d. h. die antikörperhaltigen Globuline von inaktivem Ballasteiweiß abgetrennt werden. Das Verfahren beruht darauf, daß die antikörperhaltigen γ- und β-Globuline (T-Komponente) gegenüber eiweißspaltenden Enzymen wie Pepsin und Trypsin resistenter als die übrigen Serumproteine sind. Diese Proteine werden bereits unter schonenden Bedingungen bis zu Peptiden und Peptonen abgebaut, während die antikörperhaltigen Globuline nur um ca. 1/3 des Moleküls (sog. 5S-Fragmente gegenüber 7S des intakten Moleküls) verkleinert werden, wobei die für die Antikörperaktivität wichtigen Bezirke intakt bleiben. Die relative Molekülmasse der Antikörper wird von ca. 160.000 auf ca. 100.000 Da reduziert.

Die so erhaltenen Antikörper-Fragmente reichert man durch Ausfällen mit Ammoniumsulfat oder Alkohol oder durch Ultrafiltration an. Auf diese Weise kann man den Antikörpertiter eines Immunserums mit einer maximalen Eiweißkonzentration von 170 mg/ml um das Drei bis Fünffache der nativen Sera steigern. Diese sog. *Fermosera* haben den Vorteil, daß sie durch die geringere Viskosität und verkürzte Resorptionszeit besser verträglich und rascher wirksam sind.[11]

Die *Wirksamkeitsprüfung* des Immunserums erfolgt mit der biologischen Wertbestimmung. Dabei wird eine am Standardserum eingestellte Toxindosis mit einer Verdünnungsreihe des zu prüfenden Serums gemischt. Durch anwendung am Tier wird festgestellt, welche Grenzwertverdünnung des Serums die Toxinwirkung entweder ganz aufhebt (L_0-Methode) oder eine Paralyse nicht verhindern (L_p-Methode) oder den Tod des Tieres nicht verhindern kann (L_+-Methode). Beim Tollwut-Immunserum erfolgt die Wertbestimmung auf Virusneutralisation in der Gewebekultur. Wenn internationale Standardsera vorhanden sind, kann die Wirksamkeit in IE angegeben werden. Dies ist beim Schlangengift-Serum nicht der Fall. Hier wird die Wirksamkeit als giftneutralisierender Wert angegeben (LD_{50} oder dcl = Dosis certe letalis/Maus).

16.4 Adjuvanzien

Adjuvanzien sollen aus einem schwachen Antigen ein stärkeres machen. Sie spielen heute bei den Toxoid-Impfstoffen und bei einigen inaktivierten Virusstoffen eine wichtige Rolle; vermutlich werden sie in Zukunft bei Impfstoffen auf gentechnischer Basis entscheidend für den praktischen Einsatz sein.
Ganz unterschiedliche Substanzen können eine Adjuvans-Wirkung haben, z. B.

- Aluminiumhydroxid oder -phosphat,
- $Ca_3(PO_4)_2$,
- mycobakterielle Produkte einschließlich Muramyldipeptide.

Hierunter zählt auch *Freunds komplettes Adjuvans*, das inaktivierte Mycobacterium-tuberkulose-Bakterien in einer Wasser-in-Öl-Emulsion enthält. Dies ist das vermutlich stärkste Adjuvans, aber wegen seiner schlechten Verträglichkeit beim Menschen untauglich.

- Wasser-in-Öl-Emulsionen (z. B. *Freunds inkomplettes Adjuvans*).

Öl-in-Wasser-Emulsionen sind weniger wirksam.

- Saponine,
- Endotoxine,

- Bordetella pertussis, Corynebacterium parvum,
- Lymphokine, Interferone u. a.

In der Praxis haben sich Aluminium- und Calciumverbindungen durchgesetzt, da sie gute Wirkung mit guter Verträglichkeit (bei i. m. Applikation) verbinden. Über die Wirkungsweise besteht noch keine völlige Klarheit, diskutiert werden folgende Faktoren, die vermutlich alle zur Wirkung beitragen:

1. Das am Adjuvans adsorbierte Antigen erhält eine gewisse Depotwirkung, die protrahierte Wirkung stimuliert das Immunsystem nachhaltiger.
2. Durch die Adsorption verändert sich die Oberflächenstruktur des Antigens.
3. Das Adjuvans löst lokale Entzündungsprozesse aus, die ein Zustrom von Leukocyten, insbesondere Phagocyten, bewirken. Hierdurch wird der Kontakt zwischen Antigen und Immunsystem intensiviert.

Je kleiner das Antigen, desto notwendiger wird ein Adjuvans. Lebend-Impfstoffe und bakterielle Ganzkeimvaccine benötigen keine Adjuvanzien. Bei inaktivierten Virus-Impfstoffen ist der Effekt unterschiedlich, so daß diese Impfstoffe teils mit, teils ohne Adjuvanzien angeboten werden.
Die Bedeutung der *Adjuvans-Wirkung* wurde bereits 1954 von Prigge herausgestellt:

$$SE = c\sqrt{Lf \cdot A}$$

SE = Gehalt an Schutzeinheiten,
Lf = Gehalt an Flockungseinheiten,
A = Adjuvans,
c = Aktivitätskonstante.

Ein Problem bei der Beurteilung der Adjuvans-Wirkung ist, daß Ergebnisse von Tieren nicht ohne weiteres auf den Menschen übertragen werden können. Die Adjuvans-Wirkung kann auch bei verschiedenen Tieren und sogar bei verschiedenen Stämmen einer Tierart unterschiedlich ausfallen.[7,12,13]

16.5 Konservierungsmittel und Sterilität

Das DAB 9 schreibt vor, daß sterilen und inaktivierten Impfstoffen ein geeignetes Konservierungsmittel zugesetzt werden darf; Zubereitungen in Mehrdosenbehältnissen müssen ein Konservierungsmittel enthalten. Bei den Toxoiden werden größtenteils *Quecksilberverbindungen*, wie z. B. Natriumtimerfonat und Thiomersal, eingesetzt. Diese haben sich sehr bewährt, allergische Reaktionen sind äußerst selten, die zugesetzte Menge ist sehr gering. Ein Tetanus-Adsorbat-Impfstoff enthält *Methylbenzethonium-* und *Benzalkoniumsalze. Phenol* und *Phenolderivate* dürfen bei Toxoid-Impfstoffen nicht benutzt werden, da sie die antigene Wirksamkeit nachteilig beeinflussen. Dagegen wird Phenol bei den bakteriellen Impfstoffen wie Cholera und Pneumococcen eingesetzt. Das DAB 9 begrenzt die Konzentration im Impfstoff auf höchstens 0,25 %.
Auch bei Immunsera erlaubt das DAB 9, daß geeignete Konservierungsmittel zugesetzt werden dürfen

und in Mehrdosenbehältnissen zugesetzt werden müssen. Hierbei wird meistens Phenol benutzt, dessen Konzentration nach DAB 9 höchstens 0,25 % betragen darf. Beim Botulismus-Serum verbietet die hohe Dosierung (Initialdosis 500 ml) den Zusatz eines Konservierungsmittels.

Die Konservierungsmittel können weder im Impfstoff noch im Serum das Produkt sterilisieren. Sie sollen steril hergestellte und aseptisch abgefüllte Produkte bei Mehrfachentnahme vor Kontamination schützen.

Impfstoffe und Sera sind biologische Zubereitungen, die nicht im Endbehältnis mit den üblichen Methoden sterilisiert werden können. Deshalb ist während des gesamten Herstellungsprozesses und bei der Endabfüllung aseptisch zu arbeiten. Ein besonderes Problem stellen dabei die Adsorbat-Impfstoffe dar, da sie nach der Adsorbierung nicht mehr sterilfiltriert werden können. Die Prüfung auf Sterilität erfolgt nach den im DAB 9 vorgeschriebenen Testmethoden.[14]

16.6 Lagerung und Transport

Alle Impfstoffe sind biologische Produkte und somit empfindlich gegen Temperaturen und Licht. Das DAB 9 schreibt daher generell die *Lagerung* vor Licht geschützt und bei 2 bis 8 °C vor. Flüssige und adsorbierte Impfstoffe dürfen *nicht eingefroren* werden. Durch das Einfrieren eines flüssigen Impfstoffes könnte es zum Bruch des Gefäßes kommen, beim Adsorbat-Impfstoff kann sich die Struktur des Adsorbats ändern und zu irreversiblen Ausflockungen führen. Derart veränderte Impfstoffe könnten starke Lokalreaktionen auslösen.

Darüber hinaus sind einige Impfstoffe besonders thermolabil, so daß sie nur in *lückenloser Kühlkette* bei 0 bis 8 °C transportiert werden dürfen. Hierzu zählen:

- Gelbfieber-Impfstoff (Lagerung bei −20 °C, Transport in Trockeneis),
- Hepatitis-B-Impfstoff,
- Masern-Impfstoff,
- Mumps-Impfstoff,
- Pneumococcen-Impfstoff,
- Poliomyelitis-Oral(Sabin)-Impfstoff,
- Röteln-Impfstoff,
- Typhus-Oral-Impfstoff,
- Varicella-Impfstoff (Lagerung bei −20 °C, bei 2 bis 8 °C nur 3 Monate haltbar, Transport in Trockeneis),
- Kombinationsimpfstoffe, wie z. B. Masern-Mumps und Masern-Mumps-Röteln.

Der technische Aufwand ist beträchtlich. Die Lagerung beim Hersteller erfordert große Kühlraumkapazitäten bei 2 bis 8 °C. Der Transport erfolgt in Kühltransportern, die mit Temperaturschreibern ausgestattet sind, zu den Pharmalagern, in denen wiederum ausreichende Kapazitäten an Kühllagern einschließlich Temperaturschreibern vorhanden sein müssen. Die Pharmalager liefern an den Großhandel oder andere Großkunden wie Kliniken die kühlkettenpflichtigen Impfstoffe in Kühlboxen, die in vier verschiedenen Größen vorhanden sind: 1,7 L, 6 L,

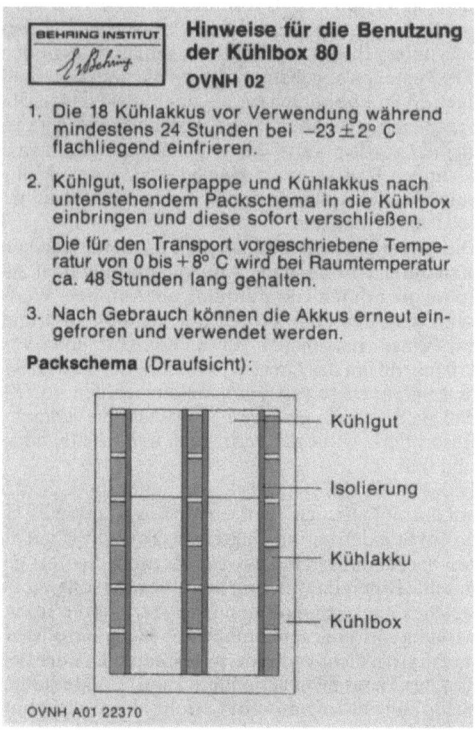

Abb.4.157. Beschickung einer 80-L-Kühlbox

23 L, 80 L. Für jede Kühlbox wurde in umfangreichen Versuchen mit eigens entwickelten standardisierten Kühlakkus die Daten ermittelt, wie lange bei vorschriftsmäßiger Beschickung die Temperatur von 0 bis 8 °C eingehalten werden kann (Abb. 4.157). Die 1,7-L-Box hält die vorgeschriebene Temperatur 20 Stunden lang, die 6-L-Box 30 Stunden, die 23-L-Box 36 Stunden und die 80-L-Box ca. 48 Stunden lang. Durch Isolierpappe zwischen dem Kühlgut und den Kühlakkus wird gewährleistet, daß adsorbierte Impfstoffe nicht einfrieren. Diese Kühlboxen und Akkus sind mehrfach einsetzbar. Sie werden ebenfalls für den Transportweg vom Großhandel zur Apotheke benutzt.

Bei den übrigen Impfstoffen ist eine lückenlose Kühlkette nicht erforderlich. Hier sollten stärkere Wärmebelastungen vermieden werden, z. B. durch möglichst kurze Transportzeiten, keine Lieferungen an Wochenenden mit der Gefahr, daß der Impfstoff über das Wochenende unausgepackt außerhalb des Kühlschranks lagert. An sehr heißen Tagen ist zu beachten, daß entweder der Transport verschoben wird oder Kühlboxen benutzt werden. Bei diesem Problem ist jeder Apotheker verpflichtet, darauf zu achten, daß die Wirksamkeit des Impfstoffes nicht gefährdet wird. In der Apotheke sollte der Kühlschrank mit einem Kühlschrankthermometer laufend kontrolliert werden. Impfstoffe sollten nicht in den Türfächern des Schrankes aufbewahrt werden – hierdurch aufgetretene Schädigungen des Impfstoffs mit folgenden

Impfdurchbrüchen sind bewiesen! Die Stabilität einiger Impfstoffe wurde in den letzten Jahren verbessert. Es wäre aber falsch, wenn dies den Eindruck erwekken würde, es könnte die Sorgfalt im Umgang mit Impfstoffen, insbesondere mit den kühlkettenpflichtigen, vernachlässigt werden.[15] Besondere Probleme und Vorschriften gibt es beim Versand von Impfstoffen für Länder der Dritten Welt im Rahmen der Impfaktionen der WHO/UNICEF. Hier muß gewährleistet sein, daß nicht nur der Transport an den Zielort, sondern auch für eine gewisse Zeit an diesem Platz für Verzollung und andere Formalitäten abgedeckt werden. Um auch den weiteren Transport im Lande unter Kontrolle zu halten, schreibt WHO/UNICEF ein „Vaccine cold chain monitor" vor (Abb. 4.158).

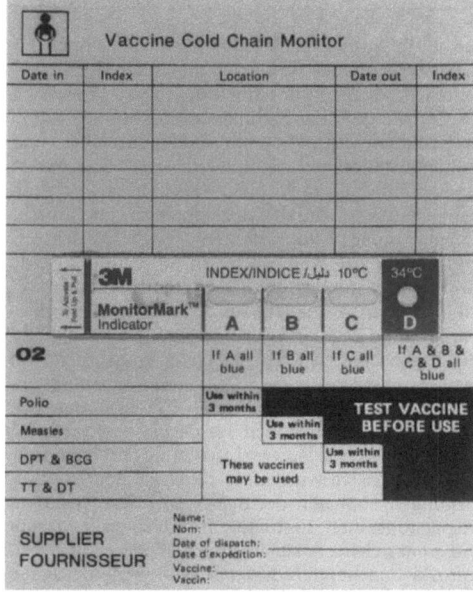

Abb. 4.158. Vaccine Cold Chain Monitor

Es handelt sich um die UNICEF-Impfstoffe in der abgestuften Temperaturempfindlichkeit: Polio-Oral, Masern, Diphtherie-Pertussis-Tetanus und BCG, Tetanus und Diphtherie-Tetanus. Je nach Verfärbung der verschiedenen Monitor-Fenster weiß der Impfarzt auch an der entlegensten Stelle, ob der Impfstoff ihn ordnungsgemäß erreicht bzw. wie er vorzugehen hat. Eine „Testung" des Impfstoffes ist nur bei relativ großen Mengen sinnvoll.

Immunsera müssen auch bei einer Temperatur von 2 bis 8 °C gelagert werden und flüssige Sera dürfen nicht eingefroren werden. Sie sind aber relativ stabil. Nach DAB 9 sind Immunsera, die durch Enzymbehandlung und fraktionierte Fällung hergestellt werden, bei ca. pH 6 am stabilsten. Bei diesem pH-Wert verlieren sie jährlich höchstens 5 % ihrer Aktivitäten, wenn sie bei 20 °C gelagert und höchstens 20 % bei der Lagerung mit 37 °C.

Literatur

1. Bundesgesetzblatt (1972) I:1163–1166
2. Bundesgesetzblatt für die Republik Österreich (1983) 77:927–949
3. Der Schweizerische Bundesrat: AS 1989, 3405
4. WHO (1983) Technical Report Series 687
5. Behringwerke AG, Marburg, Herstellungs- und Prüfungsvorschriften
6. Mayr A, Münz E (1965) Das Vaccinevirus. In: Herrlich A (Hrsg.) Handbuch der Schutzimpfungen, Springer, Berlin Heidelberg New York, S. 66
7. Regamey RH (1965) Die Tetanusschutzimpfung. In: Herrlich A (Hrsg.) Handbuch der Schutzimpfungen, Springer, Berlin Heidelberg New York, S. 425
8. Weber G (1965) Die Poliomyelitis-Schutzimpfung. In: Herrlich A (Hrsg.) Handbuch der Schutzimpfungen, Springer, Berlin Heidelberg New York, S. 482
9. Guérin C (1980) The History of BCG. In: Sol Roy Rosenthal (Ed.) BCG-Vaccine: Tuberculosis-Cancer, PSG Publishing Company, Inc., Littleton, MA, p 35
10. Germanier R (1982) Die Gelben Hefte XXII.69–74
11. Reber G, Ungeheuer H (1982) Heterologe Sera ad us. hum. In: Ullmanns Encyklopädie der technischen Chemie 4., neuüberarbeitete und erweiterte Auflage, Bd. 21, Verlag Chemie, Weinheim, S. 285
12. International Symposium on Adjuvants of Immunity Symposia Series in Immunobiological Standardization, Vol. 6, 1967, Karger, Basel New York
13. Mitchell GF (1988) The way ahead for vaccines and vaccination: Symposium Summary, Vaccine, Vol. 6: pp 200–205
14. International Symposium on Preservatives in Biological Products, Developments in Biological Standardization, Vol. 24, 1974, Karger, Basel München Paris London New York Sydney
15. Sokhey J (1988) Stability of oral polio vaccine at different temperatures, Vaccine, Vol. 6, pp 12–19

17 Suspensionen

K. KLOKKERS-BETHKE

17.1 Definition

Suspension (lat.: suspendere = aufhängen) ist die Bezeichnung für Dispersionen von Feststoffteilchen oberhalb kolloider Dimension in Flüssigkeiten, plastischen Massen oder erstarrten Schmelzen.[1] Die disperse Phase wird auch als innere Phase bezeichnet, das Dispersionsmittel als äußere, kontinuierliche, kohärente Phase oder als Vehikel. Die innere Phase ist immer fest und besitzt eine sehr niedrige Löslichkeit im Dispersionsmittel. Die äußere Phase kann in verschiedenen Aggregatzuständen vorliegen (Tab. 4.94). Von der physikalischen Definition her stellen die unterschiedlich bezeichneten Systeme alle Suspensionen dar, von der pharmazeutischen Definition gehören sie zu verschiedenen Arzneiformen. Der Anteil der dispersen Phase am Gesamtsystem variiert: so gibt es Suspensionssalben mit einem Feststoffanteil von mehr als 40 %, die als Pasten bezeichnet werden.

Die Übergänge der physikalischen Eigenschaften von den Kolloidlösungen zu den Suspensionen sind fließend, die Abgrenzung wurde aus Mangel an echten physikalisch-chemischen Unterschieden über die Teilchenabmessung definiert.[1-4] Suspensionen haben mittlere Teilchendurchmesser von 0,1 bis 100 μm.

Tabelle 4.94. Einteilung der Suspensionen

disperse Phase	Dispersions- mittel	System- bezeichnung
fest	gasförmig	Pulveraerosol, Rauch, Staub
fest	flüssig	Suspension, Dispersion, Liniment, Magma, Sole, Schüttelmixtur
fest	halbfest und flüssigkristallin	Suspensionssalbe, -gel, -suppositorium, -creme, Paste
fest	fest	feste Sole, Vitreosole

17.2 Verwendung

Suspensionen als Arzneiform werden aus verschiedenen Gründen entwickelt; sie sind im Vergleich zu Tabletten oder Kapseln leichter schluckbar für z. B. Kinder. Falls die Schwerlöslichkeit des Arzneistoffes ein zu großes Lösungsmittelvolumen für die Dosis erfordert, kann sie in einem akzeptablen Volumen als Suspension dosiert werden. Schwerlösliche Salze werden für diagnostische Zwecke eingesetzt, wie das Bariumsulfat als Röntgenkontrastmittel. Sie werden gezielt bei unangenehmem Geschmack des Arzneistoffes, chemische Instabilität in gelöster Form und mit dem Ziel der Depoterzeugung synthetisiert. Hierzu gehören die i. m. Applikation von Kristallsuspensionen oder Suspensionen von in biologisch abbaubare Polymerpartikeln inkorporierte Arzneistoffe. Die inhalative Anwendung von Pulveraerosolen reduziert systemische Nebenwirkungen und ermöglicht ebenso wie die nasale Anwendung von Pulvern mit Insufflatoren die lokale Applikation.
Die Suspension kann gebrauchsfertig sein, dies setzt die Stabilität im Sinne der pharmazeutischen Qualität über die gesamte Laufzeit voraus, oder sie kann kurz vor der Applikation durch Dispergieren der Feststoffe mit Wasser zubereitet werden.
Der Einsatz von Suspensionen umfaßt die orale, topische, inhalative, nasale, ophthalmische und parenterale Anwendung. Letztere reicht von den subcutanen Zink-Insulin-Kristallsuspensionen, intramuskulären Hormonapplikationen, intraartikulären Glucocorticoidgaben bis zur Adjuvanstherapie der Cytostatikabehandlung, wo biologisch abbaubare Stärkepartikeln definierter Partikelgröße und definierten Quellverhaltens gezielt zum zeitlich limitierten Gefäßverschluß eingesetzt werden, um die Cytostatikumkonzentration lokal zu erhöhen.
Zwischenprodukte der Arzneimittelherstellung wie Dragiersirupe, Filmcoatings und die Farbcoatings sind Suspensionen. Sie enthalten unlösliche Farbpig-

mente sowie Antiklebstoffe wie Magnesiumstearat, Talcum und ggf. Latices als Filmbildner in einem Dispersionsmittel; die Suspension wird im Glatt- oder Wurster-Wirbelschichtgerät, im Fließbett des Kugelcoaters, dem Driacoater, Accelacoater oder auch mit Granulierlanzen auf Pulver, Granulate, Pellets oder Tabletten aufgebracht. Suspensionen spielen in der Polymerisationstechnik bei der Perlpolymerisation, in der Metallurgie zur Erzgewinnung mit der Flotation, in der Kosmetik, in der Lebensmitteltechnik und in der Biochemie eine Rolle, wo Zellsuspensionen zur Produktion organischer Substanzen eingesetzt werden.
Im folgenden werden die klassischen Suspensionen des Typs fest in flüssig behandelt.

17.3 Eigenschaften

Die auffälligste Eigenschaft von Suspensionen als dispersen Systemen ist die Sedimentation der dispergierten Partikeln. Wie schnell die innere Phase sich absetzt, wie groß das Sedimentationsvolumen ist, ob das Sediment redispergierbar ist oder durch Um- und Rekristallisation ein nicht mehr exakt dosierbares Produkt oder ein nicht mehr aufschüttelbares Sediment entsteht, ob durch eine temperatur- und löslichkeitsabhängige Änderung der Teilchengrößenverteilung zu größeren Partikeln oder durch eine Modifikationsumwandlung Änderungen im pharmakokinetischen Verhalten des Arzneistoffes resultieren, dies sind Probleme der Arzneimittelentwicklung.
Die Eigenschaften von Suspensionen werden von dem Bestreben bestimmt, ihren thermodynamisch instabilen Zustand zu stabilisieren. Sie entfernen sich unmittelbar nach Beenden des Dispergierens wieder von dem dispersen Zustand, in den sie durch die Herstellung gebracht wurden. Die Summe der Wechselwirkungen zwischen der dispersen Phase und dem Dispersionsmittel bestimmt, in welchem Zeitraum und in welchem Ausmaß grenzflächen- und damit grenzflächenenergiereduzierende Veränderungen auftreten. Die Wechselwirkungen hängen von den Eigenschaften der beiden Phasen ab.
Folgende Parameter sind für die *Eigenschaften der dispersen Phase* bestimmend:

- Dispersitätsgrad,
- Teilchenform,
- Modifikation, Polymorphie,
- Löslichkeit, Lösungsgeschwindigkeit im Dispersionsmittel,
- pH-Abhängigkeit der Löslichkeit,
- Temperaturabhängigkeit der Löslichkeit,
- Benetzbarkeit,
- Dichte.

Die *Dispersionsmitteleigenschaften* ergeben sich aus folgenden Parametern:

- qualitative und quantitative Zusammensetzung,
- Aggregatzustand (gasförmig, flüssig, fest),
- Polarität (lipophil, hydrophil, wäßrig, nichtwäßrig),
- Ionenstärke, Ionenart,

- pH-Wert,
- Oberflächenspannung,
- Viskosität,
- Fließverhalten,
- Dichte,
- Dielektrizitätskonstante.

Die *Eigenschaften der Suspension* hängen von folgenden Parametern ab:

- qualitative und quantitative Zusammensetzung,
- chemische Kompatibilität der Komponenten,
- physikalische Kompatibilität,
- Zetapotential,
- Grenzflächenspannung,
- Volumen- oder Massenverhältnis der dispersen Phase zum Dispersionsmittel,
- Fließverhalten,
- Sedimentationsverhalten,
- Redispergierbarkeit,
- mikrobiologischer Status.

17.4 Charakterisierung von Suspensionen

17.4.1 Physikalische Beschreibung – Auswirkung für die Formulierung

Sedimentationsverhalten

Als Sedimentationsverhalten wird die Sedimentationsgeschwindigkeit der festen Phase, die Art der Sedimentbildung, das Verhältnis des Sedimentvolumens zum Gesamtsuspensionsvolumen und der Packungszustand des Sedimentes verstanden. Das Redispergierungsverhalten ist von den Sedimenteigenschaften abhängig.

Die Sedimentationsgeschwindigkeit einer Kugel in einem flüssigen Dispersionsmittel wird durch das Stokes-Gesetz beschrieben:

$$V = \frac{2\,r^2\,(\rho_s - \rho_D)}{9\,\eta} \cdot g$$

ρ_s = Dichte des dispersen Stoffes,
ρ_D = Dichte des Dispersionsmittels,
η = Viskosität des Dispersionsmittels,
v = Sinkgeschwindigkeit (m × s^{-1}),
r = Durchmesser der Feststoffpartikeln,
g = Erdbeschleunigung.

Danach ist die Sinkgeschwindigkeit direkt proportional zum Quadrat des Partikeldurchmessers und zum Dichteunterschied zwischen fester und flüssiger Phase sowie umgekehrt proportional zur Viskosität des Dispersionsmittels. Für pharmazeutische Suspensionen trifft das Stokes-Gesetz nur qualitativ zu, da die Voraussetzung des ungehinderten Falls bei hohen Konzentrationen nicht mehr erfüllt ist. Statt einer Flüssigkeit mit diskreten Teilchen wird in einer Variante zum Stokes-Gesetz die Veränderung eines porösen Pulverbettes in einer Flüssigkeit über die Zeit beschrieben.[5]

Nach dem Stokes-Gesetz sind drei Fälle möglich, in denen eine stark verlangsamte bzw. keine Sedimentation auftritt. Diese können zur Stabilisierung des dispersen Zustandes benutzt werden:

1. Bei ausreichend kleinen Partikeln ist die Sedimentation stark verlangsamt. Zusätzlich wirkt ihr die Brown-Molekularbewegung entgegen, Moleküle und Kolloide sedimentieren nicht. Aus herstellungstechnischen und Kostengründen werden die wenigsten Feststoffe auf die nicht mehr sedimentierende Teilchengröße von unter ca. 0,5 µm zerkleinert.

2. Bei Dichtegleichheit der festen und der flüssigen Phase tritt ebenfalls keine Sedimentation ein. Die Dichte der äußeren Phase kann mit spezifisch schwereren Dispersionsmitteln erhöht werden; so haben Sorbit- und Zuckersirup eine Dichte von ca. 1,3 g cm^3. Die Dichte von Feststoffen ist weitgehend temperaturunabhängig, die von Flüssigkeiten dagegen stärker temperaturabhängig. Daher kann ein Dichteangleich der äußeren Phase an die innere nur in einem begrenzten Temperaturbereich zu einer stabilen Suspension führen.[6]

3. Bei ausreichend hoher Viskosität kommt es ebenfalls zu einer stark verlangsamten Sedimentation. Viskositätserhöhende Zusätze zur äußeren Phase senken die Sedimentationsgeschwindigkeit, Zusätze mit Fließgrenze verhindern sie in Ruhe vollständig. Zur Dosierung des Arzneistoffes muß die Fließfähigkeit der Suspension gewährleistet sein. Deshalb werden bei Scheren sich verflüssigende und in der Ruhe wieder verfestigende äußere Phasen eingesetzt, d. h. thixotrope Phasen mit einer kleinen Hysterese.

Die Sedimentationsgeschwindigkeit nicht geflockter 2%iger Suspensionen mit 200 µm Teilchengröße beträgt $1,09 \cdot 10^{-1}$ cm·s^{-1} bei einer Viskosität des Dispersionsmittels von 1 cP und einem Dichteunterschied von 2,0 g cm^{-3}. Eine 2%ige und 20%ige Suspension mit jeweils 0,2-µm-Teilchen, einer Viskosität der äußeren Phase von 1.000 cP und einem Dichteunterschied von 0,2 g cm^{-3} zeigen Sedimentationsgeschwindigkeiten von $4,36 \cdot 10^{-10}$ cm·s^{-1} bzw. $1,54 \cdot 10^{-10}$ cm·s^{-1}.[7] Letztere sind im kolloidchemischen Sinne stabile Suspensionen, die zwar ebenfalls dem Einfluß der Schwerkraft unterliegen, jedoch weder aggregierte noch geflockte Teilchenverbände enthalten und in der sich die Partikeln weitgehend unabhängig voneinander in der äußeren Phase bewegen.

Die Grenzflächeneigenschaften der Partikeln bestimmen, ob sie als diskrete Teilchen vorliegen oder als Aggregate. Teilchenverbände wirken wie eine Partikel und entsprechend des Stokes-Gesetzes sedimentieren sie schneller als die Einzelpartikeln. Suspensionen mit solchen Teilchenverbänden werden als geflockt bezeichnet.

Das Sedimentationsverhalten wird in die aufsteigende, ungehinderte oder freie Sedimentation kolloidchemisch stabiler Suspensionen und die absinkende, absetzende oder behinderte Sedimentation geflockter Suspensionen unterschieden.[8]

Bei der aufsteigenden Sedimentation nimmt das Sedimentvolumen mit der Zeit zu bei trübem Überstand, bis die langsamer sedimentierenden kleinen Teilchen sich in die groben Hohlräume des vorhandenen Sedimentes einlagern und Caking, die Bildung eines festen Sedimentkuchenbildung einsetzt.

Bei der absetzenden Sedimentation geflockter Suspensionen entsteht unter dem Einfluß der Schwerkraft zuerst ein lockeres, großvolumiges Sediment aus mehrere Partikeln enthaltenden Teilchenverbänden. Die Sedimenthöhe nimmt mit der Zeit ab, die Konzentration des Sedimentes nimmt zu, der Überstand wird klar (Abb.4.159, I).

Die kontrollierte Flockung von Suspensionen zu stabilen, lockeren und großvolumigen Sedimenten ist ein Formulierungskonzept, mit dem sich verschiedene Autoren befaßten.[9–13a]

Ziel der kontrollierten Flockung ist die Bildung einer flüssigkeitsgefüllten Gerüststruktur aus losen Aggregaten der Einzelpartikeln, die über minimal wenig Kontaktpunkte zusammengehalten werden (Abb.4.159, II). Durch den lockeren Zusammenhalt der Teilchenverbände und die beim Absetzen entstehende unregelmäßige Oberfläche läßt sich das Sediment der geflockten Suspension mit geringerer mechanischer Energie redispergieren als ein dichtgepacktes, glattes und festes Sediment. In dem Fall ist wesentlich mehr mechanische Energie zum Dispergieren der Einzelpartikeln nötig, da diese durch Feststoffbrücken infolge Umkristalisation, durch die Koaleszenz der die Einzelpartikeln umgebenden Tensidfilme oder durch die Interaktion adsorbierter Polymere zusammengehalten werden. Je nachdem, wie weit dieser Prozeß fortgeschritten ist, wird der Zustand der sedimentierten Suspension irreversibel.

Die Redispergierbarkeit vor der Applikation ist für die Pharmakokinetik wichtig. So ist die Bioverfügbarkeit von Sulfathiazol aus einer peroralen, nichtgeflockten Suspensionen deutlich höher als aus einer geflockten Suspension, was auf mangelhafte Redispergierung hinweist.[14]

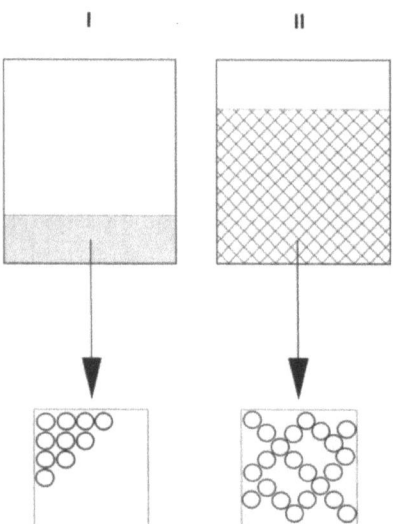

Abb.4.159. Schematische Darstellung des Sedimentvolumens und seiner Struktur im Falle einer Suspension mit diskreten Partikeln (I) und einer kontrolliert geflockten Suspension mit Partikelaggregaten (II)

Die gezielte Flockung wird mit kleinen Ionen hoher Ladung erreicht, die an die Oberfläche der Partikeln adsorbiert werden. Für Partikeln mit negativer Ladung werden Aluminiumchloridhexahydrat oder Calciumchloriddihydrat eingesetzt, bei Partikeln mit positiver Ladung Natriumcitrat oder -phosphat.

Nach Herstellung einer Suspension diskreter Partikeln durch Aufstreuen oder Anreiben mit einem 0,1 bis 0,2 % Netzmittel wie Polysorbat 80 enthaltenden Dispersionsmittel, ggf. Quellen lassen und Homogenisieren über Siebpassage oder Dispergierapparate wird eine definierte Menge der Suspension mit einer z. B. 10%igen Lösung eines der obigen Salze titriert. Nach definierten Salzzusätzen werden unter ständigem Rühren Proben gezogen. Diese werden in Standzylindern in der Ruhe im Sedimentationsverhalten beurteilt. Die ideale Menge Flockungsmittel ist bei der Probe mit dem größten Sedimentvolumen im Verhältnis zum Gesamtvolumen erreicht. Meistens werden 0,1 bis 1 % Flockungsmittel benötigt. Bei der In-situ-Präzipitation einer Substanz aus der Lösung ihres leichtlöslichen Salzes mit einem Fällungsmittel, z. B. der Fällung des Natriumsalzes einer Säure mit einer starken Säure, entstehen Elektrolyte, die je nach Art und Menge auch zur Flockung führen können. Diese Methode bietet sich zur Herstellung parenteral anzuwendender Suspensionen an, da sie die Entkeimungsfiltration der einzusetzenden Lösungen erlaubt.

Bei der gezielten Flockung ist die mögliche Unverträglichkeit viskositätserhöhender Zusätze mit den mehrwertigen Kationen zu beachten.

Meßmethoden für die Sedimentationsgeschwindigkeit sind im Abschnitt Teilchengrößenverteilung beschrieben.

Flotation

Die Flotation ist ein Aufschwimmen von Teilchen an der Oberfläche des Dispersionsmittels und kann herstellungstechnisch als Problem beim Dispergieren des Feststoffes im Dispersionsmittel auftreten.

Die Teilchen der dispersen Phase besitzen meistens eine höhere Dichte als das Dispersionsmittel. Bei einer schlechten Benetzbarkeit der Partikeln durch das Dispersionsmittel kann es beim Einbringen der festen in die flüssige Phase zur Bildung von Luftblasen an den Partikeln kommen, wodurch ihre Dichte scheinbar sinkt und die Partikeln an der Oberfläche aufschwimmen oder floten.

Der Begriff der Flotation kommt aus der Metallurgie. Die Flotation wird als Aufbereitungsverfahren zum Trennen der Erze von den Gangarten benutzt. Die Flotation kann durch Netzmittel im Dispersionsmittel sowie durch Anreiben und Überziehen der Einzelpartikeln des Feststoffes mit gut in Wasser löslichen Hilfsstoffen verhindert werden (s. a. Benetzbarkeit).

Wechselwirkungen zwischen suspendierten Partikeln

Zwischen den suspendierten Teilchen eines dispersen Systems herrschen Anziehungs- und Abstoßungskräfte, die die Distanz bestimmen, auf die die Partikeln sich nähern können.

Die Anziehungskräfte sind Dipol-Dipol Kräfte, dipolinduzierter Dipolwechselwirkungen, van-der-Waals London-Dispersionskräfte und elektrostatische Kräfte zwischen gegensinnig geladenen Teilchen. Die Anziehungskräfte zwischen unpolaren Teilchen sind van-der-Waals-London Kräfte. Verursacht werden sie auf molekularer Ebene durch die Wechselwirkungen zwischen induzierten Dipolen, die nur über geringe Abstände wirken und mit der 6. Potenz des interpartikulären Abstandes abnehmen. Sie sind die treibende Kraft zur unspezifischen Adsorption im Dispersionsmittel gelöster Stoffe wie Kolloide, Polyelektrolyte und oberflächenaktiver Stoffe oder auch Konservierungsmittel an der Grenzfläche suspendierter Partikeln. Die Gesamtanziehungskraft wird durch Aufsummieren aller Anziehungskräfte zwischen allen Partikelpaaren erhalten. Durch ihre Additivität kann sie beträchtliches Ausmaß erreichen.[15]

Die Abstoßungskräfte sind elektrostatische Kräfte und werden durch Ladungen gleichen Vorzeichens verursacht. Ladungen in der Partikelgrenzfläche sind die Folge des Salzcharakters des Stoffes oder der pH-abhängigen Dissoziation saurer funktioneller Gruppen bzw. der Protonierung von Aminogruppen unter der Bildung quartärer Ammoniumsalze. Partikelladung kann im weiteren durch die Adsorption von Ionen aus dem Dispersionsmittel entstehen.

Aus der van-der-Waals-Anziehung V_A und der elektrostatischen Abstoßung V_R resultiert die vom interpartikulären Abstand abhängige potentielle Energie zwischen zwei geladenen Teilchen, die je nach Abstand der Partikeln Anziehung (= Aggregation) oder Abstoßung (= Peptisation) bewirkt. Schematisch zeigt dies Abb. 4.160. Die Anziehungskräfte überwiegen bei kleinen Abständen. Bei der Annäherung zweier Partikeln muß eine Energiebarriere V_{max} überwunden werden, bevor die Partikeln sich im primären

Minimum berühren und Aggregation eintritt. Die Energiebarriere ist um so höher, je höher die elektrostatische Abstoßung der Partikeln ist. V_{max} sinkt mit zunehmender Elektrolytkonzentration im Dispersionsmittel, da die Reichweite der elektrostatischen Abstoßung sinkt (Abb. 4.161). Die Ursache hierfür ist eine Komprimierung der sog. elektrischen Doppelschicht mit steigender Ionenkonzentration. In der nach außen elektrisch neutralen Suspension nimmt das mit der Ladung verbundene Potential der Grenzfläche mit zunehmendem Abstand von der Partikel ab. Dies geschieht durch die in der Lösung vorhandenen Gegen-Ionen, die sich um die Partikel in potentialsenkender Weise anordnen (Abb. 4.162). Die Gegen-Ionen direkt an der Partikelgrenzfläche sind fest gebunden, in dieser sog. Stern-Schicht fällt das Potential linear ab, bis die Zusammensetzung der Schicht diffus wird bei dann exponentiell abnehmendem Potential. Die beiden Schichten des sog. Stern-Modells werden als elektrische Doppelschicht bezeichnet. Die Dicke der Schicht beträgt ca. 1 bis 100 nm. Die Grenzflächenladung der Partikeln wird durch die Summe der Ladungen in der Stern-Schicht und in der diffusen Schicht kompensiert. Die jeweiligen Anteile der Schichten sind von der Elektrolytkonzentration und der Ionenwertigkeit abhängig. Bei ausreichendem Abstand von der Partikel ist die Zusammensetzung der Ionenschicht identisch mit der Elektrolytzusammensetzung des Dispersionsmittels. Je mehr Ionen zur Verfügung stehen, in um so kleinerem Abstand von der Partikelgrenzfläche tritt die Ladungskompensation auf.

Die Stabilität eines dispersen Systems hängt von dem sich einstellenden Potential in der Scherebene (Abb. 4.162) durch die gebundenen Ionen und ihr Hydratwasser ab. Dieses Stern-Potential ist auch bei Scheren des Systems wirksam, da die Partikel mit dieser Hülle verbunden wandert und sedimentiert. Das Stern-Potential ist nicht direkt meßbar. Mit Hilfe elektrokinetischer Meßtechniken kann jedoch die elektrophoretische Mobilität und das Zetapotential in einer Scherebene zwischen dem unbeweglichen und dem beweglichen Teil der Doppelschicht bestimmt werden, über das näherungsweise das Stern-Potential zu-

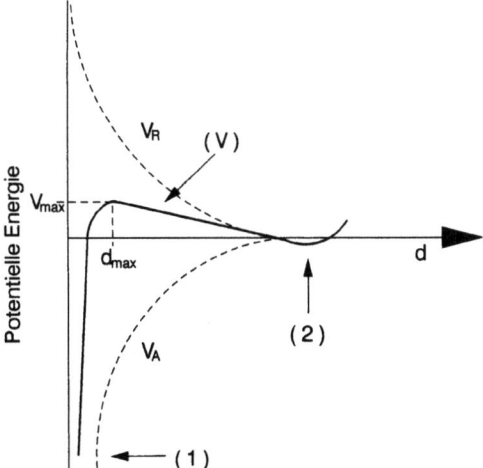

Abb. 4.160. Darstellung der energetischen Wechselwirkungen zwischen zwei Partikeln: V Gesamtwechselwirkungsenergie, V_A van-der-Waals-Anziehung, V_R elektrostatische Abstoßung, V_{max} Energiebarriere, d interpartikulärer Abstand, 1 primäres Energieminimum, 2 sekundäres Energieminimum

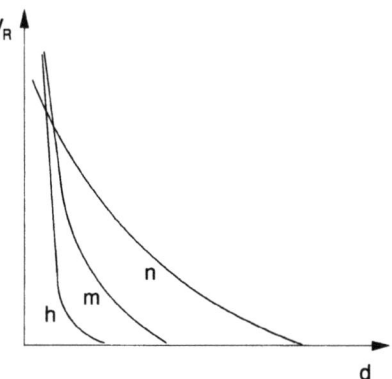

Abb. 4.161. Die elektrostatische Abstoßung V_R einer Partikel sinkt mit steigender Elektrolytkonzentration; d interpartikulärer Abstand, niedrige, mittlere und h hohe Elektrolytkonzentration. Nach[21]

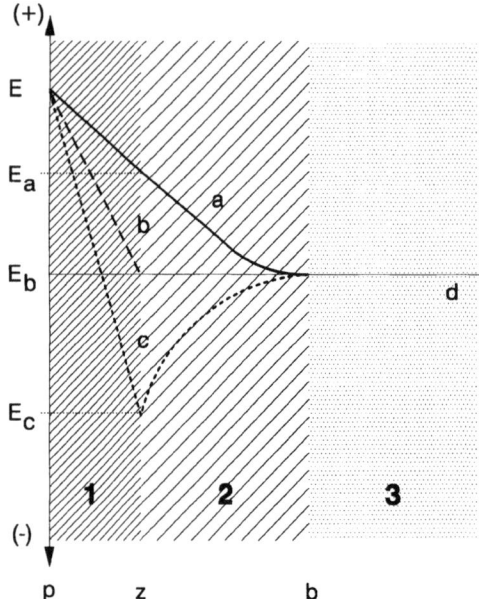

Abb. 4.162. Elektrochemische Doppelschicht und Zetapotential; a, b und c sind drei prinzipielle Potentialverläufe mit den Zetapotentialen E_a, E_b und E_c. E Potential, d Abstand von der Partikelgrenzfläche, 1 an der Partikel fixierter Teil der Doppelschicht, 2 beweglicher, abscherbarer Teil der Doppelschicht, 3 Bulklösung, p Partikelgrenzfläche, z Scherebene, b Grenze der elektrochemischen Doppelschicht zur Bulklösung

gänglich ist. Die größtmögliche Stabilität einer Suspension ist erreichbar mit der größtmöglichen Abstoßung V_R der suspendierten Partikeln durch gleichsinnige Ladung – dies bedeutet ein möglichst hohes Zetapotential. Die Stabilisierung des dispersen Zustandes durch das Zetapotential ist bei einer Teilchengröße bis ca. 1 μm erreichbar. Mit zunehmender Partikelgröße und mit zunehmender Partikeldichte nimmt der Einfluß des Zetapotentials ab.
Basierend auf obiger Theorie werden Elektrolyte zur Stabilisierung von Suspensionen aus diskreten Teilchen sowie zur kontrollierten Flockung eingesetzt.
Im Falle der Suspension von Einzelteilchen kann die disperse Phase nichtionogen sein oder bei dem erforderlichen pH-Wert schwach geladen. Es resultiert ein niedriges Zetapotential, ein niedriges V_R und die Energiebarriere V_{max} ist so niedrig, daß Aggregation eintritt. Die Zugabe von Aluminium-Ionen oder Calcium-Ionen bei negativer und Citrat-Ionen bei positiver Partikelladung bewirkt eine Erhöhung des Zetapotentials.
Durch Variieren der Ionenstärke und -wertigkeit werden unterschiedliche Zetapotentiale erzeugt.[16-19]
Falls die Partikeln eine pH-abhängige Grenzflächenladung besitzen und die Art der Anwendung die Abweichung vom physiologischen pH-Wert erlaubt, wird der pH-Wert eingestellt, bei dem das höchste Zetapotential resultiert.
Der Einfluß der Wasserstruktur auf das Zetapotential wurde am Beispiel des Wasserstrukturbildners Nico-

tinamid und der Wasserstrukurbrecher Sorbit und Fructose an Bentonit-, Estriol- und Levonorgestrelsuspensionen beschrieben. Die Beeinflussung wurde bei einer Tonizität von 500 bis 600 mOsmol beobachtet und gestattet damit keine Anwendung bei Arzneiformen, die isotonisch sein müssen.[20]
Meßbar ist das Zetapotential mit elektrokinetischen Methoden, die auf der Beweglichkeit der diffusen Gegenionenwolke um eine geladene Partikel beruhen. Eine Methode ist die Messung der Relativbewegung zwischen Partikel und Elektrolyt in einem äußeren elektrischen Feld mit der Elektrophorese, der Elektroosmose und der Laserdoppleranemometrie. Traditionell wird optisch mit Hilfe des Lichtmikroskopes die Partikelbewegung im elektrischen Feld verfolgt, dies ist die Mikroelektrophoresemethode. Eine zweite Methode ist die Messung des elektrischen Feldes, das durch eine mechanische Verschiebung infolge eines äußeren Druckes bei Sedimentations- und Strömungspotentialmessungen entsteht. Gerätehersteller sind die Firmen Malvern, Micrometrics, Leeds & Northrup u. a.
Partikeln können vor der Aggregation außer durch die elektrostatische Abstoßung und die Erhöhung der Energiebarriere V_{max} auch durch Verhindern der Partikelannäherung geschützt werden. Abb. 4.163 zeigt schematisch die verschiedenen Stabilisierungsmechanismen.
Die Partikeln in Ia sind ungeladen, in keiner Weise stabilisiert, sie aggregieren spontan zu IIa. Die Partikeln in Ib sind elektrostatisch durch das positive Zetapotential stabilisiert, sie aggregieren bei zunehmender Elektrolytkonzentration zu IIb oder zu IIa.
Wie oben erwähnt, werden unpolare Substanzen aus dem Dispersionsmittel an der Grenzfläche fest-flüssig adsorbiert. Unterschieden wird zwischen der Adsorption von niedermolekularen Kolloiden, bezeichnet als Schutzkolloide, und der Adsorption von orientiert ausgerichteten nichtionischen Tensiden oder Polyelektrolyten. Bei der Adsorption eines stark hydratisierten Schutzkolloides wie Gelatine oder der technisch immer noch wichtigen Polyphosphate an der Grenzfläche bildet sich durch Bindung von Wasser über Wasserstoffbrücken eine schützende Hydrathülle um die Einzelpartikel aus; da die interpartikulären Anziehungskräfte mit zunehmendem Abstand von der Partikelgrenze exponentiell sinken, wird die Suspension stabilisiert. Diese solvenshaltigen Hüllen werden nach Ottewill als Lyosphären bezeichnet.[56]
Die Schutzwirkung wird durch kleine, mehrwertige Ionen aufgehoben.[22] Sie entziehen dem Schutzkolloid Hydratwasser, es tritt Aggregation ein (s. Abb. 4.163 Ic und IIc).
Nichtionische Polymere wie Methylcellulose, Polyethylenglykol und Tenside wie Polysorbat 80 werden bei ausreichender Kettenlänge nur in einem kleinen Teil der Kette an die Partikel adsorbiert, während der übrige Teil des Moleküls im Dispersionsmittel gelöst ist. Es resultiert eine sterische Abschirmung der Einzelpartikeln voneinander.[23] Die quantitative Bestimmung des adsorbierten Polymers führten Fritz und Riehl durch.[24] Die sterisch stabilisierende Wirkung von Polysorbat 80 ist beschrieben.[25] Übersichten zu den Wechselwirkungen zwischen suspendierten Partikeln finden sich in.[21,25,57,26]

I   II

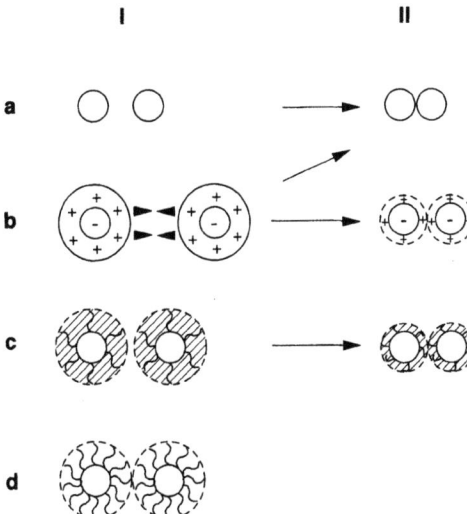

Abb. 4.163. Schematische Darstellung der Wechselwirkungen von Partikeln mit Komponenten des Dispersionsmittels. (I) diskrete Partikeln, Ia unstabilisiert, Ib elektrostatisch stabilisiert, Ic Stabilisierung durch Lyosphären, Id durch Polymeradsorption; (II) Partikelaggregation – Erläuterungen s. Text. Nach[21]

Teilchengrößenverteilung

Suspensionen mit Teilchen einer sehr engen Partikelgrößenverteilung sind monodispers, mit einer breiten Partikelgrößenverteilung polydispers.

Die Teilchengrößenverteilung ist sowohl für die Beurteilung der einzusetzenden Rohstoffe ein wichtiger Prüfpunkt als auch zur Beurteilung der Lagerstabilität der Suspension. Der zu suspendierende Rohstoff muß in der Größenordnung der Art der Anwendung angepaßt sein.

Die Teilchengrößenverteilung sollte möglichst eng sein, da bei breiten Verteilungen Temperaturerhöhungen und damit verbundene Löslichkeitserhöhungen zum beschleunigten Auflösen kleiner Teilchen führen, während bei Temperatursenkung und entsprechend niedrigerer Löslichkeit der über das Löslichkeitsprodukt hinausgehende Anteil an Substanz an den vorhandenen Grenzflächen der verbliebenen Partikeln auskristallisiert. Die Teilchengrößenverteilung verschiebt sich zu größeren Partikeln. Dieser Vorgang wird als Ostwalt-Ripening bezeichnet. Je nach Sedimentart können so Festkörperbrücken zwischen verschiedenen Partikeln entstehen.

Die Teilchengrößenverteilung ist mikroskopisch mit dem Okularmikrometer zu bestimmen und über Fotos dokumentierbar. Optische Bildanalysegeräte gestatten die direkte Auswertung und Darstellung der Meßwerte als Häufigkeitsverteilung und als Summenkurve, wobei je nach Meßprinzip angegeben werden und z. T. auch Formfaktoren für nichtisometrische Partikeln berücksichtigt werden können. Mit diesen Verfahren sind sowohl die Rohstoffe selbst als auch die Suspensionen charakterisierbar. Die Rohstoffe können mit Siebanalysen mit Hilfe von Siebkaskaden, z. T. mit Siebhilfen, Luftstrahlsiebung oder ggf. Naßsiebung bei zu großen interpartikulären Haftkräften beurteilt werden. Im Falle der Suspensionen wird die Teilchengrößenverteilung über die Messung der Sedimentationsgeschwindigkeit bestimmt. Meßgeräte sind die Andreasen-Pipette, die Sedimentationswaage, das Röntgensedimentometer. Die Meßverfahren basieren auf den von Stokes aufgezeigten Gesetzmäßigkeiten. Die Sedimentationsmethoden im Erdschwerefeld sind auf Suspensionen > 5 μm limitiert, wo die Brown-Molekularbewegung und Konvektion wenig stören; bei kleineren Partikeln wird die Sedimentationsanalyse im Zentrifugalfeld durchgeführt. Mit der Andreasen-Pipette wird der Anteil der Partikeln bezogen auf die gesamte Partikelmasse bestimmt, der in Abhängigkeit von der Zeit in einem graduierten Zylinder sedimentiert. Zu verschiedenen Zeiten werden am Boden des Zylinders Proben gezogen und der Feststoffgehalt nach Trocknen über Wägung bestimmt. Die Sedimentationswaage nach Cahn registriert kontinuierlich elektronisch die Sedimentzunahme als Masse über die Zeit. Das Röntgensedimentometer durchstrahlt eine sedimentierende Suspension und mißt kontinuierlich die Veränderung der Strahlintensität über die Zeit. Die volumenabhängige Änderung des elektrischen Widerstandes in einem definierten Meßvolumen mit homogenem elektrischen Feld, den Partikeln bei Durchtritt des Meßvolumens bewirken, dient beim Coulter Counter zur Ermittlung der Teilchengrößenverteilung. Gerätehersteller sind die Firmen Kontron, Olympus, Malvern u. a. Auf der Lichtbeugung beruht das Meßprinzip von Geräten der Firmen Malvern, Sympatek u. a.; Lichtbeugung kann bei Teilchengrößen > 1 μm angewendet werden, im Falle kleinerer Partikeln, pharmazeutisch sind dies in der Regel keine Feststoffsuspensionen, sondern Emulsionen und Liposomen, wird die Photonenkorrelationsspektroskopie eingesetzt. Eine Zusammenfassung über die verschiedenen Methoden gab Leschonsky.[27]

Das Kristallwachstum in Suspensionen kann mit folgenden Maßnahmen behindert werden:

- Einsetzen von Pulvern mit einer engen Teilchengrößenverteilung,
- Einsetzen der Kristallform oder des Salzes mit der niedrigsten Löslichkeit im Dispersionsmittel,
- Zusatz eines molaren Überschusses von A^+ oder B^- bei Salzen oder schwerlöslichen Komplexen der Formel AB,
- Herstellung der Partikelgröße bevorzugt durch kontrollierte Fällung statt durch Mahlung, um die Entstehung energiereicher Kristallflächen höherer Löslichkeit zu vermeiden,
- Einsatz von Netzmitteln im Dispersionsmittel zur Reduzierung der Grenzflächenspannung,
- Einstellung des optimalen Zetapotentials,
- Einsatz von Schutzkolloiden,
- Vermeidung stärkerer Scherbeanspruchung als bei der Suspensionsherstellung nach dem Homogenisieren durch Pump- und Abfüllanlagen, um die Zerstörung der Schutzkolloidhüllen zu vermeiden,
- Vermeidung extremer Temperaturänderungen, besonders des Gefrierens, falls beim Auftauen die Rekonstitution nicht gewährleistet ist.

Zur Veränderung der Teilchengrößenverteilung in Suspensionen,[28] zum Einfluß auf die physikalische Stabilität,[29] zum Einfluß auf die Bioverfügbarkeit[30] sowie zum Einfluß auf die chemische Stabilität des Arzneistoffes[31] sei auf die Literatur verwiesen.

Teilchenform

Die Packungsdichte des Sedimentes soll möglichst gering sein, der interpartikuläre Abstand möglichst groß. Enge Verteilungen isometrischer Partikeln erreichen das Ziel am ehesten, wobei auf die üblichen stabilisierenden Maßnahmen durch Schutzkolloide, Einstellung des optimalen Zetapotentials u. a. nicht verzichtet werden kann. Mit dem Kristallhabitus im Hinblick auf Suspensionen befaßt sich Haleblian.[33]

Benetzbarkeit

Die Benetzbarkeit des zu suspendierenden Feststoffes ist ein wichtiger Parameter bei der Herstellung von Suspensionen: die Agglomerate des Feststoffes, dessen Haftkräfte mit zunehmender Partikelverkleinerung vergrößert werden, müssen zu den Primärpartikeln zerkleinert werden. Dies ist im Falle eines polaren und hydrophilen Feststoffes und eines ebenfalls polaren, evtl. wäßrigen Dispersionsmittels leichter als im Falle hydrophober, apolarer Feststoffe und polarer Dispersionsmittel, wo schwer zu dispergierende Agglomerate entstehen. Die pharmazeutischen Suspensionen enthalten meistens wäßrige Vehikel, viele Arzneistoffe dagegen sind hydrophob.

Ein Maß für die Benetzbarkeit ist der Kontaktwinkel, der sich zwischen der Feststoffebene und der Tangente am Rand eines Flüssigkeitstropfens bildet. Je größer der Kontaktwinkel ist, um so schlechter wird der Feststoff durch die Flüssigkeit benetzt. Ein Kontaktwinkel von 0° entspricht vollständiger Benetzung, die Flüssigkeit spreitet auf dem Feststoff. Bei einem Winkel < 90° ist eine partielle Benetzung möglich, bei einem Winkel von 180°, wie ihn Quecksilber auf Steinfliesen einnimmt, ist gar keine Benetzung möglich. Praktisch kann der Kontaktwinkel im Falle der hochdispersen Pulver nach Verpressen zu Tabletten trotz der nicht vollständig glatten Oberfläche bestimmt werden. Das Aufstreuen des Pulvers auf Flüssigkeiten unterschiedlicher Polarität und die Beobachtung des Verhaltens an der Grenzfläche gibt ebenso wie Kenntnisse über das Löslichkeitsverhalten Hinweise auf die Benetzbarkeit des Stoffes. Die Hydrophilie eines Pulvers ist im weiteren über die Adsorptionsisotherme für Wasser bestimmbar. Stoffe, die unterhalb 70 bis 80 % relativer Feuchte Wasser adsorbieren, sind hydrophil; hierzu gehören Schichtsilicate wie Bentonit, Talcum und Kaolin, Wismutsalze, Erdalkalihydroxide und -oxide. Hydrophob im Sinne der Benetzbarkeit sind Acetylsalicylsäure, Benzoesäure, Griseofulvin, Magnesiumstearat, Phenobarbital, Progesteron, Testosteron, medizinische Kohle u. a.

Der schlechten Benetzbarkeit eines Feststoffes kann unterschiedlich begegnet werden:

- Herstellung einer Trockenmischung des schlecht benetzbaren Stoffes mit einem gut im Dispersionsmittel löslichen festen Hilfsstoff, z. B. Xylit, Zucker, und anschließende Einarbeitung der Trockenmischung in das Dispersionsmittel.
- Anreiben des schlecht benetzbaren Stoffes mit einer gut im Dispersionsmittel löslichen Flüssigkeit (Sorbit- oder Maltodextrinlösung, Ethanol, Propylenglykol, Glycerol u. a.) und anschließendes Einarbeiten der Anreibung bzw. schrittweise Verdünnung der Anreibung mit dem Dispersionsmittel.
- Änderung des letzten Lösungsmittel der Arzneistoffherstellung in ein gut in dem geplanten Dispersionsmittel lösliches Lösungsmittel.
- Durch die Fällung des Arzneistoffes aus einem dem Dispersionsmittel in der Polarität ähnlichen Stoff wird die Ausbildung polarer Flächen bei der Kristallisation begünstigt; bei anschließenden Mahlprozessen zur Erzeugung der gewünschten Partikelgröße des zu suspendierenden Feststoffes hängt der Erhalt dieser Eigenschaft von den bevorzugten Bruchebenen des Kristalls ab; in der Regel sind dies apolaren Gitterebenen, so daß die Benetzung durch polare Lösungsmittel sich wieder verschlechtert.
- Naßvermahlung des Arzneistoffes mit dem Lösungsmittel des Dispersionsmittels.
- Zusatz von oberflächenaktiven Substanzen zum Dispersionsmittel.

Durch die Zugabe von Netzmitteln zum Dispersionsmittel wird die Grenzflächenspannung zwischen der Partikel und dem Dispersionsmittel gesenkt und die Benetzbarkeit verbessert. Der Feststoff selbst hat eine Oberflächenspannung und im Dispersionsmittel eine Grenzflächenspannung. Ihre praktische Verkleinerung durch Tenside auf einen möglichst geringen Wert ist eine die Stabilität der Suspension erhöhende Maßnahme: die Grenzflächenenenergie der Suspension ist das Produkt der Grenzfläche und der spezifischen Grenzflächenspannung des Feststoffes im Dispersionsmittel. Die Reduzierung der Grenzflächenspannung senkt die Grenzflächenenergie und trägt zur thermodynamischen Stabilisierung des dispersen Systems bei. Die Grenzflächenspannung eines Feststoffes ist nur indirekt bestimmbar. Die graphische Darstellung des Cosinus des Kontaktwinkels, der sich zwischen Flüssigkeiten bekannter Oberflächenspannung und dem Feststoff einstellt, gegen die Oberflächenspannung der Flüssigkeit ergibt Geraden, die bei Extrapolation auf Cosinus des Kontaktwinkels = 1 die kritische Oberflächenspannung des Feststoffes ergeben.[34]

Nachteilig ist der bittere Geschmack der meisten auch für orale Anwendungen akzeptierten Netzmittel. Die nichtionischen Polysorbate und die Poloxamere schmecken bitter, ebenso das anionische Natriumlaurylsulfat. Außerdem schäumen die meisten Netzmittel, so daß Entlüften nach dem Homogenisieren und ggf. eine Dichtekontrolle erforderlich ist.

17.4.2 Mechanische Eigenschaften

Der Fließwiderstand oder die Zähigkeit einer Zubereitung wird als Viskosität bezeichnet. Sie ist der Quotient aus Schubspannung τ und Schergefälle D:

$$\eta = \frac{\tau}{D}$$

η = Viskosität $(Pa\,s = N\,m^{-2}s)$,
τ = Schubspannung $(N\,m^{-2})$,
D = Schergefälle (s^{-1}).

Die Schubspannung ist die Kraft pro Fläche, um eine Flüssigkeitsschicht gegen eine benachbarte in Scherrichtung zu verschieben. Das Schergefälle ist das Verhältnis der Geschwindigkeit der relativen Bewegung einer Schicht zum Abstand bis zur nächsten Schicht. Das Fließverhalten wird in idealviskoses oder Newtonsches Fließen und Nichtnewtonsches Fließen eingeteilt. Idealvisko sind Lösungen und sehr niedrig konzentrierte Suspensionen in idealviskosen Dispersionsmitteln, sie kommen selten vor und sind durch eine scherbeanspruchungsunabhängige, immer gleiche Viskosität gekennzeichnet. Die Nichtnewtonschen Zubereitungen sind strukturviskos, die Viskosität ist abhängig von der mechanischen Beanspruchung. Strukturviskos sind plastische, pseudoplastische, thixotrope und dilatante Systeme, wobei die letzteren bei mechanischer Beanspruchung sich verfestigenden Systeme bei pharmazeutischen Suspensionen keine Anwendung finden.

Die plastischen Zubereitungen fließen nicht unter ihrem Eigengewicht, sie besitzen eine Fließgrenze. Es ist eine gewisse Energiemenge durch Scheren, Rühren oder Schütteln erforderlich, damit Fließen einsetzt. Plastisches Fließverhalten zeigen Suspensionen hochdisperser Partikeln, die in der Ruhe eine Gerüststruktur im Dispersionsmittel aufbauen. Die Fließgrenze wird durch die das Gerüst zusammenhaltenden interpartikulären Wechselwirkungen der Partikeln verursacht. Ist das Gerüst zerstört, wird im Fall Newtonschen Fließens das System als Bingham-Körper bezeichnet. Nach Einsetzen des Fließens tritt häufig eine zur Beanspruchung überproportionale Verflüssigung auf und eine Verfestigung in der Ruhe. Systeme mit reversiblem, zeitabhängigen, isothermen Gel-Sol-Gel Übergang sind thixotrop. Sie eignen sich gut zur Stabilisierung von Suspensionen, da sie in der Ruhe die Sedimentation vermeiden, durch Scheren fließfähig und dosierbar werden und nach Ende der mechanischen Beanspruchung den dispersen Zustand durch Regeneration der Gerüststruktur fixieren (Abb. 4.164). Die Geschwindigkeit der Regeneration des Gerüstes ist vom Ausmaß seiner Zerstörung, dem Typ des thixotropen Zusatzes und seiner Konzentration abhängig. Rheologisch werden die thixotropen Eigenschaften und ihre zeitliche Veränderung über Hysteresen charakterisiert.[35] Thixotrop sind Suspensionen mit > 4 % Veegum oder > 1 % Avicel in Wasser. Eine Fließgrenze weisen Xanthangummi und neutralisierte Polyacrylsäuregele auf.

Die pseudoplastischen Systeme haben keine Fließgrenze; sie zeichnen sich durch Fließverflüssigung aus und werden in Lösungen hochmolekularer Polymere beobachtet. Die Makromoleküle von Hydrokol-

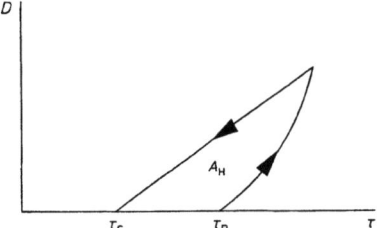

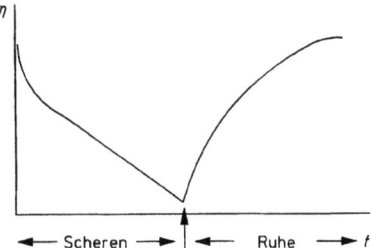

Abb. 4.164. Rheogramm einer thixotropen Suspension. Die η/τ- und D/τ-Diagramme zeigen die Wiederherstellung der durch mechanische Beanspruchung zerstörten Struktur in der Ruhe. τ_R Fließpunkt der ungescherten Zubereitung τ_S Fließpunkt nach mechanischer Beanspruchung A_H Hysteresefläche

loidlösungen aus Cellulosederivaten oder niedrigkonzentrierten, teilneutralisierte Polyacrylatlösungen sind in der Ruhe zufällig im Dispersionsmittel verteilt, es existieren teilweise hydrodynamische Wechselwirkungen. Bei Scherbeanspruchung tritt Verflüssigung durch ein Ausrichten der Moleküle in Scherrichtung und Störung der hydrodynamischen Wechselwirkungen auf. Mit dem Ende der Beanspruchung nimmt die Viskosität durch die Wiederherstellung der statistischen Orientierung wieder zu. Pseudoplastisches Fließen zeigen wäßrige Suspensionen mit Methocel, < 4 % Veegum und < 1 % Avicel als Verdickungsmittel. Bei den viskositätserhöhenden Zusätzen sind die pH-Optima sowie mögliche Wechselwirkungen mit mehrwertigen Kationen und Konservierungsmitteln zu beachten. Bei Naturprodukten ist die Überprüfung der Keimbelastung durchzuführen und ggf. das Verdickungsmittel zu sterilisieren.

17.4.3 Mikrobiologischer Zustand

Die Anforderungen an den Hygienestatus der Suspension sind abhängig von der Art der Anwendung. Die Zubereitungen zur Anwendung am Auge sowie die parenteralen Formen müssen steril sein. Generell sind die Arzneibuchanforderungen hinsichtlich der Abwesenheit bestimmter Indikatorkeime bzw. die Grenzwerte für vermehrungsfähige Keime einzuhalten. Konservierende Zusätze sind bei der Verwendung von Mehrdosenbehältern erforderlich. Hinsichtlich der Auswahl des Konservierungsmittels gelten die üblichen Kriterien wie die Frage, ob eine wäßrige oder eine ölige Zubereitung zu konservieren ist, die Frage nach dem pH-Optimum, damit das Konservierungsmittel im pH-Bereich der Zubereitung eine ausreichende Wirksamkeit besitzt, der Aspekt des Wirkungsspektrums, der toxikologisch belegten Einsatzfähigkeit bei der geplanten Art der Anwendung, die Frage der chemischen Stabilität und der Kompatibilität mit der Zubereitung. Konservierungsmittel haben in der Regel einen amphiphilen Charakter, sie sind oberflächenaktiv und können in der Grenzfläche fest-flüssig adsorbiert werden. Ebenso kann es zur Adsorption an viskositätserhöhenden Zusätzen kommen. Im Falle der quartärem Ammoniumsalze wie Benzalkoniumchlorid oder Chlorhexidindiacetat ist die Salzbildung mit Polysäuren wie Alginsäure oder Carboxymethylcellulose zu berücksichtigen. Über die Adsorption von Konservierungsstoffen in Antacidasuspensionen wird berichtet.[36,37] Solche Wechselwirkungen senken die Konzentration an im Dispersionsmittel frei gelöstem Konservierungsmittel, so daß die konservierende Wirkung bei Keimbelastung ggf. nicht ausreicht. Die Wirksamkeit der konservierenden Zusätze wird mit Konservierungsbelastungsversuchen geklärt (DAB 9).

17.5 Herstellung

Die Herstellung besteht in der Regel aus zwei Teilschritten, der Herstellung der dispersen Phase und der des Dispersionsmittels. Dieses enthält in dem Lösungsmittel Netzmittel, viskositätserhöhende Zusätze, Salze, Polymere oder Schutzkolloide, ggf. Puffersubstanzen, osmotisch wirksame Zusätze, Konservierungsmittel und evtl. Farbstoffe, Aromen und Geschmackskorrigenzien. Übersichtartikel zur Rezepturentwicklung und Beispielrezepturen sind u. a. in der Literatur zusammengestellt.[58]
Die Verfahrensschritte der Suspensionsherstellung sind Lösen, Quellen, Mischen, Rühren im Fall des Dispersionsmittels, Mahlen, Mischen und Sieben im Fall der dispersen Phase sowie Dispergieren der dispersen Phase im Dispersionsmittel, Homogenisieren und Entlüften. In einigen Fällen kann Heizen und Kühlen hinzukommen, wenn das Dispersionsmittel bei Verwendung von Naturprodukten als viskositätserhöhendem Zusatz tyndallisiert oder sterilisiert wird, wenn eine Komponente in der Wärme gequollen werden muß oder eine Lösung nur heiß herstellbar ist.
Das Dispergieren dient der Zerstörung der Feststoffagglomerate, die sich besonders bei mikronisierten, kohäsiven Pulvern bilden. Die Beanspruchungsmechanismen sind Druck und Scherung zwischen Flächen, Prall oder Stoß an einer feststehenden Wand sowie laminare oder turbulente Scherbeanspruchung durch das Dispersionsmittel. Zusätzlich wirken Eigenschwingungen und Fliehkräfte.[38]
Bei der Suspensionsherstellung wird die Beanspruchung der dispersen Phase durch das Dispersionsmittel zum Dispergieren und Homogenisieren benutzt. Die Apparate arbeiten mit Scherbeanspruchung und zusätzlich mit der Beanspruchung zwischen Flächen. Neben dem im Labor eingesetzten Ultraturrax sind die klassischen Dispergierapparate für die Fest-flüs-

sig-Systeme der Dreiwalzenstuhl, die Kolloidmühle, die Kugelmühle und die Rührwerksmühle. Auf die Prall- und Stoßbeanspruchung wird bei Apparaten mit der bevorzugten Anwendung in der Flüssig-flüssig-Dispergierung verzichtet, den Zahnkranz-Rotor/Stator-Maschinen und den Hochdruckhomogenisatoren. Walzwerke wie der Dreiwalzenstuhl werden für die Herstellung konzentrierter, hochviskoser und temperaturempfindlicher Suspensionen eingesetzt. Die zu homogenisierende Suspension wird zwischen zwei einwärts rotierenden Walzen eingezogen und über eine dritte, auswärts rotierende Walze abgenommen (Abb. 4.165). Der Walzenspalt kann auf 10 µm verkleinert werden, die Desagglomerierung erfolgt hauptsächlich durch die Scherströmung des Dispersionsmittels.[39] Kolloidmühlen (Abb. 4.166) sind Zahnkranz-Rotor/Stator-Dispergierapparate. Sie besitzen ineinandergreifende Zahnkränze, die auf Kreisscheiben oder Kegelflächen an-

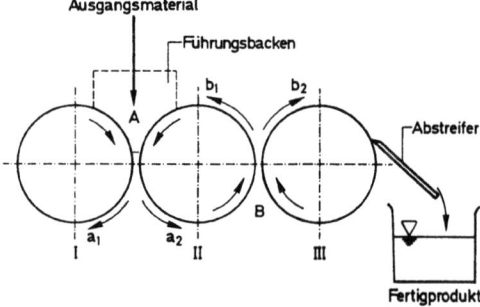

Abb. 4.165. Schema eines Dreiwalzenstuhls. I, II, III Walzen, A erster Reibspalt, B zweiter Reibspalt, a_1, a_2 Mahlgutschichten nach Passieren des ersten Spaltes, b_1, b_2 Mahlgutschichten nach Passieren des zweiten Spaltes. Nach[55]

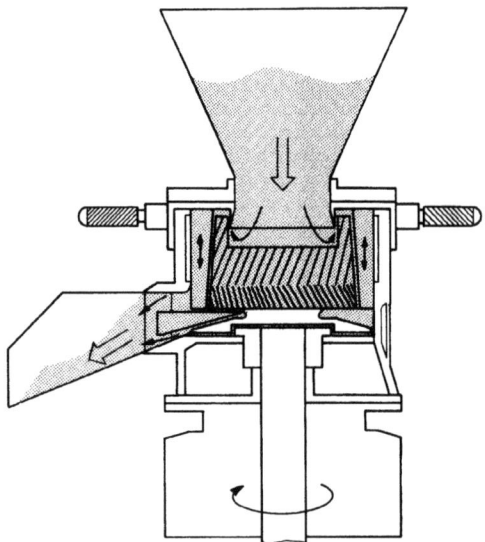

Abb. 4.166. Schema einer Kolloidmühle. Große Pfeile = Produktweg, schraffiert = Rotor/Stator

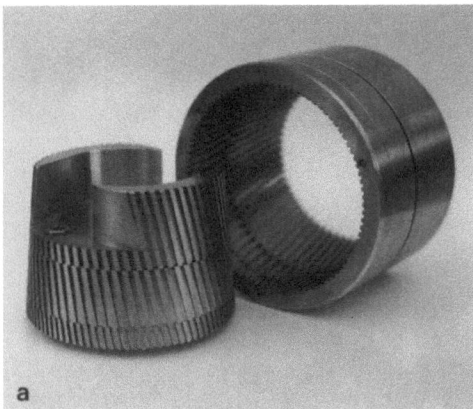
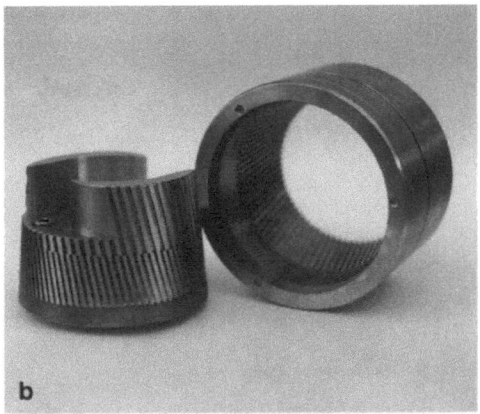
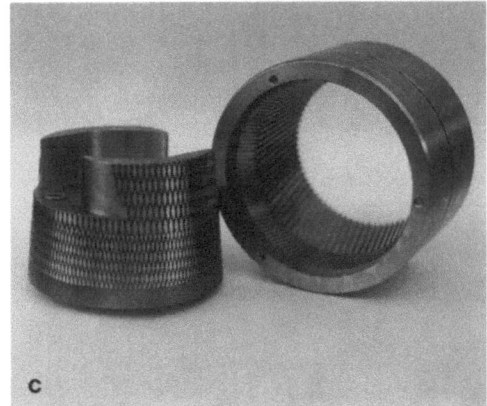

Abb.4.167a-c. Mahlsätze für Kolloidmühlen. **a** Grobver-
zahnter Mahlsatz für die Zerkleinerung von groben Feststoffen in Suspensionen, **b** Normalverzahnter Mahlsatz für
Standardanwendungen, **c** Kreuzverzahnter Mahlsatz für erhöhte Zerkleinerungs- und Dispergierwirkung (Fa. Fryma)

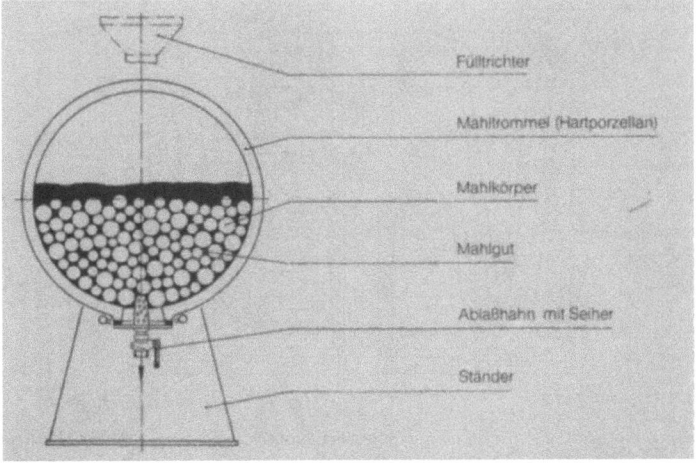

Abb.4.168. Schema einer Kugelmühle

geordnet sind. In dem Ringspalt zwischen Rotor- und
Statorzahnkranz wird die Dispersion geschert, am
Spalt gebremst. Die Zahnkränze werden zum Zentrum enger, so daß von außen nach innen eine Grob-
und Feindispergierung erfolgt.[43] Die Spaltflächen
sind Zylindermäntel, Kegel, Kreisscheiben oder deren Kombination. Die Spaltbreite reicht bis auf 10 µm
hinunter, die Rotorumfangsgeschwindigkeit beträgt
ca. 25 m s^{-1}. Mahlsätze für unterschiedliche Anwendungen zeigt Abb.4.167. Hochkonzentrierte Suspensionen sind in der Kolloidmühle nicht verarbeitbar.
Das Material von Rotor und Stator ist oft Korund.

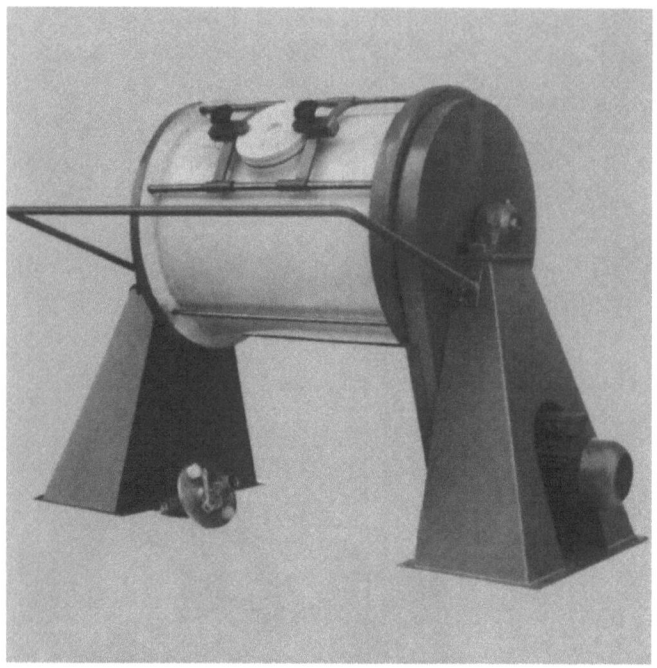

Abb. 4.169. Kugel- oder Trommel-topfmühle mit Hartporzellantrommel, Rauminhalt 30 bis 1.000 L Nutzinhalt (Fa. Welte Mahltechnik)

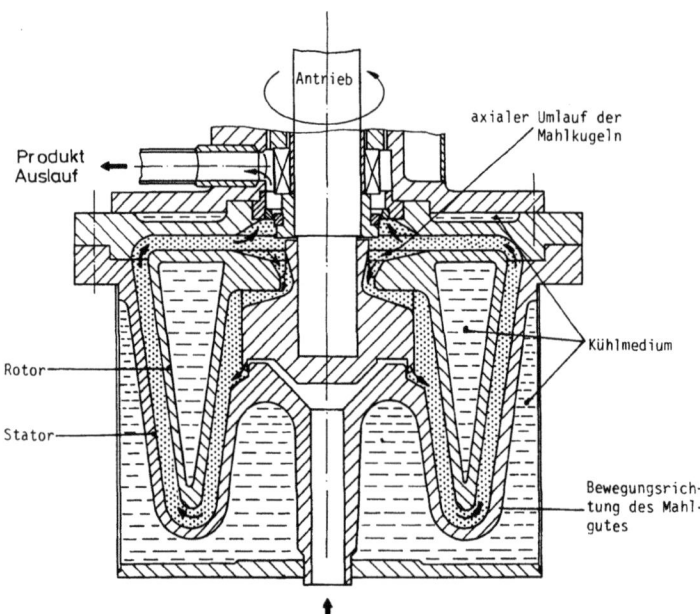

Abb. 4.170. Schnittbild einer Co-Ball-Mill (Fa. Fryma)

Die Korundscheibenmühle enthält zwei gegenläufig rotierende Korundscheiben als Mahlwerk.

Die Kugel- und die Rührwerksmühlen unterscheiden sich vom Walzwerk und der Kolloidmühle durch die beweglichen Mahlkörper, die in der Suspension laufen und engere Mahlspalte erlauben. In der Kugelmühle rollen Kugeln mit einigen cm Durchmesser im Mahlgut aufgrund der Rotation eines zylinderförmigen, Mahlgut und Kugeln enthaltenden Behälters um seine eigene Achse (Abb. 4.168 und 4.169). Die Rührwerksmühle besteht aus einem ebenfalls zylinderförmigen Behälter. Er steht fest und enthält in seiner Achse eine mit Pflugscharen oder ähnlichen Rührelementen besetzte Achse. Die Mühle ist nahezu voll-

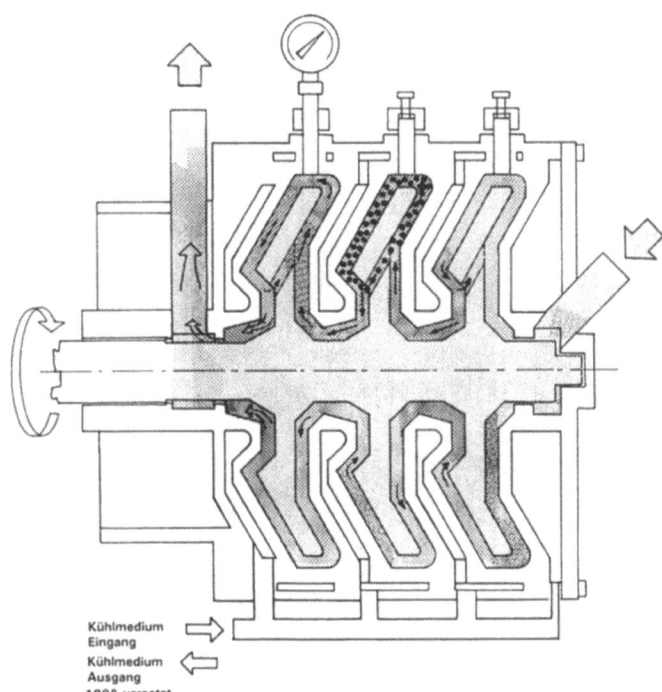

Abb. 4.171. Schnittbild einer Cer-Ball-Mill (Fa. Fryma)

Kühlmedium Eingang
Kühlmedium Ausgang
180° versetzt

ständig mit Kugeln mit einigen mm Durchmesser gefüllt, die zusammen mit der Suspension zusätzlich zur Rotationsbewegung um die Achse zur Zylinderwand und zurück zur Achse strömen. Rührwerksmühlen können im Durchlauf betrieben werden. Zum Zurückhalten der Mahlkörper dienen Siebe und Reibspalte. Varianten der Rührwerksmühle sind die Ringkammermühle, die Co-Ball-Mill (Abb. 4.170) und die Cer-Mill (Abb. 4.171).[40-42]

Prozeßanlagen bestehen in der Regel aus einem Rührwerk und Entlüftungsanlage enthaltenden Behälter sowie einem der obigen Dispergierapparate, damit die Dispersion im Umlauf dispergiert werden kann (Abb. 4.172 und 4.173). Neben dieser diskontinuierlichen Fertigung gibt es teilkontinuierliche und kontinuierliche Anlagen. Letztere haben hygienische Vorteile, da in geschlossenen Systemen gearbeitet wird, und sparen bei Auslastung Energie und Kosten. Das Ergebnis der Dispergierung, gemessen an der Partikelgröße und der Partikelgrößenverteilung, ist abhängig von apparativen Daten der volumenbezogenen Dispergierleistung und der Verweilzeit in der Dispergierzone sowie von Stoffdaten wie der Grenzflächenspannung, der Dichte der beiden Phasen, der Viskosität des Dispersionsmittels und dem Partikel-Volumen-Verhältnis. Für die Optimierung der Herstellung und das Scale up wird die Dimensionsanalyse angewandt.[44] Die Beanspruchungsmechanismen und Dispergierapparate sind nach Koglin[59] beschrieben, herstellungstechnische Aspekte finden sich in[45-47].

Sterile Suspensionen müssen meistens aseptisch hergestellt werden. Zusätzliche Anforderungen sind außer der Sterilität die Injizierbarkeit, ausreichende

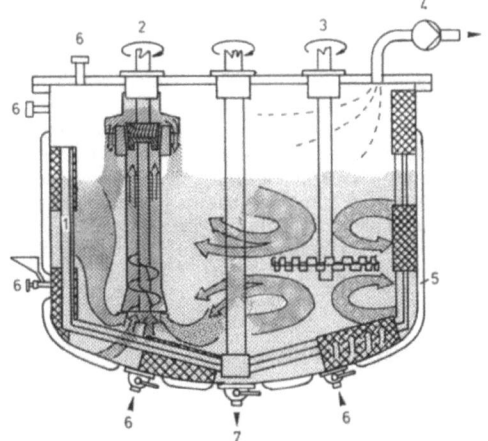

Abb. 4.172. Prozeßanlage zur Herstellung von Suspensionen, Emulsionen u. a. (Fa. VME-Fryma). 1 Abstreifrührwerk, 2 Zahnkolloidmühle, 3 Rührer (Cowles-Scheibe) arbeitet gegenläufig zum Abstreifrührwerk, 4 Vakuumpumpe, 5 heiz- und kühlbarer Doppelmantel, 6 Zuführungen, 7 Auslauf

Content Uniformity der Einzeldosen, im Falle der Ampullen oder Stechkappenflaschen setzt dies gute Redispergierbarkeit und gutes Ablaufverhalten von der Gefäßwand voraus, ggf. Pyrogenfreiheit und Abwesenheit fremder Partikeln. Die Spritzbarkeit einer parenteralen Suspension ist von der Viskosität der Zubereitung, der Partikelgröße und der Feststoffkonzen-

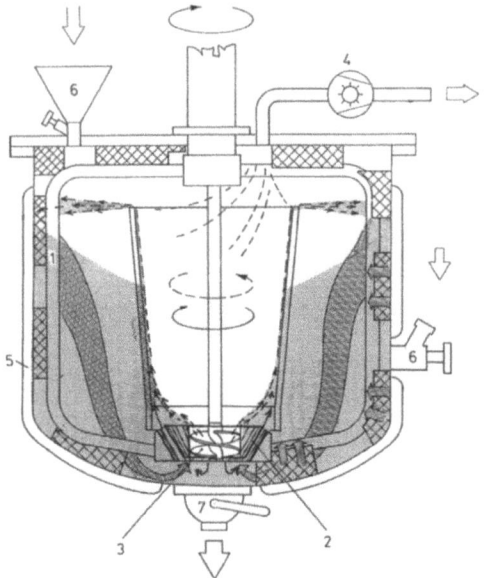

Abb. 4.173. Prozeßanlage zur Herstellung von Suspensionen, Emulsionen u. a. (Fa. VME-Fryma). 1 bis 7 s. Abb. 4.172. Statt der Cowles-Scheibe (3) enthält die Anlage einen Propellermischer, der je nach Drehrichtung den Produktweg in der eingezeichneten Richtung oder gegenläufig entlang der Leitbleche zur Kolloidmühle erzwingt

tration abhängig. Nach einer Faustregel sollen die Partikeln nicht größer sein als ein Drittel des Durchmessers der Injektionsnadel. Zur reproduzierbaren Dosisentnahme wäßriger Suspensionen aus Glasampullen oder -vials können diese siliconisiert werden. Da die s. c. und i. m. Applikation schmerzhaft sein kann, sollte die Kompatibilität der Zubereitung mit Lokalanästhetika geprüft werden. Parenterale Suspensionen sind in der Literatur beschrieben.[48,49]

17.6 Prüfmethoden

Zur Prüfung von Suspensionen werden Stabilitätsuntersuchungen über die Laufzeit bei den relevanten Klimabedingungen sowie Schaukelklima durchgeführt. Es ist z. T. sinnvoll, unter Anwenderbedingungen die Suspension besonders im Falle von Mehrdosenbehältnissen in einem Verbrauchstest zu prüfen. Neben der Bestimmung der wirksamen Bestandteile auf Gehalt und Reinheit stellt die Prüfung der Content Uniformity nach Redispergieren einen aussagekräftigen Prüfpunkt zur Beurteilung der Suspensionsqualität dar. Zusätzliche Prüfpunkt sind der Aspekt, die Farbe, der pH-Wert, ggf. die Dichte, die Teilchengrößenverteilung, das rheologische Verhalten und das Sedimentationsverhalten in graduierten Zylindern.
Zur Suspensionsprüfung wird auf die Literatur verwiesen.[50,51]

17.7 Biopharmazeutische Aspekte

Die Absorptionsbarriere für eine topisch anzuwendende Suspension ist das Stratum corneum mit den insgesamt ca. 10 μm dicken 8 bis 16 Zellschichten, die sich durch ihren äußerst niedrigen Wassergehalt von etwa 10 bis 25 %, einen pH-Wert von 4,2 bis 5,6 und die intrazellulären lipophilen Substanzen auszeichnen. Die Absorptionsfläche kann wenige cm² betragen bis zu großen Flächen im Falle von Neurodermitis, Puritus oder Verbrennungen. Suspensionen können mit dem Ziel der lokal kühlenden oder austrocknenden Wirkung angewendet werden (Lotio alba u. a.) oder dem Ziel der z. B. antihistaminischen, antiinflammatorischen, antiallergischen oder fungiziden Wirkung. In letztgenannten Fällen muß der Arzneistoff durch die intakte Haut absorbiert werden. Im Falle der oberflächengeschädigten Haut bei Verletzungen und Entzündungen gelangt der partikuläre Arzneistoff direkt in das Kompartiment und löst sich in der dort zur Verfügung stehenden Flüssigkeit.
Bei Augensuspensionen stellt das Corneaepithel mit seinen insgesamt etwa 50 μm dicken 5 bis 6 Zellagen, einer Fläche von 1,3 cm², einem pH-Wert von 7,3 bis 7,7 und der ca. 80%igen Hydratisierung eine massive Absorptionsbarriere besonders für lipophile Stoffe dar.
Peroral erfolgt die Absorption von schwachen Säuren teilweise über das Epithel der Magenschleimhaut, größtenteils über das Dünndarmepithel mit einer Fläche von etwa $2 \cdot 10^6$ cm², einem pH-Bereich von 1,6 bis 6,5[52] und sehr starker Hydratisierung. Manche Arzneistoffe werden auch im Colon absorbiert. Suspensionen, die lediglich lokal im Gastrointestinaltrakt wirken sollen, sind die Antacida und die Röntgenkontrastmittel.
Parenteral werden Suspensionen aufgrund der Gefahr des Gefäßverschlusses in der Regel subcutan, intramuskulär oder intraartikulär appliziert, nicht aber intravenös oder intraarteriell. Das Dispersionsmittel wird nach Möglichkeit der Interstitialflüssigkeit im pH-Wert und osmotischen Druck angepaßt.
Grundvoraussetzung für jede Absorption und Wirkung ist das Vorliegen des Arzneistoffes im gelösten Zustand. Die Charakterisierung der Absorptionsbarrieren zeigt, daß die Löslichkeit und Auflösungsgeschwindigkeit des partikulären Arzneistoffes vom Applikationsort abhängig ist. So spielen das zur Verfügung stehenden Flüssigkeitsvolumen, der Abtransport gelösten Arzneistoffes durch Diffusion, der Lymphfluß, die Durchblutung des Gewebes und die physiologischen Verhältnisse, pH-Wert und Tonizität eine entscheidende Rolle.
Von der Mischbarkeit des Dispersionsmittels mit den wäßrigen Körperflüssigkeiten am Applikationsort hängt ab, wie schnell der Arzneistoff mit seinen potentiellen Lösungsmitteln in Kontakt kommt. Die Zeitspanne ist im Falle wäßriger und niedrig viskoser Zubereitungen kurz, sie ist länger im Falle nichtwäßriger Dispersionsmittel. Für orale ölige Suspensionen gilt dies in der Regel nicht, da der Dünndarm zur Verwertung der Öle angelegt ist und die Gallensalze das Dispersionsmittel solubilisieren.

Bioverfügbarkeitsverluste einer oralen Suspension gegenüber einer Lösung oder einer schnellfreisetzenden festen Arzneiform treten dann auf, wenn der Arzneistoff innerhalb der absorbierenden Darmabschnitte nicht vollständig aufgelöst wird.
Liegt der Arzneistoff als schwerlösliches Salz, gebunden an Ionenaustauscher, als feste Lösung oder als Einbettung in biologisch abbaubare Polymere vor, ist die Arzneistofffreisetzung zusätzlich von dem Löslichkeitsprodukt des Salzes, der jeweiligen Dissoziationskonstante oder der In-vivo-Abbaugeschwindigkeit des Polymers abhängig, zusätzlich haben der Beladungsgrad, die Partikelgröße und die Benetzbarkeit der Partikeln Einfluß.
Zur Bioverfügbarkeit oraler Suspensionen s.[53], zum Einfluß der Partikelgröße auf die Auflösungsgeschwindigkeit s.[54], eine Übersicht zu biopharmazeutischen Aspekten machten Schoenwald und Flanagan[58].

17.8 Arzneibuchanforderungen

BP 88 Vol. II. „Orale Suspensionen sind orale Flüssigkeiten, die ein oder mehr aktive Bestandteile suspendiert in einem geeigneten Vehikel enthalten. Die suspendierten Feststoffe können sich langsam beim Stehen absetzen, sind aber leicht redispergierbar."
Suspensionen müssen gekennzeichnet sein mit Verfalldatum, Lagerbedingung, ggf. Angabe eines geeigneten Verdünnungsmittels und dem Hinweis, vor dem Gebrauch zu schütteln. Die oralen Suspensionen der BP 88 sind u. a. Aluminiumphosphat, Amitriptilin, Ampicillin, Bariumsulfat, Chloramphenicol, Nalidixinsäure, Naproxen, Paracetamol, Phenytoin, Rifampicin und Tetracyclin.
Parenteral anzuwendende Suspensionen sind unter „Injections" sowie unter „Powders for Injection" genannt. Es wird besonders darauf hingewiesen, das Injektionssuspensionen ein redispergierbares Sediment aufweisen können. Die Suspension soll ausreichend stabil sein, um die Entnahme einer homogenen Dosis aus dem Behälter zu gewährleisten.

USP XXII. „Suspensionen sind flüssige Zubereitungen mit darin verteilten Partikeln, die in der flüssigen Phase nicht löslich sind."
Sie werden in orale, otische, ophthalmische und sterile Suspensionen gegliedert. Suspensionen können gebrauchsfertig sein, wie die orale Trisulfapyrimidin-Suspension, oder erst kurz vor der Anwendung zubereitet werden, wie die orale Tetracyclin-Suspension. Um die Sedimentation zu reduzieren, sollen geeignete Hilfsstoffe zur Viskositätserhöhung oder Gelbildung zugesetzt werden. Als Zusätze werden Schichtsilicate genannt sowie Netzmittel, Polyole, Polymere und Zucker. Aluminiumstearat ist der Gelbildner in der öligen „Sterilen Procain-Penicillin-G-Suspension mit Aluminiumstearat". Hingewiesen wird auf Schütteln vor Gebrauch, um die Homogenität der Zubereitung und die exakte Dosierung sicher zu stellen. Suspensionen sollen in dicht schließenden Behältern aufbewahrt werden. Mehrdosenbehälter sind in geeigneter Weise zu konservieren.

Literatur

1. Neumüller OA (1983) Römpps Chemie Lexikon, 8. Aufl., Franckh'sche Verlagsbuchhandlung, Stuttgart
2. Ostwald W (1926) Kleines Praktikum der Kolloidchemie, 6. Aufl., Steinkopff, Dresden Leipzig
3. Ostwald W (1922) Die Welt der vernachlässigten Dimensionen, 8. Aufl., Steinkopff, Dresden Leipzig
4. Manegold E (1959) Grundriß der Kolloidkunde, 2. erw. Aufl., Steinkopff, Dresden Leipzig
5. Alexander KS, Azizi J, Dollimore D, Uppala V (1990) J Pharm Sci 79(5):401-406
6. Schneider W, Starchansky S, Martin AN (1978) Am J Pharm Ed 42:280-289
7. Carpenter CR (1983) Chem Eng 11:14
8. Steiger-Trippi K (1961) Pharm Acta Helv 36:549
9. Hiestand EN (1972) J Pharm Sci 61:268-272
10. Ecanow B, Grundman R, Wilson. G(1963) J Pharm Sci 52:757-762,1031-1038
11. Ecanow B, Takruri H (1970) J Pharm Sci 59:1848-1849
12. Ecanow B, Webster J, Blake MI (1982) J Pharm Sci 71:456-457
13. Su KS, Quay JF, Campanale KM, Stucky JF (1984) J Pharm Sci 73(11):1602-1606
13a. Zatz JL, Lue RY (1987) J Pharm Sci 76(2):157-160
14. Rambhau D, Gudsoorkar VR, Rao YM (1983) Indian J Physiol Pharmacol 27(3):217-220
15. Hamaker HC (1937) Physica 4:1058
16. Kayes JB (1977) J Pharm Pharmacol 29:163-168
17. Schott H, Young CY (1973) J Pharm Sci 62:1797
18. Whately TL, Steele G, Urwin I, Smail GA (1984) J Clin Hosp Pharm 9:113
19. Gallardo V, Delgado A, Parera A, Salcado J (1990) J Pharm Pharmacol 42(4):225-229
20. Fricke S, Hüttenrauch R (1991) Acta Pharm Technol 37(1):55-59
21. Falkiewicz MJ (1988) Theory of Suspensions. In: Lieberman HA, Rieger MM, Banker GS (eds.) Pharmaceutical Dosage Forms: Disperse Systems Vol. 1, Dekker, New York Basel, p. 36
22. Mathai KG, Ottewill RH (1970) Kolloid Z Z Polym 236:147-151
23. Sato T, Ruch R (1980) Stabilization of colloidal dispersions by polymer adsorption. In: Schick M, Fowkes F, Surfactant Science Series Vol. 9, Dekker, New York
24. Fritz A, Riehl J (1989) J Pharm Ind 51:1150-1156
25. Rawlings DA, Keyes JB (1980) Drug Dev Ind Pharm 6:427-440
26. Carstensen JT, Su K (1984) Physikalische und chemische Faktoren bei der Entwicklung von dispersen Systemen. In: Asche H, Essig D, Schmidt PC (Hrsg.) Technologie von Salben, Suspensionen und Emulsionen, Paperback APV Band 10, Wissenschaftliche Verlagsbuchhandlung, Stuttgart, S. 15-25
27. Leschonsky K (1984) Partikelgrößenbestimmungen in Suspensionen. In: Asche H, Essig D, Schmidt PC (Hrsg.) Technologie von Salben, Suspensionen und Emulsionen, Paperback APV Band 10, Wissenschaftliche Verlagsgesellschaft, Stuttgart, S. 176-187
28. Carless JE (1968) J Pharm Pharmacol 10:630-639
29. Buckwalter FH, Dickison HL (1958) J Am Pharm Assoc Sci Ed 47:661-665
30. Atkinson RM (1962) Nature 193:588-589
31. Lees KA (1963) J Pharm Pharmacol 15:43t-55t
32. Ziller KH, Rupprecht H (1988) Drug Dev Ind Pharm 14:2341-2370
33. Haleblian JK (1975) J Pharm Sci 64:1269-1288
34. Fox HW, Zisman WA (1952) J Colloid Sci 7:428

35. Whorlow RW (1980) Rheological Techniques, Halsted Press, New York
36. Schmidt PC, Benke K (1988) Pharm Acta Helv 63(4-5):117-127
37. Schmidt PC, Benke K (1988) Pharm Acta Helv 63(7):188-196
38. Rumpf H (1965) Chem Ing Tech 37:187
39. Krapf AJ (1976) Pigment Resin Technol 5:7
40. John W (1973) Farbe Lacke 79:537
41. Bühler G (1982) Chem Ing Tech 54:371
42. Pressemitteilung PM-270 A, Fryma Maschinen AG, CH-Rheinfelden
43. Kuchta K (1978) Maschinenmarkt 84:310
44. Pawlowski J (1971) Die Ähnlichkeitstheorie in der physikalisch-technischen Forschung, Springer, Berlin Heidelberg New York
45. Scheer AJ (1981) Drug Cosmet Ind 129: April-June
46. Schumacher EM (1972) Perspect Clin Pharm 368-389
47. Morefield EM, Feldkamp JR, Peck GE, White JL, Hem SL (1987) Int J Pharm 34:263-265
48. Abshire R, Cash P (1986) J Parenter Sci Technol 40(3):97-99
49. Akers MJ, Fitesa AL, Robison RL (1987) J Parenter Sci Technol 41(3):88-96
50. Witte C (1977) Pharm Ztg 122:1227-1232
51. Waltersson JO (1986) Acta Pharm Suec 23(3):129-138
52. Evans DF, Pye G, Bramley R, Clark AG, Tyson TJ, Hardcastle JD (1988) Gut 29:1035-1041
53. Rettig H (1978) Acta Pharm Technol 24:143-155
54. Mauger JW, Howard SA, Amin K (1983) J Pharm Sci 72:190-193
55. List PH (1985) Arzneiformenlehre, Wissenschaftliche Verlagsgesellschaft, Stuttgart
56. Ottewill RH, Walker T (1968) Kolloid Z Z Polym 227:108-116
57. Lagaly G (1984) Energetische Wechselwirkungen in Dispersionen und Emulsionen. In: Asche H, Essig D, Schmidt PC (Hrsg.) Technologie von Salben, Suspensionen und Emulsionen, Paperback APV Band 10, Wissenschaftliche Verlagsbuchhandlung, Stuttgart
58. Lieberman HA, Rieger MM, Banker GS (eds.) (1988) Pharmaceutical Dosage Forms: Disperse Systems, Vol. 2, Dekker, New York Basel
59. Koglin B (1984) Kontinuierliche Herstellung von Salben, Cremes und Emulsionen. In: Asche H, Essig D, Schmidt PC (Hrsg.) Technologie von Salben, Suspensionen und Emulsionen, Paperback APV Band 10, Wissenschaftliche Verlagsbuchhandlung, Stuttgart

nes konstanten Volumens von Substanzteilchen hergestellt. Die Tabletten sind zur peroralen Anwendung bestimmt."

„Die Darreichungsform ‚Tabletten' wird auch für Arzneimittel verwendet, die nicht peroral angewendet werden."

„Bestimmte Tabletten werden zerkaut oder unzerkaut geschluckt, andere werden vor der Anwendung zunächst in Wasser aufgelöst oder zerfallen gelassen, andere wiederum werden in der Mundhöhle zur Freisetzung des Wirkstoffs behalten. Die Teilchen bestehen aus einem oder mehreren Wirkstoffen, mit oder ohne Zusatz von Füll-, Binde-, Spreng-, Gleit- und Schmiermitteln, Mitteln, die das Verhalten der Tabletten im Verdauungsapparat verändern können, zugelassenen Farbstoffen und, falls erforderlich, Geschmackskorrigentien. Wenn die Teilchen von sich aus nicht die notwendigen physikalischen Eigenschaften zur Herstellung der Tabletten in ausreichender Qualität haben (z. B. Fließverhalten, Agglomeration unter Druckeinwirkung), werden sie vorher einer geeigneten Behandlung unterworfen, z. B. der Granulation."

„Tabletten sind normalerweise fest und haben eine runde Form: Ihre Oberflächen sind flach oder konvex und die Ränder können abgeschrägt sein, sie können Bruchkerben, Prägungen oder Markierungen haben. Die Tabletten können mit einem Überzug versehen sein. Sie müssen eine genügend große Festigkeit haben. Bei normaler Handhabung dürfen sie weder bröckeln noch zerbrechen.

Aufgrund ihrer Zusammensetzung, Herstellungsart und ihrer Verwendung können die Tabletten zur peroralen Anwendung, zusätzlich zu den hier aufgezählten allgemeinen, besondere Eigenschaften aufweisen."[1]

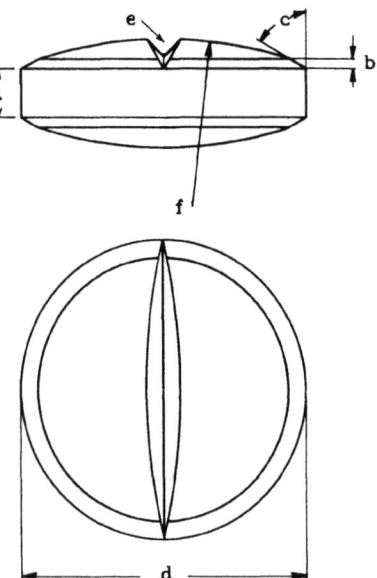

18 Tabletten; überzogene Tabletten; Entwicklung von Granulaten, Tabletten und überzogene Tabletten

G. SCHEPKY

18.1 Tabletten

„Tabletten sind feste Zubereitungen. Jede Tablette enthält eine Einzeldosis aus einem oder mehreren Wirkstoffen. Die Tabletten werden durch Pressen ei-

Abb. 4.174. Tablettenabmessungen am Beispiel einer gewölbten Tablette mit Teilkerbe und Facetten. a Steghöhe, b Facettenhöhe, c Facettenwinkel, d Tablettendurchmesser, e Teilkerbe, f Wölbungsradius

Abb. 4.174 zeigt wichtige Tablettenabmessungen am Beispiel einer gewölbten Tablette mit Teilkerbe und Facetten.

18.1.1 Systematik der Tabletten

Tabletten lassen sich nach ihrer Anwendung (vgl. Tab. 4.95), ihrer Herstellung sowie ihrem Aussehen einteilen.

Tabelle 4.95. Einteilung von Tabletten nach ihrer Anwendung

Anwendung	Ort der Resorption bzw. Wirkung	Tablettenbezeichnung
peroral	Magen-Darm-Trakt	„normale" Tabletten überzogene Tabletten Brausetabletten Kautabletten Tabletten mit modifizierter Wirkstofffreisetzung Matrix-Tabletten Pillen
oral	Mundhöhle/ Rachenraum	Buccaltabletten Lutschtabletten Sublingualtabletten Pastillen
parenteral	Gefäße, Muskeln, Unterhautgewebe	Implantationstabletten Injektionstabletten
äußerlich/lokal	Körperoberfläche bzw. -höhlen	Augentabletten Dental-Kegel Lösungstabletten Urethraltabletten Vaginaltabletten Arzneistäbchen

Tabletten können nach den jeweiligen Herstellungsverfahren eingeteilt werden:
- „normale" Tabletten,
- überzogene Tabletten,
- Schichttabletten sowie
- Manteltabletten.

Bezüglich Aussehens kann man die Form (flach, gewölbt, rund, oblong), die Farbe (weiß oder farbig) und die Größe (Durchmesser und Höhe) unterscheiden. Außerdem werden unter Aussehen noch besondere Merkmale wie Facetten, Gravuren und Teilkerben beschrieben (vgl. Abb. 4.174).

18.1.2 Beschreibung der einzelnen Tablettenarten

„Normale" Tabletten. Zur Beschreibung dieses Typs s. o.

Überzogene Tabletten. Dieser Tablettentyp ist ebenfalls oben beschrieben.

Tabletten mit modifizierter Wirkstofffreisetzung. „Tabletten mit modifizierter Wirkstofffreisetzung sind

überzogene oder nichtüberzogene Tabletten, die mit speziellen Hilfsstoffen oder nach besonderen Verfahren oder durch Kombination beider Möglichkeiten hergestellt werden, um die Freisetzungsgeschwindigkeit oder den Ort der Freisetzung des Wirkstoffs oder der Wirkstoffe gezielt zu verändern."[2] (→ Kap. 4,12).

Matrix-Tabletten. Sie enthalten in der Regel in Wasser schwerlösliche Substanzen, die durch Verpressen eine poröse Matrix bilden. In diese Matrix miteingeschlossene Arzneistoffe werden durch Diffusion über einen längeren Zeitraum hinweg freigegeben.[3] Matrix-Tabletten können je nach Rezeptur während der gesamten Magen-Darm-Passage als Monolith weiterbestehen oder im Freigabemedium allmählich zu kleineren Diffusionseinheiten zerfallen.[4]

Brausetabletten. „Brausetabletten sind nichtüberzogene Tabletten; sie enthalten normalerweise sauer reagierende Substanzen und Carbonate oder Hydrogencarbonate, die in Gegenwart von Wasser schnell unter Freisetzung von Kohlendioxid reagieren. Vor der Anwendung werden Brausetabletten in Wasser gelöst oder zerfallen gelassen."[5] Ihre Herstellung erfolgt häufig aus Granulaten (→ Kap. 4,6) oder durch Direkttablettierung.[6]
Brausetabletten sind vor Feuchte geschützt zu lagern. Literaturübersicht über Brausetabletten in Pharmakopöen, s.[6].

Kautabletten. Sie müssen vor dem Schlucken gekaut werden und bieten die Möglichkeit, auch größere Arzneimittelmengen p. o. zu verabreichen. Zur angenehmeren Einnahme enthalten sie in der Regel Süßstoffe bzw. süßschmeckende Hilfsstoffe und Aromenzusätze.[7,9,124]

Lutschtabletten. Sie geben beim Lutschen den eingeschlossenen Arzneistoff langsam in die Mundhöhle frei und dienen vorzugsweise zur lokalen Behandlung von Mund- und Rachenraum. Häufig so applizierte Arzneistoffe sind Lokalanästhetika, antiseptisch bzw. antibakteriell wirkende Substanzen, Adstringentia und Antitussiva. Als Hilfsstoffe enthalten sie Zucker bzw. dessen Austauschstoffe und Geschmackskorrigenzien.[10]

Pastillen. Sie entsprechen in der Anwendung weitgehend den Lutschtabletten. Im Gegensatz zu diesen werden sie in halbfestem Zustand geformt und dann getrocknet.[10]

Buccaltabletten. Sie werden in die Backentasche eingebracht, wo sie den Arzneistoff an die Mundschleimhaut freigeben. Auf diese Weise resorbiert, umgeht der Arzneistoff den First-pass-Metabolismus. Buccaltabletten sind gewöhnlich relativ klein und flach, ohne scharfe Kanten.[11]

Sublingualtabletten. Sie werden unter die Zunge gelegt und geben den Arzneistoff an die umgebende Schleimhaut ab. Im übrigen entsprechen sie Buccaltabletten.[11,12]

Lösungstabletten. Sie dienen der Herstellung von Arzneilösungen, wie z. B. Gurgelwasser und Lösungen für Umschläge. In dem vorgeschriebenen Lösungsmittel, meistens Wasser, sollen sie ganz oder fast völlig löslich sein.

Vaginaltabletten. Sie werden in die Vagina eingeführt, wo sie unter langsamer Auflösung den Arzneistoff freisetzen. Diese Preßlinge sind kreisrund, oval, gewölbt oder mandelförmig sowie ohne scharfe Ränder, wodurch lokale Reizungen vermieden werden sollen. Übliche Arzneistoffgruppen in Vaginaltabletten sind Antiseptika, Adstringenzien und Steroide zur Behandlung von Vaginalerkrankungen.
Zur Wirkungsoptimierung sind Vaginaltabletten häufig gepuffert.[13,14]

Arzneistäbchen. „Arzneistäbchen sind in der Regel zylindrische, formbeständige Zubereitungen, die zum Einführen in Körperteile bestimmt sind. Sie können Arzneistoffe gelöst, emulgiert oder in feinst gepulverter Form suspendiert enthalten."[8]
„Arzneistäbchen haben in der Regel einen Durchmesser von etwa 4 mm."[8]

Implantationstabletten. Diese sterilen Tabletten sind zur s. c. Implantation bei Tier oder Mensch bestimmt, wo sie den Arzneistoff gleichmäßig über einen längeren, bis zu einem Jahr reichenden Zeitraum hinweg freisetzen. Es handelt sich in der Regel um kleine, zylindrische Formlinge von maximal 8 mm Länge.

Injektionstabletten. Sie gehören wie Implantationstabletten zu den „Parenteraltabletten" und werden wie diese unter aseptischen Bedingungen hergestellt. Sie bestehen aus gut wasserlöslichen Bestandteilen und werden in sterilem Wasser zu einer Injektionslösung aufbereitet.

Augentabletten. Sie haben einen Durchmesser von ca. 3 mm und lösen sich in der Regel in der Tränenflüssigkeit rasch auf. In Zusammensetzung und Herstellung ähneln sie Implantationstabletten.

Dentalkegel/Dentaltabletten. Diese kegelförmigen oder stumpfen, konischen Komprimate werden unter Verwendung von Natriumhydrogencarbonat, Natriumchlorid oder einer Aminosäure hergestellt und enthalten antibakterielle, adstringierende und koagulierende Arzneistoffe. Sie werden in Zahnfleischtaschen oder postoperative Wundhöhlen des Kiefers eingelegt.

Urethraltabletten. Dabei handelt es sich um schlanke, zylindrische, stäbchenförmige Komprimate ohne scharfe Kanten, die in die Harnröhre eingeführt werden.

Pillen. Es sind meist kugelförmige, aus plastischer Masse hergestellte orale Arzneizubereitungen von 0,1 bis 0,5 g Masse. Diese Arzneiform wurde letztmals im DAB 7 erwähnt.

Schichttabletten. Sie bestehen aus verschiedenen, sauber getrennten, aber fest aneinander haftenden Schichten und ermöglichen die Trennung unverträglicher Substanzen oder die Kombination unterschiedlich schnell freigebender Rezepturen. Näheres über Schichttabletten s. 18.1.4 Tablettiermaschinen.[15]

Manteltabletten. Hier ist um einen Tablettenkern ein lückenloser Mantel herumgepreßt. Je nach Maschinentyp werden Kern und Mantel auf ein und derselben oder auf verschiedenen Maschinen hergestellt (vgl. 18.1.4 Tablettiermaschinen).
In Manteltabletten lassen sich inkompatible Arzneistoffe voneinander trennen bzw. zwei unterschiedlich rasch freigebende Rezepturen miteinander kombinieren. Der im Kern eingeschlossene Arzneistoff ist außerdem vor Licht und auch weitgehend vor Feuchte geschützt und geschmackskaschiert.[15]

18.1.3 Grundlagen der Tabletten und ihrer Herstellung

Bei der Tablettierung wird ein loses Pulver oder Granulat - z. B. mit Hilfe einer Exzentertablettenpresse - in einer sog. Matrize zwischen zwei Stempeln zu einem festen Komprimat verdichtet (Abb. 4.175).
Die *Tablettierung* kann dabei in verschiedene Abschnitte gegliedert werden:
Im ersten Abschnitt wird das zu verpressende Gut volumetrisch in die Matrize dosiert; das Füllvolumen wird durch Stellung des Unterstempels bestimmt. Der nächste Abschnitt hat begonnen, wenn der Oberstempel das Gut berührt. Unter seinem Druck werden die Gutpartikeln hin- und hergeschoben, bis alle Hohlräume minimiert sind. Dauert der Druck an, so bauen die Partikeln einen Widerstand gegen diese Kraft unter Änderung ihrer Form auf. Würde an diesem Punkt die Krafteinwirkung des Oberstempels aufhören, so würden die Partikeln in ihre Anfangsform zurückkehren. Es hat somit nur eine elastische Verformung stattgefunden.
Bei weiterem Druck des Oberstempels über die Widerstandsfähigkeit der Partikeln hinaus fließen diese

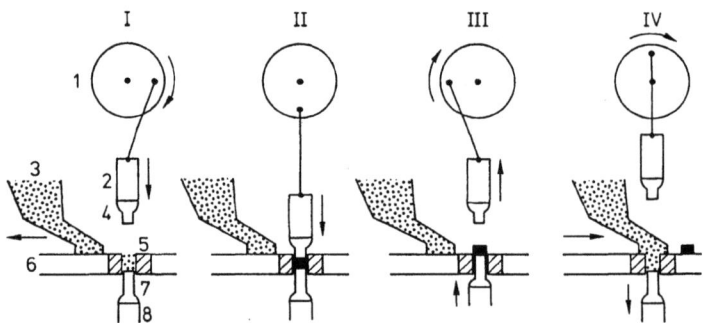

Abb. 4.175. Schematische Darstellung des Preßvorganges auf einer mit Einfachstempeln ausgerüsteten Exzentertablettenpresse. 1 Exzenterscheibe, 2 Oberstempelhalter, 3 Fülltrichter, 4 Oberstempel, 5 Matrize, 6 Matrizentisch, 7 Unterstempel, 8 Unterstempelhalter. Aus[79]

zusammen. Dieser Abschnitt wird auch als plastische Deformation bezeichnet. Je nach Eigenschaften des Preßgutes kann dabei auch ein Teil der Partikeln zerbrochen werden. Bei weiterer Druckeinwirkung kommt es zur sog. Sinterungsphase.

Wegen der hohen Preßgeschwindigkeit haben die zu verpressenden Partikeln oft nicht genug Zeit, sich zu ordnen. Infolgedessen bleiben Hohlräume in dem fertigen Preßling erhalten.

Mit dem Ausstoß der Tablette durch den Unterstempel aus der Matrize wird der Tablettiervorgang beendet. Ausschließlich die Masse des Preßlings ist zu diesem Zeitpunkt endgültig festgelegt. Aufgrund elastischer Rückdehnung und kristallographischer Eigenschaften können sich Form, Größe und physikalische Eigenschaften der Tabletten noch verändern (Abb. 4.176).

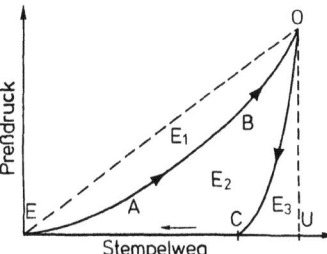

Abb. 4.176. Einfache Kraft-Weg-Kurve einer am Oberstempel instrumentierte Exzenterpresse. Nach[20], aus[121]

Mit Hilfe von *Druckmeßvorrichtungen* bzw. Preßkraftmeßeinrichtungen an Tablettiermaschinen (s. dort) lassen sich Wechselwirkungen während der einzelnen Tablettierabschnitte in Abhängigkeit von der Zeit und vom Stempelweg beobachten und aufzeichnen. Abb. 4.176 zeigt ein einfaches Oberstempelkraft-Weg-Diagramm.[20] In Abschnitt A der durchgezogenen Kurve zwischen E und O werden bei leichtem *Druckanstieg* die zu verpressenden Partikeln zusammengeschoben. Im Abschnitt B derselben Kurve beginnt die Verformung der einzelnen Partikeln. Vom Umkehrpunkt O sinkt der Oberstempel *druck* vom Maximum bis auf Null ab. Gegenüber der gestrichelten Geraden OU zeigt der gemessene *Druckabfall* OC mehr oder weniger große Abweichungen. Diesen Abweichungen (C bis U) liegen elastische Rückdehnungen der Tablette sowie maschinenbedingte Auffederungen zugrunde. Analoge Messungen werden am Unterstempel durchgeführt, wobei die Messung der Kräfte zum Tablettenausstoß aus der Matrize zusätzliche Informationen über Reibungseffekte liefert.[21,22] Zur Quantifizierung der Haftung von Tabletten am Unterstempel wird die *Abstreifkraft* gemessen (s. a. 18.1.4 Tablettiermaschinen).[23]

Die *Reibungseffekte* werden auf adhäsive Bindungen zwischen Tablettenkörper und Matrizenwand zurückgeführt, ebenso wie die *Haftung* der Tabletten an den Stempel. Wird diese Haftung zu stark, dann beginnen sich die Stempel zu belegen; man spricht vom „Kleben" der Tabletten.

Eine Vielzahl von Faktoren der Haftung und des Klebens von Preßmassen an Tablettenwerkzeugen werden in der Literatur beschrieben. Die zum Teil widersprüchlichen Angaben über ihre Auswirkungen haben ihre Ursache in den prinzipiell gleichen Vorgängen bei der Tablettenbildung und beim Auftreten dieser beiden Tablettenkomplikationen.[24,26] Antiadhäsions-, auch Formentrennmittel genannt, sollen die Haftung zwischen Tabletten und Stempelfläche herabsetzen. Sogenannte Schmiermittel sind dazu bestimmt, die Reibung zwischen Tablettensteg und Matrize zu vermindern. Häufig dienen ein und dieselben Hilfsstoffe beiden Zwecken und werden „Gleitmittel" oder FST-Komplex genannt, was Fließregulierungs-, Schmier- und Formentrennmittel bedeutet.

Bindungsmechanismen zwischen Einzelpartikeln bei Agglomerierprozessen wurden von Rumpf an nichtpharmazeutischen Systemen untersucht. Sie gelten prinzipiell auch für die Bindungen innerhalb einer Tablette bzw. zwischen dieser und dem Tablettierwerkzeug. Als wichtigste Mechanismen werden genannt:

- *Feststoffbrücken*: Sie entstehen durch Sinterung, Schmelzhaftung, Kristallisation gelöster Stoffe bei der Trocknung oder erhärtete Bindemittel.
- *Kohäsions- und Adhäsionskräfte* in nicht frei beweglichen Bindemittelbrücken, wie Adsorptionsschichten, zähflüssige oder erhärtete Bindemittel.
- *Anziehungskräfte zwischen Feststoffpartikeln*: van-der-Waals-Kräfte, elektrostatische Kräfte, Wasserstoffbrückenbindungen.
- *Grenzflächenkräfte und Kapillardruck* an frei beweglichen Flüssigkeitsoberflächen: Oberflächenspannung mit Feststoffkörnern gefüllter Tropfen, Flüssigkeitsbrücken zwischen einzelnen Partikeln, Kapillarkräfte an der Oberfläche flüssigkeitserfüllter Haufwerke.
- *Formschlüssige Bindungen*: Es kommt unter dem Preßdruck zwischen den Teilchen zu einem Verflechten und Verhaken.

Durch Kristallgitterfehlstellen weist die Oberfläche der zu verpressenden Partikeln Rauhigkeiten und Unregelmäßigkeiten auf. In einer Matrizenfüllung berühren sich daher die Partikeln nur an einzelnen isolierten Stellen. Wird das Haufwerk dem Kompressionsdruck ausgesetzt, so wirkt dieser auf die relativ wenigen Kontaktpunkte. Sie verformen sich dabei erst elastisch und nach Erreichen der Fließgrenze plastisch bzw. zerbrechen nach Überschreiten der Bruchgrenze. Durch diesen Vorgang wird die gesamte Kontaktfläche vergrößert, wobei wieder neue Kontaktpunkte entstehen.

Während sich die elastischen Verformungen nach Druckentlastung wieder zurückbilden oder als Materialspannungen in den Tabletten verbleiben, bilden nur die plastischen Verformungen und untergeordnet auch die Fragmentierungen eine bleibende Haftflächenvergrößerung und damit den eigentlichen Zusammenhalt der Tablette.

Eine Reihe von Untersuchungen befaßt sich mit viskoelastischen Modellen zur Beschreibung des Preßverlaufes mit Hilfe instrumentierter Tablettiermaschinen.[27-29]

Die Bedeutung der *Polymorphie* auf die Bildung von Tabletten wird in der unterschiedlichen Packungsdichte, Gitterenergie und Bindungsenergie der jeweiligen Polymorphen untereinander gesehen.[33] Es wurde ein direkter Zusammenhang der Polymorphie auf das Fließverhalten und das plastische Verhalten beim Tablettieren festgestellt.[34,35]

Mit *Deckeln* wird die teilweise oder vollständige Abtrennung eines Ober- oder Unterteiles der Tablette bezeichnet. Deckeln kann unmittelbar nach der Verpressung sichtbar werden; es kann aber auch erst nach einiger Zeit bzw. nach mechanischer Beanspruchung der Tabletten auftreten. Man führte es früher auf Lufteinschlüsse in der Tablette zurück. Neuere Untersuchungen[30] haben jedoch ergeben, daß Deckeln von Tabletten vorwiegend von Verformungseigenschaften der Tablettenbestandteile während und unmittelbar nach der Verpressung abhängen: Während der Verpressung unterliegen die Partikeln einer so starken plastischen Verformung, daß sie höhere Drücke auf die Matrizenwand weitergeben als nach Ende des Stempeldruckes durch Rückbildung der elastischen Verformung kompensiert werden kann. In manchen Tablettenrezepturen führen diese Drücke auf die Matrizenwand aufgrund starker Spannungen innerhalb der Tabletten zu Rissen. Risse können jedoch auch erst nach Ausstoß der Tabletten aus der Matrize auftreten. In diesem Augenblick fallen nämlich die Gegenkräfte von der Matrizenwand plötzlich weg; die Tablette kann sich seitlich ausdehen. Dabei kann es zu Riß- und Deckelbildung kommen.

Die Deckelbildung hängt u. a. auch von der Zeit ab, in der sich eine Tablette entspannen kann. Zum Deckeln neigende Formulierungen lassen sich deshalb zuweilen mit niedrigerer Tablettiergeschwindigkeit noch einwandfrei verpressen. Ebenso kann die Deckelneigung durch Vorkomprimierung bzw. Herabsetzen des Tablettierdruckes verringert werden. In beiden Fällen werden in der Tablette von vornherein geringere Spannungen aufgebaut. Schließlich tritt Deckeln häufiger bei gewölbten als bei biplanen Tabletten auf: Der gewölbte Tablettenanteil dehnt sich radial aus, was wiederum der Mittelteil der Tablette nicht kann. Dadurch werden zusätzliche Spannungen in der Tablette gebildet.

Deckelbildung kann auch in Folge zu niedriger Feuchte einer preßfertigen Mischung auftreten; die feuchtebedingten Kohäsionskräfte sind zu gering geworden. So werden zu Mischungen, die zum Über- oder Austrocknen neigen, sog. Feuchthaltemittel zugesetzt. Aufgrund ihrer Hygroskopizität sorgen sie für einen geeigneten Feuchtegehalt.

Voraussetzung für die richtige Freisetzung des Arzneistoffes ist in der Regel ein rascher *Tablettenzerfall* . Er wird durch Zusatz von Zerfallsbeschleunigern oder Sprengmitteln bewirkt. Die Arbeitsweise dieser Hilfsstoffe läßt sich offensichtlich nicht durch eine gemeinsame einfache Theorie erklären.[32] Dies mag an der Vielfältigkeit der Zusammensetzungen der Tabletten ebenso liegen wie an verschiedensten Zerfallsmechanismen. Die wichtigsten diskutierten Zerfallsmechanismen sind:

- Beim Quellungsmechanismus quellen die Partikeln auf und brechen dadurch von innen die Tablette auf. Die Quellung verursacht lokale Spannungen, die sich über die gesamte Tablette hinweg ausdehnen.

- Beim Verformungsmechanismus quellen die Partikeln wieder auf ihre ursprüngliche Größe vor der Verpressung und brechen dadurch die Tablettenstruktur auf.

- Beim Dochtmechanismus wird Wasser durch den Zerfallsbeschleuniger in die Poren hineingesaugt. Es lockert dabei die Bindungskräfte zwischen den Tablettenpartikeln.

- Beim Abstoßungsmechanismus wird Wasser in die Poren gesaugt und führt zu einer gegenseitigen Abstoßung der Teilchen untereinander aufgrund sich ergebender elektrischer Kräfte.

Ein völlig anderer Zerfallsmechanismus liegt *Brausetabletten* zugrunde: Aus einer Mischung von Carbonat und Säure wird bei Zutritt von Wasser Kohlendioxid frei, und die Tablette zerfällt unter Brausen. Voraussetzung für die Stabilität und gleichzeitige Schwierigkeit für die Formulierung ist die völlige Abwesenheit von Feuchtigkeit. Durch Restfeuchte bewirkte Bindungskräfte innerhalb der Tabletten müssen bei Brausetabletten durch andere Bindungen, wie z. B. Sinterbrücken, kompensiert werden.

Um einen raschen Zerfall zu erreichen, muß in einer Tablette ein ausgewogenes Verhältnis zwischen in Wasser gut und weniger löslichen Bestandteilen bestehen. Überwiegen die gut wasserlöslichen Bestandteile, dann verhindern die in Gegenwart von Wasser auftretenden Klebeeffekte den Tablettenzerfall.

Als bedeutsam für die Bildung von Tabletten wurde bereits der Feuchtegehalt der preßfertigen Mischung sowie für bestimmte Formulierungen die Stempelform und Preßgeschwindigkeit erwähnt. Als weitere wichtige Einflüsse auf die *Tablettierbarkeit* sind außerdem Teilchenform, Größe und Kristallmodifikationen, die mehr oder weniger einen wichtigen Parameter, nämlich die *Fließfähigkeit* der zu verpressenden Mischung beeinflussen, zu nennen.

Die Materialqualität und die Oberflächeneigenschaften der *Preßwerkzeuge* bestimmen als Bindungspartner der Tabletten Haft- und Klebeerscheinungen wesentlich mit. So werden bestimmte Tablettierstörungen auf Oberflächenveränderungen der Preßwerkzeuge zurückgeführt.[36] Als Folge von Abnutzung durch die Preßmassen können an den Stempeloberflächen typische Beschädigungen in Form von Riefen und Löchern festgestellt werden.[37] Ähnliche Beschädigungen findet man an den Matrizenwänden. Trotz einer als ausreichend erachteten Menge an Schmiermittelzusatz kommt es an diesen beschädigten Oberflächen zuweilen zu Hafterscheinungen.

Zur Verbesserung der Oberflächenbeschaffenheit werden verschiedene Stahlarten sowie Hartverchromung und andere Beschichtungen verwendet. In Einzelfällen verwendet man auch Stempel mit eingelegten Keramikplättchen.

Aus den o. g. Tatsachen wird verständlich, daß der *Tablettierdruck* eine wichtige Rolle spielt. Fast immer wirkt er sich direkt auf die mechanische Festigkeit der entstehenden Tablette aus. So wird z. B. die Korrelation zwischen Preßdruck und mechanischer Festigkeit der entsprechenden Tabletten als ein Maß für die Verpreßbarkeit einer Rezeptur angesehen. Danach ist eine Rezeptur um so besser, je steiler und länger der lineare Festigkeitsanstieg bei gleichmäßig

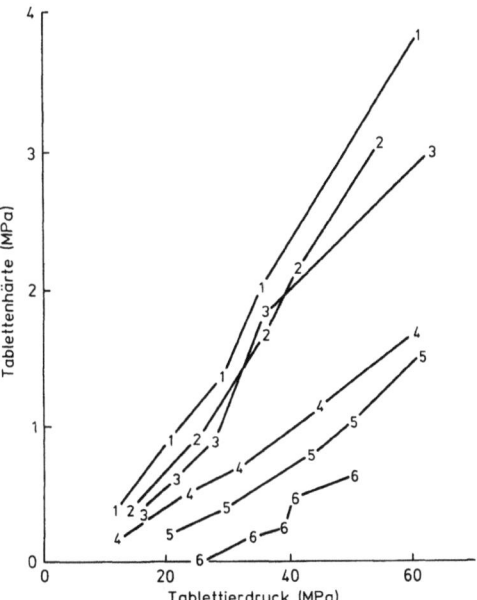

Abb.4.177. Preßdruck-Tablettenhärte-Diagramm von einigen direkttablettierbaren Lactosetypen. 1 Lactose NF, anhydrous; 2 Ludipress; 3 Fast Flo; 4 Zeparox; 5 Tablettose; 6 Lactose NF, hydrous. Nach[51]

steigendem Abpreßdruck ist. Abb.4.177 zeigt eine solche Korrelation für einige direkttablettierbare Lactosetypen.

Meistens ändert sich mit dem Preßdruck auch die Zerfallszeit einer Tablette, ein in der Regel weniger erwünschter Vorgang. Und schließlich kann auch die Auflösegeschwindigkeit des Arzneistoffes durch den Preßdruck beeinflußt werden.

Bei den beschriebenen Vorgängen während der Tablettierung ist zu vermuten, daß labile *Polymorphe* z. T. in ihre stabilere Form übergehen. Dies kann am Beispiel des Sulfanilamids auf einer Tablettiermaschine nachgewiesen werden.[38] Es geht beim Tablettieren von Form I in Modifikation II über. Solche Umwandlungen können Auswirkungen auf die Löslichkeit und Lösungsgeschwindigkeit des Arzneistoffes haben; ebenso wie Änderungen der Teilchengröße infolge der Verpressung.[39]

Hüttenrauch erklärt im Rahmen seiner Molekulargalenik[40,41] eine Reihe von Phänomenen beim Tablettieren durch Aktivierungsprozesse. So können Löse- und Kristallisationsvorgänge bei der Feuchtgranulierung zu Änderungen der Kristallgitterordnung einzelner Granulatkomponenten führen. Ebenso wird nach dieser Theorie ein Teil der Preßenergie beim Tablettieren in Form von Gitterdefekten gespeichert. Der aktivierte Zustand verleiht den Festkörpern eine erhöhte physikalische Reaktivität: Unter Tablettierbedingungen bilden sie einen sinterungsähnlichen Verbund miteinander.[42]

Direkttablettierung

Darunter versteht man die direkte Verpressung einer aus Arznei- und Hilfsstoffen bestehenden Mischung ohne vorausgehende Granulierung.

Voraussetzung für die Direkttablettierung sind gute Fließfähigkeit und Verpreßbarkeit der Hauptmenge der Tablettenbestandteile. Erst die Bereitstellung entsprechender Hilfsstoffe, vor allem spezieller Füllstoffe und Bindemittel, kombiniert mit Verbesserungen an Tablettiermaschinen haben der Direkttablettierung zu ihrer heutigen Bedeutung verholfen. Als Hauptvorteile der Direkttablettierung werden ihre Wirtschaftlichkeit genannt: Sie benötigt weniger Arbeitsfläche, Geräte, Arbeitszeit, weniger Arbeitsschritte, Laborkosten, Validierungskosten und weniger Energie als die Kombination aus Granulierung und Verpressung. Durch Verzicht auf Granulierflüssigkeit und Trocknungswärme eignet sie sich für entsprechend labile Substanzen.

Im Gegensatz zur Granulierung werden die Primärpartikeln nicht zu größeren Einheiten verklebt, sondern als solche beim Zerfall der Tabletten wieder freigegeben. Lösungseigenschaften der Rohsubstanzen werden somit durch Direkttablettierung ggf. weniger verändert.

Zerfallsbeschleuniger, die im Granulatkorn miteingeschlossen sind, wirken allgemein weniger stark als in der Nachmischung, d. h. wenn sie dem fertigen Granulat vor der Verpressung zugemischt werden. Nachdem bei der Direkttablettierung solche Einschlüsse wegfallen, kann das Sprengmittel bei ihnen immer ungehindert seine Wirkung entfalten.

Die Direkttablettierung zeigt auch gravierende Schwächen: Sehr viele Arzneistoffe sind sehr schlecht verpreßbar. Ab einer bestimmten Menge je Tablette lassen sie sich somit nicht mehr direkt tablettieren.

Um die Bioverfügbarkeit von Arzneistoffen zu verbessern, werden sie immer häufiger mikronisiert. Das führt zu verstärkter gegenseitiger Reibung sowie häufig zu elektrostatischer Aufladung und reduziert erheblich die notwendige Rieselfähigkeit.

Die richtige Hilfsstoffauswahl ist bei der Direkttablettierung besonders wichtig, ebenso wie deren gleichbleibende Qualität. Wegen der Vielzahl möglicher Variationen der Hilfsstoffqualität, d. h. Feuchte, Kornverteilung, Teilchenform, Porosität, um nur einige zu nennen, und wegen deren kompliziertem Zusammenspiel ist eine echte Hilfsstoffvalidierung nicht möglich. Lediglich durch einen Preßversuch kann mit Sicherheit festgestellt werden, ob sich ein Wareneingang eignet oder nicht. Hinzu kommt, daß man bei so speziellen Hilfsstoffen häufig auf einen einzigen Lieferanten angewiesen ist. Ähnliches gilt auch für die Qualität der Arzneistoffe.

Und im Gegensatz zur Granulierung können bei der Direkttablettierung keine Rohstoffschwankungen durch Prozeßvariationen, abgesehen von geringfügigem Verstellen der Tablettiermaschinen, aufgefangen werden.

Bildet der Arzneistoff nur einen sehr geringen Anteil am Gesamtgewicht der Tabletten, so kann seine Verteilung zu großen Problemen führen. Bei der Granulierung würde man ihn in diesem Falle z. B. in der Granulierflüssigkeit dispergieren.

Ähnliche Probleme bereitet häufig die Zumischung des FST-Mittels, das ja aus mechanischen und Gründen der Freisetzung möglichst niedrig dosiert werden sollte.

Und schließlich muß erwähnt werden, daß die zur Direkttablettierung speziell entwickelten Hilfsstoffe in der Regel deutlich teurer sind als chemisch identische Substanzen für die Granulierung. So sollte man sich vor einer Tablettenentwicklung gut überlegen, ob man sich für die Granulierung oder die Direkttablettierung entscheidet.

Kombinationen zwischen beiden Arten der Aufbereitung preßfertiger Massen gewinnen an Bedeutung: Eine Kombination setzt bei schlecht tablettierbaren Arzneistoffen ein. Daß sie sehr zahlreich sind, liegt vor allem an den Auflagen, möglichst reine kristalline Ware herzustellen. Einige Arzneistoffproduzenten sind nun dazu übergegangen, Arzneistoffe in direkttablettierbarer Form anzubieten. so wird z. B. seit einigen Jahren Ascorbinsäure in mit Stärke bzw. Methylcellulose überzogener Form angeboten. Ein anderes Beispiel ist das mit vorgelatinierter Stärke überzogene Paracetamol.

Eine andere Kombination stellt die Mischung von Granulaten und direkttablettierbaren Bestandteilen in ein und derselben preßfertigen Mischung dar. So wird z. B. der Arzneistoff zur speziellen Verfügbarkeit in ein Granulat eingearbeitet. Der Rest der Tablette besteht jedoch aus direkttablettierbaren Hilfsstoffen. Die Effektivität einer Trockengranulierung wird auch erheblich durch Zusätze direkttablettierbarer Hilfsstoffe vor der Granulierung gesteigert.

Zusammenfassende Literatur über Abschnitte des Tablettiervorganges s.[16,19].

Zusammenfassende Literatur über Druckverlaufsmessung s.[16-19].

Zusammenfassende Literatur über Antiadhäsion und Schmierung in Tabletten s.[25].

Zusammenfassende Literatur über Tablettenzerfall s.[31,32].

Zusammenfassende Literatur über Brausetabletten s.[6].

Zusammenfassende Literatur über Direkttablettierung s.[43,53].

18.1.4 Hilfsstoffe zur Direkttablettierung

Zur Herstellung von Tabletten durch Direkttablettierung benötigt man nicht nur dieselben Hilfsstoffgruppen wie für Tablettengranulate, sondern es tauchen meist auch die chemisch identischen Hilfsstoffe bei beiden Herstellungsverfahren auf. Der Unterschied liegt dann lediglich in den physikalischen Eigenschaften der Hilfsstoffe. Diese beziehen sich bei den für die Direkttablettierung verwendeten Hilfsstoffen vor allem auf gute Fließfähigkeit und Verpreßbarkeit. Erreicht wird dies in den meisten Fällen durch modifizierte Herstellungsverfahren.

Wie bei den Granulaten richtet sich die Wahl des am besten geeigneten direkttablettierbaren Hilfsstoffes auch nach den übrigen Mischungskomponenten. So ist es durchaus vernünftig, daß von chemisch ein und denselben Hilfsstoffen oftmals mehrere Qualitäten auf dem Markt sind, die sich etwa durch Teilchen-

größe, Schüttdichte, Fließfähigkeit, Feuchtegehalt u. a. m. unterscheiden. Unbedingt notwendig für eine gleichbleibende Tablettenqualität ist jedoch nach einmal getroffener Qualitätswahl, daß diese in hohem Maße konstant bleibt. Ganz besonders gilt dies für die Füllstoffe, weil sie in der Regel einen hohen Tablettenanteil stellen.

Betrachtet man zur Direkttablettierung angebotene Hilfsstoffe unter dem Elektronenmikroskop, dann fällt das Fehlen individueller Kristalle auf. Statt dessen liegen alle mehr oder weniger als winzige granulatartige Gebilde vor. Sie sind durch besondere Herstellungsprozesse, wie z. B. Sprühtrocknung, entstanden und können ähnlich plastisch beim Verpressen verformt werden wie normale Granulate.

Die nachstehend aufgeführten Literaturstellen sind zum leichteren Einstieg in die zum Teil recht zahlreichen Untersuchungen bestimmter Hilfsstoffe sowie zu deren einfacheren Beschaffung gedacht. Es ist auch zu berücksichtigen, daß in der Literatur vorgenommene Wertungen einzelner Hilfsstoffe bei anderer Versuchsanordnung anders ausfallen können.

Die wichtigsten Hilfsstoffgruppen direkttablettierbare Füllstoffe und Bindemittel. Ihre Funktion wurde unter „Granulathilfsstoffen" beschrieben. Bei der Direkttablettierung wirken Füllstoffe meistens noch zusätzlich als Bindemittel und werden deshalb unter beiden Hilfsstoffgruppen geführt.

Lactose ist der erste speziell zur Direkttablettierung zubereitete Hilfsstoff. Wie bei der Granulierung ist er auch bei der Direkttablettierung der mit am meisten eingesetzte Stoff. Entsprechend vielfältig sind die angebotenen Qualitäten[47-49] und die Literatur über sie.[46,50-52] Für die Direkttablettierung wird Lactose in Form der α- bzw. β-Lactose, als Monohydrat bzw. Anhydrolactose angeboten.

Ein Vergleich der Verpreßbarkeit verschiedener Lactosetypen zeigt Abb. 4.177.

Sorbit ist in verschiedenen direkttablettierbaren Formen im Handel. Unterschiedliche Verpreßbarkeit verschiedener Qualitäten lassen sich weder durch verschiedene polymorphe Formen noch durch Parameter wie Teilchenspektrum oder Schütt- und Stampfvolumen erklären.[54]

Die weniger stabilen α- und β-Formen des Sorbits neigen zur Umwandlung in die stabilere γ-Form, was in der Bildung von Nadeln sichtbar wird. Diese Umwandlung wird durch anwesende Feuchte beschleunigt und führt zu Verklumpungen.

Sorbit wird vor allem als Saccharoseaustauschstoff in Lutsch- und Kautabletten, aber auch in Brausetabletten verwendet.[6]

Literatur über Sorbit s.[47-49,54,55].

Mannit zeigt gegenüber Sorbit eine geringere Hygroskopizität. Wie Sorbit kommt er in verschiedenen Modifikationen vor, die sich auch in ihrer Verpreßbarkeit unterscheiden.[56] Mannit wird als Füllstoff, Bindemittel und Gegensprengmittel für Kautabletten verwendet. Auch als Geschmackskorrigenz bei Brausetabletten wird er verwendet.[6]

Literatur über Mannit s.[47-49].

Bei *Saccharose* wurden die Möglichkeiten einer Direkttablettierung schon sehr früh erkannt.[57] Die auf

dem Markt befindlichen direkttablettierbaren Saccharoseprodukte weichen vom normalen Kristallzucker deutlich ab und sind zum Teil mit Zusätzen verarbeitet. Saccharose ist der klassische Füllstoff von Kau- und Lutschtabletten.
Literatur über Saccharose zur Direkttablettierung s.[48,58].

Glucose als sprühkristallisiertes Produkt ist sowohl als Monohydrat wie als Anhydrid erhältlich. Verwendet wird Glucose als Füllstoff, Bindemittel und Gegensprengmittel in Kau- und Lutschtabletten.
Literatur über direkttablettierbare Glucose s.[47-49,59].

Maltodextrin, als Stärkehydrolysat gewonnen, ist in gut direkttablettierbarer Form im Handel erhältlich.[60]

Cellulose, in mirkokristalliner Form, gilt als einer der am besten tablettierbaren Hilfsstoffe überhaupt. Man erklärt dies mit der Natur der Partikeln, die auf gleiche Art durch Wasserstoffbrücken wie ein Papierblatt oder ein Eiskristall zusammengehalten werden. Beim Verpressen verformen sich die mikrokristallinen Cellulosepartikeln plastisch. Wegen der sehr großen dabei miteinander in Kontakt kommenden Celluloseoberflächen entstehen sehr feste Preßlinge.[61] Ihrer relativ hohen Kosten wegen wird mikrokristalline Cellulose DAB 9 weniger als Füllstoff allein, sondern in kombinierter Eigenschaft, nämlich als Füllstoff, Bindemittel und Zerfallsbeschleuniger in Konzentrationen zwischen 10 und 25 % des Tablettengewichtes eingesetzt. Der Zerfall beruht bei mikrokristalliner Cellulose auf dem raschen Eindringen von Wasser in den Preßling und der daraufhin sofort eintretenden Auflösung der Wasserstoffbindungen zwischen den einzelnen Cellulosemolekülen.
Neben der mikrokristallinen ist auch mikrofeine Cellulose als Cellulosepulver auf dem Markt. Die erforderlichen Konzentrationen in den Tablettiermischungen sind meist geringer als die von mikrokristalliner Cellulose. Allerdings ist die Fließfähigkeit cellulosepulverhaltiger Mischungen häufig ungünstiger.
Literatur über direkttablettierbare Cellulosen s.[62-65], im DAB 9 als Monographie aufgeführt, s.[47-49].

Dicalciumphosphat (CaHPO$_4$ · 2H$_2$O) stellt den wichtigsten anorganischen Füllstoff dar.
Es besteht aus ungemahlenen kleinen Kristallen, die beim Verpressen zertrümmert werden. Günstig sind Preis und die gute physikalische und chemische Stabilität. Die zwei Mol Kristallwasser werden erst oberhalb 36 °C abgegeben. Die Hygroskopizität dieses Hilfsstoffes bei Raumtemperatur ist sehr niedrig, ebenso seine Wasserlöslichkeit bei physiologischen pH-Werten. Mit 50 % und mehr an Dicalciumphosphat können daher oftmals sehr rasch zerfallende Tabletten hergestellt werden.
Literatur zu direkttablettierbarem Dicalciumphosphat s.[47-49,66,67].

Calciumsulfatdihydrat (CaSO$_4$ · 2H$_2$O) ist ein weiterer anorganischer Füllstoff zur Direkttablettierung, der unter anderem auch wegen seines Gehaltes an Calcium-Ionen eingesetzt wird.
Deutlich verbessert werden seine Preßeigenschaften, die sonst unter denjenigen von Dicalciumphosphatdihydrat liegen, durch Verarbeitung mit mikrokristal-

liner Cellulose als Sprühprodukt. Das Calciumsulfat liegt in diesem Produkt als Anhydrid vor.
Literatur über direkttablettierbares Calciumsulfatdihydrat s.[47,48].

Calciumcarbonat (CaCO$_3$) wird von mehreren Lieferanten als Füllstoff zur Direkttablettierung angeboten. Seine Direkttablettiereigenschaften erhält es durch Verarbeitung mit verschiedenen Bindemitteln.
Literatur über direkttablettierbares Calciumcarbonat s.[48].
Zusammenfassende Literatur über Füllstoffe und Bindemittel s.[44,45,60,68,125].

Zerfallsbeschleuniger/Sprengmittel zur Direkttablettierung. Ihre Aufgabe wird unter „Granulathilfsstoffe" beschrieben. *Stärke und ihre Derivate* sind die in Tabletten am meisten verwendeten Sprengmittel. Unbehandelte Stärken werden wegen ihrer schlechten Tablettierbarkeit in der Regel in Granulate eingearbeitet. Zur Verbesserung ihrer Direkttablettierbarkeit wurde eine mechanisch behandelte Maisstärke entwickelt.[47-49,66,67,69] Auch eine thermisch behandelte Kartoffelstärke ist als Sprengmittel im Handel.[47,49] Eine chemisch abgewandelte Stärke stellt Natriumstärkeglycolat (Natriumcarboxymethylstärke, CMS-Na) dar.[47,48,70-75]

Cellulose selbst wurde unter Füllstoffen und Bindemitteln abgehandelt. Ihre zerfallsbeschleunigende Wirkung wurde dabei erwähnt. Spezieller als Sprengmittel wirken die *Cellulosederivate* Natriumcarboxymethylcellulose[47,49,75] und Calciumcarboxymethylcellulose[48]. Vor allem ist auch hier die kreuzvernetzte Natriumcarboxymethylcellulose, Crosscarmellose Sodium[47,70-75] zu nennen.

Vernetztes Polyvinylpyrrolidon stellt ein in Wasser unlösliches ausgezeichnetes Tablettensprengmittel dar. Konzentrationen zwischen 2 und 5 % führen schon zu gutem Tablettenzerfall.[47,70-75]
Es werden auch formaldehydbehandelte Eiweißprodukte eingesetzt, die allerdings wegen des Formaldehydgehaltes ins Gerede kamen.

Methylen-Casein oder *Formaldehyd-Casein* wird u. a. auch für die Direkttablettierung empfohlen.[47,71]

Formaldehyd-Gelatine stellt eine mit Formaldehyd gehärtete Gelatine dar.[47]

Polacrilin-Kalium ist ein Methacrylsäure-Divinylbenzol-Copolymerisat, das in bestimmter Zusammensetzung als Tablettenzerfallsbeschleuniger angeboten wird.[48,75]
Literatur über Zerfallsbeschleuniger s.[125,126].

Fließregulierungs-, Schmier- und Formentrennmittel. Ihre Funktion wurde unter „Granulathilfsstoffe" abgehandelt, ebenso wie diejenigen FST-Hilfsstoffe, die in Granulaten mit eingearbeitet werden. Nachstehende FST-Hilfsstoffe werden in direkttablettierbaren Mischungen eingesetzt oder fertigen Granulaten zugemischt.
Tab. 4.96 faßt die in Frage kommenden Substanzgruppen zusammen. Diese Vielzahl darf nicht darüber hinwegtäuschen, daß nach wie vor in den meisten Tablettenformulierungen Magnesiumstearat verwendet wird. Trotz dieser offensichtlichen Beliebt-

Tabelle 4.96. Fließregulierungs-, Schmier- und Formentrennmittel. Nach[25]

Gruppe	Beispiele
Salze von Fettsäuren	Aluminium-, Calcium-, Magnesium-, Zinkstearat, Natriumstearat, Magnesiumpalmitat
Fettsäuren, Kohlenwasserstoffe, Fettalkohole	Stearin-, Palmitinsäure, Stearylalkohol, Palmitylalkohol, flüssiges Paraffin
Fettsäureester	Glycerolmonostearat, Glycerolmono- und distearat, Glyceroltristearat, Glyceroltripalmitat, Glyceroltrimyristat, Glyceroltribehenat, Glycerolpalmitylstearylester, Sorbitanmonostearat, Natriumstearylfumarat, Saccharosemonostearat, Saccharosemonopalmitat
Wasserlösliche FST-Mittel	Natriumlaurylsulfat, Magnesiumlaurylsulfat, Polyethylene, Glycole, Macrogole, Natriumbenzoat, Leucin, Glycin, Adipinsäure
Verschiedene FST-Mittel	Talk, Polytetrafluoroethylen, Fumarsäure, gehärtetes Baumwollsamenöl, hydriertes Ricinusöl

heit bereitet nach wie vor die Definition und Beschaffung einer einheitlichen Magnesiumstearatqualität große Schwierigkeiten. Diese Problematik spiegelt sich auch in der Literatur wider.[23,25,78,83] Ein vor allem in älteren Rezepturen verwendetes FST-Mittel ist Talcum. Als mineralisches Naturprodukt liegt es ebenfalls in recht unterschiedlichen Qualitäten und Reinheitsgraden vor.[76,77] Literaturübersicht über FST-Mittel s.[25,47,125,127].

18.1.5 Tablettiermaschinen

Kleine Tablettenmengen werden auf Exzenterpressen, größere auf Rundlaufpressen aus einer preßfertigen Mischung hergestellt. Für die Rezepturentwicklung werden seit einigen Jahren Exzenter- und kleine Rundlaufpressen mit breitgefächerter Instrumentierung sowie Auswertung und Dokumentation der Meßwerte angeboten. Im Produktionsbereich hat sich nach einer längeren Phase der Tablettenausstoßsteigerung die Entwicklung mehr auf hohe und gleichbleibende Tablettenqualität sowie die Vollautomation ihrer Herstellung konzentriert.

In diesem Abschnitt wird nacheinander auf die Funktionen und Bauweisen von Exzenter- und Rundlaufpressen eingegangen. Daran schließt sich die Behandlung spezieller Zusatzvorrichtungen an diesen Pressen an. Schließlich werden Spezialtablettiermaschinen beschrieben. Danach wird auf Tablettierwerkzeuge eingegangen.

Exzenterpressen

Bei Exzenter- und Rundlaufpressen erfolgt der eigentliche Tablettiervorgang in einer sog. Matrize - einer durchbohrten zylindrischen Metallscheibe - zwischen zwei Stempeln. Je nachdem, ob der Stempel von oben oder von unten in die Matrize eintaucht, spricht man von Ober- oder Unterstempeln.

Ihren Namen hat die Presse von einem Exzenter, der für die Bewegung des Oberstempels verantwortlich ist.

Abb. 4.175 zeigt die schematische Darstellung des Preßvorganges auf einer Exzenterpresse, unterteilt in die Arbeitsschritte I bis IV.

Im *Arbeitsabschnitt I* ist der volumetrische Füllvorgang der Matrize mit zu verpressendem Gut abge-

schlossen: Der Unterstempel steht in seiner tiefsten Position und gibt mit dieser das Füllvolumen vor; an der oberen Öffnung der Bohrung ist das Gut auf Matrizenniveau abgestreift worden.

In *Abschnitt II* kommt der Oberstempel in seine tiefste Position. Dabei taucht er in die Matrize ein, verdichtet das Gut und erreicht seinen Maximaldruck.

Arbeitsabschnitt III beginnt mit dem Hochziehen des Oberstempels. Gleichzeitig schiebt der Unterstempel die fertige Tablette nach oben aus der Matrize heraus. Im *Arbeitsabschnitt IV* bewegt sich der Oberstempel bis zu seinem oberen Wendepunkt hin, während der Unterstempel in seine Dosierstellung zurückkehrt. Gleichzeitig schiebt sich die Füllvorrichtung über die Matrizenöffnung, wobei sie den fertigen Preßling vor sich her auf eine Rutsche stößt. Mit Rückkehr der Füllvorrichtung in die Ausgangsposition und gleichzeitigem Abstreifen des Preßgutes über der Bohrung auf Matrizenniveau beginnt der beschriebene Ablauf von neuem.

Durch Änderung des Exzenterweges kann der Oberstempeldruck verändert werden. Den jeweiligen Gegendruck bei der Verpressung liefert der Unterstempel. Die gewünschte Dosierung wird durch Variationen der Stellung des Unterstempels während der Matrizenfüllung erzielt.

Die Verpressung kann, wie in Abb. 4.175, mit je einem Ober- bzw. Unterstempel oder auch mit mehreren Stempeln gleichzeitig erfolgen. Je nachdem spricht man von *Ein- oder Mehrfachwerkzeug*. Bei letzterem werden Stempelhalterungen mit mehreren Stempeleinsätzen verwendet. Die Anzahl der Matrizenbohrungen ist dann dementsprechend erweitert.

Die Stundenleistung von Exzenterpressen übersteigt bei Einfachwerkzeugen selten 3.000 Tabletten. Eingesetzt werden diese Tablettiermaschinen vor allem für Kleinansätze und Entwicklungsarbeiten. Entsprechend druckstark ausgelegte Exzenterpressen werden auch bei der Herstellung von Briketts sowie von großen Veterinärtabletten verwendet.

Rundlaufpressen

Auf einem sog. Matrizentisch sind bei Rundlaufpressen (Abb. 4.178) eine größere Anzahl von Matrizen, ihre Zahl schwankt zwischen 6 und 55, kreisförmig angeordnet. Jeder Matrize zugeordnet ist je ein Ober-

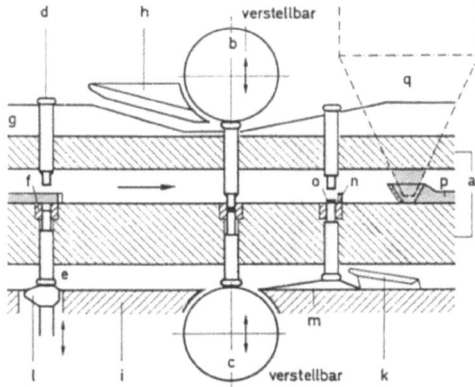

Abb. 4.178. Arbeitsweise einer Rundlaufpresse. a rotierender Matrizentisch, b Druckrolle oben, c Druckrolle unten, d Oberstempel, e Unterstempel, f Matrize, g Oberstempelkurve, h Niederdruckstück, i Unterstempelgleitbahn, k Niederzugschiene, l Dosierstück, m Aushebebahn, n Tablettenabstreifer, o Tablette, p Füllschuh, q Fülltrichter. Aus[80]

und ein Unterstempel. Matrizentisch und Stempel bewegen sich um eine gemeinsame senkrechte Achse.

Mit Hilfe schienenartiger *Kurvenbahnen* werden die Ober- und Unterstempel während ihres Umlaufs in die für Matrizenfüllung, Verpressung, Tablettenausstoß und Dosierung notwendigen Positionen geführt. An Stellen mit besonders starker Richtungsänderung werden die Kurvenbahnen noch durch zusätzliche Vorrichtungen, sog. Niederdruckstücke, Niederzugschienen und Aushebebahnen unterstützt. Die Dosierung erfolgt, wenn die jeweilige Matrize den starr angeordneten Füllschuh erreicht hat. Vor Verlassen des Füllschuhes sorgt noch ein Dosierstück für die richtige Dosierposition des betreffenden Unterstempels.

Matrize und Stempelpaar erreichen nun die eigentliche Preßstation. Im Gegensatz zur Exzenterpresse können sowohl Ober- als auch Unterstempel aktiven Druck auf das zu verpressende Gut ausüben; die Preßwege von Ober- und Unterstempel sind individuell einstellbar, ebenso wie die jeweilige Preßzone in der Matrize. Erzeugt wird der Preßdruck durch Vorbeiführen der Stempelschaftköpfe an verstellbaren Druckrollen. Die fertig gepreßte Tablette wird analog der Exzenterpresse durch den Unterstempel nach oben aus der Matrize herausgeschoben und erreicht bei weiterer Drehung des Matrizentisches den Tablettenabstreifer. Dieser lenkt sie auf den Tablettenauslauf.

Rundlaufpressen werden mit ein oder zwei *Tablettierstationen* geliefert. Letztere werden auch *Doppelrundlaufpressen* genannt. Eine Rundlaufpresse mit drei Tablettierstationen wird unter Schichttablettenpressen besprochen.

Rundlaufpressen arbeiten mit Einfach- oder Mehrfachwerkzeug (s. dazu Exzenterpressen). Mit Einfachwerkzeug erreichen einzelne Modelle Leistungen von bis zu einer Million Tabletten/h.

Spezielle Vorrichtungen an Tablettiermaschinen

Eine Reihe von Vorrichtungen verbessern oder erweitern den Herstellablauf von Tabletten.

Matrizenfüllung. Zur Verpressung ungenügend fließender Pulver oder Granulate wurden Füllapparate mit Rührwerk entwickelt. Bei Exzenterpressen kann der Antrieb des Rührwerkes über ein Antriebsritzel erfolgen, das beim Vor- und Zurückgehen des Füllschuhes auf einer Zahnstange zum Drehen gebracht wird.

Bei Rundlaufpressen erfolgt der Antrieb entsprechender Rührvorrichtungen in der Regel über separate und stufenlos regelbare Motoren. Abb. 4.179 zeigt die Einzelteile eines im Handel befindlichen *Rührflügelfüllschuhes.*

Schmierung. Biopharmazeutische oder technologische Gründe erfordern gelegentlich eine Reduzierung des FST-Anteils im Preßling. Dies kann ggf. durch direkte Schmierung der Preßwerkzeuge verwirklicht

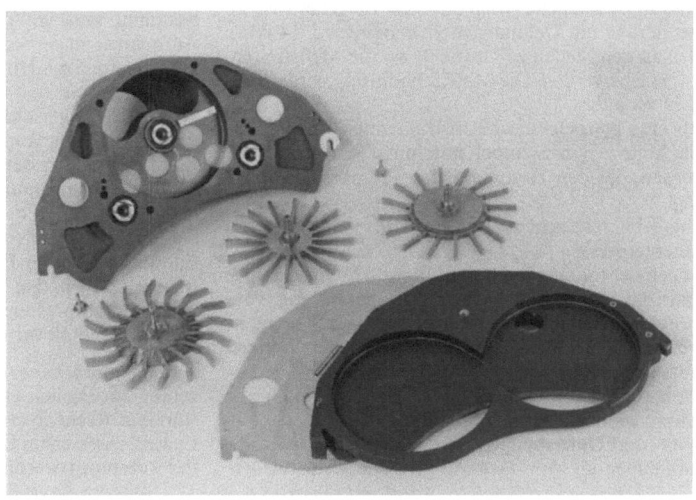

Abb. 4.179. Einzelteile eines Rührflügelfüllschuhes (Fa. Fette, Schwarzenbek)

werden. Schon lange bekannt sind Rundlaufpressen, die über ein zentrales hydraulisches System die Matrizeninnenwände kontinuierlich mit einer FST-Lösung schmieren.

Bei neuen Verfahren werden die mit dem Preßling in Berührung kommenden Stempel- und Matrizenflächen gezielt mit Schmiermittel besprüht.[81,82]

Vordruck. Durch eine Vorpressung vor der eigentlichen Hauptpressung kann die Spannung und damit auch eine ggf. vorhandene Deckelneigung in Tabletten verringert werden.[84,85] Eine Reihe von Rundlaufpressen ermöglicht solche Vorverdichtungen.

Schutzvorrichtungen. Durch Absaugung an Entstehungsstellen wird die Staubentwicklung bei modernen Tablettiermaschinen verringert. Vor allem bei Rundlaufpressen in der Produktion wird der Preßraum verstärkt hinter Fenstern abgetrennt. Dies verringert weiter die Gefahr einer Cross-Kontamination, dämpft den Lärmpegel und verhindert den Zugriff zu bewegten Maschinenteilen.

Prozeßüberwachung und Automation. Durch Instrumentierung von Tablettiermaschinen werden als Meßgrößen bestimmt:

- Kräfte, die auf Ober- und Unterstempel einwirken,
- Kräfte, die auf die Matrizenwände ausgeübt werden,
- Positionen und Abstände der Stempel zueinander,
- Kräfte, die benötigt werden, um die Tabletten vom Unterstempel abzustreifen,
- die Temperaturerhöhung infolge der Verpressung.

Zur Messung von Kräften und Drücken werden *Dehnungsmeßstreifen* oder *piezoelektrische Aufnehmer* verwendet. Die Wegmessung der Stempel erfolgt in der Regel mit Hilfe von *induktiven Weggebern.* Dehnungsmeßstreifen befestigte man anfänglich am Maschinenrahmen. Später wurde die Instrumentierung am Stempelhalter oder am Stempelschaft bevorzugt. Der Vorteil der piezoelektrischen Aufnehmer bei Instrumentierungen von Tablettiermaschinen liegt in höheren Grenzfrequenzen, der leichteren Kalibrierbarkeit und dem häufig einfacheren Einbau.[82] Auch die Messung der Matrizenwanddrücke kann auf unterschiedliche Arten erfolgen. Bei einer Instrumentierung mit Dehnungsmeßstreifen wird die Matrize an den Stellen geschwächt, wo die Meßstreifen aufgeklebt werden. Die Matrizenbohrung wird dabei nicht verändert.

Für eine piezoelektrische Instrumentierung kann in die Matrize ein Stempel horizontal eingeschliffen werden, der den Druck auf den Piezokristall überträgt.[86]

Abb. 4.180 zeigt schematisch eine voll instrumentierte Exzenterpresse.

Wegen der rotierenden Bewegung von Stempeln und Matrizen gestaltet sich die Instrumentierung von Rundlaufpressen schwieriger als die von Exzenterpressen. So ist bei Rundlaufpressen zwischen Werten, die an statischen Maschinenteilen gemessen werden können, und solchen, die an rotierenden Teilen bestimmt werden müssen, zu unterscheiden.

Ober- und Unterstempelkräfte können durch Kraftaufnehmer an den Halterungen der Druckwellen

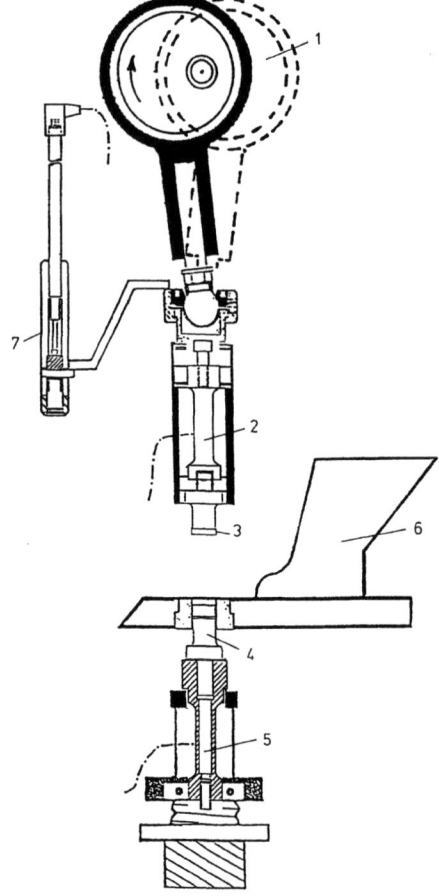

Abb. 4.180. Instrumentierung an einer Exzenterpresse (schematisch): 1 Exzenter, 2 Meßeinrichtung für Oberstempeldruck, 3 Oberstempel, 4 Unterstempel, 5 Meßeinrichtung für Unterstempeldruck, 6 Füllschuh, 7 Meßvorrichtung für Oberstempelweg

bestimmt werden. Ausstoßkräfte lassen sich durch Aufnehmer an der Ausstoßschiene erfassen. Abstreifkräfte werden mit Hilfe von instrumentierten Abstreifern gemessen.

Abb. 4.181 zeigt schematisch eine Abstreifmeßvorrichtung an einer Rundlaufpresse.

Zur Übertragung der auf die Matrizenwand einwirkenden Kräfte benötigt man eine entsprechende Datenübertragung. Sie kann telemetrisch[87] oder über Schleifringe[88] erfolgen. Wegen der größeren Empfindlichkeit bei der Erfassung der Ober- und Unterstempelkräfte in den Stempeln selbst wird auch diese bei Rundlaufpressen praktiziert. Sie setzt eine entsprechende Meßwertübertragung voraus.

Prozeßüberwachung und Automation. Die an den einzelnen Meßstellen erhaltenen Impulse werden verstärkt, in Rechnern verarbeitet und ausgedruckt. Bei Exzenterpressen im Laborbereich dienen diese Daten der Rezepturbewertung.

Bei Rundlaufpressen in der Produktion werden solche Meßdaten in zunehmendem Maße zur Prozeßüberwachung, Automation und Dokumentation eingesetzt.

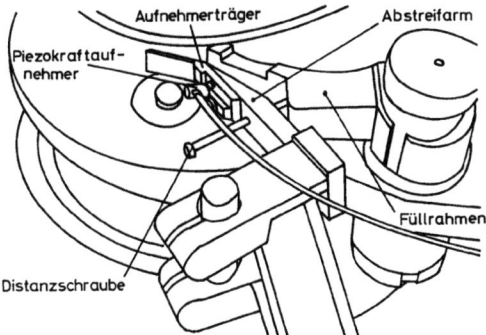

Abb. 4.181. Abstreifkraftmeßvorrichtung an einer Rundlaufpresse. Aus[24]

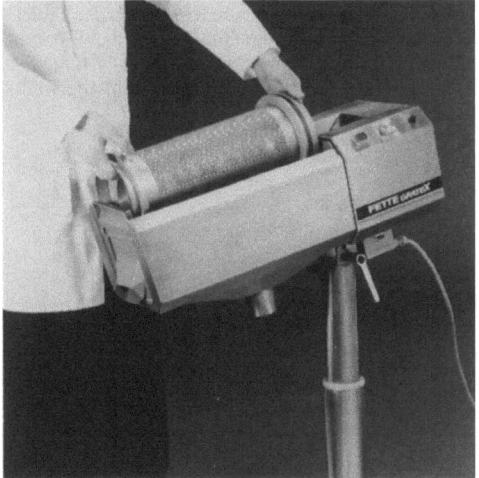

Abb. 4.182. Geöffnete Tablettenentstaubungs- und -entgratungsgerät (Fa. Fette, Schwarzenbek)

Die verbreitetste Anwendung basiert auf der Messung der Preßkraft an den Hauptdruckrollen. Man geht dabei davon aus, daß sich bei gleichbleibendem Tablettierdruck das Tablettengewicht in der Regel auch nicht verändert. Abweichungen von einem vorgewählten Preßdruckbereich werden mit Hilfe eines Stellmotors an der Dosiervorrichtung ausgeglichen.

Trotz dieser relativ empfindlichen Maschinenregelung über die Druckkontrolle bleiben Risiken bestehen, die von dieser Kontrolle nicht erfaßt werden. So können Veränderungen der Preßgutdichte oder Erwärmung der Maschine im Laufe der Verpressung zu Diskrepanzen zwischen Preßdruck und Tablettengewicht führen. Daher ist man bei einigen Tablettenautomaten dazu übergegangen, fertige Tabletten stichprobenweise zu wiegen. Die erhaltenen Wägeergebnisse werden in das Regelsystem des Tablettierautomaten eingespeist.

Ein weiterer Schritt zu noch sichererer automatischer Tablettierung integriert auch Härte- und Dickemessungen von Tablettenstichproben.

Tablettenentstaubung. Staub und Abrieb von Stegkanten stört die weitere Verarbeitung von Tabletten. Aus diesem Grunde schließt sich an die Tablettierung die Entstaubung bzw. Entgratung der Tabletten an. Dazu werden diese in sich drehenden Siebtrommeln, auf vibrierenden Siebböden, im Wirbelbett oder zwischen rotierenden Bürsten einem intensiven Luftstrom ausgesetzt. Elektrostatisch geladene Partikeln können dabei auch durch Ionisatoren gelöst werden.

Abb. 4.182 zeigt ein geöffnetes Tablettenentstaubungs- und -entgratungsgerät.

Zusammenfassende Literatur über Instrumentierung von Tablettiermaschinen s.[17,18,89].

Literatur über Tablettierautomaten s.[90-92].

Tablettiermaschinen und Anbieter s.[93].

Tablettenentstaubungsgeräte und Anbieter s.[93].

Schicht- und Manteltablettenpressen

Es handelt sich hier um Rundlaufpressen mit mindestens zwei Füllstationen, an denen der Unterstempel auf verschiedene Füllhöhen umstellbar ist.

Zur Herstellung von Schichttabletten (Abb. 4.183 a) wird an der ersten Füllstation (1) die erste Schicht in

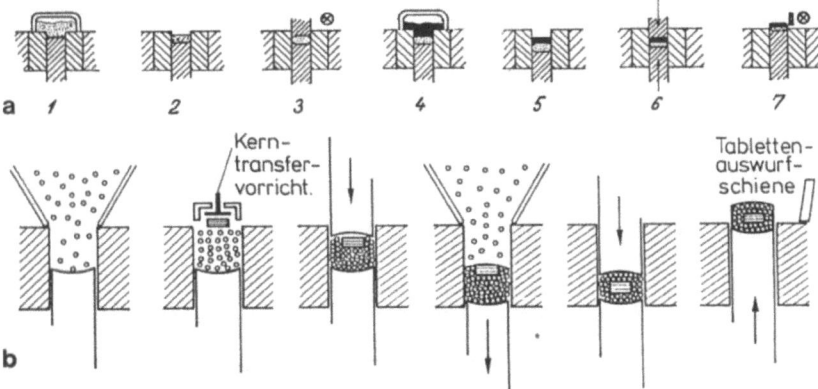

Abb. 4.183 a, b. Schematische Herstellung von **a** Schichttabletten. Nach[122]. **b** Manteltabletten. Aus[123]

die Matrize dosiert. Dann senkt sich der Unterstempel ab (2). Bei der anschließenden Verpressung (3) soll gerade nur ein Zusammenhaften der Preßmischung erreicht werden, so daß beim anschließenden Passieren der ersten Absaugung des Matrizentisches keine Schichtbestandteile mit abgesaugt werden. Mit entsprechend weiter herabgezogenem Unterstempel (4) erfolgt nun die Aufbringung der zweiten Schicht und ggf. einer dritten. Der Unterstempel wird erneut abgesenkt (5). Die letzte Schicht wird mit voller Preßkraft (6) verpreßt und die fertige Tablette ausgestoßen (7). Es hat sich gezeigt, daß sich eine möglichst hohe Druckdifferenz zwischen Endabpreßdruck und Zwischenpreßdruck günstig auf die mechanische Festigkeit der fertigen Schichttablette auswirkt.

Bei Herstellung von Mantel- und Punkttabletten (Abb. 4.183 b) – bei letzteren liegt der Kern an der Oberseite der Tablette nicht überdeckt und somit sichtbar – wird in die ungepreßte erste Schicht unter Absenken des Unterstempels ein Kern eingelegt und zentriert. Beim anschließenden Verpressen entsteht eine Punkttablette. Im Falle einer Manteltablette wird vor der Verpressung der Unterstempel durch weiteres Herabziehen in neue Dosierstellung gebracht. Es schließt sich die Eindosierung der oberen Mantelhälfte an. Erst jetzt erfolgt die Verpressung zur fertigen Manteltablette. Kernherstellung und Ummantelung können auf ein und derselben Tablettiermaschine oder auf zwei getrennten erfolgen.

Zusammenfassende Literatur über Schicht- und Manteltabletten s.[15]

Schicht- und Manteltablettenpressen und Anbieter s.[93]

Tablettierwerkzeug

Das Tablettierwerkzeug (Abb. 4.184) besteht aus Ober- und Unterstempel sowie aus der Matrize (1). Bei den Ober- und Unterstempeln unterscheidet man zwischen dem Kopf (2), auf den die Preßrollen einwirken, dem Schaft (3), dem Hals (4) und der Prägefläche (5). Es gibt *drehende* und *geführte Stempel.* Letztere werden durch eine Paßfeder (6) oder einen Schaftkeil am Drehen gehindert. Geführte Stempel werden bei nichtrunden Prägeflächen verwendet, wo sie ein exaktes Eintauchen in die Matrize ermöglichen. Die Position nichtrunder Stempel zur Drehachse des Matrizentisches kann für ein unversehrtes Abstreifen der frisch gepreßten Tabletten sehr bedeutsam sein. Die jeweilige Prägefläche wird mit Hilfe eines Prägestempels geformt. Abgesehen von Phantasieformen unterscheidet man bei der Prägefläche folgende Begriffe: Facetten (7), einfache (8) und doppelte Wölbungen, Gravuren und Teilkerben.

Facetten verhindern die Beschädigung der Stegkanten der Tablette. In Kombination mit Wölbungen der Tablettenober- und -unterseite erleichtern sie die Ausrundung beim Dragieren (vgl. Abb. 4.174).

Wölbungen dienen in erster Linie dem Abrollen und verhindern ein Zusammenkleben der Tabletten beim Überziehen. Bei doppeltgewölbten Prägeflächen wird die Facette durch eine zweite, steilere Wölbung ersetzt. Sie dient ebenfalls der leichteren Ausrundung beim Dragieren.

Gravuren erleichtern die Identifizierung von Tabletten; Teilkerben ermöglichen eine leichtere und genauere Tablettenteilung.

Stärker gewölbte Tabletten bringen gegenüber schwachgewölbten Vorteile beim Dragieren. Sie begünstigen andererseits auch Deckelneigungen der Tabletten und schwächen die ohnehin anfälligen Kanten der Prägefläche.

Die *Prägefläche* kann aus gehärtetem Stahl oder aus Kunststoff- und Keramikeinlagen bestehen. Auch Beschichtungen werden verwendet.

Kopf, Schaft, Hals und Prägefläche können aus einem Stück bestehen. Häufig verwendet man auch *Einsatzstempel* (9), die austauschbar in die Schäfte (3) eingesetzt und dort mit Hilfe von Gewinden oder Stiften (10) gehaltert werden. Ein Schaft kann *Einfach-* oder *Mehrfachwerkzeug* (11) tragen.

Die Matrize wird ohne oder mit Vorweite (12) am Bohrungsanfang (13) geliefert. Zu ihrer Befestigung im Matrizentisch besitzt sie eine Ringnut (14) oder eine Anbohrung.

Die Zahl der Matrizen je Rundlaufpresse hängt vor allem vom Durchmesser des Matrizentisches ab.

Eine gute Pflege und laufende Kontrollen der Tablettierwerkzeuge sind für die Qualität der damit hergestellten Preßlinge sehr wichtig.

Zusammenfassende Literatur über Tablettierwerkzeuge s.[94]

Tablettierwerkzeug und Hersteller s.[93]

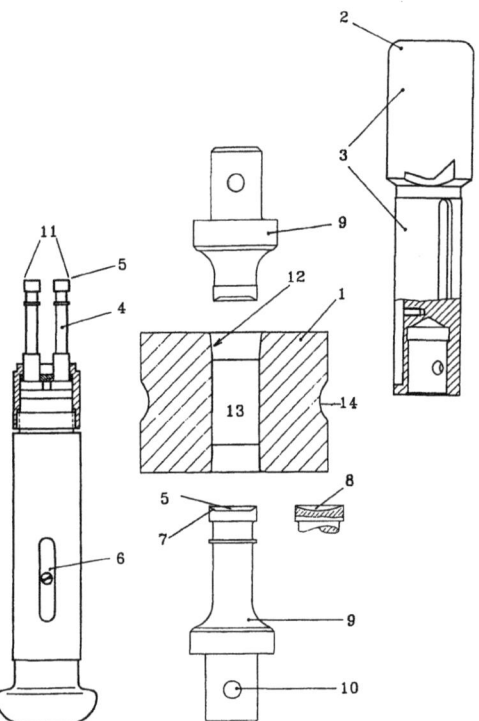

Abb. 4.184. Tablettierwerkzeug einer Rundlaufpresse. 1 Matrize, 2 Stempelkopf, 3 Stempelschaft, 4 Stempelhals, 5 Prägefläche, 6 Paßfeder, 7 Facette, 8 einfache Wölbung, 9 Einsatzstempel, 10 Stift, 11 Mehrfachwerkzeug, 12 Vorweite, 13 Bohrung, 14 Ringnut

18.1.6 Tablettenherstellung

Die eigentliche Tablettenherstellung gliedert sich in die folgenden Arbeitsgänge:

- Einwaage der Rezepturbestandteile,
- Mischen der Rezepturbestandteile,
- Verpressen der preßfertigen Mischung,
- Nachbehandeln der Tabletten.

Dabei wird die Herstellung von Granulaten, auch einem möglichen Mischungsbestandteil der preßfertigen Mischung, in Kap. 4,6 behandelt.

Preßfertige Mischung

Man versteht darunter eine Mischung, die ohne weitere Verarbeitung zu Tabletten verpreßt wird. Die preßfertige Mischung kann sehr unterschiedliche Komponenten enthalten bzw. miteinander kombinieren. Als Bestandteile kommen in Frage:

- direkttablettierbare Hilfsstoffe,
- Granulate,
- Nachmischungen,
- spezielle Arzneistoffzubereitungen.

Praktisch alle preßfertigen Mischungen enthalten Fließ-, Schmier- und Formentrennmittel.

Preßfertige Mischungen aus direkttablettierbaren Hilfsstoffen. Ihre Auswahl für die jeweilige Rezeptur richtet sich nicht nur nach ihrer Funktion, wie z. B. Beeinflussung von Zerfall und Freigabe, sondern es müssen auch Teilchengröße, scheinbare Dichte, Feuchte u. a. der einzelnen Hilfsstoffe aufeinander und auf den Arzneistoff abgestimmt sein.

Preßfertige Mischungen aus Granulaten. Sie sind die in Europa bevorzugten Formen und können aus einem oder mehreren Granulaten bestehen. Viele Gründe können zu einem „Mehrgranulatsystem" führen, wie z. B. Trennung von Arzneistoffen durch Einbetten in verschiedene Granulate oder Ausgleich einer aufwendigen Arzneistoffgranulierung durch ein preiswertes Hilfsgranulat.

Nachmischung. Darunter versteht man die Zumischung von einem oder mehreren Hilfsstoffen zu Granulaten oder deren Mischungen. Sie bilden den Abschluß der Herstellung einer preßfertigen Mischung. Die gebräuchlichste Nachmischung ist die des FST-Mittels. Aber auch starkwirkende Zerfallsbeschleuniger werden zur besseren Wirkung bevorzugt in Nachmischungen eingesetzt.

Preßfertige Mischungen mit speziellen Arzneistoffzubereitungen. Meistens handelt es sich dabei um niedrigdosierte Arzneistoffe oder um solche, deren ursprüngliche Freigabeeigenschaften durch galenische Maßnahmen grundlegend verändert wurden. So stellt man niedrigdosierte Arzneistoffe häufig als Verreibungen mit geeigneten Hilfsstoffen wie Lactose her. Eine andere Verarbeitungsmöglichkeit besteht im Auftrocknen einer Arzneistofflösung auf entsprechende Hilfsstoffe. Alle Maßnahmen dienen einer homogenen Arzneistoffverteilung in der preßfertigen Mischung.

Grundlegende Freigabeveränderungen eines Arzneistoffes werden z. B. durch Herstellen fester Lösungen eines unter physiologischen Bedingungen schwerlöslichen Arzneistoffes, durch Arzneistoffeinschlüsse in Wachspellets oder Arzneistoffverreibungen mit Salzbildnern erzielt.

Mischen. Dieser auf den ersten Blick als sehr einfach erscheinende Vorgang setzt sehr viel Wissen voraus (→ Kap. 3, 3). Diese beginnen bei der Wahl des richtigen Mischers[119] und gehen über die optimale Füllung bis hin zur optimalen Mischzeit. Neben ungenügender Arzneistoffverteilung können ungeeignete Mischbedingungen zu Granulatabrieb oder falscher Verteilung des FST-Mittels führen. Beides kann gravierende Auswirkungen auf Tablettierbarkeit und Tablettenqualität haben.

Tablettierung

Der eigentlichen Tablettierung geht häufig der Einbau des entsprechenden Tablettierwerkzeuges und immer das Beschicken und Einstellen der Tablettiermaschine voraus. Zum Einstellen variiert man zuerst manuell oder automatisch die Tablettendosierung, bis die Preßlinge die richtige Masse haben, welche durch Einzelwägungen bestimmt wird. Daran schließt sich die Einstellung des gewünschten Abpreßdruckes bzw. der gewünschten Tablettenhärte an.

Die Tablettierung ist ständig zu überwachen, durch Personal oder mit Hilfe von Automaten. Zu dieser Überwachung gehört auch die fortlaufende Probennahme und Probenprüfung.

Muß wegen feuchteempfindlicher preßfertiger Mischungen die Verpressung bei niedrigen relativen Luftfeuchten erfolgen, dann sollte die fertig mit Werkzeugen bestückte Tablettiermaschine ausreichend lange „akklimatisiert" werden. Lästiges Kleben an Tablettierwerkzeugen und Matrizentisch kann dadurch ggf. vermieden werden.

Komplikationen bei der Tablettierung. In Tab. 4.97 sind häufige Störungen beim Tablettieren und ihre möglichen Ursachen sowie Hinweise zur Behebung dieser Störungen aufgeführt.

Nachbehandlung von Tabletten

Die wichtigste Nachbehandlung von Tabletten ist die Entstaubung und Entgratung. Zur Bildung von Graten kommt es, wenn die Prägefläche der Stempel zu viel Spiel in der Matrize hat.

Staub und Abrieb stören nicht nur das Aussehen der Tabletten. Sie führen vor allem zu Komplikationen bei der Weiterverarbeitung der Preßlinge, wie z. B. beim Überziehen und Verpacken.

18.1.7 Tablettenprüfung

In diesem Abschnitt werden wichtige Qualitätsmerkmale behandelt. Ausgeschlossen werden Prüfungen auf Identität, Reinheit und Gehalt, ebenso wie Prüfungen, die ausschließlich der Rezepturfindung dienen (vgl. „Entwicklung einer überzogenen Tablette").

Tabelle 4.97. Komplikationen beim Tablettieren, ihre möglichen Ursachen und deren Behebung

Komplikationen	mögliche Ursachen	Vorschlag zur Behebung der Komplikationen
Knarren und Knallen der Tablettiermaschinen	- zu hohe Feuchte der Preßmasse - zu geringe FST-Wirkung	- Reduzierung der Feuchte - Verbesserte Zumischung bzw. Erhöhung des FST-Anteils
Kleben an Tablettierwerkzeugen	- beschädigte oder mangelhaft polierte Preßflächen - zu hohe Gutfeuchte bzw. zu hohe relative Luftfeuchte - Ungenügende FST-Wirkung - zu geringer Preßdruck - ungeeignete Gravuren/Prägungen	- Austausch bzw. Polierung bzw. Beschichtung der Preßflächen - Senken der Gutfeuchte bzw. der relativen Luftfeuchte - Verbesserte Zumischung bzw. Erhöhung des FST-Anteils - Erhöhen des Preßdruckes - Änderung von Winkel bzw. Tiefe der Gravuren - Eventuell flachere Wölbungsradien
Haften von Staub und Tabletten an Maschinenteilen	- elektrostatische Aufladung bei niedriger relativer Luftfeuchte	- Falls möglich Anheben der relativen Luftfeuchte - Verbesserte Erdung sowie Einsatz von Ionisationsgeräten
Deckeln von Tabletten	- zu niedrige bzw. zu hohe Gutfeuchte - zu starke FST-Wirkung - zu hoher Preßdruck - zu hoher Pulveranteil - zu steil gewölbte Stempel	- Erhöhen bzw. Senken der Gutfeuchte - Reduzierung des FST-Anteils - Reduzieren des Abpreßdruckes, eventuell kombiniert mit Vorpressung - Verbesserte Granulierung bzw. gröbere Rohstoffe - Flachere Stempel - Verwendung vorgeweiteter Matrizen - Reduzieren der Tablettiergeschwindigkeit
Schlechte Gewichtskonstanz	- schlecht fließende Preßmasse - zu schnelle Verpressung - verschieden lange Unterstempel	- Falls feuchtebedingt, diese variieren - Eventuell Pulveranteil verringern - Einsatz von Rührflügelfüllschuh - Erhöhung der FST-Wirkung - Langsamere Tablettiergeschwindigkeit - Stempel nivellieren
Ungenügende mechanische Festigkeit der Tabletten	- zu trockene Preßmasse - zu starke FST-Wirkung - zu geringer Preßdruck - zu hoher Pulveranteil - zu hartes Granulatkorn	- Richtige Feuchte einstellen - FST-Anteil reduzieren - Abpreßdruck erhöhen und eventuell langsamer verpressen - Grobere Rohstoffe bzw. verbesserte Granulierung - Weniger feucht (Feuchtgranulierung) bzw. weniger hart (Brikettierung) granulieren
Zu hohe Zerfallszeit	- zu hoher Abpreßdruck - ungeeignete Rezeptur	- Abpreßdruck reduzieren - Rezeptur überarbeiten
Schlechte Gleichförmigkeit des Gehaltes (content uniformity)	- Preßmasse schlecht gemischt - Entmischung während Tablettierung	- Bessere Mischbedingungen - Rezeptur überarbeiten

Vorrangig eingegangen wird auf Anforderungen wichtiger Pharmakopöen.

Welche der einzelnen Prüfungen neben den behördlich geforderten bei der jeweiligen Rezeptur durchzuführen sind, muß von Fall zu Fall entschieden werden. Die Auswahl hat sich u. a. an der Rezeptur, den Betriebsgegebenheiten, aber auch an Erfahrungen aus der Entwicklung zu orientieren.

Ebenso praxisorientiert ist zu entscheiden, welche Untersuchungen im Rahmen der Inprozeß-Kontrolle und welche bei der Endkontrolle zu erfolgen haben.

Prüfung auf allgemeine Qualitätskriterien

Aussehen. Übliche Bewertungskriterien sind Form, Farbe und Oberflächenbeschaffenheit - ggf. im Vergleich mit einem Standard. Zu erfassen sind dabei Bruchstücke, Fremdpartikeln, Staub, Risse, Flecken und Verfärbungen.

Bei Brause-, Implantations- und Lösungstabletten sind auch das Aussehen der fertigen Lösung zu prüfen. Farbbewertungen von Tabletten können mit Hilfe von Remissionsmessungen durchgeführt werden.[97]

Die Einteilung von Abweichungen vom Standard in sog. Fehlerklassen kann über einen Fehlerkatalog erfolgen.

Gleichförmigkeit der Masse. Sofern nicht die Gleichförmigkeit des Gehaltes zu bestimmen ist, lassen einige Pharmakopöen[98-100] an 20 Tabletten die Durchschnittsmasse bestimmen: Nicht mehr als zwei der Tabletten dürfen von dieser Durchschnittsmasse mehr als ein vorgegebener Prozentsatz abweichen und keine darf mehr als das Doppelte diese Prozentsatzes abweichen.

Ähnliche Prüfungen werden auch von anderen Pharmakopöen[101,102] vorgeschrieben.

Mechanische Festigkeit. Gebräuchliche Bestimmungen sind die der Druck- und Bruchfestigkeit – beide werden fälschlicherweise auch als „Härtetest" bezeichnet – sowie die der Friabilität.

Bei der Bestimmung der *Bruchfestigkeit* wird der Widerstand der Tabletten gegen eine axial wirkende Kraft gemessen.

Druckfestigkeit zeigt ein Preßling gegenüber einer diametral auf ihn einwirkenden Kraft.

Die Prüfung auf Druckfestigkeit wird nach AB-DDR[96,111] jeweils an mindestens 10 Preßlingen durchgeführt und darf im Mittel 20 N nicht unterschreiten.

Zur Bestimmung der *Friabilität*, die auch mit Roll- oder Abriebfestigkeit bezeichnet wird, werden die entstaubten und gewogenen Tabletten einem definierten Roll- und Schüttelvorgang unterworfen. Anschließend werden die Tabletten erneut entstaubt und gewogen. Der in Prozent von der Tablettendurchschnittsmasse ausgerechnete Verlust stellt die Friabilität dar. Daneben wird der entstandene Abrieb auch auf Tablettenbruchstücke hin geprüft.

In einem vom AB-DDR[96,112] beschriebenen Gerät darf die Friabilität nach 100 Umdrehungen maximal 1% betragen.

Zusammenfassende Literatur über Friabilität s.[103].

Zerfallszeit. Nichtüberzogene Tabletten müssen der DAB-9-Prüfung auf Zerfallszeit an Tabletten und Kapseln (V.5.1.1.) entsprechen. Als Flüssigkeit wird Wasser verwendet. In jedes Röhrchen wird eine Scheibe gelegt. Die Apparatur wird 15 min lang in Betrieb gehalten, außer bei begründeten und zugelassenen Ausnahmen; danach wird der Zustand der Tabletten geprüft. Wenn die Tabletten der Prüfung nicht entsprechen, weil sie an der Scheibe kleben, wird an sechs anderen Tabletten die Prüfung ohne Scheibe wiederholt. Die Tabletten entsprechen der Prüfung, wenn alle sechs zerfallen sind. Die Zerfallszeit ist ein sehr wichtiger Parameter, da sie der geschwindigkeitsbestimmende Schritt der Arzneistofffreigabe sein kann.

Kautabletten müssen dieser Prüfung nicht entsprechen.[104-106]

Prüfgeräte zur Bestimmung der Zerfallszeit nach DAB 9 und ihre Anbieter s.[93].

Trocknungsverluste, Wassergehalt bzw. Feuchtegehalt. Der jeweils richtige Wassergehalt ist nicht nur für die Herstellung von Tabletten sehr wichtig, sondern auch in der fertig verpreßten Tablette. Viele Instabilitäten bei Tabletten sind auf einen zu hohen Gehalt an „aktivem Wasser", d. h. Feuchte, zurückzuführen.[107]

Zur Bestimmung von Trocknungsverlust, relativer Luftfeuchte sowie Wasser nach Karl Fischer sei auf das Kap. 4,6 verwiesen.

Gleichförmigkeit des Gehaltes. Falls nichts anderes vorgeschrieben ist oder abgesehen von begründeten und genehmigten Ausnahmen müssen nach DAB 9 Tabletten von weniger als 2 mg oder weniger als 2% Arzneistoff, bezogen auf die Gesamtmasse, der Prüfung auf „Gleichförmigkeit des Gehaltes" entsprechen. Enthält die Zubereitung mehrere Arzneistoffe, bezieht sich die Prüfung nur auf solche Arzneistoffe, die den oben angeführten Bedingungen entsprechen. Wenn die Prüfung auf Gleichförmigkeit des Gehaltes für alle Arzneistoffe vorgeschrieben ist, wird die Prüfung auf Gleichförmigkeit der Masse nicht verlangt. Die Prüfung ist für Multivitaminzubereitungen und Zubereitungen aus Spurenelementen nicht erforderlich.

Die Prüfung auf Gleichförmigkeit des Gehaltes einzeldosierter Arzneiformen beruht auf der Bestimmung des einzelnen Arzneistoffgehaltes einer Anzahl einzeldosierter Einheiten, um festzustellen, ob der Einzelgehalt innerhalb der festgesetzten Grenzen liegt, bezogen auf den Durchschnittsgehalt eines Musters.

Die Prüfung wird für Multivitamin- und Spurenelementzubereitungen sowie in anderen begründeten und zugelassenen Fällen nicht verlangt.

Dazu wird wie folgt vorgegangen: In 10 willkürlich nach dem Stichprobenverfahren entnommenen Einheiten wird einzeln der Arzneistoffgehalt mit Hilfe eines geeigneten analytischen Verfahrens bestimmt. Tabletten, Pulver zur Herstellung von Parenteralia und Suspensionen zur Injektion entsprechen der Prüfung, wenn jeder einzelne Gehalt zwischen 85 und 115% des Durchschnittsgehalts liegt. Sie entspricht nicht, wenn mehr als ein Einzelgehalt außerhalb dieser Grenzen liegt oder wenn ein Einzelgehalt außerhalb der Grenzen 75 bis 125% des Durchschnittsgehaltes liegt. Wenn nicht mehr als ein Einzelgehalt außerhalb 85 bis 115% und keiner außerhalb der Grenzen 75 bis 125% liegt, werden erneut 20 Einheiten willkürlich nach dem Stichprobenverfahren entnommen und bei diesen einzeln der Arzneistoffgehalt bestimmt. Die Zubereitung entspricht der Prüfung, wenn nicht mehr als ein Einzelgehalt der 30 Einheiten außerhalb 85 bis 115% des Durchschnittsgehaltes und keiner außerhalb der Grenze 75 bis 125% des Durchschnittsgehaltes liegt.[100,108,109]

Literatur über Gleichförmigkeit des Gehaltes s.[110].

Arzneistofffreisetzung. Diese DAB-9-Prüfung dient der Bestimmung der Auflösungsgeschwindigkeit von Arzneistoffen aus festen oralen Arzneiformen wie Tabletten und Kapseln.

Wenn die Zubereitung Gegenstand einer einzelnen Monographie ist, sind die Beschreibung der Prüfung und die Anforderungen an diese Zubereitung in der betreffenden Monographie angegeben.

Falls nichts anderes vorgeschrieben ist oder bei begründeten und genehmigten Ausnahmen kann eine der nachstehend beschriebenen Apparaturen verwendet werden:

- Blattrührer-Apparatur oder
- Drehkörbchen-Apparatur.

Folgende Angaben sind für jede Zubereitung, die dieser Prüfung unterzogen wird, aufzuführen:

- zu verwendende Apparatur,
- Zusammensetzung und Menge der Prüfflüssigkeit,
- Drehzahl,
- Zeitpunkt, Art der Probeentnahme und Menge der zu prüfenden Lösung oder die Bedingungen zur fortlaufenden Registrierung,
- zu verwendendes Analysenverfahren,
- Menge oder Mengen der Wirkstoffe, die sich nach einer vorgeschriebenen Zeit gelöst haben müssen.[113,114,120]

Die beiden Apparaturen sind detailliert im DAB 9 beschrieben.
Zusammenfassende Literatur über Wirkstofffreisetzung s.[115,116].
Anbieter von Blattrühr- sowie Drehkörbchen-Apparaturen s.[93].

Spezielle Prüfungen

Geruch. Diese Prüfung ist bei aromatisierten Tabletten, wie z. B. Kau-, Lutsch-, Brause-, Buccal- und Sublingualtabletten empfehlenswert (→ Kap. 4,6).

Geschmack. Bei Kau-, Lutsch-, Brause-, Buccal- und Sublingualtabletten ist diese Prüfung angebracht.

Zerfallszeit von Brausetabletten. Bei dieser DAB-9-Prüfung wird eine Brausetablette in ein 250-ml-Becherglas mit 200 ml Wasser von 15 bis 25 °C gegeben; dabei entwickeln sich zahlreiche Gasblasen. Wenn die Gasentwicklung um die Tablette oder ihre Bruchstücke aufgehört hat, sollte sie zerfallen, im Wasser gelöst oder dispergiert sein, so daß keine größeren Teilchen mehr vorhanden sind. Die Prüfung wird mit fünf weiteren Tabletten wiederholt. Die Tabletten entsprechen der Prüfung, wenn jede der geprüften Tabletten innerhalb 5 min unter den oben angegebenen Bedingungen zerfällt, außer bei begründeten und zugelassenen Ausnahmen.[100,117,118]
Die einmal festgelegte Wassertemperatur ist möglichst genau einzuhalten (Tab. 4.98).

Tabelle 4.98. Abhängigkeit der Zerfallszeit von Brausetabletten von der Wassertemperatur

Präparat	Zerfallszeit (s) in Wasser von		
	15 °C	22 °C	29 °C
A	95	63	50
B	92	75	67
C	150	120	95
D	200	180	165

Restlösungsmittel. Auf sie wird bei Tabletten, die unter Verwendung von Lösungsmitteln hergestellt werden, geprüft. Bewährt haben sich dabei gaschromatographische Methoden.
Zusammenfassende Literatur über Prüfungen von Tabletten s.[95,96].

18.2 Überzogene Tabletten

„Überzogene Tabletten sind Tabletten, die mit einer oder mehreren Schichten von Mischungen verschiedener Substanzen überzogen sind, z. B. mit natürlichen oder synthetischen Harzen, Gummen, inaktiven und unlöslichen Füllmitteln, Zuckern, Weichmachern, Polyolen, Wachsen, zugelasenen Farbstoffen sowie gegebenenfalls Geschmackskorrigenzien und Wirkstoffen. Die Substanzen, die als Überzug dienen, werden normalerweise in Lösung oder Suspension aufgebracht, wobei leicht flüchtige Lösungsmittel bevorzugt werden. Ist der Überzug dünn, wird die Tablette als Filmtablette bezeichnet."[128]
„Überzogene Tabletten haben eine glatte, normalerweise glänzende und oft gefärbte Oberfläche. Ein Bruch zeigt bei Lupenbetrachtung einen Kern, der von einer oder mehreren nicht unterbrochenen Schichten anderer Struktur umgeben ist."[128]

18.2.1 Systematik der überzogenen Tabletten

Überzogene Tabletten lassen sich nach ihren Überzugsmedien oder nach dem Zweck des Überzuges unterteilen. Nach Überzugsmedien unterscheidet man zwischen *Dragées*, *Dünnschichtdragées* und *Filmtabletten*. Die Einteilung nach dem Zweck des Überzuges gibt Tab. 4.99 wieder:

Tabelle 4.99. Einteilung überzogener Tabletten nach dem Zweck des Überzuges

Arzneistofffreisetzung an bestimmtem Ort	Arzneistofffreisetzung mit bestimmter Geschwindigkeit	Schutz
im Magen	rasch freigebend	des Kerns vor
im Dünndarm	langsam freigebend	- Licht
im Dickdarm		- Sauerstoff
		- Feuchte
		- mechanischen Einwirkungen
		- Freigabe im Mund und Rachenraum
		- bestimmten pH-Einflüssen
		- Verwechslungen des Magens vor dem Arzneistoff

Eine weitere Gliederung läßt sich durch Bewertung des Aussehens analog den Tabletten (vgl. 18.1.1) vornehmen.

18.2.2 Beschreibung der einzelnen überzogenen Tabletten

Dragées. „Dragées haben Überzüge aus Zuckern und zuckerähnlichen Stoffen, Schokolade und Fett oder fettähnlichen Materialien und Wachsen. Gemeinsam charakterisiert sie, daß die Überzugsmasse einen Volumenzuwachs erbringt, der mehrschichtig aufbauend, zu sphärischen oder sphäoiden Rundungen der umhüllten Formen führt."[129]

Man nimmt an, daß der Name Dragée vom griechischen Wort Tragemata stammt, was Süßigkeit bzw. Naschwerk bedeutet.

Dragées werden in der Regel unzerkaut geschluckt.[134]

Dünnschichtdragées. Wie schon der Name sagt, unterscheiden sie sich von „normalen" Dragées durch eine reduzierte Hüllendicke. Gewichtsmäßig ausgedrückt beträgt der Hüllenanteil von Dünnschichtdragées nur noch 10 bis 50% desjenigen von Dragées. Ihr Hauptvorteil gegenüber Dragées liegt in den wesentlich verkürzten Dragierzeiten. Herstellungsvoraussetzung sind optimale Kernformen und spezielle Zusammensetzungen der Dragiermedien. Den Vorteilen der Dünnschichtdragées steht ein häufig weniger brillantes Aussehen im Vergleich zu Dragées gegenüber.

Filmtabletten. Darunter versteht man Tabletten mit Überzügen aus dünnen, elastischen Membranen. Die Überzüge bestehen vorwiegend aus polymeren Filmbildnern und werden aus Lösungen bzw. Suspensionen gleichmäßig auf die Tabletten aufgebracht. Literatur s.[135]

Überzogene Tabletten mit Wirkstofffreisetzung im Magen. Der Überzug - er kann in Form einer Dragée-, Dünnschichtdragée- oder Filmhülle vorliegen - gibt den Kern im Magen rasch frei. Verwendet werden derartige Überzüge, um den Kern zu schützen (vgl. Tab. 4.99).

Magensaftresistent-überzogene Tabletten. „Magensaftresistent-überzogene Tabletten sind Tabletten, die mit einer oder mehreren Schichten überzogen sind. Diese Schichten sind im Magensaft beständig und zerfallen im Darm. Diese Schichten können aus Substanzen wie Celluloseacetatphthalat und anionischen Copolymerisaten der Methacrylsäure und ihrer Ester bestehen."

„Magensaftresistent-überzogene Tabletten entsprechen den unter *Überzogene Tabletten* angegebenen Eigenschaften."[130]

Je nach pH-Wert, bei dem der Filmbildner sich zu lösen beginnt, und je nach Auflösegeschwindigkeit des Überzuges wandert die intakte Tablette mehr oder weniger weit im Darm, bevor sie den Arzneistoff freizugeben beginnt. Literatur s.[136].

Langsamfreigebende überzogene Tabletten. (→ Kap. 4, 12.1)

18.2.3 Grundlagen überzogener Tabletten und ihre Herstellung

Gliedert man Überzüge auf Tabletten gemäß Tab. 4.99, dann dienen sie entweder einem biopharmazeutischen Zweck oder einer Schutzfunktion.

Biopharmazeutische Aspekte

Überzogene Tabletten sollen den Arzneistoff frühestens im Magen oder in einem bestimmten Darmabschnitt freisetzen. Die daraufhin beginnende Resorption soll entweder rasch oder über einen längeren Zeitraum hinweg, auf jeden Fall aber möglichst vollständig erfolgen.

Um ein gewünschtes Resorptionsprofil zu verwirklichen, versucht man, die Gegebenheiten von Mund, Oesophagus und Gastrointestinaltrakt zu nutzen. Dabei stehen pH-Wert, Verweilzeit und Sekretionsmenge an den betreffenden Orten im Vordergrund.

Diese Parameter unterliegen z. T. großen inter- oder intraindividuellen Schwankungen, was wiederum zu entsprechenden Streuungen der Sollwerte bei der Resorption führen kann (Tab. 4.100).

Tabelle 4.100. pH-Wert, Verweilzeit und Sekretionsmenge in Mundhöhle, Ösophagus und Gastrointestinaltrakt. Aus[131,132]

Ort	pH-Wert	Verweilzeit	Sekretion
Cavum ovis Oesophagus	6,4	–	500 bis 1.500 ml Speichel/Tag
Gaster	1 bis 3,5	0,5 bis 3 h	2.000 bis 3.000 ml Magensaft/Tag (Inhalt nüchtern: 50 bis 100 ml)
Duodenum	6,5 bis 7,6		250 bis 1.100 ml Galle/Tag
Jejunum	6,3 bis 7,3	6 bis 8 h	300 bis 1.500 ml Pankreassaft/Tag
Ileum	7,5 bis 7,8		3.000 ml Darmsaft/Tag
Caecum	7,5 bis 8,0		
Colon	7,9 bis 8,0	ca. 10 h	
Rectum	7,2 bis 8,0		

Tabelle 4.101. Auflösungs-pH-Wert gebräuchlicher Filmbildner für magensaftresistente Überzüge. Aus[133]

Polymer	Freigabe-pH-Wert
Celluloseacetattrimellitat (CAT)	4,8
Polyvinylacetatphthalat	5,0
Hydroxypropylmethylcellulosephthalat (HPMCP), Typ HP 50	5,2
Hydroxypropylmethylcellulosephthalat (HPMCP), Typ HP 55	5,4
Eudragit L 30 D	5,6
Aquateric	5,8
Celluloseacetatphthalat (CAP)	6,0
Eudragit L	6,0
Eudragit S	6,8
Schellack	7,2

Zur Arzneistofffreisetzung von überzogenen Tabletten im Magen werden zum einen gut wasserlösliche Überzüge verwendet. Hier kommen Dragées, Dünnschichtdragées und entsprechende Filmtabletten in Frage. Noch spezifischer wirken Filmüberzüge, die beim pH-Wert der Mundhöhle nicht dissoziieren und daher unlöslich, d. h. *speichelresistent*, sind. Kommen

sie in den sauren pH-Wert-Bereich des Magens, so lösen sie sich unter Salzbildung ihrer Aminogruppen.
Für *magensaftresistente*Überzüge - es handelt sich ausschließlich um Filmüberzüge - stehen viele Filmbildner zur Verfügung. Die wichtigsten Polymere haben pH-abhängige Löslichkeitseigenschaften. Je nach Auflösungs-pH-Wert, d. h. dem pH-Wert, ab dem der Filmbildner in Lösung geht, kann ein bestimmter Abschnitt des Darmes für den Beginn der Arzneistofffreisetzung angesteuert werden. Die Auflösungs-pH-Werte gebräuchlicher Filmbildner für magensaftresistente Überzüge sind in Tab. 4.101 zusammengefaßt.
Die zeitlich gesteuerte Arzneistofffreisetzung erfolgt vorzugsweise durch als Membranen wirkende Filmüberzüge.

Dragiereigenschaften des Kerns

So unterschiedlich auch die einzelnen Tablettenüberzüge und Dragierverfahren sind, stellen sie alle bestimmte Mindestanforderungen an Form, mechanische Festigkeit und Oberfläche des Kerns. Auch die Gleichgewichtseinstellungen zwischen Kern und Hülle dürfen nicht einen gewissen Rahmen überschreiten.
Um ein Zusammenkleben planer Flächen beim Überziehen zu verhindern, müssen als „Kerne" verwendete Tabletten gewölbt sein. Diese Wölbungen können recht flach ausgebildet sein, wenn der Überzug gut der Kernoberfläche folgt. Dies ist bei Filmüberzügen der Fall. Bei der Zuckerdragierung dagegen bestimmt die Form des Kerns weitgehend den Anteil der Hülle am Dragéegewicht; je mehr sich die Form des Kerns der späteren Dragéeform nähert, desto weniger Hülle muß aufdragiert werden (s. a. Dünnschichtdragées).
Daß stärkere Wölbungen des Kerns andererseits zu Verpressungsproblemen führen können, wurde an anderer Stelle angeführt (vgl. 18.1.3).
Die *mechanische Festigkeit* der Kerne steht vor allem bei Herstellung in großen Dragiermaschinen, Überziehen in der Wirbelschicht sowie bei stark saugenden Kernen im Vordergrund. Letztere verlieren nach Aufnahme der Dragierflüssigkeit an Oberflächenfestigkeit und unterliegen dadurch einem verstärkten Abrieb.
Die mechanische Festigkeit spielt nur solange eine Rolle, bis alle Kerne von einer schützenden Hülle umgeben sind. Treten allerdings in dieser ersten Phase stärkere Beschädigungen auf, dann sind sie im Falle von Filmtabletten und z. T. auch bei Dünnschichtdragées nicht mehr und bei Dragées nur noch mit großem Mehraufwand, wie z. B. Sortieren, zu beheben.
Stark saugende Kerne versucht man mit Hilfe rasch auftragbarer, für das spätere Dragiermedium wenig durchlässiger Isolierschichten unempfindlich zu machen. Entsprechende Andeckschichten sorgen bei mechanisch labilen Kernen für eine rasche Verfestigung der Kernoberfläche.
Ein Beispiel für den Zusammenhang zwischen Kernform und seiner mechanischen Festigkeit geben die Kanten der Tablette: je spitzer sie sind, desto mehr sind sie vom Abrieb bedroht.
Die Beschaffenheit der *Kernoberfläche* spielt eine um so größere Rolle, je dünner die Überzüge sind. Während rauhe Oberflächen beim Dragée überdeckt werden, ist dies durch Filmüberzüge in der Regel nicht möglich.
Probleme treten ebenfalls bei dünnen Überzügen auf, wenn die trocknende Filmdispersion nicht oder nur ungenügend auf der Kernoberfläche haftet. Durch Aufbringen einer Verbindungsschicht zwischen Kern und Hülle kann hier meistens Abhilfe geschaffen werden.
Eine der häufigsten *Gleichgewichtseinstellungen zwischen Kern und Hülle* erfolgt beim Austausch von Feuchtigkeit während der Dragierung bzw. bei der anschließenden Lagerung. Wird zu feucht dragiert, ist mit einer Feuchteaufnahme des Kerns zu rechnen und umgekehrt. Beim kontinuierlichen Dragieren läßt sich sogar mit Hilfe der Oberflächentemperatur des Dragiergutes (vgl. Guttemperatur) eine gewünschte Endfeuchte der umhüllten Tabletten gezielt einstellen und damit ihr Sorptionsverhalten beeinflussen (Abb. 4.185).[137]

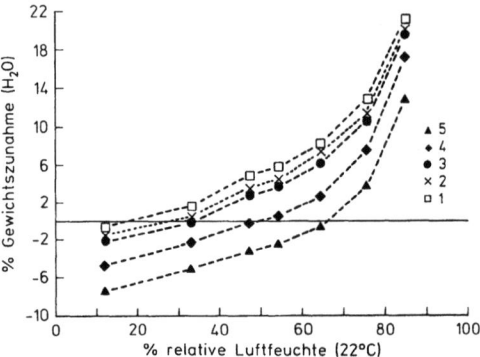

Abb. 4.185. Einfluß der Guttemperatur (GT) beim kontinuierlichen Dragieren auf die Sorptionsisotherme von Filmtabletten. Aus[137]. 1 GT = 48 °C, 2 GT = 44 °C, 3 GT = 40 °C, 4 GT = 36 °C, 5 GT = 32 °C

Die Wanderung von Feuchte geht häufig mit mechanischen, optischen oder chemischen Veränderungen einher. So führen stärkere Veränderungen der Kernfeuchte fast stets zu Härteveränderungen, häufig auch zu anderen Zerfallszeiten.[138]
Wasserlösliche Bestandteile können bei Feuchteaustausch zwischen Kern und Hülle mitwandern: Fleckige Überzüge durch eingewanderte farbige Kernbestandteile sind ein sichtbares Beispiel dafür.
Die Einwanderung eines alkalischen Wirkstoffes in einen Filmüberzug kann unter Salzbildung mit dem Filmbildner die Magensaftresistenz des Überzuges aufheben.

Aufbringen der Dragierdispersion

Unabhängig von Rezeptur und Verfahren laufen beim Überziehen von Tabletten drei Vorgänge ab:

- das Aufbringen der Dragierdispersion,
- deren Verteilung auf der Tablettenoberfläche und
- deren Antrocknung auf den Tabletten.

Bei der sog. „kontinuierlichen" Dragierung laufen diese Vorgänge parallel ab, bei der „diskontinuierlichen" Dragierung hintereinander.

Die Auftragung der Dragierdispersion bei diskontinuierlicher Dragierung erfolgt häufig noch mit der Dragierkelle. Die wichtigsten Vertreter dieser Dragierart sind die Dragées. Die meisten Filmüberzüge und auch viele Dünnschichtdragées werden dagegen kontinuierlich dragiert. Zum kontinuierlichen Aufbringen der Dragiersuspension werden Einstoff- oder Zweistoffdüsen verwendet.

Beim Versprühen mit Einstoffdüsen (Abb. 4.186 a) wird Dragierdispersion mit 500 bis 1.500 MPa (50 bis 150 bar) durch eine speziell geformte Düse gepreßt. Nach Austritt aus der Düse wird die Flüssigkeit durch die plötzliche Expansion in einen Nebel feinster Tröpfchen zerrissen.

Bei Zweistoffdüsen (Abb. 4.186 b) wird die Dragierdispersion der Zerstäuberdüse durch einen zentralen Kanal zugeführt. Durch einen um diesen Kanal angeordneten Ringspalt tritt Zerstäuberluft hinzu. Sie reißt die aus dem Kanal austretende Dragierflüssigkeit mit und zerstäubt sie. Der Druck der Zerstäuberluft liegt zwischen 50 und 300 kPa (0,5 und 3 bar). Literatur zu Ein- und Zweistoffsprühen s.[139,140].

Misch- und Bewegungsvorgänge beim Überziehen

Um gleichmäßige und glatte Überzüge zu erzielen, ist ein guter Mischeffekt im betreffenden Dragiergerät notwendig. Dieser Mischeffekt sorgt durch Umwälz- und Rollierbewegungen für eine gleichmäßige Verteilung des Dragiermediums auf den Kernoberflächen und verhindert deren Zusammenkleben. Einen sehr günstigen Bewegungsablauf für die Durchmischung der Kerne liefern die konventionellen Dragierkessel (Abb. 4.187).

Sie rotieren um eine schräg gestellte Achse und kombinieren dadurch die Umwälzbewegung um eine waagrechte Achse mit der Zentrifugalbewegung um eine senkrechte Achse. Kesselform, Füllmenge, Neigung des Kessels, Umlaufgeschwindigkeit sowie Kernbeschaffenheit bestimmen den Bewegungsablauf wesentlich mit.

Im Dragierkessel können verschiedene Zonen unterschiedlicher Geschwindigkeit und Mischintensität unterschieden werden. Entsprechende Untersuchungen für den konventionellen Dragierkessel wurden schon vor längerer Zeit durchgeführt.[141,142]

Vor allem aus technischen Gründen werden die konventionellen Dragierkessel ab einer bestimmten Größe durch waagrecht rotierende Kessel ersetzt (Abb. 4.188). Ihren ungünstigeren Mischeffekt sucht man bei waagrechten Kesseln durch steilere Seitenwände sowie Ablenkvorrichtungen auszugleichen. Literatur s.[141,142].

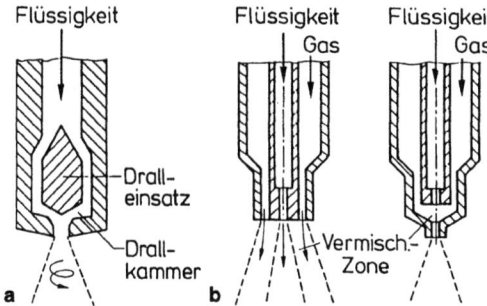

Abb. 4.186. a Schematische Darstellung einer Einstoffdüse, b schematische Darstellung zwei verschiedener Zweistoffdüsen. Aus[171]

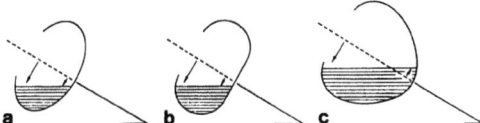

Abb. 4.187 a–c. Verschiedene Formen konventioneller Dragierkessel. a zwiebelförmig, b tulpenförmig, c birnenförmig. Aus[172]

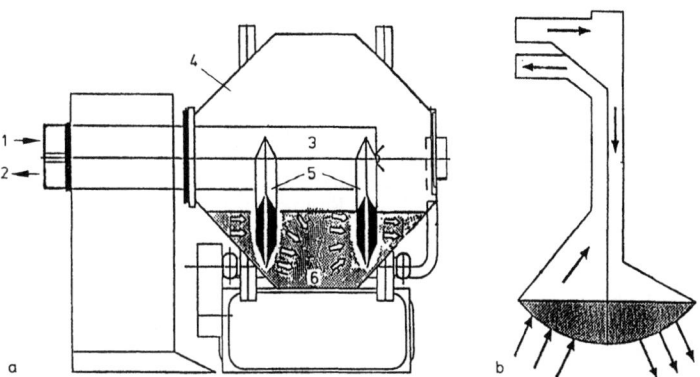

Abb. 4.188. a Waagrecht rotierender Dragierkessel mit zwei eingebauten Tauchschwertern (Fa. Glatt, Binzen): 1 Zuluft, 2 Abluft, 3 Koaxialrohr, 4 Dragierkessel, 5 Tauchschwerter, 6 Dragiergut; b Luftführung im Tauchschwert (Fa. Glatt, Binzen)

Trocknungsprozeß und Guttemperatur

Neben der Aufgabe und der Verteilung des Dragiermediums ist die Trocknung die dritte fundamentale Phase der Dragierung. Durch die Entfernung von Wasser oder Lösungsmittel sorgt die Trocknung für die Verfestigung und Kristallisation der jeweiligen Dragierschicht. Über ihre Geschwindigkeit bestimmt die Trocknung den Grad der Verteilung der Dragierflüssigkeit und deren Verbindung mit dem Untergrund, ebenso wie den Grad des Klebens der Kerne untereinander.

Während bei der Zuckerdragierung noch häufig im konventionellen Dragierkessel durch über die Oberfläche des Fließbettes streichende Warmluft getrocknet wird, haben sich bei den Filmüberzügen und Dünnschichtdragierungen schon längst Trocknungsverfahren mit besserer Ausnutzung der Trocknungsluft durchgesetzt. Gemeinsam ist all diesen verbesserten Verfahren die Steigerung des Wärme- und Stoffaustausches zwischen Trocknungsluft und Dragéegut durch gleichzeitige Einbeziehung immer größerer Anteile der Kernoberfläche in den Trocknungsprozeß. So kann unter Verwendung konventioneller Dragierkessel die Trocknungsluft über ein *Tauchrohr*[143] oder ein *Tauchschwert*[144] in das Innere des Fließbettes eingeblasen werden oder mit Hilfe des PIC AS[145] durch das Gut hindurch gesaugt werden. Eine Abkehr von konventionellen Dragierkessel vollzogen die luftdurchströmten Kessel mit perforierten Böden sowie die Wirbelschichtverfahren.

Die Oberflächentemperatur der Kerne, oft auch mit *Guttemperatur* bezeichnet, spiegelt die wesentlichsten Dragiereinflüsse wider und eignet sich somit ganz besonders gut als Regelgröße zur Automation der Dragierung. Im einzelnen gehen in die Guttemperatur folgende Dragierparameter ein: die Zugabegeschwindigkeit der Dragierflüssigkeit, die Zulufttemperatur, die Zuluftmenge, die Zuluftfeuchte, die Verteilungsgeschwindigkeit und die Zuluftausnützung.

Während beim kontinuierlichen Dragieren die Guttemperatur konstant gehalten werden kann und auch sollte, ändert sie sich beim diskontinuierlichen Dragieren periodisch: während des Auftragens und Verteilens liegt sie deutlich tiefer als gegen Ende der Trocknungsphase.

Färben von Überzügen

Im Gegensatz zu Tabletten spielt das Färben bei Überzügen, vor allem bei Dragées und Dünnschichtdragées, noch immer eine wichtige Rolle. Dies ist um so bemerkenswerter, als kaum eine Hilfsstoffklasse im Bereich der festen oralen Darreichungsformen so vielen und national unterschiedlichen Restriktionen unterliegt wie die der Farbstoffe.[146]

Als wichtigste Gründe für eine Färbung von Überzügen wird die Unterscheidbarkeit und die psychologische Farbwirkung angeführt.

Für die Einfärbung von Überzügen werden im Überzugsmedium lösliche oder darin unlösliche Farbstoffe eingesetzt. Letztere werden auch Pigmente genannt.

Polieren

Es spielt vor allem bei Dragées und Dünnschichtdragées eine große Rolle, wird aber z. T. auch bei Filmüberzügen angewendet.

Beim Polieren wird dem Überzug durch Auftragen von Wachsen oder Fetten ein glänzendes Aussehen und ein Oberflächenschutz verliehen. Die Poliermittel können als Lösungen aufgetragen werden. Hartfette lassen sich auch in fester Form einsetzen und unter Schleifen zusammen mit dem Dragiergut auf dessen Oberfläche verteilen.

Dragées

Das Dragieren mit Zucker wurde ursprünglich von Zuckerwarenherstellern übernommen. Ausgegangen wird dabei von bis zu 80%igen Zuckerlösungen, die heiß oder kalt[141] auf das in einem Dragierkessel rollierende Dragiergut aufgegeben werden. Um möglichst transparente Überzüge zu erzielen, werden dem Zucker häufig noch Kristallisationsverzögerer wie Stärkesirup hinzugefügt. Stärkesirup erhält man durch Kochen von Stärkesuspensionen mit Säuren. Je nach Vorbehandlung enthält er unterschiedliche Mengen an Glucose, Maltose und Oligosacchariden. Die Oligosaccharide verleihen dem Stärkesirup fadenziehende Eigenschaften.

Bei der portionsweisen Auftragung, die oft noch mit einer Kelle erfolgt, darf nur soviel Dragiermedium aufgegeben werden, daß die Kerne gerade ausreichend befeuchtet werden. Sobald sich die Flüssigkeit verteilt hat, wird zur Vermeidung von Klebeeffekten Dragierpuder - häufig handelt es sich dabei um Talcum oder eine Mischung aus diesem mit Puderzucker - eingestreut. Nun beginnt die Trocknung des Dragiergutes. Dazu wird in der Regel erst genau dosierte kalte, dann warme Trocknungsluft in den Dragierkessel eingeblasen. Ein zu rasches Trocknen führt zu kristallinen und staubigen anstatt glasigen Oberflächen. Der Cyclus Auftragen, Verteilen und Trocknen wird solange fortgesetzt, bis ein gewünschtes Hüllengewicht erreicht ist.

Im Hüllenaufbau konventioneller Zuckerdragées kann man vier verschiedene Schichtenfolgen unterscheiden:

- Die *Andeckschicht* hat die Aufgabe, den Kern mechanisch und vor eindringender Feuchte zu schützen. Zu diesem Zweck enthält der Andecksirup neben Zucker noch Bindemittel, Antiklebemittel und Füllstoffe. Die Bindemittel wie z. B. Polyvinylpyrrolidon, Cellulosederivate oder Gelatine sollen eine filmartige, festhaftende Schicht auf der Kernoberfläche bilden. Antiklebemittel wie Talcum sorgen für eine Herabsetzung der Klebekräfte zwischen den antrocknenden Schichten der einzelnen Kerne. Füllstoffe wie Calciumcarbonat schließlich sollen für einen raschen Gewichtszuwachs der Andeckschicht sorgen. Die Auftragung von Andeckschichten erfolgt in wenigen Portionen unter jeweiligem Einstreuen von Andeckpuder.
- Die *Auftragschicht* macht den größten Teil der Dragéehülle aus. Gegenüber dem Andecksirup unterscheidet sich der hierbei verwendete Auftragssirup

vor allem durch niedrigere Viskosität und weniger Bindemittel. Die Auftragungen erfolgen ebenfalls im Wechsel mit Auftragpuder.

- Die *glättende Schicht* wird mit Hilfe eines sog. Glättesirups aufgetragen. Er besteht aus reinem Sirup, ggf. mit Zusätzen von Farbstoffen sowie Stärkesirup und soll den Dragées ihre Brillianz verleihen. Der Glättesirup wird in kleinen Portionen aufgetragen und ohne Zuluft getrocknet. Ein „Trockenlaufen" ist dabei zu vermeiden.
- Auf das Glätten der Dragées folgt die *Polierung* (vgl. Polieren).

Im Laufe der Zeit wurde die pharmazeutische Zuckerdragierung immer stärker rationalisiert. Dies erfolgte zum einen durch Zusammenlegen unterschiedlicher . Dragierschichten zu sog. Einheitssuspensionen, zum anderen durch Einsatz von Dragierautomaten, welche über Zeituhren oder Regelkreise die Dragiercyclen steuern oder regeln.[147-150] Zusammengelegt werden Andeck- und Auftragschicht. Voraussetzung dafür sind Dragiersuspensionen, die rasch gleichmäßige Dragéehüllen ergeben. Man erreicht dies vor allem durch hohe Feststoffanteile, wozu z. B. Puderzucker und andere Füllstoffe im Sirup suspendiert werden. Bei Einsatz solcher *Suspensionen* kann auch auf das Einstreuen von Puder verzichtet werden, was wiederum eine Voraussetzung für die automatische Dragierung ist.

Auch kann bei den ersten Aufträgen das Einstreuen von Pulvern zweckmäßig sein. Eine Rahmenrezeptur für eine Dragiersuspension kann folgende Zusammensetzung haben. Variationen sind in Abhängigkeit vom Dragiergut und der Auftragungstechnik möglich (persönliche Mitteilung von E. Nürnberg):

Polyvinylpyrrolidon (PVP), z. B. in Form	
von Kollidon 90	1,5%
Methylcellulose	0,5%
Titandioxid	4,6%
Talcum	16%
Saccharose	39%
Glycerol	2%
Hochdisperse Kieselsäure in Form	
von Aerosil	1%
Aqua purificata	ad 100%

Anstelle von PVP kann auch ein Collagenhydrolisat, z. B. in Form von Glita Collagel 3%, verwendet werden.

Will man nicht auf den brillianten Dragéeglanz verzichten, dann schließt sich an die Dragiersuspension das Aufbringen von Glättesirup und ein Polieren an. Im Gegensatz zu Filmüberzügen folgen die einzelnen Dragierschichten nur bedingt der *Kernform.* Je krasser die Richtungsänderung beim Übergang von der Kernwölbung zum Steg und je höher dieser ist, desto weniger folgen die einzelnen Schichten der Stegoberfläche (Abb.4.189): Es bilden sich am oberen Stegrand Überlappungen, die zwischen sich eine sog. Schnurrille freilassen. Dragiert werden muß nun so lange, bis der gesamte Raum über der Stegfläche zu einem Ellipsoid ausgerundet ist. Somit wird der Hüllenanteil eines Dragées primär durch Steghöhe und Wölbungsübergang zum Steg hin bestimmt. Wölbungen mit Facetten (vgl. Abb.4.174) haben sich hier be-

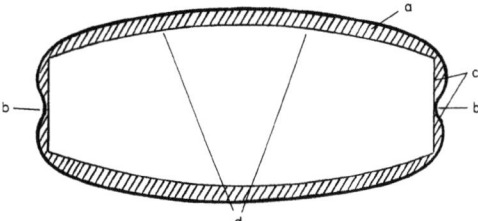

Abb.4.189. Schematischer Querschnitt durch ein Dragées mit Schnurrille. a Dragéehülle, b Schnurrille, c Steg, d Kernwölbung

währt: sie lassen sich gut tablettieren und rasch zu Ellipsoiden dragieren.

Die *Färbung* von Dragéehüllen erfolgt häufig erst auf dem bereits vollständig ausgerundeten Dragée. Dadurch kann Farbstoff eingespart werden. Wird mit Pigmentfarbstoffen gearbeitet, dann brauchen an das Aussehen des Untergrundes keine hohen Ansprüche gestellt zu werden, da nach wenigen Farbsirupschichten eine gleichmäßige Einfärbung erreicht ist. Lösliche Farbstoffe dagegen setzen einen weißgedeckten Untergrund voraus. Dieser ist entweder durch die Suspensionsdragierung bereits gegeben oder er muß mit Hilfe von Weißpigmentsirup erst gebildet werden.

Der oft problematischen Reproduzierbarkeit von Pigmentfarbstoffen im Vergleich zu löslichen Farbstoffen steht somit allgemein eine leichtere Verarbeitung gegenüber.

Für Diabetiker sowie zur Kariesprophylaxe wurde versucht, Saccharose in Dragées gegen andere süßschmeckende Substanzen ganz oder z. T. auszutauschen. Als mögliche Austauschstoffe kommen Lactose, Mannit, Palatinit, Sorbit und Xylit in Frage.

Um einen Depotkern mit eier Initialdosis zu versehen oder um zwei miteinander inkompatible Arzneistoffe voneinander zu trennen, wurden in der Vergangenheit gelegentlich Dragées mit aufdragiertem Arzneistoff entwickelt. Dabei wird der betreffende Arzneistoff als Puder eingestreut, in die Dragiersuspension eingearbeitet oder als eigene Lösung aufdragiert. Wegen der Arzneistoffverluste, zusätzlicher Analysenkosten und vor allem wegen der relativ hohen Gehaltstreuungen ist diese Art der Arzneistoffverarbeitung nicht erstrebenswert.

Im Gegensatz zu Filmtabletten verschwinden Gravuren beim Zuckerdragieren. Zur besonderen Kennzeichnung von Dragées wurden deshalb Bedruckungsverfahren entwickelt. Voraussetzung für das gute Haften der Druckfarben ist ein entsprechender Untergrund aus Hartwachs oder Lack.

Dünnschichtdragées

Bei Dragées muß so lange dragiert werden, bis der Kern zu einem Ellipsoid ausgerundet ist (vgl. Abb.4.189). Ebenso wurde gezeigt, daß die elliptische Form um so rascher erreicht wird, je geringer die Richtungsänderung beim Übergang von Wölbung zum Steg hin und je niedriger letzterer ist. Diese Anforderungen an Kernform und Steghöhe ist auch eine der Voraussetzungen für die Verwirklichung von Dünnschichtdragées. Für die spezielle Zusammensetzung der Dragiersuspension gilt: Durch Zusätze von Glättemitteln wie Polyethylenglycol 6000, film- und strukturbildenden Hilfsstoffen wie Gummi arabicum, Polyvinylpyrrolidon und Aerosil folgt der Überzug besser der Kernform und bildet eine gleichmäßigere Oberfläche. Dieser Effekt kann durch Aufsprühen noch weiter verstärkt werden. Gegenüber sonst üblichen Hüllenanteilen von ca. 100%, bezogen auf das Kerngewicht, lassen sich diese bei Dünnschichtdragées unter optimalen Bedingungen auf bis zu 10% senken.[151] Die dabei gegenüber normalen Dragées erzielten Einsparungen an Material und Arbeitszeit sind offensichtlich. Will man auch bei Dünnschichtdragées nicht auf den Dragéeglanz verzichten, kann schließlich die Dragierung mit Glättesirup und einer Polierung abgeschlossen werden.

Filmtabletten

Den wesentlichsten Bestandteil von Filmüberzügen stellen die *Filmbildner*. Diese lassen sich nach ihrem Zweck (s. Tab. 4.99), ihrer chemischen Beschaffenheit (s. 18.2.4), der Art ihrer Verarbeitung bzw. ihres Filmbildungsprinzips oder auch nach dem verwendeten Lösungsmittel, in dem sie verarbeitet werden, einteilen.

Die einfachste *Verarbeitung des Filmbildners* ist die Herstellung von Lösungen. Je nach Löslichkeit der Filmbildner können als Lösungsmittel Wasser, organische Lösungsmittel oder deren Gemische verwendet werden.

Aufgabe der Lösungsmittel ist es, die Filmbildner in molekulardisperse Systeme überzuführen, die nicht zu stark zum Kleben neigen. Ein gutes Lösungsmittel ermöglicht außerdem hohe Feststoffkonzentrationen bei niedriger Viskosität. Organische Lösungsmittel bieten den Vorteil niedrigerer Siedepunkte und geringerer Verdunstungsenergie als Wasser. Ihre Toxizität für Mensch und Umwelt schränken ihre Verwendung jedoch stark ein.

Mit dem Bestreben, Lösungsmittel durch Wasser zu ersetzen, wurden wasserunlösliche Polymere zu wäßrigen Dispersionen umgearbeitet. Man unterscheidet bei diesen Dispersionen zwischen Latices, Pseudolatices und Mikroemulsionen.

Unter einer *Latex* versteht man kolloidale Polymerdispersionen. Der Name leitet sich von der natürlichen Kautschuklatex ab. Als *Pseudolatex* wird ein System bezeichnet, das durch Emulgierung von organischen Polymerlösungen in Wasser und Entfernen der Lösungsmittel erhalten wird.[152]

Von *Mikroemulsionen* spricht man bei Latices, deren disperse Partikeln so fein sind, daß die Dispersion transparent erscheint.

Die *Filmbildung* erfolgt recht unterschiedlich aus den verschiedenen Verarbeitungsformen. Bei Lösungen verdampft aus den versprühten Tröpfchen Lösungsmittel. Dabei entstehen aus einem zusammengeflossenen (koaleszierten) Flüssigkeitsfilm ein immer konzentrierteres Sol, in dem sich die Polymere zunächst noch als isolierte Knäuel einander nähern. Wird eine

bestimmte Konzentration überschritten, dann durchdringen die Knäuel einander, wobei Gele entstehen. Bei weiterer Trocknung gehen die Gele in Filme über.

Bei der Filmbildung von Polymerdispersionen lagern sich die Latexpartikeln beim Verdunsten des Wassers zunächst zu dichten Kugelpackungen zusammen. Bei weiterer Trocknung fließen die Polymere ineinander, was als Koaleszenz bezeichnet wird. Unter *Mindestfilmbildetemperatur* wird nach DIN 53 787 diejenige Temperatur verstanden, oberhalb derer eine Kunststoffdispersion beim Trocknen einen rißfreien Film bildet. Als *Glastemperatur, Glasübergangstemperatur* oder *Einfriertemperatur* wird diejenige Temperatur bezeichnet, bei der die Viskosität einer Schmelze, eines thermoplastischen oder thermoelastischen Kunststoffes beim Erwärmen stark zu- bzw. beim Abkühlen stark abnimmt. Zur *Thermogelierung*[153] werden feindisperse Filmbildner zusammen mit geeigneten Weichmachern in Wasser suspendiert. Beim Erwärmen der aufgesprühten Suspension bilden sich Filme. Dabei diffundiert Weichmacher in die durch Wasser angequollenen Polymere, wodurch sich bei zunehmendem Verdunsten des Wassers ein Gel bildet; zumindest an den Grenzflächen fließen die Partikeln ineinander.

Weichmacher beeinflussen zum einen die Flexibilität und Haftfähigkeit von Filmen. Zum anderen dienen sie der Absenkung der Mindestfilmbildetemperatur. In der Pharmazie handelt es sich dabei um nichtflüchtige und physiologisch unbedenkliche Substanzen, welche sich zwischen die Filmbildnermoleküle schieben und deren intermolekulare Bindungen schwächen.

Zusammenfassende Literatur über Dragées, Dünnschichtdragées und Filmtabletten s.[154].
Zusammenfassende Literatur über Filmtabletten s.[155].
Zusammenfassende Literatur über wäßrige Filmdispersionen s.[156].
Zusammenfassende Literatur über magensaftresistente und Retardfilmüberzüge s.[136].
Zusammenfassende Literatur über magensaftresistente Filmüberzüge s.[162].

18.2.4 Hilfsstoffe für Tablettenüberzüge

Saccharose. Sie wird als Lösung, suspendiert oder als Einstreupuder verarbeitet. Als Puder und zum Suspendieren wird eine gemahlene Qualität verwendet.

Zur Definition von wäßrigen Zuckerlösungen wird gelegentlich noch deren Siedepunkt benutzt. Tab. 4.102 gibt für verschiedene Saccharosekonzentrationen in Wasser die dazu gehörenden Siedepunkte an.

Tabelle 4.102. Siedepunkttabelle verschieden konzentrierter wäßriger Saccharoselösungen. Aus[157]

Konzentration (%)	50	60	65	70	75	80	85
Siedepunkt (°C)	102	103	104	105	107	110	114

Filmbildner. In Anlehnung an Tab. 4.99 lassen sich Filmbildner folgendermaßen unterteilen:

- rasch im Magen freigebende Filmbildner,
- rasch im Darm oberhalb eines bestimmten pH-Wertes freigebende Filmbildner (magensaftresistente Filmbildner) bzw.
- die den Arzneistoff zeitlich gesteuert freigebende Filmbildner.

Bei den rasch im Magen freigebenden Filmbildnern sind eine Reihe wasserlöslicher Celluloseether und Polyvinylpyrrolidon gebräuchlich. Daneben werden Filmbildner mit basischen Aminogruppen eingesetzt, die im Magen unter Salzbildung wasserlöslich werden. Tab. 4.103 faßt wichtige Vertreter dieser Filmbildner zusammen.

Filmbildner, die sich rasch oberhalb eines bestimmten pH-Wertes im Darm auflösen, wurden bereits in Tab. 4.101 aufgeführt.

Für eine zeitlich gesteuerte Arzneistofffreisetzung werden vorzugsweise permeable oder semipermeable Filmüberzüge verwendet. Eine Auswahl dazu verwendeter Filmbildner enthält Tab. 4.101.

Weichmacher. Häufig in Filmüberzügen verwendet werden Macrogole (Polyethylenglycole), Dibutyl-phthalat, Diethylphthalat, acetylierte Fettsäureglyceride, Acetyltributylcitrat und Acetyltriethylcitrat, Ricinusöl sowie Glycerol.

Farbstoffe. Literatur s.[158,159].

Zusammenfassende Literatur über Hilfsstoffe für Tablettenüberzüge s. [158,160].

Zusammenfassende Literatur über Hilfsstoffe für Filmcoating s.[161].

18.2.5 Geräte und Verfahren zum Überziehen von Tabletten

Konventionelle Dragierkessel

Hier unterscheidet man zwischen Kesseln mit schräggestellter bzw. waagrechter Achse.

Schräggestellte Kessel (vgl. Abb. 4.187) sind die ältesten noch verwendeten Gerätetypen. Aus statischen Gründen und wegen der mit zunehmender Größe überproportional abnehmenden Dragiergeschwindigkeit liegt ihre obere Grenze bei 1.800 mm Durchmesser. Die übermäßige Verlängerung der Dragierzeit bei einer Chargenvergrößerung beruht auf der Gutoberfläche, die zum Auftragen und Trocknen der Dragiersuspension zur Verfügung steht: Während das Gutvolumen bei größeren Chargen in der 3. Potenz wächst, vergrößert sich die Auftrag- und Trocknungsfläche nur in der 2. Potenz.

Im Gegensatz zu allen anderen Dragiermaschinen, die aus Stahl gebaut sind, werden schräggestellte Dragierkessel noch immer z. T. aus Kupfer hergestellt. Die verhältnismäßig hohe chemische Reaktivität dieses Metalls macht eine Isolierung der Kesselinnenwand mit Dragierdispersionen, Schellack oder einer Dauerlackierung notwendig.

Waagrecht rotierende Kessel laufen auf Rollen, über die sie auch angetrieben werden. Abb. 4.188 zeigt die schematische Darstellung einer solchen Dragierma-

Tabelle 4.103. Filmbildner, die sich rasch im sauren Magensaft auflösen

Filmbildner	mittlere Molekülmasse[154]
Methylcellulose (MC)	20.000 bis 150.000
Hydroxypropylmethylcellulose (HPMC)	10.000 bis 150.000
Hydroxypropylcellulose (HPC) Hydroxyethylcellulose (HEC)	60.000 bis 1.200.000
Natrium Carboxymethylcellulose (CMC-Na)	80.000 bis 600.000
Polyvinylpyrrolidon (PVP)	10.000 bis 350.000
Eudragit E	150.000

Tabelle 4.104. Gebräuchliche Filmbildner für Überzüge mit zeitlich gesteuerter Arzneistofffreisetzung

Filmbildner	Handelsprodukte	Anwendungsmilieu	Literatur
Ethylcellulose		Ethanol, Aceton	158,163,164
	Aquacoat: 30%ige Dispersion	Wasser	164,166
	Surelease: 25%ige Dispersion	Wasser	164
Methacrylsäure-Copolymere	Eudragit RL 12,5: 12,5%	Isopropanol, Aceton	165
	Eudragit RL 100: 97%ig	wasserhaltiges Methanol, Ethanol und Isopropanol, Aceton	
	Eudragit RL PM: 97%ig	wasserhaltiges Methanol, Ethanol und Isopropanol, Aceton	
	Eudragit RL 30 D: 30%ige Dispersion	Wasser	
	Eudragit RS 12,5: 12,5%ig	Isopropanol, Aceton	
	Eudragit RS 100: 97%ig	wasserhaltiges Methanol, Ethanol und Isopropanol, Aceton	
	Eudragit RS PM: 97%ig	wasserhaltiges Methanol, Ethanol und Isopropanol, Aceton	
	Eudragit RS 30 D: 30%ige Dispersion	Wasser	
	Eudragit NE 30 D: 30%ige Dispersion	Wasser	

schine, die mit zwei Tauchschwertern (s. hierzu Abschnitt über Zusatzvorrichtungen) versehen ist.

Eine neuere Dragierkesselkonstruktion[185] verwendet nach innen geneigte Seitenwände. Daraus ergibt sich bei relativ niedriger Schütthöhe eine intensive Gutdurchmischung. Die Trockenluft wird unten zu beiden Seiten des Kessels abgesaugt und durchströmt somit zwangsweise das Gutbett.

Perforierte Dragierkessel

Sie ermöglichen eine vollständige Druchströmung des Dragiergutes mit Trocknungsluft. Zwei wichtige Konstruktionen sind in Abb. 4.190 und 4.191 wiedergegeben.

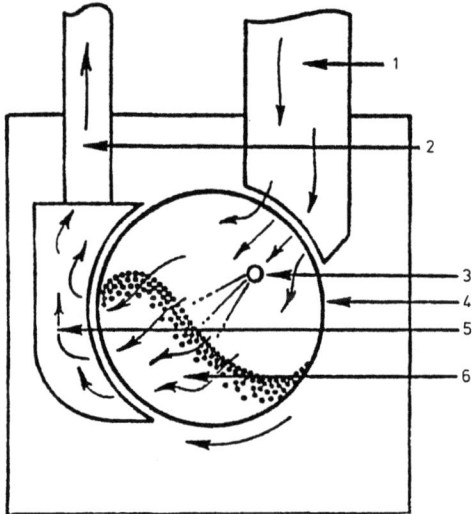

Abb. 4.190. Schematische Darstellung eines Accela-Cota-Dragiergerätes: 1 Zuluftführung, 2 Abluftführung, 3 Sprühanlage, 4 perforierter Dragierkessel, 5 Absaugvorrichtung, 6 Dragiergut. Nach[173]

Bei perforierten Dragierkesseln wird die Trocknungsluft entweder durch ein vom Dragiergut bedecktes perforiertes Segment des Dragierkessels gesaugt oder gepreßt. Je nach Konstruktion ist der gesamte Kesselboden oder nur ein Teil davon perforiert. Letzterer Teil kann gleichzeitig die Rolle eines Mitnehmers übernehmen.

Je nachdem, ob die Trocknungsluft durch das Gut von innen nach außen gesaugt oder von der Kesselwand her hindurchgepreßt wird, befindet sich das aufgesprühte Dragiermedium im Gleich- oder Gegenstrom mit der Luft. Dies kann von Einfluß auf das Ausmaß der unerwünschten Sprühtrocknung von Dragierflüssigkeit sein.

Die Menge an Trocknungsluft läßt sich i. allg. in weiten Bereichen steuern. Dies und der Wegfall anderer Aufgaben, wie z. B. das Zustandebringen eines Wirbelbettes, ermöglicht eine optimale Energieausnutzung.

Die Perforationsdurchmesser der Kesselwand sind mit mehr oder weniger großem Aufwand wähl- bzw. austauschbar. Dadurch kann unterschiedlich großes Dragiergut, wie Pellets oder Tabletten, verarbeitet werden.

Zusammenfassende Literatur s.[174-176].

Wirbelschicht-Umhüllungsverfahren

Gemeinsam ist diesen Verfahren, daß die zu umhüllenden Partikeln durch einen Luftstrom suspendiert werden. Da jede einzelne Partikel vom Luftstrom umspült wird, erfolgt eine schnellstmögliche Trocknung. Diese ist für ein Filmüberziehen äußerst vorteilhaft, schließt jedoch eine Zuckerdragierung aus.

Wegen der hohen Scherkräfte eignen sich Wirbelschichtumhüllungsverfahren besonders zum Überziehen kleiner Partikeln, die im Dragierkessel zum Zusammenkleben neigen. Für Tabletten werden wegen der geringeren mechanischen Belastung in der der Regel Dragierkessel bevorzugt.

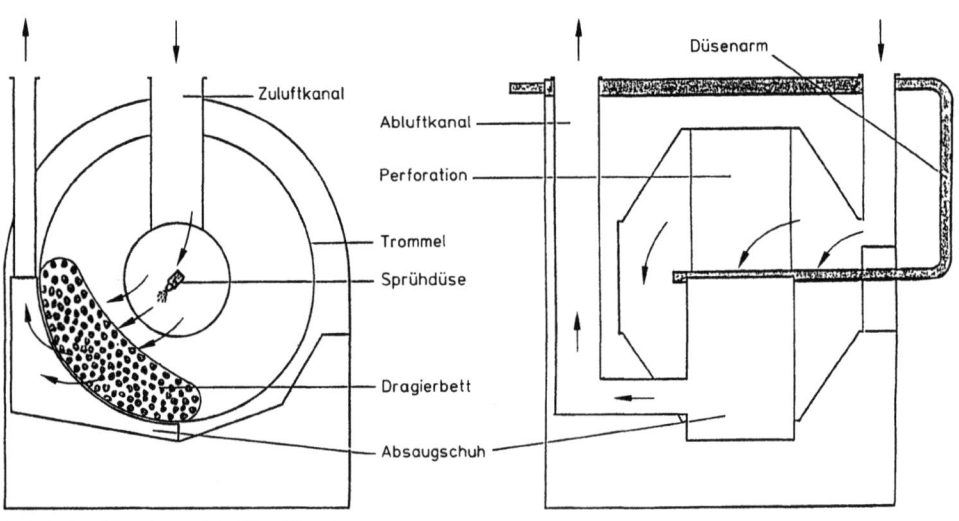

Abb. 4.191. Glatt-Coater (Fa. Glatt, Binzen)

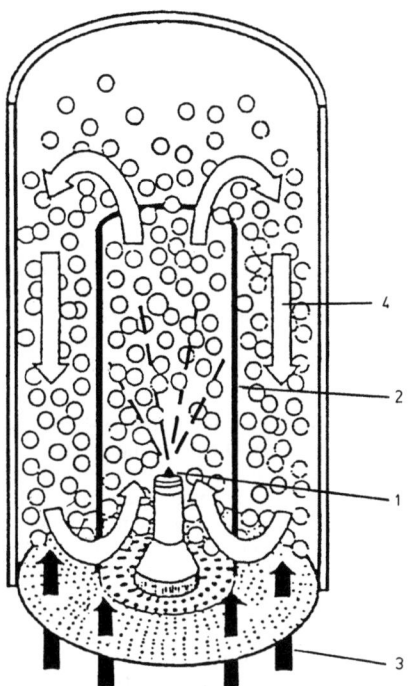

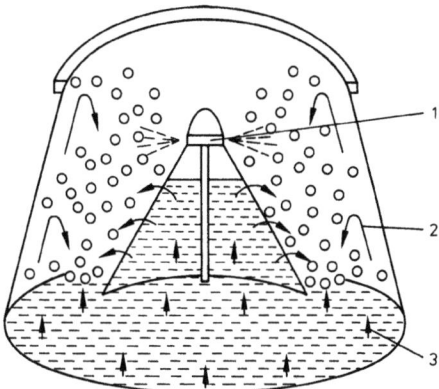

Abb. 4.193. Schematische Darstellung eines Glatt-Zeller-Gerätes (Fa. Glatt, Binzen). 1 Sprühsystem, 2 Gutfluß, 3 Zuluft

Abb. 4.192. Schematische Darstellung eines Wurster-Luftsuspensionsgerätes (Fa. Glatt, Binzen). 1 Sprühsystem, 2 Führungszylinder, 3 Zuluft, 4 Gutfluß

Zur Verbesserung der Bewegungsabläufe und zur Reduzierung des Abriebes wurden im Laufe der Zeit die verschiedensten Wirbelschicht-Umhüllungsgeräte konstruiert.

Wurster-Luftsuspensionsgerät. (Abb. 4.192) Der Gutbehälter besteht aus einem senkrechten Zylinder. Die Zuluft tritt von unten durch einen mit verschieden großen Bohrungen versehenen Boden in den Gutbehälter ein. Die unterschiedlichen Bohrungen bewirken eine Konzentrierung des Luftstromes in Richtung der unteren Öffnung eines Führungszylinders, in dem sich die Sprühdüse befindet. Das im Führungszylinder hochgewirbelte und besprühte Dragiergut expandiert nach Verlassen des oberen Zylinderteiles und fällt einem schwachen Trocknungsluftstrom entgegen wieder nach unten. Hier wird es vom zentralen Luftstrom wieder erfaßt und der Kreislauf beginnt von vorn.

Glatt-Zeller-Gerät. (Abb. 4.193) Im Gegensatz zum Wurster-Gerät wird hier das Gut in der Außenzone des Sprühbehälters aufgewirbelt und fällt zu dessen Mitte hin wieder nach unten, wobei es das Sprühsystem passiert. Man erhält diese Gutbewegung durch einen nach oben konisch zulaufenden Gutbehälter und einen Anströmboden, auf dessen zentralem Teil ein nichtperforierter Kegel sitzt. Durch schräg angeordnete Perforation des Bodens kann eine spiralige Gutbewegung erzielt werden.

Rotor-Wirbelschichtgerät. (→ Kap. 4,11; Abb. 4.112) Ein am Boden des Gutbehälters angeordneter Rotor

sorgt für eine spiralförmige Bewegung der Wirbelschicht. Eine geeignete Luftdosierung wird durch Heben und Senken des Rotors und damit Verstellen des Zuluftspaltes erreicht.
Das Dragiermedium kann tangential oder auch von oben eingesprüht werden.

CF-Umhüllungsgerät. Bei diesem Gerät (Fa. Freund, Tokio) dreht sich in einem zylindrischen Gutbehälter eine waagrechte Bodenscheibe. Durch einen Spalt zwischen Scheibe und Behälterwand strömt Trocknungsluft. Das Besprühen des Gutes erfolgt von oben.

Kugelcoater.[177] Er besteht aus einem horizontal teilbaren, kugelförmigen und durchsichtigen Produktbehälter (Abb. 4.194). Ein Stutzen führt die Zuluft senkrecht mitten durch den Behälter zum unteren Teil der Kugel, wo sie durch einen Ringspalt in den Produktbehälter eingesaugt wird. Hier hebt die Zuluft das Produkt entlang dem Stutzen nach oben, bis beide von einem Produktumlenkschirm zur Kugelwand hin umgelenkt werden. Während nun die Luft nach oben entweicht, wandert das Gut der Kugelwand entlang nach unten und wird von frischer Zuluft zu einem neuen Kreislauf erfaßt.
Die Dragiersuspension wird von unten in das aufsteigende Dragiergut eingesprüht.

Vakuumcoater

Sie sind bei entsprechenden Dragierdispersionen eine Alternative zur aufwendigen Reinigung der Abluft von Lösungsmitteln. Durch einen geschlossenen Kreislauf ermöglichen Vakuumcoater den Einsatz inerter Gase sowie die Rückgewinnung von Lösungsmitteln. Da die Energiezufuhr über Kontakt zwischen Gerätewand und Gut erfolgt, ist die Dragiergeschwindigkeit allerdings gegenüber bei Normaldruck arbeitenden Geräten deutlich verlangsamt.
Zur Vakuumdragierung verwendet werden können z. B. der Topo-Granulator[178] (→ Kap. 4,6) sowie entsprechend ausgelegte, um eine waagrechte Achse rotierende Dragiergeräte.[179,180]

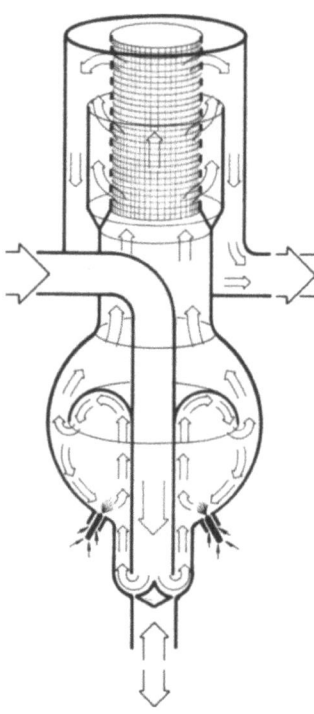

Abb. 4.194. Schematische Darstellung eines Kugelcoaters (Fa. Hüttlin, Steinen)

Zusatzvorrichtungen

Zur verbesserten Ausnützung der Zuluft in konventionellen Dragierkesseln gibt es eine Reihe von Vorrichtungen. Alle pressen oder saugen die Trocknungsluft in das Dragiergut hinein. Beim *Tauchrohr*[143] erzeugt die durch ein Rohr in das Gut eingeblasene Dragierluft einen Luftsack, in den das Dragiermedium eingesprüht wird.
Das *Tauchschwert* (Abb. 4.188) bildet einen bootförmigen Körper aus zwei Kammern, der in das Dragiergut eintaucht. Über die eine Kammer wird Zuluft in das Gut eingeblasen und durch die andere wieder abgesaugt.
Beim *PIK AS*[145] wird die Zuluft mit Hilfe eines perforierten Innenkonus über dem Ende der Kesselachse durch das Dragiergut gesaugt.
Um das Be- und Entladen großer Dragiermaschinen zu erleichtern, werden sowohl mobile pneumatische als auch fest eingebaute Fördervorrichtungen angeboten.
Zur Entsorgung der Dragierluft von Lösungsmitteln werden Dragierkessel mit geschlossenem Umluftstrom und Kondensation hergestellt.[181] Auch bei Wirbelschichtgeräten gibt es Versionen, die mit Umluftstrom arbeiten und Lösungsmittel im Bypass durch Kondensation eliminieren.
Zusammenfassende Literatur über Geräte und Verfahren zum Überziehen von Tabletten s.[182].

Zusammenfassende Literatur über Anbieter von Geräten zum Überziehen von Tabletten und Zusatzvorrichtungen s.[149].

18.2.6 Herstellung von Tablettenüberzügen

Herstellung von Dragées

Dragiervorbereitungen. Hierher gehören z. B. das Entstauben von Dragéekernen, das Herstellen der einzelnen Dragiermedien und schließlich auch das Warmblasen des Dragiergutes. Bei längeren Standzeiten der Dragiermedien ist an die Gefahr der möglichen Inversion von Zucker, der Auskristallisation und Sedimentation zu denken.

Isolierung des Kerns. Sie soll empfindliche Kerne gegen das Eindringen von Dragiermedium schützen und mechanisch stabilisieren. Man verwendet dazu rasch antrocknende Lösungen von Filmbildnern wie Polyvinylpyrrolidon, Gummi arabicum, Cellulosederivate, Methacrylate oder Schellack. Auf eine rasche Auftragung und die Vermeidung starken Klebens, ggf. durch Einstreuen von Trennmittel ist dabei zu achten.

Andecken. Mit einem Hüllenanteil von 10 bis 20 % stellt das Andecken den Beginn der Zuckerdragierung dar. Dabei werden Unebenheiten und Kanten des Kerns geglättet und eine feste Verbindung zwischen diesem bzw. der Isolierschicht und der restlichen Dragéehülle hergestellt.
Die Auftragung von Andecksirup erfolgt im Wechsel mit dem Einstreuen von Puder. Es ist darauf zu achten, daß die Trocknung der einzelnen Schichten vollständig und nicht zu rasch erfolgt, um die Bildung größerer Zuckerkristalle zu vermeiden.

Auftragen. In dieser Dragierphase, die 15 bis 35 % des Hüllenanteils ausmacht, wird der Kern zum Ellipsoid ausgerundet. Die dabei verwendeten Massesirupe enthalten Feststoffanteile bis zu 80 % und lassen sich häufig ohne Einstreuen von Puder aufdragieren.

Glätten. Es dient dem Ausgleich von Rauhigkeiten an der Dragéeoberfläche und besteht häufig aus einem Gemisch von Auftrag- und Zuckersirup.

Färben. Werden Pigmentsirupe verwendet, so decken sie schon mit wenigen Schichten den Untergrund ab. Pigmentfreie Farbsirupe setzen einen weißabgedeckten Untergrund voraus.

Polieren. An das Färben schließt sich das Polieren an.

Nachbehandeln. Hierzu gehört z. B. ein Nachtrocknen der fertigen Dragées bei Raumtemperatur oder ein Bedrucken.

Herstellung von Filmtabletten

Vorbereitungen. Bis auf die Inversion und das Auskristallisieren von Zucker sind die gleichen Punkte wie bei der Dragéeherstellung beschrieben zu beachten, wobei auf Staub- und Gratfreiheit sowie gleichmäßige Kernoberfläche besonderer Wert zu legen ist. Auf die Besonderheiten bei der Herstellung von wäßrigen

Filmdispersionen wurde im Abschnitt über Filmtabletten hingewiesen.

Auftragen der Filme. Es erfolgt nur in Ausnahmefällen mit der Kelle. Wegen der meist viel höheren Klebeneigung von Filmen gegenüber Zuckerdragiermedien führt diese manuelle Auftragsweise zu ungleichmäßigen und unansehnlichen Überzügen. Dabei erst einmal entstandene Ungleichmäßigkeiten in der Filmhülle lassen sich beim weiteren Filmen nicht mehr ausgleichen.

Üblicherweise werden Filmüberzüge *aufgesprüht*, meistens kontinuierlich. Erfolgt diese Versprühung nicht im Dragierbett, auch Unterbett genannt, sondern von oben auf das Gut, so ist auf eine günstige Positionierung der Sprühdüsen gegenüber der Trockenluft zu achten. Dadurch soll die Sprühtrocknung der Filmdispersion so gering wie möglich gehalten werden.

Die Guttemperatur sollte die Glasübergangstemperatur bzw. die Mindestfilmbildetemperatur berücksichtigen und möglichst konstant gehalten werden.

Nachbehandlung. Zu beachten sind hier die im Abschnitt über die Herstellung von Dragées aufgezählten Punkte. Bei Einsatz organischer Lösungsmittel wird ggf. ein zusätzliches Heraustrocknen von Lösungsmitteln aus den Filmtabletten notwendig.

Entsorgung von Lösungsmitteln. Kann bei der Filmherstellung nicht auf den Einsatz von organischen Lösungsmitteln verzichtet werden, so ist eine entsprechende Entsorgung (s. 18.2.5) vorzusehen.

Filmüberzüge auf speziellem Dragiergut. Bruchkerben und Gravuren in Kernen stellen besondere Anforderungen an die Filmdispersion und an ihre Auftragsweise. Wird z. B. der Film zu rasch aufgetragen oder sind Winkel und Tiefe der Prägung ungünstig, so führt dies leicht zu deren Ver- bzw. Zuschmieren. Auch das Gegenteil wird häufig beobachtet, daß nämlich zu wenig Filmbestandteile in die Gravuren hineingelangen. Eine Senkung der Viskosität und ggf. der Sprühtröpfchengröße kann hier Abhilfe schaffen.

Gelatinekapseln werden wegen der Magensaftresistenz, der verringerten Haftung an Schleimhäuten oder zur Stabilitätsverbesserung gelegentlich mit Filmen überzogen. Einen Überblick über Möglichkeiten und Probleme solcher Überzüge gibt die Arbeit von Hannulla und Speiser.[167]

Bei der Herstellung von Pellets können zwei ganz unterschiedliche Dragiertechniken zur Anwendung kommen, nämlich die Arzneistoffdragierung und die Auftragung von Filmen. Die wesentlichsten Unterschiede im Vergleich zu Tabletten resultieren dabei aus der viel größeren spezifischen Oberfläche und dem niedrigeren Eigengewicht der Pellets. Deshalb neigen Pellets beim Überziehen viel mehr zum Zusammenkleben als Tabletten und ihr Filmanteil bezogen auf das Gesamtgewicht liegt ebenfalls viel höher als der bei vergleichbaren Filmtabletten. Literatur zum Überziehen von Pellets s.[166,168-170].

18.2.7 Prüfung überzogener Tabletten

Die Prüfung von Tabletten wurde in einem vorangegangenen Abschnitt behandelt. Deshalb wird im folgenden nur auf Untersuchungen eingegangen, die bei überzogenen Tabletten anders oder zusätzlich gegenüber Tabletten durchgeführt werden. Nicht diskutiert werden Prüfungen auf Identität, Reinheit und Gehalt, ebenso wie Prüfungen, die ausschließlich der Rezepturfindung dienen (vgl. Abschnitt über Entwicklung einer überzogenen Tablette).

Wie schon bei den vorangegangenen Abschnitten wird bei der Auswahl der Prüfungen vorrangig auf Anforderungen wichtiger Pharmakopöen eingegangen.

Prüfung auf allgemeine Qualitätskriterien

Aussehen. Dragées sind immer, Filmtabletten gelegentlich poliert. Diese Tatsache ist bei der organoleptischen Prüfung zu berücksichtigen. Bei gefärbten Überzügen ist auf gleichmäßige Farbverteilung zu achten.

Zuckerdragées können an den Stegen bei unzureichender Dragierung sog. Schnurrillen aufweisen. Gelegentlich während der Dragierung angeklebte Parti-

Tabelle 4.105. Forderungen des DAB 9 an die Zerfallszeit von Tabletten und Kapseln. Aus[184]

Arzneiform	Anzahl	Zerfall		kein Zerfall	
		Medium	Zeit	Medium	Zeit
Nichtüberzogene Tabletten Buccaltabletten, Tabletten mit modifizierter Wirkstofffreigabe	6	H_2O, 35 bis 38 °C	15 min		
Brausetabletten	6	H_2O, 19 bis 21 °C	5 min		
Überzogene Tabletten	a) 6	H_2O, 36 bis 38 °C	60 min		
	b) 6[+]	0,1 N HCl, 36 bis 38 °C	60 min		
Filmtabletten	6	H_2O oder 0,1 N HCl	30 min		
Magensaftresistente Tabletten	6	Phosphatpufferlösung pH 6,8, 36 bis 38 °C	60 min	0,1 N HCl, 36 bis 38 °C	120 min
Kapseln	6	H_2O, 36 bis 38 °C	30 min		
Magensaftresistente Kapseln	6	Phosphatpufferlösung pH 6,8, 36 bis 38 °C	60 min	0,1 N HCl, 36 bis 38 °C	120 min

[+] Prüfung b) wird nur ausgeführt, wenn die Ergebnisse der ersten Prüfung nicht den Anforderungen entsprechen.

keln bilden Unebenheiten auf den Überzügen, sog. Nasen.
Literatur über Farbmessung von Überzügen s.[183].

Zerfallszeit und Magensaftresistenz. Die Forderungen des DAB 9 an überzogene Tabletten im Vergleich zu Tabletten, Kapseln und magensaftresistenten Kapseln gibt Tab. 4.105 wieder.
USP XXII unterscheidet sich von DAB 9 vor allem durch die Zusammensetzung von künstlichem Magen- bzw. Darmsaft: Der künstliche Magensaft pH 1,2 enthält neben HCl noch 0,2% (*m/V*) NaCl und 0,32% (*m/V*) Pepsin.
Dem mit Phosphatpuffer auf pH 7,5 eingestellten künstlichen Darmsaft ist noch 1% (*m/V*) Pankreatin zugemischt.
Überzogene Tabletten werden nach USP XXII in künstlichem Magensaft geprüft, in dem sie, wenn nicht eine Monographie etwas anderes besagt, nach 30 min auf Zerfall untersucht werden.
Für magensaftresistente Tabletten fordert USP XXII 1 h Resistenz; der anschließende Zerfall im künstlichen Darmsaft muß, wenn nicht anders vorgesehen, nach 2 h abgeschlossen sein.

18.3 Entwicklung von Granulaten, Tabletten und Überzogenen Tabletten

Bei festen Darreichungsformen wie auch bei anderen Arzneizubereitungen hat die galenische Entwicklung in den vergangenen Jahren einen grundlegenden Wandel erlebt. Früher wurde galenische Entwicklung noch weitgehend gleichgesetzt mit Pharmazeutischer Technologie. Heute schließt sie gleichwertig auch Wechselwirkungen mit dem Organismus, physikalisch-chemische Gesetzmäßigkeiten und Stabilitätsgesichtspunkte mit ein.
Wurden früher die chemischen und physikalischen Eigenschaften eines Arzneistoffes als mehr oder weniger unabänderlich akzeptiert, an die sich die Formulierungsarbeiten anzupassen hatten, bemüht man sich heute vielfältig darum, unerwünschte Substanzeigenschaften zu verändern. Diese Arzneistoffbearbeitungen reichen von Maßnahmen der Lösungsverbesserung und chemischen Stabilisierung bis hin zur Auswahl der günstigsten Salzform.
Die *Stabilitätsprüfung* und daraus sich ergebende notwendige *Stabilisierungsmaßnahmen* sind zu einem integralen Bestandteil aller Entwicklungsschritte geworden. Die Stabilitätsprüfung beginnt mit Streßuntersuchungen des Arzneistoffes sowie seiner Kompatibilität mit in Frage kommenden Hilfsstoffen, führt über Untersuchungen kritischer Herstellungsschritte und Streßversuche mit vorläufigen Formulierungen bis hin zur Stabilitätsprüfung der endgültigen Rezeptur.
Stark zugenommen und unterschiedliche Forderungen der einzelnen Länder haben u. a. die Hilfsstoffauswahl für multinationale Rezepturen extrem eingeschränkt. Ein Ausweichen auf länderspezifische Rezepturen wird andererseits aus Kostengründen immer schwieriger.

18.3.1 Präformulierungsphase

Sie umfaßt Untersuchungen der physikalischen und chemischen Eigenschaften des Arzneistoffes allein bzw. in Kombination mit ausgewählten Hilfsstoffen und bildet somit die Voraussetzung zur gezielten Entwicklung stabiler und bioverfügbarer Darreichungsformen.

Charakterisierung des Arzneistoffes

Hier gilt es relevante Arzneistoffdaten zu sammeln bzw. zu erarbeiten. Im einzelnen werden vom Arzneistoff benötigt:

- chemische Definition und analytische Bestimmungsmethoden,
- therapeutische Indikation, voraussichtliche Darreichungsformen und deren Dosierung,
- Informationen zur sicheren Handhabung, z. B. über Toxizität, Explosionsgefahr u. a.,
- physikalische Eigenschaften, wie z. B. Aussehen, Geruch, Geschmack, Teilchengröße, -form und -oberfläche, Schmelzbereich, Kristallform, Polymorphie, Benetzbarkeit, pK_a, pH-Löslichkeitsprofil, Auflösegeschwindigkeit, Verteilungskoeffizient, Hygroskopizität,
- Stabilität des Arzneistoffes gegenüber den wichtigsten Einflüssen, nämlich Wasser, Oxidationsmittel, Hydronium- und Hydroxyl-Ionen, Wärme und Licht.

Auswahl geeigneter Hilfsstoffe

Durch Kompatibilitätsuntersuchungen werden Hilfsstoffe ausgesucht, die mit dem Arzneistoff keine bzw. noch tolerierbare Wechselwirkungen aufweisen. Dazu werden Mischungen aus Arznei- und Hilfsstoff bzw. Hilfsstoffen hergestellt, diese Mischungen unter Streßbedingungen gelagert und anschließend organoleptisch und chemisch auf Veränderungen untersucht.
Bei Kombinationspräparaten wird in analoger Weise auf Kompatibilität der Arzneistoffe untereinander geprüft.
Zusammenfassende Literatur über die Präformulierungsphase s.[186-194].

18.3.2 Formulierungsphase

Aufbereitung des Arzneistoffes

Haben sich bei der Charakterisierung des Arzneistoffes unerwünschte Eigenschaften ergeben, wie ungenügende Auflösegeschwindigkeit oder Inkompatibilitäten, dann muß versucht werden, diese zu verbessern. So kann die Auflösegeschwindigkeit eines Arzneistoffes ggf. über Oberflächenvergrößerung, d. h. durch Mahlen, Aufziehen und Eindampfen von Lösungen auf Trägerstoffen bzw. in Form fester Lösungen verbessert werden. Dem Arzneistoff können auch lösungsverbessernde Hilfsstoffe wie Tenside, Salzbildner oder Puffergemische zugesetzt werden (→ Kap. 4, 12.2).

Arzneistoffe, die bei bestimmtem pH-Wert instabil sind, lassen sich z. T. durch Pufferzusätze stabilisieren. Feuchteempfindliche Substanzen werden evtl. durch leichtes Hydrophobieren mit entsprechenden Hilfsstoffen verbessert.

Zusammenfassende Literatur über Stabilisierungstechnologie s.[195].

Zur Aufbereitung des Arzneistoffes kann auch eine flüssige Substanz auf einen festen Träger aufgezogen und dadurch zu Tabletten verarbeitungsfähig gemacht werden. Hierher gehört die Herstellung von Verreibungen, die bei sehr niedriger Arzneistoffkonzentration für eine ausreichende Verteilung sorgen.

Entwicklung von Granulaten

Die Charakterisierung des Arzneistoffes und die Auswahl geeigneter Hilfsstoffe, ggf. auch eine erfolgte Aufbereitung des Arzneistoffes haben Vorgaben geschaffen, die bei allen nun folgenden Entscheidungsschritten im Laufe der Granulatentwicklung zu berücksichtigen sind.

Als erstes stellt sich die Frage nach der *Herstellart* des zu entwickelnden Granulates. Abgesehen von den schon erwähnten Vorgaben sollten bei dieser Entscheidung auch firmeninterne Gepflogenheiten und der vorhandene Gerätepark berücksichtigt werden. Bei bestimmten Gegebenheiten sind einzelne Herstellungsarten zu bevorzugen. So liefern Extrudierverfahren häufig staubärmere Granulate als andere Granulierverfahren und eignen sich somit besonders gut zur Herstellung von Eßgranulaten.

Hochkonzentrierte Tablettengranulate mit schlecht tablettierbarem Arzneistoff lassen sich besser durch Feucht- als durch Trockengranulation herstellen.

Durch Auflösen oder Suspendieren sehr niedrigdosierter Arzneistoffe in der Granulierflüssigkeit bietet die Feuchtgranulierung eine spezielle Möglichkeit für eine optimale Arzneistoffverteilung.

Auch bei feuchteempfindlichem Arzneistoff kann versucht werden, ihn in ein Feuchtgranulat einzuarbeiten. Voraussetzung ist allerdings, daß dabei alle Schritte, die den Arzneistoff beeinträchtigen könnten, wie z. B. maximale Intensität und maximale Dauer der Befeuchtung, unter realistischen Bedingungen auf Arzneistoffzersetzung hin überprüft werden.

Beginnt man z. B. eine Feuchtgranulation im Mischergranulierer mit der Absicht, die Rezeptur später auf Wirbelschichtgranulierung umzustellen, dann ist der unterschiedliche Verdichtungseffekt der beiden Verfahren ebenso zu berücksichtigen wie die Tatsache, daß nur relativ niedrigviskose Granulierflüssigkeiten im Wirbelbett versprühbar sind.

Die *Hilfsstoffauswahl* ist mindestens ebenso komplex wie die der Herstellungsart. Eine entsprechende Kompatibilität mit dem Arzneistoff vorausgesetzt ist zunächst die Bezugsmöglichkeit der Hilfsstoffe - und zwar in gleichbleibender Qualität - zu prüfen.

Der Preis, aber auch die Frage, ob ein Hilfsstoff bereits in der Firma eingesetzt wird, können eine wichtige Rolle spielen.

Bei den eigentlichen *Formulierungsarbeiten* sollten Versuchsbedingungen und Prüfungen so praxisnah wie möglich angelegt werden. So ist für ein Tabletten-

granulat die Ausflußgeschwindigkeit bzw. Verpreßbarkeit aussagekäftiger als der Böschungswinkel bzw. die Granulatkornhärte.

Bei allen Granulaten, die den Arzneistoff in Wasser rasch freisetzen sollen, ist auf das richtige Mischungsverhältnis zwischen gut und weniger gut wasserlöslichen Bestandteilen zu achten. Nur so können gesättigte Lösungen um den Arzneistoff herum, die den Zutritt weiterer Lösungsmitteln verhindern, vermieden werden. Das sich hier als weniger gut wasserlösliche Substanz anbietende Calciumhydrogenphosphat zeigt eine deutliche Abrasionsneigung an den Tablettierwerkzeugen.

Im Falle der Trockengranulation ist bei der Hilfsstoffauswahl ganz besonders auf deren *Aggregiereigenschaften* sowie deren Reproduzierbarkeit von Substanzcharge zu Substanzcharge zu achen.

Die *Mischqualität* von Pulvern hängt von Teilchengröße, -form und -dichte der einzelnen Komponenten ab. Diese Parameter sollten bei der Auswahl richtig aufeinander abgestimmt werden.

Eine besonders wichtige Rolle bei der Feuchtgranulierung spielt die richtige Auswahl und Verarbeitung des *Bindemittels*.[196-200]

Entscheidend für die Granulatparameter Schütt- und Stampfvolumen, Teilchengrößenspektrum und Rieselfähigkeit ist die Art der Formgebung bei Feuchtgranulaten. Mit Raspeln z. B. lassen sich nicht nur feuchtere Massen verarbeiten als mit Siebmaschinen, es entstehen dabei auch unterschiedliche Granulate. Eine weitere Beeinflussung obiger Granulatparameter läßt sich durch qualitative und quantitative Unterschiede zwischen Feuchtgranulierung und einer späteren Trockensiebung erzielen. Analoges gilt für die Zerkleinerung von Schülpen bzw. Briketts bei der Trockengranulierung.

Die bereits schon erwähnten *Meßkriterien* im Laufe der Granulatentwicklung sind auch durch Messungen an der endgültigen Darreichungsform, wie z. B. Tabletten, zu ergänzen.

Speziell für die Entwicklung ist es wichtig, neben qualitativen auch quantitative Einflüsse auf die Granulateigenschaften zu untersuchen. So werden z. B. Meßreihen mit unterschiedlichen Bindemittelkonzentrationen, Granulierflüssigkeitsmengen und Befeuchtungsgeschwindigkeiten aufgestellt. Der Einfluß der Feuchte z. B. auf Fließfähigkeit und Arzneistofffreisetzung von Granulaten läßt sich durch Korrelation der Sorptionsisotherme mit diesen Eigenschaften ermitteln (→ Kap. 4,6).

Auch auf unterschiedliche Feuchte getrocknete Granulate werden mit ihrer Verpreßbarkeit korreliert. Diese Versuche zeigen gleichzeitig, ob und wie leicht sich ein Granulat über ein Optimum hinaus trocknen läßt.

Stellt das Granulat die endgültige Darreichungsform dar, so gehört zur Granulatentwicklung auch die Auswahl des oder der geeignetsten *Packmittel*. In diesen Packmitteln werden in der Regel auch vergleichende *Stabilitätsprüfungen* zwischen mehreren in die engere Wahl genommenen Rezepturen bzw. mit der ausgewählten Granulatrezeptur ausgeführt.

Beispiel eines Trinkgranulates für Kinder[212]

Zusammensetzung

(1) Paracetamol, feines Pulver	50,0 g
(2) Saccharose, gemahlen	120,7 g
(3) Crospovidone, mikronisiert	100,0 g
(4) Aspartam	7,0 g
(5) Orangenaroma	5,0 g
(6) Erdbeeraroma	5,0 g
(7) Povidone K 30	12,0 g
(8) Ethanol 96 % (V/V)	75,0 g
(9) Riboflavin	0,3 g

Herstellung. Die Substanzen (1) bis (4) werden miteinander gemischt, mit der Lösung aus (7) in (8) gleichmäßig befeuchtet und granuliert. Dem getrockneten und gesiebten Granulat wird (5), (6) und (9) zugemischt.

Anwendung. 1,5 g Granulat ($\hat{=}$ 250 mg Paracetamol) werden in ein Glas Wasser gegeben und umgerührt.

Entwicklung von Tabletten

Auf Basis der Resultate bei der Charakterisierung des Arzneistoffes und der Auswahl geeigneter Hilfsstoffe sowie von Firmen-, Markt- und Behördenvorgaben ist zu entscheiden:

- die Art der zu entwickelnden Tablette, ob z. B. eine „normale" Tablette oder eine Kautablette angestrebt wird und mit welcher Freigabecharakteristik,
- das Herstellungsverfahren, ob z. B. eine Direkttablettierung oder eine Granulierung eingesetzt werden soll,
- das Aussehen der Tablette, wodurch Größe, Form, Prägung und Teilkerbe festgelegt werden.

Formulierung von direkttablettierbaren Tabletten
Das Hauptaugenmerk ist hier auf die richtige Definition der physikalischen Eigenschaften der einzelnen Tablettenkomponenten und deren Reproduzierbarkeit von Charge zu Charge zu legen.
Die qualitative und quantitative *Hilfsstoffauswahl* erfolgt vor allem unter den Optimierungsgesichtspunkten von Verpreßbarkeit, Arzneistofffreisetzung, Fließeigenschaften, Arzneistoffverteilung und Schmier- und Formentrennwirkung.
Die *Verpreßbarkeit* hängt wesentlich von Füllstoffen, Trockenbindern und der richtigen Mischungsfeuchte ab. Gemessen wird sie durch Korrelation von Preßdruck mit Härte bzw. Friabilität und dies möglichst bei verschiedenen Tablettiergeschwindigkeiten.
Von Einfluß auf die *Arzneistofffreisetzung* - eine entsprechende Auflösegeschwindigkeit des reinen bzw. vorbehandelten Arzneistoffes vorausgesetzt - ist vor allem ein richtiges Mischungsverhältnis von gut und weniger gut wasserlöslichen Tablettenbestandteilen. Der Tablettenzerfall, der bei den meisten Tabletten die Voraussetzung für die Arzneistofffreisetzung ist, kann durch Zerfallsbeschleuniger beeinflußt werden. Als entwicklungsbegleitende Messungen werden Preßdruck bzw. Preßkraft mit Zerfallszeit, Arzneistofffreisetzung und Härte korreliert: Erstrebenswert

ist i. allg. eine weitgehende Unabhängigkeit der Arzneistofffreisetzung bzw. der Zerfallszeit vom Abpreßdruck.
Die *Fließeigenschaften* einer preßfertigen Mischung bilden die Voraussetzung für eine gute Massenkonstanz von Tabletten. Sie werden u. a. von Kornspektrum, Teilchenform, FST-Zusätzen und Feuchte der Mischung beeinflußt. Die praxisnächste Messung von Fließeigenschaften erfolgt über die Bestimmung der Masse einzelner Tabletten.

Kleben bzw. mangelnde *Schmiereigenschaften* lassen sich häufig durch FST-Zusätze, Feuchtesenkung, entsprechende Wahl von Stempelform bzw. Gravuren und Korngrößenspektrum beeinflussen. Meßtechnisch erfaßt werden diese beiden Mängel über die Ausstoßkraft sowie die Abstreifkraft der Tabletten auf Tablettiermaschinen.
Die optimale Arzneistoffverteilung in der zu verpressenden Masse wird durch Mischart und -dauer, die richtige Wahl von Teilchengröße und -form der Mischungsbestandteile untereinander sowie deren Dichteverhältnis zueinander erreicht.
Zusammenfassende Literatur und Rezepturbeispiel für Direkttablettierung s.[201].

Formulierung von Tabletten aus Granulaten
Die wichtigsten Eigenschaften von Tablettengranulaten lassen sich mit endgültiger Sicherheit erst während bzw. nach der Verpressung erfassen: Es sind dies die Verpreßbarkeit, Klebe- und Schmiereigenschaften sowie Massenkonstanz, Härte, Zerfallszeit und Arzneistofffreisetzung der gepreßten Tabletten. Die Messung und Bewertung dieser Parameter erfolgt analog den direkttablettierten Tabletten.
Die Verpreßbarkeit von Granulaten wird durch die qualitative und quantitative Auswahl des Bindemittels, aber auch von Füllstoffen beeinflußt. Feuchte, Korngrößenspektrum und vor allem die Herstellungsweise des Granulates sind ebenfalls für die Preßeigenschaften sehr wichtig.
Die Herstellungsweise der Granulate ist auch entscheidend für die *Arzneistofffreisetzung.* Letztere wird außerdem noch durch die unter Direkttablettierung genannten Parameter beeinflußt.
Schmier- und Zerfallseigenschaften von Tabletten aus Granulaten lassen sich besonders intensiv durch die Wahl der Nachmischung steuern. Bei FST-Mitteln ist dabei neben deren Art und Menge auch auf die richtige Mischweise und -dauer zu achten: Es darf weder „Nester" geben noch darf durch zu intensives Mischen viel FST-Mittel in den Poren der Granulate verschwinden. Bei Ermittlung der optimalen FST-Menge ist die zu erwartende Schwankung der Granulatoberfläche von Charge zu Charge bzw. durch Übertragung auf andere Geräte zu berücksichtigen.[202] Literatur über Schmiermittelauswahl s.[203].

Entwicklungsspezifische Untersuchungen
Bereits mehrfach erwähnt wurden die Korrelationen zwischen Preßdruck und wichtigen Tablettiereigenschaften wie Friabilität, Zerfallszeit und Arzneistofffreisetzung.[204,205] Diese Untersuchungen sind zur Ermittlung von Bandbreiten der betreffenden Rezeptur auch möglichst bei unterschiedlichen Preßgeschwindigkeiten durchzuführen.

Unter dem Gesichtspunkt der integrierten Stabilitätsprüfung erfolgt eine weitere Reihe von Untersuchungen während der Tablettenentwicklung. Lassen Informationen aus der Präformulierungsphase chemische Arzneistoffveränderungen während einzelner Formulierungsschritte erwarten, dann sind entsprechende Untersuchungen in die Entwicklung mit aufzunehmen. Aber auch, wenn man aufgrund der Vorkenntnisse mit keiner chemischen Arzneistoffveränderung zu rechnen ist, sollte auf jeden Fall auf Instabilität physikalischer Eigenschaften der Tabletten geprüft werden. Mit Hilfe gezielter Sorptionsversuche[206] kann recht einfach und praxisnah auf Empfindlichkeiten von Tabletten gegenüber dem wichtigsten Einflußparameter, nämlich der *Feuchte*, systematisch geprüft

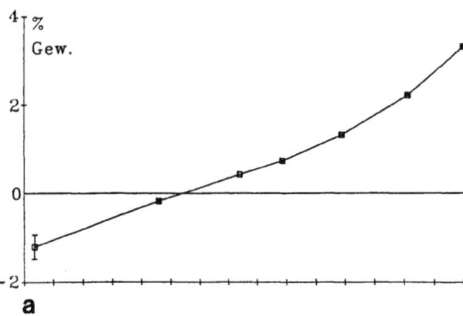

a

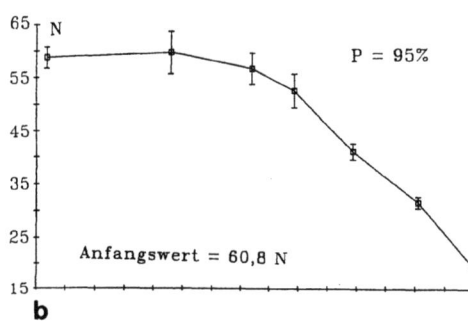

b

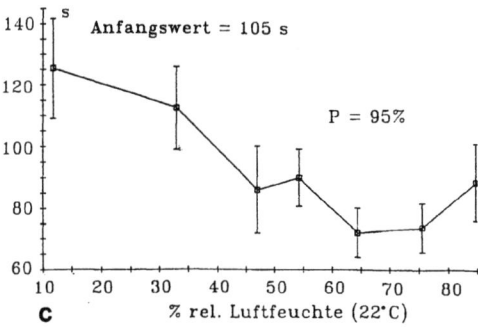

c   % rel. Luftfeuchte (22°C)

Abb. 4.195 a–c. Wassersorption einer Tablettenrezeptur und die damit verbundenen Tablettenveränderungen. Tabletten werden gleichzeitig bei unterschiedlichen relativen Luftfeuchten isotherm bis zur Gewichtskonstanz gelagert: Veränderungen von a Gewicht (%), b Härte (N) und c Zerfallszeit (s) gegenüber dem Anfangswert werden gegen die relative Luftfeuchte (22 °C) aufgetragen

werden. Dazu wird die Soptionsisotherme der betreffenden Tabletten erstellt und diese mit den sich während der Äquilibrierungsphase eingestellten physikalischen Veränderungen korreliert. Nach wenigen Wochen weiß man auf diese Art, welche Veränderungen in bezug auf Aussehen, Härte, Friabilität, Zerfallszeit und Arzneistofffreisetzung nach Lagerung bei einer bestimmten relativen Luftfeuchte bzw. nach Aufnahme oder Abgabe einer bestimmten Feuchtemenge zu erwarten sind (Abb. 4.195).
Wie bei den Granulaten schon beschrieben, gehört zur galenischen Entwicklung auch die Auswahl der geeigneten *Packmittel.* Sie erfolgt u. a. auch unter Stabilitätsgesichtspunkten.

Beispiel einer wäßrig granulierten Tablette

Zusammensetzung	
Arzneistoff, Pulver	50,0 mg
Lactose-Monohydrat, Pulver	148,0 mg
Maisstärke	39,0 mg
Aerosil 200	1,9 mg
Magnesiumstearat	1,1 mg
Gesamt	240,0 mg

Herstellung. Je 3 mg Maisstärke/Tablette werden in die 10fache Menge an Wasser von Raumtemperatur eingerührt und die Dispersion zum Sieden erhitzt (= Granulierflüssigkeit). Nach Mischen von Arzneistoff, Lactose-Monohydrat, der restlichen Maisstärke und dem Aerosil in einem Mischergranulierer wird die Granulierflüssigkeit von ca. 80 °C zugemischt. Die so erhaltene feuchte Masse wird granuliert, nötigenfalls durch 3 mm Maschenweite gesiebt, in einem Wirbelschichttrockner getrocknet und anschließend nochmals gesiebt. Dem trockenen Granulat wird das Schmiermittel zugesetzt (= preßfertige Mischung). Aus dieser Mischung werden biplane, runde Tabletten von 9 mm Durchmesser mit Facette und einseitiger Teilkerbe gepreßt.

Anmerkung. Die vorliegende Feuchtgranulation eignet sich, ggf. nach stärkerem Verdünnen der Granulierflüssigkeit, auch für die Herstellung in einem Wirbelschichtgranulierer.

Entwicklung von überzogenen Tabletten

Unter Berücksichtigung der Eigenschaften des Kerns, des vorgesehenen Freigabeortes, der angestrebten Arzneistofffreisetzung, der Ergebnisse aus der Präformulierungsphase sowie Vorgaben der Firma, des Marktes und von Behörden ist der in Frage kommende Überzug auszuwählen. Dazu gehört je nach Gegebenheiten auch die Festlegung des Herstellungsverfahrens und der dazu vorgesehenen Geräte bis hin zur Klärung der Frage, ob im Falle eines Filmüberzuges dieser in Lösungsmittel dispergiert werden muß oder ob eine Verarbeitung im wäßrigen Milieu möglich ist.

Hilfsstoffe

Bei Dragées und Dünnschichtdragées kann häufig auf vorhandene „Standardrezepturen" zurückgegriffen werden. Damit sind auch die einzelnen Hilffstoffe festgelegt. Die eigentliche Entwicklung beschränkt sich in diesen Fällen auf eine eventuelle Kernisolierung und die Ermittlung der optimalen Hüllendicke. Weit stärker ist während der Entwicklung von *Filmtabletten* das richtige Zusammenspiel zwischen Kern und Hülle zu berücksichtigen. Abgesehen von der Feuchteeinstellung des Kerns je nach Guttemperatur während der kontinuierlichen Auftragung der Filmdispersion und ihre Folgen für die mechanischen Eigenschaften des Kerns kann es zur Wanderung von Weichmachern aus der Hülle in den Kern und umgekehrt von Substanzen des Kerns in die Hülle kommen. Der Kern kann oberflächlich beim Überziehen negativ verändert werden, d. h. er wird unansehnlich, Gravuren werden verschmiert u. ä. Beim Aufziehen lösungsmittelhaltiger Filmdispersionen besteht stets die Gefahr, daß störende Lösungsmittelreste in der fertigen Filmtablette verbleiben.

Schon quantitativ geringe Änderungen der Filmzusammensetzung können z. T. große Veränderungen nach sich ziehen: Eine Erhöhung des Pigmentanteils kann dem erwünschten Farbeffekt eine zwangsläufige Erhöhung des notwendigen Weichmacher-/Schmiermittelanteils und damit eine Veränderung der Filmfreigabecharakteristik bewirken. Daneben können noch Probleme durch verändertes Aussehen von Prägungen auftreten.

Literatur über Entwicklung magensaftresistenter Überzüge s.[211].

Formulierungsarbeiten mit Filmüberzügen

Da aussagefähige Dragierversuche sehr zeitaufwendig sind und viele Kerne benötigt werden, sollte sich der Entwickler vor Reihenversuchen stets fragen, was durch entsprechende Modellversuche eingespart werden kann. Vor diesem Hintergrund erweisen sich Versuche mit isolierten Filmen als durchaus sinnvoll.[200,207-210]

Vor Aufbringen des eigentlichen Filmüberzuges auf den Kern kann eine Kernabdeckung nötig sein. Sie dient entweder dem Schutz von Kern oder Hülle oder soll einen entsprechenden farblichen Untergrund schaffen. Diese Abdeckung muß sich gut mit dem eigentlichen Film verbinden und darf seine Funktion nicht beeinträchtigen.

Wie bei den vorangegangenen galenischen Entwicklungen beschrieben, genügt es auch bei Filmüberzügen nicht, nur qualitativ-quantitativ optimale Hilfsstoffzusammensetzungen zu ermitteln. Viel mehr müssen auch die Bandbreiten der einzelnen Verfahrensschritte bestimmt werden. Dazu werden zum einen verschiedene Filmdicken mit den daraus resultierenden relevanten Meßdaten wie Resistenz- und Freigabezeit oder Aussehen von Gravuren korreliert. Zum anderen werden wichtige Prozeßparameter wie Guttemperatur beim kontinuierlichen Sprühen, Zulufttemperatur und Zuluftmenge, Sprühgeschwindigkeit und Kesseldrehzahl mit produktspezifischen Qualitätsmerkmalen verknüpft.

Stehen zu Ende einer Entwicklung mehrere *Rezepturen zur Auswahl,* dann entscheidet ggf. eine Stabilitätsprüfung über die endgültige Rezeptur. Diese Prüfung bietet gleichzeitig auch die Möglichkeit, verschiedene in Frage kommende *Packmittel* vergleichend zu testen.

Rezepturbeispiele für

- Sirupe zum Andecken,[213]
- Andeck- oder Einstreupulver,[213]
- Massesirupe,[214]
- Pigment- und Farbsirupe,[214]
- Polier- und Glanzlösungen.[215]

Beispiel eines geschmackabdeckenden und vor Licht schützenden Filmüberzuges[216]

Zusammensetzung der Filmdispersion

Pharmacoat 606	7 Teile
Gelb-Orange, Sunset Yellow Al Lake und TiO_2	3,5 Teile
Macrogol 6000	0,7 Teile
Macrogol 600	0,7 Teile
Wasser	93 Teile

Dragierbedingungen

Dragiergerät	Accela-Cota 48"
Ansatzgröße	100 kg
Zulufttemperatur	60 °C
Ablufttemperatur	40 bis 44 °C
Sprühmenge	300 bis 330 ml/min
Zerstäuberluft	5,5 kg/cm²
Kesseldrehzahl	5,5 U/min
Filmmenge	ca 1,5 % des Kerngewichtes

Beispiel eines magensaftresistenten Filmüberzuges[217]

Zusammensetzung der Filmdispersion

Eudragit L 30 D	533 Teile
Macrogol 6000	16 Teile
Talcum	16 Teile
Antischaumemulsion	1 Teil
Wasser	434 Teile

Herstellung der Filmdispersion. Zunächst wird Macrogol (PEG) 6000 in einem Teil des Wassers als 10%ige Lösung zubereitet und dann zusammen mit Talcum und der Antischaumemulsion (Siliconemulsion) zum restlichen Wasser gegeben. Diese Suspension wird fein dispergiert (Ultra-Turrax, Zahnkolloidmühlen, Kugelmühlen) und kurz vor der Verarbeitung unter Rühren in die Eudragit-L-30-D-Dispersion eingegossen. Nach Filtration durch ein 0,1-mm-Sieb sollte die Lacksuspension auch während des Sprühprozesses leicht gerührt werden.

Dragierbedingungen

Dragiergerät	Brucks V2 A, 35 cm Kesseldurchmesser
Ansatzgröße	3 kg (Tabletten von 8 mm Durchmesser und schwacher Wölbung)
Zulufttemperatur	50 °C kontinuierlich
Sprühmenge	10 g/min kontinuierlich
Zerstäuberluft	50 kPa (0,5 bar)
Guttemperatur	ca. 30 °C
Kesseldrehzahl	40 U/min
Nachtrocknung	6 h bei 40 °C im Umluftschrank

Besondere Hinweise. Wäßrige Dispersionen sind, ähnlich wie kolloidale Systeme, gegen verschiedene Einflüsse empfindlich. Zur Koagulation kann es durch Elektrolyte, pH-Änderungen, organische Lösungsmittel, Schaumbildung, Wärme- und Frosteinwirkung, feinverteilte Pigmente sowie starke Schergefälle in schnellaufenden Rührern und Mühlen kommen. Zur Förderung von Eudragit L 30 D sollten keine Kolben- oder Zanradpumpen verwendet werden. Eine ausgesprochene Unverträglichkeit besteht auch zwischen Eudragit L 30 D und Magnesiumstearat.

Beispiel eines Ethylcelluloseüberzuges[218]

Zusammensetzung der Filmdispersion (= Aquacoat ECD 30)	
Ethylcellulose	ca. 26,3%
Cetylalkohol	ca. 2,4%
Natriumlaurylsulfat	ca. 1,3%
Dimethylpolysiloxan	q. s.
Wasserlösliches Polymer[a]	q. s.
Sebacinsäuredibutylester[a]	q. s.

[a]nicht Bestandteil von Aquacoat; erhöht Freisetzungsgeschwindigkeit.

Herstellung der Filmdispersion. Wasserlösliches Polymer und Sebacinsäuredibutylester werden Aquacoat zugemischt und die Mischung 30 min bei 400 U/min gerührt.

Dragierbedingungen	
Dragiergerät	Aeromatic, Muttenz, Strea I
Ansatzgröße	200 bis 300 g Pellets von 1,0 bis 1,25 mm Durchmesser
Sprühdruck	0,04 bis 0,06 MPa
Sprühgeschwindigkeit	3 g/min (1 g/min zu Anfang)
Sprühzeit	40 bis 60 min
Guttemperatur	≤ 45 °C

Nachbehandlung. 1 Stunde Lagerung bei Temperaturen, die 10 °C über Mindestfilmbildetemperatur liegen.

Abschluß der galenischen Entwicklung

Die unter dem Gesichtspunkt von Verfahrenstechnik, Bioverfügbarkeit und Vorstabilität schließlich ausgewählte Rezeptur eines Granulates, einer Tablette oder einer überzogenen Tablette wird als Herstellungsvorschrift dokumentiert. Diese Vorschrift bildet zusammen mit den Entwicklungsvorgaben sowie einem Entwicklungsbericht die Basis für die Rezepturübertragung in den Betriebsmaßstab. Der Bericht sollte die angewandten Meßmethoden, ermittelte Bandbreiten, Stabilitätsaussagen sowie Informationen über *veranlaßte Aktivitäten*, wie z. B. Langzeitstabilitätsprüfungen, enthalten.

Nach dieser Vorschrift können erste Klinikmuster gefertigt werden. Sie dient ebenfalls zur Herstellung von Mustern für Langzeitstabilitätsprüfungen.

Literatur

1. DAB 9, S. 1347
2. DAB 9, S. 1349
3. Catellani P, Vaona G, Plazzi P, Colombo P (1988) Acta Pharm Technol 34/1:38-41
4. Lehmann K, Petereit HU (1988) Acta Pharm Technol 34/4:189-190
5. DAB 9, S. 1348
6. Schmidt PC, Christin I (1990) Pharmazie 45/2:89-101
7. Lachman L, Lieberman HA, Kanig IL (1986) The Theory and Practice of Industrial Pharmacy, 3rd. ed., Lea & Febiger, Philadelphia, p. 328-329,333,343
8. AB-DDR, Arzneizubereitungen 5.0.1./XIV
9. Lieberman HA, Lachman L, Schwartz JB (1989) Pharmaceutical Dosage Forms: Tablets, Vol. 1, Dekker, New York Basel, p. 367-417
10. Lieberman HA, Lachman L, Schwartz JB (1989) Pharmaceutical Dosage Forms: Tablets, Vol. 1, Dekker, New York Basel, p. 419-582
11. Lieberman HA, Lachman L, Schwartz JB (1989) Pharmaceutical Dosage Forms: Tablets, Vol. 1, Dekker, New York Basel, p. 354-359
12. Jonsson UE (1987) Drugs Suppl. 4:26-31
13 Parrot EL (1988) Drug Dev Ind Pharm 14/8:1013-1021
14. Lieberman HA, Lachman L, Schwartz JB (1989) Pharmaceutical Dosage Forms: Tablets, Vol. 1, Dekker, New York Basel, p. 359-360
15. Lieberman HA, Lachman L, Schwartz JB (1989) Pharmaceutical Dosage Forms: Tablets, Vol. 1, Dekker, New York Basel, p. 247-284
16. Moldenhauer H, Kala H, Zessin G, Dittgen M (1980) Pharmazie 35/11:714-726
17. Watt PR (1988) Tablet Machine Instrumentation in Pharmaceutics. Principle and Practice, Horwood, New York Chichester Brisbane Toronto
18. Hoblitzell JR, Rhodes CT (1985) Pharm Int 2:45-50
19. Parrot EL (1990) Compression. In: Lieberman HA, Lachman L, Schwartz JB (eds.) Pharmaceutical Dosage Forms: Tablets, Vol. 2, Dekker, New York Basel, p. 201-243
20. Dürr M, Hanssen D, Harwalik H (1972) Pharm Ind 34/11a:905
21. Nelson E, Naqui SM, Busse LW, Higuchi T (1954) J Am Pharm Ass Sci Ed 43/10:596-602
22. Müller BW, Steffens KJ, List PH (1981) Pharm Ind 43/7:665-671
23. Steffens KJ (1978) Dissertation, Universität Marburg
24. Walz M (1988) Dissertation, Universität Heidelberg
25. Miller TA, York P (1988) Int J Pharm 41:1-19
26. Mitrevej A, Augsburger LL (1980) Drug Dev Ind Pharm 6/4:331-377
27. Fischer W (1989) Dissertation, Universität Bonn
28. Neuhaus J (1985) Dissertation, Universität Bonn
29. Caspar U (1983) Dissertation, Universität Bonn
30. Hiestand EN, Well JE, Plot CB, Ochs JF (1977) J Pharm Sci 66:510-519
31. Caramella C, Colombo P, Conte U, La Manna A (1987) Drug Dev Ind Pharm 13/12:2111-2145
32. Kanig JL, Rudnic EM (1984) Pharm Technol 4:52-63
33. Hüttenrauch R (1983) Pharmazie 38:198-199
34. Kala H, Moldenhauer H, Giese R, Kedvessy G, Selmeczi B, Pintye-HK (1981) Pharmazie 36/12:833-838
35. Kopp S (1986) Dissertation, Universität Tübingen
36. Hanssen D, Führer C, Schäfer B (1970) Pharm Ind 32/2:97-101
37. Müller BW (1965) Pharm Ind 34/12:972-976
38. Junginger H (1976) Pharm Ind 38/8:724-728

39. Armstrong NA, Cham TM (1987) Changes in the particle size and size distribution of two pharmaceutical powders with dissimilar compation mechanisms under compaction. In: Rubinstein MH (ed.) Pharmaceutical Technology, Tabletting Technology, Vol. 1, Horwood, Chichester, p. 145-156

40. Hüttenrauch R (1978) Acta Pharm Technol Suppl 6: 55-127

41. Hüttenrauch R (1988) Acta Pharm Technol 34/1:1-10

42. Hüttenrauch R (1983) Pharm Ind 45/4:435-440

43. Lieberman HA, Lachman L, Schwartz JB (1989) Pharmaceutical Dosage Forms: Tablets, Vol. 1, Dekker, New York Basel, p. 195-246

44. Lieberman HA, Lachman L, Schwartz JB (1989) Pharmaceutical Dosage Forms: Tablets, Vol. 1, Dekker, New York Basel, p. 203-214

45. Armstrong NA (1986) Manufact Chem 12:29,31

46. Sheffield Products (1988) Manufact Chem 12:57

47. Fiedler HP (1989) Lexikon der Hilfsstoffe für Pharmazie, Kosmetik und angrenzende Gebiete, Bd. 1 und 2, Editio Cantor, Aulendorf

48. The Pharmaceutical Society of Great Britain (1986) Handbook of Pharmaceutical Excipients, 1 Lambeth High Street, London

49. Ciba-Geigy, Hoffmann-La Roche, Sandoz (1974) Katalog pharmazeutischer Hilfsstoffe, Deutscher Apotheker-Verlag, Stuttgart

50. Vromans H, De Boer AH, Bolhuis GK, Lerk CF (1985) Acta Pharm Suec 22:163-172; (1986) 23:217-230,231-240

51. Whiteman M, Yarwood RJ (1988) Drug Dev Ind Pharm 14/8:1023-1040

52. Lieberman HA, Lachman L, Schwartz JB (1989) Pharmaceutical Dosage Forms: Tablets, Vol. 1, Dekker, New York Basel, p. 205-207

53. Alderborn G (1985) Acta Pharm Suec 22/4: 177-184, I-XIV

54. Schmidt PC, Vortisch W (1987) Pharm Ind 49/5:495-503

55 Lieberman HA, Lachman L, Schwartz JB (1989) Pharmaceutical Dosage Forms: Tablets, Vol. 1, Dekker, New York Basel, p. 208-209

56. Debord B, Lefebre C, Guyot-Hermann AM, Hubert J, Bouché R, Guyot JC (1987) Drug Dev Ind Pharm 13/9-11:1533-1546

57. Schepky G, DOS 16 67 921, Anmeldungstag 12.01.1968

58. Lieberman HA, Lachman L, Schwartz JB (1989) Pharmaceutical Dosage Forms: Tablets, Vol. 1, Dekker, New York Basel, p. 207-208

59. Lieberman HA, Lachman L, Schwartz JB (1989) Pharmaceutical Dosage Forms: Tablets, Vol. 1, Dekker, New York Basel, p. 208

60. Parrot EL (1989) Drug Dev Ind Pharm 15/4:651-583

61. Reier GE, Shangraw RF (1966) J Pharm Sci 55/5:510-514

62. Doelker E, Mordier D, Iten H, Humbert-Droz P (1987) Drug Dev Ind Pharm 13/9-11:1847-1875

63. Lieberman HA, Lachman L, Schwartz JB (1989) Pharmaceutical Dosage Forms: Tablets, Vol. 1, Dekker, New York Basel, p. 210-213

64. Pesonen T, Paronen P (1987) Evaluation of a new cellulose material as a binding agent for the direct compression of tablets. In: Rubinstein MH (ed.) Pharmaceutical Technology, Tabletting Technology, Vol. 1, Horwood, Chichester, p. 99-112

65. Doelker E, Gurny G, Mordier D, Hart JP, Rees JE, Aulton ME (1987) Acta Pharm Suec 24/2:68-69

66. Rabach H (1980) Dissertation, Universität Hamburg

67. Paronen P (1987) Heckel plots as indicators of elastic properties of pharmaceuticals. In: Rubinstein MH (ed.) Pharmaceutical Technology, Tabletting Technology, Vol. 1, Horwood, Chichester, p. 139-144

68. Lieberman HA, Lachman L, Schwartz JB (1989) Pharmaceutical Dosage Forms: Tablets, Vol. 1, Dekker, New York Basel, p. 243-246

69. Lieberman HA, Lachman L, Schwartz JB (1989) Pharmaceutical Dosage Forms: Tablets, Vol. 1, Dekker, New York Basel, p. 209-210

70. Gordon MS, Chowhan ZT (1987) J Pharm Sci 76/12:907-909

71. Sekulovic D, Zajic L, Nikitovic L, Radovanovic N, Vaskovic M (1988) Pharmazie 43/2:139

72. Ponchel G, Duchene D (1990) Drug Dev Ind Pharm 16/4:613-628

73. Chang Sheen P, Il Kim S (1989) Drug Dev Ind Pharm 15/3:401-414

74. Gould PL, Tan SB (1985) Drug Dev Ind Pharm 11/9,10:1819-1836; (1986) 12/11-13:1929-1945

75. Gissinger D, Stamm A (1980) Pharm Ind 42/2:189-192

76. Dawoodbhai SS, Chueh HR, Rodes CT (1987) Drug Dev Ind Pharm 13/13:2441-2467

77. Williams RO, McGinity IW (1987) A study of the influence of magnesium stearate or talc on the compaction properties of direct compression excipients using tableting indices. In: Rubinstein MH (ed.) Pharmaceutical Technology, Tabletting Technology, Vol. 1, Horwood, Chichester, p. 157-165

78. Reisen P (1987) Dissertation, Universität Kiel

79. Bauer KH, Frömming KH, Führer C (1986) Pharmazeutische Technologie, Thieme, Stuttgart New York, S. 382

80. List PH (1985) Arzneiformenlehre, 4. Aufl., Wissenschaftliche Verlagsgesellschaft, Stuttgart, S. 75

81. Gruber P, Gläsel VI, Klingelhöller W, Liske T (1988) Pharm Ind 50/7:839-845

82. Staniforth IN, Cryer S. Ahmed HA, Davies SP (1989) Drug Dev Ind Pharm 15/14-16:2276-2294

83. Drescher W (1988) Dissertation, Universität Freiburg

84. Masilungan FC, Kraus KF (1989) Drug Dev Ind Pharm 15/11:1771-1778

85. Bateman SD, Rubinstein MH, Thacker HS (1989) J Pharm Pharmacol Suppl 12:32 P

86. Hinsch J, Mielck JB (1978) Pharm Ind 40:971-973

87. Schmidt PC, Tenter U, Hocke J (1986) Pharm Ind 48/2:1552-1553

88. Wiederkehr-von Vincenz C, Soliva M, Speiser P (1977) Pharm Ind 39/7:722-726

89. Lachman L, Lieberman HA, Kanig IL (1986) The Theory and Practice of Industrial Pharmacy, 3rd. ed., Lea & Febiger, Philadelphia, p. 89-95

90. Korsch W (1980) Swiss Pharma 2 4:28-33

91. Hager M (1989) Pharmaceutical Manufacturing International, Sterling, London, p. 165-166

92. Poska RP, Glasscock JF, Badalamenti AI, Magerlein DB, Magerlein IM (1989) Pharm Technol Int 11/12:33-34,39-44

93. Seibt Pharma Technik 90 (1989) Seibt, München

94. Lieberman HA, Lachman L, Schwartz JB (1990) Pharmaceutical Dosage Forms: Tablets, Vol. 2, Dekker, New York Basel, p. 571-608

95. Lieberman HA, Lachman L, Schwartz JB (1990) Pharmaceutical Dosage Forms: Tablets, Vol. 2, Dekker, New York Basel, p. 317-348

96. Feltkamp H, Fuchs P, Sucker H (1983) Pharmazeutische Qualitätskontrolle, Thieme, Stuttgart New York, S. 685-715

97. Müller A, Moll F (1983) Acta Pharm Technol 29/3:195-203, (1985) 31/4:224-229

98. DAB 9, S. 104-105

99. BP 88, Vol. II, p. 893

100. Helv VII
101. AB-DDR, Arzneizubereitungen, 21.02./XIV
102. USP XXII, p. 1617-1618
103. Wollish EG, Mlodozeniec AR (1982) Pharm Technol 6:49
104. DAB 9, S. 101-102
105. BP 88, A 141
106. Helv VII, V.5.1.1
107. Schepky G (1986) Stabilisierung von physikalischen Eigenschaften fester Arzneiformen. In: Essig D, Hofer J, Schmidt PC, Stumpf H (Hrsg.) Stabilisierungstechnologie - Wege zur haltbaren Arzneiform, Wissenschaftliche Verlagsgesellschaft, Stuttgart, S. 45
108. DAB 9, S. 105,1347
109. BP 88, p. 892
110. Lord AG (1987) Pharm Technol 9:64-70
111. AB-DDR, Arzneizubereitungen, 21.0.4./XIV
112. AB-DDR, Arzneizubereitungen, 21.0.3./XIV
113. DAB 9, S. 107-109
114. Helv VII, V.5.4
115. Herzfeldt CD (1981) 126:1494-1500; (1982) 127:1393-1397; (1983) 128:581-591; (1984) 129:736-746,2966-2971
116. Koch HP (1984) Pharm Acta Helv 59:98-105,130-139,178-190
117. DAB 9, S. 1348
118. BP 88, p. 893
119. Sam AP, Middelbeek E, Baaijens L (1987) Acta Pharm Suec 24/2:83
120. AB-DDR, Arzneizubereitungen, 28.0.1./XIV
121. Bauer KH, Frömming KH, Führer C (1986) Pharmazeutische Technologie, Thieme, Stuttgart New York, S. 392
122. Hermann E, Lundgaard H (1959) Farmaceutisk Tidende 69/47:755
123. Bauer KH, Frömming KH, Führer C (1986) Pharmazeutische Technologie, Thieme, Stuttgart New York, S. 386
124. USP XXII, p. 1696
125. USP XXII, p. 1858
126. Lieberman HA, Lachman L, Schwartz JB (1989) Pharmaceutical Dosage Forms: Tablets, Vol. 1, Dekker, New York Basel, p. 108-110
127. Lieberman HA, Lachman L, Schwartz JB (1989) Pharmaceutical Dosage Forms: Tablets, Vol. 1, Dekker, New York Basel, p. 110-116
128. DAB 9, S. 1348
129. Bauer KH, Lehmann K, Osterwald HP, Rothgang G (1988) Überzogene Arzneiformen, Wissenschaftliche Verlagsgesellschaft, Stuttgart, S. 35
130. DAB 9, S. 1349
131. Koch, Ritschel (1986) Synopsis der Biopharmazie und Pharmakokinetik, ecomed, Landsberg München, S. 40
132. Pfeifer, Pflegel, Borchert (1984) Grundlagen der Biopharmazie, Verlag Chemie, Weinheim
133. Healey JNC (1989) Enteric Coatings and Delayed Release. In: Drug Delivery to the Gastrointestinal Tract, Horwood, Chichester, p. 86
134. Bauer KH, Lehmann K, Osterwald HP, Rothgang G (1988) Überzogene Arzneiformen, Wissenschaftliche Verlagsgesellschaft, Stuttgart, S. 35ff.
135. Bauer KH, Lehmann K, Osterwald HP, Rothgang G (1988) Überzogene Arzneiformen, Wissenschaftliche Verlagsgesellschaft, Stuttgart, S. 71ff.
136. Healey JNC (1989) Enteric Coatings and Delayed Release. In: Drug Delivery to the Gastrointestinal Tract, Horwood, Chichester, p. 83-96
137. Schepky G (1986) Stabilisierung von physikalischen Eigenschaften fester Arzneiformen. In: Essig D, Hofer J, Schmidt PC, Stumpf H (Hrsg.) Stabilisierungstechnologie, Paperback APV, Bd. 15, Wissenschaftliche Verlagsgesellschaft, Stuttgart, S. 60
138. Schepky G (1986) Stabilisierung von physikalischen Eigenschaften fester Arzneiformen. In: Essig D, Hofer J, Schmidt PC, Stumpf H (Hrsg.) Stabilisierungstechnologie, Paperback APV, Bd. 15, Wissenschaftliche Verlagsgesellschaft, Stuttgart, S. 45
139. Flaig E (1983) Acta Pharm Technol 29/1:51-61
140. Bauer KH, Lehmann K, Osterwald HP, Rothgang G (1988) Überzogene Arzneiformen, Wissenschaftliche Verlagsgesellschaft, Stuttgart, S. 170-173
141. Schneider H, Speiser P (1968) Acta Pharm Helv 43:399ff.
142. Bauer KH (1977) Pharm Ind 39/2:149-156, 3:268-270
143. Rothe W, Groppenbächer G (1973) Pharm Ind 35/11:723-726
144. Matter UE, Hüttlin H, Lenkeit D, Pickard JF, Contini S (1973) Pharm Ind 35/11a:815-816
145. Preis W, Demmer F, Groppenbächer G, Heinemann H (1985) Pharm Ind 47/1:73-76
146. Bauer KH, Lehmann K, Osterwald HP, Rothgang G (1988) Überzogene Arzneiformen, Wissenschaftliche Verlagsgesellschaft, Stuttgart, S. 160-162
147. Moldenhauer H, Hünerbein B, Kala H (1971) Pharmazie 11:675-681
148. Heyd A (1974-1975) Drug Dev Comm 1(2):133-142
149. Seibt Pharma Technik 90 (1989) Seibt, München
150. Schepky G, EPO 105 394 A2
151. Schepky G, Hirsch R, DP 1667924 C3, Anmeldung 05.03.1968
152. Banker GS, Pech GE (1981) Pharm Technol 4:55-61
153. Osterwald H, Bauer KH (1981) Acta Pharm Technol 27/2:99-107
154. Bauer KH, Lehmann K, Osterwald HP, Rothgang G (1988) Überzogene Arzneiformen, Wissenschaftliche Verlagsgesellschaft, Stuttgart, S. 1-300
155. Porter SC, Hogan IE (1984) Pharm Int 5:122-127
156. McGinity IW (1989) Aqueous polymeric coatings for pharmaceutical dosage forms, Dekker, New York Basel
157. Bauer KH, Lehmann K, Osterwald HP, Rothgang G (1988) Überzogene Arzneiformen, Wissenschaftliche Verlagsgesellschaft, Stuttgart, S 37
158. Fiedler HP (1989) Lexikon der Hilfsstoffe für Pharmazie, Kosmetik und angrenzende Gebiete, Bd. 1 und 2, Editio Cantor, Aulendorf
159. Bauer KH, Lehmann K, Osterwald HP, Rothgang G (1988) Überzogene Arzneiformen, Wissenschaftliche Verlagsgesellschaft, Stuttgart, S. 161
160. Bauer KH, Lehmann K, Osterwald HP, Rothgang G (1988) Überzogene Arzneiformen, Wissenschaftliche Verlagsgesellschaft, Stuttgart, S. 231-277
161. Lachman L, Lieberman HA, Kanig IL (1986) The Theory and Practice of Industrial Pharmacy, Lea & Febiger, Philadelphia, p. 364-373
162. Osterwald H, Bauer KH (1980) Acta Pharm Technol 26/3:201-209
163. The Pharmaceutical Society of Great Britain (1986) Handbook of Pharmaceutical Excipients, 1 Lambeth High Street, London
164. Ciba-Geigy, Hoffmann-La Roche, Sandoz (1974) Katalog pharmazeutischer Hilfsstoffe, Deutscher Apotheker-Verlag, Stuttgart
165. Röhm Pharma, Darmstadt
166. McGinity IW (1989) Aqueous polymeric coatings for pharmaceutical dosage forms, Dekker, New York Basel, p. 63-79
167. Hannula AM, Speiser P (1988) Acta Pharm Technol 34/4:234-236
168. Benedikt G, Steinijans VW, Dietrich R (1988) Arzneim Forsch Drug Res 38(II) 8a:1203-1209

169. Dietrich R, Brausse R (1988) Arzneim Forsch Drug Res 38(II)8a:1210-1219
170. Thoma K, Zimmer T (1986) Acta Pharm Technol 32/4:193-196
171. Bauer KH, Fömming KH, Führer C (1989) Pharmazeutische Technologie, Thieme, Stuttgart New York, S. 105
172. Bauer KH, Fömming KH, Führer C (1989) Pharmazeutische Technologie, Thieme, Stuttgart New York, S. 409
173. Lachman L, Lieberman HA, Kanig IL (1986) The Theory and Practice of Industrial Pharmacy, Lea & Febiger, Philadelphia, p. 351
174. McGinity IW (ed.) (1989) Aqueous polymeric coatings for pharmaceutical dosage forms, Dekker, New York Basel, p. 273-275
175. Lachman L, Lieberman HA, Kanig IL (1986) The Theory and Practice of Industrial Pharmacy, Lea & Febiger, Philadelphia, p. 348-351
176. Bauer KH, Lehmann K, Osterwald HP, Rothgang G (1988) Überzogene Arzneiformen, Wissenschaftliche Verlagsgesellschaft, Stuttgart, S. 182-184
177. Hüttlin H (1985) Pharm Ind 47/5:512-514
178. Bryuninckx B (1983) Acta Pharm Technol 29/3:241-244
179. Rothgang G (1980) Acta Pharm Technol 26/4:276-278
180. Rölz W (1980) Acta Pharm Technol 26/4:287-289
181. Köblitz T, Patt L, Dertinger G (1988) Pharm Ind 50/1:81-91
182. Bauer KH, Lehmann K, Osterwald HP, Rothgang G (1988) Überzogene Arzneiformen, Wissenschaftliche Verlagsgesellschaft, Stuttgart, S. 167-195
183. Rowe RC (1985) Pharm Int 9:225-230
184. Nürnberg E (1986). In: Kommentar zum Deutschen Arzneibuch 9. Ausgabe, Bd. 1, Wissenschaftliche Verlagsgesellschaft, Stuttgart, S. 192
185. Butterfly, für Dragierung und Filmcoating, Fa. Hüttlin, Steinen
186. Wadke DA, Serajuddin AT, Jacobson H (1989). In: Lieberman HA, Lachman L, Schwartz IB (eds.) Pharmaceutical Dosage Forms: Tablets, Vol. 1, Dekker, New York Basel, p. 1-73
187. Fiese EF, Hagen TA (1986). In: Lachman L, Lieberman HA, Kanig IL (eds.) The Theory and Practice of Industrical Pharmacy, Lea & Febiger, Philadelphia, p. 171-196
188. Stahl PH (1989) Pharm Ind 51/4:425-439
189. Nyqvist H (1986) Drug Dev Ind Pharm 12(7):953-968
190. Schepky G (1989) Drug Dev Ind Pharm 15/10:1715-1741
191. Grimm W, Schepky G (1980) Stabilitätsprüfung in der Pharmazie, Editio Cantor, Aulendorf, S. 186-290
192. Chrzanowski FA, Ulissi LA, Fegely BI, Newman AC (1986) Drug Dev Ind Pharm 12/6:783-800
193. Ahlneck C, Waltersson IO (1986) Acta Pharm Suec 23:139-150
194. Monkhouse DC (1984) Drug Dev Ind Pharm 10/8,9:1372-1412
195. Essig D, Hofer J, Schmidt PC, Stumpf H (1986) Stabilisierungstechnologie, Wissenschaftliche Verlagsgesellschaft, Stuttgart
196. Alderborn G (1988) Acta Pharm Suec 25:232-238
197. Voigt R, Richter M (1988) Pharmazie 43/3:191-194
198. Voigt R, Richter M, Rahn HW, Polte KH (1988) Pharmazie 43/4:251-254
199. El-Gindy NA, Samaha MW, El-Maradny HA (1988) Drug Dev Ind Pharm 14(7):977-1005
200. Massoud A, Bauer KH (1986) Pharm Ind 48/4:399-403
201. Shangraw RF (1989). In: Lieberman HA, Lachman L, Schwartz IB (eds.) Pharmaceutical Dosage Forms: Tablets, Vol. 1, Dekker, New York Basel, p. 195-246
202. Bavitz IF, Shiromani PK (1986) Drug Dev Ind Pharm 12(14):2481-2492
203. Shah NH, Stiel D, Weiss M, Infeld MH, Malick AW (1986) Drug Dev Ind Pharm 12(8,9):1329-1346
204. Doelker E (1983). In: Breimer DD, Speiser P (eds.) Topics in Pharmaceutical Sciences, Elsevier, Amsterdam, p. 371-386
205. Schwartz IB (1981) Pharm Technol 9:102ff.
206. Schepky G (1986) Stabilisierung von physikalischen Eigenschaften fester Arzneiformen. In: Essig D, Hofer J, Schmidt PC, Stumpf H (1986) Stabilisierungstechnologie, Wissenschaftliche Verlagsgesellschaft, Stuttgart, S. 48ff.
207. Okhamafe AO, York P (1989) J Pharm Pharmacol 41:1-6
208. Rowe RC (1983) Acta Pharm Technol 29/3:205-207
209. Film Applicators, Fa. Sheen Instruments, Sheendale Road, Richmond, Surrey, England TW 9 2JL
210. Massoud A, Bauer KH (1989) Pharm Ind 51/2:203-209
211. Meyer A (1985) Dissertation, Universität Freiburg
212. Bühler V (1989) Flüssige Arzneiformen schwerlöslicher Arzneistoffe zur oralen und parenteralen Anwendung, APV-Kurs 460, Januar 1989, Fulda
213. Bauer KH, Lehmann K, Osterwald H, Rothgang G (1988) Überzogene Arzneiformen, Wissenschaftliche Verlagsgesellschaft, Stuttgart, S. 59
214. Bauer KH, Lehmann K, Osterwald H, Rothgang G (1988) Überzogene Arzneiformen, Wissenschaftliche Verlagsgesellschaft, Stuttgart, S. 60
215. Bauer KH, Lehmann K, Osterwald H, Rothgang G (1988) Überzogene Arzneiformen, Wissenschaftliche Verlagsgesellschaft, Stuttgart, S. 61
216. Shin-Etsu Chemical, Tokyo, Pharmacoat, Technical Information No. P-18, October 1977, p. 1-2
217. Röhm Pharma, Weiterstadt (Info LD-11) Eudragit L, anwendungstechnisches Merkblatt
218. Lippold BH, Sutter BK, Lippold BC (1989) Int J Pharm 54:15-25

19 Therapeutische Systeme, spezielle Wundauflagen und Adhäsionsverbände

M. Dittgen

Nur in seltenen Fällen kann der Arzneistoff direkt als Arzneimittel therapeutisch angewandt werden. Zumeist muß er erst in eine anwendungsgerechte sowie haltbare und dosisgerechte Form gebracht werden, wobei die Applikationsform für die Anwendungsqualität und die Stabilität der Präparate wichtig ist. Je nach dem Einfluß der Formulierung auf die Arzneistofffreigabe lassen sich Generationen der Arzneiformen einteilen.[1,2]

Nach der Einteilung von Nagai[2] werden eine vorpharmazeutische Generation sowie vier weitere Generationen unterschieden (Tab. 4.106). Die heute bekannten und auf dem Markt befindlichen Therapeutischen Systeme werden bei dieser Einteilung zur dritten Generation gerechnet. Der Begriff Therapeutisches System (TS) wird im ersten deutschsprachigen Buch über diese Applikationsformen[3] mit einer Definition von Zaffaroni erklärt. Der Autor bezieht sich später[4] auch selbst auf diese Definition und führt, indem er sie auf Produkte der Fa. Alza (Alza Corporation, 950 Page Mill Road, Palo Alto, CA 94304, USA) abstellt, aus: „Ein TS ist dazu bestimmt, einen Arzneistoff geschwindigkeitsgesteuert über einen ausgedehnten und vorbestimmten Zeitraum freizusetzen." Insofern ist ein TS eine spezielle Form eines Freigabesystems (engl.: drug delivery system). Aus der Fülle bekannter Freigabesysteme mit gesteuerter Arzneistofffreigabe (engl.: controlled release), über die zahlreiche Bücher, Symposiumsbände und Übersichtsartikel berichten (vgl.[5-8]), verdienen insbesondere diejenigen mit genauer Freigabesteuerung (engl.: precisely controlled release) die Bezeichnung TS. Für diese ist das anschließend dargestellte allgemeine Konstruktionsprinzip typisch.

Tabelle 4.106. Generationen der Arzneiformen. Nach[2]

Generation	Charakteristik, Beispiele
0	undefinierte Freigabe (vorpharmazeutische Situation), Arzneiformen ohne biopharmazeutische Parameter
1	definierte Freigabe, „übliche" Arzneiformen
2	kontrollierte Freigabe, Retardarzneiformen
3	präzis kontrollierte Freigabe, Therapeutische Systeme
4	der Therapiesituation angepaßte Freigabe, selbststeuernde Therapeutische Systeme, künstliche Zellen und Organe, Drug Targeting

19.1 Aufbau und Funktion

Den bisher bekannten und größtenteils schon auf dem Markt befindlichen TS sind einige für die Funktion wesentliche Elemente gemeinsam (Abb. 4.196). Das *Arzneistoffreservoir* (engl.: drug reservoir) enthält den Arzneistoff in der entsprechenden physikalisch-chemischen Form. Die Speichermenge ist in Übereinstimmung mit dem gewählten Programm und dem Erschöpfungsgrad des Systems von vornherein festgelegt. In TS können Arzneistoffe angewandt werden, die in konventionellen Applikationsformen entweder unwirksam oder toxisch sind. Je kürzer die biologi-

sche Halbwertzeit des Arzneistoffs ist, um so geeigneter ist er für die Anwendung in einem solchen System. Durch optimale Ausnutzung des Arzneistoffs beträgt die erforderliche Dosis oft nur einen Bruchteil derjenigen, die in vergleichbaren konventionellen Arzneiformen eingesetzt wird, um den gleichen therapeutischen Effekt auszulösen.

Das *Kontrollelement* für die Freigabegeschwindigkeit (engl.: rate-controlling element) hat die Aufgabe, die Arzneistofffreigabe entsprechend des gewählten Programmes zu steuern. Diese Aufgabe kann in den heute bekannten Systemen chemisch, physikalisch oder physikalisch-chemisch gelöst werden. Ein Beispiel chemischer Freigabekontrolle repräsentieren bioabbaubare (biodegradable) Systeme. In einer bevorzugten Variante dieser Systeme ist der Arzneistoff statistisch gleichmäßig in einem Material verteilt, das im Organismus im Laufe der Zeit abgebaut werden kann (Abb. 4.197). Bei geeigneter Überlagerung der Abbauprozesse und der von der Oberfläche des Systems her einsetzenden Erosion mit der Arzneistoffdiffusion kann die gewünschte zeitkonstante Arzneistofffreigabe resultieren. Diese ist besonders dann gewährleistet, wenn die Oberfläche des Systems zeitkonstant bleibt.[9] Vom polymerchemischen Standpunkt, d. h. unter vorrangiger Berücksichtigung des Abbaus der Polymermatrix, werden bei diesen Systemen drei Freigabemechanismen unterschieden:[10]

- Auflösung wasserlöslicher Polymere, z. B. Polyvinylpyrrolidon, nachdem ein durch biodegradable Quervernetzer gebildetes und zunächst unlösliches Gerüst erodiert,
- Auflösung von Bruchstücken, die nach biologischer Spaltung wasserunlöslicher Polymere, z. B. Polymilchsäure, -glycolsäure, -orthoester, entstehen,
- Auflösung ursprünglich wasserunlöslicher Polymere nach Hydrolyse, Ionisation oder Protonierung im Organismus.

Als Erläuterung einer physikalischen Freigabekontrolle sei auf die Strömungsbegrenzung durch eine Präzisionsbohrung beim Oros® (Abb. 4.207) oder eine geeignete Aussstrombegrenzung bei der intrakorporalen Pumpe (Abb. 4.205) verwiesen.
Eine physikalisch-chemische Freigabekontrolle erfolgt im wesentlichen bei Membransystemen. Dabei werden hauptsächlich poröse Membranen verwen-

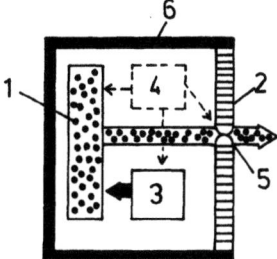

Abb. 4.196. Allgemeines Konstruktionsprinzip von TS. 1 Arzneistoffreservoir, 2 Freigabegeschwindigkeitskontrollelement, 3 Energiequelle, 4 Programm, 5 Freigabeöffnung, 6 Trägerelement. Nach[3,10]

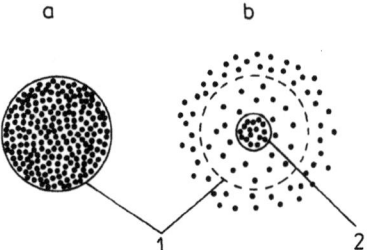

Abb. 4.197. Arzneistoffliberation aus einer bioabbaubaren Vorrichtung. a vor Kontakt mit dem Organismus, b nach Angriff von Enzymen. 1 ursprüngliche Oberfläche, 2 Front, bis zu der ein Abbau erfolgte

det, deren Material für gelöste Arzneistoffmoleküle impermeabel ist. Ausgehend von der Grundgleichung für einen Membrantransport, Gl. (1) und (1a), kann die Permeation durch eine für Wasser generell, jedoch für gelöste Moleküle nur im Bereich von definierten Poren durchgängige Membran, bei der auf der Donatorseite der Permeand in Sättigungskonzentration vorliegt, gemäß Gl. (2) kalkuliert werden.

$$-\mathrm{d}\,M_t/\mathrm{d}t = P_s \cdot A \cdot c_s \tag{1}$$

$$P_s = D \cdot K/h \tag{1a}$$

$$-\mathrm{d}\,M_t/\mathrm{d}t = A/h \cdot P_w \cdot (k_r \cdot \mathrm{d}p_o - \mathrm{d}p_h)\,c_s \tag{2}$$

$-\mathrm{d}M_t/\mathrm{d}t$ = Permeationsgeschwindigkeit ($\mathrm{kg \cdot s^{-1}}$),
P = Permeabilität $_s$ für den Stoff, $_w$ für H$_2$O ($\mathrm{m \cdot s^{-1}}$),
A = Fläche der Membran ($\mathrm{m^2}$),
c_s = Sättigungslöslichkeit für den Stoff ($\mathrm{kg \cdot m^{-3}}$)
D = Diffusionskoeffizient ($\mathrm{m^2 \cdot s^{-1}}$),
K = Verteilungskoeffizient,
h = Schichtdicke der Membran (m),
$\mathrm{d}p$ = Druckdifferenz $_o$osmotisch, $_h$hydrostatisch (Pa),
k_r = Reflexionskonstante ($\mathrm{m^2 \cdot s^2 \cdot kg^{-1}}$).

Bei fixierter Membranfläche und konstanter thermodynamischer Aktivität des Arzneistoffs im Reservoir resultieren vielfach Freigabemechanismen 0. Ordnung. Das bedeutet eine von der noch vorliegenden Arzneistoffkonzentration unabhängige, je Zeiteinheit konstante Freigabegeschwindigkeit. Somit gelingt es, die Zufuhr des Arzneistoffes seiner Elimination anzugleichen und über einen festgelegten Zeitraum gleichmäßige Plasma- oder Gewebespiegel zu erzielen.
Die *Energiequelle* (engl.: energy source) ist erforderlich, um den Transport des Arzneistoffes aus dem Reservoir durch das Kontrollelement hindurch zur Abgabeöffnung aufrecht zu erhalten. Für diesen Zweck wurden bisher physikalische und physikalisch-chemische Formen der Energie genutzt. Als Beispiele für physikalische Energie sind die in Elastomeren oder Federn gespeicherte mechanische sowie die durch Pumpen oder den Dampfdruck einer Flüssigkeit entwickelte Energie zu nennen.
Physikalisch-chemische Energie kann aus dem thermodynamischen Niveau von Auflösungs-, Diffusions- oder osmotischen Vorgängen resultieren. Die später erläuterten Beispiele, wie Oros® (osmotische Energie), Armed® (mechanische Energie) werden dies verdeutlichen.
Das *Programm* (engl.: drug programme) ist bei konventionellen Arzneiformen nicht vorhanden, sie sind allein durch ihren Arzneistoffgehalt charakterisiert. Im Gegensatz dazu realisierten TS ein durch die Dauer und die Geschwindigkeit der Arzneistofffreigabe definiertes Programm. Darin liegt ihr wesentlichster Sinn. Dem Patient wird die Verantwortung für die Durchführung der Therapie weitgehend entzogen, Behandlungsschwankungen kommen nicht mehr vor, und unerwünschte Wirkungen werden reduziert. Sowohl für den Arzt als auch für den Patienten wird die Therapie damit wirksamer und sicherer.
Im *Trägerelement* (engl.: Platform) sind die bereits genannten funktionellen Elemente eingebettet. Oft trägt die Ausführung des Trägerelementes den beabsichtigten Applikationsbedingungen Rechnung. So kann dieses Element dem TS das Aussehen einer Tablette geben (z. B. Oros®). Es kann flächig filmförmig ausge-

bildet (z. B. transdermale TS) oder wesentlich komplizierter gestaltet sein, was z. B. bei den extra- und intrakorporalen Pumpen der Fall ist.
Die *Abgabeöffnung* (engl.: delivery portal) ist in Größe und Gestalt variabel und den Aufgaben des jeweiligen Systems angepaßt. Das schon erwähnte TS Oros® wie auch die Verschiebepumpe Alzet® besitzen eine Öffnung im eigentlichen Sinne, durch die allein Arzneistoff austreten kann. Bei verschiedenen anderen TS fungiert ein großer Teil oder die gesamte Oberfläche als „Abgabeöffnung".

19.2 Ausführungsbeispiele

TS zur Anwendung am Auge

Die schon länger bekannten festen Arzneiformen zur lokalen Therapie am Auge, Insert bzw. Augenlamelle, setzen zwar den enthaltenen Arzneistoff verzögert frei, erreichen aber nicht die für TS charakteristische Freigabekinetik. Es sind dünne Scheibchen aus Acrylat und/oder Methacrylat, Polyvinylpyrrolidon oder einem anderen quellbaren Polymer, die sich in der Tränenflüssigkeit je nach Wasseraufnahme zum Gel, zur Gellösung oder zum Sol umwandeln und dabei den Arzneistoff abgeben.
Das in der UdSSR im Einsatz befindliche GLP-System (auch SODI, Soluble Ophtalmic Drug Insert) eignet sich zur Atropin- und Pilocarpin- Verabreichung, wobei über 24 bis 48 Stunden eine sichere Wirkung erreicht wird. Demgegenüber handelt es sich beim Ocusert® um ein TS, das ähnlich wie die später noch erläuterten transdermal wirksamen TS nach dem „Sandwichprinzip" aufgebaut ist (Abb. 4.198). Da dieses TS mit Tränenflüssigkeit im Bindehautsack umspült wird, ist das Arzneistoffreservoir beidseitig von einer Steuermembran umgeben. Die Membran besteht aus einem Ethylen-Vinylacetat-Copolymerisat (Chronomer®) und reguliert die Arzneistofffreigabe. Bei einer Wirkungsdauer von 7 Tagen gibt das 5 mg Pilocarpin enthaltende System P 20 20 µg je Stunde und insgesamt 3,4 mg Arzneistoff frei. Es wird zur Behandlung des Glaukoms angewandt. Die Genauigkeit der Dosierung wird mit $\pm 20\%$ angegeben.[3]

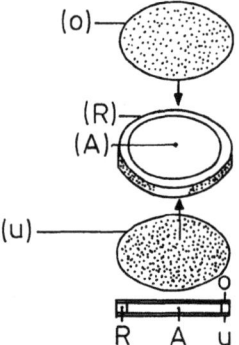

Abb. 4.198. Aufbau des TS Ocusert®. o obere Kontrollmembran, R weißer Rand zur Ortung des TS am Auge, A Arzneistoffreservoir, u untere Kontrollmembran. Nach[3]

Am Beispiel des Ocusert® lassen sich zwei wesentliche Vorteile von TS verdeutlichen. Im Vergleich zu einer konventionellen Therapie gelangen in Teilstrukturen des Auges, die für die Behandlung unwesentlich sind (z. B. Bindehaut, Hornhaut, Ziliarkörper, Linse usw.) nur geringe Arzneistoffmengen. Diese Bereiche werden also durch eine Therapie mit dem TS weniger belastet. Außerdem wird Arzneistoff eingespart. Hinsichtlich der erzielten Wirkung auf den intraokularen Druck entspricht das TS einer über 7 Tage anhaltenden Gabe von viermal einem Tropfen einer 2%igen Pilocarpin-Lösung. Gegenüber der dabei gegebenen Pilocarpin-Dosis von 28 mg kommt das TS mit $0{,}020 \, mg \cdot 24 h \cdot 7 d = 3{,}4 \, mg$, d. h. mit 24,6 mg weniger Arzneistoff aus. Dementsprechend verringern sich eventuelle Nebenwirkungen.[3]

TS zur Anwendung auf der Haut

Diese TS sollen den enthaltenen Arzneistoff durch die Haut hindurch (transdermal) zur Wirkung bringen. Sie werden deshalb als transdermale TS, Transdermalsysteme, Transdermalpflaster bezeichnet.
In jüngerer Zeit wurden Glyceroltrinitrat (GTN), Etofenamat und Estradiol in Salben oder Cremes appliziert und damit über mehrere Stunden therapeutisch relevante Blutspiegel erzielt. Weder die Wirkungsdauer noch der Blutspiegel erwiesen sich jedoch als berechenbar, da patientenabhängige Faktoren der Applikation, aber auch individuelle Unterschiede in der Hauptpermeabilität wirken.
Das Konzept der transdermalen TS sieht vor, die Arzneistoffzufuhr durch entsprechende Formulierungsmaßnahmen so zu steuern, daß unabhängig von den individuellen Gegebenheiten eine weitgehend gleichbleibende Arzneistoffzufuhr erreicht wird. Diese Form der idealen systemkontrollierten Arzneistoffzufuhr läßt sich jedoch kaum perfekt realisieren, insbesondere dann nicht, wenn Sättigungsflüsse nur Blutspiegel ergeben, die den minimalen therapeutischen Bereich nicht wesentlich übersteigen. Unter realen Bedingungen wird der Arzneistoffeinstrom nicht vollständig vom TS kontrolliert, und die Aufnahmegeschwindigkeit wird durch die Haut mit beeinflußt. Wesentliches Hindernis für die Arzneistoffe auf dem Wege in die Blutbahn ist die Hornschicht (Stratum corneum). Sie besteht aus abgestorbenen, keratinisierten, partiell dehydratisierten Epidermiszellen und ist beim Menschen gewöhnlich zwischen 10 und 50 μm dick. Die Hornschicht wird von Haarfollikeln und den damit verbundenen Ausführungsgängen für die Talgsekretion sowie von Schweißdrüsen durchbrochen. Man rechnet beim Hautareal des Menschen von etwa 1,5 m^2 mit einem Flächenanteil dieser Poren von 0,1 %, die je nach Arzneistoff die Permeation mehr oder weniger erleichtern können.
Hautseitig wird die p.c. Absorption u. a. von der Hydratation und der Temperatur beeinflußt. Unter Okklusivbedingungen ist sowohl mit einem Anstieg der Hydratation als auch der Temperatur zu rechnen, wodurch sich gegenüber offenen Systemen die Permeation wesentlich verbessern kann. Arzneistoffseitig spielen pH-Wert, Diffusionskoeffizient und der Haut-Vehikel-Verteilungskoeffizient eine Rolle. Danach sollten größere Moleküle einen kleineren

Diffusionskoeffizienten haben und langsamer permeieren als kleinere. Der Effekt tritt jedoch nur dann merklich in Erscheinung, wenn die relative Molekülmasse erheblich ansteigt. Der Diffusionskoeffizient ist der Quadratwurzel bzw. der dritten Wurzel der Molekülmasse indirekt proportional, so daß der Einfluß der Molekülgröße auf die Permeationsgeschwindigkeit allgemein relativ gering bleibt. Hingegen wirken sich Änderungen im Haut-Vehikel-Verteilungskoeffizienten stärker auf die Permeation aus. Stark saure oder alkalische Arzneistofflösungen können die Haut zerstören. Ihre Anwendung ist daher nicht möglich. Bei mittleren pH-Werten kann eine pH-Wert-Änderung das Verhältnis von ionisierter Form (in der Regel schlechter permeabel) und nichtionisierter Form (in der Regel besser permeabel) beeinflussen. Jedoch findet man für eine Zahl von Arzneistoffen dennoch eine signifikante Permeation auch bei pH-Werten, bei denen diese vorwiegend ionisiert vorliegen.
Auch die verwendeten Vehikel, Lösungsmittel und Tenside beeinflussen die Arzneistoffpermeation in unterschiedlicher Weise. Lösungsmitteleffekte wirken zum einen über den Haut-Vehikel-Verteilungskoeffizienten (Affinität zum Arzneistoff, Solventspermeation), zum anderen über den Diffusionskoeffizienten (osmotische Eigenschaften, Extraktion von Hautbestandteilen). Der Einsatz von Cosolventien schafft bezüglich der Voraussage und Interpretation der Effekte unübersichtliche Verhältnisse.
Tenside, obwohl primär zur Verbesserung der physikalischen Parameter der Arzneiform eingesetzt, können auch die p. c. Absorption beeinflussen. Anionische Tenside neigen zur Interaktion mit Hautproteinen mit dem Ergebnis lokaler Reizungen. Nichtionische Tenside werden daher vorgezogen, da bei ihrer Anwendung keine Hautirritationen auftreten sollen. Soweit der Arzneistoff micellar eingeschlossen wird, sinkt die Konzentration an diffusiblem Anteil, und man findet eine lineare Beziehung zwischen freiem Arzneistoff und Flux. Bei gesättigten Lösungen bzw. Suspensionen ist der Tensideffekt kompensiert. Einer Applikation über die Haut mit dem Ziel einer systemischen Wirkung (transdermale Therapie) werden u. a. folgende Vorteile zugeschrieben (vgl.[3,11,12]):

- Der Gastrointestinaltrakt mit seinen Einflüssen wird umgangen.
- Der Arzneistoffmetabolismus ist durch den fehlenden First-pass-Metabolismus primär reduziert.
- Die Steuerung des Resorptionsverlaufes ist durch Modifikation des Applikationssystems gut möglich.
- Die Wirkungsdauer von Arzneistoffen mit kurzer biologischer Halbwertszeit kann verlängert werden.
- Mögliche Nebenwirkungen von Arzneistoffen mit geringer therapeutischer Breite lassen sich begrenzen.
- Eine Reduzierung der Applikationshäufigkeit verbessert die Compliance des Patienten.
- Die Therapie ist umkompliziert und läßt sich durch Entfernung des Systems von der Haut jederzeit unterbrechen.

Hingegen werden die folgenden möglicherweise auftretenden Probleme als Nachteile genannt:[3,13]

- Die transdermale Therapie ist nicht mit Arzneistoffen durchführbar, die zu Hautirritationen oder zur Sensibilisierung führen bzw. hohe Blutspiegel erfordern.
- Hautflora und -enzyme können sich störend bemerkbar machen.
- Die verwendeten Haftschichten sind nicht für alle Hauttypen geeignet.
- Der Wirkungseintritt kann, bedingt durch die zunächst notwendige Hautsättigung, verzögert sein.

Bezüglich der Freigabekontrolle unterscheidet man bei transdermalen TS heute drei Prinzipien:

- Membranpermeationskontrollierte Freigabe (Reservoirprinzip),
- Matrixdiffusionskontrollierte Freigabe (Matrixprinzip),
- Mikroreservoirlösungskontrollierte Freigabe (MDD-Prinzip).

Reservoirprinzip. Nach diesem Prinzip arbeitende TS (engl.: membrane moderated systems) enthalten ein Arzneistoffreservoir, das nach der Freigabeseite von einer die Liberation kontrollierenden Membran abgeschlossen wird. Der Arzneistoff liegt in Form fester Partikeln, als Dispersion oder Lösung in einem flüssigen oder festen Dispersionsmedium vor. Als Membran werden homogene oder heterogene nichtporöse Polymermaterialien, mikroporöse oder semipermeable Grenzschichtenmembranen eingesetzt. Sie können auf verschiedene Weise (Formen, Verkapseln, Mikroverkapseln) mit dem Reservoir verbunden werden. Demzufolge unterscheidet z. B. die ALZA-Corporation zwischen Vielschicht-(engl.: multilaminate, Vielschichtpolymerlaminat) und Füll-Siegel-(engl.: form fill seal)-Produkten.
Reservoirsysteme zeichnen sich durch eine relativ konstante Liberation aus, die durch Gl. (3) beschrieben werden kann. Als Nachteil kann die Möglichkeit der schlagartigen Freigabe des Arzneistoffs bei mechanischer Verletzung der Membran (engl.: dose dumping, Sturzentleerung) angesehen werden.
Als Beispiel soll das nach dem Reservoirprinzip aufgebaute Transderm-Nitro®-System (Abb. 4.199) näher beschrieben werden. Als Arzneistoffreservoir wird eine GTN-Lactose-Verreibung eingesetzt, die in einem Siliconöl dispergiert ist. Sie wird in einen dünnen, elliptischen Körper eingeschlossen, der auf einen Seite von einem arzneistoffundurchlässigen Metall-Polymer-Laminat und auf der anderen von der arzneistoffdurchlässigen Steuermembran gebildet wird. Die Steuermembran wird aus einem Ethylenvinylacetat-Copolymer extrudiert. Sie ist mit einer dünnen Adhäsivschicht beschichtet, die einen engen Kontakt zwischen der arzneistoffdurchlässigen Membran und der Hautfläche herstellt und der Arzneistoffpermeation selbst keinen Widerstand bietet. Das System ist für eine Arzneistoffgabe von $500 \,\mu g \cdot cm^{-2} \cdot d^{-1}$ ausgelegt.[14] Nach dem gleichen Prinzip arbeiten Scopoderm TTS® (Scopolaminfreigabe über einen Zeitraum von 3 Tagen zur Vorbeugung gegen Kinetosen), Estraderm® (Estradiolfreigabe über einen Zeitraum von 3 bis 4 Tagen zur

Anwendung in der Postmenopause) und Catapres-TTS® (Clonidinfreigabe über einen Zeitraum von 7 Tagen, vorgesehen zur Therapie der Hypertonie).

$$\frac{dM_t}{dt} = \frac{K_{m/r} \cdot K_{a/m} \cdot D_m \cdot D_a \cdot q}{K_{m/r} \cdot D_m \cdot h_a + K_{a/m} \cdot h_m} \quad (3)$$

$K_{m/r}$ = Verteilungskoeffizient Membran/Reservoir,
$K_{a/m}$ = Verteilungskoeffizient wäßrige Diffusionsschicht/ Membran,
D_m = Diffusionskoeffizient in der Membran ($m^2 \cdot s^{-1}$),
D_a = Diffusionskoeffizient in der wäßrigen Diffusionsschicht ($m^2 \cdot s^{-1}$),
q = Arzneistoffmasse im Reservoir (kg),
h_m = Dicke der Membran (m),
h_a = Dicke der wäßrigen Diffusionsschicht (m).

Auch das von der Fa. Ciba angebotene transdermale TS, Nitroderm TTS®, stellt ein Vielschichtpolymerlaminat dar, bei dem die GTN-Freigabe durch eine Steuermembran kontrolliert wird.

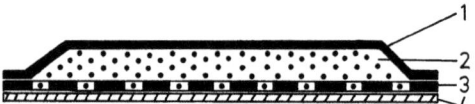

Abb. 4.199. Aufbau des transdermal wirksamen TS Nitroderm TTS®. 1 Trägerschicht, 2 Arzneistoffreservoir, 3 Freigabegeschwindigkeits-Kontrollelement, 4 Haftschicht. Nach[8]

Matrixprinzip. Nach dem Prinzip arbeitende Freigabesysteme enthalten eine homogene Dispersion fester Arzneistoffpartikeln in einer lipophilen oder hydrophilen Polymermatrix als Arzneistoffreservoir. Die Herstellung ist durch Mischen der Arzneistoffpartikeln mit einem viskosen flüssigen oder halbfesten Polymer bei Raumtemperatur und nachfolgendes Vernetzen der Polymerketten möglich. Weiter kann der Arzneistoff auch bei höherer Temperatur mit erweichtem Polymer vermischt werden, oder es werden beide Komponenten (in einem organischen Lösungsmittel gelöst) miteinander vermischt und das Lösungsmittel anschließend im Vakuum entfernt. Die Formgebung ist durch Ausgießen in geeignete Formen oder durch Extrusion möglich. Nach der Beschaffenheit des fertigen Systems können gelförmige Matrices von den festen Polymerlaminaten unterschieden werden.
Die durch matrixkontrollierte Diffusion je Flächeninhalt freigesetzte Arzneistoffmasse kann nach der auf Higuchi zurückgehenden Gl. (4) berechnet werden.

$$dM_t = 1/2k_1 \cdot A \cdot t^{-1/2} \quad (4)$$

$$k_1 = [D \cdot c_s \cdot (2M_0/V - c_s)]^{1/2} \quad (4a)$$

$$k_1 = [D \cdot \varepsilon \cdot \tau^{-1} \cdot c_s \cdot (2M_0/V - \varepsilon \cdot c_s)]^{1/2} \quad (4b)$$

$$D_{app} = k_2^2 \cdot \pi/(2c_0)^2 \cdot A^2 \quad (5)$$

M = Arzneistoffmasse $_0$zu Beginn, $_t$aktuell, $_s$bei Sättigung (kg),
c = Arzneistoffkonzentration $_0$in der Matrix, $_s$bei Sättigung im Medium ($kg \cdot m^{-3}$),
k_1 = Liberationskonstante ($kg \cdot m^2 \cdot s^{1/2}$),
k_2 = Higuchi-Konstante ($kg \cdot s^{1/2}$)
V = Volumen der Matrix (m^3),

ε = Porosität der Matrix,
τ = Tortuosität der Poren,
D_{app} = scheinbarer Diffusionskoeffizient ($m^2 \cdot s^{-1}$).

Die Konstante k_i kann für homogene Matrices nach Gl. (4a) und für poröse Matrices nach Gl. (4b) berechnet werden. Der scheinbare Diffusionskoeffizient dient zur Charakterisierung der Arzneistofffreigabekinetik und kann nach Gl. (5) kalkuliert werden. Matrixsysteme liberieren den Arzneistoff nicht zeitkonstant. Dies kann u. U. als nachteilig empfunden werden. Hingegen ist eine Sturzentleerung, wie bei den Reservoirsystemen, nicht möglich, so daß Matrixsysteme bei hochaktiven Arzneistoffen als sicherer gelten. Um dennoch die Arzneistoffliberation möglichst zeitkonstant zu gestalten, kann z. B. die Matrix so aufgebaut sein, daß sie während der Liberation quillt. Wenn es gelingt, die Quellung während der Applikation so zu steuern, daß die Grenze zwischen gelartig gequollener und glasartiger Matrix mit konstanter linearer Geschwindigkeit von der Oberfläche her einwandert, sind sowohl die eindiffundierten Wassermengen als auch die wegdiffundierenden Arzneistoffmengen zeitkonstant (case-II-diffusion). Man kann annehmen, daß dieser Steuerungsmechanismus bei dem gelförmigen Matrixsystem Nitro-DUR (Abb. 4.200) wirkt. Als Matrixbildner wird hier ein Material eingesetzt, das durch Erwärmen einer wäßrigen Lösung eines Polymers mit Glycol und Polyvinylalkohol hergestellt wird. Vor dem Erstarren wird eine GTN-Lactose-Verreibung zugesetzt und das so erhaltene arzneistoffhaltige Gel in Scheiben geschnitten. Diese werden in den arzneistoffundurchlässigen Träger eingesetzt, der aus einem Metall-Polymer-Laminat besteht und zur Herstellung des festen Hautkontaktes mit einer ringförmigen Adhäsivschicht versehen ist. Das System ist für eine Arzneistoffabgabe von $500\ \mu g \cdot cm^{-2} \cdot d^{-1}$ ausgelegt.[14]

Ein anderes Prinzip, um die Arzneistoffliberation aus der Matrix annähernd zeitkonstant zu gestalten, ist die Trägerfixierung. Sie wird bei deponit® angewandt (Abb. 4.201).

Das Präparat deponit® enthält GTN in einem selbsthaftenden Polymerfilm auf Polyisobutylharz-Basis eingebettet, der seinerseits auf einer Trägerfolie haftet. In der oberen Schicht ist der Arzneistoff überwiegend an Lactose als Trägermaterial adsorbiert, in der unteren, der Haut zugekehrten Schicht, hauptsächlich gelöst enthalten. GTN wird aus diesem System etwa mit $300\ \mu g \cdot cm^{-2} \cdot d^{-1}$ freigesetzt.[15]

MDD-Prinzip. Bei den nach diesem Prinzip (engl.: Microsealed Drug Delivery System) arbeitenden Freigabesystemen stellt die Arzneistoffreservoir-Abgabekontrollelement-Kombination eine Matrix dar, in die 10 bis 200 µm große Mikrokompartimente eingelagert sind, die den Arzneistoff enthalten. Wegen der Matrixstruktur werden MMD-Systeme eigentlich den Matrixsystemen zugeordnet. Die Herstellung ist durch Anwendung einer Hochenergiedispersionstechnik gekennzeichnet, die zur Bildung einer Mikrodispersion führt. Durch Schmelz- oder Extrusionstechniken wird die arzneistoffhaltige Matrix geformt, die in der bereits beschriebenen Weise mit dem Träger vereinigt werden kann. Abhängig von den physikochemischen Eigenschaften der Arzneistoffe und der beabsichtigten Liberation ist es möglich, die Matrix mit einer Schicht eines biokompatiblen Polymers zu überziehen, um so den Mechanismus und die Geschwindigkeit der Liberation zu modifizieren. Die Liberation bei MDD-Systemen wird durch eine Fülle von Einflußfaktoren bestimmt, die nicht in jedem Fall im voraus abzuschätzen sind.

Nach dem MDD-Prinzip sind die transdermalen TS Nitradisc®, Nitrodisc® aufgebaut (Abb. 4.202). Bei der Herstellung wird eine Suspension einer GTN-Lactose-Verreibung in einer wäßrigen Lösung von 40 % Polyethylenglycol 400 homogen in Isopropylpalmitat dispergiert, das als Permeationsförderer dient. Die Dispersion wird unter Anwendung der Hochenergiedispersionstechnik in ein viskoses Siliconelastomer eingearbeitet, wobei ein gleichzeitig zugegebener Katalysator zur Polymerisation führt. Das enthaltene Polymer wird in den Träger analog eingesetzt. Die Systeme sind für eine Arzneistoffabgabe von $500\ \mu g \cdot cm^{-2} \cdot d^{-1}$ ausgelegt.[16] Sie liefern für die Dauer von 24 Stunden annähernd übereinstimmende und konstante GTN-Plasmaspiegel zwischen 100 und 200 pg $\cdot ml^{-1}$. Beim Vergleich mit Salbenzubereitungen, wie Nitrosalbe®, Nitro-Praecordin® oder Nitrobid®, fällt der gleichmäßigere Blutspiegel besonders ins Gewicht. Auch bezüglich der Nebenwirkungen (Kopfschmerzen, Schwindel) schneiden die transdermalen Systeme günstig ab.[17]

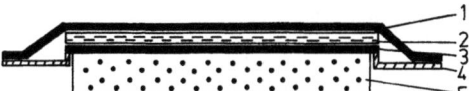

Abb. 4.200. Aufbau des transdermal wirksamen TS Nitro-Dur®. 1 Trägerschicht, 2 Polsterschicht, 3 Sperrschicht, 4 Haftschicht, 5 Arzneistoffreservoir. Nach[8]

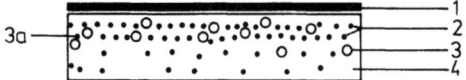

Abb. 4.201. Aufbau des transdermal wirksamen TS deponit®. 1 Trägerschicht, 2 Arzneistoff, 3 Träger (Lactose), 3a trägerfixierter Arzneistoff, 4 Matrix. Nach[8]

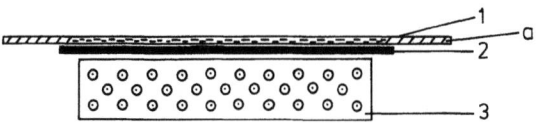

Abb. 4.202. Aufbau des transdermal wirksamen TS Nitradisc®. 1 Polyethanschaumpolster mit a Haftschicht, 2 Sperrschicht (Al-Folie), 3 Arzneistoffreservoir. Nach[8]

Nach wie vor besteht das Ziel, für weitere Arzneistoffe diese elegante Applikation über ein Transdermalsystem zu erschließen. Die für entsprechende Entwicklungen vorgesehenen Arzneistoffe müssen den durch die Eigenschaften der Haut gegebenen Forderungen entsprechen, d. h. geeignete physikalisch-chemische und pharmakologische Parameter aufweisen. Zu den Kriterien, die über die Anwendung entscheiden, zählen u. a.:

- eine kurze Eliminationshalbwertszeit des Arzneistoffs,
- ausreichende pharmakodynamische Aktivität des Arzneistoffs,
- klinisches Bedürfnis nach einem über längere Zeit (in der Regel 24 Stunden) gleichbleibenden Plasmaspiegel des Arzneistoffs, ohne daß Toleranzentwicklung einsetzt.

Unabhängig vom Arzneistoff werden unter dem Blickwinkel der Patientencompliance bestimmte Forderungen an die Systeme gestellt, die vor allem die leichte Handhabbarkeit, die Größe, die Haftwirkung sowie die Vermeidung von Hautirritationen und sonstigen Nebenwirkungen betreffen. Dennoch stellt die Entwicklung und Therapieeinführung der transdermalen TS einen der wesentlichsten Fortschritte der Arzneimittelentwicklung der letzten zwei Jahrzehnte dar. Wichtig für die weitere Entwicklung wird sein, ob sich die menschliche Haut für eine größere Zahl von Arzneistoffen als permeabel erweist und ob sie diese auch toleriert. Möglicherweise können Penetrationspromotoren oder der Einsatz von geeigneten Prodrugs der Schlüssel für einen breiteren Einsatz dieser Arzneiformen sein. Darüber hinaus stellt sich aus klinischer Sicht immer das Problem der Toleranzentwicklung unter Einfluß eines über längere Zeit gleichbleibenden Arzneistoffs.[14]

Intrauterine TS

Der Einsatz intrauteriner Vorrichtungen (engl.: intrauterine devices, IUD) als Kontrazeptiva ist nicht neu. Zählt man inerte Polyethylenkörper (T-Pessar) als erste und die mit Kupferdraht kombinierten Vorrichtungen als zweite, so stellen die arzneistoffhaltigen IUD bereits die dritte Generation dar. Entsprechende TS (Progestasert®, Biograviplan®) wurden Ende der sechziger Jahre eingeführt. Es handelt sich dabei um flexible Plastkörper in T-Form, die in Verwirklichung des allgemeinen Bauplanes der TS Reservoir und Abgabekontrollelement zugleich darstellen (Abb. 4.203).
Das Reservoir befindet sich im Stamm und besteht aus 38 mg Progesteron, das in Siliconöl dispergiert vorliegt. Die Freigabesteuerung übernimmt die Wand des Stammes, die ebenso wie der übrige Körper aus dem beim Ocusert® erwähnten Chronomer® besteht. Nach der Applikation werden bis zu 400 Tage lang kontinuierlich etwa 45 bis 65 μg Arzneistoff pro Tag an das Endometrium abgegeben.[18] Diese geringe Dosis soll eine 98- bis 99%ige kontrazeptive Sicherheit geben. Als besondere Vorteile der intrauterinen TS nennt Heilmann:[3]

- den Verzicht auf die übliche verträglichkeitsbegrenzende Estrogenkomponente,

- die Anwendung einer sehr kleinen Dosis (etwa 1/20 bis 1/10 der peroral verabreichten Dosis) des genuinen („physiologischen") Gestagens,
- die Wahl eines Gestagens (Progesteron) mit kurzer biologischer Halbwertszeit (nur 30 min),
- die Ausschaltung systemischer Nebenwirkungen durch eine Applikation im Bereich des Zielorgans,
- die Langzeitwirkung von über einem Jahr unter Vermeidung von Einnahmefehlern und täglicher Einnahmebelastung.

Leider bestehen auch Nachteile. So haben die nach längerer Verweilzeit des TS beobachteten Reizerscheinungen inzwischen zu einer Rücknahme des Biograviplan® vom Markt in Deutschland geführt. Gegenwärtig wird nach besser verträglichen Polymeren (z. B. auf Silicon-Basis) gesucht, und es bestehen auch Vorstellungen über eine günstigere Form, so daß mit weiteren Innovationen auf diesem Gebiet gerechnet werden kann.

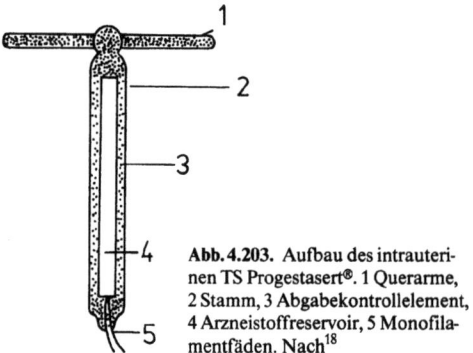

Abb. 4.203. Aufbau des intrauterinen TS Progestasert®. 1 Querarme, 2 Stamm, 3 Abgabekontrollelement, 4 Arzneistoffreservoir, 5 Monofilamentfäden. Nach[18]

Injektions- und Infusionssysteme sowie implantierbare Vorrichtungen

Das Ziel solcher TS besteht darin, bei einfacher und meist einmaliger spezialisierter Handhabung eine Dauermedikation zu erleichtern, so daß eine Hospitalisierung der Patienten unnötig wird. Als wesentliche Entwicklung in dieser Richtung sollen extrakorporale (engl.: maxipumps) und intrakorporale Pumpen (engl.: generic osmotic pumps, minipumps, flüssige osmotische Pumpen) programmierte Implantate und sog. selbstantwortende Vorrichtungen beispielhaft erläutert werden.

Extrakorporale Pumpen. Diese Systeme (engl.: Inputer, Liquid Infusion System) stellen extrem verkleinerte Dauerinfusionsgeräte dar, die der Patient bequem am Arm oder in der Tasche tragen kann. Durch regulierten Federdruck (Armed-Infusor®) oder durch eine elektronisch gesteuerte Peristaltikpumpe (Promedos E1®) wird eine Injektionslösung mit vorwählbarer Geschwindigkeit (z. B. in Intervallen zu 1/24 bis 1 ml je Stunde oder konstant zu 1/3 bis 2 ml je Stunde) über ein nicht kollabierbares Schlauchsystem der Injektionsstelle zugeführt. Die Vorrichtungen sind mit bakteriendichten Filtern, Warnvorrichtungen (vor Überdosierung, Störung des Flüssigkeitseinstromes) sowie Sicherheitseinrichtungen gegen Blutrückfluß und Lufteinstrom ausgerüstet. Die Programmierung des Flüssigkeitsausstromes erfolgt durch den Arzt. Der Patronenwechsel ist teilweise durch den Patienten möglich. Extrakorporale Pumpen dienen bisher vorzugsweise der Insulinzufuhr. Sie sollen außerdem zur Applikation von Antikoagulanzien, Cytostatika oder Cardiaka sinnvoll anwendbar sein.

Bei dem von Siemens hergestellten Promedos® E1 (Abb. 4.204) wird im Unterschied zu der Mehrzahl der anderen bisher publizierten Systeme, z. B. Armed®, Microjet®, die mit Federdruck arbeiten, die Arzneistofflösung (Insulin) mit einer Schlauchpumpe gefördert.[19]

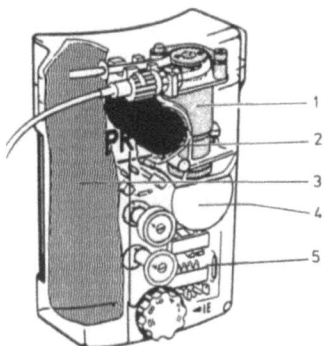

Abb. 4.204. Aufbau der extrakorpolaren Pumpe Promedos® E1. 1 Schlauchpumpe, 2 Batterie, 3 Reservoir, 4 Signalgeber, 5 elektronische Drehzahlregelung. Nach[19]

Intrakorporale Pumpen. Diese sind, wie z. B. ein bis auf Herzschrittmacher-Größe verkleinertes Promedos E1® („Infusaid", Promedos® I), implantierbar. Promedos I® wird durch eine Programmiereinheit, Promedos® P, komplettiert, mit der das eingepflanzte Sytem jederzeit umprogrammiert werden kann. Dieses TS soll zur Dauerapplikation von Heparin, Insulin und weiteren Arzneistoffen geeignet sein. Es unterscheidet sich bezüglich der Fördereinrichtung (vgl. Promedos E1®) von anderen intrakorporalen Pumpen, bei denen die Arzneistofflösung durch den Druck eines Treibmittels oder mittels osmotischer Energie gefördert wird. Eine osmotische Minipumpe, z. B. Alzet® (Abb. 4.205), ist äußerlich einer Kapsel ähnlich. Die Außenwand ist semipermeabel, so

daß infolge der osmotischen Druckdifferenz Gewebsflüssigkeit eindiffundiert. Der Flüssigkeitsstrom deformiert eine elastische Blase, die mit der zu applizierenden Lösung gefüllt ist. Der Flüssigkeitsausstrom kann entweder durch eine außen aufgebrachte Steuermembran oder ein Regulierungselement an der Austrittsöffnung variiert werden. Die Alzet®-Minipumpe faßt 170 µl Arzneistofflösung, die je nach Formulierungsvariante entweder über 7 Tage mit 1 µl je Stunde oder über 3 Tage mit 2,5 µl je Stunde abgeben wird. Eine von Sefton et. al.[21] beschriebene moderne Minipumpe ist 3 cm dick und lang und gibt über 3 bis 4 Jahre therapeutisch ausreichende Mengen Insulin ab.

Programmierte Implantate. Sie enthalten den Arzneistoff u. a. in einer Kunststoffmatrix (z. B. Septobal®-Kette für Gentamicin), in Silicon-Gummi, Cholesterol, Polyethylenglycol oder Albumin eingebettet sowie ganz oder teilweise gebunden. Eine besondere Bedeutung haben dabei biodegradable Polymere (vgl. Abschnitt Aufbau und Funktion), deren Einsatz als Matrixbildner eine nachträgliche Entfernung des Implantats überflüssig macht. Nach geeigneten Trägern wird intensiv gesucht. Bis auf das genannte Beispiel sind jedoch noch keine weiteren Fertigwaren dieser Art bekannt geworden.

Selbstantwortende Vorrichtungen. Diese sind in der Lage, ohne jeglichen Eingriff von außen die für eine Therapie erforderlichen Arzneistoffmengen bereitzustellen. Das Prinzip einer selbstantwortenden Vorrichtung soll am Beispiel der von Horbett, Kost und Ratner[22] beschriebenen „Bioresponsiv Membrane" für Insulin (Abb. 4.206) erläutert werden. In diesem Fall wird ein Insulin-Reservoir durch eine quellbare Hydrogelmembran abgeschirmt, in deren Struktur freie Aminogruppen und ein Enzym (Glucoseoxidase) eingebaut sind. Bei Anwesenheit von Glucose im vorbeiströmenden Blut wird durch dieses Enzym Gluconsäure erzeugt. Durch deren Acidität werden die Aminogruppen der Membran protoniert, wodurch gleichzeitig deren Durchlässigkeit für Insulin wächst. Das freigesetzte Insulin wirkt als Puffer auf die protonierten Aminogruppen, wodurch sich anschließend der Insulinausstrom wieder verringert. Ein ähnlicher Mechanismus wurde für eine Hydro-

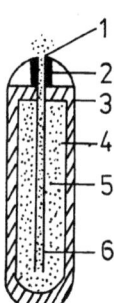

Abb. 4.205. Aufbau der osmotischen Minipumpe Alzet®. 1 Ausstromöffnung, 2 Kontrollelement, 3 osmotisch aktive Substanz, 4 Elastomermembran, 5 Reservoir, 6 Ausstromkanal. Nach[20]

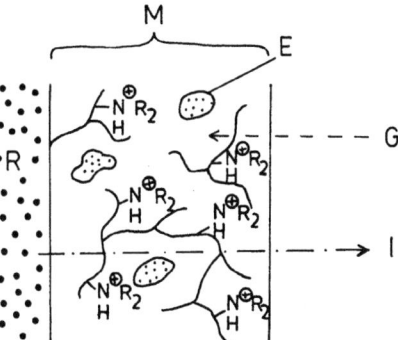

Abb. 4.206. Aufbau einer „Bioresponsiv Membrane" für Insulin. R Insulin-Reservoir, M Hydrogelmembran, E Enzym (Gucoseoxidase), G Glucose, I Insulin (Ausstrom). Nach[22]

gelmembran beschrieben, die Urease als Regulator enthält. Beide Entwicklungen befinden sich noch im Erprobungsstadium.

TS zur peroralen Applikation

Ein TS für die perorale Applikation, das einige wesentliche Nachteile konventioneller peroraler Depotpräparate nicht haben soll, ist das membrankontrollierte Oros®. Das tablettenförmige TS Oros® (Abb. 4.207) enthält im Inneren das Arzneistoffreservoir. Darin ist der Arzneistoff in fester Form gespeichert. Die osmotische Aktivität einer außen befindlichen Salzschicht bewirkt, daß Wasser aus dem intestinalen Raum durch eine beide Schichten umgebende semipermeable Membran in die Einheit eindringt. Die Einstromgeschwindigkeit wird durch die Eigenschaften der Membran und durch den osmotischen Druck des Reservoirinhaltes bestimmt. Als Ergebnis des Wassereinstromes steigt im Inneren der Einheit der hydrostatische Druck an, womit die Abgabe einer gesättigten Arzneistofflösung durch die Abgabeöffnung (mittels Laserstrahl genau dimensioniert) des Systems ausgelöst und unterhalten wird. Schätzungsweise 80 % des Arzneistoffs werden mit konstanter Geschwindigkeit, 20 % werden mit abnehmender Geschwindigkeit über diese Öffnung abgegeben. Der Tablettenkörper selber ist inert und wird bei Therapieende mit den Fäces ausgeschieden. Eine für Acetazolamid konzipierte Einheit hat z. B. einen Durchmesser von 8 mm, eine Abgabeöffnung von 0,12 mm und ein Arzneistoffreservoir von 125 mg.

Inzwischen wurde für einen weiteren Arzneistoff ein peroral anwendbares osmotisches TS entwickelt und in Westeuropa auf den Markt gebracht. Dieses Indometacin enthaltende TS (Osmogit®) mußte aus dem Verkehr gezogen werden, weil Reizerscheinungen und schwerwiegende Nebenwirkungen beobachtet wurden. Als Ursache für diesen unerwarteten Mißerfolg wird ein sog. „Schneidbrenner-Effekt" diskutiert. Die Arzneiform bleibt in Schleimhautfalten liegen, und die austretende konzentrierte Arzneistoff-Salz-Lösung führt an diesen Stellen zu massiven Schädigungen. Weiterhin können Unterschiede in der resorbierten Arzneistoffmenge auftreten, je nachdem an welcher Stelle die Arzneiform längere Zeit liegt.

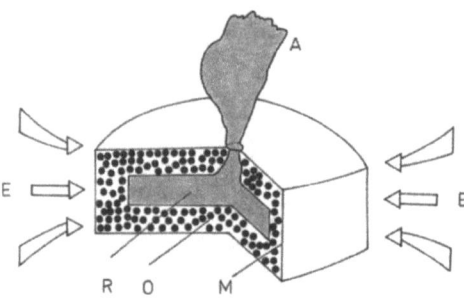

Abb. 4.207. Aufbau des peroralen TS Oros®. E Einstrom von Gastrointestinalflüssigkeit, O osmotisch aktive Substanz, R Arzneistoffreservoir, M semipermeable Membran, A Ausstrom der Arzneistofflösung. Nach[3]

Aber auch ein Formulierungsprinzip, das als Erosionsmatrix bezeichnet werden kann, führte zu einem peroral applizierbaren TS. Dabei handelt es sich um eine Theophyllinzubereitung (Theo-dur®). Diese enthält den Arzneistoff in Form kleiner Körnchen (Pellets), die ihrerseits in einer erodierbaren inerten Matrix inkorporiert sind. Im Magen-Darm-Kanal zerfällt die Matrix allmählich, die Theophyllin-Pellets werden freigesetzt und lösen sich auf. Bei einer applizierten Dosis von 8 mg/kg Körpergewicht werden Blutspiegel von 7,5 ± 1,9 μg/ml für 9,2 ± 1,9 Stunden gefunden, so daß bei wiederholter Gabe über 3 bis 4 Tage ein Theophyllinblutspiegel gesichert werden kann, der um weniger als 4 μg/ml schwankt. Durch die gewählte Pelletform werden in diesem Falle nicht die genannten Probleme beim Durchgang der Arzneiform erwartet, so daß dieses TS eine wertvolle Bereicherung der Asthmabehandlung darstellt.

19.3 Selbststeuernde Therapeutische Systeme, künstliche Zellen und Organe, Drug Targeting

Arzneiformen der 3. Generation, (Tab. 4.106), setzen den enthaltenen Arzneistoff nach einem feststehenden und vorherbestimmten Programm präzis gesteuert frei. In Ausnahmen besteht die Möglichkeit, das Programm nachträglich abzuwandeln (vgl. Promedos® I in Kombination mit Promedos® P). Die *Selbststeuernden Therapeutischen Systeme*(sTS) sollen demgegenüber nach den jeweiligen Erfordernissen ihr Programm selbst wählen bzw. anpassen. Dazu müssen die vorhandenen TS erstens weiterentwickelt und zweitens mit einem Sensor gekoppelt werden, der dem sTS die Situation im Organismus (z. B. den Blutglucosespiegel) übermittelt.

Die Sensoren sind momentan noch der begrenzende Faktor. Lange Zeit orientierte man sich an „klassischen" selektiven Elektroden (z. B. Glucose-sensitive Elektrode), deren Herstellung jedoch teuer ist und deren Funktion oft nicht ausreichend lange zu sichern war. Mit Halbleiter-Sensoren wird dieses Problem zu lösen sein. Gegenwärtig ist jedoch noch offen, wie sich die Abwehrreaktion des Organismus gegenüber einem Sensor (Fremdkörper), die Einkapselung mit Bindegewebe, vermeiden läßt. Möglicherweise müssen noch völlig neue Wege beschritten werden, um in nicht zu ferner Zukunft sTS vom heute vorhandenen Konzept in die Realität zu überführen.

Künstliche Zellen und Organe sind Vorrichtungen, die Funktionen natürlicher Zellen und Organe ganz oder teilweise übernehmen können. Im Vordergrund derartiger Entwicklungen stehen der „Ersatz" von Leber-, Bauchspeicheldrüsen-, Nebennieren-, Milz- oder Knochenmarkzellen oder -gewebe. Prinzipiell kann zwischen durchweg künstlichen und sog. Hybridsystemen unterschieden werden. Letztere enthalten lebende Zellen oder lebendes Gewebe. Beispielsweise behalten in Alginat-Polylysin-Kapseln eingeschlossene Pankreaszellen im Tierversuch über zwei Jahre ihre Funktion, so daß dieses System für eine Langzeit-Hormontherapie aussichtsreich erscheint.[23]

Als Beispiel für ein durchweg künstliches System soll die Funktion des von Jeong, Kim, Holmberg und McRea[24] beschriebenen selbststeuernden Insulin-Freigabesystems (Abb. 4.208) beschrieben werden. Es ähnelt in gewisser Weise der schon beschriebenen selbststeuernden Membran (Abb. 4.206), unterscheidet sich jedoch von dieser dadurch, daß Reservoir und Freigabesteuerung gemeinsam im Inneren einer Zelle untergebracht sind. Als Membran für die künstliche Zelle wurde Polyhydroxyethylmethacrylat oder Regeneratcellulose eingesetzt. Im Inneren der Zelle liegt an Concanavalin A gebundenes Insulin (Succinylamidophenyl-α-D-mannopyranosid-Konjugat) vor. Glucose kann das Insulin aus diesem Konjugat verdrängen, so daß entsprechend dem Glucosespiegel außerhalb der Zelle Insulin abgegeben wird.

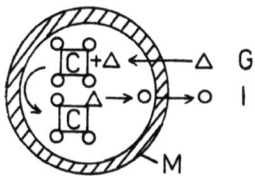

Abb. 4.208. Selbstregulierendes Insulin-Freigabe-System. G Glucose (Einstrom), C Concanavalin, I Insulin (Ausstrom), M Membran. Nach[24]

Als künstliches Organ stellt man sich die Vereinigung lebender menschlicher oder tierischer Zellen in einer Vorrichtung mit Steuermembran vor, die dann implantiert wird. Die Vorrichtung muß genauso wie die oben erwähnten Sensoren vor dem einsetzenden Abstoßungsmechanismus geschützt werden. Es ist zu erwarten, daß schon im nächsten Jahrzehnt eine künstliche Leber, Schild- und Nebenschilddrüse und Bauchspeicheldrüse verfügbar sein werden.[25]
Drug Targeting bedeutet sinngemäß „Gezielter Arzneistoffeinsatz". Das ist auch heute schon das Ziel jeglicher Arzneimittelanwendung. Dennoch werden nach Applikation eines Medikamentes nicht nur die relevanten Rezeptoren, sondern zumeist auch für die Therapie unwesentliche Organe, Gewebe oder Flüssigkeiten des Organismus mit dem Medikament in Kontakt gebracht. Drug Targeting bedeutet daher, daß nach Applikation eines Medikamentes nur das Ziel der Therapie, d. h.

- Mikroorganismen,
- Organe (besonders Leber, Milz, Bauchspeicheldrüse),
- Gewebe (Tumorgewebe, Knochenmark),
- Enzyme (z. B. für die Synthese bestimmter Hormone),
- Rezeptoren,

nicht aber für die Therapie unwesentliche Bereiche des Organismus mit der Wirkform des Medikamentes in Kontakt kommen. Für ein Drug Targeting gibt es drei Strategien:

- Chemotherapie-,
- galenische und
- molekulare Strategie.

Die Chemotherapie-Strategie basiert auf dem unterschiedlichen Metabolismus von Makro- und Mikroorganismen. Nur im Makroorganismus kann die Wirkform des Medikamentes infolge Metabolismus entstehen.
Die molekulare Strategie nutzt biochemische Reaktionen, insbesondere spezielle Enzyme, um aus unwirksamen und unschädlichen Vorformen des Arzneistoffs (Prodrugs) nur am Wirkort aktive Verbindungen zu erzeugen.
Die galenische Strategie basiert auf der Anwendung von kolloidalen bis feindispersen Trägern als Transportmittel für den Arzneistoff. Als Träger können die schon lange bekannten und relativ gut bearbeiteten Mikro- und Nanopartikeln, wie z. B. Liposomen, Mikro- und Nanokapseln, Makromoleküle, Mikroemulsionen, Zellen usw., genutzt werden. An diese wird der Arzneistoff adsorptiv, kovalent oder auf andere Weise gebunden. Dieses Transportsystem soll dann nach der (vorzugsweise parenteralen) Applikation zum Wirkort dirigiert werden. Hierfür kommen folgende Mechanismen in Betracht:[26]

- die passive (natürliche) Verteilung,
- eine Kompartiment-Verteilung,
- die aktive (durch Liganden vermittelte) Verteilung,
- eine physikalische Beeinflussung der Verteilung.

Am aussichtsreichsten erscheint die aktive Verteilung. Dazu koppelt man z. B. monoklonale Antikörper an die Träger. Nach Applikation und Verteilung der Kopplungsprodukte sollen sich die Träger infolge einer Antigen-Antikörper-Reaktion bevorzugt am Zielorgan bzw. -gewebe (z. B. Tumorgewebe) anlagern. Hauptproblem dieser Strategie wie überhaupt des Drug Targeting ist gegenwärtig die natürliche Abwehrreaktion des Organismus gegenüber den applizierten Trägern (Phagocytose, Ablagerung der Teilchen im Retikuloendothelialen System). Durch Überziehen (Coating) der Trägerteilchen mit bestimmten Tensiden (Poloxamer, Poloxamin) oder durch Absenkung ihres Zeta-Potentials versucht man, die Partikeln für das Abwehrsystem des Organismus „unsichtbar" zu machen.

19.4 Spezielle Wundauflagen und Adhäsionsverbände

Wundauflagen sind als fiktive Arzneimittel dem Arzneimittelgesetz (AMG) der Bundesrepublik Deutschland unterworfen. Es handelt sich dabei um Produkte, die als Trägermaterial Kunststoffolie, Vliesstoff oder Gewebe enthalten und die durch Arzneistoffe oder andere Zusätze gezielte Wirkungen entfalten. Im Unterschied zu den transdermalen Systemen soll der Arzneistoff aus den Wundauflagen nicht systemisch, sondern vorwiegend lokal wirken. Eine gewisse Penetration des Arzneistoffs in tiefere Hautschichten kann nicht ausgeschlossen werden und ist zumeist erwünscht.
Die Wundauflagen erfüllen in der Regel über die Zweckbestimmung der Heftpflaster (Fixierung von Verbandmaterial auf der Haut) hinausgehende spezifische Aufgaben (Tab. 4.107). Dazu gehören eine

Wundabdeckung, Blutstillung sowie eine Unterstützung der Heilung bestimmter Erkrankungen. Die Wundauflagen haben oft einen ausgeprägten Schutz- und/oder Okklusionseffekt.

Adhäsionsverbände stehen den Pflastern nahe, sind wie diese selbsthaftend, liegen jedoch folienförmig und zumeist in größeren Abschnitten vor. Außerdem erfüllen sie Aufgaben, die außerhalb der normalen Pflasteranwendung liegen.

Nicht erwähnt werden hyperämisierende Pflaster zur Behandlung von rheumatischen Erkrankungen sowie obsolete nichthaftende Wundverbände, die aus Fasermaterial oder Gewebe bestehen und/oder sich durch Schwermetallzusätze auszeichnen.

Tabelle 4.107. Aufgaben, Funktionen von Wundauflagen und an diese zu stellende Anforderungen. Nach[27]

Aufgaben, Funktion	Anforderung
Saugfähigkeit	Reizlosigkeit
Wundschutz	Kombinierbarkeit mit Medikamenten
Granulationsförderung	Sterilisierbarkeit
mikrobielles Regime	Naßfestigkeit
	Luft- und Dampfdurchlässigkeit
	plane Auflage
	kein Verkleben

Corticoidhaltige Wundauflagen

Durch Okklusion kann die Aufnahme von Corticosteroiden durch die Haut bis zum Faktor 100 im Vergleich zur offenen Applikation erhöht werden. Dies ist besonders günstig bei stark infiltrierten, hyperkeratotischen Krankheitserscheinungen. Als mehr oder weniger allgemein akzeptierte Indikationen für die kurzfristige Corticosteroid-Behandlung mit Wundauflagen gelten:

- Sonderformen der Psoriasis,
- chronische Ekzeme,
- Lichen ruber,
- Keloide,
- Granuloma anulare,
- Necrobiosis lipoidica,
- chronisch discoider Lupus erythematodes.

Zu den Risiken einer solchen Behandlung gehören:

- die Gefahr systemischer Nebenwirkungen infolge der vermehrten Absorption des Corticosteroids bei großflächiger Anwendung,
- verstärkte lokale Nebenwirkungen, besonders in Körperregionen wie Gesicht und Genitalien,
- die Möglichkeit von Infektion und Mazeration (Pyodermie, Candidosis).

Diese Risiken können vermindert werden, wenn die Wundauflagen nicht zu großflächig (< 10% der Körperoberfläche), nicht zu lange und nicht ununterbrochen angewandt werden. Vorteilhaft ist es zum Beispiel, die Wundauflage mehrstündig am Tag (bei Psoriasis gegebenenfalls auch nachts) für insgesamt 1 bis 3 Wochen je nach Erkrankungsstärke und Körperregion anzuwenden.

Corticoidhaltige Wundauflagen werden vor allem zur Behandlung trockener und schuppender Läsionen sowie chronischer Dermatosen, die auf eine lokale Corticosteroid-Therapie ansprechen, empfohlen. Wundauflagen dieses Typs fungieren gleichzeitig als Arzneiträger und als Okklusivverband. Die Zurückhaltung der von der Haut abgegebenen Feuchtigkeit bewirkt eine Hydratation der Hornhaut (Stratum corneum) und dadurch ein besseres Eindringen des Arzneistoffs in die Haut. Im allgemeinen soll das Präparat nach 6 Stunden, bei guter Verträglichkeit nach 24 Stunden, ausgewechselt werden. Es handelt sich um folienartige Präparate. Ein diesbezügliches Beispiel, die Sermaka Folie® (Fa. Lilly), enthält 4 μg/cm^2 Fludroxycortid (Flurandrenolon). Sie besteht aus einer durchsichtigen, undurchlässigen, selbstklebenden Plastikfolie. Das Corticosteroid ist in der Haftschicht lokalisiert. Das Präparat wirkt entzündungshemmend und juckreizstillend.

Okklusive Wundauflagen

Die Okklusionstherapie hat, wie vorangehend dargestellt, vor allem für die Applikation von Corticosteroiden Bedeutung. Daneben können auf diese Weise auch andere Arzneistoffe (z. B. Dioxyanthranol bei psoriatischen Plaques oder Salicylvaseline bei Hyperkeratosen) verabreicht werden, um über die verbesserte Penetration eine höhere Wirkung zu erreichen. Okklusive Wundauflagen werden für größere nässende Wundflächen, in der Thorax-Chirugie für luftdichte Verschlüsse nach Tamponbehandlung sowie zur Behandlung chronischer Dermatosen, wie z. B.

- Psoriasis vulgaris,
- chronisches Ekzem,
- Lichen ruber,
- Lichen chronicus simplex,

gebraucht. Weiterhin können sie zur vorübergehenden Abdichtung von pathogenen Körperöffnungen, wie Fisteln oder Anus praeternaturalis und großflächigen Wunden eingesetzt werden. Dementsprechend handelt es sich um transparente, selbstklebende und dehnbare Kunststoff-Folien, die mit einer gut hautverträglichen Haftschicht ausgestattet sind. Vor der Anwendung diesbezüglicher Präparate, wie Leukoflex® occlusiv (Fa. Beiersdorf) und Oclufol® (Fa. Lohmann), müssen die betreffenden Hautstellen von Puder- und/oder Salbenresten befreit und nach Möglichkeit abgetrocknet werden, weil die Haftschicht auf fettiger oder feuchter Haut schlechter haftet.

Poröse Wundauflagen

Diese Wundauflagen haben hauptsächlich für die Behandlung von Verbrennungen und anderen schweren Hautdefekten Bedeutung. Bei ausgedehnten Verbrennungen steht in der Regel nicht genügend Eigenhaut als Transplantat zur Verfügung und der Wundboden ist nach dem Abtragen der Nekrosen für die Transplantation nicht bereit, so daß eine vorläufige Wundabdeckung (Interimstransplantat) benötigt wird. Diese Wundauflagen haben die Aufgabe, die Wunde zu reinigen, die Keimbesiedlung zu verhindern, Reste von devitalisiertem Gewebe zu beseitigen und die Wundfläche für die Transplantation vorzubereiten. Sie müssen immunologisch verträglich, sterilisierbar und steril lagerfähig sein. Weiterhin können diese Präparate auch für die Versorgung frischer Operationswunden, anderer schwerheilender, sekretierender Wunden, wie Ulcera cruris, und für die Fixierung von Kathetern verwendet werden.

Hierzu gehören Dermahesive® (Fa. Heyden), Epigard® (Fa. Parke Davis), Syspuderm® (Fa. Hartmann) und Curapor® (Fa. Lohmann). Dermahesive® besteht aus einer durchscheinenden Polyurethanschicht, die mit Polyisobutylen und einer Suspension von hochmolekularen Kunstharzen, Natriumcarboxymethylcellulose und Gelatine (Haftschicht) beschichtet ist. Die Haftschicht ist mit einem Schutzpapier abgedeckt. Das Präparat ist steril verpackt und im Autoklaven sterilisierbar. Epigard® und Syspuderm® werden auch als „synthetischer Hautersatz" bezeichnet. Sie sind zweischichtig aufgebaut und infolge der Kapillarwirkung der Schichten in der Lage, Sekret aufzusaugen. Beide Präparate bestehen aus Polyurethan. Bei Epigard® liegt dieser Kunststoff als elastisch weiche, offene Matrix mit einer definierten netzartigen Hohlraumstruktur in einer Schichtdicke von 1,57 mm vor und bildet die der Wundfläche zugewandten Seite. Eine Haftschicht ist hier nicht vorhanden. Die Außenschicht besteht aus einem für Mikroorganismen undurchlässigen, mikroporösen (Porengröße 0,25 µm) Polytetrafluorethylen-Film mit einer Schichtdicke von 2,5 µm. Beide Schichten sind über ein Polyethylennetz miteinander verschweißt, so daß ein funktionelles System entsteht, das der Mikroanatomie der menschlichen Haut nahe kommt. Bei Curapor® handelt es sich um eine Dreischicht-Wundauflage (Abb. 4.209), die infolge weitporiger Öffnungen im Vliesstoff und infolge der Perforation im metallisierten Wundkissen abgedeckte Wunden intensiv zu belüften vermag. Als Haftschicht dient ein hautfreundliches Polyacrylat.

Wundauflagen aus Collagen

Diese Wundauflagen bestehen aus eiweißreichem Material oder aus dem Eiweißabbauprodukt Collagen. Sie stellen meist flächige spongoide Platten mit einer Schichtstruktur dar, z. B Collagen-Implantat® (Fa. Braun) Tutoplast Duro® (Fa. Pfrimmer) und Collagen-Haemostyptikum (Fa. Braun). Das Collagen-Implantat® besteht aus partiell denaturiertem Schweinecollagen, dient als temporärer Hautverband und ist

zur Behandlung folgender Erkrankungen und Läsionen geeignet:

- Ulcus cruris venöser und arterieller Genese,
- Röntgenulcus,
- Decubitus-Geschwüre,
- tiefe Hautdefekte nach Traumen, operativen Eingriffen,
- Abdeckung von Hautdefekten bei Autoplastiken.

Bei Tutoplast Duro® handelt es sich um desantigenisierte, desenzymatisierte sowie lyophilisierte und mit γ-Strahlen sterilisierte harte Hirnhaut (Dura mater humana), die als Transplantat eingesetzt wird.

Das Collagen-Haemostyptikum Vlies® ist ein leicht verformbares, weiches, saugfähiges Material mit hoher aktiver Oberfläche (180 cm² je 20 mg), das bei Kontakt mit Blut Thrombozyten anlagert. Dabei freigesetzte thrombozytäre Faktoren und Gerinnungsfaktoren führen zu einem Fibringerüst. Das zusätzlich durch das mikrofibrilläre Collagen verstärkte Fibringerüst bewirkt schließlich den Wundverschluß. Bei der Anwendung wandelt sich das Vlies zu einer gelartigen Masse, die im Verlauf von ca. 3 Wochen durch Phagozytose und enzymatischen Abbau vollständig resorbiert wird. Die Resorptionsgeschwindigkeit ist in gewissem Umfang von der eingebrachten Materialmenge abhängig. Das Vlies wird zur Stillung von Parenchym-, Sickerblutungen und zur Stillung kapillärer und sonstiger Blutungen eingesetzt.

Adhäsionsverbände

Adhäsionsverbände sind selbstklebende schmiegsame Platten/Folien, die aus synthetischen Polymeren (z. B. Polyurethan) oder natürlichen Polymeren (Gelatine, Pektin, Natriumcarboxymethylcellulose, Karaya, Kautschuk) und Chlorbutylkautschuk oder Polyisobutylen, zum Teil mit einem Oberflächenfilm aus Polyethylen oder Polyacrylat bestehen. Einige der entsprechenden Präparate, z. B. Hollister® (Fa. Abbott), Convatec® (Fa. Squibb), Biotrol S® (Fa. Pfrimmer), Stominal® (Fa. Beiersdorf), haben vor allem zur Behandlung von Hautulcerationen und Dekubitus sowie insbesondere für die Betreuung von Stomapatienten Bedeutung. Sie können auf die Größe der zu versorgenden Hautpartie zugeschnitten werden und sie passen sich im allgemeinen Unebenheiten der Hautoberfläche sehr gut an. Hollister® ist ein Adhäsionsverband mit mikroporöser Haftschicht und einem Aktivkohlefilter und besonders zur Stoma-Ver-

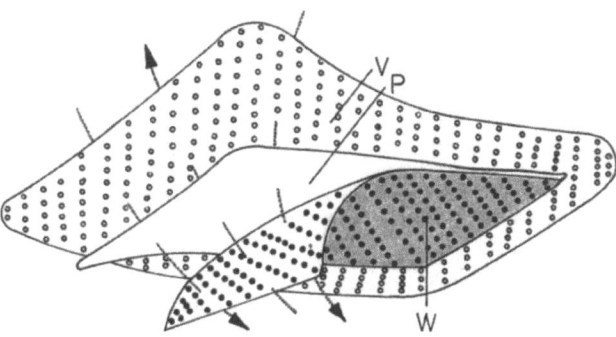

Abb. 4.209. Curapor® Wundverband. V luftdurchlässiger Vliesstoff, P saugfähiges Polster, W Wundauflage, Al-bedampfter Vliesstoff. Nach[28]

sorgung geeignet. Auch Integrale Biotrol S® (Fa. Pfrimmer) ist ein Stoma-Versorgungssystem. Stominal® ist vor allem zur Anus-praeter-Hygiene vorgesehen.

Beim Opraflex® Folien-Wundverband (Fa. Lohmann) handelt es sich um einen elastischen schmiegsamen Polyurethanfilm mit einem hautfreundlichen Polyacrylat als Haftschicht. Das Präparat ist hauchfein, transparent und wird strahlensterilisiert in den Verkehr gebracht. Es vermag Wunden keimdicht zu verschließen, ermöglicht jedoch den Durchtritt von Wasserdampf.

Literatur

1. Higuchi T (1977) Oesterr Apoth Ztg 31:931-934
2. Nagai T (1966) Yakugaku Zasshi 106:99-104
3. Heilmann K (1977) Therapeutische Systeme, Enke, Stuttgart
4. Zaffaroni A (1980) Pharm Int 1:1-3
5. Anderson JM, Kim SW (1986) Advances in Drug Delivery Systems, Elsevier Science Publishers B.V., Amsterdam Oxford New York Tokyo
6. Müller BW (1987) Controlled Drug Delivery, APV-Paperback, Band 17, Wissenschaftliche Verlagsgesellschaft Stuttgart
7. Robinson JR, Lee VH (1987) Controlled Drug Delivery, Fundamentals and Applications, 2nd ed., Marcel Dekker Inc., New York Basel
8. Kydonieus AF, Berner B (1987) Transdermal Delivery of Drugs, Vol. 1-3, CRC Press, Boca Raton
9. Heller J (1988) Biomaterials 1:51-58
10. Heller J (1988) J Contr Release 8:111-125
11. Monkhouse DC, Huq AS (1988) Drug Dev Ind Pharm 14:83-209
12. Shaw JE (1982) Transdermal Therapeutic Systems. In Brandau R, Lippold BH (Hrsg.) Dermal and Transdermal Absorption, APV-Paperback, Band 4, Wissenschaftliche Verlagsgesellschaft, Stuttgart, S. 171-209
13. Pflegel P, Dittgen M (1987) Pharmazie 42:799-809
14. Chien YW (1983) Drug Dev Ind Pharm 9:497-520
15. Knoch A, Merkle HP (1985) Acta Pharm Technol 31:197-209
16. Chien YW, Keshary PR, Huang YC, Sarpotdar PP (1983) J Pharm Sci 72:968-970
17. Marty JP, Wepierre J (1983) Acta Pharm Suec 20:55-56
18. Zaffaroni A (1981) Med Res Rev 1:373-386
19. Franetzki M (1984) Pharm Res No.6:237-282
20. Theeuwes F (1981) Ther 13:149-191
21. Sefton MV, Lusher HM, Firth SR, Waher MU (1979) Ann Biomed Eng 7:329-343
22. Horbett TA, Kost T, Ratner BD (1983) Am Chem Soc Div Polym Chem Prep 24:34-35
23. Sun AM, O,Shea GM (1986) Microencapsulation of living cells- A longterm delivery system. In: Anderson JM, Kim SW (Eds.) Advances in Drug Delivery Systems, Elsevier Science Publishers B.V.,Amsterdam Oxford New York Tokyo, pp 137-142
24. Jeong SY, Kim SW, Holmberg DL, McRea JC (1986) Glucose sensitive membranes for controlled delivery of Insulin: Insulin Transport studies. In: Anderson JM, Kim SW (Eds.) Advances in Drug Delivery Systems, Elsivier Science Publishers B.V., Amsterdam Oxford New York Tokyo, pp 153-164
25. Michaels AS (1986) Controlled release, Challenges and opportunities for the next decade. In: Anderson JM, Kim SW (Eds.) Advances in Drug Delivery Systems, Elsevier Science Publishers B.V., Amsterdam Oxford New York Tokyo, pp 405-410
26. Davis SS, Illum L (1985) Proc Int Symp Contr Rel Bioact Mat 12:326-338
27. Riedel E, Triebsch W (1988) Verbandstoff-Fibel, Wiss. Verlagsgesellschaft Stuttgart, S. 60-147
28. Stowasser H, Wetting R (1984) Wunden und Hauterkrankungen und ihre Behandlung mit Metalline, Lohmann GmbH, Neuwied

20 Verpackung pharmazeutischer Produkte

E. SPINGLER

Die Verpackung ist für die Haltbarkeit eines pharmazeutischen Produkts besonders wichtig. Auswahl und Prüfung sind deshalb mit der gleichen Wertigkeit wie die anderer Produktbestandteile vorzunehmen. Dies gilt vor allem für die Primärverpackung, die nach Definition direkt mit dem Packgut, also dem Arzneimittel in direktem Kontakt steht. Die Kenntnis der Vorgänge möglicher physikalischer und chemischer Veränderungen, wie

- Abbau des Arzneistoffes,
- Freisetzungsgeschwindigkeit der aktiven Substanzen,
- Oxidation,
- Hydratation bzw. Dehydratation,
- pH-Verschiebung,
- Quellung,
- mikrobielle Kontamination oder
- andere Beeinflussungen der galenischen Form,

bestimmen die korrekte Auswahl des Primärpackmittels und die Festlegung des bestmöglichen Schutzes.[11-19]

20.1 Aufgaben der Verpackung

Die Verpackung hat viele miteinander verknüpfte Aufgaben zu erfüllen: Sie hat als Hauptfunktion die sichere Lieferung eines Produktes zum Patient bei Erhaltung des Wirkungsprofils zu vertretbaren Gesamtkosten zu ermöglichen. Sie ist weiterhin ein wichtiges Mittel der Qualitätssicherung, der Warenlogistik und des Marketings.

Die Verpackung steht deshalb im Umfeld von

- Verbraucher/Patient,
- Apotheke,
- Arzt/Klinik,
- Großhändler,
- Vertrieb/Marketing,
- Produktion/Verpackungsbetrieb,
- Packmittelhersteller,
- Entwicklung,
- Behörde.

Je nach Interessenlage besteht ein bestimmtes Anforderungsprofil:

- Wirksamkeit des Produkts,
- produktadäquate Gestaltung,
- Lesbarkeit des Namens, des Verfalldatums, der Lagerhinweise,
- Sicherung gegen Verfälschung und Nachahmer,
- Schutz gegen äußere Einflüsse,
- sinnvolle Menge für Behandlung,
- genaue Dosierung und leichte Handhabung,
- Warnhinweise und Information über Nebenwirkungen,
- maschinengerechte Aufmachung,
- transportfähige Umverpackung u. a. m.

Im folgenden sollen die verschiedenen Wünsche der Einzelinteressenten dargestellt und die sinnvollste Kombination der partikulären Vorstellungen dargelegt werden. Es ist klar, daß dies immer ein Kompromiß darstellt – wobei jedoch heute eher der Wunsch des Patienten nach einer leicht zu handhabenden Verpackung bevorzugt erfüllt wird.

20.2 Anforderungen der einzelnen Gruppen

20.2.1 Verbraucher/Patient

Eine gute Handhabung steht an erster Stelle. Die angegebene Menge muß leicht und ohne Aufwand entnommen werden können. Dabei ist nicht nur an das Öffnen und Verschließen zu denken. Auch die Dosierung, die Aufbewahrung und der Transport einer angebrochenen Packung muß problemlos sein. Die für den Patienten wichtigen Informationen müssen in einer leicht lesbaren Schrift (Schriftgröße größer als 8-Punkt oder 2,15 mm) abgefaßt sein.
Große Probleme bestehen im Bereich der Originalitätssicherung und der Anforderung einer kindergesicherten Verpackung, da diese oft von älteren oder gebrechlichen Personen nicht geöffnet werden können. Auch sollten die Dosiersysteme für die Entnahme der verordneten Menge geeignet sein.

20.2.2 Apotheker

Die Größe der Packungen ist für den Apotheker von erster Priorität, muß er doch ein großes Sortiment in einem beschränkten Raum unterbringen. Alle Maßnahmen, die zur Reduktion von nicht benötigtem Packungsvolumen führen, werden besonders geschätzt. Auch sollen sich die Packungen in der Gestaltung soweit deutlich unterscheiden, daß eine Verwechslungsgefahr möglichst klein ist. Andererseits jedoch eine firmenspezifische Aufmachung notwendig, da diese ebenfalls die Abgabesicherheit erhöhen kann. Besonders wichtig sind auch die Angaben über den Haltbarkeitszeitraum. Sie sollten deshalb gut lesbar sein.

20.2.3 Arzt/Klinik

Die korrekte Anwendung des pharmazeutischen Produkts ist für den Arzt sehr wichtig. Daher soll die Verpackung alle Hinweise über die Applikation klar und unverwechselbar enthalten, wie i. v., i. m. oder s. c. bei Iniectabilia, Anzahl von Tropfen pro ml oder Arzneistoffmenge pro Dosiereinheit.
In einer Klink werden zwar größere Mengen auf einmal bezogen, dann aber in verschiedenen Stationen zwischengelagert, bevor sie dem Patienten ausgehändigt oder appliziert werden. Deshalb werden häufig Bündelpackungen von der Klinikapotheke abgegeben. Auch die Arbeit des klinischen Personals ist mit leicht verständlichen Hinweisen bei Anwendung von nicht standardisierten Verpackungen zu erleichtern.

20.2.4 Großhändler

Alle Elemente, die bereits bei der Apotheke oder Klinik als wichtige Kennzeichen für eine Verpackung aufgeführt worden sind, gelten auch für den Großhändler. Dazu kommt noch, daß die Großpackung wirtschaftlich angeliefert, sinnvoll gestapelt und transportiert werden muß.

20.2.5 Vertrieb/Marketing

Genau wie für den Großhändler und Apotheker sind im Vertrieb die technischen Daten der Großpackungsarten von Bedeutung – Container, Palette, Box oder Sammelpackung. Daher sind die Masse der Einzelpackung einem bestimmten Raster anzupassen, damit der Vertrieb über sinnvolle und warenflußgerechte Transportgebinde die Belieferung so rationell wie möglich vornehmen kann. Seit Verwendung von Containern oder palettierten Sendungen ist die Schadensrate erheblich gesunken.
Das Marketing bei pharmazeutischen Produkten ist bei der Gestaltung von Packmitteln, vor allem im Sekundärbereich bedeutsam. Bei ethischen Präparaten, also insbesondere solchen, die der Rezeptpflicht unterstehen, wird in der Regel auf die klare Anbringung der graphischen Elemente geachtet, die für die betreffende Linie typisch sein sollen. Als Textelement erscheinen neben dem Markennamen und der Dosierungsangabe der Hersteller, falls notwendig, die Vertreiber und der verantwortliche Pharmazeut. Auch die Zusammensetzung ist auf der Sekundärverpackung anzubringen. Es gibt erhebliche Unterschiede bei der Gestaltung der Faltschachtel, des Beipackzettels und des Etiketts. Je nach Vertriebsgebiet sind weitere Angaben zu machen, wie Preisangaben, Anbringung von Code-Symbolen oder von entfernbaren Vignetten.

20.2.6 Produktion/Verpackungsbetrieb

Die rationelle Herstellung der Verpackung ist eine vielseitige Aufgabe: Sie ist mit dem vorhandenen Maschinenpark und den dafür vorgesehenen Packstoffen und -elementen zu bewältigen. Zusätzlich ist die Bewirtschaftung durch eine den Lieferbudgets zugeordnete Produktionssteuerung und die Wahl des Bereithaltungs- und Auslieferungsprinzips bestimmt. Dabei sind relativ einfach zu fertigende Packungen in der Mehrzahl, die sich aus vier oder fünf verschiedenen Elementen zusammensetzen: Faltschachtel, Gebrauchsinformation, Blisterstreifen, und Bündelfolie. Einen erheblich größeren Aufwand erfordern Packungen, die wesentlich mehr Packelemente vereinigen und heute auf Roboterstraßen zusammengesetzt werden: so z. B. Lösungsflaschen, Dosiersysteme im Köcher und seperat beigelegten Schraubdrehverschlüsse auf einem Träger montiert, Faltschachteln und Gebrauchsinformation.

Für den Einsatz solcher aufwendigen Packstraßen benötigt man qualitativ hochwertige Sekundärpackmittel, damit die Rentabilität der Linie nicht wegen eines sonst nicht sehr aufwendigen Packelements beeinträchtigt wird.

20.2.7 Packmittelhersteller

Eindeutige technische und kommerzielle Vorhaben, geregelte Pflichtenhefte und auf längere Zeit vorterminierte Abrufsendungen ermöglichen es dem Hersteller, die vereinbarte Qualität der Packmittel einzuhalten. Dazu sind von den Beteiligten entsprechende Vorleistungen zu erbringen.

Der Hersteller sollte sich ein Qualitätssicherungssystem - etwa nach ISO 9000[1] - mit Hilfe entsprechender Organisationen aufbauen und in einem Handbuch die Beschreibung der Arbeitsanweisungen und Ablaufschemata zusammenfassen.

Die Herstellanweisungen sind ihm in einer unmißverständlichen Form zu übermitteln - etwa als druckfertige Vorlage, die keiner weiteren Bearbeitung mehr als der Anpassung an die Druckmaschinen bedürfen.

Bei einer korrekten Abwicklung entsprechend den Regeln der „Good Manufacturing Practice" (GMP) ist nach Erstellung oder Abänderungen von Werkzeugen die Freigabe durch den Auftraggeber notwendig. Anschließend erfolgt eine Erstbestellung von 10.000 bis 50.000 Stück, um die Fertigungsqualität zu überprüfen.

20.2.8 Entwicklung

Der für die Packmittelentwicklung notwendige Arbeits- und Zeitaufwand ist relativ leicht abzuschätzen, wenn ein neues Produkt in einem bestehenden Verpackungsraster eingepaßt werden kann - d. h. beispielsweise in einer Durchdrückpackung vertrieben werden soll. Die Problematik beginnt erst dann, wenn weder Abpacksysteme noch Publikumsakzeptanz der neuen Form bekannt sind, etwa die einer Trockensubstanz mit Lösungsvermittler.

Im ersten Fall (Durchdrückpackung) sind die Parameter leicht festzulegen; die Wahl des Packstoffes hängt von der Empfindlichkeit des Produkts ab:

- z. B. feuchteunempfindlich: Formfolie PVC,
- z. B. lichtempfindlich: rot eingefärbte Folie.

Die Größe (Inhalt) der Packung hängt von der Anwendung ab, ob eine kurzfristige Medikation der Regelfall ist oder eine Dauertherapie angezeigt ist.

Im zweiten Fall (Lyophilisat mit Lösungsvermittler) sind wesentlich mehr Punkte abzuklären:

- Abpacksysteme,
- Lieferquellen für Packstoffe,
- Verträglichkeit Packelemente-Arzneiform,
- Patientenakzeptanz der neuen Form u. a. m.

Demgemäß ist bei der Verpackungsentwicklung mit wertanalytischen Verfahren die optimale Verpackung zu bestimmen. Hier sind bei der Erarbeitung von Muß- und Wunschforderungen mit Hilfe von galenischer Entwicklung, Einkauf, Verpackungsbetrieb, Qualitätssicherung und Technischer Abteilung das Profil der Verpackung festzulegen und Alternativen zu entwickeln. Nach Beurteilung der Realisierungsmöglichkeiten, des Zeitbedarfs und des finanziellen Einsatzes ist ein Entscheid zu fällen.

Bereits die Auswahl des Lieferanten ist äußerst komplex, da nicht nur die Preiswürdigkeit, sondern die problemlose Anwendung in der Praxis, die Liefertreue und die Einhaltung der qualitätsbestimmenden Parameter zu berücksichtigen sind.

Genauso sind die Verarbeitungsmöglichkeiten im Betrieb zu evaluieren, die Festlegung des Arbeitsablaufs und des Warenflusses, Bestimmung der Vorgaben für die Planung und das betriebliche Rechnungswesen.

20.2.9 Behörde

Die Registrierung einer neuen Arzneiform schließt einen sehr wichtigen Teil der pharmazeutischen Tätigkeit - nämlich das Entwickeln einer galenischen Form ab. Dabei muß auch über die Eignung der gewählten Verpackung berichtet werden. Neben den Prüfresultaten der einzelnen Packmittel nach den Vorschriften der Pharmakopöen und der Industrie (ISO, DIN etc.) ist eine Verträglichkeitsstudie vorzulegen. Nach bestandener Prüfung durch die Behörde wird dem Arzneimittel eine Registriernummer o. ä. zugeteilt, die zusammen mit anderen landspezifischen Auflagen auf dem äußeren Packmittel (z. B. Faltschachtel) und auf der Innenverpackung (z. B. Blisterstreifen) aufzubringen sind. Weitere behördlich vorgeschriebene Angaben können unter anderem sein:

- Generika-Namen,
- verantwortlicher Apotheker,
- Vertriebsfirma,
- Herstellungsdatum,
- Verfalldatum,
- Warnhinweise, z. B. für kindergesicherte Aufbewahrung,
- Lagerbedingungen, z. B. Licht- und/oder Wärmeschutz.

20.3 Ausgangsmaterial der Packmittel

In der PhEur sowie im DAB 9 sind vor allem für Glas, Elastomere und einzelne Kunststoffe Untersuchungsmethoden festgelegt. Diese sind mit einer allgemein gehaltenen Präambel verknüpft. Darin wird auf dem Schutz der Arzneiform durch die Verpackung und die Vermeidung von Veränderungen durch Migration, Permeation und Kontamination hingewiesen.

20.3.1 Glas

Glasarten

Es gibt für pharmazeutische Anwendungen drei verschiedene Glasarten, die sich durch die Zusammensetzung des Glases oder seine Oberflächenbehandlung unterscheiden.
Glasart 1 besteht aus sehr resistenzfähigem Borsilikatglas.
Glasart 2 wird aus Natronkalkglas hergestellt. Dieses Glas wird durch eine chemische Behandlung im heißen Zustand (Temperaturen > 400 °C) mit Schwefel, Schwefeldioxid oder Ammoniumsalzen oberflächlich an Kationen verarmt.

Glasart 3 wird aus unbehandeltem Natronkalkglas gefertigt. In Tab. 4.108 sind die Unterschiede verschiedener Normen in bezug auf Glasgrieß- und innere Oberflächenprüfung herausgestellt.[2] In Tab. 4.109 sind Angaben über die chemische Zusammensetzung verschiedener Hersteller der Glasart 1 enthalten. Bei dem Glas Nr. 9 handelt es sich um ein Behälterglas, die anderen Analysen betreffen Röhrenglas.[3]

Tabelle 4.109. Unterschiede in der Zusammensetzung von Gläsern der Glasart 1

Chemische Komponenten	Muster Nr.								
	1	2	3	4	5	6	7	8	9
SiO_2	75	74	75	74	71	67	69	67	80
B_2O_3	10	9	10	9	9	12	11	11	13
Al_2O_3	5	5	5	5	5	6	6	6	3
Na_2O	6	7	6	7	6	9	9	9	4
BaO	2	2	2	2	2	3	3	3	0
CaO	1	1	1	1	1	1	0,5	1	0
K_2O	0	0,8	0	0,8	0,8	2	0	1	0
Übrige	0	0	0	0	3,7	1	1	1,5	0

Tabelle 4.108. Unterschiedliche Normen der Glasprüfung

Grießprüfung (Grundglas)

	DIN 12 111	EP	ISO 719	ISO 720	USP XXI
Korngrößen (Grieß) (μm)	315 bis 500	300 bis 420	300 bis 500	300 bis 425	300 bis 425
Grießmasse (g)	2,00	20,00	2,00	10,00	10,00
Auslaugtemperatur (°C)	98	121	98	121	121
Auslaugdauer (min)	60	30	60	30	30
Titrationssäure	0,01 N HCl	0,01 N HCl	0,01 N HCl	0,02 N HCl	0,02 N H_2SO_4
Indikator	Methylrot-Na	Methylrot-Na	Methylrot-Na	Methylrot-Na	Methylrot-Na
Bezug (g Glas)	1	10	1	1	10
Benennung	hydrolytische Klasse 1 bis 5	Glasarten I und II	Classes 1 bis 5	HGA 1 bis 3	glass-types I, III und NP
Bemerkungen	entspricht der Vorschrift: ISO 719	Grießtest nur zur Unterscheidung der Glasarten I und II	entspricht der Vorschrift: DIN 12 111	Grenzwerte ähnl. DIN 12 111 und ISO 719	Identifizierung type II siehe Behältnisprüfung

Behältnisprüfung (innere Oberfläche)

	DIN 52 339, T. 1	DIN 52 339, T. 2	EP	ISO 4802	USP XXI
Methode	titrimetrisch	flammenphotometr.	titrimetr./Grieß	titrimetr./flammenphotometr.	titrimetr./Grieß
Auslaugtemperatur (°C)	121	121	121	121	121
Auslaugdauer (min)	60	60	60	60	60
Titrationssäure	0,01 N HCl	entfällt	0,01 N HCl	0,01 N HCl	0,02 N H_2SO_4
Indikator	Methylrot-Na	entfällt	Methylrot-Na	Methylrot-Na	Methylrot-Na
Bezug (ml)	100	entfällt	100	100	100
Benennung	Behältnisklassen 1, 2, 3, 1/2, B, D	Behältnisklassen 1, 2, 3, 1/2, B, D	Glasarten I, II und III	Classes HC 1, HC 2, HC 3, HC B und HC D	glass-type II
Bemerkungen	entspricht der Vorschrift ISO 4802	entspricht der Vorschrift ISO 4802	entspricht der Vorschrift DIN 52 339, T. 2 und ISO 4802	entspricht der Vorschrift DIN 52 339, T. 1, 2	Oberflächentest nur für glass-type II

Haltbarkeit

Nicht nur die Glasart ist für die Haltbarkeit einer pharmazeutischen Form ein entscheidender Faktor, sondern auch das Verhältnis Oberfläche zu Inhalt (Tab. 4.110) sowie die zusammensetzung des Füllguts. Auch die Temperatur ist wie bei allen chemischen Prozessen sehr wichtig. So werden Silicat-Ionen bei Autoklavieren nach 60 min bei 121 °C in erkennbarer Menge freigesetzt (Tab. 4.111). Die Bestimmung wurde an 2-ml-Ampullen vorgenommen.[4]
Es wurde nachgewiesen[5], daß bestimmte organische Säuren die Freisetzung von Silicaten verstärken. Eigene Versuche mit Gläsern der Glasart 2 ergaben Werte, die in Tab. 4.112 zusammengefaßt sind.

Tabelle 4.110. Behältnisse für Iniectabilia

Verhältnis Inhalt zu Oberfläche bzw. Alkaliabgabe pro Inhalt und Oberfläche

Inhalt (ml)	Oberfläche (cm^2)	Verhältnis Inhalt zu Oberfläche	Grenzwert Alkaliabgabe pro Behälter in µg Na$_2$O für Glasart I	Abgabe pro cm^{2}Oberfläche in µg Na$_2$O
1	12	1:12	5	0,4
10	38	1: 3,8	25	0,7
100	87	1: 0,87	120	1,4
1000	555	1: 0,55	500	0,9

Tabelle 4.111. Freisetzung von Silicium aus 2-ml-Ampullen nach Autoklavieren bei 121 °C während 60 min

Extraktionsflüssigkeit	Freisetzung von Si (µg/cm^2)
0,0001 N HCl (pH 4)	76
Wasser (pH 6)	137
Stark verdünnte LiOH (pH 8)	138
Verdünnte LiOH (pH 10)	1.269

Tabelle 4.112. Freisetzung von Silicium aus 100-ml-Behältern nach Autoklavieren bei 121 °C während 60 min

Extraktionsflüssigkeit	Freisetzung von Si (mg/100 ml)
0,1 N Lactat	3
0,1 N Benzoat	5
0,1 N Acetat	6
0,1 N Ascorbat	12
0,1 N Malat	14
0,1 N Tartrat	30
0,1 N Oxalat	52
0,1 N Gluconat	57
0,1 N Citrat	170

Verwendung

Generell ist die Verwendbarkeit eines Packmaterials an mehreren Kriterien zu messen. Dabei kommen verschiedene Parameter in Frage, die je nach Verwendungszweck zu gewichten sind. Für Glas gilt wie in Abb. 4.210 gezeigt, daß die positiven Materialeigen-schaften vor allem in niederen Werten in bezug auf Migration, Sorption, Wasserdampfdurchlässigkeit und Permeation von Gasen zum Ausdruck kommen. Die technischen Daten zeigen eher einen mittleren Eignungsgrad an, weil ein sehr aufwendiges Formverfahren zur Herstellung notwendig ist, das einige Materialschwächen wie interne Spannungen mit Rißbildungstendenzen, ungenügende Festigkeit etc. ergeben kann. Andererseits sind moderne Maschinentechniken verfügbar, deren Steuerung der Verarbeitungsbedingungen optimiert sind und so dafür gesorgt wurde, daß Glas heute als ein sehr zuverlässiges Primärpackmittel verwendet werden kann.

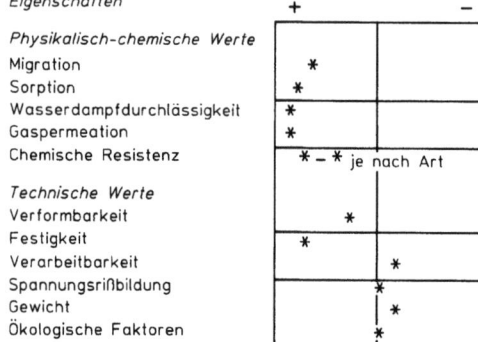

Abb. 4.210. Profil des Primärpackmaterials Glas

20.3.2 Kunststoffe

Diese Materialgruppe wird in zwei große Hauptgruppen unterteilt, wobei die Einwirkung von Wärme als Unterscheidungsmerkmal benutzt wird. Die erste Gruppe, die *Thermoplaste*, können durch Wärme geschmolzen und so im plastischen Zustand verarbeitet werden. Dies kann bei dieser Stoffgruppe mehrmals wiederholt werden.
Die *Duroplaste* werden ebenfalls in der Wärme geformt, können dann aber nicht mehr erneut durch Wärmeeinwirkung weiterverarbeitet werden, weil dadurch ihr polymerer Aufbau zerstört würde.

Thermoplaste

Durch Polymerisation niedermolekularer Ausgangsstoffe werden unter Einfluß von Beschleunigern thermoplastische Kunststoffe hergestellt. Ihr Verhalten in der Wärme hat ihnen den Namen gegeben. Nach Erwärmung werden die harten und oft spröden Materialien weich und können leicht verformt werden. Sie haben in der Regel keinen scharfen Schmelzpunkt, sondern einen Schmelzbereich. Dieses Verhalten ist ein Merkmal hochpolymerer Stoffe, deren Molekülketten nur teilweise geordnet im Raum verteilt sind. Einige haben jedoch geordnete Bereiche, die im Röntgenspektrum erkennbar sind. Mit Hilfe der Thermo-Analyse (Differential Scanning Calorimetry) sind Schmelzbereich, kristalliner Anteil und die entsprechenden Umwandlungstemperaturen erkennbar sowie die Schmelzwärme bestimmbar.

−(−CH₂—CH₂−)ₙ−

Polyethylen (PE). PE wird aus Ethylen nach zwei unterschiedlichen Verfahren hergestellt: Durch Anwendung von hohem Druck (bis zu 1.500 bar) und Temperaturen (ca. 200 °C) und Sauerstoff als Beschleuniger erhält man *Hochdruckpolyethylen (HD-PE)* mit einem relativ großen Anteil an amorphen Bereichen. Dieses HD-PE hat eine Dichte von 0,92 und einen Schmelzbereich von 110 °C.

Mit Hilfe von Katalysatoren aus drei und vierwertigen Metallverbindungen kann man bei tieferen Temperaturen und niederen Drücken *Niederdruckpolyethylen (ND-PE)* gewinnen, das eine Dichte von 0,95 g/cm³ und einen Schmelzbereich um 135 °C aufweist. Der Anteil an amorphen Bereichen ist bei diesem steiferen Material deutlich kleiner als bei HD-PE. Die PE-Typen werden je nach Verarbeitungsmethode und Anwendung mit verschiedenen Additiven versehen. Antioxidanzien sollen Abbau und Verfärbung verhindern, Gleitmittel die Haftung an Werkzeugen verringern und Farbstoffe die gewünschte Unterscheidung bei ähnlichen Elementen, wie z. B. Verschlüssen erleichtern.

Beide Polyethylenarten zeigen, wie in Abb. 4.211 und 4.212 dargestellt, positive Materialeigenschaften, vor allem in bezug auf niedere Migrations- und Sorptionswerte und ihre chemische Resistenz. Wasserdampfdurchlässigkeit und vor allem Gaspermeation

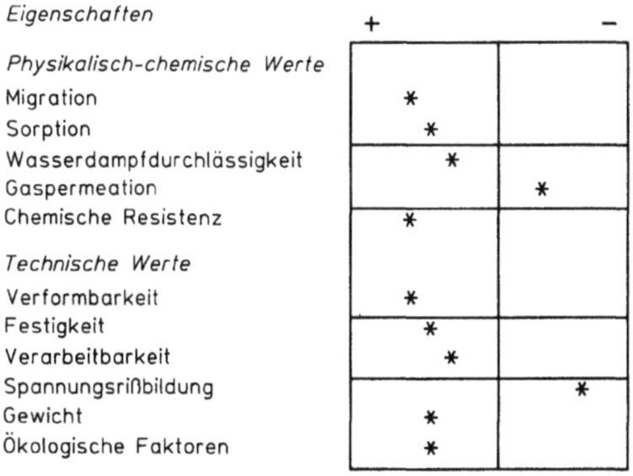

sind eher ungünstig. Die technischen Daten belegen die gute Eignung, wenn auch ein manchmal aufwendiges Fertigungsverfahren notwendig ist. PE hat eine recht große Neigung zur Spannungsrißkorrosion, was vor allem bei den Typen mit hohem Schmelzindex (kleine Molekülmasse) zu beachten ist. Weitere Materialschwächen, wie ungenügende Steifigkeit etc., müssen ebenfalls beachtet werden. Auch bei der Kunststoffverarbeitung sind moderne Techniken verfügbar, mit denen die Steuerung der Herstellungsbedingungen optimiert werden konnten. So wird PE zu vielen Primärpackmitteln verarbeitet.

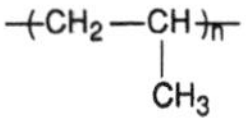

−(−CH₂—CH−)ₙ−
            |
            CH₃

Polypropylen (PP). PP wird aus Propylen mit Hilfe von Katalysatoren aus drei und vierwertigen Metallverbindungen ähnlich wie ND-PE hergestellt. Es hat eine Dichte von 0,91 g/cm³ und einen Schmelzbereich um 165 °C. Auch ist der amorphe Anteil bei diesem steiferen Material deutlich kleiner als bei HD-PE.

PP wird je nach Verarbeitungsmethode und Anwendung mit verschiedenen Additiven versehen. Besonders wichtig ist der Zusatz von Stabilisatoren und Antioxidanzien, um Abbau und Verfärbung zu verhindern. Gleitmittel und Farbstoffe haben die gleichen Funktionen wie bei PE. PP zeigt keine Anfälligkeit für Spannungsrißkorrosion, ist aber bei tieferen Temperaturen gegen Sprödbruch nicht beständig. In Abb. 4.213 ist das Profil dieses Kunststoffs dargestellt. PP wird als das beste Primärpackmittel beurteilt und kommt in der Zukunft vermehrt zur Anwendung, z. B. im Tiefziehbereich.

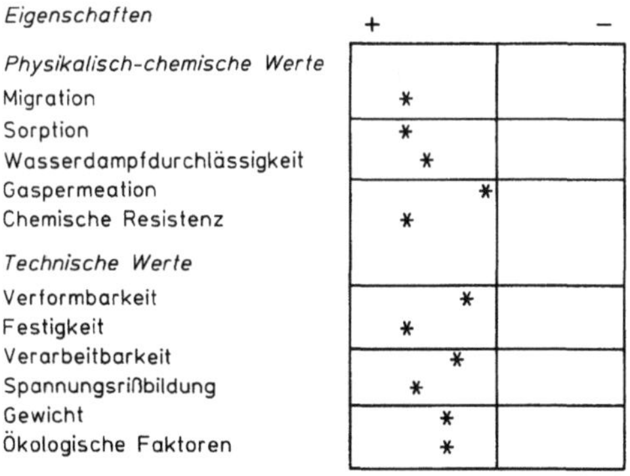

Eigenschaften	+	−
Physikalisch-chemische Werte		
Migration	*	
Sorption	*	
Wasserdampfdurchlässigkeit	*	
Gaspermeation		*
Chemische Resistenz	*	
Technische Werte		
Verformbarkeit	*	
Festigkeit	*	
Verarbeitbarkeit	*	
Spannungsrißbildung		*
Gewicht	*	
Ökologische Faktoren	*	

Abb. 4.211. Profil des Primärpackmaterials HD-Polyethylen

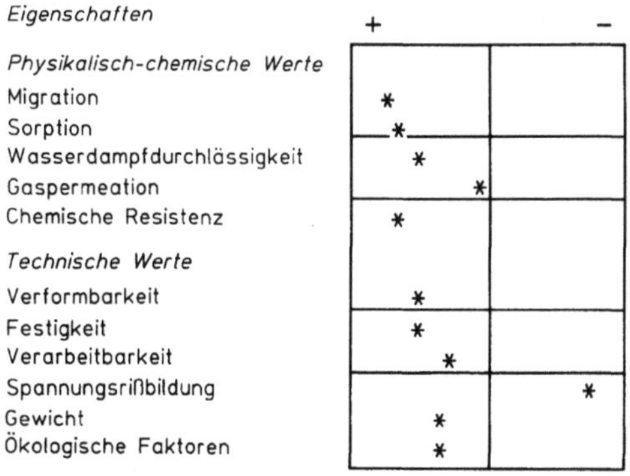

Eigenschaften	+	−
Physikalisch-chemische Werte		
Migration	*	
Sorption	*	
Wasserdampfdurchlässigkeit	*	
Gaspermeation		*
Chemische Resistenz	*	
Technische Werte		
Verformbarkeit	*	
Festigkeit	*	
Verarbeitbarkeit	*	
Spannungsrißbildung		*
Gewicht	*	
Ökologische Faktoren	*	

Abb. 4.212. Profil des Primärpackmaterials ND-Polyethylen

Eigenschaften	+	−
Physikalisch-chemische Werte		
Migration	*	
Sorption	*	
Wasserdampfdurchlässigkeit	*	
Gaspermeation		*
Chemische Resistenz	*	
Technische Werte		
Verformbarkeit		*
Festigkeit	*	
Verarbeitbarkeit		*
Spannungsrißbildung	*	
Gewicht	*	
Ökologische Faktoren		*

Abb. 4.213. Profil des Primärpackmaterials Polypropylen

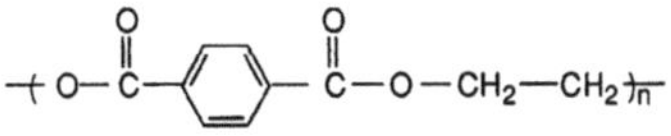

                    O   O
                    ‖   ‖
−(−O—C—⟨C₆H₄⟩—C—O—CH₂—CH₂−)ₙ−

Polyethylenterephthalat (PET). Dieser Kunststoff zählt zu den gesättigten, linearen Polyestern, die nach dem Polykondensationsverfahren hergestellt werden. Wegen der großen Verarbeitungsschwierigkeiten hat es relativ lange gedauert, bis dieses Material, das vor allem in Folienform und nach einen Streckblasenverfahren für Behälter verwendet wird, in nennenswerten Mengen eingesetzt wurde. Es hat eine höhere

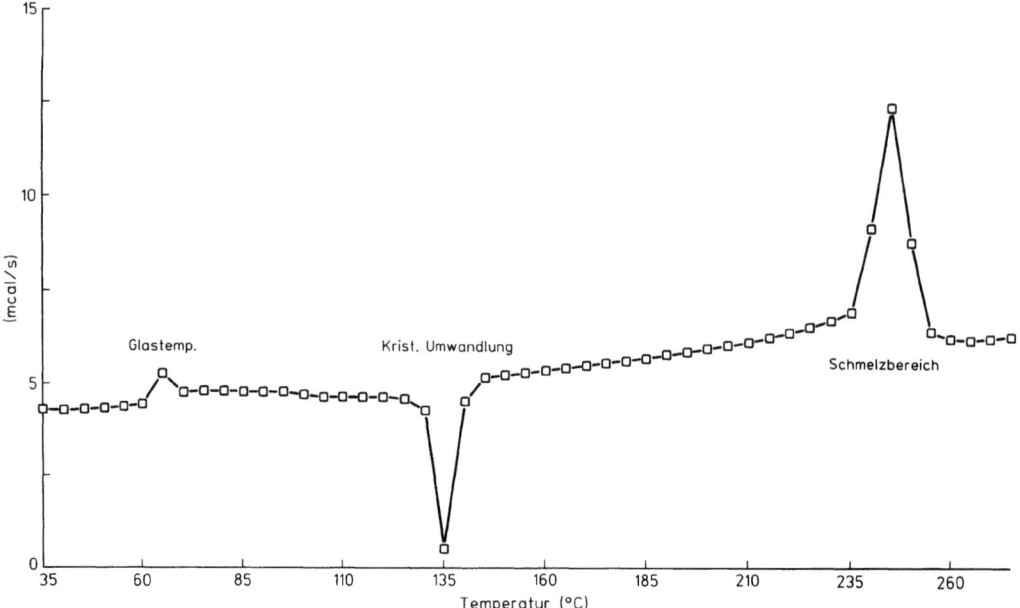

Abb. 4.214. DTA-Kurve von Polyethylenterephthalat

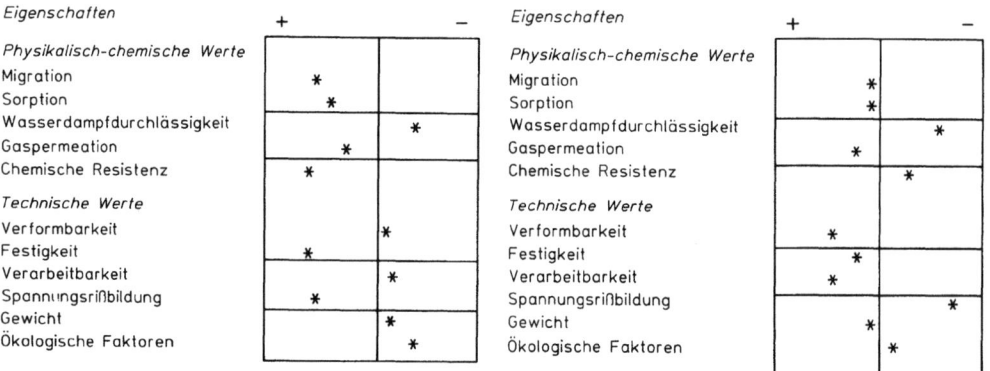

Abb. 4.215. Profil des Primärpackmaterials Polyethylenterephthalat

Abb. 4.216. Profil des Primärpackmaterials Polystrol

Dichte (1,37 g/cm³) als die meisten Kunststoffe und ist schlagzäh. Seine DTA-Kurve weist eine Reihe von Umwandlungspunkten auf und ist in Abb. 4.214 dargestellt.

In Abb. 4.215 ist das Profil dieses Kunststoffs dargestellt. Wegen seiner vielen positiven Eigenschaften wird er auch im Tiefziehbereich und als Liquidaverpackung vermehrt eingesetzt werden.

$$+CH_2-CH+_n$$

Polystrol (PS). Dieser klare, aber spröde Kunststoff wird durch peroxidische Blockpolymerisation großtechnisch hergestellt. Seine Dichte beträgt 1,05 g/cm³. PS wird vor allem im Spritzguß zu wenig beanspruchten Teilen wie Meßbecher und -löffel, zu Tablettendöschen und -röhrchen verarbeitet. Durch Misch-

polymerisation mit Butadien und Acrylnitril werden schlagfestere Derivate gewonnen. Diese werden zur Herstellung von tiefziehfähigen Folien oder zu widerstandsfähigen Spritzgußartikeln eingesetzt. Sehr große Mengen werden durch Zugabe von Treibmittel während der Herstellung zu gut isolierenden Schaumstoffen verarbeitet.

In Abb. 4.216 ist das Profil dieses Kunststoffs dargestellt. Er zeigt z. T. Schwächen bezüglich der Permeation, ist aber für Tiefziehzwecke und als Spritzgußmaterial problemlos anwendbar.

$$+CH-CH+_n$$
$$\quad | \quad \quad |$$
$$\quad Cl \quad \quad Cl$$

Polyvinylchlorid (PVC). Aus Vinylchlorid (VC) erhält man PVC durch Polymerisation in Druckbehältern in einer wäßrigen Suspension von Schutzkolloiden und

Elektrolyten. PVC wird auch durch Emulsionspolymerisation hergestellt. Die reinsten PVC-Typen erhält man bei der Polymerisation in organischer Lösung. Da PVC thermisch nicht sehr beständig ist, muß es mit Stabilisatoren gegen Abbau geschützt werden. Heute werden dazu Calcium- und/oder Zinkstearate verwendet. Auch der Gehalt an Monomeren ist zu begrenzen, da diese giftig und carcinogen ist. Der Grenzwert ist auf 1 ppm VC festgesetzt worden – angestrebt werden Werte im Bereich von 20 ppb. Da PVC bei der thermischen Entsorgung große Mengen Salzsäure abgibt, ist es als Packmittel sehr umstritten. In Abb. 4.217 ist das Profil dieses an sich vielseitigen Materials, das für *Tiefziehfolien, Beutel für Blutersatzmittel* und als *Schlauchmaterial,* für Behälter und Verschlüsse eingesetzt wird, enthalten.

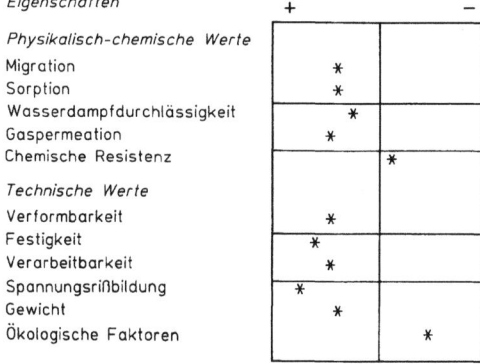

Abb. 4.217. Profil des Primärpackmaterials Polyvinylchlorid

Duroplaste

Die härtbaren Kunststoffe (Duroplaste) entstehen durch Einwirkung von Formaldehyd auf Phenol-, Harnstoff- oder Melamin-Verbindungen.
Nach der chemischen Reaktion, bei der die entstehenden Harze nicht voll auspolymerisiert sind, erfolgt noch ein Mischprozeß mit Zuschlagstoffen wie Holzoder Gesteinsmehl, Farbstoffe etc. Somit stehen sie als Ausgangsmaterialien für die nachfolgende Härtung und Formung in beheizten Pressen zur Verfügung.

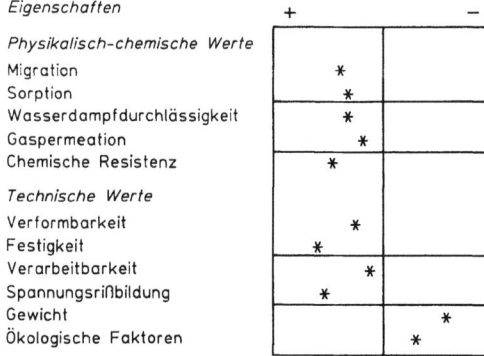

Abb. 4.218. Profil des Primärpackmaterials Duroplaste

Duroplaste werden vor allem zu *Verschlüssen* verarbeitet. Melamintypen werden für weiße und bunte Artikel verwendet; schwarze Verschlüsse können auch aus Phenoplasten gepreßt werden. Typisch für die Verarbeitung von Duroplasten ist, daß ein gewisser Mehranteil einzusetzen ist und deshalb alle Preßteile einer Nachbehandlung zur Entfernung der Grate zu unterwerfen sind. Vorteilhaft sind die niedrigen Werkzeugkosten, die gute Formbeständigkeit sowie die chemische und thermische Beständigkeit; nachteilig sind die hohen Fertigungskosten und partikuläre Kontaminationen. Duroplaste sind für technische Teile besonders geeignet. In Abb. 4.218 ist das Profil dieser Stoffklasse dargestellt.

20.3.3 Elastomere

Ähnlich wie Duroplaste werden auch Elastomere in zwei Stufen verarbeitet und unter Hitzeeinwirkung und Druck auspolymerisiert. Es sind verschiedene Ausgangsstoffe notwendig, um ein Elastomer zu fertigen. Die Grundeinheit ist ein Polymer – ein *Kautschuk,* entweder Naturkautschuk oder Synthesekautschuk. Außer dem klassischen Vernetzungsmittel Schwefel werden eine Reihe anderer Stoffe verwendet, die die zum Teil wesentlich inerteren Polymere noch quervernetzen können. Nicht alle diese Hilfsstoffe sind unbedenklich – so ist der Einsatz von 2-Mercaptobenzothiazol durch verschiedene Gesundheitsbehörden verboten worden. Für chemisch resistentere Typen, die aus Halogenkautschuk mit Hilfe von ZnO oder MgO und Phenolharz hergestellt werden, sind als weitere Zusätze neben Farbstoffen auch Weichmacher notwendig, zum Beispiel Polyethylenwachse oder andere niedermolekulare PE-Typen.
Wegen der hohen Elastizität, ihrer guten Durchstich- und Wiederverschließbarkeit sowie der thermischen Belastungsfähigkeit während einer Hitzesterilisation sind Elastomere zur Herstellung von Verschlußelementen gut geeignet. Problematisch sind neben den Stoffen, die aus einem Gummiverschluß migrieren können, auch Partikel, die wegen der oft geringen Abriebfestigkeit für diese Stoffklasse typisch sind und zu unerwünschten Kontaminationen führen. Durch Behandlung mit halogenhaltigen Polymeren oder durch

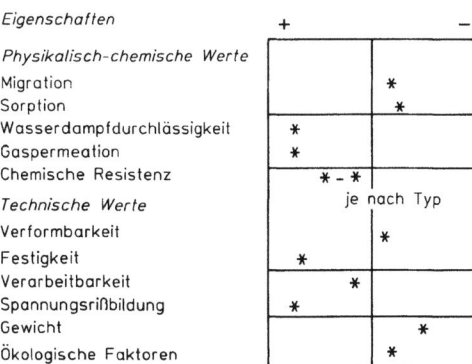

Abb. 4.219. Profil des Primärpackmaterials Elastomere

Einvulkanisieren von Teflonfolien sind Verbesserungen erzielt worden, wenn auch mit erheblichen finanziellem Mehraufwand. Prüfungen von Verschlüssen werden nach PhEur und DAB 9 auf Extraktionsverhalten (Trübung, Verfärbung, reduzierende Bestandteile, Schwermetalle, Ammonium, Veränderung des Anteils an sauer bzw. alkalisch reagierenden Substanzen, Zinkgehalt, lösliche Bestandteile, flüchtige Sulfide, optische Aktivität von UV-adsorbierenden Substanzen) und, wo gefordert, auf Fragmentation, Durchdringbarkeit und Selbstabdichtung vorgenommen. Die Erfassung der Identität (IR), Partikelzahl und der Härte nach Shore bzw. der Mikrohärte runden die Elastomeranalytik ab. Das Profil wird in Abb. 4.219 dargestellt.

20.3.4 Metalle

Ein dem Glas fast gleichwertigen Schutz können Verpackungen mit Aluminium bieten. Verwendet werden Tuben aus Aluminium für halbfeste Darreichungsformen und Hülsen für Tabletten – vor allem für Brausetabletten. Aber auch Tuben aus Verbundfolien, bei denen Aluminiumfolien die entscheidenden Permeationsbarrieren sind und andere Aluminiumverbundfolien für die Formung und Verpackung von Suppositorien gehören als Vertreter in diese Kategorie. Einen noch größeren Anteil machen die Siegelfolien aus, die als Verschluß von Formpackungen eingesetzt werden. Die Eigenschaft, daß Aluminiumfolien bei entsprechendem Aufbau auch tiefgezogen werden können, nützt man bei den sog. Vollaluminium-Tiefziehpackungen aus.
In Abb. 4.220 ist das Profil für Aluminiumverpackungen dargestellt. Sie weisen eine sehr geringe Permeation auf, müssen aber gegen Korrosion geschützt werden.
Die Porigkeit von dünnen Aluminiumfolien war früher ein gewisser Nachteil, hat aber dank der Weiterentwicklung auf metallurgischem und walztechnischem Gebiet praktisch bei Stärken über 9 μm keine Bedeutung mehr. Als Siegelfolie wird Aluminium ca. 20 μm dick in „harter Form" mit Schutzlack und Siegellack verwendet, als Tiefziehfolie ist die Aluminiumfolie (40 bis 43 μm) in „weichgeglühter Form" mit zwei Kunststoffolien beschichtet.

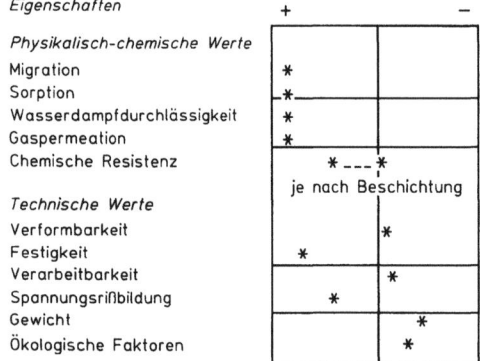

Abb. 4.220. Profil des Primärpackmaterials Aluminium

Eigenschaften	+	−
Physikalisch-chemische Werte		
Migration	*	
Sorption	*	
Wasserdampfdurchlässigkeit	*	
Gaspermeation	*	
Chemische Resistenz	*‐‐‐* je nach Beschichtung	
Technische Werte		
Verformbarkeit		*
Festigkeit	*	
Verarbeitbarkeit		*
Spannungsrißbildung	*	
Gewicht		*
Ökologische Faktoren		*

Aluminiumtuben haben Wandstärken von 0,08 bis 0,13 mm, Hülsen 0,25 bis 0,35 mm. Damit die relativ hohe Reaktivität des Aluminiums trotz der Schutzschicht durch Aluminiumoxid kontrolliert werden kann, sind Beschichtungen mit Kunststoffen üblich. Folien werden mit Polyethylen, dessen Copolymeren, PVC oder Polyamiden beschichtet, Tuben und Hülsen mit Epoxyphenollacken inertisiert, wobei die Kunststoffschicht je nach Anwendung als Verarbeitungshilfsmittel bestimmte Funktionen übernimmt.

20.4 Packmittel und pharmazeutische Form

Man unterscheidet zwischen festen, halbfesten und flüssigen Formen. Zu der ersten Kategorie gehören Dragées, Granulate, Kapseln, Pillen, Pulver und Tabletten. Zur zweiten rechnet man Cremes, Gele, Pasten, Salben und Suppositorien und zur letzten Emulsionen, Lösungen und Suspensionen.

20.4.1 Packmittel für feste pharmazeutische Formen

Feste Formen werden heute vor allem in Durchdrückstreifen (Abb. 4.221 bis 4.224), Tablettengläsern (Abb. 4.225) und Kunststoffbehältern (Abb. 4.226) verpackt. Bei feuchtigkeitsempfindlichen Produkten sind entweder Zugaben von Trockenmitteln oder die Verwendung von Packmaterialien mit sehr niedrigen Permeationswerten notwendig, wie etwa Aluminiumfolien. Auch lichtempfindliche Produkte sind am besten in Vollaluminiumpackungen geschützt, können aber auch in intensiv eingefärbten Kunststofffolien oder Gläsern vor Veränderungen geschützt werden.

20.4.2 Packmittel für halbfeste und flüssige pharmazeutische Formen

Halbfeste Formen werden hauptsächlich in Tuben (Abb. 4.227), Folien (Abb. 4.228) und Plastikbehältern verpackt. Bei den Tuben werden Metalltuben aus Aluminium und Kunststofftuben aus Polyethylen verwendet. In den letzten Jahren sind auch Tuben aus Verbundfolien (Aluminium mit beidseitiger Kunststoffolienkaschierung) im Einsatz. Zwar stellt die Mantelpartie wegen der impermeablen Aluminiumfolie einen sehr guten Schutz gegen Eindringen von Sauerstoff und Verlust von Wasser oder Lösungsmitteln dar, in der aus Kunststoff bestehenden Schulterpartie ist jedoch mit einer deutlich höheren Permationsrate zu rechnen.
Für flüssige Arzneimittel werden vor allem Behältnisse aus Glas (Abb. 4.229 und 4.230) oder Kunststoff (Abb. 4.231) verwendet. Häufig sind die begrenzenden Faktoren nicht die Veränderung des Arzneistoffgehalts, sondern die der Hilfsstoffe. So kann die Maillard-Reaktion zu einer unzulässigen Braunver-

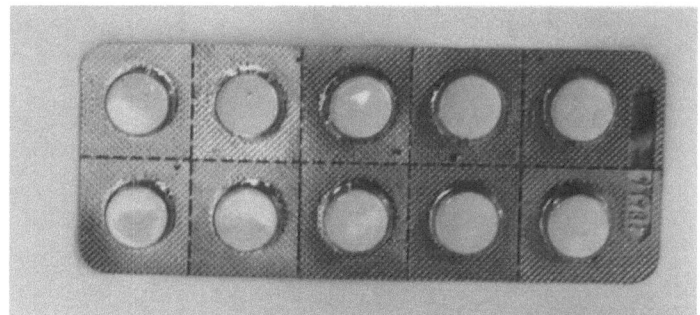

Abb. 4.221. Durchdrückpackung für Dragées

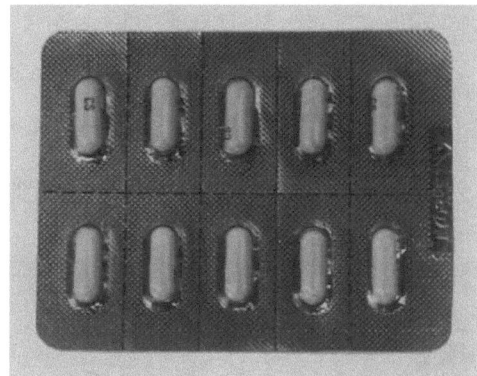

Abb. 4.222. Durchdrückpackung für Hartgelatine-Kapseln

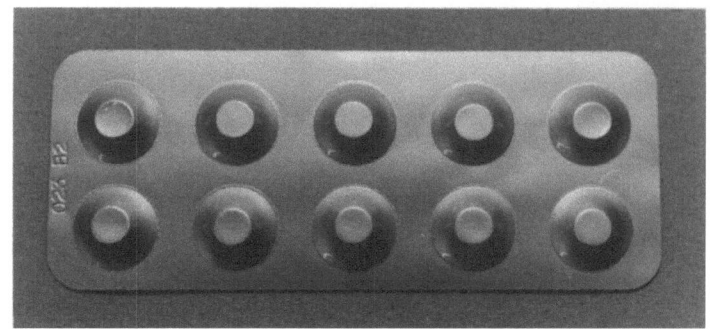

Abb. 4.223. Durchdrückpackung zweiseitig aus Aluminium für Tabletten

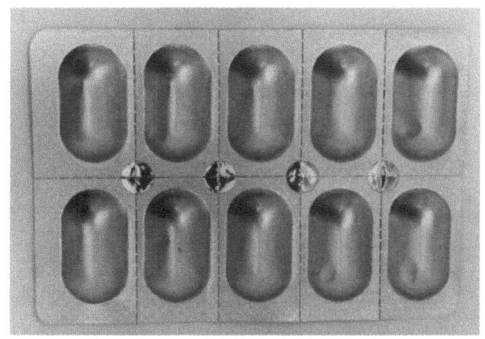

Abb. 4.224. Durchdrückpackung zweiseitig aus Aluminium für Kapseln

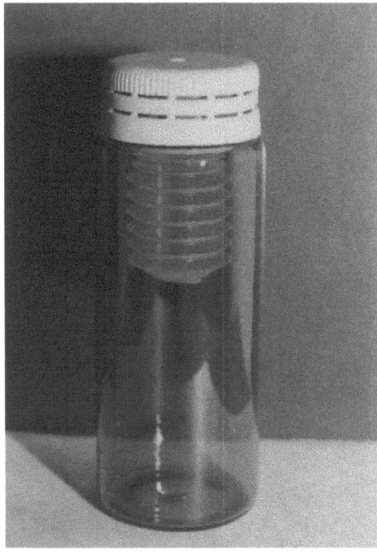

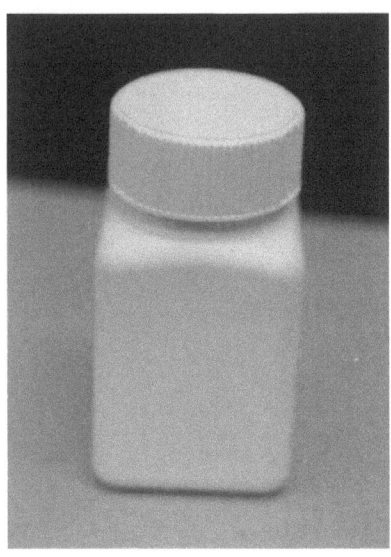

Abb. 4.225. Tablettenglaspackung mit Garantieverschluß und Abstandhalter in Balgform

Abb. 4.226. Kunststoffbehälter

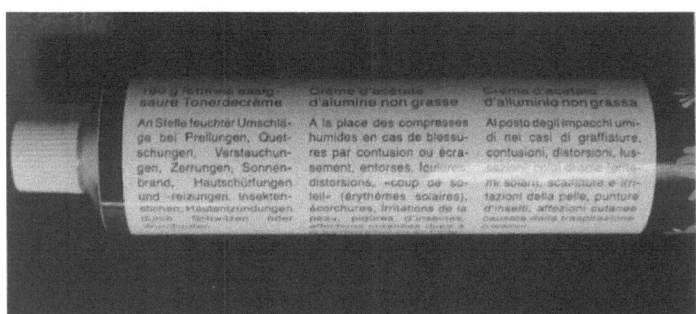

Abb. 4.227. Aluminiumtube

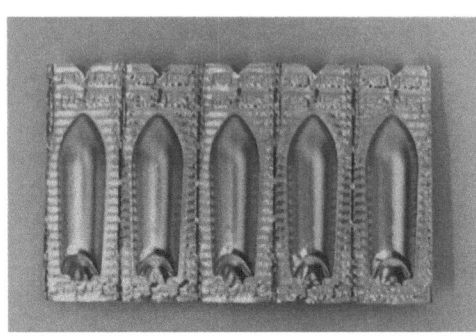

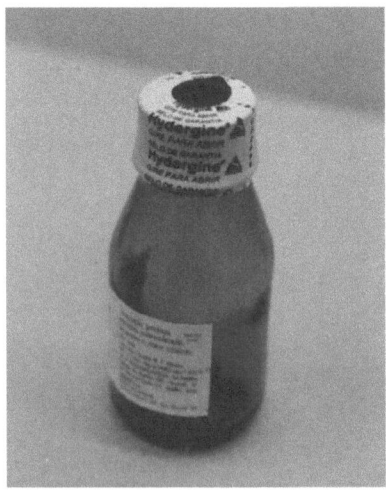

Abb. 4.228. Suppositorien in Aluminiumfolienverpackung

Abb. 4.229. Glasbehältnis für flüssige Arzneiformen mit Garantie-Schrumpffolie

färbung eines Sirups führen, das Aroma sich verflüchtigen oder das Konservierungsmittel sorbiert werden. Die Verwendung von Glas stellt ebenfalls nicht die gewünschte Haltbarkeit sicher, wenn die Verschlüsse nicht die erforderliche Abdichtung garantieren

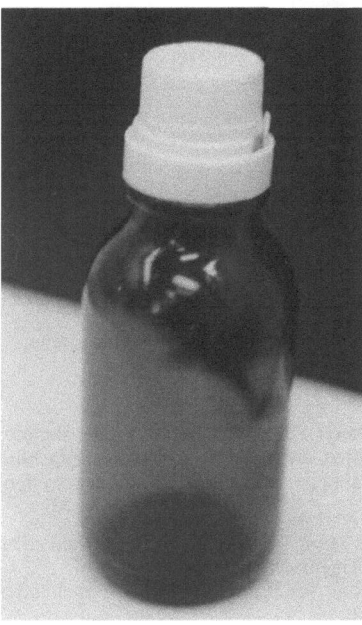

Abb. 4.230. Glasbehältnis für flüssige Arzneiformen mit Garantieverschluß

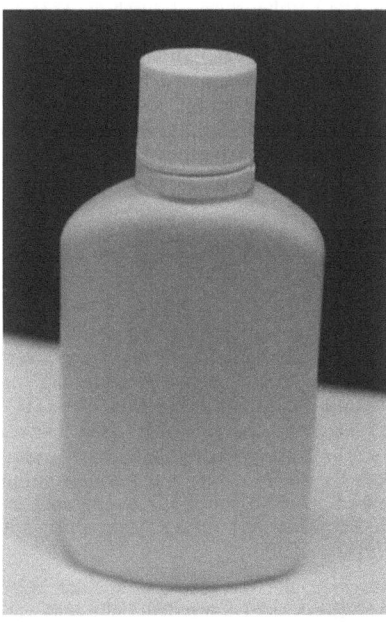

Abb. 4.231. Kunststoffbehälter für flüssige Arzneiformen mit Garantieverschluß

20.5 Kompatibilität

Die Kompatibilität der Primärpackmittel mit dem Inhalt ist durch Lagerversuche nachzuweisen. Folgende Erscheinungen kennzeichnen packmittelbedingte Qualitätseinbußen:

- Migration aktiver Bestandteile in das Primärpackmittel,
- Adsorption aktiver Komponenten an das Primärpackmittel,
- Inaktivierung von Arzneistoffen durch Abgabe von Komponenten des Primärpackmittels an den Inhalt.

Durch Permeation können z. B. Arzneistoffe, Aromen, Stabilisatoren und/oder Bakterizide aus der Zubereitung verloren gehen. Durch Sorption der Packmittel sind Verluste von Bestandteilen des Füllgutes möglich – jedoch treten diese in geringerem Umfang auf. Gering, aber nicht vernachlässigbar ist der Verlust durch oberflächliche Bindung, vor allem bei niederdosierten Zubereitungen oder solchen mit Peptiden. Die Veränderung der Packmittel durch die galenische Form ist ebenfalls in diese Untersuchung mit einzubeziehen. So werden durch Quellung, Spannungsrißbildung oder durch Korrosion die Verschlüsse in ihrer Funktion entscheidend beeinträchtigt.

In die gleiche Art von Prüfungen gehört die Bestimmung der Permeabilität. In Tab. 4.113 und Abb. 4.232 sind die Permeationswerte für eine Reihe von Kunststoffen aufgeführt.[6–8] Damit sind die zu erwartenden Permeationsdaten abschätzbar. Ähnliche Untersuchungen sind auch für Aromastoffe und Konservierungsmittel ausgeführt worden.[9]

Tabelle 4.113. Permeationswerte von Kunststoffen; Messung bei 25 °C, Angabe in $ml/m^2/d$ bei einer Foliendicke von 1 mm

Kunststoff	Kohlendioxid	Sauerstoff	Stickstoff
Polyvinylidenchlorid	0,02	0,01	0,01
Polytrifluorchlorethylen	0,5	0,02	0,01
Polyterephthalsäureester Typ K	1,2	0,04	0,04
Polyamid Typ 6	1,2	0,08	0,06
Polyvinylchlorid	0,4	0,2	0,06
Polyethylen (hohe Dichte)	7	2	3
Polystyrol	30	3	1
Polypropylen	9	3	0,9
Polyethylen (niedere Dichte)	10	2	0,7
Polycarbonat	4	1	0,4

20.5.1 Verträglichkeitsprüfungen

Die Zielsetzung solcher Prüfungen ist, in sinnvoller Zeit über aussagekräftige Resultate zu verfügen. Dennoch ist zu beachten, daß die Prüfungen unter realistischen Bedingungen durchgeführt werden. Für gemä-

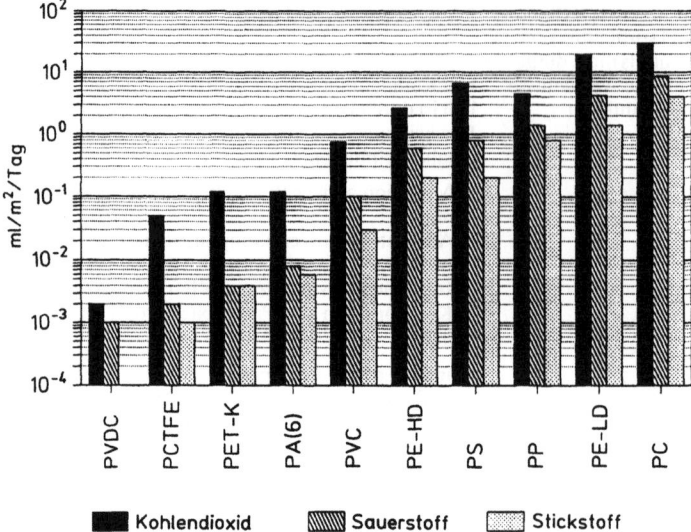

Abb. 4.232. Permeationswerte
von Kunststoffen

ßigte Klimazonen sind Prüfungen bei 25 °C/65 %
r.F. und für tropische Klimazonen solche bei
30 °C/75 r.F. als Langzeitbelastung sinnvoll. Kurz-
zeitig kann wohl mit höheren Temperaturen oder
auch mit höheren Feuchtigkeitswerten gearbeitet
werden, aber ausgedehnte Feldstudien haben gezeigt,
daß nur mit den erwähnten Bedingungen realistische
Ergebnisse erzielt werden können. In jeden Fall ist eine Leerserie (d. h. Packmittel ohne Inhalt) mitzuprü-
fen, um den Einfluß des Verpackungsmaterials eindeutig beurteilen zu können.

20.5.2 Verhinderung von Kontaminationen

Die Erhaltung der Qualität des Prototyps ist das wichtigste Anliegen der Qualitätssicherung. Somit sind
alle Eingangsprüfungen auf die Kontrolle des vereinbarten Ausgangsmaterials und die mögliche Veränderung durch unkontrollierte Verarbeitungsschritte auszulegen. Wichtige Informationen erhält man
bereits durch eine organoleptische Überprüfung, aber
auch durch Einsatz von IR-Spektroskopie und
HPLC, nach Bestimmung der Partikelzahl pro Pack-
mittelelement und anderen angepaßten Methoden
(z. B. Trübungsmessungen).

20.6 Bedruckte Packmittel

Die Hersteller bedruckter Packmittel sollten einerseits in ihrer Aufgabe zur Herstellung von einwandfreien Druckerzeugnissen durch Lieferung von vor-
geprüften Reprofilmen, die direkt eingesetzt werden
können, durch die Pharmafirmen unterstützt werden.
Andererseits ist es ihre Aufgabe, durch sinnvolle Organisation der Arbeit dafür zu sorgen, daß keine Un-
termischung und keine Fehldrucke vorkommen.
Weil die Fehlerhäufigkeit bei den bedruckten Artikeln am höchsten ist, sind alle Maßnahmen, die zur

Reduktion dieser Fehler führen, besonders wichtig.
Die Vorschriften, die im angelsächsischen Sprachbe-
reich gelten, sind in diesem Sektor besonders weitgehend:

- Verbot des „gang printing", dem Bedrucken eines
  Bogens mit mehr als einem Sujet,
- Zählkontrolle von Etiketten, sei es Stapel- oder
  Rollenware,
- Verwendung von *Codesystemen* bei allen Druck-
  artikeln etc.

Sicher ist, daß durch Verwendung von Codesystemen
die Untermischungsgefahr erheblich reduziert werden konnte. Die Farbkonstanz ist durch die Einführung der Farbmessung an der Druckmaschine erheblich verbessert worden, so daß auch hier keine
ernsthaften Qualitätsprobleme mehr bestehen sollten.
Auch die Codekontrolle an der Klebmaschine für
Faltschachteln hat die Untermischungsgefahr in diesem Bereich wesentlich verringert.

20.7 Originalitätsgesicherte
Verpackungen

Bis heute gibt es keine verbindlichen Vorschriften, wie
Verpackungen pharmazeutischer Formen gegen Verfälschung und mißbräuchliche Veränderung zu
schützen sind. Nachdem in den USA jedoch bei OTC-
Produkten („Over the counter" oder „nicht rezept-
pflichtig") solche illegalen Manipulationen zu Todes-
fällen führten, hat die Food and Drug Administration
(USA) eine Reihe von Varianten, die zu originalitäts-
gesicherten Verpackungen führen, empfohlen. Es
sind dies:

- Folieneinschlag, der nur durch Schneiden oder
  Reißen geöffnet werden kann. Die Folie sollte außerdem so bedruckt sein, daß eine Nachahmung
  erheblich erschwert wird.

- Bei Tiefzieh- oder Streifenverpackung muß das Öffnen zu einer Zerstörung der Verpackung führen.
- In Displayverpackung wird das Produkt zusätzlich in eine durchsichtige Plastikschale verpackt, die auf einen Karton aufgesiegelt ist.
- Schrumpffolienverpackung sollte so bedruckt sein, daß eine Nachahmung schwer auszuführen ist.
- Beutelverpackung aus Papier, Aluminium- oder Kunststoffolie mit einer deutlichen Bedruckung.
- Flaschenmündungsversiegelung mit einem bedruckten Folienmaterial.
- Klebestreifen mit Sollbruchstellen und Bedruckung für die Sicherung von Packelementen, die ohne Zerstörung zu öffnen sind.
- Verschlüsse mit Sollbruchstellen.
- Tuben mit Garantiemenbranen aus Metall oder Kunststoff.
- Faltschachteln mit verklebten Einschüben und Sollbruchstellen.
- Aerosolbehälter.
- Bei verschlossenen Büchsen aus Metall oder Verbundmaterialien ist der Deckel so anzubringen, daß er nur durch Zerstören der Packung zu entfernen ist.

Die Auswahl der Garantiesicherung ist wegen der Erschwerung der Öffnung durch den Verbraucher sehr genau vorzunehmen. Außerdem gibt nicht jedes System die erwünschte Sicherheit, da eine solche Sicherung mit etwas Geschick und wenigen Hilfsmitteln, ohne Spuren zu hinterlassen, überwunden werden kann.

20.8 Kindergesicherte Verpackungen

Kindergesicherte Verpackungen erfordern einen ähnlich hohen Aufwand wie die Gestaltung von Originalitätssicherungen. Hier kam die Initiative aus dem angelsächsischen Bereich und in der USP XXII < 1141 > ist die aktuelle Version der Poison Prevention Packaging Act (1970) abgedruckt. Die Testkriterien werden angegeben - so z. B. Überprüfung mit 200 normalen Kindern von 42 bis 51 Monaten und mit 100 Erwachsenen im Alter von 18 bis 45 Jahren. Es sollten mindestens 85 % der Kinder die Packungen nicht öffnen können. Mindestens 90 % der Erwachsenen müssen in der Lage sein, diesen Verschluß aufzumachen. Auch die Produkte, die in einer solchen geschützten Verpackung vertrieben werden müssen, werden angegeben.
Die europäischen Gesetzgeber folgten diesen Vorgaben. In DIN 55 559 sind die ausführlichen Unterlagen zur Testdurchführung praxisnah zusammengestellt. In DIN 55 560 wird die Prüfung eines Schraubverschlusses mit Druckdrehsystem (Abb. 4.233) beschrieben.
In der Regel werden Druck- und Drehverschlüsse für Liquida und Abziehfoliensicherung bei Durchdrückverpackungen eingesetzt.

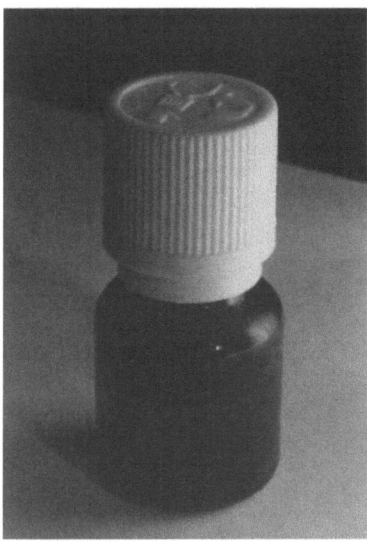

Abb. 4.233. Kindergesicherter Druckdrehverschluß

20.9 Dosiersysteme

Die USP verlangt eine mittlere Dosiergenauigkeit von ± 15 % und ± 20 % für die Einzeldosierung. Dies ist jedoch nach Dosiersystem leicht oder fast gar nicht zu erreichen. In Tab. 4.114 sind Dosiersysteme in bezug auf die Varianz eingeteilt.

Tabelle 4.114. Genauigkeit von Dosiersystemen

System	Kleine Varianz	Große Varianz
Normaltropfer	*	
Zentraltropfer	*	
Dosierpipette	*	
Dosierpumpe	*	
Meßlöffel		*
Meßbecher		*

20.9.1 Normaltropfenzähler

Der in der PhEur aufgeführte Normaltropfenzähler (Abb. 4.234) ist für wäßrige Systeme vorgesehen. Er weist eine Kapillare von 10 mm Länge und 1 mm Durchmesser auf, die für einen regelmäßigen Ausfluß der zu dosierenden Flüssigkeit sorgt. Die kreisförmige Abtropffläche beträgt 7,1 mm^2. Die Berechnung der Tropfenmasse erfolgt nach der Tate-Formel:

$$m = f \cdot d \cdot 3,1415 \cdot \sigma / g,$$

wobei m die Tropfenmasse in g, f ein Korrekturfaktor (ca. 0,7 in Abhängigkeit von dem gewählten Werkstoff und seiner Ausführung), d der Durchmesser in cm, σ die Oberflächenspannung in mN/m und g die Erdanziehung (9,81 m/σ^2) ist.

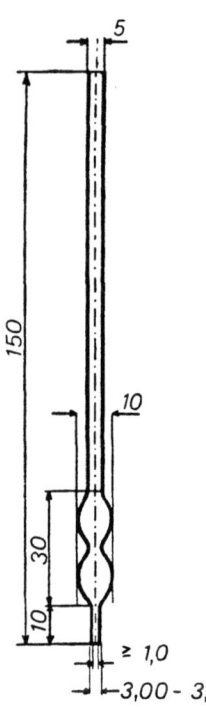

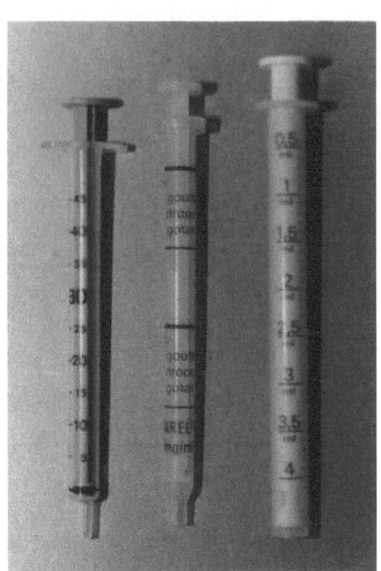

Abb.4.236. Dosierpumpen

Abb.4.234. Normaltropfenzähler

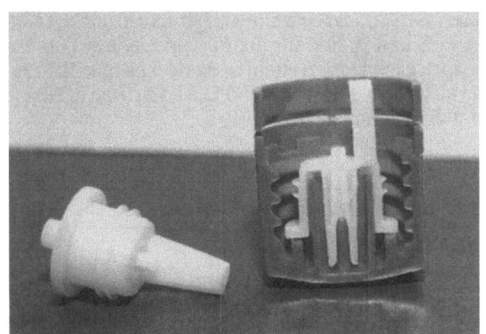

Abb.4.235. Zentraltropfer

20.9.2 Zentraltropfer

Der Zentraltropfer (Abb.4.235) arbeitet ähnlich wie
der von der PhEur beschriebene Normaltropfenzähler. Er ist aus Kunststoff hergestellt und wird in die
Mündung der Tropflösungsflasche eingesetzt. Er enthält auch noch ein Luftloch, das die Tropfgeschwin-
digkeit mitbestimmt. Wie alle Tropfgeräte sollte er
senkrecht gehalten werden, damit eine gleichmäßige
Dosierung erhalten wird.

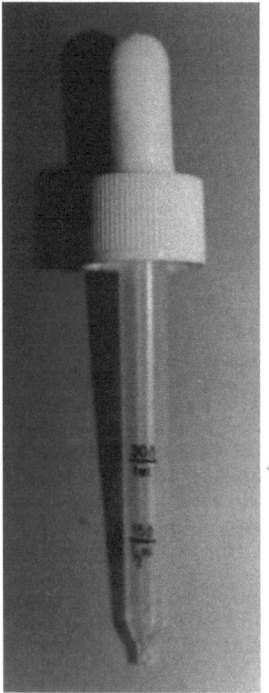

Abb.4.237. Dosierpipette

20.9.3 Dosierpumpe

Es gibt eine Reihe mechanischer Pumpen (Abb.
4.236), die die zu dosierende Lösung aus einem Behältnis pumpen. Häufig geschieht dies in Verbindung
mit einem Sprühkopf, so daß die Lösung feinverteilt
nasal oder buccal angewendet werden kann. Ihre Dosiergenauigkeit ist sehr gut, wenn es gelingt, die
Sprühkammer partikelfrei zu halten. Die Durch-

gangsöffnungen sind kleiner als 0,25 mm und können deshalb leicht durch Fremdpartikeln in ihrer Funktion beeinträchtigt werden.

20.9.4 Dosierpipette

Die zu dosierende Flüssigkeit wird in die Pipette (Abb. 4.237) aufgesaugt, wobei ein Saughütchen aus elastomerem Material verwendet werden kann. Häufig wird noch eine Markierung (Volumen, Tropfenzahl oder der Arzneistoffmenge) zur Erleichterung der Dosierung angebracht.

20.9.5 Dosierlöffel

Dieses System beruht auf der Weiterführung magistraler Verordnungen, ist aber wegen der Dosierungenauigkeit nicht zu empfehlen, wenn die Anwendung mit einer exakten Mengenabmessung verbunden sein soll.

20.9.6 Dosierbecher

Sobald ein Dosierbecher (Abb. 4.238) ein bestimmtes Verhältnis von Durchmesser (d) zur Höhe (h) aufweist, kann er für genaue Dosierungen eingesetzt werden ($h > 3d$). Sonst gilt das gleiche wie beim Löffel. Bei beiden Systemen ist anzugeben, ob sie auf Ausguß oder Einguß kalibriert wurden.

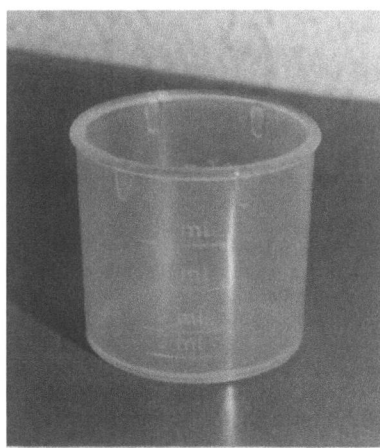

Abb. 4.238. Meßbecher

20.10 Qualitätssicherung bei Packmitteln

20.10.1 Qualitätssicherungssysteme

Als eines der sehr gut im internationalen Bereich eingeführten Systeme geben die Normen der ISO 9001 bis 9003 klare Anweisungen. In der Norm ISO 9003

sind die gegenseitigen Verpflichtungen für die Stufen Endnahme und Freigabe, in der Norm ISO 9002 bei Endabnahme und Einbau und in der Norm ISO 9001 für Entwicklung, Produktion, Einbau und Unterhalt festgelegt. ISO 9000 enthält Hinweise für die Vorgehensweise, wenn maßgeschneiderte Lösungen notwendig werden. In der Regel wird bei Bezügen von pharmazeutischen Packmitteln die ISO 9003 interessieren. Dabei wird das Vertragsverhältnis zwischen Lieferant und Abnehmer auf der Basis von schriftlich festgelegten Herstellungsverfahren und deren Durchsetzung und Kontrolle mit entsprechender Dokumentation beschrieben.

Vor allem sollen dabei folgende Aktivitäten diskutiert werden:

- Erstellen eines Qualitätsplans und eines Handbuchs mit den spezifischen Anforderungen;
- Festlegung oder Erwerb aller für die Herstellung wichtigen Elemente oder Parameter, wie umfassende Produktionsmittel, Kontrollen, Herstellablauf, Zubehörteile und Kenntnisse;
- das Instandhalten, Verbessern und/oder Neuentwicklen der Prüfinstrumente oder -methoden;
- Begründung der gewählten Meßparameter;
- Abklärung aller Annahmestandards – insbesondere derjenigen, die eine subjektive Beurteilung beinhalten;
- Übereinstimmung der Pläne, des Herstellungsprozeßes, der Fabrikations-, der Inspektion- und Prüfeinrichtungen mit dem schriftlichen Lieferungsvertrag.

20.10.2 Aufgaben der Entwicklung

Die Bestimmung der Packelemente ist eine Aufgabe, die eine genaue Kenntnis der Betriebsabläufe und der Anforderungen von Seiten der Abnehmer vereinigt. Zusätzlich sind die Fragen der Haltbarkeit und der Kompatibilität zu berücksichtigen. Daher müssen bei Erstellung eines Packmittelentwicklungsauftrags folgende Anforderungen bekannt sein oder während der Bearbeitungsphase erarbeitet werden:

- Menge,
- Packungsgröße,
- Dosierhilfe,
- Inkompatibilitäten,
- Verarbeitungsweg (einstufige oder mehrstufige Verpackung),
- Maschinengängigkeit.

20.10.3 Aufgaben der Analytik

Sind die Packelemente bestimmt, werden von der Packmittelanalytik die Prüfvorschriften erstellt. In Deutschland stehen als Standardwerke die Reihe „Qualitätssicherung von pharmazeutischen Packmitteln"[10] zur Verfügung. Neben einem Einführungsband „Prüfanleitung" werden in über 18 Bänden einzelne Packmittelgruppen, wie z. B. Folien oder Hüttengläser etc. behandelt. Bei Verwendung dieser Unterlagen werden umfangreiche Vorschriften erhalten. Die Prototypen werden mit solch ausführlichen

Tabelle 4.115. Prüfkriterien verschiedener Packmittel

Packmittel	Ampulle	Kunststofflasche	Aluminiumtube
Prüfung auf Identität	Glaspulver-Methode	IR-Spektrum Extraktion	IR-Spektrum von Innen-beschichtung
Prüfung der Funktion	Füllvolumen, Brech-kraft, Innere	Füllvolumen, Dichtigkeit, Wasserdampfdurchlässigkeit	Porentest, Dichtigkeit, Lackhaftung Spannungen
Prüfung der Verarbeitkeit, Sauberkeit	Dimensionen, Boden-form, Drehmoment	Dimensionen, Verschluß-	Dimensionen, Fallbeilmethode

Prüfungen validiert. Häufig genügen jedoch weniger ausführliche und rascher zu realisierende Prüfverfahren, vor allem wenn durch Zertifikate und Abmachungen mit dem Hersteller sichergestellt ist, daß die vereinbarten Werte in einer Inprozeß-Kotrolle überwacht werden. Die Prüfungen haben drei Hauptaufgaben zu erfüllen:

- die Identität mit dem Prototyp sicherzustellen,
- die Funktionstüchtigkeit zu bestätigen und
- die Verarbeitbarkeit zu bestimmen.

Je nach Packmittel sind unterschiedliche Prüfungen auszuwählen. Anhand von drei Beispielen seien solche Prüfkriterien aufgeführt (Tab. 4.115):
Je nach Anwendung sind diese Tests durch andere geeignete Bestimmungsmethoden zu ergänzen. Die Prüfungen sind an einer sinnvoll ausgewählten Mustermenge durchzuführen. Dies wird in der Regel nach den Military Standards 105 oder 404 vorgenommen.[10]

20.10.4 Aufgaben des Einkaufs

Die Lieferbedingungen mit den technischen Angaben wie *Zeichnungen, Prüfmethoden und Materialzertifikate* bilden eine Einheit und sind über den Einkauf an den Lieferanten weiterzugeben. Aufgrund der Budgetzahlen kann dann die Bestellung nach Auswahl der leistungsfähigsten Lieferanten erfolgen. Dabei sind neben der Preiswürdigkeit auch die Kapazitätsplanung, die Termintreue und die finanzielle Situation der Herstellerfirma Elemente, die bei einer Lieferantenauswahl mitbeurteilt werden müssen. Zusätzlich werden Lieferantenevaluationen durch Besuch von Vertretern von Einkauf, Packmittelentwicklung und Qualitätssicherung vorgenommen. Dabei werden anhand eines Fragebogens die Betriebsbedingungen in allen Einzelheiten besprochen, technische Lieferbedingungen nach einem vorgegebenen Plan diskutiert und festgelegt, welche Prüfungen während der Fertigung und vor der Ablieferung der Ware durchgeführt werden müssen. Genauso wird die Art und Form der Prüfzertifikate bestimmt. Versorgungsengpässe können durch fehlende Roh- oder Ausgangsstoffe, durch schlechte oder ungenügende technische Ausrüstung, durch Streiks oder durch Ausfall von bestehenden Transportverbindungen entstehen. Diese Risikoabwägung durch erfahrene Mitarbeiter des Einkaufs hilft mit, solche Probleme zu minimieren.
Bei Qualitätsabweichungen ist wegen der bereits vorher erwähnten Dokumente ein eindeutiger Ablauf ge-

sichert. Auch hier steht die Sicherstellung der Versorgung im Mittelpunkt, damit ein eventueller Schaden so klein wie möglich gehalten werden kann.

20.10.5 Evaluation der Lieferqualität

Die „ewige" Aufgabe der Qualitätssicherung ist danach, dafür zu sorgen, daß die mit dem Prototyp festgelegten Anforderungen auch bei jeder weiteren Sendung eingehalten werden. Auch bei Änderungen des Packmittels - sei es maßlich oder in der Wahl der Rohstoffe - ist durch entsprechende Maßnahmen sicherzustellen, daß keine negativen Auswirkungen entstehen. Die Überprüfung der gelieferten Sendungen erfolgt dann vereinbarungsgemäß. In Jahresstatistiken kann man dann die Q-Zahl ermitteln. Diese gibt an, inwieweit von den vereinbarten Prototyp abgewichen worden ist. In der Fehlergewichtung werden

- überkritische Fehler mit dem Faktor 5,
- kritische mit 1,
- Hauptfehler mit dem Faktor 0,5 und
- Nebenfehler mit 0,1

eingesetzt.
Außerdem wird die Anzahl der Lieferungen im Jahr berücksichtigt.
In Praxis sieht eine solche Berechnung wie folgt aus:
$Q = 100 - 5 \cdot a/A - b/A - 0,5 \cdot c/A - 0,1 \cdot d/A$
$a=$ Anzahl überkritischer Fehler,
$b=$ Anzahl kritischer Fehler,
$c=$ Anzahl Hauptfehler,
$d=$ Anzahl Nebenfehler und
$A=$ Anzahl Lieferungen/100.
Diese Formel kann auch verwendet werden, um Packmittel-Gruppen zu charakterisieren. Dies ist dann ein Hilfsmittel, um die notwendigen Maßnahmen zur Verbesserung der Lieferqualität zu treffen.

20.10.6 Zertifikate

Die Prüfung von Packmitteln erfolgt generell an zwei Orten - einmal beim Hersteller und dann beim Anwender.
Einem modernen Trend folgend kommt bei Anlieferung zur vereinbarten Zeit eine Übernahme der Prüfresultate des Herstellers durch den Abnehmer in Frage (Just-in-Time). Notwendig dazu sind eine Reihe von Vorbedingungen:

- Lieferant mit einem hohem Qualitätsniveau, z. B. mit Qualitätssicherung nach ISO 9001.

- Validierung der Prüfergebnisse an drei Chargen durch die Prüflaboratorien auf beiden Seiten.
- Klare und in der vereinbarten Vorlauffrist erteilte Aufträge aufgrund gemeinsam abgesprochener Kriterien.

20.10.7 Zusammenfassung

Bei der Darstellung der Frage nach der Qualitätssicherung von Primärpackmitteln wurde von dem Normfall Packmittel ausgegangen und nicht allein die Spezifika eines Primärpackmittels berücksichtigt. Der Hauptunterschied liegt bei der Vorprüfung:

- Ein Primärpackmittel muß bereits in der Beurteilung über Kompatibilität und Haltbarkeit mitverwendet worden sein und bei der vertieften physikalisch-chemischen Prüfung auf alle Parameter untersucht werden.
- Ein Sekundärpackmittel ist in beiden Fällen nicht zu prüfen.

Entscheidend für die Qualitätssicherung ist das gute Zusammenwirken von technischen Abteilungen wie Packmittelentwicklung und Analytische Kontrolle, der kommerziellen Gruppen wie Produktionssteuerung und Einkauf und der Herstellungs- und Kontrollabteilung des Lieferanten.

Literatur

1. ISO 9000 (1987) (E) Int Org for Standization, Genf
2. Heidl W, Breunig A (1987) Pharm Ind 49:964–967
3. Meccarelli E, Scaglioni O (1968) Pharm Acta Helv 43:635–643
4. Speed W (1985) EOQC Meeting Bruxelles
5. Bacon FR, Raggon FC (1959) J Am Cosm Soc 42:199–205
6. Becker K (1979) Verp Rundschau 30:4 25–28
7. Lebovits A (1966) Mod Plastics 139–210
8. Cairns JA (1974) Packaging for Climatic Protection, Newnes-Butterworths, London
9. Koszinowski J (1990) Verp Rundschau 41:3 15–17
10. Jarsen D (1984) Qualitätssicherung von pharmazeutischen Packmitteln, Edition Cantor, Aulendorf
11. Algner S, Helbig J, Spingler E (1984) Primär-Packmittel. Herstellung + Optimierung + Kontrolle = Sicherheit, APV Paperback, Band 9
12. Helbig J, Spingler E (1985) Kunststoffe für die Pharmazeutische Verpackung, APV Paperback, Band 13
13. Hauschild G, Spingler E (1988) Migration bei Kunststoffverpackungen, APV Paperback, Band 19
14. Feltkamp H, Fuchs P, Sucker H (1983) Pharmazeutische Qualitätskontrolle, Thieme, Stuttgart New York
15. Ross CF (1975) Packaging of pharmaceuticals, The Institute of Packaging, Newnes-Butterworths, London
16. Klingelhöller W, Schönduve E (1976) Pharm Ind 38, 11a:1025–1034
17. Besch R, Kimpel B, Landwehr F (1980) Pharm Ind 42, 11a:1164–1176
18. N.N. (1988) Neue Verp 12/88:84–92
19. Rettig HL (1988) Neue Verp 12/88:26–41

21 Suppositorien und Vaginalpräparate

M. BORNSCHEIN

Wenn auch rectale und vaginale feste Arzneiformen bezüglich Herstellung und Eigenschaften Gemeinsamkeiten aufweisen, so unterscheiden sie sich doch hinsichtlich der therapeutischen Zielstellung und der zu fordernden mikrobiellen Reinheit, so daß die in den europäischen Arzneibüchern getroffene Unterscheidung und Fassung in getrennten Monographien für Suppositorien einerseits und Vaginalkugeln andererseits berechtigt und zu begrüßen ist.

21.1 Suppositorien

Definitionen

DAB 9, Helv VII, ÖAB 81, BP 88. Suppositorien, Suppositoria oder Zäpfchen sind einzeldosierte Arzneizubereitungen von fester Konsistenz, die einen oder mehrere Arzneistoffe enthalten. Sie werden für eine lokale Wirkung oder systemische Resorption des Arzneistoffes verabreicht. Form, Größe und Konsistenz von Suppositorien sind der rectalen Verabreichung angepaßt. Suppositorien wiegen 1 bis 3 g. Die genannten Arzneibücher führen unter Suppositorien sowohl gegossene Suppositorien, wobei auf die Möglichkeit der Herstellung durch Pressen hingewiesen wird, als auch Rectalkapseln auf. Abb. 4.239 informiert über gebräuchliche Formen von Suppositorien.

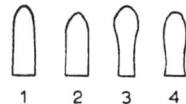

Abb. 4.239. Gebräuchliche Formen von Suppositorien; 1 konisch; 2 zylindrisch; 3, 4 torpedoförmig

USP XXII. Die USP XXII definiert hingegen Suppositorien als feste Zubereitungen, die in Masse und Form zur rectalen, vaginalen oder urethralen Applikation beim Menschen geeignet sind, und führt Rectal Suppositories für Erwachsene mit einer Masse von 2 g, Vaginal Suppositories als Zubereitungen von sphärischer oder eiförmiger Gestalt mit einer Masse von ca. 5 g auf, und verweist auf Tableted Suppositories oder Inserts als Vaginal Suppositories (→ 21.2) Außer Suppositorien, die den größten Teil der Rectalpräparate ausmachen, und Rectalkapseln gibt es als weitere rectale Darreichungsformen mit wesentlich geringerer Bedeutung Klysmen und Rectaltampons.

Grundmassen

Von Grundmassen für Suppositorien ist zu fordern, daß sie eine gute physiologische Verträglichkeit, chemische Stabilität und Kompatibilität mit Arzneistoffen aufweisen sowie eine möglichst problemlose Verarbeitung und gute Arzneistofffreisetzung sichern. Als Grundlagen werden vor allem bei Körpertemperatur schmelzende Fette und in weit geringerem Maße wasserlösliche oder in Wasser dispergierbare Massen verwendet.

Hartfett. Adeps solidus (DAB 9), auch als Adeps neutralis bezeichnet, stellt ein Gemisch von Mono-, Di- und Triglyceriden der gesättigten Fettsäuren $C_{10} H_{20} O_2$ bis $C_{18} H_{36} O_2$ mit einer Schmelztemperatur von 33 bis 36 °C dar. Den Hauptanteil der Säurefraktion mit ca. 50% bildet Laurinsäure. Neben der Gewinnung durch Umesterung erfolgt die Herstellung durch Veresterung der nach hydrolytischer Spaltung von Palmkern- oder Kokosfett gewonnenen und hydrierten Fettsäuren mit Glycerol. Durch die Wahl der Fettsäurefraktion und vor allem durch den zur Veresterung eingesetzten Anteil an Glycerol können Hartfette mit unterschiedlichen Schmelz-, Erstarrungs- und Viskositätsverhalten hergestellt werden, die den Belangen der Suppositorienformulierung weitgehend gerecht werden (Tab. 4.116). Hartfett zeichnet sich durch gute physiologische Verträglichkeit sowie befriedigende Haltbarkeit aus und ist mit den meisten rectal und vaginal verabreichten Arzneistoffen kompatibel. Die Erstarrungszeit ist relativ kurz, eine ausreichende Volumenkontraktibili-

tät, die eine effektive Herstellung und problemlose Entnahme der Suppositorien aus den Formen ohne Verwendung eines Formentrennmittels gewährleistet, ist vorhanden. Wie alle Fette besitzt auch Hartfett polymorphen Charakter, der aber auf Grund des relativ breiten Fettsäurespektrums und der Anwesenheit von Partialglyceriden wenig ausgeprägt ist und zu keinen Komplikationen bei der Suppositorienherstellung führt. Für Hartfett sind vier mit α-, $\beta\ni$-, β_i- und β-Form bezeichnete Modifikationen bekannt. Die während der Lagerung von Hartfettsuppositorien registrierbare Erhöhung der Schmelztemperatur und Verlängerung der Durchschmelzzeit (best. bei 37 °C), die üblicherweise unkorrekt als Nachhärtung bezeichnet wird, ist auf die langsame Umwandlung der instabilen $\beta\ni$-Form in die stabilere β_i-Form zurückzuführen.[1] Dieser Phasenübergang ist stark temperaturabhängig und kann durch Aufbewahrung der Suppositorien bei Temperaturen über 25 °C beschleunigt werden (Abb. 4.240).

Der stark ausgeprägte „Nachhärteeffekt" von Aminophyllin-Hartfett-Suppositorien ist durch eine chemische Reaktion von Ethylendiamin mit den Fettsäuren der Grundmasse unter Bildung eines hochschmelzenden Diamids verursacht.[2]

Bedeutsam für die Gebrauchseigenschaften von Hartfett als Suppositoriengrundlage ist vor allem der durch die OHZ charakterisierte Gehalt an Partialglyceriden, der hauptsächlich von Diglyceriden repräsentiert wird. Der Monoglyceridanteil ist vergleichsweise gering und beträgt auch bei Hartfettmassen mit der vom DAB 9 höchsten zulässigen OHZ von 50 nicht mehr als 5% (bez. auf die Fettmasse). Hartfettmassen mit hoher OHZ weisen eine höhere Viskosität als solche mit niedriger OHZ auf und werden bei der Verarbeitung von Arzneistoffen mit hoher Dichte zur Gewährleistung einer guten Gehaltsgleichförmigkeit eingesetzt. Auch bei der industriellen Herstellung von Suppositorien, bei der meist eine Intensivkühlung der ausgegossenen Formlinge erfolgt, ist die Verwendung von Massen mit hohem Partialglyceridanteil zur Vermeidung von Rißbildungen und Versprödungen vorteilhaft. Zu beachten ist, daß Partialglyceride den

Tabelle 4.116. Typisierung von Hartfetten

Typ	Smt. (°C) (Steigschmelzpunkt)	Est. (°C) (Shukoff-Methode)	OHZ
Universalmassen	33,5 bis 35,5	32,0 bis 34,5	max. 1
Massen für extreme Kühlbedingungen	33,5 bis 35,5	27,0 bis 31,0	35 bis 45
Massen für die Verarbeitung von schmelzpunkterniedrigenden Arzneistoffen	36,0 bis 29,0	32,0 bis 36,0	max. 15

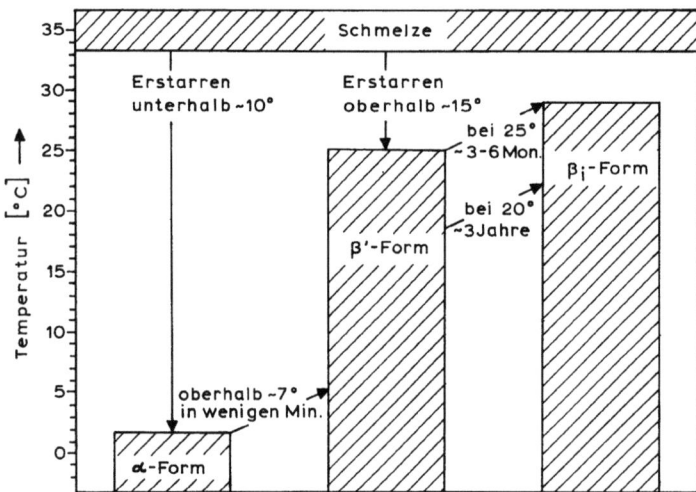

Abb. 4.240. Temperatur- und zeitabhängiger Verlauf von Phasenübergängen bei Hartfett. Nach[1]

Massen ein höheres Lösevermögen für Arzneistoffe verleihen und dadurch das Teilchenwachstum während der Lagerung der Suppositorien begünstigen können. Nachgewiesene Instabilitäten, wie die oxidative Zersetzung von Phenylbutazon sowie die Isomerisierung von Ergotamin zu Ergotaminin weisen Korrelation mit der OHZ der Hartfette auf.[3,4] Die Instabilität von Acetylsalicylsäure in Hartfettsuppositorien, die auf die Übertragung des Acetylrestes des Arzneistoffes auf freie Hydroxylgruppen des Hartfettes zurückzuführen ist, kann durch Verwendung von Hartfetten mit niedriger OHZ umgangen werden.[5-7] Handelsprodukte, die den Anforderungen des DAB 9 für Hartfett entsprechen, sind:

- Lipobase®, Lincoln Lipochimici Oltrona & Mametti, Italien
- Massa Estarium®, Hüls AG, Witten
- Massupol®, Croklaan, Wormerveer, Niederlande
- Novata®, Henkel KG, Düsseldorf
- Subanal®, Dott. Bonapace, Mailand, Italien
- Suppocire®, Et. Gatté fossé, St. Priest, Frankreich
- Witepsol®, Hüls AG, Witten

Kakaobutter. Cacao oleum (DAB 9) ist ein natürliches Fett, das durch Abpressen aus Kakaokernen oder Kakaomasse gewonnen wird und eine Smt. von 31 bis 35 °C aufweist. Es besteht aus gemischten Triglyceriden, deren Säurefraktion neben Laurin-, Palmitin- und Stearinsäure einen hohen Anteil an Ölsäure von ca. 34% besitzt. Kakaobutter zeigt als Triglycerid mit engem Fettsäurespektrum ausgeprägten Polymorphismus. Insgesamt sind sechs Modifikationen bekannt, die deutliche Unterschiede im Schmelz- und Erstarrungsverhalten aufweisen. Im Interesse einer möglichst rationellen Suppositorienherstellung ist zu beachten, daß Kakaobutter nicht zu hoch erhitzt werden darf, um das Entstehen der schwer erstarrenden α- und β'-Modifikation zu vermeiden. Niedrige Temperaturen bis ca. 33 °C sichern, daß die Kakaobutter noch feste Anteile enthält, die als Kristallisationskeime für die stabile β-Modifikation mit einer Smt. von 34,5 °C (oder 33,8 °C) fungieren. Kakaobutter besitzt zudem eine so geringe Volumenkontraktion, daß eine Entnahme der Suppositorien ohne Verwendung eines Formentrennmittels problematisch ist. Diese Nachteile wie auch die auf Grund des hohen Gehaltes an ungesättigten Fettsäuren eingeschränkte Lagerfähigkeit haben dazu geführt, daß Kakaobutter heute als Suppositorienmasse eine untergeordnete Rolle spielt. Sie wird aber nach wie vor in den Arzneibüchern angeführt.

Macrogole. Als wasserlösliche Grundmassen für Suppositorien und Vaginalkugeln werden meist Mischungen von Macrogol (Polyethylenglycol) mit unterschiedlicher Molekülmasse eingesetzt. Zur Verarbeitung von festen Arzneistoffen eignen sich:

- PEG 1000 und PEG 2000 aus gleichen Massenteilen oder
- PEG 1000 zu 65% und PEG 2000 zu 35%.

Zur Inkorporierung von flüssigen Arzneistoffen eignen sich:

- PEG 2000 zu 70% und PEG 3000 zu 30%.

PEG-Mischungen haben als Grundmasse für Suppositorien und Vaginalkugeln im Vergleich zu Hartfett eine geringere Bedeutung. Sie sind mit vielen Arzneistoffen inkompatibel, was auf die endständigen Hydroxylgruppen und auf die partielle Oxoniumstruktur als reaktive Zentren zurückzuführen ist. Unsachgemäß gelagerte oder überlagerte PEG-Produkte sind oxidativ zersetzt und enthalten Peroxid-Verbindungen sowie Sekundärzersetzungsprodukte mit Aldehydstruktur, die ihrerseits Inkompatibilitäten und Instabilitäten verursachen können.

PEG-Suppositorien wirken schleimhautreizend und erzeugen oft ein Fremdkörpergefühl im Rectum, wodurch sie einen Defäkationsreiz auslösen. PEG-Formlinge unterliegen während der Lagerung Strukturveränderungen, die zu einer Verlängerung der Auflösezeiten führen. Dieser sog. Nachhärteffekt ist im Hinblick auf eine möglichst schnelle Desintegration der Formlinge im menschlichen Rectum, wo lediglich 1 bis 3 ml feinverteilter Schleim für die Auflösung zur Verfügung stehen, sehr kritisch zu bewerten. PEG-Mischungen sind wegen ihrer hohen Schmelztemperatur zur Herstellung von tropenfesten rectalen und vaginalen Zubereitungen geeignet. Zur Gewährleistung der Tropenbeständigkeit ist das Verpacken der Formlinge in wasserdampfundurchlässige Folien besonders wichtig.

Glycerolgelatine. Als elastische, wasserlösliche Grundlage stellt Glycerolgelatine die bevorzugte Grundmasse zur Herstellung von Vaginalkugeln in der Apothekenrezeptur und -defektur dar. Ihre Verwendung als Suppositoriengrundmasse bleibt wegen des laxierenden Effektes auf die Bereitung von Abführzäpfchen beschränkt. Weitere Hinweise → 21.2.

Weitere Grundmassen. Als wasserdispergierbare Massen sind in der USP XXII *nichtionogene Tenside* vom Typ der Polyoxyethylen-Sorbitanfettsäureester (Polysorbate) und Polyoxyethylenstearate (z. B. Myrj®) aufgeführt. Geeignete Tenside für die Suppositorienherstellung sind Polysorbat 61, Myrj® 51 und Myrj® 52. Meist werden Tensidgemische bzw. Mischungen eines Tensids mit Hartfett eingesetzt. Als ethoxylierte Verbindungen weisen sie analog zu PEG zahlreiche Inkompatibilitäten mit Arzneistoffen auf. Auch ist zu beachten, daß Tenside die Bioverfügbarkeit meist in beachtlicher, aber schwer vorhersehbarer Weise beeinflussen. Die praktische Bedeutung als Suppositoriengrundlage ist gering.

Xerogele mit makromolekularen organischen Substanzen, wie Gelatine, Cellulosederivate u. a., die durch Gefriertrocknung von Hydrogelzubereitungen herstellbar sind, können als Trägersysteme für rectal zu applizierende Arzneistoffe genutzt werden. Zur Herstellung solcher lyophilisierter Suppositorien eignen sich vor allem Gelatine, Hydroxyethylcellulose und Polyacrylsäuren, meist unter Zusatz von Lactose. Zur Applizierbarkeit müssen die porösen Formlinge mit einem gleitenden Überzug versehen werden, wozu PEG-Mischungen geeignet sind. Xerogelsuppositorien, die bisher keine praktische Bedeutung erlangt haben, zeichnen sich bei der Prüfung auf Zerfall durch extrem kurze Desintegrationszeiten aus und gelten bei geeigneter Verpackung in wasserdampfundurchlässigen Folien als tropenfest.

Hilfsstoffe. Die Palette der kommerziellen Fettgrundmassen ist so reichhaltig, daß der Einsatz von schmelz- und viskositätsbeeinflussenden Hilfsstoffen auf Ausnahmen beschränkt bleibt.

- Erhöhung des Schmelzpunktes: Durch Zusatz von Cetylstearylalkohol, Glycerolmonostearat und Bienenwachs. Notwendig bei fettlöslichen Wirkstoffen wie ätherischen Ölen, Chloralhydrat und Campher.
- Erniedrigung des Schmelzpunktes: Durch Zusatz von Neutralöl oder Pflanzenöl. Notwendig bei einem hohen Arzneistoffanteil.
- Erhöhung der Viskosität: Durch Zusatz von festen Hilfsstoffen lipiden Charakters, wie Cetyl- und Stearylalkohol sowie Glycerolmonostearat, und von hochdispersem Siliciumdioxid.
- Verarbeitung von flüssigen Arzneistoffen, Pflanzenextrakten: Verwendung von hochdispersem Siliciumdioxid als Adsorptions- und Dispergierhilfsstoff.
- Benetzungs- und Spreitungsverbesserer: Tenside (Arzneistoffverfügbarkeit beachten!)
- Färben: Durch Pigmente, meist als ölige Konzentratsuspension oder öllösliche Farbstoffe. Anwendung nur zum Erreichen einer höheren Arzneimittelsicherheit, d. h. zur Vermeidung von Verwechslungen bei unterschiedlich dosierten Suppositorien mit stark wirksamen Arzneistoffen.

Formulierung und Herstellung

Die Herstellung von Suppositorien in der Apothekenrezeptur und -defektur sowie im industriellen Bereich erfolgt heute fast ausschließlich im Gießverfahren unter Verwendung von Hartfetten als Suppositoriengrundmasse. Von der Möglichkeit, Suppositorien durch Pressen herzustellen, auf die das DAB 9 und andere Arzneibücher hinweisen, wird kaum Gebrauch gemacht, obgleich ein hochleistungsfähiges industrielles Verfahren zum Verpressen der üblichen Hartfette oder einer speziellen Grundmasse (Suppo-Tap®), bestehend aus einem Gemisch von 80 % Myristinsäure- und 20 % Palmitinsäure-1,2-Propylenglycolester, auf gekühlten Rundläuferpressen entwickelt worden ist.[8] Da die meisten Arzneistoffe in den fettigen Suppositoriengrundlagen praktisch unlöslich oder nur sehr begrenzt löslich sind, stellen Suppositorien erstarrte Suspensionen dar. Eine Ausnahme bilden Zubereitungen mit ausgeprägt lipophilen Arzneistoffen, die den Arzneistoff gelöst enthalten. Emulsionssuppositorien, insbesondere wasserhaltige Zubereitungen, sind aus Gründen mangelnder Stabilität abzulehnen. Die Bereitung von Suppositorien sollte im *Cremeschmelzverfahren* erfolgen. Dabei wird die Grundmasse vorsichtig bis zum Entstehen einer trüben, noch feste Anteile enthaltenden Schmelze erwärmt und nach dem Inkorporieren der Arzneistoffe im cremeartigen Zustand ausgegossen. Bei dieser Verfahrensweise fördert die hohe Viskosität der Schmelze eine homogene Verteilung des Arzneistoffes im Trägermedium und trägt durch Minimierung der Sedimentation der Fest-

stoffpartikel während des Ausgießens und Erstarrens in den Formen zur Erzielung einer hohen Dosiergenauigkeit bei. Auch bei der Herstellung gegossener Suppositorien im *Klarschmelzverfahren,* d. h. der Ansatz wird mit vollständig geschmolzener Grundmasse bereitet, ist aus den dargelegten Gründen darauf zu achten, daß die Ausgußmasse eine möglichst hohe Viskosität besitzt.

Gleichermaßen bedeutsam für die gleichmäßige Verteilung der Arzneistoffpartikel in den Suppositorien und damit für eine gute Gehaltsgleichförmigkeit ist die *Teilchengröße der Arzneistoffe.* Es werden Partikelgrößen bis zu 100 μm als günstig angesehen, um eine Sedimentation der Arzneistoffe während des Ausgießens und Erstarrens zu vermeiden. Die meisten Arzneibücher enthalten keine konkreten Angaben zur Arzneistoffdispersität.

Aus biopharmazeutischen Gründen und um ein Partikelwachstum während der Lagerung der Suppositorien zu vermeiden, sollten die Arzneistoffe in der Grundmasse eine möglichst *geringe Löslichkeit* aufweisen.

Dosiermethoden. Zur Gewährleistung einer hohen Dosiergenauigkeit ist zu beachten, daß Suppositorien nach Masse verordnet und rezeptiert, aber volumendosiert hergestellt werden. Die zur Bereitung einer bestimmten Anzahl von Suppositorien benötigte Menge Grundmasse ist mit Dosiermethoden zu ermitteln. Voraussetzung für die Ermittlung bzw. Berücksichtigung der erforderten Menge Grundmasse ist die Kenntnis des Fassungsvermögens der Gießform. Dieser Wert, oft unkorrekt als Eichwert bezeichnet, stellt die Menge (g) an arzneistofffreier Suppositorienmasse dar, die für das Ausgießen der Kanäle der Form erforderlich ist. Das Fassungsvermögen eines Gießkanals ergibt sich als Gesamtmasse : Anzahl der Formlinge.

Bei der Ermittlung des Eichwertes sollte das für die Herstellung von arzneistoffhaltigen Suppositorien vorgesehene Vorgehen, d. h. Aufschmelz-, Ausgießund Erstarrungsmodus, eingehalten werden. Da sich die als Grundmassen üblichen Hartfette in ihren Dichten nur wenig unterscheiden, gilt der ermittelte Wert für alle Hartfetttypen. Zum Ausgleich von Gießmasseverlusten, die auch bei sorgfältigster Arbeitsweise nicht zu vermeiden sind, ist ein Zuschlag an Grundmasse und Arzneistoff von ca. 5 bis 10 % bzw. für 1 Suppositorium pro Ansatz zu berücksichtigen. Der *Verdrängungsfaktor (f)* gibt an, wieviel g Suppositoriengrundmasse von 1 g Arzneistoff verdrängt werden.

$$f = \frac{\rho_G}{\rho_A}$$

ρ_G = Dichte der Grundmasse,
ρ_A = Dichte des Arzneistoffes.

In Tab. 4.117 sind die *f*-Werte für einige Arzneistoffe aufgeführt.

Zu beachten ist, daß der Verdrängungsfaktor keine Stoffkonstante darstellt[9]. Sein numerischer Wert hängt von der Partikelgröße, Kristallform und Konzentration des Arzneistoffes und dem Bestimmungsmodus ab und muß für eine gegebene Rezeptur evtl.

Tabelle 4.117. Verdrängungsfaktoren (*f*) für Arzneistoffe; Suppositoriengrundmasse: Hartfett. Nach[9]

Arzneistoff	*f*
Aminophyllin	0,67
Belladonnaextrakt	0,63
Bismutgallat, basisches	0,37
Chininhydrochlorid	0,76
Chloralhydrat	0,40
Codeinphosphat	0,69
Diazepam	0,70
Diclofenac-Natrium	0,64
Ibuprofen	0,90
Indometacin	0,68
Metronidazol	0,67
Morphinhydrochlorid	0,85
Nystatin	0,77
Papaverinhydrochlorid	0,72
Paracetamol	0,72
Phenobarbital-Natrium	0,68
Phenylbutazon	0,83
Procainhydrochlorid	0,80
Propyphenazon	0,84
Resorcin	0,76
Sulfanilamid	0,60
Sulfathiazol	0,61
Theophyllin	0,66
Zinkoxid	0,16

empirisch ermittelt und nach folgender Formel berechnet werden.

$$f = 100 \frac{(n \cdot F - G_n)}{(G_n \cdot c)} + 1$$

f = Verdrängungsfaktor,
F = Durchschnittsmasse eines arzneistofffreien Suppositoriums (sog. Eichwert) in g,
c = Arzneistoffgehalt des Ansatzes in % (g/g),
n = Anzahl der Suppositorien,
G_n = Masse von *n* arzneistoffhaltigen Suppositorien in g.

Für eine gegebene Rezeptur errechnet sich die benötigte Menge Grundlage zu:

$$M = n \cdot (F - f \cdot A)$$

Für Suppositorien mit mehreren Arzneistoffen gilt:

$$M = n \cdot (F - \Sigma f_i \cdot A_i)$$

M = erforderliche Menge Grundmasse für n Suppositorien in g,
F = Durchschnittsmasse eines arzneistofffreien Suppositoriums (sog. Eichwert) in g,
A = Menge Arzneistoff pro Suppositorium in g,
$\Sigma f_i \cdot A_i$ = Summe der Produkte aus Verdrängungsfaktor und Arzneistoffmenge pro Suppositorium.

Bei kleineren Ansätzen bis zu max. zwölf Suppositorien ist die Berechnung unter Zugrundelegung eines mittleren f-Wertes, der für organische Arzneimittel 0,7 beträgt, gängig. Bei Berücksichtigung eines Verlustausgleichs von 10% errechnet sich die erforderliche Grundmasse zu:

$$M = n \cdot \frac{11}{10} F - \frac{7,7}{10} A$$

Bei den *Volumendosiermethoden* wird die für eine bestimmte Rezeptur benötigte Ansatzmenge volumetrisch ermittelt. Hierbei geht man analog der Bestimmung des Fassungsvermögens der Gießform vor und ermittelt das Volumen, das eine bestimmte Anzahl Suppositorien einnimmt, nach erneutem Schmelzen der Placebo-Suppositorien in einem Becher oder einem Becherglas durch Markieren des Meniskus der Schmelze. Die Bereitung der Suppositorien erfolgt durch Anreiben der gepulverten Arzneistoffe und Auffüllen mit geschmolzener Grundlage bis zur Markierung. Erfahrungsgemäß ist eine homogene Verteilung des Arzneistoffpulvers mit einem Glasstab, auch wenn dieser an seinem unteren Ende abgeplattet ist, problematisch.

Die Methode des *zweifachen Ausgießens* nach Münzel basiert gleichfalls auf dem Volumendosierprinzip. Zur Bereitung der Suppositorien wird, nachdem der gesamte Arzneistoff eingewogen wurde, die Grundmassenmenge so bemessen, daß eine geringere Zahl von Suppositorien als die geforderte Anzahl resultiert. Nach dem Erstarren der Suppositorien und Entfernen der überstehenden erstarrten Gießmasse (Gießschwarte) wird durch Ausgießen mit Grundmasse bis zur geforderten Anzahl Suppositorien ergänzt. Zur gleichmäßigen Verteilung des Arzneistoffes werden die erstarrten Suppositorien der Form entnommen und nach dem Schmelzen erneut ausgegossen. Nachteilig dabei ist das zweimalige Ausgießen, das mit einem erhöhten Arbeits- und Zeitaufwand sowie einer verlängerten thermischen Belastung verbunden ist. Die Methode eignet sich zur Bereitung von Suppositorien im Rezepturmaßstab.

Herstellungs- und Verpackungsverfahren. Die Herstellung kleinerer Mengen von Suppositorien erfolgt durch das *Handgießverfahren* der arzneistoffhaltigen Suppositorienmasse im Einzelguß unter Verwendung von Gießformen aus Hartmessing oder Leichtmetalllegierungen, die ein- oder mehrfach längsgeteilt sind und ca. 6 bis max. 150 Gießkanäle aufweisen. Formen mit einer größeren Anzahl von Gießkanälen sind meist quergeteilt und besitzen entweder einen Aufgußraum oder gestatten das Aufsetzen eines Gießrahmens. Das Gießen erfolgt hierbei im Massenguß, d. h. alle Bohrungen der Form werden gleichzeitig gefüllt. Zur Bereitung des Gießansatzes ist das Wirkstoffpulver mit einem Pistill manuell in einer Suppositoriengießschale (Fantaschale mit Ausgußöffnung) in der auf dem Wasserbad oder mittels IR-Strahler bzw. Mikrowellengerät geschmolzenen Fettmasse homogen zu verteilen. Zur Gewährleistung einer effektiven Homogenisierung ist es vorteilhaft, das Arzneistoffpulver mit der gleichen bis doppelten Menge Grundmassenschmelze anzureiben. Bewährt hat sich auch eine Verfahrensweise zur rezepturmäßigen Herstellung von Suppositorien, bei der die Bereitung des Gießansatzes in einer Polyethylenflasche unter Einsatz eines kleindimensionierten hochtourigen Stabmischers erfolgt.

In jedem Falle ist darauf zu achten, daß das Ausgießen nahe der Grenze der Gießfähigkeit unter wiederholtem Rühren erfolgt, um das Sedimentieren der Arzneistoffpartikel zu vermeiden. Nach dem Erstarren der Schmelze, wobei die überstehende halbfeste

Masse mit einem Kunststoffspatel zu entfernen ist, sind die Suppositorien der Form zu entnehmen. Die Verpackung erfolgt im einfachsten Falle durch Einwickeln in Aluminiumfolie oder durch Einsortieren in Suppositorien-Kunststoffbehältnisse, besser aber durch Einsiegeln in Verbundfolien.

Eine rationelle Suppositorienherstellung ist mit Kunststofformen möglich, die sowohl Gießform als auch Verpackung darstellen. Bekannt sind die aus Polyvinylchlorid gefertigten flexiblen Supposet®-Stada-Folien, die zum Füllen in einen Metallrahmen eingepaßt werden müssen. Zur Beschleunigung des Erstarrens tauchen die Formen in ein Kühlbad ein. Nach dem Erstarren werden die Öffnungen mit einer Abdeckfolie verschlossen. Weitere Varianten von Gieß-und Verpackungsformen sind

- Fakir-Suppomat®, E. Pfanstiel, Endenburg/Kirchenhausen, BRD und
- Supposteril®, Suppo-Steril-Gazeran, Rambouillet, Frankreich,

die aus formbeständigen Polystyrenhülsen mit abnehmbaren Polyethylenkappen bestehen. Auch hier ist eine Kühlung erforderlich, um die durch das schlechte Wärmeleitvermögen der Kunststoffe bedingte lange Erstarrungszeit zu verkürzen.

Bei den *halbautomatischen Verfahren*, die sich zur Herstellung von Suppositorien im subindustriellen und industriellen Maßstab eignen, erfolgen das Ausgießen und Verpacken auf zwei separaten Maschinen. Ein einfaches, teilautomatisiertes Gießgerät ist der Suppositorien- und Lippenstift-Gießapparat SG 3W von Erweka mit einer Stundenleistung von 2000 bis 4000 Suppositorien. Das Gerät besteht aus einem thermostatisierten Edelstahlkessel mit Rühr- und Ausgießvorrichtung. Es ermöglicht das Schmelzen der Grundmasse, das Homogenisieren des Ansatzes sowie das Ausgießen in Metallformen unter kontrollierbaren Temperaturbedingungen. Gießanlagen mit einem höheren Automatisierungsgrad arbeiten nach dem Rundläuferprinzip mit tellerförmig angeordneten Metallgießformen, wobei in kontinuierlicher Folge das Ausgießen, Kühlen, Entfernen der Gießschwarte, Ausstoßen der erhärteten Formlinge und die Reinigung der Formen erfolgen. Maschinen dieser Art, deren Stundenleistungen zwischen 3000 bis 25000 Suppositorien liegen, werden von den Firmen Ing. Franco Crespi, Mailand, Italien und Contrapac, Gentilly, Frankreich, hergestellt. Das Verpacken erfolgt mit separaten Maschinen, die entweder die Suppositorien in vorgeformte Folien einlegen bzw. einschieben oder die Suppositorien mit Folie umhüllen und verschweißen. Vor dem Verpacken müssen die Formlinge zur Gewährleistung einer ausreichenden Festigkeit durch Kühllagerung konditioniert werden.

Bei den *vollautomatischen Verfahren* ist zwischen Füll- und Verschließmaschinen zu unterscheiden, bei denen separat vorgeformte Folien als Gießform und Primärpackmittel dienen, und Vollautomaten zur Formung der Folien zum Füllen, Verschließen und Verpacken. Aus Tab. 4.118 sind Hersteller, Maschinentyp und Leistung von Suppositorienfüll-und Verschließmaschinen zu entnehmen.

Tabelle 4.118. Suppositorienfüll- und Verschließmaschinen

Hersteller	Maschinentyp	max. Leistung (Supp. / h)
Ing. F. Crespi, Mailand, Italien	LC-NC/2	9000
	LC-NC/5	20000
Dott. Bonapace et C., Mailand, Italien	Bp 4/6	5000
	Bp 1213	12000
Erweka-Apparatebau GmbH, Heusenstamm, BRD	ESA 5	5000
	ESA 10	10000

Vorgeformte Kunststoffolien für die industrielle Herstellung werden als Cito-Pac®, Rhodoplast®-Container, Multiplast®-C-, Lambec®- und Rhodembal®-Verpackung in Rollenform gehandelt. Da die GMP-gerechte Lagerhaltung der stoßempfindlichen Formenfolien aufwendig ist, stellen Vollautomaten, die im ersten Arbeitsschritt die Herstellung der Gießform vornehmen, einen wesentlichen Fortschritt dar (Tab. 4.119).

Tabelle 4.119. Suppositorien - Form-, Füll- und Verschließautomaten

Hersteller	Maschinentyp	max. Leistung (Supp./h)
R. Bosch GmbH, PB Höflinger & Karg, Waiblingen, BRD	Servac 300 S	20000
Ing. F. Crespi, Mailand, Italien	Alusupp 50	6000
	Alusupp 170	20000
	Alusupp 185	20000
Sarong, Reggiolo, Italien	SAAS 15	20000

Wie aus Abb. 4.241 zu entnehmen ist, erfolgt die Herstellung der Formen aus zwei parallel geführten Folien durch Verformung und Siegeln der spiegelbildlichen Halbformen, die anschließend gefüllt werden. Als Primärpackmittel werden bevorzugt lichtundurchlässige, gasdichte Aluminium-Polypropylen-Verbundfolien, aber auch Polyvinylchlorid-Folien eingesetzt.[10]

Der Ausgieß- und Verschließprozeß ist durch folgende wesentliche Teilschritte charakterisiert:

- Schmelzen der Suppositorienmasse in Wärmekesseln oder Kammern,
- Herstellung des Gießansatzes in einem beheizten Behältnis, wobei zur homogenen Verteilung des Arzneistoffes Rührwerke, erforderlichenfalls auch Kolloidmühlen, eingesetzt werden,
- Förderung der hochviskosen Masse mittels Pumpen in den Gießkessel der Füllstation,
- Füllen der Formen mittels Dosierpumpen über Hohlnadeln, wobei in einem Takt je nach Maschinentyp sechs bis 15 Formen gleichzeitig gefüllt werden,
- Verschließen der Einfüllöffnungen durch Siegeln,
- Chargeneindruck, evtl. Anbringen von Versteifungsrippen zur Erhöhung der mechanischen Festigkeit, Versehen mit Einreißkerben zur Erleichterung der Suppositorienentnahme sowie von Perforationen zum Abtrennen,

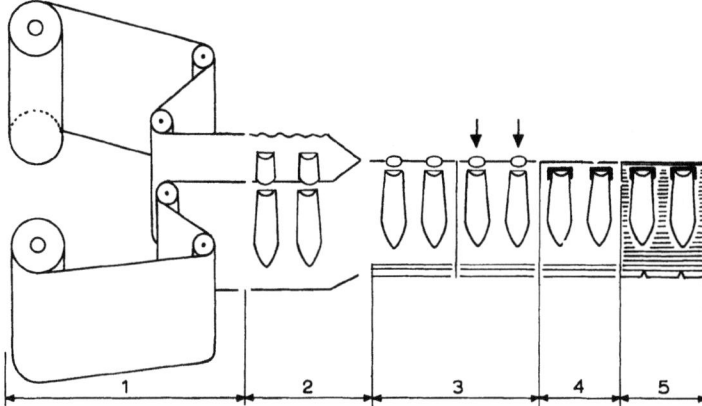

Abb. 4.241. Form-, Füll- und Verschließverfahren; 1 Folienabzug; 2 Formung der Halbschalen; 3 Versiegelung der Formen und Füllen; 4 Verschließen; 5 Prägen und Perforieren. Nach[10]

- Kühlen der Suppositorien durch Passage eines Kühltunnels,
- Zuführung der portionierten Strips zur Kartoniermaschine.

Kontroll- und Sicherheitseinrichtungen zur Funktionsüberwachung des Folientransports, der Dosierpumpen und Temperaturregelung im Gießbehälter, im produktfördernden Leitungssystem und im Kühltunnel gewährleisten eine hohe Zuverlässigkeit der Fertigungsanlagen.

Anforderungen und Prüfungen

Aussehen. Die mikroskopische Prüfung der Oberfläche und eines Längsschnittes durch das Suppositorium muß eine einheitliche Struktur zeigen (nach DAB 9).

Gleichförmigkeit der Masse bzw. des Gehaltes. Als einzeldosierte Arzneiformen müssen Suppositorien der Prüfung auf Gleichförmigkeit der Masse und gegebenenfalls der Prüfung auf Gleichförmigkeit des Gehaltes entsprechen. Letztere Prüfung ist nach DAB 9 bei Formulierungen mit weniger als 2 mg oder weniger als 2% Arzneistoffgehalt, bez. auf die Gesamtmasse, durchzuführen. Die Forderung nach Gleichförmigkeit der Masse ist erfüllt, wenn höchstens 2 von 20 geprüften Einheiten eine höhere Abweichung als 5%, bez. auf die Durchschnittsmasse, aufweisen, jedoch darf bei keiner Einheit die Masse um mehr als 10% abweichen.
Die mit 10 Einheiten durchzuführende Prüfung auf Gehaltsgleichförmigkeit muß zu dem Ergebnis führen, daß nicht mehr als ein Einzelgehalt außerhalb der Grenzen 85 bis 115% des Durchschnittgehaltes und keiner außerhalb der Grenzen 75 bis 125% des Durchschnittgehaltes liegt. Sofern die Forderung nicht erfüllt wird und nicht mehr als 3 Einzelgehalte außerhalb der Grenzen von 75 bis 125% liegen, ist eine erneute Prüfung mit 20 Einheiten durchzuführen. Die Zubereitung entspricht der Prüfung, wenn nicht mehr als 3 Einzelgehalte der 30 Einheiten außerhalb der Grenzen 85 bis 115% und keiner außerhalb der Grenzen 75 bis 125% des Durchschnittgehaltes liegen. Zu beachten ist, daß Zubereitungen, die die Forderung nach zulässiger Masseabweichung erfüllen,

beachtliche Abweichungen im Arzneistoffgehalt von 20 bis 80%, bezogen auf den deklarierten Gehalt, aufweisen können.[11]
Zur Prüfung der Arzneistoffverteilung innerhalb eines Suppositoriums wird üblicherweise der Formling durch Zerschneiden in Ober-, Mittel- und Unterteil getrennt und in diesen Segmenten der Arzneistoffgehalt mit einer geeigneten Methode bestimmt.

Zerfallszeit. Die vom DAB 9 vorgeschriebene Prüfmethode wurde aus PhEur übernommen (Abb. 4.242).

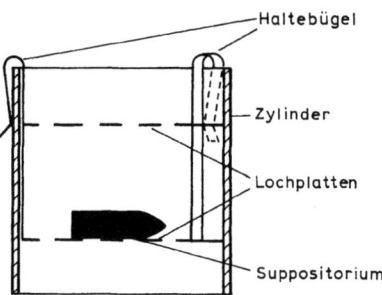

Abb. 4.242. Gerät zur Bestimmung der Zerfallszeit nach DAB 9

Die Prüfvorrichtung besteht aus einem durchsichtigen Glas- oder Kunststoffzylinder, in dem sich im Abstand von etwa 30 mm 2 Lochplatten befinden, wobei der zu prüfende Formling auf der unteren Platte plaziert wird. Das Gerät wird mittels einer drehbaren Haltevorrichtung, die es gestattet, das Gerät um 180° zu drehen, in ein Behältnis mit mindestens 4 L Wasser, bzw. drei Geräte in ein Wasserbad mit mindestens 12 L gebracht. Die Prüfung ist mit drei Formlingen bei 36 bis 37 °C derart durchzuführen, daß die Geräte alle 10 min im Wasser um 180° gedreht werden.
Es wird gefordert, daß

- Suppositorien mit fetthaltiger Grundmasse innerhalb 30 min,
- Suppositorien mit wasserlöslicher Grundmasse innerhalb 60 min,
- Rectalkapseln innerhalb 30 min

zerfallen oder erweicht sind. Eine Ausnahme bilden Formlinge mit kontrollierter Arzneistofffreisetzung oder verlängerter Wirkung. Ein kommerzielles Prüfgerät mit digitaler Endpunktanzeige, das die arzneibuchgerechte Bestimmung der Zerfallszeit gewährleistet, stellt der Suppositorien-Zerfallstester ST 6 (Hersteller: Erweka-Apparatebau GmbH, Heusenstamm, BRD) dar.

Zur umfassenden Charakterisierung des Erweichungs- und Schmelzverhaltens von Suppositorien mit fetthaltigen Grundmassen ist eine Vielzahl von Methoden bekannt.[12,13] Erwähnt seien hier folgende:

- Suppositorien-Schmelzprüfer SSP von Erweka,
- Prüfanordnung nach Krówczyński,[14]
- Suppositorien-Penetrationstester PM 3, PM 6 und PM 6D,[15]
- Suppositorien-Prüfapparat, der eine Annäherung an die physiologischen Verhältnisse im menschlichen Rectum anstrebt.[16]

Mechanische Festigkeit. Die im Hinblick auf das Abpacken und den Transport wichtige mechanische Festigkeit von Suppositorien wird meist an Hand der Druckfestigkeit geprüft und bewertet. Ein geeignetes Gerät ist der Suppositorien-Bruchfestigkeitstester SBT (Hersteller: Erweka-Gerätebau GmbH), mit dem die Belastung ermittelt wird, die zum Zusammenbrechen bzw. Zusammendrücken des Formlings führt. Zur Bestimmung, die meist bei 22 °C erfolgt, wird das dekapitierte Zäpfchen in einer thermostatierten Kammer mittels eines Gestänges in Abständen von 1 min durch Auflagen von Massescheiben zu je 200 g bis zum Zusammenbrechen belastet. Als Endwert gilt die Summe des auf dem Suppositorium zum Zeitpunkt des Bruches lastenden Gewichtes, einschließlich des Eigengewichtes des Gestänges von 600 g. Die Druckfestigkeit von Suppositorien mit fettiger Grundmasse sollte mindestens 12 bis 14 N betragen. Auch die zur Bestimmung der Druckfestigkeit von Tabletten üblichen Geräte sind bei der Verwendung eines Adapters für Suppositorien geeignet.

Arzneistofffreisetzung. Zur Erfassung der Freisetzung (Liberation) von Arzneistoffen aus Suppositorien ist eine Vielzahl von Versuchsanordnungen bekannt, die sowohl offene als auch geschlossene Systeme darstellen. Üblicherweise wird die Prüfung mit unzerkleinerten Formlingen unter Verwendung von wäßrigen Pufferlösungen vom pH = 7,4 als Akzeptorflüssigkeit bei 37 °C in ähnlicher Weise wie der Auflösungstest für feste perorale Arzneiformen vorgenommen. Zu beachten ist, daß insbesondere bei der Prüfung von Fettsuppositorien an die Temperaturkonstanz sehr hohe Anforderungen gestellt werden müssen, da die Arzneistoffliberation aus derartigen Zubereitungen in starkem Maße vom Schmelzverhalten und der Viskosität abhängt. Bei Liberationsanordnungen ist prinzipiell zwischen Modellen mit und ohne Membran zu unterscheiden. Während bei Modellen ohne Membran das Suppositorium unmittelbaren Kontakt mit der Akzeptorflüssigkeit hat, sind Membranmodelle dadurch charakterisiert, daß die Prüfzubereitung sich in einem durch eine Membran abgegrenzten Kompartiment befindet. Als Membranen dienen die für Dialysezwecke üblichen hydrophilen Porenmem-

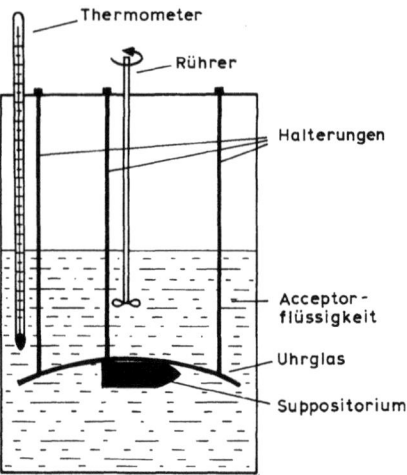

Abb. 4.243. Liberationsmodell ohne Membran. Nach[17]

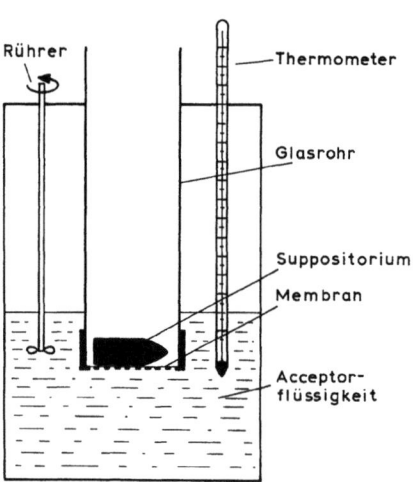

Abb. 4.244. Liberationsmodell mit Membran. Nach[18]

branen. Eine Simulierung biologischer Membranen ist im Unterschied zu Resorptionsmodellen nicht beabsichtigt. Aus Abb. 4.243 und 4.244 wird der Unterschied zwischen beiden Modelltypen deutlich.

Modelle ohne Membran zeichnen sich meist durch einfache Konstruktion und unkomplizierte Handbarkeit aus. Durch Übertritt von Grundlagenbestandteilen, insbesondere von grenzflächenaktiven Komponenten, kann aber die Bestimmung des Arzneistoffes in der wäßrigen Akzeptorflüssigkeit erheblich erschwert werden. Bei Membranmodellen, die meist komplizierter aufgebaut sind, stellt die Membran ein künstliches Kompartiment dar, das gegebenenfalls den Transport des gelösten Arzneistoffs in das Akzeptorkompartiment mitbestimmt bzw. überlagert. Vorteilhaft zu bewerten sind die störungsfreie Bestimmung des Arzneistoffs und die im Vergleich zu membranlosen Anordnungen meist bessere Ergebnisreproduzierbarkeit sowie die geringere Empfindlichkeit gegenüber methodisch-apparativen Einflüssen wie Rühr- bzw. Strömungsgeschwindigkeit, da die Membran die Prüfzubereitung gegen hydrodynamische Effekte abschirmt.

Weitere rectale Darreichungsformen

Rectalkapseln. Sie entsprechen in ihren Eigenschaften Weichgelatinekapseln und werden nach den gleichen Formulierungsprinzipien und Technologien wie Oralkapseln hergestellt ($\rightarrow$ Kap. 4, 9). Im Unterschied zu Weichgelatine-Oralkapseln sind Rectalkapseln von länglicher, tropfen-, doppelkonus- oder torpedoförmiger Gestalt und besitzen zur Gewährleistung einer guten Applikation einen gleitenden Überzug, der meist aus PEG-Gemischen besteht. Das Volumen beträgt üblicherweise bei Rectalkapseln für Kinder bis zu 1 ml und für Erwachsene bis zu 2 ml.

Als Füllgüter dienen in Analogie zu Oralkapseln auch hier nichtwäßrige Medien, insbesondere Neutralöl, Pflanzenöle, Ethyloleat, Isopropylsäureester und ethoxylierte Glyceride (Labrafil®), die den Arzneistoff suspendiert oder gelöst enthalten. Bei suspendierten Füllgütern sind zur Gewährleistung einer hohen Dosiergenauigkeit meist Zusätze von Suspensionsstabilisatoren, wie hochdisperses Siliciumdioxid, Glycerolstearat oder Aluminiumstearat erforderlich. Aus Gründen der Arzneimittelsicherheit und zur Realisierung eines sicheren Lichtschutzes werden Rectalkapseln oft gefärbt. Vorteile von Rectalkapseln im Vergleich zu Suppositorien bestehen in der höheren Dosiergenauigkeit, die ca. 1 % beträgt, dem guten Schutz der Arzneistoffe gegen oxidative Veränderungen und der Tropentauglichkeit bei geeigneter Verpackung.

Klysmen. Weitere Bezeichnungen lauten Enemata oder Klistiere. Sie stellen meist wäßrige, aber auch ölige Zubereitungen dar, die in Makroklysmen mit einem Volumen von ca. 10 ml bis 1 L und Mikroklysmen mit einem Fassungsvermögen von 2 bis 10 ml eingeteilt werden. Wäßrige Makroklysmen sind zur Entleerung des Rectums bei Obstipation und zur Reinigung des Rectums und Dickdarms als vorbereitende Maßnahme für rectoskopische Untersuchungen und operative Eingriffe sowie als Nährklysmen zur rectalen Zuführung von Aminosäuregemischen und Zuckern gebräuchlich. Während Makroklysmen zur rectalen Zuführung von spezifisch wirksamen Arzneistoffen nur wenig genutzt werden, stellen die vor allem in der Pädiatrie eingesetzten Mikroklysmen geeignete Darreichungsformen zur Erzielung lokaler und systemischer Effekte dar. Als Abpackungs- und Applikationseinheit für Mikroklysmen dienen oft Rectiolen®, die aus einem elastischen, durch Fingerdruck verformbaren Polyethylenbehältnis mit 3 bis 5 ml Inhalt mit aufgesetztem kanülenartigen Applikator aus Plastik und einer Kunststoffscheibe als Einführungsbegrenzung bestehen. Bekannt sind Chloralhydrat-Mikroklysmen, die 300 mg Arzneistoff in 3 ml Pflanzenöl gelöst enthalten, sowie Klysmen für Babys als Abführmittel. Klysmen, insbesondere wäßrige Zubereitungen, sind mikrobiell gefährdet und sollten mit Methyl- und Propylhydroxybenzoesäureestern konserviert werden, da sie begrenzt haltbar sind.

Zweischichtsuppositorien, „Suppo-Kap". Bei Suppo-Kap handelt es sich um eine Kombination von Suppositorium und Hartgelatinekapsel. Beide Arten wurden vor allem zur Vermeidung von Arzneistoffinkompatibilitäten entwickelt. Sie haben bisher keine praktische Bedeutung erlangt.

Tamponsuppositorien. Als Suppositorien-Sonderform sind sie zur Behandlung von Erkrankungen der Analregion bekannt, die zur Verhinderung des Hochwanderns des Suppositoriums im Rectum eine Mullverdickung besitzen, die nach der Applikation außerhalb des Schließmuskels verbleibt.

Therapeutische Systeme. Zur Erzielung von Langzeitwirkungen ist ein rectal applizierbares Therapeutisches System für Theophyllin entwickelt worden.[19] Das System, das im Aufbau und in der Funktionsweise peroral applizierbaren osmotischen Pumpen entspricht, sichert durch kontinuierliche Arzneistofffreisetzung einen gleichmäßigen wirksamen Plasmaspiegel während 32 h und nach erneuter Applikation eines weiteren Systems eine Wirkung bis zu 72 h. Eine Bewertung derartiger Systeme im Hinblick auf physiologische Verträglichkeit und Zuverlässigkeit steht noch aus.

Anwendung, biopharmazeutische Aspekte

Bewertet an der Gesamtzahl von Arzneipräparaten nehmen rectale Arzneiformen mit max. 5 % im mittel- und südeuropäischen Raum eine eher bescheidene Stellung ein. Vor allem die unbequeme Applikationsart und die z. T. stark ausgeprägten interindividuellen Plasmaspiegelschwankungen haben zu Vorbehalten gegenüber dieser Darreichungsform geführt.

Rectale Arzneiformen, vor allem Suppositorien, die ca. 95 % aller Rectalia ausmachen, werden neben der Erzielung lokaler Effekte (Hämorrhoidalia und Laxantia) zur Applikation von systemisch wirksamen Arzneistoffen an Patienten mit Schluckbeschwerden oder Magen-Darm-Erkrankungen genutzt und gelten in der Pädiatrie aufgrund ihrer problemlosen Applikation als unentbehrlich. Vorteile der rectalen Darreichung gegenüber der peroralen sind auch in der weitgehenden Minderung von Reizungen der Magen- und Darmschleimhaut, die besonders bei Antiphlogistika zu beachten sind und bei peroraler Gabe aufgrund ihrer Schwere zum Therapieabbruch zwingen können, zu sehen. Unter den systemisch wirkenden Rectalpräparaten nehmen solche mit antirheumatischem, antipyretischem, analgetischem und bronchospasmolytischem Effekt den größten Anteil ein. Die Umgehung der ersten Leberpassage und damit der metabolischen Veränderung des Arzneistoffes in der Leber (First-pass-Effekt), die früher als wesentlicher Vorteil der rectalen Applikation hervorgehoben wurde, ist nach neueren Untersuchungen an Arzneistoffen mit stark ausgeprägtem First-pass-Metabolismus nur teilweise möglich.[20] Diese Vorstellung begründet sich darauf, daß von den drei ableitenden Venensystemen des Rectums die untere und mittlere Hämorrhoidalvene das Blut unter Umgehung der Leber dem großen Kreislauf zuführen und lediglich die obere Hämorrhoidalvene in die Pfortader einmündet. Da zwischen den Venensystemen zahlreiche Verbin-

dungen, sog. Anastomosen existieren, kommt es zu einer Vermischung des Blutes und damit partiell zu einem Transport des Arzneistoffes zur Leber. Zudem ist die Annahme, daß das Suppositorium im unteren Teil der Rectalampulle verbleibt und nicht durch Spreitung das Einzugsgebiet der oberen Hämorrhoidalvene erreicht, in den meisten Fällen unzutreffend. Die Absorption von Arzneistoffen aus dem ca. 15 bis 20 cm langen Rectum, das ca. 1 bis 3 ml feinverteilten Schleim vom pH-Wert 7,4 enthält, erfolgt durch passive Diffusion und unterliegt den von der enteralen Absorption her bekannten Abhängigkeiten vom Lipid-Wasser-Verteilungskoeffizienten und Ionisationsgrad. Bei Erfüllung der stofflichen Voraussetzungen erfolgt die Absorption aus dem menschlichen Rectum zufriedenstellend. Aufgrund der im Vergleich zum Dünndarm wesentlich kleineren Absorptionsfläche von ca. 0,05 m² sowie der geringen Flüssigkeitsmenge, die z. T. als stationäre Schleimschicht fixiert ist und daher nicht vollständig für die Auflösung des Arzneistoffes zur Verfügung steht, erfolgt das Anfluten des Arzneistoffes im Blut meist verzögert, was im Hinblick auf einen schnellen Wirkungseintritt unvorteilhaft ist. Auch werden nach rectaler Gabe in der Regel im Vergleich zu gleichdosierten Oralpräparaten niedrigere Plasmaspiegel erreicht. Das schließt nicht aus, daß nach rectaler Arzneistoffgabe in einigen Fällen ein schneller Wirkungseintritt bzw. analoge Plasmaspiegel wie nach peroraler Applikation erzielt werden können. So ist es mit wäßrigen Diazepam-Klysmen bei Gabe von 0,7 mg / kg Körpergewicht möglich, bereits 4 min nach der Applikation einen wirksamen Plasmaspiegel zu erreichen.[21] Das Ausmaß der Bioverfügbarkeit ist nach rectaler Gabe im Vergleich zu peroralen Darreichungsformen meist nicht oder nur wenig eingeschränkt. Das gilt insbesondere für die therapeutisch bedeutsamen Suppositorien mit nichtsteroidalen Antirheumatika, wie Indometacin, Piroxicam, Naproxen, Ibuprofen und Diclofenac-Natrium, deren relative Bioverfügbarkeit im Vergleich zur peroralen Applikation als Lösung, Kapsel oder Tablette 75 bis 100% beträgt.
Zur Bioverfügbarkeit von Arzneistoffen aus Suppositorien und zum Einfluß der Formulierung auf die Verfügbarkeit liegen zahlreiche Befunde vor, die außerordentlich heterogen und oft widersprüchlich sind.[22-24] Die folgenden Ausführungen zum biopharmazeutischen Verhalten beziehen sich auf Fettsuppositorien mit suspendierten Arzneistoffen als Hauptdarreichungsform.
Voraussetzung für die Resorption ist die Freisetzung des Arzneistoffes aus den Suppositorien und das Lösen im Rectalschleim. Zur Gewährleistung einer guten Verfügbarkeit muß das Suppositorium bei Körpertemperatur oder besser 2 °C darunter schmelzen. Bei Suppositorien, die eine Smt. deutlich oberhalb der Körpertemperatur aufweisen, sind Verfügbarkeitsbeeinträchtigungen wahrscheinlich. Bezüglich der Arzneistofflöslichkeit verweist die USP XXII darauf, daß zur Erzielung einer guten Bioverfügbarkeit die ionisierte Form des Arzneistoffes bevorzugt werden sollte. Auch aus Gründen der besseren Schleimhautverträglichkeit ist die Salzform günstiger einzuschätzen. Weiterhin stellt die Teilchengröße des Arznei-

stoffes einen bedeutsamen biopharmazeutischen Parameter dar. Während bei Suppositorien mit schwer wasserlöslichen Arzneistoffen wie Acetylsalicylsäure (Abb. 4.245) kleine Partikeln infolge ihrer größeren Oberfläche sich schneller als größere im Rectalschleim lösen und damit günstige Voraussetzungen für die Bioverfügbarkeit schaffen, erweist sich für Suppositorien mit leicht wasserlöslichen Arzneistoffen eine hohe Arzneistoffdispersität als nachteilig, wie am Beispiel Natriumsalicylat (Abb. 4.246) deutlich wird. Der Effekt ist darauf zurückzuführen, daß bei leicht wasserlöslichen Stoffen nicht die Lösungsgeschwindigkeit, sondern die Geschwindigkeit, mit der die Partikel zur Grenzfläche Suppositorienschmelze / Rectalschleim transportiert werden, den bestimmenden Schritt des Verfügbarwerdens darstellt, der beim Vorliegen größerer Teilchen begünstigt wird.
Im Hinblick auf die Wahl der Suppositoriengrundmasse sollte bedacht werden, daß hydrophile Arzneistoffe aus lipophilen Grundmassen besser verfügbar sind. Die Befolgung dieser Regel wird durch Kompa-

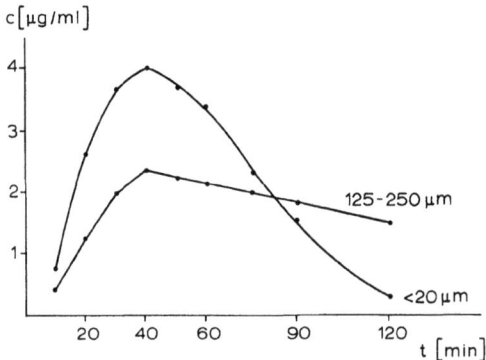

Abb. 4.245. Mittlerer Acetylsalicylsäure-Plasmaspiegel ($n = 6$) nach rectaler Applikation von 500 mg Acetylsalicylsäure als Suppositorium (Grundmasse: Witepsol H15) in Abhängigkeit von der Teilchengröße des Arzneistoffes. Nach[25]

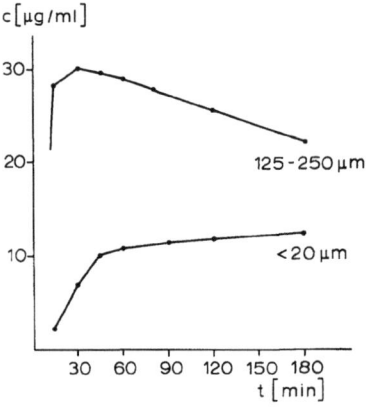

Abb. 4.246. Mittlerer Salicylsäure-Plasmaspiegel ($n = 8$) nach rectaler Applikation von 431 mg Natriumsalicylat als Suppositorien (Grundmasse: Kakaobutter) in Abhängigkeit von der Teilchengröße des Arzneistoffs. Nach[25]

tibilitäts- und Stabilitätsprobleme der meist als hydrophile Grundmasse verwendeten PEG-Gemische wesentlich eingeschränkt.

Eine besondere Rolle für die Bioverfügbarkeit kommt schließlich Emulgatoren zu, die als Partialglyceride Bestandteil von Hartfetten sind, oder aus herstellungstechnischen Gründen derartigen Grundmassen zugesetzt werden. Sie beeinflussen durch Veränderung der Löslichkeit des Arzneistoffes in der Grundmasse als auch im Rectalschleim, durch Mizelleneinschluß und durch Veränderung der Viskosität des geschmolzenen Suppositoriums die Bioverfügbarkeit sowohl negativ als auch positiv, wobei meist eine Abhängigkeit von der Emulgatorkonzentration besteht. So belegen Humanstudien für Paracetamol-Hartfett-Suppositorien den verfügbarkeitsfördernden Effekt von 2% Polysorbat 80, während ein Tensidzusatz zur Grundmasse von 5% zu Verfügbarkeitseinschränkungen führte (Abb. 4.247).

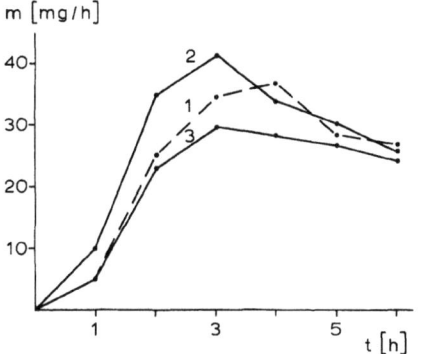

Abb. 4.247. Mittlere Ausscheidungsraten ($n = 6$) von Paracetamol im Harn nach Applikation von 500 mg Paracetamol als Suppositorium in Abhängigkeit vom Polysorbat-80-Zusatz zur Grundmasse (Dehydag IV Novata B); 1 ohne Tensidzusatz; 2 Zusatz von 2% Polysorbat 80; 3 Zusatz von 5% Polysorbat 80. Nach[26]

Emulgatoren können aber auch durch Wechselwirkung mit der Rectalschleimhaut zur verbesserten Arzneistoffpermeabilität beitragen. Als Absorptionsförderer (Enhancer) sind sie befähigt, Antibiotika und peptidische Arzneistoffe wie Insulin in wirksamen Mengen zur Resorption zu bringen. Wie Tierversuche mit Insulin-Hartfett-Suppositorien, die Emulgatoren vom Typ der Polyoxyethylen-Laurylether bzw. Polyoxyethylen-Ether enthalten, belegen, liegt der blutzuckersenkende Effekt in der gleichen Größenordnung wie bei der Verwendung nichttensidischer Enhancer.[27,28] Die Möglichkeit, Insulin rectal zu verabfolgen, hat bisher zu keinem marktfähigen Produkt geführt.

21.2 Vaginalpräparate

Definitionen

DAB 9, ÖAB 81, Helv VII, BP 88. In der von der PhEur übernommenen Monographie Vaginalkugeln werden als Zubereitungen gegossene Vaginalkugeln, Vaginalkapseln und Vaginaltabletten aufgeführt. Vaginalkugeln, Ovules, Ovuli sind einzeldosierte Zubereitungen fester Konsistenz, die einen oder mehrere Arzneistoffe in einer einfachen oder zusammengesetzten in Wasser löslichen, unlöslichen oder dispergierbaren Grundmasse enthalten. Form, Größe und Konsistenz sind der vaginalen Verabreichung angepaßt. Vaginalkugeln wiegen 1 bis 15 g.

USP XXII. Auf eine eigene Monographie für vaginale Zubereitungen wird verzichtet. Vaginal Suppositories in der Monographie Suppositories sind definiert als kugel- oder eiförmig mit einem Gewicht von ca. 5 g. Es wird auf tablettierte Suppositorien oder Inserts als vaginale Applikationsformen hingewiesen, die durch Komprimieren von pulverförmigen Substanzen oder Einkapseln in Weichgelatine herzustellen sind.

Weitere, nicht in Arzneibüchern aufgeführte vaginale Darreichungsformen stellen Vaginaltampons, Vaginalspüllösungen, Vaginalsalben und Vaginalsprays dar.[29,30] Bei der Herstellung vaginaler Darreichungsformen ist auf strikte Einhaltung der GMP-Regeln zu achten. Vaginalia sind entsprechend internationalen Richtlinien (FIP-Richtlinie) der mikrobiologischen Reinheitskategorie II zugeordnet, d. h. es dürfen in 1 g bzw. 1 ml nicht mehr als 100 Keime und keine Enterobacteriaceae, Pseudomonae aeruginosae und Staphylococci aurei nachweisbar sein.

Formen und Herstellung

Gegossene Vaginalkugeln. Vaginalkugeln werden nach den Methoden, mit den Grundmassen und Hilfsstoffen hergestellt, die in der Monographie „Gegossene Suppositorien" beschrieben sind (DAB 9). Üblicherweise wird die Grundmasse aus 1 T Gelatine, 2 T Wasser und 5 T Glycerol unter Erwärmen bis max. 65 °C bereitet. Die Gelatine muß nach DAB 9 ein Gelbildungsvermögen von 150 bis 250 g aufweisen. Das Gelbildungsvermögen ist, ausgedrückt als Masse (g), diejenige Kraft, die notwendig ist, mit Hilfe eines Stempels von 12,7 mm Durchmesser bei einem bei 10 °C gealterten Gel, dessen Gelatinekonzentration 6,67% (m/m) beträgt, eine 4 mm tiefe Verformung hervorzurufen. Die Verfahrensweise des Arzneibuches entspricht der Bestimmung des Bloom-Wertes.

Die mikrobielle Verunreinigung von Gelatine ist auf 10^3 Keime pro Gramm begrenzt. Es wird die Abwesenheit von Escherichia coli und Salmonellen gefordert (nach DAB 9). Die aufgrund des Wassergehaltes unbefriedigende mikrobielle Stabilität sowie die während der Lagerung stattfindende Verfestigung der Gelstruktur, aber auch die elastische Beschaffenheit der Formlinge, die im Hinblick auf das Verpacken und die Applikation ungünstig zu bewerten ist, machen Glycerolgelatine zu einer problematischen

Grundmasse. Die Verpackung sollte rekontaminationssicher und dichtschließend sein, gegebenenfalls muß konserviert werden. Ein Einsiegeln in Aluminium-Verbundfolien verhindert zudem das Austrocknen der Zubereitungen.

Bei der Formulierung von Suppositorien und Vaginalkugeln ist zu beachten, daß Gelatine als Protein in Abhängigkeit vom Gewinnungsmodus kationoiden (Typ A) oder anionoiden Charakter (Typ B) aufweist. Gegebenenfalls sollte die Wahl des Gelatinetyps unter Berücksichtigung des Ladungscharakters des Arzneistoffes erfolgen, um Inkompatibilitäten zu umgehen. Meist stellt allerdings pharmazeutisch verwendete Gelatine ein Gemisch beider Typen dar. Unabhängig vom Gelatinetyp ist Glycerolgelatine unverträglich mit eiweißfällenden Stoffen wie Aldehyden, Alkoholen, Tannin und Metallsalzen.

Zur Umgehung von Inkompatibilitäten zwischen Arzneistoffen und Glycerolgelatine und vor allem zur industriellen Herstellung sind Hartfette und PEG-Mischungen gebräuchlich. Die Herstellung von Vaginalkugeln im Rezepturmaßstab erfolgt durch manuelles Ausgießen der Ansatzmasse in Formen mit runden oder eiförmigen Gießkanälen, die in der Regel ein Fassungsvermögen von 2 bis 4 g besitzen. Die Großproduktion erfolgt analog der Suppositorienherstellung mit halbautomatischen und automatischen Gieß- und Verpackungsmaschinen.

Vaginalkapseln. Es handelt sich um Weichgelatinekapseln von meist eiförmiger Gestalt mit einem Füllvolumen von ca. 1,0 bis 2,5 ml, entspr. ca. 10 bis 40 Minims, die Arzneistoffe gelöst oder suspendiert in einem öligen oder PEG-Trägermedium enthalten. Sie werden analog Weichgelatinekapseln für den peroralen Gebrauch hergestellt. Ein Zusatz von Milchsäure zum Füllgut dient zur pH-Angleichung an das saure Scheidenmilieu.

Vaginaltabletten. Vaginaltabletten stellen Komprimate von ovaler, zungen- oder langzylindrischer Form dar, die analog nichtüberzogenen Tabletten hergestellt werden und in ihren Eigenschaften Lösungs- bzw. Lutschtabletten ähneln. Zur Herstellung von Vaginaltabletten mit lokaler Wirkung sind wasserlösliche Hilfsstoffe wie Glucose, Lactose, Mannitol und Sorbitol zu verwenden, um eine möglichst langsame, aber vollständige Auflösung der Preßlinge zu gewährleisten. Zur Angleichung an die pH-Verhältnisse in der Vagina enthalten Vaginaltabletten meist Milch-, Wein- oder Citronensäure. Sofern Lactose Rezepturbestandteil ist, kann auf einen Säurezusatz verzichtet werden, da Lactose durch die in der Vagina vorhandenen Milchsäurebakterien eine Umwandlung zu Milchsäure erfährt.

Als kontrazeptiv wirkende Zubereitungen sind schaumbildende Vaginaltabletten bekannt, die außer dem Wirkstoff als gasentwickelnde Komponenten sauer reagierende Verbindungen wie Weinsäure oder Citronensäure und alkalisch reagierende Substanzen wie Carbonate oder Hydrogencarbonate enthalten.

Vaginaltampons. Mit der Entwicklung geeigneter Herstellungstechnologien haben Vaginaltampons als Trägersysteme für Arzneistoffe eine gewisse Bedeutung erlangt. Hierbei handelt es sich um gewickelte oder gepreßte Formlinge aus Baum- oder Zellwolle, die durch Besprühen, Tauchen oder durch eine andere geeignete Methode teilweise mit Arzneistoff beschichtet werden. Außer dem langanhaltenden Kontakt der arzneistoffhaltigen Schicht mit der Vaginalschleimhaut saugt der nichtummantelte Tamponteil Transsudate auf, was bei infektiösen Prozessen als therapiefördernd zu bewerten ist.

Anforderungen und Prüfungen

Als einzeldosierte Zubereitungen müssen Vaginalkugeln, Vaginalkapseln und Vaginaltabletten nach DAB 9 der Prüfung auf Gleichförmigkeit der Masse und gegebenenfalls der Prüfung auf Gleichförmigkeit des Gehaltes entsprechen. Die Zerfallszeit ist nach Vorschrift des DAB 9 zur Bestimmung der Zerfallszeit von Suppositorien und Vaginalkugeln zu prüfen, wobei gegossene Vaginalkugeln innerhalb von 60 min und Vaginalkapseln sowie Vaginaltabletten nach max. 30 min desintegriert sein müssen, sofern sie nicht für eine kontrollierte Freisetzung oder für eine verlängerte lokale Wirkung bestimmt sind.

Anwendung und biopharmazeutische Aspekte

Obgleich die Vaginalregion gut durchblutet ist und die Vaginalschleimhaut von Arzneistoffen gut permeiert wird, erfolgt die vaginale Darreichung fast ausschließlich zur Erzielung lokaler Effekte. Zu beachten ist, daß die Absorption über die Vaginalschleimhaut zu unbeabsichtigten systemischen Wirkungen führen kann. Neben Kontrazeptiva werden vor allem antimikrobiell, antimykotisch und antiphlogistisch wirksame Arzneistoffe zur Behandlung von Entzündungen der Vaginalschleimhaut und des damit verbundenen Fluor genitalis sowie Estrogen zur Behebung von Mangelerscheinungen vaginal appliziert. Eine Sonderstellung nehmen intrauterine Systeme ein, die aus einer Matrix Kontrazeptiva über einen Zeitraum von ca. einem Jahr kontinuierlich an das Endometrium abgeben.

Literatur

1. Thoma K, Serno P, Precht D (1983) Pharm Ind 45:420–425
2. Brower JF, Juenge EC, Page DP, Dow ML (1980) J Pharm Sci 69:942–945
3. Pawelczyk E, Zajac M (1970) Acta Polon Pharm 27:113–117
4. Boer Y, Cox HLM, Pijnenburg JMA (1981) Pharm Weekbl 116:1090–1098
5. Karolyi I, Kedvessy G, Regdon G, Regdon E (1976) Pharmazie 31:179–180
6. Voigt R, Bornschein M, Grohmann A (1982) Pharmazie 37:529–536
7. Thoma K (1980) Arzneiformen zur rektalen und vaginalen Applikation, Werbe- und Vertriebsgesellschaft Dtsch. Apoth., Frankfurt
8. de Buman A, Riva A, Sucker H (1979) Acta Pharm Technol. Suppl 7:77–79
9. Gebler H (1982) Tabellen für die pharmazeutische Praxis, 2. Aufl., Govi, Frankfurt

10. Herrmann D (1984) Primärpackmittel im Streßtest mit Arzneimitteln. In: Algner S, Helbig J, Spingler E (Hrsg.) Primärpackmittel. Wiss. Verlagsges., Stuttgart, S. 124
11. Thoma K (1986) Neuere Arzneiformen in der Apotheken-rezeptur, Deutscher Apotheker-Verlag, Stuttgart
12. Thoma K, Serno P (1982) Pharm Ztg 127:980-986
13. Fischer FX, Ackermann P (1983) Acta Pharm Technol 29:13-17
14. Krówczyński L, Knapczyk J (1979) Pharm Ztg 124:1553-1556
15. Firmenschrift Suppositorienmassen der Dynamit Nobel AG (1976) Troisdorf-Oberlar
16. Setnikar I, Fantelli S (1962) J Pharm Sci 51:566-571
17. Müller BW (1982) Suppositorien und rektale Absorption. In: Gelbe Reihe. Govi, Frankfurt, S. 121
18. Mühlemann H, Neuenschwander RH (1956) Pharm Acta Helv 31:305
19. de Leede LGJ, de Boer AG, van Velzen SL, Breimer DD (1981) Proc first Europ Congress Biopharm Pharmacokin, part I:239-243
20. de Boer AG, de Leede LGH, Breimer DD (1982) Pharmacy Internat:267-269
21. Knudsen FU (1977) Acta Paediatr Scand 66:563-567
22. de Boer AG, Molenaar F, de Leede LGJ (1982) Clin Pharmacokin 7:285-311
23. Fischer FX (1986) Literaturübersicht über die rektale Absorption von Wirkstoffen. In: Müller BW (Hrsg.) Suppositorien. Wiss. Verlagsges., Stuttgart, S. 208
24. Molenaar F (1980) Pharm Weekbl 115:477-487
25. Molenaar F, Oldenhof NJJ, Groenewoud W, Huizinga T (1979) Pharm Weekbl Sci Ed 1:25-30
26. Djimbo M, Moës AJ, (1986) J Pharm Belg 41:393-401
27. Ichikawa K, Ohata I, Mitomi H, Kawamura S, Maeno H, Kawata H (1980) J Pharm Pharmacol 32:314-318
28. Kim S, Kamada A, Higuchi T, Nishihata T (1983) J Pharm Pharmacol 35:100-103
29. Dolder R (1978) Vaginalpräparate. In: Sucker H, Fuchs P, Speiser P (Hrsg.) Pharmazeutische Technologie, Thieme, Stuttgart, S. 509
30. Simunek F (1986) Vaginale Arzneiformen. In: Müller BW (Hrsg.) Suppositorien. Wiss. Verlagsges., Stuttgart, S. 26

22 Zubereitungen aus Pflanzen und Drogen

J. ZIEGENMEYER

Zubereitungen aus frischen oder getrockneten Pflanzen oder Pflanzenteilen werden als pflanzliche Arzneimittel bzw. *Phytopharmaka* bezeichnet, wenn sie Stoffe enthalten, die im Sinne des Arzneimittelgesetzes (AMG II) arzneilich wirksam sind. Charakteristisch für Phytopharmaka ist, daß in ihnen, im Gegensatz zu den sog. „chemischen Arzneimitteln", die als Monopräparate über einen definierten, meist synthetischen Arzneistoff verfügen, neben den wirksamen Bestandteilen stets noch weitere Begleitstoffe desselben pflanzlichen Ursprungs auftreten.[1,2] Stammen Wirk- und Begleitstoffe aus einer Pflanzenzubereitung, gilt diese als ein Arzneistoff. Folglich sind Phytopharmaka Monopräparate, wenn sie eine Pflanzenzubereitung aufweisen. Setzen sie sich aus mehr

als einer zusammen, stellen sie Kombinationspräparate dar.

Reine, aus Pflanzen isolierte Arzneistoffe, wie herzwirksame Glykoside, Alkaloide etc. zählen nicht zu den pflanzlichen Arzneizubereitungen. Eine Übersicht über die potentiell möglichen Pflanzenzubereitungen gibt Abb. 4.248.

„Die sachgerechte Herstellungspraxis und Qualitätssicherung von Arzneimitteln" - GMP - fordert für die pflanzlichen Arzneimittel die gleiche Qualität wie für Arzneimittel mit chemisch definierten Einzelkomponenten.[3] Die Qualität der Phytopharmaka kann dabei durch das Herstellungsverfahren bestimmt werden (§ 4 Abs. 15 AMG). Als Konsequenz leitet sich die Forderung nach einer weitgehenden Standardisierung und Stabilisierung der pflanzlichen Arzneizubereitungen ab. Vielfach stellen sie nicht End-, sondern Zwischenprodukt einer Arzneiform dar, die als Pulver, Granulat, Kapsel, Tablette, Ampulle, Paste, Salbe etc. dem Patienten als Arzneimittel zur Verfügung stehen. Zu den pflanzlichen Zubereitungen gehören ebenso eine Reihe von Materialien wie Gummi arabicum, Tragant etc., die als galenische Hilfsstoffe eingesetzt werden.

22.1 Zubereitungen aus Frischpflanzen

Die Qualität der Zubereitungen kann für eine Reihe frisch zu verarbeitender Arzneipflanzen durch kontrollierten, biologischen Eigenanbau gezielt beeinflußt werden.[3] Verbesserungen sind möglich durch Vermeidung von Pestizideinsätzen, durch die freie Wahl des Erntezeitpunktes, der oft starke Auswirkungen auf den Arzneistoffgehalt haben kann, und durch die Garantie einer absoluten Frische der Pflanzen, die insbesondere für die Herstellung vieler Urtinkturen des Homöopathischen Arzneibuches (HAB I) eine große Rolle spielt.

22.1.1 Pflanzensäfte

Die Bezeichnung Saft trifft nicht nur auf die durch Auspressen von frischen Früchten oder anderen saftreichen Pflanzenteilen gewonnene Preßsäfte zu, sondern auch auf eingedickte Säfte, die künstlich nach Eindampfen wäßriger Auszüge erhalten werden. Zu letzteren gehört der als zähe Masse erscheinende, meist in Stangenform gegossene Süßholzextrakt. Ebenso zu den Säften zählen Pflanzensekrete wie Aloe, Arabisches Gummi, Myrrhe, Opium etc.

22.1.2 Preßsäfte

Ausgangsmaterial der Preßsäfte sind frisch geerntete Pflanzenorgane, in der Mehrzahl säurereiche Früchte wie Himbeeren, schwarze Johannisbeeren, Sauerkirschen. Sie werden mit wenigen Anteilen Wasser mazeriert und ausgepreßt. Bei dem Einsatz von Früchten ist zu beachten, daß sie große Mengen an Pektinstoffen enthalten. Pektine sind chemisch betrachtet partiell mit Methanol veresterte, α-1,4 glykosidisch mit-

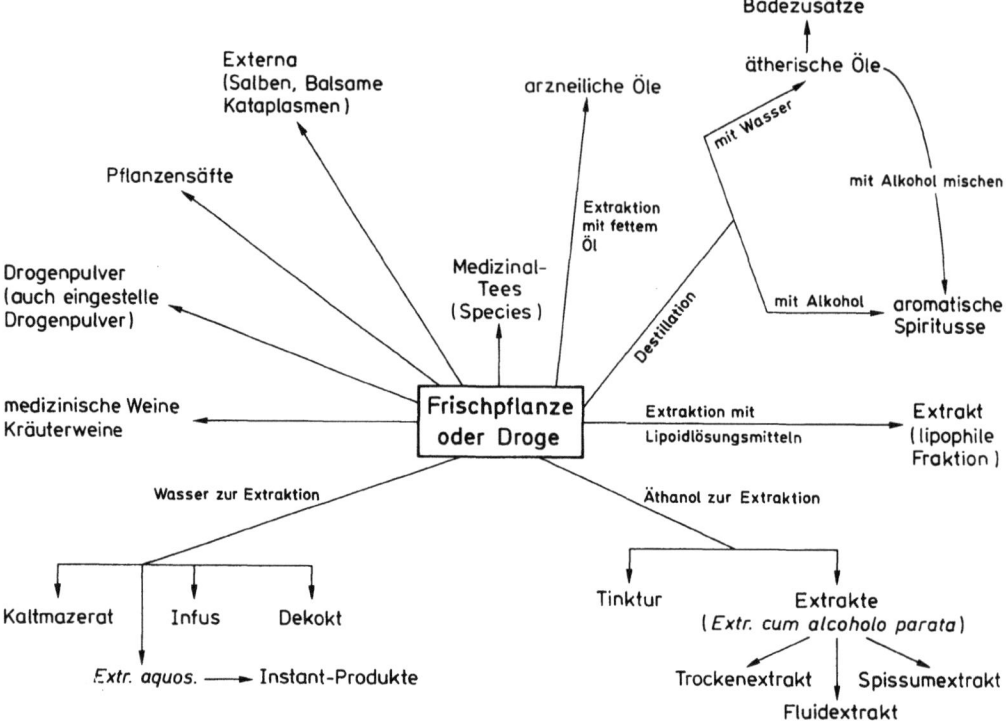

Abb. 4.248. Zubereitungsformen von Pflanzen und Drogen. Aus[2]

einander verknüpfte D-Galakturonsäureketten. Sie weisen ein hohes Wasserbindungsvermögen auf, erschweren damit den Auspreßvorgang und halten die Saftausbeute gering. Zudem bilden die Pektinmoleküle in Gegenwart von Zucker, Alkohol, Glycerol und Sorbitol in saurem, wäßrigem Milieu ein dreidimensionales, über Nebenvalenzbindungen verknüpftes Gelgerüst aus. Um die Saftgewinnung zu steigern und den Gelierungsprozeß im fertigen Saft zu unterbinden, werden die Pektine durch Gärung oder Zusatz von pektinspaltenden Enzymen zu niedermolekularen, wasserlöslichen Bruchstücken ohne Gelierfähigkeit abgebaut. Nach dem Absetzen von Trübstoffen schließt sich eine Klarfiltration des Saftes an. Die PhEur, das DAB 9 und die USP XXII/NF XVII führen keine Monographien über Preßsäfte. Die BP 88 beschreibt die Herstellung von „Konzentriertem Himbeersaft" (Concentrated Raspberry Juice) und läßt die Pektine durch Pektinase, einem Gemisch aus Pektinesterase und Pektinglykosidase, entfernen. Nach der Klarfiltration und dem Einengen des Saftes auf 1/6 seines Ausgangsvolumens wird Natriummetabisulfit oder ein anderes geeignetes Konservierungsmittel zugefügt. Weitere Möglichkeiten, die Haltbarkeit der Preßsäfte zu verbessern, ergeben sich durch *Pasteurisieren* oder durch *Uperation*, ein Verfahren auf der Basis der Ultra-Kurzzeit-Hocherhitzung, oder durch *Sterilfiltration* mit anschließendem aseptischen Abfüllen in vorsterilisierten Primärpackmitteln und Zugabe eines als Konservierungsmittel zugelassenen Stoffes. Dieses zusätzliche Konservierungsverfahren erübrigt sich im allgemeinen, wenn die Fruchtsäfte Teil eines Sirups sind, da der hohe Zuckergehalt einen niedrigen a_W-Wert ergibt und auf diese Weise das mikrobielle Wachstum verhindert.[4]

Preßsäfte werden aus Arzneipflanzen hergestellt, die keine stark wirksamen Arzneistoffe enthalten. Im Saft befinden sich die in diesem Medium löslichen hydrophilen Inhaltsstoffe der verarbeiteten Pflanze, nicht jedoch die lipophilen. Pflanzensäfte sind frei verkäuflich und dienen im allgemeinen zur Selbstmedikation.

22.1.3 Pflanzensekrete

Pflanzensekrete sind Säfte, die meist nach Setzen von Wundreizen zum Austritt von Flüssigkeiten aus der Pflanze führen. Sie werden anschließend aufgefangen und weiterverarbeitet. Typische Vertreter sind Aloe, Myrrhe, Opium, Perubalsam. Auch Gummi arabicum gehört dazu, von dem das DAB 9 zusätzlich eine sprühgetrocknete Variante aufführt, die aus einer Lösung von Arabischem Gummi (DAB 9) erhalten wird. Gegenüber dem nichtbehandelten Rohstoff hat Sprühgetrocknetes Arabisches Gummi den Vorteil, daß die im Ausgangsmaterial vorhandenen Oxidasen und Peroxidasen durch den Sprühtrocknungsprozeß inaktiviert worden sind. Hinzu kommt, daß sich das Produkt vollständig und rasch in der doppelten Menge Wasser löst. Damit bietet es z. B. für seine Eigenschaft als viskositätserhöhender Hilfsstoff gute Voraussetzungen.

22.1.4 Aromatische Sirupe

Sirupe sind flüssige Zubereitungen mit hohem Zuckeranteil. Werden sie durch Preßsäfte aromatisiert, dienen sie zur Geschmacksverbesserung. Einige offizinelle Vorschriften erlauben den Zusatz von Glycerol, Sorbitol, von Stärkesirup oder von Macrogolen (Polyethylenglykolen), um den Kristallisationsprozeß zu verzögern.

Die BP 88 führt einen Himbeersirup (Raspberry Syrup), der durch Verdünnen des Konzentrierten Himbeersaftes mit Zuckersirup im Volumenverhältnis 1:11 hergestellt wird. Er kann einen zugelassenen Lebensmittelfarbstoff enthalten. In der BP 88 findet sich ferner ein Schwarzer Johannisbeersirup (Black Currant Syrup). Ausgangskomponente ist entweder ein klarfiltrierter Schwarzer Johannisbeersaft oder ein konzentrierter Schwarzer Johannisbeersaft des Handels. Der Saft wird mit Wasser auf eine Dichte von 1,045 g/ml eingestellt und enthält in 560 ml 700 g Zucker. Als Konservierungsmittel erlaubt die BP 88 Benzoesäure bis maximal 800 ppm (m/m) oder Natriummetabisulfit oder ein anderes Sulfit bis zu einer Konzentration von maximal 350 ppm (m/m) bezogen auf Schwefeldioxid. Zugelassene Lebensmittelfarbstoffe können zugesetzt werden.

22.1.5 Destillate und Mazerate

Aus einer Reihe von Frischpflanzen bzw. Frischpflanzenteilen werden Destillate oder Auszüge mit Fett oder Öl als Extraktionsmittel hergestellt. Die Ausbeute an flüchtigen Inhaltsstoffen, z. B. an ätherischen Ölen, an Senfölen etc. ist nach Destillation von frischem Pflanzenmaterial höher und entspricht in ihrer Zusammensetzung eher derjenigen im nativen Zustand der Pflanze. Der Auszug frischer Blüten mit Fett bei Raumtemperatur liefert ätherische Öle von einer hohen sensorischen Qualität. Die Methode ist als sog. *Enfleurage-Verfahren* bekannt und wird bevorzugt zur Gewinnung von Rosen-, Jasmin- und Nelkenöl eingesetzt. Hochwertige Johanniskrautöle erhält man durch Mazeration frisch geernteter Johanniskrautblüten mit nichttrocknenden Pflanzenölen, z. B. Olivenöl. Um ein frühzeitiges Ranzigwerden dieser Zubereitungen zu vermeiden, wird das Öl nach dem Abpressen durch Natriumsulfat entwässert. Weitere Ölmazerate stellen Arnikablütenöl und Knoblauchöl dar. Letzteres wird durch Extraktion von zerkleinerten, frischen Knoblauchzwiebeln mit pflanzlichen Ölen, insbesondere Sojabohnenölen in der Kälte oder unter gelindem Erwärmen hergestellt und nach Klärung sowie Entwässerung meist in Weichgelatinekapseln abgefüllt.

22.1.6 Homöopathische Zubereitungen

Von einigen exotischen Pflanzen bzw. Pflanzenteilen abgesehen, die frisch nur schwer zu beschaffen sind und daher in getrocknetem Zustand als Ausgangsmaterial dienen, werden die homöopathischen pflanzlichen Zubereitungen unter Verwendung von Frisch-

pflanzen oder Frischpflanzenteilen hergestellt. Unverdünnte, homöopathische Tinkturen werden als Urtinkturen bezeichnet, die nach dem HAB 1 entweder Mischungen pflanzlicher Preßsäfte mit Ethanol oder Auszüge aus frischen oder getrockneten Pflanzen sowie deren Absonderungen, Pflanzenteilen, Pflanzenbestandteilen darstellen. Für die Fertigung der Urtinkturen sind die Menge des Preßsaftes und die An- bzw. Abwesenheit von ätherischen Ölen, Harzen und Schleimen maßgebend. Auf entsprechende Vorschriften des HAB 1 wird verwiesen. Der Zusatz von Konservierungsmitteln ist grundsätzlich *nicht* gestattet, es sei denn, daß im Einzelfall etwas anderes vorgeschrieben wird. Homöopathische Urtinkturen können wie allopathische Arzneizubereitungen angewendet werden, da mit Arzneimittelwirkungen und -nebenwirkungen im Sinne der Schulmedizin zu rechnen ist.

22.2 Drogen

Die getrockneten Arzneipflanzen und Arzneipflanzenteile werden im deutschen Sprachgebrauch als Drogen bezeichnet. Die Trocknung stellt dabei eine Konservierungsmaßnahme dar, die z. T. genutzt wird, um enzymatisch regulierte Abbaumechanismen innerhalb der Arzneipflanze zu steuern. An den Trocknungsprozeß schließen sich meistens eine Entwesung und ggf. ein Keimzahlreduktionsverfahren an.

22.2.1 Reinigen

Verunreinigungen der angelieferten Ganzdrogenware mit Sand, Steinen, Holz-, Metallteilen, toten Insekten etc. sind kaum zu vermeiden. Ihre Abtrennung erfolgt in der Regel direkt beim Drogenimporteur oder im Drogenhandel auf großtechnischem Niveau. Hierzu eignen sich Schwerkraftsichter, die häufig mit magnetischen Metallabscheidern ausgerüstet sind, oder Sortiermaschinen, die vollautomatisch nach Farbe und Größe differenzieren können. Auf visuelle Kontrollen wird man dennoch kaum verzichten, da bestimmte Verunreinigungen wie Kleintiere oder Holzstücke, die den Mahlvorgang ernsthaft stören könnten, nicht immer einwandfrei aussortiert werden.

22.2.2 Zerkleinern

Das gereinigte Drogenmaterial wird durch Schneiden oder Vermahlen zerkleinert. Angaben des DAB 9 zu Schnittformen und Zerkleinerungsgrad der Schnitt- und Pulverdrogen finden sich in Tab. 4.120 und 4.121. Arzneibücher wie die USP XXII und die BP 88 gehen über die allgemein gehaltenden Angaben des DAB 9 hinaus und legen den Zerkleinerungsgrad nicht nur durch Angabe der Siebmaschenweite, sondern auch durch zusätzliche Begrenzung des prozentualen Anteiles der jeweils zulässigen Grenzkornmenge fest. Nach DAB 9 sind die bei der Herstellung der geschnittenen Droge stets anfallenden feineren Anteile zu entfernen, wenn die geschnittene Droge als solche oder in Teegemischen eingesetzt werden soll. Werden die geschnittenen Drogen dagegen zur Herstellung von Zubereitungen mit einem Lösungsmittel ausgezogen, dürfen die feineren Anteile nicht entfernt werden, falls nichts anderes vorgeschrieben ist. In der Praxis wird man für eine weitgehend staubfreie Fraktionierung sorgen, da hohe Staubanteile den Extraktionsprozeß erheblich stören können, z. B. dadurch, daß die zur Extraktion dienenden Perkolatoren verstopft, oder die ablaufenden Extrakte trübe und schwierig klar zu filtrieren sind. Dem trägt das DAB 9 dadurch Rechnung, daß es bei entsprechenden Zubereitungen definierte Maschenweiten für das jeweils einzusetzende, zerkleinerte Drogenmaterial vorgibt.

Zum Schneiden der Ganzdroge stehen spezielle Schneidemaschinen zur Verfügung, mit denen Schnittlängen stufenlos von 2 bis 15 mm zu erzielen sind. Viele Drogen, vor allem Kraut- und Blattdrogen, werden vor dem Schneiden auf einen Feuchtigkeitsgehalt von ca. 12 % gebracht. Ziel dieser Maßnahme ist es nicht nur, daß hierdurch ein besserer Schnitt mit geraden Schnitträndern erhalten wird, sondern auch eine starke Einschränkung des Anteils an unerwünschten feineren Anteilen. Das Anfeuchten geschieht mit Hilfe von Sprengern oder in geschlossenen Anlagen mit heizbaren Anfeuchteschwingfördern. Auf weiterführende Literatur zu technischen Einzelheiten wird verwiesen.[4,5]

Tabelle 4.120. Schnittformen von Schnitt- und Pulverdrogen nach DAB 9

Schnittform	Nominelle Siebnummer
grob geschnitten („concisus")	4.000 bis 2.800
fein geschnitten („minutim concisus")	2.000
gepulvert („pulvis")	710 bis 180

Tabelle 4.121. Zerkleinerungsgrad von Schnitt- und Pulverdrogen nach DAB 9

Bezeichnung des Zerkleinerungsgrades	lichte Maschenweite (μm)
spezielle Schnitte	> 11.200
geschnittene Drogen	4.000 bis 2.000
gepulverte Drogen	710 bis 180

Tabelle 4.122. Prinzip, Mahlwirkung, Umlaufgeschwindigkeit und Einsatzgebiete verschiedener Mühlentypen. Aus[4]

Maschinenart	System	Mahlwirkung	Umlaufgeschwindigkeit (m·s^{-1})	Anwendungsbeispiele in der Drogenverkleinerung (Überschneidungen je nach differenzierten Aufgabenstellungen üblich)
Stiftmühle		Prallwirkung	80 bis 180	Strophantussamen, Mutterkorn, Trockenextrakte
Gebläsemühle		Prallwirkung	40 bis 110	Pulverisierung von Blatt-, Rinden- und Wurzeldrogen
Schlagkreuzmühle		Prall- und Scherwirkung	50 bis 70	Blatt-, Rinden- und Wurzeldrogen
Hammerkorbmühle		Prallwirkung	70 bis 90	Tabak-, Blatt-, Wurzel- und Krautdrogen
Zahnscheibenmühle		Reibung und Scherwirkung	5 bis 16	Trockenextrakte, gefriergetrocknete Produkte, Früchte und Samen
Schneidmühle		Schnitt	5 bis 18	Blatt-, Kraut- und Wurzeldrogen sowie Rinden zur nachfolgenden Perkolation
Hammermühle		Prallwirkung	40 bis 50 (100)	Grobzerkleinerung spröder, großstückiger Stoffe wie Wurzeldrogen

Für die Herstellung von Feinschnitten und Pulvern sind je nach Drogenbeschaffenheit und angestrebter Korngröße eine Vielzahl von Brechern und Mühlen mit unterschiedlichsten Konstruktionsmerkmalen verfügbar.[5] Das aufgegebene Mahlgut wird hierbei durch Prall-, Scher- oder Schneidwirkung zerkleinert. Eine Übersicht über Mahlprinzipien, Mahlwirkung und Einsatzgebiete pharmazeutisch relevanter Zerkleinerungsmaschinen gibt Tab. 4.122.
In Tab. 4.122 nicht aufgeführt sind sog. Kaltmahlanlagen, bei denen Stickstoff, Luft oder Kohlendioxid als Kühlmittel dienen und je nach Konstruktion die Mühle oder die Mahlluft oder die Mahlluft und das Mahlgut kühlen. Letzteres führt zu einer Versprödung des Drogenmaterials und damit zu einer erleichterten Zerteilung.
Das Kaltvermahlen wird üblicherweise bei Temperaturen zwischen $-5\,^\circ\mathrm{C}$ und $+10\,^\circ\mathrm{C}$ durchgeführt. In Sonderfällen, z. B. bei der Vermahlung von Pollen, sind noch tiefere Temperaturen erforderlich.[6]
Die Kaltvermahlung eignet sich besonders für die Zerkleinerung von Früchten und Samen. Vorteile liegen in besseren Schutz der ätherischen Öle vor Verflüchtigung und in der Erhöhung des Mengendurchsatzes, da eine Erwärmung der Maschine ausbleibt und ein potentielles Verkleben der Mahlwerkzeuge und Siebeinsätze vermieden wird.[4]
Eine Sonderform der Zerkleinerung bildet das *Schroten*, durch das Partikeldurchmesser zwischen 0,5 mm und 5 mm erzielt werden. Besonders geeignet hierzu sind Walzenstühle mit geriffelten Walzen.

22.2.3 Klassieren

Die Trennung des zerkleinerten Drogengutes in Grob-, Fein- und Pulveranteile wird mit Windsichtern und Siebmaschinen vorgenommen. Das Arbeitsprinzip der Sichter beruht auf einer Trennung des trockenen Drogenhaufwerks durch einen Luftstrom in jeweils zwei Klassen. Größere Bedeutung für die Praxis besitzen die Spiralstromsichter und Zickzacksichter.
Bei den Siebmaschinen werden vor allem Schwingsiebe und Luftstrahlsiebe eingesetzt. Schwingsiebe führen lineare, elliptische oder kreisförmige Schwingungen oder Vibrationen senkrecht zur Siebfläche aus. Für den kontinuierlichen Betrieb eignen sich Taumelsiebe. Im Siebsatz bis zu drei Sieben wird das Drogenmaterial spiralförmig über den Siebboden geführt und das jeweilige Überkorn durch seitlich angebrachte Schlitze ausgetragen.
Die erreichbare Trenngrenze bei den Sichtern liegt im Bereich von ca. 2 μm bis zu mehreren mm. Im Millimeterbereich arbeiten die Siebmaschinen wirtschaftlicher.
Drogenpulver werden nach dem beim Vermahlen erzielten Zerkleinerungsgrad in grobe (> 0,8 mm), mittelfeine (> 0,315 mm), feine (> 0,16 mm) und sehr feine (< 0,1 mm) eingeteilt. Feingepulverte Drogen haben u. a. eine gewisse Bedeutung als arzneilich wirksame Bestandteile von Tabletten oder Dragées.

22.3 Zubereitungen aus Drogen

22.3.1 Tees

Die einfachste pflanzliche Zubereitung sind Tees aus Einzeldrogen oder Mischungen aus Drogen. Sie bestehen aus unzerkleinerten oder angemessen zerkleinerten Pflanzenteilen. Den Mischungen können weitere Stoffe, z. B. Pflanzenextrakte, -sekrete, Salze u. ä. zugesetzt sein.
Enthalten Tees angemessen zerkleinerte Drogen, kann deren Zerteilungsgrad u. U. von den Angaben der einzelnen Arzneibücher erheblich abweichen. Basis sind dann empirisch ermittelte Regeln. So wird empfohlen,[7] Blätter, Blüten, Kräuter grob bis fein geschnitten (Partikelgröße 8 bis 4 mm) einzusetzen, für Hölzer, Rinden, Wurzeln, Isländisches Moos eine fein geschnittene oder grob gepulverte Ware zu wählen (Partikelgröße 3 bis 2,8 mm) und Früchte, Samen in frisch zerquetschtem Zustand oder fein geschnitten bzw. grob gepulvert (Partikelgröße ca. 2 mm) zu verwenden.
Nun ist bekannt, daß beim Zerkleinern von Drogen, die ätherische Öle enthalten, Drüsenhaare und Ölräume zerstört werden, so daß die flüchtigen Bestandteile austreten und verdunsten. Würden andererseits die Drogen, beispielsweise Apiaceenfrüchte wie Fenchel, ganz bleiben, lassen sich deren Inhaltsstoffe in der Regel nur unergiebig extrahieren. In der Apothekenpraxis wird man einen Kompromiß eingehen, die Ganzdroge auf Vorrat halten und nur die dem voraussichtlichen Bedarf angepaßte Menge zerkleinern.
Abgepackte Teebeutel bieten dem Verbraucher den Vorteil, daß er eine auf ein bestimmtes Flüssigkeitsvolumen bezogene, stets gleich abgemessene Drogenmenge zur Verfügung hat, die zudem stark zerkleinert vorliegt, um eine optimale Extraktion zu gewährleisten.
Letzteres kann sich in Gegenwart von Drogen mit flüchtigen Inhaltsstoffen nachteilig auswirken, da deren Anteile unter Umständen weit unter dem vom Arzneibuch geforderten Mindestgehalt liegen können, wenn vom Hersteller der Teeaufgußbeutel keine geeigneten Maßnahmen zum Schutz gegen drohenden Arzneistoffverlust getroffen worden sind.[7] Zudem können Fremdanteile im Pulvertee visuell nicht erkannt werden.

22.3.2 Standardzulassungen

In diesem Zusammenhang sei darauf verwiesen, daß für eine Vielzahl von Teedrogen Standardzulassungen existieren. Standardzulassungen gemäß § 36 AMG sind Monographien, die auf dem Wege der Rechtsverordnung veröffentlicht werden und neben den qualitativen und quantitativen Merkmalen des jeweiligen Arzneimittels - Angaben zur Haltbarkeit und zur Verpackung mit eingeschlossen - die Kennzeichnung nach § 10 AMG und Angaben zur Packungsbeilage nach § 11 AMG enthalten. Diese Standardzulassung kann der Apotheker nutzen, um entsprechende Teedrogen als Fertigarzneimittel herzustellen und zu vertreiben. Das üblicherweise für Fertigarzneimittel vorgesehene Zulassungsverfahren entfällt, wenn die in der jeweiligen Monographie der Standardzulassung festgelegten Prüfkriterien und Auflagen beachtet werden.[8]

22.3.3 Eingestellte Drogenpulver

Die Anwendung von Drogen mit stark wirksamen Inhaltsstoffen macht deren exakte Dosierung erforderlich und setzt eine genaue Bestimmung des betreffenden Arzneistoffgehaltes voraus. Für Rezeptur und Defektur in Apotheken sind daher eingestellte Pulver zu verwenden. Einstellen bedeutet, daß die Droge durch gewisse Manipulationen auf einen vorher festgelegten Wert gebracht wird. Dieser Wert wird als Normwert, der Vorgang selber als Normierung bezeichnet.

Die *Normierung* der Droge kann z. B. durch chemische Gehaltsbestimmung und Festlegung einer Ober- und Untergrenze oder durch biologische Wirksamkeitsbestimmung und Festlegung eines biologischen oder toxikologischen Wiräquivalents erreicht werden. Das Pulver wird mit einer Droge, die einen geringeren Arzneistoffgehalt aufweist oder mit einem Hilfsstoff, der weitgehend inert ist, verdünnt. Normierung bedeutet demzufolge im Gegensatz zur Stan-

dardisierung eine direkte Einflußnahme auf die Drogenzusammensetzung.

Von einer *Standardisierung* spricht man bei der Festlegung der pharmazeutischen Qualität durch Vergleich mit einem Standard. Bei den Drogen wird der Standard durch das Arzneibuch bestimmt und durch den Zusatz von z. B. DAB 9, PhEur etc. an die Drogenbezeichnung dokumentiert.

Das DAB 9 führt 11 normierte Drogenpulver auf (Tab. 4.123). Bemerkenswert ist dabei, daß das Verdünnen mit Drogenpulvern zu erreichen ist, deren Arzneistoffgehalt jeweils unterhalb der Mindestanforderungen des Arzneibuches liegt.

22.3.4 Drogenauszüge, Begriffe, Definitionen

Werden feste Komponenten aus einem Feststoffgemisch, der Droge, mit Hilfe geeigneter Lösungsmittel herausgelöst, handelt es sich um eine „Fest-von-fest"-Trennung. Der Vorgang selber wird i. allg. als *Feststoffextraktion* oder *Fest-flüssig-Extraktion* bezeichnet, da zur Extraktion flüssige Medien eingesetzt werden. Eine andere Extraktionsart stellt die „*Flüssig-flüssig-Extraktion*" oder *Solventextraktion* dar, bei der die Trennung gelöster Stoffe durch Flüssigkeiten erzielt wird, die als Trägerphasen für den gelösten Stoff dienen und nicht miteinander mischbar sind.

Tabelle 4.123. Eingestellte Drogenpulver des DAB 9

Pulver	Gehalt	Eingestellt durch
Adonispulver	0,2 % Cymarin[a]	Verschneiden mit Adoniskrautpulver von niedrigerem oder höherem Wirkwert
Digitalis-lanata-Pulver	0,5 % Digoxin[a]	Verschneiden mit Digitalis-lanata-Blattpulver von niedrigerem oder höherem Wirkwert
Digitalis-purpurea-Pulver	1 % Digitoxin[a]	Verschneiden mit Digitalis-purpurea-Blattpulver von niedrigerem oder höherem Wirkwert
Maiglöckchenpulver	0,2 % Convallatoxin[a]	Verschneiden mit Maiglöckchenkrautpulver von niedrigerem oder höherem Wirkwert
Meerzwiebelpulver	0,2 % Proscillaridin[a]	Verschneiden mit Meerzwiebelpulver von niedrigerem oder höherem Wirkwert
Oleanderpulver	0,5 % Oleandrin[a]	Verschneiden mit Oleanderblattpulver von niedrigerem oder höherem Wirkwert
Opiumpulver	mindestens 9,8 % und höchstens 10,2 % Morphin	Verreiben mit Milchzucker
Belladonnapulver	mindestens 0,28 % und höchstens 1,45 % Alkaloide ber. als Hyoscyamin	Verreiben mit pulverisiertem Milchzucker oder pulverisierten Belladonnablättern mit geringerem Alkaloidgehalt
Hyoscyamuspulver	mindestens 0,05 % und höchstens 0,07 % Alkaloide ber. als Hyoscyamin	Verreiben mit pulverisiertem Milchzucker oder pulverisierten Hyoscyamusblättern mit geringerem Alkaloidgehalt
Ipecacuanhapulver	mindestens 1,9 % und höchstens 2,1 % Alkaloide ber. als Emetin	Verreiben mit Milchzucker, extrahierter pulverisierter Ipecacuanhawurzel oder pulverisierter Ipecacuanhawurzel mit geringerem Alkaloidgehalt
Stramoniumpulver	mindestens 0,23 % und höchstens 0,27 % Alkaloide ber. als Hyoscyamin	Verreiben mit pulverisiertem Milchzucker oder pulverisierten Stramoniumblättern mit geringerem Alkaloidgehalt

[a] Gehalt entspricht einem Wirkwert am Meerschweinchen von ...

Das zur Extraktion der festen Komponenten eingesetzte Lösungsmittel oder Lösungmittelgemisch wird
als *Menstruum*, die die extrahierten Stoffe enthaltende Lösung als *Miscella* bezeichnet.

Liegen die zu extrahierenden Anteile, die Extraktivstoffe, in den zerstörten Zellen des Extraktionsgutes
in Form einer physikalischen Mischung vor, stellt das
Herauslösen einen reinen Auswaschprozeß dar, der
technisch *Abschwemme* genannt wird.

Befinden sich die Extraktivstoffe in den unversehrten
Pflanzenzellen, werden sie mit Hilfe geeigneter
Lösungsmittel auf passivem Diffusionswege herausgelöst. Dient Wasser als Menstruum, entspricht der
Vorgang technisch dem Auslaugen. Der Diffusionsprozeß gliedert sich in die Teilabschnitte Eindringen
von Lösemittelmolekülen in das Zellinnere unter
Quellung der Zellwände, Herauslösen der Extraktivstoffe aus den Gerüststoffen sowie Diffusion der gelösten Extraktivstoffe aus der Pflanzenzelle entlang
eines Konzentrationsgradienten in das umgebene
Menstruum. Wie rasch der Konzentrationsunterschied ausgeglichen wird, hängt neben dem Quel-
lungszustand der Droge und der Geometrie der Dro-
genpartikel von der Extraktionstemperatur, den
Eigenschaften des Menstruums wie pH-Wert, Polarität, Viskosität, den Wechselwirkungen gelöster In-
haltstoffe mit dem Gerüstmaterial sowie Art und Intensität des Extraktionsverfahrens und von Zusätzen
wie Elektrolyte, Tenside u. ä. ab.[4]

22.3.5 Extraktivstoffe

Alle Stoffe, die unter den jeweiligen Extraktionsbe-
dingungen herausgelöst werden, heißen Extraktivstoffe. Wird aus der Miscella das Menstruum entfernt,
bildet der verbleibende Rest den *Extrakt*. Alle Drogenbestandteile, die nicht herausgelöst werden können, stellen den Rückstand dar. Der Rückstand setzt
sich im wesentlichen aus den Gerüstsubstanzen des
Pflanzenmaterials zusammen und umfaßt vornehmlich hochpolymere Verbindungen wie Cellulose, He-
micellulose, Lignine, Pectine etc.

Da je nach den physikalisch-chemischen Bedingungen der vorgenommenen Extraktion ein größeres
oder kleineres Segment aus dem Vielstoffgemisch
Pflanze gewonnen wird, können u. U. auch niedermolekulare Verbindungen im Rückstand auftreten.
So bleiben beispielsweise Saponine zurück, wenn mit
Ether oder 90%igem Ethanol extrahiert wird, oder
ätherische Öle weitgehend im Rückstand, wenn man
mit Wasser mazeriert.[1]

Alle Extraktivstoffe von Arzneidrogen, die Inhaltstof-
fe enthalten, denen eindeutig eine therapeutische
Wirksamkeit zugeordnet werden kann, lassen sich in
drei Gruppen unterteilen (Tab. 4.124).

Extrakte mit den Stoffgruppen A1, A2 und A3 stellen
Total- bzw. Primärextrakte dar. In der Regel repräsen-
tieren sie ein sehr uneinheitlich zusammengesetztes
Vielstoffgemisch.

Wird die Stoffgruppe A3 entfernt, handelt es sich um
gereinigte Extrakte.

Werden Extrakte auf einen bestimmten Gehalt durch
Zugabe von gleichnamigem Extrakt mit geringerem
Gehalt, mit Aerosil®, Maltodextrinen bzw. Dextrinen
normiert, sind es eingestellte Extrakte. Die Einstellung bezieht sich auf einen Extraktivstoff, der zu
Gruppe 1 gehört und als Wirkprinzip der Ausgangsdroge anerkannt ist.

Primärextrakte und gereinigte Extrakte lassen sich
normieren. Sie unterscheiden sich dabei in der Höhe
des Wirkstoffgehaltes.

Sind die spezifischen Wirkstoffe einer Arzneidroge
nicht bekannt, oder werden sie nicht als Wirkprinzip
allgemein anerkannt, dienen die pharmakologisch aktiven Inhaltsstoffe als Gradmesser für die Qualitätsbeurteilung des Extraktes. Fehlen entsprechende
Inhaltsstoffe, empfiehlt es sich, einen möglichst dro-

Tabelle 4.124. Aufteilung der Extraktivstoffe von Arzneidrogen mit bekannten, wirksamkeitsbestimmenden Inhaltsstoffen.
Aus[2]

Extraktivstoffe (Charakteristik)	Beispiele
A1 Spezifische Wirkstoffe: Extraktivstoffe, an welche die therapeutischen Eigenschaften der Droge ganz oder zum überwiegenden Teil gebunden sind.	Emetin/Cephaelin in der Brechwurzel; Hyoscyamin/Scopolamin in Belladonnablatt; Cardenolidglykoside im Maiglöckchenkraut; Anthranoide der Sennafrucht; Coffein im schwarzen Tee.
A2 Erwünschte Begleitstoffe: Extraktivstoffe, welche die Hauptwirkung unterstützen; die Einnahme erleichtern; die Resorption erhöhen; die Stabilität des Extraktes erhöhen.	Flavonolglykoside erhöhen die Resorptionsgeschwindigkeit von Solanazeenalkaloiden. Saponine in Digitaloiddrogen verhindern die Ausfällung der in Wasser schwer löslichen Cardenolide. Die Aroma- und Gerbstoffe des schwarzen Tees bedingen den hohen Genußwert im Vergleich zu einer reinen Coffeinlösung.
A3 Unerwünschte Extraktivstoffe: Es handelt sich um im Extraktionsmittel lösliche Stoffe, von denen feststeht, daß sie nicht zur Gruppe A1 oder A2 zählen, und die Nachtrübungen, Ausfällungen etc. verursachen und somit die Haltbarkeit des Fertigarzneimittels ungünstig beeinflussen.	Die Alkaloide der Chinarinde bilden mit Gerbstoffen schwer lösliche Komplexe. Die Extrahierbarkeit der Alkaloide aus der Droge ist erschwert. Liquidazubereitungen neigen zu Ausfällungen. Schwermetall-Ionen lösen Oxidationen zahlreicher Drogeninhaltsstoffe aus (Ursache für die Instabilität der Hopfenbitterstoffe und zahlreicher anderer Phenole). Ansonsten sind häufig Wachse, Chlorophylle, Schleime und Eiweißstoffe Ursache von Nachtrübungen.

Tabelle 4.125. Aufteilung der Extraktivstoffe von Arzneidrogen, deren wirksamkeitsbestimmende Inhaltsstoffe nicht oder nur unvollständig bekannt sind. Aus[2]

Extraktivstoffe (Charakteristik)	Beispiele
B1 Stoffe, die pharmakologische Wirkungen aufweisen; Stoffe, die phytochemisch die Droge gut kennzeichnen.	Valerensäure der Baldrianwurzel; Bittersäuren des Hopfens; Kurkuminoide des Curcumaxanthorrhiza-Rhizoms; Bisabolol und/oder Matrizin in Kamillenblüten.
B2 Weitere sekundäre Pflanzenstoffe	Saponine, Flavonoide, Tannine, Phenolcarbonsäuren
B3 Technologisch unerwünschte Extraktivstoffe: Stoffe, welche Nachtrübungen verursachen, die Stabilität anderer Extraktivstoffe vermindern, die sensorischen Eigenschaften (Farbe, Geruch, Geschmack) ungünstig beeinflussen.	Wachse, Pektine, Chlorophyllabbauprodukte, Salze von Schwermetallen

genspezifischen Extraktivstoff als Leitsubstanz zur Bewertung der pharmazeutischen Qualität heranzuziehen (Tab. 4.125).

22.3.6 Extraktionsmittel

Die Wahl des Extraktionsmittels richtet sich nach der Löslichkeit der zu extrahierenden Stoffe und der Art der anschließenden Verwendung. Es sollte für die Extraktivstoffe ein hohes Lösungsvermögen aufweisen und darüber hinaus über eine gewisse Selektivität verfügen, um unerwünschte Begleitstoffe von der Miscella fernzuhalten. Auszüge, die als flüssige Zubereitungen ganz oder teilweise im Endprodukt verbleiben, müssen physiologisch unbedenkliche Lösungsmittel enthalten.
Hierzu zählen

- kaltes Wasser für Kaltmazerate,
- heißes Wasser für Aufgüsse oder für Abkochungen,
- verdünnte Essigsäure für medizinische Essige,
- Likörwein für medizinische Weine,
- Ethanol, Ethanol-Wasser-Mischungen, fettes Öl bzw. Neutralöl.

Aceton, Ether, Dichlormethan und gelegentlich auch andere organische Lösungsmittel sind nur einsetzbar, wenn sie im Endprodukt nicht mehr bzw. nur noch in untoxischen Konzentrationen vorhanden sind.
Bei der Auswahl eines geeigneten Lösungsmittels treten neben der Selektivität, der Verträglichkeit, Handhabung, den wirtschaftlichen Aspekten, zunehmend Fragen des Umweltschutzes und der Betriebssicherheit in den Vordergrund. Als Folge davon werden vielfach die Extraktionsverfahren mit dem Ziel umgestellt, mit einer möglichst geringen Zahl weitgehend unproblematischer Flüssigkeiten wie Wasser, niedere Alkohole, überkritische Gase als Menstruum auszukommen.
Wasser, alleine eingesetzt oder als Mischungen meist mit niederen Alkoholen, gilt als wichtigstes Extraktionsmittel.
Zur Herstellung von Pflanzenauszügen reicht eine Wasserqualität aus, die den Anforderungen an Trinkwasser genügt. Die Verwendung von demineralisiertem oder destilliertem Wasser ist nicht erforderlich, da die Drogen in der Regel viele Mineralstoffe in schwankender Zusammensetzung enthalten.[4]

22.3.7 Wäßrige Drogenauszüge

Aufgüsse, Abkochungen, Kaltansätze sind sehr alte Arzneiformen, die dem heutzutage zu fordernden Qualitätsstandard eines Arzneimittels in der Regel nicht mehr standhalten.[9]
Hauptmängel dieser wäßrigen Drogenauszüge sind

- der meist ungenaue, wenn überhaupt bekannte Wirkstoffgehalt der eingesetzten Droge, falls es sich nicht um einen spezifischen Wirkstoff handelt (s. Tab. 4.124),
- die nur ungenügende und wenig steuerbare Extraktion der Wirkstoffe,
- die aus beiden Mängeln sich ableitende Unkenntnis des Wirkstoffgehaltes und die damit verbundene Dosierungsungenauigkeit,
- die geringe Haltbarkeit dieser Arzneiformen,
- die aufgrund des Keimbefalls der Ausgangsdroge zu erwartende in der Regel hohe Zahl an Mikroorganismen in den wäßrigen Miscellen, wenn sie zur Schonung der Wirkstoffe bei möglichst niedriger Temperatur hergestellt worden sind.

Das DAB 9 enthält, im Gegensatz zu seinen Vorgängern, keine Arbeitsvorschriften darüber, wie wäßrige Drogenauszüge in Ahängigkeit der pflanzenanatomischen Gegebenheiten und der physikalischen bzw. chemischen Eigenschaften der zu gewinnenden Inhaltsstoffe herzustellen sind. Andere moderne Arzneibücher schreiben Extraktionsverfahren vor, die weder dem Prozeß eines Aufgusses noch einer Abkochung eindeutig entsprechen. Absehbar ist darüber hinaus, daß der Trend hin zur Verabfolgung auch von standardisierten Teepräparaten, die keine hochpotenten Arzneistoffe enthalten, noch weiter zunehmen wird. Ihre Fertigung erfolgt im Industriemaßstab.

Instant-Tees

Die großtechnische Herstellung von Trockenextrakten, die sich sofort klar und in Wasser lösen und als sog. Instant-Tees bekannt geworden sind, geschieht durch erschöpfende Extraktion von Drogen in Gegenwart von Wasser oder Wasser-Ethanol-Mischungen. Durch die Art und Zusammensetzung des Menstruums und durch die verfahrenstechnische Steuerung des Herstellungsprozesses können bestimmte Inhaltsstoffe oder Wirkstoffe im Extrakt angereichert und ihr Gehalt im Endprodukt weitgehend normiert werden.

Tassenfertige Tees kommen hauptsächlich in Form von Sprühextrakten oder Granulat-Tees auf den Markt. Aufgrund ihres differierenden Herstellungsverfahrens unterscheiden sie sich beträchtlich voneinander hinsichtlich ihrer Qualitätsmerkmale.

Sprühextrakte bilden sich im Sprühtrockner aus durch Eindüsen von Drogenextraktlösungen in heiße Trocknungsluft. Die fein zerteilten Tröpfchen werden aufgrund ihrer großen Oberfläche fast augenblicklich getrocknet und als wenige Mikrometer große Hohlkügelchen abgeschieden. Die Sprühlösung enthält neben den Extraktivstoffen Zuschlagstoffe, mit deren Hilfe Gehalt, Farbe, Schüttgewicht des Endproduktes eingestellt werden. Hinzu kommen verfahrenstechnische Funktionen, um beispielsweise das Sprühverhalten zu verbessern oder die Hygroskopizität des Extraktes herabzusetzen.[4] Bei der Trocknung verlorengegangene ätherische Öle können als Wirkstoffe wieder zugesetzt werden. Entweder durch Verreibung oder in mikroverkapselter Form. Als Endprodukt wird ein leicht wasserlösliches Pulver von geringer Dichte erhalten.

Granulat-Tees werden durch ein Agglomerationsverfahren hergestellt, bei dem die Drogenextraktlösungen auf festes Trägermaterial, wie Saccharose, Dextrine oder andere Kohlenhydrate gebracht, in der Wärme getrocknet und anschließend in geeigneten Mahlwerken zu korn- oder zylinderförmigen Granulaten zerteilt werden. Das Endprodukt löst sich sehr leicht in Wasser und ist im Gegensatz zu den Sprühextrakten wenig hygroskopisch.

Wird der Gehalt an Drogenextrakt im Endprodukt miteinander verglichen, schneiden die Granulat-Tees meistens viel schlechter ab als Instant-Tees, die aus Sprühextrakten hergestellt worden sind. Granulat-Tees enthalten neben 97 bis 98 % Zuschlägen nur 2 bis 3 % Trockenextrakt, während im sprühgetrockneten Produkt nahezu um Faktor 10 größere Mengen an Drogenextrakten enthalten sind.[7]

Abb. 4.249 zeigt ein Schema der Parameter, die einen Einfluß auf den Sprühtrocknungsprozeß ausüben. Der Wassergehalt des sprühgetrockneten Endproduktes hat einen oberen Grenzwert von 3 %. Wird er überschritten, verklebt der Sprühextrakt.

Die *Sprühtrocknung* stellt ein im Prinzip schonendes Trocknungsverfahren dar und hat überdies den Vorteil, daß die abgeschiedenen Extraktkügelchen nicht mehr zerkleinert werden brauchen. Im Vergleich zur Vakuumbandtrocknung liegt die Verfahrenstemperatur mit 50 bis 70 °C zwar höher, ist jedoch zeitlich mit maximal 10 bis 15 Sekunden wesentlich kürzer, so daß die Temperaturbelastung insgesamt niedriger ausfällt.

Bei der *Vakuumbandtrocknung* kann der Trocknungsprozeß durch Variation der Temperatur, der Verweilzeit des Gutes im Trocknungsraum und der Höhe des angelegten Unterdrucks in weiten Grenzen beeinflußt werden. Diese Systeme werden für pumpfähige Konzentrate und Extrakte eingesetzt, deren Feststoffkonzentration im allgemeinen höher liegt als bei den Sprühtrocknern. Demzufolge wird weniger Menstruum verdampft.

Die *Vakuumbandtrocknung* versteht sich als eine reine Kontakttrocknung, im Gegensatz zur Sprühtrocknung, die als eine Konvektionstrocknung aufzufassen ist.

Bei dem herrschenden Unterdruck tritt die Flüssigkeit blasenförmig aus dem zu trocknenden Gut aus und hinterläßt eine porösvoluminöse, am Prozeßende leicht brüchige, trockene Masse. Als Nachteil dieses Verfahrens erweist sich die Notwendigkeit, nach dem Trocknen einen Zerkleinerungsschritt nachschalten zu müssen.

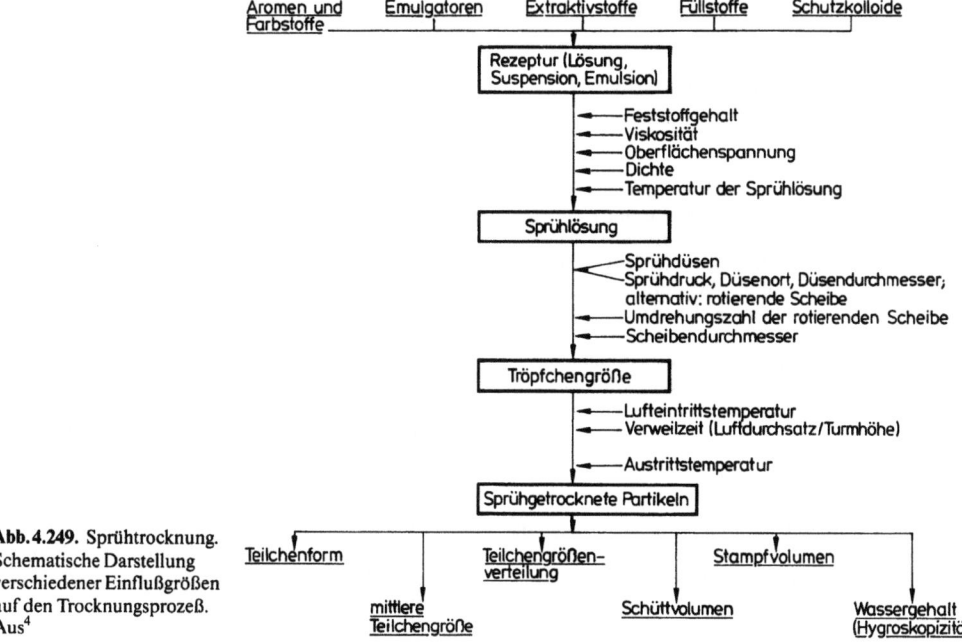

Abb. 4.249. Sprühtrocknung. Schematische Darstellung verschiedener Einflußgrößen auf den Trocknungsprozeß. Aus[4]

Weitere Trocknungsverfahren bilden die *Walzentrocknung* und die Trocknung in Trockenschränken. Die Walzentrocknung stellt ein kontinuierlich ablaufendes Verfahren dar, bei dem das Produkt hohen Temperaturbelastungen ausgesetzt ist, so daß thermolabile Extrakte geschädigt werden können. Zudem entstehen feste Massen, die zerkleinert werden müssen. Die Trocknung von Extrakten in Trockenschränken ohne Vakuum hat ähnliche Nachteile, so daß beide Verfahren zur Gewinnung von Trockenextrakten heutzutage nur untergeordnete Bedeutung haben.

Das Trocknungsverfahren mit Hilfe von *Mikrowellen* nutzt den Frequenzbereich von 2.400 bis 2.500 MHz. Das Menstruum wird rasch und sicher entfernt. Da mit Unterdruck gearbeitet wird, weist der Trockenextrakt eine ähnliche Konsistenz auf wie das Endprodukt nach der Vakuumtrocknung.

Die *Gefriertrocknung*, bei der die Hauptmenge des Wassers durch Sublimation entfernt wird, eignet sich vor allem dann, wenn Stoffe in Lösung instabil oder oxidationsempfindlich sind. Da bei dieser Methode der Zeit- und Energieaufwand recht hoch sind, wird, wenn möglich, auf andere Trocknungsverfahren ausgewichen.

Bis auf die Sprühextrakte, die als fertiges Pulver anfallen, müssen die mit anderen Verfahren erhaltenen Produkte zerkleinert werden. Die Mahlung ist bei hygroskopischen Massen aufwendig und kann mit Kaltmahlanlagen oder mit vorgetrockneter Mahlluft durchgeführt werden. Eine weitere Möglichkeit bieten Zusatzstoffe, welche die Hygroskopizität des Extraktes herabsetzen. Empfohlen wird Magnesiumstearat als Mahlhilfe, das die Oberfläche der Extraktpartikel mit einer hydrophoben Schicht überzieht und damit ein Verklumpen weitgehend unterbindet.[4] Ebenso Mikrotalkum, mikronisierte, gesättigte Triglyceride (z. B. aus der Dynasan-Reihe) und gehärtetes Ricinusöl (Cutina HR).

22.3.8 Nichtwäßrige Drogenauszüge

Medizinalweine

Die Extraktion von Drogen mit Wein oder Mischungen zwischen Extrakten, Tinkturen etc. mit Wein ergeben die sog. Medizinalweine. Sie erfreuen sich gewisser Beliebtheit als Kräftigungsmittel bzw. Tonikum oder auch als Elixier, haben aber aufgrund mangelnder Dosiergenauigkeit keine Relevanz als Träger spezifischer Arzneistoffe. Hinzu kommt die Gefahr, daß durch Einnahme dieser Zubereitungen potentielle Alkoholkrankheiten verstärkt werden können. Das DAB 9 führt als Monographie „Likörwein" (Vinum Liquorosum) auf.

Tinkturen

Nach DAB 9 sind Tinkturen Drogenauszüge, die mit Ethanol-Wasser-Mischungen unterschiedlicher Ethanolkonzentrationen, mit Mehrheit 70%, so hergestellt werden, daß 1 Teil Droge mit mehr als 2, aber höchstens mit 10 Teilen Menstruum extrahiert wird.

Tinkturen, deren Ausgangsdrogen stark wirksame Arzneistoffe enthalten – das DAB 9 bezeichnet sie als Drogen, die „vorsichtig zu lagern" sind – werden im Verhältnis 1 Teil Droge/10 Teile Extraktionsmittel hergestellt. Üblich sind Auszüge im Verhältnis 1 + 5. Die Art und die Konzentration des verwendeten Extraktionsmittels müssen angegeben werden. Sämtliche Herstellungsgänge sind mit Apparaturen aus indifferentem Material durchzuführen, das gegenüber dem Menstruum und den Drogeninhaltsstoffen beständig ist.

Die Tinkturen sind in gut schließenden Gefäßen vor Licht geschützt und kühl aufzubewahren. Zwar macht das DAB 9 keine näheren Angaben zur Lagerzeit, aber es empfiehlt sich, die herzustellenden Mengen dem tatsächlichen Verbrauch anzupassen und die Tinkturen nicht länger als ein Jahr aufzubewahren. Als Vielstoffgemisch enthalten sie zahlreiche Verbindungen, die oxidativ, hydrolytisch oder auf anderem Wege leicht verändert werden können. Allgemein wird die Notwendigkeit akzeptiert, die Tinkturen von Zeit zu Zeit organoleptisch zu prüfen und bei Tinkturen mit stark wirksamen Arzneistoffen in regelmäßigen Abständen Gehaltsprüfungen vorzunehmen. Liegt der ermittelte Wirkstoffgehalt unterhalb der vom Arzneibuch geforderten Minimalkonzentration, ist die Tinktur zu verwerfen.

Im Gegensatz zum DAB 8 dehnt das DAB 9 den Begriff „Tinktur" auch auf Lösungen von Trockenextrakten in Ethanol entsprechender Konzentration aus. Andere Pharmakopöen gehen noch weiter. Die USP XXII zählt zu den Tinkturen auch alkoholische Lösungen von chemisch definierten Arzneistoffen und bezeichnet beispielsweise iodhaltige Lösungen als Tinkturen.

Die Tinkturen werden durch Mazeration oder durch Perkolation gewonnen. Einzelheiten zu beiden Methoden s. Abschnitt Extraktionsverfahren.

Extrakte

Extrakte sind konzentrierte, gegebenenfalls auf einen bestimmten Wirkstoffgehalt eingestellte Zubereitungen aus Drogen. Je nach Restmenge an Menstruum ergeben sich Zubereitungen mit unterschiedlicher Konsistenz (Abb. 4.250).

Fluidextrakte sind gießbar und enthalten den Extraktivstoffgehalt eines Auszuges von 1 Teil Droge mit 1 bis maximal 2 Teilen Menstruum. Dickextrakte, auch zähflüssige Extrakte oder Spissumextrkate, stellen plastische Massen mit unterschiedlichem Restfeuchtegehalt dar, während Trockenextrakte in der Regel keine Restmengen des eingesetzten Lösungsmittels besitzen und einen Feuchtigkeitsgehalt von maximal 5% aufweisen.

Als Extraktionsmittel werden üblicherweise Ethanol-Wasser-Mischungen eingesetzt. Im Gegensatz zu wäßrigen Extrakten werden keine Schleimstoffe, Gummen, Pektine, Proteine mit ausgezogen, so daß die wirksamen Bestandteile in den alkoholischen Miscellae meist in höheren Konzentrationen vorliegen. 50- bis 70%iges Ethanol extrahiert neben lipophilen Stoffen hohe Anteile auch von polaren Aminosäuren und Zuckern. Höherprozentiger Alkohol löst vor allem die ätherischen Öle und Harze.[2]

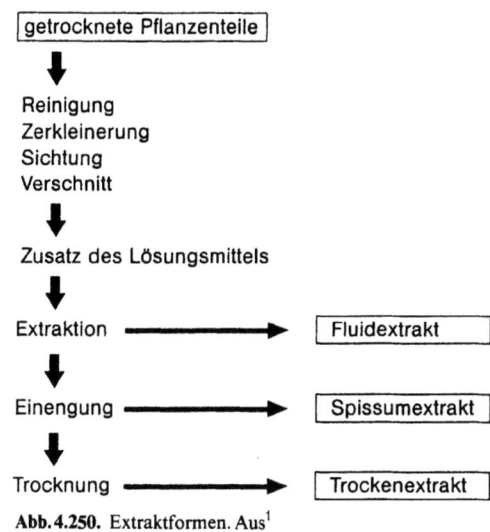

getrocknete Pflanzenteile

↓

Reinigung
Zerkleinerung
Sichtung
Verschnitt

↓

Zusatz des Lösungsmittels

↓

Extraktion ——————▶ Fluidextrakt

↓

Einengung ——————▶ Spissumextrakt

↓

Trocknung ——————▶ Trockenextrakt

Abb. 4.250. Extraktformen. Aus[1]

Fluidextrakte

Nach DAB 9 werden Fluidextrakte mit Ethanol oder mit Mischungen von Ethanol und Wasser so hergestellt, daß aus 1 Teil Droge höchstens 2 Teile Fluidextrakte gewonnen werden. Um auch bei pflanzlichen Arzneizubereitungen eine genauere Dosierung zu erreichen, schreibt DAB 9 bei vielen Extrakten nicht nur einen Mindest-, sondern auch einen Höchstwert für den Wirkstoffgehalt vor, auch wenn es sich wie im Falle des Süßholzfluidextrakt DAB 9 nicht um stark wirkende Inhaltsstoffe handelt. Thymianfluidextrakt DAB 9 weicht in der Zusammensetzung des Menstruums von obiger allgemeiner Regelung ab. Er wird aus 1 Teil frisch pulverisiertem Thymian und 2 bis 3 Teilen einer Mischung aus 1 Teil Ammoniak-Lösung 10% (m/m) NH_3, 20 Teilen Glycerol 85%, 70 Teilen Ethanol 90% (V/V) und 109 Teilen Wasser durch Mazeration hergestellt. Das DAB 9 beschränkt sich bei dieser galenischen Zubereitung auf die Festlegung des Mindestgehaltes an Phenolen (0,03%) berechnet als Thymol. Im Vergleich zu Tinkturen enthalten Fluidextrakte einen höheren Extraktivstoffgehalt.

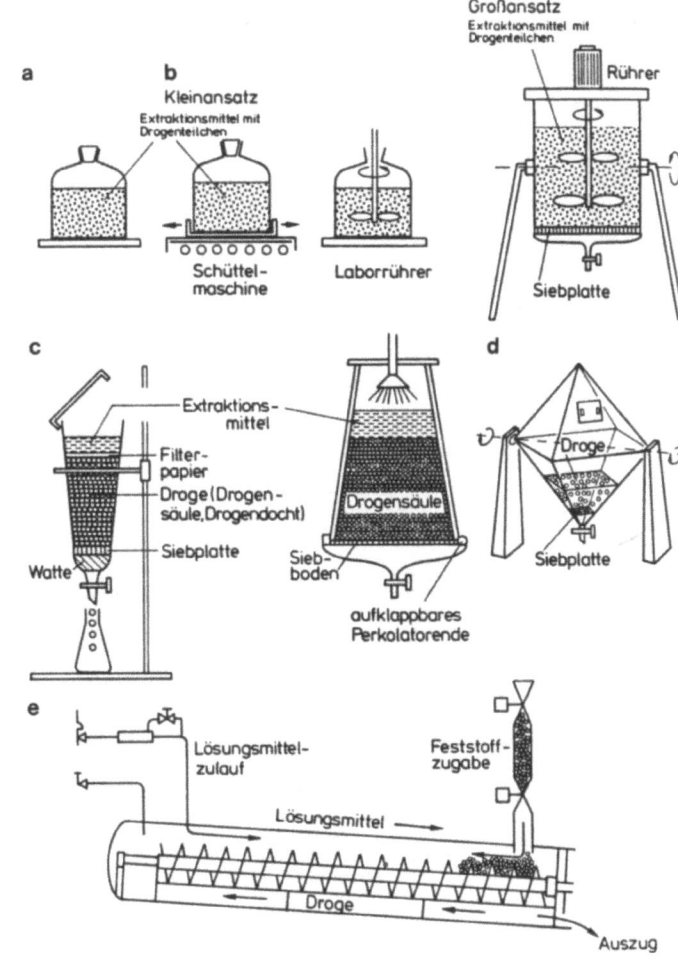

Abb. 4.251. Schematische Darstellung verschiedener Extraktionsverfahren. Aus[6]

Die USP XXII schreibt vor, daß 1 ml Fluidextrakt die extrahierbaren Bestandteile von 1 g Droge enthalten soll, wenn die Einzelmonographien keine anderen Extraktionsverhältnisse festlegen. Die BP 88 läßt bei stark wirkenden Drogen auf einen bestimmten Wirkstoffgehalt einstellen. Bei anderen wird der Fluidextrakt im 1+1-Verhältnis zur eingesetzten Droge gefertigt. Tinkturen, die auch aus Fluidextrakten hergestellt werden dürfen, weisen im allgemeinen 1/10 des Gehaltes der Fluidextrakte auf.

Die Herstellung der Fluidextrakte erfolgt in gleicher Weise wie die Tinkturen. Ebenso sind Geräte einzusetzen, die aus indifferenten, gegenüber Lösungsmittel und Drogeninhaltstoffen beständigen Materialien bestehen.

22.3.9 Extraktionsverfahren

Bei den Extraktionsverfahren sind zwei grundsätzlich verschieden ablaufende Methoden zu unterscheiden, die schematisch in Abb. 4.251 dargestellt sind. Zum ersten handelt es sich um Verfahren, die zur Einstellung eines Konzentrationsgleichgewichtes zwischen Miscella und Drogenrückstand führen, und zum zweiten um Verfahren, die bis zur vollständigen Erschöpfung der Droge reichen können.

Zur ersten Gruppe gehören die Verfahren

- ruhende Mazeration, Remazeration,
- Digestion,
- Bewegungsmazeration,
- Wirbelextraktion,
- Ultraschallextraktion.

Zur zweiten Gruppe zählen

- Perkolation, Rekolation,
- Gegenstromextraktion,

- Evakolation,
- Diakolation,
- Soxhlet-Verfahren.

Diskontinuierliche Verfahren

Mazeration

Die Mazeration ist ein Verfahren, bei dem die Droge mit einem Lösungsmittel unter täglichem, mehrmaligem Umschütteln bei Raumtemperatur extrahiert wird. Durch die Mazeration wird ein bestimmtes Verteilungsgleichgewicht der Extraktivstoffe zwischen Miscella und Drogenrückstand erzielt. Ist das Konzentrationsgleichgewicht gleich Null geworden, kommt der Extraktionsprozeß zum Stillstand.

Wie aus Abb. 4.252 hervorgeht, wird die Gleichgewichtseinstellung bereits bei der einfachsten, sog. ruhenden Mazeration durch viele Parameter beeinflußt. Sie beziehen sich nicht nur auf bestimmte Eigenschaften der Droge, wie Art, Menge, Feuchtigkeitsgehalt, sondern auch auf das Menstruum.[4]

Nach DAB 9 erhält man ein Mazerat durch 5tägige Lagerung des Ansatzes bei Raumtemperatur. Das Gefäß muß gut verschlossen sein, vor direktem Sonnenlicht geschützt und mehrmals täglich umgeschüttelt werden. Nach dem Dekantieren und Kolieren wird der Gesamtauszug 5 Tage lang unter 15 °C gelagert, bevor filtriert wird. Auf diese Weise soll vermieden werden, daß Stoffe, die bei Raumtemperatur in Lösung gegangen sind, bei der Lagerung, und vor allem bei tieferen Temperaturen, sich wieder abscheiden und Trübungen verursachen.

Die USP XXII läßt einige Tinkturen, z. B. Tolu Balsam Tincture durch Mazeration, den überwiegenden Rest hingegen durch Perkolation herstellen. Bei Extrakten und Fluidextrakten ist die Perkolation vorgeschrieben, wobei eine unterschiedlich lange Mazerationszeit vorgeschaltet sein kann.

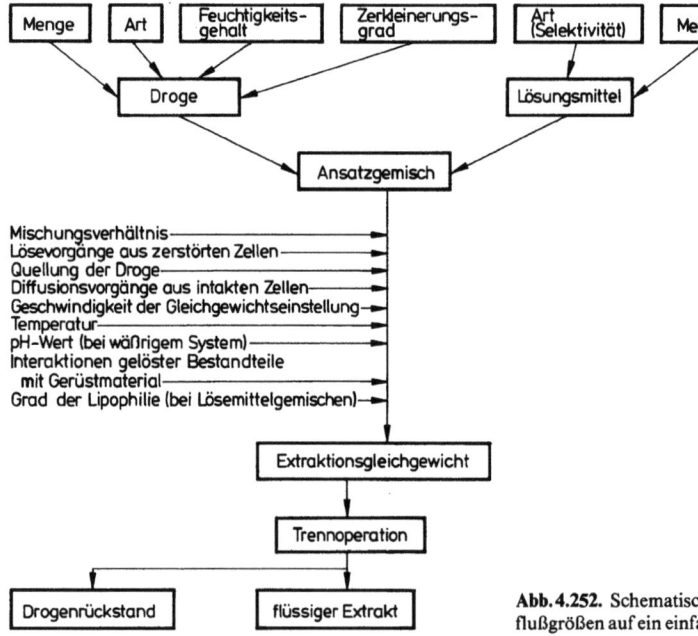

Abb. 4.252. Schematische Darstellung verschiedener Einflußgrößen auf ein einfaches Mazerationsverfahren. Aus[4]

Die BP 88 führt die Mazeration bei Senna Liquid Extract, Squill Tincture, Compound Benzoin Tincture, Catechu Tincture, Opium Tincture und Vanilla Tincture durch. Im Gegensatz zum DAB 9 und USP XXII dehnt BP 88 die Mazerationszeit i. allg. auf 7 Tage aus.

Die Mazeration hat den Vorteil, daß das Verfahren einfach ist, keine besonderen Anforderungen an Geräte, Arbeitsaufwand, Arbeitszeit stellt. Sie bildet im Apothekenlabor die am häufigsten genutzte Extraktionsmethode.

Die Droge ist während des Extraktionsverfahrens stets mit einem Überschuß an Menstruum umgeben. Daher entfällt die bei der Perkolation übliche Vorfeuchtung und Vorquellung der Droge. Bei gleichen Ausgangsmaterialien werden durch die Mazeration Miscellae mit gleichem Wirkstoffgehalt gewonnen.

Als Nachteile erweisen sich bei diesem Verfahren der sehr große Zeitbedarf zur Herstellung der Arzneiform und der z. T. erhebliche Verlust an Extraktivstoffen, da das Extraktionsprinzip keinen erschöpfenden Auszug der Droge liefern kann.[9]

Die Mazeration wird immer dann durchzuführen sein, wenn die zu extrahierende Droge wenig oder keine unlöslichen Zellbestandteile enthält, oder Drogen zu extrahieren sind, die aufgrund ihres hohen Schleimgehaltes oder ihrer stark klebenden Eigenschaften kein anderes Extraktionsverfahren zulassen.

Remazeration
Um den Verlust an Extraktivstoffen einzuschränken, wird die Droge zunächst nur mit einem Teil des Menstruums versetzt. Nach dem Kolieren wird der Drogenrückstand mit dem restlichen Menstruum erneut mazeriert (remazeriert).

Digestion
Digestionen sind Mazerationen bei höheren Temperaturen, die in der Regel bei 40 bis 50 °C liegen. Sofern die Droge die Temperaturerhöhung verträgt, führt die Digestion zu einer rascheren Einstellung des Verteilungsgleichgewichtes und aufgrund der besseren Löslichkeit in Gegenwart von Wärme zu höheren Extraktausbeuten. In der Abkühl- und Lagerungsphase kommt es häufig zu einer Verschiebung des Löslichkeitsproduktes, so daß oft mit sehr langen Nachtrübungen zu rechnen ist.

Bewegungsmazeration
Wird der Ansatz der Droge in ständiger Bewegung gehalten, stellt sich das Konzentrationsgleichgewicht rascher ein und verkürzt auf diese Weise die Mazerationszeit je nach Zustand der Droge auf Zeiten zwischen 6 bis 24 Stunden. Auf welche Weise die Bewegung erzielt wird, ob durch Mischer, durch Schüttelmaschinen, durch Rollen auf der Antriebswelle einer Kugelmühle etc., ist für den Effekt weitgehend unerheblich.

Im Industriemaßstab finden häufig Geräte eine Anwendung, in denen die Bewegungsmazeration noch mit einer zusätzlichen Remazeration oder einem Digestionsverfahrensschritt gekoppelt ist.

Für die Durchführung der Bewegungsmazeration stehen je nach Ansatzgröße, Art und Intensität der Bewegung zwei Gerätegruppen zur Verfügung: *Fallmischer* und *Rührmischer*.

Fallmischer mischen vorwiegend durch Diffusions- und Scherbewegungen. Hierher gehören Kubusmischer, Taumelmischer mit schräger Drehachse, Doppelkonusmischer, Tetraedermischer, die Turbula etc. Sonderformen existieren, bei denen das Extraktionsgut in einer Hälfte des Mischers durch Siebeinsätze fixiert ist, so daß das Lösungsmittel bei jeder Umdrehung durch das stationäre Drogenbett hindurchfließt.

Während bei der einfachen Bewegungsmazeration mit einem Lösungsmittelüberschuß gearbeitet wird, existieren eine Reihe von Verfahren, bei denen das Menstruum im Unterschuß vorliegt. Das Lösungsmittel läuft im rotierenden Behälter durch das Drogenbett, reichert sich mit Extraktivstoffen an und wird nach ausreichender Mazerationszeit abgelassen. Eine Wiederholung des Vorgangs durch Zugabe von frischem Lösungsmittel ist möglich. Eine zusätzliche Variante bildet die Zufuhr von Wärme, durch die der Behälter segmentweise, vornehmlich in den unteren Abschnitten, beheizt wird (Digestionsprinzip). Die Beschickung mit Droge und die Entleerung erfolgen über einen Füllstutzen (Abb. 4.253). Lösungsmittel und Heizdampf treten durch eine als Rohr ausgebildete Welle in den Extraktor ein. Der Heizdampf bringt den Extraktionsraum auf die erforderliche Temperatur, Kondensat, Dampf *(Brüden)* und Extraktlösung verlassen den Behälter am gegenüberliegenden Ende durch eine Hohlwelle.

Rührmischer wie Flugscharmischer, Nauta-Mischer erhöhen den Wirkungsgrad der Bewegungsmazeration und schaffen einen schnelleren Konzentrationsausgleich.

Wirbelextraktion
Wirbelextraktion bzw. Turbomazeration oder Turboextraktion kann mit Hilfe hochtourig laufender Rührer oder mit Homogenisatoren, die nach dem Rotor-Stator-Prinzip arbeiten, auch im Apothekenlabor mit guten Extraktionsergebnissen durchgeführt werden. Durch den Einsatz dieser Geräte wird die Drogenbewegung im Ansatz erheblich gesteigert. Dazu erfährt

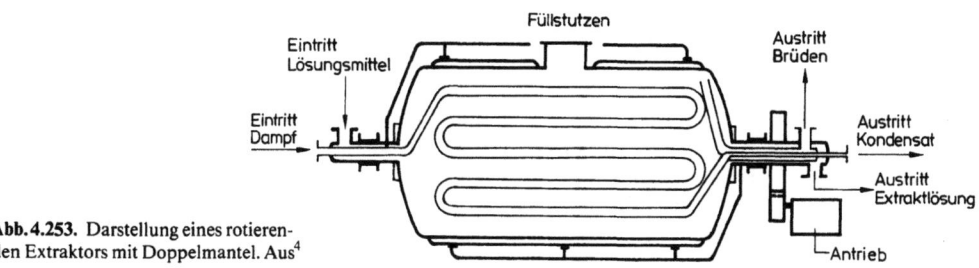

Abb. 4.253. Darstellung eines rotierenden Extraktors mit Doppelmantel. Aus[4]

die Droge während der Extraktion eine weitere Zerkleinerung und, ähnlich wie bei der Digestion, eine Erhöhung der Extraktionstemperatur. Alle drei Faktoren tragen dazu bei, daß die Gleichgewichtseinstellung binnen weniger Minuten stattfindet.

Die Wirbelextraktion eignet sich nur für Drogen mit thermostabilen Inhaltstoffen. Die zusätzliche Mahlung der Drogen während der Extraktion erhöht den Feinkornanteil und erschwert auf diese Weise die Klärung des Auszuges. Ferner ist zu bedenken, daß durch die Temperatursteigerung vermehrt Drogenbestandteile in Lösung gehen, die bei Raumtemperatur oder längeren Standzeiten wieder ausfallen können und unerwünschte Nachtrübungen darstellen.

Ultraschallextraktion

Die Hauptwirkungen des Ultraschalls bei der Drogenextraktion sind die Erhöhung der Permeabilität der Zellwände, der Erzeugung von Kavitationen sowie die Erhöhung der mechanischen Beanspruchung der Zellen durch sog. Grenzflächenreibung. Die verwendeten Frequenzen liegen zwischen 25 bis 1.000 MHz.

Neben der Gefahr der oxidativen Zersetzung von Wirkstoffen ist damit zu rechnen, daß u. U. Metallspuren von den Ultraschallköpfen an das Extraktionsgut abgegeben werden und den Wirkstoffabbau zusätzlich beschleunigen. Großtechnisch hat sich die Ultraschallextraktion bislang nicht durchsetzen können, wobei die hohen Energiekosten hierbei eine wesentliche Rolle gespielt haben dürften.

Kontinuierliche Verfahren

Perkolation

Im Gegensatz zur Mazeration wird bei der Perkolation der Auszug kontinuierlich durch frisches Menstruum ersetzt. Auf diese Weise wird ein Konzentrationsgefälle zwischen Droge und Lösungsmittel aufrechterhalten, bis die Droge keine löslichen Bestandteile mehr enthält, sie demzufolge erschöpft ist. Wieviel Lösungsmittel bis zur völligen Erschöpfung der Droge erforderlich wird, hängt vor allem von der Löslichkeit der zu extrahierenden Stoffe ab und dann vom Zerkleinerungsgrad der Droge und der Durchlaufgeschwindigkeit.

DAB 9 gibt an, daß als Perkolatoren Gefäße zu verwenden sind, deren ausgenutzte Höhe - die Länge des Drogendochtes - mindestens das Fünffache des mittleren Durchmessers beträgt. Eine bestimmte Bauweise und das dazu zu verwendende Material schreibt das DAB 9 dagegen nicht vor. Die vorschriftsmäßig zerkleinerte Droge wird mit der Menge der vorgeschriebenen Extraktionsflüssigkeit, die 30% der Drogenmasse entspricht, gleichmäßig durchfeuchtet und mindestens 2 h lang bedeckt stehengelassen. Wegen der Gefahr des Berstens von Glasperkolatoren findet die Vorquellung außerhalb des Perkolators statt. Im Industrierahmen läuft der Prozeß der Vorquellung meistens direkt im Perkolator ab, da dieser Schritt ansonsten ein separates Vorquellgefäß und eine Transporteinrichtung erfordern würde. Bei geeigneter Bauart und nicht zu stark quellender Droge ist eine Vorquellung im Perkolator durchaus möglich, und zwar gleich während der Beschickung des Perkolators mit dem Drogenmaterial. Damit sich keine „Nester", d. h. trockene, vom Menstruum nicht erreichte Bezirke innerhalb der gepackten Drogensäule bilden können, muß das Füllen des Perkolators langsam und mit genügend Lösungsmittel erfolgen. Der Perkolator wird bedeckt und bleibt 24 Stunden lang stehen. Diese *Zwischenmazeration* entfällt, wenn die trockene Droge eingefüllt wurde und Vorquellung sowie Zwischenmazeration zusammenfallen. Da DAB 9 andere Herstellungsverfahren zuläßt, sofern die Extrakte in ihren Kenndaten mit den durch Perkolation hergestellten Extrakten übereinstimmen, ist eine solche Verfahrensmodifikation gestattet.

Der Perkolationsprozeß wird von den Faktoren Selektivität des Lösungsmittels, Abtropfgeschwindigkeit, d. h. Mengenstrom des Lösungsmittels pro Zeiteinheit und der Temperatur beeinflußt. Die Selektivität des Lösungsmittels bestimmt nicht nur die Ausbeute an wirksamen Extraktivstoffen, sondern auch die Art und Menge der Begleitstoffe.

Der Mengenstrom des Lösungsmittels ist durch die einzustellende Abtropfgeschwindigkeit der Miscella fixiert. DAB 9 gibt an, daß für je 100 g Droge 4 bis 6 Tropfen in der Minute abtropfen. Die Extraktionsflüssigkeit wird so nachgegossen, daß die Drogenoberfläche stets bedeckt bleibt. Wenn nach Beendi-

Tabelle 4.126. Perkolation in Arzneibüchern

Verfahrensschritt	DAB 9	USP XXII	BP 88
Vorquellung der Droge	mindestens 2 h mit 30% des Drogengewichts der vorgeschriebenen Flüssigkeit	Befeuchten der Droge mit ausreichender Menge an Menstruum, 15 min bis 36 h stehenlassen	Befeuchten der Droge mit ausreichender Menge an Menstruum, 4 h stehenlassen
Zwischenmazeration	24 h	3 bis 36 h, je nach Monographie	24 h
Perkolationsgeschwindigkeit	4 bis 6 Tropfen pro 100 g Droge	nicht spezifiziert	nicht spezifiziert
Auspressen des Drogenrückstandes	ja	nicht durchgängig, je nach Monographie	ja
Gesamtmenge Menstruum	Trockenextrakt: 3 bis 4 Teile Perkolat pro 1 Teil Droge. Fluidextrakt: 1 bis 2 Teile Perkolat pro 1 Teil Droge	je nach Monographie unterschiedlich	3/4 der Gesamtmenge wird durch Perkolation, der Rest durch Auspressen und Auffüllen mit Lösungsmittel gewonnen

gung der Zugabe die im Perkolator noch vorhandene Extraktionsflüssigkeit abgetropft ist, wird der Drogenrückstand abgepreßt, die Preßflüssigleit mit dem Perkolat vereinigt und die Mischung filtriert.

Eine Zusammenstellung der unterschiedlichen Perkolationsbedingungen von DAB 9, USP XXII und BP 88 sind in Tab. 4.126 aufgeführt.

Reperkolation

Die Reperkolation ist ein Verfahren, in dem mehrere Perkolatoren zu einer Batterie zusammengeschaltet sind. Vom ersten Perkolator wird durch Extraktion ein Vorlauf, der sog. Extraktionskopf, und ein Nachlauf gewonnen. Der Vorlauf enthält den größten Mengenanteil von Extraktivstoffen (Abb. 4.254) und wird aufgefangen. Der Nachlauf dient als Menstruum für den zweiten Perkolator, von dem wiederum der Vorlauf abgenommen wird. In dieser Weise wird

weiterverfahren, bis alle Teile der Droge extrahiert sind und alle Vorläufe zusammen 98% des Drogengewichtes ausmachen. Nur der letzte Nachlauf wird bei niedriger Temperatur auf 2% des Drogengewichtes eingeengt und den Vorläufen hinzugefügt.[9]

Gegenstromverfahren

Die Gegenstromextraktion ist ein kontinuierliches Verfahren, bei dem das Ausgangsmaterial, z. B. zerkleinertes Drogenmaterial, durch eine ihr entgegenströmende flüssige Phase, dem Menstruum, extrahiert wird. Eine Schemazeichnung der Gegenstromextraktion findet sich in Abb. 4.251. Das Extraktionsgut gelangt in den Extraktor, trifft dort zunächst auf bereits mit Extrakt angereichertes Extraktionsmittel und wird durch Schnecken, Schaufeln, Förderbecher gegen einen Flüssigkeitsstrom bewegt. Mit wachsender Entfernung vom Drogeneinlaß nimmt die Beladung des Menstruums, mit dem das Drogengut in Kontakt kommt, ab. Am Ende des Apparates wird das Gut mit frischem Menstruum konfrontiert. Durch die richtige Wahl der Mengenströme ist eine vollständige Extraktion möglich. Einflußgrößen wie Fördergeschwindigkeit der Droge, Strömungsgeschwindigkeit und Menge des Extraktionsmittels, Druckerhöhung im Zylinder, Temperaturerhöhung etc. stellen Variable dar, durch die der Extraktionsprozeß gesteuert werden kann.

Eine technische Variante der Gegenstromextraktion stellt der *Karussell-Extraktor* dar (Abb. 4.255). Jede Kammer des Extraktors kann als jeweils ein Perkolator aufgefaßt werden. Das Karussel dreht sich im Uhrzeigersinn und wird im Gegenstrom mit Extraktionsmittel beschickt. Die Droge befindet sich stationär in den Perkolatorkammern, während die Kammern im Karussel gegen den Extraktionsmittelstrom rotieren.

Aufgrund der vollautomatischen Arbeitsweise, ihrem geringen Extraktionsmittelbedarf und der guten Aus-

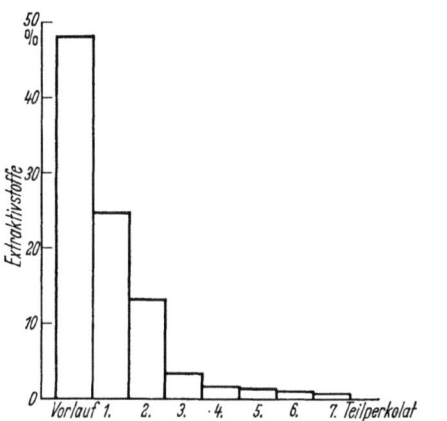

Abb. 4.254. Blockdiagramm eines Extraktionsverlaufes. Aus[9]

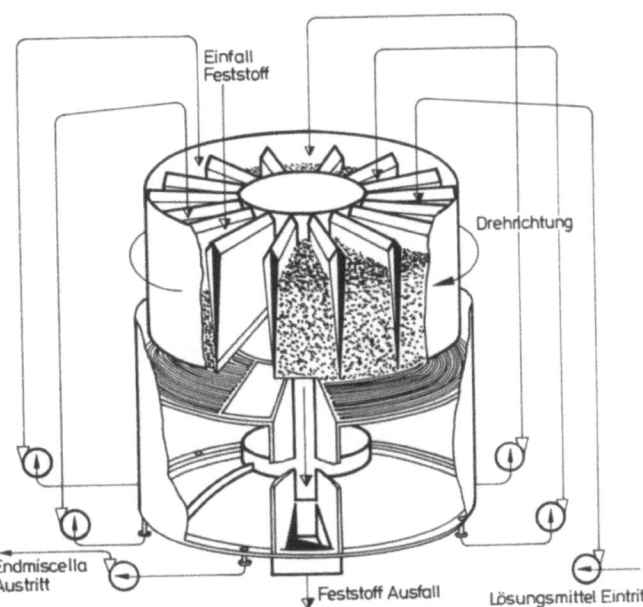

Abb. 4.255. Arbeitsprinzip eines Karussell-Extraktors. Aus[4]

beute findet der Karussel-Extraktor auch im pharmazeutischen Bereich zur Extraktion von Arzneistoffen aus Drogen eine breite Anwendung.

Evakolation und Diakolation

Im Unterschied zur Perkolation wird bei der Evakolation das Menstruum durch das Extraktionsgut hindurchgesaugt oder hindurchgedrückt (Diakolation). Während die Diakolation keine Vorteile bringt, soll die Anwendung der Evakolation zu einer Ersparnis an Menstruum führen.[9] Weitere Extraktionsverfahren finden sich bei[4,9].

Extraktion mit überkritischen Gasen

Bei der Extraktion mit überkritischen Gasen wird die Eigenschaft verdichteter Gase genutzt, Stoffe zu lösen. Ursache hierfür ist das Phänomen, das bei Überschreiten des *kritischen Punktes*, der durch die Kenngrößen kritischer Druck (p_c), kritische Temperatur (T_c) und kritische Dichte (ρ_c) definiert ist, sich die physikalischen Eigenschaften eines Gases ändern und bereits bei mäßigen Drücken von 50 bis $300 \cdot 10^5$ Pa flüssigkeitsähnliche Dichten erreichen können. Daneben ändern sich auch andere Eigenschaften wie die Dielektrizitätskonstante.

Zur Extraktion eignen sich solche Gase, die bei realisierbaren Drücken und nicht zu hohen Temperaturen den *überkritischen Zustand* erreichen können. Eine Übersicht über geeignete Gase gibt Tab. 4.127.

Tabelle 4.127. Für die Extraktion mit überkritischen Gasen geeignete Gase

Gas	Kritische Temperatur $T_c(°C)$	Kritischer Druck $p_c(1 \cdot 10^5 Pa)$
Stickstoff	− 147,00	33,934
Methan	− 82,49	46,407
Ethylen	9,21	50,313
Kohlendioxid	31,00	73,839
Ethan	32,25	48,839
Distickstoffmonoxid	36,45	72,549
Propylen	91,60	46,103
Propan	96,85	42,557
Ammoniak	132,40	112,998

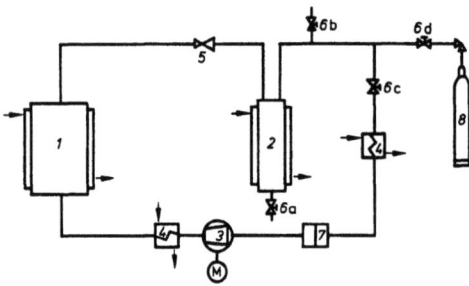

Abb. 4.256. Schema eines Hochdruckextraktionsverfahrens. 1 Extraktionsbehälter, 2 Abscheidebehälter, 3 Pumpe oder Kompressor, 4 Wärmetauscher, 5 Drosselstelle, 6 Ventile, 7 Filter, 8 Extraktionsmittel. Aus[4]

Die Extraktionsverfahren basieren auf Änderungen von Druck oder Temperatur bzw. von beiden Größen. Demzufolge werden entsprechend ausgelegte Anlagen sowohl auf der Extraktions- als auch Entspannungsseite über variable Druck- und Temperatureinstellungen verfügen. Das Schema einer solchen Anlage zeigt Abb. 4.256.

Im Extraktionsbehälter 1 befindet sich die Droge. Sie wird durch das Extraktionsmittel 8, das nach der Passage durch einen Wärmeaustauscher 4 und einen Filter 7 mit Hilfe einer Pumpe oder eines Kompressors auf den erforderlichen Druck gebracht worden ist, durchströmt. Überkritisches Gas und gelöste Extraktivstoffe gelangen über eine Drosselstelle 5 in den Abscheidebehälter 2. Der Extrakt wird über ein Ventil 6a am Boden des Abscheiders abgezogen. Das Gas wird dem Kreislauf wieder zugeführt.

Weitere Informationen zum Verfahren und zu anderen Geräten finden sich bei[4,5].

Die Extraktion mit überkritischem Kohlendioxid wird großtechnisch zur Gewinnung von hochwertigen Hopfenextrakten für die Brauereiindustrie und zur Entkoffeinisierung von Kaffeebohnen eingesetzt.

Im pharmazeutischen Bereich befindet sich die Extraktion mit überkritischen Gasen noch weitgehend im Stadium der Laborversuche. Sie zeigen ein breites Spektrum von Anwendungsmöglichkeiten und machen deutlich, daß in Gegenwart überkritischer Gase die Drogeninhaltstoffe thermisch nur gering belastet werden, und daß mit diesem Verfahren ein selektives Lösevermögen in Abhängigkeit von den eingestellten Parametern Druck und Temperatur realisiert werden kann. Ferner sind die Extrakte lösungsmittelfrei, wurden durch einen physiologisch vollkommen unbedenklichen Träger herausgelöst, wobei z. B. mit Kohlendioxid ein Gas zur Verfügung steht, das, falls es einsetzbar ist, ein sehr preisgünstiges, umweltfreundliches Extraktionsmittel darstellt. Nachteilig ist zweifelsohne jedoch, daß teure apparative Investitionen zu tätigen sind.

22.3.10 Drogenrückstand

Während des Extraktionsprozesses nimmt die Droge unter Quellung Lösungsmittel auf. Der jeweilige Umfang ist drogenartspezifisch und wird als das „Aufsaugvermögen" der Droge bezeichnet.[4] Das Lösungsmittel kann durch Auspressen des Drogenrückstandes oder durch Erwärmen mit oder ohne Druckminderung entfernt werden. Bevorzugt angewendet wird das Auspressen, wobei einfache Pressen, wie *Korbpressen* oder *Kelten*, die zur Weingewinnung eingesetzt werden, ebenso angewendet werden wie Seiher- und Packpressen. Diese Geräte werden chargenweise betrieben.

Kontinuierlich dagegen arbeiten die *Schneckenpressen*, die mit kontinuierlich extrahierenden Großanlagen mit entsprechenden Mengendurchsätzen gekoppelt sind und die *Siebbandpressen*. Bei den Siebbandpressen (Abb. 4.257) wird das Preßgut als dünne Schicht auf ein Endlossiebband gebracht. Die lichte Maschenweite des Bandes beträgt 0,2 bis 1,5 mm und ist kleiner als die Korngröße des Preßgutes. Auf das Siebband drückt von oben ein über Andruckwalzen

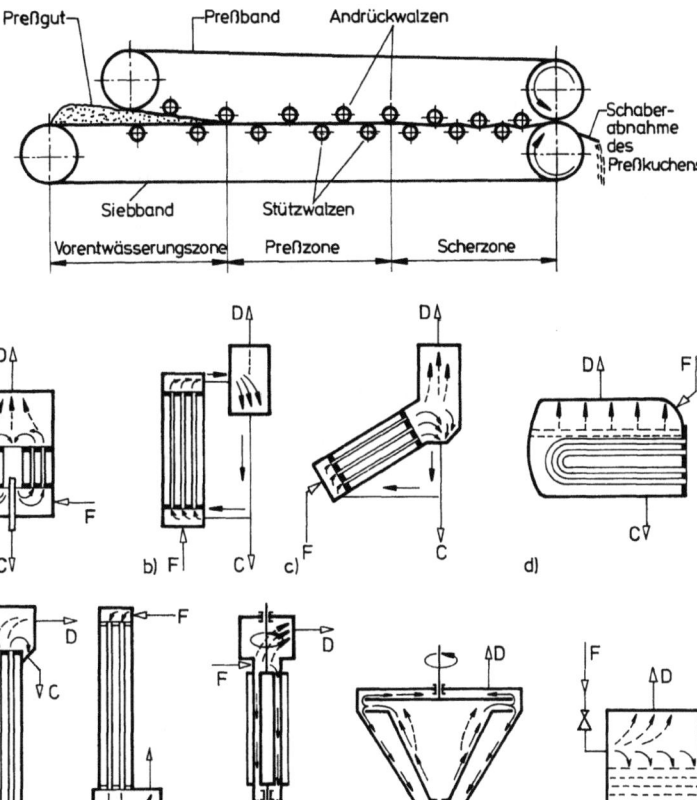

Abb. 4.257. Darstellung einer Siebbandpresse. Aus[4]

Abb. 4.258 a-i. Grundausführungsformen von technischen Verdampfungsapparaten; F Frischlösung, D Brüdendampf, C Konzentrat. **a** Apparat mit senkrechten, außenbeheizten Verdampferrohren und zentralem Fallrohr mit Selbstumlauf der Flüssigkeit, **b** Apparat mit senkrechten, außenbeheizten Verdampferrohren im außenliegenden Heizkörper und mit außerhalb von diesem angebrachtem Fallrohr für selbsttätigen oder erzwungenen Flüssigkeitsumlauf, **c** Apparat mit schrägen, im Grenzfall waagerechten, außenbeheizten Verdampferrohren im außenliegenden Heizkörper und mit außerhalb von diesem angeordnetem Fallrohr für Selbst- oder Zwangsumlauf der Flüssigkeit, **d** Apparat mit waagerechten, innenbeheizten, in die Flüssigkeit getauchten Verdampferrohren, **e** Apparat mit senkrechten, außenbeheizten Verdampferrohren für einmaligen Durchlauf der Flüssigkeit von unten nach oben, **f** Apparat mit senkrechten, außenbeheizten Verdampferrohren für Flüssigkeitsdurchlauf von oben nach unten nach dem Prinzip des fallenden Films, **g** Apparat mit rotierenden Wischern zur gleichmäßigen Ausbreitung der als dünner Film von oben nach unten auf der Innenseite der außenbeheizten Verdampferfläche strömenden Flüssigkeit, **h** Apparat mit rotierender, außenbeheizter, konischer Verdampferfläche mit Flüssigkeitsdurchlauf als dünner Film von unten nach oben, **i** Apparat ohne Verdampferheizkörper zur Entspannungsverdampfung vorerhitzter Flüssigkeiten. Aus[4]

laufendes Preßband, das in einer Vorentwässerungszone das Preßgut verdichtet und in der Preßzone die Hauptpressung gewährleistet. In der anschließenden Scherzone wird der Preßkuchen aufgelockert und am Ende mit Hilfe von Schabern ausgetragen.

Der Entwässerungsgrad nach Anwendung von Siebbandpressen ist niedriger als nach Einsatz von Schneckenpressen.

22.3.11 Reinigen der Miscella

Die Miscellae enthalten neben den erwünschten Extraktivstoffen eine Reihe unerwünschter Begleitstoffe, die bei der Weiterverarbeitung oder bei längeren Standzeiten Trübungen ergeben. Auch sind Stoffe zu entfernen, die beispielsweise die Haltbarkeit der Zubereitung beeinträchtigen. In diesen oder ähnlich gelagerten Fällen sind Reinigungsschritte erforderlich, wobei zwischen rein physikalischen Methoden wie Dekantieren, Filtrieren, Sedimentieren, Zentrifugieren, Erhitzen und physikalisch-chemischen Methoden wie Adsorbieren, Fällen, Einsatz von Ionenaustauschern zu unterscheiden ist. Hinsichtlich weiterführender theoretischer Erkenntnisse und der Auswahl und Anwendung entsprechender Geräte wird auf die Literatur verwiesen.[4-6,9]

22.3.12 Einengen der Miscella

Durch Einengen wird die Konzentration der Extraktivstoffe in der Miscella durch Verdunstung oder Verdampfung von Lösungsmitteln erhöht (Abb. 4.258). Der Verfahrensschritt selber schließt sich im allgemeinen nach der Extraktion an und kann verschiedenen Zielsetzungen dienen: Die Einengung dient zur Herstellung von zähflüssigen Extrakten oder zur Herstellung von Konzentraten als Zwischenstufe für Arzneimittel, oder zur Einengung als Vorstufe zur Herstellung von Trockenextrakten oder zur Konzentrierung auf einen geforderten Trockensubstanzgehalt.

DAB 9 fordert für die produktionsschonende Einengung bei vermindertem Druck eine Badtemperatur von 70 °C, wobei die Produkttemperatur 50 °C nicht überschreiten darf.

Die Trockenextrakte des DAB 9 werden durch Verreiben mit indifferenten Hilfsstoffen wie Milchzucker, Dextrin gegebenenfalls auf einen vorgeschriebenen Wirkstoffgehalt eingestellt. Praktisch kann man z. B. so vorgehen, daß die Miscella bis zu einem dünnen Extrakt eingedampft und das Gewicht dieser Extraktbrühe bestimmt wird. Nach Ermittlung des Wirkstoffgehaltes und des Trockenrückstandes werden die Hilfsstoffe zugesetzt, wobei sich deren Menge x nach folgender Formel errechnet:[9]

$$x = \frac{(100 - R)a}{b} - T$$

a = gefundener Gehalt von Wirkstoffen in der Extraktbrühe in g,

b = geforderter Gehalt an Wirkstoffen im Trockenextrakt in %,

R = zulässige Restfeuchte im Trockenextrakt in %,

T = Gewicht des Trockenrückstandes der Extraktbrühe in g,

x = Zusatz an Hilfsstoffen in g.

In den meisten Fällen wird nach Zusatz der Hilfsstoffe bis zur gewünschten Restfeuchte getrocknet.

Im Apothekenlabor eignen sich für den Einengungsprozeß Rotationsverdampfer. Im großtechnischen Maßstab werden jetzt Röhrenverdampfer mit Selbstumlauf, Röhrenverdampfer mit Zwangsumlauf, Fallfilmverdampfer, Dünnschichtverdampfer mit rotierenden Einbauten und Zentrifugal-Rotationsverdampfer eingesetzt. Einige Grundausführungsformen von technischen Verdampfungsapparaten zeigt Abb. 4.258.

Literatur

1. Hänsel R, Trunzler G (1989) Wissenswertes über Phytopharmaka, Braun, Karlsruhe
2. Steinegger E, Hänsel R (1988) Lehrbuch der Pharmakognosie und Phytopharmazie, Springer, Berlin Heidelberg
3. Hanke G (1984) Qualität pflanzlicher Arzneimittel, Wissenschaftliche Verlagsgesellschaft, Stuttgart
4. List P, Schmidt PC (1984) Technologie pflanzlicher Arzneizubereitungen, Wissenschaftliche Verlagsgesellschaft, Stuttgart
5. Tech D, Rumpf H, Schönert K (1972) Zerkleinern. In: Bartholomé E, Biekert E, Hollmann H, Ley H (Hrsg.) Ullmanns Enzyklopädie der technischen Chemie, 4. Aufl., Verlag Chemie, Weinheim
6. Bauer KH, Frömming KH, Führer C (1986) Pflanzliche Arzneizubereitungen. In: Pharmazeutische Technologie, Thieme, Stuttgart
7. Wichtl M (1984) Teedrogen, Wissenschaftliche Verlagsgesellschaft, Stuttgart
8. Braun R (1987) Standardzulassungen für Fertigarzneimittel, Deutscher Apotheker Verlag, Stuttgart, Govi, Frankfurt/Main
9. List PH (1970) Allgemeine pharmazeutisch-technologische Arbeitsverfahren, Bd. VII,A. In: List PH, Hörhammer L (Hrsg.) Hagers Handbuch der pharmazeutischen Praxis, 4. Ausg. Springer, Berlin Heidelberg

23 Validierung von Herstellungsverfahren

J. LINGNAU

Einführung

Gemäß den FIP-Richtlinien für die Gute Validierungspraxis[1] ist die Validierung ein wichtiger Bestandteil der GMP und ein wichtiges Element zur Gewährleistung der Arzneimittelsicherheit. Sie soll den Nachweis erbringen, daß bei der Herstellung von pharmazeutischen Produkten angewandten Verfahren bei Einhaltung der festgelegten Produktions- und Kontrollmethoden mit Gewißheit zum spezifizierten Produkt führen.

Die Forderung nach Validierung von Prozessen ist nicht grundsätzlich neu, neu ist aber der Forderung nach Systematisierung der Prüfpunkte und entsprechende Dokumentierung der Ergebnisse.[2]

In Bd. 2 der „Rules Governing Medicinal Products in the European Community" (Notice to Applicants)[3] werden beispielsweise für die Zulassung von nicht nach Standardverfahren hergestellten Arzneimitteln Validierungsunterlagen gefordert. Dazu werden kritische Herstellungsverfahren ganz allgemein sowie im besonderen die aseptischen Prozesse und keimreduzierenden Verfahren bei Parenteralia – sofern nicht Standardmethoden – gerechnet. Im Zuge der Vereinheitlichung der Anforderungen verlangt auch das BGA als Zulassungsbehörde diese Validierungsunterlagen.[4]

Laut Betriebsordnung für pharmazeutische Unternehmer sind die zur Herstellung angewandten Verfahren und Geräte nach dem jeweiligen Stand der Technik zu validieren, die Ergebnisse sind zu dokumentieren.[5]

In den PIC-Basic Standards,[6] einem für die Mitglieder der „Europäischen Inspektions-Convention" verbindlichen Papier, wird unter 6.1.2 vermerkt, daß kritische Phasen während der Herstellung validiert werden sollen.

In den USA wird die Validierung in Richtlinien der Food and Drug Administration (FDA)[7] und der Pharmaceutical Manufacturers Association (PMA)[8] behandelt.

Gemäß EG-Leitfaden für die Gute Herstellungspraxis[9] sollten die Meßeinrichtungen kalibriert sein (3.41) sowie Herstellungsprozesse nach festgelegten Verfahren validiert und die Ergebnisse und Schlußfolgerungen protokolliert werden (5.21, 5.22). Wesentliche Änderungen des Herstellungsprozesses, einschließlich aller Ausrüstungs- und Materialänderungen, die die Produktqualität und/oder Reproduzierbarkeit des Prozesses beeinflussen können, sollten validiert (5.23), kritische Arbeitgänge und Verfahren sollten in regelmäßigen Abständen revalidiert werden (5.24). Die Verantwortung für die ordnungsgemäße Validierung trägt der Hersteller, Aufgabe der staatlichen Überwachung ist es, zu prüfen, ob der Hersteller eine Validierung nach dem Stand der Wissenschaft und Technik durchführt.[2]

23.1 Begriffsbestimmungen

Kalibrierung. Arbeitsgänge, durch die unter bestimmten Bedingungen die Beziehung zwischen den durch ein Meßgerät oder ein Meßsystem angezeigten oder den sich aus einer Materialmessung ergebenden Werten und den entsprechenden bekannten Werten eines Referenzstandards bestimmt wird.[9] Kalibrierung ist also der dokumentierte Nachweis der Anzeigegenauigkeit (prozeßrelevanter) Meßeinrichtungen.

Technische Abnahme (Installation qualification). Abnahmeprüfung von Räumlichkeiten und deren Einrichtung/Ausrüstung auf Funktion, Leistung, Sicherheit und Fertigungsgüte.

Qualifizierung. Durchführung und Aufzeichnung von Prüfungen an einem Teil der Ausrüstung, um nachzuweisen, daß die Ausrüstung unter den tatsächlichen Arbeitsbedingungen die erwarteten Leistungen erbringt.[6] Beweisführung, daß Ausrüstungsgegenstände einwandfrei arbeiten und tatsächlich zu den erwarteten Ergebnissen führen. Der Begriff „Validierung" wird manchmal um das Konzept der Qualifizierung erweitert.[9] Nach DIN 58 950 Teil 1 ist Qualifizieren das formale und systematische Nachweisen der Funktionstüchtigkeit und Eignung eines Dampfsterilisators für den vorgesehenen Zweck. Das Qualifizieren schließt das Kalibrieren und Justieren prozeßrelevanter Parameter von Meß-, Steuer- und Regeleinrichtungen mit ein.

Validierung. Gemäß dem EG-Leitfaden ist Validierung die Beweisführung in Übereinstimmung mit den Grundsätzen der Guten Herstellungspraxis, daß Verfahren, Prozesse, Materialien, Ausrüstungsgegenstände, Arbeitsgänge oder Systeme tatsächlich zu den erwarteten Ergebnissen führen.[9] In den PIC-Richtlinien wird Validierung als das Erbringen und Dokumentieren des Nachweises bezeichnet, daß eine Methode zuverlässig, unter allen innerhalb gewisser Grenzen liegenden Bedingungen, zum erwarteten Ergebnis führt.[6] Die Validierung im Sinne der FIP-Richtlinien[1] für die Gute Validierungspraxis umfaßt die systematische Überprüfung der wesentlichen Arbeitsschritte und

Einrichtungen in Entwicklung und Produktion einschließlich der Kontrolle von pharmazeutischen Produkten mit dem Ziel, sicherzustellen, daß die hergestellten Produkte bei Innehaltung der festgelegten Produktions- und Kontrollverfahren zuverlässig und reproduzierbar in der gewünschten Qualität hergestellt werden können. In dieser Definition sind ausdrücklich die Kontrollmethoden mit einbezogen.

Revalidierung. Gemäß den FIP-Richtlinien[1] ist eine Revalidierung in der Regel erforderlich

- bei Änderung der Zusammensetzung, des Verfahrens oder der Ansatzgröße,
- bei prozeßbeeinflussenden Änderungen an Einrichtungen,
- bei Einsatz neuer Einrichtungen,
- bei Änderungen von Prozeßparametern,
- nach größeren Revisionen an Maschinen und Apparaten,
- bei Änderungen der Kontrollmethoden und schließlich,
- sofern die Ergebnisse der Inprozeß- und Endkontrollen hierzu Anlaß geben.

Das Validierungs-Komitee der PMA[8] bezeichnet Revalidierung als Wiederholung der Validierung oder eines Teiles derselben. Die Food and Drug Administration verlangt nicht eine periodische Revalidierung, es sei denn, signifikante Änderungen wurden durchgeführt.[10]

Validierungstransfer. Übertragung von Erkenntnissen und Ergebnissen aus Validierungstätgkeiten mit dem Ziel, vorhandene Erfahrungen zu nutzen und die Wiederholung unnötiger Arbeiten zu vermeiden.[11]

Prospektive Verfahrensvalidierung. Formaler, systematischer und dokumentierter Nachweis, daß ein Verfahren so abläuft, wie es geplant ist. Dieser Nachweis wird mittels eines Prüfplans, dem sog. Validierungsplan geführt, bevor das Verfahren routinemäßig in der pharmazeutischen Produktion eingesetzt wird.[13]

Retrospektive Verfahrensvalidierung. Nachweis anhand der aus der Vergangenheit vorliegenden Daten, daß ein Verfahren so abläuft, wie es geplant ist.[13]

23.2 Fließschema Qualifizierung, Verfahrensvalidierung

Voraussetzung für die Verfahrensvalidierung sind optimierte und in entsprechenden Vorschriften festgelegte Verfahren. Aber auch die zur Herstellung und Kontrolle eines Arzneimittels eingesetzten Maschinen, Apparate und Einrichtungen müssen auf ihre Funktion und Leistung überprüft, d. h. technisch abgenommen und qualifiziert sein. Als Beispiel für den Umfang einer Abnahmeprüfung an pharmazeutischen Dampfsterilisatoren kann DIN 58 950 Teil 3[25] herangezogen werden. Prozeßrelevante Meßeinrichtungen müssen kalibriert sein und qualifiziertes, d. h. ausgebildetes Personal muß zur Verfügung stehen.

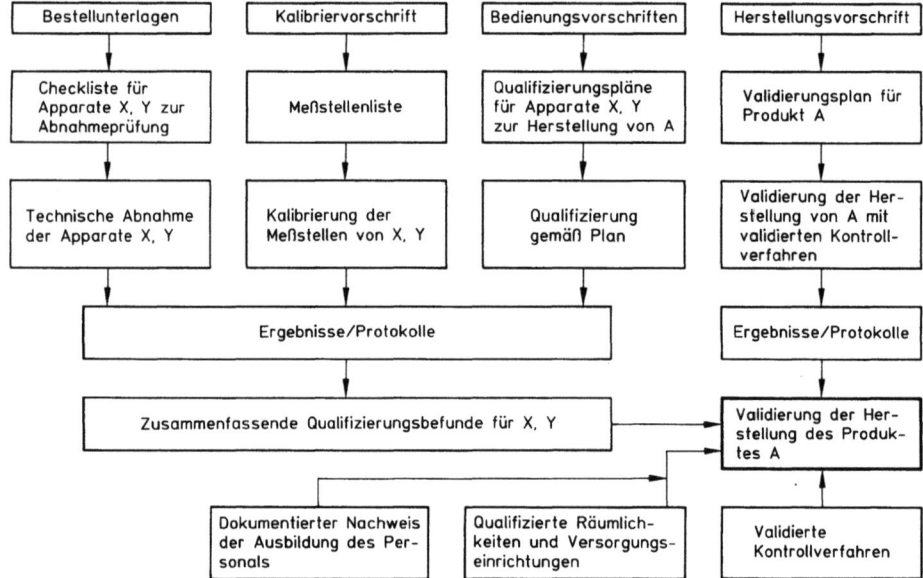

Abb. 4.259. Fließschema der Validierung von Produkt A (Qualifizierung und Verfahrensvalidierung)

Elemente der Validierung sind ganz allgemein:

- Vorhandene Verfahrensbeschreibungen, Anweisungen, Vorschriften, Standards, Spezifikationen von Ausgangsstoffen und Zubereitungen
- Qualifizierung von Apparaten:
  - Technische Abnahme (Installation, Qualification)
  - Kalibrierung
  - Pharmazeutische Abnahme (Operational Qualification)
- Verfahrensvalidierung:
  - prozeßspezifisch
  - produktspezifisch
- Umgebungsbedingungen
- Einsatz geeigneter Betriebsmittel und Medien
- Einsatz „qualifizierten" Personals

Die Validierung der Herstellung eines Arzneimittels kann nach dem in Abb. 4.259 gezeigten Fließschema erfolgen.

23.3 Organisation der Validierung[14]

Verantwortlichkeit. Da Validierung ein Bestandteil der GMP ist und damit zur Sicherung der Arzneimittelqualität beiträgt und da Qualitätssicherung eine gemeinsame Aufgabe der für die Herstellung und Kontrolle, aber auch der für die Technik verantwortlichen Bereiche ist, muß diesen auch die Verantwortlichkeit für die Validierung übertragen werden.
Validierung ist demnach Teamarbeit, wobei derjenige die Federführung übernehmen sollte, in dessen Bereich Apparate zu qualifizieren oder Prozesse zu validieren sind.

Planung. Validierung beginnt bereits bei der Planung eines Projekts, z. B. der Anschaffung einer neuen Apparatur, der Installation eines Wasserversorgungssystems, dem Neubau oder der Sanierung eines Betriebes oder Betriebsteiles sowie bei Planung eines neuen oder der beabsichtigten Änderung eines bestehenden Verfahrens.
Das „Validierungs-Team" ist zu benennen und hat als erste Aufgabe den Gesamtumfang der Validierung abzustecken, Prüfpläne zu entwerfen, diese zu diskutieren und gemeinsam zu verabschieden. Je intensiver über kritische Parameter vorher nachgedacht wird, desto sicherer kann das Ergebnis bewertet werden. Entsprechende Erfahrung, Sach- und Fachkenntnis müssen im Team vorhanden sein.

Koordinierung. In größeren Firmen sind häufig Stabsstellen in Produktion und/oder Qualitätskontrolle eingerichtet, die als Qualitätssicherungs- oder GMP-Referate bezeichnet werden und auch bei der Validierung koordinierend tätig sind.

Validierungspolitik. Abnahme- und Funktionsprüfungen sowie Verfahrenskontrollen wurden auch früher schon durchgeführt. Ein wesentlicher Unterschied in der *heutigen* Vorgehensweise liegt darin, daß Qualifizierung und Verfahrensvalidierung nach vorher erstellten Prüfplänen durchgeführt, die Einzelergebnisse protokolliert, zusammengefaßt und in einem Dokument bewertet werden (Abb. 4.260 und 4.261).
Zentraler Punkt der Validierungspolitik eines Arzneimittelherstellers sollte es sein, alle kritischen Verfahren unter Einbeziehung von Personal, der Ausgangsstoffe, der technischen Ausrüstung, der Versorgungseinrichtungen und Räumlichkeiten zu validieren.
Die *Durchführung der Validierung* gemäß genehmigtem Qualifizierungs- bzw. Validierungsplan obliegt dem Betrieb, den Inprozeß-Kontrollabors, den Laboratorien der Qualitätskontrolle sowie der Ingenieur-

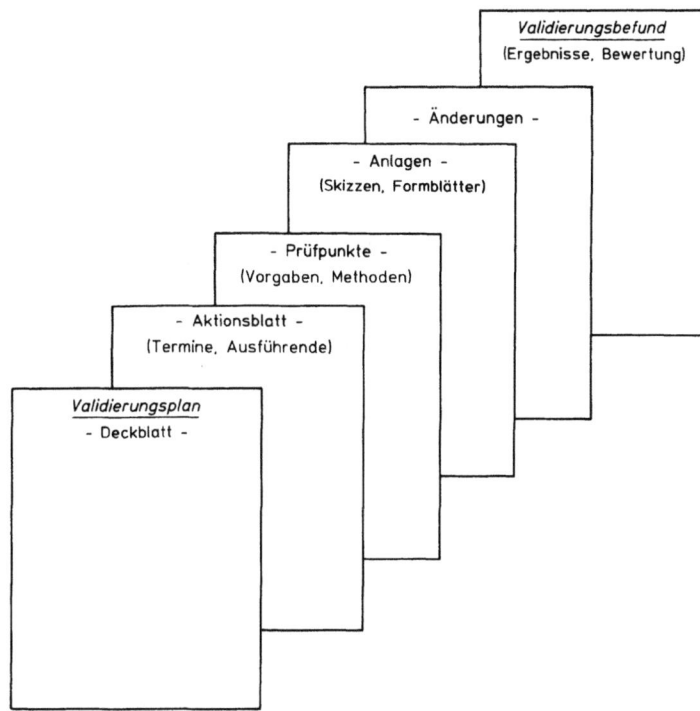

Abb. 4.260. Validierungsunterlagen

```
         Validierungsplan
            -Deckblatt-

Firma          System-Nr.:        Ausgabe-Nr.:
Abteilung      Seite .. von ...   Gültig ab:
Geb.-/Raum-Nr.:
Titel:

Art der Validierung:     Anlaß der Validierung:
( ) Prospektiv           ( ) Neues Verfahren/
( ) Retrospektiv             Neuer Apparat
                         ( ) Geändertes Verfahren/
                             Änderung oder Repara-
                             tur der Anlage
Kurzbeschreibung der Ausrüstung/des Verfahrens:


Validierungsteam: Betrieb        .............
                  Galenik        .............
                  Qualitätskontrolle .............
                  Ing.technik    .............
Verteiler des Val.plans:


Anlagen: Meßstellenliste f.Kalibrierung
         Skizzen
         Protokoll-Formblätter

Unterschriften:

..........   ........   .........   ..........
```

Abb. 4.261. Validierungsplan

technik. Zur Koordinierung eines Projektes sollten
die Termine für die Abnahmeprüfungen, für die Herstellung des zu validierenden Produktes, die Probenahme sowie Produktprüfung und Bewertung festgelegt werden.
Ergebnisse aller Prüfungen sind in Protokollen aufzu-
listen, zu bewerten und in einem Qualifizierungs- bzw.
Validierungsbefund zusammenzufassen. Solche Befunde sind in der Regel interne Unterlagen und benötigen zur Abgabe an Zulassungsbehörden eine weitere Verdichtung. Die Kontrolle, ob eine Validierung
nach dem Stand der Wissenschaft und Technik vollzogen wurde, wird von der überwachenden Behörde
an Ort und Stelle durchgeführt. Bei wichtigen Apparaturen und relevanten Meßeinrichtungen sind die
Kalibrierung und Qualifizierung in festzulegenden
Abständen zu wiederholen (Rekalibrierung, Requali-
fizierung).

23.4 Beispiele für technische Abnahme, Kalibrierung und Qualifizierung[15]

Das GMP-Anliegen nach maximal möglicher Sicherheit und Reproduzierbarkeit von Herstellprozessen
zwingt auch die Apparatebauer zur Einhaltung der
vereinbarten Gerätespezifikationen und der Ausfüh-
rungsqualität.
Der Dialog zwischen Hersteller und Betreiber solcher
Geräte und Anlagen beginnt bei der Bestellung und
setzt sich in einem meist mehrstufigen Abnahmever-

fahren fort. Eine solche Abnahme umfaßt die Prüfung auf

- Funktion und Leistung,
- Arbeitssicherheit,
- Fertigungsgüte und
- pharmazeutische Sicherheit (= Qualifizierung).

Alle GMP-relevanten Abnahmeprüfungen schließen auch die Kalibrierung prozeßrelevanter Meßeinrichtungen ein. Die Abwicklung von Abnahmeprüfungen kann nach der w-Regel erfolgen. Es sollte vereinbart werden, warum, wie und wann die Abnahme erfolgen soll und wer was zu prüfen hat. Eine erfolgreich bestandene Abnahme berechtigt zur Aussage, daß das Gerät oder die Einrichtung für den Einsatz zur Herstellung pharmazeutischer Produkte *qualifiziert* ist.
In den PIC-Richtlinien[6] wird obiger Nachweis gefordert, der auch eine dokumentierte Bestätigung der Anzeigegenauigkeit relevanter Meß-, Steuer- und Regelgeräte einschließt.
Zur Vorbereitung von Abnahmeprüfungen muß bereits im Pflichtenheft für den geplanten Apparat darauf Bezug genommen werden. Bei der Vielfalt und Verzahnung der Probleme ist diese Vorbereitung nur in Zusammenarbeit von Ingenieurtechnik, Produktion und Qualitätskontrolle möglich. Ein Netzplan zur termingemäßen Durchführung der technischen Abnahme und Qualifizierung im Zusammenhang mit der Verfahrensvalidierung kann hilfreich sein.
Nachfolgend werden über die Prüfung auf Vollständigkeit und Arbeitssicherheit hinausgehende wichtige Prüfpunkte für die technische Abnahmeprüfung und Qualifizierung einiger im pharmazeutischen Betrieb eingesetzter Einrichtungnen und Apparate aufgelistet. Annahmeprüfungen sollten grundsätzlich mit vorher erstellten Checklisten erfolgen.

Demineralisierungsanlage mit Vorratstank und Ringleitung. Werkstoff und Oberflächengüte aller vom Wasser berührten Teile, Schweißnähte, Verlegung der Rohrleitungen mit Gefälle, Abwesenheit von toten Ästen, Zirkulation, Wasserdruck, Qualität der Ionenaustauscher, Leistung der UV-Lampe zur Wasserentkeimung, Leistungsüberwachung der UV-Lampe, Vorhandensein technischer Unterlagen. Kalibrierung des Leitwertmeßgerätes. Alarmeinrichtungen, Leitwert, chemisch-physikalische und mikrobiologische Prüfungen des Wassers sowie Kontrollen des Partikelgehalts. Simulation von Störungen bei automatischen Anlagen.

Salbenanlage. Werkstoff und Oberflächengüte, Installation der Rohrleitungen und Meß-, Steuer- und Regel(MSR)-Einrichtungen, Dichtigkeit der Anlage. Vorhandensein technischer Unterlagen. Kalibrierung der Temperatur-, Druck-, Drehzahl- und Volumenstrom-Meßgeräte.
Sauberkeit aller produktführenden Anlagenteile nach der Grundreinigung, Funktion der automatischen Steuerung, Simulation von Störungen, Funktionstest mit Placebo.

Tablettenpresse. Abmessungen der Preßwerkzeuge, Werkstoff und Oberflächengüte, Gängigkeit der Stempel, eventuelle Produktverunreinigung durch Schmieröl, Leerlauf-Leistung mit definiertem Pro-

dukt, Staubabsaugung, Vorhandensein technischer Unterlagen. Kalibrierung der Inprozeß-Kontrollgeräte. Sauberkeit nach Grundreinigung. Prüfung der Tabletten (z. B. Einzelgewichte, Härte, Dicke, visuelle Kontrolle). Bei Hochleistungsmaschinen sind zusätzliche Kontrollen erforderlich.

23.5 Optimierung und Validierung in der Entwicklungsphase[16-18]

Wenn die Entwicklung eines neuen Arzneimittels die Stufe der Fertigung von Mustern für die klinische Prüfung erreicht hat, werden GMP-Bedingungen vorausgesetzt. Das Produkt sollte beispielsweise in einem qualifizierten Betrieb unter Einsatz qualifizierter Apparate mittels validierter Verfahren hergestellt werden. Da die Entwicklungsphase nunmehr zu Ende ist, sollten die Herstellungsverfahren beschrieben und optimiert sein.
Daß die Herstellung von Arzneimitteln für die klinische Prüfung validiert sein sollte, ist in einer im Entwurf befindlichen Richtlinie der FDA nachzulesen.[18,19]
Ziele der Entwicklung eines Arzneimittels sind:

- Definition der Entwurfsqualität,
- Erstellung von Spezifikationen für Einsatzstoffe und für die Zubereitung,
- Definition der kritischen Herstellungsparameter,
- Verfahrensoptimierung,
- Scaling up und
- Überleitung der Produkterfahrung aus der Galenik an den Produktionsbetrieb.

Ziele der Verfahrensoptimierung sind:

- Schwachstellen der Formulierung auffinden,
- Qualität verbessern,
- Bandbreiten für Prozeßparameter ausarbeiten,
- kritische Parameter definieren,
- Herstellungsverfahren aus Kostengründen verbessern.

Ergebnisse der Optimierung sollten enthalten:

- die Bestätigung der Rezeptur,
- die Entscheidung zur Herstellung von Mustern für die klinische Prüfung,
- die Herstellungsvorschrift für diese Arzneimittel und
- die Basis für die Validierung in der Entwicklungsphase.

Darauf aufbauend erfolgt die Verfahrensvalidierung in der Galenik. Die hierbei erhaltenen Ergebnisse sind wieder eine Voraussetzung für die Validierung der Herstellungsverfahren im Produktionsmaßstab. Ein gewisser Validierungstransfer zwischen Entwicklung und Produktion wie auch zwischen verschiedenen Produktionsbetrieben ist dann möglich, wenn Ergebnisse, unabhängig von eingesetzten Apparaten, transferierbar sind.[12]
Da bei der Überleitung der Verfahren aus der galenischen Entwicklung in den Produktionsbetrieb Änderungen der Verfahrensbedingungen vielfach unver-

meidbar sind, ist die Übertragbarkeit von Ergebnissen begrenzt, so daß auf eine eigene Validierung in der Produktion nicht verzichtet werden kann. Dies trifft vor allem dann zu, wenn u. U. im Betrieb bei Produktionsbeginn noch eine weitere Verfahrensoptimierung erfolgen muß.

23.6 Verfahrensvalidierung/Beispiele

Validierungsunterlagen sind heute im Rahmen der Zulassung eines Arzneimittels nicht nur für parenterale oder andere sterile Zubereitungen erforderlich, sondern werden von den Zulassungbehörden auch für die Herstellung flüssiger, halbfester und fester Zubereitungen benötigt.

Die Validierung beginnt in der Phase der Produktentwicklung (s. Optimierung und Validierung in der Entwicklungsphase), in der auch das Qualitätsprofil des neuen Produktes festgelegt wird. Nach Beendigung der Optimierung, bei der die Auswirkungen variabler Prozeßparameter auf das Produkt überprüft werden, soll also eine produkt- und verfahrensspezifische prospektive Validierung (mindestens drei Partien) den Beweis erbringen, daß mit den eingesetzten Ausgangsstoffen unter definierten Verarbeitungsbedingungen, eindeutig und sicher reproduzierbar, ein der Spezifikation entsprechendes Endprodukt erhalten wird.

Als Grundlage für die formale und systematische Überprüfung der Herstellung muß geklärt werden:

- Sind Räumlichkeiten, Geräte, Apparate, Anlagen und Versorgungseinrichtungen qualifiziert?
- Wurden die Meß- und Regeleinrichtungen kalibriert?
- Sind Herstellungsvorschriften verabschiedet und
- wurde das Personal damit vertraut gemacht?

Im positiven Falle kann ein Validierungsplan für das Herstellungsverfahren konzipiert, geschrieben und verabschiedet werden. Er soll alle Prüfpunkte enthalten, die als Prozeßparameter oder als Produktspezifikation für das Verfahren von Bedeutung sind. Nachfolgend werden Inhalte solcher Prüfpläne kurz und beispielhaft aufgelistet:

Herstellung parenteraler und anderer steriler Produkte

Sterilfiltration.[20,21] Im Gegensatz zu den eigentlichen Sterilisationsverfahren ist bei der Entkeimungsfiltration der Einsatz von Bioindikatoren zur Verfahrensvalidierung beim Arzneimittelhersteller nicht möglich – dies wäre eine zerstörende Prüfung. Deshalb ist der Filterhersteller aufgerufen, solche Tests mit Pseudomonas diminuta bei 0,2-μm-Filtern im Rahmen seiner Chargenkontrolle durchzuführen. Damit ist die Abgabe eines „Validierungsbefundes" an den Kunden möglich.

Die wesentlichen Prüfpunkte bei der Validierung des Filtrationsverfahrens im pharmazeutischen Betrieb sind z. B. die Integritätsprüfung vor und nach der Filtration (Druckhaltetest, Blasendruckmethode und/oder Forward-flow-Test), Keimzahl und Endotoxingehalt der Lösung vor der Sterilfiltration (bioburden) sowie die Filtrationsgeschwindigkeit.

Aseptische Herstellung/Abfüllung.[22-24] Die aseptische Herstellung gehört zu den anspruchvollsten Arbeitsvorgängen in der pharmazeutischen Industrie. Der Grad der erreichten Sterilitätssicherheit ist abhängig von allen Verfahrensschritten bei der Herstellung dieser Produkte. Im Endergebnis kann die Sterilitätssicherheit nicht größer sein als die des Verfahrensschrittes mit der geringsten Wahrscheinlichkeit zur Erzielung von Sterilität.

Im Zusammenhang mit diesen Herstellungsschritten müssen auch Umgebungsbedingungen festgelegt sowie Verfahren validiert und kontrolliert, Räumlichkeiten und die Ausrüstung, die der aseptischen Herstellung dienen, müssen vorher schrittweise qualifiziert werden. Einige Prüfpunkte bei der *Qualifizierung* sind z. B.:[24]

- *Räumlichkeiten*: Physikalische Parameter, z. B. positiver Druck, Temperatur, relative Luftfeuchte, Luftströmung, Luftwechsel pro Stunde, Partikelgehalt der Luft. Mikrobiologische Parameter, wie mikrobielle Reinheit von Luft und Oberflächen im Betriebs- und Ruhezustand.
- *Laminar-flow-Einheiten*: Integrität der HOSCH-Filter, Strömungsgeschwindigkeit der Luft, Luftströmung unter Arbeitbedingungen, Partikelgehalt und – falls erforderlich – Keimgehalt der Luft.
- *Dampfsterilisatoren:*[25] Temperaturverteilung in der Kammer und im Produkt/Material, Korrelation von Temperatur und Druck, Abtötung von Bioindikatoren falls erforderlich, Dichtigkeit der Kammer und Integrität des Belüftungsfilters bei Vakuumverfahren, mikrobielle Reinheit des Kühlwassers, falls zutreffend.
- *Heißluftsterilisator/Sterilisiertunnel*: Temperaturverteilung, Inaktivierung von Endotoxinen, Integrität der Be- und Entlüftungsfilter.
- *Gefriertrockner*: Reinigung und Sterilisation der Kammer, Parameter des Einfrierens und Trocknens, Temperaturverteilung, Stopfenverschluß, Integrität des Belüftungsfilters, Dichtigkeit der Kammer.
- *Reindampferzeuger*: Prüfung des Kondensates auf chemische Reinheit, Pyrogenfreiheit und Partikelgehalt.
- *Destillationsanlage mit Ringleitung und Vorratstank*: Leitwert, Temperatur, chemisch-physikalische und mikrobielle Reinheit, Endotoxin- und Partikelgehalt des Wassers an den Entnahmestellen.

Die *Validierung der aseptischen Abfüllung* einschließlich der Sterilfiltration kann durch simulierte Abfüllung flüssiger Kulturmedien erfolgen. Eine Revalidierung sollte mindestens zweimal pro Jahr an jeder Abfüllinie erfolgen.

Die Nährlösung (ohne Konservierungsmittel!) wird über Filter mit einer Porenweite von 0,2 μm sterilfiltriert und in mindestens 3.000 Ampullen oder Flaschen abgefüllt. Während der Abfüllung sind mikrobiologische Umgebungskontrollen zu empfehlen. Die gefüllten Behältnisse werden bei 28 bis 32 °C mindestens 14 Tage lang bebrütet und dann visuell auf Trübung der Nährlösung kontrolliert. Die wachstumsfördernden Eigenschaften des Kulturmediums müssen nachgewiesen werden.

Die Verfahrensvalidierung ist mindestens bei drei Abfüllungen durchzuführen, deren Kontaminationsrate unterhalb 0,1 % liegen sollte.

Die aseptische Abfüllung pulverförmiger Injektionspräparate kann ebenfalls durch simulierte Abfüllung eines geeigneten Pulvers, wie z. B. strahlensterilisiertes Trockenmedium, erfolgen. Nach Abfüllung des Pulvers ist dieses in einem zweiten Abfüllvorgang durch Zugabe von sterilem Wasser zu lösen.

Da die Gefahr einer Sekundärkontamination bei diesem Schritt nicht auszuschließen ist, wurde von einem FIP-Arbeitskreis[24] vorgeschlagen, eine Begrenzung der Kontaminationsrate auf maximal 0,3 % zu berücksichtigen.

Eine Validierung der aseptischen Abfüllung kann auch ohne simulierte Abfüllung flüssiger oder trockener Kulturmedien erfolgen, wenn beispielsweise über Partikel-Monitoring das Vorhandensein von Class 100 des Federal Standard 209d (= Klasse A gemäß EG-Leitfaden) nachgewiesen wird.[26] Eine kontinuierliche Partikelzählung im kritischen LF-Bereich könnte als Ersatz für das mikrobiologische Monitoring dienen.[26] Die quantitative Bestimmung des Keimgehalts der Luft im Laminar-flow-Bereich mittels Sampler-Methode ist in ihrer Aussagekraft wegen möglicher Sekundär-Kontaminationen begrenzt und sollte in Falle einer automatischen Abfüllung im geschlossenen LF-Bereich durch Partikelzählung ersetzt werden.

Die Integrität parenteraler Verschlußsysteme zwischen Stopfen und Vials ist eine Voraussetzung dafür, daß der Inhalt für die Dauer der Haltbarkeit vor externer Kontamination geschützt bleibt. Der Nachweis der Eignung der Primärpackmittel kann grundsätzlich nach zwei unterschiedlichen Methoden erfolgen:[27]

- physikalische Prüfung auf Dichtigkeit mittels Lecktest,
- mikrobiologische Überprüfung der Eignung des Verschlußsystems zur Vermeidung mikrobieller Kontaminationen.

Der physikalische Test ist dem mikrobiologischen überlegen.

Eine Validierung der Heißluftsterilisation und Entpyrogenisierung primärer Packmittel aus Glas in einem Sterilisierungstunnel ist durch Messung der Temperatur in den Glasbehältnissen über die Breite des Transportbandes und durch Nachweis der Inaktivierung von Endotoxinen möglich. Bioindikatoren (z. B. Bacillus subtilis var. niger ATCC 9372) eignen sich wegen ihrer relativ geringen Temperaturresistenz nur für Temperaturen unter 180 °C. Oberhalb dieses Bereiches liegen die D-Werte erheblich unter 1 min und lassen sich dann nicht mehr exakt erfassen. Für die Validierung der Trockenhitzesterilisation und Entpyrogenisierung im Bereich über 200 °C eignen sich die wesentlich hitzebeständigeren Endotoxine weit besser als Testsporen.[30] Bei der Validierung werden Ampullen oder Vials mit jeweils 1.000 Endotoxin-Einheiten (EE) kontaminiert, bei den festgelegten Temperatur-Zeit-Bedingungen behandelt, die in den

Behältnissen dann noch nachweisbaren Endotoxin-Einheiten mit dem Limulus-Test bestimmt und die Inaktivierungsrate berechnet. Nach USP XXII ist für eine wirksame Entpyrogenisierung eine Verminderung der EE um mindestens drei Zehnerpotenzen nachzuweisen.

Prüfpunkte bei der Validierung des Herstellverfahrens für destilliertes Wasser sind die bereits unter Qualifizierung der Destillationsanlage genannten Parameter, wie Leitwert, Temperatur, chemisch-physikalische Spezifikation, mikrobielle Reinheit, Partikelgehalt und Pyrogenfreiheit (= weniger als 0,25 EE/ml).

Zur Validierung von Dampfsterilisationsverfahren werden ebenfalls die bei der Qualifizierung von Dampfsterilisatoren genannten Prüfkriterien gerechnet. Ob eine parenterale Lösung nach dem Standardverfahren (15 min/121 °C) sterilisierbar ist, muß bereits in der Entwicklungphase geklärt werden.

Die Validierung von Standard- oder Äquivalenzverfahren ist für jedes Produkt und jede Beladungsart des Dampfsterilisators einzeln durchzuführen. Folgende kritische Parameter müssen dabei überprüft werden: Beladung des Sterilisators, Hitzeverteilung innerhalb und außerhalb des Produktes/Materials, kältester Punkt der Ladung, F-Wert am kältesten Punkt und die Reproduzierbarkeit des Prozesses.[28]

Die Validierung einer Strahlensterilisation von Arzneimitteln gehört mit zu den Anforderungen des Bundesgesundheitsamtes bei der Zulassung im Hinblick auf die Behandlung mit ionisierenden Strahlen.[31,32]

Die Validierung der Strahlensterilisation von medizinischen Einmalgeräten schließt folgende Kontrollen mit ein:[29]

- Sicherheit und Verwendbarkeit des bestrahlten Materials,
- Festlegung einer geeigneten Bestrahlungsdosis, um stets den erforderlichen Grad der Sterilitätssicherheit zu erzielen,
- Festlegung eines geeigneten Bestrahlungsprogramms, um stets die vorgeschriebene Bestrahlungsdosis zu gewährleisten.

Zur Durchführung der Validierung wird auch folgende Verfahrensweise vorgeschlagen:[30]

- Ausgangskeimzahl (bioburden) im oder am zu sterilisierenden Produkt/Material bestimmen,
- Definition der erwarteten Sterilitätssicherheit (mindestens 1:1 Million),
- Berechnung des auf Grund der Ausgangskeimzahl erforderlichen F-Wertes,
- Dosisverteilungsstudien mit Hilfe geeigneter Dosimeter (z. B. Red Perspex) durchführen und
- biologische Indikatoren exponieren.

Im DAB 9 wird z. B Bacillus pumilus ATCC 14884 mit einem D-Wert von 3 kGy (= 0,3 Mrad) als Bioindikator empfohlen.

Herstellung halbfester Zubereitungen[33-38]

Die Validierung halbfester Formen mit ihrer komplexen Zusammensetzung bereitet in den meisten Fällen erheblich größere Schwierigkeiten als die flüssiger Einphasensysteme. Voraussetzung aller Validierungsversuche ist die Festlegung der charakteristischen Eigenschaften der für die Fertigung vorgesehenen Zubereitung. Die Qualität ist umso exakter zu definieren je spezifischer die eingesetzten Prüfmethoden sind. Neben den chemischen Daten sind auch die physikalischen Bandbreiten mit entsprechenden Toleranzen vorzugeben, wie z. B. pH-Wert, Viskosität, Spreitung, Leitfähigkeit, Dichte, Kristallgröße, Tropfengröße und Wirkstofffreigabe. Die Haltbarkeitsprüfung während der Entwicklung einer halbfesten Zubereitung ist ein sehr wichtiger Prüfpunkt. Um kritische und unkritische Stufen der Herstellung herauszuarbeiten sind etwa folgende Parameter im Technikumsmaßstab zu überprüfen:

- Zeitpunkt und Geschwindigkeit der Phasenzugabe,
- Phasentemperatur,
- Rührintensität,
- Abkühlgeschwindigkeit,
- Entlüftung,
- Zeitpunkt des Homogenisierens,
- Dauer und Intensität des Homogenisierens und
- Produkttransfer.

Wesentlich für den Erfolg einer Konservierung[34-36] halbfester Zubereitungen ist ein funktionierendes Konservierungssystem. Dieses sollte bereits während der Entwicklung mittels eines Konservierungsbelastungstests validiert werden. Es ist zweckmäßig, diesen Test auch an einer im Produktionsmaßstab hergestellten Partie zu wiederholen. Bei diesem „Challenge-Test" werden Portionen des Präparates mit Testmikroorganismen (darunter auch „Hauskeime") vermischt, ihre Anzahl pro g oder ml als Nullwert festgestellt und das künstlich kontaminierte Produkt in einem geeigneten Behältnis gelagert. Nach festgelegten Zeiten werden Proben entnommen und deren Keimzahl bestimmt. Erfolgt im Verlauf der Lagerung eine deutliche Reduzierung der Keimzahl oder eine komplette Abtötung der zugegebenen Mikroorganismen, so kann die Zubereitung als ausreichend geschützt gegen mikrobiellen Befall bezeichnet werden.
Aufgabe des Galenikers ist es, an den Betriebsleiter in der Produktion eine validierte Herstellungsvorschrift abzugeben, die bereits im Technikumsmaßstab zu einem spezifikationskonformen Produkt geführt hatte. Im Produktionsbetrieb wird u. U. eine weitere Optimierung erforderlich werden. Hier entscheiden häufig die mikrobielle Kontamination der Einsatzstoffe, vor allem die des Wassers, und die Güte des Konservierungssystems bzw. der Ausschluß eines Keimwachstums in der Zubereitung über deren Qualität. Der Konservierungsbelastungstest ist im Rahmen der Validierung deshalb besonders wichtig, da die mikrobielle Reinheit halbfester Zubereitungen bei Herstellung und Abfüllung im nichtsterilen Bereich eines Betriebes ohne antimikrobiellen Schutz in der Regel nicht zu gewährleisten wäre. Selbst bei Anwesenheit weniger Keime könnten diese sich in einer solchen Zubereitung vermehren - eine Validierung dieses Herstellungsverfahrens wäre also nicht möglich! Da aber ein antimikrobieller Schutz nicht nur durch Zusatz von Konservierungsmitteln erfolgt, sondern auch über andere Bestandteile der Rezeptur erreicht wer-

den kann, ist der mikrobiologische Nachweistest erforderlich.
Die Prozeßvalidierung umfaßt vorrangig die Ermittlung der Prozeßparameter der zum Einsatz vorgesehenen Apparate, Maschinen und Lagerungsbedingungen im Hinblick auf ihre Eignung. Temperaturverlauf und Dauer des Homgenisierens sowie das Vakuum sollten registriert werden. Zu beweisen ist, daß die Emulsion in ihrer Phasenverteilung und in der Tröpfchengröße des dispergierten Anteils den Zielvorstellungen entspricht.
Ein wichtiges Validierungsthema ist das der *Reinigung*. Werden in einer Mehrzweckanlage möglicherweise Arzneimittel und Kosmetika hergestellt oder abgefüllt, so ist nachzuweisen, daß der Arzneistoff oder wirksame Bestandteil des Vorproduktes im Folgeprodukt nicht oder nur bis zu einem bestimmten Grenzwert vorhanden ist. Schwerpunkte der Qualifizierung im *Abfüllbereich* sind Geräte, Apparate und Anlagen, wobei den Materialien, die Produktkontakt haben, z. B. Schläuche, Dichtungen, Kolben und Zylinder, besondere Aufmerksamkeit zu schenken ist. Von Bedeutung ist die Reinigungsmethode bei produktberührten Teilen. Kolben und Zylinder sollten auf Materialabrieb überprüft werden. Um beispielsweise die Wirksamkeit der Tubenausblasung nachzuweisen, sind Partikelzählungen vor und nach dem Ausblasen zweckmäßig. Die eingesetzte filtrierte Druckluft muß öl- und wasserfrei sein, eine Bestimmung des Partikel- und Keimgehalts ist empfehlenswert. An technischen Details sollte kontrolliert werden, ob die Maschine bei Abwesenheit von Schraubkappen oder defektem Code-Leser stoppt. Die Füllgenauigkeit sowie der Keimgehalt des Produktes sind weitere Prüfparameter.
Im *Verpackungsbereich* sollte bei der *Kartoniermaschine* eine Überprüfung der Steuerung des Packmittelabrufs, der Kontrolleinrichtungen (Code-Leser für Packungsbeilage und Faltschachtel) und der lesbaren Farbprägung erfolgen.
Am *Bündelpacker* sollte die Temperatur in der Packung und im Produkt an der den Heizbacken zugewandten Seite während eines Stillstandes gemessen werden, um Überhitzung auszuschließen.
Die Abfüllung einer Salbe oder Creme gilt als validiert, wenn die im Validierungsplan aufgestellten Vorgaben und Sollwerte bei allen Überprüfungen eingehalten und bei der Qualitätsprüfung des Produktes festgestellt wurde, daß dieses der Spezifikation entspricht.[34]
Die Planung und Durchführung von Validierungsuntersuchungen sollte auch bei der Herstellung halbfester Darreichungsformen nicht auf einem starren Schema erfolgen, sondern dem Risiko angepaßt werden, welches das einzelne Produkt oder die einzelne Apparatur in sich tragen.[38]

Herstellung fester Zubereitungen[17,39-41]

Zur Validierung fester Darreichungsformen rechnet man die Validierung

- der Einsatzstoffe,
- der analytischen Untersuchungsmethoden und
- der Prozeßvariablen.

Da *Einsatzstoffe* möglicherweise die unsicherste Komponente des Herstellungsprozesses darstellen, sind Produktcharakteristiken wie Korngröße, spezifische Oberfläche, Farbe und andere physikalisch-chemische Paramter von größter Wichtigkeit. Beispielsweise werden wasserunlösliche Arzneistoffe meist gemahlen oder mikronisiert, um eine rasche Freisetzung und In-vitro-Verfügbarkeit zu erreichen. Korngröße und Produktoberfläche verhalten sich aber umgekehrt proportional, weshalb die Korngröße einige wichtige Eigenschaften des Produktes, wie Fließfähigkeit, Homogenität, Aufnahme der Granulierflüssigkeit, Schmierfähigkeit und Verpreßbarkeit stark beeinflußt. Um eine einheitliche Vermischung des Arzneistoffes mit den anderen Komponenten der Zubereitung zu ermöglichen, ist deren Kompatibilität eine kritische Größe. Aber auch die benötigten Mengen der Granulierflüssigkeit und des Bindemittels werden von der Korngrößenverteilung beeinflußt. Bei der Validierung sollten Einsatzstoffe von mindestens zwei Lieferanten eingesetzt werden, von denen einer als Alternativlieferant zu betrachten ist.

In Abhängigkeit von ihrer Natur und Herkunft sollten Einsatzstoffe hinsichtlich ihrer physikalischen, chemischen und/oder mikrobiologischen Eigenschaften und Stabilität beurteilt werden. Unter Umständen kann es empfehlenswerter sein, einige Partien der Zubereitung mit Einsatzstoffen, die an der unteren und solchen, die an der oberen Grenze der Spezifikation liegen, herzustellen. Dies gilt besonders dann, wenn es sich um eine gegenüber geringfügigen Änderungen sensible Rezeptur handelt.

Falls *analytische Prüfmethoden* zur Bewertung der Herstellung nicht validiert sind, haben auch die im Rahmen der Prozeßvalidierung erhaltenen Untersuchungsergebnisse nur einen begrenzten Wert. Deshalb ist die Validierung der Analysenmethoden eine Voraussetzung für die Verfahrensvalidierung von Produktionsprozessen.

Die *Validierung der Prozeßvariablen* beginnt bereits in der Entwicklungsphase, basiert auf einem optimierten Verfahren und setzt sich während der Herstellung im Produktionsmaßstab fort. Aus den Ergebnissen dieser Untersuchungen sollten die Parameter ausgewählt werden, die zur Beurteilung eines Herstellungsverfahrens geeignet sind. Es sind dies beispielsweise die Tablettenhärte, die im Zusammenhang mit Abrieb, Zerfall und Freisetzung zu beurteilen ist, wobei eine statistische Auswertung der vorhandenen Daten durchgeführt werden muß. Die beabsichtigte Herstellung von Tabletten mit extremen Inprozeß-Kontrollergebnissen kann dazu dienen, den Nachweis zu führen, daß damit alle Produktspezifikationen abgedeckt sind. Über den Nachweis, daß die eingesetzten Geräte spezifikationsgerecht arbeiten, ist eine weitere Sicherheit für den Herstellungsprozeß gegeben.

Sind diese Schritte der Erarbeitung eines Validierungsprogramms getan, können Produktprüfungen vorgenommen werden, um nachzuweisen, daß das Herstellungsverfahren bei Einhaltung der vorgegebenen Parameter zu einem der Spezifikation entsprechenden Produkt führt. Es sind dies folgende Prüfpunkte:

- Feuchtigkeitsgehalt,
- Content uniformity,
- Härte, Zerfall und Abrieb,
- Freisetzung,
- Gewichtsschwankungen,
- Korngrößenverteilung.

Diese „Schlüsselparameter" sind der Maßstab für die Bewertung der wichtigsten Prozeßvariablen fester Zubereitungen und werden außerdem noch durch Parameter, wie Mischzeiten, Mischergeschwindigkeiten, Mengen der Granulierflüssigkeit, Zeit und Temperatur sowie Luftdurchsatz in Trocknern, Geschwindigkeit und Preßkraft beim Tablettieren ergänzt.

Mit einem Beispiel einer Gerätevalidierung (= Qualifizierung) eines Diosna P 600 *Misch- und Granuliergerätes* wird ausdrücklich darauf hingewiesen, daß es nicht Ziel einer Validierung sei, eine Verfahrensoptimierung durchzuführen, die zwar manchmal als „Nebenresultat" anfallen kann. Ferner sei es nicht notwendig, als Limit für einen Parameter den Wert zu ermitteln, bei dem gerade noch ein positives Ergebnis erzielt wird. Normalerweise genügt die Angabe einer Bandbreite, in der man sich bewegen kann.[40]

Als Beispiel für die Validierung der Herstellung von Tabletten aus Wirbelschichtgranulaten können folgende Prüfpunkte/Aktionen dienen:[17]

- Herstellungsvorschriften für das Produkt verabschiedet?
- Personalinformation und -ausbildung durchgeführt?
- Technische Abnahme der Apparate und Kalibrierung der Meßeinrichtungen erledigt?
- Qualifizierung des Wirbelschichtgranulators mit den Checkpunkten Luftmengenregelung, Sprührate und Sprühdruck und Produkt- und Ablufttemperatur erledigt?
- Granulatfeuchte, Schüttvolumen sowie Soll-Ist-Ausbeute.
- Mischerumdrehungszahl und Mischzeit.
- Preßdruck der Tablettenpresse und Anzahl der Tabletten/Stunde.
- Inprozeß-Kontrolle mit den Prüfpunkten Gewicht der Einzeltabletten, Dicke, Abrieb, Härte, Zerfall, (Freisetzung).
- Soll-Ist-Ausbeute der Tabletten.
- Qualitätsprüfung gemäß Spezifikation einschl. Prüfung auf mikrobielle Reinheit.
- Prüfung des Reinigungsverfahrens der Apparate durch Einsatz eines simulierten Produktes, z. B. Maisstärke, und Prüfung desselben auf Anwesenheit des Arzneistoffes aus dem Vorprodukt.

Bei der Qualifizierung eines Wirbelschichtgranulators, der wohl schwierigsten Überprüfung von Apparaturen zur Herstellung fester Darreichungsformen in der Produktion, wird empfohlen, mit folgenden Punkten zu beginnen:[41]

- Temperaturverteilung über dem Siebboden zur Beurteilung des Warmluftaufbereitungssystems und der Luftführung,
- Anzeige und Regelung der Zulufttemperatur zur Beurteilung, ob die Position des Fühlers geeignet ist, ob die Leistung und die Anordnung des Heizsystems stimmen und ob der Einbau einer Konden-

satableitung oder von Schikanen für die Luftmischung notwendig sind,
- Regelung der Luftmenge zur Beurteilung der Funktion der Klappensteuerung.

Bei der Beurteilung des Produktes lassen sich die Granulateigenschaften, wie z. B. Korngröße, spezifische Oberfläche, Schütt- und Stampfdichte, Fließfähigkeit, Porosität, Härte, Restfeuchte, Gehalt und Gehaltseinheitlichkeit zwar einigermaßen befriedigend bestimmen, doch ist eine repräsentative Probenahme bei großen Granulatmengen schwierig.

Validierung in der Packungsentwicklung und Verpackung

Alle bei der Herstellung von Arzneimitteln eingesetzten Packmittel werden heute sowohl durch Inprozeß-Kontrollen und Endkontrollen der Packmittelhersteller als auch durch entsprechende Eingangskontrollen beim Anwender auf Einhaltung der festgelegten Spezifikation geprüft. Diese Prüfung setzt allerdings voraus, daß ein vorher validiertes Packmittel angeliefert wird, anderenfalls würde bei der Eingangskontrolle nur bestätigt, daß „irgendeine" Spezifikation eingehalten wird. Diese in der Phase der Packmittelentwicklung durchgeführte Validierung muß stets auch eine Aussage zur Packung und damit zur Qualität des Fertigarzneimittels enthalten. Eine Zusammenarbeit zwischen der Entwicklungsgruppe und dem Verpackungsbetrieb ist daher stets erforderlich.

Validierungsbeispiele aus der Packungsentwicklung.[42] *Material-Vorschriften für Packmittel* aus Arzneibüchern, aus der Lebensmittelgesetzgebung, den DIN-Normen und firmeninterne Vorschriften müssen eingehalten werden.
Eine *produktspezifische Validierung des Materials* hinsichtlich Eignung des Basismaterials (Beständigkeit gegen das Produkt, Sorption von Arznei- oder Hilfsstoffen, Migration von Monomeren, Permeation von Gasen), hinsichtlich der Inhaltsstoffe des Materials (Migration von Rezepturbestandteilen und Verarbeitungshilfen, Wechselwirkung mit dem Arzneimittel) sowie hinsichtlich des mechanischen Produktschutzes (Druck- und Zugbelastung) ist durchzuführen.
Bei der Beurteilung von *Konstruktion und Abmessungen* geht es im Rahmen der Validierung der Maschinenverarbeitbarkeit eines Packmittels im wesentlichen um die Überprüfung kritischer Parameter mit ihren tolerablen Bandbreiten.
Sind als Packmittel als Einzelteil *Anforderungen an die Funktion* gestellt, so sind beispielsweise die Tropfengenauigkeit von Tropfern, die Dosiergenauigkeit von Löffeln, Bechern und Dosierventilen, die Dichtigkeit von Verschlüssen, das Sprühbild von Aerosolventilaufsätzen und die Durchflußmenge pro Zeiteinheit sowie die komplette Entleerbarkeit von Überleitungsgeräten zu überprüfen.
Aber auch die *Kompatibilität* verschiedener *Materialien* einer Packung kann deren Funktion beeinflussen und ist ebenso wie die *Kompatibilität der Konstruktion* zu validieren. Bei Dichtigkeitstests, Prüfung der Siegelnahtfestigkeit von Folien und beim Nachweis der Keimdichtigkeit von Injektions- und Infusionssyste-

men wird bewußt unter dem Gesichtspunkt der Belastung des Materials validiert.
Stabilitätsprüfungen des Produktes unter verschiedenen klimatischen Bedingungen gehören auch zur Validierung der Packung.
Die *Funktion einer Packung*, beispielsweise bei gefüllten Einmalspritzen, Dosierspritzen für Mehrfachdosierungen, Infusionsgeräten, Einzeldosierungspackungen und Packungen mit Applikationshilfen sowie die *mechanische Stabilität der Packung* müssen in Versandversuchen, Fallversuchen und bei reproduzierbaren Druck- und Schlagbelastungen selbstverständlich auch überprüft werden.
Zum Validierungsprogramm gehört darüber hinaus auch die *maschinelle Verarbeitbarkeit* der Packmittel.
Da die Herstellung der Packmittel normalerweise außerhalb des Bereichs der Pharmahersteller erfolgt, ist es für die Validierung auf dem Packmittelsektor wichtig, daß der Packmittelhersteller jede kleinste Änderung in Material, Konstruktion und Herstellverfahren dem pharmazeutischen Hersteller mitteilt, da jede Änderung - sofern nicht ein Validierungstransfer zulässig - eine Revalidierung zur Folge haben muß.

Validierung in der Verpackung.[42,43] Vor Bestellung einer neuen Verpackungsanlage, beispielsweise einer Tiefziehpackungsanlage, sollten bereits alle Erfordernisse hinsichtlich Bestellung, technischer Abnahme, Kalibrierung und Qualifizierung eindeutig definiert sein. Gegebenenfalls notwendige Optimierungen des Verpackungssystems sollten bereits vor der Bestellung durchgeführt werden, da eine Validierung nur am definierten Verfahren möglich ist. Im Rahmen der Qualifizierung einer Tiefziehpackungsanlage sind folgende Punkte zu prüfen:[42]

- Kalibrierung von MSR-Einrichtungen,
- Temperatur an der Verformstation und Siegelstation,
- Druck an der Verformstation und Siegelstation,
- Taktzahl,
- Druckluft: Prüfung auf Abwesenheit von Öl, Wasser, Partikeln, Keimgehalt,
- Überwachung der Druckluft: Druckwächter,
- Produktzuführung: Prüfung auf Beschädigung, Entstaubung,
- Napftiefenkontrolle,
- Leerfeldkontrolle: Funktion, Selbstüberwachung,
- Perforierung: Toleranz,
- Einprägung der Chargenbezeichnung: auf allen Bahnen,
- Auswurfgegenkontrolle: Funktion, Selbstüberwachung.

Nach Beschaffung einer qualifizierbar bestellten Anlage und Durchführung der eigentlichen Qualifizierungsarbeiten ist der weitere Aufwand für die Prozeßvalidierung relativ gering. Es sind dies im wesentlichen die Inprozeß-Kontrollen, insbesondere dann, wenn diese inline auf drei Ebenen durchgeführt werden:

- integrierte Kontrolleinrichtung,
- Selbstüberwachung der integrierten Kontrolleinrichtung bzw. redundanten Einrichtungen,
- Stichprobenkontrolle nach manuellen Eingriffen.

Beispiele für die produktspezifische Validierung sind:

- Dichtigkeitskontrolle von Streifenpackungen,
- Schutz besonders lichtempfindlicher Produkte,
- Temperaturschutz, z. B. bei Maschinen-Stillstand,
- Begasung oxidationsempfindlicher Produkte,
- Lesbarkeit aller aufgedruckter oder eingeprägter Daten,
- Integrität der Primärverpackung.

Auf die Bedeutung der Validierung der *Herstellung von Gummistopfen* beim Hersteller wird hingewiesen.[44] Im Gegensatz zur Validierung von Sterilisationsverfahren gibt es für die Herstellung von primären Packmitteln keine allgemein anerkannten Methoden hinsichtlich der Belastungstests.

Alle Spezifikationen hinsichtlich chemische Eigenschaften, physikalisch-mechanische Eigenschaften sowie Funktion werden vom Hersteller überprüft und sollten dem Kunden, insbesondere im Falle von Änderungen, zur Kenntnis gegeben werden. Dies betrifft vor allem die Herstellung, Formgebung und Nachbehandlung.

Änderungen auf jeder Stufe können Auswirkungen auf den Einsatz beim Arzneimittelhersteller haben und müssen ihm deshalb mitgeteilt werden.

Validierung von Reinigungsverfahren[9,45-47]

Kreuzkontaminationen zu vermeiden ist eine wichtige Aufgabe einer GMP-gerechten Arzneimittelherstellung. Dies bedeutet, daß die personellen, räumlichen und apparativen Voraussetzungen geschaffen sind.

Von großer Bedeutung sind u. a. Reinigungsverfahren produktberührender Ausrüstungsgegenstände, Prozesse, die sorgfältig ausgearbeitet, beschrieben und hinsichtlich ihrer Effektivität validiert sein müssen. Dies trifft vor allem dann zu, wenn unterschiedliche Produkte in ein und derselben Anlage hergestellt, gelagert oder abgefüllt werden sollen.

Gemäß dem EG-Leitfaden[9], Abschnitt 3.6, sollen u. a. hochwirksame Arzneimittel, sowie Erzeugnisse, die keine Arzneimittel sind, in besonderen Räumlichkeiten (und Apparaturen) hergestellt werden. In Ausnahmefällen kann eine Kampagnenfertigung unter der Voraussetzung akzeptiert werden, daß besondere Vorsichtsmaßnahmen getroffen werden und die notwendigen Validierungen durchgeführt sind. Dies bedeutet, daß insbesondere die Reinigung der Ausrüstungsgegenstände validiert ist.

Im Zusammenhang mit der Herstellung pharmazeutischer Arzneistoffe zitiert Avallone:[45]

„Ein validiertes Reinigungsverfahren wird als ein Prozeß definiert, dessen Erfolg nachweisbar dokumentiert ist. Dieser soll bei exakter Durchführung einen Ausrüstungsgegenstand mit hoher Sicherheit auf einen vorher festgelegten Reinigungsgrad bringen, der durch geeignete chemische und mikrobiologische Tests nachgewiesen wird."

Der Validierungsplan für einen Reinigungsprozeß sollte folgende Punkte enthalten:

- eine detaillierte Reinigungsvorschrift,
- einen Probenziehplan,
- die analytische Prüfmethode und
- Grenzwerte für verbleibende Kontaminationen.

An der Erstellung dieser Grenzwerte für noch akzeptable Restkontaminationen sollte ein Mediziner mitarbeiten. Bei der Herstellung von Liquida und flüssigen Parenteralia gewinnt die Cleaning-in-place/Sterilization-in-place(CIP-SIP)-Technologie zunehmend an Bedeutung. Dieses Potential zur Rationalisierung und Verbesserung der Qualität kann jedoch nur ausgeschöpft werden, wenn eine ausreichende Effizienz der Reinigung und Sicherheit der Sterilisation sichergestellt ist. Dieser Nachweis wird durch Validierung erbracht. Schwerpunkte hierbei sind:[46]

- Wirksamkeit der Reinigung und Dampfsterilisation,
- Ausschluß der Rekontamination und unerwünschter chemisch-physikalischer Interaktionen,
- Identifizierung kritischer Punkte, wie Rohrleitungen, Pumpen und Ventile, Belüftungsfilter, Meß- und Regeleinrichtungen sowie Entlüftung.

Zur Prüfung der Reinigung wird die Anlage entweder mit einer untoxischen, gut nachweisbaren Modellsubstanz oder mit Produktlösung kontaminiert. Die experimentelle Überprüfung der Reinigung sollte stets auch solche Produktlösungen mit einschließen, die schwer zu entfernen sind.

Der Produktnachweis an den gereinigten Oberflächen kann über die „Nachspülflüssigkeit" oder Abstriche erfolgen bzw. durch gezielte Analyse der Folgeproduktlösung, die mit den gereinigten Oberflächen in Kontakt gekommen ist.

Die Validierung der *Dampfsterilisation* kann durch Einsatz von kalibrierten Thermoelementen oder Pt-100-Temperaturfühlern, Bestimmung der Temperaturverteilung und Ermittlung der kältesten Stelle erfolgen. Im Falle komplexer CIP-SIP-Apparate sind jedoch physikalische Messungen oft nur von begrenzter Aussagekraft, weil besonders kritische Stellen für die Messungen oft nicht zugänglich sind und weil nur die Temperatur und nicht die Dampfsättigung bestimmt werden kann. Hier können biologische Indikatoren mit Erfolg eingesetzt werden.[46]

Im Pharma-Verpackungsbetrieb ist die Reinigung der Maschinen deshalb sehr wichtig, weil dadurch die Gefahr einer Produktuntermischung minimiert wird und verwinkelte Konstruktionen die Reinigung zeitaufwendig machen. Besonders kritisch sind alle Maschinenteile, die mit dem offenen Arzneimittel Kontakt haben, weshalb hier eine absolut sichere Reinigung erforderlich ist.

Problemstellen bei der Reinigung sind z. B. nach:[47] Bürsten, Zylinderschrauben mit Innensechskant, Bohrlöcher oder sonstige Vertiefungen und alle schwer zugänglichen Stellen in kritischen Bereichen.

Validierung computerunterstützter Verfahren[48,54]

Eine Kommission der Pharmaceutical Manufacturers Association (PMA) hat wegen des bei der Herstellung und Kontrolle im pharmazeutischen Betrieb deutlich gestiegenen Einsatzes computerunterstützter Verfahren das Konzept der Validierung der Hard- und Software beschrieben.[48]

Das Validierungsprogramm für ein Computersystem kann in vier aufeinanderfolgende Phasen eingeteilt werden:

- Planung und Vorbereitung,
- Technische Abnahme und Qualifizierung der Hardware,
- Validierungstests sowie
- Betrieb und laufende Kontrolle.

In der ersten Phase müssen die Aufgaben und das Ziel definiert sowie die Voraussetzungen für die Validierung geschaffen werden. Bei der technischen Abnahme und Qualifizierung (zweite Phase) sind auch die prozeßrelevanten Meßeinrichtungen zu überprüfen, Vorschriften und Anweisungen zu erstellen und die Mitarbeiter mit dem System vertraut zu machen.

Die Validierung des computerunterstützten Verfahrens (dritte Phase) schließt die Testläufe ein und die vierte Phase alle Aktivitäten, die sicherstellen, daß das Computersystem während der Nutzung in einem validierten Zustand verbleibt.

Hinsichtlich gekaufter Software ist sinngemäß vorzugehen. Computersysteme können nach[54] in Abhängigkeit von ihrer durch Standardisierung und weite Verteilung geschaffenen Sicherheit in vier Kategorien eingeteilt werden:

- Kategorie I: Unveränderte oder unveränderbare Systeme, weitverbreitet und bewährt.
- Kategorie II: Unveränderbare, aber parametrisierbare Systeme.
- Kategorie III: Erweiterte Systeme.
- Kategorie IV: Selbst erstellte und angepaßte Systeme (Spezialanfertigungen).

Die Kategorie bestimmt den Aufwand an Validierung. Je höher der Standardisierungsgrad, desto geringer der Validierungsumfang. Die Kategorien I bis III sind normalerweise als Standard-Softwarepakete im Handel erhältlich.

Für eine gemäß Validierungsplan durchzuführende Validierung sind nach[54] üblicherweise die in Tab. 4.128 aufgelisteten Dokumente nötig:

23.7 Aufgabe der Qualitätskontrolle bei der Validierung von Herstellungsverfahren[49-51]

Herstellungsverfahren können nur dann validiert werden, wenn auch die den Beweis liefernden Prüfmethoden sicher und zuverlässig, d. h. validiert sind. Vor Abgabe einer Bewertung der Qualität eines Arzneimittels muß sichergestellt sein, daß die Prüfmethode die nötige Präzision besitzt, richtig arbeitet, für die gestellte Aufgabe spezifisch ist und das notwendige Nachweisvermögen hat.[49]

Unter Validierung wird auch die Gesamtheit aller sich über Planung, Ausführung und Dokumentation erstreckenden Maßnahmen, die die Gültigkeit einer analytischen Methode beweisen, verstanden.[49] Der Prüfaufwand richtet sich nach der Methodik, der Apparatur und den Anforderungen nach der Güte des Resultats.

Die Validierung einer analytischen Methode soll also den Nachweis erbringen, daß ein Prüfverfahren aussagekräftige und richtige Informationen darüber liefert, wie weit ein Ausgangsstoff bzw. ein Endprodukt der in der Entwicklungsphase erarbeiteten und in den Spezifikationen festgelegten Qualität entspricht.

Validieren umfaßt neben dem eigentlichen Ausarbeiten einer analytischen Methode auch die regelmäßige Überprüfung ihrer Eignung in den Laboratorien, in denen sie angewandt wird. Validieren schließt also die gesamte Anwendungsdauer eines Prüfverfahrens mit ein.

Man kann daher folgende Phasen unterscheiden:

- Ausarbeiten der Methode und Bestimmen der kritischen Parameter.
- Kontrolle der Eignung des Prüfverfahrens, d. h. Überprüfung der Reproduzierbarkeit der analytischen Resultate in verschiedenen Laboratorien.
- Im Laboratorium, in dem die Methode routinemäßig angewandt wird, ist der Einfluß auf die kritischen Parameter erneut zu ermitteln.

Qualitätsmerkmale lassen sich wie folgt einteilen:

1. Beschreibende Merkmale: Die maßgebenden Variablen sind die Geräte. Die Prüfvorschriften sind so abzufassen, daß unabhängig von Ort, Zeit und Analytiker innerhalb der vorgesehenen Toleranz vergleichbare Werte erhalten werden. Voraussetzung dazu ist, daß alle Geräte kalibriert sind.
2. Identität: Bei der Validierung eines Verfahrens für die Identitätsprüfung ist es maßgebend, den Grad der Spezifität oder der Selektivität der Methode zu ermitteln und zu dokumentieren. Eine Methode kann als spezifisch betrachtet werden, wenn mit ihrer Hilfe einzig die zu analysierende Prüfkompo-

Tabelle 4.128. Verfahren und Unterlagen für die Validierung. PV Prospektive Validierung, RV Retrospektive Validierung

Leistungsbeschreibung	(PV)
Systemhandbuch	(PV)
Datensicherung (Art der Sicherung, Häufigkeit)	(PV, RV)
Ausfälle (Notbetrieb und Re-start-Ablauf)	(PV, RV)
Zugriffsberechtigung / Zugriffskontrolle	(PV, RV)
Installationshandbuch	(PV, RV)
Anwendungsbeschreibung vom Benutzerstandpunkt aus	(RV)
Datenflußplan	(RV)
Quellcode (Computerbefehle in Programmiersprache)	(PV)
Benutzerhandbuch	(PV, RV)
Umweltfaktoren	(PV, RV)
Tests (Testziele, -methoden, -daten, -ergebnisse)	(PV, RV)
Zeitplan für die vorbeugende Wartung	(PV, RV)
Verantwortung für den Systembetrieb	(PV, RV)
Schulungsunterlagen	(PV)
Benutzerprotokoll (Beschreibung von Änderungen und Vorfällen)	(PV, RV)
Systemprotokoll (Beschreibung von Änderungen und Vorfällen)	(PV, RV)
Modifikationskontrolle	(PV, RV)
Liste aktueller Informationen (Erfahrungen mit dem System)	(RV)
Abschalten (Ende der Nutzungsdauer, Archivierung)	(PV, RV)

nente erfaßt wird. Sie ist selektiv, wenn sie erlaubt, mehrere Substanzen unabhängig voneinander zu erfassen.

3. Reinheit: Bei Arznei- und Hilfsstoffen muß mit Verunreinigungen, wie Nebenprodukte, Abbauprodukte und Kontaminationen durch Fremdsubstanzen oder Mikroorganismen gerechnet werden. Beim Validieren von Methoden zur Prüfung auf Reinheit ist den Punkten Isolierung, Zersetzung, Selektivität, Spezifität, Nachweisgrenze und Richtigkeit besondere Beachtung zu schenken.

4. Gehalt: Die Validierung einer Gehaltsbestimmungsmethode muß mindestens die Untersuchung der Kriterien Empfindlichkeit, Spezifität bzw. Selektivität und Genauigkeit, d. h. Richtigkeit und Präzision umfassen.

Da die in einem Laboratorium entwickelte und validierte Methode nicht auch in anderen Laboratorien mit anderen Analytikern, Reagenzien und Geräten validiert sein muß, ist in den letztgenannten bis zu einem gewissen Umfang eine Revalidierung vorzunehmen. Neue Methoden sollten auf jeden Fall von der analytischen Entwicklung und der Qualitätskontrolle gegenseitig geprüft werden.

Validierung von Analysenmethoden ist keine grundsätzlich neue Forderung, neu ist nur, daß nicht nur Prüfvorschriften vom entwickelnden Labor abgegeben werden, sondern daß neben Resultaten auch alle Rohdaten sowie die zu deren Auswertung und Verständnis notwendigen Erläuterungen in der Validierungsdokumentation zusammengefaßt werden müssen. Die Dokumentation soll nicht nur ideale sondern realistische Werte enthalten.

Zur Erhöhung des Vertrauens in die analytischen Ergebnisse der Qualitätskontrolle sollte dem Hersteller pharmazeutischer Produkte zumindest das Vorliegen von Ergebnissen der Validierung von Analysenmethoden, besser jedoch eine Zusammenfassung des Validierungsbefundes (-berichtes) bekannt sein. Auch die Änderung von Prüfvorschriften und Spezifikationen sollte dem Produktionsbereich rechtzeitig bekannt gemacht werden.

Es muß betont werden, daß aus der Zielsetzung der Stabilitätsprüfung heraus die Definition der Validierung um die „Sicherstellung zu erweitern ist, daß die Qualität bis zum Ende der Laufzeit garantiert werden kann".[51] Dies bedeutet, daß die Elemente der Stabilitätsprüfung, wie Lagerbedingungen für Streß- und Langzeituntersuchungen, Untersuchungsfolge und Dauer der Lagerung, Umfang der Untersuchungen, Folgeuntersuchungen, Analysenverfahren, Substanzen und Dokumentation qualifiziert werden müssen, damit sie die Eigenschaften besitzen, die zur Erzeugung einer bestimmten Sicherheit (Qualität) der Haltbarkeitsaussage erforderlich ist.

Aufgaben der Qualitätskontrolle bei der Validierung von Herstellungsverfahren sind zweifelsohne die Mitarbeit im Team (s. Organisation der Validierung), das Einbringen von Sachverstand bei der Erstellung von Validierungsplänen, die Durchführung von Untersuchungen mit validierten Prüfmethoden und die Bewertung der Ergebnisse.

23.8 Retrospektive Verfahrensvalidierung [51-53]

Vorausgesetzt, daß keine Änderungen der Formulierung, des Verfahrens, der Einrichtungen und Ausrüstung vorgenommen wurden, kann eine kritische Bewertung der Inprozeß-Daten und der analytischen Untersuchungsergebnisse sowie der Betriebserfahrung für eine beweiskräftige (Retrospektive) Validierung genügen. Falls nötig sind die Erfahrungsdaten durch gezielte Untersuchungen an Mustern aus laufender Produktion, durch Überprüfung kritischer Parameter der Einrichtungen und gegebenenfalls durch spezielle Versuchsläufe zu ergänzen.[1]

Im allgemeinen ist nach den GMP-Regeln vor Aufnahme der Routineproduktion eine prospektive Validierung erforderlich.[51] So liegt also bei neuen Produkten die Priorität bei der prospektiven Validierung, allein schon deshalb, da es im Interesse jedes Arzneimittelherstellers liegen muß, Produkte nur aus validierten Herstellungsverfahren in den Verkehr zu bringen. Bei parenteralen Zubereitungen sollte aus Sicherheitsgründen daher die prospektive Validierung bindend sein.

Bei bereits längere Zeit im Verkehr befindlichen Arzneimitteln, die bei ihrer Einführung keiner prospektiven Validierung unterworfen wurden, ist eine Zusammenfassung historischer Daten von kritischen Parametern aus den Herstellungsunterlagen (z. B. Inprozeß-Kontrollen) sowie von Daten der Qualitätsprüfung durchaus geeignet – wenn auch nachträglich erstellt – zu beweisen, daß ein Verfahren „unter Kontrolle" ist. Allerdings müssen hierbei eine große Anzahl aufeinanderfolgender Partien, z. B. mindestens 20 (nach[52]), ausgewertet werden.

Vor der Erstellung eines Validierungsplanes sollten auch bei der retrospektiven Validierung die kritischen Prozeßschritte definiert und die wesentlichen Prüfpunkte der Qualitätskontrolle ausgewählt werden. Die Anzahl der in retrospektive Validierung aufzunehmenden Partien sowie die (statistische) Auswertung der Daten sind festzulegen.

Im Zusammenhang mit einer solchen retrospektiven Studie kann es nützlich sein, auch die Umgebungsbedingungen bei der Herstellung der festgelegten Anzahl von Partien unter die Lupe zu nehmen und z. B. die Log-Bücher der Apparate und Anlagen hinsichtlich Wartung und Reparaturen zu überprüfen.

Außerdem kann es zweckmäßig sein, die Aufzeichnungen über Reklamationen zu studieren, ob es in der Vergangenheit Beanstandungen der Qualität durch den Anwender gegeben hat.

23.9 Validierungstransfer[11,12]

Um den Arbeitsaufwand für die Validierung im Produktionsmaßstab zu reduzieren, ist es bis zu einem gewissen Grade möglich, auf die Validierungsergebnisse aus der Entwicklungsphase zurückzugreifen. Ebenso können unter gewissen Voraussetzungen Ergebnisse von einem auf den anderen Betrieb übertragen werden, wenn Maschinen und Geräte und die Verfahrensbedingungen übereinstimmen. Ob diese Voraussetzungen zutreffen, muß durch eine Risikoanalyse geklärt werden. Validierungstransfer und Wirtschaftlichkeit stellen keine Gegensätze dar, die sich gegenseitig ausschließen, sondern sie ergänzen sich und sind - richtig verstanden - die Basis einer optimalen Arzneimittelherstellung.[12]

Literatur

 1. Komitee für Laboratorien und offizielle Medikamentenkontrolle und Sektion Industrie-Apotheker der FIP (1980) Pharm Ind 42:982-984
 2. Feiden K (1987) Pharm Technol J 8:5-7
 3. Commission of the European Communities (1989) „Notice to Applicants" for marketing authorizations for proprietory medicinal products in the member states of the European Community, 1049 Brüssels
 4. Bundesgesundheitsamt (1988) Erläuterungen des BGA zum Antrag auf Zulassung eines Arzneimittels, 2. Aufl.
 5. Betriebsverordnung für pharmazeutische Unternehmer (PharmBetrV) (1985) Pharm Ind 47:251-257
 6. Pharmazeutische Inspektions Convention (PIC) (1983) Grundregeln für die sachgemäße Herstellung pharmazeutischer Produkte („Basic Standards") Dokument PH 3/83
 7. Food and Drug Administration (1987) Guideline on general principles of process validation, FDA Center for Drugs and Biologics, Rockville, MD 20857
 8. PMA's validation advisory committee (1985) Pharm Technol 9:78-82
 9. EG-Leitfaden einer guten Herstellungspraxis für Arzneimittel (1990) Pharm Ind 52:853-874
10. Frey EM (1984) Pharm Ind 46:601-609
11. Franklin NC (1983) Validierungstransfer. In: Sucker H (1983) Praxis der Validierung, Wissenschaftliche Verlagsgesellschaft, Stuttgart
12. Naumann T (1987) Pharm Technol J 8:61-64
13. Chapman KG (1983) Pharm Technol J 7:51-57
14. Lingnau J (1987) Pharm Technol J 8:65-69
15. Sirch E (1990) Die Bedeutung von technischer Abnahme, Kalibrierung und Qualifizierung bei pharmazeutischen Produktionsanlagen, Concept-Seminar „Validierung im Rahmen europäischer Richtlinien", Frankfurt/Main
16. Sucker H, Fuchs P, Speiser P (1978) Pharmazeutische Technologie, Thieme, Stuttgart
17. Lingnau J (1989) Drug Dev Ind Pharm 15:1029-1046
18. Food and Drug Administration (1988) Draft Guideline on the preparation of investigational new drug products, Division of Manufacturing and Product Quality (HFN 320) Rockville, MD 20857
19. Avallone HL (1990) Pharm Technol Intern 2(8):66-68
20. Wallhäußer KH (1982) Pharm Ind 44:401-404
21. Wallhäußer KH (1985) Pharm Ind 47:314-319
22. Parenteral Drug Association (1980) Validation of aseptic filling for solution drug products, Technical Monograph 2
23. Seyfarth H (1987) Pharm Ind 49:1176-1183
24. 5. FIP-Bericht (1990) Pharm Ind 52:1001-1005
25. DIN 58950/Teil 3 (1988) Abnahmeprüfungen an pharmazeutischen Dampfsterilisatoren
26. Agalloco JP (1986) Validation of aseptic filling operations. In: Carleton FJ, Agalloco JP, Validation of aseptic pharmaceutical processes, Marcel Dekker, New York Basel
27. Frieben WR, Folck RJ, Devisser A (1982) J Parenter Sci Technol 36:112-116
28. 4.FIP-Bericht (1988) Pharm Ind 50:731-734
29. Dietz GR (1986) Validation of Co 60 radiation sterilization. In: Carleton FJ, Agalloco JP, Validation of aseptic pharmaceutical processes, Marcel Dekker, New York Basel
30. Wallhäußer KH (1988) Praxis der Sterilisation-Desinfektion-Konservierung, 4.Aufl., Thieme, Stuttgart
31. AMRadV (1987) Bundesgesetzblatt 1987 Teil 1:502
32. Bekanntmachung des BGA (1987) über Zulassung und Registrierung von Arzneimitteln/Erläuterungen zum Antrag auf Zulassung von Arzneimitteln, die mit ionisierenden Strahlen behandelt worden sind
33. Brandau R (1983) Validierung halbfester Formen in der Entwicklung. In: Sucker H (1983) Praxis der Validierung, Wissenschaftliche Verlagsgesellschaft, Stuttgart
34. Lingnau J (1983) Validierung halbfester Formen in der Produktion. In: Sucker H (1983) Praxis der Validierung, Wissenschaftliche Verlagsgesellschaft, Stuttgart
35. Lingnau J (1977) Acta Pharm Technol 23(1):39-52
36. 3.FIP-Bericht (1980) Pharm Acta Helv 55:29-39
37. Seyfarth H, Lechner U (1990) Pharm Ind 52:1129-1142
38. Riniker HP (1987) Pharm Technol J 8:57-60
39. Rudolph JS (1984) Validation of solid dosage forms. In: Loftus BT, Nash RA, Pharmaceutical process validation, Marcel Dekker, New York Basel
40. Thieme H (1982) Pharm Ind 44:919-924
41. Rahm H (1983) Validierung fester Formen in der Produktion. In: Sucker H (1983) Praxis der Validierung, Wissenschaftliche Verlagsgesellschaft, Stuttgart
42. Algner S, Lietz H (1983) Validierung in der Packungsentwicklung und Verpackung. In: Sucker H (1983) Praxis der Validierung, Wissenschaftliche Verlagsgesellschaft, Stuttgart
43. Algner S (1983) Pharm Ind 45:1171-1175
44. Ventura DA, Goodsir SW (1986) Component preparation processes. In: (s. 26)
45. Avallone HL (1989) Pharm Eng 9:37-40,57
46. Zimmermann G (1989) Pharm Technol J 10(4):45-51
47. Faubel G, Schott W, van der Stouwe C (1989) Pharm Ind 51:310-320
48. PMA's Computer systems validation committee (1986) Pharm Technol 10:24-34
49. Dertinger G (1987) Pharm technol J 8:43-47
50. Bosshardt H, Schorderet F (1983) Validierung analytischer Methoden. In: Feltkamp H, Fuchs P, Sucker H, Pharmazeutische Qualitätskontrolle, Thieme, Stuttgart New York
51. Grimm W (1983) Validierung der Haltbarkeitsaussage. In: Sucker H (1983) Praxis der Validierung, Wissenschaftliche Verlagsgesellschaft, Stuttgart
52. Schwemmer WL (1990) Pharm Eng 10(3):44-46
53. Trubinski CJ, Majeed M (1984) Retrospective Process Validation. In: Loftus BT, Nash RA (1984) Pharmaceutical Process Validation, Marcel Dekker, New York Basel
54. Geschwandtner H, Hambloch H, Hempel HE, Lanz W, Stupp HJ, Weirich W, Wiesenthal K (1989) Pharm Ind 51:911-913

Kapitel 5

Qualitätskontrolle

1 Statistische Qualitätskontrolle

H. Wätzig

In diesem Beitrag werden statistische Kenngrößen
ähnlich der angelsächsischen Literatur mit selbsterklärenden Symbolen, wie sdv(*y*), var(*y*) usw. verwendet;
auf die Verwendung anderer statistischer Symbole in
Kap. 3,3 und Kap. 5,3.3 wird jedoch hingewiesen.

1.1 Statistik von Stichproben

1.1.1 Die Stichprobe
und ihre charakteristischen Werte

Zur Qualitätskontrolle ist Statistik als Teil des wissenschaftlichen Fundaments notwendig. Durch Statistik
ist es möglich, Daten zu gewinnen, darzustellen, zu
analysieren und zu interpretieren.
Wenn eine große Tablettencharge (z. B. 200.000
Stück) auf Gleichförmigkeit des Gewichts und des
Gehaltes untersucht werden soll, dann können nicht
alle 200.000 Tabletten untersucht werden. Dies wäre
nicht nur zu aufwendig, sondern würde bei der Bestimmung der Gleichförmigkeit des Gehaltes auch
zur Zerstörung der Charge führen. Statt dessen wird
der Grundgesamtheit, also der Tablettencharge, eine
Stichprobe entnommen. Auch eine kleine Stichprobe
läßt ziemlich genaue Rückschlüsse auf die Grundgesamtheit zu. Das DAB 9 verlangt zur Überprüfung einer Tablettencharge nur eine Stichprobengröße von
20 Stück, das sind vor 200.000 nur 0,001 %.
Eine Stichprobe kann durch ihre Maßzahlen, auch
teilweise als charakteristische Werte oder Kennwerte
bezeichnet, beschrieben werden. Man unterscheidet
Lagemaße und Streumaße. Das populärste Lagemaß
ist der arithmetische Mittelwert $\bar{x}$ Gl. (1), die Summe
der Einzelwerte einer Stichprobe dividiert durch ihre
Anzahl. Ein weiteres wichtiges Lagemaß ist der Median $\tilde{x}$. Um ihn zu erhalten, werden die Werte einer
Stichprobe der Größe nach geordnet. Der Median ist
der Wert in der Mitte der geordneten Liste, bei einer
geraden Anzahl von Werten das arithmetische Mittel
der beiden Werte in der Mitte.

$$\bar{x} = \frac{\sum_{i=1}^{n} x_i}{n} \tag{1}$$

Beispiel 1. Das Gewicht von sieben Tabletten wurde
wie folgt bestimmt: 305,6, 302,6, 306,5, 307,9, 304,4,
302,9, und 304,2 mg. Das Gesamtgewicht der sieben
Tabletten beträgt 2134,1 mg. Diese Summe wird
durch die Anzahl der Tabletten geteilt (hier: 7):
2134,1 : 7 = 304,87.
Der arithmetische Mittelwert $\bar{x}$ beträgt 304,87 mg.
Das Gewicht der Tabletten wird der Größe nach geordnet: 302,6, 302,9, 304,2, 304,4, 305,6, 306,5,
307,9 mg. Der Median beträgt 304,4 mg.

Beispiel 2. Zur Überprüfung einer Vorschrift werden
viermal Augentropfen nach der gleichen Rezeptur angefertigt. Anschließend wird auf Schwebstoffe geprüft.

Probennummer:	1	2	3	4
Anzahl von Schwebeteilchen mit einem Durchmesser ≥ 50 µm:	2	0	1	3

Mittelwert: 1,5. Umordnung nach Größe: 0, 1, 2, 3. Es
liegen zwei Werte in der Mitte. Der Median ist deren
arithmetisches Mittel, also ebenfalls 1,5.
Als Streumaße werden hauptsächlich die Varianz
var (*x*), Gl. (2), die Standardabweichung (engl.: standard deviation) sdv(*x*), Gl. (3), und die relative Standardabweichung relsdv(*x*), Gl. (4), auch Variationskoeffizient genannt, verwendet. Andere wichtige
Streumaße sind die mittlere Abweichung *d* nach Gl.
(5) und die Spannweite *R*. Die Spannweite ist die Differenz zwischen kleinstem und größtem Wert, Gl. (6).
Daneben wird der Standardfehler sdv(*x*) nach Gl. (7)
verwendet. Er sagt nichts über die Streuung der Einzelwerte aus, sondern über die Streuung der Lagemaße. Weil durch $\sqrt{n}$ geteilt wird, ist der Standardfehler kleiner als die Standardabweichung.
Standardabweichung und Standardfehler sind leicht
ineinander umrechenbar. Aus Gründen der Vergleichbarkeit sollte jedoch nur eines der beiden Streumaße verwendet werden, und wegen seiner weitaus
stärkeren Verbreitung ist die Standardabweichung
hier zu bevorzugen.
In der Fertigungskontrolle (s. dort) wird der Standardfehler sinnvoll verwendet, weil hier tatsächlich die
Streuung des Mittelwerts von verschiedenen Stichproben interessiert.

$$var(x) = \frac{\sum_{i=1}^{n} (x_i - \bar{x})^2}{n-1} \tag{2}$$

$$sdv(x) = \sqrt{var(x)} \tag{3}$$

$$relsdv(x) = \frac{sdv(x)}{\bar{x}} \tag{4}$$

$$d(x) = \frac{\sum_{i=1}^{n} |x_i - \bar{x}|}{n} \tag{5}$$

$$R(x) = x_{max} - x_{min} \tag{6}$$

$$sdv(\bar{x}) = \frac{sdv(x)}{\sqrt{n}} \tag{7}$$

Beispiel 3. Berechnung der Varianz und der Standardabweichung nach Gl. (2) und Gl. (3); $\bar{x} = 304,87$; Zahlen aus Beispiel 1:

i	x_i	$x_i - \bar{x}$	$(x_i - \bar{x})^2$
1	305,6	0,73	0,5329
2	302,6	-2,27	5,1529
3	306,5	1,63	2,6569
4	307,9	3,03	9,1809
5	304,4	-0,47	0,2209
6	302,9	-1,97	3,8809
7	304,2	-0,67	0,4489

$$\Sigma\ 22,0743 \qquad n-1 = 6$$

$\text{var}(x) = 22,07 : 6 = 3,679.$

$\text{sdv}(x) = \sqrt{3,679} = 1,918$

Eine Maßzahl ist erwartungstreu, wenn die Maßzahl der Stichprobe ungefähr den gleichen Wert wie die (meist nur theoretisch ermittelbare) Maßzahl der Grundgesamtheit annimmt. Die Erwartungstreue wächst mit der Größe der Stichprobe. Eine Maßzahl ist effizient, wenn sie auch bei kleinen Stichproben erwartungstreu ist.

In der klassischen Statistik (nur diese soll hier beschrieben werden) ist der Mittelwert der effizienteste Schätzwert für die Grundgesamtheit.[3] Bei kleinen Datenzahlen oder Wahrscheinlichkeitsverteilungen, die stark von der Normalverteilung abweichen (s. Abschnitt 1.1.3), können aber Median und mittlere Medianabweichung effizienter sein. Auf die relativ neuen Methoden der Medianstatistik wird in diesem Rahmen nicht eingegangen, als Einstieg sei[4,5] und die dort angegebene Literatur empfohlen.

Sicher ist, daß der Median weniger empfindlich auf große Abweichungen („Ausreißer") reagiert. Wenn der größte Wert einer Stichprobe ausgetauscht wird (Beispiel 4), dann ändert sich der Median nicht, während der Mittelwert stark beeinflußt werden kann.

Beispiel 4. Durch einen Schreibfehler sind die Werte der Stichprobe aus Beispiel 1 verändert worden. Der Größe nach geordnet lauten sie nun wie folgt: 302,6, 302,9, 304,2, **304,4**, 305,6, 306,5, 3007,9 mg Der Median beträgt immer noch 304,4 mg, während der Mittelwert nun 690,6 mg ergibt.

1.1.2 Zufallsvariable und Wahrscheinlichkeitsverteilungen

Eine Variable, deren Wert vor ihrer Beobachtung oder Messung nicht feststeht, sondern vom Zufall abhängt, heißt Zufallsvariable. Beispiele für Zufallsvariable sind: die Augenzahl eines Würfels, das genaue Gewicht einer Tablette (bei der Herstellung der Tablette und bei der Messung des Gewichts treten unvermeidbare Streuungen auf) oder das Ergebnis einer Titration (Ablesefehler und Dosierfehler führen zu zufälligen Abweichungen). Welchen Wertebereich eine Zufallsvariable annimmt ist jedoch nicht völlig zufällig, sondern durch Lage- und Streumaße charakterisierbar.

Beispiel 5. Beim Wurf mit einem Würfel können nur die Werte 1 bis 6 angenommen werden, jede Zahl hat die gleiche Wahrscheinlichkeit (1/6). Zwischenwerte, z. B. 1,1, können nicht vorkommen, sondern nur diskrete Einzelwerte. Die Wahrscheinlichkeitsverteilung beim Würfeln ist daher eine diskrete Gleichverteilung. Andere diskrete Verteilungen resultieren aus zählenden Verfahren, s. Beispiel 2.

Beispiel 6. Eine Tablette aus der Stichprobe des Beispiels 1 hat ein Gewicht von 307,9 mg. Das Gewicht einer der Charge zufällig entnommenen Tablette ist zufallsbehaftet. Man kann aber davon ausgehen, daß eine zufällig entnommene Tablette sich nicht vollständig vom Rest der Charge unterscheidet. Da auch das Tablettengewicht innerhalb der Charge nur wenig schwankt, kann das Gewicht einer zufällig entnommenen Tablette grob durch den Mittelwert der Charge abgeschätzt werden. Welche Abweichungen vom Mittelwert zu erwarten sind, teilen die Streumaße mit. Eine Tablette kann jedes beliebige Gewicht annehmen, die Wahrscheinlichkeitsverteilung ist also im Gegensatz zum Würfel stetig. Meßergebnisse liefern meist stetige Wahrscheinlichkeitsverteilungen.

Um aus Streu- und Lagemaßen einer Stichprobe (mehrere Werte einer Zufallsvariablen) eine Zufallsvariable genauer zu beschreiben, werden Wahrscheinlichkeitsfunktionen verwendet.

Beispiel 7. Die *Dichtefunktion* beim Wurf eines Würfels zeigt Abb. 5.1. An den Stellen 1, 2, 3, 4, 5 und 6 beträgt die Wahrscheinlichkeit 1/6, dazwischen, davor und danach ist sie 0 (die Wahrscheinlichkeit, eine 1,1 zu würfeln ist 0, d. h. das Ereignis tritt nie ein.) Die Dichtefunktion beantwortet aber nicht die Frage, wie groß die Wahrscheinlichkeit ist, eine Zahl kleiner als 5 zu würfeln. Dazu wird aus der Dichtefunktion durch Aufsummieren die *Verteilungsfunktion* gebildet. Die Verteilungsfunktion verläuft immer stetig. Der Wert der Verteilungsfunktion gibt an, wie wahrscheinlich es ist, daß der Würfelwurf kleiner oder gleich ausfällt. Für 5 nimmt die Verteilungsfunktion die Wahrscheinlichkeit 5/6 an. Die Wahrscheinlichkeit, eine 5 oder eine 4, 3, 2 oder 1 zu würfeln, ist 5/6. Für 5,1 behält die Verteilungsfunktion den Wert 5/6. Als Augenzahlen kleiner oder gleich 5,1 kommen schließlich ebenfalls 1 bis 5 in Betracht. Für 6 oder größer wird der Wert 1 angenommen. Benutzt man einem Würfel, wird man immer 6 oder weniger Augen werfen. Schließlich beantwortet die Verteilungsfunktion auch die Frage, wie wahrscheinlich es ist, eine 3 oder 4 zu würfeln. Die Wahrscheinlichkeit für ≤ 4 beträgt 4/6, hierbei sind aber noch 1 und 2 möglich. Die Wahrscheinlichkeit für 1 oder 2 (≤ 2) beträgt 2/6, die Wahrscheinlichkeit für 3 oder 4 also 4/6 - 2/6 = 2/6.

Beispiel 8. Etwas anspruchsvoller als beim Würfel ist die Aufgabe, Wahrscheinlichkeitsfunktionen für Meßergebnisse zu bestimmen. Meist findet man aber auch hier große Gemeinsamkeiten, die die Bestimmung der Wahrscheinlichkeiten erleichtern. Die Dichtefunktion nimmt näherungsweise oft die bekannte Gestalt der Gauß-Glockenkurve (Abb. 5.2) an. Die Wahrscheinlichkeitsfunktion ist symmetrisch, d. h., Werte größer oder kleiner als der Mittelwert sind gleichwahrscheinlich. Die Wahrscheinlichkeitsdichte

Dichtefunktion

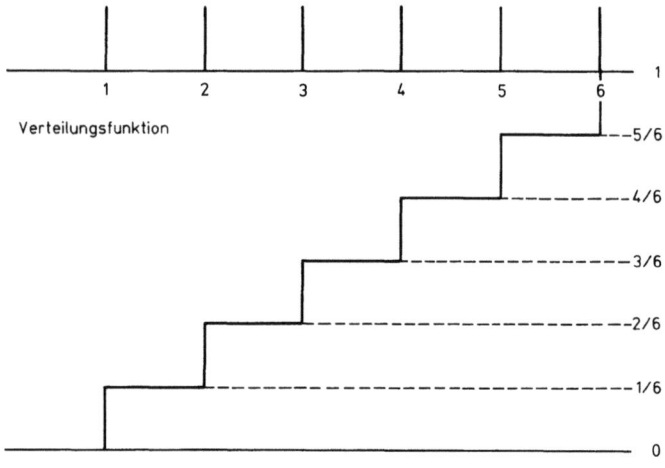

Verteilungsfunktion

Abb.5.1. Dichte- und Verteilungsfunktion der Wahrscheinlichkeiten beim Würfeln

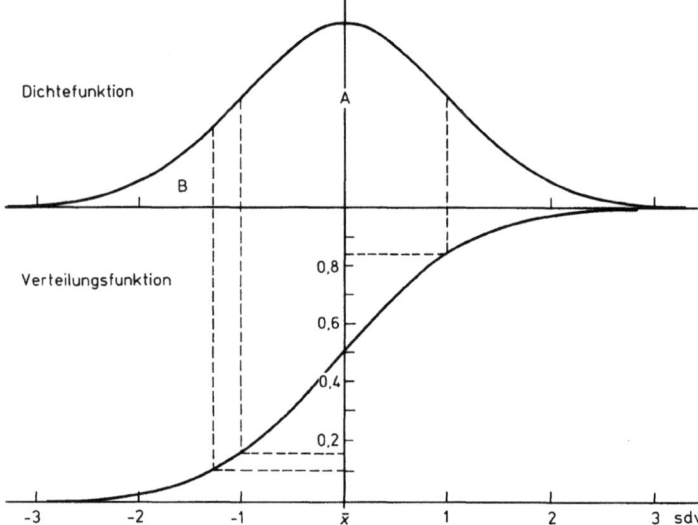

Abb.5.2. Dichte- und Verteilungsfunktion der Standardnormalverteilung

ist am Mittelwert am höchsten und nimmt mit steigendem Abstand schnell ab. Im Bereich ± 1 sdv liegen 68 %, also weit über die Hälfte aller Werte. Im Bereich ± 2 sdv um den Mittelwert liegen bereits 95 % und ± 3 sdv sogar 99 % aller Ereignisse. Das bedeutet, daß weniger als 1 % stärker streuen als drei Standardabweichungen. Das ist relativ wenig; bei einer großen Charge von 200.000 Tabletten (Beispiel 1) würde die Abweichung aber immerhin etwa 2000mal auftreten.

Dennoch beantwortet die Dichtefunktion nicht alle wichtigen Fragen. Wie wahrscheinlich ist es, daß die Zufallsvariable den Mittelwert annimmt? Da die Wahrscheinlichkeitsdichte der Funktion am Mittelwert am größten ist, könnte man eine hohe Wahrscheinlichkeit erwarten. In Wahrheit ist sie jedoch sehr gering: wenn der Mittelwert bei 351,10 mg liegt, dann sind 351,20 und 350,89 oder auch 351,17 kaum

weniger wahrscheinlich, denn die Dichtefunktion hat hier die gleiche Größenordnung. Die Wahrscheinlichkeit, den Mittelwert genau zu treffen, ist sehr gering. Interessant ist aber die Frage, wie groß die Wahrscheinlichkeit ist, den Mittelwert mit einer gewissen Toleranz zu treffen oder wie wahrscheinlich es ist, einen Wert unterhalb einer bestimmten Schwelle zu erhalten. Diese Fragen können mit Hilfe der Verteilungsfunktion (Abb. 5.2) beantwortet werden.

Ähnlich wie in Beispiel 7 entsteht die Verteilungsfunktion durch Aufsummieren der Dichtefunktion, also durch Integration. Die Verteilungsfunktion gibt an, wie wahrscheinlich ein Ereignis kleiner oder gleich dem angegebenen Wert ist. Ihr Wert entspricht der Fläche der Dichtefunktion links vom angegebenen Wert.

Beispiel 9. Kommentierung der Verteilungsfunktion: Abb 5.2 zeigt oben die Dichtefunktion und unten die zugehörige Verteilungsfunktion einer Normalverteilung mit Mittelwert 0 und Standardabweichung 1 (*Standardnormalverteilung*).

Frage A: Wie wahrscheinlich ist es, daß ein zufällig ermittelter Wert im Bereich Mittelwert ±1 Standardabweichung liegt? Fläche A der Dichtefunktion entspricht dieser Wahrscheinlichkeit. Die Größe dieser Fläche kann aus der Verteilungsfunktion berechnet werden. Bei +1 sdv hat die Verteilungsfunktion etwa den Wert 0,84, das entspricht der Fläche links von 1 sdv, also mehr als der Fläche A. Von der Fläche links von + 1 sdv muß daher die Fläche links von - 1 sdv abgezogen werden, deren Größe ist etwa 0,16, wie man bequem an der Verteilungsfunktion abliest. Die Fläche A hat also die Größe 0,84 - 0,16 = 0,68, und das ist die gesuchte Wahrscheinlichkeit.

Frage B: Welcher Schwellenwert muß gewählt werden, damit nur 10 % kleiner als die Schwelle sind? Die Wahrscheinlichkeit 0,1 wird von der Verteilungsfunktion bei etwa −1,28 Standardabweichungen angenommen. Fläche B entspricht dieser Wahrscheinlichkeit.

Die Verteilungsfunktion der Standardnormalverteilung ist vertafelt (Tab. 5.1). Für negatives c (in Standardabweichungen) kann der Wert der Verteilungsfunktion sofort abgelesen werden. Für − 1 sdv erhält man genau die Wahrscheinlichkeit 0,15866 (s. Beispiel 9, entspricht der Fläche links von A). Für positives c ist das Ergebnis 1 -Tabellenwert.

Real vorliegende Normalverteilungen sind jedoch keine Standardnormalverteilungen, und es ist natürlich unmöglich, für sämtliche denkbare Kombinationen von Mittelwerten und Standardabweichungen Tafeln abzudrucken. Es besteht jedoch eine einfache Möglichkeit, jede beliebige Normalverteilung in eine Standardnormalverteilung zu transformieren: Gl. (8) berechnet die zugehörigen Werte c für die resultierenden Verteilungsfunktionen.

$$c = \frac{x - \bar{x}}{\text{sdv}} \qquad (8)$$

Beispiel 10. Tuben sollen mit mindestens 52 g Salbe gefüllt werden. Routinemäßiges Wiegen am 1. Tag von 2.000 Tuben ergab einen Mittelwert $\bar{x}$ von 53,8 g bei einer Standardabweichung von 0,62 g. Mit wieviel Prozent Ausschuß (Tuben unter 52 g) muß gerechnet werden (Normalverteilung wird vorausgesetzt)?

$$c = \frac{52 - 53,8}{0,62} = -2,90$$

Das entspricht einem Tabellenwert von 0,0018658 oder einem Ausschuß von 0,18658 %.

Diese Art der Wahrscheinlichkeitsberechnung basiert auf der Normalverteilung; aber nicht alle Stichproben entsprechen dieser Verteilung. Deshalb muß untersucht werden, ob Normalverteilung vorliegt, bevor die Standardnormalverteilung zur Berechnung von Wahrscheinlichkeiten benutzt wird.

Tabelle 5.1. Normalverteilung

c		0	1	2	3	4	5	6	7	8	9
0,0	0,	500.00	496.01	492.02	488.03	484.05	480.06	476.08	472.10	468.12	464.14
0,1		460.17	456.20	452.24	448.28	444.33	440.38	436.44	432.51	428.58	424.65
0,2		420.74	416.83	412.94	409.05	405.17	401.29	397.43	393.58	389.74	385.91
0,3		382.09	378.28	374.48	370.70	366.93	363.17	359.42	355.69	351.97	348.27
0,4		344.58	340.90	337.24	333.60	329.97	326.36	322.76	319.18	315.61	312.07
0,5		308.54	305.03	301.53	298.06	294.60	291.16	287.74	284.34	280.96	277.60
0,6		274.25	270.93	267.63	264.35	261.09	257.85	254.63	251.43	248.25	245.10
0,7		241.96	238.85	235.76	232.70	229.65	226.63	223.63	220.65	217.70	214.76
0,8		211.86	208.97	206.11	203.27	200.45	197.66	194.89	192.15	189.43	186.73
0,9		184.06	181.41	178.79	176.19	173.61	171.06	168.53	166.02	163.54	161.09
1,0		158.66	156.25	153.86	151.51	149.17	146.86	144.57	142.31	140.07	137.86
1,1		135.67	133.50	131.36	129.24	127.14	125.07	123.02	121.00	119.00	117.02
1,2		115.07	113.14	111.23	109.35	107.49	105.65	103.83	102.04	100.27	985.25
1,3	0,0	968.00	950.98	934.18	917.59	901.23	885.08	869.15	853.43	837.93	822.64
1,4		807.57	792.70	778.04	763.59	749.34	735.29	721.45	707.81	694.37	681.12
1,5		668.07	655.22	642.55	630.08	617.80	605.71	593.80	582.08	570.53	559.17
1,6		547.99	536.99	526.16	515.51	505.03	494.71	484.57	474.60	464.79	455.14
1,7		445.65	436.33	427.16	418.15	409.30	400.59	392.04	383.64	375.38	367.27
1,8		359.30	351.48	343.80	336.25	328.84	321.57	314.43	307.42	300.54	293.79
1,9		287.17	280.67	274.29	268.03	261.90	255.88	249.98	244.19	238.52	232.95
2,0		227.50	222.16	216.92	211.78	206.75	201.82	196.99	192.26	187.63	183.09
2,1		178.64	174.29	170.03	165.86	161.77	157.78	153.86	150.03	146.29	142.62
2,2		139.03	135.53	132.09	128.74	125.45	122.24	119.11	116.04	113.04	110.11
2,3		107.24	104.44	101.70	990.31	964.19	938.67	913.75	889.40	865.63	842.42
2,4	0,00	819.75	797.63	776.03	754.94	734.36	714.28	694.69	675.57	656.91	638.72
2,5		620.97	603.66	586.77	570.31	554.26	538.61	523.36	508.49	494.00	479.88
2,6		466.12	452.71	439.65	426.92	414.53	402.46	390.70	379.26	368.11	357.26
2,7		346.70	336.42	326.41	316.67	307.20	297.98	289.01	280.28	271.79	263.54
2,8		255.51	247.71	240.12	232.74	225.57	218.60	211.82	205.24	198.84	192.62
2,9		186.58	180.71	175.02	169.48	164.11	158.89	153.82	148.90	144.12	139.49
3,0		134.99	130.62	126.39	122.28	118.29	114.42	110.67	107.03	103.50	100.08

1.1.3 Test auf Normalverteilung

Viele statistische Aussagen treffen nur bei normalverteilten Stichproben zu. Die Wahrscheinlichkeitsberechnungen mit der Verteilungsfunktion (s. Abschnitt 1.1.2) sind nur bei normalverteilten Daten möglich. Viele praktisch vorkommende Häufigkeitsverteilungen sind jedoch nicht genau normalverteilt, eine exakte Normalverteilung ist sogar eher die Ausnahme als die Regel. Dennoch bleiben statistische Aussagen bei nicht zu starken Abweichungen gültig, denn Mittelwerte und andere wichtige Maßzahlen beliebiger Zufallsverteilungen nähern sich bei zunehmender Datenzahl der Normalverteilung (zentraler Grenzwertsatz).[6]

Es gibt indessen in der Praxis drei häufiger auftretende Fälle, in denen zu starke Abweichungen von der Normalverteilung die statistische Aussage verfälschen würden. Dies sind zum einen Verteilungen, die durch Mischen von zwei unterschiedlichen Klassen entstehen. Die Häufigkeitsverteilung kann in diesen Fällen zwei Maxima aufweisen, jeweils die Maxima der beiden Klassen. Beispiele für Mischverteilungen sind Teilchengrößenverteilungen nach Mischen zweier Pulver unterschiedlicher durchschnittlicher Teilchendurchmesser oder die Verteilung der relativen Molekülmasse in einem Gemisch von PEG 300 und PEG 1.500.

Auch schiefe Verteilungen sind oft nicht mehr normalverteilt. Sie entstehen durch naturgegebene oder festgelegte Schranken. Wird bei der Salbenfüllung (Beispiel 10) ein Mindestfüllgewicht vorgeschrieben und alle Tuben unterhalb dieser Grenze aussortiert, dann resultiert eine assymmetrische Gewichtsverteilung. Auch bei natürlichen Schranken (ein Gehalt größer 100% oder ein Teilchendurchmesser kleiner 0 kann nicht vorkommen) erhält man schiefe Verteilungen. Weiterhin liefern zählende Verfahren (Beispiel 2) oft keine Normalverteilungen. In vielen Fällen ist es also wichtig zu prüfen, ob eine Normalverteilung vorliegt. Dafür sind eine Fülle von Tests entwickelt worden,[3,7,8] von denen zwei vorgestellt werden:

Test nach David. Dieser Test ist schnell und einfach durchzuführen: eine Testgröße T_D wird durch Vergleich von Spanne R und Standardabweichung sdv ermittelt, Gl. (9). Liegt eine Normalverteilung vor, dann wird dieses Verhältnis zwischen einer oberen und einer unteren Toleranzgrenze liegen, welche von der Datenzahl abhängen und in Tab. 5.2 angegeben sind. Der Test nach David erkennt nur stärkere Abweichungen von der Normalverteilung, aber vor allem diese müssen ausgeschlossen werden. Um eine zuverlässige Aussage zu erhalten, wird eine Datenzahl von mindestens 6 empfohlen.

$$T_D = \frac{R}{\text{sdv}} \tag{9}$$

$$w(i) = \frac{2i-1}{2n} \cdot 100\% \tag{10}$$

Tabelle 5.2. Kritische Grenzen für T_D. Werden die in Tab. 5.2 angegebenen Grenzen über- bzw. unterschritten, darf nicht mehr von einer Normalverteilung ausgegangen werden (Irrtumswahrscheinlichkeit: für obere und untere Grenze jeweils 5%, zusammen also 10%).[7,9] Schranken für andere Datenzahlen können mit ausreichender Genauigkeit durch Interpolation bestimmt werden

Datenzahl	untere Schranke	obere Schranke
3	1,76	2,00
4	1,98	2,43
5	2,15	2,75
6	2,28	3,01
7	2,40	3,22
8	2,50	3,40
9	2,59	3,55
10	2,67	3,69
15	2,97	4,17
20	3,18	4,49
30	3,47	4,89
40	3,67	5,16
50	3,83	5,35
100	4,31	5,90
200	4,78	6,39
500	5,37	6,94
1.000	5,79	7,33

Beispiel 11. Die Stichprobe aus Beispiel 1 soll auf Normalverteilung untersucht werden. $R = 5,3$, sdv = 1,91. $T_D = 5,3 : 1,91 = 2,775$. Unterer Grenzwert, der nicht unterschritten werden darf: 2,40. Oberer Grenzwert, der nicht überschritten werden darf: 3,22. T_D liegt innerhalb der erlaubten Grenzen, die Annahme, daß Normalverteilung vorliegt, darf beibehalten werden.

Test mit Wahrscheinlichkeitspapier (Hazen-Gerade). Eine wesentliche schärfere Prüfung auf Normalverteilung ist mit Hilfe von Wahrscheinlichkeitspapier möglich. Die Summenhäufigkeitskurve der Stichprobe wird ermittelt und mit der Verteilungsfunktion der Normalverteilung verglichen. Durch geeignete Verzerrung der Ordinatenachse im Wahrscheinlichkeitspapier wird die S-förmige Verteilungsfunktion (Abb. 5.2) zu einer Gerade gestreckt, wenn eine Normalverteilung vorliegt.

Beispiel 12. Die Stichprobe aus Beispiel 1 soll mit dem Wahrscheinlichkeitsnetz auf Normalverteilung untersucht werden. Dazu werden die Tablettengewichte zunächst der Größe nach geordnet. Danach wird jedem Gewicht eine Wahrscheinlichkeit zugeordnet, wobei der Bereich von 0 bis 100% gleichmäßig aufgeteilt wird. Dies entspricht dem Berechnen einer Summenhäufigkeitskurve. Die zugehörigen Wahrscheinlichkeiten $w(i)$ berechnen sich nach Gl. (10), wobei n die Datenzahl und i der Index nach Sortieren ist. Für einige feste Datenzahlen ist $w(i)$ im kommerziell erhältlichen Wahrscheinlichkeitspapier eingezeichnet.

i	1	2	3	4	5	6	7
$m(i)$ (mg)	302,6	302,9	304,2	304,4	305,6	306,5	307,9
$w(i)$ (%)	7,1	21,4	35,7	50,0	64,3	78,6	92,9

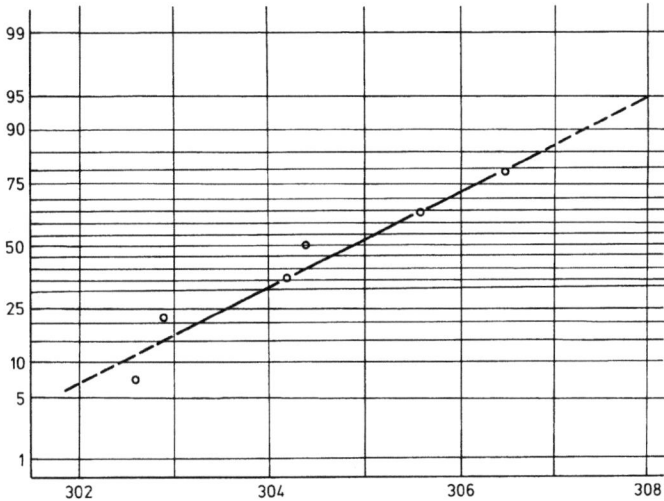

Abb. 5.3. Wahrscheinlichkeitspapier mit Hazen-Gerade und Daten aus Beispiel 12. Die eingezeichnete Gerade kommt nicht durch linearen Ausgleich zustande, sondern ist durch die Punkte -1 sdv $/$ 16%, und $+1$ sdv $/$ 84% der Verteilungsfunktion festgelegt. Sie schneidet immer den Punkt $\bar{x}$ / 50 %.

Die Abszisse des Wahrscheinlichkeitspapiers wird auf den Bereich der Tablettengewichte aufgeteilt, z. B. von 302 bis 308 mg. Danach werden die Massen mit ihren zugehörigen Wahrscheinlichkeiten eingetragen (Abb. 5.3). Die erhaltene Gerade deutet auf Normalverteilung.

Dieser Test kann auch ohne Verwendung von Wahrscheinlichkeitspapier auf Rechenanlagen durchgeführt werden. Dann wird der Test als Berechnung der Hazen-Gerade bezeichnet. Die hierzu notwendigen Algorithmen werden in[7,8] angedeutet.

1.1.4 Statistische Testverfahren

Nachdem in Abschnitt 1.1.3 ein Spezialfall eines statistischen Tests bereits vorgestellt wurde, sollen die Grundlagen der statistischen Testtheorie an dieser Stelle kurz beschrieben werden. Die hierzu notwendigen abstrakten Begriffe werden am Beispiel eines Tests auf Normalverteilung näher erläutert und in den folgenden Beispielen nochmals ausführlich diskutiert.

Bei jedem statistischen Test ist es sehr wichtig, sich klarzumachen, welche Frage der Test eigentlich genau beantwortet. In Abschnitt 1.1.3, Beispiel 11 und 12 wurde eine Stichprobe auf Normalverteilung untersucht. Dazu wurde zunächst eine Hypothese aufgestellt. Diese heißt *Nullhypothese* H_0 und lautet hier „Die Stichprobe ist normalverteilt". Das logische Gegenteil der Nullhypothese heißt *Alternativhypothese* H_1 und lautet in diesem Fall „Die Stichprobe ist nicht normalverteilt". Mit Hilfe eines statistischen Tests soll nun entschieden werden, welche Aussage zutrifft. Der Test nach David (s. Abschnitt 1.1.3) beantwortet aber nicht die Frage „Ist die Stichprobe normalverteilt?" sondern nur die Frage: „Ist es richtig, daß keine Abweichungen von einer Normalverteilung erkennbar sind?". Wird diese Testfrage mit „ja" beantwortet,

nimmt man an, daß die Nullhypothese H_0 wahr ist. Nullhypothese und Testfrage entsprechen sich aber nicht genau!

Statistische Aussagen sind daher immer mit einer Unsicherheit behaftet, der Irrtumswahrscheinlichkeit α. Diese gibt an, wie oft aus der Beantwortung der Testfrage falsch auf die Nullhypothese geschlossen wird. Wird $\alpha = 0,05$ gewählt und die Testfrage mit „ja" beantwortet, die Nullhypothese also angenommen, dann ist die Antwort „ja" in 5% der Fälle falsch und mithin in 95% der Fälle richtig.

Die exakte Formulierung von Null- und Alternativhypothese sowie der Testfrage ist die gedankliche Hauptarbeit bei der Durchführung statistischer Tests. Unklare Formulierungen führen oft zu Mißverständnissen. Besonders der Begriff „Statistische Sicherheit" wird oft nicht eindeutig benutzt.

Nach Durchführung eines statistischen Tests müssen nämlich nicht nur die beiden Fälle „H_0 wahr" und „H_0 falsch, also H_1 wahr" unterschieden werden. Vielmehr müssen vier Fälle auseinandergehalten werden. Wenn die Nullhypothese H_0 wahr ist, kann der statistische Test dies bestätigen oder auch irrtümlich ablehnen (*Fehler 1. Art*). Wenn die Alternativhypothese H_1 wahr ist, gibt es ebenfalls zwei Fälle: der Test lehnt die Nullhypothese richtigerweise ab und führt zur Annahme von H_1 oder die Nullhypothese wird irrtümlich beibehalten (*Fehler 2. Art*).

Beispiel 13. Eine Stichprobe sei normalverteilt: je nach Ausgang des Tests nach David schließt man: „normalverteilt" (Wahrscheinlichkeit: $1 - \alpha$) oder „nicht normalverteilt" (Fehler: Irrtumswahrscheinlichkeit α).

Wenn die Stichprobe nicht normalverteilt ist, kann der Test ebenfalls die Aussagen „normalverteilt" (Fehler 2. Art β) oder „nicht normalverteilt" $(1 - \beta)$ (Tab. 5.3) liefern. Dabei ist β in der Regel ungleich α oder $1 - \alpha$. Die Bezeichnung von $1 - \alpha$ als *Statistische*

Tabelle 5.3. Richtige und falsche Entscheidungen beim Testen von Hypothesen am Beispiel eines Tests auf Normalverteilung. Ergänzt nach[26]

	tatsächlich ist die Grundgesamtheit, aus der die Stichprobe entnommen wurde:	
	normalverteilt (H_0 wahr / H_1 falsch)	nicht normalverteilt (H_0 falsch / H_1 wahr)
Ergebnisse des Tests nach David		
Stichprobe nicht von Normalverteilung unterscheidbar:		
H_0 wird angenommen	Richtige Entscheidung; Wahrscheinlichkeit für diese Entscheidung: $1 - \alpha$	Falsche Entscheidung (Fehler 2. Art). Wahrscheinlichkeit für diese Entscheidung: β
Stichprobe von Normalverteilung unterscheidbar:		
H_1 wird angenommen	Falsche Entscheidung (Fehler 1. Art). Wahrscheinlichkeit für Entscheidung (Irrtumswahrscheinlichkeit) α	Richtige Entscheidung; Wahrscheinlichkeit für diese Entscheidung: $1 - \beta$

Sicherheit ist daher irreführend. Dieser Begriff sollte nur im Zusammenhang mit den zugehörigen Hypothesen verwendet werden. Die Wahrscheinlichkeit eines Fehlers 2. Art ist meist nicht direkt aus dem Testverfahren bestimmbar. Dieser Fehler kann nur aus der Operationscharakteristik eines Tests bestimmt werden. Die Berechnung einer Operationscharakteristik erfordert einige mathematische Vorkenntnisse.[7,8] Die Bedeutung des Fehlers 2. Art für die praktische Qualitätskontrolle wird in den folgenden Beispielen weiter verdeutlicht.

Vergleich von zwei Stichproben. Auch wenn zwei Stichproben auf die gleiche Art ermittelt werden, ist es sehr unwahrscheinlich, daß ihre Mittelwerte und Standardabweichungen genau übereinstimmen, da zufällige Schwankungen auftreten. Wenn sich aber umgekehrt zwei Stichproben kaum in ihren Maßzahlen unterscheiden, liegt die Vermutung nahe, daß die Unterschiede nur zufällig sind. Man sagt dann, die Stichproben unterscheiden sich nicht signifikant. Wenn die Stichproben auf dieselbe Art zustandegekommen sind, kann in solchen Fällen mit Recht angenommen werden, daß sie derselben Grundgesamtheit entnommen wurden. Um zu exakten Aussagen zu gelangen, muß geklärt werden, wie die sprachlich unklaren Begriffe „kaum" und „signifikant" in diesem Zusammenhang genauer zu fassen sind.

Beispiel 14. (Fortsetzung von Beispiel 1) Am nächsten Tag wird eine neue Tablettencharge auf die gleiche Weise (Granulat der gleichen Charge, gleiche Tablettenmaschine) hergestellt und wiederum eine Stichprobe von sieben Tabletten entnommen. Die Tablettengewichte sind: 302,6, 300,6, 306,5, 297,6, 307,3, 302,2 und 302,8. $\bar{x} = 302{,}8$, sdv $= 3{,}32$; die Stichprobe ist normalverteilt.
Fragestellung: Sind die Abweichungen in Mittelwert und Standardabweichung zufällig oder muß angenommen werden, daß eine signifikante Abweichung durch unbemerkte Veränderung der Tablettierbedingungen aufgetreten ist?

Einseitige und zweiseitige Fragestellungen. Bei der Prüfung auf Normalverteilung waren Null- und Alternativhypothese relativ einfach zu formulieren (s. o.). Bei einem Parametervergleich, wie er in Beispiel 14 vorliegt, liegen die Dinge etwas komplizierter. Die Nullhypothese könnte etwa lauten: „Die Mittelwerte $\bar{x}_1$

und $\bar{x}_2$ der beiden Stichproben unterscheiden sich nicht." In diesem Fall sind jedoch zwei Alternativhypothesen möglich: $\bar{x}_1 < \bar{x}_2$ oder $\bar{x}_1 > \bar{x}_2$. Daher ist der Test zweiseitig.
Es gibt aber auch einseitige Parametervergleiche, bei denen eine begründete Hypothese über die Richtung des Unterschieds möglich ist. Einer Gruppe von Patienten mit zu hohem Blutdruck wird ein Antihypertonikum verabreicht, einer anderen Gruppe ein Placebopräparat. In diesem Fall lautet die sinnvolle und begründete Nullhypothese: „Das Antihypertonikum wirkt besser als das Placebo", und es gibt nur eine Alternativhypothese.
Andererseits darf in Beispiel 14 der Test nicht einseitig vorgenommen werden, obwohl die Mittelwerte bekannt sind ($\bar{x}_1 > \bar{x}_2$), weil *vor* der Ermittlung und numerischen Berechnung der Mittelwerte keine begründete Hypothese möglich war, welcher der Werte größer sein würde. Ein- und zweiseitige Tests unterscheiden sich in den tabellierten Schranken. Weil bei zweiseitigen Tests irrtümliche Abweichungen in beiden Richtungen berücksichtigt werden müssen, ist ihre Aussage weniger scharf als die der entsprechenden einseitigen Tests mit der gleichen Irrtumswahrscheinlichkeit.

F-Test auf Unterscheidbarkeit der Varianzen und Standardabweichungen. Wenn mehrmals Stichproben aus der gleichen Grundgesamtheit entnommen werden, fallen die Mittelwerte bis auf kleine Schwankungen ähnlich aus: Mittelwerte sind erwartungstreu. Im Gegensatz dazu können Varianz und Standardabweichung bei verschiedenen Stichproben sehr unterschiedlich ausfallen. Diese Streumaße sind nicht erwartungstreu.

Beispiel 15. Aus der Stichprobe aus Beispiel 1 werden zweimal vier Werte entnommen:
302,6 304,2 306,5 307,9: $\bar{x} = 305{,}3$ sdv $= 2{,}34$;
304,2 304,4 305,6 306,5: $\bar{x} = 305{,}18$ sdv $= 1{,}08$.
Diese großen Abweichungen in der sdv sind üblich, wie man durch weitere Stichproben feststellen kann. Besonders bei kleinen Datenzahlen können die Streumaße verschiedener Stichproben einer Grundgesamtheit stark schwanken. Daher müssen sich Streumaße sehr stark unterscheiden, bevor eine Differenz als signifikant erkannt werden kann. Der Standardtest auf Unterscheidbarkeit der Varianzen ist der *F*-Test. Zu seiner Durchführung wird der Quotient der Varian-

Tabelle 5.4. 10%-Schranken der F-Verteilung. Beispiel $F_{9;18;0,10} = 2,00$. Obere Signifikanzschranken der F-Verteilung für $P = 0,10$ ($\alpha = 10\%$), $\nu_1 =$ Freiheitsgrade des Zählers, $\nu_2 =$ Freiheitsgrade des Nenners

ν_2 \ ν_1	1	2	3	4	5	6	7	8	9	10	12	15	20	24	30	40	60	120	∞
1	39,86	49,50	53,59	55,83	57,24	58,20	58,91	59,44	59,86	60,19	60,71	61,22	61,74	62,00	62,26	62,53	62,79	63,06	63,33
2	8,53	9,00	9,16	9,24	9,29	9,33	9,35	9,37	9,38	9,39	9,41	9,42	9,44	9,45	9,46	9,47	9,47	9,48	9,49
3	5,54	5,46	5,39	5,34	5,31	5,28	5,27	5,25	5,24	5,23	5,22	5,20	5,18	5,18	5,17	5,16	5,15	5,14	5,13
4	4,54	4,32	4,19	4,11	4,05	4,01	3,98	3,95	3,94	3,92	3,90	3,87	3,84	3,83	3,82	3,80	3,79	3,78	3,76
5	4,06	3,78	3,62	3,52	3,45	3,40	3,37	3,34	3,32	3,30	3,27	3,24	3,21	3,19	3,17	3,16	3,14	3,12	3,10
6	3,78	3,46	3,29	3,18	3,11	3,05	3,01	2,98	2,96	2,94	2,90	2,87	2,84	2,82	2,80	2,78	2,76	2,74	2,72
7	3,59	3,26	3,07	2,96	2,88	2,83	2,78	2,75	2,72	2,70	2,67	2,63	2,59	2,58	2,56	2,54	2,51	2,49	2,47
8	3,46	3,11	2,92	2,81	2,73	2,67	2,62	2,59	2,56	2,54	2,50	2,46	2,42	2,40	2,38	2,36	2,34	2,32	2,29
9	3,36	3,01	2,81	2,69	2,61	2,55	2,51	2,47	2,44	2,42	2,38	2,34	2,30	2,28	2,25	2,23	2,21	2,18	2,16
10	3,29	2,92	2,73	2,61	2,52	2,46	2,41	2,38	2,35	2,32	2,28	2,24	2,20	2,18	2,16	2,13	2,11	2,08	2,06
11	3,23	2,86	2,66	2,54	2,45	2,39	2,34	2,30	2,27	2,25	2,21	2,17	2,12	2,10	2,08	2,05	2,03	2,00	1,97
12	3,18	2,81	2,61	2,48	2,39	2,33	2,28	2,24	2,21	2,19	2,15	2,10	2,06	2,04	2,01	1,99	1,96	1,93	1,90
13	3,14	2,76	2,56	2,43	2,35	2,28	2,23	2,20	2,16	2,14	2,10	2,05	2,01	1,98	1,96	1,93	1,90	1,88	1,85
14	3,10	2,73	2,52	2,39	2,31	2,24	2,19	2,15	2,12	2,10	2,05	2,01	1,96	1,94	1,91	1,89	1,86	1,83	1,80
15	3,07	2,70	2,49	2,36	2,27	2,21	2,16	2,12	2,09	2,06	2,02	1,97	1,92	1,90	1,87	1,85	1,82	1,79	1,76
16	3,05	2,67	2,46	2,33	2,24	2,18	2,13	2,09	2,06	2,03	1,99	1,94	1,89	1,87	1,84	1,81	1,78	1,75	1,72
17	3,03	2,64	2,44	2,31	2,22	2,15	2,10	2,06	2,03	2,00	1,96	1,91	1,86	1,84	1,81	1,78	1,75	1,72	1,69
18	3,01	2,62	2,42	2,29	2,20	2,13	2,08	2,04	2,00	1,98	1,93	1,89	1,84	1,81	1,78	1,75	1,72	1,69	1,66
19	2,99	2,61	2,40	2,27	2,18	2,11	2,06	2,02	1,98	1,96	1,91	1,86	1,81	1,79	1,76	1,73	1,70	1,67	1,63
20	2,97	2,59	2,38	2,25	2,16	2,09	2,04	2,00	1,96	1,94	1,89	1,84	1,79	1,77	1,74	1,71	1,68	1,64	1,61
21	2,96	2,57	2,36	2,23	2,14	2,08	2,02	1,98	1,95	1,92	1,87	1,83	1,78	1,75	1,72	1,69	1,66	1,63	1,59
22	2,95	2,56	2,35	2,22	2,13	2,06	2,01	1,97	1,93	1,90	1,86	1,81	1,76	1,73	1,70	1,67	1,64	1,60	1,57
23	2,94	2,55	2,34	2,21	2,11	2,05	1,99	1,95	1,92	1,89	1,84	1,80	1,74	1,72	1,69	1,66	1,62	1,59	1,55
24	2,93	2,54	2,33	2,19	2,10	2,04	1,98	1,94	1,91	1,88	1,83	1,78	1,73	1,70	1,67	1,64	1,61	1,57	1,53
25	2,92	2,53	2,32	2,18	2,09	2,02	1,97	1,93	1,89	1,87	1,82	1,77	1,72	1,69	1,66	1,63	1,59	1,56	1,52
26	2,91	2,52	2,31	2,17	2,08	2,01	1,96	1,92	1,88	1,86	1,81	1,76	1,71	1,68	1,65	1,61	1,58	1,54	1,50
27	2,90	2,51	2,30	2,17	2,07	2,00	1,95	1,91	1,87	1,85	1,80	1,75	1,70	1,67	1,64	1,60	1,57	1,53	1,49
28	2,89	2,50	2,29	2,16	2,06	2,00	1,94	1,90	1,87	1,84	1,79	1,74	1,69	1,66	1,63	1,59	1,56	1,52	1,48
29	2,89	2,50	2,28	2,15	2,06	1,99	1,93	1,89	1,86	1,83	1,78	1,73	1,68	1,65	1,62	1,58	1,55	1,51	1,47
30	2,88	2,49	2,28	2,14	2,05	1,98	1,93	1,88	1,85	1,82	1,77	1,72	1,67	1,64	1,61	1,57	1,54	1,50	1,46
40	2,84	2,44	2,23	2,09	2,00	1,93	1,87	1,83	1,79	1,76	1,71	1,66	1,61	1,57	1,54	1,51	1,47	1,42	1,38

zen (größere Varianz im Zähler, kleinere im Nenner) gebildet, Gl. (11) und mit tabellierten Werten verglichen (Tab. 5.4). Wenn der Quotient T_F kleiner als der tabellierte Wert ist, können die Varianzen nicht voneinander unterschieden werden.

$$T_F = \frac{\text{var}_1}{\text{var}_2} = \frac{(\text{sdv}_1)^2}{(\text{sdv}_2)^2} ; (\text{sdv}_1 \geqslant \text{sdv}_2) \qquad (11)$$

Beispiel 16. (Fortsetzung von Beispiel 14) Der *F*-Test beantwortet die Frage: „Können die beiden Varianzen signifikant unterschieden werden?". Die Nullhypothese lautet hier „Die Varianzen sind bis auf zufällige Streuungen gleich". Die Standardabweichungen sind oben angegeben, die Varianzen sind demnach 3,68 und 11,02, die Testgröße $T_F = 2,99$. Die entsprechende Schranke 3,05 findet man als Tabellenwert in Tab. 1.4. Die Tabelle ist für die Irrtumswahrscheinlichkeit $\alpha = 0,1$ berechnet. In der Tabelle wird jeweils bei Datenzahl - 1 (Freiheitsgrad v) abgelesen. Dieser Wert, der sogenannte Freiheitsgrad, beträgt hier jeweils 6. Die Schranke ist größer als die Testgröße, die Varianzen unterscheiden sich somit nicht signifikant und die Nullhypothese wird aufrechterhalten. Alle Standardabweichungen aus dem recht großen Bereich von 1,1 bis 3,35 mg sind von der Standardabweichung 1,92 mg aus Beispiel 1 nicht unterscheidbar. Durch einen so großen Toleranzbereich wird die Gefahr eines Fehlers 2. Art (β-Fehlers) groß: wirklich unterschiedliche Varianzen können durch die zusätzliche zufallsbedingte Streuung nicht mehr unterschieden werden. Im hier beschriebenen Fall liegt der β-Fehler bei etwa 0,5. 50% der als gleich angenommenen Varianzen sind also in Wirklichkeit verschieden!
Zur Verringerung des β-Fehlers kann die Datenzahl erhöht werden; außerdem empfiehlt es sich mit $\alpha = 0,1$ zu arbeiten. Wenn man einen größeren Fehler 1. Art zuläßt, wird man durch einen geringen Fehler 2. Art belohnt. Andere Versuche, den hohen β-Fehler beim Vergleich von Varianzen zu vermeiden, werden ausführlich in[11] diskutiert. Zu diesem Zweck sind Tests für bestimmte Spezialfälle entwickelt worden. Da aber die eigentliche Ursache die nicht erwartungstreue Standardabweichung ist, kann im allgemeinen der Fehler 2. Art nur durch Erhöhung der Datenzahl verringert werden.

t-Test auf Vergleichbarkeit von Mittelwerten. Nach der Streuung der Stichproben sollen nun die Lagemaße untersucht werden. Dazu wird die Differenz der Mittelwerte mit der mittleren Streuung nach Gl. (12) verglichen; die verwendete Gl. (13) ist der Transformationsformel für die Standardnormalverteilung ähnlich. Bei großen Datenzahlen (Beispiel 10) kann auch direkt mit der Standardnormalverteilung gearbeitet werden; bei kleineren Datenzahlen (< 20) ist jedoch ein modifiziertes Verfahren notwendig. Da die Standardabweichung nicht erwartungstreu ist, muß bei kleineren Stichproben sicherhaltshalber eine größere als die berechnete angesetzt werden. Dies geschieht durch Korrekturfaktoren t, welche von den Datenzahlen der Stichproben n_1 und n_2 abhängen, und auch T_t hängt von den Datenzahlen ab, Gl. (13). Dabei gilt, daß größere Datenzahlen ein schärferes

Ergebnis liefern. Die Testgröße T_t wird mit dem Wert für den Freiheitsgrad $v = n_1 + n_2 - 2$ (zwei Stichproben) aus Tab. 5.5 verglichen: überschreitet T_t den Tabellenwert, dann kann angenommen werden, daß der Unterschied der Mittelwerte nicht auf zufälliger Streuung beruht. Der *t*-Test kann mit leichten Veränderungen[45] auch bei signifikant unterschiedlichen Standardabweichungen angewandt werden (s. Beispiel 18). Allerdings darf man bei nicht unterscheidbaren Mittelwerten, aber unterschiedlichen Streuungen nicht behaupten, daß beide Stichproben einer Grundgesamtheit entstammen.

$$\widehat{\text{sdv}} = \sqrt{\frac{(n_1 - 1)\,\text{var}_1 + (n_2 - 1)\,\text{var}_2}{n_1 + n_2 - 2}} \qquad (12)$$

$$T_t = \frac{|\bar{x}_1 - \bar{x}_2|}{\widehat{\text{sdv}}}\sqrt{\frac{n_1 \cdot n_2}{n_1 + n_2}} \qquad (13)$$

Beispiel 17. (Fortsetzung von Beispiel 14 und 16) Zunächst wird die gepoolte Standardabweichung $\widehat{\text{sdv}}$ berechnet. In diesem Fall ($n_1 = n_2$) reduziert sich Gl. (12) zu

$$\widehat{\text{sdv}} = \sqrt{\frac{\text{var}_1 + \text{var}_2}{2}}, \text{ also: } \widehat{\text{sdv}} = \sqrt{\frac{3,68 + 11,02}{2}} = 2,71$$

Nach Gl. (13) wird T_t berechnet:

$$T_t = \frac{|304,4 - 302,8|}{2,71}\sqrt{\frac{7 \cdot 7}{7 + 7}} = 1,105$$

Die Testschranke für den zweiseitigen Test und $\alpha = 0,1$ und 12 Freiheitsgrade ($2 \cdot 7 - 2$) beträgt 1,782 (Tab. 5.5). Da T_t wesentlich kleiner ist, können auch die Mittelwerte als annähernd gleich angenommen werden. Somit stimmen die Stichproben aus Beispiel 1 und 14 in Lage- und Streumaß überein und sind beide normalverteilt. Sie entstammen also einer Grundgesamtheit. Die Tablettierbedingungen haben sich nicht geändert.

Beispiel 18. Zur Gehaltsbestimmung des Wirkstoffs in Tabletten wurden zwei Verfahren eingesetzt. Die photometrische Gehaltsbestimmung von sechs Tabletten ergab einen Gehalt von 80,2 mg bei einer Standardabweichung von 1,2 mg. Eine unspezifische Bestimmung durch drei Titrationen, bei der Zerfallsprodukte des Arzneistoffes mitbestimmt wurden, ergab einen Gehalt von 95,0 mg bei einer sdv von 4,9 mg. Welche Aussagen können getroffen werden?

$T_F = 16,7$, Gl. (11), überschreitet die Testschranke von 3,78 (Zähler: 2 Freiheitsgrade, Nenner: 5 Freiheitsgrade). Die Alternativhypothese H_1 wird angenommen: die Streuungen unterscheiden sich signifikant, die photometrische Bestimmung ist besser reproduzierbar. Die gepoolte Abweichung nach Gl. (12) beträgt 2,77 mg, T_t beträgt daher nach Gl. (13) 7,56:

$$T_t = \frac{|95,0 - 80,2|}{2,77}\sqrt{\frac{3 \cdot 6}{3 + 6}} = 7,56$$

Die Schranke für den einseitigen *t*-Test (begründete Hypothese: ein spezifischeres Verfahren ermittelt ei-

Tabelle 5.5. Irrtumswahrscheinlichkeit α für den zweiseitigen t-Test

FG \ α	0,50	0,20	0,10	0,05	0,02	0,01	0,002	0,001	0,0001
1	1,000	3,078	6,314	12,706	31,821	63,657	318,309	636,619	6.366,198
2	0,816	1,886	2,920	4,303	6,965	9,925	22,327	31,598	99,992
3	0,765	1,638	2,353	3,182	4,541	5,841	10,214	12,924	28,000
4	0,741	1,533	2,132	2,776	3,747	4,604	7,173	8,610	15,544
5	0,727	1,476	2,015	2,571	3,365	4,032	5,893	6,869	11,178
6	0,718	1,440	1,943	2,447	3,143	3,707	5,208	5,959	9,082
7	0,711	1,415	1,895	2,365	2,998	3,499	4,785	5,408	7,885
8	0,706	1,397	1,860	2,306	2,896	3,355	4,501	5,041	7,120
9	0,703	1,383	1,833	2,262	2,821	3,250	4,297	4,781	6,594
10	0,700	1,372	1,812	2,228	2,764	3,169	4,144	4,587	6,211
11	0,697	1,363	1,796	2,201	2,718	3,106	4,025	4,437	5,921
12	0,695	1,356	1,782	2,179	2,681	3,055	3,930	4,318	5,694
13	0,694	1,350	1,771	2,160	2,650	3,012	3,852	4,221	5,513
14	0,692	1,345	1,761	2,145	2,624	2,977	3,787	4,140	5,363
15	0,691	1,341	1,753	2,131	2,602	2,947	3,733	4,073	5,239
16	0,690	1,337	1,346	2,120	2,583	2,921	3,686	4,015	5,134
17	0,689	1,333	1,740	2,110	2,567	2,898	3,646	3,965	5,044
18	0,688	1,330	1,734	2,101	2,552	2,878	3,610	3,922	4,966
19	0,688	1,328	1,729	2,093	2,539	2,861	3,579	3,883	4,897
20	0,687	1,325	1,725	2,086	2,528	2,845	3,552	3,850	4,837
21	0,686	1,323	1,721	2,080	2,518	2,831	3,527	3,819	4,784
22	0,686	1,321	1,717	2,074	2,508	2,819	3,505	3,792	4,736
23	0,685	1,319	1,714	2,069	2,500	2,807	3,485	3,767	4,693
24	0,685	1,318	1,711	2,064	2,492	2,797	3,467	3,745	4,654
25	0,684	1,316	1,708	2,060	2,485	2,787	3,450	3,725	4,619
26	0,684	1,315	1,706	2,056	2,479	2,779	3,435	3,707	4,587
27	0,684	1,314	1,703	2,052	2,473	2,771	3,421	3,690	4,558
28	0,683	1,313	1,701	2,048	2,467	2,763	3,408	3,674	4,530
29	0,683	1,311	1,699	2,045	2,462	2,756	3,396	3,659	4,506
30	0,683	1,310	1,697	2,042	2,457	2,750	3,385	3,646	4,482
32	0,682	1,309	1,694	2,037	2,449	2,738	3,365	3,622	4,441
34	0,682	1,307	1,691	2,032	2,441	2,728	3,348	3,601	4,405
35	0,682	1,306	1,690	2,030	2,438	2,724	3,340	3,591	4,389
36	0,681	1,306	1,688	2,028	2,434	2,719	3,333	3,582	4,374
38	0,681	1,304	1,686	2,024	2,429	2,712	3,319	3,566	4,346
40	0,681	1,303	1,684	2,021	2,423	2,704	3,307	3,551	4,321
42	0,680	1,302	1,682	2,018	2,418	2,698	3,296	3,538	4,298
45	0,680	1,301	1,679	2,014	2,412	2,690	3,281	3,520	4,269
47	0,680	1,300	1,678	2,012	2,408	2,685	3,273	3,510	4,251
50	0,679	1,299	1,676	2,009	2,403	2,678	3,261	3,496	4,228
55	0,679	1,297	1,673	2,004	2,396	2,668	3,245	3,476	4,196
60	0,679	1,296	1,671	2,000	2,390	2,660	3,232	3,460	4,169
70	0,678	1,294	1,667	1,994	2,381	2,648	3,211	3,435	4,127
80	0,678	1,292	1,664	1,990	2,374	2,639	3,195	3,416	4,096
90	0,677	1,291	1,662	1,987	2,368	2,632	3,183	3,402	4,072
100	0,677	1,290	1,660	1,984	2,364	2,626	3,174	3,390	4,053
120	0,677	1,289	1,658	1,980	2,358	2,617	3,160	3,373	4,025
200	0,676	1,286	1,653	1,972	2,345	2,601	3,131	3,340	3,970
500	0,675	1,283	1,648	1,965	2,334	2,586	3,107	3,310	3,922
1.000	0,675	1,282	1,646	1,962	2,330	2,581	3,098	3,300	3,906
∞	0,675	1,282	1,645	1,960	2,326	2,576	3,090	3,290	3,891
FG \ α	0,25	0,10	0,05	0,025	0,01	0,005	0,001	0,0005	0,00005

Irrtumswahrscheinlichkeit α für den einseitigen Test

nen geringeren Gehalt) berechnet sich in diesem Fall etwas umständlicher.[45] Nur im Fall von Varianzengleichheit können die Freiheitgrade ν mit $n_1 + n_2 - 2 = 9 - 2 = 7$ berechnet werden, im anderen Fall muß ein gewichteter Freiheitsgrad ermittelt werden:

$$\nu = \frac{((n_1 - 1)\,\text{var}_1 + (n_2 - 1)\,\text{var}_2)^2}{((n_1 - 1)\,\text{var}_1^2 + (n_2 + 1)\,\text{var}_2^2)}$$

In diesem Fall also:

$$\nu = \frac{(5 \cdot 1{,}44 + 2 \cdot 24{,}01)^2}{5 \cdot 1{,}44^2 + 2 \cdot 24{,}01^2} = \frac{55{,}22^2}{10{,}37 + 1153} =$$

$$= 2{,}62, \text{ gerundet : } 3$$

Der so berechnete Freiheitsgrad ist immer kleiner oder gleich $n_1 + n_2 - 2$. Die Testschranke ist

$t_{3,0,1} = 1,638$ (Tab. 5.5). Diese Testschranke muß mit einem Korrekturfaktor c versehen werden, wenn beim Vergleich der Mittelwerte Varianzen und auch Datenzahlen ungleich sind.[45]

$$c = \sqrt{\frac{(n_1 + n_2 - 2)\left(\dfrac{\text{var}_1}{n_1} + \dfrac{\text{var}_2}{n_2}\right)}{\left(\dfrac{1}{n_1} + \dfrac{1}{n_2}\right)((n_1 - 1)\,\text{var}_1 + (n_2 - 1)\,\text{var}_2)}}$$

Gilt $n_1 = n_2$, so wird $c = 1$. Bei gleichen oder ungefähr gleichen Datenzahlen muß c nicht berechnet werden. In diesem Beispiel beträgt $c = 0,72$. Der Tabellenwert 1,638 wird mit c multipliziert: 1,179 ist die endgültige Testschranke. Sie ist wesentlich kleiner als die oben ermittelte Testgröße T_t von 7,56. Die Mittelwerte sind also signifikant verschieden. Die Gehaltsbestimmungen unterscheiden sich nicht nur in der Streuung, sondern auch im Ergebnis.

F- und t-Test zum Vergleich mit Sollwerten. Varianten von F- und t-Test ermöglichen den Vergleich von Streuungen und Mittelwerten mit Sollwerten. Da Sollwerte naturgemäß keine Streuung aufweisen, verändern sich die verwendeten Testformeln zu Gl. (14) für T_F und Gl. (15) für T_t (Freiheitsgrade: jeweils Datenzahl $n - 1$, für die Varianz des Sollwerts: ∞):

$$T_F = \frac{\text{var}}{\text{var}_{\text{soll}}} \tag{14}$$

$$T_t = \frac{|\bar{x} - x_{\text{soll}}|}{\text{sdv}} \cdot \sqrt{n} \tag{15}$$

Beispiel 19. Ein Meßverfahren zur Gehaltsbestimmung von Tabletten soll keine stärkere Streuung als 5 mg Standardabweichung aufweisen. An einem Tag wurde bei Bestimmung von vier gleichen Standards mit bekanntem Gehalt eine sdv von 5,8 mg festgestellt. Kann diese Überschreitung zufällig sein oder ist sie signifikant?
Nullhypothese: „Die Überschreitung der Sollgrenze ist rein zufällig" $T_F = 1,34$ nach Gl. (14); Tabellenwert für drei Freiheitsgrade im Zähler, ∞ im Nenner, $\alpha = 0,1 : 2,08$. Die Nullhypothese kann beibehalten werden.

Beispiel 20. Ein Arzneibuchverfahren schreibt vor, daß bei der Gehaltsbestimmung mindestens 95 % Gehalt ermittelt werden soll. Die Bestimmung einer Probe von 100,00 g, die viermal durchgeführt wird, ergibt genau 95,00 g mit einer sdv von 1,00 g. Die Anforderungen des Arzneibuchs sind also erfüllt.
Bei weiteren Bestimmungen werden jedoch Gehalte unter und über 95 % gleichoft vorkommen (Symmetrie der Dichtefunktion um den Mittelwert, s. Abb. 5.2). Die Nullhypothese „Die Probe enthält mindestens 95 %" wird daher bei einer Irrtumswahrscheinlichkeit von 10 % abgelehnt, ohne daß eine Rechnung notwendig ist.

Beispiel 21. Wie in Beispiel 20 fordert das Arzneibuch mindestens 95 % Gehalt. Eine Vierfachbestimmung einer Probe von 100,00 g ergibt hier 96,00 g mit einer sdv von 2,00 g. Die Anforderungen des Arzneibuchs

sind noch besser erfüllt, statistisch ist jedoch ein Gehalt von mindestens 95 % nicht bewiesen.
Die Nullhypothese „Der Gehalt ist nicht signifikant größer als 94,99 %" wird untersucht. Wird sie beibehalten, ist ein wahrer Gehalt von 94,99 % also nach den erhaltenen Meßergebnissen möglich, dann ist ungewiß, ob der Gehalt tatsächlich mindestens 95 % beträgt. $T_t = 1/2 \cdot \sqrt{4} = 1$. Die zugehörige Schranke des t-Tests bei $\alpha = 0,1$ einseitigem Test (nur größer wird gefragt) und drei Freiheitsgraden beträgt 1,638. Die Nullhypothese wird beibehalten, der Gehalt liegt also nicht sicher über 94,99 %.
Wenn als Nullhypothese nur gefordert wird, daß die untersuchte Substanz nicht signifikant unter dem Sollgehalt liegt, erhält man völlig andere Aussagen. Die Umsetzung der Forderungen des Arzneibuches in statistisch verwertbare Nullhypothesen wäre wünschenswert. In Zukunft sind sicher Präzisierungen zu erwarten, welche Hypothesen zu erfüllen sind und mit welchen Irrtumswahrscheinlichkeiten α gerechnet werden soll.
Wenn man die zuerst genannte, strengere Nullhypothese zugrunde legen würde, könnte dennoch Arzneibuchqualität nachgewiesen werden. Wenn ein reproduzierbareres Meßverfahren gewählt werden kann (z. B. sdv = 1 %, $T_t = 1 \cdot \sqrt{4} = 2$), dann kann die Nullhypothese, wie gewünscht, verworfen werden. Eine höhere Anzahl von Messungen führt ebenfalls zu einer schärferen Aussage. Blieben nach neun Messungen Mittelwert und Standardabweichung unverändert, so wäre $T_t = 1/2 \cdot 9 = 1,5$ und die Testschranke läge bei 1,397. Steht kein reproduzierbareres Meßverfahren zur Verfügung und sollen keine weiteren Messungen vorgenommen werden, so müßte eine bessere Qualität eingesetzt werden (z. B. 97 % ± 2 %), um bei Verwendung der obigen Nullhypothese Arzneibuchqualität zu garantieren.

Folgentestpläne. Eine besonders vielseitige statistische Prüfmethode ohne Rechenaufwand ist die Sequenzanalyse nach Wald, die wegen ihrer Wirksamkeit im Zweiten Weltkrieg als Kriegsgeheimnis galt. Der in Abb. 5.4 a, b vorgestellte Kästchenplan nach Bross ist geeignet, Unterschiede zwischen zwei Grundgesamtheiten zu erkennen. Dabei ist unwesentlich, welche Unterschiede untersucht werden. Dieses Verfahren ist zum Vergleich zweier Meßverfahren, zweier Chargen, zweier Arzneimittel oder zur biologischen Wertbestimmung geeignet. Es kann für messende und attributive Tests eingesetzt werden.
Zu Beginn des Tests wird die Frage nach dem Unterschied formuliert. Diese könnte lauten: Welches Meßverfahren streut stärker oder welche Drageecharge ist dunkler gefärbt oder welches Arzneimittel ist wirksamer? Begonnen wird im Testplan in der linken unteren Ecke, in dem schwarz markierten Feld (Abb. 5.4 a, b). Trifft die eine Antwort zu, wird jeweils ein Feld nach oben gegangen, trifft die andere Antwort zu, ein Feld nach rechts, bis das wird Kästchen parkettierte Gebiet verlassen wird. Wird der Testplan oben verlassen, dann gilt die Antwort, die nach oben wandern ließ, wird nach unten verlassen entsprechend die andere Antwort, landet man zwischen den zwei Zweigen, dann kann keine Entscheidung getroffen werden.

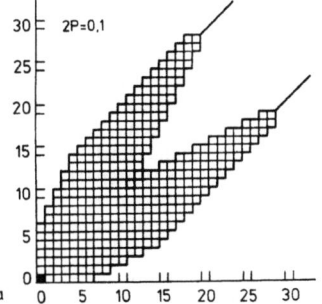

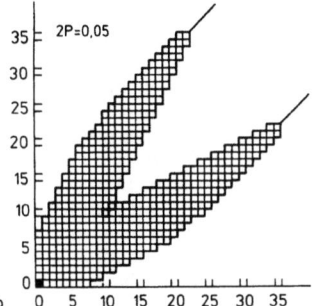

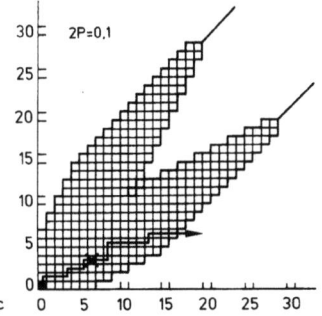

Abb. 5.4. a, b Kästenplan zur Sequenzanalyse, **c** Kästchenplan zu Beispiel 22

Beispiel 22. (s. dazu Abb. 5.4 c) Zwei Arzneimittel A und B sollen in ihrer Wirksamkeit verglichen werden. Beide werden dazu nacheinander mehreren Patienten verabreicht. Selbstverständlich liegen nicht alle Entscheidungen über die Wirksamkeit gleichzeitig vor. Die folgenden Daten wurden ermittelt:
Patient 1: A besser, Patient 2: B besser, Patient 3: B besser, Patient 4: beide gleich (=), Patient 5: B besser, Patient 6: A besser, Patient 7: B besser, Patient 8: =, Patient 9: B besser, Patient 10: A besser, Patient 11: B besser. Kann bereits eine Entscheidung getroffen werden?
Nein; bisher war dreimal A und sechsmal B das bessere Arzneimittel. Wenn man bei „A besser" nach oben und bei „B besser" nach rechts gegangen ist, befindet man sich jetzt an der Stelle mit dem Kreuz.
Weitere Patienten werden untersucht: Patient 12: B besser, Patient 13: = Patient 14: B besser, Patient 15: A besser, Patient 16: A besser, Patient 17: B besser, Patient 18: B besser, Patient 19: B besser, Patient

20: = Patient 21: B besser, Patient 22: B besser, Patient 23: A besser, Patient 24: B besser, Patient 25: B besser, Patient 26: B besser, Patient 27: = Patient 28: B besser.
Damit ist der Kästchenplan unten verlassen worden, das Arzneimittel B ist also signifikant wirksamer als A. Folgentestpläne für andere Probleme sind ebenfalls verfügbar.[12-15] Wie solche Pläne selbst berechenbar sind, wird in Abschnitt 1.4 bei der Ermittlung eines sequentiellen Stichprobenplans deutlich.

Prognose von Ereignissen. In den vorangegangenen Abschnitten waren jeweils Ergebnisse bekannt und sollten verglichen werden. Aber auch die umgekehrte Fragestellung kann interessant sein: kann vorhergesagt werden, wo zukünftige Werte liegen werden, wenn Streuung und Lage bekannt sind? Auch das ist möglich.
Durch eine Stichprobe von *n* Messungen wurden Mittelwert und Standardabweichung bestimmt. Weitere Werte liegen dann in den folgenden Prognoseintervallen (Gl. 16) für einseitige und (Gl. 17) für zweiseitige Probleme).

$$\text{von:} \bar{x} - t_{n-1,\alpha} \cdot \text{sdv} \cdot \sqrt{\frac{1-}{n} + \frac{1}{m}} \tag{16}$$

bis: unbeschränkt nach oben

bzw. von: unbeschränkt nach unten

$$\text{bis:} \bar{x} + t_{n-1,\alpha} \cdot \text{sdv} \cdot \sqrt{\frac{1}{n} + \frac{1}{m}}$$

$$\text{von:} \bar{x} - t_{n-1,\alpha/2} \cdot \text{sdv} \cdot \sqrt{\frac{1}{n} + \frac{1}{m}} \tag{17}$$

$$\text{bis:} \bar{x} + t_{n-1,\alpha/2} \cdot \text{sdv} \cdot \sqrt{\frac{1}{n} + \frac{1}{m}}$$

Dabei ist *m* die Anzahl der Messungen, aus denen der Prognosewert entstehen soll. *m* darf auch eins sein.[16]

Beispiel 23. Genau wie in Beispiel 10 soll ein zu niedriges Füllgewicht von Salbentuben vermieden werden. Im Gegensatz zu Beispiel 10 sind aber nicht alle 2.000 Tuben gewogen worden, sondern nur eine Stichprobe von sechs Tuben. Durch die geringere Datenzahl wird die Unsicherheit der Bestimmung der Standardabweichung und damit die Unsicherheit der Prognose vergrößert. Daher müssen die über die Normalverteilung erhaltenen Werte durch *t*-Faktoren korrigiert werden.
$\bar{x}$ sei wiederum 53,8 g und sdv 0,62 g, analog Beispiel 10, wie wahrscheinlich ist ein Wert unter 52 g?
Wir berechnen das einseitige Prognoseintervall nach Gl. (16) für verschiedene Irrtumswahrscheinlichkeiten:

$$\bar{x} - t_{n-1,\alpha} \cdot \text{sdv} \cdot \sqrt{1 + \frac{1}{6}}$$

$$= \bar{x} - 0,62 \cdot \sqrt{1 + \frac{1}{6}} \cdot t_{n-1,\alpha}$$

$$\approx \bar{x} - 0,67 \cdot t_{n-1,\alpha}$$

Für verschiedene Irrtumswahrscheinlichkeiten erhält man unterschiedliche Prognoseintervalle. Im folgenden ist die untere Grenze des Prognoseintervalls in Abhängigkeit von der Prognoseirrtumswahrscheinlichkeit α aufgeführt.

α	$t_{5,\alpha}$	$0{,}67 \cdot t_{5,\alpha}$	untere Grenze
0,1	1,476	0,988	52,81
0,05	2,015	1,349	52,45
0,01	3,365	2,253	51,54

Für 5 % Irrtumswahrscheinlichkeit liegt das Prognoseintervall noch über 52,0 g, im Intervall zu 1 % ist es enthalten. Die Wahrscheinlichkeit für ein Tubenfüllgewicht unter 52,0 g liegt also zwischen 1 und 5 %. Diese Wahrscheinlichkeit ist wesentlich größer und ungünstiger als die in Beispiel 10 berechnete. Die größere Unsicherheit in Mittelwert und Standardabweichung bedingt eine andere Wahrscheinlichkeitsdichte-Funktion, die t-Verteilung. Von der Form ist sie der Gauß-Verteilung ähnlich, sie flacht aber zu den Seiten langsamer ab, je langsamer, desto weniger Freiheitsgrade (Abb. 5.5). Für hohe Datenzahlen (> 40) geht die t-Verteilung in die Gauß-Verteilung über. Das ist auch in t-Tabellen zu erkennen: Werte für ∞ entsprechen den Quantilen der Standardnormalverteilung.

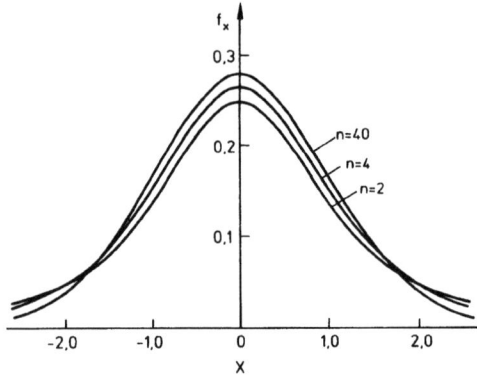

Abb. 5.5. Dichtefunktion der t-Verteilung bei verschiedenen Freiheitsgraden. Aus[10]

1.2 Lineare Regression: die Statistik der Geraden

In vielen Fällen besteht ein linearer Zusammenhang zwischen zwei Größen. Wenn Dragees mit Wirkstoffgehalten von 100, 200 und 300 mg hergestellt werden, dann kann zu Recht davon ausgegangen werden, daß auch bei einer Gehaltsbestimmung entsprechende Mengen ermittelt werden, z. B. 10, 20 und 30 ml Verbrauch von Maßlösung. Durch eine Ausgleichsgerade kann ein linearer Zusammenhang dargestellt oder ein vermuteter bestätigt werden. Die Ermittlung dieser Ausgleichsgerade ist die Aufgabe der linearen Regression.

Um Zusammenhänge aufzuklären, müssen Wertepaare untersucht werden. Einer Einwaage x_i entspricht ein Verbrauch y_i. Dabei werden x-Werte – man bezeichnet sie mit Einflußgröße oder unabhängige Größe – als fehlerfrei angenommen. Die y-Werte, Meß-, Ziel- oder abhängige Größe genannt, unterliegen jedoch einer zufälligen Streuung. Um den Zusammenhang darzustellen, werden die Wertepaare in ein Koordinatensystem eintragen (Abb. 5.6 zu Beispiel 24). Trotz der eindeutigen Linearität gibt es wegen der zufälligen Streuung keine Gerade, die alle Punkte berührt. Es soll nun bestimmt werden, welche Gerade den linearen Zusammenhang am besten beschreibt. Dazu wird eine Gerade gesucht, von der die Punkte einen möglichst kleinen Abstand haben. Diese Gerade wird durch Minimierung der Summe der quadratischen Abweichungen erhalten.

Jede Regressionsgerade schneidet ihren Datenschwerpunkt $(\bar{x}_c, \bar{y}_c)$. Dabei sind $\bar{x}_c$ und $\bar{y}_c$ die Mittelwerte von x- bzw. y-Werten, berechnet nach Gl. (1). Dadurch ist die Gerade bereits fixiert. Zusätzlich muß ihre Steigung a_1 bestimmt werden. Dies geschieht nach Gl. (18). In der Literatur wird oft auch Gl. (18a) angegeben, was zum gleichen Wert bei etwas höherem Rechenaufwand führt, aber numerisch stabiler und daher für Computerprogramme besser geeignet ist.

$$a_1 = \frac{n \sum\limits_{i=1}^{n} x_i y_i - \sum\limits_{i=1}^{n} x_i \sum\limits_{i=1}^{n} y_i}{n \sum\limits_{i=1}^{n} x_i^2 - \left(\sum\limits_{i=1}^{n} x_i \right)^2} \tag{18}$$

$$a_1 = \frac{\sum\limits_{i=1}^{n} (x_i - \bar{x}_c)(y_i - \bar{y}_c)}{\sum\limits_{i=1}^{n} (x_i - \bar{x}_c)^2} \tag{18a}$$

Es resultiert ein Zusammenhang, Gl. (19). Dieser gibt an, welcher y-Wert bei gegebenem x zu erwarten ist. Diesen Wert nennt man Erwartungswert $\hat{y}(x)$ von x.

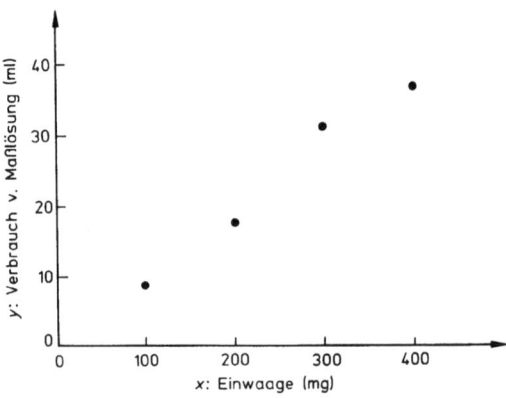

Abb. 5.6. Wertepaare mit linearem Zusammenhang

Soll die Geradengleichung mit y-Achsenabschnitt a_0 in der Form von Gl. (20) angegeben werden, dann kann a_0 aus Gl. (19) leicht durch Einsetzen von $x = 0$ ermittelt werden, Gl. (21).

$$\hat{y}(x) = \bar{y}_c + a_1 (x - \bar{x}_c) \qquad (19)$$

$$\hat{y}(x) = a_0 + a_1 x \qquad (20)$$

$$a_0 = \hat{y}(0) = \bar{y}_c - a_1 \bar{x}_c \qquad (21)$$

Beispiel 24. Zu vier Einwaagen einer gepulverten Droge wurde nach einer aufwendigen Probenvorbereitung jeweils der Verbrauch an Maßlösung ermittelt:

Probe	1	2	3	4
Einwaage (mg)	100	200	300	400
Verbrauch (ml)	8,8	17,8	31,3	36,9

i	x	y	x^2	xy	y^2 (für Beispiel 25)
1	100	8,8	10.000	880	77,44
2	200	17,8	40.000	3.560	316,84
3	300	31,3	90.000	9.390	979,69
4	400	36,9	160.000	14.760	1.361,61
Σ	1.000	94,8	300.000	28.590	2.735,58

Es ist also $\bar{x}_c = \dfrac{\Sigma x}{n} = \dfrac{1.000}{4} = 250$, $\bar{y}_c = \dfrac{94,8}{4} = $ 23,7. Die Steigung a_1 berechnet sich nach Gl. (18), der Achsenabschnitt kann nach Gl. (21) berechnet werden:

$$a_1 = \frac{4 \cdot 28590 - 1000 \cdot 94,8}{4 \cdot 300000 - 1000^2} = \frac{19560}{200000} = 0,0978$$

$$a_0 = 23,7 - 0,0978 \cdot 250 = -0,75$$

Dadurch ist die Ausgleichsgerade festgelegt (Abb.5.7). Es kann berechnet werden, welcher Verbrauch bei einer anderen Einwaage zu erwarten wäre. Für eine Drogeneinwaage von 150 mg berechnet sich dieser Erwartungswert $\hat{y}$ nach Gl. (20):

$$\hat{y} = -0,75 + 0,0978 \cdot 150 = 13,92 \text{ ml Verbrauch}$$
an Maßlösung.

Man möchte aber nicht nur die Ausgleichsgerade kennen, sondern auch wissen, wie sehr die Wertepaa-

re von ihr abweichen. Auch für eine Einwaage von 200 mg ist ein Verbrauch berechenbar (18,81 ml), der aber vom tatsächlich ermittelten Verbrauch bei diesem Gewicht etwas abweicht. Die gesuchten Streumaße beschreibt der nächste Abschnitt.

Streumaße für die Regressionsgerade. Um ein Streumaß um die Regressionsgerade zu definieren, können die Definitionen von Varianz und Standardabweichung aus Abschnitt 1.1.1 in abgewandelter Form angewandt werden. Die Varianz um die Gerade nach Gl. (22) kann, analog Gl. (2), aus der Differenz der Einzelwerte y_i zur Regressionsgeraden $\hat{y}(x_i)$ ermittelt werden. Ohne Rechenprogramm kann diese Varianz schneller nach der komplizierter erscheinenden Gl. (22a) berechnet werden, da die benötigten Produktsummen schon bei der Berechnung der Regressionsgeraden ermittelt wurden. Die Standardabweichung um die Gerade ist auch in diesem Fall die Quadratwurzel der Varianz, Gl. (23), wie Gl. (3).
Zu beachten ist, daß sich die Zahl der Freiheitsgrade in allen Fällen, die mit der linearen Regression in Verbindung stehen, aus der Datenzahl minus 2 errechnet, da bei der Ermittlung der Geraden zwei Lageparameter, nämlich Achsenabschnitt und Steigung, aus den Rohdaten bestimmt wurden.

$$\text{var}(y) = \frac{\sum (y_i - \hat{y}(x_i))^2}{n-2} \qquad (22)$$

$$\text{var}(y) = \frac{Q_y - Q_{xy}^2 / Q_x}{n-2} \qquad (22a)$$

$$Q_y = \Sigma y^2 - (\Sigma y)^2 / n$$

$$Q_x = \Sigma x^2 - (\Sigma x)^2 / n$$

$$Q_{xy} = \Sigma xy - \Sigma x \Sigma y / n$$

$$\text{sdv}(y) = \sqrt{\text{var}(y)} \qquad (23)$$

Bei der Ermittlung der Geraden-Standardabweichung wird stillschweigend angenommen, daß die Standardabweichung an allen Punkten der Geraden gleich ist. Nur in diesem Fall kann die Gerade als eine Stichprobe mit einer einheitlichen Standardabweichung angesehen werden. Die dazu notwendige Gleichheit der Varianzen (Homoskedastizität) muß belegt werden (s. dazu Abschnitt 1.3).
Auch für die Regressionskoeffizienten a_0 und a_1 stehen Streumaße zur Verfügung. Ihre Varianzen lassen sich aus der Varianzfunktion der Geraden berechnen (Gl. 24 und Gl. 25) unter Benutzung der Produktsumme Q_x (s. Gl. 22a).

$$\text{var}(a_0) = \left(\frac{1}{n} + \frac{\bar{x}^2}{Q_x} \right) \text{var}(y) \qquad (24)$$

$$\text{var}(a_1) = \frac{\text{var}(y)}{Q_x} \qquad (25)$$

Beispiel 25. (Fortsetzung von Beispiel 24) Zu den oben angegebenen Werten und der berechneten Regressionsgeraden sollen die Standardabweichungen der Geraden, der Steigung und des Achsenabschnitts bestimmt werden.

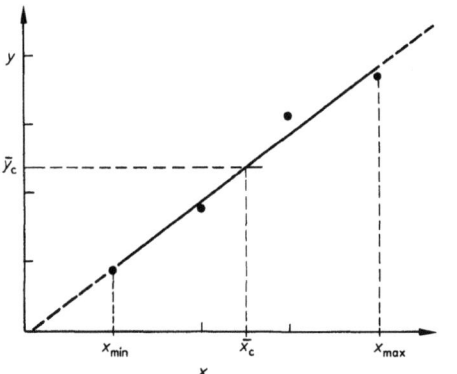

Abb.5.7. Wertepaare aus Abb.5.6 mit eingezeichneter Regressionsgeraden

Bereits berechnet wurde: $\Sigma x = 1.000$, $\Sigma y = 94,8$, $\Sigma x^2 = 300.000$, $\Sigma y^2 = 2.736$ sowie $\Sigma\ xy = 28.590$. Zunächst werden Q_y, Q_x und Q_{xy} nach Gl. (22a) berechnet:

$$Q_y = \Sigma y^2 - (\Sigma y)^2/n = 2.736 - 94{,}8^2/4 = 489{,}24$$

$$Q_x = \Sigma x^2 - (\Sigma x)^2/n = 300.000 - 1.000^2/4 = 50.000$$

$$Q_{xy} = \Sigma xy - \Sigma x \Sigma y/n = 28.590 - 1.000 \cdot 94{,}8/4 = 4.890$$

Mit Gl. (22a) berechnet sich nun auch var (y):

$$\text{var}\,(y) = \frac{Q_y - Q_{xy}^2/Q_x}{n-2} =$$

$$= \frac{489{,}24 - 4890^2/50000}{2} = 5{,}5$$

sdv (y) ist demnach 2,34. Mit Gl. (24) und (25) können nun die Streuungen für die Regressionsparameter berechnet werden:

$$\text{var}\,(a_0) = (\frac{1}{4} + \frac{250^2}{50.000}) \cdot 5{,}5 = 8{,}25$$

$$\text{var}\,(a_1) = \frac{\text{var}\,(y)}{Q_x} = \frac{5{,}5}{50.000} = 0{,}00011$$

Die zugehörigen Standardabweichungen:
sdv $(a_0) = 2{,}87$, sdv$(a_1) = 0{,}0105$

1.2.1 Statistische Tests mit der Regressionsgeraden

Wie in Abschnitt 1.1.4 gezeigt wurde, reicht die Angabe der Streumaße noch nicht aus, um die statistische Wahrscheinlichkeit einer Aussage zu beurteilen. Diese ist vielmehr stark von der Datenzahl abhängig.

Prüfung auf Signifikanz der Regressionsparameter. Durch die Prüfung der Signifikanz der Steigung a_1 kann festgestellt werden, ob zwischen zwei Größen wirklich ein linearer Zusammenhang besteht. Wenn eine Änderung der Einflußgröße x keine Veränderung der Zielgröße y bewirkt, dann verläuft die Regressionsgerade ungefähr parallel zur x-Achse und ihre Steigung a_1 ist nahezu null (Abb. 5.8). Kann nachgewiesen werden, daß sich a_1 von null nicht signifi-

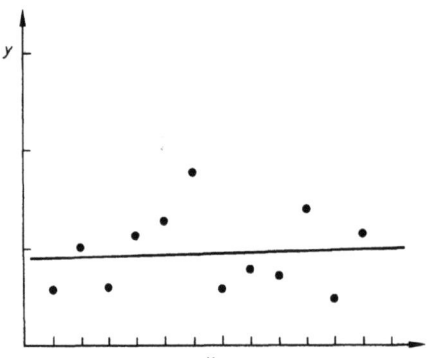

Abb. 5.8. Wertepaare ohne erkennbaren linearen Zusammenhang

kant unterscheidet, dann ist die Zielgröße nicht linear von der Einflußgröße abhängig. Dazu wird T_{a1} nach Gl. (26) berechnet. Nur wenn T_{a1} größer als der zweiseitige t-Wert (Steigung kann größer oder kleiner null werden) für $n =$ Datenzahl - 2 ist, ist die Steigung signifikant.
Dieser Test wird auch verwendet, um Trends festzustellen (s. Abschnitt 1.3.3), die sich durch einen signifikanten Anstieg oder Abfall in einem Bereich zeigen.

$$T_{a1} = \frac{|\,a_1\,|}{\text{sdv}\,(a_1)} \tag{26}$$

Wenn eine ermittelte Steigung a_1 mit einer Sollsteigung $a_{1,\text{soll}}$ verglichen werden soll, wird Gl. (26) in modifizierter Form, Gl. (26a), eingesetzt. Diese Berechnung wird oft zur Überprüfung der Richtigkeit (s. Abschnitt 1.3.2) benötigt.

$$T_{a1} = \frac{|\,a_1 - a_{1,\text{soll}}\,|}{\text{sdv}\,(a_1)} \tag{26a}$$

Bei vielen praktisch relevanten linearen Gesetzmäßigkeiten erwartet man keinen Achsenabschnitt a_0. Nach dem Lambert-Beer-Gesetz aus der Photometrie, Gl. (27), wird bei einer Konzentration von 0 mit einer Null-Absorption gerechnet werden, auch bei anderen Gehaltsbestimmungen ist der Blindwert, das Signal bei Null-Gehalt, oft null. Wenn eine Kalibrierung durchgeführt und die zugehörige Regressionsgerade berechnet wird, dann ist der Achsenabschnitt a_0 dennoch normalerweise von 0 verschieden, da zufällige Streuungen auftreten. Deshalb wird auch hier auf statistische Signifikanz des Achsenabschnitts geprüft.

$$A = \varepsilon \cdot c \cdot d, \tag{27}$$

A = Absorption,
ε = molarer Absorptionskoeffizient,
c = Konzentration der Probe,
d = Schichtdicke der Probe.

Ein signifikanter Achsenabschnitt beinhaltet immer wichtige Information. Wird für die Titration ein signifikanter Wert ermittelt, muß von einem zusätzlichen Verbrauch von Maßlösung durch das Lösungsmittel oder Gase aus der Luft ausgegangen werden, in der Photometrie kann ein signifikanter Achsenabschnitt beispielsweise Absorption einer Verunreinigung bedeuten.
Die Berechnung der Testgröße T_{a0} erfolgt nach Gl. (28), auch hier wird mit der zweiseitigen t-Schranke des Freiheitsgrades n - 2 verglichen. Dieser Test kann in modifizierter Form angewandt werden, um den Achsenabschnitt mit einem anderen Wert $a_{0,\text{soll}}$ zu vergleichen, Gl. (29).

$$T_{a0} = \frac{|\,a_0\,|}{\text{sdv}\,(a_0)} \tag{28}$$

$$T_{a0} = \frac{|\,a_0 - a_{0,\text{soll}}\,|}{\text{sdv}\,(a_0)} \tag{29}$$

Beispiel 26. Ist der y-Achsenabschnitt aus Beispiel 24 signifikant oder nur zufällig von null verschieden (Nullhypothese: Unterschied nur zufällig)?

$$T_{a0} = \frac{a_0}{\text{sdv}\,(a_0)} = \frac{0{,}75}{2{,}87} = 0{,}261$$

Dieser Wert ist wesentlich kleiner als 2,92, der zugehörige *t*-Wert für zwei Freiheitsgrade und 10 % Irrtumswahrscheinlichkeit (zweiseitig). Die Nullhypothese wird beibehalten.

Vergleich der Parameter verschiedener Regressionsgeraden. Ein wichtiger statistischer Test ist der Vergleich der Steigungen von Regressionsgeraden. Eine Veränderung der Steigung einer Kalibriergeraden eines Analysenverfahrens bedeutet eine Veränderung der Empfindlichkeit und deutet somit auf eine Veränderung im Meßsystem hin.

In der Photometrie kann eine veränderte Meßempfindlichkeit etwa von der Veränderung der Meßwellenlänge herrühren. Hier und bei anderen analytischen Methoden ermöglicht dieser Test die Entdeckung einer Veränderung im Meßsystem. Deshalb wird dieser Test auch zur Prüfung der Richtigkeit eines Analysenverfahrens verwendet (s. Abschnitt 1.3.2). Dieser Test wird außerdem oft durchgeführt, um zu untersuchen, ob sich die Steigung im Verlauf der Geraden ändert (s. Trendtests), also um Linearität zu bestätigen oder einen Trend festzustellen.

Die zugehörige Testgröße T_S berechnet sich nach Gl. (30), wobei die Differenz beider Steigungen $a_1(1)$ und $a_1(2)$ mit der gewichtet gepoolten Standardabweichung nach Gl. (31) verglichen wird. Der *t*-Test ist zweiseitig mit $n_1 + n_2 - 4$ Freiheitsgraden.

$$T_s = \frac{|a_1(1) - a_1(2)|}{\widehat{sdv}\sqrt{\dfrac{1}{Q_x(1)} + \dfrac{1}{Q_x(2)}}} \tag{30}$$

$$\widehat{sdv} = \sqrt{\frac{(n_1 - 2)\,\mathrm{var}_1 + (n_2 - 2)\,\mathrm{var}_2}{n_1 + n_2 - 4}} \tag{31}$$

Beispiel 27. Die Titration aus Beispiel 24 wird am nächsten Tag wiederholt. Es werden sechs Bestimmungen durchgeführt. Dabei wird eine Steigung $a_1(2)$ von 0,112 bei einer Standardabweichung von 2,21 für die Gerade gefunden. $Q_x(2)$ beträgt 60.000. Unterscheiden sich die Steigungen signifikant (Nullhypothese: Die Steigungen sind bis auf zufällige Schwankungen gleich)?

Zunächst wird nach Gl. (31) die gepoolte Standardabweichung $\widehat{sdv}$ berechnet:

$$\widehat{sdv} = \sqrt{\frac{(4-2)\cdot 2{,}34^2 + (6-2)\cdot 2{,}21^2}{4 + 6 - 4}} = 2{,}25$$

Anschließend kann die Testgröße T_S nach Gl. (30) berechnet werden:

$$T_s = \frac{|0{,}0978 - 0{,}112|}{2{,}25\sqrt{\dfrac{1}{50000} + \dfrac{1}{60000}}} =$$

$$= \frac{0{,}0142}{2{,}25\cdot\sqrt{3{,}67\cdot 10^{-5}}} = 1{,}042$$

Der Wert von T_S ist kleiner als 1,943, die Signifikanzschranke der *t*-Verteilung für $4 + 6 - 4 = 6$ Freiheitsgrade und 10 % Irrtumswahrscheinlichkeit beim zweiseitigen Test. Die Nullhypothese wird beibehalten, die Steigungen sind also bis auf zufällige Schwankungen gleich.

1.2.2 Vertrauens- und Vorhersagebereich der Regressionsgeraden

Die Berechnung der Regressionsparameter ist mit einer gewissen Unsicherheit behaftet. Dasselbe gilt für Erwartungswerte $\hat{y}$, die für ein x aus der Regressionsgerade berechnet werden. In diesem Fall hängt der Grad der Unsicherheit zusätzlich davon ab, in welchem Bereich die Regressionsgerade ausgewertet wird.

Die Regressionsgerade ist nur im Arbeitsbereich gültig. In Beispiel 24 sind Titrationen bei 100 bis 400 mg Einwaage durchgeführt worden. Ein Verbrauch bei einer Einwaage von nur 1 oder 1.000 mg Einwaage mit der Regressionsgerade durch den Erwartungswert $\hat{y}$ vorherzusagen, ist statistisch unzulässig. Einwaage und Verbrauch können außerhalb des Arbeitsbereichs völlig anders zusammenhängen.

Diese Überlegung erklärt, warum die Wahrscheinlichkeit für die Richtigkeit des Erwartungswertes auch von der Stelle x abhängt, an der ausgewertet wird. An den Rändern des Arbeitsbereichs ist mit einer höheren Unsicherheit zu rechnen, im Datenschwerpunkt ist die Unsicherheit am geringsten, da hier zufällige Schwankungen der Steigung nicht zur Unsicherheit des Erwartungswerts $\hat{y}$ beitragen. Dies wird durch Gl. (19) verdeutlicht. Die Unsicherheit nimmt quadratisch mit dem Abstand $x - x_c$ zu, da bei Berechnung des Erwartungswerts mit der fehlerbehafteten Steigung multipliziert wird.

Bei der Ermittlung der Regressionsgerade wird eine Stichprobe von Wertepaaren ermittelt; der Vertrauensbereich der Geraden verdeutlicht, in welchem Bereich um diese Stichprobe die Gerade liegt, die man erhalten würde, wenn alle Wertepaare der Grundgesamtheit zur Berechnung verwendet würden. Anders ausgedrückt: der Vertrauensbereich zeigt, in welchem Bereich Regressionsgeraden zu erwarten sind, wenn andere Stichproben unter den gleichen Bedingungen ermittelt und zur Berechnung verwendet werden. Durch den Vertrauensbereich kann die statistische Wahrscheinlichkeit für die Lage einer Regressionsgeraden graphisch dargestellt werden (Abb. 5.9). In der Literatur[7,8] wird zwischen Vertrauensbereich (engl.: confidence), Gl. (32), und simultanem Vertrauensbereich, Gl. (32a), unterschieden. Der *F*-Wert für Gl. (32a) wird Tab. 5.4 (s. Abschnitt 1.1.4) entnommen. Der Unterschied zwischen verschieden definierten Vertrauensbereichen hat jedoch kaum praktische Bedeutung.

$$\mathrm{cnf}\left\{\hat{y}(x)\right\} = \hat{y}(x) \pm t_{n_c - 2,\,\alpha/2} \cdot$$
$$\cdot\ \mathrm{sdv}(y)\sqrt{\frac{1}{n_c} + \frac{(x - \bar{x}_c)^2}{Q_x}} \tag{32}$$

$$\mathrm{cnf_s}\left\{\hat{y}(x)\right\} = \hat{y}(x) \pm \sqrt{2F_{2,\,n_c - 2,\,\alpha/2}} \cdot$$
$$\cdot\ \mathrm{sdv}(y)\cdot\sqrt{\frac{1}{n_c} + \frac{(x - \bar{x}_c)^2}{Q_x}} \tag{32a}$$

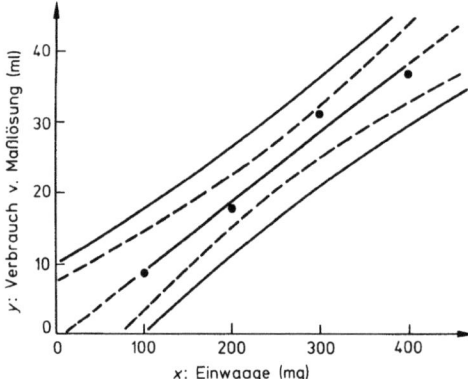

Abb. 5.9. Regressionsgerade aus Abb. 5.7 mit Vertrauens- und Vorhersagebereich. Vertrauensbereich (gestrichelte Linie), Vorhersagebereich (durchgezogene Linie) zur Regressionsgerade aus Beispiel 24

Der Vorhersage- oder Prognosebereich (engl.: prediction) einer Regressionsgeraden beschreibt dagegen, wie sehr einzelne Wertepaare von der Regressionsgeraden abweichen. Diese Frage stellt sich, wenn ein Standard, der zur Ermittlung einer Regressionsgeraden verwendet wurde, erneut vermessen wird: wie weit darf der neue Meßwert von der Regressionsgeraden entfernt liegen, bevor feststeht, daß die Abweichung nicht mehr zufällig ist? Durch den Vorhersagebereich kann auch beurteilt werden, welche Unsicherheit für ein über eine Kalibriergerade ermitteltes Analysenergebnis zu erwarten ist (s. Beispiel 29).
Der Vorhersagebereich der Regressionsgeraden wird nach Gl. (33) ermittelt. Er ist also auch von der Anzahl n_a der Messungen abhängig, die zum neuen Wertepaar führten. In Abb. 5.9 ist der Vorhersagebereich für einen weiteren Standard ($n_a = 1$) dargestellt.

$$\text{prd}\left\{\hat{y}(x)\right\} = \hat{y}(x) \pm t_{n_c - 2,\,\alpha/2} \cdot$$

$$\cdot \; \text{sdv}(y)\sqrt{\frac{1}{n_a} + \frac{1}{n_c} + \frac{(x + \bar{x}_c)}{Q_x}} \quad (33)$$

Beispiel 28. Zur Regressionsgerade aus Beispiel 24 wird ein zusätzliches Wertepaar bestimmt. Bei einer Einwaage von 150 mg werden 15,8 ml Maßlösung verbraucht (der Erwartungswert für 150 mg nach der Regressionsgerade lag bei 13,92 mg, s. Beispiel 24). Kann dieser Unterschied zufällig sein oder muß von einer systematischen Abweichung ausgegangen werden?
Nach Gl. (33) kann der Erwartungswert $\hat{y}(x)$ um

$$t_{n_c - 2,\,\alpha/2} \cdot \text{sdv}(y)\sqrt{\frac{1}{n_a} + \frac{1}{n_c} + \frac{(x - \bar{x}_c)^2}{Q_x}}$$

über- oder unterschritten werden, bevor auf eine signifikante Abweichung geschlossen werden muß. Bei einer Irrtumswahrscheinlichkeit von 0,1 für einen zweiseitigen Test (Vorhersagebereich ist ober- und unterhalb der Regressionsgerade definiert) und einer Datenzahl n_c der Kalibriergeraden von 4 ergibt sich

$t_{n-2,\,\alpha/2}$ als 2,92. Die Standardabweichung um die Gerade sdv(y) beträgt 2,34 (s. Beispiel 25) und der Wert der Wurzel

$$\sqrt{1 + \frac{1}{4} + \frac{(150 - 250)^2}{50\,000}}$$

ist 1,204. Der Vorhersagebereich umfaßt also $2,92 \cdot 2,34 \cdot 1,204 = 8,227$ ml, die Abweichung von etwa 1,9 ml in unserem Beispiel kann also durchaus zufällig sein.
Der Vorhersagebereich des Analysenergebnisses muß etwas anders definiert werden. Der Vorhersagebereich der Kalibrierfunktion gibt an, welche Werte y für gegebenes x zu erwarten sind. Dagegen beschreibt der Vorhersagebereich des Analysenergebnisses, welches x für gegebenes y zu erwarten ist. Die unbekannte Konzentration x wird über die Umkehrfunktion der Kalibriergerade nach Gl. (19) aus dem gemessenen Signal y ermittelt, Gl. (34):

$$x = \frac{y - \bar{y}_c}{a_1} + \bar{x}_c \quad (34)$$

Der Vorhersagebereich des Analysenergebnisses, Gl. (35), ergibt sich, wenn das Fehlerfortpflanzungsgesetz auf die Umkehrfunktion, Gl. (34), angewandt wird. Wesentlich ist, daß für den Vorhersagebereich des Analysenergebnisses auch die Steigung a_1 der Kalibriergeraden von Bedeutung ist, welche den Vorhersagebereich der Kalibriergeraden nicht beeinflußte.
Es ist zu bedenken, daß die fehlerbehaftete Analyse, etwa die aus einer pflanzlichen Droge isolierte Arzneistoffmenge, und die (fast) fehlerfreie Kalibriermenge, etwa Reinsubstanzen, keine gemeinsame Grundgesamtheit bilden.[17] Daher muß Gl. (35) modifiziert werden. Für die Anzahl der Analysenmessungen und der Kalibriermessungen werden unterschiedliche t-Faktoren t_a und t_c (jeweils für $n - 2$ Freiheitsgrade und $\alpha/2$) eingesetzt, Gl. (36). Diese Art der Berechnung berücksichtigt die Unsicherheit der Analysenmessung stärker und führt daher zu einem etwas breiteren Vorhersagebereich.

$$\text{prd}\left\{\hat{x}(y)\right\} = \hat{x}(y) \pm \frac{t_{n_c - 2,\,\alpha/2} \cdot \text{sdv}(y)}{a_1} \sqrt{\frac{1}{n_a} + \frac{1}{n_c} + \frac{(x - x_c)^2}{Q_x}} \quad (35)$$

$$\text{prd}\left\{\hat{x}(y)\right\} = \hat{x}(y) \pm \frac{\text{sdv}(y)}{a_1} \sqrt{\frac{t_a^2}{n_a} + t_c^2 \cdot \left(\frac{1}{n_c} + \frac{(x - x_c)^2}{Q_x}\right)} \quad (36)$$

Beispiel 29. Nachdem die Kalibriergerade aus Beispiel 25 erstellt wurde, titriert man dreimal eine Probe mit unbekanntem Gehalt. Dabei werden durchschnittlich 17,3 ml Maßlösung verbraucht. Wie groß ist der Gehalt dieser Probe?
Zunächst wird der Erwartungswert $\hat{x}(y)$ über die Umkehrfunktion der Kalibriergeraden nach Gl. (34) berechnet.

$$\hat{x} = \frac{17,3 - 23,7}{0,0978} + 250 = 184,56 \text{ mg}$$

Neben diesem Erwartungswert interessiert aber auch die Zuverlässigkeit dieser Angabe. Diese ergibt sich aus dem Vorhersagebereich für das Analysenergebnis: welche Analysenwerte könnten bei einer Wiederholung des Versuchs durch zufällige Streuung auftreten? Der Vorhersagebereich für das Analysenergebnis berechnet sich nach Gl. (35), ähnlich wie in Beispiel 28: $t_{n-2,\,\alpha/2}$ ist auch hier 2,92 ($\alpha = 0,1$ für den zweiseitigen Test), sdv (y) beträgt 2,34. Die Steigung a_1 beträgt 0,0978, der Wert der Wurzel beträgt hier

$$\sqrt{\frac{1}{3} + \frac{1}{4} + \frac{(184,56 - 250)^2}{50\,000}} = 0,669$$

Für x in Gl. (35 bzw. 36) wird der Erwartungswert eingesetzt. Der Vorhersagebereich beträgt also

$$\frac{2,92 \cdot 2,34 \cdot 0,669}{0,0978} = 46,7 \text{ mg}$$

an dieser Stelle. Eine weitere, ebenso durchgeführte Bestimmung könnte zu Analysenergebnissen von 137,9 bis 231,3 mg führen. Dieser große Bereich verdeutlicht, daß das Ergebnis der Analyse mit einer hohen Unsicherheit behaftet ist.

Nichtlineare Regression. Außer dem linearen Zusammenhang von Meßgrößen können andere, nichtlineare Zusammenhänge beobachtet werden. In der Praxis auftretende Gesetzmäßigkeiten sind Sättigungsfunktionen, quadratische Zusammenhänge und exponentielle bzw. logarithmische Abhängigkeiten. Diese nichtlinearen Funktionen kommen insbesondere bei der Reaktions- und Enzymkinetiken und in der Thermodynamik vor und spielen in der Stabilitätsanalytik eine wichtige Rolle. Auch für diese Funktionen kann eine Ausgleichsrechnung nach der Methode der kleinsten Quadrate durchgeführt werden, und auch in diesem Fall sind Fehlerabschätzungen wie im Fall der linearen Regression möglich.[18,19]
In einigen Fällen wird die nichtlineare Regression vermieden, indem die Funktion in eine lineare Form transformiert und anschließend eine lineare Regression durchgeführt wird. Das ist eine Möglichkeit, die Parameter zu schätzen; jedoch können hierbei gravierende Fehler auftreten. Die Fehler der Regressionsparameter können so auf keinen Fall bestimmt werden, ebenso sind Vorhersage- und Vertrauensbereich nicht zugänglich.

1.2.3 Erkennungs-, Nachweis- und Bestimmungsgrenze

Nicht nur in der pharmazeutische Qualitätskontrolle, sondern in allen Bereichen der analytischen Chemie stellt sich oft die Frage, bei welchen Stoffmengen oder Konzentrationen einer Substanz deren Anwesenheit noch nachgewiesen werden kann. Diese Frage stellt sich etwa bei Reinheitsprüfungen der Arzneibücher. Genauso wichtig ist, ab welcher Stoffmenge oder Konzentration eine quantitative Aussage möglich ist. Bei Reinheitsprüfungen stellt sich die qualitative Frage, ob eine Substanz in einer Probe enthalten ist oder

nicht. Diese Form der Fragestellung ist statistisch unproblematisch zu behandeln: sie hat bereits die Gestalt einer Nullhypothese. Unterschieden werden sollen im folgenden die Begriffe Nachweis- und Erkennungsgrenze. Die Erkennungsgrenze ist das kleinste Signal, welches statistisch signifikant größer als ein hypothetischer oder meßtechnisch zugänglicher Blindwert ist. Die Erkennungsgrenze bezieht sich auf gemessene Signale, also etwa Milliliter, Nanoampere oder Absorptionseinheiten. Die Nachweisgrenze betrifft dagegen die Menge des nachzuweisenden Stoffes, entweder in Massen-, Konzentrations- oder Stoffmengeneinheiten. Die Nachweisgrenze wird aus der Erkennungsgrenze durch die Kalibrierfunktion berechnet.
Oft sind für eine Bestimmung Blindwerte zugänglich, etwa für Titrationen oder photometrische Untersuchungen. In diesem Fall sind keine zusätzlichen statistischen Verfahren notwendig. Es müssen lediglich die Signale des Blindwertes mittels des t-Tests (s. Abschnitt 1.1.4) mit Signalen der Probe verglichen werden. In diesem Fall ist die Erkennungsgrenze nicht fest, sondern abhängig von der Anzahl der Messungen für Blindprobe und Analyse. Sind für die Blindprobe Mehrfachmessungen vorgenommen worden und sind Standardabweichung sowie Verteilung von Blind- und Analysenmessung gleich (F-Test, Test nach David), dann kann über den Vorhersagebereich, Gl. (16) und (17), bereits eine Erkennungsgrenze festgelegt werden, die ebenfalls von der Anzahl der Analysenmessungen abhängt. Der Vorhersagebereich ist auch für die Messung nur einer Analyse festgelegt, die Erkennungsgrenze also auch definiert, wenn Mehrfachmessungen unmöglich sind.

Beispiel 30. Der Gehalt einer Substanz soll photometrisch nach Derivatisierung bestimmt werden. Die Derivatisierungsreagenzien zeigen bereits eine geringe Eigenabsorption: vier Messungen des Blindwertes ergaben eine durchschnittliche Absorption von 0,017 bei einer Standardabweichung von 0,004.
Aus diesen Angaben kann die Erkennungsgrenze über das Prognoseintervall für Stichproben, Abschnitt 1.1.4, Gl. (16), berechnet werden (Irrtumswahrscheinlichkeit 0,1, einseitige Fragestellung, da nur Abweichungen nach oben interessieren: $t_{3,\,0,1} = 1,638$).

$$0,017 + 1,638 \cdot 0,004 \sqrt{1 + \frac{1}{4}} = 0,024$$

Eine Absorption von über 0,024 ist damit ein erkennbares Signal, weil es sich signifikant vom Blindwert unterscheidet.
Noch kleinere Abweichungen vom Blindwert können erkannt werden, wenn auch für die Analysenmessung mehrere Messungen vorgenommen werden. Es wird einfach ein t-Test analog Beispiel 17 durchgeführt.
Bei einigen wichtigen analytischen Methoden können keine Blindwerte bestimmt werden, beispielsweise bei Kalibrierungen in der Chromatographie, da Peaks einer Blindprobe nicht gefunden und für sie daher auch keine statistische Aussage möglich ist. In solchen Fällen wird die Erkennungsgrenze über den Vorhersagebereich der Kalibriergeraden festgelegt, Gl. (33). Ein Signal, das größer als das durch Extrapolation ermittelte Signal für $x = 0$ (y-Achsenabschnitt) zuzüglich

Vorhersagebereich ist, kann als das kleinste detektierbare Signal, d. h. die Erkennungsgrenze definiert werden. Die die über die Kalibriergerade ermittelte Stoffmenge ist dann die hypothetische Nachweisgrenze (Abb. 5.10). Diese Definition steht im Einklang mit DIN-Entwurf 32 645.[20] Da jedoch die Kalibriergerade für $x = 0$ nicht belegbar ist, darf die angegebene Nachweisgrenze nicht kleiner als die kleinste zur Kalibrierung verwendete Stoffmenge sein.

Beispiel 31. Wir berechnen die Nachweisgrenze für die Kalibriergerade aus Beispiel 24. Das kleinste signifikant vom Blindwert unterscheidbare Signal berechnet sich nach Gl. (33), wenn eine Messung durchgeführt wird ($n_a = 1$; s. a. Beispiel 28):

$$\text{prd}\left\{\hat{y}\,(0)\right\} = \hat{y}\,(0) \pm t_{n_c - 2,\,\alpha/2} \cdot$$

$$\cdot \, \text{sdv}\,(y) \sqrt{\frac{1}{n_a} + \frac{1}{n_c} + \frac{(0 + \bar{x}_c)^2}{Q_x}} =$$

$$= -0,75 \pm 2,92 \cdot 2,34 \cdot \sqrt{1 + \frac{1}{4} + \frac{250^2}{50\,000}} = 10,05$$

Somit beträgt die Erkennungsgrenze 10,05 ml, die zugehörige Nachweisgrenze wird nach Gl. (34) berechnet und beträgt 110,4 mg.
Wenn sich eine hypothetische Nachweisgrenze unter 100 mg ergeben hätte, wäre die Nachweisgrenze auf 100 mg, die untere Grenze des Kalibrierbereiches, festgelegt worden.
Schwieriger festzulegen ist anscheinend die Bestimmungsgrenze, also die kleinste Stoffmenge oder Konzentration, für die mit einer festgelegten Methode eine quantitative Aussage möglich ist. Es soll nicht verschwiegen werden, daß viele verschiedene Auffassungen und Definitionen in diesem Bereich vertreten werden. Allein drei sachlich unterschiedliche DIN-Entwürfe liegen zur Zeit vor.[20,21,22] Im folgenden soll eine einleuchtende und leicht verständliche Definitionsmöglichkeit vorgestellt werden.

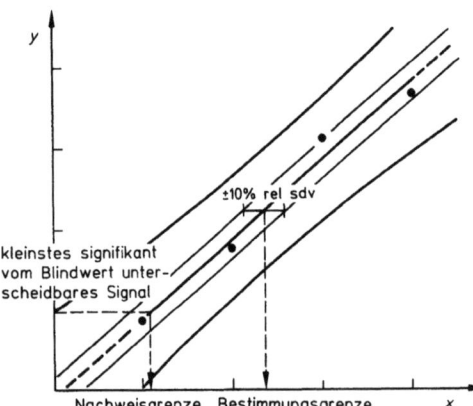

Abb. 5.10. Graphisch skizzierte Berechnungsweise von Nachweis- und Bestimmungsgrenze zur Regressionsgeraden aus Abb. 5.7

Für eine quantitative Aussage ist entscheidend, daß eine gewisse Zuverlässigkeit des Ergebnisses erreichbar ist und angebbar ist. Ist eine Substanz nachgewiesen worden und die Nachweisgrenze liegt beispielsweise bei 0,5 µg, dann weiß man, daß mehr als 0,5 µg enthalten sind, es könnte aber auch ein Mehrfaches, z.B. 5 µg, enthalten sein. Für eine quantitative Aussage muß das Ergebnisses genauer eingrenzbar sein.
Eine sinnvolle und leicht verständliche Definition der Bestimmungsgrenze stammt aus dem Eisenhüttenwesen.[24] Danach ist die Bestimmungsgrenze der kleinste Wert der Prüfgröße, der noch mit einer für den speziellen Anwendungsfall vorgegebenen Präzision bestimmt werden kann. Daraus ergibt sich, daß die Bestimmungsgrenze immer größer oder gleich als die Nachweisgrenze ist. Die gewünschte Präzision kann in Form einer relativen Standardabweichung (Variationskoeffizient) oder als Vorhersage- bzw. Vertrauensbereich angegeben werden (s. Abb. 5.10). Diese Definition ist von der Kommision der Europäischen Gemeinschaft für analytische Validierung übernommen worden (Tab. 5.6).[25]

Tabelle 5.6. Definitionen von Erkennungs-, Nachweis- und Bestimmungsgrenze

Grenztyp	Definition
Erkennungsgrenze	kleinstes signifikant vom Blindwert unterscheidbares Signal
Nachweisgrenze	Stoffmenge oder Konzentration, die sich aus der Erkennungsgrenze über die Kalibrierfunktion ergibt
Bestimmungsgrenze	kleinster Wert der Prüfgröße, der noch mit einer für den speziellen Anwendungsfall vorgegebenen Präzision bestimmt werden kann

Beispiel 32. (Abb. 5.10) Gesucht wird die Bestimmungsgrenze für die Kalibrierung des Beispiel 24. Als Vorgabe für die Präzision wird gefordert, daß die relative Standardabweichung des Analysenergebnisses unter 10 % liegt. Dies bedeutet, daß andererseits das Analysenergebnis mindestens das 10fache der Standardabweichung des Analysenergebnisses betragen muß. Die Standardabweichung des Analysenergebnisses wird aus der Standardabweichung der Regressionsgeraden nach Gl. (23) und der Steigung berechnet:

$$\text{sdv}\,(x) = \frac{\text{sdv}\,(y)}{a_1} = \frac{2,34}{0,0978} = 23,9$$

Die so berechnete Standardabweichung der Umkehrfunktion beträgt also 23,9 mg, damit liegt die Bestimmungsgrenze bei 239 mg. Dieser Wert liegt deutlich über der Nachweisgrenze (s. Beispiel 31).

1.3 Validierung

Eine der grundlegenden Fragen der Qualitätskontrolle ist, wie zuverlässig die Untersuchungen sind, anhand derer über die Qualität geurteilt wird und welche Qualität nach den vorliegenden Ergebnissen garantiert werden kann. Diese Fragen müssen durch Validierung (vom lateinischen validus, d. h. stark) beantwortet werden. Viele Aspekte der Validierung sind eng mit statistischen Fragestellungen verknüpft. Validierung bedeutet die systematische Überprüfung und Dokumentation eines Verfahrens, um nachzuweisen, daß es leistet, was es zu leisten vorgibt bzw. was man von ihm erwartet.[27] Validierung bedeutet somit nicht Optimierung, sondern nur Sicherstellung und Überprüfung der Funktionsfähigkeit. Die Materie der Validierung kann in zwei Aspekte unterteilt werden: Die prüfende Validierung testet nach Durchführung eines Verfahrens, ob die Ergebnisse verwendbar sind, während die konstruktive Validierung Vorgehensweisen beschreibt, wie ein Verfahren aufgebaut werden soll, um systematische Fehler zu vermeiden und wie beim Aufbau eines Verfahrens bereits Kontrollmöglichkeiten für die Validität geschaffen werden können.

Die Validierung der Qualitätskontrolle umfaßt alle Schritte, die letztlich zum Ergebnis führen, also Probenahme, Prüfmethode und Auswertung. Im Rahmen dieses Kapitels wird nur auf die Validierung aus statistischer Sicht eingegangen. Bemerkungen zur Methoden- und Gerätevalidierung finden sich in den Abschnitten 1.1.3, 1.1.4 und 1.2.1 sowie in der Literatur.[26,27]

Wichtige Voraussetzungen für eine Methodenvalidierung sind die Ermittlung der Nachweis- und Bestimmungsgrenze des Verfahrens. Diese Grenzen sind Maße für die Leistungsfähigkeit einer Methode. Die Bestimmung dieser Größen wurde bereits in Abschnitt 1.2.3 beschrieben. Von grundsätzlicher Bedeutung sind weiterhin die Präzision (Reproduzierbarkeit) und die Richtigkeit eines Verfahrens.

1.3.1 Präzision

Die Präzision oder Reproduzierbarkeit ist das Maß für die Streuung eines Analysenverfahrens bei mehrfacher Durchführung. Als beschreibende Größe sind im Prinzip alle statistischen Streumaße geeignet; meist werden Standardabweichung oder relative Standardabweichung verwendet.

Bei Präzisionsangaben sind verschiedene Stufen der Ähnlichkeit von Versuchsbedingungen zu beachten. Die geringsten Abweichungen gibt die Systempräzision an. Hier werden Streuungen eines Meßsystems, etwa eines HPLC-Arbeitsplatzes, bei Vermessung von Standards bestimmt. Die nächste Stufe ist die Präzision unter Wiederholbedingungen (engl.: repeatability), also die Durchführung eines Analysenverfahrens mit Probenvorbereitung, aber an einem Tag in einem Labor mit denselben Geräten durch dasselbe Personal durchgeführt. Etwas größere Streuungen sind wiederum bei der Intralaboratoriumsstandardabweichung (engl.: day to day precision) zu erwarten. Auch hier wird das gleiche Analysenverfahren in einem Labor, aber an verschiedenen Tagen durchgeführt. Dabei kann zwar das Personal wechseln, trotzdem ist es möglich, auf Erfahrung aus früheren Durchführungen zurückzugreifen. In die Intra-Laboratoriumsstandardabweichung gehen weiterhin langfristige Veränderungen von Geräteparametern (z. B. Lam-

penintensitäten) und von verwendeten Reagenzienqualitäten ein.

Die größten Abweichungen sind schließlich bei der Ringversuchsstandardabweichung (engl.: interlaboratory precision) zu erwarten. Hier wird die gleiche Analysenvorschrift in verschiedenen Laboratorien nachgearbeitet. Die Durchführungsbedingungen in den einzelnen Labors unterscheiden sich zwangsläufig. Es stehen andere Meßgeräte zur Verfügung, andere Reagenzien und anderes Personal. Ist die Ringversuchsstandardabweichung nicht wesentlich höher als die Intra-Laboratoriumsstandardabweichung, dann ist das Analysenverfahren robust gegen solche Veränderungen. Oft allerdings ist das Ergebnis von Ringversuchen recht ernüchternd.

1.3.2 Richtigkeit

Neben einer hohen Reproduzierbarkeit (Präzision) einer Meßmethode ist selbstverständlich zu fordern, daß sie auch richtige Ergebnisse liefert. Falsche Ergebnisse mit hoher Präzision sind wertlos. Systematische Fehler müssen entdeckt und vermieden werden. Um systematische Fehler neben zufälligen Streuungen aufzudecken, werden die in Abschnitt 1.2 besprochenen Methoden verwendet.

Um die Richtigkeit (engl.: accuracy) eines Verfahrens zu prüfen, müssen die richtigen Ergebnisse bekannt sein oder auf anderem Weg ermittelt werden. Diese werden mit den Ergebnissen verglichen, die das zu testende Verfahren liefert. Wenn eine Gehaltsbestimmung auf Richtigkeit untersucht werden soll, dann können richtige Ergebnisse oft einfach vorgegeben werden, indem Standardsubstanzen eingewogen werden. Mit den eingewogenen Standards wird die Gehaltsbestimmung durchgeführt, anschließend werden Ist- und Sollgehalt verglichen. Dieser Vergleich wird mittels linearer Regression vorgenommen. Im Idealfall stimmen Ist- und Sollgehalt immer überein; die Regressionsgerade ist dann eine Nullpunktsgerade mit der Steigung 1. Durch zufällige Streuungen werden sich Ist- und Sollgehalte immer etwas unterscheiden, auch wird der Achsenabschnitt a_0 nie genau 0 und die Steigung nie genau 1 sein. In Abschnitt 1.2 wird jedoch gezeigt, wie man erkennt, ob diese Abweichungen zufällig sind oder nicht. Mit den dort beschriebenen Tests wird auch die Richtigkeit untersucht.

Beispiel 33. Zur Untersuchung der Richtigkeit einer Gehaltsbestimmung wurde für drei verschiedene Einwaagen (80, 100 und 120 % des deklarierten Gehalts) je zweimal der Gehalt bestimmt. Diese Vorgehensweise wird in den GAP-Richtlinien zur Methodenvalidierung vorgeschlagen[28] und liefert hier folgende Ergebnisse (s. Abb. 5.11):

Einwaage	ermittelter Gehalt
79,55	85,41
80,28	85,00
99,89	99,20
99,98	102,25
119,80	119,45
120,28	120,99

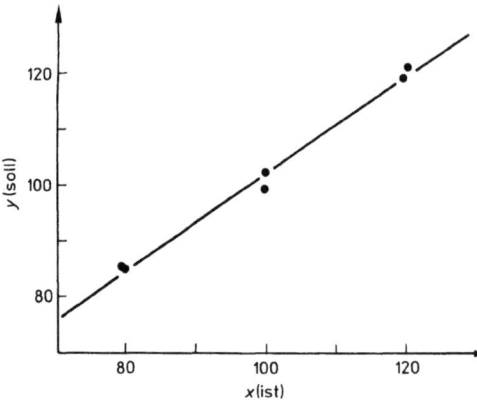

Abb. 5.11. Bestimmung der Richtigkeit mittels linearer Regression

Wie ist die Richtigkeit des Verfahrens zu beurteilen? Zunächst wird die Regressionsgerade ermittelt (s. Abschnitt 1.2): $a_0 = 14,8$, $a_1 = 0,873$, $Q_x = 1610$ und sdv$(y) = 1,632$ nach Gl. (22 und 23). Daraus ermitteln sich sdv$(a_0) = 4,120$ und sdv$(a_1) = 0,041$ nach Gl. (24 und 25), Beispiel 25. Aus diesen werden wiederum die Testzahlen T_{a0} und T_{a1} ermittelt, Gl. (26a und 29):

$$T_{a0} = \frac{|a_0|}{\text{sdv}(a_0)} = \frac{14,8}{4,120} = 3,59$$

$$T_{a1} = \frac{|1 - a_1|}{\text{sdv}(a_1)} = \frac{0,127}{0,041} = 3,10$$

Diese Werte liegen wesentlich höher als die Schranken des t-Tests, z. B. 2,132 für vier Freiheitsgrade und eine Irrtumswahrscheinlichkeit von 10%. Beide Regressionsparameter unterscheiden sich deutlich von den Sollwerten. Es muß angenommen werden, daß das Meßverfahren einen systematischen Fehler enthält.

Validierung statistischer Methoden. In den vorangegangenen Abschnitten wurden einige Kennzahlen und Parameter bestimmt. Dazu wurden jeweils stillschweigend zugrundeliegende Annahmen gemacht: Normalverteilung der Zufallsgrößen, Linearität usw. Für die Gültigkeit der bestimmten Parameter und ihrer Vertrauensbereiche ist sehr wichtig, daß diese Annahmen erfüllt sind. Dieser Abschnitt berichtet, wie das geprüft wird und welche Schlüsse für den Aufbau einer Qualitätskontrolle gezogen werden sollen.

Die prüfende Validierung muß in der statistischen Qualitätskontrolle hauptsächlich vier Aspekte berücksichtigen. Grundsätzlich ist die Normalverteilung die Voraussetzung aller klassischen Statistik. Die Überprüfung der Normalverteilung und ihre Bedeutung wurde daher bereits in Abschnitt 1.1.3 behandelt. Sehr wichtig ist zudem die Prüfung auf Trends und zur Validierung der linearen Regression die Prüfung auf Gleichheit der Varianzen und der Test auf Linearität.

1.3.3 Trends

Bei der Anwendung von statistischen Tests wird vorausgesetzt, daß außer einer zufälligen Streuung keine zusätzlichen Gesetzmäßigkeiten das Verhalten der Werte bestimmen. Man sagt: stochastische Unabhängigkeit wird vorausgesetzt. In der Praxis ist die stochastische Unabhängigkeit der anzustrebende Idealfall. Beim Würfeln ist es für den nächsten Wurf völlig ohne Bedeutung, wie der vorangegangene ausgegangen ist. In der Qualitätskontrolle ist immer mit Trends zu rechnen: alkalische Maßlösungen absorbieren CO_2, ihr Faktor nimmt daraufhin ab. Lampen für photometrische Untersuchungen zeigen Drifterscheinungen in der Intensität, Probenaufgabesysteme für die Chromatographie können Memory-Effekte aufweisen, Tablettengewichte können systematisch durch Verdichtung des Tablettiergutes zunehmen. Das Ziel einer guten Qualitätskontrolle soll die Feststellung und die anschließende Vermeidung dieser Trends sein. Trendtests spielen daher nicht nur in der statistischen Validierung, sondern auch für die Validierung des Produktionsprozesses, die Fertigungskontrolle (Abschnitt 1.5), eine wichtige Rolle. Trends können nur festgestellt werden, wenn genügend Information über die Meßreihe vorliegt. Um zeitabhängige Trends feststellen zu können, muß die Reihenfolge der Messungen protokolliert werden, wenn möglich auch der Zeitpunkt. Einige Trends hängen nicht von der Reihenfolge der Durchführung, sondern von der Tageszeit ab. Temperaturunterschiede zwischen Tag und Nacht bewirken z. B. eine unterschiedliche Schichtdicke bei Küvetten.

Trends, die von der Probenkonzentration abhängen, etwa durch Sättigungseffekte, sind ohne zusätzlichen Aufwand durch den Verlauf der Kalibrierfunktion zu entdecken. Einige Trends hängen aber nicht von der absoluten Konzentration, sondern von der Konzentrationsänderung von Versuch zu Versuch ab (z. B. Memory-Effekte in der Chromatographie). Um solche Trends zu entdecken, müssen verschiedene Konzentrationen randomisiert, d. h. zufällig verteilt, vermessen werden. Dies ist bereits bei der Versuchsplanung zu beachten (s. Abschnitt 1.7)

Trend ist nicht gleich Trend. Abb. 5.12a-c zeigt schematisch drei von vielen möglichen Trendtypen. Es ist daher sinnvoll, verschiedene Trendtests nebeneinander zu verwenden, da bestimmte Tests besonders gut gewisse Trendtypen nachweisen.

Trendtest nach Von Neumann. Wenn kein Trend existiert, dann verhalten sich aufeinanderfolgende Messungen nicht anders als zwei zufällig ausgewählte Messungen zueinander; wenn es einen Trend gibt, werden dagegen zwei benachbarte Werte näher zusammenliegen als zufällig Ausgewählte. Der Test nach Von Neumann vergleicht den quadrierten Abstand S_D, Gl. (37), benachbarter Werte in der Meßreihe y_i und y_{i+1} mit dem allgemein vorkommenden Abweichungen vom Erwartungswert S_{yy}, Gl. (38), ($\bar{y}$ für Einzelstichproben, $\hat{y}(x_i)$ für Regressionsgeraden). Wenn kein Trend auftritt ist S_D etwa doppelt so groß wie S_{yy}, weil Werte oberhalb und unterhalb des Erwartungswertes streuen und daher voneinander doppelt so stark abweichen wie vom Erwartungswert. Es

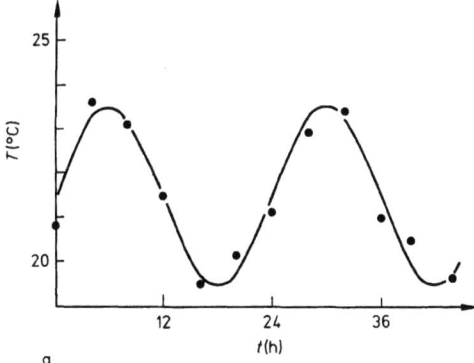

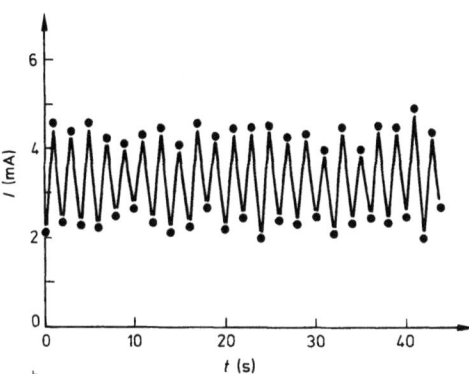

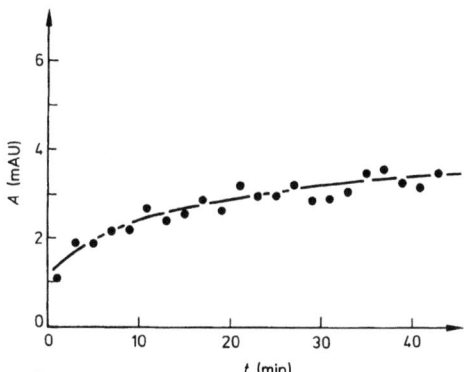

Abb. 5.12a–c. Verschiedene Trendtypen. a lang-periodischer Trend, b kurz-periodischer Trend, c langsam ansteigender Trend

wird die Testgröße T_N nach Gl. (39) bestimmt. Ist T_N signifikant kleiner als 2, dann ist ein Trend nachgewiesen; die entsprechende Signifikanzschranke V_N ist auch hier von der zugrundeliegenden Datenzahl n abhängig und berechnet sich nach Gl. (40) aus der Standardnormalverteilung. Es ist daher Voraussetzung für diesen Test, daß vorher Normalverteilung bestätigt wird. Der Test nach Von Neumann kann Trends ab einer Datenzahl von 6 erkennen und ist für viele Trendtypen geeignet. Die Trends aus Abb. 5.12a und c werden von diesem Test erkannt.

$$S_D = \sum_{i=1}^{n-1} (y_{i+1} - y_i)^2 \tag{37}$$

$$S_{yy} = \sum_{i=1}^{n} (y_i - \bar{y})^2 \quad \text{oder} \quad S_{yy} = \sum_{i=1}^{n} (y_i - \hat{y}(x_i))^2 \tag{38}$$

$$T_N = \frac{S_D}{S_{yy}} \overset{!}{\approx} 2 \tag{39}$$

$$V_N = 2 - 2 \cdot {}^c_\alpha \cdot \sqrt{\frac{n-2}{(n-1)(n+1)}} \tag{40}$$

Beispiel 34. Der Trendtest nach Von Neumann wird mit den Daten aus Abb. 5.12a durchgeführt:

$(y_i - \bar{y})^2$	$y_i - \bar{y}$	y_i	y_{i-1}	$y_i - y_{i-1}$	$(y_i - y_{i-1})^2$
0,261	-0,511	20,905	-	-	-
4,803	2,192	23,608	20,905	2,703	7,306
2,782	1,668	23,085	23,608	-0,524	0,274
0,003	0,059	21,476	23,085	-1,609	2,588
3,664	-1,914	19,503	21,476	-1,973	3,894
1,621	-1,273	20,143	19,503	0,641	0,411
0,098	-0,313	21,104	20,143	0,961	0,923
2,282	1,510	22,927	21,104	1,823	3,324
3,906	1,976	23,393	22,927	0,466	0,217
0,197	-0,444	20,972	23,393	-2,421	5,860
1,352	-1,163	20,254	20,972	-0,718	0,516
3,186	-1,785	19,632	20,254	-0,622	0,387
Σ 24,157 (S_{yy})		Σ 257,000			Σ 25,700 (S_D)

Zunächst wird die Summe der 3. Spalte und damit der Mittelwert $\bar{y}$ berechnet, danach werden die anderen Spalten und die quadratischen Summen S_{yy} nach Gl. (38) und S_D nach Gl. (37) berechnet. T_N ist dann nach Gl. (39) 1,06 und damit wesentlich kleiner als der zugehörige Schrankenwert V_N von 1,12 nach Gl. (40). Die Daten zeigen also einen Trend.

$$T_N = \frac{S_D}{S_{yy}} = 1,06$$

$$V_N = 2 - 2 \cdot 1,67 \cdot \sqrt{\frac{10}{11 \cdot 13}} = 1,12$$

Phasenhäufigkeitstest nach Wallis-Moore. Ein einfacher und schneller Trendtest ist durch Zählen von Phasen möglich. Eine Phase ist ein Abschnitt, in dem die Meßwerte entweder nur zu- oder nur abnehmen. Treten Trends des Typs von Abb. 5.12a auf, dann gibt es wesentlich weniger Phasen als bei nur zufällig streuenden Daten. Zur Durchführung wird die Zahl der Phasen gezählt und die Testgröße T_{WM} nach Gl. (41) ermittelt. Diese Testgröße ist abhängig von der Datenzahl n, die nicht kleiner als 10 sein soll, und der Anzahl der Phasen p. T_{WM} wird mit den tabellierten Werten der Standardnormalverteilung (Tab. 5.1 aus Abschnitt 1.1.2) verglichen. Ist T_{WM} größer als $c_{\alpha/2}$, dann zeigen die Daten einen Trend.

$$T_{WM} = \frac{|p - 2 - (2n-7)/3| - 0,5}{\sqrt{(16n-29)/90}} \tag{41}$$

Beispiel 35. Der Trendtest nach Wallis und Moore ist schnell durchführbar. Die Trends aus Abb. 5.12a und c sollen mit ihm untersucht werden. Für jeden ansteigenden Meßwert wird ein „+" vergeben, für jeden abfallenden ein „-". Sind zwei Meßwerte gleich, wird kein Zeichen vergeben und mit dem nächsten Wert fortgefahren. Trend a zeigt dann folgendes Muster: $+ - - - + + + + - - -$, also zwei positive und zwei negative, insgesamt vier Phasen p. Die Datenzahl beträgt 12, in Gl. (41) eingesetzt, ergibt sich eine Testgröße T_{WM} von 2,36.

$$T_{WM} = \frac{|4 - 2 - (2 \cdot 12 - 7)/3| - 0,5}{\sqrt{(16 \cdot 12 - 29)/90}} = \frac{3,17}{\sqrt{1,81}} = 2,36$$

Die zugehörige Schranke c zur Irrtumswahrscheinlichkeit 0,1 für den zweiseitigen Test beträgt 1,64. Der Trend kann also durch diesen Test belegt werden.
Trend c zeigt das Muster $+ - + + + - + + - + - + + - + + + + - - +$, insgesamt 13 Phasen bei einer Datenzahl von 22. In Gl. (41) eingesetzt ergibt sich eine Testgröße T_{WM} von 1,67. Dieser Wert liegt etwas über der Testschranke. Obwohl die Phasenwechsel weniger ausgeprägt sind, kann der Test durch die höhere Datenzahl den Trend erkennen.

Trendtests durch lineare Regression. Eine elegante Möglichkeit der Trendsuche kann durch lineare Regression erfolgen. Dazu wird eine Regressionsgerade durch die Daten, gepaart mit ihrer Reihenfolge oder dem Zeitpunkt der Messung, ermittelt. Besteht kein Trend, dann wird eine Regressionsgerade mit einer Steigung von nahezu null erwartet (vgl. auch Abb. 5.8). Um dies zu überprüfen, wird der Test auf Signifikanz der Steigung, Gl. (26) durchgeführt. Wenn die Steigung signifikant von null unterscheidbar ist, liegt ein Trend vor.
Der Trend von Typ c ist auf diese Weise leicht zu erkennen; eine Regressionsgerade durch die Daten der Abb. 5.12a hat aber, trotz eindeutigen Trends, ungefähr die Steigung 0. Bei periodischen Trends führt die Regression über alle Daten oft nicht zum Ziel; man kann sich jedoch behelfen, indem die Regression nur über ein Fenster, also eine Anzahl von aufeinanderfolgenden Daten, durchgeführt wird. Wird für Trend a beispielsweise eine Fensterbreite von vier oder fünf Daten gewählt, dann wird die signifikante Steigung in den Anstiegen und Abfällen des periodischen Trends sicher erkannt. Die Fensterbreite ergibt sich aus der erwarteten Länge der Trendperioden; sie sollte etwa eine halbe Periode betragen.

Beispiel 36. Zur Trendanalyse für Trend a wird die lineare Regression über vier Datenpunkte (entspricht 12 h, der Hälfte der tageslangen Periode) durchgeführt. Mehr als die Hälfte der Regressionsgeraden haben eine signifikante Steigung, die auf einen Trend hinweist (Abb. 5.13). In Tab. 5.7 werden die zugehörigen Berechnungen skizziert.
In der Literatur sind weitere Trendtests beschrieben.[7,8] Außer für spezielle Probleme sind sie jedoch nicht leistungsfähiger als die hier beschriebenen. Bemerkenswert ist, daß Trends von Typ Abb. 5.12b von keinem der Trendtests erfaßt wird; dieses Verhalten wird jedoch durch einen Test auf Normalvertei-

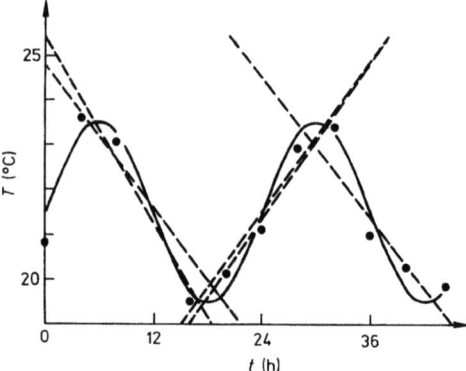

Abb. 5.13. Trenderkennung durch lineare Regression

Tabelle 5.7. Test auf Trend mittels linearer Regression bei einer Fensterbreite von vier Datenpaaren. Daten aus Beispiel 36, Abb. 5.13

h	a_1 (18)	sdv(a_1) (25)	T_{a_1} (26)
0 bis 12	0,030	0,123	0,240
4 bis 16	-0,348	0,042	**8,388**
8 bis 20	-0,270	0,073	**3,694**
12 bis 24	-0,012	0,087	0,137
16 bis 28	0,281	0,034	**8,323**
20 bis 32	0,289	0,031	**9,331**
24 bis 36	0,002	0,120	0,015
28 bis 40	-0,261	0,066	**3,941**

lung (s. Abschnitt 1.1.3) deutlich, da die Daten von Abb. 5.12b ganz erheblich von der Normalverteilung abweichen. Auf Normalverteilung soll daher immer zusätzlich zu Trendtests geprüft werden, nicht nur weil Normalverteilung Voraussetzung zur Durchführung des Tests nach Von Neumann ist.

1.3.4 Test auf Linearität

Die in Abschnitt 1.2 vorgestellten Rechenvorschriften ermitteln zu jeder Menge von Datenpaaren Regressionsparameter a_0 und a_1 sowie die Streumaße, den Vorhersagebereich usw. Die Berechenbarkeit dieser Größen ist völlig unabhängig davon, ob wirklich ein linearer Zusammenhang vorliegt. Im folgenden werden daher Tests vorgestellt, die Linearität erkennen oder ablehnen helfen.
Durch die graphische Darstellung wird meist schnell deutlich, ob Linearität gegeben ist. Bereits aus fünf verschiedenen Messungen im Arbeitsbereich kann meist visuell entschieden werden, ob Linearität vorliegt.[28] Um Tests automatisch durchführen zu können und objektivierbar zu gestalten, werden zusätzlich statistische Tests verwendet. Grundsätzlich werden drei Wege beschritten: einmal werden die Abstände der einzelnen Wertepaare zur Regressionsgeraden, die Residuen, auf Trends untersucht. Diese Vorgehensweise ist sehr zu empfehlen, erfordert aber mindestens sechs, besser zehn verschiedene Daten-

punkte, weil für Trendtests diese Datenzahlen erforderlich sind. Problematischer ist die Anwendung des Bestimmtheitsmaßes r^2 oder des Korrelationskoeffizienten r. Diese Größen sind zwar leicht zu berechnen und benötigen nur wenig Daten, ihre Interpretation in Hinblick auf den Vertrauensbereich ist jedoch nicht einfach. Eine dritte Möglichkeit arbeitet mit drei Stützpunkten, am unteren und oberen Ende des Kalibrierbereichs sowie in der Mitte und vergleicht die Steigung der Geraden vom unteren zum mittleren und vom mittleren zum oberen Punkt; anschließend wird untersucht, ob sich die Steigungen signifikant unterscheiden, s. Abschnitt 1.2, Gl. (30) und (31), Beispiel 27. Diese Methode ist besonders geeignet, um die Linearität bei einer Zweipunkt-Kalibrierung zu erkennen, weil zu den eigentlichen zwei Kalibrierpunkten nur ein weiterer Stützpunkt notwendig ist. Ein Beispiel für diese Methode wird in Abschnitt 1.3.5 zur optimierten Kalibrierung (Abb. 5.15) angegeben.

Trendtests mit den Residuen. Abb. 5.14 zeigt einen nichtlinearen Zusammenhang, der gut durch eine Regressionsgerade genähert werden kann. Um festzustellen, ob ein linearer Zusammenhang vorliegt, werden die Residuen r_i, Gl. (42), die Differenzen zwischen y_i und $\hat{y}(x_i)$, ermittelt und auf einen Trend untersucht.

$$r_i = y_i - \hat{y}(x_i) \tag{42}$$

Beispiel 37. Die Daten zur Abb. 5.14 sind:

x_i	y_i	$\hat{y}(x_i)$	r_i
0	0,12	0,97	−0,85
0,1	1,04	1,41	−0,37
0,2	1,76	1,85	−0,09
0,3	2,58	2,29	0,29
0,4	3,17	2,73	0,43
0,5	3,74	3,17	0,56
0,6	4,16	3,62	0,54
0,7	4,59	4,06	0,53
0,8	4,78	4,50	0,28
0,9	4,87	4,94	−0,07
1,0	4,93	5,38	−0,45
1,1	5,00	5,82	−0,82

Die Trendtests nach Von Neumann und Wallis-Moore (Abschnitt 1.3.3) zeigen beide deutlich einen Trend der Residuen und damit nichtlineares Verhalten.

Korrelationskoeffizient und Bestimmtheitsmaß. Das Bestimmtheitsmaß r^2 ist der Quotient aus der durch die Regression erklärbaren Varianz und der Gesamtvarianz der y-Werte, Gl. (43). Es kann schneller mit Gl. (43a) berechnet werden, wenn die benötigten Summen bereits zur Berechnung der Regressionsparameter (s. Abschnitt 1.2) ermittelt wurden. Kommt dieser Wert 1 nahe, dann ist fast die gesamte Streuung der y-Werte durch die Regressionsgerade erklärt; man kann dann von einem bestehenden linearen Zusammenhang ausgehen. Dabei ist jedoch zu beachten, daß weder das Bestimmtheitsmaß noch der Korrelationskoeffizient nach Gl. (44) die Wahrscheinlichkeit für einen linearen Zusammenhang angeben. Ein Kor-

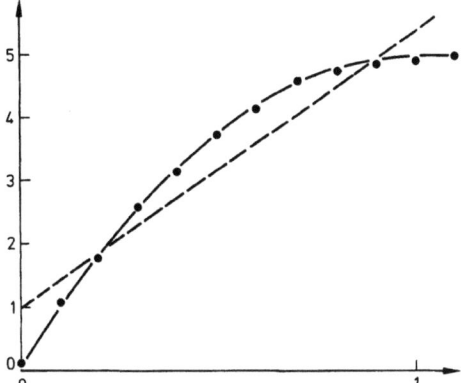

Abb. 5.14. Nichtlinearer Zusammenhang mit einem Korrelationskoeffizienten $r = 0{,}95$

relationskoeffizient von 0,99 bedeutet keinesfalls, daß mit 99 % Wahrscheinlichkeit ein linearer Zusammenhang vorliegt. Dies ist eine häufige, aber fatale Fehlinterpretation.

$$r^2 = \frac{\dfrac{\sum\limits_{i=1}^{n}(\hat{y}(x_i) - \bar{y})^2}{n-1}}{\dfrac{\sum\limits_{i=1}^{n}(y_i - \bar{y})^2}{n-1}} = \frac{\sum\limits_{i=1}^{n}(\hat{y}(x_i) - \bar{y})^2}{\sum\limits_{i=1}^{n}(y_i - \bar{y})^2} \tag{43}$$

$$r^2 = \frac{\left(n\sum xy - \sum x \sum y\right)^2}{\left(n\sum x^2 - \left(\sum x\right)^2\right)\left(n\sum y^2 - \left(\sum y\right)^2\right)} \tag{43a}$$

$$r = \sqrt{r^2} \tag{44}$$

Da sich meist ein großer Teil der Gesamtstreuung durch einen linearen Zusammenhang deuten läßt, sind auch nahe bei 1 liegende Korrelationskoeffizienten ohne eigentlichen linearen Zusammenhang möglich (Abb. 5.14). Außerdem ist der Vertrauensbereich des Korrelationskoeffizienten nicht einfach zu bestimmen. Seine Ermittlung erfordert umfangreiche Berechnungen.[29] Den jeweils unteren möglichen wahren Wert r_u für berechnete Korrelationskoeffizienten r gibt Tab. 5.8 an. Da ein Korrelationskoeffizient von 0,99 zumindest zu fordern ist, muß $r_u > 0{,}99$ sein. Aus Tab. 5.8 ergibt sich, daß nur bei einem berechnetem Korrelationskoeffizienten $> 0{,}9995$ schon bei kleinen Datenzahlen und bei Korrelationskoeffizienten $> 0{,}998$ bei Datenzahlen über 10 von Linearität ausgegangen werden kann. Andererseits kann auch bei weitaus niedrigeren Korrelationskoeffizienten Linearität vorliegen. Der Korrelationskoeffizient ist ein Maß für die Streuung, die nicht durch die Regressionsgerade erklärt werden kann. Dieses Maß unterscheidet aber nicht zwischen einer zufälligen Streuung und einer systematischen Abweichung wie in

Abb. 5.14. Bei einem Meßverfahren, bei dem sich eine gewisse Streuung nicht ausschließen läßt, ist ein Korrelationskoeffizient von 0,95 vielleicht schon günstig, bei systematischen Abweichungen wie in Abb. 5.14 aber ein Hinweis auf notwendige Veränderungen.

Aus diesen Gründen wird empfohlen, den Korrelationskoeffizienten oder das Bestimmtheitsmaß zu einer Geraden nur als zusätzliche Kontrollmöglichkeit anzugeben, die Linearität aber durch Trendtests oder Vergleich der Steigungen in verschiedenen Teilen des Arbeitsbereichs zu überprüfen.[28] Außerdem kann die Reststreuung der Wertepaare um die Gerade, Gl. (22 und 23), mit der Präzision einer Mehrfachmessung an einer Stelle verglichen werden. Diese Werte sollten sich bei Vorliegen von Linearität nicht signifikant unterscheiden (F-Test; Abschnitt 1.1.4).

Tabelle 5.8. Korrelationskoeffizient und Bestimmtheitsmaß mit zugehörigen Untergrenzen r_u in Abhängigkeit von der Datenzahl n

r	r^2	r_u für n = 100	50	20	10	5
0,9999	0,9998	0,9999	0,9999	0,9998	0,9997	0,9990
0,9998	0,9996	0,9997	0,9997	0,9996	0,9993	0,9980
0,9995	0,9990	0,9993	0,9992	0,9989	0,9983	0,9949
0,999	0,9980	0,9986	0,9984	0,9978	0,9965	0,9898
0,998	0,9960	0,9972	0,9968	0,9956	0,9931	0,9797
0,995	0,9900	0,9930	0,9919	0,9889	0,9828	0,9500
0,99	0,9801	0,9861	0,9939	0,9779	0,9657	0,9021
0,98	0,9604	0,9722	0,9679	0,9561	0,9323	0,8125
0,95	0,9025	0,9309	0,9204	0,8922	0,8367	0,5841
0,92	0,8464	0,8900	0,8738	0,8306	0,7475	0,4018
0,9	0,8100	0,8631	0,8432	0,7907	0,6913	0,2996

1.3.5 Statistisch validierter Aufbau einer Kalibrierung

In den beiden vorangegangenen Abschnitten wurde gezeigt, daß einige Bedingungen erfüllt sein müssen, um eine Kalibrierung durchführen zu können. Andererseits erfordern die zu überprüfenden Voraussetzungen einen gewissen Aufwand: zur Überprüfung der Linearität durch Trendtests sind Daten an sechs verschiedenen Stellen des Arbeitsbereichs notwendig, zur Überprüfung der Gleichheit der Varianzen im Kalibrierbereich sind acht Mehrfachmessungen an verschiedenen Stellen notwendig, um einen aussagekräftigen F-Test durchführen zu können. Auf der anderen Seite möchte man natürlich unnötigen Arbeitsaufwand beim Aufbau einer Kalibrierung vermeiden; im folgenden wird beschrieben, wie die Kalibrierpunkte im Arbeitsbereich gelegt werden müssen, um eine befriedigende statistische Aussagekraft bei möglichst geringem Arbeitsaufwand zu erreichen. Das hier vorgestellte Konzept wurde von Ebel in den letzten Jahren entwickelt.[31,44]

Der notwendige Aufwand wird sicher bei der Methodenentwicklung höher als bei der späteren Routineanalytik sein, bei der auf die Ergebnisse der Methodenentwicklung zurückgegriffen werden darf.

Optimierte Methodenentwicklung. Bei der Neuentwicklung einer Methode müssen alle relevanten Eigenschaften der Kalibriergeraden validiert werden. Linearität und Gleichheit der Varianzen im Arbeitsbereich müssen gegeben sein, außerdem ist ein schmaler Vorhersagebereich wünschenswert, um genaue Ergebnisse zu erhalten.

Zur Überprüfung der Gleichheit der Varianzen werden an der oberen und unteren Grenze des Arbeitsbereichs jeweils acht bis zehn Werte vermessen und anschließend ein F-Test durchgeführt. Da die Varianz im Kalibrierbereich entweder kontinuierlich zu- oder abnimmt, ist diese Vorgehensweise ausreichend. Je acht Werte sind mindestens erforderlich, um einen aussagekräftigen F-Test durchführen zu können.[30] Dieser Aufwand verringert sich, wenn in der späteren Routine ohnehin nur die Zweipunkt-Kalibrierung oder der externe Standard verwendet werden soll, weil in diesen Fällen Varianzengleichheit nicht erforderlich ist.[44] Es reichen dann je vier Wertepaare an den Grenzen des Arbeitsbereichs aus, um eine genügend hohe Datenzahl für statistischen Aussagen zu erhalten.

Q_x, Abschnitt 1.2, Gl. (22), wird im vorgegebenen Arbeitsbereich maximal, wenn die Messungen an den Grenzen des Arbeitsbereichs vorgenommen werden. Da in Gl. (33) durch diesen Wert geteilt wird, erhält man durch diese Vorgehensweise einen möglichst schmalen Vorhersagebereich.

Um auf Linearität zu prüfen ist mindestens noch ein weiterer Stützpunkt mit je vier bzw. acht Messungen erforderlich. Dieser kann in die Mitte des Arbeitsbereichs gelegt werden (Abb. 5.15). Anschließend wird der Unterschied der Steigungen der Geraden g_1 und g_2 auf Signifikanz untersucht, Gl. (30), s. Beispiel 27. Unterscheiden sich die Steigungen nicht, dann kann von Linearität ausgegangen werden. Ein anderes als ein lineares Verhalten wird diese Vorgehensweise nur bei extremen Weitbereichskalibrierungen über mehr als drei Zehnerpotenzen nicht erkennen. Von dieser Vorgehensweise ist ohnehin abzuraten.

Ein Nachteil dieser Validierung mit drei Punkten ist, daß man immer noch wenig über das funktionale Verhalten von Meß- und Einflußgrößen weiß, wenn keine Linearität besteht. Deshalb ist es für die Methodenentwicklung oft günstiger mit mehreren Messungen an

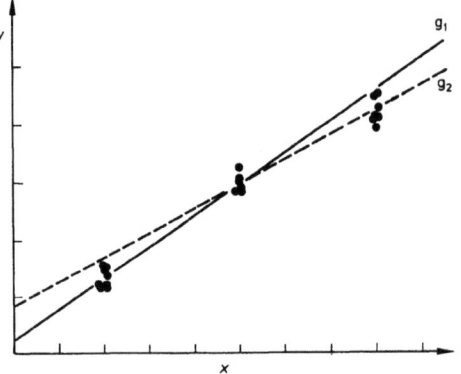

Abb. 5.15. Test auf Linearität durch Vergleich der Steigungen von abschnittsweise ermittelten Geraden

verschiedenen Stellen des Arbeitsbereichs einen Überblick herzustellen und die Linearität mittels Trendtests der Residuen (Abschnitt 1.3.3 und 1.3.4) zu überprüfen.

Validierte Routinekalibrierung. Zur Neuerstellung einer Kalibrierung sind nach dem vorher beschriebenen mindestens 12, beim notwendigen Nachweis von Varianzengleichheit sogar 24 Messungen notwendig. Dieser hohe Aufwand ist selbstverständlich in der Routineanalytik nicht mehr vertretbar. Da Ungleichheiten der Varianzen oder Abweichungen von der Linearität jedoch methodenspezifisch sind, wurden diese bereits während der Methodenentwicklung ausgeschlossen. Daher müssen sie an dieser Stelle nicht erneut untersucht werden. Wichtig ist jetzt, ein möglichst genaues Ergebnis mit möglichst wenig Aufwand zu erhalten. Hierzu existieren zwei Möglichkeiten: die Zweipunkt-Kalibrierung und der externe Standard, teilweise inkorrekt als Einpunkt-Kalibrierung bezeichnet. Der externe Standard wird, wenn möglich, bevorzugt. Zur Berechnung wird von einer Kalibriergeraden durch den Ursprung ausgegangen. Der externe Standard darf also nur angewandt werden, wenn die Abweichung der durch die Methodenerstellung ermittelten Kalibriergerade nicht allzuweit von einer Ursprungsgerade abweicht. Die erlaubte Abweichung ist abhängig vom Arbeitsbereich und dem zulässigen Fehler.

Zur Ermittlung des systematischen Fehler syserr (x), den man bei Verwendung des externen Standards in Kauf nimmt, müssen einige Größen bekannt sein, Gl. (45). Man benötigt a_1 und a_0, die Steigung und den Achsenabschnitt der bei der Methodenentwicklung ermittelten Gerade. Der Sollwert x_{soll} kann der erwartete Wert bei einer Gehaltsbestimmung oder die Mitte des Arbeitsbereichs eines Analysenverfahrens sein. Δx ist der maximale Abstand von x_{soll} zur oberen bzw. unteren Grenze des Arbeitsbereichs (s. a. Abb. 5.16).

$$\text{syserr}\,(x) = \cfrac{\Delta x}{1 + \cfrac{a_1\, x_{soll}}{a_0}} \qquad (45)$$

Ist dieser Fehler nicht zu groß, dann kann und sollte wegen des geringeren Aufwands der externe Standard eingesetzt werden. Dies wird immer der Fall sein, wenn der systematische Fehler wesentlich kleiner als die Streuung des Meßverfahrens ist.

Beispiel 38. $x = 100$, Arbeitsbereich Δx: 40, $a_1 = 0,6$, $a_0 = 40$ (s. Abb. 5.16):

$$\text{syserr}\,(x) = \cfrac{40}{1 + \cfrac{0,6 \cdot 100}{40}} = 16$$

Ein Fehler von 16 bei $x_{soll} = 100$ bedeutet 16% Fehler. Dieser systematische Fehler ist viel zu hoch. Es muß eine Zweipunkt-Kalibrierung durchgeführt werden.

Berechnung des Analysenergebnisses mit externem Standard. Kann eine Bestimmung mit dem externen Standard durchgeführt werden, so ist die Berechnung des Analysenergebnisses sehr einfach. Ausgegangen wird von einer Nullpunktsgeraden (Abb. 5.16) $y = a_{ext} \cdot x$. Die Steigung a_{ext} dieser Geraden und somit die Empfindlichkeit berechnet man mit Gl. (46), das

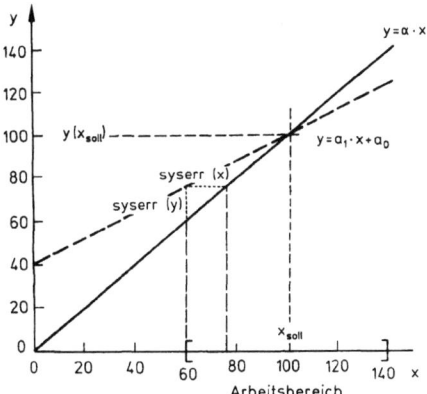

Abb. 5.16. Systematische Fehler bei Anwendung des externen Standards

Analysenergebnis x_a aus der Messung y_a über die Umkehrfunktion, Gl. (47 und 47a). Die Standardabweichung des Analysenergebnisses $\text{sdv}(x_a)$ kann mit Gl. (48) berechnet werden, wenn die Streuung des Meßverfahrens $\text{sdv}(y)$ bekannt ist; Gl. (48) erhält man über das Fehlerfortpflanzungsgesetz. Aus Datenzahl und Standardabweichung sind nun Vertrauens- und Vorhersagebereiche berechenbar (Abschnitt 1.1.4). Damit kann die Zuverlässigkeit eines Analysenergebnisses, welches mittels externem Standard ermittelt wurde, bewertet werden.

$$a_{ext} = \frac{y_{soll}}{x_{soll}} \qquad (46)$$

$$x_a = \frac{y_a}{a_{ext}} \qquad (47)$$

$$x_a = y_a\, \frac{x_{soll}}{y_{soll}} \qquad (47a)$$

$$\text{sdv}\,(x_a) = 2 \cdot \frac{x_{soll}}{y_{soll}} \cdot \text{sdv}\,(y) \qquad (48)$$

Zweipunkt-Kalibrierung. Die Alternative zum externen Standard ist die Zweipunktkalibrierung. Sie wird verwendet, wenn der systematische Fehler des externen Standards zu hoch ist. Da bei der Methodenentwicklung bereits Varianzengleichheit und Linearität geprüft wurden, reichen nun 2 · 3 Messungen, die jeweils am oberen und unteren Ende des Arbeitsbereichs vorgenommen werden, um eine Kalibriergerade mit befriedigender Genauigkeit zu erstellen. Beginn und Ende des Arbeitsbereichs werden gewählt, um ein großes Q_x und damit schmale Vorhersage- und Vertrauensbereiche zu erreichen (s. o.). Sechs Datenpaare sind ausreichend, da t-Werte für größere Datenzahlen nur noch langsam abnehmen. Die Zweipunkt-Kalibrierung ist auch noch anwendbar, wenn keine Varianzengleichheit vorliegt.[44] Nicht nur die Kalibriermessungen, sondern auch die Analysenmessungen sollen mehrfach, möglichst je dreimal, durchgeführt werden. Dann ist auch für die Analysenmessung eine Präzisionsangabe möglich, und es wird ein statistisch validiertes Ergebnis erhalten.

1.4 Endkontrolle und Stichprobenpläne

Bereits in Abschnitt 1.1 wurde deutlich, warum Stichprobenuntersuchungen Totaluntersuchungen vorzuziehen sind. Bisher wurde aber nur zum Teil darauf eingegangen, wie groß Stichproben sein sollen und wie sie gezogen werden müssen, um genügend aussagekräftig zu sein. Die Auswahl des Stichprobenplans ist von der Fragestellung abhängig. Für die Qualitätskontrolle ist eine Qualitätsnorm festgelegt. Der Stichprobenplan soll eventuelle Abweichungen von dieser Norm aufdecken. Verschiedene Fehlerklassen werden unterschieden (DIN 40 080).[32] Kritische Fehler gefährden Menschenleben und Gesundheit, verstoßen gegen gesetzliche Bestimmungen oder führen zur erheblichen Beschädigung oder Zerstörung von Produktionsmitteln. Hauptfehler stellen eine erhebliche Qualitätsminderung dar, die zur Reklamation durch den Anwender führt, Nebenfehler sind weniger gravierende qualitätsmindernde Faktoren. Ein kritischer Fehler ist die mikrobielle Kontamination von Arzneimitteln, für die Sterilität gefordert werden muß, oder die toxisch wirkende Überdosierung eines Arzneistoffs. Hauptfehler sind starke Verschmutzungen von Verpackungen oder beschädigte Tabletten, eine leichte Farbabweichung von der Norm ist ein Nebenfehler. Je nach Fehlerklasse sind verschieden strenge Prüfungen notwendig. Auch kritische Fehler werden sinnvollerweise mit Stichprobenplänen überprüft. Eine Totalüberprüfung kann oft nicht durchgeführt werden, wenn es sich um zerstörende Prüfungen handelt. Eine Stichprobenprüfung ist der Totalprüfung auch oft vorzuziehen, weil der Aufwand für letztere nicht nur sehr hoch ist, sondern weil auch die Übermüdung des Personals leicht zu Prüffehlern führt. Für kritische Fehler sind selbstverständlich besonders umfangreiche Stichproben erforderlich.

Grundsätzlich müssen bei der Wahl des Stichprobenplans zwei Fälle unterschieden werden: die messende Prüfung, auch Variablenkontrolle genannt (z. B. eine Gehaltsbestimmung), und die attributive Prüfung, bei der eine qualitative, nicht ohne weiteres meßbare Eigenschaft (z. B. Sterilität, nicht ausreichende Klebfähigkeit eines Pflasters, Bruch von Verpackungen) untersucht wird. Messende Prüfungen ermöglichen durch Streumaße eine leichtere Beurteilung und benötigen somit kleinere Stichprobenumfänge.

Zur konkreten Bestimmung des Stichprobenumfangs wird zunächst festgelegt, welche Qualitätsanforderungen mindestens zu erbringen sind (Ablehngrenze p_β) und welche Qualität dem Hersteller oder Lieferanten eine gewisse Sicherheit gibt, daß seine Lieferung abgenommen wird (Annahmegrenze $p_{1-\alpha}$). Außerdem wird festgelegt, welche Fehler 1. und 2. Art (Abschnitt 1.1.4, Tab. 5.3) zugelassen werden sollen. Dabei wird der Fehler 1. Art, die Ablehnung eines einwandfreien Postens, auch als *Lieferantenrisiko* und der Fehler 2. Art, also die irrtümliche Annahme eines mangelhaften Postens, als *Abnehmerrisiko* bezeichnet. Die Festsetzung dieser Grenzen ist von der Gefährlichkeit eventueller Fehler oder Abweichungen abhängig. Zu berücksichtigen sind aber auch der Aufwand und die Kosten für notwendige Prüfungen, besonders im Verhältnis zu den Kosten bei falscher Beurteilung der Lieferung. Nach dieser Festlegung ist es möglich, individuelle Stichprobenpläne zu berechnen. Statt dessen können auch dem Problem in etwa entsprechende Pläne aus Tabellen entnommen werden. Später können die so erhaltenen Stichprobenpläne den individuellen Anforderungen angepaßt werden. Liegt erfahrungsgemäß immer wesentlich höhere Qualität als gefordert vor, dann können kleinere Stichproben gezogen werden. In der Praxis verwendet man einen Stichprobenplan, der eigentlich für eine kleinere Datenzahl entworfen wurde. Man wählt einen Plan, der die gleichen Qualitätsanforderungen prüft wie der eigentlich übliche Stichprobenplan. Beim Auftreten von Fehlern wird wieder nach dem ursprünglichen Plan geprüft. Diese Vorgehensweise ist nicht zulässig, wenn in der Stichprobe des eigentlich notwendigen Stichprobenplans bereits kein Fehler auftreten darf. Erfolgen häufig ähnliche Lieferungen, dann ist es oft sinnvoll, daß bereits der Lieferant die Stichproben entnimmt und gegebenfalls untersucht. Dies ist günstig für die Verpackungshygiene, die durch die Prüfung sonst Schaden nehmen kann. Dieses Vorgehen setzt selbstverständlich ein gewachsenes Vertrauensverhältnis voraus.

Einfache Stichprobenpläne. Bei einem attributiven Testverfahren ist der Gesamtumfang N des Postens bekannt. Die Annahmegrenze (engl.: Acceptable Quality Level, A.Q.L) $p_{1-\alpha}$ und die Ablehngrenze (engl.: Limiting Quality, L.Q.) p_β müssen festgelegt werden. Die Annahmegrenze ist der Anteil fehlerhafter Stücke, bei dem der Lieferant sicher sein kann, daß seine Ware angenommen wird, die Ablehngrenze ist der Fehleranteil, den der Abnehmer gerade noch akzeptieren würde. Zu diesen Grenzen müssen zusätzlich jeweils ein akzeptables Lieferantenrisiko α und Abnehmerrisiko β festgelegt werden. Daraus soll der Stichprobenumfang n und die Annahmezahl m berechnet werden. m gibt an, wieviel fehlerhafte Stücke maximal in der Stichproben n enthalten sein dürfen.

Beispiel 39. 25.000 Packungen mit Tabletten werden einer Großhandlung vom Hersteller geliefert. Es soll überprüft werden, ob in den Packungen schadhafte Tabletten enthalten sind. Der Anteil schadhafter Packungen soll auf 0,5 % (also insgesamt 125 Packungen) begrenzt sein. Nun ist es nicht möglich, ein stichprobenartiges Testverfahren zu entwickeln, welches immer die Lieferung zurückweist, wenn 0,5 % fehlerhaft sind, aber bei einem Anteil von 0,499 % die Lieferung noch annimmt. Um eine solche Trennschärfe zu erreichen, müßten alle Proben untersucht werden.

Die Annahmegrenze $p_{1-\alpha}$ muß daher immer niedriger sein als die Ablehngrenze p_β, weil die statistische Unschärfe des Testverfahrens berücksichtigt werden muß.

Daher wird festgelegt, daß der Großhandel mit einem Risiko β von 1 % akzeptiert, doch irrtümlich stärker als zu 0,5 % beschädigte Ware anzunehmen (Ablehngrenze p_β = 0,005). Der Hersteller akzeptiert ein Risiko α von 10 %, Tabletten zurücknehmen zu müssen, obwohl sogar nur 0,1 % fehlerhaft sind (Annahmegrenze $p_{1-\alpha}$ = 0,001).

Ist der Gesamtumfang groß ($N \geq 10 \cdot n$) und die Annahme- und Ablehngrenzen $< 10\%$, dann kann das folgende Näherungsverfahren zur Berechnung des Stichprobenumfangs verwendet werden. Es werden Terme $U(m)$ nach Gl. (48) und $O(m)$ nach Gl. (49) berechnet, für $m = 0$ beginnend. Werte für x^2 finden sich in Tab. 5.9. Gilt $U(m) \geq O(m)$, dann wird m um 1 erhöht, bis $U(m) \leq O(m)$ gilt. Dann ist m die Annahmezahl und $U(m)$ ist, aufgerundet, der Stichprobenumfang n.

$$U(m) = \frac{\chi^2_{2(m+1);\,1-\beta}}{2p_\beta} \tag{48}$$

$$O(m) = \frac{\chi^2_{2(m+1);\,\alpha}}{2p_{1-\alpha}} \tag{49}$$

Beispiel 40. (Fortsetzung von Beispiel 39) Man beginnt mit den Berechnungen von $U(0)$ und $O(0)$.

$$U(0) = \frac{\chi^2_{2;\,0,99}}{2 \cdot 0,005} = \frac{9,210}{0,01} = 921$$

$$O(0) = \frac{\chi^2_{2;\,0,1}}{2 \cdot 0,001} = \frac{0,211}{0,002} = 105,5$$

$U(0)$ ist größer $O(0)$, es wird also mit $m = 1$ weitergerechnet:

$$U(1) = \frac{\chi^2_{4;\,0,99}}{2 \cdot 0,005} = \frac{13,28}{0,01} = 1328$$

$$O(1) = \frac{\chi^2_{4;\,0,1}}{2 \cdot 0,001} = \frac{1,064}{0,002} = 532$$

Tabelle 5.9. Quantile $\chi^2_{n,\gamma}$ der χ^2-Verteilung

n \ γ	0,995	0,990	0,975	0,950	0,900	0,750	0,500	0,250	0,100	0,050	0,025	0,010	0,005
1	7,879	6,635	5,034	3,841	2,706	1,323	0,455	$0,102^{-2}$	$1,58^{-2}$	$3,93^{-4}$	$9,82^{-4}$	$1,57^{-5}$	3,93
2	10,60	9,210	7,378	5,991	4,605	2,773	1,386	0,575	0,211	$0,103^{-2}$	$5,06^{-2}$	$2,01^{-2}$	1,00
3	12,84	11,34	9,348	7,815	6,251	4,108	2,366	1,213	0,584	0,352	0,216	$0,115^{-2}$	7,17
4	14,86	13,28	11,14	9,488	7,779	5,385	3,357	1,923	1,064	0,711	0,484	0,297	0,207
5	16,75	15,09	12,83	11,07	9,236	6,626	4,351	2,675	1,610	1,145	0,381	0,554	0,412
6	18,55	16,81	14,45	12,59	10,64	7,841	5,348	3,455	2,204	1,635	1,237	0,872	0,676
7	20,28	18,48	16,01	14,07	12,02	9,037	6,346	4,255	2,833	2,167	1,690	1,239	0,989
8	21,96	20,09	17,53	15,51	13,36	10,22	7,344	5,071	3,490	2,733	2,180	1,647	1,344
9	23,59	21,67	19,02	16,92	14,68	11,39	8,343	5,899	4,168	3,325	2,700	2,088	1,735
10	25,19	23,21	20,48	18,31	15,99	12,55	9,342	6,737	4,865	3,940	3,247	2,558	2,156
11	26,76	24,73	21,92	19,68	17,28	13,70	10,34	7,584	5,578	4,575	3,816	3,053	2,603
12	28,30	26,22	23,34	21,03	18,55	14,85	11,34	8,438	6,304	5,226	4,404	3,571	3,074
13	29,82	27,69	24,74	22,36	19,81	15,98	12,34	9,299	7,042	5,892	5,009	4,107	3,565
14	31,32	29,14	26,12	23,68	21,06	17,12	13,34	10,17	7,790	6,571	5,629	4,660	4,075
15	32,80	30,58	27,49	25,00	22,31	18,25	14,34	11,04	8,547	7,261	6,262	5,229	4,601
16	34,27	32,00	28,85	26,30	23,54	19,37	15,34	11,91	9,312	7,962	6,908	5,812	5,142
17	35,72	33,41	30,19	27,59	24,77	20,49	16,34	12,79	10,09	8,672	7,564	6,408	5,697
18	37,16	34,81	31,53	28,87	25,99	21,60	17,34	13,68	10,86	9,390	8,231	7,015	6,265
19	38,58	36,19	32,85	30,14	27,20	22,72	18,34	14,56	11,65	10,12	8,907	7,633	6,844
20	40,00	37,57	34,17	31,41	28,41	23,83	19,34	15,45	12,44	10,85	9,591	8,260	7,434
21	41,40	38,93	35,48	32,67	29,62	24,93	20,34	16,34	13,24	11,59	10,28	8,897	8,034
22	42,80	40,29	36,78	33,92	30,81	26,04	21,34	17,24	14,04	12,34	10,98	9,542	8,643
23	44,18	41,64	38,08	35,17	32,01	27,14	22,34	18,14	14,85	13,09	11,69	10,20	9,260
24	45,56	42,98	39,36	36,42	33,20	28,24	23,34	19,04	15,66	13,85	12,40	10,86	9,886
25	46,93	44,31	40,65	37,65	34,38	29,34	24,34	19,94	16,47	14,61	13,12	11,52	10,52
26	48,29	45,64	41,92	38,89	35,56	30,43	25,34	20,84	17,29	15,38	13,84	12,20	11,16
27	49,64	46,96	43,19	40,11	36,74	31,53	26,34	21,75	18,11	16,15	14,57	12,88	11,81
28	50,99	48,28	44,46	41,34	37,92	32,62	27,34	22,66	18,94	16,93	15,31	13,56	12,46
29	52,34	49,59	45,72	42,56	39,09	33,71	28,34	23,57	19,77	17,71	16,05	14,26	13,12
30	53,67	50,89	46,98	43,77	40,26	34,80	29,34	24,48	20,60	18,49	16,79	14,95	13,79
40	66,77	63,69	59,34	55,76	51,81	45,62	39,34	33,66	29,05	26,51	24,43	22,16	20,71
50	79,49	76,15	71,42	67,50	63,17	56,33	49,33	42,94	37,69	34,76	32,36	29,71	27,99
60	91,95	88,38	83,30	79,08	74,40	66,98	59,33	52,29	46,46	43,19	40,48	37,48	35,53
70	104,2	100,4	95,02	90,53	85,53	77,58	69,33	61,70	55,33	51,74	48,76	45,44	43,28
80	116,3	112,3	106,6	101,9	96,58	88,13	79,33	71,14	64,28	60,39	57,15	53,54	51,17
90	128,3	124,1	118,1	113,1	107,6	98,65	89,33	80,62	73,29	69,13	65,65	61,75	59,20
100	140,2	135,8	129,6	124,3	118,5	109,1	99,33	90,13	82,36	77,93	74,22	70,06	67,33
150	198,4	193,2	185,8	179,6	172,6	161,3	149,3	138,0	128,3	122,7	118,0	112,7	109,1
200	255,3	249,4	241,1	234,0	226,0	213,1	199,3	186,2	174,8	168,3	162,7	156,4	152,2
250	311,3	304,9	295,7	287,9	279,1	264,7	249,3	234,6	221,8	214,4	208,1	200,9	196,2
300	366,8	359,9	349,9	341,4	331,8	316,1	299,3	283,1	269,1	260,9	253,9	246,0	240,7
400	476,6	468,7	457,3	447,6	436,6	418,7	399,3	380,6	364,2	354,6	346,5	337,2	330,9
600	693,0	683,5	669,8	658,1	644,8	623,0	599,3	576,3	556,1	544,2	534,0	522,4	514,5
800	906,8	896,0	880,3	866,9	851,7	826,6	799,3	772,7	749,2	735,4	723,5	709,9	700,7
1000	1119	1107	1090	1075	1058	1030	999,3	969,5	943,1	927,6	914,3	898,9	888,6

Tabelle 5.10. Einfachstichprobenplan der A.S.Q. (Auszug)[34] zur Attributprüfung. Dabei bedeutet p_A Annahme- und p_r Ablehngrenze, $S2$ ist ein Stichprobenplan zur Kontrolle extrem hoher Qualitäten, $P2$ und $P4$ sind Pläne für Präzisionsqualitäten, die anderen Stichprobenpläne untersuchen normale Qualitäten

Gruppe 100 p_A	S2 0,015 bis 0,035			P2 0,1 bis 0,15			P4 0,25 bis 0,4			N2 0,65 bis 1,0			O2 2,5 bis 4,0			O5 10 bis 15		
N	n	m	100 p_r	n	m	100 p_r	n	m	100 p_r	n	m	100 p_r	n	m	100 p_r	n	m	100 p_r
101 bis 180										25	0	9	35	2	15,5	15	3	45
181 bis 320							50	0	4,5	75	1	5	50	3	15,5	25	5	38
321 bis 550							150	1	2,5	110	2	4,8	50	3	15,5	35	7	34
551 bis 1.000							150	1	2,5	150	3	4,4	75	4	11	50	9	29
1.001 bis 1.800				110	0	2,1	225	2	2,4	225	4	3,5	110	6	9,5	75	13	26
1.801 bis 3.200				300	1	1,4	300	3	2,3	300	5	3,2	150	8	9	110	18	23
3.201 bis 5.500				300	1	1,4	300	3	2,3	300	5	3,2	225	11	8,5	150	24	21
5.501 bis 10.000	300	0	0,8	450	2	1,2	450	4	1,8	450	7	3,0	300	14	7	225	34	19
10.001 bis 32.000	1.500	1	0,3	750	3	0,8	750	6	1,6	750	11	2,5	450	20	6,55	300	44	18,5
32.001 bis 100.000	1.500	1	0,3	1.500	5	0,7	750	6	1,6	750	11	2,5	450	20	6,5	300	44	18,5

Nach dem gleichen Prinzip werden die folgenden Werte $U(m)$ und $O(m)$ gebildet:

m	U(m)	O(m)
2	1681	1104
3	2009	1745
4	2321	2433

Ab $m = 4$ gilt $U(m) \le O(m)$. Der Stichprobenumfang beträgt also 2321, $U(4)$, in vier Stichproben dürfen beschädigte Tabletten vorkommen. Diese Berechnungsweise ist zulässig, weil p jeweils viel kleiner als 0,1 und auch das Zehnfache von $n = 2321$ mehr als zehnmal kleiner als 25.000 ist.

Andere Berechnungsmethoden und Kontrollen gegen Rechenfehler finden sich in[33]. In Tab. 5.10 sind auszugsweise Stichprobenpläne zur Attributprüfung der Deutschen Arbeitsgemeinschaft für statistische Qualitätskontrolle (A.S.Q.)[34] angegeben. Tab. 5.11 enthält einen Plan zur Stichprobennahme aus größeren Gebinden.[33] Weitere Literatur zu Stichprobenplänen findet man bei[35,36], in[37] und[38].

Tabelle 5.11. Stichprobenentnahme aus größeren Gebinden. N = Chargengröße, n = Anzahl der Stichproben. Nach[32]

N	n	x = Sammel-packung	Stück-zahl	Anzahl der Paletten
≤ 1.200	80	4	20	1
1.201 bis 3.200	125	5	25	1
3.201 bis 10.000	200	10	20	1
10.000 bis 35.000	315	15	21	3
35.001 bis 150.000	500	20	25	5
150.000 bis 500.000	800	32	25	10
≥ 500.000	1.250	50	25	15

Einfache Stichprobenpläne für quantitative Merkmale (Variablenkontrolle). Bereits in Abschnitt 1.1.4 wurde gezeigt, wie bei vorgegebener Datenzahl N und Irrtumswahrscheinlichkeit α der Vertrauensbereich für ein Meßergebnis berechnet werden kann. Bei der Entwicklung von Stichprobenplänen muß nun zusätzlich der Fehler 2. Art (s. Abschnitt 1.1.4) berücksichtigt werden. Da quantitative Merkmale mehr Information enthalten als qualitative, kommen die hier beschriebenen Stichproben mit wesentlich geringeren Zahlen aus als bei der attributiven Prüfung aus.

Beispiel 41. Ein Hersteller produziert Tabletten mit einem Sollgehalt von 100 mg, eine Abweichung von ± 15 mg ist zulässig. Welcher Stichprobenplan resultiert, wenn der Abnehmer ein Risiko β von 1% eingeht, daß mehr als 0,5% (p_β) der Tabletten eine stärkere Abweichung zeigen, und der Hersteller das Risiko α von 10% eingeht, daß die Charge abgelehnt wird, obwohl weniger als 0,1% ($p_{1-\alpha}$) den Anforderungen nicht entsprechen?

Aus den Messungen der Stichproben resultiert ein Mittelwert $\bar{x}$; die Charge wird angenommen, wenn die Abweichung dieses Mittelwerts vom Sollwert x_{soll} kleiner ist als ein Wert, der sich aus der tolerierbaren Ab-

weichung d, der Standardabweichung sdv des Meßverfahrens und einer Konstante k ergibt, Gl. (50). Dieser Wert k hängt wiederum von Annahme- und Ablehngrenzen und deren Risiken ab, Gl. (51); Gl. (51a)
für $\alpha = \beta$). Die Stichprobengröße berechnet sich nach
Gl. (52), wenn die Standardabweichung des verwendeten Meßverfahrens bereits vor Stichprobennahme bekannt ist. Wenn diese Standardabweichung des Meßverfahrens erst aus den Daten der Stichprobe ermittelt
wird, vergrößert sich der Stichprobenumfang. Dazu
wird $n_{bekannt}$, Gl. (52), mit einem Korrekturfaktor multipliziert, Gl. (53), der wiederum k, Gl. (51), enthält. Für
alle diese Berechnungen werden die Quantilen c der
Standardnormalverteilung (Tab. 5.1) benötigt.

$$\bar{x} - x_{\text{soll}} < d + k \cdot \text{sdv} \tag{50}$$

$$k = \frac{c_\alpha c_{p_\beta} + c_\beta c_{p_{1-\alpha}}}{c_\alpha + c_\beta} \tag{51}$$

$$k = \frac{c_{p_\beta} + c_{p_{1-\alpha}}}{2} \tag{51a}$$

$$n_{\text{bekannt}} = \left(\frac{c_\alpha + c_\beta}{c_{p_\beta} - c_{p_{1-\alpha}}} \right)^2 \tag{52}$$

$$n_{\text{unbekannt}} = n_{\text{bekannt}} \cdot \left(1 + \frac{k^2}{2} \right) \tag{53}$$

Beispiel 42. (Fortsetzung von Beispiel 41) Zunächst
werden die Quantilen c der Standardnormalverteilung für einige Werte benötigt (s. Tab. 5.1). Es ist

$$c_{p_{1-\alpha}} = c_{0,001} = -3,09$$

$$c_{p_\beta} = c_{0,005} = -2,58$$

$$c_\alpha = c_{0,1} = -1,28$$

$$c_\beta = c_{0,01} = -2,32$$

k berechnet sich somit nach Gl. (51):

$$k = \frac{(-1,28) \cdot (-2,58) + (-2,32) \cdot (-3,09)}{-2,32 - 1,28} =$$

$$= -2,908$$

$n_{bekannt}$ und $n_{unbek.}$ sind nach Gl. (52) und (53):

$$n_{\text{bekannt}} = \left(\frac{-2,32 - 1,28}{-2,58 + 3,09} \right)^2 = 49,8 \text{ (also 50)}$$

$$n_{\text{unbekannt}} = 49,8 \cdot \left(1 + \frac{2,908^2}{2} \right) = 49,8 \cdot 5,23 =$$

$$= 260,3 \text{ (also 261)}$$

Die Standardabweichung der Gehaltsbestimmung ist
aus Erfahrung mit 2 mg bekannt. Demnach wird eine
Stichprobe mit 50 Tabletten einer Charge auf den Ge-
halt untersucht, unabhängig von der Chargengröße,
Gl. (52).
Dabei ergibt sich ein Mittelwert von 99,2 mg für den
Gehalt. Die Differenz zwischen Soll- und Mittelwert

beträgt somit 0,8 mg und ist kleiner als 15 mg
- 2,908 · 2 mg = 9,04 mg, Gl. (50). Die Charge wird
also angenommen.
Für diese Berechnung wird ein normalverteilter Fehler angenommen. Zur Validierung ist also ein Test auf
Normalverteilung (Abschnitt 1.1.3) für die Stichprobe
notwendig.

Rationelle Stichprobenpläne. In der Praxis möchte
man oft den Stichprobenumfang weiter verringern.
Dies ist meist möglich, führt aber zu komplizierteren
und etwas schwieriger zu handhabenden Plänen.
Mehrere Möglichkeiten werden besprochen.

Prüfung in Gruppen. Wenn ein gesuchtes Prüfmerkmal
relativ selten auftritt, aber ziemlich empfindlich nachgewiesen werden kann, ist eine Prüfung in Gruppen
möglich. Ein Anwendungsbeispiel für diese Prü-
fungsart ist die Untersuchung auf selten vorkommende Antigene in Blutkonserven oder andere Zubereitungen aus Körperflüssigkeiten. Mehrere Proben
werden zu einer vereinigt, Flüssigkeiten z. B. gemischt, und der Test wird mit dem Gemisch durchgeführt. Nur wenn das gesuchte Merkmal im Gemisch
gefunden wird, ist eine Einzeluntersuchung der Proben notwendig. Tab. 5.12 (aus[39]) gibt optimale Grup-
pengrößen für die relative Häufigkeit des zu suchen-
den Merkmals an, außerdem den Prozentsatz
eingesparter Tests. Man kann so abschätzen, ob sich
der zusätzliche Aufwand für das Zusammenfassen
der Proben lohnt. Für noch kleinere relative Häufigkeiten p ergibt sich die optimale Gruppengröße
$n_{opt.}$ näherungsweise nach Gl. (54).

$$n_{\text{opt.}} = \frac{1}{2} + \frac{1}{\sqrt{p}} \tag{54}$$

Tabelle 5.12. Optimale Gruppengröße n bei Stichprobenver-
einigungen bei selten auftretenden Merkmalen. Aus[39]

relative Häufigkeit p	optimale Grup-pengröße n	eingesparte Tests (%)
0,01	11	80
0,02	8	73
0,03	6	67
0,04	6	62
0,05	5	57
0,07	5	50
0,08	4	47
0,10	4	41
0,15	3	28
0,20	3	18

Doppelte und mehrfache Stichprobenpläne. Wenn ein
Lieferposten oder eine Herstellungscharge von sehr
hoher Qualität ist, muß oft nicht der gesamte Stichprobenplan abgearbeitet werden: man erkennt bereits
nach einem Teil der Proben, daß die Qualität höher
als gefordert ist. Dies kann man mit doppelten
und mehrfachen Stichprobenplänen zunutze machen. Man prüft zunächst eine kleinere Stichprobe,
bei sehr schlechter Qualität lehnt man ab, bei sehr guter nimmt man an und bei mittlerer Qualität wird das
Ergebnis durch weitere Proben präzisiert. Durch diese Vorgehensweise werden 20 bis 30% des Prüfauf-

Tabelle 5.13. Doppelstichprobenplan der A.S.Q. (Auszug).[34] Zu Bezeichnungen s. a Tab. 5.3. Zunächst werden n_1 Proben gezogen. Wenn m_1 oder weniger Fehlermerkmale gefunden werden, wird die Charge angenommen, treten mehr als m_1, aber weniger als m_2 Fehler auf, werden noch einmal n_1 Proben gezogen; insgesamt ist die Stichprobengröße jetzt $n_2 = 2 \cdot n_1$. Sind nun insgesamt weniger oder gleich viele Fehler wie m_2 gefunden worden, wird die Charge angenommen

Gruppe 100 p_a / N	S2 0,015 bis 0,035				P2 0,1 bis 0,15				P4 ,25 bis 0,4				N2 0,65 bis 1,0				O2 2,5 bis 4,0				O5 10 bis 15			
N	n_1^a	m_1	m_2	100 p_t	n_1^a	m_1	m_2	100 p_t	n_1^a	m_1	m_2	100 p_t	n_1^a	m_1	m_2	100 p_t	n_1^a	m_1	m_2	100 p_t	n_1^a	m_1	m_2	100 p_t
101 bis 180	wie Einfl.-Plan				wie Einfl.-Plan				wie Einfl.-Plan				wie Einfl.-Plan				25	1	3	15,5	10	2	5	45
181 bis 320	"				"				"				"				35	1	4	15,5	15	3	6	38
321 bis 550	"				"				75	1	2	4,8		0	2	5	35	1	4	15,5	25	5	10	34
551 bis 1.000	"				"				100	0	2	2,5		0	2	5	50	2	6	11	35	6	14	29
1.001 bis 1.800	"				100	0	2	2,5	150	1	2	2,4		1	5	4,4	75	4	8	9,5	50	8	20	26
1.801 bis 3.200	"				200	0	2	1,4	150	1	5	2,4		2	5	3,5	100	5	11	9	75	12	28	23
3.201 bis 5.500	"				200	1	2	1,4	200	1	5	2,3		3	7	3,2	150	7	18	8,5	100	14	48	21
5.501 bis 10.000	"				300	1	5	1,2	300	2	6	1,8		3	7	3,2	200	9	24	7	150	21	64	19
10.000 bis 18.000	"				500	1	5	0,8	500	3	9	1,5		4	10	3,0	200	12	35	6,5	200	27	88	18,5
18.001 bis 32.000	1.000	0	2	0,6	500	2	8	0,8	500	3	9	1,5		6	21	2,5	200	12	35	6,5	200	27	88	18,5
32.001 bis 100.000	1.000	0	2	0,6	1.000	2	8	0,7	500	3	9	1,6		6	21	2,5	200	12	35	6,5	200	27	88	18,5

ª $n_2 = 2 n_1$! Für O_2 gilt $n_1 + n_2$.

Tabelle 5.14. Mehrfachstichprobensysteme des Military-Standards 105D (Auszug). Es werden, wenn nötig, bis zu siebenmal n Proben genommen. Bei den angegebenen Fehlerzahlen wird der zu prüfende Posten eventuell vorzeitig abgelehnt oder angenommen

	Probe	n	Σn	An-nahme	Ableh-nung
100 p_{90} = 0,2 %	1	125	125	x	2
100 p_{10} = 1 %	2	125	250	0	3
	3	125	375	0	3
	4	125	500	1	4
	5	125	625	2	4
	6	125	750	3	5
	7	125	875	4	5
100 p_{90} = 3,7 %	1	32	32	0	4
100 p_{10} = 9,4 %	2	32	64	1	6
	3	32	96	3	8
	4	32	128	5	10
	5	32	160	7	11
	6	32	192	10	12
	7	32	224	13	14
100 p_{90} = 4 %	1	3	3	x	2
100 p_{10} = 30 %	2	3	6	x	2
	3	3	9	0	2
	4	3	12	0	3
	5	3	15	1	3
	6	3	18	1	3
	7	3	21	2	3

wandes eingespart, dafür wird die Durchführung der Prüfung etwas komplizierter. Ein bekanntes Beispiel für einen doppelten Stichprobenplan liefert das DAB 9[40] für die Bestimmung der Gleichförmigkeit des Gehaltes (engl.: content uniformity). Auch die Prüfung auf Sterilität des DAB 9 verläuft nach einem mehrfachen Stichprobenplan.[41]

Für verschiedene Problemstellungen stehen vorgefertigte Stichprobenpläne zur Verfügung. Neben der oben angegebenen Literatur sei auf die Tab. 5.13 und 5.14 verwiesen.

Folgenstichprobenpläne. Eine besonders zeit- und arbeitssparende Methode ist die Verwendung von sequentiellen und Folgenstichprobenplänen. Hier wird vor jeder weiteren Prüfung festgestellt, ob der Stichprobenumfang ausreicht, um eine Entscheidung zu fällen. Besonders leicht wird die Anwendung von Folgenstichprobenplänen durch Kästchenpläne, s. Beispiel 22, Abschnitt 1.1.4 (Abb. 5.4). Sie sind aber auch individuell berechenbar[42]; Sachs[12] gibt weitere Literatur zur Ermittlung von Folgeplänen an.[13-15] Es spricht für die Leistungsfähigkeit dieser von Wald während des Zweiten Weltkrieges entwickelten Methode, daß sie als Kriegsgeheimnis galt. Zur Berechnung eines sequentiellen Stichprobenplans werden zunächst wieder die Größen $p_{1-\alpha}$, p_β, α und β benötigt. Dann muß einmalig die Berechnung von drei Konstanten a, b und c durchgeführt werden, Gl. (55) bis (57). Dabei ist der Nenner aller drei Terme gleich.

$$a = \frac{-\ln \dfrac{\beta}{1-\alpha}}{\ln \dfrac{p_\beta (1 - p_{1-\alpha})}{p_{1-\alpha}(1 - p_\beta)}} \qquad (55)$$

$$b = \frac{\ln \dfrac{1-\beta}{\alpha}}{\ln \dfrac{p_\beta(1-p_{1-\alpha})}{p_{1-\alpha}(1-p_\beta)}} \qquad (56)$$

$$c = \frac{\ln \dfrac{1-p_{1-\alpha}}{1-p_\beta}}{\ln \dfrac{p_\beta(1-p_{1-\alpha})}{p_{1-\alpha}(1-p_\beta)}} \qquad (57)$$

c ist hier eine Konstante zwischen 0 und 1, a und b sind immer positiv. Die weitere Vorgehensweise ist einfach. Es werden n Stichproben gezogen. Dabei treten m_n Fehler auf. Ist m_n kleiner als das Produkt von c und n abzüglich a nach Gl. (58), dann wird die Qualität als zufriedendstellend beurteilt.

$$m_n \le c \cdot n - a \qquad (58)$$

Gilt umgekehrt Gl. (59), dann wird die Qualität mangelhaft beurteilt.

$$m_n \ge c \cdot n + b \qquad (59)$$

Wenn die Fehlerzahl zwischen diesen Werten liegt, werden k zusätzliche Stichproben genommen. n erhöht sich um k, Gl. (60). Die Gl. (58) bis (60) und die zusätzliche Stichprobennahme werden bis zu einer möglichen Entscheidung durchgeführt.

$$n_{neu} = n_{alt} + k \qquad (60)$$

Beispiel 43. Ein Abnehmer akzeptiert einen Anteil von p_β von 2,5 % von schlecht klebenden Pflastern in einem größeren Lieferposten ($N = 6.000$). Die Annahmegrenze $p_{1-\alpha}$ wird auf 0,5 % festgesetzt, Lieferanten- und Abnehmerrisiko sollen jeweils 5 % betragen. Ein einfacher Stichprobenplan würde eine Stichprobenzahl von $n = 367$ bei einer Annahmezahl von $c = 4$ erfordern (für die Berechnung des entsprechenden einfachen Stichprobenplans s. Beispiel 39 und 40, Gl. (48) und (49) und die Literatur[33]. Welchen Aufwand erfordert ein sequentieller Stichprobenplan?

$$a = \frac{-\ln \dfrac{0,05}{0,95}}{\ln \dfrac{0,025 \cdot 0,995}{0,005 \cdot 0,975}} = \frac{2,94}{1,63} = 1,8$$

a und b sind gleich groß, da $\alpha = \beta$. c ist schnell berechenbar, da der Nenner von Gl. (57) schon für die Berechnung von a ermittelt wurde.

$$c = \frac{\ln \dfrac{0,995}{0,975}}{1,63} = 0,0125$$

Es sind also $a = b = 1,8$, $c = 0,0125$. Zunächst werden 144 Proben untersucht; die erlaubte Fehlerzahl ist dann gerade null, Gl (58).

$$144 \cdot 0,0125 - 1,8 = 0$$

Werden in diesen 144 Stichproben nach Gl. (59) mehr als 3,6, also mehr als drei Fehler gefunden, wird die Lieferung abgelehnt. Bei einem bis drei Fehlern wird weiteruntersucht.

$$144 \cdot 0,0125 + 1,8 = 3,6$$

Wieviel zusätzliche Stichproben sollen gezogen werden? Man kann das von den bisher gefundenen Fehlern abhängig machen. Es wird die Stichprobengröße berechnet, bei der die nächste Entscheidung möglich wird. Wenn bisher nur ein Fehler gefunden wurde, wird die Stichprobengröße berechnet, die bei einem Fehler noch zur Annahme führt:

$$1 \le c \cdot n + 1,8,\ \text{also}\ \frac{2,8}{c} = n = 224$$

Diese Stichprobengröße ist 224, es müssen also zunächst 80 weitere Proben untersucht werden. Hat man drei Fehler gefunden, berechnet man die Stichprobengröße, bei der vier Fehler bereits zur Ablehnung reichen:

$$4 \le c \cdot n + 1,8,\ \text{also}\ \frac{2,2}{c} = n = 176$$

In diesem Fall sind also zunächst nur 32 weitere Proben notwendig. Diese Vorgehensweise wird fortgesetzt, bis eine Entscheidung getroffen werden kann. Dies ist spätestens möglich, wenn die Datenzahl für den einfachen Stichprobenplan erreicht ist. Dieses Verfahren kann helfen, die Zahl der Stichproben zu verringern. Die Durchführung des individuellen und ereignisgesteuerten Plans erfordert aber erfahrenes Personal oder ständige Überwachung.

1.5 Fertigungskontrolle

Sicherlich ist eine Endkontrolle sehr wichtig. Wenn jedoch die erzeugte Qualität nicht zufriedenstellend ist, kann keine Korrektur mehr erfolgen. Qualität kann nicht in ein Produkt hineingeprüft werden. Prüfungen während der Produktion ermöglichen es jedoch, den Herstellungsprozeß zu überwachen und einzugreifen, bevor unbefriedigende Qualitäten erzeugt werden. Dies kann nicht die Endkontrolle ersetzen; die so erzeugte bessere Qualität ermöglicht aber strengere Qualitätsgrenzen für die Endkontrolle und daher kürzere Stichprobenpläne.

Wenn die störanfälligen Schritte einer Produktion laufend überprüft und gegebenenfalls korrigiert werden, dann spricht man von einem validierten Herstellungsprozeß. Die Vorteile der Validierung sind augenscheinlich: der Ausschuß kann vermindert werden, dadurch wird die Produktion billiger; eine größere Gleichförmigkeit der Produkte kann durch Prozeßsteuerung erreicht werden. Dies vereinfacht die Weiterverarbeitung. Durch die Fertigungskontrolle können Fehler im Herstellungsprozeß leichter aufgespürt werden. Schließlich ist der erzieherische Effekt auf die an der Produktion beteiligten Arbeitskräfte ein wesentlicher Gesichtspunkt, besonders wenn sie an graphischen Darstellungen die Qualität der von ihnen selbst hergestellten Produkte erkennen können.

Auch bei Methoden zur Fertigungs- oder Inprozeß-Kontrolle muß zwischen messenden und attributiven, also nicht meßbaren Größen ebenso wie bei Stichprobenplänen für die Endkontrolle unterschieden werden. In beiden Fällen werden der Produktion in regelmäßigen Abständen Stichproben entnommen. Anschließend wird untersucht, ob Veränderungen von Lage- oder Streumaßen oder der Ausschußrate bei attributiven Größen auf eine Veränderung des Herstellungsprozesses schließen lassen. Es werden Stopplinien ermittelt, deren Über- oder Unterschreiten eine deutliche Produktionsverschlechterung anzeigen, so daß die Produktion angehalten werden muß. Zusätzliche Warnlinien können auf eine wahrscheinliche Abweichung von der Sollproduktion hinweisen, um einzugreifen, bevor die Produktion angehalten werden muß. Regelgrenzen werden eingeführt, um den Prozeß zu steuern. Teilweise wird die Regelgrenze mit der Stopplinie gleichgesetzt; aber das Anhalten der Produktion ist natürlich nur eine Möglichkeit, eine Produktion zu regeln. Besser ist eine Regelung, bevor ein Produktionsstopp nötig wird. Im folgenden Abschnitt wird beschrieben, wie man Warn-, Stopp- und Regelgrenzen festlegt. Die beschriebenen Berechnungen sollen nicht zur endgültigen Festlegung dieser Grenzen führen. Sie können später nach Erfahrungswerten variiert werden.

Außerdem können Trendtests (Abschnitt 1.3.3) Veränderungen im Produktionsprozeß anzeigen, auch wenn die Abweichungen von den Sollwerten noch gering sind. Dabei soll der Trendtest nicht auf alle Stichproben, sondern auf die letzten sechs bis zehn zuletzt genommenen bezogen werden, sonst können trendfreie Daten zu Beginn des Prozesses die Trenderkennung im späteren Verlauf erschweren. Die notwendige Datenzahl ergibt sich aus dem verwendeten Trendtest.

Kontrolle meßbarer Größen. Für meßbare Größen sind Lage- und Streumaße leicht verfügbar: man benutzt einfach Mittelwert, Standardabweichung und Spannweite (Abschnitt 1.1). Eine sinnvolle Vorgabe für die Fertigungskontrolle ist, daß die hergestellte Charge nur wenig vom Sollwert abweicht und daß die Streuung einen gewissen Wert nicht überschreitet.

Bekanntlich liegen mehr als 99 % aller Werte in einem Bereich ±3 sdv um den Mittelwert verteilt, Normalverteilung vorausgesetzt (Abschnitt 1.1.3). Werden mehrere Werte einer Stichprobe zusammengefaßt, dann verringert sich die Streuung, denn es ist unwahrscheinlich, daß zufällig alle zufällig ermittelten Werte gleichartig vom Mittelwert der Grundgesamtheit abweichen. Die Standardabweichung von Mittelwerten berechnet sich daher nach Gl. (61), wenn sdv die Standardabweichung der Einzelwerte und n die Stichprobenzahl ist. Wenn $\bar{x}$ der Sollwert oder der Mittelwert der Mittelwerte einer vorangegangenen Messung ist, dann sollte der Mittelwert einer Stichprobe von n Werten daher in Bereich der Gl. (62) liegen. Bei ± 2 sdv($\bar{x}$) kann eine Warnlinie angesetzt werden. Dabei ergibt sich sdv($\bar{x}$) aus der sdv vorangegangener Messungen nach Gl. (61). Ähnlich wird bei der Kontrolle der Streuung vorgegangen. Auch die Schwankung der Standardabweichungen mehrerer Stichproben ist annähernd normalverteilt.

Dabei ist die mittlere Standardabweichung $\overline{sdv}$ nach Gl. (63) und die Standardabweichung der Standardabweichungen sdv(sdv) nach Gl. (64) aus vorangegangenen Meßreihen bekannt. Die Standardabweichung einer einzelnen Stichprobe sollte

daher im Bereich der Gl. (65) liegen. Hier ist besonders eine zu hohe Abweichung von Interesse. Bei $\overline{sdv}$ + 2 sdv(sdv) kann eine Warnlinie gelegt werden. Auch eine signifikant geringere Streuung als üblich ist eine wertvolle Information. In diesem Fall wird nicht in die Produktion eingegriffen, sondern man versucht, die Ursachen für die Verbesserung festzustellen. Wenn diese ermittelt werden können, ist eine dauerhafte Produktionsverbesserung möglich.

Bei den hier beschriebenen Rechnungen muß sehr oft die Standardabweichung einer Stichprobe bestimmt werden. Um Rechenarbeit zu sparen, kann statt dessen die Spannweite R, Abschnitt 1.1, Gl. (6), bestimmt werden, die über einen Proportionalitätsfaktor γ in die Standardabweichung umgerechnet werden kann, Gl. (66). γ hängt von der Datenzahl n ab (Tab. 1.15). Die Forderung nach Gl. (65) kann nach dieser Umrechnung auch mit der Spannweite nach Gl. (65a) ausgedrückt werden.

$$\text{sdv}\,(\bar{x}) = \frac{\text{sdv}\,(x)}{\sqrt{n}} \tag{61}$$

$$\bar{\bar{x}} - 3\,\text{sdv}\,(\bar{x}) \leq \bar{x} \leq \bar{\bar{x}} + 3\,\text{sdv}(\bar{x}) \tag{62}$$

$$\overline{\text{sdv}} = \frac{\Sigma\,\text{sdv}_i}{n} \tag{63}$$

$$\text{sdv}\,(\text{sdv}) = \sqrt{\frac{\Sigma\,(\text{sdv}_i - \overline{\text{sdv}})^2}{n - 1}} \tag{64}$$

$$\overline{\text{sdv}} - 3\,\text{sdv}(\text{sdv}) \leq \text{sdv} \leq \overline{\text{sdv}} + 3\,\text{sdv}(\text{sdv}) \tag{65}$$

$$\bar{R} - 3\,\text{sdv}(R) \leq \bar{R} \leq \bar{R} + 3\,\text{sdv}(R) \tag{65a}$$

$$\text{sdv} = R\,/\,\gamma(n) \tag{66}$$

Methode der sechs gleichsinnigen Steigungen. Wenn Meßwerte zufällig schwanken, dann ist die Wahrscheinlichkeit genauso groß, daß bei Wiederholungsmessungen der vorher bestimmte größer als der danach bestimmte Wert ist wie der umgekehrte Fall. Die Wahrscheinlichkeit, daß Meßwerte sechsmal hintereinander ansteigen oder abfallen, ist daher in trendfreien Meßreihen nur $(1/2)^6 = 0{,}015625$, also etwa 1,5 %. Sechs aufeinanderfolgende An- oder Abstiege sind ziemlich unwahrscheinlich und können ein Anzeichen für eine Veränderung der Produktion sein. Es sollen die gleichen Maßnahmen wie bei einer Überschreitung der Warnlinie eingeleitet werden.

Beispiel 44. Es sollen Kreuzkarten zur Kontrolle des Tablettengewichts angelegt werden. Das Sollgewicht $\bar{x}$ beträgt 100 mg, die Standardabweichung sdv(x) der Tablettengewichte wurde mit 7,15 mg ermittelt. Zur Fertigungskontrolle sollen jeweils $n = 5$ Tabletten entnommen und gewogen werden. Aus früheren Ergebnissen ist bekannt, daß Standardabweichungen, die aus diesen Stichproben ermittelt werden, mit einer Standardabweichung sdv(sdv), Gl. (64) von 2,2 mg von der durchschnittlichen Standardabweichung $\overline{sdv} = $ sdv(x) abweichen.

Zunächst werden Warn- und Stoppgrenzen nach Gl. (62) zur Kontrolle des Sollwertes ermittelt:

$$\text{sdv}\,(\bar{x}) = \frac{7{,}15}{\sqrt{5}} = 3{,}2$$

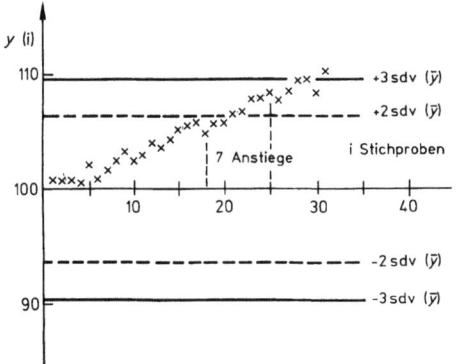

Abb. 5.17. $\bar{y}$-Kreuzkarte zur Ermittlung von Abweichungen vom Sollwert

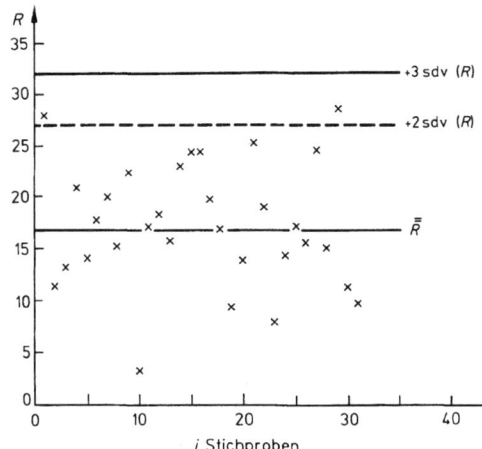

Abb. 5.18. R-Kreuzkarte zur Ermittlung übermäßig großer Streuungen

Stoppgrenzen: $\bar{\bar{x}} \pm 3\,\text{sdv}\,(\bar{x}) = 100 \pm 3 \cdot 3{,}2\,\text{mg}$.
Obere Stoppgrenze: 109,6 mg, untere Stoppgrenze: 90,4 mg (s. Abb. 5.17: durchgezogene Linie).
Warngrenzen: $\bar{\bar{x}} \pm 2\,\text{sdv}(\bar{x}) = 100 \pm 2 \cdot 3{,}2\,\text{mg}$.
Obere Warngrenze: 106,4 mg, untere Warngrenze: 93,6 mg (Abb. 5.17: gestrichelte Linie).
In Abb. 5.17 ist die entsprechende Kreuzkarte dargestellt. Die Mittelwerte der Stichproben werden mit Kreuzen markiert. Bei der 21. Stichprobe wird die Warngrenze überschritten. Als daraufhin die Produktion nicht verbessert werden kann, wird nach der 31. Stichprobe die Produktion angehalten. Sieben Anstiege von der 18. bis zur 25. Stichprobe signalisieren darüber hinaus einen ausgeprägten Trend, der mit entsprechenden Trendtests (Abschnitt 1.3.3) sogar noch früher aufgedeckt werden kann.
Analog wird eine Kreuzkarte für die Streuung angelegt. Weil Spannweiten R leichter zu bestimmen sind, werden die obigen Angaben zunächst mit Hilfe von Gl. (66) umgerechnet: $\gamma(5) = 2{,}33$ (Tab. 5.15).

Tabelle 5.15. Umrechnungsfaktoren $\gamma(n)$ für Spannweite und Standardabweichung

Datenzahl n	$\gamma(n)$
2	1,13
3	1,69
4	2,06
5	2,33
6	2,53
7	2,70
8	2,85
9	2,97
10	3,08

$$\bar{R} = \gamma(5) \cdot \overline{\text{sdv}} = 2{,}33 \cdot 7{,}15 = 16{,}7$$

$$\text{sdv}(R) = \gamma(5) \cdot \text{sdv}(\text{sdv}) = 2{,}33 \cdot 2{,}2 = 5{,}1$$

Nun kann die Forderung nach Gl. (65a) überprüft werden:

$$R \le \bar{R} + 3\,\text{sdv}(R) = 16{,}7 + 3 \cdot 5{,}1 = 32$$

Die Warnlinie liegt bei

$$R \le \bar{R} + 2\,\text{sdv}(R) = 16{,}7 + 2 \cdot 5{,}1 = 26{,}9$$

Diese Linien sind in Abb. 5.18 dargestellt. Die Spannweiten, die als Kreuze dargestellt werden, überschreiten zweimal die Warnlinie, die Stopplinie jedoch nicht.
Wenn sich die Streuung signifikant verringert hätte, müßte die Bedingung

$$R \le \bar{R} - 3\,\text{sdv}(R) = 16{,}7 - 3 \cdot 5{,}1 = 1{,}4$$

erfüllt werden. Eine so geringe Streuung tritt in diesem Fall nicht auf.

Kontrolle nichtmeßbarer Größen. Soll während der Fertigung eine nichtmeßbare Größe kontrolliert werden (Attributenkontrolle), zum Beispiel die Übereinstimmung des Erscheinungsbildes von Dragees mit einem Muster, dann wird ein noch tolerabler Anteil von fehlerhaften Stücken, also eine Ausschußrate p, vorgegeben. p ist der Anteil von abweichenden Anteilen k aus einer Gesamtproduktion N, Gl. (67). Wird nun eine Stichprobe von der Größe n genommen, dann werden k' Fehler gefunden, der Fehleranteil oder Ausschuß der Stichprobe beträgt dann p', Gl. (68). p' liegt in der Größenordnung von p, weicht aber zufällig davon ab: obwohl bei einem Kartenspiel der Anteil der roten Karten 50 % ist, können zufällig bei einer Stichprobe von vier Karten keine oder auch alle Karten rot sein.

$$p = \frac{k}{N} \tag{67}$$

$$p' = \frac{k'}{n} \tag{68}$$

Der Erwartungswert für k', $\bar{k}$ genannt, errechnet sich nach Gl. (69); eine Standardabweichung kann mit Gl. (70) berechnet werden. Der erwartete Fehleranteil in einer Stichprobe sollte nun im Bereich um $\bar{k} \pm 3\,\text{sdv}$ liegen, Gl. (71). Daraus ergeben sich eine obere und eine untere Fehlerzahl, die als nicht mehr zufällig angesehen werden. Wird die obere Grenze überschritten, muß der Produktionsverlauf verändert werden. Treten weniger Fehler auf als erwartet, liegt eine bes-

Tabelle 5.16. Regelgrenzen für Kreuzkarten im einfachen Stichprobensystem. Minimal (u) und maximal (o) zulässige Fehlerzahl je Stichprobe n

n	10		20		30		40		50		75		100		150		200	
$100\,p$	u	o	u	o	u	o	u	o	u	o	u	o	u	o	u	o	u	o
0,5	–	–	0	1	0	1	0	1	0	2	0	2	0	2	0	3	0	4
1,0	0	1	0	1	0	2	0	2	0	2	0	3	0	4	0	5	0	6
1,5	0	1	0	2	0	2	0	3	0	3	0	4	0	5	0	6	0	8
2,0	0	1	0	2	0	3	0	3	0	4	0	5	0	6	0	8	0	9
2,5	0	2	0	2	0	3	0	4	0	4	0	5	0	7	0	9	1	11
3,0	0	2	0	3	0	4	0	4	0	5	0	6	0	8	0	11	1	12
4,0	0	2	0	3	0	4	0	5	0	6	0	8	0	9	1	12	2	15
5,0	0	2	0	4	0	5	0	6	0	7	0	9	1	11	2	15	4	18
6,0	0	3	0	4	0	5	0	6	0	8	0	10	1	12	3	17	5	21
7,0	0	3	0	4	0	6	0	7	0	8	1	11	2	14	4	19	6	23
8,0	0	3	0	5	0	6	0	8	0	9	1	12	2	15	5	21	8	26
9,0	0	3	0	5	0	7	0	8	0	10	2	13	3	17	6	23	9	28
10,0	0	4	0	6	0	8	0	9	1	11	2	14	4	18	7	25	10	31
12,0	0	4	0	6	0	8	1	10	2	12	3	16	5	21	9	28	14	36
14,0	0	5	0	7	0	9	1	11	2	13	4	18	6	23	11	32	17	41
16,0	0	5	0	7	1	10	2	12	3	15	5	20	8	25	14	36	20	45
18,0	0	6	0	8	1	11	2	13	3	16	6	22	9	28	16	39	23	50
20,0	0	6	0	9	2	12	3	15	4	17	7	24	11	30	18	43	27	54
25,0	0	7	1	11	3	14	4	17	6	20	10	28	15	36	25	51	35	67

sere Produktion als üblich vor. Wenn die Ursache hierfür ermittelt werden kann, ist durch diese Information eine beständige Produktionsverbesserung möglich.
Die mit Gl. (69) und (70) berechenbaren Regelgrenzen können auch aus einer Tabelle abgelesen werden (Tab. 5.16).

$$\overline{k} = n \cdot p \qquad (69)$$

$$\mathrm{sdv}\,(\overline{k}) = \sqrt{n \cdot p \cdot (1 - p)} \qquad (70)$$

$$\overline{k} - 3\,\mathrm{sdv}(\overline{k}) \le k' \le \overline{k} + 3\,\mathrm{sdv}(\overline{k}) \qquad (71)$$

Beispiel 45. Der erlaubte Ausschußprozentsatz sei 10%, die verwendete Stichprobengröße $n = 20$. Wie lauten die Regelgrenzen?

$$\overline{k} = 20 \cdot 0{,}1 = 2$$

$$\mathrm{sdv}\,(\overline{k}) = \sqrt{20 \cdot 0{,}1 \cdot 0{,}9} = 1{,}34$$

obere Regelgrenze $= \overline{k} + 3\,\mathrm{sdv}(\overline{k}) = 2 + 3 \cdot 1{,}34$
$= 6{,}02$

untere Regelgrenze $= \overline{k} - 3\,\mathrm{sdv}(\overline{k}) = 2 - 3 \cdot 1{,}34 = -2{,}02$

Dies sind die gleichen Regelgrenzen, die man auch in Tab. 5.16 findet: für $100\,p = 10{,}0$ und $n = 20$ findet man eine obere Grenze von 6; die untere Grenze wird 0 gesetzt. Wenn mehr als sechs fehlerhafte Stücke in einer Stichprobe gefunden werden, soll also eingeschritten werden.
Die attributive Fertigungskontrolle ist auch nach einem doppelten Stichprobensystem möglich. Dazu werden wieder zunächst n Stichproben entnommen. Liegt die Fehlerzahl (Tab. 5.17) auf der Stopplinie (SL) oder darüber, wird die Produktion sofort angehalten, erreicht oder überschreitet sie die Warnlinie

Tabelle 5.17. Warn- und Stopplinien für Kreuzkarten (Doppeltes Stichprobensystem)

$100\,p$	n	5	10	20	30	40	50	60
1/2%	WL							1
	SL							2
1%	WL				1	1	1	2
	SL				2	2	3	3
2%	WL			1	1	2	2	3
	SL			2	3	3	4	5
3%	WL			1	2	2	3	4
	SL			2	3	4	5	7
4%	WL		1	1	2	3	4	5
	SL		2	3	4	5	6	8
5%	WL		1	2	3	4	5	7
	SL		2	3	4	6	7	10

(WL), dann wird sofort eine zweite Stichprobe entnommen. Erreicht auch diese zweite Fehlerzahl die Warnlinie, dann wird die Produktion ebenfalls angehalten.

1.6 Bestimmung der maximalen Ausschußrate

Während man bei der attributiven Stichprobenkontrolle die Ausschußrate vorgibt, ist diese zunächst unbekannt, wenn die Kontrolle durch eine meßbare Größe erfolgt (Variablenkontrolle). In diesem Fall sind zunächst nur Mittelwert $\overline{x}$ und Standardabweichung sdv (Abschnitt 1.1.1) des Verfahrens bekannt, obere und untere Toleranzgrenzen (T_o und T_u) für noch akzeptable Qualität werden festgelegt. Aus diesen Angaben ist der maximale Ausschuß bere-

Tabelle 5.18. Fehlerprozente für $n = 10$ (x, s- und $\bar{x}$, $\bar{R}$-Methode); Auszug a) $\bar{x}$,s-Methode

Q	0	1	2	3	4	5	6	7	8	9
0,6	27,94	27,60	27,27	26,94	26,61	26,28	25,96	25,63	25,31	24,99
0,7	24,67	24,35	24,03	23,72	23,41	23,10	22,79	22,48	22,18	21,87
0,8	21,57	21,27	20,98	20,68	20,39	20,10	19,81	19,52	19,23	18,95
0,9	18,67	18,39	18,11	17,84	17,57	17,29	17,03	16,76	16,49	16,23
1,0	15,97	15,72	15,46	15,21	14,96	14,71	14,46	14,22	13,97	13,73
1,1	13,50	13,26	13,03	12,80	12,57	12,34	12,12	11,90	11,68	11,46
1,2	11,24	11,03	10,82	10,61	10,41	10,21	10,00	9,81	9,61	9,42
1,3	9,22	9,03	8,85	8,66	8,48	8,30	8,12	7,95	7,77	7,60
1,4	7,44	7,27	7,10	6,94	6,78	6,63	6,47	6,32	6,17	6,02
1,5	5,87	5,73	5,59	5,45	5,31	5,18	5,05	4,92	4,79	4,66
1,6	4,54	4,41	4,30	4,18	4,06	3,95	3,84	3,73	3,62	3,52
1,7	3,41	3,31	3,21	3,11	3,02	2,93	2,83	2,74	2,66	2,57
1,8	2,49	2,40	2,32	2,25	2,17	2,09	2,02	1,95	1,88	1,81
1,9	1,75	1,68	1,62	1,56	1,50	1,44	1,38	1,33	1,27	1,22
2,0	1,17	1,12	1,07	1,03	0,98	0,94	0,90	0,86	0,82	0,78
2,1	0,74	0,71	0,67	0,64	0,61	,058	,055	0,52	0,49	0,46
2,2	0,437	0,413	0,389	0,366	0,345	0,324	0,304	0,285	0,267	0,250

chenbar, den das Verfahren produziert. Nach dem Military Standard 414[43] werden nach Gl. (72) und (73) eine obere und eine untere Qualitätszahl, Q_o und Q_u, ermittelt. Aus diesen kann nun aus Tabellen (abhängig von der Stichprobengröße n) der maximale Ausschuß an der oberen und unteren Grenze abgelesen werden. Diese Werte ergeben zusammen den Gesamtausschuß.

$$Q_o = \frac{T_0 - \bar{x}}{\text{sdv}} \qquad (72)$$

$$Q_u = \frac{T_u - \bar{x}}{\text{sdv}} \qquad (73)$$

Beispiel 46. Der Wirkstoffgehalt von Tabletten beträgt 100 % mit einer Standardabweichung von 7,5 %. Die Stichprobengröße ist $n = 10$. Das Arzneibuch gibt eine untere Toleranzgrenze T_u von 85 % und eine obere Toleranzgrenze T_o von 115 % vor. Zunächst berechnet man die Qualitätszahlen:

$$Q_o = \frac{115 - 110}{7,5} = 2$$

$$Q_u = \frac{100 - 85}{7,5} = 2$$

Aus Tab. 5.18 entnimmt man, daß an der oberen und unteren Grenze jeweils ein Ausschuß von 1,17 % zu erwarten ist.

Die so ermittelte Ausschußrate hilft, die Kosten des Herstellungsverfahrens zu berechnen. Erscheinen die Kosten durch den Ausschuß unannehmbar hoch, dann muß das Verfahren verbessert (sdv verkleinert) oder die Toleranzgrenzen neu festgelegt werden.

1.7 Erzeugung von Zufallszahlen

Nachdem der Stichprobenumfang ermittelt ist, muß als nächstes geklärt werden, wie die Stichprobe der Gesamtmenge entnommen werden soll. Darauf wird in Kap. 2,2 unter dem Aspekt der Qualitätssicherung

(Anforderungen an Geräte, Personal und Arbeitsanweisungen, Dokumentation) näher eingegangen. An dieser Stelle soll noch beschrieben werden, welche Proben aus der Gesamtmenge entnommen werden sollen.

Es wäre sicherlich nicht sinnvoll, immer die ersten Proben eines Produkts zu untersuchen. Fehler, die regelmäßig in der zweiten Hälfte auftreten, würden so nie erfaßt werden. Wichtig ist vielmehr eine zufällige Probennahme. Es kann aber sinnvoll sein, die gesamte Menge in verschiedene Gruppen zu unterteilen, aus jeder Gruppe eine feste Anzahl von Stichproben zu entnehmen und nur diese zufällig auszuwählen. Diese Vorgehensweise empfiehlt sich, wenn es mehrere Packungsuntereinheiten gibt (s. a. Tab. 5.11) oder wenn Mischinhomogenitäten in der Gesamtmenge zu erwarten sind. Dies muß im Einzelfall festgelegt werden.

In der Regel wird es eine einfache Möglichkeit geben, die Gesamtheit zu numerieren. Dann reduziert sich das Problem, 22 Proben aus 10.000 zufällig zu ziehen, auf das Problem, 22 zufällige Zahlen zwischen 1 und 10.000 zu finden. Die Proben mit diesen Nummern werden anschließend als Stichprobe entnommen.

Einige Taschenrechner liefern bereits solche zufälligen Zahlen, aber auch mit einfachen Rechnern lassen sie sich schnell erzeugen. Man gibt irgendeine Zahl ein, z. B. die Uhrzeit, und ermittelt von dieser eine komplizierte Funktion, z. B. den Logarithmus oder den Sinus. Die letzten Stellen von so erzeugten Zahlen sind quasi-zufällig, denn sie sind demjenigen, der sie ermittelt, vor der Berechnung nicht bekannt und können somit auch nicht bewußt oder unbewußt manipuliert werden. Je nach Größe des zu untersuchenden Postens N braucht man eine verschiedene Zahl von Nachkommastellen, für 10.000 benötigt man vier Stellen (0 bis 9.999 sind 10.000 Zahlen). Allgemein werden soviel Stellen benötigt, wie $N-1$ hat: für 1 bis 10 eine, für 11 bis 100 zwei usw.

Ist XXX die ermittelte Zufallszahl, die letzten k Stellen, die der Rechner anzeigt, dann kann mit Gl. (74) eine Zufallszahl z berechnet werden, die aufgerundet die Nummer für die Stichprobenziehung ergibt; kommen höhere Zahlen als N vor, was nur ausnahmsweise geschieht, dann wird die Rechnung einfach wiederholt. Ebenso wird vorgegangen, wenn eine Zufallszahl zweimal ermittelt wurde.

Die Zufälligkeit der so erzeugten Zahlen kann weiter erhöht werden, wenn mit den gefundenen Zahlen die gleiche Rechenvorschrift erneut durchgeführt wird.

$$z = \frac{\overset{(k\ \text{Stellen})}{\text{xxxxxxx}} + 1}{10^k} \cdot N \tag{74}$$

Beispiel 47. Aus 300 Stücken sollen fünf zufällig entnommen werden. $300 - 1 = 299$, man benötigt also $k = 3$ Ziffern für die Zufallszahl.

Zunächst werden fünf Zufallszahlen ermittelt. Dazu wird die Uhrzeit mit Stunden, Minuten und Sekunden folgendermaßen eingegeben: h : min · s + min, diese Zahl wird durch 10 geteilt und anschließend der Sinus ermittelt (diese Ergebnisse wurden mit einem CASIO fx-85M ermittelt; andere Taschenrechner liefern durch unterschiedliche Rundungen andere Ergebnisse):

No.	h : min. s	$\dfrac{(\frac{h}{min} \cdot s + min)}{10}$	sin	XXX	z(1-300)
1)	11:31:25	3,9870968	-0,7483056	056	18
2)	11:32:46	4,78125	-0,99763	763	230
3)	11:35:14	3,94	-0,7162455	455	137
4)	11:36:09	3,875	-0,6694048	048	15
5)	11:36:50	5,1277778	-0,9149594	594	179

Literatur

1. DAB 9, S. 708-738
2. AB-DDR, Bd. 1, X 8.01
3. Spiegel MR (1985) Statistik, McGraw-Hill Book Comp., Hamburg
4. Rousseeuw PJ, Leroy AM (1986) Robust Regression and Outlier Detection, Wiley, New York
5. Danzer K (1989) Fresenius Z Anal Chem 335:869-875
6. Sachs L (1983) Angewandte Statistik, 6. Aufl., Springer, Heidelberg
7. Sachs L (1983) Angewandte Statistik, 6. Aufl., Springer, Heidelberg, S. 49-50
8. Hartung J (1982) Statistik, Oldenbourg, München
9. Perason ES, Stephens MA (1984) Biometrika 51:484-487
10. Kreyszig E (1979) Statistische Methoden und ihre Anwendungen, Vandenhoeck u. Ruprecht, Göttingen
11. Sachs L (1983) Angewandte Statistik, 6. Aufl., Springer, Heidelberg, S. 207-209
12. Sachs L (1983) Angewandte Statistik, 6. Aufl., Springer, Heidelberg, S. 173-177
13. Bross IDJ (1952) Biometrics 8:188-205
14. Spicer CC (1962) Biometrics 18:203-211
15. Cole LMC (1962) Ecology 43:749-753
16. Hartung J (1982) Statistik, Oldenbourg, München, S. 132-133,163-166
17. Ebel S, Kühnert H, Mück W (1987) Chromatographia 23(12):934-938
18. Ebel S (1988) Validierung, Kalibrierung und Datenverarbeitung in der Analytik, 2. Aufl., Würzburg
19. Sachs L (1983) Angewandte Statistik, 6. Aufl., Springer, Heidelberg, S. 344-356
20. DIN-Entwurf 32 645 (1989) Nachweis- und Bestimmungsgrenze (Arbeitsausschuß Chemische Terminologie, AChT)
21. DIN-Entwurf 25 484 (1989) Nachweis- und Erkennungsgrenze Kernstrahlmessungen (zählende Verfahren)
22. DIN-Entwurf 55 350 (1989) Begriffe der Qualitätssicherung und Statistik: Erkenungsgrenze, Erfassungsgrenze und Erfassungsvermögen Tl. 34
24. Verein Deutscher Eisenhüttenleute (Hrsg.) (1985) Handbuch für das Eisenhüttenlaboratorium, Bd. 5, Düsseldorf
25. Commission of the European Commuties (1989) CPMP working party on quality of medical products: Analytical Validation. III/844/87-EN 8
26. Feltkamp H, Fuchs P, Sucker H (1983) Pharmazeutische Qualitätskontrolle, Thieme, Stuttgart
27. Sucker H (1983) Praxis der Validierung unter besonderer Berücksichtigung der FIP-Richtlinien für die gute Validierungspraxis, Wissenschaftliche Verlagsgesellschaft, Stuttgart
28. Dertinger G, Gänshirt H, Steinigen M (1983) GAP: Praxisgerechtes Arbeiten in pharmazeutisch-analytischen Laboratorien (zum Sympos. d. APV 28/29.04.1983 in Mainz erschienen)
29. Sachs L (1983) Angewandte Statistik, 6. Aufl., Springer, Heidelberg, S. 328-338
30. Sachs L (1983) Angewandte Statistik, 6. Aufl., Springer, Heidelberg, S. 207-208
31. Ebel S, Lorz M, Weyandt-Spangenberg M (1989) Fresenius Z Anal Chem 355:960-965
32. Gerisch O, Jarsen D (1984) Aerosoldosen und Tuben. Schriftenreihe Der Pharmazeutische Betrieb, Vol. 15/16, Editio Cantor, Aulendorf
33. Hartung J (1982) Statistik, Oldenbourg, München, S. 383-389
34. A.S.Q./A.W.F. /1960) Stichprobentabellen zur Attributprüfung, 2. Aufl., Beuth-Verlag, Berlin
35. Hartung J (1982) Statistik, Oldenbourg, München, S. 392
36. Sachs L (1983) Angewandte Statistik, 6. Aufl., Springer, Heidelberg, S. 184
37. Jarsen D, Kesper F (1984) Prüfanleitung, Schriftenreihe Der Pharmazeutische Betrieb, Vol. 12, Editio Cantor, Aulendorf
38. Hauschild G (1981) Ausgangsmaterialien für Arzneimittelherstellung Qualitätsanforderungen (GMP) und deren Folgen für Zulieferer und Pharma-Betriebe, Wissenschaftliche Verlagsgesellschaft, Stuttgart
39. Sachs L (1983) Angewandte Statistik, 6. Aufl., Springer, Heidelberg, S. 173
40. DAB 9, S. 198
41. DAB 9, S. 39-40
42. Hartung J (1982) Statistik, Oldenbourg, München, S. 392-395
43. Military-Standard-414 (1957) US-Government, Printing Office, Washington DC
44. Ebel S, Lorz M, Weyandt M (1989) Zweipunkt-Kalibrierung. Statistische Modelle, Berechnung und Fehlerfortpflanzung. In: Ebel S (Hrsg.) Parat-Jahrbuch Pharmalobor 1988, VCH-Verlagsges., Weinheim, S. 75-90
45. Welch BL (1937) Biometrika 29:350-361

2 Inprozeß-Kontrollen

P. SCHWARZE

Der EG-Leitfaden einer guten Herstellungspraxis für Arzneimittel (engl.: Good Manufacturing Practice, GMP) vom Januar 1989 definiert die Inprozeß-Kontrollen (IPK) als Kontrollen im Verlauf der Produktion eines Arzneimittels zur Überwachung und wenn notwendig zur Steuerung des Prozesses, um zu gewährleisten, daß das Produkt seiner Spezifikation entspricht. Die Überwachung der Umgebung oder der Ausrüstung kann auch als Teil der IPK angesehen werden.

Die IPK ist wesentlicher Bestandteil des Qualitätssicherungssystems. Sie bildet eine unverzichtbare Grundlage für die Bewertung des Fertigproduktes und damit für die Freigabeentscheidung durch die Qualitätskontrolle. Sie kann in vielen Fällen zu einer Beurteilung der Qualität mehr beitragen als eine Endkontrolle, was besonders bei den durch aseptische Verfahren hergestellten Arzneimitteln deutlich wird. Die IPK kann als Beispiel für den integralen Charakter des Qualitätssicherungssystems in einem Herstellungsbetrieb für pharmazeutische Produkte gelten: Entwicklungsbereich, Herstellungsbetrieb und Qualitätskontrolle legen auf Basis der Ergebnisse der Prozeßvalidierung die Parameter, Maßnahmen und Arbeitsanweisungen zur Durchführung und Dokumentation der IPK fest. Der Herstellungsbetrieb ist für die ordnungsgemäße Durchführung der IPK verantwortlich und liefert der Qualitätskontrolle die für die abschließende Beurteilung und Freigabe einer Arzneimittelcharge relevanten Daten und Informationen.

Die *Prozeßvalidierung* spielt eine elementare Rolle für die Planung und Organisation der IPK für die Herstellung der verschiedenen Darreichungsformen. Von ihr hängen Art und Umfang der zur Erzielung einer gleichmäßigen Qualität erforderlichen Prüfungen ab. Es ist eine wesentliche Zielsetzung der Prozeßvalidierung, neben der Gewährleistung der Qualitätssicherung den Prozeßverlauf auf allen Stufen so zu stabilisieren, daß sich der Prüfaufwand in einem wirtschaftlich vertretbaren Rahmen hält. Dieser Aspekt wird auch in den Empfehlungen der amerikanischen Food and Drug Administration (FDA) zur „Current Good Manufacturing Practice for Finished Pharmaceuticals (CGMP)" berücksichtigt, die inhaltlich mit der EG-GMP übereinstimmen, aber in einzelnen Teilen detailliertere Angaben machen. Es sollen schriftliche Anweisungen erstellt und befolgt werden, welche die IPK und Prüfungen an geeigneten Proben von jeder Charge festlegen. Die Anweisungen sollen dazu dienen, die Produktion zu überwachen und die Leistung solcher Prozeßstufen zu validieren, bei denen Schwankungen in den Eigenschaften der Inprozeß-Materialien und des Arzneimittels auftreten können. Die Spezifikationen für die IPK sollen mit den für das Fertigarzneimittel festgelegten übereinstimmen. Sie werden von dem auf der Grundlage der gesetzlichen Bestimmungen als akzeptabel angenommenen durchschnittlichen Prozeßverlauf und den ermittelten potentiellen Schwankungen abgeleitet. Statistische Verfahren sollten möglichst angewandt werden.

Die IPK kann in zwei *Kategorien* eingeteilt werden:

1. Prüfungen mit einem Minimum an zeitlichem Verzug, so daß eine Prozeßsteuerung während der Produktion möglich ist. Dies geschieht im Idealfall mit Hilfe automatischer bzw. elektronisch gesteuerter Meß- und Regelverfahren, deren Funktionsfähigkeit validiert werden muß und deren Ergebnisse für die Bewertung und Dokumentation ebenso aufgezeichnet werden müssen wie die manuell durchgeführten, zumeist physikalischen Prüfungen.

2. Zeitaufwendige Prüfungen, z. B. Gehaltsbestimmungen und Überwachungen des mikrobiellen Status eines Prozesses. Derartige Qualitätsmerkmale sind zur direkten Steuerung eines laufenden Prozesses nicht geeignet. Sie dienen z. B. zur Beurteilung einer bestimmten Prozeßstufe vor der Weiterverarbeitung im nächsten Schritt und bieten damit die Möglichkeit zu Korrekturen bzw. Nachbesserungen. Eine solche IPK auf einer Prozeßstufe stellt z. B. die Überprüfung der Magensaftresistenz nach der Aufbringung des Schutzlackes und vor dem folgenden Dragierprozeß dar. Weiterhin wird dieser Typ der IPK zur Information über den Produktionsverlauf und zur abschließenden Bewertung der Qualität für die Freigabe des Arzneimittels benötigt. Die Resultate dieser Prüfungen lassen sich durch geeignete Auswertung auch für eine retrospektive Prozeßvalidierung verwenden.

Während die unter 1. genannte, der direkten Steuerung des Prozesses dienende IPK am Ort der Herstellung durchgeführt wird, erfolgen die zeitaufwendigen Prüfungen in den verschiedenen Bereichen der Qualitätskontrolle, da die hierzu notwendige räumliche und instrumentelle Ausstattung zumeist die Möglichkeiten am Ort der Herstellung übersteigt.

Beispiele

Feste Arzneiformen

Der in Tab. 5.19 dargestellte Kontrollplan für feste Arzneiformen zeigt einerseits typische Merkmale der IPK und der Endkontrolle auf.[1] Andererseits gibt er Anhaltspunkte für eine sachlich und wirtschaftlich sinnvolle Planung und Organisation der Qualitätsprüfung und -überwachung von festen Arzneiformen, und zwar unter dem Gesichtspunkt des Ortes der besten Aussagekraft derartiger Überprüfungen. An den Stellen, bei denen im Rahmen der IPK über den gesamten Produktionsverlauf hinweg Daten zur Bewertung der Gleichmäßigkeit der Herstellung anfallen, ist bei der Endkontrolle nur noch ein reduzierter Untersuchungsaufwand erforderlich oder sogar dann verzichtbar, wenn die Verantwortlichkeiten zwischen Herstellung und Qualitätskontrolle für die Festlegung und Überwachung der Prüfungen in einem Unternehmen eindeutig geregelt sind.

Tabelle 5.19. Kontrollen für feste Arzneiformen: + wird geprüft, − wird nicht geprüft, 0 trifft nicht zu. TA Tabletten, MT Manteltabletten, FT Filmtabletten, DR Dragees, BT Brausetabletten, SK Stärkekapseln, HK Hartgelatinekapseln, WK Weichgelatinekapseln, MK Mikrokapseln, PU Pulver, GR Granulate/Pellets, BG Brausegranulate

Qualitätsmerkmal	Inprozeß-Kontrollen												Endkontrollen											
	TA	MT	FT	DR	BT	SK	HK	WK	MK	PU	GR	BG	TA	MT	FT	DR	BT	SK	HK	WK	MK	PU	GR	BG
Organoleptisch Aussehen	+	+	+	+	+	+	+	+	+	+	+	+	+	+	+	+	+	+	+	+	+	+	+	+
Geruch	−	−	−	−	−	−	−	−	−	−	+	+	+	+	+	+	+	+	+	+	+	+	+	+
Geschmack	−	−	−	−	+	−	−	−	−	−	−	−	−	−	−	−	+	−	−	−	−	−	−	−
Physikalisch Druckfestigkeit	+	+	+	+	−	+	+	+	o	o	o	o	+	+	+	+	−	o	o	o	o	o	o	o
Friabilität	+	+	+	+	+	o	o	o	o	o	o	o	+	+	+	+	+	o	o	o	o	o	o	o
Gewicht	o	o	o	o	o	+	+	+	+	o	o	o	+	+	+	+	o	+	+	+	+	o	o	o
Füllgewicht	+	+	+	+	+	+	+	+	+	+	+	+	o	o	o	o	+	+	+	+	+	+	+	+
Zerfallszeit/Auflösungszeit	+	+	+	+	o	+	+	+	−	o	o	o	+	+	+	+	o	+	+	+	+	o	o	o
Magensaftresistenz	+	+	+	+	+	+	+	+	+	o	+	+	+	+	+	+	o	+	+	+	o	o	o	o
Trocknungsverlust	+	+	+	−	o	o	o	o	+	+	+	+	o	o	o	o	o	−	−	o	+	+	+	+
Teilchengröße	+	+	+	+	+	+	+	+	+	+	+	+	o	o	o	o	+	−	o	o	+	+	+	+
Schütt- u. Stampfvolumen	+	+	+	+	+	o	o	o	−	+	+	+	o	o	o	o	−	o	−	o	−	+	+	+

Sterile Darreichungsformen

Bei dieser Gruppe von Arzneimitteln nimmt die IPK in Verbindung mit der Prozeßvalidierung einen besonders hohen Rang ein. Auf die Gewichtung der IPK im Verhältnis zur Endkontrolle geht hier der Kommentar zum DAB 9 unter V.2.1.1 „Allgemeine Methoden" ausführlich ein. Die IPK ist dabei speziell auf die Überwachung der mikrobiellen und partikulären Reinheit bei allen Operationen und auf allen Prozeßstufen, beginnend bei den Ausgangsmaterialien bis zur Abfüllung des Präparates, auszurichten.

Verglichen mit sterilen Darreichungsformen, die einer terminalen Sterilisation im Endbehältnis unterzogen werden, sind die Überwachungsmaßnahmen bei aseptischen Abfüllungen von thermolabilen Arzneimitteln wesentlich umfangreicher. Die FDA-Richtlinie für „mittels aseptischer Verfahren hergestellte Arzneimittel" vom Juni 1987[2] schließt speziell für diesen Typ von sterilen Darreichungsformen allgemein anwendbare Prinzipien und Praktiken zur Herstellung und Prüfung ein. In die Prozeßvalidierung werden verstärkt Kalibrierungen und Gerätequalifizierungen einbezogen, die eine Basis für die produktbezogene Systemkontrolle liefern sollen. Die im Rahmen der Validierung abgesicherte Leistungsfähigkeit aller Hygienemaßnahmen, bezogen auf die Behandlung der Ausgangsmaterialien (Primärpackmittel, Arzneistoff, Wasser zur Reinigung und Herstellung), die Personalhygiene und die räumlichen sowie apparativen Vorbereitungen und Überwachungen ist ebenso wichtig wie die für die Qualitätssicherung des Arzneimittels festgelegten Kontrollen, deren Umfang und Aussagekraft direkt von der Güte der Validierung bestimmt werden. Allen IPK liegt das Ziel zugrunde, die Einflußfaktoren der pharmazeutischen Fertigung im allgemeinen und der aseptischen Herstellung im besonderen, nämlich Mensch, Material, Maschine, Umgebung und Methoden, so zu steuern, daß Planungs- und Produktqualität möglichst kongruent sind. IPK-Programme lassen sich daher nicht mit dem Ziel diskutieren, bestimmte Kontrollmaßnahmen als richtungsweisend, allgemeinverbindlich oder optimal einzustufen.[3] Gewisse generelle Richtlinien und Schwerpunkte für die IPK bei sterilen Darreichungsformen lassen sich jedoch aufstellen[4]:

1 Primärpackmittel.
1.1 Mikrobiologische Überwachung durch Keimzahlbestimmungen während des Reinigungsprozesses (Waschwasser und gereinigtes Packmittelteil).
1.2 Siliconisierungsgrad von Elastomeren (Stopfen oder Kolbenteile von Fertigspritzen).
1.3 Funktionstüchtigkeit vor und nach der Reinigung, wie z. B. Gleitfähigkeit, Durchstechbarkeit, Fragmentationsbildung, Partikelabgabe.
2 Arzneistoffe.
2.1 Keimzahlbestimmung: Um die mikrobielle Grundbelastung der Arzneistoffe möglichst gering zu halten, werden niedrigere Keimzahllimits gesetzt als für die Herstellung nichtsteriler Darreichungsformen. Sie sollten den Grenzwert von 10^2 kolonienbildenden Einheiten (KBE/g) nicht übersteigen.

2.2 Prüfung der Endotoxinbelastung mittels Limulus-Test.

3 Herstellung der Bulkware.

3.1 Vor der Filtration 20 ml zur Keimzahlbestimmung.

3.2 Nach der Filtration 20 ml zur Keimzahlbestimmung.

3.3 Ansatzwasser:
Aqua destillata < 10 KBE/100 ml; Limulus-Test: < 0,25 Endotoxin-Einheiten (E.E./ml), VE-Wasser (Vollentsalztes Wasser) < 100 KBE/100 ml; Limulus-Test: < 0,25 EU/ml.

4 Abfüllbegleitende Untersuchungen.

4.1 Luftkeim- und Partikelzahl in den Sterilräumen gemäß Klassifizierung nach den genannten GMP-Richtlinien.

4.2 Abklatschtechnik in den Sterilräumen, Oberflächen, Maschinen, Fußböden, Personal (Hände, Kleidung).

5 Chemisch-physikalische IPK.

5.1 pH-Wert, Dichte, Brechungsindex, Partikelprüfungen nach Vorgaben der Arzneibücher sowie allgemeiner Richtlinien und Empfehlungen.

5.2 Sterilfiltration: Filterintegrität (Druckhaltetest/Bubble-point-Test)

5.3 Sterilisationsverlauf: Zeit, Druck, Temperatur

Liquida, Salben, Cremes

1. Mikrobiologische IPK.
Nach Art, Umfang und Zeitabständen festgelegte Überwachung der Produktionshygiene. Im Falle von Arzneimitteln zur Anwendung am Auge gelten die gleichen Anforderungen wie bei den sterilen Darreichungsformen. Bei Arzneimitteln zur topischen Anwendung muß die mikrobiologische IPK nach den Anforderungen des DAB 9 N1 für die Fertigpräparate dieser Kategorie ausgerichtet werden. Personalhygiene und -schulung, regelmäßige Raumreinigung und die Begrenzung der Raumluftkeimzahlen stehen hierbei im Vordergrund.

2. Physikalische IPK.

2.1 Temperaturüberwachung auf den einzelnen Prozeßstufen, wie z. B. beim Einsatz der einzelnen Arzneistoffe und des Wassers, bei der Homogenisierung und Abfüllung, da hier die Temperatur speziell bei Emulsionssystemen einen entscheidenden Einfluß auf die Homogenität und Konsistenz des Präparates haben kann.

2.2 Überprüfung von Dichte und Brechungsindex, Viskosität, pH-Messungen.

2.3 Mikroskopisches Bild: Partikelgröße von Arzneistoffen, Gleichmäßigkeit der Suspension oder Emulsion.

3. Überwachung der Fertigungsanlagen.
Diese schließt eine On-line-Überprüfung aller kritischen Steuerungsabläufe mit Hilfe der Anlagen-Hard- und/oder Software ein[5]:
- Zeitabfolgen,
- Temperaturführung (s. 2.1),
- Druck (Vakuum, Überdruck),
- Rührerdrehzahlen,
- Pumpenleistungen,
- Dosisvolumina,
- Transportschritte,
- Ventilschaltungen.

4. Reinigung der Anlagen:
Speziell bei Produktwechsel je nach Typ des vorher gefertigten Arzneimittels stichprobenartige oder routinemäßige Überprüfung der Spülmedien auf Arzneistoffreste.

IPK bei der Verpackung

1. Komplette Bestückung der Fertigpackung.
2. Sachgerechte Bedruckung (Chargenbezeichnung, Lagerungshinweise, Verfalldatum, Code-Kombinationen, Dichtigkeit).
3. Füllmengenkontrollen durch automatische, steuernde Bandwaagen oder Stichprobenkontrollen. Beachtung der Fertigpackungsverordnung.

Literatur

1. Feltkamp H, Fuchs P, Sucker H (1983) Pharmazeutische Qualitätskontrolle Thieme, Stuttgart New York, S. 712
2. Auterhoff G (1987) Pharm Ind 49, 12:1237–1246
3. Krüger D (1982) Pharm Ind 44, 4:393–400
4. Weißgräber HJ (1987) APV-Seminar „Inprocess-Kontrollen", Fa. Vetter & Co
5. Chrispin Th (1987) APV-Seminar „Inprocess-Kontrollen", Fa. Bayer AG

2.1 Mikrobiologische Inprozeß-Kontrollen

W. Henninger

Nach dem AMG sind Herstellung und Qualitätskontrolle von Arzneimitteln organisatorisch voneinander zu trennen, damit eine von der Herstellung unabhängige Kontrolle des Arzneimittels erfolgen kann. Inprozeß-Kontrollen hingegen sind Bestandteil des Herstellungsprozesses. Sie dienen der eigenverantwortlichen Überwachung des Produktionsprozesses durch den Hersteller sowie der Qualitätssteuerung. Sie ersetzen die Qualitätskontrolle der Arzneirohstoffe und des Endproduktes nicht, tragen jedoch wesentlich dazu bei, die geforderte Qualität des Endproduktes sicherzustellen.

Dies gilt in besonderem Maße für mikrobiologische Inprozeß-Kontrollen. Im Verlauf des Herstellungsprozesses sind die einzelnen Komponenten des Endproduktes unterschiedlich hohen Kontaminationsrisiken ausgesetzt, die es regelmäßig zu erfassen und zu beeinflussen gilt. Zu diesen Risiken zählen alle Dinge, mit denen die Rohstoffe, Primärpackmittel usw. direkt oder indirekt in Berührung kommen oder denen sie ausgesetzt sind.

Dazu zählen die mit ihnen umgehende Personal und dessen Kleidung, die Luft, die mikrobiologische Beschaffenheit der Oberflächen, die Funktionstüchtigkeit der Autoklaven und Heißluftsterilisatoren etc.

Die Anforderungen an die mikrobiologischen Inprozeß-Kontrollen sind umso größer je höher die Anforderungen an das Endprodukt sind und je höher das Kontaminationsrisiko während des Herstellungsprozesses ist.

Entsprechend sind bei der Entwicklung eines Herstellungsprozesses mikrobiologische Inprozeß-Kontrollen mit einzuplanen. Für jeden Herstellungsschritt sind Standard operating procedures (SOPs) oder Standardarbeitsanweisungen schriftlich für die mikrobiologischen Begleituntersuchungen festzulegen. Dies gilt für die Untersuchungsmethoden, die Meßorte und die Häufigkeit der Untersuchungen.

Jeder dieser Schritte ist im Verlauf der Herstellung zu dokumentieren. Alle diese Schritte bedeuten zunächst einen hohen Arbeitsaufwand, sie erleichtern jedoch wesentlich die Suche nach der Ursache von Fehlchargen bzw. lassen Fehlchargen gar nicht erst entstehen. Ihnen liegt die Logik zugrunde, daß es stets besser ist, Qualität bei der Herstellung eines Arzneimittels einzuplanen statt in das fertige Produkt „hineinzuprüfen".

Die WHO[13,14] hat die Forderung nach Inprozeß-Kontrollen gestellt. Von den einzelnen Ländern werden heute für die industrielle Herstellung von Arzneimitteln entsprechende Anforderungen erhoben.

Zur Absicherung eines Herstellungsprozesses bestehen vielfältige Möglichkeiten.[8]

Die Inprozeß-Kontrolle kann chargenbezogen sein. Hierbei werden die Keimzahlen in Arzneirohstoffen ermittelt, ferner die Apparate bei jedem Arbeitsgang geprüft und auch Fertigprodukte vor der Abfüllung untersucht. Dafür werden die gängigen Methoden der Untersuchung flüssiger und fester Stoffe eingesetzt.

Zu den nichtchargenbezogenen Kontrollen gehören vor allem die Prüfung der Luftkeimzahl sowie die Prüfung auf die mikrobiologische Beschaffenheit von Oberflächen.

Prüfung der Luftkeimzahl. In Bereichen, in denen aseptisch gearbeitet werden muß, z. B. bei der aseptischen Abfüllung steriler Arzneimittel, wie Pulver zur parenteralen Anwendung, kommt dem Hygienestatus der Raumluft große Bedeutung zu.

In diesen Fällen ist eine regelmäßige Kontrolle der Keimzahl in der Luft unter den normalen Arbeitsbedingungen erforderlich. Die Bestimmung der Luftkeimzahl muß während der Arbeit erfolgen, da die Arbeitsvorgänge, die Zahl der Personen im Raum usw. die Luftkeimzahl wesentlich beeinflussen. Es ist auch davon auszugehen, daß die in der Luft vorhandenen Keime keineswegs homogen verteilt sind.

Die Bestimmung der Luftkeimzahl ist, anders als die Bestimmung der Keimzahl aus flüssigen oder festen Stoffen, eine Momentaufnahme.

Für die Erfassung des Hygienestatus sind deshalb regelmäßige Luftkeimzahlbestimmungen unerläßlich. In Bereichen, in denen keimfrei bzw. keimarm gearbeitet werden muß, ist die Bestimmung der Luftkeimzahl als eine besonders wichtige mikrobiologische Methode der Inprozeß-Kontrolle anzusehen.

Zur Erfassung der Luftkeimzahl sind eine Reihe von Methoden entwickelt worden, die auf unterschiedlichen Prinzipien beruhen.

Die bekannteste Methode ist die Sedimentation. Dabei werden Petrischalen an den Meßplätzen für eine bestimmte Zeit (z. B. 60 min) exponiert. Die auf der Agaroberfläche sedimentierenden Keime wachsen zu Kolonien heran und werden durch Auszählen bestimmt. Die Methode gestattet nur eine halbqualitative Aussage über die Luftkeimzahl, da das Luftvolumen, aus dem die Keime stammen, nicht bekannt ist.

Als quantitative Methoden kommen das Abscheiden in Flüssigkeiten (Impinger), die Filtration sowie besonders das Aufschleudern auf Agaroberflächen in Betracht. Gute Übersichten sowie ein Vergleich der mit verschiedenen Methoden erhaltenen Ergebnisse sind in der Literatur zu finden.[1,2] Das Abscheiden in Flüssigkeiten gilt wegen der fehlenden Standardisierung und des hohen apparativen Aufwands als überholt. Die Filtration wird häufig eingesetzt. Dabei wird ein definiertes Luftvolumen durch ein Membranfilter mit einer Porenweite von 0,45 μm gesaugt. Die Luftkeime verbleiben auf der Oberfläche. Das Filter wird zur Bebrütung auf Agar gelegt. Es können auch Gelatinefilter verwendet werden, die dann in Pufferlösung aufgelöst werden. Aus der Lösung wird dann, wie aus Flüssigkeiten üblich, die Keimzahl bestimmt.[4,5] Die Abscheidung der Luftkeime auf Filtern hat den Nachteil, daß ein Teil der Keime auf dem Filter austrocknen kann und dabei irreversibel geschädigt wird. Die gemessene Keimzahl ist somit geringer als die tatsächliche.

Von mehreren Geräten, die entwickelt wurden, um Luftkeime auf Agar aufzuschleudern, hat sich heute der Reuter-Centrifugal-Sampler wegen seiner einfachen und sicheren Handhabung durchgesetzt.[3] Dabei werden mit einem Propellerflügel, der mit konstanter Drehzahl läuft, gesteuert über die Zeit definierte Luftvolumina zwischen 20 und 320 l angesaugt und die Keime aus der Luft auf einen flexiblen sterilen Agarstreifen aufgeschleudert. Der Agarstreifen wird entnommen und nacheinander bei 25 und 35 °C bis zu 5 Tagen bebrütet, um die bei verschiedenen Temperaturen unterschiedlich schnell wachsenden Bakterien und Schimmelpilze gleichermaßen zu erfassen.

Die Ansaugzeit des RCS-Gerätes wird je nach erwarteter Luftkeimzahl für die Reinraumkategorie vorgewählt.

Beim Einsatz der RCS-Methode ist unbedingt darauf zu achten, daß die verwendeten flexiblen Agarstreifen steril sind.

Tabelle 5.20. Anforderungen an die Luftkeimzahl nach EEC in den Reinheitsklassen[9]

Klasse	max. Keimzahl/m^3
A	1
B	5
C	100
D	500

Die Reinheitsklasse A gilt für die aseptische Abfüllung steriler Stoffe und dort für die kritische Zone unter der Laminar-Flow-Einheit, die Klasse B für die Herstellung von Suspensionen und Pulvern, die Klasse C für die Herstellung (steril-)filtrierbarer Lösungen für die aseptische Abfüllung und D für die Herstellung von im Endbehältnis sterilisierbaren Zubereitungen. Die Anforderung an die Reinheitsklasse ist

um so größer, je höher das Kontaminationsrisiko bei dem entsprechenden Arbeitsgang ist.
Das Medium Luft ist als Kontaminationsquelle nur für den Sterilbereich von Bedeutung.[2]

Oberflächenkontrollen. Für die Bestimmung der Kontamination von Fußböden, Wänden, Arbeitstischen, Maschinen, Personal, Arbeitskittel etc. sind eine Reihe von Methoden entwickelt worden. Neben Abspülen mit steriler Pufferlösung, Abtupfen mit feuchtem Baumwollwattetupfer hat sich heute vor allem die Abklatschtestmethode durchgesetzt.
Dabei wird die Oberfläche eines sterilen Agars direkt auf die zu prüfende Fläche gepreßt. Der Nähragar ist meist so zusammengesetzt, daß ein breites Spektrum von Mikroorganismen auf ihm wachsen kann. Nur in Ausnahmefällen, z. B. zum Nachweis von coliformen Keimen, werden auch Selektivmedien verwendet.
Bei dem Kontakt der zu prüfenden Oberfläche mit dem sterilen Nähragar bleiben die Keime zum großen Teil auf dem feuchten Agar haften. Nach Bebrütung über 48 Stunden bei 25 bis 35 °C kann die Keimzahl pro cm[2] direkt durch Auszählen der gebildeten Kolonien bestimmt werden.
Derartige Untersuchungen sind in allen Bereichen, die eine höhere Reinheit erfordern, angebracht.
Oberflächenkontrollen sind bei der Prüfung eines Desinfektionsergebnisses unverzichtbar. Hierbei sind nicht nur die Keimzahl vor und nach der Desinfektion zu prüfen, sondern auch das Artenspektrum. Überstehen regelmäßig bestimmte Mikroorganismenarten die Desinfektionsmaßnahmen, so ist das Desinfektionsmittel zu wechseln.
Auf Oberflächen sind Keime inhomogen verteilt. Um einen sicheren Überblick über Keimbesiedlung eines Areals zu erhalten, sind eine möglichst große Zahl von Einzeltests an verschiedenen Stellen erforderlich. Abhängig vom Arbeitstakt, den Abläufen, der Art der Tätigkeit der Personen sind wiederholte und zeitlich gestaffelte Messungen nötig. Bei der Festlegung von Grenzwerten für die Kontamination von Oberflächen kann man sich kaum auf publizierte Werte stützen. Bei einzelnen Untersuchungsresultaten aus Krankenhäusern[10] und der Pharma-Industrie[11] handelt es sich nicht um verbindliche Grenzen.
In jedem Fall sind Routinekontrollen vorzunehmen, nach deren Ergebnissen Grenzwerte für die einzelnen Prüforte festzulegen sind. Abweichungen in der Keimbesiedlung sind dann ein Indiz für ungenügende Reinigung oder Desinfektion.
Stellvertretend für die große Zahl von Methoden wird die heute verbreitetste Abklatschmethode aufgeführt. Grundlage sind Agarplatten besonderer Form, die als RODAC-Platten (Replicate Organisms Direct Agar Contact)[12] bezeichnet werden.
Diese Agarplatten haben eine Oberfläche von 21 cm[2] und werden mit Nähragar so befüllt, daß eine konvexe Agaroberfläche entsteht (ca. 13,5 cm[3] Agar). Nach Erstarren des Nähragars kann die Platte direkt auf die zu prüfende Oberfläche gepreßt werden. Anschließend wird 2 bis 5 Tage bei Temperaturen von 25 bis 35 °C bebrütet. Es empfiehlt sich, nacheinander bei unterschiedlichen Temperaturen zu bebrüten, um auch Keime mit verschiedenen Temperaturoptima zu erfassen.

Literatur

1. Seyfarth H (1980) VDI Ber 368:99-104
2. Seyfarth H (1983) Pharm Ind 3:289-295
3. Adbou MAF (1980) Pharm Ind 3:291-296
4. Maier KH, Voggel K (1965) GIT Fachz Lab 9:121-126
5. Koller W, Rotter M (1974) Zentralbl Bakteriol Parasitenkd Infektionskr Hyg Abt 1: Orig Reihe B:159,546-55
6. Reckzch G, Dontenwill W (1974) GIT Fachz Lab 18:775-780
7. Zdienicki S (1967) Arch exp Veterinärmed 21:339-345
8. Lingnau J (1979) Pharm Ind 41:170
9. Lingnau J, Auterhoff G, Gail L, Haberer K, Hempel HE, Krüger D, Seyfarth H, Sirch E (1989) Pharm Ind 51:12,1380-1384
10. Committee on Microbial Contamination of Surfaces (1970) Health Lab Sci 7:256-264
11. Wallhäußer KH (1975) Pharm Ind 37:912-921
12. Rohde PA (1963) Bull Parenteral Drug Assoc 17:11-13
13. Anonyme Mitteilung (1970) Pharm Ind 32:813-814
14. Auterhoff G (1978) Pharm Ind 40:29-34

3 Kontrolle des Endproduktes

3.1 Identität, Reinheit

P. SCHWARZE

Die Kontrollen des Endproduktes sollen dazu dienen, die Qualität, Sicherheit und Wirksamkeit des Arzneimittels zu gewährleisten. Sie sind Bestandteil aller internationalen Gesetzgebungen; die angewandten Methoden müssen belegt und die Ergebnisse dokumentiert werden. Sowohl in den „Erläuterungen des Bundesgesundheitsamtes (BGA) zum Antrag auf Zulassung eines Arzneimittels", 2. Auflage, vom 26.02.1988 als auch in der „Notice to applicants for marketing authorisations for proprietary medicinal products for human use in the member states of the european communities" vom Januar 1989 werden präzisere Empfehlungen zu Art und Inhalt dieser Zulassungsunterlagen gegeben.
Die am 19.10.1989 vom Bundesrat veröffentlichten „Allgemeinen Verwaltungsvorschriften zur Anwendung der Arzneiprüfrichtlinien legt die Maßstäbe für die Anforderungen an die analytische Prüfung bei der Zulassung von Arzneimitteln für den Menschen verbindlich fest, und zwar verbunden mit der Verwaltungsanweisung an die für die Zulassung von Arzneimitteln zuständige Bundesoberbehörde.
Für die Kontrolle der Parameter *Identität, Reinheit* und *Gehalt* müssen folgende Kriterien erfüllt sein[1]:

- Identität: Spezifität.
- Reinheit (Tests): Spezifität, Nachweisgrenze[2], Bestimmungsgrenze[2].
- Gehalt: Spezifität, Wiederholpräzision, Präzision, Vergleichspräzision, Richtigkeit, Linearität/Bereich/Empfindlichkeit.

Für die Kontrollen des Endproduktes gelten die gleichen Grundprinzipien wie für die Ausgangsstoffe.

Beim Endprodukt spielt jedoch die Probenvorbereitung bzw. der Aufschluß für die eigentliche Prüfung eine wesentliche Rolle. Es muß gewährleistet sein, daß auf dieser Stufe der Analyse der zu bestimmende Arzneistoff und die potentiellen Nebenprodukte, wie Verunreinigungen und Zersetzungsprodukte, vollständig aus der Matrix isoliert werden.

Identität

Identitätsprüfungen sind für alle wirksamen Bestandteile erforderlich. Hierzu gehören auch stabilisierende Zuschläge, die eine Wirkung auf den Organismus haben können, wie Konservierungsmittel und Antioxidanzien sowie Farbstoffe. Die Prüfungen erfordern eine möglichst große Spezifität. Vorwiegend kommen bei der Identitätsprüfung im Fertigarzneimittel chromatographische Methoden, ggf. gekoppelt mit spezifischen Anfärbereaktionen, zur Anwendung.

Reinheit

Zu den Reinheitsprüfungen zählen die Prüfungen auf Nebenprodukte aus der Synthese. Zersetzungsprodukte, potentielle Verunreinigungen im Zusammenhang mit möglichen Wechselwirkungen zwischen Arzneistoff und Matrix oder mit dem Primärpackmittel, Lösungsmittelreste, „mechanische" Verunreinigungen sowie die mikrobiologische Reinheit. Für alle Verunreinigungen müssen Obergrenzen festgesetzt werden. Die Selektivität und Empfindlichkeit der angewandten Verfahren müssen belegt und die verwendeten Referenzsubstanzen eindeutig charakterisiert werden. Die Ergebnisse der Haltbarkeitsprüfungen müssen für die Festlegung der Grenzwerte in den Spezifikationen berücksichtigt werden.
Eine allgemeingültige Regelung für die Limitierung chemischer Verunreinigungen kann nicht aufgestellt werden. Hier spielt die kritische pharmakologisch-toxikologische Bewertung von Nebensubstanzen und Zersetzungsprodukten eine entscheidende Rolle. Die EG-Notice to Applicants geht sinngemäß wie folgt auf diesen Aspekt ein: Die Experten müssen die vorgeschlagenen Begrenzungen in der Relation der Toxizität der Verunreinigung und des Arzneistoffes selbst bewerten. Weiterhin müssen die Applikationsart, die tägliche Dosis, die Patientenzielgruppe, die Dauer der Therapie und die vorgeschlagenen Indikationen berücksichtigt werden.
Einen Anhaltspunkt für die Begrenzung von Verunreinigungen, die im Endprodukt enthalten sind, geben die Erläuterungen des BGA zum Antrag auf Zulassung eines Arzneimittels: „Für den Anteil an nicht identifizierbaren Verunreinigungen ist 0,5 % für einzelne und 1 % für die Gesamtmenge als oberer Grenzwert zu spezifizieren. Sind diese Verunreinigungen schädlich, ist ggf. ein entsprechend geringerer Grenzwert festzulegen". In eine derartige Entscheidung gehen die in der „Notice to Applicants" angeführten Bewertungen ein.
Die USP XXII unterscheidet z. B. zwischen toxischen Verunreinigungen, die eine individuelle Identifizierung und Quantifizierung erfordern, und „*ordinary impurities*", die in den vorkommenden Konzentrationen keine signifikant unerwünschte biologische Wir-

kung haben. Sie können aus der Synthese, der Aufarbeitung oder der Lagerung (Zersetzung) stammen. Die USP-Kommission toleriert Größenordnungen von 2 % dieser Begleitstoffe. Diese Betrachtungsweise stellt ebenfalls ein allgemein praktiziertes Verfahren für die Begrenzung dar. Hierbei spielt der Aspekt, ob das Zersetzungsprodukt eines Arzneistoffes ein Hauptmetabolit bei der Applikation des Arzneimittels ist, eine Rolle, so daß in derartigen Fällen auch höhere Obergrenzen gerechtfertigt sind.
Für die *mikrobiologischen Reinheitsanforderungen* an Arzneimittel gilt die Klassifizierung des 1. Nachtrages 1989 zum DAB 9 unter VIII Nr. 7, in der für Parenteralia und Ophthalmica Sterilität gefordert wird und für vier weitere Arten von Darreichungsformen Begrenzungen der Keimzahl und der Ausschluß spezieller pathogener Krankheitserreger festgelegt wird (→ Kap. 5,2.1 und 3.4).

Literatur

1. EG-Richtlinien „Analytical Validation" vom August 1989, Commission of the European Communities, Brüssel
2. Funk W, Damman V, Vonderheid C, Oehlmann G (1985) Statistische Methoden in der Wasseranalytik, VCH Verlagsgesellschaft, Weinheim

3.2 Gehalt, Inhalt

P. SCHWARZE

Gehalt

Für die Gehaltsprüfung gelten prinzipiell die gleichen Kriterien wie für die Reinheitsprüfung. Für die Spezifikation bei der Kontrolle des Arzneimittels gilt, daß der Toleranzbereich von 95 bis 105 % der deklarierten Menge ohne ausreichende Begründung nicht überschritten werden darf.
Besonders wichtig ist die Bestimmung der Wiederfindungsrate, die neben dem linearen Arbeitsbereich des verwendeten Meßverfahrens in den Zulassungsunterlagen zu belegen ist.[1]
Für die verwendeten *Referenzsubstanzen* gelten spezielle Anforderungen: Der Gehalt muß angegeben und belegt werden. Die Angabe eines Toleranzbereiches ist nicht zulässig. Existiert keine international gültige Referenzsubstanz einer anerkannten Pharmakopöe, so kann eine sog. Primärstandardsubstanz verwendet werden, die durch besondere Aufreinigung hergestellt wird und bezüglich ihrer Identität und Reinheit charakterisiert werden muß: Gehalt nach zwei unabhängigen Prüfmethoden und Belegung durch UV- und IR-Spektrum sowie NMR- und Massenspektrum. Für jeden aktuell verwendeten Primärstandard wird ein Analysenzertifikat erstellt, das den Gehalt und die Reinheit der Substanz dokumentiert. Es müssen Arbeitsanweisungen für den Gebrauch und die Aufbewahrung aller Referenzsubstanzen erstellt werden. Für den Routinegebrauch können sog. *Arbeitsstandards* geschaffen werden, deren Gehalt und Reinheit auf eine offizielle Referenzsubstanz oder den Primärstandard bezogen werden müssen.

Die Standardisierung und Behandlung der bei der Kontrolle von Identität, Reinheit und Gehalt eingesetzten Reagenzien muß in den Prüfmethoden aufgenommen werden. Die Behandlung richtet sich nach dem Verwendungszweck[2]:

- Bei Reagenzien für volumetrische Bestimmungen die Frequenz der Faktorenbestimmung und Aufbewahrungsdauer.
- Bei Lösungsmitteln für die Chromatographie die spektrale Reinheit und Gefahrenklasse.
- Bei Reagenzien zur Farbreaktion und Derivatisierung die Reinheit, Aufbewahrungsdauer und Gefahrenklasse.

Inhalt

In den Pharmakopöen und in der Arzneimittelprüfrichtlinie werden für die verschiedenen Darreichungsformen die Angabe zum *Füllgewicht und -volumen* gefordert und im Einzelfall Grenzwerte festgelegt:

- Präparate zur Injektion und Infusion: Entnehmbares Volumen, Sollfüllvolumen und zulässige Abweichung.
- Pulver für Injektionszwecke, Trinkampullen, Salben, Suspensionen, Emulsionen, Aerosole, Augentropfen, Augensalben, Augenbäder, Lösungen: Sollfüllvolumen bzw. -masse und zulässige Abweichungen.

Für großlumige Packungen werden i. allg. die Füllmengenrichtwerte der Fertigpackungsverordnung FPV vom 18. 12. 1981 (BGBl. I S. 1585) und der 2. VO zur Änderung der FPV vom 25. 05. 1989 (GBBl.I S. 1557) zugrunde gelegt. Die Meßgeräte für die Herstellung/Abfüllung und die quantitative analytische Kontrolle unterliegen der Eichpflicht nach dem Eichgesetz vom 22.02.1985 (BGBl. I S. 411).

Literatur

1. Dertinger G, Gänshirt H, Steinigen M (1984) GAP, Praxisgerechtes Arbeiten in pharmazeutisch-analytischen Laboratorien, Wissenschaftliche Verlagsgesellschaft, Stuttgart, S. 61
2. Dertinger G, Gänshirt H, Steinigen M (1984) GAP, Praxisgerechtes Arbeiten in pharmazeutisch-analytischen Laboratorien, Wissenschaftliche Verlagsgesellschaft, Stuttgart, S. 112

3.3 Gleichförmigkeit einzeldosierter Arzneizubereitungen

H. EGERMANN

In diesem Beitrag wird für die Standardabweichung der Grundgesamtheit (Gesamtcharge) das Symbol σ verwendet, für die Standardabweichung der Stichprobe das Symbol s.
Von einzeldosierten Arzneiformen wird gefordert, daß die Einheiten innerhalb bestimmter Grenzen den gleichen Arzneistoffgehalt aufweisen. Die Prüfung erfolgt durch Untersuchungen der Masse oder des Gehaltes einer Anzahl von Einzeldosen. Die Masseprüfung ist wesentlich einfacher, aber nur bei Formen aus Einzelsubstanzen oder Lösungen wirklich aussagekräftig. Bei Mehrstoffgemischen setzt sie eine hohe Homogenität der Arzneistoffverteilung voraus. Die Schwankungen der Einzelmasse als solche sind ohne Bedeutung.
Entsprechend der gleichen Zielsetzung der beiden Prüfungen fordern moderne Arzneibücher wie PhEur, DAB 9 und USP XXI nur dann die Prüfung der Massekonformität, wenn keine solche des Einzelgehaltes vorgeschrieben ist. Die USP XXI ist auch dazu übergegangen, die Grenzen für die erlaubten Masseunterschiede an jene des Gehaltes anzugleichen. Nach den identischen Bestimmungen von PhEur und DAB 9 sind hingegen die leichter einzuhaltenden Massetoleranzen kleiner.

3.3.1 Gleichförmigkeit der Masse

Vorschriften der PhEur und des DAB 9

20 willkürlich nach dem Stichprobenverfahren entnommene Einheiten oder bei Zubereitungen in Einzeldosisbehältnissen der Inhalt von 20 Behältnissen werden einzeln gewogen und deren Durchschnittsmasse errechnet. Bei höchstens 2 der 20 Einheiten darf die Einzelmasse um einen höheren Prozentsatz, als in der Tabelle angegeben ist, von der Durchschnittsmasse abweichen, jedoch darf bei keiner Einheit die Masse um mehr als das Doppelte dieses Prozentsatzes abweichen (Tab. 5.21).
Bei Kapseln und Pulvern zur Herstellung von Parenteralia wird wie folgt verfahren:

Kapseln. Eine Kapsel wird gewogen. Ohne Bruchstücke der Kapselhülle zu verlieren, wird die Kapsel geöffnet und ihr Inhalt möglichst vollständig entleert. Bei Weichgelatinekapseln wird die Kapselhülle mit Ether oder mit einem anderen geeigneten Lösungsmittel gewaschen und so lange an der Luft stehengelassen, bis der Geruch des Lösungsmittels nicht mehr wahrnehmbar ist. Die Kapselhülle wird gewogen und die Masse des Inhaltes als Differenz beider Wägungen errechnet. Mit weiteren 19 Kapseln wird in gleicher Weise verfahren.

Pulver zur Herstellung von Parenteralia. Falls auf dem Behältnis ein Etikett vorhanden ist, wird dieses entfernt; das Behältnis wird außen gewaschen, getrocknet, geöffnet und sofort mitsamt dem Inhalt gewogen. Der Inhalt wird hierauf möglichst vollständig durch leichtes Klopfen an das Behältnis entleert. Das Behältnis wird, wenn nötig, mit Wasser und Ethanol 96 % R ausgespült, 1 h lang bei 100 bis 105 °C oder, falls das Behältnismaterial diese Temperatur nicht verträgt, bei tieferer Temperatur bis zur Massekonstanz getrocknet. Nach Erkaltenlassen in einem Exsikkator wird erneut gewogen und die Masse des Inhaltes als Differenz beider Wägungen errechnet. Mit weiteren 19 Behältnissen wird in gleicher Weise verfahren.

Tabelle 5.21. Gleichförmigkeit der Masse

Arzneiform	Durchschnittsmasse (mg)	Höchstzulässige Abweichung von der Durchschnittsmasse (%)
Nichtüberzogene Tabletten, Filmtabletten	80 oder weniger	10
	mehr als 80 und weniger als 250	7,5
	250 und mehr	5
Kapseln, nichtüberzogene Granulate und Pulver	weniger als 300	10
	300 und mehr	7,5
Pulver zur Herstellung von Parenteralia[a]	mehr als 40	10
Suppositorien und Vaginalkugeln	ohne Unterscheidung der Massen	5

[a] Wenn die Durchschnittsmasse gleich oder kleiner als 40 mg ist, wird die Zubereitung nicht dieser Prüfung auf Gleichförmigkeit der Masse, sondern der Prüfung auf Gleichförmigkeit des Gehaltes unterzogen.

Nach den Vorschriften von PhEur/DAB 9 sind die zulässigen Abweichungen vom Mittelwert in Abhängigkeit von der Arzneiform und von der Durchschnittsmasse unterschiedlich. Das beruht auf praktischen Erwägungen. Bei hoher Durchschnittsmasse ist eine gute Gleichförmigkeit leichter zu erzielen, bei Tabletten leichter als bei Kapseln, Granulaten und Pulvern. Suppositorien und Vaginalkugeln bereiten nur geringe Probleme. Bei überzogenen Tabletten mit Ausnahme der Filmtabletten wird die Masseprüfung nicht akzeptiert. Die Aufbringung des Überzuges kann u. U. zu einer Verstärkung der Gehaltsunterschiede führen, etwa als Folge von ungleichmäßigem Abrieb der Kerne oder von teilweisem Herauslösen des Arzneistoffes durch die Überzugslösung. Es ist die Einzelgehaltsprüfung durchzuführen, nach USP XXI auch bei Filmtabletten (s. 3.3.2).

Einflußgrößen der Massestreuung

Schwankungen der Einzelmasse lassen sich im wesentlichen auf zwei Ursachen zurückführen: auf Ungenauigkeiten beim volumetrischen Abteilen der Einheiten und auf Mischungsinhomogenitäten im Vorprodukt. Das Ausmaß dieser Störungen wird gemeinsam von den Eigenschaften der abzuteilenden Güter und den herstellungstechnischen Bedingungen bestimmt. Folgende *Guteigenschaften* sind von Bedeutung:

Aggregatzustand. Das exakte Abteilen von Flüssigkeiten bereitet aufgrund ihres Kontinuumcharakters vergleichsweise geringe Schwierigkeiten. Auch bei den aus hochviskosen Systemen abzuteilenden Dosen für Weichgelatinekapseln, Suppositorien und Vaginalkugeln sind die Forderungen von PhEur/DAB 9 an die Massekonformität in der Regel leicht erfüllbar. Voraussetzung ist die Verhinderung der Sedimentation größerer Feststoffmengen vor dem Ausgießen durch sachgerechtes Rühren. Die USP XXI verzichtet bei Suppositorien und Vaginalkugeln überhaupt auf die Masseprüfung.
Wesentlich kritischer ist das Abteilen von Pulvern und Granulaten. Ihre disperse Natur birgt die Möglichkeit stärkerer Ungleichmäßigkeiten in sich.

Korngröße. In Feststoffschüttungen ist die Dimension der interpartikulären Zwischenräume zufälligen Schwankungen unterworfen.[1] Kleinere Körnchen ergeben mehr, aber gleichmäßigere Zwischenräume.

Sie bewirken eine bessere Homogenität der Packungsstruktur und der scheinbaren Dichte des Pulverbettes. Auch das Abstreifen der Matrizenbohrung bei der Tablettenherstellung kann gleichmäßiger erfolgen.
Bei gegebener Tabletten- bzw. Kapselgröße werden daher die Masseschwankungen mit abnehmender Korngröße der Pulver und Granulate kleiner. Das gleiche Granulat verursacht umso geringere Schwankungen, je größer die herzustellenden Tabletten sind. Dementsprechend werden für kleine Tabletten feinkörnige Granulate eingesetzt. Nach Überschreiten eines bestimmten Feinheitsgrades in der Größenordnung von 100 µm beginnen die Pulver und Granulate kohäsive Eigenschaften auszubilden. Bei Überwiegen der Kohäsionskraft gegenüber dem günstigen geometrischen Effekt der kleinen Korngröße wird die Packungsstruktur wieder unregelmäßiger. Die Hauptstörung besteht jedoch darin, daß ab einer gewissen Kohäsionskraft die Matrize bzw. Kapsel nur mehr unvollständig und dadurch ungleichmäßig gefüllt wird. Die Gleichförmigkeit der Masse sinkt drastisch ab. (s. u.).

Korngrößenverteilung. Feinere Teilchen können die Leerräume zwischen gröberen ausfüllen. Eine entsprechende Korngrößenverteilung ermöglicht daher einerseits eine bessere und gleichmäßigere Raumausnutzung, verbunden mit einer Zunahme der scheinbaren Dichte. Andererseits ist der Feinanteilgehalt der Einzeldosen nicht gleichmäßig verteilt, sondern selbst im günstigsten Fall noch einer zufälligen Streuung unterworfen. Die daraus resultierenden Unterschiede in der scheinbaren Dichte der Einheiten bewirken proportionale Masseunterschiede.
Durch Entmischungen werden diese u. U. wesentlich verstärkt. Dies gilt in besonderem Maß im Fall einer diskontinuierlichen Korngrößenverteilung, wie sie grobkörnige Granulate mit nicht granuliertem Feinanteil oder Gemische von Feststoffen unterschiedlicher Korngröße aufweisen. Durch Reduktion der Korngrößenunterschiede bzw. auch der maximalen Korngröße kann die Entmischungsneigung verringert und eine bessere Gleichförmigkeit der Masse erzielt werden.

Kornform. Die Ungleichmäßigkeit der Struktur des Interpartikularraumes nimmt mit steigender Anisometrie der Körner zu. Längliche Preßgranulate, besonders wenn sie eine rauhe, rissige Oberflächenstruktur aufweisen, zeigen eine sperrige, ungleichmäßige Matrizenfüllung. Besonders für kleine Tabletten sind sie kaum geeignet. Granulate mit abgerundeter Kornform erlauben eine wesentlich höhere Gleichmäßigkeit der Einzelmasse.

Fließeigenschaften. Die Rieselfähigkeit von Feststoffen beeinflußt die Gleichförmigkeit der Masse von Tabletten und Kapseln in zweifacher Hinsicht. Dabei ist zwischen freifließenden und kohäsiven Materialien zu unterscheiden:[2]

Freifließende Güter haben von vornherein eine ausreichende Fließfähigkeit. Starke Streuungen der Masse sind in der Regel auf eine ungeeignete Korngröße, -form und -verteilung zurückzuführen. Eine Verbesserung des Fließvermögens fördert besonders bei grobkörnigen Granulaten Entmischungen und kann die Masseunterschiede weiter verstärken.

Ein begrenzender Effekt einer ungenügenden Rieselfähigkeit tritt erst bei merklich *kohäsiven Pulvern* auf. Eine zu hohe Kohäsionskraft führt zur unvollständigen, ungleichmäßigen Matrizenfüllung und macht schließlich die Tablettenherstellung überhaupt unmöglich. Allerdings werden die Fließvorgänge auf Tablettenmaschinen gegenüber dem reinen Schwerkraftfließen durch verschiedene Mechanismen wesentlich unterstützt. Besondere Bedeutung kommt der Sogwirkung des mit hoher Geschwindigkeit niederziehenden Unterstempels zu. Sie erlaubt auch bei merklich kohäsiven Stoffen, wie Avicel PH 101, unter geeigneten maschinellen Bedingungen noch eine ausgezeichnete Abteilgenauigkeit mit relativen Standardabweichungen unter 1%.[2]

Der oft angenommene, allgemeine Zusammenhang zwischen besserer Rieselfähigkeit und höherer Abteilgenauigkeit ist auf eine Scheinkorrelation zwischen der Fließgeschwindigkeit aus Trichtern und der Massekonformität zurückzuführen. Sie beruht auf der gleichgerichteten Wirkung von zwei verschiedenen geometrischen Korngrößeneffekten. Die Fließgeschwindigkeit nimmt bei freifließenden Materialien mit abnehmender Korngröße aus geometrischen Gründen zunächst zu (Abb. 5.19). Teilchen mit kleineren geometrischen Abmessungen behindern sich beim Fließen gegenseitig weniger und können die Trichteröffnung rascher passieren. Oberflächenhaftkräfte werden aber erst im kohäsiven Bereich wirksam, in dem die Geschwindigkeit des Schwerkraftfließens rasch abnimmt und das Fließen bald ganz zum Erliegen kommt.

Die mit abnehmender Korngröße zunächst ebenfalls zunehmende Gleichförmigkeit der Tablettenmasse beruht auf der gleichmäßigeren Geometrie des Interpartikularraumes (s. o.). Sie hat mit Oberflächenhaftkräften ebenfalls nichts zu tun. Durch die unterstützende Sogwirkung des Unterstempels überwiegt dieser geometrische Effekt bis hinein in den deutlich kohäsiven Bereich. Er ermöglicht auch dort zunächst noch eine weitere Verbesserung der Massegenauigkeit, bevor der begrenzende Effekt der Kohäsion wirksam wird.

Die exakte Verfolgung dieser Zusammenhänge stößt auf methodische Schwierigkeiten. Die üblichen Untersuchungen der Fließgeschwindigkeit und des Böschungswinkels zur Beurteilung der Rieselfähigkeit sind nur für freifließende und allenfalls schwach kohäsive Feststoffe geeignet. Für stark kohäsive Pulver sind die - allerdings wesentlich aufwendigeren - Scherzellenmessungen einsetzbar. Sie haben sich in der Mechanischen Verfahrenstechnik zur Auslegung von Silos bewährt, die ein störungsfreies Ausfließen der gelagerten Güter gewährleisten.

Die nicht sehr zahlreichen pharmazeutisch-technologischen Untersuchungen weisen auf einen direkten Zusammenhang zwischen dem inneren Reibungswinkel Ψ kohäsiver Tablettierpulver und der Streuung der Tablettenmasse hin.[3] Bis zu einem bestimmten, die Mindestfließfähigkeit repräsentierenden Wert von Ψ bleibt die Massekonformität hoch und praktisch konstant. Bei Überschreitung dieses Grenzwertes steigt die Massestreuung mit zunehmendem Ψ steil an. Welcher Ψ-Wert noch eine hohe Gleichförmigkeit der Masse zuläßt, ist von der eingesetzten Tablettenmaschine und den Tablettierbedingungen abhängig.

Abb. 5.20 zeigt diese Zusammenhänge am Beispiel von je zwei Versuchsreihen, bei denen sechs direkt tablettierbare Pulver auf einer Exzenterpresse EKO (E. Korsch, Berlin) unter Verwendung eines Füllschuhes ohne oder mit Rührwelle bei konstanter Matrizenfülltiefe von 6,8 mm zu Tabletten von 9 mm Durchmesser (117 bis 284 mg) gepreßt wurden. Die Pulver waren Starch 1500, Elcema G 250, Avicel PH 102, Avicel PH 101, Elcema P 100 und Lactose D80 mit 0,5%igem Magnesiumstearatzusatz. Ihre inneren Reibungswinkel Ψ wurden auf einer Torsionsscherzelle RO 200 (Fa. Siloproject BV, NL-Sterksel) bestimmt und lagen zwischen 38° und 52°. In allen vier Reihen resultierte bis zu einem - an der Grenze zum kohäsiven Bereich liegenden - Ψ-Wert von 43° eine vom Fließvermögen unabhängige, ausgezeichnete Massekonformität mit relativen Standardabweichungen von deutlich unter 1%. Anschließend nahm bei den schlechter reproduzierbaren Versuchen ohne Rührwelle die Streuung allmählich auf Werte um 2% bei $\Psi = 50°$ zu, darüber war wegen zu schlechter Matrizenfüllung keine Tablettenpressung mehr möglich. Die Verwendung der Rührwelle gestattete bis $\Psi = 50°$ eine ausgezeichnete Gleichförmigkeit der Masse. Bei nur geringfügiger Überschreitung diese Grenzwertes stieg die Streuung aber sofort steil an.

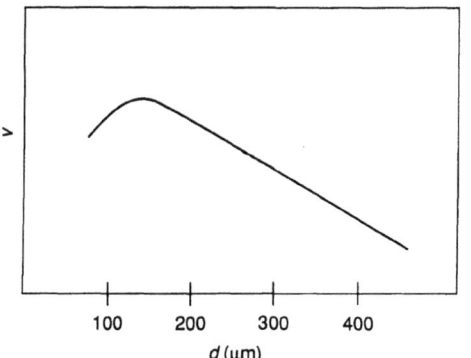

Abb. 5.19. Fließgeschwindigkeit *v* aus Trichtern in Abhängigkeit von der Teilchengröße *d*

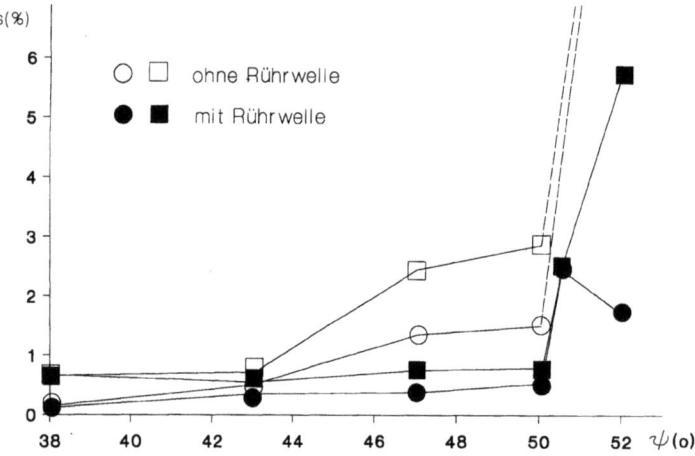

Abb. 5.20. Relative Standardabweichung der Tablettenmasse in Abhängigkeit vom inneren Reibungswinkel Ψ. Nach[3]

Die richtige Beurteilung der Rolle der Rieselfähigkeit ist wichtig für den gezielten Einsatz von Fließbeschleunigern wie hochdisperser Kieselsäure. Da ihr Effekt im wesentlichen auf der Herabsetzung der Oberflächenhaftkräfte beruht, sind sie bei freifließenden Pulvern und Granulaten wirkungslos. Allenfalls kann bei Gütern mit kohäsivem Feinanteil eine gewisse Verbesserung der Fließgeschwindigkeit festgestellt werden. Diese ist aber mit einer verstärkten Entmischungsneigung verbunden und verschlechtert in der Regel die Massegenauigkeit.[2] Methode der Wahl zur Erhöhung einer unbefriedigenden Massekonformität ist eine Reduktion der Korngröße, insbesondere der gröbsten Kornklassen. Fließbeschleunigende Zusätze sind nur bei kohäsiven Pulvermassen zweckmäßig, bei denen auch die Entmischungsgefahr gering ist. Bei sehr starker Kohäsion sind allerdings auch ihrer Wirkung Grenzen gesetzt.

Niedrige scheinbare Dichte. Bei sehr voluminösen Pulvern besteht die Gefahr, daß sich ihre scheinbare Dichte im Verlauf der Tablettierung verändert. Auf Exzentermaschinen kann die Rüttelbewegung des Füllschuhs eine zunehmende Verdichtung und einen Anstieg der Tablettenmasse bewirken. Die inhomogene Einarbeitung von verdichtend wirkenden Gleitmitteln verursacht eine ungleichmäßige Packungsdichte und nachfolgend Streuungen der Tablettenmasse.[4] Diese Störung ist besonders bei geringen Konzentrationen von Magnesiumstearat ausgeprägt. Da die Ausbildung des kohäsionsmindernden und verdichtend wirkenden Filmüberzuges auf den Trägerteilchen nur langsam verläuft, können u. U. auch nach 30 min langem Mischen noch solche Ungleichmäßigkeiten bestehen. Mit Aerosil® ist dieser Effekt hingegen schon nach wenigen min nicht mehr nachweisbar.[4]

Unterschiedliche scheinbare Dichte. Die scheinbare Dichte von Feststoffgemischen ergibt sich nicht immer additiv aus jener der Einzelkomponenten. Selbst bei gleicher scheinbarer Dichte der Bestandteile ist jene des Gemisches in Abhängigkeit vom Mischungsverhältnis charakteristischen Änderungen unterworfen. Dies gilt in besonderem Maß bei Korngrößenunterschieden (Abb. 5.21).[5]

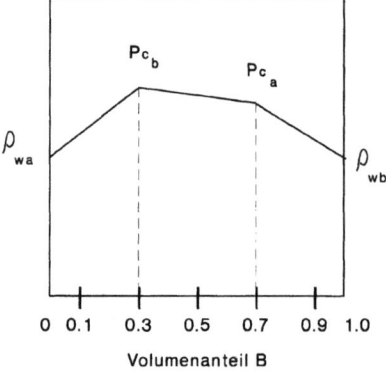

Abb. 5.21. Scheinbare Dichte ρ_w binärer Feststoffmischungen aus Grobkornkomponente A und Feinkornkomponente B in Abhängigkeit vom Mischungsverhältnis (schematisch). Pc_a und Pc_b: Perkolationsschwellen von A und B. Nach[5]

In einer Mischung der Grobkornkomponente A und der Feinkornkomponente B mit den scheinbaren Dichten ρ_{wa} und ρ_{wb} besetzen die feinen Teilchen B bei hohem Anteil A zunächst überwiegend die interpartikulären Leerräume von A. Ihr zusätzlicher Raumbedarf ist dadurch viel kleiner als im ungemischten Zustand, ihre scheinbare Dichte hoch und ein Mehrfaches jener von A. Dadurch steigt auch jene der Mischung an. Mit zunehmendem Anteil B ist nach Erreichen der *Perkolationsschwelle* Pc_b ($\rightarrow$ Kap. 3,3, Zufallsmischungen) von B der Interpartikularraum von A aufgefüllt. Es entsteht ein bikohärentes System von annähernd konstanter scheinbarer Dichte. Auch jene der Einzelkomponenten im Gemisch ändert sich in diesem Bereich mit zunehmendem Anteil B nur wenig. Wird schließlich die Perkolationsschwelle Pc_a von A unterschritten, so liegt die grobe Komponente in Form von isolierten Einzelteilchen und Teilchengruppen vor. Ihre scheinbare Dichte steigt an und nähert sich zunehmend der Partikeldichte. Jene der Mischung nimmt hingegen mit abnehmendem Anteil A wieder ab bis hin zur scheinbaren Dichte von B.

Die scheinbare Dichte von Tablettiergütern in der Matrize wird als *Arbeitsdichte* bezeichnet. Sie liegt meist in der Nähe der Schüttdichte. Die Tablettenmasse ändert sich im gleichen relativen Ausmaß wie die Arbeitsdichte des Tablettiergemisches. Der Effekt der unterschiedlichen Zusammensetzung des Gemisches auf die Tablettenmasse kann daher in der Regel aus der Schüttdichte abgeschätzt werden.

Wie Abb. 5.21 zeigt, sind bei mittleren Mischungsverhältnissen zwischen den Perkolationsschwellen Pc_a und Pc_b kleine Streuungen der Tablettenmasse zu erwarten. Außerhalb dieser Grenzen wirkt sich eine schwankende Zusammensetzung wegen des dort steileren Kurvenverlaufes stärker aus. Weisen schon die Einzelkomponenten selbst Unterschiede in der Schütt- bzw. Arbeitsdichte auf, so können entsprechend modifizierte und stärkere Massestreuungen auftreten.

Mischgüte. Unterschiede in der Zusammensetzung der Tabletten werden nur zum Teil durch die Massedifferenzen wiedergegeben (s. o.). Der Unterschied in den Arbeitsdichten ρ_{wa} und ρ_{wb} von A und B wird in Form des Dichtekoeffizienten k_w wirksam. Besitzt die gröbere Komponente A die höhere Arbeitsdichte, so ist der Dichtekoeffizient k_{wa} gegeben durch

$$k_{wa} = \frac{\rho_{wa} - \rho_{wb}}{\rho_{wa}} \qquad (1a)$$

Für den umgekehrten Fall gilt der Dichtekoeffizient k_{wb}

$$k_{wb} = \frac{\rho_{wb} - \rho_{wa}}{\rho_{wb}} \qquad (1b)$$

Die relative Standardabweichung der Tablettenmasse, $\sigma\%_t$, ist direkt proportional der relativen Standardabweichung des Gehaltes der Komponente mit höherer Arbeitsdichte, $\sigma\%$, sowie deren mittlerem Masseanteil a bzw. b in den Tabletten. Bei ρ_{wa} größer ρ_{wb} ergibt sich

$$\sigma\%_t = k_{wa} \cdot a \cdot \sigma\%_a \qquad (2a)$$

Bei ρ_{wb} größer ρ_{wa} gilt

$$\sigma\%_t = k_{wb} \cdot b \cdot \sigma\%_b \qquad (2b)$$

Bei idealem Mischerfolg entsteht als bestmögliches Ergebnis die Güte der Zufallsmischung mit der relativen Standardabweichung $\sigma_{R\%}$ des Gehaltes der Tabletten. Die entsprechende zufällige Massestreuung $\sigma_{R\%}$ kann nach Einsetzen der Beziehung für $\sigma_{R\%}$ ($\rightarrow$ Kap. 3,3, Gl. (5)) in Gl. (2) direkt aus den Materialeigenschaften berechnet werden:[6]

$$\sigma_{R\%t} = k_{wa} \cdot a \sqrt{\frac{b_v \cdot \bar{v}_a}{a_v \cdot V}} \qquad (3a)$$

bzw.

$$\sigma_{R\%t} = k_{wb} \cdot b \sqrt{\frac{b_v \cdot \bar{v}}{a_v \cdot |V}} \qquad (3b)$$

$\bar{v}_a$ ist das mittlere Kornvolumen von A, a_v und b_v sind die mittleren Volumenanteile von A und B in den Gemischproben. Das Volumen V dieser Proben entspricht dem Matrizenvolumen.

Die durch Unterschiede in der scheinbare Dichte bedingte Massestreuung kann ein nicht unerhebliches Maß annehmen. In 50-mg-Tabletten aus Zufallsmischungen von Saccharose crist., d_v 500 µm, mit Avicel PH 101/Talk, d_v 60 µm, sind in Abhängigkeit vom Mischungsverhältnis (10:90 bis 80:20, *m*: *m*) relative Standardabweichungen zwischen 1 und 2% nachgewiesen worden.[7] Bei solchen Korngrößenverhältnissen sind Entmischungen und als Folge noch wesentlich stärkere Schwankungen der Masse oft nicht zu verhindern. Die eigentlich interessierenden Gehaltsunterschiede betragen sogar ein Vielfaches davon (s. 3.3.3). Durch Korngrößenreduktion läßt sich aber die Gleichförmigkeit der Masse und vor allem jene des Gehaltes leicht in einen akzeptablen Bereich bringen.

Dosismasse. Bei gegebener Korngröße wird die Matrizenfüllung mit zunehmendem Dosisvolumen gleichmäßiger und die Gleichförmigkeit der Masse besser. Auch die durch Mischungsinhomogenitäten bedingte Massestreuung nimmt ab. Sie steht nach Gl. (3) in umgekehrt proportionaler Beziehung zur Wurzel aus dem Volumen bzw. der Masse der Proben. Bei feinen kohäsiven Pulvern sind allerdings diese korngrößenbedingten Einflüsse von untergeordneter Bedeutung. Hier kann durch eine bessere Sogwirkung des Unterstempels in der kleineren Matrize sogar der umgekehrte Effekt auftreten.

Insgesamt die besten Voraussetzungen für eine hohe Gleichförmigkeit der Masse bieten Pulver- und Granulatmassen mit kleiner Korngröße bis zu wenigen 100 µm, rundlicher Kornform und hoher scheinbarer Dichte. Die Rieselfähigkeit liegt am besten im Übergangsbereich zwischen freifließend und kohäsiv bei gleichzeitigem Fehlen stark kohäsiver, zur elektrostatischen Aufladung neigender Feinanteile. Inwieweit die Einhaltung dieser Bedingungen notwendig bzw. zu modifizieren ist, wird maßgeblich von den *Verarbeitungsbedingungen* bestimmt:

Maschinelle Gegebenheiten. Zum Füllen von Hartkapseln ($\rightarrow$ Kap. 4,9) gibt es verschiedene Dosierverfahren, die unterschiedliche Guteigenschaften erfordern. Nach der Einrieselmethode arbeitende Maschinen benötigen freifließende Güter wie Granulate und Pellets, für das Röhrchendosierverfahren ist eine gewisse Kohäsionskraft des Pulvers von Vorteil. Bei der Tablettenherstellung auf Hochleistungsrundläufern sind mit kohäsiven Pulvern eher Störungen zu erwarten als auf den langsamer arbeitenden Exzenterpressen. Rühreinrichtungen in Trichter und Füllschuh können die Gleichförmigkeit des Nachfließens und der Matrizenfüllung wirksam unterstützen. Andererseits kann eine Rührwelle durch Gutauflockerung und Partikelbeschleunigung Entmischungsprozesse bei dafür anfälligen, grobkörnigen Gütern auch verstärken.

Sogwirkung des Unterstempels. Auf den gängigen Tablettenmaschinen wird die Matrizenöffnung durch den rasch niederziehenden Unterstempel erst freigegeben, wenn sich der Füllschuh schon über der Bohrung befindet. Der dadurch entstehende Sogeffekt ist für die Abteilgenauigkeit kohäsiver Materialien von maßgeblicher Bedeutung (s. o.). Es wird vom Spiel zwischen Matrizenwand und Unterstempel beeinflußt. Bei Nachlassen der Massekonstanz kann gründliches Schmieren eine Verbesserung bringen. Auf Rundläufern ist auf diesbezügliche Unterschiede zwischen den einzelnen Preßwerkzeugen zu achten.

Tablettiergeschwindigkeit. Ab einer bestimmten Geschwindigkeit, die kein gleichmäßiges Nachrieseln des Gutes im Füllschuh mehr erlaubt, beginnt sich die Abteilgenauigkeit zu verschlechtern. Auf Exzentern ist dieser Effekt wegen des kleineren Durchsatzes in der Regel weniger ausgeprägt. Die stärkere Beschleunigung des Gutes im Füllschuh bei höherer Geschwindigkeit kann manchmal sogar zu einer besseren und gleichmäßigeren Füllung führen. Umgekehrt besteht bei stärker kohäsiven Massen die Gefahr einer lokalen Verdichtung bis zur Blockierung des Füllschuhs.

Tablettierdauer. Mit zunehmender Dauer der Tablettierung ist die Tablettenmasse nicht selten systematischen Änderungen unterworfen. Sie sind bedingt durch zunehmende Entmischung, elektrostatische Aufladung, Änderung des Verdichtungszustandes, bei wenig stabilen Granulaten auch durch Abrieb und Zerkleinerung. Auch Veränderungen der apparativen Gegebenheiten, wie verstärkte Vibrationen oder abnehmende Schmierung des Unterstempels können mitspielen.

Prüfung

Mit den von den Pharmakopöen verlangten, kleinen Stichprobenumfängen von 10 bis 30 Tabletten ist eine einigermaßen repräsentative Musterziehung aus Produktionschargen von mehreren hunderttausend Einheiten nicht möglich. Die Bestimmungen sind so zu verstehen, daß die geforderte Gleichförmigkeit in jeder willkürlich gezogenen Stichprobe gegeben sein muß. Um dies zu gewährleisten, werden schon während der Tabletten- und Kapselherstellung sog. *Inprozeß-Kontrollen* durchgeführt und in bestimmten Intervallen Muster gewogen. Werden vorgegebene Regelgrenzen erreicht, die kleiner sind als die einzuhaltenden Toleranzgrenzen, so wird in den laufenden Prozeß korrigierend eingegriffen. Für eine effektive Gestaltung der Probennahme und Prozeßsteuerung können statistisch optimierte Qualitätsregelkarten eine wertvolle Hilfe sein.[8]
Bei langsam laufenden Kapselfüllmaschinen und Exzenterpressen ist mit Hilfe angeschlossener Schnellwaagen auch eine lückenlose Überwachung der Einzeldosismasse möglich. Fehldosierte Einheiten werden über eine Weiche ausgeschieden. Eine andere Möglichkeit der lückenlosen Inprozeß-Kontrolle besteht in der Preßkraftmessung auf Tablettenmaschinen nach entsprechender Instrumentierung mit Dehnungsmeßstreifen oder Piezokristallen. Diese Methode ist auch für Rundläufer geeignet und wird in zunehmendem Maß eingesetzt. Die am Oberstempel auftretende Preßkraft ist direkt proportional der Tablettenmasse. Durch Signale wird das Erreichen der Regelgrenzen angezeigt.

3.3.2 Gleichförmigkeit des Gehaltes

Vorschriften der PhEur und des DAB 9

Die Prüfung auf Gleichförmigkeit des Gehaltes einzeldosierter Arzneiformen beruht auf der Bestimmung des Arzneistoffgehaltes einer Anzahl einzeldosierter Einheiten, um festzustellen, ob der Einzelgehalt innerhalb der festgesetzten Grenzen liegt, bezogen auf den Durchschnittsgehalt eines Musters. Die Prüfung wird für Multivitamin- und Spurenelementzubereitungen sowie in anderen begründeten und zugelassenen Fällen nicht verlangt.

Ausführung. In 10 willkürlich nach dem Stichprobenverfahren entnommenen Einheiten wird einzeln der Arzneistoffgehalt mit Hilfe eines geeigneten analytischen Verfahrens bestimmt.

Tabletten, Pulver zur Herstellung von Parenteralia und Suspensionen zur Injektion. Die Zubereitung entspricht der Prüfung, wenn jeder einzelne Gehalt zwischen 85 und 115 % des Durchschnittsgehaltes liegt. Sie entspricht nicht, wenn mehr als ein Einzelgehalt außerhalb dieser Grenzen liegt oder wenn ein Einzelgehalt außerhalb der Grenzen 75 bis 125 % des Durchschnittsgehaltes liegt.
Wenn nicht mehr als ein Einzelgehalt außerhalb der Grenzen 85 bis 115 % und keiner außerhalb der Grenzen 75 bis 125 % liegt, werden erneut 20 Einheiten willkürlich nach dem Stichprobenverfahren entnommen und bei diesen einzeln der Arzneistoffgehalt bestimmt. Die Zubereitung entspricht der Prüfung, wenn nicht mehr als ein Einzelgehalt der 30 Einheiten außerhalb der Grenzen 85 bis 115 % des Durchschnittsgehaltes und keiner außerhalb der Grenzen 75 bis 125 % des Durchschnittsgehaltes liegt.

Kapseln, Pulver und Granulate zur oralen Anwendung, Suppositorien und Vaginalkugeln. Die Zubereitung entspricht der Prüfung, wenn nicht mehr als ein Einzelgehalt außerhalb der Grenzen 85 bis 115 % des Durchschnittsgehaltes und keiner außerhalb der Grenzen 75 bis 125 % des Durchschnittsgehaltes liegt. Wenn nicht mehr als 3 Einzelgehalte außerhalb der Grenzen 85 bis 115 % und keiner außerhalb der Grenzen 75 bis 125 % liegen, werden erneut 20 Einheiten willkürlich nach dem Stichprobenverfahren entnommen und bei diesen einzeln der Wirkstoffgehalt bestimmt.
Die Zubereitung entspricht der Prüfung, wenn nicht mehr als 3 Einzelgehalte der 30 Einheiten außerhalb der Grenzen 85 bis 115 % des Durchschnittsgehaltes und keiner außerhalb der Grenzen 75 bis 125 % des Durchschnittsgehaltes liegen.
Falls nichts anderes vorgeschrieben ist oder abgesehen von begründeten und genehmigten Ausnahmen müssen Zubereitungen von weniger als 2 mg oder weniger als 2 % Arzneistoff, bezogen auf die Gesamtmasse, der Prüfung auf Gleichförmigkeit des Gehaltes entsprechen. Enthält die Zubereitung mehrere Arzneistoffe, bezieht sich die Prüfung nur auf solche Arzneistoffe, die den oben angeführten Bedingungen entsprechen. Wenn die Prüfung auf Gleichförmigkeit des Gehaltes für alle Arzneistoffe vorgeschrieben ist, wird die Prüfung auf Gleichförmigkeit der Masse

nicht verlangt. Die Prüfung ist für Multivitaminzubereitungen und Zubereitungen aus Spurenelementen nicht erforderlich.

Diese Angaben gelten für alle in der Monographie angeführten Arzneiformen. Zusätzlich müssen *Pulver zur Herstellung von Parenteralia* auch dann der Prüfung entsprechen, wenn ihre Masse gleich oder kleiner ist als 40 mg. Bei den *überzogenen Tabletten* ist die Prüfung auf Gleichförmigkeit des Gehaltes auch bei höheren Dosierungen vorgeschrieben und darf nicht durch jene der Masse ersetzt werden.

Die Vorschriften von PhEur/DAB 9 stellen eine gemilderte Version der schon 1965 in die USP aufgenommenen und seither weiter verschärften Bestimmungen des „Content Uniformity Tests" dar. In der USP XXI sind die allgemeinen Grenzen für die Durchführung der Prüfung des Gehaltes an Stelle der Masse mit 50 mg bzw. 50 % Arzneistoff ungleich höher angesetzt. Die Bestimmung gilt auch für *Inhalationen in Einzeldosisbehältnissen*. Die generelle Einzelgehaltsprüfung ohne Gehaltsobergrenzen ist nicht nur wie in PhEur/DAB 9 für überzogene Tabletten - einschließlich der Filmtabletten - vorgeschrieben, sondern auch für *Suspensionen in Einzeldosisbehältnissen* und *Weichkapseln*.

Einflußgrößen der Gehaltsstreuung

Die technologischen Probleme bei der Erzielung einer hohen Gleichförmigkeit des Gehaltes werden maßgeblich von der Art des dispersen Systems bestimmt, aus dem die Zubereitung hergestellt wird. Lösungen bereiten als Einphasensysteme kaum Schwierigkeiten. Eine homogene Arzneistoffverteilung im Vehikel ist vergleichsweise leicht zu erreichen, das volumetrische Abteilen zu Einzeldosen mittels Dosierpumpen funktioniert mit hoher Präzision.

Bei den nach PhEur/DAB 9 und USP XXI zu prüfenden Zubereitungen handelt es sich hauptsächlich um solche aus Suspensionen und Feststoffmischungen. Der grobdisperse Charakter (→ Kap. 4,13; Tab. 13.1) zumindest einer Komponente erschwert nicht nur die homogene Vereinigung der Bestandteile, sondern birgt auch die Möglichkeit nachträglicher Entmischungen in sich. Ungleichförmigkeiten der Arzneistoffverteilung können daher auf allen Stufen des Herstellungsprozesses auftreten, wie Mischen, Granulieren, Trocknen, Abteilen sowie Lagerung von Zwischen- und Endprodukten. Feste Formen sind stärker betroffen als Suspensionen.

Formen aus Suspensionen

Einzeldosierte Suspensionssysteme, bei denen nach PhEur/DAB 9 die Gleichförmigkeit des Gehaltes zu prüfen ist, kommen bei Suppositorien, Vaginalkugeln, Weichkapseln und Injektionspräparaten vor. In Analogie zu Feststoffmischungen führt die Arzneistoffeinarbeitung im günstigsten Fall zu einer zufälligen Verteilung der Teilchen im Vehikel. Für eine ausreichende Güte der Zufallsmischung sind daher sinngemäß die in Kap. 3,3 dargelegten Feinheitskriterien einzuhalten. Bei niedrigen Arzneistoffdosen unter 1 mg ist eine mittlere Korngröße von 100 µm nicht mehr ausreichend.

Der Begrenzung der maximalen Korngröße kommt größere Bedeutung zu als bei den Feststoffmischungen. Segregationserscheinungen treten schon und insbesondere im Ruhezustand auf. Grobfraktionen mit Korngrößen über 100 µm sedimentieren zumindest in niedrigviskosen Vehikeln so rasch, daß unzulässig hohe Gehaltsunterschiede zwischen Dosen aus den oberen und unteren Bereichen der Suspension auftreten können. Aus der Stoke-Gleichung (→ Kap. 2,2.2) ist abschätzbar, daß organische Arzneistoffteilchen mit einer Dichte von 1,5 g/ml schon bei 100 µm Durchmesser in Wasser ($\eta = 1$ mPa·s) eine Wegstrecke von 1 cm innerhalb von 4 s zurücklegen, in Öl ($\eta = 100$ mPa·s) innerhalb von 6 min. Die Maximalgröße soll daher bei höchstens 100 µm liegen, und es ist für wirksames Rühren während des Abteilvorganges zu sorgen.

Gezielte Untersuchungen über den Effekt der Korngröße auf die Dosierungsgenauigkeit von *Suppositorien* liegen allerdings nicht vor. Mit Pulvern feiner als 100 µm ist aber unter apothekenüblichen Bedingungen eine pharmakopoekonforme Gehaltseinheitlichkeit erzielbar.[9] Voraussetzung ist gründliches Mischen beim Ausgießen der Schmelze. In handelsüblichen Suppositorien-Gießapparaturen können schlecht wirksame Rührvorrichtungen viel zu starke Gehaltsstreuungen verursachen.[10] Mit mikronisierten Pulvern, deren Verwendung aus Gründen der höheren Freisetzungsgeschwindigkeit in Betracht kommt, bereitet die Beherrschung der Sedimentation keine Schwierigkeiten. Allerdings ist auf eine ausreichende Desagglomerierung zu achten. Das gleiche gilt für die anderen Suspensionssysteme.

Für Depotinjektionen sind relativ grobkörnige Arzneistoffe erwünscht. Zwar liegt die mittlere Korngröße aus Gründen der Spritzbarkeit in der Regel deutlich unter 100 µm ≤ 40 µm, die angestrebte enge Korngrößenverteilung verstärkt aber das Ausmaß der Sedimentation. Insbesondere in niedrigviskosen Vehikeln ist daher auf sorgfältiges Rühren beim Abteilen besonderer Wert zu legen. Bei Dosierungen unter 1 mg ist zusätzlich der limitierende Effekt der Korngröße auf die Zufallsgüte zu beachten.

Formen aus Feststoffgemischen

Mischen. Das Mischen von Feststoffen ist in Kap. 3,1.3 ausführlich abgehandelt. Probleme bereiten vor allem Formen mit niedrigem Arzneistoffgehalt im mg-Bereich und darunter. Wegen der begrenzenden Wirkung der Korngröße auf die Güte der Zufallsmischung muß einerseits der Arzneistoff umso feiner sein, je niedriger er dosiert ist. Andererseits steigt mit zunehmendem Feinheitsgrad die Kohäsionskraft und Agglomerierneigung an. Schon sehr kleine, nur mg-Bruchteile wiegende Agglomerate von feinkörnigen Arzneistoffpulvern ziehen in entsprechend niedrig dosierten Zubereitungen einen Übergehalt von mehr als 100 % in einzelnen Einheiten nach sich. Durch Sieben von Vormischungen ist eine lückenlose Desagglomerierung auf eine unterkritische Agglomeratmasse erreichbar.

Grobkörnige Arzneistoffe, wie sie aus Gründen der Rieselfähigkeit zur Direkttablettierung eingesetzt werden, können aber auch bei relativ hoher Dosierung die Gehaltskonformität unerwünscht stark beeinträchtigen. Für eine Dosierung von 25 mg pro Tablette und eine mittlere Korngröße d_v von 500 μm liegt nach der für einen hohen Hilfsstoffanteil von 90 Vol.-% geltenden Gl. (6) (→ Kap. 3,3) die kleinstmögliche zufällige Gehaltsstreuung bei einer relativen Standardabweichung von 6,5%. In 50-mg-Tabletten, entsprechend einem 50%igen Masseanteil des Hilfsstoffes, beträgt sie nach Gl. (5) (→ Kap. 3,3) immerhin noch 4%, selbst wenn die Arbeitsdichte des Hilfsstoffes nur die Hälfte jener des Arzneistoffes ausmacht.[11] Zieht man auch nur geringfügige Entmischungen, die unvermeidlichen Abteilungenauigkeiten und den Analysenfehler mit in Betracht, so sind die Arzneibuchforderungen, die einer relativen Standardabweichung von ca. 5% in der Grundgesamtheit entsprechen, auch bei diesen Tabletten nicht mehr erfüllbar. Wird aber die Arzneistoffkorngröße entsprechend Tab. 3.11 (→ Kap. 3,3) auf ca. 200 μm reduziert, so ist die geforderte Gleichförmigkeit problemlos erzielbar. Die Zufallsmischung besitzt eine hohe Güte, die Entmischungsgefahr ist trotz des noch freifließenden Charakters des Arzneistoffes stark herabgesetzt.

Entmischungen treten vorzugsweise mit grobkörnigen, freifließenden Feststoffmassen auf, möglicherweise schon während des Mischprozesses, in stärkerem Maß bei der Weiterverarbeitung zur Arzneiform. Durch Wahl eines geeigneten Mischers bzw. durch entsprechende Modifikation der Feststoffeigenschaften können sie weitgehend beherrscht werden (→ Kap. 3,3). Auch die Granulierung von Pulvergemischen verbessert die Entmischungsstabilität. Allerdings ziehen auch bei Granulaten Entmischungen in Grob- und Feinanteil stärkere Gehaltsschwankungen nach sich, wenn der Feinanteil eine andere Zusammensetzung besitzt.

Granulieren. Der Granulierprozeß kann zwar Segregationserscheinungen reduzieren, unter bestimmten Umständen aber auch verstärkte Gehaltsstreuungen nach sich ziehen. Die Zug- und Scherfestigkeit flüssigkeitserfüllter Feststoffmassen steigt mit abnehmender Korngröße und zunehmender Benetzbarkeit der Partikeln stark an.[12] Unterscheiden sich Arznei- und Hilfsstoff maßgeblich in diesen Eigenschaften, so wird eine Komponente bevorzugt granuliert. Der schlechter granulierbare Bestandteil ist in den feineren Kornklassen und besonders im pulverförmigen Feinanteil angereichert. Wegen des inversen Korngrößeneffektes ist das in der Regel der gröbere Stoff.[13] Diese *selektive Granulierung* kann bei der Verarbeitung niedrigdosierter, mikronisierter Arzneistoffe zu einer starken Verarmung des unvollständig granulierten Feinanteiles an Arzneistoff Anlaß geben. Unter ungünstigen Umständen beträgt die Arzneistoffkonzentration im Feinanteil weniger als die Hälfte jener der gröberen Granulatkornklassen. Diese ungleiche Verteilung ist bei niedrigem Befeuchtungsgrad ausgeprägt und geht mit zunehmender Menge an Granulierflüssigkeit zurück.[14] Die Auswirkungen der selektiven Granulierung auf die Gleichförmigkeit des Gehaltes sind maßgeblich vom Durchmischungsgrad der verschieden konzentrierten Granulatkornklassen abhängig. Die relative

Standardabweichung des Arzneistoffgehaltes, die im theoretischen Grenzfall der vollständigen Entmischung der Granulatkornklassen resultieren würde, ist durch das sog. *Entmischungspotential EP(%)*[15] gegeben:

$$EP\,(\%) = \frac{100}{\bar{x}} \sqrt{\Sigma f_i (x_i - \bar{x})^2} \qquad (4)$$

$\bar{x}$ ist die mittlere Arzneistoffkonzentration des Granulates, x_i die Konzentration in einer Fraktion, und f_i der relative Masseanteil der Fraktion. Unter üblichen Bedingungen der konventionellen Feuchtgranulierung kann EP ziemlich hohe Werte um 15% annehmen. Die entsprechende Gehaltsstreuung bei zufälliger Durchmischung liegt hingegen oft unter 1%. Hohe Gehaltsstreuungen sind daher vor allem unter ungünstigen Umständen bei starker Entmischung zu befürchten.[16]

Trocknen. In der Granulierflüssigkeit lösliche Arzneistoffe werden von der abdunstenden Flüssigkeit mitgezogen. Sie reichern sich bei der Hordentrocknung in den oberen Granulatschichten an, die Konzentrationsunterschiede können 100% und mehr betragen.[17] Das Ausmaß dieser Migrationseffekte ist außer von der Arzneistofflöslichkeit vom Granulierverfahren,[17] den Trocknungsbedingungen,[17] der Menge an Granulierflüssigkeit[18] und den eingesetzten Hilfsstoffen[18] abhängig. Eine hohe Viskosität der Granulierflüssigkeit vermindert die Migration.[19] Bei der Wirbelschichtgranulierung und -trocknung spielt die Migration zwischen den Granulatkörnchen wegen deren nur kurzzeitiger Kontakte keine Rolle. Es kann aber eine Anreicherung von Arzneistoff an der Oberfläche der Körnchen erfolgen. Auf die Vermeidung von Abrieb ist daher zu achten.[17]

Einarbeitung von Arzneistofflösungen. Diese Methode kommt besonders bei sehr niedriger Arzneistoffdosierung als Alternative zum Feststoffmischen in Betracht. Je nach Löslichkeit wird der Arzneistoff in der Granulierflüssigkeit gelöst oder vor der Granulierung in einem geeigneten Lösungsmittel auf einen Hilfsstoff aufgezogen. Das erlaubt grundsätzlich eine sehr hohe Homogenität der Arzneistoffverteilung. Die mögliche Störung durch Migrationseffekte beim Abtrocknen der Flüssigkeit kann bei der Wirbelschichtgranulierung (WSG) vermieden werden. Allerdings wird auch bei der WSG die erreichte Gleichförmigkeit wesentlich von der Menge an Granulierflüssigkeit bestimmt, in welcher der Arzneistoff gelöst wird. Mit zunehmender Flüssigkeitsmenge sind vier charakteristische Stadien zu unterscheiden, die in Abb. 5.22 am Beispiel der Bindemittelverteilung zwischen den Granulatkornklassen gezeigt werden.[20] Bei unvollständiger Granulierung resultiert zunächst eine schlechte Homogenität, der Feinanteil enthält nur einen Bruchteil der mittleren Bindemittelkonzentration des Granulates (Stadium A). Die gleichmäßigste Verteilung wird gegen Ende der Primärkornbildung erhalten (B). Daraufhin einsetzende Sekundärkornbildung führt zu einer Anreicherung in den mittleren Kornklassen (C). In der Endphase des Granulierprozesses kommt es bei nur mehr geringem Kornwachstum zu vermehrter Überzugsbildung auf den feineren

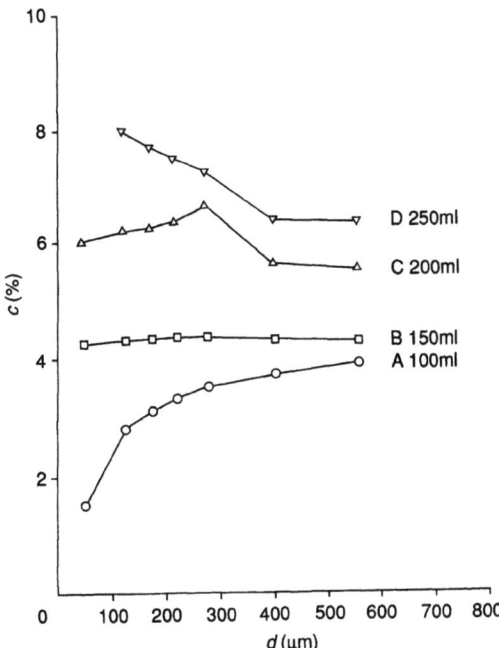

Abb. 5.22. Bindemittelkonzentration oder Kornklassen von Wirbelschichtgranulaten mit zunehmender Menge Granulierflüssigkeit. 500 g Lactose-Stärke-Mischung mit 15%iger Kollidon 25-Lösung. A Primärkornbildung, B Ende der Primärkornbildung, C Sekundärkornbildung, D Überzugsbildung. Nach[20]

Kornklassen mit höherer spezifischer Oberfläche (D). Mit hochviskosen Granulierflüssigkeiten, z.B. 4% Kollidon 90, laufen Primär- und Sekundärkornbildung simultan ab und es entsteht in keiner Phase eine völlig homogene Verteilung. Die Änderung der Arzneistoffkonzentration verläuft analog.

Demnach erhält man die gleichmäßigste Verteilung nach Lösen des Arzneistoffes in jener Menge niedrigviskoser Granulierflüssigkeit, die gerade zur Primärkornbildung ausreicht.

Abteilen zu Einzeldosen. Der Abteilprozeß auf Tabletten- und Kapselfüllmaschinen kann auf zwei Arten zu Gehaltsstreuungen Anlaß geben. Erstens durch die in Abschnitt 3.3.1 beschriebenen Abteilungenauigkeiten, die in einer ungleichmäßigen Matrizenfüllung bestehen, ohne daß sich der Durchmischungsgrad des Gutes ändert. Die daraus resultierenden Unterschiede in der Einzelmasse der Formlinge ziehen Gehaltsunterschiede im gleichen prozentualen Ausmaß nach sich.

Zweitens durch Entmischungen im Zuge des Abteilvorganges. Ihr Ausmaß ist außer von den maßgebenden Guteigenschaften stark von den detaillierten Arbeitsbedingungen abhängig (→ Kap. 3,3). Schon die Rieselvorgänge beim Füllen des Trichters fördern korngrößenbedingte Entmischungen. Die mit dem Eingießen verbundene Dilatation des Pulverbettes erleichtert sie zusätzlich. Während der Tablettierung selbst nimmt die Auflockerung mit der Geschwindig-

keit des Gutflusses zu. Dementsprechend kann auch die Entmischung bei höherer Tablettiergeschwindigkeit größer werden.

Noch stärker ist der Einfluß der Tablettengröße, die in weitem Rahmen variiert werden kann. Nach den in Kap. 3,3 dargelegten Zusammenhängen sollte bei gleichem Durchmischungsgrad eine Zunahme der Tablettenmasse auf das Vierfache eine Abnahme der Gehaltsstreuung auf die Hälfte mit sich bringen. Bei Erhöhung der Tablettenmasse z. B. von 50 auf 200 mg nimmt aber auch die Fließgeschwindigkeit im Trichter und Füllschuh auf das Vierfache zu. Dadurch können sich Tablettiergüter, die bei der Herstellung der kleinen Tabletten noch entmischungsstabil sind, bei der Verarbeitung zu den großen Tabletten so stark entmischen, daß die gleichen oder sogar größere Gehaltsschwankungen gefunden werden.[11]

Diese entmischungsbedingten Gehaltsstreuungen schlagen sich nicht oder nur zu einem kleinen Teil in Streuungen der Einzelmasse nieder. Ihr Ausmaß ist daher aus diesen nicht erkennbar.

Lagerung. Die Abnahme des Arzneistoffgehaltes durch Zersetzung erfolgt nicht zwangsläufig in jeder Einzeldosis mit gleicher Geschwindigkeit. Das impliziert die Möglichkeit des Auftretens unzulässig starker Gehaltsschwankungen innerhalb der Haltbarkeitsfrist bei Präparaten, die kurz nach der Herstellung eine ausreichende Gleichförmigkeit besitzen. Spezielle Probleme bereiten flüchtige Arzneistoffe. Bei Triturationstabletten mit Nitroglycerin führt dessen vergleichsweise hoher Dampfdruck von 0,0347 Pa (0,00026 mmHg) zur Migration im Aufbewahrungsbehälter. Der Arzneistoff reichert sich durch Diffusion in den oben liegenden Tabletten an. Eine Stabilisierung kann durch Einarbeitung von in Nitroglycerin löslichen Stoffen erfolgen, die eine Dampfdruckerniedrigung bewirken.[21]

Prüfung

Die Untersuchung des Gehaltes ist eine zerstörende Qualitätsprüfung. Anders als die Gleichförmigkeit der Masse kann daher jene des Gehaltes grundsätzlich nur an Stichproben überprüft werden. Eine hohe Aussagekraft der Prüfergebnisse setzt eine Normalverteilung des Gehaltes in den Einzeldosen der Grundgesamtheit voraus. Die Gültigkeit dieser „apriori"-Annahme ist an den Stichprobenresultaten selbst nicht mit ausreichender Sicherheit überprüfbar. Sie muß durch den Einsatz geeigneter Produktionsverfahren von vornherein gewährleistet sein (→ Kap. 3,3).

In die von den Pharmakopöen vorgegebenen Toleranzen geht auch der Analysenfehler ein. Er verringert die für die tatsächlichen Gehaltsunterschiede zur Verfügung stehende Spanne. An die Präzision der Analysenmethoden werden daher sehr hohe Anforderungen gestellt. Auch Arzneistoffgehalte im µg-Bereich müssen auf wenige % genau bestimmbar sein.

Die in Betracht kommenden Analysenverfahren sind Gegenstand von Teil B. Für die rationale Durchführung der erforderlichen Serienanalysen eignen sich besonders spektrophotometrische Verfahren sowie die aufgrund ihrer hohen Spezifität immer häufiger eingesetzte HPLC. Die hohe Arbeitsintensität läßt sich oft nur mit aufwendigen Analysenautomaten bewältigen, mit denen auch individuelle Fehler leichter eliminierbar sind.[22]

3.3.3 Möglichkeiten und Grenzen der Prüfungen

Der ungleich höhere Aufwand der Prüfung des Gehaltes gegenüber jener der Masse läßt eine Beschränkung der Einzelgehaltsprüfung auf das notwendige Maß sinnvoll erscheinen. Die Einführung des *Content Uniformity Tests* durch die USP XVII im Jahre 1965 hat daher starke Diskussionen ausgelöst. Heute ist die prinzipielle Notwendigkeit solcher Prüfungen allgemein anerkannt. Kontrollen an Fertigarzneimitteln durch die US-Arzneimittelbehörde FDA im Anschluß an die Einführung des Tests zeigten nicht selten beunruhigend hohe Dosierungsschwankungen von 100 % und mehr in derselben Charge auf. Betroffen waren vor allem niedrigdosierte Präparate wie 0,25 mg Digoxintabletten, in denen u. a. Schwankungen der Einzelgehalte von 75,6 bis 243,6 % des Sollgehaltes festgestellt wurden.[23]

Auch bei Untersuchungen von 171 Präparaten des deutschen Marktes in den Jahren 1975 bis 1980 erfüllten 19 nicht die Anforderungen der USP. Arzneimittel mit Einzeldosen gleich oder kleiner als 2 mg waren zwar überrepräsentativ vertreten, mehr als die Hälfte der Beanstandungen entfiel aber auf höherdosierte Präparate.[24]

Nach wie vor bestehen aber Unsicherheiten über die sinnvolle Abgrenzung der Anwendungsbereiche von Masse- und Gehaltsprüfung. Sie spiegeln sich auch in den unterschiedlichen Prüfvorschriften von PhEur/DAB 9 und USP XXI wieder. Die strengeren USP-Vorschriften zeigen ein stärkeres Bestreben nach einer wirksamen *Kontrolle* der Qualität, jenen von PhEur/DAB 9 versuchen in höherem Maß auch den Stand der *Herstellungstechnik* zu berücksichtigen. Unter dem Aspekt einer sicheren Qualitätskontrolle allein ist aber bei dispersen Mehrstoffsystemen die Festlegung eindeutiger Grenzen grundsätzlich nicht möglich. Keine der beiden Prüfungen bietet nämlich ohne den Einsatz sachgerechter Herstellungstechniken jenes Maß an Sicherheit, das gewöhnlich angenommen wird:

Eine gute Aussagekraft der *Masseprüfung* setzt eine hohe Homogenität der Arzneistoffverteilung voraus. Mischungsinhomogenitäten können aber selbst bei größerem als den USP-Grenzen entsprechendem Arzneistoffgehalt von 50 mg bzw. 50 % weitaus stärkere als die zulässigen Gehaltsschwankungen hervorrufen, ohne daß dies aus der Masseprüfung auch nur annähernd erkennbar ist. Bei einem Masseanteil des Arzneistoffes von 0,5 (50 %) beträgt nach Gl. (2) die Streuung der Masse auch dann nur ein Viertel jener des Gehaltes, wenn Arznei- und Hilfsstoff einen ungewöhnlich hohen Unterschied in der Arbeitsdichte (s. 3.3.1) von 2:1 aufweisen, entsprechend einem Dichtekoeffizienten k_w in Gl. (1) von 0,5. Unabhängig vom mittleren Arzneistoffgehalt werden somit bei einer relativen Standardabweichung des Gehaltes von

10 % nur 2,5 % als Massestreuung aufgefunden. Im nicht seltenen Fall einer ähnlichen Arbeitsdichte der Komponenten, die bei mittleren Mischungsverhältnissen zwischen den Perkolationsschwellen (s. 3.3.1) etwa der Schüttdichte entspricht, wird die Einzelmasse von Inhomogenitäten überhaupt nicht merklich beeinflußt (s. Abb. 5.21).

Bei der *Gehaltsprüfung* ist eine hohe Aussagekraft wegen des unvermeidlichen Stichprobencharakters nur unter der Voraussetzung einer Normalverteilung des Arzneistoffes in der Grundgesamtheit gegeben. Agglomerathaltige Formen mit niedrigdosierten Arzneistoffen besitzen aber eine stark asymmetrische Arzneistoffverteilung, wie sie sich auch am oben angeführten Beispiel der Digoxintabletten zeigt. In der Regel überlebt nur ein kleiner Anteil des Arzneistoffes den Mischprozeß in Form unzulässig großer Agglomerate. Diese sind dann nur in einem kleinen Teil, evtl. nur in jeder hundertsten Einheit, enthalten. Wegen dieser geringen Zahl sind sie mit Stichproben oft gar nicht oder nicht repräsentativ nachweisbar. Trotz gravierender, den Sollgehalt um ein Mehrfaches übersteigender Überdosierungen in einem Teil der Tabletten kann daher die Gehaltsprüfung eine hohe Gleichförmigkeit vortäuschen. Die Stichprobe kann gleichzeitig auch noch eine Normalverteilung des Arzneistoffgehaltes und damit eine hohe Aussagekraft des irreführenden Prüfergebnisses vorspiegeln (→ Kap. 3,3).

Ebenso wie die Masseprüfung bei hoher Dosierung stellt daher die Gehaltsprüfung bei niedriger Dosierung nur dann ein taugliches Instrument der Qualitätskontrolle dar, wenn durch ein geeignetes Produktionsverfahren eine hohe Gleichförmigkeit und eine Normalverteilung „a priori" sichergestellt sind. Diese Situation ist vergleichbar mit jener der Sterilitätsprüfung von Parenteralia. Auch bei dieser kann die Sterilität sämtlicher Einheiten durch noch so aufwendige Kontrollen nicht gewährleistet werden, sondern nur durch ein wirksames Entkeimungsverfahren. Diese Problematik hat auch die FDA erkannt, ohne allerdings deswegen ihre rigorosen Prüfvorschriften zu lockern. Wegen der Unsicherheit der Stichprobenprüfung empfiehlt sie aber den Herstellern, zur Sicherung einer hohen Gleichförmigkeit bei einer gründlichen Validierung der Produktionsprozesse anzusetzen.[25] Die Prüfungen selbst dienen dann nur mehr der Bestätigung des fehlerfreien Ablaufs des Herstellungsprozesses.

Die Folgen schon kleiner Störungen im Produktionsablauf sind für die Gleichförmigkeit umso schwerwiegender, je kleiner der Arzneistoffgehalt ist. Die Gehaltsprüfung wird daher mit abnehmendem Arzneistoffgehalt immer bedeutsamer. Da aber auch diese Prüfung allein keine ausreichende Sicherheit bietet, ist in die Beurteilung ihrer Kosten-Nutzen-Relation auch der jeweilige Stand des Wissens und der Technik einzubeziehen. Auf dem Gebiet des Feststoffmischens haben die beiden letzten Jahrzehnte beachtliche Erkenntnisfortschritte gebracht, die theoretisch fundierte Nutzanwendungen bei der Arzneimittelherstellung erlauben. Eine hohe Gleichförmigkeit stellt gerade bei höherem Arzneistoffgehalt kein ernsthaftes Problem mehr dar. Sie ist unter Beachtung der in Kap. 3,3 dargelegten Korngrößenspezifikationen ohne Schwierigkeiten zu erreichen, Entmischungen von störendem Ausmaß durch mäßige Korngrößenreduktion oder die Wahl entmischungshemmender Hilfsstoffe leicht zu beheben. Bei niedrigdosierten Arzneistoffen kann eine ausreichende Desagglomerierung durch entsprechende Siebprozesse erreicht werden (→ Kap. 3,3).

In Übereinstimmung damit hat sich nach den Ergebnissen von Reihenuntersuchungen durch das Deutsche Arzneiprüfungsinstitut in den letzten Jahren die Gleichförmigkeit des Gehaltes von Fertigarzneimitteln wesentlich verbessert. Insbesondere bei Dosierungen über 2 mg treten praktisch keine Beanstandungen mehr auf.[26] Eine sorgfältige Validierung der einzelnen Verarbeitungsschritte vorausgesetzt, erscheint danach die 2-mg-Grenze von PhEur/DAB 9 derzeit als akzeptabler Kompromiß, das 50-mg-Limit der USP unnötig hoch.

Der Nutzen der zusätzlichen Konzentrationsgrenzen der Arzneibücher von 2 bzw. 50% Arzneistoff ist hingegen weder vom Standpunkt der Aussagekraft der Prüfungen noch aus technologischer Sicht erkennbar. Hinsichtlich der *Aussagekraft* ist das Kriterium der Arzneistoffkonzentration um nichts verläßlicher als der Gehalt. Bei keiner Konzentration spiegeln sich Inhomogenitäten in der Arzneistoffverteilung in auch nur annähernd repräsentativen Massenunterschieden der Einzeldosen wieder.

Die *technologischen Schwierigkeiten* sind nicht durch eine geringe Konzentration, sondern durch den niedrigen Arzneistoffgehalt selbst bedingt. Sie resultieren daraus, daß bei einer Arzneistoffsolldosierung von z. B. 1 mg ein - absolut gesehen sehr kleiner - Mehroder Mindergehalt von 0,3 mg schon unzulässig starke Gehaltsunterschiede der Einheiten bewirkt. Ob dabei der Arzneistoff 1 oder 5% der Gesamtmasse der Einheiten beträgt, macht die technologische Aufgabenstellung der Verhinderung solcher Gehaltsschwankungen weder leichter noch schwerer.

Dementsprechend sind auch experimentelle Befunde, aus denen eine gesonderte Bedeutung der Konzentration abgeleitet werden könnte, nicht bekannt. Diesbezügliche Untersuchungen bestätigen nur die maßgebende Rolle des Arzneistoffgehaltes, nicht aber eine der Arzneistoffkonzentration.[27]

Literatur

1. Cumberland DJ, Crawford RJ (1987) The Packing of Particles. In: Williams JC, Allen T Handbook of Powder Technology, Vol. 6, Elsevier, Amsterdam Oxford New York, S. 14
2. Egermann H (1974) APV-Info-Dienst 20:117-159
3. Egermann H, Schlocker W (1982) Sci Pharm 50:308
4. Egermann H (1976) Sci Pharm 44:94-107
5. Egermann H, Hastaba J, Zirngast P (1991) Applications of Percolation Theory to Powder Mixtures (in Vorbereitung)
6. Egermann H, Krumphuber A (1991) Mass Variation of Powder Samples of Constant Volume Produced from Binary Random Mixtures. I: Derivation of the Equation. Int J Pharm (in Druck)
7. Egermann H, Frank P, Krumphuber A (1991) Mass Variation of Powder Samples of Constant Volume Produced from Binary Random Mixtures. III: Effect of the Ratio of the Constituents. Eur J Pharm Biopharm (im Druck)
8. Wilrich PTh, Rupp R, Schmidt G (1985) Pharm Ind 47:881-889
9. Hennig W (1979) Dtsch Apoth Ztg 26:1027-1030
10. Sallam E, Ibrahim H, Takieddin M, Saket M, Awad R, Arafat T, Othman M (1989) Drug Dev Ind Pharm 15:2653-2673
11. Egermann H, Krumphuber A, Frank P (1991) Novel Approach to Estimate the Quality of Binary Random Powder Mixtures: Samples of Constant Volume. III: Range of Validity of the Equation. J Pharm Sci (im Druck)
12. Rumpf H (1961) The Strength of Granules and Agglomerates. In: Knepper WA (Ed.). Agglomeration. Interscience Publishers, New York London, S. 379-418
13. Egermann H, Reiss W (1988) Acta Pharm Technol 34(Special Issue):5S
14. Egermann H, Reiss W (1986) Sci Pharm 54:165
15. Thiel WJ, Nguyen LT (1982) J Pharm Pharmacol 34:692-699
16. Egermann H, Raneburger JA, Reiss W, Thoma C (1991) Zufällige Gehaltsstreuung von Tabletten bei ungleicher Arzneistoffkonzentration der Granulatkornklassen (in Vorbereitung)
17. Travers DN (1975) J Pharm Pharmacol 27:516-522
18. Opakunle WO, Spring MS (1976) J Pharm Pharmacol 29:298-302
19. Warren JW, Price JC (1977) J Pharm Sci 66/10:1409-1412
20. Egermann H, Raneburger JA (1986) Sci Pharm 54:164
21. Pikal MJ, Lukes AL, Conine JW (1984) J Pharm Sci 73:1608-1612
22. Gänshirt H (1981) Möglichkeiten der Automatisation von analytischen Verfahren für die Content Uniformity Prüfung. In: Hasler C (Hrsg.) Dosierungsgenauigkeit einzeldosierter fester Arzneiformen, Wissenschaftliche Verlagsgesellschaft, Stuttgart, S. 62
23. Drug Recalls der FDA (1970) J Am Pharm Assoc NS 10:682
24. Thoma K, Albert K (1983) Pharm Ztg 128:2379-2382
25. Lord AG (September 1987) Pharm Technol 11 (9):64-70
26. Steiningen M (1989) Pharm Ztg (Wissenschaftsausgabe) 134:1100-1104
27. Egermann H, Pichler E (1988) Acta Pharm Jugosl 38: 279-286

3.4 Mikrobiologische und pharmakologische Prüfungen

W. HENNINGER

3.4.1 Mikrobiologische Prüfung

Die heute an Fertigarzneimittel gestellten mikrobiologischen Reinheitsanforderungen sind inzwischen in das DAB 9 als Richtlinie aufgenommen worden.[1]

Dabei werden die Arzneimittel in vier Kategorien klassifiziert, von denen die Kategorie 1 die Präparate enthält, die laut Arzneibuch steril sein müssen und für die schon lange Vorschriften über die Prüfung auf Sterilität bestehen.

In den Kategorien 2 bis 4 sind alle weiteren Präparategruppen und die an sie gestellten mikrobiologischen Reinheitsanforderungen aufgeführt. Eine Übersicht ist im DAB 9 N1 zu finden.

Ein besonderes mikrobiologisches Problem stellen die Drogen und Drogenmischungen für Arzneitees in der Kategorie 4a dar. Sie enthalten, im Gegensatz zu Arzneistoffen aus chemischer Synthese, naturgemäß sehr große Mengen an lebensfähigen Keimen.[23] Bei ihnen kann und muß jedoch die Zubereitungsart durch Überbrühen mit siedendem Wasser als keimzahlreduzierendes Verfahren mit in die mikrobiologische Bewertung einbezogen werden.

Sterilitätsprüfung

Die Sterilitätsprüfung ist Bestandteil aller Pharmakopöen. Parenteralia, Ophthalmika und sonstige Zubereitungen, die laut Arzneibuch steril sein müssen, haben der „Prüfung auf Sterilität" zu entsprechen. Sterilität bedeutet „frei von vermehrungsfähigen Keimen" und ist damit ein absoluter Begriff. Der absolute Nachweis der Sterilität kann jedoch nicht erbracht werden, da die Prüfmethode, wie sie auch immer gestaltet würde, grundsätzlich nicht alle in der Natur vorkommenden Keime mit ihren unterschiedlichen Wachstumsansprüchen erfassen kann.

Aus diesem Grund ist zur Sicherung der Sterilität eines Endproduktes der Nachweis der Effektivität aller antimikrobiell wirksamen Teilschritte bei der Herstellung eines sterilen Präparates von entscheidender Bedeutung. Bei den im Endbehältnis sterilisierten Produkten sind die physikalischen Daten der Sterilisation für die Beurteilung der Sterilität aussagekräftiger als die Prüfung auf Sterilität. Trotz der Bestrebungen, für diese Produkte die physikalischen Daten der Sterilisation höher zu bewerten als die der Sterilitätsprüfung, bleibt die Prüfung auf Sterilität von Bedeutung, da sie für Institutionen, die ein Produkt zu prüfen haben, die einzig verfügbare Analysenmethode ist.

Die Aussagekraft der Sterilitätsprüfung wird weiter durch den Umfang der Stichprobe[4] sowie durch die stets vorhandene Möglichkeit einer Sekundärkontamination im Labor eingeschränkt.

Aus Abb. 5.23 geht hervor, daß bei einem Stichprobenumfang von $n = 20$, wie er in der PhEur für große

Chargen empfohlen wird, und einem Kontaminationsgrad von etwa 3,5 % nur mit 50 % Annahmewahrscheinlichkeit die Probe als unsteril befunden wird. Mit gleich hoher Wahrscheinlichkeit passiert die Probe den Test als steril.

Die Möglichkeit der Sekundärkontamination bei der Prüfung wird mit 0,1 bis 1 % angegeben.[5] Diese Einschränkungen haben zur Folge, daß mit der Prüfung auf Sterilität nur grobe Fabrikationsfehler sicher aufgefunden werden können. Über die Anzahl der bei der Sterilitätsprüfung einzusetzenden Proben und der Probemenge gibt die PhEur Empfehlungen. Sie richten sich nach Produktklasse, Chargenumfang und Behältergröße. Als Charge ist in diesem Zusammenhang eine homogene Anzahl von versiegelten Behältnissen zu verstehen, für die während der Herstellung das Kontaminationsrisiko gleich hoch war. Nacheinander sterilisierte Teilabfüllungen eines Ansatzes sind als verschiedene Chargen anzusehen.

Voraussetzung für die Prüfung ist aseptisches Arbeiten. Ferner muß sichergestellt werden, daß Präparate mit bakteriziden oder bakteriostatischen Eigenschaften vor der Prüfung so behandelt werden, daß diese den Test nicht mehr beeinflussen können, z. B. müssen Penicilline durch Penicillinasen inaktiviert werden.

Zwei Methoden kommen für die Sterilitätsprüfung in Betracht. Die Direktverimpfung in die vorgeschriebenen Nährmedien bei unlöslichen Produkten sowie die Membranfiltermethode bei löslichen Produkten oder bei Lösungen. Die Wahl der Methode ist dem Prüfer überlassen, jedoch sollte der Membranfiltermethode, wenn möglich, der Vorzug gegeben werden.

Bei der Direktbeschickung werden die zu prüfenden Stoffe im Verhältnis 1:10 bis 1:100 direkt in das Nährmedium gegeben.

Lösungen dagegen bzw. Stoffe, aus denen sich Lösungen herstellen lassen, können vorteilhaft mit der Membranfiltermethode geprüft werden. Die Lösungen werden über ein Membranfilter mit einer Poren-

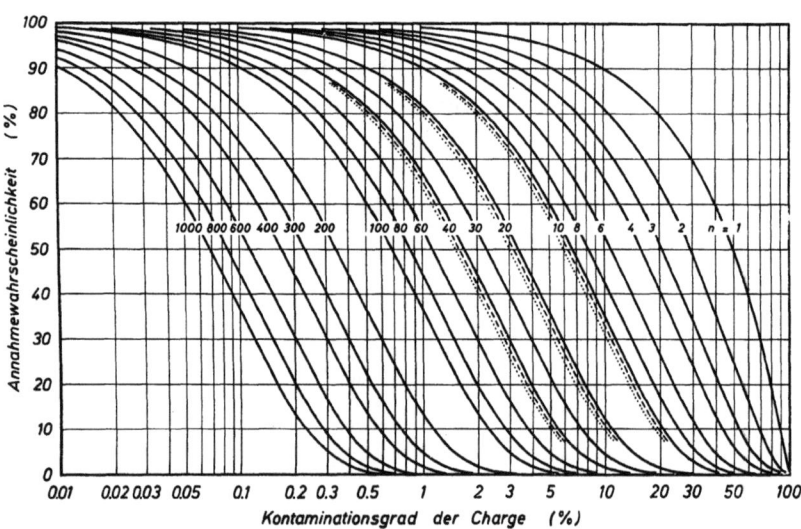

Abb. 5.23. Abhängigkeit der Annahmewahrscheinlichkeit von dem Kontaminationsgrad einer Charge und dem Umfang der Stichprobe(n). Nach[4]

weite von max. 0,45 μm filtriert, wobei sich eventuell vorhandene Keime auf der Filterfläche abscheiden. Das Filtrationsgerät läßt sich verschließen und mit Nährmedium überschichten. Dies wird als geschlossenes System bezeichnet und ist wegen einer geringen Sekundärkontaminationsrate zu empfehlen. Man kann auch aseptisch die Filtermembran dem Gerät entnehmen und in Nährmedien übertragen. Dieses sog. offene System ist, auch wenn unter einer sterilen Werkbank gearbeitet wird, wegen der höheren Sekundärkontaminationsrate nicht mehr zu empfehlen.

Sämtliche Pharmakopöen sehen mehrere Nährmedien vor. Thioglycolat-Nährmedium dient dem Nachweis anaerober Bakterien. Caseinpepton-Sojabohnenpepton-Bouillon dient dem Nachweis von aeroben Bakterien und Pilzen. Zum Nachweis von Pilzen kann vorteilhaft Sabouraud-Medium verwendet werden, das jedoch nicht in die PhEur aufgenommen wurde.

Vor dem Test ist durch Vorbebrütung bei jeder Nährbodencharge sicherzustellen, daß sie steril ist. Ferner ist mit geeigneten Testkeimen der Nachweis zu erbringen, daß die Nährmedien zum Nachweis der Mikroorganismen geeignet sind. Dabei werden die Nährmedien mit einer geringen Bakterienzahl beimpft und bebrütet.

Für die Sterilitätsprüfung sind Temperaturen von 30 bis 35 °C für die Bebrütung vorgesehen, die besonders mesophilen Mikroorganismen gute Wachstumschancen bieten. Auch medizinisch bedeutsame Organismen werden dabei erfaßt. Sabouraud-Medium zur Prüfung auf Pilzkontamination wird bei 20 bis 25 °C bebrütet.

Nach PhEur ist bei der Membranfiltermethode eine Bebrütungszeit von mindestens 7 Tagen, bei der Direktbeschickungsmethode von mindestens 14 Tagen vorgesehen.

Wird bei der Auswertung kein Wachstum nach der Bebrütung festgestellt, so gilt die Prüfung auf Sterilität als bestanden. Bei Wachstum ist eine Wiederholung mit der gleichen Probenzahl möglich.

Wenn bei dieser 1. Wiederholungsprüfung kein Wachstum auftritt, so gilt der Test als bestanden. Bei Wachstum dagegen sind die gefundenen Keime zu differenzieren und mit denen der bei der ersten Prüfung gefundenen Keimen zu vergleichen. Sind die Keime identisch, so gilt die Prüfung als nicht bestanden. Falls sie nicht identisch sind, ist eine Wiederholung mit der doppelten Probezahl möglich.

Bei der Bewertung wird die Möglichkeit einer Sekundärkontamination bei der Prüfung mit in Betracht gezogen.

Prüfung aseptisch hergestellter topischer Zubereitungen

Aseptisch hergestellte sterile Präparate zur Behandlung großflächiger Wunden, wie z. B. Unguenta mit antibiotischer Wirkung, lassen sich auf Sterilität erst nach Vorbehandlung der Proben prüfen.

Die Prüfmethode muß ausgewählt werden, je nachdem ob es sich bei den Präparaten um eine Fettsalbe, O/W-Emulsion oder W/O-Emulsion handelt.[9-11]

Fettsalben und W/O-Emulsionen werden vor der Sterilisationsprüfung mit einem Emulgator wie Polysor-

bat 80 versetzt, wobei der Emulgator zuvor auf seine antibiotische Wirkung zu prüfen ist. Grundsätzlich ist bei allen Prüfmethoden ihre Effizienz vom Prüfer sicherzustellen, d. h. durch Verwendung von künstlich kontaminierten Proben die Methode zu validieren.

Antibiotika in den Präparaten können durch Zusatz inaktivierender Mittel, wie β-Lactamasen bei Penicillinen in ihrer den Test beeinflussenden Wirkung ausgeschlossen werden.

Emulsionen sind meist nicht filtrierbar. Für die Prüfung auf Sterilität kommt bei ihnen nur die Direktverimpfung in Nährmedien in Betracht. Bei der Verimpfung der Emulsion entsteht im Nährmedium eine Trübung, die als Kriterium bei der Auswertung des Tests herangezogen wird. Diese unvermeidliche Trübung kann in diesen Fällen nicht als Kriterium für Unsterilität gelten. Hier müssen nach Bebrütung zusätzlich Subkulturen angelegt werden, die dann eine klare Aussage des Tests gestatten.

Bei allen Prüfungen muß das Verhältnis von Probenmenge zu Nährmedium eins zu zehn betragen.

Nach der Probenaufbereitung erfolgt die Prüfung entsprechend den Vorschriften der Pharmakopöen.

Prüfung auf Keimzahl und Keimart von nichtsterilen Arzneimitteln

Für den zulässigen Keimgehalt in nichtsterilen Arzneimitteln gelten die Richtlinien, die als Nachtrag zum DAB 9 aufgenommen worden sind.

Die Prüfmethode für fertige Präparate entspricht der für Rohstoffe (→ Kap. 2,4.9.1).

Konservierungsbelastungstest

Sterile Arzneimittel in Mehrfachentnahmebehältern, Cremes, Tinkturen etc., die einen hohen Wassergehalt haben, können leicht verderben, da sie den Mikroorganismen, die das Präparat kontaminieren können, eine oftmals gute Ernährungs- und Wachstumsgrundlage bieten. In diesen Fällen kann nicht nur das Präparat, sondern auch der Patient geschädigt werden.

Um dem vorzubeugen, werden Präparate durch Zusatz von Konservierungsstoffen, wie z. B. p-Hydroxybenzoesäureester, haltbar gemacht. Die Wirkung des Konservierungsmittels ist unter anderem abhängig von der Zusammensetzung des Präparates. Um eine ausreichende Konservierung sicherzustellen, ist bei der Entwicklung eines Präparates der Konservierungsbelastungstest durchzuführen. Bei diesem Test werden Proben des Präparates, am besten im Endbehälter, künstlich mit verschiedenen Keimen kontaminiert. In verschiedenen zeitlichen Abständen zwischen 1 Tag und 4 Wochen wird dann der Gehalt der einzelnen Keime bestimmt. Gleichbleibende oder sinkende Keimzahlen pro Volumen oder Gewichtseinheit des Präparates zeigen ausreichende Konservierung an. Zunehmende Keimzahlen, auch kurzfristig, sind ein Indiz für nicht ausreichende Konservierung. Vorschriften für die Prüfung sind in mehreren Arzneibüchern enthalten.[12,13] Als Prüfkeime werden definierte Stämme der Arten Staphylococcus aureus, Escherichia coli, Pseudomonas aeruginosa, Candida albicans und Aspergillus niger mit einer Keimzahl von 10^5 bis 10^6 ml oder g Prüfpräparat zugegeben. Da nicht bekannt sein kann, durch welchen Keim ein Präparat geschädigt wird, haben die eingesetzten vorgeschlagenen Prüfkeime nur Modellfunktion. Es bleibt dem Prüfer überlassen, gegebenenfalls weitere Keime für den Konservierungsbelastungstest einzusetzen, insbesondere solche, die als Kontaminanten aus dem jeweiligen Präparat nach Lagerung unter verschiedenen Bedingungen schon einmal isoliert werden konnten.

Sollten sich solche Keime trotz Konservierung in dem Prüfpräparat vermehren können, so ist der Konservierungsschutz auf den resistenten Keim abzustimmen.

In der Auswertung des Konservierungsbelastungstest gibt es in den Pharmakopöen gewisse Unterschiede in bezug auf die Keimzahl in Abhängigkeit von der Prüfdauer. Diese Unterschiede wirken sich jedoch nur aus, wenn der Konservierungsschutz sich an der Grenze der wirksamen Konzentration befindet.

Die Konservierung selbst sollte nur so stark wie nötig unter Zugrundelegung eines gewissen Sicherheitszuschlags vorgenommen werden. Keinesfalls darf mit einem Überschuß an Konservierungsmitteln mangelhafte Betriebshygiene überdeckt werden.

3.4.2 Pharmakologische Prüfungen

Pharmakologische Prüfungen sind stets dann erforderlich, wenn Stoffe mit unerwünschten Nebenwirkungen sich nicht im chemischen Test erfassen lassen, weil keine entsprechende Methode vorhanden ist, oder aber der zu erfassenden Stoff in so geringer Menge vorliegt, daß er chemisch nicht mehr bestimmt werden kann.

Die Tendenz geht dahin, Tierversuche wo immer möglich, durch In-vitro-Versuche zu ersetzen. Tierversuche unterliegen nach dem Tierschutzgesetz der Genehmigungspflicht.

Pyrogenprüfung am Kaninchen

Als Pyrogene bezeichnet man mikrobielle Stoffe von Lipopolysaccharid-Natur, die von einer Vielzahl von Mikroorganismen gebildet werden. Insbesondere Enterobakterien bilden diese Stoffe als Bestandteil der Zellwände. Auch nach einer Hitzesterilisation bleiben diese Stoffe biologisch aktiv. Nach intravenöser Zufuhr auch sehr geringer Mengen, wobei die Grenzdosis etwa bei 1 ng/kg Körpergewicht liegt, kommt es zur Fieberbildung.

Um diese Nebenwirkung parenteraler Arzneimittel auszuschließen, bedient man sich des Pyrogentests am Kaninchen. Verschiedene Untersuchungen deuten darauf hin, daß die Fieberwirkung erst indirekt über die Freisetzung eines körpereigenen endogenen Wirkstoffes Zustande kommt.[16] Neben den Lipopolysacchariden, die als Endotoxine bezeichnet werden, können auch Bestandteile von Viren oder niedermolekulare Substanzen Fieber nach i.v. Injektion erzeugen.

Die Erfahrung zeigt, daß die Prüfung auf Pyrogene am Kaninchen ein Test ist, der zur Beurteilung der Pyrogenfreiheit von Humanpräparaten gut geeignet ist. Die Prüfung auf Pyrogene am Kaninchen ist Bestandteil aller Arzneibücher, jedoch gibt es Unterschiede in der Prüfmethode sowie in der Auswertung der Prüfung,[14,15] so daß es in Grenzfällen bei ein und derselben Charge zu unterschiedlicher Beurteilung kommen kann.

Das Kaninchen wurde als Versuchstier aus praktischen Gründen gewählt. Es ist gegen Pyrogene bakteriellen Ursprungs gleichermaßen empfindlich wie der Mensch und die Prüfdosis läßt sich an diesem Tier einfach i.v. applizieren. Die Prüfung auf Pyrogene ist bei Präparaten vorgeschrieben, die als pyrogenfrei deklariert sind sowie bei Präparaten mit einer Einzeldosis von 15 ml oder mehr.

Die Wahl der Dosis ist, falls in der entsprechenden Monographie nichts anderes gesagt ist, dem Prüfer überlassen. Sie sollte jedoch mindestens der Humandosis bezogen auf das Körpergewicht entsprechen. Ausgewählt werden Tiere von nicht unter 1,5 kg Körpergewicht. Das Applikationsvolumen beträgt 0,5 bis 10 ml/kg Körpergewicht.

Während über die Wahl der Thermometer und ihre Genauigkeit relativ präzise Angaben gemacht werden, sagen die Pharmakopöen kaum etwas über die Rasse der Tiere und die Art der Tierhaltung.

Während des Tests sind die Tiere in einem ruhigen Raum zu halten und in sog. Fixationskästen festzusetzen. Es empfiehlt sich heute eine automatische Aufzeichnung der mit den Rektalthermometern gemessenen Körpertemperaturen. Sie gewährleistet eine Messung, bei der die Tiere nicht gestört werden. Einzelheiten des Pyrogentests, die nicht in den Pharmakopöen erwähnt sind, können der weitergehenden Literatur entnommen werden.[17]

Die Temperatur der Tiere wird nach Fixation über eine Stunde gemessen. Danach wird das Präparat in entsprechender Verdünnung injiziert. Nach PhEur wird die Temperatur in halbstündigen Abständen über 3 Stunden gemessen.

Die Auswertung des Tests nach PhEur geschieht wie folgt (Tab. 5.22):

Tabelle 5.22. Auswertung des Tests nach PhEur

Anzahl der Kaninchen	Die Substanz entspricht der Prüfung, wenn die Summe der Einzelwerte nicht größer ist als	Die Substanz entspricht nicht der Prüfung, wenn die Summe der Einzelwerte größer ist als
3	1,15 °C	2,65 °C
6	2,80 °C	4,30 °C
9	4,45 °C	5,95 °C
12	6,60 °C	6,60 °C

Nach maximal drei Wiederholungen mit jeweils weiteren drei Tieren ist der Test beendet.

Pyrogenprüfung im Limulus-Test

In den letzten Jahren gewinnt der Limulus-Test oder Limulus-Amöbocyten-Lysat(LAL)-Test zunehmend an Bedeutung. Er ist eine In-vitro-Methode und eine Alternative zum Pyrogentest am Kaninchen.

Die Lipopolysaccharide oder Endotoxine aus der Zellwand gramnegativer Bakterien aktivieren im Lysat ein Enzym, das ein koagulierbares Protein zur Polymerisation bringt.[18] Diese Reaktion läßt sich qualitativ und quantitativ zur Bestimmung der pyrogenen Endotoxine aus Bakterien ausnutzen.

Das Lysat wird durch Herzpunktion aus dem nur in Amerika beheimateten Pfeilschwanzkrebs Limulus polyphemus gewonnen. Nach der Plasmagewinnung werden die Tiere wieder ausgesetzt. Der Limulus-Test ist damit eine Alternative zum Kaninchentest, aber nicht zum Tierversuch.

Der Vorteil des Limulus-Tests gegenüber dem Kaninchentest besteht vor allem darin, daß keine aufwendige Versuchstierhaltung benötigt wird und die Ergebnisse in 2 Stunden verfügbar sind. Der Test bietet sich aus praktischen Gründen für die Inprozeß-Kontrolle an.

Der Test ist hochspezifisch auf bakterielle Endotoxine, während im Kaninchentest auch andere Pyrogene erfaßt werden können. Die beim Limulus-Test bis zu dem Faktor 100 höhere Empfindlichkeit gegenüber dem Kaninchentest ist nur von geringem praktischen Belang.

Der Limulus-Test hat inzwischen auch Eingang in die Arzneibücher gefunden. Nach der USP und nach DAB 9[19] ist der Test zur Prüfung von Wasser für Injektionszwecke geeignet. Radiopharmazeutika sind zur Aufnahme vorgesehen. Diese Präparate sind im Kaninchentest wegen ihrer kurzen Halbwertszeit nicht sinnvoll prüfbar. Insofern ist hier der Limulus-Test besser zur Prüfung auf Pyrogenfreiheit geeignet als der Kaninchentest. Die Ergebnisse der Prüfungen im Limulus-Test und im Kaninchentest laufen nicht immer parallel. Zum einen kann die Gelbildung gestört werden, was eine falsch-negative Anzeige bewirkt. Andere Stoffe, wie zum Beispiel das Antibiotikum Colistin, führen im Limulus-Test zur Gelbildung, während im Kaninchentest Pyrogenfreiheit nachgewiesen wird. Das Antibiotikum Rifampicin wirkt beim Menschen wie beim Kaninchen gleichermaßen per se pyrogen, während im Limulus-Test Pyrogenfreiheit nachgewiesen werden kann.

Aus diesen Gründen ist vor dem Einsatz des Limulus-Testes dieser auf Eignung für das jeweilige Präparat zu prüfen.

Prüfmethode. Wegen der hohen Empfindlichkeit des Lysats sind sämtliche für den Test benötigten Geräte unbedingt durch Hitzebehandlung pyrogenfrei zu machen.

Für Verdünnungen kommt nur doppelt destilliertes bzw. Wasser für Injektionszwecke in Frage.

Lysat. Das Reagens wird von mehreren Herstellern in tiefgefrorener Form und unterschiedlicher Empfindlichkeit geliefert. Nach dem Auftauen ist es direkt verwendbar.

Standard. Nachdem die Standardisierung lange Zeit das Hauptproblem bei der Einführung der Tests war, wird heute ein Lipopolysaccharid aus Salmonella abortus equi als European Pharmacopeia Biological Reference Preparation verwendet.

Prüfung. Nach Vorschriften des Herstellers werden Standard und Lysat bei jeder Testreihe miteinander gemischt. Die einsetzende Reaktion dient zur Emp-findlichkeitskontrolle des Lysats. In einen parallelen Ansatz werden die Prüflösungen in verschiedenen Verdünnungen ebenfalls mit dem Lysat gemischt. Sie dienen der Gehaltsbestimmung an Endotoxinen in der Probe.

Die Ansätze werden bei 37 °C bebrütet. Nach einer Stunde kann die Auswertung erfolgen.

Es sind verschiedene Varianten des Tests entwickelt worden, wie die der Gelbildung, die turbidimetrische Endpunktmethode, die kinetisch-turbidimetrische Methode sowie der Test mit chromogenem Substrat. Ihnen liegt das Bestreben zugrunde, den Pyrogengehalt zu messen, was mit dem Limulus-Test erstmals möglich ist. Der klassische Kaninchentest dagegen ist ein Ausschlußtest.

Prüfung auf anomale Toxizität

Die Testmethode wird im Code of Federal Register, Title 21, in der PhEur, in der USP XXII und anderen Arzneibüchern beschrieben. Dabei wird nach PhEur von dem zu prüfenden Arzneistoff oder Fertigarzneimittel fünf Mäusen im Gewicht von 17 bis 22 g eine Dosis i. v. appliziert, die gering unter der letalen Dosis liegt. Es hat sich bewährt, das Prüfpräparat in einer Dosis einzusetzen, die der LD_{10} entspricht. Bei sehr vielen Präparaten dagegen wird infolge fehlender Toxizität des Wirkstoffes die eingesetzte Dosis durch das Applikationsvolumen begrenzt.

Dabei wird gefordert, daß keines der Tiere stirbt.

Es ist ein unspezifischer Test, der jedoch den großen Vorteil hat, toxische Verunreinigungen anzuzeigen, die bei anderen Prüfungen nicht erfaßt werden können, oder nach denen nicht gesucht wird.

Nach USP XXII kann der Test auch bei oraler, subcutaner und intraperitonealer Applikation eingesetzt werden.

Das Applikationsvolumen beträgt 0,5 ml pro Maus, der Beobachtungszeitraum nach PhEur 24 Stunden, nach USP 48 Stunden.

Falls ein Tier stirbt, ist eine Wiederholung mit fünf weiteren Tieren zulässig. Der Test gilt als bestanden, wenn die Letalität kleiner als 10 % ist.

Literatur

1. DAB 9 (1986) Teil VIII N7 Nachtrag (1989) Wissenschaftliche Verlagsgesellschaft, Stuttgart, Govi, Frankfurt/Main
2. Leimbeck R (1987) Dtsch Apoth Ztg 23:1221–1226
3. Frank B (1989) Dtsch Apoth Ztg 13:617–623
4. Spicher G, Peters J (1975) Zentralbl Bakteriol Parasitenkd Infektionskr Hyg Abt 1: Orig Reihe A:230,112–138
5. Wallhäußer KH (1988) Praxis der Sterilisation-Desinfektion-Konservierung, Thieme, Stuttgart New York S. 94
6. PhEur (1979) 52–56 und Anhang I, 18–19, Anhang II, 20–21
7. PhEur Kommentar (Add 1980) 977–995 Deutscher Apotheker-Verlag Stuttgart, Govi, Frankfurt
8. USP XXII (1989) 1483–1488
9. Burkhardt HJ, Müller KH (1976) Pharm Acta Helv 51: 30–32
10. Eperjessy ET, Fodor G (1966) Pharmazie, 7:430–431
11. Asche H, Gay M, Kabay A, Lehner H, Urban S (1978) Pharm. Ind, 40:1212–1217

12. Deutsches Arzneibuch 9. Ausgabe (1986) Teil VIII, Abschnitt N1, Wissenschaftliche Verlagsgesellschaft, Stuttgart, Govi, Frankfurt/Main
13. USP XXII (1989) 1478-1479
14. PhEur (1980)
15. USP XXII (1989) 1515
16. Berry LJ (1971). In: Kadis S, Weinbauer G, Ajl SJ (Eds.) Microbial Toxins, Vol. V, Academic Press, New York London, pp 165-208
17. Herrgott J, Klavehn M (1971) Arzneim Forsch 4:553-559
18. Bang FB (1956) Bull Johns Hopkins Hosp 98:325-328
19. DAB 9 N1 (1989), Teil V.2, Abschnitt v. 2.1.9 Prüfung auf Bakterien-Endotoxine

3.5 Physikalische und physikochemische Eigenschaften

H. STRICKER

Die physikalische und physikochemische Kontrolle der pharmazeutischen Endprodukte hat zum Ziel, ihre Wirksamkeit, Unbedenklichkeit, Dosisgenauigkeit, Verträglichkeit, Applizierbarkeit, Stabilität, Reproduzierbarkeit, Zusammensetzung und pharmazeutische Qualität sicherzustellen.

Flüssige Einphasensysteme

Die Bedeutung der einzelnen Eigenschaften hängt von der Art und Weise der Applikation ab. Tab. 5.23 faßt die wichtigsten Eigenschaften und ihre Bestimmungsmethoden mit entsprechenden Hinweisen zusammen.

Klarheit. Diese Prüfung wird - einschließlich Trübung bzw. Opaleszenz - grundsätzlich durchgeführt.

Schwebstoffe. Die routinemässige Kontrolle erfolgt in der Industrie überwiegend mit vollautomatischen Durchleuchtungssystemen, basierend auf dem Tyndall-Effekt oder der Laserlichtbeugung. Mit Durchflußphotometern, Leitfähigkeitsmeßgeräten (vgl. flüssige und halbfeste Mehrphasensysteme), Lichtreflexions- bzw. Lichttransmissionsverfahren kann die Partikelzahl quantitativ bestimmt werden.

pH-Wert. Die Toleranzgrenzen sind besonders bei Parenteralia und Augentropfen zu beachten, da sie die lokale Verträglichkeit wesentlich mitbestimmen. Der physiologische pH liegt bei 7,4. Möglichkeiten zur Messung bieten pH-Meter.

Osmotischer Druck. Der physiologische Wert liegt bei $7 \cdot 10^5$ Pa und ist ein wichtiges Kriterium bei Augentropfen und Parenteralia. Die Untersuchung niedermolekularer Stoffe kann mit Hilfe eines Dampfdruckosmometers direkt unter physiologischen Bedingungen oder über die Gefrierpunktserniedrigung erfolgen. Für letzteres finden neben dem Beckmann-Thermometer bevorzugt thermoelektrische Kühlgeräte kombiniert mit elektrischen Temperaturmeßgeräten Verwendung. Zur direkten Messung des kolloidosmotischen Druckes bzw. der Molmasse von Makromolekülen in Lösungen eignen sich Membranosmometer.

Dichte. Die Zusammensetzung von Arzneilösungen kann durch Bestimmung der Dichte, die temperaturabhängig ist, kontrolliert werden. Sie läßt sich mit Hilfe eines Pyknometers, einer hydrostatischen Waage

Tabelle 5.23. Methoden zur Untersuchung physikalisch-chemischer Eigenschaften von flüssigen Arzneiformen: molekulardisperse und kolloidale Lösungen, Tropfen, Säfte

Eigenschaft	Untersuchungsmethode	Gerät	Literatur
Klarheit	Trübungsmessung (→ Kap. 2,2.1 und 5.4.6)	Nephelometer	DAB 9
Schwebstoffe, Fremdpartikel	Optische Methode	polarisiertes Licht, Durchfluß-Photometer	DAC
pH-Wert	Potentiometrie (→ Kap. 2,5.5.1)	pH-Meter	DAB 9
Osmotischer Druck	Druckmessung, Temperaturmessung (→ Kap. 2,2.6)	Membranosmometer[a], Dampfdruckosmometer[a]	
Gefrierpunktserniedrigung	Temperaturmessung (→ Kap. 2,2.6)	Beckmann-Methode, Halbmikro-Osmometer[a]	DAC
Dichte	Gravimetrische Methode (→ Kap. 2,2.2) Schwingungsmethode	Pyknometer Dichtemesser[b]	DAB 9
Optische Drehung	Polarimetrie (→ Kap. 2,3.3 und 5.4.1)	Polarimeter	DAB 9
Lichtbrechung	Refraktometrie (→ Kap. 2,3.2)	Refraktometer	DAB 9
Viskosität	Kapillarmethode, Kugelfallmethode, Rotationsmethode (→ Kap. 2,2.5)	div. Viskosimeter	DAB 9
Oberflächenspannung	Abreißmethode (→ Kap. 2,2.7) Tropfmethode (→ Kap. 2,2.7)	Tensiometer[d] Stalagmometer	
Partikelgröße und -verteilung	Photonenkorrelationsspektrometrie Gelelektrophorese	spezielle Geräte[c] spezielle Geräte[e]	

Hersteller von Geräten: [a] Fa. Knauer, Oberursel/Taunus; [b] Biegeschwinger, Fa. Paar, Graz, Österreich; [c] Autosizer®, Fa. Malvern, Mütek, Herrsching; N4-Serie, Fa. Coulter Electronics, Harpenden Herts, U.K.; [d] Meßgerätewerk Lauda, Lauda; [e] FBE-System, Fa. Pharmacia, Uppsala, Sweden.

oder eines Aräometers ermitteln. Eine weitere Möglichkeit bietet die Bestimmung der Schwingungsdauer, die sich ergibt, wenn die Lösung in einem Biegeschwinger auf elektronischem Wege zu einer ungedämpften Schwingung angeregt wird. Die Auswertung erfolgt über das Verhältnis zu einer Referenzflüssigkeit.

Optische Drehung. Optisch aktive Stoffe drehen linear polarisiertes Licht proportional ihrer Konzentration. Genaue Arbeitsanweisungen finden sich im DAB 9. Die Kontrolle der Zusammensetzung, Identität und Reinheit ist so möglich.

Lichtbrechung. Auch hier kann die Zusammensetzung, Identität und Reinheit kontrolliert werden. Refraktometer beruhen entweder auf der Messung der Lichtablenkung (Hilger-Chance-Refraktometer, Differential-Refraktometer, Jelly-Mikrorefraktometer) oder nützen den Effekt der Totalreflexion aus (Abbé-Refraktometer, Pulfrich-Eintauch-Refraktometer).

Viskosität. Als stoffspezifische Eigenschaft von Flüssigkeiten, z. B. Säften, ist die Viskosität von Art und Konzentration der gelösten Stoffe wie von der Temperatur abhängig. Bei Polymeren nimmt sie mit fallender Molmasse ab, so daß mit ihrer Bestimmung sowohl die Zusammensetzung als auch die Stabilität kontrolliert werden kann. Idealviskose Lösungen lassen sich mit dem Kapillarviskosimeter bzw. dem Kugelfallviskosimeter hinsichtlich der Konzentration und der viskositätsspezifischen, mittleren Molmasse bestimmen. Handelt es sich um nichtideale Lösungen, also um plastisches, pseudoplastisches, dilatantes, thixotropes oder rheopexes Fließverhalten, ist dieses mit dem Rotationsviskosimeter zu prüfen.

Oberflächenspannung. Die Dosierung von Tropfenpräparaten erfolgt über die Zahl der Tropfen eines bestimmten Volumens. Dieses ist einerseits von den Tropfeneigenschaften, andererseits von der Oberflächenspannung der Lösung abhängig. Zusätze von oberflächenaktiven Hilfsstoffen wie Tensiden vermindern die Oberflächenspannung solange, bis die Tensidmoleküle Assoziate bilden. Die Bestimmung gelingt sehr genau mittels Tensiometern, deren Meßprinzip auf der Ringabreißmethode beruht. Ungenauere Möglichkeiten bieten die Kapillarmethode und das Stalagmometer, wobei ein Durchschnittswert ermittelt wird.

Partikelgröße. Kolloide in Lösungen neigen zur Assoziation bzw. Aggregation, so daß eine Kontrolle der Partikelgröße notwendig wird. Zur Bestimmung der mittleren Partikelgröße eignen sich Laser-Analysengeräte, die auf dem Prinzip der Photonenkorrelationsspektroskopie beruhen. Arzneistoffmoleküle auf Proteinbasis neigen zur Agglomeration, die bis zu Niederschlägen fortschreiten kann. Der Nachweis erfolgt bevorzugt mittels Gelelektrophorese.

Flüssige und halbfeste Mehrphasensysteme

In Tab. 5.24 sind die wichtigsten physikalisch-chemischen Eigenschaften der pharmazeutischen Endprodukte dieser Gruppe zusammengefaßt.

Äußere Phase. Sie kann wäßrig, d. h. stromleitend oder lipidartig sein; die innere Phase besteht aus festen oder flüssigen Teilchen und der Arzneistoff liegt in gelöster oder suspendierter Form vor. Die äußere Phase der Emulsionssysteme kann konduktometrisch ermittelt werden. Weiterhin sind die Tropfenverdünnungsmethode und die Färbemethode mit lipophilen oder hydrophilen Farblösungen zu erwähnen.

pH-Wert, Tonizität. Wie bei den flüssigen Einphasensystemen haben diese Parameter für die lokale Verträglichkeit Bedeutung und sind bei der Endproduktkontrolle von Parenteralia und Augentropfen unerläßlich. Bei der pH-Messung von Emulsionen ist zu beachten, daß nur Glaselektroden verwendet wer-

Tabelle 5.24. Methoden zur Untersuchung physikalisch-chemischer Eigenschaften von Emulsionen[a], Suspensionen[b], Aerosolen, Salben[c], Cremes und Pasten

Eigenschaft	Untersuchungsmethode	Gerät	Literatur
Äußere Phase[a]	Leitfähigkeitsmessung	Konduktometer[e]	
pH-Wert	s. Tab. 5.23; →Kap. 2,5.5		
Osmotischer Druck	s. Tab. 5.23; →Kap. 2,2.6		
Dichte	s. Tab. 5.23; →Kap. 2,2.2		
Viskosität	s. Tab. 5.23; →Kap. 2,2.5		
Konsistenz[c]	Eindringtiefe	Penetrometer[d]	
Sedimentation, Flotation[a,b]	Volumenbestimmung		
Redispergierbarkeit[b]	Schütteltest	spezielle Geräte	
Partikelgröße und -verteilung	Optische Methoden Laserstreuung Leitfähigkeitsmessung	Mikroskop spezielle Geräte[f] Coulter counter[g]	DAB 9
Löse- bzw. Freigabegeschwindigkeit des Arzneistoffes	Messung des zeitlichen Auflöseverlaufes	bei Suspensionen: s. Tab. 5.26 und 5.27 bei Salben etc.: s. Text, Abb. 5.24	

Hersteller von Geräten: [d] Penetrometer, Fa. Herzog, Lauda; [e] Conductometer, Fa. Metrom, Herisau, Schweiz; [f] Mastersizer®, Fa. Malvern, Mütek, Herrsching; [g] Coulter counter®, Fa. Coulter Electronics, Harpenden Herts, U.K.

den; bei W/O-Systemen muß die Emulsion zuvor zerstört werden.

Dichte. Vgl. flüssige Einphasensysteme.

Sedimentation bzw. Flotation. Besonders nach längerer Lagerung können dadurch Inhomogenitäten auftreten. Die mittelbare Bestimmung des Sedimentationsvolumens und der Absetzzeit liefert Informationen über die physikalisch-chemische Beschaffenheit der Suspension bzw. Emulsion.

Viskosität. Sie ist in den meisten Fällen wesentlich höher als die der einfachen Arzneilösungen und hat oft nichtidealen Charakter, so daß entsprechende Bestimmungsmethoden zu wählen sind. Bei parenteral zu applizierenden Depotpräparaten hat die Viskosität maßgebende Auswirkungen auf die Arzneistofffreigabe und Wirksamkeit, so daß ihre Kontrolle biopharmazeutisch relevant ist.

Konsistenz. Salben und Pasten haben oft eine so hohe Viskosität, daß besser ihre Konsistenz, z. B. mit einem Penetrometer, bestimmt wird. Solche Geräte erlauben jedoch nur routinemäßige Vergleichsmessungen und keine wissenschaftliche Auswertung (vgl. Arbeitsvorschrift der USP).

Redispergierbarkeit. Die Wiederaufschüttelbarkeit volumetrisch zu dosierender Suspensionen ist für die Homogenität der Arzneistoffverteilung von entscheidender Bedeutung. Für deren Kontrolle finden Schüttelmaschinen Verwendung, die im speziellen Fall entsprechende Armbewegungen simulieren.

Teilchengröße. Sie liegt im Bereich von 0,1 bis 100 μm und betrifft entweder suspendierte feste Arzneistoffteilchen oder Flüssigkeitströpfchen. Da diese Eigenschaft vielfache Bedeutung hat, z. B. für die physikalische Kurzzeitstabilität von Suspensionen und Emulsionen, den Arzneistofftransport in die tiefen Abschnitte des Respirationstraktes, d. h. die Wirksamkeit von Inhalationsformen, die Arzneistofffreigabe aus Salben etc., erfordert sie eine gründliche und genaue Kontrolle. Für die Qualitätskontrolle ist die Lichtmikroskopie gut geeignet. Sie erfaßt neben der Teilchengröße und -zahl auch deren Form, die untere Erfassungsgrenze liegt bei ca. 0,8 μm. Das Mikroskop kann mit automatischen Bildanalysegeräten kombiniert und die Auswertungsleistung beträchtlich gesteigert werden. Bei den Durchflußphotometern wird der Äquivalenzdurchmesser der größten Projektionsfläche bestimmt. Leitfähigkeitsmessungen in speziell konstruierten Geräten ermöglichen die Ermittlung der Teilchengrößen bei Suspensionen und Emulsionen, wobei die äußere Phase stromleitend sein muß (Coulter counter). Die Photonenkorrelationsspektroskopie wurde bereits bei den flüssigen Einphasensystemen erwähnt. Gasförmige Dispersionen, wie sie nach dem Versprühen von Aerosolpräparaten entstehen, lassen sich mittels Laserlichtstreuung mit speziellen Geräten untersuchen.

Arzneistoffauflösung bzw. -freigabe. Für flüssige Suspensionen können die Methoden für feste Systeme, bevorzugt die Blattrührerapparatur, angewendet werden. Die optimalen Versuchsbedingungen müssen allerdings meist vorher erst ermittelt werden. Bei Frei-

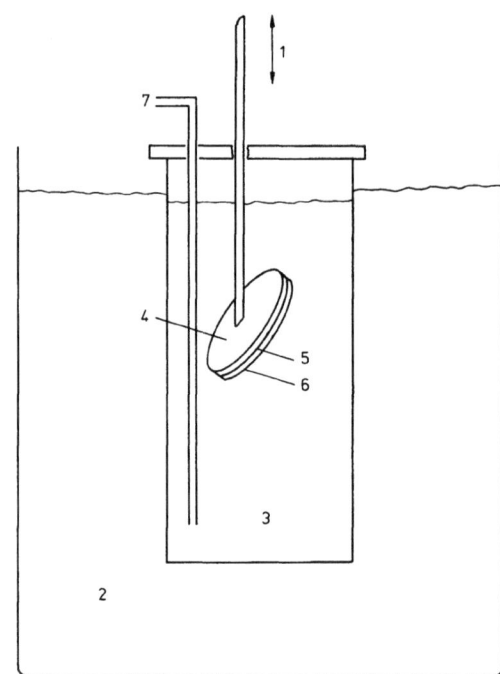

Abb. 5.24. Apparatur zur In-vitro-Untersuchung der Arzneistofffreigabe aus Salben, Cremes, Pasten; 1 Auf-Ab-Bewegung entsprechend DAB 9 (Zerfallszeitapparatur), variable Geschwindigkeit; 2 Bad, z. B. 31 bis 33 °C; 3 Medium, z. B. 300 ml, isotoner Phosphatpuffer pH 5,5; 4 Zelle, z. B. 2 mm hoch und 50 mm Durchmesser; 5 Membran, z. B. Cellophan (325 P 10®, Fa. Kalle, Wiesbaden); 6 Spannring mit Stützsieb; 7 Probenentnahme

gabemodellen zur Routinekontrolle der halbfesten Salben, Cremes und Pasten kann man zwischen der Agardiffusionsmethode und den Membranmodellen unterscheiden. Abb. 5.24. enthält ein Beispiel zum zweiten Typ.

Halbfeste bis feste Systeme

Eine Zusammenfassung der Untersuchungsmethoden von Suppositorien und Vaginalkugeln findet sich in Tab. 5.25.

Die Zubereitungen dieser Gruppe haben Schmelzpunkte bzw. -bereiche oberhalb 34 °C und sind bei Raumtemperatur hinsichtlich der inkorporierten Arzneistoffe meist als feste Suspensionen, seltener als feste Lösungen zu definieren.

Partikelgröße. Von den besprochenen Bestimmungsmethoden (vgl. flüssige und halbfeste Mehrphasensysteme) wird die mikroskopische Analyse bevorzugt. Bei den Suspensionssystemen spielt die Partikelgröße des Arzneistoffes sowohl bezüglich lokaler Verträglichkeit als auch hinsichtlich der Freigabegeschwindigkeit eine Rolle.

Schmelztemperatur. Im DAB 9 werden verschiedene Möglichkeiten angegeben, von denen der sog. Tropfpunkt eine wichtige Kennzahl ist. Er ist sowohl von

Tabelle 5.25. Methoden zur Untersuchung physikalisch-chemischer Eigenschaften von Suppositorien und Vaginalkugeln

Eigenschaft	Untersuchungsmethode	Gerät	Literatur
Arzneistoffpartikelgröße und -verteilung	Optische Methoden	Mikroskop	
Schmelztemperatur (→ Kap. 2,2.3)	Kapillarmethode	DAB-Gerät	DAB 9
	Steigschmelzpunkt	DAB-Gerät	DAB 9
	Sofortschmelzpunkt	DAB-Gerät	DAB 9
	Tropfpunkt	DAB-Gerät	DAB 9
	Erstarrungspunkt	DAB-Gerät	DAB 9
Schmelzverhalten (→ Kap. 2,2.3)	Optische Methode	Thermomikroskop	DAC
	Thermoanalyse	DTA-Geräte[a], DSC-Geräte[a]	
Durchschmelz- bzw. Lösedauer	Schmelztest	Zerfallszeitapparatur	DAB 9
Löse- bzw. Freisetzungsgeschwindigkeit	Auflöseprüfung	spezielle Geräte, s. Text, Abb. 5.25	
Konsistenz	s. Tab. 5.24		
Druckfestigkeit	Mechanische Belastung	Spezielle Geräte[b]	
Gewicht, Masse	Gravimetrie	Waagen	DAB 9

Hersteller von Geräten: [a] TA Systeme, Fa. Mettler, Greifensee, Schweiz; [b] Bruchfestigkeitstester, Fa. Erweka, Heusenstamm.

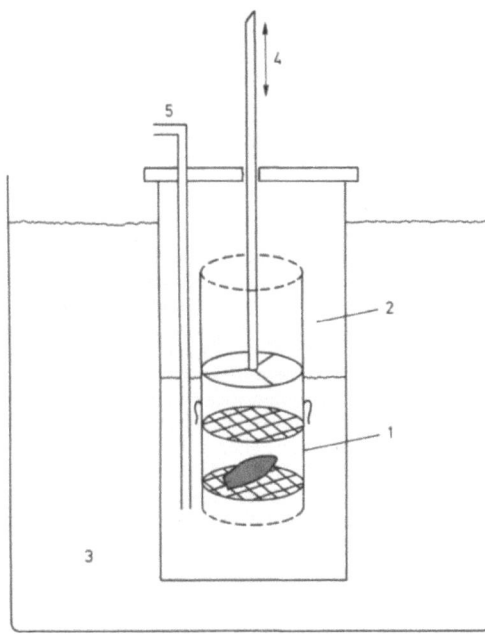

Abb. 5.25. Apparatur zur In-vitro-Untersuchung der Arzneistofffreisetzung aus Suppositorien und Vaginalkugeln; 1 Halterung mit Sieben (Maschenweite 2 mm); 2 Medium, z. B. 300 ml isotoner Phosphatpuffer pH 7,4; 3 Bad, z. B. 36 bis 37 °C; 4 Auf-Ab-Bewegung wie Zerfallszeitapparatur für Tabletten (DAB 9); 5 Probenentnahme

der Schmelztemperatur als auch von der Viskosität der geschmolzenen Masse abhängig.

Schmelzverhalten. Bei wasserunlöslichen Fettmassen, die bei Körpertemperatur schmelzen, hängt die Arzneistofffreigabe vom Schmelzverhalten ab. Bei der Bestimmung mit dem Schmelzpunktmikroskop wirken sich die inkorporierten Arznei- und Hilfsstoffe u. U. störend aus. Eine genauere Methode, die auch

gelöste Arzneistoffanteile bzw. Eutektika miterfaßt, ist die Thermoanalyse, wobei zwischen Differentialthermoanalyse (DTA) bzw. Differentialkalorimetrie (DSC) unterschieden wird.

Durchschmelz- bzw. Lösedauer. Das DAB 9 sieht hierfür eine einfache Apparatur vor, mit der der Vorgang beobachtet wird.

Arzneistoffauflösung bzw. -freigabe. Wie bei den Salben fehlen Methoden mit belegter in vivo/in vitro Korrelation. Es wird oft auf ähnliche Apparaturen zurückgegriffen, wie sie für Salben etc. genannt wurden. (vgl. Abb. 5.25)

Konsistenz. Vgl. flüssige und halbfeste Mehrphasensysteme.

Druckfestigkeit. Wie die Konsistenz ist auch die Druckfestigkeit für die Transporteigenschaften der Arzneiformen wichtig. Das Suppositorium wird bei 25 °C zwischen zwei Metallbacken in definierten Zeitabständen mit Gewichten bis zum Bruch belastet.

Gewicht, Masse. Das DAB 9 enthält Vorschriften zur Bestimmung der „Gleichförmigkeit der Masse". Das Durchschnittsgewicht und seine Streuung werden stichprobenartig ermittelt und eine indirekte Dosiskontrolle findet so statt.

Disperse, feste Haufwerke

Endprodukte, bestehend aus Pulvern, Granulaten oder Pellets kommen überwiegend in Hartgelatinekapseln abgefüllt auf den Markt, seltener in Mehrdosenbehältern, aus denen sie volumetrisch dosiert werden (vgl. Tab. 5.26).

Schütt- und Stampfvolumen. Der DAC 86 beschreibt unter Codex-Probe 23 ein Gerät, das die Ermittlung des Volumens vor und nach einer definierten Zahl von Stößen ermöglicht.

Teilchengröße. Die Teilchengröße und seine Verteilung sind für die Arzneistoffauflösung mitbestimmend. Die mikroskopische Methode und Laserbeugungsmethode wurde bereits bei den flüssigen und halbfesten Mehrphasensystemen erwähnt. Die klassi-

Tabelle 5.26. Methoden zur Untersuchung physikalisch-chemischer Eigenschaften von Pulvern, Granulaten und Pellets

Eigenschaft	Untersuchungsmethode	Gerät	Literatur
Schüttvolumen, Stampfvolumen	Volumenmessung ($\to$ Kap. 2,2.2)	Volumeter	DAC
Teilchengröße und -verteilung ($\to$ Kap. 2,2.2)	Siebanalyse	Siebe	DAB 9
	Optische Methode	Mikroskop	
	Laserbeugungstechnik	Spezielle Geräte[a]	
Fließverhalten	Rieseltechnik ($\to$ Kap. 2,2.2 und 2.5)	Spezielle Geräte[b]	
Geschwindigkeit der Arzneistoffauflösung			
bzw. -freisetzung	s. Tab. 5.27		
Gewicht, Masse	s. Tab. 5.25		DAB 9

Hersteller von Geräten:[a] Master-Sizer®, Particle-Sizer®, Fa. Malvern, Mütek, Herrsching; Multisizer®, Fa. Coulter-Electronics, Harpenden Herts, U.K.;[b] Rieseltestgerät-Pfrengle, Fa. Schmidt, Mainz.

Tabelle 5.27. Methoden zur Untersuchung physikalisch-chemischer Eigenschaften von Tabletten, Filmtabletten und Dragees

Eigenschaft	Untersuchungsmethode	Gerät	Literatur
Zerfallsdauer	Desintegrationstest	Zerfallszeitapparatur	DAB 9
Geschwindigkeit der Wirkstoff-	Auflöseprüfung	Blattrührer-Apparatur	DAB 9
auflösung bzw. -freisetzung		Drehkörbchen-Apparatur,	DAB 9
		Durchflußzelle	DAC
Druckfestigkeit	Mechanische Beanspruchung	Spezielle Geräte[a]	
Abrieb, Friabilität	Mechanische Beanspruchung	Spezielle Geräte[b]	
Gewicht, Masse	s. Tab. 5.25		DAB 9

Hersteller von Geräten:[a] Bruchfestigkeitstester, Fa. Erweka, Heusenstamm;[b] Friabilator, Fa. Erweka, Fa. Engelsmann, Ludwigshafen.

sche Siebanalyse mit ihren verschiedenen Varianten (Naßsiebung, Luftstrahlsiebung, DAB-Siebkombinationen) ist allgemein bekannt.

Fließverhalten. Diese Eigenschaft, die die volumenmäßige Dosierung von Pulvern beeinflußt, läßt sich sowohl über die Auslaufzeit des Schüttgutes aus einem Trichter bestimmen als auch über den Böschungswinkel des resultierenden Schüttgutkegels.

Arzneistoffauflösung, Zerfalldauer, Masse; vgl. monolithische, feste Mehrphasensysteme.

Monolithische, feste Mehrphasensysteme

Die wichtigsten Methoden sind in Tab. 5.27 aufgelistet.

Zerfallsdauer. Die Geschwindigkeit des Zerfalls dieser Arzneiformen in kleine Partikel mit größerer Oberfläche beeinflußt dann die Arzneistoffresorption, wenn sie um einen bestimmten Faktor (ca. 10) kleiner ist als die Geschwindigkeit der Arzneistoffauflösung und/oder die Geschwindigkeit der Resorption. Eine Apparatur zur Bestimmung der Zerfallsdauer t_z, die allerdings bisher mit keiner Korrelation von In-vivo- und In-vitro-Daten belegt wurde, beschreibt das DAB 9. Als Medium ist vorgesehen:

- für Tabletten Wasser, $t_z \leq 15$ min.
- für Filmtabletten Wasser, $t_z \leq 30$ min.
- für überzogene Tabletten Wasser, $t_z \leq 60$ min.
- für magensaftresistent überzogene Tabletten 0,1 N Salzsäure (bis 2 h) sowie Phosphatpuffer pH 6,8 (ab 2 h), 120 min. $\leq t_z \leq 180$ min.
- für Retardtabletten mit modifizierter Arzneistofffreigabe keine Angabe.

Arzneistoffauflösung bzw. -freigabe. Die In-vitro-Kontrolle dieser wichtigen Eigenschaft erfolgt mit apparativen Modellen, die die physiologischen Verhältnisse im Magen-Darm-Kanal berücksichtigen sollen. Anforderungen an die Mindestgeschwindigkeit ergeben sich aus der Resorptionsgeschwindigkeitskonstante des betreffenden Arzneistoffes und daraus, daß Auflösung bzw. Freigabe und Resorption Folgeprozesse sind. Die USP XXI fordert durchwegs Auflöseraten nach vorgeschriebenen Zeiten, z. B. bei Ephedrin-Tabletten mindestens 75 % nach 45 min.

Im DAB 9 ist die Blattrührer- bzw. Drehkörbchenapparatur detailliert beschrieben, jedoch ohne Angaben über die Untersuchungsbedingungen für das jeweilige Arzneipräparat. Solche Angaben finden sich in der USP XXI, allerdings nur für normale Zubereitungen ohne verlangsamte Freisetzung. Das große, konstante Flüssigkeitsvolumen erlaubt es meist nicht, die physiologisch auftretenden, wechselnden Konzentrationsverhältnisse, welche die Lösungsgeschwindigkeit mitbestimmen, zu simulieren. Die Zusammensetzung des Mediums ist nicht einheitlich und entspricht oft nicht den bekannten physiologischen Gegebenheiten bzgl. Oberflächenspannung, pH, Viskosität, Enzyme, Tenside, Nahrungsmittel etc.

Durchflußzellen, ein Modell ist im DAC beschrieben, haben den Vorteil, daß die Durchflußgeschwindigkeit der Resorptionsgeschwindigkeitskonstanten des betreffenden Arzneistoffes angepaßt werden kann. Die Bedingungen sind dann den wechselnden Konzentrationsverhältnissen im Magen-Darm-Trakt ähnlich. Zur Zeit existieren allerdings weder Vorschriften zu den präparatespezifischen Versuchsbedingungen noch Anforderungen an Mindestlösezeiten.

Druckfestigkeit. Die Festigkeit von Tabletten soll einerseits gewährleisten, daß beim Transport keine, die Arzneistoffdosis bzw. -freigabe beeinträchtigenden Effekte auftreten, andererseits soll sie ein eventuelles Teilen der Tabletten mit den Fingern erlauben. Zur Prüfung der Festigkeit eignen sich Druck- und Biegetester.

Friabilität. Die Abrieb- und Rollfestigkeit wird in rotierenden Trommeln bestimmt, wobei sowohl ein pulverförmiger Abrieb als auch Bruch oder Rißbildung in der Filmhülle auftreten können.

Gewichtskontrolle. Die Durchführung ist im DAB 9 festgelegt, ebenso die tolerierten Abweichungen vom Mittelwert.

Membran- bzw. matrixkontrollierte therapeutische Systeme

Die topisch bzw. parenteral zu applizierenden Zubereitungen wie transdermale Systeme, Implantate etc. bestehen überwiegend aus polymeren Hilfsstoffen, die entweder als Matrix oder als Membran fungieren. Aus dem Aufbau der Arzneiformen ergeben sich die zu kontrollierenden physikalisch-chemischen Eigenschaften (Tab. 5.28).

Tabelle 5.28. Methoden zur Untersuchung physikalisch-chemischer Eigenschaften von transdermalen Systemen, Implantaten etc.

Eigenschaft	Untersuchungsmethode/Gerät
Arzneistoffteilchengröße und -verteilung[a]	s. Tab. 5.24
Molmasse der polymeren Hilfsstoffe	Übliche Methoden, Membranosmometer, Viskosimeter etc.
Thermisches Verhalten der polymeren Hilfsstoffe	Thermoanalyse, s. Tab. 5.25
Geschwindigkeit der Arzneistofffreisetzung	Konzentrationsbestimmungen, spezielle Apparaturen[b]
Gewicht, Masse	s. Tab. 5.26

[a] Suspensionssysteme; [b] s. USP XXII Kap. 724, Apparatus 3, 4 und 5.

Partikelgröße. Bei Suspensionssystemen muß die Arzneistoffteilchengröße und ihre Verteilung geprüft werden, da die Lösegeschwindigkeit von der Partikeloberfläche mitbestimmt wird. Nach entsprechender Aufarbeitung können die bei den flüssigen und halbfesten Mehrphasensystemen besprochenen Methoden angewendet werden.

Molmasse der Polymere. Diese kann in speziellen Fällen, insbesondere bei erosionskontrollierter Arzneistofffreigabe, eine maßgebende biopharmazeutische Eigenschaft darstellen. Von den Kontrollmethoden[1] wurden bei den flüssigen Einphasensystemen die Membranosmose und die Viskositätsmessung erwähnt.

Thermisches Verhalten. Die charakteristische Glasübergangstemperatur amorpher Polymere wird von weichmachenden Zusatzstoffen beeinflußt und be-

stimmt die Geschwindigkeit der Arzneistofffreigabe sowie eines eventuellen Polymerabbaus mit. Mittels Thermoanalyse (siehe halbfeste bis feste Systeme) läßt sich diese Eigenschaft genau kontrollieren.

Arzneistofffreigabe. Die Geschwindigkeit der Freisetzung des Arzneistoffes ist von größter biopharmazeutischer Bedeutung. Sie kann von einigen Tagen bis zu mehreren Monaten dauern und beruht auf verschiedenartigen Mechanismen.[1] Spezielle Apparaturen bzw. Anordnungen, wie sie z. B. in der USP XXII beschrieben werden, werden für die Untersuchung des Freigabeverlaufs eingesetzt.

Literatur

1. Martin AN, Swarbrick I, Cammarata A (1987) In: Stricker H (Hrsg.) Physikalische Pharmazie. Wissenschaftliche Verlagsgesellschaft, Stuttgart
2. Feltkamp H, Fuchs P, Sucker H (1983) Pharmazeutische Qualitätskontrolle, Thieme, Stuttgart New York

4 Stabilität

H. STRICKER

Grundlagen der Reaktionskinetik

Die Arzneimittelstabilität und der Verlauf der Veränderungen vom Zeitpunkt der Herstellung bis zum Verbrauch durch den Patienten läßt sich unter bestimmten Gegebenheiten mit empirischen mathematischen Beziehungen beschreiben. Diese kinetischen Gleichungen erlauben eine Stabilitätsvorhersage. Die häufigsten Einflußgrößen der wertmindernden Veränderungen sind:

- „Äußere" Faktoren wie Sauerstoff, Kohlendioxid, Wasser (Luftfeuchte), Packmittel, Wärme, Licht, Schwermetall-Ionen (herstellungsbedingt), Enzyme (Mikroorganismen).
- „Innere" Faktoren, d. h. zubereitungsbedingt wie verschiedene Hilfsstoffe (Art und Konzentration), Wasser (Restfeuchte), Schwermetall-Ionen (Art und Konzentration), Hydronium- und Hydroxyl-Ionen (pH), Puffersubstanzen (Art und Konzentration) und Zersetzungsprodukte.

Begriffsdefinitionen. Unter *homogenen Systemen* versteht man Ein-Phasensysteme (z. B. flüssige oder feste Arzneistofflösungen), für die der Reaktionsablauf in den meisten Fällen auf einfachere Weise mathematisch beschrieben werden kann, als für *heterogene Systeme* (z. B. Suspensionen). Bei solchen Mehr-Phasensystemen wird die Reaktionsgeschwindigkeit vor allem von den Strukturen des Systems, von Stoffübergängen zwischen den Phasen und von den Verteilungsgleichgewichten bestimmt. Die *Reaktionsgeschwindigkeit r*

$$r = \frac{dc}{dt} \qquad (1)$$

ist definiert als Zunahme (Vorzeichen +) bzw. Abnahme (Vorzeichen -) der molaren Konzentration c der *Produkte* D, E bzw. der *Reaktanden* A, B innerhalb eines Zeitintervalles bei konstantem Volumen. Sie hängt ab von den *Konzentrationen* der Reaktanden, der *Reaktionsordnung*(n, m) und den *Geschwindigkeitskonstanten k*. Von der Reaktionsordnung, die eine empirische Größe ist, ist die *Reaktionsmolekularität* streng zu unterscheiden, da diese exakt von der Zahl der Moleküle bzw. Ionen abhängt, die den sog. Übergangskomplex bilden. Die *Halbwertszeit* $t_{50\%}$ steht mit k in direktem Zusammenhang. *Katalysatoren* erhöhen die Reaktionsgeschwindigkeit, ohne die Bruttostöchiometrie der betrachteten Reaktion zu verändern.

Unabdingbare Voraussetzung für eine chemische Reaktion ist, daß die Moleküle der Reaktionspartner zusammenstoßen. Wann es zum Stoß kommt und was dabei geschieht sind die Kernfragen, mit denen sich die klassische Stoßtheorie, die verfeinerte Stoßtheorie und die Theorie des aktivierten Komplexes beschäftigen.

Geschwindigkeitsgleichungen

Da unterschiedlich viele Reaktanden in verschiedenen Mengenverhältnissen und auf verschiedene Weise miteinander reagieren können, ergibt sich eine Vielzahl verschiedenartiger Reaktionstypen. Die für die Arzneimittelstabilität wichtigsten Reaktionen sind in Tab. 5.29 zusammengefaßt. Zu unterscheiden sind nichtkatalysierte (Typ I bis IX) und katalysierte Reaktionen (Typ X und XI), sowie einfache Reak-

tionen mit nur einer Geschwindigkeitskonstante (Typ I bis V) und zusammengesetzte Reaktionen (V bis XI).

Tab. 5.30 enthält auch die integrierten, transformierten Geschwindigkeitsgleichungen in der Form

$$\frac{c_A}{c_{A_0}} = f(t) \qquad (2)$$

Durch Transformation, z. B. Logarithmieren erhält man in vielen Fällen Geradengleichungen, die sich mittels Regressionsrechnung auswerten lassen.

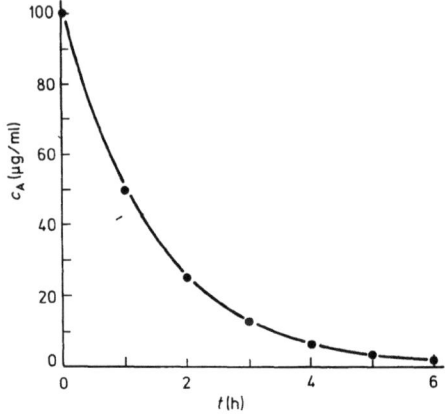

Abb. 5.26. Beispiel einer einfachen Reaktion 1. Ordnung; Auftragung entsprechend Gl. (14)

Tabelle 5.29. Einfache und zusammengesetzte Reaktionen

	Reaktionstyp	Ordnung	spezielle Bedingungen	Schema
I	Einfache Reaktion	pseudo 0.	c_A ca. konst.	A →
II	"	pseudo 1.	c_B ca. konst.	A + B →
III	"	1.		A →
IV	"	2.	$c_A = c_B$	A + B →
V	"	2.	$c_A \neq c_B$	A + B →
VI	Zusammengesetzte Reaktion (reversibel)	1.		$A \underset{k_2}{\overset{k_1}{\rightleftarrows}} B$
VII	„ (Parallelreaktion)	1.		$A \overset{k_1}{\underset{k_2}{\searrow}} \begin{matrix} D \\ E \end{matrix}$
VIII	" (Folgereaktion)	1.	$k_1 \neq k_2$	$A \xrightarrow{k_1} D \xrightarrow{k_2} E$
IX	" (Folgereaktion)	0. und 1.	$t \leq c_{A0} \cdot V/k$	$A \xrightarrow{k_1^0} D \xrightarrow{k_2} E$
X	" (Katalyse mit vorgelagertem Gleichgewicht)	1.	$k_3 << k_2, k_1; c_D << c_A, c_B;$	$A + B \underset{k_2}{\overset{k_1}{\rightleftarrows}} D \xrightarrow{k_3} E + B$
XI	" (Autokatalyse)	1.	Erster Schritt vernachlässigt	$A \xrightarrow{k_1} D + E$
				$A + D \xrightarrow{k_2}$
				$2D + E$

Tabelle 5.30. Geschwindigkeitsgleichungen

Reaktionstyp (vgl. Tab. 5.29)	$-\dfrac{dc_A}{dt}$	Gleichung	$\dfrac{c_A}{c_{A_0}}$	Gleichung
I	$= k^o$	(3)	$\dfrac{C_A}{C_{A_0}} = 1 - \dfrac{k^0 \cdot t}{C_{A_0}}$	(13)
II, III	$= k \cdot c_A$	(4)	$\dfrac{C_A}{C_{A_0}} = e^{-k \cdot t}$	(14)
IV	$= k \cdot c_A \cdot c_B$	(5)	$\dfrac{C_A}{C_{A_0}} = \dfrac{1}{1 + k \cdot C_{A_0} \cdot t}$	(15)
V	$= k \cdot c_A \cdot c_B$	(6)	$\dfrac{C_A}{C_{A_0}} = \dfrac{C_{A_0} - C_{B_0}}{C_{A_0} - C_{B_0} \cdot e^{-k(C_{A_0} - C_{B_0})t}}$	(16)
VI	$= k_1 \cdot c_A - k_2 \cdot c_D$	(7)	$\dfrac{C_A}{C_{A_0}} = \dfrac{C_{A_\infty}}{C_{A_0}} + \dfrac{C_{A_0} - C_{A_\infty}}{C_{A_0}} \cdot e^{-(k_1 + k_2)t}$	(17)
			$\dfrac{C_{A_\infty}}{C_{D_\infty}} = \dfrac{k_2}{k_1}$	(18)
VII	$= (k_1 + k_2) \cdot c_A$	(8)	$\dfrac{C_A}{C_{A_0}} = e^{-(k_1 + k_2)t}$	(19)
			$\dfrac{C_D}{C_E} = \dfrac{k_1}{k_2}$	(20)
VIII	$= k_1 \cdot c_A$	(9)	$\dfrac{C_A}{C_{A_0}} = e^{-k_1 \cdot t}$	(21)
			$\dfrac{C_D}{C_{A_0}} = \dfrac{k_1}{k_2 - k_1} \cdot (e^{-k_1 \cdot t} - e^{-k_2 \cdot t})$	(22)
IX	$= k^0$	(10)	$\dfrac{C_A}{C_{A_0}} = 1 - \dfrac{k^0 \cdot t}{C_{A_0}}$	(23)
X	$\dfrac{k_3 \cdot C_{B_0} \cdot C_A}{k_4 + C_A}$	(11)	$\dfrac{C_A}{C_{A_0}} + \dfrac{k_4}{C_{A_0}} \cdot \ln \dfrac{C_A}{C_{A_0}} = 1 - \dfrac{k_3 \cdot C_{B_0}}{C_{A_0}} \cdot t$	(24)
			$\dfrac{C_A}{C_{A_0}} \approx 1 - \dfrac{k_3 \cdot C_{B_0}}{C_{A_0}} \cdot t \quad (\text{für } \dfrac{C_A}{C_{A_0}} \approx 1)$	(25)
XI	$= k_2 \cdot c_A \cdot c_D$	(12)	$\dfrac{C_A}{C_{A_0}} = \dfrac{C_{A_0} + C_{D_0}}{C_{A_0} + C_{D_0} \cdot e^{k_2(C_{A_0} + C_{D_0})t}}$	(26)

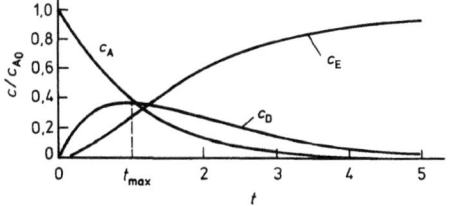

Abb. 5.27. Beispiel einer Folgereaktion 1. Ordnung. Auftragung entsprechend Gl. (21) und (22)

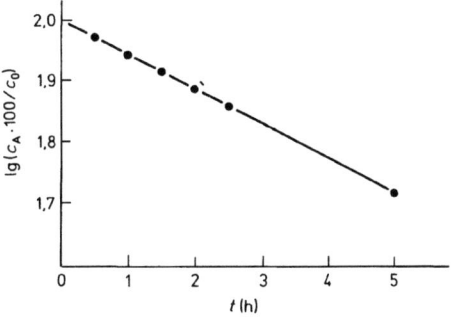

Abb. 5.28. Beispiel einer einfachen Reaktion 1. Ordnung; Auftragung entsprechend Gl. $\lg (c_A / c_{A0}) = -k \cdot 2{,}303^{-1} \cdot t$ für die hydrolytische Zersetzung von Thiamin. Nach[1]

Die nichtlineare Regression liefert Ergebnisse, die sich statistisch richtig beschreiben lassen. Es ist stets zu bedenken, daß die beschriebenen Gleichungen empirischer Natur sind und nur selten den wahren Reaktionsablauf beschreiben. So erscheint z. B. eine Folgereaktion des Typs VIII wie eine einfache Reaktion des Typs III, wenn $k_2 \gg k_1$ ist. In diesem Fall ist der wesentlich langsamere erste Schritt der Reaktion zum geschwindigkeitsbestimmenden Schritt der Bildung der Produkte E geworden.

Faktoren der Geschwindigkeitskonstanten. Die reaktionsspezifische Geschwindigkeitskonstante hängt von verschiedenen Größen ab, zu denen besonders die Temperatur, die Konzentrationen eventueller Reaktanden mit sehr geringen Umsätzen, die Konzentrationen eventueller Katalysatoren, u. a. H_3O^+ oder OH^-, die Ionenstärke μ, die Löslichkeitsparameter δ und eventuell das Licht zählen.[2]
Berechnen läßt sich die Geschwindigkeitskonstante für verschiedene Temperaturen durch die Arrhenius-Gleichung

$$k = A_0 \cdot e^{-\frac{E_A}{R \cdot T}} \qquad (27)$$

Die Aktivierungsenergie E_A entspricht dann der minimalen kinetischen Energie, die ein Molekül besitzen muß, um reaktionsfähig zu sein. Der Faktor A_0, d. h., der maximalen Geschwindigkeitskonstante steht für den Fall, daß jeder Zusammenstoß der Moleküle eine Umsetzung zur Folge hätte. Außerdem wird die Temperaturabhängigkeit der Geschwindigkeitskonstanten deutlich.

Bestimmung der Reaktionskonstanten. Zu den Reaktionskonstanten zählen die Reaktionsordnung, die Aktivierungsenergie und die Geschwindigkeitskonstanten. Ihre Bestimmung ist für die praktische Anwendung der Zeitgesetze unerläßlich. Die *Reaktionsordnung* kann auf verschiedene Weise bestimmt werden.[2] Für Stabilitätsstudien ist besonders die Anfangsgeschwindigkeitsmethode geeignet. Vor der Bestimmung der *Reaktionsgeschwindigkeitskonstanten k*

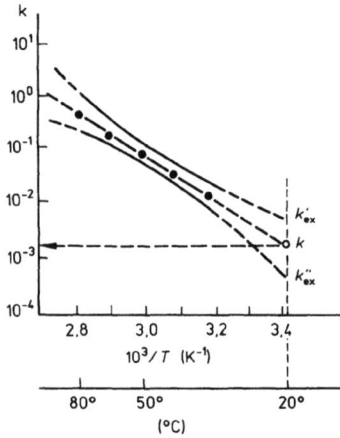

Abb. 5.29. Beispiel zur Temperaturabhängigkeit der Reaktionsgeschwindigkeitskonstanten mit Vertrauensintervallgrenzen k'_{ex} und k''_{ex} bei 20 °C

muß das Zeitgesetz und die Gesamtordnung der Reaktion geklärt sein, da ansonsten nicht einmal die Dimension der Konstanten festgelegt werden kann. Die *Aktivierungsenergie E_A* ist im üblichen Temperaturbereich weitgehend temperaturunabhängig und läßt sich aus bei verschiedenen Temperaturen ermittelten Geschwindigkeitskonstanten nach Gl. (27) bestimmen.
Die Dimension der Geschwindigkeitskonstanten k und der Zusammenhang mit der Halbwertszeit $t_{50\%}$ bzw. der Zeit bis zu einem 10%igen Wirkstoffverlust $t_{10\%}$ ($c = 0,9 \cdot c_0$) ist vom Reaktionstyp abhängig. Im Falle einer Reaktion 1. Ordnung gilt:

$$t_{50\%} = \frac{0,693}{k} \qquad (28)$$

$$t_{10\%} = \frac{0,105}{k} \qquad (29)$$

Bei Reaktionen 0. Ordnung entsprechen einander:

$$t_{50\%} = \frac{0,5 \cdot c_0}{k} \qquad (30)$$

$$t_{10\%} = \frac{0,1 \cdot c_0}{k} \qquad (31)$$

Arzneimittelveränderungen

Zu den wichtigsten Anforderungen, die an ein Arzneimittel gestellt werden, gehört heute neben Wirksamkeit, Unbedenklichkeit und Qualität die Unveränderlichkeit seiner chemischen, physikalischen und mikrobiellen Eigenschaften innerhalb genau definierter Grenzen.

Chemische Veränderungen. Die häufigsten chemischen Arzneimittelveränderungen sind in Tab. 5.31 zusammengefaßt.[2,5]
Bei Lösungen läßt sich der Anteil des Zersetzungsproduktes $X = \frac{m_{Zersetzungsprodukt}}{m_{Wirkstoff}}$ (z. Z. $t = 0$) entsprechend Gl. (32) berechnen bzw. graphisch extrapolieren:

$$\ln(1 - X) = A_0 \cdot t \cdot e^{-E_A/RT} \qquad (32)$$

Für feste Arzneiformen gilt dagegen[11] oberhalb der kritischen relativen Luftfeuchte, bei der eine signifikante Wasseraufnahme einsetzt, in vielen Fällen Gl. (33):

$$X = k' \cdot P^s \cdot t^n \cdot e^{-E_A/RT} \qquad (33)$$

P = herschender Wasserdampfdruck;
k', s, n = stoffspezifische Konstanten.

Die Konstanten lassen sich mittels Regression aus den Ergebnissen einer entsprechenden Anzahl von Versuchen unter verschiedenen Bedingungen bestimmen. Unterhalb der kritischen relativen Luftfeuchte wird in Gl. (33) das Glied $e^{-E_A/RT} = 1$, d. h., die Temperatur T verliert ihre Bedeutung.
Handelt es sich um Wirkstoffe auf Protein-Basis, beruhen chemische Instabilitäten vor allem auf Proteolyse, Deamidierung, Oxidation, Racemisierung und β-Elimination.[3] Für die Untersuchung dieser Reak-

Tabelle 5.31. Mögliche chemische Veränderungen von Wirk- und Hilfsstoffen unter dem Einfluß verschiedener Faktoren

	Hydrolyse, sterische Umlagerung	Oxidation	Substitutions- reaktion	Decarboxylierung, Polymerisation
pH-Wert	+	+	+	+
Puffersubstanzen	+			
Hilfsstoffe	+	+	+	+
Wärme	+	+	+	+
Licht		+		+
Sauerstoff		+		
Schwermetalle		+		+
Lösungsmittel	+	+		
Luftfeuchte	+	+	+	
Packmittel	+	+		
Substanzkonzentration		+		

tion während der Lagerung stehen neben den konventionellen Analysenmethoden, die bezüglich Reproduzierbarkeit, Genauigkeit und Spezifität genau definiert sein müssen, verschiedene spezielle spektrometrische Verfahren zur Verfügung. Ergänzt werden die Untersuchungen durch organoleptische Prüfungen bzgl. Aussehen, Farbe, Geruch und Geschmack der Arzneizubereitungen. Die wichtigsten Prüfungspunkte im Rahmen der chemischen Stabilitätsprüfung sind der Gehalt der wirksamen Bestandteile und der Gehalt der einzelnen Zersetzungsprodukte, die, wenn nachweislich untoxisch, normalerweise maximal 10 % der Wirkstoffdosis erreichen dürfen.

Physikalische Arzneimittelveränderungen. Physikalische Veränderungen sind wesentlich spezifischer, d. h. für die betreffende Zubereitungsform typischer als chemische Veränderungen, auf die sie oft folgen. Hinsichtlich der betroffenen Stoffe ist zwischen Wirkstoff und Arzneizubereitung zu unterscheiden. Die häufigsten Veränderungen der verschiedenen Zubereitungsformen sind in Tab. 5.32 bis 5.35 zusammengestellt. Zu den wichtigsten Ursachen zählen: vorausgegangene chemische Reaktion, Temperatur- und pH-Änderungen, Luft- bzw. Restfeuchte sowie Wechselwirkungen mit Hilfsstoffen bzw. Packmaterialien.

Die kinetischen Gesetzmäßigkeiten und Mechanismen der physikalischen Veränderungen sind oft so komplex, daß Haltbarkeitsvorhersagen erschwert bzw. unmöglich werden. Häufig tritt eine Verzögerungsperiode auf, die, wie z. B. bei der Kristallkeimbildung in Lösungen, bis zu mehreren Monaten betragen kann. Die Wertminderung parenteraler Suspensionen durch Kristallwachstum wirkt sich vor allem auf die biopharmazeutische Qualität aus,[4] bei Augensalben auf die Verträglichkeit und bei peroralen Suspensionen auf die Aufschüttelbarkeit bzw. Dosiergenauigkeit. Bei Lösungen bestehen die Veränderungen physikalischer Eigenschaften vor allem aus Ausfällungen von Stoffen, deren Löslichkeitsprodukt überschritten wird, bzw. deren Löslichkeit infolge Änderung des Dissoziationsgrades z. B. nach vorausgegangenen pH-Änderungen verringert wurde. Eine besonders problematische physikalische Stabilität ha-

Tabelle 5.33. Mögliche physikalische Veränderungen von Suspensionssystemen während der Lagerung

Qualitätsgröße	Veränderungen
Teilchengröße	Wachstum
Kristallform	Umwandlung
Lösegeschwindigkeit	Abnahme
Viskosität, Konsistenz (von Salben)	Zunahme
Aufschüttelbarkeit	„Caking"
Sedimentvolumen	Abnahme, Zunahme
Füllvolumen	Verlust
Zerfalldauer (von Suppositorien)	Abnahme, Zunahme
Bruchfestigkeit (von Suppositorien)	Abnahme, Zunahme
Tropfpunkt (von Suppositorien)	Erhöhung, Erniedrigung

Tabelle 5.34. Mögliche physikalische Veränderungen von Granulaten und Tabletten während der Lagerung

Qualitätsgröße	Veränderungen
Dispersität (Granulate)	Agglomeration
Festigkeit	Zu- bzw. Abnahme
Zerfallgeschwindigkeit	Zu- bzw. Abnahme
Lösegeschwindigkeit	Zu- bzw. Abnahme
Wassergehalt	Zu- bzw. Abnahme
Form, Oberflächenbeschaffenheit	

Tabelle 5.32. Mögliche physikalische Veränderungen von Lösungen, Gelen und Emulsionssystemen während der Lagerung

Qualitätsgröße	Veränderung
Konzentration der gelösten Stoffe	Verminderung (z. B. Ausfällungen oder Adsorption)
pH-Wert	Erhöhung, Erniedrigung
Oberflächenspannung (bei Tropfen)	Erhöhung (z. B. Adsorption von Tensiden an Packmittel)
Viskosität, Konsistenz (von Salben)	Abnahme, Zunahme
Homogenität (von Emulsionen)	Phasentrennung, Brechen, Aufrahmen
Tröpfchengröße (bei Emulsionen)	Zunahme, Koaleszenz

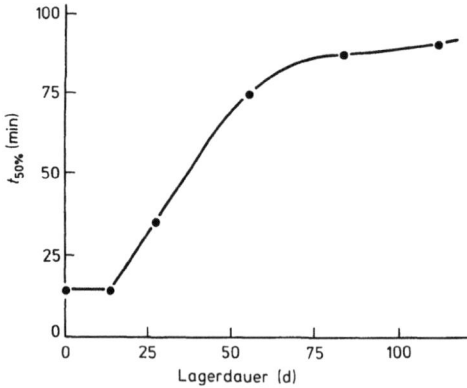

Abb. 5.30. Zunahme der Auflösehalbwertszeit von Tolbutamidtabletten während der Lagerung bei Raumtemperatur und 66 % rel. Feuchte. Nach[5]

ben oft Lösungen von Peptid- bzw. Protein-Arzneistoffen.[10]

Die Temperaturabhängigkeit der Alterungsprozesse, die zu einer größeren Tablettenhärte und kleinerer Zerfall- bzw. Lösegeschwindigkeit führen, ist komplex.

Bei Lagerung von Zubereitungen mit funktionellen Hüllen bzw. aus Matrices können sich diese bzgl. Aussehen, Konsistenz und Funktionsfähigkeit ändern.

Tabelle 5.35. Mögliche physikalische Veränderungen funktioneller Hüllen bzw. Matrices während der Lagerung

Qualitätsmerkmale	Veränderungen
Löslichkeit der Hilfsstoffe	Ab- bzw. Zunahme der Permeabilität
Magensaftresistenz	Ab- bzw. Zunahme der pH-abhängigen Freigabegeschwindigkeit
Geschwindigkeit der Wirkstofffreigabe	Ab- bzw. Zunahme
Homogenität	Rißbildung
Konsistenz	Zu- bzw. Abnahme der mechanischen Festigkeit

Als Faktoren haben sich erwiesen: Luft- bzw. Restfeuchte, Packmittel, Hilfsstoffe, Temperatur, Licht und technologische Einflußgrößen. Die Zeit- und Temperaturabhängigkeit der physikalischen Veränderungen muß wieder im Zusammenhang mit den primären Ursachen gesehen werden. Beispiele sind: Die Nachhärtung von Gelatinekapseln durch Aldehyd-freisetzende Zubereitungen oder die Permeabilitätszunahme von Acrylat-Diffusionshüllen nach Lagerung bei höheren relativen Luftfeuchten in undichten Packmitteln.

Bei Suppositorien aus gehärteten Fetten sind diese Hilfsstoffe insbesondere durch Schmelzverhalten, Hydroxylzahl und Dispergiervermögen definiert. Abhängig von den Herstellungsbedingungen und der Ei-

genschaften der Fettmassen besteht die Möglichkeit der sog. Nachhärtung während der Lagerung mit entsprechenden biopharmazeutischen Konsequenzen.

Mikrobielle Arzneimittelveränderungen. Die dritte Art möglicher Arzneimittelveränderungen während der Lagerung ist auf den Befall durch Mikroorganismen zurückzuführen.[6] Im Laufe der Lagerung treten hierbei Veränderung des Aussehens, Geruchs und Geschmackes auf, entstehen Pyrogene und laufen enzymkatalysierte, chemische Reaktionen ab. Je nach Applikationsform (parenteral, p. o. etc.) und „Nährbodenqualität" der Zubereitung kann diese unbehandelt bleiben oder muß sterilisiert und/oder konserviert werden. Als Stabilisatoren erfordern Konservierungsmittel besondere Beachtung. Wie Arzneistoffe dürfen sie während der Lagerung keinen größeren chemischen und physikalischen Veränderungen unterliegen, die sie in ihrer Wirkung beeinträchtigen.[2] Die zeitlichen Verläufe des Befalls durch Mikroorganismen, ihres Wachstums und der enzymatischen Folgereaktionen sind grundsätzlich verschieden. Kurzzeitprüfungen mit Konservierungsmittelzusätzen werden durch Impfen der Zubereitung mit verschiedenen Mikroorganismen und anschließender Bebrütung vorgenommen. In relativ kurzer Zeit läßt sich eine sichere Haltbarkeitsvorhersage treffen, vorausgesetzt, die Langzeitstabilität der Konservierungsmittel ist gesichert.

Stabilisierungsmaßnahmen

Um die Geschwindigkeit unerwünschter Arzneimittelveränderungen soweit wie möglich zu reduzieren, empfehlen sich generell folgende Maßnahmen bzw. Schritte:

1. Systematische Suche nach stabilitätsbeeinträchtigenden Faktoren,
2. systematische Suche nach stabilitätsfördernden Faktoren,
3. Rezepturoptimierung,
4. Schutzvorkehrungen, z. B. Sterilisationsverfahren, Inertbegasung, Packmittel,
5. Lagerungshinweise, z. B. unter 8 °C lagern.

Die Rezepturoptimierung mit den meisten Möglichkeiten erfordert einen relativ hohen Aufwand, der vor allem auf drei Problemkreise zurückzuführen ist:

- die Existenz mehrerer paralleler bzw. als Folge ablaufender Veränderungen,
- die Notwendigkeit, biopharmazeutische und stabilitätsbezogene Ziele gleichzeitig zu berücksichtigen und
- das Auftreten von Wechselwirkungen zwischen den Einflußgrößen.

Aus diesen Gründen sollte die Rezepturentwicklung auf einem faktoriellen Versuchsplan aufbauen und als Optimierungsaufgabe verstanden werden.[2,6,7] Beispiele sind – neben der generellen Vermeidung von Inkompatibilitäten:

- Im Falle von Hydrolyse und sterischer Umlagerung: Optimierung des Lösungsmittels bezüglich Löslichkeitsparameter, Ionenstärke, pH-Wert, Lyophilisation.

- Im Falle von Oxidation und Decarboxylierung: Optimierung des Lösungsmittels bzgl. pH-Wert und Ionenstärke; Zusätze von Antioxidantien bzw. Komplexbildnern; Schutz vor Sauerstoff und Metallkatalysatoren.
- Im Falle von Ausfällungen bei Lösungen: Optimierung des Lösungsmittels bzgl. Ionenart, pH-Wert und Löslichkeitsparameter. Zusatz von Lösungsvermittlern.
- Im Falle der Denaturierung von Proteinen in Lösung: Optimierung von stabilisierenden Zusätzen wie Elektrolyten, Polyalkoholen, Tensiden und inaktiven Proteinen; Lyophilisation.
- Im Falle der Koaleszenz von Emulsionen: Emulgatoroptimierung; Zusatz viskositätserhöhender Stoffe.
- Im Falle des „Caking" und des Kristallwachstums bei Suspensionen: Optimierung des Dispersionsmittels bzgl. Löslichkeitsparameter, pH, Ionenstärke; Netzmitteloptimierung; Zusatz viskositätserhöhender Stoffe und/oder Flockungsmitteln.
- Im Falle der Nachhärtung von Tabletten: Zusatz von Feuchthaltemitteln, etc.
- Im Falle der Permeabilitätsänderung von Filmüberzügen: Weichmacheroptimierung, etc.
- Im Falle eines mikrobiellen Befalls: Zusatz von Konservierungsmitteln, Lösungs- bzw. Dispersionsmitteloptimierung bzgl. pH-Wert, etc.

Stabilitätsprüfung

Stabilitätsprüfungen bilden die Basis für die Festlegung der Laufzeit bzw. Aufbrauchfrist, geeigneter Behältnisse und Verschlüsse sowie der Lagerungs- und Aufbewahrungshinweise für das betreffende Arzneimittel. Bei Stabilitätsaussagen ist zwischen Prüfungen des Wirkstoffes, seiner Rezeptur bzw. Zubereitung und dem letztlich resultierenden Arzneimittel, d. h. dem Fertigprodukt zu unterscheiden. Die Festlegung der Laufzeit erfolgt nur anhand von Untersuchungsergebnissen, die mit dem Fertigprodukt erhalten wurden. Entwicklungschargen ähnlicher Zusammensetzung können nur bedingt zur Stabilitätsbeurteilung mit herangezogen werden.

Die Rezepturentwicklung beginnt üblicherweise mit Formulierungsvorversuchen im Rahmen von Faktorenversuchen und Optimierungsstrategien,[2,7,8] die eine kurzfristige Rezepturvorauswahl ermöglichen sollen. In diesem Stadium wird eine größere Anzahl verschiedener Rezepturen Belastungsversuchen unter Streßbedingungen (vgl. Tab. 5.36) ausgesetzt, welche meist nur eine ungefähre, seltener eine exakte Stabilitätsvorhersage erlauben. Mit wenigen ausgewählten Rezepturen, die neben stabilitätsbezogenen auch biopharmazeutische und technologische Anforderungen erfüllen müssen, werden anschließend Langzeitversuche durchgeführt. Packmittel und klimatische Verhältnisse müssen dabei den Bedingungen entsprechen, denen das Endprodukt nach dem Inverkehrbringen ausgesetzt wird. Die Prüfung von mindestens drei nach der endgültigen Herstellungsvorschrift gefertigten Chargen bilden die Grundlage der Stabilitätsbewertung des Fertigproduktes bei dessen Zulassung.

Zur Absicherung der Befunde werden üblicherweise nach dem Inverkehrbringen des Arzneimittels noch weitere Chargen unter Langzeitversuchsbedingungen eingelagert und im Rahmen sog. Folgeuntersuchungen geprüft.

Tabelle 5.36. Verschärfte Bedingungen bei Versuchen zur Stabilitätsvorhersage

z. B.:	Kältestabilität:	$-10\,°C$, bis zu 4 Wochen
	Wechseltemperatur:	6 bzw. 41 °C im Tagesrhythmus bis zu 4 Wochen
	Erhöhte Temperatur:	40 °C, 50 °C, 60 °C, 70 °C, 80 °C bis zu 3 Monaten
	Luftfeuchte:	21 °C / 60 % rel. Feuchte; 26 °C / 65 % r. F.; 31 °C / 60 % r. F.; 31 °C / 70 % r. F.
	Lichtstabilität:	Xenonlampe; 5000 K, 150 W, 45 cm Abstand, bis 4 Tage

Arzneiform	Veränderung	Verschärfte Bedingungen bzgl.
Lösungen	Chem. Zersetzung	
	– Hydrolyse	Temperatur (erhöht)
	– Oxidation	O_2-Atmosphäre, Lichtintensität (erhöht), Temperatur (erhöht), Metallionenspuren (erhöht)
	Ausfällungen	Temperatur (erniedrigt bzw. Wechsel)
	Keimwachstum	Kontamination
Feste Zubereitungen	Chem. Zersetzung	
	– Hydrolyse	Temperatur (erhöht), Luftfeuchte (erhöht bzw. erniedrigt)
	– Oxidation	O_2-Atmosphäre, Lichtintensität (erhöht), Temperatur (erhöht), Luftfeuchte (erhöht), Metallionenspuren (erhöht)
	Mechanische Festigkeiten, Agglomeration	Luftfeuchte (erhöht bzw. erniedrigt bzw. Wechsel)
Emulsionssysteme	Chem. Zersetzung	wie bei Lösungen
	Koaleszenz, Phasentrennung	Temperatur (erhöht, Wechsel), Gravitationskräfte (erhöht durch Zentrifugation)
Suspensionssysteme	Chem. Zersetzung	wie bei Lösungen
	Kristallwachstum, „Caking"	Temperatur (Wechsel), Gravitationskräfte (erhöht durch Zentrifugation)

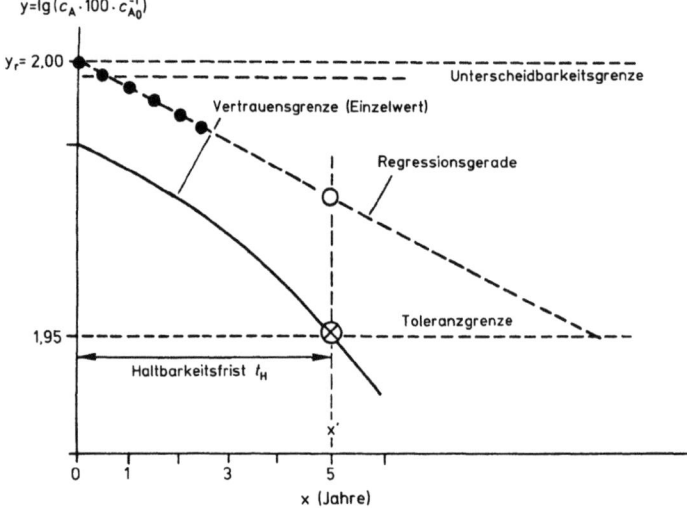

$y = \lg(c_A \cdot 100 \cdot c_{A_0}^{-1})$

$y_r = 2,00$

Unterscheidbarkeitsgrenze

Vertrauensgrenze (Einzelwert)

Regressionsgerade

Toleranzgrenze

1,95

Haltbarkeitsfrist t_H

x'

0   1   3   5

x (Jahre)

Abb. 5.31. Extrapolation der Haltbarkeitsfrist unter statistischen Gesichtspunkten.

● experimentelle Werte; extrapolierter Wert an der Vertrauensgrenze ⊗

Stabilitätsvorhersage. Ist die Zeitabhängigkeit bekannt, bzw. kann man berechtigter Weise für den interessierenden Zeitabschnitt Linearität annehmen und ist die Analysenmethode so genau, daß die Geschwindigkeitskonstante schon nach sehr geringen Umsätzen mit ausreichender Sicherheitswahrscheinlichkeit ermittelt werden kann, wird eine Stabilitätsvorhersage entsprechend Abb. 5.31 auch ohne Anwendung verschärfter Versuchsbedingungen möglich.

Da die Zeitabhängigkeit der Arzneimittelveränderungen meist nicht bekannt und die Analysenmethode zur Ermittlung der Geschwindigkeitskonstanten nach geringen Umsätzen in der Regel zu ungenau ist, müssen die Reaktionen durch verschärfte Bedingungen beschleunigt werden (s. Tab. 5.36).

Langzeitstabilitätsprüfung. Diese Prüfungen der Fertigprodukte müssen im vorgesehenen Handelspackmittel und unter den zu erwartenden Einflüssen bzgl. Temperatur, Licht und relativer Luftfeuchte durchgeführt werden. Basierend auf den vier Welt-Klimazonen werden als Prüfbedingungen vorgeschlagen:[9]

I: 21 °C, 60% rel. Feuchte,
II: 26 °C, 65% rel. Feuchte,
III: 31 °C, 60% rel. Feuchte,
IV: 31 °C, 70% rel. Feuchte.

Handelt es sich um besonders empfindliche Arzneimittel (z. B. mit Peptidwirkstoffen, bestimmte Cytostatika etc.), müssen „mildere" Lagerungsbedingungen (z. B. ≤ 6 °C, d. h. Kühlschranklagerung) eingehalten werden. Siehe hierzu auch die allgemeinen Vorschriften im DAB 9.

Literatur

1. Windheuser JJ, Higuchi T (1962) J Pharm Sci 51:354
2. Martin AN, Swarbrick I, Cammarata A (1987) Physikalische Pharmazie. Stricker H. (Hrsg.) Wissenschaftliche Verlagsgesellschaft, Stuttgart, Kap. 9
3. De Blaey CJ, Rütten-Kingma JJ (1977) Pharm Acta Helv 52:11
4. Maier R (1955) Arch Exptl Pathol 226:532
5. Grimm W, Schepky G (1980) Stabilitätsprüfung in der Pharmazie - Theorie und Praxis, Editio Cantor, Aulendorf
6. Speiser P (1968) Pharm Acta Helv 43:193 und (1973) Pharm Acta Helv 48:63
7. Stricker H (1978) Pharm Ind 40:70,161,266,849,1069
8. Stricker H (1984) Optimierungsverfahren. In: Oelschläger H (Hrsg.) Fortschritte der Arzneimittelforschung. Wissenschaftliche Verlagsgesellschaft, Stuttgart, S. 171
9. APV (1985) Pharm Ind 47:627
10. Wang YJ, Harison MA (1988) J Parent Sci Technol 42:4
11. Yoshioka S, Carstensen JT (1990) J Pharm Sci 79:943

5 Bioverfügbarkeit und Bioäquivalenz

H. BLUME, D. WALLUF-BLUME

5.1 Bioverfügbarkeit

Die biologische Verfügbarkeit eines Arzneistoffes bestimmt wesentlich die Intensität der pharmakologischen Effekte sowie die Geschwindigkeit des Wirkungseintritts und die Wirkdauer.

Die von der Food and Drug Administration (FDA) veröffentlichte Definition der Bioverfügbarkeit wurde in der APV-Richtlinie „Untersuchungen zur Bioverfügbarkeit/Bioäquivalenz" modifiziert übernommen: „Die Bioverfügbarkeit eines Arzneimittels wird durch die Geschwindigkeit (rate) und Masse bzw. Ausmaß (extent) bestimmt, mit der ein Arzneistoff bzw. der wirksame Bestandteil in die systemische Zirkulation gelangt bzw. den Wirkort erreicht, nachdem der Arzneistoff in einer speziellen galenischen Form appliziert worden ist."[1,2]

Da üblicherweise die Konzentration des Arzneistoffs am Wirkort nicht gemessen werden kann, wird diese in leichter zugänglichen Körperflüssigkeiten, z. B. Plasma, Serum oder Urin, analysiert. Aus den so erstellten Konzentration-Zeit-Kurven werden Geschwindigkeit und Ausmaß der Bioverfügbarkeit als indirekte Zielgrößen abgeleitet. Plasma und Serum werden bevorzugt, da im Urin nur das Ausmaß, nicht aber die Geschwindigkeit der Resorption bestimmt werden kann.

Je nach Versuchsansatz unterscheidet man dabei zwischen der Bestimmung der

- absoluten Bioverfügbarkeit, bei der die Bioverfügbarkeit eines Arzneistoffs nach p. o. Applikation mit der nach parenteraler Gabe verglichen wird, und der
- relativen Bioverfügbarkeit, die über einen Verfügbarkeitsvergleich mit einer ebenfalls p. o. applizierten Referenzformulierung ermittelt wird.

Bestimmung der Bioverfügbarkeit

Zur Bestimmung der Bioverfügbarkeit werden die Arzneimittel entweder als Einmaldosis (Single-dose-Studie) verabreicht oder mehrmals mit konstanten Dosierungsintervallen (Multiple-dose-Studie) appliziert, wobei ein Fließgleichgewicht (steady state) erreicht wird.

In Abb. 5.32 ist exemplarisch ein Plasmakonzentration-Zeit-Profil dargestellt, das nach Einmalapplikation einer schnellfreisetzenden Zubereitung erhalten wird. Zur Bewertung der Bioverfügbarkeit werden aus dem Kurvenverlauf mit einfachen mathematischen Methoden folgende pharmakokinetische Zielgrößen berechnet:

- die Fläche unter der Plasmakonzentration-Zeit-Kurve (AUC),
- die Höhe der maximalen Arzneistoffkonzentration (c_{max}) und
- die Zeit bis zum Auftreten der Plasmakonzentrationsspitze (t_{max}).

Fläche unter der Kurve (AUC). Zur Beurteilung der Bioverfügbarkeit ist die Fläche unter der Kurve (engl.: Area Under the Curve, AUC) die wichtigste Zielgröße. Sie repräsentiert das Ausmaß der Bioverfügbarkeit. Das „Prinzip der korrespondierenden Flächen"[3]

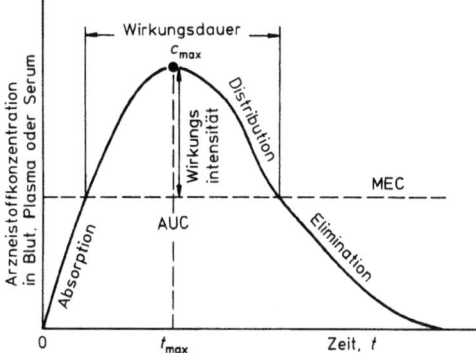

Abb. 5.32. Pharmakokinetische Zielgrößen zur Beurteilung der Bioverfügbarkeit: Fläche unter der Kurve (AUC), maximale Arzneistoffkonzentration (c_{max}), Zeit bis zum Auftreten der Plasmakonzentrationsspitzen (t_{max}), minimale Wirkkonzentration (MEC)

besagt, daß die AUC-Werte sich proportional zur Arzneistoffmenge verändern, die aus der Arzneiform freigesetzt wird und die systemische Zirkulation erreicht. Weicht das Ausmaß der Bioverfügbarkeit zwischen zwei Präparaten ab, äußert sich dies durch entsprechende Unterschiede in den Flächen unter den Kurven.

Bei der Berechnung der AUC-Werte sollte grundsätzlich die Trapezregel bevorzugt werden (Abb. 5.33). Die Fläche eines Trapezes wird dabei nach folgender Formel ermittelt:

$$AUC = \frac{c_1 + c_2}{2} \cdot (t_2 - t_1)$$

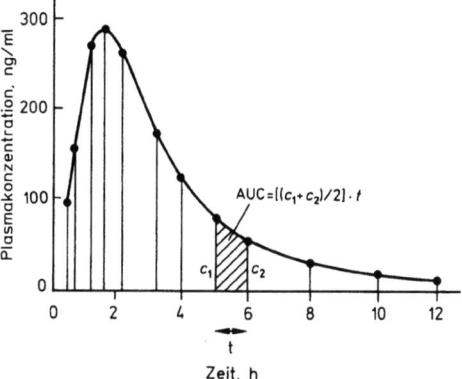

Abb. 5.33. Berechnung der Fläche unter der Kurve (AUC) nach der Trapezregel

Die Gesamt-AUC ergibt sich dann als Summe der einzelnen Trapezflächen. Zu beachten ist, daß der Nullpunkt als erster Meßpunkt gilt und mit in die Berechnung einzubeziehen ist (Dreieck mit dem ersten Meßwert). Ergeben sich zu Beginn einer Blutspiegelkurve nichtdetektierbare Werte, so wird das entsprechende Dreieck, das vom ersten Meßwert mit dem davorliegenden nichtdetektierbaren Meßzeitpunkt gebildet wird, einbezogen.

Der nach dem letzten Meßwert einer Kurve verbleibende Flächenabschnitt (bis unendlich) wird als AUC_{last} bezeichnet. Auch dieser ist grundsätzlich zu berechnen, da man über ihn Aufschlüsse über die Qualität des Studiendesigns erhält. AUC_{last} kann aus dem letzten Meßwert (c_{last}) sowie aus der im abfallenden Kurvenabschnitt (β-Elimination) berechneten terminalen Eliminationskonstante (λ_z) nach der Formel

$$AUC_{last} = \frac{c_{last}}{\lambda_z}$$

ermittelt werden (Abb. 5.34).

Bei jedem einzelnen Probanden sollte AUC_{last} nicht größer als 10 bis maximal 20% der Gesamtfläche ($AUC_{trap,0-\infty}$) sein. Trifft dies nicht zu, so ist das Studiendesign unzulänglich (nicht lange genug gemessen), da der Anteil der Fläche unter der Kurve, der tatsächlich durch konkrete Meßpunkte beschrieben

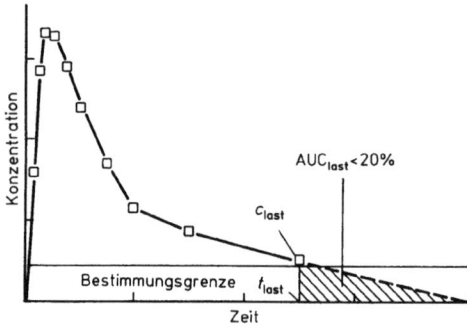

Abb. 5.34. Berechnung der Restfläche vom letzten Meßpunkt bis unendlich durch log-lineare Regression

wird, zu gering ist. Ausnahmen von dieser Regel sind aber ggf. bei Arzneistoffen mit sehr langer Halbwertszeit möglich.[4]

Eine andere Möglichkeit für die Berechnung der Flächen unter den Kurven beruht auf komplizierteren mathematischen Verfahren mit Hilfe pharmakokinetischer Modellfunktionen.[5] Nicht in allen Fällen sind aber auf diese Weise geeignete Ergebnisse zu erhalten.

Maximale Arzneistoffkonzentration (c_{max}). Aus den c_{max}-Werten können in vielen Fällen Rückschlüsse auf die Intensität der pharmakodynamischen Effekte und ggf. auch auf das Risiko unerwünschter Wirkungen gezogen werden. Bei einer Reihe von Arzneistoffen, z. B. Spironolacton, besteht allerdings keine direkte Beziehung zwischen der aktuellen Höhe der Plasmakonzentrationen und der Intensität der beobachteten pharmakodynamischen Wirkungen.

Die maximale Arzneistoffkonzentration ist eine leicht zu ermittelnde Zielgröße. Sie wird direkt aus den Meßwerten abgelesen oder kann anhand der durch Modellanpassung berechneten Kurvenverläufe festgelegt werden.

Zeit bis zum Auftreten der Plasmakonzentrationsspitze (t_{max}). Mit Hilfe der t_{max}-Werte können Rückschlüsse auf die Resorptionsgeschwindigkeit des Arzneistoffs aus dem Gastrointestinaltrakt und dadurch indirekt auf die Freisetzungskinetik des Arzneistoffs aus der Arzneiform gezogen werden. Über die Zielgröße t_{max} wird die Geschwindigkeitskomponente der Bioverfügbarkeit beurteilt.

Auch die t_{max}-Werte werden entweder direkt aus den Meßpunkten ermittelt oder mit Hilfe pharmakokinetischer Modelle berechnet.

Einflußfaktoren auf die Bioverfügbarkeit

Die Bioverfügbarkeit wird durch verschiedene Faktoren beeinflußt, z. B. durch physiologische Faktoren, durch Charakteristika des Arzneistoffs sowie durch die Beschaffenheit der Arzneiform.

Einfluß physiologischer Faktoren. Das Ausmaß und die Geschwindigkeit der Resorption, die Biotransformation, Verteilung und Ausscheidung von Arzneistoffen bestimmen deren Bioverfügbarkeit wesentlich.

Der wichtigste Ort der *Resorption* ist der Dünndarm. Dies gilt für die Mehrzahl der Arzneistoffe, weitgehend unabhängig von ihren physikochemischen Eigenschaften, da die Resorptionsfläche des Dünndarms um ein Vielfaches größer ist als die des Magens. Die resorbierende Fläche beträgt im Magen 0,1 bis 0,2 m², im Dünndarm dagegen ca. 100 m². Darüber hinaus ist die Dünndarmdurchblutung etwa zehnmal intensiver als die des Magens.

Vor diesem Hintergrund kommt der *Magenpassagezeit* eine erhebliche Bedeutung zu. In Abb. 5.35 ist der Einfluß der Magenpassage auf den Verlauf der Plasmakonzentration-Zeit-Kurve nach Einnahme einer schnellfreisetzenden Glibenclamid-Tablette dargestellt.[6] Bei einem Probanden ergab die wiederholte Einnahme desselben Glibenclamid-Handelspräparates an zwei Studientagen einer Bioäquivalenzuntersuchung einen deutlichen Unterschied der Plasmaprofile. Im Fall einer Applikation nach der Mahlzeit erfolgte die Resorption dabei deutlich verzögert. Dies ist offensichtlich darauf zurückzuführen, daß die Arzneiform ungewöhnlich lange im Magen verblieben war und erst nach Stunden in den Dünndarm transportiert wurde, von wo aus der Arzneistoff dann rasch und quantitativ resorbiert wurde. Diese deutlichen Unterschiede sind nicht auf biopharmazeutische Qualitätsabweichungen, sondern auf veränderte physiologische Bedingungen von Studientag zu Studientag zurückzuführen.

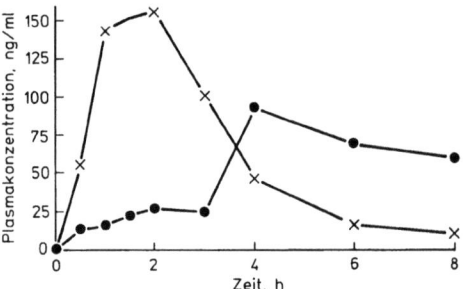

Abb. 5.35. Glibenclamid-Plasmakonzentration-Zeit-Profile bei einem Probanden nach Einnahme der Tablette vor (- × - × -) bzw. nach (- ● - ● -) der Mahlzeit

Die Magenpassagezeit wird durch unterschiedliche Faktoren determiniert. Entscheidend ist dabei die Entleerungsfrequenz, die ihrerseits vom Füllungszustand des Magens sowie von der Zusammensetzung der eingenommenen Nahrung abhängt. Im Rahmen verschiedener Untersuchungen konnten hinsichtlich dieser Einflußgröße relativ weite Variationen festgestellt werden. So wurden nach Einnahme fettreicher Mahlzeiten Magenpassagezeiten zwischen 1 und 24 Stunden für feste orale monolithische Arzneiformen ermittelt.[7] Selbst bei Gabe auf nüchternen Magen verweilen solche Zubereitungen zwischen 1 und 4 Stunden im Magen. Daraus folgt, daß eine Vorhersage von nahrungsinduzierten Veränderungen der Magenpassage praktisch nicht möglich ist (vgl. Nahrungseinfluß).

Das Ausmaß der Resorption wird u. a. auch durch die pH-Verhältnisse im Magen-Darm-Trakt beeinflußt.

Insbesondere schwache Säuren bzw. Basen variieren hinsichtlich ihrer Resorption stark in Abhängigkeit von pH-Schwankungen.

In ionisiertem Zustand ist die Lipophilie einer Substanz gering. Dadurch wird die Passage von biologischen Membranen eingeschränkt und die Resorption nimmt ab. Im Magen betreffen solche Prozesse vor allem die stärker basischen Arzneistoffe. Schwache Säuren und Basen werden dagegen ebenfalls im Magen resorbiert, allerdings ist - wie bereits erwähnt - auch in diesen Fällen der Hauptresorptionsort der Dünndarm.

Weitere Einflußfaktoren der Resorption sind u. a. die Motilität, die Durchblutung sowie die enzymatische Aktivität des Magen-Darm-Trakts.

Auch das Ausmaß sowie die Geschwindigkeit der *Biotransformation* sind entscheidend für die Bioverfügbarkeit. Besondere Bedeutung kommt dabei dem First-pass-Effekt, d. h. der Metabolisierung bei der ersten Darm- bzw. Leberpassage, zu. Ist dieser ausgeprägt, so wird selbst bei einer hohen Resorptionsrate eine nur niedrige Bioverfügbarkeit erreicht, da letztlich nur geringe Mengen an unverändertem Arzneistoff systemisch verfügbar werden. Der First-pass-Effekt wird durch die Durchblutung der Leber und der Darmschleimhaut sowie durch deren biochemische Aktivität beeinflußt.

Auf der Ebene des First-pass-Metabolismus kann es ebenfalls zu Wechselwirkungen mit Nahrungsbestandteilen kommen, die dann als Variable für die Bioverfügbarkeit von Bedeutung sind. Die Biotransformationsenzyme des Darms und der Leber sind relativ unspezifisch und können daher auch Nahrungsbestandteile metabolisieren. Für nachfolgend bzw. gleichzeitig resorbierte Arzneistoffe steht dann die Enzymkapazität nicht mehr uneingeschränkt zur Verfügung. Der Arzneistoff wird unter diesen Umständen in höheren Konzentrationen systemisch verfügbar sein, da größere Substanzmengen die Hürde des First-pass-Metabolismus unverändert passieren, so daß schließlich eine erhöhte Bioverfügbarkeit resultiert.[8]

Auch die *Ausscheidungsgeschwindigkeit* hat einen nicht unerheblichen Einfluß auf die Bioverfügbarkeit, wobei der Niere als wichtigstem Ausscheidungsorgan die größte Bedeutung zukommt. Die renale Exkretion ist eine Funktion der Nierenleistung, des Urin-pH-Wertes, der Flüssigkeitszufuhr und der Bindung des Arzneistoffs an Plasmaproteine bzw. an Gewebe.

Hydrophile Stoffe, polare Metaboliten sowie Ionen verbleiben nach der glomerulären Filtration im Tubulus und werden mit dem Endharn ausgeschieden. Lipophile Stoffe werden dagegen entsprechend dem Konzentrationsgefälle tubulär rückresorbiert. Säuren und Basen werden schließlich in Abhängigkeit von ihrem Ionisationsgrad ausgeschieden, der im wesentlichen durch den Urin-pH-Wert bestimmt wird.

Für einige Arzneistoffe stellt auch die biliäre Ausscheidung einen wichtigen Eliminationsweg dar.[9] Voraussetzung dafür ist eine gewisse Mindestmolekülgröße und eine ausreichende Polarität. Hinsichtlich der Molekülmasse werden dabei speziesspezifische Schwellen, unterhalb derer Substanzen nur in vernachlässigbarem Ausmaß mit der Galle ausgeschieden werden, diskutiert. Für den Menschen liegt

diese bei einem Molekulargewicht von 500 bis 700. Die mit der Galle in den Darm eliminierten Substanzen unterliegen nicht selten einem enterohepatischen Kreislauf, z. B. Digoxin, wodurch wiederum die Bioverfügbarkeit beeinflußt wird. In den Plasmaprofilen fallen dann Sekundärmaxima auf, die mit der Nahrungsaufnahme assoziiert sind (nahrungsinduzierte Entleerung der Gallenblase).

Eigenschaften des Arzneistoffs. Bevor ein Arzneistoff resorbiert werden kann, muß er aus der Arzneiform freigesetzt werden und in Lösung gehen. Diese Prozesse werden durch eine Reihe von substanzspezifischen Faktoren beeinflußt, z. B. von der Löslichkeit, vom Verteilungskoeffizienten und den Dissoziationskonstanten, von der Teilchengröße, einer evtl. Polymorphie und Pseudopolymorphie, von der chemischen Stabilität sowie von auftretenden Wechselwirkungen.

Infolge ihrer schlechten Löslichkeit werden Arzneistoffe wie z. B. Acetylsalicylsäure oder Erythromycin als „problematisch" hinsichtlich der Bioverfügbarkeit eingestuft.[10] In diesen Fällen kann eine optimale Bioverfügbarkeit nur durch die Einnahme zusammen mit ausreichend großen Flüssigkeitsvolumina sichergestellt werden.

Eine genügende Wasserlöslichkeit stellt somit eine wesentliche Bedingung für die Resorption dar. Da aber sowohl die Magen- als auch die Darmschleimhaut als Lipidbarrieren wirken, ist für die Aufnahme von Stoffen im Organismus auch eine gewisse Lipophilie erforderlich. Die Resorptionsrate steigt daher i. allg. mit Zunahme des Octanol-Wasser-*Verteilungskoeffizienten*, der die Lipidlöslichkeit der Substanzen charakterisiert, an. Aus dieser Stoffkennzahl können also gewisse Rückschlüsse auf die Resorptionsverhältnisse gezogen werden.

Viele Arzneistoffe haben Säure- oder Basencharakter und liegen daher in Abhängigkeit vom pH-Wert in einer mehr oder weniger dissoziierten oder nichtdissoziierten Form vor. Mit zunehmendem *Dissoziationsgrad* steigt die Hydrophilie des Arzneistoffs und infolge dessen nimmt der für die Resorption zur Verfügung stehende lipophile Anteil ab. Über die große Resorptionsfläche im Darm ($100 \, m^2$) kann aber auch überwiegend dissoziiert vorliegender Arzneistoff weitgehend quantitativ resorbiert werden, indem der jeweils nichtdissoziierte Anteil dem Gleichgewicht entzogen und rasch nachgebildet wird.

Die Lösungsgeschwindigkeit eines Arzneistoffs läßt sich durch Variation der *Teilchengröße* beeinflussen. Eine Verkleinerung der Teilchen, d. h. eine Vergrößerung ihrer Oberfläche und damit eine Zunahme der Phasengrenze Festkörper/Lösung, führt zu einer Beschleunigung des Auflösungsprozesses. Während der Einfluß solcher Veränderungen der Teilchengröße auf die Lösungsgeschwindigkeit beträchtlich ist, wird gleichzeitig die Löslichkeit der Stoffe weniger stark beeinflußt. Durch eine Teilchenverkleinerung um den Faktor 6,5 kann eine 10%ige Erhöhung der Löslichkeit erreicht werden.

Diese Erkenntnisse zum Einfluß der Teilchengröße auf die Resorption wurden z. B. bei dem sehr schwerlöslichen Arzneistoff Griseofulvin in die Praxis umgesetzt. Die Vergrößerung der Teilchenoberfläche um den Faktor 6 führt in diesem Fall zu einem Anstieg der resorbierten Menge des Arzneistoffs auf den 2,5fachen Wert. Mikronisiertes Griseofulvin ergibt dann in einer Dosis von 125 mg äquivalente antimykotische Wirkungen wie 250 mg des grobgepulverten Arzneistoffs.[11]

Dem mechanischen Zerkleinern der Kristalle sind jedoch gewisse Grenzen gesetzt. Als weitergehende Möglichkeit bietet sich die Herstellung mikrokristalliner Dispersionen von schwerlöslichen Arzneistoffen, z. B. Nifedipin, in festen wasserlöslichen Trägerstoffen an. Je nach Aufbereitungsverfahren können auf diese Weise unter anderem eutektische Gemische, Mischkristalle, glasartige Lösungen oder Suspensionen hergestellt werden. Die verbesserte Bioverfügbarkeit solcher fester Dispersionen wird dadurch erklärt, daß in dem erreichten „molekulardispersen" Zustand die Oberflächenvergrößerung maximal ist.

Viele Arzneistoffe kommen in verschiedenen Kristallmodifikationen oder auch amorph vor. Dies wird als *Polymorphie* bzw. *Pseudopolymorphie* bezeichnet. Man vermutet, daß dies ca. 1/3 aller organischer Verbindungen betrifft. Die diversen Modifikationen unterscheiden sich in ihren physikalischen Konstanten. Häufig weisen polymorphe Formen abweichende Lösungsgeschwindigkeiten auf.

Über eine Variation der Kristallmodifikation kann somit auch die Bioverfügbarkeit beeinflußt werden. Allerdings ist mit relevanten Bioverfügbarkeitsdifferenzen nur dann zu rechnen, wenn die betreffenden polymorphen Formen bei 37 °C einen ausreichend großen Löslichkeitsunterschied aufweisen oder die Freisetzungsgeschwindigkeit aus der Arzneiform als geschwindigkeitsbestimmender Schritt bei der Resorption deutlich verändert ist. Dies ist z. B. bei Methylprednisolon der Fall.

Auch die *chemische Stabilität* des Arzneistoffs im Magen-Darm-Kanal stellt eine wesentliche Einflußgröße für die Bioverfügbarkeit dar. Besonders hydrolyselabile Stoffe sind in diesem Zusammenhang problematisch. So wird Benzylpenicillin bei einem pH von 1,3 (Magen) sehr schnell gespalten (Halbwertszeit: 3,5 min) und ist demzufolge wenig bioverfügbar. Das säurestabilere Phenoxymethylpenicillin (Halbwertszeit: 160 min) weist dagegen, bedingt durch die bessere Stabilität, eine größere Bioverfügbarkeit auf.[12]

Interferenzen des Arzneistoffs mit Nahrungsbestandteilen sowie mit anderen Arznei- oder Hilfsstoffen haben einen nicht zu unterschätzenden Einfluß auf die Resorption und somit letztendlich auf die Bioverfügbarkeit.

Die Resorptionsverminderung von manchen Tetracyclinen bei gleichzeitiger Einnahme von Milch bzw. milchhaltigen Produkten ist schon lange bekannt.[13] Diese Tetracycline bilden mit Calcium-Ionen schwerlösliche Chelate, wodurch der Anteil des frei verfügbaren und direkt resorbierbaren Tetracyclins erniedrigt wird. Analoge Wechselwirkungen mit Tetracyclinen können entsprechend auch bei anderen Arzneimitteln auftreten, wenn diese zwei- bzw. dreiwertige Kationen enthalten.

In der Literatur sind zahlreiche Berichte über die Beeinflussung der systemischen Verfügbarkeit verschiedener Arzneistoffe durch eine gleichzeitige Nahrungsaufnahme zu finden.[14-16] Dabei wurden unterschiedliche Effekte festgestellt. In manchen Fällen war die Verfügbarkeit erhöht, in anderen vermindert, z. T. konnten praktisch keine Veränderungen nachgewiesen werden.

In diesem Zusammmenhang kommt auch der gleichzeitigen Einnahme von Pharmaka zusammen mit bestimmten anderen Arzneimitteln Bedeutung zu, die entweder, wie z. B. Metoclopramid, eine Erhöhung der Motilität des Magen-Darm-Kanals bewirken, oder, wie z. B. die Gruppe der Parasympatholytika durch eine Verminderung der Motilität die Magen-Darm-Passage verzögern.

Wichtig sind schließlich auch mögliche Wechselwirkungen zwischen Arznei- und Hilfsstoffen. Im Prinzip kann jeder bei der Arzneimittelherstellung eingesetzte Hilfsstoff die Resorption und damit die Bioverfügbarkeit beeinflussen. Aufgrund der mannigfaltigen Kombinationsmöglichkeiten von Arznei- und Hilfsstoffen sind Auswirkungen auf die Bioverfügbarkeit sowohl im Sinne einer Verbesserung als auch einer Verminderung möglich. Voraussagen der Effekte sind sehr schwierig und müssen daher im Einzelfall bewertet werden.

Eigenschaften der Arzneiform. Eine wesentliche Voraussetzung für die Resorption und damit die Bioverfügbarkeit eines p. o. applizierten Arzneistoffs ist seine Auflösung im Magen-Darm-Trakt. Da dieser Prozeß durch die Eigenschaften der Zubereitungsform entscheidend beeinflußt wird, kann die technologische Verarbeitung eines Arzneistoffs zum Arzneimittel erhebliche Veränderungen der Bioverfügbarkeit bewirken.

Eine Arzneistofflösung bietet die beste Voraussetzung für eine ungehinderte, rasche und weitgehend vollständige Resorption. Alle anderen p. o. applizierten Arzneiformen führen dagegen zu einer vergleichsweise verzögerten Aufnahme in den Organismus. Aufgrund der notwendigen Schritte, die in diesen Fällen vor der Resorption ablaufen müssen, ist grundsätzlich mit einer Beeinflussung der Bioverfügbarkeit zu rechnen.

Bei festen Arzneiformen sind oftmals der Zerfall der Arzneiform im Magen/Darm und die Auflösung des Arzneistoffs die geschwindigkeitsbestimmenden Schritte für die Resorption. An diese „pharmazeutische Phase" schließen sich dann erst die eigentlichen pharmakokinetischen Prozesse Resorption, Verteilung, Biotransformation und Ausscheidung an. Die Wahrscheinlichkeit, daß durch die Verarbeitung eines Arzneistoffs in eine orale Arzneiform die Bioverfügbarkeit beeinflußt wird, nimmt daher in der Reihenfolge Lösung, Emulsion, Suspension, Pulver, Kapsel, Tablette und Dragee zu.[17]

Durch den gezielten Einsatz von bestimmten Hilfsstoffen kann aber auch eine gesteigerte Resorption und somit eine bessere biologische Verfügbarkeit erreicht werden. Dies ist besonders bei Rezepturänderungen von Bedeutung. Ihre konkreten Auswirkungen auf die Bioverfügbarkeit - Steigerung oder Verminderung - sind schwer voraussagbar. In diesem Zusammenhang sind aus der Literatur zum Teil dramatische Ereignisse bekannt, z. B. Berichte über Intoxikationen mit Phenytoin.[26]

Darüber hinaus kommt auch der Herstellungstechnologie große Bedeutung zu. So kann z. B. durch Veränderung des Preßdrucks bei der Tablettenherstellung der Zerfall der Komprimate bzw. die Arzneistoffauflösung und damit die Bioverfügbarkeit erheblich beeinflußt werden.

Auch im Hinblick auf die Magenpassagezeit spielt die jeweilige Arzneiform eine wesentliche Rolle.[7] Flüssige Zubereitungen können den Magen nahezu ungehindert, d. h. innerhalb von 10 bis 50 min, passieren. Die Transitzeit fester oraler Arzneiformen hängt dagegen in erster Linie von der Größe der eingenommenen Formlinge ab. Deutliche Unterschiede ergeben sich hier z. B. zwischen den monolithischen „Single-unit"-Formen, die aus einem einzelnen Formling bestehen, der häufig einen Durchmesser von mehr als 7 mm besitzt, und den „Multiple-unit"-Formen, die aus mehreren kleinen Untereinheiten, z. B. Pellets von in der Regel ca. 1 mm Durchmesser, zusammengesetzt sind.

Single-unit-Zubereitungen werden i. allg. den Magen zusammen mit dem Speisebrei verlassen. Ihre Passagezeit wird also direkt durch die Frequenz der Magenentleerung bestimmt. Wie Untersuchungen gezeigt haben, kann die Transitzeit nach einer Mahlzeit daher zwischen 0,5 und 24 Stunden variieren. Die kleinen Multiple-unit-Formen können dagegen den Magen auch bei geschlossenem Pylorus verlassen, so daß die Schwankungen der Passagezeit mit 0,5 bis 3 Stunden deutlich geringer ausfallen.

5.2 Vergleichende Bewertung analog zusammengesetzter Fertigarzneimittel

Nach Ablauf des Patentschutzes für einen Arzneistoff werden häufig, insbesondere bei Arzneimitteln mit einem hohen Marktanteil, analog zusammengesetzte Fertigarzneimittel (Generika) von weiteren pharmazeutischen Herstellern in den Handel gebracht. Diese Arzneimittel enthalten denselben Arzneistoff in identischer Konzentration bzw. Dosierung wie das Originalpräparat und beanspruchen eine adäquate Wirksamkeit.

Die vergleichende Bewertung solcher analog zusammengesetzter Fertigarzneimittel gewinnt daher zunehmend an Bedeutung. Durch den Beleg der Gleichwertigkeit kann nämlich einerseits bei der Zulassung des Präparates Bezug auf die klinische Dokumentation des Erstanmelderpräparates genommen werden (sog. bezugnehmende Zulassung) und andererseits wird dadurch ein Austausch von gleichwertigen Fertigarzneimitteln während der Therapie vertretbar.

Bei der vergleichenden Bewertung der Qualität von Fertigarzneimitteln müssen verschiedene Aspekte berücksichtigt werden. In bezug auf die Wirksamkeit und Unbedenklichkeit der Präparate stehen die pharmakodynamischen und pharmakokinetischen Arzneistoffcharakteristika an erster Stelle. Der Arzneiform kommt aber ebenfalls eine entscheidende Bedeutung zu. In zahlreichen Studien konnte nämlich ein Einfluß der Arzneiform auf die Arzneimittelwir-

kung belegt werden. Wichtige Faktoren, wie z. B. die Geschwindigkeit des Wirkungseintritts, die Wirkdauer, die Intensität der Wirkung oder auch die Nebenwirkungshäufigkeit, sind in gewissen Grenzen durch technologische Maßnahmen beeinflußbar bzw. steuerbar.

Dementsprechend bilden die Parameter der pharmazeutischen Qualität eine wesentliche Grundlage für die Begutachtung von Fertigarzneimitteln. Dies gilt in besonderem Maß für analog zusammengesetzte Präparate. Hier treten bei einer vergleichenden Bewertung die pharmakodynamischen und pharmakokinetischen Substanzeigenschaften in den Hintergrund und die pharmazeutische Qualität der Fertigarzneimittel wird zum entscheidenden Kriterium.

Darüber hinaus stellt weiterhin die Bioverfügbarkeit ein wesentliches Charakteristikum von Fertigarzneimitteln dar, wobei diese wiederum durch die pharmazeutische Qualität der Produkte bestimmt wird.

Pharmazeutische Qualität von Fertigarzneimitteln

Im Rahmen der Beurteilung der pharmazeutischen Qualität von Arzneimitteln werden Eigenschaften wie Identität und Reinheit der Arzneistoffe, Arzneistoffgehalt und Dosierungsgenauigkeit, Stabilität sowie Zerfall und Freisetzungcharakteristik berücksichtigt. Dabei kommt vor allem der In-vitro-Freisetzung besondere Bedeutung zu. Ihre Überprüfung muß allerdings unter Verwendung sachgerechter Methoden durchgeführt werden, die möglichst durch In-vivo-Daten validiert sein sollten (in vitro/in vivo Beziehung).

Bei der sachgerechten Bewertung dieser Parameter orientiert man sich in der Praxis – soweit möglich – an den Vorschriften der Arzneibücher bzw. an den in Arzneimittelprüfrichtlinien[19] festgeschriebenen Qualitätskriterien.

Von den genannten Qualitätsparametern soll an dieser Stelle nur die pharmazeutische Verfügbarkeit (In-vitro-Freisetzung) näher betrachtet werden. Sie ist das insgesamt wichtigste im Labor analysierbare biopharmazeutische Qualitätskriterium für feste orale Arzneiformen; dies gilt insbesondere für schwerlösliche Substanzen. Im Hinblick auf die Resorption von Pharmaka und damit deren Bioverfügbarkeit stellt die Arzneistofffreisetzung aus dem Arzneimittel die Grundvoraussetzung dar.

Als Basis für eine Beurteilung der ordnungsgemäßen Qualität von Fertigarzneimitteln werden sowohl Untersuchungen zum Zerfall der Arzneiform als auch Überprüfungen der Auflösungsgeschwindigkeit und Arzneistofffreisetzung benötigt. Die Bestimmung der Freisetzungsprofile liefert dabei wichtige Informationen über die biopharmazeutischen Eigenschaften eines Arzneimittels.

Für die Untersuchung der In-vitro-Freisetzung bieten sich verschiedene Methoden an. Das Eintopfverfahren mit der Blattrührer- bzw. der Drehkörbchenapparatur (DAB 9) arbeitet mit einem festgelegten, begrenzten Lösungsmittelvolumen. Nichtlimitierte Volumina an Prüfflüssigkeit werden dagegen z. B. bei der DAC-Durchflußmethode eingesetzt.

Konkrete Anforderungsprofile für die Arzneistoff-auflösung sind in einigen Arzneibuchmonographien, z. B. in der USP XXII, festgelegt. Diese variieren in Abhängigkeit von der Substanz, bedingt durch die jeweiligen physikalisch-chemischen Stoffeigenschaften. Im DAB 9 fehlen entsprechende Angaben ebenso wie in der PhEur.

Auch heute noch werden im Rahmen von vergleichenden Reihenuntersuchungen zum Teil bedeutende Unterschiede bezüglich der Arzneistofffreisetzung zwischen einzelnen Fertigarzneimitteln festgestellt (Abb. 5.36).[20-22] Allerdings ist es nicht immer einfach zu beurteilen, inwieweit diese Abweichungen für die therapeutische Anwendung tatsächlich relevant sind. Nur für einzelne Arzneistoffe konnten bisher konkrete mathematische Beziehungen zwischen den in vitro analysierten Freisetzungsdaten und den in vivo ermittelten Bioverfügbarkeitswerten nachgewiesen werden (In-vivo/In-vitro-Beziehung). Belegt sind solche Korrelationen z. B. für Furosemid[23], Glibenclamid[24] und Carbocromen[25].

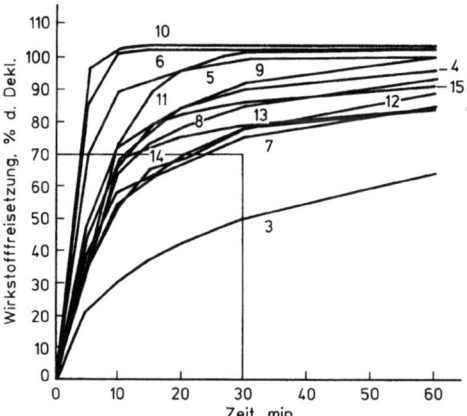

Abb. 5.36. In-vitro-Freisetzung handelsüblicher 3,5 mg Glibenclamid enthaltender Fertigarzneimittel. Nach[20]

Es wird aber i. allg. genügen, wenn man das durch die Arzneiform beeinflußte pharmakokinetische Verhalten (insbesondere Resorptionsgeschwindigkeit) aufgrund der In-vitro-Ergebnisse abschätzen kann. Problematisch werden Rückschlüsse, wenn die Resorption des Arzneistoffs im Vergleich zur Auflösung im Magen-Darm-Kanal langsam erfolgt, irreversible Arzneistoffverluste oder (ggf. reversible) Veränderungen der physikalisch-chemischen Eigenschaften der Arzneistoffe im Gastrointestinaltrakt eintreten, nichtlineare pharmakokinetische Prozesse während der Resorption ablaufen oder auch eine Aufnahme ungelöster Arzneistoffpartikel in den Organismus erfolgen kann.

Eine Bewertung der Ergebnisse aus In-vitro-Freisetzungsversuchen ist aber nicht nur bei den schnellfreisetzenden Arzneimitteln schwierig, sondern noch verstärkt bei Arzneimitteln mit „gesteuerter" Arzneistoffabgabe, z. B. Retardformulierungen.

Für schnellfreisetzende Zubereitungen wird gefordert, daß bestimmte Mindestmengen des Arzneistoffs

pro Zeiteinheit in Lösung gehen. Zur Charakterisierung von Arzneimitteln mit gesteuerter Freigabe sind dagegen jeweils Begrenzungen nach oben und unten erforderlich, die für jeden einzelnen Meßpunkt einerseits die vorgeschriebene Mindestmenge (Kriterium: ausreichende Verfügbarkeit) und andererseits die Höchstgrenze an freigesetztem Arzneistoff festlegen (Kriterium: gewünschter Retardierungsgrad).

Durch eine Reihe von Untersuchungen[26-28] ist belegt, daß sich vor allem die Freisetzungsprofile von handelsüblichen wirkstoffgleichen Retardzubereitungen zum Teil erheblich unterscheiden. Die entsprechenden Abweichungen sind dabei nicht nur unter analogen experimentellen Bedingungen festzustellen, sondern die Auflösungsgeschwindigkeiten variieren z. T. auch stark in Abhängigkeit vom pH-Wert.[26] Daraus können für den therapeutischen Einsatz der Präparate beachtliche Konsequenzen resultieren, z. B. wenn solche Präparate bei älteren Patienten mit eingeschränkter Magensaftsekretion angewendet werden. Häufig ist jedoch eine endgültige Aussage über die therapeutische Relevanz dieser in vitro festgestellten Unterschiede erst nach entsprechenden Bioverfügbarkeitsuntersuchungen möglich.

Bewertung von Fertigarzneimitteln analoger Zusammensetzung durch vergleichende Bioverfügbarkeitsprüfung

Da eine definitive Beurteilung der therapeutischen Bedeutung von in vitro nachgewiesenen Qualitätsdifferenzen häufig schwierig ist, sind in vielen Fällen Invivo-Studien, vor allem vergleichende Bioverfügbarkeitsprüfungen, unerläßlich. Solche Untersuchungen sind vor allen Dingen auch für die Beurteilung der „therapeutischen Gleichwertigkeit" und somit der „Austauschbarkeit" von analog zusammengesetzten Fertigarzneimitteln wesentlich.

Die Food and Drug Administration (FDA) hat bereits vor mehreren Jahren die „therapeutische Äquivalenz" von Fertigarzneimitteln definiert und im „Orange Book" festgeschrieben.[29] Danach müssen therapeutisch gleichwertige Fertigarzneimittel

- pharmazeutisch äquivalent sein, d. h. denselben Arzneistoff in gleichen Arzneiformen mit identischer Dosierung enthalten und hinsichtlich der Parameter der pharmazeutischen Qualität keine wesentlichen Unterschiede aufweisen,
- bioäquivalent sein, d. h. eine analoge Bioverfügbarkeit haben,
- entsprechend deklariert sein,
- nach GMP-Richtlinien (Good Manufacturing Practice) produziert werden und
- in bezug auf äußerliche Faktoren, welche die Compliance der Patienten beeinflussen können, vergleichbar sein.

Ein Nachweis der Bioäquivalenz kann entweder durch klinische Studien oder mit Hilfe von Bioäquivalenzuntersuchungen erbracht werden. Die Prüfung im Rahmen klinischer Untersuchungen ist jedoch häufig problematisch und nur mit Schwierigkeiten realisierbar. Neben ethischen Aspekten sowie dem recht großen experimentellen Aufwand sind dabei vor allem die bei Patienten meist (wesentlich) stärker ausgeprägten individuellen Schwankungen der Meßergebnisse zu beachten. Unterschiede zwischen den Prüfpräparaten können dann, wenn überhaupt, erst mit relativ großen Patientenzahlen statistisch eindeutig erkannt und nachgewiesen werden.

Ein Vergleich der Präparate über Bioverfügbarkeitsstudien kann dagegen sehr viel präziser erfolgen. Dieser Weg ist in jedem Fall zulässig, wenn die Plasmaprofile für die Wirksamkeit und Unbedenklichkeit der Präparate repräsentative Informationen erbringen. Bei den meisten in diesem Zusammenhang interessanten Arzneistoffen ist diese Voraussetzung erfüllt. Daher erfolgt heute die Beurteilung der therapeutischen Äquivalenz von wirkstoffgleichen Fertigarzneimitteln mit Hilfe solcher vergleichenden Bioverfügbarkeitsstudien (Bioäquivalenzuntersuchungen).

5.3 Bioäquivalenzuntersuchungen

Im Rahmen dieser vergleichenden Bioverfügbarkeitsstudien werden zwei oder mehrere Prüfpräparate in bezug auf ihre Bioverfügbarkeit miteinander verglichen. Dabei handelt es sich i. allg. um ein oder mehrere Testpräparate unbekannter Bioverfügbarkeit und das Originalpräparat als Referenzprodukt. Die entsprechenden Studien müssen in bezug auf die Studienanlage, die Auswahl der Probanden, die Analytik, die Auswertung der Ergebnisse und die statistische Bioäquivalenzentscheidung dem aktuellen Stand von Wissenschaft und Technik entsprechen. Dies gilt im übrigen für vorgelegte Studienberichte, die entsprechend kritisch überprüft werden müssen.

Studienanlage und Durchführung

Bei schnellfreisetzenden Arzneiformen ist die Single-dose-Studie der übliche Versuchsansatz für einen sachgerechten Bioverfügbarkeitsvergleich. Retardarzneimittel sollten dagegen dem therapeutischen Einsatz entsprechend über die Single-dose-Studie hinaus auch noch nach Mehrfacheinnahme überprüft werden.

Bereits durch die Studienplanung muß sichergestellt werden, daß während der gesamten Untersuchung, d. h. von Studientag zu Studientag, die Versuchsbedingungen weitgehend konstant gehalten werden. Dies ist notwendig, damit nicht eventuell eines der Prüfpräparate bevorzugt oder benachteiligt wird. Werden entsprechende Vorgaben sorgfältig beachtet, können unerwünschte „Periodeneffekte", d. h. systematische Unterschiede zwischen den einzelnen Studienphasen, ausgeschlossen werden. Daher sind bei der Planung eine Reihe wesentlicher Faktoren zu beachten, wie z. B. die Ausarbeitung eines ausgewogenen Belastungsplans, die Einhaltung einer ausreichend langen Auswaschphase, die geeignete Plazierung von Meßzeitpunkten, die Verwendung einer geeigneten Analytik sowie die Sicherstellung standardisierter Applikationsbedingungen.

Belastungsplan. Bioäquivalenzprüfungen basieren auf einem intraindividuellen Vergleich der Ergebnis-

se von Test- und Referenzpräparat. Dabei stellt das „Latin-square-Design" die geeignetste Studienanlage dar (Abb. 5.37). Als Lateinisches Quadrat wird dabei die kleinste ausgewogene Grundeinheit des Belastungsplans bezeichnet. Im einfachsten Fall umfaßt dies den Vergleich von zwei Präparaten bei zwei Probanden an zwei Studientagen. Um Periodeneffekte zu vermeiden, werden die Arzneimittel „überkreuz" verabreicht (Crossover-Verfahren), wobei an allen Studientagen sowohl das Test- als auch das Referenzpräparat jeweils gleichhäufig appliziert werden. Unter bestimmten Voraussetzungen kann es aber sinnvoll sein, vom üblichen Crossover-Ansatz abzuweichen und einen Blockvergleich vorzunehmen, z. B. bei Stoffen mit sehr langer Halbwertszeit.[4]

Wenn mehrere Produkte gleichzeitig untersucht werden sollen, ergeben sich naturgemäß kompliziertere Belastungspläne (Abb. 5.38).[30] Der „Überkreuz"-Vergleich im Rahmen einer entsprechenden Mehrperioden-changeover-Studie sollte dabei so konzipiert sein, daß jedes Prüfpräparat, soweit möglich, genauso oft vor wie nach jedem anderen der getesteten Arzneimittel gegeben wird.

Auswaschphase. Zwischen den einzelnen Studientagen müssen ausreichend lange dosierungsfreie Intervalle liegen. Diese werden als „Auswaschphasen" bezeichnet. Dadurch soll sichergestellt werden, daß bei der Arzneimittelgabe am zweiten Studientag keine meßbaren Restkonzentrationen des Arzneimittels von der ersten Applikation mehr vorhanden sind.

Proband	1. Versuchstag	2. Versuchstag
1	A	B
2	B Lateinisches Quadrat	A
3	A	B
4	B	A
5	A	B
6	B	A
7	A	B
8	B	A
9	A	B
10	B	A
11	A	B
12	B	A
13	A	B
14	B	A
15	A	B
16	B	A

Abb. 5.37. 2-Perioden-crossover-Design (Lateinisches Quadrat) zur Bioäquivalenzprüfung der Präparate A und B

Proband	Periode			
	1	2	3	4
1	A	B	D	C
2	D	A	C	B
3	C	D	B	A
4	B	C	A	D

Abb. 5.38. Mehr(4)-Perioden-changeover-Design (Lateinisches Quadrat) zur Bioäquivalenzprüfung der Präparate A, B, C und D

Die Länge der erforderlichen Auswaschphase ist abhängig von der substanzcharakteristischen Elimination. Die Ausscheidung wird nach fünf bis sechs Halbwertszeiten des Arzneistoffs in der reinen Eliminationsphase praktisch vollständig abgeschlossen sein.

Allerdings sollte die Auswaschphase auch bei Substanzen mit sehr kurzer Halbwertszeit nicht wesentlich kürzer als eine Woche sein. In diesem Zeitraum werden sich nämlich die physiologischen Verhältnisse, die z. B. durch die Blutabnahmen (Verlust an Plasmaproteinen) oder ggf. auch durch die Arzneimittelwirkungen verändert worden sind, wieder weitgehend normalisiert haben.

Meßzeitpunkte, Analytik. Damit die Plasmakonzentration-Zeit-Kurven die biopharmazeutischen und pharmakokinetischen Eigenschaften der Arzneimittel realistisch darstellen, müssen sie durch eine genügend große Auswahl von Meßpunkten beschrieben sein. Diese sollten so plaziert sein, daß alle Phasen des Kurvenverlaufs ausreichend berücksichtigt sind. In der Regel sind 13 bis 15 Meßpunkte erforderlich, wovon wenigstens drei bis fünf in der Absorptionsphase, zwei bis drei im Kurvenmaximum und fünf bis acht im abfallenden Teil der Kurve liegen sollten.

Dem letzten Meßwert (q_{last}) kommt besondere Bedeutung zu, da die hinter diesem Zeitpunkt liegenden Kurvenbereiche (AUC_{last}) nicht mehr durch Konzentration-Zeit-Punkte beschrieben werden (vgl. Abb. 5.34). Die Lage des letzten Meßwertes wird dabei durch zwei Faktoren bestimmt, nämlich einerseits durch den in der Studienanlage festgelegten letzten Entnahmezeitpunkt und andererseits durch die Bestimmungsgrenze der verwendeten analytischen Methode.

Das Analysenverfahren muß eine selektive Bestimmung des Arzneistoffs gewährleisten. Außerdem sollte die Methode so empfindlich sein, daß noch mindestens 1/10 der erwarteten c_{max}-Werte sicher bestimmt werden können. Dies ist die Voraussetzung dafür, daß die Konzentrationen in der reinen Eliminationsphase ausreichend lange verfolgt werden können, damit die extrapolierte Restfläche (AUC_{last}) genügend klein wird (weniger als 20%).

Applikationsbedingungen. Durch die Applikationsbedingungen kann das Ausmaß und die Geschwindigkeit der Resorption des Arzneistoffs und somit die Bioverfügbarkeit erheblich beeinflußt werden.
Bei vielen Arzneistoffen ist die Resorption nach Einnahme während einer Mahlzeit infolge von Wechselwirkungen mit Nahrungsbestandteilen verzögert und unvollständig (vgl. Wechselwirkungen und Eigenschaften der Arzneiform). Dies ist z. B. bei D-Penicillamin der Fall.[31]
Umgekehrt verhalten sich die Plasmakonzentration-Zeit-Profile bei einigen Stoffen mit hohem First-pass-Effekt, wie z. B. Propranolol.[8] In diesen Fällen werden bei Einnahme der Arzneimittel nach dem Essen höhere Blutspiegel als nach Gabe auf nüchternen Magen erhalten. Dieses Verhalten kann unter anderem über pharmakokinetische Interaktionen auf der Ebene des First-pass-Metabolismus erklärt werden.
Bei Arzneistoffen mit einer relativ schlechten Löslichkeit, wie z. B. Acetylsalicylsäure oder Erythromycin,

werden die angestrebten Plasmakonzentration-Zeit-Profile nur erreicht, wenn die Arzneimittel mit genügend großen Flüssigkeitsvolumina eingenommen werden.
Bei der Studienanlage muß also darauf geachtet werden, daß die Applikation der Prüfpräparate an den verschiedenen Studientagen streng standardisiert erfolgt. Dies betrifft sowohl den Einnahmezeitpunkt (Vermeidung circadianer pharmakokinetischer Effekte) als auch die Applikationsbedingungen (vor, während oder nach der Mahlzeit, Zusammensetzung der Speisen, Flüssigkeitsmenge) und das Verhalten der Probanden während der gesamten Studiendauer (u. a. Einnahme weiterer Mahlzeiten, körperliche Betätigung).

Auswahl der Probanden

Das Probandenkollektiv sollte möglichst „homogen" zusammengestellt werden, um die physiologischen Unterschiede zwischen den Individuen auf ein Minimum zu reduzieren. Auf diese Weise wird die Trennschärfe der statistischen Tests durch Einschränkung der Varianz erhöht. Die Resorption, Verteilung und Elimination von Arzneistoffen verändern sich nämlich unter anderem in Abhängigkeit vom Lebensalter, vom relativen Körpergewicht, von Erkrankungen, von Interaktionen mit anderen Arzneimitteln sowie vom Alkohol- und Nikotinkonsum.
Diese Faktoren müssen bei der Zusammenstellung des Kollektivs berücksichtigt werden. Die Probanden sollten daher zwischen 18 und 40 Jahre alt sein und kein erhebliches Über- oder Untergewicht haben, wobei Abweichungen von mehr als + 10% bzw. − 15 bis − 20% vom Broca-Index auszuschließen sind. Darüber hinaus dürfen die Probanden nicht an chronischen oder akuten Krankheiten leiden. Häufig werden rein männliche Kollektive bevorzugt. Diese gezielte Zusammenstellung der Gruppe belegt den „modellhaften" Charakter von Bioverfügbarkeitsprüfungen zur In-vivo-Darstellung der biopharmazeutischen Qualität von Zubereitungen.
Die Anzahl der Probanden muß im Einzelfall nach statistischen Grundsätzen festgelegt werden, als Faustregel gelten jedoch 12 bis 20 bzw. 16 bis 24 Stu-

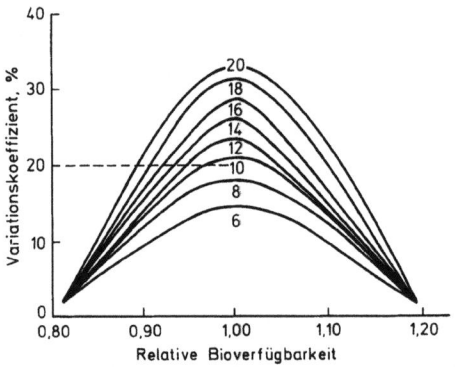

Abb. 5.39. Abhängigkeit der für einen positiven Bioäquivalenznachweis benötigten Probandenzahl von der Streuung der Ergebnisse. Nach[32]

dienteilnehmer. Die erforderliche Anzahl ergibt sich vor allem aus der erwarteten Gesamtstreuung der Studienergebnisse. Zur statistischen Studienplanung eignen sich in diesem Zusammenhang besonders die von Flühler[32] vorgeschlagenen Nomogramme (Abb. 5.39), mit deren Hilfe auf der Basis der erwarteten Varianz aus der ANOVA (engl.: analysis of variance) relativ einfach die Probandenzahl ermittelt werden kann, die zum Beleg der Bioäquivalenz benötigt wird.

Auswertung der Studien

Zur Beurteilung der Bioverfügbarkeit und Entscheidung über Bioäquivalenz der untersuchten Fertigarzneimittel werden die mit den einzelnen Präparaten erhaltenen In-vivo-Ergebnisse miteinander verglichen. Wesentlich ist, daß alle relevanten Zielgrößen, die Ausmaß und Geschwindigkeit der Resorption beschreiben (AUC, c_{max}, t_{max}), berücksichtigt werden. Eine Entscheidung ausschließlich anhand der Hauptzielgröße AUC ist demnach nicht sachgerecht. Dies verdeutlicht das Beispiel in Abb. 5.40. Die dargestellten Plasmakonzentration-Zeit-Kurven sind mit drei wirkstoffgleichen Fertigarzneimitteln analoger Dosierung erhalten worden. Die mittleren Plasmaprofile unterscheiden sich hinsichtlich der Flächen unter den Kurven nicht. Die Präparate würden demnach als bioäquivalent eingestuft, wenn ausschließlich die Zielgröße AUC bewertet wird. Die Kurvenverläufe zeigen jedoch erhebliche, therapeutisch relevante Unterschiede. Die Präparate I und II erreichen über bestimmte Zeiträume wirksame Konzentrationen, diese unterscheiden sich allerdings in der Höhe und der Dauer. Nach Applikation des Präparates III ergaben sich dagegen für den gesamten Beobachtungszeitraum nur subtherapeutische Konzentrationen, so daß die erwünschten Effekte nach Einmalgabe dieses Präparates nicht erreicht werden. Die drei Zubereitungen können demnach aufgrund der beachtlichen Differenzen im Profil nicht als bioäquivalent bezeichnet werden. Die entsprechenden Unterschiede sind über eine Beurteilung der weiteren für die Bioverfügbarkeit wesentlichen Zielgrößen c_{max} und t_{max} leicht quantifizierbar.

Bioäquivalente Arzneimittel unterscheiden sich in bezug auf ihre Bioverfügbarkeit nicht wesentlich voneinander. Die Plasmakonzentration-Zeit-Profile solcher Präparate sind weitgehend deckungsgleich (vgl. Abb. 5.41). Jedoch muß bei der Beurteilung auch die Streuung der Einzelwerte berücksichtigt werden. Die verglichenen Fertigarzneimittel sollten sich auch in diesem Punkt nicht wesentlich unterscheiden. Ist dies nicht der Fall, wie z. B. bei zwei im Zentrallaboratorium Deutscher Apotheker untersuchten Tetracyclinpräparaten (vgl. Abb. 5.42), so können die entsprechenden Arzneimittel nicht als bioäquivalent bewertet werden.

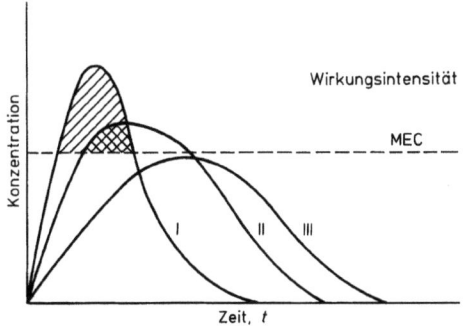

Abb. 5.40. Beurteilung der Bioäquivalenz: Einfluß von AUC, c_{max} und t_{max}. Die Präparate I, II und III enthalten gleiche Arzneistoffmengen pro Dosis. Die erhaltenen Flächen unter den Kurven sind identisch (Minimale Wirkkonzentration, MEC)

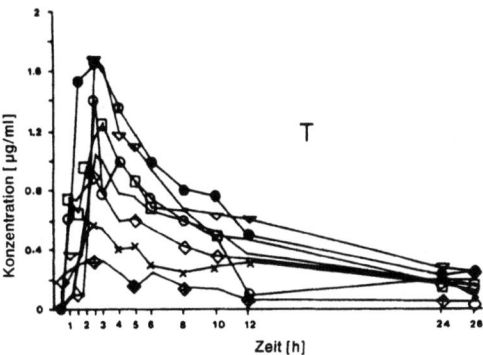

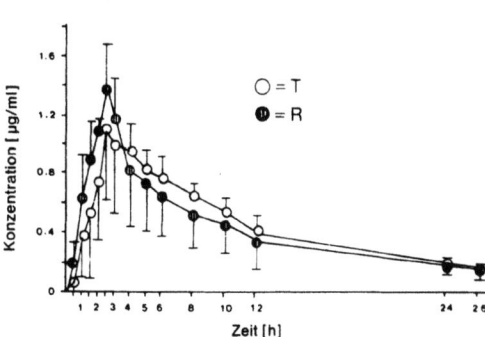

Abb. 5.41. Mittlere ($n = 10$) Plasmakonzentration-Zeit-Profile nach Gabe von Tetracyclin-Kapseln (R) und Tetracyclin-Dragees (T)

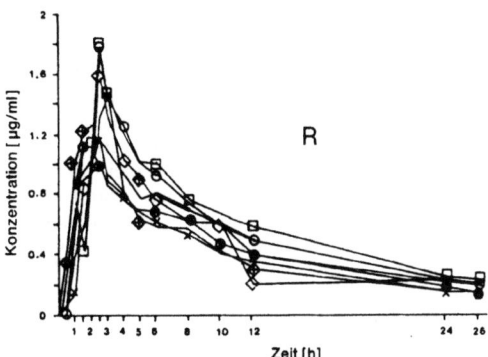

Abb. 5.42. Plasma-Konzentration-Zeit-Kurven für acht Probanden nach Gabe von Tetracyclin-Kapseln (R) bzw. Tetracyclin-Dragees (T)

In aller Regel wird eine konstante medikamentöse Therapie angestrebt. Unter dieser Prämisse sollten die Plasmaprofile nach Einnahme jeder Einzeldosis möglichst geringe Abweichungen aufweisen. Da die (patho)physiologischen Schwankungen von Patient zu Patient nicht zu beeinflussen sind, sollte wenigstens das Arzneimittel durch eine akzeptable Gleichförmigkeit für die Therapie einen berechenbaren Faktor darstellen.

Bioäquivalenzentscheidungen bei schnellfreisetzenden Zubereitungen

Für eine Bewertung der Bioäquivalenz reicht eine reine Mittelwertbetrachtung nicht aus, vielmehr muß auch die Streuung der Einzeldaten berücksichtigt werden.

Zur statistischen Absicherung der Bioäquivalenzentscheidung sind geeignete Verfahren heranzuziehen. Diese müssen sowohl die analysierten Unterschiede in der mittleren relativen Bioverfügbarkeit als auch die Varianz der Einzelspiegel sinnvoll bewerten können.

Für eine positive Bioäquivalenzentscheidung muß mit hinreichender Wahrscheinlichkeit nachgewiesen werden, daß evtl. festgestellte Unterschiede zwischen den Präparaten ein vorgegebenes maximales Maß nicht überschreiten. Die erforderliche statistische Sicherheit wird dabei auf 95% festgelegt, d. h., es wird eine Irrtumswahrscheinlichkeit von maximal 5% akzeptiert.

Ein in diesem Sinne geeignetes Verfahren ist die Berechnung von Vertrauensbereichen (Konfidenzintervallen) und ihre Bewertung anhand der Inklusionsregel.[34,35] Dabei werden sowohl parametrische Verfahren, die an eine Normalverteilung gebunden sind, verwendet als auch nichtparametrische, d. h. verteilungsfreie Methoden, z. B. der Pitman-Permutationstest und der Wilcoxon-Vorzeichenrangtest. Nichtparametrische Verfahren sind dann vorzuziehen, wenn von einer Normalverteilung der Bioverfügbarkeitsdaten nicht ausgegangen werden kann.

Üblicherweise werden heute die sog. „kürzesten" 90%-Konfidenzintervalle[36] ermittelt. Dieses Verfahren entspricht der in den USA gebräuchlichen Anwendung des sog. „two-one-sided-t-test".[37] Außerdem ist es in der Entscheidung äquivalent mit der Berechnung der symmetrischen 95%-Konfidenzintervalle nach Westlake,[34] die allerdings zu einer konservativeren Bewertung führt.

Wesentliche Voraussetzung für die Interpretation der Konfidenzintervalle als Grundlage für eine Bioäquivalenzentscheidung ist die Festlegung eines geeigneten „Bioäquivalenzbereichs". Man orientiert sich dabei an den von Westlake vorgeschlagenen Limits von 80 und 120%.[38] Für einzelne Arzneistoffe sind jedoch unter Berücksichtigung ihrer charakteristischen physikalisch-chemischen, pharmakokinetischen und pharmakodynamischen Eigenschaften abweichende Grenzwerte begründet und vorgeschlagen worden.[39-44]

Auf der Basis der festgelegten Akzeptanzgrenzen wird dann über die Bioäquivalenz nach der „Inklusionsregel" entschieden (Abb. 5.43):

- Eine positive Bioäquivalenzentscheidung wird abgeleitet, wenn ein aus den Einzelergebnissen der

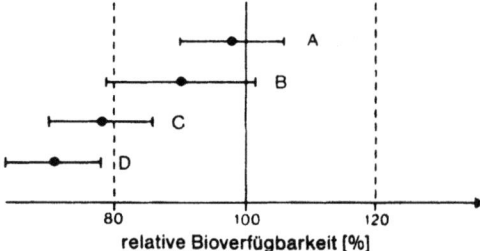

Abb. 5.43. Bioäquivalenzentscheidung durch Berechnung der 90%-Konfidenzintervalle (A: „bioäquivalent", B und C: „Bioäquivalenz nicht bewiesen", D: „bioinäquivalent")

Untersuchung mit geeigneten statistischen Verfahren, z. B. Varianzanalyse (ANOVA) oder Wilcoxon-Vorzeichenrangtest, berechnetes 90%-Konfidenzintervall vollständig zwischen den definierten Grenzwerten, z. B. den Westlake-Limits von 80 und 120%, liegt. Auf diese Weise wird nämlich belegt, daß mit der vorgegebenen statistischen Sicherheit die relative Bioverfügbarkeit des Testpräparates um nicht mehr als die vorgegebene Maximaldifferenz von 20% von dem Wert der Referenz abweicht.

- Abgelehnt wird eine positive Bioäquivalenzentscheidung, wenn das (die) berechnete(n) Vertrauensintervall(e) einen der oder beide Grenzwerte des festgelegten Bioäquivalenzbereichs überschreitet(n) oder sogar vollkommen außerhalb dieses Bereichs liegt(en).

Für eine negative Bioäquivalenzentscheidung ist dabei unerheblich, ob das Konfidenzintervall nur teilweise die Limits überschreitet (Fälle B und C in Abb. 5.43) oder ob das Konfidenzintervall wie im Fall D der Abb. 5.43 komplett außerhalb des vorgegebenen Bereichs liegt. Im ersten Fall lautet die Entscheidung: „Bioäquivalenz nicht bewiesen" (dabei ist nicht ausgeschlossen, daß durch Überprüfung der Präparate mit einer größeren Probandenzahl doch Bioäquivalenz belegt werden kann), bei letzterem wird auf „Bioinäquivalenz" entschieden.

Insgesamt basiert eine sachgerechte Bioäquivalenzentscheidung auf einem abgestuften Verfahren, das mit der Bewertung der Hauptzielgröße AUC beginnt, dann aber auch die weiteren pharmakokinetischen Zielgrößen c_{max} und t_{max} bei der Bewertung berücksichtigt.

1. Stufe. Die Grundlage für die Bioäquivalenzentscheidung anhand der Hauptzielgröße AUC bildet der intraindividuelle Vergleich der AUC-Werte für das Test- und das Referenzpräparat. Aus diesen werden die individuellen Bioverfügbarkeitsquotienten aus AUC_{Test} und $AUC_{Referenz}$ berechnet. Mit Hilfe parametrischer oder nichtparametrischer statistischer Verfahren werden dann die kürzesten 90%-Konfidenzintervalle für die wahre relative Bioverfügbarkeit kalkuliert. Als Grenzwerte für eine positive Bioäquivalenzentscheidung sind, soweit für einzelne Arzneistoffe keine abweichenden Limits vorgeschlagen wurden, die Westlake-Werte von 80 und 120% relative Bioverfügbarkeit heranzuziehen.

Führt dieses Verfahren zu einer positiven Bioäquivalenzentscheidung, so muß diese anschließend über die Bewertung von c_{max} und t_{max} bestätigt werden. Bei diesen Zielgrößen ist mit einer größeren Streuung der Einzeldaten zu rechnen, da ihre Werte meist nur durch wenige Meßpunkte beschrieben und selten durch konkrete Analysenwerte belegt sind.

2. Stufe. Die Bioäquivalenzentscheidung anhand der Zielgröße c_{max} wird analog der Vorgehensweise bei den AUC-Werten über die Berechnung der kürzesten 90%-Vertrauensbereiche für den wahren Test-Referenz-Quotienten der c_{max}-Werte vorgenommen. Auch für diese Zielgröße müssen die Akzeptanzgrenzen grundsätzlich für jeden einzelnen Arzneistoff festgelegt werden. Es wurden auch abweichend von dem Vorschlag von Westlake, der die 80- bis 120%-Grenzen auch für c_{max} und t_{max} vorsieht, breitere Akzeptanzbereiche vorgeschlagen.[39-44]

3. Stufe. Im Gegensatz zu AUC und c_{max} wird für die Bioäquivalenzentscheidung anhand der Zielgröße t_{max} eine Bewertung über die Berechnung von Konfidenzintervallen i. allg. nicht gefordert. Vielmehr reicht eine deskriptive Betrachtung durch Vergleich der t_{max}-Mittelwerte von Test- und Referenzprodukt aus. Zwischen diesen sollten die Abweichungen nicht größer als ein vorher festgelegter Maximalwert sein. Die Festlegung der noch akzeptierten Unterschiede erfolgt auf der Basis einer Beurteilung ihrer therapeutischen Relevanz. So können z. B. bei einem oralen Antidiabetikum bereits relativ kleine Abweichungen der t_{max}-Werte klinisch durchaus relevante Unterschiede bedingen, während diese bei einem Antibiotikum eher vernachlässigbar wären.

Bioäquivalenzentscheidung bei retardierten Zubereitungen

Für die Bioäquivalenzentscheidung von Arzneimitteln mit retardierter Arzneistoffabgabe reicht die Bewertung der für schnellfreisetzende Zubereitungen diskutierten pharmakokinetischen Zielgrößen nicht aus. Die Plasmakonzentration-Zeit-Verläufe müssen vielmehr auch danach beurteilt werden, ob sie die für Retardpräparate gesetzten Ziele erreichen lassen. Gefordert werden flachere Kurvenverläufe, wobei trotzdem gewährleistet sein muß, daß die Substanzkonzentrationen die für eine Wirkung benötigten Minimalwerte aufweisen.
Für eine realistische Bewertung der Produkte müssen daher auch solche Zielgrößen in die Betrachtung einbezogen werden, mit deren Hilfe der Retardierungsgrad der Formulierungen beurteilt werden kann. Zu diesem Zweck ist in vielen Fällen ein zusätzlicher Vergleich mit einer schnellfreisetzenden Arzneiform oder besser mit einer p. o. applizierten Lösung des Arzneistoffs – möglichst rein wäßrig – wünschenswert.
Zur Bewertung der Bioverfügbarkeit bzw. Bioäquivalenz von Retardpräparaten sind inzwischen eine Reihe von Vorschlägen erarbeitet worden.[16,45,46] Grundsätzlich kann dabei auf eine Betrachtung von Mittelwertskurven nicht zurückgegriffen werden, da diese bisweilen einen artifiziellen Verlauf annehmen und nicht die biopharmazeutischen/pharmakokineti-

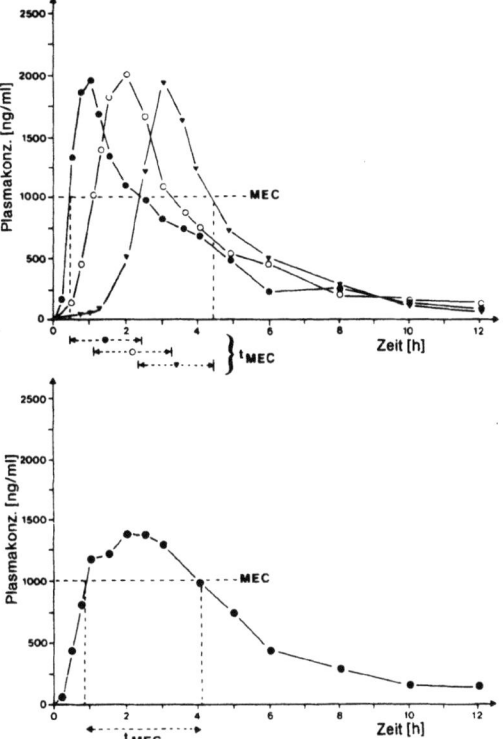

Abb. 5.44. Plasmakonzentration-Zeit-Kurven bei drei Probanden und daraus gebildete Mittelwertskurve nach Gabe einer Indometacin-Retardzubereitung. Nach[47]

schen Eigenschaften der Arzneiform realistisch beschreiben (Abb. 5.44).

Zielgrößen nach Einmalgabe. Bei Retardarzneiformen wird i. allg. ebenfalls die AUC, die das Ausmaß der Bioverfügbarkeit repräsentiert, als Hauptzielgröße herangezogen. Darüber hinaus ist in jedem Fall c_{max} als weitere Zielgröße einzubeziehen. Dagegen wird auf eine Bewertung der t_{max}-Werte verzichtet, da diese, vor allem bei einem plateauähnlichen Verlauf der Profile, nur sehr unsicher bestimmt werden können. Dennoch sollten die t_{max}-Werte im Studienbericht angegeben und einer deskriptiven Betrachtung unterzogen werden.
Darüber hinaus werden in der Literatur für die pharmakokinetische Beurteilung von Arzneimitteln mit modifizierter Arzneistofffreisetzung zusätzlich einige besondere Parameter vorgeschlagen.[48] Für die Auswertung von Studien nach Einmalapplikation des Arzneimittels (Abb. 5.45) sind dies z. B.

- die Residualkonzentration (c_{res}) am Ende des vorgesehenen Dosierungsintervalls,
- die Halbwertsdauer (engl.: half value duration, HVD),
- die Plateauzeit (z. B. auf der Basis der minimalen Wirkkonzentration; engl.: minimum effective concentration, t_{MEC}) und
- die mittlere Verweilzeit (engl.: mean residence time, MRT).

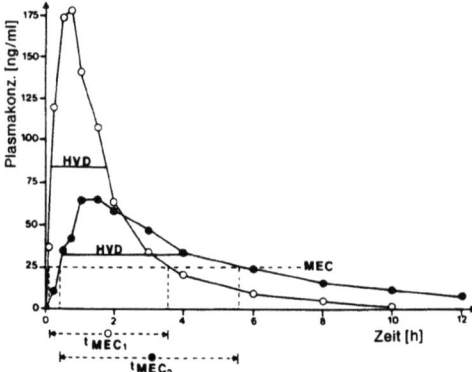

Abb. 5.45. Mittlere Nifedipin-Plasmakonzentration-Zeit-Kurven ($n = 8$) nach Gabe einer Retardformulierung (●) im Vergleich mit einer schnell freisetzenden Zubereitung (O). Plateauzeit (t_{MEC}; MEC = minimale Wirkkonzentration) und Halbwertsdauer (HVD) als Zielgrößen für Retardarzneimittel

Die nach Einmalgabe am Ende des vorgesehenen Dosierungsintervalls verbliebene Restkonzentration an Arzneistoff ist für die Kalkulation der Arzneistoffanreicherung bei wiederholter Applikation von Bedeutung. Bioäquivalente Retardarzneimittel dürfen sich hinsichtlich dieser *Residualkonzentration* nicht wesentlich unterscheiden. Andernfalls ist zu befürchten, daß die betreffenden Produkte bei Mehrfachapplikation im steady state beachtliche Unterschiede aufweisen werden.

Die *Plateauzeit* gibt die Zeitdauer an, während der die Plasmakonzentrationen oberhalb eines bestimmten, im Einzelfall festgelegten Wertes liegen. Die gebräuchlichste Plateauzeit ist die Halbwertsdauer.[49] Als Richtwert wird in diesem Fall die halbmaximale Plasmakonzentration ($1/2\, c_{max}$) herangezogen. Dieser Bezug ist zwar willkürlich gewählt, er erlaubt aber eine sinnvolle Beurteilung der Präparate. So führen z. B. unerwünscht hohe c_{max}-Werte über die daraus resultierende kürzere Halbwertsdauer zu einer insgesamt ungünstigeren Bewertung.

Bei manchen Arzneimitteln können aber auch andere sinnvolle Konzentrationswerte herangezogen werden, z. B. die minimale Wirkkonzentration (engl.: minimum effective concentration, MEC), soweit diese bekannt ist. Die auf dieser Basis berechneten Plateauzeiten (t_{MEC}) bieten in der Praxis den Vorteil, daß sie ohne mathematischen Aufwand direkt aus den Plasmaprofilen abgelesen werden können. Dabei muß allerdings berücksichtigt werden, daß auch in diesem Fall eine Mittelwertbetrachtung keinesfalls sinnvoll und ausreichend ist (vgl. Abb. 5.44).

Die meisten anderen in der Literatur vorgeschlagenen Zielgrößen für Retardpräparate nach Einmalgabe erfordern einen größeren mathematischen Aufwand. Dies gilt z. B. auch für die *mittlere Verweilzeit*,[50] die als „statistisches Moment" die mittlere Verweildauer der applizierten Arzneistoffmoleküle im Organismus angibt.

Abgestufte Entscheidungsregel nach Einmalapplikation. Auch für Retardarzneimittel gilt, daß die Bio-

äquivalenzentscheidung nicht anhand einer einzigen pharmakokinetischen Zielgröße gefällt werden darf. Neben der Bestimmung von AUC und c_{max} müssen auf jeden Fall auch solche Parameter zusätzlich berücksichtigt werden, die den Retardcharakter der Zubereitungen beschreiben (HVD, t_{MEC}, MRT).

Dabei werden dieselben statistischen Verfahren wie bei schnellfreisetzenden Formulierungen herangezogen, d. h., die Entscheidung basiert auf Berechnungen der 90%-Konfidenzintervalle und Anwendung der Inklusionsregel.[51] Die relevanten Grenzwerte für eine positive Bioäquivalenzbeurteilung müssen auch hier für jeden Arzneistoff und jede Zielgröße im Einzelfall festgelegt werden.

Infolge der bei Retardpräparaten häufig höheren individuellen Streuungen der Parameter sind meist größere Probandenkollektive einzubeziehen. Inwieweit zusätzlich evtl. die Akzeptanzgrenzen erweitert werden dürfen und sollten, z. B. auf 70 bis 130 %, muß individuell nach gründlicher Nutzen-Risiko-Abschätzung entschieden werden.

Zielgrößen nach Mehrfachapplikation. Retardpräparate werden vorwiegend zur Dauermedikation eingesetzt, wobei in vielen Fällen möglichst gleichmäßige Arzneistoffkonzentrationen über längere Zeiträume angestrebt werden. Vor diesem Hintergrund sollten grundsätzlich auch stets Bioverfügbarkeitsuntersuchungen unter Mehrfachapplikation durchgeführt werden. Nach ausreichend langer Aufdosierung wird dabei ein der Intervallbehandlung entsprechendes Fließgleichgewicht (steady state) erreicht. Für die Aufsättigungsphase sind wenigstens fünf bis sechs Halbwertszeiten (β-Elimination) des jeweiligen Arzneistoffs erforderlich.

Bei Studien nach Mehrfachgabe des Arzneimittels müssen teilweise modifizierte Auswertungsverfahren angewendet werden. So errechnet sich z. B. die Gesamtfläche unter der Kurve als AUC zwischen zwei Applikationszeitpunkten (Voraussetzung: gleichmäßige Dosierungsintervalle). Darüber hinaus werden bei Multiple-dose-Studien zusätzlich u. a. die nachfolgend aufgeführten Zielgrößen berücksichtigt:

- durchschnittliche Steady-state-Konzentration ($c_{ss,av}$, engl.: average),
- prozentuale Peak-trough-Fluktuation (PTF),
- prozentualer Swing (PTS),
- prozentuale AUC-Fluktuation (PAF).

Mit ihrer Hilfe können die Höhe der erreichten Plasmakonzentrationen sowie deren Schwankungen bewertet werden. Die Fluktuation wird dabei unter anderem durch die Freisetzungsgeschwindigkeit des Arzneistoffs aus der Arzneiform bestimmt, umgekehrt ermöglicht ihre Analyse Rückschlüsse auf die Resorptionsgeschwindigkeit.

Die *durchschnittliche Steady-state-Konzentration* errechnet sich aus der Fläche unter der Kurve im Dosierungsintervall (AUC_τ), indem diese durch die Zeitdauer des Dosierungsintervalls (τ) dividiert wird. Da diese Zielgröße somit nur die aus den AUC-Werten ermittelte relative Bioverfügbarkeit widerspiegelt, ist eine weitergehende Beurteilung der Bioäquivalenz der Präparate anhand dieses Parameters nicht möglich.

Die Schwankungen der Plasmakonzentration-Zeit-Kurven innerhalb des Dosierungsintervalls können mit Hilfe der „verknüpften" Zielgrößen *prozentuale Peak-trough-Fluktuation* und – weniger geeignet – *prozentualer Swing* charakterisiert werden.[52] Die Peak-trough-Fluktuation bezieht sich dabei auf die Durchschnittskonzentration im steady state ($c_{ss,av}$), der prozentuale Swing dagegen auf die Minimalkonzentration am Ende des Dosierungsintervalls (c_{min}).

Zur Charakterisierung des Retardierungsgrades ist außerdem die Zielgröße *AUC-Fluktuation*[53] gut geeignet. Dieser Parameter erweist sich in den meisten Fällen als besonders „robust", da er über Flächenelemente und nicht aus einzelnen Konzentrationswerten berechnet wird.

Abgestufte Entscheidungsregel nach Mehrfachapplikation. Die Bewertung der Bioäquivalenz anhand der nach wiederholter Gabe im steady state ermittelten Zielgrößen erfolgt in gleicher Weise wie bei den Studien nach Single-dose-Applikation. Auch für diesen Fall werden Äquivalenztests durch Berechnung der 90%-Konfidenzintervalle und Anwendung der Inklusionsregel vorgeschlagen. Die Bioäquivalenzbereiche müssen wiederum arzneistoffbezogen für jede einzelne Zielgröße festgelegt werden. Da häufig die individuellen Streuungen der Zielgrößen nach Mehrfachgabe geringer ausfallen als nach Einmalapplikation, kann insgesamt mit engeren Konfidenzintervallen gerechnet werden.[54]

Nahrungseinfluß. Die Bioverfügbarkeit von Retardarzneimitteln wird in vielen Fällen durch eine gleichzeitige Gabe von Mahlzeiten wesentlich verändert.[14-16] In diesem Zusammenhang wurden sowohl Erhöhungen des Ausmaßes der Bioverfügbarkeit[55] als auch Reduktionen[56] beobachtet. Die Veränderungen können dabei entweder auf die charakteristischen Eigenschaften des enthaltenen Arzneistoffs oder die der Formulierung zurückzuführen sein. Deshalb müssen im Rahmen der Studien zur Bioverfügbarkeit bzw. Bioäquivalenz wirkstoffgleicher Retardarzneimittel grundsätzlich Untersuchungen zum Einfluß von gleichzeitig applizierten Mahlzeiten gefordert werden.

Dabei wäre es wünschenswert, wenn die entsprechenden Eigenschaften der Arzneizubereitungen durch geeignete In-vitro-Testverfahren herausgearbeitet werden könnten. Bis heute liegen aber keine überzeugenden experimentellen Ansätze vor, die erwarten lassen, daß dieses Ziel in absehbarer Zeit zu erreichen ist.[57] Vor diesem Hintergrund kann auf entsprechende In-vivo-Studien zur Zeit nicht verzichtet werden.

Prüfprogramm. Nach dem derzeitigen Stand von Wissenschaft und Technik[16] muß bei der Entwicklung von Retardarzneimitteln mit neuen Stoffen grundsätzlich eine Überprüfung der Zubereitungen mit und ohne Einfluß einer Mahlzeit sowie nach Single-dose- und Multiple-dose-Applikation erfolgen. Dasselbe Prüfprogramm gilt für bekannte Arzneistoffe, wenn für diese erstmals eine Formulierung mit modifizierter Arzneistofffreigabe entwickelt worden ist. Auch bei Zweitanmelderprodukten, d. h. Retardformulierungen bekannter Arzneistoffe, für die bereits Retardarzneimittel im Handel sind (Erstanmelder-

präparat), ist eine Überprüfung möglicher Nahrungseinflüsse obligatorisch. Dabei wird eine Vorgehensweise gemäß Abb. 5.46 vorgeschlagen.

Dagegen wird die Frage, ob bei solchen Zweitanmelderprodukten grundsätzlich auch eine Prüfung nach Einmalapplikation sowie nach Mehrfachgabe durchgeführt werden muß, zur Zeit noch kontrovers diskutiert.

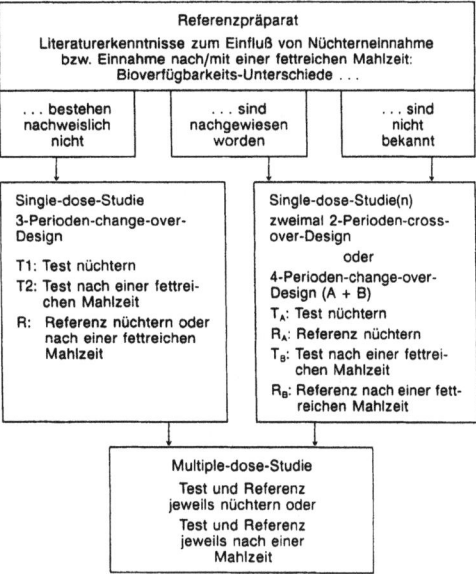

Abb. 5.46. Untersuchungsprogramm zum Beleg der Bioäquivalenz von Retard-Arzneimitteln. Nach[46]

5.4 Stellenwert der Bioverfügbarkeit

Die qualifizierte vergleichende Bewertung der Bioverfügbarkeit ermöglicht Aussagen zur Bioäquivalenz von Fertigarzneimitteln. Bioäquivalente Arzneimittel haben eine gleichartige Bioverfügbarkeit. Bei den meisten Präparaten bildet der Beleg der Bioäquivalenz eine solide Grundlage für die Beurteilung ihrer Austauschbarkeit mit dem untersuchten Referenzprodukt. Nichtbioäquivalente Arzneimittel sollten von einer Substitution ausgeschlossen werden, solange für sie nicht nachgewiesen ist, daß sie unter Anpassung des Dosierungsschemas ohne eine Gefährdung des Patienten ausgetauscht werden können.

Jedoch ist nicht davon auszugehen, daß den Untersuchungen zur Bioverfügbarkeit bei allen Arzneistoffen oder auch bei allen Arzneiformen eine gleichgroße Bedeutung zukommt. In jedem Fall sind solche Prüfungen dann erforderlich, wenn es sich hinsichtlich der Bioverfügbarkeit um „Problemarzneistoffe" handelt. Vorab sollte daher geklärt werden, ob es sich im Einzelfall um einen Arzneistoff mit „kritischer Bioverfügbarkeit" handelt oder ob bei der vorliegenden

Arzneiform grundsätzlich Bioverfügbarkeitsuntersuchungen gefordert werden.

Bei bestimmten Stoffeigenschaften sind besonders häufig Bioverfügbarkeitsprobleme zu erwarten. In diesem Zusammenhang spielen

1. pharmakodynamische Aspekte, z. B.
   - enge therapeutische Breite,
   - steile Dosis-Wirkungs-Beziehung,
   - Risiko schwerwiegender unerwünschter Wirkungen,
2. pharmakokinetische Aspekte, z. B.
   - nichtlineare Pharmakokinetik im therapeutischen Bereich,
   - hoher First-pass-Effekt (> 70%),
   - geringes Ausmaß der Resorption (< 30%),
   - nichtlineare Resorption,
   - hohe individuelle Variabilität sowie
3. physikalisch-chemische bzw. chemische Aspekte, z. B.
   - geringe Löslichkeit (< 0,1% in Puffer pH 7 bzw. 0,1 N HCl),
   - schlechte Benetzbarkeit der Substanz,
   - Instabilität im Gastrointestinaltrakt,
   - metastabile Modifikationen

eine Rolle. Entsprechende Fertigarzneimittel sind daher generell hinsichtlich ihrer Bioverfügbarkeit zu überprüfen.

Jedoch können auch Arzneimittel, die keinen über diese Kriterien klassifizierten „Problemarzneistoff" enthalten, aufgrund einer ungeeigneten Rezepturzusammensetzung oder technologischen Verarbeitung zu einem Arzneimittel mit „kritischer" Bioverfügbarkeit werden. Wegen der Vielzahl der Einflußfaktoren ist häufig mit Bioverfügbarkeitsproblemen zu rechnen.

Vor diesem Hintergrund sind Untersuchungen zur Bioverfügbarkeit bei Arzneimitteln mit systemischer Wirksamkeit grundsätzlich bedeutsam. Eine Ausnahme davon bilden nichtretardierte i. v. Applikationsformen, da das Ausmaß ihrer Bioverfügbarkeit definitionsgemäß 100% ausmacht.

Dagegen sollten entsprechende Untersuchungen generell bei Arzneiformen durchgeführt werden, die den Arzneistoff „verzögert" bzw. „gesteuert" freisetzen, sowie bei Arzneimitteln, bei denen die Aufnahme des Arzneistoffs in den Organismus über andere Resorptionswege als nach p. o. Gabe erfolgt. Dazu zählt z. B. die Resorption über die Haut, z. B. aus Transdermalen Therapeutischen Systemen, oder durch Inhalation vernebelter Teilchen in der Lunge.

Bei schnellfreisetzenden Arzneimitteln zur p. o. Applikation ist von Fall zu Fall zu entscheiden, ob In-vivo-Studien erforderlich sind oder nicht. Dabei sollten vor allen Dingen die Einflüsse der enthaltenen Hilfsstoffe in die Überlegungen einbezogen werden. Grundsätzlich kann bei Arzneimitteln mit „vitaler" Indikation auf entsprechende Untersuchungen nicht verzichtet werden.

Die Zahl der „Problemarzneistoffe" ist verglichen mit dem gesamten Arzneischatz zwar relativ klein, jedoch sind zahlreiche therapeutisch wichtige und häufig verordnete Arzneistoffe betroffen. Inzwischen wurden verschiedene Listen publiziert, in denen die Stoffe mit „problematischer" Bioverfügbarkeit aufgezählt

sind, z. B. die Liste der WHO[58], die im Rahmen des Vollzugs der 3. AMG-Novelle vom BGA publizierten Aufstellungen[59,60] sowie die anläßlich des 3. und 4. ZL-Expertentreffens erarbeitete Liste[61].

Literatur

1. Fed Regist 42:1649, vom 7. Januar 1977
2. Junginger H (1987) Pharm Ztg 132:1952
3. Dost FH (1958) Klin Wochenschr 36:655
4. Blume H (1990) Pharm Ind 52:
5. Gibaldi M, Perrier D (1982) Pharmacokinetics, 2nd. ed., Marcel Dekker, New York Basel
6. Blume H, Vortrag anläßlich des FDA-Bioequivalence-Hearing vom 29.9.-1.10.1986 in Washington DC, USA
7. Davis SS (1989) S. 7. In: London Controlled-Release Papers, Capsugel, Basel
8. Melander A et al. (1977) Clin Pharmacol Ther 22:108
9. Blume H (1987) Pharm Unsere Zeit 7:163
10. Blume H (1989) Pharm Ztg 134:1979
11. Atkinson RM et al. (1962) Nature (London) New Biol 193:588
12. Pfeifer S, Pflegel P, Borchert HH (1984) Grundlagen der Biopharmazie, Verlag Chemie, Weinheim
13. Neuvonen PJ (1976) Drugs 11:45
14. Karim A (1988) Importance of Assessing „Food Effects" in Evaluating Controlled-Release Formulations. In: Jacobi A, Halperin-Walega E (Eds.) Oral Sustained Release Formulations, Pergamon Press, New York
15. Welling PG (1977) J Pharmacokinet Biopharm 5:291
16. Blume H (1990) Einfluß von Mahlzeiten auf die Bioverfügbarkeit von Retardarzneimitteln: sind „food studies" erforderlich? In: Blume H (Hrsg.) Bioverfügbarkeit/Bioäquivalenz von Retardarzneimitteln, Proceedings des 8. ZL-Expertentreffens, Govi, Frankfurt a. M.
17. Thoma K (1976) Arzneim Forsch 26:121
18. Tyrer JH et al. (1970) Br Med J 1970:271
19. Bundesanz (1989) 243a:29.12.1989
20. Blume H, Ali SL, Siewert M (1984) Pharm Ztg 129:983
21. Siewert M et al. (1987) Pharm Ztg 132:2495
22. Blume H, Siewert M (1986) Pharm Ztg 131:2953
23. Stüber W, Mutschler E, Steinbach D (1982) Arzneim Forsch 32:693
24. Blume H, Ali SL, Stenzhorn G (1985) Pharm Ztg 130:1062
25. Voegele D et al. (1981) Acta Pharm Technol 27:115
26. Siewert M (1990) In-vitro-Charakterisierung von Retardpräparaten. In: Blume H (Hrsg.) Bioverfügbarkeit/Bioäquivalenz von Retardarzneimitteln, Proceedings des 8. ZL-Expertentreffens, Govi, Frankfurt a. M.
27. Rietbrock N (1986) Die Neue Ärztliche, 128:14.07.1986
28. Steinigen M (1984) Pharm Ztg 129:2578
29. Approved Drug Products with Therapeutic Equivalence Evaluation („Orange Book"), 7th. Ed. 1987, US-Department of Health and Human Services, Washington DC, USA
30. Steinijans VW, Diletti E (1983) Acta Pharm Technol 29:147
31. Osman MD et al. (1983) Clin Pharmacol Ther 33:465
32. Flühler H et al. (1983) J Pharm Sci 72:1178
33. Blume H, Siewert M (1984) nicht publizierte Ergebnisse
34. Westlake WJ (1981) Biometrics 37:591
35. Steinijans VW, Diletti E (1983) Eur J Clin Pharmacol 24:127
36. Mandallaz D, Man J (1981) Biometrics 37:213
37. Schuirman DJ (1987) J Pharmacokin Biopharm 15:657
38. Westlake WJ (1973) J Pharm Sci 62:1579
39. Blume H et al. (1987) Pharm Ztg 132:2476
40. Blume H et al. (1988) Pharm Ztg 133:389

41. Bundesanz (1988) 2305:26.05.1988
42. Blume H et al. (1989) Pharm Ztg 134:959
43. Blume H et al. (1990) Pharm Ztg 135:1365
44. Blume H et al. (1990) Pharm Ztg 135:1436
45. Skelly JP et al. (1987) Pharm Res 4:75
46. Blume H et al. (1989) Pharm Ind 51:1025
47. Blume H (1987) Pharm Ztg 132:151
48. Blume H (Hrsg.) (1990) Bioverfügbarkeit/Bioäquivalenz von Retardarzneimitteln, Proceedings des 8. ZL-Expertentreffens, Govi, Frankfurt a. M.
49. Meier J, Nüesch E, Schmidt R (1974) Eur J Clin Pharmacol 7:429
50. Brockmeier D (1982) Dissertation, Universität Giessen
51. Steinijans VW (1990) Methoden zur Bioäquivalenzentscheidung unter Berücksichtigung der Festlegung sinnvoller Bioäquivalenzgrenzen. In: Blume H (Hrsg.) Bioverfügbarkeit/Bioäquivalenz von Retardarzneimitteln, Proceedings des 8. ZL-Expertentreffens, Govi, Frankfurt a. M.
52. Pabst J (1986) Pharmakokinetische Parameter zur Bioäquivalenzentscheidung unter Berücksichtigung von Arzneiformen mit modifizierter Wirkstoff-Freisetzung. In: Bioäquivalenz – ein besonderes Qualitätskriterium, Pro-

ceedings des 1. ZL-Expertentreffens, Apotheken-Report 30, Werbe- und Vertriebsgesellschaft Deutscher Apotheker, Frankfurt a. M.
53. Boxenbaum H (1984) Pharm Res 2:82
54. Steinijans VW et al. (1989) Int J Clin Pharmacol Ther Toxicol 27:261
55. Blume H, Siewert M, Eichelbaum M (1988) Vortrag anläßlich des Workshops „In Vitro and In Vivo Testing and Correlation for Oral Controlled/Modified Release Dosage Forms" vom 14.-16.12.1988, Washington DC, USA
56. Karim A et al. (1985) Clin Pharmacol Ther 38:77
57. Siewert M (1990) Charakterisierung der In-vitro-Freisetzung von Theophyllin-Retardpräparaten. In: Blume H (Hrsg.) Bioäquivalenzbewertung retardierter Theophyllin-Fertigarzneimittel, Proceedings des 6. ZL-Expertentreffens, Govi, Frankfurt a. M.
58. Drug Substances and Coded References to Articles Identifying Bioavailability Problems, Annex 1, P/87.74. WHO, Genf
59. Bundesanz (1988) 139:3367 vom 29.07.1988
60. Bundesanz (1990) 58:1493 vom 23.03.1990
61. Blume H, Mutschler E (Hrsg.) (1989) Bioäquivalenz, Govi, Frankfurt a. M.

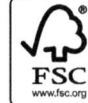